HANDBUCH DER EXPERIMENTELLEN PHARMAKOLOGIE

BEGRÜNDET VON A. HEFFTER

ERGÄNZUNGSWERK

HERAUSGEGEBEN VON

W. HEUBNER UND J. SCHÜLLER
PROFESSOR DER PHARMAKOLOGIE   PROFESSOR DER PHARMAKOLOGIE
AN DER UNIVERSITÄT BERLIN   AN DER UNIVERSITÄT KÖLN

ZEHNTER BAND
DIE PHARMAKOLOGIE ANORGANISCHER ANIONEN

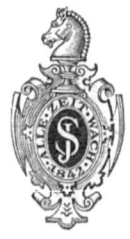

Springer-Verlag Berlin Heidelberg GmbH
1950

DIE PHARMAKOLOGIE ANORGANISCHER ANIONEN
DIE HOFMEISTERSCHE REIHE

VON

PROFESSOR DR. OSKAR EICHLER
DIREKTOR DES PHARMAKOLOGISCHEN INSTITUTES
DER EHEMALIGEN UNIVERSITÄT BRESLAU
Z. ZT. HEIDELBERG CHIRURGISCHE KLINIK

MIT 94 ABBILDUNGEN

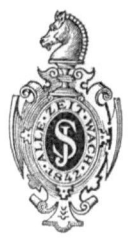

Springer-Verlag Berlin Heidelberg GmbH
1950

ISBN 978-3-642-99827-0   ISBN 978-3-642-99826-3 (eBook)
DOI 10.1007/978-3-642-99826-3

Alle Rechte, insbesondere das der Übersetzung in fremde Sprachen, vorbehalten.
Copyright 1950 by Springer-Verlag Berlin Heidelberg
Ursprünglich erschienen bei Springer-Verlag OHG. in Berlin, Gottingen and Heidelberg, 1950

DEM GEDÄCHTNIS UNSERES GROSSEN

FRANZ HOFMEISTER

Vorwort.

„Die Voraussetzung der wissenschaftlichen Arbeit ist ein Glaube an den Verband und die Fortdauer der wissenschaftlichen Arbeit, so daß der einzelne an jeder noch so kleinen Stelle arbeiten darf, im Vertrauen, nicht umsonst zu arbeiten.

Es gibt eine große Lähmung: umsonst arbeiten, umsonst kämpfen — —" (Friedrich Nietzsche: Wille zur Macht).

Solche Gedankengänge begleiteten die Niederschrift des Buches. Ich habe es nicht für vertretbar gehalten, mit einer großzügigen Geste „bei der übermäßigen Fülle des Materials" nur die wichtigsten Arbeiten zu benutzen. Damit würden viele fleißige Arbeiten den Stempel des Vergeblichen erhalten.

Andererseits verlieren Bücher dann an Wert, wenn sie zu sehr mit Material beladen werden. Dieser Nachteil mag für die Schreibkunst eines Voltaire überwiegen, wurde von uns in manchen Kapiteln stark empfunden, aber für unser Vorhaben schien er nicht von überwiegender Bedeutung; denn bei einer Auswahl der Untersuchungen nach der allgemeinen Richtung der heutigen Auffassungen nimmt man weitreichende Urteile vorweg. Wer will sich aber die sichere Voraussage zutrauen, wo der Weg des Erfolges wirklich weiterführt? Vielleicht geschieht das bei einer in bescheidenem Gewande auftretenden, vorerst nicht beachteten Wahrheit? In der Geschichte der Wissenschaft wäre das nichts Neues.

Außerdem betonen wir die Sammlung gerade quantitativer Daten als Grundlage auch der biologischen Forschung, und für den Forscher ist das Buch berechnet. Vielleicht, daß jemand, durch überlegenen Geist ausgezeichnet oder durch Glück begünstigt, nebeneinanderstehende und zusammenhanglose Beobachtungen durch eine Idee verbindet. Er möge hier sein Baumaterial finden. In ihm sind viele Daten der Chemie und Physik niedergelegt, aber nie ohne den Endzweck des Verständnisses des Lebendigen außer acht zu lassen. Die Auswahl schien mir nicht durch ein entsprechendes Lehrbuch zu ersetzen.

Diese Arbeit des Kärrners verlangt viel Entsagung. Bei der Situation der Wissenschaft in den letzten Jahren begleitete obiges Aphorisma auch mein eigenes Streben: die Melancholie des Vergeblichen bei ununterbrochener Arbeit von 8 Jahren. Denn die hier zitierten 6500 Arbeiten lagen überwiegend im Original vor. Erst seit Kriegsbeginn konnten ausländische Arbeiten nur mit Auswahl gelesen werden. Teilweise wurden ganze Zeitschriftenreihen durchgesucht, da die Register der Referatenblätter oft keinen Hinweis geben konnten, wo etwas Wichtiges für unser Thema verborgen lag. Über 1000 Arbeiten wurden zur Abgrenzung des Themas verworfen. Ist die Tatsache der Fertigstellung nicht ein Zeichen für den Sieg des Optimismus?

Gleichzeitig wurde versucht, über die einfache Funktion des Kärrners hinauszugehen und Gemeinsames zu sehen. Wir verfolgten Eigenschaften und Funktion der Anionen und ihren Zusammenhang durch die gesamte Natur. Die elementaren Eigenschaften sind immer im Anorganischen zu finden, die chemischen mit Hinweisen auf die Analytik, die physikalischen in Hinsicht auf den Hofmeistereffekt, dessen Grundlage, wie die der Tendenz zur Komplexbildung in der Atomphysik — soweit heute schon bekannt — gesucht wurde

VIII   Vorwort.

Damit ergeben sich ganz zwangsläufig die Betrachtungen zum Thema: chemische bzw. physikalische Konstitution und pharmakologische Wirkung. Daraus folgt die gemeinsame Abhandlung aller (etwa 30 verschiedener) Anionen nebeneinander. Niemand empfindet die Unvollkommenheit dieser Anordnung mehr als der Verfasser. Aber jedes andere Verfahren hat ebensoviele Einwände gegen sich. Gelegentliche Zusammenfassungen sollten hier korrigieren. Die Benutzung des Registers läßt sich aber nicht umgehen.

Da das Buch in erster Linie für den aktiv tätigen Forscher bestimmt ist, finden sich bei den Zitaten Hinweise, wo ein Referat über die Arbeit zu finden ist. Es scheint mir doch zu einer ersten weitergehenden Orientierung bei nur kursorisch erwähnten Untersuchungen die Angabe von Nutzen, wo es in Ronas Berichten oder z. T. im Chemischen Zentralblatt zu finden ist.

Messungen über Wirkung der Ionen auf Fermente wurden in Tabellen mitgeteilt. Selbst wenn weitgehende Reinigung eines Fermentes geglückt ist, haben die Resultate an genuinen oder leicht gereinigten Preßsäften nicht an Interesse verloren. Denn durch den Vergleich ergibt sich die weitere Frage, ob Beimengungen das Ferment vor dem Anion schützen oder nicht. Auch hier soll das Buch dem Forscher an die Hand gehen.

An vielen Stellen werden völlig entgegengesetzte Resultate verschiedener Autoren mitgeteilt. In der überwiegenden Mehrzahl solcher Differenzen handelt es sich um methodische Unzulänglichkeiten der Untersucher. Auch solche Arbeiten wurden erwähnt. Aber nicht überall konnte ein absurdes Resultat auf fehlerhafte Methode zurückgeführt werden. Wo es möglich war, wurde gesichtet.

Folgende Anionen wurden behandelt: Halogene (davon Jodid nur, soweit es den HOFMEISTER-Effekt zeigt) und die Halogensauerstoffsäuren, dazu Rhodanid, Cyanat, Nitrat, die Schwefelsauerstoffsäuren, die Phosphorsauerstoffsäuren und Ferrocyanid.

Bei den uns interessierenden Ionen handelt es sich um lebensnotwendige Substanzen (Cl', PO_4'''). Hier wurde nicht nur fortgesetzter Überschuß in der Zufuhr, also die chronische Vergiftung, sondern auch Mangel in den Bereich der Betrachtung gezogen. Aus dem Mangel ergibt sich dann ein Rückschluß auf Funktion und therapeutische Wirkung. Eine Überschneidung mit der Physiologie war ebensowenig zu vermeiden, wie Fragen der Kolloidchemie übergangen werden durften im Verfolg des ganzen Entwurfs. Dieser trifft damit ebenso die Absicht eines Handbuchs wie die einer Monographie.

Alles hätte ich allein nicht meistern können. Meine Helfer seien nicht übergangen. Die italienischen Arbeiten hat mir meine Frau übersetzt. Ihr danke ich auch vielfache und unermüdliche Hilfe bei der Durchsicht und Korrektur nach der Niederschrift. Frl. LUCY KARBE ist demnächst zu nennen, für Aufsuchen der Referate, für Korrektur und Niederschrift, für Vergleich, Kontrolle der Zahlenangaben und Korrektur Frl. EVA WOLFF.

Breslau, November 1942.   OSKAR EICHLER.

Jahre nach der unterbrochenen Drucklegung, nach Zeiten widrigster Umstände, konnte die Arbeit an dem Buche wieder aufgenommen werden, nachdem das Manuskript trotz Vertreibung aus der Heimat gerettet wurde.

Fast 1000 weitere Publikationen bis zum Jahre 1949 wurden eingefügt und dabei das ganze Werk noch einmal durchgearbeitet. Vor allem konnte ich dabei stets auf die unermüdliche Mitarbeit meiner Frau rechnen. Für Lesen von Korrekturen danke ich Frau ILSE APPEL. Frl. Dr. MATTHES und Herr Dr. RICHARD SCHÜTZE haben die mühselige Bearbeitung des Registers übernommen. Infolge des Entgegenkommens von Herrn Dr. FERDINAND SPRINGER wurde der Raum zur notwendigen Erweiterung verfügbar. Daß es mir aber überhaupt möglich war, das begonnene Werk zu vollenden, verdanke ich ausschließlich der aktiven Hilfe von K. H. BAUER durch Fundierung meiner Existenz. Es ist mir eine Freude, ihm hier meine Dankbarkeit bezeugen zu können.

Heidelberg, Ostern 1950. OSKAR EICHLER.

Inhaltsverzeichnis.

A. Vorkommen	1
Hydrosphäre S. 3, Vorkommen im Organismus lebender Wesen S. 4	
B. Chemie	6
I. Halogene	6
1. Allgemeines	6
2. Halogensauerstoffsäuren	8
3. Übersicht über die quantitativen Bestimmungsverfahren	11
a) Fluorbestimmung α) Aufschließen S. 11, β) Prinzipien der Bestimmung S. 13; b) Chloridbestimmung, α) Aufschließen S. 14, β) Prinzipien S. 17; c) Bromidbestimmung, α) Aufschließen S. 19, β) Prinzipien der Bromisolierung S. 20; d) Bestimmung der Sauerstoffsäuren S. 22; e) Elektrometrische Bestimmungsverfahren der Halogene S. 23; f) Histochemische Nachweisverfahren S. 24	
II. Schwefelsauerstoffsäuren	25
1. Allgemeine Chemie	25
2. Oxydation von Sulfit und seine Reaktion mit organischen Substanzen	28
3. Bestimmungsmethoden	30
α) Aufschließen S. 30, β) Prinzipien S. 32, Sulfat S. 32, Persulfat S. 34, Sulfit S. 34, Thiosulfat, Polythionate S. 35	
III. Rhodanid	36
1. Chemie	36
2. Rhodanbestimmungen	37
IV. Cyanat	38
V. Ferrocyanwasserstoffsäure	39
VI. Nitrate	40
1. Allgemeine Chemie	40
2. Bestimmung von NO_3	41
α) Aufschließen S. 41, β) Prinzipien S. 42	
VII. Phosphorsauerstoffsäuren	44
1. Allgemeine Chemie	44
2. Quantitative Methoden der Phosphatbestimmung	46
α) Vorbereitung S. 47, β) Prinzipien der Phosphatbestimmung S. 50, γ) Der histochemische Nachweis S. 54	
3. Bestimmung anderer Phosphorverbindungen	55
VIII. System $Ca-PO_4-CO_3$. — Die Knochensalze	55
C. Komplexverbindungen	70
1. Allgemeines	70
2. Halogen und Rhodanid	73
3. Einwertige Sauerstoffsäuren	76
4. Mehrwertige Sauerstoffsäuren	78
5. Komplexe mit organischen Verbindungen	79
6. Vielfache Komplexverbindungen bei Übergang zu Kolloiden	80
7. Anionen im Außenbereich eines Komplexes	81
D. Physikalische Chemie	83
I. Räumliche Daten	83
II. Ionen in Lösung	85
1. Allgemeines	85
2. Leitfähigkeit	87
3. Hydratation	88
III. Grenzflächenerscheinungen	94
IV. Adsorption	96

Inhaltsverzeichnis.

V. Einige thermodynamische Daten 100
    1. Freie Bildungsenergie 100
    2. Oxydationspotentiale 102

VI. ζ-Potential 105

VII. Dissoziationskonstanten 106

VIII. Gebundenes Wasser 107

IX. Ionenaktivitäten 111

X. Membranen 116
    1. Problemstellung 116
    2. Nichtbelebte Membranen 117
        Flüssige Membranen, Kollodiummembranen S. 119, Anionen beeinflussen Membranen S. 121, Ungleiche Verteilung S. 122
    3. Belebte Membranen 123
        Algen S. 125, Froschhaut S. 127

XI. Kolloide 130
    1. Allgemeines — Die lyotropen Zahlen 130
    2. Fällungen 134
        a) Hydrophobe Kolloide S. 134, b) hydrophile Kolloide S. 136, Reversible Fällung S. 138, Störungen und Besonderheiten S. 141
    3. Koazervation 143
    4. Peptisation 144
    5. Lösungsversuche 147
    6. Viskosität 148

XII. Gele 152
    1. Schmelzen 152
    2. Quellung 152
    3. Elastische Eigenschaften 157
    4. Optische Eigenschaften 159

XIII. Übersicht 161

E. Katalyse, Fermente und Fermentsysteme 162
    I. Homogene Katalyse 162
        1. Allgemeines 162
        2. Hydrolyse 162
        3. Katalysen unspezifischer Art 163
        4. Oxydationsreaktionen 164
        5. Schwermetalle 166

    II. Einfache Fermente 169
        1. Esterasen 169
        a) Cholinesterase S. 169, Isopropylfluorphosphonat S. 170, b) Lipasen S. 172, c) Phosphatasen S. 174, Pyrophosphat S. 175, Triphosphat, Metaphosphat, Phosphat S. 176, Fluoridhemmung S. 178, die anderen Salze, Sulfatase S. 182, d) Carbohydrasen S. 182, Chlorid S. 183, andere Ionen S. 185, Phosphat. Fluorid S. 187, Rhodanid, Maltase und Invertase S. 188, Emulsin, Glucuronosidase S. 189, e) Carboxylase, Hystidin, Decarboxylase, Kohlensäureanhydrase S. 189, f) Eiweißumsetzende Fermente, Pepsin, Lab, Trypsin S. 190, Intrazelluläre Proteinasen S. 191, Verbesserung der Backfähigkeit S. 192, Pankreas-Carboxypeptidase, Carnosinase, Urease S. 194, Arginase S. 195, Glutaminase, Cyanase, Histaminase S. 196, g) Fermentative Oxydationen und Reduktionen S. 197, Katalase, Peroxydase S. 197, Cytochrom S. 198, Laccase S. 199, Ascorbinsäureoxydase, Aminosäureoxydase, Xanthinoxydase S. 200, Succinoxydase, Dehydrasen S. 201, andere Fermente S. 206

    III. Fermentsysteme aus Hefen und Pflanzen. — Lebende Hefe 206
        Phosphat S. 206, Pyrophosphat S. 215, Fluorid S. 216, Enolase S. 221, Fluoracetat S. 224, Sulfit S. 225, andere Anionen S. 226

    IV. Breie und Schnitte von Organen höherer Tiere 229
        1. Muskulatur 229
        a) Phosphat S. 229, b) Pyrophosphat S. 232, c) Fluorid S. 233, d) Sulfit, e) andere Anionen S. 237

Inhaltsverzeichnis.

  2. Herzmuskel 238
  3. Leber 239
    a) Phosphat S. 239, b) Pyrophosphat S. 242, c) Fluorid S. 242, Fluoressigsäure, d) Sulfit, e) Thiosulfat, Hyposulfit S. 245, f) Rhodanid, g) andere Anionen S. 246
  4. Niere 246
  5. Zentralnervensystem 248
    a) Phosphat S. 248, b) Pyrophosphat S. 250, c) Fluorid S. 251, d) Thiosulfat S. 252, e) Rhodan S. 253
  6. Blut 253
    a) Phosphat S. 253, b) Fluorid S. 254, c) Sulfit, andere Anionen S. 256, d) Blutgerinnung S. 257
  7. Speicheldrüsen und Pankreas 257
  8. Lungengewebe 257
  9. Drüsen mit innerer Sekretion 258
 10. Glatte Muskulatur 259
 11. Haut 259
 12. Fett und Bindegewebe 259
 13. Gewebskulturen 260
 14. Retina 260
 15. Embryonales Gewebe 261
 16. Tumoren 261

F. Wirkung bei Einzellern 262
 I. Stoffwechsel 262
  1. Nitrat 262
  2. Chlorat 272
  3. Sulfat und andere schwefelhaltige Anionen 272
  4. Phosphate 281
  5. Fluorid 285
  6. Die anderen Anionen 288
 II. Baktericide Wirkung 290
  1. Fluorid 290
  2. Nitrat 291
  3. Chlorat 292
  4. Hypochlorid 292
  5. Ammoniumpersulfat 293
  6. Rhodanid 294
  7. Vergleich mit anderen Anionen 295
    Perchlorat S. 297.
  8. Kochsalz 301
  9. Phosphate 302

G. Beeinflussung von Pflanzen und pflanzlichen Geweben 303
 I. Permeabilität und Aufnahme von Ionen 304
  1. Plasmolyse 305
  2. Veränderungen in Zelle und Kern 306
  3. Nitella 307
  4. Wurzeln 311
  5. Anionenatmung 313
 II. Eindringen, Wandern und Ablagerung der Ionen in den Pflanzen . . . 315
  1. Chlorat 315
  2. Halogene und Sulfat 316
  3. Phosphat und andere P-Verbindungen 317
  4. Nitrat 319
 III. Assimilation und Anionenwirkungen 320
  1. Nitrat 320
  2. Phosphat 326
    a) Wachstum S. 328, b) Spezielle Stoffwechselfunktionen S. 330, c) Phosphat-Mangel S. 331, d) Das radioaktive Phosphat S. 332
  3. Sulfat und schwefelhaltige Anionen 334
    a) Sulfat-Mangel S. 334, b) Aufnahme S. 335, c) Andere Schwefelverbindungen S. 336
  4. Chlorid 336
    Transpiration S. 337, Überdosierung S. 338

Inhaltsverzeichnis.

5. Bromid	339
6. Fluorid	343
7. Rhodanid	345
8. Perchlorat	348
9. Chlorat, Bromat, Jodat	348
10. Ferrocyanid	350
IV. Wirkung von Ionen auf besondere Eigenschaften der Pflanzen	350
V. Übersicht	350
H. Vergiftungsverlauf und Dosierungen	351
I. Insekten und niedere Tiere	351
1. Fluorid	351
2. Rhodanid	352
II. Wirbeltiere — Kaltblüter	353
1. Phosphorsauerstoffsäuren	353
2. Schwefelsauerstoffsäuren	354
3. Fluorid	354
4. Die anderen Halogene	355
5. Rhodanid	356
6. Cyanat	357
7. Perchlorat und Chlorat	357
8. Vergleiche und Erweiterungen	358
III. Warmblüter	361
1. Phosphorsauerstoffsäuren	361
a) Phosphat S. 361, b) Pyrophosphat S. 365, c) Phosphit, d) Hypophosphit S. 366	
2. Schwefelsauerstoffsäuren	366
a) Sulfat S. 366, b) Sulfit, c) Thiosulfat S. 367, d) Tetrathionat S. 368, Pentathionat, e) Persulfat S. 369	
3. Fluorid	369
Organische Fluoride S. 375	
4. Chlorid und Bromid	377
5. Rhodanid	382
6. Cyanat	384
7. Perchlorat	384
8. Chlorat	385
9. Bromat	388
10. Nitrat	388
11. Ferrocyanid	389
12. Vergleich	390
IV. Vergiftungen beim Menschen	390
1. Phosphat	390
2. Sulfit	391
3. Chlorid	391
4. Bromid	392
5. Jodid	395
6. Rhodanid	395
7. Perchlorat	397
8. Chlorat	398
9. Nitrat	399
10. Ferrocyanid	400
11. Fluorid	400
12. Persulfat	404
J. Aufnahme der Anionen in den Organismus	404
I. Wassertiere	404
II. Landtiere	410
1. Verschiedene Resorptionsflächen	410
a) Haut, b) Cornea S. 410, c) Lunge, d) Harnblase, e) Vagina S. 411, f) Gallenblase S. 412	
2. Resorption aus dem Magen	412
3. Resorption aus dem Darminhalt	414
a) Cl′, SO″$_4$ und Anionen au ßer Phosphat S. 414, b) Phosphat S. 419	

4. Resorption der Anionen aus dem Darm und Auftreten im Blut 422
    a) Chlorid S. 422, b) Sulfat, c) Bromid S. 424, d) Rhodanid, e) Nitrat,
    f) Kaliumchlorat, g) Phosphat S. 427

III. Normalgehalt des Blutes an Anionen und seine Änderung durch parenterale
    Zufuhr 430
    1. Phosphat 430
        a) Normalwerte S. 430, b) Schwankungen S. 433, c) Verhältnis des anorganischen Phosphats zum Calcium S. 434, d) Zuckerstoffwechsel,
        e) Injektion von Phosphaten S. 441
    2. Pyrophosphat 442
    3. Chlorid 443
        a) Normalzahlen S. 443, b) Änderungen S. 444, c) Veränderungen im Blut
        nach parenteraler Zufuhr S. 447
    4. Sulfat 449
    5. Thiosulfat 450
    6. Fluorid 451
    7. Bromid 451
        a) Normalwerte S. 451, b) Zustandsform S. 453, c) Schwankungen S. 454,
        d) parenterale Gabe S. 456
    8. Jodid 457
    9. Nitrat 458
  10. Rhodanid 458
  11. Cyanat 461

IV. Permeabilität der Erythrocyten 461
    1. Kationenpermeabilität 461
    2. Anionenpermeation 470
        a) Chlorid S. 470, b) Bromid S. 479, c) Vergleiche S. 482, d) Sulfat S. 484,
        e) Ferrocyanid, f) Phosphat S. 485

V. Capillargrenzen 489
    1. Chlorid 490
    2. Sulfat 491
    3. Phosphat 491
    4. Bromid 492
    5. Vergleiche 493
    6. Die radioaktive Isotopen-Methode 495

VI. Ödeme und Transsudate 498
    1. Chlorid 498
    2. Phosphat 501
    3. Sulfat 502
    4. Nitrat 502
    5. Bromid 502
    6. Rhodanid 502

VIa. Synovialflüssigkeit 503

VII. Liquor cerebrospinalis 503
    1. Liquorproduktion 503
    2. Liquorentstehung 505
    3. Chlorid 506
    4. Phosphat 508
    5. Sulfat 510
    6. Bromid 510
    7. Jodid, Rhodanid, Nitrat 513
    8. Ferrocyanid 515
    9. Schlußbemerkungen 515

VIII. Augenkammerwasserschranke 518
    1. Chlorid 518
    2. Phosphat 520
    3. Sulfat 520
    4. andere Anionen 520
    5. Ferrocyanid 521

IX. Amnionflüssigkeit 522

Inhaltsverzeichnis.

X. Verteilung der Anionen in den Geweben 522
   1. Chlorid 522
      a) Organische Bindung S. 522, b) Normalwerte S. 523, c) Ursache verschiedener Verteilung S. 524, d) Bindegewebe, e) Verhältnis zum Natrium S. 527, f) injiziertes Chlorid S. 530, g) Beeinflussung der Verteilung S. 531, h) Muskulatur S. 535, i) Leber S. 543, j) Lunge S. 544, k) Zahn, l) Nervensystem S. 545, m) Zusammenfassung S. 546
   2. Bromid 547
      a) Normalwerte S. 547, b) Drüsen mit innerer Sekretion S. 549, c) Verteilung nach Darreichung S. 551, d) Schilddrüse, e) Zentralnervensystem S. 555, f) Zusammenfassung, g) Analysen eines Brom-Todesfalles S. 556
   3. Jodid 557
   4. Rhodanid 562
   5. Perchlorat 563
   6. Chlorat 564
   7. Nitrat 565
   8. Ferrocyanid 565
   9. Sulfat 565
  10. Phosphat 568
  11. Radioaktives Phosphat 571
      a) Aktuelle Wirkungen S. 571, b) Unterschiede gegenüber ^{31}P S. 572, c) Allgemeine Verteilung S. 574, d) Aufnahme in Hartgewebe S. 578, e) Säurelösliche Fraktion S. 582, f) Die lipoiden Fraktionen S. 584, g) Eiweißbindung S. 590, h) Nucleine und Kernbausteine S. 591, i) Tumoren S. 591, j) Produktion der Eier S. 594, k) Aufnahme von Phosphat in die Zelle S. 595
  12. Fluorid 597
      a) Normalwerte S. 597, b) Fluoriddarreichung S. 599

XI. Die extracellulären Räume 602

K. Ausscheidung 608
  I. Ausscheidung durch die Nieren 608
   1. Chlorid 608
      a) Histochemische Methoden, b) Kaltblüter S.609, c) Vögel, d) Warmblüter S. 612, α) Schwellensubtanz S. 613, β) Verhalten zum Natrium S. 618, γ) Harnstoffgaben S. 620, δ) NaCl-Zufuhr S. 621, ε) Nervensystem, ζ) Innere Sekretion S. 626, η) Nierenkrankheit S. 628, ϑ) Infektionen S. 629, ι) Narkotica κ) Diuretica, λ) Die radioaktiven Na-Isotopen S. 630
   2. Bromid 631
      a) Normale Ausscheidung S. 631, b) Nach Zufuhr S. 632
   3. Jodid und Rhodanid 636
      a) Gesetzmäßigkeiten S. 636, b) Normalwerte S. 640, c) Nach Cyaniden, d) Ausscheidung S. 641
   4. Perchlorat 643
   5. Chlorat 644
   6. Bromat 644
   7. Nitrat 644
   8. Sulfat 647
      a) Kaltblüter S. 647, b) Vögel, c) Normalausscheidung, α) Art der Ausscheidung, β) Vorherige Veresterung S. 648, γ) Ausscheidungsgesetze S. 650, δ) Absolute Ausscheidung S. 654, ε) Chloridausscheidung S. 657, ζ) Hypophysenextrakt S. 659
   9. Sulfit 659
  10. Thiosulfat 659
  11. Ferrocyanid 661
  II. Die Ausscheidung von Phosphat auf verschiedenen Wegen ... 664
   1. Ausscheidung durch die Niere 664
      a) Kaltblüter S. 664, b) Warmblüter S, 665, α) Acidose S. 665, β) Konzentrierung S. 667, γ) Clearance S. 668, δ) Zucker S. 669, ε) Veresterung S. 670, ζ) Nierenschädigung, η) Nierenschwelle S. 671, ϑ) Beziehungen zu anderen Ionen S. 674, c) Quantitative Ausscheidung S. 675
   2. Verhältnis Darm-Niere bei der Ausscheidung 676
   3. Radioaktives Phosphat 679

4. Besondere Ausscheidungswege 681
   a) Darmschleim S. 681, b) Speichel S. 682, c) Magensaft, d) Galle, e) Pankreassaft S. 683, f) Darmsaft, g) Schweiß, h) Milch S. 684
5. Pyrophosphat 685

III. Fluorid 685
IV. Die Ausscheidungswege der übrigen Ionen außerhalb der Nieren 688
  1. Speichel 688
     a) Chlorid S. 688, b) Bromid, c) Ferrocyanid, d) Nitrat, e) Rhodanid S. 689
  2. Magensaft 691
     a) u. b) Sulfat, c) Chlorid, Mechanismus der Sekretion und Rhodan S. 691, d) Bromid S. 696, e) Rhodanid S. 697
  3. Galle 697
  4. Pankreassaft 698
  5. Darmsaft 699
  6. Abgabe durch die Haut 700
  7. Abgabe durch die Milch 701
V. Übersicht 703

L. Beeinflussung spezieller Organe und Organsysteme durch Anionen 706
  I. Blut 706
    1. Blutfarbstoff 706
       a) Sauerstoffsättigung S. 706, b) Methämoglobin S. 707
    2. Wirkung auf Erythrocyten 712
       a) Hämolyse S. 712, b) Senkungsgeschwindigkeit S. 715, c) Agglutination S. 716
    3. Antikörper usw. 717
    4. Blutgerinnung 718
    5. Wirkungen auf das Blutbild 719
  II. Kreislauf 722
    1. Das isolierte Herz 722
       a) Chlorid, Bromid S. 722, b) Nitrat, c) Jodid, d) Rhodanid S. 723, e) Perchlorat S. 724, f) Cyanat, g) Sulfat, Sulfit, Thiosulfat, h) Phosphat S. 726, i) Pyrophosphat, Ferrocyanid S. 728, k) Trimetaphosphat, l) Natriumphosphit, m) Hypophosphit, n) Fluorid S. 731
    2. Isolierte Gefäße 733
    3. Verhalten der Blutmenge im Verbande des Organismus (Osmotischer Druck) 734
    4. Druck und Bewegung des Liquors 736
    5. Der Augeninnendruck 737
    6. Herz, Blutdruck und Gefäße 739
       a) Hypertonische Lösungen, Chlorid S. 739, b) Bromid S. 742, c) Rhodanid S. 743, d) Perchlorat, e) Chlorat S. 744, f) Nitrat, g) Sulfat, h) Natriumthiosulfat, i) Sulfit S. 745, k) Phosphat, l) Pyrophosphat, m) Hexametaphosphat, n) Fluorid S. 746
    7. Capillaren — Lokale Einwirkungen 747
       a) Chlorid S. 747, b) Bromide und Vergleiche S. 748, c) Chlorat und andere Oxydationsmittel, d) Rhodanid, e) Sulfat S. 750, f) Sulfit, g) Phosphat, h) Phosphit S. 751, i) Fluorid S. 752, Zusammenfassung S. 753
  III. Wirkung auf die Atmung 753
       a) Chlorid-Hypertonische Lösungen S. 753, b) Bromid, c) Chlorat S. 754, d) Rhodanid, e) Sulfat, f) Sulfit, g) Persulfat, h) Phosphat, i) Fluorid S. 755
  IV. Atemwege und Lunge 756
       a) Chloridhypertonie, b) Bromid, c) Chlorat, d) Perchlorat, e) Rhodanid S. 756, f) Sulfat, g) Sulfit, h) Persulfat, i) Phosphat, k) Fluorid, l) Zusammenfassung S. 757
  V. Zentralnervensystem und Sinnesorgane 757
       a) Chlorid-Hypertonische Lösung S. 757, b) Bromid S. 760, c) Besondere Bedingungen der Bromidwirkung — Krampfgifte S. 766, d) Nitrat, e) Chlorat, f) Perchlorat S. 769, g) Rhodanid und Vergleich S. 770, h) Cyanat, i) Sulfat, k) Persulfat, l) Tetrathionat, m) Ferrocyanid S. 774, n) Phosphat S. 775, o) Pyrophosphat, Trimetaphosphat, Hexametaphosphat S. 779, p) Phosphit, q) Fluorid S. 780

Inhaltsverzeichnis.

VI.	Die peripheren Nerven	781
	a) Erregbarkeit S. 781, b) Sauerstoffverbrauch S. 782, c) Elektrotonischer Strom, d) Lokalanästhetikum S. 783	
VII.	Willkürliche Muskulatur	785
	a) Chlorid-Hypertonische Lösung S. 785, b) Bromid S. 786, c) Perchlorat S. 787, d) Rhodanid, mit Bemerkungen über Jodid S. 789, e) Vergleich verschiedener Ionen untereinander S. 794, f) Sulfat, Sulfit und andere Schwefelsauerstoffsäuren S. 796, g) Phosphat S. 798, h) Phosphat und Arbeit S. 800, i) Pyrophosphat S. 804, k) Phosphit, l) Fluorid S. 805	
VIII.	Glatte Muskulatur	807
	a) Chlorid-Hypertonische Lösung S. 807, b) Bromid, c) Chlorat, d) Perchlorat S. 810, e) Rhodanid, f) Vergleiche S. 811, g) Sulfat S. 812, h) Sulfit S. 815, i) Thiosulfat, k) Hyposulfit, l) Ferrocyanid, m) Phosphat, n) Phosphit S. 816, o) Fluorid S. 817	
IX.	Veränderungen der Resorption im Darmkanal	817
	a) Chlorid S. 817, b) Verschiedene Anionen, c) Phosphat S. 818, d) Fluorid S. 819	
X.	Wirkung auf Drüsen mit äußerer Sekretion	819
	a) Hautdrüsen, b) Milchsekretion S. 819, c) Speicheldrüsen, d) Magendrüsen, e) Gallensekretion S. 820, f) Pankreas S. 821	
XI.	Wirkung auf die Leber	821
	a) Sulfat S. 821, b) Thiosulfat, c) Persulfat, d) Phosphit, e) Fluorid, f) Chlorat S. 822, g) Rhodanid S. 823	
XII.	Wirkung auf die Niere	823
	a) Chlorid-Hypertonische Lösungen, b) Chlorat S. 823, c) Bromat, d) Rhodanid, e) Sulfat S. 824, f) Persulfat, g) Thiosulfat, h) Tetrathionat S. 825, i) Ferrocyanid, k) Phosphat S. 826, l) Phosphit, m) Fluorid, n) Cyanat S. 828	
XIII.	Wirkung auf den Stoffwechsel und innere Sekretion	828
	1. Chlorid-Hypertonische Lösungen	829
	a) Mineralstoffwechsel S. 829, b) Alkalireserve S. 831, c) Gasstoffwechsel und Fieber S. 834, d) Kohlenhydratstoffwechsel S. 835, e) Stickstoffstoffwechsel S. 837, f) Innere Sekretion S. 838	
	2. Bromid	838
	a) Alkalireserve S. 838, b) Gasstoffwechsel, c) Hyperglykämische Reaktion, e) Kohlenstoff- und Stickstoffausscheidung S. 839, f) Innere Sekretion S. 840	
	3. Nitrat	843
	4. Bromat	843
	5. Chlorat	843
	6. Rhodanid, Jodid und Vergleiche	843
	7. Sulfat	847
	a) Mineralstoffwechsel, b) Alkalireserve S. 847, c) Kohlenhydratstoffwechsel, d) Stickstoff-Stoffwechsel S. 848	
	8. Sulfit	848
	9. Thiosulfat und Polythionate	849
	10. Persulfat	850
	11. Phosphat	850
	a) Anorganischer Stoffwechsel S. 850, b) Säure-Basen-Gleichgewicht, c) Gas- und Kohlenhydratstoffwechsel S. 852, d) Phosphat und Blutzucker S. 853	
	12. Pyrophosphat	857
	13. Metaphosphat	858
	14. Fluorid	858
	a) Mineralstoffwechsel S. 858, b) Fermenthemmung, c) Hyperglykämie S. 860, d) Gaswechsel S. 862, e) Schilddrüse S. 863	
XIV.	Einwirkung auf Wachstum und Entwicklung — Geschwülste	863
	a) Chlorid-Bromid, b) Hypochlorit, Hypobromit, c) Chlorat-Bromat S. 864, d) Rhodanid und Vergleiche S. 865, e) Thiosulfat, f) Phosphat, g) Fluorid S. 868	
XV.	Übersicht	869
	a) Chlorid-Hypertonische Lösungen S. 869, b) Bromid S. 871, c) Rhodanid S. 872, d) Perchlorat, e) Chlorat, f) Sulfat, g) Phosphat S. 874, h) Fluorid S. 876	

Chronische Einwirkungen		877

M. Mangelhafte und übermäßige Anwesenheit von Chlorid in Nahrung und Organismus ... 877
    I. Beziehungen zu verschiedenen Faktoren bei normaler Zufuhr ... 877
        1. Na und Cl ... 877
        2. Verluste durch Schweiß ... 878
        3. Säure-Basen-Haushalt ... 878
        4. Kalium ... 879
        5. Nebenniere ... 880
        6. Niere ... 880
        7. Chlorid ... 881
    II. Wirkung von NaCl-Zulagen zum normalen Bedarf ... 882
        1. Amphibien ... 882
        2. Hühner ... 882
        3. Maus ... 882
        4. Ratte ... 883
        5. Kaninchen ... 885
        6. Hund ... 885
        7. Schwein ... 886
        8. Schaf ... 887
        9. Ziege ... 887
        10. Rind ... 888
        11. Mensch ... 889
    III. Mangel an NaCl und Einfluß von NaCl-Gaben auf die sich entwickelnden Symptome ... 891
        1. Huhn ... 891
        2. Maus ... 891
        3. Ratte ... 891
        4. Meerschweinchen ... 895
        5. Kaninchen ... 896
        6. Katze ... 899
        7. Hund ... 902
        8. Rind ... 909
        9. Mensch ... 909
        Übersicht ... 912
    IV. Hypochlorämie infolge Exstirpation der Nebennieren ... 913
        1. Allgemeine Einleitung ... 913
        2. Ratten ... 916
        3. Kaninchen ... 925
        4. Katze ... 925
        5. Hunde ... 926
        Übersicht ... 932
    V. Menschliche Pathologie der Hypochlorämien ... 933
        1. ADDISONsche Erkrankung ... 933
        2. Diabetes ... 935
        3. Erbrechen ... 935
        4. Niere ... 936
        5. Infektionskrankheiten ... 938
        6. Verschiedenes und Übersicht ... 938

N. Mangel und Überschuß an Phosphat ... 940
    I. Allgemeines ... 940
        1. Beziehung zum Eisen und der Blutbildung ... 941
        2. Calcium ... 942
        3. Verknöcherung ... 942
        4. Phosphatasen ... 944
        5. Weißer Phosphor ... 947
        6. Verschiedene Bedingungen ... 947
        7. Säure-Basen-Verhältnis ... 948
        8. Nahrungswahl ... 948
        9. Ca, P und Vitamin D ... 949
        10. Weitere Bedingungen zur Rachitis ... 949
    II. Das Phytin-Phosphat (Ca-Mg-Inosinhexaphosphat) der Nahrung ... 950

III. Rattenrachitis 956
   1. Wirksamkeit verschiedener Phosphorsauerstoffverbindungen 956
   2. Bildung unlöslichen Phosphats 959
   3. Bildung unlöslicher Calciumverbindungen 960
   4. Das Verhältnis Ca/P 960
   5. Kleinste P-Mengen 967
   6. Tetanie 970
   7. Heilung der Rachitis 971
   8. Zähne 973
   9. Schwangerschaft und Lactation 974
  10. Die Acidität der Diät 977
  11. Bilanzen 979
  12. Resorption aus dem Darm 981
  13. Vitamin D 984
  14. Hypervitaminose D 988
  15. Fett 991
  16. Nebenschilddrüsen 991
  17. Überdosierung des Hormons 993
  18. Nebennieren und andere Drüsen 996
  19. Jod 996
  20. Allgemeine Begleiterscheinungen 996
  21. Heilung und mechanische Eigenschaften der Knochen 998
IV. Meerschweinchen 999
V. Kaninchen 1000
   Knochenbrüche S. 1003
VI. Hunde 1004
VII. Hühner 1008
   1. Legetätigkeit 1009
   2. Rachitis 1009
   3. Perosis 1012
VIII. Schweine 1013
IX. Schafe 1016
X. Rinder 1018
XI. Affe 1022
XII. Mensch 1022
   1. Assimilierbarkeit 1022
   2. Retention 1023
   3. Normaler Bedarf 1024
   4. Rachitis 1025
   5. Phosphatase 1025
   6. Vitamin D 1027
   7. Zahncaries 1028
   8. Osteomalacie 1029
   9. Nebenschilddrüsen 1031
  10. Knochenbrüche 1032
  11. Verschiedenes 1032

O. Chronische Vergiftung mit Fluoriden 1032
 I. Allgemeines über physiologische Rolle und Mechanismus der Wirkung . . . 1032
   1. Physiologische Funktion — Das Cariesproblem 1036
   2. Mechanismus 1047
   3. Schilddrüse 1048
   4. Zusammenfassung 1049
 II. Huhn 1049
III. Maus 1050
IV. Ratte 1050
   1. Allgemeinbefinden, Wachstum, Reproduktion 1050
   2. Giftigkeit und Assimilation verschiedener F-Verbindungen 1054
   3. Wirkung auf Zähne und Knochen 1058
      a) Stoffwechsel S. 1058, b) Anatomische Veränderungen S. 1061
   4. Nebenschilddrüsen 1067
   5. Schilddrüse 1068

	6. Vitamin C	1069
	7. Nebenniere	1070
	8. Hypophyse	1070
	9. Leber	1070
	10. Niere	1070
	11. Haut	1070
	12. Augen	1070
V.	Meerschweinchen	1070
	1. Allgemeines	1070
	2. Knochen und Zähne	1072
	3. Hypophyse	1072
	4. Schilddrüse und Grundumsatz	1073
	5. Vitamin C	1073
VI.	Kaninchen	1075
VII.	Hund	1076
	1. Allgemeines	1076
	2. Knochen und Zähne	1077
VIII.	Haustiere, Vergiftungsmöglichkeit — Ziege	1079
IX.	Schaf	1080
X.	Schwein	1081
XI.	Rindvieh	1083
XII.	Mensch	1086
	1. Zufuhr durch die Nahrung	1086
	2. Schädigung in der Industrie	1093
	3. Verschiedenes — Therapie	1094
P. Gegengiftwirkungen		1095
	1. Oxydierende Anionen	1097
	2. Sulfat	1097
	3. Thiosulfat	1098
	4. Tetrathionat und andere Anionen mit 2fach positivem Schwefel	1104
	5. Phosphat	1104
	6. Ferrocyanid	1105
Q. Abschluß		1105
Autorenverzeichnis		1108
Sachverzeichnis		1150

A. Vorkommen.*)

Wollte man das Vorkommen der Elemente in der anorganischen Natur, aus denen sich die hier zu behandelnden anorganischen Anionen aufbauen, näher beschreiben, dann ergäbe sich die Tatsache, daß alle Elemente überall vorhanden sind, wie neuerdings NODDACK[1] darstellte. Die Allgegenwartskonzentration liegt bei den häufigeren Elementen oberhalb 10^{-5}, bei den meisten selteneren oberhalb 10^{-8}. Die durchschnittliche Konzentration der Elemente in der obersten Erdschicht von 16 km geben wir in der Tabelle 1 wieder, wobei wir die uns interessierenden Elemente durch **Fettdruck** besonders bezeichnet haben. Wir ersehen aus ihr, daß die hervorgehobenen Elemente sogar zu den meist vorkommenden gehören, ausgenommen vielleicht Br′ und J′, die etwas seltener sind, wenn man übersieht, daß uns die Hydrosphäre wichtiger ist und dort die Häufigkeit dieser Elemente größer ist. Man kann sogar weitergehen und die Anwesenheit unserer Elemente auch auf den Gestirnen als erwiesen betrachten. Wenn auch die

Tabelle 1.
Massenhäufigkeit der Elemente in der Erdrinde.

I	II	III	I	II	III
1	**H**	$8{,}8 \cdot 10^{-3}$	36	Kr	$2 \cdot 10^{-10}$
2	He	$4{,}2 \cdot 10^{-9}$	37	Rb	$3{,}4 \cdot 10^{-5}$
3	Li	$5 \cdot 10^{-5}$	38	Sr	$1{,}7 \cdot 10^{-4}$
4	Be	$5 \cdot 10^{-6}$	39	Y	$5 \cdot 10^{-5}$
5	B	$1{,}4 \cdot 10^{-5}$	40	Zr	$2{,}3 \cdot 10^{-4}$
6	**C**	$8{,}7 \cdot 10^{-4}$	41	Nb	$4 \cdot 10^{-8}$
7	**N**	$3{,}0 \cdot 10^{-4}$	42	Mo	$7{,}2 \cdot 10^{-6}$
8	**O**	$4{,}94 \cdot 10^{-1}$	44	Ru	$5 \cdot 10^{-8}$
9	**F**	$2{,}7 \cdot 10^{-4}$	45	Rh	$1 \cdot 10^{-8}$
10	Ne	$5{,}0 \cdot 10^{-9}$	46	Pd	$5 \cdot 10^{-8}$
11	Na	$2{,}64 \cdot 10^{-2}$	47	Ag	$4 \cdot 10^{-8}$
12	Mg	$1{,}94 \cdot 10^{-2}$	48	Cd	$1{,}1 \cdot 10^{-7}$
13	Al	$7{,}51 \cdot 10^{-2}$	49	In	$1 \cdot 10^{-7}$
14	Si	$2{,}575 \cdot 10^{-1}$	50	Sn	$6 \cdot 10^{-6}$
15	**P**	$1{,}2 \cdot 10^{-3}$	51	Sb	$2{,}3 \cdot 10^{-7}$
16	**S**	$4{,}8 \cdot 10^{-4}$	52	Te	$1 \cdot 10^{-8}$
17	**Cl**	$1{,}88 \cdot 10^{-3}$	53	**J**	$6 \cdot 10^{-8}$
18	Ar	$3{,}6 \cdot 10^{-6}$	54	Xe	$2{,}4 \cdot 10^{-11}$
19	K	$2{,}4 \cdot 10^{-2}$	55	Cs	$7 \cdot 10^{-7}$
20	Ca	$3{,}4 \cdot 10^{-2}$	56	Ba	$4{,}7 \cdot 10^{-4}$
21	Sc	$6 \cdot 10^{-6}$	57—71	La—Cp	$8{,}2 \cdot 10^{-5}$
22	Ti	$5{,}8 \cdot 10^{-3}$	72	Hf	$2 \cdot 10^{-6}$
23	V	$1{,}6 \cdot 10^{-4}$	73	Ta	$1{,}2 \cdot 10^{-8}$
24	Cr	$3{,}3 \cdot 10^{-4}$	74	W	$5{,}5 \cdot 10^{-5}$
25	Mn	$8 \cdot 10^{-4}$	75	Re	$1 \cdot 10^{-9}$
26	**Fe**	$4{,}7 \cdot 10^{-2}$	76	Os	$5 \cdot 10^{-8}$
27	Co	$1{,}8 \cdot 10^{-5}$	77	Ir	$1 \cdot 10^{-8}$
28	Ni	$1{,}8 \cdot 10^{-4}$	78	Pt	$2 \cdot 10^{-7}$
29	Cu	$1{,}0 \cdot 10^{-4}$	79	Au	$5 \cdot 10^{-9}$
30	Zn	$2 \cdot 10^{-4}$	80	Hg	$2{,}7 \cdot 10^{-8}$
31	Ga	$5 \cdot 10^{-6}$	81	Tl	$1 \cdot 10^{-7}$
32	Ge	$1 \cdot 10^{-6}$	82	Pb	$8 \cdot 10^{-6}$
33	As	$5{,}5 \cdot 10^{-6}$	83	Bi	$3{,}4 \cdot 10^{-8}$
34	Se	$8 \cdot 10^{-7}$	90	Th	$2{,}5 \cdot 10^{-5}$
35	**Br**	$6 \cdot 10^{-6}$	92	U	$5{,}0 \cdot 10^{-6}$

I. Ordnungszahl. II. Symbol. III. Vorkommen: Summe = 1 gerechnet.

---

*) Allgemeine Darstellungen in GMELIN-KRAUT. Handbuch anorg. Chemie, REMY: Lehrbuch der anorg. Chemie, Teil I, 1939.

[1] NODDACK, H. u. J.: Angew. Chem. 49, 1, 533, 835 (1936).

Halogene (Cl, Br) in den Spektren der Gestirne wegen ihrer uncharakteristischen Linien nicht zu erkennen sind, so haben wir doch Kunde durch direkte Analyse von Meteoriten.

Nur selten wird man die Möglichkeit unter den Bedingungen auf der Erde finden, daß die Halogene frei, also elementar vorliegen, wie z. B. Cl_2 in Vulkanen oder Fumerolen, oder bei F_2 in dem Wölsendorfer Flußspat, dessen Geruch nach Fluor schließlich durch beigemengte Radioaktivität veranlaßt ist. N, O sind als Hauptgase der uns umgebenden Luft hier nicht anzuführen. Dagegen findet sich noch Schwefel gediegen meist in der Nähe von Vulkanen, wie z. B. in Sizilien, in den Staaten Louisiana und Texas von USA. und in Japan. Wichtiger und weiter verbreitet sind die Schwefelwasserstoffverbindungen mit Metallen z. B. Eisenkies (FeS_2), Kupferkies ($CuFeS_2$), Bleiglanz (PbS) und Zinkblende (ZnS).

Von hier geht die Herstellung und Entstehung des Sulfates in erster Linie aus. Sulfat selbst kommt auch vorgebildet in Mineralien vor, von denen die bekanntesten der Gips, Alabaster ($CaSO_4 \cdot 2 H_2O$), der Cölestin ($SrSO_4$) und Schwerspat ($BaSO_4$) sind. Die Phosphate und Fluoride haben ebenso die Eigenschaft schwerlösliche Erdalkalisalze zu bilden und werden in Form von Phosphatit und den verschiedenen Formen des Apatits (Carbonat-, Fluorid-, Hydroxylapatit), dessen Zusammensetzung uns noch später bei Behandlung der Stützsubstanzen des tierischen Körpers beschäftigen wird, gefunden. Ganze Inseln der Südsee setzen sich aus solchen Phosphaten zusammen, die aus Stützsubstanzen abgestorbener Tiere, z. B. Corallen, entstanden und teilweise durch Kot von Seevögeln imprägniert sind. Obwohl man schon aus Gründen der Stabilität nicht wird erwarten dürfen, andere Oxydationsstufen des Phosphors in der anorganischen Natur anzutreffen, findet man doch wenigstens Pyrophophate, die ja sehr leicht in der Hitze durch Wasseraustritt entstehen können, z. B. Newbergit ($Mg_2P_2O_7 \cdot 7 H_2O$), Monetit ($Ca_2P_2O_7 \cdot H_2O$) usw.

In großer Menge gibt es phosphathaltige unlösliche Mineralien, die Metalle enthalten, z. B. Vivianit, Blaueisenerz ($Fe_3(PO_4)_2 \cdot 8 H_2O$), Wavellit ($3 Al_2O_7 \cdot 2 P_2O_5 \cdot 12 H_2O$) usw.

Beträchtliche Mengen von Phosphaten sind in jedem Boden vorhanden, und zwar bei fruchtbaren Böden in leichtlöslicher Form, so daß sie den Pflanzen zugänglich sein können. Die Acidität des Bodens spielt hier eine maßgebliche Rolle. Unlöslich ist Apatit, besonders Fluorapatit.

Auch Fluorid ist in unlöslicher Form mit Silicaten zusammen überall im Boden vorhanden. Bergmännisch abgebaut wird, weil er als Flußmittel in der Metallurgie verwendet wird, der Flußspat oder Fluorit (CaF_2) (in Deutschland im Harz, in England, USA.). Mit Aluminium zusammen im Fluellit ($AlF_3 \cdot H_2O$), dann in der Kryolithgruppe vom allgemeinen Typ: $R_3^I AlF_6$, wenn $R^I = Na$ gesetzt wird, liegt Kryolith selbst vor. Unter die Siliciumfluoride ist zu rechnen der meist etwas schwerlösliche Kieratit (K_2SiF_6). [$(NH_4)_2SiF_6$ kommt in den Fumerolen des Vesuv vor.] Die aus Aluminiumsilicaten bestehenden Topase enthalten beträchtliche Mengen von Fluor. Sonst ist der Fluor ein steter Begleiter des Phosphats in den Mineralien, von denen der Fluorapatit mit 3,78% F nur eine Möglichkeit darstellt. In diesen Apatit kann auch Cl' eintreten, womit dann die seltene Möglichkeit einer unlöslichen Halogenverbindung gegeben wäre. Solche Verbindungen sind noch zu erwähnen beim Cl mit chlorhaltigen komplexen Silicaten, beim Br in den seltenen Verbindungen von AgBr im Bromargyrit, Bromyrit, Embolit.

Wenn lösliche Verbindungen der hier vorkommenden Anionen mineralisch vorliegen, dann müssen besondere Bedingungen zur Bildung und Unterhaltung solcher Lagerstellen vorhanden gewesen sein. Diese Bedingungen ergaben sich bei der Austrocknung von abgetrennten Meeresarmen, also unter Wüstenklima an den Stellen, die sich heute vor allem an den großen Steinsalzlagern des Zechsteins manifestieren, wie bei Staßfurt, im Elsaß, am Ural, in USA. und an vielen anderen Stellen. Hier finden sich Doppelsalze mit $MgSO_4$ wie Kainit, mit $MgCl_2$ wie Carnallit (0,2% Br), Sylvin (0,117—0,3% Br).

Hier ist auch die Fundstätte nicht nur löslicher Sulfate, sondern auch der wichtigen Bromide in den Abraumsalzen, die neuerdings durch die Chemie der Gaskampfstoffe eine besondere Bedeutung erlangt haben.

Einer besonderen Erwähnung bedarf das Nitrat, dessen Salze alle löslich sind. Der Stickstoff der Erde befindet sich zu 99% elementar in der Atmosphäre. Die Umwandlung in NO_3' durch Licht, elektrische Entladungen und anorganische Katalysatoren ist durchaus gegeben, spielt aber für den Gesamthaushalt der Natur, besonders für das große Vorkommen von mächtigen Salpeterlagern sowohl in Chile als auch Persien, Indien, Ägypten usw. eine untergeordnete Rolle. Diese Lager haben wir der Tätigkeit von Lebewesen zu verdanken. Durch Ablagerung riesiger Massen von Kot, wie auf den Guanoinseln, oder vielleicht durch zufälliges Ansammeln von Tierkadavern, wird den nitrifizierenden Bakterien die Grundlage von gebundenem Stickstoff zur Verfügung gestellt, die für ihre Tätigkeit notwendig ist. Ein direktes derartiges Verfahren zur Salpeterbildung wurde in den Salpetergärten zur Napoleonischen Zeit angewandt, um die Wirksamkeit der englischen Blockade zu verhindern.

Die Weiterentwicklung solcher Lager in geologischen Zeiträumen kann dann verschieden sein. Entweder wird der gebildete Salpeter durch Regengüsse ausgewaschen: dann bleiben nur noch die auch im Kot vorhandenen unlöslichen Calciumphosphate zurück (solchem Vorgang verdanken wir die großen Phosphatlager in Algier), oder diese Massen bleiben im Wüstenklima liegen, wobei die Möglichkeit gegeben ist, daß durch Wasser eine Auflösung vorübergehend verursacht wird, aber die konzentrierte Lösung kann nicht abfließen sondern trocknet aus wie etwa in Chile, wo die Lager dann vielleicht noch durch Sonnenbestrahlung einer weiteren Veränderung unterzogen werden. Auf solche sekundäre Vorgänge deuten Beimengungen anderer Salze, z. B. im Chilesalpeter hin, deren direkte Entstehung durchaus nicht gegeben ist, etwa Kaliumperchlorat, das bis zu 1% vorhanden ist, so daß eine Umkristallisation des Salpeters notwendig werden kann, um eine Schädigung der Pflanzen durch die Perchloratbeigabe zu verhüten. Ebenso finden sich noch kleine Mengen von Bromaten vor.

Hydrosphäre. In gelöster Form sind diese Anionen in dem riesigen Reservoir der Meere vorhanden. Schwefel als Sulfat ist dort in der Menge von 0,09% zu finden, 2,07% Cl', etwa 0,007% Br'.

In Amerika gewinnt man jetzt aus Gründen wirtschaftlicher Unabhängigkeit das Br' aus dem Meerwasser[2], was während des Krieges 1914/18 auch schon in Frankreich erreicht, aber wieder als unwirtschaftlich aufgegeben wurde. Das Verhältnis von Cl' zu Br', das unser besonderes Interesse verdient, ergibt sich nach der Tabelle 1 im Durchschnitt der Erdrinde 313:1. Im Meerwasser nach unseren obigen Angaben 294:1, also nicht sehr verschieden. (In der Lithosphäre beträgt der Prozentsatz von Cl' nur 0,055%.)

Aber diese Konstanz des Verhältnisses ist nur ungefähr vorhanden. In dem Trockenrückstand des Ozeanwassers befindet sich nach anderen Analysen 0,188% Br' und 55,292% Cl'. (Cl':Br' = 294:1); im Wasser der Ostsee: 0,13% Br', 55,01% Cl' (Cl':Br' = 423:1). Die Schwankungen dieses Verhältnisses werden noch größer, wenn man die Analysen von Mineralquellen berücksichtigt (die deutschen Heilquellen enthalten meist 1—10 mg Br'/Ltr), aber bemerkenswert

---

[2] LORMAND, M.: J. Pharmacie VIII, **20**, 111 (1934), Rona 82, 213.

ist doch, daß die Werte in derselben Größenordnung liegen. Wenn Sturm auf den Meeren, besonders in der Brandung des Ufers das Meerwasser verstäubt, dann gelangen die feinen Tröpfchen bis zu großen Höhen und werden weit in das Festland hineingetragen, um dort mit dem Regen niederzugehen, auch eine Allgegenwart des NaCl bedingend und sogar den Pflanzenwuchs beeinflussend.

Ebenso findet sich allerwärts in Wasser gelöstes Fluorid. Im Meer 0,3 mg/Ltr. In Süßwasserquellen weniger, wenn die Quellen aber aus sehr tiefen, besonders vulkanischen Schichten kommen, dann können die Mengen beträchtlich größer sein und toxische Konzentrationen annehmen (siehe das Kapitel: Fluorose).

Besondere Anreicherungen von Sulfaten finden wir in vielen bekannten Heilquellen (Karlsbad, Mergentheim). An manchen Stellen überwiegen sie und werden dann industriell gewonnen z. B. in Karabuges, einer Bucht des Kaspischen Meeres, in Sibirien, in den Boraxseen Kaliforniens.

Damit haben wir das Vorkommen der von uns zu behandelnden Ionen in der anorganischen Natur erschöpft. Wir sehen, daß im allgemeinen nur die stabilsten Verbindungen gefunden werden bzw. den zersetzenden Einwirkungen der Zeiten trotzen.

Komplexe Anionen, wie Rhodanide, Ferrocyanide, die verschiedenen Oxydationsstufen der Halogene, die Polythionsäuren[2,1], die niederen Oxydationsstufen der Phosphorsäure werden entweder erst durch den tierischen Organismus gebildet oder fallen in unserer chemischen Industrie an und haben toxikologisches Interesse; sie werden als Medikamente gebraucht oder kommen ausschließlich aus theoretischem Interesse ein Experiment in Beziehung zum lebenden Objekt.

Bei der Frage des *Vorkommens* der hier behandelten Anionen *im Organismus lebender Wesen* werden wir in Hinsicht der Allgegenwart der Elemente[1] in ihrer Anwesenheit im Lebendigen gar keine besonders erstaunliche, eher eine selbstverständliche Tatsache sehen. Der Weg bis zum Nachweis einer tatsächlichen Funktion, bis zum Nachweis einer Lebensnotwendigkeit ist weit und schwierig, Aufstellung phantastischer Hypothesen ist leicht. Bei der Häufigkeit unserer Elemente werden wir in ihnen vielfach *notwendige* Bausteine des Lebendigen erblicken. Dergleichen ist ohne weiteres klar bei den Phosphaten, den Chloriden und Jodiden. Bei den Sulfaten finden wir die Verhältnisse unübersichtlich, soweit höhere Tiere berücksichtigt werden (anders bei den Schwefelbakterien). Denn nachweisbar kann der Organismus nicht auskommen ohne bestimmte organische Schwefelverbindungen (Methionin, Cystein). Aus diesen entsteht aber intermediär Sulfat, das damit wenigstens als Stoffwechselprodukt anzusprechen ist. Nur eine spezielle Funktion des Sulfats kennen wir bei der Entstehung von Ätherschwefelsäuren, zu deren Bildung aber die Zufuhr von Sulfaten nicht notwendig ist. Nach neueren Versuchen soll es eine Nierenschwelle für SO_4 geben. Das scheint auf eine Funktion hinzuweisen, die aber deswegen schwer zu definieren ist, weil es nicht möglich ist, den Organismus im Experiment seines Sulfats zu berauben.

Die Anwesenheit von Bromiden ist in allen Organismen erwiesen und zwar entsprechend der weiten Verbreitung — besonders in der Hydrosphäre — in beträchtlicher Menge, aber eine biologische Funktion nachzuweisen ist nicht geglückt, jedenfalls nicht bei den höheren Tieren und bei den Pflanzen des Festlandes. Die Pflanzen werden durch Festbannen an Ort und Stelle dem Ansturm der Elemente mehr ausgesetzt sein als die höheren Tiere, die alles, abgesehen vom Trinkwasser, aus zweiter Hand bekommen.

[2,1] Wo sich H_2S neben Sulfaten oder Sulfiten findet, wie in manchen Heilquellen, ist die Möglichkeit der anorganischen Entstehung von Polythionsäuren vorhanden, dergleichen wurden auch gefunden, wofür ich anführe: CHERBULIEZ E. u. HERZENSTEIN, A.: Helv. chim. Acta 17, 1582 u. 1587 (1934), Rona 85, 241, S_2O_3'' und anderes in Pistyan.

Anders bei den Lebewesen des Meeres, die in dem umgebenden Medium z. B. Bromide in Hülle und Fülle angeboten bekommen. Dort wird man vielleicht aus der Anreicherung gegenüber dem umgebenden Medium auf eine biologische Funktion schließen müssen. Die Speicherung von Jod durch Tang ist bekannt und wird in der Bretagne industriell verwertet. Auch Bromide finden wir in Algen angereichert, teilweise erscheint es da in elementarer Form[3]. Auch organische Bindung wird beobachtet bei Laminariaarten und bei Schwämmen bzw. Anthozoen. Im Trockenrückstand von Gorgoniden 0,59—2,61%, Muriceiden 1,18%, Primuoiden 2,94—3,76% Br', in jedem Falle also eine beträchtliche Anreicherung gegenüber dem Cl'. Wenn Brom organisch gebunden speziell in dem Purpurdrüsenorgan der Purpurschnecken vorkommt, dann wird man vielleicht auch auf eine biologische Funktion schließen wollen. Aber trotzdem ist dieser Schluß allein auf dieser Basis immer unzureichend, denn wir kennen auch organische Bromverbindungen im menschlichen Blut (siehe später DÖRING), ohne daß eine Funktion nachweisbar wäre. Dann haben wir noch andere Beispiele, daß der Organismus in vielen Fällen zurückhalten muß und nicht will, z. B. bei der Frage der Fluoridaufnahme. Es gibt auch hier Tiere, die Fluorid speichern, z. B. Archidonis britannica[4].

Man spricht Fluorid vielfach als Begleiter des Phosphates an auch bei den Lebewesen, darunter weniger bei den Pflanzen. Das scheint mir aber nicht in einem biologischen, sondern chemischen Prozeß seinen Grund zu haben: beide bilden schwerlösliche Calciumsalze, die dazu in Komplexen der Apatite noch schwerer löslich werden. Deshalb findet man sie als gegenseitige Begleiter und zugleich im Skelett angereichert, und zwar um so mehr, je länger der betreffende Organismus gelebt hat, also die Möglichkeit der Speicherung hatte. Man ist meist davon abgekommen, in der Anwesenheit von CaF_2 im Zahnschmelz eine Vorbedingung für die Härte und Unangreifbarkeit dieses Gewebes zu sehen. Jedenfalls ist eine übermäßige Anreicherung nicht die Grundlage besonders gesunder Zähne*.

Also ist nicht jede Anreicherung eines Elementes ein Zeichen einer biologischen Funktion. Darüber werden wir später gerade beim Brom auch bei den höheren Tieren noch sprechen müssen. Durch den Organismus der Lebewesen fließt ein breiter Strom der Elemente der anorganischen Natur. Ob Elemente gespeichert werden oder abgegeben, liegt in dem physikalisch-chemischen Muß der Naturgesetze. Wenn diese nicht so ausgenützt würden, daß sie für den Bestand des Individuums meistens nützlich sind, dann würde kein Leben möglich sein. Aber wir sind nicht überall Wissende.

Aus den bisherigen Bemerkungen ergibt sich, wie sehr sich das Gebiet der Pharmakologie mit dem der Physiologie überschneidet. Denn wenn wir nach der Wirkung des Chlorids fragen, werden wir Cl'-Mangelzustände beachten müssen. Noch mehr ergibt sich die Überschneidung bei den anderen Anionen, die nicht in der anorganischen Natur, wohl aber in der Welt der Lebewesen zu Hause sind. Wir führten schon die Anwesenheit von Nitraten an, die durch nitrifizierende Bacillen im Boden entstehen, durch die Wurzeln der Pflanzen aufgenommen werden, um teilweise direkt zum Aufbau von Eiweißstoffen zu dienen, teilweise aber auch bei Speicherpflanzen (wie Weizen und viele andere) als NO_3' festgehalten zu werden, wodurch dann auch der tierische Organismus im normalen Lauf des Lebens mit diesem Ion in Beziehung kommt, ohne daß es hier allerdings eine erkennbare Lebensfunktion erfüllt.

---

[3] GMELIN-KRAUT 1931, Band: Brom.
[4] WEBB, D. A.: Sci. Proc. Roy. Dublin Soc. (N. S.) **21**, 505 (1937). C. **1938 I**, 618.
* Über die Beziehung von F zum Zahnaufbau siehe das Kapitel: Fluorose.

Deutlich wird die Funktion bei Verbindungen aus der Reihe der Phosphorsäure z. B. der Pyrophosphorsäure. Diese ist fast nur organisch als Adenosinpyrophosphorsäure vorhanden, wenn sie auch ursprünglich in anorganischer Form von LOHMANN in Hefe und Muskel entdeckt wurde; vielleicht wird aber eine intermediäre Abspaltung auch normal vorkommen. So fand sie CORI in der Leber und dem Muskel von winterschlafenden Tieren, CORI sowie OCHOA in Rattenlebern, KRONBREG in Nieren und Hefe (siehe Abschnitt Fermente). Neuerdings wurde auch die Metaphosphorsäure neben der Pyrophosphorsäure nachgewiesen[5]. Als körpereigen wurde ebenso nachgewiesen das Na-Thiosulfat im Harn, das vielleicht aus der Nahrung (Kohl bei Kaninchen) stammt oder durch Darmfäulnis entsteht.

Wichtiger ist das Rhodanid, das schon lange im Speichel des Menschen gefunden wurde. Anfangs glaubte man es nur bei Rauchern vorhanden und als Folge eines Entgiftungsprozesses entstanden. Jetzt weiß man, daß man es besonders als Entgiftungsprodukt zugeführter Blausäure aufzufassen hat, daß aber auch bei den blausäurefrei ernährten Menschen und Tieren Rhodanide im Speichel und Urin sich befinden. Man schreibt ihm eine Rolle bei der Desinfektion von Mundhöhle und Magen zu, aber die dauernde Ausscheidung im Urin läßt noch andere Möglichkeiten offen. Cyansäure wurde früher als körpereigen aufgefaßt, vielleicht das Ammonsalz als notwendige Vorstufe des Harnstoffs, aber von dieser Auffassung ist man jetzt bei näherer Untersuchung über die Harnstoffbildung durch Krebs abgekommen. Ein Nachweis im Blut ist schwer zu erbringen, gelang teilweise nicht, wurde jedoch kürzlich in Blutzellen erbracht([51]).

Die anderen Anionen unseres Themas, wie phosphorige Säure, Chlorsauerstoffsäuren, Bromsauerstoffsäuren, Bromat, Ferrocyanide kommen nicht im Organismus vor. Sie spielen in der Landwirtschaft (Chlorate), Brotbereitung (Bromate) oder in der Industrie, wie letztlich alle, eine Rolle, neben der Anwendung zur Therapie oder Diagnostik in der Medizin.

B. Chemie.

I. Halogene.

1. Allgemeines.

Die Halogene, als Glieder der 7. Gruppe im periodischen System der Elemente, haben die Eigenschaft gemeinsam, zu ihren 7 Elektronen der äußeren Elektronenhülle ein Elektron aufzunehmen. Dadurch erhalten sie eine negative Ladung und die Eigenschaft, in Flüssigkeiten mit größeren Dielektrizitätskonstanten Anionen zu bilden. Diese Anionen sind alle 1wertig und so verbinden sie sich mit Wasserstoff. Durch Abspaltung von Elektronen vermögen die Halogene andererseits positive Ladungen aufzunehmen. Diese Verbindungen sind aber nur stabil in komplexer Bindung mit negativen Atomen, so mit Sauerstoff in den Sauerstoffsäuren, in denen Chlor 1-, 3-, 5-, 7wertig, Brom nur 1- und 5wertig auftritt. Fluor bleibt immer 1wertig — weil die Ablösung des Elektrons beträchtlichen Energieaufwandes bedarf — und bildet in wäßriger Lösung nichtbeständige Sauerstoffverbindungen des Typs F_2O u. ä.

---

[5] SOMMER, A. L. u. BOOTH, Th. E.: Plant Physiol. **13**, 199 (1938).
[51] DIRNHUBER, P. u. SCHÜTZ F.: Biochem. J. **41**, L IV, (1947)

Die 7. Gruppe ist an sich in der Spannungsreihe am stärksten negativ, vermag also mit den anderen Elementen ionisierte Salze zu bilden, in der Gruppe selbst sinkt außerdem der negative Charakter mit sinkendem Atomgewicht (oder Ordnungszahl) bzw. steigt der elektropositive Charakter mit steigender Ordnungszahl. Deshalb vermag das Element Chlor — als Chlorwasser — aus einer Bromidlösung elementares Brom und dieses aus einer Jodidlösung Jod freizumachen nach der Gleichung: $Cl_2 + 2\,Br^- = 2\,Cl^- + Br_2$. Umgekehrt vermag Jod leichter in elektropositiven Zustand überzugehen, und so verläuft die Reaktion etwa: $J_2 + 2\,ClO_3' = 2\,JO_3' + Cl_2$.

Durch die verschiedene Negativität sind Verbindungen des Typs JCl, JCl_3, JF_5, $BrCl$ möglich, von denen das JCl in der Analyse zur Bestimmung der Jodzahl der Fette benutzt wird. Je entgegengesetzter 2 Elemente sind, desto größer das Bestreben Verbindungen einzugehen, deshalb die Beständigkeit der Salze mit dem am stärksten positiven Charakter, mit den Alkalien, die uns pharmakologisch am meisten interessieren. Innerhalb der Gruppe wächst die Fähigkeit der Säurebildung, also die Stärke der Säure, mit der Größe des Moleküls und der Abnahme der COULOMBschen Kräfte. Das hängt zusammen mit der Fähigkeit zur Bildung von Komplexen, die uns später, weil pharmakologisch wichtig, noch ausführlicher beschäftigen wird (nächster Abschnitt). Hier soll nur erwähnt werden, daß gerade Fluorid besonders zur Komplexbildung neigt, und zwar schon in seinen eigenen Lösungen. Man hat eine Zeitlang fälschlich geglaubt, daß eine zweibasische Säure vom Typ H_2F_2 vorläge. Aber das Fluorid besitzt eine kleine und starre Elektronenhülle. Deshalb sind fast nur COULOMBsche Kräfte (heteropolare Bindung) wirksam, weil die Polarisierbarkeit und damit Entwicklung van der WAALSscher Kräfte (homöopolare Bindung) zurücktritt. Es bleiben bei HF freie Valenzen übrig und daher bildet sich eine Brücke auch zu HF und damit HF'_2 nicht nur in wässriger Lösung, sondern auch in Gasform (siehe WICKE (8 I)).

Auch Chloride neigen zu Komplexbildung, d. h. zu koordinativer Bindung nach WERNER z. B. bekannt in den Hg-Salzen, den einzigen Salzen, wo Cl' wenig dissoziiert ist, aber überhaupt überall, wo die Löslichkeit von Metallchloriden durch HCl vermehrt wird. CaF_2 kann so in Lösung gebracht[6] oder die Zusammenballung verzögert werden, daß kolloide Sole entstehen[7].

CaF_2 hat die spezielle Eigenschaft, übersättigte Lösungen zu bilden, so daß erst Ausscheidung erfolgt, wenn das Löslichkeitsprodukt mindestens 150fach überschritten wird[7,I]. Diese Eigenschaft hängt mit dem allgemeinen Problem der Bildung von Primärkeimen zusammen und ist für die Biologie ebenso von Bedeutung.

Im allgemeinen unterscheidet sich die analytische Chemie des *Fluorids* von der der anderen Halogene. Eine der wichtigsten Reaktionen zum Halogennachweis bildet die Unlöslichkeit der Silberhalogenide; zwar steigt die Löslichkeit von AgJ über das AgBr zum AgCl[8], aber AgF ist sogar zerfließlich. In umgekehrter Reihenfolge, aber sonst ähnlich, sehen wir die Verhältnisse bei den Erdalkalien, deren Fluorsalze unlöslich sind. Die Pb-Salze sind alle schwerer löslich, gemischte wie PbJCl sogar sehr schwer löslich, ebenso die Salze des 1wertigen Hg.

Abseits von den anderen Halogenen bildet F' analytisch wichtige Verbindungen mit Silicium, deshalb dient Fluorwasserstoffsäure zum Glasätzen, weil es mit

---

[6] KUDREWATOW, A. K.: C. **1935** II. 3412.
[7] BACHMANN, W. u. PINNOW, P.: Kolloid. Z. **62**, 131 (1933), Rona **72**, 586.
[7 I)] JENSEN, A. T.: Z. physikal. Chem. A, **180**, 93 (1937). C. **1938** I, 40.
[8] KOLTHOFF, J. M. u. v. BERK, L. H.: Z. anal. Chem. **70**, 369 (1927), Rona **40**, 760. Löslichkeitsprodukte für $AgCl = 1{,}5 \cdot 10^{-10}$, $AgBr = 6{,}5 \cdot 10^{-13}$, $AgSCN = 1{,}2 \cdot 10^{-12}$, $AgJ = 9 \cdot 10^{-17}$.
[8 I] WICKE, E.: Naturwissenschaften **1946** I.

dem Silicium des Glases lösliche Verbindungen eingeht. Von diesen ist das gasförmige SiF_4 wichtig, das in Wasser gelöst, sofort in o-Kieselsäure und HF zerfällt. Der Tropfen Wasser, in dem sich SiF_4 löst, geliert. Qualitativer F'-Nachweis ist durch Analyse des Si möglich, was auf diesem Umweg auch spektroskopisch gelingt[9]. Die Anätzung des Glases wird zum spezifischen qualitativen Nachweis benutzt und kann auch für ganz kleine Mengen angewendet werden[10]. Bei Zusatz von überschüssigem NaF bildet sich die toxikologisch wichtige Kieselfluorwasserstoffsäure, die aber in Wasser hydrolysiert. Der Komplex mit Metallen wie Al, Fe usw. ist stabiler als der mit Silicium[11]. Das Kaliumsalz der Kieselfluorwasserstoffsäure ist schwer löslich, und bei der Maßanalyse kann man durch Fällung mit KCl und Titration der übrigbleibenden HCl eine grobe Bestimmung ausführen[12].

Fällungsreaktionen: Komplexes Benzidin-Hg-Fluorid[13], Coffein-Mg-Salicylat[14], unter dem Mikroskop Nachweis als Fluorsilicat (siehe GETTLER und ELLERBROCK[26 27], $10\,\gamma$ F in 5 g Gewebe nachweisbar).

Als LaF_3 gefällt, wird aus einer Eosin-haltigen Lösung dieses adsorbiert und durch die rote Farbe des Niederschlags die Reaktion empfindlicher[15]. Durch Komplexbildung mit Schwermetallen wirkt F' hemmend auf die Bildung der roten Eisenrhodanfarbe, der violetten Zirkon-Alizarinsulfosäure ($1\,\gamma$/ccm, es entsteht $(ZrF_6)''$), der Titansäure oder Zirkonsalz + p-Dimethylaminophenylarsinsäure[16]. Schließlich ist die farbverstärkende Wirkung von F' auf Berlinerblau[17] zu erwähnen.

Die anderen Halogene werden mit den bekannten Silberreaktionen nachgewiesen, die auch eine beträchtliche Empfindlichkeit haben[18], besonders bei Auffangen der flüchtigen Halogenwasserstoffsäure in 1 Tropfen Wasser[19]. Eine spezifische Reaktion auf Cl' soll man durch Befeuchten von $Ag_6Fe(CN)_6$ mit konz. HNO_3 erhalten[20].

Bromide werden oxydiert und können in CCl_4 oder CS_2 aufgenommen werden[21]. Spezifisch ist ein Niederschlag mit m-Phenylendiamin, wobei ein weißer Niederschlag von 2,4-Tribrom-m-phenylendiamin entsteht[22]. Bildung von violettem Tetrabromphenolsulfophthalein[23]. $Tl_2SO_4 + Br'$ ergibt $TlBr =$ farblose Würfel ($0,16\,\gamma$ Br) oder $AuCl_3 + Br' + TlSO_4 \rightarrow TlAuBr_4 =$ orangerot ($0,7\,\gamma$). Vielfach wird die Trennung von Cl' durch die etwas leichtere Oxydierbarkeit bei Br' durch $KMnO_4$ benutzt, wobei auf die genaue Acidität zu achten ist.

2. Halogensauerstoffsäuren.

Diese Verbindungen sind stark endotherm und deshalb mehr oder weniger explosiv. Die Affinität der Verbindungen des Chlors ist dabei geringer als die des

---

[9] PAUL, W.: Angew. Chem. 49, 901 (1936). C. 1937 I, 1738.

[10] KÜHNEL, H. S.: Mikrochem. N. F. 9, 313 (1934), Rona 85, 469. Erfassungsgrenze $0,5\,\gamma$, sonst 0,1 mg nachweisbar.

[11] TSCHEPELEWETZKI, M. u. BOLZ, Z.: C. 1938 I, 2847.

[12] BABKO, A.: C. 1936 I, 3723.

[13] MILLER, C. F.: Chemist. Analyst. 26, 35 (1937). C. 1937 II, 2873. Empfindlichkeit 0,04 mg F pro 10 ccm.

[14] CRUSE, J. E. J. u. ROSE, C. F. M.: Brit. J. exp. Path. 17, 267 (1936), Rona 96, 615. Die Autoren beseitigen damit die F'-Wirkung auf Phosphatase.

[15] FISCHER, J.: Z. analyt. Chem. 104, 344 (1936). C. 1936 II, 510. Erfassungsgrenze $2\,\gamma$ F/ccm.

[16] FEIGL, F. u. RAJMANN, E.: Mikrochem. N. F. 12, 133 (1932), Rona 72, 13. Braune Farbe geht in rot über. Empfindlichkeit 1:200000, durch Tüpfelreaktion $0,25\,\gamma$ erfaßbar. PO_4'''; SO_4''; S_2O_3'' geben die gleiche Reaktion, daher erst überdestillieren als SiF_4.

[17] KUHLBERG, L.: C. 1936 II, 2179. Empfindlichkeit 1:50000.

[18] KERAOGLANOV, Z.: Z. anal. Chem. 115, 305 (1939). C. 1939 I, 3420. Etwa $1\gamma/10$ ccm ClO_4' : 32 mg/ccm.

[19] HALLA, F. u. RITTER, F.: Mikrochim. Acta 1, 365 (1937). C. 1938 I, 1835 $< 1\,\gamma$.

[20] TANANAEFF, N. A. u. SCHAPOWALENKO, A. M.: Z. anal. Chem. 100, 343 (1935). C. 1935 I, 3818. Tüpfelreaktion; es entsteht NO. Empfindlichkeit 0,01 n Lösung.

[21] CURTMAN, L. J. u. SCHNEIDERMAN, H.: Rec. Trav. chim. Pays-Bas 54, 158 (1935). C. 1935 II, 2981. Erfassungsgrenze 0,5 mg.

[22] MASON, C. W. u. CHAMOT, E. M.: Mikrochem. 5. 145 (1926), Rona 38, 491. Freimachen des Br_2 durch 10—20% HNO_3. BrO_3' wird vorher reduziert. Empfindlichkeit $20\,\gamma$ KBr/ccm.

[23] STENGER, V. A. u. KOLTHOFF, I. M.: J. amer. chem. Soc. 57, 831 (1935). C. 1935 II, 2981. Erfassungsgrenze 1—4 γ/ccm.

Broms oder Jods, deshalb werden sie gerne zu Veraschungen genommen. Die spontane Explosivität selbst der Chlorate bedarf einer höheren Entzündungstemperatur[24], gemeinsam mit organischem Staub wird aber dessen Explosionsgebiet stark vergrößert[25].

Das gasförmige ClO_2 wird schon bei niedersten Temperaturen zerknallen, was die Gefahr ergibt bei Erhitzung von $KClO_3$ mit konz. H_2SO_4[26]. Perchlorate sind viel beständiger. Neuerdings wird hochkonzentrierte Perchlorsäure zum Veraschen organischer Substanz benutzt. Dabei können große Mengen Gewebe verascht werden, anscheinend aber erst bei Temperaturen von 200° und darüber, bei denen sich die $HClO_4$ selbst zu zersetzen beginnt. Bei diesem Prozeß soll es nicht zu einer intermediären Bildung von freiem O_2 kommen, wenn anorganische Substanz zugegen ist[27] und auch nicht zu Chlorsauerstoffverbindungen etwa wie ClO_2, woran ich gelegentlich einer Laboratoriumsexplosion, die schon auf dem Ölbad bei etwa 150° stattfand, dachte[28]. Neuerdings sind wiederum solche Explosionen vorgekommen und haben zu längeren Diskussionen geführt[29, 30]. Der große Wert der $HClO_4$ für Veraschung von Gewebe geht anscheinend dadurch nicht verloren, wenn man vorher HNO_3, dann H_2SO_4 und zuletzt erst $HClO_4$ anwendet[31].

Die Verbindungen NaOBr, NaOCl, Hypobromit bzw. Hypochlorit sind starke Oxydationsmittel und dienen deshalb zur Bleichung und Desinfektion. Bekannt ist das Eau de Javelle (Cl_2 in K_2CO_3) oder Eau de Labarraque (Cl_2 in Na_2CO_3), die DAKINsche Lösung, Chlorkalk. OCl' ist wenig haltbar und kann durch Br'-Zusatz etwas stabilisiert werden[32]. Aber auch das vielleicht entstehende OBr' ist wenig haltbar[33]. Es erfolgt in Lösung eine Zersetzung durch Umlagerung derart: $3\ OCl' \rightarrow ClO_3' + 2\ Cl'$. Auf der oxydativen Wirkung beruht der unspezifische Nachweis mit Diphenylamin oder Anilin (blaue Farbe). Das pharmakologische Interesse für Substanzen, die so starke Oxydationsmittel sind, ist relativ gering, ebenso wenig wie etwa für die Chlorite oder gar Körper, die in Wasser gar nicht beständig sind, wie das neue BrO_2[34].

Da in stark saurer Reaktion auch ClO_3' ein Oxydationsmittel ist, können die Farbreaktionen mit Anilin zum Nachweis benutzt werden und zu einer Art Abschätzung der Menge dienen[35]. Unspezifisch ist die Gelbfärbung eines mit NH_4SCN getränkten Papiers (Bildung von Canarin und Pseudothiocyansäure)[36].

[24] BLINOW, I. F.: C. **1937 II**, 829. $NaClO_3$ 630°; $KClO_3$ 550°, nach a). CRESPI, M. u. CAAMANO, L. G.: C. **1937 II**, 2808. Zersetzung schon viel früher, bei ClO_4 begünstigt durch MnO_2-Zusatz.
[25] MATLA, W. P. M.: C. **1935 II**, 3417, BrO_3' wirkt in dieser Hinsicht, wie verständlich weniger und JO_3' noch weniger, NO_3' noch schwächer.
[26] GOODEVE, C. F. u. RICHARDSON, F. D.: C. rend. Séances Acad. Sci. **205**, 416 (1937). C. **1937 II**, 3728.
[27] VIALARD-GOUDOU, A.: C. r. Acad. Sci. **203**, 565 (1936), Rona **97**, 11.
[28] EICHLER, O.: Naunyn-Schmiedebergs Archiv **144**, 251 (1929).
[29] ZAHN, V.: Ind. Engng. Chem. N. E. **15**, 214 u. 333 (1937). C. **1937 II**, 3495 u. 3928.
[30] a) DEISS, E.: Z. analyt. Chem. **107**, 8 (1936). C. **1937 I**, 1989. Abdampfen mit Alkohol. b) HACKL, O.: Z. analyt. Chem. **107**, 385 (1936). C. **1937 I**, 4671. c) MEYER, J. u. SPORMANN, W.: Z. analyt. Chem. **107**, 387 (1936). C. **1937 I**, 4671. Die Gründe der Explosionen sind unbekannt.
[31] KAHANE, E.: Bull. Soc. Chim. biol. **14**, 294 (1932), Rona **67**, 625.
[32] KOLTHOFF, I. M. u. STENGER, V. A.: Ind. Engng. Chem. Analyt. Edit. **7**, 79 (1935). C. **1935 II**, 405. Für Ammoniakbestimmung, aufbewahren im Dunkeln.
[33] PALMEN, J.: C. **1935 II**, 1064. Dort genauere Angaben.
[34] SCHWARZ, R. u. SCHMEISSER, M.: Ber. **70**, 1163 (1937). C. **1937 II**, 1162.
[35] DOURIS, R. u. PLESSIS, M.: C. rend. Soc. Biol. **107**, 576 (1931), Rona **63**, 479. Empfindlichkeit des Diphenylamin Blaufärbung 1 γ ClO_3/ccm.
[36] OFFORD, H. R.: Ind. Engng. Chem. Analyt. Edit. **7**, 93 (1935). C. **1935 II**, 254. Erfassungsgrenze 0,01 mg ClO_3/cm^3 Cl'; BrO_3'; JO_3'; OCl'; S_2O_8''; $Cu\cdot\cdot$ geben ähnliche Reaktionen.

Strychninnitrat + ClO_3 oder BrO_3 in HNO_3 → Grünfärbung. ClO_3 + BrO_3 + β-Naphthol: Grünfärbung (bis schwarz, 1 γ/ccm).

Spezifische Reagenzien auf ClO_3' sollen sein: Phenyl-β-naphthylamin (rot); Di-β-naphthylamin (violett) und Phenyldihydrodibenzoakridin (rot)[37], weiterhin Bildung eines komplexen tiefvioletten Manganiphosphats[38].

Bromate reagieren rascher mit HJ als Chlorate. Auf Grund dieser Eigenschaft kann man sie unterscheiden[39]. Sie sollen auch 1000mal leichter als ClO_3 Methylorange entfärben[40]; Färbungen auch mit Fuchsin-Schweflige Säure (Empfindlichkeit $25 \cdot 10^{-7}$% $KBrO_3$) Phenol, Salicylsäure, α-Naphthol (gelbrot), Resorcin, Alizarin (braungelb). BrO_3' und JO_3' geben schwerlösliche $Ag^{\cdot}$- und $Ba^{\cdot\cdot}$-Salze. Durch sekundäre Reduktion kann dann nachher Br' nachgewiesen werden[41]. Die Bildung von Permanganat aus Manganosalz soll nur durch BrO_3', nicht durch ClO_3' und JO_3, möglich sein ([44, I]).

Chlorate und Bromate werden leicht reduziert durch Fe^{II}-Salze, nascierenden Wasserstoff, Sulfit, ebenso durch manche organischen Substanzen, darunter Citronensäure, Weinsäure, Fumar- und Maleinsäure. (Nachweis von BrO_3' in Mehl mit o-Toluidin [41, I].)

Leichte Reduktion gelingt nicht bei den gegenüber Zersetzung sehr wenig empfindlichen Perchloraten. Diese werden meist erst in größerer Hitze durch Erwärmen mit Mn- oder Cr-Salzen reduziert[28] (es entsteht dabei Chromat bzw. Manganat) oder durch Abrauchen mit Ammoniumchlorid[42], eine zwar elegante Methode, die aber für das biologische Milieu nicht brauchbar ist. Wichtiger ist die auch in wäßriger Lösung erfolgende Reduktion durch $TiCl_3$.

Von den *Fällungsreaktionen* sind bekannt die Fällung als $KClO_4$[18], als Methylenblauperchlorat (Nadeln von blaugrünem Reflex) die sogar zu groben Bestimmungen benutzt werden können[43]; α-Phenyl-β-diäthylaminoäthyl-p-nitrobenzoat gibt auch einen schwerlöslichen Niederschlag (0,0025 Mol) ebenso ist die Fällung als Nitronperchlorat möglich (Löslichkeit 1 mg%).

Eine Fällung von $KClO_4$ im Organismus ist unmöglich, da selbst bei 25° $KClO_4$ zu 2,02% löslich ist. Alle anderen Perchlorate sind sehr leicht löslich, sogar zerfließlich wie $AgClO_4$ und besonders $Mg(ClO_4)_2$, das neuerdings als Trockenmittel viel benutzt wird[44].

Hier soll anschließend im Anhang eine Gruppe chemischer Untersuchungen Erwähnung finden, die sich mit der Einwirkung von Hypochloriten auf Eiweißstoffe und ihre Bausteine beschäftigen. Es ist schon lange bekannt, daß durch Einwirkung von NaOCl auf Aminosäuren die Abspaltung von NH_4 + CO_2 erfolgt, daß teilweise auch Aldehyde und Ketone entstehen, schließlich bei Ringsystemen Eintritt von Chlorid in den Ring möglich ist[45]. Besonders empfindlich ist das Lysin ([50, 51]).

Versuche bei Zimmertemperatur[46] mit · Glycerin und NaOCl führten zu den Zwischenprodukten Blausäure und NH_4OH, von denen letzteres zu gasförmigem Stickstoff zersetzt wurde. Die Reaktion nahm Wochen in Anspruch bei einem

---

[37] SÁ, A.: C. **1935 I**, 3573.

[38] FEIGL: Erfassungsgrenze 0,05 γ als Tüpfelreaktion, gesättigte $MnSO_4$ + sirupöse H_3PO_4 je 1 Tr. + 1 Tr. ClO_3-Lösung.

[39] TARADOIRE, F.: Bull. Soc. Chim. France (5), **4**, 1759 u. 1771 (1937). C. **1938 II**, 1280.

[40] KORENMAN, J. M.: Z. analyt. Chem. **103**, 269 (1935). C. **1936 I**, 2149. Angezweifelt als unspezifisch durch a) HAHN, F.: Mikrochem. 20, N. F. **14**, 236 (1936). C. **1937 I**, 1738.

[41] CHAMOT, E. M. u. MASON, C. W.: Mikrochem. **5**, 85 (1927), Rona **42**, 22. Auch Trennungsgang der Halogene.

[41, I] CALO, A. u. MUNTONI, F.: Rona **112**, 194 (1938).

[42] MOSER, L.: Mikrochem. Pregl-Festschr. **1929**, 293, Rona **53**, 157.

[43] HOFMANN, K. A., HARTMANN, F. u. HOFMANN, U.: Ber. **58**, 2748 (1925). > 0,1% muß in der Lösung sein.

[44] DRUCE, G.: J. Soc. chem. Industr. **54**, 133 (1935). C. **1936 I**, 383.

[44, I] DENIGES: Bull. Trav. Soc. Pharm. Bordeaux **81**, 5 (1943). C. **1943 II**, 751.

[45] GUITERAS, A. F. u. SCHMELKES, F. C.: J. biol. Chem. **107**, 235 (1934), Rona **84**, 525. Daselbst Literatur LANGHELD und DAKOW. a) AULT, R. G., HAWORTH, W. N. u. HIRST, E. L.: J. chem. Soc. **1934**, 1722 Rona **85**, 17. Auch Säureamide werden desamidiert.

[46] NORMAN, M. F.: Biochem. J. **30**, 484 (1936), Rona **95**, 269.

Optimum von p_H 7,0—8,0. Genauere Angaben bringen die Untersuchungen von WRIGHT[47].

In saurer Reaktion kommt es bei Gabe kleiner Mengen von Glycerin allein zum Verschwinden des aktiven Chlors, setzt man größere Mengen zu, dann kommt es zur Additionsverbindung, und es wird weniger aktives Chlor verbraucht; jedenfalls kann man es nachweisen durch seine Wirkung auf HJ. In alkalischer Reaktion sinkt die Aktivität ab mit der zugesetzten Menge, es prävaliert hier absolut die reine Oxydation.

Ähnliche Verhältnisse finden sich bei den untersuchten Eiweißen (Casein, Gelatine), die bei geeigneter Reaktion eine lange Zeit noch Desinfektionskraft bewahren können. Proteine verlieren leicht die Farbreaktionen auf Tyrosin oder Tryptophan[48]. Bei Versuchen mit dem ähnlichen NaOBr ergab sich, daß Eiweiße sich außerordentlich verschieden verhalten, je nach Anordnung der Polypeptidketten[49]. Der Angriff findet sich in den Aminogruppen, die durch Acylierung oder Ringschluß geschützt werden können. Bei Tri- oder Tetrapeptiden entsteht dann Nitril und Dehydrohydantoin. Ovalbumin wird in charakteristische Bausteine gespalten, auch Hydantoin. BAKER[51, II] ließ NaOCl + NaCl auf Eieralbumin bei 36° einwirken. Nach 3 Minuten war bereits 80% OCl' zersetzt, nach $^1/_2$ Stunde 85%. Für jedes Mol reduzierten OCl' wurden 33,7 Albumin der Fällung mit Phosphorwolframsäure entzogen. Das entstandene Polypeptid konnte jedoch noch durch Trichloressigsäure oder durch $(NH_4)_2SO_4$ gefällt werden. Die Reaktion war stark exotherm in Abhängigkeit von der p_H. BAKER unterscheidet 3 verschiedene Reaktionen. 2 in alkalischer, eine in saurer oder schwach alkalischer Lösung. Die erste alkalische Reaktion verläuft

$$>NH + NaOCl \rightarrow >NCl + NaOH.$$

Dann kann eine weitere Reaktion folgen:

$$>NCl + H_2O \rightarrow >NH + HOCl \rightarrow HCl + O.$$

2,9 Moleküle NaOCl werden reduziert für jeden oxydierten Aminosäurerest. Dabei entstehen neue COOH-Gruppen und NH_3, insgesamt wechselt die Acidität der Lösung bei fortschreitender Reaktion.

Durch das noch stärker oxydierende ClO_2 vermag man die Stickstoffanteile so weitgehend zu verändern, daß man Stärke, die selbst nicht wesentlich verändert wird, reinigen kann (SAMEC[51, I]).

3. Übersicht der quantitativen Bestimmungsverfahren.

a) Fluorbestimmung.

α) *Aufschließen*.

Für die Bestimmung einer Substanz im organischen Material ist die vorherige Aufschließung notwendig. Umsetzung mit metallischem Na in flüssigem NH_3 ist für organische Bindung brauchbar[54]. Versuche mit Glycerin + KOH bei 200° bringen Verluste bis zu 90%[52].

---

[47] a) WRIGHT, N. C.: Biochem. J. **20**, 524 (1926).   b) WRIGHT, N.C.: Biochem. J. **30**, 1661 (1936).

[48] LIEBEN, F. u. BAUMINGER, B.: Biochem. Z. **261**, 387 (1933), Rona 74, 601.

[49] BRIGL, P., HELD, R. u. HARTUNG, K.: Hoppe-Seylers Z. **173**, 129 (1928), Rona 45, 595.

[50] GOLDSCHMIDT, St. u. STRAUSS, K.: Ber. **63**, 1218 (1930), Rona 56, 450.

[51] GOLDSCHMIDT, St., WOLFF, R. R., ENGEL, L. u. GERISCH, E.: Hoppe-Seylers Z. **189**, 193 (1930) Rona 57, 377. a(Vergleiche die Aufschließung mit anderen ähnlichen Produkten wie Chloramin T. bei REMY, E.: Biochem. Z. **180**, 97 (1927), Rona 40, 626.

[51, I] SAMEC, M.: Koll. Beih. **43**, 287 (1936), Rona 93, 311.

[51 II] BAKER, R. W. B.: Biochem. J. **41**, 337 (1947).

[52] TREBITSCH, F.: Biochem. Z. **191**, 234 (1927), Rona 44, 735.

[53] BOCKEMÜLLER, W.: Z. analyt. Chem. **91**, 81 (1932), Rona 71, 655.

[54] GOVAERT, F.: C. rend. Acad. Sci. **195**, 1278 (1932), Rona 71, 654.

Saure Veraschung verbietet sich in Glasgefäßen, wurde aber neuerdings von AMMON und Mitarbeitern [58, I] im geschlossenen System angewandt. Alkalische trockene Veraschung gibt die Möglichkeit, Fluorid selbst aus organischer Bindung zu lösen[53], besonders wenn größere Mengen $CuSO_4$ zugegen sind[55]. Als Alkali nimmt man auch Soda[56], dem gelegentlich Kieselsäure zugesetzt wird, um die Flüchtigkeit zu mindern[57]. Um höhere Temperaturen zu vermeiden, wird fraktioniert verkohlt, ähnlich wie es bei Jodbestimmungen üblich ist[58] (GETTLER und ELLERBROOK[2627]). Vorteilhaft soll die Veraschung im Sauerstoffstrom sein (WULLE[2946]).

Allgemein wird der Zusatz von $Ca^{..}$-Salzen für wichtig gehalten, die natürlich F'-frei sein müssen bei dem notwendigen beträchtlichen Überschuß[59]. Wichtig ist die vorherige gründliche Trocknung[60], da mit Resten von Wasser auch Fluoride übergehen. Aber auch bei gewöhnlicher Veraschung muß man mit der Flüchtigkeit von CaF_2 und selbst $CaSiF_6$ rechnen[61]. In der offiziellen Methode (CLIFFORD [65 I a]) wird zur Fixierung Mg-acetat zugesetzt.

Vorgeschrieben werden dunkle Rotglut[62] oder genaue Veraschung im Muffelofen bei 500—600° [63].

Zähne und Knochenmaterial vertragen Temperaturen von 700° (bis 48 Stunden)[60]. Besonders wichtige Angaben finden sich bei SHARPLESS und McCOLLUM[64], die schon 2—3 Stunden für ausreichend halten.

Wenn das organische Material in dieser Weise aufgeschlossen ist, wird man die F-Bestimmung durchaus nicht gleich anschließen dürfen, da PO_4''', SO_4'' usw. vielfach störend auf den Verlauf der Bestimmung wirken. Man muß daher besonders im Knochen die PO_4''' entfernen z. B. mit $Ag^{.}$-Fällung[52] oder — was heute allgemein ausgeführt wird und wohl zu fordern ist — das Fluorid destillieren.

Die *Destillation* wird heute meist nach WILLARD und WINTER[65] mit Perchlorsäure und Glasperlen als H_2SiF_6 ausgeführt (siehe CHURCHILL bzw. CLIFFORD [65 I]). Auch 50% H_2SO_4 wird genommen[66 a)] und vorgezogen[66 b)]. Zu vermeiden ist die Anwendung von Phosphorsäure, die in das Destillat übergeht und dort außerordentlich störend wirken kann. Es kann notwendig sein bei stark phosphorhaltigem Material, wie Knochen, die Destillation zu wiederholen[67], obwohl das nicht immer angegeben wird[68].

Die Vorschriften für die Destillation sind nicht einheitlich. Während KRAFT[63] bei gewöhnlicher Destillation von SiF_4 nur 50—70% in der Vorlage findet, erhält er bessere Ausbeute bei Wasserdampfdestillation als H_2SiF_6 (siehe auch AMMON[58, I]). In einer Spezialapparatur destillieren MAYRHOFER und Mitarbeiter[69] (besonders[66, I] u. a.[59]) unter Anwendung von Glaspulver und H_2SO_4, nachdem schon eine Vorreinigung durch Fällung als LaF_3 vorhergegangen war.

---

[55] BRÜNING, A. u. QUAST, H.: Z. angew. Chem. **1931 II**, 656, Rona **63**, 556.

[56] CONTARDI, A. u. RAVAZZONI, C.: C. **1936 I**, 123, Rona **89**, 326.

[57] STUBER, B. u. LANG, K.: Biochem. Z. **212**, 96 (1929), Rona **53**, 74.

[58] MAYRHOFER, A., SCHNEIDER, CHR. u. WASITZKY, A.: Biochem. Z. **251**, 70 (1932), Rona **71**, 10.

[58, I] HARTMANN, H., CHYTREK, E. u. AMMON, R.: Hoppe-Seylers Z. **265**, 52 (1940).

[59] DAHLE, D.: J. Assoc. off. agric. Chemists **18**, 194 (1935), Rona **89**, 39. Auf 1 mg F 0,3 g CaO, über $CaCO_3$ oder Ca-Oxalat gereinigt.

[60] SCOTT, E. W. u. HENNE, A. L.: Ind. Engng. chem. Anal. Ed. **7**, 299 (1935). C. **1936 I** 3727.

[61] LUBRICH: Z. analyt. Chem. **69**, 466 (1926).

[62] BOISSEVAIN, C. H. u. DREA, W. F.: J. dent. Res. **13**, 495 (1933), Rona **79**, 260.

[63] KRAFT, K. u. MAY, R.: Hoppe-Seylers Z. **246**, 233 (1937), Rona **102**, 514.

[64] SHARPLESS, G. R. u. McCOLLUM, E. V.: J. nutrit. **6**, 163 (1933), Rona **74**, 460. Hinweis, daß bei borhaltigem Pflanzengewebe für besondere Alkalität gesorgt werden muß, damit die Bildung unlöslicher BF_4 vermieden wird.

[65] WILLARD u. WINTER: Ind. Eng. Chem. anal. Ed. **5**, 7 (1933).

[65 I)] CHURCHILL, H. V.: Ind. Eng. Chem. anal. Ed. **17**, 720 (1945). C. **1948 I**, 1237. Angabe einer Destillationsvorrichtung. a) CLIFFORD, Assoz. off. agricult. Chem. **27**, 90 (1944). Offizielle Standardbestimmung

[66 a)] DAHLE, DAN u. WICHMANN, H. J.: C. **1936 II**, 1977. b) DAHLE, DAN u. WICHMANN, H. J.: C. **1936 II**, 1977. Temperatur 135°, bei Anwesenheit von Al-Salzen muß die Temperatur gesteigert werden. c) DAHLE, DAN u. WICHMANN, H. J.: C. **1937 II**, 3203. Über die Mengen bei der Destillation.

[66, I] MC CLENDON, J. F. u. FOSTER, WM. C.: Ind. Eng. Chem. anal. Ed. **13**, 280 (1941). C. **1942 II**, 1302.

[67] REYNOLDS, D. S.: J. Assoc. Agricult. Chemists **18**, 108 (1935), Rona **87**, 242. C. **1935 II**, 2095.

[68] HARRIS, S. E. u. CHRISTIANSEN, W. G.: J. amer. pharmac. Assoc. **25**, 306 (1936). C. **1936 II**, 1030. Im $CaHPO_4$ werden 0,003% F erfaßt.

[69] MAYRHOFER, A., WASITZKY, A. u. KORN, W.: Mikrochem. N. F. **14**, 29 (1936), Rona **95**, 145. C. **1937 I**, 141.

Folgende Fehlerquellen sind wichtig: Am Kolbenhals kann sich kolloidale Kieselsäure ausscheiden, die F' festhält. Die kleinsten Mengen von Flüssigkeit im Verlauf des Destillationsweges können dazu führen, daß SiF_4 sich niederschlägt und verloren geht. McCollum und Sharpless[64] legen ganz besonderen Wert auf vorherige gründliche Trocknung (bei 80—100° kurz vor der Destillation). Sie verwenden 98% H_2SO_4 und 190—200° 1½ Stunden, Überführung in getrocknetem Luftstrom. Von Zambotti[70] werden die Röhrchen paraffiniert.

β) *Prinzipien der Bestimmung.*

1. *Fällung als unlösliches CaF_2 nach Berzelius.* Angewandt bei Mengen von 0,2 g F'[71]. Beim Glühen und Wägen kommt es zur Fällung von $CaCO_3$, wobei Fehler von + 5% entstehen in organischer Bindung[54]. Die Fällung kann auch mit eingestelltem $CaCl_2$ erfolgen und das nicht als CaF_2 gefällte Ca mit Oxalsäure-Permanganat titriert werden[72]. Dieses Verfahren ist wegen der starken Löslichkeit des CaF_2 (Löslichkeit 2 mg% in Wasser, siehe[71 b]) und besonders[7, 1]) für die kleinen Mengen des biologischen Materials ungeeignet, außerdem hat es die Eigenschaft, kolloidale Lösungen zu bilden und Ca-Acetat zu adsorbieren[73]. Neuerdings wurde trotzdem eine nephelometrische Bestimmung angegeben[74].

2. *Destillation als H_2SiF_6.* Auffangen in KCl, so daß schwerlösliches K_2SiF_6 ausfällt, das freiwerdende KCl wird nach Filtration mit $Ba(OH)_2$ und Phenolrot titriert[75].

3. *Fällung als schwer lösliches $PbFBr$.* Wägen oder Lösen des Niederschlages und Titration des freiwerdenden Br' mit $AgNO_3$[76].

4. *Ätzprobe am Glase,* die absolut spezifisch ist, aber nur halbquantitativ. 0,1—0,5 mg F' geben deutlich Ätzung[55], nach Anhauchen sind auch 0,05—0,01 mg erkennbar[55]. Im Blut angewandt ergab sie eine Reaktion bis 0,5 mg%[77] evtl. nach Vorreinigung durch Lanthanfällung[78]. Eine Verfeinerung auf 25 γ F wurde neuerdings bekannt gegeben[79].

5. *Fällung als LaF_3.* Die Fällung muß mit Lanthanacetat erfolgen, bei anderen La-Verbindungen kommt es zur Auflösung wegen Komplexbildung[73]. Die Fällung adsorbiert La-Acetat und ist deshalb zu qualitativer Fällung sehr empfindlich und besser (0,01 mg F'/10ccm). Das vorgeschlagene Glühen gab für quantitative Bestimmung große Verluste[80], deshalb wird diese Fällung nur noch zur Vorbereitung für andere Bestimmungsverfahren gebraucht[58, 69].

6. *Bleichende Wirkung von F' auf Titansuperoxyd.* Diese Methode wird durch PO_4''' gestört (nicht beachtet[57], siehe auch[63]) und ist nicht beweisend[77], wenn nicht die vorherige Destillation ausgeführt wird. Titanchloridlösung muß mit 3% H_2SO_4 verdünnt werden, da sonst Hydrolyse und Fällung erfolgt, stärkere Lösungen (5—10% H_2SO_4) verursachen ein stärkeres Gelb bei Zusatz von H_2O_2, das aber durch F' nicht so stark gebleicht wird[64]. Empfindlichkeit wird mit 0,1 mg%[62, 70] angegeben, zum mindesten aber wird keine Bleichung mit 20 γ F erreicht[64]. Die colorimetrisch bestimmbare Bleichung ist nur bis zu 20% der F'-Menge proportional, darüber muß eine Eichkurve aufgenommen werden[64]. $Al^{...}$ und $Fe^{...}$ stören ebenfalls[81]. Kürzlich wurde diese Methode doch brauchbar gefunden ([80,I]) zur Bestimmung von F in 0,1 g Zahnsubstanz, wenn die Acidität und die Konzentration von H_2O_2 genau beachtet wurden.

7. Thoriumnitrat gibt mit Alizarinsulfonat eine rote Farbe, die durch Komplexbildung mit F' verhindert wird. Wichtigste Methode nach Willard und Winter[65]. Auch diese Reaktion wird durch PO_4''' gestört[67], selbst schon durch Spuren, die bei der Destillation übergehen, ebenso stört Cl' ([80,I]). ThF_4, an sich schwer löslich, löst sich im Überschuß des Fällungsmittels auf[73]. Man kann die Reaktion zur Titration verwenden. Die anfänglich mit Alizarin-

---

[70] Zambotti, V.: Fisiol. e Med. **6**, 481 (1935), Rona **91**, 22.

[71] Mougnaud, P.: C. rend. Acad. Sci. **194**, 1507 (1932), Rona **68**, 210. Waschen in der Zentrifuge. a) Mougnaud, P.: C. rend. Acad. Sci. **192**, 1733 (1931), Rona **66**, 13 u. 14. b) Mougnaud, P.: C. rend. Acad. Sci. **193**, 738 (1931), Rona **66**, 13 u. 14.

[72] Tananajew, I. W. u. Ssawtschenko, G. S.: C. **1937 I** 4269.

[73] Meyer, R. J.: Z. angew. Chem. **38**, 202 (1925).

[74] Rollin, E. S.: Ind. Eng. chem. Anal. Ed. **8**, 248 (1936). C. **1936 II**, 4146.

[75] Tananajew, I. W.: C. **1936 II**, 3572.

[76] Wassiljew, A. A.: C. **1937 I**, 4536.

[77] Feissly, R. F. u. Oehrli, H. A.: Klin. Wschr. **1931 I**, 829, Rona **62**, 587.

[78] Mayrhofer, A. u. Wasitzky, A.: Biochem. Z. **204**, 62 (1929), Rona **50**, 338.

[79] Caley, E. R. u. Ferrer, J. M.: Mikrochim. Acta **1**, 160 (1937). C. **1937 II**, 3203.

[80] Giammarino, P.: Z. anal. Chem. **108**, 196 (1937). C. **1937 I**, 4132.

[80, I] Huckabay, W. B., Welch, E. T. u. Metler, A. V.: Anal. Chem. **19**, 154 (1947) C. **1947 I**, 837. 1% Fehler; Cl' durch $AgNO_3$ beseitigt.

[80, II] Monnier, D., Vaucher, R. u. Wenger, P.: Helvet Chim. Acta **31**, 929 (1948) C **1949 I** 628. 10-200 γ auf 50 ml. Fehler: maximal 3-5%.

[81] Dahle, Dan: C. **1937 II**, 3203.

sulfonat versetzte Lösung ist gelb und bleibt es, solange noch F' das zugesetzte Th besetzt. Der erste Überschuß gibt eine rote Farbe[82]. Bei Titration mit 0,0004 n $Th(NO_2)_4$ werden von 25 und 10 γ F' im Mittel nur um 1,4% zu niedrige Werte erhalten[83] bis 50 γ F'[84]. MACHLE und SCOTT[85] halten diese Methode für die beste vorhandene, aber geben an, daß mehr als 20 γ F' in der Analyse sein müßten. Störend wirken hier Cl' und ClO_4', die zu hohe Werte veranlassen[84]. Bei genauer Kontrolle der C_H mit der Glaselektrode usw. konnte 1 γ mit 7% Fehler bestimmt werden (MC. CLENDON und FOSTER[66, I]).

8. Titration mit Ceronitrat. Bromkresolgrün + Methylrot als Indikatoren, grüne Färbung schlägt in Purpurrot um. Bestimmung für 5 mg F'[86], für 20 γ F'[60], siehe auch MACHLE und SCOTT[35 12].

9. Zirkonsalz ($ZrOCl_2$) bildet mit Alizarin eine rote Farbe, die durch F' infolge Komplexbildung gebleicht wird.(Für gröbere Mengen[87]).Es stört PO_4''', deshalb ist Destillieren notwendig[68], auf kleine Mengen wie 10 γ F' in 50 ccm Lösung ausgearbeitet von ELOOVE[88]. Der Umschlag soll bei Zusatz von Amylalkohol deutlicher werden[88, I]. KRAFT[63] gibt die Fehler an bei Mengen von über 40 γ F' mit 5%, bei Werten von unter 20 γ F' ist mit 10% zu rechnen. KRAFT[63] verwendet Purpurin als Indikator. Auch Quinalizarin ist brauchbar (GETTLER und ELLERBROOK[26 27]).

Auch hier führen ClO_4', Cl' und NO_3' zu kleinen Fehlern, die durch Leerwertbestimmung ausgeglichen werden müssen[89].

10. Durch Komplexe mit anderen Schwermetallen, z. B. wird die Ferrireaktion mit Rhodaniden ausgelöscht[50] oder die Grünfärbung mit Ferron[93, I]. SO_4'' stört, ähnlich $Al^{...91}$. Schwächung der violetten Fe-Salicylatfärbung (KORTÜM u. SEYLER[90, I]).

Ähnlich wie mit Th kann man mit $AlCl_3$ titrieren mit Eriochromcyanin R als Indikator ([90 II]).

11. Bei der Destillation von SiF_4 ist über, das freigemacht wird und mit Molybdänschwefelsäure Silicomolybdänschwefelsäure bildet, die dann durch Hydrochinon zu Molybdänblau reduzierbar ist[58, 69]. Es dürfte schwer sein zu erreichen, daß gerade das F' ausschließlich als SiF_4 übergeht, jedoch ließ sich das Silicium spektroskopisch bestimmen, wobei nach Vorlage von 7,6 γ nur Fehler von —5% aufgetreten sein sollen[91, I].

12. Spektroskopischer Nachweis. Auf Platten aufgenommen. Bestimmung von 2,5 γ F' war möglich. Auf Knochenasche angewandt[62].

13. Spektroskopisch als Fluormethämoglobin bei der Wellenlänge von 6100—6200 Å 0,1—0,2 mg[92].

14. Biologisch durch Hemmung von Phosphatase[93]. Als besonders geeignet hat sich die Kartoffelphosphatase erwiesen. Die Empfindlichkeit ist so groß, daß 0,02-1 γF mit einer Genauigkeit von 0,001-0,01 γ / cc bestimmbar sein sollen ([93 II]).

15. Die konduktometrische Bestimmung (siehe später).

b) Chloridbestimmung.

α) Aufschließen.

Im rein anorganischen Milieu gibt die Bestimmung von Cl' keine besonderen Probleme. Die Schwierigkeiten liegen hier in den Verfahren, die notwendig sind, um die Trennung herbeizuführen von solchen Ionen, die auch eine Fällung eines unlöslichen Silbersalzes in stark

---

[82] DONOVAN, W.: C. **1937 I**, 3187.
[83] a) ARMSTRONG, W. D.: Ind. Eng. Chem. Anal. Ed. **8**, 384 (1936). C. **1937 I**, 1200.
b) ARMSTRONG, W. D.: Proc. Soc. exp. Biol. Med. **34**, 731 (1936), Rona **98**, 11.
[84] DAHLE, DAN, BONNAR, R. U. u. WICHMANN, H. J.: C. **1939 I**, 476. 2 Arbeiten.
[85] MACHLE, W. u. SCOTT, E. W.: J. ind. Hyg. **17**, 230 (1935).
[86] HUBBARD, D. M. u. HENNE, A. L.: J. Amer. chem. Soc. **56**, 1078 (1934), Rona **83**, 493.
[87] CHOLTSCHEWA, T. S.: C. **1936 I**, 4767. 10—30 mg.
[88] ELOOVE, E.: Publ. Health Rep. **48**, 1219 (1933).
[88, I] NÖLKE, F.: Z. anal. Chem. **121**, 81 (1941), Rona **127**, 8.
[89] BOWES, H. u. MURRAY, M. M.: Biochem. J. **29**, 1, 102 (1935).
[90] ARMSTRONG, W. D.: Proc. Soc. exp. Biol. Med. **29**, 414 (1932), Rona **67**, 224.
[90, I] KORTÜM - SEILER, M.: Angew. Chem. A. **59**, 159 (1947). Notwendige Konzentration 10^{-4} mol.
[90, II] SAYLOR, J. H. u. LARKIN, M. E.: Anal. Chem. **20**, 194 (1948). C 1948 II 756.
[91] TANANAJEW, J. N.: C. **1935 II**, 1754.
[91, I] PAUL, W. u. KENETH, CH.: Angew. Chem. **53**, 573 (1940).
[92] FABRE, R. u. BAZILLE, S.: C. **1936 I**, 2399.
[93] CONTARDI, A. u. RAVAZZONI, C.: C. **1936 I**, 123, Rona **89**, 326.
[93, I] URECH, P.: Helvet Chim. Acta **25**, 1115 (1942). Rona **132**, 597. Messung mit lichtelektrischem Photometer nach LANGE.
[93, II] STETTER, W. H.: Ber. **80**, 532 (1948), Fehler ± 1%. Dauer der Bestimmung 3 Std.

salpetersaurer Lösung veranlassen, also: CN'; SCN'; Br'; J', vielleicht noch CNO' und JO$_3$'. Diese Ionen werden im lebenden Milieu nur wenig stören, weil das Cl' weitaus überwiegt und weil (wenigstens wenn nicht Bromide zugeführt werden) die Mitbestimmung der kleinen Br'-Mengen kaum ins Gewicht fällt. Dagegen gibt das Freilegen des Cl' besonders von anwesendem Eiweiß eine Schwierigkeit, die durchaus noch nicht als restlos überwunden gelten kann.

Die Elementaranalyse hat die elegante Methode von BAUBIGNY und CHAVANNE zur Verfügung, bei der die organische Cl'-haltige Substanz in Chromat-Schwefelsäure (mit H$_2$SO$_4$ als Katalysator) verbrannt, als Cl$_2$ übertrieben und in Sulfitlösung aufgefangen wird. Diese Methode wurde auf Cl'-Mengen übertragen, die in 0,1—1,0 ccm Körperflüssigkeiten enthalten sind[94]. Als Absorptionsflüssigkeit wurde auch 3% H$_2$O$_2$ empfohlen[95].

Bei diesen Aufbereitungen ist das wichtigste, daß wirklich alles organische Material restlos oxydiert wird, denn bleiben Reste unzersetzt zurück, dann kann das entstehende elementare Chlor in organische Bindung eintreten und der Analyse entgehen. Eine unzureichende Veraschung ist bei den Vorschriften der klassischen Methode nach CARIUS nicht zu erwarten, wohl aber bei den Verfahren, die jetzt meist geübt, nach dem Vorgang von VAN SLYKE[96] als offener Carius bezeichnet werden.

Blut oder Blutplasma wird mit AgNO$_3$ versetzt, so daß AgCl ausfällt, und anschließend mit zugesetzter konz. HNO$_3$ auf dem Wasserbade verascht, danach die überschüssige Menge Ag zurücktitriert (s. sp.), alles in demselben Erlenmeyer. Man hat immer wieder festgestellt, daß bei diesem Verfahren Verluste auftreten und sie durch getrennten Zusatz der Reagenzien zu beherrschen versucht[97, 98]. Es wurde nun gefunden, daß im Gegensatz zum Kochen von AgCl im rein anorganischen Reaktionsgemisch, im Blut bestimmte Mengen von Cl' abdestillieren[99]. Die Verluste auf diesem Wege reichen aber bei weitem nicht aus, um den Fehler zu erklären[100]. Bei Bestimmungen im Gewebe und vorher getrocknetem Blut erreichten die Verluste bis 31%[101]. An diesem Verlust ist nicht die Anwesenheit von Eiweißen schuld, sondern ungesättigte Fette, auch Zusammengeben und Trocknen von Gummi arabicum mit Olivenöl veranlaßte ähnliche Verluste. Von anderer Seite[102, 103] wurde die Reaktion mit Olivenöl nicht bestätigt, wohl aber die Anwesenheit ungesättigter Lipoide verantwortlich gemacht.

Das Reagieren unvollständig veraschten Materials mit Cl' bei solcher Behandlung mit HNO$_3$ war mir auch schon früher aufgefallen[28], und ich kann auch die Brauchbarkeit des Verfahrens von SUNDERMAN[104] bestätigen, der die Behandlung von Gewebe und Blut mit starker Kalilauge vor der Ag·-Fällung empfiehlt. Es ist vorteilhaft, das Gemisch einige Stunden in der Kälte stehen zu lassen. Für kleinere Mengen von 0,1 ccm Blut wurde das Verfahren von VAN SLYKE angewandt[105], im Liquor[106]. Um die Veraschung weiter zu führen und ein vollständiges Farbloswerden der Lösung zu erreichen, wurde eine Reihe von Zusätzen empfohlen wie Cerisulfat[107], Ammonpersulfat[108], Wasserstoffsuperoxyd[109], am meisten aber (besonders von RUSZNYAK) Permanganat[110, 111, 112, 113]. Permanganat wurde auch in alkalischer Lösung angewandt[114].

---

[94] GRABAR, P.: C. rend. Soc. Biol. 102, 27 (1929), Rona 54, 136.
[95] VIEBÖCK, F.: Ber. 65, 493 (1932), Rona 68, 209. Mengen von 1,5—3 mg Cl (5 mg Br).
[96] VAN SLYKE, D.: J. biol. Chem. 58, 523 (1923), Rona 24, 468.
[97] WILSON, D. W. u. BALL, E. G.: J. biol. Chem. 79, 221 (1928), Rona 48, 400 u. J. biol. Chem. 78, L (1928), Rona 47, 771.
[98] EISENMAN, A. J.: J. biol. Chem. 82, 411 (1929), Rona 51, 748. Findet nach der ursprünglichen Methode bessere Werte.
[99] BOTTIN, J.: Rev. belge Sci. med. 5, 685 (1933), Rona 79, 373 und Bull. Soc. chim. Biol. 16, 145 (1934).
[100] SUNDERMAN, F. W. u. WILLIAMS, P.: Biochem. J. 27, 1578 (1933), Rona 79, 12.
[101] SUNDERMAN, F. W. u. WILLIAMS, P.: J. biol. Chem. 92, 99 (1931), Rona 62, 773.
[102] NORRIS, J. H. u. AMPT, G.: Biochem. J. 27, 321 (1933), Rona 75, 305.
[103] DREVON, B.: Bull. Soc. Chim. Biol. 17, 136 (1935). C. 1937 I, 141.
[104] SUNDERMAN, F. W. u. WILLIAMS, P.: J. biol. Chem. 100, XCI (1933), Rona 75, 53 u. J. biol. Chem. 102, 279 (1933), Rona 76, 589.
[105] ROSE, W. B. u. STUCKY, C. J.: Mikrochem. Pregl-Festschr. 1929 I, 300, Rona 53, 369.
[106] WHITEHORN, J. C.: J. biol. Chem. 74, 299 (1927), Rona 43, 343.
[107] RAPPAPORT, F.: Klin. Wschr. 1933 II, 1774, Rona 77, 469.
[108] SMIRK, F. H.: Biochem. J. 21, 1, 31 (1927).
[109] REHBERG, P. B.: Biochem. J. 20, 483 (1926), Rona 37, 839. Für 0,1 ccm Blut oder Plasma ausgearbeitet.
[110] LESTRA, H., MASSOT, A. u. ARBASSIER, H.: Bull. Sci. pharmacol. 43, 85 (1936), Rona 93, 557. Besonders bei roten Blutkörperchen.

Für noch geeigneter wird die Veraschung mit Perhydrol gehalten[115], teilweise auch wiederholtes Erhitzen bei 200—250° im Muffelofen[116].

In weiteren Fällen wird in der Hitze verascht mit Platinkontakt im Preglapparat[117], oder direkt im Muffelofen bei 500—600°[118]. Die Flüchtigkeit der Chloride soll bei Temperaturen bis 600° noch keine Cl′-Verluste verursachen[119]. Meist erfolgt hier die Veraschung in der Alkalischmelze[120], eventuell mit Zusatz von $NaNO_3$[121, 122].

Ein besonderes Verfahren geht von der sauren Lösung aus und fällt vor der trockenen Veraschung mit $AgNO_3$[123].

In vielen Fällen wird dieser Veraschung die einfache Enteiweißung vorgezogen. Zu beachten ist dabei, daß der eventuelle Silberzusatz nach der Enteiweißung erfolgen muß, da $Ag^{\cdot}$ an den Niederschlag adsorbiert werden kann[124]. Natürlich ist ebenso die Adsorption von Cl′ zu fürchten. Blut muß man vorher hämolysieren. Gewebe wurde auch durch wiederholtes Auskochen extrahiert[125]. Die alte Methode von BANG mit Antrocknung des Blutes an Papierstreifen verlangt für die wirklich quantitative Extraktion mit Alkohol mindestens 24 Stunden, deshalb wurde 0,1 ccm Blut direkt in 92% Alkohol gegeben, dadurch wird auch das Verfahren abgekürzt[126, 127, 128, 129]. Weitere Methoden: durch Salpetersäure[130], HNO_3 + K_2CrO_4[131], Pikrinsäure[132] nach FOLIN-WU und Na-Wolframat[133, 134, 135, 136], Phosphorwolframsäure[137], Sulfosalicylsäure[138], Metaphosphat[110, 139], $K_4Fe(CN)_6$ + $Zn(acetat)_2$[140, 141], $ZnSO_4$ + $NaOH$[142, 143], $Al_2(SO_4)_3$ + KOH[144, 145]. Bedenklich erscheint die Fällung mit Trichloressigsäure, die bei Zersetzung Chlor abspaltet (angewendet bei [146, 147]).

---

[111] CLAUDIUS, M.: Acta med. Skand. **61**, 4 (1924), Rona **30**, 748.

[112] PRIKLADOWIZKY, S. u. APOLLONOW: Biochem. Z. **200**, 135 (1928), Rona **49**, 156. Für 0,1—0,05 ccm Blut.

[113] SJOLLEMA, B.: Rona **62**, 712 (1931). Für 1 ccm Frauenmilch.

[114] SJOLLEMA, B. u. DIENSKE, J. W.: Biochem. Z. **245**, 76 (1932), Rona **67**, 15. Im pflanzlichen Material.

[115] KEYS, A.: J. biol. Chem. **119**, 389 (1937). Für 0,2 ccm Blut.

[116] BORN, A.: Dtsch. Monatsschr. Zahnheilkunde **49**, 225 (1931), Rona **62**, 330. Im Speichel anschließend gravimetrisch bestimmt. a) BORN, A.: Dissertation: Köln 1932, Rona **73**, 494.

[117] HÖLSCHER, F.: Z. anal. Chem. **96**, 308 (1934), Rona **79**, 505.

[118] ERNST, E. u. BARASITS, J.: Biochem. Z. **209**, 438 (1929), Rona **52**, 195. Muskelgewebe 12—16 Stunden.

[119] PICKETT, T. A.: C. **1938 II**, 1824.

[120] NORRIS, I. H. u. AMPT, G.: Biochem. J. **27**, 1, 321 (1933).

[121] BIRNER, M.: Z. exp. Med. **61**, 700 (1928), Rona **48**, 20.

[122] URBACH, E. u. FANTL, P.: Wien. klin. Wschr. **38**, 384 (1925), Rona **31**, 886.

[123] WILKENS, W. E. u. JONES, H. D.: J. biol. Chem. **117**, 481 (1937). Zusatz von $Mg(NO_3)_2$ und Asbest. Es bilden sich nitrose Gase.

[124] HUSBAND, A. D. u. GODDEN, W.: Biochem. J. **21**, 1, 259 (1927).

[125] CALLOW, E. H.: Biochem. J. **23**, 2, 648 (1929).

[126] PRAWDICZ-NEMINSKI, W. W. u. BABITSCH, Z.: Biochem. Z. **215**, 452 (1929), Rona **54**, 486.

[126 a] PRAWDICZ-NEMINSKI, W. W. u. BABITSCH, Z.: Rona **57**, 614 (1930).

[127] CANNAVO, L.: Arch. Farmacol. sper. **48**, 471 (1930), Rona **57**, 614.

[128] NITSCHKE, A.: Biochem. Z. **159**, 489 (1925), Rona **32**, 877.

[129] SAIFER, A. u. KORNBLUM, M.: J. biol. Chem. **112**, 117 (1935), Rona **93**, 245. Mischung von Alkohol-Äther 3:1.

[130] DULIERE, W. L.: Rev. belge Sci. med. **7**, 10 (1935), Rona **87**, 361.

[131] BAUDOUIN, A. u. LEWIN, J.: C. rend. Soc. biol. **104**, 485 (1930), Rona **59**, 438.

[132] EXTON, W. G. u. ROSE, A. R.: J. biol. Chem. **123**, XXXV (1938).

[133] WHITEHORN, J. C.: J. biol. Chem. **45**, 449 (1920).

[134] SHORT, J. J. u. GELLIS, A. D.: J. biol. Chem. **73**, 219 (1927), Rona **43**, 100.

[135] HANNA, M. I.: J. laborat. clin. Med. **13**, 651 (1928), Rona **46**, 425. 10 ccm Filtrat.

[136] DUPRAY, M.: J. biol. Chem. **58**, 675 (1924), Rona **26**, 89. 5 ccm Filtrat.

[137] FAIRHALL, L. T. u. HEIM, J. W.: J. amer. chem. Soc. **55**, 968 (1933), Rona **73**, 598.

[138] KOK, J. A. F.: Arch. neerl. Physiol. **16**, 132 (1931), Rona **62**, 586.

[139] MASSOT, A. u. LESTRA, H.: Bull. Sci. pharmacol. **42**, 523 (1935), Rona **91**, 270. Für Milch.

[140] VAILLE, C. u. HAUTEVILLE, P.: J. Pharmacie **8**, 22, 61 (1935), Rona **89**, 562. Dieses Verfahren hat für Milch den Nachteil, zu langsam zu filtrieren[110].

[141] PAGET, M. u. DUPONT, Y.: C. rend. Soc. Biol. **117**, 22 (1934), Rona **84**, 88. Gibt gute Cl′-Werte.

[142] LEWINSON, S.: Bull. Soc. Chim. biol. **18**, 1537 (1936), Rona **99**, 77.

[143] HASLEWOOD, G. A. D. u. KING, E. J.: Biochem. J. **30**, 902 (1936). Für 0,2 ccm Blut.

Chloridbestimmung.

Zur Analyse von Plasma allein soll man nicht Citrat oder Ammonoxalat als gerinnungshemmende Mittel wählen, da sie die Verteilung von Cl' zwischen Plasma und Blutkörperchen ändern (VAN SLYKE u. HILLER [147,I]).

β) *Prinzipien.*

Folgende *Prinzipien* für die Cl'-Bestimmung sind zu erwähnen, und zwar

A. Bestimmungen, die auf der Fällung des unlöslichen AgCl beruhen: 1. Gravimetrische Bestimmung des Niederschlages, der alle Halogene enthält. Bromide kann man entfernen, indem man die Reaktion des durch BrO_3' oder MnO_4' freigemachten Br_2 mit Aceton benutzt[148]. Diese Art der Trennung gelingt nicht leicht. Jodid kann leicht entfernt werden durch Umwandlung in JO_3', bei gröberen Mengen durch Fällung als PdJ_2[149]. Die Fällung sämtlicher Halogene wird benutzt, um durch Elektrolyse[149] oder auf anderem Wege das Ag abzuscheiden und so eine vorherige Trennung aus einem komplizierten Gemisch zu erreichen.

2. Nephelometrische Bestimmung, die man schwerlich empfehlen kann. Suspensionsherstellung in Anwesenheit von Alkohol[150]. Bestimmung im Stufenphotometer[151] mit Gummi Gutti[152] und Gelatine[153] als Schutzkolloid für die Suspension. AgCl wird in NH_4OH gelöst und als schwarzes Ag_2S zur Nephelometrie mit der lichtelektrischen Zelle gemessen[154], eventuell wird das von der Ausfällung als AgCl zurückbleibende Silber als Ag_2S nephelometriert[155] oder mit $K_4[Fe(CN)_6]$[132].

3. Titration nach MOHR unter Zusatz von Chromat als Indikator. Nach Verbrauch des Cl' fällt braunes Ag_2CrO_4 aus, das weniger schwer löslich ist und deshalb einen Überschuß von $AgNO_3$ verlangt, der bestimmt werden muß[8]. Wichtig ist die neutrale Reaktion der Lösung, was man in den Enteiweißungsmethoden zu berücksichtigen hat[145], oder man muß genau mit Indikator (Phenophthalein) neutralisieren[156]. Die alte Methode von BANG und ihre Modifikationen[126 a, 127] bei der Enteiweißung mit Alkohol erniedrigen die Löslichkeit des Ag_2CrO_4 und machen den Umschlag schärfer.

4. Titration mit Adsorptionsindikatoren nach FAJANS, beruht darauf, daß der AgCl-Niederschlag, bevor die Ausfällung des Cl' schon vollendet ist, kleine Mengen Ag adsorbiert. Diese bringen zugleich den Farbstoff an die Oberfläche, so daß der AgCl-Niederschlag bei Anwendung von Fluorescein rosarote Farbe annimmt. Die Reaktion muß bei Fluorescein in neutraler Lösung stattfinden[157], essigsauer darf die Lösung bei Dichlorfluorescein sein[163, I]. Eiweißmengen bis 3% sollen nicht stören[158], weshalb die direkte Bestimmung in 0,2 ccm Liquor cerebrospinalis möglich ist; die Konzentration soll n/100 nicht unterschreiten. Die Genauigkeit von 1% wird bei 1 mg NaCl erreicht[129, 159]; ähnliche Bestimmung zusammen mit SO_4''[161] mit CN', SCN', CNO', Br'[162]. Für stärker sauren Bereich ist brauchbar Diphenylamin-

---

[144] GEYER, E. u. ROTSCH, A.: Z. Unters. f. Lebensmittel **65**, 66 (1933), Rona **73**, 45. Für Milch.
[145] HEARN, J. E.: J. lab. clin. Med. **20**, 302 (1934), Rona **85**, 575.
[146] FOUCRY, J.: Bull. Sci. pharmacol. **39**, 172 (1932), Rona **67**, 436.
[147] TSCHOPP, E.: Mikrochem. **5**, 161 (1927), Rona **44**, 183.
[147,I] VAN SLYKE, D. D. u. HILLER, A. J.: J. biol. Chem. **167**, 107 (1947). Verwendung von $AgJO_3$. Wolframat oder Pikrinsäure werden zugleich zugesetzt. Ausarbeitung der Methode auch für Milch, Urin usw.
[148] McALPINE, R. K.: J. amer. chem. Soc. **51**, 1065 (1929), Rona **52**, 361.
[149] STREBINGER, R. u. POLLAK, I.: Mikrochem. **3**, 38 (1925), Rona **33**, 14.
[150] KOLTHOFF, I. M. u. YUTZY, H.: J. amer. Chem. Soc. **55**, 1915 (1933), Rona **74**, 594. In 10 ccm 8—420 γ Cl', 2% Fehler.
[151] ALTEN, F. u. HILLE, E.: Mikrochem. **13**, 118 (1936), Rona **96**, 331. 10—250 γ Cl in Pflanzenmaterialien.
[152] OBERMER, E. u. MILTON, R.: Biochem. Z. **251**, 329 (1932), Rona **70**, 110.
[153] MICHALTSCHISCHIN, G. T.: C. **1935 II**, 887.
[154] POLLÉS, CH. u. FROCRAIN, L.: J. Pharmac. chim. (8), **26**, 408 (1937). C. **1938 I**, 952.
[155] HEIDLBERG, T. v.: Biochem. Z. **192**, 238 (1928), Rona **45**, 12.
[156] FÖLDES, E. u. TAUBER, H.: J. Laborat. clin. Med. **15**, 59 (1929), Rona **54**, 77. 1 ccm Blut notwendig.
[157] KOLTHOFF, I. M., LAUER, W. M. u. SUNDE, C. J.: J. amer. chem. Soc. **51**, 3273 (1929), Rona **54**, 407. Herstellung des Indikators.
[158] ROSE, C. F. M.: Biochem. J. **30**, 1140 (1936). C. **1938 I**, 2925. Für Harnentfärbung mit Tierkohle, über Ungenauigkeit dieser Methode siehe[173], S. 441.
[159] COLLIER, V.: J. biol. Chem. **115**, 239 (1936).
[160] SAIFER, A. u. KORNBLUM, M.: J. biol. Chem. **114**, 551 (1936).
[161] RANE, M. B. u. APTE, K. R.: J. Indian. chem. Soc. **12**, 204 (1935). C. **1936 II**, 1391.
[162] RALUCA, R. T.: Z. anal. Chem. **104**, 16 (1936). C. **1936 I**, 3722.

blau[160]. Als weitere Indikatoren dieser Art sind empfohlen worden: Eosin (besonders für Br'[117]), Phenosafranin, Tartrazin, Bengalrosa[163], Uranin, Tropaeolin, Naphtholrot, Congorot, Krystallviolett[142], Indigokarmin + K_2CrO_4, hier Umschlag der Mischfarbe grün in braun.

5. Rücktitration des nicht zur Fällung als AgCl verbrauchten Ag mittels Rhodanid bis zur Bildung des stark roten Fe-Rhodanid. Das ist wohl die meist angewandte Methode; trotzdem ist es notwendig, auf einige Fehlerquellen hinzuweisen. Die erste Fehlermöglichkeit liegt in der geringeren Löslichkeit des AgSCN[8], so daß bei feiner Verteilung des AgCl Cl' freigemacht werden kann gegen den Endpunkt der Titration. Der Umschlag verblaßt dann rasch und der Endpunkt wird unscharf. Deshalb wird der AgCl-Niederschlag koaguliert und zwar durch Hitze[105], Zentrifugieren, Filtrieren oder Zusatz von Äther. Besser als Äther soll Benzol, Xylol oder Toluol[140, 164] sein. Eine andere Gefahr beruht in der Adsorption von Ag· an AgCl, das durch kräftiges Schütteln befreit werden kann[8]. Daß man bei solchen Schwierigkeiten dazu kommen kann, nur der Makromethode Exaktheit zuzubilligen[99] ist verständlich. Verfeinerungen wurden erreicht, indem der Umschlag verbessert wird durch Arbeiten mit ganz kleinen Flüssigkeitsmengen[165] oder Zusatz von Aceton, wodurch der Umschlag schärfer wird, weil die Dissoziation des $Fe(SCN)_3$ geringer werden soll[108, 166].

6. Rücktitration des Silbers mit Jodkalilösung bei Anwesenheit eines Oxydationsmittels, das das nicht als AgJ gefällte J' oxydieren soll, wodurch elementares Jod frei wird, das mit zugesetzter Stärke den gewünschten scharfen Umschlag ergibt, der bei der ursprünglichen Volhard-Methode nicht vorhanden ist. Das von van Slyke und McLean eingeführte Verfahren benutzt Nitrit als Oxydationsmittel. Das geschieht heute meist in Modifikationen[134, 135], teilweise unter Anwendung eines Citratpuffers[137]; (für 100—500 γ Cl' rund 1,5% Verlust). Auch nimmt man gelegentlich rauchende Salpetersäure[147], Jodat[112]; vor allem Bijodat wird empfohlen[167]. Bei letzterem soll der Fehler der Methode vermieden werden, der dadurch entsteht, daß die blaue Farbe der Jodstärke nicht auftritt, wenn die ersten freien Jod-Ionen oxydiert werden (also der wahre Umschlagspunkt) sondern erst, wenn ein kleiner Überschuß von KJ vorhanden ist und Jod in Lösung hält. Diesen Fehler kann man nach meinen Erfahrungen nur vermeiden, indem man die Flüssigkeitsmengen genau konstant hält und dann einen Leerwert bestimmt. Der Umschlag kann verbessert werden durch genaue Zugabe des Bijodats, da ein zu großer Überschuß ungünstig wirkt[125].

Als Indikator kann man auch Palladonitrat zusetzen. Beim ersten freien Jod fällt braunes PdJ_2[168] aus.

7. Dithizon bildet mit Metallen, z. B. Ag, wasserunlösliche Komplexe, die aber leicht löslich sind in organischen Lösungsmitteln wie CCl_4, gefärbt löslich, und dadurch ist eine Bestimmung von Cl' in Mengen von 10—100 γ mit einem Fehler von 8—10% möglich[169].

8. Wird festes Ag_2CrO_4 in Cl'-haltigen Lösungen geschüttelt, dann geht CrO_4'' in Lösung und AgCl fällt nieder, da es weniger löslich ist. Das in Lösung gegangene gelbe CrO_4'' kann colorimetriert werden[170]. Diese Methode ist schon deswegen ungenau, weil die CrO_4-Farbe mit der Acidität wechselt, deshalb wurde das CrO_4 bald jodometrisch nach Zusatz von KJ[136] bestimmt oder colorimetriert. (S. a. Stiff [174] I l). Die Lösung muß wegen der Löslichkeit von Ag_2CrO_4 in Salpetersäure ungefähr neutral sein, was durch Zusatz von $MgCO_3$ möglich ist[171]. Diese Methode wurde noch verfeinert durch Colorimetrierung des CrO_4'' mit Diphenylcarbazid[172]. Diese Bestimmung verlangt eine gewisse Konzentration des Cl' in der zu be-

---

[163] Berry, A. J.: C. **1936** II, 1583.

[163, I] Saifer, A. u. Hughes, J.: J. biol. Chem. **129**, 273 (1939). Bestimmung in Körperflüssigkeiten, die nach Hagedorn-Jensen mit Zn enteiweißt wurden.

[164] Stschigol, M. B.: Z. anal. Chem. **91**, 182 (1932), Rona **72**, 14.

[165] Wigglesworth, V. B.: Biochem. J. **31**, 1719 (1937). C. **1938** I, 1171.

[166] Smirk, F. H.: Biochem. J. **22**, 201 (1928).

[167] Christy, R. K. u. Robson, W.: Biochem. J. **22**, 571 (1928), Rona **46**, 560.

[168] Lewis, R. C. u. Binkley, N. L.: J. biol. Chem. **87**, XXIII (1930), Rona **57**,767. a) Lewis, R. C. u. Binkley, N. L.: Amer. J. clin. Path. 1, 231 (1931), Rona **62**, 773.

[169] Fischer, H.: Angew. Chem. 1934, 685, Rona **87**, 243.

[170] Isaacs, M. L.: J. biol. Chem. **53**, 17 (1922), Rona **19**, 57.

[171] Yoshimatsu, S.: Tohoku J. exp. Med. **7**, 553 (1926), Rona **38**, 699.

[172] Westfall, B. B., Findley, Th. u. Richards, A. N.: J. biol. Chem. **107**, 661 (1935). Bis auf γ Größenordnung.

[173] Sendroy, J.: J. biol. Chem. **120**, 335 (1937). Gravimetrisch durch Reaktion mit Hydrazin S. 405, Titration S. 419 colorimetrisch. a) Derselbe, ebenda **127**, 483 (1939). Herstellung von $AgJO_3$. b) Derselbe, ebenda **130**, 605 (1939). Photoelektrische Messung.

[174] Berend, N.: Biochem. Z. **252**, 362 (1932), Rona **70**, 219.

[174, I] Hinsberg, K. u. Lang, K.: „Medizinische Chemie", 1938, S. 48. Bei diesen Methoden werden 10 mg NaCl verlangt, jedenfalls ließ sich der angegebene Fehler nach Berend[174] nicht erreichen.

stimmenden Lösung, da die Löslichkeit des Ag_2CrO_4 als Leerwert ins Gewicht fällt. Sie kann durch Enteiweissung mit Alkohol herabgesetzt werden. NH_4 ist durch Permutit zu entfernen. (HAUSDORF [174 III]).

9. Bestimmung nach der Reaktion (ähnlich wie oben) $NaCl + AgJO_3 \rightarrow AgCl + NaJO_3$. Jodat wird jodometrisch bestimmt. Durch 1 Cl' werden 6 J' frei. Die Löslichkeit von $AgJO_3$ in Wasser ist 4 mg% bei 25⁰, also auch hier ein Blankwert zu berücksichtigen[143]. Die Angabe eines Nomogramms zur Korrektur der Löslichkeit von $AgJO_3$ findet sich bei van SLYKE[174 IV]. Genauigkeit von 0,5% mit 0,1 ccm Blut kann erreicht werden [173]. Van SLYKE u. HILLER ([147 I]) verlangen 0,04 ccm Plasma und weniger und führen eine Analyse in 6 Minuten aus. Siehe über die Zuverlässigkeit HINSBERG und LANG[174, I].

B. *Als Reagens zur Bestimmung werden Quecksilbersalze benutzt.* 1. Hg_2Cl_2 ist ähnlich AgCl schwer löslich. Der Überschuß von Hg wird mit KJO_3 + Alkohol gefällt und der Überschuß des JO_3 titriert[174], 0,1—0,16 mg Cl' mit einem Fehler von 1% bestimmt. Siehe dazu HINSBERG und LANG[174, I].

2. Wegen der geringen Dissoziation des $HgCl_2$ kann Hg-Oxycyanid reagieren:
$$2 Hg(CN)(OH) + 2 NaCl \rightarrow HgCl_2 + 2 NaOH.$$
Die Lauge kann acidimetrisch bestimmt werden (1,5—3 mg Cl' oder 5 mg Br' notwendig)[95].

3. Bei Anwesenheit von Chloriden sind keine Hg-Ionen vorhanden. Sobald ein Überschuß von $Hg(NO_3)_2$ auftritt, wird bei Zusatz von Nitroprussidnatrium ein brauner Niederschlag erzeugt[175]. Übertragung auf Blut[176] für 0,2 ccm Blut[138], auf Milch[144], Urin[176 a]). Störend wrken Br', J' und die Metalle der II-Gruppe[146], weiterhin SO_3'', S_2O_3'', S_2O_4'', S'' und NO_2'[177], die durch $KMnO_4$ zerstört werden können. An Stelle von Nitroprussidnatrium empfiehlt LANG[178] Diphenylcarbazon, das einen besseren Umschlag in tiefviolett gibt. Die Acidität darf n/20 nicht übersteigen und die Cl'-Konzentration nicht geringer als n/100 sein. ASPER u. Mitarb. ([178 II]) verlangen ein p_H 4,5—6,0. Anwendung für Urin siehe KUSCHINSKI u. LANGECKER [178 I].

C. *Direkte jodometrische Bestimmung.* 1. Umsatz mit BrO_3' bei Anwesenheit von HCN nach der Gleichung: $BrO_3' + 2 Cl' + 3 CN' + 6 H^. = 2 ClCN + BrCN + 3 H_2O$. Nur BrCN reagiert[179]. Br-Überschuß durch Anilin beseitigt. Größere Mengen Cl' sind notwendig.

2. Cl' wird durch $KMnO_4$ in Chlor überführt, das bei Zimmertemperatur durch den Gasraum über der Lösung in KJ-Lösung diffundiert und das freigemachte Jod später jodometrisch oder colorimetrisch bestimmt wird. 0,1 ccm Blut, 0,1 ccm Urin, 0,2 g Gewebe. Dauer der freiwilligen Diffusion 1½ Stunden. Br' wird mitbestimmt. 300—400γ Cl' Fehler 0,5%, bei 35—7γ 4—5%, bei 1γ 6—7%[180], wohl die subtilste Methode.

3. In Anwesenheit von Persulfat geben Halogene mit Alkaloiden gefärbte Verbindungen. Mit Brucin sind 0,1-2 mgCl'/5cc zu bestimmen, bei kleinen Kuvetten 0,01 — 0.1 mgCl'/cc (BINKLEY [178 II]).

D. *Gasanalytisch durch Reaktion von Hydrazinsulfat mit dem gefällten AgCl* nach der Gleichung: $4 AgCl + 2 N_2H_4 \cdot H_2SO_4 + 6 NaOH \rightarrow 4 Ag + 4 NaCl + Na_2SO_4 + 6 H_2O + 2 N_2$

c) Bromidbestimmung.

α) *Aufschließen.*

Bei der Bromidbestimmung besteht natürlich die Möglichkeit, sämtliche Methoden anzuwenden, die bei Cl' mit $Ag^.$ oder Hg üblich sind. Für unsere Probleme liegt die Situation aber so, daß immer sehr wenig Bromid neben sehr viel Chlorid bestimmt werden muß. Das gibt die Unsicherheit, die zwar eine große Zahl von Methoden, aber geringe Zuverlässigkeit zumal

---

[174 II] STIFF, H. A.: J. biol. Chem. **172**, 695 (1948) Jodfarbe colorimetriert bei 400 mμ dann Zusatz von Thiosulfat und neue Kolorimetrie.
[174 III] HAUSDORF, G.: Biochem. Z. **318**, 63 (1947)
[174 IV] Van SLYKE D. D.: J. biol. Chem. **171**, 467 (1947)
[175] VOTOCEK, E.: Chem. Z. **42**, 257, 271 u. 317 (1928).
[176] CAVETT, J. W. u. HOLDRIDGE, C. E.: J. Labor. clin. Med. **18**, 944 (1933), Rona **75**, 305. 1 ccm Blut Titrationskorrekturen angegeben. a) CAVETT, J. W. u. HOLDRIDGE, C. E.: J. Labor. clin. Med. **20**, 303 (1934), Rona **85**, 378.
[177] VOTOCEK, E.: C. **1938 I**, 2592.
[178] LANG, K.: Biochem. Z. **290**, 289 (1937).
[178, I] KUSCHINSKY u. LANGECKER. Biochem. Z. **318**, 164 (1947); C **1948** 847.
[178, II] BINKLEY, F.: J. biol. Chem. **173**, 403 (1948).
[178, III] ASPER, S. P., SCHALES, O. u. SCHALES, S. S.: J, biol. Chem. **168**, 779 (1947).
[179] BERG, R.: Z. anal. Chem. **69**, 1 (1926), Rona **38**, 182. Bestimmung auch von Br' u. J' nebeneinander.

bei den kleinen Mengen von einigen γ erzeugt hat. Noch vor kurzem wurde bei der Kritik einer Reihe von Methoden dargestellt, daß ein Analysenresultat mit den angegebenen Mengen in Organen nur als ungefähr betrachtet werden dürfe, daß die älteren Analysen alle suspekt seien[181].

Es ergeben sich also besondere Aufgaben bei der Br'-Bestimmung, und zwar angefangen von der Veraschung. Enteiweißen von Flüssigkeiten ist ja durchaus möglich, und dazu werden die verschiedenen Substanzen Na_2WO_4, hier auch Trichloressigsäure, Methylalkohol[182] benutzt, was aber die zweifelhafte Voraussetzung hat, daß Br' ausschließlich wie Cl' in anorganischer Form vorliegt. Deshalb wird die trockene Veraschung in der Alkalischmelze häufiger angewandt[183], eventuell unter Zusatz von KNO_3[184] oder Na_2O_2[185]. Die Flüchtigkeit der kleinen Br'-Mengen ist groß, weshalb von manchen Autoren dieses Verfahren abgelehnt wird, oder es wird über die Schmelze als feine Schicht MgO gebracht[187]. Der Verlust läßt sich vermeiden durch Erhitzen im Muffelofen auf höchstens 475^0 [188, 189].

Ebenso ist wie bei Cl' die Veraschung nach dem offenen *Carius-Verfahren* üblich geworden, unter Zusatz verschiedener Oxydationsmittel wie MnO_4'[190], H_2O_2[193]. Um die Veraschung mit Sicherheit zu Ende zu führen, wurde auch der geschlossene Carius verwandt[191]. Bei diesem Verfahren erhält man einen Niederschlag von AgCl + AgBr, er bedeutet nur eine Vorbereitung. Man befreit die Halogene durch Reduktion der entstandenen Ag-Verbindungen zu metallischem Ag und HCl+HBr. Die Reduktion erfolgt durch naszierenden Wasserstoff mit Zink-Schwefelsäure[186, 191], mit eventueller Beendigung durch Zusatz von Na_2S, so daß der Rest Silber als Ag_2S gefällt wird[190] oder durch $Na_2S_2O_4$[192]. [193]-Oxydation der Ag-Salze mit Überdestillation[193 a]).

Eine andere Reihe von Verfahren schließt sich an die Methoden der Überdestillation nach BAUBIGNY und CHAVANNE[194].

Bei der Verbrennung mit Chromat-Schwefelsäure wird zugleich das Jod entfernt, weil es als Jodat nicht flüchtig ist[195]. Flüchtige organische Substanzen werden am Pt-Kontakt im Perlrohr oxydiert[196] oder im glühenden Quarzrohr[197]; auch $KMnO_4$ wird angewandt[198].

β) Prinzipien der Br'-Isolierung.

1. Aus der Asche wird KJ durch 97% Alkohol entzogen, das Brom bleibt zurück[199], aber auch KBr löst sich etwas in diesem Alkohol[181, 200]. Die Möglichkeit, Bromide mit wasserfreiem Aceton aus Alkalischmelzen zu lösen, kann in Blutasche nicht verwandt werden[186].

---

[180] CONWAY, J. E.: Biochem. J. **29**, 2221 (1935), Rona **94**, 4.
[181] BERTRAM, S. H.: Acta brev. neerl. Physiol. **2**, 105 (1932), Rona **70**, 15. a) Neerl. Tijdschr. Geneesk. **1932**, 3654, Rona **69**, 635.
[182] CONVAY, E. J. u. FLOOD, J. C.: Biochem. J. **30**, 716 (1936), Rona **96**, 189.
[183] BERNHARDT, H. u. UCKO, H.: Biochem. Z. **155**, 174 (1925), Rona **31**, 263.
[184] BRODIE, B. B. u. FRIEDMAN, M. M.: J. biol. Chem. **124**, 511 (1938).
[185] KOLTHOFF, I. M. u. YUTZY, H.: Ind. Eng. Chem. anal. Edit. **9**, 75 (1937). C. **1937 II**, 2038.
[186] MARGULIES, E.: Diagnostica Tecn. Labor. **9**, 393 (1938), Rona **110**, 84.
[187] INDOVINA, R.: Biochem. Z. **275**, 286 (1935), Rona **86**, 99.
[188] BEHR, L. D., PALMER, J. W. u. CLARKE, H. T.: J. biol. Chem. **88**, 131 (1930), Rona **59**, 692.
[189] WINNEK, P. S. u. SMITH, A. H.: J. biol. Chem. **119**, 93 (1937).
[190] HARTNER, F.: Mikrochem. **9**, 195 (1934), Rona **85**, 112, C. **1935 II**, 888.
[191] DOERING, H.: Biochem. Z. **291**, 81 (1937). 3,0 ccm Blut.
[192] FREMONT-SMITH, F., DAILEY, M. E. u. SLOAN, D. H.: Arch. of neurol. **33**, 764 (1935), Rona **89**, 195.
[193] MOLLER, K. O.: Biochem. Z. **245**, 282 (1932), Rona **68**, 135. 0,2—0,25 mg Br werden bestimmt, Fehler $+ 10$ bis $- 1,9\%$.
[193 a] WEIR, F. G. u. HASTINGS, A. B.: J. biol. Chem. **129**, 547 (1939). Anschließend elektrometrische Titration, Kritik der Methoden.
[194] OLSZYCKA, L.: Bull. Soc. Chim. Biol. **17**, 852 (1935), Rona **92**, 186.
[195] LEIPERT, TH. u. WATZLAWEK, O.: Hoppe-Seylers Z. **226**, 108 (1934), Rona **84**, 178. Angabe der Apparatur mit Weiterverarbeitung. $5—500\gamma$ Br' in $1—4\%$ Fehlergrenzen gefunden.
[196] LEIPERT, TH. u. WATZLAWEK, O.: Z. anal. Chem. **98**, 113 (1934), Rona **82**, 213.
[197] HAHN, L. F.: Mikrochem. **20**, NF. **14**, 239 (1936). C. **1937 I**, 1738. Im Blut $5—100\gamma$ zu $95—96\%$ wiedergefunden. Mit Wasserdampf zusammen kondensiert.
[198] GUILLAUMIN, CH. O. u. MEREJKOWSKY, B.: Bull. Soc. Chim. Biol. **17**, 485 (1935), Rona **87**, 597.
[199] TANINO, F.: Biochem. Z. **241**, 392 (1931), Rona **65**, 266.
[200] DIXON, T. F.: Biochem. J. **28 I**, 48 (1934).

2. $AuCl_3$ erhält eine ganz braune Farbe bei Anwesenheit von Bromiden, diese Farbe kann colorimetriert werden[201]. Die Methode ist wenig empfindlich[186], wurde von einigen Autoren brauchbar gefunden[202, 203], von anderen wieder Verluste von 20%[192] bis 30%[204] gemeldet. Wie verständlich, ist die Bildung der braunen $AuBr_3$-Farbe von der Menge des anwesenden NaCl abhängig[204 a, 205].

3. Da Chlorwasser aus Bromiden Brom frei macht, gelingt es durch geeignete Oxydationsmittel, Br_2 frei zu machen, ohne selbst Cl' anzugreifen. Das freie Br_2 kann in einem Luftstrom übergeführt werden und wird dann als solches bestimmt, oder es wird ausgeschüttelt. Als Fehlermöglichkeiten bestehen: Unzureichende Oxydation, so daß ein Teil des Bromids nicht frei wird, oder zu starke Oxydation, wodurch auch Chlor übergeht. Zwischen beiden Polen gibt es fließende Übergänge, so daß das Prinzip der Methode überhaupt abgelehnt wird[212 I]. Dazu kommt noch beim Ausschüttelverfahren die Möglichkeit, daß das Oxydationsmittel in das Chloroform, den Tetrachlorkohlenstoff oder in den Schwefelkohlenstoff übergeht. Das Verfahren von PINKUSSEN und ROMAN, die Perhydrol als Oxydationsmittel benutzen, geht an keiner möglichen Fehlerquelle vorbei, darüber wurde eine langwierige, fast erheiternde Diskussion geführt[199, 206—212]. Daß mit diesem Verfahren nur sensationelle Resultate erschienen, ist verständlich.

Besser ist die Oxydation mit $KMnO_4$, wobei die genaue Acidität einzuhalten ist. Das wird erreicht nach BERGLUND (aus dem Jahre 1885) bei Anwesenheit von Bisulfat. Das freiwerdende Br_2 kann durch CCl_4 aufgefangen und mit KJ jodometriert werden[213]. Manchmal ist es vorteilhaft, den Vorgang 2mal hintereinander zu schalten, da große Cl_2-Mengen auch in Erscheinung treten ([188], in konzentrierter Phosphorsäure).

In vielen Arbeiten wird das entwickelte Brom in KJ-Lösung durch einen Luftstrom übergeführt und dort titriert[192, 200, 215, 219]. MØLLER[193] reinigt durch 2malige Oxydation mit Persulfat und durch Überführung. Von NEUFELD[216] wurden Fehler von 30—50% gefunden, wie nach der Entwicklung von HAHN[212, I] verständlich ist.

Weitere Oxydationsmittel sind CrO_3 in sirupöser Phosphorsäure[217] oder Schwefelsäure[218] von bestimmter Acidität, bei spontaner Diffusion durch den Gasraum in eine Vorlage von KJ[182] (von 2—800γ, Abweichung höchstens 8%), oder Bromat[214]. Bijodat als Oxydationsmittel ist nur für Brommengen von mehr als 7—8 mg brauchbar[219].

4. Die Oxydation wird bis zum BrO_3' weitergeführt, das dann jodometrisch unter Zusatz kleiner katalytisch wirkender Molybdatmengen bestimmt werden kann. Auf 1 Äquiv. Br kommen 6 Äquiv. freies J. Die Oxydation geschieht durch Chlorwasser, in neutraler Lösung

---

[201] WALTER, F. K.: Z. Neur. **95**, 522 (1925).

[202] RITTER, F. H.: Z. Neur. **148**, 112 (1933), Rona 80, 105.

[203] WUTH, O. u. HENNICKE, A.: Z. Neur. **145**, 721 (1933), Rona 74, 709.

[204] MALAMUD, W., MULLINS, B. M. u. BROWN, J. R.: Proc. Soc. exp. Biol. Med. **30**, 1084 (1933), Rona 75, 323. a) MALAMUD, W., MULLINS, B. M. u. BROWN, J. R.: Proc. Soc. exp. Biol. Med. **31**, 733 (1934), Rona 84, 279.

[205] KATZENELBOGEN, S. u. CZARSKI, T.: Proc. Soc. exp. Biol. Med. **32**, 136 (1934), Rona 87, 125.

[206] FLEISCHHACKER, H. u. SCHEIDERER, G.: Klin. Wschr. **1932 II**, 1550, Rona 71, 103. a) FLEISCHHACKER, H. u. G. SCHEIDERER, G.: Klin. Wschr. **1933**, I, 392, Rona 73, 695.

[207] PINKUSSEN, L.: Klin. Wschr. **1932 II**, 1550, Rona 71, 102.

[208] BIER, A. u. ROMAN, W.: Klin. Wschr. **1933 I**, 391, Rona 73, 695.

[209] HAHN, F. L.: Klin. Wschr. **1933 I**, 390, Rona 74, 107.

[210] ALMEIDA DIAS, A.: C. rend. Soc. Biol. **118**, 1115 (1935), Rona 87, 361.

[211] VALDECASAS SANTAMARIA, F. G.: Rona 78, 427.

[212] SALVATORI, A.: Atti Accad. naz. Lincei VI, **18**, 324 (1933), Rona 78, 427.

[212, I] HAHN, L. F.: Mikrochem. **11**, 222 (1935).

[213] STOLL, A. u. BRENKEN, B.: Biochem. Z. **268**, 229 (1934), Rona 81, 108. Bei 19,3 γ Br 15%; bei 3,8 γ Br 30% Verlust.

[214] HARTNER, F.: Hoppe-Seylers Z. **214**, 179 (1933), Rona 74, 595. Untere Grenze der Anwendbarkeit 5—10 γ Br.

[215] BERTRAM, S. H.: Biochem. Z. **261**, 202 (1933), Rona 74, 594. Mengen von 5—335 γ Br. Fehler +7 γ bis —5 γ Br; (+21 bis —15%, Durchschnitt +3%, nach [216] 16—29%).

[216] NEUFELD, A. H.: Canad. J. Res. **14**, 160 (1936), Rona 96, 4. C. **1936 II**, 2152.

[217] FRANCIS, A. G. u. HARVEY, C. O.: Biochem. J. **27**, 2, 1545 (1933). Mindestens 20 γ vorgeschrieben nach[216] 18—73% Verlust.

[218] YATES, E. D.: Biochem. J. **27**, 1763 (1933). C. **1935 II**, 728. 5—1000γ, Genauigkeit 2 γ nach[216] von 9—900γ —5,3 bis +8,8% Fehler.

[219] MARTINI, L.: C. **1936 II**, 510.

bis zur Trockene eingedampft[220]. Besondere Apparatur wird angegeben[195], die noch[216] bei 100—200 γ Br mit — 5,7 bis + 6,9% Fehler arbeitet. Bei der Oxydation wird meistens NaOCl als Oxydationsmittel angewandt. Der Überschuß nach Abschluß der Reaktion wird mit Phenol[221] oder besser mit ameisensaurem Natrium[185] (10 ccm = 0,001 mol Br'-Lösung, Fehler ± 1%) beseitigt. Störend wirken Glycerin und ähnliche Substanzen. (WOLCOFF u. BOYER)[222I]

Die Oxydation verläuft von Brom ausgehend[222]:

$$Br_2 + 5 Cl_2 + 6 H_2O \rightleftarrows 2 HBrO_3 + 10 HCl.$$

Das Gleichgewicht wird durch Zusatz von NaCl[184] oder besser wie DOERING[191, 222] es tut, durch Abstumpfung der gebildeten HCl mit Suspension von $CaCO_3$ nach rechts verschoben. DOERING[191] findet bei 50—100 γ Br' einen Fehler von + 1,8 bis — 6%. Ähnliche Resultate erhielt DIXON[200]. Bei der Oxydation entstehen auch große Mengen von ClO_3' und wenn diese mit HJ auch nicht so rasch reagieren wie BrO_3', muß doch ein Leerwert abgezogen werden[189, 200].

Die Reaktion: $HCOONa + X_2 = CO_2 + HX + NaX$ findet für X = Br oder Cl statt, kann also zur Reduktion von Br_2 dienen, ohne daß J_2 reduziert wird[223].

5. Entwickeltes freies Brom kann in Farbstoffe eintreten und so zur colorimetrischen Bestimmung benutzt werden. Am bekanntesten ist die Reaktion von GUARESCHI, die Violettfärbung von fuchsin-schwefliger Säure. Die Farbe hängt von der Acidität ab. Es ist nicht notwendig, das Br_2 durch Chloroform auszuschütteln[224], unvorteilhaft ist es das Verfahren als Grenzmethode zu verwenden[183], S. 181.

Besser ist die Methode von INDOVINA[187, 225] (siehe auch [198]), der die Farbe in Isoamylalkohol ausschüttelt. WIKOFF, BAME und BRANDT[2969] adsorbieren den Farbstoff an Fullererde und eluieren ihn von dort durch Chloroform oder besser Aceton. Statt Chlorwasser wurde zur Oxydation Chloramin-T verwandt, das haltbarer ist[168, 226].

6. Die Bromierung wird mit Phenolrot vorgenommen[227], wobei Tetrabromphenolsulfophthalein entsteht. Zur Oxydation wird statt Chlorkalk auch Chloramin vorgeschlagen[228].

7. In Anwesenheit von Persulfat geben Halogene mit Alkaloiden gefärbte Verbindungen. Mit Strychnin als Reagens kann Br' in Gegenwart von Cl' bestimmt werden. Notwendige Konzentration 20 - 200 meq. (BINKLEY[178 II]).

8. Wenn man Gewebe unverascht oder nach Aufschließen mit Neutronen beschießt, dann werden die Atome je nach Querschnitt des Kernes radioaktiv. Die Radioaktivität kann man mit dem Zählrohr messen. So gelang es TOBIAS und DUNN ([228I]) Br' als ^{82}Br in der Menge von 4,8 · 10^{-9} g zu bestimmen. Die Methode ist eindeutig, verlangt aber ausreichend starke Neutronenquellen.

Als Abschluß des Berichtes muß man zugeben, daß die Kritik von BERTRAM heute nicht mehr Gültigkeit hat, wohl aber die von HAHN zu beachten ist.

d) Bestimmung der Sauerstoffsäuren.

Bei der quantitativen Bestimmung der Halogensauerstoffsäuren im organischen Milieu fallen alle diejenigen Verbindungen fort, die sofort reagieren, also auch nicht beständig sind wie OCl'; OBr'; eine direkte jodometrische Bestimmung wird die einzige Möglichkeit sein. Eine Vorbehandlung verträgt also nur ClO_3'; BrO_3' und ClO_4', die in gewisser Weise beständig sind. Aber schon eine Enteiweißung ist nicht mehr möglich bei ClO_3' und BrO_3', wenn dabei eine saure Reaktion auftritt. Dagegen kann man organische Lösungsmittel anwenden. Eine rein mechanische Trennung des dem Mehl zur Besserung der Backfähigkeit zugesetzten Bromat ließ sich mit $CHCl_3$[229] ermöglichen, aus Gewebe mit Alkohol-Acetongemisch 1:1 ([230, 231], FABRE und OKAC[2557]).

---

[220] DI STEFANO, F.: C. **1937** II, 631.
[221] SZABO, Z.: Z. anal. Chem. **84**, 24 (1931) und **90**, 189 (1932), Rona **71**, 178.
[222] DOERING, H.: Z. anal. Chem. **108**, 255 (1937). C. **1937** II, 631.
[222,I] WOLCOFF, G. H. u. BOYER, P. D.: J. biol. Chem. **172**, 729 (1948); Reduktion mit HCOOH bei 90 — 100°, Kolorimetrie des freien J_2.
[223] SPITZER, L.: Ind. Eng. Chem. Anal. Ed. **8**, 465 (1936). C. **1937** I, 3835.
[224] LIPSCHITZ, W.: Naunyn-Schmiedebergs Arch. **147**, 142 (1929).
[225] INDOVINA, R.: Boll. Soc. ital. Biol. sper. **10**, 189 (1935), Rona **88**, 90. Optimale Menge 20—80 γ Br, aber bis 7 γ bestimmbar.
[226] KIRCHHOF, H.: Klin. Wschr. **1935** II, 1755, Rona **92**, 73.
[227] STENGER, V. A. u. KOLTHOFF, I. M.: J. amer. Chem. Soc. **57**, 831 (1935), Rona **88**, 171. Jodide und NH_4-Salze stören, 2,8 γ Br kann man auf 15—20% schätzen.
[228] BALATRE, M. P.: C. **1937** II, 1236.
[228,I] TOBIAS, C. A. u. DUNN, R. W.: Science **109**, 109 (1949).
[229] KULMAN J.: Z. Unters. Lebensmittel **68**, 375 (1934), Rona **85**, 263.
[230] KAHANE, E.: Bull. Soc. chim. Biol. **19**, 720 (1937), Rona **102**, 5.

1. Bei der Bestimmung können die Verbindungen reduziert werden und anschließend Cl' oder Br' nach den früheren Methoden zur Titration kommen. Die vorherige Entfernung von Cl' als AgCl ist möglich, besonders bei dem wenig empfindlichen ClO_4'. Bei ClO_3' wird man besser eine Cl'-Bestimmung vor und nach der Reduktion ausführen. Für die Reduktion im wäßrigen Medium ist bei ClO_3' und BrO_3' geeignet: Ferrosalze, nascierender Wasserstoff, Sulfit, Formaldehyd[232], Nitrit[233], arsenige Säure besonders bei Anwesenheit von Osmiumtetroxyd als Katalysator[234], Vanadinsulfat[235]. Für sehr wesentlich wird die genügende Dauer der Reduktion (10—12 Stunden) mit $Zn-HNO_3$ und nur ganz schwacher Acidität gehalten[236, I].

Dazu kommen natürlich sämtliche Reduktionsmittel des Perchlorates wie $TiCl_3$[232, 236], Schwefel + Schwefelsäure[231], auch trockene Reduktion mit Mn oder Cr als Katalysatoren (EICHLER[28]). Abrauchen mit NH_4Cl, nach TREADWELL die eleganteste Methode, ist im biologischen Milieu nicht möglich, ebenso die Fällung als $KClO_4$, weil meist zu wenig empfindlich.

2. Die Möglichkeit des ClO_3' und BrO_3' ihren Sauerstoff abzugeben, kann man zur Bestimmung verwenden, eventuell zur direkten Jodometrie (nicht beim ClO_3' anwendbar). Dann wird vielfach mit eingestelltem $FeSO_4$ reduziert und der Überschuß von Fe^{II} durch Permanganat zurücktitriert[237, 238] eventuell mit OsO_4 als Katalysator[239].

3. Reduktion von BrO_3' durch arsenige Säure, dann Rücktitration mit BrO_3-Lösungen, mit Methylorange als Indikator. Methylorange wird durch die erste Spur freien Broms entfärbt[240]. Durch Behandlung bei verschiedenen p_H können auch andere Halogenprodukte von ClO_2 an durch As_2O_3 titriert werden ([240 II]).

4. Bei ungenügender Trennung der organischen Körper ist geeigneter die Colorimetrie der blauen Farbe nach Anilinzusatz (FABRE und OKAC[255,7]) Genauigkeit 0,1 mg. Vorlage mindestens 0,3 mg.

e) Elektrometrische Bestimmungsverfahren der Halogene ([240, I]).

Die Titration erfolgt meist mit einer Silberlösung. Dabei stören alle Substanzen, die Ag'-Ionen fällen oder durch Adsorption (oder Verminderung der Aktivität) beseitigen. Kolloide in höherer Konzentration stören[241] besonders in der Milch, die man beträchtlich verdünnen muß[242]. In gewissem Umfange sind aber Eiweiße und Stärke tragbar[243]. Besser wird das Eiweiß gefällt[244] oder verascht und destilliert[245]. Die Bestimmungen erfolgen nach mehreren Prinzipien:

1. Die Lösungsspannung eines blanken Silberdrahtes ist abhängig von der Ag-Ionenkonzentration der Lösung. Diese steigt bei Zusatz von $AgNO_3$ an, wenn Cl' oder Br' verbraucht ist. Über eine andere Auffassung der Vorgänge siehe [245a]. Als zweiten Pol benutzt man eine Kalomelelektrode, die aber von KNO_3-Lösung umspült wird[246]; Apparat[247]. Titrierfehler[248]. Der Umschlag ist durch die verhältnismäßig große Löslichkeit von AgCl bei kleinen Konzentrationen nicht brauchbar. Diesem Übelstand kann abgeholfen werden durch Titration in 80% Alkohol oder 90% Aceton, wodurch Mengen der Größenordnung von γ mit einigen % Fehler bestimmt werden können[249].

[231] DURAND, J.: Bull. Soc. chim. Biol. **19**, 739, Rona **102**, 5.
[232] TOMULA, E. S.: Z. anal. Chem. **103**, 427 (1935). C. **1936 I**, 2149.
[233] FOUCRY, J.: Bull. Sci. pharmacol. **39**, 675 (1932), Rona **72**, 14.
[234] VOGELS, H.: C. **1936 II**, 1392.
[235] BANERJEE, P. CH.: C. **1937 I**, 3187.
[236] NICHOLS, M. L.: Ind. Eng. Chem. Anal. Ed. **7**, 39 (1935). C. **1935 I**, 3015.
[236, I] GAJATTO, S.: Arch. farmacol. sper. **69**, 26 (1940), Rona **119**, 254.
[237] SCHRAIBMAN, S. S. u. BALEJEW: C. **1936 I**, 2759.
[238] ENSINK, A. u. HOFMAN. J. J.: C. **1935 II**, 3681.
[239] V. D. MEULEN, J. H.: Rona **63**, 556.
[240] V. STETINA, I.: Z. anal. Chem. **108**, 85 (1937), Rona **100**, 3.
[240, I] JANDER, BÖTTCHER u. a. in: „Physikalische Methoden der analytischen Chemie", III. Teil, Leipzig 1939. Zusammenfassende Darstellung mit reichlicher Literatur.
[240, 11] HALLER, J. F. u. LISTEK, S. S.: Anal. Chem. **20**, 639 (1948).
[241] LIEBERT, F.: Rona **27**, 247.
[242] ROHMANN, C.: Z. Unters. Lebensmittel **55**, 580 (1928), Rona **47**, 714.
[243] KOLTHOFF, J. M. u. TONUCEK, O.: Rona **27**, 257.
[244] EGGLETON, M. S., EGGLETON, P. u. HAMILTON, A. M.: J. Physiol. **90**, 167 (1937). Trichloressigsäure.
[245] PAAL, H. u. MOTZ, G.: Klin. Wschr. **1936 I**, 788. Rona **95**, 145.
[245a] MÜLLER, E.: Z. Elektrochem. **30**, 420 (1924), Rona **30**, 340.
[246] FORBES, J. C. u. IRVING, H.: J. biol. Chem. **83**, 337 (1929), Rona **52**, 767. Verdünnung, daß 3 ccm Lösung 3 mg Cl' enthalten. Blut verdünnt.
[247] JOSEPH, N. R. u. STADIE, W. C.: J. biol. Chem. **125**, 795 (1938).
[248] FLOOD, H. u. BRUUN, B.: Z. anorg. Chem. **229**, 85 (1936). C. **1937 I**, 1198, Rona **97**, 518. Mischkristallbildung.

Auch Bestimmungen von Br' neben Cl' werden ausgeführt[250, 251]. Umschlagspotentiale[252] mit KJ[253], Trennung von Bromid durch Aceton[254].

2. Herstellung einer Kette derart: Ag/AgCl/bekannte Cl'-Lösung/Brücke/unbekannte Lösung/AgCl/Ag [255], besonders[256].

3. Anwendung einer Quecksilberelektrode und Titration mit $HgNO_3$[257].

4. Bestimmung der Leitfähigkeit, die ansteigt, wenn kein AgCl mehr fällt, Serum braucht nur verdünnt zu werden[258]. Ansäuerung des Blutes ist notwendig. Im Blut geben Zusätze von Oxalat oder Fluorid stets zu hohe Werte[259]. Die Grenze der Bestimmung liegt bei 10 γ Cl' in 3 ccm. Diese Grenze kann erheblich herabgesetzt werden in äthylalkoholischer Lösung[260].

Fluorbestimmung: 1. Potentiometrisch durch Uran[261].

2. Durch das Verhältnis von (FeIII):(FeII) wird ein Redoxpotential definiert. F' reagiert nur mit FeIII, wobei ein Komplex FeF_6^{III} gebildet wird[262].

3. Leitfähigkeitsbestimmung durch Titration mit $AlCl_3$. Bildung von AlF_6^{III}[263].

Chloratbestimmung: Titration des Oxydationspotentials bei Anwesenheit von OsO_4 als Katalysator[234].

f) Histochemische Nachweisverfahren.

Die Methoden, um einen Einblick über eine eventuelle ungleichmäßige Verteilung der Chloride im histologischen Präparat zu erhalten, beruhen alle auf der Fällung des Chlorids als AgCl. Da AgCl nicht leicht gesehen werden kann, wird eine Art von Entwicklungsprozeß angeschlossen, so daß schwarzes organisches Silber entsteht, teilweise wird vorher auch belichtet. Als Reduktionsmittel dienen Hydrochinon[264, 265] und Metol + Hydrochinon[266]. Auch Fixation des Gewebes in flüssiger Luft wurde angewandt[267].

Gegen solche Versuche wird man natürlich grundsätzlich mißtrauisch sein, weil wir ja durch das Phänomen der LIESEGANGschen Ringe wissen, wie selbst in einfachen Gallerten die Ablagerung von mikroskopisch sichtbaren Teilchen durchaus periodisch nach unbekannten Gesetzen erfolgt. Deshalb wird man Aussagen über Verteilung an Zellstrukturen für nicht genügend begründet halten. Aber man wird vielleicht solche Aussagen für relevant ansehen können, die nicht weiter gehen als: In diesen Zellen finden sich Chloride, besonders wenn regelmäßig bestimmte Zellkomplexe frei bleiben[267].

---

[249] SCHWARZ, K. u. SCHLÖSSER, C.: Mikrochem. 7, 18 (1933), Rona 74, 199.

[250] TSCHIRKOW, S. K.: C. 1936 II, 342 u. a. 824.

[251] SCHÜTZE, H.: Angew. Chem. 51, 55 (1938). C. 1938 I, 2592.

[252] KASAGAWA, N.: Rona 57, 681.

[253] KIEFERLE, F. u. ERBACHER, E.: Biochem. Z. 201, 305 (1928), Rona 51, 393.

[254] VLADIMIROV, G. E. u. EPSTEIN, J. A.: Mikrochem. N. F. 12, 58 (1935), Rona 91, 458. In 2 ccm Blutserum 0,24 mg Br bestimmbar.

[255] BARKUS, O.: Amer. J. Physiol. 68, 349 (1924), Rona 29, 2.

[256] FURMAN, H. N. u. LOW, G. W.: J. amer. chem. Soc. 57, 1588 (1935), Rona 93, 463. 35 γ% Cl' konnten genau ermittelt werden, Ableitung der Gleichungen und Angaben der genauen Apparatur.

[257] KOLTHOFF I. M. u. VERZYL, E. J.: Rec. trav. chim. Pays-Bas 42, 1055 (1923) Rona 24, 3.

[258] BUDAY, L.: Biochem. Z. 200, 166 (1928), Rona 49, 384.

[259] DUBOUX, M. u. PARCHET, L.: Bull. Soc. Chim. biol. 11, 504 (1929), Rona 52, 767. Methode für 0,2—0,4 ccm Serum.

[260] JANDER, G. u. IMMIG, H.: Z. Elektrochem. 43, 211 (1937). C. 1937 II, 3783. Fehler 0,5% bei 0,1 mg Cl, 10 γ 2,7%, 1 γ 10%.

[261] FLATT, R.: Helv. chim. Acta 20, 894 (1937). C. 1938 I, 132. Genauigkeit 20 mg F/250 ccm.

[262] TREADWELL, W. D. u. KÖHL, A.: Helvet. chim. Acta 8, 500 (1925), Rona 34, 274. Einige mg F notwendig, Genauigkeit auf 0,1 mg.

[263] HARMS, J. u. JANDER, G.: Z. Elektrochem. 42, 315 (1936). C. 1937 I, 136. Bestimmung bis 12 γ F möglich.

[264] DEFRISE, A.: Mon. zool. Ital. 37, 14 (1926), Rona 36, 441.

[265] DEFRISE, A.: Boll. soc. ital. biol. sper. 2, 521 (1927,) Rona 44, 559.

[266] LISON, L.: Z. Zellforsch. 25, 143 (1936), Rona 96, 396.

[267] GERSH, I.: Proc. Soc. exp. biol. Med. 38, 70 (1938), Rona 107, 585.

II. Schwefelsauerstoffsäuren.

1. Allgemeine Chemie.

Die in diesem Abschnitt zu behandelnden Säuren leiten sich ab vom Schwefel, der mit Sauerstoff in der 6. Gruppe des periodischen Systems als Anfangsglied steht. Durch Aufnahme von 2 Elektronen wird Schwefel in Schwefelwasserstoff negativ 2wertig, positiv kann er 6 Elektronen abspalten und wird damit bis 6wertig. Die höchste Ladungsstufe, 6 Wertigkeit, wird gegenüber dem negativen Element Sauerstoff bevorzugt eingenommen, denn in dieser Form als Sulfat SO_4'' ist er am stabilsten. Die Reduktion verlangt Energieaufwand und kann im biologischen Milieu nur unter gleichzeitiger Verwendung des freiwerdenden Sauerstoffs zu anderen, Energie spendenden dissimilatorischen Prozessen stattfinden. Die zweibasische, in der ersten Dissoziationsstufe starke Schwefelsäure gibt meist lösliche Sulfate. Schwerlöslich sind die Erdalkalisulfate. Die Löslichkeit beträgt:

$CaSO_4$ .. 202 mg% bei 18° $BaSO_4$ .. 0,22 mg% bei 18°
$SrSO_4$ .. 11,4 ,, ,, 18° $PbSO_4$ .. 40 mg% ,, 18°

Bemerkenswert ist weiter noch die Doppelsalzbildung bei der Kristallisation, wie bei den Alaunen. Durch Wasseraustritt entsteht die Pyroschwefelsäure S_2O_7''. Höhere Homologe wie S_3O_{10}'' sind nur nach Kunstgriff erhältlich und in wäßriger Lösung nicht beständig[268].

In 6wertiger Form liegt der Schwefel noch vor in dem Persulfat (Peroxysulfat) bzw. Peroxydisulfat, S_2O_8'', das ein außerordentlich starkes Oxydationsmittel (stärker als H_2O_2) darstellt, denn es kann z. B. Cr^{III} in CrO_4 überführen. Titansalze führt es in gelbe Pertitansäure über und kann so leicht nachgewiesen werden[269, II]. Uns wird diese Säure in biologischen Prozessen bei der Bäckerei begegnen; sie ist sonst auch als Bleichmittel in Benutzung (Nachweis daselbst[41, I]). Einwirkung auf Aminosäure[269, III].

Noch stärker oxydierend wirkt Peroxymonoschwefelsäure H_2SO_5 (Carosäure). Dabei ist aber darauf hinzuweisen, daß die Schwefelsäure selbst bei höheren Temperaturen auf organische Substanzen auch oxydierend einwirkt, was bei der Kjeldahlveraschung angewendet wird.

Da die Elektronen auch aus dem Schwefel paarweise abdissoziiert werden, finden wir hier als nächste Stufe nach dem vorher behandelten 6wertigen, jetzt den 4wertigen Schwefel in den Sulfiten. Die schweflige Säure ist auch zweibasisch, aber schon in der ersten Stufe nicht mehr zu den starken Säuren zu rechnen. Die Salze sind gegen Lackmus alkalisch, nicht mehr gegen Phenolphthalein. Die Bisulfite gehen schon in stark konzentrierter Lösung durch Wasseraustritt in $Na_2S_2O_5$ (Natriumpyrosulfit oder Natriummetabisulfit) über.

Nach SIMON([269 IV]) liegen in Pyrosulfitlösungen folgende Gleichgewichte vor:

1) $Na_2S_2O_5 \rightleftharpoons 2Na^{\cdot} + S_2O_5''$
2) $S_2O_5'' + H_2O \rightleftharpoons \begin{matrix} 2 HSO_3' \\ 2 HOSO_2' \end{matrix}$
3) $HSO_3' \rightleftharpoons SO_3' + H^{\cdot}$

---

[268] BAUMGARTEN, P. u. THILO, E.: Ber. **1938**, 2596.
[269] MENEGHETTI, E.: Boll. Soc. ital. Biol. sper. **4** 107 (1929), Rona **51**, 590. Auch in Urin und Blutserum anwendbare Reaktion, 50 γ in 2 ccm Serum noch nachweisbar.
[269, I] CLARK, A. H. u. GERSHON, S.: J. amer. pharmaceut. Ass. **25**, 96 (1936). C. **1936 II**, 2405.
[269, II] STEINITZ, K.: Mikrochim. Acta **3**, 110 (1938), Rona **108**, 194. Veraschungsverfahren auf Persulfat.
[269, III] LANG, K.: Hoppe-Seylers Z. **241**, 68 (1936), Rona **98**, 380.
[269, IV] SIMON, A.: Angew. Chemie, **59**, 247 (1947). Auch Konstitution der Dithionite.

Freie schweflige Säure dehydratisiert sehr rasch, so dass bei starker Acidität nur SO_2 in Lösung bleibt. Im Gegensatz dazu gibt es die Reaktion $H_2SO_4 \rightarrow H_2O + SO_3$ kaum. Das erkennt man durch Zusatz von Wasser mit dem Sauerstoffisotop O^{18}. Durch die Reaktion $SO_3 + H_2O^{18} \rightleftarrows H_2SO_3^{16} \cdot O^{18}$ müßte das Auftreten von O^{18} im SO_4'' verfolgt werden können. Tatsächlich verläuft dieser Prozess sehr langsam ([269 V]).

Die Erdalkalisulfite sind auch schwerlöslich in neutraler Lösung, werden aber durch Säure leicht in Lösung gebracht. So kann man durch $Sr(NO_3)_2$ auf dem Filter sogar eine Umfällung in unlösliches $SrSO_3$ erreichen[20].

Die wesentlichste Eigenschaft der Sulfite ist ihre Fähigkeit zu reduzieren oder selbst oxydiert zu werden. Die dadurch bedingte Zersetzung findet sogar in kristallisiertem Zustande rasch statt, wenn in den Kristallen Wasser vorhanden ist, sonst aber nicht[269, I]. Auf Farben kann eine Bleichwirkung erfolgen, was zum Nachweis von SO_3'' dient und auch zur Unterscheidung von später zu behandelnden Polythionaten. Hier werden gebraucht z. B. Fuchsin und Methylgrün[269].

Als empfindlichste neuere Nachweise neben der FEIGLschen Tüpfelreaktion erwähne ich weiterhin die blauviolette Färbung bei Anwesenheit von Gerbstoff, K_2CrO_4 und $K_3Fe(CN)_6$[270], Umsatz von einem grünen Produkt durch Belichtung von Benzylpyridin in Rot[271], Reduktion von $AuCl_3$ in Anwesenheit von $AgNO_3$[20], (S_2O_3'' stört nicht).

Wird in Bisulfitlösung H_2S eingeleitet (WACKENRODERsche Flüssgkeit[272]) oder solche Lösungen mit pulverisiertem Schwefel gekocht, dann entstehen neben Thiosulfat kompliziertere Verbindungen der allgemeinen Formel: $H_2S_xO_6$, wobei x die Werte 2, 3, 4, 5, 6 und vielleicht noch mehr annehmen kann. Es handelt sich um die Gruppe der Polythionsäuren, die alle in der organischen Natur eine Rolle spielen.

Bei dem Vorgang, als dessen einfachsten Prototyp wir hier schreiben: $SO_3'' + S \rightarrow S_2O_3''$, handelt es sich nicht um einen einfachen Reduktionsvorgang, da das Thiosulfat-Ion, wie schon der Name anzeigt, als ein Sulfat aufzufassen ist, bei dem ein Sauerstoffatom durch ein negatives Schwefelatom ersetzt wurde, was zugleich die Erklärung für die Entstehung bei Einwirkung von H_2S und sein Schicksal im Organismus gibt. Im Thiosulfat und in den Polythionsäuren liegt Schwefel also in 3fach verschiedener Form vor: 6wertig positiv, 2wertig negativ und homöopolar oder 2fach positiv gebunden.

In den höheren Polythionsäuren besitzt er eine Anordnung, die den Superoxydbindungen —O—O— analog ist, also —S—S— zu schreiben ist. Dadurch erklärt sich auch die Leichtigkeit, mit der elementarer Schwefel aus diesen Verbindungen unter bestimmten Bedingungen abgespalten werden kann. Bei dieser Abspaltung wird der 6wertige Schwefel wieder reduziert zu 4wertigem und es entsteht Sulfit, ein innerer Reduktionsvorgang. (Die Koordinationschemie würde eine etwas andere Darstellung ergeben.) Dieser Vorgang findet schon langsam in kristallisiertem $Na_2S_2O_6$ statt[273], ist aber jedem bekannt, der mit konzentrierteren Thiosulfatlösungen gearbeitet hat. Die Schwefelausscheidung wird beschleunigt durch Zugabe von Säure, wodurch Thiosulfat zu Sulfit und S zersetzt wird; dazu

---

[269, V] ATEN, A. H. W. u. HEVESY, G.: Nature 142, 952 (1938).

[270] RUDNITZKI, S.: C. 1935 II, 559. 50 γ SO_3/100 ccm Lösung nachweisbar.

[271] FREYTAG, H.: Ber. 67, 1477 (1934), Rona 89, 478. Empfindlichkeit 7,2 γ in 0,1 ccm S_2O_3' stört, evtl. Gasraum.

[272] JANICKIS, J.: Z. anorg. allg. Chem. 225, 177 (1935). C. 1937 I, 806. Nähere Angaben über die Vorbedingungen.

[273] LA-MER, V. K. u. TOMLINSON, H. M.: Ind. Eng. Chem. Anal. Ed. 9, 588 (1937). C. 1938 II, 2157.

muß aber die $p_H < 5{,}2$ sein[274]. Bei dieser Umsetzung entstehen die verschiedensten Polythionsäuren[275], die auch als Stabilisatoren für die kolloide Zustandsform des Schwefels dienen können. Hierbei ist wahrscheinlich besonders Hexathionat[275] oder Pentathionat[276] wirksam, der nach der Form (S) $S_5O_6 <{}^{H+}_{H+}$ adsorbiert ist, deshalb erfolgt die Ausscheidung eines sichtbaren Niederschlages auch nicht sofort mit dem Säurezusatz. Die so adsorbierte Verbindung gibt damit Erklärung für manche pharmakologischen Wirkungen von Schwefel. Diese Pentathionsäure bleibt als letztes bei der Zersetzung der WACKENRODERschen Flüssigkeit, die über Polysulfide führt[277].

Tetrathionat $Na_2S_2O_6$ reagiert nach ANSON ([277] I) mit den -SH von denaturiertem Eiweiß in vitro oxydierend bei Umsatz zu Thiosulfat. Die Reaktion wird mit der Einwirkung von Schwermetallen verglichen. PHILIPS u. Mitarb. ([277] II). Wahrscheinlich erfolgt eine Reaktion des Typs $2 \text{ RSHS} \rightarrow \text{RS—S—R}$.

Thiosulfat ist für uns die wichtigste der hierher gehörigen Verbindungen. Wenig lösliche Salze bildet es mit Pb, Ag, T; mäßig löslich ist Ba-Thiosulfat. Seine reduzierende Wirkung, bei der Tetrathionsäure entsteht, macht es geeignet als Titersubstanz bei der Jodometrie, als Antichlor in der Bleicherei; seine Fähigkeit, leicht Komplexe zu bilden, führt zur Anwendung als Fixiersalz in der Photographie.

Die Möglichkeit, von Thiosulfaten vorübergehend negativen Schwefel abzuspalten, kann zum Nachweis benutzt werden, indem schwarzes Ag_2S^{20} oder CuS[278] in Erscheinung tritt bei Zusatz geeigneter Reagenzien. In Glycerinlösungen tritt der Schwefel in einer allotropen blauen Modifikation auf, was zum Nachweis auch geeignet sein kann[279]. Mit saurer Kakothelinlösung reagiert S_2O_3 über Cu-Komplex violett, LANG ([280] III). Reaktionen, die zu Bestimmungen der Polythionsäuren nebeneinander geeignet sind, siehe später.

Die Dithionsäure $H_2S_2O_6$ hat keine Beziehung zu den Polythionsäuren, sondern ist ein Oxydationsprodukt der schwefligen Säure und steht zwischen dieser und Schwefelsäure. Beide Schwefelatome sind 4wertig. In stärkerer Konzentration zerfällt sie nach der Gleichung $H_2S_2O_6 \rightarrow H_2SO_4 + SO_2$.

Durch Reduktion der Sulfite entstehen Dithionite der Formel: $Na_2S_2O_4$, auch Na-Hyposulfit oder Na-Hydrosulfit genannt. Die Salze sind sehr starke Reduktionsmittel und werden als solche in der Gasanalyse zur Absorption des Sauerstoffs gebraucht. In der Fermentchemie als Reduktionsmittel für bestimmte Stufen des Atmungsferments wird es später bekannt werden. Warburggefäße können zur Verfolgung der Oxydation benutzt werden, weil sie nach der Gleichung

---

[274] MENEGHETTI, E.: Boll. Soc. ital. Biol. sper. **3**, 478 (1928), Rona **49**, 209.

[275] BASSET, H. u. DURRANT, R. G.: J. Chem. Soc. Lond. **1931**, 2919, Rona **65**, 668. Beobachtungen bis Octothionsäuren.

[276] JOUNG, H. C. u. WILLIAMS, R.: Science **67**, 19 (1928), Rona **45**, 419.

[277] v. DEINES, O.: Kolloid-Z. **62**, 145 (1933), Rona **72**, 586.

[277], I ANSON, M. L. J. gen. Physiol. **24**, 399 (1940)

[277], II PHILIPS, F. S., GILMAN, A., KODLE E. S. u. ALLEN. R. P.: J. biol. Chem. **167**, 209 (1947).

[278] BLANCK, A.: Z. anal. Chem. **101**, 194 (1935). C. **1935** II, 2705. Empfindlichkeit 0,6 mg $Na_2S_2O_3$ in 10 ccm.

[279] GANASSINI, D.: Arch. Ist. biochem. ital. **2**, 239 (1930), Rona **57**, 197.

[280] KURTENACKER, A., MUTSCHIN, A. u. STASTNY, F.: Z. anorg. allg. Chem. **224**, 399 (1935). C. **1936** I, 519. Genaue Analyse der Zersetzungsgeschwindigkeit abhängig von der p_H.

[280], I HAAS, E.: Biochem. Z. **285**, 368 (1936).

[280], II) GOEHRING, M.: Ber. chem. Ges. **1943**, 742. Über die Reaktion der Polythionsäuren mit Schwefelhalogenen.

[280], III LANG, R.: Z. anal. Chem. **128**. 164 (1948) 50 γ S_2O_3 sind nachzuweisen.

verläuft: $Na_2S_2O_4 + O_2 + H_2O \rightarrow NaHSO_3 + NaHSO_4$. Aus einer $NaHCO_3$-haltigen Lösung wird CO_2 ausgetrieben[280, I]. Durch Einwirkung auf Formaldehyd entsteht das in der Färberei gebrauchte Rongalit. Die Wertigkeit des Schwefels in dieser Verbindung steht noch nicht sicher fest. Vielleicht ist der Schwefel zum Teil 2wertig wie in der Sulfoxylsäure $S(OH)_2$, von der bisher nur das Kobaltsalz bekannt ist. Aber als Zwischenprodukt wird diese Oxydationsstufe auch beim Zerfall von Polythionsäure angenommen z. B.[280]:

$$S_4O_6'' + 2OH' = S(OH)_2 + S_2O_3'' + SO_3''.$$

Das entstehende Thiosulfat wirkt bei bestimmten p_H (zwischen p_H 4 und 9) katalytisch auf die weitere Zersetzung, das macht es ebenso verständlich, wenn die Schwefelausscheidung mit einer Verzögerung erfolgt. Bei $p_H < 4$ nehmen die Katalysatoren S_2O_3'' und S an Wirksamkeit ab, weshalb diese Lösungen dann stabiler werden (s. a. [280, II]).

2. Oxydation von Sulfit und seine Reaktion mit organischen Substanzen.

Die Berechtigung zu der Herausnahme gerade des im Sulfit vorliegenden 4wertigen Schwefels aus der großen Zahl anderer Verbindungen ergibt sich allein aus der Tatsache, daß jeder organisch gebundene, im Organismus vorkommende Schwefel, der in den organischen Bindungen des Eiweißes fast ausschließlich als negativ 2wertig auftritt, beim Vorgang der Oxydation die Phase der 4-Wertigkeit durchlaufen muß, ehe er in der stabilen Lage des Sulfatschwefels angelangt ist. In dieser Form bestehen aber verhältnismäßig übersichtliche Verhältnisse, während der 2wertige Schwefel der Sulfoxylsäure äußerst instabil ist. Bei der Überführung des 4wertigen in den 6wertigen Schwefel, der Sulfitoxydation, bestehen durchaus nicht so einfache Verhältnisse, wie man sie mit der Gleichung: $SO_3'' + O \rightarrow SO_4''$ darstellt. Die Gleichung verläuft in dieser Form vielleicht so bei der Oxydation von Sulfit mit Wasserstoffsuperoxyd (siehe später BAUMGARTEN), aber bei jedem anderen Oxydationsmittel sind die verschiedensten Nebenprodukte vorhanden; es können Reaktionen eingegangen werden, ja es kann eine Oxydation dritter Stoffe katalysiert werden.

Besonders die Wirkung von Cuprisalzen, deren spurenweise Anwesenheit schon als ausreichend für die Oxydation von Sulfit gilt, ist seit langem bekannt[281]. Die Funktion dieser Cu^{II}-Ionen wurde von FRANK und HABER[282] auf das Entstehen einer Kettenreaktion zurückgeführt, die aber ausschließlich in der weiteren Umgebung des Neutralpunktes abläuft, weil als Grundlage HSO_3' notwendig ist. Dieses Ion ist aber erst bei p_H 4,38 zu 99,5% vorhanden, bei stärkerer Alkalität entsteht vorwiegend SO_3''.

Der erste Schritt der Einwirkung läßt sich darstellen[283]:

$$HSO_3' + Cu^{\cdot\cdot} \rightarrow Cu^{\cdot} + HSO_3.$$

Es bildet sich als Zwischenprodukt das hypothetische freie Radikal Monothionsäure HSO_3, das sich sofort in die beständige nachweisbare Dithionsäure $H_2S_2O_6$ zusammenfügt, eine Reaktion, die als exotherme Reaktion[283a] leicht abläuft, wenn nicht weitere Umsetzungen entstehen. Diese Zersetzung geht dann weiter[282, 283]:

---

[281] TITOFF: Z. physik. Chem. 45, 641 (1903).
[282] FRANCK, J. u. HABER, F.: Sitzungsergb. preuß. Akad. Wiss. Physikal. Mathem. Klasse 1931, 250, Rona 66, 165.
[283] GOLDFINGER, P. u. Graf v. SCHWEINITZ, H. D.: Z. physik. Chem. B. 22, 241 (1931). Rona 75, 579. a) GOLDFINGER, P. u. Graf v. SCHWEINITZ, H. D.: Z. physik. Chem. B. 22, 117 (1931). 37 kg-Calorien.

SO$_3$H + O$_2$ + SO$_3''$ + H$_2$O = 2 SO$_4''$ + OH + 2 H$^{\cdot}$. OH als Radikal führt zur weiteren Zersetzung. Der Zerfall von S$_2$O$_6''$ + H$_2$O → SO$_3''$ + SO$_4''$ + 2 H$^{\cdot}$ [283a] verlangt als Verlauf andere Versuchsbedingungen. Das wesentliche dieser Vorstellungen liegt in der Annahme des freien Radikals HSO$_3$, das nach verschiedenen Richtungen Reaktionsfähigkeit zeigt. Am genauesten ist untersucht die von BAUMGARTEN[284] gefundene Reaktion mit Pyridin unter Bildung von N-Pyridiniumsulfosäure C$_6$H$_5$NSO$_2$O$^-$. Bei Anwesenheit von Persulfat als Oxydationsmittel entsteht eine Kuppelung von 2 Pyridyl-Radikalen[285], die auch durch Persulfat allein zustande kommt; aber ein Vorgang, der ohne Sulfit in Stunden verläuft, geht mit Sulfit in Sekunden. Es würde hier zu weit führen, die Annahme von BAUMGARTEN[286] über das Vorkommen von Isomonothionsäure darzustellen und über die Anwendung anderer Oxydationsmittel und Beikörper wie Ammoniak, Harnstoff, Glykokoll und Körpern, die zu Komplexen mit Kupfer und höherer Ausbeute an S$_2$O$_6''$ führen, im einzelnen zu referieren.

Wichtig ist aber der Hinweis, daß im lebenden Organismus reichlichst Gelegenheit zu solchen Reaktionen vorhanden ist, wenn sie auch noch nicht nachgewiesen wurden. Nur im Modellversuch gelang es[289] bei der Oxydation organischer —SH—Verbindungen z. B. Thioglykolsäure, das Auftreten sowohl von Sulfit als auch von Thiosulfat nachzuweisen. Durch solche Autoxydation (mit Cu$^{\cdot\cdot}$) kann eine Sulfonierung auch beim Chinon erfolgen[287] unter Bildung von

$$C_6O_2(NH_2)_2(SO_3H)_2,$$

also von Diaminochinondisulfosäure, die ihrerseits mit vielen Substanzen des Organismus reagiert, wie Kreatin, Dijodthyrosin, Adenin usw.[287].

Ein anderer Reaktionsprozeß der auftretenden Monothionsäure, der schon früher[282, 283] in Erwägung gezogen wurde, ist die Reaktion mit dem Luftsauerstoff zu dem Peroxyd SO$_5'$. Dieser wurde von BÄCKSTRÖM[288] in den Vordergrund gestellt, weil er nachweisen konnte, daß Alkohole während der Sulfitautoxydation zu Aldehyden dehydriert werden. Auch S$_2$O$_3''$ wird in Anwesenheit von Sulfit leichter zersetzt[289]. Die Kette kann auch durch Licht induziert werden[288, I].

Die oben erwähnten vielseitigen Reaktionsmöglichkeiten machen es verständlich, daß die chemischen Vorgänge bei dem Sulfitcelluloseverfahren noch ziemlich unbekannt sind. Nachgewiesen ist die Sulfonierung[290, 291].

Aber ebenso wichtig ist auch hier eine Oxydationswirkung, wodurch es verständlich wird, daß so wenig freier Zucker bei dem Prozeß auftritt[292]. Es bilden sich dabei Polythionsäuren[292]. Es entstehen in einfacheren Systemen aus Sulfit mit Monoxyaceton Essigsäure und Ameisensäure, aus Dioxyaceton Glykolsäure und Ameisensäure[292a], aus Zucker Gluconsäure[290]. Ebenso kann die Oxydation von Eiweißen, Stärke, Stearinsäure u. a. m. katalysiert werden[456].

Wichtig ist die Additionswirkung von Sulfit und Aldehyden, die zu verschiedenen Abfangverfahren unter Bildung von RCH(OH)SO$_3$H benutzt wird und sogar anscheinend das mög-

---

[284] BAUMGARTEN, P.: Ber. 65, 1637 (1932).
[285] BAUMGARTEN, P.: Ber. 69, 229 (1936).
[286] BAUMGARTEN, P. u. ERBE, H.: Ber. 70, 2235 (1937).
[287] GARREAU, Y.: C. rend. Acad. Soc. 202, 1186 (1936), Rona 94, 350.
[288] BÄCKSTRÖM, H. J. L.: Z. physikal. Chem. 25, 122 (1934).
[288, I] BÄCKSTRÖM, H. J. L.: J. amer. chem. Soc. 49, 1, 1460 (1927). 47000 Molekel SO$_3''$ umgesetzt pro hν der Wellenlänge 254 μμ. 32000 Molekel SO$_3''$ umgesetzt pro hν der Wellenlänge 265 μμ.
[289] SCHÖBERL, A. u. WIESNER, M.: Liebigs Annalen 507, 111 (1933), Rona 77, 5.
[290] HÄGGLUND, E.: Ber. 62, 437, 2046 u. 63, 1387 (1930), Rona 50, 22.
[291] HELDERMANN, W. D.: Rona 62, 256 u. 65, 680.
[292] MENZINSKY, G.: Ber. 1935, 822. a) MENZINSKY, G.: Ber. 1935, 1154.

liche Gleichgewicht der Fructose ⇌ Glucose nach rechts verschieben kann[293], in Leichenteilen aber durch Abfangen intermediär entstehender Aldehyde diese vor weiterer Reaktion schützt und unmotivierte Vergiftungen vortäuschen kann[294].

Reduktionswirkungen sind wichtig bei der Einwirkung auf —S—S—Gruppen z. B. von Cystin. Dabei entsteht nicht einfach Cystein, sondern teils Cystein, teils eine Verbindung der Art R—S—SO_3Na[295]. Immerhin kann dann auch Cystin + SO_4'' auf das Folinsche Reagens reduzierend einwirken[296]. Anders verhalten sich Verbindungen wie das Sulfoxyd, das Methionin, das reduziert, aber nicht gespalten wird[297]. In diese Reihe gehört die reduzierende Wirkung von Sulfit auf Hormone, auf Disulfidgruppen, wie Insulin[298] und besonders Oxytocin[298, 299, 300, 301]. Die Inaktivierung ist bei saurer Reaktion nur teilweise, bei p_H 8,4 aber komplett und irreversibel[299].

Vitamin B_1 wird in saurer Reaktion zersetzt[302]. Das macht sich auch bemerkbar beim Schwefeln von manchen Früchten[303]. Durch Behandlung mit Sulfit kann so Casein und Leberextrakt vitaminfrei gemacht werden[302, 1]. Sulfit schützt dagegen Vitamin C nach der Schwefelung[304, 305], im Laboratorium wird reines Vitamin C durch 0,02% Lösungen aber beschleunigt zersetzt[304].

Adrenalin wird geschützt, und wenn es schon oxydiert ist, kann es teilweise sogar in seiner Wirksamkeit gesteigert werden[306].

Wie entscheidend das Milieu für die Sulfitwirkung ist, zeigt das Verhalten von Vitamin A. Dieses wird in Lebertran rasch, in Butter wenig und in Alfalfa gar nicht zerstört[307].

Zum Schluß dieses Abschnittes soll der Hinweis angebracht werden, daß die Blumenfarbstoffe von Sulfiten, und zwar teilweise reversibel, zu entfärben sind[308].

3. Bestimmungsmethoden. *)

α) Aufschließen.

Im Sulfat liegt die stabilste Form des Schwefels vor. In eiweißhaltigen Flüssigkeiten ist Schwefel vielfach organisch gebunden. Er kann aber durch einen Veraschungsvorgang in Sulfat überführt und als solches bestimmt werden. Unter besonderen Bedingungen muß man aber damit rechnen, daß die vorhandenen organischen Beimengungen die SO_4''-Bestimmung je nach der Methode empfindlich stören können, was z. B. bei der Anwendung von Chromaten

---

[293] Bleyer, B. u. Schmidt, H.: Biochem. Z. 141, 278 (1923), Rona 23, 302.
[294] Specht, W.: D. Z. gerichtl. Med. 26, 341 (1936). C. 1936 I, 3551.
[295] Clarke, H. T.: J. biol. Chem. 97, 235 (1932), Rona 70, 626.
[295 a)] Elsworth, F. F. u. Phillips, H.: Biochem. J. 32, 837 (1938), Rona 109, 363. Einwirkung auf Wolle. Dort auch zahlreiche andere Arbeiten über dieses Thema.
[296] Lugg, J. W. H.: Biochem. J. 26, 2144 (1932), Rona 73, 607. Phosphor-18-Wolframsäure.
[297] Micheel, F. u. Schmitz, H.: Ber. 1939, 992.
[298] Freudenberg, K.: Techn. Ind. Schweizer Chemiker-Ztg. 1935, 33. C. 1935 I, 3437.
[299] Gulland, J. M. u. Randall, S. St.: Biochem. J. 29, 378 u. 391 (1935), Rona 90, 150 u. 151. C. 1935 II, 1051.
[300] Freudenberg, K., Weiss, E. u. Biller, H.: Hoppe-Seylers Z. 233, 172 (1935), Rona 88, 183.
[301] Das, N. u. Guha, B. C.: Ind. J. med. Res. 22, 517 (1935), Rona 88, 504.
[302] Williams, R. R., Watermann, R. E., Keresztesy, J. C. u. Buchman, E. R.: J. amer. chem. Soc. 57, 536 (1935), Rona 89, 34.
[302, 1] Kline, O. L., Hall, W. L. u. Morgan, J. F.: J. Assoc. agricult. Chem. 24, 147 (1941), Rona 126, 243.
[303] Morgan, A. F., Kimmel, L., Field, A. u. Nichols, P. F.: J. Nutrit. 9, 369 u. 383 (1935). C. 1935 I, 3001. Sultaninen und Feigen untersucht.
[304] Williams, J. u. Corran, J. W.: Biochem. J. 24, 1, 37 1930). Zitronensaft.
[305] Janowskaja, B. I.: C. 1936 II, 3922. Schwarze Johannisbeeren.
[306] Terai, K. u. Sakuo, N.: Rona 86, 665.
[307] Cady, O. H. u. Luck, J. M.: Proc. Soc. exp. Biol. Med. 27, 288 (1930), Rona 55, 332.
[308] Kozlowski, A.: Science 83, 465 (1936). C. 1936 II, 1190.

als Fällungsmittel für Barium unmittelbar einleuchtet. Auch die Bestimmung der später noch zu besprechenden anderen Oxydationsstufen kann über Sulfat erfolgen. Im allgemeinen wird aber durch Veraschungen der Gesamtschwefel bestimmt. Als Beispiele gebe ich hier unter den trockenen Veraschungsverfahren die Verbrennung an Platinkontakten und Auffangen des entstehenden SO_2 in H_2O_2[309], Erhitzen mit Na_2O_2 im Bombenrohr[310] eventuell unter Zusatz von $NaNO_3$[311] oder Permanganat[311, I] an.

Unter den feuchten Veraschungen ist zu erwähnen das alte Cariusverfahren (mit Salpetersäure[312] oder anderen Oxydationsmitteln[313]) und die meist angewandte Methode mit Salpetersäure-Perhydrol[314, 315, 316]. Perhydrolzusatz kann auch ohne regelrechte Veraschung nur zur Zerstörung von störendem Material etwa in der Wasseranalyse verwandt werden[317], aber man wird doch einen Überschuß sorgfältig entfernen müssen, weil er bei dem anschließenden Bestimmungsverfahren außerordentlich störend wirken kann. Deshalb wird auch hier ein Abdampfen bis zur Trockene vorgeschlagen[314]. Statt Perhydrol zieht man vielfach Perchlorsäure vor, die später nicht stört[318]. Dabei können Verluste an SO_2 entstehen, die durch Vorlegen von Jodsäure abgefangen werden[319]. Will man nur den anorganischen, schon als freies SO_4'' vorliegenden Schwefel bestimmen, dann muß enteiweißt werden. Als meist gebrauchtes Mittel wird Trichloressigsäure angewandt[311, 316, 318, 320, 321]. Unter bestimmten Bedingungen kann Trichloressigsäure stören, weil z. B. mit Benzidin auch einen Niederschlag ergibt[315]. Der Niederschlag wird aber verhindert, wenn später in acetonhaltiger Lösung gearbeitet wird[318 a]. In hohen Konzentrationen von Trichloressigsäure (z. B. 10%) können nach REINHOLD und LETONOFF ([330I]) auch ohne Erhitzen schon deutliche Mengen von Aether-Schwefelsäure zersetzt werden und hohe Werte von SO_4'' vortäuschen. Andererseits wurden Verluste bis zu 40% durch Einschluß in Gerinnungspartikel beobachtet, auch wenn diese nur klein waren. Das läßt sich vermeiden durch Zusatz von Citrat. Weitere angewandte Methoden sind Uranylacetat[324], $HgCl_2 + HCl$[325], Alkohol[171], Hitzekoagulation in Gegenwart von Essigsäure[326]; kolloidales Eisenhydroxyd ist für manche Methoden nicht statthaft[326], kann aber durch wiederholte Fällung entfernt werden[327].

Bei allen diesen Enteiweißungsverfahren werden die gekoppelt vorliegenden Sulfate nicht miterfaßt. Dazu gehört eine Hydrolyse. Das geschieht mit HCl am Rückflußkühler[316, 318 a)] im Gewebe eventuell unter Stickstoff[328, 329]. Auch die Trichloressigsäure der Fällung kann gleich dazu verwandt werden[330].

*) KURTENACKER, A.: Analytische Chemie der Sauerstoffsäuren des Schwefels, Stuttgart 1938.
[309] FRIEDRICH, A. u. WATZLAWECK, O.: Z. anal. Chem. 89, 401 (1932), Rona 70, 219. Die entstandene H_2SO_4 kann dann direkt acidimetrisch bestimmt werden.
[310] WOODMAN, H. E. u. EVANS, R. E.: J. agric. Sci. 23, 459 (1933), Rona 75, 253. Für grobe Mengen.
[311] DEZANI, S. u. COLOMBINO, S.: Rona 41, 756 (1927).
[311, I] STOTZ, H.: Bodenkunde u. Pflanzenernährung 6, 69 (1937).
[312] FRIEDRICH, A. u. MANDL, F.: Mikrochem. 22, 14 (1937). C. 1937 II, 2222. Für Mikromengen von 3 mg organischer Substanz ausgearbeitet.
[313] LEFEVRE, C. u. RANGIER, M.: J. Pharmac. VIII, 151 (1935), Rona 86, 535. Empfindlichkeit der verschiedenen organischen Bindungen, auch SCN'.
[314] LANG, K.: Biochem. Z. 213, 469 (1929), Rona 54, 79.
[315] LESURE, A. u. DUNEZ, A.: Bull. Soc. Chim. biol. 10, 879 (1928), Rona 48, 225.
[316] LESURE, A. u. THOMAS, A.: J. Pharmacie 8, 17, 114 (1933), Rona 72, 684.
[317] NACHTIGALL, G. u. RAEDER, F.: Arch. f. Hyg. 100, 31 (1928), Rona 50, 279.
[318] CHATRON, M.: J. Pharmacie VIII, 13, 425 (1931), Rona 62, 773. a) CHATRON, M.: Bull. Soc. Chim. biol. 13, 300 (1931), Rona 62, 138.
[319] KAHANE, E. u. KAHANE, M.: C. rend. Acad. Sci. 198, 372 (1934), Rona 80, 188.
[320] HUBBARD, R. S.: J. biol. Chem. 88, 663 (1930), Rona 59, 438.
[321] WAKEFIELD, E. G.: J. biol. Chem. 81, 713 (1929), Rona 51, 91.
[322] WAKEFIELD, E. G., POWER, M. H. u. KEITH, N. M.: J. amer. med. Assoc. 97, 913 (1931), Rona 65, 124.
[323] CUTHBERTSON, D. P. u. TOMPSETT, S. L.: Biochem. J. 25, 2, 1237 (1926).
[324] TANAKA, S.: J. of Biochem. 28, 37 (1938), Rona 110, 13. C. 1939 I 1017.
[325] DENIS, W.: J. biol. Chem. 49, 311 (1921).
[326] POHORECKA-LELECZ, B.: Bull. soc. Chim. biol. 9, 263 (1927), Rona 41, 297.
[327] FRISCO, S.: Rona 93, 245 (1935).
[328] KASSELL, B. u. BRAND, E.: J. biol. Chem. 125, 145 (1938).
[329] DENIS, W. u. LECHE, ST.: J. biol. Chem. 65, 561 (1925), Rona 35, 383. a) DENIS, W. u. LECHE, ST.: J. biol. Chem. 65, 565 (1925).
[330] POWER, M. H., WAKEFIELD, E. G. u. PETERSON, R. D.: J. biol. Chem. 105, LXVII (1934), Rona 82, 106.

Manche der Enteiweißungen können benutzt werden, um zugleich für den späteren Analysengang störende Verunreinigungen zu beseitigen. Zu diesen gehört in erster Linie Phosphat, das mit Uranylacetat und als $MgNH_4$-Salz, nicht aber durch $Fe(OH)_3$ entfernt werden kann, weil letzteres bei der Fällung Komplexe mit SO_4'' bildet, die ausfallen[331]. Ebenso wurde zur Beseitigung von Störungen Al- oder Zr-Hydroxyd empfohlen[332, I].

β) Prinzipien.

Sulfat. Die Prinzipien der Bestimmungen trennen sich nach der Weiterverarbeitung, je nachdem die Fällung von Sulfat mit Benzidin oder mit $BaCl_2$ in Richtung dieser colorimetrisch, titrimetrisch usw. erfolgt. Die möglichen Varianten bei Verwendung von Benzidin sind besonders zahlreich.

A. Benzidinsulfat ist im wäßrigen Medium schwerlöslich. Die Löslichkeit erreicht ein Minimum bei p_H 2,75 ± 0,3[331]. Dabei werden Phosphate noch zum Teil mitgefällt und die Werte werden zu hoch, deshalb müssen Phosphate vorher beseitigt werden (siehe oben). Die Löslichkeit wird erhöht durch viel Chloride, erniedrigt durch einen Überschuß von Reagens und besonders durch Aceton. Deshalb wird mit Vorliebe in acetonhaltiger Lösung gefällt, das Reagens sogar in Aceton gelöst, der Niederschlag in Aceton gewaschen. Wenn in der Lösung viele Chloride sind, kann Benzidin-Chlorhydrat eingeschlossen werden[312]. Im Kaninchenharn soll die Fällung nicht gehen[332].

Der erhaltene Niederschlag wird jetzt weiter verarbeitet:

1. Zur colorimetrischen Bestimmung: *a)* Braunfärbung bei Zusatz von Jodjodkali + Ammoniak[171, 333]. 0,1 mg SO_3 in 10 ccm Lösung werden bestimmt.

β) H_2O_2 + $FeCl_3$, in 3 ccm Serum[320, 321, 324, 334]. Die entwickelte Farbe soll wenig stabil sein[335].

γ) Kuppelung des Benzidins mit Phenol zu gelber Farbe[336]. Phenolreagens von Folin. Photometrie mit Stufo. Filter S 72[332, I].

δ) Kuppelung mit Thymol zu roter Farbe[323, 337]. In dem Standard 20 γ S; 1 γ S Fehler.

ε) Kuppelung mit Na-β-naphthochinon-4-sulfonat zu rotbrauner stabiler Farbe[335], von 32 γ S werden im Durchschnitt 91,6% wiedergefunden[324]: 5—120 γ SO_4.

η) Kuppelung mit Dimethylaminobenzaldehyd[338].

ϑ) Bildung eines blauen Farbstoffs mit Phosphorwolframmolybdänreagens[339].

2. Titrimetrische Bestimmungen: *a)* Das Sulfat wird, da die Base nach Auflösung in der Hitze unlöslich ist, direkt titriert, durch n/50 oder n/100 NaOH. Als Indikator dient meist Phenolrot[326, 330, 340] oder Phenolphthalein[318 a), 341], auch Methylrot[312]. Die Titration wird in der Hitze ausgeführt mit CO_2freier Lauge, Leerbestimmung notwendig. Besonders bewährte sich bei uns die Rehbergbürette. Von 50—200 γ wurden 1—4% zu viel wiedergefunden, von anderen von 10—100 γ 0,6—9% zuviel gefunden[344].

β) Titration mit KNO_2 bis Stärkepapier sich beim Tüpfeln bläulich verfärbt[342].

γ) Oxydation des gefällten Benzidins mit Chromat. Der Überschuß wird jodometrisch zurücktitriert[322, 343]. 20—800 γ SO_4'' werden bestimmt. Bei dieser Methode besteht ein Fehler darin, daß im Niederschlag andere oxydierbare Substanzen eingeschlossen sind.

δ) Benzidin wird verbrannt und die CO_2 im Apparat nach van Slyke gemessen[344, I].

[330, I] Reinhold, J. G. u. Letonoff. T. V.: J. biol. Chem. **133**, LXXIX (1940)
[331] Owen, E. C.: Biochem. J. **30**, 352 (1936), Rona **95**, 145. C. **1936 II**, 144.
[332] Glinka-Tschernorutzkaja, J.: C. **1938 I**, 1171.
[332, I] Marenzi, A. D. u. Banfi, R. F.: Biochem. J. **33**, 1879 (1939), Rona **120**, 371.
[333] Yoshimatsu, S.: Tohoku J. exp. Med. **7**, 119 (1926), Rona **37**, 633.
[334] Hubbard, R. S.: J. biol. Chem. **74**, 5 (1927), Rona **43**, 101. 10—100 γ SO_4.
[335] Letonoff, T. V. u. Reinhold, J. G.: J. biol. Chem. **114**, 147 (1936).
[336] Kahn, B. S. u. Leiboff, S. L.: J. biol. Chem. **80**, 623 (1928), Rona **51**, 766. 0,1 mg S.
[337] Pirie, N. W.: Biochem. J. **28**, 1, 305.
[338] Lorant, St.: Biochem. Z. **289**, 425 (1937).
[339] Marenzi, A. D. u. Banfi, R. F.: C. **1938 I**, 2925.
[340] Hoffman, W. S.: J. biol. Chem. **93**, 787 (1931), Rona **65**, 750.
[341] Cope, C. L.: Biochem. J. **25**, 2, 1183 (1931).
[342] Chierici, E.: Rona **85**, 378 (1934).
[343] Wakefield, E. G. u. Power, M. H.: J. biol. Chem. **87**, XV (1930), Rona **57**, 614.
[344] Chatron, M.: J. Pharmacie **VIII**, 13, 244 (1931), Rona **62**, 472.
[344, I] Hoagland, C. L.: J. biol. Chem. **136**, 543 (1940). C. **1941 II**, 379.

B. Methoden, die auf der Fällung als unlösliches $BaSO_4$ beruhen. Die Fällung ist schwierig und für manche Zwecke — besonders für Mengen von $< 50\, \gamma\, SO_4'''/ccm$ — ist die Löslichkeit zu hoch. Hier muß durch ein organisches Lösungsmittel wie Aceton oder Isopropylalkohol[345] die Löslichkeit vermindert werden. Anwesenheit von PO_4'''' stört bei pH < 4 wenig, im Gegensatz zu der Benzidinfällung. Aber auch hier stört eine zu starke Acidität und besonders die Anwesenheit von zu viel Trichloressigsäure, die eventuell durch Extraktion entfernt werden muß[341].

Diese Fällung wird als Grundlage zu folgenden Bestimmungsprinzipien benutzt:

1. Gravimetrische Bestimmung. Der Niederschlag hat bekanntlich die Eigenschaft, Einschlüsse mitzureißen, andererseits leicht durch das Filter hindurchzugehen. Eine Verbesserung der Koagulation erreicht man durch Aluminiumhydroxyd[346]. Zu dieser Bestimmung sind große SO_4''-Mengen notwendig[311, I; 329].

2. Nephelometrische Bestimmung. Genauigkeit wird angegeben mit 10% bei 0,1—0,3 mg S (unterhalb 0,05 mg nicht mehr brauchbar[311, 347]), Testlösung enthält 0,1 mg S. Von anderen werden $20\,\gamma/10$ ccm angegeben[348] oder bis $10\,\gamma/$ccm mit Fehler von 5%. DENIS[325, 349] verlangt nur 0,1 mg S/ccm. Gerade hier aber ist neben der Acidität Trichloressigsäure eine beträchtliche Fehlerquelle, weil die Dichtigkeit des Niederschlags stark beeinflußt wird[341] (S. 367). Verfeinert wurde das Verfahren durch Zusatz von Gelatine als Stabilisator und Beachtung der genauen Acidität von pH 2,8[350]. Angabe eines besonderen Beleuchtungsapparates[351].

3. Messung der Niederschlagshöhe von $BaSO_4$[352]. $30\,\gamma\, SO_4''$ können noch bestimmt werden.

4. Barium gibt mit Rhodizon ein intensivrotes Salz, das noch in Konzentrationen von 1:200000 nach FEIGL eine intensive Farbe gibt. Man kann die Sulfate mit eingestellter Lösung von $BaCl_2$ fällen und den Überschuß zurücktitrieren mit eingestelltem Sulfat bis zum Verschwinden der Rotfärbung in gelb[353]. Durch Alkoholzusatz wurde das Verfahren verbessert[354]. Die Reaktion wird durch eine Unzahl von Stoffen gestört z. B. durch NaCl. Mg-Salze zeigen die Reaktion auch[355], Schwermetalle stören, SO_3'' muß durch Formaldehyd beseitigt werden, S_2O_3'' durch Jod in S_4O_6'' überführt, NO_2' zerstört werden[355 a]. Die Schwierigkeiten umgingen andere[356] durch vorherige Filtration durch Permutit. Die Indikatorfarbe ist empfindlich und blaßt rasch ab, so daß Versuche zum Ausbau einer Mikromethode als aussichtslos aufgegeben wurden[353]. Der Schwierigkeiten wurde OLLGAARD[357] dadurch Herr, daß er erst mit Benzidin in Aceton fällt, dann nach Auflösung in der Wärme bei 70^0 in Alkohol titriert mit m/50 $BaCl_2$ bis zur Rotfärbung. Im Gesamtblut ist die Methode nicht brauchbar, 2 ccm Serum sind notwendig. Wir selbst haben die Methode für wenige γ brauchbar gefunden.

5. Tetraoxychinon als Indikator[358, 358, I].

6. Durch Adsorptionsindikator. An $Mg(OH)_2$ wird Fluorescein nicht adsorbiert, solange noch SO_4'' in Lösung ist[359], oder mit Eosin[360].

---

[345] SHEEN, R. T. u. KAHLER, H. L.: Ind. Eng. Chem. Anal. Ed. 8, 127 (1936). C. **1936 I**, 4946.

[346] ORLOW, J. E.: Z. anal. Chem. 98, 326 (1934), Rona 87, 241.

[347] MAXWELL, L. C., BISCHOFF, F. u. BLATHERWICK, N. R.: J. biol. Chem. 72, 51 (1927), Rona 41, 464. Autoren bestimmen labilen Schwefel.

[348] ALEXEJEWA, M. W.: C. **1936 I**, 2594.

[349] DENIS, W. u. REED, L.: J. biol. Chem. 71, 205 (1926), Rona 40, 705.

[350] CHATRON, M.: J. Pharmacie VIII, 13, 321 (1931), Rona 62, 244. Bei $10\,\gamma/$ccm 10% Fehler, $2,5\,\gamma$ 50%.

[351] PIETERS, H. A. u. HOVERS, J.: Rona 67, 624.

[352] DAMERELL, V. R. u. SPREMULLI, P.: C. **1938 I**, 379.

[353] STREBINGER, R. u. v. ZOMBORY, L.: Z. anal. Chem. 79, 1 (1929), Rona 53, 660. a) STREBINGER, R. u. v. ZOMBORY, L.: Z. anal. Chem. 105, 346 (1936). C. **1936 II**, 1766.

[354] PASCHKE, B.: Z. Unters. Lebensmitt. 62, 378 (1931), Rona 64, 647. Bestimmung von 20—50 mg SO_4.

[355] MUTSCHIN, A. u. POLLAK, R.: Z. anal. Chem. 106, 385 (1936). C. **1937 I**, 1199. a) MUTSCHIN, A. u. POLLAK, R.: Z. anal. Chem. 107, 18 (1936).

[356] ABRAHAMCZIK, E. u. BLÜMEL, F.: Mikrochem. Arch. 1, 354 (1937). C. **1938 I**, 1834.

[357] OLLGAARD, E.: Biochem. Z. 274, 181 (1934), Rona 85, 110.

[358] PEABODY, W. A. u. FISHER, R. S.: Ind. Eng. Chem. anal. Ed. 10, 651 (1938). C. **1939 I**, 3421.

[358, I] HALLETT, L. T. u. KUIPERS, J. W.: C. **1940 II**, 3675. Fehler $< 2\%$ bei Vorlage von 0,5—2 mg S.

[359] VENKATARAMA IYER, M. P.: J. indian. chem. Soc. 12, 164 (1935). C. **1936 II**, 1391.

[360] RICCI, J. E.: C. **1936 I**, 4946. $Pb(NO_3)_2$ als Fällungsmittel.

7. Der von der Fällung übrigbleibende Ba$^{..}$-Überschuß wird als unlösliches BaCrO$_4$ gefällt. Dann folgen Abwandlungen:

α) Titration mit K$_2$CrO$_4$ aus neutraler Lösung. Sobald Ba gefällt ist, wird die Lösung alkalisch. Nur für Makrobestimmung brauchbar[361, 362].

β) Die Fällung des Ba erfolgt durch eingestelltes K$_2$Cr$_2$O$_7$. Der Überschuß wird jodometrisch zurücktitriert[327, 363—366]. Der Niederschlag darf nicht zu lange stehen bleiben, da sekundäre Umsetzungen erfolgen wegen der ähnlichen Löslichkeitsprodukte von BaCrO$_4$ und BaSO$_4$[366].

γ) Sulfatlösungen werden mit BaCrO$_4$ in essigsaurer Lösung geschüttelt und soviel CrO$_4''$ freigemacht als Ba durch SO$_4''$ gefällt wird[314]. Das freie CrO$_4''$ wird entweder jodometrisch[367 a)] oder colorimetrisch mit Diphenylcarbazid[314, 368] oder Benzidin[369] bestimmt.

Diese Verfahren zeigen folgende Störungen:

Anwesenheit von PO$_4'''$, reduzierende Substanzen wie Harnsäure[367], oxydierende wie Fe$^{...}$[363], Adsorption von CrO$_4''$ an BaSO$_4$, Reduktion des CrO$_4''$ durch Cl$'$, weshalb in einer neuerlichen Arbeit die Auffassung vertreten wird, daß es auf dieser Basis bisher kein brauchbares Mikroverfahren gibt[370].

8. Das schwerlösliche Ba(JO$_3$)$_2$ wird mit SO$_4''$ umgesetzt. Durch JO$_3'$ wird Hydrazin oxydiert und der entwickelte Stickstoff gasanalytisch bestimmt[371].

C. Fällung mit Pb(NO$_3$)$_2$ und KJ als Indikator[372].

D. Reduktion der H$_2$SO$_4$ zu H$_2$S durch Umsetzen mit Kohlenstoff und Soda entsprechend der Heparreaktion[373], durch Reduktion im Wasserstoffstrom an Platinasbest[373], durch Kochen mit HJ für 6 Stunden am Rückflußkühler[328] oder mit Jodwasserstoff mit rotem Phosphor[374]. Der übergetriebene H$_2$S kann jodometrisch bestimmt werden[373] oder die Reaktion zu Methylenblau verwandt werden[374]. Mit dieser Methode soll man noch 0,5 γ S bestimmen können[374)a]. Aber anscheinend verläuft die Methylenblaubildung nicht immer glatt, denn von anderer Seite[378 a)] wurde als geeigneter die colorimetrische Bestimmung als PbS vorgezogen mit Dextrin als Stabilisator.

E. Konduktometrische Titration[375].

Persulfat. Beruht auf der oxydativen Wirkung, hat im biologischen Versuch bisher kein Interesse gehabt. Zusammenfassung der Methoden[376].

Sulfit. Die Bestimmung erscheint nach den ausgeprägten chemischen Eigenschaften des Sulfits trivial: d. h. man setzt ein eingestelltes Oxydationsmittel zu und titriert den unverbrauchten Rest zurück. Ebenso kann man das Oxydationsmittel zusetzen und das entstandene Sulfat bestimmen, eventuell in Differenz zu schon präformiertem. Daß diese Bestimmung nicht so einfach verläuft, kann man sich leicht aus dem ableiten, was im Anfang des Abschnittes (S. 24 ff.) über die Einwirkung der Sulfite auf organische Substanzen gesagt wurde. Das Sulfit kann außerdem leicht an der Luft oxydiert werden. Manche Autoren schlagen zum Schutz den Zusatz von ebendort genannten Substanzen, z. B. Glucose[377] vor. Weil sich in organischer Umgebung bei chemischen Operationen andere Nebenreaktionen abspielen, wird man

---

[361] BALACHOWSKI, S. u. GINSBURG, F.: Z. anal. Chem. **86**, 344 (1931), Rona **65**, 673.
[362] NASARENKO, W. A.: C. **1936 I**, 2782.
[363] PHOTIADIS, PH.: Z. anal. Chem. **91**, 173 (1932). Rona **72**, 225.
[364] KÖSZEGI, D.: Z. anal. Chem. **77**, 203 (1929), Rona **50**, 602. Ca stört nicht.
[365] HANSEN-SCHMIDT, E.: Arch. f. Hyg. **112**, 63 (1934), Rona **80**, 557. Für Trinkwasser, organische Substanzen sind mit Perhydrol zu zerstören[317].
[366] KLINKE, K.: Biochem. Z. **154**, 171 (1924), Rona **30**, 665.
[367] MORGULIS, S. u. HEMPHILL, M. G.: J. biol. Chem. **96**, 573 (1932), Rona **70**, 128.
a) MORGULIS, S. u. HEMPHILL, M. G.: Biochem. Z. **249**, 409 (1932), Rona **70**, 128. Kritik von [314].
[368] URBACH, C.: Mikrochem. N. F. **8**, 321 (1934), Rona **81**, 413. Für Stufenphotometer·
[369] YOSHINO, K.: C. **1937 II**, 262. Für 2 ccm Milch.
[370] MANOV, G. G. u. KIRK, P. L.: Ind. eng. chem. anal. Ed. **9**, 198 (1937). C. **1938 I**, 379.
[371] VAN SLYKE, D. D., HILLER, A. u. BERTHELSEN, K. C.: J. biol. Chem. **74**, 659 (1927), Rona **43**, 676.
[372] MINDALEW, Z.: Z. anal. Chem. **75**, 392 (1928), Rona **50**, 601.
[373] TER MEULEN, H.: Diss. Delft 1925, Rona **36**, 737.
[374] LORANT, I. ST.: Hoppe-Seylers Z. **185**, 245 (1929), Rona **54**, 419. a) LORANT, I. ST.: Hoppe-Seylers Z. **193**, 56 (1930), Rona **59**, 189.
[375] JANDER, G.: Z. angew. Chem. **1929, II**, 1037, Rona **57**, 681.
[376] KURTENACKER, A. u. KUBINA, H.: Z. anal. Chem. **83**, 14 (1931), Rona **60**, 517.
[377] KORENMAN, I. M.: Mikrochem. **17**, N. F. 11, 361 (1935). C. **1935 II**, 2704.

der Bestimmung eine vorherige Destillation aus saurer Lösung im CO_2-Strom[378, 379], mit Wasserdampf[380] oder im Luftstrom[381] vorangehen lassen. Auch Enteiweißungen werden angewandt, z. B. Zn-acetat-Ferrocyankalium bei Bestimmung in Fleisch[378, I].

Als eingestellte Lösungen zur Oxydation dienen Chromat[379, 382], n/100 Jod[380] oder haltbares Jodat[377]. Alle diese Oxydationsmittel führen nur zum Teil zur Bildung des von der Theorie geforderten Sulfats. Besser soll die Anwendung von Jodcyan JCN sein[383]. Selbst Permanganat führt nicht zum Ziel in saurer oder neutraler, sondern nur in alkalischer Lösung[384]. Alkalisches Permanganat kann auch als Oxydationsmittel dienen, um SO_3'' in SO_4'' zu überführen und es ebenso zu bestimmen, desgl. ist dazu geeignet H_2O_2[378, I; 385].

Auch die entfärbende Wirkung von SO_3'' auf Farbstoffe wie Fuchsin und Methylgrün, eine Reaktion, die S_2O_3 nicht gibt, wurde zur Bestimmung kleiner Mengen ausgearbeitet[386].

Schließlich wurde noch durch potentiometrische Titration des Redoxpotentials eine Bestimmung versucht, und zwar bei Titration mit Chromat[387] oder spezifisch durch Bildung von Komplexen $[Hg(SO_3)_2] Na_2$ bei Titration mit $HgCl_2$[388].

Thiosulfat. Die Bestimmung von S_2O_3'' wurde durch einfache direkte Jodometrie z. B. im Harn versucht[389]. Die notwendige Entfärbung des Harns mit Tierkohle führt aber auch zur Adsorption von S_2O_3''[390]. Wegen Jodverbrauchs des Urins muß ein Leerwert abgezogen werden. Das zeugt schon von der Beschränktheit der Methode auf solche Fälle, wo man schon weiß, daß nur S_2O_3'' wirklich vorhanden sein kann. Die Abspaltung von Schwefel in saurer Reaktion ist wenig empfindlich und nur für qualitative Verfahren brauchbar[386].

Spezifischer ist die Methode der katalytischen Einwirkung von Thiosulfat auf die Reaktion zwischen NH_3 und J_2[2, I].

Ein weiteres Verfahren[391] beruht auf folgenden Umsetzungen:

$$2 Na_2S_2O_3 + J_2 = 2 NaJ + Na_2S_4O_6.$$

Das gebildete Tetrathionat wird mit KCN behandelt und umgesetzt: $Na_2S_4O_6 + 3KCN + H_2O = 2 HCN + KCNS + K_2SO_4 + Na_2S_2O_3$. Durch die primäre Jodbehandlung werden andere reduzierende Substanzen beseitigt. Die zweite Titration geschieht mit Jod und trifft nur den halben Teil der vorher vorhandenen S_2O_3.

Zur Trennung der verschiedenen **Polythionate** verwendet STARKEY[392] die Reaktion mit Laugen. Die Spaltprodukte bestehen teils aus S_2O_3'', teils aus SO_3''. Es entstehen dabei aus:

Trithionat	66%	Sulfit-S und	33%	S_2O_3-Schwefel
Tetrathionat	25%	,, ,,	75%	,,
Pentathionat	0%	,, ,,	100%	,,

Diese werden durch Jodtitrationen auseinandergehalten.

Aus dem Wenigen, was über die Bestimmung von höheren Schwefelsauerstoffsäuren bekannt ist, ergibt sich, daß jeder Experimentator sich wohl einen für seinen Zweck geeigneten Weg wird suchen müssen. Die Untersuhungen von BAUMGARTEN halte ich zum Vermeiden von Fehlern für besonders wichtig.

---

[378] WIDMER, A., BRAUN, F. u. KALBERER, O. E.: Mitt. Lebensmittelunters. **22**, 42 (1931), Rona **69**, 48. a) WIDMER, A., BRAUN, F. u. KALBERER O. E.: Mitt. Lebensmittelunters. **23**, 82 (1932), Rona **69**, 48. (Bestimmung in Wein und Fruchtsäften).
[378, I] STEINHOFF, G.: Z. Unters. Lebensmitt. **58**, 649 (1929), Rona **55**, 175.
[379] PHOTIADIS, PH.: Z. anal. Chem. **91**, 181 (1932), Rona **71**, 668. Im Wein.
[380] WOIDICH, K.: Mikrochem. **8**, 147 (1930), Rona **56**, 663. Apparatur für 0,5 mg SO_2.
[381] RÖTTINGER, A. C.: Mikrochem. Pregl-Festschr. **1926**, 313, Rona **53**, 157. Apparatur.
[382] GUREWITSCH, V. G. u. KRAKOWSKAJA, R.: Z. anal. Chem. **92**, 185 (1933), Rona **73**, 47.
[383] ALSTERBERG, G.: Biochem. Z. **172**, 223 (1926), Rona **37**, 270.
[384] KOLTHOFF, I. M.: Rona **29**, 514 (1924). Auch S_2O_3 wird oxydiert.
[385] ROTHENFUSSER, S.: Z. Unters. Lebensmitt. **58**, 98 (1929), Rona **53**, 14.
[386] MENEGHETTI, E.: Arch. intern. Pharmacodynamie **39**, 74 (1930), Rona **59**, 667.
[387] LÖBERING, J.: Z. anal. Chem. **101**, 392 (1935). C. **1935 II**, 3268.
[388] SPACU, G. u. DRAGULESCU, C.: Z. anal. Chem. **101**, 113 (1935). C. **1935 II**, 2095.
[389] NYIRI, W.: Z. ges. exper. Med. **41**, 381 (1924), Rona **29**, 271.
[390] HOLBOLL, S. A.: Rona **32**, 790 (1935). a) HOLBOLL, S. A.: Klin. Wschr. **4**, 1636 (1925), Rona **33**, 733.
[391] ZÖRKENDÖRFER, W.: Biochem. Z. **278**, 191 (1935), Rona **89**, 400.
[392] STARKEY, R. L.: J. Bacteriol. **28**, 387 (1934).

III. Rhodanid.

1. Chemie.

SCN′ ist ein 1wertiges Radikal, das Ähnlichkeit mit den Halogenen hat. Da zeigt sich auch bei der Strukturmessung durch Ramanspektrum, indem dieses besonders mit HBr große Ähnlichkeit hat. Von GOUBEAU und GOTT[399, I] werden 2 Strukturformen diskutiert:

I. —S—C≡N, als Ion $\overline{S}$—C≡N
II. S=C=N—, als Ion S=C=$\overline{N}$.

Die erste Form ist maßgeblich und erklärt auch die Neigung zur Komplexbildung. Es läßt sich unter geeigneten Bedingungen eine Verbindung $(SCN)_2$ Dirhodan erhalten, die aber in Wasser sich sofort zersetzt, in organischen Lösungsmitteln dagegen ziemlich haltbar ist und an Stelle von Jod nach KAUFMANN mit ungesättigten Fettsäuren reagiert (allerdings schwächer als Jod). Mit Jod gibt es das Gleichgewicht: $J_2 + 2\,SCN \rightleftarrows 2\,J' + (SCN)_2$. Wie die Halogenwasserstoffsäuren gehört auch die Rhodanwasserstoffsäure zu den starken Säuren. Sie schließt sich auch in einigen anderen Reaktionen an die Halogene an, z. B. durch die Unlöslichkeit des AgSCN, wovon in der Maßanalyse Gebrauch gemacht wird. Schwerlöslich ist auch $Pb(SCN)_2$ und (im Gegensatz zu $HgCl_2$) $Hg(SCN)_2$, während aus 1wertigen Hg-Salzen metallisches Hg frei wird. Ebenso ist schwerlöslich das schwarze Cuprirhodanid und noch schwerer das weiße Cuprorhodanid.

Von besonderer Wichtigkeit für die Analyse ist die Bildung von blutrotem $Fe(SCN)_3$. Diese Verbindung ist in organischen Lösungsmitteln wie Äther, Amylalkohol, Paraffin[393] und vielleicht am besten Äthylenglykolmonobutylester[394] löslich. Diese Eigenschaft wird benutzt zum Nachweis des Eisens im Gewebe[394, 395] oder gar zum histochemischen Nachweis des Eisens[393]. Oxydationsmittel wie H_2O_2 machen leicht HCN frei, das dann übergetrieben und mit der Berlinerblaureaktion nachgewiesen werden kann[396]. Umgekehrt bildet sich SCN′ durch Einwirkung von KCN auf Verbindungen mit 2wertigem negativen Schwefel, wie S_2O_3'' oder Cystin[397] (Isothiocyanid reagiert anders[398]) oder mit Methylamin allein[399]. Zum Nachweis wichtig ist die Eigenschaft — worin wiederum eine Gemeinsamkeit mit den Jodiden besteht — mit Fe·· und Dipyridyl charakteristisch gefärbte Komplexe zu bilden, die auch in der quantitativen Analyse zur Verwendung kommen[400].

Mit organischen Substanzen reagieren Rhodanide ebenfalls, z. B. mit Hämin[401] bzw. Methämoglobin und Zuckern wie Glucose und Fructose, hier unter Bildung ganz verschiedener Produkte[402]. In Luft, besonders bei Einwirkung von Licht, bildet sich Sulfat ([410 I]).

Ein histochemischer Nachweis gelang STRUGGER mit Berberin mit Hilfe der Fluorescenz der Fällungen[2188].

---

[393] SCHMELZER, W.: Z. Mikrosk. **50**, 99 (1933), Rona **75**, 238.
[394] BERNHARD, A. u. DREKTER, I. J.: Science N. Y. **1932**, 517, Rona **69**, 539.
[395] MC FARLANE, W. D.: Biochem. J. **26**, 1034 (1932), Rona **70**, 436.
[396] DANCKWORTT, P. W. u. PFAU, E.: Arch. d. Pharmaz. Ges. **262**, 442 (1924), Rona **30**, 329.
[397] BODANSKY, M.: J. Pharm. exp. Ther. **37**, 463 (1929), Rona **54**, 421.
[398] TODRICK, A. u. WALKER, E.: Biochem. J. **31**, 297 (1937), Rona **101**, 208.
[399] EMDE, H. u. HORNEMANN T.: Arch. Pharmaz. Ges. 269 (1931), 336, Rona **65**, 340.
[399, I] GOUBEAU, J. u. GOTT, O.: Ber. **1940**, 127.
[400] POLUEKTOW, N. S. u. NASARENKO, W. A.: C. **1938 II**, 897. Auch Ferrocyanide geben solche Komplexe.
[401] KÜSTER, W.: Hoppe-Seylers Z. **129**, 157 (1923), Rona **22**, 9. Auf ein Fe kommt ein SCN.
[402] ZEMPLÉN, G., GERECS, A. u. ILLÉS, E.: Ber. **1938**, 590.

2. Rhodanbestimmungen.

1. Die rote Verfärbung mit Ferrisalzen kann zur empfindlichen colorimetrischen Bestimmung benutzt werden. Im Speichel[403] ohne Entfernen des Eiweißes. Bestimmungen im Magensaft[406], im Serum nach Enteiweißung mit Trichloressigsäure[404, 405, 405, I], für Stufenphotometer[407] ohne Enteiweißung durch Filterung und photoelektrische Colorimetrie[407, I], desgleichen mit Enteiweißung[407, II]. Zur Ansäuerung nimmt man am besten Salpetersäure, Schwefelsäure stört durch Eigenfärbung. Die Eigenfärbung stört besonders im Urin, wo man versuchte, die Farbe durch Kompensation zu beseitigen[408]. Einen anderen Weg gingen BRODIE und FRIEDMAN[409] bei ihrer Bestimmung des SCN' im Gewebe. Nach Fällung des Eiweißes mit Wolframat (Trichloressigsäure erwies sich als ungeeignet), wird die Entfärbung durch Kohle bewerkstelligt. Das darf nur in alkalischer Lösung geschehen, weil in neutraler und saurer Lösung Rhodanid auch adsorbiert wird (s. a. [410]II]).

2. Oxydation des SCN' mit eingestellter Jodlösung nach der alten Methode von RUPP und SCHIED[410]. Die Reaktion erfolgt in bicarbonat-alkalischer Lösung nach der Gleichung: a) $AgSCN + 8J + 4H_2O \rightarrow H_2SO_4 + 6HJ + AgJ + JCN$, b) $JCN + HJ \rightarrow HCN + J_2$, also 2 Moleküle Jod werden zurücktitriert, so daß für 1 Molekül SCN 6 Atome Jod verbraucht werden. Vorher muß das SCN als AgSCN isoliert werden, da die Oxydation auch andere organische Stoffe treffen kann[411, 412].

Diese Reaktion ist ungenau, denn die verschiedensten Substanzen werden mitgerissen und geben zu Fehlern Anlaß[413]. Die Fehler können im Harn 30—2000% erreichen[414]. Dasselbe gilt auch bei der Möglichkeit, den Sulfatschwefel in der Schmelze mit KNO_3 zu bestimmen, weil eben immer schwefelhaltige andere Produkte stören[413]. Zu Reinigungszwecken werden verschiedene Verfahren benutzt, z. B. kann man $Ba(SCN)_2$ in absolutem Alkohol lösen und es so spezifisch extrahieren[413, 415]. Ob die hier angegebenen Fehlerquellen durch Titration mit KJO_3 vermieden werden, wie neuerlich empfohlen[417], ist die Frage.

3. Bromsäure als Oxydationsmittel wurde verwandt von HARTNER[416], der AgSCN und KBr umsetzte und so reinigte, und von KAHANE[418]. Die Enteiweißung erfolgt mit Cadmiumhydroxyd, das störende Substanzen wie Glutathion usw. entfernt. Fehler selten größer als 0,15 γ.

4. Um eine unspezifische Wirkung zu vermeiden, oxydiert SCHULEK[419] mit Bromwasser in saurer Lösung: $HCNS + 4Br_2 + 4H_2O = H_2SO_4 + 7HBr + CNBr$. Nach Abschluß

---

[403] REISSNER, A.: Monatsschr. Zahnheilk. 46, 125 (1928), Rona 45, 307. 0,00005% geben noch Verfärbung.

[404] SCHREIBER, H.: Biochem. Z. 163, 241 (1925), Rona 34, 844.

[405] GRIFFITH, J. Q. u. LINDAUER, M. A.: Amer. Heart J. 14, 710 (1937). C. 1938 I, 2583.

[405, I] RAVIN, A.: J. Labor. clin. Med. 25, 1204 (1940), Rona 123, 209.

[406] LOCKEMANN, G. u. ULRICH, W.: Biochem. Z. 243, 150 (1931), Rona 66, 70. Bis 0,1 mg SCN' in 100 ccm Magensaft.

[407] URBACH, C.: Biochem. Z. 237, 189 (1931), Rona 64, 228.

[407, I] GINSBURG, E. u. BENOTTI, N.: J. biol. Chem. 131, 503 (1939).

[407, II] CHESLEY, L. C.: J. biol. Chem. 140, 135 (1941). C. 1942 I, 905.

[408] SMITH, R. G. u. MALCOLM, R. L.: J. of Pharm. exp. Ther. 40, 457 (1930), Rona 60, 141.

[409] BRODIE, B. B. u. FRIEDMAN, M. M.: J. biol. Chem. 120, 511 (1937). Bei 72 γ SCN 8%, bei 358 γ 2% Verlust.

[410] RUPP, E. u. SCHIED, A.: Ber. 1902, 2191.

[410, I] WOOD, J. L., WILLIAMS, E. F. u. KINGSLAND, N.: J. biol. Chem. 170, 251 (1947) Herstellung von Rhodan mit radioaktivem S^{35}.

[410, II] ALDRIDGE, W. M.: Analyst 69, 262 (1945).

[411] MATHIS, H.: Z. Stomat. 30, 1069 (1932), Rona 74, 92.

[412] SCHLECHTER, M.: Z. klin. Med, 117, 637 (1931). a) SCHLECHTER, M.: Z. klin. Med. 117, 652 (1931). b) SCHLECHTER, M.: Z. klin. Med. 117, 657 (1931). c) SCHLECHTER, M.: Z. klin, Med. 117, 660 (1931), Rona 64, 98—99.

[413] SULLIVAN, M. X. u. HESS, W. C.: Proc. Soc. exp. Biol. 30, 805 (1933), Rona 74, 508. Fehler geben: Ergotionin, Harnproteose, Oxyproteinsäure und Harnsäure.

[414] BAUMANN, E. J., SPRINSON, D. B. u. METZGER, N.: J. biol. Chem. 105, 269 (1934), Rona 82, 120.

[415] SULLIVAN, M. X.: J. biol. Chem. 100, XCI (1933), Rona 74, 709.

[416] HARTNER, F.: Mikrochem. 10, 141 (1935), Rona 86, 100. Bis 0,5 γ SCN' sollen zu erfassen sein; und Band 16 (zitiert nach BECHER, E.: Klin. Wschr. 1942, 1).

[417] KORENMAN, I. M. u. ANBROCH, Z. A.: Mikrochem. 21, 60 (1936). C. 1937 I, 2827. 10—700 γ geben gute Werte.

[418] KAHANE, E. u. COUPECHOUX, R.: Bull. Soc. chim. France (5) 3, 1588 (1936). C. 1937 I, 3678. Bei 0,1 mg zu 2% genau. Bestimmung im Reinecke-Salz.

[419] SCHULEK, E.: Z. anal. Chem. 62, 337 (1923), Rona 34, 448.

dieser Reaktion wird das überschüssige Brom durch Phenol entfernt und CNBr nach Zusatz von KJ titriert. Sulfide, Sulfite und Thiosulfate stören nicht, da sie zum Teil bei der ersten Oxydation zerstört werden. Genaue Angaben über Titration auch anderer Cyanide mit Methylorange als Reduktionsmittel für Br_2 gibt LANG[420].

5. Die Spezifität wird erhöht bei anderen Verfahren[414], nach denen SCN mit Chromsäure soweit oxydiert wird, daß HCN frei wird. Diese HCN wird in NaOH übertrieben und dort nach LIEBIG titriert. In der Vorlage kann auch die Bestimmung durch die Berlinerblaureaktion empfindlicher gemacht werden[421].

6. Am wichtigsten ist das Verfahren von LANG[422], der die Bildung von einem Kupfer-Pyridin-Rhodankomplex $CaPy_2(SCN)_2$ mit anschließender Photometrie zur Bestimmung verwendet. Allerdings wird diese Fällung von anderer Seite als unvollständig hingestellt[423], während nach BECHER[416] zu große Mengen im Blut gefunden werden (Erfassungsgrenze 5 γ).

7. Die Reaktion von SCN' mit $Hg(NO_3)_2$ wird teilweise als titrimetrische[424] oder potentiometrische[425] Methode benutzt.

IV. Cyanat.

Die Cyansäure entspricht der Rhodanwasserstoffsäure, nur daß an Stelle von S ein O steht. Manche Reaktionen beider Säuren sind analog z. B. die Reaktion mit Kobalt zum blauen Komplexsalz $[Co(NCO)_4]K_2$. Unlösliche Salze gibt es mit $Ag^{\cdot}$, $Hg^{\cdot}$, $Pb^{\cdot\cdot}$, $Cu^{\cdot\cdot}$. Die Niederschläge zersetzen sich sofort unter Entwicklung von CO_2, wie auch die löslichen Cyanate in saurer Lösung sich sofort zersetzen nach der Gleichung: $HCNO + H_2O \rightarrow NH_3 + CO_2$.

Als Zwischenprodukt soll Carbaminsäure auftreten[426].

Als Nachweisverfahren kann man die Bindung an Semicarbazid verwenden, woraus auch eine quantitative Bestimmung für größere Mengen ausgebaut wurde[427]. Eine empfindliche spezifische Reaktion, die noch in Konzentrationen von 3:100000 merkbar ist, wurde erreicht durch Fällung als AgCNO. Behandeln des Niederschlages mit Jod und Anlagerung des Jodoxycyans an Cyclohexen[428].

Als quantitative Bestimmung wird meistens die Umwandlung in Harnstoff verwandt, etwa: $NaCNO + NH_4Cl \rightarrow CO(NH_2)_2 + NaCl$. Der Harnstoff wird als Xanthydrol bestimmt[429, 432, 433]. Die Umwandlung verläuft allerdings nur bis zu einem Gleichgewicht[430] und wird durch gekochten Leberextrakt gehemmt[431]. Diese Umlagerung verläuft auch in Blut und Lymphe[432]. Die Zersetzung in Ammoniak ist nur in saurer Umgebung merkbar. Umgekehrt ließ sich durch Zersetzung eine manometrische Bestimmung aufbauen ([441], II).

Neuerdings arbeiteten DIRNHUBER und SCHÜTZ ([5I u. -441I]) eine Isolierung aus, indem sie aus schwach saurer Lösung (2 m Citratpuffer p_H 5,3) bei 0,05 mm Hg Druck bei 50° destillierten und in NaOH auffingen. Aus reinen Lösungen wurden 30% wiedergefunden, 10% aus aufgelösten Blutzellen. So gelang es CNO' in Erythrozyten nachzuweisen, besonders wenn nach Entfernung der Nieren Urea retiniert wurde. 0,5% des Harnstoffs wurde als Cyanat gefunden, aber viel mehr müsse vorhanden sein, da nur 10% wiedergewonnen werden konnte.

Cyansäurebildung wurde schon von NICLOUX[432] als Zwischenprodukt bei der Oxydation von Eiweißen und Aminosäuren mit $KMnO_4$ vermutet, weil Harnstoff

---

[420] LANG, R.: Z. anal. Chem. 67, 1 (1925), Rona 34, 448.
[421] ORELLA, P. R.: C. 1936 II, 2186.
[422] LANG, K.: Biochem. Z. 262, 14 (1933). S. a. Amer. rev. Biochem. 41, 149 (1935). 5 γ SCN' können bestimmt werden.
[423] COHEN, E. u. PIEPENBROEK, K.: Z. anal. Chem. 99, 258 (1934), Rona 89, 253.
[424] IONESCO-MATIU, A.: Bull. Soc. Chim. biol. 16, 970 (1934), Rona 84, 524.
[425] KOLTHOFF, I. H. u. LINGANE, I. I.: J. amer. chem. Soc. 57, 2377 (1935). C. 1936 I, 3725.
[426] FEARON, W. R. u. DOCKERAY, G. C.: Biochem. J. 20, 13 (1926).
[427] LEBOUCQ, J.: J. Pharmacie 5, 531 (1927), Rona 41, 651.
[428] LINHARD, M. u. STEPHAN, M.: Z. anal. Chem. 88, 16 (1932), Rona 67, 624.
[429] MONTGOMERY, E. G.: Biochem. J. 19, 71 (1926).
[430] WARNER, J. C. u. STITT, F. B.: J. amer. chem. Soc. 55, 4807 (1933), Rona 78, 365. 2 molekulare Reaktionen.
[431] FOSSE, R. u. ROUCHELMANN, N.: C. rend. Acad. Sci. 184, 1021 (1927), Rona 41, 524.
[432] NICLOUX, M. u. WELTER, G.: C. rend. Soc. Sci. 174, 1733 (1922).

als Endprodukt nachgewiesen wurde. Bei der Oxydation von Glycin, Alanin usw. mit $H_2O_2 + FeSO_4$ wurde Harnstoff nachgewiesen durch Zusatz von NH_4Cl[433]. Er soll auch entstehen, wenn kohlenstoffhaltige Stoffe wie Glycerin, Zucker, Alkohole, Phenole in Gegenwart von NH_4OH oxydiert werden[434]. Als Zwischenprodukt bei irgendwelchen Umsetzungen wurde früher das Auftreten von Cyansäure vielfach vermutet, und zwar auf dem Wege zum Harnstoff, dann aber auch bei der Zersetzung des Harnstoffs durch Urease[435]. Diese Auffassung scheint aber deswegen abwegig zu sein, weil die spontane Zersetzung des gebildeten NH_4CNO bei der Acidität, in der Urease wirksam ist, bei weitem nicht rasch genug verläuft[436].

Im allgemeinen ist Cyansäure sehr reaktionsfähig, wie die Bildung von Komplexen mit Proteinen und Aminosäuren ([441, IV]) beweist. Mit Aminen reagiert es nach dem Schema: $HCNO + R-NH_2 \rightarrow NH_2\text{-}CO\text{-}NH\text{-}R$ (Dustin [441, III]).

V. Ferrocyanwasserstoffsäure $[Fe(CN)_6]^{IV}$.

Der Cyan-Fe-Komplex ist so stabil, daß weder HCN- noch Fe-Reaktionen erhalten werden können. Die Salze der Alkalien und Erdalkalien sind löslich, die anderen nicht. Bekannt sind die braune Fällung mit Cu, die weißliche mit Zn und vor allem die Bildung von Berlinerblau mit Ferrisalzen, die zur Analyse häufig benutzt wird. Der Komplex wird bei Lichtzutritt zersetzt unter Bildung von $\left[Fe\begin{matrix}HCN\\(CN)_5\end{matrix}\right]$. Bei Luftzutritt entsteht eine violette Farbe[437].

Der Nachweis des Ferricyanids ist empfindlicher und man gelangt in die Größenordnung der γ[438, 439]. Unter Einwirkung von Säure zersetzt sich der Komplex, und es wird HCN frei, auch Fe^{III} wird dann frei, merkbar an der Blaufärbung. Durch Salpetersäure entsteht Nitroprussidnatrium, das bekannte Reagens auf -SH-Gruppen.

Aus diesen kurzen Hinweisen ergeben sich die Bestimmungsmethoden, die alle nicht sehr empfindlich sind.

1. Fällung mit Cobalt[440].
2. Zersetzung mit Überführung der HCN, die mit Ag unter Zusatz von KJ als Indicator titriert wird[441], 10 mg werden zu 98% gefunden. Die Empfindlichkeit könnte vielleicht gesteigert werden bei Anwendung der Angaben unter SCN'-Bestimmung.
3. Colorimetrie des entwickelten Preußischblau[442], vorher Fällung nach Folin-Wu.
4. Diese Reaktion wird auch vielfach zu histochemischen Experimenten benutzt. Aus den sehr zahlreichen Versuchen (siehe später) gebe ich die zuletzt erschienenen an[443], weil sich dort eine Diskussion der Empfindlichkeit usw. findet.

---

[433] Fearon, W. R. u. Montgomery, E. G.: Biochem. J. 18, 576 (1924).
[434] Laude, G.: C. rend. Acad. Sci. 194, 2070 (1932), Rona 69, 234. a) Laude, G.: C. rend. Acad. Sci. 190, 435 (1930), Rona 56, 22.
[435] Fearon, W. R.: Biochem. J. 17, 84 u. 800 (1923).
[436] Artom, C.: Boll. soc. biol. sper. 1, 414 (1926), Rona 40, 340.
[437] Baudisch, O.: Ber. 62, 2706 (1929), Rona 54, 131.
[438] Korenman, I. M.: C. 1935 II, 2986. Mit Indigokarmin.
[439] Storfer, E.: Mikrochem. 17, 170 (1935). C. 1935 II, 2986.
[440] Hynes, W. A., Malko, M. G. u. Yanowski, L. K.: Ind. Eng. chem. Anal. Ed. 8, 356 (1936). C. 1937 I, 1741. 0,1 g.
[441] Edwards, J. G. u. Langley, W. D.: J. biol. Chem. 112, 469 (1936). C. 1936 II, 2582. Ausgearbeitet für Urin und Muskel.
[441, I] Birch u. Schütz, F.: Brit. J. Pharmacol. 1, 186 (1946), Nature 155, 759 (1945), J. Physiol. 105, 17 P. (1947).
[441, II] Dirnhuber, P. u. Schütz, F.: Biochem. J. 42, 628 (1948)
[441, III] Dustin, P.: Nature 1947, 794.
[441, IV] Holtham, S. B. u. Schütz, F.: Experientia 4, 398 (1948).
[442] van Slyke, D. D., Hiller, A. u. Miller, B. F.: Amer. J. Physiol. 113, 611 (1935). 0,8—1,3 mg Na_4FeCy_6 notwendig.

5. **Potentiometrische Titration mit Bromaten**[444]. Zu dieser Bestimmung soll die Eiweißfällung mit $Zn(OH)_2$ geeignet sein, weil sie das Redoxpotential an sich nicht ändert[445].

VI. Nitrate.
1. Allgemeine Chemie..

Mit den Nitraten und dem Stickstoff als charakteristische Mitte des Anions kommen wir in die 5. Hauptgruppe des periodischen Systems der Elemente, die mit N beginnend, über P, As, Sb zum Bi führt. Der Stickstoff, das Glied dieser Gruppe mit der niedrigsten Ordnungszahl, kann maximal positiv 5wertig werden, ist dann häufig noch 3wertig, kann aber alle Wertigkeiten wie 1, 2, 4 auch annehmen. Negativ kann er 3wertig sein im Typ der Verbindungen des Ammoniaks NH_3 und als dessen erste Oxydationsstufe des stark basischen Hydroxylamins. Am stabilsten ist die 5wertige Verbindung (wie in der Salpetersäure HNO_3), die zwar oxydieren kann, aber zur Reduktion starke Reduktionsmittel erfordert, wie nascierenden Wasserstoff, wenn die Lösung neutral und alkalisch ist, also Nitrate vorliegen. Wie kompliziert die Vorgänge hierbei verlaufen, lehren die Untersuchungen von BAUDISCH[455]. Nach diesen Untersuchungen reduziert nur frisch gefälltes $Fe(OH)_2$ und auch nur in Anwesenheit von Sauerstoff. Durch Abspaltung von Wasser aus dem Hydrat wird O_2 aus der Luft aktiviert und dieser beginnt die Reduktion.

Die zweithäufigste Verbindung ist das viel unbeständigere Nitrit, in dem der Stickstoff 3wertig ist. Nitrite oxydieren leichter, schon in neutraler Lösung. Daran können sie z. B. in vielfachen Farbreaktionen, die meist auf der Oxydationswirkung beruhen, unterschieden werden. Die Nitrate sind alle löslich und können durch Fällungsreaktionen nicht nachgewiesen werden, mit Ausnahme der organischen Base Nitron, deren Fällung auch zu gravimetrischen Bestimmungen Verwendung findet, auch zum histochemischen Nachweis vorgeschlagen wurde[448, I].

Zum Nachweis dient die Reaktion mit Diphenylamin[446, 447] also diazotierende Wirkung, die gerade auch dem NO_2' innewohnt. Die Reaktion wird von allen Oxydationsmitteln gegeben[448]. Entfärbung von Indigo ($20\gamma/ccm$), Diaminophenol in H_2SO_4 ($6\gamma/ccm$), α-Naphthylamin[449], Magdalarot[450], Azorobin[451], Diphenylenglykokol[452 a)], 2,7-Diaminofluoren[452 b)], Tetrahydrostrychnin nach DENIGES[453]. Spezifisch ist die Reaktion mit β-Methylumbiliferon[454] und die Bildung von Nitroprussid-Na, mit Violettfärbung bei Zusatz von H_2S.

Nur nebenbei soll hier auf die Verbreitung der Nitrate in der Natur hingewiesen werden. In jedem Boden sind Nitrate vorhanden und werden aus ihm von manchen Pflanzen als solche aufgenommen und gespeichert. Im Boden entstehen sie durch Bakterienwirkung, aber auch schon allein bei sicherer Abwesen-

---
[443] GERSH, I. u. STIEGLITZ, E. J.: Anat. Rec. **58**, 349 (1934), Rona **79**, 636.
[444] KOLTHOFF, I. M. u. VLEESCHHOUWER, J. J.: Rec. trav. chim. Pays-Bas **45**, 923 (1926), Rona **40**, 338. Große Genauigkeit.
[445] TERAMOTO, S.: Rona **85**, 231 (1934).
[446] SNETHLAGE, H. C. S.: Rona **55**, 459. Für Fleischwaren.
[447] MAYER, O.: Z. Unters. Lebensmitt. **68**, 51 (1934), Rona **82**, 211. 1γ KNO_3/ccm nachweisbar.
[448] BARANNIKOW, G. I.: C. **1937 II**, 3923.
[448, I] CRÄMER, G.: Zbl. Path. **74**, 241 (1940), Rona **119**, 38.
[449] POPOW, P. G.: C. **1935 II**, 2982. $25\gamma/ccm$.
[450] EICHLER, H.: Z. anal. Chem. **96**, 99 (1934), Rona **88**, 171. Nitratnachweis.
[451] SKUTIL, F.: C. **1936 II**, 1392. NO_2' wird auch nachgewiesen, $Fe^{\cdots}$ stört nicht.
[452] EITEL, M.: Z. anal. Chem. **98**, 227 (1934), Rona **85**, 469. a) Empfindlichkeit $10\gamma/ccm$. b) Empfindlichkeit $1\gamma/ccm$.
[453] KOLTHOFF, I. M.: Rona **30**, 821. Nitrit reagiert ohne H_2SO_4, Nitrat erst nachher.
[454] WASSILJEW, A. S.: C. **1936 II**, 343.
[455] BAUDISCH, O.: J. biol. Chem. **105**, VII (1934), Rona **82**, 7. a) BAUDISCH, O.: Ber. **1935**, 2046.

heit sämtlicher Bakterien durch Sonnenbestrahlung[456, 459]. Durch starke Oxydationswirkungen ist die Bildung aus Aminosäuren auch in vitro möglich[457].

Neben der oxydierenden ist auch die nitrierende Wirkung auf organische Substanzen von Interesse, obwohl ein Vorgang letzterer Art im Bereich des Lebendigen nicht nachgewiesen wurde, aber möglich ist (siehe später Bakterienstoffwechsel). Nur die ganz definierte, inaktivierende Wirkung auf das uteruswirksame Hormon des Hypophysenhinterlappens soll erwähnt werden, wo NO_3' und NO_2' eine ganz unterschiedliche Wirkung ergeben[458].

2. Bestimmung von NO_3'.

a) Aufschließen.

Bei den Bestimmungsverfahren, die fast alle auf der Fähigkeit des NO_3' zur Oxydation oder zur Nitrierung beruhen, wird man besonderen Wert darauf legen müssen, während der Beseitigung der störenden organischen Beimengungen das Nitrat nicht zu reduzieren und es so der Bestimmung zu entziehen. Dabei ist besonders eine saure Reaktion zu vermeiden, bei der die Oxydationsfähigkeit des NO_3' ansteigt. Wenn aber Säureanwendung nötig wird, muß man bei niedrigen Temperaturen arbeiten. Anwendung der alkalischen Schmelze ist damit zugleich unmöglich.

In manchen Fällen, wie in verdünntem Urin[460] wird versucht, ohne Vorbereitung auszukommen. Möglich ist das vielleicht auch dann, wenn im Bestimmungsverfahren selbst die Notwendigkeit zur Reduktion liegt, wie bei der Reduktion zu NO[461]. Wenn die Reduktion bis zu NH_3 gehen soll, dann wird man vorgebildetes NH_3 etwa durch Na_2CO_3 austreiben müssen, aber zugleich beachten, daß durch Behandlung mit Eiweiß mit Lauge auch NH_3 freiwerden kann[462]. Für colorimetrische Bestimmung hinderliche Färbungen kann man durch Adsorption mit Al-hydroxyd (nicht mit Kohle) beseitigen[463]. Man versucht durch *Destillation* in vorgelegtes Chlordioxyd, auch aus saurer Lösung, von der anderen organischen Substanz zu trennen[464].

Vielfach kann man organische Stoffe, wenn sie nur in Spuren vorhanden sind, der *Oxydation* mit Permanganat unterwerfen[465], wobei natürlich Nitrite in Nitrate verwandelt werden. Bei dieser Oxydation können allerdings Aminosäuren und Eiweißkörper in HNO_3 überführt werden und vergrößern den Wert[457, 466].

Auch durch *Extraktion* mit Äther kann man bei p_H 1,0 HNO_3 aus Pflanzengewebe herausziehen[467].

Am nächsten liegt die *Fällung* von vorliegender kolloidaler Substanz, die aber hier nicht die üblichen Wege einschlagen kann, weil die alkalische Reaktion zu bevorzugen ist. Man verwendet also nicht die übliche Schenksche Methode mit Sublimat-Salzsäure, sondern nimmt neutrale[446, 460], oder gar alkalische[468] Sublimatlösung. Ebenso brauchbar ist basisches Bleiacetat mit[469] oder ohne[470] Anwendung von Hitze. Das überschüssige Blei entfernt man nicht mit Schwefelwasserstoff, sondern als Carbonat. Schließlich ist auch die Kupfer-Kalkfällung zu erwähnen[471], zu der man als Ergänzung Kohlenruß[472] oder besser $MgCO_3$[473] hinzugefügt hat.

Bei den Bestimmungen muß man sich klar darüber sein, wie man das vielfach *störende Nitrit* behandeln will. Entweder man bestimmt es mit als NO_3', Dazu kann man sich ver-

---

[456] DHAR, N. R.: J. Indian. chem. Soc. **12**, 96 (1935). C. **1935 II**, 1191.
[457] SJOLLEMA, B. u. DIENSKE, J. W.: Rec. Trav. chim. Pays-Bas **52**, 229 (1933), Rona **73**, 31.
[458] GULLAND, J. M.: Biochem. J. **27**, 1218 (1933).
[459] RAO, G. G. u. MURTY, K. S.: Proc. nat. Inst. Sci. India **3**, 133 (1937), Rona **102**, 563.
[460] WHELAN, M. u. KEITH, N. M.: Amer. J. Physiol. **90**, 555 (1929), Rona **53**, 658.
[461] ANDREADIS, TH.: Biochem. Z. **204**, 484 (1929), Rona **50**, 34. Nitrat in Tabak.
[462] BACH, D.: Bull. Sci. pharmacol. **40**, 459 (1933), Rona **76**, 589.
[463] LÜHR, W.: Z. Unters. Lebensmitt. **66**, 544 (1933), Rona **76**, 589.
[464] EMMERT, E. M.: Science **1928 II**, 457, Rona **49**, 158.
[465] MAYER, O.: Z. Unters. Lebensmitt. **66**, 193 (1933), Rona **78**, 361.
[466] BLOM, J. u. TRESCHOW, C.: Z. Pflanzenernährung **13**, 159 (1929), Rona **51**, 696. Glykokoll zu 0,22%, Asparagin zu 3,4%.
[467] PUCHER, G. W., VICKERY, B. u. WAKEMAN, A. J.; J. biol. Chem. **97**, 605 (1932).
[468] WHELAN, M.: J. biol. Chem. **86**, 189 (1930). Rona **56**, 232. Blut, Harn.
[469] KOHN-ABREST, E. u. KAVAKIBI, S. : Ann. de méd. lég. **6**, 463 (1926). Rona **40**, 619.
[470] KOHN-ABREST, E. u. KAVAKIBI, S.: C. ren. Acad. Sci. **183**, 522 (1926), Rona **38**, 490.
[471] EMMERT, E. M.: Plant Physiol. **4**, 519 (1929), Rona **55**, 322.
[472] HOLTZ, H. F. u. LARSON, C.: Plant Physiol. **4**, 288 (1929), Rona **54**, 45.

schiedener Oxydationsverfahren bedienen, z. B. durch Permanganat[465, 474] oder durch H_2O_2[463, 475].

Besser als dies Verfahren ist die Zerstörung der Nitrite mit Harnstoff[475, 476], Hydrazin[477, 478] oder Natriumacid. Diese Methoden verlangen vielfach eine pH < 4,0, deshalb gehen andere Autoren[479] einen eigenen Weg, indem sie NO_2 mit Sulfanilsäure beseitigen, wodurch dann bei gleichzeitiger Bestimmung von NH_2OH die Beseitigung mit Acid angeschlossen wird. In vielen Fällen wird man solche Verfahren nicht anzuwenden brauchen, wenn man Anwesenheit von NO_2' ausgeschlossen hat, was mit dem empfindlichen Reagens nach GRIESS-ILOSVAY (a-Naphthylamin + Sulfanilsäure in essigsaurer Lösung) geschehen kann. Dieses Reagens ist für die Bestimmung von NO_2' nicht brauchbar[473]. Dagegen kann natürlich Nitrit mit Diphenylamin in neutraler Lösung bestimmt und nach Oxydation abgezogen werden von der Gesamtnitratbestimmung[476].

Für viele Bestimmungsverfahren sind Halogene störend und müssen vorher mit Ag_2SO_4 entfernt werden.

β) Prinzipien.

Prinzipien der Nitratbestimmungen nach den Vorbereitungen:

1. Gravimetrische Bestimmung:

   a) Fällung mit Nitron[480] meist in gekühlten Lösungen. Leerwert abzuziehen[467].

   $β$) Mit a-Dinaphthomethylamin[477]; 1 mg Niederschlag = 0,175 mg NO_3'.

2. Maßanalytische Bestimmung:

   a) Reduktion mit Ameisensäure in schwefelsaurer Lösung zu Nitrosylschwefelsäure, die mit $KMnO_4$ titriert wird[481].

   $β$) In der Alkalischmelze wird unter Sauerstoffabschluß Cr_2O_3 zugefügt, das zu CrO_4'' zur Jodometrie oxydiert wird[482]. Für unsere Vorbedingungen wohl kaum brauchbar.

   $γ$) Titration mit Indigolösung. Der Umschlag wird verbessert durch Zusatz von etwas Sublimat[465].

   $δ$) Reduktion mit $FeSO_4$, $SnCl_2$, Oxalsäure mit anschließender Titration des Restes durch $KMnO_4$. Diese Bestimmungen verlangen besonders streng, daß keine anderen reduzierenden Substanzen anwesend sind.

   $ε$) Reduktion des Nitrats bis zu NH_3, so daß die Weiterbestimmung nach KJELDAHL entweder maßanalytisch oder mit NESSLERS Reagens colorimetrisch[483, I] erfolgen kann. Die Überführung in NH_3 kann natürlich, wie beim gewöhnlichen KJELDAHL, in saurer Lösung ohne weiteres erfolgen. Es gelingt aber eine Reduktion, wenn man zuerst das NO_3 in eine organische Nitroverbindung überführt. Als Zusätze sind geeignet: Benzoesäure, Phenol, Salicylsäure, Resorcin oder Phloroglucin[483]. Zur Reduktion in saurer Lösung ist auch geeignet der nascierende Wasserstoff durch Eisenpulver[467, 484, 485] oder bei Ausschluß von Sauerstoff Vanadiumsulfat[235]. Bekannter und sicherer als Verfahren ist die Reduktion durch DEVARDAsche Legie-

---

[473] DITTRICH, W.: Planta 12, 69 (1930).

[474] CURINI GALLETTI, A.: Biochem. Ter. sper. 19, 71 (1932), Rona 67, 436.

[475] MURTY, G. u. NARASIMHA, L.: Proc. Indian Acad. Sci. Sect. A. 7, 108 (1938), Rona 106, 535.

[476] RIEHM, H.: Z. anal. Chem. 81, 353 (1930), Rona 58, 699.

[477] v. KONEK, F.: Z. anal. Chem. 97, 416 (1934), Rona 82, 210.

[478] HIRSCH, J.: Z. Hyg. u. Infektionskrankh. 102, 503 (1924), Rona 28, 311.

[479] ENDRES, G. u. KAUFMANN, L.: Liebigs Ann. 530, 184 (1937), Rona 102, 520. Bestimmung von NH_2OH, NO_2 und NO_3' nebeneinander.

[480] MESTREZAT, W. u. DELAVILLE, M.: Bull. Soc. chim. biol. 8, 1217 (1926), Rona 40, 337. Fällen mit Fornitral (Nitronformiat), waschen mit gesättigtem Wasser. 8—10 mg $NO_3 \pm 4\%$ Fehler, 1 mg nur $\pm 1,5\%$.

[481] VERNAZZA, E.: C. 1936 II, 1030. Nur für grobe Mengen, Halogene stören.

[482] WETROW, A. S.: C. 1937 II, 2217.

[483] MARGOSCHES, B. M. u. SCHEINOST, E.: Ber. 1925, 1850, Rona 34, 761 und a) MARGOSCHES, B. M. u. SCHEINOST, E.: Ber. 1925, 1857, Rona 35, 12.

[483, I] SALLINGER, H. u. HWANG, F.: Z. anal. Chem. 115, 174 (1939), Rona 111, 556. Bestimmung im Boden. 20—500 $γ$ N bestimmbar.

[484] MOORE, R. H.: Bot. Gaz. 100, 250 (1938), Rona 110, 349. 2—4 mg NO_3 notwendig in Pflanzengeweben.

[485] ROGOZINSKI, F.: Rona 41, 8 (1926). 2—4 mg NO_2 mit 1% Fehler.

rung (Cu + Zn + Al) in alkalischer Lösung[483, I; 486]. Die Legierung enthält manchmal kleine Mengen von NH_3[462]. Die Reduktion mit reinem Aluminium ist allgemein als langsamer bekannt, wird aber der Billigkeit wegen bei Gegenwart von $CuSO_4$ empfohlen[487].

3. Gasanalytisch.

Die Bestimmung beruht auf der Reaktion von LUNGE nach der Gleichung:

$$6\ Hg + 2\ NO_3' + 3\ H_2SO_4 = 2\ NO + 3\ Hg_2SO_4 + 4\ H_2O.$$

Die Reaktion wird also nur bis zum NO fortgeführt, das unter Abschluß von Sauerstoff gemessen wird. Auch der Sauerstoff, der in der zu untersuchenden Flüssigkeit gelöst ist, muß durch CO_2 ausgetrieben werden[488]. Zur Identifizierung muß das gebildete NO durch Ferrosulfatlösung absorbiert werden[469, 470, 478].

Als Absperrflüssigkeit muß eventuell auch Lauge genommen werden, wenn CO_2 in dem Gasgemisch vorhanden ist[461]. Als Reduktionsmittel ist auch $FeCl_2$ zu gebrauchen[461, 489].

4. Colorimetrische Bestimmungen.

a) Vorherige Reduktion zu NO_2' durch Zn. Danach Sulfanilsäure-Naphthylamin. Mengen 0,14—1,4 γ HNO_3/ccm. Fehler $\pm$ 3%, Cu und Ferrosalze stören[490] (siehe[473]).

β) Brucin: 0,4 γ NO_3'/ccm notwendig[446, 479].

γ) Reduziertes Strychnin[491]. Rosa Farbe. 0,01 γ NO_3'-Stickstoff/ccm geeignet. Nur für sehr kleine Mengen (siehe auch[499, I]).

δ) Nitrierung von Dimethyl-1,3-Oxy-4-benzen (Xylenol) zu gelber Farbe mit anschließender Destillation des Nitroproduktes[466]. Das Verfahren ist auch brauchbar bei Anwesenheit organischer Substanz, deren Farbwert durch Kompensation auszugleichen ist[492].

ε) α-Naphtholsulfosäure. Bildung von Naphtholgelb, 0,05—1 mg NO_3-N notwendig, Cl', CO_3'', NO_2' stören[475, 493].

ζ) Phenoldisulfosäure. Bildung eines gelben Farbstoffes. $C_6H_2(OH)(SO_3K)_2NO_2$[463, 464, 472, 473, 474]. Schädlich sind Chloride (zu entfernen mit Ag_2SO_4), auch NH_4'-Salze[494]. Bei 0,2—1γ NO_3'/ccm werden bis zu 10% Verlust beobachtet[471]. In Wasser bei 0,15γ/ccm N $\pm$ 7% bestimmbar[493, 495].

η) Diphenylamin gibt eine blaue Farbe. 2—3 γ NO_3'/ccm notwendig[476]. Bei Anwendung besonderer Capillaren Erfassungsgrenze 0,01—0,1 γ[496]. Die Reaktion ist unspezifisch, da auf Oxydation beruhend.

ϑ) Diphenylbenzidin, blaue Farbe. 0,5 γ in 0,02 ccm Blut werden mit $\pm$ 2% wiedergefunden[460, 468]. Cl' verstärkt. Die Farbe entwickelt sich langsam und ist sehr beständig[497]. Unspezifisch.

$\varkappa$) m-Diaminophenol. Fehler 2,5 γ NO_3' bei 10—100 γ NO_3' Vorlage[498].

λ) Gelbfärbung mit Na-salicylat[499].

Trotz der Empfindlichkeit der Methoden ist der Hauptfehler in der Vorbereitung zu suchen, so daß die Bestimmung im tierischen Gewebe nicht gelöst zu sein scheint, wie wir später sehen werden.

---

[486] DONALD, M. B.: Analyst **61**, 249 (1936). C. **1936** II, 343. Optimum 1 Teil NO_3, 3 Teile Legierung, 1 Teil Na_2CO_3.
[487] v. NIEUWENBURG, C. J. u. DE GROOT, G. P.: Rona **42**, 204 (1927).
[488] GOOTZ, R. u. TUNGER, H.: Hoppe-Seylers Z. **233**, 67 (1935), Rona **87**, 613. Im Harn 16% Verlust.
[489] WETROW, A.: C. **1937** I, 2826.
[490] LEMOIGNE, M., MONGUILLON, P. u. DESVEAUX, R.: C. rend. Acad. Sci. **204**, 683 (1937). C. **1937** II, 1856.
[491] COOPER, L. H. N.: J. Mar. biol. Assoc. U. Kingd. **18**, 161 (1932), Rona **69**, 16. In Meerwasser.
[492] ALTEN, F., WANDROWSKY, B. u. HILLE, E.: Z. Bodenkunde und Pflanzenernährung **1**, 340 (1936), Rona **100**, 403.
[493] MURTY, G. V. L. N. u. GOPALARAO, G.: Z. anorg. allg. Chem. **231**, 298 (1937). C. **1937** I, 3836.
[494] SKOPINTZEW, B. A.: Z. anal. Chem. **85**, 244 (1931), Rona **64**, 10.
[495] REMY, E. u. ENZENAUER, H.: Arch. Pharmacie **274**, 435 (1936), Rona **98**, 197.
[496] HAHN, F. L.: Mikrochem. Emich-Festschr. **143**, 1930, Rona **62**, 471.
[497] ATKINS, W. R. G.: J. Mar. biol. Assoc. U. Kingd. **18**, 167 (1932), Rona **69**, 429.
[498] CERNATESCU, R. u. GHELLER, E.: Z. anal. Chem. **101**, 402 (1935), Rona **92**, 187. C. **1935** II, 2982.
[499] MULDER, W.: Rona **63**, 703 (1931).
[499, I] LANGE, B.: Colorimetrische Analyse. Verlag Chemie **1941**, S. 253.

VII. Phosphorsauerstoffsäuren.
1. Allgemeine Chemie.

Entsprechend seiner Stellung in der 5. Hauptgruppe des periodischen Systems wird P maximal positiv 5wertig und negativ 3wertig in den Verbindungen des Phosphorwasserstoffs PH_3. Die Oxydationsstufe des 5wertigen P, also die Phosphorsäure H_3PO_4 ist am stabilsten. Man kann zu ihr kommen vom Phosphorpentoxyd unter Aufnahme verschiedener Wassermolekel nach den Gleichungen:

$$P_2O_5 + H_2O \rightarrow 2\,HPO_3 \text{ (Metaphosphorsäure).}$$
$$P_2O_5 + 2\,H_2O \rightarrow H_4P_2O_7 \text{ (Pyrophosphorsäure).}$$
$$P_2O_5 + 3\,H_2O \rightarrow 2\,H_3PO_4 \text{ (Orthophosphorsäure).}$$

In wäßriger Lösung wird bei gewöhnlicher Temperatur nur sehr langsam, in saurer Lösung beim Kochen dagegen rasch von der Meta- und Pyrophosphorsäure Wasser aufgenommen, wobei sie in o-Phosphorsäure übergehen (siehe [506I]).

Ganz analog sind die Umwandlungsprodukte der sich vom 3wertigen Phosphor ableitenden phosphorigen Säure H_3PO_3, metaphosphorige Säure, pyrophosphorige Säure und o-phosphorige Säure.

Seltener vorkommende Verbindungen sind: Die Unterphosphorsäure $H_4P_2O_6$ (P = 4wertig), die sich dann in fester Substanz unter Disproportionierung in PO_3''' und PO_4''' zersetzt[500] und die unterphosphorige Säure H_3PO_2 (P = 1wertig). Sie ist ein starkes Reduktionsmittel, kann aber während der Autoxydation zur Bildung von stark oxydierender phosphoriger Monopersäure führen[501] und erinnert darin gewissermaßen an die Umsetzungen des Sulfits, auf die wir wegen ihrer Wichtigkeit genauer eingegangen sind.

Die o-Phosphorsäure ist einer 3stufigen Dissoziation fähig und bildet 3 Arten von Salzen, d. h. jeder der 3 Wasserstoffe kann durch positive Ionen ersetzt werden. Diese Ersetzbarkeit besitzen nicht alle der hier angeführten Säuren, z. B. können beim Pyrophosphat nur alle 4 oder 2, bei der phosphorigen Säure nur 1 und 2, bei der unterphosphorigen nur 1 Wasserstoff ersetzt werden. Man will diese Eigenschaft z. B. bei letzteren damit erklären, daß die nicht dissoziierbaren Ionen nicht heteropolar, sondern homöopolar bzw. koordinativ direkt an das P gebunden werden. Bei Annahme dieser Vorstellung würde P in allen oben angeführten Säuren formal nur 5wertig vorliegen.

Von den Phosphaten sind die primären Salze alle wasserlöslich. Von den anderen sind nur die Alkaliphosphate löslich, die übrigen Salze sind schwerlöslich, fallen also bei neutraler Reaktion aus. Wird aber die Acidität vermehrt, dann lösen sich die meisten wieder auf, wenn das p_H 5,0 erreicht. Bei dieser Acidität sind noch unlöslich die Salze mit Zr, Th, Al, Be, Cr[502], Bi, Sn, Ti, ebenso Eisen, mit dessen Hilfe Phosphat aus der Analyse entfernt werden kann. Die Fällungen mit Calcium sind für die Biologie besonders wichtig, und zwar nicht nur als Grundlage der Knochensubstanz. Sie werden in einem besonderen Abschnitt später behandelt werden.

Zum Nachweis dient die gelbe Fällung mit Molybdänsäure. Diese Verbindung bildet leicht Molybdänblau bei Reduktion. Als Tüpfelreaktion werden 1,5 γ P_2O_5 nachgewiesen[502, I]. Mit Molybdat reagiert unter Gelbfärbung oder Fällung bei 0—5° o-Phosphat in 30″, Metaphosphat nach 90″, Pyrophosphat noch später[502, III].

---

[500] Nylen, P.: Z. anorg. allg. Chem. 229, 36 (1936), Rona 97, 179.
[501] Bockemüller, W. u. Götz, Th.: Liebigs Ann. 508, 263 (1934), Rona 78, 356.
[502] Britton, H. T. S.: J. chem. Soc. 1927, 614, Rona 42, 206.
[502, I] Feigl, F.: Z. analyt. Chem. 77, 299 (1929), Rona 51, 394.

Die Pyrophosphorsäure als kondensierte Säure ist stärker als die Phosphorsäure, aber nach Spaltung wird die Lösung saurer[502,II]. Nur die Alkalisalze sind löslich. Manche Salze wie z. B. die Pb-Salze fallen noch bei p_H 1,6 quantitativ aus[503]. (Über Fällung mit ZnJ_2 siehe[502,III].)

Für die Biologie ist noch die Fähigkeit der Addition von H_2O_2 und die Bildung von Peroxysäuren wichtig. Ihnen kommt die Konstitution H_3PO_5 und $H_4P_2O_8$ zu. Deshalb wird z. B. die Beständigkeit von H_2O_2 durch P_2O_7 erhöht[504]. Komplexbildung ist bei allen diesen Anionen häufig und wird später behandelt. Hier soll aber die Bildung von Polyphosphaten durch Zusatz von $PO_4 + P_2O_7$, z. B. $Na_5P_3O_{10}$[505], allgemeine Formel: $Na_{n+2}P_nO_{3n+1}$[506], erwähnt werden, ähnlich den entsprechenden Schwefelverbindungen nicht stabil.

Die *Metaphosphate* schließen sich hier an durch die Bildung von polymeren Verbindungen des Typs $(NaPO_3)_x$. Sie entstehen durch Erhitzen z. B. von $Na_2H_2P_2O_7$, wobei die verschiedensten Verbindungen auftreten[507]. Zu nennen ist zuerst Trimetaphosphat $(NaPO_3)_3$; am wichtigsten ist das Hexametaphosphat $(NaPO_3)_6$, das wegen der Bildung von Komplexen mit Ca wie $Na_2(Ca_2P_6O_{18})$ (siehe über die Komplexe[510,II] und [510,III]) oder mit Eisensalzen, die die Rhodanreaktion nicht mehr geben, und anderen Metallen zur Kesselreinigung und auch zum Aufschließen von Mineralien brauchbar ist[508].

So hat man auch behauptet, daß die Spülung des Mundes mit Hexametaphosphat die Ablagerung von Zahnstein verhindern soll. Selbst die Silicatfüllungen sollen gelöst werden, aber die Zähne selbst unangegriffen bleiben. PHILLIPS u. HINE([515III]) führten Prüfungen an Zähnen mit verschieden konzentrierten Lösungen durch.

Email ergab in 20% Lösung in 20 Tagen einen Verlust von 10,3%, Dentin 39,4%. Ganze Kronen von 2,3%. Bei 5% gab es in 20 Tagen noch einen Verlust von 0,35%, in 1% Lösung gewannen Kronen 0,152%.

Die Anordnung der Moleküle ist vielleicht im 6-Ring anzunehmen[509,510,I]. Die Lösungen reagieren neutral und sind in der Kälte monatelang haltbar, aber Erwärmen auf 40° spaltet sie schon in $P_2O_7{}^{IV}$. Es liegen hier noch die sogenann-

---

[502,II] MURSCHHAUSER, H.: Biochem. Z. **138**, 6 (1923), Rona **21**, 11. Gemessen an der Mutarotation der Glucose.

[502,III] WURZSCHMITT, B. u. SCHUHKNECHT, W.: Angew. Chem. **1939**, 711, Rona **119**, 18.

[503] UMSCHWEIF, B. u. GIBAYLO, K.: Hoppe-Seylers Z. **246**, 163 (1937).

[504] SCHENK, R. und Mitarbeiter: Z. angew. Chem. **27**, I, 291 (1914).

[505] BONNEMAN, P.: C. rend. Acad. Sci. **204**, 433 (1937) und a) **206**, 1379 (1938). C. **1939** I, 52.

[506] HUBER, H.: Angew. Chem. **50**, 323 (1937). C. **1937** II, 28.

[506,I] BELL, R. N.: Ind. Eng. Chem, **39**, 136 (1947), C **1947** II, 682. Hydrolyse bei 70° u. 100°

[507] BOULLÉ, A.: C. rend. Acad. Sci. **206**, 915 (1938). C. **1939** I, 52.

[508] THOMSON, R. T.: Analyst **61**, 320 (1936). C. **1936** II, 1690, siehe auch [510,III] mit Text.

[509] TREADWELL, W. D. u. LEUTWYLER, F.: Helvet. chim. Acta **20**, 931 (1937). C. **1937** II, 4022.

[510] GOSWAMI, H. C.: J. Indian chem. Soc. **14**, 660 (1937). C. **1938** II, 2091.

[510,I] SCHOFIELD, R. K.: Transact. Farad. Soc. **31**, 390 (1935). Schreibt der Metaphosphorsäure nebenstehende Elektronenformel zu. Durch die eine Sauerstoffbindung
⋯O: kommt die Neigung zur Polymerisation zusammen (siehe daselbst Strukturformel).
H:O:P Dadurch kommt es auch zur Bindung an Amine und zur Eiweißfällung mit fester
  :O: Bindung an die NH_2-Gruppe. Vielleicht kommt nur polymerisierte Metaphosphorsäure vor (NYLEN, P.: Z. anorg. allg. Chem. **229**, 30 [1936]).

[510,II] RUDY, H., SCHLOESSER, H. u. WATZEL, R.: Angew. Chem. **1940**, 525. Auch über höhere Komplexe.

[510,III] REITEMEIER, R. F. u. BUEHRER, T. F.: J. physic. Chem. **44**, 535 (1940), Rona **124**, 6. Das glasartige (viel weniger das krystallisierte) Hexametaphosphat vermag schon in 10^{-6} mol. Lösungen die Fällung von 10^{-3} molar $CaCO_3$ bei Anwesenheit von Ammoniak zu verhindern. Hier kann es sich nicht um einfache Komplexsalzbildung handeln, sondern es müssen komplizierte Hemmungssysteme vorliegen. Pyrophosphat und o-Phosphat wirken auch, aber schwächer.

ten MEDRELLschen und andere Salze von unbekannter Konstitution vor, Beweise der Tendenz des Phosphors, Komplexe zu bilden. Mit HF bildet Phosphorsäure Verbindungen von Fluorphosphorsäure $H_2(PO_3F)$, die in wäßriger Lösung ziemlich beständig, große Ähnlichkeit mit Schwefelsäure besitzt[510]. Ihre Ester sind jetzt als Gifte der Cholinesterase bekannt geworden (s. sp.).

Die anderen niederen Oxydationsstufen des P, wie Phosphite und Hypophosphite, sind in erster Linie starke Reduktionsmittel, besonders letztere, die z. B. Ag zu Metall reduzieren. Auch die phosphorige Säure reduziert so stark, daß durch innere Umlagerung $4\,H_3PO_3 \rightarrow 3\,H_3PO_4 + PH_3$ also Phosphorwasserstoff entsteht. Die Ca-Salze beider Säuren sind löslich.

Von den direkten Reaktionen der Phosphate mit organischen Substanzen sind Fragen einer besonders schonenden Hydrolyse der Stärke mit Phosphorsäurelösungen[511] von geringem Interesse. Wichtiger ist die Reaktion, die mit Zucker erfolgt, schon bei einfachen Fällungsreaktionen[502], besonders aber bei Zusatz von Serumkolloiden, so daß PO_4''' dem Nachweis entgeht[512].

Phosphate beschleunigen die Oxydation von Zuckern und anderen organischen Substanzen, auch Ascorbinsäure[513]. Dagegen soll Pyrophosphat diese Oxydation hemmen[514] und kann deshalb zur Bestimmung von Vitamin C in Pflanze und Tier gut Verwendung finden[515], ebenso Metaphosphat [515, I] [515, IV]. Hierbei spielen wohl ausschließlich Komplexbildungen mit Schwermetallen eine Rolle. Zur Konservierung von Ascorbinsäure erwies sich teilweise Oxalsäure geeigneter als Metaphosphorsäure [515, II].

Eine besonders zu erwähnende Beeinflussung des Pyrophosphates, aber keines anderen Salzes der Phosphorsäurereihe wurde mit Tetanustoxin beobachtet[516]. Werden 500 tödliche Dosen mit 10 mg $Na_4P_2O_7$ bei p_H 8,4 im Thermostaten bei 38—39° belassen, dann sind nach 5 Tagen die Toxinmengen beim Meerschweinchen nicht mehr wirksam, soweit es den Todeserfolg betrifft. Aber es soll sich nicht um eine einfache Zerstörung handeln, da das Gemisch noch fähig ist, Meerschweinchen und Kaninchen aktiv zu immunisieren.

2. Quantitative Methoden der Phosphatbestimmung.

Die verschiedenen Bestimmungsmethoden verlangen eine Vorbereitung des zu analysierenden Materials, die sogar besonders sorgfältig sein muß, weil die Möglichkeiten von Störungen durch gefärbte und andere Substanzen besonders zahlreich sind und irgendwie organisch gebundenes Phosphat durch Fermente befreit werden kann.

Ohne Vorbereitung

werden aber auch Analysen ausgeführt. Färbungen kann man durch Kompensation ausgleichen, besonders im Harn mit seinem starken Gehalt ist dieser Fehler durch Verdünnen

---

[511] SUTRA, R.: C. rend. Acad. Sci. **198**, 1863 (1934), Rona 81, 417.

[512] PRIBRAM, E. A.: Proc. Soc. exp. Biol. Med. **32**, 11 (1934), Rona 89, 105.

[513] BEZSSONOFF, N. u. WOLOSZYN, M.: C. rend. Soc. biol. **125**, 884 (1937), Rona 104, 15. Bei pH 3,8 und 6,5 mit und ohne Cu-Zusatz.

[514] GIRI, K. V.: C. **1937 II**, 4355.

[515] GIRI, K. V. u. DOCTOR, N. S.: C. **1938 II**, 2959. a) Indian J. med. Res. **26**, 165 (1938), Rona 111, 523.

[515, I] MAPSON, L. W. u. MAWSON, G. A. Nature **151**, 222 (1943). C. **1943 II**, 834.

[515, II] GUILD, L. P., LOCKHART, E. E. u. HARRIS, R. S.: Science 1948, 226. Vergleich verschiedener Bestimmungsmethoden der Ascorbinsäure.

[515, III] PHILLIPS, R. W. u. HINE, M. K.: J. dent. Res, **25**, 184 (1946).

[515, IV] SCHWARZE, W. K. u. GÜNTER, E.: Pharmacie **1**, 151 (1946).

[516] VELLUZ, L.: C. rend. Soc. Biol. **112**, 556 (1933), Rona 73, 181.

1:100[517, 518] oder 1:200[519] zu umgehen. Ebenso wurde mit Essig, Fruchtsaft, Speichel[519] verfahren. Unter besonderen Bedingungen wurde auch gar nicht verdünnt, indem Phosphat als $Mg(NH_4)PO_4$[520] oder als Bleisalz[521], aus Pflanzensäften als Ca-Salz[522] ausgefällt wurde. Auch aus Serum wurden Fällungen versucht, allerdings mit Umfällung[523]. Im allgemeinen wird man eine Entfernung des Eiweißes und kolloider Substanzen verlangen müssen.

a Vorbereitung

Die *Enteiweissung* wird meist mit Trichloressigsäure ausgeführt, so daß die Konzentration nach der Fällung etwa 4% ist im Blut[518, 524—534], im Muskelextrakt[535] in Milch[536] (Siehe später POTTER). Bei dieser Fällung ist wichtig, auf die Reinheit der verwandten Trichloressigsäure zu achten, außerdem muß die Lösung frisch bereitet sein, da die leicht zersetzte Säure auf spätere Farbentwicklungen hemmend einwirkt. Schließlich ist strengstens zu vermeiden, die Fällung länger als einige Minuten stehen zu lassen vor der Filtration oder dem Zentrifugieren, weil aus Lipoiden dann Phosphat frei werden. Dies ist besonders bei Verarbeitung von lipoidreichen Organen zu beachten[537].

Zur Enteiweißung wurde noch verwandt die Methode von SCHENK mit Sublimat-Salzsäure, die auch nicht zum Freiwerden von Phosphat aus organischer Bindung führt[538, 539].

Nicht brauchbar ist die Fällung mit Ammonsulfat, weil das $NH_4\cdot$ auf spätere Farbentwicklung hemmend einwirkt[540].

Wenn das Filtrat nach der Eiweißfällung vorliegt, muß daraus das wirklich anorganisch vorliegende Phosphat herausgeholt werden, da noch die verschiedensten Ester in dieser Fraktion des säurelöslichen Phosphates vorliegen, deren Bestimmung häufig nicht gewünscht wird. Die Fällung erfolgt mit Magnesiamixtur[541]. Dadurch ist die Trennung von Pyrophosphat möglich, dessen $Mg\cdot\cdot\cdot$-Salz zu stark wasserlöslich ist[542, 543]. Für die Fällung empfiehlt LOHMANN[544] die Anwendung des Mg-citrat-Reagens nach MATHISON[545] statt der Magnesiamixtur.

---

[517] YOUNGSBURG, G.: J. labor. clin. Med. **17**, 1145 (1932), Rona **70**, 737.
[518] FISKE, C. H. u. SUBBAROW, Y.: J. biol. Chem. **66**, 375 (1925), Rona **36**, 442.
[519] DENIGES, G.: C. rend. Acad. Sci. **186**, 318 (1928), Rona **45**, 160.
[520] PRIBRAM, E. A.: Arch. of Path. **15**, 213 (1933), Rona **74**, 122.
[521] CATTELAIN, E. u. CHABRIER, P. Bull. Soc. chim. biol. **20**, 128 (1938), Rona **106**, 528. Die Fällung enthält noch Urate, Carbonate und Sulfate, auch gefärbte Einschlüsse.
[522] BLEYER, B., FISCHLER F. u. SCHENCK, G.: Biochem. Z. **238**, 216 (1931), Rona **64**, 15. Zugleich mit Phytinphosphor.
[523] CANNAVO, L. Biochem. Z. **237**, 136 (1931), Rona **64**, 343.
[524] BODANSKY, A.: J. biol. Chem. **120**, 167 (1937).
[525] GRENDEL, F.: Rona **58**, 331 (1930).
[526] GADDUM, J. H.: Biochem. J. **20**, 1204 (1926). 0,5 ccm Blut.
[527] BOLTON, R. P.: J. labor. clin. Med. **16**, 503 (1931), Rona **61**, 507.
[528] MAGNUSSON, H. u. SYLVAN, H.: Acta paediatr. **9**, 9 (1929), Rona **54**, 78. 0,1 ccm Serum.
[529] POPOVICIU, G.: Bull. chim. biol. **13**, 548 (1931), Rona **63**, 331.
[530] OKAMURA, H.: Rona **110**, 187 (1938). 0,20 ccm Blut.
[531] SAMSON, K.: Biochem. Z. **164**, 288 (1925), Rona **34**, 608. a) SAMSON, K. Biochem. Z. **208**, 230 (1929), Rona **51**, 288. 1—2 ccm Serum. SAMSON, K.: Dtsch. med. Wschr. **51**, 1571 (1925), Rona **34**, 520.
[532] SAHYUN, M.: J. biol. Chem. **101**, 295 (1933), Rona **75**, 494.
[533] BENEDICT, S. R. u. THEIS, R. C.: J. biol. Chem. **61**, 63 (1924), Rona **29**, 606. 2 ccm Serum.
[534] LEIBOFF, S. L.: J. biol. Chem. **79**, 611 (1928), Rona **49**, 241. 2 ccm Serum.
[535] LOHMANN, K. u. JENDRASSIK, L.: Biochem. Z. **178**, 419 (1926), Rona **39**, 660. a) LANG, K. u. MIETHKE, M.: Milchwirtschaftl. Forsch. **14**, 195 (1932), Rona **71**, 342. Dasselbe Verfahren für Milch.
[536] SANDERS, G. P.: J. biol. Chem. **90**, 747 (1931), Rona **61**, 651.
[537] KAY, H. D.: J. biol. Chem. **93**, 727 (1931), Rona **65**, 512.
[538] MYRBÄCK, K.: Hoppe-Seylers Z. **148**, 197 (1925), Rona **34**, 521.
[539] ROCHE, J.: Bull. Soc. chim. biol. **10**, 1061 (1928), Rona **48**, 402. 1 ccm Blut.
[540] RIMINGTON, C.: Biochem. J. **18**, 1297 (1924), Rona **30**, 748.
[541] PLIMMER, R. A. H.: Biochem. J. **27**, 1810 (1933), Rona **81**, 19.
[542] HINSBERG, K. u. LASZLO, D.: Biochem. Z. **217**, 346 (1930), Rona **55**, 289.
[543] COURTOIS, J.: J. pharm. Chim. (8) **23**, 232 (1936). C. **1936 I**, 4768.
[544] LOHMANN, K.: Biochem. Z. **194**, 306 (1928), Rona **46**, 322.
[545] MATHISON, G. C.: Biochem. J. **4**, 233 (1909).

Dabei ist die Fällung freier von Störungen wie z. B. durch die sichere Trennung von Pyrophosphat, das seinerseits abgetrennt wurde auf Grund der Unlöslichkeit seines Ba···-Salzes in Essigsäure[546].

Von anderen wurde schon hier die Fällung mit Ammoniummolybdat vorgenommen[547, 548], was natürlich die Abwesenheit von Phosphagen voraussetzt. Weitere Fällungen: Mit Cer[530] oder Calcium[549]. Schließlich Extraktion aus mit Alkohol gehärteten Pflanzenschnitten, eventuell mit Zusatz von Salpetersäure, was als ein fragwürdiges Unternehmen erscheint[550].

Der Bestimmung des Gesamtphosphors, ohne Rücksicht bezüglich der Verteilung auf die einzelnen Fraktionen, wie es z. B. beim Knochen notwendig sein kann, muß eine Zerstörung der organischen Substanz vorhergehen.

Die *trockene Veraschung* verlangt die Beachtung, daß P_2O_5 bei 360° zu sublimieren beginnt. Deshalb wird man bestimmt eine Temperatur unterhalb 400° vorschreiben[551] oder ein Magnesiumsalz zusetzen, um die Bildung eines schwerer flüchtigen $Mg_2P_2O_7$ zu ermöglichen[552] oder in der Calorimeterbombe mit Toluol unter höherem O_2-Druck verbrennen[553, 554]. Aber auch hierbei treten Verluste auf, besonders bei längerem Erhitzen, weil Phosphat mit der Glaswand unter Bildung unlöslicher Siliciumverbindungen reagiert. Dann wird Aufschluß mit HF notwendig[567, I].

Die *alkalische Schmelze* findet gelegentlich auch zur Zerstörung der organischen Substanz Verwendung[555] mit Zusatz von $CaCO_3$[556], von Nitrat[557, 558] insbesondere von $Mg(NO_3)_2$[559]. Notwendig scheint es, daran zu erinnern, daß nach dieser Behandlung das PO_4''' meist in Form von Pyrophosphat vorliegt.

Die *feuchte Veraschung* erfolgt meist mit Schwefelsäure, der man zur Erleichterung der Verbrennung und Klärung Perhydrol zusetzt[538, 560—564] oder nach Aufsteigen der weißen Dämpfe Salpetersäure[548, 565—567]. Wenn stärkere Oxydation notwendig ist, kann man kleine Kristalle von $KMnO_4$ zusetzen, deren Überschuß aber zu entfernen ist[539]. Die bei der Schwefelsäureveraschung möglichen NH_4-Mengen stören nicht[540]. Aber es können bei starker Erhitzung deutliche PO_4'''-Verluste auftreten, die sogar im Destillat nachweisbar werden[568]. Um Verluste zu vermeiden, wird empfohlen, 200° nicht zu überschreiten[569], jedenfalls nicht mit der Schwefelsäure zu sparsam zu sein, deren genauer Zusatz anderseits bei der weiteren Bestimmung wichtig ist.

Als Katalysator wurde Al angewandt[566], dann aber auch die Veraschung mit nur geringen Mengen HNO_3 und Fe^{III}-Salz mit Perhydrol versucht[550]. Weitere Veraschungsmischungen sind:

---

[546] LOHMANN, K.: Biochem. Z. **202**, 466 (1928), Rona **50**, 369

[547] FERRY, G. J. W.: Quart. J. Pharmacy **7**, 346 (1934), Rona **85**, 14.

[548] GHERARDINI, G. u. BRASI, M.: Diagnost. Tecnica Labor. **1**, 1043 (1930), Rona **60**, 533. Blut.

[549] DELORY, G. E.: Biochem. J. **32**, 1161 (1938), Rona **110**, 352.

[550] KLEIN, G.: Z. wiss. Biol. Abt. E. **2**, 497 (1926), Rona **40**, 370.

[551] LICHTENSTEIN, A.: Rona **76**, 487 (1933). Veraschung von Kot.

[552] VLADESCO, R.: Rona **83**, 494 (1934).

[553] GARELLI, F. u. CARLI, B.: Atti Accad. Sci. Torino **67**, 397 (1932), Rona **73**, 21.

[554] AIROLDI, R.: Ann. Chim. applicata **25**, 523 (1935). C. **1936 I**, 3703. Hefe.

[555] VILA, A.: C. rend. Acad. Sci. **198**, 657 (1934), Rona **80**, 557.

[556] LEPPER, W.: Landw. Versuchsstation **111**, 159 (1930), Rona **59**, 372.

[557] KUHN, R.: Hoppe-Seylers Z. **129**, 64 (1923), Rona **22**, 167.

[558] ELEK, A.: J. amer. chem. Soc. **50**, 1213 (1928), Rona **46**, 322.

[559] BERGGREN, R. E. L.: J. biol. Chem. **95**, 461 (1932), Rona **67**, 440. Veraschung von Casein.

[560] TROPP, C., SEUBERLING, O. u. ECKARDT, B.: Biochem. Z. **290**, 320 (1937).

[561] FIANDACA, S.: Boll. Soc. ital. Biol. sper. **10**, 183 (1935), Rona **87**, 240. a) FIANDACA, S.: Boll. Soc. ital. Biol. sper. **10**, 185 (1935), Rona **87**, 241.

[562] LIEB, H. u. WINTERSTEINER, O.: Mikrochem. **2**, 78 (1924), Rona **31**, 647.

[563] NAITO, Y.: J. of Biochem. **9**, 45 (1928), Rona **49**, 21. In Organbrei.

[564] LEIBOFF, S. L.: J. Labor. clin. Med. **16**, 495 (1931), Rona **61**, 507.

[565] TEORELL, T.: Biochem. Z. **230**, 1 (1931), Rona **61**, 404. Vorsichtiges Zusetzen und vermeiden, daß zu viel SO_3 verraucht.

[566] FULCHER, O. H.: J. Labor. clin. Med. **18**, 1053 (1933), Rona **75**, 588. Aluminiumsulfat als Katalysator.

[567] WIDMARK, G. u. VAHLQUIST, B.: Biochem. Z. **230**, 246 (1931), Rona **61**, 98.

[567, I] OLIVIER, S. C. J.: Rec. Trav. chim. Pays-Bas **59**, 872 (1940), Rona **122**, 433.

[568] BAUMANN, E.: J. biol. Chem. **59**, 667 (1924), Rona **27**, 15.

[569] ROE, J. H., IRISH, O. J. u. BOYD, J. J.: J. biol. Chem. **67**, 579 (1926), Rona **37**, 135.

Salpetersäure mit $Mg(NO_3)_2$[570, 571], $NaNO_3$[572] oder $KMnO_4$[573]. Neuerdings wird vielfach Perchlorsäure[574, 575], eventuell kombiniert mit Salpetersäure und Jodsäureanhydrid empfohlen[576].

Hier muß jetzt noch eine Reihe von Beimengungen erwähnt werden, die auf die Phosphatbestimmungen störend einwirken können. Zuerst ist bei Analysen im Gesamtblut auf den Eisengehalt hinzuweisen, der die Farbentwicklung[518] und auch die Fällung[577] verzögert. Ebenso stört $Cu^{..}$, wenn es mehr als in Spuren vorhanden ist[578]. $NaHSO_3$ soll diese Beeinflussung aufheben[579]. Besondere Bedeutung kommt dem Arsenat und Silicat zu, die mit Molybdänsäure ebenso reagierende Verbindungen bilden. Die Beeinflussung durch Silicat läßt sich leichter beseitigen, wenn man vor dem Molybdänreagens Säure zufügt. Zur Hemmung der Arsenatreaktion sind verschiedene Methoden angegeben. Da arsenige Säure die Reaktion nicht gibt[580], wäre eine Reduktion schon ausreichend. Diese wird versucht mit Ba-sulfit[579, 581, 582]. Die Hoffnung, As-Blaufärbung durch verschiedenartige Reduktionsmittel zu vermeiden, hat sich nicht erfüllt[582, 583, 584], ja sogar die Bisulfitreduktion wird, besonders für große Mengen, für unzureichend gehalten[584], was wohl nur von der Wahl der Acidität abhängt[586]. Eine Korrektur ist jedenfalls unzureichend. Will man andererseits das Phosphat direkt als Molybdänphosphorverbindung fällen, kann die Anwesenheit von Reduktionsmitteln, wie z. B. Ascorbinsäure[549], sogar störend sein und verlangt eine Umfällung. Die Fällung von Arsenmolybdänsäure soll verhindert werden durch Citrate[585], die dafür an anderer Stelle stören. Weitere Verfahren zur Trennung sind Zugabe von Triäthylolamin[585] oder die Reduktion mit Jodwasserstoffsäure[586].

Für manche Zwecke ist es notwendig, $Ca^{..}$ vorher zu entfernen (Knochen), bzw. zur Materialersparnis eine $Ca^{..}$-Analyse vorhergehen zu lassen. Es ist dann nicht zu umgehen, die überschüssig zugesetzte Oxalsäure durch $KMnO_4$ zu entfernen[527, 587, 588].

Oxalate, ausreichend um die Blutgerinnung zu verhindern, stören die Farbentwicklung mit Molybdän nicht, das gilt auch für Citrat und Fluorid[589], teilweise wird der Farbton verändert[528]. Manchmal wird die Anwendung solcher Antikoagula überhaupt verworfen und bei der PO_4'''-Bestimmung nur Liquoidzusatz als geeignet angesehen[590]. Besonders NaF wird hier gefährlich sein, wenn auch 10 mg NaF/5 ccm Blut nicht stören sollen[591], wobei die Phosphatasewirkung schon gehemmt sein soll. Daß diese Substanzen bei unvorsichtigem Zusatz wesentlich stören können ist sicher, BEERENBLUM u. CHAIN (591 I), extrahieren deshalb die Phosphomolybdänsäure mit Isobutylalkohol.

Zur Beseitigung von Fluorid wird Abrauchen mit H_2SO_4[592] oder, wie in der Industrie der Düngemittel, eventuell mit anschließendem Zusatz von Borax[593] und schließlich $AlCl_3$-Zusatz[594] angegeben.

---

[570] SMITH, C. S. u. BROWN, A. L.: J. Labor. clin. Med. 9, 203 (1923), Rona 24, 365.
[571] JAVILLIER, M. u. DJELATIDES, D.: Bull. Soc. chim. biol. 10, 342 (1928), Rona 46, 160.
[572] CHERBULIEZ, E. u. MEYER, FR.: Helv. chim. Acta 16, 613 (1933), Rona 75, 207. Bis zur Trockene, dann Abtrennung des PO_4 als Ferriphosphat.
[573] IONESCO-MATIU, A. u. VITNER, M.: Bull. Soc. Chim. biol. 11, 776 (1929), Rona 52, 604.
[574] KING, E. J.: Biochem. J. 26, 292 (1932), Rona 69, 16.
[575] KING, E. J. u. DELORY, G. E.: Biochem. J. 31, 2046 (1937), Rona 105, 8.
[576] KAHANE, E.: J. Pharmacie VIII, 20, 26 (1934), Rona 82, 379.
[577] KITAJIMA, S.: Rona 66, 357 (1931).
[578] KUTTNER, TH. u. COHEN, H. R.: J. biol. Chem. 75, 517 (1927), Rona 44, 736.
[579] TSCHOPP, E. u. E.: Helv. chim. Acta 15, 793 (1932), Rona 69, 233.
[580] ATKINS, W. R. G. u. WILSON, E. G.: Biochem. J. 20, 1223 (1928). $SnCl_2$-Reagens.
[581] PETT, L. B.: Biochem. J. 27, 1672 (1933), Rona 79, 14.
[582] AMMON, R. u. HINSBERG, K.: Hoppe-Seylers Z. 239, 207 (1936), Rona 95, 144.
[583] BRAUNSTEIN, A. E.: Biochem. Z. 267, 400 (1933), Rona 79, 14.
[584] BARRENSCHEEN, H. K., BANGA, J. u. BRAUN, K.: Biochem. Z. 265, 148 (1933), Rona 77, 390.
[585] TETTAMANZI, A.: C. 1937 I, 938.
[586] COURTOIS, J.: J. Pharmac. VIII, 23, 404 (1936), Rona 94, 514. C. 1936 II, 2574.
[587] GUNTHER, L. u. GREENBERG, D. M.: J. biol. Chem. 82, 551 (1929), Rona 51, 749. Genaue Vorschrift.
[588] WASHBURN, M. L. u. SHEAR, M. J.: Proc. Soc. exp. biol. Med. 29, 625 (1932), Rona 68, 621. Bestimmung im Knochen.
[589] BRIGGS, A. P. J. biol. Chem. 53, 13 (1922), Rona 19, 58.
[590] BLITSTEIN, J.: Rev. belge Sci. med. 7, 69 (1935), Rona 87, 591.
[591] BURKENS, J. C. J.: Biochem. J. 29, 796 (1935), Rona 88, 446.
[591, I] BEERENBLUM, J. u. CHAIN, E.: Biochem. J. 1938, 295. Reduktion $SnCl_2$. 1—100 γ P oder 0,1—10 γ durch besondere Anordnung bestimmbar.
[592] BUCHERER, H. TH. u. MEIER, F. W.: Z. anal. Chem. 104, 23 (1936). C. 1936 I, 4471.
[593] NEUHAUS, F. W.: Z. anal. Chem. 104, 416 (1936). C. 1936 II, 511.

Als unschädlich werden angegeben: 4% Trichloressigsäure, 0,001% Citronensäure, 0,002% Weinsäure[578]. Störend sind: 0,008 n Oxalat, 0,008 n Citrat, 0,8 n Sulfat, 0,01 n NaF[540]. Umfangreichere Untersuchungen über die störenden Konzentrationen von komplexbildenden Substanzen finden sich bei DAVIES[595], etwa Pyrophosphat, Glycerophosphat, Brenztraubensäure, Äpfelsäure, Milchsäure, Glykolsäure. Es kommt dabei auf das Verhältnis von Phosphat zu den betreffenden Substanzen an, die um die Komplexaffinitäten konkurrieren. Manche der hier angegebenen Körper wird man verwenden können wie Citronensäure, vielleicht zur Hemmung der Blutgerinnung, nicht aber zur Pufferung in Fermentversuchen[596]. Diese Substanzen hemmen nicht nur bei den Methoden, die mit der Reaktion zwischen Phosphat und Molybdänblau zusammenhängen, sondern auch bei anderen, wie den mit Uranylacetat arbeitenden[597].

β) Prinzipien der Phosphatbestimmung.

A. Phosphat reagiert mit Ammonmolybdat auch in stark saurer Lösung unter Bildung eines gelben Niederschlages. Diese Reaktion wird benutzt:

1. Gravimetrische Bestimmung[531] (in Milch), [558, 598]. Als Mikrobestimmung für 0,01—0,1 mg P[599]. Der Niederschlag enthält nur 1,5% P. Am besten nach der Vorschrift von BILTZ.

2. Der Niederschlag wird abzentrifugiert und aus der Höhe der abgesetzten Schicht die Menge geschätzt: 0,2—1 mg P notwendig, Fehler angeblich nur 2—5%[600].

3. Mit Äther zusammen scheidet sich eine ölige Fällung ab, die Wasser und Äther enthält und dem Volumen nach abgeschätzt wird. Das Volumen ist nicht streng proportional der anwesenden P-Menge. Unterhalb 10 γ P keine Abscheidung mehr[552, 601].

4. Nephelometrie für 2—40 γ P_2O_5 brauchbar[602, 602, I].

5. Acidimetrische Methode, beruhend auf dem alten Verfahren von NEUMANN[603]. Die Titration erfolgt nach der Gleichung:

$$2(NH_4)_3PO_4 \cdot 12\, MoO_3 + 46\, NaOH = 2\, (NH_4)_2 \cdot HPO_4 + (NH_4)_2MoO_4 + 23\, Na_2MoO_4 + 22\, H_2O^{547}.\ (\text{Material 15—20 mg } P_2O_5).$$

oder:

$$(NH_4)_3PO_4 \cdot 12\, MoO_3 \cdot 2\, HNO_3 + 28\, NaOH \longrightarrow Na_2HPO_4 + 12\, Na_2MoO_4 + 2\, NaNO_3 + 16\, H_2O + 3\, NH_3^{604}.$$

Da die Fällungen nicht immer genau die gleiche Zusammensetzung haben, werden verschiedene empirische Umrechnungsfaktoren angegeben[604], z. B. 1 ccm n/10 NaOH = 0,135 mg P ([570] in 2 ccm Blut) oder 0,1225[526]. Bei Wegkochen des NH_3 wird dieser Wert natürlich höher, z. B. 1 ccm n/10 NaOH = 0,1172 mg P[541]. Bei Makrobestimmungen 1 ccm n/1 Lauge = 3,08 mg P_2O_5[605]. Die Bestimmung verläuft derart, daß nach sorgfältiger Innehaltung der Fällungsbedingungen[577] der Niederschlag von Säure gründlich durch Waschen mit $NaNO_3$-Lösung oder 50% Alkohol befreit wird. Danach erfolgt die Auflösung in eingestellter Lauge und Rücktitration. Manchmal wird auch in NH_3 aufgelöst, diese mit eingestellter Soda vertrieben, wiederum durch eingestellte Säure die CO_2 vertrieben und dann erst titriert[606]. Als Indikator dient meist Phenolphthalein. Als Erfassungsgrenzen werden angegeben: [541] 10—1000 γ P, noch 1 γ P gibt Niederschläge.

---

[594] GAEBLER, O. H.: J. biol. Chem. **99**, 99 (1932), Rona **74**, 305.

[595] DAVIES, D. R. u. W. C.: Biochem. J. **26**, 2046 (1932), Rona **73**, 21.

[596] LUNDSTEEN, E.: Enzymologia **5**, 383 (1939), Rona **112**, 656.

[597] HINSBERG, K. u. LANG, K.: Biochem. Z. **196**, 465 (1928), Rona **46**, 560.

[598] BROOKE, R. O. u. SMITH, A. H.: J. biol. Chem. **100**, XXIII (1933), Rona **75**, 16. Technik nach PREGL für Serienbestimmungen.

[599] HOLTZ, F.: Biochem. Z. **210**, 252 (1929), Rona **52**, 278.

[600] VILA, A.: C. rend. Acad. Sci. **198**, 657 (1934), Rona **80**, 557.

[601] HINGLAIS, H.: Bull. Soc. chim. biol. **9**, 540 (1927), Rona **42**, 396.

[602] ALTEN, T., WEILAND, H. u. LOOFMANN, H.: Z. Pflanzenernährung A **32**, 33 (1933), Rona **77**, 390.

[602, I] RAUTENBERG, E.: Mikrochem. **4**, 467 (1932), Rona **66**, 688. Fällung mit Strychnin.

[603] NEUMANN, A.: Hoppe-Seylers Z. **37**, 115 (1903). a) NEUMANN, A.: Hoppe-Seylers Z. **43**, 32 (1905).

[604] BÄURLE, A., RIEDEL, W. u. TÄUFEL, K.: Z. Unters. Lebensmittel **67**, 274 (1934), Rona **81**, 19.

[605] HARTMANN, W.: Z. Unters. Lebensmittel **55**, 610 (1928), Rona **48**, 480.

[606] MACHEBOEUF, M.: Bull. Soc. chim. biol. **8**, 464 (1926), Rona **38**, 255. 1 ccm Blut, Erfassungsgrenze 0,1—1,0 mg, Fehler ± 3%.

[523] P in 1 ccm Serum mit $\pm\,4\%$[607], [557] P bis 100 γ herab, brauchbar in Hefe, [563] P bis 30 γ gibt gute Werte, [567] bei $>$ 100 γ Fehler geringer als 1%, [531] Fehler liegt bei 2 γ P, [608] im Blut 15—500 γ.

Für ganz kleine Mengen:[526] 13 γ P $\pm$ 0,4 γ, oder bei Anwendung besonders diffiziler Vorrichtungen 0,9—9 γ mit 0,3—0,5% Fehler[609]. Im ganzen wird die Exaktheit der Resultate abhängen von der Art der Fällung (Hitze), der Länge des Stehens, so daß beim Waschen nicht Verluste entstehen, vor allem bei routinierter Arbeit.

6. Reduktion des Molybdäns durch metallisches Aluminium zu Mo_3O_5 und Titration zu MoO_3 durch Permanganat: 1 ccm n/25 $KMnO_4$ = 0,036 mg P, bei 50 γ P Fehler gering[571].

7. Die Phosphomolybdänverbindung wird durch Reduktionsmittel verschiedenster Art zu Molybdänsäure reduziert. Die Reduktion von Molybdänsäure erfolgt auch ohne PO_4'''[610]. PO_4''' soll eine Rolle als Katalysator haben, und pro Molekül Phosphat werden dann mehrere Moleküle zu dem Molybdänblau unbekannter Konstitution reduziert und zwar um so mehr, je stärker das Reduktionsmittel ist. Daraus würde sich auch die Wichtigkeit der Wahl des Reduktionsmittels erklären, besonders was die störenden Substanzen anlangt, von denen früher[595] schon gesprochen wurde.

Daraus erklärt sich auch, daß das Auffinden eines geeigneten Reduktionsmittels nicht einer einfachen Modifikation gleichzusetzen ist. Die einzelnen Reduktionsmittel werden hier kurz Erwähnung finden.

a) Hydrochinon nach BELL und DOISY, von BRIGGS[589] zuerst modifiziert. Die Farbtiefe wurde intensiviert durch BENEDICT[533]. Sie ist abhängig von der Wasserstoff-Ionen-Konzentration[525, 569], optimal ist 0,25 n H_2SO_4[611], auch auf 0,1 ccm Blut anwendbar[612]. Neuerdings modifiziert[527]; durch Bestrahlung mit einer Stupholampe soll die Färbung konstanter werden[613]. Störungen durch Blutgerinnungsmittel[540, 614]. Störend ist vor allem die durch die Oxydation des Hydrochinon entstehende grüne Verfärbung. Auch dauert die Reduktion zu lange.

β) Die Reduktion durch 1, 2, 6-Aminonaphtholsulfosäure (auch die 1, 2, 4-Verbindung ist brauchbar) wurde von FISKE und SUBBAROW[518, 620, II] aus diesen Gründen eingeführt und hat weiteste Verbreitung gefunden (siehe [620, II]), übertragen auf Muskelextrakte[535, 542, 544] mit Erwärmen für 5′ auf 37° zur Entwicklung der Farbe. Da bei höherer Temperatur Pyrophosphat und Metaphosphat gespalten werden, darf man vielleicht sogar die Zimmertemperatur nicht überschreiten[615], wobei andererseits Pyrophosphat die Farbentwicklung hemmt. Wichtig ist für die Tiefe der Farbe, daß auch im Standard dieselbe Konzentration an Trichloressigsäure vorhanden ist wie im Filtrat[535]. Bestimmung in 0,2 ccm Blut[530] mit Perchlorsäure[574], die deshalb geeignet ist, weil sie leicht lösliches Ba-Salz hat und auch veraschend wirkt. Im Urin stört NaCl und Harnstoff in 0,5 mol. Sie müssen zerstört werden[620, I].

---

[607] INDOVINA, R.: Diagnostica Tecnica Labor. **3**, 390 (1932), Rona **71**, 103. Bestätigt die Angaben von [523] und weist auf die geringe Schwankungsbreite hin.

[608] ODIN, M.: Acta paediatr. **9**, 392 (1930), Rona **57**, 20.

[609] LINDNER, R. u. KIRK, P. L.: Mikrochem. **22**, 300 (1937), Rona **108**, 188.

[610] BERENBLUM, J. u. CHAIN, E.: Biochem. J. **32**, 286 (1938), Rona **105**, 528.

[611] BENNETT, H. B.: J. Labor. clin. Med. **13**, 251 (1927), Rona **44**, 736.

[612] WARKANY, J.: Biochem. Z. **190**, 336 (1927), Rona **44**, 407.

[613] URBACH, C.: Biochem. Z. **268**, 457 (1934), Rona **79**, 393.

[614] WHITE, H. L. u. MONAGHAN, B.: Proc. Soc. exp. Biol. Med. **31**, 1 (1933), Rona **78**, 630. 0,3% NaF sollen nicht stören.

[615] BORATYNSKI, K.: Z. anal. Chem. **102**, 421 (1935), Rona **90**, 436.

[616] SCHAAF, F.: Klin. Wschr. **1936 II**, 1105, Rona **97**, 30.

[617] BROSE, H. L. u. JONES, E. B.: Nature **138**, 644 (1936). C. **1937 I**, 1200.

[617, I] MC CUNE, D. J. u. WEECH, A. A.: Proc. Soc. exp. Biol. Med. **45**, 559 (1940), Rona **126**, 300. Die Farbtiefe nahm noch bis 72 Stunden zu, und deshalb wurden die Versuche so lange ausgedehnt. $SnCl_2$ erwies sich hier als unbrauchbar, besonders im Sommer mit starken Temperaturschwankungen.

[617, II] NORBERG, B.: Acta physiolog. scand. **5**, Suppl. 14, 90 (1942), Rona **132**, 498.

[618] OBERMER, E. u. MILTON, R.: J. Labor. clin. Med. **17**, 792 (1932), Rona **71**, 162. Photometer nach VERNES-BRISQ-YVON.

[619] PALMER, L. S. u. NELSON, J. W.: Proc. Soc. exp. Biol. Med. **31**, 1070 (1934), Rona **85**, 407.

[620] VASARHELYI, B.: Mikrochem. Pregl-Festschr. **329** (1929), Rona **53**, 301

[620, I] RAE, J. J. u. EASTCOTT, E. V.: J. biol. Chem. **129**, 255 (1939).

[620, II] HINSBERG, K. u. LANG, K.: „Medizinische Chemie", 1938, S. 64, halten diese Methode für allein berechtigt und erwähnen keine andere. Unser Vorhaben verfolgt andere Zwecke als obige Autoren, deshalb hielten wir es nicht für überflüssig, auch von den Erfahrungen anderer Experimentatoren zu berichten.

Übertragung der Methode zur Anwendung der Photometrie bei $\lambda = 720\,\mu\mu$[565] auf ein Stufenphotometer von ZEISS mit Spezialfilter[616], auf ein photoelektrisches Colorimeter[617, 617, I] wobei dann Messungen von 0,1 γ P, ja sogar $10^{-4}\,\gamma$ [617, II] noch bestimmt werden können. Von anderer Seite wird bedeutet[618], daß gerade die Methode von FISKE nicht für Photometrie geeignet sei, wohl aber die nach BRIGGS (dagegen[617, I]). Für Phosphatasebestimmungen nach BODANSKY gibt diese Methode Fällungen, erscheint also nicht brauchbar[619], Arsensäure gibt die Färbung auch[584]. Untersuchungen über Brauchbarkeit anderer Isomeren der 1, 2, 4-Aminonaphtholsulfosäure[620, 620, III] haben keine bessere Substanz ergeben. Die Isomeren werden auch von den verschiedenen störenden Substanzen betroffen.

γ) Als Reduktionsmittel dient Zinnchlorür[578], das schon in 1′ seine größte Farbtiefe erreichen soll. Besondere Sorgfalt ist auf die Herstellung und Aufbewahrung der $SnCl_2$-Lösungen zu legen[621], vielleicht in Flaschen mit Paraffinüberzug[622]. Die erzielbare Farbe soll tiefer sein, ist aber nicht nur abhängig von der Konzentration von $SnCl_2$, von Ferri-Ionen[622] und HCl[623], (andererseits wird sogar $CuSO_4$ in Spuren zum Reagens zugesetzt[624]). Die Farbtiefe soll nicht genau proportional der P-Menge sein, sondern folgt einem bestimmbaren Gesetz[625], das durch Anbringen von Korrekturen eine Bestimmung gestattet[524, 626, 627]. Schon ohne PO_4''' kommt es zu einer Blaufärbung[628], die aber bei Anwendung reiner Reagenzien 0,4 γ P nicht übersteigt[524]. Anwendung der Methode auf Urin[517], Serum[528, 548], Liquor[560]. Für Glomerulusfiltrat und Lymphe in ganz kleinen Flüssigkeitsmengen (0,08 cmm) übertragen von WALKER[629], wobei 0,001 γ P bestimmt werden können. Die entwickelte blaue Farbe kann man vor der Colorimetrie mit Amylalkohol[630] ausschütteln. Ebenso wurde versucht, die Phosphomolybdänsäure mit Isobutylalkohol auszuschütteln. Dann findet erst die Reduktion statt. Dabei sind keine störenden Substanzen (NO_3, Citrat, Oxalat, Fluorid) zu fürchten, bis 0,1 γ P können so bestimmt werden[631]. Schwankungen der Farbtiefe durch Temperaturwechsel siehe [617, I].

δ) Die Reduktion des Molybdats wird vor dem Zusatz mit Kupferdrehspänen[519] oder $SnCl_2$[632] vorgenommen. Es bildet sich ein instabiles Molybdänblau, das nur bei 25—75% H_2SO_4 existenzfähig ist. Molybdän ist teils 6-, teils 4-wertig und hält sich über Kupferdrehspänen lange Zeit[632]. Die Farbe wird stärker bei Zusatz von Phosphat, ist aber schwer zu reproduzieren[602], vielleicht besser bei der Herstellung mit $SnCl_2$[633]. Dabei ist die Farbe in schwächeren als n/10 Säuren gelb[633].

Ähnlich verfährt ZINZADZE[634], der auch ein Molybdänblau durch Einwirken von Molybdänmetall auf Molybdänsäure herstellt. Die blaue Farbe verschwindet bei Verdünnung nur dann nicht, wenn in der Verdünnungsflüssigkeit Phosphat oder Arsenat vorhanden ist.

ε) Reduktion mit Methyl-p-amidophenol. Die Farbentwicklung soll unempfindlicher gegenüber Acidität und Salz[564, 579] sein (s. a. [639, III]). Aber 2, 4-Diaminophenol ist sehr gut brauchbar[620, II].

ζ) Reduktion mit p-Oxyphenylglykokoll[573].

η) Reduktion mit Ascorbinsäure [582], Erwärmung auf 37° für 20′ wird angegeben, POTTER ([639, I]) benötigt nur Zimmertemperatur (s. a. [639, II]).

Eine wichtige Neuerung bringt die Änderung der p_H, in der die Molybdänblauentwicklung erfolgt. (Siehe [639 II]). Wird die pH von 0.65 auf 4,0 verschoben und die Molybdatkonzentration von 0,25 auf 0,1 % reduziert mit Ascorbinsäure als Reduktions-

---

[620, III] ALLEN, R. J. L.: Biochem. J. **34**, 858 (1940), Rona **126**, 591. Zeiss-Filter S 72. Dauer der Einwirkung von 1, 2, 4-Aminonaphtholsulfosäure genau 20′.

[621] KUTTNER, TH. u. LICHTENSTEIN, L.: J. biol. Chem. **86**, 671 (1930), Rona **57**, 20.

[622] CHAPMAN, H. D.: Soil Sci. **33**, 125 (1932), Rona **67**, 71.

[623] MUNSELL, J.: Proc. Soc. exp. Biol. Med. **29**, 828 (1932), Rona **69**, 15.

[624] GILBERT, B. E. u. SMITH, J. B.: J. of biol. Chem. **74**, 223 (1927), Rona **43**, 343. In Bodenproben.

[625] PFEILSTICKER, K.: Z. anal. Chem. **82**, 276 (1930), Rona **59**, 236.

[626] BODANSKY, A.: J. biol. Chem. **99**, 197 (1932), Rona **73**, 168.

[627] BODANSKY, A., HALLMAN, L. u. BONOFF, R.: Proc. Soc. exp. Biol. Med. **28**, 762 (1931), Rona **62**, 478.

[628] WOODARD, H. Q.: J. Labor. clin. Med. **22**, 1287 (1937), Rona **103**, 517.

[629] WALKER, A. M.: J. biol. Chem. **101**, 239 (1933), Rona **75**, 506.

[630] SCHARRER, K.: Fortschr. d. Landwirtschaft **2**, 80 (1927), Rona **41**, 154.

[631] BERENBLUM, I. u. CHAIN, E.: Biochem. J. **32**, 295 (1938), Rona **106**, 528.

[632] DENIGES, G.: Mikrochem. Pregl-Festschr. **27** (1929), Rona **53**, 301.

[633] MEYER, A. H.: Science **1930 II**, 174, Rona **58**, 428.

[634] ZINZADZE, S. R.: Z. Pflanzenernährung A. **15**, 129 (1930), Rona **55**, 745. Kritik s. [602].

mittel, dann reagieren die leicht zersetzlichen Phosphatverbindungen wie Phosphokreatinin, Acetylphosphat, Rhibose-1-phosphat nicht mehr. Bei 0^0 kann man jede Freisetzung von PO_4''' selbst in 22 Stunden vermissen, nicht aber bei Zimmertemperatur. Man kann zur Sicherung die fortschreitende Farbentwicklung verfolgen und auf Zeit 0, auf das wahre anorganische Phosphat extrapolieren ([639, IV]).

8. Fällung mit Strychninphosphomolybdänsäure nach EMBDEN. Der Niederschlag kann nicht nur wegen seines günstigen Verhältnisses zum P zur gravimetrischen[538] Bestimmung benutzt werden, wobei 20 γ P noch erfaßt werden, sondern auch zur Titration mit Lauge[539] (wie unter 1 unseres Abschnittes, Fehler 1—2%) verwendet werden, ebenso zur colorimetrischen[529] und zur nephelometrischen Bestimmung[602, I]; [635] unter Zusatz von Gummiarabicum[636]. Auch Oxydation des Strychnins und Bestimmung der entwickelten CO_2 im Apparat von VAN SLYKE wurden vorgeschlagen (HOAGLAND[344, I]).

Zu den colorimetrischen Bestimmungen wird hier noch die Entwicklung einer weinroten Farbe mit Phenylhydrazin nachgetragen[637].

9. Fällung mit Ammonmolybdat und 8-Oxychinolin (Oxin). Die Fällung soll spezifisch sein[638]. Die dunkelgelbe kristalline Verbindung hat die Zusammensetzung $(C_9H_7ON)_3$ $H_7[P(Mo_2O_7)_6] \cdot 2 H_2O$[575], das Gewichtsverhältnis ist also günstig, auf P_2O_5 berechnet der Gehalt nur mit 3% anzusetzen. Gravimetrische Bestimmungen sind deshalb möglich[639]. NH_4 verzögert die Fällung.

Weil auf 1 Atom 3 Moleküle 8-Oxychinolin kommen, kann man versuchen, das 8-Oxychinolin bromometrisch zu bestimmen (1 Atom P würde 3 × 6 = 18 Atomen Br entsprechen) oder mit dem Phenolreagens nach Folin (Wolframat) eine colorimetrische Bestimmung auszubauen[575]. CHOMSC([639, V]) sedimentiert diesen Komplex und bestimmt so 22—88γ 3,3cc, bei Gelatinezusatz sogar 5,5γ. SCHMIDT u. TANNHÄUSER ([1245 VI]) fällen vor der Bestimmung mit Molybdänblau, wenn größere Mengen Pyrophosphat vorhanden sind, die die Farbentwicklung hemmen, > 2 γ P können neben 100 γ P_2O_7 bestimmt werden.

10. Fällung als Cobalt-Molybdatkomplex[639, IV] der Zusammensetzung $[Co(NH_3)_5NO_3]$ $\cdot H_3PMo_{12}O_{41}$.

11. Fällung als Vanadin-Molybdänsäurekomplex([639, VI]).

B. Phosphat gibt mit Uranylacetat einen unlöslichen Niederschlag.

1. Titration mit Cochenille als Indikator. Dieser Umschlag soll unscharf sein, weshalb Salicylsäure vorgeschlagen wird[640].

2. Die Fällung erfolgt mit eingestellter Lösung. Das nicht ausgefallene Uran wird bestimmt mit Ferrocyanid[597], oder der Niederschlag wird gelöst und darin das enthaltene Uran mit Ferrocyanid colorimetriert[171, 534].

C. Fällung als $Mg(NH_4)PO_4 \cdot 6 H_2O$.

1. Der Niederschlag wird weiß geglüht und als $Mg_2P_2O_7$ gewogen[641]. Der Niederschlag fällt aber nicht ganz konstant, jedenfalls abhängig von den Bedingungen[642]. Die Fällung ist deshalb nach MATHISON aus citrathaltiger Lösung vorzunehmen[553, 554]. In amerikanischen Arbeiten wird zur Zeit die Magnesiamixtur nach der Vorschrift von SACKS vorgezogen.

---

[635] KLEINMANN, H.: Mikrochem. 5, 139 (1932), Rona 68, 211.
[636] PINCUSSEN, L.: Biochem. Z. 177, 140 (1926), Rona 39, 177.
[637] TERADA, Y.: Biochem. Z. 145, 426 (1924), Rona 26, 162.
[638] BUCHERER, H. TH. u. MEIER, F. W.: Z. anal. Chem. 85, 331 (1931), Rona 64, 648.
[639] SCHARRER, K.: Biochem. Z. 261, 444 (1933), Rona 74, 593.
[639, I] POTTER: J. biol. Chem. 169, 19 (1947) u. Arch. Biochem. 6, 439 (1945)
[639, II] LOWRY, O. H. u. LOPEZ, I. A.: J. biol. Chem. 162, 421 (1946)
[639, III] RUDY. D. H. u. MÜLLER, K. E.: Angew. Chem. 1948, 280. Angaben über Reinigung der Gläser.
[639, IV] FURMAN, N. u. STATE, H. M.: Ind. Eng. Chem. anal. Ed. 8, 420 (1936). C. 1937 I, 3992.
[639, V] CHOMSC, H.: Angew. Chem. A. 1947, 245. Fehler + 1,5γ bis —0,5γ.
[639, VI] SIMONSON, D. G., WESTMAN. M., WESTOVER, H. M. u. MEHL, J., W.: J. biol. Chem. 166, 747 (1946).
[640] DUPARC, L. u. ROGOVINE, E.: Helvet chim. acta 11, 598 (1928), Rona 47, 378. a) Rona 47, 378.
[641] MC CANDLESS, J. M. u. BURTON, J. Q.: Ind. Eng. Chem. anal. Ed. 16, 1267 (1924), Rona 30, 351.
[642] JORGENSEN, G.: Z. anal. Chem. 66, 209 (1925), Rona 32, 843.
[643] WASHBURN, M. L. u. SHEAR, M. J.: J. biol. Chem. 99, 21 (1932), Rona 73, 599. Bestimmung im Knochen.

Bei Waschen des Niederschlages mit Methylalkohol können leicht durch Verunreinigung mit Ameisensäure Verluste entstehen. Spuren von Eiweiß stören schon[588]. Vielfach wird, um ein großes Gewicht zu haben, das Glühen vermieden und bei 37^0 getrocknet[588, 643, 644].

2. Zur Abschätzung der Menge z. B. im Harn wird von der Beobachtung Gebrauch gemacht, daß angeblich die Kristallformen je nach der Konzentration wechseln sollen[520, 645].

3. Aus dem Niederschlag wird das Ammoniak nach KJELDAHL destilliert[561].

D. Fällung als Bleiphosphat $Pb_3(PO_4)_2$, Titration der Phosphorsäure[521, 646, 647]. Nur für große Mengen brauchbar.

E. Fällung als Ag_3PO_4 und Bestimmung der dabei entstehenden Säure[648]. Viele Substanzen stören.

F. Fällung als Quecksilbersalz und Bestimmung des Hg im Niederschlag[649].

G. Potentiometrische Titration mit Alkalien, wobei die einzelnen Dissoziationsstufen die bekannten Knicke in der Kurve ergeben[650, 651, 652], oder es erfolgt eine Fällung von Ag_3PO_4. Der Überschuß der $Ag^{\cdot}$-Ionen wird mit KJ titriert[653].

H. Leitfähigkeitstitration mit Uranylacetat als Fällungsmittel[654].

J. Die Bestimmung des radioaktiven Isotops $^{32}_{15}P$ verlangt erst die Isolierung des Phosphates nach einer der beschriebenen Methoden. Dann wird mit GEIGERschem Spitzenzähler[655] oder elektrometrisch nach bekannten Verfahren die Radioaktivität gemessen. Diese Methode kann zur Histochemie benutzt werden, wenn die Schnitte auf eine photographische Platte aufgelegt werden[655, I].

K. Gewebe vor oder nach Veraschung werden mit Neutronen beschossen und ^{31}P in ^{32}P überführt, dessen Aktivität gemessen wird. Nach Bestrahlung von 5 Tagen kann P in der Menge von $6,4 \cdot 10^{-9}$ g genau bestimmt werden (TOBIAS und DUNN ^{228}I.)

L. Die Bestimmung von sekundären und tertiären Phosphaten auf Grund der Eigenschaften der $Ca^{\cdot\cdot}$-Salze wird bei diesen behandelt werden.

γ) Der histochemische Nachweis.

Beruht auf einer der von uns hier schon genannten Methoden, z. B. Fällung als Uranylsalz und Färbung des Niederschlages mit $K_4Fe(CN)_6$[656], Fällung als Molybdänsalz mit nachträglicher Reduktion in Molybdänblau[657, 658]. Auch der histochemische Nachweis von Phosphatiden mit Cd-Salzen wurde versucht[659]. Die Methoden wurden einer berechtigten Kritik unterzogen und darauf hingewiesen, daß weder die Abspaltung organisch gebundenen Phosphats verhindert werden kann, noch die Methoden überhaupt empfindlich genug sind, um kleine Mengen in der Zelle nachzuweisen[660]. Darüber hinaus ist auf das hinzuweisen, was über den histochemischen Nachweis der Halogene von uns angeführt wurde. So wurde gerade hier die ganze Methode als zweifelhaft erwiesen, indem anscheinend auch bestimmte Eiweißkörper in der Zelle mit Uransalzen reagieren und PO_4''' vortäuschen[660, I]. Histochemie mit radioaktivem P (siehe [655, I]).

---

[644] THURNWALD, H. u. BENEDETTI-PICHLER, A. A.: Z. anal. Chem. 86, 41 (1931), Rona 64, 647.

[645] PRIBRAM, E. A.: Arch. of Path. 16, 520 (1933), Rona 77, 469. a) Proc. Soc. exp. Biol. Med. 30, 444 (1933), Rona 73, 212.

[646] CATTELAIN, E. u. CHABRIER, P.: C. rend. Acad. Sci. 205, 49 (1937), Rona 106, 528.

[647] WELLINGS, A. W.: Analyst 60, 316 (1935), C. 1935 II, 2705.

[648] HEGEDÜS, M.: Z. anal. Chem. 75, 111 (1928), Rona 49, 22.

[649] IONESCO-MATIU, AL. u. POPESCO, A.: J. Pharmacie VIII, 16, 471 (1932), Rona 72, 14.

[650] BEDFORD, M. H., LAMB, F. R. u. SPICER, W. E.: J. amer. Chem. Soc. 52, 583 (1930), Rona, 55, 275.

[651] SANFOURCHE, A.: C. rend. Acad. Sci. 192, 1225 (1931), Rona 62, 680.

[652] VILLARD, P.: C. rend. Acad. Sci. 192, 1332 (1931), Rona 62, 680.

[653] MICHALSKI, E.: C. 1936 I, 2397.

[654] DESHUSSES, L. u. J.: Helv. chim. acta 7, 681 (1924), Rona 28, 164.

[655] CHARGAFF, E.: J. biol. Chem. 128, 579 (1939).

[655, I] BULLIARD, H., GRUNDLAND, J. u. MOUSSA, A.: C. rend. Acad. Sci. 207, 745 (1938), Rona 112, 359.

[656] HEIDERMANNS, C. u. WURMBACH, H.: Z. Mikrosk. 51, 375 (1935), Rona 86, 396. C. 1935 I, 3574.

[657] ANGELI, B.: Riv. Biol. 10, 702 (1928), Rona 51, 243.

[657, I] BELL, R. N.: Anal. Chem. 19, 97 (1947) C., 1947 II, 441.

[658] CHECCHI, F.: Riv. di biol. 7, 509, (1925), Rona 34, 810.

[659] STÜLER, A.: Z. f. all. Path. u. path. Anat. 35, 513 (1925), Rona 31, 196.

[660] POLICARD, A. u. LEULIER, A.: Bull. d'histol. 2, 22 (1925), Rona 33, 826.

[660, I] OMURA, S. u. NOSE, G.: Transact. Soc. path. jap. 29, 167 (1939), Rona 117, 191.

3. Bestimmung anderer Phosphorverbindungen.

Pyrophosphat kann von Phosphat durch Fällung des Phosphats mit Magnesiamixtur abgetrennt werden[542]. Es wird auch als Zinksalz bei p_H 3,3 gefällt und kann auch so von PO_4''' getrennt werden[665, I]. Die Bestimmung erfolgt im biologischen Schrifttum wohl allgemein nach LOHMANN[546] durch Hydrolyse von 7 Minuten bei 100° in n/1 HCl, wobei fast 100% zersetzt werden[665, I]. Die Bestimmung erfolgt dann als Ortophosphat. Diese Methode ist nicht brauchbar bei Anwesenheit von Metaphosphat, da dieses derselben Zersetzung unterliegt[661]. Sie ist brauchbar für Muskelextrakt, wo kein Hexosediphosphat vorliegt, dagegen nicht für Hefen, wo diese Verbindung vorhanden ist und bei dieser Behandlung $1/4$ ihres PO_4''' abspaltet[662]. Man müßte dann also eine Abtrennung, etwa als Ba··-Salz, vorausgehen lassen.

Über Bestimmung von Tri -u. Pyrophosphorsäure in Gegenwart von o-Phosphat (siehe BELL [657, I]).

Phosphorige Säure wird bestimmt durch Oxydation mit Jod in neutraler oder bicarbonatalkalischer Lösung nach RUPP, die aber zu verbessern wäre[663]. Die Phosphorsäure wird als solche bestimmt oder mit Thiosulfat das freie Jod zurücktitriert. Dadurch ist auch eine Trennung von unterphosphoriger Säure möglich, da diese in neutraler oder schwach alkalischer Reaktion nur langsam angegriffen wird[664].

Unterphosphorige Säure H_3PO_2 wird in saurer Lösung mit eingestelltem Jod einige Stunden stehen gelassen[665] oder mit Brom oxydiert, so daß also die Bestimmung von Phosphit und Hypophosphit in Pflanzen nebeneinander möglich ist[661]. Hypophosphit kann man auch durch Permanganat oxydieren[547] oder die Reduktionswirkung auf Sublimat verwenden, wobei Kalomel entsteht[666].

VIII. System $Ca\text{-}PO_4\text{-}CO_3$. — Die Knochensalze.

Die Bildung von verschiedenen Ca-Phosphatverbindungen ist im Organismus von fundamentaler Bedeutung und zwar nicht nur in Hinsicht auf die Löslichkeit der Salze des Serums und der Möglichkeit der Übersättigung in irgendeiner Richtung (Tetanie), sondern gerade in Hinsicht auf die Knochenstruktur bzw. Knochenbildung. Man nimmt wohl als Rückgrat der Knochenfestigkeit die Einlagerung von Apatiten an, aber mag auch die feste Knochensubstanz aus Apatit (Hydroxyl, Carbonat, Fluor u. ä.) bestehen, dann bleibt doch noch die Frage der Entstehung solcher Verbindungen ungelöst. Verbindungen so komplizierter Art bilden sich nicht „durch Ausfällung", sondern nur über viele Stufen, denn Reaktionen so hoher Ordnung, bei denen viele Moleküle beteiligt sind, sind nicht bekannt und auch in höchstem Grade unwahrscheinlich. Die Unwahrscheinlichkeit steigt noch durch die Anwesenheit von Kolloiden, die die Beweglichkeit der Ionen notwendig hemmen müssen. Daß diese Bemerkungen schon zu einer Reihe von Problemen, z. B. sowohl in Hinsicht auf Ablagerung als auch Auflösung führen, ist eindeutig. Als Grundlage dieser erst später zu behandelnden Reaktionen scheint deshalb die besondere Berücksichtigung dieses Systems geboten. Es ist dabei von Anbeginn darauf hinzuweisen, daß die Kausalkette — wie in der Biologie allgemein — durchaus nicht geschlossen, vielleicht erst angedeutet ist durch das Vorhandensein zahlreicher kurzer Kettenglieder. Aber wie sollen solche Glieder je zusammenwachsen, wenn eines von dem anderen nichts weiß?

An den Beginn unserer Betrachtung muß man die Feststellung hinsetzen, daß bei einem $p_H < 5,5$ keine Calciumphosphatfällung erfolgt[502, 670]. Also beginnt unser eigentliches Interesse bei einer geringeren Acidität, die ja im Bereich der

---

[661] MENGDEHL, H.: Planta **19**, 154 (1933), Rona **73**, 648.
[662] BOYLAND, E.: Biochem. J. **24**, 1, 350 (1930).
[663] CARRÉ, P.: C. rend. Acad. Sci **186**, 436 (1928), Rona **45**, 447. Hinweis auf Fehlerquellen.
[664] SCHWICKER, A.: Z. anal. Chem. **78**, 103 (1929), Rona **53**, 14.
[665] KAMECKI, J.: C. **1938 I**, 937.
[665, I] KIEHL, S. J. u. CLAUSSEN JR., E.: J. amer. med. Assoc. **57**, 2284 (1935). C. **1937 I**, 3453. Daselbst Untersuchungen über die Kinetik der Hydrolyse durch 0,5 n HCl bei verschiedenen Temperaturen.
[666] ALLONESCO, M. u. POPESCO, A.: J. Pharmacie **VIII**, 13, 12 (1931), Rona **60**, 535.

belebten Welt fast ausschließlich vorkommt. Einen Niederschlag von der Form $CaH_4(PO_4)_2 \cdot H_2O$ kann man nur aus konzentrierter Lösung erhalten[669]. Bei 25° lösen sich 10 g/Ltr. Die Löslichkeit ist also um eine Größenordnung über dem sekundären Salz.

Bei näherer Beschreibung der Bedingungen irgendeiner Fällung und von Gleichgewichten, die sich mit einem Bodenkörper (als Modell für die Knochensubstanz) ergeben, würden die verschiedenen Dissoziationsstufen der Phosphorsäure wichtig sein. Die Dissoziationsstufen ergeben sich:

1. $K_1 = \dfrac{[H^\cdot] \cdot [H_2PO_4']}{[H_3PO_4]}$ 2. $K_2 = \dfrac{[HPO_4''] \cdot [H^\cdot]}{[H_2PO_4']}$ 3. $K_3 = \dfrac{[PO_4'''] \cdot [H^\cdot]}{[HPO_4'']}$.

Die Größe dieser Gleichgewichtskonstanten nach der klassischen Dissoziationstheorie, die mit verschiedenen Verfahren gefunden wurden, geben wir auf folgender Tabelle wieder:

Tabelle 2.

Literaturangaben	Temp.	K_1	K_2	K_3	
BRITTON (502) ..	20°	$0{,}94 \cdot 10^{-2}$	$1{,}4 \cdot 10^{-7}$	$2{,}7 \cdot 10^{-12}$	Titration von H_3PO_4
REMY (Teil I) ...	18°	$1{,}1 \cdot 10^{-2}$	$1{,}2 \cdot 10^{-7}$	$1{,}8 \cdot 10^{-12}$	—
KUGELMASS u. Mitarb. (667) ..	25°	—	$2 \cdot 10^{-7}$	—	—
	38°	—	$2{,}4 \cdot 10^{-7}$	—	nach (670) angezweifelt
KUGELMASS (668) .	20°	—	—	$1{,}02 \cdot 10^{-12}$	aus der Hydrolyse
	38°	—	—	$1{,}48 \cdot 10^{-12}$	
				$0{,}97 \cdot 10^{-12}$	elektrometrische Titration
HOLT u. Mitarb. (670)	38°	$1 \cdot 10^{-2}$	$0{,}88\text{—}1{,}95 \cdot 10^{-7}$ $1 \cdot 10^{-7}$	3,4 u. $4 \cdot 10^{-13}$ $4 \cdot 10^{-13}$	Zusammenstellung aus der älteren Literatur
HASTINGS u. Mitarb. (671, 672) .	18°	$1{,}12 \cdot 10^{-2}$	—	$3{,}6 \cdot 10^{-13}$ bis $1 \cdot 10^{-12}$	—
SHIMA (672, I) ...	18°	—	$0{,}96 \cdot 10^{-7}$ $2{,}4 \cdot 10^{-7}$	—	Chinhydronelektrode bei der Konzentration des menschlichen Harns
SHIMA (672, IV) ..		—	$1{,}38 \cdot 10^{-7}$	—	—
KOLTHOFF (672, II)	18°	$8{,}1\text{—}11{,}2 \cdot 10^{-3}$	$0{,}7 \cdot 10^{-7}$	$5 \cdot 10^{-13}$	Leitfähigkeitsmessung
BURK u. Mitarb. (672, III)	25°	$7{,}9 \cdot 10^{-3}$	$7{,}4 \cdot 10^{-8}$	—	Chinhydronelektrode
	37,5°	$6{,}9 \cdot 10^{-3}$	$8{,}7 \cdot 10^{-8}$	—	

---

[667] KUGELMASS, I. N. u. SHOHL, A. T.: J. biol. Chem. **58**, 649 (1924), Rona **26**, 6.
[668] KUGELMASS, I. N.: Proc. Soc. exp. Biol. Med. **26**, 129 (1928), Rona **51**, 14. a) Biochem. J. **23**, 587 (1929), Rona **53**, 294.
[669] LARSON, H. W. E.: Ind. Eng. Chem. analyt. Edit. **7**, 401 (1935). C. **1937 I**, 555.

Die angegebenen Konstanten sind nur dann einwandfrei, wenn die hier in Betracht gezogenen Ionen sich allein in der Lösung befinden. Schon die Methoden der Messung zeigten, daß es sich um eine thermodynamische Größe handelt, d. h. eine Größe, die mit der Beweglichkeit der Ionen, also mit ihrer Aktivität eng zusammenhängt. Die Aktivitätstheorie von DEBYE und HÜCKEL hat den messenden Beobachtungen und bis dahin rein formalen Korrekturen, die vorher schon vorlagen (BJERRUM, LEWIS und RANDALL), eine anschauliche Grundlage gegeben. Die Theorie sagt nun aus, daß die kinetischen Eigenschaften der Ionen geändert werden durch elektrostatische Felder, wie sie durch andere in der Lösung vorhandene Ionen entstehen. Solche Bedingungen sind aber im lebenden Objekt immer vorhanden. Als Maß dieser Felder gilt auch nach DEBYE und HÜCKEL die Gleichung der „Ionenstärke" (ionic strength) von LEWIS:

4. $$\mu = \frac{1}{2}\sum_i m_i \cdot z_i^2 = \frac{1}{2}(m_1 \cdot z_1^2 + m_2 z_2^2 + \ldots),$$

in der m die Molarität des betreffenden Ions und z seine Ladung bedeutet, so daß also die Ionenstärke mit dem Vorkommen mehrwertiger Ionen wächst. Unter Berücksichtigung dieser Korrektur geben HASTINGS, MURRAY und SENDROY[671, 672] die Dissoziationskonstanten an, indem sie in bekannter Weise den negativen Logarithmus (ähnlich wie p_H) der Konstante angeben bei 38^0:

		nach LUGG[673,V]	für μ des Serums
5.	$pK_1' = 2{,}11 - 0{,}5\sqrt{\mu}$	$2{,}09 - \dfrac{\sqrt{\mu}}{1 + 1{,}0\sqrt{\mu}} - 1{,}8\mu$	$1{,}22 \cdot 10^{-2}$
6.	$pK_2' = 7{,}15 - 1{,}25\sqrt{\mu}$	$7{,}16 - \dfrac{2\mu}{1 + 1{,}5\sqrt{\mu}}$	$2{,}19 \cdot 10^{-7}$
7.	$pK_3' = 12{,}66 - 2{,}25\sqrt{\mu}$		$1{,}66 \cdot 10^{-12}$

Salze beeinflussen die Pufferfähigkeit[673, I], und die Acidität kann verschoben werden, weil die Aktivität des einen Ions mehr als die des anderen beeinflußt wird[673, II—IV].

Nach diesen Vorbereitungen ist es möglich, das Löslichkeitsprodukt von $Ca_3(PO_4)_2$ mit der Größe $K_{LP} = [Ca^{++}]^3 [PO_4''']^2$ zu berechnen. Die Berechnung des Löslichkeitsproduktes erweist sich anscheinend (s. sp.) überlegen der Untersuchung der Löslichkeit, weil diese mit der Acidität sehr schwankt, dann aber auch, weil es nicht möglich ist, durch Auftreten der Hydrolyse die Wasserstoff-Ionen-Konzentration in der Lösung konstant zu halten infolge von sekundären Reaktionen. Die Messung der Acidität mit der Wasserstoffelektrode macht schon Schwierigkeiten[670].

---

[670] HOLT, L. E, LA MER, V. K. u. CHOWN, H. B.: J. biol. Chem. **64**, 509 (1925). a) HOLT, L. E., LA MER, V. K. u. CHOWN, H. B.: J. biol. Chem. **64**, 567 (1925). b) HOLT, L. E., LA MER, V. K. u. CHOWN, H. B.: J. biol. Chem. **64**, 579 (1925), Rona **34**, 447
[671] HASTINGS, B., MURRAY, C. D. u. SENDROY, J.: J. biol. Chem. **71**, 723 (1926).
[672] SENDROY, J. u. HASTINGS, A. B.: J. biol. Chem. **71**, 783 (1926). a) SENDROY, J. u. HASTINGS, A. B.: J. biol. Chem. **71**, 797 (1926).
[672, I] SHIMA, K.: J. of Biochem. **29**, 121 (1939), Rona **113**, 190.
[672, II] KOLTHOFF, I. M.: Rec. trav. chim. Pays-Bas **46**, 350 (1927), Rona **42**, 206.
[672, III] JOWETT, M. u. MILLET, H.: J. amer. chem. Soc. **51**, 1004 (1929), Rona **52**, 679.
[672, IV] SHIMA, K.: J. of Biochem. **29**, 147 (1939), Rona **114**, 532. Besondere Kontrollen und Berechnungen.
[673] KENNETH, A. K. u. DOUMANI, TH. F.: Z. anorg. Chem. **232**, 319 (1937). C. **1937 II**, 1964.
[673, I] VAN SLYKE, D.: J. biol. Chem. **52**, 525 (1922).
[673, II] ROBINSON, H. W.: J. biol. Chem. **82**, 775 (1929), Rona **52**, 184. Neutralsalze.

Zur Feststellung des Löslichkeitsproduktes geht man auf 2 Wegen vor: Entweder man läßt zu einer Phosphatlösung die Lösung eines $Ca^{..}$-Salzes hinzutropfen, oder man schüttelt einen Bodenkörper mit der zu untersuchenden Lösung. Um den Verhältnissen im Organismus nahe zu kommen, werden vielfach auch Carbonat-Ionen in den Bereich der Untersuchungen gezogen, und um die auftretenden Schwierigkeiten zu beleuchten, sollen Versuche[673], $Ca_3(PO_4)_2$ in Sodalösungen aufzulösen, angeführt werden. Bei diesen Versuchen ergab sich, daß gegen die Erwartung vom reinen Ionenprodukt her bei stärkerer Konzentration (bis 2,5—4 molar als Grenze) der Soda mehr PO_4''' in der Lösung zu finden war. Das CO_3'' hatte mit der oberflächlichen Schicht des Phosphats reagiert, und es waren an der Oberfläche Niederschläge von $CaCO_3$ entstanden, die eine weitere Reaktion mit dem tiefer liegenden Phosphat verhinderten. Das konnte dargetan werden dadurch, daß eine stärkere Zerkleinerung des Bodenkörpers die Löslichkeit, die vorher schon ein Ende erreicht hätte, wieder erhöhte. Es waren neue zugängliche Flächen entstanden, die reagieren konnten. Also auch Reaktionen an Oberflächen sind zu beachten. Die Zusammensetzung des Bodenkörpers änderte sich stets nach dem pH der darüberstehenden Lösung, indem diese stets der Neutralität zustrebte ([673] VI).

Wenn man in stark alkalischer Lösung arbeiten würde, hätte man die Sicherheit, daß praktisch nur PO_4''' vorläge. Damit könnte man das Löslichkeitsprodukt auf einfachere Weise feststellen, wenn nicht die Löslichkeit so gering wäre, daß analytische Fehler das Resultat leicht trüben könnten. Deshalb ist es vorteilhaft, bei stärker saurer Lösung zu arbeiten und die tatsächliche $[PO_4''']$ aus den Gleichungen 1—3 zu berechnen.

Man erhält nach HOLT und Mitarbeitern[670]

8. $$[PO_4'''] = \frac{[\text{Gesamt-}PO_4] \cdot K_1 \cdot K_2 \cdot K_3}{[H^{.}]^3 + [H^{.}]^2 \cdot K_1 + [H^{.}] \cdot K_1 \cdot K_2 + K_1 \cdot K_2 \cdot K_3}.$$

Unter Beachtung der Gleichungen 5—6 und der Aktivitäten (d. h. z. B. statt pH: pα_H) erhält man[672] eine ganz analoge Gleichung, die wir hier nicht anführen wollen.

Um zu dem Löslichkeitsprodukt zu kommen, wird man nicht die Möglichkeit haben, die Konzentration des ionisierten $Ca^{..}$ direkt anzugeben, sondern man kann sich nur an die stöchiometrische Konzentration halten und vollkommene Dissoziation voraussetzen. Im Serum müssen Messungen auf anderem Wege berücksichtigt werden. Werden die Salze selbst und rein angewendet, dann muß ihre Konzentration bzw. Ionenstärke in Betracht gezogen werden, eventuell ist Extrapolation für unendliche Verdünnungen notwendig.

Abgesehen von dem Bestimmungsverfahren ist bei der Rechnung die Größe der Dissoziationskonstanten wichtig, weshalb die Angaben der verschiedenen Untersucher auf der Tabelle auf S. 50 angegeben wurde. Man gibt am besten den negativen Logarithmus für das Löslichkeitsprodukt an, $pK_{Ca_3(PO_4)_2}$ auf folgender Tabelle:

---

[673], III BURK, N. F. u. GREENBERG, D. M.: J. biol. Chem. **87**, 197 (1930). Durch Harnstoff Verschiebung zum Alkalischen.

[673], IV NEUSCHLOSS, S. M. u. IBANEZ, R. P.: Biochem. Z. **232**, 106 (1931), Rona **61**, 618. Durch $[NH_4^{.}]$.

[673], V LUGG, J. W. H.: J. amer. chem. Soc. **53**, 1 (1931), Rona **61**, 4. $\mu = \frac{1}{2} \Sigma C Z^2$, C = Konzentration. Nur Berechnungen. Die Gleichungen sollen mit den Versuchsresultaten von HASTINGS, MURRAY und SENDROY besser übereinstimmen.

[673], VI RAE, S. J. u. CLEGG, C. T.: J. dent. Res. **27**, 54 (1948). Keine Angaben über Temperatur und Schüttelddauer.

System Ca-PO$_4$-CO$_3$. — Die Knochensalze.

Tabelle 3.

Literatur	Größe	Methode der Bestimmung	Bemerkungen
Holt u. Mitarb. (670)	29,64 31,48 32,50	Titration von H$_3$PO$_4$ mit Ca(OH)$_2$ und Schütteln von 8 Tagen zum Vermeiden von Übersättigung	Berechnet nach angegebenen Prinzipien von (672a)
Hastings u. Mitarb. (672a)	30,95	Schütteln eines Bodenkörpers für 20 Stunden bis 8 Tage	

Die Diskrepanz dieser Werte ist vielleicht dadurch verständlich, daß bei der sauren Lösung[670] die [PO$_4$'''] nur gering ist und kleine Differenzen schon zu größeren Fehlern führen. Wichtiger als diese extrapolierten Werte sind natürlich für unseren Zweck die Veränderungen des Löslichkeitsproduktes durch Beimengung anderer Substanzen, wie sie im Blutserum und Knochen vorhanden oder möglich sind. Diese Beeinflussungen behalten ihre Bedeutung auch dann, wenn z. B. die Knochenbildung nicht durch einfache Fällung des verlangten Phosphates, sondern über Zwischenstufen erfolgt; denn mag auch das Löslichkeitsprodukt für die Knochenbildung bedeutungslos sein, so ist es das doch nicht für die Knochenauflösung bzw. den Knochenneubau, selbst wenn er von Zellen ausgeführt wird. Problematisch wird die Genauigkeit dieser Werte eher dadurch, daß der Knochen kein Kristall der hier vorausgesetzten Zusammensetzung

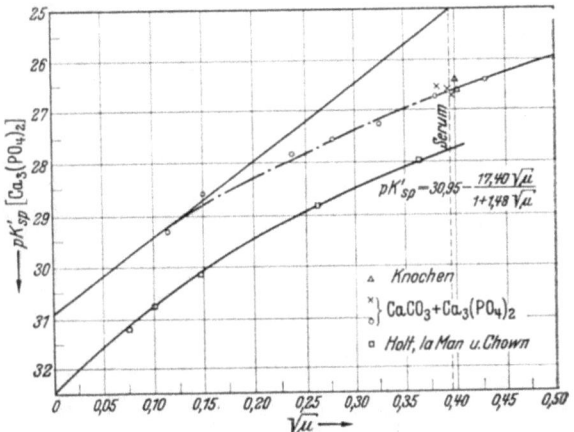

Abb. 1. Löslichkeit von tertiärem Calciumphosphat in Salzlösung verschiedener Ionenstärke bei 38°. Ordinate negativer Logarithmus des Löslichkeitsprodukts. Die Daten von HOLT und Mitarb. sind umgerechnet.

enthält, aber stets behalten sie ihre Bedeutung als Grenzen, wenn die Bedingungen nur sorgfältig definiert waren.

Veränderungen werden notwendig durch Zufügung von Salzen zu der Lösung entstehen. Durch beliebige Salze wird die Löslichkeit erhöht, eine Erscheinung, die für das klassische Massenwirkungsgesetz restlos unverständlich war, aber durch die Aktivitätstheorie leicht erklärbar wird. Davon zu unterscheiden sind die Vorgänge, die durch Komplexbildung z. B. mit Ca¨ zu einer scheinbaren Erhöhung des Löslichkeitsproduktes führen. Aber im Prinzip liegt für die Rechnung etwas Ähnliches vor, da in jedem Falle nur ein Bruchteil des in der Lösung vorhandenen Calciums thermodynamisch „aktiv" ist. Bei Zusatz von Salzen wird das stöchiometrische Löslichkeitsprodukt erhöht (also pK erniedrigt) nach ihrer Ionenstärke. Wir geben den Verlauf wieder auf Abb. 1 aus einer Untersuchung von Sendroy und Mitarbeitern[682a], die einen großen Bereich von μ in Betracht zieht. Die angegebene Gleichung:

9. . . . . . . $\mathrm{pK}_{Ca_3(PO_4)_2} = 30{,}95 - \dfrac{17{,}40\sqrt{\mu}}{1 + 1{,}48\sqrt{\mu}}$

folgt aus der Theorie von DEBYE und HÜCKEL. Die Erhöhung ist besonders bei 2wertigen Ionen groß[670] z. B. SO_4''. Das ergibt sich auch aus einer Zusammenstellung von GREENWALD[674], der die Aktivitäten der Ionen nicht berücksichtigt, auch durch seine Methoden zu abweichenden Werten kommt, aber wir wollen hier nur die relativen Zahlen betrachten.

Ion	Löslichkeitsprodukte (20—25°)		
	$[Ca\cdot\cdot][SO_4'']$	$[Ca\cdot\cdot][CO_3'']$	$[Ca\cdot\cdot]^3[PO_4''']^2$
Cl'	$4{,}36 \cdot 10^{-4}$	$5{,}51 \cdot 10^{-9}$	$5{,}1 \cdot 10^{-30}$
NO_3'.	$4{,}26 \cdot 10^{-4}$	$4{,}37 \cdot 10^{-9}$	$1{,}8 \cdot 10^{-30}$
Acetat	$4{,}12 \cdot 10^{-4}$	$6{,}22 \cdot 10^{-9}$	$3{,}51 \cdot 10^{-30}$
Sulfat		$7{,}38 \cdot 10^{-9}$	$14{,}6 \cdot 10^{-30}$

Die vorher erwähnten Versuche von REITENMEIER und BUCHERER[510, III] zeigten, daß Hexametaphosphat, aber auch Pyro- und o-Phosphat das Fällen von $CaCO_3$ in ganz spezifischer Weise verhindern konnten. Die Zahlen unserer Tabelle weisen ebenso darauf hin, daß abweichend von der Wertigkeit und Konzentration (die allein in dem Wert der Ionenstärke vorkommen) auch spezifische andere Eigenschaften der Ionen eine Rolle spielen, z. B. fanden HOLT und Mitarbeiter[670] eine die Theorie übertreffende Löslichkeitserhöhung bei Zusatz von $ZnSO_4$, vielleicht durch Komplexbildung des Zinks mit dem Phosphat-Ion, und HPO_4'' durch Komplexbildung mit $Ca\cdot\cdot$ (siehe dazu auch Kurve 2[675, I]). Ebenso wird natürlich die Hydratation der Ionen und ihr Einfluß auf den Kristallbau des Wassers eine Rolle spielen, die aber in erster Annäherung zu übergehen ist. Komplexbildung mit Calcium wird häufiger eine Rolle spielen und dabei eröffnet sich die Möglichkeit, an den Haushalt der Zelltätigkeit bei der Verkalkung heran zu kommen.

KLEMENT[4929] bestritt die Möglichkeit der Angabe eines Löslichkeitsproduktes von Ca-Phosphat, weil immer Hydroxylapatit vorläge und dieses durch Umlagerungen gar kein Löslichkeitsprodukt entstehen läßt. Diese Auffassung wird heute wohl allgemein vertreten (z. B. RATHJE). Die Löslichkeit stieg schon bei verschiedener Menge des Bodenkörpers, dann aber besonders bei Zugabe von Glykokoll und salzfreier Gelatine. Aber diese seien wirksam nur über die Abpufferung der sich verschiebenden Acidität und nicht durch Komplexbildung, denn die Leitfähigkeit wird nicht beeinflußt. Dagegen fand sich eine geringere Diffusibilität des $Ca\cdot\cdot$, die durch elektrostatische Anziehungen zu erklären sei. Das würde aber das Zeichen einer Aktivitätsverminderung sein und nicht der Annahme einer Aciditätsänderung bedürfen (siehe auch[675, II]).

Die Löslichkeitserhöhung durch organische Säuren geht teilweise in das 100000fache des Löslichkeitsproduktes, und zwar bei Zusatz von nur 1 mMol.[674]. Bekannt ist hier Citrat[671, 674], dann wurde untersucht Tartrat usw.[674]. Beim Wechsel von 1 mMol. Apfelsäure zu Fumarsäure ändert sich das Löslichkeitsprodukt von $20{,}8 \cdot 10^{-30}$ auf $3{,}5 \cdot 10^{-30}$, beim Übergang auf Maleinat auf $7{,}4 \cdot 10^{-27}$. Es ist bei Ascorbinsäure 1000mal größer als bei Cl' oder NO_3' (siehe Tabelle). Oxydation der Ascorbinsäure erniedrigt das Ionenprodukt beträchtlich[674].

Bei der Ionenaktivität des Serums ist das Löslichkeitsprodukt nicht abhängig von den verschiedenen anwesenden Salzen[670, 671, 672]. $p[Ca][PO_4''']^2$ wurde zu 26,5—27,75 gemessen bei einem $\mu = 0{,}155$[675]. Bei Knochenasche als Bodenkörper war der Betrag wenig verschieden von 25,5—26,0. Die Anwesenheit von CO_3'' führt also nicht zur Erniedrigung der Löslichkeit. Sättigung von Lösungswasser

---

[674] GREENWALD, I.: J. biol. Chem. **124**, 437 (1938). a) GREENWALD, I.: J. biol. Chem. **123**, XLV (1938).
[675] LOGAN, M. A. u. TAYLOR, H. L.: J. biol. Chem. **119**, 293 (1937).
[675, I] GREENWALD, I., REDISH, J. u. KIBRICK, A. C.: J. biol. Chem. **135**, 65 (1940), Rona **125**, 453. $CaHPO_4$ und noch mehr $MgHPO_4$ müssen wenig dissoziiert angenommen werden.
[675, II] KLEMENT, R. u. WEBER, R.: Biochem. Z. **308**, 391 (1941). Auch Serumeiweiß erhöht die Löslichkeit.

mit CO_2 führte sogar, entsprechend der Erhöhung der Acidität zu einer Löslichkeitserhöhung von 0,16—0,196 g/Ltr auf 0,62—0,82 g/Ltr[669], was auf die Möglichkeit einer Einwirkung des Atemzentrums auf den Knochenaufbau hindeutet.

Eine besondere Bedeutung hat die Frage des $Ca^{\cdot\cdot}$ und PO_4''' im Serum erlangt, weil man immer wieder glaubte, daß man auf die Tätigkeit der Zellen im Knochen zum großen Teil verzichten könnte, wenn man nachweisen würde, daß im Serum das Löslichkeitsprodukt überschritten ist. Eine Verminderung dieses Produktes und der Übersättigung würde die treibende Kraft für die Verkalkung mindern, und damit wäre eine Beziehung zwischen dem niederen Ionenprodukt bei Rachitis und der mangelnden Verkalkung gegeben[670 b]. Noch ein anderes Argument in dieser Richtung gäbe es, nämlich daß Rachitis nur bei gutem oder übernormalem Wachstum zustande kommt, nicht aber beim Wachstumstillstand. Man sieht, wie viele Argumente man für eine sicher unrichtige Auffassung anführen kann.

Der erste Versuch in dieser Richtung wurde von HOLT und Mitarbeitern[670] in der Art angestellt, daß Serum (Pferd) mit einem Bodenkörper von $Ca_3(PO_4)_2$ geschüttelt wurde. Während ein Schütteln ohne Bodenkörper die Konzentrationen unverändert ließ (pK 22,5), sank das Produkt nach Schütteln auf 24,7, also schien die Übersättigung erwiesen. Eine Untersuchung von HASTINGS und Mitarbeitern[672a] ergab dasselbe Resultat, aber es fand sich, daß nicht etwa $Ca_3(PO_4)_2$ aus der Lösung verschwunden war, sondern $CaCO_3$ und zwar schon in den ersten 5 Minuten, also die einfache Beseitigung einer Übersättigung schien nicht vorzuliegen. (Neuerdings wurden von KLEMENT[4929] solche Versuche mit Pferdeserum ausgeführt.) Offenbar handelt es sich um das Vorliegen einer einfachen Adsorption an den Bodenkörper (siehe darüber auch GREENBERG und LARSON[4932] und BENJAMIN[4933]). Gerade die Phosphatverbindungen besitzen ein charakteristisches und spezifisches Adsorptionsvermögen, wie wir noch darstellen werden.

In den schon erwähnten Versuchen[675] mit Äquilibrierung von Lösungen ($\mu = 0,155$) mit Knochenpulvern ergab sich ein pK von 25,5—26,0. Dieses stieg an, wenn die Menge des Bodenkörpers verringert wurde auf 23,1 und zwar allmählich direkt proportional der zugesetzten Menge. Man wird schließen müssen, daß die adsorbierte Verbindung eine besondere Konstitution hat, oder daß durch die Adsorption der Wert von μ verringert wird, wodurch diese Änderung des Löslichkeitsproduktes verständlich würde. Neuerdings geben LOGAN und KANE[676] $p[Ca^{\cdot\cdot}]^3 [PO_4''']^2$ an mit $23,1 \pm 0,3$. In jedem Fall ergibt sich, daß das Serum, wenn man berücksichtigt, daß das $Ca^{\cdot\cdot}$ zum größten Teil nicht ionisiert, sondern komplex gebunden ist, nicht übersättigt ist. Auch bei Äquilibrierung von Ascitesflüssigkeit und Serum mit *kleinen* Mengen von Phosphat gab es keine Änderung der Konzentration, was gegen eine Übersättigung spricht.

Bisher haben wir ausschließlich die Veränderungen der Lösung berücksichtigt, aber nicht die Zusammensetzung des Bodenkörpers in Betracht gezogen. Hier können sich aber Änderungen abspielen, die sich in dem Ionenprodukt vielleicht als Endeffekt zeigen und durchaus in der Lage sind, einen Teil der Schwankungen im Ionenprodukt verständlich zu machen. HOLT, MAN und CHOWN titrierten H_3PO_4 Schritt für Schritt mit $Ca(OH)_2$. Durch wochenlanges Schütteln wurde erreicht, daß eine Übersättigung schließlich unmöglich war und ein Gleichgewicht erreicht sein mußte. In einem engen Bereich um ein p_H von 5,08 fand sich nun als sich ausscheidender Bodenkörper kristallines $CaHPO_4 \cdot 2 H_2O$. Der Bereich

---

[676] LOGAN, M. A. u. KANE, L. W.: J. biol. Chem. **127**, 705 (1939).

dieses Niederschlages wurde durch Salzzusatz vergrößert. Er tritt aber als erstes Produkt in viel weiterem p_H-Bereich auf und ist als Produkt einer Reaktion zweiter Ordnung viel wahrscheinlicher.

Wenn man den Niederschlag auf $Ca^{..}$ und P analysiert, hat die Verbindung ein Verhältnis von $Ca^{..}$/P von 1,29. Dieses steigt im Laufe der Zeit auf das Verhältnis des tertiären Salzes 1,94. Wir sehen auf Abb. 2 aus der Arbeit von HOLT[670], wie in der überstehenden Flüssigkeit ganz langsam das Löslichkeitsprodukt des sekundären Salzes unterschritten wird und sich dem des weniger löslichen tertiären Salzes annähert. Dadurch kommt das anscheinende Paradoxon zustande, das wir auf Abb. 3 wiedergeben, daß in der überstehenden Lösung von einem Punkt ab um so weniger Calcium vorhanden ist, je mehr man Calcium hinzufügt.

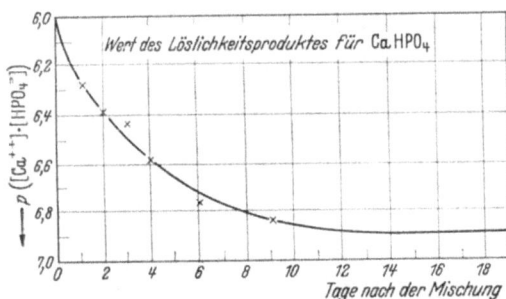

Abb. 2. Phosphorsäure und Calciumhydroxyd werden gemischt und bei 38° geschüttelt. Während anfangs die in der Lösung vorhandenen Salze eine Übersättigung hinsichtlich sekundärem Calciumphosphat ergeben, kommt es im Laufe der Zeit zur allmählichen Umformung des Bodenkörpers, so daß die überstehende Lösung zunehmend sich der geringeren Löslichkeit des tertiären Salzes annähert.

Wir sehen, wie langsam diese Vorgänge verlaufen, was verständlich wird, wenn wir an früher erwähnte Versuche denken, in denen durch einen Niederschlag an der Oberfläche der festen Phase die inneren Teile geschützt wurden. Wenn dieser Vorgang aber abläuft, während ein neutrales Calciumsalz zugesetzt wird, dann verschwinden mehr basische Valenzen, also die Acidität verschiebt sich nach der sauren Seite. Dieselbe Beobachtung mußte RATHJE[4927, 4928] bei

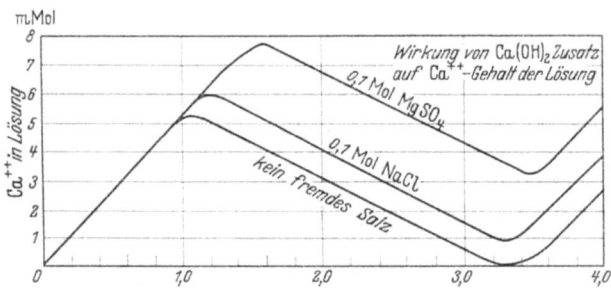

Abb 3. Zu Phosphorsäurelösungen werden verschiedene Mengen von $Ca(OH)_2$ zugefügt (Abscisse). Trotz des vermehrten Zusatzes ist die Menge in der darüberstehenden Lösung vermindert, weil der Bodenkörper zunehmend aus tertiärem Salz besteht. Außerdem sehen wir die Wirkung zweier Salze derselben Ionenzahl, aber verschiedener Ionenstärke.

Zusammentropfenlassen von $CaCl_2$ und KH_2PO_4 bei gleichzeitiger sofortiger Neutralisierung mit Hilfe eines beigefügten Indikators machen.

KLEMENT[677] ließ verschiedene Phosphatgemische nach SÖRENSEN z. B. bei p_H 7,65 auf $CaCO_3$ einwirken. Dabei fiel zuerst das tertiäre Salz, aber die Reaktion der Lösung verschob sich stark nach der sauren Seite nach folgender Gleichung:

$$2\ Na_2HPO_4 + 3\ CaCl_2 = Ca_3(PO_4)_2 + NaCl + 2\ HCl,$$

wodurch dann später sekundäres Salz sich bildet. Dieser Vorgang ist durchaus atypisch nach unseren Kurven und den bisher erwähnten Untersuchungen und zeigt die Wichtigkeit genauer quantitativer Vergleichungen.

[677] KLEMENT, R.: Hoppe-Seylers Z. 184, 132 (1929), Rona 53, 661.

Die Löslichkeitsprodukte pK_{CaHPO_4} wollen wir in der folgenden Tabelle wiedergeben:

Tabelle 4.

Autor	Größe	Temperatur	Methodik
DOMONTOVITSCH u. Mitarb. (678)	6,25 5,75	19—22°	bei 0,1 mol NaCl
KUGELMASS u. Mitarb. (667) . . .	6,155	38°	
SHEAR u. Mitarb. (679)	6,4—2,3$\sqrt{\mu}$	38°	für μ der Ionenstärke des Serums
SHEAR u. Mitarb. (680)	5,495 5,469	20° 38°	
HOLT u. Mitarb. (670)	6,4	38°	

Die Ionen erhöhen die Löslichkeit weniger als beim tertiären Salz[670]. 0,1 mol NaCl erhöht die Löslichkeit des sekundären Salzes nur um 38%, beim tertiären um 130%, bei $MgSO_4$ sind die Zahlen 356 und 1660%[670].

Wenn man einen Bodenkörper der Art $CaHPO_4 \cdot 2 H_2O$ mit einer wäßrigen Phase äquilibriert, dann erreicht man ein Gleichgewicht sehr rasch schon bei Schütteln von 1 Stunde[680], aber nach weiteren 3 Stunden beginnt schon die weitere Umsetzung. Das Serum ist auch betreffs $CaHPO_4$ untersättigt, jedenfalls nicht übersättigt, wenn man den komplexen Teil des Calciums in Betracht zieht. Aber die Werte sollen so liegen, daß schon eine Verminderung der Ionenstärke zu einer Ausfällung führen kann[679].

Der Versuch, bei ganz frischen Verkalkungen im Knochen eine Salzablagerung mit wenigstens teilweisem Gehalt an $CaHPO_4$ zu finden[681], ist restlos fehlgeschlagen, wurde aber immer wieder behauptet[680, I]. Man hätte in den Analysen ein Ca/P von 1,29 oder wenigstens unterhalb 1,94, dem theoretischen Verhältnis des tertiären Salzes, erwarten müssen. Es wäre zu erwarten gewesen, daß dieses Verhältnis sich genau so wie bei der Beobachtung der Fällungen in vitro ausgehend von 1,29 schließlich fortlaufend 1,94 angenähert hätte. Tatsächlich betrug es aber 2,23[681], war also höher als bei der dauernden Verkalkung. Das führt uns zu der Frage des Vorhandenseins von $CaCO_3$ im Knochen und zu der Frage, in welcher Form dieses Salz eingelagert ist. Wir sahen schon, daß beim Schütteln von tertiärem Calciumphosphat $CaCO_3$ an der Oberfläche festgehalten wird, aber andererseits wurden vielfach bei früheren Knochenanalysen bestimmte konstante Verhältnisse des $Ca:PO_4:CO_2$ im Knochen gefunden. Das legte natürlich nahe, in diesem konstanten Verhältnis die Andeutung einer chemischen Verbindung zu sehen, der HOPPE-SEYLER die empirische Formel $3 Ca_3(PO_4)_2 CaCO_3$ gab. Diese Formel wurde aber umgewandelt in eine Komplexformel nach WERNER derart:

$$\left[Ca \begin{pmatrix} OPO_3Ca \\ >Ca \\ OPO_3Ca \end{pmatrix}_3 \right] CO_3$$

und sie wurde als Carbonatapatit bezeichnet. Heute wird verlangt (z. B.[681] und dann KLEMENT), diese Formel zu verlassen, weil sie insofern mißleitend ist, als

---

[678] DOMONTOVITSCH, M. K. u. SARUBINA, O. V.: Biochem. Z. **163**, 464 (1925), Rona **34**, 609.
[679] SHEAR, M. J. u. KRAMER, B.: J. biol. Chem. **79**, 125 (1928).
[680] SHEAR, M. J., WASHBURN, M. u. KRAMER, B.: J. biol. Chem. **83**, 697 (1929), Rona **53**, 533.
[680] I BOWES, J. H. u. MURRAY, M. M.: Biochem. J. **29**, 102 (1935) u. Brit. dent. J. **40**, 556 (1936). C. **1935 I**, 2551 u. **1936 II**, 640. In Untersuchungen am Zahn wird hier $CaHPO_4$ für das Dentin behauptet. Email: 75% Hydroxylapatit, 0,66% Fluorapatit u. 12,06% Carbonatapatit, aber nur nach Analyse berechnet.
[681] KRAMER, B. u. SHEAR, J.: J. biol. Chem. **79**, 147 (1928).

die Form der Apatite ja eine besondere Kristallstruktur darstellt mit einem genauen und bekannten Gitter. Solche Kristallstrukturen sind aber nicht identisch mit den Komplexformeln einer gelösten Substanz und — wie wir schon hingewiesen haben — sind die Ionen über einem Bodenkörper durchaus frei und nur im Gleichgewicht. Zum mindesten kann man einer komplexen Formel nur einen sehr lockeren Zusammenhang zubilligen. Ein Hinweis darauf ergäbe sich in der oben erwähnten Erhöhung der Löslichkeit durch HPO_4'', die über die theoretische Ionenstärke geht. Wir werden darauf in späteren Kapiteln zurückkommen (Blut). ROSSEBERRY, HASTINGS und MORSE[4931] fanden ein Röntgendiagramm entsprechend DAKLIT der Formel $CaCO_3 \cdot nCa_3(PO_4)_2$ mit n zwischen 2 und 3. Wichtiger ist die Frage, ob das Carbonat wirklich apatitähnlich gebunden — oder besser eingelagert — ist im Knochen oder nicht. Daß eine reine Verbindung dieser Art nicht vorliegt, ergibt sich aus verschiedenen Momenten:

1. Carbonat dient auch zum Absättigen anderer basischer Valenzen im Knochen.

2. Das Verhältnis ist inkonstant. Das Verhältnis $\dfrac{\text{Carbonat-Ca}}{\text{Gesamt-Ca}}$ steigt von 8% bei jungen Ratten auf 16% bei alten Ratten[680].

Das Verhältnis $Ca:PO_4:CO_2$ ist etwa konstant mit $1:0,6:0,1$ angegeben worden. KLEMENT[682] hat ausgedehnte Untersuchungen in dieser Richtung angestellt, die sich nicht nur auf die verschiedenen Knochen des Warmblüters, sondern auch auf die von Kaltblütern bis zu den Fischen erstreckten. Die Verhältnisse sind zwar konstant, aber nur ungefähr, und eine Berücksichtigung dieser Inkonstanz wird immer wieder verlangt[681, 683]. Solche Inkonstanz wurde noch von MORGULIS[685, I] gefunden, außerdem zeigt sich in *demselben* Knochen eine verschiedene Zusammensetzung je nach der analysierten Schicht. Beim Heranwachsen ist zuerst das $Ca^{\cdot\cdot}$ da, noch bevor die wirkliche Verknöcherung einsetzt, erst später kommt das Phosphat hinzu[685, II]. Besonders fand RATHJE[4927, 4928], daß sich bei einfacher Fällung von Calcium mit H_3PO_4 oder KH_2PO_4 unter Neutralhaltung der Lösung nie eine Bildung von Carbonatapatit nachweisen ließ.

3. Bei Behandlung von Knochenpulver geht mehr $CaCO_3$ in Lösung und weniger Phosphat, so daß die Möglichkeit eines solchen Komplexes nicht gegeben ist[671, 683, 687]. Auch durch Citronensäure läßt sich das $CaCO_3$ leichter trennen von dem Apatit[684]. In vivo zeigte sich dasselbe. GAMBLE, ROSS und TISDALL[685, VIII] fanden bei hungernden Kindern, daß bei der Säurebildung sich $Ca^{\cdot\cdot}$ aus dem Skelett löste, während Phosphat nicht in gleicher Weise in Erscheinung trat. Dasselbe wurde durch uns[685, IX] bei Fröschen dargetan. Hierin finden wir eine Beziehung zu der Adsorption von $CaCO_3$ an Phosphat, wie auf S. 61 dargestellt wurde.

---

[682] KLEMENT, R.: Ber. chem. Ges. 69, 2232 (1936)
[683] LOGAN, M. A. u. TAYLOR, H. L.: J. biol. Chem. 125, 377 (1938) u. S. 391.
[684] BREDIG, M. A.: Hoppe-Seylers Z. 216, 239 (1933).
[685] KLEMENT, R.: Naturwissenschaften 1938, 145, Rona 107, 448. Hier Zusammenfassung seiner Arbeiten.
[685, I] POLICARD, A. u. ROCHE, J.: Ann. de Physiol. 13, 645 (1937), Rona 107, 448. Ausgezeichnete Zusammenfassung der Probleme der Verknöcherung, die über das hinausgeht, was hier in diesem Abschnitt erörtert wird.
[685, II] BURNS, C. M. u. HENDERSON, N.: J. of Physiol. 82, P. 7 (1934), Rona 83, 73.
[685, III] MAREK, J., WELLMANN, O. u. URBANYI, L.: Hoppe-Seylers Z. 234, 165 (1935), Rona 90, 462. Ebenda S. 272. Erwiderung von KLEMENT.
[685, IV] THEWLIS, J.: Nature 137, 828 (1936). C. 1936 II, 1954.
[685, V] MÖLLER, H. u. TRÖMEL, G.: Naturwissenschaften 1936, 377. C. 1936 II, 807.
[685, VI] DE JONG, W. F.: Rec. des trav. chim. Pays-Bas 45, 445 (1926), Rona 37, 271.

Dagegen lassen sich für das Vorliegen einer Verbindung, die stärker basisch ist als $Ca_3(PO_4)_2$ und der KLEMENT die Formel $3\ Ca_2(PO_4)_2 \cdot Ca(OH)_2$ oder besser $Ca_{10}(PO_4)_6(OH)_2$ gibt, zahlreiche Argumente anführen. Dieser Hydroxylapatit ließ sich durch Röntgenspektrum nachweisen[685, VI]. Man wird natürlich anführen können[684, 685, III], daß durch die notwendige Vorbehandlung des Knochens, auch schonend mit Glycerinkalilauge (es sollen die Kristalle vergrößert werden, um das Bild schärfer zu machen) eine Umlagerung der Kristalle erfolgt, jedenfalls soll ohne dieses das Spektrum zu unscharf sein, um es mit Sicherheit von Carbonatapatit zu unterscheiden. Die Umwandlung wird natürlich noch größer beim Glühen (s. a. [687, I]). Diesen Vorwürfen gegenüber hat KLEMENT[682, 685] jetzt an einem entfetteten Brustbeinstück eines Tauchers auch das Spektrum des Hydroxylapatits nachweisen können. Genau dasselbe gelingt noch leichter bei den Zähnen, besonders Zahnschmelz[685, IV; 685, V], auch bei polarisations-optischer Methode[685, VII].

Bei Anwendung dieser Untersuchungsmethode erweist es sich, daß durch Schütteln von $Ca_3(PO_4)_2$-Lösungen eventuell bei frischen Fällungen mit $Ca(OH)_2+$ $+H_3PO_4$ bei p_H 6—11[686] oder auch $CaHPO_4 \cdot 2\ H_2O$[685] Hydroxylapatit, als die unlöslichste Substanz nachweisbar wird, trotz Anwesenheit von Carbonaten. Das Präzipitat reißt aber $CaCO_3$ mit aus Lösungen, deren Lösungsprodukt $[Ca^{\cdot\cdot}]\times$ $\times [CO_3'']$ noch lange nicht erreicht wird[683]. RATHJE[4927, 4928] zeigte sogar, daß bei ganz frischen Fällungen nur Hydroxylapatit, niemals das tertiäre Salz entsteht, ebensowenig Carbonatapatit. KLEMENT[685] konnte durch wochenlanges Schütteln erreichen, daß 5% $CaCO_3$ im Bodenkörper, aber nur an der Oberfläche fixiert, erreicht wird. Wir hätten damit die Erklärung dafür, daß in den Knochen der Carbonatgehalt ziemlich konstant ist, ohne daß eine wirkliche Verbindung bzw. ein definiertes Kristallgitter vorzuliegen braucht, und sich zugleich auch in vivo bei Säurewirkung isoliert löst (GAMBLE und Mitarbeiter[685, VIII] und EICHLER[685, IX]). Bei der einfachen Fällung aus Carbonatlösung wird es von höchstens 1% aufgenommen.

Das Problem des Carbonateinbaus wird von SOBEL und HANOK ([685, X]) in Hinsicht auf die Zahnzusammensetzung erörtert, die durch Diäten veränderbar ist. Diese Autoren schreiben die Formel: $Ca_3(PO_4)_2 \cdot nCaCO_3$; n nimmt für Schmelz die Werte von 2,0 - 7,72, für Dentin von 4,40 - 9,31 an. Je mehr CO_2 der Zahn enthalte, desto leichter sei er durch Säuren löslich, desto leichter der Caries zugänglich. Diese Darstellung kommt der Ansicht von EISENBERGER, LEHRMAN und TURNER ([698 III]) entgegen, die in ihrem Referat die Apatite als eine Familie von Kristallen bezeichnen, die in ihrem Gitter ähnlich, sich gegenseitig vertreten können. Dadurch komme dann gar keine einheitliche Formel zustande. Diesen Autoren werden wir ebensowenig zustimmen können, wie dem Hinweis, daß die Löslichkeitsprodukte wertlos seien. Beide Untersuchungen führen zu einer gewissen Ordnung, auch wenn sie einen Durchgangspunkt

---

[685, VII] HARDERS-STEINHÄUSER, M.: Kolloid-Z. 83, 86 (1938). Kristallgröße im Zahnschmelz 10^{-5}—10^{-6} cm. Empfehlenswerte Zusammenstellung der Literatur.
[685, VIII] GAMBLE, J. L., ROSS, G. S. u. TISDALL, F. F.: J. biol. Chem. 57, 633 (1923).
[685, IX] EICHLER, O. u. L.: Naunyn-Schmiedebergs Arch. 199, 21 (1942.)
[685, X] SOBEL, A. E. u. HANOK, A. J. biol. Chem. 176, 1103 (1949).
[685, XI] HODGE, H. C. u. FALKENHEIM, M,: ebenda. 160, 637 (1945).
[685, XII] DALLEMAGNE, M. J. u. BRASSEUR, H.: Experientia 3, 465 (1947) C 1948 II 1187 glauben, daß im Knochen α-Trikalciumphosphat vorliege, das $CaCO_3$ und $MgCO_3$ adsorbiert enthalte.
E. BRANDENBURGER u. H. R. SCHINZ, ebenda 4, 59 (1948) wiedersprechen dem und bestätigen KLEMENT und BREDIG ausdrücklich. Insbesondere könne der CO_2-Apatit vom Hydroxylapatit ohne weiteres unterschieden werden.

darstellt. Anscheinend sind aber die Verunreinigungen durch Beimengungen nicht überwiegend, da KLEMENT immer wieder zugestimmt wird ([985]X[I]).

Als Besonderheit ist noch nachzutragen, daß der Hydroxylapatit aus stark phosphathaltigen Lösungen PO_4''' adsorbiert[687], so daß anscheinend Verbindungen $3\,Ca_3(PO_4)_2 \cdot \frac{1}{2}\,Ca(OH)_2$ entstehen, die KLEMENT[677] zuerst in vitro erhalten hatte. Das Gleichgewicht dieser Adsorption wird merkwürdigerweise erst in 4—5 Tagen erreicht. Wenn also immer als Gleichgewicht dieser Apatit in Erscheinung tritt, wird man den Wert der oben angegebenen Löslichkeitsprodukte in Frage stellen, wie es auch KLEMENT tut. Jedoch scheinen sie mir immerhin einen formalen Wert zu behalten. Wie leicht Phosphat sich aus der Lösung mit dem des gepulverten Schmelz und — wegen der lockeren Struktur — besonders des Dentins umsetzt, zeigen Versuche mit radioaktivem Phosphat[690, I].

Die Untersuchungen von FALKENHEIM und Mitarb. ([692 VI], [698 IV]) mit radioaktivem PO_4 geben uns einen wichtigen Einblick über den Austausch des PO_4 und über die Form der Kristalle. Sie schüttelten 50 mg Knochen, Dentin, Schmelz und Apatit mit verschiedenen Konzentrationen markierten Phosphats. Ein erstes Gleichgewicht wird nach 4—8 Stunden erreicht. Auf beistehender Tabelle 5 geben wir die Resultate nach 4 Stunden, Aktivität in % der gegebenen Lösung.

Tabelle 5.

Außen-Konzentration, molar	2.10^{-1}	2.10^{-3}	2.10^{-5}
Knochen	0,64	28	81
Apatit	1,0	21	45
Dentin	0,4	5,8	29
Schmelz	0,03	1,2	8,3

Das völlige Gleichgewicht wird aber erst in etwa 240 Stunden erreicht und ebenso lange dauert es, bis das $^{32}PO_4$ wieder aus den Kristallen, die (abgesehen von Apatit) nicht an Gewicht verlieren, verschwunden ist, wenn man sie in inaktive Lösungen legt. Das erste Gleichgewicht ist ein Quasigleichgewicht. Die Aufnahme entspricht einem Diffusionsprozess und folgt proportional $\sqrt{\text{Zeit}}$. HODGE und FALKENHEIM ([685]XI) geben folgende Regressionslinien für den Vorgang an.

$\frac{X}{M} = a + b\sqrt{t}$ 0,2 mol. neutrale Lösungen ist
für Knochen $a = 11,2$ $b = 3,3$
Dentin   „ $= 4,9$ „ $= 4,0$
Schmelz   „ $= 0,2$ „ $= 0,5$

Man kann annehmen, daß die oberste Schicht der Kristalle an diesem Prozeß teilnimmt. Wenn die Kristalle hexagonale Nadeln von 10^{-6} cm Länge sind — wie durch Röntgendiagramme gefunden — dann wird gerade rund 20% des PO_4 am Austausch teilnehmen. Das ließ sich auch in vivo beweisen. Schmelz und Dentin sind dann Kristalle von 10^{-4} cm Länge. So ließ sich die spezifische Oberfläche berechnen wie auf Tabelle 6 im Vergleich zum Knochen.

Tabelle 6.

Oberfläche	in m²/g.	Austausch	gerechnet.
Knochen	100	12	—
Apatit	55	7,6	6,6
Dentin	2,4	1,8	0,3
Schmelz	1,8	0,25	0,2

Im Prinzip wird ein Platztausch von Atomen mit tieferen Schichten zwar schwerer, aber nicht unmöglich sein.

Neuere sorgfältige Messungen der Kristallgröße mit Röntgendiagrammen ([687II]) zeigen die Kompliziertheit der Vorgänge und geben zugleich die Möglichkeit, die auf der Tabelle 6 niedergelegten Zahlen zu kontrollieren. Die 6 eckigen Prismen des Apatits haben beim menschlichen Schmelz des Schneidezahns eine C-Achse von 600 Å, A- u. B-Achsen von 620 Å. Beim Praemolaren waren die Werte 310 und 310, beim dritten oberen Molaren 330 und 280 Å. Beim Kaninchen ergaben die Messungen 210 und 220 Å, beim Biber 230 und 290 Å. Besonders die Schneidezähne gaben ein sehr gutes Hydroxylapatit, die anderen Gewebe weniger. Die Knochen haben meist eine längere C-Achse als A und B.

In Hydroxylapatit kann sich sehr leicht Fluor einlagern; weil F' die gleiche Atomgröße hat wie Hydroxyl, wird dieses ersetzt. Der Fluorgehalt wurde auch von KLEMENT geprüft[688]. Aber nur etwa $1/10$ des Hydroxylapatits wurde ersetzt gefunden durch Fluorapatit und zwar sogar bei den Meerestieren, die im Meerwasser viel einer Fluoreinwirkung ausgesetzt sind. Diese Einlagerung bedeutet eine Entgiftung des Fluors. Unter günstigsten Bedingungen fand RATHJE[4928], daß 70% Fluorapatit in dem gefällten Bodenkörper sich befand. Diese isomorph kristallisierende Mischung war am wenigsten löslich. Rein ist Fluorapatit nicht zu erhalten gewesen, weil ein Gleichgewicht mit der [OH'] der Lösung besteht.

Gegenüber dieser Darstellung weist GASSMANN[689] darauf hin, daß nur unter Annahme eines Carbonatapatits die vorher schon erwähnte Konstanz des CO_3''-Verhältnisses erklärt werden könne. Serien zahlreicher Arbeiten faßt er neuerdings zusammen[690]. Sein Nachweis bezieht sich vor allem darauf, daß man beim Erhitzen mit $BaCl_2$ Chlorapatit erhält. Allerdings geht er von der Knochenasche aus. Daß man beim Erhitzen von Knochenasche, besonders wenn man im CO_2-Strom erhitzt[684], Carbonatapatit erhält, ist verständlich, aber nicht beweisend für den ursprünglichen Zustand. Nach RATHJE[4928] ist diese Verbindung bei Anwesenheit von Wasser nicht herzustellen, also nicht beständig. GASSMANN verlangt sogar sorgfältige Vermeidung von CO_2-Verlust durch Abdecken des Tiegels. Der Entstehungsgang geht nach ihm über ein Glykokoll-Hexolsalz. Wichtig ist der Hinweis, daß bei geringem Aschengehalt des Knochens (Rachitis) sein Magnesiumgehalt wächst. $Mg^{\cdot\cdot}$ soll für die Art der Fällung bedeutsam sein[691] und sogar in die Komplexe eingehen. Das ist aber wohl vorerst nur ein Beweis dafür, daß mehr Zellen vorhanden sind, denn Mg ist vorwiegend ein Zellsalz.

Bei mikroskopischer Untersuchung der Fällungen im kolloidalen Milieu wurde ein amorphes Calciumphosphat gefunden[692], das nach einigem Stehen erst kristallin wird. Solche Fällungen hat WATT[691] aber nicht im Knochen finden können und schließt auf eine besondere Bindung an die Grundsubstanz. Dorthin werden

---

[686] HODGE, H. C.: J. biol. Chem. **128**, XLV (1939).
[687] KLEMENT, R. u. TRÖMEL, G.: Hoppe-Seylers Z. **213**, 263 (1932), Rona **72**, 225.
[687,I] DALLEMAGNE, M. J. u. BRASSEUR, H., Bull. Soc. roy. Liège **11**, 488 (1942). C. **1943** I, 2475. Es soll sich um α-Tricalciumphosphat $+ CaCO_3$ handeln.
[687,II] JENSEN, A. T. u. MÖLLER, A.: J. dent. Res. **27**, 524 (1948).
[688] KLEMENT, R.: Ber. chem. Ges. **68**, 2012 (1935), Rona **93**, 4.
[689] GASSMANN, TH.: Hoppe-Seylers Z. **201**, 284 (1931), Rona **65**, 708.
[690] GASSMANN, TH.: „Der Krystallaufbau der Zähne und seine Beziehungen zur Rachitis und Zahncaries". Zürich 1937.
[690,I] ARMSTRONG, W. D.: Proc. Soc. exp. Biol. Med. **44**, 28 (1940). C. **1941** II, 500.
[691] STELLA, G.: Arch. di fisiol. **25**, 606 (1927), Rona **44**, 735.
[692] WATT, J. C.: Bull. of the Marine biol. Labor. **44**, 280 (1923), Rona **24**, 209.

die Knochensalze sezerniert von den Osteoblasten. Dieser Auffassung entgegen muß man darauf hinweisen, daß die Abscheidung zuerst gerade entfernt von den Zellen in einer besonders vorgebildeten Matrix (Kalkfänger nach PFAUNDLER) erfolgt[685, I]. Für diese Matrix wird eine kolloide Verbindung Ossein angegeben, die mit dem tertiären $Ca^{..}$-phosphat eine regelrechte stöchiometrische Komplexverbindung eingeht[692, I]. In eine kollagene Grundsubstanz wird der anorganische Niederschlag abgelagert, vielleicht zuerst in Form von LIESEGANGschen Ringen[692, II]. Wie die Fällung durch die organische Grundsubstanz beeinflußt wird, zeigen die Untersuchungen, besonders mit polarisationsoptischen Methoden (SCHMIDT[692, III]), über den Zusammenhang zwischen Faserrichtung der kollagenen Grundsubstanz und Orientierung der Kristallachsen. Besonders deutlich ist das im Zahnschmelz festzustellen, in dem die hexagonalen Achsen der Apatitkristalle parallel der Faserachse verlaufen[692, III; 692 IV] und zugleich parallel der Achse der Schmelzprismen[692, III]. Diese Anordnung läßt sich auch im Knochen nachweisen [692, III], in dem sonst Regellosigkeit zu herrschen scheint.

Man wird natürlich annehmen können, daß die Zellen eine wichtige Rolle spielen, denn sie schaffen uns die Vorbedingungen für die normale Fällung der Knochensalze, doch davon ist hier nicht die Rede. Da die einzelnen Partikel im kolloidalen Milieu (besonders in so dichtem wie in der Grundsubstanz) in Form kleiner Kristalle fallen werden, ist es anzunehmen, daß sie mikroskopisch (außer in dem an organischer Substanz armen Zahnschmelz) gar nicht in Erscheinung treten werden. Man kann in diesem Falle aber die Kausalität falsch ansetzen etwa: Die Kristalle im Zahnschmelz sind groß, deshalb ist wenig organische Grundsubstanz, oder weil wenig organische Grundsubstanz vorhanden ist.

Die Kleinheit der Ablagerungen macht auch die Schwierigkeiten bei der Gewinnung der Röntgenspektren, und das vielfach angewandte Glühen geschieht doch nur zur Vergrößerung der Kristalle. Weil die verschiedenen Apatitspektren sich so wenig voneinander unterscheiden, deshalb werden den Befunden von KLEMENT u. a., daß Hydroxyl- und nicht der altgewohnte Carbonatapatit vorliegen soll, die absolute Beweiskraft abgesprochen. POLICARD und ROCHE[685, I] (auch MARECK[4930]) stehen auf dem Standpunkt, daß ein Gemisch verschiedener Substanzen vorliegt. Dieser Möglichkeit werden wir nach unseren Ausführungen durchaus zustimmen, denn wir wissen, daß der Knochen sehr rasch umgebaut wird. Die Fällungen als Apatit erfolgen aber nicht rasch, sondern bilden ein sehr langsam erreichtes Endprodukt ·mit der geringsten Löslichkeit. Und in dieser Richtung scheint doch die Bevorzugung des Hydroxylapatits zu liegen, der am schwersten entsteht und schwer löslich ist. Es ist die wahrscheinlichste Substanz, während tertiäres Salz zuerst entstehen müßte, aber labil ist; besteht doch das Tricalciumphosphat des Handels auch aus Hydroxylapatit[692, V]. Nach Abzug des $CaCO_3$, das wechseln kann, wurde auch bei Verkalkungen pathologischer Art z. B. der Aorta, von Lymphknoten usw. konstantes Ca/P gefunden[692, VI]; ja sogar bei den Kalkablagerungen des Zahnsteins findet sich Hydroxylapatit[692, VII].

[692, I] ANTONIANI, C. u. USUELLI, F.: Verh. 14. internat. Kongreß f. Physiologie 9, (1932), Rona 71, 492.

[692, II] SCHOUR, I.: J. amer. med. Assoc. 110, 870 (1938), Rona 107, 455.

[692, III] SCHMIDT, W. I.: Naturwissenschaften 24, 361 (1936). C. 1936 II, 640.

[692, IV] THEWLIS, J.: Brit. J. Radiol. 9, 300 (1936). C. 1936 II, 1192.

[692, V] BALE, W. F., LEFEVRE, M. L. u. HODGE, H. C.: Naturwissenschaften 1936, 636, Rona 98, 305. Der Hydroxylapatit adsorbiert leicht PO_4, das dann die Umwandlung in ein β-Tricalciumphosphat beschleunigt. Diese Umwandlung erfolgt bei Zähnen verzögert oder garnicht.

[692, VI] KRAMER, B. u. SHEAR, M. J.: J. biol. Chem. 79, 121 (1928).

CaCO₃ hätte dann die wichtige Funktion, für das basische Salz das Calcium zu spenden, ohne daß eine fixe Säure bei der Umlagerung übrigbleibt. Nach dieser Deduktion werden wir erwarten müssen, daß junge und bewegliche Knochen viel CaCO₃ enthalten, alte und weniger bewegliche aber mehr Apatit (siehe auch[685, II]).

Man könnte diese Auffassung bestätigt finden, wenn sich in pathologischen Verkalkungen vorwiegend Carbonatapatit findet ([698 I]). Aber es erweist sich ein Apatit obiger Zusammensetzung durchaus nicht in dieser Isoliertheit und Definition vorhanden. Die Apatite bilden eine ganze Familie von Verbindungen, die sich in dasselbe Kristallgitter einlagern. $Ca_3(PO_4)_2$ bildet sich bei hohen Temperaturen, aber schon bei 1050^0 entsteht das Apatit, wenn nur eine Spur Wasserdampf hinzutritt. Die verschiedenen Anionen nehmen eine verschiedene Stelle im Gitter ein, je nach ihrer räumlichen Ausdehnung. Fluorid ersetzt das (OH) des Apatits und zwar so rasch, daß man Hydroxylapatit zur Reinigung des Wassers von Fluorid verwenden kann ([698 III]). Man kann durch den Austausch mit radioaktivem PO_4 beweisen, daß F' keineswegs das PO_4''' durch Bildung von CaF_2 ersetzt, denn die Aufnahme von $^{32}PO_4$ in dem Kristall wird durch Zusatz von NaF nicht gestört ([698 IV] u. [698 V]). Das CO_3'' ersetzt dagegen $Ca^{··}$ im Kristall, in den $Mg^{··}$ und Na anstelle von $Ca^{··}$ eintreten kann. GRUNER und Mitarb. schreiben dann für den Zahnschmelz die Formel $(OH)_2Ca_6[(P_{5.8}C_{0.2})O_{24}](Ca_{3.1}Mg_{0.1}C_{0.5})$. Diese Formel zeugt eigentlich dafür, wie weit wir noch von einer wirklichen Kenntnis des Baues des Knochens entfernt sind und unterstreicht unseren Hinweis, daß die Löslichkeitsprodukte einen rein formalen Charakter haben. Es ergab sich aber bei Prüfungen der Löslichkeit von Zähnen, daß an demselben Zahn die verschiedenen Stellen der Oberfläche eine wechselnde Löslichkeit besitzen.

Bei unseren Ausführungen haben wir es vermieden, in dem hier behandelten System ganze Phasendiagramme wie BASSET zu geben, sondern die Dinge nur so weit berücksichtigt, als sie für biologische Fragen von Interesse sind. Deshalb wollen wir hier auch einzelne Untersuchungen anfügen, die mit der Frage der Beeinflussung von $Ca^{··}$-Ionisierung sich befassen.

Die Löslichkeit von $Ca^{··}$ in ihrer Abhängigkeit von PO_4''' wurde angegeben[667]:

$$[Ca] = \frac{67 \cdot 10^{-8}}{[HPO_4''] + [H_2PO_4']} \left(1 + \frac{[H^·]}{2,4 \cdot 10^{-7}}\right).$$

Aus der RONAschen Gleichung nach dem vereinfachten Massenwirkungsgesetz wurde die $Ca^{··}$-Ionisation berechnet[693], siehe auch[694].

$$Ca^{··} = \sqrt{\frac{K[H^·]}{[HCO_3'][HPO_4']}}$$

Nach einer besonderen indirekten Methode versucht OETTINGEN[695] eine Bestimmung der $Ca^{··}$-Ionen zu erreichen. 1 Tropfen Castoröl breitet sich auf einer Wasseroberfläche aus und kontrahiert sich, wenn etwas Seife auf die freie Wasseroberfläche gebracht wird. Dieser Seifeneffekt läßt sich durch $Ca^{··}$-Ionen, z. B. als 0,001 mol $CaCl_2$ gegeben, gegenteilig beeinflussen. Bicarbonat vermindert die Wirkung dieser Calciummengen um 20% in einer Konzentration von 0,03%. 0,008% $Na_2HPO_4 \cdot 12 H_2O$ verminderte die Ionisation schon um 10%, bei 0,048%

[692, VII] PHILIPP, H.: Hoppe-Seylers Z. 233, 209 (1935), Rona 88, 368.

[693] KUGELMASS, I. N. u. SHOHL, A. T.: Proc. Soc. exp. biol. Med. 21, 6 (1923), Rona 25, 258.

[694] BEHRENDT, H.: Biochem. Z. 146, 318 (1924), Rona 26, 453.

[695] OETTINGEN, W. F. u. PICKETT, R. E.: J. Pharmacol. exp. Ther. 44, 435 (1932), Rona 68, 5.

[696] BEHRENDT, H.: Biochem. Z. 144, 72 (1924), Rona 25, 345.

[697] KUGELMASS, I. N. u. ROTHWELL, C.: Proc. Soc. exp. biol. med. 21, 25 (1923), Rona 24, 296. Ausführlich: a) J. biol. Chem. 58, 643 (1924), Rona 25, 411.

sind 40% nicht mehr ionisiert. Diese Phosphatwirkung wird durch ganz kleine Bicarbonatlösungen vermindert. Auch im Liquor cerebrospinalis erwies sich eine Steigerung der Phosphatkonzentration viel stärker als die von Bicarbonat[696].

Man hat versucht[697], durch die Reaktion von gesättigter Gipslösung mit Phosphat nach der Gleichung:

$$4\,Na_2HPO_4 + 3\,CaSO_4 \rightleftarrows Ca_3(PO_4)_2 + 2\,NaH_2PO_4 + 3\,Na_2SO_4$$

die Konzentration des sekundären Phosphats direkt zu bestimmen, weil die Hälfte des vorhandenen sekundären Phosphats nach der Gleichung ausfällt. Nach unseren Ausführungen werden wir die Fragwürdigkeit dieser Methode einsehen. Es wird ja außerdem das ganze Gleichgewicht gestört.

Etwas anderes ist es, primäres Ca-Phosphat zu trennen mit Harnstoff aus fester Substanz nach der Gleichung[698]

$$Ca(H_2PO_4)_2 \cdot H_2O + CO(NH_2)_2 = H_3PO_4 \cdot CO(NH_2)_2 + CaHPO_4 + H_2O.$$

Der Phosphorsäure-Harnstoff ist mit Alkohol extrahierbar.

Die in diesem Abschnitt vorgetragenen Untersuchungen bilden nur die Einführung zu den verschiedenen Vorgängen im Organismus, soweit rein chemische Reaktionen die Dinge unserem Verständnis näher bringen können.

C. Komplexverbindungen*.

1. Allgemeines.

Bildung von Komplexverbindungen ist zwar eine untrennbare chemische Eigenschaft der Anionen und wurde schon vielfach z. B. bei der Analytik des Fluorids benutzt. Für unser Thema spielt aber die Eigenschaft, Komplexe zu bilden, bzw. in Komplexe hineinzugehen, eine besondere Rolle, die vielfach nicht in der von uns bisher behandelten Chemie zu finden ist und aus ihr nicht hervorgeht. Beziehungen gibt es, z. B. finden wir manchmal, daß Anionen, die mit irgendwelchen Kationen Fällungen herbeiführen, vor der Fällung Komplexe bilden, wie etwa die Phosphate und Pyrophosphate des 3wertigen Eisens, ebenso durch Entartung der Aktivitätskurve der Ca-Phosphate im letzten Unterabschnitt sich bemerkbar machend. Vielleicht sind die Komplexbildungen manchmal die Vorbedingung zur Fällung. Die zuletzt angeführten Beispiele machen schon deutlich, daß der Vorgang für die Abläufe im lebenden Milieu sehr maßgeblich sein kann, wenn man nur an die Rolle des Eisens für die Atmungsvorgänge denkt.

Diese Möglichkeit ist aber nicht der einzige Grund für die besondere Betonung der Komplexbildung, sondern weil wir hier in einfachster Form, im Modell gewissermaßen, Kräfte wirksam finden, die natürlich auch unter komplizierteren

---

* Folgende zusammenfassende Werke sind benutzt worden und zu empfehlen: [699—701].

[698] WHITTAKER, C. W., LUNDSTROM, F. O. u. HILL, W. L.: J. Assoc. agricult. **18**, 122 (1935), Rona **89**, 477.

[698, I] CLIFFORD, FRONDEL u. PRIEN, E. L.: Science **103**, 326 (1946) C. **1947 I**, 24. Nieren u. Blasensteine, Verkalkungen von tuberkulösen Lymphknoten und subcutanen Hämatomen, Speichelsteinen und arteriosclerotischer Aorta.

[698, II] GRUNER. J. W., MC CONNEL, D. u. ARMSTRONG, W. D.: J. biol. Chem. **121**, 771 (1937).

[698, III] EISENBERGER, LEHRMAN, A. u. TURNER, W. D.: Chemic. rev. **26**, 257 (1940).

[698, IV] FALKENHEIM, M. u. HODGE, H. C.: J. Dent. Res. **26**, 241 (1947).

[698, V] FALKENHEIM, M., NEUMANN, W. F. u. HODGE, H. C.: J. biol. Chem. **169**, 713 (1947).

[699] WEINLAND, R.: „Einführung in die Chemie der Komplexverbindungen", Stuttgart 1919.

[700] PFEIFFER, P.: „A. WERNERS neuere Anschauungen auf dem Gebiete der anorganischen Chemie", Braunschweig 1923.

[701] EPHRAIM, FR.: „Anorganische Chemie", 4. Aufl. 1929, S. 176 ff. u. 258, 255.

Bedingungen wirksam sein werden und Wege aufzeigen können, eine Wirkung zu erklären und zu verfolgen, vielleicht vorherzusagen, die durch die grobchemischen Vorstellungen von Fällungen gar nicht anzugehen sind. Denn wir dürfen nie das quantitative Moment vergessen, das uns die Annahme von Fällungen wegen der Kleinheit der vorliegenden Konzentrationen im Organismus fast immer verbieten wird. Ein Vergleich der einzelnen Ionen, in die innere Sphäre einer Komplexverbindung einzugehen, wäre leicht vorhanden, wenn man Angaben der Komplexkonstante etwa nach der Gleichung:

$$K = \frac{[\text{Komplex}]}{[\text{Salz I}][\text{Salz II}]}$$

in ausreichender Menge vorfinden würde. Leider ist das nicht der Fall, da offenbar schon der Nachweis einer Komplexverbindung und ihrer Konstitution, ganz abgesehen von ihrer Konzentration, Schwierigkeiten macht. Auch der rein qualitative Nachweis, daß unter bestimmten Bedingungen z. B. irgendwelche Metalle keine sonst gewohnten Fällungsreaktionen geben, wäre für die Untersuchung der Komplexkonstante nicht ausreichend, da die Einheitlichkeit dieser Verbindung dabei noch durchaus zur Diskussion stehen kann.

Einen Beginn in dieser Richtung sehen wir in der wichtigen Untersuchungsmethode von BRINTZINGER (siehe später). Solange solche Untersuchungen nicht in genügender Zahl vorliegen, wird man kein einheitliches Gesetz, d. h. für unseren Fall Rückführung auf irgendwelche Ionen- und Atomkonstanten und Angabe bestimmter Reihenfolgen von Ionen, sondern nur allgemeine Ansätze mitteilen können.

Nach der ursprünglichen Theorie von WERNER werden die Hauptvalenzkräfte von Ionen, die in der Wertigkeit begründet lagen, erweitert durch die Nebenvalenzkräfte. Die Summe beider ergibt die Koordinationszahl, die meistens die Größe 6 (aber auch 4 und 8) annimmt. Schon WERNER wies darauf hin, daß diese Zahlen sich zurückführen lassen auf rein räumliche Anordnungen, wie sie sich auch bei Kristallen finden, d. h. Anordnung in Form regelmäßiger Figuren der Stereometrie. Tetraeder = Koordinationszahl 4, Oktaeder = Koordinationszahl 6, Würfel = Koordinationszahl 8.

Die Bindungen in dieser dem Zentralatom benachbarten inneren Sphäre ergaben sich als nicht spezifisch, wenn auch ein Ersatz eines der inneren Liganden häufig an bestimmter Stelle erfolgte, so daß sterische Isomerien zur Beobachtung kamen. Deshalb war es naheliegend, als veranlassende Kraft der Bindung eine unspezifische Bindungsart zu sehen, und zwar die durch elektrostatische Kräfte, die — dem bekannten COULOMBschen Gesetz gehorchend — deshalb COULOMBsche Kräfte benannt werden. Sie sind den Ionenbindungen, überhaupt allen polaren Bindungen eigentümlich. Ein positives Ion kann eine größere Zahl negativer Ionen anziehen, was man in der Ionenanordnung bei Kristallgittern (etwa dem NaCl) sieht. Eine Begrenzung gibt es in der räumlichen Anordnung, die zu bestimmten Koordinationszahlen führt.

Demgegenüber zeigen die apolaren (homöopolaren) Bindungen Valenzabsättigung. Während die von KOSSEL in den Vordergrund gestellten elektrostatischen Kräfte[702] zu einer makroskopisch anschaulichen Beschreibung führen, sind die apolaren Bindungen durch die Vorstellung zweier gemeinsamer Elektronen und durch die wellenmechanisch darstellbaren Gesetze nicht anschaulich. Ein Unterschied besteht in der größeren Festigkeit dieser Bindung. Aber andererseits gibt

---

[702] NERNST, W.: „Theoretische Chemie", Stuttgart 1926, 11.—15. Aufl. S. 444. Nimmt eine ablehnende Haltung ein.

es auch unter den komplexen Ionen so stabile Verbindungen, daß man eine Elektronengemeinschaft annehmen muß[703], so etwa das Perchlorsäure- oder Sulfat-Ion.

Die Festigkeit solcher Komplexe ist für die heute beginnende „Markierung" der Ionen durch Anwendung von radioaktiven oder schweren Isotopen von Bedeutung, Radiophosphor tauschte sich nicht aus zwischen o-, Pyro- und Metaphosphat (siehe[705, I]). Wurde Perchlorat, Sulfat, Phosphat und Stickoxyd in an schwerem Sauerstoff (O^{18}) reichem Wasser gelöst, dann fand sich kein Austausch mit dem Sauerstoff der Anionen, ebenso wenig bei ClO_3' und NO_3' in neutraler oder alkalischer Lösung, wohl aber bei saurer Reaktion[705, II] (dagegen [705, III]). Das zeugt von der Stabilität der Komplexe. [Über H_2SO_4 siehe Seite 26 bzw. ATEN und HEVESY ([269V])].

Beim Perchlorsäure-Ion befindet sich das 7fach positiv geladene Cl in der Mitte eines Tetraeders, an dessen Ecken die 4 Sauerstoffe sitzen[708]. Das Cl^{+7} hat in dieser Wertigkeit seine gesamte äußere Elektronenhülle verloren, so daß der von ihm eingenommene Raum bis auf ein Minimum zusammenschrumpft und sein Volumeninkrement in Kristallform nach BILTZ[704] gegen 0 konvergiert. In der Richtung, wenn auch nicht dem Betrage nach, findet man dasselbe bei Messung der Atomradien[709]. Da bekanntlich das elektrostatische Potential nach der Gleichung geht[705]: $V = \dfrac{z \cdot e}{r}$ bzw. die Feldstärke $E = \dfrac{z \cdot e}{r^2}$ (z = Wertigkeit, r = Abstand vom Mittelpunkt, e = Elementarladung), wird die COULOMBsche Kraft mit der Ladung des Ions steigen und sinken mit dem Radius, da die Gesamtladung in dem Mittelpunkt zusammengefaßt gedacht werden muß. Also werden die Anziehungskräfte um so größer sein, je kleiner das Ion ist bei gleicher Ladung, und daher leitet sich die Fähigkeit des Fluor-Ions, leicht mit Schwermetallen, besonders den 3wertigen, Komplexe zu bilden. Trotzdem ist die Festigkeit dieser Verbindungen nicht so groß wie die von Cyaniden, etwa $[Fe^{II}(CN)_6]^{IV}$ oder $[Fe^{III}(CN)_6]^{III}$.

Es spielt besonders noch folgender Vorgang eine Rolle: In das Feld einer elektrischen Ladung werden nicht nur anders geladene Partikel gezogen, sondern besonders auch polar gebaute Körper, Dipole. Deshalb findet man in der inneren Sphäre auch Wasser, Äthylendiamin (abgekürzt „en"), Pyridin (Py) usw. Ebenso werden sich um die Anionen Hüllen von Wasser befinden, die Anionen werden hydratisiert sein, ein Vorgang, der Wärme freimacht. Da die Ionen aber nicht mit der Hülle in Komplexe hineingehen, muß eine Trennung stattfinden. Hier gelten als Nebenbedingungen die Gesetze der Thermodynamik. Nach dem zweiten Hauptsatz muß die freie Energie des Systems durch die Bindung nicht größer werden, also muß mehr Energie verloren gehen durch den Eintritt des Ions in die innere Sphäre, als aufgewendet werden muß zur Dehydratation. Und darin liegt ein Faktor, der die Voraussage einer Bildung von Komplexen ausschließlich nach einfachen Ladungs- und räumlichen Vorstellungen unmöglich macht. Andererseits gibt BRINTZINGER[707 a)] die Regel, daß das elektrostatische Potential

---

[703] SCHWARZENBACH, G.: Z. physik. Chem. A. **176**, 133 (1936), Rona **94**, 499.

[704] BILTZ, W.: „Raumchemie der festen Stoffe", Leipzig 1934.

[705] BRINTZINGER, H. u. RATANARAT, C.: Z. anorg. allg. Chem. **222**, 113 (1935). Und zahlreiche spätere Arbeiten von BRINTZINGER siehe unten.

[705, I] HULL, D. E.: J. amer. chem. Soc. **63**, 1269 (1941.) C. **1941 II**, 1817.

[705, II] WINTER, E. R. S., CARLTON, M. u. BRISCOE, H. V. A.: J. chem. Soc. **1940**, 131, Rona **122**, 150.

[705, III] BLUMENTHAL, E. u. HERBERT, J. B. M.: Transact. Farad. Soc. **33**, 849 (1937), Rona **111**, 403. Bei Phosphat wurde ein völliger Austausch in 3 Stunden gefunden.

[706] REES, A. G. u. HUDLESTON, L. J.: J. chem. Soc. London **1936**, 1334. a) RYSS, J. G. u. BAKINA, N. P.: C. **1936 II**, 3991. Hydrolysenkonstante $K_{10} - 1{,}2 \cdot 10^{-27}$.

[707] BRINTZINGER, H. u. ECKARDT, W.: Z. anorg. allg. Chem. **227**, 107 (1936). a) BRINTZINGER, H.: Z. anorg. allg. Chem. **227**, 341 (1936). b) SCHMITZ-DUMONT, O.: Z. anorg. allg. Chem. **227**, 347 (1936) u. **226**, 33 (1935). c) BRINTZINGER, H.: Z. anorg. allg. Chem. **227**, 351 (1936).

eines Komplexpartners so groß sein muß, daß es Aquokomplexe bildet, um auch in andere Komplexe einzutreten. Diese Regel gilt wohl nur für die von BRINTZINGER entdeckten mehrschaligen Komplexe.

Weiterhin ist die Deformierbarkeit der Ionen und Zentralatome von Bedeutung, da durch die Deformation Energie gewonnen wird. Die Unsicherheit der atomtheoretischen Rechnungen bei großen komplizierten Molekülen tritt damit noch additiv hinzu.

2. Halogene und Rhodanid.

Solche Faktoren sind es, die dazu führen, daß Fluoride zwar sehr zur Komplexbildung neigen, aber daß die Komplexe nicht fest sind. SiF_6'' zerfällt bei Zusatz von $CaCl_2$ oder $BaCl_2$ glatt mit Niederschlagsbildung nach der Gleichung:

$$SiF_6'' + 2 H_2O + 3 Ca^{\cdot\cdot} = SiO_2 + 4 H^{\cdot} + 3 CaF_2.$$

Die hydrolytische Spaltung:

$$Na_2SiF_6 + 4 NaOH \rightarrow 6 NaF + H_2SiO_3 + H_2O$$

geht in 2 Stufen vor sich:
1. $SiF_6'' \rightarrow SiF_4 + 2 F'$ geht langsam.
2. $SiF_4 + 3 H_2O = 4 HF + H_2SiO_3$ geht rasch.

Die Gleichgewichtskonstante $K_1 = \dfrac{[SiF_4][F']^2}{[SiF_6'']} = 1 \cdot 10^{-6}$ [706]. Weiterhin ist die Komplexverbindung des F' mit Methämoglobin von Bedeutung, zumal diese Bindung auch zur Entgiftung von Fluoriden vorgeschlagen wurde. Die Bindung erfolgt nur an das 3wertige Eisen, denn durch Reduktion des Fe^0 mit Hydrosulfit gelingt es, Fluorid glatt abzuspalten[710, 711]. Das Produkt hat einen typischen Absorptionsstreifen bei 610—612 μ in schwach saurer, bei 605/606 μ in neutraler Lösung[711]. Zur Formulierung wurde die Form $Hb\diagdown_F^{OH}$ vorgeschlagen, und es wird dann mehr als eine Addition von HF an ein Keton denn als Schwermetallkomplex aufgefaßt. Aber Rhodanid zeigt gleichfalls — wenn auch lockere — Komplexe mit Methämoglobin[713, II; 713, III]. Die Dissoziation erfolgt nach einer einfachen Gleichgewichtsformel: $\dfrac{[Methb.] \cdot [F]}{[Methb.-F]} = 0{,}0135$[712] und der ganze Verlauf wird auf Abb. 4 wiedergegeben. Je stärker alkalisch die Lösung, desto geringer ist die Dissoziation von Fluor-Methämoglobin, wie folgende kurzen Zahlen bei 10^{-3} mol NaF zeigen: Bei

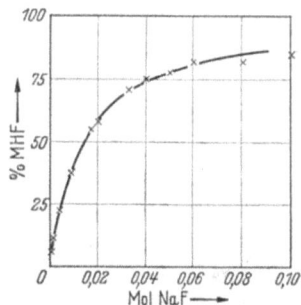

Abb. 4. Dissoziationskurve des Fluor-Methämoglobins. Die ausgezogene Kurve ist eine gleichseitige Hyperbel, die unter Zugrundelegung des Mittelwertes der Dissoziationskonstanten des MF nach der Gleichung
$M \cdot (C_{NaF} + K) = 100 K$
konstruiert wurde. Die experimentell bestimmten Punkte sind als Kreuze eingezeichnet.

p_H 3,8 sind 57%, p_H 4,7 noch 27% und bei p_H 6,9 nur noch 6% dissoziiert.

---

[708] SIMON, A.: Z. anorg. allg. Chem. **239**, 329 (1938).
[709] ZACHARIASEN, W. H.: Z. f. Krystallographie **80**, 137 (1931).
[710] HAUROWITZ, F.: Hoppe-Seylers Z. **138**, 68 (1924), Rona **29**, 183. Isolierung eines kristallisierten Produktes mit 1 F auf 1 Fe.
[711] HAUROWITZ, F.: Hoppe-Seylers Z. **232**, 159 (1935). C. **1935 I**, 3685.
[712] LIPMANN, F.: Biochem. Z. **206**, 171 (1929), Rona **52**, 159.
[713] WAGNER, C.: Z. Elektrochem. **44**, 511 (1938).
[713, I] BROSSET, C.: Naturwissenschaften **1941**, 455.
[713, II] JUNG, F.: Biochem. Z. **304**, 37 (1940).
[713, III] KIESE, M. u. KAESKE, H. Biochem. Z. **312**, 121 (1942). Muskel-Hb. zeigt die gleiche Dissoziation.

Kürzlich wurden ausführliche Messungen und Berechnungen von HAVEMANN (713, IV) mit F′ und SCN′ vorgenommen, die im sauren Bereich die Messungen von LIPMAN bestätigten. Dabei zeigte sich beim p_H unterhalb 6,5 bei beiden Anionen eine Unabhängigkeit vom p_H. In diesem Aciditätsbereich ließ sich das Verhalten mit folgender Formulierung exakt wiedergeben:

$$\frac{[\text{Hb} = \text{Fe}^+][\text{F}^-]}{[\text{Hb} = \text{FeF}]} = 10^{-2,38}$$

$$\frac{[\text{Hb} = \text{Fe}^+][\text{SCN}^-]}{[\text{Hb} = \text{FeSCN}]} = 10^{-3,14}$$

Rhodanid ist also stärker komplex gebunden als Fluorid. Oberhalb p_H 6,5 nimmt die Dissoziation mit der [OH′] zu und es ergeben sich die Gleichungen:

$$\frac{[\text{Hb} = \text{FeOH}][\text{F}^-][\text{H}^+]}{[\text{Hb} = \text{FeF}]} = 10^{-8,75}$$

$$\frac{[\text{Hb} = \text{FeOH}][\text{SCN}^-][\text{H}^+]}{[\text{Hb} = \text{FeSCN}]} = 10^{-9,80}$$

Maßgeblich wird hier die Hydrolyse des Methämoglobins (Hämiglobins) wirksam. Hinzuzufügen wäre noch, daß eine verschiedene Aktivität der vier prosthetischen Gruppen nicht merkbar wurde, wie etwa bei der Bindung des Sauerstoffs und Kohlenoxyds an Hämoglobin.

Metallfluorkomplexbildung spielt auch bei der Auflösung von Oxyden z. B. Al_2O_3 durch Säuren eine Rolle, die bei HF größer ist als bei HCl[713]. Die bei AlF_6''' bestehenden 6 Dissoziationskonstanten zeigen bis auf die letzte immer eine um eine Zehnerpotenz zunehmende Größe. Also ein Herausheben einer Verbindung. AlF_2 ist nicht vorhanden[713, I]. Diese Tatsache ist von Bedeutung für die Toxizität solcher Verbindungen.

Von anderen 3wertigen Metallen müssen wir uns jetzt noch mit den Ferriverbindungen beschäftigen, die uns einen gewissen Vergleich mit anderen Anionen geben sollen.

Die Fe^i-salze geben mit Rhodaniden die bekannte rote Farbe des kaum dissoziierten Ferrirhodanid (siehe [716I]). Die Färbung soll um so intensiver sein, je größer ohne Rhodanzusatz die Konzentration der freien Ferri-Ionen ist. Es handelt sich hier also um eine Konkurrenz der Anionen. Dabei fand sich[714] die Farbe bei Zusatz von folgenden Ferrisalzen angeordnet:

$$ClO_4' > Cl' > NO_3' \gg SO_4'' \gg PO_4'''$$

negativ beim F. Mit dieser Reihenfolge müßte dann die Fähigkeit zu Komplexbindungen einhergehen. Auffällig ist der enorme Überschuß der Rhodanid-Ionen (n/100 gegen n/3—3 n/SCN), dem es nicht gelingt, die Konkurrenz so geringer Komplexbildner wie NO_3' oder SO_4'' zu beseitigen. Perchlorat ist als das Anion der geringsten Tendenz zur Komplexbildung bekannt, hat daneben auch einen Einfluß auf die Festigkeit anderer Komplexe, wie wir später bei den Metallammoniaken sehen werden. Aber auch die Bildung von Berlinerblau aus $K_3Fe(CN)_6$, H_2O_2 und Fe^i-salzen wird in derselben Art beeinflußt, bei Zusatz von $Fe(ClO_4)_3$ ist in

---

[713, IV] HAVEMANN, R; Bioch. Z. **316**, 138 (1944).

[714] SIMON, A., HAUFE, W., REETZ, TH. u. PREISSLER, R.: Z. anorg. allg. Chem. **230**, 129 (1936).

[715] SIMON, A. u. HAUFE, W.: Z. anorg. allg. Chem. **230**, 148 (1936). Dieselbe Reihenfolge bei der Dipyridilfärbung mit Eisen. a) LINDSTRAND, F.: Z. anorg. allg. Chem. **230**, 199 (1936). An der Luft oxydiert sich wiederum $Fe(ClO_4)_2$ am schwersten, dann SO_4'', am leichtesten das Ferrochlorid. b) JANDER, G. u. JAHR, K. F.: Koll. Beih. **43**, 295 (1936). Finden auch die größte Zahl von Ferri-Ionen bei ClO_4', dann auch NO_3' und Cl'.

[716] WEYL, W. u. RUDOW, H.: Z. anorg. allg. Chem. **226**, 341 (1936).

20 Minuten 90,4%, beim Chlorid 83,2%, Nitrat 66% der Endfarbe erreicht. Bei Sulfaten dauert es bis zum Beginn der Bläuung Stunden, bei Fluorid erscheint erst nach Wochen der Beginn einer Blaufärbung[715]. Ob dieses Zeichen von Komplexbildung sind, scheint durchaus nicht sicher, denn selbst beim Fluorid, bei dem man doch gerne eine Reaktion nach der Gleichung

$$Fe(SCN)_3 + 6\,NaF \rightarrow Na_3FeF_6 + 3\,NaSCN$$

annehmen würde, liegen die Dinge offenbar nicht so einfach, denn es wurde geschlossen[716], daß der Rhodanidkomplex durchaus erhalten bleibt und das F' sich in lockerer Bindung außen anlagert. Die starke elektrostatische Wirkung des kleinen Fluor-Ions soll durch Fernwirkung den zur Farbenentwicklung notwendigen Elektronensprung verhindern. Diese Auffassung gründet sich auf mangelnde Proportionalität zwischen F'-Gehalt und Farbe, dann aber vor allem darauf, daß das Spektrum der roten Farbe verändert wird, was bei einfachem Auslöschen des Komplexes nicht sein dürfte. Sonst ist der auch 2schalig (nach BRINTZINGER) anzunehmende Komplex sehr locker, denn schon beim Ausschütteln mit Äther erscheint dort die rote Farbe, und ebenso tritt sie bei einfacher Temperaturerhöhung auf.

Diese Beobachtungen würden darauf schließen lassen, daß die Tendenz des großen Rhodanid-Ions, in die innere Sphäre von Komplexen einzugehen, durchaus nicht immer geringer ist als die des kleinen Fluorids. Vielleicht ergibt sich das auch daraus, daß der 2wertige Schwefel als Bindungsglied auftritt (siehe S. 33). Besonders gilt das auch für 2wertige Metalle, wie etwa im $Na_4[Fe(SCN)_6]^{699,}$ S. 135 f.. Rhodanatokomplexe entstehen vielfach schon beim Eingeben von Cer und Thornitrat in 2 n-SCN', wobei Komplexe mit großer Hülle von Wasser entstehen[717]. Das große leicht polarisierbare SCN wird dabei stark deformiert. Diese Deformierbarkeit fehlt andererseits dem kleinen Fluorid, das dafür ein hohes elektrostatisches Feld mitbringt. Man wird die Festigkeit des Komplexes (d. h. Komplexe mit Eigenschaften apolarer-homöopolarer Bindung) eher bei der Deformation erwarten, wenn das Zentralatom die größere Deformationsenergie mitbringt. Daß das geringer polarisierbare Chlorid weniger feste Komplexe bildet, zeigt folgende leicht verlaufende Umformung[700, S. 316; 718]:

$$[(en)_2CoCl_2]SCN \rightarrow \left[en_2Co\genfrac{}{}{0pt}{}{SCN}{Cl}\right]Cl.$$

Andererseits gibt es das beständige Salz:

$$\left[en_2Co\genfrac{}{}{0pt}{}{Cl}{NO_2}\right]SCN.$$

Die Komplexe der anderen Halogen-Ionen sind weniger beständig, wenn es auch hierin bestimmte spezifische Reaktionen gibt, z. B. sind die $(AuCl_4)'$-Komplexe beständiger als die von F' an Stelle von Cl' (größere Deformationsenergie an dem stark polarisierenden Au). Dagegen soll sich $J' > Br' > Cl'$ mit $Cu^{..}$ verbinden und so die katalytische Oxydation von Ascorbinsäure durch $Cu^{..}$ hemmen([719, I]).

[716, I] Uri N.: J. chem. Soc. **1947**, 336 C. **1948** I 1285, Komplexe $Fe(SCN)^{..}$ und $Fe(SCN)_2$ kommen in wässriger aber nicht alkoholischer Lösung vor.

[717] BRINTZINGER, H. u. RATANARAT, C.: Z. anorg. u. allg. Chem. **223**, 106 (1935). Typ $[Fe(SCN)_6]^{3-}$ · 73 H_2O.

[718] WERNER, A.: Ber. **34**, 1733 (1901).

[719] JENSEN, K. A.: Z. anorg. u. allg. Chem. **225**, 97 (1935).

[719, I] MAPSON, L. W.; Biochem. J. **35**, 1332 (1941). Rona **132**, 629. Aber durch Wein- und andere Oxysäuren soll dieser Halogeneffekt infolge Komplexbildung dieser Säuren mit Halogen aufgehoben werden, obwohl doch gerade die Oxysäuren zur Komplexbildung mit Cu neigen. Fluor wirkte gar nicht.

Sonst geben die Halogene besonders beständige Komplexe mit Pt und Pd, aber auch mit 3wertigen Metallen, wenn auch die Beständigkeit geringer wird, z. B. schon gegenüber Erhitzen, wenn die Halogenzahl in der inneren Sphäre zunimmt. Je größer die Affinitätswirkungen der Hauptvalenzkräfte sind, desto stärker sind die Nebenvalenzen, wie die Fähigkeit zur Komplexbildung zunimmt von SnJ_4 über $SnBr_4$ zu $SnCl_4$[700, S. 59]. Daß das größere Jod manchmal weniger feste Komplexe ergibt als die anderen Halogene, scheint aus folgendem Experiment hervorzugehen[719]: Wird dem Komplex [$PtCl_2$ (Diäthylsulfid)$_2$] $AgNO_3$ in äquivalenten Mengen zugesetzt, dann ist die Fällung des AgCl erst in 24 Stunden beendet, steht an dieser Stelle J_2, dann ist sie schon in 1 Stunde abgeschlossen. Die Möglichkeit besteht natürlich, daß die Komplexkonstante genau in den Bereich der Löslichkeit von AgCl hineinkommt und dabei die geringe Löslichkeit des AgJ (siehe früher) eine Rolle spielen kann. Gerade an dieser Untersuchung erkennt man die Wichtigkeit der anderen Partner, denn Ersatz des Diäthylsulfid durch Dipropylsulfid führt zur Beschleunigung der Fällung. Sonst sind aber Komplexe beständig, die J' in der inneren Sphäre, Cl' außen haben usw. Die Bindungsfestigkeit kann also nicht beträchtlich differieren. Nur bei Pt-Komplexen ist das Chlorid und Bromid beständiger.

Wenn die Neigung zur Komplexbildung von F' über Cl' und Br' zu J' abnimmt, dann geschieht das deswegen, weil durch den größeren Radius bei den größeren Molekeln der Abstand zum Partner sich vergrößert und zwar dann, wenn die Deformationsenergie geringer ist als dieser Faktor[720, I]. Wie kompliziert hier die Verhältnisse liegen, zeigen Versuche von WARBURG (siehe später), der F'-Komplexe mit Mg nachwies, aber nur wenn Phosphat im Lösungsgemisch anwesend war. Dadurch wurde die Fermenthemmung der Enolase durch Fluorid erstmalig dem Verständnis nähergebracht.

3. Einwertige Sauerstoffsäuren.

Wenn wir jetzt in der Reihe der 1wertigen Anionen fortfahren, kommen wir zu Nitrit, *Nitrat* und *Perchlorat*. Sehr wenig sind die Nitrate zur Komplexbildung geeignet. BRINTZINGER[705] verwendet sie für seine Kompensationsdialyse, weil selbst in 20—40facher Konzentration die Sicherheit besteht, daß keine Komplexe zustande kommen. Eine Verdrängung war nicht vorhanden bei:

$$\left[Co\begin{array}{c}(NH_3)_4\\S_2O_3\end{array}\right]^{\cdot} \quad \left[Co\begin{array}{c}(NH_3)_4\\F_2\end{array}\right]^{\cdot} \quad \left[Cr\begin{array}{c}(NH_3)_4\\H_2O\\Cl\end{array}\right]^{\cdot\cdot} \quad (720).$$

Auch in der Hitze geht bei den Verbindungen $\left[\begin{array}{c}Cl\\Co\,NO_2\\en_2\end{array}\right]NO_3$, NO_3 nicht in die innere Sphäre[718], dagegen wird Cl' durch NO_2 auch in der Kälte verdrängt[718], da NO_2' stark deformierbar ist (FREUNDLICH, siehe später)

$$\left[\begin{array}{c}Cl\\Co\,NO_2\\en_2\end{array}\right]NO_3 + NaNO_2 \longrightarrow \left[Co\begin{array}{c}(NO_2)_2\\en_2\end{array}\right]NO_3.$$

Durch einen Kunstgriff gelingt es, NO_3 in die innere Sphäre zu bekommen, z. B. behandelt man $\left[Co\begin{array}{c}Cl\\-NO_2\\en\end{array}\right]SCN$ mit großem Überschuß von Silbernitrat, dann

---

[720] BRINTZINGER, H. u. OSSWALD, H.: Z. anorg. u. allg. Chem. **224**, 280 (1935).
[720, I] BRIEGLER, G.: Naturwissenschaften 1941, 644.

entsteht $\left[\text{Co}\begin{smallmatrix}\diagup\text{NO}_2\\-\text{NO}_3\\\diagdown\text{en}_2\end{smallmatrix}\right]\text{NO}_3$. Durch die Beseitigung des Cl′ (und SCN′) kommt es zum Freiwerden einer Stelle in der inneren Sphäre, die besetzt werden muß. Hier tritt NO_3' ein. Das gelingt aber selbst so nicht immer[700, S. 307] (z. B. cis-Isorhodanato-aquo-diäthylendiamin addiert $AgNO_3$ zu folgender Verbindung: $\left[\text{en}_2\text{Co}\begin{smallmatrix}\text{SCN-Ag}\\\text{H}_2\text{O}\end{smallmatrix}\right]$ als Anion NO_3' oder ClO_4'; beide Anionen gehen nicht in die innere Sphäre, trotz der Möglichkeit der Ausfällung des AgSCN. Das Silber wird durch Behandeln mit konz. HCl herausgefällt, aber als AgCl; SCN′ bleibt in der inneren Sphäre.

Eine diffizile Untersuchung wurde mit Hilfe der Bandenspektren von komplexen Co-, Ni-, Cu-Salzen ausgeführt, eine Untersuchungsmethode, die uns gerade in unserer Fragestellung weiter führen wird als die Fällungen[721]. Die inneren Ionen hatten die Zusammensetzung: $[Me(H_2O)_2]$. Bei ClO_4, ClO_3, NO_3, SO_4'' blieben die Grundspektren unverändert bei 2—5facher Konzentration. Bei ganz konzentrierten Lösungen von NO_3' und SO_4'' zeigten sich Abweichungen, und bei Cl′ und S_2O_3'' ergaben sich neue Spektren, also z. B. $[MeCl_4(H_2O)_2]$. Perchlorat ist das Ion, das am wenigsten zur Komplexbildung neigt. Es existieren auch hier einzelne Verbindungen[699, S. 180] wie $\left[\text{Hg}\begin{smallmatrix}(\text{ClO}_4)_2\\\text{pyr}_2\end{smallmatrix}\right]$, die aber außerordentlich explosiv sind. ClO_4' besitzt die größte räumliche Ausdehnung, müßte also am meisten deformierbar sein. Hier klafft eine Lücke, die FAJANS durch die Annahme zu überbrücken sucht, daß durch das überaus kräftige Feld des 7wertigen Cl^{VII+} die 4 außen liegenden Sauerstoffatome ihre Deformierbarkeit verlieren.

In der Perchlorsäure haben wir die stärkste Säure überhaupt. Das zeigt sich auch in der Fähigkeit, selbst mit den am schwächsten basischen Körpern Salze zu bilden z. B. Carbazol[722], selbst o-Phosphorsäure[723], Ketone[700, S. 244]. Die Dissoziation übertrifft die der Salzsäure weit, was man besonders in Medien niederer Dielektrizitätskonstante merkt, wie Alkohol und Benzol, wo sie noch zur Titration brauchbar ist, wenn HCl längst versagt[724]. Das 7fach positiv geladene Cl in der Mitte des Tetraeders, dessen Ecken durch O eingenommen werden, wird besonders stark abstoßend auf das gleichfalls positiv geladene H˙ wirken. Deshalb wäre SO_4'' mit 6facher Ladung des S eine schwächere Säure und vermag das zweite H˙ nicht mehr sehr stark abzustoßen.

Diese Ableitung nach der KOSSELschen Theorie würde auch verständlich machen, warum ClO_4' nicht in den inneren Komplex neben ein positives Metall geht. Aber diese Vorstellung versagt. Man kann die Stärke der Säuren nach ihrer Dissoziation und nach ihrer Fähigkeit zur Salzbildung abschätzen und kommt dann für die Fähigkeit zur Salzbildung zu folgender Reihe[701, S. 176]:

$HClO_4 > H_2SO_4 > HJ > HBr > HCl > HNO_3$.

Nach dem Verhalten in wäßriger Lösung:

$HClO_4 > HJ > HBr > HNO_3 > HCl > H_2SO_4$ [726, I]

Die Lösungsgeschwindigkeit von Aluminium-Oxydhydrat in 0,1 u. 0,2 n Säuren folgt der Reihe $HClO_4 < HCl < H_2SO_4 < Oxals· < H_3PO_4$.

---

[721] v. KISS, A.: Z. anorg. u. allg. Chem. **226**, 141 (1936).
[722] HOFMANN, K. A., METZLER, A. u. LECHER, H.: Ber. **43**, 178 (1910).
[723] ARLMAN, E. J.: Rec. Trav. chim. Pays-Bas **56**, 919 (1937). C. **1937 II**, 4172. Verbindungen $P(OH)_4 ClO_4$.
[724] FISCHGOLD, H. u. CHAIN, E.: Proc. roy. Soc. B. **117**, 239 (1935).

Die Reaktion erfolgt nach GRAHAM und THOMAS ([726, II]) in 2 Schritten, zuerst eine rasche Teilchenneutralisation als Angriff der Hydroxoniumionen auf die Oberflächenhydroxyle, dann folgt die Lösung der Al-O-Al Bindungen, und in dieser Hinsicht sind die Anionen um so wirksamer, je stärker komplex die entstehenden Al-Salze sind. Damit ergibt sich der Anschluß an das bisherige.

JATZMIRSKY gibt die Protonenaktivitäten der einwertigen Säuren in folgender etwas abweichender Reihenfolge an:

ClO_4' 285, HSO_4' 296, J' 307, Br' 315, NO_3' 320, Cl' 323, F' 368.

4. Mehrwertige Sauerstoffsäuren.

Die Fähigkeit zur Komplexbildung folgt diesen Reihen nicht stets. Das sehen wir sofort, wenn wir jetzt bei den *mehrwertigen Säuren* mit SO_4'' beginnen, das viel leichter in Komplexe übergeht als NO_3'. Es gibt Verbindungen wie $\left[Cr\genfrac{}{}{0pt}{}{SO_4}{(H_2O)_5}\right] Cl'$ als auch $\left[Cr\genfrac{}{}{0pt}{}{Cl}{(H_2O)_5}\right] SO_4$ [700, S. 211; 699, 52], wodurch deutlich wird, daß Cl' das SO_4'' durchaus nicht aus der inneren Sphäre verdrängen muß. $\left[Co\genfrac{}{}{0pt}{}{(NH_3)_5}{Cl}\right]$ muß man mit konz. H_2SO_4 behandeln, damit $\left[Co\genfrac{}{}{0pt}{}{(NH_3)_5}{SO_4}\right] HSO_4H$ entsteht; der Übergang ist also schwer; entsprechend tritt bei Zusatz von $BaCl_2$ durchaus nicht gleich eine Fällung auf, sondern erst beim Erhitzen[44, 699].

Somit kommen wir zu den Alaunen, meist Sulfatdoppelsalze, die aber beim Auflösen sofort zerfallen. Es gibt eben bis zu den echten Komplexen alle Übergänge. Eine große Anzahl hat BRINTZINGER[725] durch den Dialysenkoeffizienten nachweisen können, wenn er die Konzentration von Na_2SO_4 auf das 10—20fache erhöhte, z. B. auch $[Fe^0(SO_4)_2]^{4-}$ $[Fe_3^i(SO_4)_6]^{3-}$ $[Cu_2(SO_4)_4]^{4-}$ usw. Die Komplexkonstante ist aber nicht so hoch, daß man nicht die Fe^i usw.-Ionen nachweisen könnte, ja bei geringerer Konzentration tritt weitgehender Zerfall ein.

Die Sulfite gehen leichter in Komplexe ein. $[Fe(CN)_5(H_2O)]Na_4$ geht über in $\left[Fe\genfrac{}{}{0pt}{}{(CN)_5}{SO_3}\right] Na_5$, aber (CN) wird nicht verdrängt[269, 701]. Mit $HgCl_2$ bilden sich bei der Titration mit $(NH_4)_2SO_3$ schrittweise Verbindungen wie $\left[Hg\genfrac{}{}{0pt}{}{(SO_3)}{Cl}\right] NH_4$ und $[Hg(SO_3)_2](NH_4)_2$ [726], also SO_3 verdrängt glatt das Chlorid, obwohl dieses auch schon nicht mehr ionisiert ist.

Auch Thiosulfate geben mit Schwermetallen leicht Komplexe[707], indem sie das Aquowasser verdrängen, z. B.:

$[Co(H_2O)_6]^{2+} + 3 S_2O_3^{2-} \rightarrow [Co(S_2O_3)_3]^{4-} + 6 H_2O$.

Die Komplexe werden durch Dialyse und auch durch Änderung des Bandenspektrums nachgewiesen. Die Konzentration von S_2O_3'' war 20fach der der Metallsalze. Die Komplexe waren zum Teil sehr schwach. Der Ni-Komplex ließ sich durch PO_4'''-Fällung glatt aufsprengen.

URI[726, III] wies Komplexe mit den 3wertigen Al, Fe, Cr nach.

---

[725] BRINTZINGER, H. u. OSSWALD, H.: Z. anorg. u. allg. Chem. **221**, 21 (1935). Siehe demgegenüber [721].

[726] SPACU, G. u. DRAGULESCU, C.: Z. anorg. u. allg. Chem. **224**, 273 (1935).

[726, I] HAUTZSCH u. DARINGER: Z. physik. Chem. **134**, 432 u. **136**, 7 (1929) Folgende Reihe nach der Molekularrefraktion: $ClO_4' > Br > Cl > NO_3 > SO_4$. Stärke HCl:HBr:HJ = 1:1,2:1,4.

[726, II] GRAHAM, R. P. u. THOMAS, A. W.: J. americ. chem. Soc. **69**, 816 (1947) C. **1948 I**, 1271.

[726, III] URI, N.: J. chem. Soc. 1947, 335 C. **1948 I**, 1285.

[726, IV] JATZMIRSKI,: C. **1947 II**, 780.

Von den Phosphatkomplexen sind besonders wichtig die mit Eisen, und zwar werden nur Verbindungen mit 3wertigem Eisen eingegangen. Dabei kommt es zu einer Erhöhung des Reduktionspotentials des 2wertigen Eisens[376], wodurch im biologischen Milieu unerwartete Reaktionen erzwungen werden können. Die Komplexe, die vielleicht zuerst $\left[\text{Fe}\begin{smallmatrix}(\text{H}_2\text{PO}_4)\\(\text{H}_2\text{O})_5\end{smallmatrix}\right]^{++}$ zu schreiben sind, dissoziieren bei niederen Konzentrationen wie etwa 10^{-4} mol H_3PO_4, so daß kolloidales (etwa der Formel) $FePO_4$ übrig bleibt[727]. Zusatz von Phosphat erhöht also die Löslichkeit der Fällung und zwar stärker, als es der Ionenstärke entsprechen würde. Dieses erreicht man durch NaCl laut Rechnung. Es geht also Cl′ beim Fe nicht in den inneren Bereich, wohl aber geschieht das beim Bi, wo auch NaCl die Löslichkeit stärker erhöht, als der Aktivität entspricht.

Setzt man Phosphat zu anderen Komplexen wie $\left[\text{Co}\begin{smallmatrix}(\text{NH}_3)_5\\\text{Cl}\end{smallmatrix}\right]^{2+}$, $\left[\text{Co}\begin{smallmatrix}(\text{NH}_3)_4\\\text{S}_2\text{O}_3\end{smallmatrix}\right]^{1+}$, $\left[\text{Co}\begin{smallmatrix}(\text{NH}_3)_4\\\text{SO}_4\end{smallmatrix}\right]^{1+}$, $\left[\text{Co}\begin{smallmatrix}(\text{NH}_3)_5\\\text{NO}_3\end{smallmatrix}\right]^{2+}$ in 3 n-Lösung zu[728], dann tritt PO_4''' nicht verdrängend in die innere Sphäre (obwohl die Vorbedingungen dazu vorhanden wären, z. B. sogar NO_3'), sondern bildet eine äußere Schale etwa des Typs $\left\{\left[\text{Co}\begin{smallmatrix}(\text{NH}_3)_4\\\text{SO}_4\end{smallmatrix}\right](\text{HPO}_4)_4\right\}^{6-}$. Nur wenn CO_3'' in der inneren Schale vorhanden ist, wurde dergleichen beobachtet, weil dieses eine geringe räumliche Ausdehnung hat. Also gibt es bei den anderen eine sterische Hinderung.

Komplexe Metallpyrophosphatverbindungen wurden schon frühzeitig (im Jahre 1830) beobachtet, als man sah, daß Metallpyrophosphate im Überschuß von Pyrophosphat löslich sind. 3wertige Metalle sind besonders dazu geeignet. Die Leichtigkeit ist größer als bei Chlor. Isoliert wurden Verbindungen mit Eisen der Art $\left[\text{Fe}^i\begin{smallmatrix}\text{P}_2\text{O}_7\\(\text{H}_2\text{O})_3\end{smallmatrix}\right]$[729]. Durch Reduktion des Eisens in das nicht komplexbildende Fe^0 kann dieser Komplex gelöst werden[730].

5. Komplexe mit organischen Verbindungen.

Auch *organische Körper* bilden mit Salzen Verbindungen, vielleicht nur der Stärke der Additionsverbindungen entsprechend[731], besonders Aminosäuren. Die Existenz solcher Verbindungen zeigt sich in der erhöhten Löslichkeit (soweit eine Krystallisation der Verbindung gelingt), in einer Änderung der optischen Aktivität von Aminosäuren und in anormal niedrigen Gefrierpunktsdepressionen[732].

Bei Glykokoll wird durch n/100 mol Salz folgende Löslichkeitserhöhung angegeben[731]:

$NaClO_4$ (19,2%), NO_3' (12,2%), J′ (7,8%), Br′ (5,85%), Cl′ (3,9%).

Leucin: ClO_4 (34%) > Br (> 22%) > Cl (15%). Mit Alanin, Sarkosin werden folgende Reihen angegeben[732]: Cl′ < Br′ < J′ < SCN′ < NO_3'. Bei Tyrosin erhöhen Br′ und J′ die Löslichkeit[733], während Cl′ und SO_4'' löslichkeitsvermindernd wirken. Löslichkeitsverminderung ist wohl als Aussalzwirkung aufzufassen[731] und hängt mit der Hydratation der Ionen bzw. der Änderung des Lösungsmittels (wie später gezeigt werden wird) zusammen

(Aussalzwirkung Cl′ > Br′ > J′ > NO_3').

---

[727] JENSEN, K. A.: Z. anorg. u. allg. Chem. **221**, 1 (1935).
[728] BRINTZINGER, H. u. OSSWALD, H.: Z. anorg. u. allg. Chem. **225**, 33 (1935)
[729] ROSENHEIM, A. u. TRIANTAPHYLLIDES, T.: Ber. **48**, 582 (1915).
[730] TOMPSETT, S. L.: Biochem. J. **28**, 1802 (1934). C. **1935 II**, 712.
[731] PFEIFFER, P.: Organische Molekülverbindungen, S. 118 ff.
[732] PFEIFFER, P. u. ANGERN, O.: Hoppe-Seylers Z. **135**, 16 (1924), Rona **26**, 454.
[733] ANDO, K.: Biochem. Z. **173**, 426 (1926), Rona **37**, 763.

Besonders mit den Perchloraten beschäftigte sich DUCLAUX[734]. Mit gesättigten Lösungen von $Mg(ClO_4)_2$ finden sich Löslichkeitserhöhungen z. B. bei der Glutarsäure von 0,06 auf 1,25, auch bei Asparagin, Alloxan, Allantoin 20fache Erhöhung. Keine Begünstigung von Phenolen, Campher und eine Verminderung bei Malonsäure. Wenn wir obige Reihen ansehen, finden wir schon Folgen, die wir später bei den Kolloiden in Form der HOFMEISTERschen Reihe antreffen werden. Auch Gase lösen sich weniger (siehe später FREUNDLICH und SEAL). Beziehungen bestehen zur Änderung der Kompressibilität des Wassers. Salze, die die Löslichkeit eines Stoffes in Wasser stark erniedrigen, erniedrigen auch die Kompressibilität am meisten.

Diese Proben der Beobachtungen zeigen schon deutlich, daß bei dem Effekt des Aussalzens und Einsalzens, wie man die Erhöhung der Löslichkeit auch nennt (siehe KORTÜM [734,I]), durchaus nicht Komplexbildungen die führende Rolle spielen. Nach der elektrostatischen Theorie wird jedes Jon von einem elektrostatischen Felde umgeben, in dem sich die Moleküle des Lösungsmittels geordnet befinden und auch eine andere Dielektrizitätskonstante besitzen. Substanzen mit hoher Dielektrizitätskonstante reichern sich in der Nähe der Jonen an und werden mit kleinerer aus der Umgebung verdrängt. Diesem Vorgang entspricht eine Änderung der freien Energie bzw. des thermodynamischen Potentials der Lösung und damit eine Änderung des Aktivitätskoeffizienten des Gelösten. Erhöhung des Aktivitätskoeffizienten bedeutet eine Erniedrigung der Löslichkeit = Aussalzen, wenn ein Bodenkörper vorhanden ist, Erniedrigung des Aktivitätskoeffizienten = Erhöhung der Löslichkeit = Einsalzen. Diese Theorie versagt in vielen Fällen auch qualitativ. Wenn man eine Größe definiert

$f_n = \frac{l_o}{l}$ (l_o = Löslichkeit bei der Jonenstärke 0),

hat man die Formel angewandt $\ln f_n = k \cdot c_{Salz}$

$f_n < 1 =$ Einsalzen $> 1 =$ Aussalzen. f_n hängt von der Größe der Jons ab, damit kommen wir hier schon in den Bereich des HOFMEISTEReffektes und daher oben die charakteristischen Reihen. Es versagen dann die einfachen elektrostatischen Vorstellungen, und VAN DER WAALsche Kräfte treten führend in den Vordergrund.

6. Vielfache Komplexverbindungen bei Übergang zu Kolloiden.

Einen stetigen *Übergang unserer Komplexverbindungen zu Kolloiden* kann man erreichen durch stufenweisen Zusatz von NH_3 zu Lösungen wie z. B, $AlCl_3$ [735]. Es entstehen dann die mehrkernigen Komplexe, die teilweise zusammengehalten werden durch (OH)-Gruppen nach der Form $\left[(H_2O)_4Al\begin{smallmatrix}OH\\HO\end{smallmatrix}Al(H_2O)_4\right]^{....}$, also nach der WERNERschen Theorie beschrieben werden. Durch Behandlung mit bestimmten Neutralsalzen wird die Suspension dieser Verbindungen alkalischer, weil OH-Gruppen des Komplexes durch das Anion ersetzt werden (Anionenpenetration). Die Eindringungsfähigkeit der Ionen unterscheidet sich, indem Sulfat besser als Chlorid, am schlechtesten Nitrat eindringt (ähnliches bei $Fe(OH)_3$-Solen[736,I]).

---

[734] DUCLAUX, J. u. DURAND-GASSELIN, A.: J. Chim. physique **35**, 189 (1938).
[734,I] KORTÜM, G.: Elektrolytlösungen, Leipzig 1941. Akad. Verl. Ges.
[735] THOMAS, A. W. u. WHITEHEAD, T. H.: J. physik. Chem. **35**, 27 (1931), Rona **60**, 522.
a) THOMAS, A. H. u. KREMER, C. B.: J. amer. Chem. Soc. **57**, 1821 (1935). C. **1936 I**, 1385.
b) THOMAS, A. W. u. OWENS, E. S.: J. amer. Chem. Soc. **57**, 2131 (1935). C. **1936 I**, 2714. Zirkonathydrosole.
[736] WEISER, H. B.: J. physikal. Chem. **35**, 1368 (1931), Rona **71**, 329.

In einem anderen Versuch wurde das p_H in der Lösung gefunden bei Cl′ 6,44; Br′ 6,22; J′ 6,32. Der Unterschied ist nicht groß, aber im allgemeinen sehen wir in diesen Versuchen Reihen, wie wir sie vorher bei der Fähigkeit zur Komplexbildung berichteten. An basischen Zirkonchloridmicellen[735 b)] gehen P_2O_7'''' in den Komplex, nicht aber Cl′, $Fe(CN)_6^{IV}$ und Phosphat. Es wird als Forderung aufgestellt, daß die Gleichgewichtskonstante des Anionenkomplexes kleiner als das Löslichkeitsprodukt des Zirkonylhydroxyd sei, eine Bedingung, auf die wir auch vorher mit der Fällung von Halogen aus der inneren Sphäre durch Silber hinwiesen. WEISER[736] bestätigte teilweise die Versuche von THOMAS[735] nicht und will die Konstitution des Aluminiumkomplexes folgendermaßen aufgefaßt wissen.

Die in der Sphäre A vorhandenen Cl′-Ionen werden potentiometrisch erfaßt (sind aktiv), in der Innenschicht sind sie im elektrostatischen Gleichgewicht mit den positiven Al-Partikeln. Durch Zusatz von SO_4'' wird durch die höhere Ladung das Cl′ nach außen befreit. Der Ersatz erfolgt in einer der häufig vorkommenden S-förmigen Kurven. Der mittlere Anstieg des Ersatzes (beim S) erfolgt durch die Koagulation des Sols, wodurch Oberflächen verloren gehen. Dagegen muß man halten, daß die Herstellung dieses Sols anders geschah als bei THOMAS, dann aber vor allem, daß es auch trotz 400facher Konzentration des Nitrats nicht gelang, das Cl′ restlos zu entfernen, was — wenigstens zum Teil — die alten Komplexkräfte als wirksam erweist.

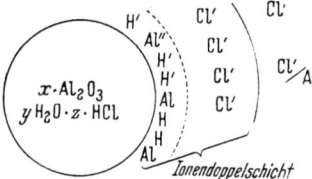

Eine konsequente Auffassung rein nach der Wertigkeit hat neulich BJERRUM[737] vorgetragen. Zusatz von Lauge zu $CrCl_3$ führt zu Komplexen der Art:
$$[Cr(OH)^{++}]_p \text{ und } [Cr(OH)^+]_q.$$
An diese Teilchen werden Cl′, NO_3' gleich stark adsorbiert, SO_4'' stärker, das 4wertig geladene $Fe(CN)_6^{IV}$ so stark, daß die Adsorption praktisch vollständig zu sein scheint.

Noch weitergehend besteht die Möglichkeit[738], unter besonderen Bedingungen Na-Atome für die Adsorption verantwortlich zu machen. Wird ein so vorbereitetes Aluminiumoxyd mit HNO_3 behandelt, dann kommt es zum Freiwerden von $NaNO_3$, und die adsorbierend wirkenden Stellen werden aus Al-nitrat bestehen. Hier wird eine reine Austauschbindung möglich sein. Die Intensität an diese Stellen heranzugehen ist:
$$OH' > PO_4''' > F' > CrO_4' > SO_4'' > Cl' > NO_3' > ClO_4'.$$
Die Anionen werden nur dann ausgetauscht, wenn sie in obiger Reihe links von dem Ion stehen, mit dem das Aluminiumoxyd behandelt wurde. Die leichte Adsorbierbarkeit des Fluorids wird zur Reinigung fluorhaltigen Wassers benutzt. Diese Reihe hat auch Ähnlichkeit mit der Reihe, wie wir sie bei den Komplexverbindungen kennen gelernt haben. Solche Adsorptionen werden durchaus anders verlaufen, wenn Fragen der Hydrophilie oder VAN DER WAALsche Kräfte, die die Adsorption sonst beherrschen, maßgeblich werden. (Siehe Seite 67 über Lösungsgeschwindigkeit von Al-Oxydhydrat in Säuren).

7. Anionen im Außenbereich eines Komplexes.

Wir kommen jetzt auf die Wirkung der *Anionen, die sich selbst außerhalb des Komplexes aufhalten,* auf die Bindung der Liganden innerhalb des Komplexes.

---
[736] I RABINOWITSCH, A. u. FODIMAN, E.: Z. physik. Chem. A. **159**, 403 (1932), Rona **68**, 203.
[737] BJERRUM, N.: J. physikal. Chem. **110**, 656 (1924).
[738] SCHWAB, G. M. u. DATTLER, G.: Angew. Chem. **1937**, 691, Rona **103**, 166.

Bei fluorescierenden Farbstoffen wie Fluorescein, Eosin, Uramin kann man die Fluorescenz durch Zusatz von Salzen auf dem Umweg über eine Molekülassoziation zum Auslöschen bringen[739]. Bei Rhodamin B wirken bei äquivalenten Konzentrationen die Ionen in folgender Reihe:

$SCN'(0,095) > J'(0,080) > S_2O_3''(0,038) = Br'(0,040) > Cl'(0,020)$. ClO_3', SO_3'', SO_4'' sind wirkungslos.

In Blut wird das sonst nicht dialysierbare $Cu^{\cdot\cdot}$ durch Säuren dissoziiert. Z. B. bei p_H 1,67 bleiben bei H_3PO_4 und H_2SO_4 nur 33 und 38%, bei HCl noch 60% nicht dialysierbar zurück[740].

Bei der Reaktion: $[Co(NH_3)_5Cl]^{\cdot\cdot} + H_2O \rightarrow [Co(NH_3)_5H_2O]^{\cdot\cdot\cdot} + HCl$ wirken SO_4'' und NO_3' beschleunigend und zwar Sulfat stärker als NO_3'. Hemmend wirkt Salz an sich nach seiner Ionenstärke[741].

Hexamine von Nickel werden je nach der Art des Anions stabilisiert, was durch die zur Erreichung des NH_3-Druckes einer Atmosphäre notwendige Temperatur in folgender Tabelle gezeigt wird[700, S. 62]:

Tabelle 7.

	Absolute Dissoziationstemperatur		Absolute Dissoziationstemperatur
$[Ni(NH_3)_6](ClO_4)_2$	518	$[Ni(NH_3)_6]Cl_2$	449,5
$[Ni(NH_3)_6]J_2$	508,5	$[Ni(NH_3)_6]SO_4$	416,5
$[Ni(NH_3)_6]Br_2$	482	$[Ni(NH_3)_6]S_4O_6$	406,5
$[Ni(NH_3)_6](ClO_3)_2$	478	$[Ni(NH_3)_6](H_2PO_2)_2$	368
$[Ni(NH_3)_6](NO_3)_2$	465,5	$[Ni(NH_3)_6](SCN)_2$	307,5
$[Ni(NH_3)_6]S_2O_6$	459,5		

Die Beständigkeit geht nur zum Teil konform mit der Möglichkeit der Anionen, feste Komplexe zu bilden. Je leichter ein Anion in die innere Sphäre hineingelangt, desto eher wird natürlich der Druck erreicht. Doch kann man so nicht schließen.

Bei Zinksalzen ist die Reihenfolge eine andere:

$J' > Br' > Cl' > ClO_4' > NO_3' > ClO_3' > SCN'$.

Chlorate und Bromate können sogar explosiv werden[742], und zwar ClO_3' und BrO_3' stärker als JO_3'.

Besonderes Interesse hat für uns die Raumbeanspruchung der Kobaltiake bei verschiedenen Anionen (nach BILTZ[704, S. 247]). Das Mol-Vol von $[Co(NH_3)_6]x_2$ beträgt:

Tabelle 8.

x	Mol.-Vol	davon Raum x_2	Raum für NH_3
F'	126,0	19	
Cl'	156,9	40	19
Br'	171,6	50	20
J'	198,0	68	21,7
NO_3'	193,2	56	
SCN'	217,0	79,8	
ClO_4'	225,4	81	24,5

Die Differenzen sind bedingt durch den verschiedenen Raum, den NH_3 im Komplex einnimmt. Die hier angegebene Reihenfolge (die bei Co^{III} auch besteht) ist

---

[739] BOUCHARD, J.: J. chim. Physique **33**, 325 (1936), Rona **96**, 182.
[740] BOYDEN, R. u. POTTER, V. R.: J. biol. Chem. **122**, 285 (1938.)
[741] GARRICK, F. J.: Transact. Farad. Soc. **34**, 1088 (1938). C. **1939 I**, 4718. Die Gleichungen der Reaktion abhängig von $[NO_3][SO_4]$ und der Ionenstärke $\sqrt{\mu}$ werden dort entwickelt.

jetzt wiederum dieselbe, die wir bei den HOFMEISTERschen Reihen der Kolloide wiederfinden. Bei der Kristallbildung spielen auch ganz wesentlich VAN DER WAALsche Kräfte bzw. Gitterenergien[744] eine Rolle. Bei den Gitterenergien maßgeblich wirksam sind die Deformierbarkeiten, weil bei der Annäherung durch das Potentialfeld der freiwerdende Energiebetrag um so größer sein wird, je später die Abstoßungsenergie durch die äußere Elektronenschale (wachsend mit r^{-10}), überwiegt. Die Kräfte nehmen zugleich mit der Größe des Ionenvolumens zu; merkwürdigerweise ist hier aber die Packung im Komplex weniger dicht[743]. Sie sind beim ClO_4' anscheinend gering, weil das Molekül trotz seiner Größe wenig deformierbar ist. ClO_4' besitzt durch die starke Polarisation der umgebenden O^{2-} (starke Ladung des Cl^{VII}!) eine besonders stabile Elektronenhülle. Da bei Anlagerung von $H^{·}$ relativ wenig Deformationsenergie geliefert wird, deshalb ist ClO_4' die stärkste Säure[744]. Nach der reinen Ladungstheorie von KOSSEL mit Annahme starrer Moleküle wurde eine andere Vorstellung mitgeteilt.

Hier liegen schon die Probleme, die uns im ganzen weiteren Verlauf unserer Darstellung folgen werden. Wir wollen deshalb jetzt noch eine Reihe physikalischer Konstanten von unseren Ionen angeben, die ja letztlich auch nur den Ausdruck der wirksamen Elementarkräfte darstellen. Unter diesen sind zuerst zu nennen Atom- bzw. Ionenvolumen und Ladung, die bei Kristallen auch maßgeblich Packung und Deformation bedingen.

D. Physikalische Chemie.
I. Räumliche Daten.

Im letzten Abschnitt ist das Zusammenspiel verschiedener Kräfte als maßgeblich für das Auftreten von Komplexen dargestellt worden. Unter diesen Kräften sehen wir erstens die Ladungsdichte und das daraus entstehende elektrische Feld. Dieses Feld wird bei gleicher Ladung um so stärker sein, je kleiner das Ion ist, also am stärksten beim Fluor, am schwächsten beim Jod, wenn wir hier nur die Halogene als die am einfachsten gebauten Anionen berücksichtigen. EUCKEN (Chemische Physik 1939, S. 368 f.) will diese COULOMBsche Kraft noch erweitert wissen von einem Zusatzglied, der Austauschkraft, die erst in molekularen Dimensionen in Erscheinung tritt und sich von dem sog. Austauschintegral der Wellenmechanik ableitet. Von der Stärke des Feldes ist die Hydratation abhängig. Dann tritt die Deformations- bzw. Polarisationsfähigkeit auf, die jetzt wiederum ansteigt mit der Größe des Ions.

Diese Kraft wird besonders beeinflußt werden von dem anderen Partner des Komplexes. Im ganzen verhalten sich die beiden Kräfte additiv und werden beherrscht von den Gesetzen der Thermodynamik, besonders dem zweiten Hauptsatz. Weil die beiden Energiequellen (Deformierbarkeit und elektrostatisches Feld) durchaus nicht parallel gehen bei den Ionen, sondern bei einem das erste groß, das andere klein ist, deswegen werden wir die Eigenschaften nicht so weit auseinanderliegend und klar gesetzmäßig finden, wie wir das gerne wünschen würden; deshalb wird aber immer der Partner bei dem Erfolg der Reaktion mitzusprechen haben; und diese Tatsache gilt nicht nur bei den Komplexen, sondern

---

[742] EPHRAIM, F. u. JAHNSEN, A.: Ber. 48, 41 (1915). Cu, Zn, Ni, ClO_3', BrO_3' zersetzlicher als JO_3.
[743] SMITH, G. F. u. KOCH, E. G.: Z. anorg. u. allg. Chem. 223, 17 (1935). Stabilität wächst auch mit abnehmendem Volumen des Kerns.
[744] FAJANS, K.: Naturwissenschaften 11, 165 (1923).

auch bei den Kolloiden und den HOFMEISTERschen Reihen, wo besonders die Kationenreihen häufig ganz verschwimmen. Doch bei den Anionen sind Reihen deutlich, jedenfalls werden dieselben Endglieder immer wieder gefunden.

Diese Kräfte finden wir auch wirksam in der Anordnung und dem Raumverbrauch in den Kristallen und Flüssigkeiten, bei deren Darstellung wir zuerst der Zusammenfassung von BILTZ[704] folgen. Diese Darstellung hat den Vorteil, durch die Angabe von Rauminkrementen den aktuellen Rauminhalt des Atoms und den durch die Art der Packung verloren gegangenen Raum gleichzeitig anzugeben, wobei eine gute Übereinstimmung mit den Ionenradien besteht. Hier wird der Raumverbrauch natürlich innerhalb der Moleküle um so geringer sein, je kleiner das Ion ist, also geringe Größe des Fluors und große des Jods. Dafür wird aber das Molekülgitter des stark polarisierbaren (also starke VAN DER WAALsche Kräfte) Jods dichter sein. Bei der Frage, welche Größe überwiegt, spielt der Partner eine große Rolle, wie folgende kleine Tabelle anzeigt (nach [744]).

Tabelle 9.

Gitterabstände in Å:	F	Cl	Br	J
bei Ag	2,58	2,78	2,89	2,83
„ Na	2,32	2,81	2,98	3,23
Differenz	+0,26	—0,03	—0,09	—0,40

Das stark deformierbare J wird durch das stark polarisierende Ag näher herangezogen als durch Na im Verhältnis zum Fluorid. Rechnet man den Quotienten $\frac{\Sigma \text{ Eigenvolumen der Ionen}}{\text{Ioneninkremente}}$, dann findet man bei F' den Wert 0,6, bei J' = 0,80, also letzteres stark zusammengedrückt. Ist der Partner von hoher Wertigkeit, dann werden die Quotienten kleiner, aber relativ stärker beim F' als beim J'[201, 704]. Mit der Wertigkeit der Halogene wechselt sofort und direkt der Raum. Denn beim Cl' wurde 1 Elektron als Ergänzung zur achtelektronigen Edelgasschale aufgenommen, beim 7wertigen Cl des Perchlorats gehen alle 7 Elektronen der äußeren Schale verloren (siehe S. 6).

Wir geben die Verhältnisse auf folgender Tabelle wieder[704] (S. 184 f, 195), die auch die Inkremente der Sauerstoffsäuren enthält. (Das wirkliche Volumen erhält man durch Division der Zahlen durch die LOSCHMIDsche Zahl.)

Tabelle 10.

	Ionen-Vol.	Atom-Vol.	dt. 5wertig
F'	9,5	8,5	—
Cl'	20	16,3	~1,0
Br'	25	19,2	2,0
J'	34	24,5	~6,0
ClO_2'	26	—	—
ClO_3'	34	—	—
ClO_4'	40,5	—	—
BrO_3'	36	—	—
JO_3'	36,0	—	—
JO_4'	45,5	—	—
NO_2'	25	—	—
NO_3'	28	—	—
PO_4'''	39	—	—
PO_3'	33,5	—	—
P_2O_7''''	~73	—	—
SO_4''	39	—	—
S_2O_6''	69	—	—

Bei den einwertigen Ionen erhalten wir folgende Reihenfolge mit steigendem Inkrement:
$F < Cl < NO_2 = Br < ClO_2 < NO_3, ClO_3 = J < PO_3, JO_3 = BrO_3 < ClO_4 < JO_4$.
Es ist leicht aus den Angaben zu ersehen, daß der Sauerstoff unter der Wirkung hoher zentraler Ladungen ein geringeres Volumen einnimmt (ClO_4, SO_4, PO_4, NO_3).

Für die Zwischenräume, die im Inkrement mitenthalten sind, ist verantwortlich zu machen außerdem die Packungsart, die in der Koordinationszahl, d. h. der Zahl der angrenzenden Ionen eine Anschauung finden kann[709], weshalb man ähnliche Krystallisationsformen vergleichen muß. Auch hier gibt es noch manche Schwierigkeiten. Messungen mit Röntgenstrahleninterferenzen geben direkte Abstände und Radien, von denen wir auch einige nach ZACHARIASEN[709] hier wiedergeben wollen:

negativ einwertig:
F' 1,33 Å
Cl' 1,84 Cl^{+7} in ClO_4 0,63 Å
Br' 1,96
J' 2,19
O^{-2} 1,76
S^{-2} 2,19 S^{+6} 0,64
N^{-3} 2,02 N^{+5} 0,35
P^{-3} 2,56 P^{+5} 0,66

[745]: NO_3' 1,82 Å; [745]: ClO_4 2,35 Å.

Die Angaben von DEBYE und HÜCKEL[746] enthalten SCN mit einem Wert, der kleiner ist als der des Cl', aber die Werte sind nur geschätzt.

II. Ionen in Lösung.

1. Allgemeines.

Wenn man nun die Frage stellt, ob die Ausdehnungen, die wir eben wiedergegeben haben, sich auch in Lösung bewähren — denn unser Endzweck, die Verhältnisse im lebenden Objekt, verlangt das — werden wir sofort auf große Schwierigkeiten und Erweiterungen stoßen, zugleich aber auch auf Bewährungen betreffs der Kräfte, die wir bei den Komplexen wirksam fanden.

Einen Übergang stellt die diamagnetische Ionensuszeptibilität dar. Diese Größe ist abhängig — abgesehen von allgemeinen Konstanten wie Elementarladung, LOSCHMIDTscher Zahl und Masse des Elektrons — nur von der Zahl der vorhandenen Elektronen und vor allem von ihren mittleren Bahnradien[746, I]. Daraus lassen sich also die Atomradien errechnen. Da wir hier in erster Linie an den relativen Zahlen und den gegenseitigen Verhältnissen interessiert sind, seien auf der folgenden Tabelle nach TREW[746, II] die bisher gemessenen Werte angeführt:

Offenbar ist auch an diesen Reihen die Abnahme des Raumes für Cl, Br oder J, wenn ihre Ladung positiv wird. Zugleich wird der Sauerstoff dichter gefaßt. In der Größe der Ionen sind SCN'' und ClO_4' dicht benachbart, aber immer noch beträchtlich kleiner als Bromat und selbst Bromid. Umgekehrt wird aber die Suszeptibilität des Wassers von den

Tabelle 11.

Ionensuszeptibilitäten 10^6

F	9,1	NO_3	18,6	CNO	19,8	—
Cl	23,4	ClO_3	30,2	ClO_4	32,0	SCN 31,0
Br	34,6	BrO_3	39,8	SO_4	40,1	—
J	50,6	JO_3	51,4			—

---
[745] ULICH, H.: Angew. Chem. **1936**, 279.
[746] DEBYE, u. HÜCKEL: Physik. Zschr. **24**, 320 (1923).
[746, I] EUCKEN, A.: Lehrbuch der chem. Physik, Leipzig 1939, Bd I, S. 328 ff.
[746, II] TREW, V. C. G.: Transact. Farad. Soc. **37**, 476 (1941). C. **1942** II, 1210.

Ionen erniedrigt, und zwar um so mehr, je kleiner die Ionen sind (siehe auch [746, III]).

Einige relative Zahlen für das augenscheinliche Volumen finden sich auch bei FAJANS und JOHNSON [746, IV] Cl' 18,1, Br' 25,3, J' 37,2, ClO_4' 45,6. Die großen Ionen wie ClO_4' sollen dabei die Struktur des Wassers besonders stören. Das zeigte sich auch bei der Kompressibilität des Wassers, die durch J' und ClO_4' ähnlich beeinflußt wird [746, V]. Absolute Zahlen der Radien einiger Ionen und ihre Deformierbarkeit geben wir nach CAVALLARO [746, VI] wieder:

	ClO_3	BrO_3	JO_3
Radien	$1{,}787 \cdot 10^{-8}$	$1{,}972 \cdot 10^{-8}$	$2{,}130 \cdot 10^{-8}$
Deformierbarkeit	$4{,}597 \cdot 10^{-24}$	$5{,}965 \cdot 10^{-24}$	$7{,}467 \cdot 10^{-24}$

Den Abstand der Polarisierbarkeit in der Halogenreihe gibt die Messung von BÖTTCHER [746, VII] deutlich wieder. Seine Angaben mögen hier folgen:

F' 0,85   Cl' 3,00   Br' 4,13   J' 6,16.

Nach dem gegenseitigen Abstand dieser Werte würde man J' in seiner Stellung in der HOFMEISTERschen Reihe und seiner physiologischen Wirkung viel näher Br' erwarten müssen.

Das nächste, was wir hier zu betrachten haben, ist die Beweglichkeit. Wenn man die Bewegung einer Kugel in einem zähen Medium beschreiben will, dann wird man die Geschwindigkeit proportional der treibenden Kraft, umgekehrt proportional der Viscosität und dem Radius finden. Dieses STOKESsche Gesetz gilt zwar nicht für molekulare Größen, doch hat es sich bewährt, und die Anwendung ist statthaft (wenn auch nur nach Konvention), weil die Reibung nicht an der Oberfläche der Ionen selbst stattfindet.

Wir finden im Wasser keinen ganz ungeordneten Zustand wie im Gasraum vor, sondern eine Halbordnung. Verbindungen mit ungleichmäßig verteilter Ladung, also Dipole, zu denen gerade das Wasser gehört, werden ein schwaches Feld um sich haben. Dieses — wenn auch schwache — Feld wird zu Assoziationen $(H_2O)_x$ bzw. zur Bildung einer kristallähnlichen Ordnung (SUHRMANN) führen. Bewegt sich nun ein geladenes Ion durch dieses Milieu, dann wird es notwendig zur Zerstörung dieser Halbordnung kommen müssen, zugleich werden die ungeordneten Dipole durch das Kraftfeld der Ionen sich ordnen, vielleicht sogar mitgeführt werden.

Alle diese Momente führen zum Kraftverlust bei der Bewegung, die wir durch den elektrischen Strom lenken und somit messen können. Dieser Verlust tritt in Erscheinung bei dem Widerstand, den der Strom in der Lösung findet, also in der Leitfähigkeit. Zugleich spielt dabei eine Rolle die gegenseitige Hemmung der Ionen unter sich und die Verzögerung der Ausbildung der polarisierten Wasserhülle, die DEBYE und HÜCKEL[746] als anschauliche Grundlage ihrer Berechnung des Aktivitätskoeffizienten (der Leitfähigkeit f_λ) benutzten, die wir aber hier nicht berücksichtigen wollen. Er wird umgerechnet nach der STOKESschen Formel in einen scheinbaren Radius, der immer größer ausfällt als der wahre Radius. Der Zusammenhang wurde formuliert[747] nach BORN:

[746, III] HALASCY. M. E.: J. physic. Chem. **45**, 1252 (1941). C. **1942 II**, 1886: Partiale Molvolumina. Reihe SO_4'', SCN', Cl', NO_3', Br', J'.

[746, IV] FAJANS, K. u. JOHNSON, O.: J. amer. chem. Soc. **64**, 668 (1942). C. **1943 I**, 709.

[746, V] LUNDEN, B.: C. **1943 I**, 1143.

[746, VI] CAVALLARO, L.: Ber. **1943**, 656.

[746, VII] BÖTTCHER, C. J. F.: Rec. Trav. chim. Pays-Bas **62**, 503 (1943). C. **1943 II**, 2230.

Ionen in Lösung.

Scheinbarer Radius $= R\left[1+\frac{1}{3}\left(\frac{R_0}{R}\right)^4\right]$

R = wahrer Radius. R_0 = charakteristischer Radius, abhängig von Temperatur, Ladung der Kugel und Flüssigkeit.

Wenn wir die Bedeutung des elektrischen Feldes bei der Vergrößerung des wahren zum scheinbaren Radius beachten, wird es nicht wundernehmen, wenn ungeladene Partikel sich rascher bewegen. Ungeladene Partikel werden bei den Ionen kaum, bestimmt nicht im elektrischen Felde auftreten. Anscheinend sind sie aber vorhanden, wenn keine anderen als Diffusionskräfte maßgeblich sind; etwa wo in 0,1 mol. Lösungen bei NaCl 7,41%, NaBr 10,2%, NaJ 13,2% assoziiert angenommen wurden[747 b)], geschlossen aus dem Gang des Diffusionskoeffizienten mit der Konzentration, wobei anscheinend sogar periodische Änderungen vorkommen. Diese Assoziationen werden von BJERRUM angenommen als Vermittlung von der älteren Theorie der starken Elektrolyte zu der neueren jetzt bewährten von DEBYE und HÜCKEL. Sie sind bedingt durch VAN DER WAALsche Kräfte, die in Konkurrenz zu den Hydratationskräften treten (KORTÜM, [734, I]). Uns soll diese Bemerkung ausschließlich eine Illustration der maßgeblichen Kräfte zur besseren Beurteilung des Folgenden geben.

2. Leitfähigkeit.

Wir geben zuerst die Ionenbeweglichkeiten $\Lambda\infty$ nach der Leitfähigkeit für unendliche Verdünnungen in Wasser (über die Berechnung der Wanderungsgeschwindigkeit, die in der Größenordnung von 10^{-2} bis 10^{-4} cm/sec. bei der Feldstärke 1 Volt/cm liegen, siehe KOHLRAUSCH, Lehrbuch der praktischen Physik) auf folgender Tabelle:

Tabelle 12.

Ion	Temperatur: 18°			25°			100°
	(1)	(2)	(3)	(1)	(2)	(4)	(6)
F	46,77	47,6	—	54,4	55,4	—	—
Cl	65,54	66,3	—	76,63	76,32	—	207
Br	67,7	68,2	68,3	77,85	78,4	—	—
J	66,06	66,8	66,9	76,0	76,9	—	—
SCN	56,48	57,4	57,4	—	66,5	—	—
ClO$_3$	54,97	55,8	55,8 ⎫	—	64,0	—	167
ClO$_4$	54,8	59,1	58,3 ⎭	—	68,0	—	179
JO$_3$	34,0	—	34,8	—	—	—	125
NO$_3'$	61,83	62,6	62,7	—	71,42	—	187
NO$_2$	—	—	—	71,84	—	—	—
½ SO$_4$	68,25	—	68,6	—	79,8	—	271
BrO$_3$	—	49,0	—	—	56,0	—	150
JO$_3$	—	34,8	33,9 ⎫	—	41,0	—	—
JO$_4$	—	—	48,0 ⎭	—	—	—	—
H$_2$PO$_4$ . . .	—	28,0	—	—	36,0	—	—
HSO$_3'$	—	—	—	—	50,0	—	—
CNO	—	54,8	—	—	64,6	—	—
½ HPO$_4''$ . .	—	—	—	—	57,0	—	—
½ SO$_3''$ . . .	—	—	—	—	72,0	—	—
½ S$_2$O$_3''$ . . .	—	—	—	—	85,0	—	—
½ S$_2$O$_6$ . . .	—	—	—	—	93,0	—	—
¼ Fe(CN)$_6''''$ . .	—	98,0	—	—	115,0	—	—
ClO$_2'$ ⎫ (5) . .	—	—	—	—	—	51,0	—
PO$_3'$ ⎭ . .	—	—	—	—	—	70,4	—

(1) Nach LANDOLT-BÖRNSTEIN, Erg. Werk II, 1062. — (2) Nach LANDOLT-BÖRNSTEIN, Erg. Werk III, 2059. — (3) Handb. d. Experimentalphysik XII. 1,339 u. 363. — (4) Nach GMELIN-KRAUT, Handb. d. anorgan. Chem. — (5) Als Trimetaphosphat. — (6) LANDOLT-BÖRNSTEIN, Erg. Werk III, 619.

Auf dieser Tabelle sehen wir, wie die Beweglichkeit des kleinen Fluorids kleiner ist und über Cl' zum Br' zunimmt, um dann zum Jodid abzunehmen. Diese Abnahme setzt sich noch fort im SCN' und ClO$_4$'. Das Maßgebliche ist anfangs die Größe des elektrostatischen Potentials an der Oberfläche der Ionen, denn an der Oberfläche beginnt die Wirksamkeit. Ist die Oberfläche klein, dann drängen sich die Kraftlinien zusammen und die Beeinflussung der umgebenden Dipole ist stärker, die Wanderung dadurch gehemmt, wenn wir unter Hemmung die Summe aller dieser Faktoren verstehen, die oben genannt wurden. Die absolute Größe wird von einem bestimmten Punkt ab wirksam.

Hier wollen wir aber noch auf die Verbindungspaare hinweisen, die wir in der Tabelle durch Klammern verbunden haben. Obwohl die Ionenvolumina von Tabelle S. 73 bei ClO$_3$' mit 34 beträchtlich kleiner sind als bei ClO$_4$' mit 40,5, bei JO$_3$' mit 36,0, beträchtlich kleiner als bei JO$_4$' mit 45,5 sehen wir doch, daß die Beweglichkeiten sich kaum unterscheiden oder sogar anders verhalten. Die elektrostatischen Felder der Oberfläche spielen hier in dieser Größe keine Rolle mehr. Es kommt ein neues Moment hinzu in dem detaillierteren Bau der Ionen. ClO$_4$' und JO$_4$' haben Tetraederstruktur, sind also symmetrisch. Dabei wird die abstrahierte Vorstellung der Zusammenfassung der Ladung im Mittelpunkt ohne weiteres berechtigt sein, nicht aber bei den asymmetrischen JO$_3$'. ClO$_3$'. Deshalb wird hier die Ladung exzentrisch liegen und das Potential an bestimmten Stellen der Oberfläche größer sein (siehe Handbuch der Experimentalphysik XII, 1, 363). Solche Schlüsse finden keine Grundlage bei Nitrat und Nitrit, hier fehlt allerdings auch die symmetrische Stufe. Bevor wir in der Darstellung dieser Verhältnisse fortfahren, wollen wir die Ionenbeweglichkeiten in Flüssigkeiten anderer Dielektrizitätskonstante und Viscosität in folgender Tabelle wiedergeben:

Tabelle 13.

	18° *		25° **	
	Methylalkohol	Äthylalkohol	Methylalkohol	Äthylalkohol
F'	—	—	40,2	—
Cl'	51,4	21,6	51,3	24,3
Br'	55,7	23,5	55,5	25,8
J'	61,0	26,4	61,0	28,7
ClO$_3$'	—	—	61,4	29,3
ClO$_4$'	70,8	31,0	70,9	33,8
SCN'	—	—	61,0	29,2
NO$_3$'	60,5	25,1	60,8	27,9

* LANDOLT-BÖRNSTEIN, Erg. Werk II. S. 1062.
** LANDOLT-BÖRNSTEIN, Erg. Werk II. S. 2065.

Bei Medien mit niederer Dielektrizitätskonstante hat jetzt plötzlich ClO$_4$ die höchste Beweglichkeit, sicher unterstützt durch die Höhe der Dissoziation als Säure, die wir schon erwähnten und die hier erst recht zum Vorschein kommt. Die Reihenfolge der Beweglichkeiten ist jetzt durchaus anders und wechselt wiederum, wenn wir in ein Medium mit höherer Dielektrizitätskonstante übergehen, also etwa wasserfreie Blausäure[748] mit einem Wert von 119 bei 18°. Die Beweglichkeit steigt mit folgender Reihenfolge an:

$$NO_3' < ClO_4' < SCN' < Cl' < Br' < J'.$$

Uns interessiert aber natürlich das Verhältnis in wäßriger Lösung und die Hydratation oder Solvatation der Ionen, die in erster Annäherung die Beweglichkeiten beherrschen.

3. Hydratation.

Man kann die Beweglichkeiten, wie im vorigen Abschnitt angedeutet, derart zu erklären versuchen, daß man nach der STOKESschen Formel die Größe des

---

[747] FÜRTH, R.: Z. Physik. 79, 275 (1932). a) ZUBER u. SITTE: Z. Physik. 79, 306 (1932). b) SITTE: Z. Physik. 79, 320 (1932). c) SITTE u. DANIEL: Z. physik. Chem. A. 182, 295 (1938).

scheinbaren Radius einer Kugel sucht, die bei einer bestimmten Kraftwirkung (abhängig von Ladung des Ions und bestimmter außen angelegter Feldstärke) gerade die verlangte Geschwindigkeit erreicht. Diesen Wert kann man mit den Raumerfüllungszahlen, die auf anderem Wege erreicht werden, vergleichen. Man findet z. B. dabei, daß manche Ionen zu langsam wandern (NO_3', ClO_4', ClO_3', JO_4'), andere wandern zu schnell (Cl', Br', J').

Diese Beobachtungen haben jetzt eine gewisse Erklärung gefunden durch die Entwicklung der Vorstellungen über die Struktur des Wassers. Durch die Ionen wird die kristallartige oder Schwarmstruktur des Wassers gestört, und zwar anscheinend mehr durch die Anionen als durch die Kationen[749], wodurch ein Hinweis auf die stärkeren lyotropen Eigenschaften der Anionen gegeben wäre. Das wurde auch bei der Reflexion der Wellen von 3 μ Länge beobachtet, und zwar abnehmend mit abnehmender Größe der Ionen[750, II] (während die diamagnetische Suszeptibilität gerade in umgekehrter Reihe erniedrigt wird [siehe S. 73]). Die Wasserdipole werden also in einer gewissen Stärke des von den Ionen ausgehenden elektrostatischen Feldes einerseits aus der Ordnung herausgelöst werden, andererseits aber nicht in die neue Ordnung der Feldwirkung hineinkommen, so daß jedes Ion, dessen Kraftwirkung weiter herausreicht, in einem Hof freier H_2O-Moleküle schwimmen wird[745]. In diesem Bereich wird nun eine geringere Reibung herrschen als da, wo die Schwarmordnung noch aufrecht erhalten ist. Diese Art der Viscosität ist aber nicht identisch mit der Viscosität, die man bei Lösungen mißt, da diese durch die elektrische Wechselwirkung erhöht wird (siehe auch [750, I]). Man wird vielleicht eher die Viscositätsabnahme bei Steigerung der Temperatur zum Vergleich heranziehen können, wo durch die stärkere Wärmebewegung die Ordnung auch gestört wird.

Durch diesen Effekt könnte man vielleicht die raschere Wanderung mancher Ionen erklären. Die Wirkung ist gering vorhanden beim großen JO_3', während Cl', ClO_3', NO_3' stark wirksam sind in Hinsicht auf die Struktur des Wassers[745]. Nun wird die nächste Frage natürlich lauten: Also wird diese Wirkung bei dem kleinen F' besonders stark sein? Das ist aber wiederum nicht der Fall, denn die kleinen Ionen z. B. auch Li, die eine feste Hydrathülle um sich haben, besitzen diese depolymerisierende Wirkung nicht, denn anscheinend schirmt die Hydrathülle die Ionenkräfte ab (siehe[750, II]). Man muß also diese Nahwirkungen von den Fernwirkungen unterscheiden. Die letzteren sollen vorwiegend als Aussalzwirkung und Volumenkontraktion[745] maßgeblich sein. Bei der Volumenkontraktion kommt aber hervortretend die Ladung und nicht der Ionenradius hinzu[750]. Die letztere Messung würde mehr mit der üblichen Meinung übereinstimmen, daß die Volumenkontraktion hervorgerufen wird durch die in festen Komplexen gefundenen Wassermoleküle und mit der Ladung zunimmt (siehe BRINTZINGER).

Nach neueren Messungen, wie sie von EUCKEN[750, III] mitgeteilt und diskutiert werden, besteht das Wasser aus Gruppen von 1, 2, 4, 8 Molekeln. Von diesen beanspruchen die 8ter Aggregate einen größeren Raum. Ihre Zerstörung bedeutet eine Volumenabnahme (z. B. Volumenabnahme des Wassers von $0^0 \rightarrow 4^0$). In dieser Richtung wirken die Ionen, und so wird die Viskosität stets heraufgesetzt.

---

[748] LORENTZ, R.: Z. Elektrochem. **26**, 424 (1920).
[749] SAMBASIVA RAO, C.: C. **1935 II**, 2773. Ramanspektren, Komplexe $(H_2O)_2$.
[750] PASSYNSKI, A.: Rona **108**, 4. C. **1938 II**, 2087.
[750, I] JONES, GRINNELL u. FORNWALT, H. J.: J. amer. chem. Soc. **57**, 2041 (1935). C. **1936 I**, 2910. Besonders bei kleinen Konzentrationen ergibt sich eine Störung des Verlaufs.
[750, II] BUSWELL, A. M., GORE, R. C. u. RODEBUSH, W. H.: J. physic. Chem. **45**, 543 (1941), Rona **126**, 297.
[750 III] EUCKEN A.: Z. f. Elektrochemie **51**, 6 (1948).

Die Gesamtviscosität des Wassers wird durch Ionen immer heraufgesetzt und zwar schon in kleiner Konzentration, bedingt durch die gegenseitige elektrostatische Hemmung, worauf schon die annähernde Funktion[750, I] hinweist

$$\eta = 1 + A\sqrt{c}$$

mit $A = 0,0173$ für Cl', $0,0165$ für Br' und $0,0158$ für J'. Einige Messungen aus LANDOLT-BÖRNSTEIN Bd. I, S. 156 für Wasser $= 1$ gesetzt bei 25^0 zur Illustration der fraglichen Größen gibt nebenstehende Tabelle wieder (ergänzt durch Werte nach[754, I]).

Wir sehen aus allem die große Regellosigkeit der Vorstellungen, die sich auch in den Messungsresultaten, bzw. ihren Auffassungen widerspiegelt, teilweise wechselnd je nach der Methode: Die zusammenfassenden Messungen aus der Leitfähigkeit und Wasserübertragung sehen wir auf folgender Tabelle vereint mit der Angabe der Zahl der Wassermoleküle, die sich einem einzelnen Ion zugesellt haben.

Tabelle 14.

	n/2	n/4
NaBr	1,0299	1,0148
NaCl	1,0471	1,0239
NaClO$_3$	1,0421	1,0219
NaClO$_4$	1,0183	1,0096
NaH$_2$PO$_4$	1,2120	1,1037
NaNO$_3$	1,0259	1,0122
Na$_2$SO$_4$	1,1058	1,0522
NaJ	1,025	1,008
NaSCN	1,028	1,015

Tabelle 15.

	REMY (751)	REMY (752)	BABOROVSKI (753)	GMELIN-KRAUT (754)
J'	15 (20)	3,7		
Br'	15 (20)	2,2	3	
Cl'	16 (21)	3	4	6 (b) 2 (c) Anstieg der Konz. 0,3 2,0 M. Hydratation: 4,5 9,8; dann Abnahme.
NO$_3$'	19 (25)			0 20—30
SCN'	25			
ClO$_4$'	17			
ClO$_3$'	26 (35)			geringere Abweichungen vom STOKESschen Gesetz als ClO$_4$', also hydratisiert
SO$_4$''	14			(d): 7,9 (2M), 7,1 (1M), 6,3 (0,5M), 2,0 (0,1M)
ClO$_3$'				9 (a) 35
F'				15
BrO$_3$'				9,3 6,6 (zwischen 0,1 bis 2,0 mol).

Wir erkennen aus dieser Zusammenstellung die Unübersichtlichkeit der Verhältnisse, die nur fiktive Zahlen geben. Bei der Wasserüberführung des Ions kann es sich um eine einfache hydrodynamische Wassermitführung handeln. In bestimmten miteinander vergleichbaren Verhältnissen werden wir vielleicht bestimmte Gangarten unterscheiden, z. B. bei den verschiedenen Konzentrationen, und dann eher erwarten, daß die Hydratation abnimmt mit steigender Konzentration.

---

[751] REMY, H.: Z. physik. Chem. 89, 467 (1915). In Klammern die Messungen nach der Wasserüberführung von RIESENFELD.
[752] REMY, H.: Fortschritte der Chemie. Physik u. physik. Chem. 19, 73 (1927).
[753] BABOROVSKY, G.: Z. physik. Chem. 129, 129 (1927), Rona 44, 165.
[754] GMELIN-KRAUT: Handb. d. anorg. Chemie Bd.: Natrium, 18⁰ a) aus der Ionen-, Beweglichkeit, b) aus der Überführungszahl, c) aus dem Aktivitätskoeffizienten berechnet d) in Klammern die Konzentrationen.
[754, I] BÜCHNER, E. H., BRUINS, E. M. u. MERCKEL, J. H. C.: Proc. Kon. Akad. Wetensch. Amsterdam 35, 569 (1932), Rona 68, 203. Die Viscosität entsprechend den lyotropen Reihen, auch bei den K-salzen.

Dafür könnte folgender Versuch sprechen. Bei Diffusionsmessungen ist für die Größe des Diffusionskoeffizienten (hier[755] Menge/cm²/Tag bei 25⁰) nach den NEWTONschen Vorstellungen der Wärmeleitung, auf denen die sogenannte FICKsche Gleichung beruht, die treibende Kraft die Differenz der Konzentrationen. Wurden die hier untersuchten Konzentrationen von KCl durch eine Sinterglaswand getrennt und zwar so, daß die schwerere Lösung sich oben befand, die leichtere unten, so daß die Durchmischung in jeder Kammer spontan erfolgte, dann fanden sich folgende Diffusionskoeffizienten: 1,631 bei der Basis des reinen Wassers, 1,998 bei derselben Differenz, aber 2molaren Lösungen als Basis. Die Ionen sind also in der konzentrierteren Lösung beweglicher. Das kann man auf verschiedene Weise zu erklären versuchen: Durch geringere Hydratation, die bei den uns hier beschäftigenden elektrolytischen Beweglichkeiten in den Vordergrund gestellt wird, dann als Folge der Variabilität des Diffusionskoeffizienten mit der Konzentration[747], weiter als Veränderung der Kristallstruktur des Wassers (nach ULICH), schließlich auch als Folge der gegenseitigen elektrostatischen Hemmung der Ionen durch verschieden rasche Diffusion.

Eine Störung der Elektroneutralität wird aufgehoben bei höheren Konzentrationen. Diese letzte Möglichkeit ist hier ohne Belang, weil bei KCl Anion und Kation die gleiche Beweglichkeit haben, sie könnte aber bei anderen Versuchen dieser Art eine Rolle spielen, und die Unterlage einer hohen Konzentration eines Elektrolyten zur Vermeidung solcher Störungen wird zielbewußt benützt bei den Untersuchungen von BRINTZINGER, mit der Dialysenmethode die Größe des ohne ein elektrisches Kraftfeld wandernden Teilchens festzustellen (siehe dazu[755, I]). Die Wanderung erfolgt umgekehrt proportional der Quadratwurzel des Ionengewichtes. Aus seinen Untersuchungen stellen wir die folgende Tabelle zusammen:

Bei diesen Beweglichkeiten handelt es sich nicht um eine fiktive Hülle, also um eine Hülle, die sich immer wieder bei der Wanderung neu ausbildet, sondern um eine Hülle, die geschlossen bei dem Ion bleibt, um einen nach WERNERscher Art fest gebundenen Aquokomplex. Es gibt in dieser Hinsicht eine Reihe von Ionen, die „nackt" sind wie z. B. J' oder S_2O_3'' oder NO_3'.

Von Bedeutung ist die Abhängigkeit der Hydratation von dem elektrostatischen Potential

$$V = \frac{z \cdot e \text{ der Oberfläche}}{r},$$

das abhängig ist von z = der

Tabelle 16.

Ion	Hydratation	Literaturstelle	elektrostatisches Potential
F'	12,4	BRINTZINGER u. Mitarb. (756)	$3,6 \cdot 10^{-2}$
Cl'	4,8	„	$2,6 \cdot 10^{-2}$
Br'	2,8	„	$2,5 \cdot 10^{-2}$
J'	0	„	$2,2 \cdot 10^{-2}$
SO_4''	2	BRINTZINGER u. Mitarb. (757)	—
H_2PO_4'	4	BRINTZINGER u. Mitarb. (758)	—
HPO_4''	8	„	—
PO_4'''	16	„	—
H_2AsO_4'	2	BRINTZINGER u. Mitarb. (759)	—
$HAsO_4''$	6	„	—
AsO_4'''	12	„	—
$Fe(CN)_6'''$	0	BRINTZINGER (760)	—
$Fe(CN)_6''''$	12	BRINTZINGER u. Mitarb.(761)	—

Wertigkeit und r = dem Radius. Auf der Tabelle wurde von BRINTZINGER auch das elektrostatische Potential ausgerechnet, und man sieht sowohl die Abhängigkeit der Hydrathülle vom Radius als auch vom Potential bei 1wertigen Ionen.

---

[755] Mc BAIN, J. W. u. DAWSON, C. R.: Proc. roy. Soc. A. 148, 32 (1935), RONA 86, 4.
[755, I] JANDER, G. u. SPANDAU, H.: Z. physik. Chem. A. 188, 65 (1941). Kritik der von BRINTZINGER angewandten Filter.
[756] BRINTZINGER, H., OSSWALD, H. u. RATANARAT, CH.: Z. anorg. Chem. 223, 101 (1935).
[757] BRINTZINGER, H. u. RATANARAT, CH.: Z. anorg. u. allg. Chem. 222, 317 (1935).
[758] BRINTZINGER, H. u. RATANARAT, CH.: Z. anorg. u. allg. Chem. 228, 61 (1936).
[759] BRINTZINGER, H. u. RATANARAT, CH.: Z. anorg. u. allg. Chem. 230, 28 (1936).
[760] BRINTZINGER, H.: Z. anorg. u. allg. Chem. 225, 221 (1935).
[761] BRINTZINGER, H. u. OSSWALD, H.: Z. anorg. allg. Chem. 225, 217 (1935).

Ebenso deutlich ist ersichtlich die Abhängigkeit der Hülle von der Ladung bei den 3 Phosphorsäure-Ionen (und Arsensäure), dann auch den Ferrocyaniden. Von besonderer Bedeutung ist die sprungweise Zunahme bei den Phosphaten, die anschaulich erklärbar ist durch das Tetraedermodell. Die ersten 4 H_2O setzen sich an die Flächen des PO_4-Tetraeders, spätere Beladungen kommen dann in weitere äußere Schalen verschiedener Zahl. Also sehen wir hier, daß die abschirmende Wirkung der ersten Hydrathülle, die von ULICH angenommen wurde, durchaus nicht zu beobachten war. Solche Ionen, die zur Ausbildung einer Hydrathülle dieser Art fähig waren, haben anscheinend ausreichend Restvalenzen und bringen genügend Energie zur Verbindungsbildung mit, um als zweite Schale sich anderen Komplexen außen anzulagern[762, 763] (siehe auch bei Fluorid nud Rhodaneisen S. 62—65).

Löslichkeitsänderung. Wenn Wassermoleküle in solche Schalen hineingekommen sind, werden sie zur Lösung anderer Stoffe unfähig sein. Dieser sehr naheliegende Schluß, der uns noch einmal bei der Definition des „gebundenen Wassers" von Kolloiden beschäftigen wird, diente als Grundlage, um die Zahl dieser Einheiten zu messen. Als empfindliches Reagens wurde die Anreicherung oberflächenaktiver Stoffe und die hervorgerufene Erniedrigung der Oberflächenspannung benutzt. Mit Amylalkohol als Bezugssubstanz wurden folgende Zahlen erechnet[764]:

Tabelle 17.

	als Na-Salz	als K-Salz	als Li-Salz[766, b)]
F′	25	22	—
Cl′	16	14	18—19,5
Br′	15	13	12—13
J′	—	8	4,5—8
SCN′	4	6	ebenso NO_2'[765]
NO_3'	10	11	—
½ SO_4''	24	24	—

Mit Phenol, o-Kresol und Thymol als Bezugssubstanz wurden vergleichbare Werte mit Lithiumsalzen erzielt und in der Tabelle in der letzten Rubrik angegeben. In ähnlicher Weise wie die oberflächenaktiven Stoffe an der Grenzfläche $\frac{Luft}{Flüssigkeit}$ können sie sich an der Kohleoberfläche anreichern, und es wird daher eine Adsorption erzwungen. Das gilt nur in beschränktem Konzentrationsbereich, denn die maximale Konzentration wird durch die Salze nicht erhöht. Messungen mit Phenol und Anilin[766 a)] ergaben Werte für Cl′ von 21, Br′ von 18 H_2O. Je weniger stark Salze hydratisiert sind, desto mehr werden sie bei Anwesenheit von einer zweiten Phase, etwa einem organischen Lösungsmittel, sich in diesem anzureichern suchen und aus Gründen der Elektroneutralität einen anwesenden basischen Farbstoff in die organische Phase hineinziehen und dadurch die Farbverteilung ändern (siehe später über freie Energie). Im System Benzol-Rhodamin 0[765] wurde die Begünstigung gefunden in der Reihenfolge

$$Cl' < NO_3' < J' < SCN' = NO_2'.$$

Diese Vorstellung könnte vielleicht eine besondere Bedeutung für die Vorgänge im Organismus bei gleichzeitiger Anwendung der Salze plus anderer Substanz haben, wenn auch für solche Übertragung der um Größenordnungen geringere Konzentrationsbereich störend wirkt. Es gilt nun aber die Frage, ob

---

[762] BRINTZINGER, H. u. OSSWALD, H.: Z. anorg. allg. Chem. **225**, 312 (1935).
[763] BRINTZINGER, H. u. JAHN, F.: Z. anorg. u. allg. Chem. **231**, 281 (1937). Für $Fe(CN)^{IV}$.
[764] FREUNDLICH, H. u. SCHNELL, A.: Z. physik. Chem. **133**, 151 (1928). Bügelabreißmethode nach LENNARD.
[765] DEUTSCH, D. u. LOEBMANN, S.: Koll. Z. **46**, 22 (1928), Rona **48**, 308.
[766, a)] KOSAKEWITSCH, P. P. u. ISMAILOW, N. A.: Z. physik. Chem. A. **150**, 295 (1930), Rona **58**, 421. Steighöhenmethode. b) KOSAKEWITSCH, P. P. u. N. S.: Z. physik. Chem. A. **150**, 370, Rona **58**, 421.

diese Vorstellungen der Hydratation ausreichend sind, die eine Art Konkurrenz des Ions und des zweiten Stoffes um das Wasser als Grundlage haben. Schon früher wurde von FREUNDLICH[767] auf die Beeinflussung der Kompressibilität des Wassers durch gelöste Salze (in 1 mol Lösung: Sulfate um 20%, Cl' 8%, J' 7% Erniedrigung) hingewiesen, die den Eigenschaften der Löslichkeitsveränderung für viele ganz heterogene Stoffe (Gase, Äthylacetat) parallel gehen. Wir geben die Löslichkeit von Benzoesäure in Millimol-Ltr bei 25° auf der folgenden kleinen Tabelle 18 wieder.

Hier ist ohne weiteres die „aussalzende" Wirkung des Chlorids deutlich, man könnte noch eine Hydratation berechnen; beim SCN' ist das gar nicht möglich, da würde eine negative Hydratation herauskommen (s. a.[767, I u. II]).

Tabelle 18.

Konzentration der Salze	Cl'	SCN'
0	27,99	27,99
0,5 M.	24,16	28,91
1,0	20,82	29,50

Jetzt wäre hier der Einwand möglich, daß die Löslichkeitserhöhung bedingt wäre durch die Ionenstärke (ionic strength nach LEWIS), daß also der 0-Punkt durchaus nicht bei der Konzentration 0 zu suchen wäre. Hiergegen möchten wir auf folgenden Punkt hinweisen. Schon in dem Abschnitt über Komplexbildung ist auf das Prinzip der Löslichkeitserhöhung hingewiesen worden, und dabei Löslichkeitserhöhungen (z. B. bei Perchlorat) erwähnt, die weit über den Bereich der Theorie von DEBYE und HÜCKEL hinausgreifen. Weiter wurde von FREUNDLICH bei den Messungen der Oberflächenspannungsverminderung der Amylalkohollösungen darauf hingewiesen, daß die Hydratation der Kationen sich nicht in derselben Weise bemerkbar mache. Es ist natürlich verständlich, daß die Anordnung der Wasserdipole anders erfolgt, wenn das elektrostatische Feld von einem positiven, als wenn es von einem negativen Pol ausgeht. KRUYT[768] fand beim Chinon auch die Erhöhung der Löslichkeit durch $SCN > J > NO_3 > Br$, Erniedrigung von $Cl < SO_4$, aber Hydrochinon war nicht zu beeinflussen, dieses folgte dafür der Kationenreihe. Er unterscheidet daher kationophile und anionophile Substanzen (z. B. m- und p-Nitroanilin, p-Phenylendiamin Übergang zu dem kationophilen Nitrophenol). Wie wichtig die Beeinflussung der Dielektrizitätskonstante ist, haben wir auf Seite 80 speziell behandelt.

Wir sehen also die Art der Beeinflussung des Lösungsmittels selbst als maßgeblich, wodurch dann die wichtigsten Messungen über die Hydratbildung von BRINTZINGER, die beim Jodid keine Hülle mehr ergaben, und die Vorstellungen von ULICH über die Störung der Kristallstruktur des Wassers eine gemeinsame, auf die Form des elektrostatischen Feldes zurückgeführte Grundlage bekämen.

Beide Faktoren finden eine Angleichung durch EUCKENS Darstellung ([750 III]). Entsprechend dem elektrostatischen Felde findet eine Hydratbildung statt in unmittelbarer Umgebung des Ions. Diese Schicht fehlt beim Jodid und bei den größeren Ionen. Dazu kommt aber in weiterem Umkreis eine zweite Schicht locker gebundener Moleküle, und gerade darin zeigt sich die Änderung in der Struktur des Wassers. Das Verhältnis $\dfrac{\text{Vol. des Ions in Lösung}}{\text{Vol. im Kristall}}$ ist gewöhnlich

---

[767] FREUNDLICH, H. u. SEAL, A. N.: Kolloid-Z. **11**, 257 (1912).
[767, I] REBER, L. A., McNABB. W. M. u. LUCASSE, W. W.: J. physic. Chem. **46**, 500 (1942). C. **1943 II**, 304. Die gegenseitige Löslichkeit von n-Butylalkohol und Wasser wird erniedrigt durch steigende Salzkonzentration in der Reihenfolge $SO_4'' > Cl' > Br' > NO_3' > J'$. Nur SCN' erhöht die Löslichkeit.
[767, II] ECKFELDT, E. L. u. LUCASSE, W. W.: J. physic. Chem. **47**, 164 u. 183 (1943). C. **1943 II**, 1699. Aussalzung Methylalkohol-Cyclohexan $J' > SCN' > Br' > Cl' > NO_3'$. Diskussion der theoretischen Vorstellungen.
[768] KRUYT, H. R. u. ROBINSON, C.: Rona **39**, 470 (1926).

~1,35, bei Jodid 1,5—1,6. Das liegt wahrscheinlich daran, daß hier das Volumen der äußeren Schicht doch noch etwas ins Gewicht fällt. Aber wegen der fehlenden inneren, abschirmenden stark polarisierten Hydrathülle wird durch die großen Ionen die Struktur des Wassers besonders tiefgehend beeinflußt.
Wie sehr die Hydration durch die Methodik der Messung und Rechnung bedingt ist, kann man nicht besser deutlich machen, als durch eine Zusammenstellung (EUCKEN [750 III]) über die Hydrationszahlen der Halogene auf beistehender Tabelle.

Hydrationszahlen bei 25° mit verschiedenen Methoden

Methode	J'	Br'	Cl'
thermische und kalorische Eigenschaften	7,5	9,8	10,5
Aktivitätsänderung des Lösungsmittels	~2	~5	~7
Aus der Hydratationsentropie (nach Ulich)	0,5	1,5	2.0
Aus dem Viskositätsvolumen	0,2	1,4	2,3
Jonenbeweglichkeiten a) nach Ulich	< 0	< 0	< 0
b) nach Eucken	0,2	0,6	0,9
Aus Messungen der Überführungszahl (Remy)	3,7	2,2	3,0

III. Grenzflächenerscheinungen.

Nach der Phasenregel von GIBBS (bzw. dem zweiten Hauptsatz) gehen solche Substanzen in die Oberfläche einer Lösung hinein, die die Oberflächenspannung dieser Lösungen erniedrigen. Die Oberflächenspannung in $\frac{dyn}{cm}$ bei 18° gemessen in 1 molaren Lösungen verhält sich nun so[767, 769]: KF:75,0; KCl:74,6; KNO_3:73,9; KSCN:73,1 gegenüber Wasser mit 73,0 [770]. Also befindet sich SCN' offenbar in höherer Konzentration in der Grenzschicht, wenn auch sonst die Adsorption negativ war. In ganz kleinen Konzentrationen zeigten sich alle Salze capillaraktiv. Erst in höheren Konzentrationen bildete sich die Capillarinaktivität aus[772, I; 772, II].

Diese höhere Konzentration wurde durch die erhöhte negative Aufladung nachgewiesen[771] an der Grenzfläche mit Luft. Es ergaben sich für 1 molare Lösungen folgende Werte in Millivolt:

$$\underbrace{SCN' = ClO_4'}_{-57} > ClO_3' > J' > \underbrace{NO_3', CNO'}_{-17} > \underbrace{Br', BrO_3'}_{-10} > Cl' > F'$$
$$ -41 -39 -1,0 +5,0$$

Für 0,3 molare Lösungen:
$KClO_3$:—17; $KBrO_3$:—8; JO_3':—1,5; KCl:—0,5; $K_4Fe(CN)_6$: +6,5.

---
[769] FREUNDLICH, H. u. ASCHENBRENNER, M.: Kolloid-Z. 41, 35 (1927), Rona 40, 468.
[770] JÄGER: Z. anorg. u. allg. Chem. 101, 1 (1917). Auch die Oberflächenspannung geschmolzener Alkalisalze bei 1000° folgt der Reihenfolge F' > SO_4'' > Cl' > Br' > NO_3' > J'.
[771] FRUMKIN, A.: Z. physik. Chem. 109, 34 (1924), Rona 26, 402.

Für eine Reihe von Salzen fand sich auch eine Umladung, weil das Kation stärker adsorbiert wird. Es würde sich die Flächenbesetzung für KCl in mol/cm² (nach GIBBS I) mit $-3 \cdot 10^{-11}$ berechnen lassen. Diese Messungen haben aber eine beträchtliche Unsicherheit. Um die Unsicherheit zu beseitigen, wurde das Anion mit einem stark oberflächenaktiven Kation $N(C_3H_7)_4^{\cdot}$ kombiniert und die Oberflächenspannung gemessen[772]. Die Oberflächenspannungserniedrigung (Steighöhenmethode, 25⁰, reines Wasser = 71,81 Dyn/cm) wird auf der folgenden Tabelle 19 angegeben:

Der Vorgang in diesem Falle ist derart zu verstehen, daß aus Gründen der Elektroneutralität um so mehr Tetrapropylammon-Ionen in die Oberfläche gehen können, je mehr Anionen dort vorgefunden werden. Bei größeren Konzentrationen wird die Differenz geringer. Diese Messungen können Bedeutung haben bei dem Versuch, im Organismus bestimmte oberflächenaktive geladene Partikel an Oberflächen heranzubringen. Es wurden solche Erscheinungen bei der Oberflächenanästhesie gefunden. Dazu wurden sie hier erwähnt, abgesehen davon, daß auch unsere plastischen Vorstellungen bereichert werden können. Die nach den GIBBSschen Gleichungen — also thermodynamisch — sich ergebende negative oder positive Adsorption bedeutet dabei nur eine stets begleitende und notwendige Nebenbedingung einer Summe von verschiedenen Vorgängen.

Tabelle 19.

Ion Konz.	F'	Cl'	Br'	NO$_3$'	J'	ClO$_4$'
0,02	—	1,18	—	—	1,43	2,89
0,05	1,94	2,17	2,28	2,34	4,36	—

Als Einzelkräfte wurden aber folgende diskutiert: Wenn ein Ion sich in Wasser löst, dann entsteht eine Hydratationswärme. Diese soll mit der Stärke der Hydratation steigen z. B. nach FAJANS[775]: F': 129; Cl': 88; Br': 79; J': 68 kal/g Ion (weitere Hydratationswärmen nach BÜCHNER und BRUIN im Kapitel: Fällung von Kolloiden). Diese Energie, die mit der Hydratation parallelgehen soll, hält die Ionen also mit verschiedener Stärke im Inneren des Lösungsmittels fest. Neben dieser Möglichkeit bringt hier FRUMKIN[772] ein anderes Argument in Vorschlag. Er sagt, daß ein größeres Ion größere Energie verbraucht, um die Kohäsionskräfte des Lösungsmittels zu überwinden, wenn es in das Innere gelangen will.

In diesem Zusammenhang ist noch zu erwähnen, daß die Reihenfolge sich anscheinend umkehrt bei methylalkoholischen Lösungen, wo J' > Br' > Cl' die Oberflächenspannung erhöht[773], in der Umkehrung übereinstimmend mit Umkehrung der Reihe der Ionenbeweglichkeiten (siehe oben).

Die eben besprochenen elektro-capillaren Erscheinungen lassen sich auch an der Grenze einer wäßrigen Lösung und Hg nachweisen durch Änderung der Oberflächenspannung σ, die erniedrigt wird, wenn die Ladungsdichte sich erhöht. Die Elektrocapillarkurven gemessen mit einer Vorrichtung ähnlich dem bekannten Capillarelektrometer haben ein Maximum. Wir geben die Werte von GOUY

---

[772] FRUMKIN, A., REICHSTEIN, S. u. KULVARSKAJA, R.: Kolloid-Z. **40**, 9 (1926).

[772,I] JONES, G. u. RAY, W. A.: J. amer. chem. Soc. **63**, 288 (1941). C. **1941 II**, 459. Untersucht: F', ClO$_4$', J', SCN', Fe(CN)$_6$.

[772,II] MACHEREY, C.: Bull. Assoc. techn. marit. aeronaut. **43**, 519 (1939). Es zeigte sich eine Zunahme mit folgender Abnahme der Salzanreicherung, also eine periodische Funktion mit der Konzentration.

[773] KOSAKEWITSCH, P. P.: a) Z. physik. Chem. **133**, 1 (1928), Rona **46**; 153, Methylalkohol. b) Z. physik. Chem. **136**, 195 (1928), Rona **47**, 370. Äthylalkohol.

(nach[774](S. 396), bei 18⁰ in 1 mol Lösung gemessen) auf Tabelle 20 wieder neben der elektrocapillaren Spannung, die sich gegensinnig dem σ, auf Wasser von 18⁰ mit 1000 bezogen, verhält.

Aus der Tabelle ist die Trennung in inaktive und aktive Ionen ersichtlich. Bei den inaktiven befinden sich an der Grenzfläche des Hg nur die gerichteten Lösungsmitteldipole, eine Abhängigkeit von der Konzentration ist kaum vorhanden, bei den aktiven dagegen Proportionalität, wobei das Kation keine Rolle spielt. Die Reihenfolge entspricht nicht ganz, aber ungefähr dem, was wir bei der Hydratation sahen.

Tabelle 20.

Elektrolyt	σ max	E_{kal} (max) (in Volt)	
K_2HPO_4	1001,5	0,49	
Na_2SO_4	1001,7	0,48	praktisch kapillarinaktiv
K_2SO_4	1001,5	0,50	
KCl	994	0,56	
$NaClO_4$	991	0,55	
KNO_3	989,5	0,56	kapillaraktiv
KBr	979	0,65	
KCNS	958	0,72	
KJ	940	0,82	

Solche Phasengrenzpotentiale treten auch auf, wenn ein Elektrolyt in 2 Phasen löslich ist und sich verteilt hat, z. B. in der Ölkette mit Benzylalkohol als Öl[776] 0,1 mol KCl gegen 0,1 mol KBr (15 MV). NO_3' :(17,8); SCN' :(54,4); SO_4'' :(19,1); $Fe(CN)_6$:(10,3 MV). (Theorie der Ölkette siehe [776, I].) Mit Isobutylalkohol nahmen durch KSCN die Potentiale ab[777]. Ein Zusammenhang mit der Oberflächenspannungsänderung wurde nicht beobachtet[777]. Auch FRUMKIN[778] beobachtete die etwas differente Reihenfolge, die er an Quecksilber- und Luftoberflächen (siehe vorher) gefunden hat und zieht eine Komplexbildung mit Hg in Diskussion, die dann allerdings mit J' und SCN', nicht aber mit NO_3' und ClO_4' in Frage kommt.

Bei der Überführung einer dispersen Phase (z. B. Goldsol) von einem Dispersionsmittel (z. B. Wasser + etwas Alkohol) in ein anderes (Toluol oder Nitrobenzol) findet sich eine Erleichterung durch $SO_4'' > Cl' > NO_3'$, während J' und SCN' unwirksam sind[779]. Ob eine Erleichterung durch Beeinflussung der Grenzfläche stattfindet, ist fraglich. Bei AgJ-Solen geht dieses bei Zugabe von Br', SCN', Cl' an die Phasengrenze zu Amylalkohol, bedingt durch Ionenadsorpon an der Grenze[776, II]. Vielleicht ist es nur die Beeinflussung der wäßrigen Phase?

IV. Adsorption.

Die eben vorgetragene Eigenschaft der Ionen, sich an Grenzflächen anzureichern, werden wir auch an Adsorptionsmitteln erwarten dürfen. In älteren Versuchen[780] ergab sich schon die zu erwartende Reihe:

$$SO_4'' < Cl' < Br' < J' < SCN',$$

desgleichen neuerdings an Cellulose[776, III] oder SiO_2-Al_2O_3-Mischgelen [780, I]. Bei

---

[774] GOUY: Handb. d. Experimentalphysik Bd. XII, Teil 2, 265 ff. (1933).

[775] FAJANS, K.: Verhandl. d. Dtsch. physik. Gesellschaft 21, 549 u. 709 (1919). Besser: Naturwissenschaften 9, 729 (1921).

[776] MICHAELIS, L. u. FUJITA, A.: Z. physik. Chem. 110, 266 (1924), Rona 28, 4.

[776, I] EHRENSVÄRD, G. C. H. u. SILLEN L. G.: Z. Elektrochem. 45, 440 (1939).

[776, II] BOLAM T. R. u. BOWDEN G.: Rec. Trav. chim. Pays-Bas 58, 1109 (1939). C. 1940 I, 1475.

[776, III] HEYMANN, E. u. Mc KILLOP, G. C.: J. physic. Chem. 45, 195 (1941), Rona 125, 566. C. 1943 II. 707. Reihenfolge: $SCN' > J' > JO_3' > Br' > NO_3' > Cl' > SO_4''$; Cl' zeigte in schwachen Konzentrationen negative Adsorption.

[777] KARCZEWSKI, K.: C. 1936 II, 1503.

[778] FRUMKIN, A.: Ergebnisse der exakten Naturwissenschaften 7, 235 (1928).

[779] JANEK, A. u. SCHMIDT, A.: Kolloid-Z. 52, 280 (1930), Rona 58, 423.

Prüfung des Fluorids[769] an Kohle wurde wider Erwarten eine stärkere Adsorption des Fluorids als des Chlorids gefunden[769], aber als Verunreinigung der Kohle durch Eisen zu erklären versucht. Dieses sollte, was durchaus mit unserer obigen Darstellung über die Tendenz zur Komplexbildung übereinstimmt, durch Komplexbildung die Erklärung bringen. Doch Wiederholung der Versuche[781] mit einer sicher Fe-freien Zuckerkohle führte zu demselben Ergebnis, einer doppelt so starken Adsorption des Fluorids gegenüber dem KCl. Es wurde als Erklärung angenommen, daß eine Autokomplexbildung an der Oberfläche stattfinde.

In jedem Fall handelt es sich um eine vorwiegende Adsorption des Anions, so daß z. B. die Acidität der Lösung sich nach der alkalischen Seite verschiebt (z. B. bei KF von p_H 7,1 → 8,0; bei SCN′[782] von 6,0 → 6,45). In saurer Lösung nimmt aber die Autokomplexbildung zu; wenn nun bei diesem Vorgang Wärme frei wird (die Entropie zunimmt), wird man darin eine Erklärung finden können, zumal bei stärker saurer Lösung die Adsorption zunimmt. Allerdings wird dasselbe auch von der starken Säure SCN′ berichtet[782]. Doch wird angenommen, daß solche Adsorption nur die nichtdissoziierte Säure trifft[783], so daß z. B. durch die Adsorption aus Lösungen von $Na_2S_2O_3$ nur die freie Säure $H_2S_2O_3$ an die Oberfläche geht, wobei deren Selbstzersetzung beschleunigt wird. Dagegen wird adsorbierte HJ an der Kohleoberfläche nicht durch $JO_3′$ getroffen, also Hemmung einer Reaktion[783].

Diese Vorstellungen haben mit der Struktur der Doppelschicht (etwa nach FRUMKIN) an Oberflächen nur wenig gemeinsam. Hier wirken die Formen der Oberflächen (Capillarkondensation und Oxydhaut) ein, wahrscheinlich auch eine reguläre Bindung, wobei Erscheinungen von Hysteresis beobachtet werden[786, I]. Das führt dann direkt zu der Vorstellung der Austauschadsorption[784].

Durch $P_2O_7′′′′$ konnte Phosphat aus Blutkohle ausgewaschen werden. Die Stärke der Auswaschwirkung folgt der Reihe $P_2O_7′′′′ > F′ > SO_4′′ = NO_3′ > Cl′$. In dieser Reihenfolge spielen offenbar andere Kräfte als die der Hydratation eine Rolle, vielleicht eher eine Reihe der Komplexbildungen, die ja in unserer früheren Darstellung (S. 70) auch erwähnt werden.

Auch bei Harzen ist die Adsorption $Cl′ > Br′ > J′′$[785], während an Methylcellulose SCN′ sehr stark, J′ schwach adsorbiert wird, während die anderen Anionen eine negative Adsorption zeigen, in der Reihenfolge: $SO_4′′ > Cl′ = NO_3′ > Br′$[786], siehe dagegen Cellulose[776, II].

Einen weiteren Einblick in die wirksamen Kräfte erhalten wir durch Untersuchungen an etwas besser definierten Oberflächen, als es die von Kohle darstellen. Man kann z. B. $BaSO_4$ dadurch positiv oder negativ aufladen, daß bei der Fällung von $Ba(OH)_2$ durch H_2SO_4 einmal die Säure, einmal die Lauge im Überschuß vorhanden ist. Überschuß von Säure lädt negativ und umgekehrt. Die Adsorption folgt der Adsorptionsisotherme bis zu einem Grenzwert, der auf der folgenden kleinen Tabelle 21 [787] (berechnet adsorbierte Mol pro g $BaSO_4$) wiedergegeben wird:

Tabelle 21.

Adsorbens	NaCl	NaBr	NaJ
positiv	$1{,}84 \cdot 10^{-4}$	$1{,}41 \cdot 10^{-4}$	$1{,}18 \cdot 10^{-4}$
negativ	$3{,}89 \cdot 10^{-5}$	$3{,}26 \cdot 10^{-5}$	$2{,}03 \cdot 10^{-5}$

[780] MICHAELIS, L. u. RONA, P.: Biochem. Z. 94, 240 (1919).
[780, I] RAYCHAUDHURI, S. P. u. QUDRAT GHANI, A. K. M.: J. Indian chem. Soc. 19, 311 (1942). C. 1943 II, 606.
[781] TAMAMUSHI, B.: Kolloid-Z. 47, 58 (1929), Rona 49, 718.
[782] LOCH, P.: Vorratspflege und Lebensmittelforschung 1, 469 (1938), Rona 111, 5.
[783] KOLTHOFF, I. M.: Rec. Trav. chim. Pays-Bas 48, 298 (1929), Rona 52, 15.
[784] AXMACHER, F.: Kolloid-Z. 59, 298 (1932), Rona 69, 8.

Wie zu erwarten, ist die Adsorption bei einer negativen Oberfläche um eine Größenordnung geringer, aber die Reihenfolge ist in beiden Fällen ausgeprägt. Für positives $BaSO_4$ geben andere Messungen[790] folgende Reihe: $Fe(CN)_6^{IV} > Fe(CN)_6^{III} > NO_3' > Cl' > Br' > J'$. Wird $BaSO_4$ in genau äquivalenter Menge gefällt, dann ergeben sich andere Zahlen und Reihenfolgen[788]. Es werden adsorbiert pro 100 mol $BaSO_4$ an g-Äquivalent (in Klammern): $Br'(0,72) < Cl'(1,47) < SCN'(1,83) < NO_2'(4,74) < Fe(CN)_6^{III}(6,7) < Fe(CN)_6^{IV}(10,2) < ClO_3'(12,8) < NO_3'(33,8)$. Auch am Diatomeenfilter wurde NO_3' mehr adsorbiert als SCN'[788,I].

Eine Adsorptionsregel wird nach PANETH von FAJANS[789] gegeben, die auch für den Organismus z. B. bei der Knochenbildung und der Einlagerung mancher Substanzen in den Knochen z. B. Pb, nicht ohne Bedeutung ist: „In einem Ionengitter werden diejenigen Ionen gut adsorbiert, die mit dem entgegengesetzt geladenen Bestandteil des Gitters in dem betreffenden Lösungsmittel schwer lösliche oder schwach dissoziierende Verbindungen bilden". Mit diesem Satz haben wir auch einzubegreifen die Fälle, die an der Grenze zwischen Adsorption und Komplexverbindung stehen. Wir sehen diese Regel auch schon wirksam bei der vorher erwähnten verschiedenen Aufladung von $BaSO_4$ bei Überschuß des Anions oder Kations in der Lösung während der Fällung. Dasselbe gilt für die Silberhalogenfällungen.

Diese Tatsache wurde benutzt zur Einführung der Adsorptionsindicatoren in die quantitative Analyse. Nach der Schwerlöslichkeit wird ein adsorbierter Farbstoff wie das Erythrosin von AgBr in der Reihenfolge verdrängt:

$$J' > SCN' > Br' > Cl',$$

während JO_3' und SO_4'' wenig wirksam sind. Aber in dieser Reihenfolge müßte SCN' und Br' vertauscht werden, wenn es nur nach der Löslichkeit ginge. Also wird eine HOFMEISTERsche Reihe vorgetäuscht. Hier spielen auch Hydratationskräfte eine Rolle, da bei schwerlöslichen Salzen diese geringer sind und sich leichter von den Gitterkräften übertroffen finden, so daß der Vorgang thermodynamisch ermöglicht wird. Das ist aber nur in erster Annäherung ausschlaggebend, weil an den Oberflächen die Gitterenergien nicht eindeutig definiert sind. Hier spielt Größe des Ions und Deformierbarkeit hinein. Mit der Adsorption der einen Ionenart wird diejenige entgegengesetzter Ladung außerdem bevorzugt adsorbiert, die wiederum eine schwerlösliche Verbindung mit der anderen Ionenart gibt. An AgJ wurden folgende Adsorptions- und Löslichkeitswerte angegeben[791], die wir hier bringen, weil die Messungen mit nicht üblichen Anionen vorgenommen wurden (Tabelle 22):

Tabelle 22.

Anion	Konz. in m/Mol	adsorbierte Menge · 10^4	relative Löslichkeit
BrO_3' . . .	5,0	41	1
ClO_3' . . .	10,9	25	100
NO_3' . . .	8,9	32	1860
ClO_4' . . .	9,1	16	3240

Die Reihenfolge ist also nicht ganz gewahrt, aber gilt selbst für Salze so hoher Löslichkeit. Auch dafür gibt die Thermodynamik Gründe, die aber hier nicht allein Gültigkeit besitzen.

Bei Fällung von $Al(OH)_3$ und $Fe(OH)_3$ werden verschiedene anwesende Ionen eingeschlossen und zwar mit einer Auswahl, die eine deutliche Reihe ergibt[792]. Wenn in der Al-Lösung

---

[785] BHATNAGAR, S. S., KAPUR, A. N. u. BHATNAGAR, M. S.: J. Indian chem. Soc. **16**, 249 (1939). C. **1939 II**, 3256.

[786] HEYMANN, E., BLEAKLEY, H. G. u. DOCKING, A. R.: J. physic. Chem. **42**, 353 (1938), Rona **107**, 186. C. **1938 II**, 1552. J' und SCN' erhöhen auch die Löslichkeit der Methylcellulose, während die anderen sie herabsetzen.

[786,I] LEPIN, L. u. STRACHOWA, G.: Z. physik. Chem. **176**, 303 (1936). C. **1936 II**, 1506. HCl' stärker adsorbiert als H_2SO_4.

[787] DE BROUCKERE, L.: Bull. Soc. chim. Belgique **45**, 353 (1936). C. **1937 I**, 3292.

[788] CHAO, TING-PING, LIANG CHU, HSIUNG u. YU: J. Chin. chem. Soc. **3**, 325 (1935). C. **1936 II**, 2688.

z. B. SO_4'' und Cl' oder SCN' vorhanden sind, dann wird nur SO_4'', bei $Cl' + NO_3'$ nur Cl', $NO_3' + SCN'$ nur NO_3', J' und SCN' nur J' adsorbiert, Vorgänge und Reihen ($SO_4'' > Cl' > NO_3' > J' > SCN'$), die mit der Komplexfähigkeit weniger, sondern vielleicht eher mit der Ionengröße im Verhältnis zum Gitter zu tun haben. Auch an $CdCO_3$ gilt die Reihe $SO_4'' > Cl' > NO_3' > J'$ [793].

Bei der Auflösung von Al-oxydhydrat haben wir in Zusammenhang mit Komplexbildung ähnliche Reihen gesehen (siehe Seite 77 u. 81). Eine andere Auffassung gibt KUBLI ([793 I]) für diese Vorgänge, nach der Stärke der Adsorption an Tonerdesäulen. Diese wurden vorher mit Na_2CO_3, dann mit Säure behandelt. Die Vorgänge werden durch folgende Gleichungen zu erklären versucht:

$$1)\ \begin{matrix}=Al-O\\ =Al-O\end{matrix}\!\!\!\diagdown\!\!\!\diagup Al-OH + H^\cdot + X' \rightarrow \begin{matrix}=Al-O\\ =Al-O\end{matrix}\!\!\!\diagdown\!\!\!\diagup Al\cdot X$$

$$2)\ \begin{matrix}=Al-O\\ =Al-O\end{matrix}\!\!\!\diagdown\!\!\!\diagup AlX + Y' \rightarrow \begin{matrix}=Al-O\\ =Al-O\end{matrix}\!\!\!\diagdown\!\!\!\diagup Al-Y + X'.$$

Die Reaktion 2 finde statt unter der Voraussetzung, daß die Verbindung mit dem Anion Y' schwerer löslich ist. So erklärt KUBLI folgende Reihen der Adsorption:

$OH' < PO_4''' < F' < SO_3'' = Fe(CN)_6^{IV-} < S_2O_3'' < SO_4'' < NO_2' = SCN' < J' < Br' < Cl' < NO_3' < ClO_4'$. Die Säule wurde mit Perchlorsäure vorbehandelt.

Hier soll nun auch die *Adsorption von Anionen im Bodenkomplex* erwähnt werden, da dieser Vorgang für den Prozeß des Pflanzenwachstums von beträchtlicher Bedeutung ist. Z. B. ist die Auswaschfähigkeit des Bodens für Phosphate wichtig. So wurde bei Superphosphatdüngung gefunden, daß Phosphorsäure innerhalb 16 Jahren nicht tiefer als 10 cm in den Boden eingedrungen war[794]. Der angegebene Wert — wenn als Zeichen der Adsorption aufgefaßt — hängt aber sowohl von der Acidität des Bodens, als auch vom Ca-Gehalt ab, wenn man nur zwei grobe Faktoren aufzählen will[795]. Andere Ionen werden in der Reihenfolge $Cl' = NO_3' < SO_4'' < Fe(CN)_6^{IV}$ adsorbiert[796]. Die Anionen zeigen aber nicht nur eine besondere Adsorptionsfähigkeit, sondern legen zugleich auch NH_4' fest in der Reihenfolge: $SCN' < NO_3' < SO_4'' \ll PO_4'''$, so daß also nicht nur das am festesten haftende Anion im Boden bleibt, sondern zugleich auch das für die Düngung so wichtige NH_4 festgehalten wird, und zwar ohne daß dadurch die Assimilierbarkeit durch die Pflanze leidet[797,798]. Auch auf den Austausch von $K^\cdot$ gegen das Ca eines Calciumpermutits wirken die Anionen ein[799] in folgender relativer Stärke:

$SCN'(1) < ClO_3' = J'(1,5) < NO_3' = Cl(2,0) < \tfrac{1}{2}SO_4'(11,3) < \tfrac{1}{4}Fe(CN)_6'(24,6)$.

[788,I] HOAGLAND, E. J. u. RUTZLER, J. E.: J. physic. Chem. **40**, 215 (1936). C. **1936 II**, 1133.

[789] FAJANS, K. u. ERDEY-GRUZ, F.: Z. physik. Chem. A. **158**, 97 (1932).

[790] TEZAK, B.: Kolloid-Z. **59**, 158 (1932), Rona **68**, 409.

[791] BEEKLEY, J. S. u. TAYLOR, H. S.: J. physic. Chem. **29**, 942 (1925), Rona **35**, 9. Nach den Autoren sollen stark hydratisierte Ionen schlechter adsorbiert werden wegen des notwendigen Verlustes der Hydratationshülle. Diese Vorstellung ist zwar plausibel, spielt aber hier offenbar eine geringere Rolle.

[792] BALAREW, D. u. KRASTEW, ST.: Kolloid-Zschr. **51**, 328 (1930).

[793] BALAREW, D.: J. Chim. physique Rev. gen. Colloid. **33**, 824 (1936). C. **1937 I 2753**.

[793,I] KUBLI, H.: Helvet. Chim. Acta **30**, 453 (1947).

[794] BROWN, L. A.: Soil Sci. **39**, 277 (1935), Rona **87**, 305.

[795] RAVIKOVITSCH, S.: Soil Sci **38**, 219 u. 279 (1934), Rona **83**, 307 u. **84**, 49.

[796] MATTSON, S.: Soil Sci. **28**, 179 (1929), Rona **52**, 566.

[797] NEHRING, K. u. KELLER, A.: Kolloid-Beih. **37**, 293 (1933), Rona **73**, 460.

[798] NEHRING, K. u. MÖBIUS, H.: Z. Pflanzenernährung **38**, 294 (1935), Rona **88**, 403. Versuche mit Mais.

[799] UNGERER, E.: Z. f. Pflanzenernährung A. **23**, 353 (1932), Rona **68**, 281.

Wenn wir dieses Kapitel abschließend zusammenfassen, kommen wir zu dem Schluß, daß die hier spielenden Kräfte nicht von einem Punkt aus zu behandeln sind, daß Löslichkeitsfragen, Ladungen, Struktur und chemische Zusammensetzung der Oberflächen maßgeblich sind. Daraus ergibt sich dann die verwirrende Vielfalt der Reihenfolge.

V. Einige thermodynamische Daten.
1. Freie Bildungsenergie.

Einen anderen Aussichtspunkt versuchte kürzlich COOPER[800] in der Frage der lyotropen Reihen zu gewinnen durch Anwendung thermodynamischer Gesichtspunkte, durch Vergleich der freien Bildungsenergien der Ionen. Seine Tabelle, deren Werte durch weitere Zahlen aus den Rechnungen und Messungen von LEWIS-RANDALL[801] ergänzt werden, wird nachstehend wiedergegeben:

Tabelle 23.
Freie Bildungsenergie der Ionen $\triangle F^O_{298}$ in cal. $\triangle F^O_H = 0$.

Ion	Freie Bildungsenergie	Entropie*	Bildungswärme bei 18° Säuren gerechnet in Wasser gelöst	Hydratationsentropie 298,15° cal/Grad (EUCKEN***)
SO_4''	− 176 500	(+ 10,0)	+ 882 000	÷ 5,6
SO_3 Gas	− 85 890	—	+ 432 000	—
SO_2 Gas	− 69 660	—	+ 297 000	—
H_2SO_3 aq	− 126 330	—	+ 615 000	—
HSO_3'	− 123 920	(+ 18,0)	—	—
SO_3''	− 116 680	(− 4,0)	—	—
S_2O_3''	− 125 110	—	+ 578 000	—
F'	− 65 700	(− 6,0)	+ 213 000	+ 3,0
Cl'	− 31 367	+ 14,7	+ 164 000	+ 18,5
HCl Gas	− 22 692	—	+ 92 000	—
HClO aq	− 19 018	—	+ 125 000	—
ClO'	− 6 500**	—	—	—
NO_3'	− 26 500	+ 37,0	205 000	+ 40,0
HNO_3 Gas	− 18 210	—	—	—
Br'	− 24 595	+ 20,6	134 000	+ 24,7
HBr Gas	− 12 540	—	50 000	—
CNO'	− 23 750	—	—	—
HCNO aq	− 29 100	—	—	—
J'	− 12 361	+ 26,5	+ 55 000	+ 30,3
HJ Gas	+ 315	—	− 25 500	—
HJO aq	− 23 170	—	—	—
JO_3'	− 31 580	—	+ 234 000	—
ClO_4'	− 10 400	+ 44,4	+ 164 000	+ 48.6
NO_2	− 8 500	+ 30,0	+ 98 000	—
ClO_3'	− 250	—	+ 100 000	—
SCN	?	—	—	—
BrO_3'	+ 2 300	(+ 47,0)	+ 67 000	—
HS'	+ 2 980	—	—	—
CN'	+ 39 370	—	—	—

* Nach LANDOLT-BÖRNSTEIN; Erg. B. II, 1610. Eingeklammerte Werte und mehrere Einheiten unsicher.
** H. HAGISAWA: C. **1941** I, 3194. $ClO' \triangle F^O_{298} = -8844$. Aus Messungen der Dissoziationskonstante.
*** Nach EUCKEN Chemische Physik II 2 S.[1004] korrigierte Werte. $PO_4 - 30,0$.

[800] COOPER, L. H. N.: Nature **1937** I, 284, Rona **100**, 347. C. **1937** I, 4346.
[801] LEWIS-RANDALL: Thermodynamik, übersetzt und ergänzt von O. REDLICH, Wien 1927.

Zur Ergänzung geben wir einige neuere Messungen:
JATZMIRSKI ([726, IV]). — $\triangle$ $HClO_4'$ = — 91,5 Kcal.
— $\triangle$ HSO_4' = — 246,3 Kcal.

GOWAN ([802, I]). Reaktion $RH \rightarrow R^- + H^+$ ·
$\triangle F_{298}$ H_3PO_4 = +2,900; H_2PO_4' = + 9,800
HPO_4'' + 16,9; H_2SO_4 + 2,400; HSO_3' = + 9,800
HSO_4' + 2,3; HOCl + 10,1 · Kcal.

WEISS ([802, II]) Bildungswärme HClO aq. 25,99 Kcal.
Hydratationswärme $ClO + \ominus + Aq \rightarrow ClO'$ + 165 Kcal.
Elektronenaktivität des ClO' 105 Kcal. = 4,5 eV.
$H^{\cdot} + ClO_2' + Aq = HClO_2$ + 88 Kcal.
$ClO_2' + \ominus + Aq \cdot = ClO_2'$ + 120 Kcal.
Elektronenaffinität des ClO_2 ~ 66 Kcal = 2.8 eV.

Die in der Sequenz der HOFMEISTERschen Reihen häufiger vorkommenden Ionen wurden etwas abgesetzt und zuletzt noch eine Reihe von Entropiewerten ($\triangle$ S) zugefügt, zu denen jedoch zu bemerken ist, daß es nach dem dritten Hauptsatz nur positive Werte geben soll. Die negativen Werte bedeuten die Abnahme der freien Energie (d. h. etwa der Arbeitsfähigkeit) des Systems durch Bildung der Ionen, wenn die Bildung reversibel geleitet wurde oder besser eine Zunahme der Ordnung. Die Werte sind auf Normalwerte, d. h. Aktivität = 1 berechnet, angegeben mit der Bildungsenergie von $H^{\cdot}$ = 0 also $\triangle F_H^O$ = 0 gerechnet.

Da die thermodynamischen Daten notwendige Bedingungen für Vorgänge sind, geben sie ein Maß dafür, welche *Möglichkeiten* für einen Prozeß bestehen, wovon man die *Geschwindigkeit* der Reaktionen unterscheiden muß. Ebenso ist die Lage eines Gleichgewichtes damit gegeben. Eine Reaktion, die zu einem Stoff mit stark negativem $\triangle F^0$ führt, wird vollständiger ablaufen.

Wir haben in der Tabelle die Ionen nach steigenden Werten der freien Bildungsenergie geordnet und finden tatsächlich eine in manchen Zügen ähnliche Reihenfolge, aber nur eine ähnliche, z. B. ist besonders die Stellung von BrO_3', dann auch ClO_3' vollkommen abweichend. Wir werden das auch nicht anders erwarten, da zur Bildung der Ionen Gleichgewichtskonstanten, Verbrennungswärmen, Dampfspannungen und Dissoziationswärmen in die Rechnung eingehen. In der vierten Spalte wurden noch die Wärmetönungen (H) einiger Reaktionen (nach [802]) eingetragen, die mit der freien Bildungsenergie nach der Gleichung $\triangle F = \triangle H - T \triangle S$ zusammenhängen, aber hier natürlich nicht direkt dieser Gleichung entsprechen (schon wegen der Bedingung $\triangle F_H^O = 0$).

Bei Vergleich der Verhältnisse und der vielfältigen Reaktionen, die bei den einzelnen Werten wirksam werden (z. B. SO_4''), werden wir sogar die Übereinstimmung erstaunlich finden. Wenn wir solche Übereinstimmung nicht erwarten, da bei den lyophilen Reihen nicht die chemische Eigenschaft, sondern die rein physikalische maßgeblich sein sollte, so kann das nur bei oberflächlicher Überlegung richtig sein, da man doch weiß, wie Schritt für Schritt chemische und physikalische Eigenschaften aus der Quantentheorie und Wellenmechanik des Atombaus abgeleitet werden. So wurde kürzlich von TOLLERT[803] bei den 4 Halogen-Ionen folgende 9 Eigenschaften als parallelgehend zusammengestellt: Beeinflussung der spezifischen Viscositäten, Hydratationswärme, molare Ionisierungsenergie, molare Gitterenergie, Ionenradien im Gitter, Elektronenaffinität, mittlere Deformierbarkeit, Ionenrefraktion, Ionenbeweglichkeit in wäßriger Lösung. Ebenso wurden Beziehungen dieser Werte zu allgemeinen lyotropen Eigenschaften gefunden[803, I].

---

[802] OSTWALD, W.: Grundriß der allgemeinen Chemie **1923**, 285 ff.
[802, I] Mc GOWAN: J. C. Nature 1947, 644 C. **1947 I**, 681.
[802, II] WEISS, J.: Transact. Farad. Soc. **43**, 173 (1947) C. 1948, 16.
[803] TOLLERT, H.: Z. physik. Chem. A. **174**, 239 (1935).
[803, I] BÜCHNER, E. H., VOET, A. u. BRUINS, E. M.: Proc. roy. Acad. Amsterdam **35**, 563 (1932), Rona **68**, 203.

In der letzten Spalte wurde eine Reihe korrigierter Hydrationsentropien wiedergegeben. EUCKEN bemerkt dazu, daß der Effekt nicht gut den Ionen selbst zuzuschreiben sei, da diese durch den Lösungsvorgang nicht geändert werden können. Die einzige Erklärungsmöglichkeit bestehe darin, daß bei negativen Werten die Entropie des Wassers stark herabgesetzt werde, daß es durch das Feld der Ionen aus einem weniger geordneten in einen höher geordneten Zustand übergehe. Diese Werte weisen also nochmals auf die schon an verschiedenen Stellen gegebene Auffassung hin, daß die Änderung der Struktur des Wassers für die HOFMEISTER-Effekte mitverantwortlich zu machen sei. Die Werte geben also einen zahlenmäßigen Hinweis über die Art der Hydrationshülle der Ionen.

2. Oxydationspotentiale.

Auch die Oxydationspotentiale hängen von der Molekülgröße ab und folgen so in gewissen Grenzen dem periodischen System[804, S. 779]. Ebenso sind in unserer Tabelle die Halogene in richtiger Reihenfolge und Beziehung aufgeführt. Dabei handelt es sich allerdings um die einfachsten Ionen. Wieviel schwieriger wird da z. B. die Summe der Kräfte sich auswirken bei Ionen wie JO_3' oder ClO_3', auf deren asymmetrischen Bau mit sogar asymmetrischer Lage der Ladung wir bei der Besprechung der Ionenaktivitäten hinweisen mußten.

Da die Zahl der wirksamen Energien (COULOMBsche Kräfte, VAN DER WAALSsche Deformationsenergie usw.) um so beschränkter wird, je weiter die Analyse der Wissenschaft vordringt, werden wir die Ähnlichkeit beider Eigenschaftsgruppen, der chemischen und pysikalischen, nicht nur verständlich finden, sondern auch als zwei Äste derselben Wurzel verstehen lernen. Aber bis es so weit ist, wird die Skala der freien Energien nicht mehr als eine Anregung sein, obwohl eine Reihe von Funktionen vorhanden sind, die direkt mit der freien Energie (auch thermodynamisches Potential genannt) in Beziehung sind, z. B.

$$\triangle F^0 = -nFE^0$$

gleich dem Normalwert der elektromotorischen Kraft eines Elementes (n = Zahl der Ladungen, F = Farad und

$$E^0 = \frac{R \cdot T}{nF} \ln K$$

mit K der Gleichgewichtskonstante der Reaktion und kombiniert

$$\triangle F^0 = -RT \ln K.$$

Über den Mechanismus der Potentialbildung gibt uns dieser Begriff kein Bild. Wichtig für Vorgänge im biologischen Milieu wird dagegen die Gleichung, wenn man als Gleichgewichtskonstante K das Gleichgewicht zwischen zwei durch einen Oxydationsprozeß zusammenhängenden Stoffen nimmt, sei es, daß es sich um eine einfache Elektronenübertragung $Fe^{II} \rightleftarrows Fe^{III}$, $Cl_2 \rightleftarrows 2 Cl'$, oder um einen komplizierteren Vorgang handelt. Das erhaltene Potential ist das Oxydationspotential, dessen Höhe uns angibt, ob eine bestimmte Oxydation möglich ist, nicht ob sie auch und wie schnell sie verläuft, vorausgesetzt, daß nicht Konzentrationen, sondern Aktivitäten umgesetzt werden, wobei in verdünnten Lösungen fast die Einheit erreicht wird. Die allgemeine Gleichung des Potentials lautet[804]:

$$E = \frac{R \cdot T}{nF} \ln \frac{K \cdot C_1 \cdot C_2 \cdots}{C_1' \cdot C_2' \cdots}$$

---

[804] Handb. d. allg. Chem. Bd. VIII, Teil 1, Leipzig 1930. Die dortigen Symbole wurden den hier bisher gebrauchten angeglichen, wobei A = F gesetzt wurde, obwohl das streng nur gelegentlich statthaft ist. Ebenso wurde das Vorzeichen gewechselt beim Oxydationspotential.

Oben stehen die reagierenden Stoffe $C_1, C_2 \cdots$, unten die Reaktionsprodukte $C_1', C_2' \cdots$, n = Zahl der übertragenen Elektronen, F = 96500 COULOMB.
Wir schreiben weiter:

$$E = \frac{R \cdot T}{nF} \ln K + \frac{R \cdot T}{nF} \ln \frac{C_1 \cdot C_2 \cdots}{C_1' \cdot C_2' \cdots}$$
$$= \frac{R \cdot T}{nF} \cdot \ln K + \frac{R \cdot T}{nF} \ln \frac{\text{Konzentrationen der reagierenden Stoffe}}{\text{Konzentrationen der entstandenen Stoffe}}$$

Haben die Stoffe $1, 2 \cdots, 1', 2' \cdots$ alle die Aktivität 1, d. h. häufig nur normale Konzentration in Ermangelung von Aktivitätswerten, dann erhalten wir das Normalpotential E^0 (auch E_h genannt, weil auf Normalwasserstoffelektroden bezogen), das jetzt mit unseren obigen $\triangle$ F direkt zusammenhängt (unter Vertauschung des Vorzeichens, damit die oxydative Stärke sich durch hohes positives Potential zu erkennen gibt). Wir schreiben als Beispiel:

$$2\, ClO_3' + 12\, H^{\cdot} \rightarrow Cl_2 + 6\, H_2O + 10 \oplus.$$

Unter Annahme, daß das Wasser die Aktivität nicht ändert während der Reaktion, ergibt sich:

$$E = E^0 + \frac{RT}{10\,F} \ln \frac{[ClO_3]^2\,[H]^{12}}{[Cl_2]}.$$

Das Oxydationspotential dieser Reaktion ist also mit der 12. Potenz von der Wasserstoff-Ionen-Konzentration abhängig. Nun liegen die Verhältnisse nicht so einfach, da die Reaktion durch eine Skala von Zwischenreaktionen läuft, die das Potential beherrschen, z. B.

$$BrO_3' + 5\, Br' + 6\, H^{\cdot} \rightarrow 3\, H_2O + 3\, Br_2$$
$$\text{bzw.}\quad BrO_3' + 8\, Br' + 6\, H^{\cdot} \rightarrow 3\, H_2O + 3\, Br_3'$$

(Siehe dazu SKRABAL, Homogenkinetik S. 34). Das ist ganz besonders wichtig für den Verlauf im biologischen Milieu, es kann sogar das Vergiftungsbild maßgeblich beherrschen, z. B. was gerade beim ClO_3' die Methämoglobinbildung und Hämolyse angeht, die bei toxischen Erscheinungen im Vordergrund stehen.

Wir geben jetzt noch eine Reihe von Normalpotentialen, weil sie wichtig sind für die Frage, wie Stoffe im Organismus umgesetzt werden können. Wir wissen, daß das Jod leicht in organischer Bindung auftritt (Thyroxin), vielleicht Brom auch noch (siehe späteres Kapitel: Blut), daß aber chlorhaltige organische Produkte nicht beim Warmblüter bekannt sind, wohl aber bei Bakterien, niemals aber vom Fluor.

Deutlich wird die Wirksamkeit dieser Potentiale z. B. bei der Frage der Reduktion von SO_4'' und NO_3', sei es durch Bakterien (etwa des Darmes), durch Pflanzen oder durch die Zellen des Organismus. Die Spaltungswärme der Bindung S—O beträgt bei SO_2 149 Kcal, bei SO_3 nur 134 Kcal. Die Spaltungswärme nimmt im allgemeinen ab, wenn der Kernabstand der Atome anwächst (EUCKEN). Die größere Schwierigkeit bei der Reduktion besteht demnach in der Beseitigung des Sulfitsauerstoffs. Ein Fermentsystem, das also Sulfat zu Sulfit reduziert, braucht noch nicht zu weiteren Reduktionen fähig zu sein. Alle unsere Ionen sind Bestandteile eines Redoxsystems und führen zu solchen Gedankengängen. Diese Zwischenbemerkungen halten wir zur Motivierung unseres Beginnens und zur Einleitung unserer Tabellen für notwendig[805]. Nach den eben entwickelten Gleichungen kann man das Potential im gesamten Konzentrationsbereich darstellen.

---

[805] Tabellen-Zitat: 804, S. 776 ff. und andere: ABEGG, AUERBACH u. LUTHER: Messung elektromotorischer Kräfte galvanischer Ketten mit wäßrigen Elektrolyten, Halle 1911 und Ergänzung von AUERBACH 1915. Bei der Zersetzungsspannung gilt die Reihe: $J' < SCN' < Br' < Cl' < CNO' < F'$.

Physikalische Chemie.

Tabelle 24.

Höhere Oxydationsstufe	-nF n =	Niedere Oxydationsstufe	Potential E_h^o	
F_2 gasförmig	2	$2\,F'$	$+2,85$	
Cl_2 gelöst	2	$2\,Cl'$	$+1,40$	
Br_2 flüssig	2	$2\,Br'$	$+1,066$	
J_2 gelöst	2	$2\,J'$	$+0,620$	
$ClOH + H^{\cdot}$	2	$Cl' + H_2O$	$+1,50$	Abnahme dieser Reaktion mit der Acidität, also entweder chlorierend oder oxydierend wirksam. Siehe Kap. Chemie.
$ClO' + H_2O$	2	$Cl' + 2\,OH'$	$+0,90$	

Tabelle 25.

Höhere Oxydationsstufe	n-F n =	Niedere Oxydationsstufe	Potential E_h^0
$2\,ClO_3' + 12\,H^{\cdot}$	10	Cl_2 gasf. $+ 6\,H_2O$	$+1,46$
$2\,ClO_3' + 6\,H_2O$	10	Cl_2 gasf. $+ 12\,OH'$	$+0,48$
$ClO_3' + 5\,H^{\cdot}$	4	$ClOH + 2\,H_2O$	$+1,41$
$ClO_3' + 2\,H_2O$	4	$ClO' + 4\,OH'$	$+0,48$
$ClO_3' + 6\,H^{\cdot}$	6	$Cl' + 3\,H_2O$	$+1,44$
$ClO_3' + 3\,H_2O$	6	$Cl' + 6\,OH'$	$+0,62$
$BrOH + H^{\cdot}$	2	$Br' + H_2O$	$+1,35$
$2\,BrOH + 2\,H^{\cdot}$	2	Br_2 flüss. $+ 2\,H_2O$	$+1,61$
$2\,BrO_3' + 12\,H^{\cdot}$	10	Br_2 flüss. $+ 6\,H_2O$	$+1,49$
$2\,BrO_3' + 6\,H_2O$	10	Br_2 flüss. $+ 12\,OH'$	$+0,51$
$BrO_3' + 6\,H^{\cdot}$	6	$Br' + 3\,H_2O$	$+1,42$
$BrO_3' + 3\,H_2O$	6	$Br' + 6\,OH'$	$+0,60$
$BrO_3' + 5\,H^{\cdot}$	4	$BrOH + 2\,H_2O$	$+1,45$
$JOH + H^{\cdot}$	2	$J' + H_2O$	$+1,00$
$2\,JOH + 2\,H^{\cdot}$	2	J_2 fest $+ 2\,H_2O$	$+1,46$
$2\,JO_3' + 12\,H^{\cdot}$	10	J_2 fest $+ 6\,H_2O$	$+1,19$
$2\,JO_3' + 6\,H_2O$	10	J_2 fest $+ 12\,OH$	$-0,21$
$JO_3' + 5\,H^{\cdot}$	4	$JOH + 2\,H_2O$	$+1,12$
$JO_3' + 6\,H^{\cdot}$	6	$J' + 3\,H_2O$	$+1,08$
$JO_3 + 3\,H_2O$	6	$J' + 6\,OH'$	$+0,26$
NO gasf. $+ 6\,H^{\cdot}$	5	$NH_4^{\cdot} + H_2O$	$[+0,83]$
$2\,HNO_2 + 6\,H^{\cdot}$	6	N_2 gasf. $+ 4\,H_2O$	$[+1,44]$
$HNO_2 + 7\,H^{\cdot}$	6	$NH_4^{\cdot} + 2\,H_2O$	$[+0,86]$
$HNO_2 + H^{\cdot}$	1	NO gasf. $+ H_2O$	$+0,98$
$NO_2' + H_2O$	1	$NO + 2\,OH'$	$-0,47$
$2\,NO_3 + 12\,H$	10	N_2 gasf. $+ 6\,H_2O$	$[+1,24]$
$NO_3' + 10\,H^{\cdot}$	8	$NH_4^{\cdot} + 3\,H_2O$	$[+0,87]$
$2\,NO_3' + 10\,H^{\cdot}$	8	N_2O gasf. $+ 5\,H_2O$	$[+1,11]$
$NO_3' + 4\,H^{\cdot}$	3	NO gasf. $+ 2\,H_2O$	$+0,95$
$NO_3' + 2\,H_2O$	3	NO gasf. $+ 4\,OH'$	$-0,15$
$NO_3' + 3\,H^{\cdot}$	2	$HNO_2 + H_2O$	$+0,94$
$NO_3' + H_2O$	2	$NO_2' + 2\,OH'$	$+0,01$
$NO_3' + NO$	1	$2\,NO_2'$	$+0,49$
$(SCN)_2$	2	$2\,SCN'$	$+0,77$
$Fe(CN)_6'''$	1	$Fe(CN)_6''''$	$+0,44$
S fest $+ H_2O$	2	$SH' + OH'$	$-0,52$

Auch Thiosulfat bildet mit Tetrathionat ein reversibles Gleichgewicht nach der Gleichung: ([805],II)

$2\ S_2O_3'' \rightleftarrows S_4O_6'' + 2\ e^-$ Potential 0,302 Volt.

Aus Tetrathionat entsteht auch im Organismus z. T. Thiosulfat, aber ein Teil reagiert mit — S-H Gruppen dank seinem höheren Oxydationspotential.

Thiosulfat zeigt bei platinierten und Goldelektroden schon bei 0,13 mol gegenüber 0,02-0,05 mol eine geringere Potentialerniedrigung von 0,38 mV. Das kommt dadurch zustande, daß sich aus dem 2fach negativen Schwefel etwas H_2S bildet, der bei 0,5 mol schon chemisch nachweisbar ist. Im biologischen Milieu sind Spuren von H_2S-Bildung nicht nachweisbar, dagegen sehr wohl aus elementarem Schwefel.

Die Ionen sind aber nicht nur selbst Glieder eines Oxydationspotentials, sondern können auch andere Potentiale beeinflussen, z. B. geben wir hier das Normalpotential für $Fe^{..}/Fe^{...}$ in 0,1 mol Lösung[805, (S. 677)]; dieses Potential beträgt:

in NO_3'-Lösung . . . . +0,731 V.
in Cl'-Lösung . . . . +0,714
in SO_4''-Lösung . . . . +0,663
in NaF-Lösung . . . . +0,144.

Diese Werte sind Zeichen der Komplexbildung mit der höheren Oxydationsstufe. Daß auch Phosphat in derselben Art wirkt, wurde schon vorher erwähnt, gilt aber nicht für Ferrihämin, das in Phosphatlösung positiver ist[805, I]. Auch die Affinität von O_2 zum Hämoglobin wird durch Ionen beeinflußt. Die Affinität folgt der Reihe: Reines $Hb > Cl' > SO_4'' > PO_4'''$ [805,I].

VI. ζ-Potential.

Wir haben bisher Potentiale an Grenzflächen beachtet, wo Doppelschichten auftreten, von denen ein Teil in der einen Phase, der andere in der anderen Phase liegt. Als kurze Ergänzung wollen wir hier noch das HELMHOLTZsche elektrokinetische ζ-Potential erwähnen, das durch Bewegung einer Flüssigkeit an der Phasengrenze als Zeichen der Schwerkraft in kleinem Betrage (von $< \mp 0,1$ V) auftritt (zusammenfassend[774, S. 417 ff.]). Das Medium niederer Dielektrizitätskonstante ladet sich gegenüber dem mit höherer positiv auf, Wasser an Glas negativ. In der Theorie nach HELMHOLTZ-SMOLUCHOWSKI spielen Ionen — abgesehen von ihrer Wertigkeit — keine Rolle und dürfen auch nur im Betrage von $< 0,01$ mol vorhanden sein, da bei höheren Ladungen die Meßbarkeit schwindet. Bei Messungen am Al_2O_3-Diaphragma[806] hatte Cl', Br', J' in 10^{-4} mol Lösung keinen Einfluß, aber bei 0,00005 mol NaF war eine negative Ladung desselben Betrages entstanden, wie sie vorher positiv war. Wertigkeitsunterschiede wurden aber noch berichtet[807, 808].

Wichtiger ist dieses Potential für die Stabilität von Kolloiden, besonders lyophoben, da durch den während der Fallbewegung auftretenden Verlust des abstreifbaren Teils ihrer Doppelschicht die Elektroneutralität verloren geht. Die Messung geschieht durch Kataphorese, wodurch aber die Komplikation der Aufladung durch adsorbierte Ionen in Erscheinung tritt, z. B. findet sich die Wirkung auf die Wanderung von $PbCrO_4$ in der Reihe $JO_3' > NO_3' > J' > SO_4'' > Cl'$

[805,I] BARRON, E. S. G., MUNCH, R. u. SIDWELL, A. E.: Science N. S. 86, 39 (1937).
[805,II] PTITZYN, B.W. u. KOSLOW, W. A.: C. 1948 I, 453.
[806] BRIGGS, D. R.: J. physic. Chem. 32, 1646 (1932).
[807] RABINERSON, A.: Kolloid-Z. 45, 122 (1928), Rona 47, 15. Cl′ und SO_4'' Talcumdiaphragma.
[808] KRUYT, H. R. u. VAN DER WILLINGEN, P. C.: Kolloid-Z. 45, 307 (1928). Cl, SO_4, $Fe(CN)_6$. Jenaer Glas, Quarz.

und AgJ:Br′ > NO_3' > Cl′ > SO_4'' [809], bei Partikeln menschlicher Haut Cl′ > J′ > Br [810]. Die HOFMEISTERschen Reihen werden meist erst in den höheren Konzentrationen wirksam, aber hier doch schon merklich, z. B. die Wanderung von Goldkolloid wurde ohne Salz mit 6,3 μ/sec/Volt/cm gemessen[811], bei $8 \cdot 10^{-3}$ mol F′ betrug die Wanderung 1,55 μ, bei Cl′ 1,80 μ, Br′ 2,13 μ/sec, also eine verschieden starke Entladung. Über einen größeren Meßbereich wurden elektrophoretische Messungen ausgeführt an Tristearinsolen[812]. Bei höheren Konzentrationen von J′ und SCN′ nimmt durch Adsorption die Geschwindigkeit der Wanderung nach Durchgang durch ein Minimum zu (siehe auch [813, I]). Änderung ausschließlich nach der Ladung, wie die Theorie es verlangen würde, wurde z. B. bei Th(OH)$_4$[807] und Chromoxydsol[813] beobachtet (weitere Angaben auch[804], und später unter Membranen).

VII. Dissoziationskonstanten.

Wir wollen hier noch eine Reihe von Dissoziationskonstanten der schwachen Elektrolyte zusammenstellen, da die Stärke der Säuren für biologische Probleme von Bedeutung ist.

Halogenverbindungen.

[1] HF = $3{,}53 \cdot 10^{-4}$ (25⁰).
Isotonisch:
[815] 0,1628 mol = 0,95% NaCl sind 0,1646 mol = 0,691% NaF
[4] $7{,}8 \cdot 10^{-4}$ (25⁰).

[2] u. [818] $\frac{[H][F]}{[HF]}$ 7,2 · 10⁻⁴
6,9 · 10⁻⁴ nach BROSSET[713, I]
1 n HF 6% dissoziiert, darunter 1% F′

$\frac{[HF_2']}{[F'][HF]}$ = 5,5 (4,7 nach[819]).
5,4 (nach BROSSET[713, I]).

Bei stärkeren Konzentrationen Zunahme der Acidität durch Autokomplexbildung. Dadurch Pufferwirkung[814, I].

[819]
[H]	[HF]	% [HF]
10⁻²	0,0229	92
3 · 10⁻³	0,0194	78
10⁻³	0,0136	54,5
3 · 10⁻⁴	0,0069	27,6
10⁻⁴	0,0029	11,6
3 · 10⁻⁵	0,0010	4
10⁻⁵	0,0003	1,2
3 · 10⁻⁶	0,0001	0,4
10⁻⁶	0,00003	0,12
3 · 10⁻⁷	0,00001	0,04
10⁻⁷	0,000003	0,012
3 · 10⁻⁸	0,000001	0,004

[1] JO_3' 0,169 (20⁰); [3] $1{,}9 \cdot 10^{-1}$
[2] BrO_3' > JO_3' aber < HBr.
[3] JO_4' $2{,}3 \cdot 10^{-2}$ (25⁰).
[1] HClO $1{,}05 \cdot 10^{-7}$ (25⁰); [3] $3{,}7 \cdot 10^{-8}$ (17⁰); $2{,}98 \cdot 10^{-8}$ (25⁰)[814, III].

(LEVIS[485]) HBrO $\frac{(H^+)(Br^-)(HBrO)}{(Br_2)} = 5{,}2 \cdot 10^{-9}$. Dissoziationskonstanten nicht bekannt.

---

[809] MUKHERJEE, J. N., CHANDHURY, S. G. u. GOSH, B. N.: Kolloid-Beih. **43**, 417 (1935).
[810] WILKERSON, V. A.: J. biol. Chem. **123**, CXXVIII (1938). a) J. gen. Physiol. **23**, 165 (1939), Rona 119, 286.
[811] LAGEMANN, A.: Kolloid-Beih. **32**, 212 (1931). Rona **61**, 12.
[812] BREESE, D. I. u. LEWIS, W.C.M.: Transact. Farad. Soc. **34**, 1515 (1938). C. **1939 I**, 1521.
[813] LOTTERMOSER, A. u. RIEDEL, W.: Kolloid-Z. **51**, 30 (1930).
[813, I] DICKINSON, W.: Trans. Farad. Soc. **36**, 839 (1940). C. **1941 I**, 3057. Cetylacetatemulsionen. Bei SCN′ steigt die Wanderungsgeschwindigkeit bis 150 m-Mol an, bei KJ ausgesprochenes Maximum, Grenzflächenspannung sinkt bei beiden mit steigender Konzentration ab.
[814] SPERBER, J. u. BODMER, J. F.: Ber. **69**, 974 (1936). C. **1936 II**, 1690.

Schwefelverbindungen.

H_2SO_3 1. Stufe: [1] $1,3 \cdot 10^{-2}$; [3] $1,7 \cdot 10^{-2}$ (25^0); [816] $1 \cdot 10^{-0,5}$; [817] $1,7$ bis $5 \cdot 10^{-2}$;
[4] $1,2 \cdot 10^{-2}$ (25^0).
2. Stufe: [3] $5,0 \cdot 10^{-6}$ (25^0).
[2] $1 \cdot 10^{-7}$ im Mittel $5,1 \cdot 10^{-6}$; [816] $10^{-5,3}$.
[4] $1,2 \cdot 10^{-7}$; [288],I $2,5 \cdot 10^{-7}$ (25^0).

H_2SO_4 2. Stufe: $1,2 \cdot 10^{-2}$ (25^0); [3] $1,7 \cdot 10^{-2}$ (18^0); [3] $3 \cdot 10^{-2}$ (25^0); $1,9 \cdot 10^{-2}$.
[4] $1,15 \cdot 10^{-2}$ (25^0); $2,0 \cdot 10^{-2}$.

$H_2S_2O_4$ 2. Stufe: [1] $3,5 \cdot 10^{-3}$.

$H_2S_2O_3$ 2. Stufe: [3] $1,0 \cdot 10^{-2}$ (25^0).

CNO′ [4] $2,2 \cdot 10^{-4}$ (20^0).

NO_2 $6,0 \cdot 10^{-4}$ (30^0).

Levis $4,5 \cdot 10^{-4}$ (25^0).

Phosphorverbindungen.

P_2O_7 1. Stufe: [3] u. [546] $1,4 \cdot 10^{-1}$ (18^0).
2. Stufe: [1] $3,2 \cdot 10^{-2}$ (18^0); [3] u. [546] $1,1 \cdot 10^{-2}$ (18^0).
3. Stufe: [1] $1,7 \cdot 10^{-6}$ (18^0); ([3] u. [546] $2,9 \cdot 10^{-7}$ (18^0).
[5] $1,98 \cdot 10^{-7}$ (20^0).
4. Stufe: [1] $6,0 \cdot 10^{-9}$ (18^0); [3] u. [546] $3,6 \cdot 10^{-9}$ (18^0).
[5] $1,32 \cdot 10^{-10}$ (20^0); $pK_4 = 8,976 + 3,5 \sqrt{\mu}$ [814],II.

H_3PO_2 [672],II $1,0 \rightarrow 6,2 \cdot 10^{-2}$ (18^0); Konz. $10^{-4} \rightarrow 10^{-1}$ molar.
1. Stufe: [1] $1,01 \cdot 10^{-1}$ (25^0); [816] $10^{-1,1}$;
                           [816] $< 10^{-15}$.

H_3PO_3 [4] $+1$ mol NaOH $14,829$ cal.
[4] $+2$ mol NaOH $12,249$ cal.
[4] $+3$ mol NaOH $6,931$ cal.

H_3PO_3 [816] 1. Stufe: 10^{-2}.
[672],II Anstieg $1,6$ auf $6,2 \cdot 10^{-2}$ (18^0) bei $10^{-3} \rightarrow 10^{-1}$ mol Konzentration.
2. Stufe: $10^{-6,6}$ $2 \cdot 10^{-7}$.
3. Stufe: $< 10^{-15}$.

H_3PO_4 Siehe Kapitel Phosphat-Ca. S. 49.

In der Reihe der Phosphorsäuren nimmt die Acidität nicht mit der Ladung des zentralen P zu, wie man nach Kossel erwarten müßte:

$H_4Fe(CN)_6$ [814], IV 4. Stufe $6,8 \cdot 10^{-5}$.

---

[1] Landolt-Börnstein: Bd. III, 3.   [2] Gmelin-Kraut.   [3] Landolt-Börnstein: Bd. III, 1120.
[4] Landolt-Börnstein: E. B. 1, 648.   [5] Landolt-Börnstein: Erg. Bd. 3, 1030.

VIII. Gebundenes Wasser.

Nachdem wir Eigenschaften der Anionen und bewegende Kräfte im Wechselspiel des Anorganischen verfolgt haben, wobei auch schon Phasengrenzen Berücksichtigung fanden, kommen wir jetzt in den Bereich der lyophilen Kolloide und stoßen dabei auf die Konzeption des gebundenen Wassers und damit auf eine Vorstellung, die manche Gedankengänge und Hypothesen über Vorgänge

---

[814],I Moser, H.: Helvet. chim. Acta **10**, 322 (1927), Rona **41**, 639. Will F als 2wertiges Anion auffassen, um seine Stellung auf der $SO_4″$-Seite der Hofmeisterschen Reihe zu motivieren.

[814],II Kolthoff, I. M. u. Bosch, W.: Rec. trav. chim. Pays-Bas **47**, 819 und 826 (1928). Daselbst auch andere Angaben über Aktivitätskoeffizienten. Cl′, Br′, J′ wirken gleichmäßig, aber die Kationen verschieden.

[814],III Hagisawa, H.: C. **1941** I, 3194.

[814],IV Lanford, O. E. u. Kiehl, S. J.: J. physic. Chem. **45**, 300 (1941), Rona **125**, 563.

[815] Hitchcock, D. I. u. Dougan, R. B.: J. gen. Physiol. **18**, 485 (1935), Rona **88**, 89.

[816] Schwarzenbach, G.: Helvet. chim Acta **19**, 1043 (1936). C. **1937** I, 554. Maßgeblich für die Acidität ist der räumliche Abstand des Protons von der Ionen-Ladung.

[817] Albu, H. W. u. Goldfinger, P.: Z. physik. Chem. **16**, 338 (1932), Rona **69**, 614. Spektralmessungen bei p_H $4,385$ bestimmt die Lösung zu $99,52\%$ aus $HSO_3′$-Ionen.

im Protoplasma veranlaßt hat. Durch das abweichende Verhalten des gebundenen Wassers sollte die Widerstandsfähigkeit der Pflanzen gegen die Kälte, die Austrocknungsfestigkeit von Würmern usw. ihre Erklärung finden[820]. Auch jeder Spekulation über das Verhalten des Protoplasmas ist damit Raum gegeben, die Erklärung besonderen Wasserreichtums wachsenden Gewebes[821, b)] sollte daher kommen usw.

In einem Gesichtspunkt scheinen die Vorstellungen alle zusammenfaßbar zu sein, nämlich, daß das Wasser seine normalen thermodynamisch definierten Eigenschaften verloren hat. Sonst bestehen aber die größten Unterschiede und Schwierigkeiten der Definition; trotzdem ist es für unsere Fragen wichtig, und dieses Problem darf um so weniger unberührt im Rücken bleiben, als hier Fragen der Ionenaktivität hineinspielen und Veränderungen des Lösungsmittels, deren Konsequenzen erst noch im Beginn der Erforschung liegen.

Wir wollen die Frage des gebundenen Wassers nicht herausheben oder gar abgrenzen als biologisches vom nichtbiologischen, als kolloidales vom nichtkolloidalen System. Schon früher sind wir auf das Prinzip der Hydratation gestoßen und haben da (etwa in den strengeren Vorstellungen BRINTZINGERS) in den Hydrathüllen ein Wasser gefunden, dem wir z. B. die Lösungsfähigkeit für irgendwelche anderen Stoffe gar nicht zumuten würden. Man hat auch versucht, durch Zusatz oberflächenaktiver Stoffe zu Ionenlösungen durch Abnahme der Löslichkeit für diesen Stoff die Hydratation zahlenmäßig zu erfassen. Dabei wurden durchaus keine mit anderen Methoden vergleichbaren Zahlen erhalten. Wir sahen andererseits, daß das Wasser durch dasselbe Ion derart verändert wird, daß es für den einen Stoff eine größere, für den anderen eine niedere Aufnahmefähigkeit hat.

So werden durch das Vorzeichen der Kraftfelder der Ionen auch verschiedene Stoffe in ihrer Löslichkeit beeinflußt. Da in H_2O die Anordnung der H-Atome im stumpfen Winkel zu dem im Scheitel stehenden Sauerstoff geschieht, werden beim Kation die beiden positiven H, beim Anion das negative O nach außen zu liegen kommen. Alle diese Kräfte verlangen aber ein starkes elektrostatisches Kraftfeld, und da erhebt sich natürlich die Frage, ob dergleichen hier überhaupt zu erwarten ist. Man arbeitet vielfach im isoelektrischen Punkt, und dort sind die Kraftfelder, wenn nicht verschwunden, doch so benachbart, daß keine große Resultierende für das Lösungsmittel übrigbleibt. Doch treten nun VAN DER WAALSsche Kräfte in den Vordergrund und verlangen eine Betrachtung ohne Berücksichtigung oder Übertragung von Analogien.

Daß es gebundenes Wasser gibt, ist ohne weiteres zu bejahen, z. B. wenn bei Unterkühlung auf — 72° bestimmte Wassermengen (für 1 g Gelatine z. B. 0,5 bis 0,6 g H_2O [821, i)] noch nicht gefroren sind[821, a)] oder Silicagel bei Erhitzen auf + 300° noch 3,8% Wasser festhält[821, a)]. Dabei ist es noch nicht notwendig, daß Wasser immer als solches und nicht dissoziiert in seine Ionen aufgenommen wird, im Gegenteil wird man sehr leicht bei den Kolloiden, die zur Bildung von Zwitter-Ionen führen, solche Addition feststellen[821, h)]. Die Änderung der Eigenschaften kann man auch bei Cellulose in der Änderung der Dielektrizitätskonstante messen[822], z. B. haben die ersten Prozent des adsorbierten Wassers eine Konstante von nur 15,7, bei zunehmender Adsorption wird dieser Wert sich den

---

[818] PICK: Nernst-Festschrift 1912, 360.
[819] RUNNSTRÖM, J. u. SPERBER, E.: Biochem. Z. 298, 340 (1939).
[820] GORTNER, R. A.: Ann. rev. Biochem 1, 21 (1932).
[821] GORTNER, A. R.: Transact. Farad. Soc. 26, 678 (1930). Große Diskussion über „gebundenes Wasser" (Bound water Theorie). Diskussionsbemerkungen: a) THOMAS, b) CRAMER, c) HILL, A. V., d) KRUYT, e) ERRERA, f) SOEDBERG, g) HATSCHECK, h) LOWRY, i) MORAU u. SMITH, j) ADAIR, k) RIMINGTON.

normalen Werten annähern. Das soll bedingt sein durch mangelnde Bewegungsfähigkeit der Wasserdipole. Bei eiweißartigen Kolloiden wurde die Dielektrizitätskonstante sogar mit 2—3 angegeben[821, e]. Ebenso findet eine Volumenkontraktion statt [821, f] (siehe dagegen [821, d]).

Daß ein derart verändertes Wasser auch seine Eigenschaften als Lösungsmittel verliert, ist plausibel, und daher rührt auch die Definition und die Bestimmungsmethode des gebundenen Wassers und die Beziehung zum „nichtlösenden Raum". Die Dampfdruckerniedrigung muß größer sein, oder der Gefrierpunkt eines Zusatzkörpers muß niedriger liegen, als es dem Gesetz der idealen Lösung entspricht. Bedingung ist, daß der Zusatzkörper („Reference Substance") nicht adsorbiert wird oder sonst seine Aktivität verändert oder in das Verhältnis gebundenen Wassers selbst aktiv eingreift (Diskussion darüber nach Prinzipien der VAN DER WAALSschen Konstante b siehe [826]). Eine Adsorption oder Aktivitätsverminderung würde zu Werten von negativem gebundenem Wasser führen, wie z. B. KCl und KBr an Gummi arabicum, während gegen unsere Erwartung KJ positive Werte zeigt[823]. Eine Zusammenstellung gefundener Werte aus der Arbeit von GREENBERG[824] geben wir auf folgender Tabelle wieder, von uns ergänzt durch weitere Messungen, zugleich als Beispiel für die verschiedenen Methoden.

Tabelle 26.
Veröffentlichte Werte über das „gebundene" Wasser in Gelatinelösungen, mit verschiedenen Methoden bestimmt.

Angewandte Methode	Gelatinegehalt in %	g „gebundenes" Wasser pro g Gelatine	Autoren
Kryoskopie mit Zucker als Bezugsubstanz	1—5	2,0 beim niedrigsten bis 1,0 beim höchsten Gelatinegehalt	NEWTON u. Mitarb. (827)
Ausfriermethode, H_2O kalorimetrisch bestimmt . .	—	2,0	THOENES (828)
Ausfriermethode, H_2O dilatometrisch bestimmt . .	3—32	4,7 beim niedrigsten bis 0,7 beim höchsten Gelatinegehalt	JONES u. Mitarb. (829)
Dampfdruckmethode Zucker als Bezugsubstanz .	1	3,0	GROLLMAN (825)
KCl „ „ .	1	3,0	GROLLMAN (825)
NaCl „ „	1	1,0	GROLLMAN (825)
Ausfriermethode, Analyse des Gelatinerückstandes .	12—40	0,53	MORAN (830)
Kontraktion des Volumens	—	0,08	SOEDBERG (821,f) u.(831)
Abweichung des osmotischen Drucks von VAN'T HOFFS Gesetz	1—14	4,7	BURK u. Mitarb. (832)
Viscosität	1—14	7 beim niedrigsten bis 3,35 beim höchsten Gelatinegehalt	KUNITZ (833)
Osmotischer Druck . . .	1—10	0,22	ADAIR u. Mitarb. (826)
Filtration-Harnstoff, Glucose, KCl, NaCl, Na_2SO_4	—	0,0	GREENBERG u. Mitarb. (824)
Diffusionsgleichgewicht NaCl in Gelen	7—8	0,0	BIGWOOD (834)
Röntgenspektrum des ersten auftretenden Eises	konz.	0,44	BARNES u. Mitarb. (835)
Unmöglichkeit des Frierens	—	0,5—0,6	MORAU u. Mitarb. (821,i)

Bei Messung mit Röntgenstrahlen zeigte sich ein stufenweise wechselndes Verhalten. So wurden die ersten 0,15 g H_2O in der Längskette, bei dem Sättigungspunkt mit 0,35 g/g Gelatine auch in den Querketten gefunden[844, II]; siehe auch [844, III]).

Für weitere Kolloide, die uns interessieren, wollen wir noch eine andere Tabelle anschließen.

Tabelle 27.

Substanz	Methoden	gebundenes Wasser pro g Substanz	Literatur
Gummi arab. . . .	Gefriermethode	0,6—0,7	GORTNER u. Mitarb. (823)
	Dampfdruck	0	GROLLMAN (825)
	Diffusionsgleichgewicht	0,9—1,1	OAKLEY (836)
Hämoglobin	Lösungswasser	0,2	ADAIR (821, j)
	Gefrierpunkt	> 0,22	MORUZZI (837)
	Äthylenglykol	0	MACLEOD u. Mitarb. (838), EGE (839)
	NaCl	0	STADIE u. Mitarb. (844, I)
Glykogen	Diffusionsgleichgewicht	0,27	OAKLEY (836)
Serum	Dialyse	0,3—0,4	ODA (840)
	Gefrierpunkt	0	HARNED u. Mitarb. (847)
Serumalbumin . .	Nichtlösender Raum	0,28	WEBER u. Mitarb. (846, I)
Myosin	Nichtlösender Raum	> 1,0	WEBER u. Mitarb. (846, I)

Aus den Tabellen ersehen wir die große Schwankung der Angaben. Die ganzen Vorstellungen und besonders die Methoden wurden deshalb einer zum großen Teil berechtigten Kritik unterzogen[841], die uns vor allem die Angaben mit den besonders hohen Werten verdächtig erscheinen läßt, zumal auch direkte Versuchsfehler nachgewiesen werden[841]. Den geringeren Werten bei vielfältig abgewandelter Methodik wird man aber doch eine gewisse Berechtigung zubilligen müssen, zumal sie auch im Gesamtorganismus beobachtet wurden[842, 843], aber hier zu keinen weiteren Schlüssen führen dürften, als daß von dem vorhandenen Wasser ein Teil für den diffundierenden Alkohol (als Bezugssubstanz) nicht zugänglich ist.

---

[822] ARGUE, G. H. u. MAASS, O.: Canad. J. Res. **13**, (Sect A) 156 (1935), Rona **91**, 232.
[823] GORTNER, R. A. u. GORTNER, W. A.: J. gen. Physiol. **17**, 327 (1934).
[824] GREENBERG, D. M. u. GREENBERG, M. M.: J. gen. Physiol. **16**, 559 (1933).
[825] GROLLMAN, A.: J. gen. Physiol. **14**, 661 (1931).
[826] ADAIR, G. S. u. CALLOW, E. H.: J. gen. Physiol. **13**, 819 (1930).
[827] NEWTON, R. u. Mc MARTIN, W. K.: Canad. J. Research **3**, 336 (1930).
[828] THOENES, F.: Biochem. Z. **157**, 174 (1925).
[829] JONES, T. D. u. GORTNER, R. A.: J. physiol. Chem. **36**, 387 (1932).
[830] MORAN, T.: Proc. Roy. Soc. London, Ser. A **112**, 30 (1926).
[831] SOEDBERG, T.: J. amer. chem. Soc. **46**, 2673 (1924).
[832] BURK, N. F. u. GREENBERG, D. M.: J. biol. Chem. **87**, 197 (1930).
[833] KUNITZ, M.: J. gen. Physiol. **10**, 811 (1926/27).
[834] BIGWOOD, E. J.: Transact. Farad. Soc. **31**, 335 (1935). C. **1936 I**, 294.
[835] BARNES, W. H. u. HAMPTON, W. F.: Canad. J. Res. **13**, B. 218 (1935), Rona **93**, 239.
[836] OAKLEY, H. B.: Biochem. J. **31**, 28 (1937), Rona **101**, 12. C. **1938 I**, 1742.
[837] MORUZZI, G.: Ateneo parm. II, **7**, 309 (1935), Rona **91**, 460.
[838] MACLEOD, J. u. PONDER, E.: J. Physiol. **86**, 147 (1936).
[839] EGE, R.: Biochem. J. **21**, 2, 967. Alles Wasser in den Erythrocyten ist frei.
[840] ODA, T.: Biochem. Z. **218**, 459 (1930).
[841] WEISMANN, O.: Protoplasma **31**, 27 (1938). Die Kritik ist nicht immer berechtigt, z. B. Ultrafiltration.
[842] NICLOUX, M.: C. rend. Soc. Biol. **126**, 459 (1937), Rona **105**, 554.
[843] NICLOUX, M.: Bull. Soc. Chim. biol. **20**, 981 (1938), Rona **110**, 517. C. **1939 I**, 4338. Fische und Frösche in Alkohol.

Nach EDSAL findet man z. B. pro Gramm kristallisierten Hämoglobins stets 0,3 g H_2O. Diese Menge ergibt gerade eine einmolekulare Schicht auf der Oberfläche der Moleküle. Versucht man dieses Wasser zu entfernen, dann kommt es zur Denaturation des Hämoglobins. Daselbe findet man bei anderen Eiweißen auch.

Besonders wichtig ist der Hinweis[844], daß die Frage des gebundenen Wassers keinen Unterschied zwischen lebendem und totem Gewebe ergibt. Für die Gleichgewichtsberechnungen wird das eine geringe Rolle spielen, da nach obigen Angaben von Blut *höchstens* 5% des vorhandenen Wassers, vom Muskel[821, i] *höchstens* 6% nicht lösend ist und damit für die Frage der Verteilung bedeutsam sein könnte. Fälle, wo höhere Werte gebundenen Wassers, wie in der Froschhaut mit 20—30%[845] gefunden wurden, konnten mit anderen Methoden nicht bestätigt werden[846].

Wir befinden uns hier in einer Situation ähnlich der Frage der Hydratation der Ionen, die, mit verschiedenen Methoden gemessen, zu verschiedenen Werten führte. Die Messung wollen wir als richtig annehmen als Symptom der Wirkung noch undefinierter Kräfte, und deshalb ist jede fehlerfreie Messung irgendwie fördernd. Auch bei den Versuchen über die Dielektrizitätskonstante fanden wir, daß das gebundene Wasser nicht gleichmäßige Eigenschaften hat, daß also zwischen zwei Formen des Wassers eine scharfe Unterscheidung existiert (wenn auch mit stetigem Übergang). Die Sulfat-Ionen in der äußeren Schale einer Komplexverbindung haben auch andere chemische Eigenschaften als die in der inneren Schale.

Sehr wesentlich sind aber diese Fragen für das Problem der „Konstitution" der Kolloide und wie dergleichen mit der Ionenwirkung zusammengeht. Denn wir haben schon vorher in der Einschränkung der Methoden erwähnt, daß die Aktivität des Bezugskörpers durch das Kolloid nicht beeinflußt werden darf, und die Aktivität des Ions ist nun von fundamentaler Bedeutung bei seiner Wirkung, weshalb sich aus diesen Schwierigkeiten die notwendige Frage nach den Aktivitäten ergibt. Dadurch werden wir auch neue Aspekte der Kritik der Theorie des gebundenen Wassers finden.

IX. Ionenaktivitäten.

Der Begriff der Ionenaktivität ist in der Thermodynamik (z. B.[801]) lange vor der Theorie von DEBYE und HÜCKEL gebräuchlich gewesen und bedeutet nur, daß die Wirkungen von Substanzen, besonders aber Elektrolyten, auf thermodynamische Größen wie Gefrierpunktsdepression, Dampfspannung usw. und auch auf die elektromotorische Kraft (Potential in Volt) nicht parallel gehen der stöchiometrischen Konzentration. Sie sind meist kleiner und nähern sich in Grenzkonzentrationen der 1, so daß dann Aktivität und Konzentration übereinstimmen.

---

[844] WALTER, H. u. WEISMANN, O.: Jahrb. d. Botanik 82, 273 (1935), Rona 91, 459. Pflanzensaft und lebende Pflanzen, z. B. Kartoffeln.

[844, I] STADIE, W. C. u. SUNDERMAN, F. W.: Amer. J. Physiol. 90, 526 (1929), Rona 53, 437.

[844, II] SPONSLER, O. L., BATH, J. D. u. ELLIS, J. W.: J. physic. Chem. 44, 996 (1940), Rona 125, 457.

[844, III] CHANDLER, R. C.: Plant-Physiol. 16, 273 (1941). C. 1941 II, 3040, Rona 127, 4. Gelatine u. a., KCl und Zucker. Dampfdruckerniedrigung.

[845] HILL, A. V.: Adventures in Biophysics. Oxford 1931, S. 49.

[846] EICHLER, O.: Naunyn-Schmiedebergs Arch. 175, 67 (1934). Bezugssubstanz J'.

[846, I] WEBER, H. H. u. NACHMANNSOHN, D.: Biochem. Z. 204, 215 (1929). Ionisation des Eiweißes hat keinen Einfluß auf die Hydratation.

Dieser rein empirische Koeffizient wird nun durch sämtliche in der Lösung anwesenden Ionen beeinflußt, entsprechend dem von LEWIS eingeführten Begriff der Ionenstärke. Wenn daher eine Bezugsubstanz (wie NaCl oder auch Zucker) in eine Lösung wie Blut hineingebracht wird, ist damit noch nicht zu erwarten, daß die Differenz dieselbe sein wird, wie wenn sich die Substanz in destilliertem Wasser löse. Eine Änderung der Aktivität durch die vorher anwesenden Salze könnte dann in dem Lösungsmittel einen Teil des Wassers als gebunden erscheinen lassen. Nun wird man hier einwenden, daß tatsächlich die Aktivität in höheren Konzentrationen geringer wird, daß also der Ausschlag ein anderes Vorzeichen haben müßte. Diese Meinung ist nicht immer richtig. Jedenfalls ergibt es Änderungen im kolloiden Milieu, die die Messung von Aktivitäten erschweren werden und eigentlich nur dann eine einwandfreie Aussage ohne weitere Messungen gestatten, wenn die Aktivität vermindert wird.

Die rein empirische Einführung der Aktivität durch LEWIS bis zum Begriff der Ionenstärke erhielt jetzt eine molekular-theoretische Deutung durch die Theorie von DEBYE und HÜCKEL für verdünnte Lösungen starker Elektrolyte. Als Voraussetzung dieser Theorie ist notwendig eine Entfernung der Ionen derart, daß keine anderen Kräfte als COULOMBsche (elektrostatische) vorhanden sind. Diese COULOMBschen Kräfte eines z. B. negativen Ions führen zu einer Anhäufung von positiv geladenen Ionen in der Umgebung, also zu einer Ionenwolke. Diese hemmt die Aktivität, und zwar quantitativ beschreibbar nur für kleine Konzentrationen, aber auch in konzentrierteren Lösungen kann man noch wenigstens die Richtung angeben.

Als störende Faktoren gehen in die Rechung ein besonders der Ionenradius und die Ionenladung. Eine kleine Tabelle (nach [801, S. 329]) zeigt, daß die Wertigkeit eine größere Rolle als der Ionenradius spielt (siehe dagegen [848, I]):

Tabelle 28.
Aktivitätskoeffizienten der einzelnen Ionen bei verschiedenen Werten der Ionenstärken.

$\mu =$	0,001	0,002	0,005	0,01	0,02	0,05	0,1
H+	0,98	0,97	0,95	0,92	0,90	0,88	0,84
Cl−, Br−, J−	0,98	0,97	0,95	0,92	0,89	0,84	0,79
NO_3-	0,97	0,96	0,94	0,91	0,87	0,77	0,68
ClO_3-, BrO_3-, JO_3-	0,95	0,93	0,89	0,85	0,79	0,70	0,61
SO_4--	0,77	0,71	0,63	0,56	0,47	0,35	0,26
$Fe(CN)_6----$	0,73	0,66	0,55	0,47	0,37	0,28	0,21

Nebenbei sei bemerkt, daß für die Aktivität (mittlere Aktivität) eines Salzes seine Löslichkeit ohne Bedeutung ist, so ist bis zur Ionenstärke $\mu > 0{,}1$ die Aktivität von $CaSO_4$ und $MgSO_4$ identisch, wie die Theorie es verlangt.

In größeren Konzentrationen tritt die Wirkung des Radius hervor[847], wobei aber nicht der Radius selbst, sondern die Wirkungssphäre maßgeblich ist. Daten über Aktivitäten der Ionen selbst sind außerordentlich zahlreich in der Literatur niedergelegt. Uns werden diese Werte nur wenig interessieren, solange die maßgeblichen Faktoren nicht geklärt und eine Korrelation mit besonderen Ioneneigenschaften hergestellt ist.

Von Bedeutung ist dagegen die *Beeinflussung anderer* wichtiger *Ionen durch* die von uns behandelten *Neutralsalze*, und zwar in erster Linie die Aktivität der Wasserstoff-Ionen. Während KOLTHOFF[848] durch die Ionen J′, Br′, Cl′ und $NO_3′$ bis 0,5 molar keine Veränderung dieses Wertes findet, werden von anderer

---

[847] HARNED, H. S. u. DOUGLAS, S. M.: J. amer. chem. Soc. **48**, 3095 (1926), Rona **39**, 757. Messung elektromotorischer Kräfte durch Silberhalogenelektrode. Bei 1 mol Durchgang der γ durch ein Minimum, $\gamma_J > \gamma_{Br} > \gamma_{Cl}$.

[848] KOLTHOFF, I. M. u. BOSCH, W.: Rec. trav. chim. Pays-Bas **46**, 430 (1927).

Seite[848, 851] deutlich Wirkungen nach dem Ionengewicht berechnet. Bei stärkeren Lösungen[850] steigt die elektrometrisch gemessene Aktivität bei NaCl auf 483%, NaBr 733% und NaJ sogar 1063% an, und zwar ganz proportional dem Anstieg der Zuckerhydrolyse durch Wasserstoff-Ionen. Bei der Hydrolyse von Äthylacetat fand sich gerade die umgekehrte Reihenfolge. Bei Stärkehydrolyse durch Lösungen von schwefliger Säure wurde durch NaCl (2%) die Hydrolyse gar nicht, durch $NaNO_3$ stark gesteigert[852]. Häufig sind Anomalien beobachtet worden. Die Dissoziation von Oxalsäure wird durch $Mg^{··}$ vermindert, durch SO_4'' wiederum erhöht[853]. Wichtiger ist die Beeinflussung des isoelektrischen Punktes von Aminosäuren durch NaCl, so daß eine Vermehrung der Acidität resultiert[854].

Die hier kurz erwähnten Befunde haben bisher die Änderung der Aktivität unserer Ionen durch Kolloide außer acht gelassen. Die Kolloide können von durchaus verschiedenen, bisher noch nicht angeführten Punkten einwirken, von denen ich die in sorgfältigsten Messungen[855] festgestellte Beeinflussung der Dielektrizitätskonstante durch Hämoglobin erwähne.

Wir haben in unserer kleinen Tabelle gesehen, wie die Aktivitäten bei den stark geladenen Ionen besonders stark veränderlich sind und sich bis in hohe Verdünnungen anormal verhalten. Diese Ladungen sind nun bei den kolloidalen Elektrolyten noch größer, so daß starke elektrische Felder entstehen mit Ausbildung einer Ionenwolke (wie wirkt hier der größere Raum?). Dabei kann dann der Effekt zustande kommen, daß in solchen Lösungen die Leitfähigkeit hoch, der osmotische Druck niedriger ist[856].

Neben der Acidität[864] läßt sich die Aktivität gerade der Cl-Ionen leicht messen, weil in der Kalomel- und AgCl-Elektrode gute Methoden zur Verfügung stehen. Die Cl'-Ionenaktivität wird vermindert durch Zusatz von Glykokoll[857, 861, 862] und anderen Aminosäuren[858], dann beträchtlich im Magensaft[255], Gelatine[859, 861], Edestin[860], Pepton[861], Eieralbumin[861, 862], Speichelamylase[863], Serumprotein[863, I].

[848, I] VAN RYSSELBERGHE, P. u. EISENBERG, S.: J. amer. chem. Soc. 61, 3030 (1939), Rona 119, 6. Cl', Br', J'. Berechnung nach dem Ionen-Radius.
[849] MICHAELIS, L. u. MIZUTANI, M.: Z. physik. Chem. 112, 68 (1924), Rona 29, 325. SO_4'' wirkt nicht anders als die 1wertigen Ionen.
[850] BOWE, L. E.: J. physic. Chem. 31, 291 (1927), Rona 40, 468. Bis 4 n-Lösungen 0,1 n HCl.
[851] SLYGIN, A., FRUMKIN, A. u. MEDWEDOWSKY, W.: Rona 96, 325 (1936). Vorgänge an der Pt-Elektrode.
[852] HÄGGLUND, E.: Biochem. Z. 244, 278 (1932), Rona 67, 16.
[853] SIMMS, H. S.: J. gen. Physiol. 12, 259 (1928), Rona 49, 436.
[854] SIMMS, H. S.: J. physic. Chem. 32, 1121 (1928), Rona 47, 370. Aminoaethanol, Succinimid, Glycin, Asparaginsäure.
[855] STADIE, W. C. u. HAWES, E. R.: J. biol. Chem. 74, XXXI (1927), Rona 42, 603 und Band 77, 242 und folgende.
[856] HARTLEY, G. S.: Transact. Farad. Soc. 31, 31 (1935). Hamarsteneffekt. Weist darauf hin, daß bei der Rechnung von DEYBE und HÜCKEL eine TAYLORsche Reihe bei dem Zwischenglied abgebrochen wird, was bei den hohen Ladungen nicht mehr ohne weiteres statthaft sei.
[857] KATSU, Y.: J. of Biophysics 2, 151 (1927), Rona 46, 536.
[858] JOSEPH, N. R.: J. biol. Chem. 111, 489 (1935). Alanin, Valin, Leucin zunehmend mit der Länge der Ketten.
[859] HITCHCOCK, D. J.: J. gen. Physiol. 15, 125 (1932).
[860] HITCHCOCK, D. J.: J. gen. Physiol. 14, 99 (1931).
[861] TERAMOTO, S.: Rona 85, 232 (1934). Adsorption.
[862] MURAMOTO, S.: Rona 94, 503 (1936).
[863] OMORI, T.: J. of Biochemistry 14, 339 (1931), Rona 66, 127. Auch beim $NaNO_3$, nicht beim Phosphat, also je nach Änderung der Aktivität des Fermentes.
[863, I] MARRACK, J. u. HEWITT, L. F.: Biochem. J. 21, 2, 1129. Aus osmotischem Druck berechnet.
[864] SÖRENSEN, S. P. L., LINDERSTRÖM-LANG, K. u. LUND, E.: J. gen. Physiol. 8, 543 (1926).

Keine Beeinflussung wurde auch gelegentlich berichtet[865, 866]. Ebenso wurde mit AgBr- und AgJ-Elektroden[867] an Eieralbumin gearbeitet. Die Verminderung der Aktivität, und zwar in Prozent betrug:

Konz.	NaCl	NaBr	NaJ
n/10	2,9	11,6	5,3
n/40	7,3	12,0	13,0
n/320	16,4	25,3	35,6

Solche Wirkungen könnten auch die Beobachtung verständlich machen, daß Gelatine die Löslichkeit von Thallosulfat wenig, -chlorid mehr, am meisten aber von -rhodanid erhöht[868], während die Fällung von Eieralbumin[869] und die Löslichkeit von Globulin durch Säuren[870] mehr durch chemische Bindung veranlaßt sein dürfte.

In dem letzten Satz wird deutlich der Unterschied zwischen Auftreten chemisch spezifischer Bindung und den elektrostatischen Kräften herausgestellt, die — nur nach der Raumladungsdichte — die Aktivität verändern. Wenn man die Chlor-Ionenaktivität z. B. in einer Kaolinsuspension mißt, während die suspendierten Teilchen sich noch in der Lösung befinden, und später nach dem Abschleudern, dann ist durch das Abschleudern die Aktivität geringer geworden[871]. Also selbst Teilchen, die beim Zentrifugieren mitgerissen werden, haben noch eine thermodynamische Bedeutung. Das Analoge findet sich bei $Fe(OH)_3$-Solen[872]. Im Ultrafiltrat ist die Aktivität geringer als im Sol, aber die stöchiometrische Aktivität beträchtlich größer, also ein großer Teil des Cl' war elektrometrisch inaktiv, anscheinend aber nicht bei der Filtration, ein Widerspruch gegen die Donnangleichgewichte (siehe Kapitel über Al-Komplexe S. 81).

Die Beeinflussung der Aktivität wird mit der Oberflächenentwicklung eng verknüpft sein. Darauf ist es wohl zurückzuführen, daß ½% Agar in Wasser, versetzt mit verschiedenen Salzen, eine höhere Leitfähigkeit zeigt im Gelzustand als im Solzustand[873] in der Reihenfolge J' > SCN' > Cl', die uns ungefähr nach den Gesetzen der Phasengrenzen und Adsorption geläufig ist. Neutralsalze haben auch auf die Säurebindung von Gelatine einen Einfluß, und zwar wird die Bindung durch NaCl, $NaNO_3$ und NaJ gesteigert (nur unwesentlich), durch Na_2SO_4 aber beträchtlich vermindert[874].

Die oben erwähnte Erhöhung der Leitfähigkeit in Gelen gegenüber dem Sol von Agar-Agar ließ sich nicht bei Gelatine wiederholen. Ein Ausschlag in ähnlicher Richtung muß sich aber bei der Diffusion bemerkbar machen. Der Diffusionsstrom wird stärker sein, wenn kein „Verbrauch" der diffundierenden Substanz durch Eingehen von Bindungen oder Verminderung der Aktivität eintritt. Wir haben schon früher (Versuche von FÜRTH und Mitarbeitern) die hemmenden Kräfte der Diffusion erwähnt, die in der elektrischen Ladung des sich bewegenden

---

[865] HITCHCOCK, D. J.: J. gen. Physiol. **16**, 357 (1933). Edestin, Gelatine, Casein 30°.

[866] BENEDICENTI, A. u. BONINO, G. B.: Arch. di Sci. biol. **14**, 293 (1930), Rona **58**, 30. Bei 1% Gelatine auch von SO_4'' nicht, bei letzterem vielleicht noch schwächer als beim Cl', also unabhängig von der Ladung.

[867] ITO, K.: J. of Biochem. **9**, 17 (1928), Rona **49**, 728.

[868] EVERSOLE, W. G. u. THOMAS, F. S.: Proc. Iowa Acad. Sci. **43**, 177 (1936). C. **1939 I**, 355.

[869] PERLMANN, G. u. HERMANN, H.: Biochem. J. **32**, 926 (1938), Rona **110**, 194.

[870] MONA, A.: Kolloidchem. Beih. **18**, 223 (1923), Rona **25**, 15. HCl löst > PO_4 > SO_4.

[871] BEHRENS, W. U.: Kolloid-Z. **52**, 61 (1930), Rona **58**, 9.

[872] WASSILIEW, P., GATOWSKAJA, T. u. RABINOWITSCH, A.: Rona **95**, 539 (1936).

[873] IWASE, E.: Kolloid-Z. **43**, 70 (1927), Rona **43**, 626. Wenn auch eine höhere Leitfähigkeit bei Zusatz von Agar besteht in freier Lösung, muß man das auf den Raumverbrauch (oder gebundenes Wasser?) zurückführen.

[874] CSAPO, J.: Biochem. Z. **159**, 53 (1925), Rona **33**, 10.

Partikels liegen, so daß „assoziierte", also neutrale Partikel rascher wandern. Damit Assoziation eine Beschleunigung veranlaßt, ist es natürlich notwendig, daß diese Assoziation nicht mit groben Partikeln geschieht.

Wir werden also unter besonderen Bedingungen erwarten dürfen, daß durch Verminderung der Aktivität die zurückgelegte Strecke des Ions verkleinert, also die Permeabilität eines Gels für das Ion durch Aktivitätsverminderung herabgesetzt wird. Davon ist aber zu unterscheiden die Menge, die durch die Grenzfläche tritt, die man durch Analyse in der äußeren Lösung erhält. Durch Verminderung der Aktivität wird der Konzentrationsgradient unterhalten und dadurch die verschwindende Menge vermehrt, bis ein Gleichgewicht eingetreten ist. Es können also anscheinend ganz entgegengesetzte Resultate erhalten werden, je nach der Versuchsanordnung. Ist der Diffusion ein ganz dichter Körper dargeboten, dann kann es vielfach nur zur Diffusion kommen, wenn intermediär eine Verbindung entsteht z. B. N_2 und Fe durch Bildung von Nitriden[875, II].

Die Eigenschaften des Gels können nun durch die Änderung der Acidität verschoben werden. Bei Versuchen mit $CaCl_2$ [875] diffundierte C' rascher in Gelatine von $p_H < 4,7$. Beim $p_H > 4,7$ war die Permeabilität größer für $Ca\cdot\cdot$. So kann durch Veränderung der Gelatine auch die Wanderung anderer Körper verbessert werden. Trotz entquellender Wirkung beschleunigte Pyrophosphat die Wanderung von Methylenblau[876] (embatischer Effekt von BENNHOLD). Im beschränkten Konzentrationsbereich ist solch ein Effekt durch die oben dargelegten Änderungen durchaus zu erwarten, und man kann dann nicht sagen: trotz, sondern wegen der entquellenden Wirkung. Wie stark eine Entquellung sein muß, um durch rein räumlich zu verstehende Hemmung die Beweglichkeit zu vermindern, möge folgende kurze Tabelle beleuchten[877], die die Diffusionskonstante für n/1-NaCl in Menge/Querschnitt (cm^2)/Tag bei 0^0 ergibt:

4%	Gelatine	0,583	0,5% Agar	0,676
8%	„	0,522	2% „	0,637
16%	„	0,418	4% „	0,615.

Nach dieser Tabelle ist die Hemmung durch gleichkonzentrierten Agar geringer als durch Gelatine. Danach müßte man erwarten, daß bei den oben erwähnten Leitfähigkeitsänderungen Gelatine mindestens den gleichen Ausschlag gibt.

Vielfach ist es üblich, Diffusionskoeffizienten durch Diffusion aus Agargallerten nach einer für diesen Zweck entwickelten Vereinfachung (herausdiffundierte Menge = proportional der Quadratwurzel über die Zeit, multipliziert mit der Diffusionskonstanten durch statthafte Vernachlässigung höherer Glieder der FOURIERschen Entwicklung) zu messen. Z. B. wird die Diffusionskonstante für o-Phosphat mit $5,08 \cdot 10^{-4}$, für Pyrophosphat mit $3,16 \cdot 10^{-4}$ angegeben[878]. Hier fehlt auch bei Angabe der relativen Zahlen die Berücksichtigung der Aktivitätsänderung, wenn man besonders genaue Werte erhalten will. H_2PO_4' wird

---

[875] BIGWOOD, E. J.: Transact. Farad. Soc. **26**, 704 (1930), Rona **62**, 13. Diskussionsbemerkung: a) Donnan, b) Adair.

[875, I] BIGWOOD, E. J.: C. rend. Soc. biol. **96**, 131 (1927).

[875, II] BARRER, R. M.: Transact. Farad. Soc. **35**, 644 (1939). C. **1939 II**, 1015. „Aktivierte" Diffusion. Auch andere Möglichkeiten werden diskutiert.

[876] AXMACHER, FR.: Biochem. Z. **248**, 218 (1932), Rona **68**, 412. Die Möglichkeit einer anderen Erklärung wird sich aus dem ergeben, was wir im nächsten Kapitel über Membranen sagen.

[877] LANDOLT-BÖRNSTEIN: Erg. Bd. III, 1, 237.

[878] ROTHSCHILD, P.: Biochem. Z. **213**, 251 (1929), Rona **54**, 169. Verhältnis $PO_4''' = 1$; $P_2O_7'''' = 0,65$, sehr schwankend. Siehe hierzu vor allem BRINTZINGER (Kapitel: Hydratation).

dabei von Eiweißen wie Ovalbumin stärker inaktiviert als z. B. Cl′ [880], ebenso durch Hämoglobin[928]. Auf den ersten Blick wird man aber manchen Messungen den Fehler der Methodik ansehen[879].

Diese ganzen Fragen bedürfen beim Vergleich noch exakter Bearbeitung und geben außerordentlich interessante Probleme, wie sie z. B. die Untersuchungen von BIGWOOD[875] deutlich machen, die uns auch später noch beschäftigen werden. Sie sind dabei eigentlich eine exakte Vorbedingung für das nächste Problem, das uns jetzt beschäftigt, das Problem der Membraneigenschaften.

X. Membranen.
1. Problemstellung.

Die Existenz von strukturellen Schichten, die besondere Eigenschaften besitzen, wurde zuerst in der Biologie deutlich. Ich erinnere an das Problem der Plasmolyse und die sonstigen, jetzt schon zu den klassischen zählenden Untersuchungen des Botanikers PFEFFER. Ging doch von ihnen ein großer Impuls für die ganze physikalische Chemie aus, und eine Theorie der Lösungen wäre ohne die halbdurchlässigen Wände nicht denkbar. Diese Membranen (z. B. Schweinsblase) sind in der Unterscheidung des kolloiden und kristalloiden Zustandes der Materie (GRAHAM) geschichtlich bedeutsam, und bald liegt ein Jahrhundert experimenteller Forschung in dieser Richtung vor.

Ist es notwendig zu sagen, daß dieses Problem heute genau so brennend ist wie je? Wenn wir eine Membran wie die Schweinsblase haben, dann ist es uns noch lange nicht ausreichend, die Eigenschaften dieser Membran zu beschreiben, sondern jetzt erhebt sich erst die uns interessierende Frage nach der anatomischen Lokalisation dieser „Membraneigenschaften". Jetzt fragen wir weiter nach der Isolierung der Zell- oder Organgrenze gegenüber der Umgebung. Denn daß eine Isolierung besteht, ist ohne allen Zweifel und ohne sie wäre ein Leben undenkbar, da die Umgebung eine andere Zusammensetzung hat als die Zelle.

Diese Isolierung braucht natürlich nicht durch eine mikroskopisch sichtbare Pellicula, also „verdichtetes Protoplasma"[883, I] zu geschehen. Es handelt sich um Schichten von 1 bis höchstens einigen Molekülagen, sie sind also kaum dem Elektronenmikroskop, geschweige dem gewöhnlichen Mikroskop, zugänglich.

Bei Erythrocyten wurde als Zellmembran eine Dicke molekularer Dimension durch Kapazitätsmessung gefunden[882, 883, 883, II 891 a]. WOLPERS[883, III] gibt die Dicke nach Messung im Übermikroskop mit 25 mμ nach Hämolyse, ohne diese mit 15 mμ an, bestehend aus Fadenmizellen, wie die Röntgenanalyse von BOEHM ergab. Diese Grenze wurde aus einem mechanisch wirksamen Eiweißgemisch mit eingelagerten Lipoiden, die die Permeabilitätsvorgänge beherrschen, aufgefaßt. Membranen von Erythrocyten sollen fähig sein, Material aus der Umgebung aufzunehmen[893, I].

---

[879] TOKUNOSUKE, MATSUNAGA u. TTSUJI, KANJI: Rona **98**, 358 (1936). „Chlor-Ionen diffundieren aus der gesättigten KCl-Lösung in destilliertes Wasser" in ungefähr 50(!)mal so großer Menge wie aus dem mit KCl gesättigten 3% Agargel.

[880] FRISCH, J., PAULI, W. u. VALKO, E.: Biochem. Z. **164**, 401 (1925), Rona **35**, 8. Erster Schritt Inaktivierung der H·. 40 mol HCl werden durch 1 mol Protein (Gewicht 34000 gerechnet) gebunden.

[881] MANEGOLD, E.: Kolloid-Z. **61**, 140 (1932).

[882] Mc CLENDON: J. biol. Chem. **69**, 733 (1926). d = 3 Å.

[883] FRICKE, H.: J. gen. Physiol. **6**, 375 (1924) u. **18**, 102 (1935).

[883, I] LEPESCHKIN, W. W.: Protoplasma **24**, 470 (1938).

[883, II] BROOKS, S. C.: Amer. Naturalist **72**, 124 (1938), Rona **109**, 527. Gibt als Dicke 40 Å an.

[883, III] WOLPERS, C.: Naturwissenschaften **1941**, 416.

Eine größere Schichtdicke als eine Moleküllage verbietet sich für die Zelle schon aus Gründen der Ökonomie des Raumes. Die beobachtete Pellicula (die von WOLPERS bei den Erythrocyten nicht gefunden wurde) wird eine mechanische Stütze der zugeordneten Grenze darstellen, aber durch eigene Struktur sicherlich auch die Ordnung (z. B. Mosaik) der oberflächlichen Schicht geben.

Die Membran selbst ist uns meist rein physikochemisch aus den Wirkungen zugänglich, und ihre Eigenschaften sind nicht nur für die Physiologie — etwa den Stoffaustausch — sondern gerade für unser Problem der Verteilung und Wirkung der Anionen von ausschlaggebender Bedeutung und werden uns überall begleiten. Die Grundlage kann uns nur die exakte Wissenschaft geben und bedeutet für sie „ein Teilgebiet aus der Physik aller laminar oder flächenhaft extrem deformierten Materie"[881], also aller Formen (fest oder flüssig), deren Oberfläche groß ist im Verhältnis zur Dicke. Hier wird eine Vielfalt von Strukturformen in dem Namen Membran einbegriffen. Von diesen werden für unser Thema besonders wichtig sein die Schichten, die aus einer Lage von Molekülen bestehen (Filme) — wegen ihrer Ähnlichkeit mit den Zellgrenzen. Ihre Erforschung — ich nenne LANGMUIR und ADAM — ist leider erst in den Anfängen, trotz großer Erfolge. Wie schwierig ist demgegenüber etwa die vielfach gebrauchte Froschhaut, die schon ein ganzes Organ darstellt. Die Beziehung der Ionen zu den Membranen wird sich in zwei Gesichtspunkten zusammenfassen lassen: 1. Einwirkung der Membranen auf die Ionen und 2. Einwirkung der Ionen auf die Eigenschaften der Membranen gegenüber den Ionen selbst und allen anderen Substanzen.

2. Nicht belebte Membranen.

MANEGOLD[881], der über die Struktur von Membranen (abgesehen von zweidimensionalen) mit die wichtigsten Beiträge gegeben und Untersuchungen ausgeführt hat, unterscheidet grundsätzlich die Massivbauten von den Skelettbauten. Die Massivbauten (Filmfolie) sind einphasisch (homogen) und besitzen Hohlräume molekularer Größe (Beispiel Metallfolie) durch die nur Stoffe in molekulardisperser Form hindurchtreten können. Die Skelettbauten sind mehrphasisch und haben Hohlräume, Kanäle, Spalten oder Poren, die eventuell auch den Durchtritt kolloider Materie erlauben. Nach den Baumaterialien ergeben sich verschiedene Vergleiche mit makroskopischen Bildern (Kugelpackung, Sandhaufen, Backsteinhaufen, Heubündel, Netze).

An den Grenzen dieser Kanäle sind Kräfte lokalisiert, die den Durchtritt z. B. von Ionen hemmen, und zwar sind es in erster Linie starke Polarisationskräfte (Deformationskräfte) von geringer Reichweite und schwächere elektrische Phasengrenzkräfte (ζ-Potentiale, thermodynamische ε-Potentiale), die wiederum von den Ionen selbst maßgeblich beeinflußt werden und um so mehr zur Geltung kommen, je kleiner der Durchmesser der Poren wird; bei großen Poren, z. B. den gewöhnlichen Filtern werden sie kaum merkbar sein. Eine Vergrößerung des ζ-Potentials wirkt sich z. B. auf den Wassertransport wie eine Zunahme der Viscosität und eine Verengerung des Kanälchens aus. Durch Erhöhung der elektrischen Ladung der Wand selbst können bei elastischer Materie als Baustoff Verziehungen der Kanälchen auftreten. Ebenso müssen wir die Möglichkeit erwähnen, daß die Materie selbst in ihren elastischen Eigenschaften verändert wird, oder durch Quellung der Gesamtbau eine Änderung erfährt. Durch Änderung der Form des Kanalquerschnitts können beträchtliche Effekte entstehen[881].

Als treibende Kraft für die Bewegung ist in erster Linie der Konzentrationsgradient von der einen Seite der Membran zur anderen zu berücksichtigen, wenn man nicht von außen einen elektrischen Strom anlegt, wie BETHE[884]. BETHE trennte eine Elektrolytlösung durch eine Membran (Kollodium, Pergament, Gelatine), leitete jetzt einen Strom durch die Lösung und bestimmte die Zeit, in der an der Anode die durch Rosolsäure bestimmte Säuerung auftrat. Es fand sich in erster Linie die Abhängigkeit von der Ionenladung, da mit dieser die bewegende Kraft zunimmt. Am raschesten wanderte PO_4'''. Aber die Anordnung ist nicht eindeutig, deshalb fanden sich schwankende Reihen z. B. bei Pergament PO_4''' (1,95), SO_4'' (2,84), J' (2,88), Br' (2,30), Cl' (3,08), NO_3' (3,75). Wichtiger sind die Beobachtungen[884 a], daß dann, wenn das Anion vorwiegend adsorbiert wird, sich das Wasser mit den Kationen zusammen nach der Kathode bewegt. Gegen die elektrokinetische Strömung wird eine Diffusion kaum möglich sein. Durch einen Strom können ganz verschiedene Effekte erzielt werden. Bei der Cellophanmembran[920 a] wurde mit $n/10$-H_2SO_4 eine starke Gefrierpunktsdifferenz (1,38:1) und eine geringe p_H-Differenz (1,6:1) erzielt, bei NaH_2PO_4 war keine Gefrierpunktsdifferenz, aber eine starke p_H-Differenz (30000 zu 1) entstanden.

Die Adsorption der Ionen wird bei gewöhnlicher Prüfung der Membran mit dem Konzentrationsgradienten als treibende Kraft dann eine geringe Rolle spielen, wenn kontinuierliche Flüssigkeitsfäden durch grobe Poren den Diffusionsweg bilden. Wenn wir uns aber der Größenordnung des Moleküldurchmessers nähern (also Massivbauten), wird als treibende Kraft nicht die Konzentration in der Lösung sondern an der Grenzschicht maßgeblich sein, also bei gleicher Ionengröße werden die Ionen rascher permeieren, die sich durch bessere Affinität mit den Baumaterialien in dieser Grenzschicht anreichern ([881] auch Vorstellungen von TRAUBE über die Wirkung von Narkoticis) oder umgekehrt[886, I]. Befindet sich bei gleichem Porenbau an der einen Seite der Membran eine Schicht, die eine hohe Affinität zu dem diffundierenden Ion hat, auf der anderen Seite aber nicht, dann wird die Durchlässigkeit der Membran in beiden Richtungen verschieden groß sein, wohlgemerkt aber nur in der Geschwindigkeit, nicht im Gleichgewicht wird eine Differenz vorhanden sein, denn das widerspräche der Thermodynamik.

Die bisher nur summarisch dargestellten Prinzipien finden vielfach eine Ergänzung und die Möglichkeit der Vorhersage in den Kapiteln über die betreffenden Vorgänge (Adsorption, ζ-Potential). Die einfachste Art der Membranbildung ergibt sich bei den vorher mit Massivbauten bezeichneten Membranen, die man an jeder Grenze zweier sich nicht mischender Lösungsmittel wenigstens zu einer Hälfte wiedergegeben findet, und die in den sogenannten Phasengrenzpotentialen und Verteilungsgleichgewichten Ausdruck findet (siehe auch S. 94). Besteht die Membran aus einer solchen Phase eines organischen Lösungsmittels, dann wird sowohl das Eindringen eines Ions in die Phase, als auch seine Durchdringungsfähigkeit durch die Entweichungstendenz (LEWIS und RANDALL) oder Hydrophilie gemessen.

Die Verteilung von einigen Ionen zwischen Wasser und Alkohol, und zwar $\dfrac{C_{H_2O}}{C_{Alkohol}}$[885] sei kurz wiedergegeben: $Cl' = 2,5$; $Br' = 1,8$; $J' = 1,4$; $ClO_4' = 0,7$, also geringe Hydrophilie des ClO_4' [886, I]. Die Ladung der Phase ist von maßgeblichem Einfluß. Das alkalische Anilin ist durchlässig für Anionen, und zwar auch steigend mit abnehmender Hydratation[886]: $SO_4'' < Cl' < NO_3' = J' < SCN'$.

---

[884] BETHE, A. u. TOROPOFF. TH.: Z. physik. Chem. 88, 686 (1914). a) BETHE, A. u. TOROPOFF, TH.: Z. physik. Chem. 89, 597 (1915).

[885] Handb. d. allg. Chem. Bd. VIII, 1, S. 284, daselbst auch weitere Angaben über die Ölketten von a) BEUTNER, S. 297.

[886] HÖBER, R.: Physiol. rev. 16, 52 (1936), Übersicht.

Ebenso wie Wasserstoff-Ionen nur in Lösungsmitteln basischen Charakters auftreten[893], werden auch die entsprechenden Anionen in ihnen stärker in Erscheinung treten. Ein gleiches Prinzip wurde mit einer Isobutylalkoholmembran beobachtet[887], auch mit Öl[885 a)] die steigende Löslichkeit in der Reihenfolge

$$SO_4'' \to Cl' \to Br' \to J' \to SCN'.$$

Solche **flüssigen Membranen** spielen sicher eine besondere Rolle bei der Oberfläche von manchen Zellen, z. B. werden bei Schrumpfung des Inhalts von Seeigeleiern keine Falten sichtbar und bei Vergrößerung des Inhalts tritt keine Spannung auf. Ein Nachweis wurde jetzt dadurch sogar möglich, daß infolge Oberflächenspannung hindurchtretende Öltropfen an der darunterliegenden protoplasmatischen Unterlage deformiert wurden[888]. Man wird nach der Beeinflussung solcher monomolekularer Filme fragen, die allerdings auch andere als flüssige (z. B. feste oder gasförmige) Eigenschaften haben können[889] und aus polaren und verschieden orientierten Molekülen bestehen können. Es sind dabei nicht nur solche mit Lipoiden als Baustoff, sondern auch mit Eiweißphasen denkbar[890]. Porenstrukturen sind allerdings nur bei fester Grundsubstanz möglich, wobei wir hier in das Gebiet der Skelettbauten kommen. Nähere Versuche über diese Filme — soweit vorhanden — werden später behandelt.

Einlagerung von Protein bedeutet das Vorkommen selektiver Permeabilität, indem Anionen nur an der sauren Seite des isoelektrischen Punktes, also bei entgegengesetzter Ladung, permeieren können[883, III; 891]. Man kann die Gesetze, die man bei gröberen Membranen findet, auch auf diese Dimensionen übertragen. Bei gröberen Membranen sind die Baumaterialien von Bedeutung.

Meist werden zu Versuchen **Kollodiummembranen** verwandt, die nun nicht einfach auf Änderung der Wasserstoff-Ionen-Konzentrationen ansprechen[892]. Die gewöhnliche Membran ist so grobporig, daß eine spezifische Permeabilität nicht erreichbar ist. Die in der Wand auftretenden elektrischen Kräfte haben eine zu geringe Reichweite, um die eine Ionenart am Durchtritt völlig zu hindern, jedoch vermögen sie sie in der Bewegung zu verlangsamen. Daher rührt auch die Beobachtung von MICHAELIS, daß bei Trennung zweier verschieden konzentrierter Lösungen von KCl bei Zwischenschaltung einer Membran ein Potential auftritt, was bei freier Diffusion infolge der gleichen Beweglichkeit von K˙ und Cl' nicht geschieht; die Beweglichkeit in der Membran folgt also nicht der Beweglichkeit in freier Diffusion[894].

[886, I] HÖBER, R.: J. cellul. comp. Physiol. **7**, 367 (1936), Rona **94**, 77. Untersuchungen an der Erythrocytenmembran mit organischen Anionen, die rascher hindurchgehen als gleichgroße anorganische; desgleichen Ausbildung von Potentialen an der Rhodamin-Kolloidiummembran.

[886, II] WEITZ, E. u. GROHROCK, E.: Ber. **1934**, 1085. K-Salze in Aceton löslich, $ClO_4 > SCN > J > Br > ClO_3$.

[887] GUREWITSCH, A.: Protoplasma **20**, 561 (1936). C. **1936 I**, 30. Spezifische Leitfähigkeiten $KJ = 71,4$; $KNO_3 = 37$; $KCl = 21,3$.

[888] CHAMBERS, R.: Amer. Naturalist **72**, 141 (1938). C. **1939 I**, 1574.

[889] ADAMS, N. K.: In „Perspectives in Biochemistry" Cambridge 1937, S. 84.

[890] DANIELLI, J. F.: J. cellul. comp. Physiol. **7**, 393 (1936), Rona **94**, 501.

[891] DANIELLI, J. F. u. DAVSON, H.: J. cellul. comp. Physiol. **5**, 495 (1935), Rona **88**, 34. a) DANIELLI, J. F. u. DAVSON, H.: J. cellul. comp. Physiol. **7**, 393 (1936). Dicke der Erythrocytenmembran mehrere Moleküllagen.

[892] HRYNAKOWSKI, C.: Bull. Soc. chim. Biol. **15**, 1146 (1933), Rona **77**, 198.

[893] BRÖNSTED, J. N.: Z. physik. Chem. A. **143**, 301 (1929), Rona **52**, 685.

[893, I] CURTUS: J. gen. Physiol. **19**, 929 (1936).

[894] NAKAGAWA, J.: Jap. J. med. Sci. Trans. III. Biophysics **4**, 321 (1937), Rona **105**, 532. Mathematische Theorie des Membranpotentials. a) NAKAGAWA, J.: Jap. J. med. Sci. Trans. III. Biophysics **4**, 343 (1937), Rona **105**, 533. C. **1939 I**, 357. Je nach Acidität der Lösung.

Wird die Kollodiummembran stärker getrocknet, dann werden die Poren durch Schrumpfung kleiner, und diese Membran ist nun selektiv permeabel.

Über selektive Permeabilität wurde schon bei der Änderung der Diffusibilität für $Ca^{..}$ und Cl' in Gelatine berichtet, je nachdem auf welcher Seite des isoelektrischen Punktes gearbeitet wird[875; 875, I]. Auch bei lebenden Membranen wie die Dotterhaut von Funduluseiern gelang dasselbe, und zwar stärker für Cl' als SO_4''[899].

Die geschrumpften Membranen sind an sich negativ geladen und daher kationenpermeabel[895, 895, I], können aber durch Einlagerung eines positiv geladenen Farbstoffs umgeladen und anionenpermeabel werden z. B. durch Rhodamin B[896]. Je nach der Geschwindigkeit der Permeation werden Potentiale entstehen, die diejenige Richtung haben werden, die eine weitere Diffusion hemmt, bzw. wenn sie allein beständen, die entgegengesetzte Bewegung des Ions verursachen würden (Prinzip von LE CHATELIER). MOND und HOFFMANN[896] geben bei n/10-NaCl auf der einen und n/10-NaX auf der anderen Seite der Membran folgende Potentiale an:

SCN'	+ 60 mVolt	Br'	+ 20 mVolt
NO_3'	+ 51 ,,	Cl'	+ 0 ,,
J'	+ 33 ,,	SO_4''	− 38 ,,

Die Reihenfolge bei Ladung mit Neutralrot[894 a)] ist dieselbe:
$$SCN' > NO_3' > J' > Br' > Cl' > JO_3' > SO_4''.$$
Acetylcellulose ist an sich schon anionenpermeabel[897]. Offenbar spielt die Stärke der Ladung des Ions[886] eine besondere Rolle. Die Stärke des Potentials ist anzugeben mit:
$$E = 0{,}058 \frac{u-v}{u+v} \log \frac{C_1}{C_2}$$
v und u die Beweglichkeiten von Anion und Kation. Bei mehrwertigen Ionen müssen u und v durch die Valenz dividiert werden[900, I]. Das Vorzeichen hängt ab von der Differenz der Beweglichkeit, auch gültig für die homogen flüssigen Membranen (Massivbauten nach MANEGOLD) z. B. Wechsel von Anilin zu Ölsäure[886].

Auffällig ist, daß die Reihenfolge nicht der Beweglichkeit in Wasser entspricht, also nicht direkt der Hydratation. Diese muß überwunden werden und das geschieht durch die freiwerdende Polarisationsenergie (nach thermodynamischen Gesichtspunkten). Deshalb werden die kleinen, stark hydratisierten, aber kaum polarisierbaren Ionen ($Li^.$, F') schwerer hindurchgehen und nur nach dem Polarisierungs-(Deformations-)vermögen der Membranwand, das bei Eiweißpartikeln gering ist. Die Reihenfolge wird also nicht konstant sein. Wenn aber die Bindung zu fest erfolgt, dann wird auch keine Permeation stattfinden. Demnach ist die Tendenz des Durchtritts bei den großen, nicht durch Deformationskräfte festhaftenden Molekülen am größten[898]. Die Deformationsenergie kann nur aus dem Baustein der Wände erfolgen, da deren Moleküle auf die Ionen wegen ihrer Größe keinen polarisierenden Einfluß haben. Die Kräfte, die die Ionen an die Membran treiben, sind bei gleicher Ladung demnach unterschiedlich und meist dieselben, die die Ionen auch vorwiegend an die Phasengrenzen brachten. Diese Verteilung verändert aber noch besonders eine die Flüssigkeitsbewegung hemmende Kraft, nämlich das ζ-Potential (siehe auch [894 a)]), das wir hier nicht

---

[895] MICHAELIS, L.: J. gen. Physiol. 8, 33 (1926).
[895, I] MASAKI, K.: Rona 61, 10 (1931). Findet die Potentiale in folgender Reihenfolge Cl', Br', $J' > ClO_3' > \frac{1}{2} SO_4'' > NO_3'$.
[896] MOND, R. u. HOFFMANN, F.: Pflügers Arch. 220, 194 (1928).
[897] WILBRANDT, W.: J. gen. Physiol. 18, 933 (1935), Rona 89, 518. n/10 SCN +58 mV., NO_3' +41 mV., Cl' +18 mV., SO_4'' − 30 mV.
[898] TEUNISSEN, P. H.: Kolloid-Z. 85, 158 (1938). C. 1939 I, 3133, Reihenfolge des Anhaftens $SCN > J > Br > Cl$; $ClO_4 > ClO_3 > Cl$.
[899] SUMWALT, M.: Biol. Bull. 64, 114 (1933), Rona 74, 41. Korrigierte Kurve mit Diffusionspotential.

weiter behandeln wollen. WILLIS[900, I] findet auch an Membranen von $Cu_2Fe(CN)_6$ und Pergament, daß die Beweglichkeit innerhalb der Membranen nicht mit der freien Diffusion in Wasser übereinstimmt. Für wesentlich hält er die Adsorption der 1wertigen Ionen, dann die Ladung.

Anionen beeinflussen von sich aus die Membranen und zwar manchmal in vollkommen unabsehbarer Weise[900]. Die Ausbreitung von Eieralbumin wird verbessert durch Anionen bei $p_H > 3{,}0$ [901]. Der Oberflächendruck von Palmitinsäureäthylester und Cetylalkohol wird verstärkt in der Reihe

$$J' > Br' > Cl' > SO_4'' \text{ [902]},$$

also mit der stärkeren negativen Aufladung[903], während m/20-NaF das Oberflächenpotential von Tripalmitinfilm vermindert[904]. Die Ausbreitung von Pepsin wurde durch SCN besonders begünstigt. Die Halogene zeigten untereinander keine deutlichen Unterschiede. Bei SO_4'' gegenüber Cl' spielt aber die Ladung eine überragende Rolle[903, I].

Die Filtration von Wasser durch Formolgelatine im isoelektrischen Punkt wird durch m/1-Lösungen der Salze entsprechend ihrer entquellenden Wirkung vermindert[905]. Eine besondere Art der Einwirkung ist bei Anwesenheit von Eiweißlösungen vorhanden. Durch Anwesenheit von Ionen kann eine Adsorption von Eiweiß an der Oberfläche begünstigt werden (bei Eiereiweiß und Gelatine[906]), so daß die Membran weniger permeabel wird. SO_4'' wirkte stärker als Cl'. Auch die Filtration von kolloiden Farben wie Kongorot kann begünstigt und verzögert werden, teils durch Beeinflussung der Kollodiummembran, teils des Kolloids[907] (siehe auch [907, I]). Wenn PO_4'' die Diffusion von Ferriammoncitrat durch Cellophan hemmt, dürfte das durch Vergrößerung des Partikels geschehen, auch wenn keine Fällung sichtbar wird[908].

Eine Änderung der Ionenbeweglichkeit durch Membranen wird auf verschiedene Weise möglich werden, z. B. dadurch begünstigt, daß bei der Diffusion sich beiderseits Elektrolytlösungen befinden, so daß die sich entwickelnden hemmenden Potentiale aufgehoben werden[909]. Durch Kieselsäure soll die Diffusion von SCN' durch Kollodiummembranen beschleunigt werden (auch die von PO_4''' in den Wurzeln von Zea Mais[910]). Auch Narkotika wirken ein, z. B. wird die Diffusion

---

[900] BRILL, R.: Z. Elektrochem. **44**, 459 (1938). Kleinste Mengen $BaCO_3$ machen einen zweidimensionalen Stearinsäurefilm unlöslich für Benzol usw.

[900, I] WILLIS, G. M.: Transact, Farad. Soc. **38**, 169 (1942). C. **1942 II**, 1552. Messung der Potentiale ergab 45,7—1,8 mV. sinkend in folgender Reihe [für $Cu_2Fe(CN)_6$]; $Fe(CN)_6^{IV}$ (45,7) > SO_4'' (31,0) > CNS' (25,0) > J' (12,9) > Cl' (9,5) > Br' (2,3) = NO_3' (1,8 mV).

[901] DOM, F. J. P.: Rona **70**, 11 (1932).

[902] PANKRATOV, A.: C. **1939 II**, 42. Rona **115**, 264. Acta physicochim. **10**, 45 (1939).

[903] FRUMKIN, A. u. PANKRATOV, A.: C. **1939 II**, 43.

[903, I] GORTER, E.: J. gen. Physiol. **18**, 421 (1935).

[904] SCHULMAN, J. H. u. HUGHES, A. H.: Biochem. J. **29**, 1236 (1935), Rona **91**, 451.

[905] RISSE, O.: Pflügers Arch. **213**, 685 (1926). SCN (2,61) > NO_3', J (2,5) > Br (2,4) > Cl (2,25) > PO_4 (1,95) > SO_4 (0,67). In Klammern ccm Wasser in der Zeiteinheit.

[906] HITCHCOCK, D. J.: J. gen. Physiol. **8**, 61 (1926). Maximal im isoelektrischen Punkt.

[907] TA-YÜ-CHANG u. SHOU TSUNG CH'IAO: J. Chin. chem. Soc. **3**, 308 (1935). C. **1936 II**, 2687. Untersucht SO_4'', J', ClO_3', Br', NO_3', Cl' in dieser Reihenfolge wirksam, also unübersichtlich.

[907, I] RICHTER-QUITTNER, M.: Biochem. Z. **121**, 273 (1921), Rona **10**, 452. Ultrafiltration von Ochsenserum.

[908] BROCK, J. F. u. TAYLOR, F. H. L.: Biochem. J. **28**, 447 (1934). C. **1935 I**, 1583.

[909] MESTREZAT, W. u. GARREAU, Y.: Ann. de Physiol. **1**, 212 (1925), Rona **33**, 6. Prozentuale Steigerung der Dialyse verschieden stark und bei verschiedenen Konzentrationen. Geprüft J, NO_3, SO_4, PO_4, $Fe(CN)_6$. Die Werte schwanken sehr stark und erscheinen unsicher. a) MESTREZAT, W. u. GARREAU, Y.: Bull. Soc. chim. Biol. **7**, 860 (1925), Rona **34**, 6.

[910] BUTKEWITSCH, W. S. u. W. W.: Biochem. Z. **161**, 468 (1925).

von SCN' durch Kollodiummembranen durch verschiedene Urethane gehemmt, durch Kollodiumlecithinmembranen und Kollodiumlecithin-Cholesterinmembranen aber beschleunigt. Viele andere Anionen werden nicht beeinflußt[911]. Die Schwierigkeiten der theoretischen Behandlung komplizierter Membranen ersieht man aus der Darstellung von HÖBER[912] bei gerasterten Membranen, von denen einige Flächen nur für Anionen, die anderen nur für Kationen durchgängig sind. Durch Ausbildung von Potentialen — für jede Fläche isoliert — wird der Elektrolyt überhaupt nicht durchtreten (vielleicht an den Grenzen?) (siehe dagegen [883, I]).

Bei der Diffusion von Ionen muß als eine Bedingung das Prinzip der Elektroneutralität berücksichtigt werden, d. h. es können durch eine Membran nur zwei Ionen derselben Ladung von jeder Seite der Membran an derselben Stelle hindurchtreten oder es müssen an eben derselben Stelle zwei entgegengesetzte Ionen den Raum verlassen. Wenn eines der Ionen durch die Membran nicht hindurchgeht, dann muß eine ungleiche Verteilung auch der diffusiblen Ionen resultieren. Diese Tatsache ist von beträchtlicher Bedeutung und als Donnangleichgewicht bekannt[913]. Sie ist nicht nur molekularstatistisch wie hier, sondern auch thermodynamisch ableitbar und führt auch zu Potentialen.

Die ungleiche Verteilung wird besonders dann in Frage kommen, wenn eine stark eiweißhaltige Flüssigkeit einer Ultrafiltration unterworfen wird z. B. Plasma, wobei [Cl'] im Filtrat größer sein muß als im Plasma, oder umgekehrt, je nach der Lage der Acidität vom isoelektrischen Punkt[914, 915, 916]. Das müssen wir sowohl bei der Urinbildung als auch bei der Lymphfiltration beachten[917]. Die Donnangleichgewichte sind ebenso von Bedeutung bei der Quellung von Gelen, wo dauernde Gradienten aufrechterhalten werden können[875], aber sie sind nicht ausreichend, um die Quellung etwa nach der Theorie von PROCTER und WILSON zu erklären[918]. (Eine Abweichung von der Donnantheorie bei quellender Gelatine, siehe [919, I].)

Insbesondere wird eine einfache Übertragung auf lebende Systeme nicht möglich sein, weil es sich dabei um dynamische Systeme handelt, die nicht ins Gleichgewicht kommen. Dabei ist zu berücksichtigen die verschieden rasche Diffusion der einzelnen Ionen und zugleich die Verschiebung von Wasser. Eine allgemeine Theorie dieser Verhältnisse[919] wird die Donnangleichgewichte als Grenzfall enthalten müssen. Bei Membranen im Organismus wird man einfachere ähnliche Verhältnisse nur bei den Erythrocyten erwarten dürfen, die selbst nur einen verschwindenden Stoffwechsel haben[920] [siehe dagegen Kapitel: Erythrocyten (WILBRANDT)].

---

[911] PONDER, E. u. ABELS, J. C.: Proc. Soc. exp. Biol. Med. **36**, 551 (1937). C. **1938 II**, 833. Geprüft Cl', SO_4'', NO_3', J', $Fe(CN)_6''''$.

[912] HÖBER, R. u. HOFFMANN, F.: Pflügers Arch. **220**, 558 (1928).

[913] BOLAM, T. R.: „Die Donnangleichgewichte". Leipzig 1934. Zusammenfassung.

[914] INGRAHAM, R. C., LOMBARD, C. u. VISSCHER, M. B.: J. gen. Physiol. **16**, 637 (1933).

[915] AMBARD, L. u. TRAUTMANN, S.: C. rend. Soc. biol. **127**, 426 u. 428 (1938), Rona **106**, 360 u. 361. a) AMBARD, L. u. DEVILLER Ch.: C. rend. Soc. Biol. **119**, 575 (1935), Rona **89**, 470.

[916] CHABANIER, H., LOBO-ONELL, C. u. LELU, E.: C. rend. Soc. Biol. **112**, 147 (1933), Rona **72**, 583.

[917] GREENBERG, D. M. u. GREENBERG, M.: J. biol. Chem. **94**, 373 (1931). Messungen mit Casein und NaCl und Na_2SO_4 als Verteilungskörper. Im Primärharn müßte die Cl' um 10% höher liegen.

[918] DONNAN, F. G.: Kolloid-Z. **61**, 160 (1932), Rona **72**, 200.

[919] SCHAU-KUANG, LIU: Kolloid-Z. **57**, 139 u. 285 (1931); **58**, 144 (1932), Rona **70**, 612. Zeigt nur die Komplikationen der Gleichgewichte.

[919, I] v. MORACZEWSKI, W.: Biochem. Z. **259**, 387 (1933), Rona **73**, 399. CaJ, Ca(SCN).

[920] HILL, A. V.: Transact. Farad. Soc. **26**, 667 (1930). Diskussionsbemerkungen a) STRAUB, b) DONNAN, c) PANTIN, d) GRAY, e) NEEDHAM.

Wie ohne die Annahme einer selektiv permeablen Membran beträchtliche Konzentrationsdifferenzen auftreten können nur durch die vorgegebene Bedingung der Elektroneutralität (und mangelnder Wasserverschiebung) und der dauernden Nachlieferung einer diffundierenden Ionenart — also die Ausbildung eines „steady state" nach HILL — zeigte und berechnete TEORELL[921].

Solche Anreicherungsversuche wurden vielfach modellmäßig ausgeführt, weil sie einen Einblick in die Zellgrenzen des Lebenden gewähren sollen, z. B. wenn eine Substanz wie J_2 durch die Membran hindurchgeht und — auf der anderen Seite durch S_2O_3'' in J' überführt — nicht zurück kann[922]. Ebenso sind die verschiedenen Modelle von OSTERHOUT[923, 924, 925] zu erwähnen, wo eine nichtwäßrige Phase zwischen zwei wäßrigen verschiedener Acidität gespannt ist, wo sogar die Eindringungsfähigkeit des $Cl' > SO_4''$ ist[925] wie in der Valoniazelle (Erklärung eines Modells siehe[926] (Zusammenfassung der Modelle)[929].

Bei weitem am bequemsten für ein solches Modell ist natürlich die Annahme einer möglichen Aktivitätseinschränkung der diffundierenden Substanz an der einen Seite der Membran, da die treibende Kraft der Gradient nicht der Konzentrationen, sondern der Aktivitäten darstellt[927]; und hier besteht die Möglichkeit, daß auch beim Gleichgewicht die chemische Verschiedenheit unserer Ionen eingreift, die bei Donnangleichgewichten höchstens in den Gleichungen in Form der Valenzen auftauchte. Bei der Frage der Gleichgewichte wurde ein besonders wichtiges Modell von ADAIR[928] sorgfältig behandelt. In einer Kollodiumhülle befand sich eine Lösung von Hämoglobin, die in Gleichgewicht gesetzt wurde (7 Tage bei 0⁰) mit verschiedener Elektrolytlösung. An beiden Seiten der Membran müßten die Aktivitäten gleich sein. Die stöchiometrische Verteilung war aber nicht gleich, sondern es ergab sich eine Minderung der Aktivitäten von Cl' und besonders PO_4''' durch das anwesende Hämoglobin. Wir werden diese Verhältnisse noch benutzen müssen, wenn wir die Verteilung der Anionen im Organismus, darunter besonders auch im Blut, behandeln werden.

3. Belebte Membranen.

Das ganze Problem der Permeabilität wurde entsprechend seiner Bedeutung in zahlreichen zusammenfassenden Darstellungen erfaßt[930–936] und soll an dieser Stelle nur behandelt werden, um den Unterschied zu nichtlebenden Membranen

---

[921] TEORELL, T.: Proc. nat. Acad. Sci. U.S.A. **21**, 152 (1935), Rona 87, 228.
[922] NORTHROP, J.: J. gen. Physiol. **13**, 21 (1930). Ebenso $HgCl_2$ (permeierend), es fällt als $HgCrO_4$, und es bleibt das nicht permeierende NaCl.
[923] OSTERHOUT, W. J. V. u. STANLEY, W. M.: Verh. 14. inter. Physiol. Kongr. 1932, 201, Rona 72, 583.
[924] OSTERHOUT, W. J. V. u. STANLEY, W. M.: Proc. exp. Biol. med. **29**, 577 (1932).
[925] OSTERHOUT, W. J. V. u. STANLEY, W. M.: J. gen. Physiol. **15**, 667 (1932).
[926] BENT, H. E.: Science N. Y. **88**, 525 (1938) u. **89**, 58 (1939). Wasser diffundiert durch Guajakol aus Essigsäurelösung in reines Wasser.
[927] OSTERHOUT, W. J. V.: J. gen. Physiol. **16**, 529 (1933). Entwicklung einer Theorie.
[928] ADAIR, G. S.: Proc. roy. Soc. A. **120**, 573 (1928), Rona 48, 154.
[929] OSTERHOUT, W. J. V.: Erg. Physiol. **35**, 967 (1934).
[930] GELLHORN, E.: „Das Permeabilitätsproblem", Berlin 1929. Umfassende Übersicht bis 1928.
[931] HÖBER, R.: Ann. rev. Biochem. **1**, 1 (1932).
[932] HÖBER, R.: Ann. rev. Biochem. **2**, 1 (1933),
[933] JACOBS, M. H.: Ann. rev. Biochem. **4**, 1 (1935).
[934] COLLANDER, R.: Ann. rev. Biochem. **6**, 1 (1937).
[935] JACOBS, M. H.: Ann. rev. Physiol. **1**, 1 (1939).
[936] Transact Farad. Soc. **33**, 959 (1937). Diskussion über die Membranen.

herauszustellen. Bei lebenden Systemen kann man vielfach nicht mehr einfach von Membranen sprechen. Sie werden eine Ähnlichkeit nur nach ihrer räumlichen Beschreibung — vorwiegende Ausdehnung in zwei Dimensionen — haben.

Oft sind wir zu einer Zusammenfassung zweier durchaus verschiedener Eigenschaften gezwungen, nämlich der Permeabilität im speziellen — also der Durchlässigkeit für einen bestimmten Stoff — und des Transportes über eine Strecke. Den Transport werden wir als einen besonderen biologischen Vorgang auffassen müssen. Eine Vorstellung wie dergleichen bei Ionen geschieht, ist uns noch nicht gegeben. Ein Modell dieser Art als Versuch einer Deutung der Resorption von Salzen aus dem Darm gegen die Konzentration wurde neulich[937] bekannt. Nach dieser Vorstellung wird in den Darm an bestimmten Stellen der Darmwand reines Wasser durch eine semipermeable Membran filtriert. An anderen Stellen wird das Wasser zugleich mit dem Salz durch die Darmwand ins Blut geführt. (Andere Entwicklungen siehe Abschnitt Ausscheidung von Cl' in den Magen.)

So sehr dieses Modell auch Interesse verdient, wird doch damit das Problem auf den Transport dieser dünnen wäßrigen Lösung abgeschoben, der durchaus nicht verständlicher wird (ζ-Potential und Elektrokinese ?).

Bei Phosphattransport wird die Veresterung in der Darmwand möglich sein, aber auch hier wird man immer eine Unstetigkeitsfläche finden, wo die Konzentration von einem niederen Niveau auf ein höheres gehoben wird, ähnlich wie die Sakhije in Ägypten das Wasser auf ein höheres Niveau bringt, so daß es dann weiterfließen kann in den vorgebildeten Kanälen, getrieben ausschließlich von seinem Gefälle [siehe ALMASY [937, I]].

Aber ganz gleich, ob man — um bei dem Bilde zu bleiben — annimmt, daß die notwendige Niveaudifferenz durch eine einzige große Sakhije oder durch eine Reihe kleinerer Schöpfwerke von Stufe zu Stufe erreicht wird, in jedem Falle werden die Zwischenwege allein den Gesetzen der Bewegung der Substanz in rein anorganischem, dem willkürlichen Bau zugänglichen Milieu entsprechen und je nach dem Anteil diese Gesetze mehr oder weniger hervortreten*. Bei der Permeabilität im engeren Sinne wird das sogar maßgeblich sein. Trotzdem wird hier die Aktivität der lebenden Zelle fördernd eintreten können, z. B. schon in der Durchbrechung des Gesetzes der Elektroneutralität bei der Permeation von Ionen, die dazu führte, daß in dem Modell von HÖBER mit seinem Mosaik von selektiv anionen- und kationenpermeablen Bezirken durch das Auftreten von hohen Potentialen keine Ionenart mehr durchtritt (ausgenommen vielleicht an den Bezirksgrenzen).

Die Schwierigkeit kann dadurch umgangen werden, daß CO_2 und NH_3 in neutraler Form und lipoidlöslich durch Flächen hindurchtreten können und an der anderen Seite das positiv geladene ($NH_4^{\cdot}$) oder negativ geladene (HCO_3') Ion das hemmende Potential vernichtet. Dieser Vorgang begünstigt dann als Schritt-

---

* Es läßt sich ein Modell vorstellen, in dem Flächen angebracht sind, die durch ihre Struktur stetig die Aktivität eines Ions vermindern. Die Ionen müssen sich vorwiegend auf dieser Fläche nach der Stelle der geringsten Aktivität bewegen. Oder die Deformierbarkeit nehme auf dieser Fläche zu. Nach dem zweiten Hauptsatz werden sich auch hier die Ionen in dieser Richtung bevorzugt bewegen müssen, so daß die rein statistische Bewegung der Diffusion gelenkt wird, und auch einzelne Ionen bestimmte Wege einschlagen müssen.

[937] INGRAHAM, R. C., PETERS, H. C. u. VISSCHER, M. B.: J. physic. Chem. 42, 141 (1938). Dort auch Berechnung der Vorgänge nach abstrahiertem Modell.

[937, I] ALMASY. F.: Helv. chim. Acta 1942 u. 1943, hat in einer Reihe wichtiger Arbeiten Vorstellungen entwickelt, wie durch Gradienten der C_H andere Ionen auf ein höheres Konzentrationsniveau gehoben werde können. Wir wollen auf diese Modelle nur hinweisen. ohne sie weiter zu besprechen.

macher auch die Aufnahme von Cl' und Br', z. B. durch Valonia macrophysa[938, 939]. Ebenso ist die Hefe für Cl' als NaCl kaum durchgängig, wohl aber als NH_4Cl[940]. SO_4'' dringt weniger rasch, NO_3' rascher als Cl' ein. Ähnliches wurde an dem Schwefelbacterium Beggiatoa mirabilis gefunden. SCN' drang rascher ein als NO_3', dieses rascher als Cl' [944]. Die hier demonstrierte Beschleunigung der Bewegung der Anionen, wenn sie als Ammonsalze zugefügt werden, kann ebenso durch $NH_4^{\cdot}$-Bildung des Organs erreicht werden, also durch einen biologischen Prozeß, so daß bei der Darmwand z. B. bei Hemmung der Ammoniakbildung durch Fluoride eine Hemmung der Resorption eintritt[937]. Die Fluoride brauchen dabei durchaus nicht nach diesem übersichtlichen Prozeß zu wirken, sondern auf dem Umweg über die Hemmung des Kohlehydratcyklus: Dadurch geht die für den Prozeß der Aufnahme notwendige Energie verloren. Andere analog wirkende Substanzen wirken dann gleichfalls, wie Jodessigsäure und Phloridzin. (SHANES u. BROWN [946, I]). Man sieht an diesen Beispielen, wie durch die Hemmung von Fermenten durch ein Anion die Permeabilität im allgemeinen verändert wird.

Die sonstigen Effekte werden wir vorläufig kolloidchemischen Einwirkungen zuschreiben müssen. Wir wollen hier nur einige nennen als Beispiele zugleich auch dafür, daß damit eine stärkere Schädigung zustande kommt. Darüber besteht aber durchaus keine Einheitlichkeit der Auffassung. Einerseits soll die Permeabilitätserhöhung durch Fällung und Denaturierung der Membran erfolgen[941], andererseits durch Peptisation. Es ist die Frage, ob das wirklich Gegensätze sind und ob nicht ganz andere Phänomene dahinter stehen.

Wird eine Opalina am Mikromanipulator zerschnitten, dann bildet sich eine neue Membran aus, je nach der Umgebung. Wird dieses verhindert, dann tritt der Tod ein z. B. in NO_3' und auch Br'-Lösungen, weniger in Cl' [942]. Nach ihrer Fällungsfähigkeit können die Zellgrenzen von Zwiebelschuppen, die durch Oxalatfällung des Calciums geschädigt waren, wieder hergestellt werden durch z. B. SO_4'', Cl', ClO_3', NO_3' [943], also das fällende SO_4'' tritt als Synergist des Calciums auf, wie wir es später bei Wirbeltierorganen auch gelegentlich sehen werden. Geringeres Eindringen durch Fällung bedeutet auch geringere Giftigkeit, z. B. ist bei den jungen Wurzeln der Lupine die Giftigkeitsreihenfolge J' > Br' > NO_3' > Cl' > SO_4'' [944]. J' kann dabei die Permeation von SO_4'' fördern, ähnlich das Hineinkommen[945] oder Herausdiffundieren[946] von Farbstoffen in Zellen.

An vielen Stellen finden wir hier dieselben Reihen, wie wir sie an nichtlebenden Membranen fanden. Die Ähnlichkeit wird zuweilen schwinden, wenn wir die biologischen Prozesse in Betracht ziehen (Sakhijeneffekt). Hier sind als besonders übersichtlich die von OSTERHOUT für das Experiment gewissermaßen entdeckten Algen (**Valonia bzw. Nitella**) zu erwähnen, die im Inneren einen flüssigen, anscheinend strukturlosen Zellsaft besitzen, der einer Analyse zugänglich ist. Beim Durchtritt z. B. von NaCl durch den Plasmaschlauch finden wir auch die Entwicklung von Potentialen recht komplizierter Art, die durch Na_2SO_4 vermindert, durch NaSCN vermehrt werden können[947]. Diese Potentiale werden wir

---

[938] COOPER, W. C. u. OSTERHOUT, W. J. V.: J. gen. Physiol. **14**, 117 (1931).
[939] OSTERHOUT, W. J. V.: Proc. of the Nation. Acad. Sci. USA. **21**, 125 (1935).
[940] WIERINGA, K. T.: Protoplasma **8**, 522 (1930), Rona **55**, 422. Das Eindringen geschieht trotzdem noch sehr langsam z. B. in 4 Stunden 51,1%, in 24 Stunden 78,1% und in 48 Stunden 95% des Endgleichgewichtes.
[941] RUNNSTRÖM, J.: Protoplasma **3**, 234 (1927), Rona **45**, 153.
[942] SPEK, J.: Protoplasma **4**, 321 (1928).
[943] EICHBERGER, R.: Planta **23**, 479 (1935), Rona **89**, 319.
[944] KAHHO, H.: Biochem. Z. **123**, 284 (1921), Rona **11**, 452. 0,15—0,18 mol-Lösungen.
[945] PEKAREK, J.: Protoplasma **30**, 161 (1938), Rona **109**, 204; KNO_3 förderte die Permeation von Azur I.
[946] BOAS, F.: Planta **22**, 445 (1934), Rona **82**, 669. Der rote Farbstoff von Roten Rüben trat bei SCN' viel, bei SO_4'' wenig aus.
[946, I] SHANES. A. M. u. BROWN, D. E. S.: J. cellul. comp. Physiol. **19**,1 (1942).

nach Curtis[948] nicht ohne weiteres, d. h. ohne Kontrolle durch Analyse, in der Richtung der Permeabilitätsänderung auslegen können, denn es könnte sich auch um eine Beeinflussung von Lebensvorgängen anderer Art handeln (siehe auch [949]).

Höber([947,I]) faßt Potential stets als bedingt durch Lebensprozesse auf, zumal z. B. Fehlen des Sauerstoffs am Nerven das Potential der Nervenfaser auf 0 absinken läßt. Sicherlich ist es so, daß Leben und Erhaltung von Potentialdifferenzen identisch sind. Jedoch möchte ich dem zustimmen, daß einfache Messung von Potentialen ohne chemische Analyse für ein abschließendes Urteil unzureichend ist. Osterhout hat auch seine gesamten Untersuchungen von der chemischen Analyse begleiten lassen. So fand er, wie Nitella Cl' im Dunkeln verlor und bei Rückkehr der Photosynthese wiedergewann.

In diesen Zellen kommen beträchtliche Anreicherungen vor, die nur durch einen Energieverbrauch gedeckt werden können. Eine thermodynamische Durchrechnung der Verhältnisse bei verschiedenen Valonia- und Nitellaversuchen wurde von Zscheile[950] vorgenommen. Wir wollen seine Angaben hier wiedergeben, soweit sie die Anionen angehen, und zwar nach Zuchtversuchen mit der Frischwasseralge Nitella, die 8 Monate in einem künstlichen Nährboden gezogen wurde. Es war also ein Gleichgewicht (steady state) zu erwarten. Von diesen Nährböden enthielt der eine Bromid in etwa derselben Menge wie der andere Chlorid, so daß also dieselben Ionenstärken resultierten. Nitella hatte Br' aufgenommen und Cl' abgegeben.

Tabelle 29.

Pflanze und Ion	M_1 Konz. außen in mol/Ltr. $\times 10^3$	M_2 Konz. innen in mol/Ltr. $\times 10^3$	a_2/a_1	$\triangle F$/mol Ion in Calorien (Aktivitäten)	$\triangle F$/Ltr. Saft (Aktivitäten)	E.M.K. in Millivolt (Aktivitäten)
Nitella (A)	Nitella in künstlicher Kulturlösung					
Cl^-	1,2	84,6	58,8	2420	204	— 105
SO_4^{--} . .	0,75	4,15	1,8	348	1,44	— 7,5
$H_2PO_4^-$ . .	0,0015	3,5	1,740	4430	15,5	— 192
NO_3^- . . .	1,8	3,3	1,33	169	0,56	— 7,3
Nitella (B)	Nitella in künstlicher Kulturlösung + Br^-					
Cl^-	1,3	48,1	30,9	2035	97,8	— 88,3
Br^-	0,3	31,4	90,4	2670	84	— 115
SO_4^{--} . .	0,75	3,0	1,43	212	0,64	— 4,6
$H_2PO_4^-$ . .	0,002	3,3	1,260	4230	14	— 183
NO_3^- . . .	1,9	5,3	2,05	426	2,26	— 18,4

Auf den Tabellen wurde das Verhältnis der Aktivitäten innen (a_2) außen (a_1) angeben und bei $\triangle F$ die Änderung der freien Energie bei Übertragung von 1 mol des betreffenden Ions von der einen Aktivität bis zu der Höhe der anderen. Die thermodynamischen Gleichungen wurden von uns schon früher wiedergegeben (siehe Kapitel über freie Energien und Oxydationspotentiale).

Wir sehen, daß bei Vergleich von Br' und Cl' die Alge Br' sogar elektiv, d. h. mit größerem Energieaufwand anzieht, während NO_3', das durch Membranen

---

[947] Hill, S. E. u. Osterhout, W. J. V.: J. gen. Physiol. **22**, 91 (1938), Rona **111**, 538.
a) Hill, S. E. u. Osterhout, W. J. V.: Proc. Nat. Acad. Science USA. **24**, 312 (1938).
[947,I] Höber, R.: Naturwissenschaften **1947**, 144.
[948] Curtis: J. gen. Physiol. **20**, 105 (1936).
[949] Kornmann, P.: Protoplasma **23**, 34 (1935), Rona **90**, 44. Bei Valonia drang SCN' geringer ein als NO_3' und zwar wie Cl'. Versuche mit Beggiatoa, Prüfung der 50% Schrumpfung bei welcher Konzentration; SCN 0,40; NO_3 0,25; Cl 0,12 mol.
[950] Zscheile, F. P.: Protoplasma **11**, 481 (1930).

leichter hindurchgeht als Cl′, hier von der Zelle vollkommen vernachlässigt wird. Würde man die tatsächlichen absoluten Energiebeträge ins Auge fassen, dann verschieben sich die Verhältnisse, wie man in der nächsten Spalte sieht, während die letzte Spalte diejenige Spannung angibt, die notwendig wäre, um das Konzentrationsgefälle (nach Aktivitäten) zu erzeugen und zu unterhalten. Die gegenüber Cl′ bevorzugte Beförderung von Br′ werden wir auch bis zu den Drüsen der Wirbeltiere hinauf wiederfinden, ein Beispiel für die Gleichartigkeit der Strukturen.

Versuche an Valonia macrophysa[951] ergaben geringere Br′-Aufnahme als von Cl′, allerdings nur in 5 Tagen Ausgleich. Cl′ tauschte sich auch gegen NO_3′ etwas aus. Bei solchen Zellen spielt der Wanddruck für den Durchtritt eine hemmende Rolle[952]. Bei Anzapfen des Zellinhaltes durch eine Capillare ist die Aufnahmegeschwindigkeit durch Fortfall des Innendrucks 10—15mal erhöht. Die Cl′-Konzentration bleibt dabei gleich. Der fortdauernde biologische Vorgang wird also durch Druckanstieg im Innern bis zu einem Gleichgewicht zum Stillstand gebracht[954, I].

Die spezielle Aufnahme von Br′ findet sich auch häufig sonst, z. B. in den Versuchen von STEWARD[953] wurde Br′ in Kartoffelscheiben 15fach angereichert und zwar nicht nur auf Kosten der Cl′-Abgabe. Es wurde die Summe der Halogenäquivalente erhöht. Genau das Gleiche ergab sich bei Cl′, SO_4″ und NO_3′ in Weizenwurzeln, NO_3′ wurde hier leichter aufgenommen[954]. Man wird natürlich nach der Energiequelle fahnden, die solche Anreicherungen veranlaßt und findet einen Hinweis darin, daß zu dem Zustandekommen der Gradienten Sauerstoff notwendig ist[953, 954] oder die Algen belichtet werden müssen[950].

Lange war die Konzentrationsdifferenz von NaCl zwischen den beiden Seiten der Dotterhaut des Eies ein großes Problem[920 e)]. Durch NaF-Gabe könnte der Gradient beseitigt werden[954, II] (siehe dazu [954, III]). Solche Gradienten sind überall zu finden, z. B. bei den Magenzellen bei der Produktion der Salzsäure, wo HILL[920] zur Bildung für 1 Mol HCl 9000 cal. als notwendig angibt. Sie finden sich an den Kiemen von Fischen, eigentlich bei allen Wasserbewohnern, die (siehe [950]) eine andere Zusammensetzung der Körperflüssigkeiten haben als das umgebende Wasser.

Hier soll nur noch ein Modell erwähnt werden, weil es häufig benutzt wird, nämlich die *Froschhaut*.

Die Froschhaut„membran" hat als solche vorwiegend zwei Eigenschaften: die gerichtete Permeabilität und die Ausbildung eines Potentials. Die Höhe des Potentials ist schon nach 20 Minuten geringer geworden, manchmal in dieser Zeit auf die Hälfte des Betrages gesunken, bleibt aber dann längere Zeit bestehen. In 0,87% NaF wird es schon nach 20 Minuten vernichtet[955]. Die gerichtete Per-

---

[951] ULLRICH, H.: Planta 23, 146 (1934), Rona 86, 226.
[952] JACQUES, A. G.: J. gen. Physiol. 22, 147 (1938), Rona 115, 37.
[953] STEWARD, F. C.: Protoplasma 15, 29 (1932), Rona 68, 672. Auch Karottenschnitte.
a) STEWARD, F. C.: Protoplasma 11, 521 (1930). PO_4-Aufnahme durch elektrische Kräfte gestört.
[954] LUNDEGARDH, H.: Biochem. Z. 300, 167 (1939).
[954, I] JACQUES, A. G.: J. gen. Physiol. 22, 757 (1939), Rona 119, 395. Versuche an Halicystis osterhoutii und Valonia macrophysa.
[954, II] BASU, N. M. u. MITRA, M. C.: J. Indian chem. Soc. 17, 111 (1940). C. 1940 II, 1667. Keine Beseitigung der Druckdifferenz durch HCN.
[954, III] KLISSIUNIS, N.: Nature 162, 77 (1948) cit. nach C. 1949 I, 1263. Die Durchgängigkeit der Dottermembran gegen isotonische Lösungen folgte etwa der HOFMEISTERschen Reihe (SCN, Br, Cl, SO_4, PO_4). Narkotika änderten wenig an diesen Verhältnissen.
[955] AMSON, K.: Pflügers Arch. 225, 467 (1930).

meabilität z. B. gegenüber Methylenblau ist auch nach Abtöten der Membran durch Kochen, wenn auch nur in geringem Betrage (2%) nachweisbar. Bei Aufbewahrung unter Faulen ging diese Restwirkung auch verloren. Es handelt sich also offenbar teilweise um eine Strukturfrage, die als Vorgang — nicht als Gleichgewicht — auch durch künstliche Systeme erreichbar ist (siehe vorher). Auch Ionen werden verschieden rasch wandern, und zwar Cl', Br', J', NO_3' in der Richtung von außen nach innen 2—3mal so rasch als umgekehrt[956], NO_3' vielleicht etwas weniger rasch als Cl' [957].

Meist wird die Durchlässigkeit geprüft durch die Methode der Beinhautsäckchen, die abgebunden einmal die richtige, dann durch Umstülpung die andere Seite nach außen kehren. Durch Wägung kann man feststellen, daß ein Wassertransport in der einen Richtung vorwiegend stattfindet. Auch für andere Stoffe kann die Durchgängigkeit erhöht werden, und zwar ist hier die geringste Durchgängigkeit beim Cl' vorhanden, bei Br', J', SCN', NO_3' sowohl als auch nach der anderen Seite bei PO_4''' und bei Citrat nimmt sie zu[958]. Das Potential wurde von anderen Autoren[959] durch mehrwertige Anionen [$Fe(CN)_6^{IV}$ und SO_4''] heraufgesetzt gefunden, ein Vorgang, der ohne chemische Kontrolle ohne Erkenntniswert ist, wie CURTIS schon betonte, obwohl man zugeben muß, daß es am bequemsten ist, einfache Potentialmessungen auszuführen, wenn erst die Apparatur steht. In sorgfältigen Untersuchungen vergleicht neuerdings GERSTNER[959, I] gleichzeitig die Permeabilität für SCN durch Colorimetrie mit dem Wechselstromwiderstand. Beide Faktoren hängen nur bei niederer Frequenz des Stromes zusammen.

Diese asymmetrische Permeabilität ist nun an sich noch kein zwangsläufig biologischer Prozeß. Dieser beginnt erst, wenn ein Ion gegen das Konzentrationsgefälle sich bewegt, wie man es aus Gründen der Notwendigkeit bei einem in Süßwasser lebenden Tier fordern muß. Es genügt nicht der Vorgang, sondern man muß die Aufrechterhaltung des Gleichgewichtes, also einen Sakhijeneffekt fordern. Dieser läßt sich nun sehr wohl auch am isolierten Froschhautsäckchen nachweisen z. B. für Cl'[960], nicht für Harnstoff und Alkohol, ist also nicht von einem Modell, wie wir es vorher schilderten, abhängig, etwa bewirkt durch Mitführen des Gelösten mit einem Wasserstrom.

Dieser Prozeß ist meist stark empfindlich gegen Sauerstoffmangel[960]. Die Eigenschaft kann durch Lagern des getöteten Frosches selbst bei niederer Temperatur schon in 10 Stunden nach eigenen Befunden (EICHLER[846] und unveröffentlichte Versuche) verlorengehen. Also werden die Untersuchungen, die längere Zeit andauern, nur Reste dieser biologischen Eigenschaft vorfinden und bedingten Wert haben (z. B.[958]). Daß auch Gifte wie HCN und NaF[960] oder Bromessigsäure[961, 962] hier einwirken, ist verständlich, aber wichtig ist, daß dadurch die Beteiligung bestimmter Stoffwechselvorgänge an dem Effekt dargetan wird, etwa Sauerstoffverbrauch (HCN-Hemmung), Anoxämie[960], oder spezieller die Verbrennung von Milchsäure[961] oder Brenztraubensäure[962]. Wie rasch dieser für ein Süßwassertier zweckmäßige Stoffwechselvorgang verloren geht, zeigen interessante Versuche[963],

---

[956] LIPSCHITZ, W.: Arch. ital. Sci. farmacol. 6, Suppl. 457 (1937), Rona 107, 184.
[957] LIPSCHITZ, W.: Klin. Wschr. 1931 II, 2241, Rona 66, 314.
[958] WERTHEIMER, E.: Pflügers Arch. 206, 162 (1924), Rona 30, 179.
[959] MOTOKAWA, K.: Biophysics 3, 203 (1935), Rona 88, 164.
[959, I] GERSTNER, H.: Pflügers Arch. 246, 1 (1942).
[960] PRZYLECKI, J.: Arch. internat. de Physiol. 23, 97 (1924), Rona 30, 341.
[961] HUF, E.: Pflügers Arch. 235, 655 (1935), Rona 89, 296.
[962] HUF, E.: Pflügers Arch. 237, 143 (1936).
[963] KOIZUMI, TATSUO: C. 1939 II, 4520.

in denen schon bei 4wöchigem Aufenthalt der Frösche in isoosmotischem Seewasser die Fähigkeit der Froschhaut, das Chlorid auf das 100fache zu konzentrieren, größtenteils verloren ging, zugleich mit Verlust der Potentialbildung.

K. H. MEYER ([966,I]) fand die Froschhautmembran in Gegenwart von NaCl für Kationen, von KCl für Anionen durchgängig. Sie blieb aber durchgängig für Kationen, wenn die Messungen bei p_H 7,8 ausgeführt wurden. Wurden die Membranen mit Chloroform behandelt, dann blieben sie stets durchgängig für Kationen. Das KCl soll eine Säurung der Membranen hervorrufen. Durch die Alkalität wird die Säure neutralisiert und der Permiabilitätsumschlag verhindert. Das Chloroform verhindert den physiologischen Prozess der Säuerung. Diese Befunde geben keine Rechenschaft über die Aktion Stofftransport in der Haut, wie wir es oben darlegten und weisen darauf hin, daß Permeabilität und Stofftransport getrennt werden können und vielleicht sogar müssen.

Bei allen diesen Froschhautversuchen ist nun zu bedenken, daß die Lokalisation der Ionenbewegung, die Unstetigkeitsfläche, in der äußersten Epidermis liegt, also in einigen Lagen von Zellen. USSING ([966, II]) versucht eine noch genauere Lokalisation durch die Leichtigkeit der Beeinflussung infolge Änderung der Zusammensetzung der Lösung. Er macht für den Transport von Na^{24} und Cl^{38} nach innen das stratum germinativum verantwortlich. Wenn ein Transport von Ionen nach verschiedenen Richtungen stattfindet, so bedeutet das noch keinesfalls, daß es statthaft wäre einfach anzunehmen, daß diese Epithelschicht selbst die Fähigkeit des Transportes nach jeder Richtung besitzt. Die Haut ist nämlich durchaus in der Lage z. B. Jodid nach außen zu befördern, wie wir nachweisen konnten (EICHLER[846]). Das geschieht aber durch Drüsen, die in der Haut eingelassen sind, und zwar durchaus verschieden lokalisiert, mehr auf der Rückenseite als auf der Bauchseite usw. Wir werden dazu neigen, den Transport des Jodids nach außen (z. B. in unseren Versuchen) der Drüsensekretion zuzuschreiben, den Einwärtstransport der gesamten Epithellage zuzubilligen — als Zeichen, wie solche Membranen doch nur sehr bedingt als Membranen und mehr als Organe aufzufassen sind. Nur quantitative Versuche unter Berücksichtigung des anatomischen Baus der Haut an der betreffenden Stelle führen hier weiter. Es ist nach unseren Beobachtungen durchaus wahrscheinlich, daß die (viel schwächere) Ausstoßung der Ionen, die USSING ([966, II]) nach seiner Methode mit radioaktiven Isotopen verfolgt (von ihm outflux genannt), durch eine aktive Drüsentätigkeit erfolgt.

Als weiteres Organ mit Eigenschaften selektiver Permeabilität wurde der Darm z. B. des Frosches[964] untersucht und dieselbe Eigenschaft auch bei einer anatomisch so einfachen Membran wie der Cornea[965] nachgewiesen (siehe später Kapitel: Aufnahme und Verteilung). Die Gesetze solcher Organe werden an gegebener Stelle behandelt werden und gehören nicht in ein Kapitel, das nur die Unterschiede der lebenden von den nichtlebenden Membranen aufzeigen sollte (siehe auch[966]).

---

[964] MOND, R.: Pflügers Arch. **206**, 172 (1924), Rona **30**, 582.
[965] GIRARD, P.: Ann. de Physiol. **1**, 194 (1925), Rona **33**, 245.
[966] WERTHEIM, E.: Kolloid-Z. **61**, 181 (1932). Vortrag.
[966, I] MEYER, K. H. u. BERNFELD, P.: Helv. chim, Acta, **29**, 52 (1946) C. **1947** I, 777. Auch Versuche an der Alge Chara.
[966, II] USSING, H., H.: Cold spring Harbor Symposia on quantit. Biology Bd. XIII. S. 193 (1948).

XI. Kolloide.

1. Allgemeines — die lyotropen Zahlen.

Bei dem Bestreben, unser Thema von einfacheren zu komplizierten Systemen zu führen, haben wir in den Membranen schon kompliziertere Systeme kennengelernt als die jetzt zu behandelnden Kolloide. Die Anordnung ergab sich jedoch folgerichtig anschließend an die Vorgänge an den Grenzen zweier Phasen.

Auch hier werden wir dieselben Bedingungen und Gesetze wiederfinden müssen wie vorher, nur in das Ultramikroskopische übertragen, also in Größenordnungen, die sich bei den Vorgängen an Membranen in der Porenstruktur usw. auch schon fanden. Der Unterschied besteht hier nicht nur in der Komplikation der Größenordnung, sondern auch in der Notwendigkeit, die stark gekrümmten Oberflächen noch gewissermaßen morphologisch zu unterscheiden, etwa bei der Vorstellung der Zwitter-Ionen.

Schließlich ist das Verhalten zum Wasser bei den lyophilen Kolloiden zu berücksichtigen. Diese in der Struktur unbekannte Wasserhülle ist gerade bei den im Lebendigen maßgeblichen Kolloiden für ihre Beständigkeit, ihr Altern, Flockung und Peptisation von besonderer Bedeutung. Und bei diesen Kolloiden spielt die HOFMEISTERsche Reihe der Anionen ihre besondere Rolle, hier wurde sie entdeckt und hier unterliegt sie am wenigten noch Änderungen der Reihenfolge.

Wir haben bei den Ionen bisher erst zwei verschiedene Kraftwirkungen unterschieden, die eine ließ sich zurückführen auf COULOMBsche Kräfte und ist maßgeblich bei der Ausbildung einer Hydrathülle, bei der Elektrocapillarität, Anreicherung an Grenzflächen usw. Die andere Eigenschaft, aus der Energie gezogen werden kann, ist die Polarisierbarkeit bzw. Deformierbarkeit. Beide Energiequellen hängen zusammen. Die eine (elektrostatisches Feld) ist aber aktiv tätig, die andere passiv, also bedingt durch das Objekt und hat eine geringere Reichweite.

Wenn ein Ion wirken soll, muß es in die räumliche Nähe des zu beeinflussenden Objektes kommen. Da eine Bedingung des Näherkommens Vermehrung der Entropie sein muß, werden wir in der Deformierbarkeit dann und nur dann einen Energiegewinn erzielen, wenn das Substrat starke polarisierende Fähigkeiten besitzt, und diese fehlen gerade den vorliegenden Kolloiden häufig oder fallen jedenfalls sehr gering aus. Dagegen tritt das vorhandene gebundene Wasser komplizierend auf. Dieses ist aber bei den Kolloiden sehr gleichmäßig vorhanden. Wenn sich eine Beziehung der lytropen Reihe zu der Größe des Ions darstellen läßt, würde man die Polarisierbarkeit, d. h. die Möglichkeit VAN DER WAALSsche Kräfte zu entwickeln, wesentlich beteiligt finden. Das setzt aber voraus, daß das Objekt polarisierende Kräfte entwickelt, wie wir sie bei Schwermetallen finden. Das ist aber nicht der Fall. Diese einfache direkte Erklärung der gerade bei dem Gebiet der organischen Kolloide und Gele so konstanten Reihen scheint also nicht statthaft. Die Veränderungen in der Struktur des Wassers, von der die Hydratation der Ionen selbst nicht für ihre Wirkung entscheidend ist, sind eine weitere Möglichkeit. Jedoch wissen wir über die Folgen dieses Ereignisses, abgesehen von einfachen physikalischen Konstanten, nichts Deutliches, so daß hier noch ein weites Feld der Bearbeitung vorhanden ist, das uns dann vielerlei Vorstellungen über die Struktur des Lebendigen vermitteln könnte. Deshalb bleibt uns bis zur vollendeten Theorie vorerst das Sammeln des vorliegenden Versuchsmaterials.

Das in diesem Abschnitt vorliegende Versuchsmaterial, dessen Charakteristikum in einer qualitativen Gleichheit, aber quantitativen Verschiedenheit der Wirkungen bei den einzelnen Ionen liegt, hat einen großen Umfang, der aber leider meist nur eine grob halbquantitative Bedeutung hat, was zur Anwendung der > und < Zeichen führte und zu nicht mehr. Es hat schon eine große Bedeutung, in dieser wenigstens halbquantitativen Darstellung dieselben Reihen wiederzusehen, oder umgekehrt zu finden usw. Vergleiche dieser Art können auch im biologischen Milieu eine gewisse Bedeutung haben, in dieser Form wurden sie uns auch von HOFMEISTER überliefert und hatten als Durchgangspunkt eine Berechtigung. Wir haben in der bisherigen Darstellung von diesen Zeichen als grobe Annäherung Gebrauch gemacht, werden es auch weiterhin tun, wenn wir auch versuchten, durch direkte Angaben der betreffenden Zahlenwerte für den Benützer dieses Buches einen Übergang zu schaffen.

Früher schon empfanden wir diesen Mangel und es wurde darauf hingewiesen[967], daß es notwendig sei, zu quantitativen Werten zu gelangen, wenn man zum näheren Verständnis der Bedingungen etwa auch nur in Organpreßsäften gelangen wollte oder gar an Organgrenzen. Dieser Mangel wurde auch von KRUYT, BÜCHNER, MERCKEL, BRUIN und Mitarbeitern des Amsterdamer Chemischen Instituts empfunden, und ihre Untersuchungen, in zielbewußter Arbeit gewonnen, stellen den meiner Meinung nach größten Fortschritt auf diesem Gebiete dar.

Als erstes gelang es, ein *System „lyophiler Zahlen"* aufzustellen, die an kolloiden Systemen gewonnen, sich vorerst an keine theoretische, bildliche Vorstellung anschließen, sondern keinen anderen Anspruch als den der Beschreibung stellen. BRUINS[968] gelang der Nachweis, daß diese lyotrope Skala (N-Skala), wenigstens was die Halogene betrifft, in direkter linearer Beziehung zu einer Skala der Hydratationswärmen (H-Skala) steht, und damit war dann der Anschluß an andere Messungen gegeben und die reine Beschreibung erweitert durch die Theorie (siehe auch [969, I]). ASMUS ([970, I]) weist auf eine direkte Be-

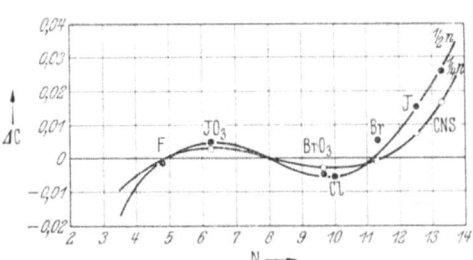

Abb. 5. Kurve S. 320 der Arbeit: MERCKEL; Kolloid-Zeitschr. 75, (1936). Adsorption der Ionen durch Stärke. Beschreibung siehe Text.

ziehung zur Ionenhydratationsenergie hin. Das Wichtige und Weiterführende der Zahlen, die wir später noch besonders einführen werden, besteht nun darin, daß jetzt auch Unregelmäßigkeiten in der Reihe derart analysiert werden können, daß unter Beibehaltung der lyotropen Zahlen, die auf der Abszisse aufzutragen wären, die zugehörige gemessene Funktion als Ordinatenwert erscheint. Zu diesen Werten kann man selbstverständlich durch irgend ein Interpolationsverfahren, durch Aufstellen eines Polynoms

$$y = a_0 + a_1 \cdot x + a_2 \cdot x^2 + \ldots a_n \cdot x^n$$

eine dazugehörige Funktion finden, die allerdings nur eine Bedeutung beanspruchen darf, wenn die Zahl der Konstanten a geringer ist als die Zahl der untersuchten Ionen.

Als Beispiel dafür, was hier gemeint ist, geben wir eine Kurve der *Adsorption* von Anionen durch Stärke wieder[969]. 25 g trockene Stärke wurde mit 50 ccm Salzlösung (n/4 und n/2) geschüttelt und die Änderung der Konzentration ΔC auf der Abbildung aufgetragen als Ordinate gegen die Skala der lyotropen Zahlen.

Aus der Kurve ersieht man folgendes sofort: Wenn man nur die absoluten Änderungen auftragen würde, ergäbe sich folgende Reihe der Adsorption:
$$SCN' > J' > Br' = JO_3' > F' > BrO_3' > Cl'.$$

---

[967] EICHLER, O.: Naunyn-Schmiedebergs Arch. **154**, 59 (1930).
[968] BRUINS, E. M.: Rec. trav. chim. Pays-Bas **53**, 292 (1934).
[969] MERCKEL, J. H. C.: Kolloid-Z. **75**, 318 (1936).

Diese Reihe besitzt also an sich kein System und erlangt erst durch Konstruktion der Kurve eine Beziehung. Die Kurve ergibt sich mit N als lyotroper Zahl:

$\triangle C = 0{,}366\ N^3 - 8{,}85\ N^2 + 67{,}5\ N - 161{,}58$ für n/2-Lösungen,
$\triangle C = 0{,}213\ N^3 - 5{,}06\ N^2 + 37{,}67\ N - 86{,}8$ für n/4-Lösungen.

Die Zahlen a_n hängen also noch ab von den Konzentrationen und den daraus resultierenden Gesetzen der Adsorption — wie selbstverständlich. Unsere Funktion bedeutet für das aufgestellte Gesetz der Hydratationswärmen (in die die Skala durch lineare Transformation übertragbar ist) die Beobachtung von Störungen, deren Ursprung nicht direkt angegeben werden kann, sondern eine Aufgabe darstellt, als Zeichen dafür, wie die Atomphysik durch die Kolloidchemie, wie auch umgekehrt angeregt werden kann. Bei der Amylumadsorption in den Versuchen von MERCKEL[969] ergibt sich nun eine glatte lineare Abhängigkeit der $\triangle C$ von den lyotropen Zahlen der Kationen, woraus der Schluß statthaft ist, daß der primäre und ursprünglichere Vorgang die Adsorption von Kationen darstellt. Die gegenseitige Beeinflussung ergibt sich z. B. bei Adsorption von Calcium durch Eiereiweiß[970]. $Ca^{..}$ wird nicht abhängig von der Acidität, also vom isoelektrischen Punkt, aus $CaSO_4$ um 10% mehr, aus $Ca(SCN)_2$ um 25% weniger adsorbiert als aus $CaCl_2$.

Eine andere Art von Störung ergibt sich bei Versuchen der Adsorption von Säuren durch Hautpulver[971; 971,I], wo die Adsorption in der Reihenfolge erfolgte $\frac{H_2SO_4}{2} > HCl > HNO_3$. Aber diese (an sich lyotrope) Reihenfolge wurde nur erhalten durch Berücksichtigung der Quellungskurve. Ohne diese Berücksichtigung ergaben sich ganz komplizierte Verhältnisse, also überall das Prinzip der Superposition kleiner Wirkungen. Aber von diesen Wirkungen ein Moment — vielleicht das wichtigste, nämlich das der Hydratationswärmen — herausgehoben zu haben, bedeutet einen wirklichen Fortschritt, und deshalb habe ich die lyotropen Zahlen hier in den Vordergrund gestellt.

Bei der Entwicklung der HOFMEISTERschen Reihe ist die Art der Bindung der Ionen an die Kolloide oder allgemeiner: die Art der Annäherung an ihre Oberfläche von fundamentaler Bedeutung. Die einfachste Vorstellung ist die eines stöchiometrischen Verhältnisses der Bindung, also eine rein chemische Vorstellung, wie sie z. B. LOEB[972] propagierte. Nach dieser Vorstellung würde auch konsequenterweise die lyotrope Differenz der Anionen verschwinden zugunsten ihrer Wertigkeit. Die zu dieser Lehre führenden Versuche haben eine große Zahl experimenteller Tatsachen erschlossen, übergehen aber die Möglichkeit einer Bindung durch andere als elektrostatische Kräfte z. B. die Adsorption. Die abgeleiteten Gesetze sind deshalb nur von sehr begrenzter Gültigkeit. Daß die Wertigkeit zum Teil wirksam wird, könnten wir aus den eben berichteten Versuchen der stärkeren Adsorption von SO_4'' schließen, wenn nicht die beiden 1wertigen Ionen eine Rolle spielten.

[969,I] VOET, A.: Chem. Rev. **20**, 169 (1937). C. **1937 II**, 3138. Übersicht. Beziehungen auch zu Viscosität u. Ionisierungsspannungen (siehe die Skala der freien Bildungsenergien bei uns auf S. 86—88).

[970] GIUFFRÉ, M.: Biochem. J. **229**, 296 (1930), Rona **60**, 525. Ultrafiltration 0,015 und 0,050 mol Salzlösungen.

[970,I] E. ASMUS, Angew. Chemie A. **1948**, 66.

[971] PAWLOW, P. N.: Kolloid-Z. **40**, 73 (1926), Rona **38**, 767.

[971,I] THOMAS, A. W. u. KELLY, M. W.: Ind. eng. Chem. **15**, 1262 (1923), Rona **26**, 409. Die Bindung von Gerbsäure an Hautpulver wird auch gehemmt und zwar SO_4'' mehr als Cl'.

[972] LOEB, J.: „Die Eiweißkörper in der Theorie der kolloidalen Erscheinungen", Berlin 1924.

Daß eine Bindung der Ionen an Kolloide erfolgt oder zum mindesten Aktivitätsbeschränkung, haben wir schon in den betreffenden Kapiteln erwähnt. Bei Versuchen der Fällung von Serumeiweiß mit HPO_3 fand sich eine Bindung nach der Adsorptionsisotherme. Dabei spielt aber die schwach ionisierte Bindung an die basischen Gruppen des Proteins eine Rolle, also eine Art von Komplexbindung, die eine Vermittlung zwischen beiden Auffassungen bedeutet [976, I]. PERLMANN u. HERMANN ([976, II]) fanden bei Fällung von Eiweiß durch HPO_3, daß jedes Molekül 27 Moleküle HPO_3 bindet, also 27 positiv geladene Gruppen besitzen müsse. Die Bindung der Ionen würde eine Verschiebung des isoelektrischen Punktes der Albumine nach der sauren Seite veranlassen können bei elektrophoretischen Versuchen oder bei Bestimmung des maximalen Trübungsgrades. Das Albumin wird dabei aber vorher elektrolytfrei sein müssen.

Das wurde gefunden an kristallisiertem Pferdeserumalbumin beim Cl'[973], bei Gelatine mit SCN', J', Cl'[974] bzw. Cl', J', SCN', SO_4'', $Fe(CN)_6^{IV}$ ([975], siehe auch[980]), wobei die Verschiebung bei SCN stärker war als bei den anderen einwertigen Ionen, dann aber kam die Wertigkeit zur Geltung. Das gleiche ließ sich bei dem Pflanzenglobulin Edestin beobachten[1039].

Auch die Elektrophorese von Zink-Insulin ließ sich durch 0,15 m NaSCN über die Werte von NaCl erhöhen ([976, III]). Es wurde eine Assoziation des SCN' an die basischen Gruppen des Kolloides (Arginin oder ε-Gruppe des Lysins, deren Zahl auf 9—10 geschätzt werden) angenommen. Aber da SCN' stärker als Cl' wirksam ist, können nicht allein Ladungsverhältnisse als einzige Erklärung herangeholt werden, sondern es werden auch HOFMEISTER-Effekte, hier vielleicht die Tendenz zur Oberfläche, eingesetzt werden müssen.

Die Wertigkeit stand bei anderen Versuchen völlig im Vordergrund[976]. Bei Pseudoglobulin wurde durch kleine Konzentrationen die Wanderungsrichtung durch Salze nicht einheitlich verändert: von 0,00005 mol $Fe(CN)_6^{IV}$, 0,0001 mol $Fe(CN)_6^{III}$, 0,00078 mol SO_4^{II} wurde die Wanderungsrichtung anodisch, beim Cl' war auch bis 0,2 mol keine Wirkung zu bemerken. Es wird vorteilhaft sein, bei Beobachtung des reinen HOFMEISTEReffekts die gleichwertigen Ionen zu bevorzugen.

Komplizierter sind die Adsorptionsversuche mit ungereinigtem Hämoglobin[977].

In destilliertem Wasser werden Erythrocyten hämolysiert, durch Zentrifugieren die Stromata entfernt und der Rest durch Alkohol gefällt. Der Niederschlag wird in Salzlösungen suspendiert, wiederum zentrifugiert und die Elektrolytmenge in dem Zentrifugat bestimmt. Dabei ergibt sich eine beträchtliche Unsicherheit durch die Tatsache, daß sich im Niederschlag 77—81% Wasser befand, dessen Gehalt abgezogen werden mußte. Deshalb will ich hier als zuverlässiger die Werte berichten, bei denen Cl', das in den ersten Versuchen als praktisch nicht adsorbiert festgestellt wurde (siehe unten ADAIR) als Bezugs-Ion beigegeben wurde. Es wurde der Quotient gebildet zwischen dem Gehalt an dem Versuchs-Ion und Cl'. Dieser Quotient betrug bei:

p_H 5,2 für SCN' und J': 1,9; NO_3': 1,15; SO_4'' und $PO_4''' = 1$. Bei p_H 7,2 waren die Werte kleiner: Bei SCN' und J' 1,16. Die Reihenfolge entspricht etwa dem, was wir von der Anreicherung an Grenzflächen wissen. (Weitere Angaben siehe bei „Koacervation").

Von Interesse ist noch, daß dann, wenn viele Ionen sich mit dem Hämoglobin verbunden haben, das zentrifugierte Volumen geringer ist, was auf bessere Packung bezogen wird, bedingt dadurch, daß die Bindung von Wasser an die Kolloide geringer ist bei den wenig Wasser mitführenden hydrophoben Ionen SCN' und J'.

[973] SANDOR, G.: C. rend. Acad. Sci. **200**, 1371 (1935), Rona **88**, 168. Kataphorese.
[974] PASSYNSKI, A. u. PETROW, I.: C. **1939 II**, 2315.
[975] LJALIKOW, K. S., PROTASS, I. R. u. FAJERMAN, G. P.: C. **1936 I**, 3470.
[976] ITO, TAKEO u. PAULI, W.: Biochem. Z. **213**, 95 (1929), Rona **53**, 299.
[976, I] BRIGGS, D. R.: J. biol. Chem. **134**, 261 (1940), Rona **126**, 309.
[976, II] PERLMANN, G. u. HERMANN, H.: Biochem. J. **1938 I**. 926.
[976, III] VOLKIN, E.: J. biol. Chem. **175**, 675 (1948).
[977] MAIZELS, M.: Biochem. J. **28**, 2133 (1934), Rona **86**, 8.
[978] PAIC, M. u. DEUTSCH, V.: C. rend. Acad. Sci. **202**, 1514 (1936), Rona **96**, 167.

Diese hier referierte Auffassung hat eine ganz andere Bestätigung erhalten, als man erwarten konnte. Denn im Gegensatz zu anderen Kolloiden wird Hämoglobin am stärksten ausgeflockt von SCN' und J', jedenfalls besonders bei den niederen Konzentrationen 0,15—0,6 mol[979] bei saurer Reaktion, aber auch noch bei höheren Konzentrationen. Das ließ sich auch durch die Teilchenzahl im Ultramikroskop erkennen[980]. Diese Spezifität der Wirkung an der sauren Seite findet sich auch beim Methämoglobin[981]. Bei solchen Fällungen ist aber charakteristisch die Änderung der Wasserhülle, womit dann die dichtere Packung in den Versuchen MAIZELS[977] ihre Erklärung fände. Zum Unterschied von diesen Berichten wurde die Adsorption von Hämoglobin an Kaolinoberflächen durch SCN', Cl', SO_4'' bis zu $m/1$-Lösungen sogar gehemmt[978]. Mit diesen letzten Bemerkungen leiten wir schon zu dem nächsten Kapitel der Fällungen über.

2. Fällungen.

a) Hydrophobe Kolloide.

Bei der Fällung von Kolloiden durch Salze ist als erste Tatsache festzustellen, daß nach dem GIBBSschen Theorem jederzeit die Tendenz der Koagulation besteht, da Oberflächenentwicklung verbunden ist mit einem Kraftaufwand, und der Prozeß der Oberflächenverkleinerung der üblichen Bedingung der Entropiezunahme entspricht. Welche Kräfte verhindern die Zusammenballung der Teilchen? Wenn diese Frage eindeutig beantwortet ist, ergibt sich die Wirkung der Ionen spontan. Als vorwiegend maßgeblich wird bei den hydrophoben Ionen das Vorhandensein einer elektrischen Ladung und die Ausbildung einer elektrischen Doppelschicht als ζ-Potential angesehen.

Neuerdings stellt Wo. OSTWALD[982, 983] die Eigenschaften des Wassers in den Vordergrund, die durch die Ionen im Sinne der Ionenstärke — die ja ein Maß der Summe der elektrostatischen Felder, also schließlich der Raumladung darstellt — beeinflußt werden. In die Ionenstärke gehen ausschließlich die Ladungsstärken, also Wertigkeit und Zahl der Ionen ein. Wir haben hier keinen Raum für die lyophilen Eigenschaften der Ionen, die doch spezifisch die Wasserstruktur beeinflussen sollen (siehe ULICH und Kapitel Hydratation). Das OSTWALDsche Gesetz wurde an Berlinerblausolen in erster Annäherung bestätigt gefunden bei Prüfung von Ionen wie Cl', J', SCN', SO_4'' [984], ebenso bei anderen Farbstoffen z. B. Nachtblau[985], auch nicht kolloiden, wie Methylenblau, Gentianaviolett, Methylviolett und Malachitgrün[986]. Die OSTWALDschen Rechnungen bedeuten eine Verfeinerung der alten Regel von SCHULTZE-HARDY, der Flockung nach der Wertigkeit, die wir in unserer Reihe durch $Fe(CN)_6^{IV}$, PO_4''' und SO_4'' vertreten finden, etwa beim kolloidalen Ton[987], Cupriferrocyanidsolen[988].

---

[979] DEHOUST, H.: Dissertation München 1936, Rona 102, 147.
[980] SCHRÖDER, V.: Biochem. Z. 195, 210 (1928), Rona 47, 187. Auch Verschiebung des Flockungsoptimums nach der sauren Seite bei Ovalbumin J, Cl, Br > SO_4 offenbar durch Ladung.
[981] ANSON, M. L. u. MIRSKY, A. E.: J. gen. Physiol. 13, 121 (1930). p_H 5,2 Fällung, bei p_H 9,2 nicht.
[982] OSTWALD, Wo.: Kolloid-Z. 75, 39 (1936).
[983] OSTWALD, Wo.: J. physic. Chem. 42, 981 (1938), Rona 111, 342.
[984] LEDERER, E. L.: Kolloid-Z. 76, 54 (1936). C. 1937 I, 2561.
[985] TRAUBE, J.: Pflügers Arch. 140, 119 (1911). Reihenfolge J', $SCN,'$ ClO_4' > ClO_3' > NO_3' > Br' > Cl' > SO_4''.
[986] WERTHEIMER, E.: Pflügers Arch. 202, 383 (1924), Rona 25, 267. Erste deutliche Ausfällung von Methylenblau bei 0,05 ccm $m/2$ SCN', 0,2 $m/2$ J', 3,5 ccm 5 mol Br', 6 ccm 5 mol NO_3', 10 ccm 5 mol Cl', SO_4'' kein Niederschlag.
[987] DEMOLON, A. u. BASTISSE, E.: C. rend. Acad. Sci. 195, 790 (1932), Rona 71, 651.
[988] SEN, K. C.: J. physic. Chem. 29, 517 (1925), Rona 33, 251.

Wird das zuletzt genannte Sol durch Adsorption von überschüssigem $Fe(CN)_6^{IV}$ negativ geladen, dann haben aber trotzdem die Anionen eine Bedeutung, und zwar in Richtung einer Stabilisierung, die dann auch der Wertigkeit folgt[988]. Mit 1wertigen Ionen (Cl', Br', J') wurde andererseits bei negativen AgJ-Kolloiden eine differente Wirkung auf die hier geltende lyotrope Kationenreihe beobachtet[989]. Negativ geladene Schwefelsole sollen an der Oberfläche durch S_xO_6'' stabilisiert werden, wodurch eine Doppelschicht entsteht. Auf solche Sole werden natürlich in erster Linie die Kationen einwirken, und zwar nach ihrer Ladung[990]. Aber auch die Anionen sind hier von Bedeutung und zwar mehr stabilisierend, teils nach der Ladung, teils nach lyotropen Eigenschaften[991]. Bei positiven Schwefelsolen, durch Verreiben mit Traubenzucker gewonnen[992], ergaben sich ganz schwierige Verhältnisse. Die Lebensdauer dieser Sole von 5—10 Tagen wird durch n/100-n/20 NaCl um 29%, SCN' um 43%, SO_4'' um 38% vermehrt (mit Ausbildung verschiedener Maxima), während z. B. NO_3' nur zur Verkürzung führt. Das Gemeinsame wird in dem Vorhandensein eines Schwefelatoms in den Ionen gesehen, wodurch die Durchbrechung aller sonstigen Regeln erklärt werden soll.

Unregelmäßigkeiten fanden sich auch bei Fällungen von Kollargol[993]. Daß Peptisation mit Stabilisierung nicht konform geht, zeigen Versuche[994], nach denen HgS durch H_2S peptisiert wird, nicht aber durch $Fe(CN)_6^{IV}$, obwohl dieses selbst durch seine Ladung die Stabilität vermehrt.

Wir wollen hier noch einige Sole behandeln, die teilweise schon zu den hydrophilen gerechnet werden, etwa von Kieselsäure und Eisenhydroxyd. Von Kieselsäuresolen wollen wir nur die Beobachtung erwähnen, daß durch die

$$PO_4''' < SO_4'' < Cl' < NO_3'$$

die optische Durchlässigkeit vermindert wird[995], als Zeichen des Auftretens lichtstreuender Grenzflächen. Das Eisenhydroxydsol interessiert uns auch deswegen, weil es im biologischen Milieu auftreten muß.

Nach FREUNDLICH[769] ist die Konzentration in Millimol pro Liter des Salzes, das gerade koagulierend wirkt, bei SO_4'' 0,41, F' 6,3, Cl' 230, J' 370, SCN' 63 (ähnlich NO_2' nach [765], siehe auch [997, I]).

Bei anderen Versuchen[996, 997] ergaben sich folgende Zahlen (alle in 10^{-3} Mol):

Cl'	80 · 10⁻³	PO_4'''	5,8
J'	77,8	F'	1,2
Br'	73,6	S_2O_3''	0,75
ClO_4', ClO_3'	72,8	SO_3''	0,72
SCN'	24,8	SO_4''	0,36

Ähnliche Werte, was die Reihenfolge und die Größenordnung anbetrifft, ergeben sich nicht nur mit Fe- sondern auch mit Cerhydroxydsolen[998, 999]. Auch die

---

[989] BASINSKI, A.: C. **1936 I**, 1384.
[990] WEISER, H. B. u. GRAY, G. R.: J. physic. Chem. **33**, 1163 (1935). C. **1936 I**, 4267.
[991] DORFMAN, W. u. SCERBACEWA, D.: Kolloid-Z. **52**, 289 (1930), Rona **58**, 11.
[992] WEIMARN, P. P. u. UTZINO, S.: Kolloid-Z. **36**, 265 (1925), Rona **33**, 8.
[993] GERASIMOV, A.: Rona **41**, 837 (1926). Koagulation durch ClO_3', NO_3', SO_4'', Hemmung durch SCN', Cl', Br', J'.
[994] VAN DER WILLINGER: Zitiert nach FREUNDLICH: Capillarchemie **1932 II**, 197.
[995] YAJNIK, N. A. u. HAKSAR, L. N.: Kolloid-Z. **49**, 303 (1929), Rona **53**, 654.
[996] BOUTARIC, A. u. BOUCHARD, J.: C. rend. Acad. Sci **191**, 613 (1930), Rona **59**, 6.
[997] BOUTARIC, A. u. BOUCHARD, J.: J. chim. Physique **29**, 18 (1932), Rona **67**, 10.
[997, I] LINDAU, G.: Handb. d. anorg. Chem. **4**, B, 799 (1935), Rona **87**, 229. F' flockte stark, schwächer Cl' und NO_3.
[998] GHOSH, S. u. DHAR, N. R.: Kolloid-Z. **44**, 149 (1928), Rona **45**, 302.
[999] TAYLOR, W. W.: Proc. roy. Soc. Edinburgh **49**, 198 (1929), Rona **52**, 187.

Stabilität solcher Sole ist bei Vorhandensein von F′ besonders in Frage gestellt[997, 1; 1000]. Unregelmäßige Wirkungen ergeben sich bei der Änderung der Wasserstoff-Ionen-Konzentration[1001].

Bei Beachtung oben angegebener Skala werden wir drei Faktoren wirksam finden:

1. Die Ladung des flockenden Ions spielt eine beträchtliche, vielleicht dominante Rolle. Darauf wollen GHOSH und DHAR[998] auch die um Größenordnungen verschiedene Wirkung des Fluorids zurückführen und nicht auf Fragen der Hydratation (bei CuO-Solen setzt sich F′ nicht so stark ab). Wir sahen schon früher, daß Fluorid zur Autokomplexbildung neigt.

2. Eine lyotrope Wirkung ist merklich, aber nur schwach. Das wird verständlich, wenn man beachtet, daß die Stärke der Flockung nicht größer ist, wenn die Hydratation durch Erhitzen vermindert wurde[998].

3. Von diesen beiden Fällen fällt heraus das SCN′. Das ist verständlich, wenn wir an seine Tendenz, gerade mit Fe undissoziierte Komplexe zu bilden denken, und damit würde diese Möglichkeit auch beim F′ — nicht nur die Autokomplexbildung — heranzuziehen sein.

Alle drei Punkte lassen sich unter einem Gesichtspunkt zusammenfassen:

Die Stärke der Koagulationswirkung hängt ab von der Stärke, mit der das Ion sich mit dem Partikel kombiniert und entladend wirkt — sei es durch die hohe Eigenladung (SCHULTZE-HARDY), sei es durch die Lyotropie (HOFMEISTER), sei es durch Komplexbildung — womit wir drei verschiedene Faktoren auseinander gesetzt haben, die in der Amsterdamer lyotropen Skala Störungen verursachen könnten.

b) Hydrophile Kolloide.

Bei diesen Kolloiden ist die Struktur der Wasserhülle geeignet, die Stabilität zu erhöhen. Während zur Fällung bei den oben behandelten Kolloiden schon kleinste Konzentrationen von Ionen ausreichen, gibt über den Unterschied folgende Reihe von Konzentrationen Aufschluß, die notwendig sind, um die erste Fällung bei Hühnereiweiß zu erhalten[1002].

SO_4''	Cl'	NO_3'	ClO_3'	J' und SCN'
0,80	3,62	5,42	5,52m	fällen nicht

Bei Agar teilt BÜCHNER[1003] die Salze in große Gruppen von ausflockenden und nichtausflockenden ein. Zu den ausflockenden gehören: $Fe(CN)_6''''$, SO_4'', PO_4''', S_2O_3'', BrO_3', zu den nichtausflockenden Br', ClO_4', ClO_3', NO_3', NO_2', J', während Chloride an der Grenze stehen. In dieser Reihe sehen wir zum Teil die SCHULTZE-HARDYsche Wertigkeitsregel auftreten und als stabilisierende Kraft Ladung und ζ-Potential maßgeblich. Wird dieses zu stark erniedrigt — als Grenze wird 0,018 bis 0,024 V angegeben — (zitiert nach [1002, S. 114]), dann kommt es zur Fällung.

Das ist wohl der Grund, daß neben den Sulfaten andere mehrwertige Ionen zur Fällung empfohlen werden, z. B. die Phosphorsäure[1004] und Kaliumphosphat[1005] bei Serumeiweißkörpern, oder Natriumsulfit für Globulin[1006] oder gar für das Gesamteiweiß des Serums[1007].

[1000] DUMANSKI, A. W. u. SOLIN, A. I.: Kolloid-Z. 59, 314 (1932), Rona 69, 11.
[1001] HAZEL, F. u. SORUM, C. H.: J. amer. chem. Soc. 53, 49 (1931), Rona 60, 521.
[1002] DEGWITZ, R.: „Lipoide und Ionen", Dresden 1933.
[1003] BÜCHNER, E. H. u. KLEIJN, D.: Amsterdam zitiert nach Rona 44, 177 (1927).
[1004] GORI, P.: Arch. Ist. biochem. Ital. 7, 61 (1935). C. **1935 II**, 1905.
[1005] BUTLER, A. M. u. MONTGOMERY, H.: J. biol. Chem. 99, 173 (1932), Rona 74, 494. Zur Globulinfraktionierung.
[1006] ROCHE, J., DERRIEN, Y. u. MOUTTE, M.: C. rend. Soc. biol. 130, 1299 (1939), Rona 115, 60. 21% $Na_2SO_3 = Na_2SO_4$ in gesättigter Lösung.
[1007] CAMPBELL, R. u. HANNA, M. I.: J. biol. Chem. 119, 9 (1937).

Durch Phosphate wurde die Flockung von Toxin-Antitoxinmischungen beschleunigt[1008], aber auch durch reines NaCl wird die Extraktion von Histon durch Säuren aus Geweben verhindert[1009]. Wir werden versuchsweise die Formel der „Konkurrenz der Ionen um das Wasser" bei den notwendigen hohen Konzentrationen anwenden. Bei letzteren handelt es sich vielleicht schon um Denaturierung.

Als Übergang zu den hydrophoben Kolloiden wird man vielleicht die **Denaturation**[1010, S. 407 ff.] ansehen können. Bei Erhitzung werden manche Eiweiße (Gelatine gehört nicht dazu) unlöslich und fallen aus. Dieser Vorgang geht einher mit Zunahme der Zahl der Sulfhydrylgruppen, mit Änderung der optischen Eigenschaften und ist nur unter besonderen Bedingungen und bei manchen Eiweißen reversibel (siehe auch [1013, I]). Die Zunahme der titrierbaren SH-Gruppen ist besonders in Guanidinlösungen (6 mol) erreichbar und wird von Anionen begünstigt[1011].

Durch SO_4'' erschienen bei diesen Versuchen an kristallisiertem Eiweiß keine -SH-Gruppen. Die anderen untersuchten Anionen (Cl', NO_3', Br', J', SCN') führten zu demselben Maximum, aber die Geschwindigkeit des Auftretens war verschieden und ging etwa der Fällung parallel. Das Protein blieb in Lösung bei Gegenwart von Cl', schlug sich langsam nieder bei Br', wurde sofort gefällt durch J', und genau in derselben Reihenfolge erschienen die Sulfhydrylgruppen (NO_3' wirkte stärker als NaCl, konnte aber nur in n/1-Lösung angewandt werden). Rhodanid wirkte wie J', aber schon in niederen Konzentrationen. Die Denaturation von Eieralbumin durch längeres Stehen mit KSCN führt zu einer Art Gelbildung, die auch andere chemische Änderungen zeigt (z. B. Abnahme des Aminostickstoffs, Zunahme des Nichtamino-N usw.[1012]. Behandlung von Eieralbumin, Edestin und Lactalbumin mit Harnstoff und $CaCl_2$ führte zur Denaturierung und Freiwerden von Sulfhydrilgruppen. Die Vermehrung der mit Nitroprussidnatrium feststellbaren —SH— wurde durch $Fe(CN)_6^{IV} > SO_4 >$ Acetat gehemmt, durch $NO_3' < Br' < J' <$ Salicylat gefördert [1014, I].

Die Denaturation von Hühnereiweiß, die man durch Schütteln an Oberflächen erreicht, wird durch 1,0 mol KCl und 0,5 K_2SO_4 etwas erhöht, durch 0,5 mol KSCN etwas verringert[1013]. Die Hitzefällbarkeit von Serumalbumin wird durch $Na_4P_2O_7$ und KSCN (in 2—5 mol Lösungen) etwas gehemmt[1014], auch die von Oxyhämoglobin durch hohe Salzkonzentrationen[1016]. Findet die Hitzeeinwirkung $1/2$—1 Minute statt und wird dann SCN' zugesetzt, dann kann eine Hemmung der Ausfällung von Serumalbumin erreicht werden. Ist die Fällung erst eingetreten, dann sind nicht etwa höhere Konzentrationen notwendig[1015], wie beistehende kleine Tabelle 27 zeigt bei 5 ccm Flüssigkeit.

Tabelle 30.

Menge des Eiweiß	Verhinderung	Wiederauflösung
0,9	0,43 n	0,60
3,6	1,20	0,90
7,2	2,15	1,20

[1008] GOSH, B. N. u. RAY, N. N.: Ind. J. med. Res. **24**, 625 (1937), Rona **101**, 650.

[1009] BANUS, M. G.: Hoppe-Seylers Z. **128**, 135 (1923), Rona **21**, 26. Hühner- und Menschenerythrocyten und Kalbsthymus.

[1010] SCHMIDT, C. L. A.: The Chemistry of the Aminoacids and Proteins. Springfield-Baltimore 1938.

[1011] GREENSTEIN, J. P.: J. biol. Chem. **130**, 519 (1939).

[1012] v. KUTHY, A.: Biochem. Z. **259**, 432 (1933).

[1013] BULL, H. B. u. NEURATH, H.: J. biol. Chem. **118**, 163 (1937).

[1013, I] MIRSKY, A. E.: Cold Spring. Harb. Sympos. on quant. Biol. **6**, 150 (1938), Rona **117**, 342.

[1014] PAULI, W. u. KÖLBL. W.: Koll. Beih. **41**, 417 (1935), Rona **89**, 472. Bei SCN' Änderung der Dielektrizitätskonstante als Zeichen einer Bindung. Dadurch soll es zur Fällungsänderung kommen.

[1014, I] BURK, N. F.: J. Physik. Chem. **47**, 104 (1942). C. **1943 II**, 1545.

Diese Wirkung der Wiederauflösung wird auf die Bodenkörperregel von OSTWALD bezogen. Mit zunehmender Menge des Eiweißkoagulates (Bodenkörper) wird die zur Lösung notwendige Menge Salz relativ geringer. Bei diesen Versuchen der Hemmung der Hitzekoagulation wird man sich fragen müssen, ob das Eiweiß wirklich vor der Denaturation geschützt wurde oder nur vor der Koagulation, was durchaus nicht identisch ist, wie wir aus den vorher erwähnten Versuchen[1010], [1011], [1012] wissen. Versuche an Eiweiß aus Kartoffeln[1032] ergab eine Begünstigung der Hitzefällung in n/1-Lösungen in der Reihe $SCN' > J' > NO_3' > Cl' > SO_4''$. Von Interesse ist, daß bei der Zentrifugierung das Sediment am höchsten war bei SCN' und J', am geringsten bei SO_4'', also anders als in den Befunden von MAIZELS an Hämoglobin, die wir vorher erwähnten.

Bei Untersuchungen an Pflanzenplasma über die Koagulationstemperatur[1017], [1018] ergibt sich eine Erniedrigung der Koagulation in der Reihe $SCN' > J' > Br' > NO_3' > Cl' > SO_4''$, ebenso für die Säurekoagulation wie die Eigenkoagulation. Diese Verhältnisse sind durch Wirkung auf die Permeabilität (z. B. gegen Säure) und die Eigenwirkung, die der lyotropen Reihe folgt (bei Fröschen siehe EICHLER[967]) und die auf Induktion von Stoffwechselvorgängen beruhen kann, bedingt.

Wenn man diese Versuche übersieht, findet man, daß die Salzwirkung durchaus nicht den Verhältnissen bei hydrophoben Kolloiden folgt, besonders in der Höhe der Konzentration oder der Beeinflussung des ζ-Potentials, daß Störungen noch ganz unbekannter Art auftreten, vielfach bedingt durch gleichzeitige Peptisation. Die Frage der Denaturation durch Säuren geht über in die einfache Fällungswirkung der Salze bei verschiedener Wasserstoff-Ionen-Konzentration. Auch Salze können denaturierend wirken bei ihrer Fällung, z. B. beim Entstehen gröberer Flocken von Gelatine bei ganz hohen Salzkonzentrationen[1019].

Bei der üblichen Fällung beobachtet man meist die bei bestimmten Salzzusätzen auftretenden Trübungen, die an sich reversibel sind.

Reversible Fällung. Wenn eine Konzentrationsskala der Salze durchgemessen wird, kann ein Maximum auftreten, wie z. B. bei Versuchen an Pferdefibrinogenlösungen[1020], z. B. bei Na_2SO_4 in 0,5 molarer Lösung, weiter bei 3,5 mol NaCl und 6,2 mol $NaNO_3$. Solche Maxima sind sehr vieldeutig, da allein durch starkes Zusammenballen — damit Verkleinerung der Zahl der Teilchen — ein Maximum vorgetäuscht werden könnte, auch durch Änderung der Lichtbrechung, wodurch wohl die extreme Verstärkung des Tyndalleffektes bei Gelatine im isoelektrischen Punkt zu erklären ist[1021]. Wir werden das Verfahren des Auftretens der ersten Trübung zu quantitativen Versuchen für günstiger halten. Die Gelatinekonzentration spielt für diesen Punkt keine Rolle[1022], dagegen die Temperatur. BUCHNER[1022] bemerkt dazu, daß nach der Hydratationsabnahme der Salze mit steigender Temperatur die Ausfällung geringer ausfallen müßte. Da das Gegenteil einträte, müsse man die Änderung des Wassers (Polyhydrolbildung nach SCHADE) verantwortlich machen. (Nach EUCKEN wird die Assoziation besonders des Typs $(H_2O)_8$ mit steigender Temperatur vermindert). Er gibt als aussalzende

---

[1015] WILLHEIM, R.: Kolloid-Z. 48, 217 (1929), Rona 52, 19. Durch kleine Mengen NaCl wird die SCN'-Wirkung gehemmt.
[1016] LEWIS, P. S.: Biochem. J. 20, 984 (1926).
[1017] KAHHO, H.: Biochem. Z. 144, 104 (1924), Rona 25, 266. Laubblattrippe von Zebrina pendula und Viola tricolor.
[1018] KAHHO, H.: Biochem. Z. 151, 102 (1924), Rona 29, 742. 0,2 und 0,1 mol Lösungen. Anstieg der Wirkung bei den Ca-Salzen mit dem Konzentrationsanstieg bei SCN 13,7°; NO_3 4,9°; Br 2,5°; Cl = — 1°.
[1019] BUCHNER, E. H.: Rec. Trav. chim. Pays-Bas 49, 1150 (1930), Rona 60, 4.
[1020] SCHMITZ, A.: Biochem. Z. 294, 231 (1937). Angabe einer Gleichung für die Trübung.
[1021] KRAEMER, E. O.: Colloid Sympos. Monograph. 4, 102 (1926).
[1022] BUCHNER, E. H.: Rec. trav. chim. Pays-Bas 46, 439 (1927), Rona 42, 391.

Konzentrationen an für $Fe(CN)_6$ 0,53 mol; PO_4''' 0,82 mol; SO_4'' 1,00 mol; S_2O_3'' 1,80 mol, während gesättigte Lösungen von NaF (0,8 mol) $Na_2S_2O_6$ (1 mol), $Na_2S_4O_6$ (3 mol) noch keine Fällungen ergaben.

Nach diesen Resultaten waren quantitative Messungen über die Fällung sehr schwer, vielleicht nur durch den Zusammenhang mit der Quellung zu erreichen. Diese Beziehung mußte aber als zu unübersichtlich abgelehnt werden. Es mußte der Kunstgriff angewandt werden, daß man die antagonistische Wirkung zweier Ionen gegeneinander abwog.

Solcher Antagonismus — d. h. eigentlich die additive Wirkung — war schon lange bekannt, z. B. in der Zusammenwirkung von Anion und Kation. Dann ließ er sich bei Anionen allein an Casein und Serumalbumin[1023], weiterhin durch Herstellung von Salzmischungen, die die Dispersität von Hämoglobin in alkoholischer Lösung gerade zum Minimum veränderten[1024], nachweisen.

Als Bezugs-Ion wurde willkürlich Na_2SO_4 gewählt, das in 0,6 mol Konzentration zur Flockung führt. Wurden jetzt Mischungen mit einem gleichfalls fällenden Anion hergestellt,

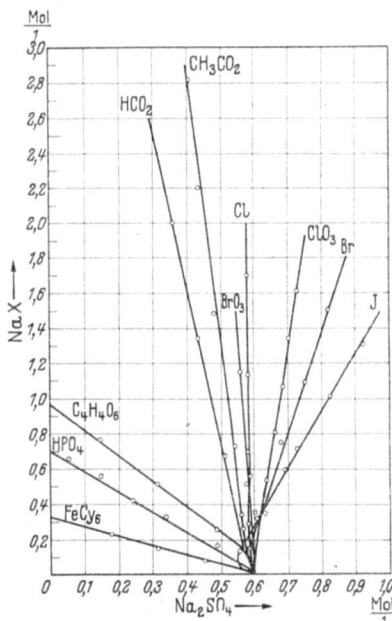
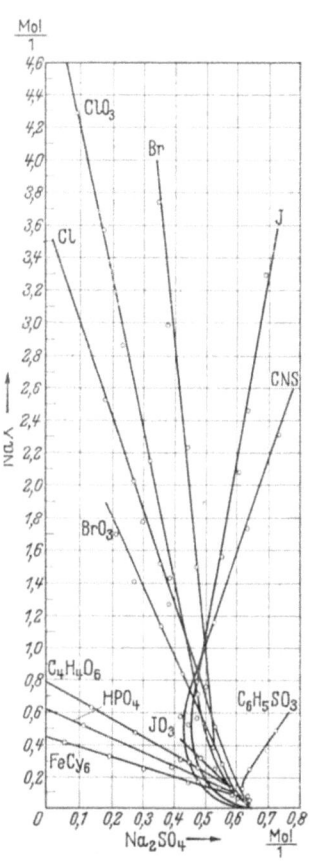

Abb. 6. Versuche an Gelatine. Kurve entspricht dem Beginn der Flockung. Abcisse: Konzentration von Na_2SO_4 in mol. Ordinate: Konzentration der angegebenen Salze in mol.

Abb. 7. Versuch an Agar. Kurve entspricht dem Beginn der Flockung. Abcisse: Konzentration von Na_2SO_4 in mol. Ordinate: Konzentration der angegebenen Salze in mol.

dann konnte die Sulfatkonzentration vermindert, wirkte das betrachtete Anion peptisierend, dann mußte die Sulfatkonzentration vermehrt werden. Als wichtigster Befund ist die Tatsache anzugeben, daß die Beziehungen in linearem Zusammenhang standen. Ich gebe die Verhältnisse auf Abb. 6 bei Gelatine, auf Abb. 7 bei Agarsolen wieder (nach BUCHNER[1025], weitere Ionen[1026].

[1023] PRZYLECKI, S. J.: Biochem. J. **25**, 1, 713 (1931).
[1024] HÖBER, R. u. SCHÜRMEYER, A.: Pflügers Arch. **124**, 516 (1926), Rona **39**, 333.

Bei Kationen gibt es nicht so einfache Beziehungen[1027]. Die umgekehrte Wirkung für kleinere Konzentrationen kombiniert mit umgekehrter Reihenfolge von J' und SCN' wurde auch an Serum beobachtet[1015] und wird als elektrische, d. h. wohl entladende Wirkung (siehe ζ-Potential) erklärt. Als maßgeblich sind in den Versuchen der Abbildungen die Winkel (φ) der den Fächer zusammensetzenden Geraden anzusehen. Die einzelne Gerade läßt sich durch eine Gleichung ausdrücken:

$$N = a \cdot ctg\,\varphi + b.$$

Werden zwei Werte für N willkürlich angenommen (z. B. für $SO_4'' = 2$ und $Cl' = 10$), dann lassen sich die Konstanten a und b berechnen, wodurch dann für alle anderen Ionen die Konstanten N definiert sind und die N-Skala ergeben (Ableitung und Diskussion[968]). Die beiden Fächer für Agar und Gelatine stimmen nicht miteinander überein, lassen sich aber durch eine einfache Transformation quantitativ ineinander überführen. Die Zahlen N betragen für einige Ionen:

Tabelle 31.

	BrO_3'	NO_2'	ClO_3'	Br'	J'
Agar	9,72	10,1	10,74	11,50	12,50
Gelatine	9,38	10,2	10,58	11,14	12,48

Man ersieht die Geringfügigkeit der Abweichungen, dabei bilden diese Zahlen vorerst eine rein willkürliche, zu anderen physikalischen Konstanten nicht in Beziehung stehende Beschreibung der experimentellen Ergebnisse. Eine Deutung erhielten diese Zahlen durch BRUIN[968], der durch die Gleichung:

$$H = 164 - 8\,N$$

die Zahlen N mit den molaren Hydratationswärmen H in Beziehung brachte, die allerdings nur bestimmt waren für die vier Halogene (nach FAJANS) und für diese tatsächlich ausgezeichnet übereinstimmten. Es wurde nach den Zahlen N auch eine Skala der Hydratationswärmen berechnet für die Ionen, für die Messungen nicht vorliegen. Diese gebe ich folgend wieder (nach [1025, S. 9]). Man vergleiche die Tabelle der $\triangle F_H^o$.

Tabelle 32.

Ion	F	JO_3	H_2PO_2	BrO_3	Cl	NO_2	ClO_3	Br
N	4,8	6,25	8,3	9,55	10	10,2	10,65	11,3
H	126	114	98	89	84	82	79	74

Diese Beziehung soll eine quantitative Darstellung der Theorie: Konkurrenz mit den Kolloiden um das Wasser, ermöglichen[968]. Die Ableitung ist nicht zwingend, weil gerade bei den vier einfach gebauten Ionen der Halogenreihe auch andere Moleküleigenschaften parallelgehen (siehe TOLLERT). Weiter ist sicher, daß die Hydratationswärmen nach FAJANS noch verbesserungsbedürftig sind. Ein anderer Weg der Beschreibung wird beschritten[1010, S.942] durch Feststellung der Löslichkeit eines Kolloids in einer Salzlösung, die dann einem Exponentialgesetz gehorcht.

Auf Seite 80 haben wir solche Exponentialfunktion wiedergegeben. INGRAM ([1031, II]) verwendet für seine Versuche die Formel $\ln S = \beta - KI$ mit $S =$ der Löslichkeit der fraglichen Substanz oder des Proteins und $I =$ der Ionenstärke. β und K sind Konstanten. Nach dieser Gleichung ist nur die Ladung

---

[1025] BUCHNER, E. H.: Kolloid-Z. **75**, 1 (1936), Rona **94**, 498. C. **1936 II**, 36. a) Congr. int. Anion. pura pel. 9, II, 367 (1934). C. **1937 I**, 3291.
[1026] BUCHNER, E. H.: Rec. Trav. chim. Pays-Bas **53**, 288 (1934).
[1027] BUCHNER, E. H. u. BUCHNER DE GRUITER, C. S.: Kolloid-Z. **76**, 173 (1936).

der Ionen von Bedeutung, die in der Ionenstärke im Quadrat eingeht. Tatsächlich zeigt sich der HOFMEISTEReffekt in der Größe von K, während β abhängig von dem isoelektrischen Punkt ist.

Eine doppelte Wirkung der Ionen wurde bei Glykogensolen beobachtet[1028]. Diese werden durch Salze allein nicht gefällt, wohl aber nach vorheriger Dehydratation durch Alkohol. Dabei gibt es eine Zone der Flockung durch ganz kleine Mengen (0,01 mol) und ganz unabhängig von der Ladung und Eigenschaft der Ionen (SCN', J', NO_3', Br', Cl', SO_4'', $Fe(CN)_6$). Die Teilchen werden, wie durch Kataphorese festgestellt, bei diesen kleinen Konzentrationen schon entladen.

Wird zur Dehydratation Tannin benutzt, dann ist ein Zusatz bestimmter Mengen notwendig je nach dem Salz. Der Tanninverbrauch erfolgt in der Reihenfolge SCN' > J' > Br' > SO_4'' > Cl' und auch noch wechselnd nach der Konzentration. Das gilt auch für die Bindung an Hautpulver, das mit m/l Lösungen behandelt wurde[1029]. Dieses nimmt auf bei SCN' > J' > Br' > NO_3' > Cl'.

Die schon aus den Abbildungen (Abb. 6 und 7) zu erschließende peptisierende Wirkung von SCN würde man hier am Werke vermuten, wenn die notwendigen Konzentrationen nicht so klein wären z. B. $2 \cdot 10^{-1}$ mol. Außerdem ergibt sich eine Störung in der Reihe in der Stellung des SO_4''.

Schließlich ließ sich die auf Carraghen-Eierlecithin und Carraghen-Gelatine-Sole erfolgende Fällung durch Kationen zum Teil aufheben durch das Anion und zwar in der bekannten Reihe SCN' > J' > Br' > NO_3' > Cl' [1031, I].

Störungen und Besonderheiten. Wir kommen jetzt noch zu einer Anzahl von weiteren Störungen dieser Reihe, deren Bedeutung schon bei der Frage der Adsorption an Stärke diskutiert wurde, die wir hier nur einfach registrieren wollen in der Hoffnung, daß eine spätere Zeit die Abweichungen auf bekannte Phänomene zurückführen kann, was einen Antrieb für die Biologie bedeuten würde.

Wenn wir folgendes berichtet finden[1029]: Die Flockung bei Serumeiweiß geschieht in der Reihenfolge SCN' > J' > Br' > Cl' > SO_4'' in Konzentrationen zwischen 0,1—0,5 mol (also entsprechend der Ansammlung an der Phasengrenze) und bei n/1 in der umgekehrten Reihenfolge, dann bedeutet das, daß in den zwischenliegenden Konzentrationen Störungen auftreten müßten. Auch nach Sensibilisierung des Sols von Gelatine oder Stärke durch Propylalkohol für die Fällung[1030], ebenso bei Abbauprodukten des Caseins ergeben sich Reihen wie [1031]:

$$SO_4'' > SCN' > J' > NO_3' > Br' > Cl' \text{ bei } p_H 4,8$$
$$Cl' > Br' > J' > NO_3' > SO_4'', SCN' \text{ bei } p_H 7,3$$

beides in Konzentrationen von 0,008 mol. Bei p_H 4,8 und 0,03 mol ergibt sich die eine Reihe:

$$SCN' > J' > NO_3' > Br' > SO_4'' > Cl'.$$

In den zuletzt referierten Versuchen ist an sich der wirklich lyotrope Effekt nicht zu erwarten, weil die Konzentrationen zu klein sind, wie auch bei Fällung von Benzoin gummi[1033]. Diese Fällungsgrenzen erinnern an die Gesetze zur Beseitigung eines ζ-Potentials und die Fällung von hydrophoben Kolloiden. Aber solche Fällungsgrenzen werden auch bei hydrophilen Kolloiden berichtet, z. B.

[1028] DOKAN, SH.: Kolloid-Z. **37**, 283 (1925), Rona **38**, 768.
[1029] GUSTAVSON, K. H.: Coll. Sympos. Monograph. **4**, 79 (1926).
[1030] JIRGENSONS, B. u. JIRGENSONS, A.: Kolloid-Z. **76**, 182 (1936). C. **1936 II**, 4100. Vorwiegen der Wertigkeit.
[1031] JIRGENSONS, B.: Biochem. Z. **257**, 427 (1933), Rona **72**, 590.
[1031, I] BUNGENBERG DE JONG, H. G. u. HERING, C. H.: Proc. nederl. Acad. Wetensch. **45**, 705 u. 713 (1942). C. **1943 I**, 2576,
[1031, II] INGRAM, M.: Proc. roy. Soc. B **134**, 181 (1947).
[1032] KAHHO, H.: Biochem Z. **278**. 235 (1935).
[1033] WRIGHT, H. D. u. KERMACK, W. O.: Biochem. J. **17**, 635 (1923). Erste Fällung bei den Konzentrationen 10^{-3}, die in Klammern angegeben sind: NaSCN (6,2), Br' (7,3), SO_4'' (9,3), J' (9,4), JO_3' (10,1), Cl' (10,2) ClO_3' (11,7), NO_3' (11,8) ClO_4' (11,3), $Fe(CN)_6^{IV}$ (17,3), F' (20,8) also noch nicht einmal die Wertigkeitsregel.

Edestin[1041]. Bei p_H 4,1 ergab sich der Anfang der Flockung bei NaCl:50; J':20; SCN':14 und SO_4'':9 m. aequ./Ltr. Diese Zahlen ergeben die Mischung der Wertigkeit mit der Adsorptionsfähigkeit, bei SCN' und J' vielleicht kombiniert mit Denaturierung[1039].

Bei hohen Konzentrationen gibt es nun besondere Eiweiße, z. B. Myogen, das durch SCN' besonders rasch zur Gerinnung kommt, entsprechend der Fähigkeit des SCN', bei Muskeln Starre zu erzeugen (v. FÜRTH). Diese Starre kann aber nicht einfach als kolloidchemische Einwirkung verstanden werden (siehe später Muskulatur). Bei diesen Fällungsgesetzen wird verständlich, wenn das Molekulargewicht des Myogens, das im Muskelpreßsaft in STÖVERS ([1034, I]) Versuchen 34000 betrug, in 1,4 mol. NH_4SCN auf 337000, in 3 molarer Lösung auf 354000 anstieg. Fällungen gab es hier anscheinend noch nicht. Ein Nucleoproteid vom Molekulargewicht $1-2 \cdot 10^6$ ohne Strömungsdoppelbrechung zeigte in 5% NaCl eine Assoziation, so daß Fäden von 5000 Å Länge und Doppelbrechung auftraten([1034, II]).

Ebenso wird Kartoffeleiweiß durch SCN', Cl', J' gefällt (bis 6 n), nicht durch NO_3' und SO_4'' [1032]. Ganz unregelmäßige Verhältnisse ergaben sich bei einem Gelierungsvorgang von Casein oder Globulin durch Milchsäure, der durch Salze beschleunigt oder auch gehemmt werden konnte (z. B. m/30 NaF)[1034].

Am wichtigsten ist das von POSTERNAK beobachtete Phänomen (zit. nach [1019]) der Umkehr der Aussalzwirkung durch die Änderung der Wasserstoff-Ionen-Konzentration[1035], weil man es auf die Ladungsänderung zurückführen könnte. Aber die Verhältnisse sind viel verwickelter, wie BUCHNER[1019] an Hämoglobin zeigte. In saurer Reaktion war die zur Trübung notwendige Konzentration am geringsten bei SCN' und über SO_4'', NO_3' bis Cl' mußte die Konzentration gesteigert werden. Bei neutraler und alkalischer Reaktion mußte bei KSCN' die größte Konzentration angewandt werden, dann folgte Cl', NO_3' und schließlich SO_4''. Außerdem ist auf alkalischer Seite die notwendige Konzentration viel höher, eine Umkehr erfolgt nur bei oberflächlicher Betrachtung.

Ein Problem der Fällung von Hämaglobin ergibt sich dann, wenn es im Urin ausgeschieden wird. Die Fällung erfolgt in den Harnkanälchen. Es ist naheliegend, die Begünstigung der Fällung mit der Näherung an den isoelektrischen Punkt zu vermuten. Dieser wird aber nur durchschritten, wenn der Urin sauer wird. So stellte man zuerst fest, daß bei Fütterung von Hunden mit Fleisch und NH_4Cl die Ausfällung leichter erfolgte mit den folgenden Konsequenzen der Anurie([1034, III/IV/V]), während bei alkalischem Urin solche Störungen vermieden wurden. Vorteilhaft zeigte es sich, wenn die NaCl-Konzentration 1% erreichte, um die Fällung zu erzielen. Diese Beobachtungen entsprächen bis hierher durchaus den theoretischen Postulaten, jedoch ist man auch im alkalischen Urin vor der Fällung nicht sicher ([1034, VI]).

Ebenso undurchsichtig sind die Fällungsversuche von Gelatine (1% bei 40°) mit Sulfat, Tartrat und Phosphat. Nur bei letzterem ergibt sich eine deutliche Gesetzmäßigkeit nach der Ladung der fällenden Ionen. Denn bei steigendem p_H

[1034] KOPACZEWSKI, W.: Protoplasma **29**, 180 (1937). C. **1938I**, 2739.
[1034, I] STÖVER, R.: Biochem. Z. **259**, 269 (1933).
[1034, II] STERN. K. G.: Yale J. biol. Med. **19**, 937 (1947) C. **1948I**, 770.
[1034, III] BAKER, S. L. u. DODDS, C. E.: Brit. J. exp. Path. **6**, 247 (1925).
[1034, IV] DE GOWIN. E. L., OSTERHAGEN, H. F. u. ANDERSCH, M.: Arch. Int. Med. **59**, 432, (1937).
[1034, V] DE GOWIN, E. L., WARNER, E. D. u. RANDALL, W. L.: ebenda **61**, 609 (1938).
[1034, VI] DE GOWIN, E. L., HERDIN. R. C. u. ALSEVER, J. B.: Bloodtransfusion 1949. S. 277 ff.

müssen die Konzentrationen von HPO_4'' und PO_4''' zunehmen gegenüber dem 1wertigen H_2PO_4', wodurch die stärkere Fällung bei stärkerer Alkalität verständlich würde. Beim Sulfat gilt diese Vorstellung nicht mehr (siehe auch [1036]).

3. Koazervation.

Eine interessante Aufklärung der Umkehrung der HOFMEISTERschen Reihe bei der Einwirkung auf Gliadinsole, wenn man zu gleicher Zeit verschiedene Konzentrationen von Aceton oder Alkohol anwandte, ergab sich aus der Art der Verteilung der Anionen[1037]. War die Konzentration des Acetons kleiner als 44%, dann war in der Umgebung der Gliadinpartikel mehr Aceton, also ein bestimmt zusammengesetztes Hydrat vorhanden. Überstieg die Acetonkonzentration die Zusammensetzung dieses Hydrates, dann war in der Lösung außerhalb eine größere Menge Aceton zu erwarten. Je nach dem Übergewicht des organischen Lösungsmittels erfolgte die Verteilung der hydrophoben (SCN') und hydrophilen (SO_4'') Ionen und damit die Fällungsreaktionen.

Als Fällungsreaktion findet hier noch eine ältere Beobachtung von Wo. OSTWALD[1043] eine systematische Untersuchung. Wenn man zu Gelatinesolen vorsichtig Na_2SO_4 hinzufügt, dann erfolgt anfangs eine leichte Trübung, dann aber gibt es die Ausscheidung einer zweiten öligen Phase, die durch Zentrifugieren isoliert werden kann. Diesen Vorgang hat BUNGENBERG DE JONG Koazervation genannt (siehe [1037-1042]). Bei Zusatz von mehr Salz gibt es flockige Fällungen. In der öligen Abscheidung findet sich das Kolloid in höherer Konzentration mit Wasser. Dieses Wasser nennt BUNGENBERG DE JONG Solvatflüssigkeit und die darüberstehende Lösung die Gleichgewichtsflüssigkeit.

Die Fähigkeit der Ionen zur Koazervatbildung ist verschieden. Mit 10% Gelatine bei 45° wurde durch SO_4'', NO_3', Cl', S_2O_3'', SO_3'' dieser Effekt erzielt, nicht aber durch P_2O_7'''', SO_5', ClO_3', $Fe(CN)_6$[1038]. Werden bei diesem Vorgang, der auch durch Alkohol usw. erzeugt werden kann und leicht reversibel ist, Salze zugesetzt, dann findet man eine verschiedene Verteilung dieser Ionen. Bei Gelatine fand sich z. B. in dem Koazervat 6,3%, in der darüberstehenden Gleichgewichtsflüssigkeit 12,2%, also negative Adsorption. Ausführliche Versuche wurden über die Konzentration der Ionen in der Solvatflüssigkeit (c_1) und der Gleichgewichtsflüssigkeit (c_2) bei Gliadin mitgeteilt[1040, 1041]. Das Verhältnis c_1/c_2 betrug bei Na_2SO_4 0,87, bei NaF 0,74, bei NaCl 0,95, bei NaJ aber 1,86 (ebenso SCN'). Wir finden also eine positive Adsorption von J' und SCN', eine negative von SO_4''. Man würde demnach hier eine Menge Wasser haben, das für SO_4 keine Lösungseigenschaften hat, so daß es als „gebundenes Wasser" fungieren könnte nach der früher gegebenen Definition.

Von Interesse ist die Beobachtung, daß bei Zusatz kleiner Mengen von SCN' und J' (ähnlich wie in den eben referierten Versuchen von BUCHNER, MERCKEL usw.) die aussalzende Kraft von SO_4'' auf Gliadin aus Hanfmehl verstärkt wird. Diese Wirkung geht einher mit einer Verdrängung des SO_4'' aus dem Solvatwasser, so daß der Quotient jetzt von 0,87 auf 0,83 sinkt. Der antagonistische

---

[1035] HÖBER, R.: Physikalische Chemie der Zellen und Gewebe.
[1036] ANDO, K.: Rona 47, 188 (1927). Versuche an Hühnereiweiß und Hämoglobin.
[1037] BUNGENBERG DE JONG, H. L. u. KLAAR, W. J.: Transact. Farad. Soc. 28, 27 (1932), Rona 66, 9.
[1038] HOLLEMAN, L. W. J., BUNGENBERG DE JONG, H. G. u. TJADEN-MODERMAN, R. S.: Kolloidchem. Beih. 39, 334 (1934).
[1039] HOLWERDA, K.: Biochem. Z. 279, 353 (1935).
[1040] HOLWERDA, K.: Biochem. Z. 282, 317 (1935).
[1041] HOLWERDA, K.: Biochem. Z. 283, 253 (1935). a) HOLWERDA, K.: Biochem. Z. 283, 280 (1935), Rona 93, 237.

144　Physikalische Chemie.

Effekt des SCN' kommt erst in höheren Konzentrationen zustande und geht einher mit positiver Adsorption. Zugleich findet sich in der Gleichgewichtsflüssigkeit mehr Gelatine[1038], also allmählicher Übergang zur Peptisation.

Bei der gegenseitigen Koazervation zweier Kolloide, z. B. Gelatine und Gummi arabicum[1042] — der Komplexkoazervation — ist Vorbedingung die verschiedene Ladung der Kolloide: deshalb ist bei den Neutralsalzen in erster Linie die Wertigkeit der Ionen maßgeblich. Die Koazervate sind dann mehr oder weniger wasserreich. Aber auch die Anionenreihe ist von Bedeutung[1042, I]. Kürzlich gelang es, analoge Erscheinungen auch mit verschiedenen Novocainsalzen zu erreichen; aber nur bei SCN', ClO$_4$' und J' gab es eine Trennung in zwei Phasen, nicht bei Cl', Br', NO$_3$'[1043, I].

4. Peptisation.

Die Koazervation führt uns zu Betrachtungen über die Kräfte, die dort wirksam werden, denn der Übergang zu dem entgegengesetzten Vorgang der Peptisation ist ohne weiteres gegeben. Wenn man bei dem Vorgang der Koazervation die abgeschiedenen Tröpfchen unter dem Mikroskop betrachtet, findet man kein Zusammenfließen der ultramikroskopischen Partikelchen[1037]. Der Vorgang wird durch Modelle in der beistehenden Abbildung beschrieben[1038]:

Das normale Teilchen (A) ist von einer diffusen Hülle des Lösungsmittels umgeben. Die Hülle muß deswegen gegen die Umgebung kaum abgegrenzt sein, damit eine verschwindende Oberflächenspannung resultiert, denn wenn wie beim Übergang zu B die Hülle scharf abgegrenzt wird (Konkurrenz zweier Kraftfelder), dann treten merkliche Oberflächenkräfte auf, die sich durch Vereinigung —

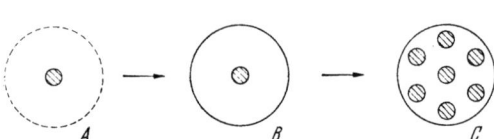

Übergang zu C — zu verkleinern trachten, aber ohne eine Phasengrenze (wie Äther-Wasser) darzustellen. Daneben sorgen Repulsionskräfte des Hydratationsbestrebens, daß diese Einzelteilchen sich nicht zu stark nähern und so nur das Bild C zustande kommt. Wenn in dieser Zusammenballung, zu der ganz maßgeblich die Oberflächenkräfte beitragen, die Oberflächenspannung vermindert wird, dann werden wir ein geringeres Zusammenhalten und schließlich eine Peptisation leichter erreichen können. Die hydrophoben Ionen erniedrigen die Oberflächenspannung und peptisieren. Dieser Vorgang soll nicht identisch sein mit dem Vorgang der Quellung, wenn auch dieselben Ionen in derselben Richtung wirksam werden[1040].

Dagegen muß man die Frage stellen, welche Kräfte den Rest des Zusammenhaltens aufheben. Ein Zusammenhalt kann erreicht werden durch ein elektrisches Feld. Elektrische Felder werden in kleinem Betrage immer vorhanden sein, selbst wenn beim hydrophilen Kolloid eine elektrophoretische Wanderungsrichtung — etwa im isoelektrischen Punkt — nicht definiert ist, denn es handelt sich hier immer um Dipole. Daß bei diesen Dipolen die + und — Pole bei der Zusammenballung sich entsprechend orientieren, ist selbstverständlich (siehe auch [1037]). Wir werden also elektrostatische „Kittstellen" haben, ebenso aber werden

---

[1042] BUNGENBERG DE JONG, H. G.: Kolloid-Z. 79, 223 (1937).
[1042, I] BUNGENBERG DE JONG, H. G. u. DEKKER, W. A. L.: Kolloid. Beih. 43, 143 (1935), Rona 94, 510. Reihe SO$_4$'' > SCN' > J' > NO$_3$' > Cl'.
[1043] OSTWALD, WO.: Kleines Praktikum der Kolloidchemie. 1920.
[1043, I] HOLLEMAN, L. W. J. u. BUNGENBERG DE JONG, H. G.: Rec. Trav. chim. Pays-Bas 59, 1055 (1940), Rona 123, 281. C. 1941 I, 18.

van der Waalssche Kräfte berücksichtigt werden müssen, die aber auch durch stärkere Solvatation überwunden werden können. Eine höhere Wärmebewegung begünstigt die Peptisation[1040], kann aber sowohl zur Überwindung der einen wie der anderen Kraft führen. Diese Beobachtung führt zu keiner Entscheidung.

Bei einem Versuch mit CaF_2 kann man leicht eine Entscheidung treffen[1044], CaF_2 vermag Jod zu adsorbieren. Wird das lamellenartig gebaute CaF_2 durch Erhöhung der Temperatur zusammengesintert, dann geht diese Fähigkeit verloren. Läßt man jetzt Caesium adsorbieren und entfernt dieses dann, dann ist die alte Eigenschaft wieder da, Caesium hat die van der Waalsschen Kräfte im Zusammenhalt der Lamellen überwunden. Hier ist die Entscheidung deshalb leicht, weil die Entfernung der Lamellen gering ist. Will man bei dem Zusammenhalt der Koazervate van der Waalssche Kräfte annehmen, dann ist nach dem obigen Bild C die Entfernung zum Wirksamwerden zu groß, das Bild muß dann im einzelnen falsch sein. Die Frage der elastischen Eigenschaften ist hier auch nicht geklärt. Wenig Berücksichtigung fanden bei diesen Vorgängen die Wasserstoffbrücken, deren Bedeutung für die Lagerung der Myosinfibrillen von Astbury in den Vordergrund gestellt wird. Bei dieser Art der Bindungen treten quantenmechanische Resonanzkräfte in den Vordergrund, die wir bei unserer Darstellung vermieden haben.

Die Untersuchungen über Gliadin[1037] führten Bungenberg de Jong auch zu Vorstellungen über die Wirkung von Salzen bei verschiedenem Säurezusatz, wobei die erste Phase des Säurezusatzes im Herantreten von H^+ an aktive Zentren besteht, was dann sekundär zum Heranziehen der Anionen führt (siehe auch [1045]). Hier sind damit noch andere Störungsmöglichkeiten vorhanden, die zur Verwirrung der Reihenfolge führen könnten. Dabei würden wir in die Darstellung des Kapitels der Komplexbildung einmünden, in dem van der Waalssche Kräfte behandelt wurden. Diese aber hängen auch eng mit Molekülgröße, Polarisierbarkeit und Hydratation zusammen, teilweise Konstanten sekundärer Natur. In den Vordergrund wird man die Veränderung des Lösungsmittels stellen müssen[1046], um auch einen Anschluß an die die Löslichkeit erhöhende und senkende Wirkung der Salze zu erhalten, auf die wir an vielen Stellen unserer Darstellung (Komplexbildung, Hydratation usw.) hingewiesen haben. Lyophile Kolloide werden damit (wie man es auch bei Freundlich dargestellt findet) in eine Reihe mit den anderen löslichen Substanzen gestellt. Wir finden auch eine Dichtezunahme des Wassers bei Lösung von Kolloiden, die dann durch Ionen beeinflußt wird[1047].

Was bei den Koazervaten, die durch ihren flüssigen Zustand noch keine Überwindung mechanischer Kräfte und Strukturen verlangen, durch Salze gewissermaßen mikroskopisch in Erscheinung tritt, kann auch bei schon gelösten Proteinen in Erscheinung treten, etwa durch Nachweis einer Erhöhung des kolloidosmotischen Drucks, durch Diffusion oder an der Ultrazentrifuge[1010], S. 930 oder sogar bei der Ultrafiltration, wo durch m/6-Salzlösungen die Filtration von Pferdeserum — $Br' = Cl' = 100$ gesetzt — durch J' (mit 98), SCN' (mit 97) vermehrt, durch SO_4'' (mit 104) vermindert wird[1048]. Dasselbe gelang bei ähnlichen Versuchen mit Gelatine bei Zusatz von $NaSCN$[1049; 1051, I]. Hier gab es ein Optimum

---

[1044] de Boer, H. J.: Z. Elektrochem. **44**, 488 (1938).
[1045] Thimann, R. V.: J. gen. Physiol. **14**, 215 (1931). Ionisation der Gelatine durch Bindung von Cl'.
[1046] Bancroft, W. D.: Koll. Sympos. Monograph. **4**, 29 (1926).
[1047] Svedberg, Th. u. Stein, B. A.: J. amer. chem. Soc. **45**, 2613 (1923), Rona **24**, 5. In der Reihenfolge $PO_4''' < Cl' < SO_4'' < NO_3'$, also nach der Stärke der Säuren.
[1048] Ellinger, A. u. Neuschloss, S. M.: Biochem. Z. **127**, 241 (1922).

bei m/1-Lösungen[1049]. Der Vorgang war dabei durchaus nicht an die Anwesenheit des Salzes gebunden, denn wenn auch das Rhodanid durch Dialyse entfernt war, blieb doch der höhere Verteilungszustand, jedenfalls zum Teil, erhalten.

Wir müssen bei diesen Versuchen ähnlich dem BUNGENBERGschen Modell der Koazervate noch eine vorherige Separation der einzelnen Eiweißpartikel annehmen, deren weitere Spaltung nur durch Vernichtung des Moleküls eintreten kann. Dasselbe wurde aber auch an der Emulgierung von Seifen demonstriert[1050]. Teilweise läßt sich die Polymerisierung nicht völlig beseitigen. Während das Hämoglobin sonst aus 4 Einzelmolekülen zusammengesetzt ist, gelingt es durch Salzzusatz eine Depolymerisation schrittweise zu erzielen bis zu schließlich 2 Einheiten, wenn man die Salzkonzentration von 0,01 bis auf 2,6 molar steigerte. Es fand sich dabei zugleich, daß die Quantenausbeute für die Spaltung des Kohlenoxydhämoglobins stieg. (BÜCKER und NEGELEIN[1050, I]).

Die Peptisation findet sich auch bei hydrophoben Kolloiden, indem deren Sole stabilisiert werden z. B. $La(OH)_3$[1051, II], Mineralöl[1051, III].

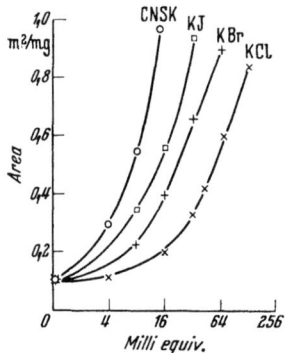

Abb. 8. Ausbreitung von Ovalbumin auf Salzlösungen. Aus SCHMIDT Chemistry of Aminoacids and Proteins. Springfield-Baltimore 1938, S. 438, Abb. 10.

Solche Einwirkungen auf die Kolloide werden auch Folgen für die Oberflächenspannung haben, wobei man vorsichtig in der Auslegung sein muß. Wenn z. B. die Oberflächenspannung von Gelatinelösungen von 70 Dyn/cm durch m/16-$NaNO_3$ auf 66,5, durch m/16-Na_2SO_4 auf 64,2 sinkt[1051], dann wird hier ein erstes Zeichen einer Aussalzwirkung vorliegen, da sonst die HOFMEISTER-Effekte erst in höheren Konzentrationen einzutreten pflegen. Bei Ovalbumin[1052] liegen die Verhältnisse schwieriger, da ganz kleine Konzentrationen die Erniedrigung, höhere aber das Gegenteil veranlassen. Von größerem Interesse sind die Untersuchungen von GORTER[1053] über die Ausbreitung und den Ausbreitungsdruck von Ovalbumin auf verschiedene Salzlösungen. Wir geben aus diesen Untersuchungen eine Abbildung über die Flächenausdehnung solcher Filme von Ovalbumin wieder.

Nach dieser Abbildung sehen wir erstens die Ausdehnung am größten bei $SCN' > J' > Br' > Cl'$. In der Oberflächenausdehnung ergibt sich nicht die Peptisation (die bei Eiweißen nicht vermehrt gefunden wurde), sondern die Änderung des Lösungsmittels durch die Salze.

[1049] STIASNY, E.: Kolloid-Z. **35**, 353 (1924), Rona **30**, 503. Feststellung des Ultrafiltrierten durch Tanninfällung.

[1050] KREMNEV, L. u. PAPKOVA-KWITZEL, T.: C. **1936 I**, 3469. Emulgierungsfähigkeit sinkt herab in der Reihe $SO_4'' > Cl' > NO_3'$.

[1050, I] BÜCKER, TH. u. NEGELEIN, E.: Biochem. Z. **311**, 163 (1942).

[1051] JOHNSTON, H. u. PEARD, G. T.: Biochem. J. **19**, 281 (1923).

[1051, I] KRAEMER, E. O.: J. physic. Chem. **45**, 660 (1941), Rona **127**, 4. C. **1941 II**, 2914. Gelatine in konz. KSCN (17,5%) erwies sich an der Ultrazentrifuge und bei der Diffusion 1-molekular. Die Viscosität war zu hoch und wies auf Fadenform hin.

[1051, II] MOELLER, TH. u. KRAUSKOPF, F. C.: J. physic. Chem. **43**, 363 (1939). C. **1940 I**, 990. Große Zahl von Ionen.

[1051, III] KING, A. u. WRZESZINSKI, G. W.: J. chem. Soc. **1940**, 1513. C. **1941 II**, 17. Besonders J' und KSCN, SO_4'' zerstört die Emulsion.

[1052] JOHNSTON, J. H.: Biochem. J. **21**, 2, 1314. NaCl wirkt = $NaNO_3$, also Wertigkeit? Auch Untersuchungen über Cascin.

Dabei vermeide ich es, auf die Vorstellung der Polyhydrole einzugehen, etwa in der Art: Polyhydrole $(H_2O)_x$ führen zur besseren Löslichkeit des Proteins. SCN′ vermehrt die Polyhydrole, also vermehrt es die Löslichkeit. Solche Darstellung findet man gelegentlich zugleich mit dem guten Glauben, etwas mehr gesagt zu haben, als die ursprüngliche Beobachtung selbst schon ergibt. Ich verweise dagegen auf die Untersuchungen über die Kristallstruktur des Wassers durch SUHRMANN (Ultrarotspektrum) und ULICH (Ramannspektrum). SCN′ muß die Zahl der $(H_2O)_8$ vermindern, führt zugleich zur Änderung der Lösungseigenschaften (siehe Seite 80).

Bei den Flächenbedeckungen hätten wir eher die Möglichkeit, daß der Eintritt des Albumins in die Lösung durch SCN′ begünstigt werde, so daß weniger an der Oberfläche bliebe, weiter könnte die Wasserbindung größer sein, so daß eine größere Fläche eingenommen wird: schließlich bestände die Möglichkeit, daß eine räumliche Anordnung durch Beseitigung von inneren Bindungen — VAN DER WAALSsche Kräfte, Nebenvalenzen — geändert würde, so daß die Flächenbelegung größer wird; als einfachstes anschauliches Modell: Aufrollung eines Blattes (siehe auch [1051, I]). Die GORTERsche Untersuchung möchte ich aber vor allem auch für unser Thema, das gerade die biologischen Wirkungen nicht aus den Augen verlieren darf, deshalb hervorheben, weil offenbar der HOFMEISTER-Effekt in viel niederen Konzentrationen in Erscheinung tritt als sonst, also in Konzentrationen, die im lebenden Organismus schon wirksam werden ohne zu vernichten.

5. Lösungsversuche.

Wirkungen von kleinen Salzkonzentrationen haben wir auch sonst, besonders bei Kolloiden, die OSTWALD[1043] isolabil nennt z. B. Casein-, Globulin- und Cellulosesole. Die Löslichkeit geht hier nach der Ionenstärke. Da die Wertigkeit in diesen Ausdruck als Quadrat eingeht, werden hier 2wertige Ionen wirksamer sein[1054]. Dazu sind aber in höheren Konzentrationen die lyotropen Effekte immer vorhanden. Untersuchungen über die Löslichkeit wurden unternommen zur Lösung und Gewinnung der Eiweiße des Mehls, wobei sich folgende Zahlen für 1 mol-Lösungen ergaben[1055, 1056] nach Kjeldahlbestimmungen:

SCN′ wirkt noch stärker als J′ [1057]. Das durch die Salze extrahierte Protein ist nicht einheitlich, das Molekulargewicht nimmt nach der Seite des J′ zu[1058].

Tabelle 33.

	KF	K$_2$SO$_4$	KCl	KBr	KJ
(1055) . . .	13,07	18,59	22,77	37,22	63,89
(1056) . . .	24,86	26,24	30,98	40,16	55,01

Bei Cellulose wirken besonders die Perchlorate[1059], sonst die Reihenfolge wie oben.

Weitere Untersuchungen beschäftigen sich mit Hautpulver[1029]: Reihenfolge SCN′ > J′ > Br′ > Cl′ > SO$_4$″ > S$_2$O$_3$″. Die Menge von Tannin, Chromat und

---

[1053] GORTER, E.: Proc. Kon. Akad. d. Wet. **37**, 20 (1934); zitiert nach [1010], S. 437.

[1054] FÜRTH, O. u. SCHOLL, R.: Biochem. Z. **257**, 151 (1933), Rona **72**, 603. Das gilt auch für Lösung von Na-glykocholat auf Ölsäure.

[1055] GORTNER, R. A., HOFFMANN, W. F. u. SINCLAIR, W. B.: Kolloid-Z. **44**, 97 (1928), Rona **45**, 303. 12 Proben Weizenmehl.

[1056] STAKER, E. u. GORTNER, R. A.: J. physic. Chem. **35**, 1565 (1931), Rona **63**, 12. 8 andere Weizenmehle mit m/2-Lösungen; zugleich hier: Alfalfa, Canabis sativa. Mais.

[1057] RICH, C. E.: Cereal Chem. **15**, 596 (1938). C. **1939** I, 547. Die sonstige Sequenz bleibt bestehen.

[1058] KREJCI, L. u. SVEDBERG, TH.: J. amer. Chem. Soc. **57**, 1365 (1935), Rona **89**, 513. C. **1935** II, 2078.

[1059] DOBRY, A.: Bull. Soc. chim. France [5] **3**, 312 (1936). Besonders stark das Mg-Salz auf Celluloseacetat; Triacetat und andere Ester werden nicht gelöst oder nur gequollen.

[1060] GAWRILOW, N. I., BOTWINIK, M. M. u. MOSKOWA, S. J.: Biochem. Z. **272**, 56 (1934), Rona **82**, 548.

Aluminiumoxyd, die durch ein so vorbehandeltes Hautpulver aufgenommen wird, nimmt nach der Seite des SCN' zu. Auch Elastin wird durch SCN' peptisiert[1060].

Auf Gelatine wirken ebenso wie SCN' auch die Perchlorate, die hier ein extremes Ende einnehmen[734, 1061]. Diese Stellung des Perchlorates findet sich z. B. auch bei der Lösungserhöhung des Eiweißkörpers Ascaridin[1062]. Die Löslichkeit des Wassers in Benzylalkohol wird durch $Mg(ClO_4)_2$ erhöht, aber nicht umgekehrt[1066, I]. Auf die Stellung des ClO_4' in der HOFMEISTERschen Reihe werden wir noch später zurückkommen.

Die Wirkung auf Casein finden wir auch in der Reihe F' < Cl' < J'[1063], aber durch die Komplikation geändert, daß Casein als Ca-Salz unlöslich, als Na-Salz aber löslich ist. Dadurch kann es kommen, daß gegen die Erwartung Ca-fällende Salze wie NaF die Löslichkeit erhöhen[814, I; 1063].

Wenn Eiweißpräcipitate mit $HgCl_2$ durch S_2O_3'' gelöst werden[1064], dann wird hier ebenso die Wirkung auf das Schwermetall eine Rolle spielen.

Salze wie Perchlorat und SCN' wirken auch lösend auf Strukturen wie die Stromata der Erythrocyten[1065] die Leber([1066, II]) und auf den Glaskörper[1066] ein, wo durch höhere Konzentrationen (2½ mol J' und SCN') eine totale Auflösung der Strukturen erfolgt (siehe dagegen [1124]). Aber trotzdem wirken die Salze am Glaskörper alle nicht quellend, sondern entquellen sogar, aber nur mehr oder weniger. Das geschieht in kleineren Konzentrationen (m/100) nach der Wertigkeitsregel[1066 b]. Weitere Literatur[1124—1125], ebenso S. 158.

6. Viscosität.

Schon früher haben wir die Beeinflussung der Viscosität durch Salze erwähnt und besprochen. Hier treten diese Fragen in komplexerer Natur an uns heran, und zwar zuerst in der Ordnung der lyotropen Zahlen, die wir bei der Fällung von Kolloiden schon einführten. Es treten in den Reihenfolgen Störungen auf, und zwar schon bei den einfachen Salzen[1067]. Zwei Punkte fallen in dieser Reihe als Abweichung ins Auge. ClO_4' steht der Reihenfolge nach von außen an der zweiten Stelle hinter Jodid, und Rhodanid erhält jetzt eine Zahl, die mit Br' = 11,5 (statt 13,25) übereinstimmt. Die Reihenfolge ist bei Übergang vom Na'- zum K'-Salz nicht geändert, nur daß die K-Salze mit größeren lyotropen Zahlen als Cl' eine kleinere Viscosität als das Wasser besitzen. Bei den freien Säuren rückt Perchlorat an den Flügel. Bei der Beeinflussung der Viscosität von 2% Zuckerlösung[1068] bleibt die Lage des SCN' mit Br', bei der lyotropen Zahl N = 11,3, ebenso wie bei Dextrinlösungen; aber die Berechnung muß jetzt Wegen folgen, die wir früher schon bei der Adsorption dargestellt haben.

[1061] GIBERT, P. u. DURAND-GASSELIN, A.: Bull. Soc. chim. France [5] **3**, 2237 (1936). C. **1937 I**, 4911. Ebenso Stärke, Glykogen usw.

[1062] FAURÉ-FREMIET, E. u. FILHOL, J.: J. chim. physique **34**, 444 (1937), Rona **104**, 335.

[1063] SHARP, P. F. u. McINERNEY, T. J.: J. Dairy Sci. **19**, 573 (1936), Rona **97**, 542.

[1064] DIACONO, H.: C. rend. Acad. Sci. **199**, 1686 (1934), Rona **85**, 434. C. **1935 II**, 395. Fällung von Antiserum.

[1065] BOEHM, G.: Biochem. Z. **282**, 32 (1935). Angewandt das Li-Salz in m/1-Konzentration.

[1066] GOEDBLOED, J.: Arch. f. Ophthalmologie **132**, 323 (1934). a) GOEDBLOED, J.: Arch. f. Ophthalmologie **133**, 1 (1935). b) GOEDBLOED, J.: Arch. f. Ophthalmologie **134**, 146 (1935). Geprüft auch SO_4'', Cl', NO_3', J', SCN'.

[1066, I] DURAND-GASSELIN, A. u. DUCLAUX, J.: J. Chim. physique-Physico-chem. biol. **37**, 89 (1940). C. **1941 II**, 2304. Zahlreiche Perchlorate untersucht.

[1066, II] JENSEN, R. u. SYLVEN: Nature **161**, 635 (1948). Nach Behandlung mit Rhodan kann Heparin leicht isoliert werden.

[1067] MERCKEL, J. H. C.: Kolloid-Z. **73**, 67 (1935). C. **1936 I**, 3982.

[1068] MERCKEL, J. H. C.: Kolloid-Z. **73**, 171 (1935).

Die Viscositäten ordnen sich für n/4-Lösungen der Elektrolyte nach anschießenden Reihenfolgen bzw. Gleichungen:
1. Für Zucker . . . . 1000 $(\eta - 1) = 0{,}98 N^2 - 19{,}65 N + 147{,}5$.
2. Für 2½% Dextrin Handelspräp. 1000 $(\eta - 1) = 1{,}35 N^2 + 22{,}2 N + 102{,}5$.
3. Dextrin gereinigt . . . . 1000 $(\eta - 1) = +1{,}04 N^2 - 17{,}1 N + 295{,}0$.

Ordnen wir die Ionen einfach nach der Größe der Wirkung, so erhalten wir die Reihenfolgen:
Entsprechend Gleichung 1) $JO_3' > J' > Br' = SCN' > BrO_3' > Cl'$.
„ „ 2) $Cl' > BrO_3' > JO_3' = Br' > SCN' > F' > J'$.
„ „ 3) $J' > SCN' = Br' > F' > JO_3' > Cl' > BrO_3'$.

In diesen Reihenfolgen sehen wir überhaupt keine lytrope Reihe mehr und noch weniger eine Ordnung, besonders wenn man den Übergang von ungereinigtem (Gl. 2) zum gereinigten Dextrin (Gl. 3) betrachtet. Die gut stimmenden Gleichungen zeigen, daß aber ein systematischer Gang und Zusammenhang entsprechend einer quadratischen Funktion mit den lyotropen Zahlen besteht. Die resultierende Parabel zeigt einen verschiedenen Verlauf bei den beiden Dextrinen, bei ungereinigtem in der Mitte der lyotropen Skala mit einem Maximum (also konkav zur Abszisse), in der gereinigten wie bei Zucker mit einem Minimum. Ähnliche Untersuchungen wurden bei Stärke selbst ausgeführt[969], wobei SCN' wieder der lyotropen Zahl 13,5 zuzuordnen war. Hier ergeben sich also Diskrepanzen (siehe dazu auch [1069]).

Die von MERCKEL angewandte und hier eben dargelegte Beschreibung verlangt vorerst keine theoretische Vorstellung. Man könnte nun eine Adsorption als wirksam annehmen. Das ist aber nicht möglich, da die Adsorptionsfunktion höherer Ordnung ist. Die Schwierigkeit, in die Skala bestimmte Ionen einzuordnen, besteht auch sonst, neben dem Rhodanid an dieser Stelle besonders mit dem Perchlorat, das in vielen capillaren und elektrocapillaren Eigenschaften am äußersten Ende der Reihe oder wenigstens in der Nähe von SCN' steht, wobei natürlich — abgesehen von der Größe des Moleküls — zwischen beiden Ionen der Unterschied besteht, daß ClO_4' symmetrisch gebaut ist, also sich viel besser in die Reihe der Halogene einordnen sollte, während SCN' ein Dipolmoment besitzt.

Um die Gründe der Viscositätsbeeinflussung zu erkennen und auseinanderzuhalten, verwendet man die Formel von SMOLUCHOWSKI-EINSTEIN:

$$\frac{\eta_s - \eta_l}{\eta_l} = \frac{5}{2} \Phi \left(1 + \frac{a}{r^2} \cdot \zeta^2\right).$$

η_s = Viscosität des Sols,
η_l = Viscosität des Lösungsmittels,
Φ = Anteil der Solpartikel gerechnet als Kugeln mit dem Radius r am Gesamtvolumen,
ζ = elektrokinetisches Potential.

In der Konstante a haben wir Dielektrizitätskonstante und einige andere Größen zusammengefaßt.

Diese Formel gibt die relative Viscositätsänderung an und gilt nicht quantitativ, ist aber qualitativ zu benützen. Wir sehen nach dem zweiten Glied in der Klammer eine Zunahme der Viscosität mit Verkleinerung des Radius, aber nur so lange als das ζ-Potential nicht verschwindet. Beseitigung eines ζ-Potentials bedeutet also Viscositätsabnahme. Das ist die Ursache des elektroconstrictorischen Effektes der Salze in kleinen Konzentrationen, der besonders in Er-

---

[1069] MERCKEL, J. H. C.: Rec. trav. chim. Pays-Bas 55, 82 (1936). a) BRUINS, E. M.: Rec. trav. chim. Pays-Bas 55, 297. Erwiderung auf MERCKEL. Änderung der Viscositäten, wenn man Erdalkali als Kation wählt.

scheinung treten wird bei hydrophoben Solen, soweit sie merkliche Viscositätsdifferenzen gegenüber dem Wasser besitzen.

Er folgt hier der Wertigkeitsregel z. B. bei Eisenhydroxydsolen[1070], aber zugleich findet man den Einfluß anderer Ionen[1071], was dann zur Gelbildung führt[1071, 1072].

Besonders von Interesse ist die Wirkung auf Stärkesole, bei denen die primäre Erniedrigung der Reihe folgt: $P_2O_7^{IV} > PO_4^{III} > Cl' > SO_4'' > SCN'$ [1073], und zwar beträgt sie bei löslicher Stärke, die stark mit Phosphat verestert ist = 48%, bei der an PO_4^{III}-armen Autoklavenstärke aus Kartoffeln aber nur 17—23%. Das liegt an der starken Auflaudung der veresterten Säure. Bei der weiteren Steigerung der Salzkonzentrationen nehmen die Phosphate (PO_4^{III} und $P_2O_7^{IV}$) eine Sonderstellung ein (also auch ohne Veresterung), indem sie nicht nur die Viscosität stark steigern, sondern auch stabilisierend bei Alterung des Sols wirken; dann folgt erst im Abstand $SCN' > Cl' > SO_4''$.

Die gleichen Erscheinungen elektroviscöser Natur kamen auch an anderen lyophilen Kolloiden, z. B. Gummi arabicum, Casein, Eiereiweiß, Glykogen[1074], Agar (nach FREUNDLICH Kapillarchemie II, S. 364) zur Erscheinung mit anschließendem sekundären Anstieg von m/8 an, ebenso mit Gliadin von 4—40 mol Cl' oder J'[1037], während mit $Fe(CN)_6^{IV}$ die Wirkung schon früher einsetzt. Der Anstieg ist bei $Fe(CN)_6^{IV}$ besonders schwer zu messen, weil leicht Fällungen auftreten. Dabei bleibt die Reihenfolge in der ganzen Konzentrationsskala z. B. bei Casein nicht gleich, weil die Kurven sich überschneiden, so daß die Viscosität bei SCN' nachher unter Br' liegt.

Bei diesem sekundären Anstieg wird in der vorher mitgeteilten Gleichung das ζ fortfallen, und es bleibt dann nur noch eine Gleichung übrig:

$$\frac{\eta s - \eta l}{\eta l} = \frac{5}{2} \Phi.$$

Dadurch wird der relative Anteil Φ der Teilchen an dem Gesamtvolumen berechenbar. Doch ist zweierlei zu beachten:

1. Die Konstante $\frac{5}{2}$ gilt nur für eine Konzentration, also darf am Gehalt des Sols nichts geändert werden außer dem Salzgehalt.

2. Die berechneten Φ ergeben ausschließlich Vergleiche nach Konvention, genau wie wir die Hydratationszahl der Ionen früher aufgefaßt haben als relatives Maß der Hydratation. Hier besteht noch insofern die Komplikation, daß eine Änderung der Form der Micellen z. B. von der Kugel zur Fadenform einen Anstieg des relativen Volumens veranlaßt (siehe [1051], I). Wir sehen die Verhältnisse bei Gelatine und Na-Sulfat aus obiger Abbildung[1038]:

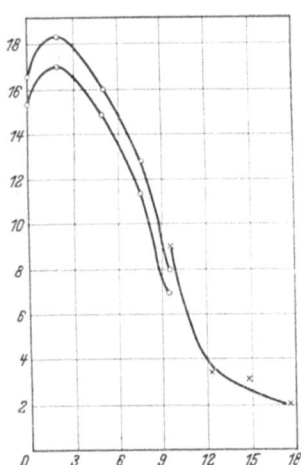

Abb. 9. Volumen, in dem 1-g Gelatine vorhanden ist, im Sol- und im Koazervatzustand für die Systeme mit Natriumsulfat. X = berechnet aus Koazervatanalysen, O = berechnet aus der relativen Viscosität von Solen. Die obere der Viscositätslinien bezieht sich auf die Reihen mit 0,8 g, die untere auf die mit 0,4 g lufttrockener Gelatine in 100 ccm. Ordinate: Volumen, Abscisse: Natriumsulfatgehalt der Gleichgewichtsflüssigkeit. Nach HOLLEMANN.

[1070] THÉVENET, S.: C. rend. Acad. Sci. **207**, 68 (1938). C. **1939 I**, 48. KCl, K_2SO_4, K_3PO_4, $K_4Fe(CN)_6$.

[1071] SCHUMANN, G.: Rona **89**, 471. Bei Vanadinoxyd $Cl' < NO_3' < Br' < SO_4'' < CrO_4''$.

[1072] OSTWALD, WO. u. MERTENS, M.: Kolloid Beih. **23**, 242 (1926), Rona **38**, 13. Komplexe Hg-Salze.

[1073] SAMEC, M.: Kolloid-Beih. **43**, 272 (1936). C. **1936 I**, 4688.

[1074] BUCHNER, E. H.: Rec. trav. chim. Pays-Bas **51**, 619 (1932), Rona **69**, 15. Z. B. war bei Eiereiweiß die Wirkung von SO_4'' und Br' anfangs dieselbe; erst der spätere Anstieg führte Br' höher als SO_4''.

Die relativen Zahlen ergeben sich bei Edestin aus folgender Tabelle 34 (nach [1039]):

Die Viscosität und das relative Volumen Φ nimmt also zu mit den lyotropen Eigenschaften, zugleich mit der Tendenz zur Denaturation, hier bei Edestin und auch bei anderen Eiweißkörpern[1075].

Tabelle 34.

Konz. m.	NaCl	J'	SCN'	SO$_4$''
0,5	0,054	0,059	0,061	0,054
1,0	0,056	0,066	0,079	0,056

Deswegen auch diese sonst ungewohnte Reihenfolge, wie auch bei verschiedenen Acetonzusätzen eine Umkehrung der Reihe erfolgt[1037]. Die hydratisierende Wirkung z. B. von SCN' soll nach Dialyse verschwinden, nicht die peptisierende[1049]. Diese ließ sich nachweisen durch Verhinderung des Tyndalleffektes durch SCN'[1082], zugleich mit Anstieg des osmotischen Drucks, wobei die Uneinheitlichkeit selbst der Gelatine störend wirkt[1082].

Peptisation allein müßte natürlich die Viscosität erniedrigen, wie man bei dem Übertritt des Gels in den Solzustand sieht, vielleicht schon wegen der Form der Micellen. Wenn Rhodanid z. B. in der Lage ist, innere Kräfte eines fadenförmigen Moleküls aufzuheben, so daß leichter die Fadenform möglich wird, dann könnte dieser Effekt schließlich die Viscosität relativ erhöhen.

Deshalb kann eine umgekehrte Wirkung bei verschiedenem Kation zustande kommen, z. B. wenn ein Ion wie Ca$^{\cdot\cdot}$ zugleich angewandt wird[1076]. Auch bei Stärke sind die Verhältnisse mehrphasig, denn anfangs ergibt sich eine Viscositätszunahme durch SCN'[1080], dann aber eine Abnahme in der Reihenfolge SCN' > NO$_3$' > Cl' > SO$_4$''[1081]. Na-Thymonukleat gibt stark viskose wäßrige Lösungen mit starker Strömungsdoppelbrechung. Beide werden durch J' und SCN' zerstört, die Lösungen werden isotrop und streuen nicht mehr Licht. Der Effekt ist völlig reversibel nach Entfernung der Ionen (GREENSTEIN [1076 I]). Hier werden Micellen, die sich in Fadenform zusammengefunden haben, isoliert durch Aufhebung von Kräften des Zusammenhalts. In 5% NaCl entstehen fadenförmige Partikel, die Viscosität nimmt zu, Doppelbrechung tritt auf (Stern[1034,II]). Bei Lecithin- und Fettsäuresolen soll Br' am stärksten einwirken[1077], bei Cephalin ist das Verhältnis von Cl' : J' : SCN' = 1012 : 1021 : 1046[1077 a]. Beim Serum nahm die Viscosität vom F'' über Cl', Br' zum J' ab[1078, 1079].

Diese Vorgänge darf man nicht verwechseln mit der Viscositätsabnahme des Serums oder gar des Gesamtblutes am ganzen Tier. Unser Thema handelt hier besonders von dem elektroviscösen Effekt, der nicht mehr zur Geltung kommen kann bei dem immer vorgegebenem NaCl-Gehalt des Serums. In diesem Bereich wird die Viscosität sogar sehr niedrig liegen.

Abschließend sehen wir aus diesem Kapitel, daß die Probleme durchaus nicht übersichtlich sind. Das wird nicht wunderlich erscheinen wenn man weiß, wie wenig die Theorie hier entwickelt ist und sogar noch bei den Kolloiden mit anomalem Verhalten Fragen der zur Messung benutzten Apparatur eine Rolle spielen, wahrscheinlich bedingt durch elastische Eigenschaften der Sole, wie sie in der Gelform offenbar werden.

[1075] ANSON, M. L. u. MIRSKY, A. F.: J. gen. Physiol. 15, 341 (1932).
[1076] ERBRING, H.: Kolloid-Z. 80, 20 (1937). C. 1938 I, 1318.
[1076, I] GREENSTEIM. J. P.: J. biol. them. 133, XXXVIII (1940).
[1077] SPIEGEL-ADOLF, M.: Klin. Wschr. 1932, 185. a) Biochem. J. 29, 2, 2413 (1935).
[1078] SIMON, I.: Arch. di scienze biol. 6, 1 (1924), Rona 29, 895.
[1079] SIMON, I.: Studi sassaresi 3, 310 (1925), Rona 33, 570.
[1080] OSTWALD, WO. u. FRENKEL, G.: Kolloid-Z. 43, 249 (1927).
[1081] FREUNDLICH, H. u. NITZE, H.: Kolloid-Z. 41, 206 (1927).
[1082] NORTHROP, J. H. u. KUNITZ, M.: J. gen. Physiol. 10, 161 (1926).

XII. Gele.

1. Schmelzen.

Wird ein Sol von Gelatine oder Agar abgekühlt, dann nimmt seine Viscosität allmählich zu, dadurch daß sich die einzelnen Partikel aneinanderlegen, d. h. durch einen Prozeß, der entgegengesetzt der Peptisation verläuft. Dieser Prozeß der Viscositätszunahme wird durch Salze nach der lyotropen Ordnung verlangsamt[1083]. Er setzt sich fort, wenn wir die Temperatur der Erstarrung oder der Schmelzung eines Gels in Abhängigkeit von dem anwesenden Anion, bzw. seiner Konzentration in den Bereich der Betrachtung ziehen. Dabei sind wiederum die lyotropen Zahlen maßgeblich[1025]. Bei 10% Gelatinegelen mit einem Schmelzpunkt von 32° erfolgte eine genaue Prüfung, die auch zur Aufstellung einer definierten Gleichung führte[1084]. Statt dieser Gleichung geben wir hier tabellarisch eine Reihe der erhaltenen Schmelztemperaturen, die nach der angewandten Methodik[1085] eine Fehlermöglichkeit von 0,2° zuläßt.

Tabelle 35.
Schmelztemperaturen 10% Gelatine bei Salzzusatz

Konzentrationen	Anion der Na-Salze								
	ClO_3'	NO_3'	Br'	J'	SCN'	ClO_4'	BrO_3'	HPO_2'	Cl'
0,25 m	—	29,7	29,8	27,3	27,0	27,0	—	—	—
0,5 m	28,5	27,8	28,4	25,0	23,9	23,4	30,9	33,3	31,4 (0,4 m)

Abgesehen von der Tabelle wollen wir auf einige Punkte aus dieser Arbeit von MERCKEL und HAAGMAN[1084] hinweisen. Bei Anstellung der Berechnung wurde BrO_3' und ClO_4' ausgelassen, weil sie qualitativ unrichtig liegen, also in das System der lyotropen Zahl nicht passen. Wir sehen hier beim ClO_4' sogar eine Wirkung, die zumindest nicht schwächer ist als die des Rhodanids. Bemerkenswert ist die Tatsache, daß Hypophosphit den Schmelzpunkt erhöht und zwar zunehmend bei Übergang zu höheren Konzentrationen.

Wird bei derselben Versuchsanordnung die Wasserstoff-Ionen-Konzentration gewechselt[1085], dann finden sich die Reihenfolgen der Ionen wieder in der ganzen Konzentrationsskala. Im isoelektrischen Punkt wurde kein extremer Wert erreicht. Diese beiden Beobachtungen sind besonders wichtig, weil durch die Messung der Quellung im sauren Bereich LOEB[972] überhaupt zur Ablehnung eines Hofmeistereffektes kam. Bei der Quellung gibt es nun ein Minimum im isoelektrischen Punkt der Gelatine. Beim Phosphat gibt es 2 Minima[1105].

2. Quellung.

Wenn wir jetzt zur Beeinflussung der Quellung übergehen, dann ergibt sich der unmittelbare — allerdings nur oberflächliche — Zusammenhang mit der Schmelzung darin, daß die Kräfte, die die Schmelzung hindern, auch der Wasseraufnahme Widerstand leisten werden. Schon deswegen kann der Zusammenhang nur oberflächlich sein, weil die meisten Eiweißkörper keine hitzereversiblen Gele geben. Hierbei ist die Gelatine eine Ausnahme und daher für Versuche besonders geeignet. Der Zusammenhang der Quellung und zwar in linearer Form mit der lyotropen Skala[1025] ist deshalb bei Gelatine besonders leicht festzustellen. Wir

---
[1083] BUNGENBERG DE JONG, H. G.: Rec. Trav. chim. Pays-Bas **47**, 797 (1928). Agar. $SCN' < J' < NO_3 < Br' < Cl' < SO_4''$.
[1084] MERCKEL, J. H. C. u. HAAGMAN, P. N.: Kolloid-Z. **87**, 59 (1939). Schon m/8-Lösungen von J', SCN' und ClO_4' wirken deutlich.
[1085] MERCKEL, J. H. C.: Kolloid-Z. **78**, 339 (1937).

kommen wiederum — wie schon in dem Kapitel über die Membranen — zur Betrachtung von Strukturen, aber der einfachsten Form.

Der Prozeß der Quellung erhielt eine kurze Definition[1086] durch die Beschreibung:

„Die Quellung führt zur Aufnahme von Flüssigkeit unter Volumenzunahme. Dabei geht die mikroskopische Homogenität nicht verloren, aber die elastischen Eigenschaften werden verändert." Man könnte noch hinzusetzen, daß ein Druck dabei erzeugt wird, der beträchtliche Grade annehmen kann, wurden doch durch quellendes Holz im alten Ägypten Steinsprengungen durchgeführt. Auch der Druck wird durch Salze beeinflußt[1087] und zwar in der Anordnung der HOFMEISTERschen Reihen. Schließlich ergeben sich bei genauerer Untersuchung optische Differenzen, wenn man nicht das Mikroskop, sondern das Polarisationsmikroskop und die Röntgenstrahlen zu Rate zieht, die wir aber erst später besprechen werden.

Zuerst sind es die quantitativen Verhältnisse der Wasseraufnahme, über die wir vor allem von BUCHNER[1022, 1025] unterrichtet werden. Gelatineblättchen in n/1-Salzlösungen gelegt mit dem Gewicht 1 erhalten bei Zimmertemperatur folgende Endgewichte:

$Na_2HAsO_4 = SO_4 : 11,7$
$Na_4Fe(CN)_6 : 14,5$ $Na_2CrO_4 : 15,3$
$Na_2S_2O_3 : 15,5$ $H_2O = 16$ $NaCl : 17$
$NaNO_2 = 17$ $Na_2S_2O_6 = 17,5$ $NaBrO_3 = 18,5$
$NaClO_3 : 21,7$ $NaBr : 25$ $NaNO_3 = 26$
$Na_2S_4O_6$, $NaClO_4$, NaJ = Peptisieren.

Bei 0° und n/4-Lösungen wurden die Werte gefunden[1025]
$NaF = 6,4$; $NaJO_3 : 6,9$; $NaClO_3 : 8,5$; $NaNO_3 = 8,7$; $H_2O : 8,1$.
Die Werte liegen auf einer Linie entsprechend den lyotropen Zahlen (s. a.[1090, I]).

Die Schwierigkeit der quantitativen Beurteilung bei den Salzen der peptisierenden Reihe liegt in der Festsetzung des Gewichts. Ein Gewichtsverlust tritt immer ein durch die Peptisation, wenn man die Gewichtszunahme durch Wägung verfolgt. Deshalb wird die sogenannte FISCHERsche Methode der Verfolgung des Meniscus im kalibrierten Rohr als besser bezeichnet[1088]. Bei Anwendung einer Methode, die dieser entspricht, wurde nun rein qualitativ an Gelatine in n/2-Lösungen die Quellung gefunden bei $J' < SCN' < ClO_4'$[1089]. Auch diese Methode wird man nur mit Vorsicht betrachten können, weil das Auftreten eines Gleichgewichtes nicht zu erwarten ist. Denn der weiteren Quellung stehen elastische Kräfte entgegen, die aber einer Hysteresis unterliegen, so daß immer nur (bei Gelatine) ein Durchgangszustand erreicht wird, der durch Fragen der Diffusionsgeschwindigkeit der Ionen kompliziert ist[1090]. Vielleicht ist freier von diesen Einwänden die Anwendung von Hornstückchen, die nicht peptisieren. Mit diesem Objekt und n/1-Lösungen (+ Lauge) stellte PULEWKA[1091] bei Zimmertemperatur folgende Gewichtszunahmen in mg fest:

Ion	NaBr	NaSCN	NaClO$_4$	NaSH
Ausgangsgewicht	83	90	88	103
Gewichtszunahme	54	66	87	482

[1086] KATZ, J. R.: Transact. Farad. Soc. 29, 279 (1933).
[1087] FREUNDLICH, H. u. GORDON, P. S.: Transact. Farad. Soc. 32, 1415 (1936). C. 1938 I 847. Hausenblase 0,2 mol-Salzlösungen: Quellung $SCN' > J' > NO_3' > Cl' > F' > SO_4''$.
[1088] FREUNDLICH, H.: Capillarchemie 1930 II, 600.
[1089] EICHLER, O.: Naunyn-Schmiedebergs Arch. 144, 251 (1930). Derselbe Befund wurde am Froschmuskel erhoben. Dieses Versuchsobjekt scheint mir für solche Untersuchungen wenig geeignet, weil man die Abtötung des Objekts voraussetzen muß.
[1090] NORTHROP, J. H. u. KUNITZ, M.: J. gen. Physiol. 10, 893 u. 905 (1927).
[1090, I] BUCHNER, E. H.: Rec. Trav. chim. Pays-Bas 59, 703 (1940). C. 1940 II, 1553. Die Effekte gelten auch für Tetramethylammonium als Kation.
[1091] PULEWKA, P.: Naunyn-Schmiedebergs Arch. 140, 181 (1929), Rona 51, 591.

Na_2SO_3 war ohne Wirkung. Wir sehen zugleich den ganz anderen Verlauf der SH'-Wirkung.

Mit Gelatinescheibchen wurde von AXMACHER[876] eine Quellungshemmung gegenüber Wasser durch 0,1 mol Pyrophosphat identisch mit 0,35 mol $Fe(CN)_6$ gefunden. Bei Hautpulver[1092] ergab sich gegenüber Wasser nur mit 0,74 mol NaSCN eine stärkere, mit 2,2 mol eine geringere Quellung, während 3,7 mol keine Änderung gegenüber Wasser veranlaßte[1092]. Alle übrigen Salze (NO_3', Cl', SO_4'') hemmten nur.

Die Quellung wird durch Temperatursteigerung — wie zu erwarten — vermehrt[1093]. Dabei gibt es aber folgende Möglichkeit: Sulfat führt zur Fällung bei höheren Temperaturen, aber nur deshalb, weil bei 0^0 die Löslichkeit des Salzes zu diesem Effekt noch unzureichend ist. Also eine einfache, bessere Löslichkeit der Salze als Grund der HOFMEISTERschen Reihe anzunehmen[1097] scheint nicht angängig. Trotz dieser eindeutig stärker hemmenden Wirkung der Sulfate auf die Aufnahme von Wasser wurde das Eindringen einer kolloiden Jodbehensäure durch NaCl viel stärker gehemmt als durch SO_4'' [1094].

Besondere Störungen und Versuche der Erklärung der Quellung sollen hier noch kurz Erwähnung finden. So wird die Quellung mit SCN' und J' durch anwesende Denaturierungsmittel abgeschwächt[1095]. Die spezielle Quellung von Cellulose durch Perchlorsäure soll durch Einbau in das Gitter stattfinden[1096].

Erwähnung verdient das Verhalten von Agar-Agar, der das Kalksalz eines Schwefelsäureesters darstellt. Da die freie Säure in Wasser weniger quillt als das Kalksalz, verursachen Ca-fällende Anionen — SO_4'', PO_4''' — einen besonderen Rückgang der Quellung[1098]. Umgekehrt kann man bei Quellung getrockneter Haut durch $Fe(CN)_6^{IV}$ und $P_2O_7^{IV}$ dadurch Quellungsbegünstigung erreichen, daß diese Salze quellungshemmende Eiweiße herauslösen[1099]. Bei Agar hemmen Salze immer — auch SCN' — die Quellung gegenüber destilliertem Wasser. Dabei gibt es teilweise kompliziertere Kurven mit Maximumbildung bei $Fe(CN)_6^{III}$ Cl', J', SCN'[1100].

Bei der Quellung und Verkleisterung der Stärke finden wir auch folgende Reihen:
SCN' > J' > Br' = NO_3' > ClO_3' > Cl' > BrO_3' > F' = SO_4'' [1101].
NaSeCN wirkt ungefähr wie SCN, während Cyanat viel schwächer wirkt[1102, 1103]. Die Wirkung der Halogene und des Rhodanids ist auch in organischer Bindung noch nachzuweisen[1103, 1103, I].

Die bisher wiedergegebenen Messungen, die zwar gelegentlich auftretende Störungen zeigten, aber doch die HOFMEISTERsche Quellungsreihe deutlich in Erscheinung treten ließen, wurden schon früher vielfach beobachtet. Die früheren Messungen wurden von LOEB[972] mit der Behauptung bezweifelt, daß bisher noch nicht die Wirkung der Wasserstoff-Ionen-Konzentration beachtet worden sei. Diese Behauptung hat aber nur eine gewisse Gültigkeit für die Salze schwacher Säuren, denn meist handelt es sich um Neutralsalze. Tatsächlich ist die Wirkung

---

[1092] KUBELKA, V.: Kolloid-Z. 51, 331 (1930), Rona 56, 434. Es fragt sich, ob hier nicht Fehler durch Peptisation aufgetreten sind; siehe früher erwähnte Versuche mit Hautpulver unter „Peptisation".

[1093] JORDAN-LLOYD, D.: Biochem. J. 24, 2, 1460 (1930).

[1094] FÜRTH, O. u. HERRMANN, H.: Biochem. Z. 279, 326 (1935), Rona 89, 469.

[1095] JERMOLENKO, N. u. LOBANOWITSCH, A.: Biochem. Z. 259, 374 (1933), Rona 73, 398.

[1096] ANDRESS, K. u. REINHARDT, L.: Z. physikal. Chem. 151, 425 (1930), Rona 60, 175. Röntgenspektrum. KATZ würde von intramicellärer Quellung sprechen bei solchen Veränderungen.

[1097] v. MORACZEWSKI, W. u. GRZYCKI, ST.: Biochem. Z. 221, 331 (1930), Rona 57, 362.

[1098] FAIRBROTHER, F. u. MASTIN, H.: J. chem. Soc. Lond. 123, 1412 (1923), Rona 25, 6.

[1099] KAYE, M. u. LLOYD, D. J.: Biochem. J. 18, 1043 (1924).

[1100] DOKAN, S.: Kolloid-Z. 34, 155 (1924), Rona 29, 164. Bei n/1 J' > SCN' > $Fe(CN)_6^{III}$ > > NO_3' > Br' > Cl' > SO_4'' > $Fe(CN)_6^{IV}$.

[1101] KATZ, J. R. u. MUSCHTER JR., F. J. F.: Biochem. Z. 257, 385 (1933).

[1102] KATZ, J. R. u. MUSCHTER JR., F. J. F.: Biochem. Z. 257, 397 (1933).

[1103] KATZ, J. R., SEIBERLICH, J. u. WEIDINGER, A.: Biochem. Z. 298, 320 (1938) u. 297, 412 (1938). Verkleisterungstemperatur durch SCN herabgesetzt.

[1103, I] SCHÜLLER, J.: Verh. d. dtsch. Pharmokol. Gesellsch. 1929, S. 64—66.

der Ionen dann gering, wenn in einem Gebiet abseits vom neutralen gearbeitet wird (siehe auch [1104]).

Die LOEBschen Vorstellungen und Untersuchungen werden besonders durch KÜNTZEL[1105] einer umfangreichen Kritik unterzogen, der vor allem darauf aufmerksam macht, daß auch auf den LOEBschen Kurven zwar kleine, aber doch deutliche Differenzen bei der Anionenwirkung nachweisbar sind. LOEB sei mit vorgefaßter Meinung an das Problem herangegangen. Auch sonst wird ein spezifischer Ioneneffekt gefunden[1106] und zwar auch unter Berücksichtigung einer eventuellen Bindung. Voraussetzung des deutlichen Auftretens der Ionenspezifität ist die Anwendung einer genügenden Konzentration. Bei kleinen Konzentrationen — und mit diesen arbeitete LOEB vor allem — spielt ein Effekt eine Rolle, der mit Ladungsverhältnissen ähnlich der Viscosität zusammenhängt, und dabei tritt dann die Wertigkeit in den Vordergrund[1105]. Dabei wirken nun die Salze hemmend auf die Quellung der Gelatine, wie z. B. NaCl in m/100 Lösung[1107]; teilweise bei höheren Konzentrationen und besonders im isoelektrischen Punkt stört die Fällung[1108].

NO_3' wirkt auch fällend bei $p_H < 2{,}3$, bei höheren Konzentrationen ($> 0{,}6$ mol) wirkt es auch in Anwesenheit von Säure quellungsbegünstigend, besonders beim $p_H > 5{,}0$ wirkt 0,1 mol $NaNO_3$ schon begünstigend auf die Wasseraufnahme (proportional log $[NO_3]$, später direkt proportional der Konzentration[1109]).

Schon bei der Peptisation haben wir in Versuchen mit SCN' auf den Befund hingewiesen, daß die Peptisation auch nach Entfernung des Ions durch Dialyse durchaus nicht direkt reversibel ist. Das gleiche läßt sich auch bei den Gelen nachweisen. Wir geben die Befunde nach einer Arbeit von NORTHROP und KUNITZ[1110] wieder:

Auf dem Bilde sehen wir die absolute Reversibilität der

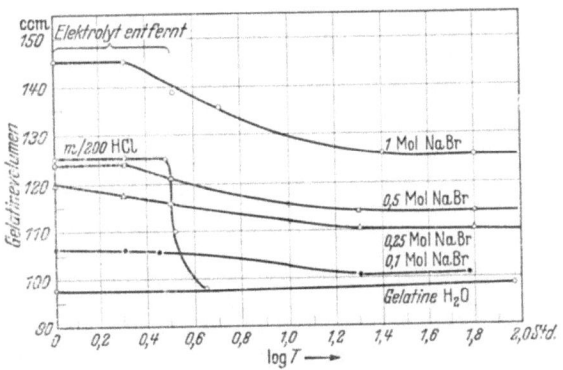

Abb. 10. Wirkung der Entfernung des Elektrolyten auf das Volumen von in NaBr oder HCl gequollener Gelatine.

Quellwirkung durch Säure nach Entfernung derselben, während das Volumen nach NaBr in keiner Weise auf den Zustand zurückkehrt, den man bei der ausschließlichen Anwesenheit von Wasser erwarten sollte. Das weist auf einen prinzipiell anderen Mechanismus der Säure- und Salzquellung hin. Die treibende Kraft solcher Quellung kann in der Ausbildung eines Donnangleichgewichtes und auch einer Änderung des osmotischen Drucks bestehen. Die Verschiedenheit des Donnangleichgewichtes wird nun durch Salzzusatz vermindert. Das gilt aber nur in mittleren Konzentrationen, bei höheren Konzentrationen spielt jetzt durch Peptisation der Gelatine selbst die Vermehrung des osmotischen Drucks eine Rolle. Auf einer weiteren Abbildung geben wir die Einwirkung von Ionen auf die Wasseraufnahme und darunter den osmo-

---

[1104] v. MORACZEWSKI, W. u. HAMERSKI, E.: Biochem. Z. 208, 299 (1929).
[1105] KÜNTZEL, A.: Biochem. Z. 209, 326 (1929), Rona 52, 18.
[1106] PLEASS, M. B.: Biochem. J. 25, 2 1943 (1931). $NO_3' > Cl' > SO_4''$.
[1107] LLOYD, D. J. u. PLEASS, W. B.: Biochem. J. 21, 2, 1352 (1927).
[1108] PLEASS, W. B.: Biochem. J. 23, 1, 358 (1929).
[1109] LLOYD, D. J. u. PLEASS, W. B.: Biochem. J. 22, 2, 1007 (1928).
[1110] NORTHROP, J. H. u. KUNITZ, M.: J. gen. Physiol. 8, 317 (1926).

tischen Druck der Gelatine wieder. Wir sehen die Ähnlichkeit beider Kurvenscharen (nach NORTHROP u. KUNITZ[1110]).

Die dynamischen Verhältnisse und Zusammenhänge zwischen osmotischem Druck, Quellungsdruck und Volumen wurden zu einem theoretischen System ausgebaut[1111]. Als Gegenkraft gegen die Quellung osmotischer Natur steht die Elastizität der Gelstruktur. Wenn die Konzentrationsgradienten klein sind, können die elastischen Kräfte einem Diffusionsausgleich entgegenwirken, so daß ein Konzentrationsgradient auch bei monatelanger Messung bei Laugenquellung bestehen bleiben kann, wie die wichtigen Versuche von BIGWOOD[834, 875] zeigen (siehe dazu[1112]). Der Gradient gilt auch für Cl', wenn man etwa $CaCl_2$ einwirken läßt[1113].

Bei der Quellung von Zellulose wurde in den Versuchen von KASBEKAR und NEALE[1113, I] bei geringer Quellung das Lösungsmittel, bei größerer aber Wasser aufgenommen, also auch ein Gradient entwickelt. Nach diesen Autoren sind zwischen den Zelluloseketten (OH)-Bindungen vorhanden, die die Aufnahme von Flüssigkeit hemmen. Zwischen den Ketten sind die zusammenhaltenden Kräfte sonst vor allem Wasserstoffbindungen. Diese auf quantenmechanischer Resonanz beruhend, bedürften nur geringer Energie zu ihrer Lösung. Sie müßten auch eine Lösung durch Salze erfahren. Wenn in den Versuchen von PULEWKA mit Horn gerade NaSH eine besonders große quellende Kraft besitzt im Abstand von allen HOFMEISTERschen Salzen, dann liegt das daran, daß gerade -SH mit dem nach ASTBURY im Horn vorkommenden Schwefelbrücken reagiert und sie löst, wie schon PULEWKA nachweisen konnte. Das ist nicht der Wirkungsmechanismus der Salzquellung. Die Freilegung von -SH Gruppen wurde verschiedentlich beobachtet, bedeutet aber bei Eiweiß Denaturation, der HOFMEISTEReffekt ist aber fast stets reversibel, wenn auch nicht wie auf der Abbildung 10 in Hinsicht der Wiedergewinnung elastischer Eigenschaften.

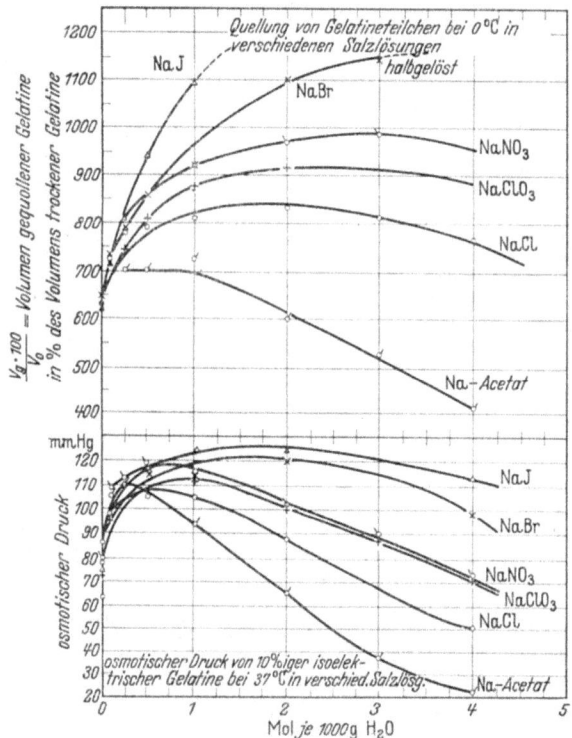

Abb. 11. Vergleich von osmotischem Druck und Gelatinequellung in verschiedenen Salzlösungen.

[1111] SCHULZ, G. V.: Naturwissenschaften **1936**, 589. C. **1936 II**, 3278.

[1112] HALPERN, L.: J. gen. Physiol. 14, 575 (1931), Rona 63, 13.

[1113] BIGWOOD, E. J.: Amer. J. Physiol. **90**, 285 (1929), Rona **53**, 297. Hier keine Zeit angegeben.

[1113, I] KASBEKAR, G. S. und NEALE, S. M.: Transact. Farad. Soc. **43**, 517 (1947). Anwendung von hochkonzentriertem $Ca(SCN)_2$ und $Zn(SCN)_2$.

Diese elastischen Eigenschaften der Gele werden nun durch die Salze beeinflußt, und auf diesem Wege kann eine Quellungsvermehrung oder -verminderung eintreten. Deshalb sind die elastischen Eigenschaften besonders zu beachten.

3. Elastische Eigenschaften.

Unter den hier zu besprechenden Einwirkungen werden die Strukturen der Gewebe eine Rolle spielen, und zwar immer im Sinne einer Quellungshemmung durch solche Strukturen, Fasern und dgl., deren Widerstand erst durch den Quellungsdruck überwunden werden muß[1114]. Die Fasern selbst können nun wiederum von den Ionen in ihren mechanischen Eigenschaften beeinflußt werden.

Die Dehnungsfähigkeit der Gelatine wird durch 0,75% KCl um 7%, isotonische KJ-Lösung um 20% erniedrigt, durch Sulfat um 4% erhöht[1002]. Diese eben angegebenen Zahlen haben keine allgemeine Gültigkeit, sondern werden von dem Gelatinegehalt maßgeblich beeinflußt, z. B. nach einer älteren Messung ist die Dehnungsfähigkeit umgekehrt proportional dem Gehalt an Trockengelatine[1115]. Die Verhältnisse wurden neuerdings geprüft[1116] und eine bilineare Abhängigkeit zwischen der relativen Dehnung $\frac{\Delta l}{l}$ und dem Gelatinegehalt gefunden.

Es wird z. B. durch starke Wasseraufnahme schließlich jede Elastizität verloren gehen. Diese Tatsache führt dazu, daß bei sehr starker Quellung die unterschiedliche Wirkung der einzelnen Salze verloren geht[1110].

Bei Untersuchungen der Elastizität hat man auch noch Alter und einheitliche Herkunft der Gelatine zu berücksichtigen, und Vergleiche sind entsprechend anzustellen. Auch an dieser Stelle finden wir die wichtigsten Befunde aus dem Amsterdamer Laboratorium hervorgegangen, nämlich die Rückführung der Salzwirkung auf die lyotrope Skala der Anionen. Die Dehnbarkeit der Gelatinegele wird am meisten durch die stark quellenden Ionen (SCN′ mit der lyotropen Zahl N = 13,25) erhöht, wie es gar nicht anders zu erwarten ist, denn die Wasseraufnahme wird ja um so mehr gehemmt, je größere innere elastische Gegenkräfte vorhanden sind. Werden diese durch das Salz gemindert, dann wird die Wasseraufnahme stärker sein. Die Reihenfolge der Dehnbarkeitszunahme (Elastizitätsverminderung) ist: $SCN' > J' > Br' > ClO_3' > Cl' > BrO_3'$.

Wenn man die Beziehung zwischen der lyotropen Zahl (als Abscisse) und der Konzentration, die notwendig ist für einen bestimmten Dehnungseffekt, konstruiert, dann erhält man eine rechtwinklige Hyperbel. Die funktionelle Beziehung bleibt bei den verschiedensten Belastungen erhalten[1117]. Die Dehnbarkeit wird vermindert durch F' und HPO_2'.

Besonderes Interesse werden wir für die theoretischen Vorstellungen haben[1117]. Danach wird der elastische Widerstand bedingt durch die Entfernung der einzelnen Fadenmicellen. Wird dieser vermehrt, dann werden die Anziehungskräfte — offenbar handelt es sich dabei um van der Waalssche Kräfte oder Wasserstoffbrücken — und die Elastizität vermindert. Die Entfernung kann nun in gleicher Weise durch einen größeren Gehalt an Wasser geschehen oder durch Ionen, die sich in die betreffenden Spalten hineinschieben und um so stärker wirken werden, je größer das Ion ist, wobei das Ion größer sein muß als die ursprüngliche Entfernung. Solche Abstandsänderungen wurden an Graphitsäurelamellen röntgenologisch

---

[1114] Lloyd, D. J.: J. physik. Chem. **42**, 1 (1938), Rona **105**, 536.
[1115] Leitz: Ann. d. Physik **14**, 139 (1904). n/2 Cl′ und NO₃′ erniedrigen die Dehnbarkeit, während SO₄″ kaum eine Änderung herbeiführt.
[1116] Merckel, J. H. C.: Kolloid-Z. **78**, 41 (1937).
[1117] Merckel, J. H. C. u. Wiebenga, E. H.: Kolloid. Z. **80**, 315 (1937). C. **1937 II**, 3441.

nachgewiesen bei großen Ionen (DERKSEN zitiert nach [1117]). Die hier gegebene Darstellung braucht nicht für alle Gele zu gelten, z. B. ergeben sich Abweichungen beim Agargel[1118].

Von Wichtigkeit ist noch die Beobachtung einer besonderen Fließelastizität bei Stärkekleister, deren Ableitung ich hier nicht bringen will (siehe [1081]). Diese Fließelastizität wird auch durch SCN' stark herabgesetzt, wie auch die Viscosität, und ist bei 2 m-Lösungen schon verschwunden. Sie ist gebunden an das Vorhandensein von Reststrukturen aus dem Stärkekorn. Dieser Effekt ist durch Dialyse nicht reversibel.

Vielfache Komplikationen ergaben sich bei der Quellung strukturierter Quellkörper, z. B. wie sie in den Schwanzsehnen von Ratten zur Verfügung stehen[1119]. Wirkt auf solche Sehnen Säure ein, dann kommt es zur Wasseraufnahme, zugleich mit Verkürzung der Faser. Diese Verkürzung ist reversibel nach Belastung und beruht auf Flüssigkeitsaufnahme zwischen den Fasern. Dergleichen kann man auch durch NaCl erreichen, aber nur bei Konzentrationen < 0,2 mol; wird die Konzentration auf 0,5 mol gesteigert, dann kommt die wirkliche Salzquellung zustande[1120].

Bei aus Ochsenhaut isolierten Fibrillen[1121] läßt sich der Unterschied in der Beeinflussung des zwischenfibrillären Wassers durch Säure von dem intrafibrillären infolge des HOFMEISTEReffekts demonstrieren. Der erste ist durch Belastung reversibel, das Wasser wird herausgedrückt. Die Elastizität wird reversibel geändert. Das nach Salzbehandlung gebundene Wasser läßt sich durch Belastung nicht heraustreiben, die Elastizitätsänderung ist irreversibel. Das gleiche wurde beobachtet bei Elastoidinfasern aus den Flossen des Carcharias glaucus[1122]. Hier fand sich auch keine Verkürzung außer bei ganz großen Quellungen durch SCN' und J'. Versuche über die Schrumpfungstemperatur des Coriums aus Rinderhaut, die n/1-Lösungen von Salzen ausgesetzt waren[1123] ergaben die Reihen SCN' > J' > NO_3' > Br' > ClO_3' > Cl' > BrO_3' > F', CN' > SO_4'' und CNO' < < SCN' < SeCN'.

LENNOX ([1123, I]) untersuchte die Schrumpfung von Kollagen aus Schafhaut und Rattenschwanzsehnen bei Steigerung der Temperatur und fand diese am meisten bei SCN', am wenigsten bei SO_4'' erniedrigt. Die Reduktion wird zugeschrieben der kompetetiven Adsorption von Ionen an die entgegengesetzt geladenen Komponenten der Bindungen im Kollagen, z. B. zwischen Arginin-Lysin-Resten auf der einen, Glutaminsäure und Asparaginsäureresten auf der anderen.

Besondere Studien über die Gele wurden am Glaskörper vorgenommen, weil hier nicht nur das Gel eines extremen Quellungsgrades vorliegt, sondern auch weil das Problem der Glaukomentstehung dazu führt. Die Art der Wasserbindung ersieht man daraus, daß das Wasser durch Ultrafiltration beseitigt werden kann. Auf diesen Prozeß hatte weder SCN' noch J' noch SO_4'' einen Einfluß[1125].

Bei Versuchen, wie durch den Glaskörper des Ochsenauges die Emulgierung von Hg'' durch Ultraschallwellen verändert würde, fand sich kein Einfluß von KSCN bis 1,0 mol Lösung[1124]. Beim Versuch, Nickelpartikel mit einem Magneten

---

[1118] PAWLOW, P. u. ENGELSTEIN, M.: C. **1937 II**, 194. Wirkung bei p_H 4,5 NO_3' < Br' > > SO_4'' > Cl' > J'; bei p_H 7,0 NO_3' > SO_4'' = Br' > Cl' > J'.
[1119] KÜNTZEL, A.: Kolloid-Z. **40**, 264 (1926).
[1120] KAYE, M. u. LLOYD, D. J.: Proc. roy. Soc. B. **96**, 293 (1924).
[1121] LLOYD, D. J. u. MARRIOTT, R. H.: Trans. Farad. Soc. **32**, 932 (1936). C. **1936 II**, 2658.
[1122] FAURÉ-FREMIET, E. u. WOELFFLIN, R.: J. chim. physiq. **33**, 666 (1936), Rona **97**, 515. Auch Messung der Dampfspannung. Quellung: SCN' > J' > Br' > NO' > Cl' > SO_4''.
[1123] KATZ, J. R. u. WEIDINGER, A.: Biochem. Z. **259**, 191 (1933).
[1123, I] LENNOX, F. G.: Biochem. J. **41**, XLVII (1947). Nähere Begründung nicht zu ersehen.

herauszuziehen, wurde eine Verminderung der Elastizität gefunden, die Wandergeschwindigkeit wurde durch 0,5 mol beschleunigt. Werden Glaskörper in verschiedene Salzlösungen, wie 3 n KCl und n/1 K_2SO_4 gelegt, dann kommt es zur Schrumpfung (bis 70 bzw. 75%); werden sie aber dann in Aqua dest. hineingebracht, dann schwellen sie über ihr ursprüngliches Volumen hinaus[1126]. Wenn aber 3 n KSCN zur Anwendung gelangt, dann kommt es je nach der Länge der Einwirkung zu starkem Abfall des Volumens, und Rückgabe in Aqua dest. führte dann nur noch zur Wasseraufnahme bis 40% bei 6stündiger, bis 4% bei 24stündiger Einwirkung. Also zur Wasseraufnahme gehört hier eine diffizile Struktur, deren Peptisation durch KSCN die Wiederaufnahme von Wasser unmöglich macht[1126].

Ein weiteres interessantes Beispiel aus der Strukturbeeinflussung mit folgenden mechanischen Wirkungen soll noch aus dem Pflanzenreich entnommen werden und zwar Schnitte von Blättern von Billbergia carminea Borneum[1127]. Werden die Blattschnitte durch $CaCl_2$ oder Glycerin entwässert, dann rollen sie sich auf — ein Vorgang, der zur Wasseransaugung auch am lebenden Blatt führen kann — werden diese Blattschnitte in 2 n-Salzlösungen gelegt, dann tritt die Streckung teils rascher, teils langsamer auf als bei Rückkehr in Wasser. Es ergibt sich die Reihenfolge: $SCN' = J' > NO_3' \geq Br' > S_2O_3'' > Cl' > SO_4'' = PO_4^{III}$. Wasser würde in der Reihe beim Br' stehen. Die hier verwandten Blattschnitte besaßen keine „lebende" Substanz mehr. Ist diese noch vorhanden, wie in Versuchen mit Spirogyrafäden[1128], dann wird in vorerst unabsehbarer Art die Elastizität beeinflußt (siehe weiteres folgenden Abschnitt).

4. Optische Eigenschaften.

Die optischen Eigenschaften von Gelen sind besonders wichtig, weil wir damit methodisch die Möglichkeit der Eigenschaftsänderung eines Gels verfolgen können, ohne daß der laufende Prozeß unterbrochen wird. Zu diesen optischen Methoden rechnet zuerst die Doppelbrechung, die immer dann auftritt, wenn Spannungen in einem Gel entstehen, also als Zeichen mechanischer Eigenschaften. Wenn die Gele genügend fest sind, kann solche Doppelbrechung bestehen bleiben, wie es WEBER[1129] gelungen ist, aus Myosin solche doppelbrechende Fäden herzustellen.

Doppelbrechung tritt auch auf, wenn in Gelatine Spannungen vorhanden sind. Spannungen sind aber vorhanden beim Prozeß der Quellung und gleichen sich erst bei Erreichen des Gleichgewichtes aus[1130], d. h. das Gel wird dann isotrop. Die Stärke der Anisotropie geht der Quellungsgeschwindigkeit parallel. Wir geben die Beeinflussung durch Salze auf einer Abbildung von KUNITZ[1130] wieder (Abb. 12 S. 160).

Von Bedeutung ist, daß die Beziehung zwischen Quellungsstärke und Doppelbrechung bei SCN' und J', zum Teil auch bei Br' geringer ist als erwartet. Das bedeutet eine Abnahme der inneren Spannung unter der Einwirkung dieser Ionen als Zeichen einer die Struktur — auf der die Elastizität beruht — auflockernden Wirkung.

[1124] DUKE-ELDER, W. S. u. DAVSON, H.: Biochem. J. 29, 1121 (1935), Rona 90, 614.
[1125] COHEN, M., NEWELL, J. M. u. KILLIAN, J. A.: Arch. of Ophthalmolog. 12, 352 (1934), Rona 88, 270. Bis 0,15 mol SCN.
[1126] GOEDBLOED, J.: Biochem. J. 30, 2073 (1936). C. 1937 I, 1472.
[1127] ZIEGENSPECK, H.: Bot. Arch. 37, 267 (1935), Rona 89, 237.
[1128] NORTHERN, H. T. u. NORTHERN, R. T.: Plant Physiol. 14, 539 (1939). C. 1939 II, 3835. Br', Cl', J' von geringem Einfluß, NO_3' senkte, SO_4'', F', PO_4''' steigerte die Plasmaelastizität. Es ist die Frage, ob hier nicht die Viscosität gemessen wurde.
[1129] WEBER, H. H.: Pflügers Arch. 235, 205 (1934).
[1130] KUNITZ, M.: J. gen. Physiol. 13, 565 (1930).

Dasselbe wurde auch bei der auf dem Schereffekt beruhenden Strömungsdoppelbrechung beobachtet. Besonders bei Myosin wurde durch J' und SCN', auch Harnstoff, ein vollkommenes Verschwinden erreicht mit einer Art von Denaturation, wobei das Molekulargewicht (nach dem osmotischen Druck) absank, also ein Vorgang, den man auch als Peptisation wie oben auffassen kann. (Siehe dagegen S. 151 und GREENSTEIN [1076 I]).

Solche Assoziation-Dispersion wird auch bei Gelatine nach der Rotationsdispersion (zitiert nach [1010, S. 593]) angenommen, da sich die erhaltenen Kurven erklären lassen nach der Gleichung für X als Halogen:

$$[NaX] = \frac{1}{2{,}66} \cdot \log \frac{a}{1-a} + \log \frac{1}{k}$$

$a =$ dissoziierter Teil.

Der $\log \frac{1}{k}$ ist für:

$$\begin{aligned} NaJ &= 1{,}0 \\ NaBr &= 1{,}8 \\ NaCl &= 3{,}7 \end{aligned}$$

Die Vorstellung solcher Assoziationen wird auch bei der Mutarotation gebraucht. Allerdings soll die Erklärung auch in der Änderung des Ketoenolgleichgewichtes durch Neutralsalze zu suchen sein[1131].

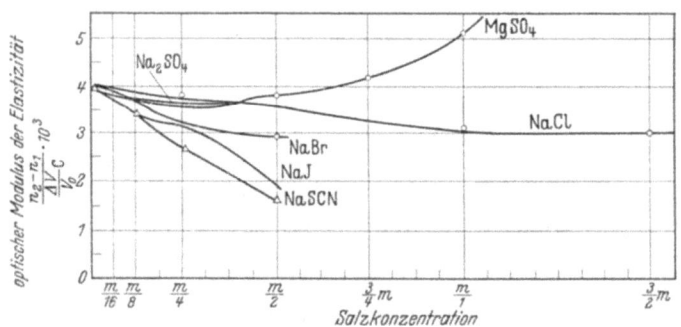

Abb. 12. Die Salzwirkung auf die Elastizität 10%iger Gele, berechnet aus der Doppelbrechung. (Nach KUNITZ.)

Die spezifische Drehung der Gelatine beträgt bei 35° als Sol —134°, bei 15° im Gelzustand —248°. Wird zu 1% Gelatine 1 mol NaSCN zugesetzt, dann hat auch bei 15° die Gelatine die Drehung von 134[1132]. Der Quotient der beiden Drehungen wird als Maß der Mutarotation gebraucht. Das Verhältnis bei den einzelnen Ionen geben wir auf folgender Tabelle wieder:

Tabelle 36.

Autor	SCN'	J'	ClO$_3$'	NO$_3$'	Br'	Cl'	H$_2$O	SO$_4$''	F'
KATZ (1132)	1,02	1,15	—	1,60	1,72	2,02	2,12	2,20	2,22
STIASNY (1049)	1,0	1,0	1,17	1,21	—	1,54	1,85	1,98	—

Bei diesen Versuchen war die Gelatine bei SCN' und J' im Solzustand. Wenn eine Änderung der Temperatur des Gels erfolgt, dann ist damit noch nicht die definitive Drehung erreicht, denn selbst nach 8 Tagen kommen Änderungen zur

---

[1131] JOHLIN, J. M.: J. biol. Chem. **92**, 751 (1931). NaCl und Na$_2$SO$_4$ geringe Wirkung, NaBr doppelt so stark.

[1132] KATZ, J. K. u. WIENHOVEN, J. F.: Rec. Trav. chim. Pays-Bas **52**, 36 (1933), Rona **71**, 651.

Beobachtung. Nach SMITH[1010]. S. 588 soll es sich um 2 verschiedene Modifikationen handeln, von denen die eine in der Gelform (Komplex von 2 Molekülen), die andere einfache in der Solform vorhanden ist. Der Übergang folgt einer Reaktion erster Ordnung. Die früher[1110] erwähnte Steigerung des osmotischen Druckes der Gelatine würde in der hier dargestellten Richtung liegen.

Diese Verhältnisse wurden besonders von CARPENTER[1133] untersucht, der bei den Ionen wie Br' und J' gerade einen besonders nachhaltigen Einfluß bei niederen Temperaturen ($0,5^0$) fand. Er kommt nun zu einer Erweiterung unserer Vorstellungen durch folgende Überlegungen:

Wenn man der Gelatine im Gel- bzw. Solzustand eine definierte Drehung zuschreibt, kann man aus der optischen Aktivität berechnen, wieviel von der Gelatine gerade in dem einen oder anderen Zustand sich befindet. Tut man das und erhöht die Jodidmenge so, daß die Gelform gerade noch bei $0,5^0$ erhalten bleibt, dann kommt man auf eine Gelatinekonzentration, die allein ohne Salze auch gerade noch fähig wäre, ein Gel zu bilden. Diese Vorstellung reicht aber nicht aus, weil bei den höchsten Salzkonzentrationen die optische Aktivität noch weiter sinkt, als es der reinen Solform entsprechen würde, z. B. $92,8^0$ bei 0^0. Es müßte die Polymerisierung also noch zum Teil im Sol erhalten sein.

XIII. Übersicht.

Damit schließen wir unsere Darstellung über die Einwirkungen der Anionen auf physikalisch-chemische Systeme. Die Darstellung hat uns auch schon vielfach ins biologische Milieu hineingeführt. Wenn wir nun in folgendem versuchen wollen, diese unsere Kenntnisse auf die schwierigen lebenden Substrate zu übertragen, dann müssen wir doch darauf hinweisen, daß auch in dem bisher behandelten Gebiet die Dinge in vielen Fällen unfertig sind. An manchen Stellen wurden schon größere Zusammenfassungen gegeben. Es würde deshalb eine Wiederholung bedeuten, wollte ich hier noch einmal dasselbe versuchen. Nur das eine zu sagen möge gestattet sein: Auch Quellung und Elastizitätsbeeinflussung läßt sich wenigstens grob der Reihenfolge der Ionen nach zurückführen auf die Grenzflächenaktivitäten der hydrophoben Ionen, wenn auch diese Darstellung nicht immer befriedigt und man dann auf die Änderung der Eigenschaften des Lösungsmittels durch Ionen zurückgreift. Hier aber fehlt die Beschreibung des Lösungsvorganges, der mehr ergibt als Überwindung der Gitterkräfte, Hydratationswärme usw.

Abgesehen von solchen Unzulänglichkeiten werden wir jetzt schon dem speziellen Ion verschiedene Eigenschaften zuschreiben können, die es von dem Nachbar-Ion unterscheidet. Von den an der hydrophoben Seite der HOFMEISTERschen Reihe stehenden Ionen ist außerdem das leicht deformierbare, asymmetrische Rhodanid fähig, in Komplexe einzugehen (Cu, Fe^i), nicht dagegen das symmetrische, relativ starre Perchlorat. Das Jodid zeichnet sich wiederum durch sein geringes Oxydationspotential aus. NO_3' und ClO_3' oxydieren beide, wobei die Produkte durchaus verschieden sind.

An der anderen Seite der Reihe finden wir bei den Phosphaten die Eigenschaft, $Ca^{..}$-Salze zu fällen und einen geringen Widerstand gegen Veresterung; Fluorid fällt auch Ca-Salze, ist aber besonders stark zur Komplexbildung fähig, dank seinem hohen elektrostatischen Potential; die Sulfate sind mehr oder weniger reduzierbar und können im Stoffwechsel des Eiweißes ausmünden.

[1133] CARPENTER, D. C.: J. physic. Chem. **31**, 1873 (1927), Rona **44**, 502.

Alle bisher dargestellten Eigenschaften chemischer und physikalischer Art können also zur Geltung kommen. In allen Reaktionen geben aber die lyotropen Eigenschaften gewissermaßen das Rückgrat. Diese Tatsache wird für die biologische Forschung meines Erachtens lange nicht genügend ausgeschöpft. Dazu aber soll die bisherige Zusammenstellung anregen.

E. Katalyse, Fermente und Fermentsysteme.

I. Homogene Katalyse.

1. Allgemeines.

Wenn man nicht nur die physikalischen Veränderungen in einem System unter Anwesenheit von Anionen beachtet, sondern auch chemische Reaktionen annimmt, dann kommt man den biologischen Verhältnissen einen Schritt näher. Vielfach sind aber Anionen wirksam schon im homogenen System, also bei homogener Katalyse. Dabei bestehen mehrere Möglichkeiten, die aus dem bisher Dargestellten sich einfach ergeben und auch später in noch mehr den biologischen angenäherten Systemen Gültigkeit haben:

1. Die Beeinflussung erfolgt nach lyotropen Eigenschaften, im heterogenen System kann der Katalysator durch Fällung und Peptisation verändert werden, ebenso auch das Substrat.

2. Durch Teilnahme an dem verlaufenden Vorgang, wobei als Unterabteilung hierher die Fälle zu rechnen sind, in denen das Zwischenprodukt so labil ist, daß es unbekannt bleiben mußte. Die Teilnahme kann schon erfolgen, wenn die Aktivität eines Reaktionsproduktes verändert wird.

3. Ein Katalysator wird beeinflußt durch Komplexbildung.

4. Das Anion kann durch seine chemischen Eigenschaften verändert werden und ist hier rein passiv.

Wir können die Erfahrungen nicht nach diesen Prinzipien ordnen, weil andere Gedankengänge manchmal vordringlicher erscheinen oder die Prinzipien selbst unbekannt sind.

2. Hydrolyse.

Anscheinend weitgehend maßgeblich sind die lyotropen Eigenschaften bei der Verseifungsgeschwindigkeit von Estern, die nach BUCHNER[1025] bei Äthylacetat schon bei n/2 Lösungen deutlich ist und in linearer Beziehung mit den lyotropen Zahlen steht. Wir finden die Wirksamkeit $Cl' < ClO_3' < Br' < NO_3' < J'$. Bei basischer Esterverseifung ist SO_4'' wirksamer, während $Cl' < SCN'$ hemmen[767]. Es ist schon aus der Kinetik verständlich, daß Chloride die Hydrolyse etwa von Dichlordiäthylsulfid hemmen[1134], da Cl' ein Reaktionsprodukt ist, es würde uns also nicht interessieren. Wenn Na_2SO_4 und $MgSO_4$ aber in späteren Stadien, wo also schon die Lösung stärker sauer ist, auch hemmen, so scheint das hierher zu gehören, denn durch Na_2SO_4 wird die Acidität abgestumpft, durch $MgSO_4$ vermehrt.

[1134] PETERS, R. A. u. WALKER, E.: Biochem. J. **17**, 260 (1923).

Häufig war die Inversion von Rohrzucker durch H˙ Untersuchungsobjekt, der Typ der Reaktionen erster Ordnung. In 1n-Lösungen ergaben sich folgende Reaktionskonstanten[1135]: J' 8,1; ClO_4' 7,1; Br' 6,83; NO_3' 5,83; Cl' 5,73; SO_4'' 2,65.

Bei Zusatz zu n/10 HCl führt NaCl anfangs zur Beschleunigung dieser Reaktion und zwar schon von 0,1 mol ab, deutlich in linearer Beziehung zur Konzentration. Es soll sich um die Änderung der Aktivität eines der Reaktionsprodukte handeln[1136]. Zusatz von K_2SO_4 wirkte stark hemmend, bedingt durch Verminderung der Acidität. Daher ist $MgSO_4$ schwächer wirksam, während die Ionenstärke bei dieser Lösung größer ist; an dieser kann es also nicht liegen.

Bei der Inversion von Lactose fand sich kein Unterschied zwischen HCl, H_2SO_4 und $HClO_4$, allerdings waren die angewandten Konzentrationen vielfach größer[1137].

Der umgekehrte Prozeß der Acylierung von Glucose[1138] und Cellulose[1139], der durch ClO_4' in Konzentrationen von 0,025% bzw. 0,12% überhaupt erst ermöglicht wird, ist durch die lyotrope Wirkung nicht verständlich, da ClO_4' eine geringe Hydrophilie besitzt. H_2SO_4 wirkt schwächer, NO_3' kaum.

Die Reaktion zwischen Aminosäuren und Glucose wird dagegen durch Phosphat beschleunigt[1139, I].

Besonderes biologisches Interesse besitzt noch die Reaktion der Kohlensäureanhydrase: $CO_2 + H_2O \rightarrow H_2CO_3$. Auch diese wird durch Ionen beeinflußt, deren Wirkung sich durch folgende Gleichung darstellen läßt[1140]: Geschwindigkeit $v_u = 0,0021\ [CO_2]\ (1 + l_u\ [HPO_4''])$.
In dieser Gleichung ist HPO_4'' nur als Beispiel angegeben. Für den katalytischen Koeffizienten l_u ergeben sich folgende Zahlen: $PO_4''' = 8$, $NaF = 1,1$ Sulfit (ebenso Selenit) $\simeq 1000$, Phosphit = 6,0 Pyrophosphat = 10—50. Als Ursache wird ein Zwischenprodukt zwischen CO_2 und Anion angenommen. Sulfit könnte man fast als anorganische Kohlensäureanhydrase bezeichnen[1140, a)].

Bei den hier erwähnten Reaktionen tritt in der Reaktionsgleichung H_2O auf. Obwohl wir bei den lyotropen Eigenschaften immer eine Veränderung der Wasserstruktur als wichtig hinstellten, sehen wir in den hier aufgezählten chemischen Vorgängen die HOFMEISTERsche Reihe nur gelegentlich in Erscheinung treten.

3. Katalysen unspezifischer Art.

1. Die Umwandlung der Ölsäure in Elaidinsäure durch Sulfit[1141]. Dieser Elaidinisierungsprozeß wird auch durch nitrose Gase eingeleitet (siehe früherer Abschnitt über Sulfitoxydation).
2. Katalyse der Reaktion: $2\ N_3Na + 2\ J \rightarrow 3\ N_2 + 2\ NaJ$ durch Thiosulfat und Hydrosulfit $(Na_2S_2O_4)$[2, I].
3. Polymerisierung ungesättigter Kohlenwasserstoffe durch Phosphorsäure[1142].
4. Durch Bestrahlung mit Ultraviolett wird Fructose zersetzt unter Freisetzung von CO.

[1135] HANTZSCH, A. u. WEISSBERGER, A.: Z. physik. Chem. **125**, 251 (1927).
[1136] FLOYD, W. W.: J. physic. Chem. **35**, 2968 (1931), Rona **64**, 420.
[1137] BLEYER, B. u. SCHMIDT, H.: Biochem. Z. **135**, 546 (1923), Rona **19**, 7. a) BLEYER, B. u. SCHMIDT, H.: Biochem. Z. **138**, 119 (1923), Rona **20**, 373.
[1138] KRÜGER, D. u. ROMAN, W.: Ber. chem. Ges. **69**, 1830 (1936), Rona **97**, 35.
[1139] KRÜGER, D. u. TSCHIRSCH, E.: Ber. chem. Ges. **64**, 1874 (1931).
[1139, I] AGREN, G.: Encymologia **9**, 321 (1941).
[1140] ROUGHTON, F. J. W. u. BOOTH, V. H.: Biochem. J. **32**, 2049 (1938). a) ROUGHTON F. J. W. u. BOOTH, V. H.: J. Physiol. **92**, 36 P (1938).
[1141] RANKOFF, G.: Ber. chem. Ges. **62**, 2712 (1929), Rona **54**, 563. Soll auf dem Umwege über Schwefel stattfinden, der durch Reduktion aus dem Sulfit erst entsteht.
[1142] JOSTES, F. u. CRONJÉ, J.: Ber. chem. Ges. **1938**, 2335.

Diese Reaktion wird durch 25% NaCl anfangs beschleunigt, aber die Gesamtsumme schließlich nicht vermehrt, durch KBr und KJ findet dagegen eine Hemmung statt z. B. die Entwicklung

bei NaCl . . . . 0,619 ccm CO
KBr . . . . 0,297 ccm CO
KJ . . . . 0,106 ccm CO.

Diese Wirkung ist nicht bedingt durch Absorption des Lichtes durch die Salze[1143].

5. Passiv wird Metaphosphorsäure durch Säure hydrolysiert. Diese Reaktion ließ sich durch Metallhydroxyde beschleunigen (BAMANN[1191]).

4. Oxydationsreaktionen.

Unter Reaktionen, in derem Verlauf Sauerstoff übertragen wird, ist besonders die sogenannte LANDOLTsche Reaktion zu nennen, die Oxydation von Sulfit durch Jodat. Es bestehen die Gleichungen[1144], [1145]:

1. $JO_3' + 3 SO_3'' \rightarrow J' + 3 SO_4''$.
2. $JO_3' + 6 H^{\cdot} + 5 J' \rightarrow 3 J_2 + 3 H_2O$.
3. $3 J_2 + 3 SO_3'' + 3 H_2O \rightarrow 6 J' + 6 H^{\cdot} + 3 SO_4''$.

Die erste Reaktion läuft langsam (autokatalytisch). Reaktion 3 verläuft fast momentan. Die Reaktion 2 wird durch Säure beschleunigt. Zusatz von Jodiden beschleunigt die Reaktion, wie ersichtlich aus den kinetischen Gleichungen[1144]. Cl' wirkt schwächer als Br'. Vermutlich treten Zwischenprodukte (hypochloritartig) auf, je nach dem Oxydationspotential mehr oder weniger leicht (siehe dieses Kapitel), daher diese Reihenfolge. Zusatz von NO_3' wirkt nicht, dagegen verzögern die Sulfate wegen der Pufferwirkung der zweiten Dissoziationsstufe, wodurch die beschleunigend wirkenden $H^{\cdot}$ der Gleichung 2 weggefangen werden. Wenn wir die Wirkung der Ionen auf die Geschwindigkeit dieser Reaktion schematisch darstellen, erhalten wir folgende Reihe: $SO_4'' < NO_3' < Cl' < Br' < J'$, die der HOFMEISTERschen Reihe doch sehr weitgehend gleicht, obwohl ganz verschiedene Momente zu dieser Reihenfolge beigetragen haben. Das lehrt uns, daß man sich nicht ohne weiteres mit der Festlegung solcher „Reihe" begnügen darf.

Auch BrO_3' und ClO_3' können statt JO_3' bei dieser Mischung verwandt werden. Reaktionskonstante bei BrO_3' für Br' 200; Cl' 30; bei ClO_3': J:0,0008; Br' 0,0005; Cl' 0,0001.

Bestimmte Mischungen, z. B. (Zahlen in mol) $0,001 KJO_3 + 0,2 CH_3COOH + 0,0016 As_2O_3$ reagieren überhaupt nicht merkbar miteinander, Zusatz von 0,1 KBr führt zum Verbrauch des Gemisches in 5 Minuten. Wenn dagegen ClO_3' und BrO_3' auf NO_2' einwirken, dann spielt freies Halogen keine Rolle[1146], wohl verständlich aus den entstehenden Oxydationspotentialen.

Die Oxydation von Jodid durch Persulfat[1147] verläuft im neutralen Bereich rascher und wird durch Hyposulfit gehemmt.

Unter unseren Ionen befinden sich außer den eben erwähnten eine Reihe mit oxydativen Eigenschaften. Von ihnen nimmt eine Ausnahmestellung in jeder Hinsicht das *Nitrat* ein, weil unter den Reduktionsprodukten sich Nitrit, Hydroxylamin, Stickoxydul, Stickstoff und Ammoniak finden lassen, die zum Teil eine Reagibilität sekundärer Natur besitzen. Wenn z. B. die Reduktion durch Licht in Anwesenheit von Zucker[1148] eventuell unter Benutzung des Photokatalysators TiO_2 verläuft, können sogar Aminosäuren entstehen[1149].

Wird H_2O_2 als Oxydationsmittel verwandt und Glucose als Substrat, dann findet eine Oxydation nur in verschwindendem Maße statt. Zusatz von *Phosphat* dagegen führt zu beträchtlicher Beschleunigung[1150, 1151]. Es wäre fraglich, ob diese Wirkung im biologischen Milieu sehr wesentlich ist, da sie durch Eiweißkörper

---

[1143] CANTIENI, R.: Hevet. chim. Acta **19**, 276 (1936), Rona **94**, 7.
[1144] SKRABAL, A.: Z. f. Elektrochem. **30**, 109 (1924), Rona **30**, 339.
[1145] HENDERSON, A. u. McCULLOCH, W. P.: J. chem. Soc. (London) **1939**, 675. C. **1939 II**, 813.
[1146] LOWE, W. G. u. BROWN, D. J.: Z. anorg. allg. Chem. **221**, 173 (1935).
[1147] AFANASIEV, P. V.: C. **1939 I**, 883. a) AFANASIEV, P. V.: Rona **114**, 183 (1938).
[1148] DESAI, S. V. u. FAZEL-UD-DIN: Indian J. agricult. Sci. **8**, 447 (1938), Rona **110**, 221.
[1149] DHAR, N. B. u. MUKHERJEE, S. K.: Nature **134**, 499 (1934).
[1150] LOEB, W.: Biochem. Z. **32**, 43 (1911).
[1151] LOEB, W. u. GUTMANN S.: Biochem. Z. **46**, 288 (1912).

und andere organische Substanzen aufgehoben werden soll. Bei der aus diesen Versuchen gefolgerten Aufhebung handelt es sich aber nicht um eine echte Aufhebung, sondern wohl nur um eine Ablenkung der Oxydationswirkung, da eine große Zahl organischer Substanzen wie Fette und niedere Fettsäuren, auch Aminosäuren, ebenso mehr oder weniger angreifbar sind[1152]. Die Abhängigkeit von der Wasserstoff-Ionen-Konzentration ergibt folgende Reihe[1153] nach Messungen in m/3-Phosphat 45 Stunden bei 37°. Zersetzung ohne Phosphat 3,7%, mit Phosphat bei p_H 5,91 = 6,3% p_H 6,24 = 7,4%
p_H 6,81 = 17,3% p_H 7,35 = 20,3%.

Diese Abhängigkeit von der p_H ist auch bei anderen Oxydationsmitteln (Glycerinaldehyd als Substrat) wie Methylenblau, 1-Naphthol-2-Sulfonindophenol und Phenolindophenol[1154] merkbar. (Untersucht bei p_H 4,77 und p_H 7,8—7,9). Da nur bei p_H 7,8 eine Wirkung zur Beobachtung kam, wurde eine bestimmte Ionenart (PO_4''') verantwortlich gemacht. Nach diesem muß die Wirkung des Phosphats auf etwas anderem beruhen als auf einer speziellen Beschleunigung der H_2O_2-Zersetzung[1153]. Auch die O_2-Aufnahme durch Linolsäure bei Anwesenheit von Hämatoporphyrin ist bei PO_4'''-Puffer größer als bei Citrat[1164].

Wenn dem System Fe-Salze zugefügt werden, dann prävaliert das Eisen, so daß Phosphat zurücktritt[1155] oder sogar eine Hemmung veranlaßt([1157] Fructose; LIPMAN[712] Dihydroxymaleinsäure). Glucose wird in Anwesenheit von H_2O_2 + $FeSO_4$ in die verschiedensten Produkte abgebaut[1156]. Hier wirken die Ferro-Ionen vor allem als solche zersetzend auf H_2O_2, und zwar sind die Anionen nach ihrer Tendenz zur Komplexbildung von Bedeutung. Wir geben die Zersetzung wieder auf nebenstehender Abbildung.

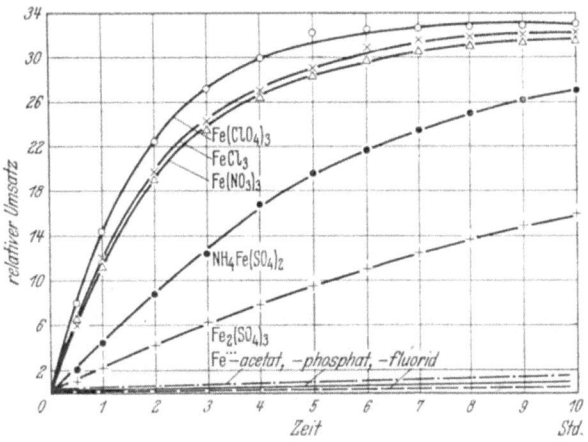

Abb. 13. (Nach SIMON, HAUFE, REETZ u. PREISSLER 1158 S. 135).

Die Dissoziation ist außerdem wichtig beim Auftreten der Berlinerblaureaktion[1158] a u. c. Auch bei der katalatischen Wirkung nimmt die Zersetzung zu mit der p_H, z. B. beim Perchlorat werden in 1 Stunde bei p_H 5,0 30 Äquiv., bei p_H 2,0 nur 14 Äquiv. H_2O_2 zersetzt. Es handelt sich um eine Verschiebung des Gleichgewichtes $Fe^{...} \rightleftarrows Fe^{..}$ nach rechts durch eine aktivierte Form des Wasserstoffsuperoxyds.

Die Wirksamkeit der anderen Ionen auf die Wasserstoffsuperoxydverbrennungen ist nicht untersucht worden, jedoch zu erwarten. Aber verständlich ist die Beobachtung, daß Ferrochlorid leichter der Autoxydation unterliegt als das

---

[1152] WITZEMANN, E. J.: J. biol. Chem. **107**, 475 (1934), Rona **86**, 10.
[1153] WITZEMANN, E. J.: J. biol. Chem. **45**, 1 (1920).
[1154] BARMORE, M. u. LUCK, J. M.: J. gen. Physiol. **15**, 97 (1931), Rona **64**, 628.
[1155] KUEN, F. M.: Biochem. Z. **215**, 12 (1929).
[1156] BERNHAUER, K.: Biochem. Z. **210** 186 (1929) Rona **52**, 535.
[1157] MALKOV A. M. u. ZWETKOVA N.: Biochem. Z. **246** 191 (1932) Rona **67**, 619. Zusatz von Seignettesalz zur Vermeidung von Fällungen in alkalischer Reaktion. Auch Hemmung der H_2O_2-Zersetzung.
[1158] SIMON, A., HAUFE, W., REETZ, TH. u. PREISSLER, R.: Z. anorg. u. allg. Chem. **230**, 129 (1936). a) SIMON, A. u. HAUFE, W.: Z. anorg. u. allg. Chem. **230**, 148. b) SIMON, A. u. HAUFE, W.: Z. anorg. u. allg. Chem. **230**, 160. c) SIMON, A. u. REETZ, TH.: Z. anorg. u. allg. Chem. **231**, 217. Oxalat wirkt hemmend durch Abfangen der Fe^i.

Sulfat[1159], zugleich in Abhängigkeit von der Negativität des Redoxpotentials[1160], das beim Pyrophosphat besonders in alkalischer Lösung groß wird.

LIPMANN[712] gibt bei 28⁰ in ein Reaktionsgemisch $2 \cdot 10^{-4}$ mol $Fe(NH_4)(SO_4)_2$, 0,32 mol H_2O_2, 0,02 mol HCl. Hier spaltete 1 Molekül $Fe^{...}$ in der Stunde 200 Moleküle H_2O_2. 10^{-4} mol NaF hemmte die Reaktion um 39%; $2 \cdot 10^{-4}$ mol um 62%; dieselbe Menge KH_2PO_4 um 83%, von $Na_2P_2O_7$ um 99%. $2 \cdot 10^{-3}$ mol KBr um 6%, 10^{-3} mol K_2SO_4 um 13%.

Während SIMON[1158] in umfangreichen Untersuchungen zu dem Schluß kam, daß gerade die Ferro-Ionen maßgeblich sind für die katalytischen Eigenschaften des Eisens, muß man nach den Befunden von LIPMANN das Fe^i verantwortlich machen, zum mindesten läßt es sich leichter in komplexer Form festlegen.

Es sind hier noch Untersuchungen anzuführen, die zeigen, daß im heterogenen System gerade Ferri-Ionen besonderer Form wirksam sind, etwa amorphes Fe^{III}-hydroxyd, das dann durch Blockade der aktiven Stellen durch $H_3PO_4 > H_2SO_4 > HNO_3$ gehemmt wird[1161]. Bei kolloidalem Eisenoxyd (oder Platin) wirken Salze wie $NaNO_3$ und KCl hemmend durch Vergrößerung der Teilchen[1162]. Hier wird man die Gesetze der Fällungen maßgeblich finden. Ebenso wirkt $Fe(CN)_6^{III}$ und nicht $Fe(CN)_6^{IV}$ auf Ölsäure oxydierend, ohne sich zu verändern[1166]. In Phosphatlösung handelt es sich um eine Kettenreaktion[1167]. Andererseits findet DHAR[1165], daß gerade $Fe(OH)_2$ mit Zwischenprodukt Fe_2O_5 wirksam ist und durch PO_4''' verstärkt wird.

Bei der H_2O_2-Zersetzung durch Cd-Salze sind auch Anionenwirkungen vorhanden[1163]. Dabei geht die Oxydationswirkung (Pyrogallol) mit der katalatischen nicht konform.

Schwermetalle.

Während in der bisherigen Darstellung das Substrat zur Oxydation des H_2O_2 bedurfte, kommen wir jetzt zu dem Befund von WARBURG[1168], daß eine Autoxydation der Fructose in Phosphatlösungen von p_H 6,2 an steigend nach der alkalischen Seite mit Entwicklung von CO_2 ($^1/_3$ mol pro mol O_2) stattfindet. Später gelang diese Reaktion in schwächerem Maße auch bei Glucose[1169] in $^2/_3$ mol Phosphatlösungen, wobei sich CO entwickeln soll. Es stellte sich bald heraus, daß hier eine Verunreinigung mit Spuren von Schwermetall eine Rolle spielt[1170], besonders auch weil die O_2-Aufnahme durch Pyrophosphat, als Komplexbildner mit Eisen, gehemmt wird. Dagegen handelt es sich nicht um die Bildung von Fructosephosphorsäure, die stabil ist. Ebenso wird Cystin[1170] und Dioxyaceton — letzteres 20—30mal stärker als Fructose — oxydiert[1171]. Die Cystinoxydation wird durch m/10 $Na_4P_2O_7$ zu 95% gehemmt[1170]. Die Hemmung wird schwächer in alkalischer Lösung. Wichtig ist die Reihenfolge des Zusatzes von P_2O_7'''' und Fe^{1171}.

Auch $Cu^{..}$ wirkt beschleunigend und eine Reihe anderer Metalloxyde wie $Mn^{..}$, $Ce^{...}$ [1174]. Bei Mangan kann die autokatalytische Reaktion von Permanganat und Oxalsäure sogar durch Fluorid (0,011 mol), aber auch durch $P_2O_7^{IV}$ (0,0044 mol) gehemmt werden (LIPMANN[712]). Das

---

[1159] STARKENSTEIN, E. u. NEIGER, R.: Naunyn-Schmiedebergs Arch. 172, 104 (1933). Rona 76, 578.

[1160] MICHAELIS, L. u. SMYTHE, C. V.: J. biol. Chem. 94, 329 (1931), Rona 68, 406.

[1161] KRAUSE, A.: Ber. chem. Ges. 1938, 2392.

[1162] FOWLER, D. u WALTON, J. H.: Rec. Trav. chim. Pays-Bas 54, 476 (1935), Rona 88, 4. Auf Zuckerkohle keine Wirkung.

[1163] ZLATAROFF, A.: Biochem. Z. 284, 448 (1936).

[1164] HINSBERG, K. u. LAHN, G.: Biochem. Z. 300, 301 (1939).

[1165] DHAR, N. R.: J. physic. Chem. 35, 2043 (1931), Rona 65, 4.

[1166] WRIGHT, G., PAYLING, J. B. u. KAMERLING, S. E.: J. biol. Chem. 94, 411 (1931), Rona 66, 5.

[1167] CHOW, B. F. u. KAMERLING, S. E.: J. biol. Chem. 104, 69 (1934), Rona 79, 5.

[1168] WARBURG, O. u. YABUSOE, M.: Biochem. Z. 146, 380 (1924). Hemmung der Reaktion durch Li_2SO_4.

[1169] NICLOUX, M. u. NEBENZAHL, H.: C. rend. Soc. Biol. 101, 720 (1929), Rona 52, 534.

[1170] MEYERHOF, O. u. MATSUOKA, K.: Biochem. Z. 150, 1 (1924), Rona 29, 173.

[1171] WIND F.: Biochem. Z. 159, 58 (1925).

zum Fortschreiten der Reaktion notwendige Mn`` wird blockiert. Das gilt auch für die Oxydationswirkung des $KMnO_4$[1175,I]. $10^{-4}$ mol Cu`` wird durch Phosphat nicht gehemmt, von Alkalität beschleunigt[1155]; bei Cystein als Substrat wirkt es hemmend (ELVEHJEM[1199]).

Rhodanid, als Komplexbildner für Cu`` bekannt, hemmte auch die auf Bestrahlung auftretende Violettfärbung des Sulfanilamid (MAIN und Mitarbeiter[1198]).

Oxydationen von Zucker in rein alkalischer Lösung werden vielfach von Anionen beeinflußt[1172]. 1 mol Na_2SO_4 beschleunigte, KSCN setzte etwas herab, stärker P_2O_7. Bei p_H 8,9 und 37,5° hemmte schon m/1000 P_2O_7 in $NaHCO_3$ die Oxydation um 50%. Diese Wirkungen waren auch ohne Schwermetall vorhanden, verstärkten sich aber bei seinem Zusatz. Bei Reinigung der Reagenzien verminderte sich der beobachtete Effekt von 39,5% auf 9,7%[1173], also wohl auch ein Zeichen der Beseitigung eines Schwermetalls. Die entstehenden Produkte sind neben CO_2, CO auch Caramel[1173], Ameisensäure, Oxalsäure, Polyoxysäuren. Maßgeblich soll der Übergang in die Enolform sein[1181].

Aus Glycerinaldehyd wird die Methylglyoxalbildung durch m/15 PO_4 (und AsO_4) beschleunigt[1175]; weder 0,6% NaF noch m/15 SO_4'' hatten eine hemmende Wirkung, ebensowenig $FeCl_3$, noch $FeSO_4$ oder $CuSO_4$ eine fördernde.

Die bisher auf Komplexbildung zurückgeführte Hemmung der Eisenkatalyse durch P_2O_7'''' ist durchaus nicht eindeutig. Eisenkohle wird in der Oxydation der Harnsäure durch m/200 nicht gehemmt[1177]. Manche Komplexe, wie $Na_8Fe(P_2O_7)_3$, wirken selbst katalytisch[1171, 1176]. Die Oxydation von Glutathion durch Fe wird anfangs bis zu 50% durch m/50 $Na_4P_2O_7$ gehemmt, aber nach 2 Stunden wird die verbrauchte O_2-Menge eingeholt und dann übertroffen[1178]. Es wurde versucht, den ganzen Effekt des Eisenkomplexes auf Bakterienwachstum zurückzuführen, da in steriler Apparatur kein vermehrter O_2-Verbrauch zu beobachten sei[1179]. Unter Anwesenheit von Desinfektionsmitteln konnte dieser Befund nicht bestätigt werden[1180]. Zur Oxydation kommen Glucose[1165], Fructose, Glykoside[1181] und viele andere Körper, nicht aber Ameisensäure und Formaldehyd[1182].

Neben der bisher behandelten Fe-Katalyse ist von besonderer Wichtigkeit die von Cu``, die durch $P_2O_7^{IV}$ im Gegensatz zu Fe`` und Mn`` nicht gehemmt wird[1183]. Mit Thioglykolsäure als Substrat ergab sich keine Störung durch NO_3', SO_4'', PO_4^{III} in 0,01 mol Lösungen, Fluorid förderte sogar, während SCN', entsprechend der Erwartung als Komplexbildner hemmte[1184]. Von anderer Seite, mit Cystein

---

[1172] KREBS, H. A.: Biochem. Z. **180**, 377 (1927).
[1173] CLINTON, M. u. HUBBARD R. S.: J. biol. Chem. **119**, 467 (1937). SO_4'' wirkte nicht hemmend.
[1174] PALIT, C. C. u. DHAR, N. R.: C. **1937 I**, 2790.
[1175] DISCHE, Z. u. ROBBINS, S. S.: Biochem. Z. **274**, 42 (1934), Rona **84**, 354.
[1175,I] TOMPKINS, F. C.: Transact. Farad. Soc. **38**, 131 (1942). C. **1942 II**, 1766. Es bildet sich MnF_4'. Auch Sulfat hemmte unter Bildung von $[Mn(SO_4)_2 2 H_2O]'$.
[1175,II] SABALITSCHKA, Th. u. MICHELS, H. Ernährung **8**, 93 (1943). C.**1943 II**, 1508. Wohl aber konservierte SCN' in Lebensmitteln.
[1175,III] FARRER, K. T. H. Biochem. J. **41**, 162 u. 167 (1947).
[1176] SPOEHR, H. A. u. SMITH, J. H. C.: J. amer. chem. Soc. **46**, 1494 (1924) und **48**, 236 (1926), Rona **37**, 38.
[1177] TRUSZKOWSKI, R.: Biochem. J. **24**, 2, 1340 (1930).
[1178] HARRISON, D. C.: Biochem. J. **18**, 1009 (1924).
[1179] THERIAULT, E. J., BUTTERFIELD, C. T. u. McNANCE, P. O.: J. amer. chem. Soc. **55**, 2012 (1933), Rona **83**, 483.
[1180] GOERNER, A.: J. biol. Chem. **105**, 705 (1934), Rona **83**, 483. Zusatz steigender Mengen von $P_2O_7^{IV}$.
[1181] DEGERING, E. F. u. UPSON, F. W.: J. biol. Chem. **94**, 423 (1931), Rona **66**, 526. Daselbst auch Diskussion der organischen Umsetzungen.
[1182] DEGERING, E. F.: J. biol. Chem. **95**, 409 (1932), Rona **68**, 223.
[1183] WARBURG, O.: Biochem. Z. **187**, 255 (1927), Cystein als Substrat.
[1184] BJERRUM, J.: J. biol. Chem. **114**, 357 (1936), Rona **97**,10.

als Substrat, wurde auch bei SCN' keine Hemmung gefunden[1185] (siehe auch ELVEHJEM[1199]). Daß P_2O_7'''' bei der Dehydrierung von Alkohol[1186] durch Glutathion oder enzymatische Dehydrasen, die durch $Cu^{..}$ inaktiviert werden[1187] nicht hemmend einwirkt, ist verständlich. Wenn aber solche Katalysen durch Fluorid nicht beeinflußt werden, zeigt das, daß es für die fördernde oder hemmende Wirkung eines Ions auf dem Umwege über Metalle durchaus nicht auf die Tatsache der Komplexbildung überhaupt ankommt, sondern darauf, welcher Komplex gebildet wird. Das zeigte sich besonders bei den Versuchen von FARRER ([1175 III]) über die Zerstörung von Aneurin in Gegenwart von Cu durch Wärme. In Gegenwart von Phosphat vermehrte Cu die Zerstörung und zwar beim $p_H < 6$ in Abhängigkeit von der Konzentration. Wurde zugleich Tartrat, Citrat oder Glycin gegeben, dann fand sich Beschleunigung oder Verlangsamung je nachdem, welche Komplexverbindungen mit dem Cu entstanden. So blieben Fe, Ni und Zn ohne Wirkung in Phosphatlösung, wohl aber wenn man Citrat hinzufügte.

Ausführliche Versuche über die Thioglykolsäure als Substrat und Fe^{II}, $Mn^{..}$ und $Cu^{..}$ als Katalysatoren zeigen folgende Werte[1188]:

Tabelle 37.
Einfluß der Phosphate auf die Metallkatalyse der Thioglykoloxydation. Geschwindigkeit berechnet in mol oxydiertem R-SH $\times 10^6$/Min. 20^0.

	mol Verhältnis Phosphat : Metall-Ionen	Konzentrationen		
		Fe^{++} (4×10^{-5}m)	Mn^{++} (5×10^{-6}m)	Cu^{++} (5×10^{-6}m)
Orthophosphat...	0:1	(43)	74	38
	100:1	21	55	—
	5 000:1	15	13	—
	10 000:1	17	7	48
Metaphosphat...	0:1	(43)	74	38
	100:1	22	67	112
	1 000:1	14	10	126
	10 000:1	—	4	182
Pyrophosphat...	0:1	(43)	74	38
	4:1	15	32	—
	16:1	11	10	66
	5 320:1	3	—	78
	42 500:1	3	3	113

Wir sehen, daß die Cu-Katalyse durch Pyrophosphat und Metaphosphat sogar gefördert wird. Dasselbe wurde bei $Cu^{..}$ + Cystein gefunden[1199]. Vielleicht beruht die beobachtete raschere Zerstörung von Adrenalin[1189] durch Metaphosphorsäure auf Begünstigung solcher Cu-Katalyse, da auch sonst $Cu^{..}$ auf Adrenalin oxydierend wirkt. Diese Katalyse soll nun durch Sulfit gehemmt werden, aber nicht derart, dass Sulfit einfach als O_2-Akzeptor dient[1190].

Hier soll in diesem Zusammenhang noch einmal (siehe früheres Kapitel: „Chemie der Phosphorsäure") die Oxydation der *Ascorbinsäure* behandelt

---

[1185] BAUR, E. u. PREIS, H.: Z. physik. Chem. B **32**, 65 (1936), Rona **94**, 521.
[1186] WAGNER-JAUREGG, TH. u. MÖLLER, E. F.: Hoppe-Seylers Z. **236**, 222 (1935). Rona **91**, 626. C. **1936 I**, 2119.
[1187] v. EULER, H. u. ADLER, E.: Hoppe-Seylers Z. **232**, 10 (1935). C. **1935 II**, 61. Methylenblauentfärbung.
[1188] KHARASCH, M. S., LEGAULT, R. R., WILDER, A. B. u. GERARD, R. W.: J. biol. Chem. **113**, 537 (1936).
[1189] EICHLER, O. u. NOACK, C.: Naunyn-Schmiedebergs Arch. **193**, 503 (1939).
[1190] BAUR, E. u. OBRECHT, M.: Z. physik. Chem. B **41**, 167 (1938), Rona **110**, 448.

werden. Die Oxdation wird durch $Cu^{..}$ beschleunigt[1192]. Also wird sie durch komplexbildende Körper gehemmt werden wie Pyridin — $KSCN$[1193], $KSCN$ (1 mol wirkte bis 98%, siehe auch [1198]) wie auch 0,025 mol $K_4Fe(CN)_6$[1194] und andere Komplexbildner, die natürlich leicht auch in Citronensaft, Geweben und Blut[1192][1195] vorkommen können und so zur Konservierung der Ascorbinsäure dienen können. Hemmung erfolgte aber nur, wenn $Cu^{..}$ im Reaktionsgemisch vorhanden war[1199, II] (nicht gefunden von SABALITSCHKA u. MICHELS [1175 II].)

Beschleunigte Oxydation wurde bei Phosphatzusatz gesehen[1196] (dagegen Hemmung bei Cysteinoxydation[1199]). Hemmung aber auch durch $NaCl$[1192, 1196, 1199, I]. Auch $P_2O_7^{IV}$ wurde als konservierend angegeben[1195]. Man wird dann nach WARBURGS u. a. Untersuchungen eher ein anderes Schwermetall als $Cu^{..}$ wirksam annehmen, obwohl gerade auch eine gewisse Beeinflussung der Cu-Katalyse durch $P_2O_7^{''''}$ berichtet wurde ([1197] und frühere Angaben).

Wenn wir unsere Darstellung der Beeinflussung der Katalyse durch Anionen überblicken, müssen wir feststellen, daß echte lyotrope HOFMEISTEReffekte kaum zur Beobachtung kamen. Meist spielte die Fähigkeit der Komplexbildung die dominierende Rolle, besonders da, wo Schwermetalle als Katalysatoren wirksam sind. Aber auch eigene Wirkungen werden beobachtet, bei denen gerade die Gruppe der Phosphate Bedeutung hat und so eine lockere Überleitung zu vielen Reaktionen des komplexeren Milieus der Preßsäfte bildet.

II. Einfache Fermente.

Es ist verständlich, daß die Einwirkung auf Fermente höchst selten in einem übersichtlichen, eindeutig definierten System studiert wurde. Trotzdem scheint eine Berechtigung zu bestehen, einstufige Fermentreaktionen primitivster Art abzutrennen von komplexeren, wie sie z. B. bei der Umwandlung von Glucose in Milchsäure wirksam sind. Diese verläuft, wie wir jetzt wissen, über eine Unzahl von Zwischenstufen. Aber für solche Reaktionen wie die Trennung einer $-CH_2-O-C\equiv$ Brücke durch Esterasen wird man einen einfacheren Verlauf annehmen dürfen, zumal derselbe Effekt durch $H^.$ und OH' erzielt werden kann. Hier wird auch der Zwang zur Reinigung des Fermentes nicht so vorherrschen. Deshalb beginnen wir mit solchen Esterasen.

1. Esterasen.

a) Cholinesterase,

die Acetylcholin in Cholin und Essigsäure spaltet, ist überall im Blut und in den Organen der Tiere mehr oder weniger vorhanden. Diese Reaktion wird durch Fluorid gehemmt. Die genauesten Analysen dieser Hemmung[1200] an Pferdeblut sollen hier erwähnt werden: (Vorlage von 1:10000 Acetylcholin).

[1191] BAMANN, E. u. MEISENHEIMER, M.: Ber. chem. Ges. 1938, 2233 u. 2086. Besonders wirksam La, Ce, Pr, Zr, Nd.
[1192] KELLIE, A. E. u. ZILVA, S. S.: Biochem. J. 29, 1028 (1935), Rona 89, 259.
[1193] SILVERBLATT, E. u. KING, C. G.: Enzymologia 2, 222 (1938), Rona 107, 217.
[1194] STOTZ, E., HARRER, C. J. u. KING, C. G.: J. biol. Chem. 119, 511 (1937). C. 1937 II, 2374.
[1195] KLODT, W. u. STIEB, B.: Naunyn-Schmiedebergs Arch. 190, 341 (1938).
[1196] LUND, H. u. LIECK, H.: Skand. Arch. Physiol. 74, 255 (1936). C. 1936 II, 2749.
[1197] GIRI, K. V.: Indian J. med. Res. 25, 443 (1937), Rona 105, 21.
[1198] MAIN, E. R., SHIMM, L. E. u. MELLON, R. R.: Proc. Soc. exp. Biol. Med. 39, 272 (1938).
[1199] ELVEHJEM, C. A.: Biochem J. 24, 1, 415 (1930).
[1199, I] ARMENTANO, L.: Biochem. Z. 307, 270 (1941).
[1199, II] STRAUB, F. B.: Hoppe-Seylers Z. 254, 192 (1938). Methylenblau im Ansatz, F' und $P_2O_7^{IV}$.
[1200] MATTHES, K.: J. Physiol. 70, 338 (1930).

Tabelle 38.

mol NaF	Dauer der Einwirkung	Zerstört in %	Reaktions- konstante
0	40''	61	0,01
0,005	40''	53	0,0082
0,0105	2'	50	0,0025
0,21	5'	50	0,001
0,042	20'	55,5	0,00044

Die Reaktionskonstante wurde entsprechend einer Reaktion erster Ordnung berechnet.

Es handelt sich bei dieser Wirkung nicht um eine $Ca^{..}$-Fällung, da dieses selbst auch hemmend wirkt und Oxalat keine Wirkung hat. 40 mg NaF/1 ccm führten zur vollen Hemmung bei Extrakten aus Herz und Leber von Kaninchen und aus Pankreas der Katze[1201], auch Rinderblut[1202], bei dem ebenso die Synthese gehemmt werden soll. In Präparaten aus Froschmuskel zeigte sich das Ferment empfindlicher als oben bei Blut. Die Grenzkonzentration war 1:10000 NaF[1203]. Das ist vielleicht daraus verständlich, daß in dem an Ca reicheren Blut eine gewisse Menge des Fluorids chemisch gebunden wird. In jedem Falle ist Physostigmin vielfach wirksamer.

Nach DUFAIT und MASSART[1202, I u. II] hemmte m/50 F 60%, $P_2O_7^{IV}$ 75%. Die Hemmung von Fluorid zeigte ihr Maximum bei saurer Reaktion als Zeichen der Komplexbildung mit Schwermetall.

Während von MATTHES[1200] von NaCl, NaJ, Na_2SO_4 in isotonischer Lösung keine Hemmung der Esterase gefunden wurde, auch nicht mit SCN'[1202, II], SO_4'' und J' m/50[1202], wurde von anderer Seite[1204] eine Kompetenz zwischen Ferment und Substrat mit Chloriden beobachtet. Die Chloride hatten nach diesen Messungen eine Affinität von 6, gegenüber Acetylcholin 100 und Physostigmin $3,8 \cdot 10^8$.

Isopropylfluorphosphonat.

In den letzten Jahren sind eine Reihe interessanter fluorhaltiger Substanzen entdeckt worden, die eine auf Esterasen und von diesen besonders auf die echten Cholinesterasen und Pseudocholinesterase des Blutes gerichtete Wirkung besitzten. Diese Befunde sind bei der Suche nach neuen Kampfstoffen im Kriege erhoben worden. Der wichtigste ist Diisopropylfluorphosphonat ($(CH_3)_2CH)_2 = POF$. Die Hemmung erfolgt beim Kaninchenplasma ([1202, IV]) schon in Konzentrationen von 10^{-10}. Bei Pferdeserumcholinesterase erwies es sich als 30 mal so wirksam wie Physostigmin, aber im Gegensatz zu diesem ist die Wirkung progressiv mit der Zeit, wird nicht beeinflusst durch die Substratkonzentration und ist nicht reversibel durch Dialyse ([1202, V]) ([1202, VIII]). Durch Physostigmin wird das Ferment geschützt ([1202, III]). Auch am unverletzten Herzen ist durch Waschen für Acetylcholin die sensibilisierende Wirkung bis zum 100fachen, die langsamer als bei Physostigmin eintreten soll, nicht aufzuheben. Wenn man einem intakten Kaninchen 1 mg/kg injiziert, dann findet man im Gehirn der in wenigen Minuten gestorbenen Tiere kein Ferment mehr wirksam, nach 0,3 mg/kg fanden sich nur unwesentliche Mengen Cholinesterase ([1202, IV]). Die Wirkung greift nicht an Sulfhydrylgruppen an, da weder Urease noch Papain beeinflusst werden. Sie ist im Bereich von pH 4,9 bis 7,5 untersucht — auch unabhängig von der Acidität ([1202 III]). Übrigens war Tetraaethyltetraphosphat noch 5 mal stärker gegen

---

[1201] PLATTNER, F. u. HINTNER, H.: Pflügers Arch. **225**, 19 (1930).
[1202] KWIATKOWSKI, H.: Fermentforschung **15**, 138 (1936), Rona **97**, 319. Ein Versuch. 0,5 mg NaF/ccm.
[1202], DUFAIT, R. u. MASSART, L.: Encymologia **7**, 337 (1939), Rona **120**, 146. C. **1940 II**, 2478.
[1202, II] MASSART, L. u. DUFAIT, R.: Bull. Soc. chim. biol. **21**, 1039 (1940). C. **1941 I**, 216.
[1202, III] JENSEN. E. F. u. BALLS, A. K.: J. biol. Chem. **170**, 417 (1947).
[1202, IV] NACHMANSOHN, D. u. FELD, E. A.: J. biol. chem. **171**, 715 (1947).
[1202, V] MACKWORTH, J. F. u. WEBB, E. C.: Biochem. J. **42**, 91 1948
[1202, VI] WEBB, E. C.: Biochem. J. **42**, 96 (1948).
[1202, VII] QUILLIAM, J. P. u. STRONG, F. G.: J. Physiol. **106**, 23P (1947).

Cholinesterase wirksam. Um einen Vergleich der Wirksamkeit zu geben, führen wir hier die Hemmung gegenüber anderen Fermenten aus der Esterasegruppe nach den Versuchen von WEBB ([1202, VI]) an.

Leberesterase wurde durch Isopropylfluorphosphonat in der molaren Konzentration 10^{-6} zu 91%, $5 \cdot 10^{-7}$ zu 77% gehemmt. Von Eserin wurden zur 65% Hemmung ebenso wie von NaF zur 85% Hemmung 10^{-2} benötigt. Die Lipase menschlicher Milch mit Tributyrin als Substrat wurde durch 10^{-4}mal Isopropylfluorphosphonat zu 100%, durch 10^{-5} zu 66%, durch $2 \cdot 10^{-6}$ zu 32% gehemmt, während Eserin 10^{-3} 35—60%, NaF 10^{-1} 40%, 10^{-2} keine Hemmung mehr brachte. Nierenphosphatase wurde durch die organische Fluorverbindung bei p_H 5,5 durch 10^{-3} nur zu 60% gehemmt, war also viel weniger empfindlich.

Die Cholinesterase wird heute in 2 Typen klassifiziert (siehe ADAMS und THOMPSON [1202 IX]).

A. der wahren Cholinesterase, die nur gegen bestimmte Cholinester wirksam ist, z. B. Acetylcholin oder Acetyl-β-Methylcholin, aber unwirksam gegen Benzoylcholin. Sie ist vorwiegend in Gehirn und Erythrozyten zu finden. Spezifisch gehemmt durch β-β' Dichlordiaethyl-N-Methylamin oder Coffein.

B. Pseudocholinesterase zersetzt Benzoylcholin und andere als Cholinester. Diese ist mehr im Serum des Menschen und anderer Species vorhanden. Spezifisch gehemmt durch Alkylfluorophosphonat, Curare, Percain, Pyrazolonderivate, Prostigmin-Präparate.

Durch Eserin, Triorthocresylphosphat und Morphin werden beide Fermente gehemmt. Diese Unterscheidung gilt nur inwieweit das eine oder andere Ferment durch kleinste Konzentrationen gehemmt wird, z, B. hemmt Fluorphosphonat das Fermentpräparat aus Taubengehirn um 50% bei $0{,}058 \cdot 10^{-5}$, aus menschlichen Erythrocyten $0{,}014 \cdot 10^{-5}$, aus menschlichem Gehirn $0{,}13 \cdot 10^{-5}$, aber im menschlichen Plasma $0{,}00028 \cdot 10^{-5}$ (siehe [1202, X]). Eine Reihe anderer Verbindungen desselben Typs geben wir auf Tabelle 39 (nach [1202, V]).

Tabelle 39.
Hemmungswirkung von Eserin, Fluorphosphonaten und verwandten Verbindungen gegenüber Pferdeserum-Chlorinesterase. (Standard Test-Bedingungen: 15 Min. Inkubation bei 20 Grad in Bicarbonat-Puffer, pH 7,4, in Abwesenheit von Substrat.)

Hemmungskörper:	Molarkonzentration, die 50% hemmend wirkt
Diisopropyl Fluorphosphonat . . .	$1{,}3 \cdot 10^{-9}$
Disec.-butyl Fluorphosphonat . . .	$2{,}0 \cdot 10^{-9}$
Diisoamyl Fluorphosphonat	$2{,}0 \cdot 10^{-9}$
Di-n-propyl Fluorphosphonat . . .	$5{,}5 \cdot 10^{-9}$
Diäthyl Fluorphosphonat	$8{,}0 \cdot 10^{-9}$
Eserin	$4{,}0 \cdot 10^{-8}$
Diphenyl Fluorphosphonat	$6{,}3 \cdot 10^{-8}$
Dimethyl Fluorphosphonat	$1{,}0 \cdot 10^{-7}$
Dithioäthyl Fluorphosphonat . . .	$2{,}0 \cdot 10^{-6}$
Dimethylaminophosphoryl Fluorid .	$8{,}0 \cdot 10^{-5}$
Diäthyl methylaminophosphonat .	$3{,}0 \cdot 10^{-4}$
Trimethyl Phosphat	$1{,}0 \cdot 10^{-}$
Vitamin B_1	$1{,}7 \cdot 10^{-}$
Ammonium Fluorphosphonat . . .	$1{,}0 \cdot 10^{-2}$
Natrium Fluorid	$1{,}0 \cdot 10^{-2}$

[1202, VIII] MAZUR u. BODANSKI, A.: J. biol. chem. **163**, 261 (1946).
[1202, IX] ADAMS, D. H. u. THOMPSON, R. H. S.: Biochem. J. **42**, 170 (1948).
[1202, X] ADAMS, D. H. u. WHITTAKER, V. P.: Biochem. J. **44**, 62 (1949). 50% Hemmung von Diisopropylfluorophosphonat im menschlichen Plasma gegenüber verschiedenen Cholinestern bei $2{,}28$—$2{,}44 \cdot 10^{-5}$ molar.
[1202, XI] ROSSITER, K. S. u. WANG, E.: J. Physiol. **108**, 14 P. (1949).

Von ROSITTER und WANG[1202, XI] wurde aus polymorphkernigen Leukocyten des Kaninchens eine Esterase isoliert, die Triglyceride aber nur mit kurzen Fettsäuren, also kein Fett spaltet. Dieses Ferment wird durch Eserin, Tricresylphosphat, Arsanilsäure, Acetophenon und „Fluorid in niedrigen Konzentrationen" gehemmt.

Während Diisopropylfluorphosphonat sich an Esterasen irreversibel verankert (siehe Abschnitt Trypsin), gibt es besonders in Leber und Niere ein Ferment, von MAZUR u. BODANKSKI[1302, VIII] Phosphofluorase genannt, das die Verbindung spaltet und so unschädlich macht.

Über die Einwirkung von Fluorid auf die Acetylcholinsynthese siehe Kapitel Organbreie.

b) Lipasen.

Die hemmende Wirkung von **Fluorid** auf Lipasen wurde schon von LOEWENHART und Mitarbeitern[1205, 1206] beobachtet und zwar bei so geringer Konzentration wie 10^{-8}, wie sie später niemals mehr wirksam gefunden wurde. Die prozentuale Wirkung nahm zu mit der Abnahme der Fermentmenge. Als Substrate kamen die verschiedensten Äthylester zur Anwendung. Je länger die Kette der Fettsäure, desto geringer war die Fluoridhemmung. Als Modus der Wirkung wurde die nicht klar erscheinende Vorstellung entwickelt, daß Fluorid die vorübergehende Assoziation Ferment-Substrat stabilisiere. Später[1207] wurde eine befriedigendere Formel nach dem Massenwirkungsgesetz entwickelt:

$$[\text{Freies Ferment}] \cdot [\text{freies NaF}] = K[\text{NaF-Enzym}].$$

Zusatz von größeren Fermentmengen, jetzt aber in reinerer Form, hatte auf die Größe der Hemmung keinen Einfluß. Ebensowenig kommen in dieser Formel die Konzentration des Substrates und die Spaltprodukte vor. Nebenbei war früher[1206] gefunden worden, daß die F-Hemmung durch Na-Butyrat und Na-propionat aufzuheben ist. Tatsächlich wurde die Unabhängigkeit von der Substratkonzentration auch sonst beobachtet[1210, 1211], dagegen Abhängigkeit von der Fermentmenge[1210]. In der Formel spiegelt sich die Tatsache wieder, daß durch einfache Verdünnung die Fermentaktivität wieder zum Auftreten gebracht werden kann. Die Lähmung der Lipase ist also reversibel, im Gegensatz zu der Lähmung durch Atoxyl und Chinin.

Der Befund wurde immer wieder erhoben, daß man F' nur durch Dialyse oder auf anderem Wege zu beseitigen brauchte, um die Aktivität des Fermentes wieder herzustellen, mit einer Ausnahme[1208, 1209], obwohl hier die Konzentrationswirkungskurve mit einer Adsorptionsisotherme verglichen wird. Bei Berechnung der Konstanten in obiger Gleichung[1211] ergab sich ein Kleinerwerden der Konstante mit abnehmender Konzentration, d. h. die Hemmung wird mit abnehmender Fluoridkonzentration relativ größer.

[1203] KAHLSON, G. u. UVNAES, B.: Skand. Arch. **72**, 215 (1935), Rona **92**, 489.

[1204] ROEPKE, M. H.: J. Pharm. exp. Ther. **59**, 264 (1937), Rona **101**, 144. Keine Angabe von Konzentrationen.

[1205] LOEWENHART, A. S. u. PEIRCE, G.: J. biol. Chem. **2**, 397 (1906), Extrakte von Leber und Pankreas des Schweines und Hundes.

[1206] AMBERG, S. u. LOEWENHART, A. S.: J. biol. Chem. **4**, 149 (1908). Leberlipase des Schweines.

[1207] PEIRCE, J. G.: J. biol. Chem. **16**, 5 (1913). Schweineleberlipase wirkt auf Äthylacetat.

[1208] GYOTOKU, K.: Biochem. Z. **217**, 279 (1930), Rona **55**, 393. Leber- und Nierenlipase.

[1209] GYOTOKU, K. u. TERASHIMA, S.: Biochem. Z. **217**, 306 (1930), Rona **55**, 394.

[1210] MURRAY, D. R. P.: Biochem. J. **23**, 1, 292 (1929). Pankreaslipase des Schweines wirkt auf Triacetin und Tributyrat. m/40 NaF hemmt 90%; m/250 NaF hemmt 25%.

Beispiel: 10^{-3} mF' hemmt die nach WILLSTÄTTER gereinigte Schweineleberlipase um 80%, $3 \cdot 10^{-5}$m noch um 21%[1211].

Je saurer die Lösung, desto stärker ist die Hemmung[1209, 1211], was gegen die Wirkung des Fluor-Ions selbst zu sprechen scheint. 10^{-3} mol NaF hemmt die Äthylbutyratverseifung um 12% bei p_H 7,59, um 85% bei p_H 6,18. Beim einfachen Verseifungsversuch wird daher die Hemmung mit fortschreitender Acidität zunehmen, wodurch die Reaktionsgeschwindigkeit von einem in der Gleichung nicht berücksichtigten Faktor verändert wird.

Kinetische Betrachtungen leiden natürlich außerdem an der Unmöglichkeit einer genauen Fixierung der Fermentkonzentration und der Mitwirkung von Ballaststoffen. Die Empfindlichkeit der Lipasen ist durchaus verschieden z. B. ist die Magenlipase vieler Tiere (Ausnahme vielleicht die vom Meerschweinchen[1209]) weniger leicht zu vergiften (Begleitstoffe?[1208]). Hochempfindlich ist immer die Leberlipase. Eine Konzentration von 1,2:1000 NaF hemmte die Pankreaslipase von Menschen um 35%, von der Leber aber um 100%[1212].

Daß man nach Vergiftung von Kaninchen mit 75—150 mg/kg NaF im Leberbrei nach der Tötung auch eine Lipaselähmung findet[1213], ist bei dieser Empfindlichkeit verständlich. Doch bedeutet das noch lange nicht die Berechtigung, diese in vitro-Versuche an der zerstörten Leberzelle auf das lebende Tier zu übertragen, weil erst durch Eindringen des F' in die Zelle der Sitz des Fermentes erreicht werden muß.

Genau wie die esterspaltende Wirkung der Lipase wird auch die esterbildende gehemmt[1214].

Ein Ferment, das aus Lecithin nur eine Fettsäure abspaltet, Lecithase, ist gegen NaF unempfindlich[1215]. Es wird vielfach zu den Phosphatasen gezählt.

Es hat nach der spezifischen Wirkung von NaF nicht an Versuchen gefehlt, die Fermentaktivität von einem Schwermetall abhängig nachzuweisen, das durch Komplexbildung mit NaF inaktiviert wurde. Das ist bisher nicht gelungen. $m/100$ $Na_4P_2O_7$ war unwirksam, SCN' hemmte schwach[1211], auch die Schwermetalle selbst waren unwirksam, nur $Cu^{..}$ hemmte stärker, was mit der gleichsinnigen Wirkung von SCN' keinen Einklang gibt. DUFAIT und MASSART[1202, II] fanden die Ricinuslipase auch nur bei saurer Reaktion durch Fluorid gehemmt und schlossen daraus auf die Beteiligung von Schwermetallen an der Reaktion. Diese Lipase hat ihr Optimum bei p_H 4,5—5. Bei Lipase aus Baumwollsamen (Optimum p_H 8—9[1212, I]) und aus dem Nebennierenmark von Rindern (Optimum p_H 9,3[1212, II]) hemmte Fluorid aber auch.

Phosphat selbst wirkt fördernd, steigend mit der Konzentration[1216]. Auch hier bestehen Versuche einer kinetischen Behandlung, die aber nicht weit führen[1217]. Gelegentlich wird nur eine Verschiebung des p_H-Optimums bei Phosphatpuffern berichtet z. B. bei der Ricinuslipase[1218] von 4,5—5 bei Acetat-, zu 5,6 bei Phosphatpuffer. Bei der Pankreaslipase ist das Optimum bei Phosphatpuffer bei p_H 7,2,

---

[1211] ROTHSCHILD, P.: Biochem. Z. **206**, 186 (1929), Rona **52**, 159.
[1212] RONA, P. u. PAVLOVIC, R.: Biochem. Z. **134**, 108 (1922).
[1212, I] OLCOTT, H. S. u. FONTAINE, T. D.: J. amer. chem. Soc. **63**, 825 (1941), C. **1941 II**, 2333. 1% NaF hemmte 60%.
[1212, II] SCOZ, G. u. MARIANI, B.: Encymologia **7**, 88 (1939). C. **1941 I**, 2396.
[1213] LEAKE, C. D., DULMES, A. H., TREWEEK, D. N. u. LOEVENHART, A. S.: Amer. J. Physiol. **90**, 426 (1929), Rona **54**, 679. 1:50000 NaF hemmte um 63%.
[1214] MARDASCHEW, S.: Rona **88**, 284 (1935). C. **1937 I**, 3811. a) MARDASCHEW, S. u. KRISNEZOW, J.: Rona **88**, 284. C. **1937 I**, 3812. 9 mg-% NaF hemmen die Esterbildung aus Isoamylalkohol und Buttersäure durch Pankreaslipase.
[1215] OGAWA, K.: J. of Biochem. **24**, 389 (1936), Rona **100**, 488. C. **1937 II**, 4338.
[1216] PLATT, B. S. u. DAWSON, E. R.: Biochem. J. **19**, 860 (1925). Pankreaslipase.
[1217] DAWSON, E. R. u. PLATT, B. S.: J. gen. Physiol. **11**, 357 (1927). Über die Formel von Lyon.
[1218] TAKAMIYA, ETSUO: C. **1935 II**, 1897.

bei Glykokollpuffer 9,3[1219]. Beim Vergleich mit Boratpuffern war unter Phosphat in der ganzen p_H-Skala die Aktivität größer[1220]. Bei nicht gereinigtem Enzym gibt es zwei Aktivitätsmaxima (p_H 6,7 und 7,3), die bei Reinigung verschwinden, also offensichtlich auf Verunreinigungen beruhen[1220]. Wenn man die Aktivitätsvermehrung unter Phosphat nachweisen will, muß ebenso beachtet werden, daß in dem extrahierten Organ nicht schon soviel Phosphat vorhanden ist, daß ein Zusatz kaum ins Gewicht fällt. So gelang es nur bei Unterhautzellgewebe und Mesenterialfett, nicht dagegen aus der phosphatreichen Haut, die Aktivierung aufzufinden[1221].

Andere Anionen. Eine Aktivierung von Lipase (außer durch HCN) wurde sonst durch Hydrosulfit und Bisulfit[1219], dann noch bei Verreibung fetter Muskulatur von Fischen durch festes Sulfat berichtet[1222], die zur Trocknung vorgenommen wird. Sonst wird das Ferment (der Leber) durch Sulfate, besonders Li_2SO_4 zerstört[1223]. Es wurden Hemmungen berichtet: $NaCl < Br' < J'$ schon 10^{-4} mol[1219]. $J' > SCN' > Cl' > NO_3' > SO_4''$[1224]. NaCl-Hemmung proportional der Konzentration[1226].

CNO' und SCN' wurden andererseits wieder unwirksam gefunden, allerdings in ganz kleiner Konzentration ([1219,a]), ebenso Cl' und J' bis 0,5 mol, nur 0,5 mol Br' zeigte leichte Depression ([1225]), ebenso Halogene auch noch in organischer Bindung ([1227,1228]).

Wenn hier Hemmungen durch andere Ionen mit mehr oder meist weniger großer Konstanz gefunden wurden, dann ist die Wirkung von Fluorid weit von den anderen Salzen abgesetzt — also spezifisch — ohne daß wir in irgendeiner bekannten Reaktion der ersten Kapitel einen Hinweis für die Ursache besitzen. Nur die Komplexbildung mit Schwermetallen, beruhend auf dem hohen elektrostatischen Potential wird man heranziehen können, obwohl keine Eindeutigkeit besteht. (Über Einwirkung von Isopropylfluorphosphonat siehe Seite 170).

c) Phosphatasen.

Phosphatasen[1229] sind im Organischen allgegenwärtig und zwar gerade in den Geweben, in denen die Stoffwechselvorgänge besonders intensiv verlaufen. Sie gehören als weitere Untergruppe zu den Esterasen, sind besonders spezifisch für die PO_4-Abspaltung. Anscheinend findet die Verankerung an das Ferment an diesem Teil der Substrate statt. Trotzdem spielt deren alkoholischer Rest eine wesentliche Rolle[1230].

Man unterteilt diese Fermente in große Gruppen, um eine gewisse Ordnung in die Vielfältigkeit zu bringen, die sich nach den Substraten, dem Aktivierungskörper — $Mg^{..}$ oder teilweise noch stärker wirksam $Mn^{..}$[1231, 1232] — oder nach

---

[1219] WEINSTEIN, S. S. u. WYNNE, A. M.: J. biol. Chem. **112**, 641 (1936), Rona **94**, 151.
a) WEINSTEIN, S. S. u. WYNNE, A. M.: J. biol. Chem. **112**, 649 (1936), Rona **94**, 152. C. **1936 I**, 4023.
[1220] SOBOTKA, H. u. GLICK, D.: J. biol. Chem. **105**, 221 (1934). Substrat: Methylbutyrat. Ferment: Glycerinextrakt aus menschlicher Leber.
[1221] WOHLGEMUTH J.: Biochem. Z. **175**, 216 (1926), Rona **38**, 458. Aus menschlichen Organen bereitete Präparate.
[1222] SCHMIDT-NIELSEN, S. u. STENE, J.: C. **1939 II**, 549.
[1223] BAKER, Z. u. KING, C. G.: J. amer. Chem. Soc. **57**, 358 (1935). C. **1935 II**, 539.
[1224] TANAKA, T.: Rona **63**, 674 (1931). Nierenlipase.
[1225] CLIFFORD, W. M.: Biochem. J. **28**, 418 (1934). Pankreaslipase.
[1226] HATTORI, S.: J. orient. med. **1**, 51 (1923), Rona **22**, 60.
[1227] GLICK, D. u. KING, C. G.: J. biol. Chem. **95**, 477 (1932), Rona **68**, 769. Amylderivate von J', NO_3', Br', Cl'.
[1228] WEBER, H. H. R. u. KING, C. G.: J. biol. Chem. **108**, 131 (1935), Rona **86**, 311. Benzoesäuren $J' > Br' > Cl' > NO_2'$.
[1229] FOLLEY, S. J. u. KAY, H. D.: Erg. d. Enzymforschung **5**, 159 (1936).
[1230] HOTTA, R.: J. of Biochem. **20**, 343 (1934), Rona **83**, 638.
[1231] BAMANN, E.: Naturwissenschaften **1940**, 141.
[1232] MASSART, L. u. VANDENDRIESCHE, Z.: Naturwissenschaften **1940**, 142.

der Wasserstoff-Ionen-Konzentration der optimalen Wirkung trennen lassen. Erst neuerdings gelang die Isolierung eines Cofermentes aus dem Holoferment von dem eiweißartigen Apoferment[1233]. Es ergäbe sich damit die Einheitlichkeit der prosthetischen Gruppe bei den verschiedensten Fermenten und es bliebe nur die Varianz der zugehörigen Eiweißgruppe. (Kinetik siehe später).

Gerade das Vorkommen der Phosphatase in jedem Zymasesystem macht es schwierig, die Einheitlichkeit eines Fermentes nur nach dem Auftreten von abgespaltenem PO_4''' vorauszusetzen. Wir wissen jetzt, daß bei der Spaltung von Hexosephosphorsäure durch Hefepreßsaft sehr komplizierte Vorgänge verlaufen. Diese Vorgänge, ebenso wie die Phosphatübertragung durch die Phosphorylase, werden in dem Kapitel über komplexe Fermentsysteme behandelt. Anscheinend müssen auch hier 2 Fermente zusammenwirken, jedenfalls kann Adenosintriphosphat auch durch Knochenphosphatase gespalten werden, wobei Pyrophosphat + Phosphat entstehen[1234], (siehe dagegen [1235]).

Von den Phosphatasen sind für uns diejenigen von Interesse, die auf **Pyrophosphat** einwirken und eine Spaltung in 2 Moleküle Phosphorsäure bedingen. Es wird berichtet[1236], daß Blutphosphatase außerordentlich vielseitig wirkt, aber die Spaltung verläuft verschieden rasch[1237], also ein Hinweis, daß verschiedene Fermente vorliegen.

Vielfache Trennungen beweisen eine Spezifität z. B. durch Adsorption[1238, 1242] oder Hitzeeinwirkung[1239, 1240]. Die Pyrophosphatase aus Mandeln ließ sich leicht inaktivieren, während eine Trennung durch Adsorption nicht gelang[1241]. Die Phosphatase von Kaninchenknochen wurde durch $Mg^{\cdot\cdot}$ inaktiviert[1243].

MUNEMURA[1244] unterscheidet Pyrophosphatasen nach dem p_H-Optimum z. B.

Optimum bei p_H 4: Schweineniere und Reiskleie
,,   ,,   ,, 5-6: Reiskleie
,,   ,,   ,, 9: Schweineniere und Reiskleie.

Die Fähigkeit der Organe und Gewebe, Pyrophosphate zu spalten, ist weit verbreitet (siehe [1245]) z. B. Blut[1245, I]. An der Oberfläche der Muskelfasern des Froschherzens ließ sich eine alkalische Pyrophosphatase nachweisen, die als Desmoferment durch $Mg^{\cdot\cdot}$ gehemmt wurde, ebenso durch ein fluoriertes acetyliertes Sulfanilsäureamid, das mit $Mn^{\cdot\cdot}$ und $Mg^{\cdot\cdot}$ komplexe Verbindungen einzugehen vermag und dessen phosphatasehemmende Wirkung schon an Knochenphosphatase nachgewiesen worden war. Dieses Ferment wurde aus dem isolierten Herzen ganz langsam in den Inhalt der Kanüle abgegeben. (O. EICHLER und

---

[1233] ALBERS, H., BEYER, E., BOHNENKAMP, A. u. MÜLLER, G.: Ber. chem. Ges. **1938**, 1913.
[1234] HITCHINGS, G. H. u. FULLER, H. S.: J. biol. Chem. **128**, XLV (1939).
[1235] TAKAHASHI, H.: J. of Biochem. **16**, 463 (1932), Rona **72**, 359. Nucleinsäure-Pyrophosphatase.
[1236] KAY, H. D.: J. biol. Chem. **89**, 235 (1930).
[1237] ROCHE, J.: Biochem. J. **25**, 2, 1724 (1931).
[1238] BAUER, E.: Hoppe-Seylers Z. **239**, 195 (1936), Rona **95**, 101. Unterhefe.
[1239] GIRI, K. V.: Hoppe-Seylers Z. **245**, 185 (1937). Aus Sojabohnen.
[1240] FLEURY, P. u. COURTOIS, J.: Encymologia **1**, 377 (1937), Rona **100**, 640. Takadiastase, Getreidephosphatase, Mandelphosphatase.
[1241] FLEURY, P. u. COURTOIS, J.: Encymologia **5**, 254 (1938), Rona **111**, 296.
[1242] TAKAHASHI, H.: J. of Biochem. **16**, 447 (1932), Rona **72**, 359. Kaninchennieren.
[1243] LIEBKNECHT, W. L.: Biochem. Z. **303**, 96 (1939). 0,5 mg Mg auf 3 ccm.
[1244] MUNEMURA, S.: J. of Biochem. **17**, 343 (1933), Rona **75**, 348.
[1245] KAY, H. D.: Biochem. J. **22**, 2, 1446 (1928). Findet Optimum der Wirkung in Nieren von Katze und Schwein, Duodenalextrakt der Katze und Knochenextrakt junger Ratten bei p_H 7,6.
[1245, I] SJÖBERG, K.: Acta physiol. Skand. **1**, 220 (1940), Rona **124**, 222. Lokalisiert in den Erythrocyten.
[1245, II] MALKOV, A. u. KAL, V.: Biochem. Z. **13**, 633, Rona **118**, 466 (1939).

STOBER [1245 III]). In Pankreas und Leber von Helix pomatia finden sich die 3 Pyrophosphatasen mit Maxima bei p_H 4, 6,5 und 9,5 nebeneinander.

Das Ferment ist wohl nicht in der Lage, 2 Moleküle o-Phosphorsäure zu Pyrophosphat zusammenzufügen, wozu anscheinend nur die lebende oder frisch getrocknete Hefe in der Lage ist[1245, II].

Umgekehrt ist Pyrophosphat ein starker Hemmungskörper für manche alkalische Phosphatasen und wird in dieser Eigenschaft eingesetzt bei Phosphatasebestimmung mit Phenolphthaleinphosphat [1245, V]. 28 Einheiten gereinigte Phosphatase aus Kälberdarm wurden durch 80 m Mol völlig, durch 24 m Mol Lösung zur Hälfte gehemmt[1225, VI]. Die Pyrophosphatspaltung der Erythrocyten mit einem Optimum bei p_H 7,4—7,8 nimmt von 0,0005—0,006 mol zu, bei 0,01 mol gibt es dann ganz plötzlich einen steilen Abfall[1245 VII].

In Aspergillus oryzae (Takaphosphatase) findet sich auch ein unabhängiges Enzym, das *Triphosphat* $Na_3P_3O_{10}$ zerlegt[1246]. Dieses Ferment ließ sich auch in Hefen[1246, a)] und tierischen Organen[1231, 1247] nachweisen.

Aus der Takaphosphatase ließ sich ein wiederum unabhängiges Ferment isolieren, das Metaphosphat $(NaPO_3)_6$ hydrolysiert[1248], wobei nicht Pyrophosphat als Zwischenprodukt auftrat, da kein Niederschlag mit $ZnSO_4$ entsteht. Dieses Ferment war im Gegensatz zu den jetzt zu behandelnden Phosphatasen nicht durch PO_4''' hemmbar[1249]. Eine Citrusfruchtphosphatase spaltet sowohl $Na_4P_2O_7$, als auch $Na_6P_4O_{13}$ ([1249, I]). Ein hochpolymeres Polymetaphosphat mit einem Molekulargewicht $> 10^6$ wird durch ein Enzym gespalten aus: Aspergillus Oryceae, A.niger, Penicillium expansum und Saccharomyces pombe. Die Spaltung erfolgte an einer -P-O-P-Stelle und zwar nicht am Rande der Kette, sondern mitten durch[1249, II].

Phosphat. Wollte man die Fermentreaktionen in so einfacher Weise wie andere organische Reaktionen reversibel annehmen, dann würde man bestimmte Gleichgewichte erwarten müssen, die bei Spaltung

$$\text{Ester} \rightleftarrows PO_4''' + RCH_2OH$$

um so mehr nach links verschoben sind, je größer die anfängliche Konzentration des Phosphats ist. Man wird nur dann auf eine Reaktion erster Ordnung kommen[1252], wenn man am Anfang vergleicht. Bei längerem Verlauf der Zersetzung wird die Reaktionskonstante erster Ordnung (also einer nicht reversiblen Reaktion) kleiner[1250]. Dieser Verlauf nach erster Ordnung war nach der Reaktionsgleichung

---

[1245, III] O. EICHLER u. W. STOBER.: Naunyn-Schmiedebergs-Archiv Bd. **205**, 647 (1948).
[1245, IV] DESSAUX, G.: Crend. Soc. Biol. **142**, 516 (1948). Fluorid hemmt nur die saure und neutrale, Mg hemmt die saure Phosphatase.
[1245, V] HUGGINS, C. u. TALABAY, P.: J. biol. Chem. **159**, 399 (1945).
[1245, VI] SCHMIDT, G. u. TANNHAUSER, S. J.: J. biol. Chem. **149**, 369 (1943). F bis 50 m Mol hat keine Wirkung, β-Glycerophosphat als Substrat.
[1245, VII] NAGANA, B. u. NARAYANA, V. K.: Menon. J. biol. Chem. **174**, 501 (1948).
[1246] NEUBERG, C. u. FISCHER, H. A.: Encymologia **2**, 191 (1937), Rona **110**, 303. C. **1938 II**, 701. a) NEUBERG, C. u. FISCHER, H. A.: Encymologia **2**, 241 (1937), Rona **110**, 303.
[1247] NEUBERG, C. u. FISCHER, H. A.: Encymologia **2**, 360 (1938), Rona **110**, 304. Rinder- und Schweinenieren und -muskeln.
[1248] KITASATO, T.: Biochem. Z. **197**, 257 (1928).
[1249] KITASATO, T.: Biochem. Z. **201**, 206 (1928).
[1249, I] AXELROD, B.: J. biol. Chem. **167**, 57 (1947).
[1249, II] INGELMAN, B. u. MALMGREN, H.: Acta. Chem. Scand. **1**, 422 (1947). C. **1948 II**, 1029.
[1250] MARTLAND, M. u. ROBISON, R.: Biochem. J. **21**, 1, 665 (1927). Knochenphosphatase, Glycerophosphat.
[1251] ERDTMANN, H.: Hoppe-Seylers Z. **177**, 211 (1928).
[1252] SCHÄFFNER, A. u. BAUER, E.: Hoppe-Seylers Z. **232**, 64 (1935), Rona **86**, 643. Hefephosphatase.

oben nicht zu erwarten. Zusätze von 0,1 mol PO_4''' genügen, um gerade Hydrolyse zu verhindern[1250] (ebenso [1251]) oder Äquivalenz mit der Substratkonzentration[1257].

Der Versuch, die Hemmung durch Glycerinzusatz in ähnlicher Größenordnung zu erzielen, schlug fehl. Auch eine langsam verlaufende Synthese war bei Glycerin erst in einer 50% Lösung merklich zu beobachten, bei Alkohol überhaupt nicht (siehe auch [1254]). Die beiden Spaltprodukte verhielten sich also nicht gleich, was vielleicht darin seinen Grund findet, daß wir im heterogenen System verschiedene Affinitäten zu den reagierenden Oberflächen erwarten dürfen[1252]. Aber das allein ist es auch nicht (siehe auch [1255]). Wir haben überdies noch den Aktivator $Mg^{..}$ oder $Mn^{..}$ zu berücksichtigen. Denn wenn durch 0,1 mol PO_4''' Nierenphosphatase bis auf einen Rest von $< 10\%$ gehemmt war, stellte ein Zusatz von $Mg^{..}$ die Aktivität bis auf 50% des Maximalen wieder her[1251]. Es ist sogar die Wirkung des $Mg^{..}$ erst im späteren Verlauf der Hydrolyse, wo also angesammelte Phosphate schon hemmten, in Erscheinung getreten[1253], so daß darauf die Aktivierung zurückgeführt wurde. Allerdings soll $Mg^{..}$ nur im alkalischen Gebiet wirken, während PO_4''' bei allen Reaktionen hemmt[1256], (L) ebenso bei ungereinigten Präparaten[1253]. Diese Mg-Aktivierung wird durch die Befunde von KUTSCHER und SCHREIER[1253,I] bei saurer Muskelphosphatase problematisch. Durch Dialyse wurde das Ferment inaktiviert, konnte zwar durch das Mg-freie Dialysat, nicht aber durch Mg reaktiviert werden.

Wenn durch zugesetzte $Ca^{..}$-Salze PO_4''' beseitigt wird, kann die Hemmung durch PO_4''' sich erst später auswirken[1255]. Die Spaltung von α- und β-Glycerophosphat durch Takaphosphatase wird von PO_4''' gleich stark gehemmt[1258]. (Berücksichtigung der Faktoren bei der Phosphatasebestimmung[1259]).

Die Größe der auftretenden Hemmung sei an einigen Daten einer Untersuchung von KAY[1260] an Nieren- und Duodenalphosphatase bei der Hydrolyse von Glycerophosphat demonstriert:

$m/400$ PO_4''' hemmt 4,6%
$m/200$,, ,, 12%
$m/133$,, ,, 30%
$m/100$,, ,, 62%.

In ausführlichen Experimenten wurde von JACOBSEN[1261] die Kinetik der Nierenphosphatase untersucht. Dort wurde die Phosphathemmung auf 2 Quellen zurückgeführt, um den Erscheinungen gerecht zu werden. Erstens fand sich eine Beziehung derart, daß die Hemmung größer war, wenn die Menge des Substrates sank, während die Anfangsgeschwindigkeit unabhängig von der Substratmenge, aber linear abhängig von der Fermentmenge blieb. Außerdem spielt die p_H eine Rolle[1262], mit der sämtliche Konstanten nochmals variieren. Ohne die mathematischen Ausdrücke darzustellen oder zu diskutieren, sollen aber die Grundannahmen hier Erwähnung finden. Sie lassen sich in 2 Systemen darstellen:

[1253] HOLMBERG, C. G.: Biochem. Z. **279**, 145 (1935). C. **1936I**, 2120. Darmschleimhautphosphatase, Glycerophosphorsäure p_H 8,7.

[1253,I] KUTSCHER, W. und SCHREIER, K.: Naturwissenschaften **35**, 255 (1948).

[1254] COURTOIS, J.: Union pharmac. **80**, 1 (1939). C. **1939I**, 4207.

[1255] WESTENBRINK, H. G. K.: Arch. neerl. Physiol. **20**, 566 (1935). C. **1936I**, 2760.

[1256] COURTOIS, J.: C. rend. Acad. Sci. **201**, 855 (1935). C. **1936I**, 1640. Takaphosphatase, Emulsin.

[1257] HOMMERBERG, C.: Hoppe-Seylers Z. **185**, 123 (1929).

[1258] COURTOIS, J.: Ann. de Fermentat. **5**, 93 (1939), Rona **114**, 320.

[1259] BODANSKY, A., HALLMAN, L. F. u. BONOFF, R.: J. biol. Chem. **101**, 93 (1933), Rona **75**, 347.

[1260] KAY, H. D.: Biochem. J. **22**, 2, 855 (1928).

[1261] JACOBSEN, E.: Biochem. Z. **249**, 21 (1932), Rona **69**, 583

[1262] JACOBSEN, E.: Biochem. Z. **267**, 89 (1933), Rona **77**, 513.

1. Enzym + Substrat → Enzymsubstrat → Enzym + Phosphat + Glycerin.
2. Enzym + Phosphat ⇄ Enzymphosphat.

Uns interessiert hier die zweite Reaktionsgleichung, die in der Besetzung des Enzyms durch Phosphat die Hemmung erklären soll, also ganz anders wie bei unserer obigen Formulierung, die die Anwesenheit des Fermentes vernachlässigte, auf eine reversible Reaktion führte und nur für Gleichgewichte brauchbar ist[1264]. Diese Vorstellung ist nicht stichhaltig, da bei der Hydrolyse von β-Glycerinphosphorsäure durch Nierenphosphatase zugesetztes radioaktives anorganisches Phosphat nie in der Esterbindung auftrat. Das wäre zu erwarten, wenn eine Gleichgewichtsreaktion mit Bindung und Lösung stattfände (CHARGAFF, [1264, I]). In solche Systeme spielt dann die Reduktion von Dipyridinnucleotid mit Elektronentransport hinein, und dieser Transport wird durch 0,08 Mol. PO_4 begünstigt[1264, II]. Die Kompliziertheit der Vorgänge bei dieser Bindung mögen Versuche von BELFANTI und Mitarbeitern[1263] beweisen. Von diesen Versuchen bringen wir folgende Abbildung:

Die Abbildung zeigt die Hemmung von Oxalat, die jede Phosphathemmung übertrifft, aber durch Phosphatzusatz (Kurve A) aufgehoben wird. Durch die während der Spaltung sich ansammelnden PO_4'''-Mengen kommt die Oxalathemmung nur anfangs zur Geltung.

Die Abhängigkeit von der Substrat-Enzymaffinität ist besonders gering bei der Phosphatase des Kartoffelpreßsaftes, so daß die PO_4'''-Hemmung besonders stark wird[1265].

Gewisse Mengen von PO_4''' bleiben anscheinend auch bei stärkster Reinigung dem Enzym erhalten[1266].

Die **Fluoridhemmung** trifft vor allem die sauren Phosphatasen[1232], die alkalischen werden bei m/50 F nicht beeinflußt[1244, 1273, I]. Gelegentlich wurde eine fördernde Wirkung z. B. der Knochenphosphatase gefunden[1269]. Diese Wirkung wurde damit zu erklären versucht, daß bei diesen Versuchen das $Ca^{..}$ nicht entfernt wurde, so daß F' gleich als CaF_2 ausfiel[1270]. Die Abhängigkeit

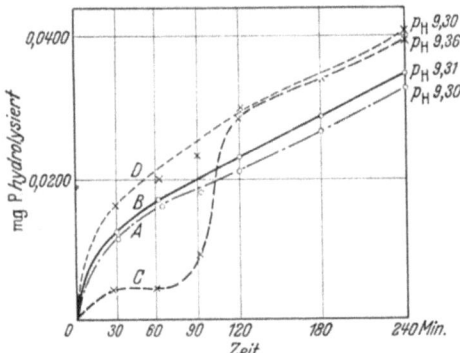

Abb. 14. Hydrolyse von β-Glycerophosphat (0,09344m) in Gegenwart und Abwesenheit von Oxalat und Phosphat durch Kaninchen-Leberextrakt (Glycin Puffer). Kurve A ⊙—·—⊙ Hydrolyse in Gegenwart von m/50 Oxalat und m/1000 Natriumphosphat; B ⊙———⊙ Hydrolyse ohne Oxalat und in Gegenwart von m/1000 Natriumphosphat; C ×- - -× Hydrolyse in Gegenwart von m/50 Oxalat und ohne Natriumphosphat; D ×······× Hydrolyse ohne Oxalat und ohne Natriumphosphat. (Nach Belfanti u. Mitarb.)

[1263] BELFANTI, S., CONTARDI, A. u. ERCOLI, A.: Biochem. J. **29**, 1491 (1935), Rona **89**, 609.
[1264] CATTANEO, C., GABBRIELLI, M. C. u. SCOZ, G.: Encymologia **2**, 17 (1937), Rona **102**, 639. Weitere kinetische Ansätze, ebenso: a) TAMAYO, M. L. u. SEGOVIA, F.: C. **1936 II**, 3430 u. 3431.
[1264, I] CHARGAFF, E.: J. biol. Chem. **144**, 455. 1942. C 1943 I, 1067.
[1264, II] FRIEDKIN, M. u. LEHNINGER, A. L.: J. biol. Chem. **174**, 757 (1948).
[1265] PFANKUCH, E.: Hoppe-Seylers Z. **241**, 34 (1936), Rona **96**, 284.
[1266] ALBERS, H. u. ALBERS, E.: Hoppe-Seylers Z. **232**, 165 (1935). C. **1935 II**, 539.
[1267] AUHAGEN, E. u. GRZYCKI, S.: Biochem. Z. **265**, 217 (1933), Rona **76**, 738.
[1268] KUTSCHER, W. u. WÖRNER, A.: Hoppe-Seylers Z. **239**, 109 (1936), Rona **98**, 476. C. **1936 II**, 1359.
[1269] YAMANE, T.: Rona **72**, 726 (1932).
[1270] ROSSI, A.: Boll. Soc. ital. Biol. sper. **8**, 714 (1933), Rona **76**, 342. Auch in diesen Versuchen fand sich keine mit der Konzentration ansteigende Hemmung, 0,02% NaF mit 25% Hemmung ergab schon das Maximum.

des gleichen Fermentpräparates aus Aspergillus oryzae (Takaphosphatase) vom p_H ergibt folgende Reihe nach INOUYE[1271]:

p_H	2,69	3,27	3,39	4,37	5,36	5,70
mg P/l Std.	2,24	9,3	7,4	9,3	12,0	12,5

Bei diesem Präparat gibt es eine Phosphatase, die bei p_H 6,2 kaum mehr durch F' gehemmt wird[1272], während Nagana und Menon[1280, V] aus Erythrocyten des Menschen ein Ferment mit dem Optimum p_H 7,4—7,8 fanden, das eine ungewöhnliche Empfindlichkeit besitzt. 0,0002 mol NaF hemmen noch zu 95%, $2 \cdot 10^{-5}$ zu 52%. Die Hemmung ist, ebenso wie die durch P_2O_7, durch Verdünnen zu verhindern.

Einen vollen Eindruck von dem allmählichen Übergang der NaF-Hemmung bei der gesamten p_H-Skala zeigt folgende Abbildung[1273]:

Einen Überblick über die Befunde bei anderen Phosphatasen und ihre verschiedene Empfindlichkeit gibt folgende Tabelle (siehe Seite 180).

Weitere Hemmungseffekte mit NaF wurden berichtet bei Takadiastasen[1256, 1274], Harn[1275], Gehirn[1276], tuberkulösen Lymphknoten[1279], Mandel[1282, III], mit Phosphocholin u. Phosphocolamin als Substrat. ([1274, III]).

Durch EICHLER, HINDEMITH und BARFUSS ([1274, IV]) wurden eine Reihe organischer Fluoride als unwirksam gegen saure Blutphosphatase, aber wirksam gegen alkalische Knochenphosphatase gefunden. 1-Acetamino-2-Fluorbenzolsulfosäure, Phthiocoll und Fluorphthiocoll waren wirksam. 0,01 mol. hemmten etwa zur Hälfte. Die Verbindungen sind Komplexbildner für Mg, Mn und andere Elemente. Die Gärung wurde nicht beeinflußt.

Eine besondere Rolle spielt die Frage nach der Reversibilität der Fluoridhemmung. F' soll die aktive Gruppe des Fermentes schädigen[1258]. Durch Fällung als CaF_2 ließ sich die Aktivität nicht wiedergewinnen[1277]. Die Stärke der Inaktivierung hing ab von der Dauer der F'-Einwirkung[1278] und war durch Dialyse in weiterem Maße wiederzugewinnen als durch Ca-Fällung. Auch die alkalische Phosphatase kann inaktiviert werden durch vorübergehende Einwirkung von NaF bei saurer Reaktion, und gegen diese

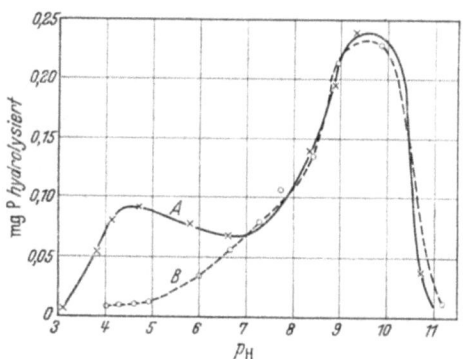

Abb. 15. Die Hydrolyse von β-Glycerophosphat in Anwesenheit und Abwesenheit von hinzugefügtem Fluorid und Oxalat durch Kaninchenleberextrakte unter wechselnder Wasserstoffionenkonzentration. Kurve: A ×——× Hydrolyse in Abwesenheit von inaktivierenden Agentien. Kurve: B ⊙----⊙ Hydrolyse in Gegenwart von hinzugefügtem Fluorid. (Nach Belfanti u. Mitarb.)

Behandlung ist besonders die Knochenphosphatase empfindlich[1278]. Die Reaktion müßte anderer Art sein als eine einfache reversible Komplexbildung, ebensowenig eine lyotrope Wirkung.

[1271] INOUYE, K.: J. of Biochem. 10, 395 (1929), Rona 53, 267.
[1272] BAMANN, E. u. SALZER, W.: Biochem. Z. 287, 380 (1936).
[1273] BELFANTI, S., CONTARDI, A. u. ERCOLI, A.: Biochem. J. 29, 517 (1935), Rona 88, 124. C. 1935 II, 236.
[1273, I] KOTKOWA, K. I.: Biochem. J. 13, 19 (1939). C. 1940 II, 2625. Phosphatasen der Gehirnsubstanz verschiedener Tiere.
[1273, II] KNOEVENAGEL, C.: Biochem. Z. 305, 337 (1940).
[1273, III] ROCHE, J. u. BULLINGER, E.: C. rend. Soc. Biol. 131, 398 (1939). C. 1941 I, 68.
[1273, IV] MASSART, L. u. DUFAIT, R.: Naturwissenschaften 1939, 806, Rona 117, 623. C. 1940 I, 393.
[1273, V] CLOETEUS, R.: Naturwissenschaften 1939, 806, Rona 117, 623. C. 1940 I, 392.
[1273, VI] FEINSTEIN, R. N. u. VOLK, M. E.: J. biol. Chem. 177, 339 (1949). Phosphoproteinphosphatase, auch in anderen Geweben gefunden.
[1274] COURTOIS, J.: Bull. Soc. chim. biol. 19, 303 (1937), Rona 102, 318. C. 1937 II, 3612.

Neuerdings wird aber die Tendenz zur Komplexbildung in den Vordergrund gestellt und zwar vorwiegend mit Mg¨. Bekannt ist, daß sowohl Mg¨ wie Mn¨ die Phosphatase aktivieren, aber nur bei denjenigen, die durch Mg¨ aktiviert

Tabelle 40.

Literatur	Ferment	Substrat	pH	Konz. NaF	Hemmung in %
PFANKUCH (1265)	Kartoffeln und Zuckerruben	β-Glycerophosphat	5,8—5,9	m/40 m/200 m/1000 m/2000	100 88 72 62
KAY (1260)	Nieren u. Duodenal-saft	Glycerophosphat	—	m/100 m/25 m/6	gerade merkbar 25—35 60—70
MUNEMURA (1244)	Schweineniere und Reiskleie	Glycerophosphat Pyrophosphat	3,0 5,03 6,04	m/50 m/50	100 80 35
GIRI (1239)	Sojabohne gereinigt	β-Glycerophosphat Hexosediphosphat Pyrophosphat	5,1—5,5 — —	m/1000 m/100 —	4 10—30 —
AUHAGEN u. Mitarb. (1267)	Trockenhefe Hefemacerationssaft Nierenphosphatase Takaphosphatase	Diphosphoglycerinsaures Na Na-Glycerophosphat ,, ,,	— — 8,5—9 6,4	m/30 m/50 m/5	93 85 70 28
KUTSCHER u. Mitarb. (1268)	Prostata	Glycerophosphat	3,7—6	m/500	21
INOUYE (1271)	Takaphosphatase	Glycerophosphat	—	0,00625 0,00125	80 vorhanden
KNOEVENAGEL (1273, II)	Herzmuskel Prostata gereinigt Meerschweinchenniere	Phenylphosphat α-Glycerophosphat β-Glycerophosphat	saure Phosphatase — —	n/50 — —	25, 9, 88,5 56, 100, 21,5 64,5
AXELROD (1249, I)	Citrusfrucht	$P_2O_7^{IV}$ u. $Na_6P_4O_{13}$	—	n/50	100
FEINSTEIN u. VOLK (1273, VI)	Milz	Casein	6,0	n/100	60%

[1274, I] OHLMEYER, P.: Naturwissenschaften **1942**, 508.
[1274, II] NILSSON, C. ALM, F. u. BURSTRÖM D.: Arch. Mikrobiol. **12**, 353 (1942), C, **1943**, I, 1996.
[1274, III] ROSKE, J. u. BOUCHILLAUX S.: C. rend. Soc. Biol. **141**, 1068 (1947) C 1947 II, 967.
[1274, IV] EICHLER, O. HINDEMITH, H. u. BARFUSS, F.: Naunyn-Schmiedebergs-Arch. Bd. 206, 83 (1948).
[1275] DMOCHOWSKI, A. u. ASSENHAJM, D.: Naturwissenschaften **1935**, 501. C. **1935 II**, 1386.
[1276] CEDRANGOLO, F.: Arch. di Sci. biol. **21**, 337 (1935), Rona **94**, 472. a) CEDRANGOLO, F.: Boll. Soc. ital. Biol. sper. **10**, 374 (1935), Rona **89**, 125.

wurden, ließ sich eine Fluoridhemmung erreichen. MASSART und DUFAIT[1273, IV] schließen daraus, daß es sich nicht um eine Beeinflussung des kolloiden Apofermentes handeln kann, da sonst beide Aktivatoren beeinflußt werden müßten. Tatsächlich ließen sich auch alkalische Phosphatasen, wie aus Pferdeerythrocyten[1273, III] durch F' hemmen, soweit sie durch Mg¨ aktivierbar waren[1273, V]. OHLMEYER[1274, I] findet sogar, daß Mg¨ zur Hemmung notwendig ist. Der Komplex soll aus Protein, Mg und F bestehen, so daß Mg¨-Zusatz die Hemmung vergrößern kann, $4 \cdot 10^{-4}$ mol F hemmte Prostataphosphatase um 10%. Zusatz von $4 \cdot 10^{-4}$ mol $MgCl_2$ erhöhte die Wirkung auf 30%, Verdoppelung auf 45%. Bei fluoridvergiftetem Gärungssystem ließ sich dagegen die Funktion durch Mn und nicht durch Mg regenerieren ([1274, II]). Man könnte zu diesem Komplex nach den Untersuchungen von WARBURG an der Enolase auch noch Phosphat gehörig vermuten. OHLMEYER ([1280, I u. II]) fand jedoch in Versuchen an Phosphatase aus Prostatasekret, daß zu diesem Komplex Phosphat nicht notwendig ist. Es müsse eine komplexe Bindung Mg_mF_n-Phosphatase geben mit der Reaktionsgleichung

$$\frac{C_{Fm} \cdot C_{Mg}^m \cdot C_F^n}{C_{Fm} \cdot {}_{Mg_m} \cdot F_n} = K.$$

Er prüfte diese Gleichung im Bereich von 0,3—0,5 m Mol · F und fand eine gute Übereinstimmung mit der Gleichung:

Phosphatase $+ Mg¨ + 2F' =$ Phosphatase MgF_2 mit $K \cong 4,6 \cdot 10^{-9}$

Wenn auch bei dem durch Dialyse gereinigten Ferment Fluorid wirksam bleibt, so deshalb, weil stets noch Metallspuren übrig bleiben. Genau so wie Mg¨ wirken andere Metalle: Ca¨, Zn¨, Cd¨, Mn¨ Fe¨¨ Co¨ Ni¨ Cu¨. Auch die Asche des dialysierten Ferments vermag die Fluoridhemmung zu vermehren. Das weist dann auf die Anwesenheit von Metallspuren hin. Dagegen findet sich dasselbe Eingreifen des Substrats in die Reaktion, wie bei den folgenden Autoren ([1280I—1280V]). Schließlich können sich mit den Schwermetallen (darunter Co¨) auch noch Aminosäuren an der Verbindung beteiligen ([1280, VIII]).

KUTSCHER und WÜST[1282, V] stellen das Massenwirkungsgesetz wenigstens qualitativ im Sinne einer Kompetition in den Vordergrund. Die Fluoridhemmung läßt sich dadurch erklären, daß F' und Substrat an denselben Stellen des Fermentes gebunden werden. Deshalb kann man die Hemmung zum Teil aufheben durch Erhöhung der Substratkonzentration. Diese Befunde wurden bei einer gereinigten Prostataphosphatase erhoben und sind im einfachen Gewebsbrei nicht so gut zu reproduzieren. Die Befunde seien am einfachsten auf folgender kurzen Tabelle (siehe Seite 182) wiedergegeben.

Einen anderen Weg der Hemmung — wenigstens von Pflanzenphosphatasen — zeigt GIRI[1282, VI]. Das durch Cu¨-Katalyse oxydierte Vitamin C führt zur Hemmung der Glycerophosphatase, weniger der Pyrophosphatase, weil Pyrophosphat das Vitamin C stabilisiere. Reduktionsmittel wie Sulfit usw. vermögen jetzt zu reaktivieren, Oxydationsmittel wie Ferricyanid die Hemmung zu verstärken.

[1277] INOUYE, K.: J. of Biochem. **7**, 433 (1927).
[1278] BELFANTI, S., CONTARDI, A. u. ERCOLI, A.: Biochem. J. **29**, 842 (1935), Rona **88**, 124. Niere, Leber.
[1279] HORII, I.: Rona **67**, 375.
[1280] ERDTMANN, H.: Hoppe-Seylers Z. **172**, 182 (1927). Keine Konzentrationen.
[1280, I] OHLMEYER, P.: Hoppe-Seylers Z. **282**, 1 (1945) C **1947 I**, 133.
[1280, II] OHLMEYER, P.: Z. Naturforschung **1**, 18 (1946).
[1280, III] HELFRICH, B. u. STETTER, H.: Angew. Chemie **1947**, 176 Vortragsbemerkung.
[1280, IV] CLOETIUS, R.: Arch. internat. Pharmakodyn. **68**, 419 (1942) Rona **134**, 142.
[1280, V] NAGAMA, B. u. MENON, Y. K. N.: J. biol. Chem. **174**, 501 (1948).
[1280, VI] HELFERICH, B. u. STETTER, H.: Liebigs Annalen **560**, 191 (1948).
[1280, VII] FLEURY, P. u. COURTYOIS, J.: Helv. chim. Acta. **29**, 1297 (1946).
[1280, VIII] BODANSKI, O.: J. biol. Chem. **179**, 81 (1949).

Tabelle 41.

A. Abhängigkeit der Fluoridhemmung (m/50 NaF) von der Konzentration des Phenylphosphats.

Substratkonzentration	120 mg P	24 mg P	12 mg P	6 mg P
30 Minuten	—	31,6%	38,2%	54,0%
60 Minuten	11%	30,0%	47,5%	56,6%
Mittel . . .	11%	30,8%	42,8%	55,3%

B. Abhängigkeit der Hemmung von der Fluoridkonzentration.

Substratkonzentration	120 mg P		12 mg P	
Fluoridkonzentration	m/50	m/14	m/50	m/10
	11,0%	17,3%	42,8%	74,5%

Einen neuen Aspekt eröffnen die Untersuchungen von HELFERICH u. STETTER[1280,VI] über Kartoffelphosphatase, die von Anionen maximal bei p_H 4,4 gehemmt wird. Im Ansatz von 4 cc mit Phenylphosphat als Substrat hemmten 3γ F′ bei 20° 30% (bei 30° 22,9%) 300γ SCN oder 1400γ KH_2PO_4 sind zu etwa derselben Wirkung notwendig. Die Autoren schließen aus dem Temperaturkoeffizienten, daß bei dieser Hemmung Komplexbildung maßgeblich sei. F. wirke nun als AlF_6''' und TiF_6 genau so wie F′, BF_4' aber garnicht. Nun sei dieser Komplex der stabilste. Zugleich sei das Ferment auch bei Reinigung stark borhaltig. So schließen die Autoren, daß Bor als Koferment der Phosphatase anzusprechen sei.

Die **anderen Salze** führten im Verhältnis nur zu geringfügiger Hemmung, am stärksten vielleicht noch das Sulfat, wo schon bei 0,01 mol 50% Hemmung berichtet wurde, die aber im Gegensatz zur F′-Hemmung durch $CaSO_4$-Fällung reversibel war[1271]. Von MUNEMURA[1244] wurden sogar schon bei m/5000 SO_4''-Hemmungen gesehen. Bei anderen Versuchen an Schweinenierenphosphatase führten aber erst große Konzentrationen von SO_4'', NO_3' und Cl′ zur Hemmung[1280]. KCl und KBr wirken nicht, J′ kaum[1279], ebenso SCN′, NO_3'[1277, 1282, I], SO_3''[1282, II], dagegen CN′ und H_2S bei alkalischer Hefephosphatase[1232].

Eine Ausnahme ist dann anzunehmen, wenn Cu als Aktivator auftritt. So wird Kartoffelphosphatase durch SCN mehr geschädigt als durch F.[1280, III] aber nicht wenn stärker gereinigt[1280, VI] umgekehrt kann SCN reaktivieren, wenn das Ferment durch Cu gehemmt wurde[1280, IV]. Cyanat ist Aktivator für Phosphatasen, fördert aber nicht die Spaltung von Phytin durch Phytase, die dagegen fluoridhemmbar ist[1280, VII].

Während Phosphatase die Veresterung an alkoholischem Hydroxyl zur Wirkung voraussetzen soll, wirkt die *Sulfatase* bei Veresterung am phenolischen, beide Fermente werden durch PO_4''' gehemmt[1281]. Glucosulfatase wird auch durch > 0,0005 mol NaF mit PO_4''' gehemmt[1282], auch durch SO_4''[1282, IV]. Auch Lebersulfatase ist fluoridempfindlich[1282, IV], ohne daß Mg·· fördernd einwirkt.

d) Carbohydrasen[1283].

Fermente, die Kohlehydrate spalten, werden ebenso weit verbreitet gefunden wie die Phosphatasen; besteht doch der leicht verfügbare Reservestoff von Tier und Pflanze aus höheren Kohlehydraten, so daß Fermente wie Amylasen meist vorhanden sein werden. Wir müssen aber darin klar sehen, daß der normale, d. h. durch die Gärungsformeln verlaufende Abbau häufig gar nicht einer Zertrümmerung des großen Moleküls (z. B. von Glykogen) in kleine Bruchstücke bedarf.

[1281] HOMMERBERG, C.: Hoppe-Seylers Z. **200**, 69 (1931), Rona **63**, 673.

[1282] SODA, T. u. EGAMI, F.: J. chem. Soc. Japan. **55**, 1164 (1934).

[1282, I] WATANABE, M.: Rona **95**, 657 (1935). Takaphosphatase u. Phosphatasen der verschiedenen Organe.

[1282, II] COLLATZ, H.: Biochem. Z. **278**, 364 (1935).

[1282, III] COURTOIS, J. u. MANOUVRIER, J.: Encymologia **6**, 342 (1939) und a) C. rend. Soc. Biol. **131**, 57 (1939), Rona **115**, 425.

[1282, IV] TANAKA, S.: J. of Biochem. **28**, 119 (1938). C. **1940 I**, 2479, Rona **110**, 145. 0,000625m NaF hemmte Takasulfatase noch stark. SO_4'' hemmte auch. — Ferment aus Kaninchenleber. Substrat: Nitrophenolsulfat.

[1282, V] KUTSCHER, W. u. WÜST, H.: Biochem. Z. **310**, 292 (1942).

[1282, VI] GIRI, K. V.: Hoppe-Seylers Z. **254**, 126 (1938). C. **1939 I**, 150.

Die Frage nach der Spezifität der Amylasen scheint mir noch weitgehend ungeklärt (siehe [1283 a].) und dabei besonders die Frage, wie weit der Abbau durch ein und dasselbe Ferment geschieht. Die Spaltung braucht nämlich nicht bis zu Malzzucker herunter stattzufinden, sondern kann bei Dextrinen stehenbleiben. Häufig wird die von WOHLGEMUTH stammende einfache Methode gewählt, die nach dem Verschwinden der Blaufärbung durch Jod fragt. Dieses wird vielfach als amyloklastische Wirkung von der saccherogenetischen unterschieden, wahrscheinlich bedingt durch verschiedene Fermente.

Im Mittelpunkt der Amylasewirkung steht die Aktivierung durch **Chlorid**, die schon frühzeitig beobachtet wurde z. B. an Speichel, der vorher einer Dialyse unterworfen werden muß[1284, 1291]. Dann kann man den Beginn einer Förderung schon durch m/10000 NaCl beobachten.

Neben der Aktivierung kommt es zur Verschiebung des p_H (z. B. [1293]) und des Temperaturoptimums[1287].

Wird die NaCl-Konzentration über das Maximum hinaus gesteigert, dann kommt es wieder zu einem Rückgang der Aktivität[1289, 1291, 1295]. Wenn solche sekundäre Hemmung besonders stark bei $CaCl_2$ gefunden wurde[1289], muß man in Erwägung ziehen, ob hier nicht das Präparat Phosphate enthielt, die zur Fällung kamen. Bei solchen Fällungen kann das Ferment spezifisch adsorbiert werden[1297].

Durch Cl′ zu fördernde Amylase wurde weiter gefunden in der Milch[1285], Pankreas[1286], [1287, 1288], Leber[1289, 1290], Muskel[1292], Netzhaut[1294], Aspergillus oryzae[1293], Darm der Küchenschabe[1295], Kartoffel[1296].

Von besonderem Interesse erscheint das Vorkommen von Ferment in Muskel und Leber, in denen sich keine Cl′-Ionen befinden. Diese Fermente werden dann nur verstärkt in Tätigkeit kommen, wenn durch Schädigung der Zelle oder Zersetzung einer permeierenden organischen Chlorverbindung Cl′ am Ort des Fermentes auftritt. (Siehe dagegen CANNON.)

Wir geben auf folgender Tabelle die Messungen der Cl′-Optima bei Amylasen verschiedener Herkunft wieder:

Tabelle 42.
Amylasewirkung in Abhängigkeit von der Cl′-Konzentration.

Literatur	Herkunft	p_H	Optimum in mol NaCl	Bemerkungen
TOMIODA (1286)	Pankreas	2,5—3	n/30—n/50	
WILLSTÄTTER u. Mitarb. (1288)	,,	6,8	0,003—0,03	im schwach Alkalischen noch stärkere Aktivierung
HOLMBERGH (1289)	Leber	6,9	0,016—0,4	
EADIE (1290)	,,	—	0,1	auf Glykogen wirkend
GLATZEL (1291)	Speichel	—	0,034—1,4	
CALDWELL u. Mit. (1293)	Aspergillus oryzae	5,0 5,0	0,05 0,02—0,1	amyloklastisch saccherogenetisch
TREMATORE (1294)	Netzhaut	7,7—8,0	0,008—0,013	
WIGGLESWORTH (1295)	Darm der Küchenschabe	—	0,1	

Bei einer Reihe von Versuchen wurde die amyloklastische und saccherogenetische Wirkung gleichmäßig gefördert gesehen. Es gibt aber auch Berichte über ein Ausbleiben der Steigerung der saccherogenetischen Funktionen z. B. bei Takadiastase[1298, 1299]. Aber auch ausschließliche

---

[1283], a) WEIDENBACH, R.: Angew. Chem. **47**, 451 (1934). b) STEPHENSON, M.: Bacterial Metabolism London **1939**, 64. c) Ann. rev. Biochem. Bd. 1—8: Verschiedene Beiträge.
[1284] MICHAELIS, L. u. PECHSTEIN, H.: Biochem. Z. **59**, 77 (1913).
[1285] SCHLOEMER, A.: Milchwirtschaftl. Forsch. **17**, 326 (1936), Rona **94**, 629
[1286] TOMIOKA, T.: Jap, J. Gastroenterol. **1**, 208, (1929), Rona **54**, 674.
[1287] ROTINI, O. T.: Ann. Labor. Ric. Ferment, Spallanzani **2**, 55 (1931), Rona **70**, 768.
[1288] WILLSTÄTTER, R. WALDSCHMIDT-LEITZ, E. u. HESSE, A. R. F.: Hoppe-Seylers Z. **126**, 143, (1923).
[1289] HOLMBERGH, O.: Hoppe-Seylers Z. **134**, 68 (1924).

Hemmungen bei geringen Konzentrationen wurden gesehen, z. B. bei der Malzdiastase durch 0,1 NaCl[1300] oder die Amylase von Clostridium acetobutylicum[1301] in Konzentrationen von 0,009—0,037 mol Cl'.

Über die Gründe der Cl-Aktivierung wurden die verschiedensten Ansichten laut. So sollte die Amylase des Speichels durch Cl' von der inaktivierenden Einwirkung des Mucins befreit werden[1302]. Aber bei Anwesenheit von Eiereiweiß hörte die Cl'-Wirkung sogar auf[1303]; außerdem blieb die Wirkung erhalten bei weitgehender Reinigung[1311]. Die an sich berechtigte Vorstellung, jede Förderung eines Fermentes als Beseitigung von Hemmungen aufzufassen, hat vielerlei für sich, aber ebenso besteht die Möglichkeit, daß im Cl' eine Art Coferment vorliegt. So konnte AMBARD[1304, 1305] zeigen, daß die Adsorption von Ferment an Stärkepulver verstärkt wird, wenn Chlor-Ionen in der Lösung vorhanden sind.

Ebenso abhängig ist die Fixation von der [H'], so daß also die Fixation mit steigender Acidität zunehmen müßte. Doch ergibt sich eine Kurve mit einem Maximum dadurch, daß in stärker saurer Lösung das Ferment zerstört wird und so der Bestimmung entgeht. Die Abhängigkeit sowohl von der Acidität als auch von [Cl'] ersieht man an folgendem Zahlendiagramm der Tabelle 39 aus einer dieser Arbeiten[1305]:

Tabelle 43.

p_H	in g NaCl im Liter				
	0,2	1	10	100	1000
5,28	87,5	—	—	—	—
5,60	100	82,3	68,5	64,1	—
5,90	83	100	86,1	84,7	77
6,20	—	92,6	100	—	—
6,60	—	—	79,1	100	100
7,20	—	—	—	90,3	100

Die Werte dieses Diagramms sind als Prozent gebildeter Maltose zu lesen. Man ersieht die fortschreitende Verschiebung des Optimums bei stärkerer [Cl']. Eine weitere interessante Deutung und Fortsetzung dieser Versuche findet sich bei Beobachtung des Temperaturkoeffizienten[1306] ohne Änderung der Wasserstoff-Ionen. Die Konzentration des Cofermentes ergibt sich statistisch glatt mit $[Cl'] \cdot [H']$[1307]. Die Wirkung des Fermentes setzt sich zusammen aus:

a) Zeit bis zum Zusammenstoß des Fermentes mit Cl'.

b) Fixierung des Ferment-Cl-Komplexes auf der Stärke.

c) Hydrolyse der Stärke mit Befreiung des Fermentes.

[1290] EADIE, G. S.: Biochem. J. **21**, 1, 314 (1927). Auf Glykogen.
[1291] GLATZEL, H.: Klin. Wschr. **1935 II**, 1741.
[1292] MYSTKOWSKI, E. M.: Encymologia **2**, 152 (1937). C. **1938 II**, 703.
[1293] CALDWELL, M. L. u. DOEBBELING, S. E.: J. amer. chem. Soc. **59**, 1835 (1937), Rona **104**, 467 C. **1938 II** 702.
[1294] TREMATORE, M.: Riv. Biol. **20**, 108 (1936), Rona **94**, 629.
[1295] WIGGLESWORTH, W. B.: Biochem. J. **21**, 2, 797 (1927).
[1296] HAEHN, H. u. SCHWEIGART, H.: Biochem. Z. **143**, 516 (1923), Rona **24**, 393.
[1297] HOLMBERGH, O.: **1935 II**, 1564.
[1298] SHERMAN, H. C. u. TANBERG, A. P.: J. amer. chem. Soc. **38**, 1638 (1916).
[1299] BAUMGARTEN, G.: Biochem. J. **26**, 539 (1932), Rona **70**, 578. $CaCl_2$ aktivierend bei p_H 8,85, hemmend bei p_H 4,7.
[1300] DENNY, E. F.: Contrib. Boyce Thompson Inst. **5**, 441 (1933), Rona **77**, 323.
[1301] JOHNSTON, W. W. u. WYNNE, A. M.: Amer. J. Bacteriol. **30**, 491 (1935). p_H 4,95; 0,01—0,04 mol PO_4''' hemmte auch.
[1302] BARMENKOW, J. P.: C. **1939 II**, 4494.
[1303] CHREMPINSKA, H.: Biochem. J. **25**, 2, 1555 (1931).
[1304] AMBARD, L. u. TRAUTMANN, S.: C. rend. Soc. Biol. **112**, 1532 (1933), Rona **76**, 535.
[1305] AMBARD, L. u. TRAUTMANN, S.: Bull. Soc. chim. biol. Paris **15**, 1272 (1933), Rona **78**, 311.
[1306] TRAUTMANN, S. u. AMBARD, L.: Bull. Soc. Chim. biol. **16**, 35 (1934), Rona **82**, 664.
[1307] AMBARD, L. u. TRAUTMANN, S.: C. rend. Soc. Biol. **121**, 470 (1936), Rona **94**, 309.

Reaktion a) wird mit A bezeichnet, b) und c) als nicht unterscheidbar unter B zusammengefaßt. Wird die [Cl'] genügend groß, dann ist A gegenüber B zu vernachlässigen. Bis dahin besteht Proportionalität mit [Cl']¹³⁰⁷. Zugleich ergibt sich die Möglichkeit, im Bereich des Optimalen den Temperaturkoeffizienten der Reaktionsfolge B zu beobachten, die unter Berücksichtigung des Vorganges A jetzt über den ganzen Konzentrationsbereich von Cl' tatsächlich konstant gefunden wird. Bei Berücksichtigung der Summenwirkung der Speichelamylase ergibt sich der Temperaturkoeffizient Q_{10} (von 13° bis 28° bei p_H 6,81 gemessen) in folgenden Zahlenreihen — mit anschließender Wirkung von NaBr und NaJ — in Konzentrationen, die äquivalent sind den Mengen NaCl des Kolonnenkopfes.

Die Komplikation dieser Verhältnisse wird bei genauerer thermodynamischer Behandlung des Vorganges[1308] erst deutlich. Bei dieser strengeren Behandlung

Tabelle 44.

	1	5	10	50	100	1000	5000 mg NaCl/Ltr.
Cl'	1,04	1,21	1,42	1,82	1,95	2,11	2,01
Br'	1,03	1,10	1,24	1,66	1,86	2,06	—
J'	—	—	1,07	—	1,33	1,88	—

ist die Frage des Zustandes des Fermentes, ob kolloidal oder nicht usw., von Wichtigkeit, setzt also die nähere Kenntnis und Reinigung des Fermentes voraus. Selbst dann, wenn man nun beide Annahmen weiter verfolgt, kommt man zu gleichmäßig gebauten formalen Ausdrücken, die aber eine ganz andere Grundlage finden in der Bedeutung der Konstanten.

Das zeigt sich besonders bei Berücksichtigung der Verschiedenheit der Wirkungen der anderen Ionen[1309]. Wenn man die Fermentaktivität (Prozeß B) nach Fixation an das Substrat immer gleichbleiben läßt, genügt es, den Prozeß A bei den einzelnen Ionen als variabel anzunehmen, um die Rechnung in allen Gliedern anzugleichen. Die Zeit der Fixation ist also bei Br' = 2 und J' = 15, wenn Cl' = 1 gesetzt wird, oder wenn man das Ferment auf einer Fläche befestigt denkt, dann wird bei Cl' die Anziehung im Radius 1, bei Br' Radius 0,7 und J' beim Radius 0,25 ausgeübt. Nach unseren früheren Betrachtungen über die physikochemischen Eigenschaften von Ionen werden wir aber bei Cl' und J' nicht diese differente Beweglichkeit vorfinden; nach der Tendenz, Oberflächen aufzusuchen, würde die entgegengesetzte Reihenfolge resultieren. Nur das Oberflächenpotential (wie es Brintzinger berechnet) käme in Betracht. Aber als Reihenfolge der Aktivierung bei Tonsillenamylase wurde Cl' > Br' > J' > F' wirksam gefunden([1309, I] und Tabelle). Vorerst werden wir diesen Beziehungen nur einen rein formalen Wert zubilligen, wie wir es auch bei anderen Größen (Hydratation) getan haben.

Andere Ionen. Aus früheren Versuchen[1284] war der Amylase-Anionverbindung verschiedene Wirksamkeit zugeschrieben worden, unabhängig von der Affinität. So hatte NO_3' eine größere Affinität, aber eine geringere Wirksamkeit.

Aber auch bei den anderen uns interessierenden Ionen finden wir die verschiedensten Werte der Aktivierung berichtet. Diesen Versuchen wollen wir uns jetzt zuwenden. Als Eingang geben wir eine Zusammenstellung einiger in der Literatur niedergelegter Werte, auf Tab. 41.

[1308] BAUER, E.: J. chim. physique 31, 535 (1934). C. 1936 I, 1638.
[1309] FRICKER, E.: Schweiz. med. Wschr. 55, 864 (1925), Rona 33, 898. Will Hemmung der Speicheldiastase durch Br' und J' gesehen haben.
[1309, I] MATSUYAMA, T.: Rona 117, 112(1939).
[1310] GLATZEL, H.: Z. exp. Med. 98, 418 (1936), Rona 95, 290.
[1311] GIRI, K. V. u. SHRIKHANDE, J. G.: J. Indian chem. Soc. 12, 273 (1935). C. 1936 I, 361.
[1312] v. DOBY, G. u. BURGER, J.: Fermentforschung 13, 201 (1932), Rona 67, 751. a) v. DOBY, G. u. v. BRAZAY, L.: Fermentforschung 13, 212 (1932), Rona 67, 751. Amylase der Zuckerrübenblätter.

Katalyse, Fermente und Fermentsysteme.

Tabelle 45.

Literatur	Herkunft	pH	Konz.	Cl′	SO₄″	J′	Br′	ClO₃′	F′	NO₃′	SCN′	Bemerkung
GLATZEL (1310)	Speichel = 1	—	—	2,36	1,0	0,83	—	—	—	—	—	
GIRI u. Mitarb. (1311)	Süße Kartoffeln	4 / 8	0,01 / 0,1	1,16 / 1,46 / 0	1,13 / 1,43 / 0,83	—	—	—	1,16 / 1,52 / 0	1,85 / 1,36 / 0	—	Maltosebestimmung
v. DOBY u. Mitarb. (1312)	Kartoffel	7	0,01 / 0,1	1,21 / 1,09	1,35 / 1,24	—	1,21 / 1,13	—	1,13 / 0,98	1,19 / 0,98	—	,,
SHERMAN u. Mit. (1313)	Pankreas	optimal	optimal	1,0	0	—	0,77	0,29	0,24	0,41	0,29	
WIGGLESWORTH (1295)	Darm der Küchenschabe	—	—	1,0	0,47	0,80	1,0	—	—	0,74	—	

Diese Werte zeigen die verschiedene relative Förderung der Amylasen. Da die Trennung der Amylase von Salzen außerordentlich schwer ist — MYRBÄCK[1314] dialysierte Speichel 10 Tage und erreichte dann vollkommene Inaktivierung — wird man nur die relative Wirksamkeit der Werte zum Vergleich heranziehen können. Die Werte von SHERMAN und Mitarbeitern[1313] gehen von der optimalen Konzentration und pH aus, mit der maximalen Wirkung = 1 gesetzt.

Über die Beeinflussung der Amylase durch die verschiedene Acidität bei Anwesenheit der einzelnen Salze in optimalen Konzentrationen soll folgende Abbildung 16 einen Einblick verschaffen (ähnliche Untersuchungen[1313]).

Perchlorat blieb unwirksam, während Oxydationsmittel: NO_2', NO_3' und ClO_3' bei stärkerer Acidität das Ferment zerstörten. Das gilt auch für J_2, wenn es als Verunreinigung der Lösung vorhanden ist[1313]. Viel-

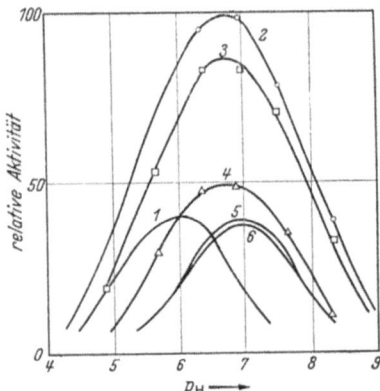

Abb. 16. Aktivitäts-pH-Kurven der Speichelamylasen. nach MYRBÄCK (1314)
Kurve I: die salzfreie Amylase Kurve II: die Chloridamylase
,, III: die Bromidamylase ,, IV: die Jodidamylase
,, V: die Nitratamylase ,, VI: die Chloratamylase

leicht sind manche Hemmungen, über die im folgenden berichtet wird, darauf zurückzuführen. An sich wirkt J′ immer nur fördernd, besonders in der Zersetzung der Stärke zu Dextrin, bei der Zuckerentstehung wurde Hemmung berichtet[1289]. Umgekehrtes findet sich bei SO_4'' angegeben[1315]. Weitere Angaben sind noch vorhanden über Takadiastase (Förderung durch m/5 KNO_3[1316]). Diastase aus Lungengewebe[1317] und Malz[1318]; Amylase der Lymphflüssigkeit aus dem Kniegelenk des Kaninchens wurde durch Cl′ gefördert, durch Br′ gehemmt[1319]. Abweichende Resultate wurden an Ptyalin gewonnen[1320] und anderen Diastasen[1321, 1322].

Wird Amylase von süßen Kartoffeln 30 Minuten auf 50° erhitzt, dann wird sie inaktiviert. Diese Inaktivierung wird durch Salze verhindert, wie folgende Zahlen der Tabelle 46 zeigen[1323].

Bei 0,2 mol Lösung schlägt dieser Effekt außer bei NaF zum Teil sogar in verstärkte Zersetzung um.

In keiner der hier dargestellten Reihen, die nur in sich vergleichbar sind, wird man eine Andeutung der lyotropen Reihen finden. Das liegt schon daran, daß Varianten mit der C_H erfolgen, dann aber auch, daß gerade Cl', das in der Mitte stehende Anion, eine extreme Wirkung hat. Nur Br' zeigt eine ähnliche Förderung in manchen Versuchen. Es ist möglich, daß man vielleicht mit der lyotropen Skala von BUCHNER eine Ordnung hineinbringen kann.

Tabelle 46.

Konzentration	F'	Cl'	SO_4''	NO_3'
0 . . .	13,2	—	—	—
0,01 n . .	32,2	19,5	15,8	15,6
0,10 . . .	50,4	37,8	35,6	26,0
0,2 . . .	56,0	14,2	13,4	5,4

Neuerdings wird der Speichelamylase ein Gehalt an Fe zugeschrieben. Durch Komplexbildung soll SCN' schon in 0,0005 mol Lösung hemmend einwirken[1327, I].

Hier sollen jetzt noch einige physiologisch besonders interessierende Ionen, genau so wie vorher Cl', einzeln behandelt werden.

Bei **Phosphat** wird Hemmung berichtet bei Erbsenamylasen[1324], Verschiebung des p_H-Optimums[1325, 1326, 1327], Förderung bei Extrakt aus dem Darm der Küchenschaben[1295]. In Hefeextrakten wurden 2 Amylasen beobachtet, von denen die eine indifferent war, die andere aber PO_4''' erforderte[1328], ebenso in Leukocyten[1332, I].

Besonders wird das Verhalten gegenüber **Fluorid** Interesse haben, das bisher als Fermentgift aufgetreten ist. Wir finden Unwirksamkeit bei Lungengewebe[1317], Förderung bei Kartoffel[1296, 1311, 1332, II], Kartoffelblättern[1330], Leber (stärker als J'[1289]), Rinderpankreas (0,005 bis 0,03% NaF, später schwache Hemmung[1331]), schwache Hemmung bei Lymphamylase[1319]. Herausfällt die Amylase der Netzhaut, die bei Konzentrationen 1:1000 zerstört wird[1294]. Bei Pankreasamylase wurde bei NaJ bis 0,5 mol keine Wirkung berichtet, KF hemmte bei > 0,03 mol, NH_4F bei > 0,0005 mol[1329]. Speichelamylase wurde bei $1{,}7\text{--}8{,}55 \cdot 10^{-6}$ F nicht beeinflußt, auch nicht, wenn Kinder F'haltiges Wasser erhielten[1332, III].

[1313] SHERMAN, H. C., CALDWELL, M. L. u. ADAMS, M.: J. amer. chem. Soc. **50**, 2529, 2535, 2538 (1928), Rona **49**, 112, 113.

[1314] MYRBÄCK, K.: Hoppe-Seylers Z. **159**, 1, (1926).

[1315] v. PRZYLECKI, ST. J.: Erg. d. Enzymforschung **4**, 111 (1935).

[1316] SREENIVASAYA, M. u. SASTRI, B. N.: Biochem. J. **23**, 2, 975 (1929).

[1317] TAKANO, T.: Rona **109**, 133 (1938). Förderung durch Br', Hemmung durch J'.

[1318] SHERMAN, H. C., CALDWELL, M. L. u. CLEAVELAND, M.: J. amer. chem. Soc. **52**, 2436 (1930), Rona **57**, 654. Geringere Salzkonzentrationen fördern mehr bei Säuren, höhere mehr bei weniger saurer Reaktion. Untersucht Cl', NO_3', SO_4''.

[1319] FUJIMOTO, N.: Rona **108**, 131 (1937).

[1320] CLIFFORD, W. M.: Biochem. J. **19**, 218 (1925). Br' wirkte nicht, J' fraglich, unsichere Versuchsbedingungen.

[1321] HAARMANN, W. u. FOLSCHE, O.: Biochem. Z. **283**, 312 (1936), Rona **93**, 186.

[1322] BERNARDI, A. u. SCHWARZ, M. A.: C. **1935**I, 3679. Amylase aus Hühnerkropf. Bromide fördern, Jodide hemmen.

[1323] GIRI, K. V.: J. Indian Chem. Soc. **12**, 567 (1936). C. **1936**I, 2573.

[1324] SMIRNOV, A. u. DARKANBAYEV, T.: Rona **112**, 569 (1938).

[1325] SHERMAN, H. C., CALDWELL, M. L. u. DALE, J. E.: J. amer. chem. Soc. **49**, 2596 (1927), Rona **44**, 129. Pankreasamylase, keine Verstärkung bis 0,05 mol PO_4'''.

[1326] SHERMAN, H. C., CALDWELL, L. M. u. BOYNTON, H. H.: J. amer. chem. Soc. **52**, 1669 (1930), Rona **56**, 583. Malzamylase.

[1327] CALDWELL, M. L. u. TYLER, M. G.: J. amer. chem. Soc. **53**, 2316 (1931), Rona **63**, 518. Amylase von Aspergillus oryzae, Pankreas und Malz.

[1327, I] NINOMIYA, H.: J. of Biochem. **31**, 421 (1940). C.**1941**I, 3233.

[1328] SCHÄFFNER, A. u. SPECHT, H.: Naturwissenschaften **1938**, 494, Rona **109**, 471.

[1329] CLIFFORD, W. M.: Biochem. J. **30**, 2049 (1936).C. **1937**I, 1173.

[1330] v. DOBY, G. u. SZLADITS, E.: Hoppe-Seylers Z. **206**, 177 (1932), Rona **68**, 278. Bei manchen Ernährungsbedingungen der Pflanze hemmt 0,1 mol NaF.

[1331] LANG, S. u. LANG, H.: Biochem. Z. **114**, 165 (1921).

[1332] WEICHSEL, G.: Planta **26**, 28 (1936). C. **1937**I, 4379.

[1332, I] WILLSTÄTTER, R. u. ROHDEWALD, M.: Hoppe-Seylers Z. **203**, 189 (1931) u. **221**, 13 (1933).

[1332, II] v. DOBY, G.: Biochem. Z. **67**, 166 (1914). 2,1% NaF erhöht bis zum dreifachen.

[1332, III] McCLURE, F. J.: Publ. Health Rep. **54**, 2165 (1939), Rona **121**, 52. C. **1940**I, 2324.

Die Wirkung von **Rhodanid** ist von spezieller Bedeutung, weil es im Speichel normalerweise ausgeschieden wird und sich daraus die Frage erhebt, ob diese Mengen einen Einfluß auf die Stärkeverdauung haben. Ganz abgesehen davon ist die peptisierende Wirkung, die sich aus der Stellung in der HOFMEISTERschen Reihe ergibt, zu betrachten, die sich entsprechend auch bei den anderen Anionen wiederfinden dürfte. Native Kartoffelstärke ist für Takadiastase schwer angreifbar. Wird aber die Struktur durch Vorbehandlung in m/1 SCN' bei 37° gelockert, dann ergibt sich eine bessere Verdauung[1332]. Daraus können wir zugleich sehen, daß diese hohe Konzentration das Ferment nicht zerstört. Man muß bei der Beurteilung der Ionenwirkungen darüber klar sein, daß keine Verschiebung irgendeines Gleichgewichtes, sondern nur die Geschwindigkeit der Reaktion verändert wird, und daß diese wiederum vielleicht beim Speichel schon durch die anwesende Cl'-Menge vollauf maximal ist.

Unter Berücksichtigung dieser Verhältnisse wurde gefunden, daß SCN' die salzfreie Amylase fördert, daß aber bei voller Aktivierung die Verhältnisse verschieden sind. In der im Speichel vorkommenden physiologischen Konzentration wird dem SCN' jede Wirkung abgesprochen[1333] (siehe dagegen [1327, I]), aber an der oberen Grenze der vorkommenden Konzentrationen werden Hemmungen gefunden[1334]. Besonders HARNDT[1335] fand in ausführlichen Versuchen, daß bei Anwesenheit von Cl' andere zugesetzte Ionen — auch Br' und BrO_3' — hemmen. und besonders SCN' die fördernde Wirkung zugesetzter Milchsäure aufhebt. Der letzte Befund findet eine Ergänzung in der Angabe, daß SCN' gerade in saurer Reaktion Ptyalin hemmt, bei alkalischer sogar fördert[1336]. Wenn die Speichelamylase Fe enthielte[1327, I], könnte die SCN'-Hemmung verständlich werden.

Eine Hemmung wurde auch bei der Amylolyse und Zuckerentstehung in Kartoffelpreßsaft beobachtet, erstere reagierte auf Konzentrationen von 100 mg-%, letztere schon bei 10 mg-%[1337]. Versuche über die Zuckerentstehung von verschiedenen Amylasen zeigten z. B. bei p_H 8 mit Pankreas- und Malzamylase (nicht dialysiert) geringe Förderung, sonst aber Hemmung. Bei Malzamylase wurde auch durch 0,1% NaCl nur Hemmung gesehen, die durch SCN' aufzuheben war[1338]. Nach Dialyse der Gerstenamylase blieb die Wirkung von SCN' (Förderung auf der alkalischen, Hemmung an der sauren Seite) erhalten[1300].

Sekundäre Reaktionen. Weitere Beobachtungen über Ionenwirkungen ergeben sich durch die Tatsache, daß Amylase durch Oxydationsmittel und oxydierende Enzyme zerstört wird. So kommt es dann dazu, daß CN' die Kartoffelamylase fördert durch Hemmung der Kartoffeloxydase. $Na_2S_2O_4$, das die Kartoffeloxydase gleichfalls hemmt, hat diesen Einfluß nicht. Ferricyanid führt selbst nur zu geringer Hemmung der Malzamylase[1339], zu gar keiner bei Ptyalin[1340], ebensowenig wie Ferrocyanid. Durch $Na_2S_2O_4$ wird die hemmende Wirkung der Ascorbinsäure aufgehoben[1339]. Wurde Pankreasdiastase durch Ag-Salze inaktiviert, dann ließ sich diese Wirkung durch S_2O_3'' und SCN' aufheben[1339, I].

Die Fermente **Maltase** und **Invertase** (Darm der Küchenschabe[1295]) werden durch > 0,2 mol NaCl gehemmt. Die synthetisierende Wirkung der Maltase aus Hefe in gereinigtem Zustand wird durch SO_4'' und SCN' nicht beeinflußt, wenn aber kleine Mengen Eiweiß zugesetzt werden, fördert SO_4'', und SCN' hemmt[1341].

[1333] DRYERRE, H.: Quart. J. exp. Physiol. **14**, 225 (1924), Rona **29**, 90.
[1334] SACCHETTO, I.: Biochim. terap. sperim. **11**, 314 (1924), Rona **30**, 578.
[1335] HARNDT, E.: Dtsch. Zahn-, Mund- u. Kieferkrankh. **4**, 338 (1937).
[1336] MILLER, L. P.: Contrib. Boyce Thomson Inst. **3**, 287 (1931), Rona **65**, 302.
[1337] DENNY, F. E.: Contrib. Boyce Thomson Inst. **3**, 277 (1931), Rona **65**, 301.
[1338] DENNY, F. E.: Contrib. Boyce Thomson Inst. **3**, 297 (1931), Rona **65**, 302.
[1339] HANES, C. S.: Biochem. J. **29**, 2588 (1935). C. **1936**I, 2957. m/60 Konzentration.
[1339, I] HAARMANN, W. u. FRÜHAUF-HEILMANN, E.: Biochem. Z. **309**, 32 (1941). Bei Malzdiastase gelang das nicht.
[1340] CHARITE, A. J.: Rona **93**, 403 (1935).
[1341] MICHLIN, D. u. KOLESNIKOV, P.: C. **1938**I, 1991.

Von besonderer Bedeutung sind die Untersuchungen von HELFERICH[1342] über die β-Glykosidspaltung durch **Emulsin**. Die Spaltung ist ganz wesentlich von der Anwesenheit von Neutralsalzen abhängig. Die Wirkungssteigerung durch 0,083 mol Konzentrationen gibt folgende Reihe für NH_4-Salze:

F′	Cl′	Br′	ClO_3′	J′	NO_3′	SCN′	ClO_4′
0,9	1,3	1,3	1,9	2,0	2,0	2,5	3,0

Wir sehen hier die Folge entsprechend der HOFMEISTERschen Reihe. Obwohl die Möglichkeit einer Peptisierung des Fermentes besteht, möchte HELFERICH auf diese Wirkung des Salzes nicht ausschließlich als Erklärung zurückgreifen, weil die Steigerung nicht gleichmäßig bei jedem Substrat stattfindet. Es kann selbst bei ClO_4′ bei an sich schneller Spaltung (z. B. bei Kaffeesäure) jede weitere Beschleunigung vermißt werden[1343]. Sonst findet sich die Angabe, daß gelegentlich die trüben Fermentlösungen durch den Salzzusatz sich klärten. Im übrigen wird der Charakter der Spaltkurve (Reaktion erster Ordnung) nicht verändert.

In einer Hinsicht unterscheiden sich die Salze voneinander, z. B. wird bei Steigerung der Konzentration bei manchen Salzen ein Optimum durchschritten (SCN′), bei manchen nicht (ClO_3′). Der Einfluß der p_H auf die Aktivierung ist geringfügig. Mit o-Kresolglykosid als Substrat fand sich das Optimum der Wirkung bei Phosphat- (und Citrat-)puffer bei p_H 4,4 gegenüber Acetat bei p_H 5,0. Die Affinität des Glykosids zum Ferment war in phosphatgepufferter Lösung größer als bei Acetat, die Spaltprodukte verhielten sich umgekehrt[1345, I].

Auch bei *β-Glucuronosidase* findet sich eine Förderung durch Neutralsalze in der Reihe J′ > Cl′ > PO_4‴ > SO_4″[1344].

e) Verschiedene Fermente.

CO_2-*Entwicklung* durch *Carboxylase* aus Bierhefe, die oxydativ stattfindet, mit Brenztraubensäure als Substrat, wird durch 0,1% NaF gehemmt[1345], nicht aber bei Gonokokken[1345, III], teilweise auch durch Phosphat[1345, I]. das bei wenig unterschiedenem System z. B. in der Hefe auch notwendig sein kann[1345, II]. (Weitere Angaben siehe S. 166—168).

Für *Histidindecarboxylase*[1346] ergibt sich folgende Hemmungsreihe für $NaHSO_3$:

0,013 mol hemmt 100%
0,006 ,, ,, 89%
0,003 ,, ,, 76%
0,0006 ,, ,, 36%
0,01 ,, NaF hemmte zu 50%[1350, II].

Kohlensäureanhydrase wird durch Schweineserum gehemmt in 0,2 mol Phosphat um 85%, 0,02 mol um 75%[1347]. Durch Oxydationsmittel wird das Ferment gehemmt und zwar durch Perjodat, Chlorat, Bromat, Persulfat und merkwürdigerweise durch das gar nicht oxydierende Perchlorat[1347, I]. Wichtiger ist der Befund

---

[1342] HELFERICH, B. u. SCHMITZ-HILLEBRECHT, E.: Hoppe-Seylers Z. **234**, 54 (1935).
[1343] HELFERICH, B., SCHEIBER, H. E., STREECK, R. u. VORSATZ, F.: Liebigs Annalen **518**, 211 (1935).
[1344] OSHIMA, GEMPACHI: C. **1936 II**, 2146. Siehe Ann. rev. Biochem. **6**, 294 (1937).
[1345] KOBAYASHI, CHOE: J. of. Biochem. **24**, 369 (1936). C. **1937 I**, 4960.
[1345, I] VEIBEL, P. u. LILLELUND, H.: Encymologia **9**, 161 (1940).
[1345, II] ALBERS, H. u. SCHNEIDER, A.: Naturwissenschaften **24**, 794 (1936). C. **1937 I**, 900.
[1345, III] BARRON, E. S. G. u. LYMAN, C. M.: J. biol. Chem. **127**, 143 (1939). 0,02 mol NaF in Abwesenheit von Sauerstoff.
[1346] WEHRLE, E. u. HEITZER, K.: Biochem. Z. **299**, 420 (1938).
[1347] BOOTH, V. H.: J. Physiol. **91**, 474 (1928).
[1347, I] KIESE, M. u. HASTINGS, A. B.: J. biol. Chem. **132**, 281 (1940). C. **1940 I**, 3278.

einer Hemmung durch SCN' (1 mol Ferment und 1 mol Enzym) (DAVENPORT[4424]). Dieser Befund wird verständlich, da Zn als prosthetische Gruppe erkannt wurde (siehe aber Fußnote [1347, II]).

f) Eiweißumsetzende Fermente.

Über **Pepsin** sind geringe Daten vorhanden, im allgemeinen wird nur von Hemmungen berichtet, z. B. durch SCN'[1334, 1335], (aber nicht in den niedrigen physiologischen Konzentrationen[1335]), Fluorid[1348, 1349]. Auch eine Reihe der Hemmung wird angegeben: $Cl' < SO_4'' < Br' < NO_3' < J'$[1350], von anderer Seite gleiche Wirkung von Cl', NO_3' und SO_4'', woraus die Unwichtigkeit der Anionen abgeleitet wird[1351]. Beschleunigung wurde gesehen bei $Na_4Fe(CN)_6$ und Na_2SO_4[1352], ebenso bei kristallisiertem Pepsin aus dem Magen des Lachses durch NaCl[1356, I]. Eine Hemmung in großen Dosen: 0,25% NaCl, Beschleunigung bei kleineren: 0,17% wurde bei Cl' und PO_4'''[1353] ebenso Br'[1354]; (Grenzen: 0,28 mol) gefunden. Oxydationsmittel wie Cl_2, NaOCl und J_2 förderten die Caseinverdauung durch Pepsin bei 8·m Mol, hemmten etwas bei 15—65 m/Mol[1350, I].

Wiss ([1356 I]) fand, daß bei der Einwirkung von Pyrophosphat eine Hemmung oder Förderung zur Beobachtung kommt, je nach der in den Ansatz gegebenen Fermentmenge. Wir geben einige Befunde kurz wieder; bei der Konzentration von $m/100\ P_2O_7$ im Ansatz

Pepsin	0,5	0,2	0,05	0,0125	0,0060	mg
Aktivität	—10	+13	+21	+40	+55	%

Etwas Analoges findet sich bei Papain (s. n.).

Die *Labgerinnung* der Milch wird sowohl durch Fluoride als Jodide in Konzentrationen von 0,0216 mol gehemmt[1354, 1355]. Cl' beschleunigt (dagegen[1350, III]), Br' ebenso bei Konzentrationen unterhalb 0,28 mol. Die Koagulation durch Trypsin wird gefördert durch Cl' und Br' mehr als durch J', während hier F' sehr wenig wirksam ist[1356]. Über die Abhängigkeit der Gerinnung von Fällung von Calciumphosphaten siehe [1357].

Über die Gerinnung des Blutes wird in einem späteren Kapitel dieses Abschnittes berichtet werden.

Die Wirkung von *Trypsin* wurde auch sich vielfältig widersprechend beeinflußt gefunden, einer Hemmung durch F'[1349] steht ein Bericht über mangelnde Hemmung gegenüber[1348]. Bei Cl', NO_3' und SO_4'' wurde Förderung[1358] (SO_4'' auch bei *Erepsin*[1359]) gesehen. 0,06 bis 0,50 mol F', Cl' und J' hemmten in der Reihenfolge $F' > Cl' > J' > Br'$[1360]. Hydrosulfit[1361] und SCN' bis n/10[1060] hemmten nicht, dagegen höhere Konzentrationen wie n/1 und 2 mol SCN'[1060].

Die Ursache dieser Unterschiede wird von McDonald und Kunitz[1362, I] auf Beimengungen der verwandten Fermentpräparate zurückgeführt. Bei Prüfung kristallisierten Trypsinogens nach Kunitz und Northrop fand sich eine Aktivierung des Profermentes. Auf diese Umwandlung haben sowohl Kationen als Anionen Einfluß. Ca-Ionen wirken besonders stark aktivierend in den Anionen $SO_4'' > F' > Cl' > Br' > NO_3' > J'$.

[1347, II] Hove, E., Elvehjem, C. A. u. Hart, E. B.: J. biol. Chem. **136**, 425 (1940). Merkwürdigerweise hemmte Dithizon nicht, obwohl es mit Zn reagiert. Die SCN'-Hemmung kann nicht durch Zn aufgehoben werden.

[1348] Wäsche, M.: Dissertation Münster 1935, Rona **93**, 432.

[1349] Constantini, A.: Atti Soc. med.-chir. Padova **11**, 948 (1934), Rona **80**, 150.

[1350] McMeekin, T. L.: J. biol. Chem. **78**, XLIII (1928). Von m/256 ab.

[1350, I] Matei, I. u. Cocea, E.: Ann. sci. Univ. Jassy, Part. I, **26**, 41 (1940). C. **1940 I**, 3404.

[1350, II] Wehrle, E.: Biochem. Z. **311**, 270 (1942).

[1350, III] Mazé, P.: C. rend. Soc. biol. **134**, 425 (1940), Rona **126**, 243. Hemmung, wenn NaCl der Magermilch zugesetzt wird.

[1351] Rona, P. u. Kleinmann, H.: Biochem. Z. **150**, 444 (1924).

[1352] Shima, S.: J. of Biochem. **2**, 207 (1923), Rona **21**, 287.

[1353] Hamburger u. Alpern: zitiert nach [1354].

[1354] Clifford, W. M.: Biochem. J. **21**, 1, 544 (1927).

[1355] Clifford, W. M.: Biochem. J. **22**, 2, 1128 (1928).

[1356] Clifford, W. M.: Biochem. J. **29**, 1059 (1935), Rona **89**, 282.

[1356, I] Wiss, O.: Helvet chim. Acta. **29**, 237 (1946) C **1947 I**, 633. HCN wirkte auch aktivierend.

[1356, II] Norris, E. R. u. Elam, D. W.: J. biol. Chem. **134**, 443 (1940). C. **1940 II**, 2037. Umladung durch PO_4'''.

Durch Diisopropylfluorophosphat wird Trypsin gehemmt[1356, III] und zwar zunehmend mit der Zeit, vollständig in 24 Stunden bei einer Konzentration von 10^{-4}. Sowohl die Esterase als auch die Proteinaseaktivität wird in gleicher Weise beeinflußt. Acetyliertes Trypsin benötigt höhere Konzentration zur vollen Hemmung.

Chymotrypsin wird zu 50% durch $8 \cdot 10^{-6}$ gehemmt und zwar mit rascherem Verlauf. Durch Rekristallisation und Reinigung ging die Hemmung nicht zurück. Wurde Diisopropylfluorophosphat mit P^{32} markiert, dann zeigte sich, daß 1,1 Molekül P^{32} pro Mol Trypsin verankert waren[1356, IV]. Dies entspricht genau der Menge, die notwendig ist, das Ferment 100% zu hemmen. Chymotrypsinogen reagierte nicht. Also befreit die Aktivierung nicht nur die Gruppen, die zur Aktivität notwendig sind, sondern auch diejenigen, die mit Diisopropylfluorophosphat reagieren.

Einige Zahlen über die Beeinflussung von *Pankreasproteinase* in ihrer Wirkung auf Casein HAMARSTEN sollen hier angeführt werden[1362].

$3,3 \cdot 10^{-4}$ mol $K_4Fe(CN)_6$ aktivierte auf 129%, $K_3Fe(CN)_6$ auf 127%; bei $16,5 \cdot 10^{-4}$ wurde die Förderung geringer. NaF bis $3,3 \cdot 10^{-3}$ mol zeigte keine Wirkung. Hier handelte es sich um ein wenig gereinigtes Präparat.

Im Blutserum fanden sich mehrere Proteinasen. Das eine hatte sein Optimum in schwach saurer Reaktion und wurde durch Cl' verstärkt, ein anderes bei p_H 7,5 wurde durch NaCl gehemmt[1363].

Die bisher vorgetragenen Untersuchungen über die Ionenwirkung sind so widersprechend wie nur irgend möglich. Wir werden eine Ursache in der Art der Methodik der Fermentwirkung sehen, die nicht leicht zu verfolgen ist, vor allem aber wird man an Verschiedenheiten des Substrates denken, auf dessen Bedeutung MASCHMANN[1364] hinwies bei seinen Untersuchungen des Papains, als dem Typ der **intracellulären Proteinasen**. Hier steht bei der Beeinflussung die Theorie über die Konstitution des Fermentes (bzw. seiner prosthetischen Gruppe) als -SH-Verbindung[1365] im Vordergrund. KREBS[1362, II] fand bei käuflichem Papain durch P_2O_7 schon von 10^{-3} molaren Lösungen ab beträchtliche Aktivierungen und erklärt dieses damit, daß besonders durch das Substrat stets Schwermetalle in die Analyse hineingebracht werden, die von sich das Ferment inaktivieren. Durch Komplexbildung sei die Wirkung des Pyrophosphats leicht zu erklären. Dieser Befund wurde teilweise nicht erhoben[1365]. Jedoch hat WARBURG ([1362, III], Seite 59) nochmals unterstrichen, daß die Befunde von KREBS bisher noch nicht widerlegt wurden, wenn sie auch noch keine allgemeine Anerkennung fanden.

Ferrocyanid wirkt auf dieses Ferment aktivierend, weil es die Inaktivierung durch $CuSO_4$ aufhebt[1364]. Gegen eine allgemeine Metallinaktivierung wird geltend gemacht, daß Pyrophosphat keine Wirkung hat[1365], ebenso wenig S_2O_3[1361]. JAFFEE[1362, IV] fand eine Reakti-

---

[1356, III] JANSEN, E. F., FELLOWS-NUTTING, M. D., JANG, R. u. BALLS, A. K.: J. biol. Chem. **79**, 189 (1949).

[1356, IV] dieselben ebenda S. 201 (1949)

[1357] PORSCHER, CH.: C. rend. Acad. Sci. **180**, 1534 (1925), Rona **32**, 187. a) PORSCHER, CH.: C. rend. Acad. Sci. **182**, 1247 u. 1420, Rona **38**, 341.

[1358] ROBERTSON: Biochem. J. **2**, 317 (1906).

[1359] NAGAI, K.: J. of Biochem. **2**, 229 (1923), Rona **21**, 287.

[1360] CLIFFORD, W. M.: Biochem. J. **27**, 1, 326 (1933). Keine Messung der p_H.

[1361] BASU, K. u. CHAKRAVARTY, R.: C. **1935 II**, 1193.

[1362] FARBER, L. u. WYNNE, A. H.: Biochem. J. **29**, 2323 (1935), Rona **91**, 625. C. **1936 I**, 1642.

[1362, I] MCDONALD, M. R. u. KUNITZ, M.: J. gen. physiol. **25**, 53, (1941). Rona **132**, 617.

[1362, II] KREBS, A. H.: Biochem. Z. **220**, 281, (1930).

[1362, III] WARBURG, O.: Schwermetalle als Wirkungsgruppen von Fermenten, Berlin 1948.

[1362, IV] JAFFEE, W. G.: Arch. Biochem. **8**, 385 (1945).

[1363] WIDMARK, G. E.: Hoppe-Seylers Z. **207**, 182 (1932), Rona **67**, 752.

vierung gereinigten und inaktivierten Papains durch S_2O_3 in kleinen Konzentrationen, aber eine Hemmung bei den Pflanzensäften direkt. Die Peptidasen des Blutserums von Kaninchen wurden durch m/10 P_2O_7 um 5—10% gehemmt, wenn sie durch $Zn^{..}$ aktiviert worden waren, aber nur wenn Dipeptide als Substrat dienten, bei Tripeptiden erfolgte eine (allerdings minimale) Förderung[1375, I].

1 mg Fe^{II} als $Fe(CN)_6^{IV}$ wirkt dagegen schon aktivierend[1366, 1367]. Ferricyanid hemmt nur anfangs und kurzdauernd[1367]. Ähnlich wirken andere komplexe Eisensalze, und zwar soll verhindert werden, daß das gegen Sauerstoff empfindliche Ferment in die Cysteinoxydation hineingezogen wird[1368]. NaF wirkte nicht[1369].

Die Proteinase von Bac. sporogenes wird durch m/250 $K_4Fe(CN)_6$ und m/100 Na_2SO_4 nicht beeinflußt[1370], von Aspergillus oryzae durch 0,1% Na_2SO_4 kaum gefördert, durch größere Konzentrationen gehemmt[1371], dagegen wurde von KATO und INOUYE[1372] folgende Hemmungsreihe gefunden: $J' > SO_4'' > PO_4''' > Br' > Cl' > NO_3'$, also in keiner Hinsicht ein System.

Eine gewisse Erklärung für die vielfach widersprechenden Ergebnisse hat der Befund von GRASSMANN und Mitarbeitern[1375, III] gebracht, nach dem die Polypeptidasen und Dipeptidasen durchaus verschiedener Aktivatoren bedürfen, und zwar ist den *Dipeptidasen*, die in dieser Untersuchungsreihe aus Hefe gewonnen wurden, Cl' notwendig. In den von SCHNEIDER ([1375, II] bis [1375, IV]) weitergeführten Analysen zeigte sich, daß die Dipeptidase zur maximalen Aktivierung sowohl Cl' als auch Hefekochsaft bedarf. Ein Komplex aus allen drei Bestandteilen ist gegen H_2S und Cystein viel weniger empfindlich als das nackte Ferment.

Zusatz von 0,001 mol Cl' (als KCl) gibt schon eine Aktivität, die dann bis zu einem Optimum bei 0,1—0,2 mol KCl ansteigt, um dann nach weiterem Zusatz bei manchen Präparaten gleich zu bleiben oder gar zu sinken. Das Optimum der Wirkung wird zugleich nach der sauren Seite verschoben. Bei Anwesenheit des Kochsaftes sind 10mal kleinere Cl'-Mengen ausreichend. Diese Befunde wurden bei d-l Leucyl-Glycin als Substrat gewonnen, gelten aber nicht in gleicher Intensität bei anderen Dipeptiden. Aber auch die Tripeptidspaltung ist von Cl' abhängig.

Außer Cl' wirkt Br' aktivierend, J' weniger (0,2 molar), SCN' (0,1 molar) und SO_4'' noch weniger. Mit NO_3' (0,2 molar) läßt sich maximal nur $1/3$ der Aktivität nach Cl' gewinnen. PO_4''' wirkt an sich hemmend, nur bei völliger Abwesenheit von Cl' ergibt sich bei 0,001 molaren Lösungen eine kleine Förderung. Dipeptidase aus Mäuseascitestumor wird durch 0,01 m NaF zu 25% gehemmt, ebenso durch $P_2O_7^{IV}$. Bei Tripeptidase ist keine Wirkung vorhanden[1372, I].

Wir kommen jetzt noch zum Kapitel der **Verbesserung der Backfähigkeit** von Getreide *durch oxydierende Anionen*, wie BrO_3', JO_3' und S_2O_8'', die sich auch als Fermentproblem darstellt. Durch Zusatz dieser Ionen werden manche schlecht backbaren Weizensorten, besonders einheimische, erst verwendbar. Diese Frage hat durch die Untersuchungen von JØRGENSEN[1373] und andere eine Wendung genommen, die die Unterordnung des Problems an dieser Stelle rechtfertigt. Bis dahin[1374] glaubte man, die rein empirisch gefundene Backverbesserung der

---

[1364] MASCHMANN, E. u. HELMERT, E.: Biochem. Z. **279**, 213 (1935), Rona **91**, 417.
[1365] BERSIN, TH.: Ergeb. d. Enzymforschung **4**, 68 (1935). C. **1935 II**, 1896.
[1366] MASCHMANN, E. u. HELMERT, E.: Hoppe-Seylers Z. **231**, 51 (1935), Rona **85**, 635.
[1367] MASCHMANN, E. u. HELMERT, E.: Biochem. Z. **277**, 97 (1935), Rona **87**, 649.
[1368] MASCHMANN, E. u. HELMERT, E.: Biochem. Z. **280**, 184 (1935).
[1369] HELLERMAN, L. u. PERKINS, M. E.: J. biol. Chem. **107**, 241 (1934), Rona **87**, 178.
[1370] MASCHMANN, E.: Biochem. Z. **300**, 89 (1939).
[1371] STACHEJEWA-KAWERSNEWA, E. D. u. OLEJNIKOWA, E. J.: Rona **99**, 144 (1936).
[1372] KATO, S. u. INOUYE, N.: Rona **41**, 817 (1926).
[1372, I] MASCHMANN, E.: Biochem. Z. **311**, 374 (1942).
[1373] JØRGENSEN, H.: Biochem. Z. **280**, 1 (1935), Rona **91**, 421. C. **1936 I**, 1036.
[1374] NEUMANN, M. P.: Brotgetreide und Brot, Parey 1929. Zusammenfassende Darstellung, S. 498 ff.
[1375] ELION, L.: Chem. Weekbl. **1930 I**, 218, Rona **56**, 40.

Mehle auf Aktivierung der Hefetätigkeit zurückführen zu können (siehe [1375]) etwa daß durch stärkere CO_2-Entwicklung die Auflockerung des Teiges vermehrt wurde.

Aber auch schon damals dachte man an Veränderungen, die sich im Kleber — der für die Backfähigkeit von fundamentaler Bedeutung ist — abspielen, etwa in kolloidchemischem Sinn. Das soll z. B. durch SCN′ erreichbar sein[1379, I]. Gegen die rein kolloide Beeinflussung sprach die geringe Menge der angewandten Salze, Persulfat 0,01—0,02%, 0,0015% bei $KBrO_3$ und 0,0006% beim KJO_3 (nach NEUMANN[1374]). Doch wird neuerdings diese Möglichkeit zur Diskussion gestellt[1374, IV].

Die CO_2-Entwicklung wurde von JØRGENSEN[1373] genauestens geprüft und nicht verändert gefunden. Anhaltspunkt war die Beobachtung, daß Zusatz von Weizenkeimlingen die Backfähigkeit verschlechterte. Diese Verschlechterung ließ sich durch $KBrO_3$ aufheben. Der Grund wurde in der Hemmung von im Mehl vorkommenden Proteinasen gesehen, die bei zu starker Aktivität die Klebermenge — und damit den Zusammenhalt des Teiges — zum Verschwinden brachten. Durch Oxydationsmittel wird die Zähigkeit des Teiges erhöht[1379], merkbar besonders, wenn die Gärung 2—3 Stunden (noch nicht bei 1 Stunde) andauerte[1379, III].

Die Fermentmenge wurde durch die Weizenkeimlinge vermehrt, ebenso aber durch zugesetztes Papain. Die Wirkung soll sich nicht gegen -S-S-Gruppen der Proteinase richten, da stärkere Oxydationsmittel wie $ClO_3′$ [1376] wirkungslos sind. Gemessen wurde die N-Freisetzung aus Mehl bei m/300 Konzentration.

	ohne Zusatz	mit Papain
Sie betrug	15,5 mg	21,1 mg
KCl oder $KClO_3$ . .	—0,3%	—1,5%
$KBrO_3$	—4,6%	—22,5%
KJO_3	—6,9%	—22,2%

Dasselbe wurde mit Gelatine erreicht (Titration der Acidität). KBr und KCl blieben ohne Wirkung. Als weitere Proteinasen kamen mit demselben Erfolg zum Versuch[1373] Bromelin aus Ananas, Leber und Weizenkeime, nicht aber bei Pepsin[1379, III]. Die Proteinasen stammen nicht aus der Hefe[1377], sondern aus dem Weizen[1378], werden aber durch die Hefe aktiviert. Allerdings ließ sich auch die während der Hefetrocknung auftretende Proteolyse durch 0,01% $KBrO_3$ hemmen[1379, II].

Die Bromatwirkung auf den Teig ließ sich nicht feststellen, wenn Milch als Anteigemittel verwandt wurde[1380]. Ungünstig wird die Wirkung, wenn die Mengen zu groß werden[1381], dagegen[1379, IV]. Diese Befunde wurden vielfach bestätigt[1379, III; 1382], auch ein Patent darauf

---

[1375, I] MASCHMANN, E.: Biochem. Z. **308**, 359 (1941).
[1375, II] SCHNEIDER, F. u. GRAEF, E.: Biochem. Z. **307**, 249 (1941).
[1375, III] GRASSMANN, W., VOLMER, W. u. WINDBICHLER, V.: Biochem. Z. **298**, 8 (1939).
[1375, IV] SCHNEIDER, F.: Biochem. Z. **307**, 414 (1941).
[1375, V] SCHNEIDER, F.: Biochem. Z. **308**, 399 (1941).
[1375, VI] SCHNEIDER, F.: Biochem. Z. **308**, 247 (1941).
[1376] JØRGENSEN, H.: C. rend. Trav. Lab. Carlsberg Ser. chim. **22**, 246 (1938). C. **1938 I**, 3643. p_H des Teiges 5,70.
[1377] JØRGENSEN, H.: Biochem. Z. **283**, 134 (1935), Rona **92**, 633.
[1378] JØRGENSEN, H.: Cereal Chem. **13**, 346 (1936). C. **1936 II**, 1358.
[1379] POTEL, P. u. CHAMINADE, R.: C. rend. Acad. Sci. **200**, 2215 (1935), Rona **89**, 62.
[1379, I] ZIEGLER, E.: Cereal Chem. **17**, 556 (1940). C. **1941 I**, 712. a) ZIEGLER, E.: Cereal Chem. **17**, 460 (1940). C. **1941 I**, 136.
[1379, II] NETSCHAEWA, A. S.: Biochimija **5**, 48 (1940), Rona **124**, 498.
[1379, III] HARRIS, R. H. u. JOHNSON JR., J.: Cereal Chem. **17**, 739 (1940). C. **1941 I**, 2052. a) HARRIS, R. H. u. JOHNSON JR., J.: Cereal Chem. **17**, 203 (1940). C. **1940 II**, 1665.
[1379, IV] VEIJOLA, T.: C. **1940 I**, 1766. Findet bei jedem Zusatz von $KBrO_3$ eine Verbesserung des Backens. Eine „Überdosierung" kann durch Kneten ausgeglichen werden.

genommen, durch Erhitzen der Getreidekörner die Proteinasen zu inaktivieren[1383]. Ob die Zusätze von $K_2S_4O_6$[1384] auch auf diesem Wege wirken, ist unbekannt aber möglich, da dieses Ion auch auf -SH einwirkt (PHILIPS[277, II]).

Es fehlt aber auch nicht an entgegengesetzten Berichten, die z. B. die Wirkung von Bromaten negieren[1385, 1389, I]. Teilweise wurde eine Beeinträchtigung der Aktivität von Bromelin, Papain durch $NaClO_3$, $KBrO_3$, $KH(JO_3)_2$, KJO_4 und $K_2S_2O_8$ gesehen, aber nur in ganz großen Mengen, besonders wurde die Weizenproteinase (Trypsin u. a. gar nicht) wenig durch BrO_3 beeinträchtigt[1386], auch die Menge des löslichen Stickstoffs nicht vermindert[1387]. Die $BrO_3{}'$-Wirkung wird hier wieder auf einen kolloidchemischen Effekt zurückgeführt. Bei Prüfung dieser Versuche mit durch Erhitzen auf 105° enzymfrei gemachtem Mehl und Zusatz von Papain bleibt JØRGENSEN bei seinen Vorstellungen[1388, 1389, II].

Auf indirektem Wege wurde versucht, die Proteinasehemmung zu erklären[1389]. Wenn die Maltosebildung im gärenden Teig verfolgt wird, dann sieht man, daß hier bald nach einem vorübergehenden Anstieg der Prozeß aufhört. Dieses soll durch eine Zerstörung der Amylase bedingt sein. Die Zerstörung der Amylase sei durch Proteinasen bedingt und diese werden durch $BrO_3{}'$ inaktiviert.

Weiterhin wurde angenommen, daß die Wirkung des Oxydationsmittels nicht direkt, sondern auf dem Umweg über ein aktivierendes Glutathion des Weizenkeimlings zustandekommt[1390]; ([1379, I]: so ließ sich nicht die Persulfatwirkung erklären), ein Problem, mit dem sich schon JØRGENSEN[1373, 1377] beschäftigt hat. Glutathion wirkt tatsächlich dem zugesetzten Bromat bei der Inaktivierung von Papain entgegen[1389, II]. Nach LUCK[1391] soll Jodat die Proteolyse in Leberextrakt dadurch hemmen, daß es die Menge des salzlöslichen Eiweißes vermindert. Solche Wirkung auf das Substrat wurde auch bei höheren Konzentrationen von NaCl verantwortlich gemacht für die Aktivität von Proteasen aus gekeimtem Weizen[1392]. Hier müssen wir daran erinnern, daß auch das Salzen (NEUMANN[1374, S. 502]) die Backfähigkeit verbessert. Aber die Salzmengen unterscheiden sich um Größenordnungen.

Pankreascarboxypeptidase (hydrolysiert Carbobenzoxy-glycyl-Leucin) wird durch 0,004 mol. PO_4 nicht verändert. 0,1 mol. hemmt auf $1/3$, 0,01 mol P_2O_7 setzt das Ferment außer Aktion[1395 I].

Carnosinase (eine Dipeptidase, die Carnosin spaltet) 0,001 mol. NaF hemmt um 10%, 0,01 mol um 24%[1395 II].

Urease wird auch als SH-Verbindung aufgefaßt[1365], die durch Übergang in -S-S-Form inaktiviert wird. Dementsprechend kann durch reduzierende Anionen wie SO_3'' oder thionige Säure S_2O_4''[1393] die Aktivität erhöht werden. Beide Anionen können auch als Konservierungsmittel Verwendung finden[1394]. Die Hemmung der Urease durch Catechol (Brenzcatechin) 1:10000 kann durch Zusatz

---

[1380] PEDERSEN, A.: C. **1939 II**, 1400.
[1381] FREILICH, J. u. FREY, C. N.: Cereal Chem. **16**, 485, 495, 503. C. **1939 II**, 2857—2858.
[1382] ELION, L. u. ELION, E.: Encymologia **3**, 103 (1937), Rona **104**, 470. C. **1938 I**, 3983.
[1383] MIAG: Mühlenbau A.-G. Braunschweig. C. **1939 II**, 4392.
[1384] SILESIA, D. R. P.: C. **1940 I**, 309.
[1385] ROSIN, M. J.: C. **1938 I**, 3484, Rona **105**, 315 (1937).
[1386] READ, J. W. u. HAAS, L. W.: Cereal Chem. **16**, 60 (1939). C. **1939 I**, 3466.
[1387] READ, J. W. u. HAAS, L. W.: Cereal Chem. **14**, 752 (1937). C. **1938 I**, 454.
[1388] JØRGENSEN, H.: Cereal Chem. **16**, 51 (1939). C. **1939 I**, 3465.
[1389] GUILLEMET, R. u. SCHELL, C.: C. rend. Soc. Biol. **121**, 463 (1936), Rona **93**, 622. Zahlen wenig überzeugend.
[1389, I] SWANSON, C. O.: Cereal Chem. **17**, 689 (1940). C. **1941 I**, 1896. Negierung nur hinsichtlich der Fermentwirkung.
[1389, II] JØRGENSEN, H.: Mühle und Mühlenlabor. **9**, 109 (1939). C. **1940 I**, 2085.
[1390] HAEVECKER, H.: Mehl und Brot **37**, 1 (1937). C. **1937 II**, 4253.
[1391] LUCK, M. in „Perspectives in Biochemistry" Cambridge 1937, S. 219.
[1392] MOUNFIELD, J. D.: Biochem. J. **30**, 549 (1936).
[1393] BERSIN, TH. u. KÖSTER, H.: Z. ges. Naturwissenschaften **1**, 230 (1935). C. **1935 II**, 2965.
[1394] SUMNER, J. B. u. DOUNCE, A. L.: J. biol. Chem. **117**, 713 (1937) u. **125**, 37 (1938).

von 0,02% Natriumthionit von 95% auf 18% herabgedrückt werden[1395]. Eine sekundäre Beeinflussung ist natürlich dadurch möglich, daß dieselbe Wirkung — wie hier die reduzierenden Anionen — auch durch Dehydrasen herbeigeführt werden kann[1393]. Also werden alle die Anionen, die auf die Dehydrasen einwirken, indirekt — je nach den Bedingungen — auch eine Änderung der Ureasewirkung hervorrufen können, wenn nicht in ganz eindeutigem Milieu gearbeitet wird. Gegen vorkommende „Verunreinigungen" schützt uns vorläufig auch nicht das Arbeiten mit einem kristallisierten Präparat. SIZER[1403, I] fand allerdings bei Untersuchung der Aktivierungsenergie der Ureasereaktion eine Unabhängigkeit von dem Reinheitsgrad des Präparates. Diese Energie (μ nach der Formel von ARRHENIUS) war bei reduzierenden Lösungen [SO_3'', S_2O_3, $Fe(CN)_6^{IV}$] mit 8700 cal/g mol geringer als bei oxydierenden Lösungen [$Fe(CN)_6^{III}$] mit 11700 cal.

Von den anderen Ionen wirkt hemmend an erster Stelle das NaF[1396]. Diese Hemmung wird vor allem in saurem Bereich deutlich[1397]; wenn nicht gepuffert wird, dann entzieht sich das Ferment dem NaF-Einfluß infolge der Alkalisierung durch gebildetes Ammoniak. Das Ausmaß der Hemmung ersieht man aus folgenden Zahlen: 0,3 mg% hemmen 12%, 3 mg% = 82%. Die Hemmung sinkt etwas bei größerer Fermentmenge[1397]. Wenn von anderer Seite[1398] erst 1% als störend bei der Harnstoffbestimmung im Blut angegeben wird (0,3%, nicht mehr) so liegt dieser Unterschied wohl daran, daß erst sehr weitgehende Hemmungen bei der Bestimmung kleiner Harnstoffmengen merkbar werden[1759], volle Hemmung bei 0,75% NaF, 50% bei 0,2%.

Von anderen Salzen wird bei Jodid noch eine ähnliche Wirkung beschrieben (gar nicht bei SCN')[1399]. Man würde Verunreinigungen mit J_2 dafür verantwortlich machen wollen, wenn nicht berichtet würde, daß die Behinderung am stärksten bei pH 7,4 sei.

Mit anderen Anionen wurden nur unregelmäßige Erfolge erzielt, die sich jedenfalls weit von der F-Wirkung absetzen[1400]. Von m/8 Phosphatpuffern wurde eine Verschiebung des optimalen pH nach der alkalischen Seite je nach Konzentration des Harnstoffs gesehen[1401]. Ein gereinigtes Präparat wurde durch PO_4 kompetetiv gehemmt[1400 I]. Die Michaeliskonstante für Urea betrug 0,003, für PO_4 0,035 M.

Arginase wird durch Sulfit auch aktiviert[1402], diese Aktivierung soll aber nur bei ungereinigtem Ferment wirksam sein, während gereinigtes durch Persulfat aktiviert wird[1403]. Hier ist daran zu erinnern, daß Aktivierung erfolgt durch Metall-Ionen, besonders Mn¨, Fe¨ usw.[1402, 1405]. $Fe(CN)_6^{IV}$ und F' wirken nicht, $Fe(CN)_6^{III}$ vielleicht etwas hemmend[1404], Phosphatpuffer in größerer Konzentration hemmen etwas[1402]. Alle Mittel, die zur Denaturation führten, brachten auch eine Hemmung. HUNTER und DOWNS[1405, II] geben 50% Hemmung für 3,34 molares NaCl und 1,2 mol KSCN an. Daß eine Gruppe von Eiweißkörpern

---

[1395] QUASTEL, J. H.: Biochem. J. **27**, 2, 1118 (1933).
[1395, I] HANSON, H. TH. u. SMITH, E. L.: J. biol. Chem. **179**, 789 (1949).
[1395, II] HANSON, H. TH. u. SMITH, E. L.: J. biol. Chem. **179**, 803 (1949).
[1396] JAKOBY, M.: Biochem. Z. **74**, 107 (1916).
[1397] JAKOBY, M.: Biochem. Z. **198**, 163 (1928), Rona **47**, 490.
[1398] OSTERBERG, A. E. u. SCHMIDT, E. V.: J. biol. Chem. **76**, 749 (1928), Rona **45**, 806.
[1399] JAKOBY, M.: Biochem. Z. **214**, 368 (1929), Rona **53**, 596.
[1400] MYSTKOWSKI, E. M.: Rona **54**, 676 (1928).
[1400, I] HARMON, K. M. u. NIEMANN, C.: J. biol. Chem. **177**, 601 (1949).
[1401] HOWELL, S. F. u. SUMNER, J. B.: J. biol. Chem. **104**, 619 (1934). Gegenüber Acetatpuffer.
[1402] HELLERMANN, L. u. PERKINS, M. E.: J. biol. Chem. **112**, 175 (1935), Rona **93**, 405.
[1403] KLEIN, G. u. ZIESE, W.: Hoppe-Seylers Z. **229**, 209 (1934), Rona **85**, 635.
[1403, I] SIZER, I. W.: J. gen. Physiol. **22**, 719 (1939), Rona **116**, 645.
[1404] IWABUCHI, T.: J. of Biochem. **24**, 447 (1936), Rona **100**, 641. C. **1937 I**, 4961.
[1405] MYRBÄCK, K.: Ann. rev. Biochem. **8**, 72 (1939). Zusammenfassung.
[1405, I] BRADY, T.: Biochem. J. **36**, 478 (1942), Rona **133**, 399.
[1405, II] HUNTER, A. u. DOWNS, C. E.: J. biol. Chem. **173**, 31 (1948).

durch SCN früher gefällt wird als durch NaCl, wurde im Abschnitt über Kolloide berichtet.

Ebenso wirkt Phosphat begünstigend auf die Desamidierung von Asparagin[1407].

Glutaminase, ein Ferment, das Glutamin desamidiert. Wurde dieses Ferment aus Clostridium welchii isoliert, dann verlor es durch Waschen und Dialyse seine Aktivität völlig. Sie konnte wiederhergestellt werden durch $2{,}5 \cdot 10^{-2}$ KCl oder NaCl[1405, III]. Die Aktivierungsintensität der einzelnen Anionen ergibt folgende Reihe: $Br' > Cl' > J' > NO_3' > CN' > SCN'$. Das Ferment desamidierte nicht nur das Glutamin, sondern decarboxylierte auch die Glutaminsäure. Eine starke Aktivierung des Ferments kann man mit Sulfat erreichen, in völliger Abweichung von der sonstigen Reaktionsträgheit dieses Anions[1405, VI]. Die Aktivierung erreichte ein Maximum beim Verhältnis 8 Moleküle Salz/1 Molekül Glutamin. Es wurde keine weitere Steigerung bis 0,2 mol Na_2SO_4 erreicht. Bis 0,04 mol war der Anstieg linear mit der Konzentration. Das Optimum bei p_H 8,0 wurde nicht verändert.

Durch einfache Erhitzung des Glutamins kann man eine Desamidierung erreichen unter gleichzeitigem Ringschluß zu Pyrolydoncarboxylsäure. Auch diese Reaktion sich ließ durch PO_4 — mit der Konzentration von Glutamin steigend — beschleunigen. Phosphat wirkte wenig, erst bei 0,2 mol. deutlich. Die Fermentreaktion hat mit dieser Art der Umsetzung nichts zu tun, da bei ihr kein Ringschluß erfolgt.

In tierischen Organen fand sich ein Ferment mit reiner Desamidierung und zwar waren 2 Typen zu unterscheiden. Die Glutaminase I in Rattenlebern, Gehirn und Milz wird durch 0,01 mol PO_4 aktiviert, die Glutaminase II aus Leber nur durch α-Ketosäuren. Bei Nierenglutaminase war die Aktivität maximal bei 0,05—0,06 m PO_4 mit 14 μMol Glutamin als Substrat, bei 28 μMol erst bei 0,1 bis 0,12 Mol PO_4 (p_H 8,0). Ohne PO_4 wurden beide Konzentrationen kaum verschieden rasch desamidiert, mit PO_4 die höhere Konzentration rund doppelt so stark[1405, IV]. (Über Glutaminbildung siehe Leberbrei S. 244.)

Cyanase. Das Ferment katalysiert die Reaktion nach HOLTHAM und SCHÜTZ[441, V, 1405, IV] $HCNO + H_2O \rightarrow HN_3 + CO_2$.

Das Enzym wurde gefunden in Leber, Niere und Erythrocyten. Serum, Extrakte aus Muskel und Gehirn zeigten keine Wirkung. Optimale p_H 6,2—6,3. Bei p_H 5,5 inaktiv, bei p_H 6,8 bereits auf $< 40\%$ der maximalen Aktivität reduziert. Es wird folgendes Reaktionsschema angegeben:

$$\text{Harnstoff} \rightarrow NH_4CNO \begin{array}{l} \xrightarrow{+ \text{ Protein}} \\ \xrightarrow{+ \text{ Aminosäure}} CNO - \text{Komplexe} \\ \xrightarrow{+ \text{ Cyanase}} 2\,NH_3 + CO_2 \end{array}$$

Histaminase, ein oxydierendes, HCN-empfindliches Ferment, 0,05 mol P_2O_7'''' keine Wirkung. Auch WEHRLE[1350, II] fand durch 0,01 mol NaF und $P_2O_7^{IV}$ keine Beeinflussung, PO_4''' beschleunigt[1406]. Dagegen ergab sich bei *Adenosindesamidase* durch $P_2O_7^{IV}$ eine kleine Hemmung von 20%[1405, I].

Zusammenfassend läßt sich feststellen, daß die Pharmakologie der Anionen dieser Fermentgruppe beherrscht wird von der Wirkung auf Sulfhydrylgruppen, während andere als oxydierende und reduzierende Ionen eine unsichere, wider-

---

[1405, III] HUGHES, D. E. u. WILLIAMSON, D. H.: Biochem. J. **43**, XLV (1948).
[1405, IV] ERRERA, M. u. GREENSTEIN, J. P.: J. biol. Chem. **178**, 459 (1949). Folgende Organe ergaben dasselbe: Mäuse- und Rattenniere, Gehirn und Milz von Meerschweinchen und Kaninchen.
[1405, V] HOLTHAM, S. B. u. SCHÜTZ, F.: Biochem. J. **43**, XXXI (1948).
[1405, VI] GILBERG, J. B., PRICE, V. E. u. GREENSTEIN, J. P.: J. biol. Chem. **180**, 209 (1949).
[1406] McHENRY, E. W. u. GAVIN, G.: Biochem. J. **26**, 1365 (1932).

spruchsvolle Wirkung zeigen mit Ausnahme der Fluoridhemmung der Urease und der Chloridaktivierung der Dipeptidase. Wo Schwermetalle hemmen, wirken Komplexbildner fördernd, z. B. $P_2O_7^{IV}$ bei Papase.

g) Fermentative Oxydationen und Reduktionen.

Bei den Vorgängen, die mit Oxydation und Reduktion verlaufen und als Atmung der Zellen zusammengefaßt werden, gilt in noch höherem Maße, daß die Beeinflussung durch Ionen in den seltensten Fällen definierte Fermente trifft. Es ist noch gar nicht lange her, daß WARBURG in seinem Atmungsferment die einzige Möglichkeit der Oxydation sah. Dieses Atmungsferment steht auch heute am Anfang der Reihe, da, wo der molekulare Sauerstoff reagiert, aber daran schließen sich lange, wie an einem Faden angeordnete Reihen, durch die die aktivierten Wasserstoffe bzw. die Elektronen weiter gegeben werden. Räumliche Anordnung und Berührung mit anderen Systemen wurde dabei nur selten in Betracht gezogen[1407, I]. Daneben ist eine immer größere Zahl anderer Oxydasen bekannt geworden (Phenoloxydase, Aminosäureoxydase, Flavoproteine). Trotzdem bedeutet das eisenhaltige Fermentsystem, bestehend aus der Cytochromoxydase — dem WARBURGschen Atmungsferment in engerem Sinne — und den KEILINschen Cytochromen den Weg, auf dem rund 95% des Sauerstoffs der aerob arbeitenden Zelle zugeführt werden, etwa den aktivierten Sauerstoff dem aktivierten Wasserstoff entgegenbringen. Die Summe der Fe-Verbindungen, die als Katalysatoren in der Zelle wirken, werden auch nach WARBURG[1408] unter dem Begriff des Atmungsfermentes zusammengefaßt. Zu diesen würden auch **Katalase** und **Peroxydase**[1413, I] gehören, die dieselbe Fe-Porphyrinverbindung als prosthetische Gruppe an verschiedenem Kolloid darstellen[1412]. Beide besitzen ein 3 wertiges Eisen und es ist verständlich, daß sich daraus sofort die Bindungsmöglichkeit von Fluorid ähnlich dem Methämoglobin ergibt[1409], nur daß die Bindung mindestens 20mal langsamer eintritt als an Methämoglobin[1410] als Zeichen geringerer Affinität; entsprechend wurde auch die Aktivität nur wenig eingeschränkt trotz Änderung des Spektrums[1411]. Die Änderung des Spektrums kann auch durch Reduktion mit Hydrosulfit (Dithionit S_2O_4'') erreicht werden, aber nur wenn man die Lösung mit Luft schüttelt, desgleichen bei saurer Lösung mit Sulfit. Wenn das Dithionit verbraucht ist, bildet sich das Spektrum aber nicht zurück. Ein Oxydationsprodukt des S_2O_4'' soll noch weiterhin wirksam bleiben[1411, 1412].

Die Hemmung der Katalyse geschieht auch durch viele andere Salze. Über die Kinetik der Katalasewirkung unter der Annahme, daß ein Gleichgewicht zwischen gebundenem und ungebundenem Enzym entsprechend der H_2O_2-Konzentration besteht, gibt es eine Formel von R. LUTHER, die zur Berechnung der Reaktionskonstante der Blutkatalase unter Salzwirkung verwandt wurde[1413].

[1407] GROVER, C. F. u. CHIBNALL, A. C.: Biochem. J. 21, 2, 857 (1926).
[1407, I] FRANKE, W.: Angewandte Chemie 53, 580 (1940). Ausgezeichnete Übersicht, deren systematischer Einteilung hier nicht gefolgt wurde, weil andere Zwecke verfolgt wurden.
[1408] WARBURG, O.: Naturwissenschaften 1934, 441, Rona 82, 161.
[1409] STERN, K. G.: J. gen. Physiol. 20, 561 (1937). a) STERN, K. G.: J. biol. Chem. 121, 561 (1937).
[1410] STERN, K. G. u. DU BOIS, D.: J. biol. Chem. 121, 573 (1937). Bei p_H 6,9, während Methämoglobin bei p_H 5,3 untersucht wurde.
[1411] KEILIN, D. u. HARTREE, E. F.: Proc. roy. Soc. B. 121, 173 (1936).
[1412] KEILIN, D. u. MANN, T.: Proc. roy. Soc. B. 122, 119 (1937). Ebenso Peroxydase von Meerrettich.
[1413] SENTER, G.: Z. physik. Chem. 44, 257 (1903) und a) SENTER, G.: Z. physik. Chem. 51, 673 (1905). 10⁰.
[1413, I] KEILIN, D. u. HARTREE, E. F.: Proc. roy. Soc. B. 119, 141 (1936). Katalase als Mittel der Oxydation z. B. von Alkohol, wobei es nicht gleichgültig ist, ob H_2O_2 zugesetzt wird oder beim Oxydationsvorgang z. B. durch Xanthinoxydase entsteht. — Beziehung des Raumes.

Die Reaktionskonstante eines Präparates betrug ohne Zusatz 0,0280, wurde verändert durch m/400 NaCl auf 0,0055, NaF: 0,017, S_2O_8: 0,0164, Na_2SO_3: 0,028. Letzteres führt bei n/50 sogar zur Beschleunigung (Konstante 0,036), die man wohl auf die „depolarisierende" Wirkung des SO_3'' wird zurückführen können, zumal die Messung nur 5 Minuten lang beobachtet wurde (auch SO_4'' fördert, siehe[1415]). Diese Kürzung der Beobachtungszeit ist notwendig, weil die Wirkung der Katalase sehr rasch, und zwar in einer Exponentialkurve[1418] nachläßt (siehe auch[1414]). Besonders wirksam wurden ClO_4' und ClO_3' gefunden.

Ein Präparat der Reaktionskonstante 0,03 wurde durch m/250000 $KClO_4$ auf 0,0099, durch 10^{-7} $KClO_3$ sogar auf 0,0054 herabgedrückt[1413, a]. Blaschko[1414] — an Präparaten aus Rattenlebern — fand eine stärkere Wirkung von $KClO_4$ gegenüber $KClO_3$. In der Konzentration von 10^{-4} mol blieben noch 87% Aktivität bei $KClO_3$, aber nur 7,5 bei $KClO_4$. Diese Wirkung ist nicht auf die Formel „Methämoglobinbildung" zurückzuführen, da eine ClO_4'-Wirkung in dieser Richtung nicht nachgewiesen wurde, sondern hier spielt offenbar die Hofmeistersche Reihe eine Rolle, z. B. in der Hemmungsreihe bei Pflanzenkatalasen[1415]: $SO_4'' < PO_4''' < NO_3' < Br' < Cl' < SCN'$, aus Pferdeblut[1416]: $SO_4'' < Cl' < NO_3', < SCN'$. aus Weizensamen mit m/20 Salzen sinkt die Aktivität
bei PO_4''' auf 63,9, SO_4'': 77,8, Cl': 59,8, NO_3': 22,18%[1417].

50% Hemmung der Leberkatalase wurde erzielt[1418] bei $NaNO_3$: 0,035 mol, Br': 0,04, Cl': 0,12 molar.

$KSCN$: 0,032, ClO_3': 0,045, Cl': 0,076. 1 mol NaF hemmte erst 23% und gesättigtes (0,6 n) Na_2SO_4 kaum.

Auch PO_4''' hemmte nur in ganz hohen Konzentrationen, wie m/2 und mehr, merklich[1419] (siehe auch [1420]).

Die eben gegebene Reihenfolge entspricht etwa der Hofmeisterschen Reihe. Die Stellung des Perchlorats schaltet Komplexbildung aus, ebenso wie die Unwirksamkeit des Fluorids. Die Reihenfolge ist genau umgekehrt der bei der katalytischen Wirkung von $Fe^{...}$ in früher erwähnten Versuchen, wo ClO_4' gerade die stärkste fördernde Wirkung hatte. Es kann sich um eine Beeinflussung des kolloidalen Trägers handeln, wobei aber für die Peptisation die Konzentrationen zu gering wären. Vielleicht wird die Bindung der prosthetischen Gruppe gehemmt (siehe [1427, I]).

Herauszuheben ist bei diesen Versuchen die Frage, inwieweit die Hemmung reversibel ist. Es zeigt sich, daß oxydierende Anionen wie ClO_3'[1413, 1414] und NO_3'[1413, 1418] rasch zur Zerstörung des Enzyms führen (auch 1 mol $NaCl$[1418]); 0,05 mol $NaNO_3$ zerstören in 6 Minuten fast vollständig[1418], weshalb die Behandlung der Präparate mit $NaNO_3$ zur Trennung von Peroxydase empfohlen wird[1421]. Dergleichen wurde von S_2O_8'' nicht berichtet[1413], vielleicht weil es auch ein Superoxyd analog dem H_2O_2 ist, kann es doch auch durch Peroxydase der Milch zur Guajakfärbung aktiviert werden[1422].

Cytochrom aus Hefe wird durch Komplexbildner wie P_2O_7 nicht gehemmt unterhalb m/30[1423]. Indophenoloxydase aus Herzmuskel (= Atmungsferment = Cytochromoxydase) wird durch m/15 P_2O_7 um 18% gehemmt, m/6 NaF hemmte nur um 11%[1423] oder gar nicht[1427, V]. Die Bindung von NaF an diese

---

[1414] Blaschko, H.: Biochem. J. **29**, 2303 (1935), Rona **91**, 625.
[1415] Boas, F.: Angew. Botanik **18**, 13 (1936), Rona **96**, 357. C. **1937 II**, 420. Desgl. 946: 0,5 mol KSCN hemmte Katalase aus Kartoffeln zu 100%.
[1416] Kikuchi, G.: Rona **60**, 480 (1930).
[1417] Smirnow, A. J. u. Alissowa, F. S. P.: Biochem. Z. **149**, 63 (1924), Rona **28**, 66.
[1418] Stern, K. G.: Hoppe-Seylers Z. **209**, 176 (1932).
[1419] Malkov, A.: Biochem. Z. **263**, 268 (1933), Rona **76**, 339. Aus Hefe. a) Malkov, A.: Biochem. Z. **263**, 274 (1933). Peroxydase aus Hefe.
[1420] Keeser, E.: Naunyn-Schmiedebergs Arch. **179**, 310 (1935). 1—100 mg% KBr hemmte Katalase aus Kaninchenblut, mehr wohl aber J', F', SCN'. Keine Zahlenangaben.
[1420, I] Smith, F. G. u. Stütz, E.: J. biol. Chem. **179**, 891 (1949).
[1421] Kultjugin, A. A. u. Kanaschenok, P. S.: C. **1939 II**, 4497.
[1422] Dixon, M.: Biochem. J. **28**, 2061 (1934). C. **1935 II**, 3120. Andere Substrate wie Nadireagenz usw. werden durch S_2O_8'' zerstört.
[1423] Keilin, D.: Proc. roy. Soc. B. **104**, 206 (1928).

Fe^{III}-Verbindung ist offenbar sehr locker[1424]. In Gegenwart von Bernsteinsäure als Acceptor hemmt es nicht die Oxydation, sondern die Reduktion von Cytochrom, was bei der Tendenz des Fluorids, sich mit 3 wertigem Eisen zu verbinden, plausibel ist. In diesem System hemmt NaF die gasometrisch gemessene Sauerstoffaufnahme 0,003, 0,01 bzw. 0,02 mol um 15, 47 und 70%. Das F kombiniert sich mit einer thermostabilen Komponente $a*_3$ nach der Nomenklatur von KEILIN (siehe dazu WARBURG[1362, III]). Neben diesen spezifischen Hemmkörpern kann man bei dem Atmungsferment einen deutlichen Salzeffekt nachweisen mit optimaler Aktivität bei 0,08—0,12 mol NaCl[1420, I].

Das Ferment soll auch $Cu^{··}$ enthalten, so daß es durch $Fe(CN)_6^{IV}$ hemmbar war[1427, VI]. Anderseits können auch Oxydationsfermente $Fe(CN)_6^{IV}$ unter Bildung von Berlinerblau zersetzen[1427, IV].

Die *Peroxydase* aus Meerrettich und Milch wird durch 0,003 mol NaF um 50% gehemmt[1426]. Peroxydase von Rüben wird durch $F' < SCN' < SO_3''$ gehemmt[1427, II]. Die aus Hefe neu hergestellte Peroxydase wurde durch 0,1 mol NaCl schon zu 80% gehemmt[1427, I].

Wenn die Oxydation von Glutathion durch Leberpräparate von Kaninchen durch $m/30\ P_2O_7''''$ gehemmt wird, handelt es sich nicht um das WARBURG-KEILINsche[1425], sondern um das sich anschließende THUNBERGsche Fumarsäuresystem. Da Bernsteinsäuredehydrogenase durch oxydierendes Glutathion gehemmt wird, kann P_2O_7 sekundäre Wirkungen auf die Atmung entfalten.

Von anderen Schwermetallen kommt *Kupfer* als wirksam in Frage, das besonders in den Polyphenoloxydasen nachgewiesen wurde[1427]. SO_3'' hemmte Tyrosinase aus Kartoffeln nicht[1428], F' etwas[1435, II], $m/500\ P_2O_7''''$ kaum[1429], dagegen $m/10$[1430]. Die Wirkung der Halogene auf Aprikosenphenolase wurde von SAMISCH[1431] untersucht bei 0,025—0,1 n-Lösungen. Es fand sich eine lineare Beziehung zwischen Aktivität des Fermentes mit der Ordnungszahl des Ions derart, daß F' am stärksten hemmte. Die Aktivität bei 0,025 mol Halogenid betrug bei F' 20%, bei Cl' 50%. Br' hemmte erst bei 0,1 mol auf 75%, J' gar nicht.

Laccase wurde durch S_2O_3'' entsprechend seiner Reduktionskraft gehemmt[1432], durch NaCl wurde das Optimum der Wirkung von p_H 6,7 auf 7,1 verschoben[1433].

P_2O_7 beschleunigte bei $Cu^{··}$-Zusatz zum Muskel oder Herzmuskel die Oxydation von Cystein bis auf das 3fache. PO_4''' führte zur Hemmung.

[1424] KEILIN, D. u. HARTREE, E. F.: Proc. roy. Soc. B. **127**, 167 (1939). C. **1940 I**, 571.
[1425] HOPKINS, F. G. u. ELLIOTT, K. A. C.: Proc. roy. Soc. B. **109**, 58, (1931).
[1426] KEILIN, D. u. MANN, T.: Proc. roy. Soc. B. **122**, 119 (1933).
[1427] DIXON, M.: Ann. rev. Biochem. **VIII**, 1 (1939). Zusammenfassung.
[1427, I] FISCHER, M. H. u. SUER, W. J.: Arch. of Path. **27**, 815 (1939), Rona **117**, 115. Verfasser wollen durch Quellung von Fibrin mit Lauge eine „Katalase" hergestellt haben, die in folgender Reihe gehemmt wird: $Cl' < SO_4'' < ClO_3'$.
[1427, II] BAUR, E. u. BRUNNSCHWEILER, E.: Helvet. chim. Acta **24**, 261 (1941), Rona **126**, 98. C. **1941 II**, 1978.
[1427, III] ALTSCHUL, A. M., ABRAMS, R. u. HOGNESS, T. R.: J. biol. Chem. **136**, 777 (1940). C. **1941 I**, 2808.
[1427, IV] SCHNEIDER, R.: Rona **37**, 499 (1923). Daher Täuschung beim histochemischen Fe-Nachweis.
[1427, V] BOREI, H.: C. **1940 I**, 3936. Nur bei Milchsäure als Substrat kommt Hemmung vor.
[1427, VI] GRAUBARD, M.: Amer. J. Physiol. **131**, 584 (1941), Rona **124**, 637. C. **1941 II**, 1518.
[1428] GRAUBARD, H. u. NELSON, J. M.: J. biol. Chem. **111**, 757 (1935). Substrat p-Cresol.
[1429] McCANCE, R. A.: Biochem. J. **19**, 1022 (1925). p-Cresol, aus dem Mehlwurm.
[1430] BERNHEIM, F. u. M. L. C.: J. biol. Chem. **123**, 317 (1938). Aus Kaninchenleber. Substrat: Mescalin.
[1431] SAMISCH, R.: J. biol. Chem. **110**, 643 (1935).
[1432] FLEURY, P.: C. rend. Soc. biol. **93**, 931 (1925), Rona **34**, 879.
[1433] FLEURY, P.: Bull. Soc. chim. biol. **7**, 188 (1925), Rona **34**, 253.

Ascorbinsäureoxydase aus Kohl wurde durch 1 mMol SCN' als Komplexbildner mit $Cu^{..}$ zu 50%, Cu-Eiweiß und Cu-Gelatine sogar zu 90—98% gehemmt. 0,025 mMol K_4FeCy_6 hatte denselben Erfolg[1194]. Phosphatpuffer verschob das p_H-Optimum[1434]. Hemmung der Ascorbinsäureoxydase aus Preßsäften der verschiedensten Pflanzen wie Gurken, grüne Bohnen, Kartoffeln, Karotten, Bananen usw. wurde durch verschiedene Komplexbildner mit $Cu^{..}$ erreicht, darunter auch Pyridin-KSCN[1193, 1435, I]. BERGNER[1435, III] reinigte das Ferment aus Kürbis. Es wurde durch 0,01% SO_2 gehemmt, während 0,5% PO_3' bei p_H 6 jede Schutzwirkung vermissen ließ. Die Wirkung des Sulfits wird durch Beeinflussung des Eiweißanteils des Fermentes erklärt. Genau so reagierte der Kartoffelextrakt.

Verschiedene Oxydationsfermente. Die Oxydation von Milchsäure durch ein Präparat aus Gonokokken wird weder durch NaF (0,02 mol), noch P_2O_7'''' (0,066 mol) gehemmt, dagegen die Oxydation von Brenztraubensäure um 89% bei P_2O_7'''', um 75% bei 0,01 mol NaF[1435]. Diese Wirkung wird man als Dehydrierung bezeichnen müssen.

Ein Ferment aus Leber, das die alkoholische Gruppe des Cholins zu Säure oxydiert, wird durch F' in verhältnismäßig starken Konzentrationen gehemmt[1436].

Die **Aminosäureoxydase** wird durch 0,84 m NaCl irreversibel gehemmt (nicht aber durch 0,02 m P_2O_7'''')[1437]. Fluoride beschleunigen den O_2-Verbrauch, aber nur in unreinen Präparaten, anscheinend weil sekundäre Oxydationen gefördert werden[1438].

Das speziell als Schwermetallkomplexbildner angesehene P_2O_7'''' kann auch fördernd einwirken wie bei Uricase. Dagegen wird es durch KSCN nach einer Latenz gehemmt[1438, I]. Durch Zusatz von $Cu^{..}$ und $Fe^{..}$ wird eine Extrahemmung von 45 und 82% erreicht, diese Hemmung wird durch m/12 PO_4''' und m/30 P_2O_7'''' aufgehoben[1437], m/10 NaF hatte kaum eine Wirkung.

Auch **Xanthinoxydase** wird durch P_2O_7'''' nicht gehemmt[1439, 1460, 1461, 1462], auch kaum durch 1% NaF[1441, 1442, I]. Bei der Xanthinoxydase (SCHARDINGERS Enzym) handelt es sich um eine dehydrierende Funktion, denn bei Zusatz von NO_3' kann dieses als Wasserstoffacceptor dienen, wobei Reduktion zu NO_2' erfolgt[1440] (besonders [1441, 1442, I]). Ebenso kann durch eine Aldehydoxydase aus Kartoffel NO_3' reduziert werden[1442, II].

Das gebildete NO_2' kann entweder durch oxydierende Fermente wiederum zu NO_3' rückoxydiert werden, oder bei Anhäufung kann es sekundär manche De-

---

[1434] TAUBER, H., KLEINER, I. S. u. MISHKIND, D.: J. biol. Chem. **110**, 211 (1925), Rona **89**, 164.
[1435] BARRON, E. S. G.: J. biol. Chem. **113**, 695 (1936), Rona **96**, 618.
[1435, I] HOYGAARD, A. u. WAAGE-RASMUSSEN, H.: Nature **1938 II**, 293, Rona **110**, 29. C. **1938 II**, 3265. 1% NaCl hemmte die Autoxydation der Ascorbinsäure beim Kochen.
[1435, II] BAUR, E.: Helvet. chim. Acta, **22**, 810 (1939). C. **1940 I**, 1212.
[1435, III] BERGNER, K. G.: D. Lebensmittelrundschau **43**, 95 (1947). C. **1948 I**, 982.
[1436] BERNHEIM, F. u. WEBSTER, M. D.: J. biol. Chem. **119**, XI (1937).
[1437] KEILIN, D. u. HARTREE, E. F.: Proc. roy. Soc. B. **119**, 114 (1936).
[1438] BERNHEIM, F. u. M. L. C.: J. biol. Chem. **109**, 131 (1935), Rona **90**, 161. Aus Leber und Niere gewonnen.
[1438, I] DAVIDSON, I. R.: Biochem. J. **36**, 252 (1942). C. **1942 II**, 2703. Das hochgereinigte Präparat enthält 0,09% Zn und 0,2% Fe.
[1439] DIXON, M. u. KEILIN, D.: Proc. roy. Soc. B. **119**, 159 (1936), Rona **92**, 495. Aus Milch.
[1440] HAAS, P. u. HILL, T. G.: Biochem. J. **17**, 671 (1923). Aus Milch. Kritik der Untersuchung durch [1441].
[1441] DIXON, M. u. THURLOW, S.: Biochem. J. **18**, 989 (1924), Rona **30**, 157.
[1442] QUASTEL, J. H. u. WOOLDRIDGE: Biochem. J. **21**, 161 (1927).
[1442, I] BACH, A.: Biochem. Z. **33**, 282 (1911).
[1442, II] BERNHEIM, F.: Biochem. J. **22**, 1, 344 (1928).

hydrogenasen inaktivieren, und zwar teilweise auch gegenüber Reduktion mit S_2O_4'' nicht reversibel[1442]. NO_3'-Reduktion findet auch in Bakterien statt und wurde auf ein spezielles Ferment — Nitratase — bezogen (M. STEPHENSON). Ebenso können Verbindungen wie SO_4'' und vielleicht selbst PO_4''' reduziert werden. Über die Vorgänge wird später beim Abschnitt über den Bakterienstoffwechsel gesprochen.

Succinoxydase. Es handelt sich nicht um ein einfaches Ferment, sondern einen Komplex, zu dem die Succindehydrase, anschließend das KEILINsche Cytochromsystem und die Cytochromoxydase, das WARBURGsche Atmungsferment, gehört. Gewonnen wird es aus Rinderherz und Nieren. Bei der Einwirkung von Ionen kann sowohl das einzelne Ferment als auch die räumliche Struktur eine Beeinflussung erfahren.

Bei Vergleich verschiedener Puffersysteme[1442, III] fehlte die Aktivität fast völlig bei Bicarbonat und Glycerophosphat, bei Glycylglycin betrug sie nur die Hälfte von der bei Phosphatzusatz. Aber es waren viel zu hohe Konzentrationen von Phosphat notwendig, um dieses Verhalten aus einer Beteiligung des Phosphats am Stoffwechsel erklären zu können. SLATER[1442, IV] gibt das Optimum mit 0,11 mol an. Mit 0,4 mol sind nur noch 50% des optimalen Sauerstoffverbrauchs vorhanden. Die Hemmung läßt sich nur durch die Beeinflussung des Zusammenhalts verstehen wie die Wirkung von Gallensäuren und Gel von Calciumphosphat. Die fördernde Wirkung des Phosphats wurde durch Globin gestört. BALL und COOPER[1442, III] vermuten, daß die Förderung, die zugleich einen Schutz vor Zersetzung bedeutet, die Hemmung einer störenden Phosphatase als Grundlage hat. Deshalb wirke Glycylglycin, und die Konservierung in Bicarbonatpuffer gelinge leicht mit 0,05 mol Fluorid, auch Adenosintriphosphat schütze. Diese Untersuchungen reichen schon in den Problemkreis hinein, wie Substanzen im unveränderten Zellverband wirksam werden können.

Die Summe der bisher bekannten **Dehydrasen** ist vielleicht etwas übersichtlicher geworden durch die Entdeckung zahlreicher Cofermente, die fähig sind, Wasserstoff aus einem Substrat aufzunehmen, wenn sie in Verbindung mit einem Protein sind (WARBURG, siehe auch [1443]). Die Wasserstoffaufnahme der Coenzyme I und II geschieht durch Nicotinsäureamid in einer nucleotidartigen Bindung. Dieses wird direkt durch S_2O_4'' reduziert[1444, 1445] bei p_H 12—13 nur 1stufig[1446]. Dadurch ist eine Hemmung der Substratdehydrierung möglich. Dasselbe gelingt mit dem Coenzym der d-Aminosäureoxydase[1447, I].

Phosphat. Auch bei anderen bekannten Cofermenten dieser Gruppe sind immer ein oder mehrere PO_4''' am vollkommenen Aufbau beteiligt, so daß also die Anwesenheit von PO_4''' in den Fermentsystemen notwendig ist. Zusatz von Erdalkalisalzen mit Ausfällung solcher Verbindungen wirkt deshalb hemmend[1447].

WILLE[1456, III] fand, daß Fumarase aus Lebern von Rindern oder Kalbsherzen rasch an Aktivität verliert. Diese Zersetzung wurde durch m/3 PO_4''' gehemmt, so daß die Möglichkeit

---

[1442, III] BALL, E. G. u. COOPER, O.: J. biol. Chem. **180**, 113 (1949). Schweineherzen als Grundlage nicht brauchbar, weil der Cu-Gehalt wegen der Cu-haltigen Mittel gegen Würmer sehr hoch ist. Cu selbst wirkt hemmend.

[1442, IV] SLATER, E. C.: Biochem. J. **45**, 1 (1949); **8**, 14 (1949).

[1443] DIXON, M.: Ann. rev. Biochem. **VIII**, 1 (1939). Über die Nomenklatur dieser Fermente.

[1444] WARBURG, O., CHRISTIAN, W. u. GRIESE, A.: Biochem. Z. **282**, 157 (1935).

[1445] KARRER, P., RINGIER, B. H., BÜCHI, J., FRITZSCHE, H. u. SOLMSSEN, U.: Helvet. chim. Acta **20**, 55 (1937), Rona **101**, 329. Einfaches Glykosid.

[1446] HELLSTRÖM, H.: Hoppe-Seylers Z. **246**, 155 (1936), Rona **101**, 330.

[1447] THUNBERG, T.: Skand. Arch. Physiol. **75**, 279 (1937). C. **1938 II**, 2280. Dehydrogenase aus Samen von Pisum sativum u. a.

[1447, I] STRAUB, F. B.: Nature **1938 I**, 603, Rona **108**, 326.

besteht, auf diese Hemmung die vielfach beobachtete Aktivierung zurückzuführen. Obwohl 0,05 mol PO_4''' die Aktivität von Fumarase verdoppelte, führte doch 4% $CaCl_2$ nur zu einer leichten Hemmung[1448].

Fermente, um die Phosphorylierung von Vitamin B_1 zu Cocarboxylase herzustellen, wurden in den verschiedensten Organen gefunden[1449]. Es kommt dabei zur Phosphatübertragung auch von anderen phosphathaltigen Verbindungen [die durch 0,04 m NaF nicht gehemmt wird; anscheinend ist dabei aber eine Oxydoreduktion notwendig, da Hemmung durch Jodessigsäure (siehe auch [1455])]. Auch bei der Wirkung des Diphosphopyridinnucleotid findet eine Umesterung von PO_4''' statt[1450], Glycerinaldehyd-PO_4''' muß erst mit PO_4''' zum Diphosphat gebracht werden, um in einer zweiten Stufe zu Glycerinsäurediphosphat dehydriert zu werden[1450].

Die Dehydrierungsgeschwindigkeit von 3-Phosphoglycerinaldehyd zu 3-Phosphoglycerinsäure mit Pyridinnucleotid nimmt mit der [PO_4'''] zu[1450, I]. Ebenso ist zur Dehydrierung von Hexosediphosphorsäure durch Dehydrogenasen aus Pflanzensamen (Cucumis sativus, Phaseolus multiflorans) anorganisches PO_4''' notwendig, obwohl reichlich PO_4''' zur Umesterung vorliegt. Dehydrierung von Alkohol zu Essigsäure durch Hefe wird durch PO_4''' erhöht[1456, II]. Die PO_4'''-Aktivierung nimmt zu mit dem p_H (von 5,9 → 7,2)[1451]. PO_4''' wurde ebenso notwendig gefunden bei Dehydrierung von höheren Fettsäuren durch Organextrakte (Methylenblau[1452]) und Brenztraubensäure bei Milchsäurebakterien[1453].

Der Zusammenhang der Phosphorylierung mit einer Oxydoreduktion erweist sich aus thermodynamischen Gründen, wie sie zusammenfassend von KALCKAR[1552, I] behandelt wurden, als notwendig. Es verbindet sich eine exotherme (bzw. genauer exergonische) Reaktion wie die Oxydation einer Aldehydgruppe mit einer endothermen Phosphorylierung, z. B.

1. 3-Phosphoglycerinaldehyd + PO_4''' + Pyridinnucleotid ⇌ 1,3 Diphosphoglycerinsäure + reduziertem Pyridinnucleotid.

2. 1—3 Diphosphoglycerinsäure + Adenosindiphosphat ⇌ 3-Phosphoglycerinsäure + + Adenosintriphosphat (mit starkem + ΔF).

Daneben ist die Affinität des phosphorylierten Substrates zum Fermentprotein größer, so daß geringere Mengen von Ferment ausreichen, also ein Prinzip der Ökonomie in doppelter Hinsicht. Folgende Beobachtungen weisen dem Phosphat eine besondere Wirkung zu:

Nach LOOMIS und LIPMANN[1450, II] ist PO_4 notwendig zum Wasserstofftransport und kann nicht durch Adenylsäure ersetzt werden. Nach DAWYDOWA[1450, III], die mit kristallisierter Fumarase arbeitete, verläuft die Umwandlung von Fumar- in C-Apfelsäure auch ohne PO_4 rasch, wird aber durch Phosphat — nicht durch Adenosintriphosphat und Kreatinphosphat — aktiviert.

Unter besonderen Bedingungen wurde auch Hemmung der Dehydrierung durch PO_4''' berichtet, z. B. bei Dehydrierung von Triosephosphat durch Präparate aus Gehirn und Hefe[1454]. Ausführlich wurde diese Hemmung von NEGELEIN und HAAS[1456] bei der Dehydrierung von Hexosemonophosphorsäure mit gelbem Ferment als Wasserstoffacceptor außer dem Zwischenferment (Nicotinsäureamidnucleotid, Cozymase) untersucht (desgleichen [1456, I]). Wir geben aus der Arbeit die Hemmung auf 2 kleinen Tabellen wieder, die mit der Phosphatkonzentration zunimmt.

[1448] CLUTTERBUCK, P. W.: Biochem. J. **22**, 2, 1193 (1928). Fumarase aus Muskelbrei. Stärkere Hemmung durch $Ca(NO_3)_2$.
[1449] LIPSCHITZ, M. A., VAN RENSSELAER, POTTER u. ELVEHJEM, C. A.: Biochem. J. **32**, 474 (1938), Rona **108**, 324.
[1450] NEGELEIN, E. u. BRÖMEL, H.: Biochem. Z. **301**, 135 (1939).
[1450, I] WARBURG, O. u. CHRISTIAN, W.: Biochem. Z. **303**, 40 (1939).
[1450, II] LOOMIS, W. L. u. LIPMANN, F.: J. biol. Chem. **179**, 503 (1949).
[1450, III] DAWYDOWA, S.: Biochimia **12**, 135 (1947). C. **1948 I**, 1080.
[1451] THUNBERG, T.: Skand. Arch. Physiol. **75**, 166 (1936), Rona **98**, 328. C. **1936 II**, 4129.
[1452] YOSIL, S.: J. of Biochem. **26**, 397 (1937), Rona **105**, 652. Meist im Fettgewebe, weniger in Leber von Rind und Meerschweinchen.
[1453] LIPMANN, F.: Nature **1937**, 25. C. **1937 II**, 3028. Vitamin B_1 Cocarboxylase.
[1454] ADLER, E. u. GÜNTHER, G.: Hoppe-Seylers Z. **253**, 143 (1938), Rona **108**, 474.
[1455] ADLER, E. u. HUGHES, W. L.: Hoppe-Seylers Z. **253**, 71 (1938), Rona **108**, 473.
[1456] NEGELEIN, E. u. HAAS, E.: Biochem. Z. **282**, 206 (1935).
[1456, I] THEORELL, H.: Biochem. Z. **275**, 416 (1935), Rona **86**, 156. Die Hemmung ist unabhängig von der Menge an Zwischenferment. Wenn wenig gelbes Ferment vorhanden ist, wird sie geringer, also Angriff an dem dehydrierenden System.

Tabelle 47.

A. Konzentration des Zwischenferments F = 0,00075 mg/ccm.
Gesamtkonzentration des Co-Ferments C = 0,025 mg/ccm.
Konzentration der Hexosemonophosphorsäure = 3,3 mg/ccm.

Konzentration des Phosphats (8,5 Vol. sek., 1,5 Vol. prim.) mol/Liter	Hemmung der Hydrierungsgeschwindigkeit %
0,04	21
0,10	60
0,25	91

Diese Hemmung kann durch Vermehrung des Cofermentes wiederum aufgehoben werden, wie folgende Übersicht zeigt[1456]:

B. Konzentration des Zwischenferments F = 0,0015 mg/ccm.
Konzentration der Hexosemonophosphorsäure = 4,5 mg/ccm.

Gesamtkonzentration des Co-Ferments C mg/ccm	Hemmung der Hydriergeschwindigkeit in %
0,0125	76
0,050	33
0,200	keine Hemmung

Wie durch PO_4''' kann auch durch *Pyrophosphat* ein Aufbau von Cocarboxylase ermöglicht werden, z. B. auch ohne Anwesenheit von organischer Substanz[1457].

Pyrophosphat hemmt die Dehydrierung von Milchsäure[1459], β-Oxybuttersäure und andere nicht[1460, 1461] oder förderte gar[1462, II]. Jedoch fand HOFF-JØRGENSEN[1462, I] im System:

β-Oxybuttersäure-Dehydrogenase aus Schweineherz-Acetessigsäure durch P_2O_7'''' eine Hemmung, wenn man das p_H berücksichtigte, also vermied, daß durch Zusatz des stark basischen $Na_4P_2O_7$ eine Verschiebung nach der alkalischen Seite eintrat. Bei der elektrometrischen Messung wurde auch die Einstellung des Potentials beträchtlich verzögert, so daß die Meinung entstehen könne, in dem System gäbe es kein definiertes Redoxpotential. Bei Apfelsäure findet sogar Aktivierung statt[1458], oder es stabilisiert das System Ferment + + Coenzym I + Methylenblau + Milchsäure (Apfel- und β-Oxybuttersäure), so daß die initiale Reaktionsgeschwindigkeit längere Zeit erhalten bleibt[1460] (desgleichen WILLE[1456, III] bei Fumarase und m/30 $P_2O_7^{IV}$). Eine Ausnahme macht die Bernsteinsäuredehydrogenase.

Wenn also bei einem Fermentsystem die O_2-Aufnahme durch P_2O_7'''' gehemmt wird, dann geschieht das nicht durch die Beeinflussung des WARBURG-KEILINschen Systems, sondern durch die Hemmung der Wasserstoffübertragung in der SZENT-GYÖRGIschen Reihe[1461]. Die Stärke der Hemmung zeigt nebenstehende Abbildung aus einer Untersuchung von DIXON und ELLIOT[1462].

Die Hemmung findet sich vor allem bei saurer Reaktion[1462, III].

Der Vergleich mit KCN in der Atemhemmung verschiedener Gewebe zeigt, daß die Größenordnung der Hemmung in verschiedenen Organen die Wirkung von HCN erreichen kann nach einer Tabelle aus derselben Arbeit[1462]. (Weitere Angaben siehe Kapitel der Gewebsbreie.)

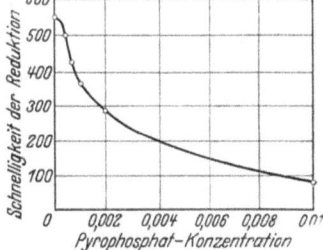

Abb. 17. Wirkung von Pyrophosphat auf die Schnelligkeit der Reduktion von Methylenblau durch Bernsteinsäureoxydase. Jedes Thunberg-Röhrchen enthält 2 ccm Bernsteinsäureoxydaselösung + 0,05 ccm 1/15000 Methylenblau + 0,2 ccm (= 0,4 mg) Bernsteinsäure + 1,3 ccm Phosphatpuffer p_H 7,6 entsprechend der nötigen Menge Pyrophosphat. „Schnelligkeit der Reduktion" = 10,000 × reciprok der Reduktionszeit in Minuten. (Nach DIXON u. ELLIOT.)

[1456, II] WIELAND, H. u. WILLE, F.: Liebigs Annalen **515**, 260 (1935). C. **1935 II**, 236.

Tabelle 48.

Nr.	Gewebe	Beschleunigung der O_2-Aufnahme durch Gewebe allein (mm^3 pro g pro Std.)	Prozentsatz der Hemmung mit		
			m/30 Pyroph.	m/30 KCN	m/30 Pyroph.+ m/30 KCN
1	Rattenleber	600	40	—	—
2	,, ...	560	30	—	—
3	Ochsenleber	470	28	66	74
4	,, frisch. . . .	460	30	69	80
5	,, aufbewahrt .	460	30	74	85
6	Schafleber	1800	75	91	95
7	,, frisch. . . .	900	64	87	91
8	,, aufbewahrt .	800	60	84	90
9	,, ...	1500	70	89	93
10	Kaninchenmuskel	220	87	74	95
11	Rattenmuskel	270	67	63	82
12	Hefe.	4000	0	85	85
13	Hefe.	4500	0	94	92

Durch *Fluorid* wird die Succinodehydrase gehemmt[1464, 1468], woraus der Schluß abgeleitet wird, daß es sich bei dem Ferment um eine Metallverbindung handeln müsse (aber nicht um Cu und Fe)[1463], zumal die Hemmung besonders an der sauren Seite der Aktivität stattfinde (DUFAIT und MASSART[1202, I]). Der umgekehrte Vorgang: Hydrierung der Fumarsäure zu Bernsteinsäure soll auch auf anderem Wege stattfinden, ist jedenfalls gegen Fluorid unempfindlich[1465] ebenso wie die Hydrierung ungesättigten Zimtalkohols[1465, I].

Die Fumarase (Apfelsäurebildung) aus Schweineleber wird durch 0,2% NaF gehemmt[1466]. Die Hemmung nimmt auch bei 24 stündiger Einwirkung nicht zu. 1% NaF hemmt Fumarase aus Muskeln um ein Drittel[448]. Fettsäuredehydrierung durch Toluol abgetöteter B. coli wird durch NaF-Zusatz stark gestört[1467].

α-Glycerophosphatdehydrogenase von Kaninchenmuskeln wird durch m/60 um 17%, durch m/30 NaF um 30%[1469] inaktiviert, nicht die Triosephosphatdehydrierung aus Gehirn[1454] (durch m/30 NaF).

[1456, III] WILLE, F.: Biochem. Z. **308**, 64 (1941).
[1457] WEIJLARD, J. u. TAUBER, H.: J. amer. chem. Soc. **60**, 730 u. 2263 (1938). C. **1938 II**, 3701.
[1458] GREEN, D. E.: Biochem. J. **30**, 2095 (1936). Dehydrase vom Herzmuskel des Schweines + 0,03 mol P_2O_7''''.
[1459] GREEN, D. E. u. BROSTEAUX, J.: Biochem. J. **30**, 1489 (1936). 0,09 mol P_2O_7''''.
[1460] DEWAN, J. G. u. GREEN, D. E.: Biochem. J. **32**, 626 (1938). Rona **108**, 134.
[1461] LELOIR, L. F. u. DIXON, M.: Encymologia **2**, 81 (1937), Rona **102**, 316. C. **1937 II**, 2020. a) Encymologia **3**, 81 (1937).
[1462] DIXON, M. u. ELLIOTT, E. A. C.: Biochem. J. **23**, 2, 812 (1929).
[1462, I] HOFF-JØRGENSEN, E.: Skand. Arch. Physiol. **80**, 176 (1938), Rona **112**, 57.
[1462, II] GREEN, D. E., DEWAN, J. G. u. LELOIR, L. F.: Biochem. J. **31**, 934 (1937).
[1462, III] MASSART, L., DUFAIT, R. u. VAN GREMBERGEN, G.: Hoppe-Seylers Z. **262**, 270 (1940), Rona **118**, 469. C. **1940 I**, 1211.
[1463] MASSART, L.: Hoppe-Seylers Z. **258**, 190 (1939), Rona **114**, 480. Nur die Reduktion des Methylenblaus wird gehemmt, die von Gallophenin gefördert.
[1464] COOK, R. S., HALDANE, J. B. S. u. MAPSON, L. W.: Biochem. J. **25**, 1, 534 (1931).
[1465] FISCHER, F. G. u. EYSENBACH, H.: Liebigs Annalen **530**, 99 (1937).
[1465, I] FISCHER, F. G. u. EYSENBACH, H.: Liebigs Annalen **529**, 87 (1937). C. **1937 II**, 1012.
[1466] JAKOBSOHN, K. P. u. TAPADINHAS, J.: C. rend. Soc. Biol. **118**, 1110 (1935), Rona **87**, 646.
[1467] MAZZA, F. P. u. CIMMINO, A.: Atti. accad. naz. rend. **20**, 113 (1934). 65% Hemmung.
[1468] POTTER, V. R. u. ELVEHJEM, C. A.: J. biol. Chem. **117**, 341 (1937). C. **1937 I**, 3812. m/100 NaF hemmte die O_2-Aufnahme um etwa 10%. (Präparat aus Nieren von Hühnern und Ratten.) Stärkere Konzentration (0,04 n) führte zur Zusammenballung des Gewebssaftes.
[1469] GREEN, D. E.: Biochem. J. **30**, 629 (1936). C. **1936 II**, 2146.

Keine Hemmung wurde gefunden bei der Dehydrierung von Milchsäure durch Hefe[1470] oder Gonokokken (BARRON und LYMEN[1345, II]), weiter von Alkohol[1471] und von Glucose[1472]. Die hier erwähnten Ergebnisse wurden meist mit der THUNBERGschen Methylenblautechnik gewonnen.

Andere Ionen: Durch Chloride wird auch Hemmung berichtet, die teilweise über die Hemmung von Fluorid hinausgeht, z. B. bei der Succinodehydrogenase eine Hemmung durch 0,9% NaCl um $^1/_3$ bei Muskelbrei[1448], aber auch bei Präparaten aus Samensorten[1447]. Andererseits wurde auch Förderung der Methylenblaureduktion durch gewaschene glatte Muskeln[1473] gesehen.

SAHLIN[1668, I] beobachtete eine Hemmungsreihe der Succinodehydrogenase $SCN' > F' > J' > Br' > NO_3' > Cl' > SO_4''$, also teils HOFMEISTER-Effekt, teils Tendenz zur Komplexbildung. Inwieweit eine Beziehung zur Komplexbildung mit $Cu^{..}$ besteht, zeigt folgende Tabelle nach BANGA und PORGES[1477, I]:

Tabelle 49.

	Cu^{II} Komplex	Succino-Dehydrase m/10	Succino-Dehydrase m/50	Sonstige Dehydrasen m/10	Sonstige Dehydrasen m/50	Catecholoxydase m/10	Catecholoxydase m/50
				Hemmung in %			
Phosphat	+	0	0	0	0	9	3
Pyrophosphat	+++	84	50	75	55	13	0
Hypophosphit	+	35	20	55	20	—33*	—35
Sulfit	++	60	36	53	0	17	7
Thiosulfat	++	40	37	21	21	6	—24
Ferrocyanid	++++	50	27	0	0	37	0
Rhodanid	+++	50	10	43	21	81	59
Natriumflorid	0	50	37	37	25	95	39

* Das —-Vorzeichen bedeutet eine Beschleunigung.

PHILIPS und Mitarbeiter[277, II] prüften die Beeinflussung der Succinodehydrase aus Taubenbrustmuskeln als Ferment, bei dem eine -SH-Gruppe wirksam sein soll, durch Tetrathionat, das mit den aktiven Gruppen reagiert. $Na_2S_4O_6$ wurde entweder 10 Minuten vor der Bernsteinsäure oder wenn die Fermentation schon in Gang war, zugegeben. Wir fügen hier ein Beispiel an.

$Na_2S_4O_6$-Konzentrationen 0,01   0,001   0,0005   0,0001   0,00005 molar
Hemmung bei vorherigem Zusatz . 100   98   90—100   61—96   60—67%
nach Bernsteinsäure 96   69,51   39   9,11   11%

Bei dem nachträglichen Zusatz war die Hemmung nicht nur geringer, sondern das Maximum wurde später erreicht. Dieser Befund läßt sich schwer vereinen mit der Hemmung eines Ions, das Cu-Komplexe bildet, es sei denn, daß die Tetrathionatreaktion, die einer Schwermetallbindung ähnlich sein soll (nach PHILIPS), das Cu bei der Verankerung an -SH stört und damit das Ferment unvollständig macht. Die Ähnlichkeit mit einer Schwermetallwirkung besteht darin, daß das Schwermetall freie -SH-Gruppen zu blockieren vermag[1474, I]. Durch Tetrathionat wird eine regelrechte spezifische Oxydation erreicht, wobei 2R-SH in R-S-S-R übergeht und zugleich Thiosulfat entsteht. Diese Reaktion betrifft nur die freien, aber nicht die maskierten Gruppen. Urease, deren Wirkung auf den maskierten Gruppen beruht, wird durch S_4O_6'' nicht gehemmt[1474, II].

[1470] ADLER, E. u. MICHAELIS, M.: Hoppe-Seylers Z. **235**, 154 (1935).
[1471] WURMSER, R. u. FILITTI-WURMSER, S.: J. chim. physique Rev. gen. Coll. **33**, 577 (1936). C. **1937 I**, 4245. Etwa 4% NaF.
[1472] HARRISON, D. C.: Biochem. J. **25**, 2, 1016 (1931). Präparate aus Leber und Muskeln, m/100 NaF.
[1473] TSUBURA, S.: Biochem. J. **19**, 397 (1925).

Von **anderen Fermenten** die in diesen Abschnitt gehören, ist die Phosphathemmung der Glyoxalase zu erwähnen[1474].

Daneben ist hier ein Ferment, die von LANG[1475] gefundene Rhodanese, zu erwähnen, die mit gut erreichbarem Schwefel, z. B. von Thiosulfat, aus angebotener HCN zur Rhodanidbildung führt. Dieses Ferment wurde in zahlreichen Geweben gefunden außer in Blut und Muskeln[1475]. Ohne Anwesenheit von Gewebe kann man aus Disulfiden nach SCHÖBERL[1477] mit HCN-Einwirkung Rhodanid erzielen nach der Gleichung:

$$R\text{-}S\text{-}S\text{-}R + HCN \rightleftharpoons RSH + RSCN.$$

Die Oxydation von Thiosulfat in Sulfat durch Rattenleber und -niere und Gänseniere in vitro wurde abhängig von O_2-Anwesenheit gefunden, obwohl Sauerstoff selbst nicht vermehrt verbraucht wurde[1476]. Diese Beobachtung erinnert an die Unwirksamkeit der Katalase ohne Sauerstoff, der zur Induktion einer Kettenreaktion im HABERschen Sinne dient. Hier müssen aber Dissimilationsvorgänge maßgeblich sein. Thiosulfat selbst wurde als Zwischenprodukt bei der Oxydation von H_2S durch Brei von Rattenorganen, besonders Niere und Leber gefunden, wie die Versuche von GARABÉDIAN und FROMAGEOT[1476, I] zeigen. Aus diesen Versuchen wurde die Reihenfolge der Zwischenprodukte mit $H_2S \rightarrow S_2O_3'' \rightarrow SO_4''$ vermutet. Wir verweisen hier jedoch auf unsere Darstellung über die Chemie. Auch im anorganischen Milieu wird man bei Anwesenheit von SO_3'' und SH_2 Thiosulfat finden, so daß dieses eher als Nebenprodukt aufzufassen wäre, bedingt durch die hohe Konzentration von H_2S (als Na_2S zugesetzt).

Eine Oxydase von Aspergillus niger sollte befähigt sein, aus Jodid elementares Jod frei zu machen. Es stellte sich aber heraus, daß der Effekt durch Bildung von H_2O_2 erklärt werden kann, das als Begleitprodukt bei der Wirkung verschiedener Oxydasen und Dehydrasen auftritt[1477, II].

III. Fermentsysteme aus Hefen und Pflanzen. — Lebende Hefe.

Als BUCHNER 1896 zum ersten Male zeigte, daß eine bis dahin für rein biologisch gehaltene Zellfunktion, wie die Alkoholgärung, auch im zellfreien Medium durch einen Preßsaft aus Hefe erreicht werden kann, war der Weg für die Erfolge unserer heutigen Enzymchemie geöffnet. Das im Preßsaft oder im Macerationssaft (LEBEDEW-Saft) vorliegende Zymasesystem ist noch kompliziert genug, und es hat einer jahrzehntelangen Arbeit bedurft, um einen ungefähren Überblick über den Weg von Glucose zum Alkohol zu erlangen. Bei dem Erfolg dieser Arbeit spielt Zusatz fördernder und hemmender Substanzen eine nicht fortzudenkende Rolle, und unter ihnen sind gerade Anionen maßgeblich beteiligt, von denen vorläufig Phosphat, Fluorid und Sulfit genannt seien.

Wenn man auch die Rolle des **Phosphats** in diesem Fermentsystem als zu dem physiologischen Vorgang gehörig ansehen kann, wird man doch durch ein Mehr oder Weniger dieses Ions eine Änderung der Prozesse erreichen können, wodurch pathologisch-physiologische bzw. pharmakologische Vorgänge entstehen. Die

---

[1474] GIRSAVICIUS, J. O.: Biochem. J. **26**, 1, 155 (1932).
[1474, I] GOFFART, M.: Acta biolog. belgica **1**, 171 (1941).
[1474, II] FISCHER, P. u. GOFFART, M.: C. rend. Soc. Biol. **141**, 527 (1947).
[1475] LANG, K.: Biochem. Z. **259**, 243 (1933). a) LANG, K.: Biochem. Z. **263**, 262 (1933).
[1476] PIRIE, W. N.: Biochem. J. **28**, 1063 (1934). Anaerob wurde das Ferment auch irreversibel zerstört.
[1476, I] GARABÉDIAN, M. u. FROMAGEOT, C.: C. rend. Acad. Sci. **216**, 216 (1943). C. **1943 II**, 2247.
[1477] SCHÖBERL, A. u. LUDWIG, E.: Ber. dtsch. chem. Ges. **70**, 1422 (1937).
[1477, I] BANGA, J. u. PORGES, E.: Hoppe-Seylers Z. **254**, 202 (1938).
[1477, II] PEARCE, A. A.: Biochem. J. **34**, 1493 (1940). C. **1941 II**, 1864.

Grenze ist letzten Endes willkürlich zu setzen. Aber das Gemeinsame ist eben das phosphathaltige System. Dabei spielt das Verschwinden des PO_4''' in organische Bindung und seine Rückkehr in den anorganischen Zustand eine immer bedeutendere Rolle, die nicht nur die anaeroben, sondern auch aeroben Stoffwechselvorgänge umfaßt, wie Versuche von LYNEN[1478, I] neuerdings zeigen.

Maßgeblich ist die Anwesenheit von O_2 und Brennstoff. Wurde lebende Hefe durch vielstündiges Schütteln mit O_2 ihrer Reservestoffe beraubt und so verarmt, dann nahm allmählich der O_2-Verbrauch ab und der Anteil an anorganischem Phosphat zu. Wird dieser Hefe unter anaeroben Bedingungen Glucose zugesetzt, dann kommt es — wie schon lange bekannt — zum Verschwinden des anorganischen PO_4''' und Einbau in säurelösliche Form. Wird bei Anwesenheit von O_2 Acetaldehyd, Alkohol oder Essigsäure (diese erst nach einer Induktionsperiode) der verarmten Hefe zugesetzt, dann verschwindet PO_4''' auch und geht in säureunlöslichen Zustand über. Der PO_4'''-Verbrauch ist bei diesen oxydativen Vorgängen größer als bei der Gärung. Die Nachlieferung durch Phosphatase kann den Bedarf beider Vorgänge nicht decken, es kommt daher zu einem Streit um das anorganische PO_4''', der zugunsten des oxydativen Vorgangs entschieden wird, wenn O_2 anwesend ist.

Mit dieser plausiblen Darstellung, die hier nur angedeutet werden kann, erklärt LYNEN[1478, I] die Hemmung der Gärung durch Sauerstoff, also die bekannte PASTEURsche Reaktion, die dadurch eine andere und zwar im Sinne der Zellökonomie befriedigendere Erklärung erhält, als sie von MEYERHOF gegeben wurde. Diese Darstellung verlangt andererseits, daß die lebende, aktive Hefe für PO_4''' undurchgängig ist, so daß also jede Hefezelle für sich ein abgeschlossenes System darstellt (siehe dazu WARBURG[1486, I]).

Tatsächlich wurde mit radioaktivem P-Isotop nachgewiesen[1478], daß PO_4''' in die lebende Zelle nicht eindringt. Das läßt sich auch hinsichtlich der Übertragung des Phosphats bei der Vergärung von Zucker dartun[1479].

Es handelt sich wohl um eine mangelnde Durchgängigkeit der Hefe, nicht darum, daß PO_4''' in der Zelle etwa nur in organischer Bindung vorliegt, denn in der Hefezelle (Torula und Bierhefe) findet sich immer unauswaschbares PO_4'''[1480]; und wenn man versucht, eine Anreicherung durch übermäßiges Angebot zu erreichen, so gilt das nur insoweit, als man nicht versucht, es auszuwaschen (also eine Art Adsorption)[1480]. Aus Trockenhefe ließ sich in 21 Stunden 19% der PO_4''' auswaschen. Dieser Vorgang wurde durch Zusatz von Glucose vermindert, vielleicht sogar in gewissem Maße rückläufig beeinflußt. Aber auch in diesen Versuchen von BRANDT[1481, I] war die PO_4'''-Abgabe von frischer Hefe verschwindend; Trockenhefe ist dagegen auch sonst durch erhöhte Permeabilität ausgezeichnet.

Allerdings enthalten ungeschädigte Zellen Phosphat nur in Spuren[1479]. LYNEN[1478, I] gibt die Phosphatkonzentration der atmenden Hefe mit $0{,}61 \cdot 10^{-2}$ mol, der gärenden Hefe mit $1{,}06 \cdot 10^{-2}$ mol an, hält es aber für möglich, daß ein Teil des Phosphats durch Abspaltung aus 1,3-Diphosphoglycerinsäure entsteht. Das 1 ständige Phosphat ist leicht abspaltbar. Aber jede Impermeabilität gilt nur in erster Annäherung, da selbstverständlich bei irgendeiner Phase des Vermehrungsvorgangs das zum Körperaufbau notwendige Phosphat aufgenommen werden muß, hier aber in gewissem Bereich abhängig vom Milieu[1481].

[1478] HEVESY, G., LINDERSTRÖM-LANG, K. u. NIELSEN, N.: Nature **1937** II, 725, Rona **106** 487. C. **1938** I, 2375.

[1478, I] LYNEN, F.: Liebigs Ann. d. Chem. **546**, 120 (1941). C. **1941** I, 2808. Die einzelnen Hefesorten reagieren quantitativ nicht gleich stark.

[1478, II] MALM, M.: Naturwissenschaften **1941**, 341.

[1479] MACFARLANE, M. G.: Biochem. J. **33**, 565 (1939).

[1480] JUST, F. u. FINK, H.: Biochem. Z. **303**, 1 (1939).

[1481] ELION, E.: Nederl. Tijdschr. Hyg. **3**, 229 (1928), Rona **50**, 441.

[1481, I] BRANDT, K.: Biochem. Z. **312**, 89 (1942).

In dieser Hinsicht stellen die Untersuchungen von MALM[1478, II] viele Aufgaben. Nach ihm wurde PO_4''' in frische Hefe wohl aufgenommen, nicht aber merklich in verarmte. Wurde verarmte Hefe mit Glucose versetzt, dann wurde 3 Stunden später deutlich eine Aufnahme wahrgenommen. Das Eindringen erfolgte gegen das Konzentrationsgefälle, bei p_H 5,28 3mal stärker als bei p_H 6,8 bei frischer Hefe. Inwieweit die einsetzende Teilung hier beteiligt ist, ist eine augenblicklich nicht zu beantwortende Frage. Bei Annahme einer Teilung können die Versuche von MALM mit den obigen, z. B. auch von HEVESY u. a., in Einklang gebracht werden.

Eine Kritik erfahren diese Befunde durch die Untersuchungen von KAMEN und SPIEGELMAN[1486, II] an verschiedenen Einzellern, an Hefe und vor allem an Saccharomyces cerevisiae. Durch Waschen von Zellen, die auf einem $^{32}PO_4$ enthaltenden Nährboden gewachsen waren, zeigte sich eine allmähliche Abgabe, die über die Mengen hinausging, die durch Adsorption an der Zelle oder als anorganisches PO_4 im Innern der Zelle zu finden waren. HEVESY und ZERAHN[1486, III] hatten bei gewöhnlicher Hefe innerhalb 24 Stunden bei 20° nur einen Verlust entsprechend 1—2% des ^{32}P-Gehalt beobachtet. Woher stammt nun das anorganische ^{32}P?

Nach der üblichen Methode wurde es durch eiskalte Trichloressigsäure extrahiert und sofort die Fällung mit Mg-Mixtur angeschlossen. Wurden diese Extrakte nun auf ihre spezifische Aktivität untersucht, dann fand sich, daß sie sich bei jeder Extraktion änderte, zuerst steigend mit anschließendem scharfen Abfall. Also konnte diese Fraktion nicht vorgebildet sein, sondern ein Teil des anorganischen Phosphats stammt bei dieser Extraktionsmethode aus anderen Quellen. Da die bestimmte Menge etwa 10% von dem gesamten Phosphat der Zelle ausmacht, müßte bei freier Diffusion ein rascher Austausch mit der Umgebung stattfinden gegen die vorliegenden Befunde. Da die spezifische Aktivität der anorganischen Extrakte mit der Zeit zunimmt, müssen irgendwelche organischen Verbindungen — vielleicht bisher unbekannter Natur — eine höhere spezifische Aktivität besitzen als das wirkliche anorganische Phosphat. Das sei aber nur zu verstehen, wenn PO_4 die Zelle erst nach Veresterung in der Oberfläche betreten könne. Die Bedingungen dazu sind gegeben, da nach ROTHSTEIN[1486, IIa] in der Oberfläche der Hefezelle die verschiedensten Fermente eingelagert sind. Wird die Zelle mit Acid behandelt, dann kann man leicht eine Hemmung von 94% der $^{32}PO_4$-Aufnahme erreichen. Acid (NaN_3) hemmt aber enzymatische Reaktionen. Ebenso wirkt Arsenat, das kompetetiv mit Phosphat in Esterbindung eintritt. Diese Bedingungen gelten nur unterhalb m/60 Phosphat. Bei diesen und

---

[1482] MALKOV, A. M.: Biochem. Z. **262**, 185 (1933), Rona **76**, 154. Beobachtungsdauer $3^1/_2$ Stunden, 0,7 und 0,35% P_2O_5, 0,19% P_2O_7.
[1483] MACLEAN, J. S. u. HOFFERT, D.: Biochem. J. **17**, 720 (1923).
[1484] MACLEAN, J. S. u. HOFFERT, D.: Biochem. J. **18**, 1273 (1924), Rona **30**, 936.
[1485] MCANALLY, R. A. u. MACLEAN, J. S.: Biochem. J. **29**, 1872 (1935), Rona **90**, 467. C. **1936 I**, 2575. Glykogenbildung besonders bei Maltosefütterung der Hefe.
[1486] PETT, L. B.: Biochem. J. **29**, 937 (1935), Rona **89**, 173.
[1486, I] WARBURG ([1362, III S. 82]) hält dieser Auffassung von LYNEN entgegen, daß man es nicht verstehen könne, wie es möglich sei, Bedingungen herzustellen, bei denen Atmung und Gärung nebeneinander in ihrer vollen Geschwindigkeit ablaufen. Er setzt dem die Beobachtung entgegen, daß das Ferment Zymohexase, das aus Hexosediphosphat 2 Moleküle Triosephosphat bildet, im ersten Schritt der Gärung (siehe Schema von MEYERHOF S. 212) durch 2wertiges Fe aktiviert wird. Durch Anwesenheit von Sauerstoff entsteht mehr 3wertiges Fe, das für die Gärung nicht wirksam ist und so vermöge im Sinne der Pasteurschen Reaktion Sauerstoff, d. h. Atmung die Gärung zu unterdrücken.
[1486, II] KAMEN, M. D. u. SPIEGELMAN, S.: Cold. Spring. Harbour-Sympos. Bd. XIII (1948) S. 151. a) ROTHSTEIN: ebenda, S. 162. Diskussionsbemerkung.
[1486, III] HEVESY, G. u. ZERAHN, K.: Acta radiol. **27**, 316 (1946).

höheren Konzentrationen von Phosphat stimuliert 0,02 mol Arsenat die Aufnahme. Hemmend wirken andere Fermentgifte, Jodessigsäure ($2 \cdot 10^{-4}$ mol) stärker als NaF ($2 \cdot 10^{-2}$), weil jenes schon in frühere Stadien der Phosphorylierung eingreife.

Vom Standpunkt der Ökonomie kann man die durch den Umsatz von Glucose verbrauchte Energie betrachten entweder in Hinsicht auf Alkoholbildung oder Aufbau neuer Zellsubstanz. Phosphat (und Pyrophosphat) führten sowohl zu stärkerer Vermehrung als auch zu stärkerer Alkoholbildung auf Kosten der Sauerstoffatmung[1482] (siehe auch [1487, I]). Außerdem erfolgt der Aufbau von Körpersubstanz anders. So wird die Fettbildung durch 0,4% Phosphatzusatz beim Nährmedium vermehrt[1483], besonders bei Zusatz von Fructose. Die Speicherung erfolgt anfangs, d. h. in den ersten 24 Stunden beschleunigt, später holen die nicht mit Phosphat behandelten Hefen einen Teil dieses Vorsprungs ein[1484].

Diese Zunahme erstreckt sich auch auf Kohlenhydrate (Glykogen, Gummi und unlösliche Kohlenhydrate) auf Trockengewicht berechnet[1485]. Zur Flavinentstehung ist ebenso PO_4''' notwendig[1486]. Sie wächst bis 4 g PO_4'''/Ltr. mit der Phosphatkonzentration, nachher nicht mehr weiter. Bei der Wuchsstoffentstehung spielt es keine Rolle[1487].

Die Bildung von Citronensäure und Bernsteinsäure aus Acetat wird auch durch PO_4''' bis auf das 4fache beschleunigt[1488], gar nicht die Bildung von Lipoid[1588, I]. Im anaeroben Versuch mit Methylenblaufärbung kann Hefe sich der Essigsäure, Apfelsäure, Citronensäure und Glycerinphosphorsäure nur dann als Wasserstoffdonatoren bedienen, wenn kein Phosphat zugegen ist[1489, 1490]. Dagegen wird Brauerei- und Preßhefe durch Phosphat sogar stimuliert.

Wenn der Sauerstoffverbrauch gemessen wird, findet sich eine Hemmung der O_2-Aufnahme[1482], aber nur in Abwesenheit von Alkohol[1492]. Andererseits wurde die Atmungshemmung der Bierhefe, hervorgerufen durch das cancerogene Chinolinderivat Styryl 430, durch Phosphat teilweise aufgehoben[1494], wie man es auch bei der CO_2-Entwicklung desorganisierter Hefe beobachten kann (siehe später NILSON).

Die *CO_2-Entwicklung* ist der am häufigsten gebrauchte Test zur Leistungsfähigkeit, sowohl von Hefen als auch von Preßsäften, wurde doch CO_2-Entwicklung bei der Gärung schon im 18. Jahrhundert nachgewiesen, und LAVOISIER stellte die erste Gärungsgleichung auf, bald darauf GAY-LUSSAC in der heute noch gültigen Form (siehe [1496]).

$$C_6H_{12}O_6 = 2\,C_2H_5OH + 2\,CO_2.$$

Lebende Hefe wird durch PO_4'''-Zusatz in der Aktivität nicht geändert, ganz große Konzentrationen können vielleicht sogar hemmen ([1497] mit Abbildung), bei starker Verdünnung der Hefe wurde durch kleine Phosphatmengen schon Aktivierung beobachtet[1487, I].

[1487] PULKKI, L. H.: Ann. Acad. Sci. Fenn. A. **41**, 1 (1935), Rona **92**, 329. a) PULKKI, L. H.: C. **1936 I**, 1038.

[1487, I] NILSSON, R. u. ELANDER, M.: Biochem. Z. **309**, 51 (1941). Trockenhefe. Bei Verdünnungen wurde die Gärgeschwindigkeit wie bei desorganisierenden Eingriffen herabgesetzt. PO_4''' äquiv. 15,1—100 mg Glucose wirkten aktivierend.

[1488] SONDERHOFF, R. u. DEFFNER, M.: Liebigs Ann. **536**, 36 (1938), Rona **110**, 305. C. **1938 II**, 4257.

[1488, I] MACLEOD, V. L. D. u. SMEDLEY-MACLEAN, J.: Biochem. J. **1938 II**, 1871.

[1489] THUNBERG, T.: Arch. f. exp. Zellforschung **19**, 238 (1937). C. **1937 II**, 239.

[1490] THUNBERG, T.: Skand. Arch. Physiol. **75**, 248 (1937). C. **1938 II**, 1429.

[1491] v. EULER, H. u. ADLER, E.: Hoppe-Seylers Z. **235**, 122 (1935), Rona **89**, 612. C. **1935 II**, 3931. Fluorkonzentration nicht angegeben.

[1492] BELITZER, W. A.: Biochem. Z. **283**, 339 (1936), Rona **93**, 189.

[1493] DICKENS, F.: Biochem. J. **32**, 2, 1626 (1938).

[1494] POURBAIX, Y.: C. rend. Soc. biol. **126**, 448 (1937), Rona **104**, 651. C. **1938 I**, 2375.

[1495] BODNAR, J. u. TANKO, B.: Hoppe-Seylers Z. **257**, 255 (1939). C. **1939 I**, 3003, Rona **113**, 141.

[1496] BERNHAUER, K.: Gärungschemisches Praktikum, Berlin 1939.

[1497] HARDEN, A.: Z. angew. Chem. **1930 I**, 205, Rona **55**, 398.

Eine Verschiebung des p_H-Optimums nach der sauren Seite wurde für große Konzentrationen berichtet[1498]. Bei p_H 8,0 soll Apozymase durch Phosphat irreversibel geschädigt werden[1501, I]. Ebenso gibt es eine relative Verbesserung der Fructosevergärung gegenüber Glucose[1499].

Ein Übergang zu dem Saft ist die Trockenhefe, die noch das intakte Zymasesystem, d. h. in der richtigen räumlichen Beziehung der Komponenten zueinander, besitzen soll[1500]. Bei solchen Präparaten erfolgt die Vergärung gradlinig. Diese Hefe ist empfindlicher gegen Eingriffe, da die Permeabilität erhöht ist.

Wird durch irgendwelche Eingriffe die Gärung gehemmt, dann wird Phosphat wirksam, wie z. B. nach Toluolvorbehandlung[1501]. Die Phosphatase, die Hexosediphosphat spaltet, soll durch Toluol gehemmt werden[1501].

Diese Auffassung wird von NILSSON[1500] nicht geteilt (siehe oben). Ihm gelang dasselbe auch durch folgende Behandlung der Hefe: Benzol, CCl_4, Oktylalkohol, Desoxycholsäure, Taurocholsäure, Saponin Merck und Digitonin. Daraus wurde geschlossen, daß es sich um eine Strukturstörung handele, die an den Lipoiden angreife. Außerdem wurde über denselben Effekt berichtet[1502] nach Schwefelkohlenstoff, Petroleum und Leichtbenzin, nicht aber wurde er beobachtet nach Formaldehyd, Phenol, Pyridin, Propylalkohol, Chinon[1502].

In abgestufter Weise wirkt 24stündiges Erwärmen trockener Hefe. Bei 70° wird die Gärung unter Phosphat nicht beeinflußt, ohne dieses aber um 50% gehemmt. Oberhalb 80° ist die Inaktivierung bis auf 13% erfolgt und wird durch PO_4''' auf 64% der maximalen CO_2-Entwicklung zurückgebracht. Abgesehen von der absoluten Verlangsamung des Gärprozesses kommt es zu einer Änderung im Typ. In der Kurve der CO_2-Entwicklung kommt es zu der Ausbildung eines Knicks, der einen Teil rascherer von einem Teil langsamerer CO_2-Entwicklung trennt[1503]. Die Verhältnisse mögen ihre Erläuterung finden in beistehender Abb. 18 aus einer Untersuchung von HARDEN und MAC-FARLANE[1502].

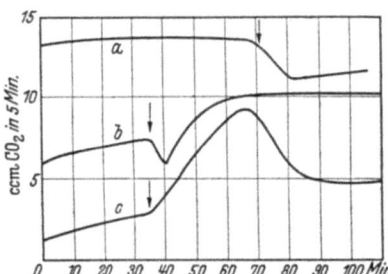

Abb. 18. Fermentation von Hefe nach Verreibung. a) 2 g Hefe, b) 2 g Hefe-Bodensatz nach 20 Min. c) 2 g Hefe-Bodensatz nach 60 Min. ↓ Zugabe von 1,2 ccm K_2HPO_4. (Nach HARDEN u. MCFARLANE.)

Wir sehen die Differenz in der Wirkung der Phosphatzusätze in den einzelnen Stadien dargestellt, ebenso wie auch die verschiedene Aktivität der Gärung in verschiedenen Präparaten.

Diese Verhältnisse führen uns zu den *vollkommen desorganisierten Preßsäften*. Wenn zu diesen während des Gärprozesses Phosphat zugefügt wird, dann kommt es zu einer Aktivierung[1504] und zwar gleichzeitig mit der Veresterung und äquivalent mit dem gebildeten Phosphorsäureester.

Diese Wirkung ist auch vorhanden bei der CO_2-Bildung von Pflanzenpräparaten[1505], oder bei der Hefe bei Vergärung von Pentosephosphorsäureester[1506] und Brenztraubensäure[1507] (desgleichen siehe [1345, I]), selbstverständlich auch, wenn vorher durch Fe^{III}-Zusatz PO_4''' gefällt wird und dadurch eine Hemmung erzielt wurde[1508].

Neben den beiden Phasen der maximalen und der sekundären schwächeren Gärung ist als weiteres Stadium in Hefesaft und Acetonhefe die Induktionsperiode

---

[1498] KATAGIRI, H.: Biochem. J. 21, 1, 494 (1927). 0,5 mol Optimum p_H 4,42. 0,025 mol p_H 5,25, beiderseits steiler Abfall.
[1499] HOPKINS, R. H.: Biochem. J. 22, 2, 1145 (1928).
[1500] NILSSON, R. u. ALM, F.: Biochem. Z. 304, 285 (1940).
[1501] MYRBÄCK, K. u. v. EULER, H.: Hoppe-Seylers Z. 183, 226 (1929). 0,3 mol PO_4''' hebt die Hemmung beträchtlich auf.
[1501, I] AUHAGEN, E.: Hoppe-Seylers Z. 204, 149 (1932) u. 209, 20 (1932). Biochem. Z. 258, 330 (1933).

zu erwähnen[1509], die beträchtliche Zeit dauern kann[1510, 1511, 1512]. Die Veresterung geht der CO_2-Bildung dabei beträchtlich voraus[1513].

Je höher der anfängliche PO_4'''-Zusatz, desto länger dauert es bis zum maximalen Anstieg der Gärung, z. B. nach [1509]:

	maximale Höhe	Zeit bis Maximum
0,025 mol PO_4'''	450 mm³ CO_2	15 Minuten
0,060	500 ,, ,,	20 ,,
0,12	600 ,, ,,	35 ,,
0,2	430 ,, ,,	60 ,,

Auf dieser Tabelle zeigt sich eine deutliche Senkung der maximalen Gärgeschwindigkeit durch höhere Phosphatmengen. Diesen Vorgang untersuchte MARCUSE[1513, I] genauer. Er ist bei gealtertem Saft verstärkt. Die Verstärkung läßt sich durch Acetaldehyd verhindern, da der Prozeß der Alterung durch Phosphatzusatz selbst verzögert wird. Ebenso ist die Hemmung abhängig von dem Zeitpunkt des Phosphatzusatzes. Je später dieser erfolgt, desto weniger stark ist die Gärung.

Die Verzögerung obiger Tabelle ist nur am Anfang vorhanden. Gibt man in dem 3. Stadium der langsamen Gärung neues Phosphat hinzu, dann beginnt der Gäranstieg sofort[1514]. Während des maximalen Anstiegs kommt es zur Ausbildung von organischen Phosphorsäureestern, die das in dem Prozeß der Alkoholbildung an einer Stelle freiwerdende PO_4''' aufnehmen. Diese Ester häufen sich an je nach Menge des zugesetzten Phosphats und werden sekundär vergoren.

Die Anhäufung geschieht in der intakten Zelle nicht in gleichem Grade, aber andeutungsweise[1479]. Im Preßsaft sind Phosphatasen für den Gärverlauf von wesentlicher Bedeutung[1497].

Die Wirkung der PO_4'''-Anwesenheit auf die Gärung kann quantitativ in folgender von HARDEN stammenden Gleichung dargestellt werden[1513, 1516]:

$$2\ C_2H_{12}O_6 + 2\ H_3PO_4 \rightarrow 2\ CO_2 + 2\ C_2H_5OH + 2\ H_2O + 1\ \text{Hexosediphosphat}.$$

[1502] HARDEN, A. u. MACFARLANE, M. G.: Biochem. J. 24, 1, 343 (1930).
[1503] NILSSON, R. u. ALM, F.: Biochem. Z. 286, 373 (1936). a) NILSSON, R. u. ALM, F.: Biochem. Z. 286, 254 (1936).
[1504] HARDEN, A. u. YOUNG, W. J.: Zentralbl. f. Bact. II. Abt. 26, 178 (1910).
[1505] LYON, C. J.: Amer. J. of Botany 14, 274 (1927), Rona 42, 438. Weizenkeimlinge, Elodea Canadensis: 0,1 mol PO_4 steigert um 35—55%.
[1506] DICKENS, F.: Biochem. J. 32, 2, 1645 (1938).
[1507] HAEHN, H. u. GLAUBITZ, M.: Hoppe-Seylers Z. 168, 233 (1927). 0,5% Phosphat steigert auf das 4fache.
[1508] HODEL, P. u. NEUENSCHWANDER, N.: Biochem. Z. 156, 118 (1925), Rona 31, 450. Das Chlorid soll schwächer hemmen als das Sulfat, am stärksten das Nitrat.
[1509] MEYERHOF, O.: Hoppe-Seylers Z. 102, 185 (1918).
[1510] HARDEN, A. u. MACFARLANE, M. G.: Biochem. J. 22, 2, 786 (1928). 20—60 Minuten.
[1511] HARDEN, A. u. HENLEY, F. R.: Biochem. J. 21, 2, 1216 (1927). Nach 0,1 mol PO_4 beträchtliche Depression der Gärung für 1—2 Stunden.
[1512] HARDEN, A.: Nature 1934 II, 101, Rona 81, 661. Hemmung der Fermentationsprozesse durch Phosphat, das mit F' verunreinigt war.
[1513] BOYLAND, E.: Biochem. J. 23, 1, 219 (1929).
[1513, I] MARCUSE, R.: Ark. Kem. Mineral. Geol. 15, A. 12, 1 (1942), Rona 131, 188. Die Hemmung ist unterschieden von der durch Fluorid, aber wird durch Fluorid verstärkt. Vermindert wird die Phosphathemmung durch Pyocyanin oder Cytochrom C (nicht durch Methylenblau und Safrain) bei gleichzeitiger O_2-Aufnahme.
[1514] BOYSEN JENSEN, P.: Biochem. Z. 154, 235 (1924).
[1515] HARDEN, A.: Alkolic fermentation. London 1923.
[1516] WETZEL, K.: Erg. d. Biolog. 7, 404 (1931).
[1517] MEYERHOF, O.: Helvet. chim. Acta 18, 1030 (1935), Rona 90, 632.
[1518] MEYERHOF, O. u. KIESSLING, W.: Biochem. Z. 281, 249 (1935), Rona 92, 635.
[1519] RAO, M. S.: Nature 1935 I, 909, Rona 88, 212. Wäßrige Extrakte aus Pisum sativum.

Während der Periode der maximalen Gärung nimmt also das anorganische PO_4''' ab, ein Vorgang, der bei Pflanzenextrakten auch zu beobachten ist[1519].

Diese Gleichung stellt eine notwendige Bedingung für jedes Gärungsschema dar und wird auch von dem anschließenden Schema von MEYERHOF[1517, 1518] erfüllt:

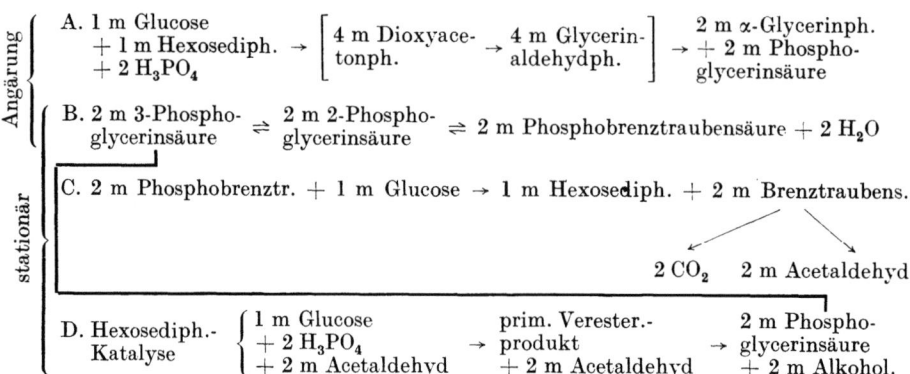

Dieses Gärungsschema verläuft, solange freies Phosphat vorhanden ist; sobald dieses verbraucht ist, kommt es zur langsamen Vergärung von Hexosediphosphat mit Anhäufung von PO_4'''. Die Entstehung von Hexosediphosphat ist dabei für die Phase der Induktion charakteristisch, und diese Wirkung kann abgekürzt werden durch seinen Zusatz. Lebende Hefe wird gar nicht beeinflußt[1479]. Es handelt sich also nicht um ein Durchgangsprodukt der Hefegärung, denn von diesem muß gefordert werden, daß es bestimmt nicht langsamer vergoren wird als Glucose. Aber trotzdem ist seine Anwesenheit als Katalysator notwendig, denn zugesetzte Glucose wird jetzt rascher vergoren. Die vorher berichtete mangelnde Induktionszeit bei dem zweiten Phosphatzusatz, nachdem die erste Welle der CO_2-Entwicklung abgelaufen ist, ist auf einen Rest Hexosediphosphat zurückzuführen.

Die von MARCUSE[1513, I] untersuchte Hemmung durch größere Phosphatkonzentrationen läßt sich zwischen Phosphoglycerinsäure und Brenztraubensäure lokalisieren. Die Anhäufung von Acetaldehyd nimmt ab.

Die primäre Veresterungsgeschwindigkeit bedingt die Intensität, mit der ein Zucker vergoren wird, z. B. langsam Galaktose, deren Vergärung die ungeschädigte Hefe lernen kann[1520]. Glykogen kann direkt verestert werden[1517, 1523], aber die von WILLSTÄTTER geäußerte Meinung. daß eine Veresterung der Glucose in lebender Hefe nicht stattfindet, sondern vorher der Aufbau zu Glykogen notwendig ist, scheint nicht allgemein gültig zu sein[1479], sondern sich auf jüngere Hefe zu beschränken[1521].

MEYERHOF und Mitarbeiter[1522] bauten Systeme aus A-Protein von WARBURG auf, die zum Ablauf der Anwesenheit von PO_4''' bedürfen, z. B.

Hexosediphosphat + 2 Glucose + 2 PO_4''' + 2 Acetaldehyd
= 2 Phosphoglycerinsäure + 2 Hexosemonophosphat + 2 Alkohol.

LIPMAN[1521, I] fand auch für den Umsatz der Brenztraubensäure Phosphat notwendig mit der Gleichung:

Pyruviat + $PO_4''' \rightleftharpoons$ Acetylphosphat + CO_2.

Die Wasserstoffe werden durch Aneurin und gelbes Enzym weitergegeben.

[1520] GRANT, G. A.: Biochem. J. **29**, 1661 (1935). C. **1936 I**, 364.
[1521] GODA, T.: Biochem. Z. **298**, 431 (1938).
[1521, I] LIPMANN, F.: J. biol. Chem. **134**, 463 (1940).
[1522] MEYERHOF, O., KIESSLING, W. u. SCHULZ, W.: Biochem. Z. **292**, 25 (1937).
[1523] CORI, G. T., COLOWICK, S. P. u. CORI, C. F.: J. biol. Chem. **123**, 375 (1938) und **123**, 383.

Auch in dieses System spielt Adenylsäure und Cozymase (siehe später) hinein, die in MEYERHOFS obigem Schema nicht angegeben sind, aber Gleichung C erst ermöglichen und für die Phosphorylierungen besonders auch in der lebenden Zelle von ausschlaggebender Bedeutung sind. Die Adenylsäure katalysiert die primäre Veresterung von Glykogen in die Glucose-1-Phosphorsäure und bringt auch Phosphat zum rascheren Verschwinden. Es handelt sich um die Fähigkeit, Phosphat auch aus organischer Bindung aufzunehmen und mit Hilfe des Fermentes Phosphorylase (EULER: Phosphatese) zu übertragen (siehe auch [1527, I]), weshalb Adenosintriphosphorsäure ohne Anwesenheit von Pyrophosphatase nicht wirksam ist, weil es nicht weiter besetzt werden kann[1523]. Daraus ergibt sich auch die stabilisierende Wirkung von Adenylsäure + Phosphat auf die Cozymase[1524, 1527]. In der lebenden Hefe ist deshalb PO_4''' unnötig zu maximaler Gärung[1525], aber ebenso auch in zellfreier Gärung, wenn nur genügend Phosphatdonatoren vorliegen[1526] oder durch die Spaltung der Hexosediphosphorsäure festgelegtes Phosphat freigemacht wird (z. B. durch Arsenat).

WARBURG[1527, II, S. 47] erklärt das Zustandekommen der HARDEN-YOUNGschen Gärungsgleichung durch das Fehlen der Adenosintriphosphatase im LEBEDEW-Saft. Dieses Ferment setzt die Hälfte des gebundenen Phosphats frei, während die andere Hälfte unter Rückbildung des Adenosindiphosphats zur Veresterung von Hexose zu Hexose-Diphosphat Verwendung findet. Da das freie Phosphat aber notwendig zur Gärung ist, würde ohne diese Freisetzung die Gärung aufhören. Deshalb muß man zu dem Saft stets Phosphat zusetzen. während es in der lebenden Zelle bei erhaltener Struktur und vorhandener Adenosintriphosphatase sich stets erneuert und daher wie ein Katalysator wirkt.

Mit dieser Vorstellung bleibt die Frage noch ungeklärt, wo die durch die Phosphatabspaltung freiwerdende Energie bleibt, die nach KALCKAR beträchtlich ist. Denn im Lebendigen findet man äußerste Ökonomie. Es müssen auch Vorrichtungen der Raumfüllung vorhanden sein, die genau die Hälfte der Adenosintriphosphat-Moleküle dem zersetzenden Ferment zuführt bzw. genau die Hälfte der Moleküle in Hexose einfügt. In KALCKARS Darstellung wird durch die Aufnahme des Phosphats durch Adenylsäure eine starke endergone Verbindung geschaffen, die die durch Dehydrierungen freiwerdende Energie zum Teil aufnimmt und ihre sofortige Zerstreuung in den Zustand der Entropie verhindert. Dadurch wirkt Phosphat im Sinne einer erhöhten Ökonomie. Das gilt genau so in LIPMANNS Gleichung bei der Entstehung von Acetylphosphat.

Die Funktion des Phosphats wird von WARBURG durch die weiße Fluorescenz des Dihydropyridinnucleotids in der Quecksilberlinie 366 mμ demonstriert. Für den schönen Versuch gibt er folgende Vorschrift[1527, II, S. 45]:

„Man löse einige Milligramm 3-Phosphoglycerinaldehyd und einige $1/10$ mg Pyridinnucleotid in 3 ccm m/100 Pyrophosphat von p_H 7,9 und bringe die Lösung vor das Schwarzglas der Analysenlampe. Die Lösung bleibt dunkel, auch wenn man einige γ des Proteins des oxydierenden Gärungsfermentes hinzufügt. Läßt man aber einen Tropfen einer m/10 Orthophosphatlösung vorsichtig in die Lösung hineinfallen, so sinkt der Tropfen helleuchtend zu Boden und schüttelt man dann um, so leuchtet die ganze Lösung hell auf."

[1524] LENNERSTRAND, A.: Naturwissenschaften **26**, 818 (1938). C. **1939 I**, 3197.
[1525] RAPOPORT. S.: Encymologia **3**, 52 (1937), Rona **104**, 290.
[1526] SCHÄFFNER, A. u. KRUMEY, F.: Hoppe-Seylers Z. **243**, 149 (1936), Rona **97**, 485.
[1527] LENNERSTRAND, A.: Naturwissenschaften **24**, 462 (1936). C. **1937 I**, 1706.
[1527, I] ADLER, E., ELLIOT, S. u. ELLIOT, L.: Encymologia **8**, 80 (1940). C. **1940 II**, 2479.
[1527, II] WARBURG, O.: Wasserstoffübertragende Fermente. Berlin 1948.

Von Bedeutung ist WARBURGs Theorie dieser Wirkung. Es gelte die Gleichung:

$$\begin{array}{c} CH_2OPO_3H_2 \\ | \\ CHOH \\ | \\ CHO \end{array} + H_3PO_4 \rightleftharpoons \begin{array}{c} CH_2OPO_3H_2 \\ | \\ CHOH \\ | \\ C{<}^H_{OH} \\ {\setminus}OPO_3H_2 \end{array} \quad (1)$$

Diese Reaktion verlaufe ohne Ferment. Daran schließe sich die Fermentreaktion.

$$\begin{array}{c} CH_2OPO_3H_2 \\ | \\ CHOH \\ | \\ C{<}^H_{OH} \\ {\setminus}OPO_3H_2 \end{array} + \text{Pyridinnukleotid} \rightleftharpoons \begin{array}{c} CH_2OPO_3H_2 \\ | \\ CHOH \\ | \\ COOPO_3H_2 \end{array} + \text{Dihydropyridinnukleotid} \quad (2)$$

Die 1,3-Diphosphoglycerinsäure ist unbeständig und reagiert so schnell an den Fermenten von rechts nach links zurück, daß man einen großen Überschuß von 3-Phosphoglycerinaldehyd und Phosphat benötigt zum Verlauf nach rechts.

Dadurch, daß in dem System Hefemacerationssaft, Hexosediphosphat, Phosphat, Cohydrase I, aus letzterer Cohydrase II gebildet werden kann, ergibt sich auch ein Eingriff in die oxydierenden Systeme[1527, I].

Hefen besitzen die Fähigkeit, aus anorganischem PO_4''' und Adenosin Adenylsäure und Adenosintriphosphorsäure aufzubauen[1528]; umgekehrt werden Nucleosidasen durch Phosphat aktiviert[1530], und Phosphate können Cozymasesysteme sogar hemmen[1531].

Die Umesterung von PO_4''' auf eine Reihe organischer Bindungen wurde ganz exakt verfolgt durch Zusatz von Phosphat mit radioaktivem Phosphor[1529], zugleich wurde der gegenteilige Beweis erbracht, daß Reaktionen, wie sie auf dem MEYERHOF-Schema unter B benannt wurden, nicht über eine intermediäre Dephosphorylierung verlaufen.

Oxydationsmessungen in Hefesaft bedürfen des Zusatzes z. B. von Coenzym II von WARBURG. Ein gereinigter Extrakt konnte zugesetzte Phosphohexonsäure unter Aufnahme von $1/2$ O_2 pro Molekül oxydieren, war das Ferment weniger gereinigt, dann wurde unter stärkerer Sauerstoffaufnahme eine Oxydation zu 5-Kohlenstoffketten ermöglicht. Diese Oxydationen wurden durch 0,05 mol PO_4''' um 17%, 0,1 mol um 32%, 0,25 mol um 57% gehemmt[1493], ein ähnlicher Verlauf wie bei der Oxydation von Hexosemonophosphat[1456 u. 1456, I].

In einem gereinigten System aus Fructose, Dehydrase, Flavinenzym und Cozymase veränderte 0,01 mol Phosphat die Reduktionszeit von Methylenblau noch nicht, aber 0,025 mol veränderte sie auf das Doppelte, höhere Konzentrationen noch mehr[1491].

Ebenso bedürfen Pflanzensamenextrakte (Cucumis sativus, Corchorus Capsularis, Phaseolus multiformis) des Phosphats überhaupt erst zur Reduktion[1489]. Die stimulierende Wirkung des Hexosediphosphats auf die Dehydrierung durch Erbsenmehl wurde durch PO_4'''-Zusatz konserviert[1495].

Wie in vielen Organbreien von CORI eine direkte Veresterung des PO_4''' mit hochmolekularem Kohlenhydrat durch Phosphorylase unter Bildung von Glucose-1-Phosphat gefunden wurde, ließ sich dasselbe Ferment auch im Preßsaft von Kartoffeln nachweisen[1529, I]. Es handelt sich bei der Reaktion:

$$\text{Stärke} + \text{Phosphat} \rightleftharpoons \text{Glucose-1-Phosphat}$$

um eine Gleichgewichtsreaktion, die nicht von der Menge der Stärke, jedoch von der C_H und dem $[PO_4]$, abhängt. Konstant bleibt das Verhältnis

$$[HPO_4'']/(C_6H_{11}O_5OPO_3).$$

[1528] OSTERN, P., BARANOWSKI, T. u. TERSZAKOWEC, J.: Hoppe-Seylers Z. **251**, 258 (1938), Rona **106**, 488.

[1529] MEYERHOF, O., OHLMEYER, P., GENTNER, W. u. MAIER-LEIBNITZ, H.: Biochem. Z. **298**, 396 (1938).

[1529, I] HANES, C. S.: Nature **1940 I**, 348, Rona **121**, 632. a) HANES, C. S.: Proc. roy. Soc. B. **129**, 174 (1940). C. **1941 I**, 1968.

Durch die Menge des anwesenden Phosphats entscheidet es sich also, ob der Stärkeabbau über diese Phosphorylierungsprodukte oder über die Amylase zu Dextrin und Zucker geht. Aber hier, ebenso wie am Anfang dieses Abschnittes bei Hefe dargestellt wurde, handelt es sich um die Frage: gilt diese Beeinflussung nur bei Preßsaft oder auch in der organisierten Zelle? Man ersieht die maßgebliche Bedeutung der Permeabilitätsfragen. An diesem Beispiel zeigt sich das ganze Problem der Übertragung von Befunden an isolierten Fermentsystemen über die Auswirkung auf dasselbe Fermentsystem innerhalb der Zellstruktur bis zur Beeinflussung der Zellfunktion. Jede dieser Etappen geht über einen weiten Weg.

Unter anderen Phosphorsäureanionen wurde neuerdings eine Tetraphosphorsäure[1532] und Metaphosphorsäure[1533] gefunden, deren Funktion unbekannt ist. **Pyrophosphat** wird nicht verestert[1534]. In Hefepreßsaft wird es erst durch Pyrophosphatase gespalten und sekundär wie o-Phosphat verändert (BOYLAND[662]), wie nebenstehende Abbildung zeigt. (Siehe dagegen [1535].) Enolase wird durch Pyrophosphat nur größerer Konzentrationen gehemmt, wahrscheinlich durch Bildung eines komplexen Mg-Pyrophosphats (WARBURG und CHRISTIAN[1557, III]).

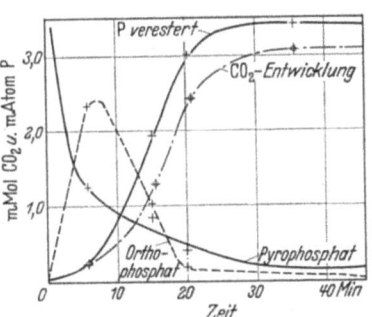

Abb. 19. Fermentation von Fructose durch Zymin in Gegenwart von Pyrophosphat. (Nach BOYLAND.)

Im allgemeinen sind die negativen Befunde auf die angewandten Systeme beschränkt, nachdem es OCHOA sowie CORI gelungen ist, in Rattenlebern Pyrophosphat einwandfrei zu isolieren. Die Übertragung auf Hefen gelang ebenso wie die Auffindung eines entsprechenden Fermentes. Durch ein Enzympräparat wurde folgende Reaktion katalysiert, ohne daß anorganisches PO_4 aufgetreten wäre (KRONBERG[1529, IV]):

Nicotinamidmononucleotid + Adenosintriphosphat ⇌ Diphosphopyridinnucleotid + P_2O_7.

Es handelt sich um eine Gleichgewichtsreaktion, so daß Diphosphopyridinnucleotid trotz Anwesenheit von Pyrophosphat gespalten wurde. Das erfolgte nicht mit Triphosphopyridinnucleotid und Flavinadenindinucleotid in demselben Fermentsystem.

Die gereinigte Zymohexase aus Hefe (nicht die aus Muskeln) läßt sich durch Pyrophosphat hemmen als Zeichen, daß als Aktivator nach WARBURG[1362, III] ein Schwermetall in Frage kommt (siehe [1486, I]). Die Hemmung nimmt mit der Zeit zu, z. B. hemmt m/300 Pyrophosphat in der 1. Minute nach der Zugabe des Fermentes 21%, in der 5. Minute 67%, bei m/100 P_2O_7 betrugen die Hemmungen 58 bzw. 88%. Diese Hemmungen sind nicht reversibel, auch nicht durch neuen Zusatz von Metallen wie Zn, Cu, Co, Fe, die alle das Ferment zu aktivieren vermögen. Jedoch können diese bei vorherigem Zusatz die Hemmung und damit wohl die Denaturierung des Fermentes verhindern (WARBURG und CHRISTIAN[1529, II]). Wenn dagegen das Ferment durch Cystein gehemmt wurde, ließ es sich durch Zn, Fe^{II} und Ca^{II}-Salze aktivieren (WARBURG[1527, II, S. 52]).

Neuerdings wurde von JUNI und Mitarbeiter[1529, III] in der Hefe *Metaphosphat* nachgewiesen. Die Autoren unterscheiden ein in Säure unlösliches und lösliches. Hefen wurden bei 30° bebrütet mit $^{32}PO_4$ in der Lösung. Nach 2 Stunden war

---

[1529, II] WARBURG, O. u. CHRISTIAN, W.: Biochem. Z. **314**, 179 (1943).
[1529, III] JUNI, E., KAMEN, M. D., SPIEGELMAN, S. u. WIAME, J. M.: Nature **1947**, 717. C. **1948 I**, 191.
[1529, IV] KRONBERG, A.: J. biol. Chem. **176**, 1475 (1948).

das säurelösliche Metaphosphat frei von ^{32}P, während das säurelösliche o-Phosphat 24% ^{32}PO$_4$ enthielt. Dagegen fand sich im unlöslichen Metaphosphat ein erheblicher Anteil von ^{32}P.

Eine Erweiterung unserer bisherigen Darstellung ergibt sich bei der jetzt zu behandelnden Frage der **Fluoridwirkung.** Die hemmende Wirkung anorganischer Fluoride auf die *Gärung* ist schon lange bekannt, bei organischer Bindung wie etwa beim Fluortyrosin ist sie nur angedeutet[1536], bei zahlreichen anderen organischen Fluorverbindungen ähnlicher Konstitution nicht vorhanden[1536, I]. Als Substrat wird meist Glucose verwandt, aber für Lävulose gilt dasselbe[1539].

Einige Daten aus der Literatur seien hier wiedergegeben:

Mit Acetontrockenhefe bei 28° hemmte (LIPMANN[712])	Nach Herauswaschen bleibt eine Hemmung von
0,0033 mol NaF . . . 40%	7%
0,01 „ „ . . . 69%	10%
0,075 „ „ . . . 79%	57%.

Die Reversibilität wenigstens in niederen Konzentrationen zeigt die letzte Kolonne. Jedoch wurde eine Analyse von F' nicht ausgeführt. MALM[1544, I] fand einen Teil des aufgenommenen Fluorids sehr schwer auswaschbar.

Die Empfindlichkeit ist unterschieden nach der Art des Präparates. Es ergab sich bei untergäriger Hefe völlige Hemmung bei 0,0075% NaF im Hefemacerationssaft. Zu derselben Wirkung wurden bei Trockenhefe 0,025% und in lebender Hefe 0,25% benötigt[1537]. MACFARLANE[1479] fand bei lebender Alehefe durch 0,005 mol NaF 41%, im Extrakt dagegen 90% Hemmung.

Sobald also eine Schädigung der Hefe erzielt wird, wie z. B. durch den Trockenprozeß, steigt die Empfindlichkeit gegenüber Fluorid. Wenn bei einer Schädigung der Hefe die geringere Gärung durch PO$_4$'''-Zusatz auch vermehrt werden kann, ist die relative F'-Hemmung doch gleichbleibend (NILSSON[1500]). Selbst wenn man den Unterschied in der Empfindlichkeit in einer verschiedenen Permeabilität als ausreichend erklärt ansieht, ist doch nicht ohne weiteres damit die Beobachtung erklärt, daß wohl die Gärungshemmung der unverletzten Hefe, nicht aber die der Trockenhefe mit Zusatz von Adenylsäure aufgehoben werden kann[1538].

Diese Aufhebung gilt allerdings nur für die geringeren Konzentrationen (0,005 mol). Sie wird begünstigt durch Arsenat, gehemmt durch Phosphat. Solche Verringerung der F-Wirkung wurde auch bei dem schon erwähnten carcinogenen Chinolindrivat Styryl 430 beobachtet[1540]. Es soll sich um eine Umlenkung des Fermentsystems handeln. Wenn aber zu den Ansätzen Hefe + NaF + Styryl, die keine F'-Wirkung zeigen, Adenylsäure oder am sichersten Adenyl-

---

[1530] HAEHN, H. u. LEOPOLD, H.: Fermentforschung 14, 539 (1935). C. 1935 II, 3785. Keine nähere Angabe.
[1531] V. EULER, H. u. ADLER, E.: Hoppe-Seylers Z. 246, 83 (1935). C. 1937 II, 601.
[1532] GIBRAYLO, K. u. UMSCHWEIF, B.: C. rend. Soc. Biol. 125, 275 (1937). C. 1938 II, 704.
[1533] MACFARLANE, M. G.: Biochem. J. 30, 1369 (1936).
[1534] NEUBERG, C. u. KOBEL, M.: Biochem. Z. 160, 464 (1925), Rona 33, 262. Konzentration m/20.
[1535] LEWITOW, M. M.: Biochem. Z. 284, 86 (1936), Rona 93, 624. Kritisiert durch [1533].
[1536] KRAFT, K.: Hoppe-Seylers Z. 245, 58 (1936), Rona 100, 464. C. 1937 I, 1968. 0,5% Fluortyrosin hemmte nur 10%, während die gleiche Hefe durch 0,12% NaF schon 98% inaktiviert wurde.
[1536, I] EICHLER, O., HINDEMITH, H. u. BARFUSS, F.: Naunyn-Schmiedebergs Arch. 206, 83 (1949).
[1537] KOSTYTSCHEW, S. u. BERG, V.: Hoppe-Seylers Z. 188, 133 (1930).
[1538] RUNNSTRÖM, J. u. HEMBERG, T.: Naturwissenschaften 1937, 74, Rona 100, 645. C. 1937 I, 3162. Obergärige Hefe.
[1539] HELLMANN, K. E.: Rona 101, 331 (1936). 3 Hefearten, Hemmung bei pH 8,3 geringer als bei pH 4,5.
[1540] POURBAIX, Y.: C. rend. Soc. biol. 126, 451 (1937). C. 1938 I, 2375. 0,02—0,002 mol NaF.

säure + MgCl$_2$ oder auch Hefekochsaft zugesetzt wurde, dann wurde die Empfindlichkeit gegen Fluorid wiederhergestellt[1541]. In diesen Versuchen verhielt sich Gärung und Atmung ähnlich, wenn auch die Gärung empfindlicher war.

RUNNSTRÖM und MARCUSE[1542, I] fanden bei Bierhefe keinen Schutz durch Zusatz von Adenylsäure, bei Macerationssaft sogar eine Verstärkung.

Die Differenzen der Empfindlichkeit der verschiedenen Hefepräparate ergeben sich teilweise durch die Permeabilität. In die intakte lebende Hefe dringt F' weniger leicht als in eine irgendwie geschädigte. Das bedeutet noch nicht, daß die Hefe deshalb nicht mehr lebt. So hat auch z. B. die Brauereihefe an sich eine größere Permeabilität als Bäckereihefe[1542, 1544]. Durch den Prozeß der Trocknung wird die Hefe „geöffnet" für Fluorid, wird auch durch Congorot anfärbbar, und dabei bleibt sie doch teilungsfähig, wobei allerdings noch nicht gesagt ist, ob diese Teilungsfähigkeit bei allen so beeinflußbaren Zellen erhalten ist bzw. in welcher quantitativen Proportion. So hemmte eine Konzentration von $1,4 \cdot 10^{-3}$ mol die Trockenbrauereihefe bis auf einen Rest von 4%, während die frische Hefe vollkommen unbeeinflußt blieb; höhere Konzentrationen hemmten aber auch hier. Die Hemmung wird natürlich auch bei der Bäckerhefe durch Trocknung erhöht, und dabei ergab sich eine enge Beziehung zwischen Sauerstoffverbrauch und Gärung. Beide Vorgänge werden durch 0,02 mol NaF zu 75% und zwar in diesem Bereich proportional der Konzentration gehemmt[1544]. Später wird die Hemmung schwächer und auch durch die Zahl der Zellen nicht beeinflußt.

Das besonders Interessante dieser Arbeiten[1542, 1543, 1544, 1544, I], die auf der Voraussetzung basieren, daß das Eindringen des Ions sich eben gerade durch Änderung der Zellfunktionen beweist, sind die Bedingungen dieses Eindringens. Wird NaF zur Konzentration von $3 \cdot 10^{-2}$ mol gleichzeitig mit Glucose unter Sauerstoffanwesenheit zu Bäckerhefe gegeben, dann erfolgt keine Hemmung durch Fluoridanwesenheit. Erfolgt die Zugabe von Glucose 10—20 Minuten später, dann bleibt die maximale Geschwindigkeit auf 70—75% vermindert als Zeichen des Eindringens des F' in die Zelle, die nicht unter aeroben Bedingungen gärt.

Wird derselbe Versuch unter anaeroben Verhältnissen unternommen, dann sinkt die Gärung bei gleichzeitigem Zusatz von Glucose + NaF auf 11%, bei Vorbehandlung ohne Glucose von nur 5 Minuten auf 2%. Auch durch Cystein, Thioglykolsäure und Glutathion wurde die Permeabilität vermehrt[1543, 1544, 1544, II]. Das Gemeinsame dieser Effekte wird in der Beeinflussung der Eigenatmung gesehen. Die Eigenatmung, also der O$_2$-Verbrauch, ist durch die verwandten F'-Konzentrationen nicht hemmbar, kann sogar gefördert werden (z. B. $2,7 \cdot 10^{-2}$ mol), aber auch diese Atmung wird durch Konzentrationen von $4,5$—$6 \cdot 10^{-2}$ mol zunehmend gehemmt (siehe auch [1545, I]). Durch Zusätze von Thioglykolsäure usw. wird die Eigenatmung gegen F' empfindlicher. Es soll sich um eine Art PASTEURsche Reaktion handeln, die auf eine verschiedene Permeabilität der Zelle für Glucose zurückgeführt wird[1545]. Die geringere Empfindlichkeit der Atmung gegenüber der Gärung ließe sich danach mit einer Aufhebung der Permeabilität der Hefe durch die Atmung erklären. Wird diese durch anaerobe

---

[1541] POURBAIX, Y.: C. rend. Soc. biol. **127**, 364 (1938), Rona **107**, 160. C. **1939 II**, 129. Durch den Zusatz wurde die Atmung nicht verändert.

[1542] RUNNSTRÖM, J. u. A. u. SPERBER, E.: Naturwissenschaften **1937**, 474, Rona **102**, 644.

[1542, I] RUNNSTRÖM, J. u. MARCUSE, R.: Ark. Kem. Mineral. Geol. **16**, A. 16, 1 (1943), Rona **133**, 400. Die Fluoridhemmung wird durch vorherige Anaerobiose gesteigert und ebenso durch K˙ beeinflußt.

[1543] RUNNSTRÖM, J. u. A. u. SPERBER, E.: Naturwissenschaften **1937**, 540. C. **1937 II**, 3472.

[1544] RUNNSTRÖM, J. u. SPERBER, E.: Biochem. Z. **298**, 340 (1938). WARBURGS Methode.

[1544, I] MALM, M.: Naturwissenschaften **1940**, 723.

[1544, II] RUNNSTRÖM, J.: Arch. f. exp. Zellforschung **22**, 614 (1939). Rona **117**, 443.

Bedingungen unterdrückt, dann wird die Permeabilität erhöht. Dieser Effekt des O_2 ließ sich durch andere Wasserstoffacceptoren (z. B. Chinon, Pyocyanin) nicht ersetzen[1544, II].

Die Unempfindlichkeit der Eigenatmung selbst gegen so hohe Konzentrationen wie 0,5% NaF ($= 0,12$ mol) wurde bei Brauereihefe beobachtet[1546]. RUNN-STRÖM[1538] konnte die beobachtete Atemhemmung durch Adenylsäure aufheben.

Es ist die Frage, ob die geringere Hemmung der lebenden Hefe durch Verschiebung der p_H nach 7,0 durch ein geringeres Eindringen der undissoziierten HF in die Zelle erklärbar ist[1544, 1544, I], denn was durch steigende Acidität an undissoziiertem HF gewonnen wird, geht reichlich verloren durch Bildung von komplexem HF_2'.

Die über die Permeabilität abgeleiteten Vorstellungen wurden durch MALM[1544, I] einer Kontrolle durch die chemische Analyse (Zr-Purpurin-Methode) unterzogen.

Auf Bäckerhefe wirkte $6 \cdot 10^{-2}$ mol F' ein. Nach einiger Zeit wurde zentrifugiert und die Aufnahme bestimmt. Bei p_H 5,0 wurde ein Ausgleich abgewartet, wobei nur 18% der Außenlösung zu erreichen waren. Dabei war Proportionalität mit der Konzentration vorhanden, so daß keine Adsorption anzunehmen ist. Das Eindringen wurde durch Glucose nicht gehemmt. Die vorher berichtete Aufhebung der Fluoridwirkung auf die Gärung kann also nicht über die äußere Permeabilität stattfinden, sondern muß über einen inneren Zellprozeß erfolgen. Ebenso erwies sich die Atmungshemmung nicht proportional der eingedrungenen Fluoridmenge. Die Atmungshemmung stieg von 5% bei p_H 4,48 auf etwa 40% bei p_H 5,4. Daneben war eine Abhängigkeit von dem p_H im Sinne der oben vorgetragenen Auffassung eines Eindringens der undissoziierten HF vorhanden. Außerdem ließ sich eine Aciditätsverschiebung nach der alkalischen Seite messen, da das Kation zurückbleibt. Die aufgenommenen Mengen steigen auf 45% der Außenlösung. In diesen Befunden sind Momente vorhanden, die nicht ohne weiteres mit der Annahme eines Eindringens nur der undissoziierten HF vereinbar sind, z. B. ist der Anstieg ungeheuer vermehrt bei kleinen Verschiebungen des p_H; deren Ausschlag geht aber mit der Zeit zurück, dann würde sich bei Verlust von undissoziierter Säure das p_H in der Außenlösung kaum verschieben.

Nach den Befunden von KAMEN und SPIEGELMAN[1486, II] braucht Fluorid gar nicht in die Zelle einzudringen, um zur Wirkung zu gelangen. Denn da Phosphat in die Zelle nur über eine vorherige Veresterung in der Oberfläche eindringt, genügt die Lähmung der in der Oberfläche gelegenen Fermente zu definierter Wirkung. $2 \cdot 10^{-2}$ NaF hemmte die Aufnahme in das anorganische Phosphat (mit Trichloressigsäure bestimmt) auf 50%, in das organische auf 10%. Da das anorganische Phosphat zum Teil aus Spaltung labiler Ester hervorgeht, wird deren Bildung gehemmt. Da das Phosphat innerhalb der Zelle nach WARBURG zum Umsatz beliebiger Mengen von Zucker ausreicht, wird dessen Umsatz nur durch eindringendes Fluorid gehemmt werden können. Jedoch muß eine Aufnahme von Phosphat dann notwendig werden, wenn Zellsubstanz zur Teilung und Vermehrung neu gebildet wird. VERZAR und PULVER[1545, II] konnten die Aufnahme von Glucose und Kalium in Bäckerhefe durch 0,002—0,01 mol NaF hemmen. Es erhebt sich die Frage, ob diese 3 Substanzen isoliert gehemmt werden, d. h. ob für jede eine verschiedene Mechanik vorliegt oder ob die Aufnahme eines Körpers nur gemeinsam mit den anderen stattfindet.

Neuerliche Untersuchungen von RUNNSTRÖM und Mitarbeitern[1548, I] geben uns einen weiteren Einblick in Vorgänge bei der Atmung. Es zeigte sich, daß die F-Hemmung um so stärker ist, je geringer die endogene Atmung der untersuchten

---

[1545] DIXON, M.: Biolog. rev. **12**, 431 (1937).
[1545, I] BOREI, H.: Biochem. Z. **312**, 160 (1942). Bäckerhefe, gewaschen. Bis 20 mMol NaF ergibt sich eine zunehmende Steigerung des O_2-Verbrauchs (bis aufs Doppelte), bei 40 mMol beträgt sie nur $1/3$ der Kontrolle. Ein Rest von Atmung läßt sich durch F' überhaupt nicht hemmen. Der Angriff erfolgt nicht am Cytochromsystem. Je mehr die Hefe „verarmt" ist, desto niedere Konzentrationen NaF wirken hemmend. NaCl, NaBr, NaJ sind bis 40 mMol unwirksam.
[1545, II] PULVER, R. u. VERZAR, F.: Biochem. J. **1938**, 1087.
[1546] GIAJA, J. u. MARKOVIC, L.: C. rend. Soc. Biol. **119**, 639 (1935). Rona **89**, 166.

Bäckerhefe ist. Das zeigte sich auch bei CO-haltigen Gemischen[1542, I]. Diese Art der Wirkung findet wenig Analogie in der Pharmakologie, da sonst eine Wirkung meist stärker bei stärkerer Intensität einer Reaktion ist. Das läßt sich allgemein darauf zurückführen, daß bei jeder Verschiebung aus der Gleichgewichtslage zunehmend Kräfte frei werden, die die Verhältnisse zur Norm zurückführen wollen. Hier bei der Hefe wird aber die Permeabilität gegenüber Fluorid bei Abnahme der Atmung größer. Das erklärt aber trotzdem nur einen Teil der Vorgänge, denn nebenher wird noch die Empfindlichkeit gesteigert. In der Zelle existiert ein Ferment (CARRIER) — so legen RUNNSTRÖM und Mitarbeiter ihre Resultate aus — das durch F blockiert, aber durch jeden Vorgang der Oxydation geschützt wird.

Es ist aber teilweise gar nicht einmal ein voller Vorgang zu diesem Schutz notwendig. Wenn z. B. Glucose zu einer verarmten Hefe gleichzeitig mit oder nach Fluorid zugesetzt wird, dann bleibt die Erniedrigung der Atmung anfangs wie bei den Kontrollen, erst nach einer Pause wird die F-Wirkung geschmälert. Wird aber Glucose auch nur wenige Sekunden vor F' zugesetzt, dann finden wir die geringere Fluoridhemmung sofort, obwohl eine erhöhte Atmung noch gar nicht vorhanden ist. Wirkt Glucose nur kurz ein, wird aber nachher weggewaschen, dann zeigt sich schon die „Protectorwirkung", die unter anaeroben Bedingungen verbraucht, aber auch anaerob bei Unterhalten einer lebhaften Fermentation geschützt wird.

Ähnlich wie Glucose wirken Brenztraubensäure, Trehalose, Kaninchenserum (auch nach Dialyse), Galaktose (nicht aber Arabinose) Alkohol (nur bei Anwesenheit von O_2).

Die Glucosewirkung soll durch Hefeextrakt (auch $NH_4^{\cdot}$) vermindert werden, weil durch Induktion des Wachstums die Hefe verändert wird.

Die Wirkung von F' soll nicht durch eine Komplexbildung mit Schwermetall erklärbar sein, sondern durch eine Bindung an Eiweiß an eine Nebenvalenz von H wie die Bindung (HFH)' als lose Brücke. Die Vorgänge werden nur bis 40 mMol deutlich. Von NILSSON und Mitarbeitern[1274, II] wurde nun gefunden, daß sich durch Zusatz von $MnCl_2$ die Gärung wieder restituieren ließ. Das braucht allerdings nicht unbedingt für eine Ergänzung eines blockierten Schwermetalls zu sprechen.

Eine weitere Reaktion ist die Hemmung der Aufnahme von Aneurin durch F. Diese findet als Hemmung der Adsorption und des Einbaus statt. Fluorid wirkt auf beide Vorgänge, auf die Adsorption aber nur unspezifisch[1548, II] (siehe später).

Eine Beeinflussung des Stoffwechsels durch Fluoride zeigt sich auch in der Intensität des Aufbaus von Glykogen durch Hefe in Abhängigkeit von Kohlenhydrat, Phosphat und Fluorid, die wir auf Abb. 20 wiedergeben[1547]:

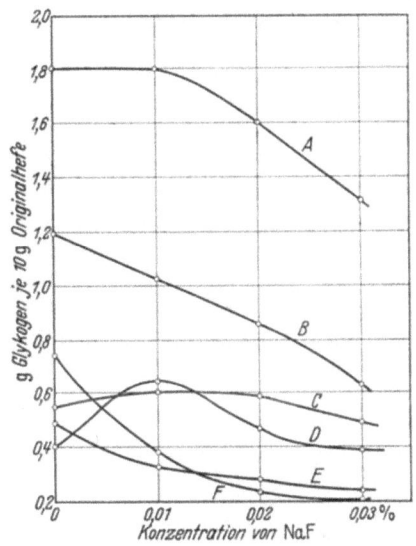

Abb. 20.
A: Maltose + 0,10% PO_4;
B: Maltose + 0,05% PO_4;
C: Glucose + 0,10% PO_4;
D: Glucose + 0,05% PO_4;
E: Glucose; F: Maltose.
(Nach MCANALLY u. SMEDLEY-MCLEAN.)

Kurve D der Abbildung zeigt Bedingungen, unter denen die Bildung von Glykogen durch F' gefördert wird. Die Hemmung eines Aufbaus von höheren Kohlenhydraten soll die Ursache sein, daß unter besonderen Bedingungen Fluorid die Gärung anzuregen vermag[1553, I]. Dadurch bleibt dann mehr Zucker für direkte

---

[1547] MCANALLY, R. A. u. SMEDLEY-MACLEAN, J.: Biochem. J. **29**, 2236 (1935), Rona **91**, 476.
[1548] LIPMANN, F.: Nature **138**, 588 (1936). C. **1937 I**, 908.

Vergärung frei, was besonders leicht bei niederen Zuckerkonzentrationen zu erwarten ist (2,9 mMol)[1548, I]. HOLZ und Mitarbeiter[1553, II] fanden eine Anregung der anaeroben Gärung, wenn eine Hemmung vorhergegangen war und das F′ durch Einkippen von $CaCl_2$ in die Reaktionsmischung beseitigt wurde. Die Autoren wollen das damit erklären, daß während der Zeit der Hemmung Zucker bereitgestellt würde, wie auch Zuckerzusatz die Gärung anrege. Dagegen ist auf die Befunde von WILLSTÄTTER hinzuweisen, nach denen die Vergärung nur direkt von Glykogen und nicht von Glucose, wenigstens bei manchen intakten Hefen, ausgehen soll (siehe auch [1479], [1516] und S. 214).

Die O_2-Aufnahme und CO_2-Abgabe bei der Vergärung von Phosphogluconsäure in Hefemacerat kann durch F′ gehemmt werden[1548], und zwar greift die Hemmung schon an der als einleitendem Prozeß notwendigen O_2-Absorption an. Liegt die Gluconsäure selbst vor, dann ist als noch vorhergehender Prozeß die Phosphorylierung notwendig, die wiederum durch F′ verhindert wird[1549].

Aber bei der Phosphogluconsäure selbst spielt auch ohne Fluorid die PO_4'''-Abspaltung keine Rolle[1548], im Gegensatz zur Vergärung von Hexosediphosphat[1550]. Hier verursachte m/100 eine Hemmung der Phosphatabspaltung von 24%. Wird aber die Spaltung durch Arsenat begünstigt, dann wird die Reaktion durch dieselbe Konzentration um 84% gehemmt, die CO_2-Entwicklung wird durch 0,005 mol um 80% gehemmt.

Die Spaltung des Hexosephosphats wird bei dem System von Propionibacterium jensenii VAN NIEL (das auch Glycerophosphat spaltet) bis m/40 NaF nicht gehemmt[1551]; wenn man aber die Spaltung durch m/100 Arsenat anregt, dann wird diese Vermehrung auch empfindlicher gegen F′, das jetzt schon in der Konzentration von m/400 die ersten Zeichen der Hemmung zeigt[1551].

Die Spaltung durch Acetontrockenhefe ist weniger empfindlich, wenn Hexosediphosphat, als wenn Glycerophosphat gespalten werden soll, wie folgende Zahlen zeigen[1552]: Durch 0,14 mol ist die Hemmung 60%; 0,014 mol 7% bei Hexosephosphat, bei Glycerophosphat aber 85% bei 0,1 mol; 54% bei 0,01 und 16% bei 0,001 mol. Andererseits finden sich auch Angaben, daß die Hemmung ein Maximum durchläuft[1553], was aber nicht weiter bestätigt wurde. Wichtiger ist die Beobachtung, daß durch Fluoride eine vermehrte Synthese von organischen Phosphorsäureestern zu beobachten sei, die durch Zusatz von Glucose vermehrt werden könne. Schon bald wurde die Ansicht geäußert, daß es sich nicht um eine Begünstigung einer Synthese, sondern um eine Hemmung des Abbaus zu den Endprodukten handele, zumal Minderung der CO_2-Bildung und Phosphatspaltung parallel verliefen. Aber gleichgültig wie die Reaktion aufzufassen ist, ist sie doch in jedem Falle geeignet, den Einbau von Aneurin (Thiamin) in das Cofermentsystem der Hefe zu hemmen, weil bei Zusatz von Fluorid vor Aneurin das Phosphat vorher festgelegt wird (SPERBER)[1548, II].

Die ursprüngliche Ansicht, daß in dem dann auftretenden, schwer hydrolysierbaren Ester ein Hexosephosphorsäureester vorliege, konnte bald dahin korrigiert werden, daß der Gärungszyklus an der Stelle der Phosphoglycerinsäure und Glycerinphosphorsäure stehen bleibt.

[1548], I RUNNSTRÖM, J., GURNEY, R. u. SPERBER, E.: Encymologia 10, 1 (1941).
[1548], II SPERBER, E.: Biochem. Z. 313, 62 (1942).
[1549] ENGELHARDT, W. A. u. BARCHASCH, A. P.: C. 1939 I, 3197.
[1550] MACFARLANE, M. G.: Biochem. J. 24, 2, 1051 (1930). Bäckerhefe getrocknet.
[1551] PETT, L. B. u. WYNNE, A. M.: Biochem. J. 28, 1, 365 (1934).
[1552] LIPMANN, F.: Biochem. Z. 196, 3 (1928), Rona 47, 236.
[1552], I KALCKAR, H. M.: Biol. Rev. 17, 28 (1942).
[1553] v. EULER, H., MYRBÄCK, K. u. KARLSSON, S.: Hoppe-Seylers Z. 143, 243 (1925), Rona 31, 624. 0,2% NaF hemmt die Esterspaltung maximal im Betrage von 33%.
[1553], I WERTHEIMER, E.: Protoplasma 21, 522 (1934).
[1553], II HOLZ, P., EXNER, M. u. SCHÜMANN, H. J.: Naunyn-Schmiedebergs Arch. 205, 243 (1948).

Jetzt sind Methoden angegeben worden zur Synthese dieser Ester auf biologischem Wege mit Hilfe von Fluorid[1554, 1555, 1496, S. 138]. Diese Befunde sind die notwendigen Durchgangswege zu dem oben erwähnten MEYERHOF-Schema der Gärung und sind außerdem verknüpft mit dem Namen EMBDEN, LEHNARTZ[1558], LOHMANN, NILSSON. Sie wurden teilweise gewonnen nicht an Hefe, sondern Froschmuskeln und werden in diesem Zusammenhang Erwähnung finden.

Die Unterbrechung der Gärung findet an der durch **Enolase** bedingten Umwandlung von 2-Phosphoglycerinsäure in Phosphobrenztraubensäure statt, also folgende im Gleichgewicht verlaufende Reaktion:

$$\begin{array}{cc} CH_2OH & CH_2 \\ | & \| \\ CHOPO_3H & \rightleftharpoons\ COPO_3H_2 \\ | & | \\ COOH & COOH \end{array}$$

Das Gleichgewicht ist zumindest 80% nach rechts verschoben[1496, S. 141, 1556], wohl wenn das dynamisch reagierende System vorliegt. Diese Reaktion ist die gegen Fluorid empfindlichste, denn sie wird bereits durch m/100 bis m/204 NaF vollständig gehemmt[1557]. Bei höherer Temperatur wird aber doch etwas Phosphobrenztraubensäure gebildet.

Bei der Enolase gelang es jetzt, in den Mechanismus dieser Fluoridhemmung näher einzudringen. Durch Dialyse war die Enolase von Schweinemuskeln zu inaktivieren und durch m/1000 Mg wiederum zu aktivieren[1557, II]. WARBURG und CHRISTIAN[1557, III] konnten metallsalzfreie unwirksame Hefeenolase (Protein nach WARBURG) durch $Zn^{..}$, $Mn^{..}$ und $Mg^{..}$ aktivieren. Die Zinkenolase ist gegen Fluorid nicht, $Mn^{..}$-Enolase dagegen empfindlich, aber am empfindlichsten ist die Verbindung mit $Mg^{..}$, bei dem es sich um die im Leben wirksame Form handeln soll. Hinzuweisen wäre hier auf die Versuche von NILSSON und Mitarbeitern[1274, II]. Es gelang dabei, fluoridvergiftete Hefe durch Zusatz von $MnCl_2$, nicht aber durch $MgCl_2$ zu regenerieren.

Die Empfindlichkeit der Enolase gegenüber Fluorid wird durch vorhandenes Magnesium nicht etwa vermindert, sondern erhöht. Nach WARBURG und CHRISTIAN[1557, III] wird das Ferment zur Hälfte gelähmt bei $1{,}0 \cdot 10^{-3}$ Mol $MgSO_4$ im Liter durch $3{,}9 \cdot 10^{-4}$ Fluorid. Bei 27facher Magnesium-Konzentration aber schon durch $0{,}6 \cdot 10^{-4}$ Mol pro Liter Fluorid. Ohne Phosphat fällt die Hemmung fort, wird aber schon durch $1{,}1 \cdot 10^{-7}$ Mol P/Liter deutlich. Es liegt offenbar ein Komplex vor, der Magnesium, F und PO_4 enthält. Die Verhältnisse ließen sich durch folgende Gleichung zusammenfassen:

Mg-Fluorophosphat + Mg-Enolase $\rightleftharpoons$ Mg-Fluorophospho-Enolase + Mg-Salz.

Die Gleichgewichtskonstante ergab folgenden Wert:

$$C_{Mg} \cdot C_{PO_4} \cdot C^2_F \cdot \frac{\text{Wirkungsrest}}{\text{Wirkungshemmung}} = K = 3{,}2 \cdot 10^{-12} \left[\frac{\text{Mol.}}{\text{Liter}}\right]^4$$

Diese Gleichung gilt nur im niederen Bereich der Konzentration, bei höheren Konzentrationen von Fluorid kann es auch die einfache Verdrängungsreaktion geben:

Mg-Fluorid + Mg-Enolase $\rightleftharpoons$ Mg-Fluoro-Enolase + Mg-Salz.

[1554] HAHN, A., OTTAWA, H. u. MEHLER, E.: Z. Biol. **97**, 573 (1936), Rona **99**, 189.

[1555] BABA, T.: Biochem. Z. **267**, 452 (1933), Rona **78**, 313. Höherer PO_4-Gehalt steigert die Ausbeute an Phosphoglycerinsäure; m/40 NaF.

[1556] AKANO, R.: Biochem. Z. **280**, 110 (1938). Gleichgewicht bei m/50 NaF zu 14%, ohne F' zu 70% Phosphobrenztraubensäure.

[1556, I] NAJJAR, V. A.: J. biol. Chem. **175**, 281 (1948). Durch PO_4-Zusatz zu Glucose-1-Phosphat wird noch eine zusätzliche Hemmung erreicht.

[1556, II] KILLEY, W. W. u. MEYERHOF, O.: J. biol. Chem. **176**, 591 (1948). Trotz Berücksichtigung der Ionenstärke ist die Aktivität mit Sulfat 10% höher als mit Chlorid.

[1557] LOHMANN, K. u. MEYERHOF, O.: Biochem. Z. **273**, 60 (1934), Rona **83**, 644.

Zur Ausbildung der Fluoridhemmung ebenso zur Enthemmung bei Verdünnung dauert es Minuten. Diese Zeit ist nach WARBURG[1527, II] für eine gewöhnliche Verdrängungsreaktion von Salzen ungewöhnlich lang.

WARBURG und CHRISTIAN gaben die Carboxylasehemmung durch Fluorid als unabhängig von Phosphat an. Kürzlich berichtete NAJJAR[1556, I] über die Bedingungen der Fluoridhemmung der Phosphoglucomutase, die die Umsetzung von Glucose-1-Phosphat zur Glucose-6-Phosphat katalysiert. Auch hier liegt ein Magnesium-aktiviertes Ferment vor, aber zur Hemmung gehört nicht Phosphat, sondern Glucose-1-Phosphat (schwach ersetzbar durch Glucose-6-Phosphat). Mit 1-Ester $2{,}2 \cdot 10^{-3}$ Mol/Liter $+$ MgSO$_4$ $5 \cdot 10^{-4}$ Mol/Liter wird durch 10^{-3} Mol/Liter Fluorid 50% Hemmung erreicht. Auch Adenosintriphosphatase ist Mg-aktivierbar und F-hemmbar[1556, II].

Die Empfindlichkeit der Enolase im gesamten System ist deutlich schon aus unseren vorigen Zahlen und durch die zusätzliche Angabe, daß die weitere Spaltung der Phosphobrenztraubensäure durch m/100 NaF nur zu 20% gehemmt wird[1557]. Die Vergärung der Phosphobrenztraubensäure wird selbst in m/25 NaF erst zu 68% gehemmt[1518]. Es entsteht dabei nur Acetaldehyd (siehe weitere Reaktionen unten), aber die CO_2-Bildung ist groß und unverändert rasch, wenn Glucose oder Fructose als PO_4'''-Acceptor vorhanden ist.

Der ganze Prozeß des Phosphattransportes wird durch die Lähmung der Enolase unterbrochen, weil eine Umesterung auf Glucose nur auf dem Umwege über Phosphobrenztraubensäure geschieht, wenn nicht Adenylpyrophosphat anwesend ist. Eine weitere Veresterung findet also dann nur solange statt, bis die Cozymase ihr Phosphat verloren hat; von deren Konzentration ist dann die Menge der Phosphoglycerinsäure abhängig[1479]. Sogar in der lebenden Hefe nimmt unter Fluorid die Cozymase ab[1559, I]. Daher erklärt sich dann der verhinderte Einbau von Aneurin (Thiamin) (siehe auch [1548, II]). Nach der thermodynamischen Darstellung von KALCKAR[1552, I] müßte damit die Ökonomie des Stoffwechsels vermindert werden, wenn nicht andere Wege möglich sind. Die Phosphorylierung der Polysaccharide, z. B. Glykogen, bedarf aber nicht der Cozymase und wird nicht durch F' gehemmt[1479, 1516, S. 469].

Zugleich mit dem Freiwerden von PO_4''' zur Umesterung auf Zucker und mit der Entwicklung von CO_2 entsteht bei der Vergärung von Phosphobrenztraubensäure Acetaldehyd, der im normalen Verlauf zu Alkohol reduziert wird. Gekoppelt mit diesem Vorgang wird Glycerinaldehydphosphorsäure zu Phosphoglycerinsäure oxydiert, deren Ausbeute deshalb bei Anwesenheit von Acetaldehyd im Gäransatz mit Fluorid vermehrt wird[1558]. Durch die Anwesenheit von Acetaldehyd als Wasserstoffacceptor — also Oxydationsmittel — wird auch die Veresterung von Glucose bei Anwesenheit von Hexosediphosphat, die trotz NaF vorhanden ist, gesteigert[1559].

Durch die Entstehung von Phosphoglycerinsäure kann CO_2 aus einem bicarbonathaltigen Milieu ausgetrieben werden, so daß es den Anschein hat, als ob die Gärung trotz NaF weitergeht.

Es ergibt sich folgende quantitative Reaktion[1559], zu der Hexosediphosphat als Katalysator gehört:

1 Glucose $+$ 2 PO_4 $+$ 2 Acetaldehyd $\rightarrow$ 2 Äthylalkohol $+$ 2 Phosphoglycerinsäure.

Diese Gleichung gilt nur im großen streng, denn es entsteht dabei auch noch Hexosemonophosphat und Hexosediphosphat, außerdem wird nur ein Teil an-

---

[1557, I] UTTER, M. F. u. WERKMANN, C. H.: Biochem. J. **36**, 485 (1942), Rona **133**, 510. Bei Escherichia Coli sind zur vollständigen Hemmung der Endase 0,04 mol notwendig.
[1557, II] OHLMEYER, P. u. DUFAIT, R.: Naturwissenschaften **1941**, 672.
[1557, III] WARBURG, O. u. CHRISTIAN, W.: Naturwissenschaften **1941**, 589. Biochem. Z. **310**, 389 (1941).
[1558] LEHNARTZ, E.: Hoppe-Seylers Z. **230**, 90 (1934), Rona **85**, 413.
[1559] MEYERHOF, O. u. KIESSLING, W.: Biochem. Z. **267**, 313 (1933).
[1559, I] LENNERSTRAND, A.: Ark. kem. Mineral. A. **14**, Nr. 16, 1 (1941). C. **1941 II**, 2956.

organischer PO_4''' verestert[1518]. Ebenso kann Hexosemonophosphat PO_4'''-Acceptor sein[1522]. Der begrenzende Faktor in dieser Reaktion ist der Acetaldehyd, der durch Methylenblau als Wasserstoffacceptor nicht ersetzt werden kann[1560], (dagegen siehe LENNERSTRAND[1565, 1567, 1568, 1569]). Wird Acetaldehyd im Überschuß zugesetzt, dann folgt der ersten Periode der Säurebildung durch Phosphoglycerinsäure eine zweite langsamere, während der ein leicht hydrolysierbarer Ester mit Freiwerden von Gärungs-CO_2 auftritt. Diese Reaktion, die bei m/20 NaF verläuft, wird durch m/10 verzögert und erst durch m/7 NaF unterdrückt[1561]. Es entsteht Methyltetrosephosphorsäure. Es handelt sich um eine Reaktion zwischen Dioxyacetonphosphorsäure und Acetaldehyd durch Aldolkondensation (mittels Aldolase).

Die Reaktionen können auch in gereinigten Systemen verlaufen[1522], dabei zeigt es sich, daß durch ein bestimmtes Ferment (A-Protein) PO_4''' übertragen werden kann über Adenylsäure oder Cozymase. Das bewegliche PO_4''' ist immer das der Phosphobrenztraubensäure, deren Entstehung gerade durch F' gehemmt wird. Auch die Phosphorylierung von Vitamin B_1 zur Cocarboxylase wird unmöglich gemacht[1562, 1548, II]. Die Umesterung von Phosphobrenztraubensäure zur Synthese von Adenosintriphosphorsäure selbst wird durch m/50 NaF nur verlangsamt, aber wenn das PO_4''' aus Phosphoglycerinsäure stammt, aufgehoben[1528], gar nicht beeinflußt bei Hexosediphosphat, besonders wenn letztere Reaktion durch Acetaldehyd und PO_4''' beschleunigt wird.

Die Hemmung durch Jodacetat legt die Annahme einer Oxyreduktion als notwendige Begleitreaktion nahe, die — auch in anderen Systemen — dem F' nicht direkt zugänglich ist[1491]. Das zeigte die vorher schon dargelegte Tatsache, daß man durch Zusatz des Wasserstoffacceptors Aldehyd den Gärungszyklus bis zur Phosphoglycerinsäure gut unterhalten kann, ja sogar eine Steigerung möglich ist[1564]. Auch die Aufesterung des Dinucleotids aus Phosphobrenztraubensäure wird nicht gestört[1563].

An der Cozymase (Coenzym I der Dehydrogenase) stoßen die Vorgänge der Phosphorylierung und der Dehydrierung zusammen. Die Verbindung ist energetisch notwendig, weil es sich bei dem einen (besonders die Spaltung in Triosephosphat) um einen endothermen, bei dem anderen um einen exothermen Prozeß handelt[1565]. In der Vereinigung beider Möglichkeiten in einem Molekül ist die Cozymase der Adenylsäure überlegen, weniger bei NaF-Anwesenheit[1566].

Codehydrase I kann durch Macerationssaft zur Codehydrase II phosphoryliert werden. Erfolgt der PO_4'''-Transport aus Phosphobrenztraubensäure, deren Entstehung durch F' gehemmt wird, dann unterbleibt diese Reaktion (ADLER und ELLIOT[1527, I]).

In dem System: Apozymase+Glucose+Hexosediphosphat+Cozymase+Pyocyanin findet ein Sauerstoffverbrauch statt, der allmählich abnimmt und durch Zusatz von Cozymase wieder in Gang gebracht werden kann, wenn NaF zugegen ist. Wird dieses fortgelassen, dann wird die Cozymase nicht geschwächt, sondern eher verstärkt, weil durch die Dephosphorylierung der Phosphobrenztraubensäure das von der Cozymase umgeesterte Phosphat immer Ersatz findet[1527, 1565, 1568]. An dieser Stelle greift eine Phosphatase ein, deren Wirksamkeit nicht zur Geltung kommt gegenüber der Spaltung wegen der rascheren Umesterungen[1569] (siehe

---

[1560] MEYERHOF, O.: Nature 132, 273 (1933).
[1561] MEYERHOF, O., LOHMANN, K. u. SCHUSTER, PH.: Biochem. Z. 286, 301 (1936).
[1562] LIPSCHITZ, M. A., POTTER, V. R. u. ELVEHJEM, C. A.: J. biol. Chem. 124, 147 (1938). Diese Wirkung von 0,04 mol NaF kann durch Brenztraubensäure + PO_4''' beseitigt werden.
[1563] KIESSLING, W. u. MEYERHOF, O.: Biochem. Z. 296, 410 (1938). m/20 NaF.
[1564] v. EULER, H. u. NILSSON, R.: Biochem. J. 25, 2, 2168 (1931).
[1565] LENNERSTRAND, A. u. RUNNSTRÖM, J.: Biochem. Z. 283, 12 (1935), Rona 92, 496. Methylenblau weniger geeignet.
[1566] OHLMEYER, P.: Biochem. Z. 287, 212 (1936). m/15 NaF.
[1567] LENNERSTRAND, A.: Naturwissenschaften 26, 45 (1938). O. 1938 I, 2374.

dasselbe Problem im Muskelsaft, behandelt im folgenden Kapitel). Pyocyanin als Oxydationsmittel ersetzt den Acetaldehyd[1567] und ist ebenso notwendig wie Hexosediphosphat[1565] und Phosphat[1569].

Dieses durch NaF in der Gärung gehemmte, nur oxydierende und phosphorylierende System wurde durch LENNERSTRAND[1569] einer ausführlichen Untersuchung unterzogen. Im Gegensatz zu der Oxydation von Hexosemonophosphorsäure mit Atmungscoferment (siehe oben THEORELL) wird die O_2-Aufnahme etwa proportional der Phosphatkonzentration nach einer Induktionsperiode gesteigert, also eine durchaus verschiedene Beeinflussung der Cozymase (Coenzym I) und des Atmungscofermentes (II). Dem Phosphat wird eine direkte, gegen Phosphatasen schützende Wirkung auf die Cozymase zugeschrieben, andererseits soll es aber in ganz hohen Konzentrationen die Übertragung des Phosphats von der Phosphobrentraubensäure auf Cozymase verhindern, so daß es dann analog Fluorid wirkt.

Im allgemeinen werden Dehydrasen durch geeignete F'-Konzentrationen nicht gehemmt, ebensowenig wie die Reduktion des Cytochromsystems. Trotzdem fand sich in lebenden Zellen von Bäcker- und Brauereihefe spektroskopisch eine Verlangsamung der Reduktion des Cytochroms bei Anwesenheit von F', ebenso im Zellsaft, wenn das Cytochrom C durch Chinon oxydiert wurde. Daraus schloß RUNNSTRÖM und Mitarbeiter [1569, I], daß zwischen die Dehydrasen und das Cytochromsystem noch ein Schwermetall als Überträger zwischengeschaltet ist, der durch F' blockiert werden kann (siehe dazu dieselben Autoren S. 218f.).

Eine sekundäre Einwirkung von Fluorid auf dehydrierende Systeme ergibt sich auch aus folgendem Ansatz[1570]:

Wenn zu hydrierter Cozymase (also in der Form von Dihydropyridin) Acetaldehyd gegeben wird, entsteht Alkohol und Pyridin, das von Triosen Wasserstoff aufnehmen kann, so daß dann Phosphoglycerinsäure auftritt. Andererseits können durch Triosephosphat auch Wasserstoffe aufgenommen werden, so daß dann Glycerinphosphorsäure entsteht. Diese Reaktion ist aber 20 000mal langsamer als die des Aldehyds. Wenn dieser aber am Entstehen durch NaF verhindert wird, dann sammelt sich Glycerinphosphat an, das — durch Phosphatasen des Lebedewsaftes gespalten — schließlich zur Bildung von Glycerin führt.

Fluoracetat. Die Oxydation von Essigsäure wird vollkommen gehemmt, wenn CH_2FCOOH (0,01—0,02 mol) 10' vor dem Acetat zugesetzt wird, nachher nicht mehr. Die Hemmung wird teilweise rückgängig gemacht durch erhöhten Acetatzusatz. Die Zitronensäurebildung wird auch gehemmt. Stärkere fluorhaltige Fettsäuren und CHF_2COOH haben keine Wirkung. Weniger stark war die Wirkung auf Gonokokken, Coli, nur bei Bact. creatinovorans hemmte es die Oxydation von Acetat usw. und die Synthese von Kohlenhydraten[1571, I]. Die Art der Wirkung ist wegen des Mechanismus auch anderer Gifte von Interesse. Die Umsetzung von Acetat wird dadurch verhindert, daß dessen Eintritt in den Citronensäurezyklus verhindert wird. Aber ebenso soll der Citronensäurezyklus selbst eine Störung erfahren, wodurch (z.B. im Nierenbrei des Meerschweinchens[1571, III]) die Fumaratoxydation verhindert wird und Citrat sich ansammelt. Die Fluor-

---

[1568] LENNERSTRAND, A.: Biochem. Z. **287**, 172 (1936). 0,6% NaF, Warburg-Apparatur.
[1569] LENNERSTRAND, A.: Biochem. Z. **289**, 104 (1936).
[1569, I] RUNNSTRÖM, J., BOREI, H. u. SPERBER, E.: Ark. kem. Mineral. A. **13**, Nr. 22, 1 (1939). C. **1940 I**, 3935.
[1570] NEGELEIN, E. u. BRÖMEL, H.: Biochem. Z. **303**, 231 (1939).
[1571] CASE, E. M. u. COOK, R. P.: Biochem. J. **25**, 2, 1319 (1931).
[1571, I] BARTLETT, G. R. u. ES GUZMAN BARRON: J. biol. chem. **170**, 67 (1947).
[1571, II] MARTIUS, C.: Angew. Chemie **1949**, 257.
[1571, III] LIÉBECG, C. u. PETERS, R. A.: J. Physiol. **108**, 11 P (1949).

essigsäure tritt in den Citronensäurezyklus ein, und in Form der Fluorcitronensäure hemmt sie die Dehydrierung der Isocitronensäure. Schaltet man das Citronensäure bildende Encymsystem in vitro durch m/1000 As_2O_3 aus, dann kann keine Fluorcitronensäure gebildet werden und der Citronensäureabbau geht ungehindert weiter[1571, II].

Von den verschiedenen einfach fluorierten Fettsäuren erwiesen sich nur diejenigen als giftig, die geradzahlig sind und Fluor in der ω-Stellung haben, denn durch den Abbau der Fettsäuren in Zweierbruchstücken bleibt stets Fluoressigsäure übrig.

Genau zu demselben Endeffekt wie Fluorid führt Zusatz von **Sulfit,** das aber mit Aldehyden und Ketonen direkt reagiert und sie an weiteren Reaktionen verhindert. Durch diesen Zusatz in dem bekannten NEUBERGschen Abfangverfahren wird also eine Nebenreaktion zum Hauptweg gemacht, der aber bei Fluorid (NEGELEIN[1570]) nur in diesem künstlichen System erzielbar war. Mitwirkung von Phosphatase ist ebenso notwendig, wodurch diese F′-Wirkung auf einen engen Konzentrationsbereich eingeschränkt wird.

Bei Zusatz von Sulfit kann der Zerfall von Phosphoglycerinsäure zu Brenztraubensäure weitergehen und diese sammelt sich an[1517]. Allerdings ist der mögliche Komplex von Sulfit mit dieser Verbindung nicht bei jeder Acidität der Gärung beständig, denn er kann auch zu Acetaldehyd decaboxyliert werden[1571]. Verbindungen Glucose-Sulfit sind nicht vergärbar[1572, 1575]. Unter besonderen Bedingungen kann sogar Glycerinaldehydphosphorsäure abgefangen werden[1573]. Im allgemeinen wird als Produkt der Acetaldehyd auftreten und zwar in der Ausbeute gleich, ob nun Fructose oder Glucose angeboten wurde und gleichgültig wie stark die PO_4'''-Konzentration war[1574, 1578].

Wir finden vielfach die Angabe, daß Sulfit erst dann zugesetzt werden soll, wenn die Gärung gut in Gang ist[1574]. Das liegt dann daran, daß die Hefe durch Sulfit geschädigt wird, stärker oder schwächer je nach der Art der Hefe; denn untergärige Hefe ist stark empfindlich[1576], Oberhefe weniger, am wenigsten empfindlich ist aber eine Saké-Hefe (Saccheromyces Saké), die dann bis 80% der theoretischen Aldehydbildung verursacht (KUMAGAWA, zitiert nach [1572, 1577]). Anscheinend ist auch eine gewisse Erziehung der Hefe zum Ertragen von Sulfit möglich[1577].

Die Gleichung der zweiten Vergärungsform lautet:

$$1 \text{ Glucose} = 1 \text{ Glycerin} + 1 \text{ Acetaldehyd} + CO_2$$

als Nebenprodukt entsteht also Glycerin, dessen Gewinnung auf diesem Wege auch technisch zur Sprengstoffherstellung Verwendung fand (BERNHAUER[1496], S. 123). (Im technischen Prozeß wird das schwerlösliche $CaSO_3$ zugesetzt.)

Die Ansammlung von Glycerin ist aus dem Fortfall des dehydrierenden Acetaldehyd verständlich. Die übrigbleibende Glycerinphosphorsäure wird durch Hefephosphatasen gespalten. Die Ausbeute steigt mit höherer Konzentration von Sulfit bis auf 30% der Formel[1577]. Es findet nie eine vollkommene Unterdrückung der Alkoholbildung statt, was daraus verständlich ist, daß die Reaktion Aldehyd-Sulfit langsam verläuft.

Nach der Gleichung wird weniger CO_2 frei als bei der ungestörten alkoholischen Gärung, aber wenn die Gärung durch Se- oder As-Verbindungen gelähmt war, dann konnte SO_3''

[1572] NEUBERG, C.: Biochem. Z. **212**, 477 (1929), Rona **53**, 408.
[1573] MEYERHOF, O.: Bull. Soc. chim. Biol. **20**, 1033 u. 1345 (1938).
[1574] HEMMI, F.: Biochem. J. **17**, 327 (1923), Rona **21**, 288.
[1575] NEUBERG, C. u. COLLATZ, H.: Biochem. Z. **216**, 233 (1929), Rona **55**, 249.
[1576] LOCHHEAD, A. G. u. FARRELL, L.: Food Res. **1**, 517 (1936), Rona **111**, 302. Bei der Hefe Cygosaccheromyces Nussbaumeri genügte schon zur Verhütung der Gärung in Honig 0,02% $NaHSO_3$.
[1577] POLAK, F.: Biochem. Z. **212**, 363 (1929), Rona **53**, 122.

sogar etwas fördern[1579]. Außer Glycerin treten anscheinend noch andere sonst nicht vorhandene Produkte auf, wie Trimethylenglykol oder Propylenglykol (BERNHAUER[1496], S. 123). Berichte von Unterschieden der Befunde in PO_4'''-haltigem oder -freiem Gäransatz[1580] wurden nicht weiter verfolgt.

Die Fett- und Kohlenhydratbildung durch lebende Hefe in Alkoholanwesenheit wird durch Sulfit verringert, nicht dagegen die ohne Alkohol[1581]. Dabei soll die Sauerstoffzehrung der Hefe zunehmen, so daß die Züchtung von Anaerobiern möglich ist[1582].

Die spaltende Wirkung von Sulfit auf Aneurin (Thiamin) kommt erst bei höheren Temperaturen zur Geltung, nicht aber bei den uns hier interessierenden biologischen Vorgängen[1580, I].

Andere Anionen. $Na_2S_2O_3$ unterdrückte in Hefepreßsaft die Gärung vollständig in m/10 Konzentration, m/100 und m/1000 förderten dagegen[1583]. Die durch Blausäure gehemmte Atmung der Hefe ließ sich durch Thiosulfat nur dann wiederherstellen, wenn man noch einen thermolabilen Faktor aus Leber zusetzte. Dieser wurde nicht durch Fluorid, wohl aber durch Arsenat, Pyrophosphat und gallensaure Salze ausgeschaltet[1583, I].

Von anderen schwefelhaltigen Anionen ist hier noch das *Sulfat* zu nennen, das die Induktionsperiode mit einem Optimum von 0,02 mol abkürzt[1510]. Eine Frage ist es natürlich, inwieweit eine Reduktion von Sulfat und damit Aufbau von organischer schwefelhaltiger Substanz möglich ist. Hefe besitzt diese Fähigkeit anscheinend mit Auftreten sulfitähnlicher Substanzen[1584]. Aber die Reduktion führt auch weiter, und damit wäre SO_4'' in der Lage, das Wachstum der Hefe zu fördern (und zwar angeblich besser als Cystin, Cystein usw.[1586]). Saccharomyces cerevisiae wächst in Medien mit nur $Na_2SO_4 \cdot 10\,H_2O$ als einziger Schwefelquelle. Das Wachstum war jedoch nur 50% des Optimalen[1584, I]. Durch Selensäure konnte das Wachstum gehemmt werden. Setzte man jetzt Sulfat zu, dann ließ sich das Wachstum je nach dem Zusatz wiederherstellen. Das Verhältnis $\frac{H_2SeO_4}{H_2SO_4}$ war etwa 1(0,67 — 1,9). Damit wurde der Beweis erbracht, daß eine Kompetition im Aufbau der notwendigen organischen Schwefelverbindungen — als führend wird Methionin angesehen — zwischen Sulfat und Selenat vorhanden sei. Auch in Pflanzen wirkte Sulfat der Selentoxicität entgegengesetzt[1584, II].

In Pflanzen findet diese Reduktion selbstverständlich leicht statt mit beliebiger Fähigkeit zur Rückoxydation. Die Reduktion mit Synthese von Glutathion ist bei Kartoffeln, die mit Äthylenchlorhydrin behandelt wurden, auch im zerschnittenen Zustand möglich[1585].

Ebenso können Pflanzenpreßsäfte *Nitrat* reduzieren z. B. von Salat (stärkere Reduktion von Blatt als Stengel) oder Zuckerrüben, worüber einige quantitative

---

[1578] POLAK, F.: Biochem. Z. **216**, 179 (1929), Rona **55**, 249. Anders bei Rohrzucker, aber dagegen Polemik von NEUBERG[1572, 1575].
[1579] MOXON, A. L. u. FRANKE, K. W.: C. **1935 II**, 1043.
[1580] LEBEDEW, A.: Hoppe-Seylers Z. **132**, 275 (1929), Rona **27**, 199.
[1580, I] SCHULZ, A. S., ATKIN, L., FREY, C. N. u. WILLIAMS, R. R.: J. amer. chem. Soc. **63**, 632 (1941). C. **1941 II**, 617. Bestimmungsmethoden von Thiamin nach Sulfitbehandlung.
[1581] MACLEAN, J. L. u. HOFFERT, D.: Biochem. J. **20**, 340 (1926).
[1582] BACHMANN, W. u. OGAIT: Zentralbl. Bakter. I. Org. **134**, 281 (1935), Rona **89**, 167.
[1583] NEUBERG, C. u. EHRLICH, M.: Biochem. Z. **101**, 276 (1920).
[1583, I] BENARD, H., TÖRÖK, G. u. GAJDOS, A.: C. rend. Sci. Biol. **141**, 700 und 702 (1947);
[1584] MOTHES, K.: Planta **29**, 67 (1938). Bestimmung des Sulfhydrylschwefels. NO_3'-Einwirkung auf diese Vorgänge wechselnd.
[1584, I] FELS, G. u. CHELDELIN, V. H.: Arch. Biochem. **22**, 402 (1949).
[1584, II] HURD-KARRER: Am. J. Bot. **24**, 720 (1937); **25**, 666 (1938). Zit. nach [1584, I].
[1585] GUTHRIE, J. D.: Contrib. Boyce Thompson Inst. **9**, 233 (1938), Rona **108**, 196. C. **1938 II**, 2951.
[1586] KOCH, F. C. u. SUGATA, H.: Proc. Soc. exp. Biol. med. **23**, 764 (1926), Rona **39**, 288.

Zahlen über die Wirkung der Wasserstoff-Ionen angeführt seien. Zusatz 1,68%, in 4 Stunden wurden reduziert:

p_H	8,82	7,7	7,49	7,36	5,97
Umsatz	5,5	12,0	22,5	10,0	2,0%.

NO_2' wurde als Zwischenprodukt gesehen, ebenso in zahlreichen anderen Preßsäften wie: Pirus malus, Asparagus officinalis, Beta vulgaris, Lactuca sativa, Prunus persica, Triticum aestivum[1588], Burzeldorn[1589].

In Wurzelbrei von Mais konnte kein NO_2' nachgewiesen werden, so daß eine direkte weitere Assimilation angenommen wurde. Hierzu war Anwesenheit von $Fe^{..}$ und besonders $Mn^{..}$ notwendig[1590]. Auch bei der Reduktion zu NO_2' findet sich in der Hemmung durch HCN ein Hinweis auf die Mitwirkung von Schwermetallen[1587]. Dafür ist auch der Befund von WARBURG[1587, I] ein Beweis, daß die Nitratassimilation der Alge Chlorella durch Blausäure gehemmt wird. Die Reaktion erfolgt übrigens nach der Gleichung[1587, II].

$$HNO_3 + H_2O = NH_3 + 2O_2.$$

Es ist bisher nicht erwiesen, ob diese Reaktion auch durch die Chlorophyllgranula allein erfolgt, wie die Reduktion des Chinons (WARBURG[1362, III]).

Hefe vermag NO_3' leichter zu reduzieren als Methylenblau, weil dieses bei gleichzeitiger Anwesenheit in Kulturen nicht reduziert wird[1591]. Die Reduktion geht bis zur Assimilation weiter, aber NO_3' ist als Stickstoffquelle weniger geeignet als $NH_4^{.}$, was auf die Ansammlung von NO_2' zurückzuführen ist. Wird dieses durch Luftstrom oder häufigen H_2O_2-Zusatz beseitigt, dann ist die Hefeausbeute besser[1591]. Die mit 0,1% $NaNO_3$ aufgezogene Hefe zeigte geringere Proteasewirkung als mit Ammonsalzen als N-Quelle. Inwieweit hierbei das NO_2' eine Rolle spielt, ist nicht gesagt[1592]. (Siehe: Einwirkung von Oxydantien auf Proteasen S. 192 f.)

Die Alkoholbildung in einem Nährboden aus Salzen ($K^{.}$, $NH_4^{.}$, PO_4''', SO_4'', $Mg^{..}$) und Zucker wird durch KNO_3-Zusatz in bestimmten Konzentrationen vermehrt, wie folgende Tabelle[1593] zeigt, auf der die Zahlen mg Alkohol bedeuten:

Tabelle 50.

	Kontrolle	0,5%	1%	2%	4% KNO_3
Mit Salzen	700	835	780	—	470
Ohne Salze	442	1015	1015	1055	965

Die Dauer dieser Versuche betrug 2—4 Tage, so daß also Fragen der Vermehrung hineinspielen, besonders in dem Versuch ohne Salze, wo die Stickstoffquelle ($NH_4^{.}$) restlos fehlt ohne NO_3'.

Zusatz eines indifferenten Salzes wie *NaCl* führte schon von 1% zur Hemmung der Entwicklung einer ausgesäten Hefe[1594]. Ebenso wird die Entwicklung von Saccharomyces cerevisiae gehemmt, dabei ist die Menge des umgesetzten Zuckers geringer[1595].

[1587] DITTRICH, W.: Planta **12**, 69 (1930), Rona **60**, 66.
[1588] ECKERSON, S. H.: Contrib. Boyce Thompson Inst. **4**, 119 (1932), Rona **71**, 70. Abhängigkeit von der Belichtung.
[1589] QUIN, J. I. u. RIMINGTON, Cl.: Nature **1932 II**, 926. Rona **71**, 768.
[1590] BURSTRÖM, H.: Planta **29**, 292 (1939), Rona **114**, 403. C. **1939 I**, 4979.
[1591] PIRSCHLE, K.: Biochem. Z. **218**, 412 (1930), Rona **55**, 677.
[1592] SELIBER, G. u. PIATOWA, Z.: Rona **111**, 468 (1937).
[1593] FERNBACH, A. u. NICOLAU, S.: C. rend. Soc. biol. **90**, 912 u. 1212 (1924), Rona **27**, 446. Die im Verhältnis zum Alkohol umgesetzte Zuckermenge war nicht verändert.
[1594] RUBNER, M.: Sitzungsber. preuß. Akad. d. Wissenschaften **1923**, 253 (1923), Rona **23**, 381. Ernte bei 2% NaCl: 42,8%, bei 3%: 12,4%, bei 4%: Stillstand. 10% NaCl hindern die Gärung.
[1595] SPEAKMAN, H. B., GLEE, A. H. u. LUCK, J. M.: J. of Bacteriol. **15**, 319 (1928), Rona **46**, 479.

Ganz anders finden wir die Wirkung auf den akuten Gärprozeß, etwa gemessen durch die Alkoholkonzentration. Die Induktionsperiode im Saft[1509, 1510, 1597] oder Acetontrockenhefe[1596] wird abgekürzt (dagegen[1598]), anscheinend beschränkt anionenspezifisch, denn wir finden dasselbe Phänomen bei 0,05—0,1 Bicarbonat und Acetat[1596], 0,1 mol NaCl und $NaNO_3$[1509, 1510] und 0,02 mol SO_4'' und PO_4'''[1510]. Die CO_2-Produktion wird ebenso gesteigert mit einem Maximum[1597] (Tabelle 47). HOLTZ u. Mitarb.[1553, III] berichten über eine reine Steigerung der Gärung bei Bierhefe bis 4,64% NaCl, der höchsten von ihnen verwandten Konzentration, gemessen an der Kohlensäureproduktion.

Tabelle 51.

Konzentration	0,034	0,068	0,102	0,137	0,205
	\multicolumn{5}{c}{mol NaCl in %}				
Anstieg nach 30′ . .	19	24	33	19	4
,, ,, 90′ . .	1,2	7,3	7,3	6,0	1,2

Wie NaCl wirkte $NaNO_3$ und KCl[1599]. Die Wirkung findet sich auch dann noch, wenn schon eine Steigerung durch P-Zusatz erfolgt war. Bei Saccharomyces cerevisiae[1595] kam es nicht direkt zur Erhöhung der CO_2-Produktion, wenn die Zugabe im Verlauf des Vorganges erfolgte. Höhere Konzentrationen (2%) hemmen.

In m/10-Lösungen der Halogene finden wir folgende Angaben über CO_2-Bildung: F':0; Cl':60; Br':55,6; J':46,4 bei den Na-Salzen, nicht bei Kalium[1600]. Wir sehen, wie weit sich die F'-Wirkung von allen anderen Ionen abhebt.

Die Adsorption von Aneurin an Hefe wird nach SPERBER[1548, II] schon durch 10 mg-% NaCl um 20—30% gehemmt, ebenso wirkte KCl, NaSCN, KH_2PO_4, etwas stärker (1,4fach), NaF, 3fach K_2SO_4, am besten $La(NO_3)_3$; also nach der Wertigkeit ohne Wahl, welche Ladung das Ion besitzt, wie bei der Ionenstärke nach LEWIS.

In folgendem Versuch wird man eine Art HOFMEISTERsche Reihe erwarten können[1601]. Wenn Trockenhefe mit Jodessigsäure behandelt und nach dem Waschen auf die Gärfähigkeit geprüft wird, dann zeigt sich (je nach dem p_H der Vorbehandlung) eine Inaktivierung, weil die Jodessigsäure mit den Sulfhydrylgruppen des Fermenteiweißes reagiert. Werden während der Vorbehandlung Salze zugefügt, dann kann die Inaktivierung vermindert werden. Diese Wirkung darf vielleicht darauf zurückgeführt werden, daß durch die Salze andere -SH-Gruppen freigelegt werden, die dann einen Teil der Jodessigsäure vom Fermenteiweiß ablenken können. Die Reihenfolge dieser Schutzwirkung ist:

$$PO_4''' > SCN' > J' > SO_4'' > Br' > Cl'.$$

Wir werden hier auf unsere Darstellung über die Freilegung von -SH-Gruppen durch den Prozeß der Denaturierung und die Einwirkung von Salzen auf ihn hinweisen, wenn auch die Reihe nicht völlig befriedigt.

Durch WARBURG[1362, III] wurde eine Photoreaktion entdeckt, die auch an Chloroplasten oder an den daraus gewonnenen Granula abläuft, also nicht der unverletzten Zelle bedarf. Diese Granula müssen aus Blättern frisch gewonnen sein. Die Reaktion folgt der Gleichung

$$2\ \text{Chinon} + 2\ H_2O = 2\ \text{Hydrochinon} + O_2 - 52000\ \text{cal.}$$

[1596] HARDEN, A.: Biochem. J. **19**, 477 (1925).

[1597] STAVELY, H. E., CHRISTENSEN, L. M. u. FULMER, E. L.: J. biol. Chem. **111**, 771 (1935). C. **1936 I**, 2574, Rona **92**, 156.

[1598] KATAGIRI, H. u. YAMAGISHI, G.: Biochem. J. **23**, 2, 654 (1929). Trockenhefe + Toluol. Abkürzung mit Br' und SO_4''.

[1599] ZELLER, H.: Biochem. Z. **175**, 135 (1926), Rona **39**, 289. Untersucht NH_4Cl, SO_4'', Br', J', NO_3', SCN'; überall Förderung, undeutlich, je 1 Versuch.

[1600] PIRSCHLE, K.: Jb. Botanik **72**, 335 (1930), Rona **57**, 60.

[1601] RUNNSTRÖM, J. u. ALM, F.: Naturwissenschaften **1937**, 74, Rona **99**, 657. C. **1937 I**, 3162.

Diese Reaktion nimmt ab, wenn die Granula durch destilliertes Wasser gewaschen werden und kann durch Zellsaft reaktiviert werden. Das gilt auch für die photochemische Reaktion von Ferrisalzen. Die wirksame Substanz des Zellsaftes ist Chlorid, das in der Konzentration 0,08 mol vorliegt. Das Cl' ist das Coferment dieses Systems. 0,05% KCl verursachen schon die maximale Reaktionsgeschwindigkeit. Bromid ist etwa gleichwirksam, J' und NO_3' wesentlich schwächer, unwirksam sind F, SCN, SO_4, PO_4 und Kationen.

IV. Breie und Schnitte von Organen höherer Tiere.
1. Muskulatur.

a) Phosphat. Der Vorgang der Glykolyse in der Muskulatur ähnelt in großem Ausmaß dem der Hefe. Diese Ähnlichkeit kann soweit gehen, daß beide thermostabilen Cofermente sich gegenseitig ersetzen können, beide Prozesse bedürfen des Phosphates, das einer Veresterung zugeführt wird, in beiden Prozessen entstehen Hexosephosphorsäuren[1602]. Aber während bei der Trockenhefe zwar die Geschwindigkeit, aber nicht das Ausmaß durch den PO_4'''-Zusatz beeinflußt wird (außer in besonderem Apozymasesystem: LENNERSTRAND[1569]), ist die gebildete Milchsäure im Muskelpreßsaft von der anfänglichen Phosphatkonzentration abhängig, z. B. nach MEYERHOF[1625]:

0,43 mg P_2O_5 0,55 mg Milchsäure
0,8   „   „   1,03 „   „
1,18 „   „   1,51 „   „

Als Endprodukt tritt die Milchsäure auf, weil Carboxylase in dem Enzymsystem fehlt, die aus der Brenztraubensäure CO_2 abspaltet unter Entstehung von Acetaldehyd, der wiederum bei der Hefe — als Wasserstoffacceptor fungierend — die Durchgangssubstanz zur Alkoholbildung darstellt.

Die Brenztraubensäure dient bei der Muskulatur als Wasserstoffacceptor, wodurch sie dann in Milchsäure übergeht. Daß demnach die HARDENsche Gleichung der Gärung keine Gültigkeit hat, ist verständlich, ebenso aber auch, daß die Milchsäurebildung nicht der Prozeß bei der Muskelkontraktion sein kann, der den direkten Energiebedarf bestreitet[1603].

Eine zentrale Stellung im ganzen Prozeß nimmt das Adenylsäuresystem ein[1604]. Denn es dient als Phosphatacceptor aus der Dephosphorylierung der Phosphobrenztraubensäure, weiterhin gibt das Adenylpyrophosphat das Phosphat her für die Phosphorylierung von Glykogen usw. Schließlich ist die Entstehung des anorganischen PO_4''' der Prozeß, der als erster in der Muskelkontraktion bisher beweisbar war.

KALCKAR[1552, I] weist darauf hin, daß mit Metaphosphorsäure eine Eiweißverbindung nachgewiesen wurde, jetzt gelang das auch mit Phosphat und Myosin[1606, I], Kontraktur der Muskeln, ebenso wie Erschlaffung verbrauchen Energie. Diese wurde durch Phosphagen und Adenylpyrophosphat geliefert. Sind diese Quellen verbraucht, dann bleibt der Muskel in Kontraktur. Bei der Entwicklung der Totenstarre des Psoas major des Kaninchens stieg der Elastizitätsmodul mit dem Verschwinden des Adenosintriphosphats[1606, II]. Es fehlt die

---

[1602] LUNGSGAARD, E.: Ergeb. der Enzymforschung **2**, 179 (1933).
[1603] NEEDHAM, D. M. in: „Perspectives in Biochemistry", Cambridge **1937**, 201. Betrachtungen über die Energetik der Teilprozesse der Glykolyse.
[1604] PARNAS, J. K. u. OSTERN, P.: Bioch. Z. **279**, 94 (1935), Rona **92**, 53.
[1605] VESTIN, R.: Hoppe-Seylers Z. **240**, 99 (1936), Rona **96**, 145.
[1606] CURTIUS, L. u. OHLMEYER, P.: Biochem. Z. **298**, 412 (1938). Prozesse auch im Muskelkochsaft als Rest aktiv gebliebener Enzyme.

freie Energie, die durch die Abspaltung eines PO_4 aus dieser Verbindung frei wird, wobei dieses PO_4 durchaus nicht in anorganischer Form auftaucht, weil damit der Verlust der freien Energie größer sein würde. Damit ergibt sich die zentrale Stellung des Phosphats und die Beziehung zur Funktion, besonders in dieser Triphosphatverbindung.

Als Ersatz, allerdings nur von halber Kapazität, kann Cozymase dienen[1605], und zwar auch in einem weiteren Prozeß, der Phosphatübertragung nach und von der Phosphokreatinsäure, die ohne Energieumsetzung verläuft[1603, 1606].

Die Inaktivierung der Cozymase kann durch PO_4''' und Hexosediphosphorsäure aufgehalten werden oder wird — wenn eingetreten — durch Zusatz von Phosphat rückläufig. Da bei Zusatz von Pyocyanin der O_2-Verbrauch proportional der Konzentration der Cozymase ist, ergibt sich eine indirekte Abhängigkeit von PO_4''' (LENNERSTRAND[1559, I]). Vermehrte O_2-Aufnahme wurde auch sonst wiederholt gemessen[1607, I u. 1607, II].

Die Vorgänge des PO_4'''-Transportes werden am übersichtlichsten zusammengefaßt nach folgendem Schema von NEEDHAM[1607]:

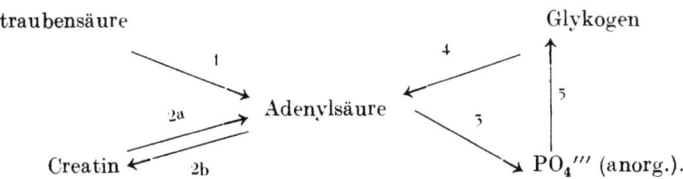

Die einzelnen Prozesse verlaufen miteinander konkurrierend mit verschiedener Geschwindigkeit und zwar:

I. Im sauren Milieu ist $1 < 2b$, im alkalischen $1 > 2b$.

II. $2a > 4$, bei Annäherung an das Gleichgewicht wird $2a < 4$.

$2a < 3$ im sauren, $2a > 3$ im alkalischen Gebiet.

4 abhängig von der Menge des anorganischen Phosphates, mit viel PO_4''' $4 > 3$, mit wenig: $4 < 3$.

III. In Gegenwart von ausreichend (0,012 mol) PO_4''' $5 > 4$, bei wenig (0,002) $5 < 4$.

Eine direkte Veresterung des Glykogens ist also anscheinend möglich durch PO_4''', aber weniger rasch als über Adenylsäure. Da die Veresterung nur wenig Energie verbraucht, das Pyrophosphat viel liefert, wäre im Sinne der Ökonomie an dieser Stelle noch eine zweite endergonische Reaktion zu erwarten. Bei der Anwendung von Phosphorylase, die nach Zusatz von Glykogen anorganisches Phosphat in Glucose-1-PO_4 einfügt, fand sich mit $^{32}PO_4$ keine direkte Beziehung zum Adenylsäuresystem[1607, V].

Von Bedeutung ist weiter die Anwesenheit des anorganischen PO_4''' zum Schutz der Adenylpyrophosphorsäure, wozu allerdings auch noch der glykolytische Prozeß selbst ge-

---

[1606, I] SZÖRENYI, E. T. u. CHEPINOGA, O. P.: Acad. Sci. USSR. 52, 321 (1946). C. 1948, 114. Myosin bindet bei pH 9,1 10—15 mg-P. Das soll auch zur osmotischen Regulation dienen.

[1606, II] BATE-SMITH, E. C. u. BENDALL, J. R.: J. Physiol. 106, 177 (1947) 4 Tiere. Behandlung des Fermensystems im Muskel.

[1607] LEHMAN, H. ü. NEEDHAM, D. M.: Biochem. J. 31, 329 (1937).

[1607, I] WIELAND, H. u. JENNEN, R. G.: Liebigs Annalen Chem. 548, 255 (1941). C. 1942 I, 71. Taubenbrustmuskel. m/60-m/120 Phosphat.

[1607, II] KLEINZELLER, A.: Biochem. J. 34, 1241 (1940). C. 1941 II, 1039. Brei von Taubenbrustmuskel. Optimum der Salz- und Phosphatkonzentration gegenseitig bedingt.

[1607, III] CORI, G. T. u. CORI, C. F.: J. biol. Chem. 135, 733 (1940). C. 1941 I, 1550. Phosphorylase auch aus Gehirn, Herz und Leber.

[1607, IV] CORI, C. F.: Endocrinology 26, 285 (1941), Rona 127, 32. Phosphorylase kann auch zur Glykogensynthese verwandt werden.

[1607, V] COHN, M. u. CORI, G. T.: J. biol. Chem. 175, 89 (1948).

hört[1608]. Wenn Adenylsäure dem Muskelextrakt zugesetzt wird, dann wird sie durch ein Ferment Adenylsäuredesamidase desamidiert[1609]. Dieser Vorgang kann durch alkalische Reaktion bei p_H 9,05 unterdrückt werden, wählt man Phosphatpuffer, dann ist eine Desamidierung von 6% noch bei p_H 9,15% (bei Pyrophosphat sogar von 13%) nachweisbar, also in dieser Hinsicht eher eine Förderung des Prozesses. Wenn man aber Glykogenolyse zuläßt[1610], wird der Prozeß ganz verhindert. Die Verhinderung ist also nicht auf eine Beeinflussung des Fermentes, sondern darauf zurückzuführen, daß hier die Adenylsäure sofort in Adenylpyrophosphat überführt wird, das jetzt dem desamidierenden Ferment nicht zugänglich ist.

Die Desamidierung der Adenylsäure bedeutet einen dauernden Verlust, da das gebildete Ammoniak zwar zur Aminosäurebildung dienen, aber nicht mehr in den Purinteil der Adenylsäure eingefügt werden kann[1608]. Damit entfällt natürlich auch die Bildung der Kreatinphosphorsäure z. B. aus zugesetzten Phosphorsäureestern wie Kreatinphosphat[1611]. Es kommt dann zur Abspaltung von PO_4''' aus Adenylpyrophosphat, das noch eine Zeitlang geschützt wird vor der Desamidierung durch Phosphatnachlieferung aus Phosphagen[1612].

Durch Alterung oder längere Dialyse der Muskelextrakte wird die wirksame Pyrophosphatase geschwächt und dadurch der Prozeß verlangsamt[1613]. Weiterhin kann man durch ein System aus Acetonpulver von dialysiertem Muskelextrakt + Hexosediphosphat + Adenylsäure + anorganische PO_4''' + Brenztraubensäure + $Mg^{\cdot\cdot}$ + Cozymase Adenylpyrophosphatbildung auf Kosten des anorganischen PO_4''' finden, selbst wenn man die Bildung von Phosphobrenztraubensäure als PO_4'''-Spender verhindern konnte durch Zusatz von NaF. Aber notwendig ist die Ermöglichung einer Oxydoreduktion durch die Cozymase. Dieser Vorgang, der verbunden ist mit teilweiser Hydrierung der Brenztraubensäure zu Milchsäure, liefert die Energie zur Phosphorylierung der Adenylsäure, weil dieser Prozeß stark endotherm ist. Durch Spaltung der Adenosintriphosphorsäure wird also zugleich Energie für eine endotherme Reaktion frei. Die Kapazität dieses Systems ist klein und wird erst durch Phosphagen groß[1613, I]. Das erweitert die vorher erwähnte, von PARNAS gefundene Schutzwirkung des PO_4''' auf die Ammoniakbildung aus Adenylsäure und verknüpft sie mit anderen Stoffwechselprozessen.

Die Milchsäurebildung aus Glycerophosphat (bzw. Glykogen) und Brenztraubensäure in Rattenmuskelextrakt wird auch durch PO_4''' mit einem Optimum bei m/30 beeinflußt[1614]. Das PO_4''' verschwindet früher als die Milchsäurebildung beginnt[1615]. Wir wissen jetzt nach den Untersuchungen von CORI[1616], daß beim Abbau von Glykogen zuerst Glucose-1-Phosphorsäure (1-Ester) und dann 6-Ester gebildet wird. Der letzte Prozeß wird von Mg-Ionen beschleunigt. Der erste Prozeß der Phosphorylierung mit dem von CORI[1617] Phosphorylase genannten Ferment greift direkt an Glykogen oder Dextrin an (nicht an Glucose oder Maltose). Zur Wirksamkeit ist PO_4''' notwendig. Die PO_4'''-Konzentration hatte bei m/18 ein Optimum, höhere Konzentrationen beschleunigten nur am Anfang. CORI[1607, III und IV] gibt für die durch Phosphorylase in Gang gebrachte Reaktion:

$$\text{Glykogen} + H_3PO_4 \rightleftharpoons \text{Glucose-1-Phosphat}$$

ein Gleichgewicht an, das eintritt, wenn $1/1$ Konzentration des Esters gegenüber PO_4''' erreicht ist.

[1608] PARNAS, J. K.: Klin. Wschr. **1935 II**, 1017. Übersicht über die Arbeiten des Instituts.
[1609] MANN, T. u. OSTERN, P.: Biochem. Z. **274**, 122 (1934), Rona **86**, 406.
[1610] PARNAS, J. K., OSTERN, P. u. MANN, T.: Biochem. Z. **275**, 163 (1935), Rona **86**, 406.
[1611] NEEDHAM, D. M. u. VAN HEYNINGEN, W. E.: Nature **1935 I**, 585, Rona **87**, 535. Ein Teil wird anorganisches Phosphat.
[1612] NEEDHAM, D. M. u. VAN HEYNINGEN, W. E.: Biochem. J. **29**, 2040 (1935), Rona **92**, 397.
[1613] NEEDHAM, D. M. u. PILLAI, R. K.: Biochem. J. **31**; 1837 (1937), Rona **104**, 5.
[1613, I] LYNEN, F.: Naturwissenschaften **1942**, 398.
[1614] BOYLAND, E. u. MAWSON, C. A.: Biochem. J. **28**, 2, 1409 (1934).
[1615] MEYERHOF, O.: Biochem. Z. **178**, 395 (1926).
[1616] CORI, G. T., COLOWICK, S. P. u. CORI, C. F.: J. biol. Chem. **124**, 543 (1938).
[1617] CORI, G. T., COLOWICK, S. P. u. CORI, C. F.: J. biol. Chem. **127**, 771 (1939).

Auch die Wirkung des $Mg^{..}$ wächst bei Anstieg des PO_4''' von 7m/Mol (entsprechend dem ruhenden Muskel) bis 50 m/Mol. Das liegt an einem sekundären Vorgang, da die Umsetzung des 1-Esters beschleunigt wird, dessen Sammlung bei einer Gleichgewichtsreaktion die weitere Entwicklung des ersteren Produktes hemmt.

Die Dehydrierungsvorgänge im zerkleinerten Muskel werden durch PO_4''' in definierter Weise beeinflußt gefunden. Oxalacetat wird bei Anwesenheit von Phosphaten zu Bernsteinsäure weiter reduziert. Bei Arsenitzusatz kommt Oxalacetat immer zum Vorschein[1617, I], Methylenblau wird rascher reduziert[1617, II]. Diese Wirkung wird auf einen rein osmotischen Effekt zurückgeführt, da NaCl und KCl ähnlich wirkten[1617, III, 1617, V u. a. 1607, I u. 1607, II].

In wichtigen Untersuchungen findet BREUSCH[1617, IV] eine Abhängigkeit der Reduktion der Oxalessigsäure zu Apfelsäure vom Phosphatgehalt des Skelettmuskelbreis bis zum 4fachen. Zugleich ergibt sich eine Atmungsteigerung bis 200 mg-% P. Erst noch höhere Konzentrationen führten zur Hemmung. Das reversible System Oxalessigsäure-Apfelsäure dient nach BREUSCH zum Transport des Wasserstoffs und findet sich in den einzelnen Organen in verschiedener Menge, am meisten im Skelettmuskel, weniger in Herz und Leber, kaum im Gehirn. In diesem Cyklus sei ein wesentlicher Angriffspunkt pharmakologischer Agentien zu suchen.

Die durch Insulin induzierte Synthese von Glykogen im Rattendiaphragma wird bei mittleren Konzentrationen von PO_4 (0,05 m mol) verbessert, bei hohen (0,14 m mol) aber auf die Hälfte herabgesetzt, dabei die O_2-Aufnahme verdoppelt[1617, VI].

In dem System Taubenmuskelbrei + Insulin + Kochsalz des Hammelherzens verursachte Ca-Zusatz eine Erniedrigung der Atmung, die bei 0,01 mol Phosphatpuffer in Steigerung umschlug.

b) Pyrophosphat wurde ursprünglich von LOHMANN[1618, 1619] im Muskel vermutet und seine Spaltung verfolgt. Dann hat es sich ergeben, daß es sich um ein Kunstprodukt — stammend aus der Adenylpyrophosphorsäure — handelt[1621, 1622]. Damit ist auch verständlich, daß der Zerfall des P_2O_7'''' dem der Kreatinphosphorsäure folgt, Ammoniakbildung aber zuletzt erscheint[1620]. Nach den heutigen Funden von Pyrophosphat in Leber, Niere und Hefe wird man es schließlich auch in der unverletzten Muskelzelle vermuten und ihm eine Funktion mit dazugehörigem Fermentsystem zubilligen müssen.

Zugesetztes P_2O_7''''[1619] wird im Muskelbrei (Frosch, Kaninchen, Krebs) rasch gespalten (bei 20° nach 90 Minuten fast völlig). Die Spaltung wird durch $m/16 PO_4'''$ beträchtlich gehemmt, was aus der hemmenden Wirkung des PO_4''' auf Phosphatasen durchaus erklärlich ist. Die natürliche Folge ist die Möglichkeit, zugesetztes P_2O_7'''' zur Phosphorylierung zu verwenden[1623]. Auf die Zymohexase des Muskels hat es keine Wirkung im Gegensatz zu der der Hefe (siehe S. 215).

[1617, I] ANNAU, E., BANGA, I., GÖZSY, B., HUSZAK, ST., LAKI, K., STRAUB, B. u. SZENT-GYÖRGYI, A.: Hoppe-Seylers Z. **236**, 1 (1935), Rona **90**, 247.
[1617, II] BANGA, I. u. SZENT-GYÖRGYI, A.: Hoppe-Seylers Z. **245**, 113 (1937), Rona **100**, 644. Brustmuskel von Tauben.
[1617, III] v. EULER, U. S.: Skand. Arch. Physiol. **77**, 203 (1937), Rona **107**, 301. Muskulatur der Ratte.
[1617, IV] BREUSCH, F. L.: Encymologia **10**, 165 (1942). 0,1% NaF hemmt nur um 30%. $Ca^{..}$-Mangel ist sehr wesentlich.
[1617, V] STARE, F. J. u. BAUMANN, C. A.: Proc. roy. Soc. B. **121**, 338 (1936). O_2-Aufnahme bei Fumaratzusatz.
[1617, VI] STADIE, W. C. u. ZAPP, I. A. J. biol. Chem. **170**, 55 (1947).
[1618] LOHMANN, K.: Biochem. Z. **202**, 466 (1928), Rona **50**, 369.
[1619] LOHMANN, K.: Biochem. Z. **203**, 172 (1928), Rona **50**, 371.
[1620] MOZOLOWSKI, W. u. SOBCZUK, B.: Biochem. Z. **265**, 41 (1933), Rona **76**, 648.
[1621] FEINSCHMIDT, O. u. DMITRENKO, M.: Biochem. Z. **265**, 69 (1933), Rona **76**, 648.
[1622] UMSCHWEIF, B. u. GIBAYLO, K.: Hoppe-Seylers Z. **246**, 163 (1937). C. **1937 II**, 430.
[1623] FERDMANN, D.: Hoppe-Seylers Z. **187**, 160 (1930), Rona **55**, 475. Taubenmuskeln.

Die Bildung von Milchsäure aus Methylglyoxal, das selbst nicht zum Zyklus der Glykolyse gehört, vielleicht nur ein Kunstprodukt darstellt (MEYERHOF), wird durch P_2O_7'''' nicht beeinflußt[1624].

c) Die zuerst beobachtete Wirkung des Fluorids auf die chemischen Umsetzungen im Muskel war die Hemmung der Milchsäurebildung[1626, 1666], die schon bei m/1000 Konzentrationen merkbar ist, auch bei Beschleunigung durch Adrenalin[1627].

Die Hemmung kann durch Phosphatzusatz vermindert werden ([1615, 1628], dagegen [1630]) und ist abhängig von der C_H, wie folgende Zahlen von LIPMANN, gewonnen an zerschnittener Muskulatur[712] zeigen: 0,001 mol NaF hemmt bei p_H 8,0 zu 29%, p_H 6,6 zu 75%, p_H 6,2 zu 82%. Änderung der Acidität kann also eine Verschiebung herbeiführen wie bei anderen Fermenthemmungen. In anderen Versuchen scheinen die Änderungen des Umsatzes, die durch NaF veranlaßt werden, nur geringfügig nach der sauren Seite zu gehen[1629].

Der Sauerstoffverbrauch ist gegenüber NaF weniger empfindlich, kann aber doch sekundär durch einen Mangel intermediär anfallender Milchsäure leiden[1552, 1629, I]. Davon gibt folgende Zahlenreihe einen Begriff:

Tabelle 52.

NaF-Konzentration in mol	Hemmung der Milchsäurebildung in %	der Atmung in %
0,05	100	61
0,01	100	48
0,005	95	27
0,0025	75	18
0,00125	50	13
0,00065	30	0
0,00032	15	0

Die Atmung sinkt von Stunde zu Stunde ab und zwar um so stärker, je höher die Konzentration ist, z. B. beträgt der O_2-Verbrauch von 1 g Muskulatur/Std. 156 cmm, sinkt unter 0,1 mol NaF sofort auf 100 cmm, nach 3 Stunden aber auf 27 cmm. Bei schwächeren Konzentrationen ist der Abfall mit der Zeit geringer, und hier läßt er sich auch durch Zusatz von Milchsäure aufheben (z. B. bei 0,01 mol NaF von 69% Hemmung auf 17%). Bei höherer Konzentration aber gelingt das in zunehmendem Maße nicht mehr.

Die Änderung des Atmungsmodus ließ sich durch das Verhalten des Quotienten:

$$\frac{\text{mol verschwindender Milchsäure}}{\text{mol oxydierter Milchsäure}} \quad (\text{MEYERHOFquotient})$$

dartun. Dieser hat bei 0,0002—0,0004 mol den normalen Wert von 4—6, aber sinkt schon bei 0,01 mol auf 1, so daß also eine Synthese nicht mehr stattfindet (siehe auch [1648, II]).

Nach den oben erwähnten Untersuchungen von LYNEN[1478, I] wird man ein andere Erklärung für die hier erwähnten Erscheinungen suchen müssen.

BREUSCH und PETERS[1631, I] verglichen die Umsetzungen im Brei der verschiedensten Organe unter Anwesenheit von m/42 NaF durch Messung des O_2-

---

[1624] LOHMANN, K.: Biochem. Z. **254**, 332 (1932), Rona **71**, 438.
[1625] MEYERHOF, O.: Biochem. Z. **183**, 176 (1927).
[1626] EMBDEN, G., ABRAHAM, A. u. LANGE, H.: Hoppe-Seylers Z. **136**, 308 (1924), Rona **28**, 230.
[1627] TAKEHIRO, S.: Mitt. med. Acad. Kioto **6**, 2467 (1932), Rona **71**, 64.
[1628] MEYER, K.: Biochem. Z. **183**, 216 (1927). Wirksamkeit erhöht durch Eiweißgehalt.
[1629] BEATTIE, M. K., BELL, J. u. MILROY, T. H.: J. Physiol. **65**, 109 (1928). Kaninchenmuskeln.
[1629, I] THUNBERG, T.: Arch. Farmacol. sper. **48**, 151 (1930), Rona **57**, 58. R. Q. unter NaF mit 0,41 angegeben.
[1630] DAVENPORT, H. A. u. COTONIO, M.: J. biol. Chem. **73**, 463 (1927).
[1631] SCHARLES, F. H., BAKER, M. D. u. SALTER, W. TH.: Biochem. J. **29**, 1927 (1935), Rona **91**, 86.
[1631, I] BREUSCH, F. L. u. PETERS, G.: Enzymologia **11**, 46 (1943).

Verbrauchs. Wir geben die Messungen, soweit es den O_2-Verbrauch betrifft, auf beistehender Tabelle wieder, weil die Autoren folgende Schlüsse ziehen: Durch die anwesende Fluoridkonzentration wird der glykolytische Prozeß vor der Phosphobrenztraubensäure unterbrochen und damit das Material zur Aufnahme des Sauerstoffs nicht mehr bereitgestellt. In jedem Falle müsse also Fluorid die Atmung stark hemmen, wenn der glykolytische Ablauf nach EMBDEN-MEYERHOF den wesentlichen Weg des Kohlenhydratabbaus darstelle. Damit ergäbe sich auch aus der Tabelle 53, daß dieser Prozeß nur in der Muskulatur die dominierende Rolle spielt. Durch Bestimmung verschiedener Zwischenstufen des Abbauschemas wird diese Behauptung zu erhärten versucht. Wir verweisen dazu auf unseren Text bei den zugehörigen Kapiteln. KÜHNE[1631, III] fand im Muskelbrei durch $4 \cdot 10^{-4}$ mol F' eine Atmungssteigerung, die nicht durch Ca-Fällung bedingt war. Es soll sich um eine Gärungshemmung handeln, die den Stoffwechsel auf Aerobiose umstellt. (Ein Fluorid vorstehenden Systems siehe bei TANKO[1631, II].) In dem System Taubenmuskelbrei + Insulin + Kochsaft aus Hammelherzen verursachte $4 \cdot 10^{-4}$ mol NaF eine Steigerung des O_2-Verbrauchs um 26%, sich addierend zu der durch Citrat (KÜHNE[1617, VII]).

Tabelle 53.

Organe	Sauerstoff-aufnahme mm³/g/Std	Hemmung durch m/42 NaF in %
Taubenbrustmuskel	1900	50
Katzenskelettmuskel	1300	85
Meerschweinchenmuskel	1000	45
Katzenembryomuskel	450	60
Katzenherzmuskel	2000	25
Uterus gravidus (Katze)	425	15
Taubenmagenmuskel	900	10
Taubenleber	1800	0
Katzenleber	2000	0
Meerschweinchenleber	1250	15
Katzenembryoleber	750	15
Katzenniere	1450	0
Katzenhirn	1000	5
Katzenpankreas	480	10
Katzenspeicheldrüsen (Parotis, Submandibularis)	600	10
Katzenmilz	320	10
Katzenlunge	250	10
Katzenplazenta	375	20

Mit Abnahme der Milchsäurebildung geht der Verlust von anorganischem PO_4''' Hand in Hand z. B.[1631] (Tabelle 54).

Tabelle 54.

NaF in mol	m/Mol Milch-säure/100 ccm	Verestertes PO_4''' in %
0,01	0,08	50
0,005	0,08	44
0,001	0,84	28
0,0005	1,00	19
—	1,81	24

[1631, II] TANKO, Rona **134**, 185 Gewaschenes Muskelpulver + Muskelkochsaft + Glykogen statt Kochsaft Cozymase + Mg oder Adenylsäure + Oxalacetat (oder Pyruvat + Fructosediphosphat).
[1631, III] KÜHNE, P.: Pharmacie **2**, 388 (1947). C. **1948**, I. 74.

Dieser Verlust ist gebunden an die Anwesenheit von Glykogen[1630] bzw. Glucose und Fructose[1625]. Es bilden sich dabei organische Phosphatester.

Ursprünglich faßte man die auftretende Veresterung als eine besonders induzierte Fähigkeit des Muskels auf und prüfte diese Synthesefähigkeit, indem man die Tiere vor der Tötung den verschiedensten Bedingungen unterwarf z. B. Hunger, Pankreasexstirpation[1632], Adrenalingabe[1633]. Es fand sich eine geringere F'-Wirkung, d. h. geringerer synthetischer Effekt nach Adrenalin, nach erschöpfender Reizung[1633, 1635, 1636, 1639], Nebennierenexstirpation[1642], I u. [1642], II und bei Hyperglykämie[1634]. Auch VERZAR und MONTIGEL[1637], I u. II fanden die Abnahme der Phosphorylierungen im Muskelbrei von Ratten, deren Nebennieren einige Tage vorher exstirpiert waren. Durch Zugabe von Desoxycorticosteron konnte dieser Effekt in vitro zum Teil aufgehoben werden. Es handele sich um das Coferment der Phosphatase. Die Synthesefähigkeit ging auch beim totenstarren Muskel rascher zurück als bei anderen Systemen[1637]. Desamidierung der Adenylsäure kann allein dafür nicht verantwortlich gemacht werden, weil auch eine direkte Veresterung möglich ist. Alterung (d. h. aufbewahren für einige Stunden bei 13—19⁰) führte auch ohne Reizung zur Hemmung der Synthese[1638], wie auch Erwärmung auf 37⁰[1615] und eine Anzahl von Glykosiden, und zwar α-Glykoside mehr als β-Glykoside[1640]. Bei Zusatz eines Aktivators aus anderen Organen konnte die Milchsäurebildung und die PO_4'''-Veresterung zugleich unterdrückt werden[1641].

Auch im unveränderten Muskelpreßsaft nimmt im späteren Verlauf des Versuchs die Menge des anorganischen PO_4''' wieder zu[1642]. Ebenso wird durch m/200 Arsenat das Verschwinden von PO_4''' durch NaF gehemmt[1643]. Das liegt aber daran, daß die durch Phosphatasen auftretenden Dephosphorylierungen durch Arsenat gefördert werden. Aber der Arsenateffekt an sich unterliegt schließlich auch der Fluoridhemmung[1644]. Teilweise wird Arsenat an Stelle von Phosphat verestert. Die entstehende Verbindung zerfällt dann spontan.

Fluorid (0,01 mol) wirkt auf die Phosphorylierung des Glykogens mit Bildung von Glucose-1-Ester nicht ein (CORI[1617, 1607, IV]), andererseits wurde durch eine Beschleunigung der Phosphorylierung ein rascheres Verschwinden des Glykogens beobachtet, aber nur bei Anwesenheit von anorganischem PO_4'''[1645], sonst wirkt NaF verzögernd auf diesen Prozeß[1634], ebenso wie die Synthese von Glykogen auf Lactatzusatz im intakten Muskel gehemmt wird[1648, II]. Wenn die vorher erwähnten Synthesen von Phosphorsäureestern in einem hyperglykämischen Muskel vermindert werden[1634], dann kann das auf der Hemmung der Glykogenphophorylierung unter Erhöhung der Glucosekonzentration beruhen[1617]. Abbau von Glykogen auf anderem Wege, wie z. B. durch Amylase, die durch Cl' aktiviert wird[1648, I], kann hier wirksam werden, woraus ersichtlich ist, daß die Extraktion von Muskelsaft durch Chloride für das ganze Fermentsystem nicht gleichgültig ist. Eine Phosphorylierung der freien Zucker findet zwar auch statt, aber der Weg ist geändert.

[1632] BEATTIE, F. u. MILROY, T. H.: J. Physiol. 62, 174 (1926), Rona 40, 211. Kaninchenversuche.
[1633] BEATTIE, F. u. MILROY, T. H.: J. Physiol. 60, 379 (1925), Rona 34, 809.
[1634] MILROY, T. H.: J. Physiol. 60, S II (1925), Rona 34, 648.
[1635] ANDREWS, S.: Biochem. J. 19, 242 (1925), Rona 33, 681.
[1636] KOLDAJEW, B. M.: Rona 92, 396 (1935). Vergleich von trainiertem und untrainiertem Muskel.
[1637] DEUTICKE, H. J.: Hoppe-Seylers Z. 149, 259 (1925).
[1637, I] VERZAR, F. u. MONTIGEL, C.: Helvet. chim. acta 25, 9 (1942), Rona 130, 201.
[1637, II] VERZAR, F. u. MONTIGEL, C.: Helvet. chim. acta 25, 22 (1942), Rona 130, 202.
[1638] ABRAHAM, A. u. KAHN, P.: Hoppe-Seylers Z. 141, 161 (1924), Rona 30, 545.
[1639] SCHMIDT, G.: Arbeitsphysiologie 1, 136 (1928), Rona 46, 367. Von 14 Tieren nur 3 wirkliche Ausschläge.
[1640] ABDERHALDEN, E. u. EFFKEMANN, G.: Biochem. Z. 268, 461 (1934). Amygdalin, Arbutin, Salicin, Phenol-α- und -β-Glykosid, Phenol-α- und -β-Galaktosid.
[1641] CASE, E. M.: Biochem. J. 23, 1, 210 (1929). Gebunden an die Anwesenheit von intakten Zellstrukturen. Andere Organe: Gehirn, Nierenrinde.
[1642] EMBDEN, G. u. HAYMANN, C.: Hoppe-Seylers Z. 137, 154 (1924). Muskeln von Kaninchen und Hunden.

Bei der Frage nach der Konstitution der Phosphatester wurde zuerst von EMBDEN vermutet, daß Lactacidogen (Hexosediphosphat) das sich ansammelnde Produkt darstellt. Es bildet sich aber nur unter besonderen Bedingungen diese Verbindung, so wenn reichlich Glykogen bzw. Stärke und Phosphat zur Verfügung steht, z. B. auch in Muskelbrei, nicht aber in Muskelpreßsaft[1646]. Tatsächlich häuft sich ein schwerhydrolysierbarer Ester an, wie LOHMANN[1646] zuerst darlegte. Sonst wird auch Hexosediphosphat bei Anwesenheit von NaF in diesen Ester überführt. Hexosemonophosphat nimmt zugleich 1 Molekül PO_4''' auf. Es bildet sich dabei Phosphoglycerinsäure[1647], die durch lebensfrische Muskulatur über Phosphobrenztraubensäure in Brenztraubensäure und PO_4''' gespalten wird[1648]. Daneben soll es noch schwerer hydrolysierbare Ester geben[1623]. Aber der wesentliche Angriffspunkt des Fluorids ist hier — wie bei der Hefe — das Ferment Enolase, das die Phosphoglycerinsäure in Phosphobrenztraubensäure überführt. Es wird durch m/333 NaF zu 72%, durch m/100 zu 100% gehemmt, ist also der empfindlichste Teil des glykolytischen Kreises[1557]. Wenn man einem F'-vergifteten System Brenztraubensäure zusetzt, kann man so die Dehydierung von Glycerophosphat und Triosephosphat verfolgen. Dann gilt die Gleichung:

Triosephosphat + Pyruvat → Phosphoglycerat + Milchsäure.

Diese Reaktion wird durch m/40 P_2O_7'''' zu 69% gehemmt[1649] (siehe [1650, II]). Daraus ergibt sich dann das Schema der Milchsäurebildung im Muskel, das analog dem früher wiedergegebenen für Hefegärung verläuft. Es soll hier nicht wiedergegeben werden, sondern nur 2 Gleichungen, die unter n/25 NaF gültig sind, ihren Platz finden[1650] (siehe auch [1650, I]).

1. 1 Glucose + 2 Brenztraubensäure + 2 $PO_4''' =$ 2 Phosphoglycerinsäure + + 2 Milchsäure.

2. 2 Glucose + 2 Phosphobrenztraubensäure + 2 $PO_4''' =$ 1 Hexosediphosphat + 2 Phosphoglycerinsäure + 2 Milchsäure.

Die Veränderungen im „gealterten" Muskelbrei untersuchte in dieser Hinsicht LEHNARTZ[1650, III]. Zuerst leidet die Bildung von Hexosediphosphat. Dieses wird aber weiter dismutiert. Bei fortschreitender Alterung leidet schließlich auch die Dismutation.

Auch Oxalessigsäure kann als Wasserstoffacceptor dienen[1651].

Hieran schließen sich jetzt noch die Folgen eines NaF-Zusatzes für das Adenylsäure-Phosphagensystem. Da die fortwährende Aufesterung der Adenylsäure zu Adenylpyrophosphat durch Phosphobrenztraubensäure geschieht, wird es bald zu

---

[1642, I] SCHUMANN, H.: Pflügers Arch. **243**, 686 (1940). Ratten, Muskelbrei + Glykogen.
[1642, II] HELVE, O. E.: Biochem. Z. **306**, 343 (1940). Nur bei großen PO_4-Mengen deutlich.
[1643] TANKO, B.: Biochem. Z. **250**, 7 (1932), Rona **70**, 64.
[1644] PILLAI, R. K.: Biochem. J. **32**, 1087 (1938), Rona **109**, 299.
[1645] HAHN, A. u. OTTAWA, H.: Z. Biol. **98**, 81 (1937), Rona **100**, 561. C. **1937 II**, 102.
[1646] LOHMANN, K.: Biochem. Z. **222**, 324 (1930), Rona **57**, 405. Muskeln von Kaninchen, Frosch und Krebs.
[1647] EMBDEN, G., DEUTICKE, H. J. u. KRAFT, G.: Hoppe-Seylers Z. **230**, 12 (1934).
[1648] EMBDEN, G. u. DEUTIKE, H. J.: Hoppe-Seylers Z. **230**, 29 (1934) u. S. 50.
[1648, I] MYSTKOWSKI, E. M.: Encymologia **2**, 152 (1937), Rona **110**, 294.
[1648, II] JONES, R. N.: J. Physiol. **93**, P 33 (1935), Rona **88**, 210. Konzentration nicht angegeben.
[1649] GREEN, D. E., NEEDHAM, D. M. u. DEWAN, J. G.: Biochem. J. **31**, 2326 (1938).
[1650] MEYERHOF, O. u. KIESSLING, W.: Biochem. Z. **283**, 83 (1935), Rona **93**, 45.
[1650, I] ADLER, E., V. EULER, H. u. HUGHES, W.: Hoppe-Seylers Z. **252**, 1 (1938), Rona **108**, 136. Über die Fermentsysteme zu diesen Reaktionen siehe vor allem WARBURG[1527, II].
[1650, II] AUBEL, E. u. SIMON, E.: C. rend. Soc. Biol. **117**, 658 (1934), Rona **85**, 66. Es soll auch die Bildung von Brenztraubensäure aus Milchsäure möglich sein und durch Fluorid gehemmt werden. Keine Konzentrationsangaben.
[1650, III] JITARIU, M. u. LEHNARTZ, E.: Hoppe-Seylers Z. **263**, 206 (1940). m/10 NaF.
[1651] PARNAS, J. K. u. SZANKOWSKI, W.: Encymologia **3**, 220 (1937). C. **1938 I**, 4203.

dem Verlust von Phosphagen kommen, das dann aus dem Brei verschwindet[1652, 1653]. Aber ebenso kommt es dann zur leichteren Desamidierung der liegenbleibenden Adenylsäure[1608, 1610], wenn man nicht Brenztraubensäure und PO_4''' oder gar Phosphobrenztraubensäure[1654] zusetzt, die dann die NH_3-Bildung verhindern. Bei geringeren NaF-Konzentrationen, bei denen die Enolase nicht restlos gehemmt ist, kann auch Phosphoglycerinsäure als PO_4'''-Donator dienen[1655], besonders wenn sie selbst in höherer Konzentration zugefügt wird[1656] (siehe auch [1607]). Aber Extrakte aus Acetontrockenpulver können auch Phosphoglycerinsäure spalten[1644]. Die Energie zur Bildung von Kreatinphosphorsäure aus auftretendem PO_4''' muß durch einen anderen Vorgang, etwa Oxydation oder Dismutation erfolgen[1657]. Deshalb kann auch die Desamidierung der Adenylsäure durch Oxalessigsäure[1651] aufgehoben werden wie durch Brenztraubensäure[1610].

d) Bei Zusatz von **Sulfit** wird Brenztraubensäure abgefangen, und zwar im Betrage mehr, wenn Glykose oder Glykogen zugesetzt wird[1658]. Es häuft sich dabei — wie in Hefe — nebenbei Glycerinphosphorsäure an. (Auch diese Ansammlung der Brenztraubensäure wird durch NaF unterdrückt[1659], siehe dagegen Förderung[1645].) Ebenso gelang es Acetaldehyd[1660] und vor allem Triosephosphorsäure mit Sulfit abzufangen. Die Ausbeute betrug bei 0,033 n HSO_3' 39%, bei 0,1 n 81% und bei 0,33 n sogar 90% Triosephosphorsäure[1661]. Es ist verständlich, daß damit eine NH_3-Bildung aus Adenylsäure ausgelöst wird[1610]. Die Glykogenbildung im ruhenden Froschmuskel durch Lactatzusatz wird durch SO_3'' gehemmt[1648, II].

Die Umwandlung von Brenztraubensäure in Milchsäure konnte durch J_2 oder Chinon gehemmt, durch Sulfit wieder reaktiviert werden, wohl ausschließlich bedingt durch die reduzierenden Eigenschaften des Sulfits[1662]. Die Bildung des ROBINSONesters wird durch -SH-Gruppen gesteigert. Werden diese durch Reduktionsmittel wie Hydrosulfit u. a. vermehrt, dann kann eine Steigerung der Esterbildung erzielt werden[1662, I].

e) **Andere Ionen.** Von anderen in der HOFMEISTERschen Reihe meist beachteten Ionen liegen nur wenige Untersuchungen vor. In jedem Fall läßt sich die Wirkung mit der von Fluorid nicht vergleichen, wenn man die Vorgänge in Muskelbrei oder Preßsaft ins Auge faßt.

Der O_2-Verbrauch wird schon durch 1,2% NaCl herabgesetzt, ebenso KJ und Na_2SO_4[1668, I]. Stärker war die Wirkung bei der Entfärbung von Methylenblau durch gewaschenes Pferdefleisch bei Zusatz von Bernsteinsäure. Die Reihenfolge[1668, I] ist:

$$SCN' > F' > J' > Br', NO_3' > SO_4''.$$

[1652] EGGLETON, P. u. EGGLETON, M. G.: Nature **119**, 194 (1927), Rona **40**, 210.
[1653] EGGLETON, P. u. EGGLETON, G. M.: J. Physiol. **65**, 15 (1928). m/9 NaF.
[1654] MANN, T.: Biochem. Z. **277**, 380 (1935), Rona **87**, 536. C. **1935 II**, 246.
[1655] MANN, T.: Biochem. Z. **279**, 82 (1935), Rona **92**, 52.
[1656] OSTERN, P., BARANOWSKI, T. u. REIS, J.: Biochem. Z. **279**, 85 (1935), Rona **92**, 52.
[1657] McINNES, J.: Biochem. J. **31**, 1586 (1937). C. **1938 I**, 4494.
[1658] MEYERHOF, O. u. McEACHERN, D.: Biochem. Z. **260**, 417 (1933). 10^{-2} mol NaF. Muskeln von Frosch und Kaninchen.
[1659] CASE, E. M.: Biochem. J. **26**, 1, 759 (1932). m/33 Na_2SO_3.
[1660] KORTSCHAGIN, M. u. LEWITOW, M.: Biochem. Z. **224**, 63 (1930), Rona **57**, 737.
[1661] MEYERHOF, O. u. LOHMANN, K.: Biochem. Z. **273**, 413 (1934), Rona **82**, 645.
[1662] v. LEÖVEY, F.: Rona **94**, 662 (1935).
[1662, I] GILL, P. M. u. LEHMANN, H.: Biochem. J. **33**, 1151 (1939), Rona **116**, 290.
[1663] SELTER, E. G.: Hoppe-Seylers Z. **165**, 1 (1927), Rona **45**, 50. Muskelbrei von Kaninchen und Frosch.
[1664] SELTER, G. E.: Hoppe-Seylers Z. **165**, 18 (1927), Rona **41**, 188. Expositionszeit der Muskeln 10—660″.
[1665] EMBDEN, G.: Naturwissenschaften **11**, 985 (1923), Rona **24**, 445.
[1666] EMBDEN, G. u. LEHNARTZ, E.: Hoppe-Seylers Z. **134**, 243 (1924), Rona **26**, 350.
[1667] ODA, Y.: J. of Biochem. **8**, 45 (1927), Rona **45**, 763.
[1668] EMBDEN, G., KAHLERT, M. u. LANGE, H.: Hoppe-Seylers Z. **141**, 254 (1924), Rona **30**, 548. NaCl soll weniger wirksam sein als NaBr.
[1668, I] SAHLIN, B.: Skand. Arch. Physiol. **46**, 64 (1924), Rona **33**, 454.

Nitrate werden durch Muskelgewebe nicht reduziert außer von Ratten und Meerschweinchen. Diese Reduktion ist nicht abhängig vom Zusatz von Bernsteinsäure, Citronensäure, vorherigen Bewegungen des Tieres usw. Das System ist durch HCN und O_2 hemmbar. Es entsteht dabei Nitrit[1668, II].

Auf die Milchsäurebildung wird durch Konzentrationen bis zu m/1 herauf bei Na_2SO_4, NaCl, NaBr keine deutliche Einwirkung gesehen und bei SCN' in Konzentrationen von m/1 und m/4 eine Hemmung[1663].

Bei Auftreten von Starre der intakten isolierten Muskeln nach SCN liegen die Verhältnisse eindeutig im Sinne einer vermehrten Milchsäurebildung, während sich die Menge des anorganischen Phosphats nicht immer vermehrte[1664]. Im Muskelbrei zeigt sich eine vermehrte Freisetzung anorganischen Phosphats nach der Behandlung mit isotonischen Lösungen — nach den lyotropen Eigenschaften — wie folgende Zahlenreihe zeigt[1665]:

Muskelbrei bei Beginn des Versuchs	0,318% H_3PO_4
Nach 6 Stunden mit Wasser	0,365%
+ NaCl	0,382%
NaJ in 4 Stunden	0,445%
Na_2SO_4	0,356%.

Auch in ausführlichen Versuchen wurden nur geringfügige Differenzen mitgeteilt[1666] oder vollkommen vermißt[1667]. Wird durch Zusatz von m/50 $CaCl_2$ ein Verschwinden des anorganischen Phosphats erzwungen, so kann dieser Prozeß durch NaBr und NaCl gehemmt werden, allerdings nur in ganz hohen Konzentrationen (> m/10)[1668]. Die hier berichteten Wirkungen der Anionen sind in keiner Weise in Einklang zu bringen mit den Vorgängen im intakten Muskel.

Die Umesterung der Phosphorsäure von Glucose-1-Ester zum 6-Ester durch Phosphoglucomutase (CORI[1616]) wird durch $Mg^{..}$ und $Mn^{..}$ beschleunigt. 20 m-Mol NaCl hemmt den Mg-Effekt, nicht den von Mangan, ähnlich different wirkte Na_2SO_4 in derselben Konzentration auf die beiden Aktivatoren.

2. Herzmuskel.

In den Fermentextrakten aus *Herzmuskel* wurde sonst nur Fluorid einer Untersuchung unterzogen. Durch m/10 NaF (weniger durch m/100) sinkt der Gehalt an anorganischem PO_4''' ab[1669, 1670] unter Entstehung von Phosphoglycerinsäure[1675]. Dieser Effekt ist in „gealtertem" Brei geringer[1671]. Durch m/50 NaF wird die Milchsäurebildung völlig gehemmt[1672]. Bei Zusatz von Brenztraubensäure zum NaF-Herzmuskelbrei wird nur wenig Milchsäure gebildet, ebenso bei Acetontrockenpulver in m/20 NaF aus Hexosediphosphat. Ein Teil der Milchsäurebildung ist unhemmbar. Das soll auf einen spontanen Zerfall der Dioxyacetonphosphorsäure über Methylglyoxal erklärt werden[1672].

Die Adenylsäure wird im Herzmuskel nur langsam desamidiert[1673]. Der Zerfall von Adenylpyrophosphat wird auch durch NaF verzögert im Gegensatz zum Skelettmuskel. Die Spaltung wird aber sofort durch HCN erzielt und läßt sich jetzt nicht durch F' ausschalten[1674]. Auch hier war am ganzen arbeitenden Froschherzen der Vorgang nicht zu rekapitulieren[1674]. Bei Schnitten von Rattenherzen wurde durch Fluorid der Sauerstoffverbrauch zunehmend auf 48% bei 0,02 Mol/L gesenkt. Eine weitere Steigerung der Konzentration brachte eine Abnahme der Hemmung auf 17%, um bei weiterer Steigerung wieder zuzunehmen. Aber

---

[1668, II] BERNHEIM, F. u. DIXON, M.: Biochem. J. **22**, 1, 125 (1928). Rona **45**, 746. Untersucht: Ochse, Schaf, Schwein, Kaninchen, Küken und Hund.
[1669] PERGER, H.: Hoppe-Seylers Z. **162**, 122 (1926). Bei einem Hunde mit Staupe von geringerem Maße.
[1670] GYÖRGY, P.: Biochem. Z. **161**, 157 (1925). Rona **33**, 862.
[1671] WASSERMEYER, H.: Hoppe-Seylers Z. **203**, 241 (1931), Rona **65**, 703.
[1672] OCHOA, S.: Biochem. Z. **290**, 62 (1937).
[1673] OSTERN, P. u. BARANOWSKI, T.: Biochem. Z. **281**, 157 (1935). Rona **92**, 54.
[1674] PARSCHIN, A. N.: **1936 I**, 1911. a) S. 1912.

bereits 0,005 molares NaF hemmte die durch Malonat induzierte Steigerung des Stoffwechsels[1674, IV].

0,02 mol Pyrophosphat hemmte den Sauerstoffverbrauch um 36%[1674, IV]. (Weitere Daten über den Sauerstoffverbrauch unter Fluorid siehe die Versuche von BREUSCH und PETERS[1631, I] und die Tabelle S. 234.) Die Oxydationen von Pyruviat bedürfen stets des anorganischen *Phosphats*. In den Versuchen von GIBSON und LONG[1679, II] wurde Ochsenherz fein zerkleinert, bis der Sauerstoffverbrauch sehr niedrig war, der Brei 3 Stunden bei 2° dialysiert. Dazu wurde neben Brenztraubensäure Adeninnukleotid, Fumarsäure, Mg und PO_4 gegeben. Die Oxydationen stiegen in diesem System mit dem Phosphatgehalt. Bei 10^{-2} mol war der maximale Wert schon erreicht mit 1200 μl. O_2/g/90 min, während mit $5 \cdot 10^{-4}$ mol nur $1/3$ verbraucht wurde. Phosphat stabilisierte die Atmung. Es ist in diesen Versuchen möglich, daß ein Teil der Wirkung durch die Puffereigenschaften des Phosphats verursacht war. Eine andere Auslegung ermöglichten die Versuche über Succinoxydase, über die wir schon auf S. 201 berichteten. Danach kann Phosphat durch Hemmung einer störenden Phosphatase wirksam werden.

In Versuchen an Gewebsschnitten von Katzenherzen zeigten Scillirosid und andere Digitalisglykoside eine Zunahme des Sauerstoffverbrauchs. Dieser wurde verstärkt durch Zugabe von Phosphat. 18 m Mol/l steigerten um 50% 1,8 m Mol um 97% oberhalb der Kontrolle[1674, I]. Die Abnahme der Phosphatwirkung bei steigender Konzentration ist vielleicht auf eine Calciumfällung zurückzuführen, da Ca für die Steigerung der Atmung überhaupt notwendig war. Ohne das brachten die Glykoside eher eine Hemmung.

Die Befunde unterschieden sich quantitativ beträchtlich von denen am Skelettmuskel, besonders ist die geringe Menge von Phosphagen — also von Phosphatreserve — im Herzmuskel bekannt, ebenso wie die geringfügige Ansammlung von Milchsäure. Eine Phosphorylase ist aber auch unwirksam (CORI[1607, III, 1607, IV]). (Über den Umsatz von P_2O_5,[IV] durch das intakte Herz siehe EICHLER und STOBER[4100, II]).

Gewebebrei von *Arterien*. Ein Brei von Aortengewebe von Ratten im Alter von 1—2 bzw. 14—18 Monaten wurde hergestellt, um die mit dem Alter sich ändernden Stoffwechselvorgänge zu untersuchen[1674, II]. Von diesem wurde der Sauerstoffverbrauch in Warburg-Gefäßen gemessen. Nach 1 Stunde wurde der zu prüfende Hemmungskörper zugesetzt. Durch 0,02 molares NaF wurde der Verbrauch auf 65 bzw. 56% herabgesetzt. Ein signifikanter Unterschied ließ sich nicht nachweisen, auch nicht bei den anderen Hemmungskörpern. $^{32}PO_4$ wurde leicht in Lipoide eingebaut[1674, III].

3. Leber.

a) Phosphat. Durch Zugabe von radioaktivem $^{32}PO_4$ in die Ringerlösung ließ sich eine Aufnahme von ^{32}P in die Lipoide der Leber nachweisen, solange die Zellen nicht zerstört waren, d. h. bei Leberschnitten, nicht aber nach Zerreiben[1679, I]. Im Brei von Kaninchenlebern drang ^{32}P in Adenosintriphosphat und Flavindinucleotid gleichstark ein, in Flavinmononucleotid, Pyridinnucleotid und

---

[1674, I] FINKELSTEIN, M. u. BODANSKY, O.: J. Pharmacol. exp. Therap. 94, 274 (1948).

[1674, II] BRIGGS, F. N., CHERNICK, S. u. CHAIKOFF, F. L.: J. biol. Chem. 179, 103 (1949). Malonat hemmte auf 93 u. 88, Acid auf 54 u. 52, Jodessigsäure auf 32 u. 34% bei gleicher molarer Konzentration.

[1674, III] CHERNICK, S., SRERE, P. A. u. CHAIKOFF, F. L.: J. biol. Chem. 179, 113 (1949).

[1674, IV] WEBB, J. L., SAUNDERS, P. R. u. THIENES, C. H.: Arch. Biochem. 22, 458 (1949).

[1675] DEUTICKE, H. J.: Klin. Wschr. 1938, 1237.

[1676] DICKENS, F. u. SIMER, F.: Biochem. J. 25, 2, 985 (1931). Rattengewebe.

[1677] QUASTEL, J. H. u. WHEATLEY, A. H. M.: Biochem. J. 27, 2, 1753 (1933). Meerschweinchenleber.

[1678] CIARANFI, E.: Biochem. Z. 285, 228 (1936). C. 1936 II, 649. Meerschweinchenleber.

[1678, I] YOSII, S.: J. of Biochem. 26, 397 (1937). C. 1938 II, 716.

Adenylsäure kaum[1678, II]. Die Atmung von Leberschnitten wird durch PO_4''' nicht verändert, vielleicht mit einer Tendenz, den respiratorischen Quotienten zu erhöhen[1676]. Wird Buttersäure zugesetzt, dann sinkt der O_2-Verbrauch und die Produktion von Acetessigsäure bei Steigerung der Phosphatkonzentration von m/45 auf m/15. Die Hemmung konnte durch Tyramin vermindert werden. Die Ursache der Hemmung wird auf die Ca-Fällung bei diesen Konzentrationen zurückgeführt[1677]. Denn bei Konzentrationen von $6,6 \cdot 10^{-3}$ mol wurde die Atmung unter Buttersäurezusatz vermehrt[1678]. Dabei ist das Verhältnis der gebildeten β-Oxybuttersäure zur Acetessigsäure bei PO_4''' mehr in Richtung der β-Oxybuttersäure verschoben.

Eine Möglichkeit indirekter Phosphatwirkung folgt aus der Beobachtung, daß $Ca^{\cdot\cdot}$ die Fumaratoxydation beeinflußt. Das geschieht auf dem Umweg des Abbaus der Cozymase, die durch ein besonderes Fermentsystem, eine Nucleotidase, gefördert wird. Daher wird durch Zusatz von Ca-Salzen zu Leberbrei die Pyruvatbildung aus Fumarsäure gehemmt. Für p_H-Werte unter 8,6 sinkt die Aktivität dieses Fermentsystems durch $0,25 \mu$ Mol/cc. fast auf Null ab. Durch Phosphatzusatz für $p_H > 8,2$ wird die Ca-Hemmung teilweise aufgehoben, „wahrscheinlich durch Bildung von unlöslichem Calciumphosphat"[1679, V].

Die Desamidase von Ribosenucleat (nicht die von Desoxyribosenucleat) kann durch Dialysierung von Gewebsbrei inaktiviert werden. Sie wird wieder hergestellt durch Zugabe von Erdalkalien und Metallen (aber auch durch gewisse organische Basen). Diese Wiederherstellung kommt nicht zustande, wenn als Anionen Phosphat oder Fluorid mit eingeführt werden. Diese Anionen hemmen auch die Desamidierung und Dephosphorylierung von Desoxyribosenucleat, aber in geringerem Maße.

Bei Malonatzusatz ist der O_2-Verbrauch um 63% geringer in Phosphatlösung als in gewöhnlichem Ringer (nicht aber bei Fumarat, da eher etwas Steigerung)[1617, I], bei Oxalacetat leicht erhöht[1679 VII].

Die Dehydrierung höherer Fettsäuren wird durch PO_4''' beschleunigt, niederer Fettsäuren — Ameisen-, Essig-, Propion-, Butter-, Croton- und Valeriansäure — wird durch PO_4''' erst ermöglicht[1678, I]. Die Fähigkeit der Oxydation von höheren Fettsäuren — untersucht wurde vor allem Octansäure — ist in den Mitochondrien lokalisiert. Außer diesen ist in dem Reaktionsgemisch Cytochrom, Neutralsalze und Phosphat notwendig[1679, III].

Bei dem System Leberbrei + Mg + Adenosintriphosphat $\pm$ PO_4 wurde von LEHMINGER und KENNEDY[1679, IV] neben dem O_2-Verbrauch auch die gebildete Acetessigsäure bestimmt. 0,0002 mol PO_4 führten zu einer Aufnahme von $1,3 \mu$Mol

---

[1678, II] HAMMEL, J. P. u. LINDBERG, O.: J. biol. Chem. **180**, 1 (1949).

[1679] BERNHEIM, F.: J. biol. Chem. **123**, 741 (1938). Bei anderen Tieren nicht so gut nachweisbar.

[1679, I] FISHLER, M. C., TAUROG, PERLMAN, J. u. CHAIKOFF, J. L.: J. biol. Chem. **141**, 809 (1941). C. **1943 I**, 2313.

[1679, II] GIBSON, Q. H. u. LONG, C.: Biochem. J. **41**, 230 (1947). a) SPECK, J. F.: J. biol. Chem. **179**, 1387 (1949). Folgendes System: Taubenleberdispersion 0,03 mol KCl 0,006 m $MgSO_4$ 0,0001 mol. Diphosphopyridinnucleotid $6 \cdot 10^{-6}$ mol Cytochrom c 0,01 mol Na-Citrat 0,02 m NH_4Cl 38° O_2-Atmosphäre. Ders. ebenda 1405 (1949) getrocknete Leber.

[1679, III] KENNEDY, E. P. u. LEHMIGNER, A. L.: J. biol. Chem. **172**, 847 (1948).

[1679, IV] LEHMINGER, A. L. u. KENNEDY, E. P.: J. biol. Chem. **173**, 753 (1948).

[1679, V] LEUTHARDT, F. u. MAURON, J.: Helv. Physiol. et Pharm. Acta **6**, 836 (1948). ROTHLIN-Festschrift. Schwabe 1948 S. 108.

[1679, VI] GREENSTEIN, J. P. u. CHALKLEY, H. W.: Arch. of Biochem. **7**, 451 (1945). Zit. nach GREENSTEIN: Biochem. of Cancer 1947, S. 210. Benzoylargininamidase wird durch PO_4 stark gehemmt.

[1679, VII] POTTER, V. R., PARDEE, A. B. u. LYLE, G. G.: J. biol. Chem. **176**, 1075 (1948). Bis 16,7 mol war keine Schädigung nachweisbar.

O_2 und Bildung von 0,3 μMol Acetessigsäure. Diese Mengen stiegen bei der optimalen Konzentration von 0,001 mol PO_4 auf 7,6 μMol O_2 und 3,9 μMol Acetessigsäure. Durch die Energie der Octansäureverbrennung wurde das Phosphat verestert. Zu diesem System gehörte eine optimale Salzkonzentration von 0,05 bis 0,12 mol NaCl = KCl mit Abfall nach beiden Seiten, vielleicht weil die Mitochondrien, in denen die Oxydationsfähigkeit verankert liegt, gegen osmotische Drucke nicht unempfindlich sind.

Zusatz von Alloxansäure zu Leberbrei von Meerschweinchen, der sonst Alkohol nur wenig oxydiert, führte zu einer Beschleunigung der Oxydation auf das 8—10fache. Wenn Alloxan zugesetzt wird zu Phosphatpuffern, dann ist keine Katalyse mehr nachweisbar. Wird aber Leber in PO_4'''-Puffer suspendiert und dann erst Alloxan hinzugefügt, dann kommt es zu voller Beschleunigung[1679].

Die Harnstoffsynthese durch das Arginin-Arginase-System wird durch PO_4'''-Puffer vermindert gegenüber Bicarbonat, anscheinend weil im ersteren weniger CO_2 zur Verfügung steht zur Reaktion mit Ammoniak[1680]. Die Aminierung von Brenztraubensäure mit NH_3 unter Bildung von Aminosäure findet bei Leberschnitten (von Ratten) ohne anorganisches P nicht statt, ist maximal bei 0,025 bis 0,033 m PO_4[1680, I]. Dasselbe ließ sich bei der Bildung von Glutamin aus zugesetzter Glutaminsäure und NH_4Cl durch Dispersionen von Taubenlebern nachweisen. Das Maximum der Bildung lag bei 0,05 mol PO_4[1679, II a].

In Versuchen von KALCKAR[1680, II] wurde Nucleotidphosphorylase an Rattenlebern durch Dialyse inaktiviert. Inosinzusatz. Die Menge des freien Purins stieg auf das 10fache beim Zusatz von nur 25 γ Phosphat-P/cc. War diese Menge verbraucht, dann hörte die Reaktion auf, bis neues Phosphat zugefügt worden war. Während der Spaltung des Inosin wurde pro Mol 1 Mol PO_4, wahrscheinlich als Ribose-1-Phosphat festgelegt. Der Prozeß ist reversibel.

Die Leberautolyse (N-Freisetzung) von Leberbrei hungernder Ratten wird bis herunter zu m/480 gefördert, die Latenzzeit abgekürzt[1681]. In zellfreien Leberextrakten verschwindet bei Inkubation zunehmend der nach VAN SLYKE bestimmte Aminostickstoff durch Reaktion der Aminogruppen mit Zucker. Diese Reaktion wird durch PO_4''' beschleunigt[1683, I]. Das Ferment, das Adenosintriphosphat spaltet, wird durch PO_4''' gehemmt[1682].

Wenn Leberextrakte von gut gefütterten Kaninchen dialysiert werden, ist der Verlust an Glykogen geringer als ohne Dialyse. Das ist vielleicht auf den Verlust an anorganischem PO_4''' (3—6 m/Mol) zurückzuführen, was daraus hervorgeht, daß bei weiterem Phosphatzusatz der Glykogenverlust noch größer ist. In 1 Stunde verschwinden ohne PO_4''': 12 mg Glykogen, mit 50 m/Mol aber 70 mg[1683]. Es bildet sich Glucose-1-Phosphat, und gefunden wird Glucose und Hexosemonophosphat, also zugleich die Wirkung einer Phosphatase, die sich durch 0,2 mol NaF nicht hemmen ließ. Auch zu dieser Phosphorylierung gehört Adenylsäure. Aber der Unterschied gegenüber dem Muskel liegt im Auftreten von Glucose (siehe auch CORI[1607, IV]). Auch die Zuckerausschüttung von Leberschnitten von Kaninchen und Ratten infolge Zusatzes von kristallisiertem Insulin bedarf des Phosphats, woraus auf eine Beteiligung eines Phosphorylasesystems geschlossen

---

[1680] KREBS, H. A. u. HENSELEIT, K.: Hoppe-Seylers Z. **210**, 33 (1932).
[1680, I] KITZMAN, M. G.: J. biol. Chem. **167**, 77 (1947).
[1680, II] KALCKAR, H. M.: J. biol. Chem. **167**, 477 (1947), Nature **160**, 143 (1947).
[1680, III] SUTHERLAND, E. W. u. CORI, C. F.: J. biol. Chem. **172**, 737 (1948), 3,5 m Mol. Phosphat.
[1680, IV] BUCHANAN, J. M., HASTINGS, A. B. u. NESBETT, F. B.: J. biol. Chem. **180**, 435 (1949).
[1681] NEUBERGER, A. u. REINWEIN, H.: Biochem. Z. **243**, 225 u. 236 (1932). Ein Gang mit der weiteren Steigerung der Konzentration ist nicht deutlich.
[1682] BARRENSCHEEN, H. K. u. LANG, S.: Biochem. Z. **253**, 395 (1932), Rona **70**, 575. Das Ferment spaltet Pyrophosphat selbst nicht.
[1683] CORI, G. T., CORI, C. F. u. SCHMIDT, G.: J. biol. Chem. **129**, 629 (1939).

wurde[1680, III]. In Lebern fastender Ratten ließ sich bei 1% Glucose im Medium ein Glycogenansatz erzwingen. In Gegenwart von Succinat zusammen mit Phosphat wurde die Neubildung aufgehoben[1680, IV].

Glyoxalase aus Lebern von Kaninchen wird durch 0,5 mol PO_4''' um etwa 20% gehemmt[1684].

b) Pyrophosphat. OCHOA sowie CORI[1683, II] isolierten P_2O_7 aus dialysierten Rattenleberdispersionen, in denen Glutaminat, Brenztraubensäure und Bernsteinsäure oxydiert wurden. Dieses Pyrophosphat stammt aus 3 Reaktionen.

1. Die irreversible Hydrolyse des Diphosphopyridinnucleotids durch Nucleotidpyrophosphatase.

2. Die Phosphorylierung von Adenylsäure zu Adenosintriphosphat bei Atmung oder Fermentation.

3. Die Kombination von Nicotinamidmononucleotid und Adenosintriphosphat (siehe KRONBERG[1529, IV] und Abschnitt Hefe S. 215.)

In einem Cyclophorasesystem aus Leber und Niere von Kaninchen[1683, III] verschwindet PO_4 bei der Oxydation von Bernsteinsäure. Es sammelte sich Pyrophosphat an, und zwar 0,03 mol NaF vermehrte die Bildung. Die Mengen an P_2O_7 waren niemals größer als 0,9 Atome P pro Atom verbrauchten Sauerstoffs. Fluorid 0,005—0,03 mol verminderte die Aufnahme von Sauerstoff und vermehrte die Menge des veresterten Phosphats.

Pyrophosphat wirkte auf den Alloxansäuremechanismus[1679] und die Autolyse[1681] ähnlich wie Phosphat. Die Atmung der Rattenleber wird durch $m/30\ P_2O_7''''$ um 10%, bei Zusatz von Lactat um 24%, bei Zusatz von Glucose um 31% gehemmt, bei Glucose bilden sich zugleich Säuren[1685, 1691, I].

Die Oxydation von β-Phenyläthylamin und Tyramin durch Rattenleber (die frei von Blut sein muß) wird durch Pyrrol unter Aufnahme von 2 Atomen Sauerstoff pro mol Substrat vermehrt. Bei Zusatz von Pyrrol + Methämoglobin wird der O_2-Verbrauch auf 4 Atome erhöht. Beide Systeme werden durch 0,5% $K_4P_2O_7$ gehemmt, aber nicht das Enzym allein ohne den Aktivator[1686].

c) Durch **Fluorid** in Konzentrationen von 2% wird die eben erwähnte Pyrrol-Katalyse nicht gehemmt, wohl aber die von Pyrrol + Methämoglobin um 40 bis 60%[1686]. Sonst wird der O_2-Verbrauch durch m/100 kaum herabgesetzt trotz voller Hemmung der Glykolyse[1687] (siehe Tabelle S. 233). 0,02 mol hemmte schon um 25%[1688], 0,1 mol über 50%[1690]. Ebenso verhält sich ein durch Thyroxinvorbehandlung vermehrter O_2-Verbrauch[1689].

Wie in besonderen Zusätzen die Atmung gehemmt werden kann, sollen Versuche über die Oxydation von Butter-, Kroton- und β-Oxybuttersäure zu Acetessigsäure unter NaF zeigen[1691] (siehe Tabelle 55). Die durch Adenosintriphosphat katalysierte Oxydation von Octansäure wird bereits durch 0,0005 mol NaF gehemmt (POTTER[1691, II]).

Tabelle 55.

Konz. NaF in mol	Hemmung in %	
	Krotonat	Buttersäure
0,02	90	—
0,01	82	—
0,005	75	—
0,0031	—	70
0,0025	75	79,66
0,00075	18	—

[1683], I AGREN, G.: C. rend. Trav. Labor. Carlsberg, Ser. chim. **23**, 173 (1940), Rona **123**, 456.
[1683], II Symposion on respiratory Encymes 1942.

Auch die Reduktion der Acetessigsäure zu β-Oxybuttersäure unter anaeroben Bedingungen wird durch NaF gehemmt[1696], ebenso die Kuppelung von Glucuronsäure mit zugesetztem Borneol. 0,005 mol NaF, die den O_2-Verbrauch nocht nicht beeinflußten, hemmten die Glucuronsäurebildung um 56% bei Zusatz von Lactat, um 89% bei Dioxyaceton[1688]. Die Acylierung von Sulfanilamid wird erst bei 0,1 mol NaF beeinflußt[1690]. Die Esterspaltung von Homatropin, Atropin und Äthylmandelat wird durch 1,5% NaF um 80% vermindert[1692], nicht dagegen die Umwandlung von Vitamin B_1 (Aneurin) in Cocarboxylase[1693]. Die Bildung von p-Aminohippursäure aus p-Aminobenzolsäure + Glycin + Brei von Rattenlebern wurde durch 10^{-3} NaF etwas gefördert, aber schon durch $5 \cdot 10^{-3}$ mol um 60% gehemmt[1621, I]

Die Autolyse wird durch m/8 F′ nicht beeinflußt[1681], wohl aber die Proteolyse mit Vermehrung des Aminosäurestickstoffs und Rest-N, parallelgehend mit der Hemmung der Glykolyse[1694].

Die Ammoniakbildung aus Guanin durch ein Ferment Guanase wird durch m/6 unterdrückt, Hemmung wurde aber noch bei m/400 beobachtet[1695]. Die Guanylsäuredesamidierung wird schon bei m/2000 gehemmt[1695].

Coencym II bindet Pantothensäure, so daß es dem Test mit Lactobacillus arabinosus entgeht. Diese Bindung wird durch Leberextrakt gelöst, der aus dem Coencym PO_4 und Pantothensäure freisetzt. Durch 0,05 mol · NaF wird beides gehemmt. Diese Reaktion wird auch durch Darmphosphatase erzwungen, ist aber durch diese Fluoridkonzentration nicht hemmbar[1695, I].

Die Umwandlung von α-Ketoglutarsäure in Citronensäure durch die Leber von Tauben wurde durch 0,02 mol NaF zu 47% gehemmt, wenn die Reaktion in Stickstoffatmosphäre stattfand[1695, II].

Die Milchsäurebildung in der Leber wird durch NaF auch gehemmt wie im Muskel[1697], aber nicht vollkommen. Ebenso läßt sich die Phosphatvermehrung unterdrücken[1675, 1698, 1700] (und HELVE[1642, II] am nebennierenlosen Tier). Versuche zur Beobachtung einer Synthese von Estern wurden unternommen, ohne daß es einwandfrei gelang[1699] (siehe dazu auch [1700]), dagegen wurde die in Anwesenheit von Phloridzin erfolgende Freisetzung von PO_4''' durch 0,01 mol NaF verhindert[1704, IV]. Es bildet sich aus zugesetztem Hexosediphosphat ein schwer hydrolysierbarer Ester, aber trotzdem nebenbei Milchsäure und Brenztraubensäure, die dann zum Teil auf unbekanntem Wege verschwinden. 0,1% NaF hemmt auch die Bildung von Zucker aus zugesetzter Brenztraubensäure und Milchsäure nicht[1701]. Zusatz von m/50 NaF hemmt die Adenosintriphosphatase der Leber um 75% bei p_H 8,2; bei p_H 9,0 um 85%, selbst m/300 hemmte noch 58%[1682]. Bei m/5 NaF unter aeroben Bedingungen sammelt sich Fructosediphosphat an,

[1683], III CROSS, R.J., TAGGART, J.V., COVO, G.A. u. GREEN, D.E.: J. biol. Chem. 177, 655 (1949).
[1684] SAKUMA, F.: J. of Biochem. 12, 247 (1930).
[1685] GREIG, M. E. u. MUNRO, M. P.: Biochem. J. 33, 143 (1939), Rona 113, 398.
[1686] BERNHEIM, F. u. M. L. C. u. MICHEL, H. O.: J. biol. Chem. 126, 273 (1938).
[1687] EWIG, W.: Klin. Wschr. 1929 I, 839. Warburggefäße.
[1688] LIPSCHITZ, W. L. u. BUEDING, E.: J. biol. Chem. 129, 333 (1939).
[1689] McEACHERN, D.: Bull. Hopkins Hosp. 56, 145 (1935), Rona 87, 381.
[1690] KLEIN, J. R. u. HARRIS, J. S.: J. biol. Chem. 124, 613 (1938). Kaninchenleberschnitte.
[1691] JOWETT, M. u. QUASTEL, J. H.: Biochem. J. 29, 2, 2143 (1935).
[1691, I] FEINSTEIN, R. N. u. STARE, F. J.: J. biol. Chem. 135, 393 (1940), Rona 125, 52. 0,03 mol P_2O_7 IV hemmte in Schnitten und Brei um 20—40% den O_2-Verbrauch, nicht aber wenn es ungepuffertem NaCl zugesetzt wird, manchmal fördert es.
[1691, II] POTTER, R.: J. biol. Chem. 169, 17 (1947).
[1692] BERNHEIM, F. u. BERNHEIM, M.L.C.: J. Pharm. exp. Therap. 64, 209 (1938). Leber-brei.
[1692, I] COHEN, P. P. u. McGILVERY, R. W.: J. biol. Chem. 169, 119 (1947). 0,01—0,06 mol Phosphat hatte keine Wirkung.
[1693] OCHA, S. u. PETERS, R. A.: Nature 1938 II, 356, Rona 110, 143. Leberschnitte und Leberbrei.
[1694] RUBEL, W. M.: Biochem. Z. 283, 180 (1936). C. 1936 I, 3152. 0,1—0,3% NaF.
[1695] SCHMIDT, G.: Hoppe-Seylers Z. 208, 185 (1932), Rona 70, 389.
[1695, I] NOVELLI, G. D., KAPLAN, N. O. u. LIPMANN, F.: J. biol. Chem. 177, 97 (1949).
[1695, II] STERN, J. R.: Biochem. J. 43, 616 (1948).

vielleicht bedingt durch Hemmung von Phosphatasen[1713]. Im ganzen ein durchaus differenter Vorgang in der Leber und im Muskel, dessen Verlauf im einzelnen noch nicht aufgeklärt ist (siehe vorher unter P_2O_7).

Die Wirkung des Fluorids auch auf der alkalischen Seite der p_H-Skala können die Versuche von POTTER[1691, II] dem Verständnis näherbringen. Es wurde ein System aufgebaut, das Wasserstofftransportsystem (Coenzym, Cytochrom c) Wasserstoffacceptor (O_2 und Atmungsferment) anorganisches Phosphat, als Phosphatacceptor Kreatinin und als Phosphatträger Adenosintriphosphat enthält. Unter Zusatz von 0,01 Fluorid wurde mehr Kreatininphosphat bzw. Adenosintriphosphat gefunden. Das sei bedingt durch Ca-Fällung, denn Calcium aktiviert die Adenosintriphosphatase. (Siehe dazu unter Phosphat S. 240 bzw. GREENSTEIN[1679, VI].) Wurde das Fluorid einige Zeit vor dem Fermentgemisch zugesetzt, dann war die Wirkung des Fluorids schwächer, weil es unlösliche Niederschläge mit dem Magnesium bildete und so der Reaktionsmischung entzogen wurde. Um ohne Fluorid PO_4 zur organischen Bindung zu bringen, seien oxydative energieliefernde Systeme besonderer Art notwendig.

Am deutlichsten zeigt sich diese Differenz in der Funktion der hier vorhandenen CORIschen Phosphorylase. Diese ist gegenüber Fluorid wenig empfindlich, wohl dagegen die Phosphatasen. Während im Leberbrei Glykogen (nur wenig durch Amylase zersetzt) meist zu Glucose-1-Phosphat (Cori-Ester) phosphoryliert wird und dann durch Phosphatasen daraus Glucose entsteht, wird bei Anwesenheit von NaF diese Dephosphorylierung verhindert und es entsteht Cori-Ester, der sich später in Robinson-Ester umlagert. Zugesetzter Cori-Ester wird ohne F' rasch durch die Phosphatasen angegriffen, mit Fluorid umgelagert, teilweise aber auch, weil die Phosphorylase ein Gleichgewicht katalysiert, in Glykogen aufgebaut[1704, II] und [1704, III].

Die Glutaminbildung aus Glutaminsäure und NH_4Cl in dem von SPECK[1679, II] aufgebauten System (s. d.) erwies sich als außerordentlich empfindlich gegenüber Fluorid. Bereits 0,001 molar, eine Konzentration, die die Sauerstoffzehrung noch gar nicht veränderte, hemmte die Amidbildung bereits um 50%. Die Bildung von α-Aminosäure war bei weitem nicht so empfindlich. SPECK äußerte die Meinung, daß Fluorid auf irgendeine Stufe der aktuellen Kombination von Glutamat und NH_3 einwirke.

Der Einbau von r.- und l.-Lysin, das mit ^{14}C markiert war, in die Proteine von Leberbrei wurde durch 0,02 mol NaF zu 96% gehemmt[1704, V]. In der abzentrifugierten Fraktion, die aus Mitochondrien und Kernen bestand, betrug die Hemmung nur 14%. Fluorid war wirksamer bei p_H 6,2 als bei p_H 6,6. Eine Beziehung zu einer Ca-Komplexbildung wurde ausgeschlossen.

[1696] EDSON, N. L. u. LELOIR, L. F.: Biochem. J. **30**, 2319 (1937). 0,01 mol F'. Auch CO_2-Bildung aus Brenztraubensäure wird gehemmt.
[1697] BROWNE, J. S. L. u. GRANT, R.: Biochem. Z. **264**, 163 (1933).
[1698] DEUTICKE, H. J. u. ZENS, W.: Hoppe-Seylers Z. **251**, 233 (1938).
[1699] RIESSER, O.: Hoppe-Seylers Z. **161**, 149 (1926), Rona **40**, 68. m/9 und m/6 NaF.
[1700] KRAUSE, F.: Hoppe-Seylers Z. **168**, 216 (1927), Rona **43**, 63. m/2 NaF hemmte die PO_4-Bildung nicht vollkommen.
[1701] BARREDA, P.: Naunyn-Schmiedebergs Arch. **178**, 333 (1935), Rona **88**, 416.
[1702] KAKUMOTO, E.: Mitt. med. Acad. Kioto **6**, 1894 (1932), Rona **69**, 52.
[1703] LANG, K.: Biochem. Z. **259**, 243 (1933), Rona **75**, 100.
[1704] LANG, K.: Biochem. Z. **263**, 262 (1933), Rnoa **76**, 287.
[1704, I] PIRIE, N. W.: Biochem. J. **28**, 1, 1063 (1934).
[1704, II] OSTERN, P. u. HOLMES, E.: Nature **144**, 34 (1939), Rona **116**, 48. C. **1940 I**, 2340. Leberbrei von Kaninchen.
[1704, III] OSTERN, P., HERBERT, D. u. HOLMES, E.: Biochem. J. **33**, 1858 (1939). C. **1940 I**, 3675.

BARTLETT und BARRON[1571, I] untersuchten **Fluoressigsäure.** Es hemmte die Oxydation von Essigsäure auch bei Tieren, die letale Injektionen erhalten hatten. Entsprechend sammelte sich Acetat an bei Zusatz von Brenztraubensäure. Ebenso hemmte es die Oxydation von Fettsäuren und die Acetessigsäurebildung, hemmte aber nicht Acylierungen (siehe dazu S. 224).

d) Von **Sulfiten** wird die Alloxankatalyse auf die Alkoholverbrennung (siehe oben[1679]) total gehemmt.

e) Der O_2-Verbrauch der lebenden Tiere, die vorher mit **Thiosulfat** gefüttert waren, war anfangs erhöht (ebenso bei Sulfit, nicht bei Sulfat), bei längerer Dauer der Zufuhr vermindert[1702]. Wird Thiosulfat zum Organbrei zugesetzt, dann bildet sich H_2S nur in geringen Mengen (MENEGHETTI[274]), wird aber Säure zugefügt, dann geht der Prozeß rasch wie bei Zusatz von Schwefel.

Bei alkalischer Reaktion ist das S_2O_3'' absolut beständig[1703]. Durch die Leber aber kommt es zu der Bildung von Rhodanid bei Zusatz von HCN mit einem Optimum bei p_H 8,2. Die Reaktion durch das von LANG Rhodanese genannte Ferment folgt quantitativ der Gleichung:

$$HCN + Na_2S_2O_3 = HCNS + Na_2SO_3.$$

Sulfit ist nachzuweisen.

Wenn die HCN-Konzentrationen nicht zu hoch sind, ergibt sich die Reaktionsgeschwindigkeit proportional $[HCN] [S_2O_3''] \sqrt{t}$.

Die Bildung durch Zusatz von Cystin, Cystein, Thioäthanol, Glutathion ist um mehrere Größenordnungen geringer als aus S_2O_3''. Zusatz von Nitrilen an Stelle der Blausäure führte nicht zur Rhodanbildung, wohl aber von Senfölen[1604].

Das Ferment ist hemmbar durch Mg-Salze über m/300, wird nicht durch PO_4''' beeinflußt. Die Leber vom Frosch enthält 50mal mehr Ferment als die vom Hund. Die anderen Tiere ordnen sich in folgender Reihe dazwischen: Frosch > Kaninchen > Rind > Mensch > Huhn > Taube > Katze > Hund. Die Reihenfolge der Organe ist: Nebenniere > Leber > Speicheldrüse = Stammganglien > Schilddrüse = Kleinhirn > Magen > Hirnrinde = Niere > Milz > Pankreas, gar nicht in Blut und Muskeln, so daß also die Rhodanbildung wohl meist in der Leber stattfindet. Weder von diesem Ferment noch von der gesamten Leber wird Rhodan zerstört, ebensowenig übrigens das analog gebaute Ammoniumcyanat, das also nicht zu Harnstoff umgelagert wird[1680].

Die Atmungshemmung der Hefe durch Blausäure konnte man durch Thiosulfat dann aufheben, wenn zugleich Leberextrakt zugesetzt wurde. Dieser Faktor fand sich auch in Niere, Nebenniere und Lunge. Er ließ sich hemmen durch Arsenat, Pyrophosphat und Gallensäure, aber nicht durch Fluorid (BENARD, TÖRÖK u. GAJDOS[1583, I]). Ob hierbei auch Rhodan entstand, wurde nicht untersucht.

S_2O_3'' wird weiter oxydiert, wenn kein HCN anwesend ist, wobei fast quantitativ SO_4'' nachweisbar wird. Die Fähigkeit der Organe zu dieser Oxydation ist folgende (bei der Ratte): Leber > Niere > Chorion. Fötale Leber ist weniger aktiv. S_4O_6'' wird auch oxydiert[1704, I]. NO_3' hat hier keinen Einfluß. Erstaunlich ist, daß diese Oxydation nicht zu erhöhtem O_2-Verbrauch führt.

Hyposulfit ($Na_2S_2O_4$). 0,036 molar hemmte in Stickstoffatmosphäre die Umwandlung von α-Ketoglutarsäure in Citronensäure durch Leber von Tauben um 50% (STERN[1695, II]).

[1704, IV] BACH, ST. J.: Biochem. J. **33**, 802 (1939). 0.01 mol NaF hemmte die Synthese von Kohlehydrate durch Rattenleberschnitte.
[1704, V] BORSOOK, H., DEASY, C. L., HAAGEN-SMIT, A. J., KEIGHLEY, G. u. LOWY, P. H.: J. biol. Chem. **179**, 689 (1949).

f) Der Sauerstoffverbrauch von Rattenlebern wird durch 200—800 mg-% **Rhodanid** (also bis m/10) herabgesetzt. Durch Konzentrationen (von 8—22 mg-%), wie sie im Blut bei der Therapie des Hochdrucks vorkommen, wurde keine Wirkung gesehen[1705]. (Siehe Abschnitt Stoffwechsel: GOLDSTEIN u. HOLBURN[4520, VIII]).

Die Abspaltung von anorganischem Phosphat aus zugesetztem Hexosediphosphat ließ sich beschleunigen, aber durch m/20 ergeben sich höhere Werte als durch m/2 und die höchsten teilweise bei m/200 SCN′[1700].

g) Von den **anderen Anionen** wird der zuletzt erwähnte Vorgang durch m/2 NaCl und NaBr nicht beeinflußt[1700], ebensowenig wie die Alloxanatmung[1679] (siehe oben näheres) durch Cl′ und SO_4'' und die Autolyse durch m/4 Na_2SO_4[1681]. Die Adenosintriphosphatase wird durch Konzentrationen unterhalb m/50 Na_2SO_4 um etwa 20—40% aktiviert, bei m/10 und m/5 ergibt sich Hemmung[1682]. Eine deutliche Wirkung haben aber die Ionen bei Zusatz von Malat zu Leberbrei von Ratten[1706], wie folgende Reihe über den Sauerstoffverbrauch in Warburggefäßen zeigt, bei Zusatz der Salze bis zur Isotonie.

Tabelle 56.

kein Zusatz		+ NaCl		+ NaBr		+ $NaNO_3$		+ Na_2SO_4	
ohne	+ Malat	ohne	+ Malat	ohne	+ Malat	ohne	+ Malat	ohne	+ Malat
49	45	134	196	123	184	97	174	54	65

Bei stärkeren Konzentrationen besonders von Sulfat und Phosphat wird dieser Effekt wieder schwächer. Die 1wertigen Ionen wirken etwa gleich. In diesen Ansätzen wird nach Zugabe von Brenztraubensäure Acetessigsäure gebildet. Die Menge wird vermindert nach Zusatz von Malat, diese Folge verschwindet ganz bei Anwesenheit von NaCl[1706].

Nitrate werden durch Leber gut reduziert und zwar durch ein System, wie es vorher im Muskel schon beschrieben wurde, dann noch durch Xanthinoxydase[1668, II].

Bei der Leber sehen wir sonst nicht die ausgeprägte Wirkung von F′ wie beim Muskel, aber auch die HOFMEISTERsche Reihe tritt nirgends hervor. Wenn auch gelegentlich solche Effekte behauptet werden[1700], sind doch die Resultate wenig überzeugend.

4. Niere.

Bei der *Niere* ist zwischen Nierenrinde und -mark im Stoffwechsel streng zu unterscheiden. Vielfach wird der Niere die Fähigkeit der Glucoseumsetzung zugeschrieben ohne intermediäre Phosphorylierungen, wie etwa im Gehirn, was andererseits wiederum bestritten wird[1708]. Im zellfreien Extrakt gelang es nur bei Anwesenheit von Sauerstoff[1709, I]. Die Rinde bedarf zur Glykolyse des PO_4''' (neben $Mg^{..}$ und Adenylsäure). Die Milchsäurebildung wird dann etwas aktiviert[1707], aber nur aus Glucose, nicht aus Glycerinaldehyd und Dioxyaceton. Also Glykolyse nicht gleich Milchsäurebildung.

Die Atmung wurde durch PO_4'''-Zusatz nicht gesteigert, sondern vielleicht der R. Q. etwas erhöht[1676]. Wenn Pyocyanin zugesetzt wird, ergibt sich durch m/100 Phosphat eine um 16,8% gesteigerte Sauerstoffzehrung[1709]. Dagegen wird die Sauerstoffzehrung von Nierenbrei von Ratten bei Zusatz von Oxalacetat durch PO_4-Zusatz beträchtlich erhöht. So steigerten $3,3 \cdot 10^{-3}$ mol PO_4 auf 103 mm³ O_2 von 59 mm³ ohne PO_4. Der Anstieg nahm bis zur untersuchten Konzentration von 16,7 mol Lösung zu (POTTER, PARDEE u. LYLE[1679, VII]). Die Citratbildung

---

[1705] FRIEND, D. G. u. ROBINSON, R. W.: J. Labor. clin. Med. **24**, 832 (1939), Rona **115**, 247.
[1706] ELLIOTT, K. A. C. u. ELLIOTT, F. H.: J. biol. Chem. **127**, 457 (1939).

aus Oxalacetat durch Mitochondrien und Mikrosomen wurde nach Dialyse durch Phosphat stark gesteigert mit dem Optimum bei $6 \cdot 10^{-3}$ mol[1709, II].

Bei Malonatzusatz ist eine Hemmung durch PO_4''' nachweisbar, aber im Betrage kaum halb so groß wie bei Leber (Fumarat auch hier kaum eine Wirkung)[1617, I]. Phloridzin hemmte den Glucoseverbrauch durch Nierenbrei, aber nur wenn Phosphat zugegen war[1717, I].

Pyrophosphat wirkte auch in Richtung einer Steigerung (von 13%) bei m/50 und Glucosezusatz[1685]. Gerade die Niere enthält Fermente, die Pyrophosphat entstehen lassen, so daß eine Umsetzung und Wirkung dieses Anions innerhalb der Zelle sicher ist (siehe Abschnitt Hefe S. 242 und Leber S. 215).

Durch *NaF*-Zusatz wird der O_2-Verbrauch gehemmt[1710] (m/50 schon um 50%[1790]) (siehe dagegen die Tabelle S. 234) und zwar auch der durch Thyroxin erhöhte[1689]. Konzentrationen (m/100), die den O_2-Verbrauch nicht beeinflussen, hemmen schon die anaerobe Glykolyse fast völlig[1687]. Im Nierenextrakt wird die Oxydation von Glucose und Brenztraubensäure durch Fumarsäure katalysiert. Durch NaF wird diese Reaktion nur bei Glucose verhindert[1709, Ia].

Nierenrinde und Nierenmark zeigt Hemmung der anaeroben und aeroben Glykolyse zunehmend mit der Zeit der Beobachtung von m/100 an[1804]. Die Milchsäurebildung wird gehemmt, und zwar auch die auf Zusatz von Glycerinaldehyd und Dioxyaceton[1707]. Diese Hemmung wurde teilweise unabhängig von dem Phosphatstoffwechsel beobachtet, trotz der hohen Konzentration von m/5 NaF[1711]. Andererseits wurde mit denselben Konzentrationen bei Zusatz von Zucker Anhäufung von Phosphorsäureestern gesehen[1710, 1712, 1713] unter Speicherung von Fructosediphosphat[1713]. Diese Reaktion ist gekoppelt mit Sauerstoffaufnahme[1713]. Die Anhäufung wird nur gesehen infolge der Lähmung der Phosphatasen, also keine Anhäufung von Phosphoglycerinsäure. Jedoch fanden COLOWICK, WELCK u. CORI [1709, I] im zellfreien Extrakt Fructosediphosphat und Phosphoglycerinsäure zu gleichen Teilen. Als oxydierbares Substrat waren notwendig Zitronensäure, Glutamin, Ketoglutarsäure und Bernsteinsäure (nicht Malat, Pyruviat, β-Oxybuttersäure) außerdem Coenzyme und Mg-Ionen. Derselbe Mechanismus fand sich auch in der Leber und diente zur Glykogensynthese. Bei Zusatz von Kreatinin erfolgte Phosphorylierung bei ausreichendem Fluorid [1717, II].

Die Tendenz zur Phosphatbildung war größer bei jüngeren Ratten. Auch POTTER [1691, II] fand bei manchen Substraten zur Oxydation eine verschiedene PO_4-Freisetzung, z. B. Lactat, Succinat und Glutamat, geringer bei Glucose, und entsprechend war bei Anwesenheit von Fluorid (0,03 mol) eine deutliche Abnahme des PO_4 zu bemerken. Der gleichzeitige Sauerstoffverbrauch war bei Milchsäure und Succinat am größten, etwas kleiner, wenn Fluorid zugesetzt wurde. Es gibt 2 Gleichungen:

1) Adenosintriphosphat + oxydierbares Substrat → Adenosindiphosphat + Phosphoryliertes Substrat

2) Phosphoryliertes Substrat → oxydierbares Substrat + PO_4

Glucose wurde zuerst in Hexosediphosphat überführt, bevor sie oxydiert wurde.

[1707] LENTI, C.: Boll. Soc. ital. Biol. sper. **13**, 659 (1938), Rona **115**, 230.
[1708] JOST, H.: Hoppe-Seylers Z. **230**, 96 (1934).
[1709] FRIEDHEIM, E. A. H.: Biochem. J. **28**, 1. 173 (1934).
[1709, I] COLOWICK, S. P., WELCH, M. S. u. CORI, C. F.: J. biol. Chem. **133**, 359 (1940) u. a) COLOWICK, S. P., WELCH, M. S. u. CORI, C. F.: J. biol. Chem. **133**, 641 (1940). C. **1941 II**, 913.
[1709, II] KALNITSKY, G.: J. biol. Chem. **179**, 1015 (1949).
[1710] KALCKAR, H.: Encymologia **5**, 365 (1939), Rona **112**, 660. C. **1939 I**, 4992. Nieren von Katzen und Kaninchen. 0,2 mol NaF.
[1711] LAWSON, M. J.: Biochem. J. **30**, 1996 (1936). C. **1937 I**, 652. Kaninchennieren.
[1712] KALCKAR, H.: Nature **1938 II**, 871, Rona **112**, 89.
[1713] KALCKAR, H.: Encymologie **2**, 47 (1937). C. **1939 I**, 4991. Nierenrinde von hungernden Kaninchen.

Die geringere Oxydation von Glucose mit Fluorid beruhe darauf, daß das Hexosediphosphat festgelegt werde. Wurde Oxalessigsäure einem Nierenbrei zugesetzt, der 15 Minuten bei 37° inkubiert worden war, dann konnte sie nicht mehr oxydiert werden. Die Ursache wurde in der Zerstörung von Adenosintriphosphat gesucht. Wurde solchem System Fluorid zugesetzt, zugleich mit Brenztraubensäure als Wasserstoffacceptor, dann wurde aus der Brenztraubensäure Milchsäure und aus der Oxalessigsäure eine Mischung von Milchsäure und Malat[1717, III]. Ein Aufbau von Adenosintriphosphat wurde durch NaF nicht wahrgenommen, weil das zerstörende Ferment bei der Konzentration von 0,04 Mol/l noch nicht gelähmt wurde. Bei Zusatz von Hexokinase und Glucose verschwand viel PO_4, und es sammelte sich Glucose-6-Phosphat. Dann verlief die stark energiespendende Reaktion[1717, IV]:

$$\alpha\text{-Ketoglutarsäure} + \text{Oxalessigsäure} \rightarrow + CO_2 + \text{Malat} + \text{Succinat}.$$

Die Hexokinaseaktivität, die durch Zusatz von 0,024 mol NaF demonstriert wurde, war bei durch Alloxan vergifteten Ratten (200 mg/kg i.p.) gegenüber der gesunder Tiere nicht verändert[1717, V].

Von anderen Ionen wurden Versuche mit m/5 Lösungen von NaCl, $NaNO_3$ und Na_2SO_4 mitgeteilt[1714]. Diese Salze hemmen die Atmung der Rinde um 20—40%, die Atmung des Marks wird teilweise gesteigert. Auch an der Nierenrinde des Kaninchens wurde festgestellt, daß 0,3% NaCl bei Ergänzung der Isotonie durch Rohrzucker nicht ausreichten, um den vollen O_2-Verbrauch zu unterhalten[1717, I]. In der Niere befindet sich auch eine Rhodanese[1703]. S_2O_3'' und S_4O_6'' werden oxydiert[1704, I].

5. Zentralnervensystem[1715, 1716, 1717].

Bei der Analyse des Gehirnstoffwechsels wurde wohl meistens beobachtet — abgesehen bei Verwendung der Organe kleiner Laboratoriumstiere — daß zwischen dem Stoffwechsel der grauen und weißen Substanz fundamentale Unterschiede bestehen. Wenig Berücksichtigung fand aber die Tatsache, daß die einzelnen Teile — Großhirn, Kleinhirn, Stammganglien, Substantia nigra — sich durchaus schon in ihrem Fermentgehalt unterscheiden. Hier werden wir deshalb auch nicht solche Differenzen in der Unterteilung ausführen können bei dem in dieser Hinsicht wenig fortgeschrittenen Stand wissenschaftlicher Analyse. Einen Beweis haben wir durch den verschieden raschen Einbau radioaktiven Phosphats in den Stoffwechsel am ganzen Tier (siehe Kapitel J).

a) Im Mittelpunkt des Stoffwechsels steht besonders die Frage nach der Rolle der **Phosphate,** was um so mehr Bedeutung hat, als beim in situ befindlichen Gehirn der respiratorische Quotient den Wert 1 erreicht, als Hinweis auf eine vorwiegende Kohlenhydratverbrennung. In vitro ist der Quotient kleiner, erhöht sich etwas in Phosphatpuffern[1676].

An sich klingt der O_2-Verbrauch des herausgenommenen Gehirns rasch auf kleine Werte ab und kann erst durch Zusatz bestimmter Brennstoffe erhöht werden z. B. Glucose. Wird außer Glucose Phosphat zugefügt, dann ist der Effekt

---

[1714] KISCH, B.: Biochem. Z. **277**, 210 (1935). Meerschweinchenorgane. Andere als die Na-Salze verhalten sich anders.
[1715] HOLMES, E. G.: Ann. rev. Biochemistry **IV**, 435 (1935).
[1716] GERARD, R. W.: Ann. rev. Biochemistry **VI**, 419 (1937).
[1717] QUASTEL, J. H.: Ann. rev. Biochemistry **VIII**, 435 (1939).
[1717, I] SHAPIRO, B.: Biochem. J. **41**, 151 (1947).
[1717, II] YAMAMOTO, H.: Tohoku J. exp. Med. **34**, 481 (1938), Rona **116**, 51.
[1717, III] POTTER, PH. u. LE PAGE, G. A.: J. biol. Chem. **177**, 237 (1949).
[1717, IV] HUNTER, F. E.: J. biol. Chem. **177**, 361 (1949).
[1717, V] STADIE, W. C. u. HANGAARD, N.: J. biol. Chem. **177**, 311 (1949).

doppelt so groß[1718], doch wurde es für möglich gehalten, daß nur die stärkere Pufferung durch die Phosphate in dem gegenüber p_H-Schwankungen besonders empfindlichen Objekt verantwortlich zu machen wäre.

Bei Zusatz von Milchsäure wird der gleichzeitig mit dem Milchsäureschwund auftretende Sauerstoffverbrauch durch PO_4''' aber geringer als in Bicarbonatpuffer[1719, 1721, I]. Der O_2-Verbrauch ist bei Zusatz von Milch- und Brenztraubensäure größer, wenn Taubenhirn bei 38⁰ als bei 0⁰ zum Versuch vorbereitet wird. Das gleiche gilt für die Demonstration des „Katatorulineffektes". Dieser Unterschied wird bei PO_4'''-Zusatz geringer[1720]. 0,1 mol Phosphat hemmte die Zersetzung von Aneurinpyrophosphat in Gehirnbrei völlig[1720, I]. Die Hemmung der Phosphatasen ist hier besonders groß.

Eine indirekte Wirkung kann PO_4''' auf die Atmung auf dem Umwege über eine Calciumfällung entfalten, da $Ca^{..}$-Ionen selbst die Atmung des Gehirns hemmen. Dagegen wird die anaerobe Glykolyse erhöht[1721]. Nur so kann auch PO_4''' die Milchsäurebildung erhöhen[1722]. Aber dieselbe Erhöhung wird beobachtet, wenn in einem zellfreien Extrakt PO_4''' nur in geringer Menge vorhanden ist, gleichzeitig mit verschwindender Milchsäurebildung. Diese kann durch Zusatz von PO_4''' (0,01 mol) gesteigert werden, wenn auch nicht zu dem alten Wert. Beispiel (nach [1722]):

15 γ P/ccm	55 γ Milchsäure gebildet
90 γ P/ccm	120 γ ,, ,,
270 γ P/ccm	110 γ ,, ,,
vorher	126 γ ,, ,,
+ Glucose + Cozymase	385 γ ,, ,,
+ $CaCl_2$	160 γ ,, ,,
+ $CaCl_2$ + PO_4''' dazu	315 γ ,, ,,

Also Hemmung durch $CaCl_2$, reversibel durch PO_4'''.

Am zerkleinerten Kaninchengehirn wurde durch PO_4'''-Zusatz nur eine geringfügige Erhöhung der Milchsäurebildung (z. B. von 42 auf 51) gefunden[1723]. Unterschiede macht schon das vorliegende Präparat, z. B. wird die Milchsäurebildung in PO_4'''-Puffern und zwar zunehmend mit steigender Konzentration vermindert (32,5 gegen 52) bei Gehirnschnitten, die selbst stärker glykolysieren; bei zerkleinertem Gewebe tritt dieser Unterschied kaum in Erscheinung[1724]. GEIGER[1729, I] fand in Extrakten aus Hirn einen die Milchsäurebildung hemmenden Faktor, der durch phosphathaltige Flüssigkeit weniger extrahiert werden kann. Das so erhaltene Präparat bedarf zur Milchsäurebildung unbedingt des Phosphats. Dieses verschwindet während der Milchsäurebildung aus Glucose oder Fructose.

[1718] QUASTEL, J. H. u. WHEATLEY, A. H. M.: Biochem. J. **26**, 1, 725 (1932), Versuche an ganzen Gehirnen von Mäusen, Ratten und Meerschweinchen. Schnitte der grauen Substanz beim Kaninchen.
[1719] ASHFORD, C. A. u. HOLMES, E. G.: Biochem. J. **25**, 2, 2028 (1931). Meyerhofquotient. Es bildet sich kein Kohlehydrat.
[1720] PETERS, R. A., RYDIN, H. u. THOMPSON, R. H. S.: Biochem. J. **29**, 53 (1935), Rona 88, 535. C. **1935 II**, 876.
[1720, I] WESTENBRINK, H. G. K., STEYER PARVÉ, E. P. u. GOUDSMIT, J.: Encymologia **11**, 26 (1943).
[1721] QUASTEL, J. H. u. WHEATLEY, A. H. M.: J. biol. Chem. **119**, LXXX (1937).
[1721, I] PANIMON, F., HORWITT, M. K. u. GERARD, R. W.: Amer. J. Physiol. **129**, P. 437 (1940). C. **1941 I**, 395. Die durch $FeCl_3$ veranlaßte O_2-Erhöhung kann durch PO_4''' verhindert werden, ebenso durch P_2O_7''''.
[1722] v. EULER, H. u. VESTIN, R.: Hoppe-Seylers Z. **240**, 265 (1936). Zellfreier Extrakt Kalbshirn, auch von Kaninchen und Ratte.
[1723] ASHFORD, C. A. u. HOLMES, E. G.: Biochem. J. **23**, 2, 748. Kaninchengehirn, eisgekühlt.
[1724] ASHFORD, C. A.: Biochem. J. **28**, 2229 (1934), Rona **86**, 127. Kaninchen.

Das Verschwinden des Zuckers wurde durch PO_4''' nur gefördert in Hirnbrei von Ratten und Fischen[1725]. Dagegen wurde von NEEDHAM und LEHMANN[1726] kein Einfluß auf die Glykolyse gefunden, selbst wenn z. B. durch $Ca^{..}$ oder $Be^{..}$ das PO_4''' vollkommen fortgefällt wird[1726] (siehe dagegen [1716, s. 429]). Offenbar gibt es 2 Mechanismen der Milchsäurebildung, z. B. einen, der durch Glutathion, dem Coferment der Methylglyoxalase ermöglicht wird und nicht von PO_4''' abhängt[1727]. Sonst wird es verestert mit Glykogen unter Bildung von Glucose-1-Phosphat[1717, s. 429] und CORI[1607, IV]. Neuerdings fand OCHOA[1727, I] keinen prinzipiellen Unterschied in der Glykolyse gegenüber Muskelextrakten.

Durch radioaktiven Phosphor konnte nur ein geringfügiger Eintritt von PO_4''' in Lecithin bei Schütteln des Gehirns während 5 Stunden[1728] nachgewiesen werden, bei Hirnschnitten gelang das in stärkerem Maße als bei Brei, stärker bei jugendlichen Tieren[1734, I].

Manche Farbstoffe führen zur Hemmung der Fumarsäureumsetzung z. B. — Brilliantgrün um 100%, Methylenblau (15%) und Toluidinblau (22%) in geringerem Maße. Diese Hemmung kommt in einem Medium mit 0,04 mol PO_4''' nicht zustande[1729].

Die Cholinesterbildung wird durch Glucosezusatz — in geringerem Maße Milch- und Brenztraubensäure (gar nicht Bernsteinsäure) — in Anwesenheit von PO_4''' auf das 3—5fache gesteigert[1730]. α-Glycerophosphat kann das PO_4''' ersetzen. In 0,03 mol PO_4''' wirken auch $K^.$ und $Ca^{..}$ auf die Cholinesterbildung ein, nicht in Bicarbonat[1730].

b) Pyrophosphat, zugesetzt einem mit Milchsäure atmenden Gehirn von Tauben, stabilisiert und vermehrt die O_2-Aufnahme um 57% bzw. 84% je nach der Zeit der Zugabe[1731, 1732]. Besonders fördert es (0,013 mol) die Atmung bei Milchsäure + α-Glycerophosphat und das Verschwinden von α-Glycerophosphat[1732]. Das Verschwinden des Zuckers bei der Glykolyse soll etwas gehemmt werden[1724] (über die Zymohexase?).

Von besonderem Interesse ist die Bedeutung des Pyrophosphats beim „Katatorulineffekt" d. h. bei der Atmungssteigerung des avitaminotischen Taubenhirns durch Zusatz von Vitamin B_1. Wenn auch bei p_H 6,6 keine Wirkung von B_1 (Aneurin, Thiamin) mehr vorhanden ist, ergibt ein Zusatz von Pyrophosphat (0,01 mol) eine Atmungssteigerung. Diese Wirkung läßt sich durch Adenylpyrophosphat nicht nachahmen[1733, 1734]. Wichtig ist die Anwesenheit des P_2O_7'''' in einer Inkubationszeit vor einem neuerlichen Zusatz von Milchsäure.

Die Wirkung von 0,016—0,032 mol P_2O_7'''' bei avitaminotischem Gehirn ist stark von dem p_H abhängig[1735]:

p_H 6,9. Milchsäureatmung anfangs reduziert, dann stabilisiert, keine vermehrte Brenztraubensäurebildung, die an sich schon vermehrt entsteht, Brenztraubensäureatmung unbeeinflußt, Vitaminwirkung verbessert.

[1725] MARTINO, G.: Boll. Soc. ital. Biol. sper. 5, 92 (1930), Rona 57, 464.
[1726] NEEDHAM, J. u. LEHMANN, H.: Biochem. J. 31, 1227 (1937). C. 1937 II, 3911.
[1727] GEIGER, A.: Biochem. J. 29, 811 (1935), Rona 88, 39. Rattengehirn.
[1727, I] OCHOA, S.: J. biol. Chem. 141, 245 (1941), Rona 130, 81.
[1728] HAHN, L. u. HEVESY, G.: Skand. Arch. Physiol. 77, 148 (1937).
[1729] QUASTEL, J. H.: Biochem. J. 25, 1, 898 (1931). Wasserblau und Eosin werden zum Teil entgiftet.
[1729, I] GEIGER, A.: Biochem. J. 34, 465 (1940), Rona 126, 265. C. 1940 II, 1609.
[1730] QUASTEL, J. H., TENNENBAUM, M. u. WHEATLEY, A. H. M.: Biochem. J. 30, 1668 (1936), Rona 97, 552. Das gilt nur für das Rattenhirn.
[1731] PETERS, R. A. u. SINCLAIR, H. M.: Biochem. J. 27, 2, 1677 (1933). Optimale Konzentration 0,2% $Na_4P_2O_7$.
[1732] JOHNSON, R. E.: Biochem. J. 30, 33 (1936), Rona 95, 219. C. 1936 I, 3360. Taubenhirn.
[1733] PETERS, R. A. u. SINCLAIR, H. M.: Biochem. J. 27, 2, 1910 (1933).
[1734] PETERS, R. A., RYDIN, H. u. THOMPSON, R. H. S.: Biochem. J. 29, 1, 53 (1935).
a) PETERS, R. A., RYDIN, H. u. THOMPSON, R. H. S.: Biochem. J. 29, 1, 63 (1935).
[1734, I] FRIES, B. A., SCHACHNER, H. u. CHAIKOFF, J. L.: J. biol. Chem. 144, 59, (1942). C. 1934 I, 2313.
[1735] PETERS, R. A.: Biochem. J. 30, 2206 (1936).

p_H 7,3. Milchsäureatmung anfangs reduziert, später verbessert, wie Vitaminwirkung; Pyruvat teilweise gehemmt, Verschwinden von α-Glycerophosphat verbessert.

p_H 7,7. Milchsäureatmung gehemmt bis 1½ Stunden, ebenso Brenztraubensäureatmung. Es soll durch Änderung des p_H die Trennung der Oxydationssysteme für Milch- und Brenztraubensäure erreichbar sein.

c) Die eben besprochene Vitaminwirkung wird durch **Fluorid** in der Konzentration von 0,01 mol vollkommen gehemmt, die Lactatatmung aber nur um 18%[1733]; 0,024 mol hemmen diese um $^1/_3$, aber Steigerung der Konzentration von F' auf das Doppelte wirkt nicht stärker. Der gleiche Teil der Milchsäureatmung (28—65%) ist sowohl beim avitaminotischen als auch normalen Gehirn fluoridfest. Die Bernsteinsäureansammlung des avitaminotischen Gehirns wird vermindert[1734, a]. Ob der „Katatorulineffekt" auf der vermehrten Bildung von Cocarboxylase, die nach LOHMANN Aneurinpyrophosphat darstellt, beruht, ist nicht sicher[1736], zumal wir bei der Leber gesehen haben, daß die Bildung dieses Cofermentes durch F' nicht gehemmt wird.

Das Zusammenwirken eines Zusatzes von Lactat + Pyrophosphat + α-Glycerophosphat (siehe oben) auf den O_2-Verbrauch wird durch 0,008 mol NaF auf die Wirkung der Milchsäure allein reduziert. α-Glycerophosphat ist gegenüber NaF unempfindlich[1731]. Der Extrasauerstoffverbrauch auf Glucosezusatz wird durch 0,01 mol im Mäusegehirn auf die Hälfte herabgedrückt.

Die Milchsäurebildung wird durch NaF auch gehemmt[1737] (in dem von GEIGER[1729, I] hergestellten Extrakt durch m/40 völlig), nachweisbar auch am Verschwinden des Zuckers[1724].

Die Milchsäurebildung wurde auch gehemmt gesehen bei Versuchen mit Plexus solare und Halsganglien[1788].

Die Beziehung zur Atmungshemmung geben folgende Zahlen aus Versuchen mit Warburggefäßen[1738] (Tabelle 57):

Tabelle 57.

NaF %	Froschrückenmark		Hirnrinde	
	Glykolyse %	Atmung %	Glykolyse %	Atmung %
0,002	12	—	—	—
0,01	78	27	20	4
0,02	—	—	81	37
0,05	92	—	—	—

Die Glykolyse ist empfindlicher als die Atmung. Außerdem zeigen die beiden untersuchten Organe gegenüber F' eine verschiedene Empfindlichkeit. Das ist sicher zum Teil zurückzuführen auf die Dissoziation der Ferment-Fluoridbindung bei höherer Temperatur.

Ebenso finden wir Betrachtungen dieser Komplexe bei DICKENS und SIMER[1789], die wir vor allem im Abschnitt „Drüsen mit innerer Sekretion" erwähnen.

Man wird sich fragen, ob eine Messung der Säurebildung im hier verwandten gasanalytischen Verfahren bei Hemmungswirkung überhaupt statthaft ist, da die anfallenden Produkte durch Änderung der Acidität eine ganz andere Auslegung der Resultate verlangen könnten, worauf MEYERHOF bei der Muskulatur hinwies. HUSZAK[1741, I] fand bei der grauen Substanz allein durch m/25 F' Hemmung der Atmung und Reduktion von Methylenblau.

Hier sind allerdings die Beziehungen zwischen Glykolyse und Phosphatstoffwechsel nicht ohne weiteres deutlich, da ein konstantes Verhältnis zwischen Phosphatabgabe und Glykolyse nicht besteht. Selbst bei Hemmung der Glyko-

---

[1736] PETERS, R. A.: Dtsch. med. Wschr. **1937**, 1144. Zusammenfassende Darstellung.
[1737] HAARMANN, W.: Biochem. Z. **256**, 350 (1932), Rona **72**, 76.
[1738] LOEBEL, R. O.: Biochem. Z. **161**, 219 (1925). Froschrückenmark bei 20°, graue Substanz des Rattenhirns bei 38°, Schnitte.

lyse durch F' von 85% wurde die Abgabe anorganischen Phosphates nicht gestört gefunden[1724, 1738, I]. Das liegt anscheinend an einer schwer durch F' hemmbaren Adenosintriphosphatase. Diese kann aber durch Acetonbehandlung geschwächt werden, so daß jetzt F' einzuwirken vermag. Jetzt überträgt es Phosphat auf Glucose (OCHOA[1727, I]). Mit der Hemmung der Glucosefermentation durch 0,05% Fluorid gaben Gehirnschnitte Kalium ab[1741, II].

Schließlich konnte auch hier Glycerinphosphorsäure isoliert werden[1739] und andere Ester, vor allem Fructose 6-Phosphat[1741, I]. Anorganisches Phosphat kann dann (0,1 mol NaF) verschwinden[1740], Hexosediphosphat entsteht[1741]. In embryonalen Gehirnen jeder, besonders der primären Entwicklungsstufe fand sich neben Hemmung der Glykolyse eine Bildung veresterten Phosphates[1742, II] (siehe auch [1742, I]). Auch im Gehirngewebe konnte die Dismutation von Phosphoglycerinsäure in Phosphobrenztraubensäure völlig gehemmt werden, allerdings war bei derselben Konzentration NaF die Glykolyse nur zur Hälfte hemmt[1726]. ASHFORD und HOLMES[1723] unterscheiden die Milchsäurebildung aus Glykogen, die des Phosphates bedarf und durch 0,1 mol nur 40—90% unter PO_4'''-Verlust hemmbar ist.

EULER und Mitarbeiter[1722] bauten ein System aus Gehirnbrei auf, das durch NaF in gleicher Größenordnung wie in Muskulatur Hexosediphosphat umsetzen kann, also ein komplettes Zymasesystem. Auch zugesetzte Brenztraubensäure kann zu Milchsäure trotz NaF hydriert werden[1722, 1740]. Anderseits findet sich die Angabe[1716, S. 429], daß dieses System im Gehirn nur in $1/15$ Stärke gegenüber dem Muskel vorhanden ist.

0,01 mol NaF hat keine Wirkung auf die Cholinesterbildung in Rattenhirn, und auch die stimulierende Wirkung der Glucose auf diesen Prozeß war voll erhalten[1730]. FELDBERG und HEBB[1742, III] geben zu 50 mg Acetontrockenpulver des Gehirns von Ratten und Meerschweinchen (teilweise dialysiert) 16 mg KCl + 3 mg Cholin 4,5 mg Cystein + 2 mg NaF auf 4,5ccm (= 0,044% ∼ 0,01 mol), 0,5 mg Eserinsulfat + 1,5 mg $MgSO_4$ evtl. 15 mg Na-Citrat in den Ansatz. Dann erfolgte die Synthese von Acetylcholin. Mg beschleunigte nur bei Anwesenheit von Citrat, unbeeinflußt ohne NaF. Bei Adenosintriphosphat muß NaF vorhanden sein, bei Kreatininphosphat gelingt die Synthese auch ohne Fluorid.

0,01 mol NaF hat keinen Einfluß auf den O_2-Verbrauch der peripheren Nerven[1742].

Sulfitbindendes Pyruvat tritt auf im Gehirn ohne Vitamin B_1 und bei Jodessigsäure, nicht bei NaF (0,024 mol)[1743].

d) Thiosulfat (0,7% $Na_2S_2O_3$) vermehrt die Oxydationen des Gehirns, hebt aber die Wirkung von Jodessigsäure auf durch direkte chemische Reaktion[1744].

[1738, I] STAMM, W.: Naunyn-Schmiedebergs Arch. **111**, 133 (1926), Rona **36**, 341. Isotonisches NaF, Hemmung von 13%.

[1739] MAZZA, F. P. u. MALAGUZZI, C. V.: Boll. Soc. ital. biol. sper. **10**, 725 (1935), Rona 91.

[1739] MAZZA, F. P. u. MALAGUZZI, C. V.: Boll. Soc. ital. biol. sper. **10**, 725 (1935), Rona **91**, 476.

[1740] CIACCIO, C. u. CAPRI, A.: Boll. Soc. ital. biol. sper. **13**, 1069 (1938), Rona **111**, 380.

[1741] MALAGUZZI, C. V.: Arch. Sci. biol. **22**, 77 (1936), Rona **95**, 364. 0,05 mol NaF, 0,01 mol NaCl.

[1741, I] HUSZAK, J.: Biochem. Z. **312**, 315 (1942).

[1741, II] DIXON, K. C.: Biochem. J. **44**, 187 (1949).

[1742] HOLMES, E. G.: Biochem. J. **24**, 1, 914 (1930). Kaninchen und Meerschweinchen 0,01 mol NaF.

[1742, I] OCHOA, S.: Nature **1940**, 747, Rona **125**, 294. C. **1940 II**, 2496. In einem System aus dialysiertem Gehirnextrakt wird nach Zusatz von PO_4''' Mg, Adenylsäure, Fumarat, Pyruvat und NaF anorganischer P aufgenommen, wenn O_2 anwesend ist. Zugesetztes Hexosemonophosphat wird in Diphosphat verwandelt, Pyruvat und Fumarat sind unbedingt notwendig.

[1742, II] KHAIKINA, B. J.: Biochem. J. **16**, 247 (1940), Rona **125**, 293. C. **1941 II**, 2582. Kaninchen und Hühner.

[1742, III] FELDBERG, W. u. HEBB, C.: J. Physiol. **106**, 8 (1947). Mg und Mn wirkten fördernd, durch Co und Zn kann Hemmung eintreten, ebenso wie durch Ca.
a) EMMELIN, N. u. FELDBERG, W.: J. Physiol. **106**, 27 (1946). Statt Citronensäure kann auch cis-Aconitsäure und l-Isocitronensäure eingesetzt werden.

[1743] PETERS, R. A. u. THOMPSON, R. H. S.: Biochem. J. **28**, 1, 916 (1934).

[1744] QUASTEL, J. H. u. WHEATLEY, A. H. M.: Biochem. J. **26**, 2, 2169 (1932).

Es wird selbst nur schwach oder gar nicht oxydiert[1704, I] und bildet nur schwach H_2S[1745]. Rhodanese[1733] findet sich mehr in den Stammganglien als dem Kleinhirn, am wenigsten in der Großhirnrinde.

e) Rhodan. 0,05—0,1 mol KJ und KSCN unterscheiden sich nicht in ihrer Wirkung von KCl, das wegen des $K^{\cdot}$ die Oxydationen anregt, aber auch NaSCN unterscheidet sich nicht von NaCl[1746]. 1% NaBr verursachte keinen Abfall der Oxydationen, keine Änderung des R.Q. Dagegen soll die halbe Konzentration das Verschwinden der Milchsäure um 50% hemmen[1747].

Über das glykolytische Vermögen — nach dem Zuckerverbrauch berechnet — ergab sich folgende Reihe der Hemmung: $J' > F' > Cl' > Br' > SO_4'' > P_2O_7^{IV}$, nur Phosphat förderte[1724] (desgleichen Hemmung durch 0,01 mol NaCl siehe [1741]).

6. Blut[1760, II].

Im Blut befindet sich auch ein glykolytisches System. Die Aktivität der Leukocyten gibt LUNDSGARD[1602] als 1000mal stärker an als die der Erythrocyten, so daß also über die Hälfte der im Blut gemessenen Umsetzungen auf die Leukocyten zu beziehen sind. WILLSTÄTTER[1748] dagegen will den Erythrocyten überhaupt keine Aktivität zubilligen und schiebt es auf eine ungenügende Trennung, wenn in den roten Blutkörperchen trotzdem Aktivität gefunden wurde. Meist wurde mit gewaschenen Zellen gearbeitet. Es dürfte bei diesem Prozeß doch eine Trennung zu erreichen gewesen sein. Versuche mit kernhaltigen Zellen sind vollends von der Kritik frei.

a) Phosphat. Neue Verhältnisse werden geschaffen durch Zusatz von Methylenblau mit Cozymase, wo z. B. eine Synthese von Phosphatestern erzwungen werden kann[1749]. Eben dasselbe gelingt mit Pyocyanin ohne Cozymase, also überall, wo ein O_2-Verbrauch erhöht wird[1751] (LENNERSTRAND[1559, I; 1760, I]). Auch ohne O_2-Verbrauch wurde die Bildung von Hexosediphosphat nach Glucosezusatz gesehen, aber ohne daß anorganisches PO_4''' eine Rolle spielte. Besonders ist die Bildung von Diphosphoglycerinsäure zu erwähnen, die sonst nicht in den Geweben auftritt[1760, II]. Das Phosphat stammte aus Adenosintriphosphorsäure[1752] und kann durch Phosphatase gespalten werden. Diese wird durch Zusatz von anorganischem PO_4''' gehemmt und so die 2—3-Diphosphoglycerinsäure konserviert[1760, IV]. Ebenso wird die Spaltung der CodehydraseII gehemmt[1760, V]. Zu Synthesen wird teilweise die unveränderte Struktur der Erythrocyten für unerläßlich gehalten[1753].

Bei Hämolyse wird PO_4''' sogar vermehrt frei, und die vorhandene Glykolyse wird gegenüber den unverletzten Zellen herabgesetzt[1754]. Das Eindringen und die Veresterung in vivo und in vitro kann man durch Zusatz radioaktiven Phosphats beobachten und über allem Zweifel nachweisen[1755]. (Siehe Abschnitt Verteilung.)

PO_4'''-Anwesenheit unterhält das Verschwinden zugesetzter Glucose längere Zeit[1750]. Bei den Versuchen mit Analyse des verschwundenen Zuckers ist als Fehlerquelle für die Beurteilung auf die WILLSTÄTTERschen Beobachtungen[1748] einer Glykogensynthese hinzuweisen, die den Zucker auch der Analyse entzieht, ohne daß eine Glykolyse stattgefunden hat. Daß Phosphatzusatz — wie im Muskel — die Glykolyse steigert (dagegen [1754]) und dabei zum Teil auch in Bindung übergeht, besonders gegen Ende des Zuckerverbrauchs oder bei Abkühlung, wurde

---

[1745] MENEGHETTI, E.: Arch. di Sci. biol. **12**, 549 (1928), Rona **47**, 833.
[1746] DICKENS, F. u. GREVILLE. G. D.: Biochem. J. **29**, 1, 1468 (1935).
[1747] WORTIS, S. B.: Arch. of Neurol. **33**, 1022 (1935), Rona **90**, 246. Rattengehirn.
[1748] WILLSTÄTTER, R. u. ROHDEWALD, M.: Hoppe-Seylers Z.**247**, 115 (1937). C. **1937 II**, 1384.
[1749] RUNNSTRÖM, J., LENNERSTRAND, A. u. BOREI, H.: Biochem. Z. **271**, 15 (1934), Rona **83**, 137. Hämolysiertes Pferdeblut.
[1750] FUKUSHIMA, K.: J. of Biochem. **2**, 447 (1923), Rona **21**, 253. Kaninchenblut.
[1751] RUNNSTRÖM, J. u. MICHAELIS, L.: J. gen. Physiol. **18**, 717 (1935), Rona **89**, 99.

in ausgedehnten Versuchen nachgewiesen[1756]. Es ist von Interesse, daß Erythrocyten leichter der Hämolyse gegen Saponin verfallen, wenn sie reichlich mit PO_4''' versorgt werden, wenn aber wenig PO_4''' vorhanden ist, sind sie empfindlicher gegen Hypotonie[1670].

Die Methämoglobinbildung durch Amylnitrit verläuft ohne PO_4 langsamer[1756, I]. Die Reduktionsgeschwindigkeit des entstandenen Methämoglobins (Hämiglobin) durch Zucker wird beschleunigt durch Phosphat, aber nur bei Zusatz von Glucose, Mannose und Fruktose, nicht bei Galaktose. Kleine Änderungen gab es bei Milchsäure und Malat[1756, II].

b) Durch den Prozeß der Glykolyse entsteht Milchsäure, die dann im Blut eine höhere Acidität[1757] bzw. Minderung der Alkalireserve veranlaßt[1758]. Diese Vorgänge werden durch **Fluorid** gehemmt, z. B. bleibt die Alkalireserve erhalten durch 0,1% NaF über 24 Stunden[1758].

In 3 Tagen sinkt der Blutzucker bei 10 mg NaF auf 1 ccm Blut nicht ab; bei 4 mg von 85 auf 40 mg-% (siehe auch [1760, III]). Auch der Reststickstoff wurde konserviert durch die höhere Dosis[1759, 1760, I]. Die Acidität von Blut wird durch NaF selbst bis 1% nicht merklich beeinflußt[1760], aber schon durch 0,02%, besser noch durch 0,06%, die im Blut nach etwa $1/2$ Stunde auftretende Säuerung gehemmt. Eine erste Welle von Säureentwicklung, die schon in den ersten Minuten nach der Blutentnahme erfolgt, läßt sich auch durch 0,3% NaF nicht beseitigen. Wird neben NaF Heparin zugesetzt, dann ist auch der zweite Prozeß durch Konzentrationen bis 0,08% NaF nicht zu beseitigen, wie es ohne Heparin leicht gelingt[1757]. Brenztraubensäure zersetzt sich auch bei Anwesenheit von Fluorid, jedoch weniger, wenn Oxalat zugleich anwesend ist[1764, I].

Durch 0,08% NaF gibt es eine Hemmung der Glykolyse, aber doch Freisetzen von Phosphat[1761]. Fluorid ist gegenüber dem Ferment, das CodehydraseII spaltet, unwirksam[1760, V], ebenso gegenüber der Spaltung von Hefenucleinsäure[1760, VI], aber die Spaltung der 2—3-Diphosphoglycerinsäure wird bei Pferdeerythrocyten schon durch 0,01 molar völlig unterdrückt[1760, IV]. In Vogelerythrocyten sammelt sich bei Zusatz von Brenztraubensäure und NaF Phosphoglycerinsäure an, die sonst dort nicht vorkommt[1760, II].

Zusatz von Methylenblau oder Pyocyanin leitet im Blut einen Oxydationsprozeß ein. Dadurch ergibt sich die Möglichkeit einer aeroben Glykolyse[1762]. Durch 10^{-3} mol NaF wird diese um 25% gehemmt, die Oxydationen um 26—29%.

[1752] DISCHE, Z.: Naturwissenschaften **22**, 776 (1934). a) DISCHE. Z.: Naturwissenschaften **22**, 855 (1934). b) SCHÄFFNER, D. u. BAUER, E.: Naturwissenschaften **22**, 464 (1934). Kritik der obigen Versuche.

[1753] JOST, H.: Hoppe-Seylers Z. **165**, 171 (1927). Blut von Hund und Mensch.

[1754] IRVING, J. F.: Biochem. J. **20**, 1320 (1926).

[1755] HEVESY, G. u. ATEN JR., A. H. W.: Rona **114**, 259 (1939).

[1756] ROCHE, A. u. ROCHE, J.: Bull. Soc. chim. biol. **11**, 549 (1929), Rona **52**, 437. Daselbst reichlich Literatur.

[1756, I] GIBSON, Q. H.: Biochem. J. **42**, 13 (1948) Untersuchungen an ideopathischen Methämoglobinämien, bei denen der Coenzymfaktor II zur Reduktion fehlt.

[1756, II] SPICER, S. S., HANNA, C. H. u. CLARK, A. M.: J. biol. Chem. **177**, 217 (1949).

[1757] HAVARD, R. E. u. KERIDGE, P. T.: Biochem. J. **23**, 2, 600 (1939). Messungen der pH am menschlichen Blut mit der Glaselektrode.

[1758] EVANS, C. L.: J. Physiol. **56**, 146 (1922). Kaninchenblut.

[1759] ROE, J. H., IRISH, O. J. u. BOYD, J.: J. biol. Chem. **75**, 685 (1927), Rona **45**, 79.

[1760] YOSHIMURA, H.: J. of Biochem. **21**, 335 (1935). Rona **87**, 594.

[1760, I] LENNERSTRAND, A. u. M.: Encymologia **8**, 211 (1940), Rona **120**, 432.

[1760, II] GUEST, G. M. u. RAPOPORT, S.: Physiological Rev. **21**, 410 (1941), Rona **127**, 144.

[1760, III] FONTES, G. u. THIVOLLE, L.: C. rend. Soc. Biol. **100**, 1196 (1929), Rona **51**, 499. 0,2% NaF hemmte das Verschwinden des Zuckers.

[1760, IV] LENNERSTRAND, A.: Encymologia **9**, 248 (1941).

[1760, V] LENNERSTRAND, A.: Ark. Kemi. Mineral. Geol. **14**, 1 (1941), Rona **130**, 97.

[1760, VI] MILLER, Z. B. u. KOZLOFF, L. M.: J. biol. Chem. **170**, 105 (1947). 0,01 mol NaF, auch Hämolyse.

Bei Anwesenheit von Glucose + Brenztraubensäure ist die Atmung stärker vermindert als in der Brenztraubensäure allein[1763]. Die geringfügige Hemmung der Atmung, selbst bei 0,34% NaF, wird auf die Methämoglobinbildung durch Methylenblau zurückgeführt, und mit Methämoglobin bindet sich Fluorid komplex[1764]. Die Reduktion benutzt gelbes Ferment „Reductase" und Pyridinnucleotid und wurde dann durch F' gehemmt gefunden[1760, VII]. Sonst wird gebildetes Methämoglobin durch den glykolytischen Prozeß, und zwar durch die Milchsäure reduziert, durch deren Mangel die Reduktion auch aufhört. Trotz NaF wird aber durch künstlichen Zusatz von Milchsäure, deren Entstehen verhindert wurde, doch die Reduktion ermöglicht[1765]. In den Versuchen von GIBSON[1756, II] wurde auch die Reduktion durch Glucose durch 0,01 mol NaF nicht gehindert unter Ansammlung von Phosphoglycerat.

In Leukocyten, von Patienten mit Leukämie gewonnen, wird durch m/100 NaF die Atmung um 10%, die anaerobe Glykolyse um 80% gehemmt[1687]. WIESINGER und E. SABOZ[1760, VIII] fanden bei niederen Konzentrationen eine höhere Hemmung der Sauerstoffzehrung als bei höheren, z. B. war die Hemmung bei 0,2% 30%, bei 0,6% nur 20%. Man wird zweifeln, ob dieser Unterschied bei der Höhe der Konzentration signifikant ist.

Auch die Abspaltung anorganischen Phosphats wird durch NaF gehemmt[1766, 1767, 1770]. Durch CaCl$_2$-Zusatz kann eine gehemmte Glykolyse und Phosphatabspaltung wiederhergestellt werden, der Prozeß ist also reversibel[1756]. Andererseits wird durch hohe Konzentrationen wie m/10—m/20 NaF die in unverletzten Erythrocyten bei Glucoseanwesenheit beobachtete Synthese auch gehemmt[1753].

Für die Wirkung des NaF scheint die Art der Vorbehandlung des Blutes von Bedeutung zu sein. Im hämolysierten Blut kommt es unter NaF zur Anhäufung von Phosphoglycerinsäure, ebenso in mit 0,9% NaCl gewaschenen Erythrocyten. Wenn das Blut aber nur defibriniert wird, kommt es zwar zur Hemmung der Glykolyse, aber nicht zur Ansammlung von Phosphoglycerinsäure. Setzt man aber hier Brenztraubensäure zu, dann entsteht wiederum Phosphoglycerinsäure[1768]. Es fehlt anscheinend im Blut ein Wasserstoffacceptor. Durch Zusatz von Muskeladenylsäure und Phosphoglycerinsäure zu hämolysiertem Blut wird Hexosediphosphat rascher abgebaut. Diese Beschleunigung wird durch F'-Zusatz unterdrückt. Wenn man außer F' wieder Brenztraubensäure hinzufügt, gibt es eine Beschleunigung von 100—200%[1752].

Das Fermentsystem der Erythrocyten ähnelt in manchem dem des Muskels, weist aber offenbar nicht so viel Nebenwege auf. Das Adenylsäuresystem ist auch hier bei der Bestimmung als Pyrophosphat-Fraktion von Bedeutung. Die Abspaltung wird durch 0,02 mol NaF beschleunigt, durch 0,062 mol um 5% gehemmt[1764]. [Cozymase wird inaktiviert (LENNERSTRAND[1559, I; 1760, I])]. (Ausführliche Versuche LENNERSTRAND[1760, V]). Die Umesterung von 3-Phosphoglycerinsäure mit Adenylsäure wird durch NaF gehemmt. Die Stabilität der Cozymase

---

[1760, VII] SHAPOT, V. S.: Biochimiya **3**, 430 (1938). Zit. nach [1756, II].
[1760, VIII] WIESINGER, K. u. SABOZ, E.: Helvet. med. Acta. **15**, 436 (1948).
[1761] ROCHE, A. u. ROCHE, J.: C. rend. Soc. biol. **97**, 804 (1927), Rona **43**, 681.
[1762] MORUZZI, G., MORUZZI, GU. u. BARTOLI, M. A.: Naturwissenschaften **1939**, 244, Rona **113**, 649. C. **1939 II**, 448. Kaninchenerythrocyten 38°, 0,005% Methylenblau.
[1763] MORUZZI, G.: Arch. di Sci. biol. **23**, 50 (1937), Rona **102**, 178.
[1764] ENGELHARDT, W. A.: Biochem. Z. **227**, 16 (1930), Rona **59**, 439. Kaninchenerythrocyten.
[1764, I] FRIEDEMANN, TH. E. u. HAUGEN, G. E.: J. biol. Chem. **144**, 67 (1942). C. **1943 I**, 1197. Begünstigend wirkte NaHCO$_3$, weniger Sulfat.
[1765] SCHAPOT, W. S.: C. **1939 I**, 2621.
[1766] SUNTHEIM, H.: Z. Kinderheilkunde **58**, 54 (1936), Rona **94**, 584. Angeblich durch Ca-Fällung.

durch Hexosediphosphat wird ebenso aufgehoben — auch bei Anwesenheit von Acetaldehyd — wie die erzwungene Synthese[1760, V]. Auch im Muskel wurde diese 2fache Wirkung beobachtet und dort näher analysiert. Das zeigt sich ebenso bei der NH_3-Bildung des Blutes. m/200 NaF förderte die Abspaltung aus Adenylpyrophosphat, und m/50 NaF hemmte sie durch die Hemmung der anfänglichen Dephosphorylierung[1769]. Der Übergang von einem Phosphatpuffer zu einem anderen kann die Desamidierung bis auf das 20—30fache steigern. Dieser Vorgang ist nur im Zusammenhang mit dem ganzen glykolytischen Prozeß zu verstehen.

Solche Beziehung fand sich auch mit dem Gehalt des Blutes an reduziertem Glutathion, das während des Verlaufs einer Glykolyse konstant blieb, aber nach deren Abschluß in 1 Stunde um 17—33% absank. m/16 NaF hemmte die Glykolyse vollständig, und sofort begann der Gehalt an reduziertem Glutathion zu sinken: 60% Verlust in 12 Stunden, 90% in 20 Stunden[1770]. Eine Einwirkung auf die Lipoide der Erythrocyten ist nicht vorhanden[1771]. Dagegen wird die Oxalsäurebildung durch m/750 NaF um 60% gehemmt[1772].

Die biologische Hämolyse durch Mischung von Hunde- und Menschenblut wird durch NaF wie durch Citrat und Oxalat gehemmt, ebenso auch durch $CaCl_2$[1774, I].

c) **Sulfit** wirkt hemmend auf die Atmung von Methylenblau + Cozymase[1751].

Thiosulfat wird auch durch Blut zu H_2S reduziert[1745]. Sulfit läßt sich dabei als Intermediärprodukt nicht nachweisen[386], Tetrathionat wirkt auf die H_2S-Bildung hemmend, zersetzt sich selbst nicht[1773].

Von *anderen Anionen* wurde in Kaninchenblut kein Einfluß gefunden, von Cl', Br', J', NO_3', SO_4'' in isotonischer Lösung[1754]. In weiteren Versuchen zeigte sich durch Cl', Br', J', SCN' und NO_3' kein Unterschied im Verschwinden des Zuckers und Auftreten von Milchsäure, nur SO_4'' schien die Glykolyse zu verdoppeln[1774]. Anscheinend handelt es sich um die Aufhebung einer Induktionsperiode. Beim Vergleich mit Cl' glich sich der Unterschied aus, wenn durch vorherige Glucoseinjektion diese Periode aufgehoben wurde[1775].

Bei defibriniertem Blut wurde durch Salzzusatz eine Zunahme des PO_4''', etwa $J' = NO_3' = SCN' > Br' > Cl' > F'$ beobachtet, auch der Zuckerschwund war größer bei NaJ als bei NaCl[1776]. Der O_2-Verbrauch bei defibriniertem Kaninchenblut ist größer als bei gewaschenen Blutkörperchen. Wenn das Waschen mit isotonischer NaBr-Lösung vorgenommen wurde, dann sank er mehr ab (von 0,0219 auf 0,0160) als bei NaCl (auf 0,0181[1777]). Auf die Stoffwechselvorgänge hat also im ganzen gesehen nur NaF und PO_4''' eine Einwirkung.

Katalase wird durch NO_3' und Cl' gehemmt, und zwar im hämolysierten Blut stärker als in nichthämolysiertem[1778], SO_4'' hemmt unmerklich. Durch NO_3'-Hemmung der Katalase kann man dann die Peroxydase isoliert bestimmen[1779].

[1767] v. EULER, H. u. BRANDT, K. M.: Hoppe-Seylers Z. **240**, 215 (1936) m/30 NaF, cytolysierte Blutzellen verschiedener Tiere. Spaltung von P_2O_7 ist nicht gehemmt.
[1768] RAPOPORT, S.: Biochem. Z. **289**, 290 (1937).
[1769] CONWAY, E. J. u. COOKE, R.: Biochem. J. **33**, 457 (1939).
[1770] MORGULIS, S.: J. biol. Chem. **123**, 1 (1938). Kaninchenblut. Bei Hundeblut beginnt der Abfall des reduzierten Glutathion schon etwas vor Ablauf der Glykolyse.
[1771] BOYD, E. M. u. MURRAY, R. B.: J. biol. Chem. **117**, 629 (1937). Hypertonische Lösungen wirken durch osmotischen Druck und täuschen durch Wasserverlust eine Zunahme vor.
[1772] MÜLLER, P. B.: Hoppe-Seylers Z. **256**, 75 (1938).
[1773] MENEGHETTI, E.: Boll. Soc. ital. Biol. sper. **7**, 742 (1932), Rona **70**, 413.
[1774] BARRENSCHEEN, H. K. u. HÜBNER, K.: Biochem. Z. **196**, 488 (1928), Rona **46**, 699. SO_4'' hatte dieselbe Wirkung wie PO_4''', menschliche Erythrocyten gewaschen.
[1774, I] ILJIN, W. S.: Biochem. Z. **284**, 383 (1936).
[1775] BARRENSCHEEN, H. K. u. HÜBNER, K.: Biochem. Z. **229**, 329 (1930).
[1776] ENGELHARDT, W. A. u. BRAUNSTEIN, A. E.: Biochem. Z. **201**, 48 (1928), Rona **48**, 794.
[1777] TADA, S.: Tohoku J. exp. Med. **15**, 236 (1930). a) Ders. ebenda 249. b) Ders. ebenda 259, Rona **56**, 813.
[1778] KULTJUGIN, A. A. u. KANASCHENOK, P. S.: C. **1938 I**, 914, Rona **96**, 141 (1938).
[1779] KULTJUGIN, A. A. u. SHARKOW, M. W.: C. **1939 II**, 656.

d) Die Blutgerinnung kann durch Ionen gehemmt werden. Daß 0,15% NaF ausreichend ist zur Hemmung jeder Koagulation, ist lange bekannt. Man hielt diese Wirkung für eine Ca-Fällung nach der Theorie von MORAWITZ. Heute billigt man den Ca$^{..}$-Ionen zwar eine begünstigende, aber keine notwendige Funktion zu[1780]. WÖHLICH[4043] hält eine aktivierende Wirkung des Prothrombins durch Ca$^{..}$ für am wahrscheinlichsten (siehe auch [1784, I]). Es handelt sich bei F-Einwirkung mehr um einen Vorgang, der einer Aktivierungshemmung der Prothrombase entspricht. Wenn die Aktivierung vorgeschritten ist oder Thrombase zugesetzt wird, dann wirkt NaF nicht mehr hemmend, sondern beschleunigend (bei Konzentrationen bis 0,8 m) auf die Gerinnung[1781].

Daß Fibrinogenlösungen gegen Fällung von Alkohol durch 20% NaCl geschützt werden können, nicht aber durch 2% NaF-Lösungen, ist ein kolloider Effekt[1782]. Die von STUBER und LANG vorgetragene Theorie, daß erhöhter Fluorgehalt im Blut verantwortlich für die Hämophilie zu machen sei, konnte nicht bestätigt werden (FEISSLY und OEHRLI[77]).

In der Gerinnung liegt ein durch Fermente eingeleiteter, aber durch kolloidchemische Reaktionen sich fortsetzender Vorgang vor. Deshalb ist die Fibringerinnung nicht reversibel[1784, II], aber die HOFMEISTERsche Reihe hat hier wieder ihre Bedeutung. In 0,2 mol-Lösungen tritt die Gerinnung auf bei K_2SO_4 in 2 Minuten, Cl′:5 Minuten, NO_3′:70 Minuten, Br′:70 Minuten, KJ:48 Stunden, SCN′ mehr als 48 Stunden[1783]. Br′ steht in der Reihe vom Standpunkt der Peptisation an der falschen Stelle, die Abstände erscheinen sehr groß. LUMIERE und SONNERY[1784, III] geben folgende Salzmengen an, die, 100 ccm Blut zugesetzt, dieses ungerinnbar machen:

Na-Fluorid	0,3 g
Trinatriumcitrat	0,40 g
Dinatriumcitrat	0,40—0,50 g
Goldthiosulfat	0,70 g
Mg-Hyposulfit	1,5 g
Na-Hyposulfit	2,0 g

(Weitere Angaben Kapitel: Blut.)

7. Speicheldrüsen und Pankreas

bedürfen des PO_4′′′ zur Dehydrierung höherer Fettsäuren[1678]. *Fluorid* hemmt die Neubildung von PO_4′′′ in m/2 vollkommen. Dieselben Konzentrationen von NaBr und NaCl haben keinen Einfluß. m/20 SCN′ beschleunigte etwas die Phosphatfreisetzung von Pankreasbrei[1700]. Pankreas besitzt wenig, Speicheldrüsen viel Rhodanese[1703].

0,025 mol NaF hemmt nicht die Ruheatmung von Schnitten der Submaxillaris bei Glucosezusatz, bei Lactatzusatz wird sie vielleicht sogar gefördert. Dagegen wird die Atmung vollkommen gehemmt, die auf Acetylcholinzusatz eintritt[1784].

8. Lungengewebe.

Die Milchsäurebildung von Lungengewebe wird durch F′ gehemmt[1737]. Aus S_2O_3′′ wird etwas H_2S frei[1745].

[1780] MELLANBY, J. in „Perspectives in Biochemistry" Cambridge 1937, 286.
[1781] CRUT, G.: C. rend. Acad. Sci. **208**, 1937 (1939), Rona **115**, 576.
[1782] STUBER, B. u. SANO, M.: Biochem. Z. **140**, 42 (1923), Rona **23**, 426.
[1783] CSAPO, J. u. v. KLOBUSITZKY, D.: Biochem. Z. **157**, 354 (1925), Rona **32**, 285.
[1784] DEUTSCH, W. u. RAPER, H. S.: J. Physiol. **92**, 439 (1938).
[1784, I] HOWELL, W. H.: Physiol. rev. **15**, 435 (1935).
[1784, II] BARKAN, G. u. GASPAR, A.: Biochem. Z. **139**, 291 (1923), Rona **22**, 91. Fibrin aus Fluoridplasma gewonnen, löst sich in 0,02% NaOH.
[1784, III] LUMIERE, A. u. SONNERY, S.: C. rend. Soc. Biol. **117**, 443 (1934), Rona **85**, 105.

9. Drüsen mit innerer Sekretion.

Phosphat beeinflußt die O_2-Zehrung von Hoden nicht, verursacht aber eine Tendenz zur Erhöhung des respiratorischen Quotienten[1676]. Als radioaktiver ^{32}P dringt es in die Lipoproteide der Nebenniere leichter ein als in die Nucleoproteide[1785]. Rhodanese ist mäßig vorhanden in der Schilddrüse[1703].

m/30 P_2O_7 hemmt die Sauerstoffzehrung bei Hoden um 30%, auch bei Zusatz von Glucose um 14% und Lactat um 27%[1685].

Fluorid hemmt die Umwandlung zugesetzter Glucose in Galaktose und Lactose bei Schnitten gerade Milch produzierender Milchdrüse in Konzentrationen von 0,04 mol. Glucose wird zu 93—96% unzersetzt wiedergefunden[1786]. Andererseits wurde durch etwa dieselbe Konzentration (0,2%) die störende Glykolyse gehemmt und dadurch erst die Lactosebildung erzwungen, ein Vorgang, der durch SCN' aufgehoben wird[1787]. Die letzteren Versuche wurden an Brei ausgeführt. Bisher hat man aber gefunden, daß solche Systeme in Breiform empfindlicher sind. Der Unterschied ist vielleicht in der Menge des zugesetzten Breis (10 g Drüse auf 0,1 g NaF) zu suchen, da durch anwesendes Ca·· die Konzentration wahrscheinlich geringer war, als nach der Berechnung sich erwarten ließ.

Fluoridhemmbare Adenylsäure- und Adenosindesamidase findet sich im Hoden und besonders der Hypophyse wenig[1769]. Die Glykolyse der Nebennierenrinde, d. h. die Milchsäurebildung, wird vergiftet durch 0,15—1,5 · 10^{-3} mol NaF[1788]. In den Versuchen von STADIE und HANGAARD[1717, v] wurde anaerob die Hexokinase gemessen durch das Verschwinden von Glucose aus einem System mit Nebennierenrindenextrakt, $NaHCO_3$, Adenosintriphosphat, Glucose, Mg und 0,024 Mol NaF/l. Das NaF sollte die gebildeten Phosphatester vor der Zersetzung schützen, konnte aber in diesem Milieu ohne Schaden fortgelassen werden.

Eine ausführliche Untersuchung der Glykolyse im Hoden stammt von DICKENS und SIMER[1789]. Die anaerobe Glykolyse wird gehemmt und folgt einer Gleichung

$$\% \text{ Hemmung} = \frac{[F]^n}{K + [F]^n}.$$

Die Größe n ist bei Rattengehirn und Jensen-Sarkom = 1, bei Rattenhoden = 2. Die Konstante K variiert auch von Organ zu Organ und beträgt bei Hirnrinde 1,0, bei Sarkom = 1,6 und bei Hoden = 33. Die theoretischen Ableitungen basieren auf dem Massenwirkungsgesetz, wie wir dergleichen schon im Kapitel über Fermente behandelt haben. Wir bilden die Hemmungskurve nach[1789] ab (Abb. 21).

Die Atmung wird in diesen Konzentrationen NaF nicht direkt gehemmt, sondern nur über die Glykolyse. Bei Zusatz von Lactat[1790] oder Dioxyaceton ergibt sich keine Hemmung.

Von *anderen Ionen* findet sich vermehrte Glykolyse bei m/8 SCN' und NO_3'. Bei Br' und PO_4''' und bis m/20P_2O_7'''' geringfügige Wirkung.

Bei *Stierspermatozoen* ließen sich Atmung, Glykolyse und Beweglichkeit durch Fluorid reversibel hemmen. Die Hemmung der Glykolyse ließ

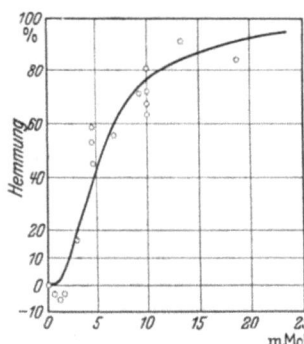

Abb. 21. Natriumfluorid mMol Kurve:
$$\frac{1}{100} = \frac{[F]^2}{33 + [F]^2}.$$
(Nach DICKENS u. SIMER.)

[1785] BULLIARD, H., GRUNDLAND, I. u. MOUSSA, A.: C. rend. Acad. Sci. **207**, 745 (1938). C. **1939 I**, 1813.
[1786] GRANT, G. A.: Biochem. J. **30**, 2027 (1936).
[1787] MICHLIN, D. u. FETISSOWA, T.: Biochem. Z. **282**, 26 (1935), Rona **92**, 21. C. **1936 I** 1654.
[1788] PESKINA, E. N. u. UTEVSKY, A. M.: Rona **115**, 599 (1938). In Ganglien des Solarplexus und des Halses ist die Glykolysehemmung geringer.

sich durch Brenztraubensäure aufheben, nicht aber die der Beweglichkeit[1790, I]. Da die Beweglichkeit der Spermatozoen durch Fructose unterhalten wird, hängt sie eng mit der Fructolyse zusammen, die die für die Bewegung notwendige Energie bereitstellen muß. Bei Rattensamen hemmte 0,02 molare Lösung von NaF die Fructolyse um 80%, die Atmung nur um 50%. Die Spermien waren am Ende des Versuchs unbeweglich[1790, II].

EMMENS[1790, III] prüfte die Beweglichkeit von Kaninchenspermatozoen in verschiedenen NaCl-Lösungen bei wechselndem p_H. Teilweise wurde der osmotische Druck durch Glucose ersetzt. An sich schwankte er von 0,45—1,35% NaCl (Phosphatpufferung). Bei p_H 5,8—6,6 ist die Beweglichkeit an sich schon geringer. Die Spermatozoen waren gegenüber niederen Drucken empfindlicher als gegenüber hohen. Ersatz eines Teils des NaCl durch Glucose gibt keine Änderung. p_H 7,0—8,7: gute Beweglichkeit bei jedem Druck. Ersatz des NaCl in höheren Konzentrationen durch Dextrose erniedrigt die anfängliche Beweglichkeit, aber unterhält sie für die nächsten 6 Stunden. p_H 9,6—9,8: geringere Motilität. Der hohe Druck ist schädlicher als niederer. Ersatz des NaCl durch Glucose ist nur vorteilhaft bei höherem Druck. 0,2% NaCl soll nicht unterschritten werden.

10. Glatte Muskulatur

veranlaßt keine Phosphorylierungen bei NaF-Anwesenheit[1653][1791]. Die fluoridempfindliche Adenylpyrophosphatase ist am höchsten von allen Organen in der Appendix, im übrigen Darm etwas niederer, überragt aber im Gehalt die anderen Organe. In abgeschabtem Epithel findet sich weniger als im Darm[1769]. Rhodanese ist im Magen in mittlerer Menge zu finden[1703].

Die O_2-Aufnahme des Uterus von Ratten, sowie schwangeren und nichtschwangeren Kaninchen wird durch Substanzen, die mit $Cu\cdot\cdot$ Komplexe bilden, gehemmt, darunter Ferrocyanid (GRAUBARD[1427 VI]).

11. Haut.

Die Glykolyse der *Haut* der Ratte wird durch 0,01% NaF um 50%, die Atmung nur um 38% gehemmt[1738].

12. Fett- und Bindegewebe

oxydiert die höheren Fettsäuren mit besonderer Intensität. Die Oxydation bedarf des PO_4'''[1678]. Optimum für den O_2-Verbrauch liegt zwischen 0,02 und 0,125 mol[1792].

Eine Dehydrogenase (Optimum p_H 8,0) erwies sich gegen Fluorid unempfindlich[1795, VII]. m/200 NaF hemmt die O_2-Aufnahme bei Zusatz von Eiweißspaltprodukten, Milchsäure usw. nicht, ebensowenig die durch Fettsynthese veranlaßte Erhöhung des respiratorischen Quotienten. Wohl aber werden diese Vorgänge bei Zusatz von Glucose gehemmt, als Zeichen dafür, daß der Zucker erst gespalten werden muß[1795, I].

[1789] DICKENS, F. u. SIMER, F.: Biochem. J. **23**, 936 (1936), Rona **55**, 730. Warburgs Technik.
[1790] DICKENS, F. u. SIMER, F.: Biochem. J. **24**, 2, 1301 (1930).
[1790, I] LARDY, H. A. u. PHILLIPS, P. H.: J. biol. Chem. **148**, 333 u. 343 (1943). C. **1944 I**, 25 u. 26.
[1790, II] MANN, T. u. LUTWAK-MANN, C.: Biochem. J. **43**, 266 (1948).
[1790, III] EMMENS, C. W.: J. Physiol. **107**, 129 (1948).
[1791] WILLBRANDT, W. u. LASZT, L.: Biochem. Z. **259**, 407 (1933).
[1792] QUAGLIARIELLO, A. u. SCOZ, G.: Arch. ital. Biol. **90**, 9 (1935). C. **1935 II**, 2693.
[1793] ROFFO, A. H. u. CORREA, L. M.: Rona **96**, 23 (1935).
[1794] HIRASHIMA, K.: Rona **86**, 549 (1934).
[1795] GROSSFELD, H.: Atti. Accad. naz. Lincei **23**, 948 (1936), Rona **99**, 38.
[1795, I] FELIX, K. u. EGER, W.: Dtsch. Arch. f. klin. Med. **184**, 446 (1939).
[1795, II] HILLS, G. M.: Biochem. J. **34**, 1070 (1940). C. **1941 I**, 1829.
[1795, III] WEEKERS, R.: C. rend. Soc. Biol. **135**, 428 (1941), Rona **126**, 442.
[1795, IV] GROSSFELD, H.: Protoplasma **26**, 497 (1936), Rona **98**. 202. Bindegewebe u. Epithelien.
[1795, V] HIRASHIMA, K.: Fol. pharmacol. jap. **17**, 13 (1934), Rona **80**, 407.

Ein Verschwinden anorganischen Phosphats bei Zusatz von m/20 NaF (p$_H$ 7,2) fand erst bei großem Überschuß von Glykogen (4—5%) merklich statt. Es sammelte sich anscheinend Glucose-1-Phosphat (MIRSKI[1795, VI]).

Fettgewebe einer hungernden Ratte, bei 37° in Blut und Serum gehalten, nimmt bis 40% Lipoide aus der Umgebung innerhalb 3$\frac{1}{2}$ Stunden auf. Der geringe Sauerstoffverbrauch schließt die Oxydation des Fettes aus. Die Aufnahme wird durch Erhitzen auf 80°, durch m/20 und m/40 mol NaF oder m/500 NaCN verhindert. Das Fettgewebe einer normalen Ratte zeigt dieses Phänomen nicht[1795, VIII].

Die O_2-Aufnahme von Pferde- und Kaninchenknorpel, durch Methylenblau katalysiert, wird durch Fluorid manchmal gesteigert[1795 II].

0,2% NaF hemmte die Glykolyse von Linsenbrei völlig. Zusatz von $CaCl_2$ führte nicht zu Reversibilität[1795 III].

13. In Gewebskulturen

wirkt NaF hemmend auf die CO_2-Produktion. Die Einwirkung auf das Wachstum ist stärker bei Sarkom- und Carcinomgewebe, wo schon Lösungen unterhalb 0,01% die Entwicklung hemmten, während Herzgewebe weniger empfindlich ist[1793]. Bei einer Anzahl von Ionen fand sich folgende Hemmungsreihe bei Fibroblasten: $SO_4'' < S_2O_3'' < NO_3' < ClO_3' < PO_4''' < JO_3' < BrO_3'$[1794].

Wenn Zellen aus der Gewebskultur in Aq. dest. gebracht werden, dann kugeln sie sich zusammen, und es erfolgt eine fortschreitende Koagulation. Dieser Vorgang kann vermieden werden in m/10 NaCl und m/10 NaBr, nicht in J', PO_4''', SO_4''-Lösungen[1795] oder SO_3''[1795 IV]. Wenn auch die Zusammenkugelung durch NaCl und NaBr vermieden oder nach Aq. dest. rückläufig beeinflußt werden kann, so bleiben die Zellen doch nur kurze Zeit in diesen nicht äquilibrierten Lösungen am Leben[1795 IV] (siehe auch[1795 V]).

14. Die Retina

zeichnet sich durch eine besonders hohe aerobe Glykolyse aus, die selbst nicht immer unter dem Einfluß von PO_4''' steht. Der Unterschied liegt auch in den Zusätzen. Prüft man die Milchsäurebildung in Glucose, dann wird durch Steigerung der PO_4'''-Konzentration kaum eine Vermehrung der Milchsäurebildung erzielt, wohl aber bei Zusatz von Glykogen, wo ein Optimum bei m/10 festgestellt wurde[1796]. Wir sehen ähnliche Verhältnisse, wie sie beim Gehirn sich auch schon finden ließen. Demgegenüber zeigte die Atmung ein anderes Verhalten beim Vergleich mit Bicarbonatpuffer: Q_{O_2} in Bicarbonat 32, in Phosphat 17,5. m/1000—m/500 HCN verminderte die Atmung weiter nur im Phosphatmedium[1797]. Dagegen wurde bei der Netzhaut des Schafes unter Glucose + PO_4''' eine größere und länger anhaltende Atmung gesehen[1798], also schwer vereinbare Befunde.

m/50 Pyrophosphat förderte den O_2-Verbrauch ohne Zusatz um 27%, mit Glucose um 55%, mit Lactat um 31%[1685].

Fluorid vermehrte die Ammoniakbildung[1799]. Das hängt wie in anderen Organen von der Konzentration ab. Die anaerobe Glykolyse wird um 64% gehemmt bei 0,001 mol NaF[1789], zeigt also eine besondere Empfindlichkeit. Bei Extrakten aus der Schweineretina hemmte diese Konzentration die Bildung der Milchsäure aus Hexosediphosphat nicht, aber aus Glucose, deren Absinken verhindert wird.

[1795, VI] MIRSKI. A.: Biochem. J. 36. 232 (1942). Rona 133. 393. Braunes Fettgewebe reagierte rascher als weißes.

[1795, VII] SHAPIRO, B. u. WERTHEIMER, E.: Biochem. J. 37, 102 (1943). C. 1943 II, 1638. Dasselbe Ferment fand sich auch in einigen anderen Organen, nicht aber im Gehirn.

[1795, VIII] SHAPIRO, B., BENTOR, V., WEISSMANN, D. u. WERTHEIMER, E.: Nature 161, 482 (1948).

[1796] BUMM. E. u. FEHRENBACH. K.: Hoppe-Seylers Z. 195. 101 (1931).

[1797] LASER. H.: Nature 1935 II. 184, Rona 90. 363. Rattenretina.

[1798] KISCH. B.: Biochem. Z. 257. 95 (1933). Rona 72. 426.

Auch eine Abnahme des anorganischen Phosphats findet unter NaF nicht statt, so daß also der erste Schritt der Glykolyse schon gehemmt wird[1800, I].

15. Bei embryonalem Gewebe

von bebrüteten Hühnchen sammelte sich bei soviel NaF, um 90% der Glykolyse zu unterdrücken, kein schwer hydrolysierbarer Phosphatester (Phosphoglycerinsäure) an wie beim Muskel, im Gegenteil kam es zur Ansammlung von anorganischem Phosphat[1800]. Der Glykolysegrad wird auch durch PO_4''' nicht beeinflußt. m/200 NaF hemmte die Umsetzung zugesetzter Phosphoglycerinsäure in Phosphobrenztraubensäure völlig, die Glykolyse nur um 45%[1726]. Chorion der Ratte oxydiert Thiosulfat unter Bildung von Sulfat[1704, I].

16. Tumoren.

Der O_2-Verbrauch wird durch *Phosphat* bei Mäusecarcinom 189[1797] und JENSENschem Rattensarkom[1798] gesenkt. Bei Steigerung der Phosphate von 9,9 auf 31,2 m/Mol wurde bei dem zuletzt genannten Tumor nur eine Senkung des Q_{O_2} von 11,2 auf 10,1 beobachtet[1790]. Bei langsam wachsenden Sarkomen wurde dabei der respiratorische Quotient gesteigert, z. B. von 0,77 auf 0,94[1676]. Die Milchsäurebildung wird gegenüber Bicarbonat durch m/30 Phosphat vermindert und zwar abhängig von dem p_H. Die Milchsäurebildung beträgt im Phosphat (Bicarbonatpuffer) bei p_H 8,9:2,38 (2,57), p_H 6,5:0,92 (1,81)[1614].

m/30 Pyrophosphat hemmt den O_2-Verbrauch bei Rattentumoren nicht, aber um 35% bei Glucosezusatz[1685].

Bei der F'-Wirkung spielt das glykolytische System eine Rolle. Dieses soll sich derart unterscheiden, daß unter NaF bei Glykogenzusatz sogar andere Produkte entstehen[1631, 1801], was andererseits bestritten wird[1802]. Diese Frage ist wegen der starken aeroben Glykolyse (WARBURG) von Bedeutung. Es wird berichtet[1631], daß 0,05 mol die Milchsäurebildung aus Hexosediphosphat und Hexosemonophosphat nicht hemmt, auch die PO_4'''-Freisetzung nicht aufgehalten oder gar eine Bildung von anorganischen Estern bei Glykogenzusatz (0,01 mol) erzwungen wird. Im Gegensatz dazu finden wir sonst meist Angaben über eine größere Empfindlichkeit. DICKENS und SIMER[1789] (siehe auch Abschnitt: Hoden), berechnen die Affinität des Fluorids beim JENSENschen Rattensarkom mit 1000, bei Rattenhirn mit 600, bei Testes mit 170. Dieser entsprechen folgende Zahlen: m/100 NaF hemmen die Atmung um 30—40%, die anaerobe und aerobe Glykolyse wird um 90% herabgesetzt. Im FLEXNER-JOBLING-Carcinom der Ratte wurde durch 0,03 mol NaF die Milchsäurebildung um 50% gehemmt, ohne daß MgF_2 zur Ausfällung kam (was man wohl auch nicht erwarten durfte). 0,01-mol-Lösung wirkte nur in Verminderung des anorganischen Phosphats[1807, I]. Im Brei von Nieren wurde die Oxydation von Oxalessigsäure durch Zusatz von NaF und Brenztraubensäure erhalten, aber nicht beim FLEXNER-JOBLING-Carcinom 8—10 Tage nach der Transplantation (POTTER u. LE PAGE[1717, III]).

Na_2SiF_2 hemmte quantitativ ausschließlich nach dem F'-Gehalt, wie man aus der geringen Stabilität des Komplexes auch erwarten kann[1687].

Schon m/500 NaF hemmte die Atmung bei demselben Tumor, dem JENSENschen Rattensarkom, um 2 und 7%, die Glykolyse um 53 und 56%[1803]. Eine noch stärkere Wirkung fand sich bei dem EHRLICHschen Mäusecarcinom auf Ratten übertragen[1804]. Die erste Andeutung wurde da noch bei m/10000 NaF bei der Senkung der Glykolyse (aerob und anaerob) gesehen,

---

[1799] SUTO, R.: Rona **110**, 461 (1938).
[1800] NEEDHAM, J., NOWINSKI, W. W., COOK, R. P. u. DIXON, K. C.: Nature **1936 II**, 462. Rona **96**, 548.
[1800, I] HOLMES, B. E.: Biochem. J. **34**, 926 (1940), Rona **126**, 495. C. **1941 I**, 1967.
[1801] HITCHINGS, G. H., OSTER, R. H. u. SALTER, N. T.: Biochem. J. **32**, 1389 (1938).
[1802] BOYLAND, M. E. u. BOYLAND, H. E.: Biochem. J. **32**, 321 (1938).
[1803] BERENBLUM, J., KENDAL, S. P. u. ORR, J. W.: Biochem. J. **30**, 709 (1936).
[1804] SELLEI, C. u. JANY, J.: Biochen. Z. **239**, 94 (1931), Rona **64**. 283.

bei m/1000 aber schon sehr deutlich, hier kombiniert mit einer Steigerung des O_2-Verbrauchs. m/100 hemmte beide Arten von Glykolyse schon nach 30 Minuten Einwirkung völlig, während die Atmung in dieser Zeit keine Abweichung zeigte. Zwei untersuchte menschliche Carcinome verhielten sich verschieden[1789]. Ein sklerosierendes Rundzellencarcinom des Magens zeigte die erste Hemmung bei 7 mMol mit 38%, während ein Brustkrebs (scirrhös) schon durch 5 mMol um 67% gehemmt wurde. Die Hemmung zeigte sich um so deutlicher (wie auch in anderen Fällen), je höher die unbeeinflußte anaerobe Glykolyse war. Die F'-Wirkung war reversibel, d. h. sie ließ sich auswaschen[1687, 1689]. Das Redoxpotential wird durch m/20 nicht verändert[1805]. Beim Crocker-Tumor und Mäusetumor 113 wurde unter m/1000 NaF die Milchsäurebildung aus Glucose unterdrückt, die Bildung von Phosphatestern aber nicht erzwungen[1806, I].

Durch Zusatz von Sulfit ließ sich Dioxyacetonphosphat abfangen[1806].

Auf die Glykolyse hat beim Jensensarkom keinen Einfluß SCN', J' und Br'[1789], dagegen wird bei Carcinom durch Ferricyanid die aerobe (nicht die anaerobe) Glykolyse unterdrückt[1807].

F. Wirkung bei Einzellern.[1808]

I. Stoffwechsel.

Bakterien besitzen Enzymsysteme, die man bei den höheren Tieren nicht wiederfindet. Deshalb werden Anionen teilweise eine doppelte Rolle spielen, je nach der Bedeutung, unter der sie in den Versuchsbedingungen gerade stehen. Erstens können sie als Fremdkörper irgendwelche Stoffwechselvorgänge beeinflussen, also eine primäre pharmakologische Wirkung, weiter können sie selbst als Baustein zur Synthese des Organismus dienen. Es ist trivial, daß ein Wachstum von Bakterien ohne Anwesenheit von PO_4''', S, N usw. nicht möglich ist. Schließlich können die Körper durch den Stoffwechsel selbst verändert werden, wobei eine Energiequelle erschlossen wird, etwa indem Sauerstoff zur Oxydation zur Verfügung gestellt wird, oder es können sekundär stark aktive Substanzen entstehen, wie z. B. bei der Reduktion des ClO_3' zu ClO_2' usw.

1. Ein Ion, bei dem alle diese Möglichkeiten vorliegen, ist das **Nitrat,** mit dem wir uns zuerst beschäftigen wollen. Hier zeigen uns schon die Energieverhältnisse, wie die Reaktionen verlaufen können. Es gilt die thermochemische Gleichung:

$$HNO_2 + O \rightarrow HNO_3 + 21600 \text{ cal.},$$

die zwar nicht die Änderung der freien Energie (ΔF) sondern nur ΔH ergibt, aber doch einen Überblick gestattet. Dieser sagt uns, daß bei der Oxydation des Nitrits zu Nitrat Wärme frei wird, also umgekehrt bei der Reduktion Wärme verbraucht wird. Reduktionen werden nur dann verlaufen, wenn durch den freiwerdenden Sauerstoff ein zur Verfügung gestellter Wasserstoff, Kohlenstoff oder sonstiges Substrat exotherm oxydiert wird.

Im Humus kann auch gelegentlich eine Reduktion ohne Bakterien erfolgen, aber meist ist eine belebte Ursache für diesen Vorgang verantwortlich zu machen[1809]. Immer aber ist eine energetische Koppelung notwendig, wobei die Summe der freiwerdenden Energie wohl meist positiv verlaufen wird, wie daraus ersichtlich ist, daß manchen aerob wachsenden Bakterien durch Zusatz von NO_3' zum Nährboden der freie Sauerstoff der Atmosphäre ersetzt werden kann[1810, I].

[1805] BIERICH, R. u. LANG, A.: Biochem. Z. **287**, 411 (1936).
[1806] BOYLAND, E. u. BOYLAND, M. E.: Biochem. J, **29**, 1910 (1935), Rona **91**, 85.
[1807] MENDEL, B.: Amer. J. Cancer **30**, 549 (1937). C. **1937 II**, 1588.
[1807, I] LE PAGE, C. A.: J. biol. Chem. **176**, 1009 (1948).
[1808] STEPHENSON, M.: Bacterial Metabolism, Longmans London 1939. Eine hervorragende Darstellung vieler hier behandelter Probleme.
[1809] GMELIN-KRAUT, Handbuch der anorg. Chemie. Band Stickstoff, S. 63.

Bact. subtilis vermag Nitrat zu Nitrit zu reduzieren, ohne aber damit anaerob existieren zu können[1810, III]. Damit das möglich wird, müssen offenbar an einer Stelle große Energiesprünge möglich sein, die im normalen Stoffwechsel unökonomisch wären.

Ein Verschwinden von NO_3' aus der Nährlösung ist dabei nicht gleichbedeutend mit Reduktion oder Assimilation, sondern kann nur in einem reversiblen Eindringen bestehen, wie etwa Nitrat in Aspergillus niger bei $p_H < 3{,}0$ eindringt und bei Abschwächung der Acidität die Zelle wieder verläßt, während die Reduktion ein Maximum bei schwach alkalischer Reaktion besitzt[1810] (siehe dagegen[1810, II]).

Die Frage, ob NO_3'-Stickstoff wirklich assimiliert wird, ist nicht ohne weiteres mit der Notwendigkeit von NO_3' zum Wachstum gleichzusetzen, auch dann nicht, wenn der Verbrauch von zugesetzten Kohlenstoffquellen vermehrt wird. So wird in Böden, die mit Stroh gedüngt sind, die rascheste Reduktion von NO_3' erreicht, gleichzeitig mit starker Wucherung der Cellulose zersetzenden Keime, veranlaßt durch deren erhöhten N-Bedarf[1809]. Auch bei Fusariumarten ist die NO_3'-Aufnahme nur bedeutend, so lange Zucker in der Nährlösung reichlich zur Verfügung steht[1811], ebenso bei Aspergillus niger[1812] u. [1810, II]. Dabei ist das Milieu und das dargebotene Substrat neben den Stammeseigentümlichkeiten von Einfluß, ob z. B. Aspergillus oryzae in dargebotenem NH_4NO_3 mehr NO_3' oder NH_4 aufnimmt[1813, 1814]. Als Bedingung gilt auch die PO_4'''-Konzentration[1817].

ROBBINS[1815] unterteilt die Organismen in verschiedene Gruppen, die verschiedene Quellen der Stickstoffassimilation benutzen können, z. B. vermögen Azotobakter, Clostridium, Rhizobium = Bact. radiocicola gasförmigen Stickstoff, NO_3, $NH_4^{\cdot}$ und organische Verbindungen zu assimilieren, Actinomyceten, einige Hefen und Bakterien z. B. auch Tuberkelbacillen[1816], Fadenpilze und auch höhere Pflanzen vermögen dasselbe, außer Luftstickstoff. Hier wird eine Kompetition d. h. eine gegenseitige Hemmung der einzelnen Substrate möglich sein, wie wir später auch sehen werden, ist aber nicht notwendig[1818, II]. Eine Reihe von Anaerobiern vermögen NO_3' nicht zu reduzieren[1818, I].

Vielfach kommt es nicht zum Ansatz von N trotz Reduktion von Nitrat, wie Versuche mit 435 Vertretern der Brucella-Gruppe beweisen[1818] (siehe auch [1818, III] u. [1818, IV]). Alle diese Stämme konnten 0,01% KNO_3 in 5 Tagen auf Peptonagar zum Verschwinden bringen, einzelne reduzieren mit der 10fachen Geschwindigkeit. 0,2% hemmt z. B. Bact. abortus und militensis, während Bact. suis noch weiterwächst. Die Zerstörung wird beschleunigt durch Zusatz von Bernsteinsäure, Citronensäure, Glucose, Galaktose bei gleichzeitiger Erhöhung des Oxydationspotentials im Nährboden. Die Endprodukte in diesen Versuchen wurden nicht festgestellt, sondern nur gelegentliche N_2-Entwicklung erwähnt.

Viele Bakterien vermögen nur eine Reduktion von NO_3' zu NO_2' zu bewerkstelligen. Dieses häuft sich dann an und kann z. B. rein qualitativ nach dem empfindlichen Reagens von GRIESS-ILOSVEY (siehe Chemie) nachgewiesen werden (siehe auch [1824, I]).

[1810] ITZEROTT, D.: Flora N. F. **31**, 60 (1936), Rona **100**, 503.

[1810, I] HOOVER, S. R. u. ALLISON, F. E.: J. biol. Chem. **134**, 181 (1940), Rona **126**, 100. Rhizobium. O_2-Verbrauch in Kulturen mit Nitrat-N geringer als bei NH_4-N. Die Elementaranalyse ergab dieselben Zahlen.

[1810, II] DE BOER, S.: Proc. Kon. nederl. Akad. Wetensch. **43**, 715 (1940). C. **1941 I**, 2260, Rona **122**, 646. Aspergillus niger VAN THIEGHEM. Nitratassimilation mit dem Maximum bei pH 4. Methodische Hinweise hinsichtlich Nitratbestimmung.

[1810, III] LEMOIGNE, M. u. GAVARD. E.: C. rend. Acad. Sci. **224**, 419 (1947). C. **1948**. 117.

[1811] LUZ, G.: Phytopatholog. Z. **7**, 585 (1934), Rona **85**, 169. Fusarium lini und Fusarium lycopersici.

[1812] BENNET-CLARK, T. A. u. LA TOUCHE, C. J.: New Phytologist **34**, 211 (1935), Rona **89**, 318.

[1813] SAKAMURA, T.: Planta **11**, 765 (1930), Rona **59**, 565.

[1814] KORSAKOWA, M.: Rona **54**, 679 (1929). Für Bakterien.

[1815] ROBBINS, W. J.: Amer. J. Bot. **24**, 243 (1937), Rona **102**, 561.

[1816] BRAUN, H.: Klin. Wschr. **1935 I**, 703, Rona **89**, 630.

[1817] KETCHUM, B. H.: Amer. J. Bot. **26**, 399 (1939). C. **1939 II**, 3593. Nitzschia Closterium, Assimilation im Licht.

[1818] ZOBELL, C. E. u. MEYER, K. F.: Proc. Soc. exp. Biol. Med. **29**, 116 (1931), Rona **67**, 761.

[1818, I] PREVOT, A. R.: Annal. Fermentat. **5**, 467 (1940). C. rend. Soc. Biol. **134**, 350 (1940). C. **1941 II**, 1634. W. perfringens, Cl. septicum, Cl. oedematicus, Pl. tetani u. tertium, Cl. sporogenes und Cl. histolyticum bauen völlig ab.

Man hat vorgeschlagen[1819] mit dieser einfachen Reaktion im Urin bei Ernährung mit nitrathaltigen Pflanzen wie Rettich, Spinat die Infektion der Harnwege mit Erregern wie Bact. coli, Bact. pyocyaneus, Bact. typhosus, Bact. paratyphosus A und B, Bact. dysenteriae, Staphylococcus u. a. mehr nachzuweisen. Durch Staphylokokken und Stäbchen der Mundhöhle kann im Speichel auf ähnliche Weise NO_2' nachgewiesen werden[1820].

Die Reduktion von NO_3' zu NO_2' durch Bakterien wurde schon von MAASEN[1821] bei 85 von 109 Typen von Bakterien gefunden. Solche Berichte finden sich vielfach, aber nur in wenigen Untersuchungen wurde eine quantitative Reduktion festgestellt, wie z. B. bei Bact. coli ESCHERICH ([1822, 1824]), bei dem Reduktion und Weiterentwicklung durch Desinfektionsmittel wie Phenol vollkommen parallelgehend gestört werden[1823]. Diese Parallelität ist dann verständlich, wenn ein Aerobier unter anaeroben Verhältnissen seinen Energiebedarf deckt, wie folgende Gleichungen zeigen[1824]:

Milchsäure $+ KNO_3 \rightarrow$ Brenztraubensäure $+ H_2O + KNO_2 + 30{,}2$ cal.

Milchsäure $+ \frac{1}{2} O_2 \rightarrow$ Brenztraubensäure $+ 51{,}9$ cal.

Wir sehen, daß bei dieser Reaktion zwar der Luftsauerstoff ökonomischer ist, daß aber immerhin Energie freigestellt wird.

Die Differenz gegenüber Luft zeigt sich im Wachstum von Coli. Dabei ist auch das sich ansammelnde Nitrit toxisch, das zeigt sich in einer Ansammlung von Brenztraubensäure, die sonst weiter verarbeitet wird[1823]. Solche Wirkung des Nitrits fand sich auch bei Verwendung von HCOOH als Substrat. Die Ameisensäure wird durch H_2 entwickelnde Ferment Hydrogenlyase[1825] zersetzt und wird durch m/60-m/1000 $NaNO_3$ in gleicher Weise um 50—70% gehemmt, also unabhängig von der Konzentration. Diese Wirkung läßt sich auf die Nitritbildung zurückführen[1825].

Eine ähnliche Differenz zwischen NO_3' und Luftsauerstoff zeigt sich bei den auch nitritbildenden Choleravibrionen. Die Reduktion erlangt mit einer Inkubation erst in 48 Stunden ihre volle Stärke. Merkwürdigerweise wird durch Anaerobiose starke Hemmung der Reduktion erreicht, als Zeichen dafür, daß O_2 und NO_2' ganz verschieden angreifen[1826]. Auch bei Bact. larvae[1827], und Azotobacter[1828] fand NO_2'-Ansammlung statt.

Das Maximum der Reduktionsgeschwindigkeit bei Coli fand sich bei 10^{-2} mol NO_3', bei 10^{-4} war die Aktivität noch 80%, bei 10^{-5} nur noch 10%[1824].

Dieser Abfall scheint auf eine Gleichgewichtsreaktion hinzudeuten. Ein besonderes Ferment, die Nitratreduktase, wird für diesen Prozeß verantwortlich gemacht. Es gelang, dieses Ferment aus Bacterium coli abzutrennen[1829, 1831], das zu einer Aktivierung des Nitratsauerstoffs für ein bestimmtes Substrat führt[1822].

[1818, II] KORSSAKOWA, M. P.: Mikrobiol. 10, 163 (1941). C. 1942 I, 62. Die volle Geschwindigkeit der Reduktion, aber es müssen organische Stoffe im Überschuß vorhanden sein.

[1818, III] RUSSAKOWA, G. S. u. BUTKEWITSCH, W. S.: Mikrobiol. 10, 137 (1941). C. 1942 I, 62. Achromobacter articum wächst in NO_3' besser, jedoch entsteht nur N_2, also keine Assimilation.

[1818, IV] DUSI, H.: Amer. Inst. Pasteur 66, 159 (1941). C. 1941 I, 2811. Euglena anabaena autotroph. wächst besser bei NO_3'-Anwesenheit.

[1819] OKADA, K.: Rona 89, 270 (1935).

[1820] SAVOSTIANOV, G. M.: Rona 105, 320 (1937). C. 1938 I, 1602.

[1821] MAASEN: Arb. Kaiserl. Gesundheitsamt 18, 21 (1901).

[1822] QUASTEL, J. H., STEPHENSON, M. u. WHETHAM, M. D.: Biochem. J. 19, 304 (1925).

[1823] PHATAK, M., ABREU, B. E. u. MARSHALL, M. S.: J. Pharmacol. exp. Ther. 60, 115 (1937).

[1824] STICKLAND, L. H.: Biochem. J. 25, 2, 1543 (1931).

[1824, I] RANDALL, W. A. u. REEDY, R. J.: J. lab. clin. Med. 25, 315 (1939), Rona 119, 480. Staph. aureus, Bact. subtilis und anthracis, Paratyphus, Typhus usw. keine Reduktion, Dys. Shiga, hämolyticus viridans, Diphtherie usw.

[1825] STEPHENSON, H. u. STICKLAND, L. H.: Biochem. J. 26, 1, 712 (1932).

[1826] HIRSCH, J.: Z. Hygiene u. Infektionskrankh. 102, 503 (1924), Rona 28, 311. Quantitative NO_2'-Bildung.

[1827] LOCHHEAD, A. G.: Canad. J. Res. 15, 79 (1937). Rübennährböden mit 0,001% $NaNO_3$.

[1828] ITANO, A. u. ARAKAWA, S.: Rona 68, 554 (1932). Verschiedene Zucker als Substrat.

[1829] YAMAGATA, S.: Acta phytochim. 10, 283 (1938), Rona 112, 313. C. 1939 I, 1577.

[1830] STEINBERG, R. A.: J. agricult. Res. 55, 891 (1937), Rona 107, 479.

Aber während die NO_3'-Reduktion in unverletzten Colibacillen auch ohne Substrat geschieht, gelingt sie nicht mehr nach Vorbehandlung mit Toluol[1824]. Beide Vorgänge sind durch HCN (10^{-3} bis 10^{-2}) und Urethan[1831] hemmbar.

Als Mittel zur Aktivierung dieses Fermentes bei Aspergillus niger wird Molybdän angesehen, das die Assimilation von NO_3' beschleunigt[1830]. Bei Thiobacillus denitrificans kann das NO_3'-Reduktionsvermögen durch dauernde Kultur unter aeroben Bedingungen verloren gehen. Auch sonst ist die Reduktion rascher bei halbfesten Nährböden in tieferen O_2-armen Schichten[1838].

Davon abgetrennt ist zur wirklichen Assimilation eine Weiterreduktion des anfallenden NO_2', ein weiteres Fermentsystem notwendig, das sich z. B. im Pyocyaneus, der zur weiteren Reduktion des NO_2' auch lebend in der Lage ist[1822], gefunden hat[1831].

NO_2' wird gelegentlich auch zu NO_3' oxydiert z. B. von Aspergillus aureus und batatae[1832], die mit den anderen Schimmelpilzen wie z. B. Asp. oryzae, der nur reduziert, nahe verwandt sind.

Häufig wird das NO_3' dem NO_2' vorgezogen, indem letzteres nicht verschwindet, wenn NO_3' nicht restlos verbraucht ist[1833].

Die Frage, ob sich NO_2' im Nährmedium nachweisen läßt und wieviel, ist abhängig von der relativen Geschwindigkeit, mit der NO_2' und NO_3' entfernt werden, eine Eigenschaft, die von Stamm zu Stamm wechselt. Eine Anhäufung von NO_2' wollen manche Autoren[1834] (dagegen [1835]) ausschließlich auf pathologische Zustände zurückführen, wie sie in Kolonien bei Zuckermangel zustande kommen, oder auf Infektion mit anderen Bakterien[1836]. Der normale Zustand verliefe vielleicht über NO_2' und andere Zwischenprodukte, aber deren Anhäufung bliebe aus. Als Endzustand wird nur die Anhäufung von NH_3 und Aminosäuren zugelassen.

Die Aminosäurebildung nimmt zu mit der Konzentration des angebotenen Nitrats ($m/20 \rightarrow m/5$), und es kommt zur Rückstauung. NO_2' ließ sich aber im alkalischen Medium und zwar auch bei anderen Pilzen (Mucor corymbifer und pyriformis, Aspergillus terricol Wentii usw.) nachweisen[1834]. Dieser Befund ist verständlich, da das Oxydationspotential von NO_2' im alkalischen Milieu geringer ist, also auch schon die Reaktion mit anwesenden reduzierenden Substanzen kleiner.

Die Schnelligkeit, mit der aus angebotenem Nitrit dieses verschwindet, ist beträchtlich verschieden je nach der Kohlenstoffquelle, neben Aspergillus niger auch Bact. oryzae und ochraceus[1837]. Die Pilze vertragen zugesetztes NO_2' bei verschiedenem Nährmedium verschieden, z. B. besser in Gegenwart von Stärke als von Glucose. Bei Brucella und Salmonella[1838] trat NO_2' nur bei manchen Arten auf (Bact. pullorum, Bact. abortus).

Auch bei Azotobacter war die Reduktion von NO_2' rascher als die von NO_3', so daß sich kaum NO_2' als Zwischenprodukt ansammelte[1839]. Bei Azotobacter chroococcum tritt NO_2' als Zwischenprodukt auf, aber bei Lactat (bis 4γ NO_2-N/ccm) in viel höherer Konzentration als in Glucoselösungen ($0,4\gamma$ NO_2-N/ccm)[1840]. Auch hier wird weniger NO_2' gefunden in schwach saurer Lösung als bei p_H 7,3. Es ist interessant, daß trotz dem sicher als Zwischenprodukt vorhandenen NO_2'

[1831] YAMAGATA, S.: Acta phytochim. Tokyo 11, 145 (1939). C. 1940 I, 2001, Rona 120, 308.
[1832] SAKAGUCHI, K. u. WANG, Y.: C. 1937 I, 1964. Kleine Mengen von NH_3 bilden sich bei Aspergillus oryzae.
[1833] SAKAGUCHI, K. u. YIN-CHANG-WANG: C. 1935 II, 1389, Aspergillus oryzae.
[1834] KLEIN, G., EIGNER, A. u. MÜLLER, H.: Hoppe-Seylers Z. 159, 201 (1926), Rona 40, 660.
[1835] KOSTYTSCHEW, S.: Hoppe-Seylers Z. 166, 135 (1927), Rona 41, 411.
[1836] KLEIN, G.: Hoppe-Seylers Z. 174, 278 (1928), Rona 45, 409.
[1837] OHTSUKI, T.: Jap. J. of Bot. 8, 269 (1936), Rona 103, 216. C. 1937 II, 2023.
[1838] ZO BELL, C. E.: J. Bacteriol. 24, 273 (1932), Rona 71, 759.
[1839] ASO, K., MIGITA, M. u. IHDA, T.: Soil Sci. 48, 1 (1939). C. 1939 II, 2671.
[1840] ENDERS, G. u. KAUFMANN, L.: Liebigs Ann. 535, 1 (1938), Rona 109, 304. C. 1938 II, 2439.

dieses als Stickstoffquelle zur Assimilation viel weniger geeignet ist als NO_3'. Das zeugt von der Toxizität des Nitrits, dessen Ansammlung schwer möglich ist, wenn Nitrat vorliegt.

Als weiteres Zwischenprodukt wird nach Nitrit das *Hydroxylamin* genannt, aber selten gefunden; die Ursache kann in der rascheren Verarbeitung des NH_2OH als des NO_3' und NO_2' liegen, wie Versuche mit Clostridium welchii in Wasserstoffatmosphäre zeigen[1841]. Die Abhängigkeit der Reduktion von der C_H soll folgende Abb. 22 zeigen.

Die Reduktion von NO_3' ist anfangs viel rascher (3mal so groß) als von Nitrit, so daß sich dieses ansammelt, aber NH_2OH wird bis zu 3mal so rasch reduziert.

Diese Fähigkeit sollen auch manche Coli besitzen zugleich mit der Fähigkeit zur Reduktion des NO_2, das bei den meisten Stämmen nicht weiterverarbeitet werden kann. NH_2OH als Zwischenprodukt der NO_3'-Verwertung verlangt wenigstens den Nachweis, daß es im Stoffwechsel verwertet wird. Das gelang nicht bei verschiedenen Aspergillusarten[1837], wohl aber bei Aspergillus niger[1842]. Es gelang der Nachweis auf einem Nährmedium von NH_4NO_3[1843], nicht bei Azotobacter[1842 a].

Von VIRTIAINEN und ENDRES wurde gefunden, daß etwa entstehendes NH_2OH sofort mit Oxalessigsäure (aber nicht mit Brenztraubensäure) zu einem Oxim

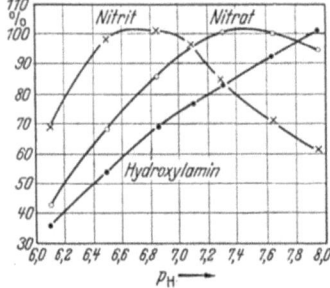

Abb. 22. Ordinate: % der im Maximum beobachteten Geschwindigkeit der Reduktion von ○ Nitrat × Nitrit ● Hydroxylamin (nach Woods).

$$CH_2-COOH$$
$$|$$
$$C-COOH$$
$$\|$$
$$NOH$$

kondensiert wird, das dann in Asparaginsäure und — durch Decarboxylierung — in β-Alanin übergeht. Alle drei Verbindungen ließen sich in Kulturen von Azotobacter und Clostridium nachweisen (siehe auch [1844, II] und [1845]). Auch auf die Bildung von Carboximgruppen hat die Kohlenstoffquelle einen Einfluß[1840].

In vielen Fällen wird von der Reduktion von NO_3' zu *Ammoniak* berichtet, wie bei Clostridium welchii, manchen Colistämmen[1841], Chlorella[1845], Fusarien[1811], Aspergillus repens[1846]. Bei letzterem ist die NH_4-Bildung quantitativ in saurer Reaktion (p_H 1,61)[1847]. Bei dieser NH_3-Abgabe ist es nicht sicher, ob eine Oximbildung, deren Reduktion zu Aminosäuren mit darauffolgender Desamidierung den wirklichen Weg darstellt. Wir werden nach den Untersuchungen von ROBERG[1845, I] diesen Weg für den wahrscheinlichsten halten, besonders wenn nicht mehr ausreichende Kohlenstoffquellen zur Verfügung stehen.

Ein weiterer Weg wird bei der *Denitrifikation* beschritten. Hier kann als Endprodukt N_2 und N_2O beobachtet werden. Bei der N_2-Entwicklung geht die

---

[1841] WOODS, D. D.: Biochem. J. **32**, 2000 (1938), Rona **114**, 489. 2 Coli-Stämme.
[1842] LEMOIGNE, M., MOUGUILLON, P. u. DESVEAUX, R.: Bull. Soc. chim. biol. **18**, 1291 (1936), Rona **97**, 490. a) LEMOIGNE, M., MOUGUILLON, P. u. DESVEAUX, R.: Bull. Soc. chim. biol. **18**, 1297 (1936). NH_4OH verzögerte die Sporulation, nicht das Wachstum.
[1843] LEMOIGNE, M. u. DESVEAUX, R.: C. rend. Acad. Sci **201**, 239 (1935), Rona **90**, 474. C. **1936 I**, 1646.
[1844] HÜTTEL, R.: Angew. Chem. **53**, 141 (1940). Übersicht über die Assimilation von N_2.
[1845] VAN RYSSELBERGHE, P.: Bull. Cl. Sci. Acad. roy. Belgique (5) **23**, 416 (1937). C. **1937 II**, 2013. Gekoppelt mit Glucoseverbrennung, thermodynamische Betrachtungen.
[1845, I] ROBERG, M.: Jahrb. f. wissenschaftl. Bot. **82**, 65 (1935). Bei Fixation des Luftstickstoffs.
[1845, II] WILSON, P.: Erg. d. Enzymforschung **VIII**, 13 (1939).
[1846] BACH, D. u. DESBORDES, D.: C. rend. Acad. Sci. **197**, 1772 (1933), Rona **78**, 673.
[1847] BACH, D. u. DESBORDES, D.: Rev. gen. Bot. **49**, 69 (1937), Rona **100**, 565.

Bildung nachweisbar über Nitrit. Auch folgender Weg wird vorgeschlagen[1848]:

$2 KNO_2 - 2 O = K_2N_2O_2$ (Hyponitrit).
$K_2N_2O_2 - O = K_2O + N_2$.

Die Gasentwicklung wird verzögert mit steigender Acidität und steigender Nitratkonzentration. Der zuletzt erwähnte Faktor hat darin seinen Grund, daß erst das NO_3' zu NO_2' reduziert sein muß, ehe weitere Reaktionen erfolgen. Also Verschwinden von Nitrat und Auftreten von N_2 gehen nicht parallel.

Micrococcus denitrificans bildet N_2, ohne daß Zwischenprodukte nachweisbar sind. Eine vorherige Züchtung auf Glycerin und nitrathaltigem Nährboden steigert diese Fähigkeit[1855, II]. Denitrifikation soll auch ohne Bakterien nur durch Licht möglich sein[1853].

Schon früher wurde eine Reihe von Bakterien beschrieben, die nicht nur N_2, sondern bei viel NO_3'-Angebot N_2O bilden, letzteres besonders bei Sporenbildnern. Anderen Bakterien wie Bact. Stützeri kann N_2O wiederum als Sauerstoffquelle dienen[1855, I].

Hier sollen noch die Einflüsse der Nitrate auf die Oxydation verschiedener den Bakterien dargebotener Subtrate berührt werden. Methylenblau wird durch Coli reduziert in 2 Stunden, bei Zusatz von Bernsteinsäure in 8 Minuten. Diese Reaktion bleibt aus bei Nitratzusatz. Zugesetzte Leukobase wird durch NO_3'-Zusatz mit Hilfe von Coli zu Methylenblau oxydiert[1822]. Diese Eigenschaft besitzen auch Bact. prodigiosus und Bact. proteus[1854].

In einer genaueren Untersuchung des Systems[1855] fand sich Thermolabilität (bis 67°), Unempfindlichkeit gegen p_H (3,8—11,0) und Salzzusatz (5% NaCl), während eine große Zahl von Lösungsmitteln zur Inaktivierung führten (7% Propylalkohol in 5 Minuten volle Inaktivierung[1855]). Bei Coli liegt keine Xanthinoxydase vor, aber es sind zur Induktion andere Dehydrasen notwendig[1849, 1850]. Der Vorgang ist sowohl durch HCN als auch durch Jodessigsäure zu hemmen[1849, 1850].

Bei bestimmten Nährböden werden Redox-Farbstoffe eventuell durch Cysteinzusatz ohne Einwirkung eines biologischen Substrats bei der Sterilisierung reduziert. Werden Bact. coli bei Nitratanwesenheit eingesät, dann kommt es auch unter anaeroben Bedingungen zur Oxydation und Färbung, und zwar wurden alle Leukobasen, deren r_H niedriger oder gleich Kresolblau ist, wieder gefärbt[1851]. Ähnlich verhalten sich reduziertes Flavin[1852], Cytochrom C[1856] und gelbes Ferment[1857]. Bei Cytochrom C findet man zuerst eine Reduktion von Cytochrom durch Coli, der nach einiger Zeit eine erneute Oxydation des Farbstoffs folgt. Diese Wirkung ist abhängig von der Bildung von Nitriten, denn alleinige Zugabe von NO_3' ist ohne Wirkung, weil die NO_2'-Bildung dabei sehr schwach ist, Zusatz von Glucose führt zur Oxydation[1856].

Umgekehrt wird durch NO_2'-Behandlung des Coli die Reduktionsfähigkeit von Methylenblau durch Milchsäure, Glycerin u. a. (nur zum Teil durch Hydrosulfit reversibel) verhindert, während die aktivierende Eigenschaft für NO_3' (und auch ClO_3') nicht dadurch berührt wird[1855]. Azotobacter hat eine geringere Aktivität der Hydrogenase, wenn er auf NO_3'-haltigem Boden gewachsen ist[1853, I].

Bact. coli vermag anaerob in Gegenwart von Brenztrauben-, Milch-, Bernstein-, Fumarsäure und Glycerin zu wachsen nur bei Anwesenheit von NO_3', ähnlich

---

[1848] LLOYD, B. u. CRANSTON, J. A.: Biochem. J. **24**, 1, 529 (1930). Bact. denitrificans fluorescenz.

[1849] AUBEL, E., SCHWARZKOPF, O. u. GLASER: C. rend. Soc. Biol. **126**, 1142 (1937), Rona **106**, 142. C. **1939 I**, 4781.

[1850] AUBEL, E. u. GLASER: C. rend. Soc. Biol. **127**, 473 (1938), Rona **107**, 158. C. **1939 II**, 1686. Substrat Milchsäure.

[1851] GRIBENSKI, A.: Bull. Soc. chim. biol. **21**, 275 (1939). C. **1940 II**, 1034, Rona **113**, 655. Phenosafranin, Janusgrün usw.

[1852] AUBEL, E.: Encymologia **4**, 51 (1937). C. **1938 I**, 1598.

[1853] CORBET, A. S.: Biochem. J. **28**, 2, 1575 (1934).

[1853, I] LEE, S. B., WILSON, J. B. u. WILSON, P. W.: J. biol. Chem. **144**, 273 (1942). C. **1943 I**, 1578.

[1854] QUASTEL, J. H.: Biochem. J. **19**, 652 (1925).

[1855] QUASTEL, J. H. u. WOOLDRIDGE, W. R.: Biochem. J. **21**, 1, 148 (1927). Nur qualitative Versuche.

Bact. pyocyaneus[1822, 1858]. Ruhende, d. h. nicht proliferierende Coli (Behandlung durch Waschen und mit Toluol für $^1/_2$ Stunde) oxydieren bei den einzelnen Substraten verschieden stark, z. B. Ameisensäure +++, Essigsäure +, Milchsäure +++, Bernsteinsäure +++, Fumarsäure +, Brenztraubensäure ++, Alanin ++. Asparaginsäure, Glucose und Alkohol werden nicht angegriffen[1859].

Cystin vermehrt die NO_3'-Reduktion bei Diphtheriebacillen, nicht dagegen bei Pseudodiphtheriebacillen, die schon spontan besser reduzieren[1860]. Coli und Bact. lact. aerogenes vermögen aus Ameisensäure durch ein Ferment (Hydrogenylase) Wasserstoff freizusetzen und damit NO_3' zu zersetzen. m/30 KNO_3 hemmte das Ferment bei p_H 7,3 um 40%[1825, 1861]. Elementarer Wasserstoff als Substrat wird von vielen Bakterien aktiviert z. B. Bact. coli formicum (pro mol NO_3' = 0,9 mol H_2, Bildung von NO_2', Prozeß durch HCN hemmbar), Bact. delbrückii (nicht HCN-empfindlich) Rhodobacillus palustris (pro mol NO_3' = 3,9 mol H_2, NH_4'-Bildung[1862]). Purpurbakterien wie Rhodovibrio, Ätiorhodaceen aktivieren bei Belichtung[1863].

Durch die Umwandlung des NO_3' kann es zur Änderung der Acidität des Nährbodens kommen, weil NO_2' eine schwächere Säure ist, vollends wenn das NO_3' assimiliert oder gar NH_4' frei wird. Aber die Reaktionsverschiebung wird durch gebildete Säuren gehemmt. So wurde bei Aspergillus repens, von verschiedenem p_H (3,6 bis 8,0) ausgehend, nach etwa 10 Tagen immer etwa die gleiche Acidität mit 6,1—6,3 gemessen[1864]. Beim Vergleich zwischen $(NH_4)_2SO_4$ und KNO_3 als N-Quelle verliefen ganz verschiedene Reaktionen, bei KNO_3 wurde mehr Oxalsäure, aber auch NH_3-Bildung beobachtet, so daß sich schließlich eine Stabilisierung bei p_H 5,0 (Aspergillus niger) ausbildete[1865]. Oxalsäure wird nur bei NO_3' als N-Quelle gefunden und zwar „damit die Alkalianhäufung im Nährboden vermieden wird"[1866] (über Oxalsäurebildung siehe auch [1867, 1868]). Daneben kommt es zur Bildung von Citronensäure.

Die Beeinflussung der Reaktion durch die N-Quelle wird ganz verschieden angegeben z. B. sowohl Indifferenz[1868], Hemmung zugunsten der oxalsauren Bildung mit folgender stärkerer Veratmung der Citronensäure und Verknüpfung der Abgabe mit Autolyse[1867, 1870] oder spezielle Förderung[1869, 1871], so daß die Ausbeute besonders bei KNO_3 (0,1%) bis 84% von zugesetztem Zucker gefunden wurde[1869]. Bei der Untersuchung der Säurebildung von Propionsäurebakterien fand sich eine Hemmung der Säurebildung bei NH_4NO_3-Zusatz[1872], bei Knöllchenbakterien keine spezifische Wirkung[1873]. Bei Aspergillus carbonarius wurde die Citronensäurebildung sowohl durch NO_3' als auch durch hohe O_2-Drucke gehemmt[1880, I].

[1855, I] BEIJERINK, M. W. u. MINKMANN, D. C. I.: Zbl. Bacteriol. II, **25**, 31 (1910). Bact. pyocyaneus.

[1855, II] VAN OLPEN, E.: Proc. roy. Acad. Amsterdam **43**, 635 (1940), Rona **123**, 110.

[1856] AUBEL, E.: C. rend. Soc. Biol. **129**, 444 (1938), Rona **111**, 142. Spektroskopie.

[1857] DE CHEZELLES, N. u. GREGOIRE, J.: C. rend. Soc. Biol. **131**, 911 (1939), Rona **117**, 115. C. **1941 I**, 908. Spektroskopie, dabei Auftreten von Brenztraubensäure.

[1858] QUASTEL, J. H. u. WOOLDRIDGE, W. R.: Biochem. J. **23**, 1. 115 (1927). Cystein hemmt das anaerobe Wachstum, da es die Oxydation der Milchsäure stört.

[1859] COOK, R. P.: Biochem. J. **24**, 2, 1538 (1930).

[1860] EHRISMANN, O.: Zbl. Bakter. I. Orig. **127**, Beih. 111 u. 142 (1932), Rona **72**, 733.

[1861] STEPHENSON, M. u. STICKLAND, L. H.: Biochem. J. **25**, 1, 205 (1930). Bakterien der Coli-typhosusgruppe mit stark reduzierendem System.

[1862] YAMAGATA, S. u. NAKAMURA, H.: Acta phytochim. **10**, 297 (1938), Rona **115**, 631.

[1863] GAFFRON, H.: Biochem. Z. **275**, 301 (1934).

[1864] BACH, D.: C. rend. Acad. Sci. **178**, 520 (1924), Rona **31**, 679.

[1865] JACQUOT, R.: Arch. Physique biol. Chim. **13**, 84 (1936). C. **1936 II**. 3689.

[1866] JACQUOT, R.: Ann. des Ferment. **4**. 284 und 346 (1938), Rona **112**, 311. Aspergillus niger (Sterigmatocystis).

[1867] BONNET, R. u. JACQUOT, R.: C. rend. Acad. Sci. **200**, 1968 (1935). Sterigmatocystis nigra.

[1868] PROTODIAKONOV, O. P. u. MANSUROV, A. M.: Rona **95**, 102 (1936). Sulfate und Phosphate führen je nach Aktivität der Stämme zur Förderung oder Hemmung.

[1869] BUTKEWITSCH, W. S. u. MELNIKOVA, A. A.: C. **1937 I**, 2619.

[1870] BONNET, R. u. JACQUOT, R.: C. rend. Acad. Sci. **201**, 1213 (1937). C. **1937 I**, 3003.

[1871] BERNHAUER, K., IGLAUER, A., KNOBLOCH, H. u. ZIPPELIUS, O.: Biochem. Z. **303**, 300 (1940). 3 Stämme von Aspergillus niger. Mg-Salze begünstigen Citronensäurebildung und zwar stärker das Nitrat als das Phosphat und Chlorid.

Diese Assimilation von Nitrat ist bei derselben Klasse z. B. Mucorineen nur teilweise vorhanden, also keine Klassengemeinschaft[1874]. 1% KNO_3 förderte die Entwicklung von Coli-Bakterien, denen Alanin und Lactat als Nahrung dargeboten wurde (nicht aber Brenztraubensäure) auch unter aeroben Bedingungen[1875]. Die Assimilation durch Aspergillus niger erfährt auch durch Strychnin und Chinin eine Steigerung[1876]. Bei diesem Prozeß läßt sich sogar die Wärmeproduktion messen[1877].

Wichtig ist der *Vergleich der einzelnen Stickstoffquellen*. Bei Streptokokken ist nur $(NH_4)_2HPO_4$ überlegen, Ammoniumsulfat und -carbonat nicht[1878]. Aber vielfach findet man doch Angaben, daß NH_4 eine geeignetere N-Quelle als NO_3 darstellt, z. B. bei Penicillium thomii[1879]. Besondere Analysen liegen in dieser Richtung beim Aspergillus niger vor. Der respiratorische Quotient ist bei NO_3 größer als bei NH_4-Kulturen, bedingt durch eine Extrakohlensäurebildung unter Nitraten[1880]. Es soll die bei der Nitratreduktion freiwerdende Energie ungenützt verloren gehen, was mit den Befunden bei der Temperaturmessung[1877] nicht konform geht. Aber in einer Reihe von sorgfältigen Arbeiten wurde von JACQUOT und Mitarbeitern[1881–1883] wenigstens eine geringere Ökonomie nachgewiesen. Die C-Ausnutzung, d.h. der Quotient von verschwundenem C zu im Mycel angesetztem C ist ungünstiger geworden und zwar zunehmend mit dem Alter der Kulturen[1881]. Um 1 g Trockenmycel zu bilden, ist bei $(NH_4)_2SO_4$ 2 g Glucose notwendig, bei KNO_3 aber das Doppelte[1882]. Es handelt sich nicht um die Energiemenge, die zur Reduktion von Nitrat benötigt wird, da der Stickstoffbedarf des Pilzes sehr gering ist, zumal auch bei gleichzeitiger Darbietung von Aminosäuren derselbe Vorgang auftritt[1883]. Maßgeblich scheint die Ausscheidung von Säuren wie Oxalsäure in das umgebende Medium zu sein, vielleicht zu bestimmter Zeit von Citronensäure. Aber besonders die Oxalsäurebildung scheint unökonomisch zu verlaufen, denn die Verbindung selbst als Endprodukt hat einen geringen Energieinhalt.

Ungünstige Einwirkung auf das Wachstum findet sich auch bei Schwefelbacillen (Thiobacillus thioparus[1884]). Rhizopusarten nützen bei Anwesenheit von Nitraten Glucose nur aus, wenn $CaCO_3$ vorhanden ist[1893].

Eine Beeinflussung der K·-Aufnahme[1885] oder der PO_4'''-Absorption geht nicht über die Wachstumswirkung hinaus[1886].

Die Fettbildung war stärker bei kleineren Konzentrationen von NH_4NO_3[1887], anscheinend ist das in erster Linie verbunden mit geringem N-Angebot, wobei weniger Eiweiß gebildet wird[1888].

[1872] FROMAGEOT, C. u. LAROUX, P.: Bull. Soc. chim. Biol. **18**, 797 (1936), Rona **95**, 663. NH_4Cl förderte um 197%, SO_4'' um 225%, PO_4''' um 595%.
[1873] ITANO, A. u. MATSUURA, A.: C. **1935 II**, 1565.
[1874] BACH, D.: C. rend. Acad. Sci. **184**, 1578 (1927), Rona **43**, 475, 24 Arten untersucht. auch die Säurebildung wird verschieden beeinflußt.
[1875] AUBEL, E. u. SOETERS, K.: C. rend. Soc. Biol. **119**, 1035 (1935), Rona **89**, 631. C. **1936 I**. 92.
[1876] ROSSI, G. u. SCANDELLARI, G.: Biochem. Terap. Sper. **22**, (1935).
[1877] GASKILL, J. O. u. GILMAN, J. C.: Plant Physiol. **14**, 31 (1939), Rona **117**, 299.
[1878] KRASNOW, F., HARROW, B. u. REINER, M.: Proc. Soc. exp. Biol. Med. **25**, 664 (1927 bis 1928).
[1879] KREUTZFELDT-PLATHE, R.: Vorratspflege und Lebensmittelforschung **2**, 87 (1939). C. **1939 I**. 3905.
[1880] YAMAGATA, S.: Acta phytochim. **8**, 117 (1934), Rona **83**, 414. C. **1935 II**, 1388.
[1880,I] WANG, Y.: J. Shanghai Sci. Inst. Sect. **IV**, 5, 61 (1940). C. **1940 II**, 641.
[1881] BONNET, R. u. JACQUOT, R.: C. rend. Acad. Sci. **200**, 1622 (1935), Rona **88**, 131.
[1882] JACQUOT, R.: C. rend. Soc. Biol. **128**. 69 (1938). Rona **110**, 309. C. **1940 I**, 68.
[1883] JACQUOT, R.: Ann. de Physiol. **13**, 209 (1937), Rona **102**, 490.
[1884] WAKSMAN, S. A. u. STARKEY, R. L.: J. gen. Physiol. **9**, 285 (1925).
[1885] MANCEAU, P. u. REY, J.: C. rend. Soc. Biol. **109**, 1054 (1932), Rona **68**, 770. Vergleich KNO_3 und KCl. K-acetat wirkt dagegen ungünstig schon bei 0,02%. Penicillium glaucum.
[1886] SCHNÜCKE. R.: Biochem. Z. **153**, 372 (1924), Rona **30**, 403. Penicillium, Aspergillus niger und Dematium pullans wachsen gut auf NO_3. nicht dagegen Oidium lactis.

Zur Bildung von Sterinen ist NH_4NO_3 (aber immer noch besser als $NaNO_3$) weniger geeignet als etwa NH_4Cl oder gar Harnstoff[1889].

Eine volle Umstellung des Stoffwechsels zeigte sich bei P.-griseo-fulvus. Auf Nährboden mit Nitrat + Glucose erscheint 6-Methylsalicylsäure, Genitinsäure, Fumarsäure und Mannit, bei $NH_4{'}$ entsteht ein gelbes Pigment, die Fulvinsäure[1890]. Bei Aspergillus niger ergeben sich ähnliche Unterschiede bei der Bildung eines gelben Flavinfarbstoffes[1891].

Bildung und Wirkung von Saccharase des Penicillium glaucum wurde — neben zu hohen Zuckerkonzentrationen — durch die Stickstoffquelle beeinflußt[1892]. Bact. aminophilus intestinalis bildet Histamin, wenn im Nährmedium Spuren von Nitrat, aber keine $NH_4{'}$-Salze vorhanden sind ([1808], S.146).

Bei den Untersuchungen über die Ausnutzung von Nitrat und Ammoniumstickstoff fanden sich häufig die widersprechendsten Resultate bei verschiedenen Untersuchern und ebenso bei denselben Forschern mit verschiedenen Stämmen. Eine Lücke in dieser Richtung wurde durch die Untersuchungen von LEWIS und HINSHELWOOD[1891, I, II] ausgefüllt, die vor allem den Vorgang der Adaptation bei Bact. lact. aerogenes, einem Bacterium des Colityps, untersuchten. Die natürliche Stickstoffquelle ist bei diesem die Assimilation von NH_3. Wenn ihnen $NO_3{'}$ angeboten wird, erfolgt die Reduktion erst langsam unter Bildung von Nitrit. Dann gibt es eine Gewöhnung mit rascherem Umsatz, wobei die Nitritreduktion später schrittmachend ist, also den langsamsten Teil der zahlreichen hintereinandergeschalteten Stoffwechselvorgänge darstellt. Als Zwischenprodukt tritt NH_3 auf.

Die Reduktion steigt mit verminderter Sauerstoffzufuhr durch die Luft. Bei Durchlüftung einer anaerob wachsenden Kultur verschwindet sofort das Wachstum, zugleich mit fehlender Reduktion von $NO_2{'}$. Diesen Bakterien fehlt jede Stickstoffzufuhr vorübergehend. Ebenso hört die Nitratreduktion auf, wenn man dem Nährboden Ammoniumsalze zuführt. Erst nachdem diese verbraucht sind, beginnt die Reduktion von neuem. Es ist also eine Kuppelung mit dem dehydrierenden System vorhanden. Aber es handelt sich dabei nicht um eine einfache Kompetition.

Am leichtesten ließen sich die Verhältnisse bei Zellen prüfen, die stickstofffrei lebten, sich nicht vermehren konnten, also ruhten. Wurden diese in ein stickstoffhaltiges Medium eingesät, dann begann das Wachstum, und zwar konnte man es voll rechnen, wenn es in logarithmischer, d. h. optimaler Progression erfolgte. Diese Entwicklungen wurden von LEWIS und HINSHELWOOD[1891, II] noch durch Prüfung der reduzierenden Kraft mit Methylenblau (Oxydationspotential + 11 mV) und Naphtholrosa (Naphtholpink, Oxydationspotential + 123 mV) verfolgt.

[1887] PRILL, E. A., WENCK, R. P. u. PETERSON, W. H.: Biochem. J. **29**, 21 (1935). C. **1936 I**, 2376. Versuche an Aspergillus fischeri.

[1888] STEINER, M.: Ber. dtsch. bot. Gesellschaft **56**, 73 (1938), Rona **112**, 400. Versuche mit Endomyces vernalis.

[1889] WENCK, R. P., PETERSON, W. H. u. FRED, E. B.: Zbl. Bacteriol. II, **92**, 330 (1935), Rona **91**, 97. Aspergillus fischeri.

[1890] OXFORD, A. E., RAISTRICK, H. u. SIMONART, P.: Biochem. J. **29**, 1102 (1935), Rona **90**, 177. Außerdem ähnliche Folgen bei P. fluxuosum Dale und P. Brefeldianum Dodge.

[1891] LAVOLLAY, J. u. LABOREY, F.: C. rend. Acad. Sci. **206**, 1055 (1938), Rona **107**, 656.

[1891, I] LEWIS, P. R. u. HINSHELWOOD, C. N.: J. chem. Soc. **1948**, 824, 833, 841, 845. C. **1949 I**. 699 702.

[1891, II] LEWIS, P. R. u. HINSHELWOOD, C. N.: Proc. roy. Soc. B. **135**, 301 (1948).

[1892] v. DOBY, G.: Hoppe-Seylers Z. **213**, 71 (1932). Rona **71**, 618.

[1893] WARD, G. E., LOCKWOOD, L. B., MAY, O. E. u. WERICK, H. T.: J. amer. chem. Soc. **58**, 1286 (1936). C. **1937 I**, 3658. Rhizopusarten.

[1894] RAO, G. G.: Soil Sci. **38**. 143 (1934), Rona **83**, 69. Besonders bei Photokatalysatoren wie Titandioxyd, Al-Oxyd, ZnO.

Setzte man ruhenden Zellen Ammonsulfat zu, dann begann das logarithmische Wachstum sofort. Die Reduktionskraft für Naphtholrosa, aber nicht für Methylenblau stieg. Nach Nitrat begann das Wachstum nicht sofort. Unter *anaeroben* Bedingungen gab es eine Verzögerung von 15 min und erst nach 30 min war das Wachstum optimal. In der Induktionsperiode sank die Möglichkeit, Methylenblau zu reduzieren und hörte auf beim logarithmischen Wachstum. Unter *aeroben* Bedingungen gab es kein Wachstum nach 2 Stunden. Während dieser Zeit sanken die Reduktionsraten beider Farbstoffe. Es begann ein langsames Wachstum, und die Reduktionsraten der Farben stiegen, aber erst 5 Stunden nach Nitratzusatz wurde logarithmisches Wachstum erreicht.

Die Zellen erwerben also ein Reduktionssystem, das die Autoren mit XH_2 bezeichnen. Wird in dieses System Luftsauerstoff gebracht, dann nimmt dieser einen Teil seiner Kraft für sich in Anspruch, und die Reduktion des Nitrats sinkt. Hier gibt es also eine Kompetition, die unzweckmäßig für das Zellwachstum ist.

Hier sollen noch Bemerkungen über die *Nitratbildung im Boden* angefügt werden. Sie soll durch Licht möglich sein[1894], aber sonst durch autotrophe Bakterien von WINOGRADSKY, wie Bact. nitrosomonas oder Nitrosococcus (siehe auch [1895] und dazu [1808]). Dazu kommt noch die Gruppe der Knöllchenbakterien. Durch Zusatz größerer Nitratmengen werden sie gehemmt, z. B. wie in Sandkulturen von Luzerne[1896], Klee[1896], allgemein Leguminosen[1897]. Durch Nitratgabe kann die Bildung der Knöllchen verhindert werden und zwar sowohl an Zahl als auch in ihrer Größe. Die Größenentwicklung wird durch kleinere Konzentrationen gehemmt, die Zahl erst durch größere. Diese Wirkung soll darauf beruhen, daß die Bakterien der Lieferung von Glucose durch die Wuchspflanze bedürfen. Wenn reichlich NO_3' angeboten wird, kommt es zur direkten Bindung der Glucose, so daß dann den Bakterien weniger Material zur Verfügung steht. Die Assimilation des N durch Rhizobium trifolii (Klee) läßt sich durch Wasserstoffatmosphäre hemmen, die NH_4NO_3-Assimilation nicht. Daraus kann man feststellen, daß bei bestimmten Nitratmengen noch durch die Rhizobien eine zusätzliche Assimilation erfolgt, die bei Steigerung des Angebots aufhört[1898]. Andererseits kann z. B. Azotobacter chroococcum die Bindungsfähigkeit für atmosphärischen Stickstoff durch lange Kultur in nitrathaltigem Medium verlernen[1903].

Für die Fixierung von N gibt es folgende ältere Angabe[1900].

Durch Amylobakter (Clostridium pasteurianum) wurde gebunden 41,5 mg N, bei 20 mg KNO_3 (auf 1,5 Liter Nährsalzlösung) sank diese Menge auf 33,0, bei 30 mg auf 18,1 mg. Bei Azotobacter wird die Stickstoffbindung schon durch 0,5 mg N/100 ccm gehemmt, wobei aber das Wachstum auf dem Höhepunkt ist. N-Fixation also nur bei Stickstoffhunger ([1808], S. 238). Das hängt aber noch vom Kation des zugesetzten Nitrats ab, $NaNO_3$ reizte das Wachstum und hemmte die N-Bindung nicht, KNO_3 hemmte[1899].

Im Boden wirkt Zusatz von Nitrat in Richtung der Entwicklung von Ammonifizierungsbakterien bis 0,2%, darüber wird es toxisch[1901]. Durch Zusatz von Glucose wird die Nitratbildung gefördert, ein sehr komplizierter Vorgang[1902]. Assimilierter Stickstoff wird durch die Leguminosenknöllchen vorübergehend als Asparaginsäure in dem Boden ausgeschieden unter intermediärer Bindung als Bernsteinsäureoxim, wie vorher schon dargestellt[1844, 1904] und [1906, II]. ROBERG[1906, I] konnte solche Ausscheidung meist nicht auffinden.

[1895] SACK, J.: Zbl. Bakteriol. II, **62**, 15 (1924), Rona **28**, 310.

[1896] HOPKINS, E. W., WILSON, P. W. u. PETERSON, W. H.: Plant Physiol. **7**, 597 (1932), Rona **74**, 70.

[1897] RIPPEL, A.: Chemiker-Ztg. **61**, 229 (1937). C. **1937 I**, 3502.

[1898] WILSON, P. W., UMBREIT, W. W. u. LEE, S. B.: Biochemic. J. **32**, 2084 (1938).

[1899] FULLER, J. u. RETTGER, L. F.: Soil Sci. **31**, 219 (1931), Rona **62**, 544.

[1900] PRINGSHEIM, H.: Zbl. Bakteriol. II, **40**, 21 (1914).

[1901] SINGH, B. N., SINGH, S. N. u. NAIR, K. M.: Proc. Indian Acad. Sci. Sect. B. **9**, 331 (1939), Rona **117**, 227.

[1902] ENGEL, H.: Zbl. Bakter. II, **90**, 385 (1934). C. **1935 I**, 3680.

Die Oxydation von $NO_2' \rightarrow NO_3'$ durch Nitrobacter wird durch 1% $NaNO_3$ nicht gehemmt, aber das Wachstum doch schon vermindert[1905]. Der Sauerstoffverbrauch ist abhängig auch von der dargebotenen Kohlenstoffquelle wie Tabelle 58 (nach [1906]) zeigt (100 = ohne Zusatz):

Tabelle 58.

	Rhizobium meliloti		Rhizobium japonicum	
	NO_3'	NH_4'	NO_3'	NH_4'
Glucose	268	485	435	97
Inulin	16	110	—	—
Lactose	85	76	—	—
Manitol	—	—	111	0
Arabinose	—	—	1138	398

2. **Chlorat** schließt sich mit seinem beweglichen Sauerstoff eng an NO_3' an. Es kann Leukomethylenblau auch oxydieren, wenn Colibacillen anwesend sind[1822]. Die Entfärbung von Methylenblau wird auch dann noch gestört, wenn die Bakterien ½ Stunde bei p_H 7,4 mit m/5 $KClO_3$ behandelt wurden. Für den Reduktionsversuch selbst wurde das Ion durch Waschen gründlich entfernt[1907]. Wenn ruhende Coli (nicht proliferierende, siehe oben) ClO_3' angeboten bekommen, kommt eine Reduktion nur bei Anwesenheit von Milchsäure zustande, während derselbe Versuch mit Nitrat in einer ganzen Reihe von Substraten positiv verläuft[1859]. Der wichtigste Unterschied dieser beiden Ionen ist aber in der Ermöglichung eines anaeroben Wachstums von Coli bei Anwesenheit geeigneter Kohlenstoffquellen durch Nitrat gegeben. Chlorat vermag nicht ein Wachstum zu unterhalten, weil das sich entwickelnde ClO_2' schon in Konzentrationen 1:20000 giftig ist, deshalb wirkt schon 0,03% ClO_3' für Coli giftig. Unter aeroben Verhältnissen ist ein geringes Wachstum möglich, wobei immer NO_3' anwesend ist[1822].

Perchlorat war in diesen Versuchen in jeder Hinsicht inaktiv. 0,1% $KClO_4$ hemmte aber bei Aspergillus niger die Umwandlung von Zucker in Citronensäure ohne das Wachstum zu beeinflussen[1907, I].

Bromat und Jodat färben Leukomethylenblau ohne Bakterien. Nach vorübergehender Behandlung der Coli (wie oben beim ClO_3') wird die Reduktionsfähigkeit des Methylenblaus geschädigt, und zwar je nach dem dargebotenen Substrat ([1907], siehe später Tabelle). Bromat ist nicht wirksamer als Chlorat, Jodat aber übertrifft beide.

3. **Sulfat und andere schwefelhaltige Anionen**[1908]. Die hier zu behandelnden Anionen können ähnlich wie Nitrat durch Bakterien verändert werden. Bei den stark oxydierten Anionen (SO_4'' u. a.) kann Reduktion eintreten, wobei schließlich Schwefelwasserstoff entsteht, oder es kommt bei den geringer oxydierten, die vielleicht sogar negative Schwefelatome im Molekülverband enthalten — wie Thiosulfat — zur Oxydation, wobei Energie gewonnen wird. Diese Energie ist groß genug, um die Assimilation von CO_2 zu ermöglichen[1884, 1912], so daß ein vollkommen autotrophes Wachstum möglich ist, wie es auch bei der Stickstoffoxydation durch Nitrobacter u. a. bekannt ist. Nitrobacter kann dagegen SO_3'' nicht als Energiequelle benutzen[1808, S. 261].

[1903] STUMBO, C. R. u. GAINEY, P. L.: J. agric. Res. **57**, 217 (1938), Rona **109**, 653.
[1904] VIRTANEN, A. J. u. LAINE, T.: Biochemic. J. **33**, 412 (1939).
[1905] MEYERHOF, O.: Pflügers Arch. **164**, 353 (1916).
[1906] NEAL, O. R. u. WALKER, R. H.: J. Bacteriol. **30**, 173 (1935), Rona **92**, 330.
[1906, I] ROBERG, M.: Jahrbuch d. wissenschaftl. Botanik **79**, 472 (1934); **82**, 65 (1935); **83**, 567 (1936); **86**, 344 (1938).
[1906, II] SUOMALAINEN, H.: C. **1940 II**, 3348.
[1907] QUASTEL, J. H. u. WOOLDRIDGE, W. R.: Biochemic. J. **21**, 2, 1224 (1927).
[1907, I] BERNHAUER, K. u. KNOBLOCH, H.: Biochem. Z. **309**, 151 (1942).

Die hier vorhandenen Bakterien sind an Zahl größer und im Stoffwechsel vielfältiger. Wir wissen, daß bei der Oxydation solcher Verbindungen Analogien mit den Vorgängen im Organismus des Warmblüters vorhanden sind. Wir haben in Berichten über die Versuche an Organbreien dargestellt, daß Thiosulfat z. B. durch Leber oxydiert werden kann. Solche Oxydation vermag z. B. der Thiobacillus thioparus beijering[1909] auszuführen. Aber auch noch darin ist eine Analogie vorhanden, daß sowohl der eben erwähnte Einzeller als auch der Leberbrei Tetrathionat (S_4O_6'') oxydieren können und zwar schlechter als Thiosulfat[1908, 1919]. Doch ergibt sich darin ein fundamentaler Unterschied, daß es nicht erwiesen ist, daß Leber die freiwerdende Energie irgendwelchen Aufbau-Prozessen zuführen kann.

a) Bei *Oxydationen von Polysulfiden*, die uns zuerst beschäftigen sollen, wird von manchen Bakterien im Inneren der Zelle elementarer Schwefel abgelagert (siehe dazu [1910, I]). Werden solche Bakterien von Paramaecien verzehrt, verschwinden diese Schwefelkörnchen, sie werden oxydiert. Dabei lagern sich im Inneren der Paramaecien Kristalle von $CaSO_4$ ab, ein Entgiftungsmodus der anfallenden Schwefelsäure, der es verständlich macht, warum Paramaecien nur in $Ca\cdot\cdot$-haltigem Wasser mit solcher Nahrung leben können[1910]. Man sieht daraus, daß die Fähigkeit zur Oxydation auch bei diesem Einzeller vorhanden ist, wenn der Schwefel nur auf dem Wege über die Beute in das Innere gelangt. Die entstehende Schwefelsäure verlangt entweder eine weitgehende Unempfindlichkeit der Bakterien gegen Säure, wie Thiobacillus thiooxydans, der Säure bis p_H 0,6 verträgt (allerdings nur, wenn er die Säure selbst allmählich erzeugt, nicht wenn er direkt eingesät wird), oder eine Symbiose mit sulfatreduzierenden Bakterien[1928], deren Verbreitung teilweise noch größer ist, die aber nicht autotroph sind, ebensowenig wie die Nitrat reduzierenden.

Ein gemeinsames Vorkommen wurde auch im Thermalwasser und Heilschlamm beobachtet (z. B. PISTYAN[1913]), so daß die Möglichkeit der Polysulfid- und Polythionsäurebildung jeder Zusammensetzung gegeben ist (siehe auch [2, I]) worauf dann möglicherweise auch die Heilwirkung solcher Quellen zurückgeführt werden kann. Dasselbe ist im Boden beobachtet worden[1914].

Bakterien, die Schwefel niederer Oxydationsstufe oxydieren, vermögen damit auch Nitrat zu reduzieren bzw. zu assimilieren. Eine wesentliche Funktion solcher Bakterien erscheint manchmal die Befreiung von im Boden vorhandenem, organisch gebundenem Schwefel und seine Bereitstellung als leicht assimilierbares Sulfat für die Pflanzen.

Auch Azotobacter chroococcum bedarf zur Stickstoffassimilation des SO_4'' (oder Sulfit) in erster Linie, während andere Schwefelverbindungen, wie SCN' und solche, die nicht leicht in Sulfat überführbar sind, nicht taugen[1915]. So erfüllen die oxydierenden Bakterien eine wichtige Aufgabe im Kreislauf des Bodenschwefels[1911].

[1908] Ältere Monographien: a) MOLISCH, H.: Die Purpurbakterien. Jena 1907. b) WENOGRADSKY: Zur Morphologie und Physiologie der Schwefelbakterien. Leipzig 1888.
[1909] PIRIE, N. W.: Biochemic. J. **28**, 1, 1063 (1934).
[1910] BAAS-BECKING, L. G. M.: Ann. of botany **39**, 613 (1925), Rona **33**, 77. Betrachtungen zur Nomenklatur der Schwefelbakterien.
[1910, I] VOGLER, K. G. u. UMBREIT, W. W.: Soil Sci. **51**, 331 (1941), Rona **132**, 562. C. **1943 II**, 328. Schwefel muß bei Thiobacillus thioxydans in direkter Berührung mit der Außenfläche sein, damit Oxydation stattfindet.
[1911] KLEIN, G. u. LIMBERGER, A.: Biochem. Z. **143**, 473 (1923), Rona **24**, 447. Isolierung eines Thiosulfatbakteriums aus Schlamm.
[1912] WAKSMAN, S. A. u. JOFFE, J. S.: J. biol. Chem. **50**, 35 (1921).
[1913] CZURDA, V.: Zbl. Bakteriol. II, **92**, 407 (1935). Klin. Wschr. **1936 I**, 281.
[1914] GUITTONNEAU, G. u. KEILLING, J.: C. rend. Acad. Sci. **195**, 679 (1932), Rona **71**, 72.
[1915] GREAVES, J. E. u. ANDERSON, A.: Soil Sci. **41**, 197 (1936), Rona **94**, 314.

Bei ihnen stehen 2 Punkte vorwiegend zur Diskussion, von denen — abgesehen von der Wichtigkeit der Lebensbedingungen und der Morphologie solcher Lebewesen — ihre chemische Potenz und vor allem die Energetik bzw. Ökonomie im Vordergrund stehen. An erster Stelle ist das Werk von STARKEY[1884, 1917–1923] (siehe auch [1924]) zu nennen.

Für die Energieausnutzung sind folgende Gleichungen von Bedeutung[1911]:
1. $2 S + 2 H_2O + 3 O_2 = 2 H_2SO_4 + 283{,}6$ cal.
2. $Na_2S_2O_3 + 2 O_2 + H_2O = Na_2SO_4 + H_2SO_4 + 216{,}4$ cal.

Ihnen folgt Th. thiooxydans. Nach Gleichung 1 ergibt 1 g elementarer Schwefel 141,8 cal., der aus Thiosulfat stammende aber nur 108,2 cal., letzterer wird also als Energiequelle weniger ergiebig sein, wenn man nicht berücksichtigt, daß für die Oxydation Sauerstoff notwendig ist. Dieser mangelt aber am Boden des Gefäßes, auf dem sich der elementare Schwefel absetzt. Andererseits kommt es bei Säureentwicklung oder anfänglicher starker Acidität zur Abspaltung von Elementarschwefel aus Thiosulfat, so daß also ein gewisser Übergang vorliegt.

Die Oxydation von Thiosulfat verläuft nur in Lösungen von 0,5% quantitativ nach obiger Reaktionsgleichung 2. Bei 1% oder mehr sammeln sich Zwischenprodukte an. So war bei 3% $Na_2S_2O_3$ in Kulturen von Th. thiooxydans erst nach 3 Wochen eine Zunahme der Säure zu bemerken. Durch die Säurezersetzung von S_2O_3'' war Sulfit entstanden, aus dem zuerst die Wachstumsenergie bezogen wurde. Bei 10% $Na_2S_2O_3$ fand kein Wachstum und keine Oxydation mehr statt; Th. novellus[1819] wird schon durch 2% gehemmt.

Die Frage, ob noch andere Zwischenprodukte als SO_3'' und Schwefel während des Stoffwechsels entstehen, ist häufig untersucht worden. Thiobac. thiooxydans und thioparus bilden keine anderen Verbindungen. Thioparus reagiert rasch nach der Gleichung:

$$5 Na_2S_2O_3 + H_2O + 4 O_2 \to 5 Na_2SO_4 + H_2SO_4 + 4 S + 500{,}3 \text{ cal.}$$

Die Schwefeloxydation folgt langsam nach[1921]. Es gibt aber zahlreiche andere Arten, die das vermögen, z. B. Th. trautweinis[1916] bildet S_4O_6'', ebenso Pseudomonas aeruginoa, Achromobacter stutzeri und einige neuere Stämme, die von STARKEY aus Böden isoliert wurden[1920, 1921]. Die erste Reaktion verläuft nach der Gleichung:

$$2 Na_2S_2O_3 + H_2O + \tfrac{1}{2} O_2 = Na_2S_4O_6 + 2 NaOH + 21000 \text{ cal.}$$

Die Acidität verändert sich also zuerst nach der alkalischen Seite. Aufgefundene Produkte wie S_5O_6'', S_3O_6'' sollen durch spontane Zersetzung des entstandenen Tetrathionat entstanden sein. Eine Assimilation von CO_2 findet hier nicht statt.

GUITTONNEAU[1926] isolierte ein Bakterium, das umgekehrt aus Schwefel Thiosulfat bildete. Die Vielfältigkeit der chemischen Möglichkeiten wird noch erhöht, wenn man weiß, daß durch nebenlaufende Hydrierprozesse sich auch Wasserstoff bildet, selbst bei Th. thioparus und thiooxydans[1923].

[1916] TRAUTWEIN, K.: Zbl. Bakter. II, **53**, 513 (1921).
[1917] STARKEY, R. L.: J. of Bacteriol. **10**, 135 (1925), Rona **32**, 647.
[1918] STARKEY, R. L.: J. of Bacteriol. **10**, 165 (1925), Rona **32**, 647.
[1919] STARKEY, R. L.: J. of Bacteriol. **28**, 365 (1935), Rona **84**, 316. C. **1936 I**, 4449.
[1920] STARKEY, R. L.: J. of Bacteriol. **28**, 387 (1934), Rona **84**, 317. C. **1936 I**, 4449.
[1921] STARKEY, R. L.: J. gen. Physiol. **18**, 325 (1935), Rona **86**, 495. C. **1935 I**, 3557.
[1922] STARKEY, R. L.: Soil Sci. **39**, 197 (1935), Rona **88**, 491.
[1923] STARKEY, R. L.: J. of Bacteriol. **33**, 545 (1937), Rona **103**, 488. C. **1938 II**, 4082.
[1924] KLUYVER, A. J.: Ann. rev. Biochem. V, 540 (1936). Kurze Übersicht, ebenso in anderen Bänden dieser Sammlung.
[1925] LIESKE, R.: Ber. dtsch. Bot. Gesellschaft **30**, 12 (1922).
[1926] GUITTONNEAU, G.: C. rend. Acad. Sci. **181**, 261 (1925), Rona **33**, 777.

Über die Energieausnutzung werden folgende Zahlen angegeben[1921]:

Tabelle 59.

	%	$\dfrac{\text{S-oxydiert}}{\text{C-assimiliert}}$	p_H-Optimum
Th. novellus . . .	5,1	56	8,0—9,0
Th. thioparus . .	4,7	64,2	—
Th. thiooxydans .	6,7	—	3—4
Th. denitrificans. .	11,1 nach [1925]	8,7 nach ([1808], S. 276)	—

Der Nutzeffekt ist also gering. Der zuletzt genannte Th. denitrificans vermag anaerob zu leben und den Sauerstoff dem ihm angebotenen Nitrat zu entnehmen, wobei N_2 frei wird. Kürzlich wurde ein Bact. Thiocyan oxydans gefunden, das SCN' nach folgender Gleichung oxydiert[1927]:

$$NH_4SCN + 2\ O_2 + 2\ H_2O = (NH_4)_2SO_4 + CO_2 + 220000\ \text{cal}.$$

Es kann mit SCN' als Quelle für N und C leben, tut es aber nicht, wenn andere Nahrungsstoffe angeboten werden, es ist also fakultativ autotroph. Das Ferment entsteht erst während der Kultur, ist demnach adaptiv ([1808], S. 279).

Die anderen Bakterien, wie Th. thiooxydans, können keine andere C-Quelle als CO_2 ausnützen, werden aber durch Anwesenheit von Glycerin, Mannit und Glucose (bis 5%) nicht gestört, dagegen durch Citronensäure[1918]. Glucose wird sogar gespalten durch Th. thiooxydans, kann aber doch nicht als Kohlenstoffquelle dienen. Bei einem Stamm von STARKEY[1919] war bei 0,5% Glucose das Wachstum vermehrt, aber die S_2O_3''-Oxydation viel schlechter als bei niederen Konzentrationen. Ein von GUITTONNEAU[1926] gefundener Stamm wird durch Succinat in höherer Konzentration sogar vollkommen gehemmt. TRAUTWEINS Bacillus und andere (Ps. aeruginosa und fluorescens, Achromatium stutzeri bzw. Hartlebii), über die wir anschließend sprechen werden, haben sogar andere organische Kohlenstoffverbindungen notwendig, sie sind heterotroph.

Die Umsetzung der Energie, die aus der Schwefeloxydation gewonnen wird, geht auch hier über energiereiche Phosphatbindungen. So wird durch Thiobac. thiooxydans die Energie in Form von Adenosintriphosphat aufgefangen und von dort zur CO_2-Reduktion eingesetzt[1928, I].

Hier wollen wir noch die Einwirkung anderer Anionen auf diese Prozesse behandeln, um den Bereich der Schwefelbakterien geschlossen zusammenzuhalten.

Sulfat und *Chlorid* schädigen Th. thioparus erst von 0,75 mol an[1884], ebenso Th. thiooxydans von 10%[1917], also wohl eine unspezifische Salzwirkung. Bei Ansammlung von Säure wirken sie etwas hemmend auf die Oxydation, so daß die frischen Kulturen rascher oxydieren als die älteren, aber durch Abstumpfung der Säure mit $Ca_3(PO_4)_2$ kann diese Hemmung vermieden werden. Auch die Ökonomie wird durch Säureansammlung geringer[1917].

0,1—0,2 mol *Nitrat* unterdrückt das Wachstum von Th. thioparus vollständig. 0,025 mol hemmt die Sauerstoffaufnahme auf 25%, 0,05 mol auf 10% des Normalen, außerdem wird die Atmung noch weniger ökonomisch, indem das Verhältnis S/C, als vorher schon erwähntes Symbol der Ökonomie, bis auf die Hälfte sinkt[1884]. Diese Minderung der Ökonomie ließ sich auch an der Säuretitration der untersuchten Kulturen nachweisen und zeigte eine absolut spezifische Ionenwirkung (d. h. NO_3'), nicht mangelnde Assimilation, da auch gleichzeitiger Zusatz anderer Stickstoffquellen, z. B. $(NH_4)_2SO_4$, nichts an dem Resultat änderte. An einer größeren Zahl von Stämmen wie Th. novellus, Achromatium hartlebii, Th. thioparus, Ps. fluorescens wird ebenso die Hemmung durch 0,1% und teilweise sogar durch 0,01% KNO_3, nebenbei auch diejenige des Nitrits dargetan[1919].

Phosphate hemmen Th. thiooxydans von 0,3 mol Lösung ab. 0,1—0,2 scheinen sogar zu fördern, das ist aber auf die Pufferwirkung zu beziehen, die eine zu rasche Verschiebung der Reaktion in das saure Gebiet verhindert[1884]. Die Oxydationen werden durch 5% leicht,

---

[1927] HAPPOLD, F. C. u. KEY, A.: Biochemic. J. **31**, 1323 (1937), Rona **104**, 654. Aus Abwässern der Gaswerke.

durch 7% stärker gehemmt, aber die Ökonomie des Vorgangs ändert sich im Gegensatz zu NO_3' nicht[1917]. Auch bei den von STARKEY neu gefundenen Stämmen (B, K, T) finden sich Störungen, etwa bei 5% Na_2HPO_4, bei 10% fast keine Oxydationen mehr[1919].

In den weiteren Bereich der Einzeller, bei denen Schwefel eine besondere Rolle spielt, gehört auch die Gruppe der Purpurbakterien oder allgemein der Chromatiumarten, da nicht nur ein roter, sondern auch ein grüner und ein gelber Farbstoff gebildet wird[1929]. Die Bakterien vermögen CO_2 photochemisch zu assimilieren[1808, S. 291]. Dazu ist aber außerdem H_2S notwendig, der wiederum durch Symbiose mit Sulfat-reduzierenden Bakterien besonders geliefert wird, weshalb dann die Chromatien sich in solcher Symbiose leicht entwickeln[1930] (siehe auch [1928]).

Die Bakterien vermögen aus H_2S Schwefel im Innern zu speichern und zwar in einer Menge, daß er bis zu 35% der Trockensubstanz betragen kann. Die Reaktionen, die charakteristisch sind besonders für die Thiorhodazeen, kann man beschreiben:

$$CO_2 + 2\,H_2S = CH_2O + H_2O + 2\,S.$$

Eine enge Beziehung zwischen Schwefelwasserstoffoxydation und Assimilation im Licht wird damit deutlich. Die Schwefelaufnahme wird begünstigt durch Anwesenheit von S_2O_3'', so daß gerade solche Medien zu Kulturzwecken besonders geeignet sind[1933, 1934].

Bei einer Chromatiumart Stamm D von WASSINK[1934, I] erfolgte der Umsatz in Warburggefäßen gemessen nach der Formel:

$$CO_2 + 4\,Na_2S_2O_3 + 3\,H_2O \rightarrow CH_2O + 2\,Na_2S_4O_6 + 4\,NaOH.$$

Bei gleichzeitigem Angebot verschiedener Wasserstoffdonatoren fand sich Abhängigkeit von dem p_H, z. B. bei H_2 und $Na_2S_2O_3$ bei p_H 6,3 und 29° wurden 68% Thiosulfat umgesetzt. Während der Einwirkung nahm die Fluorescenz der Bakterien ab, als Zeichen einer direkten Beteiligung am Energieumsatz[1934, II].

Die Oxydation geht aber vom Schwefel auch weiter bis Sulfat, so daß schließlich kein Schwefel gefunden werden kann[1932]. Andererseits wird in Stickstoffatmosphäre im Dunkeln Sulfat reduziert und CO_2 vermehrt gebildet[1929]. Durch Zusatz von organischen Substanzen als Wasserstoffdonatoren kann man den Schwefel aus Thiocystis und Rhodovibrio in H_2S überführen und so allmählich durch Waschen entfernen. Damit verlieren sie dann jeden Stoffwechsel, der bei Zusatz von SH_2 und S_2O_3'' (und organischer Substanz) sofort wiederhergestellt werden kann, also Schwefel als Katalysator. Diesen Versuchen wird widersprochen[1930], nicht nur die Athiorhodazeen, sondern auch die Thiorhodazeen sollen organische Stoffe als Wasserstoffdonatoren für CO_2-Assimilation verwenden können. $m/200\ Na_2S_2O_3$ führte zwar zur besseren Assimilation von CO_2 in Gegenwart von Propionat, abhängig von der Konzentration, aber eine Zerstörung wurde nicht beobachtet[1931].

Die Wirkung von S_2O_3'' sei durch folgende Zahlen über Kubikmillimeter assimilierter CO_2 illustriert:

Zusatz 0,05 ccm $m/10\ S_2O_3''$ zu 2 ccm			Assimilation 22,7 ccmm CO_2		
„ 0,05 „ „ „ $+0,05$ „ Propionat			„ 67,3 „ „		
„ $+0,02$ „ „ „ $+0,05$ „ „			„ 63,2 „ „		
„ $+0,01$ „ „ „ $+0,05$ „ „			„ 35,4 „ „		

SO_4'' war nur bei höherem CO_2-Gehalt der Lösung wirksam, aber unspezifisch, denn es ergibt sich eine Reihe

$$HCO_3' > SO_4'' > Cl'.$$

Wenn die CO_2-Menge noch mehr gesteigert wird, hört die Salzwirkung auf, die nur auf der Abkürzung einer Induktionszeit beruhte.

[1928] GINSBURG-KARAGITSCHEWA, I.: Zbl. Bakter. II, **86**, 1 (1932), Rona **68**, 772.
[1928, I] VOGLER, K. G. u. UMBREIT, W.: J. gen. Physiol. **26**, 157 (1942).
[1929] GAFFRON, H.: Biochem. Z. **279**, 1 (1935).
[1930] JIMBO, T.: C. **1939 I**, 4341a und b.
[1931] VAN NIEL, C. B.: Arch. Mikrobiol. **7**, 323 (1936), Rona **99**, 340.
[1932] ROELOFSEN, P. A.: C. Akad. Wetensch. Amsterdam Proc. **37**, 660 (1936).
[1933] EYMERS, J. G. u. WASSINK, E. C.: Encymologia **2**, 258 (1938). C. **1938 II**, 2130.
[1934] LEHNER, A.: Zbl. Bakter. II, **97**, 65 (1937), Rona **105**, 329. Thiocystis und Rhodovibrio. Kulturen auch mit Tetrathionat.
[1934, I] WASSINK, E. C.: Enzymologia **10**, 257 (1942).
[1934, II] WASSINK, E. C. KATZ, E. u. DORRESTEIN, R.: Enzymologia **10**, 285, (1942).
[1935] ZÖRKENDÖRFER, W.: Naunyn-Schmiedebergs Archiv **161**, 437 (1931), Rona **64**, 335.

b) Die Möglichkeit der *Reduktion von Sulfat* oder anderer oxydierter Schwefelverbindungen durch Bakterien zu Schwefelwasserstoff entspricht im Prinzip den energetischen Bedingungen, wie wir es bei Nitrat dargestellt haben. Die Fähigkeit zur Reduktion ist aber weniger weit verbreitet, was verständlich ist, wenn man bedenkt, daß das zur Reduktion notwendige Reduktionspotential größer sein muß, der Prozeß auch stärker endotherm ist. Durch diese Reduktion kann es auch zur Assimilation von Schwefel kommen, ein Vorgang, der bei den höheren Pflanzen notwendig ist. Abgesehen davon ist der Schwefelwasserstoff eine besonders giftige Verbindung und wird durch seine Wirkung auf die Schwermetallkatalyse, besonders aber auf das Atmungsferment ein besonderes Bakterienmilieu voraussetzen.

Die Reduktion und H_2S-Bildung findet auch im Darm statt[1935], und wenn auch in den Versuchen von ZÖRKENDÖRFER[1935] nicht Sulfit als intermediär auftretendes Produkt nachgewiesen wurde, können doch auch sekundäre Produkte wie S_2O_3'' u. a. entstehen und so im Organismus resorbiert werden. Sie wurden auch bei Fäulnis nachgewiesen[1959].

In der freien Natur zeigen die besonderen Quellen zur Auffindung speziell Sulfat reduzierender Einzeller die extreme Lebensbedingungen. Dazu gehören die Ölfelder. Die H_2S-Bildung ist hier deshalb von allgemeiner Bedeutung, weil sich in dem gelieferten Erdöl so große H_2S-Mengen befinden, daß in den entsprechenden Betrieben H_2S-Vergiftungen auch chronischer Art nicht zu den Seltenheiten gehören. Vibrio thermodesulfuricans (ein Thermophile s. a. [1939]), Microspira desulfuricans und M. aestuarii wurden in den Idahoquellen[1936], Vibrionen auch in Kalifornien[1937] beschrieben. Auch im Schlamm großer Tiefen wie in einer Bleimine[1938], im Vulkanschlamm[1945, I], im Lunzer Obersee[1945, II] und in großen Tiefen der Meere z. B. — gerade jetzt genauer untersucht — des Schwarzen Meeres, das in größerer Tiefe reichlich H_2S enthält[1940, 1941, 1942, 1943]. Als Substrate zur Energieentbindung können die Kohlenwasserstoffe des Erdöls oder Chitin[1948], Cellulose[1936] oder Produkte der Methangärung der Cellulose in großer Meerestiefe dienen, wobei diese Produkte durch ein begleitendes Lebewesen erzeugt werden. Ebenso kann Fett und seine Abbauprodukte[1941] unter Entstehung ungesättigter Verbindungen usw. benutzt werden[1942]. In der Möglichkeit, Fettsäuren anzugreifen, sieht BAARS[1944] direkt ein Zeichen der Unterscheidung verschiedener Arten und billigt diese Fähigkeit einem Vibrio Rubentschickii zu.

Aus Flußschlamm wurde ein Stäbchen isoliert, das unter Zersetzung von Ameisensäure zugleich Methan und H_2S bildete[1861, 1945]. Die Reaktionen können durch folgende Summen dargestellt werden:

$$4\,HCOOH \rightarrow CH_4 + 3\,CO_2 + 2\,H_2O + 39\,kg/cal$$
$$H_2SO_4 + 4\,H_2 = H_2S + 4\,H_2O$$

Der letzte Prozeß kam fast quantitativ zur Beobachtung[1945].

Auch der Vibrio von BAARS, Vibrio Rubentschickii, vermag in einer Wasserstoffatmosphäre (nicht Stickstoff) SO_4'', aber ebenso SO_3', S_2O_3'' usw. zu reduzieren[1946]. Vibrio desulfuricans vermochte dargebotenen elementaren Wasserstoff auszunützen[1945, III] Auch Aspergillus niger verbraucht H_2SO_4, bei 5% Zucker sogar bis zu 60%; aber es bildet sich nicht Schwefelwasserstoff, sondern Eiweißschwefel und Glutathion[1947], deshalb ist auch K_2SO_4 als Kaliumquelle für diesen Pilz brauchbarer als KCl, da das Cl' nicht aufgenommen wird.

[1936] YOUNG, I. W.: Canad. J. Res. 14, Sect. B 49 (1936), Rona 94, 384. C. **1936 II**, 3311.
[1937] GAHL, R. u. ANDERSEN, B.: Zbl. Bakter. II, 73, 331 (1928), Rona 46, 129. a) Proc. Soc. exp. Biol. Med. 24, 796 (1927). Rona 42, 157.
[1938] EDINGTON, J. W.: J. of Hygieine 38, 683 (1938). C. **1939 I**, 3906. Vibrio desulfuricans in Symbiose mit thiothrix, die wiederum H_2S zu Sulfat oxydiert.
[1939] ELION, L.: Zbl. Bakter. II 63, 58 (1924), Rona 30, 802.
[1940] ISSATCHENKO, B.: C. rend. Acad. Sci. 178, 2204 (1924), Rona 28, 145. Im Schwarzen Meer in 2970 m Tiefe 6 ccm H_2S im Liter gefunden. Mikrospira aestuarii.
[1941] SELIBER, G.: C. rend. Soc. Biol. 99, 544 (1928), Rona 49, 120.
[1942] SELIBER, G., KATZNELSON, R. u. SEDYCH, A.: Rona 114, 58 (1937).
[1943] RUBENTSCHICK, L.: Zbl. Bakter. II, 73, 483 (1928), Rona 46, 130. Ähnlich Mikrospira desulfuricans.
[1944] BAARS, J. K.: Über Sulfatreduktion durch Bakterien; Delft 1930. Rona 60, 484.
[1945] STEPHENSON, M. u. STICKLAND, L. H.: Biochemic. J. 27, 2, 1517 (1933).
[1945, I] RUBENTSCHIK, L.: C. **1937 I**, 1708.
[1945, II] CZURDA, V.: Arch. Mikrobiol. 11, 187 (1940), Rona 122, 128. C. **1940 II**, 1158. Spirillium. Phosphatpuffer hemmt.

Die Zahl der assimilierenden Pilze wurde noch erweitert z. B. Phytophthora, Sporotrichum, Ustilago, die SO_4'' besser assimilierten als Cystein-Schwefel[1949]. Bei Kulturen von Schizophyllum commune entstand aus Sulfat Methylmerkaptan[1954, I].

Neben der Assimilation ist die H_2S-Bildung durchaus nicht gleichlaufend, und dabei ist die Frage nach der Quantität des gebildeten H_2S von Bedeutung.

Wir haben vorher erwähnt, daß sogar bei Thiobacillus thiooxydans kleine Mengen von H_2S entstehen. Auf Nährböden kann man leicht den Nachweis führen, indem man Fe-Salze dem Nährboden zusetzt, der durch Ausscheidung von schwarzem FeS sofort die H_2S-Bildung anzeigt. Noch empfindlicher soll der Nachweis werden, wenn man dem Nährboden Wismutsalze zusetzt, die auch unabhängig von dem sich entwickelnden p_H sind. Bei Bakterien wie Salmonella paratyphi oder Shigella dysentheriae u. a., die man als H_2S-Bildner nicht kannte, wurde es damit nachgewiesen[1950].

Leichter wird die H_2S-Bildung bei Sulfitzusatz nachgewiesen z. B. bei Bact. typhosus, Bact. Gärtner, Darmbakterien usw.[1951, 1952], Coli reduzieren nicht immer. Auch viele Thermophile vermögen S_2O_3'' und SO_3', nicht aber SO_4'' zu reduzieren[1953], ebenso Bact. proteus. Rhodobact. palustris und Rhodospirillum giganteum, also Purpurbacillen[1862]. Noch leichter ist S_2O_3'' in dieser Hinsicht verwertbar. Bei einer Kultur aus Darmschleimhaut des Hundes wurden in 48 Stunden (bei 38⁰) zersetzt: von Na_2SO_4 6 und 6,9%; Na_2SO_3 15,3 und 11,9%; bei $Na_2S_2O_3$ 18,6 und 15,4%[1954]. Proteus vulgaris zersetzte nur S_2O_3'', weder Sulfit noch Sulfat[1955]. Von Interesse ist, daß bei diesen Bakterien auch aus Cystein Schwefelwasserstoff entstand. Gab man beide Substrate zusammen hinein, dann addierte sich die H_2S-Menge. Dieser Kompetenzversuch wird als ein Beispiel dafür angesehen, daß beide Fermentsysteme nicht identisch sein sollen[1956].

In einer Reihe von Versuchen wurde die Fähigkeit der Schwefelwasserstoffbildung durch Bakterien, die selbst SO_4'' nicht zu reduzieren vermochten, auf SO_3' und S_2O_3'' geprüft. Das Resultat gebe ich auf folgender Tabelle wieder[1957]:

Tabelle 60.

Schwefelwasserstoffbildung	aus $Na_2S_2O_3$	aus Na_2SO_3
Coli	+	±
Typhus	+	—
Paratyphus A	+	—
„ B	+	+
Shiga-Kruse	±	±
Flexner	+	±
Mäusetyphus	+ +	—
Prodigiosus	+	—
Proteus vulgaris	+ +	—
Subtilis	+ +	—
Vibrio cholerae	+	—
„ metschnikoff	+	—
„ fischeri prior	+	—
Mucor tetragenus	+	

[1945, III] BUTLIN, K. H. u. ADAMS, M. E.: Nature 160, 154 (1947), C. 1947 II, 327. Ohne Wasserstoff entwickelte sich kein Wachstum. Auch thermophile Bacterien reagierten gleich. Sie sind fakultativ autotroph.
[1946] STEPHENSON, M. u. STICKLAND, L. H.: Biochemic. J. 25, 1, 215 (1931).
[1947] RIPPEL, A. u. BEHR, G.: Arch. Mikrobiol. 7, 584 (1936), Rona 100, 231. C. 1937 I, 4110.
[1948] ALESCHINA, W. I.: C. 1939 II, 1686. Auch Glucosamin mit NH_3-Abspaltung.
[1949] VOLKONSKY, M.: C. rend. Acad. Sci. 197, 712 (1933), Rona 77, 244.
[1950] HUNTER, C. A. u. CRECELIUS, H. G.: J. Bacteriolog. 35, 185 (1938). C. 1938 I, 4481.
[1951] WILSON, W. J.: J. of Hygiene 21, 392 (1923). B. paratyphosus B (nicht A) Prot. vulgaris und zahlreiche der Salmonellagruppe.
[1952] WILSON, W. J. u. McBLAIR, E. M.: J. of Hygiene 24, 111 (1925), Rona 36, 214. B. welchii, B. fallex, B. sporogenes, B. botulinus, B. tetani histolyticus usw.
[1953] CLARK, F. M. u. TANKER, F. W.: Zbl. Bakter. II, 98, 298 (1938), Rona 113, 315. C. 1939 I, 4341.
[1954] ANDREWS, J. C.: J. biol. Chem. 122, 687 (1938).
[1954, I] BIRKINSHAW, J. H., FINDLAY, W. P. K. u. WEBB, R. A.: Biochem. J. 36, 526 (1942), Rona 133, 553.

Daß natürlich die Bakterien, die Sulfit zu reduzieren vermochten[1951, 1952] dasselbe im Nährboden mit (Zusatz von Pb-acetat) 0,25% $Na_2S_2O_3$ tun, ist verständlich[1958]. Auch Coli ist hier aktiv, weshalb man bei S_2O_3''-Gabe zur Nierenfunktionsprüfung weder Coli noch Leukocyten im Urin haben darf[390, a]. Gleiche Befunde ergaben sich auch bei Aktinomyceten und Pilzen, selbst im anorganischen Medium[1923], ja sogar Hefe vermochte aus zugesetzem Thiosulfat H_2S zu bilden, und zwar soll die Reaktion nach der Gleichung verlaufen[1959]:

$$Na_2S_2O_3 + H_2 \rightarrow H_2S + Na_2SO_3.$$

Na_2SO_3 wurde bei der Gärung festgestellt, wobei allerdings nicht die Aciditätsfrage angeschnitten wurde. Die Glykolyse von Propionobakterium pentosaceum wird durch S_2O_3'', nicht durch SO_4'' und SCN' aktiviert. Das soll auf dem Umwege über die Bildung von H_2S geschehen[1960].

Saprolegnia vermochte auch S_2O_3'' (nicht SO_4'') zu verwerten, aber gegenüber anderen Schwefelquellen wuchs das Mycel unter seltenerer Verästelung, Cystein machte das Wachstum wieder normal[1961].

Das Endprodukt muß nicht notwendig H_2S sein. Bei Bakterien der Proteus- und Salmonellagruppe wurde Tetrathionat zu Thiosulfat reduziert. Die Reduktion begann bei Bakterien, die auf tetrathionathaltigen Nährböden gewachsen waren sofort, sonst erst nach einer Induktion[1963, I]. Die Atmung von Proteus vulgaris wurde durch 0,1 mol Tetrathionat zu 90% gehemmt (BAER[1963, II]).

Bei Brucellaarten wirkte S_2O_3'' in sonst gut vertragenen Konzentrationen toxisch, wenn zugleich NO_3' anwesend war[1818], umgekehrt verhindert Thiosulfat die Oxydation von Ammoniak zu Nitrat im Boden, was bei der direkten Oxydation des elementaren Schwefels zu SO_4'' nicht vorkommt[1962].

Aus der Reihenfolge der Leichtigkeit, mit der aus den verschiedenen schwefelhaltigen Anionen andere Schwefelverbindungen entstehen können, ergibt sich auch die Begünstigung der Teilung. Bei Chilomonas paramaecium war die Reihenfolge der Teilungsgeschwindigkeit: $H_2S > S_2O_3'' > SO_3'' > SO_4''$, zugleich mit einer Hemmung der sonst auftretenden Verfettung, so daß dieser Stoffwechselprozeß maßgeblich zu sein scheint[1963]. Aber die Tatsache der Assimilation ist nicht der einzige Effekt, denn Zusatz von 0,1 mol Na_2SO_4 zu Bakteriennährböden (oder 0,2 mol NaCl) führt zur Abkürzung eines sonst auftretenden Verzögerungsstadiums der Entwicklung[1808, S. 213].

c) Folgende Stoffwechselwirkungen werden *durch SO_4''* erzielt:

Bei Aspergillus niger wird die Citronensäurebildung durch Abnahme des Na_2SO_4 von 0,05 auf 0,01 merklich gesteigert[1964]. Gesättigtes K_2SO_4 hemmte die Citronensäurebildung, dafür findet sich reichlich Gluconsäure. Wachstum fand noch statt (BERNHAUER[1907, I]). Bei Propionsäurebakterien wird die Säuregärung durch $(NH_4)_2SO_4$ verdoppelt, ähnlich wie bei NH_4Cl[1872]. Die Zersetzung der Ameisensäure durch die Formiohydrogenlyase des Bact. coli wird durch m/30 Na_2SO_4 auf 60% des Maximums vermindert[1825]. Bei der Methylenblauentfärbung wirkt erst m/5 etwas hemmend bei Vorlage von Fumarsäure[1965]. Bei Ameisensäure als Substrat findet bis m/2 keine Hemmung statt, dagegen bei Glucose vollkommen und zwar irreversibel ([1907], siehe spätere Tabelle).

[1955] TARR, H. L. A.: Biochemie. J. 27, 2, 1867 (1933). 78% der theoretischen Menge an H_2S gefunden.

[1956] TARR, H. L. A.: Biochemic. J. 28, 1, 192 (1934).

[1957] SASAKI, T. u. OTSUKA, J.: Biochem. Z. 39, 208 (1912).

[1958] KAHN, M. C.: J. of Bact. 10, 439 (1925), Rona 34, 730. Schwarze Kulturen in 48 Stunden deutlich.

[1959] NEUBERG, C. u. RUBIN, O.: Biochem. Z. 67, 82 (1914). a) NEUBERG, C. u. WELDE, E.: Biochem. Z. 67, 111 (1914).

[1960] CHAIX, P. u. FROMAGEOT, CL.: Encymologia 1, 321 (1937). C. 1937 II, 2024.

[1961] VOLKONSKY, M.: C. rend. Soc. Biol. 109, 614 (1932), Rona 69, 589. 0,75—7,5 m/Mol S_2O_3''.

[1962] GUITTONNEAU, G.: C. rend. Acad. Sci. 185, 1518 (1927), Rona 45, 194.

[1963] MAST, S. O. u. PRACE, D. M.: Protoplasma 23, 297 (1935), Rona 90, 516.

[1963, I] POLLOCK, M. R., KNOX, R. u. GELL, P. G. H.: Nature 150, 94 (1942). C. 1943 I, 1482.

[1963, II] BAER, H.: J. biol. Chem. 173, 211 (1948).

[1964] BUTKEWITSCH, W. S. u. TIMOFEEWA, A. G.: Biochem. Z. 275, 405 (1935), Rona 87, 185.

[1965] MANN, P. J. G. u. WOOLF, B.: Biochemic. J. 24, 1, 427 (1930).

Clostridium pasteurianum verliert bei fortgesetzter Laboratoriumskultur seine Fähigkeit der Stickstoffixation. Diese kann durch Bodenpassage, aber auch durch SO_3'' wiedergewonnen werden[1808], S. 245.

Eine besondere Aufmerksamkeit hat man der *Sulfatreduktion durch Pilze* geschenkt, weil Penicillin schwefelhaltig ist. Nach Zusatz von radioaktivem $^{35}SO_4$ zu Kulturen von Penicillium notatum konnte ein radioaktives Penicillin erhalten werden[1971, VII]. RAISTRICK und VINCENT[1971, VI] prüften 115 Arten von Pilzen, die in CZAPEK-DOX-Glucose-Lösung wuchsen, auf ihre Fähigkeit der Sulfatassimilation, nachdem ihnen Schwefel nur in dieser Form dargeboten wurde. Alle Stämme vermochten es zu verwenden, darunter 56 sogar 60% und mehr. Manche bilden Sulfatester, z. B. Aspergillus Sydowi β-Sulfat-aethyltrimethylammoniumbetain[1971, VIII].

Die Fähigkeit, SO_4 zu assimilieren, kann verlorengehen. Es gelang, durch Röntgenstrahlen oder Dichlordiaethylsulfid (Gelbkreuzkampfstoff, Mustardgas) Mutanten zu erzielen, die die Fähigkeit zur Reduktion verloren hatten. Dabei zeigte sich, wie verschiedene Fermentsysteme an der Gesamtreduktion beteiligt sind. Zum Beispiel gelang es, bei Bact. Coli 2 Mutanten zu isolieren, die nicht SO_4'', aber noch SO_3'' zu reduzieren vermochten. Aspergillus wuchs nicht so gut in Sulfat und SO_3 wie in S_2O_3 und S_2O_4. Ebenso gab es Stämme von Penicillium notatum, die durch Mutation weder aus SO_4 noch SO_3, wohl aber aus Thiosulfat und Hyposulfit Penicillin bilden konnten. SCN wurde kaum assimiliert[1971, V].

Die Penicillinbildung hing nebenbei von der Stickstoffquelle ab, wie HOCKENHULL[1971, V] bei einem Stamm, der auf 0,1% Na_2SO_4 wuchs, zeigen konnte. Mit 0,3% NH_3 wurden 30 Oxfordeinheiten Penicillin pro cm^3 maximal gebildet. Die Menge änderte sich nicht durch Zusatz von 0,25% $NaNO_3$. Wurde jedoch das NH_3 auf 0,08% erniedrigt und $NaNO_3$ auf 1% erhöht, dann stieg die Ausbeute auf das Dreifache. Dieser Befund ist deswegen besonders bemerkenswert, weil gewöhnlich durch Nitrat die reduzierende Kraft geschwächt wird.

Sulfit ist uns durch die Fähigkeit des Abfangens von Aldehyden und Ketonen bekannt, so daß also die Möglichkeit besteht, Zwischenprodukte des Stoffwechsels festzustellen. So wurde Brenztraubensäure bei Coli[1966] und beim Bact. acidi propionii[1967] gefunden, bei letzterem auch flüchtige unbekannte Substanzen[1968]. Aldehyd ergab sich bei der Aceton- und Essigsäuregärung[1969] bei Aspergillus niger[1970] (woraus die geringe Synthese von Sterinen hergeleitet wird[1971, I]); bei der Gärung von Butylenglykol[1496, S. 185] und Butanol[1971]. Aus dem zuletzt genannten Gärungsprozeß ergibt sich folgende Abweichung in den Gärungsprodukten auf Tabelle 61:

Tabelle 61.

	Buttersäure	Essigsäure	Butylalkohol	Äthylalkohol	Acetaldehyd
Mit SO_3'' . .	0	20,35	0	13,47	7,61
Ohne SO_3'' .	25,2	7,2	1,70	2,23	0,0

Die volle Umwandlung des Stoffwechsels ist ersichtlich.

[1966] COOK, R. P.: Biochemic. J. **24**, 2, 1526 (1930).
[1967] WOOD, H. G. u. WERKMAN, C. H.: Biochemic. J. **28**, 745 (1934).
[1968] FROMAGEOT, C. u. BOST, G.: Ann. d. Fermentat. **4**, 449 (1938), Rona **111**, 645.
[1969] NEUBERG, C. u. NORD, F.: Biochem. Z. **96**, 158 (1919).
[1970] BERNHAUER, K. u. THELEN, H.: Biochem. Z. **253**, 30 (1932).
[1971] NEUBERG, C. u. ARINSTEIN, B.: Biochem. Z. **117**, 269 (1921).
[1971, I] VANGHELOVICI, M. u. SERBAN, F.: Bull. Sect. Sci. Acad. roum. **22**, 287 (1940). C. **1940 I**, 3533.
[1971, II] BABA, S.: J. agricult. chem. Soc. Japan. Bull. **17**, (1941). C. **1941 II**, 2744.

DREIZEN und Mitarbeiter[1971, IV] setzten dem Speichel Sulfit zu und fanden dann eine langsamere Auflösung von zugesetztem Calciumphosphat. Sie beziehen das auf eine Hemmung der Säurebildung über das Abfangen von Acetaldehyd bei dem Lactobacillus acidophilus.

Wenn Nitrosomonas, das mit Hilfe der Oxydation von Ammoniak zu Nitrit, Energie zur Assimilation des Kohlenstoffs gewinnt, in einem sulfithaltigen Medium lebt, dann läßt sich als Abfangprodukt Formaldehyd (neben wenig Acetaldehyd) nachweisen[1972].

Die alkoholische Gärung von Brennereihefe, die Butylenglykolgärung mit Aerogenes und die Citronensäurebildung durch Aspergillus niger wird durch Na_2SO_3-Zusatz begünstigt, wenn in dem Gäransatz Furfurol vorhanden ist[1971, II]. 0,01% Sulfit wirkte bei letzterem völlig wachstumhemmend, 0,001% wirkte gar nicht, ebensowenig wurde die Citronensäurebildung verändert (BERNHAUER[1907, I]). Bei Bact. saccharobutyricus führt SO_3'' nicht zum Abfangen von Aldehyd, sondern zu vermehrter Bildung von Essigsäure auf Kosten von Alkohol[1971, III].

Thiosulfat 0,05% hemmte das Wachstum von Aspergillus niger, 0,01% hatte einen günstigen Einfluß auf die Citronensäurebildung (BERNHAUER[1907, I]).

4. Phosphate werden — genau wie bei Hefen schon dargestellt — in den Stoffwechsel der Bakterien und Pilze vielfältig eingreifen können, zumal sie als lebensnotwendige Körper anzusprechen sind. So ist es natürlich, daß Beziehungen zur Assimilation von Stickstoff bestehen, daß eine Aufnahme stattfindet, ohne daß es gleich assimiliert, d. h. in organische Bindung überführt zu werden braucht, z. B. bei Aspergillus niger[1973]. Eine Beeinflussung des Phosphatgehaltes durch das Medium ist dabei möglich. Denn dieser Pilz enthielt in 0,2—0,5% K_2HPO_4 wachsend 1—2% des Trockengewichts an P, bei 0,02% aber nur 0,3%[1973, IV].

Bei Rhodospirillum rubrum war die Aufnahme in den Versuchen von KAMEN und SPIEGELMANN[1486, II] abhängig von der Belichtung, bei Anwendung von ^{32}P zur Markierung. Es ist von Interesse, daß durch die Belichtung der Eintritt am meisten in der KOH-löslichen Fraktion, die die Phosphoreiweißverbindungen enthält, beschleunigt wurde.

Im Tabakmosaikvirus wurde radioaktives Phosphat nur dann aufgenommen, wenn es in Pflanzen wuchs[1979, III]. Aus dem Virus ließ es sich durch anorganisches P nicht austauschen[1973, I].

Die Atmung und Verarbeitung von Kohlenhydraten wird durch PO_4'''-Zusatz verbessert, wie ganz allgemein in der Bakteriendecke von Rieselfiltern festgestellt wurde[1974]. Gewaschene Coli vermögen zugefügte Glucose nicht umzusetzen. Durch Zusatz von Phosphat gewinnen sie diese Fähigkeit wieder[1973, V]. Vermehrung des Zuckerverbrauches wurde auch bei Paramaecien[1975] und Fusarium lini Bolley, dem Erreger des Flachsbrandes, in ausführlichen Versuchen[1976, 1977] beobachtet. Dabei wurde keine vermehrte Phosphorylierung als Zwischenstadium

---

[1971, III] PELDAN, H.: Biochem. Z. **309**, 108 (1941).

[1971, IV] DREIZEN, S., MANN, A. W., SPIES, T. D., CARSON, B. C. u. CLINE, J. K.: J. dent. Res. **26**, 93 (1947).

[1971, V] HOCKENHULL, D. J. D.: Biochem. J. **43**, 498 (1948). Daselbst weitere Literatur.

[1971, VI] RAISTRICK, H. u. VINCENT, J. M.: Biochem. J. **43**, 90 (1948).

[1971, VII] HOWELL, S. F., TAYER, J. D. u. LABOW, X.: Science **107**, 299 (1948). ROWLEY, D., MILLER, J., ROWLANDS, S. u. LESTER-SMITH E.: Nature, **161**, 1009 (1948).

[1971, VIII] MÖTHES, K.: Planta **29**, 67 (1938).

[1972] KLEIN, G. u. SVOLBA, F.: Z. Bot. **19**, 65 (1926).

[1973] VORBRODT, W.: Biochem. Z. **172**, 58 (1926), Rona **37**, 318.

[1973, I] BORN, H. I., LANG, A. u. SCHRAMM, G.: Arch. f. Virusforschung **2**, 461 (1943), Rona **133**, 216. Die Aktivität des Pflanzenproteins war dabei die gleiche.

[1973, II] KOEPSELL, H. J., JOHNSON, M. J. u. MERCK, J. S.: J. biol. Chem. **145**, 379 (1942) und **154**, 535 (1944).

[1973, III] FREEMAN, G. G.: Biochemic. J. **41**, 389 (1947).

[1973, IV] MANN, T.: Biochem. J. **38**, 339 (1944).

[1973, V] GALE, E. F.: The Chemical Activities of Bacteria. Univ. Tut. Press. 1947.

[1973, VI] WOOD, H. G. u. WERKMAN. C. H.: Biochem. J. **34**, 129 (1939). Zit. nach [1486, II].

der resultierenden CO_2-Produktion gesehen. Auch die CO_2-Produktion von Trypanosoma hippicum wird durch Phosphat vermehrt[1973, VII].

Die Fermentation von Glycerin durch Propionsäurebakterien mit Bildung von Fumarsäure und Aufnahme von CO_2 verlief rascher mit steigender Phosphatkonzentration im Medium[1973, VI].

Ein Leuchtbakterium (Mikrococcus cyanophos) zeigt mit Phosphat einen höheren O_2-Verbrauch, besonders bei Glucose, weniger bei Fumarsäure als Substrat (CLAREN[1979, I]). In anderen Versuchen wirkte selbst 0,1 mol P_2O_7'''' in keiner Richtung[2001].

Genau das Gegenteil fand sich bei Pneumokokken (Typ III), wo durch Phosphatpuffer eine Herabsetzung des Sauerstoffverbrauches auf die Hälfte gegenüber einer Lösung, in der $9/10$ durch isotonisches NaCl ersetzt war, zustande kam[1978]. Allerdings ließ sich diese Hemmung durch Zusatz von $K^·$ und $Mg^{··}$ aufheben. Hemmung fand sich bei Bact. cereus[1979, II].

Bei Dehydrierungen von Coli wurde eine Steigerung bei Bernsteinsäure und Glucose als Substrat, nicht bei Ameisensäure[1979] beobachtet. 0,04 mol verdoppelte die Geschwindigkeit der Fumarsäuretransformation[1729]. Wurde Coli in Methylenblaulösung gegeben, dann fand sich eine Hemmung bei nachträglichem Bernsteinsäurezusatz als Substrat um 90%. In Gegenwart von Phosphat betrug die Hemmung nur 30%. Das Phosphat soll den Farbstoff von Coli entfernt halten[1980]. In ausführlichen Versuchen mit Fumarsäure und polarimetrischer Bestimmung der entstehenden l-Apfelsäure zeigte sich unter $m/5$ PO_4 eine Verstärkung der Phosphatwirkung, besonders bei Wasserstoff-Ionen-Konzentrationen nach der alkalischen Seite zu. Die Kurve wird durch eine Affinität zum Ferment erklärt, und zwar soll nach der Dissoziationskurve maßgeblich vor allem das HPO_4'' sein[1965]. Zur Dehydrierung von Brenztraubensäure durch Bact. acetificans longissimum (Delbrückii) ist PO_4''' notwendig. Es bildet sich Acetylphosphat, das in Essigsäure und PO_4''' gespalten wird[1981]. Das gleiche gilt für die Dehydrierung der Acetessigsäure durch Bact. coli. Bei diesem Vorgang wird das anorganische PO_4''' zwischendurch gebunden und bei Verbrauch des Substrates wieder abgegeben[1983, I]. Zellextrakt von Clostridium butylicum katalysiert den Umsatz von Brenztraubensäure in Essigsäure, CO_2 und H_2. Die Geschwindigkeit der H_2-Entwicklung ist proportional dem zugesetzten Phosphat. Ein stabiles Phosphat wurde nicht gebildet, aber labile Verbindungen, die Acetyl- und Butyryl-Phosphate sind[1973, II]. Aerobacter aerogenes bildet aus Rohrzucker 2—3 Butylenglykol. Die optimale Konzentration von K_2HPO_4 war 2,5 g/l (Czapek-Dox. Lösung). Fehlte das Phosphat, dann wurde nur 40% des Zuckers in 24 Stunden umgesetzt, und die Glykolproduktion betrug nur 30% der maximalen[1973, III].

Beim Verschwinden von Glucose aus einem Nährboden kommt häufig der größte Teil als Säure zum Vorschein. Bei Propionsäurebakterien wird diese Säurebildung um 595% erhöht, wenn als Stickstoffquelle das Ammonphosphat (nur 200% als Cl' und SO_4'') dargeboten wird[1872]. Bei Pneumokokken tritt 78% der verschwundenen Glucose als Milchsäure auf. Die Geschwindigkeit der Bildung von Milchsäure — parallelgehend mit der Entwicklung der Kokken — steigerte sich um das 3,7fache, wenn der anorganische P von 0,0002 auf 0,002% und nochmals weiter, wenn die Konzentration auf 0,38% stieg.

Das Ausmaß der Steigerung ist bei 5 untersuchten Stämmen nicht gleich[1982]. Bact. casei erhöht die Milchsäurebildung durch PO_4''' um 50—60%[1808, S. 87]. Bei Coli wird die Milchsäurebildung bei pH 7,5 von 2,7% auf 14,9% erhöht, wenn das Phosphat fortgelassen wird[1983]. Diese Wirkung ist an die Zellstruktur gebunden, denn Extrakte von Coli vergären überhaupt nicht[1987]. Die Buttersäuregärung geht am besten bei 0,2 m Phosphat vonstatten. Schwächere Lösungen puffern zu wenig, stärkere wirken schon schädigend (PELDAN[1971, III]).

[1973, VII] HARVEY, B. ST. C.: J. biol. Chem. **179**, 435 (1949).
[1974] JENKINS, S. H.: Biochemic. J. **29**, 116 (1935), Rona 87, 654. C. **1936 I**, 2372.
[1975] BURGE, W. E. u. ESTES, A. M.: Amer. J. Physiol. **85**, 103 (1928), Rona **46**, 382.
[1976] NORD, F. F., DAMMANN, E. u. HOFSTETTER, H.: Biochem. Z. **285**, 241 (1936).
[1977] ROTINI, O. T., DAMMANN, E. u. NORD, F. F.: Biochem. Z. **288**, 414 (1936).
[1978] FUJITA, A. u. KODAMA, T.: Biochem. Z. **277**, 17 (1935), Rona 87, 652.
[1979] YUDKIN, J.: Biochemic. J. **27**, 2, 1849 (1933).
[1979, I] CLAREN, O. B.: Liebigs Annal. **535**, 122 (1938). C. **1938 II**, 2767.
[1979, II] INGRAM, M.: J. Bacteriol. **38**, 613 (1939), Rona **120**, 311.
[1979, III] TIMOFÉEFF-RESSOWSKY, N. W.: Angew. Chem. **54**, 437 (1941).
[1980] QUASTEL, J. H. u. WHEATLEY, A. H. M.: Biochemic. J. **25**, 1, 629 (1931). Toluidinblau und Malachitgrün verhalten sich wie Methylenblau, nicht aber saure Farbstoffe wie Kongorot und Wasserblau.

Die Säurebildung aus Glucose führt bei den Aspergillusarten (aber auch bei Penicillium, besonders Oxalicum) zu Oxalsäure, Citronensäure und Gluconsäure. Oxalsäure bildet sich in alkalischer Reaktion vermehrt durch Phosphate (BERNHAUER[1496, S. 262]). Sonst ergibt sich sogar eine Zunahme der Citronensäure bei gleichzeitiger Erhöhung des Zuckerverbrauches[1984]. Die Einwirkung verschiedener N-Ernährung auf die Citronensäurebildung (gerechnet auf 200 ccm Versuchslösung) in Abhängigkeit von anwesendem PO_4''' ergibt folgende Tabelle[1985]: Ausgang 15% Rohrzucker, 27 Tage Dauer:

Tabelle 62.

P_2O_5 mg	KNO$_3$ + NH$_4$NO$_3$			pH	+ Asparagin + Pepton-N	
	Restrohrzucker	Citronensäure	Mycelgewicht		Mycelgewicht* %	Phytinphosphor %
41,8	6,38	8,59	3,45	2,98	+ 11,9	35,4
83,6	5,85	8,77	3,68	2,90	+ 8,7	40,5
125,4	4,64	9,50	4,04	2,94	+ 3,7	24,3

* Anstieg durch die Stickstoffernährung auf 5,0.

Das Phosphat wurde in den Nährböden mit organischem Stickstoff zum hohen Prozentsatz in organischer Bindung wiedergefunden (siehe auch [1983, I]). Steigerung der Citronensäurebildung gerade bei Senkung des Phosphatgehaltes (bis 0,01%) wurde berichtet[1964]. Die Gluconsäurebildung wurde etwas verringert[1984].

Aus einem Fermentpräparat aus Azotobacter Vinelandii wurde die Oxalessigsäuredecarboxylase gereinigt isoliert. o-Phosphat 0,012 mol hemmte um 50%, wenn Mn, aber nicht, wenn Co als Aktivator vorhanden war. Das ist zu verstehen im Sinne der Bildung eines inaktiven Mn-PO$_4$-Fermentkomplexes. Co tritt in Kompetition mit diesem Komplex. Bereits 0,002 mol Pyrophosphat hemmte zu 50%. Eine Begünstigung der Umkehrung des Vorgangs:

$$\text{Oxalessigsäure} \rightleftharpoons \text{Brenztraubensäure} + CO_2$$

im Sinne einer Verbesserung der CO$_2$Assimilation wurde nicht gesehen[1984, I].

Das in Muskel und Hefe vorhandene Adenylsäuresystem ist auch in Bact. coli, Bact. dispar, Bact. cloacae und Bact. lactis aerogenes vorhanden, wenn auch in veränderter Form[1988]. Während im Muskel aus Adenosintriphosphat nur 2 PO_4''' entfernt werden, werden hier alle 3 Phosphorsäurereste abgespalten. Diese Spaltung wird durch Phosphat verlangsamt. Die im Muskel bei der Adenylsäure einsetzende Desamidierung findet hier erst bei Adenosin statt und führt zu Inosinsäure. Der Vorgang wird durch PO_4''' begünstigt, z. B. von 70 auf 100% in 1 Stunde bei m/9 PO_4'''. Bei der Desamidierung von Adenin ergibt sich bei derselben Konzentration eine stärkere Steigerung von 18% auf 55%.

Die Desamidierungsfähigkeit für Serin von Coli wird schon durch m/100 PO_4''' erhalten, wenn sie nach Waschen an Aktivität verliert[1990]. Phosphatasewirkung gegen β-Glycerophosphat aus Clostridium acetobutylicum WEIZMANN wird von m/500 PO_4''' zu 8%, m/200 zu 20% und m/100 zu 80% gehemmt[1989]. Diese Mikrobe besitzt auch eine Pyrophosphatase, was nicht allen Bakterien eigen ist[1988].

Die oben in der Tabelle mit dem Phosphatgehalt im Nitratmedium zunehmende Mycelmenge findet sich bei der Diatomee Nitzschia closterium nur in ganz geringem Phosphat-

---

[1981] LIPMANN, F.: Nature **1939** II, 381, Rona 117, 502.
[1982] HEWITT, L. F.: Biochemic. J. 26, 1, 464 (1932). Ein Stamm R III keine Steigerung.
[1983] TIKKA, J.: Ann. Acad. Soc. Fenn. A. 41, 1—124 (1935), Rona 1, 424.
[1983, I] DEOTTO, R.: Boll. Soc. ital. Biol. sper. 16, 112 (1941), Rona 126, 657.
[1984] LVOFF, S. u. LIMBERG, E.: Rona 114, 325 (1938). C. **1939** II, 4009. Aspergillus niger. Acidität im Referat nicht angegeben.
[1984, I] PLAUT, G. W. E. u. LARDY, H. A.: J. biol. Chem. 180, 13 (1949).
[1985] BRAUN, W. u. FREY, A.: Biochem. Z. 285, 219 (1936), Rona 96, 294.
[1986] KETCHUM, B. H.: J. cellul. comp. Physiol. 13, 373 (1939), Rona 117, 46.
[1987] YOUNG, E. G.: Biochemic. J. 23, 2, 831 (1932).

bereich[1817]. Die Assimilation hängt nur vom Licht ab, da im Dunkeln die Zellen zwar Phosphat aufnehmen, sich aber nicht teilen[1986].

Bei Aspergillus niger ist PO_4'''-Aufnahme und Mycelmenge bei Zugabe von Boden zum Nährmedium noch deutlicher als in der Tabelle[1991]. Bei der Bildung von Carotinoiden durch Mycobact. Phlei nahm das Zellgewicht durch Phosphatgabe zu, aber der Carotinoidgehalt ab[1996]. In Algen wird o-Phosphat sogar reversibel in Pyrophosphat und Metaphosphat überführt[1992].

Bei Untersuchungen der Gelatinespaltung durch Staphylokokken u. a. fand sich bei Phosphatzusatz meist eine unwesentliche Hemmung, nur bei manchen Stämmen von luteoliquefaciens und Bact. cloacae wurden deutliche Hemmungen gesehen. Bei dem zuerst genannten führte bei gleichzeitiger Anwesenheit von Zucker PO_4''' zur Förderung. Nach WOHLFEIL soll die verstärkte Wirkung auf einer vermehrten Enzymproduktion nach außen beruhen[1993]. Fermentabgabe fand sich bei der Eiweißzersetzung (Reststickstoffbestimmung) durch Bact. anthracis, wo sich durch 0,025% Phosphat die Geschwindigkeit auf das $2^{1}/_{2}$fache steigern ließ[1994]. Dieses Resultat wurde auch von SCHOLLMEYER[1993], aber nur bei einem seiner beiden untersuchten Stämme gesehen. Ebenso ließ sich eine Verstärkung der Inulinase und Invertase bei einer Aspergillusart durch Phosphat erreichen[1995].

Die Stickstoffixierung im Boden wird durch Phosphate — besonders in armen Böden — gefördert[1997]. Andererseits ist zur Fixation $Ca^{\cdot\cdot}$ notwendig, und durch hohe $Ca^{\cdot\cdot}$-fällende Konzentrationen kann eine Hemmung ermöglicht werden.

Die *Reduktion von Phosphaten* zu Phosphit und schließlich zu Phosphorwasserstoff wurde auch beobachtet und zwar durch ein Stäbchen, das sich aus Humus isolieren ließ[1989, 1999]. Dieser Beobachtung wurde widersprochen, sowohl mit dem Hinweis auf den hohen thermochemisch notwendigen Energieaufwand, der durch Verbrennung von Mannit nicht bestritten werden könne, dann auch wegen der Unmöglichkeit der Reproduktion der Versuche. Schließlich wurde auf mögliche Versuchsfehler hingewiesen[2000]. Trotzdem bleibt in neuerlichen Untersuchungen RUDAKOV[1999] bei seinen ersten Beobachtungen. Weitere Versuche in dieser Richtung wurden nicht unternommen, jedenfalls ist die Schwierigkeit größer als bei der Nitrat- und Sulfatreduktion, wie folgende Reihe ergibt:

$$\begin{array}{l} \qquad\qquad + O \\ NO_2' \rightarrow NO_3' \quad + 21{,}8 \text{ Cal.} \\ SO_3'' \rightarrow SO_4'' \quad + 61{,}6 \text{ ,,} \\ PO_3''' \rightarrow PO_4''' \quad + 75{,}7 \text{ ,,} \end{array}$$

[1988] LUTWAK-MANN, C.: Biochemic. J. **30**, 1405 (1936). C. **1937 I**, 3975. Optimum pH 7,2. Das Fermentsystem ist abhängig von dem Nährboden, in dem Coli wächst. — Str. faecalis hat wenig Desamidase, Ps. Pyocyaneus fehlten dephosphorylierende Enzyme.
[1989] HEARD, R. D. H. u. WYNNE, A. M.: Biochemic. J. **27**, 2, 1655 (1933) u. S. 1660. Untersucht auch Propionibact. Jensenii van Niel auf Pyrophosphatspaltung. Substrate: Hexosediphosphat u. P_2O_7''''. Cl', NO_3' und SO_4'' bis m/10 wirken nicht, NaF m/100 nur wenig.
[1990] GALE, E. F. u. STEPHENSON, M.: Biochemic. J. **32**, 392 (1938). C. **1938 I**, 4064.
[1991] SMITH, F. B., BROWN, P. E. u. MILLAR, H. C.: J. amer. Soc. Agronomy **27**, 988 (1935), Rona **93**, 415.
[1992] SOMMER, A. L. u. BOOTH, T. E.: Plant physiol. **13**, 199 (1938), Rona **109**, 55. C. **1938 I**, 4344. Alge Chlorella.
[1993] SCHOLLMEYER, J.: Zbl. Bakter. I, **142**, 256 (1938). Untersucht außerdem Prot. vulg., Prodigiosus, Pyocyaneus, Bact. fluoresc. liquefac., Vibrio Cholerae, Bact. subtilis, Anthraxstämme.
[1994] ZUVERKALOW, D. A. u. KRASOW, W. M.: Arch. Tierheilkunde **69**, 375 (1935), Rona **91**, 629.
[1995] IYENGAR, N. K. u. SREENIVASAYA, M.: Proc. Indian Acad. Sci. B. **4**, 171 (1936), Rona **97**, 482.
[1996] INGRAHAM, M. A. u. STEENBOCK, H.: Biochemic. J. **29**, 2553 (1935). C. **1936 I**, 1251. 0.001—0.1 mol K_2HPO_4 oder $(NH_4)_2HPO_4$.
[1997] GREENE, R. A.: Soil Sci. **36**, 383 (1933), Rona **77**, 247.
[1998] RUDAKOV, K. J.: Zbl. Bakter. II, **70**, 202 (1927), Rona **41**, 507.

5. Fluorid. Fluorid hemmte weder die Atmung noch die Leuchtkraft von Leuchtbakterien[2001]. Die Entfärbung von Methylenblau durch Coli wird verzögert je nach dem dargebotenen Substrat, z. B. keine Hemmung bei Ameisensäure bis m/2 NaF, geringe Wirkung bei Bernstein- und Milchsäure, dagegen völliges Aufhören der Reduktion bei Glucose[1907]. Diese Befunde gelten nur für die Reversibilität der Wirkung, da während der Reaktion selbst das Fluorid ausgewaschen ist. Die Hydrogenlyase, die aus Ameisensäure H_2 freimacht, wird aber durch anwesendes 1% NaF völlig gehemmt[1825], und zwar auch die umgekehrte Reaktion der Ameisensäurebildung[2002]. Diese Reaktion ist empfindlicher als das Wachstum der Coli, wie folgende Aufstellung zeigt[2003]:

Trotzdem können Bakterien, die bei der Oxydation von Nitrit zu Nitrat CO_2 zu assimilieren vermögen, die an Energie reichere letzte Reaktion nicht verwenden, es handelt sich also nicht um eine einfache chemische Maschine, bei der die Wärmetönung allein entscheidet.

NaF	Wachstum	H_2-Bildung
0,1 %	+ +	+
0,24%	+ +	—
0,53%	+	

Geringe Wirkung des Fluorids auf die Reduktion durch Mikro- und Streptokokken[2004] und auf die Atmung von Streptokokken[2005] wurde beobachtet. Die Hydrierfähigkeit von Fumarsäure mit dargebotenem gasförmigen Wasserstoff durch Proteus vulgaris wurde erst durch 0,2 mol NaF um 60% gehemmt[2005, I], die O_2-Aufnahme auf Brenztraubensäure ließ sich selbst durch 0,3 mol NaF nicht hemmen (BAER[1963, II]). Bei Gonokokken wird die Decarboxylierung von Brenztraubensäure durch 0,02 mol NaF nicht gehemmt, auch nicht die Oxydation der Milchsäure zu Brenztraubensäure, aber die O_2-Aufnahme in Gegenwart von Brenztraubensäure wird um 75% gehemmt[1345, II, 2006]. Die Oxydation und Desamidierung von Aminosäuren wird nicht gestört bei Bact. pyocyaneus unterhalb 1% NaF[2007] und bei dem anaeroben Clostridium sporogenes (bei m/5 NaF)[2008].

In den Versuchen von HARVEY[1973, VII] verursachte 0,01 mol NaF 15%-, 0,1 mol NaF 83% Hemmung der Atmung bei Trypanosoma hippicum mit Glucose und Glycerin als Substrat. Adenosintriphosphatase wurde durch 0,015 mol NaF nicht gehemmt, außer bei aktivierenden Ionen wie $Ca^{..}$ oder $Mg^{..}$. Dagegen wird das Ferment des Tr. equiperdum gehemmt. Am empfindlichsten erwies sich sonst das Tr. evanse[2009, I].

Bei Aspergillus hemmte F' die Atmung und gleichzeitig auch Stärkebildung[2009]. Bei Versuchen über die Bildung von Citronensäure durch Aspergillus niger fand sich schon bei $1,5 \cdot 10^{-5}$ mol NaF die Andeutung einer Hemmung, die besonders

---

[1999] RUDAKOV, K. J.: Zbl. Bakter. II, **79**, 229 (1929), Rona **53**, 411.
[2000] LIEBERT, F.: Zbl. Bakter. II, **72**, 369 (1927), Rona **46**, 267.
[2001] KORR, I. M.: J. cell. comp. Physiol. **6**, 181 (1935), Rona **88**, 638. Aber leichte Erhöhung des Redoxpotentials durch 0,1 mol KF; das wird auf beginnende Cytolyse zurückgeführt.
[2002] WOODS, D. D.: Biochemic. J. **30**, 515 (1936).
[2003] STICKLAND, L. H.: Biochemic. J. **23**, 2. 1187 (1929).
[2004] EHRISMANN, O.: Z. Hygiene **119**, 572 (1937), Rona **101**, 487.
[2005] FARRELL, M. A.: J. Bakteriol. **29**, 411 (1935), Rona **88**, 129. 22 Stämme von Streptokokken.
[2005, I] FARKAS, L. u. FISCHER, E.: J. biol. chem. **167**, 787 (1947).
[2006] BARRON, E. S. G. u. LYMAN, C. M.: J. biol. Chem. **123**, IV (1938).
[2007] WEBSTER, M. D. u. BERNHEIM, F.: J. biol. Chem. **114**, 265 (1936).
[2008] KOCHOLATY, W. u. HOOGERHEIDE, J. C.: Biochemic. J. **32**, 437 (1938), Rona **109**, 148. Substrate d-Alanin, Brenztraubensäure und Alkohol.
[2009] HIDA, T : C. **1937 II**, 3616. 22 Aspergillusarten.
[2009, I] CHEM, G. u. GEILING, E. M. K.: Proc. Soc. exp. Biol. Med. **63**, 486 (1946). IVANOV, I. I. u. UMANSKAYA, M. V.: C. rend. Acad. Sci. URSS **48**, 337 (1945). Zit. nach HARVEY[1973, VII].

bei 5 bis 7,5 · 10^{-5} mol wächst. In dieser Phase kommt es noch zur Zunahme des Mycelgewichtes, auch zur vermehrten Bildung von Gluconsäure. Bei 2,5 · 10^{-4} mol NaF wird auch Gluconsäurebildung gehemmt, gleichzeitig nimmt das Mycel ab, so daß also Zersetzungsprozesse überwiegen[2010].

Bei Aspergillus carbonarius hemmte 0,001 mol NaF auch die Säurebildung völlig, stärker als die Atmung (WANG[1880, I]). Dieselbe Konzentration verzögerte zugleich bei Aspergillus niger das Wachstum. Von KBF_4 sind dazu 0,01% notwendig (BERNHAUER[1907, I]).

Es ergibt sich die verschiedene Bildungsart von Citronensäure und Gluconsäure und ein Anschluß an die vorher referierten Versuche[2009], in der eine Stärkebildung nur bei denjenigen Aspergillusarten gefunden wurde, die auch gute Säurebildner sind. Die Bildung von Brenztraubensäure und Dimethylbrenztraubensäure durch Aspergillus niger wird wenig beeinflußt, die Atmung in diesen Versuchen durch m/1000 NaF sogar etwas gesteigert, ebenso der respiratorische Quotient[2013, I].

Durch 20 mg NaF in 1 ccm Blut wird die Zersetzung des Blutzuckers durch Coli und Bact. subtilis mindestens 7 Tage unterbrochen, so daß diese Konzentration zur Konservierung von Blut brauchbar ist[1759]. Die Säurebildung wird auch gehindert bei Streptococcus thermophilus (aus Milch), Streptococcus faecalis, Bact. coli und Bact. proteus X 19[2011]. Bei Streptococcus casei fand sich im Warburgapparat an der CO_2-Freisetzung aus $NaHCO_3$, gemessen bis 0,18% NaF kaum eine Hemmung, in niederen Konzentrationen sogar eine Förderung, bei 0,2% NaF ergibt sich eine Hemmung, die bis 0,5% nicht größer wird[2012, 2013]. Solche Versuche am Warburgapparat sind bei NaF-Zusatz nicht eindeutig.

Bei der Einwirkung von Fluoriden auf den Gärungsprozeß ist natürlich in erster Linie von Bedeutung die Frage, ob der Weg ähnlich wie bei Hefe verläuft. Wenn das der Fall ist, würde man eine Hemmung der Gärung sehen. So wurde die Aceton-Butylalkoholgärung des Clostridium acetobutylicum durch 0,02 mol NaF vollständig unterdrückt[2014].

Bei Bact. coli konnte unter m/150 NaF Phosphoglycerinsäure gefunden werden[2015], und mit zugesetztem Hexosediphosphat sammelte sich (bei m/30 NaF) α-Glycerinphosphorsäure und Phosphoglycerinsäure an[1983, 2016]. m/50 NaF hemmte die Dephosphorylierung um 60%, die Desamidierung um 66%[2017], ein Vorgang, der bei Hefe nicht so eindeutig verläuft. Bei B. subtilis und Megatherium sammelten sich keine Phosphorsäureester an[2017, I].

LIPMANN und TUTTLE ([2017, II]) gaben anaerob zu zellfreiem Extrakt von Escheria Coli Acetylphosphat und Ameisensäure mit 0,03 mol NaF. Acetylphosphat wird dadurch langsamer gespalten, und auf diese Weise lief der chemische Vorgang Brenztraubensäure + PO_4 ⇌ Acetylphosphat + Ameisensäure zeitweise nach links, so daß also die Brenztraubensäure anstieg. Aber nach 60 Minuten war der Abbau vollkommen.

[2010] LVOFF, S. u. TOUPIZINA, G. M.: Rona **115**, 325 (1939). C. **1939 II**, 4008.

[2011] WRIGHT, H. D.: J. of Path. **45**, 117 (1937), Rona **102**, 484. C. **1937 II**, 3471. Messung der Aciditätszunahme.

[2012] FIELD II, J u FIELD, S. M.: Verh. 14. internat. Kongr. Physiol. 79 (1932), Rona **71**, 759.

[2013] FIELD II, J. u. FIELD, S. M.: Proc. Soc. exp. Biol. Med. **29**, 935 (1932), Rona **69**, 762.

[2013, I] HIDA, T.: J. Shanghai Sci. Inst. Sect. IV, **5**, 199 (1941). C. **1941 II**, 1865. Erst m/6 NaF hemmen etwas die Atmung.

[2013, II] CHAIX, P. u. FROMAGEOT, Cl.: Encymologia **8**, 353 (1939). C. **1941 I**, 217.

[2014] SIMON, E. u. WEIZMANN, C.: Encymologia **4**, 169 (1937), Rona **104**, 474. C. **1938 I**, 1802.

[2015] STONE, R. W. u. WERKMAN, C. H.: Biochemic. J. **31**, 1516 (1937). Auch bei Aerobacter indologenes.

[2016] TIKKA, J.: Biochem. Z. **279**, 264 (1935), Rona **92**, 327. Ein Teil des PO_4''' erscheint in anorganischer Form.

[2017] STEPHENSON, M. u. TRIM, A. R : Biochemic J. **32**, 2, 1740 (1938).

[2017, I] HEITZMANN, P.: Bull. Soc. Chim. biol. **23**, 453 (1941), Rona **130**, 99.

[2017, II] LIPMANN, L. u. TUTTLE, L. C.: J. biol. chem. **154**, 725 (1944).

Bei Propionibacter arabinosum und pentosaceum wird zugesetzte Glucose selbst bei m/50 NaF genau so rasch umgesetzt wie ohne Fluorid; aber wenn Hexosediphosphat, Phosphoglycerinsäure und α-Glycerinphosphorsäure zugesetzt werden, dann werden sie bei derselben Fluoridkonzentration praktisch nicht verwertet, während sie von ungehemmten Bakterien so rasch umgesetzt werden wie Glucose[2018]. Werden die Bakterien aber auf Phosphoglycerinsäure gezogen, dann vergären sie Glucose, jetzt hemmbar durch Fluorid, also die Ausbildung von Fermentsystemen, so daß nach dem Meyerhofschema vergoren wird. Wuchsen die Bakterien auf einem Nährboden, der immer NaF enthielt, dann kam ein Enzymsystem zur Entwicklung wie vorher, d. h. keine Hemmung durch F'. Aber auch hier wurde die Verwertung von Glycerinphosphorsäure durch F' gehemmt, ein konstitutives Ferment gegenüber den oben sich ergebenden adaptiven[2019]. Möglicherweise handelt es sich aber hier um die Wirkung auf 2 Stämme mit verschiedenem Enzymsystem, von denen der empfindliche elidiert wird[2033]. Der anaerobe Abbau wird immer gehemmt[2013, II].

In den Versuchen von BARKER und LIPMANN[2021, IV] wurde dem Propionibacterium Pentosaceum in CO_2-Atmosphäre mit m/25—m/18 NaF verschiedene Substrate angeboten. Sorbitol, Mannitol und Inositol brachten PO_4 zum Verschwinden. Glucose allein wurde nur langsam umgesetzt, aber nach Zusatz von Brenztraubensäure und Fumarsäure ergab sich ein ziemlich rascher Schwund des Phosphats (maximal 2 Moleküle PO_4 pro Molekül Glucose). Bei Pyruvat war das Verhältnis $\dfrac{\text{verestertes } PO_4}{\text{verschwundenes Pyruvat}}$ maximal bei 0,1 mol NaF (ohne NaF blieb die PO_4-Konzentration unverändert). Das gebildete Produkt war aber wahrscheinlich nicht Adenosintriphosphat, sondern P_2O_7. Daneben entstanden bei Glucose und Arabinose noch flüchtige Säuren.

Aerobacter indologenes verbraucht in Anwesenheit von 0,02 mol NaF Glucose, wenn auch etwas verlangsamt. Die Phosphoglycerinsäureverwertung wird sehr gehemmt, sie sammelt sich in den Kulturen an. Aber selbst in 0,04 bis 0,1 molar NaF wächst der Bacillus, obwohl das bei der Hefegärung gebrauchte Fermentsystem schon längst gelähmt ist[2021, II]. Energie wird demnach aus anderen Quellen bezogen.

Die Fixation von Stickstoff bedarf des Calcium. Fluorid wird als $Ca^{\cdot\cdot}$-fällendes Ion eine Wirkung ausüben können und hemmt in einer Konzentration von 0,0273 mol die Fixation von Azotobacter vollkommen, aber das Wachstum nur, wenn als Stickstoffquelle ein gasförmiger Stickstoff vorliegt und nicht andere Stickstoffquellen[1808, S. 241, 1844, 2020]. Die Oxydation von Zucker wird nicht gehemmt[2021, III]. Zusatz von CaF_2 stört demnach nicht[2021].

Propionibacterium pentosaceum vermag CO_2 aus der Atmosphäre zu assimilieren. Diese Reaktion wird durch NaF gehemmt, jedoch ist dazu die doppelte Konzentration notwendig wie zur Hemmung des Umsatzes von Phosphoglycerinsäure, also m/25 NaF[2021, I].

[2018] WERKMAN, C. H., STONE, R. W. u. WOOD, H. G.: Encymologia 4, 24 (1937), Rona 105, 327. Bei einem 14 Tage währenden Versuch wurde Hexosediphosphat etwas verwertet.
[2019] WIGGERT, P. W. u. WERKMAN, C. H.: Biochemic. J. 33, 1061 (1939), Rona 117, 119.
[2020] BURK, D. u. LINEWEAVER, H.: Arch. Mikrobiol. 2, 155 (1931). $Sr^{\cdot\cdot}$ kann $Ca^{\cdot\cdot}$ ersetzen.
[2021] TRUFFAUT, G. u. BEZSSONOFF, N.: C. rend. Acad. Sci. 185, 85 (1927), Rona 43, 139. Azotobacter agile, Clostridium pasteurianum, Bact. truffanti, auch abhängig von angebotenem PO_4'''.
[2021, I] WOOD, H. G. u. WERKMAN, C. H.: Biochemic. J. 34, 7 (1940), Rona 122, 507.
[2021, II] STONE, R. W., MICKELSON, M. N. u. WERKMAN, C. H.: Iowa State Coll. Inst. Sci. 14, 253 (1940), Rona 124, 95.
[2021, III] FEDOROW, M. W.: C. rend. Acad. Sci. URSS. 55, 263 (1947). C. 1947 I, 729.
[2021, IV] BARKER, H. A. u. LIPMAN, F.: J. biol. Chem. 179, 247 (1949).

6. Die anderen Anionen. Die übrigen Anionen spielen bei den Untersuchungen über den Bakterienstoffwechsel eine geringere Rolle.

NaCl wirkt auf die Sauerstoffaufnahme und das Leuchten mit einem Optimum bei 1,75% NaCl bei einem Micrococcus cyanophos (BOAS und GISTL[1979, I]). Auch bei isolierten Bestandteilen Luciferin + Luciferase wirkt NaCl günstig (SCN' und J' 0,001 mol Senkung auf 10%) auf das Leuchten[2022]. Bei einem neuen Photobacillus radians FUHRMANN[2023] fand sich ein Leuchtoptimum bei 0,3 mol NaCl (bei 16°). Glycerinzusatz verminderte das Leuchten bei dieser Konzentration, aber bei 0,5 mol war eine Steigerung über das frühere Optimum vorhanden. Bei NaBr war das Optimum mit und ohne Glycerin etwa bei 0,5—0,6 n, aber das Leuchten klingt bald ab. Cl' und Br' konnten sich nicht einfach ersetzen.

Ebensowenig ließ sich Cl' durch Br' oder J' bei dem Stoffwechsel von Aspergillus terreus Thom. ersetzen. Bei Anwesenheit von Chloriden bildet diese Art Verbindungen mit Chlorsubstitution im Benzolring. Zwei solcher Verbindungen (Geodin und Erdin) wurden isoliert[2024, 2025]. Es ist erstaunlich, daß nur Cl' diesen Weg geht, da doch Br' und J' ein geringeres Oxydationspotential verlangen. Jedoch ist dieses Vermögen anscheinend weiter verbreitet[2026, I]. So bildete Penicillium sclerotiorum das Cl-haltige Produkt Sclerotiorin und zwar in höheren Mengen, wenn mehr KCl zur Verfügung stand[2025, II]. KBr und KJ konnten Cl' nicht ersetzen, und es entstanden keine analogen halogenierten Produkte.

Bei Coli und Bact. cereus wirkten kleine NaCl-Konzentrationen stimulierend, größere hemmend. Der stimulierende Bereich war größer im p_H-Optimum[2025, I].

NaCl verursacht in Konzentration von 2,5—5% eine mit der Konzentration zunehmende Schwächung der Toxinbildung in Bact. botulinus[2026]. Die Katalasebildung bei Aspergillus oryzae wird schwankend vermehrt[2026, II].

Eine interessante Studie über das Verhalten der Atmung von Bakterien in Salzlösungen verdanken wir INGRAM[1031, II]. Die Atmung folgt der Form

$$\ln R = A - B \cdot c$$

(R = Atmungsgeschwindigkeit, c = molekulare Konzentration, A u. B = Konstante).

Diese Gleichung ist dem Bau nach identisch einer Gleichung, die man für die Aussalzung von Eiweiß aufgestellt hat, und die wir auf S. 140 anführten. Das drängt die Auffassung auf, daß bei diesem Vorgang eine Aussalzung eine Rolle spielt entsprechend der Formulierung $R = a \cdot S$, so daß die Konstanten B und A dieser Gleichung mit K und β der auf S. 140 angeführten in Beziehung gebracht werden können. Zum Beispiel: $B = K$ (I/c). Die Gültigkeit dieser Gleichung, abgesehen von kleineren Störungen bei niederen Konzentrationen, wurde bewiesen für Bact. cereus, Bact. subtilis und die Halophilen Sarcina lutea, Micrococcus subflavescens aus Pökelbrühe und Pseudomonas fluorescens, der keine Sporen bildet. Das Bact. coli schien eine Ausnahme zu machen. Jedoch erwies sich die peinliche Beachtung der Entwicklung der C_H als notwendig, außerdem gaben nur noch die niederen Konzentrationen von ~0,1 mol NaCl, bei denen

---

[2022] ANDERSON, R. S.: J. amer. chem. Soc. 59, 2115 (1937). C. **1939 I**, 436, Rona **104**, 526. Daselbst Literatur.
[2023] FUHRMANN, F.: Sitzungsber. Akad. Wiss. Wien Math.-naturwiss. Klasse IIb, **141**, 69 (1932), Rona **68**, 554.
[2024] RAISTRICK, H. u. SMITH, G.: Biochemic. J. **30**, 1315 (1936).
[2025] RAISTRICK, H.: in „Perspectives of Biochemistry" Cambridge 1937, S. 274.
[2025, I] INGRAM, M.: J. Bacteriol. **40**, 683 (1940), Rona **121**, 659.
[2025, II] REILLY, D. u. CURTIN, T. P.: Biochemic. J. **37**, 36 (1943). C. **1943 II**, 1966.
[2026] BELOUSSKAJA, F. M : C. **1940 I**, 1215.
[2026, I] CLUTTERBRUCK, P. W., MUKHOPADHYAY, S. L., OXFORD, A. E. u. RAISTRICK, H.: Biochemic. J. **34**, 664. C. **1941 I**, 1971. Eine Übersicht.
[2026, II] MATUI, H.: C. **1941 I**, 3452.

die volle Atmung vorhanden war, Störungen. Bei 2 mol NaCl war der Sauerstoffverbrauch auf $< 5\%$ gesunken. Die Konstante $K = B\,(c/I)$ war bei Bact. cereus 0,70 für NaCl. Die anderen hatten Werte zwischen 0,16—0,65. Bei der Aussalzung schwankte der Koeffizient von 0,04—1,07.

Ebenso unabhängig wie die Aussalzung sei die Atmung von der Temperatur. Bei der C_H-Abhängigkeit wurde von INGRAM die Parallelität zwischen Atmung und Aussalzung entsprechend der Entfernung vom isoelektrischen Punkt in den Vordergrund gestellt. Das Maximum der Atmung beim Bact. cereus war bei $p_H \sim 6{,}6$ entsprechend dem isoelektrischen Punkt des Hämoglobins, bei Coli 4,5 ungefähr wie Ovalbumin. Das wird so erklärt, daß die Zwitterionenform des Proteins wirksam ist. Neben der Ionenstärke gibt es einen HOFMEISTER-Effekt. Die Konstante B ist beim Bact. cereus für NaCl 0,68, Na_2SO_4 1,27, Citrat 1,58. Die Bakterien sprechen bei Konzentrationen von $\sim 0{,}2$—2,5 m an, die Halophilen benötigen größere Konzentrationen. Die Atmung der Hefe wird durch 2 m völlig gehemmt. Daher war die Konzentration in der Zelle nur $^1/_2$ mal so groß wie außen, ebenso bei Bact. cereus.

Die Dehydrogenasen außerhalb der Zelle vertragen viel höhere Salzkonzentrationen. Das mag daran liegen, daß die Enzyme innerhalb der Zellen mit größeren Partikeln verbunden sind und so leichter der Fällung folgen. Bei dieser Annahme würden die Halophilen deshalb eine geringere Empfindlichkeit gegen Salz haben, weil die Enzyme dort mit kleineren Partikeln verbunden sind. Wir möchten im Anschluß daran auf den Befund von WARBURG hinweisen, daß durch höhere Salzkonzentrationen z. B. Hämoglobin depolymerisiert wird. Aber es ist auch gar nicht nötig, daß die Enzyme selbst der Fällung unterliegen. Es würde vielleicht schon ausreichen, wenn das mit den Struktursubstanzen geschah, so daß die Desmo- sich in Lyoenzyme wandelten. Diese verlieren aber an Wirksamkeit. Im übrigen gibt es eine Reihe von Bakterien, die auch bei höheren Konzentrationen wachsen, wie wir auf S. 301 darlegen.

Bei Aspergillus niger beeinflußte 0,1% KBr weder Wachstum noch die Bildung der Citronensäure, 0,1% KJ verminderte nur die Säurebildung, während schon 0,01% KSCN beides hemmte. Es trat ein merkaptanähnlicher Geruch auf (BERNHAUER[1907, I]).

SCN' hemmt die Nitrifikation (0,033 mol)[946] anscheinend durch seinen Stickstoffgehalt, der dem Azotobacter chroococcum angeboten wird[1915]. Eine Verwertung als Energiequelle wurde durch Bakterien in Gaswerkabwässern beobachtet[1927]. In rein kultivierten Bodenbakterien wurde NaCNO gut als Stickstoffquelle verwertet, SCN aber nur dann, wenn keine andere Quelle zur Verfügung stand[2026, III].

Das ζ-Potential von Colibakterien in verschiedenen Salzmedien wurde untersucht und eine Änderung des Potentials bei 10^{-4} mol NaCl (—0,25%), mit SO_4'' (+ 5,2%) und PO_4''' (+ 0,63%) verglichen[2027]. Die Wirkung von 2% NaCl auf das Wachstum von Coli ist abhängig vom Alter der Kulturen, ganz junge Kulturen sind hochempfindlich. Mit zunehmendem Alter (d. h. schon nach Stunden zu rechnen) nimmt die Empfindlichkeit ab[2028]. Auf die Elektrophorese hat das Alter keinen Einfluß[2029].

Eine zusammenfassende Aufstellung der Wirkung verschiedener Anionen, mit denen Bact. coli $^1/_2$ Stunde behandelt wurde und die auf verschiedene Substrate einwirken, ergibt folgende Tabelle 63 von QUASTEL[1907]:

Reduktionszeit von 1 ccm $^1/_{5000}$ Methylenblau in Gegenwart von Wasserstoffträgern (Bernsteinsäure usw.) durch Bact. coli bei p_H 7,4. Die Organismen werden nach jeder Behandlung gut gewaschen.

[2026, III] SANDHOFF, A. G. u. SKINNER, C. E.: Soil Sci. 48, 287 (1939), Rona 118, 223.
[2027] PEARCE, G. W., LISSE, M. W. u. TITTSLER, R. P.: Proc. Soc. exp. Biol. Med. 32, 1572 (1935), Rona 90, 172.
[2028] SHERMANN, J. M. u. ALBUS, W. R.: J. Bacteriol. 8, 127 (1923).
[2029] PEDLOW, J. T. u. LISSE, M. W.: J. Bakteriol. 31, 235 (1936), Rona 95, 102. Coli, Na_2SO_4 Elektrophorese.

Tabelle 63.

Behandlung	Zeit			
	Bernstein-säure	Milchsäure	Ameisen-säure	Glukose
Coli 1				
m/5 NaCl	9'	6,25'	3,5'	4,25'
m/5 KCl	12,5	9,25	4	7
m/5 KBr	12	7,5	4	5,3
m/5 KJ	17	11,75	4,25	9
m/5 NaF	29,5	18	3,25	24,5
m/5 KClO$_3$	19,5	10,75	4,25	10,5
m/5 NaBrO$_3$	22,5	10,5	4	14,25
m/5 KJO$_3$	∞	35,5	4,5	∞
m/5 NaNO$_3$	13,5	17,75	4,0	7,25
m/5 NaNO$_2$	30	18	4,5	15
m/5 Na$_2$SO$_4$	11,5	7	3	6
Coli 2				
m/2 NaCl	16,3'	11'	3'	56'
m/2 KCl	20	11	3	55
m/2 KBr	14,5	10,3	3	11
m/2 KJ	24,5	13,3	3,3	38,5
m/2 NaF	21,0	16	3,5	∞
m/2 KClO$_3$	160	27	3	∞
m/2 NaBrO$_3$	150	18	3,7	∞
m/2 KJO$_3$	∞	∞	5,3	∞
m/2 NaNO$_3$	23,5	13	3	∞
m/2 NaNO$_2$	51	19	5,5	∞
m/2 Na$_2$SO$_4$	15,5	13,7	3,5	∞

Es ergibt sich die Reversibilität der Wirkung von Anionen auf bestimmte Enzymsysteme. Deshalb sind oxydierende Anionen häufig am wirksamsten.

II. Bactericide Wirkung.

Schon im letzten Abschnitt haben wir häufig die Einwirkung der Anionen in Richtung einer Entwicklungshemmung behandelt. Jede Hemmung eines wesentlichen Fermentvorganges wird eine Entwicklungshemmung im Gefolge haben. So ist der Übergang zwischen beiden Themen fließend. Aber die Art der Ionen tritt doch durchaus verschieden in Erscheinung. So werden wir in den Vordergrund 3 Gruppen stellen: Fluorid, die Gruppe der sauerstoffabspaltenden Anionen und Rhodanid. Das zuletzt genannte Anion spielt in den Fermentsystemen und im Bakterienstoffwechsel eine gelegentliche Rolle, besonders durch seine Fähigkeit zur Komplexbildung z. B. mit Cu¨- und Zn¨-haltigen Fermenten, während Fluorid an beiden Stellen eine hervorragende Bedeutung hat.

1. Fluorid ist als Desinfektionsmittel schon sehr lange bekannt, z. B. daß durch 0,5—1% NaF-Lösungen Bakterien getötet werden[2030]. Ebenso bekannt ist die Möglichkeit, Hefen und auch andere Einzeller[2031] allmählich an höhere Konzentrationen zu gewöhnen. Wir stellten das Phänomen der Enzymadaptation im letzten Abschnitt etwas genauer dar als einen Vorgang, der zur Erklärung solcher Gewöhnung geeignet ist[2019]. Allerdings besteht die Möglichkeit, daß bei solchen Versuchen in einer nicht einheitlichen Kolonie durch Zuchtversuche, also auf dem Wege der Vererbung, eine Auswahl nicht empfindlicher Zellen vorgenommen wird.

[2030] ROHOLM, K.: Klin. Wschr. **1936**, 1425. Daselbst ältere Literatur z. B. TAPPEINER usw.
[2031] D'HERSELLE: C. rend. Soc. Biol. 88, 6 u. 407 (1923).

Es liegen dann Zellen mit verschiedenen Enzymsystemen vor, von denen das gegen Fluorid empfindliche unterdrückt wird, wie in den Versuchen mit dem Propionibacterium pentosaceum[2033].

Eine weitere Erklärung für dieses Phänomen würde sich in der größeren Empfindlichkeit der Bakteriophagen gegenüber F', als manche Bakterien sie besitzen, ergeben[2031]. Die Bakteriophagen vermögen 1% NaF nicht zu ertragen, dagegen manche Bakterien[2036].

Desgleichen bei Coli[2037]; Virus von Maul- und Klauenseuche ist gegen Fluorid resistent[2042,I]. Bei Impfung von Eiern mit Rickettsien wurde in den Eiern, die 0,5 mg NaF injiziert erhielten, eine geringere Entwicklung gefunden[2042, II].

Schließlich kann durch Salzwirkung auch die Oberfläche der Bakterien verändert werden, so daß Phagen mehr oder weniger leicht sich verankern können (siehe desgleichen bei SO_4''[2088]).

Wichtig ist bei solchen Versuchen die Möglichkeit, daß Fluorwasserstoffsäure mit den Gefäßwänden reagieren kann, wenn sie aus Glas bestehen[2032]. Allerdings sind die Komplexverbindungen von F' mit Kieselsäure Na_2SiF_6, deren leichte Dissoziation wir früher schon darstellten, durchaus nicht weniger giftig, denn Paramaecium caudatum wird durch Na_2SiF_6 1:10000 direkt getötet, durch dieselbe Konzentration von NaF aber erst in etwa 60 Minuten[2034]. In anderen Versuchen an demselben Objekt wurde in 0,14% NaF erst nach 24 Stunden der Tod der Paramaecien festgestellt[2035].

Die Ausbeute an Mycel von Aspergillus niger wird durch 10^{-4} mol NaF auf 93%, durch 10^{-3} mol auf 62%, durch 10^{-2} auf 20% und durch 0,1 mol auf 0 herabgedrückt[2038] (letztere Zahl im Einklang mit Hefe[2039]).

Solche Zahlen fanden sich auch bei CaF_2 in kolloidem Zustand[2040]. Bei der Alge Microthamnion Kutzingianum Naeg. wurden Schädigungen in Konzentrationen oberhalb 0.005% gesehen, während niedere Konzentrationen sogar förderten[2041]. Bei Salzen wie AgF hat das Kation die dominierende Wirkung[1942].

Bact. coli, Paratyphus B und Staphylococcus aureus werden in n/1 NaF nicht getötet in 2 Tagen, wenn die Lösung neutral ist, wohl aber bei saurer Reaktion. F' soll die Entwicklung hemmen, die Acidität soll töten[2043]. Bei der Hemmung der Fermente sahen wir auch die stärkste Wirkung bei saurer Reaktion.

Im allgemeinen sind Pilze (Aspergillus) weniger empfindlich als Bakterien oder gar Infusorien. Entgegengesetzte Befunde werden sich durch unzureichende Beachtung der Aciditätsverhältnisse klären.

2. Nitrat wirkt wenig giftig auf Bakterien, kann es doch sogar von vielen als Stickstoffquelle verwandt werden.

Achlya colorata Pringhs, ein Pilz, wird durch 0,13 mol KNO_3 auf 50%, durch 0,20 mol völlig gehemmt, aber ebenso wirksam ist das Cl' und SO_4''-Salz[2044]; dasselbe ergibt sich bei Phytophthora cact.[2045] und Amoeba proteus[2046]. Paramaecium caudat. starb in 0,28% $NaNO_3$ in 8 Tagen, aber Chlorid und Sulfat waren nicht weniger giftig[2035]. Gewisse kolloidchemische Wirkungen wurden gesehen bei einer Amöbe[2047] und bei Bact. coli, wo das Wachstum etwas turbide erfolgte, d. h. später geringere Ansammlung am Boden (ζ-Potential?)[2048].

[2032] JANENSCH, I.: Wschr. Brauerei 52, 267 (1935). C. 1936 I, 1051.
[2033] WIGGERT, W. P. u. WERKMAN, C. H.: Biochemic. J. 33, 1061 (1939). C. 1939 II, 2436.
[2034] MARCOVITCH, S.: J. Pharmacol. exp. Ther. 34, 179 (1928), Rona 48, 829. Desgl. Euglena viridis.
[2035] STEMPELL, W.: Arch. f. Protistenkunde 48, 342 (1924), Rona 28, 188.
[2036] BRUTSAERT, P.: C. rend. Soc. Biol. 89, 1173 (1923), Rona 24, 403. Untersucht: Bact. Herelle P und P_3, Shiga P_3, Bact. staphylococcus albus.
[2037] MORIYAMA, H. u. OHASHI, S.: Rona 113, 479 (1938).
[2038] HERRLEN, W.: Diss. Tübingen 1933, Rona 88, 487.
[2039] PIRSCHLE, K.: Planta 23, 177 (1934). Rona 86, 644.
[2040] WEDEKIND, E. u. BRUCH, E.: Biochem. Z. 208, 279 (1929). 10^{-2} mol NaF, Mycel auf 35%, als CaF_2 auf 40% herabgedrückt.
[2041] GRINTZESCO, J u. PÉTERFI, S.: C. 1938 I, 2902.
[2042] DEGANELLO, M.: Biochem. Ter. sper. 16, 409 (1929), Rona 52, 823.

Deutliche Wirkungen wurden gesehen in der Hemmung von verschiedenen Azotobacterarten im Boden, obwohl auch hier bei wiederholter Düngung ein geringer-empfindlicher Stamm heranwächst[2049].

Schon früher wurde darauf hingewiesen, daß durch Ansammlung von Nitriten eine Beeinflussung z. B. verschiedener Fermente von Coli stattfindet, sobald nur keine weitere Reduktion erfolgt. Bei nicht einheitlichen Kulturen, wie in Pökellaken, kann auf diese Weise das Wachstum des einen Bakteriums gehemmt, das des anderen gefördert werden, so daß dann z. B. besonders Milchsäurebakterien und andere dominieren, wobei der Geschmack beeinflußt wird[2050]. Im allgemeinen wird Nitrat nicht einfach als Oxydationsmittel wirksam sein.

3. Chlorat verhält sich hier ganz anders, da bei der Reduktion nicht das harmlose Nitrit, sondern ClO_2' entsteht (siehe dazu [2053, I]), das selbst etwa doppelt so stark bactericid wirkt wie freies Chlor aus Chlorkalk[2051]. Deshalb kann Coli unter anaeroben Bedingungen, wo die Reduktion erzwungen wird, mit ClO_3 nicht wachsen. Bei Versuchen im Boden[2052], wo Chlorate zur Unkrautbekämpfung verwendet werden, werden die Einzeller verschieden schwer betroffen, Azotobacter ist hochempfindlich, während cellulosezersetzende erst bei 5% $KClO_3$ den Beginn der Schädigung zeigen, während Aspergillus niger noch in 30% Lösungen wuchs. Andere Werte werden in folgender Versuchsreihe mit Aspergillus niger berichtet, nach Prozent der Ernte gerechnet:

$NaClO_3$ m/1 = 37,8%, m/100 = 80,2%; m/1000 = 90,8% (dagegen [2052]).
ClO_4' m/1 völlige Hemmung = 0, niedere Konzentrationen nicht.
BrO_3' m/100 = 74,6%; m/10 = 0.
J' m/100 = 76,6%; m/10 = 60,6%; m/1 = 0.
JO_3' und JO_4' m/10000 = 86,0%; m/1000 = 0.

Paramaecium caudatum wird durch 5% $KClO_3$ schon in 60 Sekunden, 2% in 339 Sekunden 0,5% in 3984 Sekunden getötet[2053].

Die Wirkung hängt offenbar von der Wasserstoff-Ionen-Konzentration ab, die in vielen Versuchen hier nicht beachtet wurde. Die Wasserstoff-Ionen-Konzentration ergibt aber das Oxydationspotential (siehe das entsprechende Kapitel). Weil $Al(ClO_3)_3$-Lösungen saurer sind als solche von $KClO_3$, wirken sie viel stärker bactericid und zwar stärker auch mit Berücksichtigung des Al[2054].

4. Über **Hypochlorid** als Desinfektionsmittel besteht eine große Literatur, da der Chlorkalk eines der häufigst verwandten Desinfektionsmittel darstellt. Es kann nicht unsere Aufgabe sein, diese Literatur hier zu wiederholen, doch sollen einige der Wirkungsprinzipien herausgestellt werden.

[2042, I] JANSSEN, L. W.: Nederl. Tijdschr. Geneesk. **1940**, 3220, Rona **123**, 244.
[2042, II] GREIFF, D., PINKERTON, H. u. MORAGUES, V.: J. exp. Med. **80**, 569 (1944). Der Versuch ließ sich nicht wiederholen.
[2043] LOCKEMANN, G. u. ULRICH, W.: Z. Hygiene **111**, 387 (1930), Rona **57**, 816.
[2044] MOREAU, F.: C. rend. Acad. Sci. **204**, 1356 (1937). C. **1937 II**, 792.
[2045] ZUMSTEIN, R. B.: Proc. Indian Acad. Sci. **46**, 86 (1937). C. **1938 II**, 334. Hemmung von 0,6 mol KCl oder KNO_3 an.
[2046] MAST, S. O.: Physiologie Zool. **4**, 58 (1931), Rona **62**, 46. SO_4'', NO_3', Cl', PO_4'''.
[2047] LOEB, L.: Proc. Soc. exp. Biol. Med. **23**, 57 (1925—26). Amoebocyten von Limulus werden durch NO_3'' weicher, SO_4'' härter, Cl' steht in der Mitte.
[2048] HOLM, G. E. u. SHERMAN, S. M.: Proc. Soc. exp. Biol. Med. **21**, 311 (1923—24). Reihenfolge $NaNO_3 > J' > Cl'$.
[2049] GAINEY, P. L.: Soil Sci. **42**, 445 (1936), Rona **99**, 661.
[2050] MAZÉ, P. u. MAZÉ FILS, P. J.: C. rend. Soc. Biol. **115**, 15 u. 16 (1934), Rona **78**, 210.
[2051] DIÉNERT, M.: Ann. d'hyg. publ. industr. **5**, 728 (1927), Rona **47**, 326.
[2052] STAPP, C. u. BUCKSTEEG, W.: Zbl. Bacteriol. II, **97**, 1 (1937), Rona **104**, 47. Bact. amylobacter reduzierte auch unter anaeroben Verhältnissen.
[2053] FORTNER, H.: Biolog. Zbl. **46**, 185 (1926).

Mit Bact. coli infizierte Wasserproben werden durch dieselbe Menge aktiven Chlors getötet, die gar nicht wirksam ist, wenn man Pepton zugesetzt hatte, hier vielleicht das Wachstum sogar förderte[2055]. Teilweise kommt es zu einer direkten Proportionalität zwischen der Menge aktiven Chlors und der Zahl der Sporen von Coli[2051].

    0,1 mg Cl im Liter tötete 10^6 Sporen Coli
    0,12 ,, ,, ,, ,, ,, 10^7 ,, ,,
    0,14 ,, ,, ,, ,, ,, 10^8 ,, ,,

An Stelle neuer Coli kann auch Hefe eintreten.

Weiter ergeben sich folgende Empfindlichkeiten:
    Bact. Flexner 0,18 mg Cl/Ltr.
    Bact. Shiga   0,15 ,, ,,
    Parathyphus   0,2 ,, ,,
    Pyocyaneus   0,3 ,, ,,

Amöben, Protozoen 1 mg Cl' bei einer Verweildauer von 2 Stunden. Daß zur Desinfektion an Kohlblättern größere Mengen notwendig sind, ist ohne weiteres klar[2056].

Die Inaktivierung hängt sehr vom anwesenden Substrat ab[2055] und von der Art der sich ergebenden Substanzen. So wurde schon früher dargestellt, wie OCl' bei verschiedenem p_H auf Aminosäuren einwirkt (siehe auch [45]). Bei alkalischer Reaktion erfolgt mehr Oxydation, bei saurer mehr Chlorierung, die aber nur locker zu sein braucht. Es findet sich — die Desinfektionswirkung geprüft an den Sporen von Bact. metiens — folgende Reihe[2057]:

Tabelle 64.

	Konzentration an freiem Cl	p_H	Zeit bis zur Zerstörung von 99% der Sporen
1.	$1000 \cdot 10^{-6}$	11,3	64'
2.	$1000 \cdot 10^{-6}$	7,3	< 20''
3.	$100 \cdot 10^{-6}$	10,4	70'
4.	$20 \cdot 10^{-6}$	8,2	5'

Man ersieht aus diesen Zahlen, daß eine Verdünnung der Lösung um das 10fache (Reihe 1 auf 3) an der Desinfektionswirkung nichts änderte, weil zugleich die Alkalität vermindert wurde.

An Typhus fand sich in der Richtung etwas ähnliches, aber im Betrage viel geringer[2058]. Auch Strahlenwirkung wurde für die OCl'-Wirkung verantwortlich gemacht[2059].

5. Ammoniumpersulfat (1 mMol = 0,228%) zeigte folgende bactericide Wirkung[2060].

Staphylokokken 0,1 mMol:2 Stunden, 1 mMol in 5 Minuten.
Coli   1 mMol:1 Stunde, 2 mMol:30 Minuten, 10 mMol in 5 Minuten.
Diphtheriebac.   0,1 mMol:24 Stunden, 1 mMol in 5 Minuten.
Pyocyaneus   1 mMol in 5 Minuten.

Bei der Desinfektionskraft gegenüber Staphylokokken wirkte die Säure des Salzes mit.

[2053,I] SJOSTRÖM, G.: Milchwirtschaftl. Forsch. **21**, 272 (1943). C. **1943 II**, 1469. Clostridium tributyricum wurde durch ClO_3' und NO_3' wenig gehemmt, wohl aber durch NO_2'.
[2054] MANN, J.: Dissertation Erlangen 1920.
[2055] NORDGREN, G., FUNKQUIST, P. u. ANDRÉN, S. G.: Acta path. Scand. **16**, 1 (1939). Rona **114**, 644.
[2056] MATSUBARA, T.: Mitt. med. Akad. Kioto **26**, 1023 (1939). C. **1940 I**, 1283. Staphylococcus und Pyocyaneus.
[2057] CHARLTON, D. B. u. LEVINE, M.: J. Bacteriol. **30**, 163 (1935), Rona **90**, 639. C. **1936 I**, 93

6. Den Rhodaniden wurde früher nur eine geringe bactericide Kraft zugebilligt. Man kannte wohl die peptisierende, schleimlösende Wirkung, aber diese benutzte man nur dazu, um anderen Desinfektionsmitteln wie Formaldehyd, die allein durch Eiweißfällung sich den Weg zum tieferen Eindringen versperren, gerade den Weg zu öffnen, so daß dann eine Desinfektion auch z. B. bei Diphtheriebacillenträgern im Munde versucht werden konnte[2062]. Erst durch die Untersuchungen von LOCKEMANN und ULRICH[2043, 2061, 2061, I] ist man auf die Bedingungen der Desinfektionskraft aufmerksam geworden. Die ersten Untersuchungen erstreckten sich auf: Bact. Coli (A), Paratyphus B (B), Staphylococcus aureus (C). Es ergibt sich folgende Aufstellung[2043]:

4 n NaCl	tötet A, B, C auch in 2 Tagen nicht.		
4 n NaBr	„ A u. B in 1 Tag, C in 2 Tagen nicht		
0,5n NaJ	„ A. in 1 Tag,	B. in 2 Tagen,	C. nicht
1,0	< 1 Tag	1 Tag	
2,0	1 Std.	1 Std.	
4,0	45 Sekunden	45 Sekunden	1 Std.
0,25 n NaSCN	A. 2 Tage	B. —	C. —
0,5	1 Tag	1 Tag	
1,0	4 Std.	4 Std.	2 Tage
2,0	15 Minuten	15 Minuten	1 Tag
4,0	30 Sekunden	45 Sekunden	1 Std.
8,0	5 Sekunden	15 Sekunden	2 Minuten.

Auch diese Versuche zeigen erst in recht beträchtlichen Konzentrationen eine rasche Wirkung, die dann der HOFMEISTERschen Reihe qualitativ entspricht. Organische Rhodanverbindungen sind viel aktiver[2063]. Das Bild wurde für SCN' aber bedeutend günstiger, als die bactericide Wirkung bei verschiedener Acidität geprüft wurde. Hier ergab sich eine beträchtliche Steigerung. Bei Salzsäure wird durch 0,001% NaSCN eine Steigerung der Desinfektionskraft um das 4—16fache beobachtet.

Nicht jede Säure wirkt gleich [1335, 2043]. Gegenüber Milzbrand kommen nur die ganz starken Säuren in Frage wie außer dem HNO_3 das HSCN selbst. Laugen vermehren die desinfizierende Wirkung in viel geringerem Maße[2061].

Die im Speichel vorhandenen Rhodanidmengen genügen schon, wie ausführliche Versuche von HARNDT[1335] dartun, um im Magen mit Salzsäure zusammen eine beträchtliche desinfizierende Wirkung zu entfalten. Auf manche Bakterien würde die Salzsäure allein noch nicht schädlich einwirken[2064].

Bei Patienten wurde eine Beziehung zwischen Rhodangehalt und Keimgehalt des Mageninhalts gefunden, wobei aber eine Korrelation zwischen Säuregehalt und SCN' nicht gefunden wurde[2065]. Es ist sogar möglich, daß die bei Gärungen sich entwickelnde Milchsäure die SCN'-

---

[2058] COSTIGAN, S. M.: J. Bacteriol. **34**, 1 (1937), Rona **103**, 130. C. **1937 II**, 2023.

[2059] BUNAU-VARILLA, PH. u. TECHOUEYRES, E.: C. rend. Acad. Sci. **180**, 1615 (1925). Rona **32**, 373.

[2060] LEUNIG, H.: Z. Hygiene **117**, 257 (1935). C. **1935 II**, 2077.

[2061] LOCKEMANN, G. u. ULRICH, W.: Z. Hygiene **117**, 768 (1936), Rona **93**, 417. Aus Stuhl frisch gezüchteter Coli war viel weniger empfindlich als schon längere Zeit im Laboratorium gezogener.

[2061, I] LOCKEMANN, G. u. ULRICH, W.: Z. Hygiene **118**, 117 (1936), Rona **94**, 636.

[2062] PASCHLAU, G.: Dtsch. med. Wschr. **1935**, 791. Bericht über die Mucidantinktur, keine wissenschaftliche Arbeit.

[2063] WILCOXON, F. u. MCCALLAN, S. E. A.: Contrib. Boyce Thompson Inst. **7**, 333 (1935). Rona **91**, 199. Sporen von Sclerotinia fructicola.

[2064] SPENGLER, F.: Z. f. Immunitätsforschung **85**, 307 (1935). Versuche an Coli und Staphylokokken.

[2065] BRINCK, J.: Z. klin. Med. **123**, 350 (1933), Rona **72**, 665. Unterhalb 2.3 mg% SCN' 102 Keime. 2,3—4,6 mg% SCN' 63 Keime, > 4,6 mg% NaSCN 44 Keime. Bakterien waren meist Coli und Bact. lact. aerogenes.

[2066] HARNDT, E.: Dtsch. zahnärztl. Wschr. **1937**, Nr. 45/47.

Wirkung (wenn auch nicht in demselben Maße) erhöht, so daß eine Wirkung in der Cariesbehinderung, wo solche Gärungen eine Rolle spielen, angenommen wird[2066]. Auch bei Milch kann SCN' die Entwicklung von Bakterien verhindern und so die Haltbarkeit erhöhen (1,6% NaSCN für 3 Tage[2067]). Die Bakterien sind verschieden empfindlich, der Milchsäure produzierende Diplococcus lacticus ist am wenigsten empfindlich[2068].

Besondere Bedeutung wurde der Kombination Säure-SCN'-Wirkung bei der Desinfektion gegenüber Tuberkelbacillen beigemessen[2061, I, 2069, 2070]. 8 n NaSCN tötete die Tuberkelbacillen auch in 24 Stunden nicht, 0,1 n HSCN aber schon in 5 Minuten[2061, I]. 1% NaSCN wirkte schon bei p_H 4,5 und 5,5[2071]. Daher soll es so selten zur Magentuberkulose kommen[2072]. Natürlich ist eine chemotherapeutische Wirkung gegen Meerschweinchentuberkulose nicht zu erwarten[2073] (siehe dazu[2072,I]).

Für die praktische Anwendung ist eine saure Lösung von Rhodanid zu leicht zersetzlich. Deshalb hat man durch Zusatz von trockenem $NaHSO_4$ die Acidität bei Auflösung sichergestellt, durch Zusatz von trockenem $MgSO_4$ wird noch eine Wärmeentwicklung erzielt, die sich zu der SCN'-Wirkung addiert[2074].

7. Vergleich mit anderen Anionen. Es liegt nahe, die hier besonders herausgehobene Stellung des Rhodans auf eine kolloidchemische Wirkung zu beziehen. Dabei ergeben sich immer wieder in den Versuchen Vergleiche mit Sulfat, das in den kolloidchemischen Phänomenen häufig — aber nicht immer — entgegengesetzt dem SCN' wirkt.

So verminderte SCN' die Wärmeresistenz von Paramaecium caudatum, während SO_4'' sie erhöhte[2075]. Dasselbe gilt für die Empfindlichkeit gegenüber ultraviolettem Licht[2076] und Reizung durch elektrischen Strom[2077]. Genauere Daten über die Geschwindigkeit der Hitzekoagulation bei demselben Infusor geben wir aus Versuchen mit 0,05 n K-Salzen verschiedener Anionen wieder[2078].

Tabelle 65.

	Hitzekoagulation in Sekunden			
	44°	42°	40°	38°
KSCN	8,5	28,7	104	425
NO_3'	10	45,7	194	945
Br'	8,9	37,9	238,3	982
Cl'	9,9	51,1	267	995
SO_4''	11,3	63,3	281,6	1045

Die Erscheinung tritt erst bei den besser zu beobachtenden Zeiten deutlich hervor. Wir werden bei diesen Befunden an unsere frühere Darstellung erinnern, bei der wir ebenso bei nichtorganisiertem Eiweiß eine Begünstigung der Hitzekoagulation fanden. Aber abgesehen von der Fällungsreaktion finden wir auch hier Angaben[2078], daß in den Anfangsstadien die Paramaecien an Volumen zunehmen, also aufquellen. Solche quellende Einwirkung kann aber nur dann erst

---

[2067] WITTHOLZ, W.: Milchwirtschaftl. Forschung 14, 476 (1933), Rona 73, 226.
[2068] WITTHOLZ, W.: Milchwirtschaftl. Forschung 15, 315 (1933), Rona 75, 428. Untersuchungen an Bact. bulgarium, Strept. thermophilus. Diplococcus lacticus.
[2069] HAILER, E.: Z. Hygiene 120, 663 (1938). C. 1940 I, 397.
[2070] ZEYLAND, J. u. PIASECKA-ZEYLAND, E.: Beitr. Klinik Tuberkulose-Forschung 91, 249 (1938). C. 1939 I, 3906.
[2071] BAUMANN, E.: Klin. Wschr. 1938 I, 382.
[2072] BAUMANN, E.: Klin. Wchschr. 1937 I, 430.
[2072, I] KESSLER, E. A.: Dtsch. med. Wschr. 1942, 555. Empfiehlt intravenöse Injektionen von 1 g NaSCN(!) täglich bei Staphylokokkenerkrankungen und Knochentuberkulosen.
[2073] STEIDL, J., STEENKEN, W. u. HEISE, F. H.: Amer. Rev. Tuberkul. 38, 50 (1938). C. 1938 II, 1993.
[2074] LEUNIG, H. und LOCH, P.: Z. f. Fleisch- und Milchhygiene 45, 364 (1935). Präparate Weidnerit bzw. Thermoweidnerit.
[2075] APLATOV, W. W.: Rona 102, 214 (1937).
[2076] ALPATOV, W. W. u. NASTJUKOWA, O. K.: C. 1936 I, 2571.
[2077] ALPATOV, W. W.: Rona 103, 554 (1937).
[2078] PORT, J.: Protoplasma 2, 401 (1927), Rona 43, 373.

in Erscheinung treten, wenn das betreffende Ion in die Zelle eindringt. Damit würden wir notwendig das Problem der Permeabilität als führend ansehen. In dieser Richtung liegende Beobachtungen sind vorhanden.

So soll die Entwicklung von Paramaecium caudatum, aber auch die Induktion der Parthenogenese von Seeigeleiern (LILLIE) bedingt sein durch Permeabilitätserhöhung und gleichzeitig verlaufende Volumenzunahme[2079]. Dieser Auffassung von SPEK[2079] wurde widersprochen, sowohl was die Stimulation zur Vermehrung[2080] als auch die Volumenverhältnisse[2081] betrifft.

Eine in 2 Phasen verlaufende Wirkung von Salzen wurde von SPEK[2082] an Opalina ranarum beschrieben. Bei Eindringen der Salze kommt es zur Trübung des Protoplasmas. Das geschieht in der Reihe $SCN' \gg Br' > Cl' \gg SO_4''$. Sekundär kommt es dann zur Volumenzunahme, wobei die Tiere wieder klarer werden, wiederum in derselben Reihenfolge, bei Br' werden die extremsten Grade der Volumenzunahme erreicht. SO_4'' führt eher zur Volumenabnahme, $K_4Fe(CN)_6$ führt zur Trübung, aber nach Abwaschen war durch Zusatz von $FeCl_3$ kein eingedrungenes $Fe(CN)_6^{IV}$ in den Zellen nachzuweisen.

Auf ein kolloidchemisches Problem soll die Beobachtung der verschiedenen Empfindlichkeiten verschieden alter Kulturen von Paramaecium aurelianum weisen. $m/1000$ NaSCN tötet einen alten Stamm in einigen Stunden, einen 10 Tage alten in 1 Tage, während ein frisch geimpfter nur verkümmert. Bei $m/100$ sind die Zahlen 2 Stunden, 4 Stunden, einige Tage. Bei höheren Konzentrationen hört der Unterschied dann auf[2083].

Wenn in Versuchsreihen mit Salzen keine Berücksichtigung des p_H erfolgt, wie in Versuchen mit Paramaecium, dann findet man ganz unregelmäßige Verhältnisse[2035, 2085], aber solche Versuche sind von geringerem Wert.

Die Einwirkung der Rhodanide gerade bei saurer Reaktion wird aufgefaßt als eine Begünstigung der Denaturation der Zellmembranen. Eine solche Auffassung ist kolloidchemisch möglich.

Fällungen in Vaccinevirus-Proteinlösungen wurden auch beobachtet, zugleich mit Abnahme der Virusaktivität, allerdings dann durch $m/5$ SCN' und Cl' und SO_4'', während PO_4''', Br', NO_3' weniger wirksam waren, also ohne Beziehung zu einer kolloidchemischen Funktion[2084]. In weiteren Versuchen erfolgte die Fällung von Phagen und Vaccineprotein in der Reihenfolge[2087, II]: $SCN' > J' > SO_4'' > NO_3' > Br' > Cl'$.

Bei der Vermehrung von Typhusbacteriophagen wirkt NaCl, Na_2SO_4 und Na_2HPO_4 in gleicher Weise hemmend, so daß das Vereinigende im Kation gesehen wird[2086]. Phosphate verursachen in einer 0,1 molaren Lösung ein Ansteigen der Infektiosität von Tabakmosaikvirus, höhere Konzentrationen ($< 1,0$ m) hemmen zunehmend[2087]. Förderung wurde in $m/8$ Lösungen von Sulfaten bei der Reaktion zwischen Phagen und Staphylococcus aureus gesehen. Es soll dabei die Oberfläche der Bakterien verändert werden, so daß die Phagen besser reagieren können. Aber die Zeit der Lyse wird verlängert[2088]. Die Fixierung des Bacteriophagen auf Staphylokokken erfolgte nach der Wertigkeit. SO_4'' wirkte stärker als $Cl' = NO_3'$[2087, I].

[2079] SPEK, J.: Kolloidchem. Beih. 12, 1 (1920). Reihenfolge $SCN' > NO_2' > ClO_3' > Br' > Cl'$.
[2080] NASTJUKOWA, O. K.: Rona 99, 38 (1936).
[2081] LASSEUR, PH., DUPAIX, A. u. GEORGES, L.: Trav. Labor. Microbiol. Fac. Pharmacie Nancy 5, 99 (1932), Rona 70, 783. Vergleich mit Aq. dest. und NaCl.
[2082] SPEK, J.: Arch. f. Protistenkunde 46, 166 (1923). Isomolekulare Lösungen.
[2883] BRUN, P.: C. rend. Soc. Biol. 121, 543 (1936), Rona 96, 160.
[2084] MORIYAMA, H.: J. Shanghai Sci. Sect. IV, 3, 199 (1938), Rona 110, 492.
[2085] STEMPELL, W.: Zool. Anz. 58, 232 (1924), Rona 25, 287.
[2086] SERTIC, V.: C. rend. Soc. biol. 124, 14 (1937), Rona 101, 335.
[2087] THORNBERRY, H. H.: Phytopathology 25, 618 (1935), Rona 89, 68.
[2087, I] GRATIA, A.: C. rend. Soc. Biol. 132, 62 (1939), Rona 119, 134. a) GRATIA, A.: C. rend. Soc. Biol. 133, 443 (1940). C. 1940, II, 2481.

Die Giftigkeit des Cetyltrimethylammoniumbromids gegenüber Staphylokokken wurde durch 0,01 m/Na_2SO_4 zusammen mit der Steigerung der Oberflächenaktivität erhöht[2087, III].

Beeinflussung der Bakterienoberfläche wurde schon früher bei Behandlung des ζ-Potentials erwähnt. Analoge Erscheinungen ergeben sich bei der Agglutination von Bact. dysentericus FLEXNER[2089]. Je niedriger die NaCl-Konzentration, desto mehr konnte das Serum verdünnt werden bis zur Agglutinationsgrenze. Aber die angewandten NaCl-Konzentrationen (m/20—m/1) sind für Ladungsverhältnisse noch zu hoch.

Bei Versuchen über Galvanotaxis mit Paramaecium caudatum[2090] findet sich eine Einheit der Zilienbewegung mit der elektrischen Ladung des Ions. Die höchste Bewegungsgeschwindigkeit findet sich bei 0,003 mMol $K_4F(CN)_6$ bzw. 0,005 mMol. Die Reihenfolge ist: $Fe(CN)_6^{IV} > Fe(CN)_6^{III} > SO_4'' > Cl'$. Die Maxima sind steil, und bei 0,01 mMol gibt es schon Verlangsamung unter die Norm. Optima z. B. die Vakuolen-Pulsation von Paramaecium bestehen auch gegenüber der Temperaturskala. Hier wird durch NaCl das Optimum auf niedere Temperaturen verschoben. Es handelt sich aber um erste Andeutungen einer Verstärkung der Gerinnungswirkung durch die Temperatur, die durch Salze (siehe obere Tabelle) erreicht werden kann[2091]. Auf Sporen üben Salze (über 4% NaCl) eine schützende Wirkung aus[2095], offenbar ist der ursprüngliche Hydratationszustand von Bedeutung für die Hitzekoagulation.

Man wird sich fragen, ob es die Oberflächenbeeinflussung (Permeabilität, Anreicherung an Grenzflächen) entsprechend den physikochemischen Gesetzen ist, die eine Verstärkung der bacterciden Ag-Wirkung nach der Reihe der Silbersalze: $ClO_4' > NO_3' > ClO_3'$ verursacht[2092]. Bei der Prüfung der Halogenide (AgCl, AgBr, AgJ) bezüglich der sogenannten „oligodynamischen Wirkung" ergaben sich recht komplizierte Verhältnisse, die teils eine gewisse Reihenentwicklung ahnen ließen (trotz der sehr geringen Konzentration), teils aber durch Fragen der Löslichkeit beherrscht wurden[2093].

a) *Perchlorat* nahm, wie wir in dem physikochemischen Abschnitt sahen, eine Stellung ein, die ungefähr der des Rhodanids entspricht. Die bactericide Wirkung ist auch nicht viel unterschieden von den Werten, wie sie LOCKEMANN[2043] mitteilte. Wir geben diese Werte mit verschiedenen Konzentrationen von $NaClO_4$ kurz wieder[2094]:

Tabelle 66.

Prüfung	nach Stunden	Konzentrationen			
		1%	2,5%	5%	7,5%
Coli	9	+	0	0	0
	24	+	+	0	0
Staphylococcus aureus	9	+	0	0	0
	24	+	+	+	0

Teilweise wirkt ClO_4' sogar günstiger. Prüfungen bei stärkerer Acidität, die dem SCN' erst die Intensität seiner Wirkung gab, wurden in älteren Versuchen ausgeführt. ROST[2103] faßt die vorliegenden Versuche dahin zusammen, daß der Größenordnung nach kein prinzipieller Unterschied zwischen Schwefelsäure,

---

[2087, II] MORIYAMA, H.: Arch. f. Virusforschung **2**, 71 (1941), Rona **133**, 381.
[2087, III] HILL, J. A. u. HUNTER, C. L. F.: Nature **158**, 385 (1946). C. **1948 I**, 924.
[2088] KRUEGER, A. P. u. STRIETMANN, W. L.: J. gen. Physiol. **22**, 131 (1938), Rona **112**, 316. C. **1939 I**, 3745.
[2089] BIER, O. G.: C. rend. Soc. Biol. **108**, 511 (1931), Rona **65**, 478.
[2090] ANDREJEWA, E. W.: Kolloid-Z. **51**, 348 (1930).
[2091] STEINER, G.: Z. f. vergleichende Physiol. **21**, 666 (1934).
[2092] PAUL u. KRÖNIG: Z. f. physic. Chem. **21**, 429 (1896).
[2093] SHINGO, I.: Zbl. Bacteriol. Abt. I, **136**, 269 (1936). C. **1936 II**, 3310.
[2094] DURAND, J.: Bull. Soc. Chim. biol. **20**, 423 (1938). C. **1939 I**, 2629.
[2095] VILJOEN, J. A.: J. of infect. dis. **39**, 286 (1926), Rona **39**, 877. Untersuchungen aus Problemen der Konservenindustrie.

$HClO_3$, $HClO_4$ und HNO_3 vorliegt, jedenfalls ist in den niederen Konzentrationen HNO_3 von derselben bactericiden Wirkung wie $HClO_4$, während die anderen weniger wirksam sind, in der Reihe: $SO_4'' < ClO_3' < NO_3' < ClO_4'$. Nur ist diese Reihe dadurch kompliziert, als eine oxydative Wirkung bei NO_3' und ClO_3' zu erwarten ist, die nicht identisch mit der lyotropen Wirkung zu sein braucht. Eine Identität der Erfolge mit SCN' ist aber nicht ohne weiteres zu erwarten wegen verschiedener abweichender Eigenschaften des SCN', z. B. auch der leichteren Bildung von Molekeln wie $(SCN)_2$, die bei ClO_4' als Cl_2O_7 unter extremen Bedingungen erst möglich sind.

Es sollen noch einige Zahlen über die verschiedenen Konzentrationen von $NaClO_4$ in ihrer Wirkung auf die Ausbeute von Aspergillus niger in 12 Tagen wiedergegeben werden[2094].

Konzentration	0	1/100	1/75	1/50	1/25	1/10
Ausbeute	37 g	36 g	34 g	16 g	10 g	0 g

Die Empfindlichkeit des Pilzes ist zwar geringer, aber nicht von so großer Differenz gegenüber den Bakterien der vorhergehenden Tabelle, wie man das nach den Untersuchungen von BOAS[2096-2098] erwarten sollte.

Die Untersuchungen von BOAS ergaben, daß die Einzelligen sich nach ihrer Empfindlichkeit gegenüber Salzen prinzipiell nach Stämmen (Phylen) unterscheiden. Die Bakterien sind empfindlich gegenüber Salzen, besonders SCN', die Pilze vertragen die vielfachen Konzentrationen. Die Empfindlichkeit der Bakterien (durchschnittlich) ist 21mal größer gegenüber Rhodanid, 4,4mal gegenüber NO_3', 3,2mal gegen NaBr, 2,4mal gegen NaCl[2098]. Dabei ist aber die Acidität bei den Pilzen mit p_H 6,2 größer als bei den Bakterien (p_H 6,8), so daß also von dieser Seite her eine Störung ausgeschlossen erscheint. Wenn SCN' als Unkrautvertilgungsmittel in den Boden gegeben wurde, fanden sich die Bakterien in verminderter Zahl, während Algen und Protozoen keine Abweichung aufwiesen (SANDHOFF und SKINNER[2026, III]).

Wir geben aus der Arbeit von KATTERMANN[2098] eine Tabelle wieder, die den Unterschied der beiden Phylen demonstrieren soll. In der folgenden Tabelle sind in der Hauptsache zwei Werte angegeben. Der erste gilt für die Konzentration, die gerade noch Wachstum in irgendeiner Form erlaubte, der zweite für die hier geprüfte nächsthöhere Konzentration, die keine Entwicklung der geimpften Organismenkeime mehr zuließ.

Tabelle 67.
A. Bakterien.
Nährlösung.

Salze	NaSCN	NaNO$_3$	NaBr	NaCl	Na$_2$SO$_4$
Bact. prodigiosum	0,05 0,1	0,7 0,8	0,7 0,8	1,3 1,4	1,38 ?
Bact. turcosum	0,05 0,1	— —	1,0 ?	1,0 ?	— —
Bact. tumefaciens ± vir.	0,05 0,1	0,5 0,6	0,5 0,6	0,8 0,9	1,23 1,38
Bact. tumefaciens — vir.	0,05 0,1	0,5 0,6	0,5 0,6	0,8 0,9	1,23 1,38
Bact. subtilis	0,05 0,1	0,8 1,0	0,8 1,0	1,0 1,2	1,38 1,51

Nährboden.

Bact. radic. Trifolii prat. Agar	? 0,05	0,2 0,3	0,2 0,3	0,2 0,3	0,1 0,2
„ „ „ „ Gelat.	0,05 0,1	0,2 0,4	0,2 0,3	0,2 0,3	0,4 0,5
Bact. radic. Viciae fabae Agar	? 0,05	0,2 0,3	0,2 0,3	0,2 0,3	0,1 0,2
„ „ „ „ Gelat.	0,1 0,15	0,2 0,4	0,3 0,4	0,4 0,5	0,5 0,6
Azotobacter chrooc.	0,05 0,1	0,2 0,4	0,4 0,5	0,5 0,6	0,55 0,64

[2096] BOAS, F.: Das phyletische Anionenphänomen, Jena 1927, Rona 44, 730.
[2097] BOAS, F.: Planta 22, 445 (1934), Rona 82, 669.
[2098] KATTERMANN, G.: Bot. Arch. 28, 73 (1930), Rona 55, 401.
[2099] LASSEUR, PH. u. VERNIER, P.: Trav. Labor. Microbiol. Fac. Pharmacie Nancy 6, 79 (1933), Rona 77, 241.
[2100] SPEK, J.: Kolloid-Z. 46, 314 (1928).
[2101] POLLACK, H.: J. gen. Physiol. 11, 539 (1928).
[2102] VENTUROLI, G.: Arch. d. Antrop. crimin. 50, 1624 (1930), Rona 64, 448.
[2103] ROST, E.: Heffter-Heubners Handbuch Bd. III, 1, S. 372 (1927).

Vergleich mit anderen Anionen.

B. Pilze.
Nährlösung.

Salze	NaSCN	NaNO₃	NaBr	NaCl	Na₂SO₄
Sacch. cerevisiae	0,3 0,4	1,2 1,4	1,2 1,4	1,4 1,6	1,94 2,07
Sacch. pasteurianus	0,2 0,4	1,8 1,9	1,7 1,8	1,7 1,8	2,07 2,13
Sacch. pombe	0,3 0,4	1,6 1,7	1,4 1,5	1,6 1,7	2,19 2,25
Willia anomala	0,6 0,7	1,6 1,8	1,6 1,8	2,0 2,2	— —
Pichia farinosa	1,2 1,4	3,0 ?	2,4 2,6	2,4 2,6	3,3 ?
Eutorulopsis II	1,4 1,5	2,0 2,2	2,3 2,4	2,4 2,5	2,84 ?
Eutorulopsis III	0,8 1,0	2,25 2,42	2,0 2,11	2,0 2,12	2,84 ?
Eutorulopsis IV	1,0 1,2	2,0 2,08	2,0 2,11	2,0 2,12	2,75 2,84
Eutorulopsis V	0,8 1,0	2,25 2,42	2,0 2,11	2,12 2,3	2,84 ?
Rote Eutorulopsis	0,8 1,0	2,42 2,57	2,26 2,31	2,5 2,59	2,75 ?
Pseudom. cartilagonosa	0,2 0,4	2,0 2,2	1,5 1,7	1,6 1,8	2,42 2,53
Oospora lactis	1,3 1,4	1,8 2,0	1,7 1,9	1,7 1,9	1,94 ?
Oospora suaveolens	1,2 1,3	2,1 2,3	1,7 1,9	1,7 1,9	2,19 ?
Mucor racemosus	1,6 1,7	2,8 3,0	2,2 2,3	2,6 2,7	3,09 ?
Rhizopus nigricans	1,6 1,7	3,2 3,3	3,0 3,2	3,0 3,2	3,09 ?
Asperg. niger	1,9 2,0	3,4 3,5	3,1 3,2	3,4 3,5	2,84 ?
Asperg. Oryzae	1,1 1,2	3,7 3,8	2,9 3,0	3,36 3,46	3,09 ?
Pen. Schneggii	1,7 1,8	3,2 3,4	2,6 2,7	2,9 3,0	2,42 2,53
Pen. viridicatum	1,9 2,0	4,2 4,3	3,8 3,9	3,9 4,0	3,09 ?
Cladosp. spec.	1,9 2,0	3,4 3,6	3,5 3,6	3,7 3,8	2,84 ?

Salz	Bakterien	Pilze	Saccharomyceten	Imperfekte Pilze ohne Cladosporium	Schimmelpilze ohne Oosporaarten
NaSCN	1 (0,05 n)	4—38	4—24 (4—12 ohne Pichia)	4—28 (16—28 ohne Pseudomonilia)	22—38
NaBr	1 (0,5 n)—2	2,4—7,2	2,4—4,8	3—4,6	4,4—7,2
NaNO₃	1 (0,5 n)—1,6	2,4—8,4	2,4—6	3,6—4,8	5,6—8,4
NaCl	1 (0,8 n)—1,6	1,7—4,6	1,7—3	2—3,1	3,2—4,6
Na₂SO₄	1 (1,23 n)—1,1	1,7—?	1,7—?	1,7—?	1,7—?

Nach dieser Tabelle nehmen die Saccheromyceten eine Zwischenstellung ein, wie auch die Purpurbakterien[2097] (Thiocystis). Die außergewöhnliche Unempfindlichkeit der Pilze gegen Nitrat ist vielleicht dadurch verständlich, daß sie fähig zur Assimilation des NO₃' sind.

Auf Tabelle 68 soll noch ein Unterschied zwischen grampositiven und gramnegativen Bakterien demonstriert werden:

Abgesehen von Fluorid sind die gramnegativen Bakterien (die nicht permeabel und plasmolysierbar sein sollen) empfindlicher. Die Stellung des Jodids ist durch die leichte Bildung von elementarem Jod bedingt, aber im Durchschnitt wird auf dem Diagramm der Abb. 23 eine abgestufte stärkere Wirkung von SCN' gesehen.

Bei der Entwicklung unter SCN' nehmen die Mycelien eine mehr rundliche kurzgliedrige Form an, teilweise wird auch Verfettung beobachtet, aber bei Überimpfung ergibt sich allmählich eine Anpassung an das Salz[2099].

Als Ursache für diese Erscheinung gab Boas die stärkere Quellwirkung bei den schon an sich wasserreicheren Bakterien an. Dieser Auffassung wird widersprochen, da gerade die Bakterien unter SCN' eine Volumenverminderung zeigten, und eher eine Koagulation vorhanden ist[2099]. Tatsächlich haben wir früher schon auf die Möglichkeit einer Koagulation als maßgeblich hingewiesen und — was die Wärmeeinwirkung betrifft — entsprechende Unterschiede zwischen Sporen und Bakterien gesehen (z. B. [2095]).

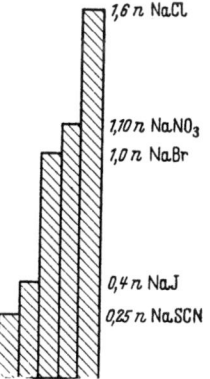

Abb. 23. Salzniveau der Bakterien in Hefewasser, abgesehen von einzelnen Kokken und resistenten Stäbchen. (Nach Boas[2096], S. 68).

Neuerdings führt Boas[2097] die Wirksamkeit der Ionen auf Bakterienkatalase zurück, die das im Geschehen des Organismus auftretende giftige H_2O_2 entgiften soll. Vergiftung der Katalase muß die schädliche Wirkung von H_2O_2 ungehemmt wirksam werden lassen (siehe auch [1415] und den betreffenden Abschnitt S. 197f). Dann würde ClO_4' auch als starkes Katalasegift einwirken können.

Aber Permeabilitätsfragen werden nie zu umgehen sein. Wenn man in das Infusorium Opalina ranarum Salze durch den Mikromanipulator injiziert, dann findet man bei KBr eine Quellung gegenüber KCl, bei SO_4'' eine Vergrößerung des Protoplasmas. Mit der Quellung wird zugleich das Protoplasma fester, während es beim Schnitt sonst ausfließt. Aber das liegt nicht an einfacher Koagulation, sondern an einem Zusammenbacken von im Infusor vorhandenen kleinen Bläschen[2100]. Dies ist ein Zeichen dafür, wie man durch einfache physikalische Vorstellungen vielleicht mit einer gewissen Sicherheit bis an die Zellgrenzen herankommt, aber nicht weiter.

Dieses soll durch folgende Betrachtung deutlich werden. Bei Untersuchungen der Struktur von Flüssigkeiten fand sich ein gewisser Übergang von der absoluten Unordnung des gasförmigen Zustandes zunehmend mit dichterer Packung bis zur vollen Ordnung des kristallinen Zustandes. Versuchen wir diese Dinge auf unsere organisierte Struktur zu übertragen. Quellung, d.h. Aufnahme von Wasser wird durch Lockerung des Gefüges den Stoffwechselvorgängen größere Freiheitsgrade geben, d. h. es werden häufiger Abirrungen von Stoffwechselprodukten an „falsche" Stellen stattfinden. Die Folge muß eine geringere Ökonomie des Zellstoffwechsels sein. Umgekehrt kann durch dichtere Packung der Weg für manche Stoffwechselprodukte erschwert werden. Hier können wir nun den Schluß zulassen, daß der

Tabelle 68.

	NaF n	NaCl n	NaBr n	NaJ n	NaSCN n	NaNO$_3$ n	Na$_2$SO$_4$ 10 H$_2$O n	NaClO$_3$ n	NaBrO$_3$ n	NaJO$_3$ n	
I. Grampositive											
Bact. anthracis . . .	0,100	1,33	0,80	0,40	0,75	1,16	1,25	1,00	0,66	0,062	F, J, SCN, Br, NO$_3$, Cl
Sarc. tetragena . . .	0,05	1,66	2,00	0,66	1,12	2,00	1,25	2,00	0,73	0,030	F, J, SCN, Br <NO$_3$ Cl
Micr. pyogenes . . .	0,125	2,00	3,00	1,33	1,25	2,35	1,25	2,50	1,00	0,075	F, SCN, J, Cl, NO$_3$, Br
Micr. candicans . . .	0,125	2,50	3,00	0,92	1,62	2,35	1,25	3,00	1,00	0,010	F, J, SCN, NO$_3$, Cl. Br
Bact. diphtheriae . . .	0,025	1,66	1,20	0,54	0,50	1,76	1,25	1,50	0,66	0,005	F, SCN, J, Br, Cl, NO$_3$
Bact. pseudodiphtheriae	0,075	1,66	2,00	0,66	0,75	2,00	1,25	2,00	0,66	0,010	F, J, SCN, Cl <$\genfrac{}{}{0pt}{}{Br}{NO_3}$
II. Gramnegative											
Bact. typhi	0,175	1,00	0,80	0,13	0,18	0,70	1,00	0,80	0,16	0,010	J, F, SCN, NO$_3$, Br, Cl
Bact. coli	0,175	1,33	0,80	0,16	0,22	0,70	1,00	0,80	0,73	0,005	J, F, SCN, NO$_3$, Br, Cl
Bact. pneumoniae . .	0,175	1,33	0,60	0,13	0,18	0,48	1,00	0,60	0,16	0,005	J, F, SCN, NO$_3$, Br, Cl
Bact. pyocyaneus . .	0,150	0,66	0,60	0,13	0,18	0,80	1,00	0,60	0,10	0,010	J, F, SCN, Br, Cl, NO$_3$
Bact. vulgare . . .	0,080	1,66	1,00	0,23	0,37	0,70	1,25	1,20	0,10	0,030	J, F, SCN, NO$_3$, Br, Cl
Bact. cholerae . . .	0,075	1,00	0,70	0,20	0,18	0,80	1,00	0,90	0,16	0,005	F, SCN, J, Br, NO$_3$, Cl

Stoffwechsel vermindert wird, wie in letzter Hinsicht bei den stark entwässerten und widerstandsfähigen Bakteriensporen. Aber über die Ökonomie können wir hier keine plausible Voraussage machen.

Bei Mikroinjektionen in Amoeba proteus von Salzen wie Phosphat (m/16), Sulfat (m/2) und Oxalat (m/16) erhielt man ein sofortiges reversibles Aufhören der amöboiden Bewegungen. Diese Wirkung wird auf Ausfällung von Ca-Salzen bezogen, da die Erholungszeit durch entsprechende Injektionen von Ca-Salzen abgekürzt werden kann. NaCl verursacht denselben Effekt, aber die Konzentration muß vielfach höher sein[2101]. Merkwürdigerweise verhütet schon 0,04% $K_4Fe(CN)_6$ die Entwicklung von Fäulnisbakterien[2102]. Das würde in die hier dargestellte Reihe nicht passen, wenn nicht sekundäre Umsetzungen eine Rolle spielen.

8. Kochsalz. Wenn wir die bactericide oder entwicklungshemmende Wirkung von *NaCl* betrachten, müssen wir feststellen, daß bei manchen Bakterien schon ein geringer Kochsalzgehalt der Lösung ungünstig wirkt, wenn man nur lange genug beobachtet, z. B. soll die Lebensdauer von Milzbrand, Staphylokokken, Coli und Pneumobacillen schon in 0,8% NaCl gegenüber destilliertem Wasser verkürzt sein[2104] (siehe auch [2108, I]). Andere Einzeller vertragen hohe Konzentrationen.

Actinomyceten und Proactinomyceten Hemmung > 5% NaCl[2105].
Clostridium botulinum 1,61—7,8% Hemmung, auch der Toxinbildung[2106].
Clostridium sporogenes 1,6% Hemmung[2106].
Coccen ertragen 15%[2106].

Obligate Anaerobier entwickeln sich noch bei über 5%[2106]. Selbst in reinem NaCl wachsen noch Bakterien[2107], gibt es doch eine Reihe halophiler Bakterien, die in Salzlaken wachsen, die sogar in dünneren Salzlösungen schlechter wachsen. So wächst Sarcina littoralis in 12,5—15% NaCl langsamer als in höherer (allerdings auch niedrigerer) Konzentration. Bei 17,5% sind die Kulturen rot pigmentiert[2108]. Eine Anregung des Wachstums bei NaCl-Konzentrationen > 3 molar fand sich nach Untersuchungen von STUART ([2108, II]) auch bei den halophilen Bakterien, die auf eingesalzenen Häuten und Fischen wuchsen. Es ließ sich nachweisen, daß durch NaCl die Löslichkeit von O_2 verschlechtert wurde, und eine Abnahme des O_2-Drucks und damit des Oxydationspotentials regte das Wachstum an. Bei Erhöhung des Proteingehaltes im Nährmedium zeigte sich jedoch von 3,8 mol NaCl ab eine zunehmende Hemmung.

Auch Hefe läßt sich in 25% NaCl besser konservieren und behält seine Triebkraft für die Brotbereitung länger als in dünneren Konzentrationen[2110]. Durch Salzzusatz kann aus Erdboden eine Zuchtwahl vorhandener Bakterien vorgenommen werden. Azotobacter chroococcum konnte noch in 4% NaCl und Na_2SO_4 Stickstoff binden[2109]. (Einige Angaben s. a. [2112, I]).

In Ergänzung zu der guten Verträglichkeit hoher Salzkonzentrationen für Kokken findet sich eine interessante Reihe, wenn man die gemeinsame Einwirkung mit den bactericiden Kräften des Blutes betrachtet. Das Blut wird mit Salzlösungen verdünnt[2111], es zeigen sich folgende Resultate (mit Staphylokokken):

Salzkonzentration	13%	7%	4%	2,4%	1,6%	1,2%	1,1%	0,97%
Zahl der Kolonien	0	68	70	78	74	70	31	3

[2104] PANISETT, L., VERGE, J. u. CARNEIRO, V.: Ann. de l'inst. Pasteur **39**, 80 (1925), Rona **32**, 896.

[2105] KORENJAKO, A. I.: C. **1938 II**, 3099. Mykobakterien bilden neue widerstandsfähige Rassen.

[2106] TANNER, F. W. u. EVANS, F. L.: Zbl. Bakter. II, **88**, 44 (1833), Rona **73**, 347.

[2107] PETROWA, E. K.: Arch. Mikrobiol. **4**, 326 (1933), Rona **75**, 552. 19 Arten isoliert, besonders natürlich Sporenbildner.

[2108] STUART, L. S. u. LAWRENCE, H. J.: J. Bacteriol. **35**, 381 (1938), Rona **107**, 658.

[2108, I] TANNER, F. W. u. HOUSTON, C. W.: Zbl. Bacteriol. II, **102**, 353 (1930), Rona **122**, 506. Bactericide Wirkung von physiologischer NaCl-Lösung.

[2108, II] STUART, L. S.: J. agric. Res. **61**, 259 u. 267 (1940). C. **1943 II**, 2161.

[2109] PRUZANSKAJA, E.: Rona **87**, 543 (1934).

[2110] SELIBER, G.: Rona **110**, 377 (1937).

[2111] FLEMING, A.: Brit. J. exp. Path. **7**, 274 (1926), Rona **38**, 888. Dasselbe wurde gesehen bei Streptococcus viridans, pyogenes und Bact. coli.

[2112] MELKON, B.: Amer. J. Pharmacy **110**, 56 (1938), Rona **107**, 166. C. **1939 I**, 4484. n/1 Lösungen von LiCl, LiBr, LiJ auf die Entwicklung von Penicillium italicum auf Orangennährböden. Hemmende Wirkung Cl' < Br' < J'.

Bei ganz hohen Konzentrationen wirkt das Salz direkt, später werden nicht die Kokken, aber das Blut geschädigt. So wandern auch die Phagocyten nicht aus. Ähnliches ließ sich am ganzen Tier erreichen (siehe später).

BOAS sah die Reihe der Lyotropie maßgeblich für die Bakterienwirkung an, und seine Giftigkeitsberichte fanden von verschiedener Seite eine Bestätigung auch in der Wirkung der Halogene (z. B.[2112]). Aber es fehlt auch nicht an anderen Auffassungen, die weder Quellung noch Katalasegiftigkeit verantwortlich machen wollen. So wuchs Staphylococcus aureus in 10% NaCl nicht mehr, wohl aber wenn Sauerstoff durchgeperlt wurde, dann vertrug er 16%. Wurde CO_2 durchgeleitet, dann waren 2% schon schädlich. Hier soll es sich darum handeln, daß in den konzentrierten Salzlösungen der Sauerstoff schlechter löslich ist[2113]. Sauerstoffmangel wirkte also gegenüber den oben erwähnten Versuchen von STUART ungünstig. Bei den Bacterien von INGRAM (siehe S. 288) war die Atmung durch Salz schon zum Teil viel früher gehemmt. Die Reihenfolge der Giftigkeit war NaCl (2,5 mol) > NaBr (3,0 mol) > $MgSO_4$ (5 mol), also auch nicht abhängig von der dehydratisierenden Wirkung. Das Mg·· spielte keine Rolle, da auch 2,5 mol $MgCl_2$ zur Tötung der Kokken führte. Bei der Entwicklung von Hefe in Gegenwart von Bios wirkte $MgSO_4$ fördernd auf die Entwicklung ein, nicht aber $MgCl_2$[2115].

In Versuchen mit Coli wurde geprüft, inwieweit NaCl-Lösungen verschiedener Stärke eine Änderung der NH_3-Abgabe verursachen. Diese Behandlung der Coli soll nicht in Richtung des Stoffwechsels, sondern durch Änderung der Diffusionsbedingungen wirksam sein. Gegenüber der NH_3-Abgabe im salzfreien Medium (= 100) ist die Abgabe bei 0,05—0,08 mol NaCl 127, bei 0,8—1,0 mol 84, bei 2 mol NaCl 64[2114].

Infusorien sind gegen NaCl empfindlicher, Paramaecium caud. wird durch 0,32 mol NaCl schon in 330 Sekunden, durch 0,46 mol schon in 55 Sekunden bewegungslos[2116]. Aber man kann Urostyla grandis und aus Süßwasser stammende Paramaecien durch allmähliche Steigerung des Salzgehaltes gewöhnen[2117]. Die Wirkung einer gerade noch schädigenden Konzentration (1:125) zeigen folgende Angaben[2117]: vom 1.—6. Tage Verlangsamung der Teilung, vom 6.—12. Tage Vermehrung der Teilung über die Norm, am 20. Tage sind fast alle gestorben. Merkwürdig und unerwartet ist, daß die Gewöhnung um so weiter reicht, je höher die Anfangskonzentration (natürlich im bestimmten Bereiche) war[2118], beträgt z. B. die Anfangskonzentration 1:500, dann vertragen die Infusorien schließlich Konzentrationen von 1:160, beträgt die Anfangskonzentration dagegen 1:1000, dann wird kaum 1:250 erreicht. Wichtig ist die regelmäßige Steigerung der Konzentration[2118]. Das gleiche wurde mit Amöben (Chaos diffluens) erreicht. 0,05% NaCl vertrugen die Amöben noch, von 0,1% ab durfte die Steigerung nur noch in Schritten von 0,01% vorgenommen werden. Bei 0,2% lebten die Tiere noch, teilten sich aber nicht mehr[2119].

9. Phosphate in geringen Konzentrationen begünstigen das Wachstum[2120,2121], vielleicht durch Veränderung des Nährbodens während der Sterilisierung[2122]. Hohe Konzentrationen wirken hemmend[2123] oder verstärken die Wirkung von Lauge, wobei NaCl noch stärker wirkt[2124, 2125].

[2112] J OXHOJ, P.: Kong. Veterin. landsbohjsk. **1943**, 1. C. **1943** II, 34. Cl. Welchii, Cl. sporogenes, Cl. Saccharobutyricum.
[2113] BOCKWELL, G. E. u. EBERTZ, E. G.: J. of infect. dis. **35**, 573 (1924), Rona **32**, 138.
[2114] WINSLOW, C. E. A. u. WALKER, H. H.: Proc. Soc. exp. Biol. Med. **30**, 1033 (1933), Rona **75**, 552. Werte bei 2 mol-Lösungen sehr schwankend.
[2115] FULMER, E. I., UNDERKOFLER, L. A. und LESH, J. B.: J. amer. chem. Soc. **58**, 1356 (1936), Rona **98**, 330. C. **1937** II, 2022.
[2116] BIANCACEI, E. u. H.: C. rend. Akad. Sci **178**, 800 (1924).
[2117] MORÉA, L.: C. rend. Soc. biol. **91**, 169 (1924), Rona **28**, 381.
[2118] MORÉA, L.: C. rend. Soc. biol. **91**, 461 (1924), Rona **28**, 381.
[2119] BADGLEY, E. W.: Arch. Protistenkunde **76**, 235 (1932), Rona **68**, 62.
[2120] FRIEDLEIN, F.: Bioch. Z. **194**, 273 (1928). Paratyphus, Coli, Pyocyaneus.
[2121] FROUIN, A. u. GUILLAUMINE, M.: C. rend. Soc. Biol. **94**, 1115 (1926), Rona **38**, 135. Tuberkelbacillus, aber unsichere Werte.
[2122] WHITEHEAD, H. R.: Biochem. J. **20**, 1147 (1926). Streptococcus.
[2123] EULER, H. u. SVANBERG, O.: Hoppe-Seylers Z. **102**, 176 (1918). 5% Na_2HPO_4 auf Bact. acidi lactis. Wirkung stärker in saurer Lösung.

Von den *Schwefelverbindungen* sind die stärker oxydierten wenig wirksam[2126]. S_2O_3'' kann sogar die bactericide Wirkung von Metallsalzen hemmen[2127]. Es wird aber zugleich von der Abschwächung der Pathogenität von Tetanus und Rauchbrand durch S_2O_3'', SO_3'' gesprochen[2126]. Kürzlich wurde von SCHWENKENBECHER[2123, I] schon durch $1^0/_{00}$ $Na_2S_2O_3$ eine Schädigung von Tuberkelbazillen beschrieben. Die Bazillen wuchsen schlechter, zerfielen, waren gegen Säure empfindlicher und zeigten im Tierversuch eine Abnahme der Virulenz.

Über die *schweflige Säure* hat ROST[2128] schon ausführlich berichtet. Aus diesen Darlegungen ergibt sich, daß die schweflige Säure eine spezifische Wirkung hat, die über die der Wasserstoffionen hinausgeht, aber in neutraler Lösung nicht zur Geltung kommt. Schon $NaHSO_3$ ist ungleich schwächer bactericid als H_2SO_3. Deshalb besteht das uralte Verfahren zur Schwefelung der Weinfässer im Verbrennen von Schwefel. Es kann durch diesen Prozeß eine Gärungshemmung zustande kommen (1,2 g $NaHSO_3/Ltr^{378}$), aber die Säure zersetzt sich, und schließlich wird das Verfahren nur bei leeren Fässern angewandt, wo keine Abpufferung erfolgt. Will man dasselbe Verfahren auf Nährboden mit starker Pufferkapazität übertragen (z. B. [2129]), dann wird man jeden Erfolg vermissen.

Die SO_3'' kann man auch durch Einwirken von Säure auf S_2O_3'' entwickeln, wobei dann zugleich Schwefel in Lösung bleibt[2130].

Kolloidaler Schwefel wirkt auch abtötend. Aber das maßgebliche ist ein Oxydationsprodukt, das an der Oberfläche von Schwefel entsteht, die Pentathionsäure S_5O_6''. $0,062\%$ $Na_2S_5O_6$ hemmte die Sporulation der Pilze von S. Cinerea und V. inequalis vollkommen, $0,02\%$ noch fast vollkommen[2131], so daß also anscheinend noch andere Schwefelverbindungen als SO_3'' aktiv sind.

G. Beeinflussung von Pflanzen und pflanzlichen Geweben.

Schon in dem vorhergehenden Kapitel über die Einzeller sind Probleme aufgetaucht, die uns jetzt beschäftigen werden, wurden doch auch in den Bereich der Pflanzen gehörige Organismen behandelt, wie z. B. die Pilze, etwa Aspergillusarten usw., ja es wurden sogar schon Lebewesen in den Bereich der Betrachtung gezogen, die zu ihrem Leben Strahlenenergie auszunützen vermögen wie die Chromatiumarten, Purpurbakterien usw. Auch dort ist bereits der fließende Übergang zwischen der Einwirkung auf irgendeinen vorgegebenen Lebensprozeß und der Notwendigkeit des Anions zum Leben überhaupt deutlich geworden. Das tritt im vorliegenden Kapitel in noch höherem Maße hervor, wenn man nur an die Wichtigkeit von Nitrat und Phosphat, vielleicht auch Sulfat, als Düngemittel denkt. Die Probleme erweitern sich. Denn jetzt stellen Fragen der Permeabilität, d. h. des Eindringens der Anionen in die Zelle und des Transportes ein wichtiges selbständiges, zugleich aber immer Stoffwechselfragen begleitendes Kapitel dar.

[2124] LEVINE, M.: PETERSON, E. E. u. BUCHANAN, J. H.: Industr. engin. chem. 19, 1338 (1927), Rona 46, 140.
[2125] LEVINE, M., TOULOUSE, J. H., BUCHANAN, J. H.: Industr. engin. chem. 20, 179 (1928), Rona 46, 140.
[2126] HOSOYA, S. u. KISHNIO, S.: Rona 38, 738 (1925). Tetanus, Gasbrand, Botulinus.
[2127] HEGER, J.: Rona 59, 152 (1930). Bact. coli: Cu'', Fe'', Ag', Hg''.
[2128] ROST, E.: Heffter-Heubners Handbuch Bd. III, Teil 1, S. 395f.
[2128, I] SCHWENKENBECHER, W.: Beitr. Klin. Tuberkul. 96, 351 (1941). C. 1942 II, 1136.
[2129] MONTEIRA, F. L. P.: C. rend. Soc. Biol. 101, 387 (1929), Rona 53, 134. Staphylokokken, Bact. enteritidis, Bact. coli.
[2130] KLEIN, W.: Zbl. Bacter. I 124, 377 (1932), Rona 68, 398. Coli, Staphylokokken.
[2131] YOUNG, H. C. u. WILLIAMS, R.: Science 67, 19 (1928), Rona 45, 419.

I. Permeabilität und Aufnahme von Ionen.

Schon bei den physikalisch-chemischen Besprechungen wurde den Themen der Permeabilität eine Übersicht gewidmet. Der damalige allgemeine Inhalt läßt sich hier durch spezielle Einzelheiten erweitern, wobei Gesetzmäßigkeiten der HOFMEISTERschen Reihe in den Vordergrund treten. So senkt SO_4'' schon in 0,01 n Lösung verglichen mit Chlorid die Permeabilität des Wurzelgewebes von Daucus carota für Zucker[2132]. Dafür, daß 3% KNO_3 die Permeabilität von Tentakeln der Drosera capensis für Coffein vermindert[2133, 2134], werden wir dagegen keinen HOFMEISTER-Effekt verantwortlich machen können. Es zeigt sich dabei deutlich, daß der Widerstand nur in dem äußeren Plasmaschlauch und nicht in der inneren, den flüssigen Zellsaft enthaltenden Vakuole zu suchen ist, so daß als Summe beider Gewebsarten eine langsamere Diffusion als in Gelen resultiert. Diese Darstellung besitzt aber zum mindesten nicht allgemeine Gesetzmäßigkeit, da durch die Bewegungen im Zellsaft eine Durchrührung erfolgt und durch den Protoplasten eine aktive Arbeit geleistet werden kann, so daß dann als Summe — teilweise beschleunigt vom Transpirationsstrom — eine raschere Fortbewegung als in entsprechenden unbelebten Gebilden erfolgt. Bei Vergleich verschiedener Versuche wird sich daher eine Abhängigkeit von der Jahreszeit als notwendig ergeben (z. B. [2135]).

Wenn für die Geschwindigkeit der Absorption von Salzen die Reihenfolge $NO_3' > Cl' > PO_4''' > SO_4''$ genannt wird[2136], dann ist dabei zu unterscheiden zwischen der Beseitigung der die Diffusion hemmenden Ionen durch Weitertransport und Beseitigung durch chemische Veränderung d. h. Assimilation. Beide Faktoren können bei NO_3' am stärksten einwirken, also ist bei diesem Ion kein quantitativer Wert der Lyotropie erhältlich.

Reine Fragen der Permeabilität werden mehr bei kurzdauernden Versuchen in Erscheinung treten. Das Eindringen von Kationen in den Zellsaft von anthocyanhaltigen, dunkelvioletten Blütenblättern von Viola tricolor läßt sich dadurch leicht kontrollieren, daß durch die erfolgende Reaktionsänderung ein Farbumschlag (von Violett in Blau) erfolgt, der unter dem Mikroskop leicht zu beobachten ist. Werden Ammonsalzlösungen an die Zellen herangebracht, dann wird Ammoniak als NH_3 lipoidlöslich und nicht ionisiert leicht hindurchdringen und den Umschlag veranlassen. Nach den Untersuchungen von OSTERHOUT an Valonia wird dieser Vorgang immer leicht eintreten können. Aber trotzdem ist das begleitende Anion nicht gleichgültig, wie folgende Zeiten bis zum Farbumschlag der Viola tricolor-Blätter zeigen[2137]:

Tabelle 69.

Lösung	SCN'	NO_3'	Cl'	Br'	SO_4''
0,001 n NH_3 + 0,1 mol Salz	< 1'	1—5'	1—5'		
0,005 n NaOH + 0,1 ,, ,, ...	75'	100	300	130	130

Die Dauer ist größer bei anderer Lauge, und die Unregelmäßigkeit der Reihen bei jedem anderen Kation zeigt die Schwierigkeit der Beobachtung. Hier bahnen

---

[2132] IRMAK, L. R.: C. 1939 I, 2614. Abhängig auch von der O_2-Versorgung.
[2133] KOK, A. C. A.: Proc. roy. Acad. Amsterdam **35**, 241 (1932). Rona **68**, 670.
[2134] KOK, A. C. A.: Rec. trav. bot. Neerl. **30**, 1 (1933), Rona **71**, 517. Auch Vallisneria spiralis.
[2135] SCARTH, G. W.: Transact. roy. Soc. Canada Biol. Sci. **30**, 1 (1936), Rona **107**, 378. Permeabilität der Rindenzellen von Laubbäumen für Wasser, KNO_3. Maximum in der kalten Zeit.
[2136] LUNDEGARDH, H.: Ann. rev. Biochem. III, 488 (1934).
[2137] PORT, J.: Biochem. Z. **170**, 377 (1926), Rona **36**, 783.

die Anionen der Lauge den Weg, ohne selbst einzudringen. Das scheint des Durchdenkens wert.

1. Dasselbe wird bei dem bekannten Vorgang der **Plasmolyse** durch hypertonische Lösungen erreicht. Wird die Permeabilität der Zellgrenzen durch das Salz erhöht, dann erfolgt ein Diffusionsausgleich, und der Grund zur Plasmolyse, die Wasserbewegung entsprechend einem Osmometer, fällt fort. Werden z. B. kleine Schnittchen von Rotkraut in 0,18 mol Lösungen von verschiedenen Calciumsalzen gelegt, dann wird eine Anzahl von Zellen die Fähigkeit verlieren, nach einer gewissen Zeit mit Plasmolyse zu reagieren.

So waren noch reaktionsfähig von 100 Zellen nach Aufenthalt von 33 Stunden in Lösungen der Calciumsalze: bei SCN′ keine mehr, dann folgten Br′ mit 36, NO$_3$′ mit 54 und Cl′ mit 73. Schon nach 4 Stunden war bei SCN′ keine Zelle mehr intakt, bei den anderen Anionen aber alle. SCN′ ist hier in weitem Abstande wirksam. Bei Zebrina pendula zeigten dieselben Salze (0,15 mol) nach 15 Stunden die Zahlen: 32,5, 55,5, 83,5, 88,0 [2139]. Ca-Salze wirken der Permeabilität entgegen[2139]. Mit der Permeationsreihe, an deren Enden SO$_4$″ bzw. J′ sich hinzufügen lassen, geht die Reihe der Giftigkeit parallel[2138], wie auch die mangelnde Fähigkeit zur Plasmolyse als Abtötung der Zelle aufgefaßt wird. Auch die Koagulation durch Hitze wird nach denselben Prinzipien verändert[2140].

Beim umgekehrten Vorgang der Deplasmolyse wirken die Ionen in der Reihe: SCN′ > Br′ > NO$_3$′ > Cl′ > SO$_4$″ auf die Geschwindigkeit des Wasserdurchtritts[2141]. Diese Reversibilität ist nicht eindeutig zu verstehen. An sich wird durch den Vorgang der Plasmolyse selbst die Permeabilität der Zellgrenzen erhöht, so daß z. B. durch 1n KCl die Epidermiszellen von Allium Cepa der Vitalfärbung mit Methylviolett zugänglich werden[2142]. STRUGGER[2144] bezieht diese Erhöhung der Permeabilität auf direkte anatomische Läsionen und hält dazu eine gewisse Starre bzw. höhere Viscosität des Protoplasmas für notwendig. Erniedrigung der Viscosität durch Narkotica führt z. B. bei Spirogyra auch zu leichterer Ablösung der Protoplasmaschicht von der Zelle. Aber die Plasmolyse wird durch Vermehrung der Permeabilität eher gehemmt. So kann aus der Feststellung, daß die Grenzkonzentrationen niedriger werden bei Anwesenheit von Narcoticis, der Schluß auf eine abdichtende Wirkung der Narkotica gezogen werden[2143].

Da die Bewegung des Wassers immer viel rascher als die der Ionen erfolgt, wird man eine Beschleunigung oder Verlangsamung der Erscheinungen der Plasmolyse durch verschiedene Salze nicht beobachten können. So wird von STRUGGER[2144] und auch BANCHER[2145, 2146] beim Vergleich von KNO$_3$ und KSCN kein Unterschied gesehen betreffs der Plasmolyse, ebensowenig von BANG[2142] beim Vergleich von KCl und KSCN (1 mol) in ihrer Wirkung auf die Epidermiszellen von Allium Cepa. Aber Unterschiede ergeben sich, sobald man die Einwirkung auf den Zellinhalt betrachtet. SCN′ verursachte eine körnige Entmischung[2142]. Bei vorsichtiger Behandlung[2144], d. h. abgestuften Konzentrationen zeigt sich, daß 0,1—0,3 mol KSCN im Inneren der Zellen in Stunden keine Veränderung verursacht, d. h. das Salz vermag noch nicht einzudringen. Das wurde neuerdings von STRUGGER[2188] mit seiner histochemischen Methode nochmals nachgewiesen, indem bei 0,1 mol Lösungen in den Zellen niemals SCN′ festzustellen war. Wenn Zellen aber verletzt sind[2144], oder die Salze durch mikrurgische Behandlung hineingelangen[2145, 2146], sind die verschiedensten Veränderungen zu sehen, da die Ionen jetzt erst Zugang erhalten.

[2138] KAHO, H.: Ergeb. d. Biol. 1, 380 (1926), Rona 36, 45.
[2139] KAHO, H.: Biochem. Z. 167, 25 (1926), Rona 36, 46.
[2140] KAHO, H.: Biochem. Z. 167, 182 (1926), Rona 36, 46.
[2141] KAHO, H.: C. 1936 I, 1245.
[2142] BANK, O.: Cytologia Fujii-Festschrift 69 (1937), Rona 110, 535.
[2143] TRÖNDLE, A.: Biochem. Z. 112, 259 (1920). Palisadengewebe von Buxus sempervirens.
[2144] STRUGGER, S.: Ber. dtsch. bot. Gesellsch. 50, 24 (1932), Rona 69, 290. Daselbst auch Hinweise auf frühere Arbeiten des Autors.

2. Bei Lösungen oberhalb 0,4 (Beginn der Hypertonie und damit Plasmolyse) erfolgen die **Veränderungen in der Zelle und am Kern** zunehmend rascher, mit SCN' vielleicht rascher aber nicht etwa stärker als NO_3', so daß eine spezifische Anionenwirkung kaum aufkommt. Die Folgeerscheinungen lassen sich auch bei Behandlung mit entsprechenden Traubenzuckerlösungen beobachten, aber nur ein Teil von ihnen. Besondere Veränderungen werden bei den verschiedenen Konzentrationen am Kern erzielt. So wird das normale Körnchenreticulum des Kerns in ein gröberes Fädchenreticulum übergeführt, dann wird der Kern optisch leer. Der Inhalt ist aber in diesem Zustand noch zähflüssig (fließt nicht aus bei Anstechen mit der Nadel und zieht Fäden). In den weiteren Stadien erfolgen Ausscheidungen, die von einer feinfädigen über eine grobfädige Struktur zur völligen Entmischung, d. h. Zusammenballung (auch in verschiedenen Formen) führen. Dann gibt es wieder eine Auflösung dieser Fällungen, die schließlich zu einem optisch leeren Kern führt. Der Inhalt ist jetzt absolut flüssig, entleert sich beim Anstechen und verteilt sich in der Umgebung. Dieses Bild wird bei Traubenzucker nicht gesehen, ist also Ionenwirkung.

Diese beiden in verschiedenem Verhältnis stehenden Phasen werden von STRUGGER[2144] Karyotin und Karyolymphe genannt. Beide Phasen sind eiweißhaltig und sollen mehr oder weniger Wasser aufnehmen können, so daß durch Verschiebung des Wassers — etwa durch Quellung der Karyolymphe — eine Ausfällung und Zusammenballung des Karyotins erfolgen soll.

Bei Pollenmutterzellen von Tradescantia reflexa wirken Anionen in der Reihe: $SO_4'' < Cl' < NO_3' < Br' < J'$ auf Karyotin quellend [2146, I]. Ähnliche Kernbilder mit Größenzunahme wurden auch bei zahlreichen anderen Pflanzen durch KCNO, KCl und NH_4NO_3 erreicht[2146, II].

Man wird sich fragen bei Gebilden, die einen komplizierten beeinflußbaren Stoffwechsel besitzen, ob exakte physikalisch-chemische Begriffe ausreichend sind, selbst wenn eine Volumenzunahme des Kerns auftritt. In diesem Zusammenhang ist es von Interesse, daß durch mechanische Berührung des Kerns mit der Nadel die in der Umbildung zur letzten Solphase in SCN' befindlichen Kerne wiederum zur Entmischung veranlaßt werden können. Dabei können wir die „Solkerne" noch am ehesten auf die schließlich sich durchsetzende peptisierende Wirkung des Rhodanids (und auch NO_3') beziehen, zumal hierzu Konzentrationen von mindestens 0,4 mol notwendig sind. Aber KNO_3 soll hierin wiederum wirksamer sein.

Werden Ca-Salze derselben Konzentration zugeführt, dann wird diese letzte — und auch schon die vorhergehende Entmischungsphase — nicht erreicht. Das $Ca^{..}$ wirkt auf die Kernhülle, die dann kein Salz in das Kerninnere zuläßt und sehr spröde wird. Der Kern quillt auf und platzt schließlich. Die Unterschiede zwischen NO_3' und SCN', die BANCHER[2146] erwähnt, sind geringfügig. Jedoch bleibt in den 0,2 mol Lösungen nach Durchlaufen des hyalinen Stadiums bei SCN' längere Zeit ein körniges Reticulum bestehen, während bei NO_3' eine weitere Trennung erfolgt. Die Trennungen nehmen gelegentlich verschiedene Bilder bei SCN' und NO_3 an. Die Beobachtungen sind schwer meßbar und bisher nicht in Zahlen niederzulegen, also auch kaum auszuwerten.

Die Versuche von BANK[2146, III] auch an Allium Cepa bringen uns hier in verschiedener Richtung weiter, indem neben SCN' und J' noch eine große Reihe

---

[2145] BANCHER, E.: Protoplasma **31**, 301 (1938).
[2146] BANCHER, E.: Biologia generalis **14**, 293 (1938). Ausführliche Literatur.
[2146, I] YAMAHA, G. u. ISHII, T.: Cytologia **3**, 333 (1932), Rona **70**, 66.
[2146, II] SCHORR, L.: Z. wiss. Mikroskop. Techn. **54**, 288 (1937). C. **1938 I**, 1999.
[2146, III] BANK, O.: Protoplasma **32**, 20 (1939). C. **1939 II**, 653.

von Anionen (Br′, ClO$_4$′, ClO$_3$′, Cl′) in den Bereich der Untersuchung gezogen wird. Es ergaben sich folgende Wirkungen verschieden abgestufter Konzentrationen:

m/8: Die Kernstrukturen sind alle gleich.

m/4 KSCN und NaClO$_4$: Übergang in grobe Vakuolenstruktur. Die Nucleolen werden zu großen Vakuolen. Bei allen übrigen Salzen bleibt die Netzstruktur erhalten.

3/4 mol KSCN und NaClO$_4$: Die Kerne werden schon wieder granuliert, die Nucleolen differenziert.

1,0 mol: Bei KJ und NaClO$_3$ tritt das Bild von 3/4 mol SCN′ auf, bei Cl′ und Br′ ist der Kern auch nach einer Stunde noch homogen.

Als weiteres Phänomen ist die Bildung eines Hofes um den Kern zu nennen. Wird eine Zelle zuerst in 0,5 mol KSCN gebracht, wobei die Kerne homogen sind, und dann in eine 0,25% Lösung desselben Salzes, dann kommt es — nach BANK durch Entquellung — zur Bildung eines Hofes. Die Befähigung zur Hofbildung gibt folgende Tabelle an:

Tabelle 70.

Hofbildung	keine Hofbildung
KSCN KJ KBr	KCl
NaClO$_4$ NaJ	NaBr NaCl
NaClO$_4$	NaClO$_3$ NaCl

Bromid hat also nur als K-Salz, nicht aber als NaBr die Fähigkeit zur Hofbildung. Kaliumion wirkt hier in derselben Richtung wie die quellenden Anionen, ein Zusammenklang, der uns bei Wirbeltierorganen immer wieder begegnen wird.

In der hier gewonnenen Reihe ist ganz offenbar ein lyotroper Effekt im Spiel. Wieder findet sich die starke Wirkung von ClO$_4$′ und SCN′ etwa gleichmäßig. Der Abstand gegenüber Jodid in der Hofbildung ist daran zu erkennen, daß die Zellen viel länger in der Jodidlösung verweilen müssen, um eine Hofbildung sehen zu lassen. Zahlenmäßige Ausdrücke lassen sich aber auch hier nicht gewinnen (siehe [2146, IV]). In diesen Versuchen ist vielfach die Bezeichnung „Quellung" zur Anwendung gekommen. Das supponiert die Vorstellung eines einfachen Gels, der man nicht wird folgen dürfen. Eher wird man Stoffwechselbeeinflussungen verantwortlich machen können, wenn nicht die notwendigen Konzentrationen zu hoch sind.

Beim Ausdruck „Quellung" muß man die Ursache einer Quellungsbegünstigung etwa durch Rhodan in den Vordergrund stellen. Wir haben im Abschnitt über Kolloide die Lockerung im Zusammenhang von Strukturen, die auch in der Gelatine zu finden sind, als Ursache einer vermehrten und beschleunigten Quellung gesehen. VAN DER WAALSsche Kräfte und Wasserstoffbrücken bilden dann die Grundlage. Es wäre von Nutzen, wenn man den Ausdruck Quellung zugunsten der Strukturauflockerung verließe.

3. Die Plasmolyseversuche sind die primitivsten Versuche der uns hier interessierenden Permeabilitätsphasen. Als geeigneteres Objekt wurde von OSTERHOUT sowie HOAGLAND und anderen die großen Zellen der Valonia oder Nitella gewählt, über die wir schon den ersten, die Thermodynamik betreffenden Bericht in dem Kapitel der physikalischen Permeabilitätsfragen (S. 125—127) geliefert haben. Wenn auch durch die Größe der Zelle die Möglichkeit einer direkten chemischen Kontrolle des Inhaltes einer Zelle besteht, werden gegen dieses Objekt Einwände gebracht, die wir hier nicht übergehen dürfen.

[2146, IV] SIMONET, M. u. GUINOCHET, M.: C. rend. Soc. Biol. 132, 455 (1939). C. 1941 I, 385. Organische Fluorverbindungen wie α-Fluornaphthalin, o-Fluortoluol und o-Fluorchlorbenzol hemmen bei Leinsamen die Kernteilung und bewirken Polyploidie. Bei Getreidekörnern nur die beiden letzten.

LUNDEGARDH[2136], S. 486 hält es für einen Nachteil, daß durch die Anwesenheit von Chlorophyll dauernd CO_2 assimiliert wird und dadurch die HCO_3'-Ionen beseitigt werden, die sonst zum Austausch mit anderen Ionen und damit zur Aufrechterhaltung des Prinzips der Elektroneutralität dienen. Deshalb seien Wurzeln von höheren Pflanzen brauchbarer. STEWARD[2147] fand, daß die Salzaufnahme in Zellen nicht nur von der Kapazität der Zelle, sondern besonders von derem Stoffwechsel und der Geschwindigkeit ihres Wachstums abhängt, ja schon die Möglichkeit zum Wachstum ist von Bedeutung. Die großen Algen aber lassen diesen Faktor vermissen. Damit wäre schließlich nur die Reichweite der Osterhoutschen Befunde, aber nicht ihre Bedeutung eingeschränkt. Weitere Einwände richten sich gegen die angewandten Konzentrationen und brauchen hier nicht Erwähnung zu finden, weil wir nach unserem ganzen Thema nicht nur physiologische Verhältnisse, sondern auch pathologisch-physiologische darstellen wollen.

Eine andere Fehlermöglichkeit speziell für NO_3'-Absorption trifft — abgesehen von der Assimilation — einen neueren Befund von PEARSALL und BILLIMORIA[2148] an Chlorella. NO_3' wird zu NO_2' reduziert, dieses reagiert dann mit NH_4, woraufhin gasförmiger Stickstoff frei werden soll. Hierdurch wird jede Bilanz gestört.

Die Konzentrationsfähigkeit von Halicystis und Valonia für einige Anionen gegenüber dem umgebenden Meerwasser, wobei also ein Ausgleich eingetreten sein muß, gibt folgende Tabelle:

Tabelle 71.

Ion	Objekt	Konzentration	Konzentrierung gegenüber dem Meerwasser	Autoren
J'	Valonia macrophysa	$1,1 \cdot 10^{-5}$ mol	40—250	JACQUES und Mitarbeiter[2150]
	Halicystis Osterhoutii	$2—6,55 \cdot 10^{-4}$ mol	1000—10000	JACQUES und Mitarbeiter[2150]
NO_3'	Valonia macrophysa	0,016 mol	2000	JACQUES und Mitarbeiter[2151]
	Halicystis	0,0043 mol	400	JACQUES und Mitarbeiter[2151]
Cl'	Valonia macrophysa		1,1	HÖBER[2154]
SO_4''	„ „		1 : 666	HÖBER[2154] und BLINKS[2155]

Steigerung der Konzentration des Nitrats in der Umgebung führt bei Valonia zu vermehrter Aufnahme, die an dem Verhalten des Cl' verglichen wird. Im normalen Seewasser ist die Konzentration an Cl' 80000mal so groß wie die von Nitrat, im Zellsaft aber nur 38mal so groß. Wird die Zusammensetzung des Seewassers geändert, so daß jetzt die Chloridkonzentration nur noch 1,75mal so groß ist, dann wird Nitrat nicht in demselben Verhältnis angereichert, Chlorid ist immer noch 18,5mal so konzentriert wie Nitrat[2152].

In einer früheren Arbeit[2153] wurde die Permeabilität von Valonia ventricosa für zahlreiche Ionen in kurzen Versuchen geprüft. Es wurde beobachtet, daß Zellen in einem Meer-

---

[2147] STEWARD, F. C.: Ann. rev. Biochem. IV, 522 (1935).
[2148] PAERSALL, W. H. u. BILLIMORIA, M. C.: Nature 1936 II, 801. a) Biochem. J. 31, 1743 (1937), zit. nach [2149], S. 225.
[2149] PIRSCHLE, K.: Fortschr. d. Bontanik 7, 208 (1938).
[2150] JACQUES, A. G. u. OSTERHOUT, W. J. V.: J. gen. Physiol. 21, 687 (1938), Rona 109, 214.
[2151] JACQUES, A. G. u. OSTERHOUT, M. J. V.: J. gen. Physiol. 21, 767 (1938). C. 1938 II, 4253, Rona 111, 222.
[2152] JACQUES, A. G.: J. gen. Physiol. 21, 775 (1938). C. 1938 II, 4254, Rona 111, 222.
[2153] COOPER, W. C., DORCAS, M. J. u. OSTERHOUT, W. J. V.: J. gen. Physiol. 12, 427 (1928).

wasser auch dann schwimmen, wenn bei Zusatz von 1 Volumen 0,6 mol Salzen zu 3 Volumen Seewasser diese nicht eindringen können. Wenn etwas eindringt, sinken sie unter. Die Salze hatten also die hohe Konzentration von 0,15 mol. Bei Jodid blieben die Zellen 24 Stunden oben. Jodid war immer nur 0,043 mol, Chlorid war nicht aus dem Zellsaft ausgetreten. Bromid führt zum Eindringen und Untersinken, langsam dringen auch ein BrO_3' und JO_3', weniger SCN', $Fe(CN)_6^{IV}$ und SO_3''. Die Versuchsanordnung scheint mir nicht mehr als orientierenden Charakter zu haben. Man wird teilweise toxische Wirkungen erwarten dürfen. Die Frage des Oxydationspotentials in der umgebenden Lösung hat keinen Einfluß auf die Aufnahmefähigkeit von $Na^{\cdot}$, Cl' usw. [z. B. das Verhältnis $Fe(CN)_6^{III}/Fe(CN)_6^{IV}$ [2155, I], wohl aber Hexylresorzin[2155, II], das an die wirksame Stelle des Stoffwechsels vorzudringen vermag. Es wurde schon erwähnt, daß die Aufnahme von Cl' mit der Belichtung, also der Assimilation zusammenhängt. (Kapitel Membranen und unten.)

Sulfate sind im normalen Zellsaft der Valonia macrophysa nicht enthalten[2155] oder liegen in einem Bruchteil der Konzentration vor, wie sie im umgebenden Meerwasser gefunden wird (siehe obenstehende Tabelle). Wenn man es aber in das Innere einer Zelle nach teilweise entsprechender Entfernung des Zellsaftes hineinbringt und die in gutem Turgor und intakt sich befindenden Zellen nach 14 tägigem Aufenthalt im Meerwasser analysiert, dann findet man dieselbe Konzentration wie im Meerwasser. Aus diesem Befund ergibt sich die Unschädlichkeit des SO_4'' für die Zelle, obwohl es normal nicht in der Zelle vorhanden ist. Dann zeigt sich, daß die Konzentrationsdifferenz innen/außen nicht durch einen aktiven Faktor, wie bei der Anreicherung von Br' und NO_3' in umgekehrter Richtung, aufrechterhalten wird. Dieser müßte schon eine stärkere Herausbeförderung veranlaßt haben. Es muß sich um eine einfache Impermeabilität gegenüber dem immer schwerer permeierenden Sulfat handeln. Immerhin wird die überschießende Konzentration doch abgegeben, was bei der Schädigung durch die notwendige Punktion verständlich erscheint.

Etwas andere Verhältnisse ergeben sich bei der Frischwasseralge Nitella clavata. Der Zellsaft hat gegenüber der Umgebung die 100fache Konzentration an Cl', die 26fache an SO_4'' und die 870fache an PO_4'''[2156]. Die Konzentration von Cl' wuchs stark an bei Übertragung aus Leitungswasser in 0,01 mol KCl. Das Verhalten der Halogene zeigt die Konzentrationsabnahme bei Hineinbringen gleicher Pflanzenmengen. Gerechnet in Teilen pro Million sank in 5 Tagen im äußeren Nährmedium [Cl'] von 34 auf 4, [Br'] von 74 auf 9, [J'] aber nur von 111 auf 86 ab. Cl' und Br' verhielten sich etwa gleich, während J' schwächer eindrang, SO_4'' wurde nur in Spuren aufgenommen[2157]. Entsprechende Reihen sind auch bei der Rückresorption von Anionen durch die Harnkanälchen von Fröschen vorhanden und lassen sich durch die Eigenschaft des Ions (Hydrophobie, räumliche Größe) der Anschauung verständlich machen[2159, I].

Die Anreicherung ist stark abhängig von der Belichtung (siehe dagegen [2159]). Besonders bei Br' ließ sich die Proportionalität mit der Beleuchtungszeit und sogar der Belichtungsstärke demonstrieren. Dieser Vorgang wird durch HCN und Chloroform gehemmt. Die Zellen geben nach außen nur dann Chlorid ab, wenn sie geschädigt werden. Wenn aber außer Cl' noch Br' vorhanden ist, dann findet sich ein allmählich verlaufender Austausch, wie folgende Abbildung 124 zeigt[2158].

Bei Versuchen mit radioaktivem Bromid (auch Na, K usw.) wurde von BROOKS[2159, II] die Absorption von periodischem Verlauf gefunden, bedingt

---

[2154] HÖBER, R. u. J.: Pflügers Arch. 219, 260 (1928). C. 1928 I, 2946. SO_4''.
[2155] BLINKS, L. R.: J. gen. Physiol. 12, 207 (1928), Rona 49, 316.
[2155, I] BLINKS, L. R. u. PICKETT, M. J.: J. gen. Physiol. 24, 33 (1940), Rona 126, 50.
[2155, II] OSTERHOUT, W. J. V.: J. gen. Physiol. 24, 311 (1941). C. 1941 II, 1747.
[2156] HOAGLAND, D. R. u. DAVIS, A. R.: J. gen. Physiol. 9, 629 (1926).
[2157] HOAGLAND, D. R. u. DAVIS, A. R.: J. gen. Physiol. 6, 47 (1923).
[2158] HOAGLAND, D. R., HIBBARD, P. L. u. DAVIS, A. R.: J. gen. Physiol. 10, 121 (1926).
[2159] JACQUES, A. G. u. OSTERHOUT, W. J. V.: Proc. Soc. exp. Biol. Med. 31, 1121 (1934). Rona 82, 397. Eindringen von Cl' und $K^{\cdot}$ parallelgehend unabhängig von Belichtung.
[2159, I] EICHLER, O. u. L.: Naunyn-Schmiedebergs, Arch. 199, 39 (1942).
[2159, II] BROOKS, C. S.: J. cellul comp. Physiol. 14, 383 (1939), Rona 120, 548.

dadurch, daß im Austausch gleichgeladene Ionen zur Verfügung stehen, also entsprechend dem Gesetz der Elektroneutralität (siehe zugleich [2159, III]).

Bromide dringen außerdem weniger ein, wenn die Zellen in stärkeren Cl'-Lösungen gewachsen sind und einen höheren Cl'-Gehalt haben (der aber nur etwa 30—50% beträgt).

Die Fähigkeit zur Aufnahme ist nicht nur den Einzelzellen der Algen eigen, sondern ließ sich auch an einzelnen Blättern nachweisen, wie in den Versuchen von ARISZ[2159, IV] mit Blättern von Valisneria spiralis. Diese nahmen aus der umgebenden Lösung Cl' gegen die Konzentrationsgradienten auf, begünstigt durch Sauerstoffanwesenheit und Belichtung. Das Protoplasma läßt kein Chlorid durch. Aber im Zellsaft ist das Cl' frei und osmotisch wirksam. Von dort wird es von Zelle zu Zelle ohne Beziehung zu sichtbarer Protoplasmaströmung in die unverletzten Blatteile transportiert.

Das Eindringen von *Nitrat* folgt besonderen Gesetzen. Es dringt schon in 0,001 mol Lösung gut ein, bei 0,005 mol ist das Eindringungsvermögen abhängig von dem p_H[2156]. Es dringt gut ein bei p_H 5—6, weniger bei p_H 7,2, gar nicht bei p_H 8,5. Diese Abhängigkeit werden wir auch später bei den höheren Pflanzen wiederfinden, hängt dort aber mit einer Regulierung der umgebenden Acidität zusammen, weil Nitrat elektiv eindringt. 0,06 mol KNO_3 führte schon zur Schädigung der Zelle.

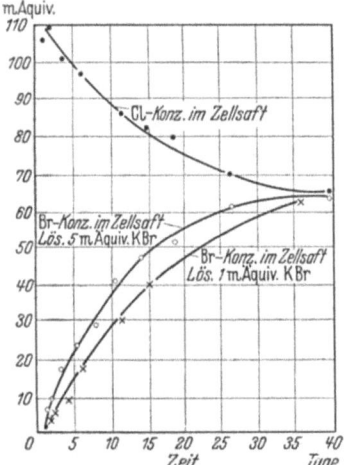

Abb. 24. Austausch von Cl' und Br' bei Valonia (nach HOAGLAND, HIBBARD und DAVIS [2158]).

Die Eindringungsfähigkeit wurde gestört durch anwesendes Cl', Br' und J' (weniger durch SO_4'') und im Gegensatz zu den anderen Ionen durch Licht[2157]. Dieser Befund scheint nicht auf eine einfache Diffusion, sondern auf eine Assimilation hinzuweisen. Durch die Entwicklung von O_2 bei Belichtung würde die Reduktion von NO_3' gehemmt werden.

Die Nitratspeicherung ist bei Algen sehr häufig. Sie wurde teils qualitativ, teils auch quantitativ bei einer Unzahl von Algen durch SUNESON[2160, 2161] untersucht. Aus den zahlreichen Angaben sollen nur folgende Daten hier wiedergegeben werden. Laminaria digitata speichert bis zu einem Gehalt von 4,2% des Trockengewichts, Ceramium rubrum 2,02%, Polydes rotundus bis 0,85% als $NaNO_3$ berechnet.

Untersuchungen an Stengeln von Helodea canadensis, einer Wasserpflanze, über die Aufnahme von Br' aus einer 0,002 mol Lösung ergaben die Abhängigkeit von der Sauerstoffanwesenheit, wie folgende Zusammenstellung aus Versuchen, die 48 Stunden bei 25° dauerten, zeigt[2162]:

Tabelle 72.

Gasdurchperlung	Br'm.aequiv./g Trockengewicht	Cl' freigesetzt	CO_2 freigesetzt
N_2	0,041	0,076	0,96 teilweise durch Mikroorganismen
1,2% O_2	0,116	0,051	1,15
20% O_2	0,156	0,059	1,79

[2159, III] MULLINS, L. J.: Physic. rev. **56**, 1244 (1939). Es hat sich gezeigt, daß bei Versuchen mit $^{24}_{11}$Na und $^{42}_{19}$K nie größere Aktivitäten als 1 Millionstel im Liter angewandt werden dürfen, da die Aufnahme durch die Radioaktivität gehemmt wird.

Abgesehen von der Wichtigkeit der O_2-Anwesenheit und der CO_2-Abgabe ersieht man hieraus, daß eine Cl'-Abgabe erfolgt, die in N_2 sogar größer als die Br'-Aufnahme ist. Ist genügend O_2 vorhanden, dann nimmt der Br'-Transport nach innen gleichzeitig mit vermehrter CO_2-Produktion zu, ohne daß die Abgabe von Cl' entsprechend steigt. Die Aufnahme wird durch Belichtung auch ohne O_2-Zusatz vermehrt, wie es im chlorophyllhaltigen Gewebe fast selbstverständlich ist. Die Abgabe von CO_2 soll nicht durch eine für die Br'-Aufnahme notwendige Atmung und nicht durch Austausch als HCO_3' mit Br' bedingt sein, denn auch Steigerung des CO_2-Druckes ändert nicht die Verhältnisse. (Dieser Schluß erscheint nicht zwingend.) Es ist sogar so, daß von zugefügtem KBr das Kation nicht in demselben Maße aufgenommen wurde wie das Anion, so daß außen eine gewisse Alkalisierung resultierte. Die Bedeutung des Stoffwechsels für den Hub des Br' (wir nannten das in dem Kapitel über Permeabilität den Sakijeneffekt) geht auch aus dem Einfluß der Temperatur bei diesen Versuchen hervor. Unterhalb von 15⁰ ist der Cl'-Verlust größer als der Br'-Gewinn, der Stoffwechsel ist unzureichend. Auf die Höhe des Stoffwechsels weist hin, daß an der Stelle des stärksten Wachstums, an der Spitze, die größte Aufnahme erfolgt.

4. **Wurzeln** besitzen diese Eigenschaft in noch höherem Grade[2163], wie Versuche an abgeschnittenen Gerstenwurzeln zeigen. Man wird danach fragen, inwieweit das bei den höheren Pflanzen — etwa in Wasserkulturen — außerhalb der Flüssigkeit vorhandene grüne Oberteil einwirkt. Eine Einwirkung wird nur bei längeren Versuchen deutlich werden, und zwar auf mehreren Gründen beruhend: durch Vermehrung der Kapazität, bei Nitraten durch Assimilation, durch die Transpiration infolge des Wasserstroms und schließlich durch Lieferung von Nährstoffen zur Unterhaltung des Stoffwechsels. Durch vorherige gute Ernährung und Belichtung wird die Menge der organischen Reservestoffe vermehrt, und diese können auch nach Abschneiden des Oberteils der Pflanze noch auf die Aufnahmefähigkeit der Wurzel begünstigend einwirken. In derselben Richtung wirkt vorherige salzarme Ernährung der Pflanze.

Die Einwirkung von Reservestoffen ließ sich auf die Tendenz der Erhaltung der Elektroneutralität zurückführen. Denn bei Zusatz eines Salzes, z. B. KBr, erfolgt die Aufnahme von K˙ anfangs rascher. Der Ausgleich erfolgt im Zellsaft durch Bildung organischer Säuren, so daß auch das p_H innerhalb des Zellsaftes aufrechterhalten blieb. Diese K-Aufnahme erfolgte bei p_H 7,0 rascher als bei p_H 5,0, während Br' unabhängig von dem p_H eindrang. Erfolgte die Aufnahme des Anions rascher, dann wurde die Bildung organischer Säuren eingeschränkt[2163] I u. II.

Die Notwendigkeit der O_2-Aufnahme ist auch hier von Wichtigkeit. Die maximale Aufnahmefähigkeit wurde für NO_3' und Br' schon bei O_2-Drucken etwas unterhalb 10% erzielt, parallelgehend mit dem Zuckerverbrauch. Bei NO_3' ergibt sich die Komplikation, daß es im Stickstoffstrom zwar nicht als solches abgelagert, aber doch aufgenommen und reduziert wird. Die Anreicherung (d. h. Konzentration gegenüber der Umgebung) der Ionen in Abhängigkeit von der

---

[2159], IV Arisz, W. H.: Proc. Kon. nederl. Akad. Wetensch. **50**, 1019 und 1235 (1947) sowie **51**, 25 (1948). C. **1949 I**, 511.

[2160] Suneson, S.: Hoppe-Seylers Z. **204**, 81 (1932), Rona **66**, 405.

[2161] Suneson, S.: Hoppe-Seylers Z. **214**, 105 (1933), Rona **72**, 636.

[2162] Rosenfels, R. S.: Protoplasma **23**, 503 (1935), Rona **92**, 570. Auf der Tabelle würde 0,02 m. aequiv. Br' der Gleichverteilung entsprechen.

[2163] Hoagland, D. R. u. Broyer, T. C.: Plant Physiol. **11**, 471 (1936). C. **1936 II**, 2934.

[2163], I Hoagland, D. R. u. Broyer, T. C.: Amer. J. Bot. **27**, 173 (1940), Rona **124**, 429.

[2163], II Steward, F. C. u. Preston, C.: Plant Physiol. **16**, 481 (1941). C. **1942 I**, 365. Versuche an Kartoffelscheiben.

[2164] Hoagland, D. R.: Soil Science **16**, 225 (1923), Rona **29**, 232.

Temperatur zeigt folgende Zusammenstellung aus Versuchen von 10 Stunden Dauer (HOAGLAND and BROYER[2163]):

Tabelle 73.

	6°	12°	18°	24°	30°	Ausgangspunkte in m. aequiv.
NO_3'	0,6	1,3	3,1	5,2	7,1	5
Br'	1,2	1,9	3,1	7,2	10,1	4—5
$K^\cdot$	3,6	5,1	8,7	12,3	15,1	3

Bei niederen äußeren Br'-Konzentrationen wurden Zahlen bis 1000 beobachtet. Aus diesen Versuchen ist auch die Absorption von $K^\cdot$ deutlich, die nur dann rückläufig sein soll, wenn durch zu lange Versuchsdauer Zellen in größerer Zahl zugrunde gehen.

Eine gewisse Äquivalenz der Absorption zeigt sich (an Gerste) bei Anwesenheit von SO_4'', das an sich schwer absorbiert wird und auch die Aufnahme von Kalium hemmt, gegenüber dem leicht permeierenden Cl' und NO_3'[2164]. Analoges fand sich bei Weizen[2172]. Andererseits hemmen Cl' und NO_3' die Aufnahme von Sulfat (Mais, Lupine, Ricinus[2165]). Merkwürdig ist eine Begünstigung der Br' und $K^\cdot$-Aufnahme durch 2-wertige Kationen, besonders bei Gerstenwurzeln[2170, II]. Auch PO_4''' wird schwerer aufgenommen (Pisum sativum[2167]), aber eine Äquivalenz von Kation und Anion wird nur selten zur Beobachtung kommen, weil fast immer Verschiebungen der Acidität — auch im Boden — zustande kommen, wie wir noch später sehen werden[2171]. Bei Berücksichtigung der gleichzeitigen Wasseraufnahme fand sich sowohl bei Gerste[2164], als auch bei Sanchezia nobilis[2166] eine stärkere Absorption als dem Wassereintritt entspricht, bei Nitrat manchmal bis zum 6fachen steigend.

Mit der Aufnahme von Ionen durch andere Pflanzenteile, z. B. Speichergewebe, haben sich neben anderen[2168] vor allem STEWARD und BERRY[2169, 2170] beschäftigt, die besonders Br' als Test benutzten, weil es in den Pflanzen (abgesehen von Seepflanzen) nicht vorkommt, also die Aufnahme leicht verfolgt werden kann; dann aber auch, weil es die Pflanzen selbst nicht schädigt und schließlich nicht assimiliert wird. Wir haben von diesen Versuchen an der Kartoffel schon früher (Permeabilität) einige Beispiele gegeben. Hier wollen wir noch in einer kleinen Tabelle das Verhalten verschiedener Speichergewebe (an Schnitten gewonnen) darstellen, wobei die Br'-Konzentration in der Außenlösung 0,75 mMol bei 23° betrug (Konzentrationen in mMol):

Tabelle 74.

	$[Br']$ am Ende des Versuchs	$[Cl']$ am Anfang des Versuchs	$[Cl'+Br']$ am Ende des Versuchs
Karotte	4,36	15,92	14,21
Pastinak	1,74	13,32	5,22
Rübe	14,38	15,08	27,90
Mangold	10,40	33,24	36,60
Kohlrabi	12,78	6,73	18,61
weiße Rübe. . .	22,73	4,83	25,90
Artischocke . .	20,20	24,79	47,51
Dahlie	2,84	11,53	11,10

[2165] ROSS, H.: Bodenkunde und Pflanzenernährung 8, 100 (1938), Rona 109, 544.
[2166] SCHMIDT, O.: Ztschr. Botanik 30, 289 (1936), Rona 96, 221. C. 1937 I, 638. Teilweise PO_4-Ausscheidung durch die Wurzeln unter besonderen Bedingungen (siehe auch [2171]). Wichtig ist die Stärke der Belichtung der oberirdischen Teile.
[2167] PIRSCHLE, K. u. MENGDEHL, H.: Jb. Botanik 74, 297 (1931), Rona 62, 741.
[2168] STILES, W.: Ann. botany 38, 617 (1924), Rona 30, 403. Rote Rübe, Karotten, Pastinak, Steckrübe, Helianthus tuberosus; Cl', SO_4''.
[2169] STEWARD, F. C. u. BERRY, W. E.: J. of exp. Biol. 11, 103 (1934), Rona 80, 605. Topinambur (Helianthus tuberosus). $K^\cdot + Br'$ werden gespeichert. CO_2-Produktion.

In einer anderen Gruppe von Pflanzen fand sich keine Aufnahme, wie Äpfel und Birnen. Bei Zwiebeln betrug die Aufnahme 0,34, bei Erbsenkotyledonen 0,05, bei Bohnenkotyledonen 0,38 m. aequiv.

Komplizierend wirkt, daß vorübergehend auch eine Exosmose, d. h. Abgabe z. B. von K˙ aus den Schnitten von Karotten erfolgt[2170, I] auch von Kartoffeln[2163, II].

Während der Br'-Aufnahme atmen die Organe (meist als Schnitte mit dem Korkbohrer ausgestanzt) gemessen an der CO_2-Produktion stärker, aber durchaus nicht abhängig von der Stärke der Br'-Aufnahme. Als maßgeblich wird die Fähigkeit zu wachsen angesehen und die Fähigkeit, eine Wundhaut zu bilden. Zellen, die Br' aufnehmen, zeichnen sich außerdem noch selbst in ausgeschnittenem Zustand durch das Vorhandensein einer Plasmaströmung aus. In diesen Geweben hat jede Zellschicht also die Fähigkeit der unverletzten äußersten Wurzelzellen erhalten. Dieser Bauplan ist notwendig, da bei Annahme eines einfachen Diffusionsstroms als treibendem Motiv die Geschwindigkeit des Salztransportes zu gering wäre. Es handelt sich bei der Pflanze nicht um ein einmaliges Schöpfwerk, sondern um eine Hintereinanderschaltung vieler kleinerer, denn die Transpiration der Pflanze und ein dadurch vielleicht vorhandener Flüssigkeitsstrom, der die Ionen passiv fortbewegt, würde das Schicksal der Pflanze zu sehr abhängig machen von den äußeren Bedingungen, die zur Transpiration führen.

5. Anionenatmung. An dieser Stelle sind die Untersuchungen von LUNDE-GARDH[2173-2178] an Weizenwurzeln zu nennen. In seinen Untersuchungen wird eine enge Verknüpfung von Anionenaufnahme und CO_2-Produktion hergestellt. Durch Aufnahme der Anionen kommt es zu einer Extrakohlensäurebildung, zu einer Grundatmung, die nicht HCN-empfindlich ist, die Gesamtatmung setzt sich linear zusammen nach folgender Gleichung:

$$\text{Gesamtatmung} = \text{Grundatmung} + K \cdot \text{Anionenatmung}.$$

K gibt an, wieviel CO_2 jedes aufgenommene Anion zur Austreibung bringt. Diese Konstante beträgt bei Cl' 3,2, NO_3' 2 und $1/2\ SO_4$'' = 6 (LUNDEGARDH[2176]). — Die Grundatmung verläuft unter Verbrauch von Kohlenhydrat mit dem respiratorischen Quotienten = 1. Bei der Anionenatmung ist der R.Q. nur bei reichlichem O_2-Angebot = 1, sinkt aber mit dem Sauerstoffdruck und kann anaerob verlaufen. Die Kationen sollen nur rein passiv aufgenommen werden, gewissermaßen durch die Potentialdifferenz der aktiv transportierten Anionen nachgezogen. Die in einem A-Niveau vorhandenen Anionen werden in einem kolloiden System gebunden und durch Protoplasmaströmung in ein J-Niveau transportiert, hier wiederum infolge oxydativen Abbaus befreit. Die im J-Niveau entstandene hohe C_H löst die vorher nur adsorptiv gebundenen Kationen dort heraus, so daß jetzt das gesamte Salz akkumuliert wird.

Es ist in dieser Vorstellung nur sehr beschränkt eine Erklärung gegeben. Zum Beispiel fungiert die Protoplasmabewegung als Transportmittel. Wie kommt diese

---

[2170] BERRY, W. E. u. STEWARD, F. C.: Ann. of Botany 48, 395 (1934), Rona 80, 605.

[2170, I] STILES, W. u. SKELDING, A. D.: Ann. Botany 4, 329 (1940). C. 1941 II, 1752. SO_4'' wird weniger aufgenommen als Cl', Br' und NO_3'.

[2170, II] VIETS, F. G. jun.: Science 95, 486 (1942). C. 1943 I, 1580. 0,025 n $CaSO_4$. Sr, Mg und Ba wirken weniger.

[2171] NIKLEWSKI, B., KRAUSE, A. u. LEMANCZYK, K.: Jb. Bot. 69, 101 (1928), Rona 48, 637. Versuche an Gerste. PO_4'''-Ausscheidung bei verschiedenen Anionen, besonders bei Anwesenheit von Sulfat. Nur bei KCl wurde Anion und Kation in äquivalenten Mengen aufgenommen. Bei Aufnahme erfolgt Ausscheidung von HCO_3'. Dadurch Aciditätsverschiebung z. B. von p_H 5,5 auf 7,5 möglich.

[2172] LUNDEGARDH, H. u. MORAVEK, V.: Biochem. Z. 151, 296 (1924), Rona 29, 396. In der gegenseigen Beeinflussung der Absorption ist kein System zu sehen. Enorme Schwankungen der Zahlen.

aber zustande? Wenn eine solche Bewegung erfolgt, wird man nach der räumlichen Ausdehnung der A- und J-Fläche fragen. Für die Energiefreisetzung kann auch anaerobe Energie verwandt werden, was z. B. gegen die Untersuchungen von STEWARD und zahlreichen anderen spricht, die nur einen Transport in O_2 fanden. Kartoffelscheiben vermochten bei 3,8% O_2 Bromid nicht mehr zu speichern, aber das Gewebe starb dabei noch nicht ab[2178, I].

Die Untersuchungen selbst und die Vorstellungen von LUNDEGARDH wurden durch STEWARD[2147, S. 578f und 2178] einer Kritik unterzogen. Ohne auf die Kritik im einzelnen einzugehen, soll hier nur auf den Einwand hingewiesen werden, daß zum mindesten NO_3' und PO_4''' selbstverständlich eine spezifische Stoffwechselwirkung haben müssen, daß bei den anderen Ionen die Ausschläge kaum über die Fehlergrenze gehen. NO_3' wird bei Haferpflanzen[2179] und auch Weizen[2180, 2181] zum Teil schon in der Wurzel reduziert, wobei gesteigerte Atmung zur Beobachtung kommt.

Diese ist vor allem vorhanden bei anwesender Glucose oder reichlichen Nährstoffmengen[2179]. Wir werden uns einer Angabe erinnern, daß unter anaeroben Bedingungen bei Nitrat eine Speicherung ganz verschwinden kann, also restlos unübersichtliche Verhältnisse.

ROBERTSON[2187, I] fand an Karottengewebe eine CO_2-Abgabe, bei der K in obiger Gleichung von LUNDEGARDH nicht konstant war. Es fand sich außerdem eine Abhängigkeit von der Zeit. Bei Kartoffelscheiben stellen STEWARD und PRESTON[2178, I; 2187, II] die Wirkung von Kationen auf die Atmung in den Vordergrund. K˙ erhöhte den O_2-Verbrauch, Ca˙˙ senkte ihn. Auf diese Grundlage pfropft sich die Wirkung der Anionen auf. Die Vermehrung der Atmung folgt der Reihe: $NO_3' > Cl' > Br' > SO_4''$, und zwar maßgeblich sei die Eiweißsynthese[2178, II]. Diese Reihe würde aber bei einfacher Aufzählung die Verhältnisse nur oberflächlich darstellen, da der Vorgang bei NO_3' und Br' durchaus verschieden ist. NO_3' wird selbst eingebaut in das Eiweiß nach vorheriger Reduktion. Br' soll aber auf die Oxydationen aktivierend einwirken, die selbst zur Synthese aus leicht beweglichen Aminosäuren befähigt sind.

Das Problem der elektiven Ionenaufnahme in Zellen wurde auch durch andere Modelle bzw. Gedankenexperimente — denn um mehr handelt es sich bisher nicht — zu lösen versucht, so die Versuche von OSTERHOUT[2182, 2183], der als trei-

---

[2173] LUNDEGARDH, H. u. BURSTRÖM, H.: Biochem. Z. 261, 235 (1933), Rona 74, 651.
[2174] LUNDEGARDH, H. u. BURSTRÖM, H.: Biochem. Z. 277, 223 (1935), Rona 88, 394.
[2175] LUNDEGARDH, H.: Biochem. Z. 290, 104 (1937).
[2176] LUNDEGARDH, H.: Naturwissenschaften 1935, 313, Rona 87, 519. Zusammenfassung.
[2177] LUNDEGARDH, H.: Nature 143, 203 (1939), Rona 115, 132. C. 1940 I, 3667.
[2178] HOAGLAND, D. R. u. STEWARD, F. C.: Nature 143, 1031 (1939). C. 1940 I, 3668.
a) LUNDEGARDH, H.: Nature 145, 114 (1940). C. 1940 I, 3668.
b) HOAGLAND, D. R. u. STEWARD, F. C.: Nature 145, 116 (1940). C. 1940 I, 3668. Diskussion über die Theorie der Salzaufnahme von LUNDEGARDH, die von HOAGLAND und STEWARD abgelehnt wird.
[2178, I] STEWARD, F. C., STOUT, P. R. u. PRESTON, C.: Plant Physiol. 15, 409 (1940), Rona 123, 569. C. 1940 II, 3048.
[2178, II] STEWARD, C. F. u. PRESTON, C.: Plant Physiol. 16, 481 (1941). Vielleicht Zusammenhang mit Phenolase.
[2179] POSTMA, W. P.: Proc. roy. Acad. Amsterdam 42, 181 (1939), Rona 115, 320. C. 1940 II, 1160.
[2180] BURSTRÖM, H.: C. 1939 II, 439. 1 mol NO_3' führt zum Verbrauch von 0,5—1 mol Hexose.
[2181] BURSTRÖM, H.: C. 1939 II, 4011.
[2182] OSTERHOUT, W. J. V.: Ergeb. Physiol. 35, 967 (1933).
[2183] OSTERHOUT, W. J. V.: J. gen. Physiol. 20, 13 (1936). C. 1938 I, 2372. Änderung der Potentiale an Valonia durch Guajakol und Annahme von Komplexen.

bende Kraft die Diffusion annimmt und das Konzentrationsgefälle durch Aktivitätsherabsetzungen durch Zellbestandteile hergestellt denkt. Aktivitätsherabsetzung hat mit Komplexbildung nach LUNDEGARDH Ähnlichkeit, wenn auch die Aktivitätsherabsetzung im Zellsaft nachgewiesen wurde (siehe z. B. STROGONOW[2187, V]). Aber alle diese Erscheinungen genügen nicht zur quantitativen Beschreibung, auch nicht die Einführung von Donnangleichgewichten[2184, 2185]. Es ist immer O_2-Verbrauch notwendig, und bei Hafer leidet durch geringeren O_2-Gehalt der umgebenden Atmosphäre die Absorption aller Ionen wie NO_3', Cl', PO_4''', SO_4''[2186]. Das gilt auch für die Aufnahme von Phosphat durch die Tentakeln Drosera capensis[2187, III].

Nach anderen Angaben waren auch getötete Wurzeln absorptiv tätig[2167], und die Phosphataufnahme durch Hafer war durch Lüftung der Kulturen nicht geändert[2187]. Die Nitrataufnahme der Wasserpflanze Potamogeton perfoliatus wurde in manchen Jahreszeiten (Frühjahr und Frühsommer) durch Belichtung vermehrt, war aber unabhängig von der CO_2-Assimilation, d. h. findet auch ohne CO_2 und im Dunkeln statt [2187, IV].

II. Eindringen, Wandern und Ablagerung der Ionen in den Pflanzen.

In Untersuchungen von STRUGGER[2188] konnte wanderndes Rhodanid im Gewebe nachgewiesen werden. SCN' wird durch den Transpirationsstrom in den Leitbündeln den Blättern zugeführt, unabhängig von der Permeabilität der Protoplasten fortgeleitet. Was im Parenchym nicht aufgenommen wird, kann an der Oberfläche der Drüsen- und Deckhaare, sowie an den Kutikularleisten der Stomata ausgeschieden werden.

1. Die Bedeutung des Transpirationsstromes erhellt besonders bei Beobachtung der Wanderung von **Chlorat**[2189], dessen toxische Einwirkung auf das Pflanzengewebe seine Anwesenheit sofort erkennen läßt. Das Ion wandert im Phloem (Versuche an Convolvulus arvensis L und Bryophyllum pimatum), wurde dieses aber durch einen Ring unterbrochen, dann wanderte es im Xylem weiter. Blätter, die mit Vaseline bestrichen waren und deren Transpirationsstrom fehlte, blieben 8 Tage noch unbeschädigt, während die anderen Blätter schon früher abgestorben waren. Ebenso kann man den Transpirationsstrom und auch die Blattschädigung durch Haltung in mit Wasserdampf gesättigter Atmosphäre hindern. Die Wurzeln können dabei schon abgestorben sein. Das Eindringen des Chlorats erfolgt auch bei Besprengung des Blattes, wozu es nicht der Stomata bedarf.

[2184] BRIGGS, E. G. u. PETRIE, A. H. K.: Biochem. J. 22, 2 1071 (1928).
[2185] STOLLENWERK, W.: Z. anorg. allg. Chemie 231, 192 (1937). C. 1938 I, 631. Die PO_4'''-Absorption bei Anwesenheit von negativ geladenen Kolloiden wie SiO_2 soll durch Donnaneffekt verbessert werden, durch positiv geladenes $Fe(OH)_3$ aber verschlechtert. $Fe(OH)_3$ ist aber schlecht gewählt, weil Phosphat dadurch chemisch gebunden werden kann. Fe-Salze können durch Fällung PO_4'''-Absorption hemmen.
[2186] PETRIE, A. H. K.: Australian J. exp., Biol. Med. Sci. 11, 25 (1933), Rona 74, 652.
[2187] KREYZI, R.: Z. Pflanzenernährung A 25, 156 (1932), Rona 71, 535.
[2187, I] ROBERTSON, R. N.: Nature 145, 937 (1940). C. 1941 I, 1180, Rona 130, 472.
[2187, II] STEWARD, F. C. u. PRESTON, C.: Plant Physiol. 16, 85 (1941), Rona 126, 144. C. 1941 II, 1403.
[2187, III] ARISZ, W. H.: Proc. nederl. Akad. Wetensch. 45, 794 (1942). C. 1943 II, 1470.
[2187, IV] GESSNER, F.: Int. Rev. ges. Hydrobiolog. u. Hydrograph. 43, 211 (1943). C. 1943 II, 329.
[2187, V] STROGONOW, B. P.: C. 1947 I, 987. Nach der Auswaschbarkeit gemessen sollen bis zu 44% Cl' bei Halophyten gebunden sein.

Bei Fuchsia hybrida Voss drang es durch die Oberseite der Blätter ebenso ein, obwohl 90—95% der Stomata sich unten befinden. Selbst bei jungen Blättern von Nerium Oleander durchdringt es die Oberseite, die keine Stomata hat; werden die Blätter aber älter und die Oberhaut dicker, dann werden nur die Stomata benutzt.

Von der Eindringungsstelle im Blatt kann es in andere Blätter durch den Transpirationsstrom kommen. Um den Weg nach unteren Teilen der Pflanze zu finden, bedarf es vor allem zweier Bedingungen. Erstens darf durch die Wurzel kein Wasser zugeführt werden (der Boden muß trocken sein), dann aber müssen unterhalb Blätter stehen, die zu einem Transpirationsstrom Anlaß geben.

2. Halogene und Sulfat. Von Chlorid findet eine Aufnahme und Speicherung in den Blättern und Wurzeln der Tomate statt, steigend mit wachsendem Angebot von NaCl bis zu 3,5% der Trockensubstanz. Die Früchte nehmen dagegen nicht an Cl'-Gehalt zu[2190]. Dieselbe Speicherung geschieht z. B. auch bei Hafer und Roggen[2191], jungen Bäumen[2192] und Kartoffeln[2193].

Die Verhältnisse an Kartoffelpflanzen bei Feldkultur mit verschiedenem Ionenangebot zeigt folgende Zusammenstellung (nach [2193]):

Tabelle 75.

Düngung	Cl-Gehalt auf Trockengewicht berechnet			Wassergehalt	Chlorophyll
	13 Tage	30 Tage	45 Tage	45 Tage	45 Tage
Kontrolle . . .	0,06	0,32	0,04	83,7%	1,54
Cl'	1,62	1,80	2,22	88,5%	1,16 (2 Jahre gezogen 0,22%)
$SO_4'' + Cl'$ . . .	1,29	1,54	1,94	88,0%	1,53

Aus diesen Zahlen ergibt sich der steigende Cl'-Gehalt, der durch Zusatz von Sulfat vielleicht etwas verzögert, aber nicht wesentlich vermindert wird.

Bei Hafer tritt gegenseitige Hemmung auf[2191], bei NO_3'-Ernährung kommt es aber zu stärkerer Ansammlung z. B. bei Tabak 8mal, Mais 4mal[2197, S. 190, siehe dagegen 2165]). SO_4'' wird auch gelegentlich angereichert, z. B. bei Bäumen[2192], es ist die Speicher- und Wanderform des Schwefels[2197].

Auch hier wurden *Bromide* vielfach als Sonde für Ionenwanderung herangezogen.

Bequem läßt sich hierzu ein radioaktives Bromisotop verwenden. Dabei zeigt sich eine Wanderung im Xylem (nicht dagegen im Phloem)[2195]. Die Wanderung des Br' ist nicht polar gerichtet wie die Wanderung von Auxin[2196], und an Bäumen findet ein seitlicher Transport in die Rinde statt. Diese Wanderung ist aber nur ein kleiner Bruchteil gegenüber den in das Holz eindringenden Ionen[2195].

Über den Transport von Bromiden und die Fähigkeit zur Speicherung finden sich vor allem die wichtigen Experimente von STEWARD, deren großes Material

---

[2188] ROUSCHAL, E. u. STRUGGER, S.: Ber. dtsch. bot. Ges. **58**, 50 (1940). C. **1940 I**, 3801. Rona **120**, 229. Versuche an Urtica urens, Primula obconica, Viola tricolor und Stellaria media, isolierte Blätter. SCN'-Nachweis histochemisch mit Berberinsulfat; 0,1 mol SCN'-Lösungen.

[2189] LOOMIS, W. E., SMITH RUSSEL BISSEY, E. V. u. ARNOLD. L. E.: J. amer. Soc. Agronomy **25**, 724 (1933), Rona **78**, 582.

[2190] CULTRERA, R. u. VICINI, C.: Ann. R., Staz. sper. agrar. Modena **5**, 153 (1936). C. **1937 II**, 3473.

[2191] BLANCHARD, E. u. CHAUSSIN, J.: C. rend. Acad. Sci. **185**, 218 (1927), Rona **43**, 51.

[2192] JESSEN, W.: Bodenkunde u. Pflanzenernährung **7**, 62 (1938), Rona **108**, 46. Kiefer, Fichte, Lärche, Buche, einjährige Pflanzen.

[2193] BASSLAVSKAYA, S. u. SYROESHKINA, M.: Plant Physiol. **11**, 149 (1936), Rona **94**, 557. C. **1936 II**, 1363.

von ihm selbst übersichtlich und gerafft zusammengefaßt wurde[2147, S. 527 ff]. Aus dieser Zusammenfassung geben wir hier eine bildmäßige Übersicht:

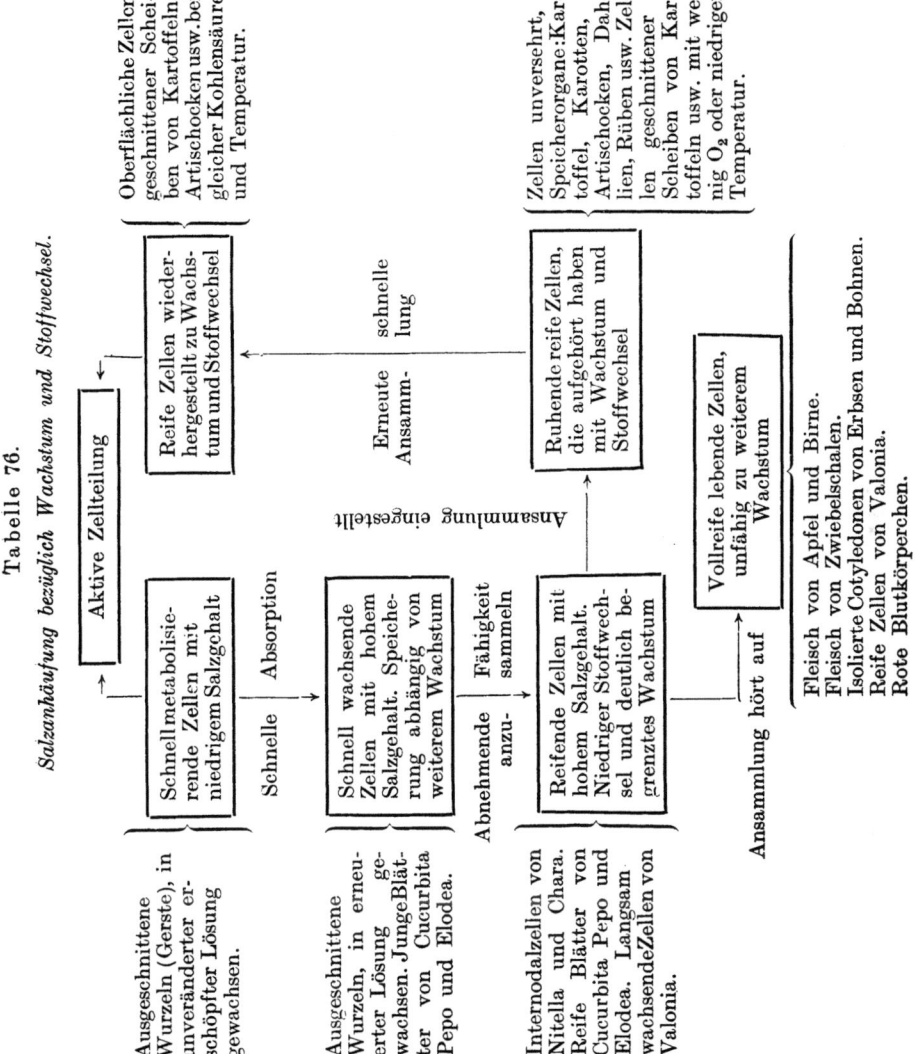

Wichtig ist noch die Tatsache, daß stark wachsendes Gewebe besser assimiliert, wie man an den verschiedenen Blättern derselben Pflanze beobachten kann. In mg Br′/Trockengewicht ergibt sich folgende Reihe: 2,16 mg (1. Blatt), 4,87 mg (2. Blatt), 8,01 mg (3. Blatt), 8,84 mg (4. Blatt), 9,46 mg (5. Blatt). Bei Hafer zeigte sich besonders starker Anstieg von Salzen, wenn Bromide zur Düngung kamen, Bromide sollen viel rascher wandern[2194].

3. Phosphat und andere P-Verbindungen. Bei dem Phosphattransport, kontrolliert durch radioaktiven P^{32}, herrschen vielfach dieselben Gesetzmäßigkeiten, wie sie beim Br′ vorgefunden wurden. Hier wurde aber meist nicht die Kontrolle ausgeführt, ob wirklich anorganisches Phosphat die Wanderform darstellte. P wird in das Xylem fortgeleitet, aber Einkerbung bis zum Holz zeigt doch, daß

[2194] D'ANS, J.: Ernährg. d. Pflanze **33**, 347 (1937). Rona **105**, 195.

die oberen Teile P enthalten, also auch ein Transport im Holz möglich ist[2195]. Bei kurzer Expositionszeit soll sogar das Holz fast ausschließlich dem Transport dienen[2198, II].

Ebenso wandert Phosphat in losgetrennter Rinde[2198]. Es ergibt sich eine Seitwärtsdiffusion in geringem Maße in die Rinde, stärker ins Holz, die inneren Teile der Rinde erhalten mehr P. Bei Bohnenpflanzen trat $P^{32}O_4$ vorwiegend in oberen Blättern auf. Auch daraus wurde vorwiegender Transport im Holzteil gefolgert[2198, III]. Der Transport ist nicht polar wie der des Auxin[2196].

Wenn Pflanzen (Mais) abwechselnd auf P-haltigem und nicht P-haltigem Nährboden gezüchtet wurden, so daß also Blattanlagen während einer Periode mit radioaktivem P^{32} angelegt wurden, andere nicht, fand sich doch nach einiger Zeit ein Übergang von P^{32} in alle Blätter, so daß ein allgemeiner Austausch angenommen werden muß (siehe dagegen oben bei Chlorat).

In Tabakpflanzen fand sich P^{32} mehr in jungen Blättern als in den älteren (TIMOFÉEFF-RESSOWSKY[1979, III]). Bei Tomaten wurden die unreifen Früchte bevorzugt. Wurden die Tomaten in PO_4'''-arme Nährlösung gebracht, dann nahmen die Früchte P^{32} weiterhin auf Kosten der Vorräte in den Blättern auf[2202, I]. Eine Verschiebung innerhalb der Pflanze zugunsten des am stärksten wachsenden Gewebes ist möglich. Die Aufnahme ist abhängig von der Belichtung und Zusammensetzung der Atmosphäre.

Werden die Pflanzen in gewöhnliche Nährlösung gebracht, dann wandert das radioaktive P^{32} allmählich wieder heraus[2198, I]. Das erfolgte aber nicht bei jedem Objekt. Denn wenn ein entsprechend vorbehandeltes, abgeschnittenes Blatt in eine PO_4'''-freie Lösung gehalten wurde, gab es kein PO_4''' ab, wohl aber nahm es solches auf, wenn sich außen PO_4''' befand. Bei keimendem Mais ging der dargebotene P^{32} nicht in das Endosperm, sondern in den Keim. Bei Erbsen ist die Selektivität geringer[2199].

Durch radioaktiven P^{32} gelang es auch, die Geschwindigkeit der P-Wanderung von den Wurzeln zum Blatt bei Bohnenpflanzen mit 10 cm/Std. festzustellen[2200]. Bei in Nährlösung gezogenen Tomaten war 40 Minuten nach Zugabe zur Nährlösung P^{32} schon in den obersten Blättern nachweisbar[2202, I]. Die Wanderung kann von der Phosphatsättigung abhängen. Sojapflanzen wurden phosphatarm ernährt und ihnen dann Radiophosphor angeboten. Vom aufgenommenen P^{32} fand sich nur allein in den untersten Blättern soviel wie in dem gesamten Wurzelsystem, während nach reichlich Phosphaternährung in derselben Zeit 60% in der Wurzel geblieben waren[2198, IV].

Die ausschließliche Berücksichtigung des anorganischen PO_4''' in den Pflanzen ergab eine Abhängigkeit von dem Angebot. Wenn aber das Wachstum von Hafer durch Stickstoffmangel vermindert wurde, kam es zu PO_4'''-Ansammlung. Dasselbe war in den Blättern von Citrus (Lisbon lemon) der Fall, die an gefleckten

---

[2195] STOUT, P. R. u. HOAGLAND, D. R.: Amer. J. Bot. **26**, 320 (1939). C. **1939 II**, 3128, Rona 117, 361.

[2196] WENT, F. W.: Plant Physiol. **14**, 365 (1939), Rona 117, 214. C. **1939 II**, 2437. Modelle. Avena-Coleophthilen, dann Hypocotylen und Epicotylen von Helianthus.

[2197] PIRSCHLE, K.: Fortschr. d. Botanik **5**, 184 (1936).

[2198] GUSTAFSON, F. G. u. DARKEN, M.: Amer. J. Bot. **24**, 615 (1937), Rona 106, 43.

[2198, I] BREWER, A. K. u. BRAMLEY, A.: Science **91**, 269 (1940). C. **1940 II**, 916. Na· führte diese Bewegungen rascher aus.

[2198, II] GUSTAFSON, F. G.: J. app. Physics **12**, 327 (1941). C. **1941 II**, 2694. Versuche an Bryophyllum.

[2198, III] BIDDULPH, O.: Plant Physiol. **15**, 131 (1940). C. **1942 I**, 1011.

[2198, IV] KLETSCHKOWSKI, W. M., IWANENKO, D. D., BEGAJEW, W. B. u. RATSCHINSKI, W. W.: C. **1948 II**, 713.

[2199] HEVESY, G., LINDERSTROM-LANG, K. u. OLSEN, C.: Nature **139**, 149 (1937). C. **1938 I**, 2203.

[2200] BIDDULPH, O.: Science **89**, 393 (1939). C. **1939 II**, 133. Am. J. Bot. **28**, 348 (1941).

Blättern (mottled leaf) litten[2201]. Beides ist wohl durch die mangelhafte Weiterverarbeitung in organische Bindung zu erklären.

Auch *andere Phosphorverbindungen*, wie $P_2O_7^{IV}$, PO_3', PO_3''' und PO_2''' werden von der Pflanze (Mais) aufgenommen. Pyrophosphat und Metaphosphat finden sich nur in den Wurzeln, weil hier schon eine zunehmende Umwandlung in das verwertbare Orthophosphat erfolgt (siehe auch [2202, II]). Aber Phosphit (PO_3''') und Hypophosphit (PO_2''') finden sich auch in Stengeln und Blättern, weil diese Verbindungen durch die Pflanze nicht verwertbar sind. Also werden Verbindungen aufgenommen, die die Pflanze für ihren Stoffwechsel nicht verwenden kann. Diese Aufnahme erfolgt in Form einer vielfachen Anreicherung.

Beispiel: in 1 g der frischen Wurzel 0,146 mg PO_3''', in 1 ccm der Lösung 0,015 mg[2202].

4. Nitratwanderung ist deswegen schwer zu verfolgen, weil die Assimilation sofort in der Wurzel beginnt und unabhängig ist von der Anwesenheit von Kohlenhydraten. In Weizenkulturen war aber der Gehalt der Preßsäfte direkt abhängig von der Nitratmenge des Bodens[2203], (besonders wenn $NaNO_3$ anwesend war, im Gegensatz zu Tottingham u. Mitarb.[2204]). Wurde durch Entfernung der Stickstoffquelle die weitere Zufuhr unterbunden, dann war nach 3 Stunden schon ein beträchtlicher Rückgang des Nitrats zu beobachten[2203]. In 5 Tagen fiel bei Weizen der Gehalt von 2% auf die Hälfte, und zwar in allen Organen. Ein Rückbringen in NO_3'-haltige Lösung führte rasch zu neuerlicher Anreicherung, besonders in dem Stengel, dem Hauptspeicherorgan[1587]. In den Wurzeln erfolgt die erste Speicherung im apikalen Teil (mit Ausnahme des Meristems). Von dort aus sinkt der Gehalt im Verlauf des weiteren Weges bei der jungen Pflanze[2181].

Die Aufnahme erfolgt bei KNO_3 etwa in gleichen Mengen; durch die Assimilation des NO_3' wird der Pflanzensaft alkalischer. Bei Hortensia Mervilla und Anwendung von $Ca(NO_3)_2$ wird aber eine erhöhte Aufnahme von NO_3' beobachtet, so daß die Reaktion des Saftes ins Saure umschlägt. Der Reaktionsumschlag zeigt sich darin, daß die Blütenfarbe sich von Blau in Rosa wandelt[2205]. Bei der Lupine erfolgte Säuerung erst bei schon deutlicher Schädigung und war durch Ketosäuren bedingt[2206, I].

Die oberen Blätter der Tomate enthalten 0,025% Nitrat-N, die unteren 0,110%. Die Adern, als Transportorgane, enthalten mehr als der Rest der Blätter, wo die stattfindende Reduktion eine stärkere Ansammlung verhindert (Emmert[471]). Diese Verteilung ist auch ein Hinweis darauf, daß der Nitratgehalt die Resultierende zwischen Nitrataufnahme und Nitratassimilation ist. Die Assimilation wird gehemmt durch Fe-Mangel, so daß also in solchen Pflanzen eine Anreicherung erfolgt[2165], und wird durch Belichtung gefördert[2165, 2206].

So war der Gehalt in Weizen, Sambuccus niger, Rüben, Vicia faba und Mais im Blatt nach einem Sonnentage am niedrigsten, zusammenhängend mit der Zuckerassimilation. Im Verlauf der Nacht stieg der Gehalt durch Nachlieferung aus den Wurzeln wiederum

---

[2201] Chapman, H. D.: Soil. Sci. **39**, 111 (1935), Rona **86**, 566. C. **1938 II**, 2171. Bei weiter entwickelten Pflanzen war der Unterschied im PO_4'''-Gehalt nicht mehr so stark vom Angebot abhängig.

[2202] Weissflog, J. u. Mengdehl, H.: Planta **19**, 242 (1933), Rona **73**, 650.

[2202, I] Arnon, D. J., Stout, P. R. u. Sipos, F.: Amer. J. Botan. **27**, 791 (1940). C. **1941 II**, 2452.

[2202, II] Doerell, E. G.: Forschungsdienst Sonderheft **15**, 71 (1941). C. **1941 II**, 1188. Metaphosphat im Boden wurde ausgenutzt wie Phosphat des Superphosphats.

[2203] McCool, M. M. u. Cook, R. L.: J. amer. Soc. Agronomy **22**, 757 (1930), Rona **60**, 65. Außerdem Gerste, Hafer und Kentuckygras (Calamagrostis candelensis).

[2204] Tottingham, W. E., Stephens, H. L. u. Lease, E. J.: Plant Physiol. **9**, 127 (1934), Rona **83**, 304. Licht soll die Absorption steigern.

[2205] Truffaut, G. u. Pastac, J.: Congr. chim. ind. Bruxelles **15 I**, 392 (1935). C. **1936 II**, 3312.

[2206] Ruhland, W.: Dtsch. Forschung **23**, 139 (1934), Rona **82**, 261.

[2206, I] Arenz, B.: Biochem. Z. **308**, 196 (1941).

an. Es ist hier nicht ohne weiteres verständlich, daß durch Zuckerassimilation, bei der doch O_2 frei wird, eine stärkere Reduktion des Nitrats stattfindet. Das Gegenteil ist bei den Bakterien zu beobachten. Aber andererseits ist zur Eiweiß- bzw. Aminosäurebildung Zucker notwendig, zudem scheinen besonders die ultravioletten Strahlen fördernd zu wirken.

Neben dem Zuckergehalt ist das p_H im Preßsaft von Bedeutung, denn die optimale Reaktion zur Reduktion beträgt etwa p_H 7,6. Aber die Speicherung ist um so geringer, je saurer die Reaktion ist, ganz im Gegensatz zu dem Fermentoptimum[2206], siehe auch [2207, I].

Bei Behandlung von Kartoffelknollen mit Äthylenchlorhydrin stieg das p_H von 6 auf 7. Anwesendes NO_3' wurde wenig reduziert[2208].

Speicherpflanzen sind solche, die NO_3' nicht rasch verwerten. Auch bei dem Vergleich zwischen Reduktionskraft des Saftes und Speicherfähigkeit verschiedener Organe derselben Pflanze fand sich der gleiche Befund (DIETTRICH[1587]).

Speicherung findet statt bei Amaranthaceen, Chenopodaceen, Solenaceen, Urticaceen, weniger deutlich Borraginaceen und Gramineen (Weizen, Mais).

Der Regel der Acidität geht PFEIFFER[2207] nochmals in der Literatur nach und findet sie im allgemeinen bestätigt, aber auch viele Ausnahmen. Er macht darauf aufmerksam, daß im Rindenparenchym und der Epidermis die Speicherorte der Nitrate liegen und nicht im Siebteil. Die Acidität verhält sich aber nicht entsprechend.

Von Interesse ist die Tatsache, daß Nitratspeicherung so weit führen kann, daß regelrechte Vergiftungen zur Beobachtung kommen. So werden Schafe tödlich vergiftet, wenn sie Burzeldorn-Tribulus fressen (siehe später). Diese Pflanze enthält 2,2—3,2% KNO_3 auf Trockengewicht berechnet[1589]. Es gibt aber Pflanzen, die noch weit stärker Nitrate aufsammeln.

III. Assimilation und Anionenwirkungen.

1. Nitrat. Bei der Assimilation muß uns der Vergleich mit Ammoniak als Stickstoffquelle leiten, da Stickstoff in jedem Falle notwendig ist. Darüber hinaus ist die gleichzeitige Einwirkung auf sekundäre Stoffwechselvorgänge von Bedeutung.

Wir beginnen mit der Einwirkung auf die Knöllchenbakterien bei Leguminosen. Schon in dem Kapitel über Bakterien wurde von der Hemmung der Stickstofffixation durch Nitrat berichtet, gleichzeitig mit einer Minderung der Knöllchenbildung bei Leguminosen (S. 271). Diese Wirkung ist nicht bedingt durch direkte Beeinflussung der Bakterien, z. B. führt 0,2% $NaNO_3$ sogar zur Förderung der Bakterienentwicklung in Kultur[2209], aber die Knöllchenbildung wird doch herabgesetzt. THORNTON[2209] sieht in der Beeinflussung der Pflanze das leitende Ereignis (siehe [2213, I]). Die Bakterien dringen durch die Wurzelhaare ein, die vorher durch ein Sekret der Bakterien reif gemacht werden müssen. Dieses Sekret bleibt in Nitratkulturen von derselben Wirkung, aber die Einwirkung des Sekrets auf die Wurzelhaare wurde schon durch 0,1% $NaNO_3$ gehemmt. Bei den Pflanzen, die steril wuchsen, war zudem die Zahl der Wurzelhaare geringer. Beide Wirkungen werden durch 0,5% Glucose vermindert. Alles hängt vielleicht mit dem Verbrauch an Zucker durch das aufgenommene Nitrat zusammen (siehe dazu auch [2268]), denn die eingedrungenen Bakterien behalten in größerer Zahl das Kokkenstadium, das bei Nahrungsmangel auftritt[2210].

[2207] PFEIFFER, H.: Protoplasma **17**, 301 (1932), Rona **72**, 57.

[2207, I] BURSTRÖM, H.: C. **1941** I, 62. Bei Weizenpflanzen besitzt die Aufnahme von NO_3 in den Wurzeln ein flaches Optimum bei p_H 5—6. Bei $p_H \gtrsim 3$ und ≤ 8—9 hört jede Aufnahme auf. Diese p_H-Änderung in der Nährlösung hat keinen Einfluß auf das Verhalten innerhalb der Wurzelgewebe selbst.

[2208] GUTHRIE, J. D.: Contrib. Boyce Thompson Inst. **6**, 247 (1934), Rona **85**, 534.

[2209] THORNTON, H. G.: Proc. roy. Soc. B. **119**, 474 (1936).

Wenn durch Steigerung der CO_2-Konzentration auf 0,1% die Bildung der Kohlenhydrate vermehrt wird, kann es zur Aufhebung dieser Wirkung kommen[2211]. Die Kohlenhydrate werden gebraucht zur „Entgiftung" zugeführten Ammoniaks, der entweder direkt als Salz angeboten wird oder teilweise über NO_3' durch Reduktion entsteht. Daraus entstehen Verbindungen, wie Glutamin[2212] oder andere Aminosäuren[2213], die dann besonders durch die Knöllchen[2212] in den Nährboden ausgeschieden werden. Bei der Abnahme des Zuckers scheint nicht nur die Assimilation mit Bildung von Eiweiß, sondern auch ein Verbrauch zur Reduktion eine Bedeutung zu haben. So fand sich bei dem Kautschukträger KoK-Saghyz in den Blättern stets weniger Glucose nach Düngung mit NO_2 und NO_3, als nach $(NH_4)_2CO_3$[2213, II]. (Ähnliche Befunde und veränderte Auslegung siehe S. 324.)

Wenn sich auch beide Stickstoffquellen $NH_4{}^{\cdot}$ und NO_3' im Stickstoffgehalt qualitativ gleichen, gibt es doch schon in der Assimilation Differenzen, die nach einer Versuchsserie an Tabakpflanzen[2214] auf folgender Tabelle demonstriert werden sollen. Diesen Pflanzen wurde die gleiche Stickstoffmenge angeboten, aber in verschiedenen Mischungen von NO_3' und $NH_4{}^{\cdot}$-Stickstoff. Die Zahlen der Tabelle bedeuten Werte in g in der ganzen Pflanze:

Tabelle 77.

% $NH_4{}^{\cdot}$-N	0	20	40	60	90
Organische feste Substanzen	32,2	39,7	29,2	29,2	19,6
Gesamt-N	2,42	2,98	2,30	2,23	1,58
Organisches N	1,81	2,29	1,74	1,87	1,46
$NH_4{}^{\cdot}$-N	0,012	0,019	0,019	0,065	0,169
Amid-N	0,027	0,034	0,030	0,035	0,051
% $NH_4{}^{\cdot}$-N vom Gesamt-N	2,29	2,84	3,92	10,3	25,5
% Amid-N vom Gesamt-N	5,06	5,08	6,19	5,51	7,71

2 Punkte sind in der Tabelle herauszuheben:

1. Nitrat wird weiter zu Eiweißen aufgebaut, während bei NH_4 mehr Amid-N liegen bleibt.

2. Die Menge der organisch festen Substanz war bei NO_3' höher. Bei 20% $NH_4{}^{\cdot}$ war in mancher Hinsicht ein Optimum, anscheinend, weil diese Menge des angebotenen $NH_4{}^{\cdot}$ der Pflanze noch nicht schädlich war und zusammen mit NO_3' aufgenommen werden konnte, ohne die Reaktion des Mediums zu verändern (siehe später).

Vermehrung der Nitratreduktion im Weizen durch Belichtung führte zugleich zur Erhöhung des Eiweißgehaltes der Pflanze[2215]. Die Nitrate des Meerwassers im Kanal werden im Verlauf des Sommers aufgezehrt, im Winter neugebildet[2240]. Die Wirkung der Belichtung zeigt sich sogar in Preßsäften[2216], weniger bei Mais[2217].

[2210] THORNTON, H. G. u. RUDORF, J. E.: Proc. roy. Soc. B. **120**, 240 (1936).
[2211] FRED, E. B. u. WILSON, P. W.: Proc. Nat. Acad. Sci. USA. **20**, 403 (1934).
[2212] GREENHILL, A. W. u. CHIBNALL, A. C.: Biochem. J. **28**, 1422 (1934). C. **1935 II**, 1902. Raygras gedüngt mit $(NH_4)_2SO_4$.
[2213] VIRTANEN, A. I., LAINE, T. u. v. HAUSEN, S.: Nature **137**, 277 (1936). C. **1936 II**, 3433. Versuche an auf sterilem und nicht sterilem Boden gepflanzten Erbsen.
[2213, I] LEE, S. B. u. UMBREIT, W. W.: Zbl. Bacteriologie Abt. II. **101**, 354 (1940). C. **1940 II**, 2172. Wurzelknöllchenbakterien von Trifol. pratensa sollen, wenn zugleich H_2 angeboten wird, NO_3' zu giftigen Produkten reduzieren.
[2213, II] KALINKEWITSCH, A. F.: Ber. Akad. Wiss. UdSSR. **58**, 257 (1947). C. **1948 I**, 347.
[2214] VICKERY, H. B. u. PUCHER, G. W.: J. biol. Chem. **128**, 703 (1939).
[2215] TOTTINGHAM, W. E. u. LOWSMA, H.: J. amer. chem. Soc. **50**, 2436 (1928), Rona **48**, 53.
[2216] ECKERSON, S. H.: Contrib. Boyce Thompson Inst. **4**, 119 (1932), Rona **71**, 70. Pyrus malus, Asparagus officinalis, Beta vulgaris, Brassica oleracea, Vaccinium macrocarpum, Lactuca sativa, Prunus persica, Sojabohne, Triticum aestivum.

Notwendig zur Assimilation scheint Mangan[2218] und Eisen zu sein, letzteres vielleicht über den Chlorophyllgehalt und der damit zusammenhängenden Zuckerbildung[2219]. Die enzymatische Natur wurde nachgewiesen[2228]. Verminderte Assimilation fand sich bei Mangel von Phosphat[2229] und Schwefel[2230], S. 481. Neuerdings wird die Notwendigkeit von $Ca^{..}$ zur Nitratreduktion besonders herausgestellt[2228, I]. Bei Bohnen bewirkte Nitrat ein besseres Wachstum als Harnstoff, wenn $Ca^{..}$ anwesend war, bei Ca-Mangel lagen die Verhältnisse umgekehrt. Hier fehlte die Fruchtbildung völlig[2228, II]. An Kartoffelscheiben war gerade bei $Ca(NO_3)_2$ in der Außenlösung die Eiweißbildung gehemmt gegenüber KNO_3 (STEWARD und Mitarbeiter[2178, I, 2187, II]).

Als *Zwischenprodukt* wurde NO_2' gefunden, z. B. bei Gräsern im Frühjahr, weil zu dieser Zeit die Stoffwechselvorgänge langsam genug sind[2220], aber auch sonst bei Erbsen und Hafer in 2 oder 4% KNO_3-Lösungen[2221], auch in Preßsäften[2222]. Eine Freisetzung von N_2 bei Anwesenheit von Nitrit + Ammoniak wurde nicht gesehen[2218, 2224]. Zur Weiterreduktion der Nitrite scheint Mn erforderlich zu sein[2218]. Der Pflanze dargebotene Nitrite werden weiterverarbeitet, können aber nicht gespeichert werden, weil sie zu giftig sind[2223], besonders bei saurer Reaktion. Als weiteres Produkt der Reduktion wird Hydroxylamin angenommen und auch nachgewiesen[2225, 2226], Ascorbinsäure begünstigte die Entstehung[2225, 2226]. Hydroxylamin selbst wirkt zwar toxisch, kann aber doch als Stickstoffquelle Verwendung finden[2227]. Es reagiert leicht mit Ketoglutarsäure und Oxalessigsäure zu den entsprechenden Oximen[2221], wie wir es schon bei der Nitratassimilation durch Bakterien darstellten.

Im Vergleich, welchem Stickstoffdünger das bessere Wachstum folgt, zeigt sich eine Verschiedenheit bei den einzelnen Pflanzenarten.

So bevorzugt Reis, Soja, Hirse mehr Ammoniak, Weizen, Kürbis, Buchweizen, Raps Nitrat[2246]. Apfelbäume bauen aus dargebotenem $NH_4^{.}$ rascher Aminosäuren und Asparagin auf[2231], ebenso Ananas[2232]. Stärker wirkte $NH_4^{.}$ auch bei der Keimung von Sesamum rudicum[2233] und beim Wachstum von holzzerstörenden Pilzen[2234, 2235], schließlich als Stickstoffquelle für Grünalge[2236].

[2217] GILE, P. L.: Science 1935 I, 520, Rona 89, 319. Nur über Kohlenhydratbildung, nicht direkt.
[2218] BURSTRÖM, H.: Planta 30, 129 (1939), Rona 118, 389. Weizenwurzeln.
[2219] GAERTNER, H.: Bodenkunde und Pflanzenernährung 5, 234 (1937), Rona 104, 42.
[2220] EGGLETON, W. E. G.: Biochem. J. 29, 1, 1389 (1935). C. 1936 I, 4923. NO_2' soll man immer im Grase finden, aber vermehrt bei Düngung mit $NaNO_3$ oder $(NH_4)_2SO_4$.
[2221] VIRTANEN, A. I. u. ARHIMO, A. A.: Suomen Kemistilehti 12, B. 24 (1939). C. 1940 I, 400.
[2222] SOMMER, A. L.: Plant Physiol. 11, 429 (1936). C. 1936 II, 2554, Rona 96, 524.
[2223] MEVIUS, W. u. DIKUSSAR, I.: Jb. Botan. 73, 633 (1930), Rona 60, 66. Versuche mit Mais. Beschreibung der Befunde bei „akuter und chronischer" Nitritvergiftung.
[2224] MOTHES, K.: Planta 28, 599 (1938). C. 1939 I, 1383.
[2225] LEMOIGNE, M., MONGUILLON, P. u. DESVEAUX, R.: C. rend. Acad. Sci. 204, 1841 (1937). C. 1937 II, 3018. Im Preßsaft von Syringenblättern wirksam ist die Ascorbinsäure.
[2226] MICHLIN, D. M.: C. rend. Acad. Sci. UdRSS. 20, 149 (1938), Rona 110, 395. C. 1939 I, 978. Blatt- und Wurzelversuche von Kartoffeln.
[2227] LEMOIGNE, M., MONGUILLON, P. u. DESVEAUX, R.: Bull. Soc. chim. Biol. 20, 441 (1938). C. 1939 I, 2615.
[2228] MICHLIN, D. M. u. KOLESSNIKOW, P. A.: C. 1937 I, 4962. Chlorella mit Hilfe von Aldehyd.
[2228, I] ECKERSONS, S. H.: C. Boyce Thomps. Inst. 4, 119 (1932).
[2228, II] SKOK, J.: Plant Physiol. 16, 145 (1941). C. 1941 II, 1404.
[2229] TURTSCHIN, TH. W.: Z. Pflanzenernähr. 44, 65 (1936), Rona 95, 431. Gerste, Buchweizen, Zuckerrübe.
[2230] HOAGLGND, D. R.: Ann. rev. Biochem. II, 475 (1933).
[2231] NIGHTINGALE, G. T.: Bot. Gaz. 95, 437 (1934), Rona 81, 63. Wurzeln mit Stickstoffmangel enthielten größere Mengen von Kohlenhydraten.
[2232] SIDERIS, G. P., KRAUSS, B. H. u. YOUNG, H. Y.: Plant Physiol. 13, 489 (1938), Rona 111, 228. Nitrat-N wanderte in die grünen Teile und wurde dort assimiliert. Aber der Zucker in den Blättern war bei NO_3' größer.

Jedenfalls ist durch Stickstoffzulagen der Ernteertrag selbst auf fruchtbaren Böden zu steigern[2237]. Bei Luzerne findet das nicht statt. Wird Luzerne gemeinsam mit italienischem Raygras gezogen, dann wird letzteres gefördert, Luzerne gehemmt proportional der NO_3'-Menge[2241]. Nitrat lieferte höhere Beträge an organischem Material bei Gras[2238], Tabak[2239], Kartoffeln[2241, I].

Vielfach entscheidet das *Alter* der Pflanze die bevorzugte Aufnahme des einen oder anderen Stickstoffkörpers.

So wird in der Jugend mehr $NH_4^{\cdot}$, später Nitrat aufgenommen z. B. Tomate[2242], Hafer[2243]. Das wird auf die Acidität zurückgeführt, indem bei höherem p_H mehr $NH_4^{\cdot}$ aufgenommen wird. Es wurde von PIRSCHLE[2197, S. 188] auf eine Verschiebung des isoelektrischen Punktes des Eiweißes nach der sauren Seite während des Alters zurückzuführen versucht, während STEWARD[2147] die größere Menge der verfügbaren Kohlenhydrate in der jugendlichen Pflanze in den Vordergrund stellt.

Eine ausführliche Studie von MAZE[2250] über die Aufnahme von $NH_4^{\cdot}$ und NO_3' beim Mais sei nur erwähnt. In ihr wird auf die Wichtigkeit der Salzkonzentration für die Ionenaufnahme hingewiesen. Außerdem sind Beiionen von Bedeutung.

So wird die NO_3'-Aufnahme gehemmt durch: $Mg^{\cdot\cdot} < Ca^{\cdot\cdot} < K^{\cdot} < Na^{\cdot} < NH_4^{\cdot}$[2243] (nach STEWARD und PRESTON[2187, II, 2178, I] an Kartoffelscheiben vor allem durch $Ca^{\cdot\cdot}$). Die Acidität wirkt ähnlich bei Mais[2244].

An einer großen Zahl von Pflanzen (Mais, Hafer, Weizen, Erbsen, Buchweizen, Senf, Reis) ergab sich in den ausgedehnten Untersuchungen von PIRSCHLE[2245, 2246], daß die Aufnahme von Nitrat der von Ammoniak überlegen ist in einem großen Konzentrationsbereich der *Wasserstoffionen*, und zwar besonders an den extremen Aciditäten, merkwürdigerweise auch der alkalischen, also scheint Ammonium nur im mittleren Bereich der Acidität dem Nitrat überlegen zu sein.

Andererseits wird die gegen Säure empfindliche Gerste durch Salpetersäure mehr geschädigt als durch die anderen ($HCl > H_2SO_4 > H_3PO_4$)[2248].

Die Wurzeln verursachen durch spezielle Aufnahme des Anions oder Kations auch in der Umgebung Reaktionsverschiebungen. Nitratlösungen mit p_H 4,5 zeigten unmittelbar an der Wurzeloberfläche ein p_H 5,6, also Verschiebung nach der alkalischen Seite. Bei NH_4 ist es umgekehrt[2231]. Daneben spielen Ausscheidungen z. B. von Säuren aus den Wurzeln eine Rolle. Bei Versuchen mit

---

[2233] TOKUDA, S.: Rona **55**, 59 (1929). Anionenstimulation $NO_3' > Cl' > SO_4'' > PO_4'''$.

[2234] LA FUZE, H. H.: Plant Physiol. **12**, 625 (1937). C. **1939 I**, 4484. Polyporus betulinus Fr., Fomes pinicola Fr. und Polycystis versicolor Fr.

[2235] TOKUDA, S.: Rona **47**, 79 (1928).

[2236] LUDWIG, C. A.: Amer. J. Bot. **25**, 448 (1938). C. **1939 I**, 1187. Chlorella, aber auch NO_3' und NO_2' werden ausgenützt.

[2237] PORGES, N.: Soil Sci. **28**, 449 (1929), Rona **54**, 457.

[2238] LJUBARSKAJA, L. S.: Chem. soc. Agric. **8**, 43 (1939). C. **1939 II**, 4501. Kok-Ssaghys.

[2239] VLADIMIROV, A. V.: C. rend. Acad. Sci. UdRSS. **23**, 699 (1939), Rona **117**, 362.

[2240] HARVEY, H. W.: J. Mar. biol. Assoz. U. Kingd. **15**, 183 (1928), Rona **47**, 547.

[2241] THORNTON, H. G. u. HUGH NICOL: J. agricult. Sci. **24**, 269 (1934), Rona **80**, 242.

[2241, I] BÖNING, K.: Angew. Botanik **17**, 323 (1935), Rona **93**, 60.

[2242] ARRINGTON, L. B. u. SHIVE, J. W.: Soil Sci. **39**, 431 (1935), Rona **89**, 539. Bei der Tomate überwiegt im allgemeinen die NO_3'-Aufnahme.

[2243] KREYZI, R.: Z. Pflanzenernährung **43**, 281 (1936), Rona **96**, 534. Anionenaufnahme in der Reihenfolge $NO_3' > Cl' > {}^1/_2 SO_4''$ bei jungen Pflanzen und bei 7,5 mMol, bei höheren Konzentrationen besser SO_4'' als Cl'.

[2244] TSUNG-LEE LOO: J. Fac. of Agricult. **30**, 1 (1931), Rona **62**, 97.

[2245] PIRSCHLE, K.: Planta **9**, 84 (1929), Rona **54**, 603.

[2246] PIRSCHLE, K.: Planta **14**, 583 (1931), Rona **65**, 376.

[2247] PIRSCHLE, K.: Z. Pflanzenernährung A. **22**, 51 (1931), Rona **64**, 77.

[2248] ASLANDER, A.: Z. Pflanzenernährung A. **23**, 362 (1932), Rona **68**, 97.

[2249] SOLBERG, P.: Landw. Jahrb. **81**, 891 (1935), Rona **90**, 273. Versuche an Bohnen, Mais und Lupinen.

Bohnen zeigte sich folgendes Bild des p_H bei verschiedener Düngung[2249] (auf Tab. 78 Zahlen = p_H):

Tabelle 78.

	im Wurzelgebiet	Zwischen den Wurzeln	Differenz
ohne Salzzusatz	5,03	5,70	0,67
$(NH_4)_2SO_4$ . . .	4,88	5,61	0,73
$NaNO_3$	5,05	5,33	0,28

Aus den Zahlen ergibt sich, daß wohl eine stärkere Verschiebung nach der sauren Seite bei Ammonsalz vorhanden ist, aber selbst beim Nitrat, wenn auch unsicher, war ein ähnlicher Effekt zu beobachten. Für die Anionenabsorption spielt die Aufnahme durch die Bodenkolloide keine Rolle[2251], dagegen [2252].

Die in der Tabelle angeführte Art der Reaktion ist nicht typisch, da $NaNO_3$ ein alkalisches Düngemittel ist. Daher wird es vorkommen können, daß durch die stärkere Anionenaufnahme bei $NaNO_3$-Düngung die Menge der löslichen und direkt brauchbaren Phosphate sich vermindert. Der Vergleich ergibt folgende Werte aus Versuchen mit Weizen in Feldkulturen, von denen der eine Acker mit $NaNO_3$ gedüngt war (nach[2253], die aufeinanderfolgenden Zahlen bedeuten die Analyse des Strohs in aufeinanderfolgenden Wochen):

K_2O	Kontrolle	2,5	2,11	—	1,61	1,37	1,41	1,25	1,02	0,52
	+ $NaNO_3$	3,63	3,50	3,12	2,85	2,82	2,72	2,14	1,87	0,77
P_2O_5	Kontrolle	0,73	0,65	—	0,62	0,54	0,47	0,41	0,26	0,21
	+ $NaNO_3$	0,52	0,51	0,45	0,41	0,39	0,35	0,21	0,22	0,21

Wir sehen durchweg einen größeren Phosphatgehalt in den Kontrollen, aber die Kalimenge war, wie verständlich, bei den mit $NaNO_3$ gedüngten Pflanzen größer.

Dieser Befund wurde auch bei anderen Pflanzen beobachtet[2246, 2247], aber ebenso das Gegenteil z. B. Gerste[2258]. Geringere K-Aufnahme wurde berichtet bei der Bohne[2254] und Mais[2255], Tomatenpflanzen hielten Kalimangel bei Nitratdüngung länger aus[2256], es führt zur Ansammlung von NO_3' in den Blättern[2257], s. 567.

Sonstige Stoffwechselvorgänge. Das hier zu behandelnde Thema war schon in den vorhergehenden Seiten nicht zu übergehen, denn Aufnahme, Reduktion und Assimilation sind nicht streng voneinander zu trennen. Beim Nitrat muß natürlich immer die Differenz zu anderen Stickstoffquellen herangezogen werden. Denn Stickstoffmangel, ein pathologischer Zustand, kann nicht eindeutig als Gradmesser der Nitratwirkung dienen.

Zuerst wird man die Ansammlung von stickstoffhaltigen Produkten in Ergänzung der Tabelle 77 S. 321 erwähnen müssen. So enthalten Nitratpflanzen geringere Mengen von Hexosamin[2259] oder Glutamin bzw. Asparaginstickstoff[2260] als NH_4'-Pflanzen. Glykosid-N in Mohrenhirse (Sorghum vulgare Pers) bildet sich aus NO_3'[2261]. Das liegt teilweise an der Geschwindigkeit der Assimilation.

[2250] MAZE, P.: Ann. rev. Biochem. V, 525 (1936).
[2251] NEHRING, K.: Z. angew. Chem. 1935, 504 (Vortragsreferat).
[2252] SHIVE, J. W. u. ROBBINS, W. R.: Ann. rev. Biochem. VIII, 503 (1939).
[2253] DAVIDSON, J.: J. agric. Res. 46, 449 (1935), Rona 74, 454. Weizen.
[2254] CAROLUS, R. L.: Plant Physiol. 13, 349 (1938), Rona 109, 219.
[2255] BECKENBACH, J. R., ROBBINS, W. R. u. SHIVE, J. W.: Soil. Sci. 45, 403 (1938). Rona 109, 56. Auch SO_4''-Aufnahme gehemmt, Mg''-Aufnahme gefördert.
[2256] WALL, M. E. u. TIEDJENS, V. A.: Science 91, 221 (1940). C. 1940 I, 3801.
[2257] GREGORY, F. G.: Ann. rev. Biochem. VI, 557 (1937).
[2258] ARNON, D. I.: Soil Sci. 48, 295 (1939), Rona 118, 219. Mit NH_4' ernährte Gerste hatte einen höheren P-Gehalt und niederen K-, Ca-, Mg-Gehalt als NO_3'-Pflanzen.
[2259] SIDERIS, C. P., YOUNG, H. Y. u. KRAUSS, B. H.: J. biol. Chem. 126, 233 (1938). Ananaspflanzen.

So wird $NH_4^{\cdot}$ in der Ananas sofort nach der Aufnahme assimiliert und liefert Aminosäuren, Glutamin und Asparagin, Nitrat wandert weiter, wird später synthetisiert und letztlich in Eiweiß überführt, das bei Nitratpflanzen reichlicher war[2262]. Schon in den Wurzeln war der Eiweißgehalt höher bei den Nitratpflanzen, und zwar stärker als in den oberen Organen. Das wird auf die $NH_4^{\cdot}$-Schädigung bezogen, während Nitrate sehr wenig giftig sind. So wuchs Weizen noch bei 0,025% $NaNO_3$ maximal[2263].

Der Nikotingehalt der Tabakblätter war bei Nitratstickstoff niedriger als bei Ammoniak[2264, 2265], aber schließlich holten die Nitratpflanzen auf, weil sich bei ersteren Schäden zeigten.

Die Schäden bestanden nach $NH_4^{\cdot}$ bei der Ananas in minderem Eiweißgehalt, der einhergeht mit einer Verminderung der Saccharose und reduzierendem Zucker in der Wurzel der Ananas[2262]. Neuerdings ist man geneigt, die Ammoniakschädigung auf einen Zuckermangel zurückzuführen[2252, S. 516]. Dieser führt sekundär zu einer Hydrolyse von Eiweiß. Nitratschädigung wird durch Belichtung vermindert[2266], da die Assimilation und damit die Kohlenstoffausnutzung vermehrt ist. Die stärkere Belichtung führt zu einer überschießenden Zuckerassimilation.

Bei Weizen und Tomaten ließ sich bei vermehrter Nitrataufnahme und Assimilation durch Belichtung Zunahme der Eiweißmengen, zugleich mit Abnahme dre Hemicellulose[2267] feststellen. Die Organe werden dabei Unterschiede zeigen.

In Versuchen mit Gerste war der *Zuckergehalt* gerade in den Wurzeln bei $NH_4^{\cdot}$-Düngung größer[2258]. Selbstverständlich verbraucht Nitrat selbst zur Assimilation auch Zucker (siehe dazu KALINKEWITSCH[2213, II]). Eine interessierende Versuchsreihe[2268] an Sojabohnen in Sandkulturen (Töpfe von 2 Gallonen, beimpft mit Rhizobium japonicum) ergab eine Differenz für die Kationen der angebotenen Nitrate, indem $NaNO_3$ giftiger war, weil $Na^{\cdot}$ nicht zum Ansatz kommt (im Verhältnis zu $NH_4^{\cdot}$, $Ca^{\cdot\cdot}$, $K^{\cdot}$) und der Saft übermäßig alkalisch wird. Dann aber wird der Nitratgehalt je nach Konzentration von besonderem Einfluß auf den Zuckergehalt sein. So verursacht wöchentlicher Zusatz von Nitrat-N einen Abfall der reduzierenden Zucker im Pflanzensaft, bei 70 mg kommt es gleichzeitig mit gehemmter Knöllchenproduktion zu vermehrter Blattproduktion und damit zu vermehrter Fähigkeit zur Zuckersynthese und wieder zur Zuckergehaltserhöhung. Bei noch höheren Konzentrationen (gleichzeitig Aufhören der Knöllchenproduktion) wird die Glucose wiederum geringer.

Manchmal ergeben sich Hinweise, daß bei der Zuckerwirkung gar nicht die Assimilation, sondern das Ion selbst eine Rolle spielt. BÖNING[2269] untersuchte den Zuckergehalt der Tabakpflanze auch unter der Einwirkung anderer Ionen und fand eine Erniedrigung nach der Reihe: $PO_4''' < SO_4'' < NO_3' < Cl'$. Diese Reihe wird in Beziehung gesetzt zum osmotischen Druck. Schnell permeierende Ionen würden eine Steigerung des osmotischen Drucks verursachen. Dieser Steigerung

---

[2260] CLARK, H. E.: Plant Physiol. **11**, 5 (1936), Rona **94**, 373. Tomatenpflanzen.
[2261] HAMANT, C.: C. rend. Acad. Sci. **201**, 1503 (1935). C. **1936 II**, 2934. Vielleicht über Blausäure.
[2262] SIDERIS, C. P., KRAUSS, B. H. u. YOUNG, H. Y.: Plant Physiol. **13**, 489 (1938). C. **1938 II**, 4084.
[2263] GOEDEWAAGEN, M. A. J.: Proc. roy. Acad. Sci. Amsterdam **32**, 135 (1929), Rona **51**, 698.
[2264] WLADIMIROW, A. W.: Chemisat. soc. Agric. **8**, 35 (1939). C. **1939 II**, 4262. Nicotina rustica.
[2265] DAWSON, R. F.: Bot. Gaz. **100**, 336 (1938), Rona **112**, 401. Verschiedene Tabaksorten.
[2266] WHITE, H. L.: Ann. Botany **1**, 623 u. 649 (1937). Versuche an Lemna, zit. nach 2252, S. 517.
[2267] TOTTINGHAM, W. E. u. LEASE, E. J.: Science **1934 II**, 615, Rona **87**, 71.
[2268] ORCUTT, F. S. u. WILSON, P. W.: Soil Sci. **39**, 289 (1935), Rona **87**, 304.
[2269] BÖNING, K. u. BÖNING-SEUBERT, E.: Biochem. Z. **278**, 71 (1935), Rona **89**, 318. C. **1935 II**, 1390.

wird entgegengearbeitet durch Beseitigung des Zuckers, der damit als Regulator bzw. Puffer dient. Bei Weizen ergab sich die Reihe des Zuckerschwundes $NO_3' > SO_4'' \leqslant Cl'^{2270}$, offenbar ohne Zusammenhang mit der Permeationsgeschwindigkeit.

An isolierten Blättern von Drosera capensis wurde der Stärkeabbau in der Reihenfolge: $NO_3' > PO_4''' > Cl' > SO_4''$ beschleunigt, was bei den hohen Konzentrationen (n/5—n/50) nichts mit obigen Verhältnissen zu tun hat[2271].

Verschiedenes. Bei Algen wurde im Licht weniger Formaldehyd gefunden, wenn NO_3' anwesend war, aber die NO_2'-Mengen waren dabei größer[2272]. Oxal-, Apfel- und Citronensäure ist bei NO_3'-Düngung von Tomaten höher[2260], ebenso Oxalsäure bei Picea excelsa und Fagus silvatica[2273], Citronensäure bei Tabak[2264] (Phosphatide bei Flachs[2300]). Bildung von Vitamin C ist größer in höheren Pflanzen, steigend mit der Nitratmenge[2274]. Bei Züchtung von Kressekeimen in verschiedenen Stickstoffquellen fand sich bei NH_4HCO_3 und NH_4NO_3, NH_4-acetat oder NH_4-succinat keine Änderung. KNO_3 und $NaNO_3$ führte zur Zunahme von Ascorbinsäure, nicht aber von Carotin. $(NH_4)_2SO_4$ wirkte dagegen ungünstig auf die Bildung beider (nicht auf Xanthophyll[2278, I]). Bei diesen Versuchen waren wohl die Aciditätsverhältnisse maßgeblich, denn bei KNO_3 und $NaNO_3$ waren auch organische Säuren und CO_2 vermehrt, als Regulationsvorgang zur Abpufferung der nach der Nitratassimilation zurückbleibenden Alkalien. Ascorbinsäurebildung lag damit im Nebenschluß zur Bildung dieser Säuren. Isolierte Blätter bei Weizen bildeten im Licht Bios, aber bei Anwesenheit von 1% $NaNO_3$ weniger[2275].

Isolierte Blätter von Liguster bildeten bei NO_3' vermehrt CO_2[2276], Elodea Canadensis mehr O_2[2277].

Die Transpiration der Baumwollpflanze sinkt durch Salze, durch Chloride mehr als durch Nitrate[2278], aber die hier angewandte Reihe der Kationen zeigt keine Gesetzmäßigkeit, z. B. wirkt bei Chlorid $Na^{\cdot}$ stärker, bei Nitrat das Kalium.

2. Phosphat. Im Abschnitt über die Aufnahme von Anionen im allgemeinen (S. 317) wurde schon über die Aufnahme von Phosphaten gesprochen. Hier interessieren uns andere Gesichtspunkte. Die Wurzel vermag nicht aus jeder Konzentration, die ihr angeboten wird, ausreichende Substanzmengen zum Wachstum herauszuziehen. Das Schöpfwerk vermag zu hohe Gefälle nicht zu überbrücken. Die notwendige Mindestkonzentration beträgt z. B. 0,5 mg PO_4''' in 1000 ccm Nährlösung bei Roggen[2279], bei 1—50 mg liegt bei Weizen das Optimum[2280]. Wesentlich ist die absolute Zufuhr im Verhältnis zum Wachstum, denn der Roggen assimiliert bei vollem Wachstum bei den geringen Konzentrationen von 0,5 mg/Ltr. zu rasch das angebotene Phosphat, so daß also der Anschein von P-Mangel auftreten kann. Die aufgenommene Menge steigt in diesem Bereich mit der angebotenen Konzentration, aber die relative Aufnahme wird geringer[2282, 2187].

[2270] FUCHS, W. H.: Planta **24**, 725 (1935), Rona **94**, 49. C. **1936 II**, 492. $Ca(NO_3)_2$ macht eine Ausnahme.

[2271] GIESSLER, A.: Flora N. F. **23**, 133 (1928), Rona **48**, 639. Stärkeschwund beobachtet, nur qualitativ nach Ausfall der Jod-Reaktion.

[2272] SOMMER, A. L.: Plant Physiol. **11**, 853 (1936), Rona **98**, 219.

[2273] OLSEN, C.: C. rend. Trav. Labor. Carlsberg Ser. chim. **23**, 101 (1939). C. **1940 I**, 1216. Gleichzeitig Ca-Oxalatablagerung.

[2274] v. HAUSEN, S.: Biochem. Z. **288**, 391 (1936).

[2275] SUCHORUKOV, K., KLING, E. u. KLIACKO, D.: C. rend. Acad. Sci. URSS. **1**, 524 (1935), Rona **88**, 131.

[2276] RUHLAND, W. u. ULLRICH, H.: Planta **7**, 424 (1929), Rona **51**, 445.

[2277] LOVELL, J.: Proc. Leeds physic. lit. Soc. Sci. Lect. **3**, 488 (1938). C. **1939 I**, 1783.

[2278] MEYER, B. S.: Amer. J. Bot. **18**, 79 (1931), Rona **62**, 96.

[2278, I] MAPSON, L. W. u. CRUICKSHANK, E. M.: Biochem. J. **41**, 197 (1947).

[2279] PARKER, F. W.: Soil Sci. **24**, 129 (1927), Rona **43**, 54. Bei Sojabohne schon 0,5 mg/Ltr.

[2280] TEAKLE, L. J. H.: Plant Physiol. **4**, 213 (1929), Rona **54**, 603.

[2281] GRACANIN, M.: C. rend. Acad. Sci. **195**, 899 (1932), Rona **74**, 275. Gerste, Weizen, Mais, Erbsen.

[2282] GRACANIN, M.: C. rend. Acad. Sci. **195**, 1311 (1932), Rona **74**, 275. Versuche an Gerste und Mais.

Für die absolute Menge der Aufnahme hat der Transspirationsstrom (d. h. die Wasserverdunstung), den wir vorher sehr wirksam beim Weitertransport anderer Ionen sahen, eine geringe Bedeutung (Hafer[2187], Gerste, Weizen, Mais, Erbsen[2281]), wird auch durch PO_4''' herabgesetzt[2312], dagegen ist maßgeblich die Entwicklung der Wurzelmasse gemessen am Trockengewicht[2187]. Diese entwickelt sich als Versuch einer Regulation stärker bei P-Mangel[2307-2311].

Die Absorption wird geringer mit dem Alter[2187], das ist aus den Gesetzen von STEWARD über die Br'-Aufnahme abzuleiten.

Neben diesen endogenen Faktoren sind die exogenen nicht zu vernachlässigen, die sich aus der Chemie des Phosphations ergeben, etwa durch *Bildung unlöslicher Substanzen*.

Darunter ist an erster Stelle das *Eisen* zu nennen. Bei der niedrigen PO_4'''-Konzentration der Versuche mit Roggen und Soja wurde das PO_4''' durch Fe gefällt und so die PO_4'''-Aufnahme der Pflanzen behindert[2279]. Umgekehrt wird durch die PO_4'''-Ionen das Eisen gefällt und unresorbierbar. Diese Fällung erfolgt bei manchen Pflanzen[2283, 2289] noch in den Gefäßbündeln oder Geweben, so daß als Effekt eine Chlorose der Pflanze durch hohe PO_4'''-Gaben erfolgt. Bei Versuchen mit Reis[2289] war Ca förderlich für die Entwicklung der Chlorose, bei den anderen Pflanzen[2283] hemmend, letzteres bei alkalischer Reaktion, wo eine Fällung des Phosphats außerhalb der Pflanze als Ca-Salz wirksam wird. Bei Hafer führte $CaCl_2$ zur besseren Resorption des PO_4'''[2187].

Bei der Fällung außerhalb der Pflanze ist neben Fe noch Al in Betracht zu ziehen[2288, 2290], wobei ein Antagonismus der beiden Ionen im physiologischen Effekt resultieren soll[2290, 2291], z. B. auch hinsichtlich Wasserkapazität und Resistenz gegen Frost, die bei Phosphatüberschuß größer sind[2291]. Daneben gibt es Reaktionen mit Bodenkolloiden, etwa Silicaten und Calcium[2284, 2285].

Die Ausnutzungsfähigkeit von Al-Fe-Phosphaten wurde von UNGERER[2286] an Hafer untersucht. So ergab eine Sandkultur mit Phosphat als $CaHPO_4$ 11,4 g, als $AlPO_4$ 6,8 g, als $FePO_4$ nur 5,1 g Ertrag, der aber durch $CaCO_3$ gehoben werden kann. Der Effekt wird durch Säureabgabe durch $AlPO_4$ und $FePO_4$ erklärt, weil diese unter Bildung von basischen Komplexen zur Abspaltung von Phosphaten führen. In Versuchen an chinesischem Zuckerrohr war gerade dann ein guter Effekt zu beobachten, wenn kein $CaCO_3$ im Lehmboden mehr vorhanden war. So konnte man durch Zugabe von $CaCO_3$ das Tricalciumphosphat in seiner Löslichkeit vermindern, so daß nichts mehr beweglich blieb[2292, 2293, 2287]. Diese Wirkung des Ca kann man durch Humussäuren[2293] oder Citrat[2287] vermindern. Sehr wichtig ist noch die Anwesenheit des Fluorids in der angebotenen Phosphatverbindung. Will man Mineralphosphat (rock-phosphate), das als Fluorapatit vorliegt, zur Düngung verwenden, muß man das Fluor entfernen. Sogar Ca-Metaphosphat ist für die Pflanze noch besser auszunutzen (EISENBERGER, LEHRMAN und TURNER[698, III]). Nach GERICKE[2287, I] wird sogar schon das Hydroxylapatit für die Pflanzen schwer zugänglich sein. Silicate sollen den Übergang

---

[2283] OLSEN, C.: C. rend. Trav. Carlsberg Lab. Ser. chim. 21, 15 (1935), Rona 91, 100. Versuche mit Lemna polyrhiza, Xanthium spinosum, Zea Mais.
[2284] SCARSETH, G. D. u. TIDMORE, J. W.: J. amer. Soc. Agron. 26, 138 (1934), Rona 79, 316.
[2285] SCARSETH, G. D. u. TIDMORE, J. W.: J. amer. Soc. Agron. 26, 152 (1934), Rona 79, 317.
[2286] UNGERER, E.: Z. Pflanzenernährung A. 12, 349 (1928), Rona 52, 73.
[2287] RAUTERBERG, E.: Z. Pflanzenernährung A. 28, 106 (1933), Rona 73, 72.
[2287, I] GERICKE, S.: Angew. Chemie 60, 98 (1948).
[2288] FORD, M. C.: J. amer. Soc. Agron. 25, 134 (1933), Rona 73, 72.
[2289] KIMURA, J.: J. Imp. Agric. Exp. Sta. (Japan) 2, (1932), zit. nach [2136], S. 495. Versuche mit Reis.
[2290] SERGEYEV, L. I. u. SERGEYEVA, K. A.: C. rend. Acad. Sci. URSS 22, 626 (1939) Rona 117, 46. Sommerweizen.
[2291] SERGEYEV, L. I. u. SERGEYEVA, K. A.: C. rend. Acad. Sci. URSS 22, 630 (1939) Rona 117, 47.
[2292] BEHRENS, W. U.: W. Z. Pflanzenernährung 39, 301 (1935), Rona 91, 100.
[2293] FLIEG, O.: Z. Pflanzenernährung 38, 222 (1935), Rona 87, 306.

in diese Verbindung hindern und so die Assimilation begünstigen. Nach den Erfahrungen der Düngerherstellung ist aber in der Störung das Fluorid führend, dessen Beseitigung vor allem erstrebt werden muß. (Siehe dazu S. 331.)

Über das Ca/P-Verhältnis kann man auf das betreffende Kapitel im Abschnitt Chemie (S. 55 ff.) verweisen. Entsprechende Bedingungen, besonders die *Wasserstoffionenkonzentration* werden hier wirksam sein. Als Komplikation gehört aber dazu, daß man die Möglichkeit saurer Wurzelausscheidungen[2279] — wie wir es schon dargestellt haben — nicht unberücksichtigt lassen darf.

Durch Kalkung kann sogar die Ausnutzbarkeit des Phosphats verbessert werden, etwa auf dem Umwege über eine stärkere Entwicklung der Wurzel der Pflanzen, oder über Ausscheidungen aus ihnen[2297, I]. Damit werden die Verhältnisse unübersehbar, und jede Aussage scheint nur für die gerade untersuchte Pflanze zu gelten.

Im alkalischen Gebiet wird PO_4''' schlechter aufgenommen[2283, 2294], so daß also z. B. die durch Fe-Ausfällung im Gewebe entstehende Chlorose bei p_H 8,0 verhindert wird[2283].

Nach Zusatz von etwas löslichem PO_4'''[2296] oder durch Kombination mit Stickstoff in neutralen Böden[2295] wird die Resorption verbessert und zwar dadurch, daß bei der Nitrifikation Salpetersäure entsteht. Andererseits war die Ausnutzung von $CaHPO_4$ in sauren Böden besser als die von Monocalciumphosphat[2285]. Die Wirkungsgrade waren hier Monocalciumphosph. = 100, Tricalciumphosph. = 57, $NH_4H_2PO_4$ = 110, $FePO_4$ = 25. Zusatz von $CaCO_3$ verminderte die Ausnutzung in jedem Fall.

Weiter nahmen Pflanzen, die auf saurem Boden wachsen — Pinus silvestris, Azalea pontica, Eriphorum vaginatum —, mehr P aus saurer Lösung auf. Pflanzen dagegen, die sonst in neutralem Milieu wachsen (Fagus silvatica, Alies alba), nahmen aus schwach alkalischer Lösung mehr auf[2297]. Hier ist neben der Löslichkeit und Abgabe von Sekreten aus den Wurzeln noch die Schädigung der Wurzeln durch die Acidität zu berücksichtigen. Wir kennen also schon eine ganze Reihe von Faktoren.

Bei der Resorption spielt die Weiterverarbeitung eine Rolle. Die am stärksten wachsenden Teile haben den höchsten Gehalt[2298]. Die Beziehung zur Belichtung ist nicht eindeutig, z. B. fällt der Gehalt bei Getreidekeimlingen nach der Belichtung, steigt aber an bei Tomaten und Kartoffeln, wenn sie Chlorophyll haben und assimilieren können[2298]. Phosphorylierungen spielen vielleicht hinein. So wurde bei Erbsenmehl Hexosediphosphat gebildet (Harden-Youngester)[2299].

Das weitere Schicksal ist von vielen Faktoren abhängig, z. B. von der Stickstoffernährung. Gabe von Nitrat entgiftete eine für die Sojabohne stark giftige Phosphatmenge[2303, I]. Bei Flachs war unter NH_4'-Düngung der Phosphatidgehalt höher als bei NO_3'-Gabe[2300].

a) Das *Wachstum* kann durch PO_4''' anfangs als Minimumelement der Ernährung, bei hohen Konzentrationen aber durch Schädigung, wie wir es bei der Fe-Absorption eben darstellten, beeinflußt werden. Pflanzen, die durch Knöllchenbakterien nicht in N-Mangel geraten können, wie etwa Klee u. a., werden auf eine PO_4''-Zufuhr besonders eindeutig reagieren[2301]. Ebenso wichtig ist die Phase

---

[2294] McGeorge, W. R.: Soil Sci. **39**, 443 (1935), Rona **89**, 541.

[2295] Lewis, A. H.: J. agricult. Sci. **26**, 509 (1936), Rona **98**, 241. Versuche an Gerste und Senf.

[2296] Truffaut, G. u. Bezzsonoff, N.: C. rend. Acad. Sci. **186**, 522 (1928), Rona **46**, 641.

[2297] Kozlowska, A.: Protoplasma **27**, 9 (1936), Rona **100**, 228. C. **1939 II**, 439.

[2297, I] Gericke, S.: Bodenkunde u. Pflanzenernährung **17**, 147 (1940), Rona **120**, 581.

[2298] Cockefair, E. A.: Amer. J. Bot. **18**, 582 (1931), Rona **65**, 573. Versuche an Kakteen, Getreidekeimlingen, Tomaten und Kartoffeln.

[2299] Tanko, B.: Biochem. J. **30**, 692 (1936), Rona **95**, 175. Merkwürdigerweise wurde die Phosphorylierung durch 0,002 mol NaF stark gehemmt. 0,0002 hemmen nicht mehr.

[2300] Ssokolow, A. W.: Chemisat. soc. Agric. **8**, 22 (1939). C. **1939 II**, 4263.

[2301] Arrhenius, O.: Z. Pflanzenernährung B. **10**, 289 (1931), Rona **62**, 544.

der Entwicklung, während der PO_4'' zugeführt oder entzogen wird. So kann man Gerste in vollkommen PO_4'''-freie Nährlösungen bringen, ohne ihr zu schaden, wenn sie nur in den ersten 5—6 Wochen ausreichend versorgt war[2302, 2303]. Während dieser Zeit werden genügende Mengen P aufgenommen, um bis zur Samenreife zu kommen. Entbehrt sie PO_4''' aber in den ersten 4 Wochen, dann bilden sich zwar Halme, aber keine Ähren aus[2303].

Die Entwicklung der Trockengewichte erfolgt nach MITSCHERLICH in logarithmischer Form mit Zunahme der P-Düngung, wobei die bei einer statistischen Summenkurve vorhandene langsame Steigerung bei kleinsten Dosen vernachlässigt wird. Auch proportionale Steigerung kann je nach der Form der vorhandenen S-Kurve zustande kommen[2306]. Als Beispiel geben wir auf Tab. 79 eine Versuchsreihe von ARRHENIUS[2304] wieder, wobei die Zahlen relative Gewichte darstellen mit Einsetzen von 100 für die optimale Entwicklung. Die Konzentrationen wurden durch tägliche Nachfüllung der Nährlösungen auf gleicher Höhe gehalten.

Tabelle 79.

mg PO_4'''/Ltr.	0	9	30	90	300
Gerste	3	90	98	100	92
Hafer	6	99	99	100	97
Sommerweizen	9	100	92	99	89
Klee.....	1	52	92	100	69
Zuckerrüben .	6	100	75	87	25
Wasserrüben .	12	90	88	100	55

Wir sehen aus den Zahlen den Beginn einer Schädigung, während das logarithmische Gesetz durch den weiten Abstand der niederen Dosierungen wenig deutlich wird. Durch Überdosierung soll vor allem das Längenwachstum der Pflanzen leiden[2305].

Eine zweite Tabelle nach Untersuchungen von WEISSFLOG und MENGDEHL[2202] soll die *Verwertbarkeit verschiedener Phosphor-Sauerstoffverbindungen* durch Mais deutlich machen. In jedem Gefäß befand sich dieselbe P-Menge (142,5 mg) in verschiedener Form. Teils wuchsen die Pflanzen auf sterilem, teilweise auf infiziertem Boden. Die Zahlen geben das geerntete Frischgewicht aus Durchschnitten „bis zu 6 Pflanzen" an:

Tabelle 80.

Salz	KH_2PO_4	NH_4MgPO_4	$K_4P_2O_7$	KPO_3	$Ca_3(PO_3)_2$	K_2HPO_3	KH_2PO_2	ohne P
sterile Pflanzen	16,9	38,9	17,1	15,1	16,2	8,5	6,2	6,9
infizierte Pflanzen	18,5	39,6	29,5	17,1	11,8	6,4	4,7	7,1

Die Zahlen der Tabelle bedürfen keiner Erläuterung, abgesehen vielleicht von dem besseren Wachstum der auf infiziertem Boden mit Pyrophosphat wachsenden Pflanzen. Die Differenz ergibt sich daraus, daß Pyrophosphatasen der Bakterien die Pyrophosphate in die leichter aufnehmbaren o-Phosphate spalten. In Algen

---

[2302] TUEVA, O.: Rona 53, 202 (1929).
[2303] BRENCHLEY, W. E.: Ann. of Botany 43, 89 (1929), Rona 51, 59.
[2303,I] HAMNER, C. L.: Bot. Gaz. 101, 637 (1940). C. 1940 II, 2039.
[2304] ARRHENIUS, O.: Z. Pflanzenernährung A. 16, 94 (1930), Rona 56, 501.
[2305] TURNER, TH. W.: Bot. Gaz. 88, 85 (1929), Rona 53, 345. Versuche an Gerste, Weizen, Baumwolle.
[2306] ENGLIS, D. T. u. GERBER, L.: Soil Sci. 28, 221 (1929), Rona 52, 563. Versuche mit Sojabohnen in Topfkulturen.

wurde andererseits Metaphosphat gefunden und eine Umwandlung in diese Verbindung aus PO_4''' beobachtet[1992].

Maßgeblich ist die Belichtung, deren Wirkung sich zum PO_4''' addiert[2307], wobei mit zunehmender Belichtung allerdings auch die Ansprüche an Zufuhr von PO_4''' wachsen[2308], so daß P-Mangel stärker hervortritt[2310], ähnlich wie beim Tier Rachitis leichter bei gutem Wachstum auftritt. Die Gewichtszunahme bei P-Zulage betrifft nicht die ganze Pflanze gleichmäßig, sondern der oberirdische Teil nimmt mehr zu als das Gewicht der Wurzeln[2307, 2308, 2309, 2311]. Die Wurzelentwicklung bleibt also bei hoher Gabe von PO_4''' zurück und ist stärker bei kleiner Menge (als Regulation aufzufassen). Umgekehrt sind Pflanzen wie Baumwolle, die keine Wurzelhaare besitzen, empfindlicher gegen niederes Phosphatangebot[2308], so daß man die Stärke der Wurzelentwicklung als einen Kompensationsvorgang zur besseren Aufnahme des vermindert angebotenen Nährstoffes auffassen könnte. Allerdings erstreckt sich diese Reaktion nicht auf alle Nährstoffe.

Durch hohe PO_4'''-Gaben wird der Beginn des Alterns bzw. die Reife beschleunigt[2308, 2309].

b) Spezielle Stoffwechselfunktionen. Beziehungen zu anderen Mineralien sind vielfach vorhanden. So war PO_4'''-Überschuß bei Kalimangel nachteilig für den Ertrag[2312]. Andererseits ist PO_4''' notwendig zur Reduktion von Nitrat (HOAGLAND[2230], S. 480), und in Gerste, Buchweizen und Zuckerrübe ließ sich eine stärkere Ansammlung von Nitraten bei PO_4'''-Mangel beobachten[2229]. Beim Tabak besteht zwischen Stickstoff- und Phosphatdüngung eine gegenseitige Beziehung: P vermehrt die Nicht-Protein-Kohlenhydratkomponenten des Blattes, Stickstoff die Proteinkomponenten. Die Einwirkung auf die Fermente scheint entgegengesetzt zu liegen. P verminderte den Pectasegehalt und erhöhte die Protease. Stickstoff erhöhte die Pectase und verminderte die Protease. Die Infektion mit Mosaikvirus brachte an diesen Korrelationen keine Änderung[2307, I].

Diese Korrelationen können wir auf folgende Weise zu umschreiben versuchen. Da P an sich vor allem im Kohlenhydratstoffwechsel wirksam ist, sind weniger Fermente dieses Stoffwechsels notwendig, wenn Phosphat, dem WARBURG die Eigenschaft eines Katalysators zuschreibt (siehe S. 213), im reichlichen Angebot vorliegt. Dazu würde es dann auch durchaus passen, daß bei Melandrium[2307, II] und Chlorella[2307, III] durch Phosphatgabe der Aneuringehalt vermindert wird.

[2307] EIDELMAN, S. M.: Rona 87, 303 (1934). Gerste.
[2307, I] HOLDEN, M. u. TRACEY, M. V.: Biochem. J. 43, 147 u. 151 (1948).
[2307, II] HURNI H.: Z. f. Vitaminforschung 15, 3 (1944).
[2307, III] v. WITSCH, H.: Naturwissenschaften 36, 53 (1949) bzw. Biolog. Zentralblatt 67, 95 (1948).
[2308] SOMMER, A. L.: J. agric. Res. 52, 133 (1936), Rona 95, 179. Erbsen, Buchweizen, Mais, Tomaten, Weizen, Baumwolle.
[2309] WILLIAMS, R. F.: Austral. J. exp. Biol. Med. Sci. 14, 165 (1936), Rona 99, 52. Hafer.
[2310] SMIRNOV, A., STROM, E. u. KUZNETZOV, S.: Bull. Acad. Sci. URSS. Ser. Biol. 2, 265 (1938), Rona 112, 568. Erbsen.
[2311] WOODMAN, R. M.: J. agric. Sci. 29, 229 (1939), Rona 114, 51. Salat.
[2312] LEMMERMANN, O. u. BEHRENS, W. U.: Z. Pflanzenernährung 37, 300 (1935), Rona 88, 400.
[2313] WILLIAMS, R. F.: Austral. J. exp. Biol. a. med. Sci. 13, 49 (1935), Rona 88, 552.
[2314] CALDWELL, J. u. MEIKLEJOHN, J.: Ann. of Bot. N. S. 1, 477 (1937), Rona 105, 415. C. 1937 II, 3473.
[2315] CALDWELL, J. u. MEIKLEJOHN, J.: Ann. of Bot. N. S. 1, 487 (1937). C. 1937 II, 3473.
[2316] JONES, W. W.: Plant Physiol. 11, 565 (1936). C. 1936 II, 2934.
[2317] LYON, C. J.: J. gen. Physiol. 6, 299 (1924).
[2318] LYON, C. J.: J. gen. Physiol. 10, 599 (1927). (Aktivität des Enzyms) $\times (pPO_4)^n = K$, der Exponent war für Pflanzenatmung = 1, Peroxydase = 1,34, Lipase 3 und 4.
[2319] PETRIE, A. H. K. u. WILLIAMS, R. F.: Austral. J. exp. Biol. a. med. Sci. 16, 347 (1938). C. 1939 I, 4345.
[2320] HOAGLAND, D. R.: Ann. rev. Biochem. 1, 622 (1932).

Die Diastaseaktivität in Sojabohnen nimmt bei großen Phosphatmengen ab, und zwar noch bevor im Ertrag eine toxische Wirkung merkbar wurde[2306] (Nitrat wirkte entgiftend[2303, I]).

PO_4''' erhöht den Peroxydasegehalt von Samen[2321], erniedrigt die Amylaseaktivität von Erbsen[2322], siehe auch [2318], aktiviert aber bei Kaliummangel in Zuckerrohr[2323].

Die Transpiration des Hafers wird durch kleine PO_4'''-Gaben erniedrigt[2313].

Der Sauerstoffverbrauch durch Schnitte von Tomaten wird durch m/30 PO_4''' kaum gesteigert, aber höhere Konzentrationen hemmen[2314], eine Funktion, die durch NaF etwas gestört wird[2315]. Auch die CO_2-Produktion von Weizen, der PO_4'''-arm ernährt war, ist gegenüber normalen Pflanzen nicht gestört (6% ?). Zusatz von PO_4''' zu solchen Pflanzen führte zu einer Steigerung von vielleicht 10%[2316], also im Bereich der Fehlergrenze. Bei Hafer und Sudangras führte P zu einer Atmungssteigerung, aber nur in den Anfangsstadien der Entwicklung[2319]. Deutlicher sind die Steigerungen der CO_2-Produktion von Elodea canadensis. 0,021 mol steigerte auf 115%, 0,085 auf 150%. Die Steigerung nahm bis 0,17 mol nicht zu. Auch unter anaeroben Bedingungen führte PO_4''' zur Steigerung[2317]. Neben der Konzentration an PO_4''' wirkt die Wasserstoffionenkonzentration[2318].

Bei Kartoffelscheiben verursachte in den Versuchen von STEWARD und PRESTON[2163, II] eine Verminderung des Phosphatpuffers bei p_H 7 eine Abnahme von Atmung und Proteinsynthese.

PO_4''' erhöht die Formaldehydbildung in Algen[2272], ebenso den Zuckergehalt in Tabakblättern außer bei übermäßigen Gaben[2269] und in Tomaten gleichzeitig mit dem von Nitrat[2320]. Phosphat wirkt weiterhin günstig ein auf die Bildung von Vitamin C bei Samen[2327] und die Bildung von Lobelin in Lobelia inflata, aber letzteres nur in Verbindung mit Salpeterstickstoff[2328]. Bei Faser- und Öllein wird die Ertragskurve gesteigert, der Eiweißgehalt erniedrigt, die Jodzahl des Leinöls erhöht[2326, II].

c) *Phosphatmangel* verursacht Abbau der Reservekohlenhydrate bei der Erbse[2310]. In der Wurzel von Zichorien (cichorium intybus) nimmt der Inulingehalt ab, die anderen Zuckerarten zu, also Begünstigung der Hydrolyse[2326, I]. Bei Zuckerrüben findet man entsprechend eine Erhöhung der Maltosefraktion, aber zugleich eine Abnahme des Rohrzuckers[2324], besonders in der Wurzel[2325]. Es kommt zu mangelhafter Wanderung von Kohlenhydraten in die Wurzel. Deshalb wird hier die Düngung mit $NH_4^{\cdot}$-Salzen schlecht vertragen, weil eine Synthese in organische Form verzögert wird.

Ein Vergleich zwischen P-Mangel und normalem Gehalt bei einigen Bestandteilen des Weizens ergibt folgende Zahlen von JONES[2316]:

Tabelle 81.

	100 Samen-wiegen	Eiweiß %	Stärke %	P %
P-Mangel	1,46	15,8	37,4	0,444
volle Ernährung . .	1,71	15,02	44,6	0,688

Diese Zahlen geben die stärksten Ausschläge in dem relativen Stärkegehalt, während man sonst besonders beim Eiweißstoffwechsel Einwirkungen sieht.

Darauf weist schon der Befund einer größeren NO_3'-Ansammlung hin, zugleich mit Zuckeranhäufung, z. B. bei der Tomate. Wir registrieren den Befund, daß Gerstenkörner mit guter PO_4'''-Gabe einen höheren Gehalt an Eiweißen besitzen[2326]. Schließlich gibt GREGORY[2257, S. 567] als Zeichen von P-Mangel folgende Symptome an: Reduktion im Proteingehalt, deutliche Ansammlung von Amin-Stickstoff, eine weniger deutliche von Amino-Stickstoff.

[2321] GARILLI, D.: Gior. biol. appl. Ind. chim. 2, 206 (1935). C. **1935 I**, 3554.
[2322] SMIRNOW, A. u. DARKANBAJEW, T.: Bull. Acad. Sci. URSS. **1938**, 299. C. **1939 I**, 440.
[2323] HARTT, C. E.: Plant Physiol. 9, 453 (1934), Rona **85**, 301.
[2324] SYSSAKYAN, N. M.: Bulll. Acad. Sci. URSS. 2, 321 (1938), Rona 112, 218.
[2325] SYSSAKYAN, N. M.: Bull. Acad. Sci. URSS. 2, 309 (1938), Rona 111, 390.
[2326] ARRHENIUS, O.: C. rend. Trav. Labor Carlsberg Sér. chim. **22**, 42 (1938), Rona **107**, 218.
[2326, I] SYSSAKYAN, N. M.: Biochimija 3, 94 (1938). C. **1939 I**, 2802.

d) Das radioaktive Phosphat: $^{32}PO_4$. Das als Radiophosphor ^{32}P bekannte Isotop ist heute zur Markierung zugefügten Phosphats als ,,Tracer" nicht mehr aus der Methodik physiologischer Untersuchungen von Pflanze oder Tier fortzudenken. Es wird dabei die Voraussetzung gemacht, daß durch die Einführung des ^{32}P in den Stoffwechsel die chemischen Umsetzungen nicht verändert werden. Diese Voraussetzung ist, soweit man heute sehen kann, richtig in Hinsicht auf die Umsetzungen im rein chemischen Milieu, sie ist richtig auch noch in Organbreien, aber sie wird fraglich im Verband der Zelle.

Es können hier nicht nur die lokalen chemischen Reaktionen durch ein Atom mit geringfügig veränderter Masse — als Änderung in der Umsatzgeschwindigkeit ausgedrückt — eine Störung erleiden, sondern durch den Zerfall des Atoms wird ein Projektil hoher Energie in das umgebende Plasma gesandt. Dieses Projektil ist beim Zerfall von ^{32}P ein Elektron, d. h. ein β-Teilchen mit der hohen maximalen Energie von 1,7 der durchschnittlichen $\sim 0,7$ MeV (Millionen Elektronen-Volt). Dieses Geschoß durchdringt das Plasma und läßt auf seinem Weg eine Reihe von Ionisierungen oder Anregungen zurück, darin gleich der Wirkung der Röntgen- und anderen Strahlung. Die Gesetze, die dort gelten, sind auch hier anzuwenden. Sie finden den Gipfel in der Theorie, daß es Teile in der Zelle gibt, die durch einen einzigen ,,Treffer", d. h. durch eine einzige in einen bestimmten Raum fallende Ionisierung so geschädigt werden können, daß eine bestimmte Funktionsänderung in der Zelle erfolgt (Kritik des Begriffs siehe EICHLER[2326, III]). Diese Funktionsänderung kann in einer Mutation oder im Zelltod bestehen. Sichtbar werden histologisch Brücken und andere Störungen im Bereich der Chromosomen. Die Häufigkeit des Auftretens ist rein statistisch bestimmt und also abhängig von der Intensität der Strahlung, die die Energiequanten im Gewebe entstehen läßt.

Diese Verhältnisse sind auf die von dem zerfallenden Atom ausgesandten Energiemengen zu übertragen unter Berücksichtigung der veränderten Bedingungen. Das zerfallende ^{32}P sendet sein Elektron nach irgendeiner Richtung. Welche Wahrscheinlichkeit es hat, gerade einen empfindlichen Teil der Zelle zu treffen, hängt von dem Raumwinkel ab, unter dem dieser Teil von dem zerfallenden Atom aus erscheint. Dieser ist um so größer, je näher es an dem Ziel liegt. Nach unseren bisherigen Kenntnissen sind die empfindlichen Teile in den Chromosomen zu suchen. Daraus ergeben sich für ^{32}P folgende Punkte:

1. Die Chromosomen bestehen wesentlich aus Nucleoproteiden.
2. Die Nucleoproteide enthalten Phosphoratome.
3. Durch den Stoffwechsel gelangen ^{32}P-Atome in Nucleoproteidbindung.
4. Damit zerfällt das Atom direkt im empfindlichen Bereich und hat so die beste Gelegenheit, tiefgreifende Störungen zu hinterlassen, sowohl durch das mit großem Raumwinkel, also großer Treffer-Wahrscheinlichkeit, freigelassene Elektron als auch durch den Rückstoß.

Die entsprechenden Änderungen sind auch bei Pflanzen beobachtet worden, wenn man nur eine genügend große Aktivität anwandte und ^{32}P zum Einbau brachte.

In den Versuchen von ARNASON[2326, IV u. V] wurden Gersten- und Weizenkörner in Lösungen verschiedener Aktivität zum Keimen, jeder Samen in 0,1 cm³, eingelegt. Eine Aktivität von 0,65 rd (RUTHERFORD) und darüber hemmte jede Ent-

---

[2326, II] OPITZ, K.: Pflanzenbau 17, 97 (1940), Rona 124, 303.
[2326, III] EICHLER, O.: Prinzipien des Lebendigen. Thieme 1949.
[2326, IV] ARNASON, T. J., CUMMING, E. u. SPINK, J. W. T.: Science 107, 198 (1948). C. 1948 II, 745.
[2326, V] ARNASON, T. J.: Cold Spring Harbor Symp. Bd. XIII (1948) S. 1.

wicklung. 0,065 rd erwiesen sich als letal für viele Samen, während eine Menge von 0,0065 rd einen nicht merkbaren Effekt auf Keimung und Wachstum veranlaßte.

Die Einheit RUTHERFORD bedeutet, daß 10^6 Kerne pro Sekunde zerfallen. Bei der üblichen Rechnung nach CURIE würde das am nächsten kommen einem Millicurie (mC) mit $3,6 \cdot 10^7$ Zerfällen pro Sekunde. Diese Bezeichnung führt sich zunehmend in USA ein, und man muß zugeben, daß diese Einheit viele Vorteile für sich hat.

Um einen Vergleich mit der Höhe der Dosen zu haben, sind folgende Umrechnungen von Bedeutung. 0,65 rd entsprechen $\sim 18\ \mu C$, die sich im Raum eines Weizenkorns auswirken können. $1/_{100}$ dieser Dosierung ergab keine sichtbaren Veränderungen. Auch diese Menge ist immer noch hoch im Verhältnis zu der beim Tier gegebenen Aktivität. Als Tracer werden für eine Ratte von 200 g Gewicht höchstens 1—10 μC gegeben.

Durch das Fehlen einer *sichtbaren* Veränderung ist aber noch nicht das Vorliegen einer Schädigung an den Chromosomen ausgeschlossen. Deshalb wurden mit 0,0065 und 0,00065 rd behandelte Samen in Nährlösung gezogen und das Verhalten der Chromosomen histologisch an Wurzelspitzen und Antheren untersucht. Auf beistehender Abbildung sind die beobachteten Formen wiedergegeben.

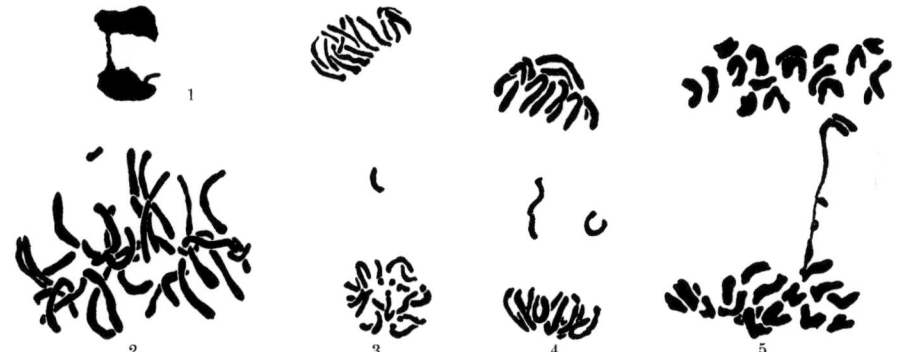

Abb. 25. Nach ARNASON ([2326] v) Chromosomenabweichungen bei mit P^{32} behandelten Pflanzen.
1) Telephasenbrücke in einer Zelle einer Gerstenwurzelspitze. 2) Chromosomenfragment in einer Wurzelspitze von Triticum durum. 3—4) Große zurückbleibende Fragmente in Mikrosporocyten von Triticum durum. 5) Anaphasenbrücke in einem Mikrosporocyten von Triticum vulgare.

Diese Bilder fanden sich auch bei nichtbehandelten Pflanzen, aber als Seltenheiten, während es bei den behandelten häufig zu beobachten war, in den Wurzeln vor allem in den ersten 5 Tagen vom Beginn der Keimung. Das ist die Zeit, in der die lokale Aktivität am höchsten ist, denn später gibt es eine Verdünnung, sowohl durch das Größerwerden der Pflanze als auch durch den zunehmenden radioaktiven Zerfall. Deshalb sind die meisten Chromosomenaberrationen auf die erste Zeit zurückzuführen. Eine Ausnahme wird man für die Knospe zugeben, weil hier die Aktivität besonders hoch ist. 5,7% des ^{32}P, das in der Pflanze gefunden wurde, befand sich in der Knospe, die selbst nur 0,28% des Gewichtes der Pflanze ausmachte.

Für die Wahrscheinlichkeit des Auftretens von Aberrationen war die Zahl der Chromosomen wichtig, wie folgende Tabelle anzeigt.

Tabelle 82.

Pflanze	Chromosomen	P^{32} rd	Zahl der Zellen und Aberrationen
Triticum vulgare........	21	0,00065	9
		0,0065	24
		0,35	119
Triticum durum........	14	0,00065	23
		0,0065	30
Hordeum distichon......	7	0,00065	0
		0,0065	0

Bei Tradescantia ergaben sich zeitliche Zunahmen von Chromosomenaberrationen, wie GILES und BOLOMEY[2326, VI] nachweisen konnten. Nach 9 Tagen war der Prozentsatz der Zellen mit Chromosomenabweichungen, wenn die Pflanze in einer Lösung mit 10 µC/cc aufgezogen worden war, 52,4%, bei 1 µC/cc 16,3 und selbst bei 0,1 µC/cc mit 2,3% noch gegenüber den Kontrollen mit 0,16% deutlich erhöht. Teilweise gibt es einen Rückgang, weil die meisten der Veränderungen als zell-letal anzusprechen sind. Aber im allgemeinen ließ sich eine Proportionalität zwischen Zahl der Aberrationen und der gemessenen und vorhandenen Aktivität nachweisen. Deshalb wirken auch die Lösungen stärker, bei denen das ^{32}P in möglichst hoher spezifischer Aktivität, d. h. weitgehend ohne Ballast zur Aufnahme angeboten wird. Denn unter diesen Bedingungen erfolgt eine viel raschere Aufnahme und damit frühzeitiger eine höhere Konzentration.

Im allgemeinen gleichen die erhaltenen Bilder denjenigen, die man nach Röntgenstrahlen erhält, hier aber abgewandelt durch die Bedingungen des Einbaus, wie es am Anfang dieses Abschnittes dargelegt wurde.

3. Sulfat und schwefelhaltige Anionen. Daß Pflanzen des Schwefels in irgendeiner Form zum Wachstum bedürfen, ist selbstverständlich, da er zum Aufbau ihres Eiweißes gehört. Unter den möglichen Verbindungen wird natürlich Sulfat die bevorzugte Rolle spielen. Wenn im Boden Stickstoffverbindungen in Nitrat überführt werden, wird dasselbe mit Sulfat geschehen, wenn auch Bakterien gefunden werden, die beide Verbindungen reduzieren können. Die Sulfatbildung aus Schwefel wurde auch beobachtet[2329, 2330]. Es stellt die Speicher- und Wanderform des Schwefels dar[2197].

Der Zusammenhang mit dem Eiweißstoffwechsel ergibt sich auch darin, daß bei S-Mangel sich NO_3' gleichzeitig mit Zucker ansammelt[2230, S. 481 und 2197, S. 190]. Ob diese mangelhafte Reduktion wegen Schädigung des reduzierenden Systems oder nach dem Gesetz des Minimums geschieht, ist kaum zu unterscheiden. Wenn aber Pflanzen zunehmende Mengen von Sulfat angeboten werden, bedeutet das noch nicht eine vermehrte Bildung von Eiweiß und Cystin-Schwefel[2331]. In Versuchen an Gräsern wirkte Erhöhung des zugeführten $NH_4^·$ auch in Richtung einer Sulfatverminderung und Steigerung der organischen Schwefelbindung. Natürlich werden Pflanzen, die viel Eiweiß bilden, des Schwefels besonders bedürfen, wie Klee[2332] und Luzerne[2333, S. 74] durch Sulfatgabe gefördert werden.

Bei Luzerne wurde sogar der Schwefelgehalt bezogen auf Trockengewicht gesteigert. Bei Getreideland und Weiden war kein Vorteil vorhanden.

a) Als Symptome des *Sulfatmangels* werden bei Citruspflanzen eine Art von Chlorose mit Gelbwerden der Blätter[2334] und vor allem ein mangelhaftes Längen-

---

[2326, VI] GILES, N. H. u. BOLOMEY, R. A.: Cold Spring Harbor Sympos **XIII**, S. 104 (1948).
[2327] VIRTANEN, A. I. u. EEROLA, L. V.: C. **1936 II**, 2397.
[2328] MACKU, J.: Rona **53**, 494 (1929).
[2329] JOHNSTON, W. W.: Soil Sci. **21**, 233 (1926).
[2330] JOFFEE, J. S.: N. J. Agric. exp. Sta. Bull. **374**, 4 (1922). Zusammenfassung.
[2331] WOOD, J. G. u. BARRIEN, B. S.: New Phytologist **38**, 125 (1939), Rona **117**, 363. C. **1940 I**, 2815. Versuche an Gräsern Phalaris tuberosa L und Lolium multiflorum Lam.
[2332] KRÜGEL, C., DREYSPRING, C. u. HEINRICH, F.: Forschungsdienst **6**, 164 (1938), Rona **109**, 556. Behandlung der Sulfatdüngung.
[2333] RUSSELL, E. J.: Boden u. Pflanze. Th. Steinkopff, Dresden u. Leipzig, 1936. Viele Literaturzitate.
[2334] HAAS, A. R. C.: Soil Sci. **42**, 435 (1936), Rona **99**, 583. Die Rippen der Blätter bleiben meist grün.
[2335] ZIRPOLO, G.: Boll. Zool. **6**, 245 (1935), Rona **88**, 214.

wachstum (siehe HOAGLAND[2230]) beschrieben. Bei Raps[2336] betrug die Länge der Pflanzen im Sulfatboden 42 cm, ohne Sulfat nur die Hälfte; wurden aber zugleich lösliche Ba-Salze hinzugefügt, die den Schwefel als Sulfat festlegten, dann betrug die Länge nur $1/5$ der Sulfat-gedüngten Pflanzen. Ebenso war das Verhältnis in der Ernte an Samen.

Auch *Überdosierung von Sulfat* ist schädlich. Umschlag und Schädigung fand sich bei:

Tabelle 83.

	NaCl	Na_2SO_4	Autor
Medicago sativa . .	0,1%	0,14%	⎱ AHI und Mit-
Distichlis spicata .	0,14%	0,28%	⎰ arbeiter[2339]
Bochmeria nivea .	0,17 mol	0,15 mol	ISSAKOWA[2340]

Übermaß von Sulfaten führte bei Citrus zu gelber bis brauner Sprenkelung der Blätter[2341, 2342]. Sulfat ist weniger giftig als Chlorid, aber außerdem veranlaßt es einen anderen Verlauf der Stoffwechselvorgänge, wie z. B. in den Versuchen an Boehmeria[2341]. Cl' veranlaßt Erhöhung des Zuckers und Erniedrigung organischer Säuren, während man bei SO_4'' Vermehrung beider findet, der Zucker und der organischen Säuren.

In Versuchen über die Schädigung von Blättern durch gasförmiges SO_2'', die über eine Braunfärbung zur Bleichung führt, fand sich eine Mitwirkung des Lichtes[2343]. Ein Vergleich zwischen H_2SO_4 und H_2SO_3 zeigte, daß es sich nicht um Säurewirkung handelt. Werden Pollen verschiedener Pflanzen[2344] mit SO_2'' 1:10000 nur eine Minute begast, dann verlieren sie ihre Keimfähigkeit, 1:100000 45 Minuten lang gegeben wirkt ähnlich, niedere Konzentrationen weniger, feuchte Pollen sind empfindlicher als trockene[2344].

b) Die *Aufnahme* von Sulfat kann zu einer Speicherung führen z. B. bei Bäumen[2192] oder Kartoffeln[2345]. Über die Geschwindigkeit der Aufnahme haben wir schon früher gesprochen, vor allem daß SO_4'' eines der am schwersten permeierenden Ionen ist. Allein durch diese Tatsache ergeben sich spontan Konsequenzen für die Aufnahme weiterer Ionen. So wird auch die Aufnahme von Basen z. B. $K^.$ mit Cl' leichter vonstatten gehen als mit SO_4''[2346], da die Tendenz besteht, die Neutralität aufrecht zu erhalten. Bei Halogensalzen werden Kation und Anion gleichschnell aufgenommen[2252, S. 506]. Aber wenn ein bestimmtes Ionenverhältnis entsteht, ergeben sich Konsequenzen für die Umgebung. Durch bevorzugte Aufnahme von $K^.$ kommt es bei SO_4'' zur stärkeren Säuerung in der Umgebung der Wurzeln, die eine leichtere Assimilation schwerlöslicher Salze z. B. von Calcium-

---

[2336] BERTRAND, G. u. SILBERSTEIN, L.: Ann. Inst. Pasteur **50**, 344 (1933), Rona **73**, 651.
[2337] BINET, L. u. MAGROU, J.: C. rend. Acad. Sci. **193**, 115 (1931), Rona **64**, 459.
[2338] BINET, L. u. MAGROU, J.: Presse méd. **1932 I**, 853, Rona **69**, 480.
[2339] AHI, S. M. u. POWERS, W. L.: Plant Physiol. **13**, 767 (1938), Rona **111**, 391.
[2340] ISSAKOWA, A. A.: Bull. Acad. Sci. URSS. **7**, 1143 (1935). C. **1936 II**, 3127.
[2341] ISSAKOWA, A. A.: Bull. Acad. Sci. URSS. **7**, 1147. C. **1936 II**, 3127.
[2342] HAAS, A. R. C. u. THOMAS, E. E.: Bot. Gaz. **86**, 345 (1928), Rona **50**, 186. Diese Wirkung kann durch erhöhte Phosphat- und Nitratdüngung behoben werden.
[2343] RÖBEN, M. u. DÖRRIES, W.: Ber. dtsch. bot. Gesell. **50**, 53 (1932), Rona **68**, 668. Phaophytinbildung.
[2344] DÖPP, W.: Ber. dtsch. bot. Gesell. **49**, 173 (1931), Rona **64**, 484. Gräser, Digitalis, Pinus, Betula, Lupine usw.
[2345] STEUDEL, H.: Rona **89**, 42 (1935). Auf Sulfatspeicherung soll das Auftreten von Verdauungsbeschwerden zurückzuführen sein, die nach reichlichem Kartoffelgenuß beobachtet wurden.
[2346] REMY, TH. u. DHEIN, A.: Landw. Jahrb. **76**, 953 (1933), Rona **74**, 71. Versuchspflanzen: Hafer, Senf, Erbsen, Kartoffeln, Klee, Roggen, Weizen, Johannisbeeren usw.

phosphat veranlassen. Da aber häufig bei der Düngung K˙ der begrenzende Faktor ist, werden wir auch den Ansatz anderer Nährstoffe durch KCl mehr begünstigt finden als durch K_2SO_4[2347]. Diese Versuche wurden an der Kartoffel ausgeführt, die sonst durch das Cl'-Ion leicht ungünstig beeinflußt wird.

Eine gegenseitige Hemmung der Aufnahme, die leicht verständlich ist, fand sich bei Hafer und Roggen[2191]: Cl'-Düngung verminderte den Gehalt an Sulfat. Die Schädigung von Weizen durch Selenat wird durch SO_4'' verhindert, wenn das Verhältnis Se:S = 1:12 beträgt[2348]. Die Entgiftung soll dadurch erklärbar sein, daß Sulfat rascher aufgenommen wird und die Aufnahme von SeO_4'' hemmt[2349].

Wenn der Zucker in Tabakpflanzen infolge osmotischer Regulierung bei Angebot von rascher permeierenden Ionen mehr erniedrigt wird als durch langsamer permeierende, müßte in dieser Hinsicht SO_4'' kaum von Einfluß sein. Es hat aber eine Wirkung etwa wie NO_3', was der Auffassung über den Zusammenhang von Permeation und Osmoregulation widerspricht[2269].

Wurde Nitella in Aqua dest. gehalten, dann antwortete sie auf einen elektrischen Reiz nicht mehr mit einem Aktionsstrom, sie hatte ihre Reizbarkeit verloren. Aufenthalt von nur 5 Minuten in 0,01 mol NaCl stellte die Reizbarkeit wieder her, ebenso 0,1 mol Na_2SO_4[2350]. Der Ursprung dieses Effektes ist unbekannt, zumal Blut, Speichel, Urin noch viel wirksamer waren und denselben Effekt schon in Sekunden erreichten.

c) Andere Schwefelverbindungen. Samen von Brassica rapa wurden in 0,1 % Lösungen von $Na_2S_2O_3$ eingelegt. Es ließ sich eine Vermehrung des Längenwachstums besonders der Wurzel (gegenüber dem Wachstum der ganzen Pflanze) erzielen. Wurde die Konzentration auf 2 % gesteigert, dann ergab sich keine weitere Steigerung des Effektes[2235]. Auch bei Kresse (Lepidium sativum) wurde durch S_2O_3'' eine Förderung gesehen, sie zeigte ein schwaches Maximum bei 0,1 %. Größere und kleinere Konzentrationen wirkten weniger oder schädigten[2337, 2338].

Eine Reihe von Pflanzen wurde von Audus und Quastel[2350,I] in Lösungen von Natriumthiosulfat verschiedener Konzentrationen gezogen und Keimungsfähigkeit und Wurzelgewicht gemessen. Es fand sich stets eine Hemmung von n/1000 ab. Besonders empfindlich war die Gartenerbse, dann folgten in abnehmender Reihe: Kresse, Kohl, Rübsen, Mais, Flachs, Radies, Senf, Gurke. Von 15 bis 80 mol Lösungen ergab sich eine 50 % Keimhemmung. Die Konzentrationen zur Schädigung des Wurzelwachstums waren 4—14 mMol. 50 % Hemmung war für Thiosulfat 4,7 mMol., für Dithionat 39 mMol. und für Trithionat 53 mMol. Thiosulfat erwies sich also bei weitem am meisten toxisch.

4. Chlorid muß man ebenso eine lebensnotwendige Rolle für die Pflanzen zubilligen. Davon zeugt besonders die kürzlich von Warburg[1362,III] entdeckte Funktion des Cl' als Koferment bestimmter Stadien der Kohlensäure-Assimilation (siehe S. 228 f). Aber die Empfindlichkeit der Pflanze ist enormen Schwankungen unterworfen. Hochempfindlichen Pflanzen, wie Buchweizen oder Kartoffel, stehen die Halophyten gegenüber, die Konzentrationen vertragen, in denen andere Pflanzen zugrunde gehen (Lundegardh[2136, S. 495]). Jung[2351] teilte deshalb die Pflanzen in die großen Gruppen der chlorophilen und chlorophoben ein. Chloridempfindlich sollen in erster Linie kalkfliehende Formen sein, da durch Chlorid die Assimilation des Kalks verbessert werden soll, so daß das Verhältnis Ca:K verschoben wird[2356].

[2347] Berkner, F.: Landw. Jahrb. **81**, 71 (1935), Rona 88, 400.
[2348] Hurd-Karrer, A. M.: J. agric. Res. **49**, 343 (1934), Rona 84, 47.
[2349] Hurd-Karrer, A. M.: Amer. J. Bot. **25**, 666 (1938), Rona 112, 221.
[2350] Osterhout, W. J. V. u. Hill, S. E.: Proc. Nat. Acad. Sci. USA., Washington, **25**, 3 (1939).
[2350,I] Audus, L. J. u. Quastel, J. H.: Nature **160**, 263 (1947). C. **1947 II**, 51 u. **1948 I**, 1330.
[2351] Jung: Sitzungsber. Akad. Wissensch. Wien **129**, 297 (1920).

Aber auch die Löslichkeit des $Mg^{..}$ soll es erhöhen[2357]. Die Absorption des Cl′ ist dabei rasch. K-Salze werden in folgendem Verhältnis aufgenommen: $NO_3{}':Cl':SO_4{}''= 7,4:4:1$, die Geschwindigkeit ist also viel größer als von Sulfaten[2351, S. 488].

Bei Mais wirkte Cl′ antagonistisch der Schädigung durch dargereichtes Jodid, ohne den Jodidgehalt zu vermindern[2357, I].

Bei der Allgegenwart von Cl′ wird man unter natürlichen Bedingungen einen Chlormangel kaum beobachten können, aber im Experiment kann dergleichen erzielt werden. Besonders ist das bei Halophyten zu erreichen.

Salicornia herbacca wuchs ohne NaCl kümmerlich und erreichte ihr Optimum bei 1,2 bis 2,4% NaCl, aber 3% wirkte schon deutlich hemmend[2352]. Die NaCl-Aufnahme erfolgt proportional der angebotenen Konzentration, aber $Na^{.}$ und Cl′ nicht in äquivalenten Verhältnissen.

Versuche an Bohnen zeigten bei Cl′-Mangelpflanzen neben geringerer Aktivität der Diastase, die durch Cl′ aktiviert wird, eine andere Verteilung des Cl′ in den Blättern[2353]. Bei Phaseolus vulgaris waren die Blätter ohne Cl′ anfangs etwas heller, später dunkler grün, die Bildung der Gerbstoffe in den Pflanzen gehemmt[2354]. Wesentlich scheint der Zeitpunkt der Cl′-Gabe zu sein. Bei Versuchen an Weizen wurde anfangs verminderter Trockengehalt bei erhöhtem Feuchtigkeitsgehalt erreicht, erst später (20 Tage nach der Keimung) wurde günstige Wirkung mit erhöhtem Trockengehalt beobachtet, zugleich mit Kohlenhydratspeicherung. Das Cl′-Bedürfnis ist also im Stadium aktivsten Wachstums am größten[2355].

Bei der Chloridaufnahme wird der Gefrierpunkt des Zellsaftes herabgesetzt. So beträgt die Gefrierpunktsdepression im Tabak $-0{,}682^0$ bis $-0{,}721^0$. Bei den mit Halogenen gedüngten Pflanzen konnte sie bis $-1{,}1^0$ betragen[2357]. Trotz der gerade beim Cl′ starken Einschränkung der Zuckermenge genügt also diese osmotische Regulation[2269] nicht.

In bestimmtem Bereich nehmen die Pflanzen dann mehr Wasser auf, so daß der Tabak schlechter brennt und an Handelswert verliert. Das ließ sich auch bei Tomaten beobachten. Die Blätter wurden succulent, das Mesophyllgewebe locker[2357, II]. Bei den hohen Werten soll es zu einer Zunahme des gebundenen Wassers kommen (auf $3^{1}/_{2}\%$, siehe auch [2358]). Wir wollen über die Frage des gebundenen Wassers nur Hinweise auf unsere Darstellung in einem früheren Kapitel geben.

Die Erhöhung des osmotischen Drucks hat eine Verminderung der *Transpiration* im Gefolge. Dadurch steigt die Temperatur im Blatt an heißen Tagen, was manche Pflanzen, z. B. Rüben und Gerste, gut vertragen[2333]. Über die Verdunstung geben Aufschluß folgende Versuche an Tomaten[2362]: normal: 23,2 ccm; 0,05% NaCl im Boden: 24,4 ccm; 0,4% NaCl: nur noch 8,4 ccm. Daneben kann aber auch der geringere Wasserverlust in Sandböden usw. günstig wirken, indem Trockenheitsperioden besser überstanden werden[2357]. Manchmal steigt auch der

---

[2352] EIJK, M. v.: Proc. roy. Akad. Amsterdam 37, 556 (1934), Rona 85, 298.
[2353] JAMES, W. O. u. CATTLE, M.: New Phytologist 34, 283 (1935), Rona 93, 309. C. 1936 II, 1008. Besondere Zucht der Bohne.
[2354] SIBILIA, C.: Verh. 2. intern. Kongr. vergl. Pathol. 2, 387 (1931), Rona 71, 212. Kontrolle 6,46% Gerbstoff, Cl′-freie Pflanzen 4,22 und 4,38. Frage, ob dieser Unterschied nicht durch Streuung bedingt ist.
[2355] SINGH, B. N. u. PRASAD, S.: Proc. Indian. Acad. Sci. B. 8, 324 (1938). C. 1939 I, 978.
[2356] MAZAEVA, M. M.: Bull. Acad. Sci. URSS. Ser. biol. 2, 477 (1938), Rona 111, 391.
[2357] WILSON, L. B.: J. agricult. Res. 46, 889 (1933), Rona 75, 630.
[2357, I] LEWIS, J. C. u. POWERS, W. L.: Plant Physiol. 16, 393 (1941), Rona 126, 510.
[2357, II] HAYVARD, H. E. u. LONG, E. M.: Bot. Gaz. 102, 437 (1941), Rona 132, 261.
[2358] GORTNER: Ann. rev. Biochem. 3, 16 (1934).
[2359] LOMANITZ, S.: Soil Sci. 18, 353 (1924). 89 Literaturzitate.

Wasserbedarf trotz Zugabe von NaCl, z. B. bei Alfalfa bei 0,0094 mol NaCl, verbunden allerdings mit stärkerem Wachstum (siehe Tabelle 84). Erst höhere Konzentrationen führen zur Senkung[2359].

In heißen Sommern wurde durch NaCl das Wachstum günstig beeinflußt bei Karotten, Zuckerrüben (zugleich mit höherem Zuckergehalt), Spargel, dann aber auch bei Hafer, Gerste und Weizen[2359]. Der Ertrag stieg bei Hafer und Roggen[2191], Weizen, Gerste und Erbsen[2360, 2361], Leguminose Alfalfa[2359], Gräser und Tomaten[2361]. Besonders der obere Teil wird beeinflußt[2359]. Die Toxizität von Jodid ($2 \cdot 10^{-6}$) auf Roggenpflanzen wurde durch die 10-fache Konzentration von NaCl verhindert, ohne die Aufnahme von J' zu hemmen. Dagegen reicherte es sich selbst stärker an als ohne J'[2363, III]. In beschränkten Gaben begünstigt NaCl die K'-Aufnahme in Pflanzen[2363]. In Fichten, Kiefern, Lärchen und Buchen wurde Cl' angereichert, aber eine Schädigung nicht gesehen[2192].

Auf folgender Tabelle (siehe auch [2363, IV]) werden einige Daten über vorteilhafte und schädliche Wirkung von Cl' aus der Literatur niedergelegt:

Tabelle 84.

Autor	Pflanzen	fördernd	hemmend
EIJK[2352]	Salicornea herbacca	1,2—2,4% max.	3%
LIPMAN u. Mitarb.[2360]	Weizen, Gerste, Erbsen	0,4%	1% Wachstum noch vorhanden
LOMANITZ[2359]	Spargel, weiße Rüben, Erbsen	0,4—1%	
	Alfalfa	0,0094 mol Ertragssteigerung 47%	
STOUTEMYER und Mitarbeiter[2361]	Weizen	$8 \cdot 10^{-3}$ des Bodens	
	Gerste	$6 \cdot 10^{-3}$ des Bodens	$> 6 \cdot 10^{-3}$ d.Bod.
	Erbsen		$> 3 \cdot 10^{-3}$ d. Bod.
JURIEWA[2362]	Tomate	0,05% des Bodens	$> 0,2\%$ im Boden
OGASA[2363, I]	Keimung der Sojabohne		$> 0,02$ n bei 30° $> 0,03$ n bei 15°

Die Veränderungen bei *Cl'-Überdosierung*[2357] bei Tabak zeigen sich als Verkümmerung der Pflanzen. Die Blätter sind verdickt und am Rande gekrümmt und steif, besonders bei Gabe von NH_4Cl, weniger bei den anderen Kationen. Das soll mit der Wachstumsgeschwindigkeit zusammenhängen, sei also nicht für Cl' allein charakteristisch. Die Dicke der Blätter beruht nicht auf einer Zunahme der Zellzahl, sondern auf der Vergrößerung der Zellen aller Gewebe außer den Vascularbündeln. Die Blätter waren $2\frac{1}{2}$mal so dick wie normale Blätter. In den Zellen findet sich viel Stärke zusammenhängend mit hohem Wassergehalt und guter Turgescens (siehe auch [2333]).

Auch bei Tomaten sieht man als Schädigung (0,3% NaCl im Boden) Zurückbleiben der Pflanzen, Abnahme der Früchte an Zahl und Größe mit schnellerer Reife und ein Dickerwerden der Blätter. Das Blattgrün wird matt[2362, 2363, IV].

[2360] LIPMAN, C. B., DAVIS, A. R. u. WEST, E. S.: Soil Sci. **22**, 303 (1926), Rona **38**, 677.
[2361] STOUTEMYER, V. T. u. SMITH, F. B.: J. amer. Soc. Agronomy **28**, 16 (1936), Rona **93**, 519.
[2362] JURIEVA, A.: Bull. Acad. Sci. URSS. **7**, 1065 (1934), Rona **87**, 302.
[2363] BUTKEVICH, W. S. u. MARUASHVILI, L. V.: C. rend. Acad. Sci. URSS. **22**, 127 (1939), Rona **115**, 546.
[2363, I] OGASA, T.: C. **1940 II**, 508.
[2363, II] JACOB, A., GOTTWICK, R. u. SCHULTE, E.: Angew. Botanik **22**, 301 (1940), Rona **124**, 43. C. **1940 II**, 3495. Blattschädigungen, höherer Wassergehalt usw.
[2363, III] LEWIS, J. C. u. POWERS, W. L.: Plant Physiol. **16**, 393 (1941). C. **1942 I**, 1012.
[2363, IV] HARMER, P. H. u. BENNE, E. J.: J. amer. Soc. Agronom. **33**, 952 (1941). C. **1942 II**, 2192. Günstige Wirkung bei Beta-Arten, Umbelliferen und Cruciferen auf Moorboden, aber nur bei ausreichender Anwesenheit von K'-Salzen.

Hier haben wir ein Symptom der Cl′-Wirkung bei Kartoffeln, die besonders empfindlich sind. Cl′ wirkt auf den Gewichtsertrag der Kartoffeln vorerst nicht sichtbar ein (dagegen siehe [2241]), aber auf den Stärkegehalt. Die Verhältnisse in den Blättern ergeben folgende Zahlen[2364]:

Tabelle 85.

	Alkohollösl. Kohlenhydrate %	Stärke %	Total-Kohlehydrate %
ohne Cl′	0,48	0,08	0,56
+ Cl′	0,16	0,17	0,33
Cl′ + SO$_4$″ . .	0,32	0,13	0,45

Die Zahlen in den Stengeln sind im Prinzip gleich. Ersichtlich ist eine Zunahme der Stärke in den Blättern, aber die Gesamtkohlenhydrate nehmen ab. Das könnte bedingt sein durch geringeren Chlorophyllgehalt mit verminderter Photosynthese, worüber wir früher (nach [2193]) in der Tabelle 75 auf S. 316 einige Zahlen niedergelegt haben.

Ebenso wie bei Tabak wird bei Kartoffeln die Blattkrankheit beobachtet, die nach BÖNING[2241] auf Cl′-Düngung zurückgeführt wird. Die Wirkung wird besonders auch bei Stallmistdüngung mit starkem Cl′-Gehalt beobachtet, bis zu einer Minderung der Ernte. Auch Johannisbeeren können leicht Cl′-Schädigungen zeigen[2149], S. 214 ebenso Orangenbäume[2363, II].

5. **Bromid** kommt auch in Pflanzen vor. Eine Übersicht über umfangreichere Analysen von DAMIENS und BLAIGNAN[2365, 2366] gibt folgende Tabelle:

Tabelle 86.

	Wassergehalt %	Bromgehalt in 100 g Trockensubstanz mg	Chlorgehalt in 100 g Trockensubstanz g	Verhältnis von 1000 Teilen Br/Cl	mol Verhältnis von 1000 Atomen Br/1 Atom Cl
Weizenkörner Tritic. sativ.	15,0—15,1	0,21	0,07—0,075	2,8	1,24
Weizenmehl	7,9—21	0,09—0,12	0,043—0,077	1,2—2,7	0,53—1,19
Weizenbrot	22,3—34,2	0,09—0,61	0,82—1,8	0,07—0,46	0,031—0,203
Weizenkeimbrot	32,7	0,68	0,93	0,7	0,31
Salz	—	—	—	0,11—0,16	0,049—0,071
Hefe	—	0,3	0,057	5,2	2,3
Hafer Avena sativa	12,9—14	0,23—0,39	0,04—0,12	3,3—9,5	1,46—4,20
Roggen Secale cereale	13,9	0,19	0,027	7	3,10
Mais Zea Mais	13,0	0,15—0,19	0,06—0,10	1,8—2,7	0,80—1,19
Gerste Hordeum vulg.	13—14,2	0,55—0,56	0,06	9	3,98
Hirse Mil. effusum	13	0,38	0,037	10	4,43
Reis Oriza sativa	—	Spuren	Spuren	—	—

[2364] BASLAVSKAJA, S. S.: Plant Physiol. **11**, 863 (1936), Rona **99**, 578. C. **1938 II**, 2951. Ohne Cl′ gedüngt 0,04% Cl′ in den Kartoffelknollen, bei Düngung mit Cl′ + SO$_4$″ bis 1,94% beobachtet.
[2365] DAMIENS, A. u. BLAIGNAN, S.: C. rend. Acad. Sci. **193**, 1460 (1931), Rona **66**, 47.
[2366] DAMIENS, A. u. BLAIGNAN, S.: C. rend. Acad. Sci. **194**, 2077 (1932), Rona **70**, 68.

Tabelle 86. (Fortsetzung.)

	Wassergehalt %	Bromgehalt in 100 g Trockensubstanz mg	Chlorgehalt in 100 g Trockensubstanz g	Verhältnis von 1000 Teilen Br/Cl	mol Verhältnis von 1000 Atomen Br/1 Atom Cl
Luzerne Medicago sat.	13,1	0,19	0,014	13	6,02
Luzerne Medicago lupul.	—	0,64	0,091	7	3,10
Ackerwicke Vicia sativa	13,2	0,21	0,049	4,3	1,90
Klee Trifol. arvense	14,7	0,29	0,09	3,2	1,42
Hanf Cannabis sat.	8,9	0,21—0,23	0,012	19	8,41
Bohnen (Körner) Phaseol. vulg.	17,3	Spuren	Spuren	—	—
Grüne Bohnen	—	0,64	0,064	10	4,43
Saubohne (Körner) Faba vulg.	13,4	0,18	0,013	13	6,02
Erbsen (Körner) Pisum sativum	—	0,21	0,045	4,6	2,04
Erbsen (Schote)	—	0,63	0,15	4,2	1,86
Linsen Ervum lens	7,5	1,02	0,012	85	37,6
Linsen	—	1,00	0,016	63	27,9
Pflanzen und Pflanzenteile					
Kartoffel Solan. tub.	79—80,3	0,27—1,43	0,63—0,319	0,42—4,40	0,18—1,95
Sonnenblume Helianth. tub.	—	0,62	0,226	2,7	1,2
Sellerie Apium rapac.	88,8	0,38—0,47	0,952—0,968	0,39—0,48	0,17—0,21
Stachys affinis	90	0,61	0,037	16	7,1
Steckrübe Brassic. napus	93—86,6	0,31—0,89	0,441—0,508	0,7—1.7	0,31—0,75
Karotte Daucus carota	89,2	0,39	0,489	0,79	0,35
Rote Rübe Beta vulg.	81,2	0,37—0,55	0,16—0,163	2,3—3,3	1,02—1,46
Radieschen Raphan. sat.	95	0,83	0,63	1,3	0,58
Schwarzer Rettich Raphan. sat.	95	0,92	0,66	1,3	0,58
Knoblauch Allium sat.	17	0,44	0,063	6,9	3,06
Zwiebel Allium Cepa	18,1	0,1—0,22	0,059—0,111	1,7—1,9	0,75—0,84
Chalotte Allium ascal.	18	0,52	0,12	4,3	1,9
Porree Allium porrum	80	0,3	0,219	1,3	0,58
Spargel Asparag. offic.	80	2,02	0,83	2,4	1,06
Rhabarber Rheum rhap.	95	0,75	0,26	2,8	1,24
Kohl Brass. olerac.	—	0,45	0,49	0,9	0,4
Blumenkohl Brass. botryt.	74,5	0,67—0,73	0,57	1,1—1,2	0,49—0,53
Artischocke Cynara Scol.	84	0,98	0,38	2,5	1,1

Tabelle 86. (Fortsetzung.)

	Wassergehalt %	Bromgehalt in 100 g Trockensubstanz mg	Chlorgehalt in 100 g Trockensubstanz g	Verhältnis von 1000 Teilen Br/Cl	mol Verhältnis von 1000 Atomen Br/1 Atom Cl
		Früchte			
Aprikose Armeniaca vulg.	87,9	0,28	0,094	2,9	1,28
Kirsche Cerasus juliana	89	Spuren	Spuren		
Erdbeere Fragaria vesca	92,2	0,71	0,144	4,9	2,17
Pfirsich Persica vulg.	88	Spur.—0,47	Spur.—0,379	1,32	0,53
Quitte Cydonia vulg.		0	0		
Apfel Malus communis	75	Spuren	Spuren		
Birne Pirus communis	60	—	—		
Mandel Amygd. communis	15	—	—		
Pflaume Prunus vulg.	31,4	—	—		
Mispel Mespilus german.		0	0		
Himbeere Rubus idaeus	95	Spuren	Spuren		
Johannisbeere Ribes rubrum	85,5	0,088—0,17	0,012—0,024	7,3—7	3,24—3,1
Schw. Johannisb. Ribes nigrum	30	0,094	0,013	7,2	3,19
Orange Citrus aurantium	83	0,32	0,076	4,2	1,86
Mandarine Citrus deliciosa	83	0,53	0,364	1,4	0,62
Weintraube Vitis vinifera	80	0,195	0,207	0,94	0,42
Banane Musa paradis.	75,6	0,54	0,233	2,3	1,02
Feige Ficus carica		0,18	0,066	2,7	1,2
Melone Cucumis melo	90	9,45	0,765	12,3	5,6
Wassermelone Cucumis citr.	92,2	26,2	1,04	25,1	11,1
Tomate	93,5	0,95—5,34	0,510—1,3	1,8—4,1	0,79—1,8
		Pilze			
Boletus edulis	85—90	1,3—1,92	0,170—0,341	7,6—5,6	3,37—2,48
Boletus scaber		1,4—3,62	0,128—0,288	10,9—12,5	4,8—5,5
Cantarellus cibarius		0,19	0,028	6,7	2,97
Hydnum repandum		3,26	1,35	2,4	1,06
Clavaria flava		0,90	0,151	5,9	2,6
Tricholoma georgii	91	0,82	0,109	7,5	3,3
Marasmius oreades	—	0,29			
Pratella campestris	85,2	1,54	1,03	1,5	0,66
Bierhefe		0,30	0,057	5,2	2,3

zugleich im Vergleich mit dem Cl'-Gehalt. Die Fähigkeit der Pflanzen, aus der — ein verhältnismäßig konstantes Verhältnis Br/Cl aufweisenden — anorganischen Natur das Br' anzureichern, schwankt.

Die Tabelle 1, S. 1, über das Vorkommen von Br′ und Cl′ in der Erdrinde würde einen Quotienten 1000 Br/1 Teil Cl von etwa 3 ergeben. Die Angaben der Hydrosphäre sind wenig davon unterschieden. Diese Zahl werden wir als Norm festlegen und ein Übertreffen der Werte als eine spezielle Aufnahme von Br′ werten müssen. Dafür kann dann zweierlei verantwortlich gemacht werden. Erstens kann die verminderte Aufnahme von Br′ darauf zurückgeführt werden, daß die in der Wand vorhandene Porengröße dem großen Br′-Ion besondere Schwierigkeiten macht. Bei besonderer Anreicherung wird neben der starken hydrophoben Natur des Bromids (ähnlich wie bei den Nieren der Wirbeltiere[2369, I]) auch das auf unbekanntem Wege eingreifende Schöpfwerk in Betracht gezogen werden müssen.

Daß gerade Bromide besonders stark angereichert werden, wurde schon in den Versuchen von STEWARD an Kartoffelscheiben, von OSTERHOUT und HOAGLAND an Valonia usw. dargetan. Besonders fähig zur Br′-Speicherung sind Meeresalgen, die auch Jodid speziell aufnahmen. Ähnlich wie manche Algen in der Blasenzelle freies Jod und eine Jodidoxydase enthalten[2367], wurde bei der Rotalge Antithamnionella elementares Brom nachgewiesen[2368, 2369], und zwar auch in den Blasenzellen lokalisiert. Hier hielt es sich noch lange, auch nach dem Tode der Alge[2369]. Nach diesen Versuchen sind die Quotienten Br/Cl gar nicht so häufig erhöht, wie man erwarten sollte.

Ob das Br′ lebenswichtig ist, läßt sich nicht ohne Versuche entscheiden. Die Alge Pleurococcus vulgaris wuchs auch gut auf Br′-freiem Nährboden[2370]. Es soll andere Pflanzen zum Wachstum anregen[2371].

Die in dem Pflanzenmaterial der Tabelle aufgefundenen Bromidmengen sind die Ursache einer dauernden Anwesenheit von Br′ auch im tierischen Körper. Dazu kommen noch die Mengen im Brot, die zur Backverbesserung als Bromat zugesetzt werden. So fand sich in 1 kg Mehl (3—5,5) 4,7 mg Br′. 10 g NaCl mit 0,78 mg Br′ werden gebraucht zur Herstellung von 1 kg Brot. Bei Brotanalysen wurden aber häufig Werte von 11,5—25,0 mg Br′/kg festgestellt als Zeichen eines vorherigen Bromatzusatzes ([2374, I], siehe dagegen [2374, II]).

Die Bewegungen des Bromids in der Pflanze wurden schon an Hand der Versuche von STEWARD dargestellt. Daneben haben die Anionen eine besondere Wirkung auf Stoffwechselprozesse. Es kommt in Kartoffelscheiben vor allem zu vermehrter Eiweißsynthese, die auf Kosten von freien Aminosäuren geht, zugleich mit vermehrter Atmung, deren Energie meist in Wärme zerstreut wird. In dieser Wirkung sind maßgeblich die Kationen, besonders K′. Darauf pfropft sich der Effekt der Anionen auf. Im Gesamteffekt ist $NO_3′$ stärker wirksam als Br′ und Cl′, aber der Weg scheint anders zu sein, da teilweise eine Assimilation möglich ist, die beim Br′ und Cl′ fortfällt. $SO_4″$ steht an Wirkungsintensität hinter Bromid (STEWARD, STOUT und PRESTON[2178, I; 2187, II]).

[2367] KYLIN, H.: Hoppe-Seylers Z. **186**, 50 (1929), Rona **54**, 297.
[2368] SAUVAGEAU, C.: C. rend. Acad. Sci. **181**, 841 (1925), Rona **35**, 59.
[2369] SAUVAGEAU, C.: C. rend. Acad. Sci. **181**, 1041 (1925), Rona **35**, 639.
[2369, I] EICHLER, O. u. L.: Naunyn Schmiedebergs Arch. **199**, 39 (1942).
[2370] McINTYRE, A. R. u. BURKE, J. C.: J. biol. Chem. **119**, LXVIII (1937).
[2371] POPOFF, M. u. v. MERKATZ, H. M.: Zellstimulationsforschungen **3**, 125 (1928), Rona **48**, 369. Roggen, Weizen und Rüben, aber niemals ein einwandfreier Versuch mitgeteilt.
[2372] PIRSCHLE, K.: Jahrb. Bot. **76**, 1 (1932), Rona **68**, 274.
[2373] RECKENDORFER, P.: Mikrochemie NF **3**, 126 (1931), Rona **62**, 547.
[2374] RECKENDORFER, P.: Fortschr d Landwirtsch. **5**, 481 (1930), Rona **57**, 568.
[2374, I] VIGGIANO, J. u. CATTANEO, P.: Ann. Asoc. Quim. argent. **26**, 1 (1938). C. **1939 I**, 3647.
[2374, II] FORD, W. P., KENT-JONES, D. W., MAIDEN, A. M. u. SPALDING, R. C.: J. Soc. chem. Ind. **59**, 177 (1940). C. **1941 II**, 1342. Weizenmehl 2,4—7,7 mg/kg Br′, Weißbrot 1,6 bis 5,4 mg/kg. Zusatz von $KBrO_3$ führt zur Erhöhung um 3,6 für Mehl, 2,5 mg/kg für Brot, fällt also in den Bereich der natürlichen Schwankungen.

Die Schädigungen bei Tabak entsprechen den bei Cl' mitgeteilten. Das Aufrollen der Blätter findet aber auch bei K˙ (nicht nur bei $NH_4\dot{}$) als Kation statt[2357].

Über die Einwirkung der *Halogene* auf das Längenwachstum von Wurzeln und Trieben wurden Versuche von PIRSCHLE[1600, 2372] an Pisum triticum angestellt. Br' und Cl' wirkten gleich. Bei der Soja war vielleicht bei Br' eine geringe hemmende Wirkung bemerkbar, aber in keinem Falle vergleichbar mit Fluorid. Ausführliche Versuche an Zea Mais geben wir auf folgender Tabelle wieder[2372]:

Tabelle 87.

molare Konzentration	F'		Cl'		Br'		J'	
	Wurzel	Triebe	Wurzel	Triebe	Wurzel	Triebe	Wurzel	Triebe
10^{-1}	32	10	32	13	30	10	32	9
10^{-2}	34	20	68	122	46	83	43	20
10^{-3}	148	123	139	133	140	132	130	77
10^{-4}	152	134	140	133	138	126	199	119
Wasser	139	122	138	116	149	123	148	121

6. Fluorid wird in verschiedener Richtung interessieren, z. B. ob es zu den plasmaeigenen Elementen gehört; Behauptungen dieser Art finden wir in der Literatur[2233].

Anwesenheit von Fluor wurde in zahlreichen Pflanzen erwiesen[58], aber nicht regelmäßig gefunden z. B. nicht in Rotklee und Pelargonien, dagegen in Fichtennadeln[2373, 2374], nur bei Behandlung des Rotklees mit 1—2% HF fand sich F' auch hier[2373]. In Malzflüssigkeit der Brauereien fand sich F' im Malz bis zu 3 mg/kg[2375]. In die Gerste soll es aus dem Steinphosphat (rock-phosphate) kommen, wenn es als Düngemittel gebraucht wird. In Versuchen mit Weißklee, Sudangras und Rotklee wurde die Aufnahme von F' durch die Wurzeln, bei Angebot hoher Konzentrationen beobachtet[2376]. Besonders große Mengen wurden im Tee gefunden. Er enthält in China 0,05—1 mg/g, in Georgia sogar 3 mg (siehe Fluorose). Eine dem Tee verwandte Pflanze Camelia japonica nahm große Mengen aus dem Boden auf, wenn mit Fluorapatit gedüngt worden war[2377, I]. Diese Angaben scheinen gegen die vorher angeführten Behauptungen zu sprechen, nach denen Fluorapatit für die Pflanzen nicht zugänglich sei, eine allgemeine Erfahrung der Düngemittelfabriken. Ausnahmen werden dann zugegeben werden müssen, wenn die Wurzeln saure Stoffwechselprodukte abgeben, oder wenn durch einseitig rasche Aufnahme des Kations stark saure Reaktionen entstehen.

Diese Frage der Aufnahme aus dem Boden ist von großer praktischer Bedeutung, da auf dem Umwege über Pflanzen auch chronische Schädigungen, z. B. die Fluorose, entstehen könnten. In langwierigen Versuchen wurde das von HART, PHILLIPS und BOHSTEDT[2377] nachgeprüft und gefunden, daß Pflanzen, die 16 bis 36 Jahre auf fluorreichem Boden wuchsen, nicht reicher an Fluor sind als solche, die auf fluorarmem Boden wuchsen.

Eine Illustration zu diesem Befund ergibt sich aus Analysen von Pflanzen, die in der Nähe von Fabriken wuchsen, die fluorhaltige Abgase produzierten. Die Blätter wurden nicht nur geschädigt, sondern lagerten Fluorid — vielleicht als Na_2SiF_4(?) — ab[2379]. Bei Bäumen erfolgt die Ablagerung in der Rinde, weniger im Holz. Aber wenn neue Sprossen entstehen, dann sind sie frei von Fluorid, und zwar gilt das auch für begaste Kräuter, Zwiebeln und Knollen[2378]. Diese Beobachtungen sind für die Schädigung durch Düngemittel eine Ergänzung zu den oben erwähnten Analysen[2377] (Ausnahmen siehe oben). Von CHURCHILL, ROWLEY und MARTIN[2377, II] wurde in der Gegend von Pittsburg bei verschiedenen Bäumen

---

[2375] WOODMANN, A. G. u. TALBOT, H. P.: J. amer. chem. Soc. **29**, 1362 (1907).

[2376] BARTHOLOMEW, R. P.: Soil Sci. **40**, 203 (1935), Rona **92**, 244.

[2377] HART, E. B., PHILLIPS, P. H. u. BOHSTEDT, G.: Amer. J. pupl. Health **24**, 936 (1934) C. **1935 II**, 2078.

[2377, I] MCCLENDON, J. F. u. FOSTER, W. C.: J. dent. Res. **26**, 232 (1947).

[2377, II] CHURCHILL, H. V., ROWLEY, R. J. u. MARTIN, L. N.: Anal. Chem. **20**, 69 (1948). C. **1949 I**. 1130.

[2378] BREDEMANN, G. u. RADELOFF H.: Angew. Botanik **19**, 172 (1937). C. **1937 II**, 2198.

[2379] BIRAGHI, A.: Boll. staz. Path. veget. **18**, 360 (1938), Rona **114**, 211.

und Gräsern ein Anstieg des Fluorgehaltes berichtet. Die Autoren beziehen das neben dem Kohlenrauch auch auf die Aufnahme durch den Boden. Die Bedingungen sind derart, daß man eher die Luft als Zufuhrweg vermuten wird.

Die Zweige können verdorren, wenn sie schwer geschädigt sind. Das Verdorren ist bei einem Ion, dessen Fermentgiftigkeit bekannt ist, nicht zu verwundern.

Diese Giftigkeit fand sich bei Pflanzen weit verbreitet. So war es möglich, NaF in 1—2% Lösung zur Bekämpfung von Unkraut heranzuziehen. Dabei wurden vor allem schnellwachsende Unkräuter geschädigt[2380, I]. Es wurde an Schnitten z. B. von Tabak und Tomate die Atmung gehemmt, und zwar irreversibel[2380].

Bei Tabak wurde durch Fluorid dieselbe Schädigung gesehen, wie sie bei Chlorid beschrieben wurde[2357]. Das „freie" Wasser wurde in gebundenes Wasser überführt und zwar „in solchen Mengen, daß eine physiologische Austrocknung induziert wurde" (GORTNER[2358]).

Aus den Werten der letzten Tabelle ist schon eine Störung der Entwicklung durch Fluor ersichtlich. Wir geben noch folgende Zahlen aus Versuchen an Mais über die Hemmung der Keimfähigkeit wieder[2381]. Die Werte wurden an zwei verschiedenen Sorten gefunden. 100 Samen wurden in die betreffenden Lösungen eingelegt (Tabelle 88):

Tabelle 88.

	Konzentration in mol	p_H	Keimung in %		Zeit bis zur Keimung
			Sorte 1	Sorte 2	
HF	0	2,5	98,5	99,2	2,4 Tage
	$100 \cdot 10^{-6}$		4	70	2,4
	200		9	22	3
	300		0	9	4
	400		0	0	
NaF	100	5,6	61	72	2
	200		10	65	2,4
	300		12	23	2,9
	400		0	0	
CaF_2	fest + Wasser		98	99	2,3

Befunde über die Hemmung der Keimung sind schon alt[2382]. Wichtig ist die völlige Indifferenz von CaF_2. Deshalb wurde häufig die Hemmungswirkung des F' vermißt[2376], besonders im kalkhaltigen Boden[2383]. Durch CaF_2 wurde sogar eine stimulierende Wirkung beobachtet, z. B. bei Kresse, Kohl, Spinat, Spargel in Topfkultur[2384], Karotten und Hafer in Feldkultur[2385]. Das Wachstum war aber nur im ersten Jahr größer. Eine Stimulation soll nach PIRSCHLE[2372] nicht nur bei CaF_2, sondern auch bei $BaSO_4$ zu finden sein, wovon man sich nur schwer eine Vorstellung machen kann, es sei denn als Adsorbens. Die stimulierende Wirkung wird vollkommen verneint von SCHARRER und SCHROPP[2380], die bei KF nur das Kalium verantwortlich machen. Von anderen Autoren[2386] wurde sie nur gesehen, wenn starke Eisenkonzentrationen zugleich vorlagen, also im ganzen ein merkwürdig schwankendes Resultat, daher ist keine abschließende Aussage möglich.

[2380] CALDWELL, J. u. MEIKLEJOHN, J.: Ann. of Bot. 1, 487 (1937), Rona 105, 415.
[2380, I] MARCOVITCH, S.: J. amer. Soc. Agronom. 33, 367 (1941). C. 1941, II, 3117. Brauchbar bei Crabgras, wildem Senf und Ackerrettich.
[2381] MORSE, H. H.: Soil Sci. 39, 177 (1935), Rona 87, 77.
[2382] SIGMUND: Landw. Versuchsstat. 47, 1 (1896). 0,5% KF hemmte Erbsen, Korn, Raps. 0,1% NaF: Kresse, Weizen, Bohnen, Flachs.
[2383] SCHARRER, K. u. SCHROPP, W.: Landw. Versuchsstat. 114, 203 (1932), Rona 71, 539.
[2384] GAUTIER, A. u. CLAUSMANN, P.: C. rend. Acad. Sci. 168, 976 (1919).
[2385] GAUTIER, A. u. CLAUSMANN, P.: C. rend. Acad. Sci. 169, 115 (1919). Roggen, Gerste, Buchweizen, Bohnen hier unempfindlich.
[2386] SIDERIS, C. P. u. KRAUSS, B. H.: Verh. intern. Kongr., vergl. Path. 2, 416 (1931). Rona 70, 489.

Hemmung besonders von Tomatensamen wurde bei Fluoressigsäure beschrieben. BARTLETT und BARRON[1571, I].

Diisopropylfluorophosphonat[2386, I] wirkte auch auf Pflanzenesterasen zerstörend, z. B. aus Citrusfrüchten und Weizenkeimlingen. Es findet eine starke Ablenkung statt, denn nach teilweiser Reinigung des Fermentes ist nur $1/10$ der Menge notwendig, um 50% Hemmung zu ergeben. Die Reaktion ist bimolekular, vom p_H im Bereich von 4,9—7,4 unabhängig und langsam. In Gegenwart von 10^{-3} der Substanz sind 40 Minuten notwendig, um die Aktivität auf die Hälfte zurückzuführen, allerdings in Gegenwart des Substrates Triaceton.

Das zerstörte Ferment wurde in intakten Früchten in 3—4 Tagen regeneriert. Bei 5° dauerte die Rückkehr von 50% der Aktivität 30 Tage. Es existiert also eine Abhängigkeit von Stoffwechselvorgängen. Die Regeneration erfolgte ebenso in vitro und wurde durch Pectinesterase beschleunigt.

7. **Rhodanid** ist in Pflanzen anzutreffen, besonders reich sind Cruciferen[2387, 2389] daran, und hydrolysierende Senfölglykoside werden darin überführt[2387]. Eine Reihe von Glykosiden aus Nahrungsmitteln können im Darmkanal — gemessen an Brei von Kaninchendarm — leichter SCN' bilden als andere[2388]. In allen untersuchten Pflanzen ist Rhodanid fertig gebildet aufzufinden, und zwar wird es während des Stoffwechsels gebildet. So wurden in den Versuchen von GEMEINHARDT[2389] Linsen in rhodanfreier Nährlösung gezogen und wiesen einen Gehalt von 2342 γ% HSCN auf. Dieselben Samen enthielten aber nur 172 γ%.

Rhodanid wird von dem von LANG Rhodanese genannten Ferment gebildet. In Preßsäften, z. B. von Runkelrüben und Weißkohl, wurde rasche Überführung von HCN + $Na_2S_2O_3$ in SCN' festgestellt, wenn auch nicht so quantitativ wie im tierischen Gewebe. Bei der einfachen Quellung in Wasser entwickelten Mandeln Rhodan und keine Blausäure. Durch die Zerstörung der Struktur wird der Mechanismus der HCN-Entgiftung, die Rhodanese, in Unordnung gebracht.

Auf folgender Tabelle geben wir aus den Untersuchungen von GEMEINHARDT[2389] den Gehalt von einigen Nahrungsmitteln und Pflanzensäften wieder, da die Möglichkeit zugegeben werden muß, in Rhodanid einen diätetischen Faktor zu erkennen.

Tabelle 89.
A. Pflanzliche Lebensmittel.

	Lagerbestände alter Ernte (Winter) in γ% HSCN	Neue Ernte (Sommer) in γ% HSCN
1. Mohrrübe, Daucus carota	950	
2. Petersilienwurzel, Petroselinum hortense	155	
3. Runkelrübe, Beta vulgaris	52	
4. Zuckerrübe, Beta vulgaris var. Rapa	73	
5. Winterspinat, Spinacea oleracea	98	
6. Sommerspinat, Spinacea glabra	30	102
(errechnet aus Trockenspinat, in dem enthalten waren etwa	332)	
7. Kohlrübe (weiß), Brassica napus v. napobrassica	650	
8. Wruke (gelb), Brassica napus v. napobrassica	790 (Miete)	
Wruke, Brassica napus v. napobrassica	320 (Markt)	
9. Grünkohl, Brassica oleracea v. acephala	140	

[2386, I] JANSEN, E. F., FELLOWS-NUTTING, M. D. u. BALLS, A. K.: J. biol. Chem. **175**, 975 (1948). Hexa thyltetraphosphat und Tetraäthyltetraphosphat wirkten ähnlich. Ihre Wirksamkeit ist molar gerechnet $1/25$—$1/50$ der von Diisopropylfluorophosphat.

[2387] BAUMANN, E. J., METZGER, N. u. SPRINSON, D. B.: J. biol. Chem. **105**, IX (1934), Rona **82**, 94.

[2388] RANGANATHAN, S.: Indian. J. med. Res. **21**, 197 (1933), Rona **76**, 558.

[2389] GEMEINHARDT, K.: Ber. dtsch. bot. Ges. **56**, 275 (1938), Rona **111**, 384. C. **1939 I**, 976.

Tabelle 89. (Fortsetzung.)

	Lagerbestände alter Ernte (Winter) in $\gamma\%$ HSCN	Neue Ernte (Sommer) in $\gamma\%$ HSCN
10. Wirsing, Brassica oleracea v. sabauda	148	
11. Weißkohl, Brassica oleracea v. capitata	302	
12. Blumenkohl, Brassica oleracea v. botrytis	66	
13. Kartoffeln, Solanum tuberosum	95	70
14. Porree, Allium porrum	119	
15. Apfel, Pirus malus	16	59
16. Zitrone, Citrus medica subs. Limonum	61	
17. Roggenmehl, Secale cereale	200	
18. Weizenmehl, Triticum sativum v. vulgare	80	
19. Lupinenmehl, Lupinus luteus	80	
20. Sojamehl, Glycine seu Soja hispida	82	
21. Zwiebel, Allium cepa	120	
22. Kohlrabi, Knollen, Brassica oleracea var. gongylodes		530
23. Kohlrabi, Blätter, Brassica oleracea var. gongylodes		135
24. Radieschen, Raphanus sativus f. radicula		274
25. Rettich, Raphanus sativus f. niger		496
26. Schoten, Schale und Erbsen, Pisum sativum		75
27. Bohnen, grüne, Phaseolus vulgaris		71
28. Kopfsalat, Lactuca sativa v. capitata		50
29. Gurke, grüne, Cucumis sativus		55
30. Rhabarber, Stengel, Rheum rhaponticum		69
31. Spargel, Asparagus officinalis		69
32. Kirschen, süße, Prunus avium		75
33. Stachelbeeren, unreife, Ribes grossularia		106
34. Banane, Fruchtfleisch, Musa sapientum		104
35. Banane, Schale, Musa sapientum		97
36. Tomaten, Solanum lycopersicum		92
37. Mohrrüben, junge Karotten		97
38. Birne, Muskateller, Pirus communis var.		34
39. Johannisbeere, rote, Ribes rubrum		30
40. Heidelbeere, Vaccinium myrtillus		22
41. Pfifferlinge, Cantharellus cibarius		46

B. *Pflanzensäfte aus frischen Pflanzen ohne jeden chemischen Zusatz haltbar gemacht.*

1. Brunnenkresse, Nasturtium officinale		240
2. Rettich, Raphanus sativus		252
3. Sellerie, Apium graveolens		175
4. Johanniskraut, Hypericum perforatum		36
5. Spitzwegerich, Plantago lanceolata		20
6. Birke, Betula alba (verrucosa)		62
7. Brennessel, Urtica urens		72
8. Löwenzahn, Taraxacum officinale		78
9. Huflattich, Tussilago farfara		43
10. Wermut, Artemisia absinthium		40
11. Zinnkraut, Equisetum arvense		65

Von Bedeutung wird Rhodanid durch seine die Keimung von Samen beschleunigende Wirkung. Dies wird schon in Konzentrationen beobachtet, die den in den analysierten Pflanzen enthaltenen entsprechen. Ich gebe hier das Resultat in % nach 24 Stunden Einwirkung verschiedener Lösungen wieder:

Tabelle 90.

	Aq. dest.	Konzentration HSCN in $\gamma\%$				
		50	100	200	300	400
Roggen	37	70	70	80	90	90
Weizen	33	62	65	50	40	48
Linsen	34	54	48	48	36	29

Die Wirkung ist ungleichmäßig, manchmal ist anscheinend ein toxischer Effekt vorhanden. Nach 48 Stunden war der Unterschied geringer, nach 72 Stunden ausgeglichen. Vielleicht ist die Zahl der Keime (30) pro Ansatz zu klein.

In anderen Versuchen. z. B. Salatsamen[2390] und Lattichsamen[2391], war die Wirkung größer, das Optimum bei 0,5% KSCN oder NH_4SCN. Die Schädigung dieser Konzentration wirkte sich nicht bei der Keimung, aber später aus, indem das Wachstum des Hypocotyls, der Wurzeln und der Wurzelhaare verzögert wurde. Die ruhende Kartoffelknolle wurde zur Keimung gebracht[2394]. Wenn die Keimung durch α-Naphthylessigsäure gehemmt war, dann wirkte KSCN nicht, dagegen ein anderes Stimulationsmittel, Äthylenchlorhydrin. Mit der Bildung von auxinähnlichen Substanzen hat die Wirkung nichts zu tun[2392].

Es erscheint naheliegend, die SCN'-Wirkung auf eine Quellungsbegünstigung zurückzuführen, weil SCN am Ende der Hofmeisterschen Reihe steht. Aber es wird nicht bedacht, daß 0,001 und 0,01% schon wirksam sein sollen, Konzentrationen, die die Quellung kaum beeinflussen dürften, während 0,1% nichts veranlaßt und 1% schon schädigt[2393].

Der gleiche Einwand gilt für die Auslegung der Beobachtung, daß Winterweizen durch Vorbehandlung mit n/1000 KSCN (KJ war weniger wirksam, K_2SO_4 am wenigsten) eine größere Frosthärte erlangen sollte. Auch hier begann bei n/100 SCN' schon eine Schädigung[2397, I]. Die gefundene Erhöhung des „gebundenen Wassers" wird durch einfache Peptisation nicht erklärt.

Auch andere Faktoren wurden in Betracht gezogen, z. B. die Fermentaktivität. Amylase wurde nicht gefördert[1300], im übrigen auch in isolierten Blättern nicht, gemessen an der Saccharosebildung[2397]. Dagegen fand sich ein Anstieg der Katalase- und Peroxydaseaktivität bei der Kartoffel um das Vielfache, aber durchaus nicht ansteigend proportional der Stimulation[2396].

Es fand sich ein Anstieg der Leitfähigkeit in den Kartoffelscheiben. Dieser Anstieg ist bei 0,1 und 0,2% KSCN noch signifikant, aber sehr klein. Entsprechend der besseren Leitfähigkeit wird die Beweglichkeit der Elektrolyte erhöht, das zeigt sich in einer besseren Auslaugungsfähigkeit der Elektrolyte[2395], die mit der permeabilitätserhöhenden Wirkung des SCN' zusammenfällt. Dann würde SCN' aber keine spezifische Wirkung aufweisen, sondern ClO_4' müßte ähnlich wirken.

Bei Steigerung der Konzentration kommt es zu einer Schädigung, auf die wir schon eben[2391, 2393, 2397, I] hinweisen. Sie fand sich auch bei der Entwicklung von Maiswurzeln[2398] und selbst bei der Keimung von Samen. Aus den Versuchen von BRUN[2083] an je 300 Samen mit n/4 SCN'-Lösung seien wiedergegeben auf Tabelle 91.

Tabelle 91.

	Keimung Kontrolle	Nach 48 Stunden in n/4 NaSCN	Die Samen 72 Std. in Wasser gespült, keimen:	Im Ganzen
Radis	72%	8	20	28
Linsen	92%	0	8	8
Flachs	65%	1	4	5

[2390] THOMPSON, R. C. u. KOSAR, W. F.: Science 87, 218 (1938). C. 1938 I, 4067.
[2391] THOMPSON, R. C. u. KOSAR, W. F.: Plant Physiol. 14, 567 (1939). Ca- und Na-Rhodanid hatten eine viel geringere Wirksamkeit.
[2392] GUTHRIE, J. D.: Contrib. Boyce Thompson Inst. 11, 29 (1939). C. 1940 I, 2960.
[2393] NIETHAMMER, A.: Zellstimulationsforschung 3, 87 (1930). Versuche an Salvia pratensis, triticum sativum, Beta vulgaris. Die erhaltenen Werte weisen eine Begünstigung nur bei sehr viel gutem Willen nach.
[2394] DENNY, F. E.: Amer. J. Bot. 13, 118 (1926).
[2395] GUTHRIE, J. D.: Contrib. Boyce Thompson Inst. 5, 83 (1933).
[2396] MILLER, L. P.: Contrib. Boyce Thompson Inst. 5, 29 (1933), Rona 74, 72. Kartoffeln in Schnitte geschnitten, die ein Auge enthalten, werden behandelt, dann in den Boden gesetzt.
[2397] LEONARD, O. A.: Amer. J. Bot. 26, 475 (1939), Rona 118, 218. Blätter von Mais Sorghum, Baumwolle, Kohl bis 1% KSCN.
[2397, I] VETUKHOVA, A.: C. rend. Acad. Sci. URSS. 24, 605 (1939). Rona 120, 405.

Es findet also eine irreversible Schädigung statt, die durch 72stündiges Spülen nicht beseitigt werden kann.

Die Schädigung der Pflanzen wird durch organische Bindung der Rhodanide zum Teil vermindert. Buchweizen ist empfindlicher[2400, 2401].

Durch NH_4SCN kann man den Pflanzenwuchs im Boden für längere Zeit vernichten[2399]. Durch 1600 Pfund pro Acre (1 Acre = 4046,9 qm) bleibt er steril für 4 Monate, bei 800 Pfund betrug die Sterilitätsperiode weniger als 120 Tage, bei 320 Pfund nur 2—4 Wochen. Bei 100 Pfund ist keine Sterilität mehr wahrnehmbar. Anschließend an die Periode der Sterilität findet sich eine Stimulation des Wachstums. Die Wirksamkeit des SCN' war im Boden — auf die Dauer gesehen — viel geringer als die von Chlorat, obwohl in Wasserkulturen das Verhältnis umgekehrt liegt. Offenbar wird es auch sehr rasch zersetzt, da die Wirkung nur kurz ist.

8. **Perchlorat** ist als Pflanzenschädling schon lange bekannt[2402], ist es doch notwendig, den ClO_4'-haltigen Chilesalpeter einer Umkristallisation zu unterwerfen. Aus Versuchen von DURAND[2094] über die Keimung von Linsen (je 10 Samen) unter Einwirkung von $NaClO_4$ gebe ich folgende Zahlen auf Tabelle 92 wieder:

Tabelle 92.

Zeit	Konzentrationen in %				
	0,1	0,2	0,5	1	5
24 Stunden	—	—	—		
48 Stunden	9	8	6	3	0
3 Tage	9	9	7	3	0
4 Tage	9	9	7	5	0
Leinsamen nach 20 Tg.	7	4	0	0	0

Wir sehen, daß 0,5% schon deutlich schädlich wirkt. Dasselbe ließ sich bei Mohnsamen nachweisen. Nach den vorher angegebenen Zahlen mit $NaSCN$ wirkt das Perchlorat nicht wesentlich verschieden. Systematische Vergleiche der beiden Ionen wurden nicht ausgeführt. Eine stimulierende Wirkung wird gelegentlich erwähnt[2403].

9. **Chlorat, Bromat, Jodat.** Chlorat spielt als Pflanzengift besonders in Amerika eine viel größere Rolle, wird aber in seiner Wirkung nicht nach seinen lyotropen Eigenschaften beurteilt werden dürfen, es sei denn, daß diese über eine leichtere Permeation die Möglichkeit eröffnen, in den Stoffwechsel einzugreifen. Es soll auch die Aufnahmefähigkeit der Wurzeln für Nahrungsstoffe gestört werden[2404].

Nitrat entgiftet die ClO_3'-Wirkung. Das soll daran liegen, daß NO_3' die Aufnahme von ClO_3' hemmt[2406]. Deshalb seien Pflanzen auf fruchtbaren, stark nitrathaltigen Böden gegen ClO_3'-Wirkung weniger empfindlich. NH_4·-Stickstoff wirkte erst nach Überführung in Nitrat durch die Bodenbakterien. Eine völlige Aufhebung der ClO_3'-Wirkung ließ sich aber nicht erreichen[2408, I].

Wir haben schon häufig gesehen, daß beim Eindringen eine Kompetenz der Ionen stattfindet, eins das andere verdrängen kann. Diese Wirkung des NO_3' soll die verschiedene Wirkungsintensität bei ClO_3' je nach der Jahreszeit erklären,

---

[2398] WHITE, PH. R.: Protoplasma **19**, 132 (1933), Rona **75**, 635.
[2399] BISSEY, R. u. BUTLER, O.: J. amer. Soc. Agronomy **26**, 838 (1934), Rona **84**, 47.
[2400] WILCOXON, F. u. HARTZELL, A.: Contrib. Boyce Thompson Inst. **7**, 29 (1935), Rona **88**, 160. Versuche an Kresse (Nasturtium).
[2401] HARTZELL, A. u. WILCOXON, F.: Contrib. Boyce Thompson Inst. **6**, 269 (1934), Rona **85**, 224.
[2402] SJOLLEMA: Chem. Ztg. **20**, 1002 (1896).
[2403] HESSENLAND, M., FROMM, F. u. SAALMANN, L.: Angew. Chem. **1933**, 577. Rona **76**, 447.
[2404] BORDIER, H.: Rev. Sci. **74**, 385 (1936). C. **1936 II**, 2397. 1,5—2% $NaClO_4$ schädigte die Phanerogamen und Kryptogamen.

da die Nitrifikation im Verlauf des Jahres wechselt[2406]. Es besteht aber auch die Möglichkeit, daß eine stärkere NO_3'-Anwesenheit in der Pflanze die Reduktion hemmt, weil das Oxydationspotential höher wird.

Ein interessanter Unterschied gegenüber der Giftigkeit im Tierversuch ergibt sich beim Vergleich mit den Halogensauerstoffsäuren[2403]. JO_3' ist hier ohne Belang, BrO_3' ist jedenfalls nicht giftiger als ClO_3', obwohl es im Tierversuch eine 20—30mal so große Giftigkeit hat. Die BrO_3'-Wirkung setzt früher ein, findet aber früher ein Ende. ClO_3' wirkt langsamer, aber vernichtet zuletzt doch zahlreiche Pflanzen ($1/4$ und $1/2$% Lösung). BrO_3' wird rascher zersetzt und wird vielleicht nicht so elektiv, d. h. wahlloser die oxydativen Potenzen im Pflanzenorganismus unterbringen.

Bei Lolium perenne wurde mit 2 und 3% $NaBrO_3$-Lösungen in 10 Tagen volle Vernichtung erreicht, bei 2% $NaClO_3$ waren nach 20 Tagen erst 75% zerstört. Die Beständigkeit des ClO_3' gegenüber BrO_3' zeigt sich auch im Boden, wo noch Reste der ClO_3-Wirkung auf Pflanzen nach 2 Jahren zur Beobachtung kamen[2408, III].

Die schädliche Wirkung soll durch ClO' zustande kommen[2405]. Durch ClO', gegeben als $NaOCl$[2407], wird die Keimfähigkeit von Maiskörnern in so hohen Konzentrationen von 1% aktivem Cl in 5 Tagen nur um 20% vermindert. 7% $Ca(OCl)_2$, 2 Stunden einwirkend, wirkt nur verzögernd auf die Keimung[2408]. Durch Abtötung aller oberflächlich vorhandenen schädlichen Keime wurde bei Baumwollsaat durch 2 Stunden Behandeln mit 6% wirksamen Chlor eine Verbesserung erreicht[2408, II]. Demgegenüber wurde die Keimung schon durch 0,02% $NaClO_3$ um einige Tage verzögert. Aber Samen von Andropogon halepensis keimten in molarer Lösung von $NaClO_3$ noch zu 50%[2405].

Der Ort, wo ein Ion wie OCl' einwirkt, ist maßgeblich, wie das überall in der Biologie gültig ist. Man sagt dann in falscher Übertragung von der Chemie „in statu nascendi". Aber ob eine Verbindung im homogenen System in statu nascendi einwirkt (z. B. H auf As_2O_3), oder ob es an einem bestimmten Ort des Plasmas entsteht und damit gerade eine bestimmte Verbindung trifft, ist ein absoluter Unterschied. Daß hier wirklich OCl' wirksam ist, ist nicht erwiesen, ebenso möglich ist ClO_2', wie bei den Colibacillen in den Versuchen von QUASTEL und anderen (S. 272 und 292). Das Wesentliche scheint mir das Auftreten eines großen Oxydationspotentials an bestimmten Stellen zu sein.

Daß ClO_3' überall das Pflanzenplasma zerstört, auch da, wo es an den Blättern eindringt, wenn es nur an Ort und Stelle bleibt zur Reduktion, wurde schon früher erwähnt[2189] (S. 315). Da es nach Eindringen in die Wurzel in die Blätter wandern muß (durch das Phloem[2189]), kann es die Wege des Wanderns nicht gleich stören und sich den Weg selbst verlegen.

Aus Versuchen in Gefäßen, deren Erdboden bestimmte Mengen — berechnet nach Gewicht — an $KClO_3$ erhalten hatten, gebe ich folgende Zahlen nach UNGERER[2405] auf Tabelle 93 wieder, und zwar nach dem Erntetrockengewicht gerechnet:

Tabelle 93.

	0	0,005%	0,01%	0,02%
Senf	100	59	5,5	0
Roggen	100	27	7,1	3,4
Goldlack . . .	100	12	4,0	0
Kopfsalat	100	5	1,1	0
Stiefmütterchen . .	100	2,9	0	0

[2405] UNGERER, E.: Z. Pflanzenernährung **39**, 156 (1935), Rona **90**, 75.
[2406] CRAFTS, A. S.: J. agricult. Res. **58**, 637 (1939), Rona **117**, 51.
[2407] GIRTON, R. E.: Plant Physiol. **11**, 635 (1936). C. **1936 II**, 2935.
[2408] SPAETH, J. N. u. AFANASIEV, M.: J. Forestry **37**, 371 (1939). C. **1939 II**, 1900.
[2408, I] HURD-KARRER, A. M.: Amer. J. Bot. **28**, 197 (1941). C. **1941 II**, 2247.
[2408, II] DIMOCK, A. W.: Phytopathology **30**, 1051 (1940). C. **1941 II**, 2990.
[2408, III] UVERUD, H.: C. **1942 II**, 214.

Die Symptome, die sich zuerst merkbar machen, beobachtet man in den Blättern, z. B. chlorotische Streifung der Blätter, abgestorbene Spitzen und Blattränder.

Bei Versuchen in Feldkulturen sind 272 Pfund pro Are toxisch für Hafer, Weizen, Gerste. Die Ähren sind dann taub. Flachs und Klee werden weniger betroffen[2399]. Wichtig ist die Tiefe, in die die Wurzeln hineinreichen.

10. Ferrocyanid in höheren Konzentrationen ist auch giftig, kann aber in Wasserkulturen merkwürdigerweise als Eisenquelle benutzt werden, so daß z. B. Soja in Konzentrationen von 0,0033—0,0066% gut wächst[2409].

IV. Wirkung von Ionen auf besondere Eigenschaften der Pflanzen.

Das Längenwachstum von Hypokotylen von Spergula arvensis wird durch Cl', SO_4'', NO_3' nicht unterschiedlich beeinflußt[2410, 2411].

Die Spaltöffnungen in Blättern von Zebrina pendula, die in Salzlösungen 24 Stunden gelassen waren, ergaben folgende Größen, gerechnet nach Teilstrichen (für die K-Salze): $Cl':32,1$, $NO_3':30,1$, $SO_4'':28,9$, $Br':28,4$, $J':19,3$, $SCN':0$. Also unter Rhodaniden Spaltschluß, zugleich mit Stärkeanhäufung[2412].

Werden Tentakel von Drosera in Salzlösungen hineingebracht, dann krümmen sie sich, strecken sich aber in 24 Stunden wieder aus. Die Reizwirkung ist $NO_3' > J'$, Br', $Cl' > SO_4''$. n/4 $NaNO_3$ führte zu keiner Wirkung. Es muß die Schädigung so rasch einsetzen, daß keine Bewegung mehr erfolgt. Die Größe des Ausschlages war bei J' und Br' größer als bei Cl'[2413].

Anionen wurden auch als Träger von Chemotropismus angesehen, z. B. bei Lupinus albus[2414, 2415], Sinapis alba[2416, 2417]. Die Wurzeln wachsen dem Diffusionsgefälle entgegen. Relative Werte ergeben sich bei Lupine[2415]: $SO_4'':9785$. $ClO_3':4118$, $NO_3':2968$, $J':2909$, $Cl':2816$, $SCN':551$.

Als Ablenkungswinkel ergaben sich mit 0,01 mol Lösungen der Na-Salze bei $Cl':18^0$, $PO_4''':55^0$, $SO_4'':34^0$, Nitrat ergab bei 0,001 mol 36,5⁰, bei 0,1 mol aber 25,4⁰. Eine Auslegung dieser Resultate mit dem Prinzip: Nährstoffgehalt, Auxinbildung oder einer physikochemischen Eigenschaft scheint unmöglich.

V. Übersicht.

Im ganzen spielen Hofmeistereffekte bei den Pflanzen eine nur untergeordnete Rolle. Wichtiger ist die Einwirkung auf den Stoffwechsel bei lebensnotwendigen Elementen und Ionen: NO_3', SO_4'', PO_4'''. Bei Fluorid ist die Fermentgiftigkeit vorhanden, bei SCN' nicht sicher nachgewiesen, obwohl es toxisch wirkt, aber analog ClO_4', so daß eine lyotrope Wirkung zu vermuten ist. Sonst stehen im Vordergrund die Möglichkeiten der Reduktion z. B. bei NO_3', ClO_3' und BrO_3'. Während das bei der Reduktion in der Pflanze entstehende Nitrit zwar giftig ist, aber rasch weiter assimiliert wird, gilt das nicht für Chlorat und Bromat, so daß eine reine Giftigkeit resultiert, zumal bei diesen Ionen in den entstehenden Zwischenprodukten ganz besonders hohe Oxydationspotentiale erreicht werden.

[2409] DEUBER, C. G.: Soil Sci. **21**, 23 (1926), Rona **36**, 46.
[2410] BORRISS, H.: Jahrb. Botanik **85**, 732 (1937), Rona **106**, 411.
[2411] BORRISS, H.: Ernährg. d. Pflanze **35**, 289 (1939), Rona **118**, 219.
[2412] HAAS-POETZL, I.: Beih. z. bot. Zentralbl. I, **47**, 255 (1930), Rona **61**, 226.
[2413] MEVIUS, W.: Biochem. Z. **148**, 548 (1924), Rona **28**, 63.
[2414] PORODKO, TH.: Jahrb. f. wissenschaftl. Botanik **49**, 307 (1911).
[2415] PORODKO, TH.: Jahrb. f. wissenschaftl. Botanik **64**, 450 (1925).
[2416] NIKLEWSKI, B. u. DUDA, J.: Biochem. Z. **286**, 110 (1936). C. **1936 II**, 2735.

Wenn wir zuletzt noch Cl' und Br' heranziehen, sehen wir zwar ein ähnliches Schicksal, aber die Wirkung — wenn auch nicht untereinander durchaus verschieden — ist doch bei den einzelnen Pflanzenarten manchmal entgegengesetzt. Neben Förderung und Notwendigkeit zum Leben stehen schwerste Schädigungen. Hierin ist eine Beziehung zum Tierreich gar nicht gegeben, denn die Wirkung von Cl' und Br' ist verschieden, aber die Tiere untereinander weisen in ihrer Reaktion keine großen Unterschiede auf. Eine Lebensnotwendigkeit des Cl' (als Koferment von Photoreaktionen und Amylasen sowie als Regulans des osmotischen Druckes) ist vorhanden, bei Bromid nie ernsthaft erwiesen, obwohl es Pflanzen gibt, die Br' stärker oder schwächer aufnehmen als Cl'. In jeder Hinsicht schließen sich die Pflanzen den Wirkungen bei den Bakterien enger an als den höheren Tieren, wie auch die Fermentsysteme einander mehr gleichen.

H. Vergiftungsverlauf und Dosierungen.
I. Insekten und niedere Tiere.

1. Höhere Giftigkeit von den uns hier interessierenden Anionen besitzt vor allem das **Fluorid,** das als Alkalisalz und besonders als Silicofluorid auch in der Schädlingsbekämpfung seinen Platz gefunden hat[2418-2421]. In letzter Zeit verwendet man bevorzugt das schwerer lösliche Kryolyth (Na-Al-Fluorid), dem eine besondere Wirkung zugeschrieben wird. NaF wirkt auf die Darmepithelien (Cytoplasma und Kerne) der Larven des Heerwurmes. Diese Wirkung scheint beim Kryolyth verstärkt zu sein[2421, I], beim Baumwoll-Rüsselkäfer hatte es eine sehr schwache Wirkung[2421, II].

Die Empfindlichkeit der Larven von Culex quinquefasciatur gegen 2 verschiedene Darreichungen zeigt folgender Versuch: Zeit (in Minuten) bis zum Tode von 50% der eingesetzten Larven[2034] (Tabelle 94).

Tabelle 94.

mol Konzentration	Na_2SiF_6	NaF
0,01	55 Minuten	420 Minuten
0,005	70 ,,	660 ,,
0,0005	120 ,,	2880 ,,

Gasförmiges SiF_4 tötete Bienen noch in Konzentrationen von 1:100000[2420]. Der Regenwurm (Lumbricus terrestris) wurde durch Na_2SiF_6 1:1000 in 20 Minuten, durch dieselbe Konzentration NaF in 240 Minuten getötet[2034]. Da in neutraler wässeriger Lösung eine weitgehende Dissoziation des komplexen Silicofluorids eintritt, ist diese differente Wirkung nicht verständlich, wenn man nicht eine günstigere Aufnahme durch die Tiere verantwortlich machen will (siehe später bei Frosch und Warmblüter). Allerdings wurde gerade diese Verbindung vorwiegend zur Insektentötung eingeführt. Die Vergiftung erfolgt direkt oder auf dem Umwege über vergiftetes Pflanzenmaterial[2421]. Bei der Heuschrecke

---

[2417] NIKLEWSKI, B., KAHLOWNA, M. u. DYDOWNA, M.: C. **1935 II**, 2969.
[2418] KÖRTING, A.: Z. f. Pflanzenkrankheiten **43**, 502 (1933).
[2419] APPEL, O.: Handb. d. Pflanzenkrankheiten **6**, 435ff (1938).
[2420] HIMMER: Verhandl. Ges. angew. Entymologie **1934**, 115.
[2421] MARCOWITSCH, S.: Industr. a. engeneer. Chem. **16**, 1249. Colorado-Käfer, Colorado-Kartoffelkäfer, Kartoffelflohkäfer, Tabakhornwurm usw.
[2421, I] WOKE, P. A.: J. agricult. Res. **61**, 321 (1940). C. **1943 II**, 2400.
[2421, II] MCGARR, R. L.: J. econ. Entymol. **34**, 500 (1941). C. **1943 II**, 1125. Bei Blattläusen war es voll wirksam.

Melanophus bivittatus Say wurden folgende mittlere tödliche Dosen festgestellt: Na_2SiF_6 0,1 g/kg, NaF 0,04 g/kg. Kryolith und Al-Fluorsilicat gaben unsichere Werte[2422, I].

Es kommt auf dem Wege der Pflanzenvergiftung zur Schädigung von Bienen durch Flugstaub und Abgase von Fabriken. So kam es zu einem großen Bienensterben bei einer solchen Fabrik, in deren Nähe sich ein Rapsfeld befand, das von den Bienen während der Blüte angeflogen wurde. Anschließend trat einige Tage lang — auch noch, als die Bienenkörbe so weit entfernt worden waren, daß ein neuerliches Anfliegen nicht in Frage kam — in dem Korbe ein großes Sterben auf. Die Bienen enthielten Fluorid, und zwar scheinen sie es mit den Pollen aufgenommen zu haben, die stark F-haltig waren[2422].

Neuerdings sucht man unter den organischen Fluorverbindungen Insekticide. Von RIEMSCHEIDER[2422, II] wurden folgende als wirksam gefunden:

$\beta\beta\beta$ Trichlor — $\alpha\alpha$ bis (4 fluorphenyl) aethan. und $\beta\beta\beta$ Trifluor $\alpha\alpha$ — bis (4-fluorphenyl) aethan. Die Wirksamkeit war 10mal größer als beim DDT bei Testung an Malophagus ovinus, Haematropinus suis. u. a. Für die maximale Kontaktgiftwirkung ist anscheinend das Fluor in p-Stellung wichtig.

2. Außer Fluorid hat man versucht, **Rhodanid** als Mittel zur Schädlingsbekämpfung heranzuziehen. Hierbei wurden aber vorwiegend organische Rhodanide versucht, von denen einige brauchbar erschienen[2400, 2401, 2423]. Auf diese Verbindungen wird nur hingewiesen. Bei Versuchen mit den Nauplien von Artemisia salina L (Meeresgarnelen) zeigte sich eine Konzentration von 0,01 mol NaSCN und NaJ, von $NaNO_3$ aber erst 0,56 als toxisch[2424]. Gut erträglich bzw. optimal sind noch für die Membranbildung der Eier folgende Konzentrationen zum Vergleich (Tabelle 95):

Tabelle 95.

Na-Salz von:	Membranbildung	Nauplii
Cl′	0,5	0,35
Br′	0,4	0,1
NO_3′	0,42	0,1
SO_4″	0,42	0,2
J′	>0,70	—
SCN′	0,6—0,7	—

Für die Membranbildung sind also noch höhere Konzentrationen ohne Schaden zu ertragen. Von NaCl sind toxisch erst Konzentrationen von 4 n. Zum normalen Ausschlüpfen sind aber nur Chlorid und Bromid brauchbar.

Bei der hohen Giftigkeit des SCN′ gegenüber Cl′ wird man sich wundern, bei Versuchen mit Elateridenlarven die Giftigkeitsreihe zu finden[2425]: Cl′> SCN′> NO_3′> J′> Br′> SO_4″. Es wurden meist K-Salze verwendet.

Eine von dem Entwicklungsstadium abhängige Empfindlichkeit zeigt sich bei den Larven und Puppen von Culex. Erstere werden durch n/1—n/32 Konzentrationen von NO_3′> Cl′> SO_4″ getötet bzw. in der Entwicklung gehemmt[2426].

[2422] BREDEMANN, G. u. RADELOFF, H.: Deutscher Imkerführer **1939**, S. 59.

[2422, I] RICHARDSON, C. H. u. SEIFERLE, E. J.: J. econ. Entymol. **32**, 297 (1939). C. **1941 II**, 397.

[2422, II] RIEMSCHEIDER, R.: Z. f. Naturforschung **26**, 245 (1947).

[2423] HARTZELL, W. u. WILCOXON, F.: Contrib. Boyce-Thompson Inst. **7**, 497 (1935), Rona **93**, 221. Zum Beispiel Trimethylenrhodanid und Laurylrhodanid.

[2424] BOONE, E. u. BAAS-BECKING, L. G. M.: J. gen. Physiol. **14**, 753 (1931), Rona **65**, 48.

[2425] SUBKLEW, W.: Z. Morph. u. Ökolog. d. Tiere **28**, 184 (1934), Rona **81**, 68. Agriotes lineatus und Obscurus Corymbites tessellatus und Limonius spec.

[2426] KREISEL, C.: Zool. Jahrb. Abt. Zool. u. Physiol. **39**, 459 (1923), Rona **22**, 197.

Versuche mit NaClO$_4$ an je 5 Blutegeln geben folgende Zahlen nach DURAND[2094] wieder (Tabelle 96):

Tabelle 96.

es überleben	0,1%	0,2%	0,5%	1,0%	2,0%	4,0%
1 Stunde ..	5	5	5	5	3	0
10 Stunden .	5	5	5	5	2	—
24 Stunden .	5	5	5	4	0	—
48 Stunden .	5	5	5	3	—	—
120 Stunden .	5	5	5	3	—	—

Die Aktivität von Seepocken (Balanus balanoides) zeigt sich darin, daß die Muschelschalen geöffnet sind. Durch Steigerung der Konzentration z. B. von NaCl auf 0,15 n sind fast alle inaktiv, d. h. sie schließen ihre Schale. Die Reihenfolge der Wirkung ändert sich mit dem Kation, z. B. wurde für K˙ die Reihe: $NO_3' > Cl' > SO_4''$, für Na˙ die Reihe $Cl' > SO_4'' > NO_3'$ gefunden[2427].

Über Phosphate finden sich keine Angaben. Manche offenbar sehr phosphatbedürftige Tiere, z. B. die Larven der Schmeißfliege, sind gegen Mangel an PO_4''' sehr empfindlich[2428].

II. Wirbeltiere — Kaltblüter.

1. Phosphorsauerstoffsäuren. Die toxische Wirkung der *Phosphate* wird vorwiegend mit der Ca-fällenden Eigenschaft dieses Ions zusammenhängen. Das Bild ist beherrscht von tetanischen Erscheinungen, aber auch fibrillären Muskelzuckungen. Die Erschlaffung erfolgt nach häufiger Kontraktion — etwa auf elektrischen Reiz — auch beim normalen Muskel schließlich nicht so rasch wie am Anfang. Es bildet sich eine Kontraktur aus. Dieser Ablauf erfolgt nach PO_4''' schon nach wenigen Kontraktionen, Oxalat hatte diese Wirkung nicht[2429]. Die Giftigkeit ist bei Kaulquappen, die sich in bestimmten Lösungen aufhalten, größer, wenn sie sich im Hellen unter der Quarzlampe als im Dunkeln befinden[2430]. Dieser Befund ist daraus verständlich, daß die im Hellen deutliche Erregung zur Mobilisierung von Kalium führt, wie eigene Versuche an Fröschen[2431, I], weiter auch Versuche von VOLLMER[2431] an Ratten zeigten. Durch K˙-Vermehrung wird das an sich schon ungünstige Verhältnis K/Ca noch weiter ungünstig gestaltet, wobei die Mobilisierung von Ca˙˙ aus dem Knochen nicht als Regulation sofort in Erscheinung tritt[2431, I]. Nur unter diesen Bedingungen ist K˙ als Synergist des Phosphats anzusprechen. Wir geben die Resultate an Kaulquappen[2430] zahlenmäßig wieder. Die Lösung hatte ein p_H von 5,91 (Tabelle 97):

Tabelle 97.

Konzentration	im Hellen	im Dunkeln
m/3	+ nach 10 Min.	+ nach 60 Min. nach 10 Min. 6 + 3—.
m/6	+ nach 10 Min.	alle leben
m/12	2 + 8 — nach 120 Minuten	alle leben
m/20	3 + 5 —	alle leben

Nach MOSCHINI[4330] wirkten über 12,1 mg P pro Frosch in kürzester Zeit tödlich.

[2427] COLE, W. H. u. ALLISON, J. B.: Physiologic Zool. **10**, 405 (1937). Rona **105**, 568.
[2428] HOBSON, K. P.: Biochem. J. **29**, 1, 1286 (1935). Zur Entwicklung muß selbst Blut noch PO_4''' zugesetzt werden.
[2429] DIXON, H. H. u. RANSON, S. W.: Proc. Soc. exp. Biol. Med. **26**, 165 (1928). Rona **50**, 47. 2 ccm 5% neutraler Phosphatlösung pro Frosch.
[2430] PINCUSSEN, L.: Biochem. Z. **182**, 366 (1927), Rona **41**, 295.

Phosphit ist relativ ungiftig. 0,25 g/kg Na_2HPO_3 ist ohne Wirkung, selbst wenn man dieser Dosis 2mal 0,5 g/kg hinzufügt. 5 g/kg töten den Frosch innerhalb weniger Stunden, wenn es sich um Sommerfrösche handelt. Winterfrösche gehen erst in 1—2 Tagen zugrunde[2432]. Diese verschiedene Empfindlichkeit findet sich immer wieder.

Histologisch wurden in Leber und Niere keine Veränderungen gefunden, insbesondere keine Verfettungen. Da leicht eine Oxydation in PO_4''' eintritt, müßte diese Vergiftung in den Vordergrund treten.

2. Schwefelsauerstoffsäuren. *Sulfate* sind als außerordentlich wenig giftig bekannt. Wenn bei m/20 K_2SO_4 Kaulquappen sterben[2430], allerdings nur bei Belichtung, dann wird man das $K^{\cdot}$ dafür verantwortlich machen dürfen, da sie sich in KCl, KBr und KJ ebenso verhalten. Daß Phosphat anscheinend etwas günstiger steht, läßt sich vielleicht aus der Streuung erklären.

Ebenso ist *Thiosulfat* für Kaulquappen ungiftig. 1% Lösungen vertragen sie ohne Schaden[2438].

Für Kaliummetabi*sulfit* ($K_2S_2O_5$) werden die ersten Todesfälle beim Frosch gesehen bei 0,8 g/kg subcutan. Eine rasche Tötung erfolgt mit 2 g/kg. Ein Unterschied gegenüber der Wirkung der schwefligen Säure war — wie auch zu erwarten — nicht vorhanden. Eine Wirkung der Konzentration ließ sich nicht finden[2439].

3. Fluorid. Durch n/20 Na-Fluorid werden Kaulquappen (8—10 Tiere) im Dunkeln und im Hellen in kurzer Zeit getötet[2430]. Bei gleichzeitiger Anwesenheit von 5 γ% Thyroxin werden sie in Lösungen von 190 γ% und 400 γ% NaF am vierten Tage tot gefunden (KRAFT[1536] je 5 Tiere).

Im Vergiftungsbild der Frösche und Kröten[2433, 2434] treten fibrilläre Zuckungen der Muskulatur auf.

Ein Frosch von 44 g erhält in verschiedene Lymphsäcke verteilt 3,5 ccm einer 0,2 molaren Lösung[2433]. Nach 30 Minuten treten fibrilläre Zuckungen auf. Er erhält gleich nochmals 1,5 ccm obiger Lösung (zusammen 20 mMol = 840 mg/kg); nach 25 Minuten hören die fibrillären Zuckungen auf. Die Bewegungen werden träge. In dieser Phase verursacht die Reizung des Muskels vorerst nicht eine schlechtere Erschlaffung wie es bei Phosphat gefunden wurde[2429], aber nach einiger Zeit entwickelt sich eine regelrechte Kontraktur (wie nach Jodessigsäure). Diese betrifft aber nur innervierte Muskeln, werden z. B. die Muskeln der hinteren Extremität denerviert, dann bleiben sie schlaff, während die vordere Extremität schon starr ist. Werden erstere aber über den Nerven oder direkt elektrisch gereizt (die Reizbarkeit ist geringer als in der Norm), dann verfallen sie auch in Starre.

Außerdem sind am Herzen Arrhythmien und Stillstand in Diastole bei der Atmung nach vorübergehender Vermehrung der Frequenz, langsame Atmung, schließlich Respirationsstillstand, bedingt durch zentrale Einwirkung, zu beobachten. Eine Phase der Bradykardie bei geringerer Dosis läßt sich durch Atropin aufheben[2434]. Von NH_4F beträgt die tödliche Dosis 5—7 mg pro Tier[2435].

Angaben über die Toxizität von organischen Körpern, die fluorsubstituiert sind, finden sich vielfach in der Literatur[2436, 2437]. Durch Fluorsubstitution wird die Giftigkeit erhöht.

[2431] VOLLMER, H.: Naunyn-Schmiedebergs Arch. **194**, 551 (1940).
[2431, I] EICHLER, O. u. L.: Naunyn-Schmiedebergs Arch. **199**, 4 (1942).
[2432] ENGEL, K.: Naunyn-Schmiedebergs Arch. **102**, 289 (1924), Rona **28**, 317.
[2433] LIPMANN, F.: Biochem. Z. **227**, 110 (1930).
[2434] DE NITO, G.: Riv. Pat. sper. **3**, 294 (1928), Rona **48**, 125.
[2435] DE STEFANO, V.: Arch. di farmacol. sper. **41**, 16 (1926), Rona **37**, 221.
[2436] LEHMANN, F.: Naunyn-Schmiedebergs Arch. **130**, 250 (1928), Rona **46**, 808.
[2437] SIMONIN, P. u. PIERRON, A.: C. rend. Soc. Biol. **124**, 133 (1937). C. **1938 I**, 4206. Versuche am Fisch Tinca vulg., Temporarien und Meerschweinchen.

4. Die anderen Halogene.

a) Chlorid wird als das indifferenteste Salz anzusehen sein. Süßwasserfische werden duch stärkere Lösungen getötet, wie folgende Reihe aus Versuchen am Stichling, Gasteroteus aculeatus zeigt[2440]:

0,6	mol NaCl Tod in	30	Minuten (17—18⁰)
0,5	,, ,, ,, ,,	60	,,
0,4	,, ,, ,, ,,	120	,,
0,35	,, ,, ,, ,,	165	,,
0,25	,, ,, ,, ,,	3,85	Tagen
0,2	,, ,, ,, ,,	8,25	,,
0,1	,, ,, ,, ,,	8,45	,,

Hier handelt es sich nicht allein um eine osmotische Wirkung, da eine Vergiftung durch Zusätze von $MgSO_4$ oder $CaSO_4$ verhindert werden kann. Der Angriffspunkt soll nicht an den Kiemen liegen, da eine Zirkulation noch in extremis deutlich merkbar ist, und der Tod auch dann eintritt, wenn die Kiemen von der Lösung selbst gar nicht berührt werden, sondern nur der Schwanzteil. Der Angriffspunkt läge damit in der Kittsubstanz der Zellen der Haut, da die Zellen selbst nicht getötet werden sollen. Die Haut wird für das NaCl durchgängig und verursacht dann den Tod.

Den Verlauf kann man am besten in einem Experiment mit 0,4 n NaCl verfolgen. In dieser Lösung nimmt der Fisch an Gewicht ab und zwar fast nur in den ersten 30 Minuten. Dann beginnt Cl' in die Haut einzudringen, so daß man es dort histochemisch nachweisen kann. Setzt man jetzt die Fische nach Abspülen in Aq. dest. zurück, dann scheiden sie reichlich Chlorid aus. In diesem Stadium sind die Fische noch zu retten.

Kaulquappen bleiben in n/10 Lösungen leben, auch Br' ist in dieser Hinsicht indifferent, da von 8 Kaulquappen 7 leben bleiben, während in NaJ alle sterben[2450].

Injiziert man einem Frosch von 40 g 3 cm³ 0,6% NaCl, dann findet man Zeichen toxischer Einwirkung. Er sitzt gebückt, die Augen vorgequollen, die Atmung ist lebhaft[2441]. In eigenen Versuchen[2441, I] mit Injektionen verschieden konzentrierter Lösungen in den Lymphsack ergaben sich bei 6—10 Fröschen in der Gruppe und Beobachtung bis 48 Stunden folgende mittlere tödliche Dosen:

1 molare Lösung 98 mMol NaCl/kg
2   ,,   ,,   94   ,,   ,,
4   ,,   ,,   92   ,,   ,,

Die Steigerung der Konzentration führte also zu höherer Toxizität.

b) Bei *Bromiden* wird auch beim Frosch die bekannte Wirkung auf das Zentralnervensystem beobachtet, bei 0,12 g/kg KBr zeigte Rana esculenta Bewegungsunlust, Ertragen der Seitenlage für verhältnismäßig lange Zeit. 0,05 g/kg hatte eine Wirkungsdauer von 42 Minuten[2442], (dagegen[2443]). Die Toxizität erwies sich größer als die von NaCl, obwohl der beim Warmblüter schließlich vorherrschende Angriffspunkt, das Atemzentrum, beim Frosch eine geringere Rolle spielt. Die mittlere tödliche Dosis betrug nach Injektion einer 2-molaren Lösung von NaBr in den Lymphsack 80 mMol/kg[2444, I].

[2438] CALATRONI, R.: C. rend. Soc. Biol. **99**, 2007 (1928), Rona **49**, 829.
[2439] REINHARD, H.: Dissertation Göttingen 1939. Rona **115**, 671.
[2440] KRÜGER, F.: Z. vergl. Physiol. **7**, 696 (1928), Rona **47**, 720.
[2441] HOGARTZ, W.: Pflügers Arch. **230**, 668 (1932), Rona **71**, 242.
[2441, I] EICHLER, O. u. L.: Naunyn-Schmiedebergs Arch. **199**, 21 (1942) bzw. unveröffentlichte Versuche.
[2442] ADLER, P. u. HRADECKY, C.: Naunyn-Schmiedebergs Arch. **181**, 541 (1936).
[2443] LJUBUSIN, A.: Rona **50**, 835 (1928). $CaCl_2$ soll stärker auf das Zentralnervensystem wirken als $CaBr_2$, dieses stärker als NaBr.
[2444] FRÖHLICH, A. u. STERNSCHEIN, E.: Z. ges. exp. Med. **33**, 496 (1923), Rona **21**, 143.

5. Rhodanid. Über die Wirkung von *Rhodaniden* werden Versuche an dem kleinen Fisch Gambussa holbrooki mitgeteilt[2083]. Die Fische vertragen m/1000 NaSCN 10 Tage ohne Störungen:

Tabelle 98.

Konzentration	Giftwirkung	Schicksal bei Rücksetzen in reines Wasser
m/750	in 6 Tagen verkümmern sie	gestorben in 7 Tagen
m/500	in 2 Tagen träge	gestorben in 2 Tagen
m/100	einige tot in 2 Tagen	überleben 8 Tage
m/75	tot in < 75 Stunden	
m/35	tot in 18—20 Stunden	
m/25	tot in < 2 Stunden	

Bei den toxischen Dosen zeigt sich eine langdauernde Excitation mit anschließenden paralytischen Störungen, dann kommen Gleichgewichtsstörungen. Wenn man solche Tiere in reines Wasser setzt, werden sie nicht wieder gesund. Daß es sich um eine charakteristische Rhodanwirkung handelt, sieht man daran, daß m/25 NaCl von den Fischen 10 Tage ohne Störung ausgehalten werden. Erst 10fach höhere Konzentrationen sind bei Kochsalz notwendig, um die Fische innerhalb eines Tages zu töten. Berichtet wird bei diesen schweren Vergiftungen noch von einer Einwärtsbiegung des Körpers.

Ein ähnliches Bild wurde bei den kleinen Fischen Gobius minutus und Gobius pictus aus Helgoland berichtet[2444]. Werden diese Fische in einer Lösung von 20 ccm Meerwasser + 3 Tropfen n/1 NaSCN + 1—2 Tropfen n/10 $(NH_4)_2SO_4$ eine Nacht über gelassen, dann fand man die Tiere am nächsten Tage tot. Ließ man sie 3 Stunden und mehr in der Lösung und berührte sie, so daß sie also zu einer Bewegung gezwungen waren, dann konnten die Tiere ganz akut zum Tode kommen, indem der Rumpf sich plötzlich seitlich abknickte. Die Atmung erlosch früher als der Herzschlag. Diese „Abknickung" des Rumpfes ist offenbar eine plötzlich auftretende Starre der Muskulatur, die dadurch zustande kommt, daß durch gezwungene Innervation die Stoffwechselvorgänge gleichzeitig mit SCN′ explosiv verliefen, wie umgekehrt bei manchen Muskelgiften (siehe vorher unter F) die Starre durch Denervation verhindert werden konnte. Bei diesen Fischchen war der Vorgang nicht reversibel, wenn die Tiere sich erholten.

Reversibilität wurde in zahlreichen eigenen Versuchen am *Frosch* (Eichler[967]) stets gesehen. Beim Frosch erfolgt bei Gabe in den Bauchlymphsack zuerst ein Zusammenkrümmen der Bauchmuskulatur, dadurch bedingt, daß die starkkonzentrierte Lösung die Bauchmuskulatur schädigt. Daran schließt sich eine Phase mit Steigerung der Reflexe und starker Schaumbildung an, sie gleicht einer strychninartigen Wirkung. Auch gelegentliches Flimmern einzelner Muskelfasern wird gesehen (Rost[2445]).

Allmählich steigern sich die zuerst nur gelegentlich auftretenden Kontraktionen der Muskulatur, bis sie schließlich dauernd anhalten. Der Frosch ist jetzt in voller Starre, verträgt Rückenlage, ohne den Versuch zur Aufrichtung zu machen. Dieser Zustand kann sich viele Tage (einmal bis 200 Stunden beobachtet) erhalten, klingt dann über eine Phase der erhöhten Reizbarkeit ab. Volle Reversibilität wird erreicht, wenn man von Feinheiten absieht, denn bei dieser langdauernden Vergiftung büßen die Tiere beträchtlich an Körpergewicht ein.

Sowohl diese Starre ist also — wenn der Tod nicht vorher eintritt — wie auch die Starre und Schädigung der Bauchmuskulatur völlig reversibel. Der Tod erfolgt nicht durch Lähmung des Herzens, das seine Funktion bis zuletzt erfüllt und durch das Ion SCN′ — wenn isoliert — nicht getötet werden kann, selbst wenn sämtliche Cl′-Ionen der Speiseflüssigkeit durch SCN′ usw. ersetzt worden sind (Eichler[1089]).

[2144, I] Eichler, O.: unveröffentlichte Versuche. 6—10 Tiere in der Gruppe, insgesamt 60 Tiere, Beobachtungszeit 48 Stunden wie in den Versuchen mit NaCl[2441, I].
[2445] Kerry, R. A. u. Rost, E.: Naunyn-Schmiedebergs Arch. **39**, 144 (1897).

Es wurde die Auffassung vertreten, daß der Hauptangriffspunkt des Rhodanid in der Muskulatur zu suchen sei, gleichzeitig mit Eingriff in den Stoffwechsel, so daß sekundäre Wirkungen durch Stoffwechselprodukte auftreten könnten. Diese Auffassung ist möglich, aber nicht bewiesen, wenn man nicht als Beweis ansehen will, daß die Muskeln die eindeutigsten pathologisch-anatomischen Veränderungen aufweisen (Segmentation der Fibrillen und starke Querstreifung).

Man kann durch Analogie besonderer Befunde bei Jodid darauf schließen. Bei Beobachtung der extrazellulären Räume im Muskel wurde ein anderer Verlauf beobachtet, wie er bei Innervation durch Dauerreizung erfolgt. Da die Nervenfaser nur mit ja oder nein antwortet, wird ein direkter Angriff am Muskel unbedingt angenommen werden müssen[2448, I]. (Dosen usw. über Rhodanid siehe S. 359ff. ausser den Abschnitt L Muskel.)

Versuche an Goldfischen mit organischen Rhodaniden sollen nur erwähnt werden[2446].

6. Cyanat. Zum Vergleich sei hier die Wirkung von *Cyanat* zwischengeschaltet. Auf 0,5 g/kg zieht der Frosch nach 50 Minuten die Beine an, Aufregung mit Streckkrämpfen, ,,Pikrotoxinschrei" folgt. Auch später gibt es Ähnlichkeit mit Pikrotoxin. Die Hinterbeine werden am Oberkörper heraufgeschlagen, bis sie recht- oder gar spitzwinklig zu ihm liegen, die Schwimmhäute sind maximal gespreizt. In den auftretenden Krämpfen, auch Streckkrämpfen, überschlägt sich der Frosch mehrmals. Dann erfolgt ein Lähmungsstadium mit Unterdrückung aller motorischen Funktionen. Das Tier stirbt[2447]. Der Verlauf ist also ein ganz anderer wie bei SCN', wenn bei diesem in manchen Anfangsstadien gelegentlich der ,,Pikrotoxinschrei" auch gehört werden kann.

7. Perchlorat und Chlorat. Wenn das chemisch ähnliche CNO' so völlig anders wirkt, ist es um so erstaunlicher, daß das der chemischen Konstitution nach vom SCN' so differente ClO_4' ein ganz ähnliches, man könnte sagen identisches Vergiftungsbild — wenigstens was den Frosch anbetrifft — erzeugt. Aber auch beim Goldfisch wird berichtet, daß die Tiere mit Opisthotonus gestorben sind[2448]. Die toxischen Dosen bei Gruppen von je 5 Tieren gibt folgende Zusammenstellung:

Tabelle 99.

Es überleben:	0,1	0,2	0,5	1,0	2,0	4,0% $NaClO_4$
nach 10 Std.	5	5	5	5	0	0 (Tod 15—30 Min.)
nach 24 Std.	5	4	3	3		
nach 3 Tagen	5	0	0	0		

Die Giftwirkung ist sichtlich größer als die von Rhodan in der vorhergehenden Tabelle. Versuche an Kaulquappen (auch mit Gruppen zu je 5) ergeben folgende noch höhere Empfindlichkeit (DURAND[2094], Tabelle 100):

Tabelle 100.

Es überleben:	0,1%	0,2%	0,5%	1%	2% $NaClO_4$
nach 12 Std.	5	5	5	4	0
nach 24 Std.	5	4	3	0	
nach 36 Std.	4	0	0		
nach 48 Std.	2	0	0		

In jedem Fall ist der Vergiftungsverlauf in den Grenzkonzentrationen durchaus nicht rasch, ein Vorgang, der sich auch mit Rhodanid beim Frosch zeigt, da wie oben beschrieben, eine Vergiftung sich bis zu 10 Tagen hinziehen kann.

Versuche mit *Chlorat* wurden an Fischen mit 0,5—4% Lösungen angestellt. Frösche erhielten 1—34 g/kg subcutan[2449].

[2446] DRAKE, N. L. u. BUSBEY, R. L.: J. amer. chem. Soc. **54**, 2930 (1932), Rona **70**, 187.
[2447] VOIGT, F.: Naunyn-Schmiedebergs Arch. **164**, 215 (1932), Rona **67**, 773.
[2448] KAHANE, E.: Bull. Soc. chim. biol. **18**, 352 (1936). C. **1937 II**, 435.

8. Vergleiche und Erweiterungen. Als Begleiter bestimmter giftiger Kationen spielen auch die Anionen eine Rolle, z. B. sind die Sulfate bei Elritzen weniger giftig als Nitrate und Chloride[2450]; das hängt mit der Dissoziation zusammen. Bei der Säurewirkung sind aber die drei Säuren gleich, wenn man das p_H berücksichtigt[2451].

Beim Frosch wurden die umfangreichsten vergleichenden Versuche in eigener Arbeit vorgenommen (EICHLER[967, 1089]).

Das Giftigkeitsverhältnis $ClO_4': SCN': J': Cl'$ beträgt $1:1,2:7:28$. Diese Zahlen wurden an einem Kollektiv gewonnen, dessen einzelne Gruppen je 10 Tiere umfaßten und 48 Stunden beobachtet wurden. In einer genaueren Untersuchung, in der 30 Tiere mit derselben Dosis behandelt wurden, ergaben sich bei 10tägiger Beobachtung folgende Werte:

Tabelle 101.

Injizierte Lösung	Durchschnitt (mittlere tödliche Dosis)	Streuung des Kollektivs	
		absolut	in % des Durchschnitts
2,293 m NaJ	23,8 mMol	4,22	17,7
1,025 m NaJ	26,4 mMol	7,50	28,4
0,4095 m NaSCN	4,06 mMol	0,54	13,3
0,2016 m NaSCN	4,18 mMol	0,473	11,3

Auch diese Zusammenstellung zeigt, daß SCN' etwa 6mal giftiger ist als Jodid, wie auch oben in den Verhältniszahlen.

Die Resultate wurden erhalten an demselben Froschmaterial, aber einmal im November, ein andermal im Januar-Februar. In einem späteren Jahr (EICHLER[2448, I]) wurden 121 Tiere mit 21,43 mMol Jodid behandelt. Die Empfindlichkeit war jetzt etwas geringer, jedenfalls was die Erkrankungsziffer in den ersten Stunden anbetrifft.

Aus den oben angeführten Zahlen ist sofort ersichtlich, daß die Giftigkeit sich bei diesen Ionen vollkommen so verhält, wie es der Reihenfolge der Quellung oder Permeabilität oder der Anreicherung an der Oberfläche entsprechen könnte. Wir sind in dem betreffenden Kapitel an verschiedenen Stellen auf die gegenseitige Stellung von Perchlorat und SCN' eingegangen. Manchmal war das eine, manchmal das andere in extremster Stellung. In den Büchnerschen lyotropen Zahlen würde ClO_4' einen beträchtlich kleineren Wert als SCN' haben und in der Nähe des Jodids zu stehen kommen. In unseren Versuchen ist ClO_4' giftiger sogar als SCN', wenn auch der Unterschied geringfügig ist, so daß man fast eine identische Wirksamkeit annehmen kann. Jedenfalls ist der Abstand gegenüber dem Jodid größer, als einem statistischen Fehler entsprechen würde. Die Identität der Wirkung bei ClO_4' und SCN' ist auch beim Vergiftungsbild vorhanden, obwohl wir — abgesehen von der lyotrophen Wirkung — keine beiden Molekülen eigene gleiche Eigenschaft kennen, weder in der chemischen Konstitution noch in der Fähigkeit zur Komplexbildung, noch in den sonstigen chemischen Reaktionen.

Wenn auch alle diese Tatsachen auf einen gemeinsamen Mechanismus hinweisen, ist doch noch nicht gesagt, welche lyotrope Eigenschaft hier in den Vordergrund treten wird. Es wird vielleicht in erster Linie die Fähigkeit in Betracht zu ziehen sein, daß sich diese Ionen an der Grenzfläche anreichern (Konsequenzen diskutiert, EICHLER[2448, I]). Damit wäre nur die Vorbedingung

---

[2448, I] EICHLER, O.: Naunyn-Schmiedebergs Arch. **198**, 442 (1941).
[2449] KAMEGAI, S.: Rona **102**, 671 (1937). Aus dem allein zugänglichen Referat ist keine Angabe ersichtlich. Fische: Carassius und Oxyzias laptipes.
[2450] JONES, J. R. E.: J. exp. Biol. **12**, 165 (1935). C. **1935 I**, 3159.
[2451] ALLISON, J. B. u. COLE, W. H.: J. gen. Physiol. **17**, 803 (1939). Fisch: Fundulus heteroclitus.

zu den sekundären Wirkungen gegeben, die selbst vielleicht im elektrischen Feld und in der Beeinflussung der Struktur des Wassers zu suchen wären. Weiterhin muß die Spannung der die Muskelfaser umgebenden Hülle sinken und regulative Vorgänge auslösen[2451, I].

Bei den Erkrankungen wird jedenfalls die Permeabilität in Betracht zu ziehen sein, denn die Konzentration in der Muskulatur steigt bei denjenigen Fröschen sprungweise an, die gerade kurz vor dem Exitus stehen. Damit könnte man folgende Darstellung versuchen:

An der Grenze der für Anionen impermeablen Muskelfaser häufen sich bestimmte Ionen an. Wenn eine genügende Oberflächenbesetzung erreicht ist, lockert sich die Membran, so daß ein Eindringen des betreffenden Ions und auch vom Cl' in die Zelle möglich ist. Der Damm ist gebrochen. Mit der zunehmenden Störung der Zellfunktion im Inneren muß dann auch die Permeabilität für weitere Ionendurchbrüche steigen, ein autokatalytischer Prozeß. Dieses Bild wird einer anderen Auffassung weichen müssen, wenn sich die Befunde von CANNON, daß die Muskelfaser auch für Anionen durchgängig ist, bewahrheiten sollten.

Der Abstand der Giftigkeit ist hierdurch nicht erklärt, denn die erste Phase dieses Vergiftungsverlaufs ist rein physikochemisch, und in diesem Bereich ist der Unterschied der Ionen nicht so groß. Dem in das Innere eingedrungenen Ion eine Wirkung für sich zuzuschreiben, die mit den lyotropen Reihen zusammenhängt, ist nicht möglich. Bei den Fermenten haben wir zwar die Glucosidspaltung in einer derartigen Reihe gefunden, aber unser hier vorgetragenes Bild gilt nur für die allerletzten Zeiten des Lebens. Vorher liegt aber schon die Erkrankung bis zu beträchtlicher Schwere, und zwar derart, daß sich in ihr die Symptome des Exitus ankündigen, z. B. Rückenlage. In dieser Zeit sind aber die Zellgrenzen noch völlig intakt. Sie vermögen sogar Jodid aktiv aus dem Gewebe zu entfernen, indem sie dicht bleiben, obwohl die Zellvolumina auf Kosten der extracellulären Räume zunehmen. Dieser Vorgang wurde als regulativ aufgefaßt (siehe EICHLER[2448, I]). Nur in den letzten Augenblicken muß es dann zu einem Zusammenbruch dieser Grenzen kommen. Damit sind wir gezwungen, die Wirkung der lyotropen Effekte ausschließlich an den Zellmembranen zu lokalisieren, ohne diese selbst in der Abschließungsfunktion zu stören.

Bei dem Abstand, den SCN' und J' in ihrer Wirkung haben, wird uns interessieren, wie rasch die tödliche Wirkung zur Beobachtung kommt. Wir geben zu diesem Zweck 2 Tabellen aus unserer eben zitierten Arbeit (EICHLER[967]) wieder,

Tabelle 102.
a) 1,025 molar NaJ.

mMol/kg	Zeit in Stunden															Zahl der Todesfälle insgesamt
	5	10	15	20	25	30	40	50	60	70	80	90	100	120	>120	
17,9	—	—	—	—	—	0,6	0,4	—	0,1	1,5	0,4	—	—	—		3,0
20,5	—	0,4	1,0	1,0	1,0	0,5	0,7	2,5	2,9	—	—	—	—	—		10,0
23,1	—	0,2	0,7	0,7	1,5	2,8	2,8	1,3	1,3	0,7	1,0	1,0	—	—		14,0
25,6	—	0,9	1,7	1,7	3,1	4,7	2,0	2,0	0,9	—	—	—	—	—		17,0
28,2	—	1,7	1,8	0,8	2,7	1,6	0,4	0,8	2,1	1,8	0,9	0,9	0,5	1,0	1,0	18,0
30,8	—	—	3,4	0,6	—	3,2	8,8	0,2	1,8	—	—	—	—	—		18,0
33,3	—	1,0	1,7	1,2	1,1	4,0	3,1	1,0	1,2	1,2	0,5	0,5	0,5	1,7	1,3	20,0
35,9	—	—	1,5	3,5	2,6	1,4	2,5	1,2	2,6	2,5	2,1	2,1	1,5	2,5	1,0	27,0
38,5	—	9,5	9,5	8,0	—	—	—	0,2	1,2	0,6	—	—	—	—		29,0
41,0	—	3,3	4,5	9,5	6,7	4,0	1,1	0,9	—	—	—	—	—	—		30,0
Summe der Kolonnen	—	17,0	25,8	27,0	18,7	22,2	22,0	10,5	14,0	6,9	6,0	4,9	2,5	5,2	3,3	186,0

[2451, I] EICHLER, O. u. L.: Naunyn-Schmiedebergs Arch. 199, 55 (1942).

Tabelle 103.
b) 0,4094 Molar Rhodan-Na.

mMol/kg	\multicolumn{14}{c	}{Zeit in Stunden}	Zahl der Todesfälle insgesamt
	5	10	15	20	25	30	40	50	60	70	80	90	100	120	>120	
3,28	—	—	—	—	—	0,3	0,6	0,1	—	—	—	—	—	—	—	1,0
3,68	—	0,6	1,3	1,5	0,8	0,4	0,8	0,6	0,3	0,6	1,1	0,1	0,2	0,2	0,5	9,0
4,09	—	2,3	4,7	4,4	4,7	1,5	0,4	—	—	—	—	—	—	—	—	18,0
4,50	—	1,2	2,5	7,0	5,6	1,6	1,0	0,8	—	—	—	—	—	—	0,9	20,6
4,91	1,0	12,8	4,1	7,2	3,0	0,2	0,5	0,2	—	—	—	—	—	—	—	29,0
5,32	1,7	3,0	10,3	9,4	5,6	—	—	—	—	—	—	—	—	—	—	30,0
Summe der Kolonnen	2,7	19,9	22,9	29,5	19,7	4,0	3,3	1,7	0,3	0,6	1,1	0,1	0,2	0,2	1,4	107,6

auf denen man sieht, in welcher Zeit die Todesfälle während der Beobachtung zustande kamen. Diese Tabelle — zusammen mit der anderen — bringt uns auf eine weitere Komplikation, die bei den rein physikochemischen Messungen von untergeordneter Bedeutung ist, weil sie leicht durch die Versuchsanordnung ausgeschaltet werden kann, nämlich den osmotischen Druck, bzw. die gegebene Flüssigkeitsmenge. Der osmotische Druck — zugleich vielleicht mit der erhöhten Na-Zufuhr — ergibt schon im Vergiftungsbild eine zunehmende Abwandlung. So findet man bei Jodid zwar noch die Starre auftretend, aber sie ist nicht von der Stärke und vor allem nicht von der Dauer wie bei SCN'. Dafür aber sind die fibrillären Muskelzuckungen deutlicher. Diese Muskelzuckungen werden wir dem Na˙ zuschreiben können (EICHLER[2451, I]).

Wenn wir auf den Tabellen zwischen J' und SCN' vergleichen, sehen wir, daß bei SCN' sich die Todesfälle auf eine sehr kurze Zeit konzentrieren. Auch nach der dreißigsten Stunde sterben noch Frösche, aber doch nur relativ wenige. Während dieser Zeit sind noch sehr zahlreiche Frösche krank, d. h. hier meist in Starre, die sich aber löst und schließlich nicht zum Tode führt. Beim Jodid finden wir in dieser Phase die Frösche meist schlaff, die Zahl der Todesfälle ist groß. Es ist nach der Tabelle S. 358 ersichtlich, daß eine stärker konzentrierte Lösung — ohne daß Na˙ eine zusätzliche spezifische Störung verursachen kann — stärker toxisch ist.

Die stärkere Toxizität finden wir auch beim NaCl, wo Konzentrationen 1, 2, 4 n zur Prüfung gelangten (S. 355). Der Befund ist anders als der von BEHRENS[2452] bei peroraler Applikation bei Mäusen, wo die 5molare Lösung weniger giftig ist als verdünntere. Dort handelt es sich aber um ganz andere Bedingungen. Denn der Magen hält die stärker konzentrierten Lösungen solange zurück von der Resorption, bis ein gewisser Ausgleich am osmotischen Druck erfolgt ist. Immerhin ist in den Versuchen von BEHRENS die 2-molare Lösung weniger giftig als die 3-molare. Beim Frosch spielt aber in keinem Falle solche Schutzfunktion eine Rolle. Die Ionen werden rasch in den Körperhöhlen und dem Blutkreislauf aufgenommen (EICHLER[846]), und dabei addiert sich die Schädigung des osmotischen Drucks zu der durch das Ion. Allerdings ist eine Voraussetzung dabei zu erfüllen. Den Fröschen dürfen nicht beliebige Wassermengen zur Verfügung stehen, da sie Wasser durch die Haut aufnehmen und es zur Ausscheidung der Salze verwenden können. Die Frösche müssen daher zwar in den feuchten, d. h. Wasserdampf-gesättigten Kammern sitzen, um nicht auszutrocknen, aber doch trocken, und unter diesen Bedingungen wurden obige Werte erhalten.

Wir haben ebenso Versuche mit m/2 Jodidlösungen ausgeführt. Wir fanden dabei keine weitere Abnahme der Toxizität, aber ein Symptom trat neu auf, das bei den höher konzentrierten Lösungen nicht zur Beobachtung kam. Sowohl bei SCN' als auch J' fand sich bei der Sektion das Herz in Diastole stehend, bei den m/2 J-Lösungen (90 Tiere) fand sich in über der Hälfte das Herz in Systole. Versuche, in einer Änderung des Mineralstoffwechsels die Ursache für dieses Verhalten zu finden, ergaben eine Reihe von Hinweisen (EICHLER[2369, I]).

An dieser Stelle soll auf die Größe der Streuung und den Verlauf der Summenkurve des Kollektivs (Tabelle 101, S. 358, letzte Reihe) der dünneren Jodidlösung hingewiesen werden. Darüber wurde die Auffassung vertreten[967], daß eine Korrelation zwischen der Empfindlichkeit der betrachteten Organe (hier z. B. der Muskulatur) und der Fähigkeit zur Ausscheidung d. h. zur Entgiftung bestehen müsse (die Ausscheidung ist in den dünneren Lösungen tatsächlich größer). Das bedeutet, die Tiere, deren Muskulatur gegenüber J' wenig empfindlich ist, sollten auch die Fähigkeit einer guten Ausscheidung durch die Niere besitzen. Es wäre eine Korrelation der Organe etwa derart zu verstehen, daß z. B. die Stoffwechselwirkung in der Muskulatur und in den Harnkanälchen, wo eine Rückresorption erfolgt, zusammenhängt.

Nach weiteren Versuchen besteht die Möglichkeit, den ganzen Vorgang ausschließlich in die Muskulatur zu verlegen (siehe EICHLER[2453]), da diese an der Ausscheidung aktiv beteiligt ist. Durch Schwellung der Muskelfasern wurden die Zwischenräume verkleinert und die Ausscheidung begünstigt. Die Fähigkeit zur Schwellung, d. h. Volumenzunahme der Muskelfaser haben aber nur die Tiere, die genügend Reserven haben, um im Inneren der Zelle höhere osmotische Drucke zu erzeugen. Jedoch erwies es sich in umfangreicheren Versuchen (EICHLER[2448, I]) als richtig, den Zusammenhang in der Struktur der Muskel- und Nierenzelle als bedingt durch eine Konvergenz der Zellstrukturen aufrecht zu erhalten.

Die Empfindlichkeit der Tiere ist geringer im Herbst als im Februar oder gar März. Dann wird auch die Ausscheidung schlechter. Körpergewicht hat keine Bedeutung. Ebenso waren die Frösche in verschiedenen Jahren mehr oder weniger empfindlich, auch hier mit der Ausscheidung zusammengehend.

III. Warmblüter.

1. Phosphorsauerstoffsäuren. *Phosphat* verursacht ein Vergiftungsbild, das in Tetanie ausläuft. Dieses Vergiftungsbild wurde letzten Endes bei allen Versuchstieren beobachtet, jedenfalls wenn die Zufuhr parenteral erfolgte. Bei peroraler Zufuhr entstehen Durchfälle, wie allgemein nach schwerer resorbierbaren Salzen.

Aber genau wie beim Menschen in besonderen Zuständen das Krankheitsbild der Tetanie peroral ausgelöst werden kann, etwa bei der Heilung der Rachitis, gelingt es, das gleiche bei Ratten darzustellen[2454].

Ratten wurden auf einer rachitogenen Diät mit einem Ca/P = 4,25 gehalten. Der Blutphosphor war während dieser Zeit natürlich abgesunken, ebenso waren sonstige Zeichen florider Rachitis vorhanden. Wurde der Diät jetzt soviel PO_4''' (als $NaH_2PO_4 \cdot H_2O$) zugelegt, daß ein Ca/P von 0,95 resultierte, daß also die Diät jetzt keine Erkrankung mehr hervorgerufen hätte, wenn sie von Anbeginn gegeben worden wäre, dann traten nach einer Woche bei einer Reihe von Tieren Spasmen der Hinterbeine, Karpopedalspasmen, Vermehrung der Erregbarkeit auf. Eine Ratte starb in Krämpfen.

Dieser Verlauf ist verständlich, da durch das reichlich angebotene Phosphat zugleich eine vermehrte Ablagerung von Calcium in den Knochen stattfand. Die Ablagerung erfolgte rascher als die Zufuhr, so daß in einem Zwischenstadium eine Senkung des Ca-Spiegels im Blute auftrat, die zu dem Krankheitsbild der Tetanie gehört.

[2452] BEHRENS, B.: Naunyn-Schmiedebergs Arch. **103**, 39 (1924).
[2453] EICHLER, O.: Naunyn-Schmiedebergs Arch. **184**, 82 (1936).
[2454] KARELITZ, S. u. SHOHL, A. T.: J. biol. Chem. **73**, 665 (1927), Rona **43**, 661. Steenbockdiät 2965 aus Milch. Weizen, NaCl und Fett. 1.08% Ca, 0.254% P. Ca/P = 4.25.

Die engen Beziehungen der Phosphat-Tetanie zu der Ca-Fällung werden immer wieder gesehen. Eine Tetanie dieser Art ohne Senkung des Calciums im Blut ist nicht beobachtet worden.

Da man die Tetanie teilweise abhängig annimmt von der unzureichenden Anwesenheit von Calciumionen, wird deren Erniedrigung schon dann möglich sein, wenn der analytisch nachweisbare Calciumgehalt noch gar nicht wesentlich gesunken ist; denn die Bildung von Komplexen oder gar von kolloidalem Calciumphosphat wird vor dessen Aufnahme im Reticuloendothel der Analyse nicht zugänglich sein.

Gleichzeitige Infusion von $Ca^{..} + PO_4^{...}$ führte nach HEUBNERs Versuchen an Katzen[2455] nicht zu der Andeutung einer Tetanie, sondern zur Verstärkung einer $Ca^{..}$-Wirkung. Das scheint auf die Wirksamkeit eines sich vor der Fällung bildenden Komplexes hinzuweisen, aber nach HEUBNER soll es an dem Verteilungsgrad liegen, also ein unspezifischer Effekt. Als weitere Möglichkeit werden wir die Mitwirkung eines Hofmeistereffektes, wie wir später noch sehen werden, zur Diskussion stellen.

Wir finden die Angaben, daß durch Gaben von Calcium die Symptome der Tetanie coupiert werden können. Doch darin machen die Versuchstiere Unterschiede, z. B. sind Hunde dieser $Ca^{..}$-Wirkung wenig zugänglich.

Auf das Calcium scheinen auch die Befunde hinzuweisen, daß es nicht gleichgültig ist, welche *Acidität* die injizierte Lösung hat.

In den Versuchen von BINGER[2456] an Hunden wurde bei 130 mg/kg P intravenös das Tier kaum tetanisch, cyanotisch, schnaufte und starb, also ein so rasch verlaufendes Vergiftungsbild, daß die typischen Symptome nur angedeutet auftraten. Dieses erfolgte nur bei alkalischen oder neutralen Lösungen, nicht aber bei sauren. So soll dann keine Tetanie auftreten, wenn das p_H den Wert 6 unterschreitet.

Bei Kaninchen wurden je nach der Acidität verschiedene Verlaufsformen berichtet[2457]. Bei Phosphorsäure: plötzlicher Tod mit wenig Nervenerscheinungen, Krämpfe bei primärem und regelrechte Tetanie bei sekundärem und tertiärem Phosphat. Diese Verschiedenheiten kommen zur Beobachtung trotz gleicher Senkung des $Ca^{..}$-Spiegels im Serum z. B. auf 5—7 mg% in den Versuchen von BINGER[2456].

Das würde darauf hinweisen, daß der $Ca^{..}$-Spiegel nur eine begleitende, aber nicht die alleinige Ursache der Vergiftung sei. Eine Erklärung kann man versuchen durch Hinweis auf die Änderung der $Ca^{..}$-Ionen selbst im Blut, die dann wieder ihre dominierende Rolle erhielten, wenn man ihre Abhängigkeit von dem p_H berücksichtigt, wie es z. B. mit der Formel von SHOHL und KUGELMASS versucht wurde[2458].

Obwohl die Verhältnisse schon früher eine ausführliche Darstellung erfahren haben (S. 55ff), geben wir die Formel nochmals wieder:

$$\left[Ca^{..}\right]^2 = \frac{K}{[HPO_4]} \cdot \frac{[H^+]}{[HCO_3]}$$

Auf Zunahme des $[Ca^{..}]$ hin wirkt die Vermehrung der $[H^.]$ und Verminderung der $[HCO_3']$, und damit wird wenigstens qualitativ die Richtung angegeben. Eine quantitative Untersuchung fehlt. Wenn man eine Abschätzung versucht, wird man auf die Geringfügigkeit der tatsächlichen Änderung der hier angeführten Faktoren und die Größe der Änderung des Blutkalks (um über 50%) hingewiesen.

Auf einen weiteren Faktor wird die Aufmerksamkeit durch die gleichzeitig erfolgende Injektion von $Na^.$ gelenkt[2459], also eine Änderung des Verhältnisses

---

[2455] HEUBNER, W.: Nachr. Ges. d. Wissenschaften, Göttingen, Meth. physik. Klasse **1924**, 43, Rona **27**, 222.

[2456] BINGER, C.: J. Pharm. exp. Ther. **10**, 105 (1917). m/15 Lösungen 150—250 mg/kg P.

[2457] PAGE, I. H.: Proc. Soc. exp. biol. Med. **22**, 294 (1925), Rona **31**, 909.

[2458] SCHIFFLERS, L.: Arch. internat. Physiol. **43**, 452 (1936), Rona **97**, 421. Hunde.

[2459] GREENWALD, J.: J. Pharm. exp. Ther. **11**, 281 (1918). Versuche an 8 Hunden mit drei verschiedenen Salzen.

Ca$^{··}$/Na$^·$ als Hilfsursache angenommen (siehe auch TISDALL[2464]). Na$^·$ vermag tatsächlich am Muskel, z. B. der Nervenendplatte einzuwirken, wie unsere Versuche am Frosch immer wieder zeigten (EICHLER[967, 2441, I] usw.).

Im Gegensatz zu dem, was man erwarten könnte, wurde die Giftigkeit von Phosphaten bei Meerschweinchen durch Vorbehandlung mit Parathyreoidhormon vergrößert gefunden.

Nach Entwicklung der prinzipiellen Fragen kommen wir auf die gesonderte Besprechung bei den Einzeltieren, die noch manche Erweiterungen bringt.

Ratte: 75 mg/kg P (p$_H$ 7,35) war bei subcutaner Injektion nicht tödlich[2461].
38 Ratten im Gewicht von 130—420 g erhielten 0,4—1 g NaH_2PO_4 intraperitoneal oder subcutan. Nur 2 starben innerhalb eines Tages, bei 6 Tieren fanden sich Nierenschädigungen[2462].

Meerschweinchen: 0,065 g/kg P als Na_2HPO_4 war rapide tödlich, 0,0325 g/kg verursachte Tetanie, beide Dosierungen intraperitoneal[2460].
2 g NaH_2PO_4/kg per os täglich führte zu keiner Erscheinung[2463].

Kaninchen: Der Tod dieser Tiere erfolgt bei rascher Injektion beim primären Salz unter heftigen Krämpfen mit nachfolgendem Atemstillstand. Dauert das Vergiftungsbild aber einige Tage, dann zeigt sich vorwiegend ein Depressionszustand, schließlich Kollaps, vielleicht bedingt durch Acidose. Ca$^{··}$-Salze sind dann eher schädlich[2465]. Bei ausgeprägter Tetanie, z. B. beim sekundären Salz gelingt eine Ca-Therapie immer, sowohl durch das Lactat als auch das Chlorid[2468].

Das sekundäre Salz ist etwa 3mal so giftig[2465, 2466]. Beim sekundären Salz wird der Beginn der tetanischen Symptome mit 0,125 g P/kg (= 1,444 g des Na_2HPO_4) angegeben[2467]. Der Tod erfolgt in den niederen Dosen unter dem Bilde extremer Gewichtsabnahme. Die Atmung steht vor dem Herzen still.

Es ergeben sich histologische Veränderungen in den Nieren. Auffällig ist die Neigung zu Blutungen, wenn die Wunde nach Beendigung der Injektion durch Naht geschlossen wird, wahrscheinlich bedingt durch die Ca$^{··}$-Fällung. Zur Festlegung der tödlichen Dosen geben wir auf der nächsten Tabelle die Werte bei kurzdauernder Injektion wieder:

Tabelle 104.

Literatur	Zahl der Tiere	Dosierungsart	p$_H$ bzw. Salz	mg P/kg	Erfolg
ADDIS und Mitarbeiter[2464]	18	intraven.	7,4	25—75	keine Symptome
	1	,,	7,4	50	3 Minuten lang Krämpfe sofort nach der Injektion
	1	,,	7,4	150	Sofort Schwierigkeit zu atmen, Tod einige Stunden später
	1	,,	7,4	100; 97 Minuten spät. nochmals 100	Bei jeder Injektion Krämpfe, starb einige Stunden später
GAJOTTO[2465]		,,	NaH_2PO_4	1,48 g/kg	Tod unter Krämpfen, nachdem eine Phase der Depression vorhergegangen ist, die einige Tage dauern konnte

---

[2460] GRAUER, R. C.: Proc. Soc. exp. Biol. Med. **30**, 57 (1932), Rona **72**, 122.
[2461] MCLEAN, FL. u. MCCOY, R. H.: J. biol. Chem. **114**, LXV (1936).
[2462] DUGUID, J. B.: J. of Path. **43**, 321 (1936), Rona **98**, 107.
[2463] HINSBERG, K.: Münch. med. Wschr. **1935 II**, 1653, Rona **91**, 651. C. **1936 I**, 105.
[2464] ADDIS, T. B., MEYERS, A., u. BAYER, L.: Amer. J. Physiol. **72**, 125 (1925), Rona **31**, 860.
[2465] GAJATTO, S.: Arch. Farmacol. sper. **68**, 87 (1939), Rona **117**, 470. C. **1940 I**, 899.
[2466] SIMON, I.: Boll. Soc. ital. biol. sper. **14**, 136 (1939), Rona **114**, 172.

Die nächste Tabelle gibt den Erfolg von Infusionen nach Osser[2467] wieder. Es wurde Na_2HPO_4 injiziert in $^3/_4$ mol Lösung:

Tabelle 105.

Dauer der Injektion in Minuten	Na_2HPO_4 g/kg	Phosphor g/kg	Dosis P g/kg der 1. tetanischen Kontraktion	Erfolg
96	3,582	0,310	0,124	Plötzlicher Tod am Ende der Infusion
35	2,686	0,203	0,135	Tod nach 1 Std. 20 Minuten
79	2,507	0,202	0,112	Tod nach 1 Std. 40 Minuten
26	2,327	0,201	0,131	Tod nach 40 Minuten
40	2,149	0,187	0,107	Tod nach 24 Stunden
45	1,370	0,170	0,139	Tod nach 3 Tagen
30	1,791	0,155	0,126	Tod nach 7 Tagen
24	1,075	0.093	—	Tod nach 12 Tagen
25	0,985	0,085	—	überlebten
30	0,895	0,077	—	überlebten
16	0,716	0,062	—	überlebten

Man sieht aus den Tabellen, daß die ersten Symptome des Tetanus (Spalte 4) bei einer recht wenig schwankenden Dosis erfolgen, trotzdem die Injektionsgeschwindigkeit von 26 bis 96 Minuten schwankt. Das scheint ein Zeichen der geringen Entgiftungsgeschwindigkeit des Phosphats zu sein, d. h. daß eine Mobilisierung des entgiftenden Calciums sehr langsam erfolgt.

Die folgende Tabelle, auch mit Infusionsversuchen, zeigt die Bedeutung der Acidität für die Entwicklung der Symptome (nach [2468]):

Tabelle 106.

p_H	Injektionsdauer Min.	mg P/kg	Ergebnis
1,6	25	144	keine Tetanie
4,4	25	132	,, ,,
4,4	50	173	,, ,,
5,6	30	133	,, ,,
6,4	25	152	,, ,,
6,4	30	112	Tetanie
7,4	30	100	,,
8,8	40	100	,,
10,0	60	100	,,

Die Tab. 107 zeigt die Bedeutung der Alkalität der Infusionsflüssigkeit für die Entwicklung der Tetaniesymptome, während der Ca-Gehalt des Serums sich nur mit der infundierten Phosphatmenge ändert. Underhill und Mitarbeiter[2468] konnten mit Na_2CO_3 auch Tetanie erzielen, ohne daß der Ca-Gehalt im Blut sich wesentlich verschob, also der Anschluß an die Hyperventilationstetanie:

Tabelle 107.

p_H	P/kg		Ca/100 ccm Blut Injektion	
			vor	nach
7,4	102	Tetanie	10,1	6,6
6,4	112	keine Tetanie	10,4	6,3
5,6	105	,, ,,	9,4	6,4
8,8	103	Tetanie	9,1	5,3

[2467] Osser, S.: Arch. ital. Sci. farmacol. **2**. 478 (1933). Rona **79**. 220.

Von Bedeutung ist noch, daß man mit K'-Phosphaten dieselben Effekte erzielen kann, jedoch ist die notwendige Phosphatmenge um 30% geringer.

Hunde: Bei Hunden findet man dieselben Symptome angegeben: Zuckungen und Zittern, weniger charakteristisch. Reflexsteigerung, feinschlägiger Tremor als Vorläufer von klonischen Kontrakturen und Krämpfen[2468]. Als Vorstadium der Tetanie wurde besonders angegeben[2470] ein Stadium der Teilnahmslosigkeit, besonders aber ein Reiben der Schnauze auf dem Boden, als wenn etwas juckt, zugleich mit erhöhter Salivation. Dann entwickeln sich die typischen Symptome, wie Steifigkeit der Beine, Zuckungen besonders in den Schultern und am Kopf (Trismus). Trinken war unmöglich. Diese Symptome konnten durch $CaCl_2$ innerhalb 15 Minuten beseitigt werden, während das anderen Autoren nicht gelang[2468]. Auch mit Glycerophosphat gelingt es, das Bild hervorzurufen, jedoch braucht man das doppelte Äquivalent auf P gerechnet (1,0 g Na-Glycerophosphat/kg)[2471].

Einige zahlenmäßige Angaben bringt folgende Tabelle. Illustriert wird auf ihr die Bedeutung des p_H.

Tabelle 108.

Literatur	Zahl der Tiere	Dosis mg/kg P	p_H	Erfolg
BINGER[2456]	1	139	neutral	Exitus mit Dyspnoe
GREENWALD[2459]	1	343 im Verlauf von über 1 Std.	Na_2HPO_4	Dyspnoe, Cheyne-Stokes. Verlangsamung des Herzens. Nur gelegentlich Zucken einzelner Muskeln.
TISDALL[2469]	4	144, 150, 170, 150	Na_2HPO_4	Vermehrte Atmung und Pulsfrequenz häufiges Erbrechen, Zuckungen, Spasmen der Nackenmuskeln, bei einem Tier starke Tetanie, 7 Stunden dauerte der Zustand, 3 Hunde am nächsten Tage tot.
	3	150, 150, 180	H_3PO_4	keine Tetanie

b) Pyrophosphat ist giftiger als o-Phosphat[2472]. Beim Kaninchen führte 1 ccm 1% $Na_4P_2O_7$ zu keiner Wirkung, aber 5% Lösung (neutralisiert) führte zur Senkung des Blutdrucks, der sich bei künstlicher Atmung etwas besserte, der Exitus war nicht aufzuhalten[2473]. BEHRENS[2474] gibt folgende Dosen an:

Tabelle 109.

	Kaninchen intravenös	Mäuse peroral
Trimetaphosphat	240 mg/kg	> 100 mg/kg
Hexametaphosphat	ca. 140 „	> 100 „
Pyrophosphat	ca. 50 „	ca. 40 „
o-Phosphat	> 240 „	> 100 „

Die Tiere erkrankten mit Krämpfen, die aber rasch aufhörten, nur bei Triphosphat ging das Tier in 2 Tagen ein.

[2468] UNDERHILL, F. P., GROSS, E. G. u. COHEN, W.: J. of metabolic. res. **3**, 679 (1923), Rona **29**, 71.
[2469] TISDALL, F. D.: J. biol. Chem. **54**, 35 (1922).
[2470] SALVESEN, H., BAIRD HASTINGS A. A. u. MCINTOSH, J. F.: J. biol. Chem. **60**, 311 (1924), Rona **29**, 579.
[2471] BOYD, J. D., HINES, H. M. u. STEARNS, G.: Proc. Soc. exp. Biol. Med. **27**, 766 (1930), Rona **57**, 614.

Die Wirkung von Hexametaphosphat wird auf $Ca^{..}$-Fällung bezogen[2474, 2475]. Dabei wird auch das Herz geschädigt. Bei 138 mg/kg fiel der Blutdruck rasch auf 0. Das Herz schlug nicht mehr und blieb irreversibel in Diastole[2475].

c) *Phosphit:* Na_2HPO_3 führte bei Mäusen in der Dosis von 0,15—0,2 subcutan innerhalb weniger Stunden zum Exitus, Meerschweinchen erst bei 0,2—0,5 g, aber größere Tiere sind widerstandsfähiger[2432].

d) *Hypophosphit:* 0,2 g/kg ist Mäusen tödlich. Die Vergiftung ist durch $CaCl_2$ nicht aufzuheben (ENGEL[2432]).

2. Schwefelsauerstoffsäuren.

a) *Sulfat* ist anscheinend das ungiftigste Ion beim Warmblüter. SIMON[2466] gibt die Giftigkeit am *Kaninchen* noch geringer an als die von Chlorid. Als Symptome werden von DA VAL[2176] bei langsamer Injektion (von n/1 Lösung 1 ccm/Min./kg) angegeben: Zittern, aber zugleich Schwäche der Muskeln. Die Tiere können sich nicht mehr aufrichten. Die Atmung ist oberflächlich und versiegt ganz. Histologisch wurden, abgesehen von leichten Veränderungen in den Nieren (Hyperämie, vacuoläre Degeneration der tubuli contorti und recti) keine Abweichungen gesehen.

3 Tiere, die unter obigen Bedingungen behandelt waren, überlebten mit 8,055, 8,861 und 9,022 g Na_2SO_4/kg. Ein Tier mit 9,102 g/kg starb nach 5 Stunden 45 Minuten, ein anderes mit 9,263 g/kg nach 11 Stunden. Wurde die Injektion bis zum unmittelbaren Tode fortgesetzt (Dauer 3—4 Stunden), dann wurden pro kg 94, 125,5, 91,5, 107,4 ccm der n/1 Lösung (161,11 g $Na_2SO_4 \cdot 10 H_2O$/Ltr.) gegeben (MATTEUCI[2477]). Durch gleichzeitige Gabe von $SrCl_2$ wurde die Toxizität erhöht, gleichzeitig mit einer Minderung der Sulfatausscheidung. Aber auch dann, wenn keine Ausscheidung erfolgte, konnten noch immer 70 ccm infundiert werden[2477].

In den Versuchen von RAVASINI und MARTINI[2478] wurden verschieden konzentrierte Lösungen mit der Geschwindigkeit von 0,5 ccm/kg Kaninchen pro Minute bis zum Exitus infundiert. Die erreichten Dosierungen seien auf folgender Tabelle niedergelegt:

Tabelle 110.

Konzentration	Dauer in Min.	ccm/kg	$Na_2SO_4 \cdot 10 H_2O$ g/kg
2 n	58	29	9,34
n/1	203	101,7	16,39
n/2	611	305	24,54
isotonisch	820	410	17,11
n/9	665	332	5,95
n/12	622	311	4,17
n/24	466	233	1,56
n/48	468	234	0,784
n/72	515	257	0,574
Aq. dest.	385	192	0

Bei diesem Verfahren sind allerdings zwei Faktoren geändert: erstens der osmotische Druck, zweitens aber auch die Zeit, die zum Ausscheiden und zur Regulation bleibt. Von Interesse ist, daß die größte Menge nicht bei der isotonischen Konzentration vertragen wird.

[2472] BETHKE, R. M., STEENBOCK, H. u. NELSON, M. T.: J. biol. Chem. **58**, 71 (1923), Rona **25**, 54.
[2473] AXMACHER, F.: Biochem. Z. **248**, 231 (1932), Rona **68**, 531.
[2474] BEHRENS, B. u. SEELKOPF, K.: Naunyn-Schmiedebergs Arch. **169**, 238 (1933), Rona **74**, 357.
[2475] JONES, K. K. u. MURRAY, D. E.: Amer. J. Physiol. **119**, 344 (1937).
[2476] DA VAL, E.: Arch. ital. Sci. farmacol. **2**, 445 (1933), Rona **79**, 219.
[2477] MATTEUCCI, E.: Arch. Farmacol. sper. **62**, 157 (1936), Rona **100**, 511. C. **1938 I**, 2581.
[2478] RAVASINI, G. u. MARTINI, L.: Arch. di Fisiol. **33**, 67 (1933), Rona **78**, 441.

Über Versuche am *Hund* sind nur wenige Angaben zu finden. DENIS und MEYSENBURG[2479] gaben einem 7 kg schweren Tier innerhalb 1 Stunde 4mal je 50 ccm 10% Na_2SO_4, so daß das Tier zuletzt 3,5 g/kg Na_2SO_4 erhalten hatte. Es fand sich allgemeines Muskelzucken. Die CO_2 im Blut war abgesunken von 42 Vol% auf 27,7 Vol%. Dieser sowie ein zweiter Hund mit 3,1 g/kg starben akut an Atemlähmung. Dasselbe ereignete sich bei einem Hund (DENIS und LECHAN[329,a]), der 0,608 g S/kg Körpergewicht (als 10% Na_2SO_4) schon in 6 Minuten bekommen hatte. Die Atmung sistierte 24 Minuten nach Aufhören der Injektion.

Katzen vertrugen 0,1 g/kg Na_2SO_4 als 25% Lösung in 10 Minuten gegeben ohne Störung, abgesehen davon, daß der Liquordruck auf 0 absank. Rasche Injektion kann zu Atemlähmung führen[2480]. Das ist aber dann keine SO_4''-Wirkung. Auch auf eine einfache Ionenverschiebung soll nicht ohne weiteres zu schließen sein, da Zusätze von K˙ und Ca˙˙ in Proportionen der Lockeschen Lösung nicht zur Entgiftung führten. Zusätze nur von Ca˙˙ und K˙ werden wir aber nicht zur Äquilibrierung für ausreichend halten, da von uns gerade für Na˙-Gabe eine besondere Beeinflussung des Mg˙˙ gefunden wurde (EICHLER[2451, I]).

Bei einer *Ente* von ca. 700 g war 2,60 g Na_2SO_4 peroral nicht toxisch[2481].

b) Die Toxizität von *Sulfit* wurde ausführlich von ROST[2128] dargestellt, wobei auch das gasförmige SO_2'' Berücksichtigung fand. SO_2'' und die lokale Einwirkung auf die Lunge werden hier übergangen. Für die resorptive Wirkung gibt ROST eine vorübergehende Excitation mit anschließender zentraler Lähmung der Vasomotoren und des Atemzentrums an.

0,2 g/kg SO_2'' tötete in Tagen, 0,25 in 12 und 18 Minuten (ROST). Für Na_2SO_3 am Kaninchen fanden wir außerdem noch die ältere Angabe[2482]: 0,2 g/kg sind bei intravenöser, 0,6 g/kg bei subcutaner Gabe tödlich, bei langsamer Infusionsdauer — 40 bis 60 Minuten — vertragen Tiere aber noch 0,6—0,8 g/kg Na_2SO_3 (MENEGHETTI[1745]), was bei der raschen Oxydation im Organismus auch verständlich ist.

Bei Versuchen an 8 Tieren mit Infusion einer Lösung von 12,61% Na_2SO_3 wurden von PIVA[2483] folgende Resultate erhalten:

Tabelle 111.

Dauer der Injektion in Minuten	Dosis mMol/kg	Erfolg
12, 30, 30, 45	4,6; 5,0; 5,3; 5,4	überleben
30	5,5	exitus in 25 Minuten
60	5,6	,, ,, 35 ,,
31	6,0	,, ,, 10 ,,
33	8,0	,, ,, 5 ,,

Die Symptome bestanden in Verlangsamung des Pulses und Dyspnoe, die sich nach einiger Zeit abschwächte und verschwand, wenn die Tiere überlebten. Wenn die Tiere starben, hörten Atmung und Herz zugleich auf. Tonisch-klonische Krämpfe vorher sind vielleicht als Erstickungskrämpfe aufzufassen.

Bei der Sektion fand sich ein diastolisches Herz, Lungen braunrot verfärbt, bei der histologischen Untersuchung in Alveolen und Bronchien diffuse Blutungen. Die Glomeruli zeigten Stauung.

Bei peroraler Gabe von $K_2S_2O_5$ an *Mäuse* fand sich lokal im Magen Hyperämie und Hämorrhagien (REINHARD[2439]). Entsprechend fanden sich im Vergiftungsbild Würgbewegungen. Die Dosis wird angegeben 0,9 g/kg subcutan, 3,3 g/kg per os.

c) *Na-Thiosulfat* gleicht in der Ungiftigkeit dem Sulfat. Die Symptome sind uncharakteristisch, jedenfalls in keiner Weise auf kolloiden Schwefel zurückzu-

---

[2479] DENIS W. u. MEYSENBURG, L. V.: J. biol. Chem. **57**, 47 (1923).
[2480] HOWE, H. S.: Arch. of neurol. and psychiatry **14**, 315 (1925), Rona **36**, 179.
[2481] SHAW, P. A.: Proc. Soc. exp. Biol. Med. **27**, 120 (1929), Rona **56**, 507.
[2482] TAUBER, S.: Naunyn-Schmiedebergs Arch. **36**, 197 (1895).
[2483] PIVA, A.: Arch. ital. Sci. farmacol. **2**, 435 (1933), Rona **79**, 219.

führen, der selbst viel toxischer ist[1745]. Die toxische Dosis für Säugetiere, auch für das *Meerschweinchen* geltend, ist etwa 3—4 g/kg[2484]. Tauben von 390—480 g vertrugen perorale Dosen von 1—2 g/Tier bei täglichen Dosen 14—30 Tage lang. Einige Tiere bekamen Durchfälle, alle büßten an Gewicht ein[2485].

Einige Versuche an Tieren seien kurz zusammengestellt:

Tabelle 112.

Literatur	Dosis	Zahl der Tiere	Zufuhr	Erfolg
LANG[2486]	5 g/kg		subc.	2 Stunden nach der Injektion Spasmen, Krämpfe. Am nächsten Tag Tod
	2,5; 2,5; 2,7 g/kg	3	,,	0
	4,3 g	1	intrav.	Zuckungen, verlangsamter Herzschlag, Krämpfe, Nystagmus, nach 1 Stunde Tod
TURNER und Mitarbeiter[2487]	1—2 g		,,	keine Wirkung
	4 g	1	,,	Unruhe gegen Ende der Injektion Muskelschwäche und Depression
	5mal 2 g/kg Intervall $1/2$—1 Stunde	2	,,	nach der dritten Gabe Depression Temperaturanstieg um $1^1/_2$—2^0. Tiere starben nicht

d) *Tetrathionat.* Ausführliche Untersuchungen am Kaninchen über die Giftigkeit stammen von CACCIAVILLANI[2488-2490]. Die Toxizität ist abhängig von der Art der Herstellung, da zwei Faktoren die Giftigkeit beeinflussen, nämlich weniger giftige Verunreinigungen und die Alterung.

Die Symptome sind Stupor, neuromuskuläre Erregung, besonders beim Frosch[2491]. Einige Stunden nach der Injektion: Oligurie, Eiweiß, Zylinder, Diarrhoe. Es handelt sich um eine akute Nephrose. Die Dosen bei verschiedenen Herstellungsverfahren gaben folgende Protokolle an:

1. Nach ABEGG: S_2O_3'' + J_2 + Alkohol. Injektionsgeschwindigkeit 0,07—0,1 g/kg/Minute. 0,21 g/kg sind tödlich (5 Tiere).
2. Mischung von Jod-Jodidlösung + $Na_2S_2O_3$. Enthält viel Jodid. 0,22 g/kg Tod in 36 Stunden, 0,53 g/kg Tod in 14—15 Stunden. Tiere mit dazwischenliegenden Dosen starben bis 120 Stunden nach der Injektion. Zu beachten ist die langsame Entwicklung. 0,209—0,192 g/kg, 9 Tiere überleben, nur Gewichtsabnahme.
3. J_2 + $Na_2S_2O_3$ 6 Tiere. 0,15 g/kg Tod nach 56 Stunden. 2 Tiere mit 0,265 und 0,209 g/kg überleben. Nur ein Tier verliert an Gewicht.
4. Nach SANDER bei tiefen Temperaturen reines Präparat 7 Tiere. 0,108 g/kg nach 43 Stunden tödlich, 0,529 g/kg nach 8—10 Stunden tödlich. 0,088 g/kg: das Tier überlebt.

Alle Präparate zersetzen sich und zwar schon in 75 Stunden merkbar. Man sieht die Zersetzung schließlich auch an der Schwefelausscheidung.

PHILIPS, GILMAN, KOELLE und ALLEN[1277, II] geben die 100% tödliche Dosis, die eine totale Anurie zur Folge hat, für Hunde und Kaninchen mit 100 mg/kg $Na_2S_4O_6 \cdot 2H_2O$ an. Beim Hunde fand sich Hyperpnoe, Erbrechen und vor allem eine Versteifung der Hinterbeine mit Ataxie, die einige Tage zu bleiben vermag[2491, I]. Beim Kaninchen sind die Symptome von den Muskeln her noch mehr

---

[2484] KABELIK, J.: C. rend. Soc. biol. **110**, 397 (1932), Rona **69**, 192.
[2485] ARNOVLJEVITCH, V.: C. rend. Soc. biol. **106**, 681 (1931), Rona **61**, 807.
[2486] LANG, S.: Naunyn-Schmiedebergs Arch. **36**, 75 (1895).
[2487] TURNER, B. B. u. HULPIEU, H. B.: J. of Pharmacol. exp. Ther. **48**, 445 (1933), Rona **75**, 743.
[2488] CACCIAVILLANI, B.: Arch. Farmacol. sper. **63**, 62 (1937), Rona **102**, 660. C. **1937 II**, 1230.
[2489] CACCIAVILLANI, B.: Atti. Soc. med. Chirg. Padova **14**, 346 (1936), Rona **97**, 350.
[2490] CACCIAVILLANI, B.: Atti. Soc. med. Chirg. Padova **14**, 343 (1936), Rona **97**, 350.
[2491] SAPIENZA, S.: Arch. internat. Pharmacodynamie **51**, 44 (1935), Rona **90**, 668.

hervortretend. GOFFART und FISCHER[2491, II] gaben Kaninchen 1 g/kg $Na_2S_4O_6$ intravenös. Von 9 Tieren starben auf diese Dosis 8 in 30—100 Minuten. Nach 3 Minuten streckten sie die Hinterbeine aus, unkoordinierte Bewegungen, Polypnoe, Abgang von Urin und Stuhl, der Kopf streckt sich nach hinten. 20 Minuten nach der Injektion Seitenlage, aber keine Starre, keine Strychnin-ähnliche Wirkung, wenn auch die Reflexe verstärkt sind. Etwas später zeigt sich die Steifigkeit der Hinterbeine, die auf einer verlangsamten Erschlaffung beruht. Die Symptome werden auf eine Oxydation der Sulfhydrilgruppen bezogen.

Pentathionat (S_5O_6'') wurde als Kaliumsalz gegeben 5 Hunden, 0,05—0,1 g/kg wurden ohne Schaden vertragen ([2492]).

e) *Persulfat* S_2O_8'' in der Menge von 1 g an 150 g schwere Ratten peroral gegeben, führte nicht zur Vergiftung. Die Substanz zersetzte sich[2493].

Bei Versuchen mit intravenöser Injektion verhält es sich aber anders. Bei Injektion in n-Lösung (1 ccm/Min./kg) war es 37mal giftiger als die äquivalente SO_4''-Dosis. Es wurden von DA VAL[2476] folgende Resultate bei Kaninchen erzielt:

Tabelle 113.

Injiziert $Na_2S_2O_8$ g/kg	Erfolg
0,119 0,154 0,161	überleben
0,176	Tod nach 47 Stunden 15 Minuten
0,238	,, ,, 33 ,, 30 ,,
0,357	,, ,, 4 ,, 15 ,,
0,595	,, ,, 2 ,, 40 ,,
1,786	,, ,, 3 Minuten
2,976	,, während der Injektion

Bei der kleinsten Dosis kommt es zur Lähmung der Extremitäten, die Atmung wird oberflächlich. Bei höheren Gaben zeigen sich Blutveränderungen und zwar Methämoglobinbildung und Hämolyse. Die Milz wird dunkel. Lungen, Leber, Nieren sind stark hyperämisch. In den Kapillaren kommt es zu Koagulationen bzw. Thrombosen. Histologisch: in den Lungen beginnendes Ödem, Leberzellen etwas degeneriert, nephritische Veränderungen.

3. Fluorid. Über die Vergiftung mit Fluor und seinen Verbindungen liegen die zwei umfangreichen Zusammenfassungen von ROHOLM[2494, 2495] vor, die vor allem auch die ältere Literatur berücksichtigen. Es wird sich Wiederholung nicht vermeiden lassen, da auf einen Zusammenhang nicht verzichtet werden kann. Die Symptome der Vergiftung beim Frosch wurden schon besprochen, und zwar vor allem die Unterschiede gegenüber der Phosphatvergiftung.

Mit PO_4''' hat F' die Schwerlöslichkeit des Ca''-Salzes gemeinsam, die beim Warmblüter in großem Ausmaß das akute Vergiftungsbild beherrscht. Die gleiche Eigenschaft wird bei der akuten Vergiftung mit F' merkbar werden, z. B. im Auftreten von Aufregungszuständen und Krämpfen, die aber vorwiegend epileptiformer Natur sind. Sie finden sich vor allem bei rascher Resorption meist kurz vor dem Tode. Die Giftigkeit des F' ist weiterhin mindestens 4mal, dem sauren Phosphat gegenüber sogar mehr als 10mal so groß (SIMON[2466]), so daß die eben erwähnte einfache Formel der Ca''-Fällung nicht ausreicht, selbst wenn man die Vergiftungssymptome teilweise durch Ca''-Gabe ausschalten kann (z. B.[2514]) und

---

[2491, I] GILMAN. A., PHILIPPS, F. S., KOELLE, E. S., ALLAN, R. P. u. STJOHN, E.: Am. J. Physiol. **147**, 115 (1946).
[2491, II] GOFFART, M. u. FISCHER, P.: Arch. internat. Physiol. **55**, 258 (1948).
[2492] CHISTONI, A. u. FORESTI, B.: Arch. internat. Pharmacodynamie **49**, 439 (1935), Rona **86**, 331.
[2493] BECKER, E. u. v. HANGAI-SZABÖ, B.: Z. Unters. Lebensmitt. **71**, 521 (1936), Rona **97**, 42.
[2494] ROHOLM, K.: Dieses Handbuch, Ergänzungsband 7.
[2495] ROHOLM, K.: Fluorine Intoxication, Kopenhagen und London **1937**.

selbst wenn — wie in den Versuchen von WIELAND und KURTZAHN[2496] — am isolierten Froschherzen die Giftwirkung von Oxalat und Fluorid ausschließlich nach der Löslichkeit der Kalksalze zu beurteilen war.

Inwieweit aber das $Ca^{..}$ bei der Fluorvergiftung wirksam sein kann, zeigen interessante Versuche von IRVING und NIENABER[2497, I]. Sie zogen Ratten vom Alter von 23 Tagen bei verschiedenen Diäten (auf Diät 2 und 3 kamen sie mit 50—60 g Gewicht) hinsichtlich des Ca- und P-Gehaltes auf, wie auf folgender Zusammenstellung angegeben (Tabelle 114):

Tabelle 114.

Diät	Ca %	P %	Ca/P
1	1,23	0,84	1,5
2	1,31	0,24	5,5
3	0,098	0,37	0,26

Bei diesen Diäten wurden sie 4 Wochen gelassen, und dann erhielten sie NaF in 2% Lösung subcutan.

Bei Diäten 1 und 2 waren 26 mg/kg manchmal tödlich, aber bei Diät 3 kamen sie bei dieser Dosis in Tetanie und erlagen rasch. Deshalb wurde die Dosis auf 9 mg/kg reduziert. Auch bei dieser niedrigen Dosis entstanden noch Krämpfe, die zuweilen tödlich endeten. Die anderen Tiere fraßen 24 Stunden danach nicht. Durch das Übergewicht von Phosphat in der Diät bestand schon ein prätetanischer Zustand, der durch Fluorid zur Auslösung kam.

SHOURIE[2497, II] konnte bei Ratten die Giftwirkung intraperitonealer Gaben von NaF durch $Ca^{..}$ vermindern. Ebenso schützte Parathormon 14 Stunden vor der tödlichen Gabe von NaF die meisten Tiere. Ebenso seien die jüngeren Tiere mit beweglicherem Ca-Stoffwechsel gegenüber F weniger empfindlich. Diese Beobachtungen scheinen auf die Bildung eines „unlöslichen" CaF_2 hinzudeuten. Da CaF_2 aber eine hohe Löslichkeit von 2 mg% hat, wird sehr viel mehr die direkte antagonistische Wirkung am betreffenden Organ zu berücksichtigen sein, zumal die stärksten Entgiftungsmechanismen Ausscheidung und Festlegung im Apatit darstellen. Gerade die Versuche von IRVING u. NIENABER[2497, I] weisen auf die Bedeutung des gesamten Stoffwechsels hin. Keineswegs sind die extremen Bedingungen einer akuten tödlichen Fluoridvergiftung auf die Wirkung des F' an sich zu übertragen.

Die Todesursache der Fluoridvergiftung ist nicht Lähmung des Herzens, sondern der Atmung, die vorher ein Stadium der Übererregbarkeit durchmacht. Ein zweiter Angriffspunkt liegt in der Muskulatur, wodurch die Totenstarre besonders rasch einsetzt, als Andeutung der Starre, die beim Frosch schon während des Lebens besonders bei Reizung der Muskeln (siehe oben) entsteht. Zu erwähnen sind die starken lokalen Wirkungen des Fluorids, die auf der Haut in saurer Reaktion zu Ätzungen, im Magen zu Ätzungen und Erbrechen führen. Auch bei subcutaner Injektion neutraler Lösungen findet man Nekrosen, Entzündungen und Geschwüre.

COSTANTINI[2497] betont eine Gefäßlähmung, die die Ursache für die auftretenden Schwächezustände sein soll. Schließlich wären Salivation und Tränenfluß hervorzuheben.

Neuerdings hat HUPKA[2496, I] von einem völlig abweichenden Vergiftungsbild bei Kühen berichtet, die auf durch benachbarte Fluorfabriken verunreinigte Weiden getrieben werden. Unter diesen Bedingungen findet sich sonst nur eine chronische Vergiftung. Aber hier wurden

---

[2496] WIELAND, H. u. KURTZAHN, G.: Naunyn-Schmiedebergs Arch. 97, 488 (1923).
[2496, I] HUPKA, E.: Dtsch. Tierärztliche Wschr. 49, 349 (1941).
[2497] COSTANTINI, A.: Arch. ital. Sci. farmacol. 2, 44 (1933), Rona 73, 761.
[2497, I] IRWING, J. T. u. NIENABER, Mw. P.: J. dent. Res. 25, 327 (1946).
[2497, II] SHOURIE, K. L.: J. dent. Res. 27, 732 (1948).

die Tiere schon nach wenigen Tagen steif, sie zitterten, trippelten und blieben infolge von Schmerzen in den Gelenken liegen. Trotz guten Appetits ging die Milchproduktion zurück. Es wurde angenommen, daß die Giftzufuhr durch die Atmung erfolgte.

Damit sei das Vergiftungsbild in großen Zügen unter Umgehung der pathologisch-anatomischen Veränderungen dargestellt, so daß wir zu den Einzelheiten der Vergiftung bei den verschiedenen Tierarten gehen können:

Mäuse: subcutane Gabe von NaF[2498, 2506, II].

Tabelle 115.

Dosis mg/kg	Zahl d. Tiere	Resultate
30—50	4	Dyspnoe, vorübergehende Ataxie
75	4	2 tot, vorher Krämpfe
80—85	6	5 ,, ,, ,,
90	39	31 ,,

Versuche mit NH_4F (siehe DE STEFANO[2435] mit $BaSiF_6$[2504,I]). Nach LITZKA[4251] waren 40 mg/kg NaF bei subcutaner, ca. 330 mg/kg bei percutaner Gabe (Salbe) letal.

Ratten:

Tabelle 116.

Literatur	Zufuhrart	Dosis NaF g/kg	Erfolg
WILLBRANDT und Mitarb.[1791] . . .	intravenös	0,03	Tiere leben etwas über 1 Stunde
GOLDEMBERG[2500, 2501]	intraperitoneal	0,028—0,035	minimalste tödliche Dosis
KAPLAN u. GREENBERG[4604], III	intraperitoneal	0,750	Tod in 25—35 Minuten.
HANDLER, HERRING u. HEBB[4604], II	subcutan	0,250	Tod in 120—180 Minuten
CANNAVA[2502] . . .	subcutan	0,09	mittlere letale Dosis, Ratten von 45—60 g Gewicht
MUEHLBERGER[2510]	subcutan	0,125 (46) NaF 0,070 (42) Na_2SiF_6	pro Gruppe mindestens 5 Tiere Dosis tötet über die Hälfte der Tiere. 20% der Tiere werden getötet durch 94 (34) 50 (31) mg. Giftigkeit nur abhängig von dem F'-Gehalt der Präparate (angegeben in Milligramm in Klammern)

Rattenweibchen, die 0,01—0,03 g/kg erhalten, vertragen diese Dosis selbst, aber die Jungen, die sie säugen, gehen zugrunde[2499]. Vergiftung mit $BaSiF_6$, siehe [2504, I].

Meerschweinchen:

Tabelle 117.

Literatur	Zufuhrart	Dosis/kg	Erfolg
CANNAVA[2502]	subcutan	0,125	mittlere tödliche Dosis
GOLDEMBERG[2506, I]	,,	0,2—0,4	NaF und NH_4F (siehe darüber auch [2435]). Exitus
KARELITZ u. Mitarb.[4254] . .	,,	0,4	als NaF gegeben, keine näheren Angaben. Exitus
COSTANTINI[2505, 2506]	per os	0,150	
CHRISTIANI[2503, 2504]	,,	0,50	gegeben als Na_2SiF_6 Exitus
COSTANTINI[2505, 2506]	intraperitoneal u. intrapleural	0,050	minimal tödliche Dosis

Bei peroraler Gabe spielt anscheinend bei Meerschweinchen die lokale Wirkung auf das Darmrohr eine Rolle. Die Wände werden dünn, atrophisch und zerreißlich, so daß die Tiere Nahrung nur ungern aufnehmen. Es kommt dann dazu, daß bei täglicher peroraler Gabe von 0,02 g/kg die Tiere nicht fressen und unter Abmagerung zugrunde gehen, während dieselbe Dosis bei Tieren, intraperitoneal verabreicht, keine Störungen dieser Art hervorruft, obwohl sie doch näher an der tödlichen Dosis liegt[2505, 2506]. In den Lymphknoten sind die Zellen meist zerstört bei der akuten Vergiftung, dabei die Lymphknötchen der Peyerschen Haufen vergrößert. Das Reticuloendothel enthält zahlreiche Kerntrümmer. In den anderen Lymphknoten finden sich häufig Pyknosen der Zellkerne[2507].

Kaninchen: Eine Übersicht über eine Anzahl in der Literatur niedergelegter Dosierungen verschiedener Fluorverbindungen geben wir tabellarisch wieder:

Tabelle 118.

Literatur	Zufuhrart	Dosis g/kg	Salz	Erfolg
MARCOVITCH[2034]	intravenös	0,01	Na_2SiF_6	lebte 2 Minuten
	,,	0,005	,,	überlebte, Zusätze von je 2,5 mg/kg im Abstand von 15 Minuten bis zusammen 12,5 mg, das Tier überlebte
LEAKE[2509]	,,	0,075	NaF	5 Tiere überlebten
	,,	0,0875	,,	4 Tiere von 5 Tieren starben innerhalb von 40 Minuten mit Krämpfen, Herz- u. Atemlähmung
	,,	0,0900	,,	2 Tiere starben innerhalb von 40 Minuten mit Krämpfen, Herz- und Atemlähmung
PAVLOCIE[2512]	,,	0,060	,,	6 Tiere vertragen die Dosis
SOLLMANN u. Mitarb.[2508]	intramuskulär	0,1—0,2	Na_2SiF_6	Salivation, Tränenfluß, Krämpfe mit Koma abwechselnd, tot an Atemlähmung in 1 Stunde, frühe Totenstarre
JODLBAUER[2511]	subcutan	3 · 0,05	NaF	Gabe in aufeinanderfolgenden Dosen. Nach der zweiten Gabe wurde das Tier sehr matt, verweigert Nahrung, 3½ Std. nach der dritten Injektion Exitus, vorher noch Zitterbewegungen der Muskeln
SIEGWART u. Mitarb.[2513]	,,	0,01 mol/kg	,,	nach 2½ Stunden tot
MARCOVITCH[2034]	per os	0,125 und 0,192	,,	nicht tödlich, 1 Tier
	,,	0,475	,,	Tod nach 1 Stunde, 1 Tier
	,,	0,1	Na_2SiF_6	nicht tödlich, 1 Tier
	,,	0,125	,,	lebte 5 Tage, 1 Tier
	,,	0,250, 0,275	,,	lebte 30 bzw. 60 Minuten, 1 Tier
	,,	0,400	,,	lebte 45 Minuten, 1 Tier
MUEHLBERGER[2510]	,,	0,200	NaF	minimale tödliche Gabe, auf F berechnet, beträgt die Toxizität 73, 76, 71 mg/kg
	,,	0,125	Na_2SiF_6	
	,,	0,175	$BaSiF_6$	
SIEGWART[2513]	,,	0,015 n/kg	NaF	nach 37 Minuten und 57 Minuten tot
HEYDRICH[2514]	,,	0.2—0,25	Na_2SiF_6	Tod 1¼, 3½, 2½, 6 Std., 1 Tier am achten Tage

Besonders hinzuweisen ist auf die Resultate von MUEHLBERGER[2510]. Auch das schwer lösliche $BaSiF_6$ hatte dieselbe Toxizität wie die anderen Verbindungen, wobei vielleicht die Giftigkeit des $Ba^{··}$ selbst mithelfen mag. Bei BaF_2 fanden sich häufig verzögerte Todesfälle nach 5—7 Tagen, dabei Kachexie und Albuminurie. Histologisch wurden auch Degenerationen in Leber und Niere beschrieben, auch Verfettung in der Nebenschilddrüse[2515], ohne daß aber in diesen Änderungen die Todesursache zu erblicken wäre. Auch bei den langdauernden Vergiftungen findet sich immer nur eine Art von Depression des Zentralnervensystems. Die Tiere nehmen keine Nahrung auf und verlieren fortgesetzt an Gewicht.

Hier sollen noch die Befunde von RAVASINI[2516] nach langsamer Infusion mitgeteilt werden:

Tabelle 119.

Dosis in mMol/kg	Erfolg
7,24	stirbt während der Injektion
6,0; 4,0; 4,0	stirbt wenige Minuten nach der Injektion
3,1	stirbt 2 Tage nach der Injektion
2,5	stirbt 9 Tage nach der Injektion
2,0; 1,33; 1,0	überleben

Katzen: 10—15 mg/kg NaF intravenös senkten den Blutdruck etwas, erst wiederholte Gaben wirkten stärker. Die Atmung wird gerade bei dieser Dosis gesteigert, ebenso der Darmtonus[2517].

Bei 20 mg/kg intravenös[2518] sank der Blutdruck mit einer gewissen Latenz in 12 Minuten auf 90 mm.

Bei 50 mg/kg sank der Blutdruck langsam auf 0. Das Herz war maximal dilatiert. Vorher trat Kammerflimmern auf. Auch bei der Katze fanden sich Salivation, fibrilläre Muskelzuckungen, manchmal Lungenödeme.

Vergiftungsbild mit Dichlordifluormethan siehe [2519].

Hund: Bei 1,5—5,3 mg/kg F' als NaF *intravenös* gegeben, sieht man die ersten Zeichen einer vermehrten Atmung; bei 16—31,7 mg F' (als NaF) ist der Blutdruck erniedrigt durchschnittlich von 170 auf 136 mm Hg. Der Tod trat ein bei 92,6; 47,5; 32,5; 30,4; 31,9; durchschnittlich 47,0 mg F'/kg als NaF gegeben[2520, 2521].

Bei 50 mg/kg NaF fanden sich stärkste Symptome[2522]: Schreien, Zittern. Dyspnoe, Erbrechen. 2 Hunde starben nach 1 Stunde, bzw. 1 Stunde 40 Minuten

75 mg/kg NaF Tod in 20 Minuten
100 ,,   ,,   ,, ,, 10 ,,
200 ,,   ,,   ,, sofort.

Peroral fand sich die erste Wirkung auf Atmung und Blutdruck bei 22,6 mg F'/kg. Bei höheren Dosen erfolgte Salivation und Erbrechen[2520]. Bei noch größeren

[2498] KARASSIK, V., ROCHKOW, V. u. WINOGRADOWA, O.: C. rend. Soc. biol. **119**, 807 (1935), Rona **88**, 496.
[2499] GOLDEMBERG, L.: C. rend. Soc. biol. **95**, 1169 (1926), Rona **39**, 889.
[2500] GOLDEMBERG, L.: C. rend. Soc. biol. **104**, 1031 (1930), Rona **58**, 94.
[2501] GOLDEMBERG, L.: J. Physiol. et Path. gen. **28**, 556 (1930), Rona **59**, 817.
[2502] CANNAVA, A.: Arch. ital. Sci. farmacol. **6**, 456 (1937), Rona **107**, 333.
[2503] CHRISTIANI, H. u. CHAUSSE, P.: C. rend. Soc. biol. **94**, 821 (1926), Rona **36**, 710.
[2504] CHRISTIANI, H. u. CHAUSSE, P.: C. rend. Soc. biol. **95**, 15 (1921), Rona **37**, 442.
[2504, I] GIANFRANCO NEGRI, Profilassi **14**, 137 (1941), Rona **130**, 333. Gebraucht zur Schädlingsbekämpfung. Symptome entsprechen der Vergiftung mit F', aber verzögert.
[2505] COSTANTINI, A.: Biochim. e Ter. sper. **20**, 273 (1933), Rona **75**, 359. C. **1936 I**, 4937.
[2506] COSTANTINI, A.: Boll. Soc. ital. sper. **8**, 573 (1933), Rona **75**, 358.
[2506, I] GOLDEMBERG, L.: J. de physiol. path. gen. **25**, 65 (1927), Rona **41**, 835.
[2506, II] STRUCK, H. C. u. PLATTNER, E. B.: J. Pharm. exp. Therap. **68**, 217 (1940). C. **1941 I**, 543. Untersuchung von einigen gasförmigen organischen Fluorverbindungen.
[2507] JECKELN, E.: Beitr. path. Anat. **90**, 244 (1932), Rona **71**, 517. 5 Meerschweinchen, 1 Hund, 1 Kaninchen.
[2508] SOLLMANN, T., SCHETTLER, O. H. u. WETZEL, N. C.: J. Pharm. exp. Therap. **17**, 197 (1920).
[2509] LEAKE, CH. D.: J. Pharmacol. exp. Ther. **33**, 279 (1928), Rona **47**, 335.
[2510] MUEHLBERGER, C. W.: J. Pharmacol. exp. Ther. **39**, 246 (1930), Rona **58**, 182.

Mengen, die zum Tode führten (durch fraktionierte Dosierung wurde eine Festlegung der Dosis unmöglich), fand man schwere Gastroenteritis.

Ein Hund erhielt 0,15 g/kg Tanatol mit der Schlundsonde[2507]. Der Tod trat nach 18 Stunden ein. Auch in diesem Fall wurde eine schwere Entzündung des gesamten Magendarmkanals gefunden, im Dickdarm etwas schwächer. Es fiel auch eine Zerstörung von Lymphgewebe in Milz, Gaumenmandeln und Wurmfortsatz auf[2507].

Beim *Huhn* verursachte intraperitoneale Injektion von 65 mg/kg F' raschen Kollaps, Erschlaffung, Ausstreckung der Flügel, platte Lage, Hyperpnoe gefolgt von Dyspnoe, rasche Depression und Tod[2523]. Unterhalb 40 mg/kg keine Besonderheiten. In mit Fluor vergastem Gelände, in dem Kühe schon schwer erkrankten, blieben die Hühner völlig intakt (HUPKA[2496, I] Diskussion). Embryonen wurden durch 5 mg NaF (in den Dottersack injiziert), getötet, 1 mg wurde gut ertragen (GREIFF, PINKESTON u. MORAGUES[2042, II]).

Rindvieh: Abgesehen von den oben erwähnten Befunden von HUPKA[2496, I] wurden von GOETZE[2524, I] bei täglicher Gabe von 3—5 g Fluorsalzen schon in wenigen Tagen Gastroenteritis mit Durchfällen beobachtet.

Die Versuche mit *gasförmigem Fluorwasserstoff* sollen hier gesondert behandelt werden, da ein anderes Vergiftungsbild vorliegt. Dieses besteht vor allem in den lokalätzenden Eigenschaften. Die wesentlichsten Untersuchungen gehen zurück auf MACHLE und Mitarbeiter[2524], auf die wir uns vor allem beziehen. In den Versuchen wurden je 3 Meerschweinchen und Kaninchen der gleichen Konzentration ausgesetzt.

0,05 mg HF/Ltr. Erst nach 5—15 Minuten Sekretion der Nase und Augen, Husten und Niesen in Abständen, zugleich verlangsamte Atmung. Erst höhere Konzentrationen lösten Paroxysmen von Niesen und Husten aus.

$> 0{,}5$ mg/Ltr. 15 Minuten lang oder länger: Alle Tiere zeigten Schwäche und Übelbefinden.

$\leq 2{,}0$ mg/Ltr. 15—30 Minuten lang eingeatmet. Blutiger Auswurf in den ersten zwei Tagen.

$> 2{,}0$ mg/Ltr. 3—4 Wochen Husten. Häufig sekundäre Infektion.

Todesfälle traten auf bei $> 0{,}2$ mg/Ltr. für ≥ 100 Minuten, bei > 1 mg/Ltr. für $10-100$ Minuten Einatmung. Mit Regelmäßigkeit bei > 4 mg/Ltr. für $10-20$ Minuten.

Eine einfache Beziehung zwischen Giftigkeit und dem ct-Produkt fand sich nicht.

Die Toxizität des HF scheint der des HCl und SO_2 zu gleichen. Allerdings wurde in eigenen Versuchen[2525] mit HCl und H_2SO_4 eine stärkere Reizwirkung beobachtet. Bei den toxischen Erscheinungen ist von Interesse, daß die Meerschweinchen oft mit Verzögerung, und zwar erst nach 5—10 Wochen sterben. Sonst sind Kaninchen empfindlicher.

[2511] JODLBAUER, A.: Naunyn-Schmiedebergs Arch. **164**, 464 (1932), Rona **67**, 583.

[2512] PAVLOVIC, R. A. u. BOGDANOVIC, S. B.: C. rend. Soc. Biol. **109**, 475 (1932), Rona **67**, 583.

[2513] HERRMANN, S. u. ZENTNER, M.: Naunyn-Schmiedebergs Arch. **175**, 500 (1934), Rona **82**, 106.

[2514] HEYDRICH, B.: Z. klin. Medizin **135**, 268 (1938).

[2515] PAVLOVIC, R. A. u. TIHOMIROV, D. M.: C. rend. Soc. Biol. **110**, 497 (1932), Rona **69**, 199.

[2516] RAVASINI, G.: Arch. ital. Sci. farmacol. **2**, 428 (1933), Rona **79**, 215.

[2517] SALANT, W. u. KLEITMAN, N.; Amer. J. Physiol. **65**, 62 (1923), Rona **23**, 153.

[2518] GOTTDENKER, F. u. ROTHBERGER, C. J.: Naunyn-Schmiedebergs Arch. **179**, 38 (1935), Rona **90**, 138.

[2519] BRENNER, C.: J. Pharmacol. exp. Ther. **59**, 176 (1937), Rona **100**, 660. Freon, benutzt als Gefriermittel in Eisschränken, vorwiegend nervöse Erscheinungen.

[2520] GREENWOOD, D. A., HEWITT, E. A. u. NELSON, V. E.: J. amer. vet. med. Assoc. **86**, 28 (1935), Rona **86**, 172.

[2521] GREENWOOD, D. A., HEWITT, E. A. u. NELSON, V. E.: Proc. Soc. exp. Biol. Med. **31**, 1037 (1934), Rona **85**, 662.

[2522] MAGENTA, M. A.: C. rend. Soc. biol. **98**, 169 (1928), Rona **45**, 85.

[2523] PHILLIPS, P. H., ENGLISH, H. u. HART, E. B.: J. Nutrit. **10**, 399 (1935), Rona **92**, 669. C. **1936 I**, 1452.

[2524] MACHLE, W., THAMANN, F., KILZMILLER, K. u. CHOLAK, J.: ind. Hygiene **16**, 129 (1934), Rona **80**, 150.

[2524, I] GOETZE: Dtsch. tierärztl. Wschr. **49**, 365 (1941).

[2525] EICHLER, O. u. SMIATEK, A.: Naunyn-Schmiedebergs Arch. **194**, 621 (1940).

Histologisch fanden sich in der Lunge Hämorrhagien, Ödeme und Emphysem, starke Kongestion, teilweise durch sekundäre Infektion, phlegmonöse Bronchitis, Abscesse und Bronchopneumonie.

Weiter wurden Befunde am Herzmuskel, an der Leber und Niere erhoben, die man vielleicht auf Resorption zurückführen könnte. Aber man muß daran denken, daß parenteral eingeführtes F′ doch nicht zu diesen Erscheinungen mit so langem Verlauf Anlaß gibt. Man wird die Frage der resorptiven Vergiftung beim F′ zwar stellen müssen, aber die Antwort kann nach den bisherigen Befunden nicht eindeutig sein.

Die bekannte Nebelkatastrophe im Maastal bei Lüttich, bei der 63 Todesfälle zu verzeichnen waren, wird vielfach, z. B. von FLURY sowie KAY ROHOLM (siehe auch [2527]) auf die Einwirkung von Fluorwasserstoff zurückgeführt. Aber auch entgegengesetzte Meinungen[2526] wurden laut.

Organische Fluoride. Eine Reihe von Verbindungen seien aufgeführt, die in letzter Zeit untersucht worden sind.

1. 3-Fluor-4 Oxyphenylessigsäure. 3,5 g/kg sind für Mäuse tödlich[2527, I].
2. Methylfluoracetat, wenig toxisch, lokal etwas blasenziehend. c · t ist für Kaninchen, Meerschweinchen, Mäuse = 5000 Reizwirkung. Erholung, außer den Meerschweinchen, die nach 48 Stunden an Lungenödem starben. Subcutan tötete 100 mg/kg Mäuse[2527, II].
3. Fluorophosphate des Typs
$$\begin{array}{c} R-O \\ R-O \end{array} P \begin{array}{c} O \\ F \end{array}$$

Die Diaethyl- und Dimethylverbindungen führen beim Menschen nach Einatmung zu Schwierigkeit im Atmen, Störung des Sehens, Unempfindlichkeit für Licht und selbst Bewußtseinsverlust[2527, V u. VI]. Die Pupillen verengen sich auf Stecknadelkopfgröße. Die Person hat den Eindruck, als ob der Raum düster geworden sei. Lesen ist unmöglich. Besonders die Isopropylverbindung ist wirksam. Tiere zeigten Salivation, Nasenschleim, Tränenfluß, Krampfatmung bis zu Krämpfen, c · t für Ratten und Mäuse ~ 4000. Bei Injektion an Kaninchen: Salivation, Muskelzuckungen, Urinabgang, Defäkation, Puls verlangsamt; Atmung hört früher auf als Herzaktion. Tödlich 0,5—0,75 mg/kg, bei Mäusen 4 mg/kg. Atropin wirkte nur, wenn es 10 Minuten vor Diisopropyl-Fluorphosphonat gegeben wurde. Wirkung ähnlich Physostigmin, teilweise Nikotin[2527, V]. Die Erregungsübertragung im Rückenmark und Hirnstamm wird erleichtert[2527, IV].

FREEDMAN u. HIMWICH[2527, VIII] stellten die tödliche Dosis bei Kaninchen nach verschiedenen Zufuhrwegen fest, um die lokale Entgiftung, die nach MAZUR u. BODANSKI[1202 VIII] auf eine Phosphofluorase zu beziehen ist und die Geschwindigkeit der lokalen Bindung zu verfolgen. Die 50% tödliche Dosis LD_{50} betrug bei Zufuhr a) in beide Carotiden 0,109 mg/kg, b) in eine Carotis 0,456 mg/kg, c) in die Vena femoralis 0,478 mg/kg, d) Arteria femoralis 0,858, e) Vena portae 2,30.

Das Gehirn ist offenbar das empfindlichste Organ, und die Änderungen der Dosis zeigen das Ausmaß der Entgiftung an. Die Gehirnsymptome traten auf, gleichgültig, ob die Injektion in die Carotis externa oder interna erfolgte. Die Atmung wird zuerst vermehrt, dann nimmt sie ab und der Tod erfolgt durch Atemlähmung bei noch schlagendem Herzen. Unter allgemeinen Symptomen wird berichtet über vermehrte Peristaltik und Defäkation, Speichelsekretion und Veränderung der Atemmechanik, bedingt durch Kontraktion der Bronchialmuskeln, und vermehrte Sekretion der Drüsen, also peripher einer Reizung des N. vagus analog. Die Gehirnsymptome konnten durch 0,7—0,8 mg/kg Atropin verhindert werden. Das zeigte sich im Elektroencephalogramm, bei dem die großen Potentialschwankungen analog den Beobachtungen beim epileptischen Anfall durch Atropin auch beeinflußt werden konnten, während sich die kleinen schnellen Amplituden nicht beeinflussen ließen.

[2526] FIRKET, J.: Transact. Farad. Soc. **32**, 1192 (1936). C. **1937 I**, 544.
[2527] FENNER, G.: Medizinische Welt **1935**, 1860.
[2527, I] CASTERRA, H.: D. Gesundheitswesen **2**, 704 (1947). C. **1948 I**, 829.
[2527, II] COOK, H. G. u. SAUNDERS, B. C.: Biochem. J. **41**, 558 (1947).
[2527, III] SAUNDERS, B. C.: Pharmac. J. **159**, 87 (1947). C. **1947 II**, 338.
[2527, IV] CHENNELLS, M. u. WRIGHT, S.: Nature **160**, 503 (1947). C. **1947 II**, 720.
[2527, V] KILBY, B. A. u. M.: Brit. J. Pharmacol. **2**, 234 (1947).
[2527, VI] LANGE, W. u. KONEGER, G. V.: Ber. **65**, 1598 (1932).

Die Symptome bei Injektion nur einer Carotis zeigen den nur einseitigen Angriff des Giftes, also die fehlende Durchmischung im Circulus Willisii. Nur die Pupille der injizierten Seite verengert sich, der Kopf dreht sich zur anderen Seite, und es folgen Kreisbewegungen (compulsive circling movements), also ein Labyrinthsymptom.

Bei der Injektion der Arteria femoralis kam es lokal zu fibrillären Zuckungen der beteiligten Muskeln, auf den Injektionsort beschränkt.

In anderen Versuchen[2527, VII] an 94 Ratten starben nach 2 mg/kg 25% der Tiere innerhalb 1 Stunde, nach 1 mg/kg weniger als 10%.

Bei den Überlebenden fand sich Schreckhaftigkeit bei Berühren der Wirbelsäule. Die Muskeln zeigten Schwäche bis zur Paralyse. Starke Salivation und spontanes Zittern wurden zur schweren Erkrankung gehörig betrachtet. Bei mittlerer Schwere des Vergiftungsbildes war das Muskelzittern nur intermittierend. Dazwischen war Unruhe und mäßige Schreckhaftigkeit mit Flimmern der Muskeln in den Flanken beobachtbar. Bei leichter Erkrankung kam es nur zum Flimmern bei Aufrichtung auf die Hinterbeine mit allgemeiner Unrast.

Die Wirkung ist auf die Esteraselähmung besonders der Cholinesterase zu beziehen (NACHMANNSOHN u. FELD[1202, IV]). Es gibt heute schon eine ganze Reihe von Beweisen für diese Annahme. Als erster möge die Parallelität zwischen Hemmung der Cholinesterase und der LD_{50} einer Reihe zwar nicht chemisch ähnlicher, aber doch gleich wirksamer Verbindungen Erwähnung finden, wie auf Tab. 120 aufgeführt (nach [2527, XI]).

Tabelle 120

Verbindung	Symbol	Acetylcholinesterase 50% durch Konzentration	LD_{50} mg/kg	LD_{50} μMol/kg
Tetraäthylpyrophosphat	$(C_2H_5O)_2\text{-POO-PO}(OC_2H_5)_2$	$6 \cdot 10^{-9}$	1,16	4,0
	$(C_2H_5O)_2\text{-OPO}_2\text{-PO-CH}_3$	$1 \cdot 10^{-8}$	3,49	9,48
Diisopropylfluorophosphat	$F \cdot PO\,[OCH(CH_3)_2]_2$	$4,3 \cdot 10^{-7}$	8,96	48,6
Diisopropylchlorophosphat	$Cl\,PO\,[OCH(CH_3)_2]_2$	$2,0 \cdot 10^{-6}$	29,2	146,0
p-Chlorphenyldiäthoxyphosphinoxyd . .	$p\text{-Cl-}C_6H_4\text{-PO}(OC_2H_5)_2$	$1,6 \cdot 10^{-5}$	138	562

Diese Befunde wurden durch die Versuche von FREEDMAN, WILLES u. HIMWICH[2527, VII] fast zur Gewißheit erhoben, die eine Beziehung zwischen dem klinischen Bild (nach den Stadien eingeteilt, die wir oben beschrieben) und dem Gehalt an Cholinesterase des Gehirns beobachteten und die allmähliche Neubildung des Fermentes chemisch verfolgten.

Die verschiedenen Fermente regenerierten sich verschieden rasch, z. B. die Pseudocholinesterase des Plasmas erreichte die Norm bereits in 7 Tagen. Die Beziehung zwischen Ausgangspunkt und Schwere der Symptome gibt Tab. 121 nach den 2 angewandten Dosen Diisopropylfluorophosphat.

Tabelle 121

Symptome	% der Fermentaktivität im Gehirn		Ferment in den Erythrozyten nach 2 mg/kg
	nach 2 mg	nach 1 mg	
schwer	2,9	—	0
mäßig	17,9	12,0	10,4
leicht	35,9	31,6	37,5
keine	46,9	52,4	58,3

Die Cholinesterase der Erythrozyten blieb innerhalb 48 Stunden auf dem 0-Wert, während die des Gehirns auf mehr als das 3fache des Anfangswertes stieg. Später wächst die der Erythrozyten rascher und übertrifft die des Gehirns. Das wurde auch bei der niederen Dosis des Giftes beobachtet, der Ausgangswert war aber nicht die 0-Linie, blieb aber 24 Stunden auf demselben Wert, während die Gehirncholinesterase sich verdoppelte. Die Konzentrationen an Ferment im Gehirn und Erythrozyten wiesen den Korrelationskoeffizienten $+\,0{,}74$ auf.

Die Regeneration verlief bei beiden Dosen parallel, aber bei der niederen war der Wert stets höher. Aus der Tabelle ist ersichtlich, daß die Cholinesterase des Gehirns auf die Hälfte herabgesetzt sein kann, ohne daß Symptome wahrnehmbar sind. Mit feineren Testen mögen auch noch hier Abweichungen nachweisbar werden. Die Befunde anderer Autoren wurden von BROOKS u. Mitarb.[2527, XI] besprochen und dahin kommentiert, daß nicht die einfache Cholinesterasehemmung wirksam sei, sondern daß noch andere Mechanismen wichtig seien, z. B. die Wirkung auf die Sauerstoffatmung. Meist handelt es sich dabei um Versuche an isolierten Nerven und Froschgehirn (siehe Abschnitt Gehirn. Kapitel L).

4. Fluoracetat des Typs F $(CH_2)n$ — COOH sind nur bei ungeraden n giftig[2527, III]. 5 mg/kg Na-Fluoracetat waren letal bei Maus und wilder Ratte, die weiße Ratte benötigte nur die Hälfte[2527 X]. Es entwickelte sich nach wiederholten subletalen Dosen eine Toleranz, die 7 Tage dauerte. Wenn man die Substanz der wilden Norwegen-Ratte in Gummilösung gab, dann waren schon 0,22 mg/kg tödlich. Das schwer lösliche Phenylhydrazinderivat (Fanyline) war giftig 7,2 mg/kg bei der Taube, 44,9 für die Maus.

4. Chlorid und Bromid. Diese beiden Halogene sind in ihren chemischen Reaktionen, aber auch in ihrem physikochemischen bzw. kolloidchemischen Verhalten besonders nahe verwandt. Trotzdem ist das Vergiftungsbild durchaus verschieden. Bei Bromid steht die „beruhigende" Wirkung auf das Zentralnervensystem im Vordergrund, während beim Chlorid immer die Frage offen steht, ob es sich um eine osmotische Wirkung oder eine Na- oder eine Chlorid-Wirkung handelt. In jedem Falle wird das NaCl als 0-Punkt genommen, um daran die Wirksamkeit anderer Ionen, bei denen auch dieselben Fragen gestellt werden können, zu messen.

Um den Vergleich mit dem Bromid nebeneinander zu haben, behandeln wir beide Ionen gleichzeitig und nehmen als Leitfaden die Wirkung auf die gleiche Tierart, soweit das möglich ist. Eine Schwierigkeit folgt daraus, daß in den meisten Versuchen mit Bromid die Dosierung nicht auf einmal gegeben wurde, sondern im Verlaufe von Tagen, weil — vielleicht mit Recht — in dem Prozentsatz, in dem Br′ das Cl′ des Blutes ersetzt hat, das wichtigste Kriterium der Dosis gesehen wird. Die Verhältnisse werden aber erst im folgenden Kapitel behandelt, das sich mit Aufnahme und Verteilung beschäftigt.

Mäuse: Mit peroraler Gabe sind ausschließlich die Versuche von BEHRENS[2452] anzuführen. Die Bedeutung des osmotischen Drucks der Lösung gibt folgende Abbildung aus der Originalarbeit wieder:

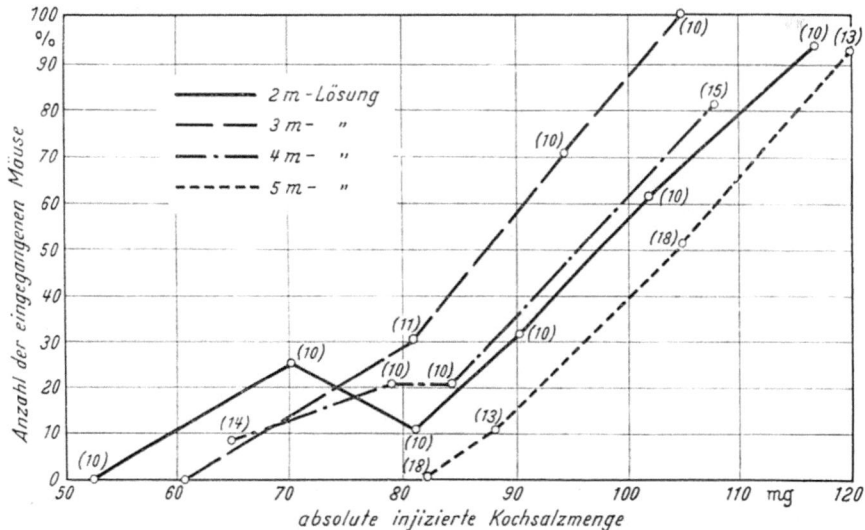

Abb. 26. Kochsalzvergiftung von Mäusen bei peroraler Zufuhr (nach BEHRENS[2452]). Erläuterung im Text.

[2527, VII] FREEDMAN, A. M., WILLIS, A. u. HIMWICH, H. E.: Am. J. Physiol. **157**, 80 (1949).

Die Dosierung auf dem Bilde ist mg NaCl pro Tier von 16—19 g Gewicht. Die dünneren Lösungen sind toxischer als die ganz konzentrierten. Von Bedeutung sind die Symptome, von denen BEHRENS berichtet. Das erste Symptom ist der Durst, wie man daran erkennt, daß die Tiere große Mengen Wasser trinken, wenn man es ihnen erlaubt. Nach einiger Zeit stellt sich eine ausgesprochene Schläfrigkeit ein. Dann werden die Mäuse matt bis zur Unmöglichkeit, sich aus der Seitenlage aufzurichten. Die bisher beschleunigte Atmung wird langsamer. Jetzt treten anfallsweise krampfartige Erscheinungen auf, durch sensiblen Reiz auszulösen. Unter Erschöpfung versagt schließlich (gelegentlich mit gleichzeitigem Opisthotonus) das Atemzentrum.

Das Vergiftungsbild bei 2 wilden Mäusen, von denen die erste 1 ccm, die zweite 2 ccm einer 10% NaBr-Lösung subcutan erhalten hatte[2528], begann mit paretischen Erscheinungen der hinteren Extremität. Die motorische Depression steigerte sich bis zum Koma. Die Reflexzeiten waren verlängert (Kneifreflexe, Lagekorrekturreflexe), Inkontinenz von Blase und Rectum trat auf. Die Atmung war vorübergehend etwas beschleunigt, wurde dann bis zur Lähmung langsamer. Die beiden Tiere starben an Atemlähmung nach 6 bzw. 3 Stunden.

0,2 g/kg NaBr per os führte bei Mäusen zu keinem erhöhten Schlafbedürfnis[2530], angeblich auch dann nicht, wenn durch wiederholte Gabe die Hälfte des Cl' durch Br' ersetzt war. Aber durch einmalige Gabe von 1 g/kg NaBr ließ sich schon die Minderung der Bewegungen feststellen[2529].

Beim Vergleich der Vergiftungsbilder sieht man nur am Anfang der NaCl-Vergiftung eine oberflächliche Ähnlichkeit mit der Br'-Wirkung.

Ratten: 5 g/kg NaCl sind bei intraperitonealer, 8,0 g/kg bei peroraler Zufuhr tödlich. Das Vergiftungsbild verläuft unter Krämpfen[2531]. Schon bei 4,25 g/kg NaCl in 8,5% Lösung gingen die Tiere zugrunde, wenn man keine freie Wasseraufnahme gestattete (FUJIMOTO[4466]).

Die tödliche Dosis von NaBr beträgt 3,5 g/kg[2532, 2533]. 11 Tiere erhielten die halbe Dosis pro Tag, also 1,75 g/kg, am zweiten Tage wurden die Tiere schläfrig, verloren an Gewicht, Tod in 7—8 Tagen.

10 Tiere erhielten $1/4$ der tödlichen Dosis = 0,875 g/kg täglich. Tödliche Wirkung nach durchschnittlich 20 Tagen. Die Tiere gewannen anfangs an Gewicht, verloren es aber rapide vor dem Tode.

5 Ratten erhielten 2,0 g NaBr pro Tier in 10% Lösung subcutan. Sie waren in 8—10 Stunden tot[2528].

Meerschweinchen: 1 Tier von 400 g erhielt 15 ccm 10% NaBr intraperitoneal. Nach 11 Stunden war es im tiefsten Koma[2528].

Kaninchen: Einige Daten über NaCl sind auf folgender Tabelle 122 niedergelegt:

[2527, VIII] FREEDMAN, A. M., u. HIMWICH, H. F.: Am. J. Physiol. **156**, 125 (1949).
[2527, IX] JONES, H. W., MEYER, B. C. u. KAREL, L.: J. Pharmacol. exp. Ther. **94**, 285 (1948).
[2527, X] KAREL, L.: J. Pharmacol. exp. Ther. **93**, 287 (1948).
[2527, XI] BROOKS, V. B., RANSMEIER, R. E. u. GERARD, R. W.: Am. J. Physiol. **157**, 299 (1949).
[2528] GÄRTNER, W.: Z. ges. exp. Med. **51**, 98 (1926), Rona **39**, 143.
[2529] DRUCKREY, H., MÜLLER, E. u. STUHLMANN, M.: Naunyn-Schmiedebergs Arch. **185**, 221 (1937). C. **1937 II**, 253.
[2530] MEYER-NOBEL, K.: Naunyn-Schmiedebergs Arch. **130**, 365 (1928). Rona **47**, 832.
[2531] ULRICH, J. L. u. SHTERNOV, V. A.: J. Pharm. exp. Ther. **35**, 1 (1929), Rona **50**, 696.
[2532] SMITH, P. K. u. HAMBOURGER, W. E.: J. Pharm. exp. Ther. **55**, 200 (1935). C. **1936 I**, 4933.
[2533] SMITH, P. K. u. HAMBOURGER, W. E.: J. Pharm. exp. Ther. **57**, 43 (1936), Rona **95**, 669. C. **1936 II**, 3561.

Tabelle 122.

Literatur	Zufuhrart	Dosis NaCl g/kg	Konzentration	Erfolg
BEHRENS[2452]	peroral	4, 6, 6	17, 20, 10%	Tod am nächsten Tage, 2½ Std., 3 Std.
MELLI u. Mitarb.[2534]	intravenös	1	10 bzw. 20%	Injektionsdauer 2—2½ Minuten. Tiere vertrugen die Injektion meist gut. Bei einzelnen z. B. 9 Minuten nach der Injektion Dyspnoe, Schrei, Krämpfe, lassen Kot und Urin unter sich. Tod in wenigen Sekunden. Diese Tiere zeigten höheren Cl'-Gehalt im Blut als die anderen (z. B. 1,42% NaCl)
PRIGGE[2535]	intravenös	0,2	20%	Kollapszustände

Bei intravenöser Injektion, die bis zum Tode des Tieres in einer Geschwindigkeit von 4 ccm/Minute fortgeführt wurde, finden sich folgende Werte, die an je 2—3 Versuchstieren gewonnen wurden (Versuche von SENGA[2536]):

Tabelle 123.

Infundierte Lösung	Lösungsmittelmenge/kg			g NaCl/kg		
Aq. dest.	270	275				
0,1% NaCl	329	276		0,33	0,28	
0,3	511	372		1,53	1,12	
0,4	382	753	640	1,52	3,01	2,56
0,5	947	1117		4,74	5,60	
0,9	2100	1912	1628	18,9	17,2	14,3
1,3	1445	1541		18,8	20,0	
1,5	1078	761		16,2	11,4	
1,8	814	477		14,65	8,6	
2,0	438	419	405	8,8	8,4	8,1
5,0	64	78		3,21	3,90	
10% (1ccm/Min. inf.)	42	46		4,23	4,56	

Als Symptom bei der Infusion wurde auch Dyspnoe berichtet, die besonders bei der konzentrierten Lösung leicht in Lähmung des Atemzentrums vor Versagen des Herzens umschlug.

Bei den dünneren Lösungen versagte meist Herz und Atmung gleichzeitig. Schon vorher fiel die vermehrte Sekretion der Tränen- und Bronchialdrüsen auf. Zuckungen bei den konzentrierteren Lösungen bald nach Beginn der Infusion, bei 1,3 und 1,5% nur kurz vor dem Tode. Bei den dünneren Lösungen kam auch Diarrhoe zur Beobachtung.

Im Sektionsprotokoll spielen Ödeme der Haut, Ohren, Lippen und Transsudate besonders der Bauchhöhle (kaum im Pericard oder der Pleura) eine Rolle, außer bei den 5 und 10% Lösungen. Bei ganz schwachen Lösungen ≤ 0,4% war das Exsudat blutig. Hämorrhagien wurden gefunden in Niere und Lunge. Die Lungen waren bei den dünneren Lösungen ödematös, bei den mittleren kaum verändert, und bei den stärkeren Konzentrationen (5 und 10%) nahm die Entwicklung des Ödems wiederum zu.

[2534] MELLI, G. u. TASSO, G.: Rev. belge Sci. med. **2**, 209 (1930), Rona **59**, 505.
[2535] PRIGGE, R.: Dtsch. Arch. klin. Med. **142**, 216 (1923), Rona **21**, 133.
[2536] SENGA, H.: Acta scholae med. Kioto **7**, 531 (1925), Rona **34**, 821.

Von Interesse ist noch das Verhalten des Herzens. Der Stillstand fand meist in Diastole statt, nur in konzentrierten Lösungen in Systole. Das ist gerade umgekehrt wie bei den eigenen oben erwähnten Versuchen am Frosch mit Jodidlösungen, die in größerer Konzentration gerade zum diastolischen Stillstand führten.

Von anderem Gesichtspunkt erfolgten die Versuche von RAVASINI[2516]. 4,845% Lösungen NaCl bzw. äquivalente Lösungen von Bromid 10,29% wurden gleichmäßig infundiert. Die Resultate mit Br' und Cl' nebeneinander geben wir auf der Tabelle 124 wieder:

Tabelle 124.

Dosis mMol/kg NaCl	Erfolg	Dosis mMol NaBr/kg	Erfolg
57,5	Tod in 11 Stunden		
55,0	,, ,, 9 ,,		
53,0 und 52	,, ,, 10 ,,		
51,5	,, ,, 12 ,,		
51,0	,, ,, 7 Tagen		
50,0	,, ,, 9 ,,	50,0	Tod in 6 Stunden
49,0	überleben	45,0 40,0 39,0	,, ,, 22 ,, 10 und 14 Stunden
48,0	,,		
47,5	,,	38,5 37,5 35,0 30,0	überleben

Bei den spät sterbenden Kochsalztieren fiel die Abmagerung auf: Diese war auch bei den Tieren mit niederen Dosierungen zu beobachten bis zum zehnten Tage, dann aber erholten sie sich wieder. Beim NaBr fand sich Sopor. Die Herztätigkeit und Atmung wurde langsamer und schwächer, fortschreitend bis zum Tode. Die Atmung wurde vor dem Herzen gelähmt.

Beim NaJ wurden Todesfälle von 14,6 mMol/kg gefunden. Die Tiere gingen zum Teil an Abmagerung fortschreitend bis zum Tode zugrunde.

Weitere Angaben aus der Literatur zeigt folgende Tabelle 125:

Tabelle 125.

Literatur	Zufuhrart	Dosis NaBr g/kg	Erfolg
GAUDIER und Mitarbeiter[2537]	intravenös	1	Reflexerregbarkeit vermindert. Stupor. Atmung anfangs erhöht, dann vermindert
	,,	2—3	häufige Todesfälle
PATOIR und Mitarbeiter[2537, I]	,,	2	Paraplegie, Amaurose, starke Krämpfe 5—6 Minuten, dann Beruhigung
	,,	3	heftige Krämpfe während der Injektion Exophthalmus, Herz hört auf, eine heftige Exspiration und Exitus. Sektion: Kongestion bis zu ödematösen Stellen in der Lunge, in der Leber, um die Zentralvene auch Hämorrhagien. Netzhautablösung
SCREMIN[2538]	,,	4,61	in 11½ Minuten, in den ersten 5 Minuten Erregung der Atmung, Tod nach 3 Stunden
	,,	6,41	in 16½ Minuten, nach 8 Minuten schon Verminderung der Atmung, Tod nach 96 Min.

Bei *wiederholter Gabe* ließen sich die Symptome auf den Br'-Gehalt im Blut beziehen, wie in den Versuchen von MÖLLER[2539].

[2537] GAUDIER, H. u. PATOIR, G.: Anaesth. et Analg. 1, 433 (1935), Rona 91, 665.
[2537, I] PATOIR, A. u. PATOIR, G.: Ann. Med. legale Criminol. 15, 53 (1935). C. 1935 I, 3813. Weder Zahl der Tiere noch Injektionsgeschwindigkeit angegeben.

< 30% des Halogens = keine Beeinflussung.
40—50% stärkere Vergiftungserscheinungen. Parese.
50—60% Narkose, geeignet zur Operation.

Bis 75% konnten die Tiere durch NaCl-Gabe noch gerettet werden. Von diesen in Richtung der Parese liegenden Erscheinungen sind die anfänglichen Erregungserscheinungen zu trennen, die man mehr auf die Hypertonie oder Na; als auf eine regelrechte Excitation durch Br′ wird beziehen müssen (siehe dagegen „Katze").

Noch kleinere Mengen als 0,04 g/kg Br′ täglich über längere Zeit gegeben, waren bei erwachsenen Tieren wirkungslos. Bei wachsenden Tieren wurde das Wachstum gehemmt. Das Fell dieser Tiere war struppiger, aber Appetit, Lebhaftigkeit und Intelligenz nicht etwa geringer. Histologisch fanden sich keine Veränderungen[2540] (siehe Wirkung auf die Schilddrüse später bei MORUZZI).

Katze: Bei intravenöser Injektion einer 25% NaCl-Lösung können manchmal schon nach 1—2 ccm — bei rascher Injektion — Störungen von Herz und Atmung auftreten. Äquilibrierung mit K· und Ca·· entgiftete nicht. Langsam infundiert war eine 25fach konzentrierte Lösung (gegenüber der dem Blut isotonischen) = 3,7 g/kg NaCl tödlich (HOWE[2480]). 2,0—2,5 g/kg werden bei langsamer Infusion ertragen[2541], nach peroraler Gabe gibt es leicht Durchfälle[2542].

Diese Dosierungen sind groß, wenn man bei rascher Injektion schon Lähmung der Atmung durch 0,22 g/kg NaBr angegeben findet, auch dann, wenn hier nur an einem Tier der Wert errechnet wurde[2480].

Das Vergiftungsbild an der Katze hat Besonderheiten gegenüber anderen Versuchstieren. Nach täglicher Gabe von 1 g/kg NaBr 3—5 Tage lang zeigen sich Aufregungszustände — einem Excitationsstadium vergleichbar — die sich durch Äthergabe noch steigern lassen (BLUME[2512]). Die Tiere laufen unermüdlich im Käfig herum, liegen auf der Seite und vollführen mit Vorder- und Hinterbeinen Laufbewegungen. Nach Decerebrierung oder Dekapitierung fallen diese Erscheinungen fort. Wird aber die Medikation von 1 g/kg/Tag fortgesetzt, wie in den Versuchen von COOMBS[2543], dann treten zuerst Inkoordinationen auf. Die Tiere fallen leicht um, der Gang ist schwankend und taumelnd. Am 14. Tag der Brommedikation waren alle Reste der Aufregung verschwunden. Die Tiere waren jetzt ruhig und schläfrig.

Es ist von Interesse, daß diese Tiere nach Exstirpation von Schilddrüse und Nebenschilddrüse munterer wurden. Die motorischen Inkoordinationen wurden vermindert. Wurde diese Operation im Stadium der Excitation ausgeführt, dann hatte sich diese inzwischen vollkommen verloren[2543].

Hund: Mit Mengen von 1—1,2 g/kg NaCl intravenös stieg die Erregbarkeit der Tiere[2479]. 0,5 g/kg NaCl per os führte nur zur Verminderung der O_2-Kapazität des Blutes (ca. 10%)[2545]. Ein Hund erhielt intravenös 10 ccm 2 n NaCl/kg und starb nach 9¼ Stunden[2546]. Stark hypertonische Lösungen führen im Spinalkanal zu Blutungen[2544]. Petechiale Blutungen in den verschiedenen Organen standen in den Versuchen von DAVIS[2546, 1] im Vordergrund. Außerdem wurden Herdnekrosen in der Nebennierenrinde und partielle Ödeme in der Lunge gesehen.

[2538] SCREMIN, L.: Arch. internat. Pharmacodyn. **37**, 241 (1930), Rona **57**, 171.
[2639] MÖLLER, K.: Naunyn-Schmiedebergs Arch. **165**, 244 (1932), Rona **67**, 772.
[2540] MORUZZI, G. u. BORGATTI, G.: Atti. Acad. naz. Lincei **27**, 303 (1938), Rona **109**, 490.
[2541] HUGHSON, W. u. SCARFF, J. E.: Bull. of the John-Hopkins hosp. **35**, 197 (1924), Rona **30**, 428.
[2542] BLUME: Naunyn-Schmiedebergs Arch. **138**, 159 (1928), Rona **49**, 550.
[2543] COOMBS, H. C., SEARLE, D. S. u. PIKE, F. H.: Amer. J. Psychiatry **13**, 761 (1934), Rona **89**, 581.
[2544] COLOMBI, C. u. SACCHI, U.: Boll. Soc. ital. Biol. sper. **7**, 1315 (1932), Rona **72**, 740.
[2545] ROSS, V.: Proc. Soc. exp. Biol. Med. **21**, 182 (1924), Rona **29**, 603.
[2546] HASTINGS, A. B., HARKINS, H. N. u. LIU, S. K.: J. biol. Chem. **94**, 681 (1931).

Die Kapillaren in allen Organen waren vermehrt und erweitert. 7 Tiere hatten 25 ccm/kg 25% NaCl subcutan erhalten und starben in 5—10 Stunden.

10 ccm 2 m NaBr wurden intravenös 2 Tieren gegeben, der Tod erfolgte nach $8^1/_2$ und 11 Stunden. Bei kleinen Gaben von 0,04—0,08 g Br/kg wurden die Tiere nicht verändert, wenn sie erwachsen waren. Während des Wachstums wurde dieses gehemmt, wie vorher beim Kaninchen schon beschrieben[2540].

Bei *Enten* von 600—800 g waren 1,57 und 4,72 g NaCl nicht toxisch. 6,0 g führte zum Tod in 4 Tagen; 7,9 g in 36—45 Stunden; 15,8 g in $2^1/_2$ Stunden (SHAW[2481]).

Tauben erhielten 0,4 g/kg NaBr täglich in den Kropf (Versuche an 16 Tauben[2530]).

Im Verlauf von 20 Tagen entwickelte sich folgendes Vergiftungsbild: Die Tiere fliegen nur selten auf, der Gang ist taumelnd, das Gefieder gesträubt, der Kopf wird eingezogen. Schließlich können die Tiere sich nicht mehr auf den Beinen halten und liegen regungslos da. Durchfälle und Gewichtsabnahme laufen parallel.

5. Rhodanid. Das Vergiftungsbild besteht in erster Phase in Symptomen zentraler Erregung, z. B. auch Krämpfen mit Opisthotonus. Während beim Kaltblüter regelrechte Starre auftritt, gibt es hier vorwiegend die klonische Art der Krampfwirkung. Aber auch Spasmen sind vorhanden mit Auslösung durch Reiz. Späterhin oder bei niederen Dosen kommt es zu Schwächezuständen, häufig sogar zu Paresen sich steigernd. Die Muskulatur ist auch anschließend an die Vergiftung wenig leistungsfähig. Bemerkenswert ist die tagelange Nachwirkung nach einmaliger Gabe, auf die schon bei Fröschen hingewiesen wurde.

Mäuse: Man sieht die Aufregung in dem Auftreten des Schwanzphänomens neben anderen schweren Symptomen, die durch Narkotika gehemmt werden können. Die mittlere tödliche Gabe beträgt bei peroraler Zufuhr (jede Gruppe 3 Tiere[2548]) beim LiSCN: 0,19, NaSCN: 0,21, $NH_4(SCN)$: 0,18, $Ca(SCN)_2$: 0,09 g/kg (Dosen als SCN' gerechnet). ANDERSON und CHEN[2550, I] geben nach Versuchen an bis zu 20 Tieren die mittlere tödliche Dosis an in mg/kg. (Tabelle 126).

Tabelle 126.

	NaSCN	KSCN
intravenös	483,5 ± 9,3	88,2 ± 5,8
peroral	598,4 ± 18,3	594,4 ± 27

Den geringen Unterschied der peroralen und intravenösen Gabe zeigt die langsame Entgiftung.

Ratte: Nach ANDERSON und CHEN[2550, I] ist die mittlere tödliche Dosis (6—20 Tiere) peroral 764,7 ± 50,9 bei NaSCN, bei KSCN 851,1 ± 66,5 mg/kg. Die Ratte ist also weniger empfindlich als die Maus. Das zeigte sich auch bei längerer Darreichung. 10 Ratten bekamen täglich 12 Wochen lang 100 mg/kg NaSCN, andere 10 Tiere 8 Wochen lang die doppelte Dosis, ohne auch nur Wachstumsstörungen aufzuweisen. Für intraperitonale Injektion ist die LD_{50} 540 mg/kg[2549, I]

[2546, I] DAVIS, H. A.: Arch. of Surg. **5**, 939 (1941), zit. nach Schmerz, Narkose, Anästhesie **16**, 64 (1943).

[2547] MORIKI, H.: Rona **95**, 665 (1936).

[2548] JAHR, E. G.: Naunyn-Schmiedebergs Arch. **169**, 429 (1933), Rona **73**, 360.

[2549] BURKHOLDER, TH. M.: J. Labor. clin. Med. **18**, 29 (1932), Rona **71**, 303.

[2549, I] TAWAB, S. A. A., Carr, C. T. u. KRANTZ jr. J. C.: J. Pharm. exp. **96**, 416 (1949).

[2550] TAUBMANN, G. u. HEILBORN, R.: Naunyn-Schmiedebergs Arch. **152**, 250 (1930), Rona **57**, 663.

Kaninchen: 0,2 g/kg NaSCN am dritten Tage tot[2550]. 5mal 0,1 g/kg NaSCN, 3 Tage später Exitus. Nach 300 mg/kg NaSCN peroral starben 2 Tiere am fünften Tage, die meisten überlebten[2550, I].

17 Tiere erhielten 0,15 g/kg NaSCN intravenös, von den Tieren starben 7 in 2—10 Tagen unter Schwäche, Gewichtsverlust und Durchfällen[2549]. Weitere Protokolle aus der Arbeit von JAHR[2548] mögen zur Illustration folgen:

Tabelle 127.
Protokolle aus der Arbeit JAHR.

Intravenös injiziertes NaSCN

g/kg	an wieviel Tag. gegeben	Injektions-zeit	Wirkung (Zeiten rechnen von 1. Dosis ab)
0,25	1	80 Sekunden	sofort nach Injektion spastische Paresen. Nach 6 Minuten sind Spasmen nur angedeutet, vom 2. Tage ab keine Spasmen auslösbar. Erholung
0,25	1	80 Sekunden	sofort nach Injektion spastische Paresen. Nach $1/2$ Stunde Spasmen nur angedeutet. Nach $1^1/_2$ Stunden keine Spasmen auslösbar. Erholung
0,25	1	80 Sekunden	sofort nach Injektion leicht spastische Erscheinungen. Nach wenigen Minuten keine Spasmen auslösbar. Erholung
0,3	1	80 Sekunden	sofort nach Injektion spastische Paresen. Nach wenigen Minuten Spasmen nur angedeutet. Nach 3 Stunden keine Spasmen auslösbar. Erholung
0,35	1	in zwei Dosen zu 0,25 und 0,1 mit 20 Minuten Pause. Injekt.-Zeit 5 und 2 Minuten	nach der 1. Dosis keine spastischen Erscheinungen. Sofort nach der 2. Dosis spastische Paresen. Nach wenigen Minuten keine Spasmen auslösbar. Nach 21 Stunden Spasmen. Nach 24 Stunden Streckkrämpfe, tot.
0,4	1	8 Minuten	sofort nach Injektion spastische Paresen. Am 2. Tage tot aufgefunden
0,3	2	44 u. 25 Sek.	sofort nach der 1. Injektion spastische Paresen. Nach 50 Minuten Spasmen nur angedeutet. Nach der 2. Injektion Streckkrämpfe. 5 Stunden nach der 2. Injektion tot
0,3	2	je 45 Sekunden	sofort nach der 1. Injektion spastische Paresen. Nach 23 Stunden keine Spasmen auslösbar. Sofort nach der 2. Injektion spastische Paresen. Am 2. Tage tot aufgefunden

Aus dieser Tabelle ist wiederum die lange Dauer der Nachwirkung ersichtlich. In dem Versuch mit 0,35 g findet man das nachträgliche Auftreten von Spasmen 21 Stunden nach der Injektion. Auch beim Frosch ergibt sich in dieser Zeit eine besondere Phase der Giftwirkung, die durch Wassermobilisierung zu beschreiben versucht wurde (EICHLER[967]).

Bei den Versuchen von JAHR sind noch histologische Befunde bemerkenswert, die vor allem Schädigungen der Nierenkanälchen betrafen. Schon während des Lebens fand sich im Urin Eiweiß.

Katzen: 0,3 g/kg. Am vierten Tage: Spasmen der Extremitäten und ataktisches Laufen, die Vergiftung war am achten Tage überwunden. 4mal 0,1 g/kg führte am achten Tage zu Spasmen. Erst am sechzehnten Tage war das Tier normal[2548].

Hunde: 1 g/kg führte in 3 Stunden zum Tod, 0,36 g erst am dritten Tage. 0,05 und 0,1 g/kg 10mal gegeben führt zu geringen Erscheinungen. Nur Erbrechen

---

[2550, I] ANDERSON, R. C. u. CHEN, K. K.: J. amer. pharmac. Assoz. **29**, 152 (1940). C. **1940 II**, 3506.

und Durchfälle wurden beobachtet. In den Versuchen von ANDERSON und CHEN wurde eine größere Empfindlichkeit beobachtet. Bei Darreichung von täglich 100 mg/kg KSCN verloren die Tiere an Gewicht, wurden apathisch und ataktisch. Nur 1 Hund überlebte 8 Dosen von dieser Größe. Die Konzentration im Blut betrug beim Tode 17—35 mg% SCN'. Bei Dosen von 20—30 mg/kg täglich starben 4 Hunde nach 6 Wochen mit 34 mg% SCN' im Blut. Andere Tiere überlebten 12 Wochen diese Behandlung. Die Konzentration überstieg nicht 12 mg%, so daß also ganz wesentlich für den tödlichen Ausgang die Stärke der Kumulation erscheint.

Über die *Giftwirkung organischer Rhodanide* finden sich Angaben[2547, 2551, 2552, 2553, 2554, I].

6. Cyanat.

Mäuse: 0,25—0,33 g/kg NaCNO: Salivation, Aufblähung des Leibes, Unruhe, nach 15 Minuten tonisch-klonische Krämpfe mit raschem Exitus (VOIGT[2447]).

Kaninchen: 3 Tiere erhielten 0,19—0,7 g/kg KCNO per os. Sie starben innerhalb 1 Stunde (GOTTLIEB[3017]).

Hunde: In den ersten 15 Minuten 0,32 g NaCNO intravenös, weitere 15 Minuten zusammen 0,62 g: Salivation, Erbrechen, weitere 35 Minuten 1,06 g, gleich darauf starke Krämpfe. Exitus nach im ganzen 1,24 g NaCNO[2554]. Die Krämpfe sind nicht durch Ammoniakbildung aus dem Cyanat zu erklären, da eine Vermehrung bei Infusion nicht zu beobachten ist. Sie tritt erst dann auf, wenn durch die Krämpfe aus der Muskulatur $NH_4^{\cdot}$ frei wird, also nicht durch Umsetzung des CNO'. Ein Hund erhielt innerhalb 66 Minuten 0,086 g/kg CNO intravenös und starb am Ende der Injektion (GOTTLIEB[3017]).

7. Perchlorat

verursacht auch ein Vergiftungsbild, das mit Spasmen einhergeht, gefolgt von Schwäche der Muskulatur. Bei Ratten, Mäusen und Meerschweinchen kommt es zu einem regelrechten Strychnintetanus, also analog SCN' und der Vergiftung von Fröschen mit ClO_4' (EICHLER[967, 1089]). Über einzelne Versuche an diesen und anderen Tieren berichteten KERRY und ROST ([2445], siehe auch ROST[2103]). Bei sehr rascher intravenöser Injektion entwickelt sich ein volles Erstarren des Kaninchens. Die Flexoren und Extensoren sind von dieser Starre in gleicher Weise ergriffen. Lungenödemflüssigkeit läuft aus Nase und Mund. Das Herz bleibt stehen und die Kontraktur hört nicht auf, also ein direkter Übergang zur Totenstarre. Häufig tritt vorher noch eine Konvulsion tonischen Charakters ein. Für diese unmittelbar tödliche Wirkung gibt SABBATANI[2555] folgende Dosierung an (Konz. 0,82 mol $NaClO_4$) (Tabelle 128).

Tabelle 128.

Injektions-geschwindigkeit	mMol/kg
2 Minuten 29 Sekunden	10,8
2 „	4,65
2 „ 21 „	8,65

Durch die rasche Injektion kommt es aber zur Überdosierung, weil die Wirkung nicht so schnell eintritt. Bei etwas langsamerer Injektion kommt man zur letalen Dosis von 5 mMol $NaClO_4$/kg.

An 4 Tieren wurden von KAHANE[2448] einige Versuche mit intravenöser Injektion ausgeführt. 0,5 g/kg verursachte vollkommene Lähmung der Hinterbeine für 15 Minuten, sonst keine Erscheinungen. Ein Tier erhielt in 5 Tagen zusammen 0,55 g/kg $NaClO_4$. Es entstanden Durchfälle. Ein weiteres Tier erhielt in 12 Tagen 3,95 g $NaClO_4$, Durchfälle. Das Tier starb nach einiger Zeit, stark abgemagert.

[2551] TAUBMANN, G.: Naunyn-Schmiedebergs Arch. **150**, 257 (1930).
[2552] OETTINGEN, W. FR., HUEPER, W. C. u. DEICHMANN-GRUEBLER, W.: J. industr. Hyg. a. Toxikol. **18**, 310 (1936), Rona **95**, 253. C. **1936 II**, 3322.
[2553] BEER, E. J., BUCK, J. S., IDE, W. S. u. HJORT, A. M.: J. Pharmacol. exp. Ther. **57**, 19 (1936), Rona **95**, 673.
[2554] BORNSTEIN, A. u. PANTKE, R.: Biochem. Z. **225**. 330 (1930), Rona **59**, 415.

Die akut toxische Wirkung soll beim Hunde bei 2,3 g/kg $NaClO_4$, beim Kaninchen bei 0,56—1,22 g/kg liegen (SPAGNOL[4149, I] keine näheren Angaben. Versuche dauerten nur kurze Zeit).

DURAND[2094] berichtet über den Verlauf der Vergiftung nach intramuskulärer Injektion mit 0,25 g/kg $NaClO_4$.

Lokal wird die Muskulatur des Beines steif, aber nicht gelähmt; nach *3 Stunden* ist das Tier paralysiert, bleibt am Boden liegen.

48 Stunden danach: Der Zustand ist schlechter geworden, Erregungserscheinungen der vorderen Extremitäten.

72 Stunden nach der Injektion: Seitenlage. Von Zeit zu Zeit ein tetanischer Anfall.

Am vierten Tage Exitus. Eine Pneumonie läßt den tödlichen Erfolg fraglich erscheinen.

Wenn man die Toxizität von SCN' und ClO_4' vergleicht, findet man in der Dosierung nach den bisher vorliegenden Versuchen kein entscheidendes Urteil über das Verhältnis ihrer Giftigkeit nach dem Molekulargewicht. Für $NaClO_4$ (122,5) muß man die Dosen von NaSCN mit dem molekularen Gewicht 81 um 50% erhöhen, um molekulare Vergleiche ziehen zu können. In den Versuchen von BURGHOLDER[2549] starben auf 0,15 g von 17 Tieren 7 in 2—10 Tagen. SABBATANI gibt die tödliche Dosis mit 5 mMol, das ist 0,61 g/kg $NaClO_4$ an. Die Dosis scheint verglichen mit der Dosis von SCN' (umgerechnet 0,255 g/kg) größer zu sein, aber auch daraus ist kein Urteil zu ziehen, weil der Tod bei SABBATANI unmittelbar eintrat, dort aber erst in Tagen. Man wird mit einer geringeren Kumulation bei ClO_4' (gegenüber SCN') rechnen müssen.

8. **Chlorat.** Nach der üblichen Meinung steht bei der Chloratvergiftung die Methämoglobinbildung im Vordergrund. Eine ebenso große Rolle spielt aber die Hämolyse mit vielfachen Blutungen in Magen und Darm usw., dann auch die Hb-Ausscheidung durch die Niere mit folgender Anurie, wodurch der Tod häufig noch einige Tage nach der Vergiftung erfolgen kann, wenn Methämoglobinbildung keine Rolle mehr spielt. Das Verhältnis zwischen Hämolyse und Methämoglobin ist nicht nur von Art zu Art, sondern auch von Individuum zu Individuum sehr schwankend (siehe ROST[2103]).

Mäuse: Männliche Tiere sind widerstandsfähiger als weibliche[2449].

Ratte: 6,5—8,0 g/kg $NaClO_3$ in 2 m-Lösung intraperitoneal oder per os töten Ratten in 45 Minuten ohne Methämoglobinbildung. Krämpfe, aber nicht asphyktischer Art, sondern wie bei der NaCl-Vergiftung sind vorhanden. Also handelt es sich um eine reine Salzwirkung, aber nach Äquivalenten gerechnet mag es etwas giftiger sein. Methämoglobin bildet sich nachträglich nach dem Tode.

5—6 g/kg führt zur Methämoglobinbildung noch vor dem Tode mit Sicherheit.

3,5—4 g führt nicht sicher zur Methämoglobinbildung. Wenn das Tier stirbt, wird es immer gefunden, gleichzeitig mit dem Manifestwerden toxischer Symptome wie Koma, auch bei Nierenstörungen. Bei den Überlebenden wird es nicht gefunden[2531, 2556].

Dieser Befund kann darauf beruhen, daß die überlebenden Tiere das entstandene Methämoglobin reduzieren. Da aber ClO_3' meist ohne Reduktion, also unzersetzt ausgeschieden wird, wenn es in kleinerer Dosis verabfolgt wird, wird unter solchen Bedingungen kein Methämoglobin entstehen. Wenn aber das Oxydationspotential, das mit der sechsten Potenz der Wasserstoffionenkonzentration steigt, gerade durch irgendeine Aciditätszunahme (Nierenstörung, Bewegung) steigt, kann es zur Oxydation des Oxyhämoglobins kommen. Damit ist ein circulus vitiosus eröffnet, weil jede Methämoglobinbildung zu verstärkter Acidität auf dem Umwege über die Anoxämie führen muß.

[2554, I] KAUFMANN, H. P. u. WEBER, E.: Arch. Pharmaz. **267**, 192 (1929), Rona **50**, 697.
[2555] SABBATANI, L.: Arch. per le Scienze med. **51**, 301 (1927), Rona **45**, 128.
[2556] ULRICH, J. u. SHTERNOV, V. A.: J. Pharmacol. exp. Ther. **34**, 391 (1928), Rona **50**, 133.

Neben dieser Änderung der Acidität kommt es zu einer katalytischen Wirkung des Methämoglobins auf die Reduktion des ClO_3'. Die ersten Schritte der Reduktion ergeben nach HEUBNER und JUNG[2557, I] Bildung von Methämoglobin, aber erst bei Auftreten von OCl' ist die Oxydationslage erreicht, in der das Stroma des Erythrocyten angegriffen wird, so daß dann zwangsläufig Hämolyse eintritt. Auf die primäre Reduktion wirkt dann das angesammelte Methämoglobin katalytisch beschleunigend, so daß die Änderung der Acidität gar nicht zum Ablauf der Vergiftung gehört. Diese Art der Wirkung wurde von HEUBNER und JUNG sehr vielseitig nicht nur in vitro verfolgt. Es vermag die lange Induktionsperiode bis zur Methämoglobinbildung zu erklären, ebenso wie die besonders schwankende Empfindlichkeit sich auf die anfangs normal vorhandenen Methämoglobinmengen zurückführen ließe. Nicht zu erklären scheint mir die Frage, warum so große Mengen von Chlorat notwendig sind, damit überhaupt Methämoglobin vermehrt auftritt. Vielleicht kann hier die Acidität als Brücke dienen, denn es ist unwahrscheinlich, daß die Reduktion des Hämiglobins (Methämoglobin) ausreichend rasch stattfinden kann (weiteres siehe Kapitel Blut).

Bei Gabe von $KClO_3$ haben wir selbstverständlich ein Mitwirken des $K^{\cdot}$-Ions an dem Vergiftungsbild. Bei $Ca^{\cdot\cdot}$ und $Mg^{\cdot\cdot}$ können diese sogar vorherrschen, so daß Methämoglobin niemals vorkommt[2556].

Meerschweinchen: 0,15 g/kg führte zu Methämoglobinbildung, die gleiche Dosis nach 24 Stunden wiederholt, tötete die Tiere im Verlauf von 2 Tagen (DOURIS und PLESSIS[35], siehe auch [2449]). Auch FLOREN und HEITE[2557, II] geben die tödliche subcutane Dosis mit 1000—1500 mg/kg $NaClO_3$ an. 1000 mg/kg werden noch bei täglichen Injektionen 28—30 Tage lang vertragen.

Kaninchen: In den Versuchen von SABBATANI[2555] ergaben sich folgende ganz akuten Dosierungen (Tabelle 129):

Tabelle 129.

Konzentration	Injektionszeit	mMol ClO_3'/kg	Injiziert mMol pro kg/Min.
1,88	1 Minute 16 Sekunden	17,55	13,8
1,0	8 Minuten 30 Sekunden	29,13	3,4
1,0	29 Minuten	50,43	1,7
Optimum angegeben		12,0	8,5

4—8 g/kg $NaClO_3$ peroral oder intramuskulär sind tödlich[2560], es bildet sich reichlich Methämoglobin bei raschem Tode (in 2 Stunden), wenn intramuskulär gegeben.

Bei peroraler Gabe wurde nicht Methämoglobin gefunden, obwohl das Tier bei Tötung (nach 4 Stunden) schon komatös war. Hier fiel die Erschlaffung des Blasensphincters auf, so daß der Urin fortgesetzt träufelte. Die Konzentration des $NaClO_3$ im Blut war bei der peroralen Gabe nur 120 mg%, bei der intramuskulären 250 mg%[2557].

Isotonische Lösung (2% $KClO_3$) wurde bei Kaninchen bis zum Tode infundiert[2566]:

Bei 3 ccm/Min./kg waren 0,35 g $KClO_3$/kg tödlich, bei $^1/_2$ ccm/Min./kg waren 1,5 g $KClO_3$/kg tödlich.

Die Dosis bei der raschen Infusion wird wohl durch die $K^{\cdot}$-Wirkung veranlaßt sein.

Bei 0,2 g/kg $KClO_3$ subcutan lebte das Tier 32 Tage, vorher trat Blut im Urin auf.

Bei 0,5 g/kg $KClO_3$ subcutan, Tier starb am 25. Tage; bei 0,8 g/kg $KClO_3$ subcutan, Tier starb am 15. Tage. Es fanden sich Nierenläsionen.

0,1 g/kg $KClO_3$ wurden täglich intravenös 8 Tage lang verabreicht[2558]. Nur einmal wurde Hämolyse beobachtet, am sechsten Tage sieht das Tier etwas dekrepide aus, am neunten Tage erfolgte der Tod unter Krämpfen.

[2557] FABRE, R. u. OKAC, A.: J. Pharmacie VIII, **27**, 523 (1938), Rona **114**, 172. C. **1938 II**, 3270. Intramuskuläre Dosis 6,4 g/kg an 2 Stellen ortsgetrennt, per os 9,6 g/kg, beides in 40% Lösung. Je 1 Tier.

Katzen: Perorale Gaben führen leicht zu Durchfällen[2531, 2556].
[2559]. 0,5 g/kg per os werden gut vertragen.
1,1 g/kg per os. Ikterus und fortschreitende Urämie.
1,3—1,9 g/kg per os, tödlich mit Methämoglobinbildung und Hämolyse.
[2560]. 1,13 g/kg per os, geringe Störungen.
1,38 g/kg per os, Methämoglobinbildung, Exitus nach 5 Stunden.
1,7 und 1,94 g/kg per os. Tod in $3^1/_2$ und $2^1/_2$ Stunden.
[2561]. 0,05—0,25 täglich intramuskulär, 32 Tage überlebt (4 Tiere).
0,5 g/kg $KClO_3$ täglich, intramuskulär, 3 Tiere.
2 starben am zweiten Tage, eines am zehnten. 2 Tiere hatten Methämoglobin.
1 g/kg intramuskulär. Tier starb in 8 Stunden.

In den Versuchen von RICHARDSON[2561] zeigten sich bei einer längeren Behandlung Nierenschädigungen im histologischen Präparat. Methämoglobin trat nur auf bei höheren Dosen und zwar gleichzeitig mit histologischen Veränderungen an Leber und Niere.

Bei langsamen Infusionen von isotonischen $NaClO_3$-Lösungen wurde eine Hämolyse nicht beobachtet[2562, 2563]. Der Tod der Tiere trat nicht eher ein, bis 70% des Hämoglobins in Methämoglobin umgewandelt waren.

Hund: Hunde reagieren bei peroraler Gabe leicht mit Durchfällen[2531, 2556] oder auch Erbrechen[2564].

0,5 g/kg $NaClO_3$ per os[2545, 2564] führte zu geringer Reduktion der Sauerstoffkapazität des Blutes, ebenso wie NaCl. Methämoglobin wurde nicht gefunden. Nach älteren Versuchen von MARCHAND (zitiert nach ROST[2103]) sind 1,2 g/kg letal, 1,0 g/kg schon toxisch.

Ziege: (ca. 40 kg). 10 g $NaClO_3$ wurde pro Tag und Tier täglich per os verabreicht. Nach 1 Monat nahm die Milchsekretion ab, kehrte nach Absetzen des Chlorats aber wieder zurück.
20 g $NaClO_3$ pro Tag. Die Milchproduktion sank von 1400 ccm auf 215 ccm in 1 Monat. Auch diese Wirkung war rasch reversibel[2565].

Hammel: (ca. 70 kg) erhielten 10 bzw. 20 g/Tag. Sie nahmen etwa 5 kg an Gewicht ab (3 Tiere). Bei der Sektion fanden sich linsengroße Blutungen in der Labmagengegend[2565]. Bei größeren Gaben bildet sich Methämoglobin, ebenso wie beim Pferd[2559].

Taube: 13 Tauben durften beliebig $KClO_3$-Lösung in Wasser trinken (RICHARDSON[2561]).

4 Vögel starben bei Trinken einer 5% Lösung nach 3 Tagen (aufgenommen 6,5—16,2 g). Das Blut enthielt kein Methämoglobin.

5 Tauben tranken 1% Lösung 13—55 Tage (12—33 g). Die Folgen bestanden in Gewichtsverlust von 20%.

4 Tauben erhielten 0,1 und 0,5% Lösung 30—55 Tage (Aufnahme 1—10 g). Gewichtsabnahme trat nicht auf.

1 g/kg intramuskulär: Tod in weniger als 8 Stunden (4 Tiere).

1 g/kg in den Kropf bei 2 Tieren: Die Tiere erholten sich, Methämoglobin wurde nicht gefunden.

0,5 und 0,25 g/kg intramuskulär täglich, 26 und 27 Tage lang, führten nicht zur Methämoglobinbildung.

Versuche an Hühnchen siehe [2449].

[2557, I] HEUBNER, W. u. JUNG, F.: Schweiz. med. Wschr. **1941 I**, 247, Rona **125**, 443.
[2557, II] FLOREN, W. u. HEITE, H. J.: Naunyn-Schmiedebergs Arch. **197**, 338 (1941).
[2558] LEVI, A.: Arch. farmacol. sper. **61**, 121 (1936), Rona **97**, 612.
[2559] STEYN, D. G.: Onderstepoort J. vet. Sci. **1**, 157 (1933), Rona **85**, 661.
[2560] LIPSCHITZ, W.: Naunyn-Schmiedebergs Arch. **164**, 570 (1932), Rona **67**, 773. Je 1 Tier.
[2561] RICHARDSON, A. P.: J. Pharmacolog. exp. Ther. **59**, 101 (1937), Rona **100**, 341. C. **1937 I**, 3670.
[2562] LITTARDI, A. u. ZANICHELLI, A.: Boll. Soc. ital. Biol. sper. **14**, 182 (1939). C. **1939 II**, 1330, Rona **116**, 150.

Chlorit bei direkter Injektion führte in folgenden Dosen zum Tode von Kaninchen[2555]:

Tabelle 130.

Konzentration in mol	Zeit	mMol/kg	mMol/Min.
0,17	1 Minute 35 Sekunden	1,66	1,03
0,18	4 Minuten 24 Sekunden	1,23	0,28
optimale Menge		1,00	0,5

ClO_2' ist also beträchtlich giftiger als ClO_3' und ClO_4'. Das Verhältnis bei diesen unmittelbar tödlichen Gaben wird von SABBATANI[2555] angegeben: ClO_4' ist 10mal, ClO_2' aber 200mal giftiger als ClO_3'.

9. Bromat. Hier gibt es die Angabe von DOURIS und PLESSIS[35], nach der 0,15 g/kg $NaBrO_3$ subcutan bei Meerschweinchen und Kaninchen zu schweren Intoxikationserscheinungen, und zwar unter Methämoglobinbildung Anlaß gab. Eine neue Gabe gleicher Größe führte zum Tode in 48 Stunden. Dieser Befund stimmt ungefähr mit den Angaben von ROST[2103] überein, der angibt:

Kaninchen per os	0,5 g tödlich in 12 Stunden,
Kaninchen intravenös	0,36 g tödlich in $2^{1}/_{2}$ Stunden,
Meerschweinchen subcutan	0,1 g tödlich in 8 Stunden,
Hunde subcutan	0,12 g tödlich in 1 Woche,
Hunde subcutan	0,32 g tödlich in 12 Stunden.

Das Vergiftungsbild besteht in Speichelfluß, Apathie, Lähmung des Zentralnervensystems und Atemzentrums. Beim Kaninchen starke Diarrhöe, beim Meerschweinchen Hämolyse, beim Hund Erbrechen und Durchfall.

Pathologische Veränderungen fanden sich lokal im Magen: Hyperämie, Erosionen, Nekrose; in den Nieren: Blutungen, Degeneration im aufsteigenden Teil der Henleschen Schleife.

Dieser Befund zeigt, daß Methämoglobinbildung keine Rolle spielt bei der Vergiftung. Aber es gibt auch anderslautende Angaben.

10. Nitrat. Nitrat wurde als Natriumsalz intravenös in Normallösung infundiert[2567]. Die Wirkung der Injektion an 9 Kaninchen gibt folgende Tabelle wieder:

Tabelle 131.

Dauer der Infusion	Gabe in mol/kg	g/kg	Erfolg
25, 45, 60 Minuten	10, 20, 30,	0,85 1,7 2,55	leben und sind gesund
70 Minuten	31	2,635	stirbt nach 40 Stunden
65 ,,	32,5	2,763	,, ,, 5 Tagen
90 ,,	34	2,89	,, ,, 8 Stunden
70 ,,	35	2,975	,, ,, 10 ,,
75 ,,	37,5	3,188	,, ,, 6 ,,
80 ,,	40	3,40	,, ,, 22 ,,

Der Tod trat auf unter dem Bilde der zentralen Lähmung.

Bei der Sektion wurde das Herz 3mal in Systole gefunden. Die Lungen waren manchmal blutüberfüllt, die Nieren oft ohne Befund. Von den Epithelien der tubuli contorti wird aus-

---

[2563] LITTARDI, A. u. ZANICHELLI, A.: Boll. Soc. ital. Biol. sper. **14**, 184 (1939). C. **1939 II**, 1331, Rona **116**, 150.
[2564] ROSS, V.: J. Pharmacol. exp. Ther. **25**, 47 (1925), Rona **31**, 584.
[2565] BRIGL, P. u. WINDHEUSER, C.: Landwirtschaftl. Versuchsstat. **109**, 225 (1929), Rona **54**, 53.
[2566] TRABUCCHI, E.: Boll. Soc. ital. sper. **6**, 889 (1931), Rona **66**, 315.
[2567] BENEDET, A.: Arch. ital. Sci. farmacol. **2**, 461 (1933), Rona **79**, 460.

drücklich die gute Konservierung erwähnt. Häufiger wird in den Glomeruli starke Kongestion gefunden, in den Kapseln oder auch in den Lumina der abführenden Harnkanälchen eine homogene, gefärbte Substanz, vielleicht geronnenes Eiweiß. Die anderen Organe, besonders auch die Leber, boten keine pathologischen Erscheinungen dar.

Die Vergiftung ist einerseits keine einfach osmotische oder auf dem Na-Ion beruhende, denn die Giftigkeit des Nitrats ist größer als die des Cl'. Andererseits kann eine Reduktion zu Nitrit von keiner Bedeutung sein, da dieses, auf dieselbe Art zugeführt, rund 60 mal giftiger ist (nach Äquivalenten gerechnet) als das Nitrat.

PULINA[3997, I] verabfolgte je 2 Katzen 0,5 und 1,0 g/kg $NaNO_3$. Abgesehen von einem anfänglichen Schock durch die stark hypertonische Lösung wurde eine langsame Bildung von Methämoglobin beobachtet, die nach 10 Stunden ihr Maximum erreichte, aber nur 20—25% betrug und so eine wesentliche Anoxämie nicht veranlaßte.

Bei der Ungiftigkeit des Nitrats bei intravenöser Injektion ist es verständlich, wenn Hunde (6 Tiere) die Menge von 0,14 g/kg NH_4NO_3 auch bei rascherer intravenöser Injektion gut vertragen[2568]. Bei Enten (600—800 g) waren 0,5 g nicht toxisch (SHAW[2481]).

Ein anderes Bild bieten uns die Tiere mit Pansen, wo also die Gelegenheit der Einwirkung von Bakterien besteht, bevor eine nennenswerte Resorption eingetreten ist.

Rindern wurde 100—200 g KNO_3 in den Pansen gegeben[2569]. Von dieser Menge wurden etwa 10% zu Nitrit reduziert, und die weiteren Erscheinungen verliefen jetzt unter dem Bilde einer Nitritvergiftung.

Es wurde bis 20% Methämoglobin gefunden, außerdem fanden sich Zirkulationsstörungen, gesteigerte Pulsfrequenz, forcierte Atemtätigkeit zugleich und parallel mit der Methämoglobinbildung. Die tödliche Dosis wurde mit 0,55 g/kg KNO_3 angegeben[2569, I].

Bei *Schafen* genügen 10—20 g täglich, um die Tiere in 2—3 Tagen unter Methämoglobinämie zu töten (QUIN und RIMINGTON[1589]). Wenn man das Gewicht von Schafen auch nur mit 50 kg ansetzt, zeigen diese Dosen doch eine viel höhere Giftigkeit als selbst intravenöse Gaben beim Kaninchen.

Diese Erscheinungen leiten zu einer in Südafrika bei den Schafen unter dem Namen *Geeldikkop* oder *yellow-thick-head* häufig tödlich endenden Tierkrankheit über. Die Erkrankung verläuft, wie der Name schon andeutet, mit Schwellung der Lippen und Ohren — überhaupt bei den gegen Sonnenlicht ungeschützten Teilen und nur bei unpigmentierten oder nicht durch Schwärzung geschützten Tieren — und mit Ikterus. Sie tritt dann in Erscheinung, wenn die Schafe Pflanzen der Gattung Tribulus (Burzeldorn), aber auch Panicum- und Setariaarten gefressen haben. Diese Pflanzen zeichnen sich durch ein großes Speicherungsvermögen für Nitrate aus (2,2—3,2% der trockenen Pflanze an KNO_3), zugleich durch die Anwesenheit eines Fermentes, das das Nitrat zu reduzieren vermag. Dadurch ist die Reduktion zu Nitrit ausgiebiger, als wenn die Pansenbakterien allein tätig sind. So verursachte frisch gepreßter Pflanzensaft durch den Magenschlauch gegeben bei Schafen schon in 3—4 Stunden Tod durch Methämoglobinbildung[1589]. Dieser Befund erklärt aber noch nicht die ursprüngliche Weideerkrankung und muß auf die Anwesenheit photosensibilisierender Substanzen (vielleicht Hämatoporphyrinbildung?) in den Pflanzen zurückgeführt werden[2569, II. 2569, III].

11. Über die Blutlaugensalze sind die Angaben dürftig.

Hunde vertragen 0,4 g/kg $Na_4Fe(CN)_6$ intravenös sehr gut; auch wenn gleich darauf nochmals 0,2 g/kg verabfolgt werden, treten keine Symptome auf[2570].

[2568] KEITH, N. M., WHELAN, M. u. BANNICK, E. G.: Arch. int. Med. 46, 797 (1930). Rona 59, 741.

[2569] SEEKLES, L. u. SJOLLEMA, B.: Acta brev. neerl. Physiol. 2, 226 (1932). Rona 68, 775.

[2569, I] BRADLEY, W. B., EPPSON, H. F. u. BEATH, O. A.: J. amer. veterin. med. Assoc. 96, 41 (1940). C. 1941 I. 545. Starke Methämoglobinbildung, die durch Gabe von Methylenblau günstig zu beeinflussen war.

[2569, II] EICHLER, O.: Umschau 1940, H. 52, 819. Über die Möglichkeit der Nitratschädigung bei künstlichem Dünger.

Mäuse vertragen 30 mg $Na_3Fe(CN)_6$ intravenös (MENDEL[1807]).

12. Vergleich. SIMON[2466] vergleicht die Giftigkeit der Anionen, wie sie sich nach von ihm veranlaßten und in unserer Darstellung jeweils angeführten Versuchen mit Dauerinfusion ergibt. Durch die Gleichmäßigkeit der Versuche ergibt sich ein Vergleichmodus, wie er sonst nicht ohne weiteres vorliegt, selbst wenn anderwärts ein größeres Material angeführt worden ist. Wenn er die Giftigkeit von NaCl mit 1 ansetzt, erhält man folgende Reihe (Tabelle 132):

Tabelle 132.

	nach der Dosis	Giftigkeitsfaktor
SO_4''	1,13	0,885
Cl'	1,0	1,0
Br'	0,78	1,28
NO_3'	0,62	1,61
J'	0,28	3,57
H_2PO_4'	0,56	1,79
HPO_4''	0,18	5,56
F'	0,05	20
S_2O_8''	0,03	33
NO_2'	0,01	100

In der dritten Reihe sind die Zahlen aufgeschrieben, die wiedergeben, wievielmal ein Anion giftiger ist als Cl'. Wir sehen, daß z. B. das Verhältnis von Chlor und Jod mit 3,57 fast identisch ist mit dem Wert, den meine eigenen Versuche (EICHLER[967]) an Fröschen bei subcutaner Zufuhr ergeben haben, nämlich $=4$.

Hofmeistersche Eigenschaften wird man bei den oberhalb der Trennungslinie stehenden Ionen erwarten dürfen. Perchlorat und Rhodanid als stark giftige Ionen schliessen sich an, so daß man wiederum — wenigstens in der Giftigkeit — die Reihenfolge der lyotropen Ioneneigenschaften wiederfindet. Allerdings sind die Erscheinungsbilder z. B. von Br', Cl' nicht so ähnlich wie bei Fröschen und zeigen eine spezifische Wirkung.

Die spezifische Wirkung ist noch deutlicher bei den Ionen der unteren Reihe, wie ohne weiteres ersichtlich. Hier würden nicht nur Persulfat, sondern Chlorat, Bromat, Jodat ihren Platz finden, die nach HOFMEISTER jenseits von Cl' zu setzen wären. Es überwiegen hier chemische Eigenschaften die physikalischen des Moleküls ohne weiteres.

IV. Vergiftungen beim Menschen.

1. Phosphat. Phosphate verursachen auch beim Menschen bei intravenöser Zufuhr tetanische Symptome, und zwar wirkt Alkalosis begünstigend. Mit sauren Salzen erreicht man auch eine Tetanie, aber verzögert[2571].

Bei einer Infusion von 150—200 ccm einer Lösung von 3,8 g NaH_2PO_4, 27,0 Na_2HPO_4, Aq. dest. ad 1000, die ein p_H von 7,0 aufweist, wurde das Chvosteksche Phänomen positiv. Einmal fand sich ein spontaner Pfötchenkrampf. Die elektrische Übererregbarkeit dauerte 20 Minuten. Wurde das sekundäre Salz infundiert, dann dauerte die Wirkung länger, bei der äquivalenten Menge des primären Salzes ließ sich keine Wirkung erzielen[2572].

Bei Prüfung der Anoden- und Kathodenöffnungszuckung am n. ulnaris neben dem Chvostekschen Phänomen bei einem 31 Jahre alten Mann führte auch die intravenöse Gabe von 13 g NaH_2PO_4, die größer ist als vorher angegeben, schon zu einer Zunahme der Erregbarkeit innerhalb $1/4$ Stunde, trotz Sinken der Alkalireserve. 2—3 Stunden später ist der Ausgleich in der Störung der Alkalireserve erfolgt, und die Erregbarkeit hat noch zugenommen[2573].

[2569], III OSTERTAG. R. v.: „Tierseuchen und Herdenkrankheiten in Afrika" Obst Afrikahandbuch. Bd. IX. Berlin **1941**, 333. mit Bildern.
[2570] GAEDERTZ. A. u. WITTGENSTEIN. A.: v. Graefes Arch. f. Ophthalmologie **119**, 395 (1928). Rona **46**. 741.
[2571] FREUDENBERG, E. u. GYÖRGY, P.: Klin. Wschr. **2**. 1539 (1923). Rona **22**. 70.
[2572] NOTHMANN. M. u. GUTTMANN, E.: Naunyn-Schmiedebergs Arch. **101**. 28 (1924), Rona **26**. 428.
[2573] ADLERSBERG, D. u. PORGES. O.: Klin. Wschr. **2**. 2024 (1923). Rona **24**. 213.

Diese Versuche zeigen also dasselbe Verhalten beim Menschen wie beim Tier.

2. Sulfit. Hier finden sich vor allem lokale Symptome, über die besonders ROST[2128] berichtet. 1 g Na_2SO_3 verursachte Reizerscheinungen im Magen und geringfügigen Kopfschmerz, größere Gaben (4 g) führten zu wiederholtem Erbrechen, zahlreichen Durchfällen und ausgeprägter Cyanose. Bei einer Versuchsperson mußte die Dosis erst auf 5,8 g gesteigert werden, um zu demselben Bilde zu gelangen. Die Ursache dieser Reizerscheinungen wird in dem durch die Magensalzsäure freiwerdenden H_2SO_3 gesehen, oder besser gesagt: die Wirkung bedarf der sauren Reaktion, bei der mehr undissoziierte Säure vorliegt. Auf dem Umwege über eine Zersetzung kann auch *Thiosulfat* zu demselben Effekt führen. Da Sulfit im Organismus rasch zu indifferentem Sulfat oxydiert wird und chronische resorptive Schädigungen nicht bekannt geworden sind, wird von den meisten Gesundheitsämtern Sulfit als Konservierungsmittel mit sehr großzügiger Begrenzung nach oben zugelassen[2574].

Lokale Wirkungen durch *gasförmiges Schwefeldioxyd* wurden gesehen bei der Haut[2575], den Konjunktiven, sogar der Hornhaut[2576] und vor allem in den Atemwegen. In den Atemorganen rechnet es zu den Reizgasen. Als solches verursacht es Husten und Erstickungsgefühl, schließlich Bronchitiden selbst schwerster Art mit ihren Folgeerscheinungen, zu denen neben ihrer chronischen Verlaufsart auch Asthma gehören kann[2577]. Lungenödem ist seltener. Bei akuten Vergiftungen kommen Symptome vor, wie Lähmung des Zentralnervensystems, Störungen des Bewußtseins und Kollaps, die man berechtigt ist, zu den resorptiven Wirkungen zu rechnen. Bei größeren Mengen soll eine Einwirkung auf das Blut bestehen, wie bei allen sauren Gasen: Hämolyse und Bildung braunen Hämatins. Auch Methämoglobin soll gelegentlich vorkommen. Die Beeinflussung soll sich nicht nur auf die roten Blutkörperchen, sondern auch auf die Blutbildungsstätten erstrecken und zwar in Richtung sowohl vermehrter, als auch verminderter Produktion an Erythrocyten, die dann im strömenden Blut vermehrt oder vermindert sein können[2578, 2579]. Anämien wurden nach peroraler Gabe bei Affen gesehen[2579], was mit der lokalen Wirkung auf den Magen erklärt werden kann.

Diese Angaben stehen mit den Versuchen von ROST und den Erfahrungen beim Genuß von mit Sulfiten versetzten Nahrungsmitteln nicht in Einklang. Die Unterschiede in den Resultaten sehen wir in der Applikationsart und vielleicht auch in der Dosierung, obgleich die von ROST zugeführten Mengen doch beträchtlich sind. Vergleichsversuche über diese Fragen fehlen. Zahlenangaben über die wirksamen Konzentrationen in der Atemluft gehören nicht an diese Stelle und sind bei FLURY[2580] nachzusehen.

3. Chlorid. Bei der Beeinflussung hat in erster Linie die Wirkung des osmotischen Drucks eine Bedeutung und ist von der speziellen Wirkung von Na˙ und besonders Cl′ kaum auseinanderzuhalten. HECHT[2581, S. 33] berichtet von 2 Todesfällen durch Verzehren von 250 bzw. 500 g trockenen Kochsalzes. Der Tod trat in wenigen Stunden ein. Bekannt sind die Fälle von Suicid in China mit dieser Methode. Berichtet wird über Durst, Erbrechen, Diarrhoe, Polyurie, Lähmungen, Amaurose. Der Hauptangriffspunkt sei lokal im Magendarmkanal zu suchen. (Siehe dagegen früher BEHRENS und die spätere Darstellung bei „Blut" und „Muskulatur".)

[2574] STARKENSTEIN-ROST-POHL: Toxikologie. Urban u. Schwarzenberg, Berlin und Wien 1929, S. 99.
[2575] HEUBNER, W.: Samml. v. Vergiftungsfällen **7**, A 219 (1936).
[2576] KÖTZING, K.: Samml. v. Vergiftungsfällen **3**, A 239 (1932).
[2577] ROMANOFF, A.: J. allergy **10**, 166 (1939), zit. nach Taeger in Samml. v. Vergiftungsfällen **10**, C. **55** (1939).
[2578] ROSTOSKI u. CRESELIUS: Dtsch. Arch. klin. Med. **168**, 107 (1930).
[2579] FLURY, F.: Samml. v. Vergiftungsfällen **2**, B 15 (1931).
[2580] FLURY, F. u. ZERNIK, F.: Schädliche Gase. Springer, Berlin **1931**.
[2581] HECHT, G.: Heffter-Heubners Handb. d. exp. Pharmakologie, Bd. III, 1 (1927).

Der Durst entwickelt sich bei Gabe von 20 g NaCl in 200 ccm Wasser in 30 Minuten. Nach 1 Stunde war der Mund trocken, nach 2 Stunden hat die Speichelabsonderung aufgehört. Der Durst hielt länger an als die Diurese, klang aber auch ohne Wassergabe durch andere Verteilung des Salzes ab und bestand nach 7 Stunden, dem Zeitpunkt der ersten Wassergabe, nicht mehr. Als maßgeblich wird das Na˙ angesehen, da nach $NaHCO_3$ der Durst noch stärker ist als nach NaCl, nach KCl ein Durst nicht zustande kommt[2582].

Bei intravenöser Injektion findet sich zuerst Hitzegefühl, nach 100 ccm 15% NaCl nur kurz[2583], Durst wurde manchmal schon nach 5 ccm 30% NaCl beobachtet, meist aber waren 30—40 ccm derselben Konzentration notwendig. Durst tritt dann schon während der Injektion auf und besteht mehrere Stunden.

Der Lumbaldruck verhielt sich bei Versuchen an 6 Patienten einer psychiatrischen Klinik verschieden, bei der einen Hälfte stieg er an, bei der anderen Hälfte fiel er ab, was mehr im Sinne der sonstigen Beobachtungen und der Tierversuche (z. B. [2584] und später) liegen würde. Die Kranken zeigten ein allgemeines Unbehagen, Kopfschmerz und Nausea. Objektiv fand sich in den ersten 3 Minuten Rötung des Gesichts, anschließend erhebliche Blässe für Stunden. Es bestand Dyspnoe und bei 2 Patienten Zeichen einer gewissen Nephritis für 3—4 Stunden Dauer. Diese zeigte sich in einer raschen Abnahme der Chloridausscheidung und leichter Hämaturie im Sediment.

Auftreten von Hämolyse und Hämoglobinurie wurde auch schon früher beobachtet (HECHT[2581, S. 31]), daneben als Symptome angegeben: Beklemmung und Senkung bzw. Steigerung des Blutdrucks, je nachdem, ob die Injektion rasch oder langsam stattgefunden hatte, vor allem Steigerungen der Körpertemperatur.

4. **Bromid.** Bei der Bromidvergiftung steigt das Vergiftungsbild von der einfachen Abnahme der zentralen Erregbarkeit, über Unlust zu geistiger und körperlicher Betätigung, Müdigkeit, Schlafsucht, Benommenheit bis zur Narkose und Koma. Als besondere Symptome in dieser Skala sind zu nennen: Gedächtnisschwäche, Störungen in der sensiblen, motorischen und sexuellen Sphäre z. B. Zittern und Reflexe, Anämien und Ernährungsstörungen bis zur Kachexie. Dabei spielen Entzündungen der Schleimhäute, besonders der Atemwege (aber auch Conjunctivitis) eine Rolle. Der Tod tritt oft durch Lungenentzündung ein, wie häufig bei langdauernd unterdrückter Atemtätigkeit.

Die Aufnahme des Bromids erfolgt meist nicht in einer einmaligen Gabe, die dann durch notwendige hohe Konzentration in eine Vergiftung rein osmotischen Charakters oder vorwiegender Na-Wirkung einmünden würde.

PATOIR[2537] führte solche Vergiftungen auf intravenösem Wege durch, um die Brauchbarkeit des Bromids als Basisnarkoticum zu erweisen. Er verabfolgte 10—20 g NaBr als 50 und 100% Lösung in mindestens 2 Minuten (damit auch eine Schädigung der Venen durch die hochkonzentrierte Lösung vermieden wird.

Während der Injektion klagt das Individuum über einen Schmerz bis zur Achselhöhle, dann tritt Kribbeln in den Extremitäten auf und Kopfschmerzen, manchmal ein metallischer Geschmack im Munde zugleich mit Salivation. Der Puls wird verlangsamt, der Blutdruck etwas erhöht, die Atmung ruhig und regelmäßig. Es entsteht eine Art „intellektueller Mattigkeit". Das Wort kommt zögernd. Ein Stadium der Euphorie wird durchlaufen. Die Sehnenreflexe sind träge, der Rachenreflex, dessen Schwinden bei gewöhnlicher protrahierter Medikation als Übergang erstrebter therapeutischer zu unvollkommener toxischer Wirkung betrachtet wird, verschwindet. Auch der Cornealreflex kann sogar verloren gehen. Die Empfindung ist abgestumpft. Die größte Insensibilität tritt $\frac{1}{2}$ Stunde nach der Injektion ein und dauert etwa 1 Stunde. Zur Narkose sind nur geringe Mengen eines Anästhetikums als Zusatz notwendig. Erbrechen und Kopfschmerzen treten beim Abklingen fast nie auf. Die postoperativen Schmerzen werden unterdrückt. Bei der Injektion ist besonders Vorsicht geboten bei Nierenkranken und Patienten mit hohem Blutdruck.

[2582] ARDEN, F.: Austral. J. exp. biol. a. med. Sci. **12**, 121 (1934). Rona **84**, 104.
[2583] BALLIF, L. u. DEREVICI, M.: C. rend. Soc. biol. **89**, 697 (1923). Rona **24**, 113.
[2584] CELASCO, J. L.: C. rend. Soc. biol. **89**, 747 (1923). Rona **24**, 112.

Nierenkrankheit und Arteriosclerose bilden auch bei protrahierter Gabe ein Gefahrenmoment durch die größere Kumulation infolge schlechterer Ausscheidung. Bestimmte Dosierungen mit bestimmten Symptomen gleichzusetzen verbietet sich gerade durch die schwankende Ausscheidung. Eine Reihe von interessanten Fällen teilte OETTEL[2585] mit.

Eine tägliche Dosierung von 3,6 g Bromid (gegeben als Mixtura nervina FMB), verteilt auf 3 Dosen, führte zu schwerster Benommenheit, so daß bei einem der Kranken als Diagnose sogar Meningitis in Betracht gezogen wurde. Auch Bronchitis und Bronchopneumonie traten bei einem Kranken auf.

Diese im Verhältnis zur Dosis schweren Bilder erklärten sich aus der salzarmen Diät, die dem Patienten verabreicht wurde. Trat dann das Stadium der Somnolenz auf, dann wurde die Nahrungsaufnahme ganz eingestellt, so daß sich die Kumulation noch beschleunigte. Durch 4—6 g NaBr am Tage wurde auf ähnlichem Wege ein Stadium schwersten Komas erreicht, das erst nach 7 Tagen der Behandlung (Absetzen von Brom und intensiver Kochsalztherapie) zur Rückkehr des Bewußtseins führte[2586].

In einem Falle, den PILKINGTON[2588, 1] mitteilte, erhielt eine Patientin 3mal täglich 0,643 g NH_4 Br. Nach $1^1/_2$ Monaten war eine Beruhigung eingetreten, darauf erfolgte für 10 Tage eine Pause der Zufuhr, nach 27 Tagen Therapie wieder eine Pause von 1 Woche. 14 Tage nachdem dieselbe Zufuhr wieder eingesetzt hatte, wurde die Frau komatös. Der Blutzucker stieg auf 230, schließlich sogar auf 400 mg%. Im Urin fand man reichlich Zucker, aber kein Aceton. Zuerst dachte man nicht an eine Bromwirkung, weil die Dosis so niedrig war, bis eine Analyse des Blutes mit einem Wert von über 400 mg% die Entscheidung brachte. Die Patientin wurde gerettet, und auch die Störung des Zuckerstoffwechsels ging zurück.

Einen fast heiteren Fall teilte GRALKA[2587] aus der Klinik von Stolte mit. Dort war in einer Apothekerfamilie das Kochsalz mit KBr verwechselt worden, und sämtliche Speisen waren mit diesem Salz gesalzen worden. Es erkrankten sämtliche Familienangehörigen von dem Hausherrn bis zum Säugling, der sein Bromid mit der Muttermilch erhalten hatte, bis zu der zum Besuch weilenden Tante, die beabsichtigte nach Hause zu reisen, aber auf dem Wege zum Bahnhof ihr Vorhaben vergaß und nach mehrstündigem Umherirren schließlich wieder zurückkehrte. Als Differentialdiagnose wurde Encephalitis und verschiedene Gifte z. B. Taumellolch angenommen, bis schließlich nach verschiedenen Irrwegen die Diagnose gelang.

Da also die Dosierung gerade beim Bromid durch die Art der Ausscheidung von so vielen äußeren Momenten abhängig ist, wird man vielleicht vorziehen, sich nicht auf die Dosen, sondern auf die Konzentrationen im Blut zu beziehen, wie es WAGNER und BUNBURY[2588] an einem Material von 1000 Patienten getan haben.

Von diesen Patienten hatten 7,7% über 75 mg% Br im Blutserum. Von diesen hatten 42,9% durch Vorschrift des Arztes Brom erhalten, 18% hatten Patentmedizin genommen, und der Rest stritt überhaupt ab, irgendeine Medizin genommen zu haben.

Zwei Patienten starben an der Bromid-Intoxikation mit einem Blutspiegel von über 300 mg%, 5 weitere Patienten mit Herzkrankheiten starben mit Mengen von 75 mg%, aber es waren Erregungszustände aufgetreten, und diese können bei dem vorhandenen Herzfehler den Tod beschleunigt haben. Über die 77 Patienten mit einer Konzentration von über 75 mg% gibt folgende Tabelle 133 Auskunft:

Die 15 Personen, die mit 75—125 mg% Br' schon toxische Symptome aufweisen, hatten folgende Krankheiten: Manie (3), Schizophrenie (2), cerebrale Arteriosclerose (3), der Rest Hirnkrankheiten. Die beiden Fälle mit Konzentrationen zwischen 200 und 300 mg% ohne

Tabelle 133.

Konzentration mg% Br'	Zahl der Patienten	
	mit toxischen Symptomen	ohne toxische Symptome
75—125	15	28
125—200	9	3
200—300	9	2
> 300	11	0

toxische Symptome litten an cerebraler Syphilis und Epilepsie. Als Symptome bei Konzentrationen über 200 mg%₀ werden angegeben: Tremor der Hände, Lippen, Zunge, Sprachdefekte, Ataxie, Stupor.

Konzentrationen über 300 mg% sind lebensgefährlich: man findet ungleiche Pupillen und gesteigerte Reflexe, auch Delirien, Halluzinationen und paranoide Zustände, manchmal allerdings auch schon bei niederen Konzentrationen. In diesem Zustand soll sogar die Gabe von NaCl gefährlich sein, da es zuerst in die Gewebe (nicht aber ins Zentralnervensystem) wandert und dort das aufgestapelte Bromid verdrängt. Es kommt dann als Zwischenphase zu einer Steigerung der Br'-Konzentration im Blut mit Verstärkung der Symptome, so daß sogar der Exitus möglich ist. Besser als alleinige Gabe von NaCl soll Zusatz von Nebennierenrindenextrakt sein, was deshalb erstaunlich ist, weil dieses die Na-Ausscheidung hemmt[2595, I]. In einem von PILKINGTON[2588, I] mitgeteilten Fall wurden die Symptome bei einem Blutbromspiegel von 300 mg% anscheinend durch ein Erysipel ausgelöst.

Ein tödlicher Vergiftungsfall mit der Konzentration von 390 mg% Br' im Serum wurde von VILEN[2589] mitgeteilt. Der betreffende Mann hatte innerhalb 36 Stunden rund 100 g NaBr zu sich genommen. Am sechsten Tage nach der letzten Br'-Aufnahme starb er an Pneumonie der beiden Unterlappen. Bei der Sektion fanden sich Blasenbildungen am Ohr, in der Glutäalgegend und dem Fußrücken.

Den hier beschriebenen Befunden gegenüber werden auch Fälle berichtet[2590], die mit 380 mg%₀ im Serum symptomlos blieben, wobei man natürlich die Güte der Brombestimmungsmethode genau wird beachten müssen.

Zur weiteren Information will ich auf Literatur nicht näher eingehen, sondern auf Zusammenfassungen hinweisen[2591, 2592].

HARRIS[2595, II] berichtet über 2 Kinder von 4 und 3¼ Jahren, die 5 Monate 3,8 bzw. 3,88 g NaBr täglich erhalten hatten. Im Blut wurde 353 und 480 mg% Br' gefunden. Abgesehen von schweren psychischen Veränderungen kamen insbesondere keine Hautausschläge zur Beobachtung. Durch NaCl-Behandlung wurde Heilung erzielt.

Nur andeutungsweise seien hier die Schädigungen der *Haut* erwähnt, die man unter den Bildern der Bromakne und des Bromoderma tuberosum antrifft. Die Menge des zugeführten oder vorhandenen Bromids soll eine untergeordnete Rolle spielen gegenüber lokalen Durchblutungsstörungen[2593, 2594], was höchst unwahrscheinlich ist. Infektionen der Haarbälge oder Talg- und Schweißdrüsen können nicht die einzige Ursache sein, da das Bromoderma auch an Schleimhäuten ohne solche Organe, z. B. der Mundschleimhaut zur Beobachtung kam. Die Erkrankungen sind vielfach sehr zäh und schwer zu beseitigen, trotz reichlicher Gaben von Kochsalz (siehe auch [2595]).

Darüber gibt ein Krankheitsfall mit Bromoderma tuberosum, wie auf dem Bilde dargestellt, Auskunft.

[2585] OETTEL, H.: Samml. v. Vergiftungsfällen **5**, A 125 (1934).
[2586] CRAVEN, E. B. u. LANCASTER, F. J.: J. amer. Med. Assoc. **106**, 1383 (1936), zit. nach Samml. v. Vergiftungsfällen **7**, A 633 (1936). Referat Vollmer.
[2587] GRALKA, R.: Klin. Wschr. **1924**, 319.
[2588] WAGNER, C. P. u. BUNBURY, D. E.: J. amer. med. Assoc. **95**, 1724 (1930).
[2588, I] PILKINGTON, F.: Brit. med. J. **1941**, 10, Rona **133**, 145.
[2589] VILEN, E.: Upsala läkareförenings förhandl. **31**, 373 (1926). Rona **38**, 891.
[2590] BARBOUR, R. F.: Proc. roy. Soc. Med. **29**, 1391 (1936), Rona **99**, 173.
[2591] CROSS, W. D. S.: Canad. med. Ass. **35**, 283 (1936). C. **1937 II**, 621.
[2592] TAEGER, H.: Samml. v. Vergiftungsfällen **7**, C 77 (1936). **8**, C 86 (1937); **9**, C 85 (1938); **10**, C 43 (1939).
[2593] GOTTRON, H.: Z. f. ärztl. Fortbildung **1934**, 167.
[2594] GOTTRON, H.: Schriftenreihe der Akademie f. ärztl. Fortbildung. Dresden **2**, 217 (1939).
[2595] DIEFENBACH, O.: Samml. v. Vergiftungsfällen **6**, A. 127 (1935).
[2595, I] BONDURANT, C. P. u. CAMPBELL, C.: J. amer. med. Assoc. **116**, 100 (1941). C. **1941 I**, 3526.
[2595, II] HARRIS, L. E.: Amer. J. Diseas. Childr. **59**, 835 (1940). C. **1940 II**, 2919.

Die Patientin wurde in der Breslauer Hautklinik behandelt, und in unserem Institut wurden Bromanalysen ausgeführt. Die Patientin hatte angeblich nur einen biologischen Beruhigungstee benutzt. Im Urin und Blut fanden sich nur geringe Mengen Bromid (10 mg%), zumal die Bromidzufuhr lange zurück lag. Die Erkrankung der Haut ging aber trotz wochenlanger Behandlung mit reichlichem NaCl nicht zurück. Die Patientin hat die Klinik nachher ungeheilt verlassen.

5. Jodid.

Jodid soll hier nur zum Vergleich Erwähnung finden. In der Behandlung der postencephalitischen Zustände wurde von ECONOMO die intravenöse Zufuhr von 100 ccm einer 10% Lösung von NaJ empfohlen und ohne Schaden vertragen. Über einen Todesfall, angeblich bedingt durch Idiosynkrasie, berichtet SELLMER[2596]. 3 Stunden nach der Injektion traten profuse Durchfälle, Cyanose, Verfall und Benommenheit auf. Puls weich und frequent. Atmung verlangsamt und röchelnd. 2 Stunden später erfolgte schon der Tod.

Bei der Autopsie fand sich u. a. lobäre Pneumonie der beiden Unterlappen (durch Jodid in 5 Stunden bedingt?), Lungenödem, Lungenemphysen.

6. Rhodanid.
Über eine Vergiftung mit 30 g NH_4SCN berichtete ADLER[2597]. Ein Mann von 24 Jahren nahm diese Menge in 200 ccm Wasser zu sich und zeigte außer Erbrechen und Schwindelgefühl keine weiteren Symptome.

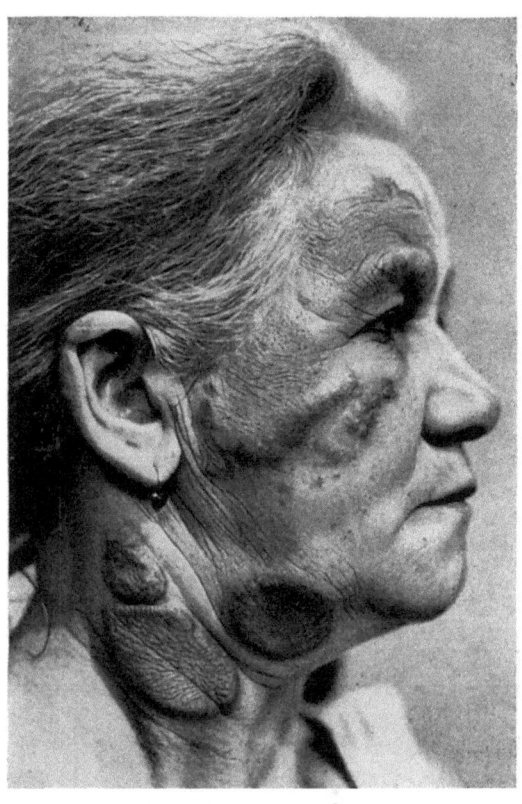

Abb. 27. Bromoderma tuberosum.

Diese Dosis scheint extrem, und der glückliche Ausgang wurde vielleicht durch das frühzeitige Erbrechen ausgelöst. Ebenso extrem ist der Bericht von KOBERT[2598]. Eine Frau soll 28 Stunden nach 0,3 g NH_4SCN unter Krämpfen gestorben sein. Diesem Bericht ist mit Zurückhaltung zu begegnen, worauf sowohl JAHR[2548] als auch GARVIN[2599] hinweisen. Sonst wurden nämlich 2,2 g im Selbstversuch (zitiert nach JAHR[2548]) gut vertragen, ebenso 1,25—1,75 g KSCN[2603].

Bei intravenöser Gabe wurden 1,0—1,5 g NaSCN zusammen mit 1,3—19 g Na_2SO_4 gegeben ohne irgendwelche merkbaren Symptome. Die Konzentration im Blut erreichte dabei sogar 25 mg% SCN'[2602, 2603]. Es liegt hier entweder eine antagonistische Wirkung des SO_4'' vor, wie bei den Versuchen von BÜCHNER und anderen mit Eiweißfällung oder, was plausibler aussieht, die toxischen Schädigungen bedürfen nicht der Konzentration an sich, sondern der Dauer einer Konzentration, ein Vorgang der, mit einer Hysteresis zusammenhängend, nach Versuchen an Fröschen dargestellt wurde (EICHLER[967]).

[2596] SELLMER, A.: Samml. v. Vergiftungsfällen 8, A 3 (1937).
[2597] ADLER, O.: Dtsch. Arch. klin. Med. 102, 606 (1911).
[2598] KOBERT, R.: Lehrbuch der Intoxikationen, Bd. II, 860 (1906).
[2599] GARVIN, C. F.: J. amer. med. Assoc. 112, 1125 (1939).
[2600] LESSER, A.: Vierteljahrsschr. f. gerichtl. Med. 16, 97 (1898).

Mit tödlichem Ausgang sind noch 2 Fälle zu erwähnen:
1. Ein 58 Jahre alter Mann stirbt nach 10 Stunden (Dosis unbekannt). Die Autopsie ergibt nur Corrosionen und Hämorrhagien in der Magenschleimhaut[2600].
2. Ein 27jähriger junger Mann nimmt 100 g NH_4SCN: Toxische Psychose, Delirium, Krämpfe, Tod. Sektion verlief negativ[2601].

Eine Reihe toxischer Symptome und auch von Todesfällen wurde durch die Anwendung von Rhodanid als Mittel gegen die Hypertonie bekannt. Diese Zufälle sind bedingt teils durch die Kumulation der Substanz, teils aber durch die Eigenschaften des Rhodanids als zeitgebundenes Gift, worauf verschiedentlich schon hingewiesen wurde (EICHLER[967]).

WESTPHAL[2604] wandte zuerst die Dosis von 1,5 g NaSCN an. Abgesehen von der Blutdruckerniedrigung, die erst später zu besprechen ist, wurde von ihm eine Steigerung der Entzündungsbereitschaft beobachtet mit Auftreten von Anginen und Pneumonien, dann aber allgemeine Mattigkeit und Muskelschwäche als Anfangssymptome. Als schwerstes Symptom kam Neigung zu psychoseähnlichen Delirien zur Beobachtung. Bei Rückgang der Dosierung auf $3—4 \times 0,2$ g wurden Schnupfen, Exantheme, Akne beobachtet, schließlich Erbrechen und Durchfälle und wiederum Mattigkeit und Muskelschwäche. Erst bei $3 \times 0,1$ blieben Symptome aus, worüber vielfache Berichte auch von anderen Autoren vorliegen (Literatur siehe JAHR[2518]).

Neigungen zu Hautschädigungen, fast anknüpfend an Br' und J', wurden auch sonst beobachtet, z. B. eine schwere Dermatitis, wobei der Blutgehalt 5 mg% SCN' betrug[2605]. Angaben über Hautschädigungen siehe auch [2606, 2599].

Als erste toxische Symptome werden immer erwähnt Muskelschwäche und Schweiß schon unterhalb 8 mg%[2606]. Der Rückgang dieser Symptome ist langsam und bedarf manchmal Wochen. Neben Nervosität und Reizbarkeit sind gastrointestinale Störungen (mangelnder Appetit, Erbrechen, Durchfall) als Anfangssymptome zu werten. Darauf folgt Desorientiertheit, motorische Aphasie und Halluzinationen von Auge und Ohr. Die dabei beobachteten Konzentrationen im Blut sind über 20 mg%[2606]. Sonst werden für die ernsten Symptome sogar Konzentrationen von 35—50 mg% für notwendig erachtet[2599]. In tödlich verlaufenden Fällen kommt es zum Übergang in Delirium mit krampfartigen Zuckungen und Tod[2607].

Besonders gefährdet sind Nierenkranke durch die verzögerte Ausscheidung[2608]. Trotz Absetzen des Medikaments kommt es dann manchmal noch zum Tode. Aber manche Patienten vertragen auch langdauernde Gabe, so z. B. 21 Patienten von FINEBERG[2609], die eine Behandlung von 3 Monaten mit täglichen Gaben von KSCN ohne toxische Effekte vertrugen. Das ist offenbar selten.

Hier wollen wir noch eine Reihe von Todesfällen wiedergeben, die in der Literatur niedergelegt sind, da sie wenigstens eine Ahnung von dem Vergiftungsmechanismus geben können.

[2610] 67 Jahre alte Frau. 3mal 0,3 KSCN 1 Woche lang, dann auf 2mal täglich herabgegangen, 10 Tage. Wegen Rückgang des Blutdrucks wird die Substanz fortgelassen. Die Patientin wurde schwach, komatös und starb 19 Tage nach Fortlassen des SCN'.

Ein ähnlicher Fall 69 Tage nach Fortlassen des Medikaments. Bei so langem Abstand wird man nur mit großer Vorsicht das SCN' verantwortlich machen können[2608].

[2601] VINTILESCO, J. u. POPESCO, A.: Ann. d'Hyg. publ. **25**, 239 (1916).
[2602] BOURDILLON, J. u. LAVIETES, P. H.: J. clin. Invest. **15**, 301 (1936), Rona **96**, 591.
[2603] LAVIETES, P. H., BOURDILLON, J. u. KLINGHOFFER, K. A.: J. clin. Invest. **15**, 261 (1936), Rona **95**, 145.
[2604] WESTPHAL, K.: Zbl. f. inn. Med. **47**, 585 (1926), Rona **38**, 146. C. 1926 II, 2088.
[2605] GREEN, M. E. u. SNOW, J. S.: Arch. inter. Med. **64**, 579 (1939). C. 1940 I, 3142.
[2606] WALD, M. H., LINDBERG, H. A. u. BARKER, M. H.: J. amer. Assoc. **112**, 1120 (1939), Rona **115**, 463.
[2607] GOLDRING, W. u. CHASIS, H.: Arch. int. Med. **49**, 321 (1932), Rona **71**, 303.

Patient mit Neuritis albuminurica hatte in 14 Tagen 9,77 g erhalten. Nach Beginn der Symptome (Erbrechen, Schwäche) wurde das Mittel sofort abgesetzt, am nächsten Tage wurde er verworren, die Sprache verwaschen, Halluzinationen usw., 66 Stunden nach Absetzen des Mittels trat der Tod ein. Der Patient hatte 8,49 g Rhodanid im Organismus retiniert. Sektion: Lungenkongestion, Herzhypertrophie und Arterienverkalkung usw.

[2608] Patientin 56 Jahre, mit Hypertonie, 14,5 g in 17 Tagen. Klagen über Nausea führten zum Absetzen des Mittels, nach 48 Stunden entwickelte sich unter den typischen nervösen Symptomen (siehe oben) ein schweres Krankheitsbild, Tod nach 6 Tagen.

[2599] 71jährige Frau von 56 kg Gewicht mit Hypertension und Kopfschmerzen als Klagen.
1mal 0,3 g KSCN täglich, Blutgehalt stieg in 5 Tagen auf 3,8 mg% im Blut.
2mal o,3 g KSCN täglich 5 Tage. Blutgehalt = 10,1 mg% im Blut.
3mal 0,3 g KSCN täglich, am nächsten Tage 13,6 mg% im Blut.

Patientin wurde aufgeregt. Die Aufregung steigerte sich am nächsten Tage. Die Dosis wird wiederum 5 Tage beibehalten, so daß die Patientin in 15 Tagen zusammen 9 g erhalten hatte. Das Blutrhodan stieg auf 18,7 mg%. Am nächsten Tage: Konvulsive Bewegungen, Verweigerung der Nahrungsaufnahme. 2 Tage darauf betrug der Blutgehalt 15,6 mg%, aber die Patientin zeigte keine Besserung. Die Nahrungszufuhr mußte durch den Magenschlauch erfolgen. 6 Tage darauf war der Gehalt im Blut auf 9,4 mg% gesunken. Am nächsten Tage fiel Patientin in Koma und starb 9 Tage nach Aufhören der Rhodanzufuhr. Zuletzt wurde eine Bronchopneumonie an der Basis der rechten Lunge beobachtet.

Die Sektion zeigte außer Arteriosclerose Lungenödem, aber sonst keine besonderen Erscheinungen.

Diese hier mitgeteilten Todesfälle betreffen meist keine Vollgesunden. Aber bemerkenswert ist die langsame Ausscheidung, die nachher den weiteren Verlauf der Erkrankung, wenn sie einmal eingetreten ist, außerordentlich langwierig gestaltet und eine Rückbildung erschwert oder unmöglich macht.

Bei chronischer Zufuhr, wie sie bei der Hypertoniebehandlung notwendig ist, ergaben sich Symptome am Knochensystem unter der Erscheinung von Arthralgie und Osteoporosis. HENCHEY, HINES und GHORMLAY[2610, I] fanden unter rund 360 Patienten, die Rhodan erhalten hatten, 11 Erkrankungen. Meist waren die unteren Extremitäten betroffen. Die Dosis von KSCN betrug 0,4—0,6 g/Tag. Osteoporosis erschien nach 3—6 Monaten. Die Symptome waren:

1. Schmerz beim Gebrauch der unteren Extremitäten, im Verlauf stark wechselnd.

2. Schwache Schwellung der Gelenke, bei schweren Fällen, wie nach traumatischer Osteoporose, auch röntgenologisch sichtbar.

Die Therapie jeder Art bei Weitergabe von Rhodan brachte eher Verschlimmerung (außer bei einem Fall, der sich leicht besserte). Nach Fortlassen des SCN erfolgte sofort eine Erleichterung, deutlich in 2—3 Monaten, vollkommene Heilung in 5—7 Monaten. Rückkehr zur alten Behandlung bei 4 Kranken brachte keinen Rückfall bei 2 Kranken, bei 2 anderen aber sehr rasch. Bei Fortlassen des SCN wieder Besserung. Das SCN war im Blut 4—12 mg%. Blutphosphatase, PO_4 und Ca waren 2mal am unteren Rande der Norm. Solche Erscheinungen wurden nur im Alter beobachtet, vielleicht weil die Altersosteoporose als zweite Bedingung dazukommen muß. Jedoch müsse man Rhodan bei jeder Knochenerkrankung für kontraindiziert halten.

7. Perchlorat.

Über Perchlorat finde ich in der Literatur keine Angaben, weshalb ich hier nur einen Selbstversuch erwähnen will. Bei peroraler Zufuhr von 2 g $KClO_4$ in Lösung waren die einzigen Symptome eine geringe unangenehme Sensation im Magen und eine in einigen Minuten auftretende und rasch zurückgehende Muskelschwäche.

[2608] GOLDRING, W. u. CHASIS, H.: Arch. int. Med. 49, 934 (1932), Rona 71, 303.
[2609] FINEBERG: J. amer. med. Assoz. 94, 1892 (1930).
[2610] HEALY, J. C.: New England J. Med. 205, 581 (1931).
[2610, I] HENKEY, J. J., HINES, E. A., u. GORMLAY, R. K.: Am. J. med. Sci. 215, 548 (1948).

8. Chlorat. Als Vergiftungsursache kommt neben medizinaler Vergiftung die Anwendung als Mittel zum Selbstmord, Mord oder Fruchtabtreibung in Frage. Im Angelpunkt des Vergiftungsbildes steht die Methämoglobinbildung und Hämolyse[2612, 1] wie auch in den Tierversuchen.

Über die älteren Versuche berichtet ROST[2103], S. 377, über weitere Beobachtungen WAGNER[2611], ohne daß bei letzterem nähere Belege der Dosierung angeführt werden.

Man findet allgemein die Angaben, daß 10—15 g $KClO_3$ als tödliche Dosis für den Menschen zu betrachten sind, andererseits auch 5—6 g. In der Sammlung von Vergiftungsfällen wird über den Tod eines 33jährigen Offiziers auf 7,5 g $KClO_3$ nach Krankheitsdauer von 40 Stunden berichtet[2612].

Sicherlich ist die Dosierung abhängig von der Resorptionsgeschwindigkeit, d. h. der Verlauf ist akuter, wenn das Salz bei leerem Magen genommen wird. Wird dann eine große Menge in starker Konzentration zugeführt, dann ist Erbrechen ein häufig auftretendes Ereignis, wie bei einem Vergiftungsfall von VARTIAINEN[2613].

Der Patient nahm in kurzem Abstand 2mal je 50 g $KClO_3$, erbrach und wurde daher trotz dieser anscheinend sicher tödlichen Dosis gerettet.

Nach einem Bericht von BALAZS[2615] nahm eine 48jährige Frau 40 g $KClO_3$ in 200 ccm Wasser, also in der hohen Konzentration von 20% Salz. Sofort trat Erbrechen und auch Durchfall auf. Das Erbrechen hielt an. Die Patientin starb $38^1/_2$ Stunden nach der Einnahme des Giftes.

Dieses offenbar durch lokale Reizwirkung, die bis zur Ätzung fortschreiten kann — z. B. wurden Gastritis haemorrhagica[2614] und Petechien[2615] gefunden — bedingte Erbrechen kann aber auch noch Stunden nach der Einnahme des Giftes erfolgen, wie z. B. bei einem Fall von MANGILI[2614].

Eine 33 Jahre alte Frau hatte als Abortivum 60 g $KClO_3$ genommen, $4^1/_2$ Stunden später trat erst Erbrechen auf, nach 12 Stunden der Tod mit Zeichen einer lokalen Magenschädigung.

Wenn eine über die einfache Salzwirkung hinausgehende Ätzung besonders stark auftritt, besteht die Möglichkeit einer peracuten Wirkung, d. h. einer Art Schockwirkung, wie z. B. bei 2 Fällen von LEU, die WAGNER[2611] berichtet.

Der Tod war hier nach 20 Minuten bzw. unterhalb 1 Stunde aufgetreten. Das blasse Gesicht spricht nicht für Methämoglobinbildung, sondern für Versagen der Vasomotoren.

Bei einem weiteren rasch verlaufenden Fall (Giftmord eines 2jährigen Kindes[2616]) traten Krämpfe auf. Der Tod erfolgte in nicht ganz 2 Stunden. Bei der Sektion wurde reichlich Methämoglobin gefunden. Dieses braucht sich nicht unbedingt schon während des Lebens, sondern kann sich auch erst nach dem Tode entwickelt haben. Denn die Entwicklung und Rückbildung des Methämoglobins verläuft sehr verzögert, wurde doch sogar am dritten Tage im Blut noch Methämoglobin nachgewiesen[2617]. Diese Bildung — denn die Rückbildung verläuft rascher — ist durchaus aus der langsamen Ausscheidung verständlich.

Es handelt sich darum, daß die Bedingungen zur Oxydation, z. B. infolge einer lokal vorhandenen acidotischen Stoffwechsellage, gegeben sind. Tödliche Gefahren der Methämoglobinbildung sind nur anfangs, d. h. am ersten Tage zu fürchten. Die Symptome gehen unter dem Bilde einer Anoxämie (Mattigkeit, Kopfschmerzen, Schwindel, Schlaflosigkeit, Unregelmäßigkeit des Pulses), kombiniert mit der blaugrauen Verfärbung der Haut und Schleimhäute, wie sie allen Methämoglobin bildenden Giften eigen ist.

[2611] WAGNER, K.: Samml. v. Vergiftungsfällen 5, C 69 (1934).
[2612] BERNSTEIN, R.: Samml. v. Vergiftungsfällen 1, A 15 (1930).
[2612, 1] GORDON, S. u. BROWN, J. A. H.: Lancet. 252, 503 (1947). Fall mit Hämolyse, Hämiglobin und schwerer Nierenschädigung. Methylenblau ohne Wirkung.
[2613] VARTIAINEN, A.: Samml. v. Vergiftungsfällen 2, A 33 (1931).
[2614] MANGILI, C.: Samml. v. Vergiftungsfällen 4, A 239 (1933).
[2615] BALAZS, J.: Samml. v. Vergiftungsfällen 5, A 27 (1934).
[2616] WAGNER, K.: Samml. v. Vergiftungsfällen 5, B 48 (1934).
[2617] JUDICA, G.: Samml. v. Vergiftungsfällen 4, A 93 (1933). 30 g $KClO_3$ als Abortivum bei einer 30jährigen Frau. Tod am siebenten Tage plötzlich nach Anurie und Ikterus.

Dem Tod geht ein Stadium der Atemnot und schließlich Bewußtlosigkeit voraus. Nachdem die Stunden der größten Gefahr vorübergegangen sind, gibt es ein zweites Stadium, das beherrscht wird von einem Versagen der Nierenfunktion bis zur vollen Anurie, auftretender Urämie mit Reststickstoffwerten von 240 bis 310 mg%[2618]. Der Tod tritt nach 2—6—12 Tagen auf (MARCHAND, nach ROST[2103]), sogar bis 4 Wochen nach der Vergiftung sind Todesfälle zur Beobachtung gekommen[2611].

Bei der Sektion findet sich Milzvergrößerung und Veränderungen in den Nierenkanälchen, die mit zerfallenen Blutkörperchen bzw. Blutfarbstoff gefüllt sind. Dieser Farbstoff braucht nicht als Methämoglobin vorzuliegen, sondern kann aus gewöhnlichem Hämoglobin bestehen.

Bei der Chloratvergiftung müssen nämlich 2 Einwirkungen des Anions unterschieden werden, die nicht zwangsläufig zusammengehören, nämlich die Hämolyse und die Methämoglobinbildung. Letztere kann auch in unversehrten Blutkörperchen erfolgen. Dann wird aber keine Ausscheidung durch die Niere mit den sich daraus ergebenden Krankheitserscheinungen erfolgen. Tritt Hämolyse auf, dann kommt es auch ohne Methämoglobinbildung — wenn diese auch im hämolysierten Blut leichter erfolgt — zu den Symptomen der Nierenschädigung, zugleich mit Schwellung der Leber (vielleicht auch Milz) und Ikterus. Beides kommt zur Beobachtung (z. B.[2617]).

Ich hatte Gelegenheit, einen Fall von Chloratvergiftung[2619] zu untersuchen mit schweren Blutungen im Magen. Es fand sich nur sehr wenig Methämoglobin, und das vorstechendste Symptom bestand in der Hämolyse. Die Galle ist dann dickflüssig und zäh.

Im Blut werden dabei leicht Gerinnungen mit Neigung zu Thrombenbildung beobachtet, schließlich Lipämie[2618].

Wenn die Symptome abgeklungen sind, besonders die Urinsekretion wiederum in Gang kommt, dann beginnt die Regeneration des Blutes mit Auftreten von basophil punktierten und chromatophilen Erythrocyten und Erythroblasten. Die Leukocyten sind vermehrt, besonders die polymorphkernigen[2618].

9. **Nitrat.** Vergiftungen mit Nitrat setzen anscheinend in erster Linie die Gelegenheit zur Reduktion zu Nitrit voraus. Diese muß im Magendarmkanal erfolgen, weshalb bei Tieren solche daran erkrankten, die im Pansen die Gelegenheit zur Reduktion vor der sonst rascheren Resorption hatten. Beim Menschen wurden in analoger Weise Vergiftungen mit Reduktion und folgender Nitritvergiftung bei Gabe von Wismutsubnitrat als Röntgenkontrastmittel gesehen. Durch die Unlöslichkeit des Salzes wurde ein Eindringen bis an die Stellen des Aufenthaltes der Bakterien ermöglicht. Aber auch ohne diese Bedingungen kamen solche Vergiftungen zur Beobachtung.

[2620]. Nach 3 g $NaNO_3$ wurden Methämoglobin, Harnretention, Schädigung von Herz und Leber neben zentralnervösen Symptomen beobachtet.

[2621]. Bei Gaben von 6—8 g NH_4NO_3 pro die als Diuretikum wurden bei 4 Kranken nach verschieden langer Darreichung Cyanose und Methämoglobin beobachtet, die nach Absetzen des Medikamentes schon nach 24 Stunden verschwanden. Bei zwei Kranken bestand auf der Höhe der Cyanose Reflexsteigerung, Fußklonus und Babinski, aufgefaßt als Zeichen einer Anoxämie.

KEITH, WHELAN und BANNICK[2568] gaben 10 g NH_4NO_3 pro Tag, teilweise bis 478 g. Der Gehalt an NO_3'-Stickstoff im Blut überstieg nicht 2,0 mg%. Bei 3 Patienten mit Nierenerkrankungen stieg der Gehalt bis auf 6 bzw. 7 mg%. 1 Patient mit chronischer Glomerulonephritis erreichte durch Gaben an 5 aufeinanderfolgenden Tagen den Wert von 19 mg%.

[2618] BOSAEUS, W.: Upsala Läk. för. Förh. N. F. **37**, 341 (1932), Rona **69**, 770.
[2619] EICHLER, O.: Nicht publizierter Fall.
[2620] GOLNIK, R. F.: Kasan. med. J. **35**, 81 (1939). C. **1939 II**, 4277.
[2621] TARR, L.: Arch. intern. Med. **51**, 38 (1933), Rona **72**, 740.

Toxische Erscheinungen bestanden in Übelkeit, Erbrechen, Schwäche, Kopfschmerzen, gelegentlich Delirien.

Bei einem Patienten mit 15 g NH_4NO_3 täglich trat Cyanose und Methämoglobin im Blut auf, ebenso bei 3 weiteren Patienten. Alle diese Patienten hatten eine Nierenerkrankung und Obstipation. Wie die anscheinend für möglich gehaltene Reduktion im Darm eintreten soll, ist nicht ersichtlich und unklar. Es kann sich um Abgabe von Nitrat in den Darmsaft handeln. Dort kommt es mit den reduzierenden Bakterien in Berührung und wird bei Obstipation in ausreichender Menge als Nitrit rückresorbiert.

Einen weiteren Fall von Nitratschädigung beschreiben QUARELLI und RIVOLTA[2622].

Ein Arbeiter, der mit der Herstellung von Salamiwurst beschäftigt war, nahm dabei KNO_3 auf, das zur Konservierung der Wurst Verwendung findet. Er erkrankte mit Polyurie (2,5—3 Ltr./Tag, wobei reichlich Cl' im Urin festgestellt wurde). Sonst hatte er eine Dermatitis, verlor an Gewicht und litt an unregelmäßiger Verdauung. Gastrointestinale Erscheinungen gehören anscheinend zur Wirkung des Nitrats in größerer Menge. Diese sollen auch nach Genuß von Pökelfleisch bei Kindern auftreten, zugleich mit Muskelzittern, Blutungen im Magen und Darm[2624, I].

Kürzlich berichtete SCHRADER[2621, I] über eine Massenvergiftung nach Verzehren von gepökeltem Fleisch. Das in dem Pökelsalz vorhandene Nitrat wurde hier durch Bakterien zu Nitrit reduziert, interessiert uns also nur sekundär. Auch hier starben gerade Kinder.

LESCHKE[2623] berichtet über einen Fall von Überempfindlichkeit gegenüber Nitrat, der neben Übelkeit, Koliken und Durchfällen mit nervösen Erscheinungen verlief.

10. Ferrocyanid. Vergiftungen mit Blutlaugensalz können unter dem Bilde einer Blausäurevergiftung verlaufen, wenn die Verbindung sich durch Einwirkung starker Säuren zersetzt hat. Eine Vergiftung ohne diese Komplikation berichtet POPPER[2624].

30 g des technischen Salzes führten zuerst zur Verätzung des Mundes und Rachens, die vielleicht auf Beimengung von Lauge zurückzuführen sein könnte. Sonst war vor allem Beeinträchtigung der Nierenfunktion zu verzeichnen, z. B. Rückgang der Urinmenge mit Eiweiß, Leukocyten, Erythrocyten und Zylinder im Sediment.

Diese Vergiftung ist als nichtcharakteristisch anzusprechen. Im Bilde müßten bei diesem schwer resorbierbaren Salz auch Durchfälle auftreten. Jedoch findet sich noch eine zweite Angabe über Nierenschädigung.

MILLER und WINKLER[3763] berichten von einem Patienten, der nach Injektion von 2,8 g $Na_4Fe(CN)_6$ mit Albuminurie, begleitet von granulierten Zylindern, Erythrocyten, Leukocyten, Epithelien erkrankte. Erythrocyten schwanden rasch, die anderen Symptome erst nach 14 Tagen. Andere Patienten erhielten größere Dosen, ohne zu erkranken. Tiere erkrankten nie. Das liegt vielleicht daran, daß bei Tieren kaum eine Rückresorption des Salzes erfolgt, so daß es nicht in die Nierenzelle eindringt.

11. Fluorid. Über die Vergiftungen, besonders soweit sie tödlichen Verlauf genommen haben, liegen aus letzter Zeit eine Reihe von Zusammenfassungen vor. Von diesen sind in erster Linie die Berichte von ROHOLM[2625, 2626] zu nennen. ROHOLM zählt bis 1935 112 Vergiftungsfälle, von denen 60 einen tödlichen Ausgang nahmen. Diese Berichte sind zu ergänzen durch eine Massenvergiftung von 14 Personen (davon 2 tödlich), über die HEYDRICH[2514] ausführliche Auskunft gibt, durch 5 weitere Todesfälle von GETTLER und ELLERBROCK[2627], durch die tödliche Vergiftung eines Kindes im Alter von 3 Jahren und 5 Monaten (Gewicht 13 kg)

[2621, I] SCHRADER, G.: Dtsch. Z. ges. gerichtl. Medizin **32**, 391 (1940). C. **1941 I**, 3545.
[2622] QUARELLI, G. u. RIVOLTA, C.: Fol. Med. Napoli **23**, 34 (1937).
[2623] LESCHKE, E.: Samml. v. Vergiftungsfällen **1**, A 135 (1930).
[2624] POPPER, L.: Samml. v. Vergiftungsfällen **6**, A 27 (1935).
[2624, I] LEWIN, C.: Gifte und Vergiftungen, Berlin 1929.
[2625] ROHOLM, K.: Dtsch. Z. ges. gerichtl. Medizin **27**, 174 (1936).
[2626] ROHOLM, K.: Erg. inn. Med. **57**, 822 (1939).
[2627] GETTLER, A. O. u. ELLERBROCK, L.: Amer. J. med. Sci. **197**, 625 (1939), Rona **114**, 348.

mit einer Dosis von 0,5—0,7 g Na_2SiF_6, über die LILJESTRAND[2631, I] berichtet, schließlich durch eine Massenvergiftung ohne Todesfälle nach Einbacken von Fluorid im Brot (GUTZEIT[2631, II]).

Über nähere Einzelheiten des Verlaufs geben Aufschluß ROHOLM[2628] und PIGULLA[2629], siehe auch KIESSIG[2631].

Die *Gründe* der Vergiftung sind neben Mord und Selbstmord vor allem Unglücksfälle.

Unter 53 tödlichen Fällen zählt ROHOLM[2625] 43 durch diese Ursachen bedingt auf. Die Zahl wird noch vermehrt durch die Massenvergiftung in Kiel (HEYDRICH[2514]). Die Unglücksfälle bestehen in Verwechslungen von Mehl, Zucker oder Salz mit den in vielen Präparaten im Haushalt vorrätigen und leicht erhältlichen Schädlingsbekämpfungsmitteln. Als Verbindungen wurden meist Na_2SiF_6 und NaF, seltener Fluorwasserstoffsäure oder Kieselfluorwasserstoffsäure gefunden. An der Einnahme konnte auch der metallisch zusammenziehend, bitter und säuerlich beschriebene Geschmack nichts ändern.

Dosen: Im Selbstversuch schluckte BALDWIN[2630] 0,03 g NaF ohne Schaden, auf 0,09 g trat Speichelfluß in Erscheinung, 0,25 g verursachte Übelkeit in 2 Minuten, deren Schwere bis 20 Minuten zunahm, aber zum Abklingen fast 2 Tage benötigte.

Einige Personen nahmen 0,228 g, eine 0,456 g NaF aus Versehen. Es resultierte Erbrechen und Nausea für 36 Stunden, ohne daß schwerere Symptome in Erscheinung getreten wären[2635].

Andererseits finden sich in der Zusammenstellung von ROHOLM 2 Todesfälle auf 0,2—0,6 bzw. 0,7—1,0 g Na_2SiF_6, die sogar schon 8 und $3^1/_2$ Stunden nach Aufnahme des Giftes eintraten. Weitere tödliche Dosen sind mit etwa 5 g angegeben und 5—10 g ist wohl als sicher tödliche Dosis anzunehmen, wenn natürlich auch durch frühzeitiges Erbrechen diese Angabe illusorisch werden kann.

Diese Dosis errechnet auch HEYDRICH[2514] bei den beiden von ihm beschriebenen Todesfällen. Aber sie ist nicht als minimal anzusehen, da zu dem Vergiftungsbild des Fluorids das Erbrechen gehört (anscheinend auch bei intravenöser Injektion). Ein Teil des eingenommenen Giftes wird so nicht zur Resorption kommen.

Nach Analysen der Organe berechnen GETTLER und ELLERBROCK[2627] die minimal tödliche Dosis für den Erwachsenen mit 0,105 g F. Hier sind natürlich nur die analysierten Organe (z. B. nicht die Knochen) als Grundlage genommen, also eine stark hypothetische Angabe.

Intravenöse Injektionen von 0,2—0,26 g NaF führten nur zu Durst, Appetitlosigkeit, Erbrechen, leichter Temperaturerhöhung, Zittern und Unruhe für eine Zeit bis 20 Stunden[2632]. Bei wiederholten intravenösen Injektionen von 0,1 g NaF bei Basedowpatienten trat Durst und Diurese auf. Man wird also die aktuelle Dosis nicht zu niedrig ansetzen dürfen, zumal das Erbrechen häufig durchaus nicht prompt einsetzt, wie bei einem direkt und stark lokal wirkenden Mittel.

Die Angaben über die *Zeit* des tödlichen Ablaufs schwankten von $^1/_2$ Stunde bis 4 Tagen. In den meisten Fällen hat man aber mit einer Dauer unterhalb 24 Stunden zu rechnen.

[2628] ROHOLM, K.: Fluor Intoxication. London und Kopenhagen 1936.
[2629] PIGULLA, W.: Samml. v. Vergiftungsfällen 7, C 21 (1936).
[2630] BALDWIN: J. amer. chem. Soc. 21, 517 (1899).
[2631] KIESSIG, H. J.: Samml. v. Vergiftungsfällen 11, C 103 (1941). Schädlingsbekämpfungsmittel.
[2631, I] LILJESTRAND, G.: Samml. v. Vergiftungsfällen 13, A 65 (1943).
[2631, II] GUTZEIT, R.: Ärztl. Wschr. 3, 188 (1948) 34 Patienten: Übelkeit, Erbrechen und Leibschmerzen. 23 mit epileptiformen Krämpfen, bis zu 19 Anfälle. Bei einem Anfall Verrenkung einer Schulter.
[2632] CASARES, G.: zit. nach ROHOLM: Heffter-Heubners Handb. E. Bd. 7, S. 25.

Unter den *Symptomen* werden zuerst die durch *lokale Einwirkung* hervorgerufenen in Erscheinung treten. Schon der Geschmack ist zu erwähnen, dann aber Erbrechen mit Übelkeit, vielleicht sind auch noch Schmerzen im Epigastrium bis zu Magenkrämpfen, Koliken und Durchfälle, schließlich die Salivation und gelegentlich Schluckbeschwerden und Brennen im Halse (z. B.[2633]) und der Speiseröhre ([2615], Fall 14) hierher zu rechnen. Das Erbrechen kann bluthaltig sein, ist aber durchaus nicht immer eine unmittelbare Reaktion, z. B. trat es erst nach 2 Stunden[2634], in Fall 11 von HEYDRICH[2514] erst nach 6 Stunden auf. Inwieweit die resorptive Wirkung (siehe oben) eine Rolle spielt, ist nicht zu entscheiden. Die Substanz wurde in beiden Fällen im Kuchen eingebacken genommen.

Unter die lokalen Einwirkungen sind die schweren Hautverätzungen mit Flußsäure zu rechnen, die der Stärke der Säure durchaus nicht entsprechen. Durch Laborieren mit einem Fensterputzmittel (Na_2SiF_6) entstanden Hautverätzungen und Nagelschädigungen[2646]. Auch bei peroraler Vergiftung wird über Hautbrennen berichtet (Fall 14 von HEYDRICH[2514]). Das wäre dann zu beziehen auf die Ausscheidung des Fluorids durch die Drüsen der Haut. Auf solche Ausscheidung deutet eine Bemerkung von MCNALLY[2635]:

Eine Frau von 36 Jahren hatte 17 g eines Pulvers genommen, das zu 90% aus NaF bestand. Erkrankte mit Erbrechen, großen Schmerzen, Blässe mit roten Flecken im Gesicht, Lähmung der Extremitäten und Verlust der Sprache. Der Tod trat in $^3/_4$ Stunden ein. Die Sektion ergab Lungenödem. Die Magenwände waren in weiter Ausdehnung nekrotisch. Ein kalter Schweiß wurde von der Stirn von einer Schwester weggewischt. Als sie dasselbe Handtuch zu ihrem Gesicht führte, hatte sie die Empfindung des Brennens auf der Haut.

Eine andere Stelle zur Auswirkung lokaler Reizwirkung liegt bei Einatmung des flüchtigen HF in den Atemwegen, z. B. wird die vor Jahren allgemeines Aufsehen erregende Nebelkatastrophe im Maastal bei Lüttich auf Anreicherung des Nebels mit Fluorverbindungen zurückgeführt[2636, 2637]. Es traten auf: Hustenreiz, Atemnot und Bronchitis, dann Herzerweiterung, Pulsbeschleunigung und Cyanose (siehe auch S. 375).

Bei den *resorptiven* Symptomen der akuten Fluoridvergiftung werden die verschiedensten Organe betroffen. Es besteht hier immer die Frage, ob die Ursache in einer Fällung von Calcium zu suchen ist. Daß dergleichen wohl mitwirkt, ist sicher, wenn man auch durch günstige Wirkung von Calciumgaben nicht eine Entscheidung treffen kann, denn Beseitigung des Fluorids als CaF_2 wird auch dann, wenn die ursprüngliche Vergiftungsart ganz anderen Gesetzen gehorcht, einen günstigen Erfolg erwarten lassen. Die Befunde an isolierten Organen (wie die Versuche von WIELAND am Froschherzen) sind nicht einfach auf das ganze Lebewesen übertragbar.

Wenn eine $Ca^{..}$-fällende Wirkung maßgeblich wäre, dann müßte man ähnliche Symptome erwarten, wie bei der Tetanie oder der Phosphat- und besonders Oxalatvergiftung. Tatsächlich werden sehr häufig beschrieben: *Unruhe, Krämpfe*, die dann merkwürdigerweise ganz isoliert einzelne Muskelgruppen befallen, z. B. Waden[2634] oder in den oberen Extremitäten mit krampfhaften Schmerzen kombiniert sind[2633].

Eine nicht so eindeutige Art sind Übergänge, z. B. Zunahme des Muskeltonus[2638] oder mit Kreuzschmerzen auftretende Steifheit des ganzen Körpers, so daß Aufrichten unmöglich ist[2639]. Wenn solche Symptome nach 48 Stunden auftreten[2633], reicht die $Ca^{..}$-fällende Wirkung zur Erklärung nicht aus, selbst wenn solche Spasmen in anderem Fall durch $Ca^{..}$ und $Mg^{..}$ für einige Zeit gebessert werden können[2638]. Krämpfe in der Schlundmuskulatur können Magenspülung unmöglich machen ([2514], Fall 1).

[2633] FLAMM, M.: Samml. v. Vergiftungsfällen 5, A 45 (1934).
[2634] WEIDEMANN, M.: Samml. v. Vergiftungsfällen 4, A 213 (1933).
[2635] MCNALLY, W. D.: J. amer. med. Assoz. 81, 810 (1923).
[2636] ROHOLM, K.: J. industr. Hyg. Toxikol. 19, 126 (1937). C. 1937 I, 4987.
[2637] STORM VAN LEEUWEN, W.: Samml. v. Vergiftungsfällen 2, A 69 (1931).
[2638] BOTH, B.: Samml. v. Vergiftungsfällen 10, A 133 (1939).
[2639] SEDLMEYER, J.: Samml. v. Vergiftungsfällen 2, A 31 (1931).

Wenn die oben erwähnte Unruhe, die sich bis zu Aufregungserscheinungen steigern kann[2640], sich auch bei anderen Ca¨-Fällungsvergiftungen vorfindet, so ist doch der Befund, daß ein Mädchen nach Einnahme des Giftes in den umliegenden Wäldern umherirrte[2641], nicht eindeutig darauf zurückzuführen.

Ganz abwegig von dieser Art der Wirkung ist eine andere Art der Beeinflussung der *Muskulatur*. In vielen Fällen kommt es zu ausgesprochener Schwäche der Muskeln, die das Gehen erschwert und als Müdigkeit der Beine empfunden wird ([2514], Fall 7). Diese Schwächung kann direkt in Lähmungserscheinungen der Muskulatur übergehen, wodurch wiederholt auch das Symptom des Doppelsehens, wenn die Muskulatur des Auges betroffen wird, erscheint (ROHOLM[2625], HEYDRICH[2514], Fall 1 und 7). Diese Schwäche kann in der Rekonvaleszenz als längstes Symptom bestehen bleiben[2634]. Wenn eine Unmöglichkeit des Urinierens besteht[2633], wird vielleicht diese Wirkungsart die Ursache sein.

Es können Krämpfe und Lähmungen nebeneinander bestehen, wie bei Fall 1 von HEYDRICH, den man wegen seiner Augenmuskellähmungen für einen Botulismusfall gehalten hat. Die Pupillen werden häufig sehr eng gefunden.

Auf *Kreislaufschwäche* wird die Verfärbung des Gesichts zurückzuführen sein. Das Gesicht ist bleich, livide, eingesunken oder sogar gefleckt. Zugleich wird Pulsschwäche bemerkbar.

Die *Atmung* wird meist gelähmt und zwar so, daß Analeptika vollkommen wirkungslos werden ([2514], Fall 2,[2642]). Über den Lungen hört man Rasselgeräusche[2640], die vielleicht als Vorboten eines Ödems aufzufassen sind, da dieses als Sektionsbefund gelegentlich gefunden wird[2633].

Symptome von seiten der *Niere* sind seltener, z. B.[2639] wurde ein Fall bekannt, der nachher bei der Sektion die Diagnose hämorrhagische Nephritis ergab.

Neuerdings wurde über Vergiftungsfälle durch Einatmung von Berylliumoxyfluorid berichtet[2643]. In einer ersten Phase entsteht ein Bild ähnlich dem Zinkgießerfieber. Nach einem Intervall von 2—4 oder mehr Tagen kommt es zu qualvollem Husten, Kurzatmigkeit, Fieber von 38—39°, Cyanose (genannt Bronchioalveolitis). Das Sputum kann sogar Blut enthalten. Bei der Heilung besteht die Neigung zu sclerotischen Prozessen in der Lunge.

Die *Sektion* gibt Aufschluß über die oben beschriebenen lokalen Symptome. Die Speiseröhre und die Magenschleimhaut werden gequollen gefunden[2640]. Diese Quellung geht über in Epitheldefekte, in Rachen und Speiseröhre[2633] nicht weitergehend, aber im Magen werden schwerere Veränderungen gesehen, von Rötung bzw. einfachen Defekten mit Blutaustritten, Petechien zu ausgedehnten Entzündungserscheinungen. Die Defekte können Anlaß zu Blutungen geben, also hämorrhagische Gastritis[2644]. Mikroskopisch sieht man die Kapillaren prall gefüllt, in ihnen vermehrte Leukocyten[2645]. Der Krankheitsprozeß — vielleicht manchmal nur als schleimige Enteritis zu bezeichnen — ist noch in den oberen Darmabschnitten vorhanden und klingt nach distal ab. Der Dickdarm ist dann frei[2644, 2645].

Die Befunde in den anderen Organen sind wenig charakteristisch. Petechien findet man auch sonst. Das Blut ist dünnflüssig, nicht geronnen. Das Hirn mit seinen Häuten ist blutgefüllt, häufig ödematös. Dasselbe ergibt sich bei den Lungen. Das Herz ist nicht etwa diastolisch, sondern manchmal fest zusammengezogen systolisch[2514], Fall 2). Um in den parenchymatösen Organen das Bild einer Degeneration zu bieten, ist der Verlauf der Vergiftung zu kurz. In der Niere

---

[2640] PIETRUSKY, F.: Samml. v. Vergiftungsfällen 1, A 31 (1930).
[2641] ZEYNEK, R. u. STARY, ZD.: Samml. v. Vergiftungsfällen 2, A 29 (1931).
[2642] ROBBERS, H.: Samml. v. Vergiftungsfällen 8, A 159 (1937).
[2643] GELMANN, I.: J. industr. Hyg. a. Toxikolog. 18, 371 (1936), Rona 99, 176. C. 1937 I, 1977.
[2644] JECKELN, E.: Samml. v. Vergiftungsfällen 3, A 25 (1932).
[2645] NEUGEBAUER, W.: Samml. v. Vergiftungsfällen 6, A 21 (1935).

wurden bei einem Verlauf von 2 Tagen eine akute toxische hämorrhagische Nephritis diagnostiziert[2633] oder Ödem und gewisse Zellschädigung[2645], ebenso in der Leber[2645]. Häufig wird außer der Stauung nichts gesehen. ROHOLM[2625] gibt bei 8 Fällen das Vorliegen einer akuten Nephritis, bei 3 Fällen Leberschädigung an. Jedenfalls ist eine Schädigung dieser Art nicht als Todesursache (wie z. B. bei Oxalat) anzusehen, wie auch die Erscheinungen in der Niere während der Erkrankung selbst bei günstigem Verlauf eine sehr geringe Rolle spielen.

12. Persulfat. Schädigungen sind nur in der Bäckerei bekannt geworden. Jedenfalls hat man das Auftreten von Bäckerekzemen auf die Beimischung des Backhilfsmittels Persulfat (weniger Bromat) zurückzuführen versucht[2647, 2651].

Die Frage ist durchaus nicht geklärt, da solche Ekzeme schon vor Verwendung von S_2O_8'' in der Bäckerei als Berufskrankheit bestanden haben. Entweder wird ein ursächlicher Zusammenhang für fraglich gehalten[2648] oder gar verneint[2649]. Berichte über Zunahme des Bäckerekzems seit Einführung der Mehlverbesserungsmittel könnten auch auf die häufigere Diskussion dieses Problems in der Öffentlichkeit zurückgeführt werden[2652].

In einer Berliner Besprechung[2650] wurde diese Frage auch ohne abschließendes Urteil besprochen. Bei Anstellung der Hautreaktionen solcher Ekzematiker gibt es häufig Überempfindlichkeitsreaktionen gegen Persulfat, andererseits wurden starke Reaktionen beobachtet ohne vorliegendes Ekzem. In den meisten Fällen ist noch nicht einmal objektiv festgestellt worden, ob überhaupt Persulfat zur Verwendung kam.

Bei Auflegung von Läppchen mit 1% und 5% Ammonpersulfat wurde bei 14 von 15 Bäckern mit Ekzem der Hände und Unterarme eine stark positive Reaktion erzielt, aber nur bei 1 von 6 Bäckern ohne Bäckerekzem. Ebenso reagierten 14 Kontrollpersonen insgesamt negativ. Nach diesen Befunden[2651] sollte man annehmen, daß die Klärung der Frage vollendet sei.

Der aus diesen Befunden leicht ziehbare Schluß wäre aber verfrüht, da die positive Läppchenprobe anscheinend erst im Laufe der Zeit positiv wird[2653] und auch nur auf höhere Konzentrationen (1,5%) erfolgt. Auf „verbesserte" Mehle reagieren die Bäcker nicht anders als auf unvorbehandelte[2652, 2654]. ZÜNDEL und JENTSCH[2654], die einem großen Material nachgehen, finden beim Beginn der Beschäftigung der Bäcker eine größere Empfindlichkeit gegen Persulfat als gegen Mehl, bei wiederholten Rückfällen verschwindet diese Differenz. Anscheinend soll gerade die Mischung Persulfat-Mehleiweiß zur Bildung eines besonderen Antigens führen.

DISHVEIK und ROUX[2654, I] unterscheiden trotz dieser Unsicherheit zwischen einer vasculären Mehlallergie und einer epithelialen Persulfatallergie.

J. Aufnahme der Anionen in den Organismus.

I. Wassertiere.

Schon in dem früheren Kapitel über Membransysteme wurde Prinzipielles über den Durchtritt der Ionen, z. B. durch die Haut des Frosches gesagt. Wir haben darauf hingewiesen, daß die Haut als Organ und nicht einfach als Membran aufzufassen ist. Die Funktion dieses Organs steht in enger Beziehung zu der für

---

[2646] WILHELMI: Z. Hyg. 28, 243 (1936). C. 1937 I, 1473.
[2647] TELEKY u. ZITZKE: Arch. f. Gewerbepath. 1932.
[2648] LEHMANN, K. B.: In einem nichtveröffentlichten Gutachten an die „Mühlenchemie", G. m. b. H.
[2649] MÜLLER, R.: Österreich. Chemikerzeitung 40, 517 (1937). C. 1938 I, 1245.

Wassertiere notwendigen Osmoregulation, an der außerdem die Niere beteiligt ist. Über diesen Fragenkomplex liegt eine ausführliche Darstellung von KROGH vor[2655]. Unser Bericht muß sich demgegenüber auf Andeutungen beschränken.

Als Rückgrat dieser Vorgänge ist das Verhalten des Chlorids anzusehen. Die Fähigkeit der Wassertiere, die Konzentration ihrer Körpersäfte auf konstantem Niveau zu halten, ist sehr schwankend, neben höchster Anpassungsfähigkeit, wie beim Frosch, bestehen geringere Fähigkeiten z. B. bei niederen Tieren.

Beim Frosch werden jederzeit bedeutende Wassermengen durch die Haut aufgenommen und durch die Nieren ausgeschieden. Die Möglichkeit, ohne viel Cl' in der resorbierten Flüssigkeit, d. h. der Umgebung auszukommen, hängt mit der Fähigkeit der Niere zusammen, bis auf kleine Reste das Cl' aus dem Primärharn zu entfernen und Wasser mit den Stoffwechselschlacken zu beseitigen. Werden die abführenden Harnwege durch Ligatur geschlossen, dann nimmt der Frosch anfangs an Gewicht zu, d. h. die Adsorption durch die Haut bleibt bestehen, aber nur für kurze Zeit. Nach 2 Stunden beginnt sie schon beträchtlich zu sinken, fortschreitend mit dem Gewicht (Abbinden des Oesophagus hat keine Bedeutung, also Verschlucken von Wasser ist kein Weg bei diesen Vorgängen[2656]). Wir bemerken eine grobe Analogie mit der Produktion von Zellsaft durch Halicystis nach Punktieren der Vacuole mit einer Kapillare (JACQUES[952, S. 207]).

Die Fähigkeit der Resorption von Chlorid (und auch von Bromid) durch die Haut ist durchaus keine konstante Größe, wie KROGK[2657] beweisen konnte. Der normale Frosch, wie er aus dem Teich geholt wird, nimmt kein Cl' und Br' auf. Das ändert sich, sobald man ihn durch wochenlanges Duschen mit Aq. dest. salzarm macht.

Die am Anfang noch vorhandene Ausscheidung von Cl' durch die Haut, die man wohl auf die Drüsenfunktion beziehen kann (EICHLER[846]), hört auf. Im Urin dauert der Verlust, wenn auch in vermindertem Maße, an. Der Cl'-Gehalt des Organismus sinkt beträchtlich z. B. von 2,41 auf 1,97 mg oder sogar 1,46 mg im cc. Blut und ähnlich in der Haut ([2657, siehe auch 2659, I]). Setzt man einen so vorbereiteten Frosch (r. esculenta) in eine Lösung, die 0,011 mol Konzentration von NaCl besitzt, dann nimmt er in den ersten 3 Stunden 1,48 mg Cl'/Std., in den nächsten 3 Stunden noch 0,85 mg Cl'/Std. und 0,40 mg Cl'/Std. in der nächsten Periode auf. Betrug die Umgebungskonzentration nur 0,0011 mMol Cl', dann wurde anfangs nur 0,145 mg/Std. aufgenommen.

Einen Einblick in die Verhältnisse geben weitere Zahlen, die berechnet wurden als Absorption pro qcm Körperfläche.

Aus 0,35 mg/ccm Cl' wurden 21 γ/Std./qcm absorbiert
,, 0,32 ,, ,, ,, 9,7 ,, ,,
,, 0,02 ,, ,, ,, 1,60 ,, ,,

Zu dieser Absorption sind nur Frösche, nicht aber Kaulquappen vor der Metamorphose fähig. Die Aufnahme ist für Cl' spezifisch und bedarf durchaus nicht der Aufnahme eines Kations.

[2650] Tagung am 12. November 1938 im Reichsarbeitsministerium.
[2651] PRAKKEN, I. R. u. POSTMA, C.: Nederl. Tijdschr. Geneeskunde **82**, 367 (1938). C. **1938 I**, 2752.
[2652] SCHMIDT, P. W.: Klin. Wschr. **1936**, 1021.
[2653] FRIEBOES, W.: Ernährung **1**, 64 (1936). C. **1936 II**, 817.
[2654] ZÜNDEL, W. u. JENTSCH, M.: Arch. f. Dermatol. **178**, 469 (1939).
[2654, I] DISHVEIK, H. A. E. u. ROUX, D. J.: Arch f. Dermatolog. Syphilis **181**, 34 (1940). Nederl. Tijdschr. f. Geneeskunde **84**, 2320 (1940). C. **1943 I**, 1796.
[2655] KROGH, A.: The osmotic Regulation in aquatic animals. Cambridge University Press 1939.
[2656] GRANAAT, D. u. HILLESUM, J.: Arch. neerl. Physiol. **22**, 268 (1937), Rona **106**, 628.

Ist Na˙ das angebotene Kation, dann geht dieses hindurch, nicht aber K˙ und Ca˙˙. Zur Erhaltung des Prinzips der Elektroneutralität treten dafür HCO_3'-Ionen in der Lösung auf. Wird den Fröschen $CaCl_2$ angeboten, dann geht nur Cl' hindurch. Werden diese Frösche jetzt in NaCl (oder Na_2SO_4)-Lösungen hineingesetzt, dann geht elektiv Na˙ in den Organismus hinein[2658]. Der Frosch ist auch fähig, NH_4˙ in die Außenflüssigkeit abzugeben[2659].

Hier ist offenbar eine Trennung des Aufnahmevorgangs von Anion und Kation geglückt, wie auch bei Flußkrebs und Strandkrabbe[2659, II; 2664, I]. Die elektive Aufnahme glückt bis zu einem Konzentrationsverhältnis von 1:10000. (Siehe isolierte Haut S. 408 ff.)

Das Verhalten anderer Anionen zeigen folgende Zahlen. Chlorid wurde in der Menge von 0,38 mg/Std., Bromid 0,30 mg/Std. aufgenommen. Die Aufnahmefähigkeit für Br' gleicht der für Cl', während Jodid etwa 0,003 mg/Std. eindringt. Die im Organismus erreichbare Konzentration beträgt aber nur $^1/_3$ der in der Umgebung vorhandenen. Es handelt sich bei diesem Ion also im besten Falle um eine Diffusion. Ebenso verhalten sich NO_3', SCN' und CNO' ([2656, 2659], siehe dagegen [2659, II]).

Die Wollhandkrabbe (Eriocheir sinensis) und Carcinus maenas haben dieses Unterscheidungsvermögen nicht. Nach Salzverarmung nehmen sie alle genannten Ionen ohne Auswahl trotz auftretender Schädigung auf. Beim Goldfisch sind es die Kiemen, die sich an der Osmoregulation betätigen und in diesen Eigenschaften der Froschhaut gleichen[2659]. Diese Ähnlichkeit erstreckt sich auch in Richtung der Abgabe von Cl'. Goldfische verlieren, wenn sie in fließendes Wasser gesetzt werden, anfangs an Cl', und zwar durch die Kiemen. Die Fische hatten einen Gummisack über dem Hinterteil, so daß die Ausscheidungen dort getrennt aufgefangen werden konnten[2660, I]. Der Verlust dauert 4 Stunden an, dann setzt eine Absorption ein, die den Verlust übertrifft, der etwa 3% des gesamten Vorrats im Körper der 45—95 g wiegenden Fischchen betrug. Diesen Tieren wurde nun NaCl in der Menge von 50 mg in 2,5 cm³ Flüssigkeit pro Tier oder dieselbe Menge Aq. dest. injiziert, um festzustellen, inwieweit rein osmotische Kräfte die ablaufenden Prozesse modifizieren können. Abgabe des Cl' wurde durch Aq. dest. verzögert, die Absorption aber weniger beschleunigt, umgekehrt verzögerte NaCl die Absorption durch die Kiemen, aber die Ausscheidung wurde nicht verändert. Diese Verhältnisse mögen durch folgende Zahlen illustriert werden, als mgCl/g Fisch gerechnet.

Bei den Kontrollen wird absorbiert 0,315, ausgeschieden 0,368,
nach Salzinjektion 0,189 ,, 0,361,
nach Wasserinjektion 0,301 ,, 0,258.

Auch hier und bei anderen Süßwasserfischen wird Br' ebenso aufgenommen wie Cl'[2660].

Der Aal scheidet durch die Kiemen Cl' aus und ist zur Aufnahme auf die Cl'-Bestände der Nahrung angewiesen[2660]. Als Organe für die Cl'-Aufnahme wurden beim Krebs die Kiemen[2661], beim Regenwurm die äußere Haut[2662], bei Larven der Culex und Chironomus die

---

[2657] KROGH, A.: Skand. Arch. **76**, 60 (1937). Rona **108**, 240. C. **1937 II**, 1222.

[2658] KROGH, A.: Proc. nat. Acad. Sci. USA. **25**, 275 (1939), Rona **117**, 192. C. **1939 II**, 1888.

[2659] KROGH, A.: Z. vergl. Physiol. **25**, 335 (1938), Rona **108**, 239.

[2659, I] Solche Cl'-Verluste wurden bei rana temporaria nach Herausnahme aus dem Wasserleitungswasser und mehrfacher Abspülung mit Aq. dest. beobachtet. Es wurde eine größere Abgabe errechnet als dem Körpergewichtsverlust entspricht, also auch Verluste „trockener" Depots. O. u. L. EICHLER[2431, I].

[2659, II] SCHMIDT-NIELSEN, K.: Kgl. danske Vidensk. Selsk. biol. Med. **16**, Nr. 6, 3 (1941). C. **1942 I**, 629. Die Aufnahme geschieht in den Kiemen. Br', Cl' und SCN' werden ohne Unterschied aufgenommen.

[2660] KROGH, A.: Z. vergl. Physiol. **24**, 656 (1937). Rona **104**, 196.

Analpapillen[2663] gefunden. Larven, deren Blut von 0,3% NaCl durch Aufenthalt von mehreren Tagen in destilliertem Wasser auf nur 0,05% reduziert worden war, konnten ihren alten Wert innerhalb 24 Stunden wiedergewinnen, wenn sie in Leitungswasser mit einem Cl-Gehalt von nur 0,006 % NaCl gebracht worden waren. Dazu waren sie nicht fähig, wenn sie ihrer Analpapillen beraubt worden waren[2660, II]. Die Größe der Analpapillen hängt von dem Cl'-Gehalt der Lösung ab, in der die Larven aufwachsen, sie sind groß in dünneren, klein in konzentrierten Lösungen[2664], Br' wird viel langsamer aufgenommen als Cl'[2669, I].

Besonders haben wir bei diesen Versuchen das Verhältnis der Aufnahme von Br' zu der von Cl' zu beachten. Wir werden später sehen, daß bei der aktiven Aufnahme fast stets eine Bevorzugung des größeren Br' gegenüber dem Cl' stattfindet, obwohl die Beweglichkeit beider Ionen in wäßrigem Medium beinahe gleich groß ist. Eine Ausnahme macht die Aufnahme in das Zentralnervensystem. Dabei werden wir die Porengröße der trennenden Membran in der verlangten Größenanordnung annehmen, um dem Cl' gerade noch einen besseren Durchgang zu ermöglichen. Wo aber ein aktiver Transport vorliegt, ein Heraufheben gegen die Konzentration, sehen wir stets das Br' bevorzugt, z. B. auch bei Pflanzen. Hier sehen wir eine Reihe von Ausnahmen. Diesen Differenzen würde abgeholfen sein, wenn sich die Auffassung von HARNICH[2609, I] bewährte, der bei den Analpapillen der Culexlarven das Kation für das Leition hält, dem das Anion folgt, nach dem Prinzip der Elektroneutralität. Dann wäre das Br' nur passiv an der Aufnahme beteiligt. Die Größe der Ionen würde maßgeblich wirken, genau wie bei dem Eindringen in den Liquor cerebrospinalis. Bei Steigerung des NaCl-Gehaltes über ein gewisses Maß versagt die Regulation, der osmotische Druck der Hämolymphe der Larven steigt über die Norm[2664]. Ebenso steigt der Cl'-Gehalt im Blut von Karauschen, die 30 Tage in einem Medium von $1^1/_2$—2% NaCl zugebracht haben bis auf das Doppelte[2665].

Der Versuch, als treibende Kraft eine Osmose anzunehmen, ist nach diesem Bericht nicht möglich, auch wenn z. B. das Eindringen bestimmten Diffusionsgleichungen folgt oder durch Gelatine in der Außenflüssigkeit verzögert wird[2666].

Für das Vorliegen eines biologischen Prozesses spricht das Versagen der Osmoregulation von Culexlarven bei niederem O_2-Druck[2664]. Ebenso versagte sie bei Schnecken und Krebsen in der Narkose[2667]. Der Ausgleich erfolgte in von Narkoticum freiem Wasser in 4—5 Tagen.

Durch Angebot größerer Chloridkonzentrationen wird der Frosch zwangsläufig Wasser aufnehmen müssen, so daß sein Gewicht zunimmt, da die Fähigkeit zu einer konzentrierten Ausscheidung von Chloriden im Urin nicht besteht[2668]. Andererseits wird berichtet, daß durstende Frösche aus hypertonischer Lösung Wasser elektiv aufzunehmen vermögen (GELLHORN[930, S. 223]), auch hier ist also die Fähigkeit abhängig von der Vorbehandlung: vorher brachte die Dechlorierung, hier die Dehydrierung, ganz neue im Sinne der Erhaltung liegende Eigenschaften zum Vorschein. Man kann auf diese Weise Frösche allmählich an das Ertragen höherer Konzentrationen gewöhnen[2669]. Die Konzentration an Cl' im Körper wird höher schon von 0,11 mol NaCl ab. Von 0,28 mol NaCl an kam es zuerst zur

---

[2660, I] MEYER, D. K.: Science **108**, 305 (1948).
[2660, II] WIGGLESWORTH, V. B.: Proc. roy. Soc. B. **135**, 430 (1948).
[2661] MALUF, N. S. R.: Zool. Jahrb. Abt. allg. Zool. u. Physiol. **59**, 515 (1939), Rona **118**, 32. Cambarus claskii und Bartoni.
[2662] MALUF, N. S. R.: Zool. Jahrb. Abt. allg. Zool. u. Physiol. **59**, 535 (1939). Rona **118**, 33.
[2663] KOCH, H. J.: J. exp. Biol. **15**, 152 (1938). Rona **106**, 557.
[2664] WIGGLESWORTH, V. B.: J. exp. Biol. **15**, 235 (1938), Rona **108**, 218.
[2664, I] MALUF, N. S. R.: J. gen. Physiol. **24**, 151 (1940), Rona **129**, 480. Krebs Cambarus clarkii. Aufnahme von Na' und Cl' auch unabhängig durch die Kiemen in keiner Beziehung zur CO_2-Abgabe, wenn auch die Kohlensäureanhydrase der Kiemen sehr stark ist. K' und SO_4'' werden nicht aufgenommen.
[2665] KAPLANSKI, S. u. BOLDIREWA, N.: Biochem. Z. **265**, 422 (1933).
[2666] ADOLPH, E. F.: Amer. J. Physiol. **96**, 598 (1931). Benutzung der Formel mit semiunbestimmten Grenzen. Der Koeffizient des Eindringens wird in gleicher Größenordnung gefunden wie die Diffusionskoeffizienten von Phosphat oder Lactat im Froschmuskel.
[2667] HUF, E.: Pflügers Arch. **235**, 129 (1934). Sumpfschnecke Limneea stagnalis, Potamobius aestacus und leptodactylis (Fluß- bzw. Sumpfkrebs).
[2668] BARNASCHEWA, S. I.: C. **1937 II**, 4337.
[2669] ADOLPH, E. F.: J. of exp. Zool. **49**, 321 (1927), Rona **44**, 751.

Abnahme des Körpergewichts mit einem Minimum nach 5—10 Stunden Aufenthalt in dieser Lösung, dann begann das Gewicht über den Ausgangspunkt hinaus zu steigen[2669]. Diese Gewichtsänderungen geben einen Eindruck von dem Gegenspiel der Kräfte, unter denen wohl auch osmotische wirksam werden. Im allgemeinen ist die Aufnahme von Salzen bei Vorhandensein anderer Salze erleichtert (GELLHORN[930]).

BUTTER[2670] versuchte in die Resorption von Cl' und SO_4'' dadurch Einblick zu gewinnen, daß er Frösche mit abgebundener Kloake in Mischungen von NaCl und Na_2SO_4 setzte. Bei der Analyse des Urins ergab sich, daß die Konzentration im Harn bei NaCl 0,21% betrug gegenüber 0,28% im Bade, bei Na_2SO_4 0,46% gegenüber 0,667% im Bade. Die Aufnahme des SO_4'' ist also schlechter als die von Cl', aber nicht soviel, wie man es aus sonstigen Beobachtungen erwarten könnte. Bei einer anderen Versuchsserie betrugen die Werte 0,14% beim Sulfat gegenüber 0,36% im Bad, während die Zahlen 0,31 und 0,38% beim NaCl betrugen. In diesem letzten Versuch steht SO_4'', wie zu erwarten, schlechter da als in dem ersten.

Versuche mit der isolierten Froschhaut wurden früher zahlreich mitgeteilt (S. 127f). Auch hier konnte man eine Aufnahme von Cl' und zwar unabhängig von der Acidität beobachten, während Phosphate bei saurer Reaktion besser durchdringen (GELLHORN[930]). Mit der Methode der Beinsäckchen hat LIPSCHITZ[956] eine raschere Bewegung der Ionen Cl', Br', J', NO_3' in der Richtung von außen nach innen beobachtet, ohne Spezifität, andererseits wird sowohl eine Bewegung von Wasser als auch Chloriden vermißt, so daß man auf eine nicht mehr voll intakte Haut schließen darf, denn die Resultate von HUF[2671, II] zeigen an isolierter Haut den Transport von Cl' und Wasser von außen nach innen und auch die dazu notwendigen Energiequellen.

Durch Propylalkohol wurde der Transport von SCN' nur in größeren Konzentrationen (2,5 Vol%) gehemmt[2671, I]. Von LIPSCHITZ wurden beiderseits isotonische Lösungen zur Anwendung gebracht, was nach den Untersuchungen von K. H. MEYER besondere Bedingungen setzt.

Auch früher haben wir schon die Empfindlichkeit der Froschhaut nach Herausnahme aus dem Verband des Organismus beobachtet (EICHLER[846]). Die Messung des Temperaturkoeffizienten der Permeation (GELLHORN[930, S. 236]) wird neu zu stellen sein. Der Koeffizient ist so gering, daß daraus der Schluß auf ein Vorliegen physikalischer bzw. Diffusionsprozesse berechtigt wäre.

Ähnlich wird versucht[2671], auf dem Weg über Potentialmessungen an aufgespannter Froschhaut Eindruck über die Beweglichkeiten verschiedener Ionen in der Membran zu erhalten.

Es ergab sich für die Na-Salze folgende Reihe: $HCO_3' > Cl' > NO_3'$, SO_4'', Br', SCN', JO_3', F', HPO_4''. Bei Anwendung der Kaliumsalze wurde folgende Reihe gefunden: NO_3', SCN', $Br' > J' > Cl' > ClO_3$, HCO_3', HPO_4'', SO_4'', JO_3', F'. Neuerdings bringt GREVEN[2671, III] bestimmte Gesetzmäßigkeiten der Potentialbildung bei außen vorhandenen verschiedenen NaCl-Konzentrationen heraus und sucht sie mit Donnan- oder Phasenpotentialen zu erklären.

Wir haben schon in unserem allgemeinen Kapitel auf die Vieldeutigkeit einer ausschließlichen Potentialänderung für die Permeation hingewiesen und registrieren deshalb hier nur die Resultate unter Hinweis auf die Befunde von GENTNER[959, I], der Beziehungen zwischen chemisch bestimmter Rhodanidmenge und Widerstand nur bei bestimmten Frequenzen des Prüfstromes fand.

Eine wesentliche Förderung der Probleme bringen die Untersuchungen von USSING[966, II], der mit Hilfe von ^{24}Na und ^{38}Cl ganz andere Möglichkeiten hatte

---

[2669, I] HARNICH, O.: Naturwissensch. 1943, 394.
[2670] BUTTER, H.: Dissertation Leipzig 1937, ausgeführt unter Sulze.
[2671] DEAN, R. B.: J. of exp. Biol. 16, 134 (1939), Rona 116, 630.
[2671, I] GERSTNER, H.: Pflügers Arch. 244, 68 (1940).
[2671, II] HUF, E.: Klin. Wschr. 19, 1297 (1940). Zusammenfassung.
[2671, III] GREVEN, K.: Pflügers Arch. 244, 365 (1941).

als die bisherigen Untersucher. Vor allem findet hier das Kation eine besondere Berücksichtigung, während bei fast allen bisherigen Untersuchungen mit chemischen Analysen nur auf das Chlorid wegen der leichten Analyse geachtet wurde.

Die Haut wird in vitro in einen Diffusionsapparat eingespannt, und der Transport der Ionen von der einen Seite auf die andere beobachtet. Die Resultate in dieser einfachsten Versuchsanordnung sind auf Abb. 28 wiedergegeben.

USSING ist in der Auswertung seiner Versuche, gerade was die Isotopen betrifft, sehr vorsichtig und macht nie den aktiven Transport für seine Zahlen allein verantwortlich. Er macht vor allem auf den störenden Faktor der Austauschdiffusion (exchange Diffusion) aufmerksam. Ein Ion tritt in Bindung (er nennt es komplexe Bindung) mit einem Baustein einer Membranwand. Dieser kommt durch die Wärmebewegung zur Rotation, so daß das adsorptiv gebundene Ion nach der anderen Seite gelangt und dort mit Ionen seinen Platz tauschen kann. Dieser Vorgang kann aber in beiden Richtungen erfolgen und muß die Resultate des aktiven Transportes verkleinern. Auf dem Bilde ist ersichtlich, daß der Transport zunimmt bei größerer Konzentration außen. Wir werden das erwarten können, wenn eine Art von Adsorption die

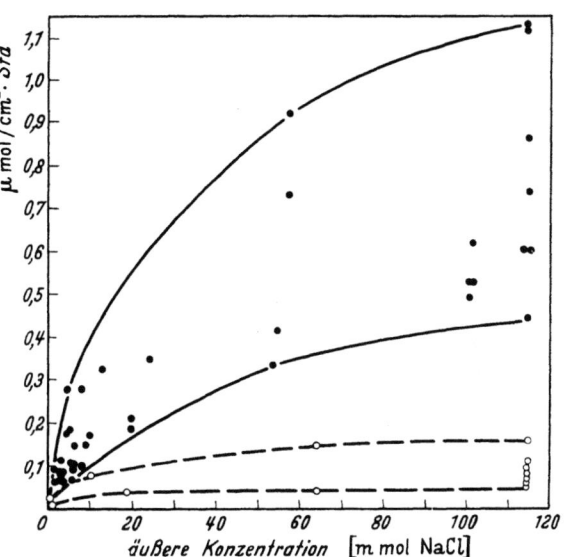

Abb. 28. Durchtritt von Na von außen nach innen (Grenzen der Beobachtung durchgezogene Linien) Einzelwerte volle Punkte. Für Durchtritt von Na von innen nach außen Grenzen punktierte Linien). Einzelbeobachtungen offene Punkte Abscisse: Konzentration der die Außenseite der Haut umspülenden Lösung. Ordinate: Die durch jeden cm² der Membran in der Stunde durchgetretenen μ Mol. Natrium (nach USSING[966, 11]).

erste Phase des Transportes darstellt, wie unsere Versuche (EICHLER und SCHMEISER) es beim Eintritt von Phosphat in die Herzmuskelfaser erwiesen. Die Form gleicht auch einer Adsorptionsisotherme. Wir sehen, daß der Durchtritt des Na' von innen nach außen stets beträchtlich kleiner ist, und man würde nach unseren Versuchen mit Jodid (EICHLER[846]) vermuten, daß der Transport des Na' von außen nach innen entsprechend USSING durch das stratum germinativum geleistet wird, daß aber der Transport von innen nach außen durch die in der Froschhaut reichlich vorhandenen Drüsen geschieht. Solch einen Transport muß es geben, ganz abgesehen von der Tatsache, daß ein Sekret ohne Beifügung von Mineralien nicht gut denkbar ist. Dazu kommt unser positiver Nachweis. Es ist zweifelhaft, ob bei dem auf dem Bilde dargestellten Effekt dieser Mechanismus getroffen ist, denn durch Gabe von HCN ließ sich wohl der Transport nach innen hemmen entsprechend den Befunden von HUF, aber der Durchtritt nach außen wurde gar nicht beeinflußt. Das aber müßte man erwarten, wenn es sich dabei um einen aktiven biologischen Vorgang wie eine Drüsensekretion handeln würde. Der Verlauf der Beobachtungen wäre auch noch deswegen von dieser Vermutung her schwer verständlich, weil eine gewisse Beeinflussung des Prozesses von außen her vorhanden ist. Eine Sekretion sollte aber mit steigender Konzentration außen eher gehemmt werden. Uns interessiert vor allem der Prozeß des aktiven Transportes. Er wird mit steigender CO_2-Spannung vermindert (ohne daß das bei verschiedenen Konzentrationen von NaCl außen wechselt).

In dieser Hinsicht verhält sich das Cl' umgekehrt. Während Cl' stets in kleinerer Menge befördert wird, beginnt der Eintritt von Na˙ zwischen p_H 5,25 und 4,15 rasch zu fallen, und gleichzeitig steigt der von Cl'. Der isoelektrische Punkt der äußersten Schicht liegt bei p_H 5,1.

Bei Berücksichtigung der Potentialdifferenz ergibt sich folgende allgemeine Regel: Alle Faktoren, die die Innenseite positiver machen im Verhältnis zur Außenlösung, vermehren auch den Na-Einstrom. HCN hemmt nicht nur diesen, sondern setzt auch die Potentialdifferenz herab. Es ist dabei zu beachten, daß Na˙ entgegen der Potentialdifferenz wandert, während es beim Chlorid durchaus möglich wäre nach einer Überschlagsrechnung, daß im gewissen Bereich der Transport durch die Potentialdifferenz erfolge (analog der Sekretion des Cl' durch die Magenwand). USSING nimmt an, daß Na˙ in Form einer komplexen, elektrisch neutralen Verbindung wandern müsse, weil es sonst nicht nur das Konzentrationsgefälle, sondern auch das elektrische Potential überwinden müsse. Diese Vorstellung wurde von MICHAELIS kritisch aufgenommen.

Aus diesen Untersuchungen wird aber auch deutlich, daß die Aufnahme von Anion und Kation durch verschiedene Mechanismen stattfindet, daß man nicht das eine oder andere als das Leition ansprechen kann. Wenn durch HCN die Aufnahme beider gehemmt wird, liegt das an dem Entzug der für beide Prozesse notwendigen Energie, die durch Oxydationen geliefert wird.

II. Landtiere.
1. Verschiedene Resorptionsflächen.

a) Haut. Die Durchgängigkeit der menschlichen Haut wurde oft zu messen versucht. Sie soll sich verhalten wie ein Körper in dem isoelektrischen Punkt bei p_H 3,7[2672]. Jedenfalls ist die Permeabilität verschwindend. Cl' wird auch aus CO_2-haltigem Milieu nicht analytisch merkbar resorbiert[2673]. Man kann aber wohl nur mit radioaktiven Isotopen ausschließen, daß keine Ausscheidung durch Schweißdrüsen stört. Wenn man als Test eine Abnahme des Widerstandes gegen elektrischen Strom für ausreichend hält, dann wird man eine Reihe finden: $J' > Cl' > NO_3' > SO_4''$[2675].

Durch Jontophorese kann beim Kaninchen und der Ratte Phosphat hindurchgebracht werden, so daß sich angeblich sogar das Zentralnervensystem mit diesem Ion anreichern soll[2674].

Bei Prüfung der Resorptionszeit einer gesetzten Hautquaddel (0,2 ccm 0,9% NaCl) wird nur zum Teil die Permeabilität der Haut getroffen. Die Resorptionszeit wird verkürzt durch NaCl-reiche, verlängert durch NaCl-arme Ernährung[2676], und ist auch sonst vielen pharmakologischen Eingriffen zugänglich[2677].

b) Cornea. Bei Prüfung der Durchgängigkeit der Cornea fand sich eine elektive Permeabilität für Anionen (GELLHORN[930, S. 922]). Der Übertritt von Cl' er-

---

[2672] KÜHNAU, J.: Balneologe **3**, 69 (1936), Rona **93**, 69.
[2673] LEHMANN, G.: Arch. internat. Pharmacodyn. **55**, 331 (1937), Rona **101**. 170.
[2674] PEVZNER, M. T.: Rona **108**, 269 (1938).
[2675] POSNANSKAJA, N.: J. Physiol. USSR. **28**, 323 (1940). C. **1940 II**, 925.
[2676] ADLERSBERG, D. u. PERUTZ, A.: Naunyn-Schmiedebergs Arch. **151**, 106 (1930), Rona **57**, 496. Kaninchenversuche.
[2677] ADLERSBERG, A. u. PERUTZ, A.: Wien. klin. Wschr. **1930 II**, 868, Rona **57**, 496. Gefäßerweiternde Substanzen wirken beschleunigend. Schlafmittel je nach Angriffsart am Zentrum.

folgt in beiden Richtungen, aber von innen nach außen nur schwach. In den Versuchen von GIRARD[965] wurden die Augen von Hunden und Kaninchen mit einer dichtschließenden Hülle umgeben, die Zwischenräume wurden mit Lösungen von $Ca(NO_3)_2$ und $MgSO_4$ gefüllt. Es ergab sich ein rascheres Eindringen der Anionen.

Nach Abzug der Ionen des anderen, ebenso punktierten Vorderkammerwassers fand sich beim $Ca(NO_3)_2$ das Verhältnis des durchgegangenen $\frac{\text{Anion}}{\text{Kation}} = 2:0,03\text{---}0,34$. Beim $MgSO_4$ war das Verhältnis $1:0,38\text{---}0,65$. Das SO_4'' vermochte weniger rasch einzudringen.

Bei der excidierten Hornhaut[2678] fand sich eine Bewegung des Wassers in Abhängigkeit von dem osmotischen Druck ohne Bevorzugung einer Richtung, ebenso bewegten sich die Chlorionen.

c) Lunge. Ein besonders stark resorbierendes Organ ist die Lunge[2680]. Nach Enhalation von zerstäubtem $K_4Fe(CN)_6$ ließ sich dieses Ion sehr rasch im Blut nachweisen[2679]. Bei ähnlichen Versuchen wurde von HEUBNER[2681] schon nach 20—30 Minuten die Probe mit Berliner Blau im Harn positiv. Ein ähnliches Resultat erhielt JUNGEBLOED[2682] bei Infusion von 2 und 4% Lösungen in die Trachea von Meerschweinchen.

Diese rein qualitativen Versuche mit dem sonst schwer resorbierbaren Ferrocyanid sind noch nicht absolut beweisend für die besonderen Eigenschaften der Oberfläche der Atemorgane. Aber in andersartigen Versuchen von JUNGEBLOED[2682] wird das deutlicher.

Meerschweinchen wurde in die Trachea verschiedene Lösungen im Abstand von 10 Minuten injiziert. Wenn die Resorption schlecht war, mußte man an der behinderten Atmung und an dem Zustand des Tieres die Blockierung der atmenden Oberfläche erkennen. Mit dieser einfachen Versuchsanordnung ergab sich eine bessere Resorption des destillierten Wassers gegenüber Kochsalzlösungen. Auch eine hypotonische NaCl-Lösung (0,45%) wurde besser resorbiert als eine isotonische, und diese besser als eine hypertonische (1,8%). Von Bedeutung ist, daß eine hypotonische, (1,12%) und besonders isotonische (1,6%) Lösung von Na_2SO_4 in dem Verschwinden aus den Atemwegen der NaCl-Lösung überlegen war. Die hypertonische (4,6%) Na_2SO_4-Lösung verhielt sich anders.

Wenn diese Versuche auch nur einen ungefähren Eindruck geben können, so machen sie doch deutlich, daß die Gesetze über die schwere Permeabilität von SO_4'' hier nicht gültig sind. Man wird auf die Auffassung von HEUBNER[2680] hinweisen, daß bei der Resorption die Epithelien selbst gar nicht die ausschlaggebende Rolle spielen. Mit histochemischer Methode (Enhalation von Ferrocyanid folgend $FeCl_3$) wurde der Abtransport in den Lymphwegen dargetan[2682, I].

d) Harnblase. Auch die Harnblase vermag NaCl zu resorbieren. Bei Versuchen an Kaninchen[2683] mit Einfüllung von verschiedenen Kochsalzlösungen, teilweise versetzt mit Harnstoff, in die Blase nach Abbinden der Uretheren fand sich eine Abnahme der Konzentration schon nach einer Stunde. Die Abnahme betrug bei 0,4 molaren Lösungen 1% steigend bis 15,5% bei 0,7 molarer Lösung. Es handelt sich nicht um einen osmotischen Einstrom von Wasser. Immerhin sind die verwandten Konzentrationen sehr hoch, wenn auch nicht ganz außerhalb des normal vorkommenden Bereichs.

e) Vagina. $5\% K_4Fe(CN)_6$ auf einem Tampon wurde eingeführt; Absorption zeigte sich nach einer Stunde durch die Ausscheidung im Urin[2682, II].

[2678] KLEIN, M. u. SARKANY, J.: Brit. J. Ophthal. **22**, 409 (1938), Rona **110**, 268.
[2679] REITZ, J.: Verh. d. Kongr. f. innere Medizin **1904**, 314.
[2680] HEUBNER, W.: Bethe-Embdens Handbuch Bd. **2** (1925).
[2681] HEUBNER, W.: Z. exp. Med. **10**, 269 (1920).
[2682] JUNGEBLOED, J.: Dissertation Leipzig 1937 bei Sulze.
[2682, I] IVANOV, G. F.: Arch. biol. Nauk **60**, 134 (1940), Rona **124**, 648.
[2682, II] MACHT, D. J.: J. Pharmacol. exp. Ther. **10**, 514 (1918).
[2683] VICKERS, J. L. u. MARSHALL JR., E. K.: Amer. J. Physiol. **70**, 607 (1924), Rona **31**, 601.

f) Gallenblase. Bei Hunden wurde die Gallenblase unter Schonung der Blut- und Lymphgefäße mit verschiedenen Konzentrationen NaCl gefüllt[2687, 2688]. Man fand bei isotonischen NaCl-Lösungen eine gleichmäßige Resorption von Salz und Wasser. Bei hypertonischen Lösungen strömte zuerst Gewebsflüssigkeit in den Blasenraum, aus den hypotonischen Lösungen wurde Wasser rascher resorbiert, so daß also die Tendenz zur Herstellung einer Isotonie deutlich war.

Bei den hypertonischen Lösungen wurden mit dem Einstrom auch andere Anionen mitgeführt. PO_4''' überstieg niemals 0,5 m. aequiv./Ltr., aber HCO_3' stieg über die Konzentration des Blutes. Man wird darin einen Austausch mit Cl' sehen können, das rascher resorbiert wurde als das $Na^{\cdot}$.

Eine spezielle Cl'-Resorption wurde bei Versuchen an Hunden bei Anwesenheit der sonstigen Galle beobachtet. Während des Eindickungsprozesses fiel der Cl'-Gehalt bis auf 0.

In der Galle aus dem Choledochus fand sich 1,13—2,63% Cl', in dem Inhalt der abgebundenen Gallenblase bei 6 Hunden (von 12) gar kein Cl', bei den anderen höchstens 0,11%[2684].

In gleicher Richtung fand dieselben Resultate bei kürzerer Beobachtungszeit auch Frey[2686] an 2 Hunden. Die Anfangskonzentration betrug 296 mg% Cl', im Verlauf von $3^3/_4$ Stunden sank die Konzentration um 90 mg%.

Auch beim Menschen ist die Gallenblasengalle chloridärmer. Bei Ikterus und Lebercirrhose steigt der Gehalt, bei anderen Krankheiten wie Cholelithiasis sind Störungen häufig[2685]. Auch im Tierexperiment[2688] wurden Störungen der Cl'-Bewegung gesehen, wenn die Gallenblasenwand histologische Änderungen aufwies. Hinzuweisen wäre darauf, daß bei den Versuchen ohne sonstige Gallenbestandteile[2687, 2688] die Bedingungen zur Cl'-Resorption nicht dieselben sind wie bei ihrer Anwesenheit. Schon die osmotischen Bedingungen sind nicht einander gleich.

2. Resorption aus dem Magen.

Der Magen ist als ein Organ schlechter Resorption bekannt, besonders für Ionen, zumal er zugleich ein Ausscheidungsorgan zum mindesten sämtlicher Halogene darstellt. Trotzdem kann man die Resorption selbst so schlecht permeierender Substanzen wie $Fe(CN)_6^{IV}$ beobachten (Lipschitz[957, 2689]).

Zwei Kaninchen von 2 kg Gewicht wurde 1,5 g $Na_4Fe(CN)_6$ in den Magen gegeben. Nach 7 und 6 Stunden waren 4,4 und 8,5% im Harn aufzufinden. Wurde den Kaninchen vorher der Pylorus abgebunden, dann wurde nach 6 Stunden z. B. nur 0,8% aufgefunden.

Bei Eingießen von Säuren in Mengen von 5 und 10 ccm in blutisotonischer Lösung in den Katzenmagen (Chloralosenarkose) wurde von Teorell[2690] die Abgabe sowohl von $Na^{\cdot}$ als auch Cl' durch die Magenwände beobachtet, während zugleich die Acidität des Inhalts abnahm, anscheinend durch Tausch von $H^{\cdot}$ mit $Na^{\cdot}$.

Teorell[2690] unterscheidet eine Gruppe A von Anionen, die voll permeabel sind und nur Konzentrationsänderungen entsprechend der Diffusion zeigen. In die Gruppe B gehören solche Salze, die wenig permeieren, Wasser anziehen und meist auf diesem Wege verdünnt werden. Zur Gruppe A gehörig wurden gefunden: HCl, $HClO_4$, KBr, $NaHCO_3$, Na_2SO_4, zur Gruppe B: $NaJO_3$, Glucose und Glycerin.

[2684] Chabrol, E. R., Maximin, C. M. u. Cottet, J.: C. rend. Soc. Biol. **113**, 1347 (1933), Rona **76**, 484.

[2685] Chabrol, E., Cottet, J. u. Cachin, M.: Presse med. **1934 II**, 1660, Rona **84**, 252.

[2686] Frey, J.: Z. exp. Med. **94**, 785 (1934), Rona **84**, 418.

[2687] Ravdin, I. S., Johnston, C. G., Austin, J. H. u. Riegel, C.: Amer. J. Physiol. **97**, 553 (1931), Rona **63**, 322.

[2688] Ravdin, I. S., Johnston, C. G., Austin, J. H. u. Riegel, C.: Amer. J. Physiol. **99**, 638 (1932), Rona **68**, 306.

[2689] Lipschitz, W.: Klin. Wschr. **1929 I**, 116, Rona **56**, 812.

[2690] Teorell, T.: J. gen. Physiol. **23**, 263 (1939), Rona **118**, 578.

Bei Einfüllung isotonischer Lösung von Na_2SO_4 in den Hundemagen fanden McLean und Griffiths[3923], daß Sulfat in 90 Minuten fast vollkommen aus dem Magen verschwunden und durch Cl' ersetzt war. Die Isotonie wurde erhalten. Diesem unerwarteten Befund — würde danach doch der Magen besser resorbieren als der Darm — entgegengesetzt fand Myant[2690, II], daß aus Katzenmagen (Chloralosenarkose) bei 4% Na_2SO_4 kein Sulfat in einer Periode von 4 Stunden austrat, erst bei 8% gelang es, einen leichten Durchtritt nachzuweisen. Wenn zugleich Histamin verabfolgt wurde, nahm die Resorption beträchtlich zu. Daß aber die Verhältnisse nicht eindeutig liegen, lehren auch die Versuche von Teorell[3916]. Er füllte in den abgebundenen Katzenmagen je 5 cm³ verschiedener blutisotonischer Mischungen von Cl + Sulfat. Die Resultate ergaben folgende Tabelle:

Tabelle 134.

Gabe in mMol	80 NaCl + 65 Na_2SO_4	100 NaCl + 49 Na_2SO_4	120 NaCl + 32 Na_2SO_4	140 NaCl + 16 Na_2SO_4
Vol nach 60 Min.	42 ccm	4,3 ccm	4,3 ccm	4,2 ccm
Cl'-Veränderungen in %	+ 14,4	+ 10,5	— 4,9	— 11,6

Nur ein Teil zeigt stärkeren Verlust als Gewinn an Cl' in Abhängigkeit von dem SO_4''. In den Versuchen von Myant[2690, II] führte Na_2SO_4 zur Hemmung der HCl-Ausscheidung auf Histamin. Die Magenwand ist nicht einfach homogen, sondern Stellen der Resorption und Ausscheidung wechseln miteinander ab.

HCl und $HClO_4$ verhielten sich gleich in der Abnahme der Acidität. ClO_4' wurde allmählich durch Cl' ersetzt. Bei H_2SO_4 sank die Acidität etwas langsamer als bei $HClO_4$ und HCl. Bei JO_3' ist gegenüber den anderen von Teorell untersuchten Ionen die Asymetrie herauszuheben. Das zentral positiv geladene J^{+V} wird durch die drei negativen Sauerstoffatome nicht allseitig völlig abgeschirmt,

Diese Beobachtungen zeigen im ganzen Unabhängigkeit von den lyotropen Eigenschaften der Ionen. Von anderer Seite werden aber deutlichere Abhängigkeiten berichtet. Mit radioaktiven Isotopen fand sich eine Zunahme der Durchtrittsgeschwindigkeit Cl' < Br' < J', wenn entsprechende Lösungen in den abgebundenen Kaninchenmagen gebracht wurden[2690, I].

Die stark quellenden Ionen vermögen das Potential der Magenwände der Katze zu vermindern[2691], und zwar SCN' > J' > Cl'. Wird eine 1% Lösung von NaJ in den Magen eingeführt, dann werden nach einer Stunde 4,2 und 6,8% resorbiert gefunden, wird aber zugleich SCN' (m/10) mit dem Jodid eingeführt, dann sind nach einer Stunde schon 20,78% nicht mehr aufzufinden[2692]. Solche Beeinflussung der Permeabilität soll abhängig sein von der Fähigkeit zur Erniedrigung der Potentiale, aber sie erstreckt sich nicht auf Zucker. Potentiale werden für die Cl'-Sekretion verantwortlich gemacht, aber der Mechanismus ist entgegengesetzt (siehe Abschn. Sekretion).

Wird bei der Anlegung der Ligatur der obere Teil des Jejunums mitgenommen, dann ist die Resorption von Kochsalzlösung ausreichend groß, um eine bedrohliche Senkung des Blutchlorspiegels zu verhindern. Alkoholzusatz verbesserte die Resorption nicht[2693]. Diese Versuche erlangen Bedeutung für die Frage der Hypochlorämie bei hochsitzendem Darmverschluß (siehe darüber später). An dieser Stelle bilden sie die Überleitung zu der besseren Resorptionsfähigkeit der Darmschleimhaut, die in tieferen Teilen größer wird.

[2690, I] Eisenman, A. J., Smith, P. K., Winkler, A. W. u. Elkinton, I. R.: J. biol. Chem. **140**, 35 (1941). C. **1942 II**, 1364.

[2690, II] Myant, N. B.: J. Physiol. **99**, 156 (1940). C. **1943 II**, 1480.

[2691] Mislowitzer, E. u. Silver, S.: Biochem. Z. **256**, 432 (1932), Rona **73**, 497.

[2692] Mislowitzer, E., Silver, S. u. Rothschild, M.: Biochem. Z. **256**, 444 (1932), Rona **73**, 497.

3. Resorption aus dem Darminhalt.

a) Cl′, SO₄″ und Anionen außer Phosphat. Über die Resorption von *Sulfat* bestehen schon zahlreiche Befunde, die sich vor allem mit der mangelhaften Resorptionsfähigkeit dieses Anions durch den Darm beschäftigen. In dieser Hinsicht haben wir eine Erweiterung einer an anderen lebenden Systemen, z. B. auch Pflanzen, beobachteten Eigenschaft vor uns.

Daß eine Resorption stattfindet, also keine völlige Impermeabilität vorliegt, ist auch bekannt.

In Selbstversuchen[2694] wurde nach 5 g $MgSO_4$ innerhalb 2 Tagen 72 und 60% im Urin wiedergefunden. Diese Versuche werden durch ZÖRKENDÖRFER[2695] durch Analysen im Stuhl ergänzt. Die Ausscheidung im Harn ist abhängig von der Menge Sulfat, die dargereicht wird (als Marienbader Ferdinandbrunnen). Wurde 54,5 mMol SO_4'' dargereicht, dann erschienen nur 57,5% im Harn, bei 31 und 27 mMol aber 96,7 und 91,5%.

Diese Resultate sind in sich vollkommen geschlossen, denn durch eine einsetzende Abführwirkung wird die Zeit für die an sich langsame Resorption verloren gehen. Durch Zusatz von Kolloiden, die Wasser im Darm zurückhielten und an sich zur Abführwirkung führten, wurde die Resorption des Sulfats sogar begünstigt.

Bei Versuchen am Kaninchen unter Numalnarkose wurde 190 mg Na_2SO_4 in isotonischer (1,9%) Lösung von Na_2SO_4 (10 ccm Sulfat gemeinsam mit 10 ccm Glucose) in verschieden lange Darmstücke gegeben, die Tiere nach verschiedenen Zeiten getötet und der Darminhalt analysiert (VERZÁR und LASZT[2698]). Die Resultate gibt nebenstehende Tabelle.

Tabelle 135.

Zeit der Tötung	Länge des Darmes	
	140—170 cm	70 cm
60 Minuten	91,2 mg	148 mg
120 ,,	52 mg	120 mg
240 ,,	21,5 mg	

Die Glucose selbst ändert die Absorptionsgeschwindigkeit nicht, wohl aber ist eine Proportionalität mit der Darmlänge unverkennbar.

Bei Ratten wurde 6 cm³ Flüssigkeit mit 165 mg Dextrose + 57 mg Na_2SO_4 in ein Darmstück von 60 ccm Länge gefüllt. Nach 1 Stunde waren 13,8% resorbiert im Durchschnitt von 3 Tieren; waren die Tiere mit Jodessigsäure vergiftet, dann betrug der Wert 14,2%, war also nicht anders.[2698]

Aus einer isolierten Schlinge des Hundedünndarms wurden von 0,59 g Na_2SO_4 in 50 ccm Wasser nach 4 Stunden noch 72,5 und 60,6% unversehrt wiedergefunden. (Durchschnitte von 5 Versuchen[2696, 2697]). Meist war die Flüssigkeitsmenge in der Schlinge größer als vorher. Es muß also Darmsaft noch abgegeben worden sein, obwohl die Lösung nicht hypertonisch war.

In den ähnlich angelegten Versuchen von DENNIS und VISSCHER[2698, I] nahm die Flüssigkeitsmenge in abgebundenen Ileumschlingen des Hundes ab, aber die Salzkonzentration von NaCl und Na_2SO_4 war stärker, so daß anscheinend eine hypertonische Lösung zur Resorption kam. Die Autoren schließen auf die Resorption einer isotonischen, bei gleichzeitiger Sekretion einer hypotonischen Lösung.

[2693] ORR, T. G. u. RUMOLD, M. J.: Arch. Surg. **37**, 295 (1938), Rona **109**, 406. Versuche an Hunden.
[2694] BOUCECK, B. u. KUCERA, A.: C. rend. Soc. biol. **129**, 109 (1938), Rona **111**, 78.
[2695] ZÖRKENDÖRFER, W.: Arch. f. Verdauungskrankheiten **53**, 295 (1933), Rona **74**, 354.
[2696] ANDREWS, J. C. u. JOHNSTON, C. G.: J. biol. Chem. **101**, 635 (1933), Rona **76**, 486.
[2697] ANDREWS, J. C. u. JOHNSTON, C. G.: J. biol. Chem. **100**, VII (1933), Rona **75**, 293.
[2698] VERZÁR, F. u. LASZT, L.: Biochem. Z. **276**, 28 (1935).
[2698, I] DENNIS, C. u. VISSCHER, M. B.: Amer. J. Physiol. **131**, 402 (1940), Rona **126**, 618.

Chlorid. Bei Berücksichtigung der Konzentration der zugeführten Lösung und auch der Resorption von Wasser gilt aus früheren Versuchen die Regel, daß konzentriertere Lösungen durch zufließenden Darmsaft oder durch osmotisch hineingezogenes Wasser erst bis zur Isotonie verdünnt werden und so zur Resorption kommen. Umgekehrt erfährt eine dünnere Lösung eine Konzentration.

So füllten ACHARD und LEBLANC[2699] in abgebundene Darmschlingen des Hundes 0,48% NaCl in Menge von 40 ccm. Nach 20 Minuten wurden 25 ccm einer 0,725% Lösung gefunden. Nach Einfüllung von 40 ccm 0,76% Na_2SO_4 wurden in 30 Minuten 16 ccm 1,575% Lösung gefunden. Die so konzentrierten Lösungen sollen jetzt als solche resorbiert werden. RABINOVITSCH[2701] findet beim Hunde eine maximale Resorptionsgeschwindigkeit, sowohl für NaCl als auch für Wasser bei 0,6% bzw. 0,8% NaCl. Die Konzentration der resorbierten Flüssigkeit soll bis 1,2% NaCl steigen, analog den oben erwähnten Versuchen[2698, I]. Bei stärker hypertonischen Lösungen soll dagegen immer mehr Salz als Wasser resorbiert werden, so daß die Annäherung an Isotonie nicht nur durch Sekretion von Darmsaft bzw. Osmose erfolgt.

Bei Ratten wurde nach 1 Stunde ein osmotischer Ausgleich von 0,43% NaCl auf 0,8% gefunden. Wurde vorher 0,86% hineingegeben, dann war die Konzentration auf 1% gestiegen, von 1,2% eben dahin gefallen[2700]. Aber diese Versuche zeigten eine beträchtliche Streuung. Bei Versuchen an Katzen (Chloralose), denen in eine Darmschlinge 7 ccm Aqua dest. gefüllt war, waren nach 15 Minuten etwa 3 ccm, von 0,65% Kochsalzlösung aber nur 0,75 ccm resorbiert[2700]. In den Dünndarm von Tauben wurde 0,85% NaCl injiziert. In 30 Minuten waren resorbiert von 1 ccm 0,48 ccm, von 2 ccm 1,15 ccm[2700].

In den Versuchen von STRAUB und LEO[2702] an Meerschweinchen fand sich eine schlechtere oder gar keine Resorption von Tyrodelösung bzw. 0,9% NaCl, während dünnere Lösungen rascher verschwanden, bei 2% NaCl aber anfangs das Volumen zunahm. Durch CO_2 konnte die Resorption verbessert werden, auch von Na_2SO_4.

Von Wichtigkeit ist der Befund, daß die Resorptionsgeschwindigkeit nicht nur abhängig ist von der Fläche des Darmes, die zur Verfügung steht, sondern auch von dem herrschenden Innendruck, mit ihm steigend, wie bei der Filtration.

Das gleiche wurde bis zu ziemlich hohen Drucken bei Hunden beobachtet. Physiologisches NaCl wurde bis zu einem Druck von 250 mm H_2O kaum resorbiert. Die Absorption stieg bis um 600 mm H_2O an, um dann wieder zu sinken[2706].

Man sollte also annehmen, daß eine Tonussenkung des Darmes die Resorption verschlechtert, weil der Innendruck abnimmt. Atropin führte aber in Hundeversuchen zur Zunahme der Resorption[2701] (vielleicht auf dem Umwege über eine gehemmte Sekretion?[2704]). Nach den Versuchen von STRAUB und LEO[2702] sehen wir also osmotische Gesetze in der Resorption herrschen.

Wie kompliziert die Verhältnisse liegen müssen, wird verständlich schon aus dem anatomischen Bau der Darmwand. Wir haben nicht nur Epithel, sondern auch Drüsen wie in der Froschhaut vor uns, überdies aber noch die Darmzotten, deren Pumpbewegungen von mancher Seite auch eine Bedeutung für die Fortbewegung von resorbierten Substanzen zugeschrieben wird. Diese wären aber abhängig von dem Druck in Venen und Lymphgefäßen.

Wurden die Venen in den Versuchen von WELLS[2706, I] gestaut, dann ging die Resorption zurück, und bei einem bestimmten Druck konnte Resorption und Sekretion der Drüsen genau ausgeglichen werden. Denn ging der Stauungsdruck darüber hinaus, dann stieg die Sekretion weiter, gehemmt durch den kolloidosmotischen Druck. Gleichheit ergab sich,

---

[2699] ACHARD, CH. u. LEBLANC, A.: C. rend. Soc. biol. **89**, 302 (1923), Rona **22**, 80.
[2700] MCDOUGALL, E. J. u. VERZÁR, F.: Pflügers Arch. **236**, 321 (1935).
[2701] RABINOVITCH, J.: Amer. J. Physiol. **82**, 279 (1927), Rona **44**, 242.
[2702] STRAUB, W. u. LEO, E.: Naunyn-Schmiedebergs Arch. **170**, 534 (1933), Rona **75**, 293.
[2703] COBET, R.: Biochem. Z. **114**, 33 (1921). Hundeversuche mit Darmschlingen.
[2704] WADA, M.: Jap. J. med. Sci. III. Biophysics **2**, 75 (1931), Rona **67**, 517. Cl' wird auch ohne Sulfat gut resorbiert.
[2705] CLEMENTI, A.: Arch. internat. Physiol. **23**, 1 (1924), Rona **28**, 252.
[2706] ELMAN, R. u. AIRD, I.: Proc. Soc. exp. Biol. a. Med. **32**, 1620 (1935), Rona **90**, 302.
[2706, I] WELLS, H. S.: Amer. J. Physiol. **130**, 410 (1940), Rona **124**, 581.

wenn die Differenz der Drucke in den Zottenkapillaren und dem Darminnendruck dem kolloidosmotischen Druck gleichkam. Diese an sich deutlichen Gesetze bewegen sich aber unter extremen Bedingungen, offenbar nur für raschere Messungen der Drucke gültig, und zwar weil echte Drüsensekretion nicht einfach einer Filtration gleichgesetzt werden kann.

Während durch die Epithelien — vielleicht auch vorwiegend durch osmotische Kräfte oder Druckkräfte bedingt — Wasser einströmen kann, kommt in den Drüsen eine Sekretion von verschieden zusammengesetztem Darmsaft dazu. Die Zusammensetzung ändert sich je nach der Stelle des Darmes. Bei Zugabe hypertonischer Na_2SO_4-Lösung tritt im oberen Teil mit der einströmenden Flüssigkeit mehr NaCl, im unteren Dünndarm mehr $NaHCO_3$ aus[2703]. Der untere Teil des Darmes resorbiert besser[2703], STRAUB und LEO[2702] allerdings nur um 5—10%.

Die Abscheidung von Darmsaft mit NaCl wird auch beim Kaninchen beobachtet[2704]. Sie soll nicht durch osmotische Effekte, sondern durch die Art der Substanz gesteuert werden können[2705]. So reagierten 2 Hunde mit Thirry-Vella-Fistel bei Eingießen von NaCl, $MgSO_4$, $MgCl_2$ mit Sekretion, nicht aber nach KCl und Harnstoff.

Wenn zwei Salze gleichzeitig im Darm vorhanden sind, z. B. Cl' und SO_4'', dann beeinflußen sie sich gegenseitig. Die Resorption von Cl' wird durch SO_4'' begünstigt[2708]. Das gilt auch für den Dickdarm[2709], der an sich sehr gut zur Resorption von Cl' fähig ist.

Es wurde Na_2SO_4 und NaCl in isotonischer Lösung im Verhältnis 1:1 zugegeben. Der Druck in der Darmschlinge betrug nie mehr als 5 cm H_2O. Das Cl' fiel ab auf 0,5% (manchmal auch auf nur $^1/_4$) der Plasmakonzentration im Verlaufe von $1^1/_2$ Stunden, die Konzentration von SO_4'' und $Na^{\cdot}$ stieg an. In seltenen Fällen wurde aber auch SO_4'' bis auf 50% resorbiert, meistens aber gar nicht.

Mit anderen Mischungsverhältnissen arbeitete LUDWIG[2707]. Bei Überschuß von NaCl wurde dieses konzentrierter, ebenso Mischungen von $MgCl_2 + MgSO_4$ und $MgSO_4 + Na_2SO_4$.

In den Versuchen von INGRAHAM und Mitarbeitern[2708, 2710, 2711] geschieht die Resorption des Cl' gegen den Konzentrationsgradienten, offenbar handelt es sich um eine Arbeitsleistung der lebenden Zelle. Das zeigen auch beistehend wiedergegebene Bilder aus einer Arbeit INGRAHAM, PETERS und VISSCHER[2710]:

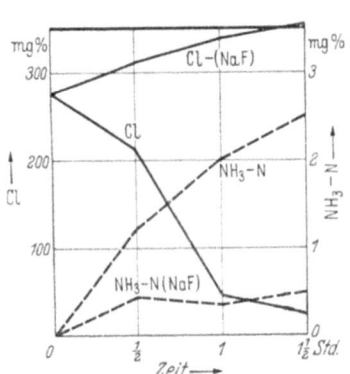

Abb. 29. Entfernung der NaCl-Menge aus dem Darm in der Zeit. Abgabe von $NH_4^{\cdot}$ in den Darminhalt. Diese Bewegung wird durch Gabe von NaF in Menge von 0,025 mol gehemmt.

Auf der Kurve ist zu sehen, daß die Absorption von Cl' begleitet wird von der Abgabe von $NH_4^{\cdot}$ an die Flüssigkeit des Darmes. PETERS[2711, I] entwickelte die osmotischen Gesetze der Arbeit des Darmes bei der aktiven Absorption von Cl' im Darm und fand die osmotische Arbeit am größten, wenn die Konzentration im Darmlumen 0,367 der Plasmakonzentration betrug. Diese Angabe enthält die Beobachtung einer maximalen Resorption einer hypotonischen Lösung. Zahlreiche Versuche, die wir oben mitteilten, zeigen abweichende Resultate.

Wirkung von Fluorid und anderen Substanzen. Die Zugabe von NaF verhindert nicht nur die elektive Absorption von Cl', sondern eröffnet dem SO_4'' zugleich den Weg durch die Darmwand. Es wird sogar eine vermehrte Abgabe von Cl' des Darmes unter NaF gesehen[2717].

[2707] Ludwig, E.: Dissertation Leipzig 1935 bei Sulze. Rona **90**, 302.
[2708] INGRAHAM, R. C. u. VISSCHER, M. B.: Amer. J. Physiol. **114**, 676 (1936), Rona **93**, 545.
[2709] GOLDSCHMIDT, S. u. HUNSBERGER, A.: Amer. J. Physiol. **90**, 362 (1929), Rona **55**, 423.
[2710] INGRAHAM, R. C., PETERS, H. C. u. VISSCHER, M. B.: J. physical. Chem. **42**, 141 (1938).
[2711] INGRAHAM, R. C. u. VISSCHER, M. B.: Amer. J. Physiol. **121**, 771 (1938).
[2711, I] PETERS, H. C.: Science **1941** I, 421, Rona **133**, 34.

Auch andere Gifte wirken auf die elektive Resorption von Cl' bei Anwesenheit von SO_4'', z. B. $HgCl_2$ (0,0001 mol), Na_2HAsO_3 (0,0005 mol), H_2S, HCN[2716]. Es muß jede Art der Darmwandschädigung (z. B. $HgCl_2$) die Möglichkeit einer Filtration von Flüssigkeit und Salz in jeder Richtung erhöhen, so daß der hier beobachtete Effekt herauskommen würde, ohne daß ein spezifischer Stoffwechselprozeß getroffen wäre. So berichten die genannten Autoren, daß auch mechanischer Insult ähnlich wirkt.

Schon in der älteren Literatur (GELLHORN[930], S. [243]) findet sich die Beobachtung, daß unter NaF Chloride leicht in den Darm eindringen. Aber selbst bei dem an sich anscheinend normalen Darm gibt es eine große Zahl von Tieren, die dieses Phänomen nicht zeigen. Werden jedoch mehrere nebeneinanderliegende Darmschlingen einzeln gleich behandelt, dann zeigen sie alle die gleiche Art der Reaktion bei demselben Tier.

Merkwürdig ist, daß eine elektive Resorption auch dann wieder hervorgerufen werden kann, wenn man dem Gemisch von $SO_4'' + Cl'$ kleine Mengen von $Al(OH)_3$, $Al_2(SiO_3)_3$ oder Methylenblau zusetzt. Diese Wirkungen sollen zum Teil auf dem Umwege über die Ladung zustande kommen; denn alle mehrwertigen Ionen begünstigen die Resorption der einwertigen, und Br' wird genau so gegen die Konzentration im Blut resorbiert wie Cl'[2713], an Stelle von Sulfat kann PO_4''', Citrat oder Ferrocyanid treten[2712]. Ebenso ist das Verhältnis bei den Kationen, z. B. Na' und Mg''. Nach der plausiblen Auffassung von HÖBER[2711, II] ist der Einfluß schwerer resorbierbarer Ionen auf die Aufnahme von Cl' darin zu suchen, daß erstere zugleich Wasser im Darm zurückhalten. Dadurch werde aber erst das Verschwinden von Cl' sichtbar, während sonst zugleich Wasser verschwinde, so daß die gemessene Konzentration sich nicht deutlich ändere.

Zur Erklärung schlagen INGRAHAM und VISSCHER[2710, 2711] folgendes Modell vor (erweitert [2713, I]). In beistehendem Ring ist das Darmlumen durch I, der Körper durch II markiert. A und B seien 2 Membranen, von denen die eine, B nur für einwertige Ionen, A nur für Wasser durchgängig sei. Durch Wasseraustritt bei A wird allmählich das NaCl durch B hindurchgewaschen. Für eine Darmschlinge von 2,50 cm Länge wurde nach diesem Modell eine Transsudation von 150—250 ccm Wasser in der Stunde berechnet[2710]. Das Problem liegt hier also in der Sekretion von reinem Wasser durch die Darmwand, unabhängig von osmotischer Wirkung durch Hypertonie.

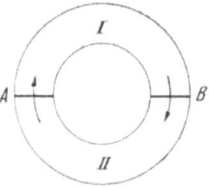

Nach HÖBER wurde aber eine aktive Bewegung von reinem Wasser durch die Darmwand bisher in keiner Richtung eindeutig dargetan, abgesehen von osmotischen, kolloidosmotischen oder hydrostatischen Kräften.

Gleichzeitige Sekretion. Komplizierter wird der Vorgang noch, wenn man bei Einfüllung von Aqua dest. in die Darmschlinge nach 2 Stunden eine an Na' und Cl' höhere Konzentration als im Blut findet. Dieser Überschuß soll höher sein — jedenfalls beim Cl' — als es das Donnangleichgewicht ermöglicht[2712].

Durch Zugabe von SO_4'', Citrat und PO_4''' wird auch diese Ausscheidung von Cl' stark gehindert. Nach 1½ Stunden wurde 40% des [Cl'] im Serum erreicht. Auch NO_3' hemmte etwas den Anstieg, während er durch SCN' beschleunigt wurde. Der Befund bei SCN' und NO_3', zwei gut resorbierbaren Ionen, ist bemerkenswert. Jedoch unterscheiden sie sich darin, daß SCN' eine starke Wirkung auf die Membran besitzt, während NO_3' in Kompetition mit Cl' treten kann, ohne die Membran selbst stark zu beeinflussen, wenn man zugleich eine Rückresorption auch bei diesen Versuchen in Rechnung stellt. Wurde zu doppelt konzentrierter NaCl-Lösung NaSCN gegeben, dann kam es zur Reduktion des Cl'-Gehaltes auf die Konzentration des Blutserums, bei PO_4'''' und SO_4'' sinkt

---

[2711, II] HÖBER, R.: Physikalische Chemie der Zellen und Gewebe. Bern 1947, Seite 583.
[2712] BURNS, H. S. u. VISSCHER, M. B.: Amer. J. Physiol. **110**, 490 (1934), Rona **86**, 258.
[2713] INGRAHAM, R. C.: Proc. Soc. exp. biol. Med. **33**, 453 (1935), Rona **93**, 544. Anreicherung des Blut-Br' durch vorherige NaBr-Zufuhr auf 71,2 mMol/Ltr. Im Darm 40 mMol, nach 30 Min. 18 mMol, 60 Min. 10 mMol, 90 Min. 5 mMol/Ltr.
[2713, I] PETERS, H. C.: Bull. math. Biophysics **2**, 141 (1940), Rona **124**, 187.

die Konzentration weiter auf 0 in 2—4 Stunden. Na˙ gleicht sich aber nur der Blutkonzentration an[2712]. Daß hier eine Resultante von Resorption und Sekretion erfaßt wird, zeigen Versuche mit radioaktivem Na[2714, I]. Schon nach 10 Minuten waren 75% des so zugeführten ^{24}Na (rascher als ^{42}K) verschwunden.

Bromid. Bei Versuchen der Resorption von Bromid aus Vella-Fisteln[2714] wurde eine Absonderung von NaCl durch die Darmwand beobachtet, und bei Mischung von NaCl + NaBr wurde NaBr verdünnt, NaCl aber stärker. Analoges wurde beim Kaninchendarm mit NO_3' beobachtet[2715]. Bei den oben referierten Versuchen ist noch zu bemerken, daß wir Angaben über Abgabe von HCO_3' durch die Darmwand und bessere Resorption des Cl' aus saurer Lösung finden, aber das Problem der Elektroneutralität wurde nicht verfolgt, zumal während der Cl'-Resorption (siehe Abb. 29) S. 416 auch $NH_4^˙$ im Darminhalt auftauchte.

Die Resorption des Bromid findet sich sonst gegenüber dem Cl' begünstigt. Es fehlen noch die eindeutigen Versuche, die das Verhalten beider Ionen nebeneinander klären, gerade auch im Verhältnis zur Konzentration im Blut.

Die hier referierten Resultate sind außerordentlich widerspruchsvoll. Man hat den Eindruck, daß die Vielfalt der notwendigen Bedingungen bei den Versuchen nicht stets genügend Berücksichtigung fanden. Das liegt wohl daran, daß die Kompliziertheit des Problems (gerade die Versuche, die PETERS und VISSCHER vorlegten, zeugen dafür) bis dahin nicht bekannt war. Man hat zu beachten, daß als erstes der Kreislauf gut im Stande ist, und auch die Behandlung der Tiere nicht so erfolgte, daß die Zottenpumpe geschädigt wurde. Tonus der Darmwand und Innendruck hängen zusammen, aber jeder muß einzeln gemessen werden, weil die Funktion der Wandspannung bisher noch nicht geprüft wurde. Die Sekretion des Darmsaftes stört sehr die Eindeutigkeit der Resultate, weil sie ebenso durch zweite und dritte Substanzen in der eingegebenen Lösung verändert werden kann wie die Resorption des zu beobachtenden Ions. Wie die vorherige Diät auf die Darmfunktion wirkt, ist, abgesehen von Versuchen bei Rachitis, noch kaum in den Blickpunkt gekommen. Ich betrachte dabei die Versuche (die wir später behandeln), durch Analyse des Blutes einen Eindruck über die Resorption zu gewinnen, vielleicht für praktische, nicht aber für theoretische Fragen ausreichend.

Zur Erläuterung sind noch Befunde aufzuführen, inwieweit die Resorption von Salz durch *verschiedene andere Eingriffe* beeinflußt wird.

Die Absorption von NaCl wird durch Resektion der Nn. vagi vermindert, die Sekretion aber bei Eingabe von $NaNO_3$ in die Darmschlinge vermehrt[2715]. Auch durch Hefeextrakt konnte die Resorption von Cl' aus halbisotonischen Lösungen um 20—45% gesteigert werden[2714, II]. Vitamin B-freie Ernährung änderte nichts[2714, III].

Bei Hunden wird in eine Darmschlinge 0,9% NaCl-Lösung gegeben, die Schlinge in den Bauch zurückgegeben und die Tiere verschiedenen Sauerstoffdrucken ausgesetzt. Nach 40 Minuten wird die NaCl-Konzentration in der Schlinge bestimmt. Die Werte gibt folgende Reihe wieder[2718]:

O_2-Drucke	15,3	12,3	10,6	8,4	7,0	5,8%
Abnahme der Konzentration	5%	5%	15%	15%	7%	8%

[2714] KALEFF, A.: Dissertation Leipzig 1936, bei Sulze. Rona **100**, 590.
[2714, I] GREENBERG, D. u. M., CAMPBELL, W. W. u. MURAYAMA, M.: J. biol. Chem. **136**, 35 (1940). C. **1941 I**, 1434, Rona **126**, 516.
[2714, II] PETERS, H. C.: Amer. J. Physiol. **126**, P 598 (1939). Hunde-Ileum.
[2714, III] STEIN, L. u. WERTHEIMER, E.: Proc. Soc. exp. Biol. Med. **46**, 172 (1941), Rona **127**, 56.
[2715] WADA, M. u. MIYACHI, S.: Rona **101**, 89 (1937).
[2716] INGRAHAM, R. C. u. VISSCHER, M. B.: Amer. J. Physiol. **114**, 681 (1936), Rona **93**, 545.
[2717] NAKAMURA, M.: Tokoku J. of exp. Med. **5**, 29 (1924), Rona **28**, 91. 0,05—0,1 g NaF auf 20 ccm Flüssigkeit zugesetzt.

Inwieweit hier ein Mehr oder Weniger der Sekretion neben der Resorption eine Rolle spielt, ist nicht ersichtlich.

Die Resorption von Cl′ wurde bei Jodessigsäurevergiftung von Ratten — bedingt durch den schlechten Zustand der Tiere — vermindert[2719, 2714, III], im Gegensatz zu den Befunden von VERZAR und LASZT[2698]. Die nach Nebennierenentfernung gestörte Resorption konnte durch Desoxycorticosteron wiederhergestellt werden[2714, III]. Man wird bei diesem Befund zunächst auf Störung und Wiederherstellung des Kreislaufs als Ursache schließen müssen. Die Sulfatresorption bei rachitischen Tieren war nicht geändert[2720].

b) Phosphat. Die Frage der Resorption des Phosphats bedarf einer besonderen Behandlung, weil hierbei nicht nur die einfache Penetration eine Rolle spielt, sondern auch die Möglichkeit chemischer Fällungsreaktionen z. B. mit $Ca^{..}$ u. a. besteht, ein ähnliches Problem also, wie bei der Resorption aus dem Boden durch die Pflanze. Diese Schwierigkeit wird umgangen in Versuchen, in denen in abgebundene Darmschlingen Phosphat oder seine Ester gefüllt werden[2721, 2722, 2723].

3 ccm 0,15 mol PO_4''' bei p_H 7,1—7,3 verdünnt 1:4 mit 1% NaCl wurde Ratten in den Darm gegeben. Nach 1 Stunde wurde der Inhalt der Darmschlinge analysiert und in den oberen Darmschlingen bei 9 Tieren 68% (31—85%), in den unteren Darmschlingen 38% (17—56%) nicht mehr vorgefunden.

Die Resorption verläuft also ziemlich schnell und mit großen Schwankungen von Tier zu Tier. Die Geschwindigkeit wächst mit der Konzentration[2723].

Bei Versuchen an Hunden mit Anlage von Darm*fisteln* in verschiedener Höhe wurde eine bessere Resorption des Ileums als des Jejunums gesehen[2724], aber diese Befunde wurden bei Milchdiät erhoben, waren also nicht ganz rein wie oben, außerdem wird eine gewisse Abgabe von Phosphat schon durch die Verdauungsdrüsen (Galle) vorhanden sein, die das Bild trüben.

Eine Ausschaltung dieser Fehlerquelle wurde von BERGEIM[2725] dadurch zu erreichen versucht, daß der Nahrung von Ratten unlösliches Ferrioxyd beigemischt wurde. Durch Analyse des Eisengehaltes konnte festgestellt werden, ob die absolute Menge an Flüssigkeit zugenommen hatte. Es zeigte sich in den obersten Darmabschnitten eine gewisse Ausscheidung von PO_4'''. Diese Mengen wurden aber nachher wieder resorbiert. Erst im Coecum wurden PO_4''' und auch $Ca^{..}$ wirklich ausgeschieden, wobei die Frage der Festlegung durch Bakterien noch nicht Berücksichtigung fand (siehe HENRY und CON).

Bei Untersuchung der Resorption von Phosphorsäureestern (Glycerophosphat, Diphosphoglycerosäure, Phytin[2721, 2723, 2726]) ist vielfach die Frage erörtert worden, ob vor der Resorption die Wirksamkeit von Phosphatase notwendig sei. NIKOLAYSEN[2722] steht auf dem Standpunkt, daß die Acidität des Darminhalts nicht geeignet ist zur vollen Aktivität der Phosphatasen, daß also die Resorption von solchen Estern unzersetzt stattfinde. Dagegen stehen andere Angaben[2723, 2726, 2727], nach denen das schlecht gespaltene Phytin auch schlecht resorbiert wird und so als Bestandteil der Nahrung nicht voll nach seinem Phosphatgehalt eingesetzt werden könne; wurde doch sogar der Mangel an Phosphatase in der Darmwand bei der Rachitis als ein ätiologischer Faktor angesehen.

[2718] VAN LIERE, E. J. u. SLEETH, C. K.: Amer. J. Physiol. **117**, 309 (1936), Rona **98**, 602.
[2719] KLINGHOFFER, K. A.: J. biol. Chem. **126**, 201 (1938). 12 Tiere, Resorption aus 5 cm 0,9% NaCl/100 g Ratte 14,0 ± 1,3 mg/2 Std. Normalwerte 21,0 ± 1,7 mg/2 Std.
[2720] NICOLAYSEN, R.: Biochem. J. **31**, 323 (1937), Rona **103**, 65.
[2721] NICOLAYSEN, R.: Biochem. J. **31**, 122 (1937).
[2722] NICOLAYSEN, R.: Biochem. J. **31**, 1086 (1937), Rona **103**, 66. C. **1937 II**, 2389.
[2723] LASKOWSKI, M.: Biochem. Z. **292**, 319 (1937).
[2724] ARISTOWSKY, W. M.: Biochem. Z. **166**, 55 (1925), Rona **35**, 671.
[2725] BERGEIM, O.: J. biol. Chem. **70**, 51 (1926), Rona **43**, 259.
[2726] PATWARDHAN V. N. u. NHAVI, N. G.: Biochem. J. **33**, 663 (1939), Rona **118**, 417. C. **1940 I**, 414.

Bei Phytin kommt noch komplizierend die Bildung eines schwerlöslichen Ca¨-Salzes hinzu. Die Phytinfrage wird uns beim Phosphatmangel ausführlich beschäftigen.

Die Schwierigkeit, die Resorption von Phosphaten und ihre Ausscheidung durch die Darmwand auseinanderzuhalten, macht es unmöglich, nur aus Bilanzversuchen über die Resorption Aufschluß zu erhalten, wenn man auch versucht, die Höhe der Ausscheidung im Urin mit der Höhe der Resorption in Beziehung zu bringen und die im Kot anfallenden Mengen als der Resorption entgangenes Phosphat aufzufassen. Über diese Schwierigkeit kommt man hinweg durch die Möglichkeit, Phosphat als radioaktives, aus Schwefel gewonnenes Isotop ^{32}P zu geben, und so diese Moleküle von den anderen schon vorhandenen herauszuheben, sie zu markieren. Es zeigte sich, daß bei Ratten schon nach 4 Stunden 87,3%[2729], nach anderen Autoren nach 24 Stunden 88,0—97,9%[2728] resorbiert war. Daraus sieht man, daß die Resorption vollkommen war, wenn man anorganisches Phosphat zuführte. Im Stuhl beim Menschen wurde bei peroraler Gabe 6,7%, bei subcutaner nur 1,7% des gegebenen ^{32}P gefunden, woraus man schließen kann, daß das im Stuhl vorliegende Phosphat — meist aus der Nahrung — nicht resorbiert wurde. Diese Tatsache erklärt sich daraus, daß der Nahrungsphosphor sehr viel schlechter verwertbar ist als der als anorganisches Salz gegebene, wie es beim Phytin besonders deutlich ist.

Oft wurde die Möglichkeit ins Auge gefaßt, daß die *Rachitis* auf mangelhafter Resorption der Phosphate und Kalksalze beruhen könnte. Versuche an rachitischen Ratten zeigten aber keine schlechtere Resorption bei Anwendung isolierter Schlingen([2721, 2722, 2723], siehe auch [2730]), auch beim Menschen nicht[2731]. Es fehlen aber auch nicht entgegengesetzte Beobachtungen[2732, 2733, 2734, I]. Bei Versuchen mit radioaktiven Isotopen[2734] zeigte es sich, daß die Menge, die absorbiert wurde, nachdem die rachitischen Ratten 0,1 ccm Viosterol erhalten hatten, um 30—50% größer war als ohne Vitamin D, aber bei Vergleich mit intraperitonealer Injektion und Berücksichtigung der Ausscheidung blieb noch eine tatsächliche geringfügige Begünstigung von 10—15% übrig.

Die Wirkung des Vitamin D wird zu erklären versucht durch Änderung der *Acidität* des Darminhalts. Darüber liegen Versuche von YODER[2733] vor.

Ratten von 150 g erhielten eine rachitogene Diät (nach RAPPENHEIM-SHERMAN) 76 Teile Mais, 20 Teile Kleber, 3 Teile $CaCO_3$ + 1 Teil NaCl. Das mit der Chinhydronelektrode gemessene p_H ergab folgende Werte als Durchschnitt von je 2 Tieren:

Tabelle 136.

	Duodenum	Ileum	Coecum	Faeces
Rhachitis + Lebertran	6,46	6,90	7,55	7,27
Rhachitis + Bestrahlung . . .	6,87	6,85	7,64	7,59
Rhachitis.	6,72	7,39	8,14	7,90

[2727] HEYMANN, W.: Z. Kinderheilkunde **51**, 673 (1931), Rona **66**, 580.

[2728] ARTOM, C., SARZANA, G. u. SEGRE, E.: Arch. internat. Physiol. **47**, 245 (1928), Rona **110**, 233.

[2729] HEVESY, G., HAHN, L. u. REBBE, O.: Biol. Medd. danske Vidensh. Selsk. **14**, 1 (1939), Rona **114**, 417.

[2730] DEGWITZ: Lipoide und Ionen.

[2731] JOHNSON, R. M.: J. clin. Invest. **16**, 223 (1937). C. **1937** I, 3981. 2 Fälle mit Colostomie und Ileostomie.

[2732] WAGONER, G.: Amer. J. med. Sci. **191**, 511 (1931), Rona **94**, 391.

[2733] YODER, L.: J. biol. Chem. **74**, 321 (1927), Rona **43**, 661.

[2734] COHN, W. E. u. GREENBERG, D. M.: J. biol. Chem. **130**, 625 (1939). Gruppen von 8—16 Ratten. Steenbockdiät Ca/P 6,8:1.

[2731, I] LASZT, L., DALLA TORRE, L. u. PITTET, N.: Schweiz. med. Wschr. **1942** II, 817, Rona **132**, 189. Ratten resorbieren 63% in $^1/_2$ Stunde, bei Rhachitis nur 40,5%. Zusatz von Vitamin D verbesserte auf 58%.

Als vermittelnd wird die Fällung von unlöslichem Ca-Phosphat gesehen, so daß beide Verbindungen sich gegenseitig in der Resorption hemmen.

Wir finden die Angabe, daß die Resorption ausgiebiger ist, wenn beide nicht zu gleicher Zeit gegeben werden[2735]. Deshalb wird umgekehrt $CaCl_2$ besser als $CaHPO_4$ resorbiert[2736], wobei beim $CaCl_2$ die Resorption des Cl' rascher vonstatten geht[2737]. Durch Mangel der Magensalzsäure oder durch Darmaffektionen kann die Resorption leiden[2738]. Alkalien wirken hemmend ([2732], [2733], dagegen [2739]), auch Zulage von $CaCO_3$ z. B. bei Rindern[2740]. Natriumphosphat kam zu rund 100% zur Resorption, aber bei Knochenmehl nur 77 und 67%[2740].

Niedere Fettsäuren sollen im Darm entstehen und so die Resorption in den niederen Darmabschnitten begünstigen, höhere Fettsäuren sollen auch günstig wirken[2741]. Wenn aber bei sehr fettreicher Diät Durchfälle entstehen, wird eine schlechtere Resorption beobachtet[2742]. Diese Tatsachen werden in vielen Fällen besonders beim Ca-Phosphat durch die Gesetze der Fällung erklärbar werden, wie sie im chemischen Teil schon ausgiebig behandelt wurden (S. 55ff). Natürlich wird es nicht möglich sein, ohne weiteres die Frage der Acidität usw. zu übersehen.

Fällungen werden auch sonst noch die Resorption von Phosphaten unmöglich machen, z. B. wenn Verbindungen wie die mit Eisen, Aluminium oder Beryllium besonders wenig löslich sind[2743]. Dann kann sogar eine Senkung des Phosphatgehaltes des Bluts und schließlich Rachitis in Erscheinung treten.

Mit der Methode des Ferrioxydzusatzes zur Nahrung wurde die Phosphatresorption bei Ratten untersucht und ihre Beeinflussung[2744]. Stärke, Traubenzucker, Fruchtzucker und Malzzucker hatte keinen Einfluß, wohl aber Milchzucker. Die Wirkung soll über eine Aciditätsveränderung des Darminhaltes erklärbar sein. LASZT[2745, I] fand gleichzeitig mit Resorption der Glucose eine bessere Resorption des Phosphats. Dieser Effekt soll sich durch die rasche Beseitigung des Phosphats in der Darmwand infolge von Phosphorylierung durch Zucker erklären lassen, wofür sich in den Phosphatfraktionen der Darmwand kein Anhalt fand ([2745, II] und später).

Eine Resorptionsbegünstigung des Phosphats aus Darmschlingen von Ratten soll durch Parathormon-Lilly (20 E) zu erreichen sein (LASKOWSKI[2723]). Die Resorption bei 5 Tieren betrug im oberen Darmteil 86% (76—92%), im unteren 50% (34—66%). Bei der großen Streuung der Versuchsresultate (siehe vorher die Angabe über die Normalwerte [S. 419]) wird die Zahl der Tiere nicht ausreichen, um diesen Schluß ausreichend fundiert zu sehen. Bei Menschen mit Darmfisteln wurde eine Abnahme des Wassergehaltes und Trockengewichtes unter Parathormonwirkung zugleich mit Diurese gesehen[2731], wodurch der Effekt weiter kompliziert wird. Jodessigsäurevergiftung hatte keine Wirkung auf die Resorption (NICOLAYSEN[2721, 2722]). Auf Versuche[2745] mit dem isolierten Kaninchendarm soll nur hingewiesen werden.

[2735] v. EULER, H. u. MYRBÄCK, K.: Hoppe-Seylers Z. **148**, 180 (1925), Rona **34**, 343.

[2736] BLISS, A. R. u. MORRISON, R. W.: J. amer. pharmac. Assoc. **24**, 280 (1935), Rona **88**, 304.

[2737] GAMBLE, J. L., ROSS, G. S. u. TISDALL, F. F.: Amer. J. of dis. of child. **25**, 455 (1923), Rona **24**, 81.

[2738] TELFER, S. V.: Quart. J. of Med. **17**, 245 (1924), Rona **27**, 94.

[2739] FORBES, J. C. u. PITTS, F. P.: J. amer. pharmac. Assoc. **24**, 450 (1935), Rona **89**, 82.

[2740] OTTO, J. S.: 18. Rep. Dir. vet. Serv. South Afrika **703** (1932), Rona **73**, 259.

[2741] McKEOWN, R. M., LINDSAY, M. K., HARVEY, S. C. u. LUMSDEN, R. W.: Arch. Surg. **25**, 467 (1932), Rona **73**, 261.

[2742] ATZLER, E., BERGMANN, K., GRAF, O., KRAUT, H., LEHMANN G. u. SZAKALL, A.: Arb. Physiologie **8**, 621 (1935), Rona **90**, 294. C. **1936 I**, 372.

[2743] COX, G. J., DODDS, M. L. WIGMAN, H. B. u. MURPHY, F. J.: J. biol. Chem. **92**, XI (1931), Rona **62**, 751. Versuche an Kaninchen und Meerschweinchen.

[2744] BERGEIM, O.: J. biol. Chem. **70**, 35 (1926), Rona **40**, 62.

[2745] MAGEE, H. E. u. REID, E.: J. Physiol. **73**, 163 (1931).

[2745, I] LASZT, L.: Nature **145**, 899 (1940). C. **1941 II**, 631.

[2745, II] EILER, J. J., STOCKHOLM, M. u. ALTHAUSEN, T. L.: J. biol. Chem. **134**, 283 (1940), Rona **125**, 53.

4. Resorption der Anionen aus dem Darm und Auftreten im Blut.

Die Kontrolle der Darmresorption durch die Analyse im Blut muß durchaus unsichere Werte geben, weil eine Unzahl von Faktoren hier beteiligt ist und nicht ohne weiteres ausgeschaltet werden kann. Für die Wirksamkeit im Organismus kann diese Art der Beobachtung vielleicht die maßgebliche sein, wenn auch unübersichtliche Komplikationen durch die Leber (neben der Nierenausscheidung und der Aufnahme in die Gewebe, besonders vielleicht die Lunge) möglich sind.

Bei Versuchen mit radioaktivem ^{42}KCl fand sich bei der Ratte eine Resorption des ^{42}K aus dem Darm zu 90% in 30 Minuten[2747, 2748], also ein rasches Verschwinden. Wenn beim Menschen die Resorption derart geprüft wurde, daß die Versuchspersonen nach Verabreichung von radioaktiven Isotopen ein Geigerzählrohr in der Hand hielten, das die auftretende Aktivität durch zahlreiche Impulse deutlich machte, fand sich bei radioaktivem ^{38}Cl (Halbwertszeit 37 Minuten) und radioaktivem ^{82}Br (Halbwertszeit 34 Stunden), ebenso bei ^{24}Na und ^{131}J schon die erste Zunahme der Impulse nach 3—6 Minuten. Das Maximum wurde bis auf einen Rest in verhältnismäßig kurzer Zeit, wenn man aber den asymptotischen Verlauf der Kurve in Betracht zieht, in 3 Stunden erreicht. Vielleicht wurde ^{131}J etwas rascher als ^{38}Cl und ^{82}Br aufgenommen, aber die individuellen Schwankungen waren so groß, daß ein Urteil darüber nicht sicher gegeben werden konnte. Hamilton[2746], siehe auch [2748, I], will das Maximum der Kurve mit der Resorptionszeit gleichsetzen. Aber gleichgültig, wie man zu dieser Auslegung steht, so ist doch deutlich, daß in den Versuchen ^{42}K viel langsamer in der Hand erscheint. Die ersten Impulse zeigen sich nach 6—15 Minuten, 48% des Maximums in 1 Stunde und (mit ähnlichem Schluß) ergibt sich schließlich eine Resorptionszeit von 5 Stunden.

Greenberg und Mitarbeiter[2747, 2748] stellten neben dem raschen Verschwinden aus dem Darm eine allerdings nur vorübergehende Aufnahme in der Leber fest. Diese Aufnahme war bei intraperitonealer Gabe nicht zu bemerken. Fenn[2749] fand bei Katzen, daß sowohl injiziertes K·, als besonders auch während Arbeit vom Muskel abgegebenes K·, von der Leber aufgenommen und einige Zeit länger festgehalten wird, zugleich mit der Aufnahme wird Cl′ und Wasser in das Blut abgegeben. Er bemerkt zu den Versuchen mit K·, daß man dabei wohl nur die Verteilung bei kleinen Mengen, nicht aber bei einem Überschuß, wie in seinen Versuchen, beobachten könne. Bei Gabe von KCl (15 g) am Menschen wurde ein Absinken des Cl′ in der ersten Zeit beobachtet mit Anstieg erst nach 3 Stunden, im Gegensatz zu derselben Gabe bei NaCl; außerdem kam es zu einer rascheren Ausscheidung des Kaliumsalzes[2750], die Art des Kations ist also bei den Veränderungen im Blut nicht wegzudenken.

a) Chlorid. *Mensch.* Török[2751] gab Säuglingen 0,15; 0,20; 0,25; 0,35 und 0,40 g/kg NaCl in 0,45; 0,75; 0,90 und 1,25% Lösungen. Peroral kam es bei gesunden Kindern zu keiner Steigerung des Cl′ im Blut, wohl aber bei atrophischen Kindern und bei rectaler Einverleibung. Hier wird der Leber eine Depotfunktion für NaCl zugeschrieben. Bei Erwachsenen und auch älteren Kindern[2756] wurde

---

[2746] Hamilton, J. G.: Amer. J. Physiol. **124**, 667 (1938), Rona **112**, 235.
[2747] Greenberg, D. M., Joseph, M., Cohn, W. E. u. Tufts, E. V.: Science **87**, 438 (1938). C. **1939** I, 992.
[2748] Joseph, M., Cohn, W. E. u. Greenberg, D. M.: J. biol. Chem. **128**, 673 (1939).
[2748, I] Lark-Horovitz, K.: J. app. Physics **12**, 317 (1941). C. **1941** II, 2344. Teilweise in im Darm löslichen Kapseln verabfolgt.
[2749] Fenn, W. O.: Amer. J. Physiol. **127**, 356 (1939), Rona **117**, 212.
[2750] Arden, F.: Austral. J. exp. Biol. a. med. Sci. **12**, 111 (1934), Rona **84**, 103.
[2751] Török, G.: Mschr. f. Kinderheilkunde **55**, 312 (1933), Rona **73**, 258.

nach 0,16—0,18 g/kg NaCl (= 10 g NaCl) per os ein Anstieg im Blut und zwar in Kapillaren und Venen beobachtet.

Nach 20 Min. war der Gehalt von 0,56 auf 0,62% in den Kapillaren, von 0,56 auf 0,60% in den Venen gestiegen. In 2 Stunden war der Ausgangspunkt erreicht, obwohl in dieser Zeit nur ein kleiner Teil durch die Nieren beseitigt wurde. Die Differenz zwischen Kapillaren und Venen beträgt hier ca. 18 mg%, also kaum außerhalb der Fehlerquelle der Methodik (RUSZNYAK), soll aber bei Nierenerkrankungen, Diabetes und manchen Fettsüchtigen, also bei besonderer Salzretention, Werte von 40—65 mg% erreichen.

Von IVERSEN[2755] wurden solche Differenzen nur bei hypertonischen Lösungen gesehen und auf Anziehung von Wasser aus den Geweben bezogen. Diese Wasseranziehung soll das rasche Schwinden des Cl' aus dem Blut vortäuschen[2752, 2755].

Diese Differenzen kamen sonst kaum zur Beobachtung (z. B. [2752]). In Versuchen an 18 Leberkranken wurde die Cl'-Steigerung nach peroraler Gabe von 15 g NaCl in 200 ccm H_2O niedriger als bei Normalen gefunden (< 30 mg%). Bei 16 Gesunden begann der Anstieg in 8 Fällen nach 10 Minuten, in 5 erst nach 20 Minuten, in 3 Fällen erst nach 30 Minuten. Der Höchstwert wird nach 50 Minuten erreicht, Rückkehr zur Norm in 2 Stunden. Die Höhe des maximalen Anstiegs betrug 2mal < 30 mg%, 2mal bis 40 mg%, 7mal bis 50 mg% und 4mal über 50 mg% (1mal 88 mg%)[2753].

Hier soll gerade die kranke Leber durch stärkere Ödembereitschaft zur Retention neigen (ebenso übrigens die Leber bei allergischen Erkrankungen[2754]). Bei Neigung zu Ödem findet man ein rascheres Absinken des Cl' im Blut, bedingt durch die Aufnahme in die Gewebe[2755, 2757]. Im Greisenalter ist die Kurve flacher[2758], bei Tumoren der Hypophyse inkonstant[2759].

Wir sehen, daß durch Gaben von 10—16 g NaCl beim Erwachsenen deutliche Steigerungen des Cl' im Blut zur Beobachtung kommen, die aber schon nach 2 Stunden abgeklungen sind.

Bei einer Versuchsperson von ARDEN[2750] dauerte die Rückkehr zur Norm 5 Stunden; das Maximum, das sonst in ca. 1 Stunde angegeben wird, ist hier erst in der zweiten Stunde erreicht.

Bei einem *Hund* wurde nach 100 ccm m/1 NaCl keine Erhöhung des Cl' im Serum gesehen[2760]. Bei diesem Tier scheint eine Lebersperre vorzuliegen, wie folgende Versuche von TÖRÖK und KALLO[2761] zeigen.

Bei Gabe von 0,45 g/kg NaCl in 4% Lösung ins Duodenum stieg der Gehalt im Blut der Vena portae in 50 Min. auf 790 mg%, der Gehalt der Vena hepatica war bedeutend kleiner. Bei Injektion von 0,65 g/kg in die Vena portae direkt ist der Cl'-Gehalt dort 5 Minuten nach der Injektion noch größer als in der Vena hepatica. Es soll sich um eine direkte Kontraktion der Gefäße handeln, die wiederum bei jungen Tieren mehr wirksam sein soll, wobei zwischendurch eine Cl'-Ausscheidung in der Galle entlastend wirkt.

McCANCE und WILKINSON[2762, 1] gaben 6 Monate alten *Ratten*, die 18 Stunden ohne Wasser geblieben waren, 5% des Körpergewichtes in 10% NaCl peroral.

[2752] MACH, R. S. u. SCICLOUNOFF, F.: Helvet. med. Acta **3**, 265 (1936), Rona **96**, 238. 16 g NaCl in 200 ccm Wasser durch Duodenalsonde. 1 Stunde Maximum für 20—30 Min., nach 2 Stunden Rückkehr zur Norm.
[2753] v. VÉGH, P.: Klin. Wschr. **1935 I**, 459. Rona **87**, 326.
[2754] PAUL, B. u. v. VÉGH, P.: Klin. Wschr. **1935 I**, 503.
[2755] IVERSEN, P.: Acta med. Scand. **60**, 359 (1924), Rona **27**, 97. 10 g/Ltr. Wasser, Rückkehr zu normalen Cl'-Werten in $2^{1}/_{2}$ —3 Stunden. Starker Anstieg bei Nierensklerose und Diabetes insipidus.
[2756] BRUCK, E.: Dissertation Breslau 1934. Kinder von 4—13 Jahren erhielten 0,20—0,25 g NaCl/kg in Oblaten.
[2757] RUPP, H.: Ztschr. Geburtshilfe **95**, 383 (1929), Rona **54**, 109. 10 g NaCl in 150 ccm Wasser. Bei Neigung zu Ödemen in der Schwangerschaft kein Anstieg des Blut-Cl'.
[2758] LUCCHI, G.: Endocrinologia **11**, 136 (1936), Rona **97**, 221. 12 g NaCl + 200 ccm Wasser.
[2759] MOLNAR, S. u. GRUBER, Z.: Dtsch. Arch. klin. Med. **177**, 29 (1934), Rona **86**, 65.
[2760] DENIS, W.: J. biol. Chem. **55**, 171 (1923). Hunde von 7—12 kg.
[2761] TÖRÖK, G. u. KALLO, A.: Mschr. f. Kinderheilkunde **57**, 386 (1933), Rona **74**, 280.

Der Blutgehalt stieg von 106 m. aequiv. in 4 Stunden auf 116 m. aequiv. als Maximum an. Bei jungen Tieren erfolgte der Anstieg von 108 auf 130 m. aequiv.

b) Sulfat. Die Resorption von Sulfat wurde wiederholt untersucht, obwohl lange Zeit methodische Fragen eine Rolle spielten.

Nach Gabe von Na_2SO_4 an Hunde fand MEYER-BISCH[2762] einen Anstieg der Sulfate, sowohl in der Brustganglymphe, als auch im Serum für mindestens 60 Min., aber die Normalwerte werden mit 29—45 mg% im Serum bzw. 38—98 mg% in der Lymphe angegeben. Zwei Versuche mit wahrscheinlicheren Werten findet man bei DENIS[2760]. 100 ccm 10% $MgSO_4 \cdot 7\ H_2O$ in den Darm gegeben, führten im Gesamtblut zu folgenden Werten:

Zeit	0	160	215	Min.
	1,9	7,0	12,0	mg% S.

0,5 mol $Na_2SO_4 \cdot 10\ H_2O$ ergaben folgende Zahlen:

Zeit	0	50	130	210	Min.
	2	15	27	29	mg% S.

Wir sehen die langdauernde Resorption, die sogar noch in der Versuchszeit sich im Anstieg befindet trotz rascher Ausscheidung. Bei 7 normalen Männern findet sich 15—18 Stunden nach Gabe von 10 g Na_2SO_4 im Serum noch 2,06 mg% anorganisches SO_4, während der Normalwert 1,05 mg% beträgt[2763].

Wurden Ratten und Hühnchen mit 1,5% $MgSO_4$ getränkt anstatt Wasser, dann stieg der S-Gehalt des Serums von 3,95 auf 5,75 mg% bei Ratten, von 3,26 auf 5,91 mg% bei Hühnchen an[2764].

c) Bromid. Bei der Aufnahme von Bromiden und ihrer Retention im Organismus spielt maßgeblich das Verhältnis zu Chlorid eine Rolle und zwar nicht nur im Organismus, sondern auch in der Nahrung, so daß dann verschiedene Gleichgewichte wirksam werden. Bei den Versuchen von WINNEK und SMITH[2765], [2766] an Ratten wurden 3 Diäten verwandt.

A. Gewöhnliche Kost mit 165—202 γ Br/10 g Diät.

B. Hochgradig gereinigte Diät mit < 5 γ Br/10 g Diät. Es war notwendig, Zucker zu nehmen, da Stärke nicht Br'-frei zu erhalten war.

C. Diät wie B, nur Zusatz von 200 γ Br, so daß der Br'-Gehalt sich auf dieselbe Höhe einstellte wie bei Diät A.

Die Ratten, die 150—200 Tage Diät A erhielten mit einem Quotienten Br/Cl von 0,009, hatten 2,3—2,6 mg% Br im Gesamtblut. Bei der Diät B war der Gehalt 0,055—0,280 mg% (Br/Cl = 0,00043), bei Diät C 6,58-9,86 mg % (Br/Cl = 0,021). Diese Bilanzen sind bisher die einzigen, die in der Literatur vorliegen.

Im allgemeinen finden wir Angaben über längere oder kürzere Darreichung mit nur seltener Berücksichtigung des Cl'-Gehaltes von Nahrung und Organismus wie etwa bei MÖLLER[2767]. In ähnlicher Anordnung finden sich in der Literatur auf folgender Tabelle gegebene Werte bei Kaninchen:

Tabelle 137.

Literatur	Gabe tägl.	1. Tag	9. Tag	14. Tag	17. Tag
BOSHES[2768]	0,33 g/kg	0	60	150	140 mg% Serum

Literatur	Gabe tägl.	1. Tag	2. Tag	3. Tag	4. Tag	5. Tag
MÖLLER[2767] . . .	0,6 g/kg	112	192	350	484	600 mg% Br im Serum
	0,75 g/kg	—	—	—	618	— mg% Br im Serum

[2762] MEYER-BISCH, R.: Biochem. Z. **150**, 23 (1924). 6 Hunde 150 ccm 5% Na_2SO_4, Liquor cerebrospinalis teils höheren, teils niedrigeren SO_4-Gehalt als im Serum.
[2762, 1] McCANCE, R. A. u. WILKINSON, E.: J. Physiol. **106**, 256 (1947). Gewicht des Weibchens 250, der Männchen 350 g.

Über einmalige Gaben gibt folgende Zusammenstellung Auskunft:

Tabelle 138.

Literatur	Gabe NaBr in g/kg	Zeit in Std.	Konzentration Br im Plasma mg%
MÖLLER[2767]	1,0	16	173
	2,0	17	367
LIPSCHITZ[2270]	0,75	23	116
	1,5	22—24	242
	3,0	22—24	406

Versuche am Kaninchen von FREY[2769], Werte im Plasma.

Tabelle 139.

Zeit in Stunden	Kaninchen von 2,4 kg erhält 3,0 g NaBr		Kaninchen von 2,9 kg erhält 4,5 g NaBr	
	mg%	% Halogene in mol	mg%	% Halogene in mol
24	296	24,8	296	26,6
48	224	22,2	291	28,9
96	194	18,1	184	18,5
120	171	15,8	189	20,0
144	66	6,2	107	11,8

Bromid wurde auch in der Lymphe aufgefunden. Wurde Jodid und Bromid in gleichen molaren Verhältnissen in den Darm des Kaninchens gegeben, dann fand sich in der Lymphe mehr Br' als J', was auf das größere Molekül des Jodids zurückzuführen wäre[2777, I].

Versuche an *Hunden* wurden ähnlich ausgeführt.

Bei einmaliger Gabe von 0,8 g wurde ein Gleichgewicht im Blut schon in 1—2 Stunden erreicht[2771], ähnlich bei 0,5 g/kg[2773]. Dieser Versuch wurde unter Berücksichtigung der Cl'-Zufuhr unternommen. Es wurde eine salzarme Diät verabreicht. Entsprechend sank der Gehalt im Blut nach Erreichen des Maximums in den ersten 24 Stunden (keine Zwischenanalyse) in 3 Wochen von 14 mMol im Plasma auf etwa 10 mMol. In Versuchen an 4 Hunden von etwa 25 kg Gewicht, die 2 und 8 g NaBr peroral erhalten hatten, erreichte die Konzentration im Blut ihre maximale Höhe nach 24 Stunden und blieb dort 2—5 Tage, dann begann erst das langsame Absinken. Deutlich ist die lange Retention[2772].

Über Versuche mit wiederholten Gaben gibt folgende Tabelle Auskunft:

Tabelle 140.

Literatur	Dosis täglich	Konzentration
INGRAHAM[2713]	3mal 10 g NaBr	71,2 mMol/Ltr. Br' 53,9 mMol/Ltr. Cl
ELLINGER u. Mitarbeiter[2774]	12mal 0,25 g/kg	334 mg% Br' 52,7% molar
USSIJEWITSCH u. Mitarbeiter[2775]	1mal 0,24 g/kg	35 mg% Br'
	2mal 0,24 g/kg	43 mg% Br'
	4mal 0,24 g/kg	118,42 mg% Br'
	20mal 0,24 g/kg	140,62 mg% Br'

[2763] COPE, C. L.: J. Physiol. **76**, 329 (1932), Rona **71**, 598.
[2764] HELLER, V. G. u. PAUL, H.: J. biol. Chem. **105**, 655 (1934), Rona **82**, 456.
[2765] WINNEK, P. S. u. SMITH, A. H.: J. biol. Chem. **119**, CVI (1937).
[2766] WINNEK, P. S. u. SMITH, A. H.: J. biol. Chem. **121**, 345 (1937).
[2767] MÖLLER, K. O.: Naunyn-Schmiedebergs Arch. **165**, 244 (1932).
[2768] BOSHES, B.: Proc. Soc. exp. Biol. Med. **32**, 271 (1934), Rona **85**, 662.
[2769] FREY, E.: Naunyn-Schmiedebergs Arch. **163**, 393 (1931), Rona **66**, 275.
[2770] LIPSCHITZ, W.: Naunyn-Schmiedebergs Arch. **147**, 142 (1929). Methode der Br-Bestimmung nicht sehr zuverlässig.
[2771] BRODIE, B. B., BRAND, E. u. LESKIN, S.: J. biol. Chem. **130**, 555 (1939).

Beim *Menschen* wurde nach Gabe von 1 g KBr das Maximum in der ersten Stunde erreicht mit etwa 4 mg%[2776]. Bei Prüfung des Gleichgewichtes im Blut ergab sich bei Patienten mit Ödem durch Herzfehler eine Verzögerung von mehr als 5 Stunden[2771]. Eine Übersicht über den Konzentrationsverlauf nach einmaliger Gabe von 3 g NaBr gibt die folgende Tabelle von QUASTEL und YATES[2777]:

Tabelle 141.

Diagnose	Anfangswert vor der Bromgabe	Blut-Brom (mg/100 ccm) Zeit in Stunden nach oraler Gabe							
		1	2	4	26	96	120	264	336	504
Normal	0,96	2,02	4,72	—	5,8	4,17	—	—	1,54	—
Dementia . . .	0,90	—	21,4	33,4	33,0	—	25,8	—	18,8	—
Dementia . . .	0,92	—	12,7	15,6	14,9	9,0	—	4,6	—	1,35
Oligophrenie .	0,81	—	4,71	3,75	1,35	—	—	0,92	—	—
Epilepsie . . .	0,72	—	5,0	5,72	5,35	—	1,8	—	1,05	—
Manische Depression. . .	2,15	—	—	11,1	11,9	—	6,85	—	—	—
Dementia . . .	1,47	—	16,9	—	—	—	—	—	—	—
Melancholie . .	0,67	—	9,8	9,9	8,95	—	—	—	3,85	—
Hebephrenie. .	0,20	—	5,90	8,4	6,6	—	3,75	—	—	—
Manische Depression. . .	0,62	5,62	5,22	5,90	4,96	—	—	3,55	—	1,80

Wir sehen aus der Tabelle, daß die maximale Konzentration zwar häufig schon nach 1—2 Stunden, aber 2mal auch erst nach 26 Stunden erreicht wird. Es ist erstaunlich, welchen Schwankungen die Höhe der Maxima unterworfen ist.

Bei Darreichung von 3mal täglich 10 grain (0,65 g) NaBr an 55 Personen 4 Monate lang, stieg das Blutbromid auf durchschnittlich 16,6 mg%, bei 15 Personen wurden 3mal täglich 50% höhere Werte verabfolgt. Der Blutbromgehalt betrug bei diesen durchschnittlich 50,1 mg%, bei beiden Gruppen waren die Schwankungen groß[2777, II].

Weitere Versuche an Geisteskranken, die in 3 Monaten 500—600 g NaBr erhielten, d. h. täglich 6—7 g NaBr, teilen ROSSEN und REICHENBERG[2777, IV] mit. Nach 2—6 Wochen war dann das Maximum des Plasma–Br mit 15—30 m. aequiv. erreicht. Die Summe der Halogene [Cl] + [Br] sank dabei mit 90 m. aequiv. unter die Norm.

Bei Säuglingen war die Resorption von NaBr schlechter als bei Erwachsenen. Die Reihenfolge blieb aber gleich, d. h. die beste Resorption im Darm, dann Rectum, dann Magen. Wenn man aber die resorbierenden Flächen in Rechnung stellt, zeigt das Rectum die beste Resorption[2777, III]. Diese Angabe trifft natürlich nicht die Permeation der Wand isoliert.

[2772] GEORGIJEWSKAJA, L. M. u. USSIJEWITSCH, M. A.: Rona **91**, 219 (1935).
[2773] PALMER, J. W. u. CLARKE, H. T.: J. biol. Chem. **99**, 435 (1933), Rona **73**, 511.
[2774] ELLINGER, A. u. KOTAKE, Y.: Naunyn-Schmiedebergs Arch. **65**, 87 (1911).
[2775] USSIJEWITSCH, M.A. u. GEORGIJEWSKAJA, L. M.: Rona **91**, 381 (1935). Die Ausscheidung erstreckte sich auf 45 Tage, Normalwert 10 mg%, also sehr hoch.
[2776] KURANAMI, T.: J. of Biochem. **15**, 205 (1932), Rona **69**, 337. Werte nur wenig brauchbar wegen der angewandten Bestimmungsmethode.
[2777] QUASTEL, J. H. u. YATES, E. D.: Biochem. J. **28**, 2, 1530 (1934). C. **1935 I**, 3804.
[2777, I] NAGAYAMA, T.: Arb. III Ab. des anat. Inst. Kyoto 8a, 31 u. 44 (1941), Rona **126**, 425.
[2777, II] FLINN, F. B.: J. Labor. clin. Med. **26**, 1325 (**1941**), Rona **127**, 198. C. **1941 II**, 2963. Brombestimmung mit $AuCl_2$.
[2777, III] KRAMÁR, J. u. SZABO, J.: Policlin. inf. **10**, 441 (1942), Rona **113**, 431.
[2777, IV] ROSSEN, R. S. u. REICHENBERG, A.: J. biol. Chem. **140**. C VII (1941). C. **1943 II**, 1551.

d) Rhodanid. Die Aufnahme von Rhodanid in einmaliger Dosis wurde beim Kaninchen geprüft. In den Versuchen von ANDERSON und CHEN[2550, 1] erhielten 14 *Kaninchen* 100 mg/kg NaSCN oder KSCN. In 6 Stunden war das Maximum mit 10—16 mg% SCN′ im Gesamtblut erreicht. Nach 48 Stunden war es noch nicht völlig frei davon.

200 mg/kg führten bis auf 20—24 mg% im Maximum. Der Abfall benötigte 96 Stunden. 300 mg/kg führte bei 2 Tieren zu maximal 24 und 30 mg%. SCN′ blieb über eine Woche im Blut nachweisbar.

Bei *Hunden* wurde 100 mg/kg täglich verabfolgt. Die Tiere starben in einigen Tagen mit 17—37 mg% SCN′ im Blut. Wurden niedere Dosen — 20—30 mg/kg — gegeben, dann hielten sie die Medikation länger aus, bis zu 12 Wochen. Die Blutkonzentration war dieselbe. Einzelne Tiere, die diese Zeit überlebten, zeigten auf diese kleinen Dosen Werte von < 12 mg% SCN′.

Bei einer einmaligen Dosis von 100 mg/kg an Hunden (in Dünndarmtabletten, damit sie nicht erbrachen) wurde das Maximum in 8 Stunden mit 10—18 mg% erreicht, 72 Tage blieb es nachweisbar.

Angaben über die Verhältnisse, wie sie sich bei der therapeutischen Anwendung in der *Klinik* darbieten, sind häufiger.

Bei Gabe von 3mal 0,1 g NaSCN wurde in 17 Tagen ein Wert von 1 mg%, nach 6 Tagen von 0,9 mg% gemessen (SCHREIBER[404], WESTPHAL[2604]). Die Ausscheidung zog sich über Wochen hin.

Die sonst in der Literatur niedergelegten Werte bei derselben Dosis sind höher: z. B. bei GARVIN[2599]: Eine 71jährige Frau erhielt 0,3 g KSCN täglich, die Konzentration stieg in 5 Tagen auf 3,8 mg% an. Bei der jetzt fortgesetzten doppelten Dosis betrug der Wert nach 5 Tagen 10,1 mg%. 1 Tag mit 3mal 0,3 g brachte ihn auf 13,6 mg% und gleich darauf auf 18,7 mg%. In 6 Tagen sank der Gehalt erst auf 9,4 mg%. Ähnliche Werte werden auch sonst erwähnt[2606]. Bei GRIFFITH und LINDAUER[405] finden wir bei derselben Dosierung einen Anstieg auf 13 mg%.

e) Nitrat. Der Gehalt des Blutes an Nitrat wurde von REITH, WHELAN und BANNICK[2568] beobachtet.

4 normale Menschen erhielten täglich 10 g NH_4NO_3. Der Gehalt im Plasma stieg auf 2—3 mg% Nitrat-N nach 4maliger Gabe. In 48 Stunden sank der Gehalt schon auf 0,01 mg%. Bei 2 Patienten mit chronischer Nephrose stieg der Gehalt, auch nach 4maliger Gabe, auf 6 und 7 mg%, bei einem Kranken mit chronischer Glomerulonephritis sogar auf 19 mg%. Hier dauerte es 14 Tage, bis ein Wert von 1 mg% erreicht war.

Obwohl Nitrat in der HOFMEISTERschen Reihe seinen Platz zwischen Br′ und SCN′ hat, ist das Verhalten doch durchaus abweichend und gibt mehr Ähnlichkeit mit Sulfat.

f) Kaliumchlorat. Kaliumchlorat in der Menge von 0,5 g/kg erhielten 7 Hunde in den Versuchen von ROSS[2564] mit der Schlundsonde.

Nach 2 Stunden wurde der größte Wert mit 81 mg% beobachtet, nach 4 Stunden war der Abstieg schon deutlich, nach 6 Stunden fanden sich bei 2 Hunden höhere Werte als nach 4 Stunden (42 und 25 mg%), was wohl auf die Unsicherheit der Methodik (Differenzbestimmung) zurückzuführen sein wird. Nach 24 Stunden fanden sich Werte von 12—15 mg%.

g) Phosphat. Auch hier gelten die Bedingungen, die bei der Absorption aus der Darmschlinge schon behandelt wurden, und die in erster Linie chemischer Natur sind (Ca-Fällung). Ein Unterschied gegenüber den anderen Ionen ist damit sofort deutlich. Neuerdings wurde von MØLLGARD[2782, 1] auf eine Lähmung der Resorption von PO_4''' (neben $Ca^{..}$ und $Mg^{..}$) bei Schweinen durch Sulfid hingewiesen (Cl′ und N wurden nicht beeinflußt).

Bei Zufuhr von radioaktivem ^{32}P (als $Na_2H^{32}PO_4$) in der Menge von 4—9 mg per os an Ratten kommt es nicht zur Erhöhung des Blutphosphats. Wenn man aber auf die markierten Moleküle achtet, sieht man einen Anstieg, der nach 12 Stunden mit 0,24% des Gesamtphosphors ein Maximum erreicht. In 5 Tagen sinkt dieser maximale Wert auf $1/4$, in 13—20 Tagen auf $1/20$. Dieses lange Verweilen ist nur bedingt durch den raschen Einbau des Phosphats in organische, besonders lipoide Bindungen, und in dieser Form bleibt es so lange im Blut (siehe später).

Kaninchen. Durch perorale Gabe läßt sich eine Steigerung des anorganischen P im Blut erreichen.

Diese Steigerung wird durch gleichzeitige Gabe von Mg-Salzen nicht verändert[2779]. Genauere Daten liegen von WARKANY[2780, 2781, 2782, 2787] vor.

Nach Gabe von 0,5 g/kg Na_2HPO_4 beginnt der Anstieg schon nach $1/2$ Stunde, wird aber erst nach 1 Stunde deutlich. Der Anstieg über den Ausgangspunkt erfolgte in $1—2^{1}/_{2}$ Stunden bis zum Maximum, im Durchschnitt 3,8 mg%[2780] bzw. 1,3 mg%[2782]. In 7 Stunden war der Ausgangspunkt erreicht.

Bei MCCOLLUM-Diät war der Anstieg geringer (0,7 und 1,1 mg%), umgekehrt war er höher bei Gabe von Vigantol (10 ccm pro Tier). Einige Beispiele aus diesen Versuchen[2781], gewonnen an denselben Tieren aus Blutentnahme 2 Stunden nach der Phosphatgabe, zeigt folgende Tabelle:

Tabelle 142.

Phosphat		mit Vigantol	
vor	nach	vor	nach
6,9	9,6	11,0	18,8
5,2	8,6	6,9	13,8
5,0	7,5	10,2	14,0
6,5	7,3	10,0	14,1

Diese stärkere Steigerung ist allerdings nicht (wie WARKANY annimmt) auf eine bessere Resorption des Phosphats aus dem Darm zu beziehen, sondern auf eine schlechtere Aufnahme durch die Gewebe. Die hohen Ausgangswerte im Blut zeigen, daß die Gewebe unter dem Einfluß der toxischen Vitamin-D-Gaben sogar Phosphate abgeben. Die umgekehrte Auslegung ist bei den Tieren unter MCCOLLUM-Diät und den dadurch niedrigen Ausgangswerten angebracht.

Über die Frage der Resorption unter Einfluß von Vitaminen wurde seinerzeit viel diskutiert. Prüfungen über die Resorption durch Analysen im Blut der Pfortader 1 Stunde nach Gabe von 0,05 g/kg Na_2HPO_4 liegen von DEGWITZ[2730] vor.

Der Anstieg betrug mit Vitamin D 3,6 mg%, ohne 5,3 mg%. In der Vena hepatica sind die entsprechenden Werte 3,8 und 4,2 mg%. Auch hier waren die Gaben von Vitamin D so hoch, daß der Phosphatspiegel im Blut auf 8—11 mg% angestiegen war. Die Versuche ergaben keine Speicherung in der Leber. Dagegen war in anderen Versuchen bei Gabe von 20 ccm 1,84% Na_2HPO_4 in die Vena portae die Konzentration in der Vena hepatica nach 50 Minuten noch erhöht, besonders nach Vitamin D.

Die Resorption vom Darm durch Analysen in der Vena portae und Lebervene wurde auch am *Hunde* untersucht[2783].

Eine größere Retention in der Leber ist merkbar. Das Lebervenenblut enthält 0,2 bis 1,1 mg% weniger als die Vena portae. Es wird daraus auf einen Einbau in organischer Form geschlossen, zumal Insulin und Adrenalin zu einer Vergrößerung dieser Werte führen und auch der Werte des organischen P.

Daß diese Auffassung zum Teil richtig ist, wird später bei der Verteilung von radioaktivem ^{32}P behandelt werden. Aber das Verschwinden von Phosphat in der Leber hat nichts gemein mit dem zeitweiligen Verschwinden von Halogenen, worüber schon berichtet wurde.

[2778] LE FEVRE MANLY, M. u. BALE, W. F.: J. biol. Chem. **129**, 125 (1939). Versuche an 26 Ratten. In der Diät täglich 0,12 g P.
[2779] DREYFUSS, F.: Dissertation Basel 1934. Rona **87**, 364.
[2780] WARKANY, J.: Z. f. Kinderheilkunde **46**, 1 (1928), Rona **49**, 367.
[2781] WARKANY, J.: Z. f. Kinderheilkunde **49**, 191 (1930), Rona **56**, 731.
[2782] WARKANY, J.: Z. f. Kinderheilkunde **49**, 259 (1930), Rona **57**, 417.
[2782,1] MOLLGAARD, H.: Biedermanns Zentralblatt B. **15**, 1 (1943). C. **1943 II**, 920. Dadurch kommt es sogar zu Rachitis und Osteoporosen.
[2783] CHARIT, A. J.: Pflügers Arch. **218**, 642 (1928). Rona **46**, 397.

Umfangreiche Versuche an 4 Hunden mit variierter Versuchsmethodik durch Analysen von Phosphat im Pfortaderblut wurden von PATWARDHAN und NHAVI[2726] unternommen und sollen auf einer Tabelle dargestellt werden:

Die Resorption setzt nach diesen Werten, die Analysen aus dem Gesamtblut darstellen, prompt ein, dauert aber noch länger als 3 Stunden fort. Es ergibt sich keine Abhängigkeit der Resorption von dem p_H der in das Duodenum gebrachten Lösung. Bei der alkalischen Lösung liegt das Maximum sogar am frühesten.

Hierzu sei folgende Bemerkung gestattet: Eine durch stärkere Alkalität verursachte Resorptionshemmung ist nur auf dem Umwege über die verschiedene Löslichkeit der Calciumphosphatverbindungen zu erwarten. Hier hungerten die Tiere aber schon 16—20 Stunden vor dem Versuch, also war im Darm kein calciumhaltiger Speisebrei vorhanden. Der Versuch ist höchstens in der Richtung zu werten, daß durch die verschiedene Acidität keine Beeinflussung der Schleimhaut selbst stattfindet, sondern daß eine auf andere Weise dargetane Abhängigkeit auf rein chemische Bedingungen zurückzuführen wäre.

Tabelle 143.

Zeit in Stunden	A	B	C	D
0	7,2	8,6	6,1	5,0
½	17,6	12,0	9,5	12,0
1	14,8	14,3	10,8	14,7
2	14,6	—	11,4	16,5
3	14,8	18,2	12,3	19,8

A. 11 kg Hund 933 mg P/40 ccm = 23 P/ccm p_H 9,4
B. 8,13 „   „   870 „   „   „   = 22 „   „ 7,0
C. 6,07 „   „   492 „   „   „   = 12 „   „ 7,0
D. 8,88 „   „   764 „ P/35 „   = 22 „   „ 4,9

Aus diesen Versuchen haben noch die Analysen der Lymphe aus der Cysterna Chyli Bedeutung.

Ein Hund von 10 kg erhielt wie oben in das Duodenum 862 mg P bei p_H 4,9 in 28 ccm Flüssigkeit (also 30,8 mg P/ccm). Die Analyse in mg% anorganischem P zeigt folgende Reihe:

Tabelle 144.

Zeit	0	½	1	2	3 Std.
Lymphe	5,71	8,46	11,99	13,51	12,3
Porta-Blut	5,63	—	—	12,6	12,6

Man wird daraus schließen, daß eine Resorption auch durch die Lymphgefäße stattfindet.

Allerdings fehlen die Analysen des Gesamtblutes. Die Möglichkeit einer Steigerung besteht, und dadurch allein schon hätten wir eine Steigerung in der Lymphe zu erwarten. Bei der Phosphatgabe wird der Anstieg nicht so groß und so lange zu erwarten sein.

In anderen Versuchen, die nur das anorganische Phosphat im peripheren Blut berücksichtigen, wurde nicht so leicht eine Steigerung erreicht, z. B. DENIS[2760] bei Gabe von 100 ccm m/1 Na_2HPO_4 an einen Hund von etwa 10 kg.

CORBIAU[2784] gab 4 Hunden 2 g Na_2HPO_4. Die Steigerungen im Blut gingen nicht über die normalen Schwankungen hinaus, und größere Dosen konnten nicht gegeben werden, weil Durchfälle auftraten.

Demgegenüber stieg der P-Gehalt im Blut von Hunden, die etwa 0,1 g/kg P erhielten, an (SALVESEN, HASTINGS und MCINTOSH[2470]).

1 Stunde nach Gabe von neutraler Lösung (p_H 7,4) von 1,7 (5,27 mg%) auf 3 mMol (9,31 mg%) bzw. von 1,9 (5,89 mg%) auf 3,1 mMol (9,61 mg%); bei alkalischer Lösung von 1,64 mMol (5,08 mg%) → 1,84 (5,70 mg%) und 1,40 mMol (4,34 mg%) → 2,1 mMol (6,51 mg%)

[2784] CORBIAU, L.: C. rend. Soc. Biol. **122**, 474 (1936), Rona **96**, 567. Gewichte der Hunde nicht angegeben.

bei saurer Lösung von 1,63 mMol (5,05 mg%) → 2,63 mMol (8,15 mg%) und 1,55 mMol (4,80 mg%) → 3,30 mMol (10,2 mg%). Durch wiederholte Gaben (2 stündlich) konnten Werte von 3—4 mMol (9,3—12,4 mg%) erreicht werden.

In Versuchen von JONES und RAPOPORT[2785] erreicht das P im Blut nach 0,1 g/kg P als Na_2HPO_4 in 2 Stunden ein Maximum mit einem Anstieg von 4,5 auf 10 mg%, nach Vitamin D 30000 E von 5,0 auf 14 mg%. Die halbe Dosis führte auch noch zu einem Anstieg.

Den Verlauf der Phosphatresorption nach Versuchen an 4 *Schafen* bei Zufuhr von 0,497 g P als Na_2HPO_4 in 50 ccm Wasser zeigt folgende Tabelle 145 [2786] mit Werten in mg% des Plasmas:

Auffällig ist die Geschwindigkeit, mit der das Maximum der Konzentration erreicht wird und auch die erreichte Höhe.

Zum Abschluß sollen noch einige Analysen einen Platz finden, die beim *Menschen* gewonnen sind.

Durch Gabe von 3 g P in neutraler Lösung an eine erwachsene Versuchsperson stieg der P-Gehalt im Plasma von 3,4 auf 5,0 mg%[2788]. Nach 7 g NaH_2PO_4 stieg der Plasmawert von 3,7 mg% in der folgenden Stunde auf 5,0 mg% und betrug 2 Stunden später 4,3 mg%. Nach Gabe von 14 g Na_3PO_4 an eine gesunde Versuchsperson fanden sich folgende Werte im Plasma: 3,1 (Ausgang) 5,03, 4,83, 4,39 mg%[2789]. Bei so hohen Gaben wie 10 g P reagierten nur 2 von 3 Versuchspersonen mit Steigerung des P im Plasma[2790]. Die Steigerung des Blut-P ist beim Menschen nicht leicht zu erreichen. Trotzdem gelang es angeblich, nach nur 60 Tropfen officineller Phosphorsäure bei Gesunden den Wert bis 44% zu erhöhen[2791].

Tabelle 145.

Zeit in Min.	1	2	3	4
0	4,7	4,6	4,0	3,8
15	10,8	9,0	10,7	11,2
30	8,4	8,4	9,8	10,0
45	8,1	7,5	8,8	9,7
60	8,3	7,2	8,5	8,9
90	6,4	6,6	8,0	7,7
120	5,5	6,1	7,4	7,6
240	4,6	5,4	4,8	4,3

Einige Zahlen bei Kindern finden sich in der Arbeit von MURDOCH[2792]. Es handelt sich um Durchschnittswerte des Plasmas. Phosphat wurde 4 g NaH_2PO_4 in 120 ccm gegeben.

Tabelle 146.

Versuchspersonen	vorher	1. Std.	2. Std.	3. Std.	4. Std.	maximaler Anstieg
5 normale Kinder	5,0	6,9	7,0	6,6	6,0	2,0
4 rachitische Kinder . . .	3,2	4,9	5,3	—	4,3	2,1
2 Kinder mit heilender Rachitis	4,5	10,0	10,6	—	6,8	6,1

WARKANY[2780] führte ähnliche Versuche mit einer Gabe von 0,5 g/kg Na_2HPO_4 durch. Während bei 3 normalen Kindern der maximale Anstieg 3,4 mg% betrug, war er bei rachitischen nur gering (0,1—1 mg%) und bei heilender Rachitis, wie in den eben angegebenen Versuchen, größer als bei den rachitischen, aber nicht wesentlich größer als bei den normalen Kindern.

III. Normalgehalt des Blutes an Anionen und seine Änderung durch parenterale Zufuhr.

1. Phosphat.

a) *Normalwerte.* Da Phosphat im Gesamtblut auch in organischer Bindung vorliegt und nicht nur in anorganischer, wird ein Übergang von einem Zustand in den anderen an der Tagesordnung sein, so daß bei der Analyse leicht Fehler auftreten können, etwa durch Hydrolyse von organischen Estern durch die Phosphatasen, andererseits durch Synthese[2793].

[2785] JONES, J. H. u. RAPOPORT, M: J. biol. Chem. **93**, 153 (1931), Rona **65**, 395.
[2786] BARKUS, O. u. BALDERREY, F. C.: Amer. J. Physiol. **68**, 425 (1924), Rona **28**, 74.

Da wir hier nur die anorganischen Phosphate zu berücksichtigen haben, verweisen wir hinsichtlich der Verteilung auf die einzelnen Faktoren auf eine Zusammenfassung von SCHMIDT und GREENBERG[2794].

Der normale Gehalt an anorganischem P wurde von MALAN[2795] bei zahlreichen Tieren angegeben. Die Werte in mg% P seiner Tabelle beziehen sich auf das Gesamtblut.

Tabelle 147.

Rana esculenta	8,5	Pavian	3,1	Lama	10,7
Huhn (Leghorn)	7,7	Pferd	1,9	Känguruh	4,3
milchende Kuh	4,7	Maulesel	3,1	Hund	3,2
Schildkröte	8,7	Esel	2,1	Ratte	4,0
Taube	1,6	Rindvieh	4,8	Kaninchen	3,0
Vogel Strauß	5,5	Schaf	4,6	Meerschweinchen	3,8
Mensch	2,2	Ziege	4,8		

Wir geben noch weitere Werte aus der Literatur wieder, die Zahlen gelten immer in mg% P.

[2796] Rana catesbiana 1,5 und 5,5 im Serum (2 Tiere)
[2796] Schildkröte Pseudemys rugosa 1,5 1,8 3,8 6,5 (4 Tiere)
[2797] Rana pipiens 3,65 im Plasma (16 Tiere)
[2797] Necturus 4,6 (10 Tiere)
[2798] Lophius piscatorius (Fisch) 12—24 mg%, Serum
[2799] Hühner. Serum. 4,6 mg% (68 Tiere)
[2800] Hühnchen, Blutgehalt 9 mg% in der ersten Woche, fallend auf 6—7 mg% nach 6 Wochen
[2801] Legende Hennen 6,2 mg%, wie normale
[2802] Ratten von 6 Wochen Blutphosphatwert 8—10 mg%, ältere Tiere 4—5 mg%
[2803] Ratten, Serum 10 mg%.

Ratten. Neben einigen Analysen in obigen Zusammenstellungen liegen noch systematische Angaben von Li, GESCHWIND und EVANS[2803, 1] vor, mit Berücksichtigung von Alter und Gewicht, die anschließende Tabelle 148 wiedergibt.

Tabelle 148.

Alter der Tiere in Tagen	Gewicht in g	Gehalt im Blutplasma in mg% P
15	31	10,6 ± 0,08
55	217	11,4 ± 0,57
73	253	8,2 ± 0,42
119	330	7,7 ± 0,31

[2787] WARKANY, J.: Z. Kinderheilkunde **46**, 716 (1928), Rona **50**, 401.
[2788] FARQUHARSON, R. F., SALTER, W. I. u. AUB, L. C.: J. clin. Invest. **10**, 251 (1931).
[2789] SCHULZ, I.: Ann. intern. Med. **3**, 667 (1930), Rona **55**, 512.
[2790] FULLER, A., BAUER, W., CLAFLIN, D. u. COCKRILL, J. R.: J. clin. Invest. **11**, 411 1932), Rona **72**, 123. Kranke mit Ostitis fibrosa.
[2791] LABBÉ, M., FABRYKANT, M. u. ZAMFIR, C.: C. rend. Soc. Biol. **108**, 678 (1931), Rona **66**, 236. Bei Diabetikern soll das schwerer gelingen.
[2792] MURDOCH, G.: Arch. of dis. in Childhood **2**, 285 (1927), Rona **44**, 767. Das Gewicht der normalen Kinder schwankte zwischen 6,5 und 24 kg.
[2793] LAWACZEK, H.: Biochem. Z. **145**, 351 (1924). Synthese durch Luftdurchleitung.
[2794] SCHMIDT, C. L. A. u. GREENBERG, D. M.: Physiologic. Rev. **15**, 297 (1935).
[2795] MALAN, A. J.: 16. Rep. Dir. vet. Serv. South-Africa 326 (1930).
[2796] GROLLMANN, A.: J. biol. Chem. **72**, 565 (1927), Rona **41**, 755.
[2797] WALKER, A. M.: J. biol. Chem. **101**, 239 (1933), Rona **75**, 506.
[2798] MARSHALL, JR. E. K. u. GRAFFLIN, A. L.: Proc. Soc. exp. Biol. Med. **31**, 44 (1933), Rona **78**, 643.
[2799] ACKERSON, C. W., BLISH, M. J. u. MUSSEHL, F. E.: J. biol. Chem. **63**, 75 (1925), Rona **31**, 697.
[2800] ELVEHJEM, C. A. u. KLINE, B. E.: J. biol. Chem. **103**, 733 (1935). C. **1935 I**, 3807.
[2801] BENJAMIN, H. R. u. HESS, A. F.: J. biol. Chem. **103**, 629 (1933).

Die Höhe hängt wesentlich mit dem Wachstum zusammen. Durch Entfernung der Hypophyse kam es zum Abfall. Injektion des Wachstumshormons erhöhte sogar über den Wert der Kontrollen.

Das *Kaninchen* zeichnet sich durch große Instabilität seiner Normalwerte aus.

Bei langdauernder Beobachtung (bis 32 Wochen) gab es Schwankungen von 2,6—7,5 mg% im Blut[2804], 3,77 mg%[2806]. Bei einer ausgedehnten Untersuchung an 80 Tieren über ein Jahr fand sich eine Schwankung von 4,96 mg% ($\pm$ 0,20) bis 6,82 mg% ($\pm$ 0,20)[2805]. Am Abend sind die Werte im Serum um 1—1,5 mg% tiefer als am Morgen, so daß das Kaninchen für längere Bilanzen als ungeeignet betrachtet wird[2807]. Ebenso gibt es die Schwankung mit dem Alter[2808].

Hunde. Die Werte im Serum sind 3,8 mg%[2809], 2,7 4,4 4,6 mg%[2810], 3,4—6,4[2796], im Blut unter Chloralose 3,9 (2,3—5,3) mg%[2811].

Schwein. Serum 7,3—9,7 mg% (6 Tiere)[2796]. 8,34 mg%[2812], bei Ferkeln 8,01 mg%[2813]. Der Gehalt ist niedriger bei älteren Tieren und in der Schwangerschaft[2812].

Rinder. Im Blut gemessen an 64 Milchkühen betrug der Wert 4,33 ($\pm$ 0,04) mg%, ebenso bei nichtmilchenden Tieren[2815].

Bei 40 jungen Stieren wurden 2,41—3,0 mg% P im Blut gefunden[2816]. Diese Tiere hatten anscheinend eine an Phosphat geringe Ernährung, denn geringe Zufütterung von phosphathaltiger Nahrung erhöhte den Gehalt bald auf 5 mg%. Bei Trächtigkeit sinkt der Gehalt ab z. B. auf 3,2 mg%[2814]. Auch hier haben junge Tiere einen höheren Gehalt als ältere[2815]. Aber nach der Geburt bis zum Alter von 6 Monaten steigt der Gehalt noch an, um dann dauernd zu sinken[2814]. Das Blut der Mütter ist weniger reich an P als das des Neugeborenen[2814].

Die ausführlichsten Analysen wurden von REID, WARD und SALSBURY[2803, II] mitgeteilt. Im Blutplasma von 49 Kühen fanden sich als Durchschnittswerte 9,93 %mgCa und 5,08 mg% P. 50 Kälber unmittelbar nach der Geburt hatten 12,12 mg% Ca und 6,53 mg% P. Man sieht, daß hier die sonst geltende Beziehung zwischen Ca und P, die uns noch ausführlich beschäftigen wird, nämlich daß Steigen von Ca mit Sinken des P beantwortet wird, nicht Gültigkeit behält.

Pferde. Bei der Geburt ist der Gehalt im Serum größer als im Plasma, steigt an bis zu einem Maximum im Alter von 10 Wochen, um dann zu sinken[2814, I].

Von der 20sten Woche mit einem Gehalt von 5,4 mg% gibt es mit dem Alter einen hohen negativen Korrelationskoeffizienten r = — 0,768 + 0,066[2814, II]. Dabei muß das untersuchte Tier in gutem Futter sein, da jeder Phosphatmangel sich sofort in den Plasmawerten widerspiegelt.

[2802] KOCH, E. M. u. CAHAN, M. H.: Amer. J. dis. of Child. **34**, 187 (1927), Rona **43**, 426.

[2803] DUTCHER, R. A., CREIGHTON, M. u. ROTHROCK, H. A.: J. biol. Chem. **66**, 401 (1925), Rona **36**, 798.

[2803, I] LI, C. H., GESCHWIND, J. u. EVANS, H. M.: Endocrinology **44**, 67 (1949).

[2803, II] REID, J. TH., WARD, G. M. u. SALSBURY, R. L.: J. Nutrit. **36**, 75 (1948).

[2804] BROWN, W. H. u. HOWARD, M.: J. exp. Med. **47**, 539 (1928), Rona **46**, 84.

[2805] HARNES, A. R.: J. exp. Med. **48**, 549 (1928), Rona **48**, 403.

[2806] ASHLEY, A. u. GUEST, G. M.: J. clin. Invest. **13**, 219 (1934), Rona **80**, 477.

[2807] DUPRÉ, E. F. u. SEMEONOFF, E.: J. biol. Chem. **94**, 341 (1931), Rona **66**, 257.

[2808] BOMSKOV, C. u. NISSEN, H.: J. exp. Med. **85**, 142 (1932), Rona **71**, 715. Der relative Anteil des anorganischen P am säurelöslichen P beim 4 Wochen alten Kaninchen ist mit 16,6% höher als beim erwachsenen mit 9,0%.

[2809] POTOP, I.: C. rend. Acad. Sci. **201**, 490 (1935), Rona **90**, 119. C. **1935 II**, 3536.

[2810] GREENWALD, J.: J. biol. Chem. **14**, 369 (1913).

[2811] BRULL, L.: Arch. internat. Physiol. **43**, 253 (1936), Rona **97**, 78.

[2812] HUGHES, E. H.: J. agricult. Res. **53**, 267 (1936), Rona **97**, 240.

[2813] LUY, P. u. SCHMITT, J.: Dtsch. Tierärztl. Wschr. **1933**, 162, Rona **73**, 470.

[2814] PALMER, L. S., CUNNINGHAM, W. S. u. ECKLES, C. H.: J. Dairy Science **13**, 174 (1930), Rona **56**, 541.

[2814, I] BLUNN, C. T., HOWELL, C. E. u. CALDWELL. R. W.: J. nutrit. **20**, 1 1940), Rona **122**, 610.

[2814, II] PEARSON, P. B.: J. biol. Chem. **106**, 1 (1934).

[2815] JOHNSON, S. R.: J. nutrit. **17**, 15 (1939), Rona **113**, 409.

[2816] GREAVES, J. E., MAYNARD, E. J. u. REEDER, W.: J. agricult Res. **48**. 1033 (1934), Rona **82**, 592.

Beim *Menschen* erreicht der P-Gehalt im Serum ein Maximum im Alter von 1—6 Monaten[2817]. Der normale Wert wird angegeben mit 3,1 mg% im Gesamtblut[2820]. In einer Zusammenstellung von TIMPE[2819] sind die Werte der Literatur mit 2—4 mg% angegeben (siehe auch [2821]). Diese Werte werden durch Schwangerschaft nicht geändert, dagegen findet sich im Nabelschnurblut ein Gehalt von 4,6 mg% anorganischem P, während im mütterlichen Venenblut nur 3,7 mg% gefunden wurden (Durchschnitt von 10 Bestimmungen) als Zeichen dafür, daß in der Placenta nicht nur Diffusionskräfte herrschen[2818, 2819].

b) Schwankungen. Die Werte sind oft Schwankungen unterworfen.

So wurde eine Erhöhung gefunden bei Narkose (Hundeversuche[2726, 2802]), nach längerem Hungern bei Kaninchen (SAHYUN[532]), bei Ziegen und Schafen[2813], nach Fleischmahlzeiten bei Hunden und Ratten[2802], während beim Menschen (31 Personen) nach einer Mahlzeit der Gehalt von 3,15 auf 2,9 mg% sank[2820]. In der menschlichen Pathologie finden sich Steigerungen bei Anaemien (bis 10,3 mg%[2822]) und auch anderen Blutkrankheiten, vor allem aber Nephritiden[2822]. Diese Steigerung kam auch bei Kaninchen und Hunden mit gestörter Nierentätigkeit, z. B. nach Sublimatvergiftung oder Unterbindung der Ureteren zur Beobachtung (18 mg%[2806]). Senkungen wurden gesehen bei Diathermie[2823], beim Menstruationszyklus in der Phase der größten Proliferation der uterinen Mucosa[2824].

Von besonderem Interesse ist die Senkung nach länger dauernder Hyperventilation, die bis zum Auftreten von tetanischen Symptomen fortgeführt wurde und die Steigerung im Schlaf und nach fortgesetzter Einatmung einer höheren (7%) CO_2-Konzentration[2825].

Dasselbe ließ sich auch bei Fröschen erzielen (WALKER[2797]). Zwei Frösche wurden 70 Minuten in eine Atmosphäre mit 10% CO_2 gesetzt. Der Phosphatgehalt im Plasma stieg von 2,1 auf 2,6 bzw. von 2,1 auf 3,7 mg% an. Bei Hunden vermehrte er sich allgemein in der Acidose, und umgekehrt verminderte er sich in der Alkalose[2809].

Steigerungen des Phosphats sind nach verschiedenen Hormonen beobachtet worden, z. B. nach Hypophysenhinterlappenextrakt[2826] Wachstumshormon[2803, I], nach Thyroxin[2827] und vor allem in Abhängigkeit von den Nebenschilddrüsen.

Entfernung der *Nebenschilddrüse* bei Hunden steigerte den Serum-P-Gehalt von 2,7, 4,4 und 4,6 mg% auf 6,2, 7,7 und 8,8 mg% (GREENWALD[2810]). BRULL[2811] fand bei 7 Hunden vor der Operation 3,9; 24 Stunden nachher 5,2 mg% im Durchschnitt. SIWE[2828] fand eine Steigerung erst sub finem. Umgekehrt wird durch Gabe von Parathyreoidhormon der P-Gehalt gesenkt sowohl von Hunden[2830] als auch beim Menschen, besonders bei Hypoparathyreoidismus bzw. allgemein bei Zuständen, in denen der P-Wert vorher hoch war[2831, 2832].

Die Senkung durch unzureichende Phosphaternährung und in Verbindung mit dem Kohlenhydratstoffwechsel wird in späteren Abschnitten (N u. L) besprochen.

[2817] STAERNS, G., u. KNOWLTON G. C.: J. biol. Chem. 92, 639 (1931), Rona 64, 736. 76 Individuen.
[2818] MULL, J. W.: J. clin. Invest. 15, 513 (1936), Rona 99, 432.
[2819] TIMPE, O.: Arch. f. Gynäkologie 146, 232 (1931).
[2820] KAY, H. D., u. BYROM F. B.: Brit. J. exp. Path. 8, 240 (1927).
[2821] BOSE, J. P., u. U. N. DE: Indian J. med. Res. 26, 645 (1939), Rona 113, 60. C. 1939 II, 4518. Bei 50 normalen Personen in Indien, schwankend von 3—5 mg% (Durchschnitt 3,5 mg%).
[2822] KAY, H. D., u. BYROM Z. B.: Brit. J. exp. Path. 9, 72 (1928).
[2823] BISCHOFF, F., MAXWELL L. C., u. HILL E.: J. biol. Chem. 90, 331 (1930).
[2824] OKEY, R., STEWART, J. M. u. GRENNWOOD M. L.: J. biol. Chem. 87, 91 (1930).
[2825] HALDANE, J. B. S., V. B. WIGGLESWORTH, u. C. E. WOODROW: Proc. roy. Soc. Ser. B 96, 1 (1924), Rona 25, 317.
[2826] DODERO, G.: Arch. Farmacol. sperim. 60, 422 (1925). C. 1936 I, 1901. Versuche an Kaninchen.
[2827] HEYMANN, W., u. MAIER E.: Z. Kinderheilkunde 55, 512 (1933), Rona 78, 587. 28 Säuglinge und Kinder. Eintritt mit Latenz wie die Stoffwechselsteigerung. Eine Beeinflussung des Ca'' fand nicht statt. Thyreotropes Hormon bei 5 Kindern unwirksam.
[2828] SIWE, S.: Z. Kinderheilkunde 57, 383 (1935), Rona 95, 50.
[2829] SIWE, S.: Z. Kinderheilkunde 57, 459 (1935), Rona 95, 50.

c) Das *Verhältnis des organischen Phosphats zum Calcium* verlangt eine genauere Behandlung. Man spricht allgemein aus, daß Steigerung des Phosphats einhergeht mit Senkung des Calciums im Blute und umgekehrt, wobei auf die verschiedenen Fraktionen des Calciums wegen chemischen Gleichgewichtes in erster Annäherung hier kein Wert gelegt wird. Solche gegenläufige Bewegungen der Werte finden sich z. B. bei längeren Beobachtungen am Kaninchen[2804], dessen Serum-P besonderen Schwankungen unterworfen ist, wie wir vorher gesehen haben. Man will auf eine Konstanz des Produktes $Ca \times P$ hinaus.

Aber man findet auch *Ausnahmen* sehr häufig, z. B. nach Trinken von 1 Ltr. angesäuerter Milch nehmen beide Werte zu[2830]. Wenn im Laufe des Lebens z. B. beim Pferde das P im Plasma absinkt, so steigert sich nicht der Ca-Wert, sondern bleibt gleich (BLUNN[2814, I]). Dasselbe fand sich beim Rind[2803, II] und anderen Tieren.

Bei Gabe von Parathyreoidextrakt finden wir eine Zunahme des Calciums, die der Phosphatabnahme aber nachfolgt. So wurden nach 40 E des Extraktes (intramuskulär) die ersten Senkungen des Serum-P schon $^1/_2$ Stunde danach gesehen. Die Steigerung des Calciums folgte erst nach 1 oder 2, bei 2 Experimenten aber sogar 4—5 Stunden im Blut[2832].

Ähnliches fand sich bei Hunden[2830]. Wurden hier die Dosierungen mit dem Hormon fortgesetzt in der Zeit der Steigerung des Ca-Spiegels im Serum, dann kam es auch zu einer Steigerung des Phosphats.

Meist findet man trotz dieser Steigerung eine Abnahme in der Ausscheidung des P durch den Urin (BRULL[2811]), bedingt durch Bildung eines kolloidalen Calciumphosphats. Unter diesen Bedingungen findet man die Resultate wie bei GROLLMANN[2796]:

Ein Hund erhält in 18 Stunden 170 E Parathormon. Es zeigte sich Dyspnoe, Schwäche, Neigung zu Koma, Atonie mit Versagen der Blutzirkulation; der anorganische P stieg von 5,1 auf 8,7 mg%, das Calcium von 9,8 auf 17,9 mg%. Das Phosphat war vorher zu 100%, nachher nur zu 63% ultrafiltrierbar.

Unter ähnlichen Verhältnissen findet sich nach Gabe von $CaCl_2$ (SIWE[2829]) ein Anstieg von Ca (16,2 auf 20,1 mg%) und P (3,6 auf 6,3 mg%, 3,6 mg% ultrafiltrierbar).

Alle diese Beobachtungen wird man vorerst durch fehlendes Gleichgewicht bedingt ansehen dürfen.

Eine Ausnahme nach der anderen Richtung findet sich bei Rachitis, in der sowohl $Ca^{\cdot}$, als Phosphat gesenkt sind. Diese Ausnahme wird im Abschnitt N behandelt, hier genügt der Hinweis, daß bei manchen Tieren (besonders Ratten) durch die Menge der P-Zufuhr in der Nahrung eine Änderung erzwungen werden kann.

Im allgemeinen sieht man die gegenseitige Bedingtheit.

Vermehrte P-Fütterung z. B. auch beim Hühnchen führt dann zur Abnahme des Ca (ELVEHJEM u. KLINE[2800]). Bei Schweinen bewirkt Zulage von $CaCO_3$ zum Futter Anstieg des $Ca^{\cdot\cdot}$ und meist Abfall des P. Wird umgekehrt eine Diät von niederem $Ca^{\cdot\cdot}$-Gehalt gegeben, dann steigt der anorganische P, aber nur bei erwachsenen Tieren, bei Ferkeln fällt er ab, also ein Übergang zum Bilde bei Rachitis (HUGHES[2812]).

Bei Kaninchen sinkt der P-Gehalt ab bei Kohlfütterung, steigt an bei Kleie, Hafer und Rüben bei saurem Urin. Die $Ca^{\cdot\cdot}$-Konzentration verhielt sich invers[2807, 2833, 2834]. Rüben enthalten 0,392% PO_4''', Kohl nur 0,029%. Das Verhältnis Ca/P ist bei Kohl 1,55 oder 2,35, bei Rüben 0,17 oder 0,25[2831]. Bei diesen Versuchen können natürlich die Vorbereitungen zu dem im Blut gesehenen Resultat sich im Darm abspielen in Richtung einer gegenseitigen Hemmung der Resorption. Auch die Alkalität ist von Bedeutung, denn der Urin ist bei Kohl alkalisch, bei Rüben sauer[2834].

Durch Gaben beider Verbindungen wurde dieselbe Reaktion bei Schafen und Ziegen erreicht[2813], ebenso Kaninchen[2835].

[2830] GREENBERG, D., LEWIS M., DALTON G. J. B., u. COHN W. E.: Arch. inter. Med. 50, 855 (1932), Rona 72, 473.
[2831] ALBRIGHT, F., BAUER W., COCKRILL J. R., u. ELLSWORTH R.: J. clin. Invest. 9, 659 (1931), Rona 62, 377.
[2832] ELLSWORTH, R.: J. clin. Invest. 11, 1011 (1932).
[2833] BROCKFIELD, R. W.: Biochem. J. 27, 1, 173.
[2834] BOURNE, M. C., u. CAMPBELL D. A.: Biochem. J. 26, 1, 183 (1932). Zwei verschiedene Daten der Literatur.

Die meisten Versuche dieser Art wurden an Hunden ausgeführt und dasselbe gefunden, d. h. fast spiegelbildähnliches Verhalten, allerdings weniger, wenn das $Ca^{..}$ durch große Gaben von Vitamin D erhöht wurde[2785].

UNDERHILL[2468] berichtet, daß durch Infusion von 100 mg/kg P im Durchschnitt der $Ca^{..}$-Gehalt um 3,6 mg% im Blut fällt. Bei subcutaner Injektion von 30 ccm/kg neutraler, isotonischer Lösung fiel nach HOESCH[2837] in 3 Stunden das Blut-$Ca^{..}$ auf 6,4 mg%, was ungefähr mit der Angabe von UNDERHILL übereinstimmt.

PAGE[2836] gibt folgende Werte an nach intravenöser Gabe von Na_2HPO_4 $12 H_2O$ (ca. 9% P) auf Tabelle 149:

Tabelle 149.

Dosis in g/kg	Ca vorher	1. Std.	3. Std.	5. Std.
0,1	12,75	11,35	11,45	11,3
0,25	11,8	9,85	11,3	10,65
0,25	12,70	11,75	11,8	11,3
0,50	13,3	10,25	11,0	11,0
1,00	12,15	11,3	10,15	10,4

Diese Werte geben geringere Resultate als die von UNDERHILL[2468] und HOESCH[2837]. Man sieht kaum eine Steigerung der Wirkung bei steigender Dosierung, wenn man nicht annehmen will, daß bei der höchsten Gabe der Haupteffekt erst zu erwarten ist.

Diese Auffassung führt zu einem wichtigen Problem, das bei den Versuchen von PATWARDHAN und NHAVI[2726] schon einmal angedeutet wurde. In ihren Versuchen wurde die enterale Resorption durch Analysen des Pfortaderblutes verfolgt. Hierbei fand sich eine Senkung des $Ca^{..}$-Gehaltes im Blut von der ersten Beobachtung an schon nach einer halben Stunde. Man wird sich die Frage vorlegen, ob die Veränderung auf dem Wege von den Kapillaren zu den Venen aufgetreten sein könnte, oder ob sie nur den Ausdruck einer allgemeinen Veränderung im Blute darstellt, in das das Phosphat schon während dieser Zeit eingedrungen ist. Aber auch dann ist die Geschwindigkeit von Bedeutung.

Die Frage stellt sich uns, ob hier die Fällung einer unlöslichen Verbindung vorliegt, deren Löslichkeitsprodukt überschritten wurde. Wenn wir den Vorgang der Fällung als solchen ins Auge fassen und gar nicht die Beseitigung der Fällung berücksichtigen, bedarf es noch einer gewissen Zeit, da die Reaktion nicht direkt abläuft. So haben MCLEAN und HINRICHS[2838] nach einer intravenösen Injektion von Phosphat die Analyse auf kolloidales Calcium in einem Teil einer Blutprobe sofort angestellt, in einem zweiten Teil aber erst nach 24 Stunden, so daß sich ein stabiles Gleichgewicht ausbilden konnte. Es zeigte sich, daß tatsächlich selbst nach 3 Stunden im strömenden Blut das Gleichgewicht noch nicht erreicht war.

Auch in vitro mit Pferdeserum, dem Phosphat zugesetzt worden war, wurde das gezeigt bei gleichzeitiger Prüfung des Anteils an ionisiertem $Ca^{..}$ am Froschherzen. Die Entionisierung entwickelte sich erst in 1—2 Stunden und war deutlich in 24 Stunden[2839]. Selbst in Lösungen ohne Kolloide konnte man erst bei Alterung Ausfällen eines Niederschlages und Abnahme einer Ionisation des $Ca^{..}$ feststellen[2840].

[2835] ZAMORANI, V.: Riv. clin. pediatr. 29, 285 (1931), Rona 62, 587.
[2836] PAGE, J. H., u. SCOTT J. P.: J. of Pharmacol. 46, 431 (1932), Rona 72, 178. Auch nach Gabe von Parathormon ließ sich diese senkende Wirkung zeigen. Phosphatgaben konnten hier sogar lebensrettend wirken.
[2837] HOESCH, K.: Z. exp. Med. 98, 239 (1936), Rona 94, 418.
[2828] MCLEAN, F. C. u. HINRICHS M. A.: Amer. J. Physiol. 121, 580 (1938), Rona 107, 240.
[2839] DOLHAINE, H.: Biochem. Z. 178, 233 (1926), Rona 40, 104.
[2840] KRAUTWALD, A., u. STUHLMANN M.: Nanunyn-Schmiedebergs Arch. 188, 152 (1937).

Die Befunde sind nicht erstaunlich bei Berücksichtigung der Vorgänge im rein anorganischen Milieu, bei der Fällung von Calciumphosphaten, wie sie in einem früheren Kapitel (Seite 155f.) dargestellt wurden. Es ist erst zu untersuchen, wie stark man den einen oder anderen der Reaktionspartner in der Konzentration zunehmen lassen muß, damit überhaupt eine Fällung erreicht wird (siehe auch HARNAPP[4541]).

Beim Menschen sind entsprechende Beobachtungen vorhanden nach Gabe von Phosphat, aber es besteht auch hier keine feste Beziehung zwischen P-Steigerung und Ca-Senkung[2841]. Die Dinge erheben sich nicht über ein allgemeines Aperçu, solange man nicht zahlenmäßige Beziehungen herauszustellen versucht. Der primäre sichtende Weg ist die Aufstellung eines Korrelationskoeffizienten, wozu aber ein genügendes Material gehört, da die Streuung gerade bei dieser statistischen Größe, die selbst Streuungen in sich begreift, besonders groß ist. An einem Tiermaterial von 40 jungen Stieren gleicher Rasse, Größe und Alters wurden solche Werte von GREAVES, MAYUARD und REEDER[2816] gewonnen. Die Resultate gebe ich hier für eine Reihe von Monaten wieder:

$$
\begin{aligned}
\text{Januar} &\quad -0{,}166 \pm 0{,}104 \\
\text{Februar} &\quad -0{,}333 \pm 0{,}095 \\
\text{1. April} &\quad -0{,}512 \pm 0{,}078 \\
\text{27. ,,} &\quad -0{,}589 \pm 0{,}068
\end{aligned}
$$

im Durchschnitt: $-0{,}226 \pm 0{,}045$ (Zahl der Analysenpaare $= 199$).

Die Ernährung der Tiere war gleichmäßig während dieser Zeit. Man sieht in den Koeffizienten deutlich einen Gang nach der Jahreszeit, aber als Facit werden wir entnehmen, daß zwar — wie erwartet — eine negative Korrelation besteht, aber die Verbundenheit der Werte doch sehr locker ist.

Diese Tatsache kann mehrere Gründe haben, erstens ist die Zahl der störenden Faktoren sehr groß. Einer derselben wurde im Eiweißgehalt gesehen, beim Rinderblut soll diesem sogar die vorwiegende Rolle zuzubilligen sein[2842]. PETERS und EISERSON[2843] stellten die Formel nach Analysen an 118 Blutproben auf:

$$\mathrm{Ca} = -0{,}255\, P \pm 0{,}566\, \text{Protein} + 7.$$

Unter Einbeziehung des Eiweißes in die Konstante b würde man die Gleichung erhalten:
$$\mathrm{Ca}^{\cdot\cdot} = -0{,}255\, P + b.$$

Diese Gleichung — so argumentieren die Autoren — zeuge gegen das Vorliegen eines Löslichkeitsproduktes, da dann die Gleichung die Formel einer rechtwinkligen Hyperbel annehmen müsse. Dieser Formel halten GREENBERG und SMITH[2794, S. 362] entgegen, daß sie deswegen nicht stichhaltig sei, weil $\mathrm{Ca}^{\cdot\cdot}$ sich ja nur an Albumin binde, nicht aber an das Gesamteiweiß und daher keine theoretische Bedeutung habe. Neuerdings wurde aber von GREENBERG und LARSON[2844] gezeigt, daß die Bindungsfähigkeit des Globulins sich so wenig von dem des Albumins unterscheide, daß es statthaft sei, beide unter dem Symbol Protein zusammenzufassen. STEARNS und KNOWLTON[2817] konnten einen linearen Zusammenhang der in obiger Gleichung angeführten Faktoren nicht beobachten (Bestimmungen an 76 Kindern). Viel leichter wird natürlich eine Beurteilung möglich sein, wenn die Konzentration der $\mathrm{Ca}^{\cdot\cdot}$-Ionen direkt meßbar sein wird. Doch werden wir noch auf einen *physiologischen Faktor* hinweisen müssen, der unbekannt ist

---

[2841] KLERCKER, K. O., u. ODIN M.: Acta paediatr. 5, 79 (1925), Rona 36, 158.
[2842] SEEKLES, L.: Acta brev. neerl. Physiol. 6, 80 (1936), Rona 97, 240.
[2843] PETERS, J. P., u. EISERSON L.: J. biol. Chem. 84, 155 (1939), Rona 54, 78. Ca und P als mg%, Eiweiß als g%.
[2844] GREENBERG, D. M., u. LARSON C. E.: J. physic. Chem. 43, 1139 (1939), Rona 120, 95 C. 1942 I, 1519.

und der — ohne sichtbare Änderungen im Plasma — verursacht, daß bei der Hyperbel die Konstante durch die Gewebe (Knochen?) beeinflußt werden kann. Das ist besonders deutlich bei Rachitis (siehe unten).

Viele Faktoren, die als Störung bei dem Korrelationskoeffizienten möglich sind, wurden schon gestreift, aber können hier nicht erschöpft werden; nur noch auf Versuche am autonomen Nervensystem[2845] soll hingewiesen werden.

Durchtrennung des Sympaticus führte zur Erniedrigung des Ca·· im Serum und Erhöhung durch den Vagus, ohne daß sich der P wesentlich änderte. Derartige Einwirkungen müssen jede Korrelation stören.

Betreffs des Korrelationskoeffizienten ist noch zu sagen, daß diese Größe dann und nur dann sich der positiven oder negativen 1 nähert, wenn die Beziehung beider Größen linear ist. Ist diese Bedingung nicht erfüllt, dann wird auch eine enge, sogar streng funktionelle Verbundenheit zu geringeren Werten oder gar zum Verschwinden führen. Wenn man aber als maßgeblich und führend das Vorliegen eines Löslichkeitsproduktes etwa Ca $\times$ P annimmt, wird eine solche negative Korrelation immer absolut klein sein müssen.

Die Frage des Löslichkeitsproduktes soll jetzt eine vorläufige Behandlung erfahren.

Beim Schütteln eines Serums (Lämmer, Kälber, Menschen) mit $CaHPO_4$ als Bodenkörper stieg der Gehalt im Serum sowohl an Ca als auch an P noch an, wenn das vorherige Produkt 45—50 nicht überschritten hatte[2846, 2847], siehe auch HARNAPP[4511], d. h. das normale Serum ist an beiden Substanzen untersättigt, jedenfalls nicht übersättigt; rachitisches Serum ist beträchtlich untersättigt, und trotzdem führt Erhöhung des einen Faktors zur Senkung des anderen. Im einzelnen reagierten die Werte der untersuchten Seren für Ca $\times$ P von 35—85 entsprechend $2,4 \cdot 10^{-6}$ bis $5,7 \cdot 10^{-7}$ bei Einsetzen normaler Größen. Nach dem Schütteln fanden sich Werte von 74—88 für Ca $\times$ P[2846].

Langdauernde Analysen an Schafen, die teils eine Ca-Mangeldiät erhielten, teils Lebertranzulage, ergaben folgende Werte (nach [2848]):

Tabelle 150.

Diät	Januar		März		Juni	
	P mg%	Ca $\times$ P	P mg%	Ca $\times$ P	P mg%	Ca $\times$ P
Ca-Mangel	5,63	67,1	10,53	72,3	7,15	77,3
Ca-Mangel + Lebertran .	6,11	67,8	7,29	74,7	7,66	76,3

Ca $\times$ P ist z. B. bei Ratten größer als beim Hund und Menschen, beim Heranwachsenden ist es größer als beim Erwachsenen.

Eine Serie von Analysen stellten FULLER und Mitarbeiter[2831] bei einem Menschen an, der an idiopathischem Hypoparathyreoidismus litt.

Das P im Serum schwankte während der Beobachtungszeit von 5,4—10,9 mg%. Ca $\times$ P betrug 60,4 im Durchschnitt, schwankend von 53,5—66,2. Dieser Bereich wurde auch bei Gabe von 50 E Parathormon nicht verlassen, wonach der P-Gehalt beträchtig abfiel. Nur vorübergehend konnte nach der Behandlung das Produkt absinken, weil das P im Serum sehr rasch ansprach, und die Ca··-Erhöhung langsamer erfolgte, worauf wir schon früher hingewiesen haben.

Wir werden nach diesem eine Reihe von Wegen sehen, Schwankungen in dem Produkt Ca $\times$ P zu erklären. So werden Schwankungen unterhalb des Sättigungspunktes von vornherein (wenn dieses Produkt auch nicht zeitweise überschritten wird) unabhängig sein können. Wenn man diese Tatsache im Auge

---

[2845] BERG, B. N., HESS A. F., u. SHERMAN E.: J. exp. Med. **47**, 105 (1928), Rona **46**, 85.
[2846] SHEAR, M. J., u. KRAMER B.: Proc. Soc. exp. Biol. Med. **27**, 46 (1929), Rona **54**, 343.
[2847] SHEAR, M. J., WASHBURN M., u. KRAMER B.,: Amer. J. Physiol. **90**, 514 (1929), Rona **53**, 533.
[2848] FRASER, A. H. H.: Biochem. J. **26**, 2166 (1932), Rona **75**, 494.

behält, wird man der Kritik von SCHMIDT und GREENBERG[2794, S. 361] nicht zustimmen können. Diese Autoren wiesen darauf hin (wie wir es auch oben taten), daß vielen Schwankungen des P das $Ca^{..}$ durchaus nicht folgt, z. B. der Senkung von PO_4''' durch Gabe von Insulin oder Traubenzucker folge das $Ca^{..}$ durchaus nicht. Das Problem liegt nach dem heutigen Stande weniger in der Tatsache der Schwankungen selbst, die durch viele experimentelle Tatsachen hinlänglich belegt sind, sondern in der Frage nach Art und Ort der Gleichgewichtsregulation. Dabei mögen die Ausscheidungsorgane eine Rolle spielen, aber welche?

Weiterhin besteht die Möglichkeit, daß Eingriffe der Epithelkörperchen zeitweise zur Erniedrigung führen. Man hat den Versuch gemacht, als weitere Variable das Vorliegen eines zwar diffusiblen, aber nicht ionisierten Ca-P-Komplexes in den Bereich der Diskussion zu ziehen. Nach COMPERE, MCLEAN und HASTINGS[2849] besteht dafür keine experimentelle Grundlage. Wohl aber darf man einen nichtdiffusiblen (d. h. ultrafiltrierbaren) Körper nicht aus dem Auge verlieren.

So berichten ALBRIGHT und Mitarbeiter[2831], daß dann, wenn der $Ca^{..}$-Gehalt bei ihren Patienten den Wert von 13,5 mg% überstieg, plötzlich das Produkt $Ca \times P$ über den gewohnten Bereich hinausging. Es handelte sich jetzt um die Bildung einer kolloidalen Ca-Phosphatbindung, die zwar in der Analyse erfaßt wird, aber aktuell nicht mehr wirksam ist.

Wenn diese Verbindung, die dabei kolloid wird, $Ca_3(PO_4)_2$ oder Hydroxylapatit ist, dann könnte man vielleicht eine Schwierigkeit vermeiden, die darin besteht, daß es notwendig ist, den Phosphatspiegel viel stärker zu erhöhen, um zu diesen Verbindungen zu kommen, als die Ca-Konzentration. Wird aber ein einfaches Sättigungsphänomen angenommen mit der Bildung von $CaHPO_4$ bzw. entsprechend der Hyperbel $Ca \times P = $ constans, dann dürften beide Verbindungen nicht ungleichartig wirksam sein. Ist aber $Ca_3(PO_4)_2$ der Bodenkörper, dann liegt eine höhere Hyperbel vor, die die $Ca^{..}$-Konzentration in höherer Potenz einsetzt. Dann aber erhebt sich wiederum die Frage, warum bei den sonstigen Untersuchungen diese Hyperbel $[Ca]^3 \cdot [PO_4]^2 = $ constans nicht besser paßt (siehe GREENBERG und LARSON[2844]). Eine Schwierigkeit für die Untersuchungen ist die langsame Einstellung des Gleichgewichts, wie es von MCLEAN und HINRICHS[2838, 2850] dargetan wurde. Wir geben einen Versuch an einem Hunde wieder.

Ein Hund erhielt 150 mg/kg P als eine Phosphatmischung von p_H 7,4 in 4 Minuten intravenös. Die beobachteten Werte (teilweise mit Ultrafiltration gewonnen) geben wir auf folgender Tabelle als Millimol wieder. Zu beachten ist für die Gewinnung der Zahlenangabe, daß das nichtdialysierende P nur in kolloidaler Ca-Verbindung vorliegt (siehe auch [2844]).

Tabelle 151.

Zeit	PO_4'''	Total-Ca^{++}	ionisiertes Ca^{++}		Ca-Phosphat-Kolloidal		$Ca \times P$	
			Wert A	Wert B	Wert A	Wert B	Wert A	Wert B
0	1,1	2,49	1,25	1,25	—	—	1,4	1,4
2 Min.	31,5	1,84	0,3	0,1	1,27	1,64	9,4	3,1
21 ,,	12,6	2,32	0,5	0,2	1,22	1,87	6,3	2,5
62 ,,	6,3	1,82	0,7	0,5	0,37	0,77	4,4	3,1
181 ,,	4,9	2,03	0,8	0,7	0,41	0,60	3,9	3,4
335 ,,	2,4	2,17	0,9	0,9	0,29	0,29	2,2	2,2

Auf dieser Tabelle wurden für ionisiertes Ca^{++}, für die kolloidale Ca-Phosphatverbindung und für das Produkt $Ca \times P$ (nur ionisiertes Ca^{++} wurde hierbei in Rechnung gestellt) zwei Werte angegeben, die Werte A und B. Der Wert A wurde sofort nach der Blutentnahme gewonnen, der andere aber erst nach Stehen von 24 Stunden.

[2849] COMPERE, E. L., MCLEAN F. C., u. HASTINGS A. B.: Amer. J. Dis. Childr. 50, 77 (1935), Rona 92, 301.

[2850] MCLEAN, F. C., u. HINRICHS M. A.: J. biol. Chem. 109, LXIII (1935), Rona 89, 361.

Die Werte A und B zeigen eine Differenz bis 181 Minuten nach der Phosphatgabe, so lange hat der Vorgang der Fällung also noch nicht sein Ende erreicht. Man sieht die Angaben für Ca×P in den beiden Reihen A und B so lange unterschiedlich, bis der Wert 3,0 unterschritten wird, und dieses ist etwa das Löslichkeitsprodukt. Würde man das Total-Ca als Wertmesser für das Produkt verwenden oder auch das Gleichgewicht nicht abwarten, dann erhielte man außerordentlich verwirrende Zahlen.

Bei Versuchen an menschlichem Serum in vitro, dem verschiedene Mengen Phosphat zugesetzt wurden, wurde dieses Gleichgewicht schon in 40—70 Minuten erreicht.

Im übrigen sieht man auch, wie die kolloidale Ca-Phosphatverbindung aus dem Blut verschwindet. Versuche wurden außerdem durch direkte Injektion von kolloidalem Calciumphosphat angestellt und sein Verbleib im Blut verfolgt. Die Resultate ergeben sich aus folgender Tabelle:

Wichtig ist neben dem Verschwinden die Zusammensetzung der Verbindung, die nach dem Quotienten $Ca^{..}/P$ schwankt und keine Entscheidung zuläßt.

Tabelle 152.

	0	$^1/_2$ Std.	1 Std.	2 Std.
		nach der Injektion		
Ca ..	1,46	0,68	0,30	0,17
P ..	2,69	1,41	1,20	0,18
Ca/P .	1,84	2,07	4,00	1,06

Allerdings gibt die Art der Analyse (Differenzbestimmungen) starken Anlaß zu Fehlern.

Von GERSH[2851, 2852] wurde histochemisch der Verbleib der Partikel verfolgt. Sie werden aufgenommen durch die Phagocyten der Leber und Milz, manchmal auch durch die Makrophagen der Lymphknoten. Diese Deponierung ist aber nur vorübergehend. Für den sekundären Anstieg des $Ca^{..}$ im Plasma nach Phosphatgabe wird die Freisetzung aus vorübergehenden Speicherorten verantwortlich gemacht.

Bei Injektion von $CaCl_2$ (0,25 mMol/kg) kann etwas Analoges gezeigt werden.

Die Serum P-Konzentration nimmt folgende Wertereihe an[2853] (in Klammern der Anteil, der ultrafiltrierbar ist): anfangs 4,6 mg% (4,6), nach 15 Minuten 4,3 (3,1) mg%, nach $1^1/_4$ Stunden 5,7 (4,6) mg%, nach 3 Stunden 5,1 (5,05) mg% und nach $5^1/_2$ Stunden 4,4 (4,2) mg%. Auch HOESCH[2837] findet beim Hunde einen Rückgang des kolloidalen P in etwa 4 Stunden.

Untersuchungen über die Art des vorliegenden Komplexes wurden durch die Bestimmung des Ca/P-Verhältnisses ausgeführt. Dieser Quotient ist abhängig von dem zugesetzten Ion, wie Versuche von SMITH[2854, 2855] am Hundeserum in vitro zeigen. Die Resultate geben wir auf folgenden beiden kurzen Tabellen wieder:

Tabelle 153.

Serum-$Ca^{..}$			Serum-anorg. $PO_4^{'''}$ (P)			Zuwachs an nicht diffusiblem			
Gesamt mg	Diffusibles mg	Nichtdiffusibles mg	Gesamt mg	Diffusibles mg	Nichtdiffusibles mg	Ca mg	P mg	Ca:P	p_H
10,7	5,9	4,8	5,7	5,8	—	—	—	—	7,77
16,2	7,9	8,3	5,7	4,6	1,1	3,5	1,1	3,2	7,77
24,0	12,6	11,4	5,7	3,6	2,1	6,6	2,1	3,1	7,80
29,6	14,3	15,3	5,7	2,2	3,5	10,5	3,5	3,0	7,82
35,4	17,1	18,3	5,7	1,9	3,8	13,5	3,8	3,6	7,85

[2851] GERSH, I.: Amer. J. Physiol. 121, 589 (1938), Rona 108, 75.
[2852] GERSH, I.: Anat. Rec. 70, 331 (1938), Rona 107, 606. $PO_4^{'''}$-Färbung mit Ag, Ca mit Alizarin, Nachbarschnitte paßten zusammen.
[2853] GREENBERG, D. M.: Proc. Soc. exp. Biol. Med. 30, 1005 (1933), Rona 74, 687.
[2854] SMITH, R. G.: Biochem. J. 28, 2, 1615 (1934).

Tabelle 154.

Serum-Ca$^{··}$			Serum-anorg. PO$_4'''$ (P)			Zuwachs an nicht diffusiblem			
Gesamt mg	Diffusibles mg	Nichtdiffusibles mg	Gesamt mg	Diffusibles mg	Nichtdiffusibles mg	Ca mg	P mg	Ca : P	pH
9,9	5,3	4,6	6,3	6,4	—	—	—	—	7,67
35,1	5,1	30,0	38,0	24,1	13,9	25,4	13,9	1,8	7,67
58,8	9,8	49,0	38,0	14,8	23,2	44,4	23,2	1,9	7,72
85,0	21,5	63,5	38,0	7,3	30,7	58,9	30,7	1,9	7,77

Die Versuche wurden teils mit Vermehrung des Ca, teils mit der des P ausgeführt. Der Quotient ist 3,0—3,5 bei Zusatz von Calcium + P, 1,8—1,9 bei Zusatz von P. Zu erwarten wäre für CaHPO$_4$ ein Quotient von 1,3, für Ca$_3$(PO$_4$)$_2$ von 1,9. Die obigen Zahlen bedeuten, daß bei Zusatz von Ca$^{··}$ dieses sich an PO$_4'''$ und einen kolloiden Träger (Eiweiß) bindet, bei Zusatz von PO$_4'''$ aber eine Verbindung etwa Ca$_3$(PO$_4$)$_2$ entsteht, die als solche in wäßriger Phase nicht beständig ist, und für die man Apatit annehmen muß.

Bei Verschiebung der Acidität im Rinderblut zeigt sich, daß das Phosphat im ganzen pH-Bereich filtrabel bleibt, erst bei pH > 9,0 gibt es Fällung[2856, 2857]. Das Calcium verändert sich in der Hinsicht beträchtlicher. Das Auftreten einer kolloiden P-Verbindung bei Ca$^{··}$-Zusatz zeigte auch LASKOWSKI[2858] im Rinderserum und GROLLMANN[2796] im Schweineserum. In vitro führte Mg$^{··}$, nicht aber in vivo zur Zunahme des kolloidalen P[2859].

Von Bedeutung sind noch besonders die Befunde von BRULL[2860, 2861], die er mit seiner Ultrafiltrationsmethode am lebenden Hund oder Starlingpräparat erhalten konnte.

Bei dieser Methode wird das fließende Blut an einem Collodiumfilter vorbeigeführt. Durch Heparinzusatz wird eine Filtration merkwürdigerweise verhindert, es ist aber nicht mit Ca$^{··}$ verbunden, nach Defibrinieren ist meist alles P ultrafiltrabel (ebenso auch BENJAMIN und HESS[2801]).

P wird erst dann in eine nicht ultrafiltrierbare Form überführt, wenn der Ca$^{··}$-Gehalt 20 mg% erreichte[2860]. Durch Zusatz von PO$_4'''$ wurde Ca×P von vorher 34 auf 121 (P = 12,1 mg%) oder 142 (P = 16,8 mg%) erhöht. Der kolloide P betrug dann 1,7 bzw. 2,4 mg%. In einigen weiteren Versuchen wurde Ca×P von 29,5 auf 160,5 (10,2 mg% P) oder 239,2 (14,2 mg% P) gebracht; der kolloidale P stieg nur auf 3,8 bzw. 5,2 mg%. Eine Parallelität zwischen Ca×P und Kolloidbildung ist sichtbar.

Im allgemeinen wird P in filtrierbarer Form im Blut gefunden beim Menschen (ELLWORTH[2832], dagegen [2862, 2863]), beim Schwein[2796], Hund[2796]. Aber auch über nichtfiltrierbare Anteile wird bei manchen Tieren berichtet (GROLLMANN[2796]). Zum Beispiel Hühnchen (15%), Rana catesbiana (40 und 15%), Sumpfschildkröte (10—50%), legende Hennen[2801] 30%. Erhöhung des kolloiden P wurde nicht nur durch Ca$^{··}$- und

---

[2855] SMITH, R. G.: J. Pharmacol. 48, 288 (1933), Rona 75, 493.
[2856] SEEKLES, L.: Acta brev. neerl. Physiol. 6, 83 (1936), Rona 97, 241.
[2857] SEEKLES, L.: Arch. neerl. Physiol. 21, 526 (1936), Rona 99, 432.
[2858] LASKOWSKI, M.: Biochem. Z. 265, 401 (1933), Rona 77, 119. Ca×P im Ultrafiltrat etwa 30—50 (1mal bis 94).
[2859] SCHOLTZ, H. G.: Naunyn-Schmiedebergs Arch. 157, 133 (1930), Rona 60, 438. Keine Zahl angegeben.
[2860] BRULL, L.: Amer. J. Physiol. 90, 301 (1929), Rona 53, 534.
[2861] BRULL, L.: Arch. internat. de Physiol. 32, 138 (1930).
[2862] HIRTH, u. TSCHIMBER C.: C. rend. Soc.biol. 91, 592 (1924), Rona 29, 102. Angeblich nur 30% filtrabel, aber sehr suspecte Werte.
[2863] BERNHARD, A., u. BEAVER J. I.: J. biol. Chem. 69, 113 (1926). Elektrodialyse des menschlichen Blutserums, sowohl an der Anode als auch an der Kathode wird etwas P gefunden, aber nur in ganz geringer Menge, so daß auf das Vorliegen einer Komplexverbindung geschlossen wird.

P-Gaben selbst, sondern auch durch Gaben von Parathormon[2796] oder große Dosen Vitamin D[2794], S. 223 bewirkt.

Wie wir aber schon in den Versuchen von BRULL gesehen haben, kann durch Heparin anscheinend P in einen kolloiden Komplex hineingebracht werden. Dieses wurde in vitro nicht beobachtet[2864], aber etwas Ähnliches wird von NaF berichtet[2864, 2865]. Es soll sich um eine Phosphataminosäure handeln (B-Phosphor), die nicht dialysabel, mit F' vielleicht nicht zersetzt wird.

d) Abgesehen von der Abnahme des P-Spiegels im Serum durch Gabe von $Ca^{..}$ und umgekehrt, die wir hier behandelt haben, sind noch andere Beziehungen vorhanden, die vor allem den *Zuckerstoffwechsel* treffen. So sinkt nach Glucosegabe der Phosphatgehalt, ebenso nach Adrenalin, das zur Hyperglykämie führt, und nach Insulin. Hier wird man den Einbau des anorganischen Phosphats in organische Bindung bei dem Umsatz der Kohlenhydrate annehmen können. Deshalb sollen diese Verhältnisse später beim Stoffwechsel genauere Behandlung finden.

Weniger bekannt sind Beziehungen mit anderen Stoffen. Nach 50 g Olivenöl nimmt der PO_4'''-Gehalt im Blut 8,2% (signifikant) ab, nach 3 Stunden sind die alten Werte erreicht[2866]. Bei langdauernden Kontrollen einer Reihe von Blutbestandteilen von 80 Kaninchen fand sich kaum eine bemerkenswerte Größe des Korrelationskoeffizienten zwischen $Ca^{..}$ und P, wohl aber zwischen Phosphor und Lecithin mit dem Wert $-0{,}794 \pm 0{,}088$ (HARNES[2805]).

Eine Steigerung des Phosphatgehaltes wird vor allem nach der *Arbeit* beobachtet, z. B. beim Menschen[2867], bei Kühen[2814] mit sekundärem längeren Abfall. Bei Fröschen war der Anstieg in Lymphe und Blut sogar 50—89% (WALKER[2797]). Zu diesem Anstieg ist eine längerdauernde Arbeit notwendig[2868], wohl in Beziehung zum Verhalten der Glucose. Es wurde die Erhöhung auf eine Eindickung des Blutes bezogen[2869]. Bei Versuchen an 10 Hunden (Lauf im Tretrad von 5—8 km) wurde von MORUZZI[2870] in 8 Versuchen eine Verminderung des anorganischen Phosphats gesehen, aber in Verbindung mit einer Hyperglykämie. Es zeigte sich die oben erwähnte Verbindung zwischen Phosphatgehalt und Glucose. Bei den zwei letzten Versuchen war der Phosphatgehalt erhöht zugleich mit Erniedrigung des Blutzuckers.

e) Injektion von Phosphaten. Ein Fisch Lophius piscatorius von 2,6 kg erhielt 17 mMol Na_2HPO_4 (40 ccm 6%) intramuskulär (MARSHALL und GRAFFLIN[2798]). Die Konzentration im Plasma stieg von vorher 7,7 mMol in 2 Stunden auf 19,2, in 3 Stunden auf 20,3, in 4 Stunden auf 20 mMol pro Ltr. an.

Kaninchen. Intravenöse Gabe von Phosphat p_H 7,4 (ADDIS, MEYERS und BAYER[2464]):

Tabelle 155.

Dosis mgP/kg	Zeit in Minuten			Konzentration im Plasma mg% P			Anzahl der Tiere
150	37	97	157	30	16,3	14,0	1
75	57	150		13,1	11,8		2
50	93	200		9,1	10,0		2
25	57	104		9,3	7,1		2

[2864] BURKENS, J. C. J.: Dissertation, Amsterdam 1934, Rona 80, 90.
[2865] RACHMILEWITZ, M., u. SNAPPER J.: Nederl. Tijdschr. Geneesk. 1931 II, 5967, Rona 66, 601.
[2866] REISER, R., u. HANES F. M.: J. biol. Chem. 128, LXXXII (1939).
[2867] HEINELT: Verh. dtsch. Ges. inner. Med. 1925, 396, Rona 34, 209.
[2868] GEMMILL, C. L., u. RIBEIRO B. A.: Amer. J. Physiol. 103, 367 (1933), Rona 73, 273. Mensch und Hund, Anstieg vielleicht um 10%.
[2869] GÜNTHER, H.: Z. exp. Med. 90, 479 (1933), Rona 77, 460. Nur der gesamte säurelösliche Phosphat wurde bestimmt.

Einen weiteren Versuch dieser Art gibt folgende Tabelle von BROOKFIELD[2871]:

Tabelle 156.
Kaninchen, Gewicht: 2300 g; nüchtern.
Injektion: 0,57 g/kg $Na_2HPO_4 \cdot 12\ H_2O$ = 4,7 mMol P/kg.

Zeit in Std. nach der Injektion	Calcium mg/100 ccm	Magnesium mg/100 ccm	Anorgan. Phosphat mg/100 ccm
0	12,97	2,529	4,121
1	11,39	2,308	10,01
2	10,74	2,423	10,51

Versuche mit langsamer Infusion stammen von IVERSEN[2872].

In 1 Stunde wurde in isotonischer Lösung 312 mg P infundiert. Nachdem die Hälfte infundiert war, betrug der Gehalt im Plasma 20,5, am Ende 26,7 mg% P. Eine Stunde später waren nur noch 9,9 mg% vorhanden.

Nach Nephrektomie erhielt 1 Kaninchen von 3,5 kg 3 mg P/kg pro Minute 43 Minuten lang infundiert. Der Plasma-P war am Ende der Infusion 68,5, 1 Stunde darauf 43,6 mg%. Ein Kaninchen von 3,1 kg (nephrektomiert) erhielt 34 Minuten lang je Minute 4 mg P/kg. Die Plasmawerte 34 Minuten, 49 Minuten, 2 Stunden und 4 Stunden nach Beginn der Infusion waren: 80,0, 67,5, 45,2, 41,1 mg%.

Ein weiteres, ebenso vorbereitetes Tier von 2,5 kg erhielt 63 Minuten lang 2 mg/kg. Der Plasmagehalt nach 1, 2, 4 und 6 Stunden betrug 48,4, 37,6, 32,0, 30,9 mg%. Das Absinken ist hier offenbar ganz besonders langsam. 2 Kaninchen erhielten 0,6 g/kg K_2HPO_4 intraperitoneal (SIWE[2829]), der P-Gehalt stieg in 3 Stunden von 6 auf 24 bzw. von 5,2 auf 20,1 mg%.

Bei *Hunden* gibt es die Werte von TISDALL[2469]. Die Analysen wurden jedesmal 1 Stunde nach der intravenösen Injektion im Serum gemacht.

Tabelle 157.

Dosis mg/kg P	Salz	Werte vorher		Werte nachher	
144	Na_2HPO_4	6,1		13,3	
150	Na_2HPO_4	—	3,0	15,5	17,0
150	H_3PO_4	5,3	2,9	13,4	22,5
170	Na_2HPO_4	6,0		32,0	
180	H_3PO_4	6,8		19,6	

Umfangreiche Versuche über das Verhalten des Phosphats im Blut nach intravenöser Gabe von 30 mg/kg P als NaH_2PO_4 gibt die Abbildung 30 von MAGYARY-KOSSA[2873] wieder.

Dieselben 10 Hunde wurden vor und nach Nebennierenentfernung untersucht.

Tabelle 158.

Zeit	Tier 1 mg% P	Tier 2 mg% P
0	5,8	5,1
15 Min.	14,6	13,4
30 ,,	12,1	12,9
45 ,,	11,2	10,9
60 ,,	—	10,8
~ 120 ,,	8,0	7,7
~ 240 ,,	5,5	5,5

Beim *Schaf* wurden 26 mg/kg P als Na_2HPO_4 gegeben (BARKUS[2932]). Die Werte bei 2 Tieren gibt nebenstehende Tabelle:

Versuche mit radioaktivem Phosphat finden sich in einem gesonderten Abschnitt.

2. Pyrophosphat wurde von AXMACHER[2473] bei Zufuhr verfolgt. Perorale Gabe führt direkt zur Hydrolyse, so daß also alles nur als o-Phosphat in Erscheinung trat. Bei intravenöser Injektion von 400 mg $Na_4P_2O_7$ (neutralisiert) an einem

---
[2870] MORUZZI, G.: Arch. di Fisiol. **38**, 186 (1938), Rona **108**, 588.
[2871] BROOKFIELD, R. W.: Biochem. J. **28**, 1, 725 (1934).
[2872] IVERSEN, D.: Biochem. Z. **114**, 297 (1921).

Kaninchen (2 kg) innerhalb 99 Minuten wurde am Ende des Versuchs noch 23 mg, d. h. 5,8% im Blut gefunden, der o-Phosphatgehalt hatte sich dabei verdoppelt. Also auch im Blut findet eine rasche Hydrolyse statt, vorausgesetzt, daß die Konzentration nicht so hoch ist, daß nach Ca$^{..}$-Fällung schwerere Symptome auftreten.

3. Chlorid. Alle uns sonst hier interessierenden Ionen weichen in ihrem Verhalten von den Phosphaten ab, andere Probleme treten bei der Verteilung auf.

Chlorid des Serums ist völlig ultrafiltrierbar[2874, 2875] und hat dieselbe Aktivität gegenüber der AgCl-Elektrode wie entsprechende NaCl-Lösungen[2876]. Unter besonderen pathologischen Zuständen soll ein Teil des Cl′ seine Ultrafiltrierbarkeit verlieren[2886], siehe auch [2878]. Verschiedentliche Angaben berichten von dem Vorliegen organisch gebundenen Chlors im normalen Serum. Dieses wird bei Extraktion mit Petroläther gefunden[2878] und mit der durch Aceton fällbaren Lipoidfraktion gefällt[2877]. Es wird zurückgeführt auf die Existenz dieser Lipoide als Zwitterionen, MORRIS[2879] fand beim Trocknen sogar flüchtiges Chlor. Ölsäure soll mit NaCl reagieren. KAHANE[2880] gelang auf keine Weise der Nachweis einer organischen Chlorverbindung.

a) Normalzahlen wurden angegeben beim Froschblut 0,212% Cl′ (HOGARTZ[2441], Durchschnitte von 4 Versuchen), beim Hunde im Serum 0,32—0,35%, im Gesamtblut 0,20—0,22% Cl[2881], abfallend bei Hunger um 10% (BOTTIN[3557]).

HELLER[2880, I] gibt nach Untersuchung von 11—12 erwachsenen und 30—40 neugeborenen Ratten für Plasma folgende Werte in mMol/l an. Erwachsene 91,5 ± 1,32 Cl′ und 144,3 ± 3,1 Na$^{.}$. Bei neugeborenen waren die entsprechenden Werte 69,9 und 131,6 mMol/l. Einer Reihe von Tieren wurde 24 Stunden Wasser und Futter entzogen. Die Werte waren für erwachsene 88,1 und 151,7, für neugeborene 69,9 und 113,4 mMol/l.

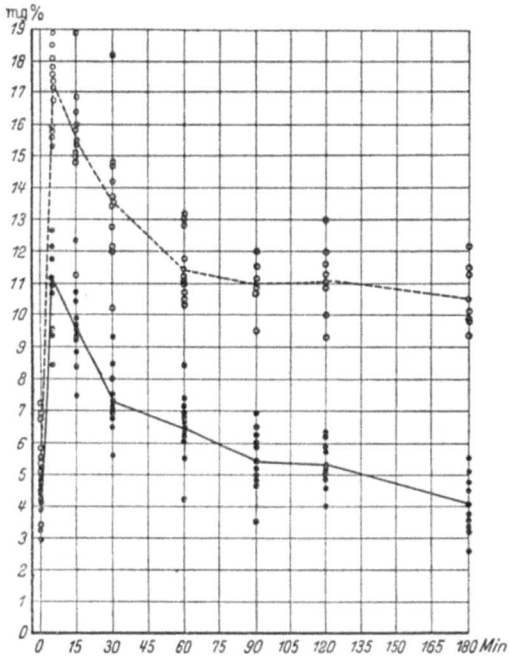

Abb. 30. Belastungskurve normaler und epinephrektomierter Hunde, die NaH$_2$PO$_4$ erhielten. Normale Tiere mit durchgezogener Linie. E inephrektomierte Tiere gestrichelter Kurvenzug. Abszisse Zeit in Einheiten von je 15 Minuten. Ordinate anorganischer Phosphatgehalt des Blutes in mg%. Jede Kurve ergibt die Durchschnittswerte von 10 Tieren. Jedes Tier erhielt 0,03 g P/kg als NaH$_2$PO$_4$. J. v. MAGYARY-KOSSA, Pflügers Arch. 245 S. 552.

[2873] v. MAGYARY-KOSSA, J.: Pflügers Arch. **245**, 552 (1942).

[2874] STAHL, J., WEILL J., DEVILLER C., u. GRABAR P.: C. rend. Soc. Biol. **109**, 227 (1932), Rona **67**, 110.

[2875] CUSHNY, A. R.: J. Physiol. **53**, 391 (1919).

[2876] ITO, K.: Rona **46**, 540 (1927).

[2877] CHRISTENSEN, H. N., u. CORLEY R. C.: J. biol. Chem. **123**, 129 (1938).

[2878] PETERS, J. H., u. MAN E. B.: J. biol. Chem. **107**, 23 (1934). Vermehrte Mengen bei Patienten mit nephritischen Symptomen.

[2879] MORRIS, S. u. N.: Biochem. J. **26**, 2015 (1932), Rona **74**, 688.

[2880] KAHANE, E.: Bull. Soc. chim. Biol. **19**, 720 (1937). C. **1938 II**, 1979.

[2880, I] HELLER, H.: J. Physiol. **108**, 303 (1949).

[2881] ROBIN, V., BRION A., u. MONPERT R.: C. rend. Soc. Biol. **113**, 1174 (1933), Rona **75**, 674.

Beim Menschen werden angegeben Schwankungen zwischen 0,36—0,37%, bei chloridarmer Ernährung zwischen 0,35—0,355%[2882]. Nach 10000 Analysen wird die Schwankung im Serum mit 0,565—0,590% als NaCl, bzw. 0,343—0,363% als Cl' berechnet gefunden (DUBOUX und PARCHET[259]). Das Verhältnis der Konzentrationen bei Mutter und Kind gibt HELLMUTH[2883] an als mg% NaCl aus Durchschnitten von 50 Doppelanalysen:

Tabelle 159.

	Vollblut	Serum	Plasma
Mutter . . .	531	644	642
Kind	507	629	644

Weitere Normalwerte finden sich später bei Gleichgewichten mit den Erythrocyten und den Organanalysen, der Frage der Hypochlorämie ist ein besonderes Kapitel vorbehalten.

b) *Änderungen* des Cl'-Gehaltes werden im wesentlichen verdeckt durch Verschiebungen des Wassergehaltes, so daß eine Trennung beider nicht möglich erscheint[2882].

Nach Trinken von Wasser nach NaCl-reicher Ernährung fand sich ein Anstieg im Cl'-Gehalt, nach NaCl-armer dagegen ein Absinken (MARX[2884], ONOKARA[2885]).

Senkungen des Blut-Cl' findet man z. B. bei Hunger[2887], nach Verbrennungen im Serum (Anstieg im Gesamtblut, vielleicht durch Wasserverlust) und Zertrümmerung von Muskulatur[2888], vor allem aber bei Acidose[2889], besonders der Acidose bei Diabetes. Dieser Verlust an Cl' wird teleologisch aufgefaßt als Methode, saure Äquivalente zur Absättigung von Ketosäure abzugeben[2890, 2891]. Bei Acidose wird eine Abwanderung von Cl' in die Erythrocyten beobachtet, aber daneben kommt es zum Verlust des Cl' im Gesamtblut.

Beziehungen zwischen der C_H und [Cl'] fanden sich bei Untersuchungen von menschlichen Leichen[2892]. Die Beziehung schien so eng zu sein, daß sie sogar in die Gleichung

$$[H^\cdot][Cl'] \approx 1{,}6 \cdot 10^{-7}$$

gebracht wurde. Analog ergab sich eine inverse Beziehung zwischen [HCO_3'] und [Cl']. Da [HCO_3'] in Beziehung steht mit der Alveolarluft, wurde diese als Maß herangezogen[2893]. Als Beispiel sei ein Versuch wiedergegeben:

Cl'-freie Diät	Serum NaCl 570 mg%	Alveolarluft 6,3 Vol%
Gemischte Kost + 30 g NaCl	,, ,, 600 ,,	,, 5,7 ,,
Rückkehr zur Cl'-freien Diät	,, ,, 570 ,,	,, 6,3 ,,

Diese Veränderungen werden im Zuge der Regulation des osmotischen Druckes gesehen. Bei NaCl-Gabe folgt die CO_2-Spannung in der Alveolarluft nicht dem Cl'-Anstieg sofort, ebenso fehlt die Beziehung bei der Hyperventilation, wenn sie nicht sehr lange anhält.

[2882] AMBARD, L., STAHL J., u. KUHLMANN D.: Diagnostica e Tecnica Labor. **9**, 473 (1938), Rona **109**, 584.
[2883] HELLMUTH, K.: Klin. Wschr. **1929 II**, 1302, Rona **52**, 278.
[2884] MARX, H.: Verh. d. Dtsch. Ges. inn. Med. **1926**, 280 u. 296, Rona **39**, 833.
[2885] ONOHARA, K.: Biochem. Z. **160**, 426 (1925), Rona **33**, 401.
[2886] BLUM, L., DELAVILLE M., u. VAN CAULAERT C.: C. rend. Soc. Biol. **93**, 295 (1925) Rona **34**, 843.
[2887] BOTTIN, J.: C. rend. Soc. Biol. **114**, 1389 (1933), Rona **79**, 125. Versuche an Hunden.
[2888] ROSS LOWDON, A. G., MCKAIL R. A., RAE S. L., STEWARD C. P., u. WILSON W. C.: J. Physiol. **97**, 27 P (1939).
[2889] VAN CAULAERT, C., PETREQUIN P. S., u. BAUER J.: C. rend. Soc. Biol. **106**, 1041 (1931), Rona **62**, 563. Hunde, Milchsäureinjektion, Senkung der Alkalireserve von 50 auf 24. Serum-Cl' sinkt von 384 auf 347 mg%.
[2890] BLUM, L. M. DELAVILLE, u. THIERS: C. rend. Soc. Biol. **93**, 292 (1925), Rona **34**, 843.
[2891] BLUM, L., M. DELAVILLE, u. THIERS: C. rend. Soc. Biol. **93**, 294 (1925), Rona **34**, 843.
[2892] CLOSE, H. G.: Biochem. J. **27**, 967 (1933), Rona **77**, 575.
[2893] EISEN, H., KAUDERS F., u. PORGES O.: Wien. Arch. inn. Med. **5**, 499 (1923).
[2894] KORIAKINA, A. F., KOSSOWSKAJA E. B., u. KRETOWNIKOFF A. N.: Arbeitsphysiologie **2**, 461 (1930), Rona **56**, 79.
[2895] DILL, D. B., TALBOTT J. H., u. EDWARDS H. T.,: J. Physiol. **69**, 267 (1930).
[2896] CHRISTY, R. K.: J. Physiol. **63**, P X (1927).
[2897] KEYS, A.: Science (NY) **1937 I**, 317, Rona **102**, 72.

Übergänge finden sich bei der *Arbeit*. Hier sind die Resultate nicht eindeutig nach einer Richtung zu beobachten.

Anfangs bei Abnahme des HCO_3' kommt es zu geringer Steigerung[2894, 2895], bei stärkeren Anforderungen tritt aber eine Senkung (16—30 mg%) hervor[2894]. Diese Senkung besteht noch einige Zeit nach Aufhören der Atmung fort[2896], da während starker Anstrengung ein Übertritt von Blutflüssigkeit in die Gewebe zur Beobachtung kommt[2897]. Von solchen Minderungen sind zu unterscheiden diejenigen, die durch starke Schweißverluste erklärbar werden[2898].

Nach Einnahme einer *Mahlzeit* sinkt auch die Cl'-Konzentration im Blut (20—50 mg%), gleichzeitig mit Steigerung der CO_2-Spannung[2901]. Auf der Höhe der Magensaftsekretion beginnt allmählich der Anstieg. In einer dritten Phase $1^{1}/_{2}$—2 Stunden nach Beginn soll es (vielleicht im Zusammenhang mit der beginnenden Pankreassekretion) zu einem weiteren geringen Abfall kommen. Auch nach Coffeinprobetrunk wurde die Senkung und zwar in Beziehung zu der Stärke der abgesonderten Säure beobachtet[2899, 2900].

Beim Hunde gab es einen merkbaren Cl'-Verlust von der Arterie zur Vene des Magens, der bei Hunger so gut wie ganz schwand. Dieser Unterschied war am Anfang der Verdauung am größten, allmählich abnehmend (BOTTIN[3557]).

Nach diesem könnte man erwarten, daß die Magensalzsäure durch Cl'-Verlust des Blutes gedeckt wird. Dazu ist aber die absolute Menge zu klein, worauf GLATZEL[2902] hinweist, auch wenn man die Zunahme der CO_2-Spannung im Blute in Rechnung stellt. Außerdem käme die abgesonderte Säure bald wieder zur Resorption, und die Nahrung führe noch Chloride extra zu. So zeigte sich in den Versuchen von BOTTIN[3557] in dem Blut der oberen Mesenterialvene ein größerer Cl'-Wert als in der Arterie, wenigstens wenn der Hund nicht hungerte.

α) Dagegen stellt GLATZEL[2902] die Beziehungen zum *Kohlenhydratstoffwechsel* in den Vordergrund. Steigt der Blutzucker, dann sinkt der Cl'-Gehalt im Blut und umgekehrt, wie nebenstehende Abbildung 31 illustriert:

Mit der Hyperglykämie setzt eine Abwanderung ins Gewebe ein, weshalb eine Kochsalzgabe gleichzeitig mit Traubenzucker schlechter zur Ausscheidung kommt.

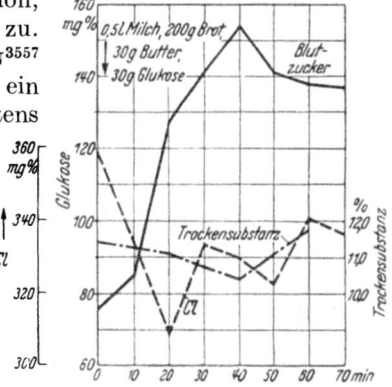

Abb. 31. Verhalten von Chlorid in Abhängigkeit vom Traubenzucker im Blut (nach GLATZEL).

Bei Histamingaben findet sich Abfallen der Chloride und Hyperglykämie[2903], allerdings zugleich mit Salzsäuresekretion. Versuche an Hunden ergaben einen Abfall der Chloride mit der Hyperglykämie nach Pankreasexstirpation. Das Cl' in den Erythrocyten nimmt dabei zu[2904], umgekehrt verursachen Insulininjektionen mit Senkung des Blutzuckers einen Anstieg des Cl'[2903, 2905]. Bei Kaninchen führte Adrenalininjektion zu Zuckerausschüttung, aber mit Vermehrung des Cl'[2906], so daß also keine Beziehung beobachtet wurde. Bei Injektion von Glucose fand sich beim Kaninchen das inverse Verhältnis[2915].

[2898] AGGAZZOTTI, A.: Arch. di. fisiol. **22**, 465 (1925), Rona **34**, 369.
[2899] PONTONI, L.: Boll. Soc. ital. Biol. sper. **8**, 868 (1933), Rona **76**, 493.
[2900] PONTONI, L.: Arch. Fisiopat. **1**, 339 (1933), Rona **77**, 601.
[2901] DODDS, E. C., u. SMITH K. SH.: J. physiol. **58**, 157 (1923), Rona **24**, 469.
[2902] GLATZEL, H.: Klin. Wschr. **1935**, 555. Hier zahlreiche Literatur.
[2903] NI, T. G.: Transact of the 6. congr. of the Far Eastern assoc. of trop. med. **1925**, 1, 533 (1926), Rona **42**, 110.
[2904] FOSHAY, L.: J. exp. Med. **42**, 89 (1925), Rona **33**, 400. Intravenöse Injektionen.
[2905] ADDARII, F.: Boll. Soc. ital. Biol. sper. **14**, 692 (1939), Rona **118**, 274. Pankreaslose Hunde. Auch das Na' folgt dieser Senkung.
[2906] LIPSCHITZ, W.: C. rend. Soc. Biol. **121**, 1295 (1936), Rona **95**, 79.

Beim Diabetiker wurde ebenfalls eine inverse Beziehung gefunden, wenn auch nicht immer so streng[2907]. Eine negative Korrelation findet man nicht, wenn man verschiedene Patienten miteinander vergleicht, wohl aber wenn man denselben Patienten längere Zeit und häufig kontrolliert, es gelingt sogar einen mathematischen Ausdruck zwischen dem Konzentrationsabfall der Glucose und dem Anstieg von Cl' zu gewinnen, Wichtig ist dabei die Beziehung zum Wassergehalt des Serums.

In molaren Zahlen gerechnet ergibt sich das Verhältnis (nach [2908])

$$\frac{\text{Anstieg von Cl}}{\text{Abfall Glucose}} = \frac{3{,}77 \pm 0{,}45}{1}$$

Die Regressionslinie ist: $\Delta\pi_{Cl} = 0{,}369 \cdot \Delta\pi_{Glucose} + 1{,}50$ (π = osmotische Konzentration).

β) Bei diesen Veränderungen wird man die Frage nach dem *Verhältnis von Cl' zum Na*˙ stellen. Wenn man auch bei langdauernden Kontrollen ein konstantes Verhältnis findet z. B. gewichtsmäßig Cl/Na = 1,07—1,13 (Durchschnitt 1,10) Cl-Gehalt: 363—380 mg%[2909], wird man doch häufig eine vollkommene Unabhängigkeit und ein eigenes Schicksal beider sehen, so daß meist nicht von einem NaCl-, sondern von einem Na- und Cl'-Stoffwechsel gesprochen wird. Selbst bei Injektion von NaCl (bei der Ratte) sinkt das Cl' unabhängig vom Na˙ ab[2922, 2923]. Beide Ionen haben auch eine verschiedene Funktion, besonders in Beziehung zur Wasserretention.

Das Verhältnis, molar ausgedrückt, ist beim Gesunden 1,3. Wenn bei Zufuhr von Salz das Verhältnis $\frac{[\text{Na}]}{[\text{Cl}]} > 1{,}2$ ist, dann kommt es zur Wasserretention, ist es geringer als 1, dann entsteht keine Wasserretention; es handelt sich um eine trockene Chlorretention[2910]. Als Beispiel seien die Analysen von einem nierenkranken Patienten angeführt[2911].

Tabelle 160.

	H$_2$O%	Cl' mg%	Na˙ mg%
Bei Zugang	89	397	285
salzfreie Diät 14 Tage	90,5	371	306
salzfreie Diät + 12 g NaCl	88,4	396	254
salzfreie Diät ohne NaCl	89,9	368	296

Also Abhängigkeit des Wassergehaltes von [Na˙]. Bei einem Ödematösen stieg das Verhältnis $\frac{\text{Na}˙}{\text{Cl}'}$ auf 2,02[2912]. Wir sehen hier eine Unabhängigkeit des Cl' vom Na˙, während beim Diabetiker ein Zusammenhang zu beobachten war.

γ) Weitere Beziehungen wurden auch mit dem *Reststickstoff* angenommen, weil bei Hypochlorämie der Harnstoff zurückgehalten werden soll zum osmotischen Ausgleich (siehe Kapitel M).

Bei starker Belastung der Niere durch Eiweißprodukte kam es bei Hunden mit Exsiccose zur Cl'-Retention[2913]. Bei Versuchen mit Purinen, bei denen durch Gabe von 100 g Glucose eine Cl'-Verschiebung im Blut erzwungen wurde, ergab sich keine Beziehung zum Rest-N[2907].

[2907] BURGER, M., MIRSKY I. A., u. MEMBER S.: J. Laborat. clin. Med. 19, 474 (1934), Rona 79, 373.
[2908] SUNDERMANN, F. W., u. WILLIAMS E. S.: J. clin. Invest. 14, 245 (1935), Rona 86, 421. Beobachtungen an 22 Diabetikern.
[2909] LAUDAT, M., u. GRANDSIRE A.: C. rend. Soc. Biol. 103, 683 (1930), Rona 56, 540.
[2910] BLUM, L., DELAVILLE M., u. VAN CAULAERT C.: C. rend. Soc. Biol. 93, 287 (1925).
[2911] BLUM, L., u. VAN CAULAERT C.: C. rend. Soc. Biol. 93, 283 (1925), Rona 34, 842.
[2912] BLUM, L., u. VAN CAULAERT C.: C. rend. Soc. biol. 93, 285, Rona 34, 842.
[2913] KERPEL-FRONIUS, E.: J. exp. Med. 85, 235 (1932), Rona 71, 714.

Wurde Hunden wiederholt Blut entzogen und die Blutkörperchen nach Zentrifugieren in eiweißfreier Lösung reinjiziert, dann sank das Bluteiweiß allmählich auf 3%. Es ergab sich eine negative Korrelation des Serum-Cl' mit dem Eiweißgehalt nach der Regressionslinie[2914]

$[Cl]_{ser} = 120{,}64 - 1{,}87$ Prot. $\pm\ 2{,}06$
$[Cl]_{ser}$ in mMol, Prot. in %.

δ) Versuche über *Regulation* des Cl'-Spiegels, soweit nicht Aufnahme in die Organe erfolgt, sollen hier kurz erwähnt werden. Da die wesentliche Regulation durch die innere Sekretion (Hypophyse, Thyreoidea, Nebenniere) erfolgt, sind hier nur abseits liegende Beobachtungen angeführt.

Nach Tuscheinjektion bei Kaninchen sollte das reticuloendotheliale System blockiert werden. Danach gab es die Cl'-Erniedrigung auf Traubenzucker nicht mehr[2915]. Andererseits ruft Injektion von Tierkohle, Polierrot oder Schlemmkreide bei Kaninchen eine langdauernde Steigerung des Cl' hervor. Ergotamin verhindert diese Steigerung (Schluß: Wirkung auf den Sympathicus[2916].)

Wurde die Femoralarterie oder eine Carotis beim Kaninchen unterbunden, dann reagierte das Kaninchen mit einer 5 Stunden dauernden Vermehrung der Blutchloride. Dieser Effekt wurde durch Ergotamin unterdrückt[2905]. Zwischenhirnstich verursacht Steigerung, Verletzung des Bodens des verlängerten Marks Minderung des Blut-Cl'[2918].

Auf Injektionen von Lösungen in die Carotis kam es zur Steigerung, wenn die Lösung 5% NaCl oder mehr betrug. Bei 1 ccm 1—2% Lösung hörte das auf, bei 0,2% NaCl kam es zur Hypochlorämie[2918]. Bei anderen Versuchen mit hypertonen Lösungen (5% NaCl, 8% Na_2SO_4) kam es immer zur Steigerung des Cl' im Blut, bei Zunahme der Ausscheidung im Urin. Bei isotoner Lösung war nur die Cl'-Ausscheidung in der Niere erhöht, der Gehalt im Blut vermindert[2917].

Bei Messung der *Differenz des Cl'-Gehaltes* zwischen Kapillarblut der Fingerbeere und dem Venenblut nach NaCl-Belastung finden sich keine Differenzen[2921], wenigstens nicht beim Gesunden[2920]. Bei manchen Krankheiten (Niere, Fettsucht) wurden aber beträchtliche Unterschiede gesehen[2920]. Bei Versuchen am Hunde wurden die Differenzen zwischen Vene und Arterie bei NaCl-Gabe in den einzelnen Organen untersucht (BOTTIN[2919 u. 3557]).

Bei Leber, Milz, Lunge, Gehirn fand sich keine Differenz (< 1,5%). Bei der Vena mesenterica inf. + 2,39% nachher, — 1,92 bei voller Verdauung. Größere Differenzen gab es noch in der Vena gastroepiploica (— 7,9% bei Verdauungsbeginn) der Magenvene, der Mesenterica sup. (+ 6,8%) und Nierenvene (bis — 6,61%). Die Differenzen gingen bei Hunger fast völlig zurück.

c) *Veränderungen im Blut nach parenteraler Zufuhr.* Das Verschwinden von injiziertem NaCl aus der Blutbahn vollzieht sich sehr schnell. Wenn *Kaninchen* (4 Tiere) 0,18 g/kg NaCl intravenös erhalten und in 3—10 Minuten die Blutentnahme zur Analyse ausgeführt wird, dann findet sich ein Anstieg von nur 9,3%[2924]. In dieser Zeit sind schon über 50% aus der Blutbahn herausgegangen. Von jetzt ab sinkt der Gehalt aber langsamer. 1¼ Stunde später war noch gar keine Senkung, nach 5 Stunden war der Anstieg erst um ⅟₇ vermindert, und erst nach 24 Stunden war der Ausgangswert fast erreicht.

Nach Gabe von $CaCl_2$ erfolgt der Abfall des [Cl'] rascher, und es schließt sich nach einigen Stunden ein sekundärer Anstieg an. Wurde vorher eine Arterie abgebunden (A. femoralis oder carotis), dann betrug der Anstieg nur 4,4—6,1%[2925].

[2914] DARROW, D. C., HOPPER E. B., u. CARY M. K.: J. clin. Invest. **11**, 701 (1932).
[2915] KINUGAWA, K.: Mitt. med. Akad. Kioto **12**, 238 (1934), Rona **84**, 90.
[2916] LUMIERE, A., MEYER P., u. VERGNE H.: C. rend. Soc. Biol. **123**, 906 (1936), Rona **99**, 608.
[2917] NISHINA, T.: Jap. J. med. Sci. Trans. IV, Pharmacol. **4**, 30 (1930), Rona **63**, 479.
[2918] ABE, K., u. SAKATA S.: Naunyn-Schmiedebergs Arch. **105**, 93 (1925), Rona **31**, 939.
[2919] BOTTIN, J.: C. rend. Soc. Biol. **114**, 1386 (1933), Rona **79**, 124.
[2920] DELL'ACQUA, G.: Klin. Wschr. **1929 II**, 1709, Rona **52**, 767.
[2921] DI FOUTSIN: Münch. med. Wschr. **71**, 1167 (1924), Rona **30**, 442.
[2922] O'CONNOR, W. J.: Austral. J. exp. Biol. a med. Sci. **16**, 95 (1938), Rona **107**, 576.

Einige analoge Daten aus einem anderen Versuch (MELLI und TASSO[2534]) seien mitgeteilt.

Kaninchen von 1,9 kg erhielt 7,5 ccm einer 20% NaCl-Lösung in 2 Minuten 10 Sekunden intravenös. Der Gehalt im Serum wird bestimmt:

Tabelle 161.

Zeit	NaCl in mg%	Verschwinden aus der Zirkulation
0	497	—
Am Ende der Injektion .	810	69%
nach 2 Minuten	681	89%
„ 6 „ . . .	582	91,5%
„ 10 „ . . .	579	91,5%
„ 20 „ . . .	565	93,5%
„ 45 „ . . .	561	93,5%
„ 60 „ . . .	550	95%
„ 240 „ . . .	546	95%

Aus solchen Analysen kann man natürlich nicht den Schluß ziehen, daß das Cl' in den Organen verschwunden ist, wie auch nur 43% durch Analyse der Organe sich dort auffinden ließen. Andererseits soll (nach Eiweißbestimmung und Hb-Bestimmungen) keine Blutverdünnung nachweisbar gewesen sein, was allerdings nicht den sonstigen Erfahrungen entspricht. Auch Entfernung der Eingeweide, einschließlich der Niere, war auf das rasche Verschwinden ohne Bedeutung. Ganz wesentlich wird das Bild getrübt durch die Verschiebung von Wasser ins Blut. Bemerkenswert ist aber in diesen Versuchen, daß der letzte Rest so langsam aus dem Blut verschwindet; von den Autoren wird sogar angegeben, daß es mehr als 24 Stunden zur Rückkehr zur Norm bedarf.

Nach 0,76 g/kg NaCl in 3 Minuten intravenös war der Cl'-Gehalt am Ende der Injektion um 43—46% gesteigert, nach 2 Minuten war diese Steigerung nur noch 27%, nach 10 Minuten nur noch 11—23%, nach 4 Stunden war die Steigerung bis auf 4—5% abgeklungen[2930, 2931].

Bei Gefrierpunktsbestimmungen fand sich eine Erhöhung in den Organen[2926], deren Druck sich also den Verhältnissen rasch anpaßt, was anfangs meist durch Wasserverschiebungen, später [nach eigenen Versuchen (EICHLER[2992, 2993]) am Frosch] durch Stoffwechselvorgänge z. B. in dem Muskel erfolgt. Die Erhöhung des osmotischen Drucks wurde noch nach 5 Stunden beträchtlich gefunden[2927].

Bei Gabe von 1,5 g/kg NaCl in 10 Minuten (intravenös) war der osmotische Druck (gemessen nach der thermoelektrischen Dampfdruck-Methode von HILL) nach 5 Stunden noch um 15—20% erhöht. Hierbei soll aber der Wasserverlust durch die Niere mitwirken.

Nach 5 ccm 10% Lösung/kg (0,5 g/kg) NaCl stieg die Konzentration in 15 Min. auf 0,68% an und kehrte schon in 1 Stunde zur Norm zurück[2928]. Stärkere Erhöhungen berichtet FLEMMING[2111] nach 0,25 g/kg. Auf die Steigerung des NaCl hat weder die Exstirpation der Schilddrüse noch Thyroxin einen Einfluß[2929], dagegen soll Thymusexstirpation die Erhöhung längere Zeit unterhalten[2930, 2931]. Bei Messungen des osmotischen Drucks sind neben der Erhöhung des NaCl im Blut Stoffwechselprodukte aus dem Gewebe und Wasserverlust durch die Niere von Bedeutung.

Von Versuchen an *Hunden* werden 2 Reihen von Serumwerten nach HASTINGS und Mitarbeitern[2546] wiedergegeben:

1) Dosis 10 ccm 2 n NaCl/kg (1,17 g/kg).

Zeit	0	3 Min.	15 Min.	3 Std.	9 Std.
Konz. mMol . . .	124,4	207,4	176,4	161,9	164,0

[2923] O'CONNOR, W. J.: Austral. J. exp. Biol. a. med. Sci. **15**, 205 (1937), Rona **104**, 236.
[2924] LIPSCHITZ, W.: Arch. internat. Pharmacodyn. **53**, 200 (1936), Rona **98**, 246.
[2925] LIPSCHITZ, W.: Arch. internat. Phyrmacodyn. **53**, 215 (1936), Rona **98**, 246.
[2926] SIMON, I.: Arch. Farm. sper. **64**, 246 (1937), Rona **105**, 525.

2) Hund 12,4 kg (nach dem Original wog der Hund 124 kg).
100 ccm n/1 NaCl (0,47 g/kg).

Zeit	0	3 Min.	4 Min.	7 Min.	15 Min.	4 Std.
mMol	104,4	127,9	121,7	115,8	116,0	117,6

Bei Versuchen an *Schafen* fand sich keine Änderung nach 1% NaCl in Menge von 150 ccm, nach stärkeren Konzentrationen waren Steigerungen noch nach 40 Min. deutlich[2932].

Beim *Menschen* wurde 8,0 g intravenös gegeben. Die Konzentration stieg 1 Minute nach Beendigung der Injektion um 53 mg% (Durchschnitt von 25 Versuchspersonen), nach 60 Minuten war der Ausgangswert erreicht[2752]. Das Verschwinden ist beim Nierenkranken nicht langsamer als beim Gesunden, nur daß bei ersterem der sekundäre Transport zur Niere fortfällt[2933, 2934].

Versuche mit ^{22}Na$^{\cdot}$, ^{24}Na$^{\cdot}$ und ^{38}Cl' siehe Abschnitt Capillargrenzen S. 495.

4. Sulfat.

a) Der Gehalt im Blut wird meist mit großen Schwankungen angegeben, weil die Bestimmung mit der meist gebräuchlichen Benzidinmethode unsicher ist (BOURDILLON und LAVIETES[2602]). Das gilt aber auch für andere Bestimmungsverfahren (z. B. [357]). Über den Gehalt beim *Menschen* finden sich folgende Angaben:

Im Serum 0,37—0,92 m. aequiv. (1 m. aequiv. = 1,6 mg% S)[2602].
,, ,, 3,7 (2,1—4,8 mg%) SO$_4$'' = 0,7 m. aequiv.[2935].
,, ,, 2—3 mg% SO$_4$'' (FRISKO[327]).
,, ,, 7,7—1,5 mg% S (OLLGAARD[357]) 20 Personen.
,, ,, 0,5—1,0 mg% S (DENIS[325]).
,, ,, 0,8 mg% S (DEZANI u. COLOMBINO[311]).
,, ,, 2,5—5,5 mg% SO$_4$'' (WAKEFIELD, POWER u. KEITH[322]).
,, ,, 0,1—0,5 mg% S (CUTHBERTSON u. TOMPSETT[323]). 10 gesunde Menschen. In den Blutzellen nur wenig.
,, ,, 2—3 mg% S oxydierter Schwefel (LESURE u. THOMAS[316]).
,, ,, 3,1—4,5 mg% SO$_4$'' (7 Bestimmungen) (HEUBNER u. MEYER-BISCH[2936]).

DENIS[325] gibt für Tiere wie Rind, Pferd, Schaf, Schwein, Kaninchen, Hund und Meerschweinchen Werte von 1,8—4 mg% S an, also eine große Einförmigkeit. HEUBNERS[2936] Werte weichen etwas ab, z. B. Rind 8,7—13,9 mg% (4 Bestimmungen), Kaninchen 10 und 11,3 mg% SO$_4$'' (2 Bestimmungen).

b) *Änderungen*. Anstiege beträchtlicher Art (bis 50 mg%) werden bei Nierenerkrankungen gesehen[322, 2935], experimentell bei Hunden nach Nebennierenexstirpation[2937], Parallelität mit dem Stickstoffgehalt[322, 2937], sinkend bei Glucosegabe[2938]. Eine Regulation soll durch das autonome System vorhanden sein[2939]. Sie sei aber nicht abhängig von der Niere, da sie auch nach Nierenexstirpation vorhanden sei, sondern von der Leber. (Siehe dagegen Ausscheidung Kap.K.) Bei Hunden sei der Sulfatgehalt der Leber erhöht, wenn der Gehalt in der Carotis erniedrigt ist[2339].

[2927] HETHERINGTON, M.: J. Physiol. **73**, 184 (1931). Versuche an Katzen.
[2928] MARUNO, Y.: Jap. J. Gastroenterol. **3**, 60 (1931), Rona **63**, 457.
[2929] SCHAAL, H.: Biochem. Z. **132**, 295 (1922), Rona **17**, 164. Etwas Einfluß bei peroraler Gabe.
[2930] MARCONI, F.: Arch. di Aci. biol. **19**, 312, Rona **78**, 275.
[2931] MARCONI, F.: Boll. Soc. ital. Biol. sper. **8**, 1379 (1933), Rona **78**, 275.
[2932] BARKUS, O.: Amer. J. physiol. **69**, 35 (1924), Rona **29**, 411.
[2933] GANDELLINI, A.: Riforma med. **1934**, 163, Rona **80**, 302.
[2934] GANDELLINI, A.: Z. exp. Med. **92**, 361 (1933), Rona **79**, 396.
[2935] LOEB, R. F., u. BENEDICT E. M.: J. clin. Invest. **4**, 33 (1927).
[2936] HEUBNER, W., u. MEYER-BISCH R.: Biochem. Z. **176**, 184 (1926), Rona **39**, 238.
[2937] SWINGLE, W. W., u. WENNER W. F.: Physiol. Zool. **1**, 37 (1928), Rona **45**, 666.
[2938] MATTICE, M. R., BRÜGER M., u. DAREN M.: J. biol. Chem. **109**. Proc. Soc. biol. Chem. L X (1935). Nicht ganz regelmäßige Erscheinungen.
[2939] IESAKA, M.: Jap. J. med. Sci. Trans IV Pharmacol. **5**, 10 (1931), Rona **66**, 257.

c) Die *Konzentrationen nach intravenöser Infusion* von verschieden konzentrierten Lösungen, die in der gleichen Menge von 60 ccm/kg in $1^1/_2$ Stunden an *Kaninchen* gegeben wurden, sind am Ende der Gabe nach MÖLLER[2940]:

Tabelle 162.

Infundiert	aequiv. NaCl in %	SO_4''-Zunahme in mg%	Cl' mg%
0,55% SO_4''	0,45	63	— 32
0,866	0,65	113	— 27
1,238	0,95	135	— 39
2,022	1,45	181	— 50

Ersichtlich ist aus der Tabelle die Verdrängung des Cl', teils bedingt durch die Diurese, teils aber auch im Sinne der osmotischen Regulation, da das Cl' leichter an die Anionen zugänglichen Stellen gelangt.

Bei *Hunden* liegt eine Reihe von Versuchen von DENIS[329, 2760] vor:

1. Hund 11 kg erhält 50 ccm m/3 $MgSO_4$ (+$CaCl_2$). Konzentrationen verhielten sich 1,6 (0), 13 (60 Min), 8,1 (120 Min.) 7,6 (180 Min.) mg%.
2. Hund von 11,5 kg erhielt 100 ccm m/3 Na_2SO_4. Konz. 1,2 (0), 20,2 (65 Min.), 8,9 (190 Min.), mg%.
3. 0,608 g/kg S in 6 Min. 1 mg S (0) 283,8 mg% (1 Min.).
4. 0,28 g/kg in 12 Minuten 1,7 mg% (0) 100,7 (1 Min.), 23,3 (2 Stunden).
5. 0,225 g/kg S in 8 M.nuten 2,6 mg% (0), 94,08 (2 Minuten), 17,4 (2 Stunden).
6. 0,33 g/kg S in 20 Minuten 1,44 mg% (0), 112,2 (1 Minute), 25,7 (2 Stunden).

Nach Zufuhr von 100 mg/kg Na_2SO_4 steigt nach GOUDSMIT und anderen[2941] der Gehalt auf 20 mg% im Plasma.

Bei *Schafen* (ca. 40 kg), die 27 mg/kg S als $MgSO_4$ (mit $CaCl_2$) erhielten, verhalten sich die Konzentrationen so[2932]:

Norm	30 Min.	90 Min.	150 Min.	210 Min.	270 Min.	330 Min.
3,1	6,0	6,0	12,5	11,0	5,8	3,0 mg%

Beim *Menschen* wurden 19 m. aequiv. SO_4'' intravenös zugeführt (BOURDILLON und LAVIETES[2602]). Den Abfall im Serum zeigt folgende Reihe (die Zahlen = m. aequiv./Ltr.):

Zeit	0	3 Min.	4 Min.	5 Min.	15 Min.	180 Min.
	0,3	3,0	2,6	2,6	2,1	0,8

5. Nach Gaben von **Thiosulfat** konnte es im Blut nachgewiesen werden, es fand sich kein Sulfit (MENEGHETTI[269]).

PHILIPS, GILMAN, KOELLE und ALLEN[277, II] injizierten Kaninchen und Hunden 100 mg/kg $Na_2S_4O_6 \cdot 2 H_2O$ intravenös und prüften das Verschwinden aus dem Plasma. Dabei zeigte sich, daß das Tetrathionat teilweise in Thiosulfat umgewandelt worden war. So fanden sich im Plasma folgende Werte:

nach 30 Min. 23,1 20,0 22,7 mg% S_2O_3 und 11,0 11,7 13,8 mg% $Na_2S_4O_6$
nach 60 Min. 31,6 26,4 mg% und 0,2 6,6 mg%

Nach Thiosulfat fand sich nach 1 Stunde 21,2 und 19,2 mg% S_2O_3 und kein S_4O_6. Nach GILMAN und Mitarbeitern[2491, I] verteilt sich das Tetrathionat in $^1/_2$ Stunde auf 19—25% des Körpergewebes. Daraus wird von den Autoren der Schluß gezogen, daß es in dieser Zeit extracellulär anzutreffen ist. GOFFART und FISCHER[2491, II] schließen jedoch aus der Abnahme des reduzierten Glutathions in einigen Organen, daß es auch in die Zellen eindringen müsse. Die vor ihnen

---
[2940] MÖLLER, K. O.: Naunyn-Schmiedebergs Arch. **126**, 159 (1927), Rona **44**, 319.
[2941] GOUDSMIT, A., POWER, M. H. u. BOLLMAN, J. L.: Amer. J. Physiol. **125**, 506 (1939), Rona **114**, 88.

angewandten Dosen von 1 g/kg brachten jedoch das Tier schon in 30—100 Minuten zum Exitus.

6. Fluorid gibt das Problem der $Ca^{..}$-Salzfällung ebenso wie Phosphat. Die Löslichkeit von CaF_2 im Serum ist zwar höher als in wässeriger Lösung, aber es wurde immerhin bei Sättigungsversuchen nur 1,3 und 1,6 mg% gefunden[2942]. Die Werte im Blut sind aber immer kleiner. Je besser die Methodik entwickelt wurde, desto geringere Werte wurden gefunden.

Die ursprünglichen Werte von STUBER und LANG[57, 2943] ergaben bei Mensch, Hund und Katze kein F', beim Kaninchen 0,75, Huhn 1,20, Ente 0,51, Gans 1—1,5 mg%. Bei Hämophilen wurden sogar Zahlen von 2,9 und 4,0 mg% gefunden, worin die Ursache der verzögerten Blutgerinnung gesehen wurde, FUJII[2944] fand 0,7 mg%. Diese Werte sind offenbar durch die Methodik bedingt. FEISSLY und OEHRLI[77] fanden mit der Glasätzmethode Werte unter 0,5 mg%. BRANDES[2945] fand im normalen Blut, aber auch bei Hämophilen minimale Mengen F'.

Wirklich brauchbare Werte finden sich erst bei KRAFT[63], der auch über andere frühere Analysen berichtet. Er fand beim Menschen im Gesamtblut 50—110 γ%, im Blutkuchen 45 γ %, im Serum 60—120 γ %. Mit einer Modifikation der Methode[2946] ergaben sich im Menschenblut 35—145 γ %, im Pferdeblut 49—70 γ %. Mit weiterer Modifikation der Kraftschen Methodik kommen AMMON und Mitarbeiter[2947] in 10 Blutproben beim Menschen auf 27—74 γ %. Die Werte sind zwar etwas kleiner, aber die Größenordnung hat keine Änderung erfahren. Von Bedeutung ist dagegen die Angabe, daß diese Fluoridmenge teils löslich, teils in Alkohol unlöslich ist. Bei 6 normalen Kaninchen fanden MACHLE und SCOTT[3512] nach der guten Methode von WILLARD und WINTER noch niedrigere Werte, und zwar 0,0—0,07 mg%, im Durchschnitt 0,01. Vermutlich wegen der Schwierigkeit der Methodik liegen sonstige hierher passende Analysen nicht vor.

7. Bromid. Die Entdeckung, daß Brom zu den normalen Bestandteilen des Körpers und besonders des Blutes gehört, ist noch nicht alt. Vom rein qualitativen Nachweis bis zur quantitativen Bestimmung ist aber noch ein weiter Weg. Es hat lange an Methoden gefehlt, die es gestatteten, die kleinen Mengen des Broms im Blute neben den großen Mengen an Chlorid zu erfassen. Deshalb gingen die Angaben oft irre auch über den Normalgehalt.

Dabei ergaben sich häufig zu hohe Werte, wie bei BERNHARDT und UCKO[183] 1—1,5 mg%. Übermäßige Abweichungen können oft als Kriterien der Beherrschung und Brauchbarkeit der Methode angesehen werden. Als komplizierender Faktor kommt allerdings noch hinzu, daß Bromid in den letzten Resten außerordentlich langsam ausgeschieden wird, so daß selbst eine einmalige therapeutische Br'-Zufuhr noch nach Monaten den Blutspiegel beeinflußt, eine Fehlerquelle, die beim Tier nicht zu fürchten ist.

Beim Menschen wird vielleicht noch außer den normalerweise in Begleitung von Chloriden immer auftauchenden Bromiden der gewöhnlichen *Nahrung* eine Extrazufuhr durch das Mehlveredelungsmittel Bromat gelegentlich in Rechnung zu stellen sein. Entsprechend vorbehandeltes Brot könnte natürlich in dem Futter der Versuchstiere auch auftreten. Wie die Nahrung den Bromgehalt beeinflußt, zeigen die Analysen von WINNEK und SMITH[2766] an *Ratten*. Der Bromgehalt im Gesamtblut derjenigen Tiere, die in 10 g Nahrung 165—202 γ Br erhielten, betrug 2,3—2,6 mg%, bei Brommengen unter 5 γ in einer besonders gereinigten Diät war der Gehalt 55—280 γ%. Wurde dieser Diät 200 γ extra zugelegt, dann wurde ein Gehalt von 6,58—9,86 mg% beobachtet. NEUFELD[216] gibt 590 γ % an.

[2942] LANG, K.: Naunyn-Schmiedebergs Arch. **152**, 361 (1930), Rona **58**, 1931.
[2943] STUBER, B., u. LANG K.: Z. klin. Med. **108**, 423 (1928).
[2944] FUJII: Mitteil. der med. Ges. Tokio 1933, 47.
[2945] BRANDES, W.: Z. klin. Med. **119**, 504 (1932), Rona **67**, 527.
[2946] WULLE, H.: Hoppe-Seylers Z. **260**, 169 (1939).
[2947] HARTMANN, H., CHYTREK, E., u. AMMON R.: Hoppe-Seylers Z. **265**, 52 (1940).

Bei *Kaninchen* wurde der hohe Wert von 2—3 mg% Br' gefunden[2947, 1]. Das ließ sich auf die Nahrung zurückführen, die aus Alfalfa und Hafer bestehend, sehr arm an Cl' ist, wie folgende Daten zeigen:

Alfalfa 81,4 mg% Cl und 1,28 mg% Br.
Haferflocken 51,0 mg% Cl und 0,85 mg% Br.

Bei einer Diät aus Karotten sank der Gehalt auf 1,2—1,5 mg%.

Versuche, differente Werte auf verschiedene Bromzufuhr auch beim *Menschen* zurückzuführen, sind in der Literatur häufig. So soll der in Zürich[2948] gefundene Wert von 75—233 γ% (Durchschnitt 132 γ%) gegenüber Wien (meist 200 bis 300 γ%[2950]) darauf zurückzuführen sein, daß in Wien das Kochsalz 8,6 mg% Br, in Zürich aber nur 4,9 mg% enthält[2948]. In beiden Analysenreihen wurde dieselbe gute Methodik angewandt. Mit gleicher Methode ergaben sich bei KARP und WOLFSOHN[2949] Werte von 600—800 γ%, ein Einfluß des Bromidgehalts des Kochsalzes wurde nicht gefunden. In den Gegenden mit hohem Bromgehalt, wie der Umgebung des Toten Meeres, soll der Blutgehalt auch nicht höher sein, woraus der Schluß einer lebensnotwendigen Funktion des Broms gezogen wird. Wir sehen aus den oben zitierten Versuchen an Ratten und Kaninchen, daß diese Befunde nicht allgemeine Bedeutung besitzen, und daher die Argumentation nicht stichhaltig ist. Sicher ist nicht das Salz allein maßgeblich.

Wir geben eine Zusammenstellung über den Bromgehalt des Blutes nach NEUFELD[216], die wir durch weitere Angaben noch ergänzen. Die eingeklammerten Zahlen sind mit einer Methode gewonnen, die NEUFELD nicht für einwandfrei hält:

Tabelle 163.

Tierart	Gesamtblut	mg/100 ccm Serum bzw Plasma
Ratte	(2,2)	
	0,59[216]	
Kaninchen	0,51[216]	0,40 STOLL u. BRENKER[213]
	0,270 ($\pm$0,120)[2952]	
Meerschweinchen	(2,3)	
Hund	(0,63—1,71)[2951]	(0,71—0,83)[2851]
	0,42	0,60
	0,91[216]	—
Schwein	(1,3)	0,75—1,25
	0,413[2953]	
Schaf	(1,8)	
Rind	(11,2)	
	(1,7)	
	(0,95)	
	(0,00)	
	0,52	
	0,71—1,33[216]	0,603—0,879 (4 Analysen) (DÖHRING[191]) 0,23 STOLL u. BRENKER[213]
Rind (auch Kalb)	0,450 ($\pm$0,050)[2952]	
	0,489[2953]	
	0,270—0,702[2954]	
Pferd	(1,05)	
	0,400—0,500[2954]	
	0,274[2953]	
Hund	0,476[2953]	
	0,300 ($\pm$0,150)[2952]	
Ziege	0,336[2953]	

Die Werte, die beim Menschen gefunden wurden, sollen zusammengefaßt werden, weil hier besonders zahlreiche Analysen vorliegen:

Tabelle 164.

Autor	mg%
Moruzzi[2952, 2958]	defibriniertes Blut 0,350 ($\pm$0,250) 55 Bestimmungen
Kuranami[2776]	defibriniertes Blut 0,58 (0,51—0,66)
Döring[191]	Blut 0,204—0,42 (30 Personen) Serum 0,410—0,562 (4 Personen)
Ewer[2956]	Blut 0,79—1,19
Meier u. Schlientz[2948]	Blut 0,132 (0,075—0,233)
Indovina[187, 2957]	Blut 0,685 (0,505—0,789) (50 Personen)
Leipert[2950]	Plasma 0,2—0,3 (0,15—0,50) (34 Personen)
Dixon[200]	Blut 0,890—1,73 (3 Personen)
Dixon[3402]	Blut 0,39—1,358 (10 Personen)
Conway u. Flood[182]	Blut 0,227—0,572 (8 Personen)
Yates[218]	Blut 0,063—0,257 (5 Personen)
Grüninger[2960]	Blut 0,25—1,01 Kinder
Nuti[2961]	Blut 0,57 (0,26—0,92) Frauen Blut 0,49 (0,23—0,76) Männer
Ucko[2963, 2968]	Blut 0,14—0,35 (100 Personen)
Kulkow u. Kakusina[2964]	Blut 0,55
Chatagnon[2965, 2966]	Blut 0,25—0,30 (4 Frauen)
Guillaumin[198, 2967]	Plasma 0,74—1,6 Erythrocyten 0,3—0,6 (200 Personen)
Neufeld[2955]	Blut 0,62—0,76
Wikoff u. a.[2954, I]	Blut 0,33—1,73 (170 Personen, meist 19—24 Jahre alt)
Leone u. Cadeddu[2954, II]	Blut 0,44 0,95 (53 Kinder) Nabelschnurblut 0,65 (8 Neugeborene)

Mit dem höheren Lebensalter soll der Bromgehalt zunehmen ([2952,I] dagegen [2961]).

b) Besondere Bedeutung hat bei diesen Bromanalysen die Frage, in welcher *Zustandsform* das Brom sich im Blut befindet, insbesondere ob irgendeine organische Bindung angenommen werden muß. Die Methoden, die zur Entscheidung dieser Frage herangezogen werden, sind außerordentlich verschieden.

[2947,I] Baumann, E. J., Sprinson D. B., u. Marine D.: Endocrinology 28, 793 (1941). C. **1941 II**, 1639, Rona **127**, 272. Methode Leipert.
[2948] Meier, C. A., u. Schlientz W.: Klin. Wschr. **1936**, 1845.
[2949] Karp, J., u. Wolfsohn G.: Schweiz. med. Wschr. **69**, 834 (1939), Rona **118**, 226. C. **1939 II**, 4020. Methode Leipert.
[2950] Leipert, Th.: Biochem. Z. **280**, 416 (1935).
[2951] Bernhardt, H., u. Ucko H.: Biochem. Z. **170**, 459 (1926), Rona **36**, 738.
[2952] Moruzzi, G., u. Guareschi P.: Arch. biochim. ital. **8**, 229 (1936), Rona **96**, 565.
[2952,I] Iberti, U., u. Fabbrini V.: Clin. med. ital. N. s. **72**, 229 (1941), Rona **130**, 277. 50 Personen.
[2953] Schmitt, I., u. Kirchhof H.: Dtsch. tierärztl. Wschr. **43**, 227 (1935). C. **1935 II**, 1053, Rona **87**, 361. Verfahren von Deniges.
[2954] Hasselbeck, J.: Dissertation Hannover 1938, Rona **111**, 415. 55 Pferde, 75 Rinder untersucht.
[2954,I] Wikoff, H. L., Brunner R. A., u. Allison H. W.: Amer. J. clin. Pathol. **10**, 234 (1940), Rona **122**, 216. Methode ähnlich Indovina. Männer und Frauen geben gleiche Werte.
[2954,II] Leone, A., u. Cadeddu E.: Riv. clin. pediatr. **38**, 257 (1940), Rona **122**, 330. Methode Indovina modifiziert.
[2955] Neufeld, A. H.: Canad. J. Res. 15 Sect. B. **132** (1937), Rona **102**, 6. C. **1937 II**, 2198.
[2956] Ewer, F.: Z. klin. Med. **122**, 244 (1932), Rona **71**, 582. Methode Roman.
[2957] Indovina, R.: Boll. Soc. ital. Biol. sper. **10**, 191 (1935), Rona **88**, 90.
[2958] Moruzzi, G.: Giorn. Clin. med. **18**, 1 (1937), Rona **100**, 3.
[2959] Moruzzi, G., u. Guareschi P.: Boll. Soc. ital. Biol. sper. **11**, 28 (1936), Rona **94**, 338.
[2960] Grüninger, U.: Mschr. Kinderheilkunde **74**, 100 (1938), Rona **109**, 508.

So konnte UCKO[2968] 20% des Broms mit 95% Alkokol extrahieren oder mit Petroläther, bedingt durch die Eigenschaft von Lecitin und Cephalin als Zwitterionen (CHRISTENSEN und CORLAY[2877]). Bei Praecipitation fielen 20% mit den Globulinen aus[2967], 63—88% wurden in organischer Bindung angenommen, weil sie der Filtration widerstehen (GUILLAUMIN und MEREJKOWSKI[198], MORUZZI[2958], EWER[2956] 55,5—78%, in der Hypophyse[2959]). Im Ochsenblut sollen 80%, im Menschenblut 60%, im Hundeblut 40% nicht filtrierbar sein[2952]. DIXON[200] formuliert, er habe Gründe zu glauben, daß Brom an Eiweiß gebunden sei. Andererseits wird in eiweißhaltigem Niederschlag aus dem Blut kein Bromid gefunden[2969].

Diese Befunde wurden bei Verbesserungen der Methodik, jedenfalls was das Serum oder Plasma betrifft, widerlegt. YATES[218] stellte fest, daß, wenn Brom in organischer Form vorliegt, diese Bindung außerordentlich leicht, schon durch schwache Lauge oder Alkali, gelöst werde. Am vielseitigsten geht LEIPERT[2950] vor, der mit seiner zuverlässigen Methode weder bei Dialyse noch Ultrafiltration mit Eiweißfällung irgendeine Spur organischen Broms nachweisen konnte.

Eine Ausnahme, die durchaus der Diskussion wert erscheint, sind die Befunde von DOERING[191, 2970]. Bei der offenen Salpetersäureveraschung konnte man im Serum und Plasma das gesamte Brom analytisch durch Ag˙-Fällung erfassen, d. h. bei Veraschung im geschlossenen Bombenrohr bei 250° (nach CARIUS) wurden immer dieselben Werte gefunden. Wurde aber Gesamtblut derselben Prozedur unterworfen, dann fanden sich bei letzterer Methode immer 40—90 % mehr (beim Rinderblut sogar über 100 %). Diese fehlende Menge war nicht etwa in der offenen Cariusmethode flüchtig geworden, da sie sich nach der Silberfällung noch in dem Rückstand bei nachträglicher Bombenrohrveraschung nachweisen ließ. Ebensowenig kann diese offenbar schwer zersetzliche organische Verbindung künstlich etwa dadurch zustande gekommen sein, daß Nitrat rascher in die Erythrocyten eindringt als das Ag˙, dieses oxydierte und so mit irgendwelchen organischen Substanzen zu reagieren zwang. Denn auch vorherige alkalische Auflösung und Fällung vor vollem Zusatz der Salpetersäure brachten diese Differenz nicht zum Verschwinden. Ein Vorliegen dieser organischen Bindung im roten Blutkörperchen ist deswegen nicht unwahrscheinlich, weil durch das immer im Blut bis zu beträchtlichem Maße vorliegende Methämoglobin (HAVEMANN bei HEUBNER) ein Oxydationsmittel von ausreichendem Oxydationspotentutial zgegen ist. Daß dann gerade Bromid oxydativ erreicht wird und weniger Chlorid, ist durch die Oxydationspotentiale dieser Körper, bei Jodid durch die geringe Menge plausibel.

c) Schwankungen. Die *physiologische Funktion* des Bromids im Organismus ist eng verknüpft mit seiner Zustandsform. Ähnlich wie die Schilddrüse einen jodhaltigen organischen Körper, könnten auch andere Organe einen bromhaltigen organischen Körper absondern. Es besteht die Tendenz, jedem im Organismus vorgefundenen Element durch eine Art „Schluß a priori" eine physiologische Funktion zuzubilligen.

[2961] NUTI, N. G.: Giorn. Clin. med. **19**, 673 (1938), Rona **109**, 71. Methode Indovina, Zunahme des Alters soll Tendenz zur Abnahme des Gehaltes ergeben, aber die Streuung ist zu diesem Schluß zu groß.

[2962] CATTANEO, L.: Ann. Ostetr. **57**, 27 (1935), Rona **86**, 639.

[2963] UCKO, H.: C. rend. Soc. biol. **116**, 48 (1934), Rona **82**, 538.

[2964] KULKOW, A. J., u. KAKUSINA B. E.: Bull. Biol. med. exp. URSS. **3**, 653 (1937). C. **1939** I, 1593.

[2965] CHATAGNON, C.: Presse med. **1938** I, 612, Rona **108**, 161.

[2966] CHATAGNON, C.: Bull. Acad. Med. III. **116**, 459 (1936), Rona **99**, 276. C. **1937** I, 3823. Methode Daniens.

[2967] GUILLAUMIN, Ch. O., u. MEREJKOWSKI B.: C. rend. Soc. biol. **113**, 1428 (1933), Rona **76**, 493. Sicherlich waren nicht alle Patienten ohne vorherige Brommedikation.

[2968] UCKO, H.: Biochem. J. **30**, 992 (1936), Rona **96**, 190. C. **1936** II. 1212.

[2969] WIKOFF, H. L., BAME E., u. BRANDT M.: J. Labor. clin. Med. **24**, 427 (1939), Rona **113**, 494.

Dieser Neigung kamen Untersuchungen von ZONDEK und BIER[2971-2974] entgegen, in denen nicht nur Brom quantitativ bestimmt, sondern auch gleich systematische Schwankungen bei bestimmten geistigen Erkrankungen beobachtet, schließlich sogar seine physiologische Funktion beim Schlaf und als das regulierende Organ in der Hypophyse entdeckt wurde. So sollten die Blutbromwerte bei Manisch-Depressiven erniedrigt sein, bei Schizophrenen auch, aber seltener. Obwohl die von diesen Autoren benutzte Methodik sehr bald als grundsätzlich falsch (siehe oben bei Methodik, Kapitel II) erwiesen war, wurden die Befunde nachgeprüft, und es entstand eine große Literatur, die hier in aller Kürze referiert werden muß, weil bei Vorliegen einer geeigneten Methodik die Frage selbstverständlich einer Bearbeitung bedarf und auch ohne diesen Anfang vorgenommen worden wäre.

Teilweise standen die Resultate unter der Suggestion der ersten Untersucher. War es doch unwahrscheinlich, daß eine solche Fülle der Hypothesen (selbst bei falscher Grundlage) ganz ohne Grund sein konnte. Die Bestätigung der Befunde blieb nicht aus, sogar so weit gehend, im Bromgehalt des Blutes eine diagnostische Unterscheidungsmethode zwischen Schizophrenie und zirkulärem Irresein sehen zu wollen[2975, 2976], wobei die WALTERSCHE Brommethode(!) als ausreichend erachtet wurde.

Erniedrigungen fanden bei Schizophrenie vielleicht KULKOW und KAKUSINA[2964], HARTNER[190], Erhöhung und Erniedrigung bei Paralyse, ARAGONA[2977] Vermehrung bei manchen Zuständen nach Encephalitis. Mit der einwandfreien Methode von LEIPERT wurde von J. STRAUB[2978, 2979] bei Kranken mit zirkulärem Irresein auch eine Senkung des Blutbroms gesehen. Diese Befunde wurden von verschiedenster Seite und mit verschiedensten Methoden nachgeprüft und keine Beziehung zu irgendwelchen geistigen Erkrankungen gefunden (MEIER und SCHLIENTZ[2948], MASSAZZA und CIATI[2980], P. und C. CHATAGNON[2981-2983] (DIXON[3402] bei 12 Manisch-Depressiven), so daß z. B. CHATAGNON jede Grundlage der entsprechenden Hypothesen abstreitet.

LEIPERT und WATZLAVEK[2984] haben bei einer Reihe von Geisteskranken tatsächlich eine Tendenz zu niedrigeren Werten zugleich mit größeren Streuungen gefunden, aber sie beziehen sie auf den oft vorliegenden Hungerzustand. Durch manche Zustände (Stupor, Depression usw.) leidet die Aufnahme von Nahrung, dadurch wird aber weder Chlorid noch Bromid zugeführt, und beide Elemente werden daher gemeinsam vermindert. So findet auch noch der letzte Rest gelegentlich positiver Befunde eine ansprechende Deutung.

Eine Bromvermehrung im Schlaf wurde gefunden, so von MORUZZI[2958], allerdings nur eine Verschiebung von anorganischer zu organischer Form, deren Vorliegen wir vorher schon als wahrscheinlich nicht existent darstellten.

Verschiedentlich wurde über Veränderungen durch Narkose und Operationstrauma und zwar im Sinne eines Abfalls der Konzentration berichtet[2985-2988]. Dieser Abfall wird besonders nach Operationstrauma auf ähnliche Weise zu erklären sein, wie vorher bei hungernden Kranken, nämlich durch gleichzeitige Abnahme der gesamten Halogene, die in die Wunde, Leber usw. abströmen. Gleichlaufend mit dem Cl' geht nach einer Mahlzeit im Blut der Gehalt an Br' herab (QUASTEL und YATES[2777]).

[2970] DOERING, H.: Biochem. Z. **269**, 53 (1938).
[2971] ZONDEK, H., u. BIER A.: Klin. Wschr. **1932 I**, 633. Rona **70**, 324.
[2972] ZONDEK, H., u. BIER A.: Biochem Z. **241**, 491 (1931), Rona **65**, 415.
[2973] ZONDEK, H., u. BIER A.: Klin. Wschr. **1932 I**, 759, Rona **70**, 324.
[2974] ZONDEK, H., u. BIER A.: Klin. Wschr. **1932 I**, 760, Rona **70**, 324.
[2975] URECHIA, C. I. u. RETEZEANU: C. rend. Soc. Biol. **112**, 411 (1933), Rona **74**, 523.
[2976] URECHIA, C. I. u. RETEZEANU: Press. med. **1935 I**, 701, Rona **87**, 598.
[2977] ARAGONA, G.: Riv. Path. nerv. **45**, 64 (1935), Rona **90**, 304.
[2978] STRAUB, J.: Rona **88**, 323 (1935).
[2979] NAGY, M., u. STRAUB J.: Z. Neurologie **153**, 215 (1935), Rona **91**, 325.
[2980] MASSAZZA, A., u. CIATTI P.: Ann. Osp. psichiatr. **7**, 83 (1935), Rona **99**, 607.
[2981] CHATAGNON, P. u. C.: Bull. Soc. biol. **18**, 1396 (1936). C. **1938 I**, 929.

Da die Schilddrüse das bromreichste Organ darstellt, suchte man nach Veränderungen im Blutspiegel bei Basedow, fand auch eine Erhöhung[2989], auch bei Gabe von Thyroxin, hier mit Erhöhung des Cl'-Gehaltes im Blut verbunden[2956]. BAUMANN und andere[2947, I] fanden dagegen bei Kaninchen nach Darreichung von getrockneter Schilddrüse einen Abfall des Blutbroms auf 35—40% der Norm. Er trat aber erst regelrecht 2—3 Wochen nach Beginn der Medikation in Erscheinung und kehrte sehr langsam zurück. Der Effekt wurde von den Autoren auf die diuretische Wirkung des Schilddrüseninkretes bezogen.

Mit Gravidität ergaben sich keine Beziehungen (CATTANEO[2962], LEIPERT[2950]), vielleicht gelegentlich bei bestimmter Phase der Menstruation[2776]. Im kindlichen Blut war der Gehalt nicht anders als im Blut der Mutter[2950].

d) Parenterale Gabe. Huhn. 2 Hühner erhielten 6mal im Abstand von 2 Tagen je 0,025 g NaBr intravenös. Das eine Tier wurde sofort nach der letzten Injektion getötet und hatte 1,5 mg% im Blut, das andere 14 Tage später nur 0,17 mg%[2990].

Ratte. 1½ Stunden nach subcutaner Gabe von 102—159 mg/kg NaBr betrug der Gehalt im Blut 21,3—24,5 mg%[2991].

Kaninchen. 1 Kaninchen erhielt 4 Wochen lang jeden dritten Tag 0,05 g NaBr intravenös[2990]. 1,5 mg% Br war die Konzentration am letzten Tage der Zufuhr, 1,12 mg% 6 Tage, 0,19 mg% 14 Tage später.

Zwei Tieren wurde in den Versuchen von MÖLLER[2767] innerhalb von 87 Minuten 1,635% NaBr in der Menge von 1 g/kg intravenös infundiert. Der Gehalt an Br' im Serum betrug:

Tabelle 165.

Ende der Injektion	2 Std.	5 Std.	10 Std.	22 Std.	45 Std.	69 Std.	94 Std.
A 263	275	270	235	219	201	149	86 mg%
B 209	263	270	271	262	248	233	245 mg%

Auf dieser Reihe ist das Tier B chlorarm ernährt worden. Ersichtlich ist das deutlich langsamere Abklingen der Konzentrationen.

STOLL und BRENKEN[213] haben Kurven mitgeteilt nach Gabe von Br' in Form von Calcibromat d. h. Calciumbromidlactobionat.

Hunde. HASTINGS, HARKINS und LIU[2546] gaben einem Hunde intravenös 10 ccm 2 n NaBr/kg. Die Konzentration war nach 3 Minuten 112,9 mMol, nach 15 Minuten 68,4 und nach 50 Minuten 64,9 mMol Br'.

PALMER und CLARKE[2773] gaben einem Hund von 15 kg, der unter Cl'-armer Diät gehalten wurde, 10 g NaBr in 100 ccm Lösung intravenös. 30 Minuten nach der Infusion, für die 10 Minuten benötigt wurden, betrug der Gehalt 15 mMol. 4½ Monate später waren noch 2 mMol vorhanden. Die Konzentration fiel fast geradlinig ab bei täglicher Analyse.

LIPSCHITZ[2770] gab einem Hund 0,025 g/kg intravenös. Der Gehalt war gleich anschließend 6,1 mg%, nach der doppelten Dosis 19,5 mg%. Wenn 24 Stunden später die Konzentration noch mit 19,6 mg% angegeben wird, dann scheint mir die Bestimmungsmethode suspect. Allgemein wird man den Verlauf der Konzen-

---

[2982] CHATAGNON, P. u. C.: C. rend. Acad. Sci. **202**, 1119 (1936), Rona **94**, 339. C. **1936 I**, 4459.
[2983] CHATAGNON, P. u. C.: Press. med. **44**, 1404 (1936), Rona **101**, 104. C. **1937 I**, 913.
[2984] LEIPERT, TH., u. WATZLAWEK O.: Biochem. Z. **280**, 434 (1935).
[2985] CIUSA, W.: Riv. sci. Progr. tech. Econ **7**, II. 224 (1936). C. **1937 I**, 1975.
[2986] MORUZZI, G.: Riv. sci. Progr. tech. Econ. **7**, II. 443 (1936). C. **1937, I** 1975. Tierversuche, anfangs Anstieg.
[2987] OSTI, U.: Ann. ital. Chir. **15**, 589 (1936), Rona **99**, 77. Äthernarkose und Operation.

Jodid.

tration so haben, daß am Anfang bis zur vollzogenen Verteilung der Konzentrationsabfall steil ist, dann wird der sekundäre Prozeß nur noch in der Ausscheidung verlaufen, also wird die Konzentration im Blut langsamer abnehmen müssen. Eine Ausnahme ist möglich, wenn die den Halogenen zugänglichen Räume, wie in eigenen Versuchen (EICHLER[2992]) mit großen Gaben von Jodid erwiesen wurde, sich verkleinern, so daß eine aktive Verdrängung aus der Peripherie möglich wird.

Mensch. Über den Verlauf einer einmaligen Brominjektion legen wir die Analysen von QUASTEL und YATES[2777] vor auf nebenstehender Tabelle 166: Injektion von 1 g NaBr in 50 ccm:

Auf der Tabelle sind auch einige geisteskranke Patienten aufgeführt. Ersichtlich ist die Tatsache, daß die Konzentrations- und Ausscheidungskurven sich nicht von den normalen unterscheiden, als weiterer Beitrag für unsere obige Darstellung des Blutbroms bei Geisteskrankheiten. Der Abfall ist sehr langsam. Bei einer Person sind die Werte nach 24 Stunden höher als nach 1 Stunde, und gerade bei derjenigen, die zugleich die größte Ausscheidung im Urin hatte. Entweder sind hier die halogenhaltigen Räume um über 20% vermindert, oder es liegt ein Analysenfehler vor.

LOVELL und BROWN[3259] beobachteten zwei Patienten mit schwerer Bromintoxikation. Der überaus langsame Abfall wird durch folgende Tabelle 167 demonstriert:

Weitere Analysen werden wir noch im Verlauf der späteren Darstellung, z. B. bei Ausscheidung usw. bringen, da uns besonders das Verhältnis Br′/Cl′ sehr wesentlich wird beschäftigen müssen.

8. Jodid.
Hier mögen ausgedehnte eigene Versuche[846 u. 2993] an Fröschen angeführt werden. Das Jodid diente gewissermaßen als Modell.

Die Frösche (Winterfrösche im Januar) erhielten eine Dosis von 21,43 mMol

Tabelle 166.

Diagnose	Gewicht kg	Anfangs-Blut-Brom mg/100 ccm	Blut-Brom (mg/100 ccm) Zeit in Stunden nach der Injektion							Blut-Brom direkt nach Injektion (ber.*) mg/100 ccm	% Verlust an Blut-Brom in 1 Std.	% Verlust an Blut-Brom in 24 Std.	Urin zuerst nach 24 Std.		
			1	2	5	24	96	168				Vol ccm	Br mg pro 100 ccm	Gesamt-Brom mg
Normal	66,6	0,95	2,72	3,00	2,70	1,64	1,31	1,20	15,3	88,5	95,2	900	2,38	21,5
Normal	65,7	1,46	2,12	2,45	2,77	1,76	1,32	1,28	15,4	91,5	98,1	1470	1,25	18,4
Normal	56,7	0,83	3,53	2,95	3,22	2,61	1,45	1,22	17,8	88,0	90,1	1710	2,53	43,3
Manisch depressiv	79,7	0,59	2,48	2,32	1,87	2,86	1,40	0,85	12,7	86,2	82,4	1800	4,82	86,8
Dementia paranoides	49,0	0,52	4,81	4,00	4,38	3,88	—	2,08	20,6	78,2	82,6	1050	3,61	39,7
Hebephrenie	69,8	0,19	3,50	2,93	2,80	2,40	—	—	14,5	81,2	84,9	530	0,63	3,3
Dementia paranoides	64,3	0,41	3,96	3,92	3,76	3,34	—	1,90	15,6	77,4	87,4	1090	1,64	17,9
Melancholie	59,4	0,29	3,66	3,40	3,08	2,78	—	1,96	17,0	81,6	85,2	1260	0,42	5,3
Dementia paranoides	53,6	0,14	3,80	3,48	3,22	2,78	—	1,78	18,8	82,2	86,3	730	1,19	8,7
Paraphrenie	50,4	1,14	3,66	3,46	2,10	1,54	—	1,83	20,0	80,3	98,0	1180	1,08	12,7
Catatonie	53,1	1,17	3,78	3,28	2,40	1,30	—	1,26	18,9	89,7	99,3	460	2,87	13,2

* Berechnet auf der Basis vom Blutgewicht = $^1/_{13}$ Körpergewicht.

458 Aufnahme der Anionen in den Organismus.

Jodid/kg in den Brustlymphsack, wurden in feuchter Kammer bestimmte Zeit gelassen und dann die Analysen angestellt. Aus Analysen der Lymphe (EICHLER[846]) sieht man, daß eine Gleichverteilung schon in etwa 2 Stunden eingetreten ist, d. h. Lymphe des Bauchlymph-

Tabelle 167.

Tage nach Absetzen des Br'	5	9	12	15	18	21
mg% Br'	286	265,5	219	194	174	150
	300	270	231	196	174	135

sacks zeigt dieselben Konzentrationen wie die der anderen Lymphräume. Die Änderung der Konzentrationen im Blut in den ersten 24 Stunden gibt folgende Kurve wieder, auf der jeder Punkt einen Durchschnitt von mindestens 10 Fröschen darstellt, die einzeln zur Analyse kamen:

Die Konzentrationskurve ist wegen ihres signifikanten 2 phasischen Verlaufs von Interesse. Der sekundäre Anstieg erfolgt durch Einschränkung derjenigen Räume im Organismus, die zur Lösung von Jodid fähig sind. An den Muskeln ließ sich das eindeutig darstellen, an der Leber auch, aber doch weniger. Die Einschränkung muß aber auch andere Organe treffen, da die gefundenen Ausschläge nicht in der Lage sind, die Verhältnisse quantitativ zu erklären.

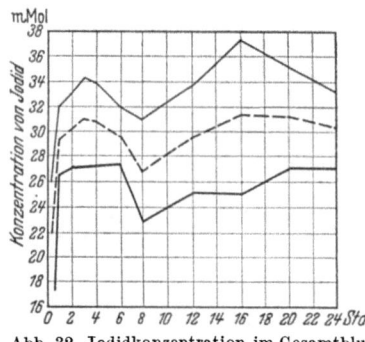

Abb. 32. Jodidkonzentration im Gesamtblut (nach EICHLER).
Abscisse: Zeit in Stunden.
Ordinate: Konzentration v. Jodid i. Millimol.
─── Verlauf der Durchschnittswerte.
Die Linien, die sich ergeben, wenn die Streuungen von dem Mittelwert nach beiden Seiten abgetragen werden.

9. Nitrat. Es liegen hier nur die Versuche von KEITH, WHELAN und BANNICK[2568] an Hunden vor. Nach intravenöser Injektion von 0,13—0,14 g/kg NH_4NO_3 in 10% Lösung folgen die Konzentrationen im Plasma folgender Tabelle 168.

Der Abfall ist verhältnismäßig rasch, wenn man Bromid zum Vergleich heranzieht. Das $NH_4^{\cdot}$ des Blutes kehrt schon in $^1/_2$—1 Stunde auf den normalen Wert zurück.

10. Rhodanid. Dieses Anion findet sich auch im normalen Organismus. Durch Zufuhr in der Nahrung ist immer ein gewisser Spiegel im Blut garantiert. Darüber hinaus kann noch eine Bildung im Organismus angenommen werden,

Tabelle 168.

Nach Abschluß der Injektion	$^1/_2$ Std.	1 Std.	2 Std.	4 Std.	6 Std.	12 Std.	18 Std.
8,1	5,7	4,9	4,0	1,9	1,2	0,65	0,52

wie besonders von LANG in letzter Zeit bewiesen wurde. Als Grundlage der Bildung sind nicht nur Blausäure oder entsprechende Glykoside der Pflanze oder Nitrile anzusehen, sondern auch Barbitursäurederivate[2994, 2995], besonders wenn bei Leichenanalysen schon ein Fäulnisprozeß vorhanden ist.

[2988] BIASINI, A.: Giorn. ital. Anest. **2**, 515 (1936), Rona **101**, 598. Äther, $CHCl_3$ anfänglicher Anstieg, auch Versuche an Hunden.
[2989] JAKOBSON, L. A.: Presse med. **43**, 452 (1935). C. **1935 I**, 3565.
[2990] PURJESZ, B., BERKESY L., u. GÖNCZI K.: Naunyn-Schmiedebergs Arch. **173**, 553 (1933), Rona **78**, 156. Unsichere Methode.
[2991] EPSTEIN, J. A.: Arch. biol. Nauk **55**, 50 (1939), Rona **117**, 662. C. **1940 I**, 2023.
[2992] EICHLER, O.: Naunyn-Schmiedebergs Arch. **184**, 82 (1936).

a) *Normalwerte.* Die Angaben über den SCN'-Gehalt im Blut des normalen Menschen sind anfangs, durch die Methodik getrübt, sehr hoch gewesen wie z. B. bei BECHER[2996], der Werte von 1,0—1,8 mg% im Serum, im Gesamtblut aber 4 bis 10 mg% fand. Sie sind jetzt von ihm selbst korrigiert worden.

Weitere Angaben der Literatur seien tabellarisch wiedergegeben:

Tabelle 169.

		Serum mg%
Becher u. Mitarb.[2997, 2998]	300 Pers.	0,05—0,125
Blum[2999]	12 ,, = 4,2%	<0,03
	175 ,, = 61,4%	0,03—0,06
	87 ,, = 30,5%	0,06—0,09
	11 ,, = 3,8%	>0,09
HISAMOTO[3000]	262 ,,	0,03—0,06
SCHLECHTER[412]	82 ,, = 73%	0,2—0,4
	16 ,, = 14%	0,4—0,6
	14 ,, = 12%	0,6—0,75
LANG[422, 3001, 3002]		0,1—0,2

Die zuletzt geprüften Werte sind besonders zu beachten, weil die Methodik spezifisch auf Rhodanid anspricht.

STIEGLITZ und PALMER[3997] schließen daraus, daß 1 γ SCN' durch 10 γ Nitrit zerstört werde, letzteres aber immer im Blut zu finden sei, daß im Blut Rhodan nicht da sein sollte. Das dürfte weder mit der Ausscheidung in der Speicheldrüse noch im Harn vereinbar sein.

Die Werte im Plasma bei Hunden sind mit 0,111 (0,053—0,184) mg%, bei Kaninchen mit 0,042 (0,014—0,058) mg% angegeben[3003]. Manche Tiere wie die Kröte (Bufo asiaticus) und die Schlange (Natrix tigrina) sollen gar kein Rhodan enthalten[3004].

b) Über den *Zustand des Rhodanids im Serum* bestehen eine Reihe von Untersuchungen. So soll es an die Pseudoglobulinfraktion gebunden bleiben bei Fällung mit $(NH_4)_2SO_4$[3005].

Auffällig ist, daß bei Gabe an Kranke selbst beim Gleichgewicht der Gehalt in Transsudaten mehr als 20% unter der Konzentration im Serum liegt[3006]. Auch bei Ultrafiltration des Serums durch Cellophan wurde die Konzentration im Ultrafiltrat stets niedriger gefunden als im Serum selbst (siehe auch ROLLER[3528]). Dieses Gleichgewicht ist aber abhängig von der zugesetzten Menge, wie folgende Zahlenreihe nach ROSENBAUM und LAVIETES[3008, 3007] in m. aequiv./Ltr. zeigt:

SCN' im Serum	1,25	5,00	10,0
gebundenes SCN'	0,54	1,73	2,97

[2993] EICHLER, O.: Naunyn-Schmiedebergs Arch. **198**, 442 (1941).

[2994] KOHN-ABREST, E., VILLARD H., u. CAPUS L.: C. rend. Acad. Sci. **190**, 281 (1930). Rona **55**, 832.

[2995] KLAASEN, J. A.: Pharmac. Weekbl. **1932**, 655, Rona **68**, 576.

[2996] BECHER, E., HAMANN K., u. DOENECKE F.: Münch. med. Wschr. **1932 I**, 1, Rona **67**, 537.

[2997] BECHER, E., HARTNER F., u. HERRMANN E.: Verh. dtsch. Ges. inn. Med. **279** (1936), Rona **96**, 480.

[2998] BECHER, E., HARTNER F., u. HERRMANN E.: Verh. dtsch. Gesell. f. Kreislaufforschung **1935**, 235, Rona **90**, 321.

[2999] BLUM, R.: Z. klin. Med. **107**, 61 (1928), Rona **45**, 223.

[3000] HISAMOTO, J.: Rona **50**, 401 (1928).

[3001] STUBER, B., u. LANG K.: Dtsch. Arch. klin. Med. **175**, 564 (1933), Rona **79**, 127.

[3002] STUBER, B., u. LANG K.: Dtsch. Arch. klin. Med. **176**, 213 (1933), Rona **79**, 127.

[3003] SMITH, R. G., MUKERJI B., u. SEABURY J. H.: J. Pharmakol. exp. Therap. **68**, 351 (1940). C. **1940 II**, 372, Rona **123**, 671. Methode von Härtner.

[3004] TSURU, C.: J. of orient. Med. **19**, 27 (1933), Rona **77**, 234.

[3005] LUSTIG, B., u. BOTSTIBER G.: Biochem. Z. **220**, 192 (1930), Rona **56**, 105.

[3006] GILLIGAN, D. R., u. ALTSCHULE M. D.: J. clin. Invest. **18**, 501 (1939). C. **1940 I**, 2024.

Diese Bindung wird nicht beobachtet bei Zusatz von SCN' zu Gelatine, Hühnereiweiß oder emulgiertem Olivenöl. Dagegen ist eine Verbindung in etwa derselben Menge durch Petroläther extrahierbar, so daß auf das Vorliegen eines Lipoidkomplexes geschlossen wird. Solche Befunde wurden bezüglich der Halogene schon vorher von uns erwähnt, Lipoide erhöhen bekanntlich die Löslichkeit einer Reihe von Anionen in organischen Lösungsmitteln. Zu erwähnen ist noch, daß der SCN'-Komplex gelöst wird durch Alkalität und Erhöhung der Temperatur.

c) Änderungen des Rhodanidgehaltes unter krankhaften Bedingungen wurden vielfach festgestellt, so von BECHER und Mitarbeitern[2997, 2998] eine Steigerung auf das Vielfache bei Hochdruck. Bei Nierenerkrankungen sollen die Werte hoch und das Zeichen einer Retention sein[2998, 3011, I]. Das wurde nicht bestätigt von STUBER und LANG[3001, 3002]. Auch Beziehungen zum Tabakrauchen sind nicht vorhanden[2999, 3001]. Niedere Werte fanden sich nur bei BASEDOW[3001], im Tierversuch beim Kaninchen bei Gabe von Tetrachlorkohlenstoff. Erhöhung bei Injektion von Typhusvaccinen[3009]. Er soll steigen, wenn der Eiweißzerfall steigt[3009], aber Gabe von Eiweißglykokoll, Cystin und Xanthin hatte keinen Einfluß, dagegen immer die Darreichung von Nitrilen[3010].

Auf Injektion von *Nitrilen* trat Rhodan auch dort auf, wo es sonst nicht vorhanden war, wie bei Schlange und Kröte, außer beim Winterschlaf. Der Goldfisch (Carassius) soll niemals Rhodanid bilden[3004].

Die Erhöhung im Serum war besonders rasch beim Kaninchen, weniger beim Hund, nach Gabe von subletalen Dosen von HCN[3003]. Nitrit schwächt die Rhodanbildung, besonders beim Hund (siehe dazu STIEGLITZ und PALMER[3997]), Methylenblau steigert sie, besonders beim Kaninchen[3003], ebenso wirken Dioxyaceton[3011] und schwefelhaltige Verbindungen ($S_2O_3'' >$ Cystin $> SO_4'' >$ kolloidaler Schwefel)[3012].

SCHLECHTER[412] fand 24 Stunden nach 0,1 g/kg Acetonitril den Gehalt des Serums mit 3 mg%. Diese Konzentration soll durch Gaben von Thyroxin erhöht werden. Die Befunde wurden bestätigt, da durch Thyroxin die Umwandlung von CN' in SCN' vermindert wird[3013]. Es wird angenommen, daß die Leber die Hauptrolle spielt, z. B. durch LEY[1704] in Durchströmungsversuchen nachgewiesen.

Durch Schädigung der Leber wird die Bildung vermindert, und die Konzentration im Blut sinkt, z. B. Schädigung durch Phosphor bei Ratten[412], Phosphor, Tetrachlorkohlenstoff und Ligatur des Ductus Choledochus beim Hund[3014] und Kaninchen[3015]. BECHER[3011, I] berichtet dagegen eine Erhöhung im Plasma gerade bei Parenchymerkrankungen der Leber, ebenso wie bei Basedow.

d) Konzentrationen im Blut nach parenteraler Gabe von SCN': Eine Ratte von 30 g erhielt 20 mg NaSCN subcutan. Nach 2 Stunden war der Gehalt im Blut 4,15 mg/g Trockengewicht berechnet (BRODIE und FRIEDMANN[409]). 3—5 Minuten nach intravenöser Injektion von 20—40 mg/kg bei Kaninchen wurde nur noch $1/3$—$1/2$ der gegebenen Menge im Blut gefunden[3016]. Es verteilt sich beim Menschen rascher als Sulfat[2602]. MOLENAAR und ROLLER[3528] teilen einige Analysen nach Injektion von Rhodanid in den Peritonealraum von Ascitreskranken mit. Nach 2 Stunden war der Gehalt des Blutes schon maximal und fiel in den folgenden

---

[3007] LAVIETES, P. H.: J. biol. Chem. **120**, 267 (1937).
[3008] ROSENBAUM, J. D., u. LAVIETES P. H.: J. biol. Chem. **131**, 663 (1939). C. **1940 I**, 3288. Bei der Bindung ist der Faktor nach dem Donnangleichgewicht in Rechnung gestellt.
[3009] ICHIMURA, U.: Rona **94**, 242 (1936).
[3010] SATO, K.: J. orient. Med. **13**, 27 (1930), Rona **59**, 91.
[3011] TSURU, C.: J. of orient. Med. **20**, 62 (1934), Rona **83**, 228.
[3011, I] BECHER, E.: Klin. Wschr. **1942**, 1.
[3012] TSURU, C.: J. of orient. Med. **19**, 80 (1933), Rona **79**, 343.
[3013] KLAASSEN, A.: Pharmazeut. Weekbl. **1932**, 1311, Rona **71**, 178. Die blutreichsten Organe sollen am stärksten SCN' bilden.
[3014] SATO, K.: J. of orient. Med. **14**, 4 (1931), Rona **61**, 233.
[3015] FUJIWARA, N.: Jap. J. gastroenterol. **9**, 199 (1937), Rona **106**, 88.
[3016] KUDO, F.: J. of orient. Med. **14**, 2 (1931), Rona **60**, 809.

4 Stunden kaum ab. Über weitere Analysen werden wir in einem späteren Abschnitt zu sprechen haben.

11. Cyanat.

Im normalen Blut wurden Cyanate nicht gefunden, weder bei Kaninchen, Hund noch Mensch[3018, 3019]. Die früheren Befunde von MONTGOMMERIE, der 0,8—1,0 mg% bestimmte, konnten nicht bestätigt werden. Mit neuer Methodik haben DIRNHUBER und SCHÜTZ ([5, I u. 441, I]) jetzt CNO′ in den Erythrocyten nachgewiesen besonders bei Harnstoffretention (siehe S.38).

Drei Kaninchen erhielten tödliche Gaben von 0,19—0,7 g/kg CNO′ per os, im Blut fand sich kein CNO′[3017].

Ein Hund von 16 kg erhielt eine kontinuierliche intravenöse Infusion von n/3 Cyanat (KCNO) in der Geschwindigkeit von 0,42 g Cyanat-Stickstoff/Std. Das Tier starb nach 66 Minuten mit einer Gesamtmenge von 0,086 g/kg CNO′. Nach 60 Minuten Injektion war der Gehalt im Blut 14,4 mg%, nach dem Tode 15,1 mg%.

IV. Permeabilität der Erythrocyten.

Die roten Blutkörperchen waren für den Experimentator deshalb ein besonders beliebtes Objekt, um das Ein- und Austreten von Substanzen in Zellen zu studieren, weil es sich hier um eine Zelle — wenigstens bei den Säugetieren — handelt, die selbst keinen oder einen verschwindend kleinen Stoffwechsel besitzt, so daß also der „Stoffwechsel" zum Antrieb eines Schöpfwerkes nach dem Sakhijenprinzip (S. 124) die Eigenschaften einer anzunehmenden Zellmembran nicht ersetzen kann (außer Phosphat). Daß die Verhältnisse, angefangen von den ersten primitiven Gesichtspunkten, sich immer komplizierter gestalteten in gleichem Schritt mit neuen Erkenntnissen der physikalischen Chemie und der Physik, liegt in der Natur der Sache, birgt doch der einfachste im Unbelebten verlaufende Vorgang dieselben Rätsel und folgt demselben Ablauf.

Bei den Erythrocyten steht am Anfang die alte Beobachtung von GÜRBER[3020], daß Cl′ und HCO$_3$′, also Anionen, in die Erythrocyten eindringen und auch aus ihnen herausgewaschen werden können, während Kationen diese freie Beweglichkeit nicht besitzen. Die Geschichte der Irrungen der Forschung, besonders was die Auffassung der Beobachtungen betrifft, findet sich besonders anregend bei HENDERSON[3021] dargestellt.

1. Kationenpermeabilität.

Die Grundbeobachtung von GÜRBER[3020] ist richtig gewesen und hatte eine immer weitere Ausgestaltung erfahren. Vor allen Dingen ist die Konzentrationsdifferenz zwischen Plasma und Zelle in Hinsicht der Kationen auffällig; enthält doch das Plasma Na˙, die Zelle K˙ im Überschuß. Daß solche Konzentrationsdifferenz durch einen Lebensprozeß im Verlauf der Entwicklung der kernlosen Blutzelle zustande gekommen ist, dürfte nicht zu bezweifeln sein (siehe auch MAIZELS[3022]). Es steht aber zur Diskussion, ob dieser Lebensprozeß zur Aufrechterhaltung des Ungleichgewichtes noch fortdauern muß. Entsprechende Angaben finden sich immer wieder, z. B. Abhängigkeit von dem Sauerstoffgehalt und -verbrauch des Blutes[3023], der Temperatur[3027, I] oder anderen Stoffwechselprozessen[3024] z. B. Glykolyse[3027, I]. Einen eindeutigen Beweis für das Vorliegen eines

---

[3017] GOTTLIEB, E.: Biochem. J. 20, 1 (1926).
[3018] MOZOLOWSKI, W., u. TAUBENHAUS M.: Biochem. Z. 181, 85 (1927), Rona 41, 81.
[3019] HOLMES, B. E., u. WATCHORN E.: Biochem. J. 23, 1, 199 (1929).
[3020] GÜRBER, A.: Malys Jahresberichte 25, 164 (1895).
[3021] HENDERSON, L. J.: Blut. Dresden u. Leipzig 1932, S. 66 ff.
[3022] MAIZELS, M.: Transact. Farad Soc. 33, 959 (1937).
[3023] SKUJIN, E.: Pflügers Arch. 218, 343 (1927), Rona 44, 785. Hämoglobinaustritt als Zeichen des Absterbens der Zelle.

aktiven Prozesses scheinen die Beobachtungen von HARRIS[3027, III] darzustellen. Er bewahrte menschliche Erythrocyten bei 2—5⁰ auf. Kalium diffundierte in Richtung des Konzentrationsgradienten in das Plasma und kehrte zurück bei Erhöhung der Temperatur auf 37⁰. Die Auslegung scheint naheliegend, daß hier durch einen Stoffwechselvorgang Energie bereitgestellt wird, die in der Lage ist, K˙ gegen das Konzentrationsgefälle in der Zelle anzureichern. Allerdings ist hier noch nicht die Annahme eines spezifischen unbekannten Prozesses notwendig. Wenn die Menge impermeabler Phosphatester innerhalb der Zelle zunimmt, könnte (bei vorübergehender Vernachlässigung der permeablen Anionen) durch das sich entwickelnde Potential K˙ in die Zelle vermehrt eindringen, weil durch das Potential die Energie positiver Ionen erhöht werden muß. Dabei wird von uns nach DANIELLI und DAVSON die Grenzschicht als Energiewall aufgefaßt, die durch die Energie des Ions überwunden werden muß.

Diese Befunde von HARRIS wurden durch MAIZELS[3027, IV] erweitert, der auch noch die aktive Beförderung von Na˙ aus der Zelle nachweisen konnte. Dieser Prozeß wird durch niedriges p_H gehemmt und durch Alkalisierung bis p_H 7,3 beschleunigt. Diese aktiven Kationenbewegungen hängen eng zusammen mit dem Vorgang der Glykolyse, sie variieren mit den säurelöslichen Phosphatestern. Nach MAIZELS unterliegt es keinem Zweifel, daß die Theorie der Impermeabilität für Kationen falsch ist. Neuerdings wird die Permeabilität der Erythrocyten nicht bezogen auf das glykolytische System, sondern auf die Aktivität der Cholinesterase[3027, V]. Diese Vorstellung ist sehr viel schwerer verständlich als die Verbindung der Glykolyse mit diesen Prozessen, weil die Bereitstellung der Energie damit nicht geklärt ist. Trotz dieser Befunde läßt sich die Tatsache, daß die Erythrocyten sich wie Osmometer verhalten, nicht leugnen. Diese Reaktionen sind stets langsam, und es scheint sicher, daß der Energiebedarf zur Unterhaltung der Konzentrationsdifferenz ohne feste Membran nicht aus dem geringen Stoffwechsel kernloser Erythrocyten gedeckt werden kann.

Die Unabhängigkeit der normalen Permeabilität für Anionen und der Impermeabilität für Kationen sogar von der O_2-Abwesenheit ließ sich andererseits z. B. an Oxalatblut während der Versuchsdauer von 24 Stunden dartun[3025]. Stoffwechselgifte wie HCN, CO, Urethan, Methylenblau waren nach den umfangreichen Untersuchungen von DAVSON und DANIELLI[3026] ohne Einfluß auf den Kaliumgehalt der Erythrocyten von Kaninchen, ja sogar auf den der kernhaltigen von Gänsen und Fischen, die gleichzeitig mit dem anwesenden Kern auch einen beträchtlichen Stoffwechsel besitzen, wo also derartige Auffassungen eher Gültigkeit haben sollten.

Das Verhalten des Kaliums in der Zelle dient ganz besonders als Maßstab für die Aufrechterhaltung der Funktion, die wir unter dem Begriff Zellmembran

---

[3024] EISENMAN, A. J., HALD P. M., u. PETERS J. P.: J. biol. Chem. **118**, 289 (1937. Menschenblut.
[3025] HUNTER, F. R.: J. cellul. comparat. Physiol. **10**, 241 (1937). C. **1938 I**, 923.
[3026] DAVSON, H., u. DANIELLI J. F.: Biochem. J. **32**, 991 (1938), Rona **109**, 419.
[3027] GUILLAUMIN, Ch. O.: Bull. Soc. Chim. biol. **12**, 491 (1930), Rona **56**, 537. Citrat begünstigt den Übertritt von Cl′ in die Erythrocyten, Oxalat und F′ wirken umgekehrt.
[3027, I] DANOWSKI, TH. S.: J. biol. Chem. **139**, 693 (1941). C. **1942 II**, 1810. Verteilung von K˙.
[3027, II] PORRI, G.: Boll. Soc. ital. Biol. Sper. **16**, 708 (1941), Rona **130**, 507. Permeabilität der Rattenerythrocyten erhöht nach Nebennierenexstirpation.
[3027, III] HARRIS, J. E.: J. biol. Chem. **141**, 579 (1941).
[3027, IV] MAIZELS, M.: J. Physiol. **108**, 247 (1949).
[3027, V] GREIG, M. E., u. HOLLAND W. C.: Proc. Soc. exp. Biol. Med. **71**, 189 (1949). Geschlossen aus der Parallelität einer Hämolyse durch Isoamidonverbindungen mit der Hemmung von Cholinesterase.

zusammenfassen. Mit radioaktiven Isotopen ^{42}K und ^{24}Na, mit deren Hilfe man auch die kleinsten Spuren nachweisen kann, fand sich ein geringes Eindringen von ^{42}K, ohne daß ein Gleichgewicht erreichbar gewesen wäre. Besonders dicht waren die Zellgrenzen gegen ^{24}Na[3028, I u. 3028, II]. Die geringere Permeabilität für Na gilt selbst für Katzenblutkörperchen, das ebenso wie das Hundeblut viel Na˙ enthält[3028, III].

Mit ^{42}K ließ sich die Permeabilität sogar in Form eines Diffusionskoeffizienten ausrechnen. Dieser war beim Menschen kleiner als beim Kaninchen, am größten bei der Ratte. Beim Kaninchen war er in vivo noch größer[3028, IV, 3027, II].

In vivo wurde ^{24}Na bei Hunden in einem halben Tage ausgetauscht, ^{42}K zu 40% in 1 Stunde. Gleichheit erfolgte erst in Tagen[3028, V]. Selbst wenn eine absolute Impermeabilität anscheinend nicht besteht, ist doch der Unterschied gegenüber den Anionen deutlich. So wird Cl′ schon in weniger als 1 Sekunde mit der Umgebung ausgetauscht. Nach Versuchen von HAHN und HEVESY[3032, I] drang Na˙ mindestens 100mal langsamer in die Erythrocyten von Kaninchen ein als Cl′. Der Unterschied betrug also mehrere Größenordnungen. EISENMAN, SMITH und WINKLER[3032, II] fanden bei ihren Untersuchungen der menschlichen Erythrocyten ^{24}Na und ^{42}K in 4 Stunden bei 38° wenig — wenn überhaupt — eingedrungen. In dieser Richtung verdient eine Beobachtung von MCCANCE[3032, III] hervorgehoben zu werden. Bei seinen Versuchen mit kochsalzarmer Diät und Schwitzprozeduren verminderte sich der osmotische Druck im Plasma. Die Erythrozyten nahmen aber nicht an Größe zu, sondern regulierten ihr Volumen auf die Dauer durch Verlust von K˙, Cl′ und vielleicht auch Na˙. Daß dieser Verlust eingetreten sein muß, zeigte sich, als durch Gabe von NaCl der osmotische Druck im Plasma anstieg. Jetzt sank das Volumen der Erythrocyten unter das normale Niveau. Osmotische Ansprüche werden also durch Schwellung und Schrumpfung ausgeglichen bei raschen Vorgängen, bei länger dauernden Prozessen aber nicht.

Diese Beobachtungen erstrecken sich bei MCCANCE auf mehrere Tage, aber bei der Anwendung von radioaktiven Isotopen wissen wir nicht, ob die Diffusion alle Erythrocyten gleichmäßig betrifft. Es könnte sich darum handeln, da wir nur den Durchschnitt in unseren Analysen ermitteln, daß die Blutkörperchen, deren Zerfall bald zu erwarten ist, völlig permeabel sind und so gewissermaßen die Statistik verderben. In vivo werden umgekehrt die Erythrocyten in Betracht zu ziehen sein, die im Knochenmark gerade gebildet werden. Dort müssen aber Phasen erhöhter Permeabilität bestehen, genau wie wir es früher bei der Hefe während des Teilungsprozesses gesehen haben (weiteres dazu S. 466).

Bei Beeinflussung dieser Faktoren im Experiment haben die Salze, die zur Hemmung der Blutgerinnung angewandt werden, eine besondere Bedeutung. So soll *Fluorid* die Beweglichkeit des Anions Cl′ erleichtern[3027, 3028], ein außerordentlich unwahrscheinlicher Vorgang bei der an sich schon großen Austauschgeschwindigkeit.

Untersuchungen über die Anionen bedürfen aber, wie wir später sehen werden, der Beachtung einer Reihe anderer Faktoren als die der einfachen Halogenanalyse, z. B. des Blutkörperchenvolumens, Hämoglobingehaltes usw.

[3028] RASZEJA, S., u. SLAWINSKI A.: Bull. Soc. chim. biol. **16**, 1692 (1934), Rona **85**, 576. C. **1935 I**, 3301.

[3028, I] EISENMAN, A. J., OTT L., SMITH P. K., u. WINKLER A. W.: J. biol. Chem. **135**, 165 (1940), Rona **126**, 254. C. **1940 II**, 3651.

[3028, II] WINKLER, A. W., EISENMAN A. I., u. SMITH P. K.: J. appl. Physics **12**, 349 (1941). C. **1941 II**, 2698.

[3028, III] DAVSON, H.: J. cellul. comp. Physiol. **15**, 317 (1940), Rona **122**, 343.

[3028, IV] DEAN, R. B., NOONAN, T. R., HAEGE, L. u. FENN, W. O.: J. gen. Physiol. **24**, 353 (1941). C. **1941 II**, 1758.

[3028, V] COHN, W. E.: J. appl. Physics. **12**, 316 (1941). C. **1941 II**, 2698.

Die Kationenpermeabilität ist das vorerst allein interessierende Problem, das vor allem von WILBRANDT[3029, 3030, 3031, 3032] gefördert wurde. Der Ausgangspunkt der Versuche war die Beobachtung, daß die Hämolyse durch hyposmotische Lösungen durch Vorbehandlung mit m/50 NaF gehemmt wurde.

Wurde menschliches Blut mit m/50 NaF + NaCl verschiedener Konzentration einige Stunden bei 37° belassen, dann zeigte sich die Hämolyse (photoelektrisch nach einer Vorschrift von NETTER) erst bei 0,2% NaCl, während die Kontrolle ohne NaF schon bei 0,4% NaCl hämolysierte. Bedingt ist diese Resistenzerhöhung durch Verlust von Kalium aus der Zelle, der auch analytisch nachweisbar war.

Der Verlust an osmotisch wirksamem Salz zeigte sich auch in einer Schrumpfung der Erythrocyten, wenn isotonische Lösungen verwandt wurden, wodurch der Befund eines Übertritts von Cl' aus den Erythrocyten ins Plasma (GUILLAUMIN) eine plausible Erklärung fände. (Schrumpfungen wurden auch sonst in Oxalat- und Citratlösungen gefunden[3036].)

Der Zusammenhang mit dem Prozeß der Glykolyse wurde dabei durch die ähnliche Wirkung von Jodessigsäure, durch Hemmung der NaF-Wirkung durch Brenztraubensäure und durch Unterdrückung der Wirkung durch Methylenblau dargetan, jetzt auch bei Wirkungen unter verschiedenen Temperaturen (DANOWSKI[3027, I].

Merkwürdig und einem fermentativen Prozeß widersprechend ist der Befund, daß sich der Vorgang in gleicher Weise bei p_H 5,9, 6,8 und 7,6 beobachten ließ.

In der Diskussion wies damals DANIELLI darauf hin, daß es ihm nicht gelungen sei, derartiges zu erhalten und hielt den Kaliumaustritt vielleicht durch Zentrifugieren bedingt, die andere Methode, auf dem indirekten Vorgang der Hämolyse beruhend, für nicht beweisend. In der Antwort wurde von WILBRANDT auf die verschiedene Versuchstemperatur der beiderseitigen Untersuchungen hingewiesen, er habe bei 37°, DANIELLI und DAVSON[3026] dagegen bei 20° gearbeitet. Dieser Einwand erwies sich als stichhaltig, da der gleiche Effekt schließlich auch von den zuletzt erwähnten Autoren[3033] beobachtet wurde. Von WILBRANDT[3030] wurde später ein weiterer Unterschied aufgedeckt, der die Diskrepanzen zu erklären gestattet.

Das Phänomen nach NaF zeigte sich gut bei den Erythrocyten des Menschen, Kaninchens, Meerschweinchens, der Ratte, des Hundes und der Katze, also bei denjenigen, die ein stark aktives glykolytisches System besitzen, schlechter bei den Tieren, die das nicht haben wie Rind, Pferd, Schwein. Beim Hundeblut zeigt sich das Phänomen deshalb nicht deutlich, weil die Erythrocyten hier mehr Na˙ besitzen, die Permeabilitätserhöhung trifft aber anfangs nur die K˙-Ionen, während Na˙-Ionen sehr viel später und bei stärkerer Schädigung der Hülle permeieren können. Auch bei menschlichen Erythrocyten kann man die Steigerung der osmotischen Resistenz verhindern, indem man die Erythrocyten während der NaF-Einwirkung in KCl und nicht in NaCl aufbewahrt. KCl verhindert aber das Herausdiffundieren des K˙ und damit den Verlust an osmotisch wirksamer Substanz.

Eine oberflächliche Betrachtung könnte zu der einfachen Auffassung gelangen, daß durch NaF ein Stoffwechselprozeß unterbrochen wird, der das Potential der Ionen unterhält. Bei näherer Analyse, wie sie von WILBRANDT[3030] fortgeführt wurde, ergab sich, daß eine ganze Reihe anderer Substanzen ähnlich wie Brenztraubensäure den F'-Effekt hemmen, z. B. Glucose > Fructose, Neubergester >

[3029] WILBRANDT, W.: Transact. Farad Soc. **33**, 956 (1937). C. **1937 II**, 2699.
[3030] WILBRANDT, W.: Pflügers Arch. **243**, 519 (1940).
[3031] WILBRANDT, W.: Pflügers Arch. **243**, 537 (1940).
[3032] WILBRANDT, W.: Asher-Spiro **40**, 204 (1938).
[3032, I] HAHN, L., u. HEVESY G.: Acta physiol. Scand. **3**, 193 (1942), Rona **130**, 183.
[3032, II] EISENMAN, A. J., SMITH P. K., u. WINKLER A. W.: J. biol. Chem. **133**, XVIII (1940).
[3032, III] McCANCE, R. A.: Biochem. J. **1937 II**, 1278.
[3033] DANIELLI, J. F., u. DAVSON H.: J. Physiol. **92**, 25 P (1938).

Robinsonester, während Hexosediphosphat verstärkend wirkt (siehe [3033,1]). Die Phosphobrenztraubensäure wirkt nur bei Anwesenheit von Sauerstoff, die Wirkungen folgen also durchaus nicht einheitlich einem der von uns früher dargestellten glykolytischen Schemata. Merkwürdig ist, daß ein Teil der wirksamen Substanzen (Hexosediphosphat) gar nicht in das Innere der Erythrocyten hineingelangen kann.

Am meisten spricht gegen das Vorliegen eines einfachen glykolytischen Prozesses zur Aufrechterhaltung der selektiven Anionenpermeabilität die Tatsache, daß höhere Konzentrationen von NaF nicht etwa stärker wirksam sind als niedere, sondern wiederum schwächer (n/7 schwächer als n/10 < n/20) (desgl. [3033,1]). Bei diesen höheren Konzentrationen kommt es nicht nur zur speziellen Hemmung des Überganges von Phosphoglycerinsäure in Phosphobrenztraubensäure, sondern allgemein werden die Phosphatasen gehemmt, so daß ganz andere Stoffwechselprodukte sich ansammeln können. In diesem Punkt sieht WILBRANDT[3030] auch die Wirksamkeit des Fluorids begründet. Durch Ansammlung eines sonst nicht auftretenden Stoffwechselproduktes in der Zelle wird die Struktur der Membran von innen her geändert. Diese Strukturänderung ist durchaus reversibel. Zellen, die schon den Beginn einer Kationenpermeabilität zeigen, können durch Zusatz von Brenztraubensäure wiederum impermeabel werden. Nicht in Betracht gezogen wurde bei den höheren Konzentrationen ein Hofmeistereffekt, der nach der Stellung von F' zu den gefundenen Resultaten führen müsste (siehe DAVSON).

Merkwürdig ist dabei der zweite oben angekündigte Punkt, nämlich der hohe Temperaturkoeffizient mit Q_{10} von 3,5—4,0. Hier soll es sich nicht etwa um die Stoffwechseländerung, sondern um den Vorgang der Permeation für K$^{\cdot}$ handeln, ein für einen physikalischen Prozeß sehr hoher Wert. Diffusionsprozesse haben ein $Q_{10} < 1,5$.

Für die Geschwindigkeit von Phosphatpermeation gibt MAIZELS[3022] den Wert Q_{10} maximal zwischen 20—30° mit 2,5 an, JAKOBS[3055] berichtet von höheren Werten, aber die Permeation von Phosphat hängt wahrscheinlich mit einem Stoffwechselprozeß zusammen. Es ist nach diesem hohen Koeffizienten für K$^{\cdot}$ verständlich, weshalb dieser Effekt bisher übersehen wurde. Man hatte sich immer auf Experimente bei Zimmertemperatur beschränkt.

In der Wirkung bestimmter Phosphatester ist noch vielerlei unklar, z. B. die Art der Wirksamkeit der einzelnen Zwischenstufen des glykolytischen Zyklus. Auf Phosphatverbindungen weist auch eine neuere Arbeit von FARMER und MAIZELS[3034] hin, die in nichtdiffundierenden Phosphatestern Anionen zur Bindung der Zellbasen forderten und fanden, da die elektrische Neutralität mit den in der Zelle bisher gefundenen Anionen (Cl', HCO$_3$', Hb') gegenüber den Kationen nicht errechnet werden kann. WILBRANDT[3030] stellt sich die Einwirkung des F' so vor, daß auch Phosphatidphosphor in den glykolytischen Zyklus einbezogen wird. Phosphatid gehört als Zwitterion aber zu den für die Zellmembran der Erythrocyten angenommenen Bausteinen. Der Übergang des Phosphats der säurelöslichen Gruppe in den Bereich der säureunlöslichen wurde bisher kaum untersucht und ist noch ganz unbekannt, erfolgt mit großer Geschwindigkeit, wie wir noch sehen werden. Er erfolgt aber nur bei Organen wie Leber usw. rasch. Bei Versuchen mit radioaktivem ^{32}P konnten HEVESY und ATEN[1755] diesen Übergang in Erythrocyten in kurzer Frist nicht beobachten. Wurden jedoch die Erythrocyten 4$^1/_2$ Stunden in Lösungen mit ^{32}PO$_4$''' geschüttelt, dann wurde 0,3 mg% radioaktives Phosphatid gefunden[3034,1].

[3033,1] DAVSON, H.: J. cellul. comp. 18, 173 (1941), Rona 129, 387. Sulfit, Oxalat, Citrat, Glycerophosphat setzte die F-Wirkung herab. Sulfit schädigte selbst in höheren Konzentrationen.
[3034] FARMER, S. N., u. MAIZELS, M.: Biochem. J. 33, 280 (1939).
[3034,1] HAHN, L., u. HEVESY, G.: C. rend. Trav. Lab. Carlsberg Ser. chim. 22, 188 (1940). C. 1941 I, 1980.

Die spezielle Impermeabilität für Kationen wird oft bestritten, z. B. soll das Blut von Hund, Schaf und Kuh kationenpermeabel sein[3035], aber gerade die Versuche von DAVSON über Hämolyse (siehe dort) zeigen, daß das beim Hund nicht der Fall sein kann.

Die Übertragung von Erythrocyten aus Lösungen von NaCl in solche von KCl und umgekehrt, führt immer zu einem gewissen Verlust an K˙ bzw. Na˙, so daß auf Kationenpermeabilität geschlossen werden könnte. Dieser Verlust ist aber immer nur klein und wurde früher von MAIZELS[3037] auf die Aufladung der negativen Oberfläche mit einer gewissen Kationenschicht bezogen.

Eine *Permeabilitätserhöhung* für Kationen wurde jedoch unter den verschiedensten Bedingungen gefunden, meist gemessen am K˙-Verlust:

Durch Waschen[3038], höhere Temperatur[3026], dann aber auch Zentrifugieren oder durch kurzen Zusatz von Butylalkohol[3038, I]. Durch Dehnung und Streckung soll es eine Änderung der Permeabilität geben (DANIELLI und DAVSON[3033]), anscheinend entsteht gleichzeitig ein Cl'-Verlust, denn BOTTIN[99] konnte an der oberflächlichsten Schicht über den Erythrocyten nach Zentrifugieren einen etwas höheren Cl'-Gehalt als sonst feststellen. An sich müßte in diesen Versuchen ein anderes Ion hineindiffundiert sein, aber offenbar findet eine mechanische Schädigung statt.

Man behauptet, daß die Beständigkeit der Membran gegenüber den Kationen in vivo besser gewahrt sei als in vitro, besonders bei Verlust des Plasmas. Durch Gaben von radioaktivem ^{24}Na an Hunde konnte auch in vivo ein wenn auch langsames Hineingehen von Na˙ in die Erythrocyten beobachtet werden ([3039] und S. 463). Man könnte, um die Gesetzmäßigkeit zu wahren, annehmen, daß während des Durchtretens der Erythrocyten durch die Capillaren auch eine ähnliche Deformation zustande komme — wie man sie auch im Capillarmikroskop leicht beobachten kann. Solche Annahme ist nicht durch die Beobachtung auszuschalten, daß das Verteilungsgleichgewicht zwischen radioaktivem und inaktivem Na˙ schließlich gleichmäßig war im Plasma und den Erythrocyten.

Weiter wird die Permeabilität für Kationen erhöht bei hypotonischer Quellung, also auch eine mechanische Dehnung. Jede Hämolyse soll schon vor Durchtritt des Blutfarbstoffs die Permeabilität für Kationen erhöhen (ORSKOV[3040]). Man könnte sogar ableiten, daß die Permeabilität für Kationen der sichtbaren Hämolyse vorausgeht z. B. bei Ag˙[3026] oder Pb˙˙[3041]. Aber anscheinend ist das nicht bei allen hämolysierenden Agentien so (Digitonin, Cholat, Oleat).

DAVSON[3042] zeigte an einem abstrahierten System, daß bei jeder freien Durchgängigkeit der Erythrocyten für Kationen die Zellen bis zum Platzen schwellen müßten, so daß Hämolyse die Folge wäre (siehe später).

Nicht sicher ist, ob unter besonderen Bedingungen die übrigbleibenden Kernschatten ihre Impermeabilität für Kationen wiedergewinnen können ([3043] und dagegen [3044]).

Hämolysen mit Veränderung der Zellgrenze werden natürlich durch unsere Anionen auch verschieden beeinflußt werden.

Nach GELLHORN[930, S. 141] findet man die hämolysierende Wirkung nach der bekannten Reihe $SO_4'' < Cl' < Br' < NO_3' < SCN' < J'$. ORSKOV[3041] mißt, in wie-

---

[3035] YANNET, H., DARROW, D. C. u. CARY, M. K.: J. biol. Chem. 112, 477 (1936), Rona 93, 563. Anwachsen des Na˙ beim Hund soll von einem stärkeren Anstieg des Cl' und HCO$_3$' begleitet sein.
[3036] CHRISTINSEN, J., u. WARBURG, E. J.: Acta med. Skand. 70, 287 (1929).
[3037] MAIZELS, M.: Biochem. J. 29, 1970 (1935), Rona 91, 138.
[3038] STREEF, G. M.: J. biol. Chem. 129, 661 (1939). Menschenblut, das besonders widerstandsfähig ist.
[3038, I] JACOBS, M. H.: Am. J. med. Sci. 215, 234 (1948). Mit verdünnter Gerbsäure läßt sich eine Ionenimpermeabilität erreichen.
[3039] COHN, W. E. u. E. T.: Proc. Soc. exp. Biol. med. 41, 445 (1939). Rona 116, 420.
[3040] ORSKOV, S. L.: Biochem. Z. 279, 241 (1934).
[3041] ORSKOV, S. L.: Biochem. Z. 279, 250 (1935).
[3042] DAVSON, H.: Biochem. J. 30, 391 (1936), Rona 95, 314.

viel Sekunden bei Behandlung mit 0,006 n Säuren 10% des K˙ aus der Zelle austritt und findet bei Cl′ 82 Sekunden, Br′ 117 Sekunden, NO_3' 85 Sekunden, J′ 59 Sekunden, SCN′ 51 Sekunden. Diese Wertereihe würde wenigstens im groben nach den lyotropen Eigenschaften verständlich sein, auch noch wenn PO_4''' keinen K˙-Austritt erzwingt; SO_4'' wurde ganz außerhalb der Reihe mit 59 Sekunden festgestellt.

DAVSON[3044, I] bestimmte an Katzenerythrocyten die Durchlässigkeit für K˙-Ionen und erhielt eine völlig dem Hofmeisterschen Effekt folgende Reihe, wenn er die Zellen in isotonische K˙-Salzlösungen suspendierte (KCl = 100 gesetzt):

CNS′	J′	NO_3'	Br′	Cl′	SO_4''
178	143	133	112	100	56

Sulfat hemmte gegenüber Cl′ die Permeation, und in gleicher Art wirkten: Acetat (85) > Oxalat (84) > Citrat (45) > Tartrat (29).

Die Beeinflussung betraf einen Diffusionsprozeß von außen nach innen, da die Erythrocyten der Katze viel Na˙ und kaum K˙ enthalten. Da die Permeationsgeschwindigkeit der Anionen zum Teil der Hofmeisterschen Reihe folgt (siehe auch [3044, II]), besteht die Möglichkeit, daß es sich um die Ausbildung eines elektrischen Diffusionspotentials handelt. Daß dergleichen eine Rolle spielt, könnten Versuche über die Anwendung von Mischungen mit KCl zeigen. Die Beziehung zur Penetration war linear mit Ausnahme von KJO_3.

JO_3' fiel auch sonst aus der Reihe. Es wirkte teils stärker als SCN′, aber vor allem war die Tendenz zur Hämolyse bedeutend verstärkt. Hier konnte man tatsächlich auf eine Membranwirkung schließen.

Trotz dem linearen Verlauf des Effektes bei Mischung der anderen Ionen spricht das noch nicht gegen eine direkte Wirkung der Anionen auf die Membran.

Daß die Verhältnisse aber viel schwieriger liegen, zeigt die Beeinflussung der Na˙-Diffusion aus dem Inneren der Zelle in die nur K˙-Ionen enthaltende Umgebung. Dieser Prozeß wird gerade von SCN′ > J′ > NO_3' > Br′ gegenüber Cl′ gehemmt.

JO_3' führte anfangs auch zur Hemmung, bei längerer Einwirkung aber zur Förderung entsprechend der schließlichen Membranschädigung.

Diese Untersuchungen wurden von DAVSON[3044, III] in Versuchen an Hundeerythrocyten präzisiert. Diese enthalten 0,170 mol Na und 0,01 m K nach dem Wassergehalt gerechnet. Bei 25° Wasserbadtemperatur wurden hämolytische Kurven mit der Zeit aufgenommen, wenn sie in isotonische Kaliumsalzlösungen hineingegeben wurden, wie sie auf beistehender Abb. 33 wiedergegeben sind.

Die Permeabilität für Na ist bei Acetat 3, Cl′ 1,7, Br′ 1,4, NO_3' 1,1, SCN′ 0.

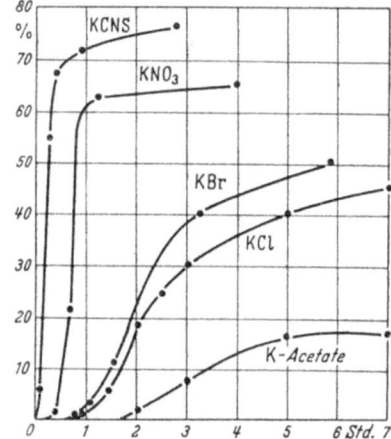

Abb. 33. Hämolyseverlauf von Hundeerythrozyten bei isotonischen Kaliumsalzlösungen (nach DAVSON).

Ersichtlich ist, daß nicht alle Zellen hämolysieren, sondern daß es an verschiedenen Stellen zum Gleichgewicht kommt. Welche Zellen hämolysieren nun?

[3043] PONDER, E.: Proc. Biol. Med. **33**, 630 (1936), Rona **94**, 424.
[3044] DAVSON, H., u. PONDER, E.: Biochem. J. **32**, 756 (1938), Rona **109**, 418.
[3044, I] DAVSON, H.: Biochem. J. **34**, 917 (1940). C. **1941, I** 3348, Rona **126**, 581.

Die Hämolyse ist nach DAVSON ein rein osmotisch mechanisches Phänomen. Es hämolysieren die Zellen, die $K^{\cdot}$ rasch gewinnen und $Na^{\cdot}$ als Ausgleich langsam verlieren. Diejenigen, die $Na^{\cdot}$ rasch verlieren und $K^{\cdot}$ langsam gewinnen, hämolysieren nicht. Dazu kommt es, daß zunehmende Schwellung den Verlust von $Na^{\cdot}$ verzögert, Schrumpfen verzögert dagegen zunehmend die Penetration von $K^{\cdot}$. Also steht es gewissermaßen auf des Messers Schneide, ob der Prozeß nach der einen oder anderen Richtung eingeleitet wird.

Jeder Anfang führt immer in einen Circulus vitiosus hinein, der das Schicksal der Zelle besiegelt. Man könnte also versuchen, den Verlauf nur von der Permeationszunahme für $K^{\cdot}$ abhängig scheinen zu lassen, weil Na mit seiner Hydrationshülle in Lösung langsamer wandert, sollte man erwarten — wie es auch sonst beim Eindringen in die Zellen geschieht — daß dann, wenn eine Zelle für $Na^{\cdot}$ durchgängig ist, sie für $K^{\cdot}$ erst recht durchgängig sei. Stets wird die Porentheorie der Membran vorausgesetzt. Offenbar ist die Reihenfolge der Hofmeisterschen Reihe erhalten, und trotzdem sehen wir Schwierigkeiten, diese Folge an einem so relativ einfachen Objekt wie die Erythrocyten es sind, auf kolloidchemische Phänomene zurückzuführen. Sind hier doch aktive Prozesse, wie sie HARRIS und MAIZELS (siehe S. 462) fanden, nicht fortzudenken?

Welche Schwierigkeiten entstehen können, sehen wir an der Stellung des Sulfats in den früheren Versuchen. Es schien anfangs, daß Sulfat und die anderen mit ihm in der oberen Reihe zusammenliegenden Ionen (mit Ausnahme von Acetat) gegenüber Cl' auch hemmend wirkten, so daß in der Reihe Cl' schließlich am tiefsten Punkte liegen würde. Hierbei handelte es sich jedoch um einen Vorgang, der durch die langsame Diffusion des SO_4'' usw. bedingt war. Dadurch änderte sich die Acidität innerhalb und außerhalb der Zelle. Die Na-Diffusion ist aber gegenüber dem p_H sehr empfindlich. Wenn die Zellen zuerst in eine Na_2SO_4-Lösung gebracht wurden und so langsam das SO_4'' aufnehmen konnten, ohne gegenüber dem außen befindlichen Überschuß $Na^{\cdot}$ aus der Zelle zu verlieren, und anschließend in K_2SO_4 übertragen wurden, dann ordnete sich SO_4'' an der richtigen Stelle ein, d. h. es begünstigte im Verhältnis zu Cl' die $Na^{\cdot}$-Diffusion.

Die völlige Umkehrung zeigt, daß eine Beeinflussung der Membran im Sinne einfacher kolloidchemischer, etwa struktuslockernder Vorgänge nicht in Frage kommt. DAVSON macht aber darauf aufmerksam, daß die Ionen wie SCN' und J' die Eigenschaft haben, sich an der Oberfläche anzureichern. Ebenso wie die Anionen hemmen andere oberflächenaktive Substanzen die $Na^{\cdot}$-Diffusion, z. B. Äther, Na-oleat, zum Teil also Substanzen, die als elektrisch neutral anzusprechen sind und keine kolloidchemische Einwirkung aufweisen. Mit dieser Bemerkung ist aber noch nichts über den Mechanismus des Vorgangs gewonnen, denn die Vorstellung, die TRAUBE und danach HÖBER äußerte, daß durch die Moleküle an der Oberfläche die Poren einer Membrane enger werden, versagt weil die Wanderung des $K^{\cdot}$ nicht gehemmt, sondern zugleich gefördert wird. Oder sollte von Bedeutung sein, an welcher Seite der Membran die Adsorption der Moleküle erfolgt? Das führt zu dem nächsten Erfahrungskomplex.

Eine weitere Änderung der Permeabilität für Kationen wird erzwungen durch Suspension der Erythrocyten in nichtleitende Lösungen z. B. in Zuckerlösung. Die Erythrocyten des Menschen, des Meerschweinchens und der Ratte sind für $K^{\cdot}$, die der Katze und des Rindes unter gleichen Bedingungen für $K^{\cdot}$ und $Na^{\cdot}$

[3044, II] LIECHTI, A., u. WILBRANDT, W.: Strahlentherapie, **70**, 541 (1941), Rona **130**, 341. Menschenblut. Reihenfolge der Kationenpermeabilität $SCN' > NO_3' > J' > Cl' > SO_4''$. desgl. Begünstigung der Hämolyse durch Röntgenstrahlen.

[3044, III] DAVSON, H.: J. Physiol. **101**, 265 (1942).

permeabel[3045], Kaninchen- und Schweineerythrocyten reagieren kaum. Schon kleine Mengen von NaCl, z. B. 0,09 mol, hemmen beim Menschen den Durchtritt. Der Vorgang wurde von JACOBS[3046] und besonders von WILBRANDT[3031] analysiert und zeigt Abläufe, die uns gleich noch näher interessieren werden.

Zuerst kommt es in einer ersten Phase von Sekunden zu einem Tausch des in den Erythrocyten befindlichen Chlorids und (OH)' der Außenlösung. Die äußere Lösung wird saurer. Solche Ausschläge gibt es auch in einer isotonischen Sulfatlösung, da Sulfat sehr langsam permeiert. Dann im Verlauf von einigen Stunden kommt es zur Permeabilitätssteigerung für Kationen. Die Lösung wird über den normalen Wert des Blutes hinaus alkalischer, entsprechend dem Donnangleichgewicht. Den sekundären Prozeß kann man durch nachträglichen NaCl-Zusatz zum Stehen bringen. Es handelt sich um eine Beeinflussung der Zellgrenzladung, diese ist saurer als die Lösung.

Daß hier ein Ladungsphänomen eine Rolle spielt, wird dadurch wahrscheinlich, daß $Ca^{..}$ durch seine zweiwertige Ladung (nicht durch seine die Permeabilität herabsetzenden Eigenschaften) wirksam ist. Es kann durch andere zweiwertige Ionen ($Mg^{..}$, $Ba^{..}$) vertreten werden. Der Effekt ist auch in Sulfatlösungen, aber in viel geringerem Ausmaß vorhanden.

Durch die Konzentrationsunterschiede muß es nach der Auffassung von WILBRANDT[3031, 3050, I] zu großen Potentialdifferenzen kommen, die größer sind, wenn man nicht das Potential der Lösung außen, sondern der maßgeblichen äußeren Fläche der Zellmembran in Betracht zieht, die durch zahlreiche Ladungen einen Raum unter hohem elektrostatischen Potential bilden sollen im Sinne einer elektrischen Doppelschicht (siehe darüber Kapitel C.). Deshalb ist nicht nur eine direkte Änderung der Membran selbst für $K^{.}$ (wie DAVSON[3045] es früher im Gegensatz zu [3044, I] annahm), sondern eine durch die Spannung vermehrte Aktivierungsenergie zur Diffusion von $K^{.}$ in Betracht zu ziehen. Das würde allerdings voraussetzen, daß die normale Zellmembran für $K^{.}$ nicht ganz impermeabel, sondern nur außerordentlich wenig permeabel ist, wie es nach den Messungen mit ^{42}K anscheinend auch sichtbar wird.

Eine Ausnahme für die Kationenimpermeabilität soll das $NH_4^{.}$-Ion machen[3047], aber nach JAKOBS und PAPART[3048] kann man nur eine Permeation von lipoidlöslichem, nichtionisiertem NH_3 für möglich halten (siehe auch JAKOBS[3055]).

Als letzte Möglichkeit einer Änderung der Permeabilität muß der Befund von MOND[3049] und später von NETTER[3050] hier angeführt werden. Nach MOND soll durch Steigerung des p_H auf 8,3 ein Umschlag der selektiven Anionenpermeabilität auf eine selektive Kationenpermeabilität stattfinden. Eine theoretische Erklärung dieses beobachteten Phänomens wurde in einer Membranumladung gesucht. Ein Verschwinden der Anionenpermeabilität wurde nicht nachgewiesen.

Abgesehen davon, daß die positiven Befunde nicht bestätigt werden konnten und teils auf einfache fehlerhafte Versuchsanordnung[3051], teils auf die durch die Art der Versuchsanordnung — nämlich Anwendung von Nichtleitern — hervorgerufenen Grenzströme (WILBRANDT[3031]) zurückgeführt wurden, konnte man einen Eiweißkörper mit dem isoelektrischen Punkt bei p_H 8,3 in Erythrocyten nicht auffinden (MAIZELS[3022]).

Bei der MONDschen Annahme einer Porenpermeabilität müßte für die Durchgängigkeit das ζ-Potential maßgeblich sein. Die Zelle ist aber negativ geladen, also müßte Durchgängigkeit für Kationen bestehen. Dieser Einwand ist nicht

---

[3045] DAVSON, H.: Biochem. J. 33, 389 (1939), Rona 115, 61.
[3046] JACOBI, M. H.: Biol. Bull. Mer biol. Labor. Woods Hole 62, 178 (1932).
[3047] ROCHA, u. SILVA, M.: Fol. clin. et biol. 8, 107 (1936), Rona 98, 616.
[3048] JAKOBS, M. H., u. PARPART, A. K.: J. cellul. comp. Physiol. 11, 175 (1938), Rona 108, 69. — J. cellul. comp. Physiol. 30, 79 (1947). Entwickelt Gleichungen, die die Phänomene beschreiben.
[3019] MOND, R.: Pflügers Arch. 217, 618 (1927).

ganz stichhaltig, da MOND keine einheitliche Oberfläche annimmt. Für wahrscheinlicher gehalten wurde das Vorliegen einer homogenen lipoiden, vielleicht einmolekularen Schicht[3032], bei der das in der ganzen p_H-Skala immer positive ε-Potential maßgeblich ist (DAVSON und DANIELLI[3051]). Andererseits zeigen Befunde der Agglutination, daß an der Oberfläche Eiweißmoleküle adsorbiert sein müssen (MAIZELS[3022]). Diese können aber nur so weiträumig angeordnet sein, daß sie die Beweglichkeit der Anionen nicht hemmen können.

Im Übermikroskop wurde kürzlich eine Rasterung der Oberfläche mit lipoiden und nichtlipoiden Feldern bewiesen. Damit sind die oben erwähnten Vorstellungen über die Membranstruktur nicht überflüssig, sondern nur beschränkt auf einzelne Phasen. Wie sich die Grenzen der Phasen verhalten, ist ein besonderes Problem.

In den hier dargelegten Befunden sehen wir die Forschung in einer Reihe von Richtungen sich fortsetzen. Die strenge Impermeabilität für Kationen läßt sich nicht aufrechterhalten. Damit ist aber noch nicht zwangsläufig eine aktive Beförderung gegeben. Wenn es eine solche gibt, dann wäre an diesem einfachen, verhältnismäßig übersichtlichen Objekt, dem kernlosen Erythrocyten, die Möglichkeit am ehesten vorhanden, den Mechanismus zu erkennen. Daß schwache Stoffwechselvorgänge verlaufen, war lange bekannt, daß sie zur Aufrechterhaltung der Membranstruktur notwendig sind, war bewiesen. Jetzt eröffnen sich Möglichkeiten, eine Verbindung mit der Ionenbeförderung gegen die Konzentration herzustellen. Aber trotzdem kommt man nicht ohne eine flächenweise kationenimpermeable Membran aus. Die ausschließliche Anionenpermeabilität erweist sich damit als erste Annäherung an die tatsächlichen Verhältnisse und beschreibt die schnell verlaufenden Prozesse.

2. Anionenpermeation.

a) Chlorid. Nach unserer bisherigen Darstellung sind die Permeabilitätsbedingungen für die Kationen deutlich, so daß wir den nächsten Schritt zur Definition der Gleichgewichte der Anionen und ihrer bestimmenden Faktoren gehen können. Dabei beschränken wir uns vorerst auf das Verhalten der Choride, weil wir an ihnen das Verhalten der anderen Ionen messen können. Die Faktoren wurden durch umfassende Arbeiten von VAN SLYKE, HASTINGS, MCLEAN u. a. zuerst vorwiegend theoretisch fundiert[3053], dann experimentell gemessen[3054]. Bei der theoretischen Betrachtung muß vor allem erst qualitativ, dann quantitativ auf folgende Fragen eine Antwort gefunden werden:

1. Warum ist Cl' in den Zellen nur in halber Konzentration gegenüber dem Plasma vorhanden?
2. Warum sind die Zellen saurer als das Serum, obwohl OH' bzw. $H^·$ frei beweglich ist?

[3050] NETTER, H.: Pflügers Arch. **222**, 724 (1929).

[3050, I] WILBRANDT, W.: Pflügers Arch. **246**, 274 (1942). Wichtige theoretische Entwicklungen zu der Frage der Potentialdifferenzen und der Kinetik.

[3051] DAVSON, H., u. DANIELLI, J. F.: Biochem. J. **30**, 316 (1936), Rona **94**, 257. Ochsenblut, Verlust des Cl' in Erythrocyten bei höherem p_H, wie aus dem Donnangleichgewicht zu erwarten ist. $K^·$ geht erst bei $p_H > 10{,}0$ durch.

[3052] DERVICHIAN, D. G., u. MACHEBOEUF, M.: C. rend. Acad. Sci. **206**, 1511 (1938), Rona **108**, 433. Die Kohlenstoffketten der Lipoide sollen nach innen gerichtet sein. Raumchemisch kann so nur eine Schicht durch bestimmte, nicht zur inneren Struktur gehörige, an Eiweiß gebundene Lipoide bestritten werden.

[3053] VAN SLYKE, D. D., MCLEAN, H. W. u. F. C.: J. biol. Chem. **56**, 765 (1923).

[3054] VAN SLYKE, D. D., HASTINGS, A. B., MURRAY, C. D. u. SENDROY, J.: J. biol. Chem. **65**, 701 (1925).

[3055] JAKOBS, M. H.: Ergeb. d. Biologie **71**, (1931).

Das vorzubende physikalisch-chemische System entspricht dem Vorliegen zweier Phasen, von denen die eine ein nichtpermeierendes Anion Hb' enthält. Darüber hinaus sind die Kationen nicht fähig, die trennende Grenze zu durchwandern. Das Wasser ist zwischen beiden Phasen leicht beweglich, so daß osmotische Gleichheit beiderseits bestehen muß. Damit sind die Bedingungen für das Vorliegen eines Donnangleichgewichtes gegeben. Von diesem Gesichtspunkt aus werden die beobachteten Möglichkeiten zwischen [Cl'] [H'] und [HCO$_3$'] zu erklären sein. Maßgeblich für das Gleichgewicht wird der Donnanquotient sein:

$$r = \frac{[H^\cdot]_c}{[H^\cdot]_s} = \frac{[Cl']_s}{[Cl']_c} = \frac{[HCO_3']_s}{[HCO_3]_c}$$

Die Indices c und s bedeuten die Konzentrationen in Zelle und Serum.

Der Quotient muß nach den Konzentrationen in g mol der gelösten Substanz pro g mol Wasser ausgerechnet werden. Diese Tatsache muß man sich stets vor Augen halten, um die Größenordnung des Quotienten $r \cong 0{,}5$ zu verstehen. Allgemein üblich ist es, diese Werte auf mol in kg der betreffenden Phase anzugeben. Eine weitere Veränderung erleiden die Werte, wenn man nicht die Analyse selbst in Rechnung stellt, sondern die thermodynamischen Aktivitäten, wie es schon von VAN SLYKE und Mitarbeitern[3054] in erster Annäherung geschah. Die gefundenen Zahlen (nach [3054, S. 718], Messungen am Pferdeblut) seien hier in Abhängigkeit vom p_H im Serum (das allein in Aktivität angegeben wird) tabellarisch angeführt (Werte in molaren Verhältnissen).

Tabelle. 170.

p_{Hs}	reduziertes Blut			oxydiertes Blut		
	$r\alpha_{H^\cdot}$	$r_{Cl'}$	$r_{HCO_3'}$	$r\alpha_{H^\cdot}$	$r_{Cl'}$	$r_{HCO_3'}$
7,0	0,60	0,81	0,94	0,57	0,74	0,89
7,2	0,57	0,75	0,89	0,52	0,68	0,83
7,4	0,53	0,68	0,85	0,47	0,61	0,77
7,6	0,49	0,62	0,80	0,42	0,54	0,77

Auf der Tabelle sind lineare Beziehungen zwischen der Größe r und der Wasserstoffionenkonzentration, weiterhin Abhängigkeit vom Oxydationszustand des Blutes deutlich. Die gefundenen Beziehungen sind theoretisch zu fordern, qualitativ sind demnach Gesetze der physikalischen Chemie gültig. Quantitativ wird Identität innerhalb der einzelnen r nicht vorhanden sein, da sich aus der Tabelle folgende Beziehung abnehmen läßt:

(1) $r\alpha_{H^\cdot} = 0{,}77 \cdot r_{Cl'} = 0{,}62 \cdot r_{HCO_3'}$.

An dieser Stelle ist die Frage nach der Gültigkeit der theoretischen Annahmen notwendig, die natürlich nur abstrahiert sein können, also eine große Zahl von Faktoren in der Schätzung als größenordnungsmäßig irrelevant fortlassen.

Den ersten Versuch hat man darin zu sehen, daß nach der Bindung des Wassers an die Kolloide gefragt wird, nach dem gebundenen Wasser, über das schon früher im Zusammenhang gesprochen wurde (S. 107). Dabei werden vor allem die osmotischen Verhältnisse und die Volumenänderungen der Zelle etwa durch die CO_2- und O_2-Spannung berührt. Entsprechende Volumenänderungen sind während des Zyklus der Atmung zu bemerken. In den Venen werden die Zellen größer.

Angaben von KREVISKY[3056], daß nur 30—35% des in der Zelle vorhandenen Wassers frei zur normalen Lösungsfunktion sei, sind wohl sicher fehlerhaft, worauf auch SCHIÖDT[3057] hinweist, der selbst unter der Annahme, daß die Erythrocyten ideale Osmometer darstellen (nach

---

[3056] KREVISKY, C.: Biochem. J. **24**, 1, 815 (1930).
[3057] SCHIÖDT, E.: Biochem. J **25**, 1, 8 (1931).

VAN'T HOFF) 64% freies Wasser angibt. Das wäre fast das gesamte vorhandene Wassser. MAIZELS[3058] gibt 8% des Zellwassers als gebunden an. Bei Kristallisation behält Hämoglobin pro g 0,3 g H_2O gebunden als einfache Schicht an der Oberfläche der Moleküle (EDSALL).

Messungen dieser Art würden auch nicht die Abweichungen vom Quotienten r erklären können. Die Frage der Aktivitäten ist anscheinend wichtiger. Offenbar wird die Aktivität von Cl' durch die anwesenden Kolloide nicht verändert[3059]. ADAIR[3063] beschäftigt sich mit dieser Frage, findet unter den geprüften Anionen eine wesentliche Aktivitätsbeschränkung nur beim PO_4'''. Die notwendigen Werte wären den Faktoren gleich, die in der Gleichung (I, S. 471) angegeben sind. Dagegen sind 2 Korrekturen anzubringen und zwar sowohl, was das pH der Zelle betrifft, das nur nach der CO_2-Dissoziation berechnet wurde und die Zustandsform der CO_2, die als Karbaminat an -NH_2 der Eiweiße gebunden sein kann. Die Menge der in dieser Form anwesenden CO_2 ist nach ROUGHTON[3060] und STADIE[3061] mit 15—20% anzusetzen. Unter Berücksichtigung dieser Faktoren ergibt sich aus den oben wiedergegebenen Werten von VAN SLYKE u. a. nach RAPOPORT und GUEST[3062]:

für reduziertes Blut: $r\alpha_H \cdot = 0{,}91 \cdot r_{Cl'} = 0{,}94 \cdot r_{HCO_3'}$
für oxydiertes Blut: $r\alpha_{H^.} = 1{,}06 \cdot r_{Cl'} = r_{HCO_3'}$.

Wir sehen, daß Berücksichtigung anderer Faktoren und Verfeinerung der Messungen durchaus beitragen, eine physikalisch-chemische Beschreibung den physiologischen Verhältnissen noch mehr anzunähern.

Durch Festlegung der extremsten Verhältnisse im Gleichgewicht wird man dann die Vorgänge beschreiben können, die sich bei Änderung der Versuchsbedingungen abspielen, z. B. bei Zusatz von NaCl außen oder bei Anwendung hypertonischer Glucoselösung wie in Versuchen von MAIZELS[3064] oder nach den Versuchen von MORI[3068] bei Mischung von NaCl und $NaHCO_3'$.

Die Bedeutung des Quotienten r zur vorläufigen Beschreibung von Vorgängen wurde vielfach abgelehnt, z. B. wurde von BOTTIN[99] bei Abdünsten von CO_2 aus dem Blut keine entsprechende Einwanderung von Cl' in die Zelle gefunden, sondern eine Volumenverminderung, die aber zu erwarten ist. Solche Befunde zeigen nur, daß die Beachtung des Quotienten r allein nicht vollkommen ausreicht.

Versuchsresultate, etwa daß nach Zugabe von Wasser zu Blut kein Cl' aus den (quellenden) Erythrocyten austritt[3065] und umgekehrt bei NaCl-Zusatz nicht eintritt, so daß also dabei $r_{Cl'}$ gesenkt wird (siehe auch [3066]), führen zur Ablehnung der Wirksamkeit der Donnangleichgewichte, ohne die Bedingungen dieser Versuchsänderung zu erklären. Bei Zusatz von NaCl zum Serum wird es zur Schrumpfung der Erythrocyten kommen, der lösende Raum wird abnehmen und daher diese Resultate verständlich machen. Dann wird bei Gabe von NaCl in starker Konzentration nichts in den Erythrocyten aufgenommen werden können[3071]. Daß durch starke Schrumpfung die Membran verändert wird und die Geschwindigkeit der Gleichgewichtsentwicklung dadurch außerordentlich absinkt, ist verständlich, nicht aber dürfte das Endgleichgewicht variieren, wie berichtet wird[3067].

Es gibt Behauptungen über das Fehlen des Donnangleichgewichtes bei extremen Cl'-Konzentrationen[3069], wobei gleiche Konzentration außen und innen zustande kommen kann. Aber daß Gleichkonzentration nicht im normalen Blut vorkommt, wie behauptet[3067], scheint mir doch durch zu zahlreiche, nach den verschiedensten und exaktesten Methoden vorgenommenen Untersuchungen erwiesen. Wenn Werte für $r_{HCO_3'}$ von 0,88—1,4, von $r_{Cl'}$ von 0,24—0,94 schwanken bei denselben Blutarten[3070], wird man wohl eher auf die mangelhafte Beherrschung der Methodik schließen können.

[3058] MAIZELS, M : Biochem. J **30**, 821 (1936), Rona **95**, 600
[3059] STADIE, W. C., u. SUNDERMAN, F. W.: J. biol. Chem. **91**, 227 (1931), Rona **62**, 455.
[3060] ROUGHTON, F. J. W.: Physiol. rev. **15**, 241 (1935).
[3061] STADIE, W. C., u. O'BRIEN, H.: J. biol. Chem. **117**, 439 (1937).
[3062] RAPOPORT, S., u. GUEST, G. M.: J. biol. Chem. **131**, 675 (1939).
[3063] ADAIR, G. S.: Proc. roy. Soc. A **120**, 573 (1928).
[3064] MAIZELS, M.: Biochem. J. **27**, 1. 33 (1933).
[3065] LEVY, M., MIGNON, S. u. HAFFNER, B.: Bull. Soc. chim. biol. **20**, 305 (1938), Rona **107**, 607.

Bei verschiedenen Spannungen von CO_2 wird man bestimmte Verschiebungen im Verhältnis erwarten können. Man wird dabei einen Austausch von Ionen durch die Membran voraussetzen müssen, da das Prinzip der Elektroneutralität erhalten werden muß. Ein Eindringen des einen Ions wird gleichzeitig von dem Herausgehen eines zweiten gleicher Ladung begleitet sein müssen, da anders geladene Ionen wegen der selektiven Permeabilität sich nicht durch die Zellgrenzen hindurchbewegen können. Werden Blutkörperchen, die mit einem Serum bestimmter CO_2-Spannung im Gleichgewicht waren, in solches von höherer Spannung gemischt, dann tritt eine große Menge von Cl' aus dem Serum in die Körperchen über, nach den Äquivalenten gerechnet aber nur $2/5$ der HCO_3'[3072]. Hier wäre die Menge der Carbaminat-CO_2 und zugleich die Volumenänderungen in Rechnung zu stellen. Befunde dieser Art wurden schon von van Slyke erhoben, aber von Doisy und Eator widerlegt, da durch Nichtbeachtung des Zellvolumens vorgetäuscht (zitiert nach Jacobs[3055]). CO_2 vermag auch als solches, also unionisiert, zu permeieren.

Wir finden vielfache Kritik an der Vorstellung, sehen aber, daß das Donnangleichgewicht bei der Erythrocytenmembran wirksam ist und sehen weiterhin, welche Dinge zur Betrachtung notwendig sind, um ein wirkliches Urteil abzugeben. Die Fundierung des Gleichgewichts wurde von van Slyke, Wu und McLean[3053] auf viel breiterer Grundlage gesucht als sie meistens bei der Kritik angenommen wird.

Zur theoretischen Grundlage gehört auch die quantitative Aufrechnung von Basen und Säuren beiderseits der Membran, also eine Art doppelter Buchführung. Während das Serumeiweiß nur eine untergeordnete Rolle spielt, wird als nicht diffundierendes Ion Hämoglobin in der Zelle um so mehr hervortreten müssen. Dieses erscheint auch als ein ungefähres Maß für die Verteilung. Henderson[3021, S. 74] formuliert in abgekürzter Form das rechnerische Resultat von van Slyke u. a.[3053]:

$$r = 1 - \frac{[Hb']}{2\,[A']_s} \quad (A' = \text{beliebige Anionen}).$$

Der Wert wird um so größer sein, d. h. sich der 1 nähern, je weniger Basen das Hämoglobin binden kann. Da Hämoglobin einen isoelektrischen Punkt unterhalb 7 besitzt, ist es zu den Anionen zu rechnen, aber die Wertigkeit nimmt zu, je alkalischer die Reaktion innerhalb der Erythrocyten ist und zwar nach Analysen etwa linear. Wenn der CO_2-Druck steigt, wird die Menge der an Hämoglobin gebundenen Basen vermindert und Cl' wandert ein, zugleich mit Zunahme des osmotischen Drucks und Schwellung der Zelle. Umgekehrt wird bei Anstieg der O_2-Sättigung des Hämoglobins der isoelektrische Punkt nach der sauren Seite wandern, die Menge der gebundenen Basen wird vermehrt und Cl' wandert in entgegengesetzter Richtung (zugleich mit osmotischer Schrumpfung der Zelle). Derartige Verschiebungen des isoelektrischen Punktes sollen auch nach Milzentfernung und schwerer körperlicher Arbeit vorkommen[3072-2074].

Aus diesen Verhältnissen ergibt sich die Möglichkeit einer Voraussage der Richtung der Anionenverteilung. Die in geringerer Konzentration vorkommenden

---

[3066] Cristol, P., Fourcade, J. u. Bénézech, C.: Bull. Soc. chim. Biol. 21, 1279 (1939), Rona 121, 61.
[3067] Raszejowa, S., u. Slawinski, A.: Rona 88, 589 (1935).
[3068] Mori, S.: J. Biophysics 2, 165 (1927), Rona 48, 724.
[3069] Kato, S.: J. Biophysics 2, 251 (1927), Rona 48, 724.
[3070] Hummel, B.: Z. exp. Med. 97, 91 (1935), Rona 91, 334. Äquilibrierung von Blut mit verschiedenen CO_2-Drucken, aber nur 10-20 Minuten lang.
[3071] Prigge, R.: Dtsch. Arch. klin. Med. 140, 168 (1922), Rona 16, 62.
[3072] Iwata, T.: Acta Schol. med. Kioto 17, 88 (1934), Rona 82, 456.

Ionen wurden mit gutem Recht vernachlässigt und als ins Gewicht fallende Anionen nur [Hb'], [Cl'] und [HCO$_3$'] in Betracht gezogen. Diese schienen bis auf einen Rest zur Neutralisierung der in der Zelle vorkommenden Basen auszureichen.

Erst MAIZELS[3058] fiel es auf, daß die Menge nicht ausreichte, besonders bei Anämien. Es zeigte sich, daß der Wert der Basenbindung von Hämoglobin zu hoch angesetzt war, und daß auch beim normalen Blut ein Defizit herauskam. Ein anderes nicht diffundierendes Anion X' mußte also gesucht werden. Die Menge desselben ist umgekehrt proportional dem Hämoglobingehalt in der Zelle (FARMER und MAIZELS[3034]) und kann sogar die Wertigkeit für Hämoglobin überschreiten. Es handelt sich hierbei um Glutathion und besonders Phosphatester. Diese sind aber zum Teil — nach Dialyseversuchen mit hämolysiertem Blut — in der Zelle in einer komplexen Bindung, die keine Möglichkeit der Basenbindung zuläßt. Bei Anämien sind Phosphatester und Glutathion vermehrt. Das dient nicht nur zur Bindung der Basen, sondern auch zur Aufrechterhaltung des osmotischen Druckes. Dazu wurde bei absinkendem Cl'-Gehalt des Blutes vor allem Diphosphoglycerat beobachtet[3062].

Über das hieraus sich ergebende Verhalten sei ein Versuch an einem Hunde von RAPOPORT und GUEST[3062] angeführt. Dem Hunde war der Pylorus operativ geschlossen worden. Durch Cl'-Verlust kam es zur Hypochlorämie. Den Verlauf des Versuches gibt folgende Tabelle: (Zahlen in mol.)

Tabelle 171.

Werte	anorg.				Diphosphoglycerat	$r_{H'}$	$r_{Cl'}$	$r_{HCO_3'}$	$r_{berechnet}$
	[Cl']$_s$	[Cl']$_c$	[PO'''$_4$]$_s$	[PO'''$_4$]$_c$					
vorher	107,2	49,4	5,5	1,9	38,2	0,646	0,573	0,706	0,633
27 Std.	70,5	24,4	11,1	4,0	57,4	0,513	0,432	0,554	0,526
48 Std.	47,7	17,4	21,0	4,7	73,1	0,468	0,457	0,508	0,465
62 Std.	45,3	23,3	27,4	11,9	70,4	0,677	0,652	0,683	0,679

Aus den Zahlen ist die gute Übereinstimmung von r_{Cl} und r_H untereinander und mit dem in der letzten Kolonne gegebenen theoretischen Wert ersichtlich. Synthese und Zersetzung von Diphosphoglycerat ist nur abhängig von dem angebotenen p_H, so daß ein Regulierungssystem vorliegt. Diese Vorstellung ist nicht befriedigend, da einfache fermentative Vorgänge durch Änderung der Acidität wohl beschleunigt oder verlangsamt werden können, nicht aber der Gleichgewichtspunkt verändert werden kann. Die Beschreibung ist auch nicht identisch mit der des Anion X', die MAIZELS bei seinen Versuchen mit Dialyse gegeben hat. Aber deutlich ist die Notwendigkeit der Berücksichtigung neuer Faktoren, vor allem wichtig, daß damit die r-Werte sich allmählich den theoretisch streng geforderten Werten angleichen. Diese Faktoren werden nur bei stärkeren Abweichungen der Bedingung von der Norm in Betracht zu ziehen sein, während bei den üblichen Schwankungen die ursprünglich allein berücksichtigten Ionen und Vorgänge eine weitaus dominierende Rolle spielen.

Bevor wir weiter experimentelle Werte behandeln, wollen wir noch auf die Frage der *Geschwindigkeit* der einzelnen Ionenpermeationen eingehen. Die Wanderung eines Einzelions ist dabei nicht zu beobachten, weil immer 2 Ionen gleichzeitig die Zellgrenze durchdringen und der Prozeß nach dem langsamsten Ion verläuft. Die Beobachtung von WILBRANDT[3036], daß der Austausch zwischen

---

[3073] GROSCURTH, G., u. GLASS, J.: Z. exp. Med. 85, 736 (1932), Rona 72, 313.
a) GROSCURTH, G., u. GLASS, J.: Z. exp. Med. 85, 768, Rona 72, 313.
[3074] GROSCURTH, G., u. GLASS, J.: Z. exp. Med. 85, 802, Rona 72, 314. Die Fehler sind größer als die Ausschläge.

OH′ und Cl′ sich mit gleicher Geschwindigkeit, wie der zwischen HCO_3' und Cl′ vollzieht, würde dann nur den Schluß zulassen, daß Cl′ das am langsamsten wandernde Ion unter den drei hier angeführten darstellt. In jedem Fall sind die Vorgänge außerordentlich geschwinde (siehe Abschnitt c und d).

Ein Einblick in die Verhältnisse war durch die Methodik von MOND möglich, der die Änderung der Cl′Ionenkonzentration mit der AgCl-Elektrode erfassen konnte. Es zeigte sich in Versuchen von LUCKNER[3075, 3076], daß der Austausch in 2 Sekunden abgelaufen ist, auch Lactat und Bicarbonat sind spätestens in 2—3 Sekunden bis zum Gleichgewicht ausgetauscht[3077]. Denselben Vorgang kann man auch mit radioaktivem $^{38}Cl'$ messen, wobei die Bedingungen scheinbar etwas andere sind. Bei MOND diffundiert Cl′ in eine Cl′-freie Umgebung, hier tauscht sich Cl′ gegen $^{38}Cl'$ aus. In Wirklichkeit handelt es sich in beiden Fällen um einen statistischen Vorgang. Gleichgewicht war mit $^{38}Cl'$[3084, I] in 10 Minuten eingetreten, gemessen an der spezifischen Aktivität, bei Zusatz von $NH_4\ ^{38}Cl$ ließen sich 17—20% in den Zellen nachweisen[3084, II].

Die Cl′- und HCO_3'-Wanderung muß mindestens so rasch erfolgen wie MONDS Messungen ergeben, da die Spaltung von HCO_3' der Kohlensäureanhydrase des Blutkörperchens bedarf, damit die CO_2 gasförmig in der kurzen Zeit des Durchgangs durch die Lungenkapillaren entweichen kann. MAIZELS[3022] rechnet allerdings bis fast eine Minute zum vollen Gleichgewicht. LUCKNER[3076, I] gibt neuerdings die Werte bis zum Gleichgewicht verschieden bei einzelnen Tierarten an. Bei 40° beim Menschen in 1—2 Minuten, beim Schwein 12,5 Minuten, Kaninchen 14 Minuten, Rind 36,5 Minuten, Schaf 38,5 Minuten. Die Unterschiede sind überaus groß, wenn man die gleichmäßige Funktion des Cl′ bei dem CO_2-Austausch in der Lunge berücksichtigt. Solche Abweichungen sind nur denkbar, wenn die Austauschbedingungen ebenso großen Schwankungen unterworfen sind. Dazu könnte der Bau der Capillaren an den Alveolen und die zum Austausch zur Verfügung stehende Zeit entsprechend der Blutströmung gerechnet werden.

Der Temperaturkoeffizient wird angegeben vor allem bei den langsam diffundierenden mit 25facher Erhöhung bei Anstieg der Temperatur von 0° auf 40°[3080]. Nach MAIZELS[3022] schwankt der Koeffizient von denselben 4 aufeinanderfolgenden 10°-Intervallen von 1,4, 1,6, 2,5, 1,3. Große Werte des Temperaturkoeffizienten wurden von LUCKNER[3076, I] berichtet. Unterhalb 30° war Q_{10} bei den von ihm untersuchten Tieren 2,0—2,6, von 30—40° aber 3,1—4,3 steigend nach der (oben angegebenen) Permeationsgeschwindigkeit. Man ist geneigt, von einem Quotienten von > 2 auf das Vorliegen eines chemischen Prozesses zu schließen gegenüber dem Temperaturkoeffizienten eines physikalischen, der wie die Diffusion eine

---

[3075] LUCKNER, H.: Klin. Wschr. **1936 II**, 1780.

[3076] LUCKNER, H.: Rona **96**, 646.

[3076, I] LUCKNER, H.: Pflügers Arch. **250**, 303 (1948).

[3077] LO-SING,: Dissertation Hamburg **1936**.

[3078] WAELSCH, H., KITTEL, S. u. BUSZTIN, A.: Kolloid-Ztschr. **74**, 22 (1936). C. **1936 I**, 3983.

[3079] WAELSCH, H., KITTEL, S. u. BUSZTIN, A.: Rona **88**, 335.

[3080] EGE: C. rend. Soc. Biol. **91**, 409 (1924).

[3081] IESU, G.: Dtsch. Zeitschr. f. Chirurgie **242**, 328 (1934), Rona **79**, 375.

[3082] CHABANIER, H., GUILLAUMIN, Ch. O., LAUDAT, M., LÉVY, M., PAGET, M. u. VAILLE, C.: Bull. Soc. Chim. biol. **19**, 800 (1937), Rona **103**, 249.

[3083] CHABANIER, H., GUILLAUMIN, Ch. O., LAUDAT, M., LÉVY, M., PAGET, M. u. VAILLE, C.: Bull. biol. Pharmac. **1937**, 347. C. **1938 I**, 2004.

[3084] LAUDAT, M.: C. rend. Soc. biol. **100**, 701 (1929), Rona **51**, 749. Schwankungen von 0,51—0,58. 10 Personen.

[3084, I] SMITH, P. K., EISENMAN, A. J. u. WINKLER, A. W.: J. biol. Chem. **141**, 555 (1941). C. **1943 I**, 1488.

[3084, II] BAYARD, P.: Bull. Soc. roy. Sci. Liège. **11**, 620 (1942), Rona **133**, 179. 37° äquilibriert mit 95% CO_2 u. 5% O_2. Nur Referat stand zur Verfügung.

476 Aufnahme der Anionen in den Organismus.

Größe von unter 1,5 besitzt, entsprechend den eben erwähnten Versuchen von MAIZELS. Es ist offenbar, daß der Vorgang der Cl'-Verschiebung nichts „Chemisches" enthalten kann. Aber bei solchen Membranwanderungen liegen andere Verhältnisse vor, wenn man z. B. die Poren einer Membran als Orte des Durchtritts ansieht. Die Wanderung der Ionen wird durch die Größe und Ladung wesentlich verlangsamt. Wird aber die Struktur einer Membran durch Stoffwechselvorgänge beeinflußt, z. B. die Poren bei steigender Temperatur größer, dann können die Permeationsbedingungen indirekt mit einem chemischen Prozeß gekoppelt werden.

Neben diesem Bilde ist der Vergleich einer Membran nach DANIELLI mit einem Energiebuckel, der überwunden werden muß, zu beachten. Bei dieser Vorstellung handelt es sich um eine Definition, die zwar unanschaulich ist, mit der man aber leichter rechnen und die Verbindung mit der Energetik herstellen kann.

Nur zur Abwechslung wollen wir anfügen, daß auch der Befund von Schwankungen des Mineralgehaltes des Blutes (K˙, Na˙, Ca¨, Cl') in Wellen von 2 Stunden[3078, 3079] erhoben wurde.

Vielfach wurden Bestimmungen des $r_{Cl'}$ im Blut unter verschiedenen Bedingungen ausgeführt. Normalwerte werden am besten gewonnen durch Analyse der Erythrocyten und des Plasma getrennt. Bestimmung im Gesamtblut und Plasma gibt Fehler von 10%. Wichtig ist die Länge des Zentrifugierens[3048].

Werte bei der Schildkröte mit 0,374 in der Lunge und 0,436 im Gewebe (HENDERSON[3021], S. 214), Pferd 0,485—0,519 [3021, S. 212]), Hund 0,48—0,52[3081], Ratte 0,50[3087], Kaninchen 0,52 (ASHLEY und GUEST[2806]), beim Menschen auch zwischen 0,48—0,52 ([3082, 3083], VAILLE u. HAUTEVILLE[140]) oder um 0,55[3084, 3085, 3086]. Die Gründe für die differenten Werte sind nicht ersichtlich, da auf Verlust von CO_2 geachtet wurde. Aber an sich liegen die Werte noch in gleicher Größenordnung, abgesehen von den Werten bei der Schildkröte.

HENDERSON führt weitere Werte bei niederen Tieren (auch mit Hämocyanin) an. Bei ihnen handelt es sich wohl meist um Erythrocyten, die mehr Hämoglobin enthalten. Umgekehrt wird experimentell durch Anionen ein größerer Quotient erreicht.

Wenn IESU[3081] bei Gallenfistelhunden den Quotienten von normal 0,48—0,52 auf 0,88—0,99 ansteigen sieht, wird dafür teilweise die von ihm beobachtete Acidose verantwortlich zu machen sein, aber ebenso wird man an das Auftreten einer hypochromen Anämie unter solchen Bedingungen denken müssen.

Im Vordergrund werden wir immer *die acidotischen Verhältnisse* ansehen müssen. Schon auf den Tabellen nach VAN SLYKE und Mitarbeitern auf S. 471 haben wir die Änderung der r_{H^+} nach verschiedenen Wasserstoffionenkonzentrationen dargelegt. Wir wollen die Abhängigkeit nochmals auf nebenstehender Abbildung nach DILL, EDWARDS und CONSOLAZIO[3089] angeben:

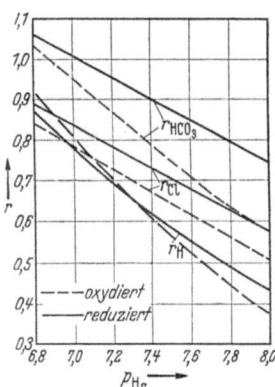

Abb. 34. Die Kurven stellen die Verteilung von gebundenem CO_2, Chlorid und Wasserstoff-Ion dar (nach DILL, EDWARDS und CONSOLAZIO[3089]).

Die Werte sind nicht korrigiert und zeigen vor allem r_{HCO_3} immer oberhalb $r_{Cl'}$ verlaufend. Die Werte von r_H und $r_{Cl'}$ nähern sich um so mehr, je mehr das p_H sich dem isoelektrischen Punkt des Hämoglobins annähert, um dort den Wert 1 zu erreichen, wie die Theorie es fordert.

[3085] RASZEJA, S.: Bull. Soc. chim. biol. **14**, 873 (1932), Rona **70**, 719.
[3086] RASZEJA, S.: Bull. internat. Acad. pol. Sci. **4**, 129 (1932), Rona **72**, 474. Versuche an 10 Personen.
[3087] KARADY, S., SELYE, H., u. BROWNE. J. S. L.: J. biol. Chem. **131**, 717 (1939).
[3088] LÉLU, E.: Arch. des Malad. des reins usw. **8**, 641 (1934), Rona **86**, 604.

Entsprechende Quotienten wurden auch bei Versuchen in vivo beobachtet[3090], wenn man bei Hunden durch Infusion großer HCl-Mengen schließlich den Exitus hervorrief. Der Quotient r schwankte für Cl′ von 0,95—0,60, für $HCO_3′$ aber von 1,5—0,8.

Man wird versuchen, den Abstand der beiden Werte, wie oben, auf eine Carbaminatbindung zurückzuführen (also „Aktivitätsbeschränkung" durch Bindung). Diese Auffassung läßt aber durch den parallelen Verlauf der beiden Quotienten in der p_H-Skala sowohl auf der obigen Kurve als auch an den invivo-Versuchen von HARKINS und HASTINGS[3090] ein Residuum, weil die Carbaminatbindung durch Steigerung der C_H sehr rasch abnimmt. Die Kurven müßten also konvergieren.

Festhalten müssen wir, daß Acidose zu einer relativen Anreicherung des Cl′-Gehaltes in der Zelle führen muß (s. a. [3091]), auch durch Hungern[3092], nach Operationen[3093] oder nach besonderen Atmungstypen[3097]. Umgekehrt wird durch Abnahme der CO_2-Spannung in großen Höhen[3094, 3095] oder nach Aderlaß[3096] das Plasma-Cl′ steigen. Änderungen der gleichen Art finden sich auch bei Arbeit HENDERSON[3021], LÉLU[3088] u. a. [3098] entsprechend der Ausschüttung von Säure. Diese Verhältnisse kann man mit Zusatz von Milchsäure in vitro wiederholen. Dazu gehört anfangs eine geringere Abgabe von CO_2, so daß sich in vitro keine Änderung von $r_{Cl′}$ durch Zugabe von Milchsäure erreichen ließ, wenn man eine Änderung der Alkalireserve schon erreichte. So betrug (nach LÉLU[3088]) bei einer Alkalireserve von 25,8 $r_{Cl′}$ 0,52. Durch Zusatz von Milchsäure wurde die Alkalireserve auf 15,5 Vol% vermindert, $r_{Cl′}$ behielt seinen Wert. Erst bei fortgesetztem Zusatz, wenn die Alkalireserve schon geschwunden war, fand sich ein Anstieg von $r_{Cl′}$.

Bei Versuchen in vivo war $r_{Cl′}$ = 0,48 bei einer Alkalireserve von 52. Nach Arbeit sank sie auf 41,9, $r_{Cl′}$ stieg auf 0,53. Das Gleichgewicht ist offenbar noch nicht eingetreten, so daß die CO_2-Spannung vermehrt ist. Ähnliche Verschiebungen ließen sich durch Gabe von nur 1,5 g H_3PO_4 nachweisen, umgekehrt fiel $r_{Cl′}$ nach 5 g $NaHCO_3$ von 0,54 auf 0,49, ebenso wirkte Lobelingabe.

Bei mangelhafter Nierenfunktion gibt es einen Anstieg des $r_{Cl′}$ wie beim Kaninchen nach Ureterenligatur (ASHLEY und GUEST[2806]) oder bei nierenkranken Hunden[3099]. Bei Salzgabe nimmt die Verteilung noch mehr zugunsten der Zellen zu entsprechend der durch NaCl erfolgenden Säuerung (siehe S. 532). Hier wird man eine zusätzliche Säuerung durch Nierenstörung annehmen dürfen. Es liegt außerdem im Bereich der Möglichkeit, daß im Plasma Anionen auftreten, die nicht diffusibel sind.

So wurde in vitro eine Erhöhung von $r_{Cl′}$ bei Zusatz von Glycylglycin (m/16) von 0,53 auf 0,78 gesehen[3100]. Nach Harnstoff soll ein geringer Anstieg erfolgen[3100], was allerdings nicht ohne weiteres verständlich wäre, da Harnstoff sich leicht beiderseits der Membranen verteilt. Bei 0,5% neutralem Citrat trat Cl′ aus den Erythrocyten aus, bei höheren Konzentrationen nicht[3104, I].

Verschiedene Versuchsbedingungen ergeben eine Veränderung von $r_{Cl′}$, ohne daß man immer eine bekannte Ursache angeben könnte.

[3089] DILL, D. B., EDWARDS, H. F. u. CONSOLAZIO, W. V.: J. biol. Chem. 118, 635 (1937).
[3090] HARKINS, H. N., u. HASTINGS, A. B.: J. biol. Chem. 90, 565 (1931).
[3091] SASO, T.: J. of Biochem. 14, 419 (1932), Rona 66, 600. Gabe von Phosphorsäure und verschiedenen organischen Säuren an Kaninchen. Die Werte liegen zwar in Richtung der „Theorie", wenn man aber r_{Cl} mit Werten von 0,05 angegeben findet, wird man zweifeln.
[3092] YAMADA, Y.: Rona 70, 720 (1932). Kaninchen.
[3093] PARHON, C. I., u. DEREVICI, M.: C. rend. Soc. biol. 101, 1181 (1929), Rona 54, 487. Hunde nach Operation eine Verschiebung des r_{Cl} von 0,50 auf 0,55.
[3094] DILL, D. B., TALBOTT, J. H. u. CONSOLAZIO, W. V.: J. biol. Chem. 118, 649 (1937).
[3095] GLASS, J., u. ADLERSBERG, D.: Rona 74, 106 (1933).
[3096] SCHMITT, F., u. BASSE, W.: Naunyn-Schmiedebergs Arch. 184, 531 (1937).
[3097] IWANOWSKI, N., u. SEMENOW, S.: Z. f. Hals-, Nasen- u. Ohrenheilkunde 33, 589 (1933), Rona 77, 468. Hunde. Mundatmung führt zur Anreicherung des Cl′ in den Erythrocyten.
[3098] EDWARDS, H. T., HOCHREIN, M., DILL, B. D. u. HENDERSON, L. J.: Naunyn-Schmiedebergs Arch. 143, 161 (1929), Rona 55, 775. $r_{Cl′}$ bei 12 normalen Personen von 0,58—0,67 schwankend, $r_{HCO_3′}$ von 0,69—0,87.
[3099] ROBIN, V., BRION, A. u. MONPERT, R.: C. rend. Soc. Biol. 115, 1053 (1934), Rona 81, 123.
[3100] LOISELEUR, J.: C. rend. Soc. Biol. 120, 605 (1935), Rona 92, 595.

Zum Beispiel Zunahme nach Ultraviolettbestrahlung[3101] oder nach Lösung einer Blutleere[3102]. Eine Senkung nach Injektion von Tonephin beim Menschen[3106] und nach Nebennierenexstirpation[3103] bei Ratten. Letztere könnte durch eine Zunahme der Alkalireserve veranlaßt sein. Die komplizierten Veränderungen während der Mahlzeit sind vielleicht auch auf solche Faktoren zurückführbar (Dodds und Smith[2901]). Bei bestimmten schweren Beanspruchungen, wie täglichen Formaldehydinjektionen oder erschöpfender Muskelarbeit, ergeben sich bestimmte Änderungen des normalen r_{Cl}' von 0,50. Die Werte (nach Karady, Seyle und Browne[3087]) sind auf folgender Tabelle angegeben:

Tabelle 172.

Zeit der Behandlung	Behandlungsart		
	Formaldehyd.	Kälte	Arbeit
24 Std.	0,33	0,39	0,64
12 Tage	0,58	0,76	0,67

Der Hämoglobingehalt im Blut steigt nach diesen Eingriffen an, aber ebenso der Hämatokritwert, sodaß auf diesem Wege die Vorgänge nicht erklärt werden können.

Bei Salzentzug — eventuell unterstützt durch Diuretingabe — beim Kaninchen[3104] steigt der Quotient in guter Übereinstimmung mit der Rechnung, weil zugleich auch eine Säuerung eintritt (siehe auch Lélu[3088]). Die Werte sind vorher für $r_{Cl'}$ 0,63, für $r_{HCO_3'}$ 0,74, nachher 0,74 und 0,77, während die Rechnung 0,68 erforderte[3104].

Zusatz von NaCl zum Blut in vitro ergab folgende Werte für $r_{Cl'}$[3105]:

Tabelle 173.

Normal	0,52	0,51	0,52	0,53
auf 10 ccm Blut 0,4 ccm 35% NaCl	1,10	1,31	1,05	0,83
p_H	6,91	6,97	7,06	7,11
1 ccm 10% NaHCO$_3$	0,41	0,39	0,45	0,47

Bei Zusätzen dieser Art wurde aber auch das p_H verändert. Die hohen Werte für $r_{Cl'}$ sind trotzdem schwer verständlich.

In vivo sind vor allem die Untersuchungen von Hastings, Harkins und Liu[2546] an Hunden mit intravenöser Injektion zu erwähnen. Ein Hund erhielt 10 ccm 2 n NaCl/kg intravenös. Die sich ergebenden Werte finden sich auf folgender Tabelle:

Tabelle 174.

Probe-Nr.	Zeit	Angabe im Blut ccm		Hämatokrit	H$_2$O g/ccm	p_H color.	[Cl'] mM/kg H$_2$O	$\frac{[Cl']_c}{[Cl']_s}$
1	− 8 Min.	40	Serum					
			Blutkörp.	0,464	0,936	7,36	124,4	0,740
2	+ 3 ,,	70	Serum					
			Blutkörp.	0,265	0,961	7,37	207,4	0,740
3	15 ,,	55	Serum					
			Blutkörp.	0,356	0,952	7,29	176,4	0,753
4	3 Std.	40	Serum					
			Blutkörp.	0,472	0,940	7,32	161,9	0,762
5	9 ,,	40	Serum					
			Blutkörp.	0,528	0,940	7,34	164,0	0,749

[3101] Glass, J.: Biochem. Z. **231**, 45 (1931), Rona **62**, 19.

[3102] Arnovlyevitch, M.: C. rend. Soc. Biol. **94**, 1374 (1926), Rona **37**, 615. Die Cl'-Werte sanken. Man würde vielleicht auch hier Acidose annehmen können, aber die Alkalireserve zeigte keine merkbare Änderung.

[3103] Karady, S., Browne, J. S. L. u. Seyle, H.: Proc. Soc. exp. Biol. Med. **41**, 640 (1939). Rona **116**, 249.

Die Werte sind durch folgende Vorgänge kompliziert:
Das Blut wird verdünnt und dadurch [HCO_3'] vermindert, so daß HCO_3' aus der Zelle herauswandert, die durch Erhöhung des osmotischen Drucks außen schrumpft.

In der *menschlichen Pathologie* wurde zeitweise das Verhalten der Chlorverteilung im Blute stark beachtet, besonders im Sinne des Säurebasengleichgewichtes. Wenn man den Quotienten $r_{Cl'}$ normal in geringerem Umfang schwanken sieht, so sind pathologisch enorme Schwankungen möglich.

Da ist zuerst die Zunahme von $r_{Cl'}$ bei stark acidotischen Zuständen wie Nephritiden und Diabetes zu nennen, ohne daß eine Parallelität mit der Alkalireserve erwartet werden darf[3108, 3107].

Bei Nierenerkrankungen gibt es meist eine Erhöhung[3109-3111, 3114, 3115, 3116], bei einer Sublimatvergiftung wurden Werte für $r_{Cl'} = 1{,}029$ und $r_{HCO_3'} = 1{,}269$ bei einem $p_H = 7{,}07$ festgestellt[3112, 2113]. Im Verhalten dieses Quotienten soll sogar eine Indikation vorliegen, ob man dem Kranken Salz geben soll. Ist der Quotient erniedrigt, ist Salz indiziert[3117].

In gleicher Richtung liegen die Werte bei diabetischer Acidose (LÉLU[3088, 3116, 3118]). Die Volumenänderungen sind aber geringer als die Theorie erwarten läßt[3118]. Wird im Tonometer der CO_2-Druck erhöht, dann geht Cl' schwerer in die Erythrocyten als in der Norm[3119], vielleicht weil die Aufladung schon so weit erfolgt ist.

Eine Steigerung gibt es weiter bei Pneumonien[3116, 3114, 3120] und manchen Anämien und Ödemen (GRAM[3121], HENDERSON[3021]).

Senkungen des $r_{Cl'}$ fanden sich bei hypochlorämischen Pylorusstenosen[3122] und einem Fall von ADDISON[3123]. Solche Erscheinungen ließen sich häufig auch nach Operation mit starkem Cl'-Verlust an den verletzten Geweben beobachten[3124, 3126]. Die Werte sind häufig unsicher, weil eine gleichzeitige Acidosis die Einheitlichkeit stört, so daß Ausschläge nach beiden Richtungen zur Beobachtung kommen[3127—3129].

Wir sehen im allgemeinen, daß die pathologischen Fälle sich der theoretischen Voraussage, wenigstens qualitativ, anpassen, wirkliche Versuche zum quantitativen Vergleich wurden kaum unternommen.

b) Bromid. Da gerade das Verhältnis der Bromide zu den Chloriden uns noch ausführlicher wird interessieren müssen, liegt im Erythrocyten ein Modell vor, das besonders geeignet zum Studium dieses Themas ist. Man kann NH_4Br ebenso wie NH_4Cl zur Variation des Blutkörperchenvolumens verwenden[3130]. Wesentlich wird uns hier der Vergleich der Donnanquotienten $r_{Cl'}$ und $r_{Br'}$ sein.

[3104] MICHELSEN, J.: Naunyn-Schmiedebergs Arch. **173**, 750 (1933), Rona **77**, 597.

[3104, I] CHORINE, V.: Ann. Inst. Pasteur **66**, 169 (1941). C. **1941 I**, 3393.

[3105] CHABANIER, H., LOBO-ONELL, C. u. LÉLU, E.: C. rend. Soc. Biol. **113**, 1052 (1933), Rona **75**, 493. Oxalatblut unter Öl gut verwahrt.

[3106] TRONCHETTI, F.: Boll. Soc. ital. Biol. sper. **14**, 152 (1939), Rona **117**, 93.

[3107] LANDAU, A., GLASS, G. u. KAMINER, St.: C.rend. Soc. Biol. **101**, 594 (1929), Rona **52**, 766. Schwankungen von r_{Cl} von 0,39—0,74.

[3108] LANDAU, A., GLASS, J. u. KAMINER, St.: Wien. Arch. inn. Med. **20**, 375 (1930), Rona **58**, 527.

[3109] THIERS, H.: Bull. Soc. Chim. biol. **11**, 693 (1929), Rona **53**, 369.

[3110] THIERS, H.: C. rend. Soc. Biol. **100**, 683 (1929), Rona **50**, 782.

[3111] SCHMITT, F.: Naunyn-Schmiedebergs Arch. **181**, 570 (1936), Rona **95**, 455.

[3112] MUNTWYLER, E., MYERS, V. C. u. WAY, C. T.: J. biol. Chem. **92**, 721 (1931), Rona **64**, 343.

[3113] MUNTWYLER, E., ROSE, E. R. u. MYERS, V. C.: J. biol. Chem. **92**, XC (1931), Rona **62**, 774.

[3114] HEILMEYER, L.: Dtsch. Arch. klin. Med. **156**, 200 (1927), Rona **44**, 251.

[3115] BLUM, L.: Ann. de Physiol. **3**, 497 (1927), Rona **44**, 251. Auch im Gehirn soll [Cl'] ansteigen.

[3116] LANDAU, A., GLASS, G. u. KAMINER, St.: Arch. Malad. Appar. digest. **20**, 546 (1930), Rona **58**, 103. Oft wurde auch keine Veränderung gefunden.

[3117] MERKLEN, P., u. GOUNELLE, H.: Rev. Med. **51**, 357 (1934), Rona **84**, 389.

[3118] DILL, D. B., BOCK, A. V., LAWRENCE, J. S., TALBOTT, J. H. u. HENDERSON, L. J.: J. biol. Chem. **81**, 551 (1929).

[3119] LANG, K.: Naunyn-Schmiedebergs Arch. **152**, 168 (1930), Rona **58**, 330.

[3120] ACHARD, Ch., u. ENACHESCO, M.: Sang **4**, 524 (1930), Rona **59**, 270.

[3121] GRAM, H. C.: J. biol. Chem. **61**, 337 (1924), Rona **30**, 96.

Beim normalen Blut finden sich Angaben für $r_{Br'}$ mit 0,33 (UCKO[2968]). Schwankungen von 0,23—0,60 (GUILLAUMIN und MEEREJKOWSKY[198]), 0,6 (Menschen- und Ochsenblut [MORUZZI und GUARESCHI[2952]]).

Die umfangreichsten Untersuchungen über die Verteilung des Normalbroms finden sich bei LEIPERT[2950]. Folgende Zahlenreihen seien hier angeführt:

$r_{Br'}$: 1,038 1,243 0,710 0,730 0,936 0,576 0,504 0,541
$r_{Cl'}$: 0,321 0,463 0,459 0,495 0,432 0,484 0,479 0,461.

Die Verhältnisse sind beim Geisteskranken nicht anders (LEIPERT und WATZLAWEK[2984]). Die Beweglichkeit zwischen Plasma und Erythrocyten in Abhängigkeit vom CO_2-Druck folgt dem Donnangleichgewichte. Die Schwankungen des Quotienten sind bedeutend, vielleicht weil es sich um Differenzbestimmungen Plasma/Gesamtblut handelt.

Nach NEUFELD[2955] ist $r_{Br'}$ etwa gleich $r_{Cl'}$, aber es besteht eine Neigung zu größeren $r_{Br'}$-Werten (wie oben bei LEIPERT). Das müßte nach den Befunden von DÖRING, nach denen ein Teil des Broms in den Erythrocyten in organischer Bindung vorliegt, zu erwarten sein. Den Quotienten bei den kleinen Werten des Normalbroms genau festzulegen, wird auf besondere Schwierigkeiten der Methodik treffen, deshalb wird man über die Verteilung bessere Aufschlüsse finden bei Versuchen in vitro oder nach größeren Bromidgaben.

Nach Ausblasen des CO_2 bei Menschenblut fanden sich Werte von 0,3—0,4[3131, 3132], aber es ist fraglich, ob die Methodik geeignet ist.

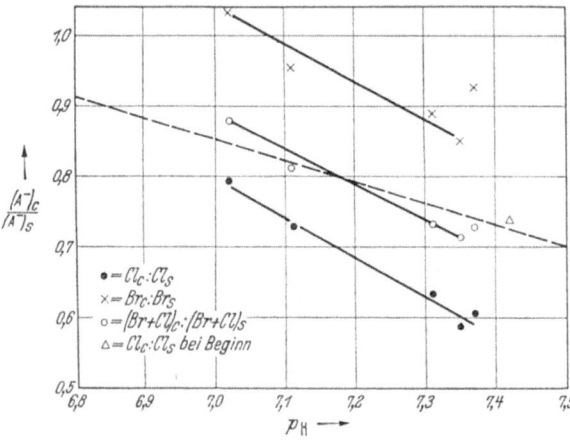

Abb. 35. Bromverteilung in Erythrocyten in Abhängigkeit von der Acidität (nach HASTINGS, HARKINS u. LIU[2546]).

Im allgemeinen finden sich nur Angaben, daß die Erythrocyten relativ bromreicher sind, was auf eine Aktivitätsbeschränkung hinweisen würde. (Das gilt auch für J', siehe SMITH und Mitarbeiter[3084, I].) Besonders sind hier die Versuche von HASTINGS und VAN DYKE[3133-3138] zu nennen. Bei konstantem p_H wurde in vitro immer ein $r_{Br'} > r_{Cl'}$ gefunden. Die Abbildung zeigt die Verteilung in Abhängigkeit von der Acidität. Ersichtlich ist die Verteilung zugunsten des Br', die aber sonst vollkommen dem im vorherigen Abschnitt dargestellten Gesetz folgt.

Die Geschwindigkeit der Verteilung war so rasch, daß schon 5 Minuten nach Br'-Zugabe dasselbe Gleichgewicht gemessen wurde wie nach einer Stunde.

[3122] SCHMITT, F.: Naunyn-Schmiedebergs Arch. **181**, 575 (1936), Rona **95**, 455.
[3123] SCHMITT, F., u. BASSE, W.: Naunyn-Schmiedebergs Arch. **181**, 581 (1936), Rona **95**, 455.
[3124] LEVY, M.: Bull. Soc. Chim. biol. **16**, 618 (1934), Rona **81**, 479.
[3125] CHATRON, M.: C. rend. Soc. biol. **114**, 1003 (1933), Rona **79**, 124.
[3126] CIFUENTES-DELATTE, L.: Rev. espan. Urol. **3**, 290 (1936), Rona **95**, 452. Es bestand trotz $r_{Cl'} = 0{,}39$ eine Acidose von 36 Vol%.
[3127] DRIESSENS, J., u. DEVERLY, R.: C. rend. Soc. Biol. **112**, 389 (1933), Rona **73**, 289.
[3128] BOULANGER, P., u. DRIESSENS, J.: C. rend. Soc. biol. **112**, 391 (1933), Rona **73**, 289.
[3129] SCHREUDER, TH. R., u. BÄR, W.: Klin. Wschr. **1935 I**, 219, Rona **88**, 574.
[3130] SCHIÖDT, E.: J. gen. Physiol. **16**, 977 (1933).
[3131] WIECHMANN, E.: Pflügers Arch. **189**, 109 (1921). $r_{Cl'}$ ist größer.
[3132] WIECHMANN, E.: Pflügers Arch. **194**, 435 (1922). $r_{Br'}$ wird kleiner durch Zusatz von $Ca^{..}$ oder Digitaliskörpern.

Einige Versuche über das Verhalten von $r_{Cl'}$ und $r_{Br'}$ nach verschiedenen Zeiten, nach denen bromfreie Zellen in Serum mit 50 mMol NaBr/Ltr. gegeben worden waren, seien hier angeführt:

Tabelle 175.

Zeit	8 Min.	1 Std.	4 Std.	5 Std.
$r_{Br'}$	0,761	0,768	0,805	0,870
$r_{Cl'}$	0,714	0,724	0,729	0,751

Offenbar ist in diesen Versuchen — vielleicht durch Glykolyse — eine Säuerung eingetreten, aber beide Anionen verschoben sich vom ersten Wert ab in gleicher Weise zwischen Zelle und Plasma.

Für die intravenöse Injektion von 10 ccm 2 n NaBr/kg an einem Hund ergeben sich folgende Werte (HASTINGS, HARKINS und LIU[2546]):

Tabelle 176.

	$[Br']_s$	$[Cl']_s$	$r_{Br'}$	$r_{Cl'}$	$\dfrac{r_{Cl'}}{r_{Br'}}$	$r_{Br' + Cl'}$
vorher	—	122,9	—	0,787	—	0,787
nach 3 Min.	112,9	94,2	0,882	0,761	0,864	0,827
nach 15 Min. ...	68,4	97,9	0,937	0,730	0,779	0,815
nach 50 Min. ...	64,9	96,8	0,943	0,732	0,777	0,817

Nach dieser Zahlenserie wird man eine stärkere Verteilung des Br' zugunsten der Zellen annehmen müssen und zwar um rund 20% (siehe dgl. MAIZELS[3022]).

Diese Verteilungsänderung kann nicht verursacht sein durch einen eventuell organisch gebundenen Anteil in der Zelle nach DÖRING, da die von ihm gefundenen Mengen viel zu gering sind und nur bei kleinsten Gesamtkonzentrationen in Betracht kommen müßten, es sei denn, daß man die unwahrscheinlichste Annahme mache, diese Verbindung entstehe mit gleicher Geschwindigkeit, mit der die Diffusion in die Zelle stattfindet.

Die Verteilungsmöglichkeit wurde besonders groß bei peroraler Gabe, wo Werte bis 2,0 für $r_{Br'}$ erreicht wurden, die allerdings im weiteren Verlauf des Versuchs wieder geringer wurden[3135]. Diese Befunde konnten nicht bestätigt werden. So fanden sich bei MCINTYRE und VAN DYKE[3137] schon Werte, in denen $r_{Br'}$ nur unwesentlich oder gar nicht größer als $r_{Cl'}$ ist. PALMER und CLARKE[2773] fanden bei langdauernden Fütterungsversuchen keine Abweichungen der Werte. Hier besteht allerdings der Einwurf von MORTON[3139] zu Recht, daß bei Bestimmung der Differenz zwischen Konzentration im Serum und Gesamtblut leicht Fehler auftreten können, MORTON selbst findet manchmal einen größeren Wert für $r_{Br'}$, wachsend mit der Zunahme der Intoxikation, aber doch sehr häufig minimale Unterschiede.

Auffällig ist immerhin, daß Abweichungen nur nach der einen Richtung stattfinden, was durch die Bestimmungsmethode erklärt werden könnte, die leicht zu hohe Werte gibt. Doch ließen sich die hohen Werte von VAN DYKE und HASTINGS[3135] nicht reproduzieren, auch nicht von CHOU[3140], der NaBr in die Pfortader einführte. Schließlich konnten sie nicht bestätigt

---

[3133] HASTINGS, A. B., u. VAN DYKE, H. B.: Amer. J. Physiol. 90, 379 (1929), Rona 54, 77.
[3134] HASTINGS, A. B., u. VAN DYKE, H. B.: J. biol. Chem. 92, 13 (1931), Rona 62, 774.
[3135] HASTINGS, A. B., u. VAN DYKE, H. B.: J. biol. Chem. 92, 27 (1931), Rona 62, 774.
[3136] HASTINGS, A. B., u. VAN DYKE, H. B.: J. biol. Chem. 78, XXXV (1928).
[3137] MCINTYRE, A. R., u. VAN DYKE, H. B.: J. Pharm. exp. Ther. 42, 155 (1934).
[3138] MCINTYRE, A. R., u. VAN DYKE, H. B.: Proc. Soc. exp. biol. Med. 28, 135 (1930), Rona 60, 604. Hypophysenextrakt ändert den Quotienten r nicht.
[3139] MORTON, F. M.: J. biol. Chem. 113, 61 (1936). C. 1936 I, 4463.
[3140] CHOU, C.: Chin. J. Physiol. 12, 405 (1937), Rona 108, 158. C. 1938 II, 4276. Keine Veränderung von $r_{Br'}$ in vitro durch Zusatz von Äther, Chloroform und Urethan.

werden von HASTINGS selbst[3141], der den damaligen Befund auf die fehlerhafte Enteiweißung zurückführt, aber auch jetzt eine Verteilung zugunsten Br' von 6% findet. Der Abstand hat sich verkleinert. Mit radioaktiven Isotopen fanden SMITH, EISENMAN u. WINKLER[3084, I] eine 1,24—1,46 mal so große Aufnahme von Br in den Erythrocyten und zwar sowohl nach 10 wie 180 Minuten, für J waren die Zahlen 1,2—1,56.

c) Vergleiche. *Jodid.* Bei Jodid wurden gleichfalls hohe Eindringungsgleichgewichte beobachtet (LIPSCHITZ[957]). MAIZELS[3022] findet 20% an die Zelle gebunden.

Nitrat und Rhodanid. Bei Nitrat[3142], ebenso Rhodanid[3143] ist das rasche Eindringen wichtig, so daß schon in höchstens 10 Minuten volles Gleichgewicht erreicht ist, während bei Sulfat 3—4, bei Phosphat 4—5 Stunden benötigt wurden[3142].

Die Verhältnisse zeigen sich besonders in den Versuchen von MAIZELS[3144]. Werden Erythrocyten (hier vom Menschen) in eine Mischung zweier Salze gebracht, dann ist die Summe der Anionen, die in 2 Minuten die Zellgrenzen durchdringen, identisch mit der Menge Cl', die eindringt. Wenn eines der beiden Anionen langsamer hindurchgeht, dann geht Cl' erst in verstärkter Menge hindurch, es entsteht ein quasi stationärer Zustand. Erst wenn das andere Anion nachrückt, wird Cl' wieder allmählich ersetzt. Die Ausschläge in der ersten Phase sind größer, als man bei einfacher Analyse erwarten dürfte. Als treibende Kraft ist die Konzentrationsdifferenz zwischen außen und innen anzusetzen, aber immer wenn ein Anion in einen Zustand geringerer Aktivität übergeht, kann fälschlich der Eindruck einer größeren Permeabilität entstehen. Vergleiche zwischen den Ionen sind stets nur auf dem Umweg über Cl' zu ermöglichen, da die Zellen nie ohne Schädigung der Membran Cl'-frei zu spülen sind.

Dieses Verhalten ist ein schönes Modell für dynamische Abläufe, wie sie im Organismus immer anzutreffen sind. So kann es leicht bei der Filtration von Liquor cerebrospinalis, Lymphe, Augenkammerwasser völlige Unabhängigkeit von Donnangleichgewichten geben.

WILBRANDT[3144, I] verfolgte die von ihm „partielle Gleichgewichte" genannten Phänomene weiter und fand wesentlich mitwirkend die elektromotorische Kraft, die sich als Folge einer ungleichmäßigen Diffusion der sich austauschenden Ionen entwickelt. Als Maß ist durch die Geschwindigkeit der p_H-Messung mit der Glaselektrode die Bewegung der (OH)'-Ionen geeignet. Werden Erythrocyten in eine durch Boratpuffer etwas alkalisierte Lösung hineingebracht, dann erfolgt zuerst ein rascher Austausch von (OH') mit dem innen befindlichen Cl'. Dadurch wird eine Aciditätszunahme in der äußeren Lösung meßbar. Der Kurvenverlauf ist aber durchaus verschieden je nachdem, ob das in der Außenlösung befindliche Anion rascher oder langsamer als Cl' wandert. Wir geben hier als Beispiel eine Kurve aus der Arbeit von WILBRANDT wieder.

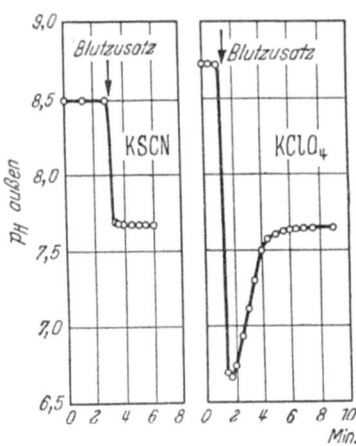

Abb. 36. Verlauf der Acidität bei Diffusion von verschiedenen Anionen durch die Erythrocytenmembran (nach WILBRANDT). ([3144] I.)

Auf der Kurve stellt sich die Acidität bei dem ebenso rasch wie Cl' diffundierenden SCN' aperiodisch ein, bei dem langsam permeieren-

---

[3141] WEIR, G., u. HASTINGS, A. B.: J. biol. Chem. **129**, 547 (1939).
[3142] BURGER, W.: Naunyn-Schmiedebergs Arch. **106**, 102 (1924).
[3143] HIRUMA, K.: Pflügers Arch. **200**, 497 (1923).

den Perchlorat gibt es das „partielle Gleichgewicht" zwischen (OH)' und Cl'. Die Bewegung ist immerhin schon in 5 Minuten abgeschlossen, während derselbe Prozeß bei Sulfat 2—3 Stunden benötigt. Nitrat schließt sich eng an Cl' an.

Wir werden den Unterschied zwischen ClO_4' und SCN' für besonders bemerkenswert ansehen, da wir gesehen haben, daß gerade diese Ionen sich hinsichtlich Größe des Moleküls und der daraus sich entwickelnden lyotropen Eigenschaften am nächsten stehen. Die Ausdehnung des ClO_4' ist etwas größer als die des SCN'. Der Unterschied ist jedoch so gering, daß bei manchen Meßmethoden keine Differenz gefunden wurde. Wir müßten dann annehmen, daß die zur Durchwanderung zur Verfügung stehenden Poren gerade in die Größe dieser Ionen hineinfallen. Sonst bliebe noch die Möglichkeit, daß die Membran selbst die Fähigkeit besitzt, auf SCN' polarisierend einzuwirken, etwa wie bei der Komplexbildung. In der Hinsicht ist ClO_4' nicht zugänglich. Aber um solche Effekte zu erzielen, müßte schon ein Schwermetall vorhanden sein, etwa Fe, das genügend große elektrostatische Potentiale besitzt. Nach den bisherigen Erfahrungen haben die Kolloide des Blutes diese Eigenschaft nicht. Wenn wir beachten, daß NO_3' wenig polarisierbar ist, aber rasch permeiert, dann würde bei SCN' eine spezifische Art des Membrandurchtritts anzunehmen sein. WILBRANDT hat diese Permeation mit seiner osmotischen Methode kontrolliert. Wir geben hier noch direkte chemische Analysen.

Diese wurden ausgeführt in den Versuchen von MAIZELS[3144], bei denen zum Ausgleich 1 Stunde gewartet wurde.

Die Erythrocyten wurden bei 23⁰ in die 100fache Menge einer Lösung gegeben, die je 87,5 m.aequiv. von Cl' und dem Anion Br' enthielt, nach 60 Minuten wurde zentrifugiert.

Der Ausgleich bei J' und SCN' ist vollkommen, nicht aber bei PO_4''' und SO_4''. Die in den Kolonnen B/Cl berechneten Werte geben also die Permeationsgeschwindigkeit, bei NO_3', J' und SCN' auch die Gleichgewichte wieder. Man muß also eine Aktivitätsbeschränkung bei J' annehmen. Wenn man längere Zeit wartet, tritt z. B. PO_4''' in größerer Menge ein, aber der Endwert ist bei p_H 5,1 viel niedriger als bei p_H 6,0. Deshalb nimmt MAIZELS[3144] an, daß durch eine Koagulation die Permeabilität der Zellgrenze verändert ist, aber nur für PO_4''', nicht für Cl' (siehe unter f). Ersichtlich ist die rasche Permeationsfähigkeit der hydrophoben Ionen, die also eine größere Entweichungstendenz aus der wässerigen Phase auch an Grenzflächen besitzen. Aber die Reihenfolge ist nicht streng und der Abstand nicht genügend genau meßbar. Wie die Dinge liegen, ergibt auch der Vergleich von Salicylat mit Cl'. Beide Ionen haben in 5 Minuten das Gleichgewicht erreicht, aber in saurer Lösung dringt Salicylsäure rascher ein. Hier handelt es sich

Tabelle 177.

Anion B	p_H 5,1				p_H 6,0				p_H 7,0			
	% des Original- vol.	Chlorid m. aeq.	B m.aeq.	B/Cl' errechnet	% des Original- vol.	Chlorid m. aeq.	B m.aeq.	B/Cl' errechnet	% des Original- vol.	Chlorid m.aeq.	B m.aeq.	B/Cl' errechnet
Chlorid	129	205	—	1,00	114	150	—	1,00	98	92	—	1,00
Phosphat	126	173	32	0,18	109	126	24	0,19	103	80	12	0,15
Jodid	116	94	111	1,18	110	71	79	1,11	96	41	51	1,24
Sulfat	122	126	79	0,63	115	112	38	0,34	103	76	16	0,21
Nitrat	134	102	103	1,01	106	68	82	1,20	97	44	48	1,09
Thiocyanat	134	84	94	1,12	103	60	90	1,50	93	44	48	1,09

darum, daß Salicylsäure bei größerer Acidität nicht dissoziiert ist und in dieser Form ohne Austausch gegen ein anderes Anion eindringen kann (MAIZELS[3022]).

d) Sulfat. Bei der Verteilung von SO_4'' ist als Gleichgewicht zu erwarten der Quotient

$$r = \frac{\sqrt{[SO_4]_c}}{\sqrt{[SO_4]_s}}$$

weil es sich um ein zweiwertiges Ion handelt. Bei Analysen sind also diese Vergleiche anzulegen. Wenn r mit 0,5 angesetzt wird, ergäbe sich das Verhältnis nach Konzentrationen gerechnet

$$\frac{[SO_4]_c}{[SO_4]_s} = 0{,}25.$$

Die Konzentration im Serum muß 4 mal so groß sein wie in den Zellen. Analysen von Gesamtblut und Plasma ergaben folgende Werte in mg% S (nach [3147]):

Tabelle 178.

	Mensch	Hund	Rind	Ziege
Blut	0,45	3,35	3,29	3,43
Plasma	0,87	4,01	3,65	3,77
Zahl der Analysen	9	5	3	2

Die Werte zeigen sicher eine Verschiebung zugunsten der Erythrocyten.
Beim Menschen soll es umgekehrt sein, es findet sich fast kein anorganisches SO_4'' in der Zelle. Die Angaben sind mit anderen Beobachtungen nicht ganz in Einklang zu bringen. So tauscht sich Cl' gegen SO_4'', wenn man Erythrocyten in Sulfatlösungen bringt, verhältnismäßig rasch um, der Ausgleich soll schon in 30 Minuten abgeschlossen sein[3145, 3146, 3148]. Die Angaben sind etwas unsicher, weil besonders die Analysenmethode mit Benzidin bei Erythrocyten unsichere Resultate erwarten läßt. Aber auch BOURDILLON und LAVIETES[2602], ebenso WIECHMANN[3131] fanden, daß menschliche Erythrocyten kein SO_4'' aufnehmen. In Schafblutkörperchen dringt SO_4'' sehr langsam ein im Vergleich mit Br'[3149].

Mit der indirekten Methode von MOND (elektrometrische Messung der Cl'-Ionen) konnte LO-SING[3077, 3151] keine herausgehobene Stellung des Menschenblutes feststellen, eher kam das Rinderblut etwas später ins Gleichgewicht. Der Vergleich einiger Anionen wird in folgender Abbildung 37 nach TIMM[3150] wiedergegeben, nach Messungen bei 15° und p_H 7,4. Die Wasserstoffionenkonzentration spielt für die Verteilung bei Sulfat nicht eine so dominierende Rolle wie bei Phosphat, das bei p_H 5—6 als 1 wertiges Ion, dann aber zunehmend als 2 wertiges Ion zu betrachten ist. Hier diffundieren beide gleich rasch, aber der Konzentrationsausgleich dauert immerhin etwa 2 Stunden. Diese Resultate gleichen denen

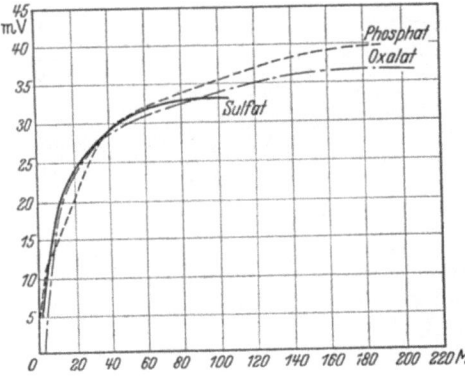

Abb. 37. Eindringen von Sulfat in Erythrocyten (nach TIMM[3150]).

[3144] MAIZELS, M.: Biochem. J. **28**, 1. 337 (1934).
[3144,1] WILBRANDT, W.: Pflügers Arch. **246**, 291 (1942).
[3145] SIEBECK, R.: Naunyn-Schmiedebergs Arch. **85**, 214 (1910).
[3146] SIEBECK, R.: Naunyn-Schmiedebergs Arch. **95**, 93 (1922). Beweglichkeit gehemmt durch Narkoticum.
[3147] REED, L., u. DENIS, W.: J. biol. Chem. **73**, 623 (1927), Rona **43**, 100.
[3148] DE BOER, S.: J. Physiol. **51**, 211 (1917). Pferdeblut.
[3149] WOODHOUSE, D. L., u. PICKWORTH, F. A.: Biochem. J. **26**, 309 (1932).

von WILBRANDT und MAIZELS und verdienen am meisten Zutrauen. Der Ausgleich zeigt nicht nur einen hohen Temperaturkoeffizienten, sondern auch Abhängigkeit von dem osmotischen Druck der Lösung, wie folgende Zusammenstellung über die Zeit in Minuten bis zum vollendeten Ausgleich nach TIMM zeigt:

Der Ausgleich erfolgt also um so rascher, je mehr gedehnt die Membran der Erythrocyten ist. Der Schluß, daß durch die Dehnung die Größe der Poren vermehrt wird und so die Porenstruktur bewiesen werden könne, ist allerdings nicht zwingend, da dasselbe auch bei einer homogenen — etwa lipoiden — Membran auftreten müßte (siehe PONDER). Wir haben diese Forderung schon im Unterabschnitt Cl′ dieses Kapitels aufgestellt. Außerdem spielt die Oberflächenvergrößerung eine nicht zu unterschätzende Rolle. Wesentlich ist die Annahme von WILBRANDT[3344, I], daß durch die Suspension in hypotoner Lösung die Kationenimpermeabilität verloren gegangen sei; dadurch konnten Cl′ und K· gemeinsam aus der Zelle austreten. Durch die verschieden rasche Wanderung von Cl′ und SO_4'' kommt es immer zu einer Veränderung des Volumens, d. h. die Erythrocyten schrumpfen vorübergehend. Daran kann man auch den Diffusionsausgleich beobachten wie JACOBS und STEWART[3153, I]. Als Austauschion spielt HCO_3' eine Rolle. Dieses wird aber durch Kohlensäureanhydrase zersetzt. Also führt eine Hemmung dieses Ferments (HCN oder Sulfanilamid) zu einer Verlangsamung des Eindringens, HCO_3'-Zusatz zu einer Beschleunigung.

Tabelle 179.

Osmotischer Druck der Außenlösung	Schweineblut	Rinderblut
$1/2$	30	40
$3/4$	80	90
$1/1$	90	180
$2/1$	120	200
des Innendrucks		

e) **Ferrocyanid.** Ferrocyanid drang nach WOODHOUSE und PICKWORTH[3149] ebensowenig wie SO_4'' ein. Bei Versuchen des Ausgleichs in vivo fand sich kaum $FeCy_6$ in den Erythrocyten[3152]. Die Behandlung dieses Gleichgewichtes ist außerordentlich kompliziert, weil hier 4 verschiedene Dissoziationsstufen vorliegen (siehe darüber [3153]).

f) **Phosphat.** Die Gesetze der Verteilung der Phosphate im Blut bieten besondere Schwierigkeiten, nicht nur wegen der Unannehmlichkeit bei der Berechnung der Donnanquotienten mit der Abhängigkeit der Ionenform von dem p_H, sondern auch wegen der Möglichkeit, daß organisch gebundenes PO_4''' durch Phosphatasen freigesetzt wird oder andererseits durch einen glykolytischen Prozeß wiederum eine Bindung erfolgt, so daß eine relative Unabhängigkeit der Konzentration in den Erythrocyten möglich ist. Diese Unabhängigkeit wird vergrößert durch die Langsamkeit, mit der PO_4''' in die Zellen eindringt.

Außer der eben mitgeteilten Kurve von TIMM[3150] gibt es Befunde[3154], nach denen selbst bei 37,5⁰ eine Permeabilität erst nach 7,5 stündigem Schütteln erreicht wird (siehe dazu die Versuche mit $^{32}PO_4'''$). Wenn Glucose fehlt oder NaF zugesetzt wird, soll eine Permeation leichter sein infolge des fehlenden glykolytischen Prozesses. Diese Befunde sind alleinstehend (siehe z. B. MAIZELS[3064]).

Die Permeabilität in vitro wurde wiederholt nachgewiesen. MAIZELS und HAMPSON[3155] fanden ein Maximum im Gehalt der Zellen bei p_H 5,35 mit Abfall

---

[3150] TIMM, K.: Pflügers Arch. **239**, 286 (1937).
[3151] LUCKNER, H., u. LO-SING: Pflügers Arch. **239**, 278 (1937).
[3152] VAN SLYKE, D., HILLER, A. u. MILLER, B. F.: Amer. J. Physiol. **113**, 629 (1935).
[3153] BOLAM, T. R.: Die Donnangleichgewichte. Dresden 1934.
[3153, I] JAKOBS, M. H., u. STEWART, D. R.: J. gen. Physiol. **25**, 539 (1941). C. **1943 II**,38.
[3154] HALPERN, L.: J. biol. Chem. **114**, 747 (1936). Erythrocyten von Kaninchen und Mensch. 0,15 oder 0,2% NaF. Von 2 Versuchen ist nur bei einem die im Text angegebene Wirkung des NaF wirklich deutlich.

nach beiden Seiten. Diese Werte wurden nach Abwarten von 1 Stunde gewonnen, als vielleicht das Gleichgewicht noch nicht erreicht war. Die Geschwindigkeit des Eindringens bei verschiedener Acidität zeigt nebenstehende Zusammenstellung (nach MAIZELS[3156]):

Je stärker sauer, desto rascher folgt der Ausgleich. Dabei ist der Temperaturkoeffizient zu beachten[3156] (siehe auch WIECHMANN[3131]), 10 bis $20^0 : 1{,}7$, $20 — 30^0 : 2{,}4$, 30 bis $40^0 : 1{,}15$. Weiterhin spielt das Konzentrationsverhältnis mit Cl' eine Rolle.

Tabelle 180.

pH	äußere Konzentration	innere Konzentration	
		nach 5 Min.	nach 60 Min.
5,1	396	160	340
5,3	390	180	353
6,2	358	155	290
6,7	337	105	230

mg% Phosphor

Dieses Ion verlangsamt das Eindringen, wie folgende Tabelle zeigt (nach MAIZELS[3064]). Der osmotische Druck wurde konstant gehalten und für den Ausgleich nur 5 Minuten gewartet, so daß ein Endgleichgewicht bei weitem noch nicht erreicht war.

Tabelle 181.

Cl/Phosphat	$[Cl]_s$ mMol	$[Cl]_c$ mMol	$[PO_4]_s$ mg%	$[PO_4]_c$ mg%
1/0	124	112	0	0
1/1	62	110	200	22
1/6	21	102	330	39
0/1	0	40	400	170

Man wird wenigstens in der Norm einen gewissen Ausgleich erwarten dürfen, wenn auch durch die langsame Permeation die Verhältnisse kompliziert sind. Zum Beispiel führte Gabe von Zucker zum Sinken des Plasmaphosphats, ohne daß die Erythrocyten dieser Änderung so rasch folgen konnten[3154]. Dasselbe kann bei der Ausscheidung stattfinden.

Bei der *Normalverteilung* wird meist eine relativ stärkere Konzentration in den Zellen gefunden, also gegen das Donnangleichgewicht. Diese Abweichung wurde bis zu einem gewissen Grade durch den schon wiederholt zitierten Befund von ADAIR erklärt, daß PO_4''' durch die Eiweißkörper des Blutkörperchens ganz besonders stark an seiner Aktivität einbüßt. Dieses kann aber auch dadurch eine Erklärung finden, daß Phosphat zum Teil in Form eines besonders leicht hydrolysierbaren Esters vorliegt, so daß die tatsächlich durch Analyse gefundenen Werte in Erythrocyten zu groß wären. Der Gehalt wird nun vielfach so groß gefunden, daß es ohne Bedeutung erachtet wird, ob man Plasma oder Gesamtblut analysiert ([3157] desgl. voriger Abschnitt, S. 430ff).

Bei Ratten schwankte der PO_4'''-Gehalt im Plasma von 5,4—5,9 mg%, in den Erythrocyten von 4,3—5,5 bei normaler Diät. Standen die Tiere aber einige Tage unter einer P-freien Diät, dann waren die betreffenden Zahlen 4,7—3,5 mg% bzw. 3,6—3,0 mg% in den Erythrocyten. Beim Kaninchen war der Gehalt 3,81 mg% im Gesamtblut, im Plasma 3,79 mg%, beim Hund im Plasma 3,77 mg%, in den Erythrocyten 2,65 mg% (ASHLEY und GUEST[2806]). Bei Nierenstörungen stieg der Gehalt im Plasma mehr als in den Erythrocyten[2806], im Gegensatz zu den Bewegungen des $r_{Cl'}$.

[3155] MAIZELS, M., u. HAMPSON, A. C.: J. Physiol. **63**, 1 (1927), Rona **42**, 313.
[3156] MAIZELS, M.: J. Physiol. **77**, 22 P (1933).
[3157] ZUCKER, T. E., u. GUTMAN, M. B.: Proc. Soc. exp. Biol. Med. **19**, 169 (1922), Rona **13**, 456.
[3158] YOUNGBURG, G. E.: J. Labor. clin. Med. **21**, 798 (1936), Rona **96**, 404.

Rapoport und Guest[3062] verfolgten das Verhalten des anorganischen P nach Verschluß des Pylorus beim Hunde und fanden folgende Werte in mg%:

Tabelle 182.

	vorher	nach 24 Std.	nach 48 Std.	nach 62 Std.
Plasma . . .	5,5	11,1	21,0	27,4
Zellen . . .	1,9	4,0	4,7	11,9

Der Quotient ist sehr viel geringer als sonst angegeben.

Beim menschlichen Blut seien 2 Werte angeführt:

Freudenberg[3159] gibt P im Blut mit 4,8, im Plasma mit 4,28 mg% an. Brain, Kay und Marshall[3160] fanden ähnliche Werte und zwar in gewisser Abhängigkeit von dem zugesetzten gerinnungshemmenden Mittel. Der Quotient $\frac{\text{Plasma}}{\text{Erythrocyten}}$ schwankt aber von 1,07 bis über 2. Es soll eine Beziehung bestehen $P_s = 1,3 \cdot P_{Bl} - 0,7$.

Die Verhältnisse werden sich verschieben nach Zufuhr von Phosphat. So kann es häufig in höherer Konzentration im Plasma gefunden werden[3161]. Wie rasch aber auch die Einstellung erfolgt, ersieht man aus einem Versuch an einem Hunde (Schulz[2789]), der 40 mg/kg P subcutan erhalten hatte. Die Werte waren nebenstehende:

Nach intravenöser Infusion bei Kaninchen, die vorher nephrektomiert waren, sei aus den Befunden von Iversen[2872] Folgendes angeführt.

Tabelle 183.

Zeit	Gesamtblut	Plasma
0	6,25	7,34
¼ Std.	12,2	12,4
1 ,,	10,3	11,3
2 ,,	8,41	8,34

Ein so vorbehandeltes Tier erhielt 63 Minuten lang 2 mg P/kg/Min. infundiert. Vergiftungssymptome wurden nicht deutlich. Die Konzentrationen im Plasma und die Zunahme des anorganischen P (in mg%) verhalten sich wie folgt:

Tabelle 184.

Zeit	Plasma	Zunahme	
		Plasma	Erythrocyten
0.	3,8		
63 Minuten	48,4	44,2	45,7
1 Std. 63 Minuten	37,6	33,8	44,7
3 Std. 63 Minuten . . .	32	28,2	54,7
5 Std. 63 Minuten	30,9	27,1	67,7

Während also die Konzentration im Plasma schon absinkt, steigt die der Zelle noch an. Die Verteilung erfolgte rascher als bei Versuchen in vitro. Die Möglichkeit der Reaktion mit Ca·· wurde nie in Betracht gezogen. Da bestehen Möglichkeiten, die wir nicht diskutieren wollen.

Schließlich seien noch einige Versuche am Menschen wiedergegeben.

Eine gesunde Person erhielt 14 g Na_3PO_4. Dabei trat Durchfall auf, wodurch die Konzentrationsbewegung kompliziert war (nach Schulz[2789]):

Tabelle 185.

Zeit	0	1 Stunde	2 Stunden	3 Stunden
Gesamtblut	3,62	4,52	4,26	4,11
Plasma	3,1	5,03	4,83	4,39

[3159] Freudenberg, E.: Z. f. Kinderheilkunde **57**, 427 (1935). Klin. Wschr. **1936** I, 426.

Eine Person erhielt 7 g $NaH_2PO_4 \cdot H_2O$ per os (nach [3162]):

Tabelle 186.

Zeit	0	2 Stunden	5 Stunden	8 Stunden	24 Stunden
Plasma	3,16	5,61	5,18	4,37	2,73
Erythrocyten	3,22	4,46	4,14	3,38	2,75

Die säurelöslichen P-Fraktionen wurden durch die Phosphatgabe nicht verändert, und es finden sich auch sonst Angaben über eine Unabhängigkeit dieser Fraktionen (z. B. YOUNGBURG[3158]). Aber im allgemeinen zeigt sich immer mehr eine Beziehung zu den Fermentsystemen des Blutes (z. B. FREUDENBERG[3159], RAPOPORT und GUEST[3062], FARMER und MAIZELS[3034]).

Der nähere Beweis wurde durch die Zufuhr des *radioaktiven Phosphorisotopen* geführt. Führte man das Phosphat in Form von Hexosemonophosphat ein, dann diffundierte dieses nicht in die Erythrocyten, sondern PO_4''' gelangte erst nach Hydrolyse durch die Serumphosphatase in die Zellen[3163]. Anorganisches $^{32}PO_4$ penetriert dagegen rasch und wird in der Zelle in organische Ester aufgenommen. Dabei erfolgte das Eindringen in die kernhaltigen Erythrocyten von Huhn und Frosch langsamer als etwa bei Kaninchen und Mensch (HAHN und HEVESY[3032, I]). Diese Verhältnisse finden sich in vitro und in vivo in gleicher Weise, vorausgesetzt, daß in vitro ausreichende Temperaturen eingehalten werden. EISENMAN und Mitarbeiter[3028, I u. 3028, II; 3032, II] fanden bei 7° noch keine Aufnahme. Das weist auf einen Fermentprozeß hin, besonders die Hemmung durch Fermentgifte wie Arsenat und HCN[3164, V] (siehe auch oben über Hemmung der Kohlensäureanhydrase). Die Veresterung kann dabei vollkommen mit der Penetration Schritt halten (HEVESY und ATEN[1755]) oder sie übertreffen [3164, I; 3032, II]. Es erfolgt mit den leicht (unterhalb 100°) hydrolysierbaren Estern ein dauernder Platzwechsel. Während aber in der Leber bei Durchströmung das anorganische Phosphat leicht in Lecithin eingebaut wird und so im Blutplasma erscheint, geschieht das nicht so leicht im Erythrocyten. Beim mehrstündigen Schütteln in vitro wird höchstens 0,05—0,1% des Phosphatid-Phosphors ausgetauscht. Die Erythrocyten enthalten nach Durchströmung der Leber, wo Phosphatide gebildet und abgegeben werden, immer nur einen Bruchteil der relativen Aktivität des Plasmas, nämlich etwa $1/3$. Immerhin findet — vielleicht an der Hülle — eine Umlagerung statt. Diese Beobachtung eröffnet große Varianten der Permeabilität während des Lebens. (HEVESY und ATEN[1755], HAHN und HEVESY[1728; 3034, I; 3499; 3500]).

Die nachgewiesene Aufnahme von $^{32}PO_4$ in die roten Blutkörperchen hat jetzt zur Messung der Blutmenge eine gewisse Bedeutung erlangt. Man entnimmt einem Menschen 2 cm³ Blut und läßt es in vitro mit einigen μC $^{32}PO_4$ stehen. In einer Stunde bei 38° sind 35%, nach 2 Stunden 50%, nach 6 Stunden 70% ^{32}P in die Erythrocyten eingedrungen. Nachträglich werden sie bei 0° unter peinlichster Beachtung der Sterilität gewaschen, um das nicht in den Erythrocyten befindliche

---

[3160] BRAIN, R. T., KAY, H. D. u. MARSHALL, P. G.: Biochem. J. 22, 1. 628 (1928).
[3161] UNDERHILL, S. W. F.: Brit. J. exp. Pathol. 4, 87 (1923), Rona 22, 268. Versuche an Katzen.
[3162] WIGGLESWORTH, V. B., u. WOODROW, C. E.: Proc. roy. Soc. B. 95, 558 (1924), Rona 25, 344. Die Bestimmung geschah aus Plasma und Gesamtblut.
[3163] ATEN, A. H. W., u. HEVESY, G.: Nature 1938 II, 871. Rona 111, 415. C. 1939 I, 1789.
[3163, I] REEVE, E. B., u. VEALL, N.: J. Physiol. 108, 12 (1949). Genaue Beschreibung der Technik, auch der Berechnung der mit den Erythrocyten gegebenen Strahlintensitäten in Röntgen.
[3164] TUTTLE, L. W., SCOTT, K. G. u. LAWRENCE, J. H.: Proc. Soc. exp. Biol. Med. 41, 20 (1939), Rona 115, 579.
[3164, I] HEVESY, G., u. HAHN, L.: Biol. Medd. Danske Vid. Selsk. 15, Nr. 7 (1940), Rona 123, 463. C. 1941 I, 1309.

^{32}P zu entfernen. Die so markierten Blutkörperchen können jetzt wieder injiziert werden, und aus der Verdünnung im Blut kann die Zahl der Blutzellen berechnet werden, die der Mensch besitzt. Das ist möglich, weil das Phosphat in andere Verbindungen, die nicht permeieren, eingebaut wurde. Wurden diese Zellen mit dem 5fachen Volumen von Blut verdünnt, dann waren nach 1 Stunde erst 4%, nach 3 Stunden noch nicht 10% in das Plasma ausgetreten. Der Verlust ist geringer, wenn die spezifische Aktivität des Phosphats, mit der die Zellen vorher behandelt waren, größer ist[3163, I]. Dieser Befund ist verständlich, weil dabei der Einbau in organische Bindung rascher erfolgt.

Wenn in den Versuchen mit radioaktivem Phosphat von HAHN und HEVESY[3032, I] das Eindringen des Phosphats um einige hundert Male langsamer als von Cl' gemessen wurde, im Gegensatz zu den Analysen von anorganischem Phosphat, dann ist dieser Unterschied darin zu suchen, daß bei letzterem nicht der Einbau in organische Bindung beachtet wird. Der Durchtritt durch die Zellgrenze muß also entgegen der Ionengröße viel rascher erfolgen als bei anderen Anionen, wenn man nicht annehmen will, daß in der Zellgrenze schon die organische Bindung erfolgt.

Bei peroraler Gabe von markiertem ^{32}P[3164] an zwei leukämische Patienten fand sich das Maximum des Gehaltes in den Erythrocyten nach wenigen Stunden. Bald aber erfolgte wieder ein beträchtlicher Rückgang. Im Gegensatz dazu nahmen die Leukocyten anfangs rasch ^{32}P auf. Diesem raschen Anstieg folgte sekundär ein langsamerer, der wohl nicht mehr die leichthydrolysierbaren Ester betrifft. TUTTLE und Mitarbeiter[3164] nahmen an, daß hierbei die Nucleoproteide in Frage kommen könnten. Daß Adenosin usw. außerordentlich rasch sein Phosphat wechselt, haben wir aus Versuchen mit Fermentsystemen gesehen. Die Aufnahme erfolgte sowohl bei leukämischen Menschen[3614, III] wie auch bei Mäusen[3164, IV] rascher und das ^{32}P wurde länger retiniert. Besonders bei intravenöser Gabe trat es mehr in die Leukocyten ein als nach peroraler.

Durch die Strahlenwirkung wäre es verständlich, daß 2 leukämische Patienten durch intravenöse Injektion von ^{32}PO$_4$''' in der Menge von 1—4 Millicurie im Blutbild und Befinden gebessert wurden[3164, II]. Dieser Befund verdient unser Interesse, weil hier anscheinend durch die Strahlung des radioaktiven ^{32}P eine Beeinflussung erfolgte. Dadurch wird die schon häufig ventilierte Frage laut werden, inwieweit die Verteilung von ^{32}P den normalen Verhältnissen gleicht. Bei kleinen Aktivitäten ist solche Wirkung abzulehnen, worüber wir noch später (Abschnitt X) zu sprechen haben werden.

Im allgemeinen sehen wir bei den Gleichgewichten der Phosphate andere Probleme auftauchen, die eine Beschreibung nach einfachen physikochemischen Phasengleichgewichten nicht mehr zulassen.

V. Capillargrenzen.

Die Gleichgewichte, die sich an der Phasengrenze zwischen Erythrocyten und Plasma ausbilden, lassen noch in hohem Grade die Wahrscheinlichkeit rein physikochemischer Bedingungen zu, wenn sie auch nicht so einfach sind, wie wir sie in unserem nichtlebenden System des Laboratoriums herstellen. Das haben wir

---

[3164, II] SHIELDS, W.: New Engl. J. Med. **223**, 751 (1940). C. **1941**, I. 3254.

[3164, III] ERF, L. A., u. LAWRENCE, J. H.: J. clin. Invest. **20**, 567 (1941). C. **1942 II**, 305. Versuche an 4 normalen und 27 leukämischen Menschen.

[3164, IV] TUTTLE, L. W.. ERF, L. A. u. LAWRENCE, J. H.: J. clin. Invest. **20**, 577 (1941), Rona **130**, 266. C. **1942 II**, 667. 80 Mikrocurie/Maus veränderte den Stoffwechsel.

[3164, V] BAGARD, P.: Bull. Soc. roy. Sci. Liege. **11**, 621 (1942), Rona **133**, 180. Na-Arsenik 0,2—1,0 mg/cc. u. NaCN 0,001—1,0 mg/cc. angewandt.

vor allem bei der Verteilung der Phosphate gesehen. Wenn wir zu der Abgabe von Anionen aus dem Plasma in das Lymphgefäßsystem oder in die Spatialräume der Organe übergehen, dann liegt als Phasengrenze eine Zellschicht da, die Kapillarendothelien. Wenn auch die Möglichkeit besteht, daß der Stoffdurchtritt hier zwischen den Zellen, also in einer membranartigen Kittsubstanz erfolgt, sind wir doch über das einzelne nicht informiert. Insofern wird das System aber wieder einfacher, als die Kolloide außen niemals eine so hohe Konzentration wie im Blutkörperchen erlangen. Da die wahrscheinlich ultrafiltrierte Lymphe sehr eiweißarm ist, stellt das Blutplasma jetzt die höhere Konzentration an Kolloiden dar. Aber hier gibt es auch Zellgebiete, bei denen die Lymphe eiweißhaltiger ist, z. B. bei der Leber und im Darmgebiet (siehe auch GELLHORN[930]).

Der wiederum aufgesuchte Donnanquotient $\frac{C_{Plasma}}{C_{Lymphe}}$ wird also einen Wert kleiner als 1 annehmen müssen, aber der Abstand von 1 wird nur gering sein. Aciditätsverschiebungen im „Gewebe" werden sich nicht so auswirken können wie im Blutkörperchen, ganz abgesehen davon, daß unter den Eiweißkörpern das Hämoglobin mit seinem isoelektrischen Punkt eine besondere Stellung einnimmt.

Daß die Lymphe tatsächlich nicht eiweißfrei ist, auch unter normalen, d. h. ohne Entzündung vorliegenden Zuständen, ist ein Zeichen, daß zum mindesten an den Grenzen Unstetigkeitsstellen vorliegen, bei denen die Donnangleichgewichte im Moment des Durchtretens der Flüssigkeit ohne Bedeutung sind. Deshalb will KEYS[3165] zwischen Durchtritt von Substanzen durch die Capillarwände und Austausch von Flüssigkeit zwischen Blut und Gewebszwischenräumen unterschieden wissen, wenn diese Unterscheidung auch — bis jetzt jedenfalls, wie er zugibt — für physiologische Zwecke ohne Bedeutung sein mag. Im allgemeinen werden wir die Verhältnisse nach dem Dreikammersystem von SCHADE[3166] beschreiben können, obwohl KROGH[3165, a] die Organe bei Arbeit direkt, also nicht auf dem Umwege über die Interspatialräume berücksichtigt wissen will.

Jedenfalls sind für den *Durchtritt von größeren Partikeln* andere Kräfte anzunehmen wie bei den kristalloiden Körpern. Direkte Konvektion durch osmotische Kräfte kann beschleunigend wirken, aber für den Transport von Partikeln will THEORELL[3165, b] vor allem den Potentialgradienten verantwortlich machen. Potentiale entstehen in Zellen und Geweben immer und zwar variabel mit der Funktion, so daß ein Transport möglich ist. GATTY[3165, c] zieht als Fortbewegungsmittel eine Differenz der Oberflächenspannung an 2 Polen des Partikels in Betracht. Diese und sicher noch andere unbekannte Möglichkeiten können die Permeation der Anionen beeinflussen durch Änderung der Donnanbedingungen. Diese werden die Zusammensetzung etwa entsprechend einem Dialysat erwarten lassen, wie es von GREEN und POWER[3167] an Hundeblut untersucht wurde.

1. Chlorid. Für Chlorid ergab sich das Verhältnis $\frac{[Cl]_s}{[Cl]_{Dialysat}} = 0,981$, mit Schwankungen von 0,94—1,04. Im Dialysat hätte eine höhere Konzentration herrschen sollen. Bei Punktion der Interspatialräume im Froschmuskel durch Einstecken einer Kapillare gelang es von dort Flüssigkeit zu gewinnen. Das Verhältnis $\frac{[Cl]_s}{[Cl]_{Flüssigkeit}}$ betrug 0,993 im Durchschnitt von 23 Versuchen, also eine starke Annäherung an ein Ultrafiltrat.

[3165] KEYS, A.: Transact. Farad. Soc. **33**, 930 (1937). C. **1937**, II. 2693. Diskussionsbemerkungen: a) KROYLE, b) THEORELL, c) GATTY, d) WILBRANDT.
[3166] SCHADE: Erg. d. inn. Med. u. Kinderheilk. **32**, 425 (1927).
[3167] GREENE, C. H., u. POWER, M. H.: J. biol. Chem. **91**, 183 (1931), Rona **63**, 330.
[3168] GREENE, C. H., BOLLMAN, J. L., KEITH, N. M. u. WAKEFIELD, E. G.: J. biol. Chem. **91**, 203 (1931), Rona **63**, 331.
[3169] MAURER, F. W.: Amer. J. Physiol. **124**, 546 (1938), Rona **112**, 557.

Der Cl'-Gehalt betrug bei der Leberlymphe 368,2 (360—447) mg% (8 Kaninchen); der Darmlymphe 341 (311,7—356,4) mg%[3169, I], in der Lymphe der Kniebeuge 341,5 mg%[3169, II].

Bei Injektionen von NaCl in die Blutbahn fand sich ein rascher Anstieg des NaCl in der Lymphe des Ductus thoracicus, wie folgender Versuch zeigt[3170]:

Nach Infusion von 10% Lösung von NaCl stieg der Gehalt im Plasma sofort an. Der weitere Verlauf ergibt sich aus folgenden Zahlen der Tab. 187 (% NaCl).

Der Lymphfluß nahm stark zu, die Konzentration aber besonders in der Lymphe. Derartige Zunahmen in der Lymphe sind nach subcutaner Injektion beträchtlich, wie Versuche von NAKAMURA[3171] zeigen.

Kaninchen erhielten verschieden konzentrierte NaCl-Lösungen subcutan in die Ohrmuschel injiziert und zwar 1,8, 2,6 und 4,6%. Die Konzentration stieg in $\frac{1}{2}$ Stunde danach bis zu Höchstwerten von 0,923, 1,443 und 1,831% bei den entsprechenden Konzentrationen an und sank in 2—3 Stunden zur Norm ab.

Tabelle 187.

Zeit	Serum	Lymphe
0	0,55	0,61
5 Min.	0,63	0,74
10 Min.		0,79
15 Min.		0,78

In jedem Fall ist die Geschwindigkeit des Eindringens von Cl' in die Lymphwege deutlich, sowohl im Blut als auch vom Gewebe aus.

2. Sulfat. Die Schwierigkeit der Permeation von Sulfat ist auch hier viel größer. MASUDA[3172, 3173] untersuchte die normale Lymphe aus der poplitea des Kaninchens und fand kein Sulfat, im Ductus thoracicus war der Gehalt aber 9 mg% (10 mg% im Blut), also auch hier das leichtere Eindringen in die Lymphe von Leber und Darm. Bei Gabe von Sulfat konnten Chloride aus der Lymphe verdrängt werden, was nach der Tendenz, den osmotischen Druck konstant zu halten, durchaus zu erwarten ist[3170]. Dieser Vorgang dürfte aber erst in sekundärer Phase eintreten, nachdem zuerst eine Verdrängung von Cl' in die Gewebe durchlaufen wird.

3. Phosphat. Im Phosphat besitzen wir auch ein schwerer permeierendes Ion. Der Gehalt in der Froschlymphe wurde mit 94% (77—100% in 24 Versuchen) der Serumkonzentration festgestellt[3174]. Diese Annäherung ist bei dem starken Lymphfluß des Frosches nicht verwunderlich. Im Dialysat war es in geringerer Konzentration als im Serum zu finden: $\frac{2{,}63167}{3{,}1}$. Dieser Befund wurde vielfach erhoben und daraus der Schluß abgeleitet, daß ein Teil des normalen anorganischen Phosphats nicht dialysabel sei. Wir sind darauf schon früher eingegangen und haben gezeigt, daß Versuchsfehler vorgelegen haben müssen. Bei den Versuchen von GREENE und POWER[3167] gab es auch enorme Schwankungen, teils wurde der Wert im Plasma über-, teils stark unterschritten, und der obige Wert gibt nur einen Durchschnitt wieder. Von ASAKUMA ([3175–3176], siehe auch [3176, I]) wurden Werte aus Serum und Beinlymphe vom Kaninchen mitgeteilt. Die Resultate ergeben sich nach 12 Analysenpaaren:

Tabelle 188.

	Lymphe	Blutserum	$\frac{\text{Serum}}{\text{Lymphe}}$
Durchschnitt . .	2,53	3,47	1,39
Maximum . . .	3,66	5,32	2,16
Minimum	1,64	2,61	1,04

[3169, I] MIYAMOTO, K., u. TAKAOKA, H.: Arb. III. Abt. d. anat. Inst. Kyoto DH 8a, 25 (1941). C. 1941, II. 3088, Rona 125, 520.
[3169, II] TOMII, M., u. MIYAMOTO, K.: Arb. III. Abt. anat. Inst. Kyoto DH 8a, 57 (1941). C. 1941, II. 3089.
[3170] MEYER-BISCH, R., u. GÜNTHER, F.: Pflügers Arch. 209, 107 (1925), Rona 34, 376.
[3171] NAKAMURA, A.: Arb. III. Abt. anat. Inst. Kyoto 7, 172 (1939), Rona 117, 84.

Der anorganische P in der Leberlymphe betrug 5,10 (4,10—8,75), diesmal größer als im Blutserum. Der Gehalt ist nicht mit einer besseren Permeabilität zu erklären, die bei der Leber schon bekannt ist, dringen doch auch durch die Capillarwände Phosphatide, die man durch radioaktiven ^{32}P markiert hat[3177, 3177, I].

Aber wenn die Leber die radioaktiven Phosphatide viel rascher aufnahm — und zwar im Abstand (Reticuloendothel?) — als die anderen Organe, so zeigten auch diese eine Aufnahme, die man vielleicht als Reihe der Kapillardurchgängigkeit ansehen kann. Die Permeabilität nimmt ab: Lunge, Niere, Milz, Herz, Dünndarm, Gehirn, Muskulatur. Auf diesem Wege verschwanden beim Kaninchen in 30 Minuten schon 50%, beim Hühnchen in 17 Minuten sogar 63% aus dem Plasma. Histamin hatte auf diesen Prozeß keinen Einfluß.

4. Bromid. Der Übergang von Bromid in die Lymphe aus der Poplitea beim Kaninchen nach intravenöser Injektion von 1 g/kg NaBr wurde in den Versuchen von ARAKI[3178] schon nach 20 Minuten in voller Höhe beobachtet. Die Konzentrationen in Blut und Lymphe (90 Minuten nach der Injektion) geben folgende Reihe (mg NaBr in 1 ccm):

Lymphe:	3,50	3,76	3,30	3,76	3,20	3,76	3,70	3,18
Blut:	3,36	3,60	3,14	3,62	3,08	3,30	3,30	2,88

Wenn es sich bei den Analysen nicht um Blut sondern um Plasma handelte, dann würde ein Verteilungsverhältnis resultieren, das den Phasenregeln etwa entspricht. Da es sich aber anscheinend um Gesamtblut handelt, ist die Konzentration in der Lymphe zu klein. Bei der Gabe von gleichen Mengen NaJ (1 g/kg) waren die Zahlen nach 90 Minuten (die Analysenmethode erscheint wenig vertrauenerweckend):

Lymphe:	0,97	0,87	0,75	1,39	1,26	1,48	1,50
Blut:	0,55	0,58	0,64	1,12	1,05	1,06	1,48

Auffällig ist die absolut geringere Konzentration von J' im Blut gegenüber NaBr. Eine so viel größere Ausscheidung wird man in der kurzen Zeit kaum erwarten dürfen.

In einer dritten Versuchsserie wurde ein Gemisch von NaBr : NaJ = 2:3 intravenös verabfolgt, um das verschiedene Verhalten zu charakterisieren. Wir geben hier nur einige Verhältniszahlen J/Br wieder aus Analysen 90 Minuten nach der Injektion:

Blut:	0,73	0,72	0,52	0,66	0,64	0,66	0,93	0,64	0,51	0,91
Lymphe:	0,84	0,81	0,56	0,68	0,80	0,72	0,81	0,78	0,65	0,77

Ähnliche Versuche wurden an der Leberlymphe ausgeführt[3179]. Aus den letzten Vehrältniszahlen ersieht man, daß 8mal das J', nur 2mal das Br' besser in die Lymphe abgegeben wird. Bei dem Vergleich der beiden vorigen Zahlenreihen mit den Einzelzahlen wird die Überlegenheit der Jodkonzentration in der Lymphe gegenüber dem Blut auffallen. Diese Unterschiede können zum Teil nicht mehr durch die Rechnung des Trockengewichtes ausgeglichen werden. Aus eigenen Versuchen am Frosch (EICHLER[846]), in denen die Konzentrationen in der Lymphe des Peritonealraumes mit denen des Gesamtblutes verglichen wurden, sei hier eine Tabelle angeführt:

Tabelle 189.

Zahl der Versuche	Zeit nach Injektion von NaJ in Stunden	$\dfrac{C_{Lymphe}}{C_{Blut}}$	$\dfrac{C_{Lymphe}}{C_{Blut}}$ (Trockengewicht)	$\dfrac{C_{Lymphe}}{C_{Blut}}$ (Blutkörperchenvolumen)
9	bis 3	1,425	1,20	1,06
4	6	1,410	1,18	1,05
5	12—24	1,370	1,15	1,02

[3172] MASUDA, S.: Arb. III. Abt. anat. Inst. Kyoto **4**, 22 (1934), Rona **89**, 113.
[3173] MASUDA, S.: Arb. III. Abt. anat. Inst. Kyoto **4**, 25 (1934), Rona **89**, 113.
[3174] WALKER, A. M.: J. biol. Chem. **101**, 269 (1933), Rona **75**, 496.
[3175] ASAKUMA, S.: Arb. III. Abt. anat. Inst. Kyoto **6**, 59 (1937). Rona **108**, 616.

Auf dieser Tabelle ist die hohe Konzentration in der Bauchlymphe ersichtlich (Kolonne III), etwas mit der Dauer des Versuches abklingend. In der folgenden Kolonne wurde als nichtlösende Räume der Trockengehalt für Blut = 20%, Lymphe = 5% berücksichtigt, also versucht, wenigstens größenordnungsmäßig nur die Konzentrationen in Wasser in Beziehung zu setzen. Auch wenn man die Konzentrationen in den Erythrocyten, deren Volumen 24% beträgt, mit 50% des Plasmas ansetzt, kommt man auf Werte in der Lymphe, die 1,14 bis 1,20 mal so groß sind wie im Blut.

In der letzten Kolonne ergaben sich brauchbare Werte, aber es wurde das gesamte Blutkörperchenvolumen als nichtlösend in Rechnung gestellt, was nach den Versuchen beim Warmblüter nicht statthaft ist, im Gegenteil müßte sogar ein höherer Wert gewählt werden. Nach damaligen Versuchen wurde die Möglichkeit diskutiert, daß durch die Injektion der stark hypertonischen Lösung (10,72 mMol/kg in 2 mol Lösung) die Gewebe vorher Flüssigkeit abgegeben haben (wie es auch gemessen wurde) und sich wieder mit der verlorenen Flüssigkeit aufluden. Wenn aber diese verlorene Flüssigkeit aus der Lymphe in erster Linie geholt wird, dann müßte die Konzentration in der angegebenen Richtung zunehmen und die Differenz sich auch mit der Zeit in der angegebenen Richtung verändern.

Vielleicht könnten die Ionen selbst eine Quellwirkung auf die Bindegewebe ausüben, die in der Reihenfolge $J > NO_3 > Cl > SO_4$ stattfindet. Aber ob diese Auffassung geeignet ist, quantitativ die Verhältnisse zu erfassen, bleibt solange fraglich, bis der Beweis angetreten ist; nach neueren Analysen über die Bewegung des Trockengehaltes werden wir sie sogar für unwahrscheinlich halten. Nach der Größe der Moleküle werden wir das Bromid eher in höherer Konzentration in der Lymphe vermuten dürfen als das Jodid. Eine neuerliche Nachprüfung dieser Verhältnisse mit absolut einwandfreier Methodik wäre wünschenswert, auch der Vergleich mit dem Cl' des Plasmas wäre von Vorteil.

5. Vergleiche. Unsere hier vorgetragene Auffassung soll nur ein Beispiel für die Dynamik der Vorgänge geben. Wenn man das berücksichtigt, wird man gar nicht erwarten, *genau* die statischen Donnanquotienten widergespiegelt zu finden. Versuche zur theoretischen Behandlung von TEORELL sowie WILBRANDT haben wir früher schon erwähnt. Experimentelle Hinweise finden sich z. B. in den Untersuchungen von SCHADE[3166]. Nach der strengen Ultrafiltrationstheorie der Lymphbildung sollten hypertonische Lösungen keinen Einfluß auf die Lymphfiltration haben. Nur Kolloide sollten durch Erhöhung des osmotischen Drucks diesen Vorgang hemmen. Das ist in strenger Weise nicht gültig, denn bei Glucose kam immerhin $1/250$, bei Harnstoff $1/5000$ (NaCl dazwischen) ihres osmotischen Druckes zur Geltung.

Noch interessanter sind die Versuche von KEYS[3165]. Durch körperliche Bewegungen kann man eine Filtration von Wasser durch die Capillarwände erzielen. Wasser bewegte sich 3—10 mal so rasch wie Glucose. Beim Laufen von 1 Minute (bis zur Erschöpfung) geht rund 24% des Wassers im Blute durch Filtration verloren (darunter auch 0,2—1% Eiweiß). Aus den Analysen vor und nach dem Lauf kann man einen Eindruck über die Filtrationsfähigkeit der einzelnen Teile gewinnen. SO_4'' und $Ca^{..}$ erweisen sich als ganz unfiltrierbar. An diesen Ionen gemessen ist $Na^.$ nur $1/3$ bis $1/5$ so stark angestiegen, so daß es — ebenso wie Cl' — weniger rasch permeiert als Wasser. Es ergibt sich folgende Reihe für die Geschwindigkeit des Durchtretens: $H_2O >$ Urea $> K^. > Na^.$, Cl', $NO_3' > Ca^{..}$, $Mg^{..}$, $PO_4 >$ Glucose, SO_4'', $SCN' >$ Zucker.

Diese Versuche enthalten sicher sehr komplizierte und teilweise unübersichtliche Bedingungen, worauf in der Diskussion auch KROGH hinwies, z. B. wird der Stoffwechsel der Organe mitwirken. Es ist allerdings in dieser kurzen Zeit

---

[3176] ASAKUMA, S.: Arb. III. Abt. anat. Inst. Kyoto **6**, 66 (1937), Rona **108**, 616.

[3176,I] MURATA, T.: Arb. III. Abt. anat. Inst. Kyoto D 8a, 27 (1941), Rona **125**, 520. C. **1941 II**, 3089. Werte 1,79—3,05, im Durchschnitt 2,32 mg%.

[3177] HEVESY, G., u. HAHN, L.: Kgl. danske Vidensk. Selsk. biol. Med. **15**, 3 (1940). C. **1940 II**, 2170.

[3177,I] HEVESY, G., u. HAHN, L.: Kgl. danske Vidensk. Selsk. biol. Med. **15**, 6, 1 (1940), Rona **122**, 617.

[3178] ARAKI, H.: Arb. III. Abt. anat. Inst. Kyoto Ser. D. **6**, 13 (1937).

nicht sehr wahrscheinlich, daß sie wesentlich eingreifen, ersichtlich schon aus der Reihenfolge der Ionen. Wenn der Einwand mit dem Stoffwechsel zuträfe, müßte die Konzentration des PO_4''' nicht gefallen, sondern gestiegen und die Konzentration des Zuckers bei sehr erschöpfender Arbeit außerordentlich gefallen sein. Auffällig ist die Stellung des Rhodanids. Sie wird mit der von LAVIETES und Mitarbeitern (siehe oben) gefundenen Bindung des Rhodanids an Eiweißkörper oder besser Lipoide[3180] des Serums erklärt.

Auch in der Lymphe des Kaninchens fand sich kein SCN'[3181], sondern erst nach Gabe von Acetonitril (Blutserum > Beinlymphe > Leberlymphe), in geringerem Maße bei Leberschädigung[3182].

Diese Verhältnisse zeigen das Dynamische des Vorgangs. Es wurde schon bei den Versuchen von MAIZELS an Erythrocyten erwähnt. Wenn zwei Anionen mit verschiedener Permeabilität an das Blutkörperchen herangebracht werden, permeiert anfangs nur das eine und zwar in erhöhtem Maße, da die Bedingung der Isotonie unbedingt aufrechterhalten wird. Dadurch kommen intermediär ganz verschiedene Verteilungen vor, bei denen die Summe der Anionen konstant gehalten erscheint, was bei dem strengen Gleichgewicht nach DONNAN nicht stattfinden dürfte.

Wir werden fragen, warum solche Vorgänge nicht auch bei der Dialyse in Erscheinung treten. Dabei besteht immer die Zeit zur Durchmischung an beiden Seiten der Membran, nicht aber bei den anatomischen Verhältnissen des Gewebes. Hier werden durch die capillare Anordnung der Räume, in denen eine Durchmischung durch Konvektion durch die Enge des Raumes, Diffusion und die vorhandene Strömung verhindert wird, gewissermaßen dauernd differentielle Proben abgenommen, die dann Abweichungen von dem Gesetze der Statik zeigen werden. Diese Vorgänge muß man bei den Quotienten von Ödemen und Exsudaten im Liquor und im Augenkammerwasser in Betracht ziehen. Je größer die Räume sind, je geringer die Filtration, um so weniger wird eine Abweichung von den strengen Forderungen der statischen Phasenlehre eintreten, unter der Voraussetzung, daß wir die Phasengrenzen kennen. Bei diesen lassen aber die neuesten Ableitungen von WILBRANDT über das Verhalten der Grenzschicht alle Möglichkeiten zu.

Eine mathematische Theorie dieser Bedingungen zugleich mit experimenteller Verifikation fehlt noch. Ansatzpunkte kann man auf dem Weg beider eben erwähnter Beschreibungen der Membranfunktion zu gewinnen versuchen. Bei der Porentheorie ist zu berücksichtigen, daß die Poren nicht alle eine genaue stereometrisch definierte Ausdehnung besitzen, sondern wie alle Größen einer Verteilungsfunktion unterliegen. Liegen 2 Ionen verschiedener Größe vor, A > B, dann wird B durch eine größere Zahl von Poren durchtreten können als A. Es wird also die aktuelle filtrierende Fläche für B größer sein als für A. Da Wasser als Baustein der Membran selbst auch zwischen den Poren durchtreten kann, und zwar in beiden Richtungen, würde der osmotische Druck stets gewahrt bleiben, die Zusammensetzung insgesamt aber durchaus von einem einfachen Ultrafiltrat abweichen. Wenn der Bau der verglichenen Ionen und die Bedingung ihres Durchtritts bekannt wäre, würde man Gültigkeit und Abweichungen an diesem Bilde streng prüfen können. Das ist jedoch nicht leicht, da die erste Phase des Durchtritts eine Adsorption darstellen kann, wie wir sie beim Eintritt von PO_4''' in die Herzmuskelfaser (EICHLER und SCHMEISER) feststellen konnten.

[3179] ASAKUMA, S.: Arb. III. Abt. anat. Inst. Kyoto H. **7**, 38 (1938), Rona **117**, 82.
[3180] LAVIETES, BOURDILLON u. KLINGHÖFER: J. clin. Invest. **15**, 261 (1936), zit. nach [3165].
[3181] SHIMAOKA, T.: Arb. III. Abt. anat. Inst. Kyoto D. **7**, 93 (1938), Rona **117**, 83.
[3182] SHIMAOKA, T.: Arb. III. Abt. anat. Inst. Kyoto D. **7**, 218 (1938), Rona **118**, 77. Leberschädigungen durch Tetrachlorkohlenstoff, Chloroform, Phosphor.

Für die zweite Art der Theorie — die Membran als zu überwindender Energiebuckel — liegen die Verhältnisse nicht einfacher. Wir dürfen, ohne den Verhältnissen Zwang anzutun, voraussetzen, daß auch dieser Energiebuckel nicht überall die gleiche Höhe hat. Als Korrelat würde dann dazu gehören, daß die Energie der Ionen verschieden groß ist. Für Gasmoleküle wäre das nicht denkbar, da deren Energie nur von der Temperatur abhängt. In wäßriger Phase kann jedoch eine verschiedene Energie vorliegen, je nach der Reaktion mit den Lösungsmittelmolekülen, nach der thermodynamischen Aktivität oder der Hydratation. Wie sehr die Verhältnisse sich komplizieren müssen, wenn mehrere Phasen vorliegen, erkennt man aus der Tendenz, an die Oberflächen zu gehen, der Entweichungstendenz, die gerade bei der HOFMEISTERschen Reihe eine so dominierende Rolle spielt. Wird die Energie an der Zellgrenze vermindert? Das Verhalten der Ionen ist besonders an der Liquorschranke von Interesse. Man wird jedenfalls viele Möglichkeiten ausschließen müssen, ehe man seine Zuflucht zu einem biologischen Prozeß nimmt, selbst wenn wir uns auf die hier skizzierten Bilder einer Membranfunktion beschränken.

Ganz absehen wollen wir von Stoffwechseländerungen in den begrenzenden Organen. Wenn der Raum genügend klein ist, wird sich durch Änderung der Oberfläche ein ganz anderes Donnangleichgewicht einstellen. Es erfolgt eine Konvergenz nach einem ganz anderen Endwert. Die Grenze wird in die Größenordnung der Molekularbewegung fallen.

Als außergewöhnlichen Durchtrittsort konnte FRÖHLICH und ZAK[3182, I] bei der Froschzunge die Venen in der Gegend der Klappe beobachten. Nach $K_4Fe(CN)_6$ wurde noch vor den Kapillaren der Durchtritt beobachtet.

6. Die radioaktive Isotopenmethode hat auch auf diesem Gebiet neue Möglichkeiten eröffnet, schon jetzt unsere Erkenntnisse bereichert und zu neuen Fragestellungen geführt. Neben den Befunden von HEVESY und HAHN[3182, III], auf die wir später zurückkommen, sollen zuerst die Untersuchungen von FLEXNER und Mitarbeitern[3182, II u. 3182, IV] behandelt werden. Bei den Untersuchungen wurde vor allem $^{38}Cl'$ und $^{24}Na^{\cdot}$ angewandt. Da beide Ionen sich völlig gleich verhalten[3182, IV] und $^{24}Na^{\cdot}$ mit seiner längeren Halbwertszeit leichter zu handhaben ist, werden wir uns vorwiegend auf diese Untersuchungen stützen, vor allem weil die Bewegungen der $^{38}Cl'$-Ionen durch die Capillarwand, die uns jetzt allein interessiert, kompliziert sind durch ihren Eintritt in die Erythrocyten.

Wenn man einem Meerschweinchen intravenös $^{24}Na^{\cdot}$ injiziert, wird es nach einiger Zeit, nach den vorliegenden Messungen in etwa 8 Minuten, im Blutplasma eine Konzentration erreicht haben, die für längere Zeit konstant bleibt, bis die Faktoren der Ausscheidung und der radioaktiven Dekomposition das Bild trüben. Die Höhe der primären Gleichgewichtskonzentration ist abhängig von den dem $Na^{\cdot}$ zugänglichen Räumen im Organismus. Bis dieser Punkt erreicht wird, gibt es aber einen Abfall, dessen Steilheit diktiert ist durch die Geschwindigkeit des Austausches und der Mischung. Diese ist beim Meerschweinchen stets rasch und braucht nicht besonders berücksichtigt zu werden.

Für den Austausch entwickeln die Autoren eine Gleichung, die keiner besonderen Voraussetzung bedarf, als die üblichen Ansätze zur Gewinnung der Diffusionsgleichungen. Da der Austausch monophasisch verläuft, ergibt sich als Verbindungslinie eine einfache Exponentialfunktion, auf logarithmischem Papier

---

[3182, I] FRÖHLICH, A. u. ZAK, E.: Z. exp. Med. **42**, 41 (1924), zit. nach GELLHORN[930]. S. [298].
[3182, II] MERELL, M., GELLHORN, A. u. FLEXNER, L. B.: J. biol. Chem. **153**, 83 (1944).
[3182, III] HAHN, L., u. HEVESY G.: Acta physiol. Scand. **1**, 347 (1941).
[3182, IV] FLEXNER, L. B., COWIE, D. B. u. VOSBURGH, G. J.: Cold-Spring-Harbor Sympos. quantit. Biology. Bd. XIII, S. 88 (1948).
[3182, V] GELLHORN, A., MERREL, M. u. RANKIN, R. M.: Amer. J. Physiol. **142**, 407 (1944).

aufgetragen, eine gerade Linie. Die Versuchsresultate erfüllen diese Annahmen in außerordentlich präziser Form. Wertet man die erhaltene Neigung der logarithmischen Linie aus, dann ergibt sich, daß in jeder Minute 60% des Na˙ und 64% des Cl´ [3182, X] das Blutplasma verlassen und durch die Ionen ersetzt werden, die sich außerhalb der Gefäßbahn befinden. Für Wasser (durch Deuterium festgestellt) ist die Permeation der Capillarwand 2,3mal so groß.

Der kurvenmäßige Verlauf erwies sich als komplizierter, wenn man Hunde zu Versuchstieren wählte[3182, V], denn jetzt war eine einfache Exponentialfunktion nicht mehr ausreichend, man mußte 2 solche Funktionen superponieren. Die Autoren beziehen das auf das Verhalten verschiedener Organe (siehe S. 527f), die verschieden rasch ihr Chlorid und Natrium zu wechseln vermögen. Zu den in raschem Austausch stehenden Organen gehören Muskeln, Lunge, Darm und Leber. In trägem Wechsel stehen Haut, Sehne, Knochen und Gehirn. Unter diesen Bedingungen war auf logarithmischem Papier der Verlauf nicht mehr linear. Der Mensch hatte denselben Kurvenverlauf wie der Hund, aber dadurch kompliziert, daß die Mischung nur langsam erfolgte, d. h. es dauerte 8—13 Minuten, bis die Radioaktivität im Plasma, das aus den beiden Cubitalvenen gewonnen worden war, gleich war. Unter plausiblen Annahmen gelang es so, für die Werte nach Versuchen an 3 Schwangeren die Konstanten der folgenden Gleichung durch graphische Auswertung zu bestimmen.

$$C_t - 2,2 = 7,6 \cdot e^{-1,2\,t} + 2,2\, e^{-0,090\,t}.$$

Nach dieser Gleichung werden 78% des Plasma-Na˙ in jeder Minute mit dem Na˙ außerhalb der Gefäße ausgetauscht. Nach anderen Versuchen[3182, VI] betrug der Austausch nur 32%. Der Austausch von Wasser ist beim Menschen größer und betrug 105% des Plasmawassers pro Minute.

Diese Resultate erlangen aber eine allgemeinere Bedeutung, wenn man damit einen Eindruck zu gewinnen sucht über die Vorgänge innerhalb des Capillarwalls im einzelnen, insbesondere ob der Durchtritt nur in der Kittsubstanz oder durch die Zellen erfolgt.

Unter Zugrundelegung des Diffusionskoeffizienten für KCl in der Konzentration von 0,01 mol bei 38°, nach den Messungen von KROGH über die Größe der Capillaren, also der zur Diffusion zur Verfügung stehenden Fläche, dem Befund, daß stets 20% des Blutplasmas sich in den Capillaren befinden, ergibt sich die diffundierende Menge von Chlorid in der gleichen Größenordnung, wie die durch den Versuch tatsächlich gemessene Menge. Da die Kittsubstanzen nur 1% der gesamten Capillarinnenfläche ausmachen, würde diese Fläche nicht zur Diffusion ausreichen, so daß nach dem Schluß von FLEXNER und Mitarbeitern[3182, IV] die Gesamtzellen zur Diffusion offenstehen müssen. Diese Darlegung verzichtet völlig auf die Prinzipien des Stoffaustausches in den Capillaren durch Filtration, wie sie von STARLING und SCHADE in die Lehre von der Versorgung der Gewebszellen mit Nahrung eingeführt wurde.

Die Art der Rechnung kann nur einen ungefähren Begriff geben und ist nicht frei von Einwänden. Die Diffusionskonstante aus frei diffundierendem KCl gegen Wasser muß höhere Werte geben, weil die osmotischen Kräfte eine Bewegung des Wassers veranlassen. Nicht der tatsächlich vorhandene Gradient wird in der Rechnung berücksichtigt. Dann ist die freie Beweglichkeit durch die Zellen nicht gut verständlich.

Auf einige dieser Einwände wird in der letzten Publikation[3182, X] eingegangen und dasselbe Resultat — daß der Stoffaustausch durch die gesamte Capillarwand und nicht durch die Kittsubstanz allein erfolgt — aus dem für Wasser im Verhältnis zum Chlorid zu geringen Austausch abgeleitet. Wenn nach der

---

[3182, VI] BURCH, G., REASER, P. u. CRONVICH, J.: J. Lab. Clin. Med. **32**, 1169 (1947); zit. nach [3182, IV].

Theorie von CHAMBERS und ZWEIFACH Ionen nur durch die Kittsubstanzen, Wasser aber durch die gesamte Capillarwand zu gehen vermag, stehe dem Wasser die 100fache Fläche zur Permeation zur Verfügung. Daraus ergäben sich mit den tatsächlichen Beobachtungen unvereinbare Konsequenzen. Vorausgesetzt wird dabei allerdings, daß die Permeation für Wasser bei beiden Gebilden gleich groß ist, und daß tatsächlich nur die reine Diffusion als treibende Kraft tätig ist. In der zitierten Arbeit von STARLING[3182, XI] wird aber nicht die Notwendigkeit eines Diffusionsprozesses gefordert, sondern nur bewiesen, daß der Rücktransport nicht durch einen im Gewebe herrschenden positiven Druck veranlaßt sei.

Im Gegenteil weist STARLING auf die Wirksamkeit des kolloidosmotischen Drucks hin. Dieser steigt im Verlauf des Filtrationsprozesses an. Dazu kommt noch die Aufnahme von Wasser in die Erythrocyten infolge der in den Capillaren zunehmenden Säuerung. Dadurch erhöht sich der kolloidosmotische Druck des Plasmas weiterhin, und es muß ein Rückstrom von Flüssigkeit aus den Geweben erfolgen.

Bei der von FLEXNER angesetzten Abschätzung der Diffusion wird der Tatsache nicht Rechnung getragen, daß in einem wesentlichen Teil der Capillaren die Diffusionsbewegung der Ionen gegen einen Flüssigkeitsstrom erfolgen muß. Damit ergibt sich eine neue Unsicherheit der Abschätzung der Zahlen. Man wird ohne eine bestimmte Zirkulation außerhalb der Capillaren nicht auskommen. Im übrigen liegen nach eigenen Versuchen[3182, XII] die Verhältnisse insofern kompliziert, als die Flüssigkeit außerhalb der Capillaren, oder genauer außerhalb der raschzirkulierenden Blutmenge, keineswegs Gleichverteilung aufzuweisen scheint.

Wie sehr noch andere Faktoren eine Rolle beim Transport spielen, zeigt das Eindringen von Ionen durch die Placenta des Meerschweinchens. Je nach dem Alter der Schwangerschaft ist die Wanderung von Wasser 10—16mal, von Phosphat mit seiner langsameren Diffusion aber immer noch 2—3mal so groß wie die von Natrium.

Der Austausch und damit die Aufladung der Gewebe mit ^{24}Na kann nicht nur durch die Analyse des Blutplasmas verfolgt werden, sondern lokal durch Messung der durch ^{24}Na ausgesandten harten γ-Strahlung durch ein außen angelegtes Zählrohr. Es zeigt sich, daß die lokale Durchblutung ganz wesentlich dafür verantwortlich ist, wie rasch die Ionen in die Gewebe eindringen[3182, VII]. So ergibt sich eine schlechtere Durchblutung bei Arteriosklerose, Thrombarthritis obliterans, Frostschäden, Thrombose und manche Fälle von Hochdrucken. Jedoch sind die Schwankungen dieser Prozesse sehr groß.

Wir haben eine andere Methode entwickelt[3182, VIII], siehe auch [3182, IX], die den umgekehrten Weg geht. Wenn man ein kleines Depot von physiologischer NaCl-Lösung injiziert, die mit ^{24}Na markiert ist, kann man das Verschwinden dieses Depots von 0,2—0,5 ccm auch von außen verfolgen. Es ergibt sich das Verschwinden proportional der noch liegengebliebenen Menge $\frac{\Delta I}{\Delta t} = -KI$ (I = Intensität des Depots, K = Konstante). Entsprechend erhält man beim Auftragen der Werte auf logarithmischem Papier eine Gerade, deren Neigung von der Durchblutung abhängt. Der Verlauf könnte niemals in dieser Form stattfinden, wenn

---

[3182, VII] SMITH, B. C. u. QUIMBY, E. H.: Am. Surg. 125, 360 (1947).
[3182, VIII] EICHLER, O., LINDER, F. u. SCHMEISER, K.: Kli. Wschr. 27, 480 (1949).
[3182, IX] ELKIN, D. C., COOPER, F. W. BOHRER, R. K., MILLER, W. B., SKEA, P. C. und DENNIS, E. W.: Surg. 1948.
[3182, X] COWIE, D. B., FLEXNER, L. B. u. WILDE, W. S.: Am. J. Physiol. 158, 231 (1949). Über ^{38}Cl-Bewegung beim Meerschweinchen.
[3182, XI] STARLING, E. H.: J. Physiol. 19, 312 (1895).
[3182, XII] EICHLER, O., LINDER, F., SCHMEISER, K. u. APPEL, J.: Nicht publizierte Versuche.

das Depot wie eine Kugel im Gewebe läge und von der Oberfläche her die Aktivität fortgeführt würde. Die Gleichung entspricht einer einfachen Diffusion. Aber an 2 Punkten gibt es Störungen. Sofort nach der Injektion ist die Abnahme häufig schwächer. Man kann das darauf beziehen, daß durch den Druck im Gewebe eine Reihe von Capillaren zusammengedrückt und geschlossen werden, bis die Verteilung vollendet ist. Am Schluß der Resorption gibt es ein langsameres Sinken. Hier sind die Diffusionsgesetze noch erhalten, denn die lineare Form bleibt, aber die Abwanderung ist erschwert. Vielleicht sind die Na-Mengen innerhalb der Muskelzelle mit ihrem langsameren Austausch übriggeblieben. Zahlreiche neue Probleme sind aufgetaucht.

VI. Ödeme und Transsudate.

Ödeme und Transsudate sind in erster Annäherung, soweit nicht entzündliche Prozesse die Wand der Kapillaren verändern, durchaus einer Filtration, also der Lymphbildung, analog. Um aber diese übermäßigen Ansammlungen zu erzeugen, bedarf es besonderer pathologischer Zustände, die auch durch das Experiment dargestellt werden können.

1. Chlorid. Der Zusammenhang zwischen Wasser und Kochsalzstoffwechsel ist schon lange bekannt. Wenn man einen Menschen schwitzen läßt und ihm eine NaCl-arme Diät gibt, kann er den durch das Schwitzen hervorgerufenen Gewichtsverlust nicht ausgleichen. Ausgleich tritt sofort ein, wenn man ihm eine Zulage von NaCl gibt, ebenso brauchbar ist $NaBr$[3183], schließlich kann auch Na_2HPO_4 oder $NaHCO_3$ zu diesem Zweck Verwendung finden, ebenso zur Ödembildung bei geeigneten Personen[3184]. Das Entscheidende in dieser Hinsicht ist also das $Na^{\cdot}$ und nicht das Anion.

Bei Tieren kann man Ödeme erzielen z. B. durch Gaben von Ringerlösung nach Herausnahme der Nieren[3185]. Die überwiegende Menge der infundierten Flüssigkeit findet sich in der Bauchhöhle, weniger in Pericard oder Pleura[3191], während in eigenen Versuchen[3192] mit langdauernden Adrenalininfusionen bei Katzen sehr häufig die Pericardialhöhle betroffen wurde. RODES und Mitarbeiter[3184, I] infundierten Hunden Kochsalzlösung bis zum Tode der Tiere, wobei allgemeine Ödeme entstanden. Die Ausdehnung der Ödeme kann man durch Gabe von $^{24}Na^{\cdot}$ verfolgen, das in die extracellulären Flüssigkeitsansammlungen einzudringen vermag. Dabei zeigten sich sogar im Myocard Ödeme. Während die normalen (oder entbluteten) Hunde einen extracellulären Raum von 23,5% (bzw. 24,7%) hatten, stieg er nach NaCl-Gabe auf 33,5%.

CHANUTIN und LUDEWIG[3186] gelang Transsudatbildung bei Ratten durch Exstirpation von 80—90% des Nierengewebes. Diese Tiere konnten viele Monate überleben, zeigten aber Polyurie, Hyposthenurie, Albuminurie, N-Retention, Hypertension und Herzhypertrophie.

Gab man solchen Tieren 0,9% NaCl ad libitum zu trinken bei voller Enthaltung von Nahrung, dann entwickelten sich in 24 und 48 Stunden Ödeme und Ascites. Bei 0,4% Lösung trat das nur sehr selten ein und erst nach 72 Stunden (bei 4 von 12 Tieren).

Uns interessiert hier nur das Verteilungsverhältnis dieser Transsudate, denn die Ödeme waren so bedeutend, daß sich durch einen kleinen Schnitt in der

---

[3183] BOGENDÖRFER, L.: Naunyn-Schmiedebergs Arch. **89**, 252 (1921).
[3184] LOEB, L.: Medicine **2**, 246 (1923).
[3184, I] RODES, N. D., LEMLEY, J. M., DALE, A. B., STEPHENSON, S. E. u. MENEDAY, G. R.: Am. J. Physiol. **157**, 254 (1949).
[3185] BARRY, F. S.: Amer. J. Physiol. **101**, 5 (1932), Rona **69**, 142. Glucoselösung führt nicht zu Ödemen. Durch beide Lösungen wird aber die Lebensdauer verlängert.
[3186] CHANUTIN, A. u. LUDEWIG, ST.: J. biol. Chem. **131**, 519 (1939).

Leistenbeuge leicht einige ccm gewinnen ließen. Die erhaltenen Werte gibt folgende Tabelle in m. aequiv. [Cl'] wieder:

Tabelle 190.

	24 Stunden 0,9% NaCl				48 Stunden 0,9% NaCl					
Serum	133	122	132	126	133	138	138	118	111	121
subcut. Ödem	134		136		131	138	147	132	117	
Ascites	135	127	127	122	128	121	132	121	111	145

Wir sehen eine meist höhere Konzentration im Ödem in der Richtung, wie es die Theorie verlangt. Im Ascites waren die Werte nicht so einheitlich.

Bei sich entwickelnden Ödemen von Schwangeren fand sich nach NaCl-Gabe ein Gehalt, der höher war als einer einfachen Filtration entspräche (RUPP[2757]). Eine gute Übereinstimmung mit dem Donnanquotienten wurde in der Literatur wiederholt berichtet z. B.[3187,I,3187,II u.3187,III], BOLAM[3153] $r_{Cl'} = 0{,}972$ $r_{HCO_3'} = 0{,}964$.

Zur exakten Analyse von abgesonderten Flüssigkeiten gehört die Berücksichtigung des Donnanquotienten

$$r_{s\,n} = \frac{[A']_s}{[A']_{ti}} = \frac{[H\cdot]_{ti}}{[H\cdot]_s},$$

die VAN SLYKE und Mitarbeiter[3053, S. 792] schon diskutierten. Die Schwierigkeit besteht auch hier, daß der Quotient für [HCO$_3'$] innen größer ist als der Theorie entspricht. Wir sehen darin — neben einer Carbaminatbindung in der eiweißreicheren Flüssigkeit — die Schwierigkeit, die geeignete CO_2-Spannung des Blutes zu erhalten. Besonders können bei Gebrauch von arteriellem Blut beim Vergleich Irrtümer vorkommen.

Ebenso bedeutsam ist die Genese der Flüssigkeit. So sind Transsudate reicher an Cl' als Exsudate[3187]. Da letztere infolge ihrer entzündlichen Grundlage reicher an Eiweiß sind, ist das zu erwarten. Gleichungen darüber entwickelten HASTINGS und Mitarbeiter[3188].

Sie fanden $r_{s\,n_{Cl'}}$ 0,966 bei Ödemen durch Herzfehler, 0,976 durch Nephritis. Die Berechnung ließ Werte von 0,958 und 0,969 erwarten. Als Werte für HCO$_3'$ wurden gefunden 0,976 und 0,980 (auch größere Abweichungen wurden gefunden[3193]).

GREEN und Mitarbeiter[3168] untersuchten unter anderem den Quotienten bei 10 Patienten mit verschiedenen Transsudaten und fanden den Durchschnitt 0,969 für $r_{Cl'}$ und 1,033 für $r_{HCO_3'}$.

MUNTWYLER, WAY und POMERENE[3224] finden für Ascites $r_{Cl'}$ 0,959 $r_{HCO_3'}$ 1,076 $r_{Cl'+HCO_3'}$ 0,978 (berechnet 0,957), und zwar schon im Moment des Entstehens des Ergusses. Da die Grenzen sowohl für Anionen als auch für Kationen durchgängig sind, liegen die Verhältnisse etwas anders als beim Erythrocyten.

HASTINGS und andere[3188] machen auf folgendes Verhältnis der Quotienten aufmerksam: $r_{HCO_3'} > r_{Cl'} > r_{Na\cdot} > r_{H\cdot}$. Diese Reihe finde sich immer wieder und sei wohl durch eine Aktivitätsbeschränkung in den verschiedenen Phasen zu erklären. Bei den geringen normal vorkommenden Flüssigkeiten im Pericard und Peritoneum wurde der Cl'-Gehalt sehr gut der Gleichgewichtsforderung angemessen gefunden[3190, I].

[3187] STOLFI, E.: Boll. Soc. ital. Biol. sper 11, 5 (1936), Rona 94, 515.
[3187, I] LOEB, R. F., ATCHLEY u. PALMER, W. W.: J. gen. Physiol. 4, 591 (1921).
[3187, II] GOLLWITZER-MEIER, KL.: Z. ges. exp. Med. 46, 15 (1925).
[3187, III] BALINT, P., u. BENKÖ: Exper entia 3, 358 (1947). C. 1948 II, 1191. Verteilung von Na˙ und Cl' bei 13 Bauch- und 7 Pleurapunktaten unter genauer Berücksichtigung des vorhandenen Eiweißes. Die Verteilung entspricht völlig dem Donnan-Gleichgewicht.
[3188] HASTINGS, A. B., SALVESEN, H. A., SENDROY, J. u. VAN SLYKE, D.: J. gen. Physiol. 8, 701 (1927).
[3189] CURTIS, G. M. u. HUGGINS, C. B.: Proc. Soc. exp. Biol. Med. 25, 622 (1928), Rona 48, 68. Der Cl'-Gehalt im Blut steigt nur wenig an.
[3190] DAVIS, C. B., HANKE, M. E. u. CURTIS, G. M.: Proc. exp. Biol. Med. 27, 979 (1930), Rona 60, 86.

Wenn man eine isotonische NaCl-Lösung in den Peritonealraum infundiert und zur Untersuchung der Resorption die Gleichgewichte feststellen will, ist der Gehalt an Eiweiß durchaus nicht zu vernachlässigen, fanden sich doch bei solchen Versuchen am Kaninchen[3189] in der wiedergewonnenen Flüssigkeit Eiweißmengen bis 1,5%.

Bei künstlichen Exsudaten an Hunden mit einem Wassergehalt von 98,9% als Durchschnitt von Bestimmungen an 10 Tieren war der Quotient für Cl' 0,972 (GREENE und Mitarbeiter[3168]). Bei intraperitonealer Gabe von destilliertem Wasser[3190] fand rasch eine Angleichung des Cl' an den Gehalt des Blutes (bis 376 mg %) statt, während die Tiere an Symptomen wie Muskelzuckungen, Krämpfen usw. zugrunde gingen.

Die Gleichgewichtseinstellung von Cl' nach intraperitonealer Injektion von isotonischer Glucose (10% des Körpergewichts) zeigen Versuche von DARROW und YANNET[3194]. Folgende Tabelle gibt die Konzentration in mMol an.

Tabelle 191.

	Hunde				Affe Rhesus Macacus	
Serum vorher . . .	112,4	106,1	112,6	111,1	108,5	109,3
„ nachher . .	92,6	86,8	91,8	91,2	90,5	96,2
Peritoneum	96,2	91,1	91,8	88,2	99,4	75,6 (?)

(Andere Werte finden sich auf Tabelle 94, S. 502.)

Im allgemeinen besteht eine gute Übereinstimmung mit der Erwartung. Durch Behandlung mit Dioxycorticosteron konnte die Geschwindigkeit der Gleichgewichtseinstellung für Na' und Cl' beträchtlich vergrößert werden[3195, 1].

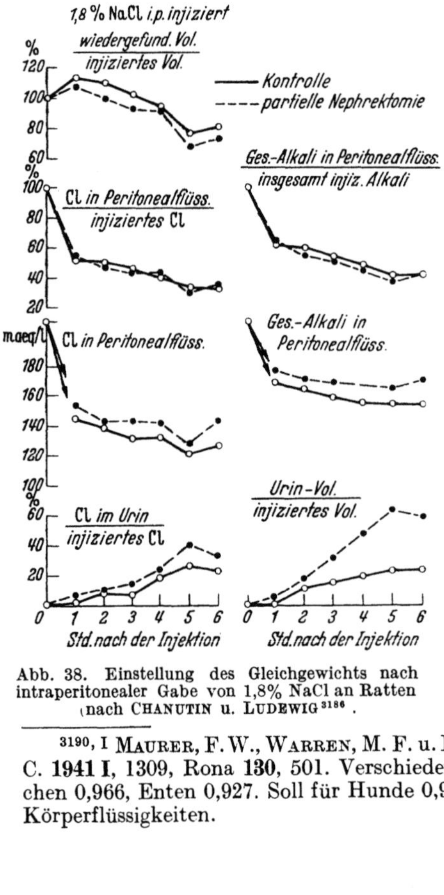

Bei Injektionen von 1,8% NaCl in das Peritoneum fanden sich keine so guten Paare (siehe auch [3195]), vermutlich weil das Gleichgewicht noch nicht eingetreten war. Die Langsamkeit der Einstellung des Gleichgewichts zeigt sich bei Injektion derselben Konzentration von 1,8% NaCl (5 ccm auf 100 qcm Oberfläche) bei Ratten in den Versuchen von CHANUTIN und LUDEWIG[3186], deren Resultate wir auf folgender Abbildung 38 wiedergeben. Jeder Punkt der Kurve bedeutet den Durchschnitt von 5—8 Einzeltieren.

Anfangs nimmt die Flüssigkeit in der Bauchhöhle zu trotz raschen Absinkens des [Cl'], erst in der 4.—5. Stunde wird mehr Flüssigkeit resorbiert, die aber durchaus nicht im Gleichgewicht steht. Nach Injektion von 5% Glucose war es nach etwa 5—6 Stunden erreicht. Bei den Tieren mit partieller Nephrektomie waren es etwa 100 m. aequiv. (Serum: 108), bei den normalen Tieren 80 m. aequiv. (Serum: 100). Diese Übereinstimmung ist nicht so gut wie bei den Analysen der letzten Tabelle.

Abb. 38. Einstellung des Gleichgewichts nach intraperitonealer Gabe von 1,8% NaCl an Ratten (nach CHANUTIN u. LUDEWIG[3186]).

Chlorid in Flüssigkeiten von Tumoren und syphilitischen bzw. tuberkulosen

---

[3190], 1 MAURER, F. W., WARREN, M. F. u. DRINKER, C. K.: Amer. J. Physiol. **129**, 635 (1940). C. **1941 I**, 1309, Rona **130**, 501. Verschiedene Tierarten. Quotient bei Hunden 0,94, Kaninchen 0,966, Enten 0,927. Soll für Hunde 0,92, Kaninchen 0,975. Auch Angaben über weitere Körperflüssigkeiten.

Herden verhielt sich nicht anders[3196], dagegen sind die Inhalte von *Brandblasen* von merkwürdiger Inkonstanz. Auf NaCl berechnet betrug eine derartige Konzentration nach leichter Verbrennung bei Kaninchen 0,23—0,85%, bei schwerer 0,24—0,62%, also ein ganz anderer Vorgang als eine einfache Exsudation[3197]. Es scheint partiell Cl'-freie Flüssigkeit ausgeschieden zu werden, kann doch auch im Schweiß eine hypotonische Lösung sezerniert werden. Wurden die Blasen beim Menschen durch Cantharidin hergestellt, dann war der Cl'-Gehalt 5—20% höher als im Plasma, also in der Richtung des Donnangleichgewichtes[3200, I], und folgten Entsalzungsmaßnahmen[3200, II].

Wie durchaus verschieden die normalen Flüssigkeiten bei *niederen Tieren* sich verhalten können, zeigen die Analysen von SMITH[3198, 3199].

Untersucht wurden der Hundsfisch Acanthus vulgaris, Cacharias littorialis und 12 andere Arten. Die Konzentrationen in mMol auch für andere Ionen ergeben sich (Tab. 192):

Tabelle 192.

	Cl'	SO_4''	PO_4'''
Plasma	232	Spur	0,7
Liquor cerebrosp.	244	,,	1,0
Peritoneum	332	13,9	0,7
Pericard	366		0,7

Nur der Liquor cerebrospinalis verhält sich hiernach etwa wie ein Filtrat, während wir andere Resultate bei den höheren Tieren sehen werden. Bei Lophius piscatorius[3199] werden folgende Werte gegeben (Tab. 193):

Bei der Schildkröte[3200] ist in der Pericardialflüssigkeit der Gehalt an HCO_3' 2—3mal so groß wie im Serum, Cl' ist entsprechend vermindert, während SO_4'' und PO_4''' in gleichen Konzentrationen vorkommen.

Tabelle 193.

	Cl'	SO_4''	PO_4'''
Serum	209	3,7	6,7
Liquor cerebrosp.	202	3,3	5,1
Peritoneum	232	8,2	4,7

2. Phosphat. Phosphat in Transsudaten ergibt sehr gute Übereinstimmung mit den Serumwerten. GREENE und Mitarbeiter[3168] bestimmten den Quotienten bei 10 Hunden mit Ascites mit 1,12 (0,93—1,20), bei 10 Patienten mit 1,052. Bei anderen Analysen[3201] ergab sich in mg%:

| Serum | 2,60 | 3,25 | 3,12 | 16,34 | 10,10 |
| Pleura | 2,89 | 3,57 | 3,12 | 15,60 | 10,67 |

In Cantharidinblasen[3202] fanden sich folgende Werte im Inhalt (Serum) 4,3 (4,2) 3,8 (3,7), 2,8 (2,9), 2,5 (2,3).

[3191] COLLINS, D. A.: Amer. J. Physiol. 105, 22 (1933), Rona 82, 470.
[3192] EICHLER, O. u. BARFUSS, F.: Naunyn-Schmiedebergs Arch. 195, 245 (1940).
[3193] DERRIEN, Y., JAYLE, G. u. FRIZET, P.: C. rend. Soc. biol. 126, 366 (1937), Rona 104, 511.
[3194] DARROW, D. C., u. YANNET, H.: J. clin. Invest. 14, 266 (1935), Rona 87, 124.
[3195] YOSHIDA, M.: Tohoku J. exp. Med. 23, 386 (1934). C. 1935 II, 1394. Die Resorption soll verhindert werden durch das „entgiftende Hormon der Leber".
[3195,I] CANTAROW, A. u. RAKOFF, A. E.: Endocrinology 27, 652 (1940). C. 1942 I, 503, Rona 125, 292.
[3196] WALLACE, G. B. u. BRODIE, B. B.: J. Pharmak. exp. Ther. 61, 412 (1937), Rona 105, 506.
[3197] UNDERHILL, F. P., FISK, M. E. u. KAPSINOW, R.: Amer. J. Physiol. 95, 334 (1930), Rona 60, 83.
[3198] SMITH, H. W.: J. biol. Chem. 81, 407 (1929).
[3199] SMITH, H. W.: J. biol. Chem. 82, 71 (1929).
[3200] SMITH, H. W.: J. biol. Chem. 82, 651 (1929).
[3200, I] BERNSTEIN, A. D., MALUSOVA PH, M., u. SHOSTAK, L. N.: Bull. Biol. Med. exp. URSS 5, 93 (1938). C. 1939 I, 163.

Die Einstellungsgeschwindigkeit möge ein Versuch von CANTAROW und HAURY[3203, I] an einem Hunde zeigen, der 100 ccm/kg einer Lösung ins Peritoneum erhielt, die 2,5% Glucose und 0,9% NaCl enthielt (P in mg%).

Tabelle 194.

Zeit in Stunden	0	$^1/_2$	1	2	3	4	5	24
Serum-P	4,2		4,1		4,4		4,6	4,3
Peritoneal-P . . .		1,2	2,8	3,4	4,0	4,2	4,4	4,4

Die Einstellung erfolgte in 4—5 Stunden.

Bei Injektion von 20 ccm 5% Na_2SO_4 in das Peritoneum eines 1,65 kg schweren Kaninchens[3203] war nach 1 Stunde schon 3,3 mg% (Serum 4,8), 10 Stunden später 6,3 (5,0) mg% vorhanden.

3. Sulfat. Sulfate gehen in die Transsudate, wenn auch der Ausgleich langsamer erfolgt als bei den anderen Ionen. Sowohl in Pleuraflüssigkeit als Ascites fand sich eine gute Übereinstimmung im Durchschnitt: Serum 2,4 mg%, Exsudat 2,8 mg% (WATCHORN und McCANCE[3248]). Bei einer Reihe von Patienten wurden 47,3 m. aequiv. Sulfat intravenös gegeben, nach 6 Stunden wurden folgende Verhältniszahlen $\frac{C_{Transsudat}}{C_{Serum}}$ in m. aequiv. gefunden (BOURDILLON und LAVIETES).

Tabelle 195.

	Pleura				Ascites (Leberzirrhose)			
für SO_4'' . .	$\frac{1,61}{2,05}$	$\frac{3,04}{4,19}$	$\frac{2,42}{2,51}$	$\frac{2,98}{2,96}$	$\frac{0,84}{0,71}$	$\frac{0,74}{0,64}$	$\frac{0,60}{0,64}$	$\frac{0,80}{0,63}$
für Cl' . . .	$\frac{105,0}{109,0}$	$\frac{109,9}{102,8}$	$\frac{114,0}{107,2}$		$\frac{111,6}{102,5}$	$\frac{100,2}{93,8}$	$\frac{99,6}{91,8}$	$\frac{108,6}{101,5}$

4. Nitrat. Bei 7 Patienten wurde eine Behandlung mit Nitraten durchgeführt (GREENE und Mitarbeiter[3168]). Der Gehalt betrug im Durchschnitt 2,51 mg% im Serum, 3,11 im Transsudat. Der Quotient hatte den durchschnittlichen Wert von 0,83. Dieser Wert weist große Schwankungen auf (0,62—1,01). Die Geschwindigkeit der Ausscheidung spielt hierbei eine Rolle (vielleicht auch die Schwierigkeit der Analyse ?).

5. Bromid. (BRODIE, BRAND und LESKIN[2771]). Zwei Hunde erhielten KBr per os, 2 Stunden später 100 ccm 0,9% NaCl in die Bauchhöhle. Nach 6 Stunden betrug der Quotient $r_{s\,fl}$ für Cl' 0,91 und 0,91, für Br' 0,97 und 0,92, es war also schon Gleichverteilung eingetreten. Ebenso verhielten sich 3 Patienten mit Ascites, die Werte für $r_{Cl'}$ betrugen 0,96, 0,96, 0,98, für $r_{Br'}$ 0,98, 1,00 0,96. Bei WEIR und HASTINGS[3141] wurde der Quotient $\frac{C_{Serum}}{C_{Ascites}}$ für Cl' mit 1,03 und 1,04, für Br' 1,03 und 0,99 gefunden (statt theoretisch 0,95).

6. Rhodanid. Rhodanid wurde in Transsudaten in gleicher Konzentration (HISAMOTO[3000]) oder in um 20% zu niedrigen Konzentrationen gefunden (GILLIGAN und ALTSCHULE[3006]). Letzteres entspricht der von uns schon erwähnten Bin-

---

[3200, II] MOGILEWSKI, E. R. u. KOGUROWA, M. J.: Kasan. med. J. **36**, 53 (1940). C. **1941 I**, 914.
[3201] MILLER, M.: J. biol. Chem. **122**, 59 (1937).
[3202] HEYMANN, W.: Z. Kinderheilkunde **46**, 575 (1928), Rona **50**, 385.
[3203] CHAHOWITCH, X. u. VICHNJITCH, M.: C. redn. Soc. biol. **99**, 1267 (1928), Rona **49**, 236.
[3203, I] CANTAROW, A. u. HAURY, V. G.: Amer. J. Physiol. **126**, 66 (1939).

dung des Rhodanids an einen nicht diffusiblen Lipoidkomplex. Der Normalgehalt bei 4 Patienten wurde mit 0,035—0,052 mg% festgestellt (BLUM[2999]).

In tuberkulöse und syphilitische Flüssigkeiten, ebenso in die von Tumoren geht weder Rhodanid noch Jodid bevorzugt hinein, hat dort etwa die Konzentration des Plasmas (WALLACE und BRODIE[3196]).

Auch MOLENAAR und ROLLER[3528] verfolgten den Gehalt von SCN' in Exsudaten. In einem Ascites nach Carcinosis peritonei näherte sich das Rhodan erst in 16 Stunden dem des Plasmas an, letzteres blieb auch nach 24 Stunden größer. Bei einer Cantharidinblase war schon in 3 Stunden das Gleichgewicht erreicht.

VI a. Synovialflüssigkeit.

Der Verteilungsquotient r_{sfl} wurde in der Gelenkflüssigkeit von Schlachtvieh untersucht und mit dem arteriellen Serum verglichen[3204]. $r_{Cl'}$ betrug 0,99, $r_{HCO_3'}$ 0,94, $r_{PO_4'''}$ 1,00, $r_{Na'}$ 0,93. Nach der Berechnung war für einwertige Ionen 0,933 zu erwarten. Beim Menschen wurde der Quotient für Chlorid mit 0,97—1,0 gefunden, nach der Beschreibung sollte er 0,98—0,99 betragen[3205]. Die Membrangleichgewichte wurden gut erfüllt gefunden. Die oberen niederen Werte sind vielleicht darauf zurückzuführen, daß zum Vergleich arterielles Plasma herangezogen wurde.

Der SCN'-Gehalt in einem tuberkulösen Kniegelenkerguß betrug 0,055 mg% (BLUM[2999]). Durch Injektion von NaSCN in die Vena jugularis von Kälbern ließ sich etwa nach 1—4 Stunden ein Gleichgewichtszustand erreichen, aber der Gehalt im Plasma war um 8% höher[3206, I].

VII. Liquor cerebrospinalis.

1. Liquorproduktion. Das Verhalten der Liquorschranke gegenüber den verschiedensten Stoffen hat immer großes Interesse beansprucht, weil wir an dieser Grenze eine besonders intensiv trennende Membran vor uns haben, deren Sinn es vielleicht ist, das Zentralnervensystem vor dem Eindringen fremder Substanzen zu schützen (siehe GELLHORN[930, S. 302f.]). Daß es sich bei der Flüssigkeit um ein einfaches Dialysat aus dem Serum handelt, wurde lange behauptet. So wurden von MESTREZAT[3206] bei Dialyse Serum/Liquor keine Konzentrationsänderungen beider Flüssigkeiten gefunden. Diese Behauptung kann nicht aufrechterhalten werden, da ganz beträchtliche Abweichungen vorhanden sind (siehe dagegen die Verhältnisse bei Fischen, Tabellen S. 501). Einerseits wird die Molekülgröße ein Hemmnis des Eindringens sein wie bei unbelebten Membranen — der Liquor ist fast ganz eiweißfrei — aber andererseits finden wir Ionen wie Br', SCN', J', NO_3' in ganz geringer Menge im Liquor im Vergleich mit dem Plasma, obwohl wir gerade hier ein leichtes Permeierungsvermögen, z. B. bei den Erythrocyten finden konnten. Die Poren dieser Membran müssen also kleiner sein als die der Erythrocyten, so daß die größeren Moleküle nicht durchtreten können, wenn man eine einfache Membranfunktion annimmt.

Es genügen nicht rein qualitative Nachweise, nur quantitative Beziehungen können von Bedeutung sein. Man würde sonst versucht sein, den Liquor

---

[3204] ROPE, M. W.: J. clin. Invest. 18, 351 (1939), Rona 118, 102.
[3205] FREMONT-SMITH, F. u. DAILEY, M. E.: J. biol. Chem. 70, 779 (1926), Rona 39, 239.
[3206] MESTREZAT, W.: Le liquide céphalo-rachidien normal et pathologique, Paris 1912.
[3206, I] ZELLER, J. W. BYWATERS, E. G. L. u. BAUER, W.: Amer. J. Physiol. 132, 150 (1941), Rona 125, 320. C. 1942 II, 1816.
[3207] GEORGI, F.: Z. Neurol. 154, 783 (1936), Rona 93. 145. Mg¨-Verteilung durchaus anders bei Mensch und Hund.

einfach als sezernierte Flüssigkeit anzusehen, wonach das ganze Problem an Interesse verlieren könnte, da seine Lösung auf unbekannte Zeit zu verschieben wäre (Energie soll bei dem Prozeß verbraucht werden[3208]). Das gilt aber nicht ohne weiteres, da wir immerhin Grenzen der aktiven Tätigkeit von Zellen feststellen könnten[3207]. Diese Grenzen sind festzulegen, und der übrigbleibende Rest wird eher einer Erklärung nach physiko-chemischen Prinzipien zugänglich sein.

Durch Gabe von Wasser und Pitressin zur Hemmung der Ausscheidung wird eine Verdünnung des Blutes erfolgen und zugleich auch des Liquors. Diese Tatsache ist eine Selbstverständlichkeit, da nur für relativ kurze Zeiten innerhalb des Organismus ungleiche Drucke geduldet werden.

Wasser ist im Organismus rasch beweglich, aber trotzdem verdünnt der Liquor sich nicht in gleichem Maße[208], dagegen[3214]. Beim Abfall des Plasma-Cl' durch Salzmangeldiät und Schwitzen fiel der Gehalt im Liquor weniger ab, so daß also der Quotient $\frac{\text{Plasma-Cl'}}{\text{Liquor-Cl'}}$ auf 0,68 und 0,69 sank[3212]. Parallelität wurde auch gefunden[3213].

Wie langsam der Ausgleich erfolgt, kann man am Menschen nach Entziehung von Liquor beobachten.

Nach 15 ccm steigt der Druck in 30—60 Minuten bis zur Norm an, bei 30—50 ccm in 2—3 Stunden; manchmal bleibt noch ein Rest nach 3—4 Stunden zurück[3209]. Selbst der Harnstoff, der sonst alle Grenzen rasch überwindet, wird oft in differenter Konzentration gefunden. Es wurden Gleichgewichtseinstellungen bis 53 Stunden Dauer beobachtet. Das Gleiche kam bei Cl' zur Beobachtung[3215], [3216].

Bei Versuchen mit permanentem Abfluß fand sich zuerst eine beträchtliche Menge Liquor, dann stabilisierte sie sich auf 3—5 ccm/Stunde, von der sechsten Stunde ab flossen nur noch 1,5—3 ccm. RISER[3209] schätzt die tatsächlich sezernierten Mengen auf $1/10$—$1/20$ dieser Zahl, weil bei dieser Versuchsanordnung der Gegendruck fehle. Eine Zunahme der Liquorproduktion findet sich bei Gabe von hypertonischen Lösungen. Der Druck sinkt vorher ab, weil osmotische Kräfte überwiegen, umgekehrt steigt er an bei Hypotonie[3218, I]. BEDFORD[3217, I] ging den Verhältnissen auf entgegengesetztem Wege nach. Nach Suboccipitalstich wurde die Flüssigkeit (NaCl-Lösung) gemessen, die durch die Nadel unter 300 mm Druck nachströmen konnte. Deren Menge wurde durch intravenös zugeführte isotonische Glucose, zunehmend mit dem Umfang der Infusion, eingeschränkt und war noch über eine Stunde danach nachweisbar. 25 und 50% Glucose, sowie 20% NaCl beschleunigten beträchtlich, sekundär erfolgte auch hier eine Beschränkung und eventuell leichtes Hirnödem. Bei Gabe von 100 ccm 30% NaCl sank der Druck vorübergehend unter 0 (CELASCO[2584]).

Die relative Geschwindigkeit des Cl'-Anstiegs im Liquor mit derselben Dosierung zeigen folgende Versuchsresultate an 12 Patienten nach BALLIF und DEREVICI[2583] (s. Tabelle 196):

Tabelle 196.

Zeit	Serum-NaCl%	Liquor-NaCl%
0	0,580	0,733
15 Min.	0,725	0,760
30 Min.	0,680	0,785
60 Min.	0,670	0,780
120 Min.	0,620	0,750
180 Min.	0,620	0,740
240 Min.	0,590	0,740

Auch in diesen Zahlen sieht man die verzögerten Konzentrationsbewegungen im Liquor trotz der günstigen Resorptionsbedingungen. Bei peroralen Gaben[3219] sind die Werte manchmal ganz unabhängig.

[3208] CUMINGS, J. N. u. ALCOCK, N. S.: J. of Neur. N. Ser. 1, 61 (1938), Rona 108, 625.
[3209] RISER: Encephale 30, 685 (1935), Rona 95, 73.
[3210] KING, L. S.: Arch. of Neurol. 41, 51 (1939), Rona 114, 108.
[3211] FLEXNER, L. B.: Amer. J. Physiol. 124, 131 (1938).
[3212] McCANCE, R. A.: J. Physiol. 92, 208 (1938).
[3213] LINDER, G. C. u. CARMICHAEL, E. A.: Biochem. J. 22, 1, 46 (1928).

2. Für die **Liquorentstehung** gibt es eine Reihe von Theorien, die RISER[3209] ausführlich diskutiert. Bekannt sind die Angaben über Produktion in dem Plexus choreoideus mit Abfluß durch das Foramen Monroi. Bei Unterbindung in Höhe des 2.—3. Cervicalsegments hört der Liquorfluß unterhalb auf, was auf eine Produktion in den oberen Teilen hinweist. In den Versuchen von WALLACE und BRODIE[3219, I] wurde aber trotz Ligatur in den unteren Teilen zugefügtes Br′ und J′ gefunden (siehe später). Von Interesse ist bei diesem Sachverhalt, daß beim Liquor überall gleiche Konzentrationen an Cl′ gefunden wurden, wo er auch entnommen wurde[3222, 3223]. Bei Br′ und J′ liegen die Verhältnisse anders[3223, 3219, I].

Die Produktion ist weiterhin abhängig von dem Druck der Venen und vielleicht Kapillaren[3218] und vom osmotischen Druck. Die Abnahme des Drucks durch hypertone Lösungen erwähnten wir schon, aber ebenso, daß umgekehrt durch Gabe hypotoner Lösungen oder gar Aqua dest. der Druck erhöht werden kann. Resorption wurde durch Instillation von verschiedenen Lösungen in die Ventrikel verfolgt[3217]. Hier wurden verschieden konzentrierte Lösungen gleich gut resorbiert, erst bei 3 mal isotonen Lösungen war eine deutliche Hemmung zu bemerken.

Über die Lokalisation der Blut-Liquorschranke hat man viele Überlegungen angestellt. Sicher ist, daß die Art der Filtration nicht der einfachen Lymphfiltration gleicht. Das Gehirngewebe ist dabei wohl meist in den Bereich der Schranke einbegriffen.

Das gilt nicht nur in der Verteilung z. B. von Br′ und J′ usw., sondern ließ sich auch durch Vitalfärbung nachweisen. Nur vom Liquor her läßt sich das Gehirn gut anfärben[3210]. BROMAN[3219, II] verlegt die Grenze in das Kapillarendothel (siehe auch KING[3219, III]). Dieser Auffassung kann man nach den Befunden von MANERY und BALE[3329, III] beistimmen, die das Eindringen von ^{24}Na in das Gehirn sehr langsam fanden (siehe später S. 545). Immerhin findet das Eindringen von ^{24}Na rascher statt als das von Br′.

Die besonderen Eigenschaften der Blut-Liquorschranke sind durchaus nicht immer vorhanden, sondern entwickeln sich erst im Laufe des Wachstums. Beim Schwein findet der Übergang des Liquors vom Zustand des Ultrafiltrats in den Zustand einer „Sekretion" im fötalen Leben statt, bei anderen Tieren meist viel später. In dieser Zeit entwickelt sich ein Potential zwischen Epithel und Stroma, das anfangs nur 0,1 Volt beträgt, aber allmählich mit dem weiteren Altern auf 0,23 Volt ansteigt. FLEXNER[3211, 3220] findet bei diesem Umschlag eine Änderung in der Verteilung der Indophenoloxydase und schließlich sogar histologische Änderungen, z. B. in Hinsicht der Größe des Abstandes zwischen Kapillaren und Epithel im Plexus, in einer besseren Vascularisation usw.

[3214] DAILEY, M. E.: J. biol. Chem. **93**, 5 (1931), Rona **66**, 100.
[3215] SAVY, P. u. THIERS, H.: C. rend. Soc. Biol. **99**, 516 (1928), Rona **51**, 111.
[3216] SAVY, P. u. THIERS, H.: Ann. Med. **26**, 131 (1929), Rona **52**, 780.
[3217] BEDFORD, T. H. B.: J. Physiol. **96**, 392 (1939), Rona **120**, 613.
[3217, I] BEDFORD, T. H.: J. Physiol. **101**, 106 (1942), C. **1943 II**, 635, Rona **134**, 141.
[3218] FREMONT-SMITH, F.: Arch. Neurol. and Psychiat. **17**, 317 (1927).
[3218, I] NAGAYOSI, S.: Rona **126**, 414 (1941).
[3219] TSCHILOW, K. u. SAPRJANOFF, T.: Z. exp. Med. **82**, 252 (1932), Rona **70**, 362. Je 10 g NaCl per os an 18 Patienten. Im Liquor nahm der Cl′-Gehalt sogar ab. Serum-NaCl schwankt von 0,35—0,64%.
[3219, I] WALLACE, G. B. u. BRODIE, B. B.: J. Pharm. exp. Ther. **70**, 418 (1940), Rona **124**, 472.
[3219, II] BROMANN, T.: Arch. f. Psychiatrie **112**, 290 (1941).
[3219, III] KING, L. S.: The hemato-encephalic Barrier. Baltimore 1938.
[3220] FLEXNER, L. B. u. STIEHLER, R. D.: J. biol. Chem. **126**, 619 (1938).
[3221] FREMONT-SMITH, F., DAILEY, M. E., MERRITT, H. H., CARROL, M. P. u. THOMAS, G. W.: Arch. of Neurol. and Psychiatrie **25**, 1271 (1931).

3. Wir kommen zur Beschreibung der tatsächlich herrschenden **Gleichgewichte**
Wir geben die Befunde der Literatur hinsichtlich **Chlorid** tabellarisch wieder.
Naturgemäß sind die weitaus überwiegenden Analysen am Menschen gewonnen
worden:

Tabelle 197.

Literatur	Zahl der Pers.	Serum mg%	Liquor mg%	Quotient	Bemerkung
FREMONT-SMITH u. Mitarb.[3221] MANZINI[3222] DAILEY[3214]	80	360 (342—390) 390 359	440 429 (398—461) 438	0,82	Gefrierpunkte identisch
DAILEY[3214]	22	364	441		Gefrierpunkte nicht ident.
MUNTWYLER u. Mitarb.[3224]				0,858 (0,786—0,922)	$\frac{[HCO_3']\text{pl}}{[HCO_3']\text{Liq.}} = 1{,}18$
DUBOUX u. Mitarb.[3227]	10000 Analysen	0,565—0,590 NaCl	0,67—0,72		$Cl' + HCO_3' = 0{,}91$ (berechnet 0,94)
BLUM u. Mitarb.[3228]		0,364	0,412		
HAMILTON[3229]	17	0,556—0,602	0,684—0,743		HCO_3'-Serum 55—70 Vol% Liquor 42—49
LINDER u. Mitarb.[3213]	4			0,86—0,90	(HCO_3') 1,1—1,71
KARLSTRÖM[3229, I]	355		720 NaCl	0.71	

Die angegebenen Werte beim Menschen seien erweitert durch eine Anzahl
von Analysen bei Tieren, wobei leider meist nicht die gleichzeitige Analyse im
Plasma ausgeführt wurde:

Tabelle 198.

Literatur	Versuch	Serum mg% Cl'	Liquor mg% Cl'	Quotient	Bemerkungen
MANZINI[3222]	Hund	379—396	412—449		
FRYDMANN[3225]	„		415 (365—475)		
FRYDMANN[3225]	Rind		404 (364—433)		Suboccipitalpunktion als NaCl
JUER[3226]	Kaninchen		774		
DUBOUX u. Mitarb.[3227]	Mensch			0,81	
WEIR u. Mitarb.[3141]	Hund			0,83	

[3222] MANZINI, C.: Boll. Soc. ital. Biol. sper. **9**, 417 (1934), Rona **83**, 608.
[3223] DISERTORI, B.: Riv. sper. Freniatr. **58**, 880 (1933), Rona **80**, 312.
[3224] MUNTWYLER, E., WAY, C. T. u. POMERENE, E.: J. biol. Chem. **92**, 733 (1933).
[3225] FRYDMANN, A. J. u. PETROWA, W. W.: Arch. biol. Nauk **39**, 209 (1935), Rona **94**, 447.
[3226] JUER, J.: Rona **80**, 104 (1934).
[3227] DUBOUX, M. u. PARCHET, L.: Bull. Soc. Chim. Biol. **11**, 504 (1929), Rona **52**, 767.
[3228] BLUM, L. u. VAN CAULAERT, C.: rend. Soc. biol. **93**, 692 (1925), Rona **33**, 734.
[3229] HAMILTON, B.: J. biol. Chem. **65**, 101 (1925), Rona **34**, 518.
[3229, I] KARLSTRÖM. F.: Acta. medic. Skand. Suppl. **138** (1942), Rona **132**, 460.

Es ist aus dieser Tabelle ersichtlich, daß Cl' im Liquor immer einen größeren Wert aufweist als im Plasma (bei Affen ist der Überschuß noch größer[3232, I]), woraus geschlossen werden kann, daß das Donnangleichgewicht nicht erfüllt ist (siehe auch [3230]). Die Bedingungen sind besser erfüllt beim Na', aber der Quotient hat überall seine spezielle Größe. Es wird schwer sein, bei der Langsamkeit der beobachteten Liquorbildung an ein dynamisches Gleichgewicht zu denken. Die Größe solcher Abweichungen wurde nie abgeschätzt. Zur regelrechten Sekretion sind die Unterschiede meist doch zu klein.

HAMILTON[3229] rechnet nach 26 Bestimmungspaaren den Korrelationskoeffizienten aus, indem er die Werte auf den Wassergehalt der analysierten Flüssigkeiten bezieht. Seine Zahlen sind mit Streuungen (in mMol):

Tabelle 199.

	Plasma	Liquor	Korrelationskoeffizient
Cl'	111 ± 5,5	124 ± 2,5	+ 0,40 ± 0,17
HCO$_3$'	25 ± 5,5	21 ± 2,4	+ 0,87 ± 0,05
PO$_4$'''	1,2 ± 0,4	0,6 ± 0,3	+ 0,60 ± 0,13

Offenbar ist hier eine Beziehung der Werte vorhanden, so daß also nicht völlige Unabhängigkeit besteht, wie man es bei ausschließlicher Sekretion gern sehen möchte, zumal bei so geringen Unterschieden der im Plasma angebotenen Konzentrationen (siehe später Ausscheidung z. B. von Phosphat in der Speicheldrüse). Es wird daraus auf andere noch unbekannte Faktoren geschlossen.

HUBBARD und BECK[3232, II] finden eine positive Korrelation zwischen [Cl'] im Blut und Liquor, aber von geringerer Größe, als wenn man den Plasmagehalt heranzieht. Eine negative Korrelation ergab sich zum Eiweißgehalt des Liquors, was den Gesetzen des Donnangleichgewichtes entgegenkommt.

DERRIEN[3231, 3232] hat ein Gesetz ohne anderen als empirischen Hintergrund gefunden, das er folgendermaßen formuliert:

$$Cr = K \frac{S}{\sqrt{i}}$$

$Cr = c_{Liquor}$; $S = c_{Plasma}$; $K = 3,6$; $i = $ Konzentration isotonisch dem Plasma.

Mit seiner Gleichung wurden Versuchsresultate verglichen[3231]. Die Werte in mMol in Wasser berechnet geben wir auf folgender Tabelle wieder:

Tabelle 200.

	Plasma	Liquor	$\frac{C}{S}$		
			Soll		tatsächliche Resultate
			nach Donnan	nach Derrien	
Cl'	0,108	0,125	1,04	1,16	1,10—1,25
PO$_4$'''	0,001	0,0005	1,04	0,50	0,51
HCO$_3$'	0,025	0,0017	1,04	0,81	0,75—1,0

Die Formel, die mehr beschreibenden Wert hat, wird uns in der Erkenntnis der Vorgänge und Abgrenzung der Wirksamkeit bekannter physikochemischer Gesetze vom unbekannten Lebendigen kaum weiter bringen.

[3230] SHOHL, A. TH.: Ann. rev. Biochem. **3**, 216 (1934).
[3231] DERRIEN, Y.: C. rend. Soc. Biol. **123**, 911 (1936), Rona **99**, 181.
[3232] DERRIEN, Y.: Bull. Soc. chim. biol. **21**, 206 (1917).
[3232, I] KAMINSKY, S. D., MINTZEV, A. I. u. LEBEDINSKAJA, G. A.: Fiziol. Z. **30**, 535 (1941), Rona **127**, 161.
[3232, II] HUBBARD, R. S. u. BECK, G. M.: J. Labor. clin. Med. **26**, 535 (1940), Rona **125**, 524.

Bei *pathologischen Fällen* finden wir Veränderungen, von denen wir Beispiele aus der Literatur auf folgender Tabelle wiedergeben:

Tabelle 201.

Literatur	Krankheiten	Serum mg%	Liquor mg%	Quotient	
Pincus u. Mitarb.[3233]	Nephritis, Lues cerebr. Tuberkulose, Meningitis	578	712		als NaCl 10 Fälle
Savy u. Mitarb.[3215]	Syphilis Krämpfe, Urämie			1,25 1,03 1,00	
Dailey[3214]	Meningitis	323	390	0,84	
Stary u. Mitarb.[3234]	Dementia praecox, Paralyse, Idiotie usw. 44 psychiatrische Patienten	381 ± 28,4	431 ± 10,6		
Reiche[3235]	Meningismen 130 Pat.			0,77 (0,49—0,90)	
Linder[3236]	Urämie mit extremer Acidosis		850 NaCl	0,80	
Blum u. Mitarb.[3228]	Urämie (2 Fälle)	{ 0,370 0,265	0,492 0,435		
Linder[3237]	Azotämische Nephritis			0,82	HCO'_3 =1,17
	Hydrämische Nephritis			0,92	0,91
	Urämie			0,91 0,77	0,70 0,98
	Acidosis durch tägl. 12g NH₄Cl (2 Fälle)			{ 0,86 0,92 0,88 0,89 0,92	1,16 0,86 0,91 1,14 1,00
Linder u. Mitarb.[3213]	Hypochlorämie	90 97 91 77 86	105 108 102 89 96		

Ersichtlich ist die Erhöhung des Quotienten bei Acidose in vielen der berichteten Fälle. Das läßt sich auch bei Hunden nachweisen, die durch Milchsäureinjektionen acidotisch gemacht worden waren (Caulaert u. a.[2889]). Vermehrung des Eiweißes geht meist einher mit Abnahme des Cl' im Liquor (siehe auch [3232, II]), weshalb gerade an dem fehlenden Eiweiß ein Zwang zur Erhöhung der Cl'-Konzentration gesehen wird[3238, 3239, 3240]. Größte Werte im Liquor wurden gefunden bei Tumor cerebri, Tabes, Epilepsie (?)[3235], von Karlström[3229, I] nur nach einem Anfall. Sonst findet er nur bei Tuberkulose und bakterieller Meningitis erniedrigte Werte. Bei Gaben von narkotischen Substanzen ergibt sich eine Erhöhung des Cl'-Gehaltes. Auch NaBr per os wurde in dieser Richtung versucht, aber hier waren die Wirkungen am geringsten.

4. Phosphat. Die Konzentration im Liquor beträgt nur $1/3$ von der des Serums, wie untere Tabelle zeigt. Es handelt sich dabei aber nicht darum, daß ein zu hoher Ca··-Gehalt in der eiweißarmen Flüssigkeit eine Ausfällung ver-

---

[3233] Pincus, J. B. u. Kramer, B.: J. biol. Chem. **57**, 463 (1923), Rona **28**, 265.
[3234] Stary, Z., Kral, A. u. Winternitz, R.: Z. exp. Med. **68**, 441 (1929), Rona **54**, 356.
[3235] Reiche, F.: Z. f. Nervenheilkunde **117/119**, 510 (1931), Rona **62**, 159. Unwahrscheinliche Werte.
[3236] Linder, G. C.: Biochem. J. **28**, 416 (1934), Rona **82**, 635.
[3237] Linder, G. C. u. Carmichael, E. A.: Biochem. J. **25**, 2, 1090 (1931).
[3238] Noto, G. G.: Rass. Stud. psychiatr. **20**, 1153 (1931), Rona **67**, 350. Nervenlues inkonstantes Verhalten. Nur bei akuten Meningitiden (besonders tuberkulösen) verminderte Werte.

ursachen könnte, da die Ca$\cdot\cdot$-Konzentration von 5 mg%[3242, 3243, 3244] etwa der Menge des ultrafiltrierbaren Ca$\cdot\cdot$ des Plasmas entspricht. Selbst wenn Ultrafiltration des Phosphats erfolgen würde, läge damit noch keine übersättigte Lösung vor. Beim Frosch wurde in 24 Versuchen im Liquor 37% (18—47%) des Plasmagehaltes gefunden. Wenn durch Phosphatgaben der Gehalt im Blut ansteigt, folgt der des Liquors nicht, so daß zeitweise nur 16% übrigbleiben (WALKER[3174, 3245]).

Bei Trinken größerer Flüssigkeitsmengen verdünnt sich der Liquor sehr rasch. So erhielten 9 Menschen 2—4 Ltr. Wasser zu trinken. Nach 3—5 Stunden wurde der P-Gehalt bestimmt. Als Durchschnitte ergaben sich folgende Zahlen (nach[3243]):

Serum-P: vorher 3,77 mg%, nachher 3,59 mg%
Liquor-P: „   1,35 „   „   1,16 „

Wir erwähnten vorher, daß die Abgabe des Liquors durch Verdünnung des Blutes beschleunigt wird, so daß sogar höhere Drucke zustande kommen. Die Phosphate werden trotzdem sichtlich stärker verdünnt im Liquor als im Plasma. Das könnte für eine Sekretion sprechen, indem der Durchtritt von Wasser unabhängig von dem Phosphatmechanismus wäre. Dasselbe würde sich jedoch auch bei Berücksichtigung der Dynamik dieses Vorgangs (siehe Abschnitt Capillargrenzen S. 489) ergeben.

Werte aus der Literatur legen wir auf folgender Tabelle vor:

Tabelle 202.

Literatur	Versuch	Serum mg%	Liquor mg%	Liquorgehalt in % des Serumgehalts	
HAMILTON[3229]	Mensch	2,6—6,0	1,6—4,0	65,1	Korrelationskoeffizient +0,60 ± 0,13
LINDER u. Mitarb.[3213]	Mensch	1,2 1,8 1,4	0,6 1,0 0,8	50,0 55,5 57,1	in Millimol
FREMONT SMITH u. Mitarb.[3221]	Mensch (80)	3,9	1,5	38,5	
PINCUS u. Mitarb.[3233]	Nephritis, Lues cordis, tuberkulöse Meningitis	2,9	1,3	44,8	
STARY u. Mitarb.[3234]	30 Patienten Dementia praecox Idiotie Paralyse	2,95 ± 0,55	1,31 ± 0,25	44,4	
LIERLE u. Mitarb.[3242]	17 Asthmatiker	3,64	1,65	45,3	
DULIERE u. Mitarb.[3244]	39 „		0,96 (0,87—1,1)		
MERRIT u. Mitarb.[3243]	versch. Krankh.			38,0	
COHEN[3246]	41 Normale		1,64 (1,5—1,9)		
MANZINI[3222]	Mensch Hund	3,14—3,62 2,98—3,12	1,20—1,34 1,10—1,28	37,6 39,0	
FRYDMANN u. Mitarb.[3225]	Hund		3,09 (2,82—3,47)		Suboccipitalpunktion gut ernährte Rinder sollen einen höheren Gehalt haben
	Rind		3,20 (2,15—4,06)		

Wir sehen mit Schwankungen ungefähr dieselben Werte wiederkehren, so daß man den Gehalt mit 30—40% des Plasmas annehmen kann. Das gilt für die meisten Krankheiten. Eine Ausnahme machen Fälle mit Meningitis (sowohl von Kokken als auch tuberkuloser Herkunft[3243, 3244, 3246]), die höhere Werte zeigen. Außerdem wurden bei Hirnsyphilis und bei spastischer Paraplegie höhere Werte beobachtet[3246], allerdings nicht so, daß man daraus diagnostische Schlüsse ableiten konnte[3247]. Eine Erhöhung wurde bei Narkose, z. B. auch durch NaBr beobachtet.

5. Sulfat. Sulfat ist im Liquor in niedrigerer Konzentration vorhanden als im Plasma, nach FRISCO[327] etwa die Hälfte, nach WATCHORN und McCANCE[3248] $1/3$—$1/4$. Bei tuberkuloser Meningitis nähert sich der Gehalt dem des Plasmas, bei einem Fall von chronischer interstitieller Nephritis erreichte der Gehalt den unwahrscheinlichen Wert von 35 mg%[3248].

6. Bromid. Während wir mit den bisher erwähnten Anionen nur solche behandelten, die normal im Liquor und Plasma in ausreichender Menge vorhanden sind, um auch mit analytisch genügend fundierter Berechtigung nach den Gleichgewichten zu fragen, kommen wir jetzt zu den Anionen, die fast nur aus Gründen funktioneller Prüfungen in den Bereich der Untersuchungen gezogen wurden. Bromid fand nach dem Vorschlag von WALTER geradezu als Diagnosticum Anwendung.

Die von WALTER anfangs gebrauchte Methode mit Goldchlorid ist vielleicht brauchbar für den klinischen Bedarf. Um die Bequemlichkeit zu steigern, wurden die Analysen außerdem im Gesamtblut ausgeführt, was für einigermaßen exakte Anforderungen völlig unzureichend ist. Von unserem Standpunkt aus werden wir so gewonnene Werte erwähnen, werden sie aber gegenüber anders gewonnenen mit Vorbehalt betrachten.

Deutlich ist das durchaus differente Verhalten des Bromids gegenüber dem Chlorid, trotz dem sonst so ähnlichen Schicksal. Daß hier keine dynamischen Gleichgewichte (wie bei den Erythrocyten MAIZELS) eine Rolle spielen, dafür sorgt schon die Vorschrift von WALTER, daß bestimmte kleine Bromidmengen mehrere Tage lang genommen werden (5 Tage lang 3 mal täglich 0,01 bis 0,02 g/kg NaB), wobei der Gehalt im Plasma längere Zeit auf gleicher Höhe gehalten wird. Die Zeit eines Ausgleichs ist dabei ohne weiteres vorhanden. ROSSEN und REICHENBERG[2777, IV] fanden selbst nach 3 Monaten noch dasselbe Verhältnis, und zwar stieg der Gehalt im Liquor mit dem im Plasma und sank ebenso, begünstigt durch NaCl. Bei einmaliger intravenöser Injektion wächst der Gehalt im Liquor 7 Stunden und länger an[3253].

Zu beachten ist, daß trotz diesem Befund verschiedene Partien des Liquors nicht denselben Bromidgehalt aufweisen (z. B. enthält der aus dem Subarachnoidalraum mehr [DISERTORI[3223]]). In den Versuchen von WALLACE und BRODIE[3219, I] wuchs die Konzentration am raschesten in den pericapillären und perineuralen Räumen, dann im arachnoidalen Liquor, zuletzt in der Cysterne. Nach intravenöser In-

---

[3239] FREMONT-SMITH, F., DAILEY, M. E., MERRITT, H. H., CARROL, M. P. u. THOMAS S. W.: Arch. of Neurol. u. Psychiatrie **25**, 1271 (1931). Bei jeder Meningitisform Absinken des Cl'.
[3240] FREMONT-SMITH, F. u. DAILEY, M. E.: J. Pharm. exp. Ther. **27**, 255 (1926), Rona **38**, 90
[3241] KHVOLES, G. J., NIKOLSKAJA, M. I., PROKOPTCHOUK, I. J. u. NODIA, A. G.: Rona **98**, 288 (1936). Gabe von Äther, Chloralhydrat, Chloralose, Urethan.
[3242] LIERLE, D. M. u. SAGE, R. A.: J. Allergy **3**, 325 (1932), Rona **68**, 506.
[3243] MERRITT, H. H. u. BAUER, W.: J. biol. Chem. **90**, 215 (1931), Rona **61**, 529.
[3244] DULIERE, W. L. u. MINNE, R.: C. rend. Soc. Biol. **118**, 1262 (1935), Rona **89**, 123.
[3245] WALKER, A. M., ELLINWOOD, E. H. u. REISINGER, J. A.: J. biol. Chem. **97**, LXXII (1932), Rona **70**, 326.
[3246] COHEN, H.: Quart. J. of Med. **17**, 289 (1924), Rona **27**, 142.
[3247] DELMAS-MARSALET u. BARGUES, R.: Ann. med. Physiol. **93** I, 197 (1935), Rona **88**, 103.
[3248] WATCHORN, E. u. McCANCE, R. A.: Biochem. J. **29**, 2291 (1935). Rona **95**, 72.

jektion beim Hunde erschien J' rasch in der extracellulären Hirnflüssigkeit der Seitenventrikel. In der Subarachnoidalflüssigkeit, der Rinde und der Cysterne wird dieselbe Konzentration erst später erreicht. Die Anionen gehen sowohl über die Gehirnkapillaren als auch über den Plex. chorioid. in den Liquor. Durch die extracellulären Räume gehen sie in die perivasculären Spalten und gelangen von da aus in die Subarachnoidalflüssigkeit[3251, II]. Beim Vergleich von Bromid im Suboccipitalliquor mit dem nach Lumbalpunktion fanden sich in letzterem immer niedere Werte[3249], aber trotz Abbindens des Rückenmarks traten deutliche Mengen von Br' (und Jodid) in der Rückenmarksflüssigkeit auf, so daß auch in den niederen Teilen eine Abgabe erfolgen dürfte[3219, I].

Nach 5 Tage langer Vorbehandlung mit Br' (3mal täglich 0,02 g/kg NaBr) ergaben sich nicht dieselben Werte[3250].

Der Gehalt im Blut betrug 48,37 mg% Br' als Durchschnitt bei 27 paretischen Patienten und 46,8 bei 22 Schizophrenen. Der Gehalt im Lumballiquor betrug 17,0 (13,4) im Cysternenliquor 15,3 (11,9) mg%. Der Korrelationskoeffizient bei den beiden Werten betrug fast 1,0, also eine direkt funktionelle lineare Beziehung.

Abgesehen von dem Ort der Punktion ist auch zu beachten, daß der zuerst abgelassene Liquor einen höheren Bromidgehalt aufweist als der später gewonnene[3251], was wiederum auf ein dynamisches Gleichgewicht hinweist.

Gegen die Möglichkeit, daß die ungleiche Verteilung durch Bindung des Bromids an Eiweißkörper stattfände, spricht ein Vergleich der Zusammensetzung verschiedener Transsudate mit der des Liquors bei denselben Patienten[3252].

Wenn Bromid in die Cysterne injiziert wird, geht es sofort in das Serum über. In einer Stunde hat 75% den Liquor verlassen und in 24 Stunden herrscht dasselbe Gleichgewicht, als wenn es in den Kreislauf gegeben worden wäre[3253].

Auch im *Liquor von nichtvorbehandelten Personen* findet sich Bromid, z. B. bei Kindern und Säuglingen 0,33—0,85 mg% (GRÜNINGER[2960]). KULKOW und KAKUSINA[2964] geben im Liquor 0,233 mg%, im Plasma 0,559 mg% an. GUILLAUMIN und MEREIJKOWSKI[198, 2967] fanden 0,7—1,6 mg%, so daß ein Plasma/Liquor- Quotient von 1,5—2 gemessen wird. LEONE und CADEDDU[2954, II] geben im Liquor bei Kindern Werte von 0,2—0,3 mg% an. Der Quotient schwankte um 3 herum. LEIPERT und WATZLAWEK[2984] fanden im Liquor 0,058—0,81 mg% bei 8 Personen, der Quotient 2,38—4,36. Solch große Schwankungen sind bei der notwendigen Unsicherheit in den Grenzkonzentrationen nicht verwunderlich, wurde doch derartiges schon bei der Verteilung zwischen Erythrocyten und Plasma beobachtet, hier ist aber bestimmt das Gleichgewicht vorhanden.

Eine Reihe von Bestimmungen von Cl' und Br' — zugleich elektrometrisch und mit der Goldchloridmethode untersucht — nach 0,02 g/kg NaBr 3mal täglich bei einigen Patienten, gibt folgende Tabelle mit Zahlen in Millimol/Ltr. Wasser[3254] wieder:

Tabelle 203.

$(Br+Cl)_{liq}$	$(Br+Cl)_s$	$(Br)_s$	$(Br)_{liq}$	$(Cl)_s$	$(Cl)_{liq}$	$\frac{(Br+Cl)_s}{(Br+Cl)_{liq}}$	$\frac{(Cl)_s}{(Cl)_{liq}}$	$\frac{(Br)_s}{(Br)_{liq}}$ elektrometrisch	$AuCl_3$
1. 128,3	111,5	4,8	3,4	106,7	—	—	—	1,41	—
2. 134,5	111,0	8,4	2,4	102,6	132,1	0,83	0,78	3,50	2,72
3. 127,2	111,8	6,4	3,2	105,4	124,0	0,88	0,85	2,00	2,50
4. 126,2	111,8	6,5	3,3	105,3	122,9	0,89	0,86	1,97	3,10
5. —	—	5,2	3,3	—	—	—	—	1,57	2,80

Patienten: 1—3. Paresen, 4. Ekzem, 5. luetische Aortitis.

[3249] URECHIA, C. J. u. RETEZEANU, A.: C. rend. Soc. Biol. 115, 312 (1934), Rona 79, 403. Waltersche Brommethode 0,58—0,89 bzw. 0,5—0,76 mg% Br.
[3250] MASSERMAN, J. H.: Amer. J. Physiol. 109, 193 (1934), Rona 84, 280. Methode $AuCl_3$ und nach Toxopeus nebeneinander.
[3251] FLEISCHHACKER, H. u. SCHEIDERER, G.: Z. Neurol. 116, 692 (1928), Rona 49, 798.

Ersichtlich sind die differenten Quotienten nach der Goldchlorid- und der elektrometrischen Methode. Deutlich ist auch die durchaus andere Verteilung von Cl' und Br' in beiden Flüssigkeiten, entgegen FREY[3255] bei Hunden und Katzen. Wir geben eine Tabelle von MORTON[3139] wieder, der nicht so hohe Quotienten findet, da er eine langdauernde Behandlung vorhergehen läßt. Er gibt den Hunden 3—5 g Br' und 4,5—6,0 g NaCl. Die Patienten wurden ähnlich chronisch behandelt oder wurden schon mit einer chronischen Intoxikation eingeliefert.

Auch sonst wurden in der Literatur Fälle von besonders niederen Quotienten berichtet. So bei 2 Patienten, die bei der Einlieferung in die Klinik 300 mg% Br' im Serum hatten. Die Quotienten betrugen aber immerhin noch 1,85 und 2,14[3259]. Das ginge mit den Befunden von WALLACE und BRODIE[3251, I] konform, nach denen im Serum ein Minimum vorhanden sein muß, ehe deutliche Mengen im Liquor erscheinen. Allerdings sind, wie wir oben sahen, auch bei dem normalen Blutbrom immer deutliche Mengen im Liquor aufzufinden, und der Quotient unterschied sich durchaus nicht prinzipiell von den nach Bromidzufuhr gemessenen Werten. Die Permeabilität für $Ca^{..}$ wurde durch höheren Br'-Gehalt nicht verändert ([3261], dagegen [3262]).

Tabelle 204.
Die Resultate sind ausgedrückt als Milli-Äquivalente pro kg Wasser.
(Methode: elektrometrische Titration nach HASTINGS und VAN DYKE.)

Datum	Zelle/Serum			Serum/Sp.nalfl.				Urin	Magensaft	Speichel
	$\frac{(Br)_c}{(Br)_s}$	$\frac{(Cl)_c}{(Cl)_s}$	$\frac{(Br+Cl)_c}{(Br+Cl)_s}$	$\frac{(Br)_s}{(Br)_{sp.f.}}$	$\frac{(Cl)_s}{(Cl)_{sp.f.}}$	$\frac{(Br+Cl)_s}{(Br+Cl)_{sp.f.}}$	$\frac{R_u}{R_s}$	% R*	% R*	% R*
Hund 1 Aug. 9.	0,72	0,68	0,69	—	—	—	0,76	33,1	44,2	41,0
„ 1 „ 24.	0,76	0,66	0,70	1,42	0,70	0,93	0,71	34,2	49,1	50,2
„ 2 Okt. 5.	0,73	0,69	0,71	1,30	0,70	0,90	0,92	44,2	45,0	42,9
„ 2 „ 28.	0,81	0,77	0,80	1,13	0,81	0,93	0,76	35,9	50,7	46,8
„ 3 Nov. 12.	0,75	0,72	0,73	1,24	0,71	0,92	0,68	36,7	51,2	47,4
Pat.B.R. Dez. 21.	0,80	0,79	0,79	1,20	0,77	0,94	0,86	43,5	43,8	64,0
„ B.R.+ „ 29.	0,85	0,77	0,78	1,73	0,87	0,91	0,84	8,2	15,3	17,9
„ R.S. Feb. 23.	0,83	0,71	0,74	1,56	0,80	0,90	0,90	21,3	12,3	36,0
„ V.D. „ 25.	0,73	0,72	0,73	1,61	0,75	0,88	0,90	23,3	27,0	32,3
„ W.A. Juli 11.	0,77	0,67	0,68	1,56	0,84	0,87	0,98	11,2	11,8	15,9

* R = % Ersatz von Chlorid durch Bromid. $[(Br) \times 100]/(Br + Cl)$. $R_u/R_s = R_{Urin}/R_{Serum}$
+ Nach 7 Tagen Behandlung mit zur Diät hinzugefügtem Natriumchlorid.

Von Interesse ist der Befund, daß nach Gabe von NaCl der Quotient rasch in die Höhe geht und Werte bis 4,5 erreicht, Br' wurde also von dort früher verdrängt als aus dem Blut. Auch hier ist keine Gleichverteilung vorhanden. Dagegen wird eine Gleichverteilung Cl'/Br' wie im Liquor im Zentralnervensystem gefunden[3256-3258], worüber folgende Gruppe von Cl'/Br'-Verhältnissen nach Bromidgabe Aufschluß gibt[3257, 3258].

[3251, I] WALLACE, G. B. u. BRODIE, B. B.: J. Pharm. exp. Ther. **68**, 50 (1940), Rona **122**, 522.
[3251, II] Dieselbe ebenda **70**, 418 (1940). C. **1942 I**, 890.
[3252] MALAMUD, W. u. HAYWARD, E. P.: Z. Neurol. **128**, 295 (1930), Rona **59**, 451. Blut-Liquor Quotient 2, im Transsudat 1,0.
[3253] WALLACE, G. B. u. BRODIE, B. B.: J. Pharm. exp. Ther. **66**, 38 (1939).
[3254] MISHKIS, M., RITCHIE, E. B. u. HASTINGS, A. B.: Proc. Soc. exp. Biol. Med. **30**, 473 (1933), Rona **74**, 316.
[3255] FREY, E.: Naunyn-Schmiedebergs Arch. **163**, 399 (1931), Rona **66**, 619.
[3256] BRODIE, B. B. u. WALLACE, G. B.: J. Pharm. exp. Ther. **63**, 3 (1938).
[3257] WALLACE, G. B. u. BRODIE, B. B.: J. Pharm. exp. Ther. **65**, 214 (1938). Hunde und Katzen.
[3258] WALLACE, G. B. u. BRODIE, B. B.: J. Pharm. exp. Ther. **65**, 220 (1938).
[3259] LOVELL, H. W. u. BROWN, J. R.: Proc. Soc. exp. Biol. Med. **32**, 516 (1934), Rona **88**, 465.

Tabelle 205.

Organ	2 Hunde Tötung nach 3 Std. 1 g/kg NaBr intravenös		1,2 g/kg per os Tötung 24 Std. später		1,3 g/kg per os Tötung 48 Std. später	0,24 g/kg NaBr per os täglich 8 Tage lang. Tötung 24 Stunden nach der letzten Gabe
Liquor . . .	15,8	11,8 m. eq.*	21,5*	16,1 m. eq.*	24,5*	23,6*
	8,0	11,0	5,4	7,8	4,6	4,8
Hirnrinde . .	10,2	14,0	6,1	9,3	5,2	5,4
Mittelhirn . .	8,2	11,0	5,6	7,2	4,5	5,5
Kleinhirn . .	7,9	10,0	5,9	7,8	4,8	5,4
Pons und Medulla . .	8,0	11,0	5,7	7,3	4,9	5,3
Rückenmark		14,0	5,7	8,8	6,2	6,5
Serum . . .	27,4*	26,0 m. eq.*	28,4*	20,9*	283,*	30,1*
	3,5	3,7	3,1	4,6	2,9	2,9
Leber. . . .	3,7			5,0	3,4	3,4
Lunge . . .	3,2				3,2	3,1

* absolute Werte (Methode: BRODIE und FRIEDMANN) Fehler 1% bis 0,06 mg. J. biol. Chem. **124**, 511 (1938).

Der *Permeabilitätskoeffizient*, d. h. der Quotient $\frac{C_{Plasma}}{C_{Liquor}}$ wurde von WALTER[3260] bei normalen Fällen mit 2,9—3,3 schwankend festgestellt und eine erhöhte oder verminderte Permeabilität angenommen, je nach Verhalten dieses Quotienten.

So gibt es eine vermehrte Permeabilität bei Fieberbehandlung des Kaninchens[3263], Röntgenstrahlen[3264], Urämie, Paralyse, Psychosen[3265], eine verminderte nach Morphinvergiftung des Kaninchens[3266] oder nach Hysterie, Neurasthenie und Schizophrenie[3267]. Die Untersuchungen darüber sind zahlreich. Sie sind von WALTER in einer Monographie zusammengefaßt. Ebenso finden sich Angaben darüber bei GELLHORN[930], S. 318.

Hier soll der Versuch erwähnt werden, eine Beziehung zwischen dem Eiweißgehalt und dem Bromgehalt des Liquors zu finden. Wenig vereinbar mit der Annahme einer Sekretion ist ein hoher Eiweißgehalt zugleich mit einem hohen Bromgehalt und umgekehrt.

Der Korrelationskoeffizient betrug[3268, 3269] + 0,573 ± 0,028, bei Psychopathie + 0,78 ± 0,04, bei Psychoneurosen + 0,42 ± 0,08. Meningitiden wurden hierbei nicht einbegriffen, bei denen wir gerade beim Chlorid mit steigendem Eiweißgehalt den Unterschied der Konzentrationen zwischen Plasma und Liquor geringer werden sahen.

Eine Besonderheit ist noch die höhere Permeabilität im foetalen Leben und je nach der Tierart verschieden in den ersten Lebensmonaten (siehe darüber unter Ferrocyanid in diesem Abschnitt).

7. Jodid, Rhodanid, Nitrat. Wurden J', SCN' oder Br' in die Cysterne eingeführt, dann verschwanden sie gleich schnell in 3—4 Stunden aus dem Liquor

---

[3260] WALTER, F. K.: Z. f. ges. Neurol. u. Psychiatrie **95**, 522 (1925). Und andere Arbeiten.
[3261] KATZENELBOGEN, S.: J. Pharmacol. exp. Ther. **51**, 435 (1934). C. **1935 II**, 394. 15 Patienten erhielten 5 Tage lang 3 g NaBr/Tag. Bromgehalt schwankte von 51—81 mg%. 20 Patienten erhielten 6—8 g/Tag 28—91 Tage lang. Der Br'-Gehalt schwankte von 167 bis 393 mg%.
[3262] ROTHSCHILD, D. u. HAMBERG, C. N.: Amer. J. Psychiatrie **91**, 1033 (1935), Rona **91**, 164. Berücksichtigte nicht, daß Ca·· teilweise nicht diffusibel ist.
[3263] KAMEYAMA, S.: Rona **84**, 279 (1934).
[3264] HSU, Y. K., CHANG, C. P., HSIEH, C. K. u. LYMAN, R. S.: Chin. J. Physiol. **10**, 379 (1936), Rona **97**, 528. Drei Schizophrene.
[3265] DALMA, G.: C. rend. Soc. Biol. **97**, 1206 (1927), Rona **45**, 96.
[3266] LOKSCHINA, E. S.: Rona **91**, 380 (1934).
[3267] SÜNDERHAUF, R.: Z. ges. exp. Med. **55**, 378 (1927), Rona **41**, 780.
[3268] MALAMUD, W., MILLER, W. R. u. MULLINS, B. M.: Proc. Soc. exp. Biol. Med. **30**, 160 (1932), Rona **74**, 315.

(WALLACE und BRODIE[3251, I]). Doch haben diese Ionen ein schlechtes Eindringungsvermögen, sogar ein noch schlechteres als Bromid. Jodid wird am wenigsten gefunden. Man beobachtet bei J' und SCN' einen Anstieg bis 7 Stunden nach der Injektion (WALLACE und BRODIE[3219, I; 3251, I; 3253, 3256]. 3 Stunden nach großer Gabe (0,2 g/kg Tier) konnte es noch nicht im Liquor beim Kaninchen nachgewiesen werden (KUDO[3016]).

ROLLER[3528] fand bei einem Patienten mit schwerer Tuberkulose schon nach 6 Stunden einen Wert von 79% des Blutes.

Die *Normalwerte* für SCN' werden sehr hoch gefunden. Von 31 Liquores, die zur Untersuchung kamen, fand sich einer mit einem Wert unter 0,03 mg%, 21 wiesen Werte von 0,03—0,06 mg%, der Rest höhere Werte auf (BLUM[2999], $FeCl_3$-Methode). Für Zufuhr von außen hat das keine Gültigkeit.

Die zahlreichsten Untersuchungen wurden mit Jodid ausgeführt. 4 Stunden nach intraperitonealer Gabe wurden bei 2 Kaninchen im Plasma Jodmengen 1:1000 gefunden, im Liquor betrug der Gehalt 1:6000 bzw. 1:7500[3270].

Einen exakteren Vergleich geben die Versuche an Hunden von WALLACE und BRODIE[3257, 3258], von denen wir die Quotienten Cl'/J' und Cl'/SCN' wiedergeben.

Tabelle 206.

Organ	1/kg NaJ intravenös Tötung nach 3 Stunden	1,5 g/kg NaJ intravenös Tötung nach 3 Stunden	1,5 g/kg NaJ intravenös Tötung nach 6 Stunden	0,31 g/kg NaSCN per os, dito 2 Stunden später, Tötung 16 Stunden später
Liquor	3,34 m. aeq.* / 38	3,31 m. aeq.* / 41	6,90 m. aeq.* / 20	5,3 m. aeq.* / 23
Hirnrinde . . .	41	36	16	22
Mittelhirn . . .	45	35	22	19
Kleinhirn . . .	39	34	18	26
Pons u. Medulla	44	33	21	—
Rückenmark . .		33	24—34	24
Serum . . .	10,1 m. aeq.* / 9,5	12,1 m. aeq.* / 8,1	17,5 m. aeq.* / 5,7	8,8 m. aeq.* / 11
Leber	—	—	5,4	12
Lunge	—	—	—	1

* bedeuten absolute Zahlen.

Aus der Tabelle ist zweierlei ersichtlich. Diese Ionen dringen noch schwerer in den Liquor ein, und genau so wie dieser verhält sich das gesamte Zentralnervensystem.

Die Permeabilität für Jodid soll durch Hungern[3271], Entfernung der Hypophyse[3272], auch durch Ausschaltung der Thyreoidea und anderer Drüsen mit innerer Sekretion[3273], schließlich durch Meningitis (COHEN[3246]) und Schock[3273, I] erhöht werden.

[3246] Poliomyelitis und Meningitis sollen auch bei Affen die Permeabilität für *Nitrat* erhöhen. Die Affen (Macaca mulata) erhielten 35 mg/kg $NaNO_3$ intravenös. In 1 Stunde betrug der Gehalt im Liquor 1—3 mg% NO_3' bei allerdings unzureichender Methode. Vergleiche mit dem Blut wurden nicht vorgenommen[3274].

[3269] MALAMUD, W., MILLER, W. R. u. MULLINS, B. M.: J. nerv. Dis. 79, 125 (1934), Rona 80. 311. Untersuchungen an 530 Patienten.
[3270] DE HAAN, J. u. VAN CREVELD, S.: Biochem. Z. 124, 172 (1921).
[3271] KASSIL, G. N., PLOTITZYNA, T. G. u. TOLMASSKAJA, E. S.: C. 1939 I, 1789. Auch für $Fe(CN)_6$.
[3272] CHWOLESS, G. J.: C. 1939 I, 453. Auch für $Fe(CN)_6$.
[3273] BELKINA, L. u. SLATOVEROV, A.: Rona 56, 764 (1929). Katzen und Kaninchen auch für $Fe(CN)_6$.
[3273, I] STERN, L. S.: Rona 121, 390 (1938).
[3274] LENNETTE, E. H. u. REAMES, H. R.: J. Immunolog. 34, 215 (1938).

8. Ferrocyanid wird oft zur Prüfung der Permeabilität benutzt, weil die Leichtigkeit einer Berliner-Blau-Reaktion große Bequemlichkeit gibt. Es wird meist gar nicht im Liquor gefunden. Nach Gabe in den Subarachnoidalraum wird es dagegen rasch, besonders durch die Arachnoidalzotten, weniger durch die Venen, in den Blutstrom aufgenommen[3275]. Große Dosen vermögen allein schon die Schranken zu durchbrechen[3286].

Die Resistenz entwickelt sich erst im Verlauf des Wachstums. Eine gute Penetration ist beim Meerschweinchen nur im foetalen Leben nachweisbar, beim Kaninchen noch einige Tage, bei Ratte und Maus bis 14 Tage nach der Geburt[3276]. Diese Verschiedenheit der Reaktion mit dem Alter soll einhergehen mit histologischen Veränderungen im Plexus choreoideus[3277].

Steigerungen der Permeabilität wurden experimentell hervorgerufen durch Schock (Schmerzreize, Pepton, Histamin — Katzen und Hunde[3273, I, 3279]), 7—14tägige Schlaflosigkeit bei Hunden[3281], durch Asphyxie[3282, 3283], nicht aber durch CO, H_2S und HCN[3278] (Mäuse und Kaninchen) Hypophysektomie[3284], Urotropin in großen Dosen[3285], stark hypertonische NaCl-Lösung[3280], Purine (Coffein, Theobromin[3286]).

9. Schlußbemerkungen. Wenn wir die Resultate dieses Abschnittes abschätzen, finden wir, daß die Penetrationsfähigkeit des Cl' (und HCO_3') alle anderen Anionen weit übertrifft. In der Hofmeisterschen Reihe ist ein Abfall nach der entquellenden Seite besonders stark. So dringt $Fe(CN)_6^{IV}$ in der Norm gar nicht ein, PO_4''' etwas besser, noch besser das Sulfat. Nach der anderen Richtung finden wir nach Br' schon die gleiche schlechte Permeation wie SO_4'', dessen Eindringungsvermögen im allgemeinen als besonders gering anzusehen ist, auch an den Erythrocyten gemessen. J' und SCN' dringen noch schlechter ein. Will man sich von diesem Verhalten ein Bild machen, ohne von einer Sekretion zu sprechen, dann wird man zuerst an die Größe der Moleküle im Verhältnis zu den Poren denken müssen, die gerade in dem Bereich von Cl' liegen müßten. Berücksichtigen wir nur den quellenden Teil der Hofmeisterschen Reihe, dann ließe sich der Unterschied sehr wohl verstehen. Auf der Tabelle S. 512 entsprechen die Quotienten für $(Cl + Br)$ durchaus den Donnanbedingungen. Werden in einem kleinen Zeitintervall an eine Membran 2 Ionen herangeführt, dann werden sie in den Proportionen durch die Wand hindurchgehen, wie die Wahrscheinlichkeit der Anwesenheit und die Leichtigkeit des Durchtritts es ermöglicht. Im normalen physiko-chemischen Versuch wird sich durch Rückdiffusion sofort für jedes Ion einzeln das Donnangleichgewicht einstellen, wenn aber die durchgetretene Menge sofort so weit entfernt wird, daß diese Rückdiffusion nicht mehr oder nur zum Teil erfolgt, dann wird das ursprüngliche Verhältnis bestehen bleiben. Mit dieser Vorstellung kann man durch Rechnung jeder Bedingung gerecht werden, wenn Größe der Poren, Filtrationsgeschwindigkeit durch die Flächeneinheit bei bestimmtem Umfang der aufnehmenden Räume (es handelt sich nicht um die Trennung von zwei sich beliebig durchmischenden Flüssigkeiten durch eine Scheidewand)

[3275] SCHOLZ, R. O. u. RALSTON, E. M.: Anat. Res. **75**, 365 (1939), Rona **119**, 659.
[3276] STERN, L. u. PEYROT, R.: C. rend. Soc. biol. **96**, 1124 (1927), Rona **41**, 772.
[3277] STERN, L. u. RAPOPORT, J.: C. rend. Soc. biol. **96**, 1149 (1927), Rona **41**, 772.
[3278] LOKSINA, E.: Rona **47**, 796 (1928).
[3279] STERN, L. S.: Rona **107**, 270 (1938).
[3280] FRADKIN, M. J. ROSSEL, S. I. u. ANTUSCHEWITSCH, E. K.: Rona **95**, 352 (1935).
[3281] STERN, L. S., CHVOLES, G. J. u. ROSSINA, J. A.: Rona **90**, 600 (1934).
[3282] ROMELL, E. L. u. HERTSCHIKOWA, K. A.: Rona **90**, 601 (1934).
[3283] HERTSCHIKOWA, K. A., ROMELL, E. L., ROSSIN, J. A. u. KONOVALOV, B. J.: Rona **90**, 601 (1934).
[3284] CHVOLES, G. J.: Rona **90**, 601 (1934).
[3285] KASSILL, G. N. u. JAKUBOW, B. F.: Rona **90**, 601.
[3286] KASSILL, G. N.: Rona **90**, 654 (1934).

in Rechnung gestellt werden. Nun gibt uns aber die hydrophile Seite der Reihe besondere Aufgaben. SO_4'' geht z. B. im Verhältnis zu seinen räumlichen Abmessungen, seiner Hydratation usw. in zu hoher Konzentration in den Liquor, vielleicht auch Phosphat. Jetzt eröffnet sich die weitere, noch nicht beachtete Möglichkeit in der Geschwindigkeit der Abgabe aus dem Liquor. Diese ist bei Br', SCN', J' anscheinend gleich, wird es aber nicht für Sulfat sein. Die hohe Konzentration des Sulfats könnte also zum Teil durch Stauung ihre Erklärung finden, ähnlich wie bei den übermäßigen Ansammlungen in dem einen Fall von WATCHORN und McCANCE[3248]. Diese Verhältnisse bedürfen einer ausführlichen Bearbeitung, während unsere Betrachtung nur Andeutungen geben konnte. Sie sollte aber zeigen, daß die Annahme einer Sekretion nicht notwendig ist, wenn man nur die Anionen betrachtet. Im Gegenteil finden wir fast überall da, wo ein Sekretionsprozeß vorhanden ist, eine bessere Permeation des Br' gegenüber Cl'.

Mit *radioaktiven Isotopen* wurde das Problem der Durchgängigkeit von GREENBERG und Mitarbeitern[3286, I] angegangen. Die Versuchstiere waren größere Hunde.

Durch Punktion der Cysterne wurde erst der vorgebildete Liquor cerebrospinalis entfernt bis nach einiger Zeit, etwa nach 30—50 Sekunden, ein Tropfen neugebildeter Flüssigkeit aus der Kanüle kam. Diese Flüssigkeit wurde gesammelt, analysiert und mit dem Gehalt im Blutplasma verglichen. Mit diesem Verfahren wollen die Autoren einer sekundären Resorption abgesonderter Substanzen entgehen.

Die Resultate geben wir auf Abb. 39 wieder.

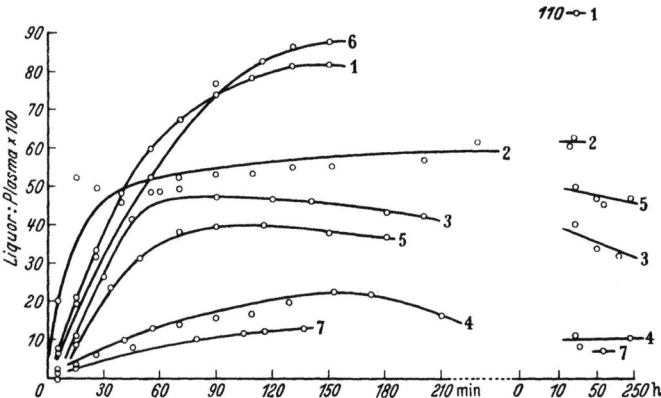

Abb. 39. Verlauf der Verhältniszahlen zwischen den Konzentrationen im Liquor und dem Plasma. Die Zahlen geben folgende Ionen wieder: 1) ^{24}Na, 2) ^{42}K, 3) ^{86,88}Rb, 4) ^{32}PO$_4$, 5) ^{89}Sr, 6) ^{82}Br, 7) ^{131}J.
Abscisse: Zeit in Minuten, später Stunden
Ordinate: $\dfrac{\text{Aktivität im Liquor} \cdot 100}{\text{Aktivität im Plasma}}$

Der Abfall der Konzentrationen im Plasma ist exponentiell, wenn es auch auf logarithmischem Papier keine gerade Linie gibt. Das entspricht durchaus den Befunden von FLEXNER. Wir sehen auf den Kurven nicht nur, daß die Annäherung der Konzentrationen an einen Endzustand nur sehr langsam erfolgt, sondern daß dieser Verlauf elektiv ist, d. h. jedes Ion hat seine eigene Art der Annäherung.

Aus diesen Tatsachen wollen die Autoren auf einen Sekretionsprozeß schließen, weil eine Filtration eine Gleichförmigkeit ergeben müßte. Wir haben schon früher darauf hingewiesen, daß auch ein einfacher Prozeß der Filtration keineswegs eine Gleichförmigkeit, d. h. ein Gleichbleiben der Verhältniszahlen zu garantieren

---

[3286, I] GREENBERG, D. M., AIRD, R. B., BOELTER M. D. D., CAMPBELL, W. W. COHN, W. E. u. MURAYAMA, M. M.: Am. J. Physiol. 140, 47 (1943/44).

braucht oder auch nur kann, selbst wenn man mit thermodynamischen Aktivitäten rechnet. Das gilt auch hier und in erhöhtem Maße. Wir finden tatsächlich, daß die Permeabilität der Ionengröße folgt bei Vergleich gleicher Ladungen. Es ist nicht zu erwarten bei den schwierigen Ladungsverhältnissen einer so diffizilen Membran, daß das positive $Na^{\cdot}$ und das negative Cl' in der Permeation verglichen werden können.

Aber gesetzt den Fall, daß eine Sekretion stattfindet, und daß die sezernierende Zelle tatsächlich nicht zwischen ^{24}Na und ^{23}Na unterscheiden kann, dann muß doch das definitive Verhältnis sofort am Anfang erreicht werden. Warum dann den langsamen Anstieg? Es gibt eine Mischung mit Flüssigkeiten, die noch ^{23}Na enthalten, die Filtration findet also tatsächlich nach WALLACE und BRODIE über das ganze System von Zwischenräumen im Gliagewebe statt. Diese Flüssigkeit muß erst ausgewaschen werden, ehe das wirkliche Filtrat in Erscheinung tritt. Wenn der Verlauf aber so zu verstehen ist, brauchen die Ionen nicht gleichmäßig rasch zu erscheinen, denn wir wissen nicht, welcher Bindungsmöglichkeit in Form von Adsorption usw. sie sonst noch auf dem Wege begegnen. So wissen wir, daß Gliazellen für Cl' und $Na^{\cdot}$ zugänglich sind. Gegen diese Auffassung spricht auch nicht das raschere Erscheinen des Kaliums, da wir wissen, daß $K^{\cdot}$ durch jede Membran, auch die der Zellen selbst, zu treten vermag. Damit liegen aber die Verhältnisse anders. Phosphat ist in jedem Falle von solchen Betrachtungen auszunehmen. Auf den Kurven ist noch Folgendes bemerkenswert: abgesehen von $K^{\cdot}$ und $Na^{\cdot}$ ist der Anstieg langsamer, je niedriger das Maximum ist.

Im Vergleich zu den vorher referierten Befunden von WALLACE und BRODIE ist die maximale Konzentration im Jod niedriger, als bei der chemischen Analyse. Die Autoren beziehen das auf eine Einwirkung der höheren Jodkonzentrationen in den chemischen Versuchen, während hier $^{131}J'$ praktisch gewichtslos verabreicht wurde. Das würde auf die Beeinflussung der Liquorschranke hindeuten. Wäre nicht eine spezielle Verankerung der geringen Ionenzahlen möglich, wenn die Zahl der verfügbaren Bindungen klein ist? Das wird später deutlich bei der Aufnahme von $^{32}PO_4$ im Knochen. Uns scheint es, daß auch diese Versuche nicht den Beweis eines aktiven Prozesses gebracht haben, wohl aber unsere Ausblicke erweiterten.

Die Resorption aus dem Spinalkanal wurde mit der Isotopenmethode von HOWARTH und COOPER[3286, II] in Versuchen an Katzen studiert. Folgende Ionen kamen in isotonischer Lösung zur Anwendung. ^{82}Br, ^{24}Na, $^{32}PO_4$. Außerdem mit Radiobrom markiertes Dibromprocain (= Novocain). In ihren Versuchen zeigte sich ein rascher Abfall der Konzentrationen im Spinalkanal. 50% des Anfangswertes wurden bereits nach 5—15 Minuten erreicht. In der Cysterna magna tauchte so wenig auf, daß ein Verschwinden auf dem Wege nach dem Kopf zu durch Strömung nicht stattgefunden haben konnte. Die Messung der Aktivität im Blut verschiedener Venen zeigte in der Vena azygos stets eine höhere Konzentration als in der Vena cava inferior oder superior. Also mußte der Abfluß über das Venensystem durch die Capillarwand stattgefunden haben. An diesem Befund ist besonders von quantitativem Gesichtspunkt her von Interesse, daß Phosphat gleichrasch verschwindet wie Natrium und Bromid, während es gewöhnlich die Capillaren langsamer durchdringt. Es lag allerdings nicht im Sinne der Autoren, gerade diese Frage von neuem Gesichtspunkt aus zu bearbeiten.

In Versuchen von EICHLER, LINDER und SCHMEISER[3386, III] an Hunden wurde die Wanderung des ^{24}Na nach Injektion in den Lumbalkanal durch Messung

---

[3286, II] HOWARTH, F. u. COOPER, E. R. A.: Lancet **1949 II**, 937.
[3386, III] EICHLER, O., LINDER, F. u. SCHMEISER, K.: Publikation im Druck.

der harten γ-Strahlung durch ein außen angebrachtes Zählrohr verfolgt. Es zeigt sich ein deutlicher Strom nach dem Kopfe zu. Die Konzentration klang mit der Strecke linear ab. Caudal von der Injektionsstelle war nicht mehr vorhanden als dem „background" entspricht, also ein Strom dorthin war nicht nachweisbar. Nach dem Kopf zu reichte er bis zum unteren Halsmark. Darüber war die Aktivität niedriger oder höchstens gleich dem background. Das Modell des Verschwindens entspricht etwa der Wärmeleitung durch einen Draht, der Wärme nach den Seiten zu verliert unter Komplikation einer Strömung.

VIII. Augenkammerwasserschranke.

1. Chlorid. Diese Grenze zwingt ebenfalls zu der Frage nach dem Gültigkeitsbereich der Donnangleichgewichte. Die Versuche von van Creveld[3287] schienen schon einen Hinweis zu geben, daß hier ein Ultrafiltrat vorlag. Für *Chlorid* erhielt er folgende Werte aus Versuchen am Kaninchen:

Tabelle 207.

Plasma		Kammerwasser
arteriell	venös	
0,649	0,614	0,665
0,608	0,582	0,634
0,594		0,631

Wichtig ist bei der sehr eiweißarmen Flüssigkeit, daß der Gehalt höher ist als im Plasma. Es ergibt sich für längere Versuche die Schwierigkeit, daß nach einer einmaligen Punktion die Möglichkeiten erschöpft sind. So fand van Creveld, daß das sekundäre Kammerwasser, das sich nach der ersten Punktion neu bildet, ärmer an Chloriden ist, was mit einem höheren Eiweißgehalt in guter Übereinstimmung steht. Diese Verhältnisse wurden von Duke-Elder[3288] genauer untersucht. Der Autor steht auf dem Standpunkt, daß das Augenkammerwasser ein reines Dialysat sei. Seine Behauptung betreffs der Chloride stützt sich auf Analysen von Pferdeaugen in Prozent (in mMol).

Tabelle 208.

	Serum	Kammerwasser	Glaskörper
Na˙ .	(145) 0,335	(121) 0,279	0,417%
Cl′ . .	(103) 0,366	(123) 0,437	

Auf diesen Analysen läßt sich folgendes Schema aufbauen (siehe auch Bolam[3153, S. 215]):

Kapillarblut   Kammerwasser

Na⁺ $\begin{cases} A^- (= Eiweiß) \\ Cl^- \end{cases}$ Na⁺   Cl⁻

Daraus folgt die Donnangleichung:

$$[Na^\cdot]_{Pl} \cdot [Cl']_{Pl} = [Cl']_{KW} \cdot [Na^\cdot]_{KW}$$
$$\frac{145 \cdot 103}{148{,}83} = \frac{123 \cdot 121}{149{,}35}$$

Die Gleichheit der beiden Produkte wäre ausreichend, um eine einfache Dialyse anzunehmen. Aber in dieser Form ist das Schema nicht statthaft. Man dürfte so verfahren, wenn außer dem Cl′ kein anderes dialysierendes Anion vorhanden wäre, oder wenigstens kein Anion, das mit genügender Geschwindigkeit

---

[3287] van Creveld, S.: Biochem. Z. **123**, 304 (1921).
[3288] Duke-Elder, S.: J. Physiol. **62**, 315 (1927).

dialysiert. Einen Bruchteil von PO_4''' und SO_4'' dürfte man vielleicht an dieser Stelle einsetzen. Wir haben im HCO_3' ein Ion, das ebenso schnell zu permeieren vermag wie Cl'. Gerade an dieser Gegenüberstellung können wir die Reichweite einer Sekretion und einer Dialyse ersehen. Schon die Bremsung der Permeationsgeschwindigkeit eines Ions muß das Gleichgewicht eines entsprechend geladenen anderen so verschieben, daß ein regulärer Donnanquotient nicht mehr zur Beobachtung kommt. Kleinere Abweichungen brauchen also nicht gegen das Vorliegen eines thermodynamischen Gleichgewichtes zu sprechen, wie gerade im Schlußabsatz des vorherigen Kapitels (S. 519f) ausführlich dargestellt wurde, und die Versuche von WILBRANDT und MAIZELS an Erythrocyten direkt erweisen.

Bis dahin wird man die Hypothese einer Sekretion vorziehen wollen, um nicht die beobachteten Tatsachen von der strengen Theorie zu sehr zu entfernen (siehe [3290-3292]). Kürzliche Versuche von DAVSON und QUILLIAM[3292, I] an durchströmten Katzenköpfen zeigen die Unabhängigkeit des Gleichgewichtes von HCN und die gleichmäßige Herausdiffusion von Cl', wenn seine Konzentration in der Durchströmungsflüssigkeit vermindert wird. Ein aktiver Prozeß hätte gelähmt werden müssen.

Auf eine besondere Art demonstrierten DAVSON und Mitarbeiter[3292, II] die Abweichungen von der Zusammensetzung eines Dialysats. Nach dem Eiweißgehalt mußte der Donnanquotient r für $Na^{\cdot}$ 1,04, für Cl' 0,96 betragen. Gefunden wurde $r_{Na^{\cdot}}$ bei Katzen $1,03 \pm 0,004$, bei Hunden $1,04 \pm 0,003$. Die Verteilung des $Na^{\cdot}$ war also gut. Dagegen waren die Werte für $r_{Cl'}$ 0,945 bei der Katze, 0,90 beim Hunde, also eine deutliche Differenz. Wurde das Plasma einer Dialyse durch eine Kollodiummembran unterworfen, dann verschoben sich die Werte auf 1,08 für $r_{Na^{\cdot}}$ und 0,99 für $r_{Cl'}$, beide waren also größer. Wenn man das Vorderkammerwasser gegen Plasma durch einen Kollodiumsack dialysierte, dann stiegen die Werte des Donnanquotienten an und näherten sich denen der einfachen Dialyse. Die Zusammensetzung wich also beträchtlich ab.

Als weitere theoretisch-formale Beschreibung ist die DERRIENsche Formel zu erwähnen, die wir im vorigen Abschnitt wiedergegeben haben. Die Konstante wäre für Cl' hier 3, für HCO_3' 3,6[3293, 3294].

Wir geben tabellarisch eine Reihe von in der Literatur niedergelegten Wertepaaren wieder.

Tabelle 209.

Literatur	Tier	Kammerwasser	Plasma	Quotient	Glaskörper
WINTERNITZ[3295]	Pferde 7	0,457%	0,342	1,34	
TRON[3296]	Rind 10	0,123 mMol	0,112	1,10	0,125 mMol in Klammern venöses Plasma
DUKE-ELDER[3289]	Kaninchen	0,635	0,579 (0,551)		
SALIT[3297]	Kälber Rinder	0,402% 0,408	0,351 0,352		0,404% 0,419
DAVSON und Mitarbeiter[3298]	Katzen 4			0,95	
DAVSON[3299]	Katzen 18			0,945	
DERRIEN[3300]	Octopus vulgaris u. Sepia officinalis	3,54—3,63% NaCl	3,23—3,41	1,05	

[3289] DUKE-ELDER, S.: Biochem. J. **21**, 1, 66 (1927).
[3290] ROBERTSON, J. D.: Brit. J. ophthalm. **21**, 401 (1937), Rona **106**, 131. Annahme der Sekretion durch die Ciliarkörper. Versuche an Kaninchen und Katzen über osmotische Fragen.
[3291] DUKE-ELDER, S.: Brit. J. ophthalm. **21**, 577 (1937), Rona **108**, 108. Polemik.
[3292] ROBERTSON, J. D.: Brit. J. ophthalm. **22**, 79 (1938), Rona **108**, 109. Polemik.

2. Phosphat. Wir legen die Werte auf einer Tabelle vor. Ersichtlich ist, daß wie im Liquor cerebrospinalis das Phosphat nur die halbe Konzentration des Plasmas besitzt.

Tabelle 210.

Literatur	Tier	Kammer-wasser mg%	Serum mg%	Quotient	Bemerkung
WINTERNITZ[3295]	Pferde 8	1,56	3,25	0,48	
	Rind	2,8	4,1—5,2		aus der Literatur
TRON[3296]	Rind 10	1,77	3,23	0,72	Glaskörper 0,65
SIWE[3301]	Kaninchen	1,82 (1,3—2,9)	3,60		
WALKER[3174, 3245]	Frösche 24			0,41 (0,20—0,54)	
	Hühner 4				
	Kaninchen 3			0,37	
	Hunde 5				
	Menschen 4			0,55	
	Hunde 4			0,44	Pankreas entfernt

Bei Gabe von Phosphat (0,6 g/kg K_2HPO_4 intraperitoneal) wurde nach 20 Minuten noch kein Anstieg beobachtet[3301]. Die Zeit dürfte zu kurz sein. Es ist dagegen von Wichtigkeit, daß der Gehalt an $Ca^{..}$ nie so hoch wird, daß die Lösung an Phosphat übersättigt werden könnte. Der geringe Phosphatgehalt ist also zwangsweise vorhanden und zweckmäßig, wenn nicht bei den manchmal beträchtlichen Schwankungen des anorganischen Phosphats im Blute Fällungen und damit Trübungen im Sehfeld auftreten sollen. Wenn man für kurze Zeit teleologisch denken wollte, würde man folgende Feststellung treffen: Würde Phosphat mit der Leichtigkeit durch die Schranke wie etwa durch sonstige Capillarwände hindurchgehen, dann wäre die viel wichtigere Konzentration von $Ca^{..}$ übermäßigen Schwankungen und Zufällen ausgesetzt.

Auch bei Fröschen folgte der Gehalt durchaus nicht nach subcutaner Injektion, so daß er gegenüber dem Plasma nur Werte von 16% annehmen konnte (WALKER[3174]).

3. Sulfat. Der Gehalt ist auch hier sehr gering. Als Durchschnittswert von Analysen an 10 Rindern ergab sich der Gehalt im Kammerwasser mit 0,75 mg%, im Plasma 1,87 mg% (im Glaskörper 1,10 mg%), der Quotient betrug also 0,41 gegenüber Plasma (TRON[3296]). Einen ähnlichen Quotienten fanden HEUBNER und MEYER-BISCH[2936]. Diese Verhältnisse sind in gutem Einklang mit der allgemeinen schweren Permeabilität des Ions durch Membranen.

4. Andere Anionen. Neben einem qualitativen Nachweis, daß Br', $Fe(CN)_6^{IV}$ und J' in die Augenflüssigkeit beim Hunde eindringen (GAEDERTZ und WITTGENSTEIN[2570]), liegen nur wenige quantitative Angaben vor. LIPSCHITZ[2770] fand bei Kaninchen, die 0,75 g/kg $NaBr$ peroral erhalten hatten, folgende Werte (in mg%).

[3292, I] DAVSON, H. u. QUILLIAM, J. P.: J. of Physiol. **98**, 141 (1940), Rona **127**, 170.
[3292, II] DAVSON, H., DUKE-ELDER W. S. u. MAURICE, D. M.: J. Physiol. **107**, 32 P (1948).
[3293] DERRIEN, Y. u. JAYLE, G.: C. rend. Soc. biol. **126**, 363 (1937), Rona **104**, 510.
[3294] DERRIEN, Y. u. FRIZET, P.: Bull. Soc. Chim. biol. **20**, 1238 (1938), Rona **111**, 445. Analysen an Hund und Mensch.
[3295] WINTERNITZ, R. u. STARY, Z.: Z. exp. Med. **89**, 540 (1933), Rona **75**, 527.
[3296] TRON, E.: v. Graefes Arch. f. Ophthalmologie **119**, 659 (1928), Rona **45**, 400.
[3297] SALIT, P. W.: Amer. J. Ophthalm. III, **17**, 818 (1934), Rona **84**, 289.

Die Augenkammerwasserschranke wäre also leicht permeabel und verhielte sich nicht so wie die Liquorschranke.

Tabelle 211.

Zeit in Stunden	18	19	23	24	72	22—24*	22—24**
Oxalatplasma	125,5	157	116	106	95	242	406
Kammerwasser	125,7	153,5	147	124	110,8	248	432

* 5 Tiere 1,5 g/kg   ** 5 Tiere 3 g/kg.

Das gilt auch für *Jodid* beim Kaninchen (DE HAEN und VAN CREVELD[3270]). Nach intravenöser Injektion schneiden sich die Konzentrationskurven in 30 Minuten.

Bei *Rhodanid* finden wir dasselbe (KUDO[3016]), wobei das Maximum der Konzentration (nach 90 Minuten eintretend) nie den Gipfel des Blutes erreicht. Im späteren Verlauf ist eine höhere Konzentration als im Plasma vorhanden.

5. Ferrocyanid. Ferrocyanid vermag die Augenkammerwasserschranke schwer zu durchdringen, aber schon Änderung des osmotischen Drucks im Blut ist ausreichend, um es in 3—10 Minuten nach der Gabe eintreten zu lassen[3280]. Die geringe Permeabilität tritt beim Kaninchen erst vom achten bis zwölften Lebenstage auf[3303].

Im allgemeinen ist diese Phasengrenze viel leichter durchgängig als die Liquorschranke, wenn auch zahlreiche Ähnlichkeiten vorliegen. Man würde aus diesen Befunden nach der Porentheorie schließen, daß die Poren größer sind. Aber die Verhältnisse werden dadurch kompliziert, daß nicht nur der Ciliarkörper, in den man die Produktion des Vorderkammerwassers verlegt, sondern auch die Choreoidea für Ionen und Moleküle — und zwar in durchaus unabhängiger Art — durchgängig sind. Man kann dies durch getrennte Analysen des Vorderkammerwassers und des Glaskörpers unterscheiden, wie neuerliche Versuche von DAVSON, DUKE-ELDER und Mitarbeitern[3303, 1] beweisen konnten. Bei diesen Untersuchungen wird nicht nach Gleichgewichten gefragt, sondern nach der Geschwindigkeit des Durchdringens. Dabei ergaben sich folgende Reihen für die Geschwindigkeit der Permeation:

für den Ciliarkörper: $SCN' > Na^{\cdot} > K^{\cdot} >$ Monosaccharide $>$ Glycerin, Alanin, Kreatinin, Urea $>$ Rohrzucker, PO_4'''.

für die Choreoidea: $SCN' >$ Monosaccharide $> Na^{\cdot}, K^{\cdot}$, Urea $>$ Glycerin, Alanin.

Diese Art der Reihen läßt sich tatsächlich mit einer einfachen Porenstruktur als alleinigem Durchtrittsmodus nicht vereinbaren. Die Resultate wurden durch einige Konstanten in einer Diffusionsgleichung zusammengefaßt:

$$\frac{d\,\text{Subst.}}{dt} = K\,A\,(C_{\text{Plasma}} - C_{\text{Aq}}).$$

Dabei ist A die filtrierende Fläche. Wenn man bei Festlegung der Konstante das Ultrafiltrat als Endpunkt berücksichtigt (SCN' erwies sich zu 20% als nicht ultrafiltrierbar) und einige andere Korrekturen, wie Verlust der Flüssigkeit aus dem Plasma und den Prozeß der Rückresorption vom Auge berücksichtigt, kommt man zu modifizierten Konstanten, die die Autoren mit $K_{A'}$ für den

---

[3298] DAVSON, H., DUKE-ELDER, W. S. u. BENHAM, G. H.: Biochem. J. **30**, 773 (1936).
[3299] DAVSON, H.: J. Physiol. **96**, 194 (1939). $r_{Na^{\cdot}} = 1,03$. $r_{Cl'}\,r_{Na^{\cdot}} = 0,97$ nicht 1, wie Theorie fordert. Keine Beziehung zum Eiweißgehalt bei quantitativer Betrachtung.
[3300] DERRIEN, Y.: C. rend. Soc. Biol. **127**, 1011 (1938), Rona **108**, 109.
[3301] SIWE, S. T.: Z. f. Kinderheilkunde **57**, 467 (1935). Klin. Wschr. **1936 I**, 427.
[3302] ABE, T. u. KOMURA, K.: v. Graefes Arch. **121**, 294 (1928), Rona **51**, 536.
[3303] FRADKIN, M. I.: Rona **116**, 622 (1939).

Humor aqueus und $K_{V'}$ für das corpus vitreum bezeichnen. Folgende Werte für diese Konstanten seien wiedergegeben, um einen Eindruck über die quantitativen Verhältnisse zu vermitteln.

	$K_{A'}$	$K_{V'}$	$K_{A'}/K_{V'}$
SCN′	46,5	18,3	2,5
Na·	37,6	6,8	5,5
K·	42—31	12—7,7	3,5—4
PO_4'''	5,2	0,33	16
Urea	14,0	7,0	2,0
Rohrzucker	4,7	0,28	17

Die Konstanten sind für SCN′ unabhängig von der im Plasma herrschenden Konzentration (bis 58 mg% geprüft). Na· dringt durch die Choreoidea schlechter ein. Besonders auffällig ist das langsame Eindringen des Phosphats, wie man es nach der Größe des Ions auch erwarten muß. Diese Versuche zeigen von neuem die Schwierigkeiten, die bei einem anscheinend so einfachen Prozeß zu überwinden sind, um zu einem Verständnis zu gelangen.

IX. Amnionflüssigkeit.

Amnionflüssigkeit zeigte im Phosphatgehalt eine höhere Konzentration als das Serum (MERRITT und BAUER[3243]). Chloride sind im Fruchtwasser bei der Entwicklung des Hühnchens etwas stärker konzentriert als im Dotter und Eiklar[3304]. Das Blut hat aber im Verhältnis einen noch höheren Gehalt, kombiniert mit einem niederen Zuckergehalt[3305]. Bei der Entwicklung von Eiern von Teleostiern und Fundulus wird Cl′ durch eine Art Sekretionsprozeß ausgestoßen, und es bilden sich dafür HPO_4'', HCO_3' und Eiweißionen[3311].

X. Verteilung der Anionen in den Geweben.
1. Chlorid.

a) *Organische Bindung.* Chlorid ist der Schrittmacher der Anionen, und an ihm müssen wir das Verhalten der anderen Anionen messen. Eine besondere Rolle spielt wiederum die Frage nach Chlor in organischer Bindung.

So soll in der Magenschleimhaut, besonders des Fundus, mit Äther extrahierbares Cl′ vorliegen und zwar etwa 50% des dort vorhandenen. Aber auch in anderen Geweben sei solches aufzufinden[3306, 3307, 3310]. Durch Säuregabe soll das Gesamtchlorid in der Magenschleimhaut zunehmen, das organisch gebundene abnehmen. Diese Befunde konnten durch HOGARTZ[3308] an getrockneter Magenschleimhaut nicht bestätigt werden, obwohl es bequem wäre, auf diesem Wege die Salzsäuresekretion im Magen zu erklären. Das wurde schon von CLAUDE BERNARD versucht. Auch HANKE[3306, 3307], der die organische Verbindung auffand, sah, daß sie durch Ag·-Zusatz gespalten und gefällt wurde. HOGARTZ[3308] fand überhaupt kein durch Äther extrahierbares Chlorid.

Dagegen gingen bei den Analysen von EICHELBERGER und RICHTER[3314, I] bei Petrolätherextraktion von Hundegehirnen große Mengen von Cl′ mit Na·, K· und Mg·· in den Petroläther, wenig Ca··. Aber die Autoren betonen, daß der Zustand dieses Cl′ völlig unbekannt sei, aber wahrscheinlich wird es sich nur um kolloide

---

[3303, I] DAVSON, H., DUKE-ELDER, W. S., MAURICE, D. M., ROSS, E. J. u. WOODIN, A. M.: J. Physiol. 108, 203 (1949).
[3304] KICHINOSUKE, Y.: Jap. J. med. Sci. Trans. II, Biochem. 2, 71 (1933), Rona 74, 50.
[3305] KICHINOSUKE, Y.: Jap. J. med. Sci. Trans. II, Biochem. 2, 81 (1933), Rona 74, 50.
[3306] HANKE, M. E.: Amer. J. Physiol. 90, 375 (1929), Rona 53, 447.
[3307] HANKE, M. E. u. DONOVAN, P. B.: J. biol. Chem. 74, XXIV (1927), Rona 43, 80.
[3308] HOGARTZ, W.: Hoppe-Seylers Z. 200, 119 (1930), Rona 63, 704.
[3309] BORN, H. J. u. TIMOFÉEFF-RESSOVSKY, H.: Naturwissenschaften 1940, 253. Einatmungsdauer nicht angegeben.

Addition und nicht um echte Bindung handelt, obwohl es unter den Bakterien (siehe dort) Lebewesen gibt, die Cl′ in organische Bindung zu überführen vermögen. Wir werden uns um diese Möglichkeit beim höheren Tier nicht zu kümmern brauchen. Ob bei Einatmung von elementarem Chlor eine organische Bindung eintritt, ist auch nicht sicher. Nach Einatmung radioaktiven Chlors fanden sich folgende relativen Verteilungen in den einzelnen Organen[3309]:

Tabelle 212.

	Am Ende der Einatmung	nach 5 Min.	nach 8 Min.
Lunge	74%	60 %	45 %
Niere	9%	24,4%	43 %
Leber	7%	11,1%	6,2%
Hirn	5%	4,5%	5,8%

Der eventuelle organische Einbau kann nicht wesentlich in ein großes Molekül stattgefunden haben, wie der rasche Abtransport aus der Lunge und die bevorzugte Aufnahme in der Niere anzudeuten scheint.

b) Normalwerte. Die normalen Werte in verschiedenen Geweben geben wir auf folgender Tabelle nach IRVING und MANERY[3311] wieder:

Tabelle 213.
Chloridgehalt von Säugetiergeweben (mg/100 g Frischgewebe)

| Tier | Mensch | Hund | Rind | Hund | Ratte | | Mensch | Ratte | Durchschnitt in mg/100 g |
| Zahl der Individuen | 1 | 2 | 1 | 6 | 9 | 120* | 108 | 3 | |
Autor	[3312]	[3313]	[3314]	[3315]	[3315]	[4661]	[3316]	[3317]	
Ovarium	—	—	—	190	290	—	—	—	240
Uterus	—	—	—	201	—	—	270	—	235
Lunge	260	240	244	230	196	204	220	200	227
Hoden	226	214	—	187	222	—	—	214	213
Niere	208	224	225	251	178	178	190	197	210
Schilddrüse	169	—	—	161	—	—	180	—	170
Milz	161	179	153	171	134	128	170	135	158
Pankreas	161	—	—	138	—	—	—	—	158
Knorpel	—	—	—	190	125	—	130	—	152
Speicheldrüse	133	—	184	152	—	—	—	—	148
Leber	—	117	89	136	132	121	150	108	122
Knochen	—	—	—	103	125	115	110	138	119
Herz	124	136	102	119	111	79	130	86	115
Gehirn	131	22	—	148	108	—	173	99	114
glatter Muskel	61	—	—	—	84	—	160	151	114
Skelettmuskel	61	72	50	67	60	53	80	43	62

* Nach SCHLEGEL und BRÜCK[4661]. Diese Angaben sind in den Durchschnittszahlen nicht berücksichtigt. Werte für die Katze nächste Tabelle von S. 525.

Ersichtlich ist die bedeutende Schwankung von Art zu Art. Inwieweit die Analysenmethode verantwortlich zu machen ist, ist nicht ohne weiteres ersichtlich. Aber so starke Differenzen, wie sie z. B. bei der Analyse der glatten Muskulatur bei Ratten angegeben werden, sind auf diese Weise nicht zu erklären. Eine an NaCl mehr oder weniger reiche Nahrung kann nicht die Ursache dieser Diskrepanzen sein.

SCHLEGEL und BRÜCK[4661] analysierten die Organe von 4 Generationen von Ratten, die mit einer um 250 mg NaCl pro Tier und Tag reicheren Diät (aus Kartoffeln, Brot, Mohrrüben, Hundekuchen und Milch) aufgezogen worden waren. Die Werte waren nur in Niere, Haut, Leber und Knochen etwas erhöht, ohne daß aber eine Zunahme dieser Veränderungen mit der Dauer der Fütterung deutlich gewesen wäre. Eine Veränderung des Fettgehaltes wurde nicht untersucht.

Man wird die Sauberkeit der Präparation in den Bereich der Betrachtung ziehen müssen, z. B. von Binde- und Fettgewebe. Demnach sind die schematischen Durchschnittswerte in der letzten Kolonne der Tabelle, die wir aus dem Original einfach wiedergeben, vollkommen illusorisch. Die Bedeutung der Präparation wird sofort deutlich, wenn wir nach dem Zustand und der Verteilung der Chloride in den verschiedenen Geweben fragen.

c) Ursache der verschiedenen Verteilung. Diese Frage muß sich sofort aufdrängen, wenn man die Differenz in den Konzentrationen beachtet. Eine Beziehung soll bestehen zu der Spezialisierung der Organe[3311]. Je weiter diese vorgeschritten sei, desto weniger Cl′ sei vorhanden. Das gilt nicht nur beim Vergleich zwischen glattem und Skelettmuskel, sondern das könnte man auch bei Berücksichtigung der glatten Muskulatur niederer Tiere weiterführen. So enthalten die glatten Muskeln der Muscheln soviel Chlorid wie die Körpersäfte[3318]. Solche Urteile sind willkürlich, da wir über die Größe der Spezialisierung doch nur sehr unvollkommene Aussagen machen können. Eher zu fundieren ist die Aussage von CLOSE[2892, 3316], daß die kernreichen, mit intensivem Stoffwechsel versehenen Gewebe wenig Cl′ enthalten. Diese Bemerkung führt uns zu der alten, schon auf OVERTON[3319] zurückzuführenden Auffassung, daß die Chloride extracellulär lokalisiert sind und ist nur eine andere Ausdrucksform derselben Behauptung. Jedoch betonen WEBB und YOUNG[3323, I], daß prinzipiell die Chlorfreiheit der Zelle nur für diejenigen Tiere gilt, bei denen der osmotische Druck der Körperflüssigkeiten niedrig ist (0,2 molar), so daß er im Innern der Zelle ausgeglichen werden kann durch Eiweiße und Eiweißspaltprodukte, Phosphorsäureester usw. Bei marinen Tieren (das gilt für Seesäugetiere nicht), wo der osmotische Druck 0,6 M. entspricht, muß Cl′ innerhalb der Zelle vorhanden sein. Innerhalb der Riesennervenfaser von Loligo forbesi ist er z. B. 0,12 molar.

Extracelluläre Lokalisation versuchte man auf verschiedenstem Wege zu beweisen. So durchströmten MOND und NETTER[3320] Froschmuskeln mit Rohrzucker und konnten das Cl′ rasch auswaschen. Es wird für den Muskel auf vielerlei andere Art (siehe später den betreffenden Unterabschnitt) die extracelluläre Lokalisation des Cl′ zu beweisen versucht. Die Frage ist nun, ob diese Vorstellung überall gültig ist, inwiefern Kunstprodukte vorliegen usw. Daß zum mindesten die Erythrocyten für Cl′ durchgängig sind, haben wir ausführlich dargetan.

AMBERSON und Mitarbeiter[3321] haben auf drei verschiedene Arten das Cl′ aus den Geweben zu verdrängen versucht:

1. Durch Ersatz des Blutes von Katzen durch eine statt des Chlorids Sulfat enthaltende Ringerlösung, in der sich noch Glucose, Gummi arabicum und gewaschene Erythrocyten befanden (12 Versuche).
2. Durch Infusion von obiger Ringerlösung ohne Kolloide und Zellen wurde durch Diurese eine Cl′-Verdrängung erreicht. Die Ausscheidung hörte bald auf, und es ließ sich der Cl′-Gehalt des Plasmas nur auf 75% der Norm drücken (2 Versuche).
3. Nach intraperitonealer Injektion von 300 ccm obiger Sulfat-Ringerlösung trat Cl′ in die Flüssigkeit, während SO_4'' in Blut und Geweben allmählich seine Stellung einnahm. Nach 2—3 Stunden wurde die Flüssigkeit aus der Bauchhöhle entfernt und durch neue Sulfatlösung ersetzt. Dieses Verfahren wurde wiederholt, bis die Tiere an fibrillären Muskelzuckungen zugrunde gingen (3 Versuche).

[3310] PETERS, J. u. MAN, E. B.: J. biol. Chem. **107**, 23 (1935). 4% Cl′ an Lipoide gebunden.
[3311] IRVING, L. u. MANERY, J. F.: Biol.rev.Cambridge philos. Soc. **11**, 287 (1936), Rona **97**, 177.
[3312] MAGNUS-LEVY, A.: Biochem. Z. **24**, 363 (1910).
[3313] DAMIENS, A.: zit. nach CAMERON, A. T. u. WALTON, C. H. A.: Trans roy. Soc. Can. **22**, Sect. V, 1 (1928).
[3314] VLADESCO, R.: zit. nach CAMERON, A. T. u. WALTON, C. H. A.: Trans roy. Soc. Can. **22**, Sect. V, 1 (1928).
[3314, I] EICHELBERGER, L. u. RICHTER, R. B.: J. biol. chem. **154**, 21 (1944).
[3315] CAMERON, A. T. u. WALTON, C. H. A.: Trans. roy. Soc. Can. **22**, Sect. V, 1 (1928).
[3316] CLOSE, H. G.: Biochem. J. **27**, 967 (1933).
[3317] WINTER, K. A.: Biochem. Z. **272**, 384 (1934), Rona **83**, 547.

Es war so gelungen, schrittweise das Cl' bis zu kleinsten Werten zu erniedrigen. War jetzt das Gewebschlor leicht auszutauschen, d. h. extracellulär, dann mußte eine Proportionalität zwischen Gewebs- und Plasmachlorid merkbar sein. Diese Proportionalität wird noch wahrscheinlicher, weil Sulfat gerade durch Membranen schlecht permeiert und bei Berücksichtigung der notwendigen Erhaltung der Elektroneutralität Cl' nicht durch Membranen durchtreten kann, selbst wenn es sonst frei beweglich ist, wie wir an einem Modell die Verhältnisse bei Erythrocyten dargestellt haben, wenn nicht wesentliche Aciditätsveränderungen eintreten.

Einen Versuch nach Methode I geben wir auf folgender Tabelle wieder. Der Normalwert der Kolonne 2 ist der Durchschnitt aus Analysen von 5 normalen Katzen. Die Werte nach dem Versuch (Kolonne 3) bedeuten nur die %-Zahlen der dazugehörigen Normalwerte.

Tabelle 214.

Organ	Cl' normal mMol/kg	Wert in % des ursprüngl. Wertes	Versuch im Vergleich zum Plasma siehe Text	Elektrodialyse % des Gesamt-Cl'	Verhältnis zum Muskel
1.	2.	3.	4.	5.	6.
Blutplasma	117	6			
Eythrocyten	74	8	0		
Muskel	13	15	0	90,0	1,0
Lunge	66	11	5	74,0	0,82
Niere	64	6	0	86,2	0,96
Magen	59	30	17	55,5	0,62
Milz	48	10	11	66,5	0,74
Speicheldrüse	50	16	11		
Pankreas	46	20	8	60,3	0,67
Darm	44	16	7	84,5	0,94
Herz	41	7	3	86,4	0,96
Leber	38	5	0	85,6	0,95
Großhirn	42	76	} 34	48,6	0,54
Kleinhirn	42	74			
Rückenmark	43	63			
N. ischiadicus	62	21	11		
Hoden	60	18			
Sehne	82	35			
Haut	42	29			
Knochen	27	33			
Knochenmark	33	46			
Vorderkammerwasser	124	32			

Ersichtlich ist, daß die einzelnen Gewebe sich durchaus nicht gleich verhalten: neben den Erythrocyten ist Niere, Leber und Herz in gleicher Weise wie das Blutplasma im Gehalt abgesunken. Abgesehen von einer mittleren Gruppe sind herauszuheben das Zentralnervensystem, Magen, Bindegewebe und Knochen. Als Gegenargument wird man den Einwurf bereithalten, daß ein wirklicher Ausgleich nicht erfolgt ist. Die Autoren selbst geben das zu, da erst nach 30 Minuten mit einem allseitigen Ausgleich zu rechnen sei, aber halten die möglichen Fehler für unbedeutend im Verhältnis zu den Ausschlägen, zumal gerade in diesem Versuch ungefähr eine Stunde Zeit gegeben wurde. Abgesehen davon besteht auch die Möglichkeit, daß Cl' innerhalb der Zellen wie in den Erythrocyten in raschem Ausgleich mit der Umgebung steht.

[3318] KROGH, A.: Acta med. scand. Suppl. 90, 9 (1938), Rona 110, 14.
[3319] OVERTON, E.: Pflügers Arch. 92, 346 (1902).
[3320] MOND, R. u. NETTER, H.: Pflügers Arch. 230, 42 (1932).

Die Sonderstellung des Zentralnervensystems haben wir schon auf Tabelle S. 514 kennengelernt. HIAT[3323, II] hat dieselben Methoden zur Verdrängung des Cl' angewandt, nur daß statt des Sulfats Nitrat als Anion angewandt wurde. Das Resultat war dasselbe, nur daß das Cl' auch im Zentralnervensystem in größerem Ausmaß ersetzt wurde. Eine verzögerte Einstellung — nach der Durchblutung berechnet — werden wir erwarten müssen beim Augenkammerwasser (siehe dazu oben) und beim peripheren Nerv. Wie sich der Knochen verhält, ist noch ganz unsicher. Über die Sehne siehe später.

Einen viel besseren Einblick in die Verhältnisse ergeben die Zahlen der vierten Kolonne. Es wurden sämtliche Werte der Gewebsanalysen in Beziehung gesetzt zu den Konzentrationen im Plasma. Die Regressionslinie wurde also bestimmt. Es zeigte sich, daß kaum eine Abweichung von einer direkten Proportionalität bestand, aber die sich daraus ergebende Gerade schnitt durchaus nicht die positive Ordinatenachse (Konzentration der Gewebschloride) im 0-Punkt, wie man es erwarten müßte, wenn alles Cl' freibeweglich wäre, sondern bei den in der Kolonne 4 in Millimol angegebenen Konzentrationen. Diese Konzentrationen halten die Autoren für innerhalb der Zelle gelegen.

Danach setzt sich das Zentralnervensystem noch mehr von den anderen Organen ab, wenn auch die Versuche von HIATT[3323, II] zu einer Korrektur dieser Zahlen führen müßten. Ebenso hat der Magen eine Sonderstellung. Von Interesse ist das Verhalten des Muskels, der einen etwas anderen Wert gibt, wie aus Kolonne 3 zu erwarten wäre. Hierbei muß es sich nach unserer Auffassung um eine durch die Versuchsleitung bedingte Vergrößerung der extracellulären Phase handeln, wie sie auch zu erwarten ist.

Als fünfte Kolonne derselben Tabelle wurden die Resultate niedergelegt, die mit einer anderen Methode erhalten wurden. Von OSTER[3322] wurde eine Methode entwickelt, um Cl' durch Elektrodialyse aus Geweben zu entfernen. Die isolierten, überlebenden Gewebe wurden dieser Behandlung 3 Stunden unterworfen und die prozentuale Beseitigung des vorher vorhandenen Cl' beobachtet. In der sechsten Kolonne ist die Muskulatur als Maßstab untergelegt, weil diese dem Cl' so wenig Widerstand entgegensetzt wie Agargel. (Diese Identität ist aber nach den Diffusionsversuchen unwahrscheinlich, siehe später.)

Die Reihenfolge ist erhalten, soweit das von so verschiedenen Methoden erwartet werden kann, aber auch hier hebt sich Magen und besonders das Gehirn aus der Reihe heraus. Während durch Altern die Geschwindigkeit der Cl'-Bewegung im Skelettmuskel nicht wesentlich vermehrt wird, geschieht das beim Gehirn. Noch mehr wird es hier beschleunigt, wenn man das Gehirn kocht oder gar in Breiform überführt. Aber selbst nach 24stündiger Behandlung wird nicht alles Cl' entfernt, so daß den Autoren[3323] die Möglichkeit gegeben erscheint, daß dieser kleine Rest von 2—5% doch in organischer Bindung vorliegen könne.

Auf anderem Wege versuchte KROGH[3318] einen Eindruck über das intracelluläre Cl' erhalten zu können. Er gab Kaninchen intramuskulär NaSCN, ließ den Ausgleich eintreten und bestimmte jetzt den Gehalt an Cl' und SCN' in dem unter 4300 Atmosphären Druck erhaltenen Gewebswasser. Dabei müßten 6,5 mMol Cl' im Muskel, 4,5 mMol in der Leber intracellulär liegen. Diese Werte sind vielleicht dadurch bedingt, daß SCN' teilweise an Kolloide gebunden, nicht in gleicher Konzentration in das Gewebswasser eingehen kann. Der Befund braucht noch keinen Widerspruch gegen die eben gegebene Darstellung zu bilden.

Bei Versuchen an einzelnen Riesennerven der Schildkröte betrug der Cl'-Gehalt 1% der Konzentration des Plasmas. Es konnte aber einerseits ausgewaschen werden, andererseits ging es in derselben Konzentration in den Nerven hinein, wenn es in die entsprechende Umgebung gebracht wurde[3325, I].

[3321] AMBERSON, W. R., NASH, T. P., MULDER, A. G. u. BINNS D.: Amer. J. Physiol. 12, 224 (1938), Rona **107**, 338.
[3322] OSTER, R. H.: J. biol. Chem. **131**, 13 (1939).
[3323] OSTER, R. H. u. AMBERSON, W. R.: J. biol. Chem. **131**, 19 (1939).
[3323, I] WEBB, D. A. u. YOUNG, J. Z.: J. Physiol. **98**, 299 (1940).

d) Die Lokalisation hängt eng zusammen mit dem *Bindegewebe*. Wurde von dem Muskel die äußere Fascie abgekratzt, dann verlor er damit zugleich ungefähr $1/4$ seines Chloridgehaltes.

Die Beziehung geben einige Werte von Rattenmuskeln[3324]. Solche mit Fascie enthielten 44,1 m. aequiv./kg Cl′ im frischen Gewebe. Der Gehalt der Fascie betrug 58,1, der der Sehne 74,2 mMol. Der Gehalt der Fascie ist nur deswegen soviel niedriger als der der Sehne, weil die absolute Entfernung von Muskelfasern nicht gelang.

Nach Bestimmungen von MANERY und Mitarbeitern[3325] sollen die Zwischenräume im Muskel zu 22% aus Bindegewebe und nur der Rest aus einfachem Ultrafiltrat des Plasmas bestehen.

Als Durchschnitt von Sehnenanalysen von 14 Kaninchen ergab sich ein Cl′-Gehalt von 121,0 ($\pm$ 10,9) mMol, das Verhältnis der Konzentration Serum/Sehne berechnet auf Wasser 0,88. In Versuchen an 15 Hunden waren die Quotienten $\frac{[Na^{\cdot}]_{Sehne}}{[Na^{\cdot}]_{Plasma}} = 0{,}89 \pm 0{,}10$, derselbe Quotient für Cl′ 1,02 $\pm$ 0,05 berechnet auf den Wassergehalt[3326, I]. Beim Nierenfett ist das Verhältnis dasselbe, vorausgesetzt, daß man den Fettgehalt abrechnet. Je stärker der Fettgehalt ist, desto weniger Chlorid ist in dem Gewebe vorhanden, berücksichtigt man aber den Fettgehalt, dann kommt man zu gleichmäßigen Zahlen.

Das angegebene Verhältnis lehrt zweierlei: der Cl′-Gehalt ist stärker als im Serum, also kann das Eiweiß des Bindegewebes nicht dieselbe Donnanfunktion haben wie im Serum. Darüber hinaus ist die Sehne chloridreicher, obwohl nach dem isoelektrischen Punkt des Eiweißes das nicht zu erwarten wäre. Dann aber besteht — nach Schätzung im histologischen Schnitt — der Raum der Sehne zu etwa 10% aus Zellen. Diese müssen ähnlich den Erythrocyten für Cl′ durchgängig sein. Da die Sehne mehr $K^{\cdot}$ als das Serum und weniger $Na^{\cdot}$ besitzt, kann man annehmen, daß $Na^{\cdot}$ nur außerhalb, $K^{\cdot}$ nur innerhalb der Zelle vorkommt. Unter solchen Annahmen kommt man zu einem Wert für den Raum der Zellen von 10%, wie bei der histologischen Schätzung. Ähnlich werden sich die Fettgewebszellen verhalten. Nach den Versuchen von AMBERSON und Mitarbeitern[3321] würde man auf höhere Werte schwer beweglichen Chlorides kommen als dem cellulären Anteil entspricht. Man wird auch bei der Sehne den langsameren Eintritt des Diffusionsgleichgewichtes annehmen müssen.

e) Verhältnis zum Natrium. MANERY und HASTINGS[3326] haben bei Analysen von Ratten den Versuch gemacht, nach der Arbeitshypothese zu rechnen: $K^{\cdot}$ ist (abgesehen von einem Ultrafiltrat des Blutes) nur in den Zellen, Cl′ aber nur extracellulär zu finden. Man müßte dann ein umgekehrtes Verhältnis zwischen $[K^{\cdot}]$ und $[Cl']$ in den Organen erwarten. Ungefähr gilt das auch, aber es gibt doch Abweichungen in manchen Geweben, die nicht durch Analysen- oder Rechnungsfehler erklärt werden können, wie z. B. in der Haut, Magenschleimhaut, Milz, Hoden, Herz und Lunge. Wichtiger sind die Vergleiche mit dem $Na^{\cdot}$-Gehalt, wenn man für $Na^{\cdot}$ genau dieselbe extracelluläre Lage annimmt wie bei Cl′. Unter Abzug des Blutgehaltes der Gewebe, dann nach Entfettung, Berücksichtigung des Donnanfaktors mit 0,95 wurden folgende, anscheinend extracellulären Räume erhalten als g H_2O/kg blut- und fettfreien Gewebes[3326] (desgl. siehe [3326, II]).

[3323, II] HIATT, E. P.: Amer. J. Physiol. **126**, P 533 (1939).
[3324] MANERY, J. F.: Amer. J. Physiol. **119**, 372 (1937).
[3325] MANERY, J. F., DANIELSON, I. S. u. HASTINGS, A. B.: J. biol. Chem. **124**, 359 (1938).
[3325, I] STEINBACH, H. B.: J. cellul. comp. Physiol. **17**, 57 (1941), Rona **126**, 34.
[3326] MANERY, J. F., u. HASTINGS, A. B.: J. biol. Chem. **127**, 657 (1939).
[3326, I] MUNTWYLER, E., MELLORS, R. C., MAUTZ, F. R. u. MANGUN, G. H.: J. biol. Chem. **134** 389 (1940), zit. nach Rona **126**, 56.

Die auf der Tabelle angegebenen Werte bedeuten Gewicht an reinem Wasser (also unter Abzug der gelösten Substanzen mit 1%), aber sie berücksichtigen nicht die vorherige Feststellung, daß die extracellulären Räume meist nicht aus Ultrafiltrat, sondern aus Bindegewebe + Ultrafiltrat bestehen.

Tabelle 215.

	Nach Cl'			nach Na˙	
	6 Ratten	2 Kaninchen		2 Kaninchen	
Gastrocnemius	119	117	109	112	108
Abdominalmuskel	143	173	153	193	181
Diaphragma		233	220		198
Herz	140	320	306	364	350
Leber	219	205	238	210	209
Milz	276	364	316		268
Gehirn	255	332	376	366	400
Rückenmark		375	324	443	403
Ovarien		322		341	
Dickdarm	316		369		381
Dünndarm	400	381	378	352	354
Testes	499	470	478		311
Lunge	423	510	447	430	408
Niere	399	569	502	513	490
Magen*	509	509	386	233	213
Mucosa des Pylorus			535		190
Mucosa des Fundus			624		234
Mesenterium		458	540	737	
subcutanes Gewebe	579	502		475	
Ohrknorpel		502	567	1060	1040
Haut		627	603	552	532
Sehne	568	683**	595	552**	473
Nierenfett	623		1185		

* Der erste Wert beim Kaninchen betrifft den ganzen Magen, der zweite nur den Muskel.
** Durchschnitt von 13 Kaninchen.

Von Bedeutung ist für die Zahlen, daß im allgemeinen der Wert nicht verschieden ist für Na˙ und Cl' als Bezugsubstanzen, obwohl wir wissen, daß Na˙ innerhalb der Zelle vorhanden ist, wenn auch in kleinen Mengen, ein Problem, mit dem sich beim Amphibienmuskel besonders MOND und NETTER beschäftigt haben, die das Na˙ an der Außenfläche der Fasern lokalisiert wissen wollen.

So ist das Verhältnis Na˙/Cl' im Froschmuskel > 2, im Plasma aber 1,36[3328, 3329, I].

Der Überschuß wird z. B. auch in reiner Glucoselösung nicht leicht abgegeben. Wird in der äußeren Lösung K˙ fortgelassen, dann verliert der Muskel K˙ und nimmt Na˙ auf[3329], offenbar im Austausch mit dem Zellinnern. Der Vorgang ist reversibel, wenn man den Muskel in normale Ringerlösung zurückbringt.

Das Eindringen wurde schließlich mit radioaktivem ^{24}Na bewiesen[3327]. Wie langsam die im Muskel befindlichen Na˙-Ionen in Beziehung zu den anderen Mengen treten, zeigen die Versuche von GREENBERG und Mitarbeitern[2714, I] an NaCl-arm ernährten Tieren. Während das ^{24}Na in die anderen Gewebe rasch eindringt und nach 12 Minuten schon das Maximum erreicht, um auf diesen Werten viele Stunden zu bleiben, steigt das ^{24}Na des Muskels noch nach 17 Stunden an. Diese

---

[3326, II] EICHELBERGER, L., GEILING, E. M. K. u. JVos, B.: J. biol. Chem. **133**, 661 (1940). Die extracelluläre Phase als Durchschnitt von 20 Hunden betrug beim Muskel 17,3%, beim Seesäugetier, Delphin, Tursiops truncetus nur 8,5% ± 0,8.
   Serum 102,9 maeq. Cl, 146.0 Na˙, 3,44 K˙.
   im Musc. sacrospinalis 10,7   16,7   107,1 maeq.
[3327] HEPPEL, L. A.: Amer. J. Physiol. **128**, 449 (1940), Rona **120**, 397. C. **1940 I**, 3138.
[3328] FENN, W. O., COBB, D. M. u. MARSH, B. S.: Amer. J. Physiol. **110**, 261 (1934), Rona **85**, 289.
[3329] STEINBACH, H. B.: J. biol. Chem. **133**, 695 (1940). C. **1940 II**, 779.

Beobachtung scheint gegen die oberflächliche Fixierung des Na˙ nach MOND und NETTER zu sprechen. MANERY und BALE[3329, II und 3329, III] fanden auch mit ^{24}Na in Knorpel und Hoden gegenüber den Cl'-Räumen differente Werte. Nach einstündiger Beobachtung war in Gehirn und N. ischiadicus des Kaninchens nur wenig ^{24}Na eingedrungen, der Gehalt betrug nur 30 bzw. 50% des vorher schon vorhandenen Na˙. Eine Anreicherung wurde nie gefunden.

Bei einem schwangeren Tier wurde festgestellt, daß im Uterusmuskel nach etwa 3 Stunden (extracelluläre Phase 55 bei Na˙ und 52% bei ^{24}Na) das Gleichgewicht erreicht wird. Im Endometrium waren die Zahlen 60 und 22%, im Embryo 52 und 9% zu dieser Zeit, ein Zeichen, wie langsam der Austausch erfolgt. Auch in den Knochen erfolgt die Aufnahme sehr langsam. Wie die wichtigsten Organsysteme nach 1 Stunde das ^{24}Na an sich reißen, mögen folgende Zahlen zeigen:

In der Haut fand sich 11,6%, Leber 4,7%, Dünndarm 5,1%, Muskulatur 31,0%, Gesamtblut 17,6%. Für das Skelett sind 25% zu rechnen. Die Durchlässigkeit der Plazenta nahm bei der weißen Ratte mit der Dauer der Schwangerschaft zu[3324, IV].

11 Ratten wurden in raschen Intervallen nach der intraperitonealen Injektion getötet, um die Geschwindigkeit des Eindringens nach der Zeit genauer zu verfolgen. Es ließen sich folgende allgemeinen Gesetzmäßigkeiten feststellen. Rascher Eintritt erfolgte in die extracellulären Räume und in die sekretorischen Zellen wie Niere (weniger in den Hoden). Sonst werden die intracellulären Phasen nur langsam erreicht. Besonders hervorzuheben ist das Gehirn. Hier liegt Na˙ offenbar extracellulär, und trotzdem ist es schwer durch ^{24}Na erreichbar, weil eine dichte Schranke zwischen Plasma und den extracellulären Phasen des Gehirns aufgerichtet ist. Immerhin war nach 3 Stunden der Ausgleich bis auf 20% erreicht.

Die Berechnung der extracellulären Räume mit Hilfe des Na˙-Gehaltes geht mit Cl' nicht immer auf. Ein Vergleich gibt aber besondere Möglichkeiten der Forschung. MANERY und BALE empfehlen in den Organen, in denen [Na˙]>[Cl'] ist, Cl', sonst aber Na˙ als Bezugsubstanz zu benutzen. (Eine prinzipielle Erörterung der Frage der extracellulären Lagerung werden wir beim Muskel bringen.)

Ähnlichkeiten mit dem Skelettmuskel zeigen Bauchmuskel, Diaphragma, Leber (Milz), Darm, Gehirn und Niere. Reicher an Cl' sind neben den Erythrocyten der Magen, die Sehne, die Haut, Niere, die Testes, Milz, Blase, bei der Ratte auch die Leber (wahrscheinlich sind die Kupferschen Sternzellen für Cl' durchgängig), besonders reich an Na˙ sind der Dickdarm und die Ohrknorpel. Nach diesen Analysen unterscheiden MANERY und HASTINGS[3326] versuchsweise vier Phasen:

1. eine extracelluläre Phase in Gleichgewicht mit dem Blutplasma,

2. eine intracelluläre Phase $(C)_1$, die weder Na˙ noch Cl' enthält,

3. eine intracelluläre Phase $(C)_2$ mit Cl' und eventuell Na˙ z. B. Blutzellen und Bindegewebe,

4. der Inhalt der Blutgefäße.

Das Vorläufige dieser Unterscheidung ist vor allem aus der Beschreibung $(C)_1$ und $(C)_2$ ersichtlich.

Daß Chlorid nicht in der Muskelfaser, wohl aber besonders im Bindegewebe und der Magenschleimhaut liegt, ist auch histochemisch dargetan worden[3330-3331], was wir hier trotz aller Reserve gegen rein histochemische Befunde registrieren wollen (siehe dazu unter Muskel).

[3329, I] PODOLSKY, F. u. MALORNY, G.: Pflügers Arch. 236, 339 (1935). Na˙-Überschuß ist bei Schwein, Kaninchen und Mensch höher als bei Katze, Hund und Ratte.
[3329, II] MANERY, J. F. u. BALE, W. F.: Amer. J. Physiol. 126, P 578 (1939).
[3329, III] MANERY, J. F. u. BALE, W. F.: Amer. J. Physiol. 132, 215 (1941), Rona 126, 28.
[3329, IV] FLEXNER, L. B. u. POHL, H. A.: J. cellul. comp. Physiol. 18, 49 (1941), Rona 132, 431. Vom 14ten Tage bis zum Ende der Schwangerschaft Anstieg auf das Sechsfache pro g Gewicht.

Die Menge des extracellulären Wassers bei verschiedenen Tierarten geben wir nach HARRISON, DARROW und YANNET[3521] wieder (s. Tab. 216):

Tabelle 216.

	Hund	Affe	Kaninchen
Muskel	17%	16	16
Leber	36%	38	31
Haut	46%	59	45
Skelett	25%	30	28

f) Entsprechend den hier dargelegten Gesetzen wird auch *injiziertes Cl'* besonders aufgenommen, z. B. beim Frosch in der Magenschleimhaut (HOGARTZ[2441]), oder in der *Haut*[3332], wobei der Wassergehalt zunehmen kann. VOLK und FANTL[3332, I] analysierten menschliche Haut und fanden 216—302 mg%.

Der Gehalt war in gewisser Weise vom Fettgehalt abhängig: je mehr Fett, desto geringer der Cl'-Gehalt. In fettfreier trockner Haut bewegte sich die Menge zwischen 875—1270 mg%. Diese Werte wurden kontrolliert nach salzarmer Diät (< 1 g NaCl/Tag im Harn ausgeschieden), 10mal wurde durch diese Diät der Gehalt gesenkt, 3mal gesteigert, 11mal war kein Einfluß merkbar. Wo eine Abnahme erfolgte, fand sich der Wassergehalt in % der wasserfreien Substanz vermindert. Bei THIERSCH-Lappen wurden Werte von 176—228 mg% gefunden. In einigen Versuchen an der Leiche wurden die Schichten einzeln untersucht. In der obersten Schicht fand sich 208 mg%, in den beiden folgenden Schichten stieg dieser Wert um 12 und 18%.

Bei Kaninchen wurde in der Haut keine Zunahme bei täglicher NaCl-Darreichung gefunden. Dagegen gelang es, eine größere Aufnahme beim Frosch festzustellen, wenn er in Salzlösungen saß.

Zwischen Brunnenwasser (165 und 171 mg%) und Aq. dest. (171 und 180 mg%) war kein großer Unterschied, bei 1% NaCl dagegen beträchtlich (279 und 303 mg%).

Wie diese Dinge sich bei Ratten verhalten, wurde in einer Arbeit von WINTER[3334] untersucht:

Ratten wurden bis 35 Tage mit Cl'-reicher und Cl'-armer Diät gefüttert. Die Werte im Blut sind nicht viel verändert bei NaCl-armer Diät, während Salzzulage sich bemerkbar macht. Das Gehirn folgte der Steigerung, veränderte jedoch seinen Gehalt nicht bei salzarmer Diät. Zunahmen gegenüber der Norm relativ zum Blut zeigen nur Magen, Niere, Lunge, Leber, Herz und Haut, aber die Schwankungen sind beträchtlich und in der Richtung durchaus nicht unterschieden nach salzarmer oder -reicher Kost. Ganz refraktär hielt sich die Muskulatur. In den schon erwähnten Versuchen von SCHLEGEL und BRÜCK[4661] hatte sich bei salzreicher Kost die Tendenz zu höheren Werten nur in Niere, Haut, Leber und Knochen gezeigt.

Bei Analysen der Haut von Kaninchen nach Injektion von 1 g NaCl/1300 g Tier (1 g/100 ccm Blut berechnet) als 10 bzw. 20% Lösung — also *im kurzfristigen Versuch* — fand sich (MELLI und TASSO[2534]):

Tabelle 217.

	Vor der Injektion	nach der Injektion	
%	0,373	0,581	also > 44% des
absolute Menge	1,20	1,87	injizierten NaCl

Um den Vergleich mit den anderen Organen zu haben, seien auf der folgenden Tabelle 218 derselben Autoren[2534] sowohl die Konzentrationen (als %₀₀ NaCl), als auch die aus den relativen Gewichten geschätzten absoluten Mengen wieder-

---

[3330] GERSH, I.: Anat. Rec. **70**, 311 (1938), Rona **108**, 38.
[3331] GERSH, I.: Proc. Soc. exp. Biol. Med. **38**, 70 (1938).
[3332] GEREB, S. u. LASZLO, D.: Klin. Wschr. **1930 I**, 775, Rona **56**, 520. Versuche an 10 Hunden.
[3332, I] VOLK, R. u. FANTL, P.: Dermatologica **79**, 91 (1939), Rona **113**, 293.

gegeben. Die Tötung des Tieres fand sofort nach der Injektion (0,75 g NaCl/kg), die 2½ Minuten dauerte, statt:

Tabelle 218.

Organ	Konzentration in %		absolute Menge in g		g Gewinn
	vorher	nachher	vorher	nachher	
Haut	3,97	5,97	1,27	1,923	+ 0,653
Leber	1,10	1,20	0,079	0,090	+ 0,011
Niere	2,48	2,81	0,042	0,047	+ 0,005
Muskel	0,61	0,71	0,522	0,624	+ 0,102
Lunge	2,42	3,15	0,113	0,148	+ 0,035
Hirn	1,75	1,80	0,047	0,049	+ 0,002
Gesamtblut	4,18	4,38	0,585	0,613	+ 0,028
Plasma	5,60	5,87			

Nach diesen Werten ist es verständlich, wenn die Autoren bemerken, es sei für das Abklingen der Konzentration im Blut gleichgültig, ob die inneren Organe (außer der Niere) entfernt worden seien oder nicht. Neben der Haut spielt die Muskulatur eine große Rolle (siehe auch [3333]). Diese Bedeutung wird deshalb besonders bemerkt, weil durch Gabe von hypertonischen Lösungen, wie auch eigene Versuche am Frosch zeigten, die Interspatialräume größer werden unter Verminderung der cellulären Phase.

Bei Versuchen zur Feststellung, aus welchen Quellen die nach Theobromin (Diuretin) ausgeschiedenen Chloride stammen, wurde in erster Linie die Muskulatur, dann Blut und Nieren chloridärmer gefunden, während Wasser mehr aus der Haut bezogen wurde[3335]. Die Dosierung des Theobromins ist anscheinend so hoch, daß tatsächliche Änderungen in der Muskelfaser auftraten.

g) Beeinflussung der Verteilung. Wir haben gesehen, in wie verschiedener Weise die Chlorionen sich in den Geweben verteilen. Man wird in dem Bindegewebsanteil der Organe den Hauptfaktor sehen können für die Resultate der Analysen. Wenn man Bindegewebe mit Serum verschiedener *Acidität* schüttelt, wandern Anionen in das Bindegewebe ein, wenn die Acidität des Serums zunimmt[3336]. Wir sehen ein analoges Verhalten wie bei den Erythrocyten, wo auch das Eiweiß (Hämoglobin), an der alkalischen Seite des isoelektrischen Punktes als Säure fungierend, diese Eigenschaft mit zunehmender Annäherung an den isoelektrischen Punkt verliert. Deshalb verliert das Bindegewebe unter diesen Bedingungen zugleich Na·, es nimmt also an der Pufferung des Blutes teil. Der Unterschied gegenüber den Erythrocyten besteht aber darin, daß bei ihnen eine für Kationen unzugängliche Phase vorliegt, denn die wenigen ähnlich reagierenden Zellen des Bindegewebes sind vielleicht durch die Breibehandlung zerstört. Die Acidität der Organe wirkt auf den Chlorgehalt in ähnlicher Weise. CLOSE[2892] fand für Serum, Liquor cerebrospinalis, Erythrocyten und Skelettmuskel die ungefähre Beziehung $C_H \cdot C_{Cl'} = $ const. Diese Beziehung (Ausdehnung der Analysen auf das Gehirn) wurde aber durchaus nicht immer gefunden[3337], in vielen Fällen erst bedingt durch die Art der agonalen Acidose.

[3333] CORAZZA, M.: Arch. Farmacol. sper. **69**, 57 (1940), Rona **119**, 668. Findet relativ größere Mengen im Blut gespeichert. Kaninchen.
[3334] WINTER, K. A.: Z. exp. Med. **94**, 663 (1934), Rona **84**, 388.
[3335] SAKATA, S.: Naunyn-Schmiedebergs Arch. **105**, 11 (1925), Rona **31**, 472. 1 g Theobromin pro Kaninchen.
[3336] BIRNER, M. u. SCHADE, H.: Z. exp. Med. **93**, 79 (1934), Rona **79**, 124. Haut der Bauchgegend nach sorgfältiger Entfernung von Haaren und Fett zu Brei zerrieben und dieses in Serum verschiedener Acidität geschüttelt. Wie Cl' verhält sich auch J', PO_4''', SO_4''.
[3337] BALLIF, L. u. GHERSOVICI, J.: C. rend. Soc. Biol. **114**, 319 (1933), Rona **77**, 575.

Wie verschieden die Verhältnisse in vivo liegen können, zeigen die Befunde von L. BLUM[3228, 3338–3340]. Es gibt eine Chlorretention, bei der auch die Gewebe (Gehirn) mit Cl' angereichert werden. Aber durchaus verschieden verhält sich das Na˙ vom Cl'. Bei bestimmten Nierenstörungen kommt es zur Abwanderung des Na˙ in die Gewebe, wenn diese eine acidotische Stoffwechsellage haben.

Von in der Nahrung zugeführtem NaCl wandert ein großer Teil des Na˙ in die Gewebe ab. Dadurch kommt es zur Erhöhung der Cl'-Konzentration im Blut ohne entsprechende Zunahme des Na˙.

Dasselbe wurde bei Kaninchen bei einmaliger Zufuhr von NaCl in den wichtigen Versuchen von HUDOFFSKY, MALORNY und NETTER[3340, I] verfolgt. Übergang des Na˙ in oder an den Muskel, ohne daß Cl' zu folgen vermag, veranlaßte eine Acidose. Dadurch findet ein früherer Befund von BEHRENS über den Mechanismus der NaCl-Vergiftung seine Erklärung. Diese Bindung des Na˙ führt nach der Auffassung von NETTER und Mitarbeitern zu einer Reduktion des osmotischen Drucks im Blut, wirkt also regulativ. Die Regulation geht nach eigenen Versuchen (EICHLER[2441, I]) sogar noch weiter, indem durch Mobilisierung von $Mg^{··}$ und $Ca^{··}$ aus dem Skelett das Na˙ mit seinen Folgen am Muskel entgiftet wird.

Wir sehen das durchaus verschiedene Verhalten gegenüber der Säurezufuhr von außen in den invitro-Versuchen von SCHADE und BIRNER[3336] und den hier erwähnten Befunden in vivo, z. B. von NETTER. Dabei werden wir aus dem Chlorid der Erythrocyten einen gewissen Eindruck über sein Verhalten in anderen Organen haben können, aber diese Beziehung ist rein empirisch, entbehrt also des inneren Zusammenhangs und wird von Gewebe zu Gewebe anders verlaufen. Diese können vor allem aktiv tätig sein, die Erythrocyten aber nicht.

Darüber hinaus bestehen Einflüsse der *Drüsen mit innerer Sekretion*, deren Einwirkung auf das Problem Bindegewebe in der relativen Einfachheit, mit der wir es hier darstellten, nicht direkt verständlich ist. Bei der Herstellung einer Beziehung sind vor allem die kleinen Mengen der Hormone und der unbedeutende Stoffwechsel des Bindegewebes selbst hinderlich. Bekannt ist die Anreicherung von Chlorid (und Wasser, also auch Na˙) nach Schilddrüsenentfernung und umgekehrt: Verarmung nach Gabe von Thyroxin[3341, 3342]. Ähnlich wirkt Hypophyse. Selbst nach Gabe von NaCl wird bei Vorbehandlung der Versuchstiere (Hunde) mit diesen beiden Hormonen nicht soviel in der Haut abgelagert und daher rascher ausgeschieden. In der Haut wurde z. B. nach einer Stunde 30,1% der gegebenen Menge gefunden, nach Pituitrin nur 25,8% ([3332], aber durch große Schwankungen nicht signifikant). Zugleich soll die Muskulatur reicher an Cl' werden[3342]. Zunahme in der Muskulatur wurde z. B. nach Nebennierenexstirpation gesehen, während der Gehalt in der Niere abnahm[3343]. Unter Insulin verloren alle Organe, besonders aber die Lunge, Chlorid[3344]. Da gleichzeitig der Gehalt im Serum steigt (in negativer Korrelation mit dem Blutzucker, siehe oben), muß hier eine besondere Stoffwechselwirkung auf die Organe vorliegen, die ihren Gehalt mehr nach dem Gehalt des Plasmas und seinem Ultrafiltrat regulieren. Beziehungen zum Glykogen werden wir bei der Leber erwähnen.

[3338] BLUM, L. u. VAN CAULAERT: C. rend. Soc. biol. **93**, 694 (1925), Rona **33**, 734.

[3339] BLUM, L., DELAVILLE, M. u. VAN CAULAERT: C. rend. Soc. biol. **93**, 734.

[3340] BLUM, L., DELAVILLE, M. u. VAN CAULAERT: C. rend. Soc. biol. **93**, 697 (1925), Rona **33**, 734.

[3340, I] HUDOFFSKY, B., MALORNY, G. u. NETTER, H.: Pflügers Arch. **243**, 388 (1940).

[3341] BOHNSTEDT, R. M.: Naunyn-Schmiedebergs Arch. **177**, 475 (1934). Intrakutane NaCl-Quaddeln werden beim schilddrüsenlosen Tier verlängert, nach Behandlung mit Thyroxin und Hypophyse verkürzt resorbiert.

[3342] TOXOPEUS, M. A. B.: Naunyn-Schmiedebergs Arch. **178**, 412 (1935), Rona **90**, 153. Schwankungen der Analyse sehr groß. Hundehaut 16% des Körpergewichts.

[3343] CAHANE, M.: C. rend. Soc. Biol. **132**, 178 (1939), Rona **118**, 610. Ratten.

Wenn wir als allgemeine Regel die extracelluläre Lokalisation des Chlorids hingestellt haben, wird sich die Frage ergeben, wie es sich bei *Schädigung von Organen* verhält. Es kann ganz allgemein gesagt werden, daß jede Schädigung die Permeabilität vermehren muß, also Räume öffnet, die vorher dem Cl' nicht zugänglich waren.

In solchen Räumen nimmt außerdem die extracelluläre Flüssigkeit zu, wie im entzündeten Gewebe, etwa bei Pneumonie, Typhus, Scharlach und besonders Erysipel[3345]. Dasselbe geschieht bei Traumen, wodurch es zu Zuständen von Hypochlorämie kommt, über die wir schon früher gesprochen haben (siehe auch [3346]).

Nach Versuchen am Kaninchen enthielt die normale Haut 0,3% Kochsalz, nach leichter Verbrennung stieg der Gehalt lokal auf 0,45, bei schwerer auf 0,56 und 0,51%.

Aber auch die Haut vermehrte ihren Gehalt, die selbst nicht von der Verbrennung betroffen war. Hier fanden sich Mengen von 0,35 bzw. 0,37 und 0,41% (UNDERHILL, FISK und KAPSINOV[3197]). Da die Haut meist aus Bindegewebe besteht, wird an den nicht direkt geschädigten Stellen eine stärkere Durchtränkung zu beobachten sein.

Daß allgemeine Erhöhungen des Cl'-Gehaltes bei anderen Erkrankungen vorkommen können, zeigen Analysen an sarkomatösen Ratten, die wir hier wiedergeben im Vergleich zu Analysen von Ratten, die stark salzhaltige Diät erhielten (nach [3347]). Die Zahlen der Tabelle 219 sind in Beziehung gesetzt zu dem Gehalt im Plasma, der = 100 gesetzt wurde:

Tabelle 219.

Organ	Normaltiere	Tumortiere	Salztiere
Leber	33	39	41
Bauchmuskeln	22	32	21
Adduktoren	16	22	15
Haut	50	82	88
Gesamttier	41	48	53

An sich sind maligne Tumoren Cl'-reich[3345]; da in ihnen viel Bindegewebe vorhanden ist, wird man daraus keinen Eindruck über die Permeabilität der Zelle selbst gewinnen. Bei Analysen von Sarkomen und Carcinomen bei Mäusen und Ratten fand sich ein Gehalt von 69—99% des Plasmas[3350]. Man müßte nach diesen Zahlen fast eine elektive Speicherung annehmen. Für eine Impermeabilität spricht der Befund, daß eine Bestrahlung zu vermehrter Cl'-Fixation führt[3349]. Durch Schädigung der Zellen infolge der Bestrahlung würde man diesen Effekt erklären können. Aber auch hier bleibt die Möglichkeit einer verstärkten serösen Durchtränkung übrig, die zur Entscheidung dieser Frage auszuschließen wäre.

Deshalb sind nicht nur Analysen des Serums, sondern auch Wassergehaltsbestimmungen notwendig. Der Gehalt wird immer nur in einer Proportion zum Plasma steigen können. Das gilt auch für andere Versuchsbedingungen.

Als Modell kann man Agar unter die Haut injizieren. Der Gehalt steigt auf die errechenbare Höhe[3350]. Syphilitisches und tuberkulöses Gewebe bei Meerschweinchen, Kaninchen und Affen hatte auch einen Cl'-Gehalt, der den des Plasmas nicht übertraf. Es handelt sich um einfach geschädigtes Gewebe, nicht um eine besondere Fähigkeit zur Speicherung[3350]. Analysen an tuberkulösen Teilen der Lunge zeigten teilweise einen geringeren Gehalt als das normale, daneben liegende Gewebe[3351, II], teilweise einen höheren[3351, I]. Die Schwankungen sind allerdings sehr hoch.

[3344] SIMONSON, E., KOWALENKO, M. P. u. GOFFMANN, L. N.: Bull. Biol. Med. exp. URSS. **4**, 422 (1937), Rona **107**, 595.
[3345] ANDERSEN, E.: Münch. med. Wschr. **71**, 933 (1924), Rona **32**, 653.
[3346] MINET, J. u. WAREMBOURG, H.: C. rend. Soc. biol. **129**, 967 (1938), Rona **113**, 6.
[3347] WINTER, K. A.: Z. Krebsforschung **40**, 410 (1934), Rona **79**, 563. Jensensarkom.
[3348] POLONOVSKI, M., BIZARD, G. u. DRIESSENS, J.: C. rend. Soc. Biol. **116**, 1070 (1934), Rona **83**, 145.
[3349] POLONOVSKI, M., BIZARD, G. u. DRIESSENS, J.: C. rend. Soc. Biol. **116**, 1072 (1934).
[3350] WALLACE, G. B. u. BRODIE, B. B.: J. Pharm. exp. Ther. **61**, 412 (1937).

Versuche an Einzelgeweben ergeben, daß das direkt geschädigte Gewebe am meisten Cl' enthält, um diesen Zertrümmerungsherd bildet sich ein Rand mit gegenüber dem Gesunden erhöhter Konzentration.

Wenn Nieren durch Kneifen mit der Pinzette oder Kneten mit den Fingern lokal geschädigt werden und dann erst mit Lockescher Lösung durchströmt, konnte man dergleichen ebenso beobachten, ob aber die Konzentration wirklich höher wird[3348] als in der Durchströmungsflüssigkeit, scheint mir doch einer weiteren Bestätigung wert.

Ähnliches fand sich bei Versuchen mit Wunden an Leber und Muskeln von Kaninchen[3351]. Von den Analysen geben wir ein Beispiel. Cl'-Gehalt in %.

Tabelle 220.

Organ	Normal	in der Wunde nach 3 Tagen	in der nächsten Nachbarschaft	entfernt von der Wunde
Leber	2,41	7,0	5,81	2,00
Muskel	4,59	13,4	11,7	
Plasma	3,91	3,68		

Wir sehen Zahlenangaben, die trotz angewandter sauberer Methode (vorherige Auflösung des Organs in Lauge, dann erst Fällung mit $AgNO_3$ und Oxydation mit $KMnO_4$) absolut unbrauchbar zu sein scheinen. Theorell[2690] läßt bei der Magensaftsekretion Konzentrationen von 150 mMol zu, die also die Konzentration des Plasmas um 20% übertreffen. Er hält Potentialdifferenzen in den Grenzen für die treibende Kraft, aber die dargestellten Werte übertreffen jede Möglichkeit dieser Deutung. Schon die Normalwerte weisen eher auf eine fehlerhafte Analyse.

Nach Zertrümmerung der Muskulatur sind wegen der gerade in diesem Gewebe geringen Cl'-Räume besonders große Ausschläge zu erwarten. Dabei wächst der Na'-Gehalt der Muskulatur anfangs stärker an als der des Cl'[3352], wahrscheinlich bedingt durch die lokale Säuerung. Später aber folgt Cl' nach, dadurch gibt es kurz nach dem Trauma eine Acidose, anschließend einen Umschlag nach der anderen Seite. Die Cl'-Anreicherung bleibt einige Tage nach der Verletzung bestehen. Nach Anlegung einer Staubinde bei Mäusen für 2 Stunden und Injektion von ^{24}Na zur Prüfung der extracellulären Räume[3351, III] fand sich bei der so geschädigten Extremität der Gehalt in Haut und Muskel höher als bei der nicht geschädigten. Dabei zeigte sich, daß der Na'-Raum der Muskulatur bis auf 700 g/kg anstieg. Es dürften also wenige für Na' unzugängliche Räume übrig geblieben sein. (Dasselbe ließ sich übrigens bei Verbrennungen beobachten.) Der Na'-Aufnahme entsprach eine Abgabe von Kalium, es handelt sich also nicht um Ödeme, sondern einen Austausch mit K'. Beim Verlauf der Heilung muß die Muskulatur also die Fähigkeit haben, elektiv K' aufzunehmen und Na' abzugeben.

Es ist vielleicht von Interesse auf Befunde hinzuweisen, daß da, wo zertrümmerte Muskulatur an vollkommen intakte Fasern grenzt, ein Verletzungspotential entsteht[3353].

Das Einströmen von Cl' in die verletzten oder geschädigten Gewebe bedeutet eine Abnahme des Cl'-Gehaltes im Plasma und eine verminderte Cl'-Ausscheidung im Urin, wie es nach vielen Infektionskrankheiten üblich ist, besonders Pneu-

---

[3351] CAZZAMALI, P. u. VON NEGRI, A.: Riv. Pat. sper. N. S. 3, 203 (1935), Rona 87, 103.
[3351, I] MÜLLER-QUINCKE: Dtsch. Arch. klin. Med. 158, 42, 62 (1928); desgl. 160, 24 (1928).
[3351, II] GRUNEWALD: Beiträge f. klin. Tuberkulose 82, 189 (1933).
[3351, III] Fox, C.L. u. KESTON, A. S.: Surgery 80, 561 (1945).
[3352] CHABANIER, H., LOBO-ONELL, C., DE CASTRO-GALHARDO u. LELU, E.: C. rend. Soc. Biol. 118, 1196 (1935), Rona 87, 596.
[3353] FRANCIS, W. L.: Proc. roy. Soc. B. 122, 140 (1937).

monie. Nach subcutanen Injektionen von destilliertem Wasser fand VOLLMER[3354] eine verminderte Ausscheidung von Cl' am ersten Tage, während an den folgenden Tagen die Kompensation erfolgte.

Auch dieser Befund wird mit der Schädigung von Geweben in Beziehung gebracht werden können, insbesondere der kollateralen Durchtränkung. Wir sehen aus der kompensatorischen Ausscheidung in den nächsten Tagen die Dauer der lokalen Vorgänge.

Chloranreicherungen werden wir nach unserer Darstellung lokal wohl erwarten können, wir haben aber keinen Grund, in solchen Ansammlungen einen günstigen Boden für die Heilung zu sehen (wie ANDERSEN[3345]). Über die chemischen Vorgänge und Notwendigkeiten bei den Heilungsprozessen wissen wir nichts. Es kann sein, daß hier die Cl'-Konzentration von Vorteil ist, aber darüber schon jetzt Aussagen machen zu wollen, ist dogmatisierende Phantasie.

h) Muskulatur. Nach dieser ins Allgemeine führenden Darstellung sind noch einzelne Gewebe zu betrachten. Unter diesen wurde die Muskulatur besonders berücksichtigt (Zusammenfassende Darstellungen[3355, 3356]), und die Konzeption, die „Chloridräume" mit *extracellulären Räumen* zu identifizieren, ging von hier aus.

Wird ein Körper aus dichtgepackten Zylindern bestehend angenommen, dann nehmen die Zwischenräume nach stereometrischer Berechnung 15,4% des gesamten Raumes ein wie im Muskel[3362, I]. Am lebenden Objekt wurden vielfache Beweise erbracht, abgesehen von der zuerst beobachteten leichten Auswaschbarkeit bei Durchströmung am Trendelenburgschen Präparat[3357, 3358].

Hierher ist zu rechnen der Versuch eines histochemischen Nachweises im Bindegewebe durch GERSH[3330]. Beim Altern von Katzen nimmt die Menge des Bindegewebes und des Chlorids gleichermaßen ab[3359], ähnlich wie es für Knochen und Knorpel festgestellt wurde[3360]. Schließlich nimmt das Bindegewebe, d. h. die extracellulären Räume, bei höherem Alter (Ratten) wieder zu[3362, III], vielleicht verzögert durch Mangelernährung[3362, IV]. (Das gilt aber nicht für alle Organe, z. B. nicht für die Leber.)

Bei Bestimmung der Chloridräume an Krötenmuskeln fand sich für den Sartorius ein Durchschnitt von 12,8, für den Gastrocnemius von 9,5% Chloridraum[3361]. Wenn man diese Räume mit Indigocarmin bestimmt, erhielt man dieselben Werte. Man konnte aber leicht durch mikroskopische Kontrolle feststellen, daß dieser Farbstoff nicht in der Muskelfaser aufzufinden war, eine Methode, die mir freier von Einwänden erscheint als die Fällung des Cl' als AgCl und Kontrolle von dessen histologischer Lokalisation, denn es ist immer daran zu denken, daß durch die Fixierungsmittel der Histologie die Impermeabilität der Zellgrenzen aufgehoben wird und damit eine neue Verteilung des Cl' zustande kommen muß. Wenn trotzdem die Fällung vor allem in den Zwischenräumen erfolgt, so bedeutet das nur, daß die Fällungsbedingungen dort günstiger sind, vielleicht durch den geringen Eiweißgehalt dieser Räume.

Nach Kollagenbestimmungen des Kaninchensmuskels (MANERY, DANIELSON und HASTINGS[3325]) macht dieses nur 3,2% des Gewichtes aus. Wenn man die durch diese Strukturen besetzten Räume in Betracht zieht, ergibt sich ein extracellulärer Raum von 15,6% gegenüber 13,1%, wenn man diesen Raum nur als Ultrafiltrat des Plasmas unter Berücksichtigung des Donnanquotienten auffaßt. Diese Korrekturen werden im allgemeinen nicht ausgeführt, und die späteren Angaben beziehen sich auf die einfachere Annahme.

[3354] VOLLMER, H. u. IRMER, A.: Naunyn-Schmiedebergs Arch. 193, 474 (1939). Versuche an Ratten. Zahlreiche weitere Arbeiten von VOLLMER.
[3355] FENN, W. O.: Physiolog. rev. 16, 450 (1936), Rona 96, 374. Elektrolyte im Muskel.
[3356] FENN, W. O.: Cold Spring Harbor Symp. on quant. Biol. 4, 252 (1936), Rona 110, 389.
[3357] ERNST, E. u. TAKACS, I.: Pflügers Arch. 228, 690 (1931), Rona 66, 214.
[3358] ERNST, E. u. FRICKER, I.: Pflügers Arch. 228, 700 (1931), Rona 66, 214.
[3359] YANNET, H. u. DARROW, D. C.: J. biol. Chem. 123, 295 (1938).
[3360] IOB, V. u. SWANSON, W. W.: J. biol. Chem. 122, 485 (1938).
[3361] CHAO, I.: Chin. J. Physiol. 14, 457 (1939), Rona 120, 224. C. 1940 I, 3950. Kröten.
[3862] CHAO, I., CH·IAO, S. T. u. CHI, C. C.: Chin. J. Physiol. 13, 1 (1938), Rona 109, 51.
[3362, I] SANDOW, A.: Proc. Soc. exp. Biol. Med. 42, 772 (1939). Rona 127, 465.

Bestimmung von Cl′ in einer isolierten Muskelfaser ergab eine $15 \cdot 10^{-3}$ molare Konzentration als völlig den Verhältnissen am ganzen Muskel entsprechend und an sich mit der Impermeabilität der Zelle selbst vereinbar[3362, II]. Es genügt eine Schicht von 3,2 μ Dicke aus Ringerlösung um die Muskelfaser herum anzunehmen, um den Cl′-Gehalt zu motivieren.

Der Chloridraum ist in vielen Fällen verantwortlich zu machen für Gewichtsveränderungen des *isolierten Muskels*, aber ebenso können Gewichtsänderungen der Muskelfibrillen selbst durch ihn verdeckt werden. So gibt es nach Isolierung des Amphibienmuskels, der meist zu diesen Experimenten dient, eine Zunahme des Chloridraumes, der auf 20,9%, beim Krötenmuskel[3361] aber auch noch höher ansteigen kann. Man kann nicht ohne weiteres diese Zunahme als Zeichen einer Schädigung der Muskelfasern ansehen, es müssen noch andere Änderungen, vielleicht im Raum der Zellen stattfinden. Denn es dürfte die Schädigung nicht gerade an einem bestimmten Punkt anhalten. Die Anionenimpermeabilität wird selbst dann noch aufrecht erhalten, wenn der Muskel durch Steigerung der K˙-Konzentration in der Umgebung unerregbar geworden ist[3364], ebenso in unseren Versuchen am ganzen Tier bei schwerster tödlicher Jodidvergiftung (EICHLER[2448, I]).

Andererseits findet sich bei Einhängen von Muskeln in 0,52 und 0,78% NaCl eine Vermehrung des Chloridraumes auf 23—37%, wobei FENN[3365] die Möglichkeit diskutiert, daß hier eine Schädigung einzelner Muskelfasern eingetreten sein müsse. Darauf scheinen Befunde hinzudeuten, die durch Vergleich der für Glucose und Cl′ zugänglichen Räume erhoben wurden. Während für Cl′ Werte bis 46% festgestellt wurden (auch in O_2), war der Glucoseraum immer kleiner[3366, I]. Die Zellen des Muskels verhalten sich wie ein Osmometer (CHAO und Mitarbeiter[3362]), wobei allerdings FENN[3365] noch einen Rest von 15% Wasser für osmotisch inaktiv (gebunden) annimmt.

Von Bedeutung ist, daß die Chloridräume in hypertonischer Lösung größer sind als in hypotonischer (siehe auch FENN, COBB und MARSH[3328]). Das muß nach osmotischen Gesetzen erwartet werden. Bei Hypotonie allerdings müßte eine Quellung der Fasern eintreten, und durch die mechanische Wirkung der Fascie dürften die Räume die Norm unterschreiten, was nicht in dem zu erwartenden Maße der Fall ist.

Eine Quellung des Muskels findet z. B. in isotonischen Lösungen statt, da Cl′ allmählich eindringt und Wasser nach sich zieht, wie bei der osmotischen Hämolyse nach WILBRANDT. Hierbei können aber mechanische Faktoren einwirken, denn schon die Spannung des Muskels durch ein kleines Gewicht führt zur Abnahme des Chloridgehaltes[3365].

Bei Starrezuständen nach Jodidvergiftung, wobei Jodid als Sonde zur Messung der extracellulären Räume diente, waren diese Räume aber größer und nicht — wie mechanisch zu erwarten — kleiner (EICHLER[2448, I]). Mit der Zunahme des Cl′ erfolgt auch die von Na˙[3328].

Wir finden folgende Veränderungen der Chloridräume nach der Isolierung des Froschmuskels[3363]:

Tabelle 221.

Zeit	1 Std.	2 Std.	5 Std.			10 Std.	12 Std.
Raum %	19,9	20,8	24,1	23,8	24,7	25,6	26,4	25,9%

Die Änderung erfolgt am Anfang sehr viel rascher und ist zum Teil bedingt durch den höheren Cl′-Gehalt der Ringerlösung gegenüber dem Plasma. Aber auch wenn die Aufbewahrung im Froschblut selbst erfolgt, läßt sich dasselbe Phänomen beobachten[3366].

[3362, II] DEAN, R. B.: J. biol. Chem. **137**, 113 (1941). C. **1941 II**. 240, Rona **127**, 465.
[3362, III] LOWRY, O. H., HASTINGS, A. B., HULL, T. Z. u. BROWN, A. N.: J. biol. Chem. **143**, 271 (1942). C. **1943 I**, 643. Das Gleiche fand sich am Herzen. Daraus wird eine schlechtere Ernährung der Organe abgeleitet.
[3362, IV] LOWRY, O. H., McCAY, C. M., HASTINGS, A. B. u. BROWN, A. N.: ebenda **143**, 281 (1942). C. **1943 I**, 644.
[3363] FENN, W. O. u. COBB, D. M.: J. Cellul. a comp. Physiol. **6**, 469 (1935), Rona **90**, 266.

Vielleicht handelt es sich darum, daß durch die schlechte Pufferung der umgebenden Lösung $K^{\cdot}$ aus dem Muskel heraustritt. Die Pufferung ist sehr abhängig von der CO_2-Spannung, während der Kaliumgehalt wiederum abhängig von der C_H innerhalb des Muskels ist, und diese steht in direkter Beziehung zur CO_2-Spannung[3367]. Deshalb wird vielleicht bei demselben p_H im Muskel mehr $K^{\cdot}$ an Bicarbonat als an Phosphatpuffer abgegeben.

Der Kaliumgehalt steht in umgekehrter Proportion zum Wassergehalt ([3378], dagegen [3368]). Jetzt handelt es sich darum, ob dieser Wassergehalt innerhalb der Zelle oder außerhalb derselben zu suchen ist. Innerhalb der Zelle würde er dann sein, wenn dort ein Zerfall von höhermolekularen Zellbestandteilen in solche niederen Molekulargewichtes mit gleichzeitiger Zunahme des osmotischen Drucks stattfände. Solche Stoffwechselvorgänge würden zur Vermehrung der Zellphase und — je nach dem elastischen Ausgangspunkt durch die Hemmung der Fascie — zur Minderung der Chlorräume führen. Umgekehrtes fände statt, wenn osmotisch aktive Bausteine durch Diffusion nach außen oder durch Synthese innerhalb der Zelle verloren gingen. Durch Verschiedenheit der CO_2-Spannung kann aber beides erzwungen werden, z. B. Zersetzung von Phosphagen durch 20% CO_2, Synthese durch 0,5% (FENN und COBB[3366]). Auch am intakten Tier kann man einwirken. So nimmt durch höheren CO_2-Gehalt der Einatemluft der Chloridraum ab[3369].

Verlust von $K^{\cdot}$ kann man durch Erhöhung des $K^{\cdot}$-Gehaltes der Außenflüssigkeit verhüten. Auch die Chloridräume haben ein Minimum bei 25 mg% $K^{\cdot}$ (FENN und COBB[3363]), die Konzentration, bei der sich der Muskel die beste Reizbarkeit erhält. Bei höheren Konzentrationen von $K^{\cdot}$ nehmen die Räume wiederum zu, allerdings ist dann schon längst die Reizbarkeit des Muskels verloren (FENN[3364]).

Nun ergibt sich folgende zusätzliche Komplikation. Es müßte hier eine Permeabilitätszunahme der Faser für Cl' angenommen werden, da $K^{\cdot}$ nur im Austausch mit einem anderen gleichgeladenen Ion eintreten kann, besonders bei $[K^{\cdot}] > 250$ mg% kommt es zur Zunahme der Cl'-Räume, zugleich mit Gewichtszunahme. Wir sehen, daß unter diesen Bedingungen anscheinend die kleineren Chloridionen in manche der Zellen eintreten können, während die größeren wie Hexoseester, Phosphokreatin usw. noch nicht austreten können. Andererseits genügte es, wenn innerhalb der Muskelfaser sich solche schwer permeierende Ionen bildeten, um zwangsläufig $K^{\cdot}$ in die Zelle zu zwingen[3370], ohne daß eine Anionenpermeabilität vorläge. Unter diesen Bedingungen wäre eine Verkleinerung der Cl'-Räume zu erwarten, zumal die Konzentrationen sich gegenseitig so verändern, daß die Summe $K^{\cdot} + Cl'$ konstant bleibt (FENN[3356]). Ohne mechanische Einwirkung (Fascie usw.) wäre das nicht möglich.

Alle Messungen und Spekulationen über den Verlust der Impermeabilität nach Isolierung des Muskels müssen sich mit 2 Punkten auseinandersetzen. Erstens hat GHAFFAR[3374] gefunden, daß durch ermüdende Reizung des isolierten Muskels schließlich wieder Chlorräume von nur 9% erreicht werden. Zweitens

---

[3364] FENN, W. O.: Amer. J. Physiol. **105**, 33 (1933), Rona **75**, 622.
[3365] FENN, W. O.: J. Cellul. a comp. Physiol. **9**, 93 (1936), Rona **100**, 396.
[3366] FENN, W. O. u. COBB, D. M.: Amer. J. Physiol. **112**, 41 (1935). C. **1936 I**, 1910.
[3366,I] FISHER, R. B. u. SUBRAHMANYAN, V.: J. of Physiol. **97**, 233 (1939), Rona **127**, 125.
[3367] FENN, W. O. u. MAURER, F. W.: Protoplasma **24**, 337 (1935), Rona **92**, 399.
[3368] MITSCHELL, PH. H.: J. biol. Chem. **78**, X (1928), Rona **47**, 16.
[3369] HASTINGS, A. B. u. EICHELBERGER, L.: J. biol. Chem. **109**, XLI (1935), Rona **89**, 81.
[3370] CONWAY, E. J. u. BOYLE, P. J.: Nature **1939 II**, 709, Rona **121**, 330. Versuch der Erklärung der $[K^{\cdot}]$ und der Unterhaltung der großen Konzentrationsdifferenzen zwischen Zellinnern und Umgebung.
[3371] CONWAY, E. J. u. CRUESS-CALLAGHAN, G.: Biochem. J. **31**, 828 (1939), Rona **102**, 48. Ausgleich in 15 Minuten.

muß man annehmen, daß das zellfremde Cl' in der Zelle die verschiedensten Fermente aktivieren kann und so völlig andere Stoffwechselvorgänge in Gang setzen kann.

Beim isolierten Muskel wurden häufig *Diffusionsversuche* angestellt und ein rascher Ausgleich gefunden[3371]. Bei Ersatz des Cl' durch NO_3', das eine ähnliche Permeationsgeschwindigkeit hat, lassen sich durch elektrometrische Titration fortlaufende Messungen anstellen. Als Diffusionskonstante nimmt man meist die Konstante nach der Hillschen Gleichung für semiinfinite Bedingungen. Resultate von EGGLETON[3373] geben wir hier wieder: $\frac{\text{Diffundierte Menge}}{\text{Oberfläche}} = 2 c_0 \sqrt{\frac{Kt}{\pi}}$. Konstante pro qcm/Min.

Tabelle 222.

	für Cl'	für J'
1% Agargel . . .	$1{,}3 \cdot 10^{-3}$	$0{,}9 \cdot 10^{-3}$
toter Muskel . . .	$4{,}2 \cdot 10^{-4}$	$8{,}5 \cdot 10^{-4}$
lebender Muskel . .	$4{,}9 \cdot 10^{-5}$	$12 \cdot 10^{-5}$

Die Größenordnung des Cl' ist gleich der von Milchsäure[3372], wie auch Milchsäure ungefähr dieselben Räume zur Diffusion offen hat wie Cl'[3374] oder nur unwesentlich größer (36%, nach Tötung durch Wärme 92% vom Wasser des Muskels, Cl'-Räume also 26%, bei Ermüdung aber nur 9%). Dieser Befund ist erstaunlich, da wir wissen, daß Milchsäure von dem Muskel leicht abgegeben werden kann, wenn sie gebildet wurde. Wir werden Ähnliches auch beim Phosphat wiederfinden.

Wir sehen aus diesen Analysen, daß für Diffusionsversuche nur ein Teil der Räume zur Verfügung steht. Die Räume, die dem diffundierenden Ion nicht zur Verfügung stehen, müssen seine Bewegungsmöglichkeiten — ausgedrückt als Diffusionskonstante — einschränken, wie wir es eben sahen. Sobald dann durch Tötung die Hindernisse beseitigt sind, nähern sich die Werte denen der freien Diffusion.

Abgesehen davon muß man noch beachten, daß die Chloridräume durchaus nicht bei allen Muskeln identisch sind, so sind sie größer bei den Adduktoren des Oberschenkels, besonders aber in den Bauchmuskeln, die ganz unregelmäßige Verhältnisse zeigen, entsprechend dem Gehalt an Sehne und Fascie ([3375], siehe auch EICHLER[846, 967, 2448, I]). Wir werden jedenfalls erkennen, daß es vollkommen illusorisch ist, Diffusionsversuche an diesem Modell (etwa Bauchmuskeln) anzustellen, um die „Permeabilität" zu prüfen. Es ist eine völlige Verkennung der Sachlage, da Permeabilitätserhöhung immer nur eine mehr oder weniger große Schädigung der Muskelfaser bedeutet.

Die bisherige Darstellung ist völlig von der Vorstellung ausgegangen, daß die Muskelfaser von der Umgebung durch eine Membran getrennt wird, die für Anionen impermeabel ist, wobei man teilweise PO_4''' stillschweigend ausnimmt, da ihm wie im roten Blutkörperchen stets eine aktive Aufnahme durch irgendeine intermediäre Esterificierung zugebilligt wird. Von der Annahme der Impermeabilität gingen CONWAY und seine Mitarbeiter in einer Reihe von Publikationen ab und untersuchten, inwieweit die Gesetzmäßigkeiten leichter durch Annahme einer prinzipiellen Permeabilität auf einen Nenner gebracht werden könnten. Wir haben schon eine ganze Reihe von Beobachtungen mitgeteilt, die darauf hinwiesen, wie z. B. die Zunahme der Chloridräume bei längerer Aufbewahrung des isolierten Muskels in Ringerlösung. Gerade die Versuche von STEINBACH[3329] zeigen die Probleme auf. Es wurden Sartorien von Rana pipiens in Ringerlösungen gelegt, die bis 0,01 mol KCl enthielten. Es kam je nach dem äußeren K·-Gehalt zu Verlust von K· (und Zunahme von Na·), ohne daß damit ein Verlust der Reizbarkeit verbunden gewesen wäre. Das Cl' blieb gleich, solange

---

[3372] ADOLPH, E. F.: Amer. J. Physiol. **93**, 628 (1930), Rona **57**, 212.
[3373] EGGLETON, M. G., EGGLETON, PH. u. HAMILTON, A. M.: J. of Physiol. **90**, 167 (1937), Rona **102**, 48.
[3374] GHAFFAR, A.: Quart. J. exp. Physiol. **25**, 229 (1935), Rona **92**, 50.
[3375] EGGLETON, M. G.: J. Physiol. **90**, 465 (1937).

der K˙-Gehalt der Lösung oberhalb 0,003 mol blieb, bei weiterem Verlust von K˙ kann es zum Eintritt von Cl′ und Na˙ kommen, anschließend mit Destruktion der Zelle und dem Verlust der normalen physiologischen Austauschreaktion. Wenn einige Muskelfasern zugrunde gehen — Übertritt von Cl′ — dann besitzen noch die überlebenden Zellen die Fähigkeit K˙ anzureichern. Das Eindringen von Cl′ in die Zelle erwies sich als irreversibel. Auch im Verbande des Organismus zeigte es sich, daß mit der Schädigung der Zelle das Eindringen von Cl′ erfolgt, so daß dasselbe in noch höherem Maße im isolierten Muskel erfolgen mußte.

Solche Schädigung mußte aber um so eher eintreten, je größer der Stoffwechsel, d.h. je höher die Temperatur war. Deshalb arbeitete CONWAY stets nur bei 2—3°. Wurde jetzt der Muskel in Lösung von 80 maeq. K˙ gelegt, dann nahm er 80% an Gewicht zu, bei 20° nur 40%, weil die Funktion der Zelle bald zusammenbrach. Wird K˙ auf einem etwas erhöhten Niveau gehalten, dann ist die Faser für Na˙ fast völlig undurchgängig. Teils dadurch, teils durch Inulin kann die wahre Ausdehnung der extracellulären Räume kontrolliert werden. So steigt der Cl-Gehalt der Faser bei 242 maeq. K˙ draußen um 93 maeq. K˙, 106 maeq. Cl′ und 4 maeq. Na˙ [3379, III]. Änderungen des Cl′ gibt es erst oberhalb 6 maeq. K˙, und dann ergibt sich eine volle Parallelität zur Theorie einer Donnanverteilung, d. h.

$$\frac{[K˙]_i}{[K˙]_a} = \frac{[H˙]_i}{[H˙]_a} = \frac{[HCO_3′]_a}{[HCO_3′]_i} = \frac{[Cl′]_a}{[Cl′]_i}$$

Das pH innerhalb der Muskelfaser wäre dann 5,9 bei Plasma 7,6, da sich das Konzentrationsverhältnis für K˙ wie 50:1 verhält. Ebenso werden sich andere Ionen verhalten, die eine bestimmte Größe nicht überschreiten, z. B. Br′, J′, Cl′, $NO_3′$. Diese werden rasch einwandern und damit den Muskel zur Schwellung bringen, während bei $PO_4′′′$ und $SO_4′′$ kein Gewinn zu erzielen ist; PO_4 ist aber durchgängig[3379, VI]. Das führende Ion ist das K˙, und dieses wird in der Zelle gehalten durch die indiffusiblen Anionen in der Zelle, von denen vor allem die Phosphorsäureester zu nennen sind. Die Zusammensetzung der Muskelfaser, berechnet nach Donnangleichgewichten, ergibt dann folgende Werte:

	K	Na	Ca	Mg	Cl	HCO_3	PO_4	SO_4	Glucose	Wasser
Plasma	2,5	103,8	2,0	1,2	74,3	23,4	3,1	1,9	3,9	954
Muskel	84,6	23,9	2,5	11,3	10,5	3,6	0,4	0,3	0,5	800

Der Unterschied beim Na besteht nun gerade darin, daß es wegen seiner schwereren Permeation nicht eindringen kann. Mg ist im Muskel gebunden.

Diese Auffassung der Permeation von Anionen hat vieles für sich, z. B. auch für die Frage, wie es möglich ist, daß eingedrungenes Cl′, wie das z. B. bei Verletzungen ohne weiteres anzunehmen ist, aus der Zelle herausgeht. In eigenen Versuchen (EICHLER[846]) wurde durch eine hohe Konzentration in NaJ-geschädigten Muskeln in vivo ein Eindringen des Jodids in die Faser gefunden, um später zu verschwinden. Wie dieses Ion jetzt aus der Zelle ausgestoßen werden sollte, war stets ein Objekt des Nachdenkens. Dasselbe Problem besteht bei dem Na˙, auch wenn die Bewegung des Anions eine Erklärung gefunden hat. Man wird dadurch zu der Theorie von MOND und NETTER geführt, daß das Na˙ nur adsorbiert wird, oder sogar nur die obersten Schichten der Faser aufsucht.

Ein wichtiges Glied in der Beweiskette von CONWAY ist stets der Vergleich mit anderen Substanzen. So fanden auch DANIELLI und DAVSON[3379, IV], daß bei Durchströmung der hinteren Extremitäten von ungarischen Fröschen mit Lösungen, denen Galaktose oder Maltose zugefügt worden war, die Zuckerräume immer kleiner waren, als die von Cl mit dem typischen Anstieg auf 30% beim Gastrocnemius, 45% beim Sartorius. Auch in den Versuchen von FISCHER und LUBRAHMANYAN[3366, I] waren die Glucoseräume stets um 6% kleiner als die Cl′-

Räume. Bei diesen Versuchen gehen die Glucoseräume bis 30—36%. Das scheint der Auffassung von CONWAY zu widersprechen, wenn man nicht einen tatsächlichen Zusammenbruch der Zellstruktur wegen der höheren Temperatur annehmen will.

Es erhebt sich die Frage, wie die vielfachen Befunde zu erklären sind, die wir vorher wiedergaben. Auch CONWAY und Mitarbeiter haben sich damit auseinandergesetzt. So haben sie die Durchspülungsversuche wiederholt und fanden, daß 1—2% Cl' sich nicht herausspülen ließ[3379, I]. Vor allem verließ Na· den Muskel rascher als Chlorid. Schließlich wurde der Vergleich mit Inulin am ganzen Tier vorgenommen[3379, III]. Es fand sich, daß der Inulinraum beim Kaninchenmuskel $6,7 \pm 0,9\%$ kleiner war als der Cl'-Raum. Dieser Unterschied ließ sich durch die durch Donnangleichgewicht errechnete Cl'-Menge der Faser mit 4,6 mMol decken. Diese Menge ist aber konstant und wenig verschieden, sie ist auch so klein in jedem Falle, daß sie analytisch und im histologischen Versuch leicht übersehen werden konnte[3379, I]. Wesentliche Änderungen des Gehalts konnte man bei Erhöhung des K· in der umgebenden Flüssigkeit erwarten. Versuche von LILIAN EICHELBERGER[3379, V] ließen bei vergleichender Infusion von $NaHCO_3$ + NaCl und $KHCO_3$ + NaCl jede Wirkung des K· vermissen. Das ist auch deswegen nicht zu erwarten, weil der K-Gehalt des Blutes nie großen Schwankungen unterworfen werden kann. Die Messungen der extracellulären Räume am ganzen Tier behalten ihren Wert auch nach diesen Versuchen, sie verknüpfen nur diese dem Kreislauf zugehörigen Räume um so mehr den Stoffwechselvorgängen in der Zelle, so daß eigentlich die Einheit des Geschehens noch stärker betont wird. Die beiden auf Seite 537 angeführten Punkte harren der Beantwortung, und ebensowenig sind die erwähnten Befunde von HUDOFFSKY, MALORNY und NETTER[3340, I] verständlich (desgl. [814]).

Bei *Tätigkeit des Muskels* wird eine Änderung der Chloridräume zu erwarten sein, und zwar nehmen diese Räume bei Reizung zu. Schon EMBDEN[3376] fand, daß aus dem Froschmuskel nach Arbeit mehr Cl' herauszuwaschen ist, als aus einem ruhenden, wenn man ihn mit isotonischer Sulfatlösung (weniger mit Rohrzucker) behandelt. Er faßte diese Erscheinung als das Zeichen eines Eintritts von Cl' in die arbeitende Faser auf, deren Permeabilität erhöht sei. Dabei hielt er es für wahrscheinlich, daß hier ein Austausch mit Phosphorsäureanion stattfinde, da die Aufnahme des Chlorids gerade mit der Phase der Ausscheidung von Phosphat zusammenfiel. Diese vermehrte Aufnahme von Cl' beim arbeitenden Muskel wurde später beim Rattengastrocnemius bestätigt ([3377], FENN und COBB[3363, 3356]). Während der Reizung kommen verschiedene Vorgänge im Mineralstoffwechsel zur Beobachtung. Die Zellen gaben K· ab und nahmen Na· — und zwar teilweise im Austausch mit K· — auf neben der Aufnahme von Cl'.

Nach unserer heutigen Vorstellung werden wir die Befunde von EMBDEN[3376] anders als er auffassen. Die Chloridzunahme verstehen wir als Zunahme der intercellulären Räume. In dem Phosphatverlust könnte man ein Zeichen von Ver-

---

[3376] EMBDEN, G. u. LANGE, H.: Hoppe-Seylers Z. **130**, 350 (1923), Rona **23**, 71.
[3377] FENN, W. O., COBB, D. M., MANERY, J. F. u. BLOOR, W. R.: Amer. J. Physiol. **121**, 595 (1938), Rona **108**, 556.
[3378] FENN, W. O.: Amer. J. Physiol. **124**, 213 (1938), Rona **112**, 557. Katzen-Dial.
[3379] FENN, W. O., WILDE, W. S., BOAK, R. A. u. KOENEMANN, R. H.: Amer. J. Physiol. **128**, 139 (1939), Rona **119**, 405.
[3379, I] BOYLE, P. J., CONWAY, E. T., KANE, F. u. O'REILLY, HL.: J. Physiol. **99**, 401 (1941).
[3379, II] BOYLE, P. J. u. CONWAY, E. J.: J. Physiol. **100**, 1 (1941).
[3379, III] CONWAY, E. J. u. FITZGERALD, O.: J. Physiol. **101**, 86 (1942).
[3379, IV] DANIELLI, J. F. u. DAVSON, H.: J. Physiol. **100**, 246 (1941).
[3379, V] EICHELBERGER, L.: J. biol. Chem. **133** XXVIII (1940).
[3379, VI] CONWAY, E. J.: Nature. **1942 II**, 461, Rona **134**, 199.

lust osmotisch aktiver Substanz sehen, wodurch die Muskelzelle zum Schrumpfen käme und dem Zwischenraume gewissermaßen Platz einräumte. Diese Erklärung würde jedoch nicht der Tatsache entsprechen, daß der Muskel seinen Wassergehalt vermehrt, und zwar in den Zellen sowohl als auch außerhalb.

In Versuchen am Gastrocnemius des Hundes, der durch ein Starlingpräparat durchströmt wurde, zeigte sich, daß nur $1/3$ des eingewanderten Wassers mit Cl′ in die extracellulären Räume, der Rest in die Zellen selbst ging[3380, I]. Hier führte also die Fascie zu keiner Hemmung.

Teilweise wird am ganzen Tier NaCl und Wasser aus der Haut abgegeben (FENN[2749]).

Über die Änderungen der Elektrolyte gibt folgende Tabelle 223 von TIPTON[3380] Auskunft.

Die Zahlen beziehen sich auf 100 g Trockengewicht (Reizfrequenz 11/Sek.), Versuchstier Katze.

Tabelle 223.
Millimol oder ccm pro 100 g Trockengewicht.

Zahl der Tiere	Dauer der Reizung in Min.	Änderung während der Reizung			
		K˙ mMol.	Na˙ mMol.	Cl′ mMol.	H_2O ccm
15	—	40,2 ± 1,3	7,81 ± 0,9	5,54 ± 1,0	242,5 ± 12
4	15	−2,24	+2,97	+1,82	+15,0
15	30	−7,2	+6,97	+2,25	+32,0
4	45	−5,5	+7,1	+2,96	+35,0
4	90	−8,2	—	+2,92	+10,2
6	150	−12,4	+8,3	+1,82	−5,0
6	180	−12,2	+11,4	+1,0	−8,0

Wir sehen, daß der Kaliumverlust zunimmt mit der Zeit der Reizung, die Chloridräume nehmen später wiederum ab. Dieser Vorgang wird zu beziehen sein auf die Ansammlung osmotisch aktiver Substanzen in der Zelle, wie dergleichen auch bei Reizung unter Drosselung der Blutzufuhr zur Beobachtung kommt[3378].

Die Abnahme der extracellulären Räume bei Drosselung der Arterie könnte vielleicht dadurch ihre Erklärung finden, daß durch den abnehmenden Kapillardruck Flüssigkeit in das Gefäßsystem einströmen kann[3379].

Von Bedeutung für die Ausdehnung der Chloridräume ist die Größe der Belastung, unter der die Muskeln arbeiten müssen. Die Muskeln unter niederer Spannung enthalten mehr Cl′ und mehr Wasser als die mit der höheren[3378]. Bei Prüfung der Veränderungen der Variablen in Abhängigkeit von der Frequenz fand sich eine absolute Parallelität, aber unter anderem Vorzeichen.

Der maximale Verlust an K˙ und der maximale Gewinn an Cl′ und H_2O fand sich bei etwa 8 Reizen pro Sekunde. Bei dieser Frequenz war der Tetanus noch unvollkommen. Bei 15—20 Reizen (vollkommener Tetanus) sanken die Veränderungen gegenüber der Reihe schon ab[3378]. Die Veränderungen waren in 2—3 Stunden nach der Reizung mit der Erholung reversibel, wurden aber kaum beeinflußt durch Cortin, KCl oder $CaCl_2$[3380]. Versuche mit ^{42}K ergaben eine vermehrte Aufnahme nur im ganzen Frosch, nicht beim isolierten Muskel, als Zeichen einer besseren Durchblutung bei Reiz[3080, II].

Welche Bedeutung hat die Entwicklung einer *Acidose*? Die Injektion von Milchsäure bei Hunden führte zuerst zur Zunahme, nach 6 Stunden aber wiederum

---
[3380] TIPTON, S. R.: Amer. J. Physiol. **124**, 322 (1938), Rona 111, 605.
[3380, I] WOOD, E. H., COLLINS, D. A. u. MOE, G. K.: Amer. J. Physiol. **128**, 635 (1940), Rona **122**, 38. Effekt unabhängig von den Nervenendplatten, also auch bei direkter Reizung nach deren Degeneration.
[3080, II] NOOMAN, T. R., FENN, W. O. u. HAEGE, L.: Amer. J. Physiol. **132**, 612 (1941). C. **1943 II**, 336.

zur Abnahme des Cl'-Gehaltes im Muskel. Diese ging über den Anfangszustand hinaus (CAULAERT und Mitarbeiter[2889]). Bei Acidosis durch CO_2-Atmung wurde die intracelluläre Phase geringer, durch Alkalosis infolge Hyperventilation größer, die extracelluläre Phase zeigte aber nicht einheitliche Ausschläge, wenn bei Säuerung auch meist Zunahme[3369, 3382].

Bei *Infusionen* von verschiedenen Lösungen in der Menge von 60—80 ccm pro Minute (Dauer 30—40 Minuten) am Hunde fanden sich 60 Minuten später folgende Änderungen im rectus abdominis[3381]:

1. 0,129 mol NaCl + 0,025 mol $NaHCO_3$. Die extracelluläre Flüssigkeit wächst um 16%.

2. 0,194 mol NaCl + 0,04 mol $NaHCO_3$. Die extracelluläre Phase vermehrt sich um 33%, auch die intracelluläre Phase wächst.

3. 0,154 mol NaCl + 0,01 mol HCl. Die extracelluläre Phase wächst um 23%.

Also in jedem Falle, besonders aber bei der am meisten alkalischen Lösung, fand sich eine Zunahme der Chloridräume im Muskel, vielleicht das Vorstadium eines Ödems.

Bei freiwilligem Trinken von 0,9% NaCl fand sich bei normalen Ratten in den Versuchen von CHANUTIN und LUDEWIG[3186] keine Änderung in den Muskeln. Sobald aber die Nieren partiell entfernt waren, zeigte sich eine Zunahme, die sich in Form von Ödemen der Fascien schon ohne Analyse offenbarte, aber der Cl'-Gehalt schien keine Beziehung zu dem sichtbaren Grad des Ödems zu haben. Tranken die Tiere 0,4% NaCl, dann waren anfangs keine Ödeme sichtbar, aber die Chloridräume des Muskels hatten zugenommen.

Bei Gabe von 1,8% NaCl ins Peritoneum fand sich bei normalen Ratten eine Abnahme, bei nephrektomierten eine Zunahme der Chloridräume des Muskels, bei Hunden nur eine Zunahme[3383]. Bei 275 ccm/kg 25% NaCl an Hunden fand sich eine beträchtliche Abnahme der Zellphase (— 63), eine Zunahme der anderen (+ 30). Bei Rohrzucker war die Wirkung auf die extracelluläre Phase geringer, auf die Zellen aber größer. Die Verschiebungen sind also nicht ohne weiteres vorauszusehen, besonders nicht das Verhalten der Chloridräume. Man wird eine Zunahme finden, wenn die Möglichkeit eines Präödems besteht, und dieses ist abhängig von der Zurückhaltung von Na˙.

In Versuchen von EGGLETON[3375] wurde Katzen 6% des Körpergewichtes an destilliertem Wasser in die Darmschlinge getan. Es kam zu einem Verlust von Cl' im Darm, und der Cl'-Gehalt im Plasma sank ab (9%), im Muskel um 23%. Da durch den Cl'-Verlust der osmotische Druck absank, nahmen die Zellen Wasser auf und engten die Chloridräume ein, hier ein durchaus übersichtlicher Vorgang. DICKER[3383, I] gab Ratten 5% ihres Körpergewichts an Wasser per os. Dabei liefen hintereinander eine Reihe verschiedener Phasen ab.

1. Während der Resorption fallen Na˙ und Cl' im Blutplasma ab, die extracelluläre Flüssigkeit nimmt zu.

2. Mit der Höhe der Diurese nehmen [Na˙] und [Cl'] im Muskel zu, [K˙] ab, d. h. Anstieg der extracellulären, Absinken der intracellulären Räume.

3. Rückkehr zur Norm.

[3381] HASTINGS, A. B. u. EICHELBERGER, L.: J. biol. Chem. **117**, 73 (1937).
[3382] HASTINGS, A. B. u. EICHELBERGER, L.: J. biol. Chem. **118**, 197 (1937).
[3383] HASTINGS, A. B. u. EICHELBERGER, L.: J. biol. Chem. **118**, 205 (1937). Entfettung des Muskels.
[3383, I] DICKER, S. E.: Biochem. J. **43**, 444 u. 453 (1948). Die normale extracelluläre Phase, durch [Cl'] und [Na˙] bestimmt, betrug im Muskel 16,7 ± 0,50%, Leber 22,6 ± 2,50%, Gehirn 38,6 ± 3,31% bei gutgefütterten Ratten.

Tiere, die 14 Tage eine Eiweißmangeldiät erhalten hatten, und deren Blut arm an Eiweiß war, hatten eine geringere Diurese, keine Änderung der extracellulären Phase war merkbar. Es fanden sich dagegen sichtbare Flüssigkeitsansammlungen im perirenalen und retroperitonealen Bindegewebe.

Die Behandlung von Ratten mit Thyroxin führte, wie wir gesehen hatten, zum Chloridverlust in der Haut, aber zur Zunahme des Chlorids in der Muskulatur[3384], ein ähnlicher Effekt wie bei Arbeit (Milchsäurebildung ?).

Karauschen wurden 30 Tage in $1^1/_2$—2% NaCl gesetzt. Der Gehalt des Cl' stieg im Blut um 100% an, aber Na' veränderte sich nicht, weil es von der Muskulatur aufgenommen wurde (KAPLANSKI und BOLDIREWA[2665]). Solche spezielle Wanderung wurde auch bei Kaninchen beobachtet, wenn zugleich $NaHCO_3$ dem NaCl zugefügt wurde (O'CONNOR[2923]), und wir werden diese Befunde ähnlich wie die von NETTER und MALORNY[3340, I] heranziehen können, um die von BEHRENS gefundene Acidosis bei Kaninchen nach Gabe großer Kochsalzdosen zu erklären.

Bei *Dystrophie des Muskels* nach Degeneration des Nerven nimmt der Bindegewebsgehalt und auch [Cl'] des Muskels zu[3387]. Das ist ebenso zu beobachten nach der Muskeldegeneration durch Diät. So ergab sich eine Steigerung der Chloridräume von 11,2% auf 39,8% bei Spezialdiät und 35,4% bei Körnerdiät[3386].

Wie auch andere Mineralien des Muskels sich ändern, zeigen die Versuche von MORGULIS[3385] mit seiner Diät 313, der zu therapeutischen Zwecken nachträglich Weizenkeimlinge zugesetzt wurden.

Tabelle 224.

	Normal	20 Tage Diät	Erholung
Na'	17,9	46,3	25,9
K'	97,2	65,1	75,7
Ca''	3,9	20,7	3,7
Mg''	19,2	20,7	20,1
Cl'	16,5	29,4	19,6
P	71,5	72,3	71,4

Die Summe [Na'] + [K'] + [Mg''] änderte sich nicht. Ersichtlich ist die Zunahme des Cl', die nicht so hohe Grade erreicht, aber gut reversibel ist. Auch hier haben wir es mit beobachtbaren Zunahmen des Bindegewebes zu tun.

Bei der *glatten Muskulatur* niederer Tiere findet sich anscheinend häufig nicht die Trennung von für Cl' zugängliche und unzugängliche Räume, wie z. B. an den Muskeln der Seegurke Thyone briareus[3389] und bei Muscheln (Mytilus) in den Versuchen von KROGH[3318]. Aber SINGH[3388] fand in dem Anterior retractor des Byssus von Mytilus edulis das Verhältnis $\frac{Cl'_{Muskel}}{Cl'_{Blut}}$ 0,2—0,3 nach 10 Tagen Aufbewahrung im Eisschrank, 0,4—0,5 erst nach 24 Tagen, also ein durchaus verschiedenes Verhalten (siehe dazu WEBB und YOUNG[3323, I, S. 524]).

i) Für die *Leber* wird Lokalisierung des Cl' außerhalb der Zelle angenommen.

Hier sind größere Korrekturen durch das Blut anzufügen. So fand sich bei Ratten nach Entblutung wohl nur 0,7—3% Blut, aber ohne Entblutung 3,7—5,2%[3391]. Der Beweis der extracellulären Lokalisation wurde von TRUAX[3392] vor allem durch Vergleichen der chemischen Chloridräume wie üblich mit den histologischen Methoden versucht, ganz besonders dünne Schnitte von Lebern wurden mikrophotographisch mit 450facher Vergrößerung aufgenommen, die Zwischenräume entfernt und so bestimmt. Verwandt wurden nur gefäßfreie Leberstücke.

[3384] CAHANE, M.: Bull. Soc. Chem. Biol. **18**, 424, 1936), Rona **93**, 588.
[3385] MORGULIS, S. u. OSHERHOFF, W.: J. biol. Chem. **124**, 767 (1938).
[3386] FENN, W. O. u. GOETTSCH, M.: J. biol. Chem. **120**, 41 (1937), Rona **107**, 51. Kaninchen.
[3387] HINES, H. M. u. KNOWLTON, G. C.: Amer. J. Physiol. **120**, 719 (1937), Rona **107**, 50.
[3388] SINGH, I.: J. Physiol. **91**, 398 (1938).
[3389] STEINBACH, H. B.: J. cellul. comp. Physiol. **9**, 429 (1937), Rona **102**, 228.

Durch verschiedene Eingriffe, wie Phosphorvergiftung oder Diät mit hohem Fettgehalt sollten die Leb in einen verschiedenen Zustand kommen. Es zeigte sich dabei, daß der Raum bei P-Vergiftung mit 20,3—23,6% etwas kleiner war als bei 5 Normaltieren (23,1—26,4), aber die Schwankungen erwiesen sich viel geringer als bei Eingriffen an der Muskulatur. Bei der histologischen und chemischen Methode kam man mit geringen Fehlern zu denselben Werten.

Die Zwischenräume sind nicht abhängig vom Alter der Katzen, sondern von der Ernährungslage (YANNET und DARROW[3359]). So besteht meist eine umgekehrte Beziehung zu der Zuckeraufnahme bzw. *Glykogenablagerung.* Wird Zucker (etwa durch Adrenalin) ausgeschüttet, dann werden die Chloridräume größer[3390]. Beim Fasten wuchsen die Chloridräume von Ratte und Kaninchen von 24 auf 28% und nahmen nach Fütterung von Zucker wiederum normale Werte (24,6%) an[3391]. Diese inverse Beziehung hatten wir früher auch bei den Konzentrationen Chlorid-Glucose im Blut. Bei den Versuchen von FENN[3391] an der Leber liegen die Verhältnisse anders, um daraus direkt eine Erklärung abzuleiten. Denn das Gewicht der Leber im Verhältnis zum Körpergewicht betrug nach dem Fasten 2,6%, nach der Fütterung 4,6%. Wenn man das berücksichtigt, findet man eine Zunahme des Raumes, dem Chlorid zugänglich ist. FENN und HAEGE[3392, I] variierten den Glykogengehalt von Katzenlebern durch die verschiedensten Eingriffe. Sie fanden, daß 1 g Glykogen zugleich mit 1,63 ± 0,303 g Wasser deponiert wurde. Von diesen 1,63 ccm H_2O kommen 0,45 ± 0,22 ccm mit Cl' vor, sind also als extracellulär anzusehen, zumal der Rest durch $K^{\cdot}$ begleitet ist. Im Verhältnis nehmen also die Cl'-Räume durch Glykogeneinlagerung etwas ab.

Von Interesse ist das Verhältnis Na/Cl bei diesen Veränderungen. Es betrug 0,92 und 0,88 bei 2 normalen, 0,89 bei 2 fastenden Tieren, 0,73 bei hohem Glykogengehalt. Das bedeutet weniger [$Na^{\cdot}$] in den Chloridräumen oder die Anwesenheit von Cl' in einigen Zellen, wo vielleicht zugleich $K^{\cdot}$ und nicht $Na^{\cdot}$ anzutreffen ist. Man wird an die Kupferschen Sternzellen denken.

Gegen die Erwartung fand sich nach Dialnarkose an Katzen eine Abnahme des Chloridraumes von 25,6 auf 22,9% (FENN[2749]) trotz Glykogenverlustes. Dabei nahm das Trockengewicht nicht ab, und es fand sich ein Anstieg von $K^{\cdot}$. Daraus schließt FENN auf einen Verlust von Trockensubstanz. Hierbei ist aber zu berücksichtigen, daß eine Glykogenzersetzung durchaus nicht unmittelbar und quantitativ zur Ausschüttung des Zuckers führen muß. Wenn wir bedenken, daß Glykogen zugleich mit höchstens dem 3fachen Gewicht an Wasser (nach FENN mit dem 1,6fachen) gespeichert wird, werden wir bei Zersetzung dieses Zusatzes eine etwa 25% Glucoselösung vor uns haben, die natürlich zur Anziehung von Wasser und zugleich Verkleinerung der Chloridräume führen könnte. Dann können wir gleichzeitig mit dem Glykogenverlust eine Abnahme der Chloridräume finden (siehe dazu EICHLER[2448, I]).

j) Die *Lunge* wurde manchmal in besondere Beziehung zum Chloridstoffwechsel gebracht, und zwar deshalb, weil der Cl'-Gehalt des Plasmas normalerweise im linken Herzen geringer sei als im rechten. Die Differenz betrug bei Kaninchen 1%, Meerschweinchen 1,2%, Schlangen 2,8%[3393]. Nach Gabe von NaCl wird die Differenz größer (5,8%), während beim fastenden Tier umgekehrt aus der Lunge eine Ausschwemmung erfolgt (ebenso nach hypertonischer Glucose und Insulin). Es kann sich hier nicht um eine Ausschwemmung handeln, da die

---

[3390] SNYDER, C. D., JOHNSON, R. E. u. PECK, McI. C.: Amer. J. Physiol. **124**, 704 (1938), Rona **113**, 601.
[3391] FENN, W. O.: J. biol. Chem. **128**, 297 (1939).
[3392] TRUAX, F. L.: Amer. J. Physiol. **126**, 402 (1939), Rona **116**, 205.
[3392, I] FENN, W. O. u. HAEGE, L. F.: J. biol. Chem. **136**, 87 (1940), Rona **126**, 58.
[3393] MAKI, T.: Biochem. Z. **263**, 410 (1933), Rona **76**, 685.

absoluten Mengen von Chlorid in der Lunge, wie wir in den Analysen am Eingang dieses Kapitels gesehen haben, viel zu gering sind (auch wenn fast der ganze Raum der Lunge für Cl′ zugänglich ist). Man wird eher annehmen können, daß ein Teil des Cl′ auf dem Wege des Lymphstroms abgeführt wird (siehe dazu auch SIMONSON und Mitarbeiter[3344]). Wenn durch hypertonische Glucose wirklich eine Ableitung des Lymphstroms erfolgt, wäre hier ein Moment ihrer therapeutischen Wirkung bei Lungenödem gegeben.

k) Auch der *Zahn* besitzt einen gewissen Gehalt an Chloriden. Das wird vielleicht besser durch Diffusionsversuche als durch die direkte Analyse nachgewiesen. So ergab sich eine Permeabilität für sämtliche Teile des Zahngewebes, wenn auch der Schmelz am dichtesten ist. Nach Absterben nimmt die Permeabilität beträchtlich zu[3394].

l) Daß auch im zentralen *Nervensystem* die extracelluläre Lagerung von Cl′ angenommen werden kann, trotz der von uns früher gegebenen Darstellung über die Haftfestigkeit der Ionen nach Beraubung des Tieres an Chloriden oder nach Elektrophorese von isolierten Geweben (AMBERSON und Mitarbeiter[3321]), könnte man nach den Versuchen von YANNET[3359] darin bewiesen sehen, daß bei dem Wachstum der Katze auch der Gehalt des Gehirns an Cl′ und Na˙ verarmt, gleichzeitig mit der Abnahme der Interstitialräume. Es kommt zugleich zu einer Einlagerung von Myelin. Der umgekehrte Prozeß der Vermehrung des Cl′ wurde bei verschiedenen Geisteskrankheiten wie Dementia senilis, progressive Paralyse, Encephalitis, Alkoholdelirien, aber auch periodischen Psychosen beobachtet[3395].

Genauere Analysen teilen EICHELBERGER und RICHTER[3314, I] mit. Die Durchschnittswerte von 12 Hunden nach Entfernung der Lipoide durch Petroläther sind

	Cl	Na	K	H_2O
Serum	100,8	144,4	4,66	923,6 ± 6,4
Hemisphären . . .	36,7	51,0	95,6	761,3 ± 8,3
Cerebellum	35,2	50,8	92,7	745,0 ± 7

Die extracelluläre Phase, nach Cl′ und Na˙ berechnet, würde zwischen 30—35% liegen. Aber man kann extracellulär wegen des Myelins nicht von einer wäßrigen Phase reden. Nach dem Quotienten müßte Cl′ auch intracellulär angenommen werden, aber der Quotient war im Liquor auch nicht anders. Vielleicht wäre es vorteilhafter, diesen hier zum Vergleich heranzuziehen. Das zeigen auch die Versuche von CONWAY und FITZGERALD[3379, III], die beim Kaninchen für Inulin nur einen ganz kleinen Bruchteil zugänglich fanden. Das ist allerdings durch das dichte Sieb der Liquorschranke durchaus motiviert und zeugt von dem Versagen der Methode an diesem Objekt. Im übrigen sollen die Gliazellen anscheinend für Cl′ permeabel sein[3396, I].

Bei Gabe von ^{24}Na zur Bestimmung der extracellulären Räume (mit Berücksichtigung der Gliazellen) fand sich erst nach 17 Stunden das durch Cl′- und Na˙-Analyse bestimmte, zugängliche Wasser besetzt. Der extracelluläre Raum im Gehirn wird durch perorale Verabfolgung von isotonischer NaCl-Lösung erhöht. Verlust von extracellulärem Na˙ durch einen Eingriff führt zum Austritt von Kalium aus den Zellen, im Einklang mit Änderungen im extracellulären Wasser[3396, III].

[3394] WASSILJEW, G. A. u. MANJEWITSCH, N. L.: Dtsch. Mschr. Zahnheilkunde 47, 1165 (1929), Rona 55, 306. Versuche an Hunde- und Menschenzahn.

[3395] DELAVILLE, M. u. TSCHERNIAKOFSKY, P.: C. rend. Soc. Biol. 100, 473 (1929), Rona 52, 140. Zunahme in der grauen Substanz meist stärker als in der weißen (72—400%).

[3396] FENN, W. O., COBB, D. M., HEGNAUER, A. H. u. MARSH, B. S.: Amer. J. Physiol. 110, 74 (1934).

[3396, I] TOMAN, J. E. P. u. GOODMAN, L. S.: Proc. Assoz. Nerv. Ment. Dis. 26, 141 (1946).

SWINYARD[3396, II] verabfolgte an Ratten intraperitoneal 10 ccm/100 g 5,5%
Glucose. Nach 2—4 Stunden wurde diese Flüssigkeit aus dem Peritonealraum
entzogen, analysiert und die berechneten NaCl-Mengen in 20% Lösung der Ratte
intravenös zugeführt. Die von ihm erhaltenen Resultate geben wir auf folgender
Tabelle wieder:

Tabelle 225.

Behandlungsart	Plasma m. aeq.			Gehirnrinde			Elektroschock-Schwelle bei 0,2 Sek. Dauer
	Cl'	Na'	K'	Cl'	Na'	K'	
Kontrollen	104	139	5,3	34,6	46,3	98,4	27,0
2 Std. nach i. p. Glucose	88,3	116	4,9	28,9	40,0	89,3	15,6
4 Std. nach i. p. Glucose	84,1	115	6,5	27,0	39,2	88,9	12,0
24 Std. nach Entfernung der Glucose	98,0	132	7,1	32,9	46,1	86,6	23,0
30 Min. nach 20% NaCl, gegeben 4 Std. nach i. p. Glucose	106,0	139	3,92	37,5	43,9	95,9	31,8

Ein Wasserverlust des Zentralnervensystems während der Entfernung des
Transsudates aus dem Bauchraum ist nicht vorhanden, dagegen eine Abnahme
während der nachträglichen Injektion. Die Werte der letzten Kolonne werden
später gewürdigt werden (siehe S. 919).

Am *peripheren Nerven* beträgt der Chloridraum der frischen Amphibiennerven
50%. Durch NO_3' ließ sich alles Cl' ersetzen[3396]. Bei Krabbennerven betrug dieser
Raum nur 25%. In den Versuchen von AMBERSON in vivo ließ sich durch Sulfat
ein Teil des Cl' nicht entfernen. Das könnte durch die langsamere Eindringungs-
geschwindigkeit des SO_4'' durchaus seine natürliche Erklärung finden. Nach
den Untersuchungen von FENN, COBB und Mitarbeitern[3396] ist beim Froschnerven
der restliche Raum auch für K' zugänglich.

In Übereinstimmung damit fand sich bei Diffusionsversuchen — wobei allerdings nur
das Potential gemessen wurde —, daß Na' und Cl' die gleichen Diffusionsgeschwindigkeiten
haben, aber K' die doppelten[3397]. Auch hier geht also Na' mit Cl' etwas konform.

m) Schluß. Wir haben in diesem Abschnitt die Verteilung des Chlorids in
der Norm, nach NaCl-Injektion und bei besonderen physiologischen und pathologischen Vorgängen verfolgt. Es lag uns daran, die heute übersehbaren Gesetzmäßigkeiten der Verteilung darzustellen. Diese Verteilung ist durchaus abhängig
von dem Stoffwechsel der betreffenden Organe, aber nicht nur davon, sondern
ebenso von vielen Einwirkungen ferner liegender Stellen, z. B. Nierenfunktion oder
der inneren Sekretion (Thyroxin). Daß unsere Darstellung umfassend war,
wollen wir ebensowenig behaupten, wie wir glauben, daß in der Kenntnis der
Vorgänge mehr als Anfänge deutlich vorliegen. Aber wenn wir die normale
Verteilung und ihre Gesetze nicht kennen, werden wir niemals eine Beziehung
zwischen der NaCl-Verteilung und ihrer Stoffwechselwirkung durchschauen
können, wenn wir NaCl in mehr oder weniger hoher Dosis und Konzentration
injizieren.

Aber ebensowenig werden wir einen Eindruck über Verteilung und Wirkung,
die eng zusammenhängen, bei den anderen Anionen gewinnen können. Bei Behandlung der anderen Ionen könnten wir einfach folgende allgemeine Aussage
machen: Alle Anionen, wenigstens $Fe(CN)_6^{IV}$, SO_4'', Cl', Br', J', NO_3', ClO_3',

---

[3396, II] SWINYARD, E. A.: Am. J. Physiol. **156**, 163 (1949).
[3396, III] CONWAY: J. gen. Physiol. **29**, 305 (1946).
[3397] VAN HEUVERSWYN, J.: Arch. internat. Physiol. **43**, 316 (1936), Rona **97**, 401.

SCN′, ClO₄′ — während PO₄‴ und F′ von vornherein anderen Gesetzen gehorchen — vermögen die Zellgrenzen nicht zu durchdringen, und so könnte man den Modus ihrer Verteilung schon nach der bisherigen Darstellung voraussagen. Das ist tatsächlich möglich, und mit dieser Bemerkung könnten wir uns die ganze folgende Darstellung ersparen. Diese Einfachheit wird aber gestört durch die Untersuchungen von CONWAY (S. 538f) auch dann, wenn für das ganze unverletzte Tier die Korrekturen nicht ins Gewicht fallen. Was wir außerdem erreichten, wäre doch nur eine ganz allgemeine Aussage, die erst durch ins einzelne gehende Erfahrungen bestätigt werden müßte. Dann aber würden wir die Eigenwirkung der Ionen vernachlässigen, die — wie wir eben sahen — ganz wesentlich mit der Verteilung zusammenhängt, und außerdem kennen wir schon Ausnahmen z. B. im Verhalten des Zentralnervensystems. Schließlich kommt es in erster Linie nur auf die tatsächlichen Verhältnisse an, also die Analysen, die Zahlen, nicht aber auf Vorstellungen. So wissen wir selbst nicht ohne weiteres, ob das Bindegewebe mit den anderen Anionen sich in gleicher Weise belädt, müssen aber nach den lyotropen Eigenschaften eher das Gegenteil annehmen, wir wissen auch nicht, wenn wir schon die extracellulären Räume unter das einfache Gesetz stellen, wie sich die Cl′-Ionen verhalten, die wir in den Zellen lokalisiert oder doch wenigstens schwerer beweglich annehmen müssen. Auch werden wir aus unserer Darstellung neue Angaben über die extracellulären Räume gewinnen können.

2. Bromid.

a) *Normalwerte.* Bromid wurde von BERNHARDT und UCKO[2951] als überall in den normalen Organen vertreten erkannt. Eine Reihe von Analysen verschiedener Tiere geben wir nach einer Zusammenstellung von NEUFELD[3398] und zugleich nach seinen eigenen Versuchen wieder (s. Tabelle 226).

Tabelle 226.
Bromgehalt in tierischen Geweben.

Gewebsart	mg/100 g frischen Gewebes					
	Ratte (N)	Kaninchen (N)	Hund (N)	Hund	Hund BERNHARD u. UCKO [2951]	Kuh (verschiedene Autoren)
Nebenniere . .	—	0,32	0,215	—	3,3 —5,0	0,15
Aorta	—	—	—	—	1,66—2,5	—
Knochen . . .	0,34	0,605	0,62	—	—	—
Knochenmark .	—	0,285	0,66	—	—	—
Knorpel	—	0,43	—	—	0,77	—
Kleinhirn . . .	0,28	0,06	0,145	0,20	0,55—0,90	—
Großhirn . . .	Spur	0,19	0,165	—	0,53—1,25	(19,3) (0,02)
Auge	0,25	0,28	1,245	—	—	—
Fettdepots . . .	—	—	—	—	0,63—0,71	—
Gallenblase . .	—	—	0,255	—	—	—
Haare	0,4	0,6	0,7	—	—	—
Herz	0,295	0,065	0,19	0,16	0,55—0,63	(0,00)
Dickdarm . . .	0,215	—	0,425	—	—	—
Dünndarm . . .	0,13	—	0,355	—	0,50—0,55	(26,8)
Niere	0,18	0,13	0,69	0,40	0,59—0,83	(20,9) (0,00)
Leber	0,125	0,07	0,47	0,25	0,40—0,63	(10,1) (0,00) (0,559)[45]

[3398] NEUFELD, A. H.: Canad. J. Res. **14**, Sect. B. 160 (1936). C. **1936 II**, 2152.

Tabelle 226 (Fortsetzung).
Bromgehalt in tierischen Geweben.

Gewebsart	mg/100 g frischen Gewebes					
	Ratte (N)	Kaninchen (N)	Hund (N)	Hund	Hund BERNHARD u. UCKO [2951]	Kuh (verschiedene Autoren)
Lunge	0,39	0,12	0,42	0,40	0,71—0,83	(22,9) (0,42)
Medulla	0,50	0,10	—	—	—	—
Muskel	0,125	0,07	0,08	0,10	0,50	(22,1)
Ovarium	—	0,72	0,33	—	—	(0,836)
Nebenschilddrüse	—	—	—	—	—	(5,887)
Pankreas . . .	0,24	—	0,205	—	0,55—0,63	—
Hypophyse . . .	—	0,41	—	—	12,5	(0,00—0,23)
Hypophysenvorderlappen .	—	—	—	—	—	(8,716) (15—30)
Hypophysenhinterlappen .	—	—	—	—	—	(0,079)
Haut	0,33	0,09	0,99	—	0,37—0,43	—
Milz	0,185	0,13	0,50	0,41	0,63—0,71	(21,4) (0,00)
Magen	0,30	0,25	0,54	—	0,60—0,77	(22,5)
Hoden . . .	0,27	0,24	—	0,53	0,63—0,71	(20,3) (0,85—2,2)[3399, 3400]
Nebenhoden . .	—	—	—	—	—	(0,9—1)[3399, 3400]
Plexus pampiniformis . . .	—	—	—	—	—	(0,95—2,8)[3399, 3400]
Thymus	—	0,14	0,425	—	—	(21,0)
Schilddrüse . . .	—	0,83	1,13	—	0,84—1,45	(35,0) (6,691) (0,07—3,0)
Trachea	—	—	—	0,20	—	—
Uterus	0,56	0,89	0,435	—	—	—

Untersuchungen von DIXON[3402] an Schweinen seien auf Tabelle 227 wiedergegeben:

Tabelle 227.
Resultate von Brom- und Chlorbestimmung, in mg% Gewebe von Schweineorganen.

Organe	Eber			Sau		
	Brom	Chlor	Br/Cl	Brom	Chlor	Br/Cl
Serum	1,25	314	0,004	0,75	320	0,0023
Niere	0,445	203	0,0022	0,361	197	0,0018
Lunge	0,551	218	0,0025	0,397	216	0,0018
Ovarien	—	—	—	0,647	—	—
Hoden	0,334	184	0,0018	—	—	—
Leber	0,295	104	0,0028	0,213	101	0,002
Gehirn	0,192	126	0,0016	0,191	142	0,0014
Pankreas	0,259	110	0,0025	0,265	109	0,0025
Nebenniere	0,368	107	0,0035	—	—	—
Hypophyse	0,270	145	0,0019	—	—	—

[3399] KRIWSKY, J. L.: Biochem. Z. **249**, 288 (1932), Rona **69**, 392. Bestimmungen bei 3 Pferden geben dieselben Werte. Der Plexus pampiniformis habe wegen seiner besseren Durchblutung einen höheren Gehalt.
[3400] KRIWSKY, J. L.: Rona **82**, 161 (1933). C. **1935 II**, 1735.
[3401] SUOMALAINEN, P.: Ann. Acad. Sci. Fennic. A. **45**, Nr. 2, 1 (1937), Rona **102**, 570. C. **1937 II**, 4062.

Ersichtlich ist die gleiche Größenordnung des Quotienten Br'/Cl', wenn auch beträchtliche Wertunterschiede vorhanden sind. DIXON schätzte das Br'/Cl' bei der Diät ab und glaubte dieselben Quotienten wie in den Geweben gefunden zu haben. Diese Wertung würde eine große Bedeutung haben für die Vorstellung von der ,,Blindheit der Niere" betreffs Br' und Cl', aber streng gilt dieses Gesetz nicht, wie wir später sehen werden. Hier müssen wir nochmals auf die wichtigen Untersuchungen von WINNEK und SMITH[2766] an Ratten hinweisen. Die Ratten erhielten eine normale Diät A, mit 165—200 γ Br'/10 g Kost, Br'/Cl' = 0,009. Die Diät B war hochgradig gereinigt und enthielt < 5 γ Br', die Diät C war dieselbe wie Diät B, aber 200 γ Br' waren zugelegt worden, Br'/Cl' = 0,021. Die Analysen der Organe geben folgende Werte:

Tabelle 228.

	A	B	C
Haut	0,0041—0,0047	0,00035—55	0,009—0,017
Leber	0,0026—29	0,00022—35	0,0039—0,013
Muskel	0,0013—17	0,00029—66	0,0041—62
Niere	0,0065—70	0,00070—0,002	0,022—0,023
Junge bei der Geburt	0,0085—0,015	0,00073—0,0014	0,032—0,041

Wir sehen, daß der Gehalt mit den Chloridräumen ungefähr proportional geht, aber wir finden durchaus keine Beziehungen zu dem Gehalt der Diät, wie man erwarten müßte. Der Gehalt an Br' bei Diät C ist größer, so daß eine Retention von Bromid dabei herausgelesen werden kann.

Beim *Igel* war die Hälfte des Bromids in der Haut zu finden (1,2 mg%), besonders hohe Werte fanden sich in der Medulla oblongata (16,7), Nebennieren (18,8 mg%) und Schilddrüse (32,2 mg%). Der Gehalt des Blutes und der Pankreas an Bromid war im *Winterschlaf* viel höher als bei wachenden Tieren[3401]. Dieser Befund ist entgegengesetzt den Angaben (siehe oben), daß bei bestimmten Psychosen der Gehalt der Niere niederer sei, woraus auf einen ursächlichen Zusammenhang geschlossen wurde. Von LEIPERT wurde darauf hingewiesen, daß ein Zusammenhang mit der geringen Nahrungsaufnahme bestehe. Die gleichzeitige Beobachtung, daß die oben aufgezählten Organe mit den besonders hohen Werten jetzt ihre niedrigsten Werte aufweisen, läßt sich aber nicht durch Veränderungen der Durchblutung erklären. Das Winterschlaforgan hatte in jedem Fall nur einen ganz geringen Gehalt (1,0 mg%). Man wird solche Tatsachen durchaus nicht mit dem Schlaf in ursächlichen Zusammenhang bringen können, wie es von ZONDEK versucht wurde.

b) Über Untersuchungen der *Drüsen mit innerer Sekretion* wollen wir besonders berichten, obwohl wir schon viele Daten in obigen Tabellen finden können. Dieses Thema wurde wegen der Frage nach der Funktion des Broms intensiv bearbeitet.

Nach ZONDEK und BIER[2973] soll die Hypophyse einen besonders hohen Br'-Gehalt besitzen, und dieser soll beim Schlaf abfallen[2974]. Es soll um ein bromhaltiges Hormon handeln, das auch sofort mit dem unwirksamen Bromthyrosin gleichgesetzt wurde[2974]. Es ist interessant, daß auf dieses ,,Hormon" selbst die Tiere, denen man doch psychische Beeinflussung absprechen möchte, prompt mit Schlaf reagierten (siehe auch [3404]). Tatsächlich wurden bei besserer analytischer Technik weder höhere Werte in der Hypophyse gefunden (UCKO[3405]), noch ging der Gehalt im Schlaf zurück ([3406], siehe auch MORUZZI[2958]). Nun soll aber das Br' in der Hypophyse teils in nichtdialysabler Form vorliegen, und der Anteil soll im Schlaf in die Höhe gehen. Wir haben über die Fragwürdigkeit dieser Fraktion im Plasma schon berichtet. Teilweise soll es bei der Eiweißfällung mitgerissen werden, teils aber in den Petroläther übergehen[3407]. Letzteres entspricht den Verhältnissen bei Chlorid.

Die Resultate geben wir auf folgender Tabelle 229 wieder. Die Tabelle zeigt, daß die Hypophyse in keiner Weise ausgezeichnet ist, ebensowenig die Thyreoidea.

[3402] DIXON, TH. F.: Biochem. J. **29**, 86 (1935), Rona **89**, 476. C. **1935 II**, 871.
[3403] MORUZZI, G.: Boll. Soc. iral. sper. **14**, 200 (1939), Rona **115**, 119.

BAUMANN, SPRINSON und MARINE[2947, I] fanden in dem einen Lappen der Thyreoidea von Kaninchen mit der Methode von LEIPERT 3,08, 4,63 und 4,74 mg%. Nach Behandlung mit KJ wurde der zweite Lappen exstirpiert und zeigte jetzt die niederen Werte von 2,14, 1,87 und 2,60 mg%. Der Gehalt des Blutes war geringer als der der Thyreoidea. Diese Resultate gelten für das allmähliche Gleichgewicht. Bei Analysen 3 und 6 Stunden nach Injektion von radioaktivem ^{82}Br bei Ratten[3407, I] fand sich eine ganz besonders starke elektive Aufnahme in der Schilddrüse. Leber, Niere, Speicheldrüse und Hypophyse enthielten weniger, ganz besonders wenig neben dem Gehirn auch die Nebennieren. Es stellt sich also bei Angebot so geringer (0,12 mg) Mengen ein anderes dynamisches Gleichgewicht ein, das nicht auf verschiedene Durchblutung zurückzuführen ist.

Tabelle 229.

Literatur	Organ	Tier	Gehalt mg%	Bemerkung
MORUZZI und GUARESCHI[2959]	Hypophyse	Rind	1,02	
MORUZZI[3407]			0,883	
UCKO[2968]		Ochsen u. Kühe	0,55—0,78	Br/Cl 0,0029—0,0080
MORUZZI[3407]	Vorderlappen	Rind	0,400	
	Hinter- u. Mittelapp.	„	1,67	
MORUZZI[3403]	Thyreoidea	Hund	0,422	
UCKO[2968]	„	„	0,42 0,40	Br/Cl 0,0037
„	„	Ochse	0,89	Br/Cl 0,0073
UCKO[2968]	Nebennieren	Ochsen u. Kühe	0,39—0,62	Br/Cl 0,0040

Nach diesen Resultaten, die am Tiere gewonnen sind, folgt auf Tab. 230 eine Zusammenstellung von Analysen verschiedener Organe des *Menschen*, die von NEUFELD[2955] aus der Literatur gesammelt und von uns ergänzt wurden (siehe auch [3409]).

Tabelle 230.
Bromgehalt in frischen menschlichen Geweben (mg in 100 g).

Gewebe	DAMIENS[3408]	DIXONS[3102]	UCKO[2968]
Nebenniere	—	—	0,33—0,66
Blut	0,52	0,28—1,64	0,15—0,35
Niere	0,25	—	0,27
Leber	0,18—0,37	—	0,17
Lunge	0,14—0,28	—	—
Hypophyse***	—	0,42—2,39	—
Milz	—	—	0,24—0,33
Schilddrüse	—	—	0,48

* MORUZZI[2959] gibt 0,62 mg% als Durchschnitt von 150 Hypophysen an.
** JACOBSEN[2989] gibt an im Vorderlappen 8,7, im Hinterlappen 0,08 mg%.

Vor allem wollen wir die Resultate einer ausgedehnten Untersuchung an den Organen zweier Menschen von NEUFELD[2955] hier wiederholen.

[3404] UHLMANN, R.: Klin. Wschr. **1932 II**, 1310, Rona **70**, 349.
[3405] UCKO, H.: C. rend. Soc. biol. **116**, 48 (1934), Rona **82**, 538.
[3406] WERNER, G.: Jubilaire en l'honneur de Parhon 540 (1934), Rona **86**, 462. Im Text wird ein geringerer Gehalt der Hypophyse behauptet, aber bei den Analysen ist das nicht ersichtlich, ein Zeichen, daß nicht nur Tiere, sondern auch Wissenschaftler einer Suggestion unterliegen können.
[3407] MORUZZI, G.: Arch. ital. Sci. farmacol. 6 Suppl. 493 (1937), Rona **107**, 193.
[3407, I] PERLMANN, J., MORTON, M. E. u. CHAIKOFF, J. L.: Amer. J. Physiol. **134**, 107 (1941). C. **1943 I**, 741.
[3408] DAMIENS, A.: Bull. Sci. pharmacol. **28**, 205 (1921).

Bei den beiden Personen handelt es sich um einen Jungen von 14 Jahren und eine Frau von 50 Jahren, die beide vollkommen gesund durch einen Unfall ad exitum gekommen sind, so daß eine Veränderung durch Krankheit nicht erfolgte.

Tabelle 231.
Bromgehalt in menschlichen Geweben.

	Brom Frischgewebe mg%		Gesamthalogene (Cl) Frischgewebe mg%		Verhältnis Br/Cl 10³		mol. Verteilung Br/Cl 10³	
	Fall 1	Fall 2	Fall 1	Fall 2	Fall 1	Fall 2	Fall 1	Fall 2
Nebenniere	0,22	—	—	—	—	—	—	—
Galle	0,35							
Blut	0,765	0,62	0,249	0,265	3,07	2,34	1,50	1,04
Rippe	0,275	0,28	0,116	0,096	2,37	2,92	1,05	1,29
Cerebellum	0,235	0,13	0,086	0,103	2,73	1,26	1,21	0,56
Cerebrum	0,135	0,025	—	0,082	—	0,30	—	0,14
Gallenblase	0,22	—	—	—	—	—	—	—
Herz	0,14	0,29	0,071	0,126	1,97	2,30	0,81	1,02
Dickdarm	0,56	—	—	—	—	—	—	—
Dünndarm	0,19	0,74	—	0,190	—	3,89	—	1,77
Niere	0,335	0,82	0,197	0,246	1,71	3,33	0,76	1,48
Leber	0,13	0,04	0,152	0,105	0,86	0,38	0,38	0,17
Lunge	0,33	0,465	—	0,254	—	1,83	—	0,81
Pancreas	0,495	0,445	—	0,152	—	2,93	—	1,30
Prostata	0,28	—	—	—	—	—	—	—
Milz	0,445	0,225	—	0,139	—	1,62	—	0,72
Magen	0,84		0,258		3,26		1,45	
Magencardia		0,61		0,202		3,02		1,34
Magenpylorus		0,535		0,160		3,34		1,49
Muskel	0,295	0,56	0,058	0,094	5,09	5,86	2,26	2,65
Testes	0,255		0,215		1,19		0,53	
Thymus	0,135	—	—	—	—	—	—	—
Schilddrüse	2,325	1,78	0,158	0,147	14,72	12,11	7,08	5,68
Medulla		0,175		0,100		1,75		0,78
Hypophyse		0,12	—	—	—	—	—	—
Uterus		0,84		0,255		3,76		1,67

Bei der Verteilung ist besonders der im Verhältnis zum Chlorid niedere Gehalt im Zentralnervensystem und der hohe Gehalt in der Schilddrüse zu bemerken. Weder in der Analyse von UCKO der vorhergehenden Tabelle, noch in den Werten an Tieren — außer bei BAUMANN und Mitarbeitern[2947,I] — fand sich etwas Analoges, würde jedoch nach den Analysen bei Gabe von radioaktivem Bromid zu erwarten sein.

Die Frage der organischen Bildung des Br' ist damit in keiner Weise entschieden. Von CHOCHINE[3409,I] wurde wiederum das Vorliegen eines nicht ultrafiltrierbaren Br' in dem Gehirn von Hunden behauptet.

c) Die *Bromidverteilung nach Darreichung* von Bromsalzen wurde aus methodischen Gründen früher bearbeitet und ist auch eher zugänglich als die Feststellung des Normalgehaltes und der Grenzwerte. Schon frühzeitig (ELLINGER und KOTAKE[2774]) wurde die Gleichverteilung des Br' entsprechend dem Cl'-Gehalt der Organe beobachtet.

So fand sich nach Gabe von 0,25 g/kg NaBr pro Tag bei jungen Hunden, daß nach 12 Tagen rund 50% des Chlorids durch Br' ersetzt war. Der Ersatz der Niere (45,8%), des Muskels (47,9%) und der Leber (41,3%) geben eine gute Übereinstimmung, während die Haut (32,4%)

[3409] VITTE, M. G.: Bull. Trav. Soc. Pharmac. Bordeaux **78**, 69 (1940). C. **1940 II**, 2908. Haare enthalten 0,2—0,7 mg% Br'.

[3409,I] CHOCHINE, A. F.: Fiziol. Z. **28**, 689 (1940), Rona **122**. 488. Bei Bromdarreichung steigt das Filtrierbare mehr an als das nicht Ultrafiltrierbare.

davon abweicht. Wir können vielleicht sagen, daß die Cl'-Bestände in der Haut nicht so rasch ersetzt werden, und daß sich die einzelnen Organe um so mehr aneinander im Verhältnis Br/Cl anpassen, je länger die Bromiddarreichung anhält[3416], d. h. wir haben es bis dahin mit einem dynamischen Gleichgewicht zu tun, was auch zu erwarten ist, wenn wir an die Befunde der Ersetzbarkeit von Cl' in den verschiedenen Geweben in den Versuchen von AMBERSON oder MANERY denken.

Obgleich die oberen Werte anscheinend schon das ganze Gesetz enthielten, müssen wir doch annehmen, daß die Bromidanalysen fehlerhaft waren. Bis zur jetzigen Zeit hat man mit *analytischen Schwierigkeiten* zu kämpfen, wie eine große Zahl von Arbeiten beweisen, selbst wenn bewährte Methoden zur Anwendung kommen. Die Anforderungen an die Exaktheit sind groß, da wohl immer der Gehalt an Cl' aus der Differenz (Gesamthalogen-Br') berechnet wird.

Mit Mißtrauen wird man Werte betrachten müssen aus den Analysen von TOXOPEUS[3410-3413], in denen der Bromidgehalt der Muskulatur (in mg%) höher ist als in Blut, Lunge, Leber, wo die Nieren nur knapp 30% des Gehaltes der Muskulatur enthalten usw. (siehe auch WALLACE und BRODIE[3257]).

Das gleiche gilt von Untersuchungen, in denen schon nach 3 Stunden der Gehalt im Gehirn dieselbe Höhe erreicht wie im Plasma, später aber dessen Gehalt deutlich übersteigt. Dabei ist kein Grund aus der Dosis bzw. der Verdünnung abzuleiten, daß es zu einer Bildung von Ödemen gekommen sein müßte. Ödembildung kann natürlich die Verhältnisse verändern, und hierin werden wir einen Unterschied in der Verteilung erwarten dürfen, je nachdem wir das $K^{.}$- oder $Na^{.}$-Salz zuführen. Ein gegenüber dem Blut höherer Gehalt von Halogen im Muskel (hier J') wurde beim Frosch in einigen Versuchen am rectus abdominis gefunden (EICHLER[846]). Hier handelt es sich um einen Muskel, der einer vorerst hohen Konzentration anlag und geschädigt war, sich mit der hohen Konzentration sättigte und den Gehalt nur langsam abgab. Die Verhältnisse sind also ganz singulär, diese Möglichkeit trifft hier nicht zu.

Bei intravenöser Gabe von 0,025 g NaBr bei Hühnern in unregelmäßiger Folge wurde in den Eiern (maximal 2,675 mg%) Bromid und zwar in doppelter Konzentration im Dotter gegenüber dem Eiweiß festgestellt (PURGESZ und Mitarbeiter[2990]). Danach finden sich folgende Analysen bei Tötung sofort nach der letzten Gabe: im Blut 1,5 mg%, im Gehirn 21,97 mg%, in der Leber 5,04 mg%, in den Muskeln 0,29 mg%. Wir werden diese Werte zur Kenntnis nehmen und daraus schließen, daß sich anscheinend das Huhn ganz anders verhält wie die meisten untersuchten Warmblüter des Laboratoriums und wie die Frösche. Dieses Urteil muß sich aber ändern, wenn von denselben Autoren zugleich Analysen mitgeteilt werden am Kaninchen, etwa folgendermaßen:

Ein Kaninchen erhält jeden dritten Tag 0,05 g NaBr intravenös. 14 Tage nach der letzten Gabe wird das Tier getötet und der Analyse unterworfen. Dabei ergaben sich folgende Werte: Blut 0,186 mg%, Leber 0,159 mg%, Muskel 0,143 mg%, Haut 0,106 mg% und Gehirn 1,540 mg%.

Diese Werte liegen so jenseits jeder sonstigen Erfahrung und Gesetze, für die man nun nicht mehr die Tierart verantwortlich machen kann, daß wir auch gegen die anderen Analysen am Huhn Mißtrauen hegen und das aufgegriffene Problem für ungeklärt halten müssen (desgleichen[3415]). Sind für solche Diskrepanzen irgendwelche Differenzen in der Haltung der Tiere verantwortlich zu machen, sind die Organe noch während des Lebens der Tiere zertrümmert worden? Wir würden für am wahrscheinlichsten halten, daß die Analysenmethode für eiweißfreie Lösungen, vielleicht noch für Plasma eingeübt wurde. Es fand aber nicht ge-

---

[3410] TOXOPEUS, M. A. B.: Naunyn-Schmiedebergs Arch. **149**, 263 (1930), Rona **56**, 193.
[3411] TOXOPEUS, M. A. B.: Naunyn-Schmiedebergs Arch. **154**, 247 (1930), Rona **58**, 609.
[3412] TOXOPEUS, M. A. B.: Nederl. Tijdschr. Geneesk. **1930 I**, 2189, Rona **57**, 339.
[3413] BISLSMA, U. G. u. TOXOPEUS, M.: Arch. neerl. Physiol. **15**, 474 (1930), Rona **59**, 817.
[3414] NELL, W.: Bruns Beitr. z. klin. Chirurgie **171**, 206 (1940).
[3415] BIER, A.: Naunyn-Schmiedebergs Arch. **173**, 508 (1933), Rona **78**, 155. Zufuhr von Brom in Form von Multibrol lagert sich in teilweise doppelter Menge im Gehirn ab gegenüber der Gabe von Br'. Größte Mengen in der Medulla oblongata (1,3 mg%), kleinste im Großhirn (0,31 mg%). Romansche Methode.

nügend Berücksichtigung, daß die verschiedene Zusammensetzung der Organe durchaus einen Strich durch die Rechnung machen kann. Anscheinend ist vor allem die Analyse von stark fetthaltigen Organen, besonders des Gehirns, schwierig.

Auch bei der Analyse des Gesamthalogens (offener Carius) sind vielerlei Fehler möglich, auf die wir am Anfang hingewiesen haben. Wenn bei der Veraschung die Temperatur des Muffels auf 900⁰ gehalten wird[3414], werden wir hierin schon eine Fehlermöglichkeit sehen. Ganz grobe Differenzen wird man mit noch primitiverer Methode sehen können. Hierzu gehört die Angabe, daß auch in lokalen Läsionen durch Bromiddarreichung — etwa dem Bromoderma — keine höheren Werte erreicht werden, als dem darin enthaltenen Blut entsprechen würde[3417].

Eine Reihe von Analysen von WALLACE und BRODIE[3257] — als Zeichen für die Verteilung in Abhängigkeit von dem Chloridgehalt der betreffenden Organe und der Art der Zufuhr — geben wir auf folgender Tabelle 232 wieder:

Tabelle 232.

Organe	Katze		Hund A		Hund B	
	Br′	Cl′	Br′	Cl′	Br′	Cl′
Serum	21,6	118	27,4	96,0	30,1	88,0
Leber	0,22	0,22	0,28	0,29	0,23	0,27
Pankreas			0,34	0,36		
Uterus			0,59	0,58		
Niere			0,74	0,74		
Lunge	0,61	0,64	0,61	0,56	0,56	0,59
Haut	0,69	0,69	0,62	0,60		
Milz	0,36	0,42	0,36	0,37	0,39	0,42
Muskel	0,19	0,17	0,14	0,14	0,10	0,12
Herz	0,29	0,31	0,24	0,24	0,21	0,23
Magen	0,40	0,53	0,40	0,46		
Submaxillaris	0,31	0,34	0,27	0,26		
Hirnrinde	0,12	0,40	0,14	0,41	0,22	0,40
Kleinhirn	0,22	0,52	0,16	0,37	0,25	0,47

Zahlen beim Serum = m. aeq./Liter, bei den anderen Organen der Quotient der Konzentrationen Gewebe/Serum.

Katze erhielt 0,7 g/kg NaBr intravenös. Tötung nach 3 Stunden.

Hund A 1 g/kg NaBr intravenös. Tötung nach 3 Stunden.

Hund B 0,24 g/kg NaBr peroral 8 Tage lang. Tötung 24 Stunden nach der letzten Dosis.

Auf der Tabelle sind der Einfachheit halber die Verhältniszahlen zu der Serumkonzentration angegeben, beim Serum selbst die absoluten Werte, so daß man den Gehalt der Organe nach m. aeq. leicht berechnen kann.

Deutlich ist die Gleichheit der Verteilung und zwar 3 Stunden nach der Gabe ebenso wie nach der längeren Darreichung, ohne daß eine besondere Präparation wie Entfettung stattgefunden hat. Die Methode der Entfettung kam in den Analysen von WEIR und HASTINGS[3141] zur Anwendung, weil dabei auch die intracellulären Räume abgeschätzt werden sollten nach Br′ und Cl′ als Bezugskörper. Eine Reihe von Werten nach peroraler Verabfolgung (ohne Angabe der Dosis) folgen. Wir geben abgesehen vom Serum nur die extracelluläre Flüssigkeit wieder:

Tabelle 233.

	Cl′	Br′	[Cl′]	[Br′]	Cl′	Br′	Cl′	Br′	Cl′	Br′
Serum	86,3	27,8	83,6	22,4	83,7	31,4	71,2	40,2	77,8	31,4
Muskel	147	141			118	164		163		181
Magen	530	656	421	483	456	539				
Duodenum	364	379					363	348	357	375
Leber							375	376	265	274
Niere							440	415	511	487
Haut							618	674	596	572

Aus diesen Versuchen ist ersichtlich, daß in den angegebenen Organen die Br' zugänglichen Räume durchaus gleich sind denjenigen, die Cl' enthalten. Es gibt einige Befunde (z. B. Haut), die gelegentlich höhere Br'-Werte zeigen. Wir werden die Frage stellen müssen, ob das Eindringen des Br' genau so rasch stattfindet wie das Herausgehen. Es gibt dynamische Verhältnisse, deren Klärung sich nicht nach diesen Versuchen erübrigt, zumal auch in den Organen nach Br'-Darreichung nicht dieselben Äquivalente Cl' austreten, so daß der Gesamthalogengehalt dann zunimmt[3419].

Bei größeren Gaben von NaCl soll es zu einem Austritt der in den Organen gestapelten Bromide kommen, der die Ausscheidung übertrifft, so daß ein Anstieg im Blut- und Zentralnervensystem erfolgt, der die toxischen Symptome verstärkt. Beobachtungen dieser Art wird man auf eine primäre Zunahme der Halogene, vielleicht in der Muskulatur, beziehen müssen. Diese führt dann durch Zwang zur Gegenregulation, zur Zunahme der osmotisch aktiven Substanzen in der Muskelfaser. Wenn die Zunahme den erforderlichen Betrag übertrifft, muß es zur Verminderung der Chloridräume und damit zur Konzentrationserhöhung im Blut kommen (siehe desgl. bei EICHLER[2448, I]). Zunahme der Gesamthalogene in Blut und Muskel fand sich bei einer zweiten Versuchsreihe von HASTINGS und WEIR[3141], deren Resultate auch aus anderen Gründen interessieren müssen. Hunde erhielten intravenös in isotonischer Lösung verschiedene Bromidmengen, aber zugleich mit Säure oder Alkali. 1 Stunde wurde nach Abschluß der Injektion zum Ausgleich abgewartet:

Tabelle 234

	Hund A			Hund B			Hund C			Hund D		
	vorher	nachher		vorher	nachher		vorher	nachher		vorher	nachher	
		Cl'	Br'		Cl'	Br'		Cl'	Br'		Cl'	Br'
Serum	110,6	79,0	33,7	108,7	71,7	49,1	111,0	75,1	32,6	110,5	69,1	40,3
Muskel	181	214	166	159	186	172	232	269	210	203	217	177
Haut	654	718	670	708	742	726	714	673	636	654	680	626

Hund A erhielt 22,5 mMol Br/kg mit Säure, Serum-p_H vorher 7,38, nachher 7,31.
Hund B erhielt 23,6 mMol Br/kg mit Säure, Serum-p_H fiel von 7,32 auf 7,19.
Hund C erhielt 14,6 mMol Br' mit $NaHCO_3$, Serum-p_H vorher 7,37, nachher 7,45.
Hund D erhielt 18,6 mMol Br' mit $NaHCO_3$, Serum-p_H vorher 7,31, nachher 7,40.

Die Werte in der Reihe Serum geben die absoluten Zahlen in mMol/Liter, die weiteren geben nur die Menge intracellulärer Flüssigkeit nach Cl' und Br', berechnet auf 1000.

Aus der Tabelle ist ersichtlich, daß zwar die Größenordnung des Ersatzes dieselbe ist, aber beim Vergleich zu vorher in jedem Fall eine Zunahme des extracellulären Raumes deutlich wird. Dieser ist nach Chlorid größer als nach Bromid berechnet. Das bedeutet das Stadium des Präödems, und man wird rechnen können, daß unter solchen Bedingungen der Ausgleich langsamer erfolgt, also 1 Stunde des Abwartens jetzt nicht ausreichend ist. Bei einem (hier auf der Tabelle nicht wiedergegebenen) Versuch ohne Tendenz zu Säuerung gab es nur eine unwesentliche Vermehrung der interstitiellen Räume, und der Ausgleich war schon vollkommen, die Räume von Cl' und Br' sind also ungefähr gleich.

[3416] FREY, E.: Naunyn-Schmiedebergs Arch. **187**, 275 (1937).
[3417] WILE, U. J.: Arch. of Dermatolog. u. Syphilidolog. **8**, 407 (1923).
[3418] ARIMA, K.: Rona **95**, 474 (1936).
[3419] SENDA, H.: Mitt. med. Akad. Kioto **25**, 465 (1939), Rona **113**, 324. In Gehirn, Herz und Muskel soll eine Abnahme der Halogene stattfinden.

Die Bedeutung der Alkalität für die Entwicklung der intracellulären Räume wurde schon früher nach den Versuchen von HASTINGS und EICHELBERGER dargestellt. Wir sehen, wie diese Faktoren auch bei anderen Anionen wichtig sind. Aus der Art der Verteilung müssen wir schließen, daß gleich anfangs die erste Durchströmung der Muskulatur mit einer Flüssigkeit geringeren osmotischen Drucks zu einer vermehrten Filtration führt. Diese Filtration ist aber durch die geänderte Acidität (bzw. veränderten Na·-Gehalt) nicht reversibel, sondern führt zur Ansammlung von Flüssigkeit, mit der jetzt der Ausgleich langsamer erfolgt. Wir beobachten hier also die Art der Entstehung eines Ödems.

In ähnlichen Versuchen wurde festgestellt[3420], daß die Bromidionen zuerst spezifisch die Blutbahn verlassen, außer wenn durch Gummi arabicum die Viscosität (!) vermehrt wird. Die Versuche wurden mit Analysen im Gesamtblut ausgeführt, aber sie sind nicht ohne Kontrolle zu übernehmen.

Wir müssen noch von 2 Ausnahmen in den Organen sprechen: dem Zentralnervensystem und der Schilddrüse.

d) Die *Schilddrüse* wurde vor allem von MORUZZI ([3403, 3421–3423], siehe auch [3424]) untersucht. Erhielten Hunde täglich 0,025 g/kg NaBr, dann finden sich 200 mg% Br in der frischen Drüse. Wurde die Behandlung weiter fortgesetzt, dann ging der Gehalt wieder zurück bis auf 9,5 mg% nach 180 Tagen. Auch Jod nimmt in der Schilddrüse ab. Dasselbe soll — wenn auch in geringerem Maße — bei den anderen Organen zu beobachten sein[3422]. Diese Befunde widersprechen den sonstigen Beobachtungen, und eine Bestätigung wäre wünschenswert, da hier nicht nur die Analysenzahlen, sondern auch die Verteilungsgesetze in Frage gestellt werden. Jedoch sind zu diesen Analysen auch physiologische Konsequenzen hinsichtlich Wachstum usw. in Erscheinung getreten, die später behandelt werden. Eine spezielle Aufnahme von ^{82}Br in der Schilddrüse bei Ratten wurde schon früher nach den Versuchen von PERLMANN und Mitarbeitern erwähnt[3407, I].

e) Über die Stellung des *Zentralnervensystems* haben wir auf S. 553 eine Tabelle mit Analysenzahlen von WALLACE und BRODIE[3258] wiedergegeben (desgl. Tab. S. 547ff).

Dieselben Resultate wurden an Ratten gefunden (EPSTEIN[2991]). Die Tiere erhielten 0,1—0,159 g/kg NaBr. Nach 1½ Stunden war der Maximalgehalt im Blut mit 21,3—24,5 mg% erreicht, im Gehirn waren die entsprechenden Werte 4,5—7,2 mg%, Verhältnis $\left(\frac{[Br']_{Blut}}{[Br']_{Gehirn}} = 3{,}91\right)$. Der Quotient für Cl' betrug 2,33. Nach einem Tage war der Gehalt des Gehirns höher, was uns an die schwerere Beweglichkeit des dort lokalisierten Halogens denken läßt. Bromid vermochte dabei die Chloridionen leichter zu ersetzen als SO_4'' (AMBERSON und Mitarbeiter[3321]), aber genaue Gleichgewichte wurden nie beobachtet.

Bei den Versuchen an Ratten[2991] wurden an 4 aufeinanderfolgenden Tagen 0,15 g/kg NaBr verabfolgt. Der Gehalt im Blut stieg, aber das Konzentrationsverhältnis blieb. Dasselbe fand sich bei Versuchen an Kaninchen, die 30 Tage 0,33 g NaBr erhielten (BOSHES[2768]). Niemals wurde derselbe Prozentsatz Chlorid durch Bromid im Gehirn ersetzt wie im Blut, wenn auch die Sättigung bei wiederholter Gabe fortschreitet (vgl. Tabelle, S. 553, Hund A und B). Das ist selbst

---

[3420] APPELMANNS, M.: Arch. internat. de Pharmacodyn. **31**, 231 (1926), Rona **36**, 544. Die Analysenmethode (Reaktion nach BERGLUND) scheint suspect. Daraus erklären sich Resultate wie: Blutgehalt 55 mg% im Dünndarm + Inhalt 238 mg%.
[3421] MORUZZI, G.: Arch. di Fisiol. **39**, 249 (1939), Rona **116**, 675.
[3422] MORUZZI, G.: Arch. di Fisiol. **39**, 259 (1939), Rona **116**, 676. Kaninchen und Hunde.
[3423] MORUZZI, G.: Naturwissenschaften **26**, 788 (1938). C. **1939 I**, 2443.
[3424] SIMON, I.: Arch. Farmacol. sper. **69**, 19 (1940). Rona **119**, 668.

bei den Normalwerten, die von NEUFELD (siehe Tabelle, S. 551) gewonnen wurden, ersichtlich, obwohl hier das Bromid fast mit dem Wachstum des Gehirns aufgenommen wurde.

Bei chronischer Gabe soll die Verteilung auf verschiedene Hirnteile wechseln, Coffein und Cocain vermehrte die Aufnahme, ebenso Morphin und Chloralhydrat[3418].

f) *Zusammenfassung.* Im allgemeinen wird Cl' und Br' in erster Annäherung vollkommen gleichmäßig verteilt. Das zeigte sich auch bei Analysen an Affen und Ratten[3425] und gilt sogar für die Geschwindigkeit des Verschwindens aus dem Blute gemessen mit radioaktivem ^{38}Cl und ^{82}Br in den Versuchen von HAHN und HEVESY, über die wir auf S. 575 zwei Diagramme wiedergeben.

Diese Tatsache wurde von WEIR[3426] benutzt, um den *Gesamtchloridgehalt* eines Tierkörpers ohne Verarbeitung des Gesamttieres abzuschätzen. Es dauerte 50 Minuten beim Hunde, bis Gleichgewicht eingetreten war. So fand sich bei 2 Hunden 1,13 und 1,27 g/kg, bei 3 Kaninchen 1,14, 1,10 und 1,06 g/kg nach der direkten Analyse[3427]. Nach der Brommethode ergab sich beim Hunde 1,18, der Katze 1,22, dem Kaninchen 1,07 g/kg Cl' als Durchschnittswert von je 10 Tieren.

SZAKALL[3523] fand mit derselben Methode bei 20 Hunden die (teilweise sicher zu hohen) Werte von 1,09—2,34 g/kg, beim Menschen 0,60—1,19 g/kg bei Männern, 0,65—1,28 g/kg bei Frauen.

Schwankungen, die gelegentlich beobachtet wurden, veranlaßten WEIR[3427, I] nach dem Grunde zu suchen. Er fand ihn in dem verschiedenen Fettgehalt der Tiere. Wurde dieser berücksichtigt, dann wurde mit wenig Abweichung pro kg Hund 1,4 g Cl' gemessen.

Über die Versuche, die gesamte extracelluläre Flüssigkeit zu bestimmen, werden wir später in einem gesonderten Abschnitt sprechen.

g) *Analysen eines Bromtodesfalls.* Zum Schluß wollen wir eine Reihe von Analysen wiedergeben, die an einem Kranken gewonnen wurden, der in tiefschlafendem Zustand aufgefunden worden war, nachdem er in 36 Stunden 100 g NaBr aufgenommen hatte. 6 Tage danach starb er an Pneumonie beider Unterlappen. Die Daten sind folgende (VILEN[2589]):

Tabelle 235.

	% Cl'	% Br'		% Cl'	% Br'
Serum	0,16	0,39	Leber	0,01	0,25
Gehirn, Mark .	0,07	0,15	Niere	0,04	0,35
Gehirn, Rinde .	0,01	0,39	Milz	0,07	0,24
Lunge	0,10	0,31	Muskulatur . .		0,10
Herz	0,08	0,15			

Die Werte wurden gewonnen durch Titration der Gesamthalogene und Wägung des Niederschlags. Die Werte seien ohne kritische Betrachtung hier niedergelegt.

Bei einem zweiten Fall wurde der Tod nicht durch Br' verursacht. Uns interessiert in diesem von LABAT und SERVANTON[3428, I] mitgeteilten Fall vor allem die Analyse der Haut, die normal aussah und solcher mit Br'-Akne. Die kranke Haut enthielt 52 mg%, während in der gesunden nur 3,5 mg% aufzufinden waren (siehe Fußnote).

[3425] SMITH, P. K. u. WALKER, D. W.: J. Pharmacol. exp. Ther. **63**, 35 (1938).
[3426] WEIR, E. G.: Amer. J. Physiol. **127**, 338 (1939), Rona **117**, 143.
[3427] HARRISON, H. E., DARROW, D. C. u. YANNET, H.: J. biol. Chem. **113**, 515 (1936).
[3427, I] WEIR, E. C.: Amer. J. Physiol. **130**, 608 (1940), Rona **124**, 416. C. **1941 I**, 1054.

3. Jodid. Im isolierten Froschmuskel wurden bei der Diffusion nach Ersatz eines Teiles des Chlorids der Ringerlösung (Warten von 6 Stunden zum Ausgleich) etwa 25% zugänglich gefunden, also derselbe Wert, der den Chloridräumen entspricht[3428]. Nach Wärmestarre wurde alles Muskelwasser zugänglich. Wurde dasselbe mit Ringerlösung getan, bei der das gesamte NaCl durch äquivalente Mengen NaJ ersetzt war, dann waren die Räume größer, selbst bei einer Versuchsdauer von nur 1 Stunde. Es fand sich zugänglich beim Muskel rectus abdominis 55%, beim Muskel sartorius 42%. Hier könnte schon eine Schädigung eingetreten sein, die durch die intensive Muskelwirkung des J' durchaus plausibel wäre.

Eine Anhäufung des Jodids findet im Muskel — ähnlich wie bei Cl' — nach der Reizung statt. Aus dem gereizten Muskel diffundierte mehr J' (EMBDEN und LANGE[3376]). Versuche mit Reizung von Muskeln in vivo (EICHLER[846]) geben ebenso den höheren Gehalt im gereizten Muskel gegenüber dem ungereizten.

Den Fröschen wurde vor oder nach dem Reiz 10,72 mMol NaJ in 2 mol Lösung in den Bauchlymphsack injiziert. Der eine Gastrocnemius wurde gereizt, der andere als Kontrollmuskel benutzt. Es ergab sich, daß gleichgültig wie lange (innerhalb 24 Stunden) nach der Injektion der Reiz vorgenommen wurde, der gereizte Muskel einen um 20—110% höheren Gehalt hatte als der Ruhemuskel. Diese Beobachtung ist selbstverständlich, da nach 24 Stunden noch das meiste Jodid unausgeschieden ist. Die Differenz ist auch noch 23 Stunden nach dem Reiz deutlich. Wurde umgekehrt der Reiz vor der Injektion vorgenommen, dann fand sich dasselbe Verhältnis, im Ausmaße größer als den Veränderungen der Chloridräume ohne J' entspricht. Eine Differenz war noch vorhanden, wenn die Injektion 4 Stunden nach dem Reiz vorgenommen wurde, aber nach 7 Stunden nicht mehr.

Anscheinend ist der Erfolg der Reizung größer und nachhaltiger, wenn Jodid im Muskel vorhanden ist. Die Stoffwechsel- bzw. die Membranwirkung des Jodids verknüpft sich mit der der Reizung.

Bei Diffusionsversuchen mit isolierter Haut und anderen Organen (EICHLER[846]) war alles Wasser für J' zugänglich; fast in gleichem Ausmaß war das bei der Leber zu beobachten, vielleicht als Zeichen der Schädigung. Beim Vergleich mit Blut in Injektionsversuchen sind allerdings die Jodidräume größer als den Chloridräumen entspricht, die ohne die Zellelemente berechnet wurden. Bei dieser Dosis wird eine Schädigung durch Jodid in Betracht zu ziehen sein.

Wenn die Niere in gleicher Weise betrachtet wird, müßte sogar ein beträchtlich größerer Raum als dem Wasser entspricht, berechnet werden. Das ist nur möglich bei Berücksichtigung der Tatsache, daß J' im Urin vielfach konzentriert wird. Vielfach konzentrierte Flüssigkeit wird in den abführenden Harnwegen die Werte erhöhen müssen. Daß hierbei eine spezielle Eigenschaft des Nierengewebes vorliegt, ersieht man daraus, daß die isolierte Niere nur ungefähr 50% der umgebenden Lösung enthält.

Die Zeit von 1 Stunde bei diesen Versuchen könnte man für die Diffusion trotz der günstigen Bedingungen bei der kleinen flachen Froschniere für zu gering halten, obwohl bei Muskeln dieselben Werte, bei der Leber sogar höhere Werte erreicht wurden.

Die Verteilung von Jodid am lebenden Tier wurde ausführlich von mir (EICHLER[846, 967, 2448, I]) an Fröschen untersucht, allerdings unter anderen Gesichtspunkten.

Es fand sich auch hier in großen Linien die Anreicherung steigend mit dem Chloridraum, also in dem Muskel sehr wenig, in Herz und Leber 2—3mal, in Niere und Lunge 6—14mal, in Magen und Hoden 4—6mal so viel. Durch ein

---

[3428] GHAFFAR, A.: J. exp. Physiol. **25**, 241 (1935), Rona **92**, 50. 37% der Oberfläche stehen zur Diffusion zur Verfügung. Hillsche Gleichung.
[3428, I] LABAT, J. A. u. SERVANTON! Bull. Trav. Soc. Pharmac. Bordeaux **80**, 129 (1942). C. **1943 I**, 1908. Folgende Zahlen interessieren zur Beurteilung der Zuverlässigkeit der verwandten Methoden von Deniges und Chelle. Schilddrüse 11, Nebennieren 10, Leber 6, Nieren 4,4, Gehirn 3,5 (!) mg%.

besonderes Verfahren (siehe [2448, I]) wurde von uns die Fascie des M. gastrocnemius isoliert und in ihm 2,5—3 mal so hohe Werte wie im Muskel gefunden.

Das Verhalten der Konzentrationen in den Organen nach Gabe von 10,72 mMol NaJ/kg in verschiedenen Zeiten stellt folgende Tabelle dar:

Tabelle 236.

Zeit Std.	Zahl der Tiere	Blut mMol/l	Konzentration in den Organen in mMol			
			Muskel	Leber	Niere	Haut
2—3	9	17,6	3,06	8,4	13,7	16,3
6	4	18,8	3,94	8,31	13,2	16,6
18—24	5	14,5	3,0	8,07	11,5	14,3
Korrelation Organ/Blut . . .			+0,79	+0,26	+0,56	+0,70

Ersichtlich ist das Absinken der Konzentration in Blut und Organen in der letzten Periode. Die letzte Zeile zeigt uns im Korrelationskoeffizienten, wie die Konzentration im Blut mit der der Organe zusammenhängt. Dieser Zusammenhang ist zu erwarten, da das Anion nur im Blute oder in den von der Konzentration des Plasmas funktionell abhängigen, extracellulären Flüssigkeiten zu finden ist. Wenn die extracellulären Räume, die wir hier mit Jodid als Sonde messen, bei den Organen aller Tiere gleich wären, müßte sich eine direkte funktionelle Beziehung, etwa nach dem Donnangleichgewicht, mit dem Gehalt im Blute ergeben, der Korrelationskoeffizient wäre gleich 1. Da aber die extracellulären Räume in ihrer Ausdehnung schwanken, wird sich der Effekt je nach der Größe der Schwankung als Störung bemerkbar machen und den Korrelationskoeffizienten entsprechend erniedrigen.

Auf der folgenden Tabelle

Tabelle 237.

1.	2.	3.	4.	5.
Zeit in Stunden	Konz./Plasma mMol	Durchschnittliche extracelluläre Räume des Muskels in %	Korrelation der Werte 2—3	Gesamter Lösungsraum in %
$1/2$	25,9	12,7	+ 0,59	86,1
1	34,7	15,3	+ 0,23	62,2
2	35,8	17,2	— 0,26	60,5
3	36,5	17,1	— 0,61	59,1
4	36,3	15,4	— 0,66	60,1
6	35,3	15,3	+ 0,14	61,0
8	31,7	15,0	— 0,23	69,0
12	35,2	13,0	+ 0,32	62,0
16	37,0	11,6	— 0,24	60,2
20	36,8	12,4	+ 0,42	59,3
24	35,5	11,8	— 0,07	61,2

wurde den Fröschen (10—13 in jeder Gruppe) eine Jodiddosis (21,7 mMol/kg) verabfolgt, die als mittlere tödliche Dosis schon mit toxischen Jodwirkungen einhergeht. Es wurde die Ausdehnung der extracellulären Räume berechnet (also nicht die Konzentrationen des Muskels direkt angegeben).

Der Korrelationskoeffizient ergibt zu bestimmter Zeit negative Werte. Das bedeutet, daß dann, wenn die Räume im Muskel groß sind, die Konzentration im Plasma klein ist und umgekehrt. Man könnte diese Feststellung auch in einen kausalen Zusammenhang bringen, d. h. die Konzentrationen im Plasma sind hoch, weil die Räume im Muskel so wenig Jodid aufzunehmen vermögen.

Dieser Erklärungsversuch erwies sich jedoch nicht als quantitativ ausreichend, da die Muskeln einen zu kleinen Anteil an dem gesamten Lösungsraum besitzen. Wir haben es aber mit einem systematischen Gang zu tun, der in den Verlauf der Jodidwirkung hineingehört. Bei einem Blick auf die Kolonnen 2 und 3 zeigt sich eine Erweiterung der Jodidräume in den ersten Stunden des Versuchs, die abgelöst wird von einer zunehmenden Verengerung in den späteren Stunden. Die Verengerung betrifft auch die anderen extracellulären Räume, weil trotz der fortschreitenden Ausscheidung des Jodids die fiktiven Lösungsräume (Kolonne 5) nicht abnehmen. Es handelt sich um regulative Vorgänge. Bei der Leber ist der Verlauf der extracellulären Phase ähnlich, aber nicht immer so eindeutig. Besonders bei hohen Konzentrationen in der zweiten Hälfte des Versuchstages kommt es zu einer Erweiterung, vielleicht als ein Versagen der Regulation.

Beim Warmblüter wurde eine besondere Speicherfähigkeit der *Thyreoidea* mit Hilfe von *radioaktivem* ^{131}J, ^{130}J oder ^{128}J nachgewiesen[3429].

Beim Kaninchen enthielt die Thyreoidea 5 Minuten nach Injektion des Radiojodids 1,2% des injizierten ^{131}J. Der Wert wuchs später auf 20—30% (allerdings mit sehr großen Schwankungen) an. Dieser hohe Anstieg sei bedingt durch einen Austausch mit vorher vorhandenem Jod. Eine einfache Auswechslung mit Jod in organischer Bindung wurde in vitro nicht gefunden[3432, III]. Diese Reaktion hängt ab von der Menge des vorhandenen Jods, wie neuere Versuche[3432, IV] mit ^{131}J zeigen können. Wir geben einen Versuch wieder:

300 mg Thyreoideaschnitte wurden in 3 ccm Ringerlösung bei 38⁰ mit verschiedenem Gehalt an ^{127}J 2 Stunden belassen. Das Resultat ist folgendes:

In der Ringerlösung waren 10,3 20,3 50,3 γ ^{127}J
zu Thyroxin waren   0,82 0,26 0,12 γ
zu Dijodthyrosin   4,8   2,2   9,9 γ geworden.

Es gab ein Optimum bei ungefähr 5—10 γ, nach beiden Seiten sinkend. Diese Wirkung des Jodids fand sich auch am ganzen Tier[3432, V]. Den Mechanismus dieser Wirkung stellen sich die Autoren dadurch bedingt vor, daß die Jodierung nicht durch J_2, sondern durch Hypojodid erfolgt. Es ergeben sich 2 Gleichungen.

1) $J' + \text{Oxydans} \to J_2$ 2) $J_2 + H_2O \to HJO + H^{\cdot} + J'$

Die Bildung von J_2 nach Gleichung 1 sei begrenzt durch das oxydierende Agens und in Gegenwart eines Überschusses von J_2 würde die Bildung von HJO nach Gleichung 2 herabgesetzt. Auch Thiouracil wirkt hemmend[3432, VI]. Durch Auflegen auf photographische Platten wurde aus der Schwärzung festgestellt, daß ^{131}J in dem Kolloid zu finden war[3432, VIII].

Beim Menschen wurde durch Messungen der von radioaktivem Jod ausgesandten γ-Strahlung von der Haut aus[3432] eine maximale Aufnahme 48 Stunden nach peroraler Verabreichung gesehen und auf 4,5% geschätzt. Bei thyreotoxischer Struma war die Aufnahme doppelt so groß, war die Struma nicht thyreotoxisch, dann war das Maximum von 14% nach wenigen Stunden erreicht. Bei Unterfunktion wurden nur 0,05% aufgenommen[3432, II]. Die Aufnahme des ^{128}J ist durch die Stärke des verabfolgten Präparates bedingt, wie man es nach den Untersuchungen von CHAIKOFF und Mitarbeitern erwarten müßte. Denn kürzlich wurde eine Aufnahme der Radioaktivität bis zu 80% berichtet[3432, VII].

[3429] HERTZ, S., ROBERTS, A., MEANS, J. H. u. EVANS, R. D.: Amer. J. Physiol. 28, 565 (1940), Rona 120, 285.
[3430] WALLACE, G. B. u. BRODIE, B. B.: J. of Pharm. exp. Ther. 61, 397 (1937), Rona 105, 506.
[3431] SHOEMAKER, H. A. u. UNDERHILL, F. P.: J. Pharm. exp. Ther. 44, 23 (1932).
[3432] SHOEMAKER, H. A. u. UNDERHILL, F. P.: J. Pharm. exp. Ther. 44, 43 (1932).
[3432, I] ARIEL, I., BALE, W. F., DOWNING, V., HODGE, H. C., MANN, W., VAN VOORHIS, ST., WARREN, S. L. u. WILSON, H. J.: Amer. J. Physiol. 132, 346 (1941), Rona 126, 210.
[3432, II] HAMILTON, J. G. u. SOLEY, M. H.: J. appl. Physics 12, 314 (1941). C. 1941 II, 2697.
[3432, III] SUE, P.: C. rend. Acad. Sci. 212, 237 (1941). C. 1941 I, 2957.

Die anderen Organe nehmen das aktive Jodid, wenn es Kaninchen verabfolgt wurde[3432, I], durchaus nicht nach dem Cl'-Gehalt auf.

Viel wurde gefunden in Lunge und Niere. Leber, Milz, Herz und Submaxillaris enthielten mittlere Mengen, Muskel, Haut, Diaphragma und Hoden wenig. Beim Vergleich mit der Aktivität des Blutes wurde folgende Quotientenreihe: Aktivität des Blutes/Aktivität des Muskels beobachtet:

Tabelle 238.

Zeit	5 Min.	35 Min.	2 Std.	12 Std.	19 Std.	24 Std.	48 Std.
	$\dfrac{0{,}003}{0{,}16}$	$\dfrac{0{,}04}{0{,}1}$	$\dfrac{0{,}004}{0{,}06}$	$\dfrac{0{,}003}{0{,}08}$	$\dfrac{0{,}03}{0{,}003}$	$\dfrac{0{,}002}{0{,}02}$	$\dfrac{0{,}06}{0{,}01}$

Wir haben eine organische Verankerung des J' in der Leber beim Frosch nicht auffinden können. Ob dadurch eine Erklärung der völlig unerwarteten Resultate zu suchen wäre, ist nicht ohne weiteres vorauszusagen, da eine Wirkung der ausgesandten Strahlen immer möglich, wenn auch nicht wahrscheinlich wäre.

Syphilitische und tuberkulöse Gewebe nehmen zwar mehr Jodid auf als gesunde Gewebe, aber doch nur entsprechend der vermehrten Gewebsflüssigkeit und dem Cl'-Gehalt (WALLACE und BRODIE[3350]). Dasselbe ergab sich bei Verbrennungsblaseninhalt[3432].

Nach peroraler Gabe von 0,5 g/kg KJ an Kaninchen zeigte sich folgende Reihe von Werten. Je 3 Tiere wurden nach verschiedener Zeit getötet und analysiert[3431]:

Tabelle 239.

Organ	1 Std.		3 Std.		6 Std.		12 Std.		24 Std.		25 Dos.	
	J' mg %	Cl/J	J' mg %	Cl/J	J' mg %	Cl/J	J' mg %	Cl/J	J' mg %	Cl/J	J' mg %	Cl/J
Rückenhaut	26	7	42	4	38	5	19	10	23	8	13	14
	13	15	40	4	28	6	11	18	16	11	22	9
	22	10	54	4	25	7	19	10	13	16	14	15
Abdominalhaut ...	26	8	49	4	37	5	19	11	26	9	16	14
	12	15	38	4	30	5	12	18	17	11	23	9
	29	8	51	3	27	7	22	10	14	16	16	16
Rückenmuskel ...	3	10	8	3	6	5	3	10	4	9	2	13
	2	15	7	4	5	6	2	15	3	11	3	12
	4	8	9	4	4	8	4	8	2	14	3	17
Abdominalmuskel ..	9	10	16	3	12	5	7	9	9	8	4	15
	6	14	16	4	11	6	4	18	6	12	7	10
	12	7	17	3	8	9	8	11	4	16	7	18

Das Verhältnis Cl'/J' ist in außerordentlich großem Ausmaß konstant und zwar um so mehr, je später die Analysen der Gabe folgten, je besser also das Gleichgewicht eingetreten war. Wurden dieselben Dosierungen täglich fortgesetzt verabreicht bis zu 25 Tagen hintereinander (letzte Spalte der Tabelle),

---

[3432, IV] MORTON, M. E., CHAIKOFF, L. L. u. ROSENFELD, S.: J. biol. Chem. **154**, 384 (1944).

[3432, V] WOLFF, J. u. CHAIKOFF, L.: J. biol. Chem. **172**, 855 (1948). 20—35γ% ^{127}J im Plasma hemmen schon die Aufnahme von ^{131}J.

[3432, VI] FRANKLIN, A. L., BOEHNE, J. H. u. JERKES, F. H.: J. biol. Chem. **172**, 123 (1948). Ratten.

[3432, VII] HERZ, S. u. ROBERTS, A.: J. am. Med. Assoc. **131**, 81 (1946) sowie CHAPMAN u. EVANS, ebenda S. 86. Nach der Aufnahme fanden sich leichte toxische Erscheinungen wie Fieber und Übelkeit. In der Drüse entwickle sich Fibrose bis zum Hypothyreoidismus und Myxödem.

[3432, VIII] PELI, C. R.: Nature **160**, 749 (1947). C. **1948 I**, 829. Übersicht ^{131}J als Indikator. Z. für Naturforschung **2b**, 76 (1947).

dann wurde nach der fünften Dosis der Cl'-Gehalt in der Muskulatur niedriger, um allmählich wieder anzusteigen, der Cl'-Gehalt der Haut nahm zu. (J' gab schwankende Werte nach oben und unten.)

Die absoluten Veränderungen in der Muskulatur werden wir auf die Chloridräume beziehen können. Das könnte auf eine Änderung der Stoffwechsellage der Muskulatur, veranlaßt von J' mit Zunahme osmotisch aktiver Substanz und Aufnahme von Wasser gedeutet werden, ähnlich wie es in unseren eigenen Versuchen (EICHLER[2448, I]) beim Frosch in Erscheinung trat. Aber hier traten Durchfälle mit Abmagerung der Tiere als toxisches Symptom auf, so daß zugleich Cl'-Verluste möglich sind. Bedeutungsvoll ist — auch zum Verständnis für das, was wir beim SCN' zu erwarten haben — daß am Ende der Injektionsperiode der J'-Gehalt und auch der Quotient Cl'/J' nicht größer war, als er bei der einmaligen Gabe erreicht wurde. Die Autoren schließen daraus, daß J' nicht mehr Cl' aus den Geweben zu verdrängen vermag, daß also ganz andere Verhältnisse wie beim Bromid vorliegen müßten.

Daß Cl' auch durch andere Ionen als Br' verdrängt werden kann, zeigen die Versuche mit dem ungiftigen SO_4'' oder NO_3'. Sonst sind keine Bedingungen dafür vorhanden, im Prinzip J' anders zu behandeln als Cl' und Br', wie auch die Versuche von WALLACE und BRODIE an Ratten, Mäusen, Meerschweinchen, Affen, Hunden, Katzen und Kaninchen zeigen (siehe untere Tabelle).

Wir haben verschiedentlich Versuche unternommen, aus unseren Befunden (EICHLER[2369, I u. 2448, I]) an Fröschen eine Motivierung für die Befunde von UNDERHILL und SHOEMAKER an Kaninchen zu erhalten. In den Versuchen dieser Autoren wurden nach 24 Stunden noch große Mengen von J' im Organismus gefunden. Bei täglicher Gabe mußte es also zur Kumulation gekommen sein. Wenn nur ein Teil der Tiere während der fortgesetzten Behandlung gestorben wäre, ergäbe sich als Grenze etwa die toxische Dosis. Es überlebten dann nur die Tiere, die diese Grenze nicht überschritten infolge ihrer guten Ausscheidungsfähigkeit, also eine Auslese. Es wird aber von solcher „Auslese" nichts berichtet.

Deshalb muß nach der zweiten Annahme bei wiederholten Gaben die Ausscheidung besser werden. Diese kann erfolgen über die Durchfälle, deren Auftreten angegeben wird, oder durch einen besonderen Na˙-Verlust, der nach Jodidgabe auch bei Fröschen zur Beobachtung kam (Mechanismus siehe EICHLER[2369, I]). Wenn aber das Na˙ verlorengeht, kann sich das Anion nicht im Gewebe halten. Dafür, daß solche Verluste eingetreten sind, scheint der Hinweis zu sprechen, daß die Haut zugleich chlorreicher und wasserärmer geworden war, also eine „trockene" Chlorretention. Aber auch hierbei könnten die Durchfälle mitwirken.

Das Verhältnis $\frac{C_{\text{trockenes Gewebe}}}{C_{\text{trockenes Blut}}}$ wurde von WALLACE und BRODIE[3430] bestimmt und gefunden (Tötung 5 Stunden nach Gabe):

Tabelle 240.

Organe	J'	Cl'	J'	SCN'	extracellulärer Raum (%)	
					J'	Cl'
Leber	0,23	0,25	0,18	0,24	27	30
Muskel	0,16	0,12	0,20	0,23	17	13
Haut	0,56	0,45	—	—	77	63
Lunge	0,68	0,67	0,35	0,48	65	63
Niere	—	—	—	—	65	61
Gehirn	0,08	0,44	0,13	0,18	—	—
Milz	—	—	0,32	0,35	—	—

Die extracellulären Räume ergaben etwa dieselben Werte, ob nach Cl' oder J' berechnet, also gleichmäßige Verteilung, obwohl bei Haut und Muskel die Unterschiede in der Tabelle beträchtlich sind. Eine Ausnahme macht das Zentralnervensystem, wie wir es schon beim Liquor cerebrospinalis vorfanden (siehe S. 514, Tabelle).

4. Rhodanid. Auf der obigen Tabelle 240 ist auch das Rhodanid berücksichtigt, das gleichmäßig verteilt wird, aber die schlechtere Aufnahme im Zentralnervensystem erkennen läßt. Wir haben eine ausführliche Tabelle von WALLACE und BRODIE[3258] auf S. 514 wiedergegeben. SCN' geht nur in der dem Gehalt an Gewebsflüssigkeit entsprechenden Menge in tuberkulöse und syphilitische Gewebe über (WALLACE und BRODIE[3350]).

Die Impermeabilität für SCN' wurde beim Froschmuskel dadurch bewiesen, daß nach der Durchströmung ($1/5$ des NaCl durch isotonische NaSCN ersetzt) des Froschschenkels in der Trendelenburgschen Anordnung die Konzentration der Durchströmungsflüssigkeit nicht abnahm. Das aufgenommene Rhodanid ließ sich leicht auswaschen[3433]. Mit ähnlicher Methode zeigte sich eine gleiche Impermeabilität der hinteren Speicheldrüsen von OCTOPUS[3434]. Bei Muscheln ließ sich eine freie Permeabilität für SCN' wie Cl' nach KROGH[3318] durch Gewinnung des Gewebspreßsaftes dartun. Durch die Leichtigkeit der Analyse auf kolorimetrischem Wege wurde eine Bestimmung der extracellulären Räume auch mit SCN' versucht. Spezifische Aufnahme des Ions wurde bei Kaninchen in der Nebenniere[3432, X], bei Ratten in der Schilddrüse[3432, XI] gesehen.

Nach KROGH[3318] waren 14% im Muskel, 33% in der Leber des Kaninchens extracellulär. Weitere Untersuchungen in dieser Richtung stammen von COOPER[3435]. Der Raum beim Rattenadductor betrug 14,5%, 15,5% bei Hund und Meerschweinchen, 12,5% bei der Katze und 22,4% bei der Henne, 13,9% beim Frosch. (Über die Bestimmung der extracellulären Flüssigkeit am ganzen Individuum siehe S. 602.)

Die bisherigen Resultate wurden erhalten, wenn man Rhodanid in mittlerer Dosierung verabfolgte und sich auf den chemischen Nachweis beschränkte. WOOD und WILLIAMS[3432, IX] markierten das Ion durch Einfügung von radioaktivem Schwefel (^{35}S). Damit war es möglich, auch kleine Mengen nicht nur zu suchen, sondern eine eventuelle Zersetzung und den möglichen Einbau in andere Bausteine nachzuweisen, der der chemischen Analyse restlos entgehen müßte. Eine Überführung des Rhodanschwefels in Sulfat ist in vitro möglich, braucht also in vivo nicht unbedingt einem Ferment zugeschrieben zu werden. Eine solche Zersetzung in vivo brauchte aber nicht rein oxydativ zu sein. Damit läge aber Schwefel in 2fach negativer Form vor, und der Einbau im Eiweiß wäre möglich. Ein Umsatz dieser Art, basierend auf unspezifischer Zersetzung, müßte sich schließlich in sehr zahlreichen Organen finden, während in den Versuchen von WOOD und WILLIAMS[3432, IX] besondere Organe bevorzugt waren.

Diese Autoren injizierten 25 mg KSCN mit ^{35}S markiert, Ratten intraperitoneal. Die Tiere wurden 6 und 24 Stunden später getötet und die Organe einzeln analysiert. Dabei wurden eine Reihe von Fraktionen unterschieden. Nach 6 Stunden war noch meist das SCN' in ursprünglicher Form „frei" vorhanden. Aber bei Fällung des Eiweißes fand sich ein Teil des ^{35}S auch im Niederschlag, der als „gebunden" bezeichnet werden kann. In der Schilddrüse gab es noch eine dritte

---

[3432, IX] WOOD, J. L. u. WILLIAMS, JR. E. F.: J. biol. chem. **177**, 59 (1949).
[3432, X] HEALEY, J. C.: New England J. Med. **205**, 581 (1941).
[3432, XI] BAUMANN, E. J. u. METZGER, N.: Federational. Proc. **6**, 237 (1947).
[3433] MOND, R. u. AMSON, K.: Pflügers Arch. **220**, 69 (1928).
[3434] NETTER, H.: Pflügers Arch. **224**, 121 (1930), Rona **55**, 307. m/200—m/50 NaSCN.
[3435] COWPER, zit. nach FENN, W. O.: Physiol. rev. **16**, 450 (1936).

Fraktion, die sich weder mit Trichloressigsäure, noch mit AgNO$_3$ als AgSCN fällen ließ. Diese Fraktion wird als „Rest" bezeichnet. Eine Zusammenfassung der Werte geben wir auf Tab. 241 wieder.

Tabelle 241.
Zahlenangaben Durchschnitte SCN-^{35}S γ/ccm oder g.

Organ	„frei"		„gebunden"		„Rest"		Quotient gebunden/frei	
	6 Std.	24 Std.	6 Std.	24 Std.	6 Std.	24 Std.	6 Std.	24 Std.
Plasma	45	4,3	0,34	0,07	0	0	0,76	1,63
Leber	20	1,3	1,30	0,18	0	0	6,5	13,8
Muskel	7,3	0,50	0,68	0,04	0	0	9,32	8,0
Nebenniere	16	1,1	3,1	0,24	0	0	19,4	21,8
Schilddrüse	26	2,4	13,0	2,5	17,0	23,0	50,0	104,2

Der Abfall der Werte zwischen 6 und 24 Stunden ist bedingt durch die Ausscheidung.

Aus den Werten kann man einige Punkte ablesen. Darunter ist vor allem wichtig, daß ein Teil des freien SCN' auch in die Zellen eingedrungen ist, und zwar sowohl in Leber als auch in Nebenniere. Im Muskel ist davon nichts wahrnehmbar.

Ein besonderes Interesse beansprucht das Verhalten des „gebundenen" Anteils. Es ist bei diesen Zahlen keineswegs notwendig, daß eine wirkliche Umsetzung mit Einfügung in Eiweiß verbunden ist. Wir erwähnten schon an verschiedenen Stellen, daß ein Teil des SCN' im Plasma nicht dialysierbar ist.

Daß kein Einbau in das Organeiweiß vorliegt, scheint daraus hervorzugehen, daß die Ausscheidung in der kurzen Zeit von der sechsten zur vierundzwanzigsten Stunde so rasch fortschreitet. Versuche mit ^{35}S, mit Einbau z. B. in Methionin, führt bei weitem nicht zu so raschem Umsatz. Wir haben in der letzten Spalte das Verhältnis des gebundenen zum freien SCN' berechnet. Wenn es sich um ein einfaches Gleichgewicht handelte, müßte der Quotient nach 6 und 24 Stunden gleich bleiben, wie man es etwa in Muskel und Nebenniere sehen kann. Aber selbst im Plasma sinkt das gebundene nur ungefähr halb so langsam ab wie das freie. In dieser Hinsicht unterscheidet sich die Schilddrüse nicht, obwohl sie sonst herausfällt. Das gilt aber nicht nur in der Größe dieses Quotienten, sondern vor allem in dem Vorkommen des sogenannten „Restes". Es zeigte sich, daß hier eine spezifische Eigenschaft im Stoffwechsel dieser Drüse im Verhältnis zum Rhodan vorliegt, weil die Bildung dieser Fraktion durch Propylthiourazil stark gehemmt wird. Andererseits vermag auch Rhodan die Aufnahme von Jod in der Schilddrüse zu stören, worüber aber erst an anderer Stelle (S. 844) zu sprechen sein wird.

5. Perchlorat. Vom Perchlorat liegen — wegen methodischer Schwierigkeit der Analyse — nur die Untersuchungen von DURAND[2094] vor. Die Analysen von 3 Versuchen am Kaninchen geben wir auf der Tabelle 242 wieder.

Die Zahlen widersprechen dem, was wir nach den Gesetzmäßigkeiten der anderen Anionen zu erwarten haben und sind deshalb mit Reserve zu betrachten. Wir sehen in manchen Geweben (Nebennieren, Ovarien) teilweise ungeheuerliche Anreicherungen gegenüber dem Blut. Das ist nach den sonstigen Eigenschaften des Ions ClO$_4$' nicht zu erwarten. Deshalb bedürfen diese Zahlen der Bestätigung mit strengster Kontrolle der Methodik.

Tabelle 242.
Darstellung von Na-Perchlorat in den Organen.

Organe	Exp. 1 NaClO$_4$ mg/100 g	Exp. 2 NaClO$_4$ mg/100 g	Exp. 3 NaClO$_4$ mg/100 g
Herz	7,9	10,0	45,1
Leber	2,5	0,3	20,3
Lunge	17,1	2,5	47,4
Niere	23,5	5,0	48,8
Ovarien	180,0	1133,0	—
Hoden	—	—	21,6
Nebenniere	150,0	1333,0	1220,0
Milz	120,0	133,0	100,0
Gallenblase	125,0	154,0	85,0
Gehirn	20,0	11,4	17,1
Urin	275,0	816,0	828,6
Blut	15,3	3,0	23,9
Magen	30,7	0	28,2
Eingeweide	14,6	76,6	460,0
Muskel	8,4	0,2 / 0,2	20,0
Knochen	24,0	6,0 / 6,0	48,5

Exp. 1: 0,92 g NaClO$_4$ intravenös. Tötung nach 20 Minuten.
Exp. 2: 0,8 g NaClO$_4$ intramuskulär. Tötung nach 90 Minuten.
Exp. 3: 2,0 g NaClO$_4$ per os. Tötung nach 130 Minuten.

6. Chlorat. Die Verteilung von Chlorat wurde von FABRE und OKAC[2557] untersucht, und die Resultate geben wir auf folgender Tabelle wieder.

Tabelle 243.

Organ	Tier 1 mg% NaClO$_3$	Tier 1 Konz. im Verh. zu Blut	Tier 2 mg% NaClO$_3$	Tier 2 Konz. im Verh. zu Blut
Blut	120	1	250	1
Herz + Blut	129	1,1	257	1
Leber	82	0,7	138	0,6
Niere	200	1,7	320	1,28
Lunge	95	0,8	190	0,8
Gehirn	59	0,5	107	0,4
Milz	84	0,7	225	0,9
Magen + Inhalt	1080	9,0		
Magen ohne Inhalt			40	0,1
Muskeln	38	0,3	60	0,2
Gallenblase	26	0,2	60	0,2
Knochenmark	104	0,86	215	0,9
Haut, gewaschen	58	0,5	138	0,6
Ovarien + Adnexe	400	3,3	270	1,1
Nebennieren	nicht zu bestimmen		nicht zu bestimmen	
Knochen, gewaschen	83	0,7	65	0,3
Blase + Urin			1007	4,0
Speicheldrüsen			139	0,6

Kaninchen 1 der Tabelle erhielt 4,8 g/kg NaClO$_3$ per os. Dieselbe Dosis wird 1 Stunde später wiederholt. Nach 4 Stunden ist das Tier im Koma und wird getötet. Spektroskopisch war kein Methämoglobin gefunden worden. In den ersten $2^1/_2$ Stunden waren 5,3% der angegebenen Menge ausgeschieden worden.

Kaninchen 2 der Tabelle erhielt 6,4 g/kg $NaClO_3$ in 2 Portionen intramuskulär. Das Tier starb in 2 Stunden. Auch hier fand sich kein Methämoglobin.

In einem dritten Versuch erhielt 1 Meerschweinchen 1,6 g $NaClO_3$. Das Tier wurde nach 18 Stunden getötet, aber vor der Analyse noch weitere 22 Stunden im Eis aufbewahrt. Es fand sich jetzt kein ClO_3' mehr, das also entweder zersetzt oder ausgeschieden war.

Dadurch, daß die Analysen nach so hohen Dosen vorgenommen wurden, verlieren die Zahlen an Wert zur Feststellung der Verteilungsgesetze. Es sind unabsehbare Schädigungen der Organe und damit ihrer Permeabilität nicht nur möglich, sondern auch anzunehmen und so vielleicht die hohen Werte im Gehirn zu erklären. Merkwürdigerweise entsprechen die Werte der Muskulatur durchaus der Erwartung, ebenso die mancher anderer Organe. Man muß beachten, daß Gesamtblut, nicht Plasma zum Vergleich herangezogen wurde.

7. Nitrat. Nitrat vermag Cl' im Gewebe zu ersetzen, so im Muskel in den Versuchen von EGGLETON und anderen[3373].

Bei Darreichung von NH_4NO_3, 10 ccm 10% Lösung per os 16 Tage an 2 sechs Wochen alte Hunde[3436], war am siebenten Tage der Gehalt im Blut 5,3 bzw. 5,5 mg% NO_3-N, am letzten 6,2 bzw. 5,2 mg%. Tötung 24 Stunden nach der letzten Gabe, es wurden Cl' und NO_3' bestimmt. Die 2 Kontrollhunde zeigten 0,1—0,2 mg% NO_3-N in den Geweben. Nach Zufuhr ergab sich keine Beziehung zum Cl'-Gehalt, wie man es erwarten sollte. So fand sich am meisten in Trachea, Pankreas, Leber, Milz, Niere und Muskel. Analysen bei einem Hund geben wir auf der Tabelle 244 wieder in mg% NO_3'-N:

Tabelle 244.

Hirn	0,176	Leber . . .	0,343
Trachea . . .	0,586	Milz . . .	0,406
Lunge . . .	0,201	Niere . . .	0,230
Muskel . . .	0,512	Haut . . .	0,806
Blut	6,2		

Die Analysenmethode ergab allerdings beträchtliche Verluste (25%), wenn bekannte Mengen zugesetzt waren. Die Differenzen zwischen dem normalen Gehalt und dem nach Nitratfütterung gefundenen sind manchmal sehr gering, z. B. im Magen 0,083 und 0,063 mg% bei den beiden Kontrollen, 0,173 und 0,215 mg% bei den gefütterten. Erstaunlich ist der niedere Gehalt in den Organen im Verhältnis zu den Analysen des Blutes, was für ein Versagen der Methode spricht.

8. Ferrocyanid.

Ferrocyanid gehört zu den am schwersten beweglichen Ionen. Trotzdem wandert es auch in vivo in den Achsenzylindern des Nerven und sammelt sich in den Ranvierschen Knoten an (Preußisch-Blaureaktion[3437]). Nach Injektion bei Hunden und Kaninchen fand sich nichts im Gehirn, Nebennieren oder Herzmuskel, kaum etwas im Skeletmuskel, dagegen im subcutanen Bindegewebe, eine große Menge in der Niere, besonders den tubuli contorti, in der Milz, und zwar in der Pulpa und dem Reticuloendothel, kaum aber in den Lymphfollikeln. In der Lunge war es zu sehen in den Histiocyten granulär und im Bindegewebe diffus, in der Leber wenig in den Parenchymzellen, alles keine quantitativen Versuche, sondern histochemische Feststellungen[3438].

9. Sulfat. Sulfat vermag das Chlorid des Gewebes zum Teil zu ersetzen, wie wir es in den Versuchen von AMBERSON und Mitarbeitern[3321] geschildert haben. Es drang ins Zentralnervensystem langsamer ein und weniger als Br'. In den

---

[3436] WHELAN, M.: Biochem. J. **29**, 782 (1935), Rona **90**, 286. C. **1935 II**, 79. Trocknung der Gewebe in alkalischer Reaktion bei 100°.
[3437] PERDRAU, J. R.: Brain **60**, 204 (1937), Rona **102**, 225.
[3438] STERN, L. u. RAPOPORT, J. L.: C. rend. Soc. Biol. **114**, 671 (1933), Rona **77**, 483.

Versuchen von LAVIETES, BOURDILLON und KLINGHOFFER[2603] ergab sich eine Verteilung bei gleichzeitiger Injektion von SCN' und SO_4'', die als Quotient des Gehalts im Organ/Plasma hier angegeben wird:

Tabelle 245.

	Cl'	SO_4''	SCN'
Lunge	0,77	0,80	0,81
Niere	0,84	0,86	0,53
Herz	0,40	0,35	0,61
Leber	0,45	0,47	0,42
Muskel	0,22	0,08	0,13

Die Verteilung des SCN' war rascher als die von SO_4'', wie besonders an der Muskulatur ersichtlich ist, obwohl bei SCN' teilweise Bindung an Kolloide stattfindet. Der erhöhte Wert bei der Niere geht mit der hohen Ausscheidungsgeschwindigkeit des Sulfat konform.

Auch an der isolierten Muskulatur diffundierte Sulfat in 25—30% des Muskelraumes wie Cl'[3439].

Versuche mit Diffusion wurden an den verschiedensten isolierten Geweben des Frosches ausgeführt[3440, 3441], in denen die im Endzustand auftretenden Konzentrationen mit und ohne Zusatz von Cyanid verglichen wurden.

Die normale Niere des Frosches hatte einen Gehalt von $3,3 \pm 0,3$ mg%, d. h. der halben Konzentration des Plasmas. Bei Einlegen der Niere in SO_4''-freie Ringerlösung hatten in 2 Minuten 36%, in 30 Minuten 89% die Niere verlassen, der Rest ging nicht heraus. Bei Einlegen der Niere in eine Lösung mit 60 mg% S (10—100 mg% zeigten dasselbe) waren 42% der Niere Sulfat gegenüber zugänglich. Dieser Raum erhöhte sich auf 57% bei Zusatz von Cyanid (je 9 Tiere). Bei 14 von 82 Analysen hatte die HCN-Niere einen kleineren Raum als die andere. Das wird auf erhaltene Konzentrationsarbeit bei Fehlen von HCN zurückzuführen versucht. Leber mit und ohne Cyanid hatte einen Sulfatraum von 25 bzw. 30%, Sartorius 25%, durch HCN Abnahme von 1—2%.

Die Diffusion wurde in einer weiteren Arbeit[3441] untersucht und eine Beziehung zwischen den Räumen nicht gefunden, insbesondere soll die Beziehung von EGGLETON[3442] keine Bedeutung haben, nach der die Diffusionsfähigkeit schlechter ist, wenn viel Milchsäure in den Muskeln ist. Diese wäre aber das Symptom eines höheren osmotischen Druckes und damit einer Quellung der Faser. Es soll sich um eine durch Potentiale gesteuerte Diffusion handeln, da auch die Größe nicht gleich ist derjenigen im reinen Wasser, wie man es aus der Theorie der Interstitialstruktur erwarten müßte. Die verschiedenen Ionen (SO_4'', Cl', PO_4''') haben außerdem Koeffizienten gleicher Größe und erfahren eine Beschleunigung gegenüber dem elektrisch neutralen Harnstoff (was sonst nicht bestätigt wurde).

Wir werden die oben angegebenen Räume für SO_4'' als mit den Chloridräumen identisch ansehen und hinsichtlich der Niere für Diffusionsversuche manche besonderen Schwierigkeiten anerkennen.

Wie die einzelnen Ionen die Potentiale erzeugen, zeigten Versuche an der Froschhaut[3443]. Wurde außen statt der Ringerlösung eine Lösung herangebracht, in der sämtliche Cl'-Ionen durch NO_3', SO_4'', JO_3', HPO_4''', Br', F', SCN' ersetzt waren, dann ergab sich ein Anstieg des Potentials. Das wurde nicht beobachtet, wenn $Na^·$ durch $K^·$ ersetzt war. Ersatz des Cl' durch HCO_3' erniedrigte das Potential. Die Potentiale verhielten sich also ganz anders, obwohl wir wissen, daß sämtliche Ionen zum mindesten in vitro das Cl' ersetzen können (siehe dazu K. H. MEYER).

[3439] EGGLETON, G.: J. Physiol. **84**, 59 P.
[3440] CONVAY, E. J. u. KANE, F.: Biochem. J. **28**, 1760 (1934), Rona **85**, 368.
[3441] CONVAY, E. J. u. KANE, F.: Biochem. J. **28**, 1769 (1934).
[3442] EGGLETON, G. P.: Proc. roy. Soc. B. **103**, 620.
[3443] DEAN, R. B. u. GATTY, O.: Transact. Farad. Soc. **33**, 1040 (1937).

Versuche über Verteilung von SO_4'' wurden an Hunden mit Injektion von Na_2SO_4 in 10% Lösung angestellt von DENIS und LECHE[3444]. Wir geben die Resultate auf folgender Tabelle wieder (mg% S):

Tabelle 246.

Organ	Exp. 1	Exp. 2	Exp. 3	Exp. 4
Muskel . . .	23,0	3	1,34	4,2
Gehirn . . .	28	16,5	10,9	17,3
Herz	100,2	3,1	0,7	4,3
Leber. . . .	133,8	11,9	8,1	15,5
Niere . . .	243,5	39,7	28,0	87
Lunge . . .	226,3	12,3	8,8	26
Blut	—	23,3	17,4 in* 6 Min.	25,7

Exp. 1. 0,6075 g/kg S intravenös. 24 Minuten danach hört die Atmung auf. Dann Analyse 1 Minute nach Ende der Injektion, im Blut 283,8 mg% S.

Exp. 2. 0,28 g/kg S in 12 Minuten. Blut nach 1 Minute 100,7 mg%, 121 Minuten später 23,3 mg%, gleich darauf Entblutung und Analyse.

Exp. 3. 0,225 g/kg S in 8 Minuten, Blutentnahme 2 Minuten nachher 94,08 mg%, 2 Stunden später 17,4, dann Entblutung.

Exp. 4. 0,33 g/kg S in 20 Minuten. Danach 112,2 mg% im Blut. 2 Stunden später 25,7 mg%, dann Tötung.

Beim Experiment 1 hatte keine Entblutung stattgefunden. Die Werte wird man unter dem Gesichtspunkt auffassen, daß kein Gleichgewicht vorgelegen hat, besonders im Versuch 1, wo das Tier schon 24 Minuten nach der Infusion ad exitum kam.

Trotzdem wird man bei Berücksichtigung der Werte des Gehirns kein übermäßiges Vertrauen in diese Analyse haben dürfen. Es muß die Möglichkeit in Betracht gezogen werden, daß nach der Bestimmungsmethode (DENIS und LECHE[329]) auch Ätherschwefelsäuren mit bestimmt werden. So fand sich in der Leber des Hundes 21 mg% Sulfat-S, im Gehirn des Rindes 11,1 mg%.

Radioaktives Sulfat. Durch Anwendung des mit ^{35}S markierten Sulfats gelang es, den Schwierigkeiten der Sulfatanalyse in Geweben aus dem Wege zu gehen. Bereits die Untersuchungen von SINGHER und MARINELLI[3444,I] wiesen auf den Knochen als Ort besonderer Aufnahme hin. Diese Versuche sind durch DZIEWIATKOWSKI[3444, II] erweitert worden. Seine Resultate geben wir auf 2 Abbildungen (A und B) wieder. 27 erwachsene Ratten von 180—330 g erhielten je 1 mg Na_2SO_4 intraperitoneal. Nach Trocknung wurde die Probe mit Na_2O_2 oxydiert und mit $BaCl_2$ nach Zusatz von SO_4'' als $BaSO_4$ gefällt. Es wurde also nicht unterschieden zwischen freiem und gebundenem oder sonst umgesetztem Schwefel, außer durch fraktionierte Fällung auf Abb. B.

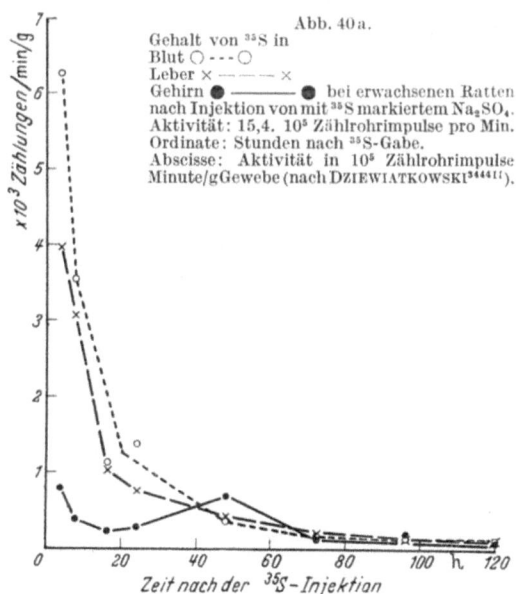

Abb. 40a.
Gehalt von ^{35}S in
Blut ○ --- ○
Leber × ----- ×
Gehirn ● ——— ● bei erwachsenen Ratten nach Injektion von mit ^{35}S markiertem Na_2SO_4. Aktivität: 15,4. 10^5 Zählrohrimpulse pro Min. Ordinate: Stunden nach ^{35}S-Gabe. Abscisse: Aktivität in 10^5 Zählrohrimpulse Minute/g Gewebe (nach DZIEWIATKOWSKI[3444,II]).

Während die Konzentrationen in Blut und Leber etwa parallel gehen am Anfang, sinkt der Gehalt im Blut rascher ab als in der Leber. Das scheint bedingt zu sein durch die Aufnahme in die Zellen, aus denen SO_4'' langsamer verschwindet. Noch deutlicher ist das bei der in jeder Richtung schwer permeablen Grenze des Gehirns, so daß zeitweilig das Gehirn höhere Werte als das Blut aufweisen kann.

Noch länger ist die Retention im Knochen und besonders im Knochenmark. Dabei ist der größte Teil im Trichloressigsäureextrakt zu finden. Über die Form des Restes werden keine Aussagen gemacht. Unerwartet ist, daß überhaupt eine Fraktion vorhanden ist, die sich nicht löst, also mit dem Eiweiß (oder nur Calcium?) zu fallen scheint.

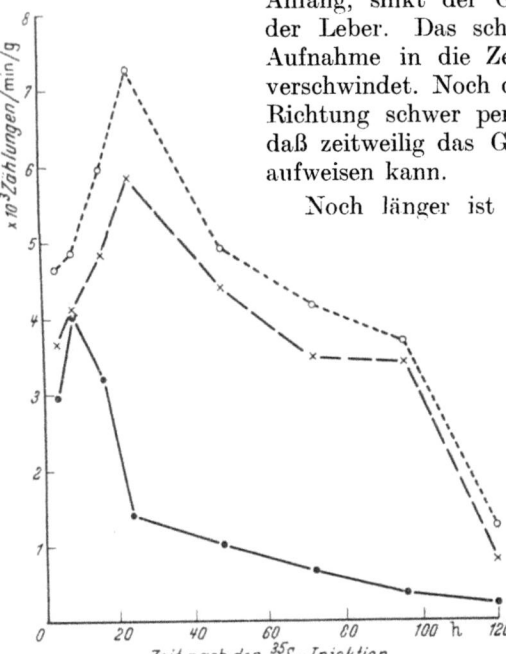

Abb. 40 b.
^{35}S im Knochenmark bei erwachsenen Ratten. Dosis, Abszisse und Ordinate nach Abb. 40 a. Gehalt von ●—● Knochen, ○ - - - ○ Knochenmark, Trichchloressigsäureextrakt des Knochenmarks, nach DZIEWIATKOWSKI3444[11]).

10. Phosphat. Phosphat vermag nur in 25—30% des ausgeschnittenen Muskels zu diffundieren (EGGLETON[3439, 3446], CONWAY und KANE[3441]), so daß völlige Analogie vorzuliegen scheint mit den anderen Anionen. Diese besteht auch darin, daß nach Eintritt der Starre sich alle Räume öffnen, daß bei Ermüdung die Räume sich verengern[3446]. Aber bei Versuchen von STELLA[3445] fanden sich anscheinend doppelt so große Räume in der Faser; SEMEONOFF[3447] findet teilweise 45%. Dabei handelt es sich nicht mehr um eine reine Diffusion, sondern um eine Aufnahme in den Skelettmuskel, wie auch GERSH[3330] PO_4''' histochemisch nur in der Faser nachweisen konnte im Gegensatz zu Chlorid.

Im Nerven fand sich eine Phosphatabnahme beim Ischiadicus nach der Peripherie fortschreitend, zugleich mit Zunahme der interfibrillären Räume[3452].

Wurden bei Diffusionsversuchen die isolierten Muskeln bei niederer Temperatur gehalten, so daß der Stoffwechsel gering war, und wurde ein Phosphatabbau durch Anaerobiose durch gute O_2-Versorgung verhütet, dann kam man zu den Werten der Chloridräume[3446]. Beim Rattenmuskel sind solche Bedingungen nicht leicht einzuhalten, denn es fanden sich Werte zwischen 20 und 55% schwankend[3448].

Beim Knochen zeigten sich besondere Schwierigkeiten, denn hier wurde soviel Phosphat aufgenommen, daß man ohne Fällung (anorganischer Mechanismus von ROBINSON) eines $Ca^{..}$-Salzes die Resultate nicht verstehen kann.

Bei den anderen Geweben ist die Frage des Vorkommens von anorganischem Phosphat nicht leicht zu entscheiden, hat man doch früher auch jenes Phosphat

---

[3444] DENIS, W. u. LECHE, ST.: J. biol. Chem. **65**, 565 (1925), Rona **35**, 383.
[3444, I] SINGHER, H. O. u. MARINELLI, L.: Science **101**, 414 (1945).
[3444, II] DZIEWIATKOWSKI, D. D.: J. biol. Chem. **178**, 197 (1949).
[3445] STELLA, G.: J. Physiol. **66**, 19 (1928).
[3446] EGGLETON, G.: J. Physiol. **79**, 31 (1933).
[3447] SEMEONOFF, E.: Quart. J. exp. Physiol. **21**, 187 (1931), Rona **64**, 291.
[3448] WINTER, C. A. u. PONDER, E.: Proc. Soc. exp. Biol. med. **34**, 159 (1936), Rona **95**, 423.

zu dem anorganischen gerechnet, dessen Bindung im Phosphagen man jetzt kennt. Analysen über das Vorkommen von Phosphat seien auf folgender Tabelle von OGAWA[3449] bei einigen Tieren wiedergegeben:

Tabelle 247.

	Gesamt-P	P in mg% anorganisch	Pyrophosphat
1. Cyprinus carpio			
a) Muskel ...	167,6	93,2	13,0
b) Niere ...	222,8	15,6	8,5
c) Darm ...	175,2	26,8	3,6
d) Leber ...	192,8	24,9	6,9
2. Pagrosomus major			
a) Muskel ...	222,3	143,2	15,9
b) Niere ...	—	—	—
c) Darm ...	195,6	50,2	4,9
d) Leber ...	265,2	49,5	3,1
3. Dasybatus akajei			
a) Muskel ...	174,8	113,3	9,7
b) Niere ...	189,8	30,2	3,2
c) Darm ...	198,1	46,4	1,8
d) Leber ...	147,3	27,4	2,9

Der Nachweis von *Pyrophosphat* geht zurück auf die Entdeckungen LOHMANNS[546, 1619, 3450]. Aber es ist nicht P_2O_7'''' selbst in den Geweben vorgebildet, sondern es wird erst durch den chemischen Eingriff aus Adenosintriphosphat gebildet (siehe auch [3451], dagegen [3452]). Heute ist ganz zweifelsfrei das Vorkommen von Pyrophosphat in der Zelle mit besonderen Methoden von OCHOA sowie CORI nachgewiesen worden, und zwar vor allem in der Niere und Leber. Dieses Ion besitzt sogar ein speziell in Richtung der Bildung und Beseitigung wirkendes Fermentsystem. Wir haben dieses Thema im Abschnitt der Organbreie S. 242 ausführlich behandelt.

LOHMANN[1619] ließ Froschmuskeln in m/120 $Na_4P_2O_7$ liegen und fand einen Anstieg des Gehalts, aber er hält die Möglichkeit einer Schädigung des Muskels für wahrscheinlich. Eine Herausdiffusion wurde nicht beobachtet. Eine Diffusion in das Organ ist ebensowenig wahrscheinlich, wenn man die Befunde von EICHLER und STOBER über das Vorkommen einer aktiven Pyrophosphatase in der Oberfläche der Herzmuskelfaser des Frosches auf andere Organe übertragen kann. Daß zudem keine einfache Diffusion vorliegt, werden wir im Abschnitt über das radioaktive Phosphat behandeln, da es als Methodik zum Nachweis unentbehrlich ist.

Daß bei solchen Verhältnissen sogar $Ca^{..}$-Phosphatkomplexe die Herzmuskelfaser durchdringen können, ist höchst unwahrscheinlich. Entsprechende Behauptungen (DOLHAINE[2839]) gründen sich auf Versuche am Froschherzen, die aber wegen der geringen Größe und schwammartigen Struktur denkbar ungeeignet als Objekt sind, wenn man nicht den Radiophosphor wie in eigenen Versuchen (EICHLER und SCHMEISER [siehe später]) anwendet. Dann erweist sich das Objekt als besonders geeignet wegen der großen reagierenden Oberfläche.

Unzweifelhaft sind Behauptungen über Impermeabilität der Muskelfaser für PO_4''' — ähnlich wie bei anderen Anionen — durchaus von begrenzter Gültigkeit, und niemand wird diese Behauptung ernsthaft aufstellen wollen. Nur die Art

---

[3449] OGAWA, T.: Mitt. med. Akad. Kioto 21, 371 (1937), Rona 103, 518.
[3450] LOHMANN, K.: Biochem. Z. 203, 164 (1928), Rona 50, 370.
[3451] UMSCHWEIF, B. u. GIBAYLO, K.: Hoppe-Seylers Z. 246, 163 (1937), Rona 102, 47. In keinem Gewebe konnte Pyrophosphat nachgewiesen werden.

des Durchtritts ist uns völlig unbekannt. Bei Durchströmung des Trendelenburgschen Präparates läßt Phosphat sich nicht wie Cl' auswaschen, wohl aber wenn man Saccharoselösung oder geeignet konzentrierte Milchsäure (1,5%, nicht 0,75%) zusetzt (ERNST und TAKACS[3357, 3358]). Vor allem wird jeder Untersucher sich mit der Tatsache abfinden müssen, daß PO_4''' austritt während der Reizung des Muskels, wie schon Untersuchungen von EMBDEN ergaben[3376, 3453, 3454]. Dieser Austritt ist auch bei Erstickung[3454] und ganz besonders bei Erschöpfung deutlich, wird aber schon bei unterschwelliger Reizung gesehen (FENN[3355]). Im abfließenden Blut des gereizten Muskels läßt sich das auch am Tier nachweisen (EGGLETON[3446]).

Bei direkter Durchströmung und Trennung in Effekte der Anode und Kathode zeigte sich die PO_4'''-Ausscheidung ausschließlich an der Anode[3455], „entweder bedingt durch lokale Permeabilitätssteigerung oder verstärkten Zerfall organisch indiffusibler Verbindungen".

Wenn die Hinterbeine der Katze durchströmt werden, nimmt PO_4''' im Plasma zu, trotz Gabe und Aufnahme von Glucose. Das geschieht aber nicht nach Zusatz von Insulin. Selbst wenn man durch Zusatz von ganz großen Zuckermengen zum Blut eine Glykogenspeicherung erzwingt, kommt es nicht zur PO_4'''-Abnahme. Auch hier ist die PO_4'''-Aufnahme des Muskels nicht mit Glykogenbildung verbunden. Wenn bei der Durchströmung der Phosphatgehalt stark gesteigert wird und beträchtliche Verluste in der Durchströmungsflüssigkeit auftreten, kann PO_4''' in der Muskulatur (Versuchstiere Hunde) doch nicht in anorganischer Form vermehrt nachgewiesen werden[3458]. Nach CONWAY und Mitarbeitern (siehe S. 538f) wird die Aufnahme des PO_4''' als solches einfach von Membrangleichgewichten beherrscht. Ist es erst einmal in der Faser, dann wird es nach seiner Darstellung in organische Bindung überführt und geht dem Membrangleichgewicht verloren. Um die Elektroneutralität zu erhalten, würde es dann K˙ auch hineinzwingen. Da aber die Mengen von Phosphorsäureestern nicht größer werden können, als es dem Stoffwechsel entspricht, ist die Aufnahme — als bestimmbare Summe gerechnet — nicht leicht zu erzwingen. Wie der Einbau des einzelnen Ions erfolgt, ist mit ^{32}P markiertem Phosphat nachher geschlossen behandelt.

Bei vielen Zuständen, in denen PO_4''' abgegeben wird, findet sich eine Abgabe von K˙ nicht nur am Muskel sondern auch an der *Leber*. Nach Insulin sinken K˙ und P in der Leber relativ zusammen ab, aber eine Beziehung zum Glykogengehalt besteht nicht (FENN[3391]). Im Blut findet sich, wie wir schon früher genauer darlegten, eine Beziehung zwischen Glucosegehalt und Phosphat. Durch Insulin und auch durch Glucosegaben kann man eine Erniedrigung des anorganischen Phosphats erzwingen. Bei Versuchen mit isolierten durchströmten Lebern[3456], fand sich bei der Kaninchenleber eine Beseitigung der Glucose aus dem Blut mit gleichzeitiger Glykogenablagerung, während die isolierte Katzenleber weder Verbrauch von Glucose noch Ansatz von Glykogen zeigte. Der niedere respiratorische Quotient wies hier auf Fettverbrennung hin, bei der Kaninchenleber liegt er höher. Das PO_4''' verhält sich aber bei beiden Organdurchströmungen gleich, wie folgende Analysen im Serum zeigen:

Tabelle 248.

	Ausgang	n. 30 Min.	60 Min.	90 Min.	120 Min.
Kaninchen .	4,64	5,65	6,53	6,97	7,60
Katzen . . .	4,02	4,69	5,43	6,20	7,20

[3452] GERARD, W. R. u. TUPIKOVA, N.: J. cellul. comp. Physiol. **13**, 1 (1939), Rona **113**, 237. P_2O_7 soll im Nerven vorkommen.
[3453] EMBDEN, G. u. ADLER, E.: Hoppe-Seylers Z. **118**, 1 (1921).
[3454] SIMON, M.: Hoppe-Seylers Z. **118**, 96 (1921).
[3455] ROBBINS, S. S. u. WILHELM, M. L.: Pflügers Arch. **234**, 707 (1934), Rona **83**, 532.

Nur bei Zusatz von Fructose fand sich eine kurze Abnahme des PO_4''' im Plasma auch bei der Katze. Das PO_4''' wurde in einen leicht hydrolysierbaren Ester überführt.

Überall sehen wir das Verschwinden von Phosphat mit dem Stoffwechsel der Organe verbunden. Das zeigte sich ebenso bei der Resorption von Zuckern durch die Darmwand von Ratten, Katzen und Kaninchen[3457].

Der Gehalt beträgt 131 mg% bei Glucoseresorption, 107 mg% bei Fructose, aber 76 mg% Trockensubstanz. Eine Zunahme erfolgt bei den schwer hydrolysierbaren Estern, keine Änderung im Glykogengehalt. Zusatz von m/100 NaF führte zu geringfügiger Abnahme, die Verhältnisse bei Fructoseresorption wurden aber nicht geändert.

11. Radioaktives Phosphat. Über die Schicksale zugeführten Phosphats würden wir nicht so leicht Aufschluß erhalten haben, wie wir aus dem eben Dargestellten entnehmen können, wenn nicht mit der Herstellung des *radioaktiven Phosphors* ^{32}P ganz neue Möglichkeiten eröffnet worden wären. Durch ihre β-Strahlung können Atome markiert werden. Seit der ersten Anwendung des Radiophosphors zu biologischen Zwecken durch HEVESY[3460] sind darüber eine große Anzahl von Versuchen angestellt worden, und man kann die Anwendung von ^{32}P zu den üblichsten und wichtigsten Methoden des Intermediärstoffwechsels rechnen. Die Brauchbarkeit verlangt aber den Beweis, daß durch die Radioaktivität nicht etwa eine Schädigung der Gewebe stattfindet. Denn es gibt in der Zelle strahlenempfindliche Prozesse, die sich durch Schädigung der Zelle bemerkbar machen.

a) Aktuelle Wirkungen.

Da in den ersten Versuchen[3460] eine spezielle Ablagerung im Knochen beobachtet wurde, lag es nahe, hier eine Schädigung zu erwarten, da diese Stellen besonders strahlenempfindlich sind. Versuche in dieser Richtung wurden ausgeführt[3459], indem wachsende, also besonders empfindliche Hühnchen mit aktiven Phosphaten gefüttert wurden. Die dargereichten Mengen wurden gemessen nach $\frac{\text{Aktivität in Mikrocurie}}{\text{Gewicht in Gramm}}$. Dieser Quotient erreichte die Größe von 0,22. Als Effekt zeigte sich im Blutbild eine Abnahme der polymorphkernigen Leukocyten, eine ganz vorübergehende Abnahme der Lymphocyten und vielleicht eine geringe Zunahme der Erythrocyten. Die Vögel wuchsen sonst gut und zeigten keine Hemmung gegenüber den normalen Kontrollen. Um diese Effekte zu erreichen waren aber Dosierungen notwendig, die, wie obiger Quotient zeigt, die übliche Menge des Dargebotenen weit übersteigen. 1 μC/g Gewebe bedeutet ein Ionisationsäquivalent von 42 r/Tag. 1 μC sind $3{,}48 \cdot 10^{-12}$ g ^{32}P. Man gibt heute bei der Ratte 0,05 μC, wenn man ein für Phosphat schwer zugängliches Organ wie das Gehirn untersuchen will. Für die Leber genügen schon 0,001 μC/g[3458, I]. Die Dosen sind weit außerhalb jeder Schädigung, da die Versuche am Hühnchen nur einen ganz kurzen Effekt gaben. Etwas anderes ist es, wenn man physiologische Effekte erzielen will.

Bei therapeutischen Versuchen wurde schon eine Reihe von Erfolgen berichtet, und zwar entsprechend der Verteilung und den Andeutungen vom Tierversuch zuerst bei Leukämie. Die zu verordnende Menge beträgt nach MITCHELL[3460, I] 1 Millicurie am Anfang und $5 \times 0{,}5$ mCurie in 3—4tägigen Intervallen,

---

[3456] LUNDSGAARD, E.: Skand. Arch. Physiol. **80**, 291 (1938), Rona **110**, 567.
[3457] LUNDSGAARD, E.: Hoppe-Seylers Z. **261**, 193 (1939), Rona **117**, 246.
[3458] POLLACK, H., FLOCK, E., MASON, P., ESSEX, H. E. u. BOLLMANN, J. L.: Amer. J. Physiol. **110**, 102 (1934), Rona **85**, 65.
[3458, I] LOW-BEER, B. V. A., LAWRENCE, J. H. und STONE, R. S.: Radiology 39, 573 (1942).
[3459] SCOTT. K. G. u. COOK, S. F.: Proc. Nat. Acad. Sci. USA. **23**, 265 (1937).

schließlich wöchentlich 0,3 mCurie, bis die Leukocyten auf 30000 abgesunken sind, weitere Dosen nach dem klinischen Bild unter genauer Kontrolle des Knochenmarks. In 39 Fällen wurden so 11,8 mCurie in 78 Tagen verabfolgt. Die Erfolge bei chronischer, lymphatischer und myeloischer Leukämie glichen denen der Röntgenbehandlung, bei Lymphogranulomatose und Lymphosarkom war der Erfolg geringer, gar kein Erfolg bei akuten Leukämien. Besser ist der Erfolg bei Polycythämie, bei der eine einmalige Dosis von 3,5—4 mCurie ausreicht (siehe auch [3664, VI]). Gerade bei dieser Erkrankung ist die spezielle Anreicherung des $^{32}PO_4$ an der Oberfläche der Apatitkristalle im Knochen, also in der Umgebung des aktiven Gewebes, die Vorbedingung zum Erfolg. Das wurde nachgeahmt durch lokale Anwendung bei bestimmten Hauterkrankungen, auch carcinomatöser Natur[3460, II]. Auch in subtherapeutischen Dosen zeigte es sich, daß bei Kranken mit Leukämie die säurelösliche Fraktion der roten Blutkörperchen erhöht wurde, was sich durch nichtaktives Phosphat nicht erreichen ließ[3460, VI u. VII]. Auf die Versuche bei Pflanzen mit allerdings sehr großen Dosen weisen wir nur kurz hin. Jedenfalls gibt es besondere Stoffwechselwirkungen auch in den nicht sichtbar geschädigten Zellen.

Damit ist es erwiesen, daß sich durch $^{32}PO_4$ eine Wirkung im Körper erreichen läßt, die vom normalen Phosphat nicht erzielbar ist, und es erhebt sich die weitere Frage[3461], ob man die gemessenen Verteilungen wirklich als normale, physiologische ansehen kann. Eine Klarheit ist um so notwendiger, als das $^{32}PO_4$ gerade von jungen, wachsenden Zellen, wie den Leukocyten, außerdem bei Insekten[3464, I] und explantierten Zellen von Tumoren und normalem Gewebe[3464, II] aufgenommen wird, und diese sind gegen jede Art Strahlung am empfindlichsten.

b) Unterschiede gegenüber ^{31}P.

Es gibt in der Literatur Angaben, die auf Unterschiede hinzudeuten scheinen. So wurde das $^{32}PO_4$ etwas rascher ausgeschieden als das $^{31}PO_4$, beim Frosch von HEVESY und Mitarbeitern[3464, V], beim Hund von GOVAERTS[3460, III] berichtet. Um diese Schwierigkeiten zu umgehen, wurden deshalb Grenzen der Aktivität aufgesucht, bis zu denen ein Resultat brauchbar ist, und nicht von dieser Störung belastet ist[3462-3464].

Dreierlei Möglichkeiten einer Differenz zwischen dem radioaktiven und dem normalen Phosphat gibt es, aus der Störungen für die Methode erwachsen können.

Die erste entsteht daraus, daß die bei dem Zerfall eines Atoms freiwerdenden Elektronen durch Ionisierungen im Gewebe den Stoffwechsel beeinflussen. Das ist der Mechanismus, mit dessen Hilfe oben erwähnte therapeutischen Erfolge eintraten. Nach der bekannten Treffertheorie der Strahlwirkung, die sich in konsequenter Weiterentwicklung der Quantentheorie ergibt, werden durch die nach statistischen Prinzipien im Gewebe auftretenden Ionisierungen an Ort und Stelle Energien freigesetzt, die chemische Konsequenzen nach sich ziehen. Das ist der Treffer. Wir dürfen nicht annehmen, daß alle oder auch nur ein großer Teil solcher Treffer wirksam werden. Da die Zelle zu $^3/_4$ aus einer wäßrigen Phase

---

[3460] CHIEWITZ, O. u. HEVESY, G.: Nature **136**, 754 (1935).
[3460, I] MITCHELL, J. S.: Brit. med. J. **1947**, 250.
[3460, II] LOW-BEER, BVA.: Amer. J. Roentgen Rad. Ther. **1947**, 584. C. **1948 I**, 709.
[3460, III] GOVAERTS, J.: Nature **160**, 53 (1947). C. **1947**, 1378.
[3460, IV] SCHAEFER, K.: Angewandte Chemie **59**, 42 (1947).
[3460, V] EVANS, R. D.: Am. J. Roentg. Dez. 1947.
[3160, VI] ABELST, C., KENNEY, J. M., GRAVER, L. F., MARINELLI, L. P. u. RHOADS, C. P.: Cancer Res. **1**, 771 (1941), zit. nach [3460, VII].
[3460, VII] WEYGAND, F.: Angew. Chemie **1949**, 285.

besteht, werden dort H und OH Radikale entstehen, die auf die Nachbarschaft oxydierend oder reduzierend wirken. Solche Ereignisse können bei der großen Kapazität der Zelle ohne Schaden vertragen werden. Vor allem haben wir eine stetige Erprobung, da die Radioaktivität des Kaliums im Gewebe trotz der Halbwertszeit von 10^{11} Jahren groß genug ist, um doch immer wieder solche Geschosse durch die Zellstruktur ohne Schaden gehen zu lassen. Nun hat sich in der Strahlenbiologie ergeben, daß nur diejenigen Treffer eine Bedeutung haben, die bestimmte Stellen im Zellkern treffen. Dann kann die Zelle zugrunde gehen. Man kann leicht ausrechnen, daß die Zahl der Treffer nicht groß ist, wie uns gerade das Großhirn ein Beispiel dafür ist, wo ein Zellersatz nicht eintritt. Wir wissen noch nicht, ob, wie bei manchen Bakterien, auch für Körperzellen ein einziger Treffer ausreichend ist, eine Tötung herbeizuführen. Wahrscheinlich sind mehrere Treffer notwendig. Sonst würden die Höhenstrahlen und das Kalium des Gewebes ein Leben unmöglich machen. Aber die Möglichkeit der Schädigung bedeutet, daß die Intensität der angewandten Präparate nicht zu groß sein darf. Wenn aber geringe Aktivitäten zur Anwendung kommen, wird man bei der überwiegenden Zahl der Zellen keine Schäden oder Änderungen erwarten dürfen und hat sie auch nicht angetroffen. 1 Mikrocurie bedeutet die Aufspaltung von 37000 Atomen pro Sekunde. Wenn man einer Ratte/kg Gewicht 10—20 μ Curie gibt, dann werden 370—740000 Atome in jeder Sekunde zur Explosion kommen. In Röntgeneinheiten wäre das nach den Formeln von EVANS[3460, V] berechnet eine Anfangsmenge von 0,338—0,676 r/kg Tier, die Gesamtmenge 6,95—13,9 r, die sich auf zahlreiche Wochen verteilt. Im obigen Beispiel am Hühnchen betrug die Anfangsdosis 7,4 r. Gegenüber den Röntgenstrahlen gibt es jedoch einen wesentlichen Unterschied darin, daß die Verteilung nicht gleichmäßig im Gewebe ist, sondern wechselt nach dem Einbau in der Zelle. Wenn der Einbau in der Nähe eines strahlenempfindlichen Teiles liegt, ist der Raumwinkel, unter dem dieses Element erscheint und damit die Trefferwahrscheinlichkeit größer. Das gilt besonders, wenn der Einbau in den empfindlichen Teil selbst erfolgt, wie in die Nucleoproteide der Chromosomen (siehe S. 332f). Dort kann dann der Raumwinkel unter Umständen den maximalen Wert von 4 π bzw. 1 erreichen. Deshalb haben Untersuchungen über die Verteilung eines radioaktiven Isotops nicht nur Erkenntniswert, sondern bilden auch die unabdingbare Grundlage jeder therapeutischen Anwendung. Sie sind damit von unmittelbarem praktischen Nutzen.

Der Begriff der Isotopen schließt es in sich, daß kein chemischer Unterschied zwischen den Körpern besteht. Es bleibt nur das verschiedene Atomgewicht, und das ist der zweite Punkt einer möglichen Abwandlung. Das normale P hat ein Atomgewicht von 31, das aktive 32. Auf Phosphat berechnet ergeben sich Unterschiede wie 95 und 96. Kürzlich hat SCHÄFER[3460, IV] die Möglichkeit erörtert, daß Isotope auch verschiedene physikochemische Abweichungen, vor allem in der Reaktionsgeschwindigkeit aufweisen, besonders indem die leichteren Atome

---

[3460, VIII] NIER, A. O. u. GULBRANSEN, F. A.: J. biol. Chem. 142, 47 (1942), zit. nach [3460, VII].
[3460, IX] KRAMPITZ, L. O., WOOD, A. G. u. WERKMAN, C. H.: J. biol. Chem. 147, 243 (1943).
[3461] BARNETT, A.: Physical. rev. 2, 56, 963 (1939). C. 1940 II, 66.
[3462] CRANE, H. R.: Physical. rev. 2, 56, 1243 (1939). C. 1940 II, 66.
[3463] MULLINS, L. J.: Physical. rev. 2, 56, 1244 (1939). C. 1940 II, 66. Erst bei 1 Microcurie wurden Permeabilitätsstörungen bei Nitella gefunden.
[3464] HEVESY, G.: Physical. rev. 2, 57, 240 (1940). C. 1940 II, 66. Bei genügend niederer Aktivität seien eher Störungen wegen nicht völliger chemischer Identität von Isotopen zu erwarten (Umwandlung in S?).
[3464, I] CRAIG, R.: J. appl. Physics. 12, 325 (1941). C. 1941 II, 3091.
[3464, II] BRUES, A. M., JACKSON, E. B. u. COHN, W. E.: J. appl. Physics. 12, 321 (1941). C. 1941 II, 2691.
[3464, III] HAHN, L. u. HEVESY, G.: Acta physiol. scand. 1, 347 (1941).

rascher reagieren. Bisher sind solche bei Deuterium zur Beobachtung gekommen. Die Möglichkeiten werden aber mit größerem Atomgewicht kleiner, weil die relativen Unterschiede allein in Frage kommen. Vor allem haben wir einen Beweis, daß das nicht für den Organismus gilt, denn wo wir auch in der belebten Natur Elemente als Bausteine finden, die sich aus Atomen verschiedenen Gewichts zusammensetzen, so wurde doch niemals eine Abweichung in den Bausteinen gefunden von der Zusammensetzung des Unbelebten. Beim Kohlenstoff fand sich eine Anreicherung des ^{12}C gegenüber ^{13}C in Pflanze und Tier. Aber obgleich die relative Differenz des Atomgewichts noch groß ist, war die Anreicherung minimal[3460, VIII u. IX]. Beim schweren Phosphat kann nur ein Bruchteil eines Unterschiedes herauskommen, und das scheint doch ein genügender Hinweis zu sein, daß man von dieser Seite keine Störungen zu erwarten hat, wenn man auch gerade im Phosphor ein einheitliches Element hat.

Als letztes steht noch die Möglichkeit offen, daß dadurch ein Schaden entsteht, daß beim Zerfall aus dem P ein S, also aus der Phosphorsäure eine Schwefelsäure wird. Diese ist aber weitgehend ungiftig, auch in ihren Estern.

Mit diesen Bemerkungen haben wir das Problem der Anwendung von ^{32}P im Gewebe wenigstens in den Außenlinien umrissen.

c) Allgemeine Verteilung.

Für unseren Problemenkreis gibt eine Untersuchung von HAHN und HEVESY[3464, III] eine sehr wichtige Einführung und Übersicht, zugleich mit einem Vergleich anderer radioaktiver Isotope. Die betreffenden Isotopen wurden Kaninchen intravenös verabfolgt, und die Aktivität im Plasma in kurzen Zeitabständen bestimmt. Die Resultate werden auf 2 Abbildungen (Abb. 41 u. 42) wiedergegeben.

Auf beiden Abbildungen ist ersichtlich, daß die Ionen ^{24}Na, ^{82}Br und ^{38}Cl etwa mit derselben Geschwindigkeit aus dem Blut verschwinden und sich in derselben Menge Körperflüssigkeit verteilen. Es ist bekannt, daß K˙ in allen Zellen zu finden ist und sich so schließlich in dem Gesamtwasser des Organismus verteilt. Dieser Unterschied dürfte sich aber nicht schon nach 15 Sekunden bemerkbar machen. Trotzdem sieht man ein rascheres Verschwinden in dieser Zeit als Zeichen dafür, daß die Kapillargrenzen dem ^{42}K geringeren Widerstand bieten als ^{24}Na, ^{38}Cl und ^{82}Br. Das ist besonders bedeutsam, weil für die einfache Diffusion in Wasser K˙ und Cl′ etwa gleiche Diffusionskoeffizienten besitzen. Auffällig ist besonders das Verhalten des $^{32}PO_4'''$, dessen Eindringungsfähigkeit ^{38}Cl, ^{82}Br und ^{24}Na weit übertrifft. Das widerspricht ganz offenbar den von uns bisher dargestellten Gesetzmäßigkeiten, und tatsächlich werden bei Kontrolle der von den Organen aufgenommenen Mengen sowohl im Muskel als auch im Zentralnervensystem viel geringere Mengen gefunden (siehe [3464, IV]). Es muß eine Stelle geben, an der die Durchtrittsmöglichkeiten des Phosphats besonders gut sind, das sind die Knochen. Durch Ablagerung als unlösliche Verbindung wird es erreicht, daß schon in der kurzen Zeit von 10 Minuten Phosphat die Grenze überschreitet, als wenn es sich in 100% des im Körper vorhandenen Wassers verteilt hätte. GREENBERG und Mitarbeiter[3286, I] fanden bei Hunden ein langsameres Verschwinden des ^{32}P aus dem Blutplasma. Allerdings war die Phosphatmenge, die ihnen als Träger diente, so groß, daß die chemisch nachweisbare Konzentration sich verdoppelte. Bei dem langsameren Verschwinden spielt aber sichtlich die spezifische Aktivität eine Rolle, wie auch bei der Jodaufnahme in der Schilddrüse.

[3464, IV] AIRD, R. B., COHN, W. E. u. WEISS, S.: Proc. Soc. exp. Biol. Med. 45, 306 (1940). Rona 126, 451. Bei Darreichung von aktivem Triphenylphosphit fand erst eine Hydrolyse der Verbindung statt, dann wurde ^{32}P entsprechend langsam aufgenommen.

Während aber bei der Schilddrüse die Aufnahme durch die höhere Konzentration an Jod durch einen Angriff am Stoffwechsel direkt gehemmt wird, ist der Mechanismus bei Phosphat verschieden und vermutlich weniger abhängig von der Wahrscheinlichkeit eines Platzwechsels in den obersten Schichten von

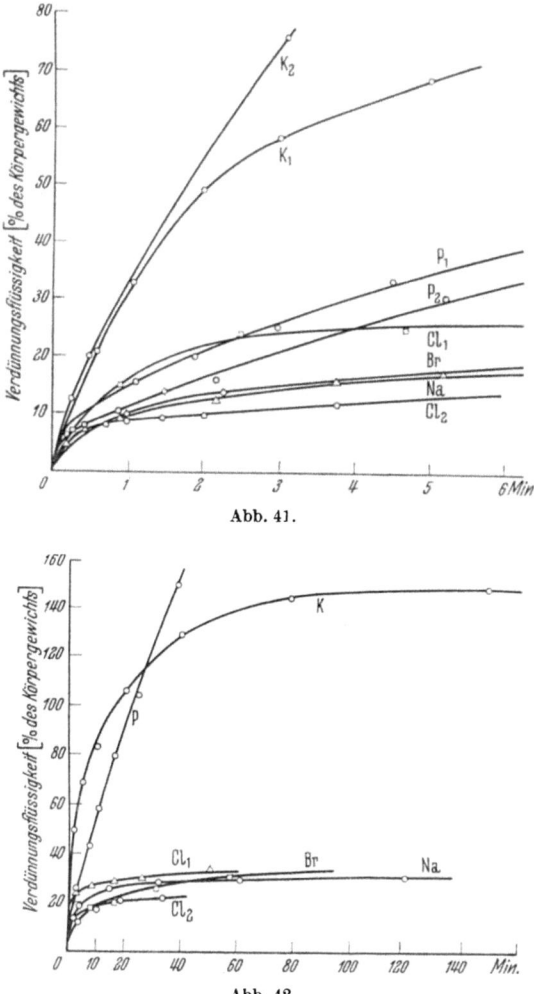

Abb. 41.

Abb. 42.

Abb. 41 u. 42. Die Ordinaten dieser Kurven geben die Flüssigkeitsmenge an, in Prozent des Körpergewichts berechnet, in der sich die Ionen gelöst haben. Auf Abb. 41 erfolgten die Entnahmen teilweise schon 15 Sekunden nach der Injektion, und der Gesamtbereich erstreckt sich über die ersten 6 Minuten. Die Abb. 42 berücksichtigt größere Zeiträume (nach HAHN und HEVESY[3464, III]).

Apatitkristallen, als einem Vorgang der Adsorption. HEVESY, HAHN und REBBE[3164, V] fanden bei ihren Versuchen an Fröschen, die auf 2° und 20° gehalten wurden, eine 3fach so große Aufnahme beim Übergang zur höheren Temperatur, während im Knochen die Steigerung viel schwächer war.

Die primäre Aufnahme in die Knochen beherrscht nicht durchweg die Beteiligung der einzelnen Organe, wenn auch bei chronischer Darreichung wiederum der Knochen die Hauptablagerungsstelle ist (Froschskelett nach HEVESY, HAHN und REBBE[3464, V] 74%). Einen anderen Gesichtspunkt gibt die Versuchsserie von MANERY und BALE[3329, III] bei Ratten, die bei verschiedenen Organen das Verhältnis zu den im Plasma vorhandenen Konzentrationen berechneten, d. h. so wie die Cl'-Räume ausgerechnet werden, geschieht dasselbe hier mit $^{32}PO_4'''$.

In Herz, Leber, Niere, Magen werden die so gerechneten Cl'-Räume von den $^{32}PO_4'''$-Räumen überschritten, beim Gastrocnemius in 20 Minuten. Durch Überführung in organische Bindung kommen — natürlich nur virtuelle — Räume von 242% in der Niere, 193% in der Leber, 124% im Magen schon nach 20 Minuten zur Messung. Nach 2 Stunden haben Leber (1077), Niere (787), Magen (388), Herz (265), Haut (98), Gastrocnemius (73), Hoden (50%) aufzuweisen, während im Gehirn nur Spuren vorhanden sind.

In einer weiteren meist geübten Methode, um die Intensität der Aufnahme des ^{32}P in den einzelnen Geweben zu verfolgen, setzt man die Aktivität in Beziehung zu dem in dem Organ insgesamt vorhandenen P, oder welche P-Verbindung man gerade in den Bereich der Betrachtung ziehen will („spezifische Aktivität"). Man kann dann beobachten, daß einer primären Verteilung später eine Änderung entspricht, so daß Einbau und Abgabe in den verschiedenen Organen direkt gemessen wird. Man kommt dann dazu, für jedes ^{32}P-Atom eine durchschnittliche Verweildauer von 30 Tagen im Organismus zu berechnen[3467]. Aber diese Zahl wird von manchen Geweben (Gehirn, Knochen) weit überschritten.

Über die Verhältnisse im Blut haben wir schon gesprochen. Phosphat vermag die Wand der Erythrocyten zu durchdringen und kann dann im Innern in eine organische Esterbindung übergehen. Die Leukocyten verhalten sich etwas anders (siehe oben). Die Verteilung auf die Organe (nach spezifischer Aktivität gerechnet) ist durchaus verschieden, besonders gering im Gehirn.

Wenn die Aufnahmegeschwindigkeit des Gehirns mit 1 gesetzt wird, dann ist sie bei Muskel 4, Erythrocyten 6, Milz 17, Herz 20, Lunge 25, Nierenmark 26, Leber 28, Darmschleimhaut 30, Nierenrinde 50[3466] u. [3470, II].

Diese Verhältnisse sind aber nur anfangs zu beobachten. Nach 72 Stunden ergeben sich Werte wie die auf folgender Tabelle (nach [3468], siehe auch [3469]):

Tabelle 249.
Phosphor- und Radiophosphorgehalt verschiedener Gewebeteile von Ratten, 72 Stunden nach der intravenösen Zufuhr von radiophosphorhaltigem Natriumphosphat.

Gewebeteil	Phosphor in mg	Aktivität in Impulsen/min	$\dfrac{\text{Aktivität}}{\text{Phosphorgehalt}}$
Schädel	33	460	14
Zähne	11,1	132	11,9
Unterkiefer	11,5	184	16
Oberschenkel, Gelenke	9,8	340	34,7
Oberschenkel, Schaft	9,6	138	14,4
Niere	5	246	49
Leber	22,7	1650	73
Milz	4,5	326	73
Schilddrüse	1,3	82	63
Magen, Darm	37	1590	43
Geschlechtsorgane	1,6	150	94
Hirn	4,0	76	19

Bei dieser Berechnungsart steht der Knochen nicht mehr extrem da.

[3464, V] HEVESY, G., HAHN, L. u. REBBE, O.: Biol. Medd. danske Vidensk Selsk. **16**, 8, 1 (1941), Rona **129**, 39. Verteilung bei rana Hungarica. 5 Minuten bis 400 Stunden bei wiederholter Zufuhr.

[3464, VI] LAWRENCE, J.: Science **94**, Suppl. 8 (1941). C. **1943 I**, 1900.

[3465] HEVESY, G.: Enzymologia **5**, 138 (1938), Rona **111**, 348.

[3466] HEVESY, G.: J. chem. Soc. London **1939**, 1213, Rona **118**, 403. Zusammenfassendes Referat.

Allgemeine Verteilung.

Nach peroraler Gabe[3470] an Ratten war der Magen in 4 Stunden leer. Im Dickdarm tauchten nach 2 Stunden bestimmte Mengen auf, aber es handelte sich um nichtresorbiertes ^{32}P, wie aus dem Vergleich mit intraperitonealen Gaben geschlossen werden konnte.

Der Muskel nahm 15% des eingegebenen ^{32}P in 4 Stunden auf, dann ging der Wert zurück auf 10—12% in 150 Stunden. Selbst in eingekapselte Trichinen im Muskel von Ratten drang ^{32}PO$_4'''$ ein und erreichte nach 4 Stunden das Maximum der Konzentration[3470, I]. Der Knochen enthielt zuerst 20—25% in 2—4 Stunden und ging auf 15% zurück in 150 Stunden. Er hielt das ^{32}P am intensivsten fest, allerdings nicht bei Berücksichtigung des vorher vorhandenen P, also bei Rechnung nach spezifischer Aktivität. Nach Gewichtseinheit ^{32}P pro Organgewicht gibt es folgende Reihe: Knochen > Leber > Magen und Dünndarm > Herz > Nieren > Lunge > Blut > Muskeln > Haut und Großhirn.

Bei peroraler Gabe wird mehr in Leber und Darmwand gefunden als nach parenteraler.

Wenn bei Mäusen nur die nach 72 Stunden schließlich retinierten Mengen bestimmt wurden, dann zeigte sich eine geringere Retention bei gleichzeitiger Gabe von Eisensalzen, eine bessere durch Lebertran, Ölsäure und Glucose[3471, I].

Ausführliche Analysen an 3 wachsenden Hühnchen geben wir auf folgender Tabelle (nach [3471]) wieder:

Tabelle 250.
Ablagerung von radioaktivem Phosphor in Geweben.

Gewebe	Prozente der vollen Wirksamkeit bei Hühnern			Auf Gramm Gewebe (in Mikrocurie) — Feuchtgewicht			Auf Gramm Phosphor (in Mikrocurie).	
	4 Tage	60 Tage Huhn 4	60 Tage Huhn 5	4 Tage	60 Tage Huhn 4	60 Tage Huhn 5	4 Tage	60 Tage Huhn 4
Milz	0,19	0,034	0,08	0,0088	0,0018	0,0015	3,1	0,6
Knochenmark	0,067	0,044	0,10	0,0017	0,0018	0,001	0,9	1,0
Gehirn	0,127	0,05	0,14	0,0018	0,0014	0,0014	1,0	0,8
Skelettmuskel u. Fett	60,0	13,0	26,0	0,0071	0,001	0,001	3,3	0,5
Leber	2,0	0,4	0,87	0,0068	0,0009	0,0007	2,3	0,3
Niere	0,4	0,08	0,12	0,0047	0,0009	0,0005	2,0	0,4
Herz	0,24	0,1	0,16	0,0027	0,0008	0,0005	1,5	0,5
Testes		0,2	0,34		0,0007	0,0007		0,4
Lunge	0,51	0,05	0,14	0,0057	0,0006	0,0006	0,3	0,3
Darm	3,5	0,17	0,57	0,0028	0,0004	0,0004	1,0	0,2
Magen		0,11	0,22		0,0003	0,0002		0,2
Blut	0,97	1,2	0,7	0,0008	0,0006	0,0002	0,8	0,2
Knochen	32,0	84,0	70,0	0,17	0,08	0,055	1,0	0,5

Zu dieser Tabelle ist zu bemerken, daß ein Vergleich von einem Tier zu dem anderen nicht möglich ist, weil sowohl die verabfolgte Menge, als auch das Gewicht der Tiere nicht gleich war. Schließlich bestand die Tatsache, daß in den 60 Tagen ein großer Teil der Aktivität bei einer Halbwertszeit von 14,5 Tagen sich verloren hatte. Vor allem war in diesen Versuchen die Aktivität so stark, daß schon die ersten Schäden sich bemerkbar machten.

[3467] HAHN, L. A., HEVESY, G. CH. u. LUNDSGAARD, E. C.: Biochem. J. **31**, 1705 (1937), Rona **104**, 175.
[3468] BORN, H. J.: Naturwissenschaften **1940**, 476. Ratten, Injektion in die Schwanzvene.
[3469] ELY, J. O.: J. Franklin Inst. **230**, 125 (1940). C. **1940 II**, 2178.
[3470] COHN, W. E. u. GREENBERG, D. M.: J. biol. Chem. **123**, 185 (1938).
[3470, I] McCOY, R. O., DOWNING, V. F. u. VAN VOORHIS, S. N.: J. Parasitol. **27**, 53 (1941). C. **1941 I**, 3379.
[3470, II] HEVESY, G. HAHN, L.: Biol. Medd. danske Vid. Selsk. **15**, Nr. 5, 1 (1940), Rona **123**, 60.
[3470, III] AIRD, R. B., COHN, E. u. WEISS, S.: Proc. Soc. exp. biol. Med. **45**, 306 (1940). C. **1943 I**, 1386. Injektion von radioaktivem Triphenylphosphat an Katzen. Die graue Substanz nimmt etwas mehr auf.

Der Verlust durch Ausscheidung des ^{32}P in den ersten 4 Tagen betrug nach weiteren Analysen an 5 Vögeln 22,8%. Die Daten sind gewonnen aus absoluten Werten, dann nach Aktivität/Gewichtseinheit Organ und schließlich nach spezifischen Aktivitäten, d. h. entsprechend dem vorgegebenen Phosphatgehalt. Der Verlust vom 4. bis zum 60. Tage ist am größten im Darmkanal (weitere Analysen über Aufnahme in den Darmkanal beim Huhn während der Legetätigkeit siehe [3501]), wobei auch dem Wechsel der Zufuhrart (per os — parenteral) eine Bedeutung zukommt; sonst zeigen alle Organe einen Abfall, wenn man die Prozente der vorhandenen Aktivität in Rechnung stellt (Kolonne 2—4), ebenso bei Aktivität/Gewicht. Die Atomverjüngung ist beim Knochen also außerordentlich gering. Die Sonderstellung des Knochens gilt aber nicht mehr, wenn der Phosphatgehalt der Gewebe (letzte Kolonne) herangezogen wird. Hier stehen schließlich Gehirn und Knochenmark an der Spitze, von denen die Autoren bemerken, daß sie die Organe mit dem höchsten Lipoidgehalt darstellen.

Die Verteilung hängt zum Teil ab von der Art der Verbindung, die zugeführt wird. Chromphosphat ging als Kolloid zu 50% in die Leber und wurde dort 10 Tage festgehalten[3471, II]. Triphenylphosphit wurde von AIRD, COHN und WEISS[3470, III] Katzen injiziert und geprüft, wie sich der Gehalt von ^{32}P zu dem in dem betreffenden Organ analytisch bestimmbaren Phenol verhält. Der Quotient war so, daß man vorhergehend eine völlige Hydrolyse annehmen konnte mit Ausnahme der motorischen Rinde und des Diencephalon, so daß eine Aufnahme der lipoidlöslichen Verbindung unzersetzt an dieser Stelle möglich scheint.

Ebenso erwies sich das Phosphorylcholin bei der Ratte als außerordentlich labil. Es fand sich kein Unterschied in der Verteilung von rein anorganischem Phosphat gemischt mit Cholin. Es ergab sich kein Anhalt dafür, daß die Verbindung ganz in Phospholipide eingebaut wird, im Gegenteil eine Hemmung der Umsetzungen der Phospholipide in der Leber, aber keine Wirkung auf die Lecithinfraktion[3771, III]. Mit ^{32}PO$_4$ markiertes Protein und Vitellin, gewonnen aus den Eiern vorbehandelter Hennen, verschwanden rasch aus dem Blutstrom von Kaninchen, die damit intravenös gespritzt worden waren. Vom Protein waren nach 3 Stunden weniger als 25% im Kreislauf, aber vom Vitellin konnte bereits nach 5 Minuten nur noch $^1/_8$ gefunden werden. Es fand sich in Lebern und Lungen der Tiere, zum Teil wahrscheinlich zurückgehalten in den Lungencapillaren[3471, V].

Durch Gabe von Parathormon in der Menge von 500 Einheiten pro Ratte 1 Stunde vor der intraperitonealen Gabe von 10—15 μCurie ^{32}PO$_4$ nahmen die Leber und Niere rund 20% mehr P auf als die von nichtbehandelten Tieren[3471, IV].

d) Aufnahme in Hartgewebe.

Der hohe Gehalt im *Knochen* ist gewonnen worden, obwohl vorher eine Säuberung von organischer Substanz durch Behandlung der Knochen mit Lauge stattfand. Die Aufnahme war relativ nicht so stark von anderen Autoren gefunden worden. So fanden HAHN, HEVESY und LUNDSGAARD[3467] den spezifischen Gehalt

---

[3471] COOK, S. F., SCOTT, K. G. u. ABELSON, P.: Proc. Nat. Acad. Sci. USA. **23**, 528 (1937).

[3471, I] ERF, A. L., TUTTLE, L. W. u. SCOTT, K. G.: Proc. Soc. exp. Biol. Med. **45**, 652 (1940). C. **1941 I**, 3395, Rona **126**, 343. Jüngere Tiere retinieren besser. Zugabe größerer Mengen von inaktivem Phosphat verschlechtert.

[3471, II] JONES zit. nach TOBIAS, C. A., WEYMOUTH, P. P. u. WASSERMANN, L. R.: Science **1948**, 115.

[3471, III] RILEY, R. F.: J. biol. chem. **153**, 535 (1944).

[3471, IV] TWEEDY, W. R. u. CAMBELL, W. W.: J. biol. chem. **154**, 339 (1944).

[3471, V] BANKS, T. E., BOURSNELL, J. C., DEWEY, H. M., FRANCIS, G. E., TUPPER, R. u. WORMALL, A.: Biochem. J. **43**, 518 (1948).

im Skelett des Kaninchens geringer als den aller anderen Organe. Der Unterschied liegt wohl darin, daß bei den wachsenden Hühnchen eine besonders starke Ablagerung in den Knochen infolge des Verkalkungsprozesses stattfand.

Ebenso fand sich beim Kaninchen, daß innerhalb desselben Knochens die Ablagerung nicht gleichmäßig stattfand, sondern die gut durchbluteten und wachsenden Epiphysen mehr enthielten als die Diaphysen[3465, 3466].

In den Epiphysen war nach 3 Stunden schon jedes 400. P-Atom ausgetauscht. Dasselbe gilt für den Frosch, modifiziert durch die Temperatur. Bei 22° wurde in Diaphyse und Epiphyse mehr aufgenommen als bei 0°[3472, I]. In den Versuchen von LE FEVRE-MANLY und BALE[2778] fand sich bei Ratten ein Gehalt von 6% des anorganischen Teils in 4 Stunden. In 2 Tagen stieg der Gehalt auf 9% und sank in 20 Tagen auf 5% ab. Während anfangs die Epiphyse doppelt soviel ^{32}P enthielt wie die Diaphyse, kehrte sich das Verhältnis um, weil letztere das ^{32}P fester hielt, verständlich aus dem Umsatz. Beim Hunde wurde in der Spongiosa noch nach 12 Tagen ein höherer Gehalt gefunden als in der Kompacta[3472, II]. Die höchste Aufnahme soll aber in Knochentumoren erfolgen[3472, IV].

Es handelt sich im allgemeinen darum, daß der im Moment der Verknöcherung befindliche Knochen am meisten ^{32}P an sich reißt, ob er aber selbst diese Mengen am zähesten zurückhält, ist abhängig davon, inwieweit er einem Umbau unterliegt. So finden sich im stabilen Knochen am fünften Tage nach der Zufuhr etwa gleiche Mengen wie im labilen, der vorher überwog, nachher waren die Verhältnisse umgekehrt, und im stabilen blieb er am längsten erhalten (siehe [3472, III]).

Diese Gesetzmäßigkeiten ließen sich auch bei den Ratten verfolgen, die vor der Gabe des „Tracers" verschiedene Diäten erhalten hatten, wie in den Versuchen von GAUNT, GRIFFITH und IRVING[3472, V].

2 Tiergruppen von je 4 Tieren erhielten Diäten mit demselben Ca/P = 1, aber die Diät I enthielt 0,3%, die Diät II nur 0,12% Ca u. P. Bei dieser Nahrung blieben die Tiere 4 Wochen, erhielten dann das ^{32}PO$_4$ subcutan 90 Stunden vor der Tötung. Die Knochenasche betrug bei Diät I 50,25, bei II 38,44%. Es waren also schon bestimmte Verkalkungsstörungen zu bemerken. Die Tiere der phosphorarmen Diät nutzten das erhaltene PO$_4$ besser aus, wie sich besonders an der geringeren Ausscheidung zeigte (0,5—17,9% bei II gegen 21,2—26,7% bei I im Urin). Bei der Aufnahme fanden sich keine Differenzen bei Zähnen, Gehirn und Haut. Das Skelett nahm bei beiden Gruppen etwa 1^1/$_2$ mal soviel auf wie die Muskulatur, aber auf das Gewicht gerechnet nahmen die Tiere mit der phosphorarmen Diät 59% mehr auf als die anderen.

Eine Art doppelter Buchführung wurde von ARMSTRONG und BARNUM[3472, VI] vorgenommen, indem sie sowohl radioaktives ^{45}Ca als auch ^{32}P einer Ratte gaben. Die Mengen waren wegen der Schwierigkeiten der Gewinnung des ^{45}Ca-Isotops beträchtlich. ^{45}Ca wurde in 122,3 mg, ^{32}P in 6,7 mg per os gegeben. Deshalb fanden sich in den Faeces 64,5% des Ca und 33,2% P, während die Ausscheidung im Urin 2,05 bzw. 7,4% betrug.

Die Reihenfolge der Organe bei der Aufnahme war Knochenmark > Epiphyse > Diaphyse > Schneidezahndentin > Schneidezahnschmelz. Das Verhältnis ^{45}Ca/^{32}P war etwa um 1. GREENBERG und CAMPBELL[3474, II] fanden in den Zähnen höhere Werte für ^{45}Ca als in den Knochen.

[3472] HEVESY, G., HOLST, J. J. u. KROGH, A.: Biol. Medd. danske Vidensk. Selsk. **13**, Nr. 13, 1 (1937), Rona **106**, 633. C. **1938 II**, 1070.

[3472, I] HEVESY, G. CH., LEVI, H. B. u. REBBE, O. H.: Biochem. J. **34**, 532 (1940), Rona **126**, 550. C. **1940 II**, 3054.

[3472, II] LE FEVRE MANLY, M., HODGE, H. C. u. VAN VOORHIS, S. N.: Proc. Soc. exp. Biol. Med. **45**, 70 (1940), Rona **127**, 69. C. **1941 I**, 3249.

[3472, III] MANLY, R. S., HODGE, H. C. u. LE FEVRE MANLY, M.: J. biol. Chem. **134**, 293 (1940), Rona **125**, 107.

[3472, IV] WOODARD, H. Q.: J. appl. Physics **12**, 335 (1941). C. **1941 II**, 2333.

[3472, V] GAUNT, W. E., GRIFFITH, H. D. u. IRVING, J. T.: J. Physiol. **100**, 372 (1942).

[3472, VI] ARMSTRONG, W. D. u. BARNUM, C. P.: J. biol. Chem. **172**, 199 (1948).

[3472, VII] NEUMANN, W. u. RILEY, R.: J. biol. chem. **168**, 545 (1947).

Die Grenzaufnahme des Knochens beträgt nach NEUMANN und RILEY[3472, VII] 15%. Das sei die Menge, die die oberste Schicht der Kristallite in den Knochen ausmache. Das ließ sich in vitro durch Messung der Aufnahme an pulverisiertem Material bestätigen (FALKENHEIM und Mitarbeiter[692, VI]) und zwar auch für ^{45}Ca, wobei etwa 20—25% ausgetauscht würden für beide Bausteine[3472, VIII]. Wir haben das schon früher (S. 66) ausführlich besprochen. Wenn aber der Austausch nur in dieser Schicht stattfindet — was wohl nur für den ruhenden Knochen gelten kann — dann wären die Berechnungen über die Erneuerung der Phosphoratome fehlerhaft.

Bei *rachitischen* Kücken fand sich in den Knochen, besonders den Epiphysen, mehr ^{32}P als bei den normalen, während in der Leber kein Unterschied nachweisbar war[3473, 3474]. Wenn man vorher eine Dosis von Vitamin verabreichte, fand sich in den ersten 8 Stunden noch kein die große Streuung überschreitender Effekt bei den Behandelten gegenüber den Nichtbehandelten[3475]. Die verschiedene Verteilung des ^{32}P ließ sich radiographisch (photographische Platte) demonstrieren.

Bei Versuchen an rachitischen Ratten (Steenbock-Diät Ca/P = 6,8) konnte durch Vitamin eine um 25—50% stärkere Aufnahme der behandelten Tiere nachgewiesen werden[2734, 3476]. Hier wurde allerdings der Versuch folgendermaßen geleitet: Die Ratten erhielten 0,1 ccm Viosterol (10000 USP XI E/g), eine Stunde später wurde ^{32}P verabfolgt, wieder eine Stunde später wurden die vorher fastenden Ratten zum Futter gelassen und dann bis zur Tötung und Analyse 60—80 Stunden gewartet.

Die Ablagerung in den Knochen erfolgte in anorganischer Form, vielleicht weil die Umsetzung von organischem in anorganisches Phosphat unter Vitamin verbessert wird. Die deutlichen Befunde nach längerem Abwarten, die negativen Ausschläge bei rascher Tötung der Tiere zeigen, daß die primäre Ablagerung nur von der Durchblutungsstärke und der Assimilation abhängt, erst nach längerer Zeit wird die Gleichgewichtsverschiebung durch Vitamin D deutlich. Hierbei fand sich eine verminderte Aufnahme des ^{32}P in den Muskel, die aber nur als sekundär bedingt gewertet wurde[2734].

Bei Tauben fand sich unter dem Einfluß von 0,25 mg Östradiolpropionat täglich eine beträchtliche Steigerung des P-Umsatzes in den Knochen[3472, IX].

Den *Zähnen* wurde bei diesen Untersuchungen besondere Aufmerksamkeit gewidmet, weil man auf diese Weise dem für die Cariesforschung so wichtigen Problem der Ernährung des Zahns nahe zu kommen hoffte.

Es findet sich bei den Angaben immer wieder, daß der Austausch des Schmelzes langsamer verläuft als bei allen anderen Knochengeweben. Daraus folgt aber, daß die Beurteilung einer Aktivität, die man in Beziehung setzen will zur Aktivität des Blutes, besonders leicht fehlerhaft sein kann. Wo das ^{32}PO$_4$ langsam eindringt, wird es auch länger verweilen, während die Konzentration im Plasma schon längst wieder zurückgeht.

Sonst sind dieselben Gesetzmäßigkeiten auf das andere Objekt zu übertragen. Bei wachsenden Zähnen findet sich ebenso die bessere Aufnahme gegenüber den ruhenden. Das gilt besonders deutlich für die Ratte, überhaupt für die Nagetiere, indem die wachsenden Schneidezähne sehr rasch, die Molaren aber nur langsam ^{32}P aufzunehmen vermögen[3472]. Die Schneidezähne der Ratte nehmen (langsamer als beim Knochen) in 4 Stunden schon 2—3,5% auf[2778]. Diese Menge verdoppelte sich in 2 Tagen und stieg bis zu 20 Tagen noch weiter an.

[3472, VIII] FALKENHEIM, M., NEUMANN. W. F. u. HODGE. H. C.: J. dent. Res. **26**, 460 (1947).
[3472, IX] GOVAERTS, J. u. DELAMAGNE, M. J.: Nature **161**, 977 (1948).
[3473] DOLS, M. J. L., JANSEN, B. C. P., SIZOO, G. J. u. VAN DER MAAS, G. J.: Proc. roy. Acad. Amsterdam **42**, 499 (1939), Rona **118**, 144.

Wie innerhalb des Einzelzahns sich die Aktivität verteilt, zeigt folgende Zusammenstellung aus Analysen von Schneidezähnen von Ratten (nach LE FEVRE MANLY und BALE[2778]) (Tab. 251). WANNENMACHER gelangte zu denselben Werten.

Tabelle 251.

	1 Tag	20 Tage
Spitze	3,3%	14,6%
Mittelteil	20,7%	39,9%
Wurzel	76,0%	45,5%

In den Molaren wird das Maximum schon nach 12 Stunden erreicht, auf diesem Stand bleibt der Wert 2 Tage, um dann sehr langsam bis zum 20. Tage auf $2/3$ des Maximums abzunehmen. Bei diesen Versuchen an Ratten nahm das Skelett 40% der gegebenen Menge auf, die Schneidezähne 2%, die Molaren nur 0,2%.

Dasselbe fand sich bei den Schneidezähnen der Kaninchen. Die schon verkalkte Spitze enthielt kaum ^{32}P, das gerade während der ^{32}P-Zufuhr sich bildende Zahngewebe, auch der Schmelz, aber Mengen wie in der Diaphyse[3472, I].

Umfangreiche Untersuchungen an Meerschweinchen, Kaninchen und Hunden stammen von ROEDER[3474, III], der die Tiere 72 Stunden nach der Injektion tötete und untersuchte. Pro mg Gewebe fanden sich folgende Aktivitäten:

Tabelle 252.

	Zahnschmelz	Dentin	Kieferknochen (Kompacta)	Periost	Pulpa
Meerschweinchen	2—3	8	4	—	—
Kaninchen	9	6	59	540	1270
1 Hund	6	15	58		122

Man kann aus solchen Versuchen schließen, daß selbst der Schmelz beträchtliche Mengen aufnehmen kann. In anderen Versuchen beim Hunde[3472, II] fanden sich im Dentin dieselben Werte wie in der Diaphyse der Tibia, im Schmelz aber nur Spuren. Beim Menschen wurde 1% des Phosphats in 250 Tagen gewechselt. Die ROEDERschen Befunde weichen von allen anderen in der Literatur ab (siehe WANNENMACHER[3474, VI]).

LEUNG und GILDA[3474, IV] bohrten bei Hunden die Canini an, füllten an der einen Seite mit Zinkoxyd-Eugenolzement und ließen sie an der anderen Seite $3^1/_2$ Monate offen sclerosieren. Nach Injektion einer hohen $^{32}PO_4$-Gabe 24 Stunden vor der Extraktion der Zähne wurde ein „Radioautogramm" angefertigt. Beide Seiten zeigten gleiche Bilder.

Eine oft diskutierte Frage ist es, woher der Schmelz seine Aktivität bekommt. Das Dentin steht offenbar in lebhaftem Austausch mit der Pulpa. Aber ebenso wie von dieser Seite kann das Phosphat von außen durch den Speichel in die Zähne kommen. HEVESY und ARMSTRONG[3474, V] lehnen diesen Weg ab aus Versuchen in vitro, während PEDERSEN und SCHMIDT-NIELSEN[3474, I] bei Analysen von menschlichen Zähnen am äußeren Schmelz eine große Aktivität fanden, innen aber nichts, obwohl die Pulpa erhalten war. Insbesondere nehme der Schmelz höhere Mengen auf, wenn er cariös sei oder durch Salpetersäure angeätzt werde. In sorgfältigen und vielfältig abgewandelten Versuchen wurde

---

[3474] DOLS, M. J. L. JANSEN, B. C. P., SIZOO, G. J. u. VAN DER MAAS, G. J.: Nature **1938** II, 953, Rona **112**, 637.
[3474, I] PEDERSEN, P. O. u. SCHMIDT-NIELSEN, B.: Acta odontolog. scand. **4**, 1 (1942), Rona **132**, 413.

der Ort des Eindringens von ^{32}P durch WANNENMACHER[3474, VI] an Mensch und Tier verfolgt. Besonders eindeutig sollen die Analysen menschlicher Zähne von 10—14 jährigen Individuen nach subcutaner Gabe wiedergegeben werden. Ein Teil der untersuchten Zähne war vorher mit Metallkappen geschützt worden, so daß ein Eindringen des Radiophosphors auf dem Wege über den Speichel in jedem Falle verhindert wurde. Diese Zähne enthielten stets weniger als $0,2^0/_{00}$ des radioaktiven Präparats, während die nichtgeschützten Werte von 0,2 bis $2,8^0/_{00}$ erreichten. Das Dentin enthielt bei beiden Zahnserien die gleiche Aktivität von $0,9—6^0/_{00}$, also mehr als der Schmelz. Diese Moleküle waren auf dem Blutweg in den Zahn hineingelangt, während die ersten Analysen den überwiegenden Einfluß des Einbaus in den Schmelz nach vorheriger Ausscheidung des Phosphats im Speichel erweisen. Daß überhaupt noch ^{32}P in den Zähnen mit Kappen zu finden ist, liegt nach WANNENMACHER daran, daß vom Zahnfleisch her eine Bewegung auch unter die Kappen möglich sein könnte, und daß der Schmelz zudem an dieser Stelle Strukturunregelmäßigkeiten besitzt mit daraus folgender erhöhter Durchlässigkeit.

HEVESY betont, daß die Resultate auf einen langsamen Austausch von P hindeuten, aber nicht auf die Möglichkeit, im Schmelz wesentliche Änderungen in der Zusammensetzung nach Eruption der Zähne durch die Nahrung zu erzielen.

Wie stark die *Aktivität des Organs* für die Aufnahme des Phosphats maßgeblich ist, zeigen die Unterschiede des P-Gehaltes von *Ovarien* schwangerer und nichtschwangerer Kaninchen, die sowohl mit dem Zählrohr als auch mit der photographischen Platte nachweisbar waren[3477]. Während in Corpora lutea enthaltenden Ovarien schwangerer Kaninchen deutliche Effekte auch mit der weniger empfindlichen photographischen Methode erzielbar waren, gelang es bei den nichtschwangeren Tieren nicht.

Hierbei soll es sich, worauf schon oben hingewiesen wurde, vor allem um Organe handeln, die an sich große Mengen von Phospholipiden enthalten. Sogar in Schnitten kann eine Anhäufung erfolgen. Offenbar handelt es sich bei dieser Korrelation zwischen Aktivität und Phospholipidgehalt um die Bildung einer langsam sich umsetzenden Verbindung, während das Eingreifen des Phosphats in den Kohlenhydrathaushalt zwar rasch erfolgt, aber durch rasche Umsetzung kein Ruhepunkt eintritt.

e) Die säurelösliche Fraktion.

Es fand sich beim *Muskel* des ruhenden, bei 2° aufbewahrten Frosches 3 Stunden nach der Gabe von ^{32}P schon rund 50% des in Kreatinphosphorsäure und ebensoviel in Adenosintriphosphorsäure und Hexosephosphorsäure vorhandenen Phosphates aktiv, bei 21° stieg der Anteil auf noch höhere Werte, auf 78%. In weniger als einem Tage ist der gesamte P der Kreatinphosphorsäure aktiv geworden, gerechnet auf den Anteil des umspülenden Blutes[3478, 3480, I].

[3174, II] CAMPBELL, W. W. u. GREENBERG, D. M.: Proc. nat. Acad. sci. USA. **26**, 176 (1940), Rona **131**, 187.

[3474, III] ROEDER, D.: Naturwissenschaften **1947**, 125. Gaben von 180 μCurie an Hunde.

[3474, IV] LEUNG, W. u. GILDA, J. E.: J. dent. Res. **26**, 460 (1947).

[3474, V] HEVESY, G. u. ARMSTRONG, W. D.: J. biol. Chem. **133**, XLIV (1940).

[3474, VI] WANNENMACHER, E.: Dtsch. zahnärztl. Z. **4**, 925 (1949) sowie: Verhandlungen der Deutschen Gesellschaft für Zahnheilkunde Wiesbaden 1949, zusammenfassender Vortrag.

[3475] DOLS, M. J. L., JANSEN, B. C. P., SIZOO, G. J. u. DE VRIES, J.: Nature **139**, 1068 (1937). C. **1937 II**, 1608, Rona **102**, 571.

[3176] COHN, W. E. u. GREENBERG, D. M.: J. biol. Chem. **128**, XVI (1939).

[3177] BULLIARD, H., GRUNDLAND, J u. MOUSSA, A.: C. rend. Acad. Sci. **208**, 843 (1939). Rona **115**, 148. C. **1939 II**, 133.

[3478] HEVESY, G. u. REBBE, O.: Nature **1938 I**, 1097, Rona **109**, 389.

Wie der Umsatz sich durchaus in den Bahnen des Stoffwechsels bewegt, zeigen Versuche, bei denen nach intravenöser Injektion von $^{32}PO_4'''$ an Kaninchen (nach 30, 60 und 120 Minuten getötet) die in der Adenosintriphosphorsäure vorkommenden Phosphoratome einzeln der Analyse unterzogen wurden. Dabei ergab sich, daß 2 der Phosphoratome stark radioaktiv waren, das letzte aber nicht[3479, 3480]. Wir haben aber schon früher gesehen, daß die beiden äußeren PO_4'''-Reste sich lebhaft am Kohlenhydratstoffwechsel beteiligen und sich leicht umtauschen bei Versuchen mit Brei oder Hefe (siehe oben MEYERHOF). Diese Befunde lassen sich am ganzen Tier wiederholen. Am sich kontrahierenden Muskel der Katze war die relative Verteilung nicht anders als beim ruhenden, wenn auch nicht die Verteilung gefunden wurde, die man nach den Befunden am Muskelbrei nach dem MEYERHOF-EMBDEN-Schema erwarten sollte[3480, III]. Bei Reizung erwies sich der Umsatz als nicht höher, jedenfalls nicht in einem Ausmaß, das über die Streuung hinausging[3480, VI]. Verglich man aber die spezifischen Aktivitäten im Verlauf der Erholung nach einer Reizung, dann zeigte sich ein beträchtlicher Einbau in Phosphokreatinin, Adenosintriphosphat und Glucose-6-Phosphat.

Wichtiger als die wirkliche Leistung von Arbeit erweist sich die Aufnahme organischer Bausteine der Zelle, wie sie z. B. bei der Resorption der Nahrung vorhanden ist. Es ergab sich eine Abhängigkeit, je nachdem ob die Versuche im Moment der Resorption oder nach 24stündigem Fasten erfolgten. Das $^{32}PO_4$ war in Phosphokreatinin, Adenosinphosphat und Fructose-6-Phosphat kleiner beim Fasten. Wurde Glucose gegeben (50 cm³ 5%/kg), dann setzte es den Stoffwechsel obiger 3 Verbindungen herab, nicht aber den von Glucose-6-Phosphat. Diese Wirkung der Glucose bleibt im Moment des Fastens aus[3480, IV].

Die Berechnungen unterzieht KALCKAR, DEHLINGER und MEHLAR[3480, V] einer grundsätzlichen Revision, ausgehend von der Art der Permeation des PO_4 in die Zelle, die nur direkt ohne Umbau zustandekomme. Aber das Eindringen ist langsam. Die Werte können außerhalb 15mal so hoch sein wie innerhalb der Zelle. Der ruhende Muskel enthält etwa 250 γ P/g. 20 Minuten nach der Injektion von PO_4 waren nur 1—2% gewechselt. Das Verhältnis außen/innen war 50:1 in diesem Zeitpunkt. Wenn nur 2% des Muskel-PO_4 erneuert würden, dann sind 5 γ P, also pro Minute 0,25 γ P eingedrungen. Da ein Teil aber in Verbindungen aufgenommen wurde, ist die wirkliche Aufnahme 3—5mal höher zu schätzen, also wäre 1 γ/Min./g Muskel anzusetzen. Die Fraktion des Adenosintriphosphats erhielt 5 γ/Min., so daß 50% erneuert wurden in derselben Höhe wie das eng zusammenhängende Phosphokreatinin. Beim Hexosemonophosphat war die Erneuerung höher oder niedriger als in dieser Verbindung, im 3-Stundenexperiment war die Aktivität stets höher als im anorganischen PO_4.

Im Froschmuskel hat die dritte PO_4-Gruppe des Adenosintriphosphats eine niedrigere Aktivität als die zweite. Das war aber nur zu beobachten, wenn die Aktivität des Kreatininphosphats niedriger lag, und von dorther sei es dann

---

[3479] KORZYBSKI, T. u. PARNAS, J. K.: Bull. Soc. Chim. biol. **21**, 713 (1939), Rona **115**, 563. C. **1940 I**, 3543.

[3480] KORZYBSKI, T. u. PARNAS, J. K.: Acta Biol. exp. Varsov. **13**, 157 (1939). C. **1940 II**, 1466.

[3480, I] HEVESY, G. u. REBBE, O.: Acta physiol. scand. **1**, 171 (1940), Rona **124**, 33.

[3480, II] FRIEDLÄNDER, H. D., PERLMAN, I. u. CHAIKOFF, I. L.: Amer. J. Physiol. **132**, 24 (1941), Rona **125**, 253. C. **1942 II**, 1815.

[3480, III] SACKS, J.: Amer. J. Physiol. **129**, 227 (1940). C. **1941 II**, 226, Rona **129**, 29. Findet geringe Aktivität bei der Hexosemonophosphorsäure, viel zu geringe Aufnahme in die Adenylsäure und das Phosphagen. Anwendung stärkerer Aktivität.

[3480, IV] SACKS, J.: Am. J. Physiol. **142**, 621 (1944). C. **1947 I**, 610.

vielleicht beim Zerkleinern des Muskels zur Analyse übertragen worden. Im Froschmuskel soll das dritte Adenosintriphosphat von Kreatinin, das zweite vom anorganischen PO_4 erneuert werden.

Im allgemeinen zeigte sich das rasche Eindringen des $^{32}PO_4'''$ in die säurelösliche Fraktion der Organe. In $3^1/_2$ Stunden waren in der Schleimhaut des Dünndarms schon 50% erneuert, in Niere, Leber und Lunge ging es langsamer (HEVESY und HAHN[3164, I]). Dieses raschere Eindringen des $^{32}PO_4$ in die säurelösliche Fraktion fand sich sogar noch in zellfreien Suspensionen von Rattenlebern, die aus Kernen und Mitochondrien bestanden [3480 VII].

Bei den Versuchen von LUNDSGAARD[3456] hatte sich ergeben, daß die durchströmte *Leber* der Katze bei Zusatz von Fructose Phosphat aus der Durchströmungsflüssigkeit zu nehmen vermag. Die Frage nach dem Schicksal des aufgenommenen Phosphats ließ sich durch Zusatz von radioaktivem Phosphat beantworten, wie aus folgender Zusammenstellung ersichtlich ist. (Die Werte sind Prozentsatz ^{32}P der aus der Leber isolierten Verbindung im Verhältnis zum Plasma, als Durchschnittswerte von je 6 Versuchen.)

Tabelle 253.

	nach 30 Minuten			nach 90 Minuten		
	PO_4''' anorg.	P_2O_7''''	Ester-P	PO_4''' anorg.	P_2O_7''''	Ester-P
ohne Fructose	43%	27,7	2,2	77,6	44,2	8,5
mit Fructose	41	32	3,7	71	59,5	15,5

Aus dieser Tabelle ist die Geschwindigkeit des Eindringens des anorganischen $^{32}PO_4'''$ in die Leberzelle ersichtlich. Schon nach 30 Minuten ist der Ausgleich zur Hälfte erfolgt, langsamer sehen wir das Eindringen in die Adenosinfraktion und noch mehr in die Esterfraktion. Diese findet schon ohne Fructose statt, wird bei Zusatz derselben aber größer. Das Plasmaphosphat steht also in jedem Falle mit dem Phosphat der Zelle in Austausch, dieses wird aber nicht vermehrt durch Zusatz von Fructose, sondern der Zusatz führt nur zur Fixierung in andere Form, so daß ein Konzentrationsgefälle noch immer möglich ist, obwohl das anorganische P im Lebergewebe 30 mg%, das des Serums 5 mg% beträgt. Gleichgewichte sind also vorhanden. Nach den Schätzungen von KALCKAR[3480,V] beträgt die Erneuerung des Phosphats in der Leber 15—20 γ/Min./g als Minimum. Die Pyrophosphatfraktion hat dieselbe Aktivität wie die des anorganischen Phosphats. Besonders auffällig ist die Höhe der Aktivität im Hexosemonophosphat. Das sei vielleicht ein Zeichen dafür, daß PO_4 auf diesem Wege auch in die Zelle eindringe und damit an das Glykogen herangebracht werde (siehe Abschnitt K).

f) Die lipoiden Fraktionen[3182, II].

Der Einbau des Phosphats in Lipoide erfolgt langsamer als in die säurelösliche Fraktion entsprechend der größeren Trägheit des Fettstoffwechsels. 6 Stunden

---

[3480, V] KALCKAR, M., DEHLINGER, J. u. MEHLAR, A.: J. biol. chem. **154**, 275 (1944). Versuche am Kaninchen.
[3480, VI] SACKS, J.: Am. J. Physiol. **140**, 316 (1943/44).
[3480, VII] FRIEDKIN, M. u. LEHNINGER, A. L.: J. biol. Chem. **177**, 775 (1949). Zum Einbau in die lipide Fraktion war stets Sauerstoff notwendig.
[3481] ARTOM, C., PERIER, C., SANTANGELO, M., SARZANA, G. u. SEGRE, E.: Arch. ital. Sci. farmacol. 6. Supp. 422 (1937), Rona **107**, 576.
[3482] BOCCIARELLI, D., GALAMINI, A. u. LIGORI, M.: Atti. R. Acad. naz. Lincei Bd. (6) **29**, 512 (1939). C. **1940 I**, 414.
[3482, I] ZILVERSMIT, D. B., CHAIKOFF, J. L. u. ENTENMANN, C.: J. biol. Chem. **172**, 637 (1948).

nach Gabe von $^{32}PO_4$ findet es sich in der Lipoidfraktion vorwiegend in Leber, Darm, Lunge, Milz und Niere[3482]. Auch in isolierten Organen ist das zu erreichen[3484]. Dabei kann bewiesen werden, daß dazu Energie gehört. O_2-Mangel, HCN, N_3H, H_2S hindern den Einbau[3482, II].

Den Verlauf der P-Bindung in Muskel und Leber von Mäusen geben wir auf Abb. 43 wieder.

2 Organe haben wegen der Geschwindigkeit des P-Umsatzes zuerst die Aufmerksamkeit auf sich gezogen: die Leber und die Darmwand, besonders der Dünndarm, in dem sich nach 8 Stunden ein Maximum ausbildet[3483]. Eine Beziehung beider Organe besteht nicht derart, daß das Phospholipid in dem Darm gebildet und von dort aus an die Leber weitergegeben wird, denn der Einbau erfolgte in der Leber genau so nach Exstirpation von Darm und Niere[3483]. Dagegen ist die Leber in der Lage, Phospholipide an das Blut abzugeben (HAHN und HEVESY[1728]). Nach Exstirpation der Leber findet sich im Blut kein ^{32}P in Lipide eingebaut, d. h. die normalerweise vorkommenden Phospholipide des Blutes entstammen ausschließlich der Leber.

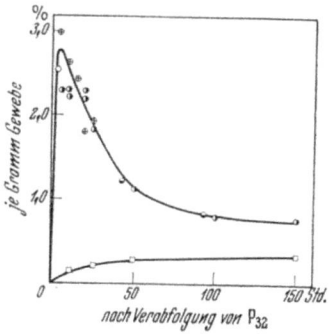

Abb. 43. Bindung von ^{32}P in Leber (obere Kurve) u. Muskel-Lipoide (untere Kurve). Nach JONES, CHAIKOFF u. LAWRENCE[3485].

Trotzdem vermögen die anderen Organe in Lecithin u. a. ^{32}P einzubauen, d. h. die Organe benötigen nicht die Zufuhr dieser Verbindungen über das Blut. Im Gegenteil: gibt man vorher markierte Phospholipide einem Tier ins Blut, dann verschwinden sie rasch, solange die Leber vorhanden ist, nach deren Exstirpation dagegen nur sehr langsam. Die Leber nimmt also den weitaus größten Teil dieser von ihr selbst gebildeten Verbindungen wieder auf[3483, II].

Umgekehrt ist der Einbau in die Darmwand abhängig von der Art der Zufuhr. Wird ^{32}P subcutan gegeben, dann verläuft die Kurve des aktiven Phospholipids auf halber Höhe, um nach 15 Stunden in die Kurve der peroralen Gabe einzumünden. Aber auch auf diesem niederen Niveau ist der Umsatz am größten im obersten Teil des Dünndarmes[3483]. Nach Untersuchungen von VERZAR konnte man vermuten, daß die Menge zunehme, wenn Fett zur Resorption kommt. Das wurde nicht gefunden in früheren Versuchen[3483] bei Fütterung von Olivenöl und Gabe von $^{32}PO_4$. Ebensowenig ließ sich eine Wirkung der Nebennieren-Exstirpation feststellen. Dieses müßte man aber nach VERZARs Hypothese, daß das Nebennierenrinden-Hormon für die Phosphorylierungen im Körper notwendig sei, erwarten (siehe [3482, II]). Nochmals aufgegriffen wurde das Thema in Versuchen[3482, I], bei denen das Fett Hunden und Ratten in abgebundene Darmschlingen gegeben wurde, so daß ein Vergleich an demselben Tier möglich war. Die Tiere wurden 6 Stunden danach getötet. Die Resultate wurden dabei noch sorgfältiger ausgewertet. Es wurde nicht nur die spezifische Aktivität des Lipid-P, sondern auch die „relative" spezifische Aktivität des Lipid-^{32}P berechnet. Diese Zahl ist der Quotient der spezifischen Aktivität des Lipid-P zu dem säurelöslichen P und könnte einen noch feineren Ausschlag geben, wenn man als Vorgänger der Einfügung des ^{32}P in den Fettstoffwechsel erst einmal die Aufnahme in den Kohlenhydratstoffwechsel betrachtet, d. h. Verhältnis des Vorgängers zu dem betrachteten Körper. Mit beiden Methoden fand sich kein Ausschlag. Bei Fütterung

---

[3482, II] CHAIKOFF, I. L. u. ZILVERSMIT: ADVANCES Biol. med. Physics I, 321 (1948), zusammenfassende Übersicht.

markierter Phospholipide an Ratten durch Magenschlauch[3483, 1] wurde vor der Resorption das $^{32}PO_4$ meist abgespalten, aber es ergaben sich Hinweise, daß auch ein Teil unzersetzt zur Resorption kam. So könnte sich die Menge der Phospholipide in der Darmwand vorübergehend vermehren.

Davon zu unterscheiden ist eine Änderung bei verschiedener Diät, was mit der Fettresorption nichts zu tun hat. ARTOM und Mitarbeiter[2728] fanden bei Versuchen an Ratten einen Unterschied. Wir geben diese Resultate, und zwar als spezifische Aktivitäten des Lipid-^{32}P, auf folgender Tabelle wieder:

Tabelle 254.

Organ	Ratte E.	F.	G.	H.	I.
Darm....	188	105	132	133	5,61 ± 0,53
Leber....	163	166	174	134	5,79 ± 0,46
Niere ...	145	139	137	116	3,19 ± 0,52
Lunge ...	171	167	111	105	0,96 ± 0,60
Milz	124	116	124	133	1,81 ± 1,57
Herz....	69	85	47	68	1,50 ± 2,00
Hoden ...	39	32	39	27	—
Hirn	12	12	11	11	—
Muskel ...	—	53	37	38	0,51
Knochen ..	15,8	18,5	10,6	8,4	0,8

Die Ratte J wurde 9 Stunden nach einer einmaligen peroralen Gabe von $^{32}PO_4'''$ getötet. Die Ernährung bestand aus Kohlenhydraten. Die anderen 4 Ratten erhielten 3 Tage hintereinander täglich aktives Phosphat peroral, 24 Stunden nach der letzten Gabe wurden sie getötet. Die Ratte E und F bzw. G und H gehörten denselben Würfen an. Ratte E und G erhielten eine Diät, die reich an Fett (Olivenöle), F und H eine solche, die vorwiegend aus Stärke, Zucker und ganz wenig Eiweiß bestand. Aus den Werten von Ratte J sehen wir die Beteiligung der Lipoide der einzelnen Organe am Stoffwechsel. Bei Vergleich sieht man vielleicht beim Herzen eine gewisse Beziehung, beim Darm nur bei Vergleich E—F, bei der Leber nur G—H, die Verhältnisse sind also nicht überzeugend (siehe auch [3486]).

Andererseits sind Beeinflussungen durch Diät unverkennbar.

Ratten erhielten eine Diät aus 40% Butterfett, 50% Glucose, 5% extrahiertes Caseïn und nebst Vitaminen 5% Salzmischung. Das ^{32}P wurde subcutan zugeführt und nach 6 bzw. 16 Stunden die Lebern analysiert. Ein Teil der Tiere wurde 8 Tage lang mit je 25 mg Cholin behandelt. Folgende Werte wurden erhalten[3488]:

Tabelle 255.

	Behandelte	ohne Behandlung	Anstieg in %
6 Std.	2,36 2,12	1,63 1,48	45 43
12 Std.	1,98 1,48	1,68 1,36	18 9

Cholin vermehrt also die Menge der Phospholipide, abklingend nach einiger Zeit. Schon nach einmaliger Gabe war ein Anstieg merkbar, und zwar bei Weibchen 26%, bei Männchen 35%. Die Cholinwirkung war 3—8 Stunden vor der ^{32}P-Gabe am größten, 12 Stunden vorher war nichts mehr zu merken.

Dasselbe wurde auch bei längerer Darreichung von Cholin erzielt. In den Versuchen von PATTERSON, KEEVIL und MCHENRY[3484, V] erhielten Ratten eine cholinarme Diät oder eine Zulage von 3 mg Cholin/Tag. 12 Stunden vor der Tötung am 3. Tag erhielten sie das Phosphat injiziert und wurden nüchtern gesetzt. Die Aktivität war bei den Cholin-Tieren um 44% höher als bei den andern.

[3483] FRIES, B. A., RUBEN, S., PERLMAN, I. u. CHAIKOFF, I. L.: J. biol. Chem. 123, 587 (1938). Rattenversuche.
[3483, I] ARTOM, C. u. SWANSON, M. A.: J. biol. Chem. 175, 871 (1948).
[3483, II] ENTENMAN, C., CHAIKOFF, I. L. u. FRIEDLÄNDER, H. D.: J. biol. Chem. 162, 111 (1946).

Dabei muß man in Rechnung stellen, daß die gebildeten Phospholipide wieder aus dem Organ fortgeführt werden. Die Wirkung des Cholins ist nach der Darreichungsdauer verschieden. In obigen Versuchen wurden 35 Tiere auf eine cholinfreie Diät gesetzt, dann Cholin zugelegt und nach verschiedener Dauer dieser Zulage Prüfungen vorgenommen. Die Umsetzung ist am kleinsten am Anfang, wächst zu einem Maximum und sinkt dann wieder ab.

Dasselbe wie mit Cholin ließ sich mit Betain erreichen. Die maximale Wirkung war bei 500 mg Betain vorhanden und bis 32 Stunden nachher merkbar[3489]. Ein erhöhter Umsatz ließ sich auch durch Methionin, Cystein und Cystin erreichen (nicht durch Glycin, Alanin, Tyrosin usw.[3484, I u. 3484, II]). Artom und Cornatzer[3484, VI] gaben Ratten zu einer Diät mit wenig Casein und Fett Einzeldosen von Äthanolamin, Methyläthanolamin, Dimethyläthanolamin und Cholin. Sie bestimmten den ^{32}P-Einbau in die Lipide von Leber und Dünndarm. Alle Substanzen vermehrten den Einbau, der die einzelnen Lipide gleichmäßig betraf. Nach Cholin wurde die Aktivität nur in die cholinhaltigen Lipide aufgenommen.

Während Cholin die Fettablagerung in der Leber vermindert, wird sie vermehrt durch Cholesterin. Ebenso kann durch Cholesterinfütterung die Bildung von aktiven Phospholipiden in der Leber vermindert werden[3490]. Solche Befunde ließen sich nur mit dem radioaktiven ^{32}P gewinnen, da der Gesamtlipoidgehalt der Leber nur minimalen Schwankungen unterworfen ist. Ein gesteigerter Aufbau von radioaktiven Phospholipiden findet sich bei rachitischen Ratten, deren Gehalt an Lipoiden an sich schon erhöht ist[3491].

Bei der Verankerung von ^{32}P wurde bisher nur allgemein Lipid-P berücksichtigt. Chargaff[3495, 3496] hat den Versuch gemacht, zwischen *Lecithin* und *Kephalin* zu unterscheiden, die er einem besonderen Reinigungsprozeß unterwarf. Die Resultate der Analysen von 2 Ratten seien im Prozentsatz des aktiven vom gesamten P angegeben:

Tabelle 256.

	Darmkanal		Leber		Gehirn	
Lecithin . .	0,30	0,28	0,37	0,32	0,09	—
Kephalin . .	0,17	0,12	0,25	0,27	0,10	0,08

Leber und Darmkanal synthetisieren mehr Lecithin, aber sonst findet sich gleiche Bildung. Die vermehrte Bildung des Lecithins ließ sich nicht durch Fütterung von aktiver Aminoäthylphosphorsäure, also einem Baustein des Kephalins, verhindern, sondern sie wurde eher noch größer[3496, I].

[3484] Robinson, A., Perlman, I., Ruben, S. u. Chaikoff, J. L.: Nature 1938 I, 119, Rona 107, 399.
[3484, I] Perlman, I., Stillman, N. u. Chaikoff, I. L.: J. biol. Chem. 135, 359 (1940), Rona 126, 150. C. 1941 I, 1984. Auch zahlreiche andere Körper geprüft, ebenda 133, 681 (1940).
[3484, II] Perlman, I. u. Chaikoff, I. L.: J. appl. Physics 12, 319 (1941). C. 1941 II, 2836.
[3484, III] Hevesy, G. C. u. Smedley-Maclean, I.: Biochem. J. 34, 903 (1940), Rona 126, 411. C. 1941 I, 3395.
[3484, IV] Artom, C.: J. biol. Chem. 140 Proc. 6, VII (1941). C. 1942 II, 1481.
[3484, V] Patterson, J. M., Keevil, N. B. u. McHenry, E. W.: J. biol. Chem. 153, 489 (1944).
[3484, VI] Artom, C. u. Cornatzer, W. E.: J. biol. Chem. 176, 949 (1948).
[3485] Jones, H. B., Chaikoff, I. L. u. Lawrence, J. H.: J. biol. Chem. 128, 631 (1939).
[3486] Artom, C., Sarzana, G., Perier, C., Santangelo, M. u. Segre, E.: Riv. sci. Progr. tech. Econ. naz. 8 II, 193 (1937). C. 1938 II, 3709.
[3487] Weissberger, L. H.: J. biol. Chem. 132, 219 (1940). C. 1940 II, 523.
[3488] Perlman, I. u. Chaikoff, I. L.: J. biol. Chem. 127, 211 (1939).
[3489] Perlman, I. u. Chaikoff, I. L.: J. biol. Chem. 130, 593 (1939).
[3490] Perlman, I. u. Chaikoff, I. L.: J. biol. Chem. 128, 735 (1939).

HEVESY und HAHN[3470, II] fanden bei Kaninchen in kurzdauernden Versuchen einen erhöhten Einbau in Kephalin, der erst bei längerer Dauer einer Bevorzugung des Lecithins wich. Die Aktivität des Sphingomyelins glich dem der anderen Phosphatide. CHARGAFF und Mitarbeiter [3496, II] geben folgende Prozentsätze von aktiven Lipiden im Verhältnis zu dem Gesamtlipidgehalt des Organs bei Gabe von $^{32}PO_4'''$ 24 Stunden vor der Tötung eines Kaninchens an:

Tabelle 257.

	Darm	Leber	Nieren	Gehirn
Lecithin . .	12,1%	9,6%	4,9%	0,10%
Kephalin . .	7,5%	6,7%	4,4%	0,14%

Die in der Leber gebildeten Phospholipide, besonders Lecithin, bleiben durchaus nicht dort liegen, sondern werden, wie wir schon erwähnten, als solche wieder entfernt. HAHN und HEVESY[1728] gelang es, den *Transport im Blut* nachzuweisen. Von dort verteilt es sich in die Organe und geht rasch in anorganischen Zustand über. Vielleicht erklärt das auch den Befund, daß nach teilweiser Exstirpation der Lebern von Ratten die neugebildete Phosphatidmenge in allen Fraktionen und allen Organen geringer war. Bei leberlosen Hunden verschwanden die Phospholipide 6—10mal langsamer aus dem Plasma[3492, I], denn die Aufnahme erfolgte vorwiegend in die Leber (siehe oben). Die sekundären Umsetzungen kann man am besten bei Verabreichung von radioaktivem Phospholipid verfolgen, das aus Rattenleber gewonnen worden war (HAVEN und BALE[3497]). Wurde Ratten diese Verbindungen intravenös injiziert, dann nahmen Milz und Leber zuerst den größten Teil auf. Schon nach 4 Stunden waren deutliche Mengen anorganisches ^{32}P nachweisbar. Nach 18 Stunden waren noch deutliche Mengen in diesen Organen vorhanden, aber Darmtractus und Muskel hatten an Gehalt gewonnen, der während der fortschreitenden Zeit der Beobachtung (72 Stunden) weiter beträchtlich zunahm. Ähnlich verhielt sich ein Carzinosarkom, mit dem einige Ratten geimpft waren.

Die Reihenfolge der Organe, die aus Lecithin PO_4''' abspalteten (also Lecithinase enthalten), wird so geordnet: Nieren > Dünndarm > Milz > Leber > Darm > Knochen > Lunge > Herzmuskel > Skelettmuskel. Die Zunahme des anorganischen ^{32}P in dem Muskel ist also durch sekundären Transport bedingt, ebenso wie die Zähne nach Phospholipiden ^{32}P aufnehmen, so daß sich vielleicht ein identisches Gleichgewicht ausbildet (LE FEVRE MANLY und BALE[2778]).

Bei fettarm (besonders frei von ungesättigten Fettsäuren) ernährten Ratten war der Umsatz im Prinzip nicht verändert. Im *Muskel*, der sonst einen sehr geringen Einbau zeigte, wurde aber ein um $^1/_3$ erhöhter Umsatz gefunden[3484, III]. Nach Denervierung zeigte sich eine Phase erhöhten Phospholipidgehaltes, bevor noch eine stärkere Degeneration eingetreten ist. Im denervierten Muskel der Ratte war der aktive Lipoidgehalt nach 60 Stunden 200% höher (FRIEDLÄNDER und andere[3480, II, 3484, IV]). Es soll sich vorwiegend um die Fähigkeit zur Speicherung in der Leber gebildeter Phospholipide handeln (siehe [3484, IV]). Beim Froschmuskel war sonst nur 10,8% des ^{32}P in Phosphatidbindung gegen 82% in der säurelöslichen Fraktion (HEVESY[3464, V]) zu finden.

[3491] DOLS, M. J. L., JANSEN, B. C. P., SIZOO, G. J. u. BARENDREGT, F.: Proc. kon. neederl. Akad. Wetensch. **41**, 997 (1938). C. **1939 I**, 1784, Rona **115**, 47.
[3492] HAHN, L. u. HEVESY, G.: Skand. Arch. Physiol. **77**, 148 (1937).
[3492, I] TAUROG, A., CHAIKOFF, I. L. u. PERLMAN, I.: J. biol. Chem. **145**, 281 (1942).
[3493] CHANGUS, G. W., CHAIKOFF, I. L. u. RUBEN, S.: J. biol. Chem. **126**, 493 (1938).
[3493, I] ROEDER, F.: Naturwissenschaften **1946**, 111.
[3493, II] BORELL, U. u. ÖRZTRÖM, A.: Biochem. J. **41**, 398 (1947).

Die Bildung der Phospholipide in der *Niere* ließ sich nicht durch Fettfütterung vermehren, wohl aber durch NH_4Cl-Gabe, die zu einer vermehrten Phosphatausscheidung im Urin führte[3487]. Bei cholinarmer Diät zeigte auch die Niere Schäden. Zulage von Cholin erhöhte den Umsatz von 8,3 auf 20,6, während die Zahlen bei der Leber 17,5 und 31,4 betrugen, gerechnet pro 100 g Gewebe (PATTERSON, KEEVIL und McHENRY[3483, V]).

Von den Organen, die Phosphatide stark bilden, ist noch die *Milchdrüse* zu erwähnen, die die in der Milch sezernierten Verbindungen selbst synthetisiert.

Das *Gehirn* vermag nur wenig Phosphat einzubauen. Wir geben den Verlauf des Einbaus nach Versuchen an Maus, Ratte und Kaninchen wieder, wobei folgende Prozentsätze von ^{32}P des gesamten vorhandenen P sich als Werte finden[3492]:

Tabelle 258.

Tier	Zeit	Gehirn	Phosphatide des Gehirns
Ratte	1 Stunde	$6,8 \cdot 10^{-2}$	$0,42 \cdot 10^{-2}$
	3 Tage	$7 \cdot 10^{-2}$	$2,4 \cdot 10^{-2}$
	5 Tage	$7 \cdot 10^{-2}$	$3,7 \cdot 10^{-2}$
Maus	21 Tage	$1,35 \cdot 10^{-1}$	$5,5 \cdot 10^{-2}$
Kaninchen .	27 Tage	$6,9 \cdot 10^{-2}$	$2,3 \cdot 10^{-2}$

Versuche an 15 Hunden, 43 Kaninchen und 47 Meerschweinchen wurden von ROEDER[3493, I] vorgenommen. Von seinen Untersuchungen sind folgende Punkte hervorzuheben: Die einzelnen Gehirnteile weisen meist keine durchgehende Gesetzmäßigkeit der Aufnahme auf, jedoch zeigt sich stets eine erhöhte Aktivität im Tuber cinereum. Auffällig ist die hohe Aktivität des peripheren Nerven, der der N. opticus etwa folgt. Diese Befunde sind unerwartet und bedürfen der Bestätigung.

Ein noch weitergehend in dieser Richtung herausgehobenes Organ scheint die Glandula pineale zu sein. Wir geben aus der Arbeit von BORELL und ÖRZTRÖM[3493, II] die relativen Aktivitäten 40 Minuten nach der Injektion an.

Tabelle 259.

Tierart	Zahl der Tiere	Aktivität			
		Gl. pineale	Hypophyse-		Blut
			Vorderlappen	Hinterlappen	
Ratten	36	26,5	8,6	7,9	40,5
Kaninchen	15	49,5	47,0	35,5	81,0
Meerschweinchen . . .	3	8,7	—	—	147,0
Schweine	1	3,0	1,5	4,9	—
Katzen	5	40,5	—	—	134,0

[3493, III] POPJAK, G.: Biochem. J. **42**, XI (1947).
[3494] FRIES, B. A., CHANGUS, G. W. u. CHAIKOFF, I. L.: J. biol. Chem. **132**, 23 (1940). C. **1940** II, 1045.
[3495] CHARGAFF, E.: J. biol. Chem. **128**, XIV (1939).
[3496] CHARGAFF, E.: J. biol. Chem. **128**, 587 (1939).
[3496, I] CHARGAFF, E. u. KESTON, A. S.: J. biol. Chem. **134**, 515 (1940), Rona **125**, 261. C. **1941** I, 234.
[3496, II] CHARGAFF, E., OLSON, K. B. u. PARTINGTON, PH. F.: J. biol. Chem. **134**, 505 (1940). Rona **125**, 49. Sphingomyelin im Gehirn 0,17%.
[3496, III] HAVEN, F. L.: J. app. Physics **12**, 320 (1941). C. **1941** II, 2691.
[3496, IV] HUNTER, F. E.: Proc. Soc. exp. Biol. Med. **46**, 281 (1941), Rona **128**, 95. Katzen. Nur das Sphingomyelin der Lunge nahm das $^{32}PO_4'''$ rascher auf.
[3497] HAVEN, F. L. u. BALE, W. F.: J. biol. Chem. **129**, 23 (1939).

Die relative Aktivität bei Ratten war in der Gl. pineale 33mal größer als im Cerebellum. In weiteren Versuchen wurde der Einbau des ^{32}P in organische Bindung verfolgt. Es zeigten sich im Vergleich zum Blut folgende Werte nach 40 Minuten (130 Minuten) in Prozent.

Tabelle 260.

	Freies PO$_4$ %	organisch gebunden	Durch Trichloressigsäure fällbar
Blut	90 (43)	10 (57)	1 (3)
Gl. Pineale .	35 (28)	65 (72)	3 (19)

Das zeugt von der Lebhaftigkeit des Stoffwechsels, nicht nur von der Permeabilität. Die Autoren versuchten Daten zu gewinnen, wie die Gehirntätigkeit mit der P-Aufnahme zusammenhängt und haben Analysen bei blinden Tieren vorgenommen. Es fanden sich keine signifikanten Unterschiede, ausgenommen bei der Medulla oblongata, die eine vermehrte Aufnahme zeigte.

Über die Schwierigkeiten, den Phosphatidstoffwechsel des Gehirns mit diesen Methoden zu erforschen, berichtet ROEDER, indem in vitro zugefügtes ^{32}PO$_4$ in das organische Lösungsmittel eindringt. Wir verweisen auf unsere Bemerkungen über das Vorliegen einer organischen Chlorverbindung. Aber daß in vitro ein regelrechter Einbau erfolgt, hatten schon HAHN und HEVESY[1728] erwiesen. Der Einbau in die Phospholipide erfolgt im übrigen bei parenteraler Injektion rascher als bei peroraler, wenn das Gehirn auch nur zögernd folgt (COHN und GREENBERG[3470]).

Die Teilnahme des Lipid-P am Stoffwechsel ist in den *verschiedenen Lebensaltern* nicht gleich. Der größte Gehalt an radioaktivem ^{32}P (48 und 24 Stunden nach der Injektion) findet sich bei der Ratte gleich nach der Geburt. Bis zum Gewicht von 50 g nimmt dieser Wert allmählich ab, besonders im Spinalsystem. Die Abnahme geht aber noch später bis zu einem Gewicht der Tiere von 300 g weiter[3494]. Es handelt sich bei diesen Beobachtungen also durchaus nicht um die erhöhte Permeabilität der Liquorschranke, die wenige Tage nach der Geburt ihr Ende findet.

Das Maximum der Aufnahme ist bei jungen und alten Tieren gleich, etwa 200—250 Stunden nach der Gabe von ^{32}P und beträgt bei den erwachsenen Ratten 0,06%, bei den Jungen aber 0,14%. Nach 625 Stunden war 70% des Maximums vorhanden bei erwachsenen, bei jungen Tieren nach 800 Stunden noch 70%[3493]. Die jungen Tiere hielten ihre höhere Konzentration auch stärker fest. Für die Aufnahme hatte es keine Bedeutung, ob die Tiere gefastet hatten oder nicht, und ob die ^{32}P-Dosierung groß oder klein war.

POPJAK[3493, III] untersuchte die Foeten von Ratten, Meerschweinchen und Kaninchen auf die Geschwindigkeit der Synthese von Phospholipiden. Sie erwies sich in der Plazenta größer als bei den angrenzenden mütterlichen Teilen; die anderen Organe, ausgenommen die Leber, waren bei der Mutter aktiver. Wurde den Foeten im Uterus das ^{32}PO$_4$ injiziert, konnten im mütterlichen Blut keine aktiven Phospholipide entdeckt werden.

g) Eiweißbindung. Eine Unterscheidung in Hinsicht auf *Eiweißbindung* des ^{32}P machten ARTOM und Mitarbeiter[3481], deren Resultate von 1 Ratte wir auf folgender Tabelle wiedergeben:

Tabelle 261.

Organ	I			II			III			IV		
	1.	2.	3.	1.	2.	3.	1.	2.	3.	1.	2.	3.
Leber....	0,610	17,8	29,18	0,702	20,8	27,96	1,083	19,2	17,73	2,015	34,1	16,92
Darm....	0,90	21,8	24,24	1,001	24,9	24,9	0,905	12,9	14,25	1,353	15,5	11,46
Nieren...	0,585	16,6	27,10	0,784	16,5	21,05	1,237	16,3	13,18	0,902	7,8	8,65
Muskel ?..	1,292	31,5	26,43	1,446	35,4	24,49	0,480	1,4	2,92	0,520	3,8	7,31
Gehirn...	0,517	2,7	5,21	0,553	2,9	5,25	1,822	0,9	0,49	0,892	1,2	1,35
Blut.....	—	—	—	0,302	7,9	26,16	0,165	1,1	6,67	0,123	1,3	10,57

Das Tier war mit Ca$\cdot\cdot$- und P-armer Diät ernährt worden. Es hatte in 4 Tagen 5 Injektionen $^{32}PO_4'''$ erhalten. 2 Stunden nach der letzten Gabe wurde es durch Entbluten getötet. Die Kolonnen bedeuten: Trichloressigsäureextrakt. Der direkt bestimmbare P war mineralischer Phosphor (I), nach Veraschung der säurelösliche (II), durch Extraktion mit $CHCl_3$ wurde der Lipidphosphor (III) bestimmt. Im säureunlöslichen P befand sich der Proteinphosphor (IV). In jeder der großen Abteilungen sind angegeben: die absolute Zahl in mg (1), die Aktivität in willkürlichen Einheiten nach einem Uranpräparat (2) und zum Vergleich die spezifische Aktivität, der Quotient (3). Auch in das Thrombin dringt $^{32}PO_4'''$ ein[3497, I].

h) Nucleine und Kernbausteine[3498, XV]. Der Einbau des $^{32}PO_4$ in Nucleinsubstanzen erfolgt langsamer als in die vorher erwähnten Eiweißfraktionen, am stärksten in die Leber (BOCCIARELLI[3482]). HEVESY und OTTESEN[3498, I] isolierten nur ausschließlich die Thymonucleinsäure, die sie einer besonderen Umfällung unterzogen, um auf jeden Fall vor Adsorption oder Mitfällung der anwesenden, viel aktiveren Bestandteile sicher zu sein und fanden den Umsatz am höchsten in der Schleimhaut des Dünndarms mit 15%, darauf folgten Milz (5,8%), Hoden (2,6%), Muskeln (1,9%), Leber (1,0%), Nieren und Gehirn mit je 0,5%. Diese Zahlen sind nur verständlich, wenn man als Grundlage die in der Zelle vorhandene P-Menge rechnet. Die Analyse erfolgte 4 Tage nach der Verabfolgung des $^{32}PO_4$, läßt also die verschiedensten Störungen möglich erscheinen. Der Umsatz erweist sich als abhängig von der Regeneration. Denn wenn man die Leber teilweise exstirpiert, erhöht sich der Umsatz in den Leberkernen infolge der erhöhten Mitosentätigkeit[3498, III], während er im Proteinrückstand unverändert bleibt[3498, II]. Auch der hohe Umsatz in den Darmepithelien ist durch die starke Erneuerung dieser Zellen bedingt. Deshalb dienen sie als Objekt zur Prüfung von Mitosegiften. In der Leber war die Aktivität 2—4 Stunden nach der $^{32}PO_4$-Injektion in der Ribonucleinsäure größer als im Desoxyribosenucleotid. Das Verhältnis war 7:1 (bei Ratten und Kaninchen). Bei der sich regenerierenden Leber sank das Verhältnis auf 2—3:1, bei foetalen Lebern war es sogar < 1[3498, IV]. Nach Exstirpation der Hypophyse fand sich ein abnehmender Einbau von ^{32}P in die Nucleinsäuren und Lipide der Thymus der Ratte, während in der Leber nur die Phospholipide, kaum die Nucleinsäuren reagierten. Umgekehrt erhöhte das Wachstumshormon den Umsatz in beiden Organen, Thyreoidea verminderte ihn[3498, XI]. Diese Beobachtungen entsprechen der Regel, daß bei verstärkter Zellbildung die Nucleinsäuren vermehrt gebildet werden, teilweise unter Vernachlässigung der Differenzierung — wie beim Tumorwachstum. Schilddrüse hemmt die Zellausbildung zugunsten besserer Differenzierung.

i) Tumoren. Wenn schon bei normalen Zellen je nach dem Wachstum der Einbau in Nucleoproteide erfolgt, wird man das in erhöhtem Maßstabe bei den Zellen maligner Tumoren erwarten dürfen. Tatsächlich sind die größeren Zahlen, die man gefunden hat, in wesentlichen Punkten auf die vermehrte Aufnahme in diese Bausteine zu beziehen. Meist erfolgt dabei die Steigerung zunehmend mit der Höhe des Stoffwechsels maximal in der Leber. Bei Mäusen wurden Transplantationen eines Mammacarcinoms, Lymphoms und Lymphosarkoms ausgeführt.

Die Tumoren nahmen das P in gleicher Geschwindigkeit wie Leber, Niere und Dünndarm auf, hielten es aber länger zurück[3498, V]. Gehirntumoren nahmen das 5,8—110fache auf gegenüber der Umgebung, so daß versucht wurde, darauf ein Verfahren zum Suchen dieser Tumoren zu gründen[3498, XIV]. Das Jensensarkom von Ratten nahm es leichter auf als alle anderen Organe mit Ausnahme der Leber[3498, VI]. Bei leukämischen Mäusen fand sich eine entsprechend höhere Aufnahme in die Milz und die Lymphknoten, nicht aber in Leber und Knochenmark, obwohl auch diese starke leukämische Infiltrate zeigten[3498, VII]. Wir geben einen Vergleich auf Abb. 44 wieder, wo der Einbau in verschiedene Fraktionen von Milz und Lymphknoten bei normalen und leukämischen Mäusen verglichen wird.

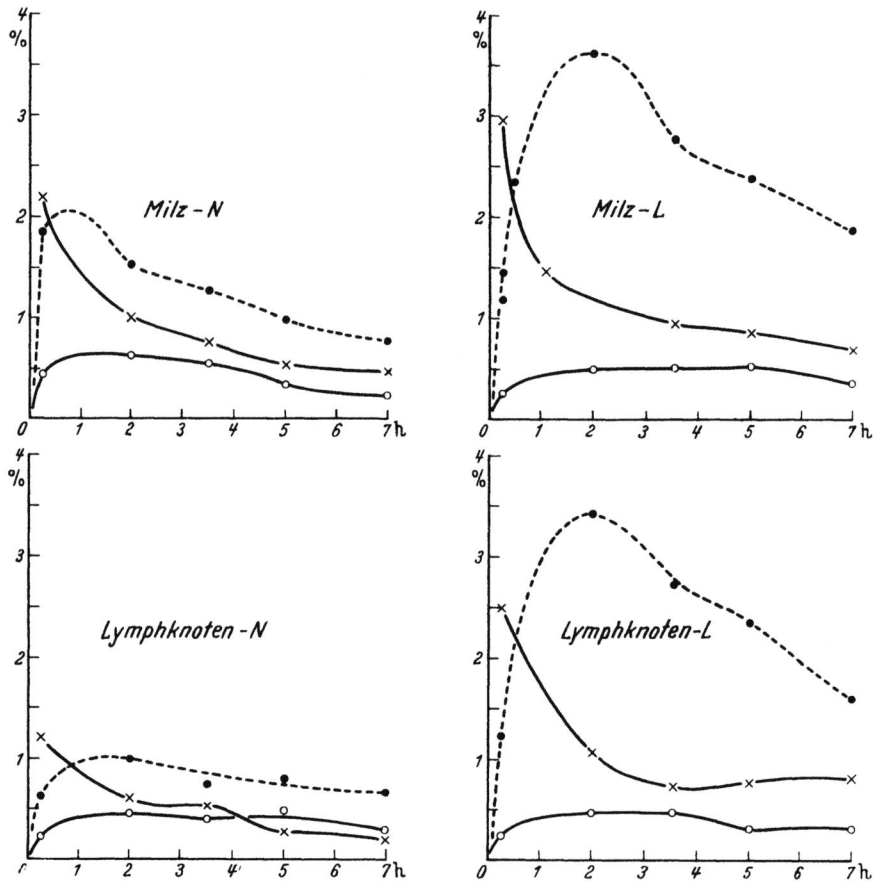

Abb. 44. Aufnahme von ^{32}P in verschiedene Fraktionen von Milz und Lymphknoten bei normalen und leukämischen Mäusen, ●- - -● Nucleoprotein, ×——× säurelöslicher Phosphor, ○——○ Phospholipide (nach TUTTLE, ERF und LAWRENCE[3498, XII]).

Dieser Befund ist besonders wichtig, weil mit dem Einbau von ^{32}P gerade an dieser Stelle der höchsten Empfindlichkeit auch die größte Wahrscheinlichkeit besteht, durch Zufuhr der radioaktiven Substanz eine Vernichtung der Zelle zu erzielen. Da nach BAUER[3498, XIII] die Entartung einer Zelle in einer Mutation besteht, wird das Erzwingen eines zweiten Schrittes zur Letalmutation, d. h. zur Vernichtung der Zelle führen. Daß in dem Chromosomenapparat durch Radiophosphor Störungen herbeigeführt werden können, wurde bei Pflanzenzellen dargetan. Auf der Abbildung sehen wir nicht nur, daß die kranken Gewebe den ^{32}P aufnehmen, sondern ihn auch länger festhalten. Beide Punkte erhöhen unabhängig voneinander die Wahrscheinlichkeit eines wirksamen „Treffers".

Diese Befunde kann man selbstverständlich nicht einfach auf die Verhältnisse beim Menschen übertragen. Deshalb wurde tumorkranken Menschen kurz vor ihrem Tod $^{32}PO_4$ verabfolgt, um die Organe zur Analyse zu gewinnen. Gelegentlich fand sich eine erhöhte Aufnahme, manchmal sogar eine kleinere, wie z. B. bei Lymphogranulomatose. Gerade diese Resultate führen vor Augen, mit welchen Schwierigkeiten die Tumorforschung zu rechnen hat. Die Analysen von Körperorganen weisen schon eine gewisse Schwankungsbreite auf, wo es sich doch um eine Ordnung handelt, die Differenzen werden aber ansteigen, wenn im Tumor der Anteil des Bindegewebes großen Schwankungen unterworfen ist, wo Teile von Nekrose, von starkem Wachstum mit schwachem abwechseln selbst im Tierexperiment, wo das Transplantat den gleichen Ursprung hat, und man eher eine Ähnlichkeit erwarten kann.

Man hat den Einbau in *Zellkerne* verfolgt und mit dem der Kerne vom normalen Körpergewebe, insbesondere die Gewebsaktivität, verglichen. Nach Versuchen von MARSHAK[3498, III] war die Aktivität bei der Leber in 1 Tage $1/3$, bei Lymphomen dauerte der Anstieg länger und führte in 5 Tagen zur doppelten Gewebsaktivität.

Eine ausführliche Studie widmeten diesem Problem beim Jensensarkom der Ratte EULER und HEVESY[3498, X], und zwar prüften sie nur den Einbau in Thymonucleinsäure nach besonderer Reinigung. Nach einer Wartezeit von 2 Stunden zeigt sich, daß schon 3% des vorhandenen Nucleinsäure-P im Tumor aktiv geworden war (absolut 0,26 mg/pro g Sarkom). Diese Menge errechnet sich aus den verschiedenen gegenläufigen Bewegungen im P des Plasma und in den Sarkomzellen, denn als Grundlage kann nur die Aufnahme in der Zelle dienen als den Spendern der für den Einbau notwendigen Moleküle. Die Menge wächst nach Messungen etwa mit dem Wachstum der Tumoren, dient also wesentlich zur Neubildung der Kernsubstanz. Diese Tumoren wurden nun mit Röntgen bestrahlt. Die Bestrahlung hatte auf die säurelöslichen Fraktionen (getrennt nach der Hydrolysengeschwindigkeit) selbst in der Dosis von 2000 r und mehr keinen Einfluß. Dagegen wurde schon von 450 r ab ein Rückgang der Nucleinsäurebildung auf $1/2$—$1/3$ beobachtet. Da die Untersuchung 2 Stunden nach der Bestrahlung stattfand, konnte eine Nekrose noch nicht eingetreten sein. Im nekrotischen Gewebe beträgt der Nucleinsäureumsatz an sich nur $1/2$—$1/4$. Auch der Austausch des freien Phosphats erfolgte langsamer. Besonders der Einbau in Desoxyribosenucleinsäure ist empfindlich gestört, woraus sich schließen läßt, daß die Störung bei Strahlung oder spontaner Regression des Jensensarkoms an dem Encymmechanismus angreift. Deshalb ist es verständlich, wenn durch Behandlung der Ratten mit Colchicin[3498, XVI] mit seinem anderen Angriffspunkt bei der Mitosehemmung kein wesentlicher Einfluß auf den Umsatz erzielt wurde.

[3497, I] CHARGAFF, E., ZIFF, M. u. COHEN, S. S.: J. biol. Chem. **135**, 351 (1940). C. **1941 I**, 69.
[3498] HEVESY, G. C., LEVI, H. B. u. REBBE, O. H.: Biochem. J. **32**, 2147 (1938). C. **1939 I**, 2622.
[3498, I] HEVESY, G. u. OTTESEN, J.: Acta physiolog. scand. **5**, 237 (1943), Rona **133**, 557.
[3498, II] BRUES, M. A., TRASY, M. M. u. COHN, W. E.: Science **95**, 558 (1942). C. **1942 II**, 2604.
[3498, III] MARSHAK, A.: Science **92**, 460 (1940). C. **1941 II**, 488, Rona **131**, 103.
[3498, IV] DAVIDSON, J. N. u. RAYMOND, W.: Biochem. J. **42**, XI u. XIV (1948).
[3498, V] JONES, H. B., CHAIKOFF, I. L. u. LAWRENCE, J. H.: Am. J. Cancer. **40**, 243 (1940). C. **1941 II**, 348.
[3498, VI] v. HEVESY, G. u. v. EULER, H.: Ark. kem. Mineral. Geol. Ser. A **15**, 1 (1942). C. **1942 II**, 905. Rasche Aufnahme in Adenosintriphosphat. Die Sarkome verhalten sich untereinander nicht gleich.

Der Einbau des $^{32}PO_4$ in *Phospholipide* zeigte sich bei Tumoren (Mamma-Carcinome, Lymphom, Sarkom der Maus) stärker als in die Lipide von Muskel und Gehirn[3585], ebenso bei einem Carcinosarkom 256 der Ratte (HAVEN[3496, III]).

Um einen Vergleich zu haben, wurde von CHAIKOFF und Mitarbeitern[3498, IX] einer Maus mehrere Tumoren implantiert. Die höchste Phospholipidbildung zeigte das Mammacarcinom und Lymphosarkom, doppelt so groß wie bei Sarkom 180 und Lymphom. Jeder Tumor behielt seine charakteristische Art der ^{32}P-Umsetzung, gleichgültig, ob er allein wuchs oder an demselben Tier an verschiedenen Stellen. Eine gegenseitige Beeinflussung fand nicht statt, während manche großen Tumoren bei der Maus die Lipid-Aktivierung in der Leber vermindern, sie war immer noch mehrere Male größer, als es der größten Aktivität der Tumoren entspricht[3585].

j) Produktion der Eier beim Huhn. Schon die Verteilung von ^{32}P in nichtlegenden Hühnern ist eine andere als in den legenden, wie folgende Durchschnittswerte des Lipid-^{32}P von je 4 Hühnern anzeigen[3501]:

Tabelle 262.

	legend		nicht legend	
	6 Std.	12 Std.	6 Std.	12 Std.
Magendarmkanal	10	10	23	15
Muskel, Knochen + Blut .	32	36	27	35
Eileitersystem + Ovar . .	11	20	0,4	0,2
Leber	44	29	47	44

Die Unterschiede sind im Eileitersystem besonders groß. Sie verringern sich, wenn man berücksichtigt, daß das Gewicht dieser Organe bei nichtlegenden 3 g, bei den legenden Tieren aber 36—49 g betrug. Aber auch bei Berücksichtigung dieser Verhältnisse ist die Ansammlung in den Ovarien usw. der legenden Hühner größer. Im Blut wurde bei den legenden Hühnern 3—4 mal soviel ^{32}P gefunden wie bei den nichtlegenden. Bemerkenswert sind die großen Mengen, die im Darmkanal sich fanden, und zwar war auch hier bei parenteraler Gabe der Dünndarm der bevorzugte Speicher der Phospholipide.

Der spezielle Einbau des Lipidphosphors in *das Ei* wurde vor allem von HEVESY und Mitarbeitern ([3498—3500], siehe auch [3466]) untersucht. Wurden Eier einen Tag in Lösungen mit aktivem Na-Phosphat gelegt, dann fand sich in der Schale ^{32}P, aber wenig im Eiweiß und nichts im Eigelb. Auch in der unten folgenden Tabelle sehen wir, daß das Ei, dem man ^{32}P injiziert hatte, keine

---

[3498, VII] LAWRENCE, J. H., TUTTLE, L. W., SCOTT, K. G. u. CONNOR, C. L.: J. clin. Investig. **19**, 267 (1940). C. **1941 II**, 1156.

[3498, VIII] ERF, L. A. u. LAWRENCE, J. H.: Proc. Soc. exp. Biol. Med. **46**, 694 (1941), Rona **126**, 495. C. **1942 I**, 360.

[3498, IX] JONES, H. B., CHAIKOFF, I. L. u. LAWRENCE, J. H.: J. biol. Chem. **133**, 319 (1940).

[3498, X] v. EULER, H. u. v. HEVESY, G.: Kgl. Dansk. Vidensk. Selsk. Biologisk. Meddel. Bd. **17**, No. 8 (1942).

[3498, XI] FRAENKEL-CONRAT, J. u. CHOH HAO LI: Endocrinology **44**, 487 (1949).

[3498, XII] TUTTLE, L. W., ERF, L. A. u. LAWRENCE, J. H.: J. clin. Investig. **20**, 57 (1941).

[3498, XIII] BAUER, K. H.: Das Krebsproblem. Springer 1949.

[3498, XIV] SELVERSTONE, B., SALOMON, A. K. u. SWEET, W. H.: J. am. med. Assoz. **140**, 277 (1949).

[3498, XV] HEVESY, G.: Advances in biol. med. Physics I, 409 (1948), zusammenfassende Darstellung.

[3498, XVI] AHLSTRÖM, L., v. EULER, H. u. HEVESY, G.: Arch. Kem. Min. Geol. **24 A.**, Nr. 121, zit. nach C. **1948 I**, 585.

[3499] HAHN, L. u. HEVESY, G.: Nature **1937 II**, 1059, Rona **106**, 73.

Phosphatide gebildet hatte. Dagegen erfolgt eine Ablagerung von Phosphatidphosphor im Eidotter, wenn man das Huhn in den letzten 24 Stunden vor der Eigewinnung mit aktivem ^{32}P behandelt hat. Diese Ablagerung ist besonders deutlich bei einer bestimmten Größe und findet im Ovar statt, nicht mehr im Oviduct. Da das Ovar aber kaum Phosphatide selbst bildet (es findet noch eine Aufnahme von ^{32}PO$_4'''$ statt), ist der Ursprung des Phosphatids in der Leber zu suchen. Von dort kommt es auf dem Blutwege in die Ovarien, und deshalb finden sich besonders bei der legenden Henne so große Mengen von aktivem Phosphatid-^{32}P im Blutplasma.

Wird dem gelegten Hühnerei aktives Na$_2$H^{32}PO$_4$ injiziert, dann findet sich nach 5 Tagen 97% im Eiweiß und 3% im Eigelb, wenn keine Bebrütung stattgefunden hat. Wenn aber durch Bebrütung ein Embryo entstanden war, ergeben sich folgende Verhältnisse[3498]:

Tabelle 263.

Bebrütungsdauer	Eiweiß	Eigelb	Flüssigkeiten	Embryo
6 Tage	61,6	10,3	26,0	1,7
18 Tage	14,9	1,7	19,8	63,0

Das Eindringen in das Eigelb findet also sehr langsam statt. Wird der Phosphatid-^{32}P besonders herausgestellt, dann ist die Verteilung der Aktivität beim Embryo 3000mal größer als im Eigelb nach 6tägiger, 100mal nach 18tägiger Bebrütung. Diese Zahlen zeigen, daß die Synthese im Embryo stattfindet, und der Gehalt im Eigelb nur durch Herausdiffusion aus dem Embryo zu erklären ist. Durch gleichzeitige Injektion von Vitamin D in die Eier wurde der ^{32}P-Einbau in alle Fraktionen beschleunigt[3501, II]. Für die Verhältnisse im Ei ist es übrigens gleichgültig, ob man das ^{32}P als anorganisches Phosphat oder Hexosemonophosphat zuführt. Letzteres wird vom Embryo gespalten und dann zum Aufbau verwandt. Das Eindringen von ^{32}P erfolgte in alle Verbindungen, aber im Gegensatz zu der Leber rascher in das eiweißartige Vitellin als in Lipoide[3501, I].

k) Die Aufnahme von Phosphat in die Zelle. Wir haben bisher ausschließlich die Verteilung des ^{32}PO$_4$ in den verschiedenen Organen und wiederum den Eintritt in verschiedene Verbindungstypen verfolgt. Aber wir haben das Problem völlig beiseite gelassen, wie das Phosphat in die Zelle hineingelangt. Beim Eintritt in den Erythrocyten wurde aus dem hohen Temperaturkoeffizienten dieses Vorgangs auf eine aktive Beteiligung des Stoffwechsels geschlossen, ohne daß der Schluß aber zwingend ist. An gegebener Stelle wurde darauf hingewiesen. Wenn ein Nachweis als exakt angesprochen werden soll, muß der Beweis geliefert werden, daß die spezifische Aktivität einer Verbindung stets größer ist als die des anorganischen Phosphats innerhalb der Zelle. Dann darf man schließen, daß in der Zellmembran Fermente vorhanden sind, die das Phosphat erst organisch binden, ehe es zu permeieren vermag. Daß entsprechende Hinweise nicht früher erhoben wurden, liegt daran, daß außer den Blutgefäßen noch eine extracelluläre Phase vorhanden ist, die große Mengen aktiven Phosphats enthalten kann, das nicht zum Zellinhalt gehört, aber die Analyse des Gesamtorgans empfindlich

---

[3500] HEVESY, H. u. HAHN, L.: Biol. Medd. danske Vidensk. Slesk. **14**, Nr. 2, 1 (1938), Rona **107**, 518.
[3501] ENTENMAN, C., RUBEN, S., PERLMAN, I., LORENZ, F. W. u. CHAIKOFF, I. L.: J. biol. Chem. **124**, 795 (1938).
[3501, I] CHARGAFF, E.: J. biol. Chem. **142**, 505 (1942). C. **1943 I**, 959.
[3501, II] BRANSON, H., BANKS JR., H. W. u. DODSON, L. B.: Science **106**, 637 (1947).

stört[3501, IV]. Bei peinlicher Berücksichtigung dieser Fraktion kommt man tatsächlich zu geeigneten Anhaltspunkten, wie in den Versuchen von SACKS und ALTSCHULER[3501, III] an Herz und Gastrocnemien von Katzen. Um eine Störung durch nachträglichen Umsatz wie oben bei den Froschversuchen zu vermeiden, wurde Herz und Muskel in situ gefroren, also noch bei Erhaltensein der vollen Sauerstoffversorgung und Struktur. Diese Versuchsbedingung wird man bei so diffizilen Experimenten am Warmblüter verlangen müssen, und bei eigenen Versuchen waren die Resultate dann stets gleichmäßiger.

Unter Berücksichtigung dieser Faktoren ergeben sich die Zahlen auf Tab. 264 nach SACKS[3501, V].

Tabelle 264.

Zahlen geben den Eintritt von ^{32}P in verschiedene Verbindungen des Katzenmuskels. Die Werte sind Zählrohrimpulse/Min./mg P auf 10^6 Impulse pro Minute gerechnet, die pro Kilogramm injiziert wurden. Beim Adenosintriphosphat wurden nur die beiden labilen Endgruppen gerechnet.

Zeit	anorg. P. intracellulär	Phosphokreatinin	Adenosintriphosphat	Hexosemonophosphat	anorg. P des Plasmas
1	—	26	32	28	15600
2	—	81	77	31	13300
4	99	119	85	32	9675
24	151	133	124	64	843

Aus den Zahlen ist ersichtlich, daß zeitweise die Ester höhere Aktivitäten haben als das anorganische Phosphat des Plasmas, ja daß anfangs sogar die Aktivität des anorganischen P völlig fehlt. Analoge Werte fanden sich bei der Ratte[3501, IV] und wurden schon bei der Pyrophosphatfraktion des Froschmuskels von HEVESY und Mitarbeitern[3164, V] beobachtet, jedoch nicht ausgewertet. Beim Katzenherzen[3501, V] war in den ersten 4 Stunden das gleiche zu sehen, aber später stieg die Aktivität des anorganischen Phosphat auf größere Werte als im Plasma. Bei Verfolgung der verschiedenen Verbindungen sonderte sich die Aktivität von Glucose-6-Phosphat völlig ab, so daß SACKS gerade im Aufbau dieser Verbindung den Weg des Phosphats in die Zelle sieht. Als wichtiges Argument wurde die Steigerung des $^{32}PO_4$-Transports durch die Membran des Muskels unter dem Einfluß von Insulin betrachtet, wobei wiederum das Glucose-6-Phosphat sich heraushebt. Das fand sich nicht nur bei Katzen[3501, VII] sondern auch Ratten[3501, VIII].

In einigen vorläufigen Versuchen an der Leber ergab sich nach 2 Stunden ein höherer intracellulärer Gehalt an aktivem anorganischen Phosphat als im Plasma, was auch mit einer einfachen Diffusion nicht vereinbar erscheint.

Gerade in diesem Punkt mögen einige Versuche am isolierten Froschherzen[3501, VI] Platz finden. Dieses Objekt ist deswegen besonders vorteilhaft, weil die Muskelzellen nicht geschützt sind durch eine geschlossene Schicht von Endothel, so daß der Inhalt der Kanüle, den man beliebig wählen kann, direkt mit der Oberfläche der Muskelzellen in Kontakt kommt. Bei unseren Versuchen prüften wir die Geschwindigkeit des Verschwindens von $^{32}PO_4$ aus dem Inhalt der Kanüle. Dabei wurden folgende Beobachtungen gemacht.

1. Die Aufnahme erfolgte in erster Phase von etwa 15 Minuten exponentiell, dann nur sehr langsam oder gar nicht. Da die absolute Menge, die verschwunden war, im Verhältnis zu der in dem Herzen befindlichen klein war, meist $< 1\%$, kann es sich nicht um ein Eindringen handeln, sonst würde der Prozeß in gleicher Geschwindigkeit fortdauern.

[3501, III] SACKS, J. u. ALTSCHULER, C. H.: Am. J. Physiol. **137**, 730 (1942).
[3501, IV] BOLLMAN, J. L. u. FLOCK, E. V.: J. biol. Chem. **147**, 155 (1943).
[3501, V] SACKS, J.: Cold Spring Harbor Sympos. on quant. Biol. **XIII**, 180 (1948).

2. Die verschwundene Menge ^{32}P wurde geringer, wenn die spezifische Aktivität sank, die Aufnahme von Phosphat stieg, also etwa folgend einer Adsorption (P 0,23 γ — > 20 γ/cm^3).

3. Bei Pyrophosphatzusatz sank die Aktivität stärker, um meistens einen sekundären Anstieg zu erfahren. Dieser ist ein Zeichen, daß das verschwundene Ion nicht ins Innere eingedrungen sein konnte. Die Abgabe kann in zwei Gründen ihre Ursache haben, soweit wir es heute übersehen.

a) Es kann eine Spaltung des P_2O_7 durch die Pyrophosphatase der Herzmuskelfaseroberfläche stattgefunden haben.

b) Das Pyrophosphat hat sich in erster Phase an das Cu der Oberfläche gebunden und ist mit diesem gemeinsam in den Kanüleninhalt zurückgekehrt. Es ist schon vorher erwiesen, daß Cu aus der Oberfläche der Muskelfaser durch Komplexbildung gelöst werden kann[3501, IX].

Diese Befunde zeigen, daß in erster Reaktion Phosphate sich an der Oberfläche anreichern, als erster Schritt eines Eindringens. Wenn das auch bei der Leberzelle geschieht, ergäbe sich eine Erklärung für die höhere Konzentration innerhalb der Zelle. Bei unseren Versuchen wurde nach dieser primären Periode der Adsorption (so wollen wir es vorläufig nennen, obwohl es sich vermutlich um kompliziertere Vorgänge handelt) ein fast völliger Stillstand der Aufnahme erreicht, der gelegentlich einer Periode rascheren Eindringens wich. Dieses war verbunden mit Schädigung des Herzmuskels wie durch Anoxämie, durch Säure u. ä. Das scheint eher auf eine Störung in der Zellgrenze hinzudeuten als auf einen Prozeß der über Phosphorylierung verlaufenden Aufnahme. In Breien fand sich ein Einbau mit einer energiespendenden Reaktion, meist mit Sauerstoffverbrauch verbunden. Hier treten also noch eine Reihe von Komplikationen auf, die die Lösung des Problems erschweren.

12. Fluorid.

a) Normalwerte. Fluorid ist unter die normalen Bestandteile des Organismus zu rechnen, wie wir schon vielfach in „Analysen des Blutes" gezeigt haben. Aber die Verteilung folgt eigenen Gesetzen, denn eine Ablagerung erfolgt bevorzugt im Knochen, wo es als Fluorapatit n. 3 $Ca_3(PO_4)_2$ CaF_2 oder n. 3 $Ca_3(PO_4)_2$ NaF[3502], oder einer anderen Zusammensetzung (siehe S. 65) abgelagert wird.

Die Ablagerung im Knochen ist immer dominierend, wird aber von uns hier nicht berücksichtigt (abgesehen von einer kurzen Tabelle unten), weil das Skelett und die Zähne bei der Fluorose behandelt werden sollen, und wir verweisen dafür auf das entsprechende spätere Kapitel.

Bei Zufuhr in kleineren Mengen läßt sich in den Organen nur schwer Fluorid nachweisen, selbst mit spektroskopischer Methode[3503].

Die Auffassung von GAUTIER[3504], daß Fluorid in bestimmter Beziehung zum Stoffwechsel und P-Gehalt der Organe stehe, ist deshalb von geringem Wert, weil die damaligen Fluoridbestimmungen angezweifelt werden müssen. Wir haben schon früher gesehen, eine wie große Fehlerzahl sich gerade in die Analytik einschleichen kann. Wir haben beim Bromid eine ganze Literatur gefunden, deren Resultate dadurch sehr fraglich sind. Die damalige Darstellung gilt in erhöhtem Maße für F'. Die ältere Literatur, die außerdem ausführlich von ROHOLM[3505] wiedergegeben wurde, werden wir deshalb hier ganz außer acht lassen.

[3501, VI] EICHLER, O. u. SCHMEISER, K.: Versuche im Druck (1950).
[3501, VII] SACKS, J.: Am. J. Physiol. **143**, 157 (1945).
[3501, VIII] GORANSON, E. S., HAMILTON, J. E. u. HAIST, R. E.: J. biol. Chem. **174**, 1 (1948).
[3501, IX] EICHLER, O.: Naturwissenschaften **1948**, 192.
[3502] HARRISON, H. E.: J. biol. Chem. **120**, 457 (1937).
[3503] BOISSEVAIN, C. H. u. DREA, W. F.: J. dent. Res. **13**, 495 (1933), Rona **79**, 260.
[3504] GAUTIER, A.: C. rend. Acad. Sci. **158**, 159 (1914).

Die Normalwerte geben wir — teils nach ROHOLM — wieder in mg/100 g Trockensubstanz:

Tabelle 265.

Autor	ZDAREK[3506] Mensch (2 erwachs. Männer)	GAUTIER u. Mitarb.[3507] Mensch	CHANG u. Mitarbeiter[3508] Milchkühe (6)	Mensch (Mann 50 J.)	ROHOLM[3505] Schwein (7 Monate)
Hirn	0,23—0,27	3,07	—	—	—
Herz	0,45—0,46	—	0,23	0,81	0,85
Lunge . . .	0,22—0,70	2,44	—	0,73	1,30
Leber	0,68—0,80	2,13	0,52—0,56	0,50	0,61
Milz	0,82—2,35	—	—	1,80	0,47
Niere . . .	1,34—1,54	0,95	0,69—1,01	1,10	1,20
Muskulatur .	—	0,57	—	—	0,82
Blut* . . .	0,35	0,46	—	—	0,28

* Ausgedrückt pro 100 g oder 100 ccm Blut.

GETTLER und ELLERBROOK[2627] fanden mit einwandfreier und vielfach geprüfter Methodik, daß die in der Literatur sonst niedergelegten Werte zu hoch sind, wie es sich auch für die Analysen im Blut fand (S. 451). Ihre Werte sind für normale Menschen bei Nieren, Blut, Gehirn, Leber und Milz 40—80 γ %, Lunge 16—42 γ %.

Nach diesen Werten ist eine Verteilung nicht entsprechend den Chlorräumen vorhanden. Der Gehalt in den Organen ist größer als dem Blut entspricht (wir verweisen auf die Angaben über F' im Blut auf S. 451), besonders beim Vergleich mit den dort angegebenen Werten von KRAFT[63] und AMMON[2947] mit etwa 100 γ % und darunter beim Menschen.

Bei Analysen des Fleisches im Schlachthaus fand sich im mageren Fleisch 0,06, im fetten 0,08 mg% F'[3509]. DANCKWORTT[3510, I] gibt für Rindfleisch nach der Methode von Kraft 19 γ % an. Die Anreicherung im fetten Fleisch scheint noch im Bereich der Fehlergrenze zu liegen, ist jedenfalls zu gering, um eine Beziehung zu den Befunden einer alkohollöslichen Fraktion im Blut zu geben.

Diese Angaben stehen im Einklang mit neuerlichen einwandfreien Analysen von MACHLE und SCOTT[3512] an 6 normalen Kaninchen, deren Futter auch der Untersuchung unterworfen worden war:

Wasser enthielt 0,006 mg%. Aus Korn (0,082 bzw. 0,1 mg), Hafer (0,168), Heu (0,366). Weizenstreu (0,240), Kohl (0,031), Karotten (0,044) bestand die Diät. In Milz, Niere, Herz und Zentralnervensystem fand sich kein F'. Die anderen Werte ergeben folgende Durchschnitte:

Tabelle 266.

Leber	0,07 mg%	Muskel	0,08 mg%
Lunge	0,35	Fett	0,06
Blut	0,01	Knochen	14,25
		Zähne	23,86

Wir sehen die weite Überlegenheit des Skeletts am Gesamtgehalt, der mit 43,2 mg für das Tier von 3—5,1 kg angegeben wird. In der Thymus fand sich ein Wert von 0,12 mg%[3510], während von GAUTIER und KLAUSMANN[3507] 11,0 mg% der Trockensubstanz — offenbar mit unzuverlässiger Methodik — angegeben wurde. Eine Beziehung zwischen Thymus und Fluorverteilung ist damit nicht vorhanden, ebensowenig wie der Fluorgehalt der Schilddrüse mit der Stoffwechselerhöhung oder Jodgehalt bei Hyperthyreoidismus eine Beziehung aufwies.

[3505] ROHOLM, K.: Heffter-Heubners Handb., Ergänzungsband **7**, 1 (1938).
[3506] ZDAREK, E.: Hoppe-Seylers Z. **69**, 127 (1910).
[3507] GAUTIER, A. u. CLAUSMANN, P.: C. rend. Acad. Sci. **157**, 94 (1913).

Dagegen fand STRAUB[3510, II] eine Beziehung zum Kropf. In der normalen Schilddrüse von 20 g fand sich immer $< 1\,\gamma$ F′, bei der aus kropfreichen Gegenden dagegen $> 1\,\gamma$ F′. Der Jodgehalt verhält sich genau umgekehrt.

Bei einer zweiphasischen Lobektomie fand sich sogar zwischen den Operationen eine Abnahme des Gehalts mit gleichzeitiger Senkung des Grundumsatzes[3511].

In sehr hoher Konzentration fand sich das Fluor in der Epidermis (4,4 mg%) und in den Haaren (17,2 mg% COSTANTINI[2497]), und zwar sollen die hier angegebenen Werte beim Jugendlichen gelten, im Alter dagegen geringer werden. Das ist genau entgegengesetzt den Befunden am Knochen. Auch diese Angaben sind noch zu bestätigen.

b) Über die Verteilung nach Fluoriddarreichung soll noch berichtet werden, weil wir hieraus Aufschlüsse über die Verweildauer des F′ im Organismus erhalten.

In den Versuchen von MACHLE und SCOTT[3512] erhielten die Tiere Fluorid in Form von HF durch Einatmung zugeführt. 3 Kaninchen einer Gruppe I atmeten eine Fluoridkonzentration von 0,053 mg (1 Tier als viertes 0,024 mg) im Liter und zwar so lange, bis der Faktor mg/Ltr. mal Stunde 0,636, 0,636 und 0,318 (1,045) betrug. Die Tiere wurden 14 Monate nach der Einatmung getötet und analysiert. Bei Gruppe II erhielten 4 Kaninchen 0,0152 mg HF/Ltr., ebenso ein Affe und ein Meerschweinchen. Der Faktor Stunde mal mg betrug 4,56 bei allen Tieren, die 9 Monate nach der Einatmung getötet wurden. Die Werte, die wir als absolute Durchschnittswerte in mg wiedergeben, sind mit der Spalte „Normal" zu vergleichen. Mit den Analysen der Normaltiere derselben Autoren in der vorhergehenden Tabelle zu vergleichen sind nur die Angaben in mg%₀ (letzte drei Spalten):

Tabelle 267.

	Absolute Werte					Konzentrationen in mg%		
	Gruppe I	Gruppe II			Normal	I	II	Affe
	4 Kaninchen	4 Kaninchen	Affe	Meerschweinchen				
Leber	0,04	0,11	0	0	0,09	0,04	0,13	0
Lunge	0,04	0,50	0,07	0	0,06	0,35	2,11	0,28
Blut	0,08	0,02	0	0	0,02	0,05	0,03	0
Muskel	0,67	2,72	—	0,8	0,84	0,16	0,38	0
Knochen . . .	91,28	243,63	478,55	28,8	23,19	53,66	160,94	92,92
Zähne	1,63	12,16	12,35	1,91	1,42	17,96	135,72	50,50
Zentralnervensystem . . .	0,02	0,09	0,09	0	0	0,14	0,64	0,12
zus. mit Rest im Durchschnitt .	146,9	498,83	609,83	69,53	43,22			
Gewicht d. Tiere	4,6	3,8	6,0	1,2	4,1			

Bei den mit Fluorwasserstoff behandelten Tieren enthielten Nieren, Milz und Herz, ebenso wie die normalen Tiere, kein F′. Wir finden erwähnenswert, daß selbst noch 9 bzw. 14 Monate nach erfolgter F′-Zufuhr eine beträchtliche Menge im Organismus zu finden ist. Wenn man die einzelnen Tiere nach Größe von Konzentration mal Zeit ordnet, findet sich im Knochen eine absolute Proportionalität mit der vorherigen Zufuhr. Selbst nach dieser Zeit war die Ablagerung

---

[3508] CHANG, C. V., PHILLIPS, P. H., HART, E. B. u. BOSTEDT, G.: J. Dairy Sci. **17**, 695 (1934).
[3509] MOISSEJEW, S. V. u. MICHAILOWA, A. M.: C. **1939 II**, 261, Rona **119**, 33.
[3510] ZAMBOTTI, V. u. BRUNETTI, F.: Biochem. e Ter. sper. **24**, 428 (1937), Rona **105**, 253.
[3510, I] DANCKWORTT, P. W.: Hoppe-Seylers Z. **268**, 187 (1941).
[3510, II] STRAUB, J.: Rona **126**, 480 (1941).
[3511] EVANS, R. J. u. PHILLIPS, P. H.: J. amer. med. Assoc. **111**, 300 (1938), Rona **110**, 112. C. **1939 I**, 4491.
[3512] MACHLE, W. u. SCOTT, R. W.: J. industr. Hygiene **17**, 230 (1935), Rona **91**, 670. Methode Willard und Winter.

noch nicht rückgängig gemacht. Aber das Erstaunliche ist, daß auch der Gehalt in den anderen Organen, die überhaupt fähig sind Fluorid aufzunehmen, deutlich erhöht ist, was besonders für die Lunge gilt. Aus dem erhöhten Gehalt des Blutes ist es gleichfalls abzuleiten, so daß hier eine Art von unbekanntem Gleichgewichtsmechanismus bestände.

Deutlich ist die von Chlorid vollkommen unabhängige Verteilung. Man hätte den Vorgang so aufzufassen, daß aus dem großen Reservoir des Skeletts in ganz langsamem Strom noch nach über einem Jahr sich F' frei macht (erhöhter Gehalt im Blut) und sowohl bestimmte Konzentrationen im Blut, als auch die Ausscheidung unterhält. Ob eine besondere Affinität mit dem Bindegewebe besteht, ist nicht deutlich, wenn auch der erhöhte Gehalt in der Lunge darauf hinweist. Dagegen sprechen aber die sonstigen Befunde, vielleicht auch der geringe Gehalt im Fettgewebe.

Wie wenig die Konzentration selbst bei akut tödlicher Vergiftung angestiegen ist, zeigen Versuche von GETTLER und ELLERBROOK[2627] an 5 Hunden. Die Analysen geben wir auf folgender Tabelle wieder.

Tabelle 268.

Fluorgehalt (%) von Geweben in Versuchsfällen von Vergiftung durch Fluorid und Fluorsilikat.

Gewebe	Fall 1	Fall 2	Fall 3	Fall 4	Fall 5
Pankreas	0,00036	0,00058	0,00049		
Milz	0,00039	0,00060	0,00052	0,00148	
Blut	0,00045	—	0,00103		
Niere	0,00031	0,00064	0,00066	0,00150	0,00123
Gehirn	0,00014	0,00018	0,00018	0,00048	0,00036
Herz	0,00021	0,00054	0,00051	0,00111	0,00098
Lunge	0,00035	0,00063	0,00076	0,00149	0,00122
Leber	0,00036	0,00066	0,00076	0,00150	0,00122
Muskel	0,00020	0,00042	0,00040	0,00102	0,00081
Urin	—		0,0062		
Oberschenkelknoch.	0,0393	0,0160	0,0401	0,0281	0,0326
Zähne	0,0300	0,0163	0,0234	0,0234	0,0261
gestorben nach Std.	26	7	9	8	8
Gewicht in kg	9,1	11,2	9,2	9,5	9,8

Die Tiere 1—3 hatten NaF, die beiden anderen Na_2SiF_6 per os erhalten. Eine Erläuterung ist nicht notwendig.

Die bisher mitgeteilten Analysen stellen gewissermaßen Endgleichgewichte dar. Wie rasch aber der Eintritt von F' in den Knochen erfolgt, zeigen Versuche von VOLKER, SOGNNAES und BIBBY[3864, II], die 5 Ratten und 4 Katzen *radioaktives Fluorid* injizierten. 45 und 120 Minuten nach einer intraperitonealen Injektion zeigte sich schon die weit überwiegende Aufnahme in das Skelett und in die Zähne, soweit sie gut durchblutet waren. So wurde bei der Ratte in der Spitze des Nagezahns kein ^{18}F gefunden, wohl aber in der dauernd wachsenden Wurzel, und hier sogar stärker als im Kiefer und Femur. Bei den Katzen fand sich besonders in den Kronen kein ^{18}F. Von Bedeutung ist es, daß bei Tieren, deren Skelette durch eine langdauernde Darreichung von 0,03% F' in der Diät schon mit Fluorid beladen waren, keine andere Verteilung wahrnehmbar war. Allerdings ist die Zahl der Tiere für eine quantitative Aussage wegen der großen Streuung zu klein, aber soviel ist doch ersichtlich, daß eine Blockade des Skeletts nicht merkbar wurde und die Aufnahme in jedem Fall rasch verlief. Bei den Katzen waren weder im Darm noch in den Speicheldrüsen ^{18}F-Mengen vorhanden, die einer Bestimmung zugänglich gewesen wären. Leider ist die Halbwertszeit von ^{18}F mit 112 Minuten zu kurz, um die Probleme dieser wichtigen Substanz damit anzugehen.

Untersuchungen nach Gabe von NaF an Hühner ergaben geringe Erhöhung in Leber und Blut[3513]. Es zeigte sich aber ein Übergang in die Eier, was in großem Maßstabe bei verschiedenem Gehalt des Futters geprüft wurde[3514]. Die Hühner erhielten verschiedenen Fluorgehalt in Form von Steinphosphat (rock-phosphate). In jeder Fraktion wurden 30—40 Eier analysiert. Die Verteilung auf Eiweiß und Eigelb in mg% war folgende:

Tabelle 269.

	Normaldiät	Normaldiät + Knochenmehl	Normaldiät + 0,035% F′	Normaldiät + 0,07% F′	Normaldiät + 0,105% F′
Eiweiß	0,03	0,02	0,01	0,01	0,05
Eigelb	0,08	0,12	0,20	0,27	0,32

Merkbar ist die mit der Zufuhr zunehmende Aufnahme fast nur im Dotter. Bei Zerlegung des F′-Vorkommens in verschiedene Fraktionen fand sich, daß sich der größte Teil durch Äther (nicht aber durch Alkohol oder Aceton!) extrahieren ließ. Es wurde eine Bindung an Fett angenommen.

Anschließend soll eine Reihe von Analysen wiedergegeben werden, die von McNally[2635] an menschlichen Organen vorgenommen wurden bei Personen, die an Fluorid akut gestorben waren:

Fall 1: 59 jährige Frau, Verwechslung mit Stärke; Tod in $3^1/_2$ Stunden.
Fall 2: 45 jährige Frau nahm 4,5—5 g; Tod in 4 Stunden.
Fall 3: 36 jährige Frau nahm 17 g; Tod in $^3/_4$ Stunden.
Fall 4: 19 jährige Frau nahm 2 Teelöffel Rattengift; Tod in $^3/_4$ Stunden.

Tabelle 270.

Organ	Fall 1 mg%	Fall 2 mg%	Fall 3 mg%	Fall 4 mg%
Magen	32,9	243,2	209,6	134,2
Leber	5,6	15,4	252,4	
Niere	Spuren	r. 130,6 l. 123,4	71,2	
Eingeweide	21,8	238,8	486,4	
Eingeweide-Inhalt		9,4		
Milz		235,4		
Pankreas		negativ		

Fall 2 enthielt im Blut 144,6, Herz 194,6, Lunge 156,0 mg%.

Weitere Analysen mit guter Methodik stammen von Gettler und Ellerbrook[2627]. Wir geben die Resultate auf folgender Tabelle wieder, weil so eindeutig kontrollierte Daten sehr selten sind und die Zeit des Exitus sich an die vorige Tabelle direkt anschließt.

[3513] Purjesz, B., Berkessy, L., Gönczi, K. u. Kovacs-Oskolas, M.: Naunyn-Schmiedebergs Arch. **176**, 578 (1934), Rona **83**, 547. Methode der Titandioxydverblassung ohne Destillation, also fehlerhaft. So fand sich im Knochen kein F′. 5 Tiere erhielten in 4—6 Wochen 0,3—0,9 g NaF. Die Legetätigkeit nahm ab.
[3514] Phillips, P. H., Halpin, J. G. u. Hart, E. B.: J. Nutrit. **10**, 93 (1935), Rona **89**, 668. C. **1935 II**, 3124. Methode Willard und Winter. Die Eier wurden während der Behandlung weder kleiner noch seltener gelegt.

Tabelle 271.
Fluorgehalt menschlicher Gewebe in Fällen tödlicher Vergiftung. (Angaben in %).

Gewebe	Fall 1	Fall 2	Fall 3	Fall 4	Fall 5
Blut	0,00155	0,00121	0,00108	0,00042	0,00035
Milz	—	0,00118			
Niere	—	0,00116	0,00107	0,00046	
Gehirn	—	—	—	0,00034	0,00016
Herz	—	0,00106			
Lunge	0,00156	0,00124			
Leber	0,00150	0,00122	0,00106	0,00044	0,00044

Die Personen 2, 4 und 5 wurden noch ins Hospital gebracht und starben in weniger als 24 Stunden. Fall 1 und 3 wurden tot aufgefunden. Ein prinzipieller Unterschied gegenüber den anderen Analysen ist nicht vorhanden, wohl aber gegenüber den Werten der vorhergehenden Tabelle.

XI. Die extracellulären Räume.[3517, I]

Die Verteilungsgesetze der Anionen, soweit genauere Untersuchungen vorliegen (Br', Cl', SCN', J', SO_4''), zeigen eine vorwiegende Aufnahme in den extracellulären Räumen. Es gibt bestimmte Übertretungen der Gesetze der Aufnahme, die nicht nur die Erythrocyten, sondern auch mancherlei Zellen des Bindegewebes, vielleicht der Drüsen, betreffen, die zur Ausscheidung der Anionen fähig sind. Andererseits bildet das Zentralnervensystem ein Raumsystem, das wohl für Cl', weniger für die anderen Anionen zugänglich ist. Aber auch Cl' tauscht sich hier nicht so rasch wie anderenorts aus, wie nach Gabe von radioaktivem Cl' ersichtlich war.

In 7—52 Minuten verteilte es sich bei Ratten und Kaninchen auf 30 bzw. 22% des Körpers. Neben dem Zentralnervensystem machten die Testes eine Ausnahme (MANERY[3524]).

Wenn man die an zahlreichen Organen gewonnenen Einzelresultate auf das Gesamttier überträgt, wird man streng nicht vom extracellulären Raum, sondern von erreichbaren Räumen sprechen und wird darunter im großen die extracellulären Räume bezeichnen können. Von den Anionen sind vor allem Phosphat und Fluorid als Ausnahmen zu nennen (siehe die Abbildungen S. 575), bei denen der Knochen besonders störend eingreift, neben dem Einbau von Phosphat in organische Bindung.

Als Kontrast zu den anderen Anionen sind eine Reihe von Substanzen zu nennen, denen das gesamte Wasser der Gewebe zugänglich ist. Unter diese rechnen neben Narkotica wie Alkohol auch Harnstoff oder Sulfanilamid[3518], vor allem aber das häufig untersuchte *Kalium*.

Injiziert man Versuchstieren irgendein Kaliumsalz, dann zeigt sich bald ein vollkommen verschiedenes Schicksal. Erhielten Katzen (in Dialnarkose) KCl oder KSCN intravenös, dann sinkt der Gehalt des K˙ rasch, als ob es sich auf 55—70% des Organismus verteile[3515-3517]. Dieser anscheinende Raum wird in etwa 20 Minuten erreicht, dann gibt es einen Abfall, um später wieder anzusteigen.

Diese sogenannten „Räume" sind nur virtuell, und die Vorgänge könnten wohl als Folge von Konzentrationsänderungen im Plasma dargestellt werden. Aber die Bezeichnung als Raum gibt mit plastischer Darstellung weiterreichende Erklärungen, während die Beschreibung der Konzentrationsfolge nicht weiter führt. Deshalb werden wir uns an dieser Stelle nur in dieser Form ausdrücken.

[3515] WINKLER, A. W. u. SMITH, P. K.: J. biol. Chem. **123**, CXXX (1938).
[3516] WINKLER, A. W. u. SMITH, P. K.: J. biol. Chem. **124**, 589 (1938).
[3517] WILDE, W. S.: J. biol. Chem. **128**, 309 (1939).
[3517, I] GAMBLE, J. L.: Chem. Anatom. Physiology and Pathology of extracelluläre fluid. London **1942**. Die Monographie lag dem Verfasser nicht vor.

Die Vorgänge, die wir beim Kalium beschrieben haben, sind insofern nicht so einfach, da die Konzentration der Zellen an K· vielfach größer ist als im Blutplasma. Darüber hinaus kann man durch Gabe von radioaktivem ^{42}K (JOSEPH, COHN und GREENBERG[3748]) eine ganz definierte Verteilung beobachten, so daß Vorgänge verschiedener Art eingreifen, z. B. primäre Aufnahme in der Leber, besonders bei peroraler Gabe, sekundäre Verschiebung in Organe mit größerer Affinität usw. Merkwürdig ist die Beobachtung von VOLLMER und PIETSCH[3518,I], daß bei Übergang von einer K·-reichen zu einer K·-armen Diät anfangs ein Gleichgewicht zur Beobachtung kommt. Dieses wird aber nach 10 Tagen verlassen, um erst nach Wochen definitiv zu werden.

Während also K· bisher vollkommen unübersichtlichen Gesetzen folgt, verteilt sich das gleichzeitig verabfolgte Anion, z. B. SCN′, anders: Es wird (wie wir gesehen haben) nirgends angereichert, es folgt den Gesetzen der Diffusion — natürlich mit den Komplikationen eines so diffizilen Systems wie des Organismus. Schließlich aber geht es etwa dahin, wo Cl′ gefunden wird, und in 34 Minuten ist ein Gleichgewicht (bei der Katze[3517]) erreicht, wobei man aus der Plasmakonzentration errechnen kann, daß 34% des Organismus zur Lösung zur Verfügung standen. Der Ablauf der K·-Bewegung wurde durch die geringe Menge der Salze (14—17 mg/kg) nicht verändert.

Bei gleichlaufenden Analysen an Hunden[3515, 3516] zeigte sich, daß Br′ und SO_4'' sich in 21—30% des Organismus, Phosphat aber in 30—50% lösten. MANERY und BALE[3329,III] kommen zu noch größeren Werten rasch nach der Injektion. Diese Befunde entsprechen durchaus dem abweichenden Verhalten des Phosphats, das wir eben ausführlich beschrieben haben.

Bei Messungen des Dampfdrucks nach Injektionen von 8% NaCl mit HILLS thermoelektrischer Methode (HETHERINGTON[2927]) fand sich, daß bei Katzen rund 59% des Körperwassers erreichbar waren. Die Methode eignet sich aber nicht zu solchen Bestimmungen, da zum osmotischen Druck auch Na· beiträgt. Na· vermag aber auch in Zellen einzudringen. Dieser Fehler ist nicht so wesentlich, weil Cl′ in manche Zellen eindringen kann, die wiederum dem Na· nicht zugänglich sind. Schwieriger ist der genaue Nachweis eines Konzentrationsanstiegs, ohne Austritt von Wasser aus den Geweben. Von MANERY und BALE[3329,III] wird durch radioaktives ^{24}Na dieser Fehler vermieden. Mit ^{24}Na fanden sich bei Kaninchen extracelluläre Räume von 25%, bei Ratten von 29%, also durchaus in derselben Größenordnung der durch Anionen errechneten Werte, die wir unten wiedergeben.

Ein wirklich wesentlicher Fehler bei der Messung ist aber die Tatsache, daß durch die hypertonische Lösung die extracellulären Räume größer werden.

LIPSCHITZ[2923] fand, daß nach Gabe von 0,15 g/kg NaCl nach 3—10 Minuten der Abfall schon so stark war, als ob sich Cl′ in etwa 40% des Körpers gelöst hätte. Dabei war allerdings zugleich eine Vermehrung des Blutwassers um 4,3% erfolgt, das injizierte Wasser verschwand anscheinend weniger rasch als das NaCl. 80% des Cl′ hatte die Blutbahn verlassen und nur 50% H_2O.

Schließlich kann gerade bei größeren Mengen von Na·-Salzen (auch Bromiden[3136], HASTINGS und VAN DYKE) eine Ansammlung ödemähnlicher Flüssigkeit erfolgen, so daß keine normalen Tiere mehr zur Untersuchung kommen[3519]. Man wird in manchen Fällen die K·-Salze den Na·-Salzen vorziehen, da erstere Ödeme vermindern[3520]. Bei Gabe von $CaCl_2$ an Kaninchen fand sich anfänglich die Veränderung ähnlich wie bei Darreichung von NaCl, aber der sekundäre Abfall ist langsamer, und später kommt es zum Anstieg mit Mobilisierung

---

[3518] PAINTER, E. E.: Amer. J. Physiol. 123, 159 P (1938).
[3518,I] VOLLMER, H. u. PIETZCH: Schmiedebergs Arch. (im Druck).
[3519] v. FARKAS, G.: Z. exp. Med. 98, 674 (1936), Rona 95, 446. Kaninchenversuche. Je nach der Konzentration werden die Muskeln oder das Bindegewebe aufgeladen. Hypotonische Lösungen gehen in die Muskeln, isotonische mehr ins Unterhautzellgewebe. Keine Untersuchung über „Chloridräume".

von Gewebswasser (LIPSCHITZ[2924]), wie auch $Ca^{..}$ die Ödeme vermindern kann[3520]. Im allgemeinen gilt demnach: Je weniger Substanz infolge empfindlichen Nachweises des Bezugsions angewandt werden kann, desto besser werden die Werte sein.

Wir wollen Bestimmungen der extracellulären Räume bei den einzelnen Tierarten, von verschiedenen Autoren mit verschiedenen Anionen gewonnen, durchgehen:

Frösche. Mit Jodid als Bezugsubstanz ergaben sich Räume, die unter 60%, aber sicher über 50% liegen (siehe Tabelle S. 558 nach EICHLER[2448, I]). Die Größe dieser Räume läßt sich leicht aus dem großen Umfang der Lymphräume begreifen.

Ratten. Mit radioaktivem Cl' 30%[3524]. WANG und HEGSTEDT[3520, I] prüften die SCN-Räume bei Ratten im Gewicht von 40—400 g. Sie änderten sich bis zur Pubertät proportional $(Gewicht)^{1,3}$, bei erwachsenen Tieren war der Exponent $= 1$. Das Plasmavolumen war $(SCN-Raum)^{0,82}$.

Kaninchen. KROGH[3318] fand mit SCN' die extracelluläre Flüssigkeit mit 25,7 bzw. 26,6%, nach Analyse von Cl' 28, 25 und 28%[3521], von radioaktivem ^{38}Cl 22%[3524]. Nach MÖLLER[2940] wurde während der Infusion von Sulfat der Gehalt im Blut etwa 2—4mal so hoch gefunden, wie er bei gleichmäßiger Verteilung im Organismus sein müßte. Die Umrechnung führt auf etwa dieselben Werte.

Hunde. Nach der Chloridanalyse[3521] waren 26 und 28% als extracelluläre Phase zu rechnen[3521]. Ähnliche Werte fanden WINKLER und SMITH[3515, 3516] mit SO_4'' und Br' mit 21—30% (8 Versuche), ebenso SMITH und WALKER[3425].

In simultanen Bestimmungen von SCN' und Br' fanden WALLACE und BRODIE[3258] bei einem Hunde die beiden gut übereinstimmenden Werte von 30 und 29%. CRANDALL[3522] fand 35%, und zwar variierbar nach dem Wassergehalt, steigend nach Ureterenunterbindung und intravenösen Infusionen von Salzlösungen, sinkend bei Exsiccose, Vorgänge, die wir auch in der menschlichen Pathologie finden werden.

Gegen die Verwendung von SCN' als Bezugsubstanz geben BRODIE, BRAND und LESHIN[2771] als Einwände die anormale Verteilung durch Bindung an Kolloide an, dann die Ungenauigkeit der Urinanalyse und schließlich die Toxizität großer Dosen (gegen den ersten Punkt wird als Kompensation von Drüsenzellen bei der Ausscheidung usw. hingewiesen[3523]). Deshalb wird von ihnen Bromid bevorzugt.

Einige Versuche an 3 Hunden zeigen die Größe der extracellulären Räume mit der Zeit nach der Gabe:

Tabelle 272.

Std.	%	Std.	%	Std.	%
1	35	1½	34,6	2	27,3
4	38,9	5½	35,1	5	27,1
28	38,9	28	35,8	30	27,3

Bei 20 Hunden wurden Werte zwischen 25 und 40% als für Br' erreichbar gefunden.

Zu denselben Werten kommen GREGERSEN und STEWARD[3523] mit der Rhodanidmethode. Diesen Autoren verdanken wir die gründlichsten Untersuchungen mit 73 Versuchen an 15 normalen, nicht anästhesierten Hunden. Es wurde nicht nur der erreichbare Raum („available fluid") bestimmt, sondern

---

[3520] EPPRIGHT, E. S. u. SMITH, A. H.: Amer. J. Physiol. **121**, 379 (1938), Rona **107**, 395.
[3520, I] WANG, C. F. u. HEGSTED, D. M.: Am. J. Physiol. **156**, 218 (1949).
[3521] HARRISON, H. E., DARROW, D. C. u. YANETT, H.; J. biol. Chem. **113**, 515 (1936). Rona **94**, 513.
[3522] CRANDALL, L. A.; Verh. 14. internat. Kongr. Physiol. **60**, (1932), Rona **71**, 711.

durch Prüfung mit dem blauen Farbstoff T 1824, der sich nur im strömenden Blut selbst verteilt, wurde das Plasmavolumen damit in Beziehung gesetzt (siehe auch [3526]). Wir geben die Summe der Resultate auf der folgenden Abbildung wieder:

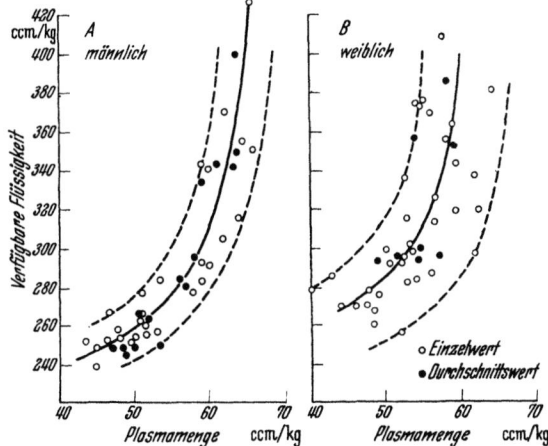

Abb. 45. Die Beziehung zwischen Plasmamenge und „verfügbarer Flüssigkeit" in normalen Hunden.

Auf der Abbildung ist — abgesehen von dem Unterschied zwischen Bestimmungen an männlichen und weiblichen Hunden — ersichtlich, daß mit der größeren erreichbaren Flüssigkeit das Plasmavolumen steigt. Bei Weibchen findet sich in der Verteilung der größere lösende Raum relativ häufiger. Wir müssen diesem noch einige Gesetzmäßigkeiten hinzufügen. Es bleibt nämlich der im Verlauf von mehr als 1½ Jahren geprüfte Raum immer gleich unter der Voraussetzung, daß das Gewicht des Tieres sich nicht ändert. Das Gewicht der Tiere kann aber auf zweierlei Weise zunehmen. Entweder wächst ein junges Tier heran, und junge Tiere haben größere Chloridräume als ältere, wahrscheinlich infolge des größeren Wassergehaltes und lockeren Gewebes, besonders der Haut (siehe auch [3521]). (Außerdem sehen wir, daß die Liquorschranke ihre volle Permeabilität erst nach einiger Zeit wiedergewinnt.) Oder das Tier setzt Fett an, und Fett enthält relativ weniger Wasser und nimmt (wie wir schon früher darstellten) kaum Cl' auf. Die Werte bis 40% erscheinen vielleicht hoch, wenn man sie als wirklich extracellulär ansieht. Aber die Ausnahmen haben wir schon besprochen, z. B. vor allem Haut und Bindegewebe, wo alles Wasser anionenzugänglich ist (46% beim Hunde bzw. 55% nach [3521]). Da die Muskeln mit dem relativ kleinsten Raum beim Hunde immerhin 18,1% ausmachen[3526, 3521], viele inneren Organe wie Lunge und Niere aber höhere Werte als den Durchschnitt haben, ist die Permeation anderer unbekannter Zellen durchaus nicht notwendig.

[3523] GREGERSEN, M. I. u. STEWART J. D.; Amer. J. Physiol. 125, 142 (1939). Rona 113, 64.
[3524] MANERY, J. F.; Amer. J. Physiol. 129, P. 417 (1940). C. 1940 II, 3506.
[3525] SZAKALL, A.: Arbeitsphysiologie 11, 175 (1940). Die Abweichung scheint in einer vielleicht nicht ganz ausreichenden Br'-Bestimmungsmethode zu liegen. Siehe dazu die Kritik von NEUFELD unter Br'-Bestimmungen und auch sonst daselbst.
[3526] EICHELBERGER, L.: J. biol. Chem. 122, 323 (1938). Bei Bestimmung des Blutgehaltes der Organe wurde kolloidales Thoriumoxyd gegeben, aber nur in der Muskulatur konnte eine Beziehung gefunden werden, weil Leber und Milz das Kolloid speicherten. In Hundemuskulatur wurde der Gehalt an Blut mit 8, 6,5, 6,1 und 8,1% gemessen. Die nach Abzug dieses Raumes erhaltenen extracellulären Räume wurden mit 13,6% niedriger, als ohne Abzug mit 18,1%. Diese Räume geben bedeutend strenger die Interspatialräume. Von uns wird dieser Unterschied nicht gemacht.

Notwendig wäre allerdings eine völlige Revision der gesamten Anschauungen und Analysen, wenn man die Befunde von SZAKALL[3525] dagegenhält. Von 20 Bestimmungen an 20 Hunden fand sich nicht weniger als 10mal ein Wert über 40%. Sogar der Wert von 61% wird erreicht, so daß das ganze Wasser für Br' erreichbar sein würde. 8mal wurden Werte von 30—40% und nur 2mal Werte von 20 und 28% beobachtet, die bei allen anderen Autoren mit allen anderen Bestimmungsmethoden überwiegen (inclusive Br'). Man wird diese Zahlen kaum annehmen können.

Bei *Affen* liegen die Angaben von SMITH und WALKER[3425] vor, die nach der Br'-Verteilung rund 25% angeben. Nach dem Cl'-Gehalt nach HARRISON, DARROW und YANNET[3521] 24 und 30%.

Beim *Menschen* fanden sich folgende Werte:

Tabelle 273.

Autor	Substanz	Zahl der Personen	Prozentsatz
BRODIE und Mitarbeiter[2771]	Br'	6	23—30
LAVIETES und andere[3527]	Cl'	10	20
LAVIETES und andere[2603]	SCN'	11	20,1—28,3
LAVIETES und andere[2603]	SO_4''	2	22,7 u. 28,9
SZAKALL[3525]	Br'	27	16,4—33,5
LAVIETES[2603]	Rohrzucker	5	17,2—28,0
MCCANCE[3212]	Rohrzucker u. Inulin	2	18 u. 16
MOLENAR und Mitarbeiter[3528]	SCN'	2	20—25
MILLER und Mitarbeiter[3763]	Ferrocyanid	7	24
STEWARD und Mitarbeiter[3528, I]	SCN'	33	16,5—24,6
CACHERA und BARBIER[3529, II]	SCN'	8	22
LING und SPRING[3526, I]	SCN'	34	24,9 ± 2,2

Die Werte der Tabelle geben ungefähr übereinstimmende Zahlen. Bei Rohrzucker und Inulin ist die Herstellung des Gleichgewichtes etwas langsamer, ebenso wie bei SO_4'', worüber LAVIETES, BOURDILLON und KLINGHOFFER[2603] folgende zwei Versuche geben:

Tabelle 274.

Zeit	Verteilung auf %	Zeit	Verteilung auf %
6 Minuten	14,1	15 Minuten	17,8
30 Minuten	19,7	45 Minuten	21,4
$2^1/_4$ Stunden	22,7	$1^3/_4$ Stunden	28,9

SCN' erreicht rascher sein Gleichgewicht, andererseits wird SO_4'' rascher ausgeschieden.

Erhalten die Versuchspersonen größere Sulfatmengen (260—270 m. aequiv.), dann steigt das Serumwasser an, und die extracelluläre Flüssigkeit wird vermehrt, wie folgende Versuche zeigen:

Tabelle 275.

Gewicht der Person	71	59	55 kg
extracellulärer Raum	28,2	21,8	19,1%
Anstieg desselben	2	5,5	7,6%
absolut	0,4	0,7	0,8 kg Wasser

[3526, I] LING, W. S. M., u. SPRING, H.: Am. J. med. Sci. **215**, 554 (1948).
[3527] LAVIETES, P. H., D'ESOPO, L. M. u. HARRISON, H. E.: J. clin. Invest. **14**, 251 (1935), Rona **87**, 103.
[3528] MOLENAAR, H. u. ROLLER, D.: Z. klin. Med. **136**, 1 (1939).
[3528, I] STEWART, J. D. u. ROURKE, G. M.: J. Labor. clin. Med. **26**, 1383 (1941), Rona **127**, 261. C. **1941 II**, 3106.

Eine beträchtliche Abnahme des extracellulären Raumes fand McCance[3212] bei Salzmangel durch Schwitzen und salzarme Diät. Dasselbe ist vorhanden bei Erbrechen und Durchfällen[3529].

Bei Patienten mit Ödemen ist der Raum teilweise stark angestiegen, der Ausgleich findet sehr viel langsamer statt, z. B. bei SCN' in 12—14 Stunden (Gilligan und Altschule[3006]).

So findet sich eine starke Erhöhung des Cl'-Raumes, wie wir es schon bei Tierversuchen an verschiedenen Stellen beschrieben haben, z. B. erreichten 2 Patienten mit Herzfehlern 50% (Brodie, Brand und Leskin[2771]), 4 Personen mit Niereninsuffizienz 30 bis 43% (Lavietes, Bourdillon und Klinghoffer[2603]). An 32 jungen Männern, die 6 Monate lang unter Mangeldiät standen, wurden Versuche mit SCN und Evansblau angestellt[3529, III]. Die SCN-Räume nahmen um 44,6% zu, das Plasmavolumen um 41,7%. (Rückkehr zur Norm in 5 Monaten.) Die Vergrößerung der SCN-Räume stand in Beziehung zu einer Ödembildung.

Ausgedehnte Untersuchungen in dieser Richtung verdanken wir vor allem Molenaar und Roller[3528] mit der Rhodanidmethode, wo die erhöhten Räume nicht nur bei sichtbaren Ödemen, sondern auch schon vorher auftraten, bei Leberkrankheiten, selbst in der Rekonvaleszenz. Es wird nicht nur die Abnahme dieser Räume mit schwindendem Ödem verfolgt, sondern auch eine Rechnung über die durch die Krankheit veränderte Permeabilität der Zelle angestellt. Bei einem Diabetiker wurde nach Insulinentzug ein Anwachsen der Rhodanräume um 5000 ccm gemessen. Bei Einsetzen der Behandlung dauerte die Rückkehr zu den alten Werten mehrere Tage. Deshalb hält Roller[3529, I] es für wahrscheinlich, daß eine normale gerichtete Permeabilität in der Zelle bei der Erkrankung aufhöre oder gestört werde, so daß die Zellen für Rhodan durchgängig werden. Diese Beobachtungen wurden noch vermehrt. In den Versuchen von Ling und Spring[3526, I] stieg der SCN'-Raum bei chronischen Wundinfektionen fast bis auf das gesamte Körperwasser. Diese Patienten starben aber alle bis auf einen. Bei diesem sank der Raum bei fortschreitender Genesung ab. Schütte[3528, II] konnte durch 5—6 Tage dauerndes Meerwassertrinken eine Zunahme ähnlichen Grades erreichen.

Die Frage der Zellpermeabilität wird man nur mit Vorsicht aufnehmen. Im Tierversuch wurden schwerste Erkrankungen erzeugt, ohne daß die Zellen permeabel geworden wären. Bei den Erkrankungen des Menschen gibt es noch viele andere Möglichkeiten, die zu diskutieren wären. Wie verhält sich zum Beispiel das Parenchym im Verhältnis zum Bindegewebe? Werden die Zellen des Parenchyms nicht kleiner, andere, permeable, z. B. des Reticuloendothels, im Umfang größer?

Wir haben gesehen, daß bei stärkeren Entzündungen und Gewebszertrümmerungen eine starke Durchtränkung der Gewebe mit Chloriden zur Beobachtung kommt. Aber die Frage, ob solche Zellen in der Funktion wiederhergestellt werden, oder inwieweit Narbengewebe sich bildet usw. ist noch lange nicht geklärt, und wir wollen die Resultate nicht vorwegnehmen.

Für eine „gerichtete" Permeabilität oder besser für eine reversible Permeabilität gibt es Andeutungen (abgesehen von Roller), neben meinen Versuchen der Schädigung der Muskulatur durch anliegende Jodidkonzentrationen (Eichler[846]) vor allem in den ausführlichen und umfangreichen Versuchen von Conway,

---

[3528, II] Schütte, E.: Angew. Chemie **1949**, 255.
[3529] Gamble, J. L.: Internat. Clin. **2**, 46, 184 (1936), Rona **95**, 214.
[3529, I] Roller, D.: Verh. dtsch. Ges. inner. Med. **1940**, 493, Rona **123**, 218.
[3529, II] Cachera, R. u. Barbier, P.: C. rend. Soc. Biol. **135**, 117 (1941), Rona **130**, 391 (1942). Plasmavolumen bestimmt mit Chicagoblau 6 B. mit 5%.
[3529, III] Henschel, A., Mickelsen, O., Taylor; H. L. u. Keys, A.: Am. J. Physiol. **150**, 170 (1947). C. **1948**, 480.

über die wir auf S. 538 f. berichteten. Hinzuweisen wäre auch auf die Befunde von BECHER[3011, I], nach denen die kranke Leber vermehrt Rhodan bildet und abgibt, so daß der Gehalt im Plasma erhöht ist.

Wenn diese SCN'-Mengen tatsächlich in der Leberzelle selbst gebildet werden, muß die Leber die Fähigkeit zur Ausscheidung haben. Hier liegen für die Restitution geschädigten Gewebes sehr wichtige Fragen vor, die sich aus den so einfach und primitiv erscheinenden Problemen der Verteilung zwangsläufig ergeben. Verteilung und Funktion der Organe sind in unserem ganzen Abschnitt nicht zu trennende Faktoren gewesen und mußten einen größeren Raum einnehmen als bei denselben Problemen auf anderen Gebieten der Pharmakologie.

K. Ausscheidung.

Die Abgabe der Anionen aus dem Organismus wird quantitativ erfolgen müssen, da eine Zersetzung bis auf einige, wie S_2O_3'', NO_3', ClO_3' usw. nicht in Rechnung zu stellen ist. Aber da es sich meist um körpereigene Substanzen handelt, wird man Gesetzmäßigkeiten im physiologischen Geschehen des Ausscheidungsorgans und außerhalb aufsuchen müssen. Eine enge Beziehung besteht zur Verteilung, zum Wasser- und Säure-Basenhaushalt.

Die Ausscheidung im Harn spielt bei der Mehrzahl der Ionen die überwiegende Rolle. So fand sich bei Affen (Macacus) 0,276 g Cl' im Urin und nur 0,0015 g in den Faeces, während bei Phosphat das umgekehrte Verhältnis bestand. Das $Na^{\cdot}$ ist stärker im Stuhl vertreten[3532], wahrscheinlich bedingt durch die Ausscheidung in den Darmsäften. Unter besonderen Bedingungen wird man den Schweiß oder bei Durchfällen den Darmkanal für Cl'-Verlust in Betracht ziehen müssen. Letzterer wird wiederum bei Phosphat und Fluorid immer zu beachten sein, gleichgültig, ob es sich um eine echte Auscheidung oder nur um eine durch $Ca^{\cdot\cdot}$-Fällung bedingte, mangelhafte Resorption handelt. Auf die Unterscheidung beider Möglichkeiten und die Lokalisierung der Resorption wurde viel Mühe verwandt.

Während wir also die Ausscheidung von PO_4''' und F' in Darm und Niere geschlossen behandeln, soll zuerst die Ausscheidung der Anionen ausschließlich durch die Niere nebeneinander dargestellt werden. Die anderen Orte (Magen, Speicheldrüse, Schweißdrüsen usw.) sind hier gewissermaßen nur als Korrekturen des ersten Summanden zu betrachten, wenigstens unter normalen Verhältnissen.

I. Ausscheidung durch die Nieren.

Hier handelt es sich nicht nur um die Gesetze der Ausscheidung, sondern auch um die Beeinflussung durch extrarenale Faktoren, sei es von den Geweben allgemein oder den Drüsen mit innerer Sekretion, wie Hypophyse und Thyreoidea her. Zuerst wird die Ausscheidung des Chlorids darzustellen sein. An ihm — genau wie bei der Verteilung — messen wir gewissermaßen die anderen Anionen.

1. Chlorid. Die Ausscheidung erfolgt, wie jetzt mit großer Gewißheit feststeht, nach der Cushnyschen Vorstellung der Filtration und Rückresorption (siehe dazu [3532, I u. II]). Es wird in den Glomerulis im Primärharn in einer durch den Donnanquotienten bedingten Konzentration abgesondert. Da die Konzentration im Urin schließlich doppelt so groß sein kann wie im Plasma, muß im Verlauf der Harnwege abwärts vom Glomerulus Wasser rückresorbiert werden. Da aber die Konzentrationserhöhung bei anderen im Harn vorkommenden Stoffen (Kreatinin, Sulfat) vielfach höher ist, muß auch eine Rückresorption des Chlorids stattfinden.

If you have any concerns about our products,
you can contact us on
ProductSafety@springernature.com

In case Publisher is established outside the EU,
the EU authorized representative is:
**Springer Nature Customer Service Center GmbH
Europaplatz 3, 69115 Heidelberg, Germany**

Printed by Libri Plureos GmbH
in Hamburg, Germany

HANDBUCH DER EXPERIMENTELLEN PHARMAKOLOGIE

BEGRÜNDET VON A. HEFFTER

ERGÄNZUNGSWERK

HERAUSGEGEBEN VON

W. HEUBNER
PROFESSOR DER PHARMAKOLOGIE
AN DER UNIVERSITÄT BERLIN

UND

J. SCHÜLLER
PROFESSOR DER PHARMAKOLOGIE
AN DER UNIVERSITÄT KÖLN

ZEHNTER BAND

DIE PHARMAKOLOGIE ANORGANISCHER ANIONEN

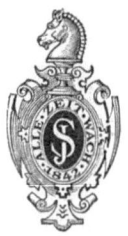

Springer-Verlag Berlin Heidelberg GmbH
1950

DIE PHARMAKOLOGIE ANORGANISCHER ANIONEN
DIE HOFMEISTERSCHE REIHE

VON

PROFESSOR DR. OSKAR EICHLER
DIREKTOR DES PHARMAKOLOGISCHEN INSTITUTES
DER EHEMALIGEN UNIVERSITÄT BRESLAU
Z. ZT. HEIDELBERG CHIRURGISCHE KLINIK

MIT 94 ABBILDUNGEN

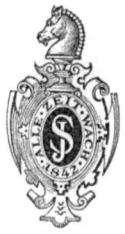

Springer-Verlag Berlin Heidelberg GmbH
1950

ISBN 978-3-642-99827-0   ISBN 978-3-642-99826-3 (eBook)
DOI 10.1007/978-3-642-99826-3

Alle Rechte, insbesondere das der Übersetzung in fremde Sprachen, vorbehalten.
Copyright 1950 by Springer-Verlag Berlin Heidelberg
Ursprünglich erschienen bei Springer-Verlag OHG. in Berlin, Gottingen and Heidelberg, 1950

DEM GEDÄCHTNIS UNSERES GROSSEN

FRANZ HOFMEISTER

Vorwort.

„Die Voraussetzung der wissenschaftlichen Arbeit ist ein Glaube an den Verband und die Fortdauer der wissenschaftlichen Arbeit, so daß der einzelne an jeder noch so kleinen Stelle arbeiten darf, im Vertrauen, nicht umsonst zu arbeiten.

Es gibt eine große Lähmung: umsonst arbeiten, umsonst kämpfen — —" (Friedrich Nietzsche: Wille zur Macht).

Solche Gedankengänge begleiteten die Niederschrift des Buches. Ich habe es nicht für vertretbar gehalten, mit einer großzügigen Geste „bei der übermäßigen Fülle des Materials" nur die wichtigsten Arbeiten zu benutzen. Damit würden viele fleißige Arbeiten den Stempel des Vergeblichen erhalten.

Andererseits verlieren Bücher dann an Wert, wenn sie zu sehr mit Material beladen werden. Dieser Nachteil mag für die Schreibkunst eines Voltaire überwiegen, wurde von uns in manchen Kapiteln stark empfunden, aber für unser Vorhaben schien er nicht von überwiegender Bedeutung; denn bei einer Auswahl der Untersuchungen nach der allgemeinen Richtung der heutigen Auffassungen nimmt man weitreichende Urteile vorweg. Wer will sich aber die sichere Voraussage zutrauen, wo der Weg des Erfolges wirklich weiterführt? Vielleicht geschieht das bei einer in bescheidenem Gewande auftretenden, vorerst nicht beachteten Wahrheit? In der Geschichte der Wissenschaft wäre das nichts Neues.

Außerdem betonen wir die Sammlung gerade quantitativer Daten als Grundlage auch der biologischen Forschung, und für den Forscher ist das Buch berechnet. Vielleicht, daß jemand, durch überlegenen Geist ausgezeichnet oder durch Glück begünstigt, nebeneinanderstehende und zusammenhanglose Beobachtungen durch eine Idee verbindet. Er möge hier sein Baumaterial finden. In ihm sind viele Daten der Chemie und Physik niedergelegt, aber nie ohne den Endzweck des Verständnisses des Lebendigen außer acht zu lassen. Die Auswahl schien mir nicht durch ein entsprechendes Lehrbuch zu ersetzen.

Diese Arbeit des Kärrners verlangt viel Entsagung. Bei der Situation der Wissenschaft in den letzten Jahren begleitete obiges Aphorisma auch mein eigenes Streben: die Melancholie des Vergeblichen bei ununterbrochener Arbeit von 8 Jahren. Denn die hier zitierten 6500 Arbeiten lagen überwiegend im Original vor. Erst seit Kriegsbeginn konnten ausländische Arbeiten nur mit Auswahl gelesen werden. Teilweise wurden ganze Zeitschriftenreihen durchgesucht, da die Register der Referatenblätter oft keinen Hinweis geben konnten, wo etwas Wichtiges für unser Thema verborgen lag. Über 1000 Arbeiten wurden zur Abgrenzung des Themas verworfen. Ist die Tatsache der Fertigstellung nicht ein Zeichen für den Sieg des Optimismus?

Gleichzeitig wurde versucht, über die einfache Funktion des Kärrners hinauszugehen und Gemeinsames zu sehen. Wir verfolgten Eigenschaften und Funktion der Anionen und ihren Zusammenhang durch die gesamte Natur. Die elementaren Eigenschaften sind immer im Anorganischen zu finden, die chemischen mit Hinweisen auf die Analytik, die physikalischen in Hinsicht auf den Hofmeistereffekt, dessen Grundlage, wie die der Tendenz zur Komplexbildung in der Atomphysik — soweit heute schon bekannt — gesucht wurde

Damit ergeben sich ganz zwangsläufig die Betrachtungen zum Thema: chemische bzw. physikalische Konstitution und pharmakologische Wirkung. Daraus folgt die gemeinsame Abhandlung aller (etwa 30 verschiedener) Anionen nebeneinander. Niemand empfindet die Unvollkommenheit dieser Anordnung mehr als der Verfasser. Aber jedes andere Verfahren hat ebensoviele Einwände gegen sich. Gelegentliche Zusammenfassungen sollten hier korrigieren. Die Benutzung des Registers läßt sich aber nicht umgehen.

Da das Buch in erster Linie für den aktiv tätigen Forscher bestimmt ist, finden sich bei den Zitaten Hinweise, wo ein Referat über die Arbeit zu finden ist. Es scheint mir doch zu einer ersten weitergehenden Orientierung bei nur kursorisch erwähnten Untersuchungen die Angabe von Nutzen, wo es in Ronas Berichten oder z. T. im Chemischen Zentralblatt zu finden ist.

Messungen über Wirkung der Ionen auf Fermente wurden in Tabellen mitgeteilt. Selbst wenn weitgehende Reinigung eines Fermentes geglückt ist, haben die Resultate an genuinen oder leicht gereinigten Preßsäften nicht an Interesse verloren. Denn durch den Vergleich ergibt sich die weitere Frage, ob Beimengungen das Ferment vor dem Anion schützen oder nicht. Auch hier soll das Buch dem Forscher an die Hand gehen.

An vielen Stellen werden völlig entgegengesetzte Resultate verschiedener Autoren mitgeteilt. In der überwiegenden Mehrzahl solcher Differenzen handelt es sich um methodische Unzulänglichkeiten der Untersucher. Auch solche Arbeiten wurden erwähnt. Aber nicht überall konnte ein absurdes Resultat auf fehlerhafte Methode zurückgeführt werden. Wo es möglich war, wurde gesichtet.

Folgende Anionen wurden behandelt: Halogene (davon Jodid nur, soweit es den HOFMEISTER-Effekt zeigt) und die Halogensauerstoffsäuren, dazu Rhodanid, Cyanat, Nitrat, die Schwefelsauerstoffsäuren, die Phosphorsauerstoffsäuren und Ferrocyanid.

Bei den uns interessierenden Ionen handelt es sich um lebensnotwendige Substanzen (Cl', PO_4'''). Hier wurde nicht nur fortgesetzter Überschuß in der Zufuhr, also die chronische Vergiftung, sondern auch Mangel in den Bereich der Betrachtung gezogen. Aus dem Mangel ergibt sich dann ein Rückschluß auf Funktion und therapeutische Wirkung. Eine Überschneidung mit der Physiologie war ebensowenig zu vermeiden, wie Fragen der Kolloidchemie übergangen werden durften im Verfolg des ganzen Entwurfs. Dieser trifft damit ebenso die Absicht eines Handbuchs wie die einer Monographie.

Alles hätte ich allein nicht meistern können. Meine Helfer seien nicht übergangen. Die italienischen Arbeiten hat mir meine Frau übersetzt. Ihr danke ich auch vielfache und unermüdliche Hilfe bei der Durchsicht und Korrektur nach der Niederschrift. Frl. LUCY KARBE ist demnächst zu nennen, für Aufsuchen der Referate, für Korrektur und Niederschrift, für Vergleich, Kontrolle der Zahlenangaben und Korrektur Frl. EVA WOLFF.

Breslau, November 1942. OSKAR EICHLER.

Jahre nach der unterbrochenen Drucklegung, nach Zeiten widrigster Umstände, konnte die Arbeit an dem Buche wieder aufgenommen werden, nachdem das Manuskript trotz Vertreibung aus der Heimat gerettet wurde.

Fast 1000 weitere Publikationen bis zum Jahre 1949 wurden eingefügt und dabei das ganze Werk noch einmal durchgearbeitet. Vor allem konnte ich dabei stets auf die unermüdliche Mitarbeit meiner Frau rechnen. Für Lesen von Korrekturen danke ich Frau ILSE APPEL. Frl. Dr. MATTHES und Herr Dr. RICHARD SCHÜTZE haben die mühselige Bearbeitung des Registers übernommen. Infolge des Entgegenkommens von Herrn Dr. FERDINAND SPRINGER wurde der Raum zur notwendigen Erweiterung verfügbar. Daß es mir aber überhaupt möglich war, das begonnene Werk zu vollenden, verdanke ich ausschließlich der aktiven Hilfe von K. H. BAUER durch Fundierung meiner Existenz. Es ist mir eine Freude, ihm hier meine Dankbarkeit bezeugen zu können.

Heidelberg, Ostern 1950. OSKAR EICHLER.

Inhaltsverzeichnis.

A. Vorkommen	1
Hydrosphäre S. 3, Vorkommen im Organismus lebender Wesen S. 4	
B. Chemie	6
I. Halogene	6
1. Allgemeines	6
2. Halogensauerstoffsäuren	8
3. Übersicht über die quantitativen Bestimmungsverfahren	11
a) Fluorbestimmung α) Aufschließen S. 11, β) Prinzipien der Bestimmung S. 13; b) Chloridbestimmung, α) Aufschließen S. 14, β) Prinzipien S. 17; c) Bromidbestimmung, α) Aufschließen S. 19, β) Prinzipien der Bromisolierung S. 20; d) Bestimmung der Sauerstoffsäuren S. 22; e) Elektrometrische Bestimmungsverfahren der Halogene S. 23; f) Histochemische Nachweisverfahren S. 24	
II. Schwefelsauerstoffsäuren	25
1. Allgemeine Chemie	25
2. Oxydation von Sulfit und seine Reaktion mit organischen Substanzen	28
3. Bestimmungsmethoden	30
α) Aufschließen S. 30, β) Prinzipien S. 32, Sulfat S. 32, Persulfat S. 34, Sulfit S. 34, Thiosulfat, Polythionate S. 35	
III. Rhodanid	36
1. Chemie	36
2. Rhodanbestimmungen	37
IV. Cyanat	38
V. Ferrocyanwasserstoffsäure	39
VI. Nitrate	40
1. Allgemeine Chemie	40
2. Bestimmung von NO_3	41
α) Aufschließen S. 41, β) Prinzipien S. 42	
VII. Phosphorsauerstoffsäuren	44
1. Allgemeine Chemie	44
2. Quantitative Methoden der Phosphatbestimmung	46
α) Vorbereitung S. 47, β) Prinzipien der Phosphatbestimmung S. 50, γ) Der histochemische Nachweis S. 54	
3. Bestimmung anderer Phosphorverbindungen	55
VIII. System $Ca-PO_4-CO_3$. — Die Knochensalze	55
C. Komplexverbindungen	70
1. Allgemeines	70
2. Halogene und Rhodanid	73
3. Einwertige Sauerstoffsäuren	76
4. Mehrwertige Sauerstoffsäuren	78
5. Komplexe mit organischen Verbindungen	79
6. Vielfache Komplexverbindungen bei Übergang zu Kolloiden	80
7. Anionen im Außenbereich eines Komplexes	81
D. Physikalische Chemie	83
I. Räumliche Daten	83
II. Ionen in Lösung	85
1. Allgemeines	85
2. Leitfähigkeit	87
3. Hydratation	88
III. Grenzflächenerscheinungen	94
IV. Adsorption	96

Inhaltsverzeichnis. XI

- V. Einige thermodynamische Daten 100
  - 1. Freie Bildungsenergie 100
  - 2. Oxydationspotentiale 102
- VI. ζ-Potential 105
- VII. Dissoziationskonstanten 106
- VIII. Gebundenes Wasser 107
- IX. Ionenaktivitäten 111
- X. Membranen 116
  - 1. Problemstellung 116
  - 2. Nichtbelebte Membranen 117
    Flüssige Membranen, Kollodiummembranen S. 119, Anionen beeinflussen Membranen S. 121, Ungleiche Verteilung S. 122
  - 3. Belebte Membranen 123
    Algen S. 125, Froschhaut S. 127
- XI. Kolloide 130
  - 1. Allgemeines — Die lyotropen Zahlen 130
  - 2. Fällungen 134
    a) Hydrophobe Kolloide S. 134, b) hydrophile Kolloide S. 136, Reversible Fällung S. 138, Störungen und Besonderheiten S. 141
  - 3. Koazervation 143
  - 4. Peptisation 144
  - 5. Lösungsversuche 147
  - 6. Viskosität 148
- XII. Gele 152
  - 1. Schmelzen 152
  - 2. Quellung 152
  - 3. Elastische Eigenschaften 157
  - 4. Optische Eigenschaften 159
- XIII. Übersicht 161

E. Katalyse, Fermente und Fermentsysteme 162

- I. Homogene Katalyse 162
  - 1. Allgemeines 162
  - 2. Hydrolyse 162
  - 3. Katalysen unspezifischer Art 163
  - 4. Oxydationsreaktionen 164
  - 5. Schwermetalle 166
- II. Einfache Fermente 169
  - 1. Esterasen 169
    a) Cholinesterase S. 169, Isopropylfluorphosphonat S. 170, b) Lipasen S. 172, c) Phosphatasen S. 174, Pyrophosphat S. 175, Triphosphat, Metaphosphat, Phosphat S. 176, Fluoridhemmung S. 178, die anderen Salze, Sulfatase S. 182, d) Carbohydrasen S. 182, Chlorid S. 183, andere Ionen S. 185, Phosphat. Fluorid S. 187, Rhodanid, Maltase und Invertase S. 188, Emulsin, Glucuronosidase S. 189, e) Carboxylase, Hystidin, Decarboxylase, Kohlensäureanhydrase S. 189, f) Eiweißumsetzende Fermente, Pepsin, Lab, Trypsin S. 190, Intrazelluläre Proteinasen S. 191, Verbesserung der Backfähigkeit S. 192, Pankreas-Carboxypeptidase, Carnosinase, Urease S. 194, Arginase S. 195, Glutaminase, Cyanase, Histaminase S. 196, g) Fermentative Oxydationen und Reduktionen S. 197, Katalase, Peroxydase S. 197, Cytochrom S. 198, Laccase S. 199, Ascorbinsäureoxydase, Aminosäureoxydase, Xanthinoxydase S. 200, Succinoxydase, Dehydrasen S. 201, andere Fermente S. 206
- III. Fermentsysteme aus Hefen und Pflanzen. — Lebende Hefe 206
  Phosphat S. 206, Pyrophosphat S. 215, Fluorid S. 216, Enolase S. 221, Fluoracetat S. 224, Sulfit S. 225, andere Anionen S. 226
- IV. Breie und Schnitte von Organen höherer Tiere 229
  - 1. Muskulatur 229
    a) Phosphat S. 229, b) Pyrophosphat S. 232, c) Fluorid S. 233, d) Sulfit, e) andere Anionen S. 237

2. Herzmuskel 238
3. Leber 239
   a) Phosphat S. 239, b) Pyrophosphat S. 242, c) Fluorid S. 242, Fluoressigsäure, d) Sulfit, e) Thiosulfat, Hyposulfit S. 245, f) Rhodanid, g) andere Anionen S. 246
4. Niere 246
5. Zentralnervensystem 248
   a) Phosphat S. 248, b) Pyrophosphat S. 250, c) Fluorid S. 251, d) Thiosulfat S. 252, e) Rhodan S. 253
6. Blut 253
   a) Phosphat S. 253, b) Fluorid S. 254, c) Sulfit, andere Anionen S. 256, d) Blutgerinnung S. 257
7. Speicheldrüsen und Pankreas 257
8. Lungengewebe 257
9. Drüsen mit innerer Sekretion 258
10. Glatte Muskulatur 259
11. Haut 259
12. Fett und Bindegewebe 259
13. Gewebskulturen 260
14. Retina 260
15. Embryonales Gewebe 261
16. Tumoren 261

F. Wirkung bei Einzellern 262
   I. Stoffwechsel 262
      1. Nitrat 262
      2. Chlorat 272
      3. Sulfat und andere schwefelhaltige Anionen 272
      4. Phosphate 281
      5. Fluorid 285
      6. Die anderen Anionen 288
   II. Baktericide Wirkung 290
      1. Fluorid 290
      2. Nitrat 291
      3. Chlorat 292
      4. Hypochlorid 292
      5. Ammoniumpersulfat 293
      6. Rhodanid 294
      7. Vergleich mit anderen Anionen 295
         Perchlorat S. 297
      8. Kochsalz 301
      9. Phosphate 302

G. Beeinflussung von Pflanzen und pflanzlichen Geweben 303
   I. Permeabilität und Aufnahme von Ionen 304
      1. Plasmolyse 305
      2. Veränderungen in Zelle und Kern 306
      3. Nitella 307
      4. Wurzeln 311
      5. Anionenatmung 313
   II. Eindringen, Wandern und Ablagerung der Ionen in den Pflanzen 315
      1. Chlorat 315
      2. Halogene und Sulfat 316
      3. Phosphat und andere P-Verbindungen 317
      4. Nitrat 319
   III. Assimilation und Anionenwirkungen 320
      1. Nitrat 320
      2. Phosphat 326
         a) Wachstum S. 328, b) Spezielle Stoffwechselfunktionen S. 330, c) Phosphat-Mangel S. 331, d) Das radioaktive Phosphat S. 332
      3. Sulfat und schwefelhaltige Anionen 334
         a) Sulfat-Mangel S. 334, b) Aufnahme S. 335, c) Andere Schwefelverbindungen S. 336
      4. Chlorid 336
         Transpiration S. 337, Überdosierung S. 338

Inhaltsverzeichnis.

    5. Bromid 339
    6. Fluorid 343
    7. Rhodanid 345
    8. Perchlorat 348
    9. Chlorat, Bromat, Jodat 348
   10. Ferrocyanid 350
 IV. Wirkung von Ionen auf besondere Eigenschaften der Pflanzen 350
 V. Übersicht 350

H. Vergiftungsverlauf und Dosierungen 351
 I. Insekten und niedere Tiere 351
    1. Fluorid 351
    2. Rhodanid 352
 II. Wirbeltiere — Kaltblüter 353
    1. Phosphorsauerstoffsäuren 353
    2. Schwefelsauerstoffsäuren 354
    3. Fluorid 354
    4. Die anderen Halogene 355
    5. Rhodanid 356
    6. Cyanat 357
    7. Perchlorat und Chlorat 357
    8. Vergleiche und Erweiterungen 358
 III. Warmblüter 361
    1. Phosphorsauerstoffsäuren 361
       a) Phosphat S. 361, b) Pyrophosphat S. 365, c) Phosphit, d) Hypophosphit S. 366
    2. Schwefelsauerstoffsäuren 366
       a) Sulfat S. 366, b) Sulfit, c) Thiosulfat S. 367, d) Tetrathionat S. 368, Pentathionat, e) Persulfat S. 369
    3. Fluorid 369
       Organische Fluoride S. 375
    4. Chlorid und Bromid 377
    5. Rhodanid 382
    6. Cyanat 384
    7. Perchlorat 384
    8. Chlorat 385
    9. Bromat 388
   10. Nitrat 388
   11. Ferrocyanid 389
   12. Vergleich 390
 IV. Vergiftungen beim Menschen 390
    1. Phosphat 390
    2. Sulfit 391
    3. Chlorid 391
    4. Bromid 392
    5. Jodid 395
    6. Rhodanid 395
    7. Perchlorat 397
    8. Chlorat 398
    9. Nitrat 399
   10. Ferrocyanid 400
   11. Fluorid 400
   12. Persulfat 404

J. Aufnahme der Anionen in den Organismus 404
 I. Wassertiere 404
 II. Landtiere 410
    1. Verschiedene Resorptionsflächen 410
       a) Haut, b) Cornea S. 410, c) Lunge, d) Harnblase, e) Vagina S. 411, f) Gallenblase S. 412
    2. Resorption aus dem Magen 412
    3. Resorption aus dem Darminhalt 414
       a) Cl′, SO″$_4$ und Anionen außer Phosphat S. 414, b) Phosphat S. 419

4. Resorption der Anionen aus dem Darm und Auftreten im Blut 422
   a) Chlorid S. 422, b) Sulfat, c) Bromid S. 424, d) Rhodanid, e) Nitrat,
   f) Kaliumchlorat, g) Phosphat S. 427
III. Normalgehalt des Blutes an Anionen und seine Änderung durch parenterale
   Zufuhr 430
   1. Phosphat 430
      a) Normalwerte S. 430, b) Schwankungen S. 433, c) Verhältnis des anorganischen Phosphats zum Calcium S. 434, d) Zuckerstoffwechsel,
      e) Injektion von Phosphaten S. 441
   2. Pyrophosphat 442
   3. Chlorid 443
      a) Normalzahlen S. 443, b) Änderungen S. 444, c) Veränderungen im Blut
      nach parenteraler Zufuhr S. 447
   4. Sulfat 449
   5. Thiosulfat 450
   6. Fluorid 451
   7. Bromid 451
      a) Normalwerte S. 451, b) Zustandsform S. 453, c) Schwankungen S. 454,
      d) parenterale Gabe S. 456
   8. Jodid 457
   9. Nitrat 458
   10. Rhodanid 458
   11. Cyanat 461
IV. Permeabilität der Erythrocyten 461
   1. Kationenpermeabilität 461
   2. Anionenpermeation 470
      a) Chlorid S. 470, b) Bromid S. 479, c) Vergleiche S. 482, d) Sulfat S. 484,
      e) Ferrocyanid, f) Phosphat S. 485
V. Capillargrenzen 489
   1. Chlorid 490
   2. Sulfat 491
   3. Phosphat 491
   4. Bromid 492
   5. Vergleiche 493
   6. Die radioaktive Isotopen-Methode 495
VI. Ödeme und Transsudate 498
   1. Chlorid 498
   2. Phosphat 501
   3. Sulfat 502
   4. Nitrat 502
   5. Bromid 502
   6. Rhodanid 502
VIa. Synovialflüssigkeit 503
VII. Liquor cerebrospinalis 503
   1. Liquorproduktion 503
   2. Liquorentstehung 505
   3. Chlorid 506
   4. Phosphat 508
   5. Sulfat 510
   6. Bromid 510
   7. Jodid, Rhodanid, Nitrat 513
   8. Ferrocyanid 515
   9. Schlußbemerkungen 515
VIII. Augenkammerwasserschranke 518
   1. Chlorid 518
   2. Phosphat 520
   3. Sulfat 520
   4. andere Anionen 520
   5. Ferrocyanid 521
IX. Amnionflüssigkeit 522

Inhaltsverzeichnis.

X. Verteilung der Anionen in den Geweben 522
  1. Chlorid 522
    a) Organische Bindung S. 522, b) Normalwerte S. 523, c) Ursache verschiedener Verteilung S. 524, d) Bindegewebe, e) Verhältnis zum Natrium S. 527, f) injiziertes Chlorid S. 530, g) Beeinflussung der Verteilung S. 531, h) Muskulatur S. 535, i) Leber S. 543, j) Lunge S. 544, k) Zahn, l) Nervensystem S. 545, m) Zusammenfassung S. 546
  2. Bromid 547
    a) Normalwerte S. 547, b) Drüsen mit innerer Sekretion S. 549, c) Verteilung nach Darreichung S. 551, d) Schilddrüse, e) Zentralnervensystem S. 555, f) Zusammenfassung, g) Analysen eines Brom-Todesfalles S. 556
  3. Jodid 557
  4. Rhodanid 562
  5. Perchlorat 563
  6. Chlorat 564
  7. Nitrat 565
  8. Ferrocyanid 565
  9. Sulfat 565
 10. Phosphat 568
 11. Radioaktives Phosphat 571
    a) Aktuelle Wirkungen S. 571, b) Unterschiede gegenüber ^{31}P S. 572, c) Allgemeine Verteilung S. 574, d) Aufnahme in Hartgewebe S. 578, e) Säurelösliche Fraktion S. 582, f) Die lipoiden Fraktionen S. 584, g) Eiweißbindung S. 590, h) Nucleine und Kernbausteine S. 591, i) Tumoren S. 591, j) Produktion der Eier S. 594, k) Aufnahme von Phosphat in die Zelle S. 595
 12. Fluorid 597
    a) Normalwerte S. 597, b) Fluoriddarreichung S. 599

XI. Die extracellulären Räume 602

K. Ausscheidung 608
 I. Ausscheidung durch die Nieren 608
  1. Chlorid 608
    a) Histochemische Methoden, b) Kaltblüter S. 609, c) Vögel, d) Warmblüter S. 612, α) Schwellensubtanz S. 613, β) Verhalten zum Natrium S. 618, γ) Harnstoffgaben S. 620, δ) NaCl-Zufuhr S. 621, ε) Nervensystem, ζ) Innere Sekretion S. 626, η) Nierenkrankheit S. 628, ϑ) Infektionen S. 629, ι) Narkotica κ) Diuretica, λ) Die radioaktiven Na-Isotopen S. 630
  2. Bromid 631
    a) Normale Ausscheidung S. 631, b) Nach Zufuhr S. 632
  3. Jodid und Rhodanid 636
    a) Gesetzmäßigkeiten S. 636, b) Normalwerte S. 640, c) Nach Cyaniden, d) Ausscheidung S. 641
  4. Perchlorat 643
  5. Chlorat 644
  6. Bromat 644
  7. Nitrat 644
  8. Sulfat 647
    a) Kaltblüter S. 647, b) Vögel, c) Normalausscheidung, α) Art der Ausscheidung, β) Vorherige Veresterung S. 648, γ) Ausscheidungsgesetze S. 650, δ) Absolute Ausscheidung S. 654, ε) Chloridausscheidung S. 657, ζ) Hypophysenextrakt S. 659
  9. Sulfit 659
 10. Thiosulfat 659
 11. Ferrocyanid 661
 II. Die Ausscheidung von Phosphat auf verschiedenen Wegen 664
  1. Ausscheidung durch die Niere 664
    a) Kaltblüter S. 664, b) Warmblüter S, 665, α) Acidose S. 665, β) Konzentrierung S. 667, γ) Clearance S. 668, δ) Zucker S. 669, ε) Veresterung S. 670, ζ) Nierenschädigung, η) Nierenschwelle S. 671, ϑ) Beziehungen zu anderen Ionen S. 674, c) Quantitative Ausscheidung S. 675
  2. Verhältnis Darm-Niere bei der Ausscheidung 676
  3. Radioaktives Phosphat 679

XVI Inhaltsverzeichnis.

    4. Besondere Ausscheidungswege 681
       a) Darmschleim S. 681, b) Speichel S. 682, c) Magensaft, d) Galle, e) Pankreassaft S. 683, f) Darmsaft, g) Schweiß, h) Milch S. 684
    5. Pyrophosphat 685
  III. Fluorid 685
  IV. Die Ausscheidungswege der übrigen Ionen außerhalb der Nieren 688
    1. Speichel 688
       a) Chlorid S. 688, b) Bromid, c) Ferrocyanid, d) Nitrat, e) Rhodanid S. 689
    2. Magensaft 691
       a) u. b) Sulfat, c) Chlorid, Mechanismus der Sekretion und Rhodan S. 691, d) Bromid S. 696, e) Rhodanid S. 697
    3. Galle 697
    4. Pankreassaft 698
    5. Darmsaft 699
    6. Abgabe durch die Haut 700
    7. Abgabe durch die Milch 701
  V. Übersicht 703

L. Beeinflussung spezieller Organe und Organsysteme durch Anionen 706
  I. Blut 706
    1. Blutfarbstoff 706
       a) Sauerstoffsättigung S. 706, b) Methämoglobin S. 707
    2. Wirkung auf Erythrocyten 712
       a) Hämolyse S. 712, b) Senkungsgeschwindigkeit S. 715, c) Agglutination S. 716
    3. Antikörper usw. 717
    4. Blutgerinnung 718
    5. Wirkungen auf das Blutbild 719
  II. Kreislauf 722
    1. Das isolierte Herz 722
       a) Chlorid, Bromid S. 722, b) Nitrat, c) Jodid, d) Rhodanid S. 723, e) Perchlorat S. 724, f) Cyanat, g) Sulfat, Sulfit, Thiosulfat, h) Phosphat S. 726, i) Pyrophosphat, Ferrocyanid S. 728, k) Trimetaphosphat, l) Natriumphosphit, m) Hypophosphit, n) Fluorid S. 731
    2. Isolierte Gefäße 733
    3. Verhalten der Blutmenge im Verbande des Organismus (Osmotischer Druck) 734
    4. Druck und Bewegung des Liquors 736
    5. Der Augeninnendruck 737
    6. Herz, Blutdruck und Gefäße 739
       a) Hypertonische Lösungen, Chlorid S. 739, b) Bromid S. 742, c) Rhodanid S. 743, d) Perchlorat, e) Chlorat S. 744, f) Nitrat, g) Sulfat, h) Natriumthiosulfat, i) Sulfit S. 745, k) Phosphat, l) Pyrophosphat, m) Hexametaphosphat, n) Fluorid S. 746
    7. Capillaren — Lokale Einwirkungen 747
       a) Chlorid S. 747, b) Bromide und Vergleiche S. 748, c) Chlorat und andere Oxydationsmittel, d) Rhodanid, e) Sulfat S. 750, f) Sulfit, g) Phosphat, h) Phosphit S. 751, i) Fluorid S. 752, Zusammenfassung S. 753
  III. Wirkung auf die Atmung 753
       a) Chlorid-Hypertonische Lösungen S. 753, b) Bromid, c) Chlorat S. 754, d) Rhodanid, e) Sulfat, f) Sulfit, g) Persulfat, h) Phosphat, i) Fluorid S. 755
  IV. Atemwege und Lunge 756
       a) Chloridhypertonie, b) Bromid, c) Chlorat, d) Perchlorat, e) Rhodanid S. 756, f) Sulfat, g) Sulfit, h) Persulfat, i) Phosphat, k) Fluorid, l) Zusammenfassung S. 757
  V. Zentralnervensystem und Sinnesorgane 757
       a) Chlorid-Hypertonische Lösung S. 757, b) Bromid S. 760, c) Besondere Bedingungen der Bromidwirkung — Krampfgifte S. 766, d) Nitrat, e) Chlorat, f) Perchlorat S. 769, g) Rhodanid und Vergleich S. 770, h) Cyanat, i) Sulfat, k) Persulfat, l) Tetrathionat, m) Ferrocyanid S. 774, n) Phosphat S. 775, o) Pyrophosphat, Trimetaphosphat, Hexametaphosphat S. 779, p) Phosphit, q) Fluorid S. 780

VI. Die peripheren Nerven 781
   a) Erregbarkeit S. 781, b) Sauerstoffverbrauch S. 782, c) Elektrotonischer Strom, d) Lokalanästhetikum S. 783
VII. Willkürliche Muskulatur 785
   a) Chlorid-Hypertonische Lösung S. 785, b) Bromid S. 786, c) Perchlorat S. 787, d) Rhodanid, mit Bemerkungen über Jodid S. 789, e) Vergleich verschiedener Ionen untereinander S. 794, f) Sulfat, Sulfit und andere Schwefelsauerstoffsäuren S. 796, g) Phosphat S. 798, h) Phosphat und Arbeit S. 800, i) Pyrophosphat S. 804, k) Phosphit, l) Fluorid S. 805
VIII. Glatte Muskulatur 807
   a) Chlorid-Hypertonische Lösung S. 807, b) Bromid, c) Chlorat, d) Perchlorat S. 810, e) Rhodanid, f) Vergleiche S. 811, g) Sulfat S. 812, h) Sulfit S. 815, i) Thiosulfat, k) Hyposulfit, l) Ferrocyanid, m) Phosphat, n) Phosphit S. 816, o) Fluorid S. 817
IX. Veränderungen der Resorption im Darmkanal 817
   a) Chlorid S. 817, b) Verschiedene Anionen, c) Phosphat S. 818, d) Fluorid S. 819
X. Wirkung auf Drüsen mit äußerer Sekretion 819
   a) Hautdrüsen, b) Milchsekretion S. 819, c) Speicheldrüsen, d) Magendrüsen, e) Gallensekretion S. 820, f) Pankreas S. 821
XI. Wirkung auf die Leber 821
   a) Sulfat S. 821, b) Thiosulfat, c) Persulfat, d) Phosphit, e) Fluorid, f) Chlorat S. 822, g) Rhodanid S. 823
XII. Wirkung auf die Niere 823
   a) Chlorid-Hypertonische Lösungen, b) Chlorat S. 823, c) Bromat, d) Rhodanid, e) Sulfat S. 824, f) Persulfat, g) Thiosulfat, h) Tetrathionat S. 825, i) Ferrocyanid, k) Phosphat S. 826, l) Phosphit, m) Fluorid, n) Cyanat S. 828
XIII. Wirkung auf den Stoffwechsel und innere Sekretion 828
   1. Chlorid-Hypertonische Lösungen 829
      a) Mineralstoffwechsel S. 829, b) Alkalireserve S. 831, c) Gasstoffwechsel und Fieber S. 834, d) Kohlenhydratstoffwechsel S. 835, e) Stickstoffstoffwechsel S. 837, f) Innere Sekretion S. 838
   2. Bromid 838
      a) Alkalireserve S. 838, b) Gasstoffwechsel, c) Hyperglykämische Reaktion, e) Kohlenstoff- und Stickstoffausscheidung S. 839, f) Innere Sekretion S. 840
   3. Nitrat 843
   4. Bromat 843
   5. Chlorat 843
   6. Rhodanid, Jodid und Vergleiche 843
   7. Sulfat 847
      a) Mineralstoffwechsel, b) Alkalireserve S. 847, c) Kohlenhydratstoffwechsel, d) Stickstoff-Stoffwechsel S. 848
   8. Sulfit 848
   9. Thiosulfat und Polythionate 849
   10. Persulfat 850
   11. Phosphat 850
      a) Anorganischer Stoffwechsel S. 850, b) Säure-Basen-Gleichgewicht, c) Gas- und Kohlenhydratstoffwechsel S. 852, d) Phosphat und Blutzucker S. 853
   12. Pyrophosphat 857
   13. Metaphosphat 858
   14. Fluorid 858
      a) Mineralstoffwechsel S. 858, b) Fermenthemmung, c) Hyperglykämie S. 860, d) Gaswechsel S. 862, e) Schilddrüse S. 863
XIV. Einwirkung auf Wachstum und Entwicklung — Geschwülste 863
   a) Chlorid-Bromid, b) Hypochlorit, Hypobromit, c) Chlorat-Bromat S. 864, d) Rhodanid und Vergleiche S. 865, e) Thiosulfat, f) Phosphat, g) Fluorid S. 868
XV. Übersicht 869
   a) Chlorid-Hypertonische Lösungen S. 869, b) Bromid S. 871, c) Rhodanid S. 872, d) Perchlorat, e) Chlorat, f) Sulfat, g) Phosphat S. 874, h) Fluorid S. 876

Chronische Einwirkungen ... 877
M. Mangelhafte und übermäßige Anwesenheit von Chlorid in Nahrung und Organismus 877
   I. Beziehungen zu verschiedenen Faktoren bei normaler Zufuhr ... 877
      1. Na und Cl ... 877
      2. Verluste durch Schweiß ... 878
      3. Säure-Basen-Haushalt ... 878
      4. Kalium ... 879
      5. Nebenniere ... 880
      6. Niere ... 880
      7. Chlorid ... 881
   II. Wirkung von NaCl-Zulagen zum normalen Bedarf ... 882
      1. Amphibien ... 882
      2. Hühner ... 882
      3. Maus ... 882
      4. Ratte ... 883
      5. Kaninchen ... 885
      6. Hund ... 885
      7. Schwein ... 886
      8. Schaf ... 887
      9. Ziege ... 887
      10. Rind ... 888
      11. Mensch ... 889
   III. Mangel an NaCl und Einfluß von NaCl-Gaben auf die sich entwickelnden Symptome ... 891
      1. Huhn ... 891
      2. Maus ... 891
      3. Ratte ... 891
      4. Meerschweinchen ... 895
      5. Kaninchen ... 896
      6. Katze ... 899
      7. Hund ... 902
      8. Rind ... 909
      9. Mensch ... 909
      Übersicht ... 912
   IV. Hypochlorämie infolge Exstirpation der Nebennieren ... 913
      1. Allgemeine Einleitung ... 913
      2. Ratten ... 916
      3. Kaninchen ... 925
      4. Katze ... 925
      5. Hunde ... 926
      Übersicht ... 932
   V. Menschliche Pathologie der Hypochlorämien ... 933
      1. ADDISONsche Erkrankung ... 933
      2. Diabetes ... 935
      3. Erbrechen ... 935
      4. Niere ... 936
      5. Infektionskrankheiten ... 938
      6. Verschiedenes und Übersicht ... 938
N. Mangel und Überschuß an Phosphat ... 940
   I. Allgemeines ... 940
      1. Beziehung zum Eisen und der Blutbildung ... 941
      2. Calcium ... 942
      3. Verknöcherung ... 942
      4. Phosphatasen ... 944
      5. Weißer Phosphor ... 947
      6. Verschiedene Bedingungen ... 947
      7. Säure-Basen-Verhältnis ... 948
      8. Nahrungswahl ... 948
      9. Ca, P und Vitamin D ... 949
      10. Weitere Bedingungen zur Rachitis ... 949
   II. Das Phytin-Phosphat (Ca-Mg-Inosinhexaphosphat) der Nahrung ... 950

- III. Rattenrachitis 956
  1. Wirksamkeit verschiedener Phosphorsauerstoffverbindungen 956
  2. Bildung unlöslichen Phosphats 959
  3. Bildung unlöslicher Calciumverbindungen 960
  4. Das Verhältnis Ca/P 960
  5. Kleinste P-Mengen 967
  6. Tetanie 970
  7. Heilung der Rachitis 971
  8. Zähne 973
  9. Schwangerschaft und Lactation 974
  10. Die Acidität der Diät 977
  11. Bilanzen 979
  12. Resorption aus dem Darm 981
  13. Vitamin D 984
  14. Hypervitaminose D 988
  15. Fett 991
  16. Nebenschilddrüsen 991
  17. Überdosierung des Hormons 993
  18. Nebennieren und andere Drüsen 996
  19. Jod 996
  20. Allgemeine Begleiterscheinungen 996
  21. Heilung und mechanische Eigenschaften der Knochen 998
- IV. Meerschweinchen 999
- V. Kaninchen 1000
  Knochenbrüche S. 1003
- VI. Hunde 1004
- VII. Hühner 1008
  1. Legetätigkeit 1009
  2. Rachitis 1009
  3. Perosis 1012
- VIII. Schweine 1013
- IX. Schafe 1016
- X. Rinder 1018
- XI. Affe 1022
- XII. Mensch 1022
  1. Assimilierbarkeit 1022
  2. Retention 1023
  3. Normaler Bedarf 1024
  4. Rachitis 1025
  5. Phosphatase 1025
  6. Vitamin D 1027
  7. Zahncaries 1028
  8. Osteomalacie 1029
  9. Nebenschilddrüsen 1031
  10. Knochenbrüche 1032
  11. Verschiedenes 1032

O. Chronische Vergiftung mit Fluoriden 1032
- I. Allgemeines über physiologische Rolle und Mechanismus der Wirkung . . . 1032
  1. Physiologische Funktion — Das Cariesproblem 1036
  2. Mechanismus 1047
  3. Schilddrüse 1048
  4. Zusammenfassung 1049
- II. Huhn 1049
- III. Maus 1050
- IV. Ratte 1050
  1. Allgemeinbefinden, Wachstum, Reproduktion 1050
  2. Giftigkeit und Assimilation verschiedener F-Verbindungen 1054
  3. Wirkung auf Zähne und Knochen 1058
  a) Stoffwechsel S. 1058, b) Anatomische Veränderungen S. 1061
  4. Nebenschilddrüsen 1067
  5. Schilddrüse 1068

	6. Vitamin C	1069
	7. Nebenniere	1070
	8. Hypophyse	1070
	9. Leber	1070
	10. Niere	1070
	11. Haut	1070
	12. Augen	1070
V.	Meerschweinchen	1070
	1. Allgemeines	1070
	2. Knochen und Zähne	1072
	3. Hypophyse	1072
	4. Schilddrüse und Grundumsatz	1073
	5. Vitamin C	1073
VI.	Kaninchen	1075
VII.	Hund	1076
	1. Allgemeines	1076
	2. Knochen und Zähne	1077
VIII.	Haustiere, Vergiftungsmöglichkeit — Ziege	1079
IX.	Schaf	1080
X.	Schwein	1081
XI.	Rindvieh	1083
XII.	Mensch	1086
	1. Zufuhr durch die Nahrung	1086
	2. Schädigung in der Industrie	1093
	3. Verschiedenes — Therapie	1094

P. Gegengiftwirkungen 1095
    1. Oxydierende Anionen 1097
    2. Sulfat 1097
    3. Thiosulfat 1098
    4. Tetrathionat und andere Anionen mit 2fach positivem Schwefel 1104
    5. Phosphat 1104
    6. Ferrocyanid 1105

Q. Abschluß 1105

Autorenverzeichnis 1108
Sachverzeichnis 1150

über die wir auf S. 538f. berichteten. Hinzuweisen wäre auch auf die Befunde von BECHER[3011, I], nach denen die kranke Leber vermehrt Rhodan bildet und abgibt, so daß der Gehalt im Plasma erhöht ist.

Wenn diese SCN′-Mengen tatsächlich in der Leberzelle selbst gebildet werden, muß die Leber die Fähigkeit zur Ausscheidung haben. Hier liegen für die Restitution geschädigten Gewebes sehr wichtige Fragen vor, die sich aus den so einfach und primitiv erscheinenden Problemen der Verteilung zwangsläufig ergeben. Verteilung und Funktion der Organe sind in unserem ganzen Abschnitt nicht zu trennende Faktoren gewesen und mußten einen größeren Raum einnehmen als bei denselben Problemen auf anderen Gebieten der Pharmakologie.

K. Ausscheidung.

Die Abgabe der Anionen aus dem Organismus wird quantitativ erfolgen müssen, da eine Zersetzung bis auf einige, wie S_2O_3'', NO_3', ClO_3' usw. nicht in Rechnung zu stellen ist. Aber da es sich meist um körpereigene Substanzen handelt, wird man Gesetzmäßigkeiten im physiologischen Geschehen des Ausscheidungsorgans und außerhalb aufsuchen müssen. Eine enge Beziehung besteht zur Verteilung, zum Wasser- und Säure-Basenhaushalt.

Die Ausscheidung im Harn spielt bei der Mehrzahl der Ionen die überwiegende Rolle. So fand sich bei Affen (Macacus) 0,276 g Cl′ im Urin und nur 0,0015 g in den Faeces, während bei Phosphat das umgekehrte Verhältnis bestand. Das $Na^\cdot$ ist stärker im Stuhl vertreten[3532], wahrscheinlich bedingt durch die Ausscheidung in den Darmsäften. Unter besonderen Bedingungen wird man den Schweiß oder bei Durchfällen den Darmkanal für Cl′-Verlust in Betracht ziehen müssen. Letzterer wird wiederum bei Phosphat und Fluorid immer zu beachten sein, gleichgültig, ob es sich um eine echte Auscheidung oder nur um eine durch $Ca^{\cdot\cdot}$-Fällung bedingte, mangelhafte Resorption handelt. Auf die Unterscheidung beider Möglichkeiten und die Lokalisierung der Resorption wurde viel Mühe verwandt.

Während wir also die Ausscheidung von PO_4''' und F′ in Darm und Niere geschlossen behandeln, soll zuerst die Ausscheidung der Anionen ausschließlich durch die Niere nebeneinander dargestellt werden. Die anderen Orte (Magen, Speicheldrüse, Schweißdrüsen usw.) sind hier gewissermaßen nur als Korrekturen des ersten Summanden zu betrachten, wenigstens unter normalen Verhältnissen.

I. Ausscheidung durch die Nieren.

Hier handelt es sich nicht nur um die Gesetze der Ausscheidung, sondern auch um die Beeinflussung durch extrarenale Faktoren, sei es von den Geweben allgemein oder den Drüsen mit innerer Sekretion, wie Hypophyse und Thyreoidea her. Zuerst wird die Ausscheidung des Chlorids darzustellen sein. An ihm — genau wie bei der Verteilung — messen wir gewissermaßen die anderen Anionen.

1. Chlorid. Die Ausscheidung erfolgt, wie jetzt mit großer Gewißheit feststeht, nach der Cushnyschen Vorstellung der Filtration und Rückresorption (siehe dazu [3532, I u. II]). Es wird in den Glomerulis im Primärharn in einer durch den Donnanquotienten bedingten Konzentration abgesondert. Da die Konzentration im Urin schließlich doppelt so groß sein kann wie im Plasma, muß im Verlauf der Harnwege abwärts vom Glomerulus Wasser rückresorbiert werden. Da aber die Konzentrationserhöhung bei anderen im Harn vorkommenden Stoffen (Kreatinin, Sulfat) vielfach höher ist, muß auch eine Rückresorption des Chlorids stattfinden.

a) Man hat versucht, Lokalisation auf **histochemische Methoden** zu basieren. Die Fällung des Cl' als AgCl und die anschließende „Entwicklung" des Niederschlages durch Hydrazin[3530] oder Formalin (DEFRISE[265] und [3531]) führt zu leicht sichtbaren, schwarzen Silbergranulis. So fand LESCHKE[3530] gerade in den Glomerulis keine Granula und schloß auf Ausscheidung durch die Harnkanälchen. DEFRISE[265, 3531] ging gründlicher vor. Er verglich die histologischen Bilder von seit 24 Stunden nüchternen Mäusen (Gruppe 1) mit einer zweiten Gruppe, die in 24 Stunden peroral 2—3 g NaCl erhalten hatte. In einer dritten Gruppe erhielten die 24 Stunden nüchternen Mäuse 2 Stunden vor der Tötung 2 ccm 10% NaCl intraperitoneal. Eine vierte Gruppe mit normaler Diät diente als Kontrolle.

Die Ag-Körnchen fanden sich in den Glomerulis, bei Gruppe 2 und 3 etwas stärker und auch im Bindegewebe. In den tieferen Abschnitten gab es mehr oder weniger Anzeichen einer Chloridfällung, teils im Bindegewebe um die Kanälchen (Tubuli contorti 1. Abschnitt) teils in den intracellulären Zwischenräumen oder am Bürstensaum (Tubuli contorti 1. und 2. Abschnitt). In den distalen Tubulis fanden sich manche Zellen, die Chloride speichern. Das wird als Zeichen der Rückresorption angesehen, Fehlen der Granula in den Basalzellen und besonders im perinuclearen Teil wird als Fehlen einer Sekretion gedeutet. In der HENLEschen Schleife ergeben sich reichliche Niederschläge beim Nüchterntier. Die Niederschläge in diesem Teil der Schleife sollen das Phänomen der Rückresorption aufzeigen usw.

Diese kurze Beschreibung zeigt schon, wie alles nur Deutung und Auffassung sein muß. Wir haben schon gesehen, daß selbst im Gesamtblut die quantitative Fällung des Cl' mit Ag˙ nicht gelingt, weil teilweise durch NO_3' Oxydationen erfolgen, da die Säure rascher eindringen kann als das schwerfälligere Ag˙. In Geweben ist aber Fällung noch schwieriger, und man muß die vorherige Auflösung des Organs mit Lauge vorausschicken. Wieviel mehr wird die Hoffnung auf unsicherer Grundlage ruhen, daß Cl' von der Stelle seiner Anhäufung trotz Zerstörung der Zelle durch das eindringende $AgNO_3 + HNO_3$ nicht diffundiert. Auch hier werden wir deshalb der Histochemie keinen wesentlichen Wert beimessen, ebensowenig wie wir der Meinung sind, daß bei der Fällung der LIESEGANGschen Ringe die Verteilung des Ions in der Gallerte schon vorher rhythmisch stattfinde.

b) Kaltblüter. Bei Fischen, deren Nieren keine Glomeruli besitzen, z. B. dem Seeteufel, wird Cl' kaum ausgeschieden, zugleich führt es zu keiner Diurese[3533]. Hier treten andere Zellen ein, die in den Kiemen lokalisiert sind und durch Cl'-Ausscheidung die osmotische Regulation solcher Seetiere übernehmen können. KEYS[3534, 3535] hat solche Zellen (große Zellen vom Durchmesser 15 μ) vor allem beim Aal gefunden, der besondere Fähigkeit besitzt, sich verschiedenen Drucken anzupassen. Diese Versuche scheinen schon einen Hinweis dafür zu geben, daß in der Niere keine Sekretion von Cl' stattfindet. Für eine Ausscheidung sind demnach die Glomeruli notwendig.

Die Untersuchung dieser Verhältnisse ist — vor allen Dingen am *Frosch* und *Necturus* — den Arbeiten von RICHARDS und Mitarbeitern[3536–3540] zu danken. Es gelang mit dem Mikromanipulator den einzelnen Glomerulus zu punktieren

---

[3530] LESCHKE, E.: Verh. Kongr. d. inner. Med. **1914**, 635.
[3531] DEFRISE, A.: Arch. ital. di anat. e. di embriol. **24**, 697 (1927). Ber. wissenschaftl. Biol. **7**, 116.
[3532] BAUMANN, L. u. OVIATT, E.: J. biol. Chem. **22**, 43 (1915).
[3532, I] KUSCHINSKI, G. u. LANGECKER, H.: Naunyn-Schmiedebergs Arch. **204**, 710 u. 718 (1947) weisen darauf hin, daß bei der Ausscheidung von NaCl auch eine aktive Sekretion wesentlich beteiligt sei. Diese Behauptung basiert auf folgenden Punkten: Phenolrot wird durch die Tubuli sezerniert und muß dabei Wasser mitführen. Diese Sekretion wird durch Atropin gehemmt. Da Atropin — häufiger bei peroraler Wasserbelastung — die Ausscheidung von Cl' hemmt, ohne die Inulinclearance zu beeinflussen, müsse es auch in diesen Versuchen durch Sekretion ausgeschieden sein. Versuchstiere meist Hunde, einmal Ratten.
[3532, II] ZAHN, H.: Angew. Chemie **1949**, 259. Bei Punktion des Glomerulus war der Cl'-Gehalt im Primärharn stets kleiner als den Gesetzen der Filtration entspricht. Im Durchschnitt über die Zeit fand sich eher Gleichheit.
[3533] BIETER, R. N.: J. Pharm. exp. Ther. **43**, 399 (1931). C. **1932 I**, 1553.
[3534] KEYS, A.: Z. vergl. Physiol. **15**, 364 (1931).
[3535] KEYS, A. u. WILLMER, E. N.: J. Physiol. **76**, 368 (1932), Rona **71**, 197.
[3536] WEARN, J. T. u. RICHARDS, A. N.: J. biol. Chem. **66**, 247 (1925), Rona **35**, 696. Rana catesbiana und Rana pipiens.

und durch äußerste Verfeinerung der analytischen Methodik in dem Glomerulusharn Cl' zu bestimmen. Mit immer größerer Annäherung (z. B. von [3536], [3537]) wurde so die Identität von Konzentration im Punktat mit der im Plasma erwiesen. Es fand sich im Durchschnitt von 11 Experimenten am Frosch eine um 1,8%, in 14 Experimenten am Necturus eine um 3,1% höhere Konzentration in den Glomeruli[3538]. Bei Punktion tieferliegender Teile kam ein Abfall der Konzentration zur Beobachtung, vor allem in dem distalen Tubulus contortus[3539].

Daß eine Rückresorption stattfinden muß, ergibt sich allein aus der Tatsache des niederen Cl'-Gehaltes des Blasenharns bei Perfusionsversuchen[3537]. Der Beweis mit Hilfe von Perfusionsversuchen ist vorwiegend deshalb notwendig, weil auch noch in der Kloake eine Rückresorption von Ionen und von Wasser (z. B. EICHLER[846, 2431, I]) stattfinden kann. Bei den Versuchen an isolierten Nieren[3537] ergaben sich immer kleinere Werte im Urin. Dieser Quotient war besonders klein bei den Versuchen, in denen Isotonie der Lösung hergestellt wurde durch teilweisen Ersatz des Cl' durch SO_4''. Es sollte dabei ein rascherer Durchgang durch die Schleifen usw. erzielt werden mit möglichst geringer Rückresorption. Das Gegenteil trat ein — und wie wir wissen, durchaus der Erwartung gemäß — da das SO_4'' unter besonderen Bedingungen, die hier zutreffen, die Cl'-Ionen direkt aus dem Harn verdrängen und die Rückresorption begünstigen kann, wie wir noch später sehen werden.

Gegen die Vorstellung einer einfachen Filtration wären vor allem die Versuche von HÖBER und MACKUTH[3541] anzuführen, nach denen es durch O_2-Mangel und HCN zu einer geringeren Harnbildung käme. Es hat sich aber herausgestellt, daß durch die angeführten Eingriffe eine Verengung der Gefäße mit Umleitung des Flüssigkeitsstromes in die anliegenden Kollateralen bewerkstelligt wird[3542].

Weitere Argumente gegen die Lehre der Filtration werden aus Versuchen an der isolierten Krötenniere abgeleitet[3543].

Wird diese Niere mit 1,2% NaCl-Ringer durchströmt, dann kommt es zu einer anfänglichen Diurese mit anschließender Oligurie. Die Zunahme des Gehaltes an NaCl war bei der gesunden Niere größer als bei der durch Cantharidin, am geringsten bei der durch Uran geschädigten Niere. Da durch Uran die Tubuli geschädigt seien, müsse die Konzentrationszunahme größer sein. Dagegen ist zu halten, daß die Stelle der NaCl-Rückresorption mit der der Uranschädigung nicht identisch ist. Bei weiteren Versuchen wurden die Glomeruli normal, die Tubuli mit hypertonischer Lösung durchströmt. Trotzdem kam es zur Konzentrationserhöhung des Cl' im Urin, besonders bei der gesunden Niere. Auch dieses spricht nicht gegen die Rückresorption, da man nicht nur eine Schädigung der Zellen durch die Hypertonie erwarten kann. Weiterhin fehlt eine Verbindung zu den Glomerulis nicht vollkommen, ebenso kann das Ausmaß der Rückresorption abhängig vom Cl'-Gehalt der umspülenden Blutflüssigkeit sein. Dafür spricht auch, daß bei Durchströmung mit 0,3% NaCl [3544] die NaCl-Abnahme im Urin am größten war, wenn die Niere gesund war. Inwieweit die in jeder Durchströmungsform (d. h. glomerulär bzw. renoportal) auftretende Oligurie durch Faktoren ähnlich wie bei HCN (siehe [3542]) bedingt ist, ist nicht abzuschätzen.

Abnehmende Ausscheidung von Cl' durch den Urin bei Cl'-Mangel zeigen die Versuche von KROGH[2657] (siehe ebenso EICHLER[2431, I]). Bei Sprayen des Frosches mit Aq. dest. verliert der Frosch beträchtliche Mengen durch die Haut

---

[3537] FREEMANN, B., LIVINGSTON, A. E. u. RICHARDS, A. N.: J. biol. Chem. **87**, 467 (1930), Rona **58**, 536.
[3538] WESTFALL, B., FINDLEY, B. TH. u. RICHARDS, A. N.: J. biol. Chem. **107**, 661 (1934), Rona **86**, 113.
[3539] WALKER, A. M., HUDSON, C. L., FINDLEY, TH. u. RICHARDS, A. N.: Amer. J. Physiol. **118**, 121 (1937), Rona **100**, 88.
[3540] RICHARDS, A. N.: Proc. roy. Soc. B. **126**, 398 (1938). Croonian Lecture.
[3541] HÖBER, R. u. MACKUTH, E.: Pflügers Arch. **216**, 420 (1927).
[3542] BECK, L. V., KEMPTON, R. T. u. RICHARDS, A. N.: Amer. J. Physiol. **122**, 676 (1938), Rona **108**, 621.
[3543] IZUMIDA, M.: Tohoku J. exp. Med. **36**, 82 (1939), Rona **119**, 594.
[3544] IZUMIDA, M.: Tohoku J. exp. Med. **36**, 103 (1939), Rona **119**, 595.

und ebenso durch den Urin, wodurch der Cl'-Gehalt des Blutes abnimmt. Ein 60-g-Frosch schied am 4.—6. Tage 0,62 mg Cl' täglich aus, vom 7.—10. Tage nur noch 0,24 mg täglich, aber eine völlige Rückresorption wurde auch dann nicht beobachtet.

Wie die Ausscheidung nach kontinuierlicher Zufuhr — in diesem Falle durch die Haut — verläuft, zeigt die nebenstehende Abbildung von ADOLPH[2669].

Die Frösche waren in Lösungen verschiedener Konzentrationen gesetzt worden und nahmen dort Cl' proportional der Konzentration des umgebenden Mediums auf. Wir sehen die Zunahme der Cl'-Ausscheidung mit der Aufnahme steigend. Aus der Wasserkurve sehen wir eine Konzentrationssteigerung bei 0,155 molaren Lösungen.

Analoges kann man durch intravenöse Gabe von NaCl-Lösung erzielen. Wenn der Blutgehalt über 225 mg% Cl' stieg, dann erschien Cl' in erhöhter Menge. Bei 600 mg% erreichte der Konzentrationsquotient $\frac{[\text{Cl}']_{\text{Urin}}}{[\text{Cl}']_{\text{Plasma}}}$ den Wert 1, zugleich mit deutlichen Vergiftungssymptomen[3545].

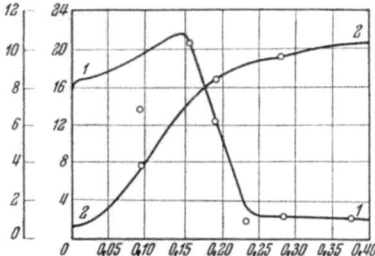

Abb. 46. Durchschnittliche Geschwindigkeit der Wasserausscheidung und Chlorausscheidung durch die Nieren in Prozent des Gehaltes im Körper/Stunde eines 37 g Frosches, der sich in Kochsalzkonzentrationen, wie in der Abscisse in Mol angegeben, befindet. Zeit nicht berücksichtigt. Kurve 1 Wasserausscheidung. Kurve 2 Chlorausscheidung.

Eine Konzentrationsreihe im Harn nach Injektion von 2 ccm verschiedener Lösungen pro Frosch ergab folgende Werte (nach [3546]):

% der Lösung	0,65	0,9	1,4	1,9	5	10
% des Urins	0,036	0,034	0,041	0,048	0,086	0,152

Die Entnahme des Harns erfolgte nach 4 bzw. 6 Stunden. Bei Gabe von 15% Lösung waren die Tiere nach 3 Stunden tot, deshalb wurden stündlich wiederholte NaCl-Mengen verabfolgt. Die Konzentration überstieg nie den Gehalt des Blutes (siehe desgl. [3547, 3548]). Man wird aber nicht sagen können: der Frosch vermag nicht Cl' zu konzentrieren, sondern man wird diese Befunde so formulieren: Der Frosch vermag — im Gegensatz zum Landtier — Cl' besser als Wasser rückzuresorbieren.

Versuche über die *absolute Ausscheidung* ergeben eine tägliche Ausscheidung von 0,1—1 mg NaCl. Gabe von 12 mg NaCl in $^{1}/_{2}$ ccm — also als 2,4% NaCl — führte zur Ausscheidung von 20—40% in 48 Stunden[3550]. Die Frösche wurden bei diesen Versuchen teilweise von Wasser umspült gehalten, so daß eine beliebige Nachlieferung von Wasser ohne weiteres möglich war. Hierdurch werden die Ausscheidungswerte vergrößert. Verkleinert werden die Werte dadurch, daß nur alle 48 Stunden die Kloake entleert wurde. Dadurch bestand ausreichend Zeit zur Rückresorption.

Bei eigenen Versuchen[3549] wurden die Frösche (Januar) in feuchter Kammer gehalten, um die Austrocknungserscheinungen zu vermeiden. Eine Wasserzufuhr fand nicht statt, so daß die Frösche nur auf ihr eigenes Körperwasser angewiesen waren. Es wurden 3 verschiedene Konzentrationen, aber

---

[3545] CRANE, M. M.: Amer. J. Physiol. **72**, 189 (1925), Rona **31**, 602. Rana catesbiana.
[3546] SCHÜRMEYER, A.: Pflügers Arch. **210**, 759 (1925), Rona **35**, 693.
[3547] KLASS, J.: Fisiol. Z. **16**, 805 (1933), Rona **78**, 645.
[3548] UCKO, H.: Z. ges. exp. Med. **50**, 400 (1926), Rona **37**, 631. Frösche, Curare. Zufuhr per os.
[3549] EICHLER, O. u. L.: Naunyn-Schmiedebergs Arch. **199**, 21 (1942).
[3550] WORTMANN, K. H.: Dissertation Leipzig 1937, bei Sulze.

dieselben Mengen (10 mMol/kg), je 60 Fröschen injiziert. Dünner konzentrierte Lösungen (n/2) wurden rascher ausgeschieden als stärker konzentrierte (n/1, 2 n), weil ihnen mehr Lösungswasser zur Verfügung stand. Als Beispiel geben wir die Ausscheidung der m/2 Lösung auf folgender Abbildung wieder:

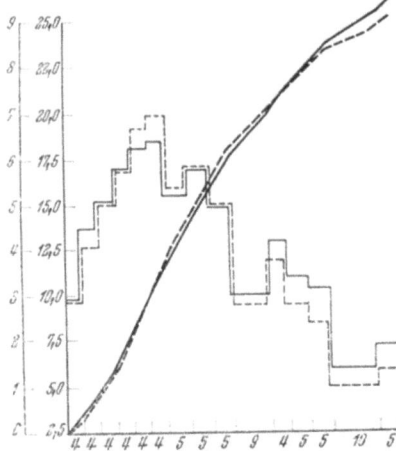

Abb. 47. Ausscheidung von Na (———) und Cl (------). Abscisse: Zeit in Stunden. Ordinate: die äußere linke Zahlenreihe gilt für die Summenkurven und bedeutet mMol/kg. Die rechte Zahlenreihe gilt für die Ausscheidung gerechnet pro kg und Stunde in 10^{-2} mMol. Verabfolgt wurden ½ m NaCl. (Nach EICHLER.)

Auf der Abbildung finden wir die in den einzelnen Perioden pro kg ausgeschiedenen Mengen und die Summenkurve, und zwar $Na^{\cdot}$ und Cl' gesondert bestimmt. Ersichtlich ist eine ganz systematische (im Prinzip auch bei den anderen Konzentrationen nachweisbare) Differenz der Ausscheidung von $Na^{\cdot}$ und Cl'. Anfangs wird mehr Cl' als $Na^{\cdot}$ ausgeschieden, dann folgt eine Periode umgekehrten Verhaltens. Die erste Periode könnte bedingt sein durch die von NETTER, MALORNY und HUDOFFSKY[3340, I] berichtete Aufnahme des $Na^{\cdot}$ in die Muskelfaser, wohin das Cl' nicht folgen kann. Diesem bleibt dann die Ausscheidung durch die Niere offen.

Die zweite Phase kann durch eine Acidose durch organische Säuren bedingt sein. Das Cl' wandert in die Erythrocyten und manche Bindegewebe und entgeht jetzt der Ausscheidung usw. Daraus ist die Wichtigkeit extrarenaler Faktoren für die Ausscheidung dargetan. Quantitativ ist aus der Abbildung ersichtlich, daß selbst nach 77 Stunden Beobachtungszeit erst 90% des verabfolgten Cl' ausgeschieden wurde, obwohl die Normalausscheidung noch gar nicht abgezogen wurde. Bei den 1 m und 2 m Lösungen war die ausgeschiedene Menge um 10% niedriger.

Von Bedeutung ist in den Versuchen von UCKO[3548], daß gleichzeitige Gabe von Harnstoff die Ausscheidung von Cl' vermindert. Wir finden etwas Ähnliches, wie wir es eben aus den Versuchen von RICHARDS mit SO_4'' berichtet haben, also eine Begünstigung der Rückresorption, vielleicht auf osmotischen Kräften beruhend. Derartiges findet sich auch beim Warmblüter.

Versuche mit der gegenseitigen Beeinflußbarkeit von 2 Salzen wurden an folgenden Paaren vorgenommen, von denen 8—10 ccm in isotonischer Lösung in den Brustlymphsack injiziert wurden:

$NaCl + MgCl_2$ und $Na_2SO_4 + MgCl_2$[3550]. Auch hier saßen die Frösche im Wasser, so daß ihnen beliebige Wassermengen zur Rückresorption zur Verfügung standen. In 48 Stunden kam bis über 70% der Zufuhr zur Ausscheidung. Es fand sich keine Begünstigung der Cl'-Rückresorption durch zugefügtes SO_4'', sondern bei Gabe verschiedener Proportionen wurde im Urin die Konzentration etwa in der Richtung derselben Proportionen aufgefunden mit Schwankungen nach beiden Seiten. Am ganzen Tier sind vielfache Komplikationen vorhanden, wie wir später bei den Versuchen von MÖLLER sehen werden.

c) Die Niere von **Vögeln** vermag ebensowenig Cl' zu konzentrieren, wenn man den Harn vor der Eindickung in der Kloake auffängt. Es fand sich immer eine niedrigere Konzentration als im Plasma[3551].

d) **Warmblüter.** Der Urin der *isolierten Niere* ist schwächer konzentriert. Es wird also Cl' stärker rückresorbiert als Wasser. Wenn aber die Niere abgekühlt

---

[3551] MAYRS, E. B.: J. Physiol. **58**, 276 (1923).

wird, steigt der Cl'-Gehalt, so daß unterhalb 18⁰ die Konzentration mit der des Plasma identisch wird[3552]. Die Rückresorptionsfähigkeit des Cl' leidet also später als die von Wasser, hier liegt eine Analogie zur Niere der Frösche vor.

EGGLETON, PAPPENHEIMER und WINTER[3552, I] isolierten die Niere chloralosebetäubter Hunde, indem sie sie mit einer Dale-Schuster-Pumpe durchströmten und in den Kreislauf die beatmeten Lungen zur vollkommenen Sauerstoffversorgung einschalteten. Sie unterschieden eine isobare Diurese, indem sie den Druck im Ureter auf einer konstanten Höhe hielten, von einer isorhoischen Diurese, bei der die Diurese auf einem konstanten Niveau gehalten wurde durch Änderungen im Druck des Ureters oder der Arterien. Aber diese beiden Methoden gaben nicht dasselbe Resultat, indem die Clearance für Cl' vom Ureter her vielfach stärkere Beeinflussung erfuhr als durch Änderungen des Arteriendrucks, während die Werte für Harnstoff und Kreatinin sich praktisch nicht änderten. Die Diurese wurde in Gang gebracht durch Blutverdünnung, also Änderung des osmotischen Drucks. Von Interesse ist dabei, daß die Richtung der Ausschläge bei Änderungen des Drucks vom Ureter her bei Cl entgegengesetzt war der der anderen Vergleichssubstanzen. Ebenso gibt es zwei Möglichkeiten der isobaren Diurese mit verschiedener Folge, die aber verschiedene Wirkungen auf die Cl'-Ausscheidung hatten. Durch Steigerung des Arteriendrucks um 5 mm Hg wurde die Diurese um 12%, die Cl'-Clearance um 220%, durch Senkung des kolloidosmotischen Drucks um 3 mm, dagegen die Urinmenge um 212% gesteigert, bedingt durch Hemmung der Rückresorption, während die Cl'-Clearance nur um 30% zunahm. Die Filtration am Kreatinin gemessen stieg um 4 und 14%.

Durch Erhöhung des Drucks in der V. renalis des Hundes auf 350 mm Salzlösung konnte die Ausscheidung von Wasser und Salz reduziert werden, ohne daß der Plasmadurchfluß, die Filtration in den Glomerulis die Diodrast Tm sich geändert hätte. Es konnte sich nur um eine lokal bedingte Vermehrung der Rückresorption handeln, da nur die eine Niere diese Änderungen zu zeigen brauchte[3552, II].

α) Vielfach wurde eine funktionelle Beziehung zwischen Gehalt im Plasma und Urin gesucht. Die mathematische Beziehung kann vorläufig nur rein beschreibend sein, da die einzelnen Teilvorgänge der Ausscheidung noch unübersichtlich sind. So wurde früher von AMBARD eine Gleichung entwickelt, wobei Cl' als *Schwellensubstanz* galt. Neuerdings versuchte CONVAY[3553-3555] im Gegensatz zu AMBARD zu Ausdrücken zu gelangen, die sich aus theoretischen Vorstellungen (Filtration, Rückdiffusion usw.) entwickeln. Bei seinen Entwicklungen spielt der Punkt eine Rolle, wo Konzentration des Urins und des Plasmas an Cl' gleich sind. Die Rückresorptionsfähigkeit der Niere für Cl' ist beim Warmblüter geringer als die für Wasser. Deshalb kann die Konzentration der rückresorbierten Flüssigkeit nicht identisch sein der Konzentration des Plasmas. Als Punkt des Umschlags gibt REHBERG[3556] mit Kreatinin als Nichtschwellensubstanz im Selbstversuch 375 mg% Cl' an. Wenn die Konzentration im Plasma höher liegt, dann ist die Konzentration der rückresorbierten Flüssigkeit geringer als im Plasma und umgekehrt.

[3552] BICKFORD, R. G. u. WINTON, F. R.: J. Physiol. **89**, 198 (1937).
[3552, I] EGGLETON, G., PAPPENHEIMER, J. R. u. WINTER, F. R.: J. Physiol. **98**, 336 (1940).
[3552, II] BLAKE, W. D., WEGRIA, R., KEATING, R. P. u. WARD, H. P.: Am. J. Physiol. **157**, 1 (1949).
[3553] CONVAY, E. J.: Zbl. f. inn. Med. **1930**, 225, Rona **56**, 751.
[3554] CONVAY, E. J.: Amer. J. Physiol. **88**, 1 (1929). Anwendung auf Sulfat.
[3555] CONVAY, E. J.: J. Physiol. **60**, 30 u. **61**, 595 (1925).
[3556] REHBERG, P. B.: Biochem. J. **20**, 447 (1926).

614 Ausscheidung.

Daß eine relative Schwelle für Cl′ existiert, ist lange bekannt. Bei Cl′-armer Diät scheiden Kaninchen kaum mehr Chloride im Urin aus. Bei zwei Kranken, bei denen durch Verlust des Magensaftes die Cl′-Reserven allmählich erschöpft waren, hörte die Ausscheidung von Cl′ im Urin bei einem Plasmagehalt von 373 und 336 mg% völlig auf[3558, I]. Uns interessiert jedoch, abgesehen von solchen Daten, die Annäherung an diesen Punkt, der noch dazu schwankt, je nach inneren physiologischen Bedingungen, die teilweise heute noch nicht zu übersehen sind, wie z. B. beim hungernden Hunde.

Bei einem sehr sorgfältigen Versuch an einem Hunde verfolgte BOTTIN[3557] die Ausscheidung in Harn und Kot, die Konzentration in Plasma und Blut und sonstige Variable des Blutes. Nachdem der Hund im Gleichgewicht war, wurde ihm plötzlich jede Nahrung entzogen, abgesehen davon, daß er beliebige Mengen Aq. dest. trinken durfte. Wir geben auf folgender Abbildung die Cl′-Bilanz in den ersten Tagen des Hungers, der 3 Wochen dauerte, wieder.

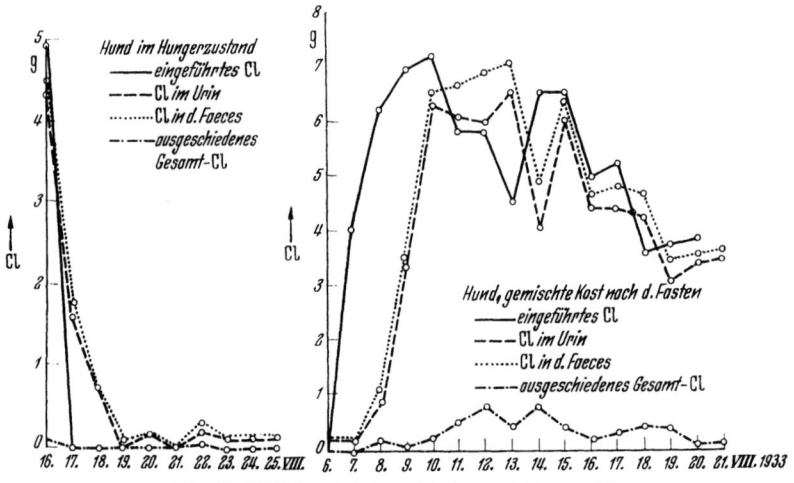

Abb. 48. Cl′-Bilanz bei einem Hunde (nach BOTTIN[3557]).

Wir lassen die Werte des [Cl′] im Plasma fort, weil der Abfall bis zum vierten Tage nur von 0,403 auf 0,396 führte, also kaum ins Gewicht fiel. Dagegen war die Menge des Plasmas abgesunken, die Zahl der Erythrocyten erhöht.

Auf dem zweiten Teil der Abbildung ist das Einsetzen der Wiederfütterung sichtbar. Trotz hoher Zufuhr kam die Ausscheidung sehr langsam in Gang. Das Cl′ im Plasma betrug am 4. Tage 0,395%. Die Ausscheidungssperre ging nicht etwa dem Gewinn des Körpergewichtes parallel. Weitere Daten von Interesse, wie die Schwankungen der Ausscheidung usw., sind aus der Kurve abzulesen.

CUSHNY formuliert $\frac{[Cl']_{Blut} - T}{[Cl']_{Urin}} = K$, wobei T den Schwellenwert bedeutet, der nach AMBARD bei 0,565% NaCl im Plasma anzusetzen wäre. Die Beziehungen zwischen Gehalt an NaCl im Plasma und Ausscheidung bei 2 Versuchspersonen ergeben folgende Werte[3558] nach NaCl-armer Diät bei gleichzeitigem Schwitzen und Arbeit (also andere Bedingungen als bei dem Hunde von BOTTIN[3557]).

[3557] BOTTIN, J.: Rev. belge Sci. med. **6**, 173 (1934), Rona **81**, 74.
[3558] AITKEN, R. S.: J. of Physiol. **67**, 199 (1929), Rona **51**, 766.
[3558, I] LYALL, A. u. NICOL, B. M.: J. Physiol. **96**, 21 (1939).
[3559] McCANCE, R. A.; Proc. roy. Soc. London Ser. B. **119**, 245 (1936). C. **1936 I**, 3857.
[3560] SMIRK, F. H.: J. of Physiol. **75**, 81 (1932). Rona **68**, 506.

Tabelle 276.

		Tag 1	2	3	4	5	6
1. Person	NaCl im Plasma	0,60	0,58	0,57	0,55	0,55	0,54
	g NaCl/Tag ..	8,24	1,39	0,28	0,19	0,12	0,12
2. Person	NaCl im Plasma	0,60	0,58	0,57	0,55		
	g NaCl/Tag ..	6,39	2,64	1,09	0,50		

Die zweite Versuchsperson hatte am Abend vor dem vierten Tage schon 12 g NaCl genommen. Offensichtlich ist das Salz genau so in die entleerten Speicher abgeflossen wie auf dem obigen Diagramm beim Hunde. Eine Schwelle wurde nicht völlig erreicht, aber die Ausscheidung konvergiert dagegen.

Noch deutlicher gerade im Vergleich mit anderen Ausscheidungswegen stellt diese Verhältnisse eine volle Bilanz dar, die McCance[3559] wiedergibt. Die Versuchsperson wurde täglichen Schwitzprozeduren unterworfen.

Tabelle 277.

Tag	Eingenommen als Cl' mg	ausgeschieden als Cl' in mg				
		Urin	Faeces	Schweiß	Exspiratio insensibilis	Blut
		Periode der Entnahme				
1	90	3900	84			
2	224	1200	84	3460		
3	165	550	84	3800		
4	359	79	84			
5	284	42	55	3430		
6	141	24	55			
7	173	30	55			
8	212	26	55	2770		
9	153	12	42			
10	244	24	42	1230		
11	118	11	42			
	2163	5898	682	14,690	1080	390
				22,740		

Reinverlust: 20,577

Tabelle 278.

		Periode der Erholung				
1	9185	22	79			
2	8474	110	79			
3	8224	760	79			
4	9137	3400	79			
5	8163	7530	79			
	43,183	11,822	395	—	670	—
				12,887		

Reingewinn: 30,296

Ersichtlich ist die Erschöpfung und Aufladung der NaCl-Vorräte, deren Zustand sich in der Höhe der Nierenausscheidung, viel weniger durch die der Schweißsekretion dokumentiert. Durch Schwitzen kann man also Hypochlorämien erzeugen, kaum aber durch die Nierensekretion allein (wenigstens beim Menschen).

Bei Messung des osmotischen Drucks nach Hills thermoelektrischer Methode[3561] gab es nach Trinken von Wasser einen Abfall. Der Druck sank ab, bevor die Diurese stieg, das Maximum der Diurese fiel mit dem Maximum des Druckabfalls zusammen. Wird derselbe Abfall des osmotischen Drucks durch Schwitzen und salzarme Diät hervorgerufen, dann kommt es nicht zur Diurese. Werden jetzt 500 ccm 5% NaCl in 2 Stunden gegeben, dann steigt der osmotische Druck, und es kommt zur Diurese, obwohl der totale osmotische Druck nicht sinkt. Es handelt sich um verschiedene Beeinflussungen, die durchaus nicht gleichzusetzen sind; findet sich doch z. B. bei Nebenniereninsuffizienz bei Hunden eine Steigerung des Kreatininclearance[3562], die nach der Gabe von NaCl fast ohne Verzögerung eintritt. In Versuchen an Ratten[3560] gab es bei Wasserzufuhr keine Beziehung der Diurese zur Senkung des kolloidosmotischen Drucks, zu Werten des Haematokriten usw.

Die Ungleichheit der Cl'-Schwelle zeigten auch Versuche mit 4 Kaninchen. Nach Hunger und Diurese war der Harn frei von Cl' mit 490, 493, 494 und 500 mg% NaCl im Plasma. Am Tage zuvor hatten sie bei denselben Werten deutliche Cl'-Ausscheidung gezeigt[3564].

Befunde einer Verzögerung der Diurese und Cl'-Ausscheidung gegenüber der Änderung des Wassergehaltes nach Gabe von NaCl als 0,9% Lösung (1200 ccm) oder 10—20 g (als 10—15% Lösung) wurden auch sonst gefunden[3563]. Diese Befunde könnte man versuchsweise auf die Verzögerung in der Harngewinnung zurückführen, aber sie betrifft nicht gleichzeitig verabfolgtes Kreatinin. Deshalb soll sie nur bei Schwellensubstanzen zur Beobachtung kommen.

Verzögerung fand sich auch in den Versuchen von Hastings, Harkins und Liu[2546], die einem Hunde 10 ccm 2 n NaCl/kg intravenös verabfolgten, obwohl die Urinmenge ausreichend groß ist, um das System der Nierenwege in ganz kurzer Zeit zu durchspülen. Die Werte in mMol sind folgende:

Tabelle 279.

	Zeit vorher	3 Min.	15 Min.	3 Std.	9 Std.
[Cl']serum	124,4	207,4	176,4	161,9	164
Urin-[Cl'] mMol/Ltr.	251	296	273	420,5	415,0
Urin/Min.		3,6	7,7	0,9	0,02
Cl'/Min.		1,06	2,10	0,38	0,01

Die abklingenden Werte sind vermutlich durch das allmähliche Versagen des Kreislaufs bedingt.

Bei Kaninchen gaben McKay[3564] folgende Durchschnittswerte an:

bei 600 mg% NaCl im Plasma Ausscheidung 100 mg NaCl/kg/Stunde
„ 650 „ „ „ „ 200 „ „
„ 700 „ „ „ „ 400 „ „
„ 800 „ „ „ „ 800 „ „

12 Patienten wurde von Ballif und Derevici[2583] 100 ccm 30% NaCl intravenös verabfolgt. Die Durchschnitte ergeben folgende Reihe:

Tabelle 280.

	Zeit vorher	15 Min.	30 Min.	60 Min.	120 Min.	180 Min.	240 Min.
Plasma .	0,58	0,725	0,680	0,670	0,620	0,620	0,59
Urin% .	1,4	1,6	1,8	1,9	2,0	2,0	2,0

Die Konzentration im Urin folgt der Konzentration im Plasma zeitlich nach.

[3561] Baldes, E. J. u. Smirk, F. H.; J. Physiol. 82, 62 (1934).
[3562] Harrison, H. E. u. Darrow, D. C.: Amer. J. Physiol. 125, 631 (1939). *Clearance* = ccm Blut, die durch den in 1 Minute sezernierten Urin von der betreffenden Substanz gereinigt werden.
[3563] White, H. L. u. Findley jr., Th.: Amer. J. Physiol. 119, 740 (1937), Rona 104, 263.
[3364] McKay, E. M. u. McKay, L. L.: Amer. J. Physiol. 115, 455 (1936), Rona 95, 215.

Bemerkenswert ist, daß 2 Patienten für 4 Stunden eine Verminderung der Cl'-Ausscheidung aufwiesen, begleitet von einer leichten Hämaturie im Sediment. Das wäre durch eine Nierenläsion — wohl durch die Hypertonie — zu erklären, wenn man nicht eine primäre Hämolyse dafür verantwortlich machen will.

Bei Vergleich des Konzentrationsvermögens der Niere unter Phloridzin für Zucker und NaCl zeigte sich eine bessere Konzentrationsfähigkeit der Nieren für Zucker als für NaCl, trotz Gabe von 1,8% NaCl[3565].

Von anderem Gesichtspunkte versucht FARKAS[3566] der verwirrenden Schwierigkeiten Herr zu werden. Er betrachtet die NaCl-Ausscheidung isoliert von der des Wassers, weil eigentlich kein Harnbestandteil vor dem anderen den Vorzug verdiene (was deswegen hier nicht richtig ist, weil Wasser da sein muß, Cl' aber nur da sein kann).

Er fand Schwankungen der Wassermenge von 12—215 ccm, der Konzentration von 1,32—0,06% NaCl der absoluten NaCl-Menge, aber nur von 0,294—0,101 g in $1/4$ Stunden-Portion. 31 Versuche wurden an Menschen ausgeführt. Bei geringerer Diurese stiegen NaCl und Wasserausscheidung parallel, wenn aber die Diurese weitergetrieben wurde, gab es keine vermehrte NaCl-Ausscheidung.

Einen Unterschied macht allerdings der Zeitpunkt im Ablauf der Diurese. So war auf dem aufsteigenden Ast die Ausscheidung 0,18—0,24 g, auf dem absteigenden Ast 0,05—0,1. Es wurde also zuerst mehr NaCl ausgeschieden, nachher Wasser. Es ergab sich ein Zusammenhang zwischen Harnwasser und NaCl in Form einer rechtwinkligen Hyperbel $x \cdot y = K$. K konnte aber um den Wert 6,25 bis 36,0 schwanken. K war größer bei kochsalzreicher Kost (20 g NaCl) z. B. 29,25 als Minimum, während bei NaCl-armer Kost der maximale Wert von 9,0 erreicht wurde.

Wenn FARKAS einen Zusammenhang zwischen Blutkonzentration und Cl'-Ausscheidung ablehnt, so fehlen dazu die Analysen. Daß der Zusammenhang deutlich merkbar ist, haben wir immer wieder gesehen, aber Gesetze sind — besonders bei Beobachtungen im Verbande des Organismus — nicht übersichtlich. Gerade unsere bisherige Darstellung handelt fast nur von der Inkongruenz zwischen der strengen Vorstellung einer Nierenschwelle und den tatsächlichen Befunden. Zu den Störungen ist auch die *Hyperventilation* zu rechnen, führt sie doch zur Verdoppelung der Cl'-Ausscheidung[3567].

Das muß von Verminderung der CO_2-Spannung abhängen, denn bei Hunden führte die Atmung von 7—16% CO_2 zur Abnahme des Cl', während einfache Hyperventilation ebenso die Cl'-Ausscheidung vermehrte[3568, I].

Bei Versuchen, den *Energieverbrauch der Niere* (O_2- und CO_2Analyse) in Abhängigkeit von der Cl'-Ausscheidung zu bringen, kam es zu einer Steigerung der Umsetzungen, sonst wurden aber keine Beziehungen gefunden. Die Schwankungen waren schon ohne Eingriff sehr groß[3568].

In den Versuchen von EGGLETON und Mitarbeitern[3568, II] wurde während einer Druckdiurese am Starlingschen Herz-Lungen-Nierenpräparat das Cl'-Clearance erhöht, die Ökonomie verbessert, also eine mit erhöhter Sekretion vermehrte Cl'-Ausscheidung. Dabei erhöhte sich das Kreatininclearance nicht in gleichem Maße.

[3565] WHITE, H. L.: Amer. J. Physiol. **65**, 200 (1923).
[3566] v. FARKAS, G.: Pflügers Arch. **230**, 509 (1932), Rona **70**, 342.
[3567] McCANCE, R. A. u. WIDDOWSON, E. M.: Proc. roy. Soc. B. **120**, 228 (1936).
[3568] GLASER, H., LASZLO, D. u. SCHÜRMEYER, A.: Naunyn-Schmiedebergs Arch. **168**, 139 (1932). Der R. Q. war anfangs über 3!
[3568, I] BRASSFIELD, CH. R. u. BEHRMANN, V. G.: Amer. J. Physiol. **132**, 272 (1941), Rona **125**, 507.
[3568, II] EGGLETON, M. G., PAPPENHEIMER, J. R. u. WINTON, F. R.: J. Physiol. **97**, 363, (1940).

β) *Das Verhalten von Natrium*. Die bisherigen Angaben beruhen, wenn die Ausscheidung als NaCl gerechnet wurde, immer auf der Annahme, daß tatsächlich Na˙ und Cl′ in äquivalenter Menge ausgeschieden werden, mit dem Quotienten Na/Cl = 1. Das mag auch für längere Zeit gelten, selbst wenn das Verhältnis im Plasma größer ist als 1. Daß aber noch andere Faktoren eine Rolle spielen, zeigt die anschließende Tabelle von McCance[3559], die eine Ergänzung der vorher wiedergegebenen Tabelle darstellt.

Tabelle 281.
Alle Daten für Gewinn und Verlust sind ausgedrückt in Mill/aequiv.

	Periode der Entnahme				Periode der Erholung		
	Na-Verlust	Cl-Verlust	Na/Cl-Verhältnis	Na/Cl-Verhältnis i. Serum	Na-Gewinn	Cl-Gewinn	Na/Cl-Verhältnis
R. A. M. . . .	765	590	1,30	1,41	770	750	1,02
R. B. N. . . .	980	760	1,29	1,41	940	980	0,96

Bei Auffüllung der durch das Schwitzen entleerten Depots findet sich tatsächlich die Äquivalenz, vorher aber wird Na˙ mehr ausgeschieden als Cl′, entsprechend den Vorräten des Organismus. Umgekehrt und fast selbstverständlich kam bei NaCl-Gaben nach einer Hungerperiode mehr Cl′ als Na˙ zur Ausscheidung[3574, I]. (Siehe darüber auch die Darstellung S. 621 ff.)

Bei Gleichgewicht wird immer die Zusammensetzung der Nahrung maßgeblich sein, da andere Ausscheidungsorte, wo mehr Cl′ als Na˙ zur Ausscheidung käme, nicht in Frage kommen. Auch bei Ratten fand sich in den Versuchen von Vollmer[2431, 3572, 3354] eine größere Na˙-Ausscheidung, und bei Coffeindiurese zeigte sich Unabhängigkeit. Besonders deutlich ist das verschiedene Verhalten beim Ikterus catarrhalis, wo der Quotient Na/Cl zwischen 0,42 und 0,91 schwankt. Aber in der Rekonvaleszenz gibt es den Ausgleich mit Anstieg bis 4,2[3569, 3574]. Daß bei Ansammlung von Ergüssen eine Na˙-Retention auftritt, ist verständlich, vielleicht auch bei Krankheiten mit saurer Stoffwechsellage[3570, 3571].

Beim Wasserstoß soll ein Zusammenhang zwischen Na˙-Ausscheidung und Urinmenge bestehen[3573]. Na˙ wurde in Parallele gesetzt zur Ödementstehung, wenn bei hydropischen Kreislaufkranken eine NaCl-Gabe mit guter Ausscheidung von Cl′ und Gewichtszunahme beantwortet wurde; die Alkalireserve des Blutes nahm zu, so daß noch andere extrarenale Faktoren zu berücksichtigen sind.

Die Zunahme der Alkalireserve muß aber nicht immer günstig sein, denn dauernde Gabe von $NaHCO_3$ kann sogar die Funktion einer normalen Niere stören[3576]. Einmalige Gabe von $NaHCO_3$ wirkte beim Kaninchen diuretisch in n/10-Konzentration[3580].

Bei Ratten wurde $NaHCO_3$ + NaCl dem Futter in wechselnden Verhältnissen zugesetzt[3577]. Die Ausscheidung der einzelnen Komponenten wuchs entsprechend, so daß $Na^˙ + Cl' + HCO_3' = 1$ blieb, dasselbe fand sich bei Mischungen von NaCl + KCl und $KHCO_3 + NaHCO_3$.

[3569] Zuckerkandl, F.: Klin. Wschr. **1935 I**, 567, Rona **87**, 613.
[3570] Siedek, H. u. Zuckerkandl, F.: Klin. Wschr. **1935 II**, 1137, Rona **91**, 152.
[3571] Siedek, H. u. Zuckerkandl, F.: Klin. Wschr. **1935 II**, 1428, Rona **91**, 153.
[3572] Vollmer, H. u. Richter, G.: Naunyn-Schmiedebergs Arch. **194**, 573 (1940).
[3573] Schaare, U.: Z. exp. Med. **105**, 314 (1939).
[3574] Siedek, H. u. Zuckerkandl, F.: Klin. Wschr. **1935 I**, 568, Rona **87**, 613.
[3574, I] Gamble, J. L., Ross, G. S. u. Tisdall, F. F.: J. biol. Chem. **57**, 633 (1923).
[3575] Dienst, C.: Naunyn-Schmiedebergs Arch. **187**, 183 (1937).
[3576] Berger, E.: J. amer. med. Assoc. **104**, 1383 (1935).
[3577] Gamble, J. L., McKhann, C. F.; Butler, A. M. u. Tuthill, E.: Amer. J. Physiol. **109**, 139 (1934).

Entsprechend den auf S. 443 wiedergegebenen Plasmawerten bei erwachsenen und neugeborenen Ratten fand HELLER[2880, I] die Konzentration im Urin bei erwachsenen, normal gehaltenen Tieren 15,2 maeq. Cl' und 15,1 maeq. Na·. Nach 24 Stunden Dursten waren die Werte 84,9 und 62,5 m aeq, bei Neugeborenen waren die Werte 32,0 und 20,9 bei normalen und 28,2 bzw. 30,3 maeq/l bei durstenden Tieren. Zu den Analysen wurden 10—12 erwachsene, 30—40 neugeborene Tiere gebraucht. Die Quotienten Na·: Cl' schwankten in diesen Versuchen etwas. Von DICKER[3577, I] wurden unter einer Reihe von anderen Bedingungen die Mengen von K·, Na· und Cl' verfolgt, die in den Tubulis rückresorbiert werden, mit Inulin als Substanz zur Prüfung der Filtration. Die Menge des Rückresorbierten gibt folgende Tab. 282 wieder:

Tabelle 282.

Form der Diurese	Glomerulusfiltration	Rückresorption in %	
	cm³/100 g/Min.	Cl'	Na·
5% des Körpergewichts Wasser	0,39 ± 0,029	96	97,4
0,1 cm³/100 g 3% KCl s. c.	0,41 ± 0,04	97,4	98,3
85 m mol NaCl. 5% des Körpergew. p. o.	0,94 ± 0,05	97,8	98,6

Die Zahlen finden eine interessante Ergänzung durch die Berechnung der Rückresorption von K· und durch die hohe Korrelation zu der Urinbildung. Die Rückresorption war hoch bei niedrigem und gering bei starkem Urinfluß. DICKER berechnete den Korrelationskoeffizienten r. Bei der Wasserdiurese betrug r zwischen der K·-Rückresorption zur Filtration —0,94, zur Wasserrückresorption +0,757, zum Urinfluß —0,887. Bei der NaCl-Diurese war keine deutliche Korrelation mit der Geschwindigkeit der Wasserrückresorption vorhanden, mit der filtrierten Menge bestand immer noch die Beziehung r = —0,955.

KLODT[3578] experimentierte an Hunden, die durch Uran leicht nierengeschädigt waren. Gabe von $NaHCO_3$ führte zur Gewichtszunahme, entsprechend der bekannten Ödembildung. Wurde die äquivalente Menge von Cl' als $CaCl_2$ gegeben, gab es eine Gewichtsabnahme. Diese ist aber eher zu beziehen auf die diuretische Wirkung des Ca··, wobei man berücksichtigen muß, daß äquivalente Mengen HCl auch diuretisch wirken (wenigstens beim Kaninchen[3580]). Wurde das $CaCl_2$ anschließend an den $NaHCO_3$-Versuch gegeben, dann war die Gewichtszunahme stärker. KLODT[3578] schließt daraus, daß das verabreichte Cl' zu dem vorhergegebenen Na· dazu kam, und daß jetzt in Form von NaCl die Ödembildung einsetzte. Es ist zu fragen, ob hier nicht die durch $CaCl_2$ verursachte Acidose mitwirkte, denn Acidose kann die Verhältnisse beträchtlich verschieben (siehe auch [3579]).

DIENST[3575] säuerte Hunde (ähnlich reagierte das Kaninchen) mit täglichen Gaben von 25% H_3PO_4 an, so daß die Alkalireserve sank und der Urin stark sauer wurde (pH 5,0). Die Menge des nicht Cl' zugehörigen Na· stieg beträchtlich an. Wurde NaCl zugelegt, dann wurde die Reaktion des Urins von Tag zu Tag alkalischer, die NH_4-Menge stieg, und die Na·-Ausscheidung ging zurück. Es fand sich aber doch eine beträchtlich größere Retention von Cl' als von Na·.
Diese Reaktion ist unerwartet, wenn man das Prinzip der Regulation in Betracht zieht. Wo mag das sich ansammelnde Cl' bleiben?

[3577, I] DICKER, S. E.: J. Physiol. **107**, 8 (1948).
[3578] KLODT, W.: Med. Klinik. **1936 II**, 1538, Rona **98**, 500.
[3579] BRUMAN, F. u. DELACHAUX, A.: Dtsch. Arch. klin. Med. **179**, 518 (1936). C. **1937 I**, 645. Vermehrte Ca··-Ausscheidung ging einher mit verminderter Cl'-Elimination. Das war bei Ca··-Zufuhr nicht der Fall.
[3580] DE MORACZEWSKI, V.: Fiziol. J. **22**, 658 (1937), Rona **104**, 235.

Wir sehen renale und extrarenale Faktoren so ineinandergreifen, daß eine Trennung ohne weiteres gar nicht möglich ist.

γ) Die Beziehungen zu *Harnstoffgaben* sollen herangezogen werden, was schon bei der Kaltblüterniere eine Rolle spielte. Es wurde dort ein entgegengesetztes Verhalten beobachtet. Beide Substanzen, Harnstoff und NaCl, können zur Diurese führen, aber die Art des Angriffs ist verschieden. NaCl soll die Filtration in den Glomerulis vermehren, Harnstoff die Rückresorption hemmen[3581]. Die Hemmung müßte dann vorwiegend Wasser betreffen, während die Cl'-Rückresorption sogar begünstigt wird, vielleicht auf osmotischer Grundlage. Darauf scheinen Versuche am Menschen[3582] hinzudeuten betreffs der Konzentrationen.

Es ergab sich die Beziehung:

$$n [N] + [Cl'] = \text{konst.}$$

Die Konstante n war meist 2. Diese Beziehung kam um so mehr zur Geltung, je mehr die Konzentrationsgrenze der Nieren erreicht war. Aber sie gilt dann nicht nur für Harnstoff + NaCl, sondern auch, wenn man statt Harnstoff Phosphat gibt, vorausgesetzt, daß man sich der Konzentrationsgrenze nähert[3586]. Deshalb fand SMIRK[3583], daß bei Nierenkranken Steigen der Harnstoffausscheidung vom Sinken der NaCl-Abgabe begleitet ist, während der Gesunde kaum so reagiert. Bei Kindern und jungen Hunden unter Milchnahrung fand sich ein anscheinend geringeres Konzentrationsvermögen der Niere für Cl', weil die Milchnahrung — überreich an Eiweiß — die Niere belastet (KERPEL-FRONIUS[2913]) (siehe auch [3584] bei Mäusen). Bei Versuchen an Ratten mit konstanter Diät und Zulage von Harnstoff und NaCl (in mMol pro g Nahrung) fand sich nach GAMBLE und anderen[3577] folgendes:

Tabelle 283.

Zugabe		freiwillige Wasseraufaufnahme in ccm	Urin Gefrierpunktserniedrigung
NaCl	Urea		
2	—	44	1,04
1,8	0,2	35	1,3
1,6	0,4	30	1,54

Bei Zusatz von Harnstoff ergab sich also eine höhere Konzentrationsfähigkeit der Niere. Der Urin wird relativ ärmer an Wasser, die Gefrierpunktserniedrigung wird größer. Die Ratten vermögen die Ausscheidung mit weniger Wasser zu bewerkstelligen, deshalb nehmen sie auch weniger Wasser zu sich.

Wenn die Ausscheidung von Ionen wie $Na^{\cdot} + Cl' + HCO_3' = 1$ bei Zulage erfolgte, oder $Na^{\cdot} + Cl' + SO_4'' = 1{,}2$, dann wird durch Harnstoffzulage diese Gleichung gestört, weil weniger Wasser gebraucht wird.

Harnstoff führt also bei Ratten nicht zu diesem Antagonismus, wenigstens wenn Harnstoff gegeben wurde (für NaCl-Gabe siehe S. 619). Auch sonst wurde oft kein Zusammenhang gesehen z. B. bei Hunden[3585], beim Kaninchen[3586].

Beim Menschen ergaben sich mehr Beziehungen zur Flüssigkeitsmenge, was aber die Konzentrationsfrage kaum berührt[3587], siehe auch [3586, I]. Die Jod-Ausscheidung wurde durch 10 g NaCl nicht vermehrt[3588].

[3581] BERENZON, J.: Polska Gaz. lek. **1936**, 259, Rona **94**, 597.
[3582] MAINZER, F.: Wien. Arch. inner. Med. **29**, 53 (1936), Rona **98**, 110.
[3583] SMIRK, F. H.: Heart **1**, 131 (1933), Rona **76**, 504.
[3584] FEYEL, P.: C. rend. Acad. Sci. **202**, 507 (1936), Rona **94**, 95. Versuche mit Histochemie.
[3585] RICHET, CH. u. GOURNAY: C. rend. Soc. biol. **91**, 657 (1924), Rona **29**, 617. Die AMBARDsche Konstante ändert sich sogar in Richtung erhöhter Permeabilität.

δ) *Ausscheidung nach NaCl-Zufuhr.* Bei der quantitativen Abschätzung der nach NaCl-Gaben auftretenden Ausscheidung muß man auch die Flüssigkeitsmenge beachten, die mit dem Cl' zur Ausscheidung kommt. Dazu gehört als wichtigster Punkt die Konzentration von NaCl, die dem Versuchstier zugeführt wird. Bei den extremen Anforderungen, die jetzt an den Organismus gestellt werden, lassen sich eher Gesetzmäßigkeiten auffinden. Diese Verhältnisse werden bei den verschiedenen Arten einzeln zu besprechen sein.

Ratte. McCance und Wilkinson[2762, I] gaben 6 Monate alten Ratten, die 18 Stunden ohne Wasser geblieben waren, 5% des Körpergewichts an 10% NaCl. Die Konzentration im Blute stieg in 4 Stunden von 106 auf 116 mMol. Sie erhielten folgende Durchschnittswerte:

Tabelle 284.

Zeit	Urin cc/min/kg Ratte	osmotisch. Druck	Cl' m Mol	Urea m Mol
11^{45}	0,003	2560	290	1220
13^{00}	0,069	1620	416	720
14^{00}	0,168	1380	460	340
13^{35}	0,198	1310	460	230
16^{35}	0,155	1390	510	230
17^{35}	0,088	1440	538	235

Am nächsten Tage war Cl' im Urin noch hoch, während Harnstoff den alten Wert erreicht hatte. Bei jungen Ratten ergab sich keine Verdünnung, sondern ein Anstieg des osmotischen Drucks. Bei 4 Tage alten Tieren wurde 20% der Dosis in der ersten Stunde, 35% in den ersten 5 Stunden ausgeschieden. Während derselben Zeit schieden erwachsene Tiere schon 40—60% aus. Junge Tiere bevorzugten also die Ausscheidung des Harnstoffes gegenüber NaCl, zweckmäßig bei der vorwiegenden Milchnahrung.

Kaninchen wurde nach Versuchen von Ravasini[3589-3592] in der Geschwindigkeit von 0,5 ccm/kg/Min. Lösungen verschiedener Konzentration bis zum Tode des Tieres intravenös infundiert. Die Lösungen waren auf Körpertemperatur erwärmt.

Die folgende Tabelle gibt die injizierten ccm, die ausgeschiedene Flüssigkeitsmenge als Prozentsatz der Infusion und die Prozentsätze des gegebenen NaCl wieder. Jeder der angegebenen Werte bedeutet den Durchschnitt von 2 Tieren. Bei Gabe von destilliertem Wasser[3592] nimmt die Harnmenge mit Zunahme der Infusionsgeschwindigkeit ab.

Tabelle 285.

Konzentration molar NaCl	injiziert ccm/kg	ausgeschiedene Flüssigkeit in % des Injizierten	ausgeschiedenes NaCl in %
4 n	13,75	426	22
3 n	22,50	417	24
2 n	40,75	286	30
n/1	92,5	174	42
n/2	293,75	111	49
n/6 = 0,974%	1155 1140	80,5 71,3	72,8 72,5
n/9 = 0,65%	638	72	65
n/12 = 0,48%	476	72	76
n/24 = 0,24%	505,2	70	124
n/48 = 0,12%	258,7	42	133
n/72 = 0,08	265	37	123

Aus der Menge in ccm/kg kann man leicht die Dauer der Injektion entnehmen.

Am ungiftigsten sind die mittleren Konzentrationen. Uns interessiert vor allem das Verhalten der Ausscheidung von Flüssigkeit und NaCl. Bei den hohen Konzentrationen werden zwar viel weniger NaCl, aber beträchtlich höhere Flüssigkeitsmengen ausgeschieden. Wir finden also eine echte Diurese. Wir sehen, daß es nicht notwendig ist zur Diurese, den hydrämischen Zustand eine Stunde andauern zu lassen, wie verlangt wurde[3593]. Bei den niederen Konzentrationen hört die Diurese allmählich auf, und wir finden dafür eine überwiegende Auswaschung von NaCl.

Wir geben anschließend auf der Tabelle die Versuche von SENGA[2536]. Die Versuchsanordnung war nur insoweit geändert gegenüber vorher, als die pro Minute injizierte Flüssigkeitsmenge 8mal so groß war, nämlich 4 ccm/kg/Min.

Tabelle 286.

Konzentration der NaCl-Lösung in %	infundiert ccm/kg	NaCl/kg	% NaCl ausgeschieden	NaCl-Konzentration im Urin in %
Aqua dest.	270 275	— —		0,10 0,11
0,1	329 276	0,33 0,28		0,06 0,21
0,3	511 372	1,53 1,12	4,1	0,21
0,4	382 753 640	1,52 3,01 2,56	26 27 40	0,46 0,33
0,5	947 1117	4,74 5,6	62 54	0,58 0,54
0,9	2100 1912 1628	18,9 17,2 14,3	78 75 67	0,89 0,88 0,91
1,3	1445 1541	18,8 20,0	73 64	1,18 1,12
1,5	1078 761	16,2 11,4	74 49	1,21 1,15
1,8	814 477	14,65 8,6	54 49	1,35 1,16
2,0	438 419 405	8,8 8,4 8,1	43 45 65	1,19 1,18 1,26
5,0	64 78	3,21 3,90	14,9 24	1,18 1,04 1,21
10,0*	42 46	4,23 4,56	20,8 23,1	1,20 1,12

* Infusionsgeschwindigkeit nur 1 ccm/kg/Min.

Aus den Zahlen ist vor allem deutlich, daß die infundierten Mengen bis zum tödlichen Erfolg größer waren als bei der langsamen Infusion mit Ausnahme der hohen Konzentrationen. Das bedeutet, daß die Entwicklung der zum Tode führenden Ereignisse (Lungenödem) eine meßbare Zeit dauert, d. h. würde die Infusion vorher angehalten werden, dann würde der tödliche Erfolg auch eintreten. Von Bedeutung ist die NaCl-Konzentration im Urin, die ein Maximum zu durchlaufen scheint. Höhere Konzentrationen führen zur Hydrämie durch Wasseranziehung aus den Geweben. Bei der schnellen Injektion ist die Ausspülung von NaCl aus dem Körper nicht mehr merkbar. Wir haben wiederum Abnahme der NaCl-Ausscheidung bei den niederen Konzentrationen. Das wird man auf eine Nierenschädigung durch die plötzliche Überschwemmung zurückführen müssen, vielleicht auf Hämolyse.

Wurde Kaninchen 0,974% = n/6 NaCl in der Geschwindigkeit von 3 ccm/kg/Minute infundiert und diese Infusion nicht bis zum Tode fortgesetzt, dann wurden folgende Zahlen erhalten[3594, 3595]:

[3586] ADDIS, T. u. FOSTER, M. G.: Arch. of int. Med. **34**, 462 (1924), Rona **31**, 860. NaCl und NaH$_2$PO$_4$ und Urea. Konzentrationsgrenze für NaCl bei Trockenkost = 2,3% NaCl.
[3586, I] MILLER, M., PRICE, J. W. u. LONGLEY, L. P.: J. clin. Invest. **20**, 31 (1941), Rona **125**, 618. Harnstoff und NaCl bestimmen über die Hälfte des spezifischen Gewichtes des Menschenharns.
[3587] RAPINESI, B.: Policlinico, sez. med. **33**, 354 (1926), Rona **38**, 276.
[3588] v. FELLENBERG, TH.: Biochem. Z. **142**, 246 (1923).
[3589] RAVASINI, G.: Arch. di Fisiol. **31**, 219 (1932), Rona **71**, 268.
[3590] RAVASINI, G.: Arch. di. Fisiol. **31**, 286 (1932).
[3591] RAVASINI, G.: Arch. di Fisiol. **31**, 294 (1932).
[3592] RAVASINI, G.: Arch. di Fisiol. **31**, 310 (1932).
[3593] BIANCARDI, S.: Boll. Soc. ital. Biol. sper. **7**, 1100 (1932), Rona **72**, 693.
[3594] SCIMONE, J.: Boll. Soc. ital. Biol. sper. **4**, 593 (1929), Rona **53**, 549.
[3595] SCIMONE, I.: Biochem. e. Ter. sper. **17**, 469 (1930), Rona **60**, 596.

Tabelle 287.

Infusionsmenge	200	300	400	500	600 ccm
Davon als Urin in 3 Stunden	58%	64%	61%	73%	86%
NaCl ausgeschieden	57%	66%	65%	74%	84%

Also gehen Urinmenge und absolut ausgeschiedene Menge parallel als Zeichen dafür, daß eine Auffüllung von Depots im Organismus zunehmend die Ausscheidung begünstigt. Diese Diurese wurde durch kleinere Mengen von $CaCl_2$ gefördert, durch größere gehemmt[3596, I u. II].

Als letzte Zusammenstellung sollen die Untersuchungen von MÖLLER[3596] erwähnt werden, bei denen die Zeit der Beobachtung länger angesetzt wurde.

Kaninchen wurden 60 ccm/kg verschieden konzentrierter Lösungen intravenös verabfolgt. In 24 Stunden waren ausgeschieden:

Tabelle 288.

%-Satz der Lösung	% des Infundierten ausgeschieden	
	Wasser	NaCl
0,45	72,2	60,3
0,65	73,5	77,1
0,95	77,9	81,0
1,45	101,2	90,5

Theophyllin brachte bei allen Lösungen die gleiche NaCl-Menge (134%), aber mit konzentrierten Lösungen zunehmende Wassermengen heraus. Die Summenrechnung soll ergänzt werden durch Abb. 49, die uns den näheren Verlauf anzeigt.

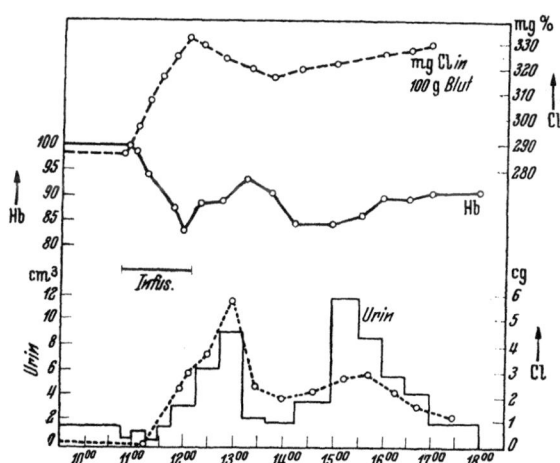

Abb. 49. ——— = Harnausscheidung in ccm pro 15 Minuten. - -○- - = Cl-Ausscheidung in cg pro 15 Minuten —·— = Hämoglobinwert ...○... = mg Cl in 100 g Blut. Kaninchen, 3115 g Gewicht. In die Ohrvene werden pro Kilogramm 60 ccm einer 0,95%igen NaCl-Lösung im Laufe von 85 Minuten infundiert. Die hierdurch infundierte Gesamtmenge NaCl beträgt 177,6 cg (nach MÖLLER[3596]).

Hinzuweisen ist auf eine sekundäre Diurese, die nach einem Intervall einsetzt, nachdem eine Blutverdünnung vorhergeht.

Angefügt sei noch die Angabe, daß nach Resektion der Nn. vagi die Resorption von NaCl aus dem Darm verschlechtert werden soll, und dadurch weniger im Urin und mehr im Kot erscheint[3597].

Katzen vermögen infundiertes NaCl in 24 Stunden zu elidieren, während Wasser etwas retiniert wird bei Infusionen isotonischer Lösungen[3598].

Hunde. Die Wasserretention (bei Cl'-armer Diät) ist am größten bei Gabe von 1% NaCl, bei größeren und kleineren Konzentrationen weniger, 2,5% NaCl wirkt auch hier diuretisch. Bei 0,5% soll die Rückresorption vermindert sein, bei 2,5% die Filtration vermehrt[3599].

Nach Gabe von 110 ccm 2% NaCl blieben $3/4$ des Na˙ und die äquivalente Menge von Cl' nach 5 Stunden noch im Organismus zugleich mit durchschnittlich 18,7 ccm Wasser (10 Versuche). Bei Gabe von KCl ist bereits $2/3$ des Cl' in derselben Zeit ausgeschieden, nur $1/4$ bei NaCl[3601]. Bei NaHCO$_3$ ist die Wasserausscheidung geringer, Na˙ wird aber rascher ausgeschieden (40%).

Gleichzeitig mit 20% NaCl injiziertes Indigokarmin und Phenolsulfophthalein erschienen rascher im Harn als mit Wasser, auch in höheren Konzentrationen[3600] (siehe Tabelle S. 616).

Mensch. Die Ausscheidung ist abhängig vom Salzbestand des Organismus. So kann nach einer Infusion von 500 ccm 0,9% NaCl (oder auch stärkerer Lösungen) eine Diurese völlig ausbleiben, während die Wiederholung vollen Effekt hat[3602].

Bei Menschen, deren Diät nur 3 g NaCl am Tage enthielt, wurden von zusätzlich verabfolgten 4 g NaCl in 24 Stunden nur 1 g ausgeschieden, waren aber in der Diät 8 g NaCl vorhanden, dann war die Ausscheidung vollständig (GANDELLINI[2934]).

Hierher gehört wohl die Beobachtung, daß nach Gabe von 9 g NaCl in 40 ccm Wasser die Wasserausscheidung nicht geändert wird, während die Cl'-Ausscheidung nur wenig vermehrt ist. Nach Gabe derselben NaCl-Menge in 1 Ltr. Wasser kam es zur Diurese, aber die gesamte Cl'-Menge blieb während der 4 Stunden der Beobachtung unausgeschieden[3603]. Die zur Untersuchung gekommenen Personen waren Patienten mit üblicher Krankenkost.

WHITE[3604] experimentierte an Studenten im physiologischen Kurs. Die Cl'-Ausscheidung war nach Trinken von 500 ccm Aq. dest. 2,5 g, nach 0,3% NaCl 2,4 g, nach 0,6% NaCl 1,89 g und nach 0,9% NaCl 2,83 g in 4 Stunden, im ganzen wurde auch hier alles retiniert, und ein Unterschied von der Gabe von Aq. dest. ist nicht vorhanden, jedenfalls in dieser kurzen Beobachtungszeit. Bei 20 g NaCl (10% Lösung) wurde eine Dosis erreicht, die Depots zum Überlaufen brachte. Schon nach einer Stunde begann die vermehrte Ausscheidung. In 24 Stunden waren 16,7 g ausgeschieden, bei gleichzeitiger Gabe von 100 g Glucose nur 13,3 g[3605].

Eine Reihe von sorgfältigen Versuchen verdanken wir ARDEN[2750], der Diurese und Konzentration nach verschiedenen Dosierungen in 10% Lösung beobachtete:

Versuch I: 15 g NaCl. Diurese mit Maximum von 124 cm^3/Stunde mit dem Anstieg der NaCl-Konzentration von 0,25 auf 0,35 n. Bei Zugabe von 800 ccm Wasser sank die Konzentration nicht ab, wohl aber die Harnmenge, das Wasser floß also in erster Linie in die Gewebe ab.

Versuch II: 15 g NaCl. Nach 5 Stunden wurde die Dosis wiederholt. Die Konzentration von Cl' stieg nicht an, wohl aber die Harnmenge von 100 auf 180 ccm/Stunde. 1 Liter Wasser später verabfolgt, verminderte eher die Diurese.

[3596] MÖLLER, K. O.: Naunyn-Schmiedebergs Arch. **126**, 180 (1927).
[3596, I] GAJATTO, S.: Arch. Farmacol. sper. **73**, 103 (1942), Rona **131**, 546.
[3596, II] GAJATTO, S.: Boll. Soc. ital. Biol. sper. **17**, 387 (1942), Rona **133**, 180.
[3597] SAKAI, T. u. MATSUEDA, S.: Biophysics **2**, 12 (1931), Rona **67**, 90.
[3598] CUTTING, R. A., LANDS, A. M. u. LARSON, P. S.: Arch. Surgery **36**, 586 (1938), Rona **110**, 566.
[3599] ZIMKINA, A. u. MICHELSON, A.: Fiziol. Z. **15**, 353 (1932), Rona **72**, 325.
[3600] MICHALOWSKI, E. u. BIELINSKI, Z. M.: C. rend. Soc. Biol. **119**, 1216 (1935), Rona **90**, 324.
[3601] KAUNITZ, H.: Biochem. Z. **293**, 142 (1937).
[3602] BIANCARDI, S.: Fiziol. Med. **3**, 225 (1932), Rona **67**, 707.
[3603] CRAWFORD, J. H.: Quart. J. of Med. **21**, Nr. 81, 71 (1927), Rona **44**, 378.

Beide Versuche zeigen, daß auch bei getrennter Darreichung von NaCl und Wasser derselbe Effekt der Retention eintritt, den wir vorher beim Kaninchen in ausführlicher Tabelle darstellten.

Versuch III und IV: Dieselbe Menge von KCl wurde in derselben Art verabreicht. Die Urinmengen betrugen 759 und 941 ccm gegenüber 606 und 752 ccm bei NaCl, aber vor allem war die Cl'-Ausscheidung vermehrt, und zwar über die Zufuhr hinaus, wie folgende Übersicht der 4 Versuche zeigt:

I Gabe 15 g NaCl, Ausscheidung in 10 Stunden   6,1 g Cl'
II   ,,   30 g   ,,   ,,   ,, 13   ,,   9,1 g ,,
III ,,   15 KCl,   ,,   ,, 10   ,,   10,9 g ,,
IV   ,,   30 ,,   ,,   ,, 13   ,,   17,7 g ,,

Ersichtlich ist die Tatsache, daß da, wo Kalium gespeichert wird, Cl' nicht folgen kann, und daß es so vermehrt der Ausscheidung verfällt, denn die Wasserausscheidung allein hat diesen Effekt nicht. Immerhin führt KCl in isotonischer Lösung zu einer Diurese, NaCl aber nicht (siehe auch [3609]).

Bei Gabe von 30 g $NaHCO_3$ fiel im Gegenteil die Cl'-Konzentration beträchtlich ab (von 0,27 n auf 0,05 n in 10 Stunden). Die Speicherung von Na· im Gewebe zog also sekundär Cl' an sich. Dem mußte auch Wasser folgen, denn Zugabe von Wasser führte zur Hemmung der Diurese.

Die Erscheinungen entsprechen den Befunden von BAIRD und KALDANE[3606] an zwei Versuchspersonen.

Es wurde in 500 ccm Wasser 29,25 g NaCl + 12,6 g $NaHCO_3$ verabreicht. Durch Trinken von $2^1/_2$ Ltr. Wasser wurde die Diurese vermehrt, ebensowenig wie eine größere Diurese resultierte, wenn das Salz gleich in $2^1/_2$ Ltr. dargeboten wurde. Wurde aber die Menge auf 4 Ltr. Wasser gesteigert, dann kam es zur stärkeren Diurese (bis 436 ccm/Stunde). Zu bemerken ist, daß die Salzmenge ungefähr der in 4,1 Ltr. kolloidfreien Plasmas enthaltenen Menge entspricht. In 5 Stunden waren nur 13,5 g NaCl ausgeschieden.

Bei *Säuglingen* wirkte $NaHCO_3$ verschieden je nach der Dosierung, in kleinen Dosen Diurese steigernd, und zwar stärker als NaCl, in größeren aber hemmend, vielleicht durch die Alkalose[3608]. Bei jungen Tieren sind die Chlorideräume größer als bei älteren, entsprechend der relativ größeren Ausdehnung der Subcutis. Außerdem mag die geringere Konzentrationsfähigkeit der Niere eingreifen. So führte 0,5 g NaCl schon zur Retention von Flüssigkeit neben einer Retention von NaCl. In 4 Stunden wurden rund 70% nicht ausgeschieden[3607].

DEAN und MCCANCE[3607, I] gaben Erwachsenen und Säuglingen intravenös 10% NaCl, so daß der Gehalt des Plasmas auf 135 m.aeq./l stieg. Die Diurese betrug auf 1,73 m^2 Körperoberfläche gerechnet bei Säuglingen 2,7 cm^3, bei Erwachsenen aber 7,6 cm^3 pro Minute. Beim Kind war der osmotische Druck des Harns eher erhöht, beim Erwachsenen erniedrigt, dabei betrug die Ausscheidung bei letzteren in 4 Stunden 40% gegenüber nur 9,5% bei Neugeborenen.

Wir sehen in jedem Fall langdauernde Retentionen von NaCl, die zu einer Aufladung der Depots führen müssen. Die Aufladung wird nur bis zu einer Grenze gehen können, wann diese erreicht wird, kann nur durch langdauernde Bilanzen geklärt werden. Wurde Ratten statt Wasser 1,5% NaCl verabfolgt, dann kam es in 3 Tagen zur Verdoppelung des Cl'-Bestandes, neben sonstigen Änderungen

---

[3604] WHITE, H. L.: Amer. J. Physiol. **80**, 82 (1927), Rona **41**, 388.
[3605] MEYER-BISCH, R. u. WOHLENBERG, W.: Z. exp. Med. **50**, 728 (1926).
[3606] BAIRD, M. M. u. HALDANE, J. B. S.: J. of Physiol. **56**, 259 (1922), Rona **16**, 63.
[3607] LUNTZ, T.: Z. Kinderheilkunde **49**, 731 (1930), Rona **58**, 503.
[3607, I] DEAN, R. F. A. u. MCCANCE, R. A.: Nature **160**, 904 (1947). C. 1948 II, 987.
[3608] FREUDENBERG, E.: Z. Kinderheilkunde **39**, 608 (1925), Rona **34**, 530.
[3609] VOLLMER, H. u. SEREBRIJSKI, J.: Z. ges. ex. Med. **47**, 670 (1925), Rona **34**, 530. Trinken von 1 Ltr. m/50 KCl.

des Stoffwechsels (Retention von $Ca^{..}$ und $Mg^{..}$, Verlust von $PO_4^{'''}$ [3610]). Diese Steigerung ist aber nicht leicht fortzuführen, denn anstatt zu trinken, dursten die Tiere lieber, als daß sie sich hohe NaCl-Mengen einverleiben. Wird aber NaCl zwangsweise zugeführt, dann kommt es zur Ansammlung von sichtbaren Ödemen.

Darüber entscheidet zum größten Teil die Niere und auch die Funktionstüchtigkeit der Drüsen mit innerer Sekretion, aber ebenso sind Konkurrenzen von anderen Drüsen zu beachten, so z. B. durch die Magensaftsekretion, die nach der Mahlzeit vermehrt ist. Die Minderausscheidung im Urin wird nicht durch die im Magen auftretende Menge gedeckt[3611]. Auch bei mangelhafter HCl-Sekretion tritt die Cl'-Abnahme im Urin in Erscheinung[3612], was deshalb nicht verwunderlich ist, weil dafür NaCl sezerniert wird (siehe später). Beimengungen von Salzen können modifizierend einwirken, wie $Mg^{..}$[3613] oder die Ionen, die dem Meerwasser beigemengt sind[3614].

Unter den Drüsen, die in Konkurrenz treten können, wurden schon wiederholt die Schweißdrüsen erwähnt, z. B. bei Anwendung von Hitze (dagegen [3615]) und Arbeit[3616, 3617, 3618]. Es findet sich auch im Plasma eine Cl'-Verminderung nach starken Anstrengungen (AGGAZZOTTI[2898]).

Die Vorbedingungen sind nicht zu suchen in vermehrter Ventilation durch die Arbeit, denn Hyperventilation führt, wie wir schon nach McCANCE wissen, zur Zunahme der Cl'-Ausscheidung[3619]. Wurde CO_2 geatmet, dann nahm die Ausscheidung ab, nicht bedingt durch den von uns schon behandelten Übertritt des Cl' in die Erythrocyten.

ε) Einflüsse vom *Nervensystem* werden öfters angegeben. So sollen selbst den Cl'-Stoffwechsel beeinflussende Hormone nach der Denervierung nicht wirksam sein[3620]. Adrenalin soll bei wirklich sympathischer Reaktion Abnahme der Wasserausscheidung bei verminderter Cl'-Konzentration hervorrufen, bei vagaler Einstellung ist die Reaktion teils entgegengesetzt[3621]. Es soll die nach Duodenalverschluß auftretende Cl'-Ausscheidung mit Tod der Tiere verzögert sein, wenn die Nieren nicht denerviert waren[3622]. Wurden Hunde nach Oesophagotomie einer Scheintränkung mit Wasser unterzogen, dann nahmen die Chloride im Harn 1 Stunde lang ab[3628, I]. Versuche, die Zentren durch verschiedenartige Abtrennung zu isolieren, führte zur Angabe, daß das Ganglion paraopticum zur Hyperchlorämie und Diurese führe[3624], andererseits ergab sich ein Hinweis auf die Hypophyse[3623]. Auch im tuber cinereum wurde ein Zentrum vermutet (BAYLISS u. BROWN[3657 I]).

ζ) Die *innere Sekretion* besitzt unzweifelhaft Einwirkungsmöglichkeiten auf die Cl'-Ausscheidung,

wenn auch bei einer großen Zahl von „Hormonen" kein Effekt bei Kindern gesehen wurde[3625].

Ohne Zweifel sind durch *Hypophysenhinterlappenextrakte* bedeutende Wirkungen zu erreichen[3626]. Die Cl'-Ausscheidung wird vermehrt durch Bewegungen der Depots der Organe[3627, 3628], dagegen [3629]. Abhängig von der vorher anwesenden NaCl-Menge, kann der antidiuretische Effekt der Hypophyse unterdrückt werden[3630, 3631, 3639, I], wahrscheinlich bedingt durch die diuretische Wirkung der mobilisierten Salzmassen.

[3610] HELLER, V. G. u. HADDAD, M.: J. biol. Chem. **113**, 439 (1936). Versuche an Rindern, Meerschweinchen und Ratten.

[3611] LANGHANS, J. u. SOMMER, K.: Klin. Wschr. **1930 I**, 977, Rona **58**, 503.

[3612] HUBBARD, R. S.: J. biol. Chem. **88**, 361 (1930), Rona **58**, 118.

[3613] GAJATTO, S.: Arch. Farmacol. sper. **65**, 24 (1938). C. **1939 I**. 716. Kleine Mengen von $MgCl_2$ hemmen, größere fördern.

[3614] RABBENO, A.: Boll. Soc. ital. Biol. sper. **3**, 1178 (1928), Rona **51**, 812.

[3615] JUDELOWITSCH, R. J.: Fiziol. Z. **18**, 283 (1935), Rona **87**, 335. Hunde bei 50^0 retinieren Cl', SO_4'' und PO_4''', da sie keine Schweißdrüsen besitzen.

[3616] HAVARD, R. E.: J. Physiol. **90**, 90 P (1938). Auch andere Ionen werden schlechter ausgeschieden.

[3617] BOIGEY, M.: Ann. intern. Med. Phys. et Physico-biol. **31**, 169 (1938), Rona **110**, 71.

[3618] ZIMKINA, A. u. MICHELSON, A.: Fiziol. Z. **15**, 366 (1932), Rona **72**, 325.

[3619] SIMPSON, G. E. u. WELLS, A. H.: J. biol. Chem. **76**, 171 (1928), Rona **45**, 365. Versuche mit Hyperventilation von 30 Minuten an Studenten. CO_2-Atmung an Hunden.

[3620] BIANCHI, G. C.: Arch. ital. Urol. **13**, 561 (1936), Rona **99**, 631.

[3621] DELEONARDI, S. u. FIGINI, P.: Fisiol. e Med. **4**, 77 (1933), Rona **73**, 536.

In überaus wichtigen Untersuchungen an Hunden hat VERNEY[3630, I] die Einwirkung der Injektion von Kochsalzlösungen dem Verständnis nähergebracht. Er injizierte die Lösungen intraarteriell in die Carotis interna und konnte an der einsetzenden Diuresehemmung die Abgabe des antidiuretischen Hormons aus der Hypophyse demonstrieren. 0,144 mol Lösung NaCl in 20 Sekunden injiziert hatte keinen Effekt, dagegen 0,257 mol NaCl, in 9 Sekunden in die linke Carotis gegeben, führte zu einer langdauernden Diuresehemmung. Der Effekt blieb nach Exstirpation des Hinterlappens aus. Ebenso, teilweise nicht so stark, wirkten andere hypertonische Lösungen. Wahrscheinlich wird die Neurohypophyse über Osmoregulatoren (siehe später) erregt.

Nach Entfernung der Hypophyse kommt es nach vorübergehendem leichten Anstieg zum Abfall der Cl'-Ausscheidung[3632]. Bei *Hypophysektomie* an Ratten[3633] kam es zur vorübergehenden Vermehrung des Urinflusses, während die Abnahme der Cl'-Konzentration immer deutlich war, auch wenn sich keine Diurese zeigte; aber diese wird in 3—6 Tagen wieder erreicht, bei Ratten ist die Produktion eines diabetes insipidus nur vorübergehend. Diese Effekte wurden nicht durch gleichzeitige Entfernung der Nebenniere verändert, ebensowenig durch Thyreoektomie.

Bei Katzen mit experimentellem *Diabetes insipidus* gingen Salzaufnahme und Harnvolumen streng parallel[3639, II, 3628, I], durch die zuletzt genannte Operation wurde die Polyurie vermindert und zwar reversibel durch Fütterung von Schilddrüse[3634]. Durch gleichzeitige Entfernung der Nebennieren wurde der Salzverlust aber nicht verstärkt[3638, I]. Patienten mit Diabetes insipidus konnten NaCl nur bei reichlicher Gabe von Wasser zur Ausscheidung bringen[3635]. Bei Diabetes mellitus sinkt die Cl'-Ausscheidung mit steigender Glucosurie und umgekehrt[3639], also Parallelität mit den Verhältnissen im Blut.

Hypophysenvorderlappen führte bei Kaninchen zu einer elektiven Senkung der Na'-Ausscheidung, ohne Cl' zu beteiligen[3636]. Veränderungen der Cl'-Ausscheidung werden dagegen bei Menstruationsblutungen gefunden[3637, 3638].

[3622] DOGLIOTTI, A. M. u. BOGETTI, M.: Boll. Soc. ital. Biol. sper. 5, 876 (1930), Rona 60, 273.

[3623] SUMWALT, M.: Amer. J. Physiol. 112, 386 (1935), Rona 90, 324.

[3624] LEWY, F. H. u. GASSMANN, F. K.: Amer. J. Physiol. 112, 504 (1935), Rona 92, 629.

[3625] TÖRÖK, G. u. NEUFELD, L.: Monatschr. Kinderheilk. 61, 73 (1934), Rona 85, 541. Verabfolgt wurden: Tonephin, Glandunovin, Glandubolin, Glanducorpin, Colutoid, Glanduantin. Extrakte der Hoden, Mammae, Thymus, Milz, Tonsillen, Leber, Parathyreoidea und Insulin.

[3626] SCHAUMANN, O.: Heffter-Heubners Handbuch Erg.-Werk Bd. 3, 61 (1937). Zusammenfassung.

[3627] UNNA, K. u. WALTERSKIRCHEN, L.: Naunyn-Schmiedebergs Arch. 181, 681 (1936). Rona 95, 670.

[3628] UNNA, K. u. WALTERSKIRCHEN, L.: Naunyn-Schmiedebergs Arch. 186, 539 (937).

[3628, I] HASRATJAN, E.: Bull. Biol. et Med. exp. URSS. 9, 302 (1940), Rona 126, 427.

[3629] BIANCARDI, S.: Endocrinologia 7, 127 (1932), Rona 68, 703.

[3630] MELVILLE, K. I.: J. of Physiol. 87, 129 (1936), Rona 96, 423.

[3630, I] VERNEY, E. B.: Proc. roy. Soc. B. 135, 25 (1947).

[3631] HALDANE, J. B. S.: J. of Physiol. 66, X (1928), Rona 48, 231.

[3632] TUNG, P., CHANG, H. u. LING, S. M.: Chin. J. of Physiol. 2, 231 (1928), Rona 46, 447.

[3633] COREY, E. L., SILVETTE, H. u. BRITTER, S. W.: Amer. J. Physiol. 125, 644 (1939).

[3634] FISHER, C. u. INGRAM, W. R.: Arch. Intern. Med. 58, 117 (1936), Rona 98, 283.

[3635] MEYER, E. u. MEYER-BISCH, R.: Klin. Wschr. 3, 1796 (1924). Rona 30, 575. Beschreibung eines Falles mit Sarkom der Hypophyse.

[3636] KLODT, W.: Naunyn-Schmiedebergs Arch. 186, 281 (1937).

[3637] HEILIG, R.: Klin. Wschr. 3, 1117 (1924), Rona 28, 401. Am ersten Tage der Menstruation Verzögerung.

[3638] MITTLER, L.: Riv. ital. Ginec. 18, 609 (1935). Rona 97, 221. Retention bei Metrorhagien infolge ovarieller Dysfunktion.

Die Wirkung der *Schilddrüse* auf die Ausscheidung von Cl' und Wasser ist zu bekannt, um hier mehr als nur erwähnt zu werden. Es soll sich nach Versuchen an gekreuzten Hunden um eine direkte Wirkung auf dieNieren handeln[3639,III].

Die *Nebennierenrinde* wirkt auch hemmend auf die Ausscheidung von Kochsalz. Darüber wird noch im Abschnitt über die chronische NaCl-Veränderung gesprochen. Man hat diese Eigenschaft benutzt, um durch die Ausscheidung des Radionatrium ^{24}Na oder ^{22}Na die Menge verabfolgten Hormons zu bestimmen[3638,II]. Ratten schieden nach Exstirpation der Nebenniere doppelt soviel ^{24}Na aus.

η) Bei *Nierenkranken* leidet die Cl'-Ausscheidung meist, und zwar wird die Konzentration von 0,8% nicht erreicht (SMIRK[3583]). Die Ausscheidung bei einmaliger Gabe von 4 g zieht sich auf mehr als 1 Tag hin (Nephrose), natürlich auch bei vorheriger salzarmer Diät.

Wenn die anfängliche Verteilung die Erhöhung des Cl'-Gehaltes im Blut um 7,6% zuläßt gegenüber 5,7 beim Gesunden (GANDELLINI[2934]), dann könnte davon die relative Zunahme des Gewichtes durch Ödem und die schlechte Durchblutung der ödemführenden Organe die Ursache sein

Die Ödeme sollen stärker sein bei Gabe von NaCl als bei NaHCO$_3$[3640]. Dabei spielt wesentlich die Frage des Säurebasenhaushalts eine Rolle.

Das Primäre der Cl'-Retention soll in der kranken Niere liegen, die gegenüber der gesunden nach NaCl-Gabe mehr Na' als Cl' ausscheidet (2 Fälle mit tubulärer Nephritis, BLUM u. a.[3339]). Die Folge ist dann die „trockene" Cl'-Retention, die zur Steigerung des Cl' im Blut führt und sekundär zur Beladung der Organe (BLUM und VAN CAULAERT[3228, 3338−3340]). NaCl-Entzug führt hier nicht zur Gewichtsabnahme, anders dagegen, wenn von der Niere gut Cl', aber schlecht Na' ausgeschieden wird. In dieser Änderung der Gleichgewichte sehen BLUM, DELAVILLE und CAULAERT[3641] den ersten Anlaß zur Urämie.

Immer aber ergibt sich eine Acidose, gleichgültig ob Cl' erniedrigt oder erhöht ist. Die Menge der Basen (also [Na"] das dem [HCO$_3$'] + [Cl'] entspricht) zeigt eine stärkere Korrelation zu Cl' als zu HCO$_3$' [3642]. Durch NaCl-Gabe geht die Säuremenge zurück, und es kann so notwendig sein, NaCl zu verordnen, selbst wenn Ödeme auftreten. Das gilt natürlich bei hypochlorämischer Nephritis (die auch zu Ödemen führen kann). Dieser Zustand ist nicht allein bedingt durch das häufige Erbrechen, sondern auch durch Verlust der Fähigkeit zur Rückresorption. Während die Nierenschwelle von AMBARD mit etwa 96 m. aeqiv. im Serum angegeben wird, konnte bei solchen Nephritiden noch beträchtliche Ausscheidungen bei 82,9 und 87,5 m. aequiv. im Plasma gesehen werden. Die Konzentration war im Urin mit 158 bzw. 154 m. aequiv. sehr hoch[3643].

Diese Höhe ist bedingt durch die geringe Harnmenge, die Konzentrationsfähigkeit für Cl' war aber durchaus erhalten, d. h. isolierte Unfähigkeit der Rückresorption von Cl' und nicht von Wasser.

[3638,I] WINTER, C. A., INGRAM, W. R., GROSS, E. G. u. SATTLER, D. G.: Endocrinology **28**, 535 (1941). C. **1942 II**, 913.
[3638,II] DORFMAN, R. J., POTTS, A. M., FEIL, M. L., MURPHEY, J. u. DORFMAN, A. S.: Endocrinology **41**, 469 (1947).
[3639] KEILHACK, H.: Z. exp. Med. **89**, 159 (1933), Rona **75**, 271.
[3639,I] BOYD, E. M. u. GARAND, N. D.: Amer. J. Physiol. **130**, 403 (1940). C. **1941 I**, 1687.
[3639,II] WINTER, CH. A., SATTLER, D. G. u. INGRAM, W. R.: Amer. J. Physiol. **131**, 363 (1940), Rona **125**, 394.
[3639,III] BRULL, L.: Quart. J. exp. Physiol. **30**, 195 (1940), Rona **122**, 90.
[3640] MAGNUS-LEVY, A.: Z. klin. Med. **90**, 287 (1921), Rona **7**, 416.
[3641] BLUM, L., DELAVILLE, M. und VAN CAULAERT: C. rend. Soc. Biol. **93**, 703 (1925), Rona **33**, 735.
[3642] PETERS, J. P., WAKEMAN, A. M., EISENMAN, A. S. u. LEE, C.: J. clin. Invest. **6**, 517 (1928).
[3643] PETERS, J. P., WAKEMAN, A. M., EISENMAN, A. S. u. LEE, C.: J. clin. Invest. **6**, 551 (1928), Rona **50**, 569.

Bei experimentellen Nephritiden durch Chromat[3644, 3645] und Cantharidin[3646] wurde von RAVASINI am Kaninchen die Reaktion auf eine Infusion verschieden konzentrierter Lösungen in derselben Art verfolgt, wie sie oben[3589-3592] schon beim Normalen berichtet wurde. Die Infusion (0,5 ccm/kg/Min.) wurde bis zum Tode des Tieres fortgesetzt. Die Resultate seien auf folgender Tabelle auszugsweise wiedergegeben:

Tabelle 289.

Konzentration	Chromatnephritis			Cantharidin		
	infundiert ccm	ausgeschiedene Flüssigkeit	NaCl %	infundiert ccm	ausgeschiedene Flüssigkeit	NaCl %
4 n	14	41,6	13	14,5	31,5	16
n/1	70	119	—	109	194	37
n/2	180	111	—	257,5	289	48
n/6	390	109,7	26	530	226	46
n/9			19	380	325,1	72
n/12	fast Anurie		Anurie	505	348,3	71
n/24	,,	,,	,,	447	322,5	75

Die Reaktion ist deutlich bei hyposmotischen Lösungen, die rasch zur Anurie führen bei der tubulären Nephritis nach Chromat; die mangelhafte NaCl-Ausscheidung ist besonders hervortretend, während die Cantharidinnephritis nicht so stark einwirkt.

An dieser Stelle ist auch die durch Ca-Guajakolglykolat in höheren Dosen verursachte Hemmung der Cl'-Ausscheidung zu erwähnen[3654, I]. Renin führte zur Diurese beim Kaninchen, dem zugleich NaCl zugeführt war. Die Rückresorption von Na und Cl soll gehemmt sein. Sonst findet sich eine antidiuretische Wirkung[3654, II].

ϑ) *Infektionen* wie Typhus oder Bact. prodigiosus führten beim Kaninchen zu erhöhter Cl'-Ausscheidung, aber nicht, wenn das Reticuloendothel blockiert war[3647-3649].

Besondere Bearbeitung hat das Verhalten der Chloride bei der *Pneumonie* erfahren[3650-3654]. Es ist sicher, daß anfangs eine Retention auftreten muß im Stadium der zunehmenden Hepatisation, da die Exsudationen in den Alveolen den Cl'-Gehalt der üblichen Exsudate haben. Neben dieser tatsächlichen Retention ist zu unterscheiden, ob nicht durch die chlorarme Ernährung ein Verschwinden der Chloride aus dem Urin bedingt wird. Dann muß man in bestimmten Stadien im Auswurf beträchtliche Verluste (0,5 g Cl'/Tag)[3654] in Rechnung stellen.

Die Frage der tatsächlichen Elimination ist von diesen Faktoren zu trennen. Deshalb nützen einfache Cl'-Proben im Harn unserer Erkenntnis nichts, wenn nicht regelrechte Bilanzen angestellt werden. Kleine Belastungen mit NaCl (< 5,0 g/Tag) zeigen sogar Neigungen zu geringer Retention, während bei großen Gaben (5—30 g/Tag) eine größere Retention auftritt[3654]. Diese werden wir zum Teil auf die Verteilung in die durch den indurierten Lappen bedingten größeren und

---

[3644] RAVASINI, G. u. COLLE, E.: Boll. Soc. ital. Biol. sper. 7, 878 (1932), Rona 71, 269.
[3645] RAVASINI, G. u. COLLE, E.: Arch. di Fisiol. 34, 1 (1934), Rona 85, 370.
[3646] RAVASINI, G. u. PARENZO, E.: Arch. di Fisiol. 34, 40 (1934), Rona 85, 371.
[3647] SAITO, H.: Jap. J. Gastroenterol. 5, 57 (1933), Rona 76, 172.
[3648] SAITO, H.: Jap. J. Gastroenterol. 5, 67 (1933), Rona 76, 172.
[3649] SAITO, H.: Jap. J. Gastroenterol. 5, 72 (1933), Rona 76, 172.
[3650] ACHARD, CH. u. ENACHESCO, M.: C. rend. Acad. Sci. 188, 1457 (1929), Rona 52, 290.
[3651] ACHADR, CH. u. ENACHESCO, M.: J. Physiol. et Path. gen. 28, 587 (1930), Rona 59, 91.
[3652] ACHARD, CH. u. ENACHESCO, M.: J. Physiol. et Path. gen. 28, 612 (1930), Rona 59, 91.
[3653] ACHARD, CH. u. ENACHESCO, M.: J. Physiol. et Path. gen. 27, 781 (1929), Rona 56, 117.
[3654] SUNDERMAN, F. W.: J. clin. Invest. 7, 313 (1929), Rona 54, 321.

schlecht durchbluteten Cl'-Räume beziehen können. Daß hierhin das Cl' einzudringen vermag, zeigt die Erhöhung des Cl'-Gehaltes im Auswurf, wobei die Menge des Auswurfs zunahm. Nach großen NaCl-Belastungen ist die Häufigkeit der postpneumonischen Exsudate größer.

Wieweit alle diese Faktoren renal bedingt sind, ist die Frage, da die verminderte Cl'-Ausscheidung mit vermindertem Gehalt im Plasma einhergeht[3650]. Dies kann aber schon durch Acidose bedingt sein, zumal mit Anstieg der Acidose das Cl' weniger, mit Aufhören derselben und Alkalisierung des Urins Cl' vermehrt zur Ausscheidung gelangt[3653]. Das kann ebenso durch Darreichung von $NaHCO_3$ (10—15 g) erzielt werden[3651, 3652]. Aber es gibt Unterschiede der einzelnen Phasen.

ι) *Narkotika* hemmen Diurese und Cl'-Ausscheidung[3655, 3656]. Nach Chloralose soll bei Hunden die Schwelle für Cl' erhöht sein[3657]. In Versuchen am hypophysektomierten Hunde wurde die Cl'-Clearance unter Wasserdiurese untersucht[3657, I]. Durch Äther wurde diese Diurese gehemmt, bedingt durch die Senkung der Kreatininclearance. Das Verhältnis Clearance für Cl'/Kreatinin blieb unverändert bei der denervierten Niere während der Äthergabe, fiel aber bei der innervierten. Nach Decerebrierung hörte das auf. Der Angriffspunkt soll in einem Zentrum m tuber cinereum für Cl-Ausscheidung liegen[3657, I].

ϰ) *Diuretika* können die Cl'-Ausscheidung verändern, das ist bekannt und gehört nicht hierher. Daß bei Gabe von KCl die Ausscheidung von Cl' rascher ist als bei NaCl, haben wir schon erwähnt. Statt Na˙ wird dabei die Base K˙ ausgeschieden[3658]. Allerdings wirken auch alle K˙-Salze diuretisch in der Reihe: Acetat > NO_3' > SO_4'' ≫ Cl' > PO_4''' bei peroraler Gabe. Bei intravenöser Gabe soll das vorher unwirksame Br' wirksam werden[3659].

Bekannt ist, daß bei chronischer Salyrgan- oder Novasuroldiurese durch Gaben von NH_4Cl die Ausscheidungen erhöht werden können. Diese Wirkung ließ sich weder durch Säure noch durch NaCl ersetzen, wurde also auf das NH_4 zurückgeführt[3660]. Andererseits gelang es, durch intravenöse Gabe von NaCl denselben Effekt zu erreichen[3661]. Bei der einmaligen Größe des diuretischen Effektes von Salyrgan (bei Hunden) wirkten NH_4Cl, NH_4NO_3 und H_3PO_4 in gleicher Weise begünstigend, NaCl, KCl wirkten nicht, und Kaliumacetat, $KHCO_3$, $NaHCO_3$ verminderten den Effekt[3662]. Beim Menschen führten Belastungen von 20—30 g NaCl zur Erhöhung der Salyrganwirkung, während 36 g $NaHCO_3$ auch hier vermindernd einwirkten[3663]. Man wird vielleicht doch mehr die Wirkung auf das Säure-Basenverhältnis verantwortlich machen, als eine Wirkung des Cl'-Ions selbst annehmen. Das zeigte sich auch bei den Bilanzen von KAUNITZ[3601] an Hunden bei Vergleich von KCl und $KHCO_3$, NaCl und $NaHCO_3$.

λ) *Die radioaktiven Natriumisotopen.* Besonders die Zufuhr des langlebigen ^{22}Na mit einer Halbwertszeit von 3 Jahren eröffnet neue Möglichkeiten der Forschung. Durch einmalige Gabe gelingt es, einen Überblick zu gewinnen über den Austausch von Na˙ bei verschiedenen Krankheiten. Man hat die verschiedensten Meßgrößen zur Charakterisierung vorgeschlagen. Da bei gleichbleibenden Bedingungen die Eliminierung exponentiell erfolgt, d. h. bei Verwendung von logarithmischem Papier eine Gerade entsteht, genügt die Angabe eines Parameters,

---

[3654, I] BALDACCI, U.: Arch. Farmacol. sper. **70**, 1 (1940). C. **1941 II**, 2704. Bei kleineren Dosen Verbesserung der NaCl-Ausscheidung. Die Tiere lebten dementsprechend länger bei konstanter Infusion von 0,5 ccm pro Minute einer n/1-NaCl-Lösung.

[3654, II] PICKERING, G. W. u. PRINZMETEL, M.: J. Physiol. **98**, 314 (1934).

[3655] FEE, A. R.: J. Pharmacol. exp. Ther. **34**, 305 (1928), Rona **49**, 383. Chloroform, Äther, Urethan, Paraldehyd, Amytal, Morphin. Versuche an Hunden.

[3656] MAURO, G.: Arch. Farmacol. sper. **47**, 56 (1929), Rona **53**, 276. Alkoholgabe.

[3657] BRULL, L.: C. rend. Soc. biol. **97**, 734(1927). Rona **43**, 619. 0,1 g/kg Chloralose in 100 ccm intravenös.

[3657, I] BAYLISS, L. E. u. BROWN, A.: Z. Physiol. **98**, 190 (1940).

[3658] LEITER, L.: J. clin. Invest. **3**, 253 (1926), Rona **42**, 323.

[3659] KODAMA, E.: Rona **61**, 151 (1930). Die Cl'-Menge soll größer gewesen sein als die verabreichte.

um den Zustand zu beschreiben. So wurde von MORGAN[3660, II] eine „biologische Halbwertszeit" mit dem Symbol „Te" vorgeschlagen, die die Zeit angibt, bis zu der die Hälfte des verabfolgten Isotopen den Organismus verlassen hat. Es ist naheliegend, daß diese Zahl schwer zu bestimmen ist, besonders bei Substanzen wie Natrium, deshalb schlagen BURCH und Mitarbeiter[3660, I] andere charakteristische, leicht meßbare Zahlen vor.

$C^{1}/_{2}$ = Zeit, die notwendig ist, um die Konzentration des Isotopen in den Körperflüssigkeiten (oder einem spezifischen Teil des Organismus) auf die Hälfte zu senken, nachdem Gleichgewicht erreicht worden war.

$U^{1}/_{2}$. Die Zeit in Tagen, die notwendig ist, um durch den Urin die Hälfte der Substanz zu beseitigen.

Die Größe dieser Zahlen für ^{22}Na bei normalen und kranken Versuchspersonen wird auf folgender Tabelle in Durchschnittswerten wiedergegeben:

Tabelle 290.

Diagnose	Zahl der Personen	Tage		Änderung des Gewichts. Pfd.
		$C^{1}/_{2}$	$U^{1}/_{2}$	
Normal	4	13,3	28,8	—6,6
Herzfehler, langsame Besserung	2	41	66	—12,5
Herzfehler, rasche Besserung	2	20,5	29,5	—23
langsame Verschlechterung	2	27	60	+5,75
hämorrhagische Nephritis	2	56	513	—35,5

Diese Werte unterliegen einer Beeinflussung durch die Zufuhr von NaCl in der Diät. Eine Versuchsperson erhielt 1,7 g NaCl täglich, $C^{1}/_{2}$ betrug 25 Tage. Nach Übergang auf 13,7 g NaCl täglich sank der Wert auf 8 Tage, um bei Rückkehr zu 1,7 g wieder auf 18 zu steigen. Wie die Werte von $C^{1}/_{2}$ und $U^{1}/_{2}$ nicht konform gehen, ergibt sich besonders aus den beiden Fällen mit gestörter Nierenfunktion. Es ist verständlich, daß der Umsatz (turnover) bei Ansammlung von Ödemen langsamer sein muß. In Mäuseversuchen mit Verbrennungen, oder nach längerer Anlegung einer Staubinde um eine Extremität, hörte die Ausscheidung von ^{24}Na im Urin durch das Einströmen in die Ödeme völlig auf, während einer Zeit, in der die normalen Tiere bereits die Hälfte zur Ausscheidung gebracht hatten. Noch nach 96 Stunden enthielten die geschädigten Mäuse mehr ^{24}Na als die normalen nach 48 Stunden (Fox und KESTON[3351, III]).

2. Bromid. Abgesehen von den quantitativen Verhältnissen interessiert in erster Linie die Reichweite der Lehre von der „Blindheit der Niere" gegen Br′ und Cl′.

a) Die **normale Ausscheidung** wird angegeben von UCKO[2968] mit 1—2,5 mg Brom am Tage, von LEIPERT[2950] mit 3—5 mg, von KURANAMI[2776] mit 3,6 mg. offenbar spielt die Ernährung eine maßgebliche Rolle, z. B. auch der Bromidgehalt des Kochsalzes. Deshalb steigt nach Zulage von NaCl die Br′-Ausscheidung, die also nicht aus den Depots des Organismus zu stammen braucht. Die Bedeutung der Konzentration in der Nahrung wird durch folgenden Vergleich der Durchschnittswerte eines wichtigen Nahrungsmittels und der Ausscheidung von

---
[3660] FLIEDERBAUM, J. u. KRAZUCKA, L.: Presse med. 1932 I, 854, Rona 69, 200.
[3660, I] BURCH, G. E., THREEFOOT, S. A., CRONVICH, J. A. u. REASER, P.: Cold Spring Harb. Sympos. quant. Biol. XIII, 63 (1948). Mit mathematischen Betrachtungen.
[3660, II] MORGAN, K. Z.: J. physic. Koll. Chem. 51, 984 (1947), zit. nach [3660, I].

STRAUB[3664] dargestellt, wo zugleich der Br'-Gehalt einiger Nahrungsmittel an den betreffenden Orten mitgeteilt wird. Die Methodik ist einwandfrei, Daten in mg%.

Tabelle 291.

Ort	Wien	Debrecen	Budapest	Gyula	Satoraljanyhely
Harn	0,425	1,938	0,709	0,517	0,430
Milch	4,932	15,49	6,444	5,771	6,005

Auch die Angaben von CONVAY und FLOOD[182] mit 0,297—0,855 mg%, CHATAGNON[2966] mit 0,18—0,3 mg% und die Werte beim Kaninchen nach STOLL und BRENKEN[213] mit 0,94, 0,77 und 1,23 mg% liegen alle in gleicher Größenordnung.

Uns interessieren noch die Verhältnisse Br/Cl im Urin im Verhältnis zum Blut. Dazu sei die von uns erweiterte Tabelle einer Zusammenstellung von NEUFELD[2955] abgedruckt.

Tabelle 292.
Verhältnis Br/Cl · 1000

	UCKO[2968]	LEIPERT[2950]	DAMIENZ[3408]	CATAGNON[2966]
Magen	1,7—5,5	1,54—3,98	—	0,6—0,9
Blut	0,5—1,4	0,62—1,42	1,32—1,55	—
Urin	0,3—0,6	0,41—0,57	0,39—1,85	0,0—1,0

Aus der Tabelle entnehmen wir, daß der Quotient Br/Cl im Blut höher ist als im Harn, d. h. die Niere strebt danach, das Br' vermehrt rückzuresorbieren.

Diese Verhältnisse finden sich ebenso bei Geisteskranken (LEIPERT und WATZLAWEK[2984]) und bei verschiedenen Versuchstieren wie Affen und Hunden (SMITH und WALKER[3425] u. a.). Die Auffassung von UCKO, daß das bedingt sei durch eine partielle organische Bindung des Br' im Blut, konnte, wie wir früher sahen, nicht bestätigt werden.

Damit ist die alte Vorstellung von der Blindheit der Niere an dieser Grenze — wenigstens in ihren Konsequenzen und rein qualitativ als Faustregel durchaus gültig, — ihres strengen Charakters entkleidet.

Das zeigte auch LEIPERT[2950] in Selbstversuchen, bei Übergang zu kochsalzarmer Diät und Salz- und Wasserbelastung oder nach Salyrgan.

b) Ausscheidung nach Zufuhr. Auf jeden Fall ist es verständlich, wenn nach Zufuhr von Bromiden die Ausscheidung sehr langsam erfolgt.

Nach einmaliger Gabe von 0,6 g Br' an Kaninchen war nach 8 Tagen noch das 20fache der normalen Br'-Ausscheidung vorhanden (STOLL und BRENKEN[213]).

Bei Hunden wurde nach der relativ großen Dosis von 776 mg Br' in 5 Stunden weniger als 1% ausgeschieden, und nach 48 Stunden war die Ausscheidung nicht viel größer (BRODIE, BRAND und LESHIN[2771]).

CHATAGNON[3665] gab einer 45jährigen Frau eine einmalige Dosis von 1 g NaBr. Den Verlauf der Ausscheidung sehen wir folgendermaßen:

Tabelle 293.

Zeit	1. Tag	2. Tag	3. Tag	4. Tag	5.—15. Tag	16.—31. Tag	32. Tag	33. Tag	34. Tag
Menge in mg	3,8	15,8	41,4	158,5	schwankend 20—50	20—9	2,88	1,01	1,06

[3661] BIX, H. u. CZYHLARZ, E. v.: Wien. med. Wschr. 85, 344 (1935). C. **1935 II**, 18.
[3662] ETHRIDGE, C. B., MYERS, D. W. u. FULTON, M. N.: Arch. intern. Med. 57, 714 (1936) Rona 95, 247.
[3663] BERGLUND, H. u. SUNDH, B.: Acta med. Skand. 86, 216 (1935), Rona 91, 658.

Ein ganz unregelmäßiger Verlauf mit Rückkehr zur Norm etwa am 32. Tage.

Wir dürfen die gegen jede Gesetzmäßigkeit verlaufende Form der Ausscheidung nicht ohne weiteres für falsch halten, da die Frau unter kochsalzarmer Diät gestanden haben kann. So wurde in den Versuchen von BODANSKY und MODELL[3666, I] die schon sistierte Ausscheidung von Br' durch einmalige Gabe von NaCl wieder deutlich.

Bei den Versuchen von UCKO[2968] wurde nach intravenöser Injektion von 1 g NaBr in den ersten 4 Stunden 7—11, in der 4.—8. Stunde 2—3 und in der 8.—24. Stunde 5—10 mg, am ersten Tage also 14—24 mg Br ausgeschieden.

Außerdem war die Ausscheidung in dem Versuche der Tabelle oscilierend nicht nur in den ersten Tagen.

Oscilationen wurden auch in anderen Versuchen mit chronischer Gabe beobachtet, vielfach verbunden mit erhöhter Zufuhr von NaCl, so z. B. von WILE[3417], der eine erneute Bromidausscheidung bei einer Frau mit Bromschädigungen der Haut durch Gabe großer NaCl-Mengen hervorrufen konnte.

Jedenfalls kann man durch NaCl-Gaben die Ausscheidung von Bromid vermehren. Man kann auch eine Änderung der Verhältnisse der Fraktionen im Blut und Urin erzielen. Darüber gibt die Arbeit von PALMER und CLARKE[2773] Auskunft, deren Resultate an einem Hunde von 20 kg in Form eines Diagramms wir wiedergeben.

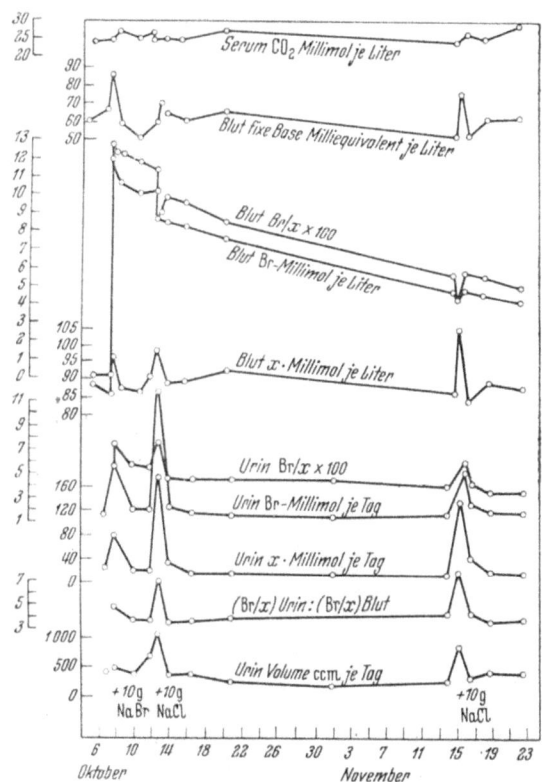

Abb. 50. Verabreichung von NaBr und NaCl intravenös (nach PALMER und CLARKE[2773]).

Es sind nicht nur die absoluten Werte der Ausscheidung angegeben, sondern auch die Verhältnisse Br/x, wobei x dem Gesamthalogen entspricht.

[3664] STRAUB, J.: Biochem. Z. **303**, 398 (1940).
[3665] CHATAGNON, C.: C. rend. Acad. Sci. **204**, 72 (1937), Rona **99**, 411.

Die Ausscheidung erfolgt nicht in Sprüngen wie oben nach CHATAGNON, sondern kontinuierlich wie in den anderen beiden Versuchen derselben Art. Die Tiere erhielten eine Diät mit konstanter Cl'-Menge. Eine Ausnahme machen die Tage mit einer Extragabe von NaCl, die nicht nur den absoluten Wert erhöht, sondern auch das Verhältnis $(Br/x)_{Urin}/(Br/x)_{Plasma}$. Das Verhältnis müßte bei Blindheit der Niere gegen Br' und Cl' ungefähr den Wert 1 annehmen, hatte aber in allen 3 Versuchen nur die sehr konstante Größe von 0,38—0,45 beim ersten, 0,37—0,44 beim zweiten und ähnlich bei dem abgebildeten Versuch, ausgenommen die Tage der NaCl-Gabe, wo tatsächlich der theoretisch zu fordernde Wert 1 fast erreicht wurde. Immerhin wurde auch hier mehr Cl' ausgeschieden als Br', trotz der Cl'-armen Diät. Das gilt ebenso für Patienten, die 1 Jahr kochsalzarm gelebt hatten[3666].

Die vermehrte Ausscheidung ging einher mit Diurese, konnte aber nicht durch Diurese mit Harnstoff erzielt werden. Das ist nicht verwunderlich, da Harnstoffgabe die Ausscheidung von Cl' nicht vermehrt, eher vermindert (siehe S. 620). Perorale Gabe von NaBr führte zu geringer Senkung der Harnproduktion, wie beim Menschen, bei intravenöser Gabe nicht, FELLENBERG[3588].

Bei einigen Patienten mit chronischer Br'-Intoxikation konnten ähnliche Verhältnisse erzielt werden, z. B. stieg der Quotient durch NaCl-Behandlung von 0,67 auf 0,74, also anscheinend abhängig von der Höhe der Gesamthalogenausscheidung. (Weitere Analysen an Patienten siehe ROSSEN und REICHENBERG[2777, IV].) Die Hunde in den obigen Versuchen von PALMER und CLARKE erhielten nur 10 mMol Cl'/Tag, und bei diesen niedrigen Werten war die Ausscheidung von Cl' doppelt so groß wie von Br'. Der Unterschied ist größer als bei den kleinen Ausscheidungen nach normalen Gehalten, hängt also nicht vom absoluten Gehalt von Br' selbst, sondern vielleicht vom Gesamthalogen ab. Die Möglichkeit der Bindung in organischer Form oder der Adsorption als Ursache entfällt hiermit.

Die $\frac{Plasma}{Urin}$ Quotienten wurden etwas größer gefunden von MORTON[3139], wie aus der Tabelle S. 512 zu sehen ist. In dieser Richtung würde auch die Retention von Br' bei TOXOPEUS[3667], LIPSCHITZ[2770] u. APPELMANNS[3420] liegen (siehe hierzu die Kritik von MÖLLER[2767]), die Resultate wurden aber mit fragwürdiger Methode gefunden.

Den bisher berichteten Versuchen gegenüber ist der Einwand durchaus möglich, daß es sich um zu lange Perioden handelt, die einen direkten Vergleich der Quotienten nicht zulassen, einer der Einwände, die auch MÖLLER gegenüber APPELMANNS verwendet. Nun sind aber wesentliche Schwankungen im Br'-Gehalt des Plasmas nicht vorhanden, besonders bei den sich über viele Monate hinziehenden Versuchen von CLARKE und PALMER[2773]. Den Versuchen von HASTINGS, HARKINS und LIU[2546] gegenüber ist dieser Einwand nicht berechtigt. Hier erfolgt bei Hunden eine Infusion von 2 n Lösungen, und die Analysen von Plasma und Urin erfolgten in kurzen Abständen. Es ist aber niemals gelungen, einen Quotienten, der den Wert 1 erreicht hätte, zu finden. Wir sehen immer eine bevorzugte Rückresorption also Retention von Br', wie in den chronischen Versuchen, aber mehr der Einheit nähernd, wie folgende zwei Versuche an Hunden zeigen, die 10 ccm 2 n NaBr/kg erhielten.

Tabelle 294.

Zeit	3 Min.	15 Min.	50 Min.	3 Min.	15 Min.	4 Std.	8 Std.
Br/Cl Serum	1,199	0,699	0,671	1,0	0,663	0,668	0,629
Br/Cl Urin	0,75	0,68	0,57	0,49	0,55	0,48	0,46

[3666] OTTENSOOSER, F.: Naunyn-Schmiedebergs Arch. 122, 77 (1927). Rona 43, 14.

Immer ist die Br'-Retention deutlich. Auch BODANSKY und MODELL[3666, I] fanden die Verhältniszahl nur bei starker Ausscheidung am Anfang mit Werten von 0,7—1,0. Sie sanken aber rasch auf 0,4 ab.

Demgegenüber fand MÖLLER[2767] am Kaninchen die Blindheit der Niere gegenüber Cl' und Br' durch die verschiedensten Versuchsbedingungen erhalten. So fand sich eine fast vollkommene Br'-Retention bei chlorarm ernährten Tieren, eine gleichförmige Ausscheidung bei Gaben von Theophyllin oder intravenöser Infusion von NaCl. (FREY[3668] fand dasselbe mit elektrometrischer Titration auch bei Katzen.) Einen Unterschied könnte man in der Gesamthalogenbilanz sehen.

Von den Tieren von HASTINGS und Mitarbeitern[2546] starb ein Tier nach $8^1/_2$ Stunden und schied in dieser Zeit das Infundierte zu 16% als Br', zu 28% als Cl' aus; ein anderes, das nach 11 Stunden starb, brachte 18% als Br', 35% als Cl' zur Ausscheidung, während die Verhältnisse bei MÖLLER[2767] in folgender Tabelle, Versuch I, angegeben werden:

Tabelle 295.
Ausgeschieden in Prozent der Eingabe (nach K. O. MÖLLER)
Versuch 1 chlorreich, Versuch 2 chlorarm ernährt.

Stunden nach beendeter Infusion	Br in % der Eingabe		mol Cl in % des infundierten Halogens		Halogen total ausgeschieden in % des infundierten Halogens	
	Vers. 1	Vers. 2	Vers. 1	Vers. 2	Vers. 1	Vers. 2
0	11,5	0,065	47,3	0,28	58,8	0,34
1	17,1	—	67,9	—	85,0	—
2	19,0	0,13	73,3	0,48	92,3	0,61
$4^1/_2$	21,6	0,39	80,2	0,93	102	1,32
$21^1/_2$	26,7	1,9	—	4,0	—	5,9
2,24	33,1	5,5	—	—	—	—
3,24	—	9,7	—	—	—	—
5,24	61,7	13,3	—	—	—	—

In Versuch 1 fand sich schon nach $4^1/_2$ Stunden die gegebene Dosis von Br' als Halogen ausgeschieden. Aus der Größe der reinen Br'-Ausscheidung ist die Leichtigkeit ersichtlich, mit der die Ausscheidung erfolgt. Da 60 ccm/kg einer isotonischen NaBr-Lösung infundiert wurden, sind gewisse Vergleiche mit den Tabellen von RAVASINI (S. 621) und SENGA (S. 622) möglich. Die Ausscheidung erfolgt nach der Tabelle ungewöhnlich leicht, also in Form einer Diurese. Bei HASTINGS und Mitarbeitern[2546] war die Gesamthalogenmenge etwa gleich groß, ob man NaCl oder NaBr in gleicher Menge infundierte. Aber die Zahl der Versuche ist bei ihnen zum quantitativen Vergleich zu gering.

Außerdem sehen wir die Verhältnisse des Versuchs 2 der Tabelle bei einem chlorarmen Tier. Es kommt zu einer minimalen Ausscheidung, und trotzdem findet sich der gleiche Quotient in Harn und Plasma. Der einzige Einwand wäre hier, daß die auftretenden Werte an die Grenze der von MÖLLER verwandten Methodik herangehen. Dann könnte man vermuten, daß in der absoluten Höhe der Gesamthalogenausscheidung die Ursache der Diskrepanzen zu suchen sei. Versuche mit Hypophysenextrakten (McINTYRE und van DYKE[3137]) führten zu wechselnden, jedenfalls nicht einheitlichen Einflüssen auf den Quotienten. Die Differenz ist bisher nur durch die Verschiedenheit der Spezies überbrückbar: Hund und Mensch zeigen Retention des Br', Kaninchen nicht.

[3666, I] BODANSKY, O. u. MODELL, W.: J. Pharmacol. exp. Ther. **73**, 51 (1941), Rona **128**, 657. Versuche an Hunden.
[3667] TOXOPEUS, M. A. B.: Naunyn-Schmiedebergs Arch. **178**, 416 (1935), Rona **90**, 325. 1 Hund und 1 Kaninchen. Methode?

Die gegenseitige Verdrängung gilt nicht für andere Halogene, wie für J' in physiologisch vorkommenden Grenzen (FELLENBERG[3588]).

Es ist merkwürdig, daß nur durch Erhöhung der Halogenmischung — also verminderte Rückresorption — die noch bleibende Rückresorption des Br' relativ geringer wird als bei Cl'. Vielleicht ergibt sich ein Verständnis dafür durch unseren Versuch einer bildlichen Darstellung von der Blindheit der Niere (siehe unten).

In der isolierten Froschniere fand sich eine Rückresorption des Bromids ähnlich wie Cl', und zwar wurde auch hier in den meisten Fällen mehr Br' als Cl' rückresorbiert. Wir geben folgende errechnete Rückresorption an[3669]:

Br'	59,5	68	74	53,3	64
Cl'	33	0	21	50,5	67

Die Zahlen erscheinen sehr groß im Verhältnis zu den sonstigen Versuchen.

Bei Gaben großer Dosen von NaBr in den Lymphsack von Fröschen (10 ccm 0,3 molarer Lösung pro Frosch[3670]) fand sich im Harn oder Kloake nach 17 Stunden Absperrung letzterer eine Konzentration von 0,26% NaBr und 0,12% NaCl. Von injizierten 3,76 g NaBr wurden in dieser Zeit 1,665 g im Harn wiedergefunden. Die Cl'-Konzentration ist das Vielfache der gewöhnlichen Konzentration und entspricht den Verhältnissen, wie wir sie schon bei Injektion großer NaCl-Mengen beschrieben haben, auch hier eine Verdrängung des Chlorids durch das Bromid. Wurde NaCl + NaBr in äquivalenten Mengen gegeben, dann stieg die NaCl-Konzentration nur auf 0,19% an. Obwohl die Frösche in Wasser saßen, war nur $^1/_3$ des gegebenen Bromids in 24 Stunden in Form von Halogen zur Ausscheidung gelangt. Die Art der Versuchsanordnung läßt sonst keinen Schluß zur Frage des Br/Cl-Quotienten zu, nicht einmal eine Abschätzung.

Es wurde versucht (EICHLER[2369, I]) nach Versuchen mit Jodid eine bildliche Vorstellung über die sogenannte Blindheit der Niere gegenüber Cl' und Br' zu gewinnen. Die dahinzielenden Gedankengänge — über die wir später im Zusammenhang mit anderen Ionen sprechen müssen — benutzen teils lyotrope Eigenschaften der Ionen, teils ihre räumlichen Verhältnisse. Ein Ion muß um so leichter eine Membran durchdringen, je kleiner es ist (unter Berücksichtigung der Hydratationshülle und ihrer Festigkeit), und je mehr es sich an der aufnehmenden Grenzscheide ansammelt (Entweichungstendenz nach LEWIS und RANDALL). Chlorid ist kleiner, aber sammelt sich weniger an der Grenze an, d. h. die beiden begünstigenden Eigenschaften verteilen sich ebenso auf die beiden Ionen, wie die beiden hemmenden. Es wird also ungefähr die Individualität aufgehoben, und wir kommen zu der sogenannten „Blindheit der Niere". Diese Vorstellung berücksichtigt die Hydratationshülle wenig und setzt voraus, daß die Permeation ähnlich wie beim Liquor cerebrospinalis: entsprechend dem Durchmesser des nackten Ions erfolgt. Nach den Beweglichkeiten allein berechnet, ist Bromid beweglicher (siehe EUCKEN S. 94).

3. Jodid und Rhodanid.

a) Gesetzmäßigkeiten. Die Ausscheidung an Fröschen soll nach LAUG und HÖBER[3669] bei Versuchen an der isolierten Niere prinzipiell verschieden verlaufen, indem Jodid passiv elidiert wird, SCN' aber einem aktiven Excretionsprozeß unterliegt. Wenn eine Lösung mit 2 mg% SCN' nur durch die Vene zugeleitet wurde, also isoliert zu den Tubulis, dann fand sich eine Konzentrierung bis zum 6 fachen, die sofort bei Umleitung auf die Arterie bzw. die Glomeruli verschwand. Es wurde dann fast immer nur dieselbe Konzentration wie in der Durchströmungsflüssigkeit erreicht. Daraus wird auf die Sekretion geschlossen.

[3668] FREY, E.: Naunyn-Schmiedebergs Arch. **163**, 393 (1931).
[3669] LAUG, E. P. u. HÖBER, R.; J. cellul. a. comp. Physiol. **8**, 347 (1936), Rona **99**, 277. Rana pipiens, Konzentration nicht angegeben.
[3670] ROMANUS, E.: Dissertation Leipzig 1937.

Es ist jedoch auf folgendes hinzuweisen: Zugesetztes Phenolrot zeigt eine Konzentrierung bis zum 50fachen, also muß SCN′ einer beträchtlichen Rückresorption unterliegen, wenn es von der Seite der Glomeruli abgegeben wird; das geschieht nicht bei Abgabe von den Tubulis. Sollte nicht die Rückresorption durch die anwesende SCN-Lösung gestört werden bei Durchströmung der Tubuli, gefördert, wenn dort die Lösung frei von SCN′ ist?

Eine gleichzeitige Durchströmung mit Arabinose zeigte, daß Arabinose von den Tubulis nicht abgegeben wird. Damit ist anscheinend das Eintreten von Kollateralen ausgeschlossen.

Bei Jodid findet sich im Urin immer eine etwas höhere Konzentration als im Perfusat (5—27%). Daraus wurde gegen ein „aktives Wegnehmen" des Jodids durch die Niere geschlossen. Die Funktion der Niere scheint geschädigt zu sein, da auch die berechnete Rückresorption der Chloride nur noch etwa 30% beträgt. Konzentrationen wurden nicht angegeben. In eigenen Versuchen (EICHLER[846]) wurde am ganzen Tier die Konzentrationsfähigkeit der Niere für Jodid sichergestellt, also gelten obige Versuche nur für die isolierte Niere.

Am ganzen Frosch wurde die Ausscheidung in eigenen Versuchen (EICHLER [967 u. 2369, I]) geprüft.

Die Gabe erfolgte nicht in äquivalenten Mengen, sondern in Mengen, die diktiert waren von der toxischen Dosis, so daß eine Beziehung zwischen Ausscheidung und toxischer Einwirkung erhofft werden konnte. Daher wurden von NaJ 2molare und 1molare, von NaSCN aber m/2 und m/4 Lösungen injiziert, was für den direkten Vergleich ungünstig ist.

Die Frösche saßen bei diesen Versuchen in feuchten Kammern, so daß ihnen nicht beliebige Mengen von Wasser für die Ausscheidung zur Verfügung standen. Die Nieren waren angewiesen auf die im Körperverband vorhandene und die durch das Lösungswasser zugeführte Flüssigkeit. Trotzdem fand sich nur bei Jodid — nicht aber bei Rhodanid — ein Einfluß der Konzentration der Lösung auf die Ausscheidungsgeschwindigkeit. Die dünneren Lösungen wurden besonders am Anfang rascher ausgeschieden. Außerdem gab es eine Abhängigkeit von der Jahreszeit.

96 Stunden nach Gabe von 10 mMol/kg NaJ waren 81,2% bei 15 Fröschen, die 2molare Lösung, 83,0% bei denjenigen, die die 1molare Lösung erhalten hatten, ausgeschieden. In einem späteren Jahr verlief die Ausscheidung rascher, der Unterschied war eher noch größer. In 77 Stunden war bei m/2 NaJ fast 90%, m/1 über 80% und 2 mol rund 75% ausgeschieden.

Es besteht für diese Differenz die mögliche Auslegung, daß die konzentriertere Lösung durch lokale Läsion zu einem stärkeren Eindringen z. B. in die Muskulatur geführt habe, und daß von dort aus nur eine langsamere Befreiung und Ausscheidung möglich wäre. Diese Auffassung müßte aber ebenso für das SCN′ Gültigkeit besitzen, da der Abstand von der toxischen Dosis für beide Ionen derselbe war, bei Rhodanid ist aber dieser Unterschied nicht. Es wurde die Auffassung vertreten, daß ein Zusammenhang mit der toxischen Einwirkung gegeben sei, indem nicht nur eine bessere Ausscheidung bei manchen Fröschen, sondern zugleich eine geringere Empfindlichkeit vorhanden sei. Aber es spielt, wie spätere Versuche zeigten (EICHLER[2448, I]), die extrarenale Wirkung eine ganz wesentliche Rolle. Denn auch die Peripherie konnte an der Ausscheidung durch aktive Veränderung teilnehmen. Es ergab sich nämlich eine Verkleinerung der extracellulären — also J′ zugänglichen — Räume (siehe S. 558ff). Dadurch wurde das Jodid aus dem Gewebe verdrängt und der Niere in höherer Konzentration gegenüber dem Plasma zugeführt.

Dieser Vorgang könnte noch eine besondere Unstetigkeit erklären. Wenn nämlich die Geschwindigkeit der Ausscheidung im Verlauf der Tage verfolgt und durch eine Transformation gewissermaßen Standardbedingungen (Beziehung zur nicht ausgeschiedenen Menge) angeglichen wurde, fand sich bei SCN′ sowohl als auch bei Jodid in konzentrierter Lösung anfangs eine geringere Ausscheidung als später, obwohl deutlich dargetan werden konnte, daß diese Ausschläge nicht etwa bedingt sein könnten durch die Verzögerung einer Resorption aus dem Brustlymphsack (EICHLER[846]). Die Beschleunigung der Ausscheidung erfolgte beim J' sowohl als auch beim Rhodanid etwa 20—30 Stunden nach der Injektion.

In den letzten Versuchen[2369, I] wurde nur bei der 2molaren Lösung das Maximum gefunden. Bei den beiden schwächeren nahm die Ausscheidungsgeschwindigkeit noch bis über 70 Stunden nach der Gabe zu.

Bevor wir aber Fragen der extrarenalen Faktoren erörtern, möge noch das Verhalten der gleichzeitigen Ausscheidung von Na' und Cl' neben Jodid einen Platz finden, da es sich hierbei um prinzipiell wichtige Fragen der Nierenfunktion handelt.

Die Zahlen wurden gewonnen aus 3 Versuchen an je 60 Fröschen, die NaJ in der Menge von 10 mMol/kg in $1/2$, $1/1$, $2/1$ molarer Lösung in den Lymphsack erhielten. Von diesen 3 Versuchen geben wir die Durchschnittswerte auf folgender Abbildung 51 (nach EICHLER[2369, I]) wieder:

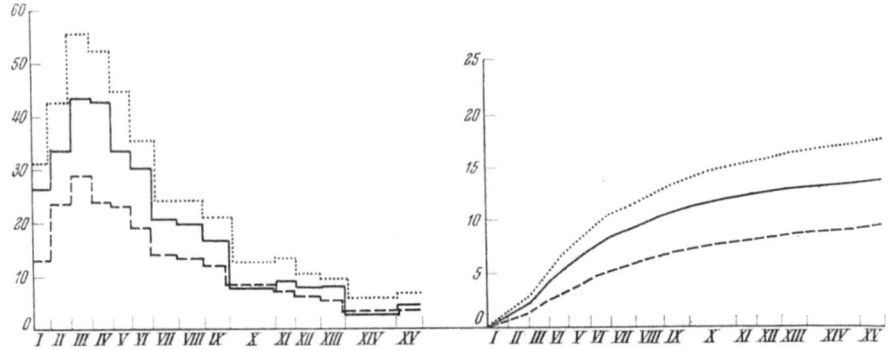

Abb. 51. Ausscheidung von Na', Cl' und J'. Durchschnitte aus den drei Versuchen mit verschiedener Konzentration; links die Stundenwerte, rechts die Summenkurven. Abscisse: Zeit in Perioden. Ordinate; links $1/100$ mMol/kg pro Stunde; rechts mMol/kg. ——— Jodid ——— Na .... Gesamthalogen.

Auf dieser Abbildung befinden sich links die Werte in Stunden gerechnet, während rechts die Summenkurve zur Darstellung kommt. Diese gibt an, wieviel Na', J' und Gesamthalogen, also Cl' + J', bis zu den betreffenden Stunden zur Ausscheidung kam.

Vor allem ist der gleichmäßige Abstand der Kurven deutlich. Er möge besonders durch die Wiedergabe der Quotienten auf anschließender Tabelle betont werden.

Tabelle 296.

Periode	I	II	III	IV	V	VI	VII	VIII	IX	X	XI	XII	XIII	XIV	XV
$\dfrac{Cl' + J'}{J}$	2,5	2,08	2,02	2,02	2,00	1,97	1,94	1,94	1,93	1,89	1,89	1,88	1,87	1,87	1,87
$\dfrac{Cl' + J'}{Na}$	1,19	1,24	1,26	1,25	1,26	1,25	1,24	1,24	1,24	1,26	1,26	1,28	1,27	1,29	1,29
$\dfrac{Na}{J}$	2,1	1,67	1,61	1,61	1,58	1,58	1,57	1,57	1,55	1,50	1,49	1,47	1,47	1,44	1,44

Für diesen Verlauf wurde eine Erklärung nach den physikochemischen Eigenschaften der Ionen gesucht, da er ganz anders ist als bei der auf S. 608 ff. dargestellten Ausscheidung von NaCl. In beiden Fällen waren die zugeführten Äquivalente dieselben. Dort entsprach die ausgeschiedene Menge von Na' der des Cl' mit gewissen erklärbaren Abweichungen. Hier ist die Ausscheidung des Na' größer als die von J', liegt aber im Wert zwischen J' und Gesamthalogen. Also wird die Ausscheidung von Na' und Cl' durch J' vermehrt. Es muß sich um eine Beeinflussung der Niere handeln, da die unbeeinflußte Froschniere Cl' fast völlig rückresorbiert. Die Beeinflussung kann aber nicht von der Blutseite erfolgen, da die Ausscheidungsgeschwindigkeit nicht der Blutkonzentration folgt, sondern mit der Jodidausscheidung gleichgeht, besonders wenn man die hier nicht wiedergegebenen Unterschiede bei den einzelnen verabfolgten Konzentrationen berücksichtigt. Deshalb wurde von uns der Versuch gemacht, nach einer Beeinflussung von der Seite der Harnkanälchen aus zu suchen, in denen die Rückresorption von Cl′ und J′ erfolgt.

Wir wissen nichts über die Vorgänge innerhalb des Protoplasmas, die zu einem Transport von Substanz gegen das Konzentrationsgefälle (wir nannten das kurz Sakhijenprinzip) notwendig sind. Doch ist die Annahme nicht fernliegend, daß bei den Ionen ein elektrisches Feld den ersten Schritt darstellt, d. h. die negativ geladenen Anionen werden an positiv geladene Punkte der Oberfläche in den Harnkanälchen gehen. Da das Jodion größer ist und an Grenzflächen sich anreichert, wird seine Wahrscheinlichkeit größer sein, an solche primäre Resorptionspunkte zu gelangen, als beim Cl′. Findet der Weitertransport nur durch porenähnliche Gebilde statt, deren Größe in die Größenordnung der Ionen hineinpaßt, dann wird der Transport des größeren Anions langsamer erfolgen und zugleich die Rückresorption von Cl′ hemmen. Damit wäre der Verlauf der Kurve durchaus erklärt. Das Verhalten des Na˙ ergibt sich zwangsläufig aus dem Gesetz der Elektroneutralität, aus dem man auch die Forderung einer Abgabe von $NH_4˙$ ableiten kann.

Es ist bei dieser Darstellung zu beachten, daß eine Verwechslung der Resorption mit dem Vorgang der Filtration nicht geschehen darf. Bei der Filtration würde — unter Voraussetzung der gleichen Bedingungen hinsichtlich der Porengröße (MANEGOLD würde es ein homogenes Membrangebilde nennen, da die Poren die Größenordnung von Molekülen haben) — das Cl′ gerade vermehrt hindurchgehen, wie z. B. durch die Liquorschranke. Wird die Porengröße genügend groß sein, dann gilt das bei der Filtration auch nicht mehr, wie wir es etwa bei der Glomerulusmembran haben, die sogar durch Moleküle wie Inulin durchsetzt wird. Daß osmotische Faktoren bei der Rückresorption eine Rolle spielen, zeigt sich bei der Sulfatwirkung.

Von Bedeutung ist — abgesehen von der Größe des Ions selbst — seine Hydratationshülle. Nach BRINTZINGER ist das elektrostatische Potential des großen J′ so gering, daß es als nackt zu betrachten ist. Wenn wir dem Cl′ und Br′ auch eine gewisse Hydratation zuschreiben müssen, so wird diese doch nicht so fest sein, daß ein großer Energieaufwand zu ihrer Beseitigung notwendig wäre. Wir haben das bei den nichtlebenden Modellen wiederholt gesehen (z. B. Eintreten in innere Bindung, auch an Aluminiumhydroxydsolen). Das wird beim zweiwertigen Sulfat oder Fluorid mit seinem hohen elektrostatischen Potential nicht zutreffen. Phosphat unterliegt fast immer völlig abweichenden Bedingungen wegen seiner Fähigkeit, leicht in organische Bindung überzugehen.

Diese Exkursion sollte die chemisch-physikalische Konstitution der Anionen mit ihrem Schicksal bei der Ausscheidung in Einklang bringen und stellt nur einen ersten Versuch dar; es werden 2 Faktoren gegeneinander abgewogen: Wahrscheinlichkeit des Auftreffens auf die Resorptionsorte und die Geschwindigkeit des Durchtritts. Diese muß aber auch mit dem elektrostatischen Potential der Oberfläche zusammenhängen. Wir werden noch genügend Schwierigkeiten für die hier so eindeutig aussehende Darstellung auftauchen sehen, wenn wir Ion und Tierart wechseln. Dazu kommen noch die extrarenalen Faktoren und zwar die nach 20—30 Stunden auftretende Unstetigkeitsstelle der Ausscheidung.

In der ursprünglichen Arbeit EICHLER[967] wurde diese beim Rhodanid mit dem Prozeß der Wassermobilisierung durch die toxische Einwirkung auf die Gewebe zu erklären versucht, zumal zu gleicher Zeit und in gleichem Ablauf mit diesem Prozeß die Erkrankungen mit Muskelstarre am ausgesprochensten d. h. maximal waren. Wir werden das Verhalten der extracellulären Räume für diesen Effekt in Betracht ziehen müssen, wenn er auch noch nicht nachgewiesen wurde beim SCN′, und beim Jodid nur in den ersten 24 Stunden.

Für die Geschwindigkeit der Rhodanausscheidung geben wir aus den Versuchen die Durchschnittswerte von 15 Fröschen wieder, die 2,02 mMol/kg in m/4 Lösung erhalten hatten. Wir geben die Prozentsätze, die bis zu einer bestimmten Zeit ausgeschieden waren.

Tabelle 297.

Zeit in Std.	2	4	6	10	18	24	36	72	98	120
%	3,58	7,14	10,55	17,63	30,30	47,19	65,63	84,35	90,32	92,46

Die Ausscheidung des SCN′ erfolgte außerordentlich langsam, aber etwa in gleicher Geschwindigkeit mit dem Jodid, auch rascher als größere Mengen von NaCl, die allerdings in nichttoxischer Dosis, jedenfalls viel weiter entfernt von diesem Bereich, gegeben wurden.

b) Normalwerte. SCN′ wird auch normal im Harn ausgeschieden. Die Ausscheidung ist teilweise durch die Aufnahme in der Nahrung bedingt, wie uns vor allem die oben wiedergegebenen Analysen von GMEINHARDT lehren. Aber nach LANG[1704, 3001] muß auch eine intermediäre Bildung zustande kommen. Er berechnete in Bilanzen die tägliche Ausscheidung mit 4 mg, wovon 1,2 mg in der Nahrung zugeführt wurden. Bei Hunden fand sich entsprechend dieser Trennung in exogenes und endogenes Rhodanid im Hunger ein Sinken der Rhodanidausscheidung um die Hälfte[3671]. Auch die Bildung von Blausäure im Darmkanal wird für möglich gehalten, da nach Abführmitteln der Gehalt im Harn sinkt (BAUMANN und andere[2387]), was auf schlechtere Resorption rückführbar ist.

Als weitere Normalwerte finden sich im Harn nach SULLIVAN und HESS[413] 14,2, 5,31, 17,6, 25,5 mg SCN′, mit einer modifizierten Rupp-Schied-Thielschen Methode. Nach dieser Methode wird SCN′ mit Jod oxydiert und so jodometrisch bestimmt. Die Oxydationsfähigkeit des SCN′ ist so groß, daß es sogar die Ascorbinsäurebestimmung stören kann[3672], aber die Reaktion ist nicht spezifisch, so daß eine vorherige Reinigung zu erfolgen hat.

SMITH, MUKERJE und SEABURY[5587, I] fanden mit der guten Methode nach HÄRTNER bei Kaninchen 0,63, bei Hunden 0,64 mg SCN im 24-Stunden-Urin. Mit einer speziellen Methode geben BAUMANN, SPRINSON und METZGER[414] die tägliche Ausscheidung bei 4 Personen, die weder rauchen noch senfölenthaltende Speisen zu sich nehmen durften, an drei aufeinanderfolgenden Tagen (siehe Tabelle 298) an (in mg):

Tabelle 298.

A	1,41	1,44	1,69
B	1,37	1,28	1,16
C	1,13	1,21	1,08
D	0,47	0,52	0,55

Auffällig ist die Gleichmäßigkeit bei individueller Verschiedenheit.

Vermehrte Ausscheidung bei Menschen mit Geschwülsten wurde (außer vielleicht bei multiplen Myelomen) nicht gefunden[3673], verminderte Ausscheidung bei schweren Leber-

---

[3671] CHRISTOMANOS, A. A.: Prakt. Akad. Athenon 11, 395 (1936), Rona 100, 93. C. 1937 II, 3189.
[3672] HEINEMANN, M.: Biochem. J. 30, 2299 (1936). Dichlorphenolindophenol.
[3673] SULLIVAN, M. X. u. HESS, W. C.: Proc. Soc. exp. Biol. Med. 30, 804 (1933), Rona 74, 266.
[3674] HASHIMOTO, M.: J. of Orient. Med. 25, 86 (1936), Rona 98, 626.
[3674, I] ZANSHKEVICH, T. D. u. SHULGINA, R. M.: J. ment. Sci. 88, 578 (1942). C. 1943 I, 2410. 14—30 mg% als Normalwert scheint sehr hoch. Insulin steigerte, Schlaf, Cloettal und Kohlenhydrate senkten.

erkrankungen (BECHER[3011, I]) und Schizophrenie[3674, I]. Eine Änderung findet HASHIOMOTO[3674] bei Kaninchen unter Behandlung mit Hormonen. Abnahme unter Insulin, Kastration, Corpus luteum, Hypophysenvorderlappen; Zunahme bei Traubenzucker, Hodenpulver, Ovarialhormon, Hypophysenhinterlappen, Adrenalin und bei größeren Schwefelmengen, was von anderen nicht bestätigt wurde.

c) Nach Cyaniden. Die Überführung von HCN in HSCN im Organismus ist eine alte Erfahrung[3675], ebenso nach Enhalation (SMITH und Mitarbeiter[408]). Die Menge, die ausgeschieden wird, schwankt von Tierart zu Tierart z. B. 20% beim Hund, aber kaum etwas bei der Taube. Bei intravenöser Gabe von Blausäure an Kaninchen wurden 72% der berechneten Menge als SCN' wiedergefunden[408, 5587, I].

Die Bildung wurde durch Schilddrüsendarreichung beschleunigt, ebenso durch Insulin oder Traubenzucker und durch Hodenpulver, Ovarialgabe, Hypophyse. Die Exstirpation dieser Organe führte zu dem gegenteiligen Effekt[3676]. Dasselbe kann durch Nitrile erfolgen, die auch im Organbrei zur SCN'-Bildung führen (LANG[1704]).

Die teilweise Entgiftung von Nitrilen auf dem Wege über SCN' ist bekannt[3675]. Eine hohe Ausscheidung nach Acetonitril fand sich bei Lebergesunden, nicht aber nach Phosphorvergiftung (SCHLECHTER[412]). Ein normales Kaninchen wandelt 27—35% des in Form von Acetonitril, Benzylcyanid und KCN eingeführten CN'-Radikals in SCN' um, nach Entfernung der Schilddrüse aber nur 3—5% bei Acetonitril, die anderen beiden Substanzen werden in alter Höhe als SCN' ausgeschieden. Nur bei Demethylierung von CH_3CN wird also die Thyreoidea gebraucht[3677]. Das Meerschweinchen wandelt sogar 20—50% des gegebenen Acetonitrils um (SMITH und MALCOLM[408]). Die Entgiftung einer großen Zahl anderer Nitrile geschieht ebenfalls über Rhodan[3678].

d) Die Ausscheidung von SCN' im Urin erfolgt beim Kaninchen ziemlich rasch. 50—80% erschienen nach Gabe von 20 ccm n/25 NaSCN in den ersten 24 Stunden, am dritten Tage fanden sich die letzten bestimmbaren Mengen (zusammen 60—100% des gegebenen), darüber hinaus nur noch Spuren (SMITH und MALCOLM[408], desgl. BAUMANN, METZGER und SPRINSON[2387]).

Nach Injektion von ^{131}J an Kaninchen wurde 37% nach 9 Stunden im Harn gefunden (ARIEL und Mitarbeiter[3432, I]).

Beim *Menschen* fand sich am ersten Tage 40—80% des injizierten radioaktiven Jodids im Harn, am dritten Tage noch Reste von 0,5—3,0%. Nur bei Myxödemkranken war die Ausscheidung verzögert[3683, I]. Diese Angaben beim Radiojod sind stets zu korrigieren, weil die Ausscheidung abhängig ist von der Aktivität. Die Gründe dafür haben wir bei den Gesetzen der Verteilung angeführt. Deshalb ist besonders ein Vergleich mit Rhodan schwer möglich. Nur Unterschiede in den Tierarten sind herauszuheben. Beim Menschen verläuft im Gegensatz zum Kaninchen dieser Prozeß viel langwieriger. Bei 4 normalen Personen waren zur Ausscheidung von 0,163 g 4 Tage, 0,326 g 9 Tage, 0,652 g 11 Tage, 1,14 g 14 Tage (GOLDRING und CHASIS[2608]) notwendig. Teilweise werden noch größere Werte angegeben: 3 Wochen für 0,3—1,0 g (BAUMANN und Mitarbeiter[2387]). Von 1,25 g waren nach 24 Stunden noch 0,95 g im Organismus, nach 10 Stunden 1,19—1,21 g, also fast alles; einmal in 5 Tagen bei einer Person noch ebensoviel (LAVIETES, BOURDILLON und KLINGHOFFER[2603]). Ein Patient von STUBER und LANG[3001] schied täglich 7,5 mg HSCN aus. Er erhielt 177 mg HSCN in n/1 Lösung intra-

---

[3675] LANG, S.: Naunyn-Schmiedebergs Arch. 34, 247 (1894). 1/5—1/6 der gegebenen Menge.
[3676] HASHIMOTO, M.: J. of orient. Med. 25, 65 (1936), Rona 98, 283.
[3677] BAUMANN, E. J., SPRINSON, D. B. u. METZGER, N.: J. biol. Chem. 102, 773 (1933). Rona 76, 708.
[3678] ADELINE, S. M., CERECEDO, L. R. u. SHERWIN, C. P.: J. biol. Chem. 70, 461 (1926), Rona 39, 590.

venös. Nach 1 Woche waren 132 mg ausgeschieden, wovon noch die Normalausscheidung abzuziehen ist, so daß 80 mg = 45% wirklich als ausgeschieden zu betrachten sind. Wir finden eine ähnliche Zähigkeit des Festhaltens wie bei Ausscheidung von Bromid, hier aber noch kompliziert durch die Bindung des SCN' an Kolloide in nichtfiltrierbarer Form.

Bei *Hunden* erfolgt die Ausscheidung mit ähnlicher Langsamkeit. Deshalb kumulieren sie stärker und sind empfindlicher (als der Mensch). Die *Ratte* scheint sich nach diesen Kriterien an das Kaninchen anzuschließen (siehe ANDERSON und CHEN[2550, I]). Das zeigte sich bei der Gabe von Rhodan, das mit radioaktivem ^{35}S indiziert war (WOOD, WILLIAMS und KINGSLAND[410, I]). Die Ausscheidung zog sich 3 Tage lang hin. Insgesamt wurden 91% des injizierten ^{35}S gefunden. Im Urin fanden sich 1—4,5% in Sulfat. Die Faeces enthielten 5,3% ^{35}S, und zwar $1/_3$ davon als SCN + SO_4, der Rest war von den Bakterien assimiliert worden, so daß die Autoren zu der Vermutung kamen, daß insgesamt nur wenig SCN, wenn überhaupt etwas im Organismus oxydiert wird, für die Zersetzung seien die Darmbakterien, wahrscheinlich auch für den Teil, der im Urin erscheint, verantwortlich zu machen. (Siehe dazu S. 562.)

Angeblich soll die Ausscheidung bei *Kaninchen* zu beschleunigen sein durch SO_4'', Acetat und Traubenzucker, vermindert durch Harnstoff[3679]. Beschleunigung auch durch Alkali[3681]. Trotz der geringen Ausscheidung verursacht es bei Kaninchen[3681, 3682] eine Diurese und vermehrte Ausscheidung von Cl'. Bei Versuchen am Hund und Kaninchen besonders deutlich bei sehr großen Dosen (5 g NaSCN)[3680, 3681]. Die Diurese soll stärker sein als bei Sulfaten und ohne Blutverdünnung einhergehen[3680-3683].

STUBER und LANG[3002] fanden keine Vermehrung der Cl'-Ausscheidung bei einem Versuch an einem Kaninchen. Das Tier erhielt Runkelrüben. Die Ausscheidung wurde im 24-Stundenharn verfolgt und ergab in mg:

Tabelle 299.

Cl'.	150	156	169	25	43	66	98
SCN'.	2,1	2,3	21,1	105,3	45,6	16,7	13,2

An der Stelle des Doppelstrichs erhielt das Tier 202 mg HSCN, also sogar eine Hemmung der Ausscheidung.

Daß durch sehr große SCN'-Gaben eine vermehrte Ausscheidung erzwungen werden kann, ist leicht verständlich, weil der Organismus zur Erhaltung des osmotischen Drucks Cl' abgibt und SCN' das Cl' aus den Geweben verdrängt. Dieser Vorgang wird aber nur zeitweise zur Beobachtung kommen, später wird man auch ohne eine Schädigung irgendwelcher Art eine Einsparung annehmen müssen. Die Frage, ob SCN' ähnlich wie Bromid retiniert wird, oder ob eine stärkere Ausscheidung erfolgt als von Cl', wurde nicht bearbeitet, beim Kaninchen konnte man die Frage schon aus den vorliegenden Versuchen verneinen.

Die vorgetragenen Befunde beim Warmblüter scheinen im Widerspruch zu stehen zu unseren obigen Befunden der Jodidausscheidung beim Frosch und den daraus gezogenen Schlüssen. Die Übertragung darf aber keinesfalls schematisch erfolgen. Der Frosch retiniert Cl' völlig, während das beim Warmblüter nicht

---

[3679] GOLDMANN, E.: Diss. Münster 1937, Rona **110**, 107.
[3680] MORACZEWSKI, W., GRZYCKI, ST. u. HAMERSKI, E.: Klin. Wschr. **1932 II**, 1945. Rona **71**, 464.
[3681] v. MORACZEWSKI, W. u. SLIWINSKI, R.: Biochem. Z. **272**, 269 (1934), Rona **83**, 100.
[3682] v. MORACZEWSKI, W.: C. rend. Soc. Biol. **91**, 702 (1924), Rona **29**, 585.
[3683] v. MORACZEWSKI, W., GRZYCKI, ST, SADOWSKI, T. u. GUCFA, W.: Klin. Wschr. **1936 II**. 1126.
[3683, I] HAMILTON, J. G. u. SOLEY, M. H.: Amer. J. Physiol. **127**, 557 (1939). C. **1941 I**, 1308.

der Fall ist. Von Interesse ist, daß die Versuchstiere, die SCN' langsam ausscheiden (Hunde, auch Menschen), auch Br' retinieren, während Kaninchen beide Anionen leichter zu elidieren vermögen. Daraus könnte man den Schluß ziehen, daß die Tendenz, an die Oberfläche zu gehen, eine größere Rolle spielt als die räumliche Größe des Ions. Da aber immerhin Br' leichter rückresorbiert wird als SCN', zeigt sich die Bedeutung des Ionendurchmessers.

4. Perchlorat. Die Ausscheidung beim Kaninchen ergibt eine ähnliche Form wie bei SCN' (Zahlen der Ausscheidung einiger Minuten siehe Tabelle S. 564). Bei Versuchen an 2 Kaninchen, die ($2^{1}/_{2}$ kg schwer) 2 bzw. 1 g $KClO_4$ mit der Schlundsonde erhielten (EICHLER[1089]), wurde am ersten Tage 76,6 bzw. 87,4% im Harn wiedergefunden. Auch am nächsten Tage enthielt der Harn noch merkbare Mengen, 6,4% bei dem Tier mit der größeren Dosis, 0,7% bei der kleineren (0,58% bei einem dritten mißglückten Versuch). Hier waren am dritten Tage nur noch Spuren, bei der großen Dosis waren bis zum fünften Tage bestimmte Mengen nachweisbar. Die Gesamtausscheidung betrug 83,6 und 88%. Wir sehen die Abhängigkeit der Ausscheidung von der Dosierung wie beim Rhodanid. Eine Zersetzung wesentlichen Ausmaßes ist nicht vorhanden, wie ROST[2103] schon berichtet.

Beim Menschen ist die unzersetzte Ausscheidung noch deutlicher, da in unseren[1089] und in den Versuchen von DURAND[2094] 95,75; 94,19 und 95% im Urin erschienen. Die Geschwindigkeit der Ausscheidung gegenüber SCN' zeigt am besten ein Selbstversuch nach peroraler Gabe von 1000 mg $KClO_4$ auf.

In den ersten 4 Stunden wurden 34,2, in der 4.—8. Stunde 22,6 und in der 8.—12. Stunde 13,3 d. h. in 12 Stunden schon 70,1% ausgeschieden. DURAND[2094] fand nach 3 Stunden 30%, nach 5 Stunden 50%. Den Rest der Versuche geben wir auf folgender Tabelle:

Tabelle 300.

Gaben	nach EICHLER[1089]		nach DURAND[2094]
	2000 mg	1000 mg	784 mg
1 Tag . . .	90,18%	85,4%	85%
2 Tage . . .	5,43%	8,79%	10%
3 Tage . . .	0,14%	Spuren	—
4 Tage . . .	Spuren		
Summe . . .	95,75%	94,19%	95%

Wir sehen dieselben Verhältnisse wie vorher beim Kaninchen, d. h. die Ausscheidung um so länger dauernd, je größer die Dosis. Der Unterschied gegenüber Rhodanid ist eklatant, wenigstens für die Ausscheidung des größten Teils, d. h. ClO_4' wird eher ähnlich wie Jodid ausgeschieden, das gleich rasch aus dem Organismus von Kaninchen und Mensch verschwindet, wenn man von den kleinen, durch die Schilddrüse assimilierten Mengen absieht. Wie die restlichen Prozente zur Ausscheidung kommen, ist deswegen schwer zu sagen, weil die Reaktionen auf ClO_4' durchweg sehr unempfindlich sind im Gegensatz zu den SCN'-Reaktionen. Doch wollen wir hierauf nicht eingehen, sondern nur den primären Unterschied beachten.

Da beide Anionen sich in der Hofmeisterschen Reihe nebeneinander befinden, wird man für die stärkere Rückresorption von SCN' nicht gern die Oberflächenwirkung verantwortlich machen wollen. Auch die Größe beider Anionen ist nicht so verschieden, um den Unterschied ihres Verhaltens verständlich zu machen. Wir sahen — abgesehen von chemischen Eigenschaften — eine Differenz in der Fähigkeit des SCN' zur Komplexbildung mit Schwermetallen, die dem ClO_4' fehlt. Ebenso wirkt die Bindung von SCN' an Kolloide des Plasmas hemmend auf die Ausscheidung. Ob dergleichen beim ClO_4' auch in Erscheinung tritt, wurde nie untersucht. Wenn aber solche Bindung nur bei SCN' möglich ist, bedeutet das unabsehbare Schwierigkeiten für die Beurteilung des Transportes von SCN' durch die resorbierende Zelle, die beim ClO_4' fehlen. Wir werden im allgemeinen sehen, daß die Sauerstoff enthaltenden Anionen uns besondere Aufgaben stellen. Bei ihnen sind die negativen Sauerstoffatome durch das starke Feld des Zentralatoms stark deformiert, dadurch die Form starr.

5. Chlorat. Während die Ausscheidung von Perchlorat zum großen Teil unzersetzt stattfinden muß wegen der Beständigkeit des Moleküls, gilt das von dem ClO_3' durchaus nicht immer.

An erster Stelle sind die von ROST[2103] angeführten Versuche an Hunden zu erwähnen; es wurde fast der gesamte zugeführte Betrag und zwar sehr rasch im Urin ausgeschieden. Bei einem Menschen fand sich nur die Hälfte nach schwerer Vergiftung. Die Befunde konnten von ROSS[2564] bei Versuchen an 7 Hunden bestätigt werden, die 0,5 g/kg $NaClO_3$ peroral erhalten hatten. Die Resultate bringt die Zusammenstellung auf Tab. 301:

Tabelle 301.

Zeit in Stunden	%-Menge
2	13—64
2—4	7—30
4—6	4—20
6—24	4—36
24—48	2—9
Summe . . .	82—99%

Also sehr weitgehende und rapide Ausscheidung. Die Diurese ist dabei nicht größer als bei NaCl. Methämoglobin wurde im Blut nicht gefunden.

Bei Meerschweinchen und Kaninchen wurden nur 4% des zugeführten ClO_3' im Harn gefunden (DOURIS und PLESSIS[35]), wobei nach der subcutanen Gabe von 0,15 g/kg schon Methämoglobin im Blut zum Nachweis kam. Bei chronischen peroralen Gaben am Kaninchen ließen sich anfangs 50%, später nur 25% wiederfinden (TRABUCCHI[2566]), bzw. 5,3% in den ersten $2^1/_2$ Stunden nach ganz großer Dosierung (FABRE und OKAC[2557], siehe auch Tabelle S. 564). Bei Verfütterung an Hammel wurden von 10 bzw. 20 g $NaClO_3$ nur 4—10,4% ausgeschieden, obwohl kein Methämoglobin im Blut auftrat[3684]. Diese Zersetzung wird durchaus nicht nur im Bereich der Organe, sondern auch im Magen stattfinden. Dort haben wir alle guten Vorbedingungen zur Zersetzung: saure Reaktion, Substrate in den Nahrungsmitteln, z. B. bei Kaninchen und schließlich bei den Tieren mit Pansen noch die Bakterienflora. Bei stark saurer Reaktion wird noch die Möglichkeit der Zersetzung im Harn bestehen. Wenn also bei Hunden ClO_3' völlig unzersetzt zur Ausscheidung kommt, gestattet das keine bindende Aussage, weder für verschiedene Art der Zufuhr (Futter im Magen, desgl. Motilität), noch für die Tierart, noch besonders für das Verhalten bei großen Dosen, die zur Methämoglobinbildung führen.

6. Bromat. Bromat wurde nach Gabe an Meerschweinchen und Kaninchen nicht unzersetzt ausgeschieden (DOURIS und PLESSIS[35]).

7. Nitrat. Jederzeit ist eine normale Ausscheidung von Nitraten im Harn zu beobachten, deren Höhe KOHN-ABREST und KAVAKIBI[469, 470] mit 0,036 g/Ltr. angeben. Solche Ausscheidung ist zu erwarten, da mit der Nahrung immer gewisse Nitratmengen aufgenommen werden, die auch den Kochprozeß überstehen dürften. Ein Teil dieses Nitrats kann im Organismus zu Nitrit reduziert werden, das

---

[3684] BAIGL, P. u. WINDHEUSER, C.: Landwirtschäftl. Versuchsstation **109**, 225 (1929), Rona **54**, 53.
[3685] VÁRADY, J. u. SZÁNTÓ: Klin. Wschr. **19**, 200 (1940).

nachher durch die verschiedenen Wege ausgeschieden wird, z. B. vermehrt bei Tumoren und Entzündungen[3685].

Die absolute Größe der Ausscheidung wurde von WHELAN[3436] bei 2 *Hunden* mit 45,4 und 53,8% innerhalb 24 Stunden angegeben, wenn die Tiere 4 Tage täglich 10 ccm 10% NH_4NO_3 durch die Schlundsonde erhielten, und die Kontrolle bis 24 Stunden nach der letzten Gabe erfolgte. Die Ausscheidung hielt aber noch weiter an, so daß etwa insgesamt 70% als ausgeschieden anzugeben waren. Bei 6 Hunden, die einmalig intravenös 0,13—0,14 g/kg NH_4NO_3 erhalten hatten (KEITH, WHELAN und BANNICK[2568, 3686]), wurde in 18—24 Stunden 47,0—57,7% wiedergefunden.

4 normale *Menschen*, die täglich 8—10 g NH_4NO_3 (1 mal $NaNO_3$) erhalten hatten, schieden während der Periode der Aufnahme 79% des Gegebenen aus. Bis 88% wurde gefunden, wenn die Ausscheidung noch 3—4 Tage weiter verfolgt wurde. Wir finden also eine außerordentlich geringe Zersetzung, wobei die Zahlen um so höher einzuschätzen sind, als die Bestimmungsmethoden im organischen Milieu nicht die Exaktheit der anderen Ionen erreichen. Die Ausscheidung verläuft wie beim ClO_4' anfangs rascher, dann aber nur noch minimal, wohl als ein Zeichen des Eindringens in manche Zellen zu werten.

Bei 2 Patienten mit Nephrose betrug die Ausscheidung während der Gabe 78 und 74% bei einer Gesamtausscheidung von 89%. Bei einem Kranken mit Glomerulonephritis wurden während der Gabe 44% ausgeschieden, in den 14 Tagen danach zusammen nochmals 42%, insgesamt also 86%. Die Ausscheidung war außerordentlich verzögert, aber trotz langen Verweilens im Organismus wurde die eventuelle Zersetzung nicht vermehrt, wie man es erwarten sollte, wenn die beim Normalen fehlenden 10% NO_3' tatsächlich durch Zersetzung in den Geweben verlorengegangen wären. Bei einigen Patienten kam es zur Methämoglobinbildung bei Darreichung großer Mengen. Hier wird man Zersetzung annehmen müssen. Die Autoren weisen in ihrem Bericht darauf hin, daß gerade diese 3 Patienten an Obstipation litten, und halten bakterielle Zersetzung für möglich. Daß eine Zersetzung im Darm wahrscheinlich ist, wird verständlich aus unserer Darstellung im Abschnitt Bakterien. Besonders Coli ist zur Reduktion befähigt (wenn auch nicht jeder Stamm). Es zeigt sich, daß sich im Kot gar keine Ausscheidung von NO_3' nachweisen läßt, während Chloride immer merklich vorhanden sind. Da die Resorption des NO_3' zu rasch stattfindet, um merkliche Mengen in das Colon kommen zu lassen, müßte eine Ausscheidung durch die Darmdrüsen angenommen werden, wenn man eine Reduktion durch Bakterien einsetzen will.

Dagegen findet bei Tieren mit Pansen, wie *Rindern*, eine deutliche Reduktion statt. Die absoluten, unzersetzt ausgeschiedenen Mengen sind aber doch groß (SEEKLES und SJOLLEMA[2569]), wahrscheinlich weil bei der Methämoglobinbildung Nitrit zu Nitrat rückoxydiert wird, wenn nur genügend Sauerstoff vorhanden ist. Wir haben hier einen Kreisprozeß vor uns, der zu schweren Störungen führen würde, wenn die Reduktion des NO_3' zu NO_2' nicht so außerordentlich langsam verliefe. Da NO_3' in der Nahrung zwangsweise aufgenommen wird, wäre ohne diese Verzögerung der Reduktion im Verlauf der Ausscheidung das Leben nicht möglich.

KEITH, WHELAN und BANNICK[2568] gaben bei ihren gesunden Versuchspersonen den Prozentsatz des NO_3'-Stickstoffs im Urin mit 0,01—0,15% an, während der Höchstgehalt im Plasma 2—3 mg% betrug. Die Niere konzentriert also das Ion

---

[3686] KEITH, N. M., WHELAN, M. u. BANNICK, E. G.: Amer. J. Physiol. **90**, 409 (1929), Rona **54**, 622.

um das 50fache, wie es SEEKLES und SJOLLEMA[2569] auch bei Rindern angeben; LIPSCHITZ[956] fand bei 2 Hunden 23—79fache Konzentrierung, und zwar um so höher, je niedriger der absolute Gehalt des Blutes war, insbesondere viel stärker als das gleichzeitig bestimmte Chlorid, d. h. daß das Nitrat trotz seiner Stellung in der Hofmeisterschen Reihe einer geringen Rückresorption unterliegt. Diese Angaben sind sehr viel aufschlußreicher als die Dauer der Ausscheidung, weil in den oben angeführten Versuchen die Zufuhr längere Zeit dauerte, und dadurch ein Teil des Cl' aus dem Gewebe verdrängt war. Bis überall der Ersatz erfolgte, mußte bei gleichzeitiger Diurese, die auch Cl' mitführte, eine längere Zeit vergehen als bei einmaliger Gabe. Außerdem findet bei Hypochlorämie eine verstärkte Rückresorption statt (HIATT[3690, I]).

Ob in der geringen Rückresorption *der diuretische Effekt* liegt, ist nicht ohne weiteres zu sagen, da Sulfate kaum rückresorbiert werden, und ihre Diurese doch nicht die Chloridausscheidung begünstigt, sondern sogar hemmen kann.

Es ist von Interesse, auf den Unterschied zwischen Sulfat und NO_3' hinzuweisen. SO_4'' geht durch sämtliche Membranen schwer hindurch, erklärbar durch die Größe des Moleküls und auch am nichtlebenden Modell reproduzierbar. Nitrat dagegen permeiert am nichtlebenden Modell und an der Darmwand gut, aber an der Niere wird es schlecht rückresorbiert.

Die Menge, die zur Diurese führt, ist beim Menschen mit etwa 8 g NH_4NO_3 anzusetzen[3688], und bei dieser Menge spielt schon die in der Peripherie vorhandene Verdrängung von Cl' durch NO_3' eine Rolle.

Bei Versuchen am Kaninchen[3687] fand sich eine Annäherung von Kreatinin/N und Harnsäure an die Konzentration des Blutes, aber die absolut ausgeschiedene Menge ist nicht vermehrt, nur das Chlorid. Wenn nach Herausnahme der Niere keine Steigerung des Chloridspiegels im Blut erfolgt, dann spricht das noch nicht absolut dagegen, daß beim normalen Tier die Verdrängung des Cl' durch NO_3 die vermehrte Ausscheidung veranlaßt. Im übrigen muß eine Verdrängung im Gewebe unbedingt vorhanden sein, es handelt sich aber um die quantitativen Verhältnisse. Nach deren Berücksichtigung wird mehr Cl' ausgeschieden als dem Äquivalenten von NO_3' entspricht. Daher gelang es bei Hunden, durch fortgesetzte Nitratgaben eine Hypochlorämie zu erzielen[3690, I].

Beim Menschen nimmt im übrigen auch die Ausscheidung von Harnstoff zu, aber wahrscheinlich nur entsprechend der Zufuhr durch das NH_4NO_3. Daß dabei zugleich das p_H des Urins nach der sauren Seite verschoben wird mit Steigerung des Ammoniakstickstoffs, ist bei einem Ammonsalz nicht verwunderlich. Aber bei Kaninchen fand dieselbe Verschiebung auch statt bei Gaben von KNO_3 (im Vergleich zu äquivalenten Mengen von KCl und KBr)[3690]. Allen Ammonsalzen ist die diuretische Wirkung eigen, aber das NO_3' hat gegenüber anderen Anionen (auch SO_4'') noch eine spezifische Wirkung[3689], die sich bei Anregung der Quecksilberdiurese bemerkbar macht[3688]. Das Gleiche wurde gefunden, wenn Salze, die an sich diuretisch wirken, mit dem K·-Salz verglichen wurden[3691]. $NaNO_3$ wirkte schwächer[3686].

Wurde die diuretische Wirkung von KCl und KNO_3 an Herz-Lungen-Nieren-Präparaten von Hunden verglichen, dann fand sich kein Unterschied[3692], aber die Möglichkeiten der

---

[3687] BECHER, E. u. MAY, G.: Klin. Wschr. 5, 1229 (1926), Rona 37, 382.
[3688] KEITH, N. M. u. WHELAN, M.: J. Pharm. exp. Ther. 33, 276 (1928), Rona 47, 833.
[3689] WHELAN, M., JACOBS, M. F. u. KEITH, N. M.: Amer. J. Physiol. 81, 513 (1927), Rona 42, 806.
[3690] KODAMA, E.: Mitt. med. Ges. Tokio 45, 222 (1931), Rona 62, 821.
[3690, I] HIATT, E. P.: Amer. J. Physiol. 129, 597 (1940). C. 1941 I, 1188.
[3691] KEITH, N. M. u. BINGER, M. W.: J. amer. med. Assoc. 105, 1584 (1935). C. 1936 I, 3715.

quantitativen Vergleiche sind hier geringer, schon wegen der zu kleinen Zahl der Versuche. Immerhin wurde auch mit dieser Versuchsanordnung bei beiden Salzen Cl', Na˙, Harnstoff und selbstverständlich K˙ vermehrt ausgeschieden.

Der antidiuretische Effekt der Hypophyse wird durch Nitrat verhindert, bzw. es erfolgt unter Nitrat sogar ein diuretischer Effekt der Hypophyse (allerdings schwächer bei $NaNO_3$ als bei NaCl), wie in den Versuchen von MELVILLE[3630] an Hunden nachgewiesen wurde. Sulfat vermochte diesen Effekt nicht zu veranlassen. Bei der Diurese durch Hypophysenextrakt wird bei NO_3' zugleich wenig Chlorid ausgeschieden.

Beim Seeteufel (toadfish), dessen Niere keine Glomeruli hat, verursacht Na-Nitrat in der intravenösen Gabe von 0,056—0,12 g/kg keine Diurese (BIETER[3533]).

8. Sulfat.

a) **Kaltblüter.** Von Sulfat ist die diuretische Wirkung bekannt, die Schwierigkeit der Rückresorption, die ausschließliche Ausscheidung durch Filtration der Glomeruli. Beim Seeteufel verursacht aber Na_2SO_4 (maximal bei 0,114—0,156 g/kg) eine Diurese, obwohl der Fisch keine Glomeruli besitzt. Trotz intravenöser Injektion erreicht die Diurese nur langsam, d. h. im Verlauf einer Stunde, ihr Maximum. Der Krötenfisch (Opsanus tau) reagiert bei Injektion von Na_2SO_4 in das Nierenpfortadersystem in geeigneter Menge nur mit Diurese der entsprechenden Niere, nicht der anderen, also eine lokale diuretische Wirkung (BIETER[3533]).

Frösche scheiden im Gegensatz zu Chlorid SO_4'' reichlich durch die Niere aus[3693]. Ebenso wird an der isolierten Niere von Fröschen durch Sulfate Zunahme des Durchflusses und vermehrte Urinsekretion erzielt. Manchmal gab es allerdings auch eine Hemmung beider Größen, die erst bei Umschaltung auf die normale Flüssigkeit zu einer Diurese führte[3694].

Bei Untersuchung des Serumsulfats des normalen Frosches durch CONVAY und KANE[3440] fand sich ein Gehalt von 5,9—9,6 mg%. Der Urin enthielt aber nur 5—43% dieser Konzentration, so daß eine Rückresorption angenommen werden muß. Bei 15% der Winterfrösche kam eine höhere Konzentration als im Plasma zur Beobachtung (1 mal das 5fache). Das ist von den Autoren auf eine aktive Sekretion bezogen worden.

Diese Auffassung sollte durch folgende Versuche erhärtet werden: Wurden herausgeschnittene Nieren in sulfathaltige Ringerlösung bis zum Diffusionsausgleich hineingebracht, dann wurde eine Konzentration von 41% (± 4,4) der umgebenden Flüssigkeit erreicht, entsprechend den zugänglichen Räumen. Wurde in die Lösung zur Hemmung oxydativer Zellvorgänge HCN getan, dann fand sich in 14 von 82 Versuchen eine geringere Konzentration. Durch Hemmung der Sekretion würden die lokalen Anhäufungen verhindert, und damit sänke der relative Gehalt. Der etwa gleiche Prozentsatz wie oben am ganzen Tier schien diese Auffassungen in Einklang zu bringen und gegenseitig zu stützen. Diese Versuche scheinen uns nicht ausreichend, die behaupteten Vorstellungen zu belegen.

Über die quantitativen Verhältnisse orientieren Versuche von WORTMANN[3550] an Fröschen, die 10 ccm 0,1 molare Lösungen von Na_2SO_4 und $MgSO_4$, sowie ihre Mischungen in den Brustlymphsack erhielten. In der abgebundenen Kloake fand sich nach 48 Stunden rund die Hälfte der verabreichten Menge. Die Konzentrationen waren mit 0,2—0,4% sehr hoch, lassen aber keinen Schluß auf Rückresorption zu. Auf diese könnte man schließen durch den für Sulfat doch sehr geringen Prozentsatz der Ausscheidung. Andererseits wird aber damit noch nicht der Ort der Rückresorption bestimmt. Nur Rückresorption in den Harnkanälchen

---

[3692] ISENBERGER, R. M., TYLER, M. W., MILLER, D. L. u. CARROLL, M. C.: J. Pharm. exp. Therap. **65**, 461 (1939).
[3693] SMITH: Amer. J. Physiol. **93**, 480 (1930).
[3694] HARTWICH, A.: Naunyn-Schmiedebergs Arch. **111**, 81 (1926), Rona **37**, 235.

könnte uns interessieren, beim Frosch ist aber das Eingreifen der Wandungen von Kloake und Darm möglich. Bei gemischter Injektion von $MgCl_2$ und Na_2SO_4 in gleicher Proportion fand sich in den ersten 24 Stunden auch im Harn eine gleiche Ausscheidung von Cl', während in den zweiten 24 Stunden Chlorid zurückgedrängt war. Die Äquivalentzahlen sind:

Tabelle 302.

	SO_4''	Cl'
1. Tag . . .	0,0204	0,0266
2. Tag . . .	0,0118	0,030

Dieser Befund ist leicht verständlich. Zuerst verdrängt SO_4'' das Chlorid aus dem Vorrate des Organismus, dadurch kommt es relativ vermehrt zur Ausscheidung. Ist dieser Vorgang abgeschlossen, dann beginnt sich die vielleicht auf osmotischen Faktoren beruhende Fähigkeit des SO_4'' bemerkbar zu machen, die Rückresorption von Cl' zu begünstigen.

b) Wenn wir bei **Vögeln** die Rückresorption des Cl' ähnlich groß fanden wie bei Fröschen, dann gilt das nicht für Sulfat. MAYRS[3551] fand 0,62 mg% im Plasma, 1,24 mg% im Harn, der also 2,4mal konzentrierter ist.

c) **Normalausscheidung.** Beim *Warmblüter* ist bei Kontrolle der Sulfatausscheidung vor allem die normale Ausscheidung zu beachten. Beim Menschen gibt sie BOURDILLON und LAVIETES[2602] mit 1 m. aequiv. SO_4'' pro Stunde an, aber die Menge kann bei starker Eiweißkost bis auf das Dreifache wachsen. Vermehrung wurde auch bei Trinken von NaCl-haltigem Wasser beobachtet (HELLER und HADDAD[3610]). Die Quellen sind meist im Eiweiß zu suchen, deshalb wird die Ausscheidung nicht geringer, wenn das Tier hungert, im letzten Stadium mit starker Einschmelzung von Eiweiß sogar größer[3695, 3696].

α) *Art der Ausscheidung.* Bei der Ausscheidung hat man das Gesamtsulfat und das rein anorganische Sulfat zu unterscheiden. Der Anteil des letzteren betrug bei Menschen etwa 81—100%[3697], bei Hunden 85—95%[3698]. Der Rest ist an Phenole verestert. Dieser Teil geht in die Höhe bei Zufuhr von Benzol, das im Organismus zum Teil in Phenol überführt wird. Seine Zunahme wird deshalb als Diagnostikum für Benzolgefährdung angegeben[3697, 3698].

β) *Vorherige Veresterung.* Uns interessiert die Frage, ob das anorganisch zugeführte SO_4'' durch den Organismus verestert werden kann und so in nicht anorganischer Form zur Ausscheidung kommt. Diese Möglichkeit wurde vielfach abgelehnt. So wurde beim Hund nach Verfütterung von Phenol + Sulfat keine Erhöhung der Mengen von Phenylsulfat festgestellt[3699] (dagegen nach Cystin und Sulfit[3700]). Die Vermehrung wurde beim Kaninchen vermißt, auch wenn man Sulfat in Form von Mineralwasser zuführte[3701]. Ein negatives Resultat wurde ebenso erhalten beim Schwein, das leicht längere Zeit mit einer eiweißfreien Kost

---

[3695] RAZAFIMAHERY, R.: Ann. de Physiol. **11**, 327 (1935), Rona **90**, 96.
[3696] TERROINE, E. R. u. RAZAFIMAHERY, R.: C. rend. Acad. Sci. **200**, 350 (1935), Rona **86**, 81.
[3697] YANT, W. P., SCHRENK, H. H. u. PATTY, F. A.: J. Industr. Hyg. **18**, 349 (1936), Rona **95**, 526.
[3698] YANT, W. P., SCHRENK, H. H., SAYERS, R. R., HORVATH. A. A. u. REINHART, W. H.: J. Industr. Hyg. and Toxicolog. **18**, 69 (1936), Rona **93**, 131.
[3699] GARREAU, Y: C. rend. Soc. biol. **117**, 683 (1934), Rona **85**, 379.
[3700] RHODE, H.: Hoppe-Seylers Z. **124**, 15 (1923).
[3701] OESTREICHER, F.: Naunyn-Schmiedebergs Arch. **189**, 465 (1938).

auskommen kann, was die Bilanz erleichtert. Gefüttert wurden zur Koppelung außer Phenol, p-Chlorphenol und Brombenzol. Durch zusätzliches Sulfat konnte keine Steigerung der Koppelung erzielt werden, wohl aber durch Cystin[3702, 3703].

Auch positive Resultate wurden erhalten. Wurden Hunde täglich mit Na_2SO_4 (0,199 g S) gefüttert, dann fand sich ein starker Anstieg von Sulfat im Urin. Wurde der Nahrung Guajacolcarbonat zugesetzt, dann fiel die Ausscheidung, und dafür fanden sich die Ätherschwefelsäuren vermehrt. Es ergab sich in einer Bilanz von 3 Tagen[3705]:

<pre>
        zugeführt. . . . . .0,597 g S
        ausgeschieden als Äthersulfat. . . . .0,398 g S
            ,,   ,,   anorgan. Sulfat. . .0,129 g S
        nicht wiedergefunden . . . . .0,066 g S
</pre>

Es waren also rund 66% mit dem Guajacol kombiniert worden. Dasselbe ließ sich mit Chlorbenzol[3704], sowie Phenol und Indol[3706] erzielen. Da Indol allein zu einer Steigerung der Sulfatausscheidung führt, muß eine Einsparung an Eiweißschwefel durch Sulfatgabe eingetreten sein. Wert sei auf perorale Gabe zu legen, da die parenterale zu rasch ausgeschieden, und besonders das Angebot in der Leber niemals groß werde. Es ist merkwürdig, daß Sulfit, das doch sehr rasch in Sulfat überführt wird (ROST[2128]), in einer Bilanz mit Guajacol nur zu 19% verestert wurde.

Eine Steigerung der Ätherschwefelsäure wurde — allerdings nicht weit über die Streuung hinausgehend — nach Isobarbitursäure gefunden bei gleichzeitiger Sulfatgabe[3707]. Bei einem Schwein stieg sie von 0,01—0,031 g/Tag auf 0,011—0,049 g/Tag, was — im Gegensatz zu dem Autor — wohl nicht als einwandfreie Steigerung aufzufassen ist.

Die Ausscheidung des in diesem Versuch dargebotenen 1 g Na_2SO_4 (einem Hunde von 9,7 kg und einem Schwein von 9 kg) fand nur zu 20—30% im Harn statt[3707].

Die Bilanz von HELE wird bei weitem nicht erreicht, selbst wenn man eine Koppelung annehmen sollte. Hier steht immerhin Aussage gegen Aussage, ohne daß man den Grund der verschiedenen Resultate angeben könnte.

Die Schwierigkeit liegt in dem von uns schon geschilderten fehlenden Eindringungsvermögen von SO_4'' in die Zelle. SO_4'', das durch schweren Sauerstoff markiert wurde, wurde innerhalb von 24 Stunden bei Kaninchen fast ganz ausgeschieden, ohne sich mit den im Gewebe vorgebildeten Mengen überhaupt ausgetauscht zu haben[3712]. Aber es scheint andere Wege zu geben. Bei Bilanzversuchen nach Zulage von 4 g Na_2SO_4 an Ochsen und Schafe (nicht dagegen bei Kaninchen) fand sich ein Verlust, der nur durch eine Bildung organischen Schwefels erklärbar ist[3708]. Bei Schafen war ein Gesamtverlust vorhanden, den man vielleicht auf H_2S-Bildung zurückführen könnte[3709]. Die Menge des im Urin ausgeschiedenen Neutralschwefels stieg nach Sulfat an.

Hierzu ist zu bemerken, daß die Reduktion von Sulfat in H_2S die Möglichkeit eröffnen würde sowohl zur Bindung an anderen, etwa Cystinschwefel, als auch zum Eindringen in die Zelle. Eine Reduktion von Sulfat ist aber im

---

[3702] MULDOON, J. A., SHIPLE, G. J. u. SHERWIN, C. P.: Proc. Soc. exp. Biol. Med. 21, 145 (1923), Rona 25, 325.
[3703] SHIPLE, G. J., MULDOON, J. A. u. SHERWIN, C. P.: J. biol. Chem. 60, 59 (1924).
[3704] HELE, T. S.: Biochem. J. 18, 568 (1925).
[3705] HELE, T. S.: Biochem. J. 18, 110 (1925).
[3706] HELE, T. S.: Biochem. J. 25, 2, 1736 (1931).
[3707] STEKOL, J. A.: J. biol. Chem. 113, 675 (1936), Rona 95, 576. Normale Schwankung des Äthersulfats nach Isobarbitursäure von 0,008—0,107 g S/Tag.
[3708] WARTH, F. J.: Indian. J. vet. Sci. anim. husb. 2, 225 (1932), Rona 72, 64.
[3709] WARTH, F. J. u. KRISHMANN, T. S.: J. vet. Sci. anim. husb. 5, 319 (1935). C. 1936 I, 2385.

Gewebe des Warmblüters — auch im isolierten, selbst unter anaeroben Bedingungen — nicht zur Beobachtung gekommen. Dagegen vermögen Bakterien und Pflanzen Reduktionen mit Einbau in organische Bindung vorzunehmen. Bei den hier untersuchten Tieren (Schafe und Rinder) ist dergleichen im Pansen möglich. Die vorhandenen Bakterien bauen ihren Eiweißbestand aus dem dargebotenen Sulfat auf, gelangen dann in die weiteren Verdauungswege, wo sie verdaut und dem Organismus des Wirtes zugeführt werden. Dieser Vorgang ist denkbar, wenn wir an das Verhalten der Nitrite erinnern. Im Gegensatz zu den Nitriten wird aber SO_4'' im Darm schlechter resorbiert, so daß merkliche Mengen in den Bereich der Bakterien des Dickdarms kommen werden. Aber hier werden günstigenfalls die entstehenden Schwefelwasserstoffmengen zur Resorption kommen und so in den Stoffwechsel gelangen, nicht aber die Bausteine des Organismus der Bakterien.

Einen abweichenden Verlauf von dieser geschlossenen Darstellung geben die Versuche, nach denen radioaktiver Schwefel in Form von Sulfat einem Menschen zugeführt wurde[3710]. Im Urin wurde in den ersten 9 Stunden 15%, in weiteren 15 Stunden 32% des aktiven Schwefels ausgeschieden. An beiden folgenden Tagen enthielt der Urin keinen aktiven Schwefel mehr. Es soll ein Austausch mit anderem Sulfat stattfinden. Es ist die Frage, wie lange tatsächlich kreisendes Sulfat retiniert werden kann. Es fand sich kein Nachweis mit $^{35}SO_4''$, daß etwas ^{35}S in organische Bindung übergeht[3711]. Bei Markierung des Sulfatmoleküls mit besonders reichlichem Gehalt an schwerem Sauerstoff (^{18}O) konnte nach Injektion beim Kaninchen ein Austausch mit SO_4'' des Gewebes nicht nachgewiesen werden[3712]. Diese Resultate sind nach ausgedehnterer Verwendung von ^{35}S wesentlich zu modifizieren. Denn nicht nur in der Leber, sondern auch im Knochenmark ließ sich ein Eindringen und längeres Verweilen von Sulfat nachweisen. Es ist damit nun sicher, daß anorganisches Sulfat als solches und nicht erst nach vorheriger Reduktion verestert werden kann. Das gelang schon bei Versuchen in vitro[3712, III]. Bei Schnitten von Meerschweinchenlebern und noch mehr von Darmschnitten konnte die Bildung von Phenolestern beobachtet werden. In Versuchen bei Ratten[3712, II] zeigte sich sogar, daß die spezifische Aktivität gleich groß war bei dem veresterten Sulfat wie bei dem anorganischen der Umgebung. Das bedeutet, daß anorganischer Schwefel erst in Sulfat überführt und dann zur Veresterung verwendet wird, im Gegensatz zu manchen der oben referierten Versuche. Einen Überblick über das Ausmaß dieser Umsetzungen geben Versuche an Ratten[3712, I]. Nach intraperitonealer Injektion von markiertem Na_2SO_4 erscheint im Harn im Verlauf von 72 Stunden 5—6% als Estersulfat und 86—90% freies Sulfat. Bei gleichzeitiger Gabe von 2-Naphthylamin oder 2-Naphtol fand sich von dem gegebenen ^{35}S 44—48% als Estersulfat im Harn.

γ) Die *Ausscheidungsgesetze* des Sulfats werden unter dem Gesichtspunkt der Filtrations-Rückresorptionstheorie zu betrachten sein, nach der Sulfat in den Glomeruli filtriert wird. Die Frage erhebt sich anschließend, inwieweit eine Rückresorption anzunehmen ist, und ob Sulfat eine Schwellensubstanz darstellt.

[3710] BORSOOK, H., KEIGHLEY, G. YOST, D. M. u. McMILLAN, E.: Science (New York) **86**, 525 (1937). C. **1939 I**, 993.

[3711] TARVER, H. u. SCHMIDT, C. L. A.: J. biol. Chem. **130**, 67 (1939).

[3712] ATEN JR., A. H. W. u. HEVESY, G.: Nature **142**, 952 (1938). C. **1939 I**, 3406.

[3712, I] LAIDLAW, J. C. u. YOUNG, L.: Biochem. J. **42**, Proc. L. (1948). C. **1949 I**, 575.

[3712, II] DZIEWIATKOWSKI, D. D.: J. biol. Chem. **178**, 389 (1949).

[3712, III] ARNOLD, R. J. u. DE MEIO, R. H.: Rev. soc. argentina biol. **17**, 570 (1941), zit. nach [3712, II].

Eine Tatsache ist die beträchtliche Konzentrationsfähigkeit der Niere gegenüber Sulfat. Es wurde nie ein Harn beobachtet, dessen Sulfatkonzentration geringer war als die des Plasmas.

In den Versuchen von MAYRS[3713] am *Kaninchen* wurde durch Infusion von 10% SO_4'' mit 6% Gummi arabicum 10 ccm/kg die Konzentration des Blutes erhöht. Es ergeben sich folgende Werte als $\%$ Na_2SO_4:

Tabelle 303.

Im Plasma	0,36	0,24	0,28	0,31	0,49
im Urin	1,54	1,17	1,15	2,34	2,11
Urin/Plasma	4,28	4,99	4,1	7,57	4,3

Die Konzentrationsfähigkeit war gegenüber Harnstoff 1,5—2,75mal größer bei Sulfat. Bei Steigerung des Drucks in den Ureteren litt die Ausscheidung von Harnstoff mehr als die des Sulfats, ein Zeichen seines schlechteren Permeationsvermögens, aber nicht gegenüber Kreatinin.

Man kann sich mit der Feststellung des Konzentrationsvermögens gegenüber Sulfat nicht begnügen, weil man annehmen muß, daß hier eine Nichtschwellensubstanz vorliegen könnte, und weil die gleichzeitig einsetzende Diurese stört. Um vor allem die verschiedene Urinmenge in die Berechnung einzuschalten, wurde der Begriff *Clearance* geschaffen. Clearance ist zu definieren als die Menge Plasma, die von dem in der Zeiteinheit sezernierten Urin geklärt, gereinigt wird, mit der Filtrationstheorie als Grundlage also:

$$\frac{[SO_4'']_{Urin}}{[SO_4'']_{Plasma}} \cdot \text{Urinmenge/Min.}$$

Vergleicht man die so erhaltenen Werte mit der gleichzeitigen Clearance von Kreatinin[3714, I], Inulin oder Rohrzucker[3714, II], die nicht rückresorbiert werden, dann hat man ein Maß für die Rückresorption, wenn in den Glomerulis nicht dynamische Faktoren, deren Darstellung schon bei der Lymphfiltration versucht wurde, eingreifen. Voraussetzung für den Vergleich ist natürlich, daß sich zwei der genannten Vergleichssubstanzen nicht gegenseitig in der Ausscheidung beeinflussen. Das ist auch tatsächlich der Fall (dagegen [3716]).

Man versuchte die Sekretion auszuschließen, indem bei Kaninchen der Wassergehalt und SO_4''-Gehalt der Niere untereinander verglichen wurde. Die Tatsache, daß der Wassergehalt in den Nieren geringer war als in anderen Organen, sollte für Verdünnung sprechen[3714].

Diese Beobachtungen stimmen mit dem Befund überein, daß nach Sulfatgaben in hypertonischer Lösung der osmotische Druck aller Organe anstieg, nur nicht der der Niere (SIMON[2926]). Das ist aber kein Beweis für die Filtration des Sulfats, nur vielleicht für die Füllung der Nierenwege mit dünnem Urin, als Ausdruck der Diurese.

Ebensowenig spricht die ungenügende Übereinstimmung der Clearance von Phosphat und Sulfat für eine Ausscheidung von Sulfat durch die Tubuli[3715], da bei Phosphat eine Schwellensubstanz vorliegt.

[3713] MAYRS, E. B.: J. Physiol. **56**, 58 (1922). Paraldehyd oder Urethan.
[3714] MAYRS, E. B.: J. physiol. **57**, 422 (1923), Rona **27**, 161.
[3714, I] HAYMAN, J. M.: J. clin. Path. **10**, 12 (1940), Rona **122**, 482. Beim Menschen, Affen, Hühnchen und Fisch soll Kreatinin durch die Tubuli, bei Hund Schaf, Kaninchen, Seehund und manchen Fischen nur durch Filtration ausgeschieden werden.
[3714, II] HELMHOLZ, H. F. u. BOLLMAN, J. L.: J. Lab. clin. Med. **25**, 1180 (1940). C. **1940 II**, 3360. Rohrzucker führt auch zu Diurese, die stärker ist als die von Sulfat.
[3715] WHITE, H. L.: Amer. J. Physiol. **65**, 537 (1923), Rona **23**, 256. Versuche an Hunden.
[3716] DE MORACZEWSKI, V.: Bull. Soc. chim. biol. **20**, 31 (1938), Rona **107**, 257. Zwei Versuchspersonen. Die Filtration soll abnehmen nach Sulfat, zunehmen beim SCN'.

Fundiert durch die Untersuchungen von RICHARDS wird man eine Filtration des Sulfats als einzigen Ausscheidungsweg annehmen müssen. Gegen die Rückresorption, die beim Menschen die des Harnstoffs übertrifft, sprechen die vorher erwähnten Befunde von MAYRS nach Steigerung des Drucks im Ureter, wo SO_4'' weniger rückresorbiert wird als Harnstoff.

Bei der Sulfatdiurese des Hundes werden alle drei meßbaren Faktoren verändert: die Durchblutung der Niere wird vermehrt, ebenso die Filtration, und die Rückresorption von Flüssigkeit wird vermindert von 95 auf 90%. Aber es werden nicht in jedem Fall alle drei Punkte getroffen, meistens sogar nur zwei[3717]. Am umfangreichsten sind die Untersuchungen von GOUDSMITH, POWER und BOLLMAN[2941]. Die Abhängigkeit der Verhältnisse vom Sulfatgehalt im Plasma zu den Verhältnissen der Sulfat/Kreatinin-Clearance zeigt folgende Abbildung:

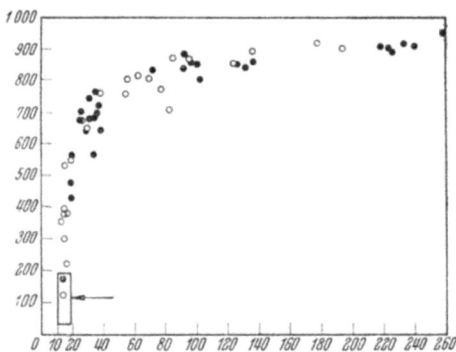

Abb. 52. Verhältnis von Sulfat/Kreatinin-Clearance. (Ordinate) bei verschiedenen Sulfatkonzentrationen im Plasma in mg% (Abscisse). Im Kästchen am Pfeil Streuung des Verhältnisses bei normalen Werten.
● beobachtet bei steigendem Sulfat im Plasma. ○ beobachtet bei fallendem Sulfat im Plasma.
(Nach GOUDSMITH, POWER u. BOLLMAN[2941].)

Während Sulfat in der Niere nur sehr wenig ausgeschieden wird im Verhältnis zu Kreatinin, steigt das Verhältnis experimentell und erreichte den Wert von 1 bei höheren Konzentrationen im Plasma, hier findet also eine Rückresorption des Sulfats nicht mehr statt. Das Sulfat im Plasma war vollkommen ultrafiltrierbar, so daß eine verminderte Filtration aus diesem Grunde nicht in Rechnung zu stellen ist (dagegen [3723]). Daß der Wert 1 schließlich erreicht wird, ebenso wie bei Ferrocyanid, spricht für eine einfache Filtration. Die Autoren halten Sulfat für eine Schwellensubstanz mit variabler Schwelle, die selbst von dem Gehalt im Plasma bestimmt wird, d. h. sich erniedrigt mit erhöhter Konzentration. Umgekehrt wird sie erhöht nach einer abgelaufenen Diurese, also am nächsten Tage. Die Abhängigkeit der Sulfat/Kreatinin-Clearance von der produzierten Urinmenge zeigt folgende Abbildung 53 aus derselben Arbeit.

Auf den Kurvenzügen sind die SO_4''-Konzentrationen im Plasma etwa gleichgroß, und trotzdem treten bestimmte Änderungen des Quotienten auf, je nachdem, ob die Diurese abgelaufen ist oder zunimmt.

Der hier vorgetragenen Auffassung von SO_4'' als Schwellensubstanz wird man vielleicht nicht ohne weiteres beistimmen können, da ein völliges Verschwinden des SO_4'' aus dem Harn nicht stattfindet. Es werden beim Tier nicht einmal Konzentrationen erreicht, die niedriger sind als im Plasma. Eine variable Schwelle haben wir auch beim PO_4''' usw., wir werden also nach einem neuen Ausdruck suchen müssen.

[3717] CHERRY, J. H., EADIE, G. S. u. FRAZER, W. P.: Amer. J. Physiol. **102**. 370 (1932). Rona **72**, 325. 200 ccm 5% Na_2SO_4 + 1.25 g Kreatinin in 25 ccm Wasser.

Wir können die Beobachtungen auf unser vielfach benutztes Bild übertragen. Da SO_4'' ein sehr großes Ion darstellt mit starker Hydratation, wird der Durchtritt durch die Resorptionspunkte langsam erfolgen. Wenn der Durchfluß des Urins rasch erfolgt, muß der Durchtritt mit zunehmender Durchflußgeschwindigkeit leiden. Das gilt aber nur bei Beginn der Harnflut. Im späteren Verlauf, noch bevor die Diurese abebbt, beginnt eine erhöhte Rückresorption, d. h. die Ausdehnung der Rückresorptionsporen hat sich vermehrt. Da das Harnvolumen noch hoch

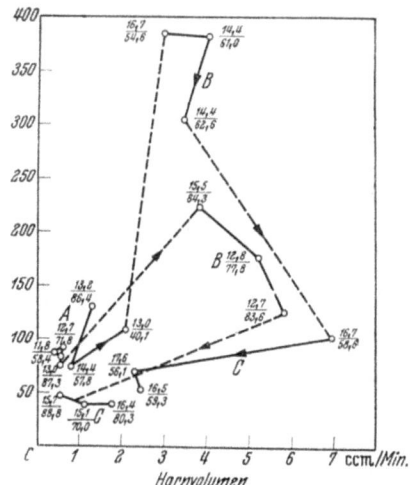

Abb. 53. Ordinate: Verhältnis von Sulfat/Kreatinin-Clearance. A vor Sulfatgabe, B 1—2½ Stunden nach Unterbrechung der Sulfatinjektion, C 22 Stunden später. Gestrichelte Linie bedeutet Unterbrechung der Untersuchungsperioden. Die kleinen Zahlen an jedem Punkt bedeuten: oben mg% Sulfat im Plasma, unten Kreatinin-Clearance in ccm/Minute. (Nach GOUDSMITH, POWER u. BOLLMAN[3941].)

ist, wird man den Schluß wagen können, daß eine Diurese nicht durch das Vorhandensein von SO_4'' im Harn bedingt ist, wie man es vielfach darstellt. Von Interesse wäre in dieser Situation das gleichzeitige Verhalten anderer Ionen. Die erhöhte Cl'-Schwelle von MÖLLER (siehe S. 657f) gehört vielleicht hierher. Es ergäbe sich damit eine aktive Wirkung auf die Nierenzellen, und zwar der rückresorbierenden Teile des Nephrons.

Mit dieser Darstellung haben wir nur versucht, eine plastische Vorstellung von den interessanten Befunden von GOUDSMITH und Mitarbeitern zu geben. Wenn sie auch keine neue Erkenntnis vermittelt, führt sie doch zu weiteren Fragestellungen und hat damit einen wesentlichen Zweck erreicht.

Mensch. Beim Menschen sind die Verhältnisse dieselben wie beim Hund, nur daß das Clearanceverhältnis größer ist. Mit Rohrzucker als Vergleichssubstanz fand sich bei normalem SO_4''-Gehalt der Wert bei 25—40% des Rohrzuckers, sobald aber der Gehalt auf 70—90 mg% SO_4'' gebracht wurde, erhob sich der Wert auf 89, 101 und 108%[3718]. POWER und Mitarbeiter[3718, I] fanden bei demselben Individuum einen konstanten Wert des Quotienten zwischen den Clearances Sulfat/Rohrzucker, wenn der Gehalt im Plasma das 15—30fache bis zum 7×10-fachen der Norm sich bewegt. Beim 1—5fachen wurden Zwischenwerte zwischen dem normalen und endogenen Verhältnis angenommen.

Es ist also mit einer endogenen Ausscheidung zu rechnen wegen des stets vorhandenen Umsatzes von Eiweißkörpern. Aber auf der Höhe des Normalgehaltes gibt es eine Schwelle, und das sei ein Zeichen, daß Sulfat als solches eine

---

[3718] POWER, M. H., GOUDSMITH, A. u. KEITH, N. M.: J. biol. Chem. **128**, LXXIX (1939).
[3718, I] POWER, H., GOUDSMITH, A. u. KEITH, N. M.: J. biol. Chem. **133**, LXXVII (1940).

Rolle im Stoffwechsel spielt[3718, II]. Es gibt also eine Rückresorption, und die Auffassung[3723] einer teilweisen Bindung an Eiweißkörper des Plasmas besteht keineswegs zu Recht. Weitere Messungen mit verschiedenen Bezugssubstanzen gibt folgende Zusammenstellung:

Tabelle 304.
Clearanceverhältnis. Bezugssubstanz Rohrzucker.

Literatur	SO_4'' im Plasma mg%	SO_4''	Rohrzucker	Xylose	Harnstoff	Kreatinin (s. dazu[3714, 1])
KEITH und Mitarbeiter[3719]	2,1—2,55	35,5 (22—49)	100	89,5	35,5	
COPE[3720]	1,05	35,6			40	119,2
HAYMAN und Mitarbeiter[3722]		25,8 (12,9—70)			44,7 (19,2—71,2)	100
MACY[3727]		14—74			29—168	144—356

Die Konzentrierung des *Harnstoffs* ist größer als von Sulfat im Gegensatz zu früheren Versuchen bei Kaninchen (dagegen [3723]).

Die Ausscheidung wird besser bei höheren Sulfatmengen, wie oben schon erwähnt, aber in den Versuchen von HEYMANN und JOHNSTON[3722] war eine Grenze viel eher erreicht, wie folgende Tabelle zugleich mit Harnstoff als Vergleich angibt:

Tabelle 305.

Serum SO_4''	mg SO_4''/Min im Urin	Konzentrationsverhältnis	Konzentrationsverhältnis für Kreatinin
4,3	1,5	1,7	10
4,3	3,1	44,6	68
10,0	16,7	40	46
15,1	22,2	23,8	27,4
19,2	20,0	16,1	21,9
19,3	16,2	38,6	77,0
22,9	25,1	32,5	35,4
23,4	30,7	14,7	19,7
38,1	39,2	35,5	46,2

Gleichmäßige Ausscheidung von Sulfat und Kreatinin gaben POULSSON[3724] und AMBARD[3725] an, zum Teil erklärt sich das aus der Höhe der Plasmawerte. Andererseits wurde gefunden, daß nach Durchschneidung der Nn. splanchnici die Sulfat- aber auch die Kreatininausscheidung zunimmt[3726].

Bei Nephritis leidet zwar die Sulfatauscheidung[3720, 3723, 3727], aber nicht das Verhältnis zu Kreatinin[3720–3722] vorausgesetzt, daß man den erhöhten Gehalt des Serums entsprechend unserer Darstellung in Rechnung setzt. Nach MACY[3727] verhielt sich Kreatinin manchmal unabhängig vom Sulfat.

δ) Die *absolute Ausscheidung* von Sulfat verfolgt man am besten an den Versuchen von RAVASINI und MARTINI[2478] bei Kaninchen. Die Tiere erhielten verschieden konzentrierte Lösungen (wie vorher beim NaCl) in der konstanten Ge-

---

[3718, II] LOTSPEICH, W. I.: Am. J. Physiol. **151**, 311 (1947) zit. nach J. am. med. Assoz. **136**, 1101 (1948).
[3719] KEITH, N. M., POWER, H. u. PETERSON, R. D.: Amer. J. Physiol. **108**, 221 (1934), Rona **80**, 476.
[3720] COPE, C. L.: J. of Physiol. **76**, 329 (1932), Rona **71**, 598.
[3721] HAYMAN JR., J. M.: Amer. J. Physiol. **101**, 51 (1932), Rona **69**, 143.

schwindigkeit von 0,5 ccm/kg/Minute zugeführt, und zwar bis zum Exitus. Die in dieser Zeit (als Durchschnitt von je 2 Tieren) ausgeschiedenen Mengen gibt uns folgende Tabelle an:

Tabelle 306.

Lösungs-stärke	Dauer der Infusion in Min.	ccm/kg	ccm Urin produziert in dieser Zeit	ausgeschiedene Flüssigkeit in %	erhaltene Dosis $Na_2SO_4 \cdot 10 H_2O$ g/kg	ausgeschieden davon absolut	SO_4'' in %	% ausgeschieden nach Chromat	nach Cantharidin
2 n	58	29	68,2	234	9,34	2,955	31	11	31
n/1	203	101,7	190,1	186	16,39	9,54	57	23	45
n/2	611	305	360	118	24,54	19,84	79	41	62
isotonisch	820	410	385	93	17,11	15,53	90	30	40
n/9	665	332	274,2	81	5,95	4,76	79	52	63
n/12	622	311,2	201,1	64	4,170	2,753	65	17	66
n/24	466	233,0	142,0	60	1,561	1,412	90	12	92
n/48	468	234	151,5	58	0,784	0,985	139	—	98
n/72	515	257	137,6	52	0,574	0,772	132	—	47
Aq. dest.	385	192	5,84	29		0,139			

Ersichtlich ist, daß eine stärkere Wasserausscheidung nur bei den konzentrierten Lösungen zustande kommt, wenn auch die Retention bei weitem nicht so groß ist, wie bei den analogen Konzentrationen von NaCl. Aber während bei NaCl mehr retiniert wird, finden wir in den kleineren Konzentrationen sogar eine Sulfatauswaschung. Diese Tatsache muß die Kontrolle der quantitativen Ausscheidung sehr stören. Bei Tieren, deren Nieren durch $K_2Cr_2O_7$ geschädigt worden waren[3728, 3729], fand sich schon bei n/2 Lösungen eine kleinere Ausscheidung als die Zufuhr betrug, und bei geringen Konzentrationen (< n/24) trat fast völlige Anurie auf, die Ausseidung ist schon von den höchsten Konzentrationen ab gering. Die letzte Kolonne der Tabelle zeigt die Verhältnisse bei cantharidingeschädigten Tieren (nach [3730]). Die Ausscheidung war nicht so geschädigt wie bei den Chromattieren.

Durch Gabe von $MgCl_2$ wurde die Diurese von n/1 Lösungen nicht verändert, die Menge des Sulfats wird aber auf die Hälfte herabgedrückt[3731]. Bei $SrCl_2$ wird in großen Dosen die Ausscheidung von Wasser und Sulfat gehemmt, mittlere fördern die Diurese (MATTEUCCI[2477]). Dasselbe läßt sich mit $CaCl_2$ erreichen (GAJATTO[3596, I u. II]). Gabe von Guajakolglykolat führte in kleiner Dosis zu vermehrter Ausscheidung von Sulfat und Flüssigkeit, bei Steigerung der Dosis litt zuerst die Ausscheidung von Sulfat[3727, I].

EGGLETON[3734, I] infundierte 4 Personen 200 cc 10% Na_2SO_4 intravenös und verfolgte die Ausscheidung. Den Durchschnitt geben wir auf beistehender Kurve (siehe Abb. 54) wieder.

Während der Diurese gab es eine Säureausscheidung, zurückgehend mit der Diurese, aber weniger rasch. Die Säureausscheidung war bei Zufuhr äquivalenter Mengen von $(NH_4)_2SO_4$ eindeutiger mit Steigerung der Pufferkapazität durch Phosphate, während das Na-Salz zuerst zur Abnahme der Pufferkapazität führt.

[3722] HAYMAN JR., J. M. u. JOHNSTON, S. M.: J. clin. Invest. 11, 607 (1932), Rona 68, 531.
[3723] BJERING, T. u. OLLGAARD, E.: Acta med. Scand 102, 55 (1939), Rona 118, 265. Nimmt an, daß ein Teil des SO_4'' nicht ultrafiltrierbar ist.
[3724] POULSSON, L. T.: Z. exp. Med. 71, 577 (1930).
[3725] AMBARD: Physiologie normale et pathologique des reins 1931.
[3726] MARSHALL u. CRANE: Amer. J. Physiol. 62, 330 (1922).
[3727] MACY, J. W.: Arch. internat. Med. 54, 389 (1934), Rona 84, 104.
[3727, I] BALDACCI, U.: Arch. farmacol. sper. 70, 31 (1940), Rona 126, 284. C. 1941 II, 2705.
[3728] RAVASINI, G. u. MORELLO, M.: Boll. Soc. ital. sper. 7, 880 (1932), Rona 71, 269.
[3729] RAVASINI, G. u. MORELLO, M.: Arch. di Fisiol. 34, 19 (1934), Rona 85, 371.
[3730] RAVASINI, C. u. VISONA, E.: Arch. di Fisiol. 34, 57 (1934), Rona 85, 372.
[3731] GAJATTO, S.: Arch. Farmacol. sper. 37, 19 (1938), Rona 110, 664.

Auch bei Katzen führte Na_2SO_4 zum unmittelbaren Fall des p_H (auf 6,2), des $NaHCO_3$ sowie der freien CO_2[3734, I]. Daß in den Versuchen Ammonsulfat eine Steigerung der Pufferkapazität verursacht, ist vielleicht darauf zurückzuführen, daß durch die schon vorher entwickelte Säure die Alkalireserven des Knochens ein-

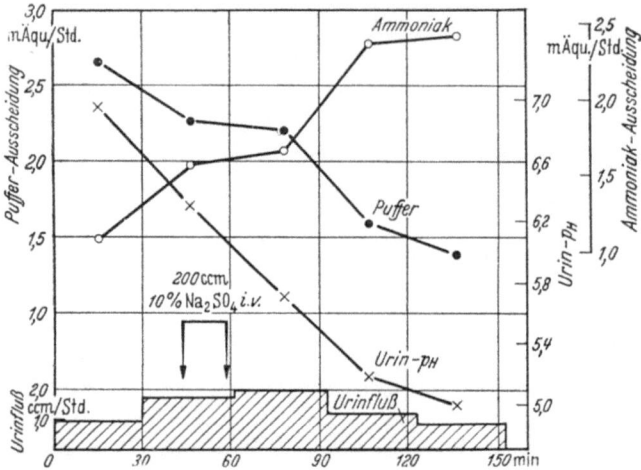

Abb. 54. Die Wirkung einer i. v. Gabe von hypertonischer Na-Sulfat-Lösung auf Urin-p_H, Puffer- und Ammoniak-Ausscheidung. Durchschnittswerte aus Versuchen an 4 Personen (nach EGGLETON[3734 I]).

gesetzt werden und so Phosphat frei wird. VAN SLYKE[3734, III] formuliert die Ausscheidungsgleichung des Na_2SO_4:

$$Na_2SO_4 + 2\,HN_4HCO_3 = 2\,NaHCO_3 + (NH_4)_2SO_4$$
filtriert — durch die Tubuli zugefügt — rückresorbiert — im Urin.

Wie die Ausscheidung von Sulfat im Urin nach peroraler Gabe in Form des Marienbader Ferdinandbrunnens ist, zeigen die Versuche von ZÖRKENDÖRFER[2695] am Menschen. Bei Zufuhr von 54,5 mMol erschienen 57,5%, nach 31 mMol 91,5 und nach 27,2 mMol 96,7% im Urin. Die Unterschiede sind bedingt durch die mit der Dosis steigende Abführwirkung, wodurch ein Teil im Stuhl verlorengeht. Nach Injektion fanden sich nach 6 Stunden schon über 95% im Harn wieder (BOURDILLON und LAVIETES[2602]). Andererseits gelang es bei rektaler Zufuhr von Sulfaten in Form des Karlsbader Mühlbrunnens eine Diurese beim Kaninchen zu erzielen (peroral nicht). Der Dickdarm war völlig frei von SO_4'' geworden[3732].

DZIEWIATKOWSKI[3712, II] gab Ratten 50 mg Na_2SO_4 mit ^{35}S markiert und verfolgte die Ausscheidung der Aktivität auf verschiedenen Zufuhrwegen. Die Resultate geben wir auf Tab. 307 wieder als Prozent der zugeführten Menge:

Tabelle 307.

	Zufuhr			
	peroral		intraperitoneal	
	Urin	Faeces	Urin	Faeces
1. Tag . . .	69,0%	10,0%	75 0%	1,2%
2. Tag . . .	2,3%	1,2%	1,4%	1,0%
3. Tag . . .	2,4%	0,7%	0,4%	0,2%
Summe . . .	73,7%	11,9%	76,8%	2,4%
	85,6%		79,2%	

Aus der Tabelle ist die höhere Auscheidung in den Faeces bei peroraler Gabe unmittelbar ersichtlich, ebenso wie die viel raschere Ausscheidung bei intraperitonealer Zufuhr. Die Gesamtmenge ist aber bei intraperitonealer Gabe kleiner. Die Menge, die in Leber und Knochen aufgenommen wurde, muß also größer sein bei höher steigender Konzentration im Blut. Zugleich ist die nicht unbeträchtliche Ausscheidung von Sulfat im Darm deutlich.

Die Diurese infolge von Sulfat ist bei peroraler Zufuhr ziemlich zweifelhaft und durch Retention von Flüssigkeit im Darm kompliziert, wie es auch ZÖRKENDÖRFER[3733] fand. Nach Trinken von 750 ccm n/20 Na_2SO_4, also bei großen Flüssigkeitsmengen, kam in den ersten 4 Stunden die Hälfte der Flüssigkeit, ohne Sulfat nur $^1/_4$ zur Ausscheidung[3734]. Bei männlichen Patienten im Alter von 8—15 Jahren wurden molare Mengen verschiedener, diuretisch wirkender Substanzen verglichen. Am meisten wirksam waren Mannitol und Rohrzucker, dann folgte Na_2SO_4. Erst am Ende der Reihe standen Urea und NaCl[3733, I].

Während der Diurese war der O_2-*Verbrauch* der Hundeniere einmal um das 3fache, sonst in 3 Versuchen um nicht ganz 20% gesteigert (GLASER, LASZLO und SCHÜRMEYER[3568]). Ein positives Resultat wird man kaum herauslesen können. Entsprechend erhielt FEE[4441] keine Steigerung des O_2-Verbrauchs.

ε) Manchmal bleibt nach intravenöser Gabe die Wasserdiurese aus, aber es erfolgt eine vermehrte *Chloridausscheidung*[3735]. Die anschließende Tabelle von MÖLLER[2940] zeigt gleichzeitig die Sulfat- und Chloridausscheidung nach Infusion verschieden konzentrierter Lösungen von Na_2SO_4 in der gleichmäßigen Menge von 60 ccm/kg Kaninchen. Die Infusion benötigte $1^1/_2$ Stunden Zeit. Die in dieser Zeit ausgeschiedenen Mengen sind beim Zeitpunkt 0 notiert.

Tabelle 308.

Std. nach Beendig. d. Infusion	Ohne Theophyllin			Bemerkungen	Mit Theophyllin		
	Wasser in %	SO_4'' in %	Cl' in cg		Wasser in %	SO_4'' in %	Cl' in cg
0	14,8	43,4	0,4		49,2	57,6	8,5
1	26,3	66,8	0,5		61,3	80,0	11,3
2	36,2	76,4	0,9	0,85% Na_2SO_4	66,6	87,7	12,7
3	45,5	81,9	2,0	(aequiv. 0,45% NaCl)	71,5	91,3	13,6
4	53,5	84,7	2,5		80,7	93,1	14,9
5	68,9	86,5	3,3		99,8	93,6	16,4
24	95,7	95,9	—		141	98,4	—
0	25,7	38,1	1,0		81,2	95,7	16,4
1	56,0	66,5	1,5		91,7	77,2	17,3
2	67,2	80,3	1,7		95,5	84,5	17,4
3	71,1	86,1	1,8	1,280% Na_2SO_4	101	88,0	17,7
4	81,4	89,1	2,0	(aequiv. 0,65% NaCl)	111	89,3	—
5	99,6	90,4	2,4		118	89,5	—
24	135	96,2	—		—	—	—
0	41,9	44,2	1,9		114	58,2	20,9
1	55,2	65,7	2,1		131	80,2	21,9
2	60,6	75,4	2,2		135	88,4	22,1
3	64,9	81,1	2,2		137	91,4	—
4	69,0	85,2	2,3	1,830% Na_2SO_4	—	—	—
5	73,6	87,6	2,6	(aequiv. 0,95% NaCl)	143	95,5	—
24	97,8	96,2	—		168	99,2	—
0	79,5	52,5	2,5[1] 11,4[2]		176	58,4	30,2
1	101	71,1	2,9 12,0		200	76,1	31,7
2	110	79,1	— 12,2	2,990% Na_2SO_4	204	80,5	31,9
3	114	81,8	— 12,3	(aequiv. 1,45% NaCl)	207	83,2	—
4	117	84,3	— 12,4		208	83,5	—
5	119	85,4	3,1 12,4		208	83,9	—
24	156	94,2	— —		233	92,9	—

Die gesamte Ausscheidung von Wasser und SO_4'' vom Beginn der Infusion bis zu deren Beendigung (0 Stunden) und zu verschiedenen Zeitpunkten hiernach (1 Stunde, 2 Stunden usw.). Die ausgeschiedenen Mengen sind prozentual im Verhältnis zu den gesamten infundierten Wasser- und SO_4''-Mengen ausgedrückt.

Ferner ist in der Tabelle die zu den genannten Zeitpunkten ausgeschiedene Cl'-Menge in cg pro Kilogramm angeführt. Bei der Konzentration 2,990% Na_2SO_4 sind die Resultate der beiden angestellten Versuche angeführt (siehe oben).

Wir bemerken zuerst die Geschwindigkeit der Ausscheidung. In 24 Stunden ist die gesamte infundierte Menge ausgeschieden. Wirklich diuretisch wirkte nur die hypertonische Lösung. Die anfänglich starke Ausscheidung von Cl' geht bis auf ein Minimum zurück. Durch Theophyllin wird die Ausscheidung von Wasser und auch Chlorid — nicht die von Sulfat — vermehrt. Die verminderte Ausscheidung von Chlorid ist auf ein osmotisches Phänomen zurückzuführen, eine Art von Verdrängung während der Phase der Rückresorption. Die Verdrängung kann bis zum völligen Verschwinden führen. Der Erfolg ist, wenn man den geeigneten Zeitpunkt abwartet, eine Erhöhung der Chloridschwelle[3736]. Diese erstreckt sich aber auch auf Glucose und wird ebenso durch Harnstoff erreicht[3736] (siehe dazu S. 620f.).

Im übrigen zeigte sich das Phänomen Glucose-SO_4'' wechselseitig. Wenn bei Diabetikern durch irgendwelche therapeutischen Eingriffe die Zuckerausscheidung im Harn sank, dann stieg die SO_4''- und auch die Cl'-Ausscheidung und umgekehrt (KEILHACK[3639]).

Darüber hinaus gibt es noch eine andere Möglichkeit. In den Versuchen von AMBERSON und Mitarbeitern, die Chloride aus dem Blut auf ein niederes Niveau zu bringen, gelang dieses Vorhaben nur zum kleinen Teil, etwa 20% konnten ersetzt werden. Dann aber kam es bei solchen Infusionen zur Steigerung des osmotischen Druckes.

In den Versuchen von GOUDSMITH, POWER und BOLLMAN[2941] an 2 Hunden fiel der Gehalt des Blutes von 367 und 373 mg% auf 314 und 315 mg%. Der Sulfatgehalt hatte aber 325 und 353 mg% erreicht, die Gesamtelektrolyten sind von 106,5 auf 161,5 m. aequiv./Ltr. gestiegen. Die Niere kann nicht mehr Cl' ausscheiden, aber die Autoren beziehen diese Unfähigkeit nicht auf die erzwungene Rückresorption, sondern auf Schädigung der Nieren. Zwischen den Kapillaren der Glomeruli und der Bowmanschen Kapsel zeigten sich große Zwischenräume, in den tubulären Zellen leichte Grade der Degeneration. Ob diese Schädigungen Folge oder Bedingung der mangelhaften Cl'-Ausscheidung sind, ist nicht zu entscheiden. Bei den von DILLON und DONNELL[3736] erreichten Konzentrationen ist diese Auffassung auch zu beachten.

Wie die Chloridausscheidung bei Sulfatquellen sich in den einzelnen Phasen nach peroraler Zufuhr verhält, ist durchaus nicht leicht zu entscheiden.

ZÖRKENDÖRFER[3733] fand sogar manchmal verminderte Ausscheidung. Wenn Durchfälle eintreten, können mehr oder weniger große Mengen im Stuhl verloren gehen, wie ZÖRKENDÖRFER nachwies, bei Zusatz von Agar trotz Resorption der Sulfate. Dann wird die erste

---

[3732] FRIED, A.: Naunyn-Schmiedebergs Arch. **189**, 456 (1938).
[3733] ZÖRKENDÖRFER, W. u. W.: J. ges. physikal. Therapie **39**, 214 (1930).
[3733,I] RAPOPORT, S., BRODSKY, W. A., WEST, C. D. u. MACHLER, B.: Am. J. Physiol. **156**, 433 (1949).
[3734] v. MORACZEWSKI, W., GRZYCKI, ST. u. SADOWSKI, T.: Klin. Wschr. **1935 II**, 1574, Rona **91**, 546.
[3734,I] EGGLETON, M. G.: J. Physiol. **106**, 456 (1947).
[3734,II] BARCLAY, J. A.: J. Physiol. **101**, 257 (1934). 1—2 g Na_2SO_4 in 25—30 ccm. 0,9% NaCl gelöst intravenös.
[3734,III] VAN SLYKE, D. D.: Chem. rev. **26**, 105 (1940).
[3735] v. NYARY, A.: Naunyn-Schmiedebergs Arch. **162**, 565 (1931). C. **1932 I**, 249. 5% Na_2SO_4 intravenös. Der Effekt wird durch Luminal vermehrt, durch Chloreton unterdrückt.

Phase der Cl'-Ausscheidung gar nicht in Erscheinung treten. Werden die Beobachtungsphasen zu langdauernd genommen, dann kann positive und negative Phase sich gegenseitig im Endeffekt aufheben, wie oben in den Froschversuchen mit abgebundener Kloake.

Bei kleinen Mengen von Cl' und SO_4'' wird die Ausscheidung durchaus nicht gegenseitig beeinflußt, dagegen in den Versuchen von GAMBLE und anderen[3577] an Ratten, die verschiedene Mischungen von NaCl + Na_2SO_4 im Futter erhielten. Es zeigte sich die Gleichung $Na^{\cdot} + Cl' + SO_4'' = 1{,}2$. Hier fand offenbar keine Störung durch abführende Stühle statt.

Bei Versuchen über die den Harn säuernde Wirkung von Ammonsulfat fand sich, daß die Säureäquivalente nach Zufuhr von 50 ccm n/1 $(NH_4)_2SO_4$ mit 83,5%, nach der doppelten Menge aber nur zu 40,3% zur Geltung kamen[3737].

ζ) *Hypophysenextrakt* verminderte die Sulfatdiurese bei Hund[3738] und Kaninchen[3739], nicht bei der Katze[3740]. Die Filtration wird (nach SO_4'' berechnet) nicht vermehrt[3738] (POULSSON[3724]), auch nicht nach Kreatinin[3741]. Teilweise werden die Unterschiede bedingt sein durch differente Dosierung von Sulfat und Hypophysenextrakt.

9. Sulfit. Über die Ausscheidung unterrichtet ausführlich die Darstellung von ROST[2128, S. 402ff]. Bei Hunden und Katzen dauerte sie höchstens 4 Stunden und erreichte 3,5% der Zufuhr, beim Menschen wurden höchstens 1%, und zwar in 1 Stunde ausgeschieden. Nur wenn durch Koppelung mit Aldehyd geschütztes Sulfit gegeben wurde, dauerte die Ausscheidung länger. Der nicht als Sulfit nachweisbare Rest wurde als anorganisches Sulfat ausgeschieden, aber auch die Ätherschwefelsäuren waren vermehrt. Das führt auf die Beobachtung, daß bei Zufuhr von Phenol und Sulfit die Phenylsulfatmenge zunehmen soll (GARREAU[3699] bei Hunden). Nach HELE[3705] sollen 19% an Guajakol gekoppelt werden, also weniger als bei seinen Sulfatversuchen, was bei der raschen Oxydation zu Sulfat, nach ROST teilweise schon im strömenden Blut höchst merkwürdig ist. Ebenso merkwürdig ist die von RHODE[3700] vermehrt gefundene Koppelung nach Sulfit, aber nicht nach Thiosulfat, obwohl dieses im Magen doch in beträchtlicher Menge in Sulfit überführt wird. Hinzuweisen ist hier auf die Reaktion nach SCHÖBERL und LUDWIG[1477] mit Disulfiden:

$$R-S-S-R + H_2SO_3 \to RSH + R-S-SO_3H,$$

die eine Einleitung der Koppelung sein könnte. Aber nachgewiesen ist dergleichen noch nicht sicher.

10. Thiosulfat.

Daß Thiosulfat im Harn von Kaninchen auftritt, ist eine alte Erfahrung, und zwar nach Fütterung von Cystin[3742] oder Kohl[3744]. Angeblich soll es durch Fäulnis im Darm entstehen, da nach Fäulnis von Fleisch mit Cystin auch S_2O_3'' entstehe[3743]. Neuerdings wurde es auch nach Kleie-, Heu- und Radieschenfütterung beobachtet[3745]. Durch Fällung mit $Hg(CH_3COO)_2$ und anschließend mit Baryt wurde es gereinigt. Es ließ sich nachweisen bei Diabetikern und Katzen in größerer, bei normalen Personen und Hunden in geringerer Menge [3746, 3747].

[3736] DILLON, T. W. T. u. DONNELL, R. O.: Proc. roy. Irish. Acad. Sect. B. **42**, 365 (1935). C. **1935 II**, 1742. Die Blutkonzentration stieg bei den Kaninchenversuchen auf 300—600 mg% Na_2SO_4.
[3737] WAGNER, J.: Dissertation Jena **1938**, bei Lintzel.
[3738] SAGER, B.: Naunyn-Schmiedebergs Arch. **153**, 331 (1930), Rona **59**, 509.
[3739] MACKERSIE, W. G.: J. Pharmakol. exp. Ther. **24**, 83 (1925).
[3740] MCFARLANE, A.: J. Pharmacol. exp. Ther. **28**, 177 (1926).
[3741] BÜHLER, F.: Z. exp. Med. **96**, 821 (1935).
[3742] WOHLGEMUTH, I.: Hoppe-Seylers Z. **40**, 71 (1903)
[3743] WOHLGEMUT, I.: Hoppe-Seylers Z. **43**, 468 (1904).
[3744] SALKOWSKI, E.: Hoppe-Seylers Z. **89**, 485 (1914).
[3745] DEZANI, S.: Biochem. e terap. sperim. **12**, 454 (1925), Rona **36**, 385.
[3746] VAN ECKELEN, M.: Nature **135**, 37 (1935). C. **1935 I**, 1262.

ZÖRKENDÖRFER[391] fand die normale Ausscheidung des Kaninchens mit 0,01—0,03 mMol. Die Ausscheidung nimmt zu nach Darreichung von Eiweiß und Cystin[3748]. Weitere Faktoren der Nahrung sind Taurin, Isothionsäure, Schwefel (dagegen[391]), Schwefelnatrium[3749].

Das Schicksal des zugeführten S_2O_3'' im Organismus wechselt je nach der Art der Zufuhr. So wird durch die Acidität des Magens sofort eine teilweise Abspaltung von Schwefel unter Bildung von Sulfit möglich sein, außerdem entstehen Pentathionat und andere Polythionate. Wird das S_2O_3'' parenteral zugeführt, dann entsteht niemals Sulfit (jedenfalls nicht im Blut nachweisbar), da die Schwefelabspaltung nur bei Aciditäten mit $p_H < 5,0$ zu erwarten ist. Es erfolgt teilweise Oxydation zu Sulfat, teilweise unzersetzte Ausscheidung durch den Harn (MENEGHETTI[386]). Der Ort der Oxydation scheint nicht auf die Leber oder ein Organ beschränkt zu sein.

Nach Gabe einer bestimmten Menge an Hunde wurde nach intravenöser Injektion die Ausscheidung bestimmt. Wurde die eine Niere desselben Hundes in ein Herzlungenpräparat eingefügt, dann fand sich derselbe Prozentsatz unzersetzten Thiosulfats im Urin[3750]. Es mußten also die Niere bzw. Lunge, Herz oder Blut zur Oxydation beigetragen haben.

Menge und Verlauf der Ausscheidung geben Versuche von NYIRI[389] an einigen *Hunden* wieder, die 1 g $Na_2S_2O_3$ in 10% Lösung intravenös erhielten. Es erfolgte eine geringe Diurese. Die in aufeinanderfolgenden Stunden ausgeschiedenen Prozente zeigt folgende Zahlenreihe:

Tabelle 309.

Intravenös	53	10,8	0				zus. 63,8%
	49,9	10,4	1,7	0			,, 62,0%
	59,6	5,3	0,4	0,1	0		,, 65,4%
subcutan (½ Std-Mengen)	10,4	17,8	13,3	5,2	1,8	0,6	,, 48,7%
peroral (½ Std-Mengen)	11,4	5,8	4,7	4,9	2,1	1,1	0,4	,, 30,4%
	3,7	5,3	5,4	8,7	3,3	1,2	0,4	,, 28,0%

Die Ausscheidung erfolgt rascher als bei irgendeinem anderen Tier und nimmt im Betrage ab, je länger die Resorption dauert. Hunde, deren Nieren durch Uran oder Cantharidin geschädigt waren, schieden fast nichts aus.

Ein mit Uran geschädigter Hund soll besonders erwähnt werden. Er brachte normal 65% zur Ausscheidung, am 2ten Tage nach der Urangabe 35,1%, sinkend bis zu dem am 7ten Tage erfolgenden Tod auf 1,2%.

Jede verzögerte Ausscheidung führt also zu vermehrter Oxydation. Auch trächtige Tiere sollen zunehmend weniger unzersetzt ausscheiden[3751].

Bei *Kaninchen* wurde durch Exstirpation einer Niere die Ausscheidung von 70% auf 50% herabgedrückt. Aber im Verlaufe von 2 Wochen mit Kompensation der Niere wurde der alte Wert wieder erreicht. Diese Angaben wurden von ZÖRKENDÖRFER[391] erweitert. Er zeigte nicht nur, daß beim Kaninchen die Ausscheidung schlechter wird, wenn man von der intravenösen über die subcutane zur peroralen Zufuhr übergeht, sondern daß auch die Ausscheidung abhängt von der absoluten Menge, die zugeführt wurde, z. B. bei intravenöser Gabe:

von 0,05 mMol ausgeschieden 0
,, 0,2 ,, ,, 7%
,, 1,0 ,, ,, 45%
,, 2,0 ,, ,, 69%

Beim *Menschen* wurde nach peroraler Gabe von 1 g nichts unzersetzt ausgeschieden, nach 10 g $Na_2S_2O_3$ etwa 5,5%[3752], der Rest erschien als Sulfat. Nach

---

[3747] VAN ECKELEN, M.: Acta brev. neerl. Physiol. 4, 137 (1934), Rona 85, 378. C. **1935 I**, 1262.

[3748] HEINEMANN, M.: Acta brev. neerl. Physiol. 6, 141 (1936), Rona 98, 448. C. **1937 I**, 918.

[3749] WENDT, H.: Fortschritte der Therapie 14, 88, 147 und 202 (1938).

[3750] ELAUT, L.: J. of Urol. 26, 241 (1931), Rona 65, 432.

den Versuchen von HOLBOLL[3753] begann die Ausscheidung erst mit 10 g. Nach ZÖRKENDÖRFER[391] wurden bei 5 mMol (0,8 g) 1—2%, bei 30 mMol (etwa 5 g) sogar 50% erreicht.

Bei intravenöser Gabe von 1 g $Na_2S_2O_3$ wurden 23—43%[3753], von 2 g rund 20%[3754], 0,8 g 14—32%[3755] bzw. 23—60%[3756] ausgeschieden. Diese Ausscheidung ist meist geringer als beim Hund, wir müssen an die Befunde von ZÖRKENDÖRFER denken, der die relative Ausscheidung wachsen sah mit der Dosis. Diese ist aber — entsprechend dem größeren Gewicht beim Menschen — hier geringer.

Die Ausscheidung wurde von NYIRI als Nierenfunktionsprobe vorgeschlagen und auch vielfach geeignet befunden[3754, 3756, 3757, 3758]. Aber andererseits ist sie nicht spezifisch, da die Ausscheidung bei höherer Körpertemperatur sinkt[3755], manchmal bei Basedow (6%), Leukämie (7,3%)[3753] oder bei Rheumatismus[3759].

Die Art der Ausscheidung wurde erst in neuerer Zeit ausführlich untersucht. Beim Hunde fand sich die gleiche Clearance wie von Kreatinin, ebenso beim Menschen wie von Inulin[3757, I u. II]. Nach den Untersuchungen von EGGLETON und HABIB[3757, III] an Katzen wird Thiosulfat jedoch nicht einfach filtriert, sondern unterliegt einer aktiven Ausscheidung, deren Größe völlig von der Konzentration im Plasma abhängt. Der Quotient $\frac{\text{Clearance } S_2O_3''}{\text{Clearance Kreatinin}}$ hatte die Höhe von 3,05 bei der Konzentration von 4,5 mg% S_2O_3 im Plasma und ging zurück auf 1,2 bei 100 mg%. Es zeigte sich eine direkte Beziehung zur Glomerulusfiltration. Wenn man die mg ausgeschiedenen Thiosulfats/Min./100 cm³ Glomerulusfiltrat ausrechnete, sah man einen Anstieg dieser Zahl mit steigender Konzentration im Plasma bis 30 mg%. Bei weiterer Steigerung blieb der Wert gleich.

11. Ferrocyanid.

a) Die Ausscheidung des $Fe(CN)_6^{IV}$ durch Filtration der Glomeruli ist wahrscheinlich, weil es durch aglomeruläre Fische kaum zur Ausscheidung gebracht wird[3760, 3761]. Diese Tatsache wurde erhärtet durch die Versuche der Feststellung der **Clearance**[3762]. Diese wurde mit Kreatinin und Harnstoff bei Kaninchen und Hunden verglichen. Wir geben solche Perioden nach intravenöser Gabe an 2 Tieren wieder:

Tabelle 310.

	1. Periode	2. Periode	1. Periode	2. Periode	3. Periode
$Fe(CN)_6$	49	19	37	31	10
Kreatinin . . .	54	21	38	31	9
Urea	19	6	23	15	2

Die Werte wachsen bei stärkerer Durchblutung.

[3751] BOLLINGER, A.: Brit. med. J. **1932** I, 96. zit. nach WENDT[3749].

[3752] NYIRI, W.: Biochem. Z. **141**, 160 (1923), Rona **24**, 82.

[3753] HOLLBOLL, S. A.: Klin. Wschr. 4, 1636 (1925), Rona **33**, 733.

[3754] RYOJI, S.: Okayama Igakkai **1926**, 31, Rona **35**, 694.

[3755] GIORDANENGO, G.: Boll. Soc. piemont. Chir. **1**, 486 (1931), Rona **62**, 371. Leberzirrhose 14%, Leber-Ca 13%.

[3756] ARUGA, J.: Jap. J. dermatol. a. urol. **25**, 987 (1925), Rona **35**, 119.

[3757] ARUGA, J.: Jap. J. dermatol. a. urol. **30**, 1294 (1930), Rona **60**, 327. Wirkung der Diuretica.

[3757, I] GILMAN, PHILIPS, F. u. KOELLE, E. S.: Am. J. Physiol. **146**, 348 (1946) u. J. Hopk. Hosp. Bull. **79**, 226 (1946), zit. nach [3757, III].

[3757, II] PITTS, R. F. u. LOTSPEICH, W. D.: Proc. Soc. exp. Biol. Med. **64**, 224 (1947).

[3757, III] EGGLETON, M. G. u. HABIB, Y. A.: J. Physiol. **108**, 46 P (1949).

[3758] SAITO, G.: Ann. ital. Chir. **12**, 77 (1933), Rona **74**, 707.

[3759] LOEPER, M., LESURE, A. u. TONNET, J.: C. rend. Soc. Biol. **116**, 31 (1934), Rona **81**, 459.

[3760] MARSHALL, E. K.: Amer. J. Physiol. **94**, 1 (1930).

[3761] MARSHALL, E. K. u. GRAFFLIN,: Bull. John Hopkins Hosp. **43**, 205 (1928).

Bei *Hunden* ergeben sich dieselben Werte wie mit Kreatinin und Inulin[3762], und zwar unabhängig von der Konzentration im Blute, die von 50—300 mg% $Fe(CN)_6$ schwankte. Hier wird eine Rückresorption vermißt. v. SLYKE[3734, III] verlagerte die Niere unter die Rückenhaut und verfolgte die Konzentration im venösen Blut. Er fand, daß durch die Niere aus dem Blut extrahiert wird $Fe(CN)_6$ 18,8%, Kreatinin 19,92%, Inulin 22,3%, Urea 8,3%. Eine Rückresorption fehlt. Ebenso verhielt sich das Kaninchen.

Beim *Menschen* wurden 0,55—6,2 g $Na_4Fe(CN)_6$ injiziert. Die Werte vom Plasma nach 15 Minuten betrugen 4,83—43,6 mg%. Das Verhältnis der Clearances $\frac{Fe(CN)_6^{IV}}{Urea}$ betrug beim Hunde 1,72, beim Menschen 1,2, bei Kreatinin 2,34 im Durchschnitt von 11 Bestimmungen und mit Inulin 1,68, d. h. 40% des Ferrocyanids war rückresorbiert worden[3763]. Bei einem Patienten, der 2,8 g erhalten hatte, waren gewisse Nierenschädigungen nachweisbar. Permeabilität und Toxicität entsprachen einander.

b) Nach Injektion von 250—300 mg/kg $Na_4Fe(CN)_6$ in 7% Lösungen am Hunde entstanden im Blut Konzentrationen von 55—75 mg%. Im Urin war eine Konzentration von 990—1200 mg%, und in 24 Stunden wurden dort 86—90% wiedergefunden (LIPSCHITZ[2689]). Die Ausscheidung verlief also rasch.

Als **Ausscheidungsgröße** nach intravenöser Gabe von 0,5 g an 50 normale Personen fanden sich folgende Durchschnittswerte[3764]:

Tabelle 311.

Nach	20 Min.	30 Min.	60 Min.	120 Min.	180 Min.
STIEGLITZ u. Mitarb.[3764]	7%	14%	20%	31%	40%
GORDON[3766]			24%	35%	50%

Die Ausscheidung wird nach Hypertonie, Nierenerkrankungen und Herzkrankheiten verzögert[3764-3767]. Eine Ähnlichkeit mit Sulfat ist deutlich, das zeigte sich auch in der Verminderung der Chloridausscheidung[3768].

Trotz der vielfach berichteten Diurese[3768] wurde die antidiuretische Wirkung des Hypophysenhinterlappenextraktes bei Ratten im Burn-Test verstärkt, wenn statt Wasser 0,1, 1 oder 2,5% Lösungen von Ferrocyanid verabreicht wurden[3769]. Aber der Mechanismus dieser Wirkung ist unklar, da die Injektion mit dem Hyposenextrakt gemeinsam erfolgte.

c) Man hat versucht, mit **histochemischen Methoden** Aufschlüsse über den Ort der Ausscheidung zu erlangen. Gerade bei Ferrocyanid, das mit Ferrisalzen die Preußisch-Blau-Reaktion gibt, erscheint dieses Vorhaben aussichtsreich. Vielfach ging man so vor, daß $Na_4Fe(CN)_6$ gleichzeitig mit Ferrisalzen injiziert wurde.

[3762] VAN SLYKE, D. D., HILLER, A. u. MILLER, B. F.: Amer. J. Physiol. **113**, 611 (1935).
[3763] MILLER, B. F. u. WINKLER, A.: J. clin. Invest. **15**, 489 (1936), Rona **98**, 445. C. **1937 II**, 617.
[3764] STIEGLITZ, E. J. u. KNIGHT, A.: J. amer. med. Assoz. **103**, 1760 (1934), Rona **86**, 114.
[3765] STIEGLITZ, E. J.: Amer. J. med. Sci. **192**, 208 (1936), Rona **97**, 447. C. **1937 I**, 3364. Nach 0,28 g.
[3765,1] STIEGLITZ, E. J.: Arch. internat. Med. **64**, 57 (1939), Rona **117**, 87.
[3766] GORDON, W.: Amer. J. med. Sci. **192**, 208 (1936), Rona **97**, 447. C. **1937 I**, 3364. Nach 0,28 g.
[3767] ANTOŠ, S.: Cas. lek. cesk. **1936**, 98, Rona **94**, 270. 20—30% war die Ausscheidung in 1 Stunde bei 66 Personen, 12 haben weniger als 20% ausgeschieden.
[3768] STIEGLITZ, E. J.: Amer. J. Anatomie **29**, 33 (1921). Dosis nicht angegeben, anfangs wurde Diurese beobachtet.
[3769] NOBLE, R. L., RINDERKNECHT, H. u. WILLIAMS, R. C.: J. Physiol. **96**, 293 (1939). NaCNO 1% wirkte auch etwa wie 2% $NaNO_2$.

Es fand sich Preußischblau niemals in den Kapselräumen der Glomeruli, dagegen in den Tubuli contorti, teilweise auch in den Zellen ([3770, 3772], LESCHKE[3550]), besonders am Bürstenbesatz[3768, 5773].

Der oft gezogene Schluß, daß damit die Ausscheidung von $Fe(CN)_6$ geklärt sei, wurde mehrfach schon für unberechtigt gehalten (z. B. [3771]). Es kann sich ausschließlich darum handeln, daß an dieser Stelle die beiden einzeln wandernden Salze zusammentreffen, wenn sie sich nicht schon vorher in kolloidaler Form zusammenfinden. Andererseits wurde darauf hingewiesen, daß das Preußisch-Blau nur bei genügend saurer Reaktion entstehe, und die Lokalisation in den proximalen Tubuli contorti nur ein Zeichen für eine zwischendurch auftretende saure Reaktion sei[3774]. Bei Berücksichtigung aller dieser Faktoren werden doch einige konstante Beobachtungen übrigbleiben. Wenn man die Einzelsalze injizierte und das komplementäre Salz der Fixierungsflüssigkeit zusetzte, fand sich nur eine diffuse Verfärbung der Gewebe, niemals aber in den Zellen der Tubuli contorti, dagegen größere Teilchen in den Henleschen Schleifen[3775, 3779].

Beim Frosch fand sich eine Ablagerung im distalen Teil der proximalen tubuli contorti (nicht früher[3779, 3780]). Bei Nieren ohne Glomeruli gab es keine Ausscheidung[3778]. Die histologischen Bilder sind different je nach dem Ort der Zufuhr, wie bei Necturus, bei dem tubuli existieren, die direkt mit der Peritonealhöhle kommunizieren, und andere, denen diese Verbindung fehlt[3778]. Weiter ändert sich das Bild bei verschiedener zeitlicher Folge bei der Gabe der Komponenten. Das vielfach gegebene Ferriammoncitrat wird nämlich sehr rasch ausgeschieden, so daß schon nach 20 Minuten Ferrocyanid auf so geringe Konzentration trifft, daß es keine Färbung mehr gibt, es sei denn, daß durch die Resorption von Wasser in den abführenden Schenkeln die Konzentration der Komponente sehr erhöht wird[3773, 3776, 3777]. Aber niemals wurde in den Glomerulikapseln Färbung gesehen.

Eine Klärung brachten die Versuche und Methoden von GERSH und STIEGLITZ[443] am Kaninchen, die Ferrocyanid allein injizierten, die Niere sofort in flüssiger Luft zum Gefrieren brachten, gefroren trockneten und diese Präparate fixierten und mit Fe^I-Salz behandelten. Das in der Kapsel entstehende Blau blaßte rasch ab und konnte so entgehen. Es konnte nur, wenn ganz hohe Konzentrationen im Plasma unterhalten wurden, eine Reaktion wahrgenommen werden. In den weiteren Harnwegen wird die Reaktion immer deutlicher, besonders in der Henleschen Schleife, entsprechend der durch Rückresorption von Wasser bedingten Konzentrationszunahme.

In den Zellen wurde keine Reaktion gesehen, was wohl mehr durch die mangelhaften Bedingungen zur Fällung veranlaßt ist, da wir nach Abtötung der Zellen eine Diffusion annehmen müssen. Aber es fand sich kein Anhalt für die Ausscheidung von $Fe(CN)_6^{IV}$ durch die Tubuli, was hier wohl bemerkbar wäre. Nur bei häufig wiederholten kleinen Gaben des Salzes fand sich eine Speicherung in den Zellen der proximalen Tubuli ohne Beziehungen zum Bürstensaum, den Mitochondrien und dem Golghiapparat. Diese Speicherung erfolgt, auch ohne daß $Fe(CN)_6$ in den Harn übergeht, soll also nichts mit Ausscheidung zu tun haben.

[3770] BIBERFELD, J.: Pflügers Arch. **105**, 308 (1904).
[3771] BASLER, A.: Pflügers Arch. **112**, 203 (1906).
[3772] BRABANT, H.: Bull. Histol. appl. Physiol. **14**, 241 (1937). C. **1938 I**, 3074.
[3773] HOLTON, S. G. u. BENSLEY, R. R.: Amer. J. Anat. **47**, 241 (1931).
[3774] MACALLUM, A. B. u. CAMPBELL, W. R.: Amer. J. Physiol. **90**, 439 (1929), Rona **53**, 549. Hunde, Katzen, Kaninchen.
[3775] FIRKET, J.: Arch. internat. de Physiol. **18**, 332 (1921).
[3776] FIRKET, J. u. SAENZ, C.: Bull. Assoz. Anatomist. **27**, 257 (1932), Rona **73**, 524.
[3777] FIRKET, J. u. SAENZ, C.: C. rend. Soc. Biol. **107**, 1586 (1931), Rona **65**, 119.
[3778] DAWSON, A. B.: Amer. J. Physiol. **71**, 679 (1925), Rona **31**, 738.
[3779] EDWARDS, J. G.: Anat. Record. **55**, 313 (1933). Ratten, Tauben, Hornkröte, Schildkröte, Frosch, Goldfisch, Regenwurm, Opsanus tau, Meerwurm.
[3780] EDWARDS, J. G.: Proc. Soc. exp. Biol. Med. **30**, 390 (1932), Rona **72**, 325.

Abgesehen von dieser letzten merkwürdigen Beobachtung haben wir also eine histochemische Bestätigung der zuerst dargestellten physiologischen Verhältnisse.

II. Die Ausscheidung von Phosphat auf verschiedenen Wegen.

1. Ausscheidung durch die Niere.

a) Kaltblüter. Bei den einzelnen Arten der aglomerulären Fische gab es bemerkenswerte Unterschiede im Phosphatgehalt (MARSHALL und GRAFFLIN[2798]). Opsanus tau (toadfish) hatte im Harn nur eine feine Spur von PO_4''', die sich weder durch Injektion von Phosphat mit beträchtlicher Erhöhung des Blutspiegels, noch durch Glycerophosphat erhöhte. Lophius piscatorius (goose fish) dagegen hatte immer einen beträchtlichen Gehalt im Urin, wenn er auch mit 0,7—4,5 mMol/Ltr. niedriger war als im Plasma mit 4,7—7,7 mMol/Ltr. Die hohe Ausscheidung wurde im Laboratorium allmählich geringer. Aber — gleichgültig in welchem Stadium — eine Injektion von Phosphaten, die die Plasmakonzentration mehr als verdoppelte, führte nicht zu erhöhter Ausscheidung, ebensowenig Glycerophosphat. Die Art der Phosphatabgabe ist offenbar anders wie bei den Fischen mit Glomerulis, wie bei dem zu den Selachiern gehörigen Squalus acanthias[3781]. Dieser Fisch benutzt seine Glomeruli nicht zur ausschließlichen PO_4'''-Ausscheidung, wie Vergleiche mit der Inulin-Clearance ergaben.

Von dem im Blut in der Menge von 0,74—2,3 mMol enthaltenen (allerdings nur zu 70—85% filtrierbaren) Phosphat wurden nur 8% der im Endharn enthaltenen Mengen durch die Glomeruli und der Rest durch die Tubuli ausgeschieden. Bei Erhöhung des Plasmaphosphats durch Injektionen von 0,15—1,5 g/kg Na_2HPO_4 wurde die tubuläre Sekretion verdoppelt.

Wir sehen das merkwürdige Phänomen, daß die aglomerulären Fische Phosphat durch die Tubuli nicht vermehrt ausscheiden, wohl aber die Fische mit Glomerulis, deren Gebrauch noch nicht voll eingetreten ist. Die Inulin-Clearance betrug im Durchschnitt 87,7 ccm/kg/Tag.

Bei Amphibien kann Phosphat beträchtlich konzentriert werden, z. B. bei Rana catesbiana 3—4mal (CRANE[3545]), auch beim Necturus[3782], also im Gegensatz zu Cl'. Dieselben Verhältnisse zeigen Vogelnieren, die in den Versuchen von MAYRS[3551] 2,6—11,4mal konzentrieren konnten. Die Konzentrierung braucht aber nicht aufzutreten, da manchmal kein Phosphat nachweisbar wird[3783].

Vielfache Versuche sind ausgeführt worden über den Ort der Ausscheidung. Bei Bestimmung des PO_4'''-Gehaltes im Punktat der Bowmanschen Kapsel ergab sich bei Necturus ein Gehalt, der nur 25—30% des Plasmagehaltes erreichte, obwohl das Plasma-P durch Kollodiummembran glatt durchging[3782]. Dieses unerwartete Resultat wurde später mit besseren Bestimmungsmethoden nicht mehr erhalten (WALKER[2797, 3245]).

In 16 Experimenten mit Rana pipiens war der durchschnittliche Plasma-P 3,65 mg, der glomeruläre P 3,63 mg%, also 1,4% tiefer (in 1 Versuch wurden 38,5% weniger gefunden). Bei Versuchen an 10 Necturis war der Gehalt im Urin (4,3 mg% P) gegenüber dem Plasma (4,6 mg%) um 6,6% weniger konzentriert (1mal fehlten 17,4 mg%).

Die Übereinstimmung ist bei den zu bestimmenden Mengen ausreichend, um eine Filtration von den Glomerulis anzunehmen (desgl. E. P. LAUG und R. HÖBER[3669]). Bei Untersuchung über das Verhalten der Phosphate in den ableitenden Harnkanälchen durch Punktion an verschiedener Stelle[3783] fand sich bei Necturis (Zahlen in Klammern: bei Fröschen) das Verhältnis: $\frac{\text{Harn}}{\text{Plasma}}$ an dem Beginn der

---

[3781] SMITH, W. W.: J. cellul. comp. Physiol. **14**, 95 (1939), Rona 118, 265.
[3782] SCHMITT, F. O. u. WHITE, H. L.: Amer. J. Physiol. **84**, 401 (1928), Rona 45, 613.

Tubuli mit 1,03, proximale Tubuli erstes Viertel 1,11, zweites Viertel 1,36 (1,20), distaler Tubulus 1,88 (1,51). Wir können hier die fortgesetzte Rückresorption von Wasser beobachten, die schon in den proximalen Teilen einsetzt, allerdings läßt sich daraus keine Filtration berechnen, da auch eine Rückresorption von PO_4''' stattfindet, gelegentlich von beträchtlicher Menge, so daß sogar der Blasenharn praktisch phosphatfrei sein kann. Die Rückresorption erfolgt in den proximalen Teilen ([3783] RICHARDS[3540]). Man wird also Phosphat zu den Substanzen rechnen müssen, die in den Glomerulis filtriert, in den Tubulis einer beträchtlichen Rückresorption unterliegen, also als Schwellensubstanzen anzusprechen sind.

b) Warmblüter. Der im Urin auftretende Phosphor liegt bis auf wenige Prozent in anorganischer Form vor[3784]. Die Art und Menge der Ausscheidung unterliegt vielfachen Schwankungen, die wir später und dann in einem großen Kapitel mit Fragen der Diät zu behandeln haben, z. B. der Bedeutung des $Ca^{..}$ und der Acidität des Darminhalts bei der Resorption.

α) *Acidose.* Als erstes spielt die Stoffwechsellage in Richtung *Alkalose* eine Rolle, so in den Versuchen von HALDANE, WIGGLESWORTH und WOODROW[2825], deren Resultate auf folgenden 2 Abbildungen wiedergegeben werden.

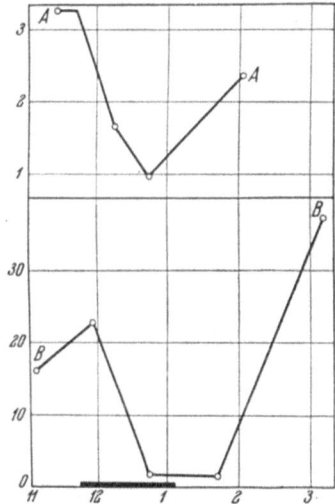 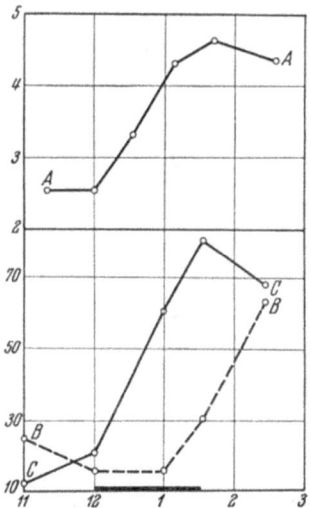

Abb. 55. Kurve A: mg% P im Blut. Kurve B: mg% P im Urin. Kurve C: mg anorgan. P im Urin/Std. Während der Zeit der verdickten Abscisse wird 6—7% CO_2 geatmet.

Abb. 56. Kurve A: mg% P im Blut. Kurve B: mg anorgan. P ausgeschieden pro Stunde. Die verdickte Grundlinie bedeutet die Zeit von Hyperventilation bis zum Auftreten der tetanischen Symptome.

Auf den Kurven ist ersichtlich, daß die Ausscheidung im Urin bei Hyperventilation (in geringerem Maße bei McCance und WIDDOWSON[3567]) abnimmt, bei Acidose aber zunimmt, beides in Parallelität zum Gehalt des Plasmas. Auch bei der Reaktion des Urins gilt dasselbe bei sonst normalen Menschen, indem saurer Urin viel, alkalischer wenig Phosphate enthält[3796], [3797]. Mit einer acidotischen Störung des Stoffwechsels war ein phosphaturischer Anfall verbunden[3785].

[3783] WALKER, A. M. u. HUDSON, CH. L.: Amer. J. Physiol. **118**, 167 (1937), Rona **100**, 89.
[3784] WALKER, B. S. u. WALKER, E. W.: J. Labor. klin. Med. **18**, 164 (1932), Rona **71**, 599.
[3785] MICHELSEN, J., BECKER, H. u. SPEHR, G.: Dtsch. Arch. klin. Med. **172**, 599 (1932), Rona **68**, 531.

Die Acidität hängt zusammen mit der Rückresorption von HCO_3'. VAN SLYKE[3734, III] gibt die Formel an.

$$\frac{[HPO_4'']}{[H_2PO_4']} = 0.2 \frac{[HCO_3']}{[H_2CO_3]}$$

BRASSFIELD und BEHRMANN[3568, I] fanden auch Zunahme von PO_4''' im Harn bei CO_2-Einatmung. Abnahme bei Hyperventilation. Anoxämie führte zu keiner Änderung.

Vermehrte PO_4'''-Ausscheidung wurde auch gefunden beim Hungern von Mensch und Kaninchen[3786]. Es mag sein, daß diese Ausscheidungszunahme veranlaßt ist durch Einschmelzung von Körpersubstanz, ähnlich wie bei Gaben von bestrahltem Ergosterin[3786] in toxischer Höhe die Ausscheidung zunimmt durch Auflösung des Knochens, so hier durch Einschmelzung der Muskulatur, erkennbar durch verschiedene Verhältnisse Ca/P[3788]. Aber beim Menschen fand sich die Phosphatausscheidung parallelgehend mit der Ketonurie und wäre also als Folge einer Acidose aufzufassen[3787]. Hypophysenextrakte hatten keinen Einfluß[3788].

Die nach *Arbeit* auftretende Acidosis kann die PO_4'''-Ausscheidung vermehren und zwar über den nach der Höhe im Plasma zu erwartenden Wert[3789]; vielleicht ist die vermehrte Phosphatausscheidung von Fröschen durch Belichtung auf eine erhöhte Beweglichkeit zurückzuführen (EICHLER[2431, I]). Im Anschluß an Arbeit wird oft von vermehrter PO_4'''-Ausscheidung berichtet, z. B. ATZLER und Mitarbeiter[2742]. Diese Ausscheidung soll meist in der Phase der Erholung erhöht sein, also mit Verzögerung auftreten ([3790], dagegen [3791]), oder sie soll nur nach basischer Kost, nicht nach gemischter oder saurer mit Verzögerung erfolgen (HEINELT[2867]). Diese Erscheinungen werden mit den Vorgängen bei der die Arbeit begleitenden Schweißsekretion gleichgesetzt, da auch nach einfachem Schwitzen eine vermehrte PO_4'''-Ausscheidung im Harn erfolgt[3792]. Die Effekte werden gewöhnlich mit dem Stoffwechsel der Phosphorsäureester während der Muskelkontraktion in Zusammenhang gebracht, teilweise mit der Phosphagenbildung, zumal gleichzeitig mit PO_4''' auch Kreatinin im Harn erscheine[3793].

Bei Fieberanfällen durch Malaria wird Kreatinin mit der Temperatursteigerung, Phosphat aber erst beim Abfall ausgeschieden[3795]. Es soll Phosphokreatinin gespalten werden, aber das Phosphat in anderer Bindung vorübergehend festgehalten werden.

Bei Untersuchungen von *Korrelationen* im Harn fanden sich folgende Koeffizienten. Der Korrelationskoeffizient zwischen saurer Reaktion und Kreatinin betrug $+0,7$, für Kreatinin-Phosphorsäure $+0,64$, für Säure-Phosphorsäure $+0,67$[3797].

Alkalischer Urin enthielt demnach weniger PO_4''' als saurer[3796] (also im Gegensatz zu HEINELT[2867]). Durch Gabe von Kreatinin wird eine Verminderung der Phosphatausscheidung nicht erzielt[3794]. Im Anschluß an Muskelarbeit, besonders bei Untrainierten, erfolgt eine Senkung des Plasmaspiegels an PO_4''' und verminderte Ausscheidung, die bezogen wurde auf Resynthesen[3789].

[3786] FASSIO, L.: Riv. clin. pediatr. **30**, 609 (1932), Rona **70**, 346.

[3787] MULDER, A. G., PHILLIPS, I. E. u. VISSCHER, M. B.: J. biol. Chem. **98**, 269 (1932), Rona **71**, 237.

[3788] NAKAZAWA, F.: Biochem. Z. **198**, 350 (1928), Rona **48**, 68. Versuche an Hunden.

[3789] HAVARD, R. E. u. REAY, G. A.: J. of Physiol. **61**, 35 (1926), Rona **36**, 496. Auch NH_4Cl-Acidosis.

[3790] SZAKALL, A.: Arbeitsphysiol. **8**, 316 (1934), Rona **85**, 332. Um so größere Ausscheidung, je stärker die Arbeit.

[3791] PIAZZA, G.: Arch. di farmacol. sperim. **41**, 85 (1926), Rona **37**, 817. Keine Proportionalität auch mit Kohlehydratverbrauch.

[3792] MELKA, J.: Pflügers Arch. **228**, 666 (1931), Rona **67**, 130.

[3793] MICHLIN, M. S. u. RACHMALEWITSCH, E. M.: Z. exp. Med. **85**, 148 (1932), Rona **71**, 701. Ausschläge bei PO_4''' nur nach 1 Stunde Arbeit von Bedeutung.

[3794] FASOLD, H. u. LOESCHKE, A.: Z. Kinderheilkunde **52**, 358 (1932), Rona **67**, 508. Kinder und Erwachsene.

Wir sehen also verschiedene Faktoren wirksam zur Änderung der PO_4'''-Ausscheidung: Acidose, PO_4'''-Abgabe vom Muskel und wiederum Einbau und Resynthese, daher gehen die Resultate so wenig konform. Man muß als wesentlich im Auge behalten, daß mit Hilfe der Phosphatausscheidung die meisten sauren Äquivalente aus dem Organismus abgegeben werden können. Nach den Erfahrungen der p_H-Bestimmungen läßt sich nur die 800fache Steigerung der Acidität gegenüber dem Blutplasma erreichen. Wenn nicht durch Desamidierung von Aminosäuren (vielleicht vor allem Glutaminsäure), durch Abgabe von NH_4 im Austausch zum $Na^{.}$ eine Beseitigung von Säuren erfolgt, wäre durch Ausscheidung stärkerer Säuren wie HCl durch die obige Aciditätszunahme nicht viel gewonnen. Hier tritt die Ausscheidung von Phosphat ein, die ein Maximum titrierbarer Äquivalente zu beseitigen erlaubt, ohne das $[H^{.}]$-Gefälle wesentlich zu steigern[3796, I]. Die Phosphatausscheidung dient also ganz wesentlich zur Regulation im Säure-Basenhaushalt. Das läßt sich offensichtlich nicht ohne einen Verlust so wesentlicher Bausteine erreichen. Diese liegen allerdings im Skelet in ausreichender Reserve vor für den akuten Bedarf. Natürlich können auch andere Puffer dieselbe Rolle spielen.

β) Konzentrierung. Nach den Versuchen an Kaltblütern müßte Phosphat als eine Substanz angesprochen werden, die durch die Glomeruli ausgeschieden, einer Rückresorption unterliegt. Beim Warmblüter waren die Verhältnisse durchaus nicht so einfach. So konnte der Gehalt im Harn herabgesetzt werden bis auf die halbe Konzentration des Plasmas nur durch Trinken von Wasser[3798, 3799]. Diese Tatsache schien auf eine aktive Exkretion hinzuweisen, die konstant fortwährend, nur durch eine verschiedene Verdünnung erfolgte. Solche Auffassung wäre aber nicht leicht mit der Tatsache der Filtration in den Glomerulis in Einklang zu bringen. Denn dort müßte doch mindestens der Gehalt des Plasmas schon zu finden sein, da Phosphat des Plasmas ultrafiltrierbar ist.

Bei Schafen betrug die Konzentration im Urin immer 1—2 mg%, war also niedriger als im Plasma[3800]. Dabei vermögen Schafe durchaus zu konzentrieren, wie folgende Zahlen zeigen, die nach peroraler Gabe von 0,497 g P als Na_2HPO_4 in 50 ccm Wasser an 4 Schafen gewonnen wurden[3801].

Tabelle 312.

Zeit in Minuten	mg% im Plasma				Konzentrationsverhältnis $\frac{Urin}{Plasma}$			
0	4,7	4,6	4,0	3,8				
15	10,8	9,0	10,7	11,2				
30	8,4	8,4	9,8	10,0	8,5	8,0	21,0	
45	8,1	7,5	8,8	9,7	—	—	—	8,2
60	8,3	7,2	8,5	8,9	2,2	0,6	1,8	—
90	6,4	6,6	8,0	7,7	0,8	0,6	1,3	1,9
120	5,5	6,1	7,4	7,6	0,8	0,7	1,4	—
240	4,6	5,4	4,8	4,3	1,9	0,8	1,9	1,0

[3795] PAYNE, W. W.: Biochem. J. 29, 1310 (1935), Rona 89, 550.
[3796] HUBBARD, R. S. u. ALLISON, C. B.: Proc. Soc. exp. Biol. Med. 27, 940 (1930).
[3796, I] PITTS: Federational Proc. 7, 418 (1948).
[3797] RICH, G. J.: Proc. Soc. exp. Biol. Med. 25, 307 (1928), Rona 46, 99. 171 Harnanalysen.
[3798] HAVARD, R. C. u. REAY, G. A.: Biochem. J. 20, 99 (1926).
[3799] HAVARD, R. C. u. REAY, G. A.: J. of Physiol. 61. 1 (1926), Rona 36, 405.
[3800] WATSON, R.: Austral. J. exp. Biol. med. Sci. 11, 197 (1933), Rona 77, 131.
[3801] BARKUS, O. u. BALDERREY, F. C.: Amer. J. Physiol. 68, 425 (1924), Rona 28, 74.

Die normalen Verhältnisse, die sich bei 60 gesunden Studenten morgens nüchtern fanden[3802], zeigen eine starke Konzentrierung. Der Gehalt im Urin betrug im Durchschnitt 60,3 mg% mit Schwankungen von 2,56—210 mg%. Die absolute Menge in einer Stunde schwankte mit der Urinmenge, aber nur bis zu einer Urinmenge bis 100 ccm. Zwischen Konzentration im Blut und Ausscheidung gab es daher den positiven Korrelationskoeffizienten von nur $0,416 \pm 0,071$.

In Versuchen mit verschiedenen Diureticis (Theophyllin, Salyrgan[3803]) konnte die Diurese bis auf das 10fache steigen, ohne daß sich eine Mehrausscheidung von P erzielen ließ.

Bei ausgedehnten Versuchen an Kaninchen ergeben sich folgende Werte, die nach Abbildung 57 eine gewisse Abhängigkeit vom Plasma zeigen.

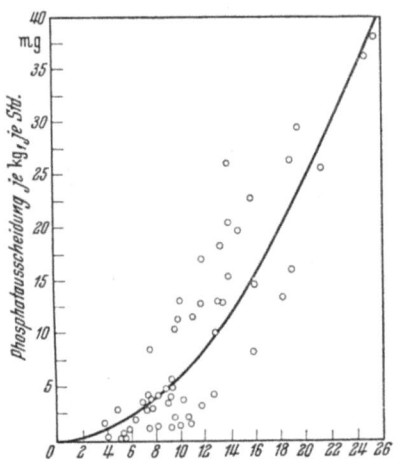

Abb. 57. Phosphatkonzentration im Plasma mg pro 100 ccm. Verhältnis von Phosphatausscheidungswerten zu entsprechenden Plasmaphosphatkonzentrationen.

Wurden die Werte auf ein logarithmisches Papier aufgetragen, dann ergab sich die Beziehung $y = 2x - 1,2$. Wenn man eine Beziehung zwischen den berechneten und beobachteten Werten (nach der logarithmierten Parabel des Bildes) herstellte, ergab sich ein Korrelationskoeffizient von $r = +0,89$.

Abweichungen traten vor allem bei den niederen Werten, also ohne Injektion von Phosphaten auf. Aber auch bei 3,9 mg% wurde noch Phosphat ausgeschieden. Nach Insulin fand sich selbst bei 1,89 mg% im Plasma noch Phosphatausscheidung durch die Niere.

Wenn man die absolute Ausscheidung in einer Stunde dividierte durch die Konzentration im Plasma, dann war der Wert größer bei aufsteigender als bei absteigender Konzentration. Die Autoren halten den späterhin niederen Wert am ehesten bedingt durch eine Schädigung der Niere, da auch Eiweiß im Urin zur Beobachtung kam. Man könnte auch daran denken, daß bei dem Anstieg der Durchschnitt der Plasmakonzentration höher war als der zufälligen Analyse entsprach. Weitere Abweichungen werden zu erwarten sein, wenn Phosphat durch Konzentrationserhöhung von PO_4''' oder $Ca^{..}$ in kolloidalen Zustand übergeht. (Siehe die entsprechenden Betrachtungen bei Sulfat.)

Brain, Kay und Marshall[3160] stellten eine Beziehung her zwischen der Konzentration im Plasma (P in mg%) und der Ausscheidung in mg/Std. (U) und gaben an: $U = 60 (P-a)$. a würde eine Schwelle bedeuten, unterhalb derer kein P im Urin mehr erscheint, entsprechend 3,0 mg bei diesen Versuchen. In der Kurve von Addis und Mitarbeitern ist nur ein Wert vorhanden, der dieser Darstellung widerspräche.

γ) *Clearance.* Es lag nahe, die Art der Ausscheidung zu messen an Substanzen wie Kreatinin, Sulfat usw., die als Nichtschwellensubstanzen aufgefaßt wurden. Bei gleichzeitiger Infusion von Sulfat und Phosphat an Kaninchen ergaben sich zwischen beiden Substanzen Konzentrationsverhältnisse, die in 4 Versuchen mit 1,19, 1,09, 1,06, 1,11 (Sulfat = 1) nur wenig von den anderen abwichen (Mayrs[3713]). Aber in Versuchen an Hunden (Morphin-Äther), wo teilweise nicht Phosphat injiziert wurde, fand sich das Verhältnis niedriger (37,5—47,7%), bei gleichzeitiger

---

[3802] Walker, B. S.: J. Labor. clin. Med. **17**, 347 (1932), Rona **67**, 129.
[3803] Iversen, P. u. Jakobsen, E.: Skand. Arch. Physiol. **71**, 260 (1935), Rona **86**, 613.

Injektion von beiden wurden für Phosphat Werte von 105—142% erreicht (WHITE[3715]). Phosphat kann also stärker konzentriert werden als Sulfat. Wenn Sulfat tatsächlich nicht rückresorbiert würde, müßte man zu dem zwingenden Schluß kommen, daß entgegengesetzt den Verhältnissen an Kaltblütern, PO_4''' auch durch die Tubuli ausgeschieden wird, teilweise dreimal stärker konzentriert als Harnstoff[3804]. Nun haben wir gesehen, daß Sulfat durchaus nicht immer dieselbe Clearance besitzt wie Kreatinin, und auch Phosphat kann sich unter extremen Bedingungen dieser Ausscheidung nähern, erreicht es aber nie[3804]. Bei Versuchen an *Menschen*[3803] wurde nur der Wert von 27% erreicht, um bei Diurese zu sinken. Bei Vergleich der Clearance mit Xylose ergab sich folgende Beziehung[3805]:

$$\frac{PO_4'''_{Clearance}}{Xylose_{Clearance}} = 1 - \frac{0.6}{[P] - 1.2}$$

P des Plasmas in Millimol gemessen, bei Infusionen von Phosphaten wurde also ein Punkt erreicht, wo die beiden Clearances etwa gleich waren, aber der Wert von Kreatinin wurde auch hier nicht erreicht.

Beim Versuch, zu verbindlichen Werten zu gelangen, wird man zu der Erkenntnis geführt, daß unabsehbare Komplikationen auftreten, wenn man von einem Normalgehalt von 3—4 mg% P ausgeht. Die Clearances schwankten von 5,8—13,3 ccm/Minute, im Durchschnitt 8 ccm/Minute bei normalen Personen[3804, II]. Diese Versuche wurden wahrscheinlich am Vormittag ausgeführt, wenn nach der vermehrten Phosphatausscheidung der Nacht die niedrigsten Werte erreicht werden. Deshalb liegen die von DEAN und MCCANCE[3804, I] angegebenen Werte mit 8,9—38,4 ccm/Min. (Durchschnitt 18,0) höher. Dieselbe Versuchsperson erreichte z. B. am Vormittag 6,6 ccm, am Nachmittag 16,7 ccm/Min., oft noch wechselnd von Tag zu Tag, ohne daß ein äußerer Grund erkennbar gewesen wäre.

Neugeborene hatten eine Clearance von 0,02—0,81 ccm/Min., ausgerechnet auf die Körperoberfläche 0,18—6,64 ccm/1,73 qm/Minute. Die Zahlen stiegen aber schon in wenigen Tagen nach der Geburt rasch an, aber selbst größere Kinder scheiden weniger P aus als die Erwachsenen.

δ) *Zucker*. Eine Beziehung der PO_4'''-Ausscheidung zu Zucker ist vorhanden, denn bei Hypoglykämie nach Insulin wird z. B. weniger ausgeschieden (BRAIN, KAY und MARSHALL[3160] Kaninchen). Beim Menschen ergab sich mit steigendem Blutzucker eine vermehrte, bei vermindertem eine verminderte Ausscheidung, obwohl (ganz im Gegensatz zu dem Verhalten von Cl') die Konzentrationen im Serum genau das Entgegengesetzte erwarten ließen[3803], ähnlich bei Hunden nach BRULL[3819]. Nach PITTS und ALEXANDER[3804, III] ist die Senkung der Schwelle durch Steigerung der Plasmaglucose wesentlich.

Die Frage der Zuckerrückresorption im Verhältnis zu der von Phosphat wurde besonders deswegen in den Bereich der Untersuchung gezogen, weil man annahm, daß bei der Rückresorption von Glucose eine Phosphorylierung eine Rolle spielt. Wurde Phosphat auf demselben Wege aus dem Primärharn beseitigt, dann mußte sich eine Beziehung zwischen beiden ergeben, wenn die Rückresorption durch Phloridzin gehemmt wurde. Es ergaben sich an Morphin-Ätherbetäubten, mit Phloridzin vorbehandelten Hunden folgende Werte[3806]:

[3804] UNDERHILL, S. W. F.: Brit. J. exp. Path. **4**, 117 (1923), Rona **22**, 269. Versuche an dezerebrierten Katzen nach Operation in Äthernarkose.
[3804, I] DEAN, R. F. A. u. MCCANCE, R. A.: J. Physiol. **107**, 182 (1948).
[3804, II] ALLAYOS, R. W. u. WINKLER, A. W.: J. clin. Investig. **22**, 147 (1943).
[3804, III] PITTS, R. F. u. ALEXANDER, R. S.: Am. J. Physiol. **142**, 648 (1944).
[3805] PITTS, R. F.: Amer. J. Physiol. **106**, 1 (1933), Rona **77**, 635.
[3806] WHITE, H. L.: Amer. J. Physiol. **65**, 212 (1923).

Tabelle 313.

Plasma-P mg%	Urin-P	Konzentrationsverhältnis	mg/Stunde	Konzentrationsverhältnis Zucker = 100 gesetzt
3,88	6,67	1,72	3,95	17,0
3,91	2,44	0,67	1,41	2,9
3,96	2,08	0,52	0,88	2,3
3,91	2,08	0,53	0,90	1,7

Durch NaCl-Infusion war die Diurese angeregt worden. Es ergab sich keine Parallelität zwischen Zuckerrückresorption und Phosphatausscheidung. Dasselbe wurde bei Vergleichen der Clearance mit Xylose deutlich, eher gingen diese Zahlen nach Phloridzin zurück, eine Beziehung zu der Rückresorption von Zucker war nicht deutlich (PITTS[3804, III, 3805]). BRULL[3817] fand sogar vorübergehend nach Phloridzin ein völliges Versagen der P-Ausscheidung.

ε) *Veresterung.* Bei Versuchen an der isolierten Niere des Hundes fand sich bei Glucosezusatz zur Durchströmungsflüssigkeit eine Verminderung des P im Harn, und unter Phloridzin stieg die Ausscheidung wieder an unter Glucoseabgabe und Bildung von Phosphorsäureestern. Glycerinphosphorsäure soll in der Niere gespalten und die Phosphorsäure ausgeschieden werden, während die Spaltung von Hexosediphosphat nicht in der Niere, sondern in anderen Organen stattfinde[3807].

Die Befunde sind analog früheren Versuchen am Starlingschen Herz-Lungen-Nierenpräparat[3809, 3810].

Unter diesen Bedingungen wird in der Niere ein Urin ausgeschieden, der an Phosphat nicht stärker konzentriert ist als das Serum. Die Ausscheidung muß durch Filtration stattfinden, denn wenn die Filtrationsfähigkeit des Phosphats durch größere Mengen von $CaCl_2$ und Bildung kolloidalen Calcium-Phosphats abnimmt, dann hört auch die Phosphatausscheidung auf ([3808], dagegen BRULL[3814]), aber die Konzentration wird nicht vermehrt über den Gehalt des Plasmas.

Sobald man der Durchströmungsflüssigkeit Glycerophosphat zusetzte, kam man zu einer Konzentrationserhöhung auf das Vielfache. Dabei war durch Spaltung des Glycerophosphats die Konzentration an anorganischem PO_4''' im Blut nur unwesentlich erhöht.

Dieser Befund wurde so gedeutet, daß durch die phosphatatische Spaltung des Esters die Möglichkeit einer aktiven Ausscheidung im Urin durch die Tubuli gegeben sei. Eine Hydrolyse im Urin selbst durch Ausscheidung von Phosphatase sei zu unbedeutend, um diese Befunde zu erklären. BRULL[3817] bezweifelt mit Recht die Tragweite dieser vielleicht an sich richtigen Beobachtung, da Konzentrationen, wie sie hier hergestellt wurden, in der Wirklichkeit nicht vorkämen, sondern eine zusätzliche Ausscheidung bedingen könnten, die aber praktisch nicht in Frage komme.

Die Theorie der durch Hydrolyse von Estern bedingten Ausscheidung wurde durch den Hinweis erschüttert, daß die Quelle für das Phosphat nicht die Esterphosphate seien, sondern eine Abhängigkeit nur von anorganischem Phosphat bestehe. So führt Injektion von Phosphat direkt zur Erhöhung der Konzentration im Urin, aber Gabe von Glycerophosphat und Hexosediphosphat gibt diese vermehrte Ausscheidung erst dann, wenn es durch Spaltung in anorganische Form überführt wird. Injiziertes Glycerophosphat (5 g) führte zur Ausscheidung von anorganischem P im Durchschnitt von 110 mg in der nächsten Stunde, aber

---

[3807] ROWINSKI, P.: Arch. di Sci. Biol. **25**, 510 (1939), Rona **118**, 610.
[3808] EICHHOLTZ, F. u. STARLING, E. H.: Proc. roy. Soc. B **98**, 93 (1925), Rona **53**, 148.
[3809] EICHHOLTZ, F., ROBISON, R. u. BRULL, L.: Proc. roy. Soc. B. **99**, 91 (1925), Rona **35**, 695.
[3810] EICHHOLTZ, F.: Naunyn-Schmiedebergs Arch. **111**, 73 (1926), Rona **36**, 211.

in organischer Form wurden 80 mg P ausgeschieden, ohne der vorherigen Hydrolyse zu verfallen (BRAIN, KAY und MARSHALL[3160]). Diese Versuche in Gemeinschaft mit den festgestellten funktionellen Beziehungen zwischen anorganischem Phosphat des Plasmas und Gehalt des Urins lassen also der Theorie der Sekretion über Dephosphorylierung keinen Raum.

ζ) *Nierenschädigung.* Nach Nephritis von Kaninchen soll die Phosphatase der Niere abnehmen, bei Chromat- und Urannephritis mehr als nach Cantharidin[3812]. Aber die Ausscheidungsart des Phosphats ist nicht herabgesetzt[3811], siehe auch [3813]. Beim Hunde wurde nach Uran schon bei niederen Plasmakonzentrationen PO_4''' im Harn gefunden (BRULL[3817]).

Bei menschlichen Nierenerkrankungen wurden folgende Zahlen angegeben (SCHULZ[2789]):

Tabelle 314.

Normale:	2,89 mg% P im Plasma	10,0—20,8 mg/Std. Urin
Glomerulonephritis:	7,88 ,, ,, ,,	19,7—24,9 ,, ,, ,,
Maligne Hypertonie mit Urämie:	7,4—7,8 ,, ,, ,,	9,1—15,3 ,, ,, ,,

In dieser Tabelle war die Ausscheidung reduziert, wenn man die Höhe des Plasmaspiegels betrachtet. Nach Gabe von Phosphat ergaben sich folgende Werte im Vergleich:

Tabelle 315.

		vorher		+ 7 g Na_2HPO_4		
Normale Personen	Plasma	3,33 mg%	3,7 mg%	5,0 mg%		4,3 mg%
	Stundenausscheidung	15-20,4 mg	25 mg	66,2 mg	72,8 mg	66,6 mg

Tabelle 316.

		8 vorher		+ 12 g Na_3PO_4	
Glomerulonephritis:	Plasma	4,4 mg%		5,5 mg%	5,1 mg%
	Stundenausscheidung	10-20 mg	24 mg	40,4 mg	32,9 mg	40,4 mg

Die Werte waren also deutlich gestiegen, aber weniger im Verhältnis zur Normalperson.

η) *Nierenschwelle.* Die vielfachen Faktoren der Phosphatausscheidung werden einer Deutung nahegebracht durch den Begriff der Nierenschwelle und durch die Erkenntnis, daß eine Nierenschwelle für Phosphat existiert, d. h. eine P-Konzentration im Plasma, unterhalb derer es nicht zur Phosphatausscheidung im Urin kommt. So finden sich z. B. folgende Angaben über die Plasmawerte für die Schwelle: Bei Kindern zwischen 1,8—3,2 mg% (PAYNE[3795]), bei 60 normalen Erwachsenen 2—2,4 mg% (WALKER[3802]) bzw. 2,5—4,0 mg% (BRULL[3816]). Beim Hunde 1,52—5,65 (Durchschnitt 3,4 mg%), Kaninchen 1,5—4,0 mg% (BRULL[3816]). Bei Schafen ist die Schwelle außerordentlich schwankend und zwar nicht nur von Tier zu Tier, sondern auch bei demselben Tier zu verschiedenen Zeiten (WATSON[3800]).

Von besonderer Bedeutung sind die Änderungen der Schwelle unter verschiedenen Versuchsbedingungen, darunter besonders bei *Narkose.* Hier spielt nach den Versuchen von BRULL[3657, 3815, 3818] besonders Chloralose eine Rolle,

---

[3811] ODASHIMA, G.: Tohoku J. exp. Med. **23**, 518 (1934), Rona **83**, 370.

die die Schwelle erhöhen kann. Ebenso wirkten Morphin, Chloroform, Äther[3816], nicht Somnifen[3817]. Ohne daß eine Injektion von Phosphat stattfindet, steigt die Schwelle an, wie folgende Beispiele zeigen (nach [3657]):

Tabelle 317.

Plasma mg%		Urin mg/Std.	
vor	während	vor	während
der Narkose		der Narkose	
2,3	3,3	86,6	0
3,3	3,5	67,8	0
4,2	5,6	62,4	6,9
3,5	3,7	25,4	4,0

Die Phosphatausscheidung kann dann nur durch Gaben von Phosphat wieder in Gang gebracht werden. So stieg die Schwelle von 3,3 auf 6,4 mg% nach 2 Stunden Narkose[3815], und in der Narkose soll eine Ursache liegen, daß STARLING, EICHHOLTZ und BRULL[3809] bei ihren Tieren eine so mangelhafte Phosphatausscheidung fanden. Ebenso wichtig ist es, daß die *Hormone* fehlen, die auf die Niere im Sinne einer Änderung der Schwelle einwirken, das Parathormon und die Hypophyse.

Bei der Hypophyse handelt es sich weder um Pituitrin, thyreotropes noch gonadotropes Hormon. Parathormon allein kann nicht die Konzentrationsfähigkeit der Niere im Starling'schen Präparat wiederherstellen, das wirksame Prinzip ist noch unbekannt (BRULL[3814], dagegen[3821]).

Bei Hunden, denen die *Hypophyse* entfernt wurde, stieg gleich darauf (in 16 von 24 Versuchen) die Schwelle für Phosphat an. Ebenso wirkte manchmal die Verletzung des Tuber cinereum[3821]. Diese Wirkung ist unabhängig von der entstehenden Hyperglykämie[3819]. Wenn sich so die Schwelle erhöht, wird die Ausscheidung nur vorübergehend völlig aufgehoben, denn das anorganische Phosphat im Plasma steigt, bis schließlich die neue Schwelle überschritten wird[3817].

Mit diesem Nachweis ist noch nicht eine vermehrte Ausscheidung von Phosphaten verbunden, wenn man dem Normalen Hypophysenextrakte verabfolgt. Gelegentlichen Befunden in dieser Richtung stehen andere entgegen[3822]. Allerdings muß man hier entgegenhalten, daß nach BRULL[3814] das wirksame Prinzip noch nicht bekannt ist.

Die Erhöhung der Schwelle durch Hypophysenexstirpation addiert sich zu dem Effekt der Narkose und wird in anderer Richtung beeinflußt durch *Parathormon*[3820]. Im Grunde wirkt also Exstirpation der Hypophyse wie Exstirpation der Nebenschilddrüse, denn auch hier kommt es zur Retention von Phosphat[3823].

Beide Faktoren wirken auch nach Denervierung der Niere, also durch ein lokales chemisches Prinzip. Bei Durchströmung der Nieren von einem anderen Hund her, der mit dem

---

[3812] TOMIKAWA, S.: Arb. III. Abt. anat. Kyoto **3**, 62 (1932), Rona **72**, 727.
[3813] LABBÉ, M., FABRYKANT, M. u. JUSTIN-BESANÇON: Arch. des Malad. Appar. digest. **21**, 129 (1931), Rona **61**, 690. Übersicht.
[3814] BRULL, L.: J. Physiol. **90**, 70 P (1937).
[3815] BRULL, L.: C. rend. Soc. Biol. **98**, 325 (1928), Rona **45**, 523.
[3816] BRULL, L.: Arch. internat. Physiol. **30**, 1 (1928), Rona **45**, 288.
[3817] BRULL, L.: Ann. de Physiol. **12**, 635 (1936), Rona **97**, 263. C. **1936 II**, 2751.
[3818] BRULL, L.: C. rend. Soc. Biol. **97**, 731 (1927), Rona **43**, 238.
[3819] BRULL, L.: C. rend. Soc. Biol. **97**, 737 (1927), Rona **43**, 691.
[3820] BRULL, L.: C. rend. Soc. biol. **124**, 1242 (1937), Rona **101**, 631.
[3821] BRULL, L. u. EICHHOLTZ, F.: Proc. roy. Soc. B. **99**, 70 (1925), Rona **35**, 695.
[3822] SCHAUMANN, O.: Heffter-Heubners Handbuch **3**. Ergänzungsband S. 126 (1937). Übersicht.
[3823] GREENWALD, I.: J. biol. Chem. **67**, 1 (1926), Rona **37**, 577.

Hormon behandelt war, konnte eine vermehrte Phosphatausscheidung hervorgerufen werden. Es ließ sich das Hormon durch Veränderung der Niere nachweisen 2 Stunden nach Umschalten auf normales Blut[3824].

Daß die Vermehrung der Phosphatausscheidung nicht bedingt ist durch eine Erhöhung des Phosphats im Plasma, zeigt folgende Abbildung von BRULL[2811]:

Die Vermehrung der Ausscheidung kann gefolgt sein von einem Absinken des Phosphatspiegels im Blut. ELLSWORTH[2832] konnte aus dem Vergleich beider Werte eine gutstimmende Bilanz feststellen nach Gabe von 40 E Parathormon an zwei Patienten mit Hypoparathyreoidismus, wie folgende Zahlenreihen dartun:

mg P verloren aus dem Plasmavolumen	8,1	18,0	32,5	25,0
mg P im Urin wiedergefunden	11,8	18,7	33,6	83,9

Nur das letzte Zahlenpaar zeigt eine Quelle außerhalb des Plasmas an.

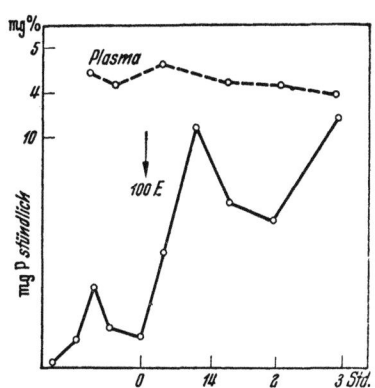

Abb. 58. 14 kg schwerer Hund ohne Nebenschilddrüse. Obere Kurve anorgan. P im Plasma in mg%, untere Kurve P-Ausscheidung durch die Nieren in mg/Stunde. Beim Pfeil 100 Einheiten Nebenschilddrüsenextrakt intravenös. Abscisse: Zeit in Stunden (nach BRULL[2811]).

Vielleicht weist auf einen Angriff an den Nieren selbst die Tatsache hin, daß das Hormon bei Nierenkranken nicht zu dem üblichen Erfolg führt[3824-3826]. Die Einwirkung des Parathyreoidhormons kann aber nicht einphasisch sein, da, wie wir es schon im Kapitel „Blut" darstellten, dem Sinken des Phosphats ein Steigen des Calciums folgt. Ca·· aber verursacht von sich aus eine Steigerung der Schwelle. Das kann teilweise bedingt sein dadurch, daß das Phosphat in kolloidalen, nicht filtrierbaren Zustand übergeht, braucht es aber nicht zu sein. Immerhin verliert bei fortgesetzten Gaben das Hormon allmählich seine Wirksamkeit. Gabe von NH_4Cl kann die P-Ausscheidung wieder in Gang bringen[3827]. Ob dieser Effekt renal oder extrarenal bedingt ist, ist nicht zu entscheiden, aber auf keinen Fall ist er dadurch bedingt, daß „Säure das kolloidale Phosphat auflöst". Hier mischen sich *toxische Effekte* hinein, wie auch in den Versuchen von LOGAN[3828], der Hunden 31 E/kg intravenös verabfolgte. Sekundär kam es zur Retention von Phosphat, zugleich mit einer Hemmung der Stickstoffausscheidung, während sonst P und N durchaus nicht zusammengingen, also ein vermehrter Umsatz im Gewebe nicht als Grund angegeben werden kann.

Bei Überdosierungen kommt es zu vermehrter Ausscheidung von Calcium.

Bei drei Patienten mit Überfunktion der Nebenschilddrüsen konnte nach Phosphatgaben eine Retention von Phosphat und — mit der vermehrten Phosphatausscheidung im Urin zusammenhängend — eine Minderung der Ca··-Ausscheidung erzwungen werden (FULLER, BAUER, CLAFLIN und COCKRILL[2790]).

Ebenso wie im Blut soll zwischen Ca·· und P im Urin ein reziprokes Verhältnis bestehen. Diese Behauptung gilt sicher nur in ganz engem Konzentrationsbereich der Partner (siehe dazu unten).

[3824] BRULL, L.: C. rend. Soc. Biol. **122**, 76 (1936), Rona **95**, 332.
[3825] GOADBY, H. K. STACEY, R. S.: Biochem, J. **28**, 2092 (1934).
[3826] HOLTZ, F.: Heffter-Heubners Handbuch, Ergänzungsband **3**, 159 (1937).
[3827] ALBRIGHT, F., BAUER, W., ROPES, M. u. AUB, J. C.: J. clin. Invest. **7**, 139 (1929), Rona **53**, 221.
[3828] LOGAN, M. A.: J. biol. Chem. **127**, 711 (1939).
[3829] GOUGH, J., DUGUID, J. B. u. DAVIES, D. R.: Brit. J. exp. Path. **14**, 137 (1933), Rona **75**, 90.

Eine Erhöhung der Nierenschwelle soll es geben bei großen Gaben von Vigantol (WARKANY[2782]), aber hier sind schon deutliche Schädigungen der Niere vorhanden[3829]. Bei Rachitis soll eine Erniedrigung der Schwelle bestehen, weil trotz niederen P-Gehalts im Plasma der Säugling eine deutliche Menge im Urin ausscheide, und weil die Konzentrationskurve im Blut nach Zufuhr von Phosphat flacher verlaufe bei gleichzeitiger großer Konzentration im Urin (HEYMANN[3202, 3830]). Bei rachitischen Hunden konnte durch Vergleich mit der Kreatininausscheidung gezeigt werden, daß durch Gabe von Vitamin D die Rückresorption zunimmt, die Schwelle höher wird. Diese Wirkung trat schon 24 Stunden nach der Vitamingabe ein, ein Effekt, der dem Parathormon direkt entgegengesetzt ist[3831, I].

Neben diesen Faktoren sei nochmals auf die Erniedrigung der Nierenschwelle durch Hyperglykämie hingewiesen, ohne daß dieser Prozeß mit der Rückresorption des Zuckers etwas zu tun hat, da Phloridzin keinen Einfluß hat (PITTS und ALEXANDER[3804, III]). Bei Ratten wurde nach Gabe von Threonin und Methionin ein „dramatischer" Abfall des Plasma-P bis auf 1,5 mg% mit gleichzeitigem Anstieg im Urin beobachtet. Zugleich war der Blutzucker erhöht[3831, II].

Nach Gabe von p-Aminohippursaurem Natrium an 3—12 Jahre alte Kinder[3831, III] stieg die Phosphatausscheidung auf das 2,3—16fache gegenüber der Vorperiode, ohne daß das Plasma-P sich geändert hätte. Während in der Norm von dem in den Glomerulis gefilterten Phosphat nur 7% im Harn auftreten, steigt jetzt diese Menge auf 9—45% (Durchschnitt 26%) an.

Nach Exstirpation der *Nebennieren* wird die Ausscheidung von zugeführtem Phosphat verschlechtert. Die Verschlechterung kann durch Gabe von Kochsalz nicht, wohl aber durch Nebennierenrindenextrakt behoben werden[3831].

ϑ) *Beziehung zu anderen Ionen.* Eine *gegenseitige Beeinflussung von PO_4''' und anderen Ionen* wurde schon beim $Ca^{..}$ und P erwähnt.

Nach BOYD, HINES und STEARNS[2471] wurde nach Gabe sowohl von Glycerophosphat als auch von Na_2HPO_4 die Ausscheidung des anorganischen PO_4''' und Calcium erhöht gefunden. BRULL[3816] fand in geringem Maße derartiges bei Cl' und P, aber nur angedeutet. In den Versuchen an Ratten von GAMBLE und anderen[3577] fand sich, nach dem getrunkenem Wasser und der Konzentration im Urin gemessen, der Wasserbedarf der einzelnen Ionen $Na^. + Cl'. + K^.$ + H_2PO_4' etwa 1,2 bei beliebigen Mischungen, die dem Futter zugesetzt wurden. Nach KAUNITZ[3601] wurde bei Gabe von NaCl mehr PO_4''' ausgeschieden, wahrscheinlich verursacht durch Diurese. Die $Na^.$-Ausscheidung war bei Gabe von NaH_2PO_4 verzögert, wohl bedingt durch Acidose.

Von Interesse sind die Beziehungen zwischen Phosphatgabe und $NH_4^.$-Ausscheidung, die ausführlich an Hunden untersucht wurden[3832]. Die $NH_4^.$-Ausscheidung hängt mit der Säureausscheidung zusammen, aber diese folgt bei den einzelnen Salzen durchaus nicht der Acidität. Gabe von Na_2HPO_4 führte — obwohl es sich um ein fast neutrales Salz handelt — zur Säuerung des Urins und zu vermehrter $NH_4^.$-Ausscheidung, dabei stieg zugleich die Alkalireserve (von 47,4 auf 51 und 57,9 Vol%), d. h. das Phosphation wird rascher ausgeschieden als das Natrium. Das galt aber nur für das sekundäre Salz. Wurden äquivalente Mengen von NaH_2PO_4 ausgeschieden, dann kam es nicht zu stärkerer Säureausscheidung, und die $NH_4^.$-Mengen stiegen durchaus nicht an, das letzte $Na^.$ konnte nicht retiniert oder durch $NH_4^.$ ersetzt werden, und auch die Alkalireserve vermehrte

---

[3830] HEYMANN, W.: Z. Kinderheilkunde **46**, 584 (1928), Rona **50**, 385.
[3831] HARRISON, H. E. u. DARROW, D. C.: Amer. J. Physiol. **125**, 631 (1939).
[3831, I] HARRISON, H. E. u. HARRISON, H. C.: J. clin. Invest. **20**, 47 (1941), Rona **125**, 619.
[3831, II] HANDLER, P., KAMIN, H. u. HARRIS, J. S.: J. biol. Chem. **179**, 283 (1949).
[3831, III] WEST, C. D. u. RAPOPORT, S.: Proc. Soc. exp. Biol. Med. **71**, 322 (1949). Auch die Rückresorption von Ascorbinsäure und die tubuläre Sekretion von Penicillin wurde vermindert, woraus die Autoren auf eine Interferenz mit der Energieproduktion schließen.
[3832] HENDRIX, B. M. u. SANDERS, J. P.: J. biol. Chem. **58**, 503 (1923), Rona **25**, 327.

sich nicht. Das könnte nach dem Prinzip der Elektroneutralität erklärt werden. Wenn $Na^{\cdot}$ ohne ein entgegengesetzt geladenes Anion zur Resorption kommt, muß ein anderes Kation und zwar $NH_4^{\cdot}$ in den Tubulis abgegeben werden. Wir haben hier einen neuen Hinweis auf die Stelle der $NH_4^{\cdot}$-Abgabe in der Niere, die nach unseren eigenen Versuchen (EICHLER[2369, 1]) und der Darstellung S. 638f. zu postulieren wäre.

Darüber hinaus ist es eine besondere Aufgabe, diese Beobachtungen in Einklang zu bringen mit den vielfachen Mitteilungen, die wir vorher ausführlich referierten, nach denen Säure die PO_4'''-Ausscheidung begünstigen soll. Durch Säure wird außerdem die Ausscheidungsrichtung von Phosphat beim Hunde vom Darm auf die Niere gelegt (SCHMIDT und GREENBERG[2794, S. 318]).

Bei Kaninchen kommt es beim Vergleich der sekundären und primären Salze zu einer größeren Harnmenge, bei der alkalischen Lösung zur Ausscheidung eines reichlicheren alkalischen Urins und Zunahme der Alkalireserve. Bei Hund und Kaninchen sind offenbar verschiedene Reaktionen, was verständlich wird, wenn die Geschwindigkeit der Ausscheidung bei Kation und Anion berücksichtigt wird[3833].

Auch beim Menschen sind die Verhältnisse anders, es muß zur Ansäuerung des Urins manchmal sogar Ammonphosphat verwandt werden[3836]. Bei solchen Vergleichen wird meist das Körpergewicht nicht berücksichtigt.

c) Die **quantitative Ausscheidung** eines gegebenen Phosphats ist deshalb nur zum Teil zu berücksichtigen, weil ein großer Teil durch den Darm eliminiert wird. Daher wird ein besonderer Abschnitt dafür einzuräumen sein, besonders bei den Tieren, die wie Kaninchen oder allgemeiner: Pflanzenfresser, vorwiegend durch den Darm ausscheiden.

Bei *Schafen* erschienen nach 6 Stunden 19—22% von eingegebenen 2 g NaH_2PO_4 im Urin (BARKUS[2932, 3801]). (Bei langdauernder Erhöhung des P im Plasma siehe S. 667). Als Gegensatz dazu seien die Versuche von BOYD, HINES und STEARNS[2471] an Hunden angeführt. Die *Hunde* erhielten 55 mg/kg P als Na_2HPO_4. Nach Abzug der Normalausscheidung waren in der ersten halben Stunde 34,3%, bis zum Ende der ersten Stunde schon 56,6% im Urin aufzufinden gewesen. Von Interesse ist dabei, daß zugleich die $Ca^{\cdot\cdot}$-Menge von normal 0,042 auf 0,197 und 0,286 g anstieg. Die Ausscheidung von $NH_4^{\cdot}$ kann dabei die Phosphatausscheidung überdauern[3835].

Beim *Menschen* fanden WIGGLESWORTH und WOODROW[3162] nach Gabe von 2,1 g P 80% ohne, etwa 90% mit Wassergabe im Urin wieder. SCHULZ[2789] fand nach Injektion 59% in 4 Stunden im Urin wieder. Nach peroraler Gabe von 1—3 g NaH_2PO_4 war die Diurese bei gleichzeitiger Arbeit vermindert, auch noch nach 5—10 g [3834]. Aber bei diesen großen Gaben besteht die Möglichkeit einer Abführwirkung und Hemmung der Diurese wie beim Sulfat. Die Hemmung der Harnsekretion wurde bei Versuchen an 29 Säuglingen beobachtet (FREUDENBERG[3608], dagegen VOLLMER[3609] bei 3 Erwachsenen).

Die Abhängigkeit der Ausscheidung von der Nierenfunktion zeigt eine Tabelle von SCHULZ[2789], auf der der in 4 Stunden ausgeschiedene Prozentsatz mit dem Reststickstoff in mg% und der Ausscheidung von Phenolsulfophthalein verglichen wird.

Tabelle 318.

mg% Reststickstoff	43	42	87	62	182	49	50	53	48	25
% ausgeschiedener P	59	55	10	25	9	22	17	10	37	33
% Phenolsulfophthalein	80	75	10	25	5	20	10	10	50	50

Es ergibt sich also eine gute Parallele zur Nierenfunktion sowohl bezüglich des Rest-N, aber noch besser beim Farbstoff.

[3833] MISUMI, K.: J. of Biochem. 5, 417 (1925), Rona 37, 153.
[3834] DANILOW, A., KORJAKINA, A., KOSSOVSKAJA, E., KRESTOWNIKOFF, H. u. FOMICOV, A.: Arbeitsphysiologie 8, 1 (1934), Rona 81, 92.

2. Verhältnis Darm-Niere bei der Ausscheidung.

Man kann allgemein sagen, daß bei den Pflanzenfressern mit Vorzug der Darm (98—99,6%), bei den Fleischfressern die Niere (92%) zur Ausscheidung des Phosphats benutzt wird. Der Mensch steht in der Mitte und scheidet 65—70% im Urin aus (BRULL[3816]). Die angegebenen Zahlen sind nur als Extrema anzusehen. Eben haben wir gesehen, inwieweit die Niere führend ist, indem der Hund bei parenteraler Gabe rasch große Mengen in der Niere zur Ausscheidung bringt, während beim Pflanzenfresser — und in der Mitte stehend beim Menschen — sich dieser Prozeß sehr viel länger hinzieht. Damit ergibt sich bei den langsamer ausscheidenden Arten eine größere Gelegenheit für den Darm. Diese ist aber notwendig, da wir im Darm keine Ausscheidung haben, die besonders leistungsfähig ist, zumal mit Rückresorption gerechnet werden muß, teilweise sogar funktionell zur Förderung der Glucoseresorption[3836, I]. Die Sekretionen der Darmdrüsen sind sogar an Phosphat ärmer als das Plasma (siehe später). Die Größe der Ausscheidung soll sich daraus erklären — und diese Vorstellung ist sehr plausibel —, daß das im Darmsaft ausgeschiedene Phosphat durch die Bakterien assimiliert wird und so der Rückresorption entgeht (HENRY und KORN[3860]). Damit käme man in Einklang mit dem Zeitfaktor der Nierenausscheidung bei verschiedenen Arten. Ein besonderes Kapitel bildet daneben die Bildung unlöslicher Verbindungen im Darminhalt z. B. mit Calcium.

Über die Frage nach der Form der Phosphatverbindung im Darm wurden Versuche an *Hühnern* ausgeführt[3837], die verschiedene Phosphatmengen erhielten.

Es lag nahe, eine schwerlösliche Phosphatverbindung zu suchen, und wasserlösliche Phosphate wurden auch nicht gefunden (was allerdings noch nicht auf eine anorganische Phosphatverbindung hinweisen muß). In drei verschiedenen Diäten befand sich 0,89% P (Ca/P = 1,47) 1,436% (=1,60) bzw. 1,549% P (= 1,90). Die Quotienten Ca/P in den Exkrementen lagen in der ersten Ration zwischen 1,28—1,39, in der zweiten Ration zwischen 1,48—1,52. Insgesamt wird nicht das tertiäre Phosphat ausgeschieden, aber wenn man das Carbonat abzieht, kommt man genau auf die Verbindung $CaHPO_4$. Nur in der dritten Ration fand sich so wenig Ca¨, daß nicht einmal diese Verbindung erreicht werden konnte. Vielleicht tritt als Carbonat das Mg¨ ein, und wahrscheinlich wird hier ein Teil des Phosphats nicht resorbiert, weil die Nahrung viel Phytinphosphor (siehe darüber Kapitel Phosphatmangel) enthielt, also tatsächlich eine organische Bindung, die bei den anderen Versuchen nicht ausgeschlossen wurde.

Die Ausscheidung bei *Ratten* werden wir in einem späteren Abschnitt ausführlicher bringen. Hier sollen Versuche mit einer extremen Diät erwähnt werden, die nur 0,017% P enthielt. Eine mangelhafte Resorption aus dem Darm konnte keine Rolle spielen, die Bilanz war stark negativ, und zwar durch Abbau aus dem Knochen. Nur $1/8$ des ausgeschiedenen Phosphats befand sich im Urin, aber $3/4$ des Calciums gingen diesen Weg, woraus sich die Tatsache der Steinbildung in den Harnwegen bei P-Mangeldiät erklärt[3838]. Die P-Ausscheidung durch den Kot war etwa doppelt so groß, als es der Aufnahme durch die Nahrung entsprach. Diese Versuche zeigen zugleich die Schwierigkeit, ein genaues Verhältnis der Benutzung beider Ausscheidungswege anzugeben. Die Niere kann die P-Ausscheidung in solchen Zuständen stoppen, aber nicht der Darm, d. h. nur die

---

[3835] GOIFFON, R. u. JOURDAIN, V.: Arch. des Malad. Appar. digest. **20**, 273 (1930), Rona **56**, 754.

[3836] ALSTEAD, S.: Edinburgh. med. J. N. S. **43**, 292 (1936), Rona **94**, 589.

[3836, I] LASZT, L. u. DALLA TORRE, L.: Schweiz. med. Wchschr. **1941** II, 1416, Rona **129**, 169. Die Ausscheidung erfolgt, damit Glucose gleich beim Eintritt in die Zellgrenzen des Darms phosphoryliert werden kann. Die veresterte Glucose bewegt sich durch die Darmwand und wird an der Blutgrenze wieder gespalten und als freie Glucose in das Blut abgegeben, also im Kreislauf des Phosphats innerhalb der Darmwand.

[3837] KNOWLES, F., WATKIN, J. E. u. HENDRY, F. W. F.: J. agricult. Sci. **23**, 196 (1933), Rona **73**, 434, 8 weiße Wyandottes.

[3838] DAY, H. G. u. MCCOLLUM, E. V.: J. biol. Chem. **130**, 269 (1939).

Niere hat eine Schwelle, die unterschritten wird bei mangelhafter Zufuhr P-haltiger Nahrung. Demnach wird sich bei Extrazufuhr von Phosphat das Verhältnis durchaus ändern können. Nach obiger Vorstellung über die Festlegung des Phosphats muß die Diät und Darmflora von maßgeblicher Bedeutung sein. Bei Kontrolle durch Gabe von radioaktivem Phosphat wurde das deutlich (siehe S. 679f.). Die Verhältniszahlen zeigen, daß das oben von uns gewählte Beispiel ein Extremum darstellt.

Ein *Kaninchen* erhielt peroral und intramuskulär 0,536 g/kg P_2O_5 teils als primäres, teils als sekundäres Salz. Die Ausscheidung in den ersten Tagen zeigt folgende Tabelle (nach [3840]). Werte in g P_2O_5:

Tabelle 319.

	Normalwert/Tag	Gabe als NaH_2PO_4		Gabe als Na_2HPO_4	
		Urin	Faeces	Urin	Faeces
perorale Gabe	Normalwert (g/kg)	0,0302	0,253	—.	—
	1. Tag	0,052	} 0,692	0,0123	} 0,372
	2. Tag	0,039		0,0183	
	3. Tag	0,017	} 0,610	0,0115	} 0,562
	4. Tag	0,013		0,0114	
intramuskulär	1. Tag	0,1103	} 0,740	0,1711	} 1,132
	2. Tag	0,006		0,0062	

Bei der intramuskulären Gabe wurden beim Dinatriumphosphat 95%, beim Mononatriumphosphat 83% im ganzen in den ersten 2 Tagen wiedergefunden. Von Durchfällen bei peroraler Gabe wurde nichts berichtet. Die überwiegende Ausscheidung durch den Darm ist deutlich (89%[3839]). Hinzuweisen ist auf die geringe Ausscheidung durch die Niere nach der anfangs starken. Die Ausscheidung im Darm ist noch weiter groß, besonders beim sauren Salz.

Es ist die Frage, ob es sich um einen Zufall oder um einen signifikanten Ausschlag handelt, vielleicht bedingt durch Nierenstörungen bei dem sauren Salz. Aber GOIFFON und JOURDAIN[3835] sehen gerade in der Ausscheidung der Phosphate durch die Nieren, die ein stark saures Produkt liefern können, eine Möglichkeit, der Acidose Herr zu werden. Deshalb ist auch vielfach beobachtet worden, daß bei Acidose eine teilweise Verschiebung der Ausscheidung zugunsten der Niere eintritt. In der Tabelle sehen wir anfangs Andeutungen dieser Beobachtung.

Eine Verschiebung soll sich ebenso ergeben bei Injektionen von Lecithin (DEGWITZ[2730]).

Hunde scheiden 90% P im Urin aus (ATZLER und Mitarbeiter[2742]). Bei Fettdiät wurde die Menge bis auf 28% reduziert, wahrscheinlich bedingt durch gleichzeitige starke Durchfälle[2742]. Aber ebenso kommt eine Steigerung der Ausscheidung durch den Kot zustande bei voluminöser Nahrung (Agar-Agar, Cellulosemehl), hier wahrscheinlich verursacht durch die mangelnde Resorption[3843].

Andere Werte wurden bei längeren Stoffwechselbilanzen gefunden[3841]. Die Normalausscheidung betrug bei 2 Hunden im Urin 0,358 und 0,377, im Kot 0,138 und 0,141 g. Die Tiere erhielten als Nahrung neben Ochsenherz und Zwieback Maisöl unter Zugabe von Infusorienerde. Auch bei Gabe von Phosphaten fand sich eine beträchtliche Vermehrung der Phosphatausscheidung im Kot, die etwa der durch den Urin gleichkam. Die Phosphatausscheidung im Darm scheint also in

---

[3839] TRABUCCHI, E.: Bull. Soc ital. Biol. sper. 8, 705 (1933), Rona 76, 273.
[3840] TRABUCCHI, E.: Arch. di Fisiol. 33, 1 (1933), Rona 77, 181. Im ganzen 4 Versuche.
[3841] GREENWALD, I. u. GROSS, J.: J. biol. Chem. 66, 201 (1925), Rona 35, 664.
[3842] GREENWALD, I. u. GROSS, J.: J. biol. Chem. 66, 217 (1925), Rona 35, 664.
[3843] ASCHAM, L.: J. Nutrit. 3, 411 (1931), Rona 61, 92.

ihrer absoluten Größe nicht ausschließlich durch die Festlegung durch Bakterien bedingt zu sein.

Nebenbei wurche durch Phosphatgaben die Ausscheidung von $Ca^{..}$ durch den Urin beträchtlich erhöht (kaum durch den Darm, siehe auch[3875]). Bei Versuchen mit Parathyreoidextrakt[3842] verursachte dieser eine Mehrausscheidung durch die Niere, aber auch durch die Faeces. Durch Erniedrigung der Schwelle wäre ein weiteres Überwiegen der Nieren zu erwarten, aber wir haben schon oben gesehen, daß die Ausscheidung nach Parathormon abhängt von der Dosis und außerdem mehrphasisch verläuft.

Beim *Pferd* wurden folgende Bilanzen festgestellt[3844]: Ausscheidung im Kot 40,64 g P_2O_5 bzw. 36,49 g/Tag, im Harn waren die entsprechenden Werte 0,32 g und 1,05 g, fast alles erscheint also in den Faeces. Eine Festlegung durch die Bakterien der voluminösen Faeces ist hier sehr leicht anzunehmen.

Grundsätzlich änderte sich dieses Verhältnis bei sehr phosphatreicher Nahrung. Phosphate vermögen Calcium im Darm zur Ausscheidung zu bringen (auch beim Hunde siehe oben). Durch Kalkmangel müssen schließlich die Nieren eintreten, um Phosphat als lösliches Phosphat auszuscheiden und nicht als schwerlösliches $Ca^{..}$-Salz im Darm[3845]. Das sind ähnliche Verhältnisse, wie wir sie als Prinzip der Säureregulation beim Kaninchen besprachen, also eine Erklärung nach teleologischen Gründen.

Mensch. SCHULZ[2789] gibt die Mengen der P-Ausscheidung $\frac{Kot}{Urin}$ mit 1:2,5 bis 1:2,9 an, gleichgültig, ob es sich um Injektion oder Gabe per os handelt.

Perorale Gaben von $CaCl_2$ führten nicht zu vermehrter Ausscheidung im Stuhl. Bei reiner Milchdiät fanden sich nur 50—64% im Urin[3846].

FARQUHARSON, SALTER und AUB[2788] gaben einer Frau von 44 Jahren täglich 15 g $NaH_2PO_4 \cdot 2 H_2O$. (Die Diät enthielt nur $^1/_4$ dieser Menge.)

Die Ausscheidung im Urin stieg in drei aufeinanderfolgenden Perioden von je 3 Tagen von 1,13—1,35 g/Tag der Norm auf 2,18, 7,33, 6,77 g. In den Faeces fand sich vorher 0,53—0,64 g, und diese Menge stieg auf 0,62, 1,62 und 2,06 g. Der prozentuale Anteil stieg nicht, obwohl eine geringe Diarrhoe eintrat. Die Resorption des Phosphats war gut, besser als aus Milch, bei der allerdings der Gesamt-P berücksichtigt wird.

Bei Gabe von 10,8 g P als NaH_2PO_4 fanden sich 83%, bei Na_2HPO_4 78% und Na_3PO_4 67% im Urin[3847]. Die Tendenz der alkalischen Salze, mehr im Stuhl zu erscheinen, ist deutlich und zeigt sich selbst darin, daß vom Phosphat, das vermehrt während der Arbeit zur Ausscheidung kommt, bei vorheriger alkalisierender Diät mehr in den Darm wandert (HEINELT[2867]). Darüber erhält man Aufschluß durch einen Vergleich der Aciditätsbestimmungen des Urins mit der Phosphatausscheidung[3848].

Im normalen Urin mit dem p_H 5,7—5,9 fanden sich 57%. Wurde durch Gabe von 15 g $NaHCO_3$ das p_H auf 6,7 bis 7,4 gesteigert, dann sank der Prozentsatz auf 44%, nach 300 ccm n/10 HCl fanden sich bei einem p_H von 4,9—5,7 61% im Harn.

Über diese Verhältnisse unterrichten eine große Zahl von Dissertationen aus dem Institut von LINTZEL[3737, 3849—3853].

[3844] SCHEUNERT, A., SCHATTKE, A. u. WEISE, M.: Biochem. Z. **139**, 1 (1923), Rona **21**, 238.
[3845] SCHEUNERT, A., SCHATTKE, A. u. WEISE, M.: Biochem. Z. **139**, 10 (1923), Rona **21**, 238.
[3846] FABRYKANT, M. u. LAVOLLAY, J.: Arch. des Mal. Apparat digest. **22**, 141 (1932), Rona **69**, 497.
[3847] SALTER, W. T., FARQUHARSON, R. F. u. TIBBETTS, D. M.: J. clin. Invest. **11**, 391 (1932), Rona **67**, 665.
[3848] ZUCKER, T. F.: Proc. Soc. exp. Biol. Med. **18**, 272 (1920/21).
[3849] AUERBACH, H.: Dissertation Jena 1937.
[3850] HAMBERGER, D.: Dissertation Jena 1937.
[3851] GEHRMANN, H.: Dissertation Jena 1938.
[3852] KLEIN, H. J.: Dissertation Jena 1938.
[3853] SCHINDHELM, E.: Dissertation Jena 1938.

Die Versuchspersonen erhielten eine gleichmäßige Standarddiät mit ungefähr ausgeglichenem Säure-Basengehalt. Die Zufuhr alkalischer Salze des Arzneimittelhandels wie Trikalkol (tertiäres Calciumphosphat, wahrscheinlich aber Apatit)Calzan und Calcipot (Calciumcitrat + Glycerophosphat) führte zur Erniedrigung der Harnausscheidung von 49% auf 47,1, 40,5 und 45,8% in derselben Reihenfolge[3849]. Säuerung mit Salzsäure und NH_4Cl führte bei einer Versuchsperson[3850] mit Normalausscheidung von 49,1% zu keiner Änderung der Ausscheidungsrichtung (48, 46,7, 48,7%), während bei einer anderen Versuchsperson[3737] durch Gabe von $(NH_4)_2SO_4$ die Ausscheidung sich von 52,4 auf 59,6 bzw. 59,1 auf 67% erhöhte. Einige andere Werte geben wir tabellarisch:

Tabelle 320.

Gehrmann[3851]		Klein[3852]		Schindhelm[3853]	
Gabe	% im Harn	Gabe	% im Harn	Gabe	% im Harn
Standardkost	44,9	Standardkost	48,5	Standardkost	33,6
+ H_3PO_4	48,4	+ KCl	49,2	+ Na_2HPO_4	37,8
+ $(NH_4)_2HPO_4$	50,4	+ KH_2PO_4	53,2	+ $CaCl_2$	31,4
+ $MgCl_2$	36,0	+ K_2HPO_4	55,7		
+ $MgHPO_4$	34,0	+ K_3PO_4	56,2		

Wir sehen zum Teil völlige Abweichung von der Regel der Acidität, besonders mit den Kaliumphosphaten. $CaCl_2$ kann die Resorption hemmen, aber es säuert zugleich. In der ersten Versuchsreihe finden wir ein Verhältnis entsprechend der Säuerung. $MgCl_2$ wirkt aber auch säuernd und führt nicht zur Steigerung der Harnausscheidung, offenbar eine spezifische Wirkung. Auffällig ist in diesen Zahlenangaben die zum Teil sehr geringe Ausscheidung von PO_4''' im Urin, die geringer ist, als es den sonstigen Daten der Literatur entspricht. Wir werden die Ursache vielleicht in der Standarddiät sehen können, die zum Teil aus grobem Brot bestand. Dieses enthält aber den schwer spalt- und resorbierbaren Phytinphosphor, so daß also in mangelhafter Resorption des dargebotenen Phosphats die abweichenden Zahlen ihren Grund hätten.

Extreme Zahlen werden über die Ausscheidung des Säuglings berichtet[3854] Ein gesunder Säugling schied im Kot 0,06, im Urin 5,03 g P_2O_5 aus. Beim Spasmophilen fand sich aber mehr im Kot, und es zeigte sich außerdem die Ausscheidung verzögert, indem vom dargebotenen Phosphat in einer 3-Tagesperiode beträchtliche Mengen retiniert wurden.

3. Radioaktives Phosphat.

In 4 Tagen brachten 5 *Hühnchen* 22,8% von dargebotenem $^{32}PO_4'''$ zur Ausscheidung (Cook, Scott und Abelson[3471]). Dies bedeutet aber nicht diejenige Menge, die ausgeschieden wird, wenn wir gewöhnliches Phosphat geben, sondern zeigt nur, wieviel von den gerade gegebenen Molekülen zur Ausscheidung gekommen sind. Wir wissen aber aus einem früheren Kapitel, daß das aktive Phosphat sofort und rasch in den Stoffwechsel sowohl der Fette als auch der Kohlenhydrate eindringt und besonders lange im Knochen retiniert wird. Deshalb eignet sich $^{32}PO_4'''$ besser zum Vergleich als zur Gewinnung von absoluten Zahlen.

Diese Verhältnisse sind deutlich an der *Ratte* und wurden ausführlich untersucht. Nach peroraler Gabe findet die Resorption sehr rasch statt. Im Dünndarminhalt befand sich 8 Stunden später kein ^{32}P mehr, im Dickdarm erscheint es schon nach 2 Stunden. Als Beweis, daß es sich meist um nicht resorbiertes Material handelt, diente die intraperitoneale Injektion. Während bei peroralen Gaben, besonders bei gleichzeitiger Darreichung von Nahrung, 30% im Dickdarm erschienen, waren es bei intraperitonealer Injektion nur 2%. Die tatsächlich aus-

---

[3854] Rohmer, P. u. Allimant, H.: C. rend. Soc. biol. 89, 577 (1923), Rona 23, 210.

geschiedene Menge muß aber größer sein, weil zum Teil nicht markiertes P ausgeschieden wird. Hier hilft nur die Feststellung der spezifischen Aktivität, und bei deren Berücksichtigung ergibt sich, daß bei der Ratte von absorbiertem ^{32}P $^1/_{12}$ durch den Darm, $^{11}/_{12}$ durch den Urin ausgeschieden wurden. 20—30% wurden im Urin, 3% im Darm ausgeschieden innerhalb 8 Stunden. Die Ausscheidung erfolgte meist in den ersten 8 Stunden, später etwa 1—2% am Tag (COHN und GREENBERG[3470]). Genau so ergab sich, daß Vitamin D die Resorption nur um 10—15% verbesserte, während die ersten unkorrigierten Zahlen eine 30—50% Verbesserung bedeuteten. Die Ausscheidung im Harn wurde nicht verändert (COHN und GREENBERG[2734]). TWEEDY und CAMPBELL[3471, IV] fanden eine Beschleunigung der ^{32}P-Ausscheidung nach Parathormon. Das ist verständlich, da es fortgespült wird von dem Strom des mobilisierten ^{32}P und der im Knochen festgelegte Anteil auch mobilisiert wird, zumal er in der obersten Schicht der Kristalle sitzt. In den Faeces fanden sich kleinere Mengen nach Hormongabe, aber immer noch betrug die Ausscheidung 2—4% der Gesamtausscheidung.

HEVESY, HAHN und REBBE[2729] fanden das Verhältnis der Ausscheidung $\frac{\text{Harn}}{\text{Stuhl}}$ mit 2,29—3,10. ARTOM, SARZANA, SEGRE und andere[2728, 3481] geben bei 4 Ratten in 4 Tagen die absolute und spezifische Aktivität an:

Tabelle 321.

Rattenbezeichnung	Ausscheidung in mg P				Spezifische Aktivität			
	E	F	G	H	E	F	G	H
Urin	5,94	2,69	14,29	9,23	402	533	262	293
Faeces	2,09	9,16	3,71	10,0	133	93	100	74
Verhältnis $\frac{\text{Urin}}{\text{Faeces}}$	2,84	0,29	3,85	0,92	3,02	5,73	2,62	3,96

Die Ratten E und G erhielten eine Diät aus Eiweiß, Saccharose und Olivenöl, also eine starke Fettdiät, die anderen Ratten eine Diät vorwiegend aus Kohlenhydraten, Eiweiß, Stärke und Zucker.

Aus den Bilanzen nach den absoluten Zahlen würde man schließen, daß gerade diese Ratten (F und H) das Phosphat schlecht resorbierten, gegen die Erfahrung z. B. bei Hunden, daß Gabe großer Fettmengen die Resorption hemmt wegen Neigung zu Durchfällen. Aber wir sehen bei den spezifischen Aktivitäten, daß die Werte der sonstigen Erfahrung entsprechen. Tatsächlich wurden auch 94,7, 88,0, 96,6 und 97,9% resorbiert. (So hohe Werte wurden von HEVESY und anderen nicht gefunden.) Man muß also annehmen, daß in den Faeces inaktives Phosphat speziell unresorbiert blieb, also Phosphat, das aus der Stärke stammt. Vielleicht sind Mengen von Phytinphosphor dabei gewesen. Immerhin gibt diese Differenz in einem 4 Tage währenden Versuch Probleme auf. In den Versuchen von KJERULF-JANSEN[3854, I] nahm die Ausscheidung von ^{32}P bei größeren PO_4'''-Mengen in der Nahrung zu.

Werden radioaktive Phospholipide injiziert, dann tritt im Darm und besonders im Urin sehr rasch anorganisches $^{32}PO_4'''$ auf (HAVEN und BALE[3497]). Besonderes Interesse in Hinsicht auf die Art der Phosphorausscheidung verdient die Beobachtung von WEISSBERGER[3487], daß die aktiven Phospholipide der Niere zunehmen, wenn nach NH_4Cl-Injektionen die Phosphatausscheidung steigt und zwar proportional mit deren Intensität. Das soll wiederum die alte Ausscheidungs-

---

[3854, I] KJERULF-JENSEN, K.: Acta. physiolog. scand. 3, 1 (1941), Rona 129, 169. Versuche auch am Menschen.

theorie, aber anstatt auf der Kohlenhydrat-, jetzt auf der Fettbasis ins Leben rufen: Man wird solche Parallelität nicht ohne weiteres dafür anführen können, weil wir die Bedeutung nicht kennen. Es könnte sein, daß die Rückresorption durch verstärkte Besetzung greifbarer PO_4'''-Punkte gehemmt wird. Gegen die Ausscheidungstheorie spricht die Geschwindigkeit, mit der diese Vorgänge verlaufen.

Mensch. Bei kleinen Gaben aktiven Phosphats (0,8 g $^{32}PO_4'''$) fand sich nach TUTTLE, SCOTT und LAWRENCE[3164] in 3 Tagen 13,4% in den Faeces, 8,1% im Urin, nach weiteren 6 Tagen waren nur 27,8% ausgeschieden; nach einer größeren Gabe (3 g) nach 12 Tagen 52%, vielleicht weil hier die laxierende Wirkung des Phosphats die Resorption hemmte. HEVESY, HAHN und REBBE[2729] fanden nach peroraler Gabe die ersten Mengen ^{32}P schon nach 20 Minuten im Urin. In den ersten 24 Stunden wurden dort 4—23% ausgeschieden. Die Verteilung zwischen Harn und Faeces zeigen einige weitere Angaben. Nach peroraler Gabe fand sich im Harn 20,8%, im Stuhl 6,7%. Nach subcutaner Gabe waren die entsprechenden Werte 14,3 und 1,7%. Nach intravenöser Verabreichung an einen 55jährigen Mann wurden in 4 Tagen nur 6% im Urin gefunden[3854, II]. Unterschiede müssen stets entstehen, wenn die spezifischen Aktivitäten verschieden sind.

Wenn auch das, was wir oben bei den Ratten geschrieben haben, zu berücksichtigen ist, ist doch deutlich, eine wie große Rolle die nichtresorbierten Phosphate schließlich bei der Ausscheidung im Stuhlgang spielen (siehe auch [3854, I]).

Dabei ist zu beachten, daß P als anorganisches Phosphat gegeben wird, das sehr viel leichter resorbiert wird als mancher Phosphor, der in der Nahrung zugeführt wird und nach Veraschung der Nahrung zur Analyse schließlich in der Bilanz erscheint.

4. Besondere Ausscheidungswege.

Beim Regenwurm (Lumbricus terrestris) finden sich Drüsen, die unlösliches Calciumphosphat und auch $CaCO_3$ auszuscheiden vermögen[3856].

a) Darmschleim. Die Stellen der Ausscheidung von Phosphaten in den einzelnen Teilen des Rattendarms können einen Eindruck geben, inwieweit bei dieser Ausscheidung Galle-Pankreassaft usw. eine Rolle spielen. Das zeigen Versuche mit Ratten, die eine an P außerordentlich arme Diät erhielten[3855]. Es wurde 50 mg% Gesamt-P gegeben, darunter 2,5 mg in Lipoidform, aber nur Spuren in anorganischer Form. Der Prozentsatz des Darminhalts verteilt sich folgendermaßen:

Tabelle 322.

	Normaldiät		P-arme Spezialdiät	
	Gesamt-P mg%	% anorgan.	Gesamt-P mg%	% anorgan.
Magen	77	25,4	31	—
Dünndarm	148	77,5	167	72,2
Dickdarm	741	53,7	164	52,6

Es fand sich eine Abgabe von Lipoidphosphor an den Darminhalt. Der Gehalt im Magen könnte teilweise bedingt sein durch verschluckten Speichel, wenn auch darin meist anorganisches Phosphat abgegeben wird.

[3854, II] GOVAERTS, J. u. LAMBRECHTS, A.: Bull. Soc. roy. Sci. Liège **11**, 138 (1942), Rona **133**, 180.

[3855] YOUNGBURG, G. E.: Proc. Soc. exp. Biol. Med. **36**, 230 (1937), Rona **102**, 403.

[3856] DOTTERWEICH, H. u. FRANKE, H.: Z. vergl. Physiologie **23**, 42 (1936), Rona **95**, 35.

b) Im Speichel finden sich 4—6 mg% $Ca_3(PO_4)_2$ neben $CaCO_3$ in nicht völlig gesättigter Lösung (SCHMIDT und GREENBERG[2794, S. 316]). Sobald die Reaktion etwas alkalischer wird, kann es ausfallen, so daß Zahnstein entsteht. Bei einigen Versuchspersonen fand sich ein Gehalt von 6—18,9 mg% schwankend. Eine Senkung trat auf Zucker, und auch auf andere Nahrung ein, eine Erhöhung brachte Eingabe von Calciumphosphat, es war also eine Abhängigkeit von der Nahrung vorhanden[3870]. Eine ausführliche Studie an 650 gesunden Individuen im Alter von 5—95 Jahren widmen BECK und WAINWRIGHT[3857, I] diesem Problem auch in Beziehung zu anderen Bestandteilen des Speichels. Gesetzmäßigkeiten zu erkennen, wäre hier besonders leicht möglich, weil die Konzentrationen von 9—18 mg% und mehr ohne irgendeine Beziehung zur Jahreszeit schwanken. Die Beziehung zwischen Ca und P wies einen positiven Korrelationskoeffizienten von + 0,402, unabhängig vom Alter auf. Das spricht gegen eine Sättigung des Speichels mit irgendeiner Ca-Phosphatverbindung. Das Verhältnis Ca/P war 0,36 ± 12 mit Schwankungen von 0,12 bzw. 1,22. Dieser Quotient änderte sich mit den verschiedenen Lebensaltern. Er hatte ein Maximum zwischen 20 und 29 Jahren. Der Verlauf ist so, daß beim Kind Ca und P anwachsen, aber Ca stärker, dann steigt Ca nicht mehr an, aber P steigt fortgesetzt weiter, so daß der Quotient jenseits des dritten Lebensjahrzehnts zu fallen beginnt.

Besondere Beziehungen ergaben sich zu der Sekretion des Speichels. Die Autoren berechnen eine Reihe Korrelationskoeffizienten, die wir hier nur aufzählen.

Absolute Menge des Speichels zu der Menge von Ca: $r = +0,913$ von P: 0,770 Ca/Stunde zu P pro Stunde $r +0,78$. Dieser hohe Wert ist nur dadurch möglich, daß eine so geringe Korrelation zwischen Menge des Speichels und Mineralbestand, nämlich zu P:$r = -0,281$ zu Ca $r = -0,156$, zu Ca/P $= +0,237,7$ und Ca · P $= -0,223$.

Bei *Hunden* fand sich im gemischten Speichel 1,2—3,0 mg% P, im Parotisspeichel 1,2—1,7 mg%. Je schwächer der Reiz der Nerven, desto niedriger die Konzentration ([3871], siehe Tabelle S. 688).

Da der Gehalt gerade der Parotis an Cl' höher ist, muß in den anderen Drüsen HCO_3' vermehrt ausgeschieden werden. Diese würden also mehr alkalisierend wirken und zur Erhaltung des Zahnes beitragen.

Bei *Schafen* fand sich ein Gehalt von 12,3—103,7 mg%, im Durchschnitt von 9 Schafen 45,6 mg%. Bei längerer Beobachtung zweier weiterer Schafe ergaben sich Durchschnitte von 44,4 und 69,1 mg%. Bei P-armer Diät gab es eine deutliche Abnahme. Große auftretende Schwankungen erklären sich durch Beimengungen des Submaxillarisspeichels, der arm an Asche ist[3858]. McDOUGALL[3857, II] trennte den Parotisspeichel ab und fand im gemischten Speichel 37—86 mg% P, im Parotisspeichel 19—129 mg% mit einem Durchschnitt von 81 mg%. PO_4''' war etwa 15mal so konzentriert wie im Serum. Die Beimischung des Sekrets aus den anderen Drüsen störte die klare Linie. Die Korrelation zwischen Gehalt im Blut und Speichel betrug daher nur $+ 0,42 ± 0,07$ bei 27 Tieren. Die Verhältnisse bei einem Tier, das innerhalb einiger Tage große Schwankungen zeigte, gibt folgende Abbildung 59 wieder[3857]:

Obwohl die Drüse also stark konzentriert, sieht man die Abhängigkeit von dem Plasmagehalt, eine Merkwürdigkeit bei einem Sekretionsvorgang. Die

---

[3857] WATSON, R. H.: Austral. J. exp. Biol. Med. **11**, 67 (1933), Rona **75**, 639.
[3857, I] WAINWRIGHT, H. u. W. W.: J. dent. Res. **25**, 267, 275 u. 285 (1946).
[3857, II] McDOUGALL: Biochem. J. **43**, 99 (1948).
[3858] SCHEUNERT, A. u. TRAUTMANN, A.: Pflügers Arch. **192**, 33 (1921). Die Mischung war notwendig, weil Schafe, denen der Speichel nach außen abgeleitet wird, an Alkaliverlust zugrunde gehen.

absolute Größe der Ausscheidung kann man aus der Angabe von MCDOUGALL[3857, II] entnehmen, daß aus einer Parotis am Tage 930—1840 cm³ Sekret geliefert wird.

c) Auch im **Magensaft** finden sich Phosphate, ohne daß sie aus Nahrung oder Speichel zu stammen brauchen.

THEORELL[3916] fand nach Histaminreiz im Magensaft der Katze einen Gehalt von 0,3 in einem, < 0,5 mMol bei einem zweiten Versuch. Er hält es für möglich, daß der Magensaft selbst phosphatfrei ist. Es fanden sich beim Menschen 0,6—18,0 mg% P, im Durchschnitt von 100 Analysen 7 mg%, also ein höherer Gehalt

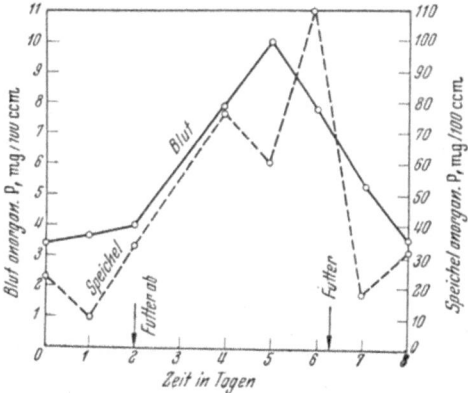

Abb. 59. PO$_4$-Gehalt von Blut und Speichel bei Schafen (nach WATSON).

als im Blut. Der P-Wert soll um so niedriger sein, je höher die Salzsäurekonzentration ist[3866]. Diese Bemerkung scheint auf die Menge des verschluckten Speichels und die P-Armut des Magensaftes selbst (entsprechend THEORELL) hinzudeuten.

In Versuchen an Hunden war durch Gabe von Phosphorsäure keine Änderung der Magensekretion zu erzielen (SCHIFFLERS[2458]).

d) Galle. In der Duodenalgalle des Menschen fanden sich 4 mg% P wie im Blut. Da der Wert durch Darmsaft verunreinigt ist, ist eine Verschiebung möglich. Besser ist es, im Tierversuch direkt die Blasengalle zu bestimmen. Es fanden sich sehr schwankende Werte, unbeeinflußt von der Nahrung[3876]. Der anfängliche Wert betrug 11 mg%, fiel aber bei längerem Bestehen einer Fistel ab. Durch Gaben von Phosphat wurde er nicht beeinflußt, also keine Beziehungen zum Blutgehalt[3878].

Dagegen soll er erhöht werden durch Glykokoll, Alanin und besonders Cholsäure, erniedrigt durch Lactat[3877]. Das Ca·· war so hoch wie im Blutserum und stieg mit ihm[3882, 3883].

e) Im **Pankreassaft** des Hundes war der Gehalt mit 0,18 und 0,5 mMol nur $^1/_{20}$—$^1/_4$ der Serumkonzentration. Wurde durch intravenöse Injektion von 20% NaH$_2$PO$_4$ der Plasmagehalt auf 23,1 und 21,2 mMol gesteigert, dann stieg der Gehalt im Drüsensekret nur auf 2,1 und 2,6 mMol. CaCl$_2$ erniedrigte den Gehalt etwas[3874]. Der Ca··-Gehalt war demgegenüber um das 2—3fache höher als beim Plasma[3873]. Weitere Werte sind in mMol 0,13[3879], 1,02[3880], 0,4[3881], also immer niedriger als im Plasma. TRIA und FABRIANI[3858, I] gelang es aus einer Pankreasfistel des Menschen völlig reinen Pankreassaft zu gewinnen. Der P-Gehalt mit 0,2 mg% war außerordentlich niedrig.

[3858, I] TRIX, E. u. FABRIANI, G.: Atti. Accad. Ital. VI, s. 2, 381 (1941), Rona 126, 617. C. 1942, I, 371.

f) Im **Darmsaft** des Colon der Katze nach Reizung der Nn. erigentes wurden 0,5 mg% P abgesondert[3884]. Bei Hunden betrug der Gehalt (im Dünndarm) 1,2—3,8 mMol (P dreiwertig gerechnet) und stieg bei Dehnung durch einen eingeführten Ballon um 24%[3885, 3886]. Die Werte liegen also unterhalb der Blutkonzentration. Eine besonders aktive Phosphatausscheidung scheint nicht stattzufinden. Deshalb wird die Auffassung vertreten[3860], daß die im Darm gefundenen Phosphate durch Assimilation der Bakterien zustande kommen, die damit eine Rückresorption verhindern, die man sonst erwarten müßte, soweit nicht mangelhafte Resorption des Nahrungs-P vorliegt (Phytin!). Bei der Zuckerresorption wird Phosphat nach LASZT[3859, II] sezerniert, unterliegt aber sofort der Resorption (siehe oben S. 419f.).

g) Die **Schweißabsonderung** wird durch Phosphatgabe eingeschränkt (DANILOW und Mitarbeiter[3834, 3859, 3887]), aber mindestens ebenso wirkt NaCl[3887]. Der Phosphatgehalt bei phosphatarmer Diät betrug 1—2 mg%, phosphatreiche Nahrung und Gabe von 15 g Na_2HPO_4 ließ ihn auf 2,5—3,5 mg% steigen[3888]. Neuerliche Analysen[3858, II] ergaben nur 0,22—0,022 mg%.

h) Milch. Die Kuhmilch enthält an anorganischem P 60,95, die Ziegenmilch bei größeren Schwankungen 61,8 mg%, also viel höhere Werte als im Blut (Hundemilch siehe [3859, I]). Bei Zulage von Phosphat war keine Zunahme zu merken, wenn auch Änderungen behauptet wurden ([3890], siehe auch [3891]).

Das anorganische Phosphat der Milch liegt nicht in gelöster, sondern in kolloidaler Form als $Ca_3(PO_4)_2$ (SCHMIDT und GREENBERG[2794], S. 305) oder kolloidales $CaHPO_4$[3894] vor. Als Schutzfaktor tritt das Casein auf. Das Phosphat selbst soll erst aus organischer Bindung kurz vorher frei werden[3894]. Dafür spräche auch, daß das anorganische P im Milchdrüsenvenenblut (4,7—5,76 mg%) höher als in der Vena jugularis (4,25—5,50 mg%) und dem Arterienblut gleich ist. Bei Durchgang durch die Drüse war der säurelösliche organische P geringer geworden[3892]. Dieser Befund ließ sich aber nicht aufrecht erhalten, denn bei gleichzeitiger Entnahme aus Arterie und Vene fand sich bei Durchgang durch die Drüse ein Verlust von 0,21 mg% P, der zusammen mit der Durchblutung die Abgabe durch die Milch etwa decken würde[3893].

Mit Injektion radioaktiven Phosphats liegen Versuche von ATEN und HEVESY[3895] an Ziegen vor. Die Verteilung auf verschiedene Fraktionen der Milch gibt folgende Tabelle wieder, in der die Zahlen bezogen wurden auf die Aktivität des anorganischen ^{32}P im Plasma, 4 Stunden nach der Injektion. Diese wird $= 1$ gesetzt.

Tabelle 323.

	0—2 Std.	2—4¼ Std.	4½—6½ Std.	23—26 Std.
Anorgan. ^{32}P	0,68	1,79	1,71	0,49
Casein-^{32}P	0,54	1,71	1,71	0,55
Ester-^{32}P	0,32	1,16	1,34	0,49

Der Casein-^{32}P muß aus dem anorganischen Teil des Plasmas stammen. Dasselbe mußte aus der Analyse des Phosphatid-^{32}P geschlossen werden, dessen

---

[3858, II] MITCHELL, H. H. u. HAMILTON, F. S.: J. biol. Chem. **178**, 345 (1949).

[3859] DANILOV, A., KORJAKINA, A., KOSSOVSKAJA, E., KRESTOVNIKOV, A. u. FOMICEV, A.: Rona **79**, 114 (1933). Die Cl'-Abgabe wird durch den Schweiß auch herabgesetzt.

[3859, I] ANDERSON, H. D., JOHNSON, B. C. u. ARNOLD, A.: Amer. J. Physiol. **129**, 631 (1940). C. **1941 I**, 1186. Nur Angabe von P in der Asche mit 2,4 mg/ccm.

[3859, II] LASST, L. u. DALLA TORRE, L.: Schweiz. med. Wschr. **71**, 1416 (1941). C. **1942 I**, 1771. Aktive Sekretion in den Dünndarm der Ratte bei der Resorption von Monosacchariden. Diese ist nicht nachweisbar im Dickdarm, da dort die aktive Resorption der Glucose fehle.

Aktivität im Vergleich zu den Phosphatiden anderer Organe besonders hoch war. Sie betrug $4^1/_2$ Stunden nach der Gabe: bei Milch 0,09, Plasma 0,02, Milchdrüse 0,13, Leber 0,09, Niere 0,11.

Daraus ließ sich schließen, daß die Phosphatbildung aus anorganischem PO_4''' in der Milchdrüse selbst erfolgt sein muß.

5. Pyrophosphat.

Pyrophosphat wurde weder von LOHMANN[1619] noch von AXMACHER[2473] nach peroraler Gabe am Menschen im Harn nachgewiesen. Es vermehrte sich nur das anorganische Phosphat. Die Hydrolyse von P_2O_7'''' verläuft offenbar zu rasch. Dagegen gelang es AXMACHER[2473], nach intravenöser Gabe am Kaninchen im Urin unzersetztes Pyrophosphat zu finden. 400 mg $Na_4P_2O_7$ (neutralisiert) wurden in 99 Minuten infundiert, während dieser Zeit wurden 7,2% unzersetzt, 29% als o-Phosphat im Urin gefunden.

Pyrophosphat soll sich in Kuhmilch, nicht in Ziegenmilch finden[3889].

III. Fluorid.

Die *normale* Ausscheidung schwankt um 1 mg/Ltr. Harn, abhängig von dem Gehalt der Lebensmittel, vor allem vom Gehalt des Trinkwassers[3861, 3862]. Von ROHOLM und Mitarbeitern[3864, I] wurde bei 30 Patienten 0,30—1,60 mg/Ltr. Harn mit einem Durchschnitt von 0,92 mg/Ltr. mit einwandfreier Methodik festgestellt. Die Art der Aufnahme war bei diesen Kranken mit gleicher Kost etwa gleich anzusetzen. Trotzdem blieb die Ausscheidung unterschiedlich, aber beim einzelnen gleich, wie Analysen an aufeinander folgenden Tagen bei 2 Patienten mit extremen Werten zeigen. Der eine schied 0,25, 0,42, 0,27, 0,29, 0,62 und 0,60 mg F aus, der andere 1,40 und 1,58 mg. Diese Differenz läßt sich entweder daraus erklären, daß die einzelnen Menschen von dem dargebotenen F' der Nahrung mehr oder weniger retinieren, oder daß sie je nach ihrer Vorgeschichte verschiedene Depots in den Knochen besitzen, die sie entleeren. Über die Größe dieser Depots werden wir uns in dem speziellen Kapitel über Fluorose ausführlich beschäftigen. MCCLENDON und FOSTER[2377, I] fanden im Stuhl von 7 normalen Personen pro Tag 0,08 mg und zitieren HACHLE und Mitarbeiter, die nur 0,039 mg/Tag angeben.

Hier seien einige Angaben von Arbeitern aus gewerblichen Betrieben, die sich mit Fluoriden beschäftigen, niedergelegt.

MACHLE und EVANS[5566] fanden im Harn von Arbeitern einer Flußsäurefabrik $3,65 \pm 0,54$ mg/Ltr. Nach ROHOLM und Mitarbeitern[3864, I] enthielt der Harn von 24 Kryolitharbeitern zwischen 2,41—43,41 mg F'/Ltr., im Durchschnitt 16,05 mg/Ltr. Bei 8 Handwerkern des Betriebes, die dem F'-haltigen Staub weniger ausgesetzt waren, waren nur noch 4,81 (1,78—11,67) mg/Ltr. vorhanden. Die Ausscheidung fiel nach Aufgabe dieser Arbeit allmählich ab, z. B. wurde sie bei einem Arbeiter sofort nach der Arbeitseinstellung 25 Tage lang verfolgt. Die Ausscheidung ging in dieser Zeit mit Schwankungen von 5,81 auf 1,22 mg in 24 Stunden zurück. Der hier berichtete Abfall war verhältnismäßig rasch. Bei 4 weiteren Arbeitern, die 2—11 Jahre aus dem Fluorbetrieb heraus waren, fand sich noch eine Ausscheidung von 2,06—9,26 mg/Tag. Diese zeigten das Symptom der Osteosclerose. Zwei andere Arbeiter, die keine krankhaften Veränderungen mehr aufwiesen, hatten eine normale Ausscheidung von 0,49 und 1,57 mg.

[3860] HENRY, K. M. u. KORN, S. K.: Biochem. J. **33**, 173 (1939).

[3861] MACHLE, W.: Dental Cosmos **78**, 612 (1936). C. **1936 II**, 1961.

[3862] MACHLE, W., SCOTT, E. W. u. TREON, J.: Amer. J. Hygien. **29**, Sect. A 139 (1939), Rona **116**, 234. C. **1940 I**, 2669.

[3863] GOTTLIEB, L. u. GRANT, S. B.: Proc. Soc. exp. Biol. Med. **29**, 1293 (1932), Rona **69**, 767.

[3864] COSTANTINI, A.: Biochem. Ter. sper. **21**, 337 (1938). C. **1938 II**, 2200.

[3864, I] BRUN, G. C., BUCHWALD, H. u. ROHOLM, K.: Acta med. Skand. **106**, 261 (1941).

Diese Befunde können durchaus dazu dienen, die vorher erwähnte Verschiedenartigkeit der Ausscheidung bei gleicher Kost verständlich zu machen.

Über die *Ausscheidung nach Zufuhr* existieren nur sehr wenige Versuche. In den älteren Versuchen von TAPPEINER fanden sich nach einer einmaligen Injektion in 2 Tagen beim Hunde nur etwa 20% wieder. Es ergibt sich daraus anscheinend ein absoluter Unterschied gegenüber Phosphat und dessen rapider Ausscheidung. In Wirklichkeit besteht die Ursache in der langdauernden Retention und Speicherung, die schließlich zu dem chronischen Vergiftungsbild der Fluorose führt. Dieses ist aber nicht renal bedingt, da tägliche Gaben von 0,02 g/kg NaF intravenös 41 Tage lang bei Hunden zu keinen anderen mikroskopischen Veränderungen führten, als zu einer gewissen Hyperämie der Glomeruli. Zugleich gibt es eine beträchtliche Diurese, wobei auch Cl′ mehr ausgeschieden wird. 0,01 g/kg wirkte auch noch, 0,005 g/kg ist die Grenze der Wirksamkeit[3863]. Diurese wurde auch bei Menschen beobachtet.

Genaue Ausscheidungskurven wurden nicht verfolgt. Man kann auf die Geschwindigkeit der Ausscheidung vielleicht aus den geringen Konzentrationen in den Geweben selbst bei tödlichen Vergiftungen (S. 600—602) schließen. Nach den obigen Resultaten von TAPPEINER müßte man eine rasche Aufnahme in das Skelet dafür verantwortlich machen. Wir dürfen aber wegen der damals sehr unvollkommenen Analytik seinen Resultaten kein zu großes Zutrauen schenken. Nach Gabe von 47,5 mg F′ als Steinphosphat (rock-phosphate) genommen, fanden sich im Urin 9,2 mg F′, in den Faeces 36,6 mg, die offenbar nicht resorbiert waren. Diese Bilanz scheint sehr günstig, da das Skelet anscheinend gar nichts abbekommen hatte. Die rasche Aufnahme im Skelet ist anscheinend nur bei großen einmaligen Dosen vorhanden. Wenn man die Ausscheidung nach langdauernder geringer Zufuhr verfolgt, wie bei verschiedenem Gehalt im Wasser, dann zeigt es sich, daß praktisch fast alles wiederzufinden ist, wenn man die Ausscheidung in den Schweißdrüsen mit in Rechnung stellt[3868, II]. Das ist so zu verstehen, daß F′ nur in die oberflächliche Schicht des Apatitgitters eindringt und dort eine Art Gleichgewicht bildet. Das gilt aber nur in erster Annäherung, wie die Analysen der tatsächlichen Anreicherung im Knochen beweisen.

Die Geschwindigkeit der Ausscheidung, kombiniert mit dem raschen Verschwinden in die Gewebe (McCLENDON und FOSTER[2377, I]), zeigen Versuche nach Darreichung von *radioaktivem Fluorid* an 4 Katzen. Nach $^3/_4$ Stunden fanden sich schon 10,4 und 22,7% der verabreichten Menge im Urin. Bei den beiden anderen Katzen war die Ausscheidung mit 14,4 und 14,6% nicht größer. Während dieser Zeit war der Gehalt im Blut von 0,060 und 0,064% der gegebenen Aktivität in 1 ccm Blut auf $^1/_4$ dieses Wertes nach 2 Stunden gesunken[3864, II].

(Über die Ausscheidung im Kot siehe später Fluorose.)

Kein F′ fand sich in *Speichel und Milch* (BOISSEVAIN und DREA[62], siehe auch[3867]). Diese Angaben sind begrenzt durch die Methodik. Tatsächlich hat sich neuerdings[3868, II] eine Konzentration von $0,1 \cdot 10^{-6}$ nachweisen lassen, die wenig oder gar nicht durch verschiedene Zufuhren zu vermehren war. Nur bei sehr großen Dosierungen wird man eine Ausnahme gelten lassen. Aber selbst nach intravenöser Gabe von 10 g NaF — mit radioaktivem ^{18}F der Halbwertzeit von 112 Minuten markiert — an 4 Katzen fanden sich bei 2 Tieren im Speichel nach 19 und 21 Minuten nur 0,088 und 0,054% der injizierten Menge. Trotz Anregung der Speichelsekretion durch elektrischen Reiz der Chorda tympani war

---

[3864, II] VOLKER, J. F., SOGNNAES, R. F. u. BIBBY, B. G.: Amer. J. Physiol. **132**, 707 (1941), Rona **127**, 423.

die bis zum Ende der zweiten Stunde bei den 2 anderen Tieren insgesamt ausgeschiedene Menge mit 0,110 und 0,042% nicht größer geworden. Eine Ausscheidung wird wohl nur bei den anfänglichen ganz hohen Konzentrationen im Plasma zu erwarten sein[3864, II].

In der Ziegenmilch wurde selbst bei täglichen Gaben von 1,0 g NaF nichts gefunden. Weder Fettgehalt noch Produktion der Milch litt bei dieser Dosis[3864]. Hier spielt vielleicht die Schwierigkeit der Methodik hinein, denn kleine Mengen von Fluorid werden durch die Kuhmilch abgegeben und kommen in den Organismus des Kalbes, wie sich aus der Entwicklung des Fluorgehaltes der Knochen von Kälbern erweisen läßt[3865].

Bei 6 Kühen, die verschiedene Rationen von Fluorid erhielten, war der Gehalt an F′ bei den Kühen mit normaler Ernährung 0,07—0,22 mg/Ltr. Milch. Bei den Tieren mit 0,088% F′ in der Nahrung schwankte der Gehalt von 0,14—0,26 mg/Ltr.[3868]. Kürzliche Analysen von Milch in Kirowsk ergaben 0,09—0,35 mg/Ltr. (Durchschnitt 0,22 ± 0,07 mg/Ltr.) ohne Unterschied gegenüber fluorarmen Gebieten[3868, I].

Durch die Zulage des Fluorids war der Gehalt also nicht zu steigern. Eine gewisse Menge von F′ wird andererseits von der Milch auch dann ausgeschieden, wenn die Nahrung möglichst von Fluorid gereinigt wird, wie wir später noch an Rattenversuchen zeigen werden.

Von dem in der Milch abgegebenem Fluorid geht ein Teil in das Casein über. Wenn von dem normalen Gehalt alles sich dort finden würde, gäbe es einen Höchstgehalt von 10 mg F′/kg Casein. Tatsächlich finden sich aber Handelscaseine, die bis zu 359 mg/kg enthalten. Die Herkunft dieses F′ ist unbekannt[3869].

Haut. Bei einem schweren Vergiftungsfall mit NaF trat im Ablauf der Ereignisse kalter Schweiß bei der Patientin auf. Die Schwester, die das Handtuch an ihr Gesicht führte, mit dem sie den kalten Schweiß der Kranken getrocknet hatte, fühlte einen brennenden Schmerz. Es wurde daraus geschlossen, daß Fluoride im Schweiß ausgeschieden werden müßten (MCNALLY[2635]). Der Nachweis ist jetzt geglückt[3868, II].

[3865] EVANS, R. J., PHILLIPS, P. H. u. HART, E. B.: J. Dairy Sci. **21**, 81 (1938), Rona 106, 630. C. **1938 I**, 3486.
[3866] HOESCH, K.: Dtsch. Arch. klin. Med. **165**, 201 (1929), Rona 53, 522.
[3867] SMITH, M. C.: Amer. J. publ. Health Nat. Health **25**, 696 (1935). C. **1935 II**, 2238. Auch bei Gehalt des Futters von 0,05% NaF keine Steigerung.
[3868] PHILLIPS, P. H., HART, E. B. u. BOHSTEDT, G.: J. biol. Chem. **105**, 123 (1934), Rona 83, 545.
[3868, I] GEORGIJEWSKI, A. P.: C. **1949 I**, 143.
[3868, II] DEAN, H. T. u. ARNOLD, F. A.: J. amer. dent. Assoz. **38**, 15 (1949).
[3869] EVANS, R. J. u. PHILLIPS, P. H.: J. Dairy Sci. **22**, 621 (1939), Rona 117, 530.
[3870] ADDY, W. H., HEFT, H. L., ROSENSTOCK, S. u. RALSTON, R.: J. Res. **13**, 511 (1933), Rona 79, 352.
[3871] BAXTER, H.: J. biol. Chem. **102**, 203 (1933).
[3872] GAMBLE, J. L., MCIVER, M. A., MARSH, P. u. MATTESON, E.: J. exp. Med. **48**, 837 (1928), Rona 49, 493.
[3873] AGREN: Biochem. Z. **281**, 358 (1935).
[3874] BALL, E. G.: J. biol. Chem. **86**, 449 (1930).
[3875] WALSH, E. L. u. IVY, A. C.: Proc. Soc. exp. Biol. Med. **25**, 839 (1928), Rona 47, 589.
[3876] MURAOKA, S.: Rona 61, 242 (1930).
[3877] KAWADA, Y.: Arb. med. Fak. Okayama **4**, 196 (1934), Rona 82, 601.
[3878] GRASHEIM, K. u. PETOW, H.: Z. klin. Med. **104**, 803 (1926), Rona 40, 85.
[3879] HARTMANN, A. F. u. ELMAN, R.: J. exp. Med. **50**, 387 (1929).
[3880] GAMBLE, J. L. u. MCIVER: J. exp. Med. **48**, 849 (1928).
[3881] JOHNSTON, C. G. u. BALL, E. G.: J. biol. Chem. **86**, 643 (1930).
[3882] JONES, K. K. u. LAING, G. H.: Amer. J. Physiol. **110**, 471 (1934).
[3883] CHEYMOL, J. u. QUINQUAUD, A.: C. rend. Soc. Biol. **125**, 691 (1937), Rona 103, 69.
[3884] WRIGHT, R. D., FLOREY, H. W. u. JENNINGS, M. A.: Quart. J. exp. Physiol. **28**, 207 (1938), Rona 111, 576.
[3885] DE BEER, E. J., JOHNSTON, C. G. u. WILSON, D. W.: J. biol. Chem. **108**, 113 (1935). Die Acidität beträgt p_H 8,4.

IV. Die Ausscheidungswege der übrigen Ionen außerhalb der Nieren.

1. Speichel.

a) Chlorid. Der Cl'-Gehalt beim Hunde wurde von BAXTER[3871] nach Anlegung von Fisteln untersucht, die teils isolierten Speichel der Parotis, teils gemischten lieferten. In letzterem betrug der Gehalt 134—240 mg% Cl', in ersterem 257—271 mg%. Die Konzentration war aber abhängig von dem Reiz, wie folgende Zusammenstellung zeigt (siehe auch [3895, I]).

Tabelle 324.

Reize	Gemischte Drüsen			Parotis		
	Cl'	P	Vol. ccm	Cl'	P	Vol. ccm
10% NaCl	253	1,2	55,7	298	1,3	68,8
5% NaCl	219	1,2	55,8	301	0,9	33,3
3% NaCl	128	1,1	36,6	203	0,4	24,0
1% NaCl	136		4,2	275		1,8
0,25% HCl	246	2,1	63	282	2,0	70
0,125% HCl	217	1,9	41,5	343	1,4	69,7
0,062% HCl	102	1,7	26,5	295	1,3	58,5

Bei Verstärkung des Reizes wurde nicht nur die Menge, sondern auch die Konzentration, wenigstens der anorganischen Elemente vermehrt. Bei Pilocarpinreiz ist der Cl'-Gehalt niedriger als bei den anderen Reizen. Nach längeren Märschen war durch Schweißverlust der Cl'-Gehalt des Blutes herabgesetzt, aber nur geringfügig. Im Speichel war Zunahme der organischen Substanz und Abnahme des Cl' (AGGAZZOTTI[2898]) festzustellen. MCCANCE[3212] gibt folgende Werte für den menschlichen Speichel (als Durchschnitte von 5 Personen) an:

Na· 15,6   Cl' 51,0   K· 86,0 mg%
bei Salzmangel Na· 9,0   Cl' 54,0   K· 111,0 mg%.

Der Salzmangel war durch Schwitzprozeduren sehr weit getrieben. 41 und 51% der Cl'-Bestände waren verloren. Trotzdem fand sich ein Reflex im Speichel nur bei Na· und K·.

Es wird angenommen, daß verschiedene Elemente in den Drüsen vorhanden sind, von denen eines ein sehr dünnes Sekret absondern kann, auch hinsichtlich des osmotischen Drucks, während andere Elemente höhere Konzentrationen abgeben, so daß große Schwankungen selbst bei Isolierung einer Drüse vorkommen. Die Reize auf der Tabelle waren ausgeführt worden durch Aufbringen der Lösungen auf die Mundschleimhaut, also reflektorisch. Sie können aber ebenso gegeben werden durch intravenöse Injektionen von NaCl oder Na_2SO_4[3896], HCl[3898] oder NH_4Cl[3898]. Alkalien: $NaHCO_3$, Na_2CO_3 oder NaOH hemmen[3896]. Man darf von NaCl oder Na_2SO_4 aber nur isotonische Lösungen geben, hypertonische vermindern die Sekretion.

MCDOUGALL[3857, II] stellt einige Daten bei verschiedenen Tieren aus der Literatur zusammen. Es werden angegeben: Schaf 22 und 50 mg%, Ziege 10—12 mg%, Büffel (Parotis-) 15 mg%. Er selbst fand beim Schaf im gemischten Speichel 25—43 mg%, im Parotisspeichel 19—238 (Durchschnitt 61) mg%. Die Kationen verhielten sich ähnlich wie im Plasma.

Die Angaben über den Cl'-Gehalt des menschlichen Speichels sind sehr schwankend.

Zum Beispiel 200 mg% in der Zusammenfassung von IRVING und MANERY[3311], 36,4 mg% nach BORN[116, a], 119,8 mg% mit einer Schwankung von 66,4—197,1 mg%[3899], schließlich

144 mg%, aber als NaCl nach FABIAN[3900]. Bei SCHMITZ[3901] findet sich der Wert von 50 mg%, ähnlich wie in den eben angeführten Versuchen von MCCANCE.

Die Zusammensetzung ist offenbar sehr schwankend infolge der verschiedenen Drüsen. Aber wir haben gesehen, daß durch die Art des Reizes bei derselben Drüse ganz verschiedene Werte erhalten werden.

FABIAN[3900] untersuchte die Verhältnisse bei verschiedenen Erkrankungen und fand eine Tendenz zur Abnahme bei Perniciosa-Achylie, eine Zunahme bei Diabetes mellitus, die durch Insulin vermindert werden konnte.

b) Bromid befindet sich auch im normalen Speichel, abhängig von der Nahrung. Der Gehalt war im Morgenspeichel nach dem Frühstück 0,02—0,1 mg%, im Nachmittagsspeichel nach einer großen Mahlzeit 0,15—0,71 mg%, im gewöhnlichen Tagesspeichel 0,09—0,6 mg%[3902]. LIPSCHITZ[2770] fand im Parotisspeichel des Kaninchens etwa dieselbe Konzentration wie im Plasma nach Gabe von Bromid. Auf der Tabelle S. 512 nach MORTON[3139] findet sich das Verhältnis angegeben, mit dem Bromid (im Vergleich zu Cl') im Speichel von Hunden und Menschen erscheint. Ebenso wie im Harn wird merkwürdigerweise auch im Speichel Br' weniger abgegeben als Cl'. Hier fehlen Kontrollen mit Trennung verschiedener Drüsen.

c) Ferrocyanid wurde bei Hunden nicht im Parotisspeichel ausgeschieden (LIPSCHITZ[2689]).

d) Nitrat fand sich im Parotisspeichel des Hundes entsprechend der Partialkonzentration im Plasma (LIPSCHITZ[956]). Beim Menschen fanden sich 0,007 bis 0,52 mg NO_3-N, niemals so hohe Werte wie im Urin (KEITH, WHELAN und BANNICK[2568]). SAVOSTIANOV[1820] gibt 0,01—0,1 mg% an, steigend bei Nitratgabe. Bei intravenöser Gabe beim Hunde soll das nicht eintreten. Ein Teil des Nitrats soll teils durch Bakterien, teils durch eine Oxydoreduktase, die sich vor allem in der Submaxillaris findet, in Nitrit übergeführt werden.

e) Rhodanid kommt im Speichel vor, wurde hier zuerst beobachtet und erst später die Konstitution aufgeklärt. Von der gerichtlichen Medizin wurde versucht, durch den SCN'-Nachweis zugleich den Beweis für Vorliegen von Speichel zu

---

[3886] HERRIN, R. C.: J. biol. Chem. **108**, 547 (1935).

[3887] ITO, S.: J. of orient. Med. **25**, 93 (1936), Rona **99**, 247. Hitze.

[3888] TALBERT, G. A., STINCHFIELD, F. u. STAFF, H.: Amer. J. Physiol. **105**, 94 (1933), Rona **75**, 639.

[3889] DE TONI, G. u. GRAF, G.: Riv. klin. pedr. **36**, 673 (1938), Rona **110**, 34.

[3890] TURNER, W. A., MEIGS, E. B., KANE, E. A., SHINN, L. A. u. HALE, W. S.: J. agricult. Res. **48**, 619 (1934), Rona **83**, 310.

[3891] HERZ, B.: Z. Kinderheilkunde **54**, 413 (1933), Rona **74**, 75. Der P-Gehalt stieg und sank etwas mit der Nahrung, aber es wurde nicht der anorganische, sondern der Gesamt-P nach Veraschung bestimmt.

[3892] BLACKWOOD, J. H. u. STIRLING, J. D.: Biochem. J. **26**, 778 (1932), Rona **70**, 296.

[3893] BLACKWOOD, J. H.: Biochem. J. **28**, 1346 (1934), Rona **85**, 82. C. **1935 II**, 1567.

[3894] WRIGHT, N. CH.: J. agricult. Sci. **18**, 478 (1928), Rona **48**, 171.

[3895] ATEN JR., A. H. W. u. HEVESY, G.: Nature **1938 II**, 111, Rona **117**, 572.

[3895,1] HELLAUER, H. u. SCHNEIDER, M.: Pflügers Arch. **244**, 292 (1941). Summarische Bestimmung durch Leitfähigkeitsmessung. Steigerung bei Vermehrung der Sekretion bis nach 100 mMol konvergierend. Reiz durch Kondensatorentladung.

[3896] EDDY, N. B.: Quart. J. exp. Physiol. **20**, 313 (1930), Rona **60**, 260.

[3897] EDDY, N. B.: Quart. J. exp. Physiol. **20**, 321 (1930), Rona **60**, 260.

[3898] EDDY, N. B.: Quart. J. exp. Physiol. **20**, 327 (1930), Rona **60**, 260.

[3899] VLADESCO, R.: C. rend. Soc. biol. **128**, 317 (1938), Rona **108**, 590.

[3900] FABIAN, G.: Physiologie u. Pathologie der Speichelsekretion des Menschen usw. Halle 1938.

[3901] SCHMITZ, E.: Lehrbuch der physiologischen Chemie **1937**, S. 113.

[3902] VITTE, G.: C. rend. Soc. biol. **124**, 1227 (1937), Rona **101**, 576.

erhalten[3903]. Der Beweis ist nicht absolut zuverlässig, weil in manchem Speichel sehr wenig Rhodan zu finden ist.

Einige Daten aus der Literatur seien hier wiedergegeben:

BETTOLO und Mitarbeiter[3904]: 4,6—9,4 mg%, Raucher höhere Werte, ebenso bei Zahnkaries.

SINGELNSTEIN[3905]: 8,4 mg% bei Männern, 4,2 mg% bei Frauen, 3,6 mg% bei Kindern, 5,07 mg% bei Graviden, 7,3 mg% bei Lues. Bei Zahnkaries niedere Werte, vermehrt bei Rauchern. Normale Werte bei Stomatitis.

TORTORA[3906]: Gravide 2,3 mg%, Kindbett 4,46 mg%, kurz vor der Geburt 1,3 mg%, nach der Geburt 1,7 mg%, Raucher 3,3 mg%, Nichtraucher 1,7 mg%.

LICKINT[3907]: 5—20 mg% bei Nichtrauchern, 20—400 mg% bei starken Rauchern.

MATHIS[411]: 7—16 mg% bei Nichtrauchern auf KSCN berechnet.

REISSNER[403]: Männer 24,9 mg%, Frauen 10,4 mg% und Kinder 3 mg%.

FABIAN[3900]: 10 mg% KSCN (4,2—23,7) sinkend bei Achylien.

STUBER und LANG[3002]: 1,1—15,0 mg%. Bei Rauchern findet sich meist ein höherer Gehalt, aber nicht immer.

Wir sehen, daß die Angaben etwa in derselben Größenordnung liegen, obwohl vielfache Methoden zur Anwendung kamen (mit Ausnahme von [3907]). SCHMITZ[3901] gibt 15 mg% an. Erhöhte Werte werden auch angegeben bei Basedow, Fieber und während der Menses (SCHREIBER[404]).

Es ist viel diskutiert worden über die Herkunft des SCN'. Es bestand die Neigung, es ausschließlich auf HCN zurückzuführen, das besonders im Zigarrenrauch in den Organismus gelangte. Durch STUBER und LANG[3001, 3002] ist ein Ferment Rhodanese bekannt geworden, das die Rhodanidbildung beschleunigt und im intermediären Stoffwechsel zur SCN'-Bildung (also endogen) führen kann. Es findet sich auch in der Speicheldrüse. Wenn wir nun finden, daß an keiner Stelle im Organismus eine so starke Konzentrierung des SCN' vorkommt wie hier[3908] (wie man aus der mindestens 10-, aber bis 100 fach geringeren Konzentration im Plasma ersehen kann), könnte auch eine besondere Bildung an Ort und Stelle vorkommen. Aber dazu hebt sich der Fermentgehalt der Speicheldrüsen zu wenig aus dem der anderen Gewebe heraus.

Von Interesse sind in dieser Hinsicht Befunde von BODANSKY[397] an 3 Versuchspersonen, die 15 mg KSCN zugeführt erhielten. Nach 3 Stunden waren im Speichel 11,8, 4,5 und 2,1% ausgeschieden (übrigens dieselben Äquivalente wie nach Gabe von HCN). Diese Zahl ist ungeheuer groß, wenn man die verschwindende Ausscheidung von SCN' im Urin dagegenhält, aber sie stimmt mit der starken Konzentrationsfähigkeit der Speicheldrüse überein. Man müßte SCN' rascher zur Ausscheidung bringen, wenn man den Speichel ableitet, so daß also der Kreislauf der Rückresorption ausgeschaltet ist.

Man hat versucht, histochemisch die Stelle der Ausscheidung nachzuweisen und fand Anhäufung von körnigem Cu-Rhodanid, besonders in den Zellen der Speichelgänge, wenn Kaninchen vorher reichliche SCN'-Mengen erhalten hatten[3909].

Im *Nasensekret* eines akuten Schnupfens fand sich übrigens auch 5 mg% SCN' (MATHIS[411]). Weitere Angaben finden wir in Analysen von NICCOLINI[3910], der im Lacrimalsekret 43,9 mg%, im Nasalsekret 5,2 mg% und im Speichel 3,9 mg% fand, die Tränendrüsen enthalten also noch mehr. Wurden die Drüsen mit Eucalyptusöl gereizt, dann waren die Konzentrationen 25,0, 4,1 und 3,9 mg%.

[3903] SEELER, E.: Dissertation Kiel 1934, Rona 88, 74.
[3904] BETTOLO, A. u. SIMONELLI, U.: Rass. Ter. e. Pat. clin. 4, 321 (1932), Rona 70, 702.
[3905] SINGELNSTEIN, J.: Ergeb. d. ges. Zahnheilkunde 7, 142 (1923), Rona 24, 218.
[3906] TORTORA, M.: Arch. Ostetr. 3, 72 (1939), Rona 113, 249.
[3907] LICKINT, F.: Z. klin. Med. 100, 543 (1924), Rona 29, 89.
[3908] WEINBERGER, W.: Z. Stomatol. 30, 1416 (1932), Rona 77, 16.
[3909] SCOLARI, E. G.: Boll. Soc. med. Chir. Pavai 42, 589 (1928), Rona 47, 703.
[3910] NICCOLINI, P.: Boll. Soc. ital. Biol. sper. 10, 431 (1935), Rona 89, 340.

Reizung des Olfactorius soll die SCN′-Konzentration steigern, die des Trigeminus sie vermindern[3911].

Bronchialsekret wurde bei verschiedenen Versuchstieren unter Uretannarkose aus der Trachealkanüle gewonnen[3911, I]. Die Atemluft war dabei mit Wasserdampf gesättigt und auf Körpertemperatur erwärmt. Das erhaltene Sekret hatte die Viscosität und das spezifische Gewicht des destillierten Wassers.

Die Konzentrationen in mg% (in Klammern Zahl der Tiere) ergeben sich folgendermaßen:

	Kaninchen	Katze	Hund
Cl	(29) 46 ± 5,4	(38) 66 ± 4,7	(5) 66 ± 16
Na	(13) 36 ± 7,8	(18) 42 ± 9,5	(10) 33 ± 7,3

Sichtlich sind die Werte niedriger als im Plasma und stark schwankend.

2. Magensaft.

a) und b) An dieser Stelle werden vor allem die physiologisch vorkommenden Ionen Bedeutung haben. Manche Ionen wie $Fe(CN)_6$ werden zwar vom Magen resorbiert, aber nach intravenöser Injektion findet es sich weder im Magen des Kaninchens noch des Hundes (LIPSCHITZ[2689]). Auch **Sulfat** geht schwer durch die Magendrüsen. Nach intravenöser Injektion waren 1—1,1% des gegebenen nach $2^1/_2$ Stunden im Mageninhalt zu finden, doch war die Konzentration beträchtlich niedriger als im Plasma[3912].

c) Dagegen wird das **Chlorid** in höherer Konzentration als im Plasma angetroffen. Man hat dabei die Sekretion von Cl′ und H˙ zu unterscheiden. Was die Aufmerksamkeit besonders angezogen hat und nach einer theoretischen Erklärung verlangte, ist nicht die höhere Konzentration von Cl′, die doch immerhin verständlich erschien, da die Konstanz des osmotischen Drucks gewahrt ist, sondern die hohe Acidität. Die Erklärung wurde gesucht in einem Enzym, das Alkylchloride zu hydrolysieren vermag[3913, 3915, I], in einer Verbindung Lecithalbumin, die nur das Kation festhält[3914], in einer Reaktion der Ölsäure mit dem Kation und Aufnahme der Seife in eine andere Phase[3915], oder durch Annahme einfacher Diffusionsvorgänge bei CO_2-Bildung an einer Seite einer Membran[3916]. Auch die Sekretion von NH_4Cl wird angenommen unter Rückaufnahme des $NH_4˙$ an der Zellgrenze.

Mechanismus der Sekretion und Rhodan. Eine neue aussichtsreichere Vorstellung vermittelt uns der Befund von DAVENPORT[4424, 3915. II], daß in bestimmten Zellen der Magenschleimhaut Mengen von Kohlensäureanhydrase vorhanden sind, die die der Erythrocyten um das Mehrfache übertreffen. Dadurch bestände die Möglichkeit einer Anhäufung von H_2CO_3, die nach Dissoziation in H˙ und $HCO_3′$ zerfällt. H˙ kann dann nach der einen Seite ausgeschieden, $HCO_3′$ mit Cl′ getauscht werden. Diese Theorie führt aber kaum einen Schritt weiter, d. h. sie kann nicht auf den physiologischen Vorgang der Sekretion verzichten. Jedenfalls ist es nicht möglich, nur mit Diffusionen auszukommen, weil so hohe Konzentrationen bei der Dissoziation von H_2CO_3

[3911] NICCOLINI, P.: Boll. Soc. ital. Biol. sper. **10**, 429 (1935), Rona **89**, 340.
[3911, I] BOYD, E. M., JACKSON, S., MCLACHLAN, M., PALMER, B., STEVENS, M. und WHITTAKER, J., J. biol. Chem. **154**, 435 (1944).
[3912] SIMON, I.: Boll. Soc. ital. Biol. sper. **14**, 448 (1939), Rona **118**, 494.
[3913] HANKE, M. E.: J. biol. Chem. **67**, XI (1926), Rona **36**, 487.
[3914] RASSERS, J. R. F.: Arch. neerl. Physiol. **13**, 514 (1928), Rona **49**, 493.
[3915] BEUTNER, R. u. CAPLAN, M.: Amer. J. Physiol. **101**, 8 (1932), Rona **70**, 98. Modellversuche.
[3915, I] HANKE, M. E. u. DONOVAN, P. B.: Proc. Soc. exp. Biol. Med. **24**, 580 (1927), Rona **41**, 360. Organische Chloride in der Magenwand. Kritik siehe Kapitel: Verteilung in den Organen.
[3915, II] DAVENPORT, H. W.: J. Physiol. **97**, 32 (1939). C. **1941 I**, 3519.

nie erreichbar sind. Von DAVENPORT[4424] wurde auch darauf hingewiesen, daß Gabe von Rhodanid zu einer Sekretionshemmung von Salzsäure führt. Rhodanid ist als Hemmungskörper der Kohlensäureanhydrase (Komplexbildung mit Zn) bekannt. Damit wäre der Kreis geschlossen. Es wurde in weiteren Versuchen[3915, III] zwar die Hemmung der Salzsäuresekretion durch 1 g/kg NaSCN an Katzen bestätigt, aber durch Sulfanilamid nicht erreicht, obwohl dieses die Kohlensäureanhydrase noch stärker hemmt. Damit tritt das Ferment in einen Nebenzweig der Sekretion. DAVIES und EDELMAN[3995, IV] schreiben ihm die Aufgabe zu, die Anhäufung von Alkali zu verhindern. Wurden die Experimente an isolierter Mucosa mit Phosphat als Puffer ausgeführt, dann kam es häufig zu Ulcerationen, weil nur unzureichend CO_2 heranzubringen war, um das bei der Sekretion zurückbleibende Alkali innerhalb der Zelle zu neutralisieren.

Die Mechanik der Salzsäuresekretion wird auf die Bildung von Potentialdifferenzen bezogen, da durch die Verstärkung des normal bestehenden Stromes die Säuresekretion beim Magen des Hundes[3915, VII], wie auch des Frosches[3915, V u. VI] vermehrt werden kann. (Bei der Froschhaut [siehe dort] wurde der Transport des $Na^{\cdot}$ gerade gegen das Potential durchgeführt.) Die Versuche ließen sich besonders gut an der isolierten Schleimhaut des Froschmagens, kombiniert mit gleichzeitiger Messung des Sauerstoffverbrauchs durchführen. Die sekretorische Seite war auf jeden Fall negativ von der Größe —35 bzw. —27 mV. Das Potential ging verloren nach Entzug des Sauerstoffs, es fiel auch ab im Moment des Sekretionsbeginns. Wenn man 0,012 mol NaSCN zusetzte, stieg die Spannung an, und die Salzsäuresekretion versiegte gleichzeitig völlig, ohne daß der Sauerstoffverzehr im geringsten gelitten hätte. Diese Konzentration hemmte noch nicht den Anstieg des Sauerstoffs nach Histamingabe. Das Rhodanid reduzierte nicht nur das Volumen der Sekretion und unterbrach die Säuresekretion völlig[3915, IX], sondern hob die Impermeabilität der Mucosa in jeder Richtung auf, so daß Flüssigkeit je nach dem Überdruck filtriert wurde. Nach 30—45 Minuten nahm die Schleimhaut die Sekretion wieder auf und sezernierte Wasser und Säure, wenn auch in geringerem Ausmaße. Es gelang DAVIES und TERNER[3915, IX] bisher nicht, den Transport von Säure und Wasser zu trennen.

Früher (S. 413) erwähnten wir die Herabsetzung vom Potentialen durch SCN′ und J′. Diese Befunde sind zu unterscheiden, wahrscheinlich schon in den Konzentrationen, vor allem, weil auch Jodid eine analoge Wirkung hat. Der hier beschriebene Effekt wurde beim Jodid nie beobachtet. In dieser Darstellung ist jedenfalls die Wirkung des Rhodanids auf die Kohlensäureanhydrase in den Hintergrund getreten. Daß die Entwicklung mit einer Potentialdifferenz mit Energieverbrauch verbunden ist, ist vielfach erwiesen. Die Autoren berechnen, daß 2—4,5% der Energie der Magenschleimhaut des Hundes für die Potentialbildung aufgebraucht wird. Diese wird durch SCN′ nicht gestört. Also muß der Angriff sehr viel komplizierter liegen und zwar da, wo die Potentialdifferenz in chemische Arbeit transformiert wird.

Man hat übrigens versucht, die hier erwähnte SCN-Wirkung zur Bekämpfung der Hyperacidität zu verwenden[3915, VIII].

[3915, III] FELDBERG, W., KEILIN, D. u. MANN, T.: Nature 146, 651 (1940), Rona 127, 36. C. 1941 I, 3519. Reiz durch Gabe von Histamin.
[3915, IV] DAVIES, R. E. u. EDELMAN, J.: Biochem. J. 43, LVII (1948).
[3915, V] DAVIES, R. E. u. TERNER, C.: Biochem. J. 42, XIII (1948).
[3915, VI] CRANE, E. E., DAVIES, R. E. u. LANGMUIR, N. M.: Biochem. J. 43, 321 (1948).
[3915, VII] REHM, W. S.: Am. J. Physiol. 144, 115 (1945).
[3915, VIII] ROTT, F.: Therap. d. Gegenwart, 1948, 154.
[3915, IX] DAVIES, R. E. u. TERNER, C.: Biochem. J. 44, 377 (1949).

Wenn auch alle diese Vorstellungen nur vorläufig sind, wie wir wissen, sind sie doch von größerer Wichtigkeit, als wenn man einfach den Vorgang der Sekretion als vital ansetzt und sich mit diesem Wort beruhigt. Aber auch hier gibt es noch Unterschiede, um die verschiedene Acidität bei etwa gleicher Cl'-Ionenkonzentration zu erklären. Während teilweise angenommen wird, daß HCl in gleichmäßigem Strom sezerniert wird und eine Neutralisation durch anderseits vorhandenes $NaHCO_3$ oder von Schleim geschieht, oder eine Regurgitation aus dem Duodenum, nimmt THEORELL[2690, 3916] einen einfachen Austausch von H˙ gegen Na˙ an. Die Regurgitation ist deswegen nicht als wesentlich anzunehmen, weil auch im isolierten Pawlowschen Magen dieselben Änderungen sich abspielen, wie in dem mit dem Duodenum verbundenen Hauptmagen[3924].

Die Lokalisation der Salzsäurebildung wurde durch operative Isolierung des Fundus vom Pylorus vorwiegend im Fundus gefunden[3917].

Histochemische Versuche lokalisierten das Cl' im Bindegewebe, nie im Cytoplasma, dagegen in den Drüsenlumina und Foveolen (GERSH[267]). In den Funduszellen fand sich Cl' nur in den obersten Epithelzellen, abgesehen vom Bindegewebe (LISON[266]).

Ob eine Anreicherung der Schleimhaut an Chloriden während der aktiven Sekretion stattfindet, wurde teils verneint, teils bejaht. THEORELL[3916] konnte keinen Unterschied finden, ob seine Katzen gerade unter Einwirkung von Histamin standen oder nicht, immer bewegte sich der Gehalt zwischen 67 und 74 mMol. Andererseits wurde am isolierten Magen eine Cl'-Aufnahme festgestellt, die nach Histamininjektion auf das 2—15fache anstieg[3918], aber beim Magen in Verbindung mit dem Starlingschen Präparat wurde keine HCl-Sekretion erzielt, höchstens ergab sich einmal ein plasmaähnliches Filtrat[3916].

Die Chloridkonzentration im Magensaft wurde am *Hund* mit 156 mMol[3919], 170 mMol[3920], 163 mMol[3921] festgestellt, während das Plasma eine um $^1/_3$ geringere Konzentration zeigte (dagegen [3923, 3924]). Nach Histamininjektionen war in 383 Versuchen die maximale Konzentration 166 mMol[3927,I] (bei 154 mMol maximaler Acidität), zunehmend mit der sezernierten Menge[3923, I]. Die nichtsauren Magensekrete am Pylorus und zum Duodenum hin haben eine Konzentration wie im Plasma (307—376 mg%), während im isolierten Fundusmagen die höheren, vorher gegebenen Werte gültig sind[3922, 3925]. Deshalb ergibt sich auch die Tatsache, daß zwar eine gewisse Konstanz des Chloridgehaltes besteht (THEORELL[3919] gibt die Schwankung bei Katzen mit 150—180 mMol an), aber doch eine höhere Konzentration vorhanden ist, wenn die Acidität des Saftes groß ist ([3925], desgl. [3927, I]). Bei Hunden fand sich bei einem Anstieg der Gesamtacidität von 111 auf 158 mMol

---

[3916] THEORELL, T.: Skand. Arch. Physiolog. **66**, 225 (1933).
[3917] DELOYERS, L. u. JOHNSON, J. W. S. A.: Presse med. **1929 II**, 879, Rona **52**, 103.
[3918] HOU, C. L., NI, T. G. u. LIM, R. K. S.: Chin. J. Physiol. **2**, 299 (1928), Rona **48**, 386.
[3919] GILMAN, A. u. COWGHILL, G. R.: Amer. J. Physiol. **99**, 172 (1931).
[3920] HOLLANDER, F.: J. biol. Chem. **104**, 33 (1939).
[3921] WILHELMY, C. M., HENRICH, L. C., NEIGUS, I. u. HILL, F. C.: Amer. J. Physiol. **108**, 197 (1934).
[3922] WILHELMY, C. M., HENRICH, L. C., NEIGUS, I. u. HILL, F. C.: Amer. J. Physiol. **112**, 15 (1935), Rona **90**, 297.
[3923] McLEAN, H. u. GRIFFITHS, W. G.; J. Physiol. **65**, 63 (1928). Rona **46**, 76.
[3923, I] GRAY, J. G. u. BUCHER, G. R.: Am. J. Physiol. **133**, 542 (1941), Rona **129**, 380. Gebundene HCl nimmt ab. Unterscheidung zwischen 2 verschiedenen Sekretionsorten. Angabe von ausführlichen Analysen von K˙, Na˙, Ca˙˙. Gefrierpunkt bleibt weitgehend konstant.
[3924] McLEAN, H., GRIFFITHS, W. J. u. WILLIAMS, B. W.: J. Physiol. **65**, 77 (1928), Rona **46**, 76.
[3925] WILHELMY, C. M., HENRICH, L. C., NEIGUS, I. u. HILL, F. C.: Amer. J. Physiol. **109**, 112 (1934), Rona **86**, 597.
[3926] HOLLANDER, F.: J. biol. Chem. **97**, 585 (1932), Rona **70**, 307.
[3927] HOLLANDER, F.: J. biol. Chem. **97**, XLI (1932), Rona **70**, 307.

eine Steigerung der Gesamtchloride von 139 auf 163 mMol, während die Neutralchloride von 28 auf 5 mMol abnahmen[3926, 3927]. In 19 Experimenten und aus Daten der Literatur fand sich folgender negativer Korrelationskoeffizient zwischen neutralem und saurem Chlorid des Hundes:

In 2 Sätzen lagen die Daten zwischen —0,81 und —0,84, in den anderen 4 Sätzen zwischen —0,97 und —0,99[3928]. Man kann das schon eine funktionelle Abhängigkeit nennen. Ebenso fand sich eine Beziehung zu dem Sekretionsvolumen[3927, I, 3923, I].

Bei *Katzen* wurde eine gleichmäßige Cl'-Konzentration gefunden, während die Basen und damit die Acidität weiten Schwankungen unterworfen waren (GAMBLE und Mitarbeiter[3872] Fundusdrüsen). THEORELL[3916] fand die von HOLLANDER gefundenen Verhältnisse auch an Katzen nach Histaminreiz.

Wie die Verhältnisse sich ändern im Verlauf eines Versuches, zeigte sich an gesunden Studenten, die 0,5 mg Histaminphosphat subcutan erhalten hatten[3929]. Die folgende Reihe gibt den Verlauf und den Prozentsatz HCl vom Gesamt-Cl', der die allmählich steigende HCl-Sekretion anzeigt.

Tabelle 325.

Zeit	15 Min.	30 Min.	45 Min.	60 Min.	75 Min.	90 Min.	105 Min.	120 Min.	150 Min.	165 Min.
	57,6	85	93,8	94,1	97,1	97,2	97,3	94	95	87

Die Totalchloride schwankten dabei um 0,25—0,50% oder manchmal noch mehr. Das spricht für Beimengung anderer Flüssigkeit. Eine geringere Säuresekretion nach Histamin wurde beim Menschen übrigens mit zunehmendem Alter gefunden[3930].

Entsprechend der Cl'-Ausscheidung wurde im Blut eine Veränderung gelegentlich gefunden[3931] (siehe S. 444), aber häufig vermißt[3932-3934], THEORELL[3916]. Wenn sie gefunden wird, dann soll zugleich eine Vermehrung der Alkalireserve und verminderte Cl'-Ausscheidung stattfinden[3934]. Bei Hyperaciden wird manchmal gerade das Gegenteil, nämlich vermehrte Chloridausschwemmung im Urin nachgewiesen[3933, 3934]. Bei Vergleich der Konzentrationen im Blut und Plasma von Vene und Arterie des Magens fand BOTTIN[3557] einen Verlust bis 7%, wenn während der Verdauung eine stärkere Sekretion von Magensaft erfolgte. Auf den Gehalt im Blut wirkt sich das nicht aus.

Ein ganz anderes Moment kommt in die Diskussion, wenn der Magensaft durch Verweilsonde dauernd abgeleitet wird[3936]. Hier kommt es zu Chloridverlusten, die schwere Formen annehmen können. Es verschwindet dann das Cl' aus dem Urin, der zugleich alkalisch wird, das Cl' im Blut sinkt ab, die Menge des Magensaftes, nicht aber die Acidität, wird geringer (siehe auch McCANCE[3212] mit Cl'-Verlust durch Schwitzprozeduren). Bei Versuchen an Hunden wurden die Sekrete des Pawlowschen Magens nach außen geleitet. Der Gehalt im Blut sank von 308 auf 190 mg%, und trotzdem ging die Sekretion weiter. Das Tier hatte

---
[3927, I] GRAY, J. S., BUCHER, G. R. u. HARMAN, H. H.: Amer. J. Physiol. 132, 504 (1941), Rona 125, 501.
[3928] HOLLANDER, F.: J. biol. Chem. 125, 161 (1938).
[3929] BERGLUND, H., JOHNSON, R. u. CHIEN CHANG, H.: Acta med. Skand. 86, 269 (1935), Rona 91, 562.
[3930] BLOOMFIELD, A. L.: J. clin. Invest. 19, 61 (1940), Rona 122, 334.
[3931] MURAMATSU, M.: Jap. J. med. Sci. Trans. III Biophysics 2, 54 (1931), Rona 69, 321. Hunde. Histamin. Nach Exstirpation des Magens fortbleibend.
[3932] LIM, R. K. S. u. NI, T. G.: Amer. J. Physiol. 75, 475 (1926), Rona 36, 837. Hunde.
[3933] FERGER, O.: Z. klin. Med. 114, 161 (1930), Rona 58, 305. Keine Parallelität. Menschen.
[3934] DE BONIS, G.: Fisiol. e. Med. 3, 837 (1932), Rona 73, 274. Nur bei Hyperaciden.
[3935] HOLLER, G.: Wien. Arch. inn. Med. 11, 251 (1925), Rona 34, 359.
[3936] KATSCH, G. u. MELLINGHOFF, K.: Z. klin. Med. 123, 390 (1933), Rona 72, 665. 20 Patienten.

49% des Cl'-Bestandes seines Organismus eingebüßt[3932]. Bei Hunden betrug der tägliche Verlust aus solchen Fisteln $1/6$ der Körperchloride[3937], und trotzdem sezernierten sie weiter HCl, bis der Gehalt im Blut $1/3$ des Normalgehaltes betrug. Wurde bei extremer Cl'-Verarmung Histamin gegeben, dann wurde die Konzentration, die schon etwas abgesunken war, wieder gesteigert bis auf das 2 bis $2\frac{1}{2}$fache des Plasmas ([3938], siehe auch SHOHL[3230]). Führt man in diesem Zustand NaCl zu, dann geht die Sekretion wieder auf die alte Höhe hinauf[3937, 3939]. Die Magensekretion kennt also keine Schwelle, und hier ist ein Weg, um dem Organismus Cl' bis zum Auftreten schwerster Erscheinungen zu entziehen. Wenn also durch Erbrechen die Bestände an Chloriden und besonders Säuren vermindert sind, dann kann eine Alkalibehandlung die Symptome rascher zum Vorschein bringen und schwerer gestalten, da sie tetanieähnlich verlaufen[3945].

Daß es unter solchen Verhältnissen nicht gelingt, durch NaCl-arme Ernährung oder Hunger die Sekretion einzuschränken, ist verständlich[3940, 3941]. Nach starken NaCl-Belastungen können sich dagegen die Neutralchloride im Magensaft vermehren[3942]. Bei Injektion hypertoner Lösungen fand sich nach 140 Minuten 7—8% des Gegebenen im Magen (SIMON[3912]).

Nach Injektion von stark hypertoner 30% NaCl-Lösung in der Menge von 5 ccm/kg an Katzen nahm die Magensaftsekretion, die durch Histamin unterhalten wurde, aus einer Magenfistel von 2,0 auf 0,21 ccm ab, die freie Säure sank von 145 auf $51/100$ ccm[3943]. Wir halten es für möglich, daß dieser Effekt ebenso durch die Inaktivierung des Histamins erzielt sein könnte, wie durch die osmotische Wirkung des NaCl, da Inaktivierung schon durch Hyperventilation eintreten kann[3944] und diese durch so hochkonzentrierte Salzlösungen angeregt wird. Abgesehen davon steigt und sinkt die HCl-Sekretion nach THEORELL[3916] mit der CO_2-Spannung. DAVENPORT[3950, I] hielt die Sekretion abhängig von der Kohlensäureanhydrase. Dadurch sei es zu erklären, wenn die Magensaftsekretion durch Gabe von SCN gehemmt wurde, das zugleich das Ferment inaktivierte. Wir haben auf S. 691 darüber ausführlich berichtet.

Die Cl'-Werte im Magensaft können *unter pathologischen Verhältnissen* eine große Höhe erreichen, so wurden Werte bis 0,825% beobachtet, während man niedere Werte bei schweren organischen Schädigungen der Darmschleimhaut findet[3950], aber selten unter 100 mg%[3948]. Auch in der Norm finden sich beim Menschen vielfach niedere Werte, teilweise niedriger als im Blutplasma. Die Sekretion in den Versuchen war bei verschiedenen Reizen durchaus nicht von gleichem Erfolge begleitet[3935], so wurde mehr Cl' geliefert nach Coffein als nach Wasser allein[3947]. Auch wenn keine Salzsäure mehr geliefert werden konnte, stiegen nach Histamingabe doch die Chloride[3946, 3949] an. Wenn durch Histamin keine HCl-Sekretion erzielbar war, gelang es noch durch Riboflavin[3952, I].

[3937] DRAGSTEDT, L. R. u. ELLIS, J. C.: Amer. J. Physiol. **93**, 407 (1930).
[3938] GLASS, J.: Z. exp. Med. **82**, 776 (1932), Rona **69**, 108.
[3939] FROUIN, A.: Presse med. **30**, 101 (1922), Rona **22**, 412.
[3940] JÄKLE, C.: Klin. Wschr. **4**, 2059 (1925), Rona **34**, 675.
[3941] HOFFMANN, H.: Klin. Wschr. **5**, 318 (1926), Rona **36**, 163.
[3942] AFENDULIS, T. C.: Z. klin. Med. **135**, 28 (1938), Rona **110**, 412.
[3943] NOBLE, R. L. u. ROBERTSON, J. D.: J. Physiol. **93**, 430 (1938).
[3944] EICHLER, O. u. BARFUSS, F.: Naunyn-Schmiedebergs Arch. **195**, 245 (1940).
[3945] WILDMAN, H. A.: Arch. internat. Med. **43**, 615 (1929), Rona **52**, 264.
[3946] PRUSIK, B.: Rona **95**, 184 (1936).
[3947] HOLLER, G. u. BLÖCH, J.: Arch. f. Verdauungskrankheiten **38**, 351 (1926), Rona **38**, 830.
[3948] v. BERKESY, L.: Dtsch. Arch. klin. Med. **179**, 99 (1936), Rona **95**, 296.
[3949] HOLLER, G.: Wien. Arch. inn. Med. **12**, 515 (1926), Rona **37**, 344.
[3950] KATSCH, G. u. KALK, H.: Klin. Wschr. **5**, 881 (1926), Rona **37**, 829.

d) Bromid, der stetige Begleiter von Chlorid, findet sich auch im Magensaft. LEIPERT[2950] gibt folgende Vergleiche:

Plasma	0,394	0,453	0,350	0,312 mg% Br
Magensaft	0,383	1,226	0,625	0,312 „ „

QUASTEL und YATES[2777] geben ähnliche Werte, und auch bei ihnen findet man ein durchaus schwankendes Verhältnis zum Blutbrom, manchmal Konzentrierung auf das 3fache, manchmal geringere Konzentrationen als im Plasma. CHATAGNON[3951] fand den Quotienten $\frac{1000\ Br'}{Cl'} = 2{,}43$ und zwar größer als im Gesamtblut. UCKO[2968] fand bei 10 normalen Patienten 0,5—0,9 mg% Br' mit einem Br'/Cl' von 0,0017—0,0055. Nach Histamingabe stieg der Gehalt an Cl', weniger von Br', so daß der Quotient Br'/Cl' fiel.

Nach Brommedikation tritt Br' sehr rasch im Magen auf. Es wurde 1 g NaBr intravenös verabfolgt. Der Ausgangswert von 0,82 mg% war in 10 Minuten auf 10 mg%, in 20 Minuten auf 12 und in 60 Minuten auf 13 mg% gestiegen. Nach längerer Bromidmedikation wurde Histamin verabreicht. Das Br' stieg an, aber weniger als Cl', so daß schließlich in 50 Minuten der Quotient Br'/Cl' von 108/236 auf 160/468 gefallen war (UCKO[2968]), d. h. die Verhältnisse wurden denen im Blut angenähert. Es besteht kein Grund zu der Annahme von LIPSCHITZ[957], daß das Br' im Magensaft dem Gehalt im Plasma nur bis zu einer gewissen Höhe folgt.

Einen höheren Gehalt des Magensaftes an Br' als im Plasma fand LIPSCHITZ[2770] bei einem Hunde, aber da wir einen höheren Gehalt auch an Cl' haben, ist das nicht weiter erstaunlich. Viel wesentlicher ist es, die Quotienten Br'/Cl' mit denen des Plasmas zu vergleichen.

CHATAGNON[3952] verfolgte den Quotinten bei einer Patientin, die längere Zeit Bromide zu sich genommen hatte. Der Br'-Gehalt stieg mit Schwankungen, bis über die Hälfte des Halogens aus Br' bestand, um dann zu fallen. Der Bromidgehalt wurde leider nur im Gesamtblut verfolgt, und wir finden hier etwa analoge Änderungen. Der Quotient 1000 Br'/Cl' war aber im Magensaft durchweg höher als im Blut, und zwar meist doppelt so groß, manchmal noch mehr. Wir verweisen auf die Tabelle von MORTON[3139], die wir auf S. 512 wiedergegeben haben. Dort (an Patienten und Hunden) ist ersichtlich, daß im Magensaft das Verteilungsverhältnis fast immer höher ist als im Urin und die Menge des Serums übersteigt. Das geschieht aber durchaus nicht regelmäßig. Jedenfalls sind die Abweichungen groß genug, um eine Blindheit der Magendrüse gegenüber Br' nicht anzunehmen. Bromid verhält sich ähnlich wie in dem Tubulusepithel der Nierenzelle, d. h. bevorzugte Behandlung im Transport.

Meist finden wir demnach eine Auswahl des Bromids, ohne daß Cl' dadurch quantitativ verdrängt würde, so daß es durchaus möglich ist, daß die Acidität des Magensaftes bei Brommedikation unter Zunahme der Gesamthalogene steigt[3953, 3954, 3955].

Bei Hunden mit kleinem Magen fand sich sowohl Zunahme der Gesamthalogene als auch der Acidität. Bei 6 Patienten mit Ulcus ventriculi fand sich nach Atropin + Br' eine Zunahme der Gesamtacidität in 4 Fällen[3956], andererseits wurde zur Behandlung von Magengeschwüren die tägliche intravenöse Gabe von 1 g NaBr in 10 ccm Aq. dest. empfohlen, weil dadurch die HCl durch HBr ersetzt werde([3957] Erfolge auch [3956, I]). Es ist möglich, daß Bromid die nervöse Komponente der Erkrankung beseitigt, aber HBr ist nicht „schonender" als HCl.

[3950, I] DAVENPORT, H. W.: Amer. J. Physiol. **129**, 505 (1940), Rona **131**, 406.
[3951] CHATAGNON, C.: C. rend. Acad. Sci. **203**, 1293 (1936), Rona **99**, 603. C. **1937 I**, 1711.
[3952] CHATAGNON, C.: C. rend. Acad. Sci. **203**, 1398 (1936). C. **1937 II**, 804.
[3952, I] LEHMANN, H., ROSITTER, R. T. u. WALTERS, S. H.: J. Physiol. **106**, 24 P (1947).
[3953] CHATAGNON, C.: Presse med. **1937 I**, 659, Rona **101**, 578.
[3954] EPSTEIN, J.: Naunyn-Schmiedebergs Arch. **168**, 57 (1932), Rona **71**, 245.
[3955] EPSTEIN, J. A.: Arch. Biol. Nauk **56**, 59, Rona **119**, 333. C. **1940 I**, 2023.
[3956] BALTACEANU, G.: Arch. Verdauungskrankheiten **51**, 175 (1932), Rona **68**, 120. Bei Hunden nur Zunahme der Sekretion.
[3956, I] BERLAND, A. S.: Klin. Med. **18**, 130 (1940). C. **1940 II**, 3359. Erfolge bei 50 Ulcuskranken mit 10—15 intravenösen Injektionen von 1 g NaBr in 10% Lösung.

e) **Rhodanid.** Der normale Gehalt wurde beim Säugling und Neugeborenen mit 0,3 mMol gefunden, ansteigend bis 1,6 mMol im Alter von 1 Jahr, dann kaum weitere Steigerung[3958]. Der Gehalt ist bei Beginn der Sekretion am höchsten und nimmt dann ab, ganz im Gegensatz zur Salzsäure, deren Sekretion erst allmählich zunimmt[3959]. STUBER und LANG[3002] geben Werte von 1—10 mg% in Parallele zu dem Gehalt im Speichel an und vermuten, daß es sich um verschluckten Speichel handele. Aber die Befunde wurden auch im Pawlowschen kleinen Magen erhoben[3959]. In 66 Proben menschlichen Magensaftes wurden von LOCKEMANN und ULRICH[3960] meist 0,41—0,91 mMol gefunden. Nach Aufnahme von 10 mal 0,1 g NaSCN täglich stieg der Gehalt auf 2,4 mMol, und noch nach 1 Monat fand sich 1,1 mMol (etwa 6 mg%)[3960]. Eine Entscheidung über die Herkunft des SCN' ist damit nicht gegeben (siehe auch FELDBERG, KEILIN und MANN[3915, III]).

3. Galle.

a) **Chlorid.** In den gemischten Sekreten des Duodenums, in denen sich auch Pankreassaft und Magensaft befand, wurde bei Hunden 380 mg% Cl', also ungefähr die Konzentration des Blutes gefunden (WILHELMY, HENRICH, NEIGUS und HILL[3922]), in reiner Lebergalle wurden 90,5 mg%[3961] und 68,9 mg%[3962] gefunden, also weniger als im Blut, was durchaus verständlich ist, weil zur Deckung der Basen als Anion hier die Gallensäure dient. Deshalb nimmt der Gehalt bei zunehmender Eindickung in der Gallenblase weiterhin ab.

Ein 16 Tage alter Hund erhielt 150 mg/kg NaCl. Die Galle wurde verdünnt, und die Cl'-Konzentration nahm von 290 auf 370 mg% zu mit einem Maximum nach 20 Minuten[3963]. Wir werden das Konformgehen beider Faktoren bis zu einem gewissen Grade zu erwarten haben, wenn irgendwelche Bilanzen von Anionen und Kationen aufgestellt werden unter Berücksichtigung einer Isotonie mit dem Blut. Dieser Effekt soll sich nur beim jungen, nicht beim alten Hunde finden oder jedenfalls nicht so deutlich, und damit zusammenhängen, daß eine Sperre der Leber gegen die Überschwemmung des Organismus mit großen Cl'-Mengen bestehe, die es veranlasse, daß nach Injektion in die Vena portae der Cl'-Gehalt in der Vena portae nach 5 Minuten noch größer ist als in der Vena hepatica[3963].

Bei Versuchen an Kaninchen fand sich (als NaCl berechnet) 0,49% NaCl in der Galle. Nach Injektion von 5 ccm 10% NaCl/kg intravenös war der Gehalt in Minuten auf 0,68, in 30 Minuten auf 0,94% gestiegen. Nach 8 Stunden befanden sich noch 0,53% darin. Das Verhalten glich dem des Urins, und es wurden auch ähnliche absolute Mengen abgesondert, in 23 Stunden 283 mg gegen 353 mg im Urin (MARUNO[2928]). Diese Größe der Absonderung dürften, abgesehen vielleicht vom Meerschweinchen, andere Versuchstiere nicht erreichen, da gerade das Kaninchen eine besonders reichliche Gallenabsonderung besitzt. Merkwürdig ist es an den Versuchen, daß die Konzentration größere Werte als im Blut erreicht, während sonst der Gehalt immer kleiner bleibt.

Die Konzentration soll aber sinken und ebenso die absolute Absonderung nach vorheriger Vergiftung der Tiere mit Phosphor und Tetrachlorkohlenstoff, während Blockade der Kupferschen Sternzellen mit chinesischer Tusche ohne Bedeutung ist (MARUNO[2928, 3964]). GON[3964, I] fand eine Abnahme des NaCl in der Galle der Kaninchen nach Tuscheinjektion, ebenso nach Splenectomie, Zunahme nach Gabe eines Milzextraktes.

[3957] DAPRA, L. u. SILVANI, A. G.: Minerva med. **29**, II, 41 (1938). C. **1939** I, 2240.

[3958] RIECKE, E.: Z. Kinderheilkunde **54**, 408 (1933), Rona **74**, 484.

[3959] KANITZ, H. R.: Arch. Verdauungskrankheiten **54**, 42 (1933), Rona **75**, 658.

[3960] LOCKEMANN, G. u. ULRICH, W.: Arch. Verdauungskrankheiten **50**, 7 (1931), Rona **64**, 721.

[3961] RAVDIN, I. S., JOHNSTON, C. G., RIEGL, C. u. WIGHT, S. L.: Amer. J. Physiol. **100**, 317 (1932).

[3962] REINHOLD, J. G. u. WILSON, D. W.: Amer. J. Physiol. **107**, 378 (1934).

b) Bromid. In der menschlichen Galle wurden 0,08 und 0,14 mg% gefunden (NEUFELD[2955]).

Beim Kaninchen fand sich angeblich kein Br'. Nach intravenöser Injektion von 4 ccm 0,4 n NaBr/kg stieg der Gehalt nach 1 Stunde auf 28,8, nach 6 Stunden auf 84,0 mg%. Die auf diesem Wege abgegebene Menge betrug in 6 Stunden 6,44%, in einem zweiten Versuch 3,64% der gegebenen Dosis.

Nach Gabe von 4 ccm 0,33 n KBr/kg stieg die Konzentration auf 133 mg% und 31,75 mg%. Die absolute Ausscheidung betrug 19,89 und 11,2%, bei NH_4Br waren die Mengen noch größer mit 26,1 und 22,8%, die Galle scheidet also mehr aus als der Urin. Von KJ kam nur 0,19 bis 0,52% des Gegebenen auf diesem Wege zur Ausscheidung, ein durchaus differentes Verhalten gegenüber der Urinsekretion[2964].

c) Rhodanid. Der Gehalt in der Galle des Menschen (nach 10 Proben an Leichen) betrug 100—300 γ %, also entsprechend der Menge im Blut (STUBER und LANG[3001]). Weitere Bestimmungen liegen nicht vor.

d) Sulfat. Beim Kaninchen fand sich in der normalen Galle 4,4 mg% SO_4''. Nach der Injektion von 10 ccm 5% Na_2SO_4 stieg der Gehalt in der ersten halben Stunde auf 7,34, in der nächsten gleichgroßen Zeitspanne auf 9,14 mg%. Die Ausscheidung ist also viel geringer als bei den oben wiedergegebenen Versuchen mit den Halogenen und auch die Möglichkeit der Beeinflussung durch intravenöse Gabe.

Sulfat hat danach bei Gabe ins Duodenum eine cholagoge Wirkung, die in der Zusammensetzung des Karlsbader Mühlbrunnens gesteigert sein soll[3965].

4. Pankreassaft.

Beim Hunde wurde der Gehalt an Chlorid angegeben in mMol 51,0 (HARTMAN und ELMAN[3879]), 82,7 (GAMBLE und McIVEN und andere[3880]), 132,7 (JOHNSTON und BALL[3881]). Der Gehalt ist also sehr schwankend. Die zugehörigen Mengen von [HCO_3'] betrugen: 60,2, 80,6 und 22,5 mMol, d. h. Anstieg des Cl' bedeutet Abnahme von [HCO_3']. Beziehungen wurden zugleich mit der Menge des abgesonderten Saftes von BALL[3966] dargetan. Bei einer Sekretion von 0,29 ccm/Minute betrug der Gehalt in mMol 47, bei einer Sekretion von 0,04 ccm pro Minute stieg der Gehalt auf 142 mMol, hier fehlte aber vollkommen das HCO_3', so daß die Summe [HCO_3'] + [Cl'] mit 140 und 142 mMol sich kaum innerhalb der Fehlergrenze änderte. Die Konzentration war schließlich höher als im Plasma, wobei andere Anionen, z. B. PO_4''' usw. fehlten. TRIA und FABRIANI[3858], I fanden im reinen Sekret einer Fistel nach Operation 244,8 mg% bei reichlicher Sekretion.

Injektion von NaCl verursachte in den Versuchen von BALL[3874] keinen Anstieg des Cl' im Pankreassaft, aber bei KCl stieg der Gehalt von 36 auf 68, bzw. von 53 auf 69 mMol, also nur geringfügig. Andere Werte finden sich bei Injektion stark hypertonischer, vielleicht toxischer Lösungen, wo der Gehalt als NaCl gerechnet bis 914 mg% stieg. Ähnlich wirkte $NaHCO_3$[3967]. Nach Injektion von radioaktivem $^{24}NaCl$ war der Gehalt von ^{24}Na im Pankreassaft und Plasma etwa gleich, abgesehen von einer anfänglichen Phase, in der ersterer höhere Werte zeigte[3968], I.

[3963] TÖRÖK, G. u. KALLO, A.: Mschr. Kinderheilkunde **57**, 386 (1933). Rona **74**, 280.

[3964] MARUNO, Y.: Jap. J. Gastroenterol. **2**, 231 (1930). Rona **62**, 110 und **3**, 97 (1931), Rona **63**, 457.

[3964], I GON, K.: J. Chosen med. Assoc. **30**, 225 (1940). Rona **122**, 86.

[3965] STRANSKY, E.: Biochem. Z. **143**, 438 (1923). Rona **25**, 66. Nur je 1 Versuch.

[3966] BALL, E. G.: J. biol. Chem. **86**, 433 (1930).

Obwohl in der Pankreas auch Kohlensäureanhydrase vorhanden ist, hatte SCN' keinen Einfluß auf die Sekretion[3968, II].

5. Darmsaft.

Darmsaft wurde aus isolierten Darmschlingen gewonnen, in die weder Nahrung, noch Sekrete der großen Drüsen wie Pankreas und Galle eindringen konnten. Beim Hunde betrug der Gehalt von Chlorid (nach DE BEER, JOHNSTON und WILSON[3885]):

im Jejunum 141—153 m. aequiv., nach NaCl von 147,6 auf 184,6 gestiegen
im Ileum   68,1—87,1   „   „   „   „   80,1 „ 112,7   „
im Colon   59,7—87,5   „   „   „   „   90,2 „ 88,6 gefallen.

Bei Analyse des aus einer Fistel ablaufenden Darmsaftes fanden sich 117—133 m. aequiv. Nach Dehnung durch einen eingeführten Gummiballon ging diese Konzentration um durchschnittlich 20% zurück (HERRIN[3886]). Durch Reiz mit Pilocarpin, Eserin oder Acetylcholin wurde bei der Katze auch ein Sekret des Colons erhalten, dessen Gehalt mit 0,34% Cl' etwas höher war als beim Hunde (WRIGHT, FLOREY und JENNINGS[3884]).

Auf der obigen Tabelle sehen wir die Änderungen des Cl'-Gehaltes nach Gabe von Cl'-Mengen, die den Gehalt im Blut veränderten. Die Konzentration stieg beträchtlich an, außer im Colon. Die Halogene unterliegen aber sehr rasch einer Rückresorption, so daß im Kot keine ins Gewicht fallende Ausscheidung zustande kommt. So wurden beim Hunde auch nur 0,031—0,087 g Cl' in den Faeces ausgeschieden. Diese Menge ließ sich nicht steigern durch Gabe von 5 oder 10 g NaCl[3968]. Dasselbe wurde bei Bilanzen von VOLLMER an Ratten gefunden. Über die Höhe der Ausscheidung unterrichtet eine Kurve von BOTTIN, die wir auf S. 614 wiedergegeben haben.

Ausnahmen werden vorhanden sein, wenn Durchfälle auftreten, die die Zeit für eine Rückresorption vermindern oder vielleicht den vermehrten unveränderten Darmsaft zur Ausscheidung bringen. Daß dann beträchtliche Chloridverluste auftreten können, ist bekannt.

Ähnliche Verhältnisse finden sich auch beim *Sulfat*, aber wegen seiner schwereren Resorption in deutlicherem Maße. So fand ZÖRKENDÖRFER[2695] in Versuchen am Menschen bei Zufuhr von Sulfat mit Hilfe von Marienbader Ferdinandbrunnen im diarrhöischen Stuhl 44,5% des eingegebenen Sulfats, während im Harn 39,5% der Zufuhr nachgewiesen werden konnte. Wurde aber die Sulfatdosierung vermindert auf Mengen, die keinen Durchfall mehr erzeugten, dann ließ sich fast alles quantitativ im Harn wiederfinden (siehe oben). In diesem Zusammenhang ist auf die zweckmäßige Zusammensetzung eines Salzes wie das Karlsbader Salz hinzuweisen, besonders bei chronischer Darreichung. Gibt man längere Zeit das reine Na_2SO_4, dann wird mit dem Stuhlgang ein Verlust sowohl an Cl', als auch an Basen eintreten. Der Urin wird sauer. Das ist nicht, wie angegeben wird[3969], auf eine bessere und gegenüber Na' bevorzugte Resorption des Sulfats zurückzuführen, sondern auf den Basenverlust durch den Stuhlgang. Der Verlust an Basen und Cl' wird aber geringer sein, wenn dem Sulfat Mengen von $NaHCO_3$ und NaCl beigegeben werden wie im Karlsbader Salz, quod erat demonstrandum.

[3967] MEYER-BISCH, R.: Verh. dtsch. Ges. inn. Med. 1928, 254, Rona 49, 225. Normalwert wird noch mit 677 mg% NaCl angegeben.
[3968] LEBENSOHN, E.: J. biol. Chem. 23, 513 (1915).
[3968, I] MONTGOMERY, M. L., SHELINE, G. E. u. CHAIKOFF, J. L.: Amer. J. Physiol. 131, 578 (1941), Rona 124, 580.
[3968, II] TUCKER, H. F. u. BALL, E. G.: J. biol. Chem. 139, 71 (1941). C. 1941 II, 1863.
[3969] Zum Beispiel MEYER-GOTTLIEB: Lehrbuch der Pharmakologie.

6. Abgabe durch die Haut bzw. im Schweiß.

Beim Frosch wurden nach Gaben von NaCl und NaBr beträchtliche Halogenmengen durch die Haut abgegeben (siehe S. 408f).

In den Versuchen von ROMANUS[3670] saßen die Frösche im Wasser, wenn ihnen ein Halogensalz, z. B. NaBr injiziert worden war. Die Kloake war abgebunden. Nach 24 Stunden fand sich im Harn 0,194 g NaBr und 0,204 g NaCl, in der Badeflüssigkeit 0,210 g NaBr und 0,095 g NaCl. Da die Tiere 3,13%ige, also stark hypertonische Lösung in den Lymphsack erhielten, ist eine Schädigung der anliegenden Haut nicht auszuschließen. Bei eigenen Versuchen mit NaJ (EICHLER[846]) wurde in derselben Zeit auf anderem Wege eine Ausscheidung von höchstens 15—20% des bis dahin insgesamt Ausgeschiedenen als auf die Haut fallend berechnet, wobei eine vermehrte Sekretion der Drüsen durch die Aufregung während der Injektion und danach einbegriffen war.

Die Konzentration an Cl' im Schweiß geben IRVING und MANERY[3311] mit 0,2—0,3% Cl' an, aber die Angaben der Literatur schwanken in noch weiteren Grenzen (von 0,1—0,7 [3970], siehe auch GLATZEL[4633], S. 78).

Bei Berechnung des gefundenen NaCl auf den Gewichtsverlust nach einer Schweißprozedur von 2 Stunden ergab sich ein Verlust von 0,227% NaCl[3970]. Dieser Prozentsatz muß zu niedrig sein, weil reine Flüssigkeit durch die vermehrte Ventilation auch verloren gegangen sein muß.

Die Konzentrationen an verschiedenen Körpergegenden waren verschieden So schwankte der Cl'-Gehalt bei Schweiß von Füßen und Schenkeln in 21 Bestimmungen zwischen 190—467 mg%, bei Händen und Vorderärmen in 11 Bestimmungen zwischen 116—425 mg%, beim Rumpf zwischen 103—442,9 mg%[3971]. Besonders an den heißesten Hautpunkten soll die Cl'-Konzentration hoch sein[3977]. Eine Beeinflussung des Gehaltes wurde durch die Art der Schweißgewinnung erzeugt. Gewöhnlich wird eine dicht anliegende Gummimanschette angelegt, unter der sich das Sekret sammelt. Dadurch wird aber die Konzentration erhöht. Deshalb wurde von LADELL[3775, I] der Arm eingebettet in einen lockeren Sack aus imprägniertem Seidengewebe. Unten konnte die Flüssigkeit abgeleitet werden. Auf diese Weise wurden die verschiedenen Klimata (heiß und trocken, heiß und feucht) geprüft, aber keine Unterschiede gefunden. In 16 Experimenten bei 7 verschiedenen Personen wurde die nach Körpergewichtsverlust und NaCl-Konzentration berechnete Schweißmenge verglichen und gut übereinstimmende Werte erhalten, z. B. wurde ein Verlust von 5,67 g geschätzt und 5,55 g im Durchschnitt gefunden. Das bedeutet aber nur, daß der Durchschnitt der einzelnen Sekrete sich an dem geprüften Arm widerspiegelt. Tatsächlich gibt es große Schwankungen. MICKELSEN und KEYS[3975, II] beobachteten 2 Personen besonders ausführlich und fanden bei 187 Proben von Subjekt H. 0,275% $\pm$ 0,082, bei Subjekt B. 0,469% $\pm$ 0,091. Diese Zahlen gaben Zeugnis von den Verschiedenheiten bei 2 Personen, die mit derselben Methode von den gleichen Forschern untersucht wurden. Auch dieselbe Person zeigte Verschiedenheiten von Tag zu Tag.

Auch durch die Perspiratio insensibilis findet ein Cl'-Verlust (aber auch von Sulfat und PO_4''') statt[3972].

Bei Kranken mit Pemphigus vulgaris wird dieser Verlust erhöht gefunden, wodurch eine geringere Ausscheidung im Harn resultiert[3973].

[3970] BÖTTNER, H. u. SCHLEGEL, B.: Z. exp. Med. 108, 151 (1940). C. 1940 II, 3660.
[3971] LEVIN, O. L. u. SILVERS, S. H.: Amer. J. Physiol. 97, 538 (1931), Rona 63, 629.
[3972] FREYBERG, R. H. u. GRANT, R. L.: J. clin. Invest. 16, 729 (1937), Rona 103, 406.
[3973] PRAKKEN, J. R.: Acta dermato-vener. 17, 103 (1936), Rona 94, 568.
[3974] GINANDES, G. J. u. TOPPER, A.: Amer. J. Dis. Child. 55, 1176 (1938), Rona 110, 405
[3975] CUTHBERTSON, D. P. u. GUTHRIE, W. S. W.: Biochem. J. 28, 1444 (1934). C. 1935 II, 1574. Zweimal wurde nach NaCl-Zulage Steigerung, zweimal Senkung der Cl'-Abgabe gefunden.
[3975, I] LADELL, L. S. S.: J. Physiol. 107, 465 (1948). 1 Versuchsperson verlor über 10 g NaCl.
[3975, II] MICKELSEN, O. u. KEYS, A.: J. biol. Chem. 149, 479 (1943).

Die enge Beziehung mit der Ausscheidung im Harn ist immer gegeben und betrifft nicht nur Cl', sondern auch Wasser, z. B. bei der Arbeit. Umgekehrt kann die Perspiratio insensibilis durch NaCl-Gabe besonders bei Kindern vermindert werden[3974] (LUNTZ[3607]), damit aber auch die Cl'-Abgabe. Es versteht sich daraus, daß bei verschiedenem Salzgehalt der Nahrung durchaus nicht eine eindeutige Erhöhung der Cl'-Ausscheidung mit der Gabe resultiert[3975]. Auch der Wasserverlust durch Arbeit soll nach Gabe von NaCl, besonders in 1%iger Lösung, vermindert werden (ZIMKINA und MILCHELSON[3618]). Aber es werden verschiedene Regeln der Abgabe angegeben, z. B. soll bei Steigerung der Temperatur die NaCl-Abgabe steigen[3975]. Arbeit selbst soll die Funktion der Schweißdrüsen in Abgabe von Cl' (auch PO_4''') steigern, unabhängig von dem Schweiß durch Überhitzung (BOIGEY[3617]), aber nur die Cl'-Ausscheidung im Harn erfuhr eine kompensatorische Verminderung, SO_4'' und PO_4''' wurden vermehrt gefunden. Schließlich soll es auch ein Training für Hitzearbeit geben, bei dem weniger Cl' im Schweiß ausgeschieden wurde[3976].

Es ist von Bedeutung, daß genau wie bei den Magendrüsen die Schweißdrüsen keine Schwelle besitzen und Cl' absondern, bis schwerste hypochlorämische Zustände auftreten, wie z. B. in den schon wiederholt zitierten Versuchen von MCCANCE[3212]. Eine Einsparung war aber zu bemerken. Anfangs enthielt der Schweiß 200 m. aequiv. Na' und sank ab auf 63 m. aequiv. Der normale Gehalt von K' stieg von 15 auf 26 m. aequiv., während Cl' von 180 auf 72 m. aequiv. abfiel. Es handelte sich nicht um ein Training und eine Gewöhnung, sondern um eine Folge des Salzmangels, wie die Rückkehr der hohen Konzentrationen sofort nach NaCl-Gabe zeigte.

BÜTTNER und SCHLEGEL[3970] fanden nach einer Schwitzprozedur von nur 2 Stunden einen Verlust bis zu 7 g NaCl, parallelgehend mit der Menge der Schweißproduktion und Stickstoffabgabe (NaCl : N = 10 : 1). NaCl-Gaben hatten keinen Einfluß, nur Gabe in Form von 0,9% NaCl führte zur besseren Hitzeverträglichkeit, besonders „bei den wärmeregulatorisch nicht adaptierten Versuchspersonen". In dem Literaturbericht dieser Autoren finden sich tägliche NaCl-Verluste durch die Haut bis 18 g referiert. Dabei ist durchaus nicht Äquivalenz des Verhältnisses Na : Cl vorhanden. Der Quotient wurde einmal größer, einmal geringer gefunden als 1 [3975, 3978].

Bei 4 Kranken wurde die Cl'-Abgabe im Schweiß während einer mehrstündigen Fieberperiode, die zu Temperaturen bis 40,5° führten, bis zu 7—20% der Bestände des Organismus gefunden. Der Verlust war in der ersten Periode der Erhitzung größer als in der zweiten.

Rhodanid kommt auch im Schweiß vor und wird mit 2,5 mg% angegeben (MATHIS[411]).

7. Abgabe durch die Milch.

Die Milch hat einen niedrigeren Gehalt an Cl' als das Plasma, bei den primiparen Kühen vor der Geburt 0,3% NaCl. Später finden wir im Durchschnitt die Angaben 107,9 mg% Cl' in der Originalmilch, im Milchserum 110,6 mg%. Als Äquivalent des osmotischen Druckes tritt z. B. Milchzucker auf[3980]. Der Gehalt ist abhängig von dem Zeitpunkt der Melkung, z. B. morgens 81—90 mg%, abends 71—80 mg%, dann auch von der Rasse, vom Alter der Kuh, Jahreszeit und Lactations-

---
[3976] LEHMANN, G.: Forsch. u. Fortschr. 15, 359 (1939), Rona 121, 48.
[3977] LEHMANN, G. u. SZAKALL, A.: Arbeitsphysiologie 11, 73 (1940), Rona 120, 136.
[3978] KEUTMANN, E. H., BASSETT, S. H. u. WARREN, S. L.: J. clin. Invest. 18, 239 (1939), Rona 113, 587.
[3979] PIETTRE, M.: C. rend. Acad. Sci. 202, 166 (1936), Rona 93, 610.
[3980] SUNDBERG, T.: Milchwirtschaftl. Forsch. 16, 155 (1933), Rona 77, 572.
[3981] DAVIES, W. L.: J. Dairy Res. 9, 327 (1938), Rona 117, 529.

periode[3981]. So steigt mit Rückgang der Aktivität der Brustdrüse der Gehalt an Cl′, zugleich mit Abnahme der organischen Bestandteile[3979]. Ebenderselbe Vorgang ist deutlich bei Erkrankungen der Drüse wie Tuberkulose usw.[3979]. Dasselbe geschieht bei der menschlichen Milch, die in der Norm nur $1/6$ des Cl′-Gehaltes des Blutplasmas enthält und sich bei Entzündungen dessen Gehalt nähert (SJOLLEMA[112], siehe unter Br′).

Bromid. Über den Gehalt der Milch an Br′ in verschiedenen Ortschaften finden wir Angaben auf S. 632, gesammelt von STRAUB[3664]. LEIPERT[2950] gibt zahlreiche Analysendaten bei Frauenmilch, sowohl von Br′ als auch Cl′.

Der Bromidgehalt schwankte, angefangen von der Kolostralmilch bis zum 6. Tage, von etwa 0,160—0,197 mg%, später ging der Gehalt etwas zurück auf 0,067—0,115 mg%. Der Cl′-Gehalt war in der Kolostralmilch mit 123,2—141,2 mg% höher als später, wo er von anfangs 80,8 bis später 35,1 mg% Cl′ sank.

Die höheren Werte von Cl′ waren nicht begleitet von einem entsprechend erhöhten Br′-Wert, so daß der Quotient 1000 Cl′/Br′ während der Kolostralperiode Werte von 1690, 1810, 1810 und 1080 besaß. Später sank der Br′-Gehalt nicht etwa parallel dem des Cl′, so daß der Quotient nur noch von 780—990 schwankte, während Cl′ mehr als auf die Hälfte und zwar systematisch absank. Im Plasma waren die Werte dieses Quotienten immer größer (> 2000), so daß Br′ relativ stärker ausgeschieden wurde, als dem Br′-Gehalt des Plasmas entsprach. Wir sehen also immer wieder, daß der Organismus durchaus einen Unterschied zwischen Cl′ und Br′ macht, wenn auch die Parallelität unverkennbar ist. Die Vorstellung der Blindheit bedeutet nur eine erste Annäherung.

Daß Bromid nach medikamentöser Gabe an die Mutter in die Milch übergehen müßte, war vermutet worden, als bei einem mit deren Milch ernährtem Kinde eine papulo-pustuläre Eruption auftrat[3984]. Zwei Frauen erhielten 5 mal 1 g täglich, 21 Milchproben wurden analysiert innerhalb von 6 Tagen nach der ersten Gabe. Die erste Probe enthielt kein Br′, die größte Menge wurde mit 8 mg in 120 ccm gefunden, die anderen Analysen ergaben nur etwa 2 mg[3983]. Nach Gabe von 1,3 g NaBr fand sich 1,70 mg% Br′, nach 6,5 g NaBr in 2 Tagen 8 mg% Br′ in der Milch[3982]. Die Mengen sind gering, was nicht verwunderlich ist bei der geringen Halogenausscheidung. Jodid in Mengen von 1 g NaJ gegeben, führte zu einer Menge von 4 mg%, also höherer Anstieg. Die Ausscheidung von Halogen nimmt zu in der Reihe $F' \ll Cl' < Br' < J'$, also größere Ausscheidung mit abnehmender Hydratation oder besser mit der Abnahme des elektrostatischen Potentials an der Oberfläche des Anions.

Nitrat. In der Kuhmilch wurde 0,08 g, in der Frauenmilch 0,145—0,190 g/Ltr. gefunden (KOHN-ABREST und KAWAKIBI[469, 470]). Bei Versuchen mit künstlicher Nitratzufuhr ergaben sich viel geringere Mengen[3985]. Tranken die Tiere Wasser mit 80 und 500 mg N_2O_5 im Liter, dann war die Milch frei von Nitrat. Ausscheidung trat erst nach 7 g KNO_3 auf. Wir werden hier die Zersetzung des Nitrats im Plasma für wichtig halten. Kranke Tiere schieden übrigens mehr Nitrat aus[3985]. Diese uneinheitlichen Angaben zeugen von der Schwierigkeit einer einwandfreien Bestimmungsmethode.

Sulfat wird mit 6,2—9,3 mg% in der menschlichen Milch angegeben, reichlicher, wenn die Arakawareaktion negativ ist. Kollostrum enthielt mehr[3986]. Diese Befunde würden bedeuten, daß Sulfat viel stärker ausgeschieden wird als die Halogene.

[3982] HAANAPPEL, TH. A. G.: Pharmac. Weekbl. 74, 871 (1937). C. 1937 II, 2202.
[3983] KWIT, N. T. u. HATCHER, R. A.: Amer. J. Dis. Child. 49, 900 (1935), Rona 88, 133.
[3984] VAN DER BOGERT: Amer. J. Dis. Child. 21, 167 (1921).
[3985] KRAUSE, H.: Arch. f. Hygiene 95, 271 (1925), Rona 32, 863.
[3986] YOSHINO, K.: Tohoku J. exp. Med. 31, 287 (1937). C. 1938 II, 1986.

V. Übersicht.

Bei der Ausscheidung der uns hier interessierenden Anionen insgesamt sind im Prinzip nur zwei Gruppen zu unterscheiden. Eine dritte Gruppe wäre dazu vielleicht noch herauszuheben. Das sind diejenigen, die sich leicht zersetzen und als solche je nach den Zersetzungsbedingungen an den einzelnen Stellen erscheinen. Hierher ist zu rechnen: Thiosulfat, Sulfit und Polythionate, dann eventuell Chlorat, Nitrat besonders bei Tieren mit Pansen. Chlorit, Hypochlorit sind so empfindlich, daß mit einer Ausscheidung überhaupt nicht zu rechnen ist. Auch Pyrophosphat und andere Phosphorsauerstoffsäuren gehören hierher. Die Ausscheidung selbst verläuft bei ihnen schließlich unter den Gesetzen der o-Phosphorsäure. Dann werden die Umsetzungsprodukte sich in die Gesetzmäßigkeit der Hauptgruppen einfügen.

Die Ionen der einen herausgehobenen Hauptgruppe werden in das Gewebe nicht wesentlich aufgenommen, d. h. sie betreten im allgemeinen nur die extracellulären Räume, ihr Ausscheidungsort ist die Niere. Die Möglichkeit, in die extracellulären Phasen der Gewebe abzuwandern, ist bei ihnen durchaus nicht gleichmäßig gegeben. Die Kapillargrenzen werden z. B. von SO_4'' oder $Fe(CN)_6^{IV}$ schwerer durchdrungen, so daß der Niere sofort die größeren Konzentrationen und zwar längere Zeit hindurch für ihre Ausscheidungsarbeit zur Verfügung stehen. Mit markiertem Sulfat konnte man nachweisen, daß dieses zum großen Teil direkt in den Urin abfloß, ohne sich erst mit dem Sulfat der Gewebe vermischt zu haben.

Rhodanid wird wiederum zum Teil im Blut durch Bindung an Kolloide festgelegt und entgeht in dieser Form der Filtration durch die Wand der Glomeruli. Die Wand der Glomerulusschlingen scheint andererseits so locker zu sein, daß alle Anionen ohne Hemmung irgendwelcher dynamischer Natur hindurchzutreten vermögen, d. h. in den obersten Teil der Tubuli treten die Anionen in dem Verhältnis zum Cl' ein, das als Richtion für die anderen gelten kann, wie es im Plasma vorhanden ist (ausgenommen SCN'). Erst im weiteren Verlauf des Nephrons trennt sich ihr Schicksal. Im Prozeß der Rückresorption werden biologische Faktoren richtunggebend, und man erhält die Möglichkeit, das Verhalten anderer Drüsen gegenüber Anionen zum Vergleich heranzuziehen. Die Zellen der Nierenkanälchen werden damit zu Drüsenzellen, nur mit dem Unterschied eines Transportes der Ionen nach innen, d. h. in den Organismus hinein.

In dieser Hinsicht können wir z. B. aus dem Verhältnis Br' zu Cl' sowohl bei der Rückresorption (mit Ausnahme vom Kaninchen) in der Niere, bei der Ausscheidung im Magensaft und der Milch einen besseren Transport des Br' durch die Zelle beobachten. Bei der Permeabilität der Liquorschranke war das Verhältnis umgekehrt. Für solche Unterschiede stehen rein physikochemische Erklärungen durchaus zur Verfügung z. B. in dem größeren Volumen des Br' gegenüber Cl'. Man kann sich sogar eine Membranstruktur vorstellen, bei der gerade noch Cl', aber nicht mehr Br' hindurchzutreten vermag bei geeigneter Porengröße, wobei uns dieser Ausdruck zur Erleichterung der plastischen Vorstellung gestattet sei. Die Porengröße darf man sich nicht genau definiert vorstellen, sondern sie unterliegt einer Verteilungsfunktion wie alle Größen in lebendigen Organismen. Dadurch ist verständlich, daß z. B. Br' schwer durch die Liquorschranke dringt, aber das viel größere SO_4'' auch noch und erst Ferrocyanid völlig vermißt wird. Dieses wird auch nicht durch die Magendrüsen ausgeschieden und in den Nierenkanälchen (außer beim Menschen) nicht rückresorbiert, während SO_4'' schwer im Magen ausgeschieden wird und in der Niere nur geringerer Rückresorption unterliegt.

Man ist geneigt, Unterschiede schon durch die äußere Membranstruktur der Zellgrenzen bedingt zu sehen, sich also mit einer rein physikochemischen Bezeichnungsweise zu begnügen. Wir haben solche Prinzipien nach eigenen Versuchen an verschiedenen Stellen schon anzuwenden gesucht. Dabei wurde nicht nur die Größe des Moleküls, sondern auch die Tendenz der Anreicherung an Oberflächen besonders herausgestellt. Letztere erhöht die Wahrscheinlichkeit, an die Punkte der Resorption zu gelangen, erstere verlangsamt oder vermindert sie, indem in der Verteilungsfunktion der Porengrößen nur ein kleinerer Bruchteil zur Verfügung steht.

Dabei konnte man die Hemmung einer Rückresorption von Cl' (und im Gefolge von $Na^{\cdot}$ bzw. der Abgabe von $NH_4^{\cdot}$) ableiten. Aber dieses Verhältnis ist durchaus nicht eindeutig und durchaus nicht zwangsläufig aus einer Beeinflussung der Niere abzuleiten. So wird Cl' durch SO_4'' und noch leichter durch NO_3' aus dem Gewebe verdrängt, tritt ins Plasma und dementsprechend in den Urin über. Wenn aber z. B. SO_4'' in vermehrter Menge zur Ausscheidung kommt, wird es leicht Cl' aus dem Harn verdrängen und die Rückresorption begünstigen können.

Osmotische Faktoren kann man als wirksam annehmen. SO_4'' ist hydrophil und geht weniger an die Phasengrenzen, an denen sich aus Gründen der gleichmäßigen Verteilung der elektrischen Ladungen im Raum bei Fehlen äußerer Kräfte dafür Cl' ansammeln wird. Anscheinend ist dergleichen auch durch das stärker hydrophobe NO_3' möglich. In ihm haben wir ein Ion, das sich den einfachen, abstrahierten Gesetzmäßigkeiten nicht fügt, d. h. es wird verstärkt ausgeschieden. Die verstärkte Ausscheidung — soweit überhaupt die relativ spärlichen Untersuchungen für irgendwelche Urteile ausreichen — ist notwendig, da wir Nitrat durch die Nahrung zugeführt erhalten und durch besondere Vorfälle eine Reduktion in Nitrit und somit eine Giftwirkung möglich ist. Die rasche Ausscheidung imponiert als notwendig und damit als zweckmäßig.

Als ein wesentlicher Faktor der Ausscheidung schaltet sich der Transport des Anions durch die Zelle ein. Selbstverständlich wird dieser Vorgang mit den physikalischen Eigenschaften der Ionen rechnen müssen. Wenn wir Bromid gegenüber Chlorid vergleichen, werden wir durchaus nicht einfach die Wanderungsgeschwindigkeit im elektrischen Strom als Maß ansehen dürfen. Wesentlicher für die Beschreibung wird die Größe des elektrostatischen Potentials des Ions sein. Dieses ist geringer bei Br' als Cl', noch geringer bei J'. Hier wird man eine größere Rückresorption in der Niere, eine größere Ausscheidung im Magen erwarten müssen. Anscheinend ist das nicht eindeutig der Fall. Man wird versucht sein, den Umfang des Ions als hemmendes Moment in den Vordergrund zu stellen, um die Vorstellung nicht aufgeben zu müssen. Aber der Vergleich zu SCN' wirkt wieder störend. SCN' unterliegt nicht nur einer bedeutenden Rückresorption, sondern wird auch z. B. in den Speicheldrüsen beträchtlich konzentriert. Die Untersuchungen über die Ausscheidung in den Magendrüsen sind nicht befriedigend, weil verschluckter Speichel die Resultate trübt. Ebensolche Schwierigkeiten geben die an der lyotropen Seite stehenden sauerstoffhaltigen Säuren auf. Für die geringe Rückresorption des Nitrats (auch wohl des ClO_3', BrO_3', JO_3') wird man eine Asymmetrie des Anions anführen können, so daß das elektrostatische Potential an der Oberfläche verschieden ist. Aber hier schließt sich auch das als Tetraeder regelmäßig gebaute Perchlorat an, dessen besondere Größe es neben das Rhodan stellen würde. Wichtig ist die Beobachtung einer erhöhten Rückresorption von Nitrat bei Hypochlorämie. Die Ionen scheinen sich gegenseitig zu hemmen beim Durchtritt durch die Zellen.

Meist sind die Untersuchungen über die Ausscheidung nicht so gründlich vorgenommen worden, um einen exakten theoretischen Überblick zu erhalten. Das gilt insbesondere von den Drüsen des Darms. Deshalb muß diese Übersicht sich auf allgemeine Hinweise und das Herausstellen des Problematischen beschränken.

Zu der zweiten der oben angegebenen Gruppen rechne ich Fluorid und Phosphat. An sich ist die Absonderung nur durch die Reaktion mit Substanzen des Gewebes bedingt. Beim Fluorid kommt es zur Aufnahme in den Knochen, in den es in Form des Fluorapatits eindringt und von dort nur sehr langsam abgegeben wird, teilweise erst in Wochen. Dasselbe gilt von Phosphat, das auch in alle anderen Gewebe des Organismus eindringt und nicht in anorganischer Form bleibt, sondern in organische Bindung übergeht. Wie langsam dann die Ausscheidung erfolgt, wenn man die einzelnen Moleküle betrachtet, zeigen die Versuche mit radioaktivem Phosphat.

Uns interessiert aber die Frage nach den Ausscheidungsprinzipien. Fluorid selbst hat ein sehr kleines Molekül und würde, danach allein beurteilt, Membranen leicht durchdringen. Durch sein hohes elektrostatisches Potential hat es aber nicht nur eine Hydratationshülle um sich, sondern neigt zur Autokomplexbildung. Es steht bei der Ausscheidung zwischen Ferrocyanid und Sulfat und fehlt im Speichel und in der Milch fast völlig. Die Ausscheidung durch die Niere ist sehr rasch, so daß eine Rückresorption nur wenig in Frage kommen wird. Eine systematische Untersuchung darüber fehlt, wahrscheinlich wegen der auftauchenden analytischen Schwierigkeiten. Es ist fraglich, ob die beobachtete Ausscheidung in den Darm bedingt ist auf dem Umwege über unlösliches CaF_2 oder besser Apatit.

Die größten Schwierigkeiten in der Ausscheidung gibt das Phosphat auf. Nach der Ionenstruktur und den lyotropen Eigenschaften müßte es sich wie Fluorid verhalten. Tatsächlich wird es bei Katze und Hund rasch durch die Niere elidiert, wenn man nicht gerade die einzelnen Moleküle in Betracht zieht. Im Magen-, Pankreas- und Darmsaft ist es nur in ganz geringer Konzentration vorhanden, der Speichel besitzt demgegenüber größere Mengen.

Beim Kaninchen bzw. dem Pflanzenfresser allgemein verhält sich die Ausscheidung schon anders. Die Niere vermag überschüssiges PO_4''' nur langsam zu beseitigen, so daß die Darmausscheidung in viel größerem Ausmaß zur Geltung kommen kann. Diese Eigenschaft mag durchaus zweckmäßig sein, wie folgender Gedankengang dartun möge. Die Pflanzenfresser schließen einen Teil der in der Nahrung in Form von Zellulose zugeführten Nahrungsstoffe mit Hilfe von Bakterien im Dickdarm auf, der durch seine Größe zur Resorption sehr geeignet ist. Durch Zufuhr von Phosphat wird ihr Wachstum begünstigt, da es einen lebensnotwendigen Baustein der Bakterienleiber darstellt.

Aber abgesehen von diesem Moment der Zweckmäßigkeit werden wir nach den Gründen der Ausscheidungsverminderung in den Nieren fragen und auf das wichtige Prinzip der Nierenschwelle kommen. Das bedeutet nur, daß von einer bestimmten Konzentration im Plasma ab Phosphat im Harn nicht mehr auftritt, also restlos der Rückresorption unterliegt. Diese Schwelle ist keine konstante Größe, sondern untersteht noch mehr als beim Cl' der Kontrolle durch die innere Sekretion (Parathormon, Hypophyse). Das scheint darauf hinzuweisen, daß hierbei die Beförderung des Anions durch die Zelle verbessert wird.

An sich muß man diesen Vorgang nur als eine Fortsetzung der bei jeder normalen Ausscheidung vorkommenden Rückresorption auffassen, folgt doch der Prozeß ganz stetig der im Filtrat angebotenen Konzentration. Wenn wir annehmen, daß eine Reihe von Resorptionspunkten in der Wand der Kanälchen eingebaut ist, dann wird die Wahrscheinlichkeit größer werden, daß ein Molekül auf keinen Punkt dieser Art trifft, also der Rückresorption entgeht, wenn der Überschuß der Ionen über die Zahl der Resorptionspunkte groß ist, bzw. wenn die Zeit des Vorbeifließens nicht ausreicht. In dem Zeitfaktor sind zwei Unterabteilungen enthalten, erstens die Geschwindigkeit der Weiterbeförderung in die Zelle, also der biologische Resorptionsfaktor und die Geschwindigkeit des Urinflusses. Daß die Schwelle z. B. bei Cl' hoch sein kann, wenn wenig Urin gebildet wird, zeigt der Versuch von BOTTIN an hungernden Hunden. Daß dieser Faktor aber nicht viel vermag, zeigt der Diabetes insipidus.

Hier konnten nur die Prinzipien der Ausscheidung kurz dargestellt werden. Die Darstellung vermag aber vielleicht zu zeigen, an wie zahlreichen Stellen die experimentelle Arbeit fehlt. Es sind im übrigen Arbeiten, die mit den heute vorliegenden experimentellen Methoden bewältigt werden könnten.

L. Beeinflussung spezieller Organe und Organsysteme durch Anionen.

I. Blut[*]).

1. Blutfarbstoff[3987].

a) Sauerstoffsättigung. Durch Zusatz von Salzen zu Lösungen reinen Oxyhämoglobins wird die O_2-Dissoziation vermehrt[3988, 3989].

80% Sättigung mit O_2 wurde durch 0,1 molare Lösungen von NaCl und KCl auf 58,4%, durch Na_2SO_4 auf 30,6%, durch Na_2HPO_4 auf ungefähr 15% herabgedrückt[3989].

Wurden ganze Erythrocyten von Kaninchen mit isotonischen Lösungen von NaCl und NaBr gewaschen, dann zeigte sich eine Abnahme der O_2-Sättigung in jedem Falle[3990].

Diese Abnahme könnte sich erklären durch eine Abnahme des p_H, d. h. durch erhöhte Acidität. Aber die Abnahme war in jedem Falle gleich, und trotzdem war der Rückgang in der O_2-Sättigung des Blutes bei NaBr größer als bei NaCl. Auch in der CO_2-Spannung war ein Rückgang zu beobachten.

Durch Salze wird die 4fache Polymerisation des Hämoglobins zunehmend mit der Konzentration auf das 2fache herabgesetzt. Zugleich wird der Quantenbedarf der Spaltung des CO-Hämoglobins durch Licht vermindert (WARBURG[1362, IV]).

Während die zuerst erwähnten Befunde sich noch durch Änderungen im Zustand des Hämträgers, des Globins, erklären könnten, zumal die Reihenfolge ungefähr der Hofmeisterschen Reihe entspricht, ist der Verlauf bei den letzten Versuchen genau in entgegengesetzter Richtung. Mit der Vorstellung der Änderung des kolloidalen Zustandes des Trägers, die bei Cl' und Br' in den betreffenden Konzentrationen nur gering sein könnte, ist schwer vereinbar die Größe der

---

[*] An dieser Stelle finden sich nur Angaben über Änderungen der kolloiden oder geformten Elemente. Wirkungen auf die Zusammensetzung in chemischer Hinsicht, soweit bekannte Körper eine Rolle spielen, finden sich im Abschnitt: Stoffwechsel. Hämolyse vor allem Abschnitt J (Verteilung) S. 461 ff.

[3987] BINGOLD, K.: Handb. d. allg. Hämatologie, Blutstoffwechsel S. 601 (1932).
[3988] BARRON, E., GUZMAN, S., MUNCH, R. u. SIDWELL, A. E.: Science **1937** II, 39, Rona **103**, 256.
[3989] SIDWELL, A. E., MUNCH, R. H., BARRON, E. S. G. u. HOGNESS, T. R.: J. biol. Chem. **123**, 335 (1938).
[3990] TADA, S.: Tohoku J. exp. Med. **15**, 249 (1930), Rona **56**, 813. Versuche an 5 Tieren.
[3991] HIMMERICH, F. u. FEINBERG, R. S.: Biochem. Z. **284**, 152 (1936).

Ausschläge. Die zuletzt erwähnte Beeinflussung durch Bromid müßte bei schwerer Bromidvergiftung — abgesehen von der Beeinträchtigung der Atmung — darüber hinausgehende Konsequenzen nach sich ziehen.

Auch Zusatz von Glucose soll zu einer Freisetzung von Sauerstoff aus Erythrocyten führen, die wiederum durch Zugabe von 0,2% NaF verhindert wird[3991]. Vielleicht ist dieser Effekt durch die Verhinderung der Säurewirkung zu erklären, da durch Aciditätsverschiebung und Annäherung an den isoelektrischen Punkt des Hämoglobins die O_2-Sättigung geringer wird.

In dieser Weise ließen sich vielleicht die Befunde von TADA[3990] dem Verständnis näher führen, wenn wir uns erinnern, daß das Gleichgewicht zwischen Erythrocyten und Umgebung zugunsten des Br′ größer ist. Dazu gehört allerdings Aufnahme ohne Wirkung auf den osmotischen Druck und ohne äquivalente Verdrängung des Cl′, zumal die Hämatokritwerte nicht zunehmen.

Zusatz von Reduktionsmitteln wie Sulfit haben anscheinend keinen Einfluß auf die O_2-Sättigung, wenn man die Geschwindigkeit berücksichtigt[3992]. Daß nachher durch Oxydation des Sulfits eine langsame Reduktion eintritt, ist ohne Zweifel (siehe ROST[2128]).

Senkungen des Sauerstoffeindringungsvermögens in das Blut fanden sich auch am ganzen Tier. Hunde erhielten 0,5 g/kg $NaClO_3$ oder NaCl intravenös in etwa blutisotonischer Lösung. Die O_2-Kapazität sank um etwa 10% für viele Stunden ab, ohne daß es sich um eine Blutverdünnung oder Methämoglobinbildung gehandelt hätte (ROSS[2545]). Die Bedingungen sind mit denen in vitro nicht zu vergleichen.

b) Methämoglobin (= Hämiglobin nach Vorschlag von HEUBNER-KIESE). Wird das 2wertige Eisen des Hämoglobins in 3wertiges überführt, dann entstehen Verbindungen, die unter der Einwirkung von Ionen stehen. So zeigt sich in Phosphatpuffern das Bluthämin von stärkerem Oxydationspotential als in Boratpuffern[3988]. Von größerer Bedeutung sind die Vorgänge, die zur Bildung von Methämoglobin führen. Dieses entsteht überall, ,,wo oxydierende Substanzen auf Hämoglobin einwirken, aber auch schon in gewöhnlichem Blut unter Einwirkung des Sauerstoffs, und zwar besonders leicht nach Zerstörung der Erythrocyten, wohl sonst verhindert durch anwesende Reduktionswirkung bestimmter Substanzen, wahrscheinlich von Sulfhydrilgruppen im Verbande der Zelle" (HEUBNER). Wenn dieser Vorgang abläuft, besteht die Möglichkeit des Eingreifens anderer Anionen, und zwar nach den *Redoxpotentialen* (siehe dazu Fermentsysteme in Erythrocyten S. 253).

Thiosulfat soll in corpore die Rückverwandlung beschleunigen[3994, II], ist aber nach PETERSON[3994, III] unsicher.

Früher haben wir schon darauf hingewiesen, daß bei vorgegebenem Methämoglobin anwesender Bromwasserstoff leichter in elementares Brom überführt werden kann als Chlorwasserstoff in Cl_2. Damit würde Brom leichter in organische Bindung eintreten können als Chlor. Bei dem System Ferricyanid/Ferrocyanid ist das Gleichgewicht so stark nach der Seite des Methämoglobins verschoben, daß eine Einwirkung nicht auftreten kann. Das wird gezeigt durch die Gleichung:

$$\frac{[K_3Fe(CN)_6]}{[K_4Fe(CN)_6]} \cdot \frac{[Hb]}{[Hb(OH)]} = 3{,}8 \cdot 10^{-7} \text{ [3993]}.$$

Ferrocyanid kann aber durch seine hohe Wertigkeit zur Ausflockung des Methämoglobins führen, wenn man zu große Mengen von Ferricyanid zusetzt[3994].

[3992] HIMMERICH, F.: Biochem. Z. **284**, 146 (1936).
[3993] SCHÜLER, H.: Biochem. Z. **255**, 474 (1932), Rona **72**, 388.
[3994] MAYER, R. M.: Dtsch. Z. ger. Med. **25**, 112 (1935), Rona **89**, 101. C. **1935 II**, 1571.
[3994, I] FLOREN, W. u. HEITE, H. J.: Naunyn-Schmiedebergs Arch. **197**, 339 (1941).
[3994, II] SAKURAI, K.: Naunyn-Schmiedebergs Arch. **107**, 286 u. **109**, 198 (1925).
[3994, III] PETERSON, CH.: Private Mitteilung von W. HEUBNER.

Die Wirkung dürfte allerdings nicht so zu erklären sein, wenn wir quantitative Verhältnisse bei der Oxydation voraussetzen, da die molaren Mengen von Hb in solchen Lösungen immer nur gering sind. Aber streng quantitative stöchiometrische Verhältnisse sind nie ganz genau vorhanden, weil eben z. B. die Sulfhydrilgruppen des Globins der Oxydation unterliegen können. Damit bestände die Möglichkeit, daß durch Änderung des Eiweißträgers die Redoxpotentiale des Methämoglobinsystems und der Ablauf der Methämoglobinbildung verändert werden können.

Eine Änderung des Glutathiongehaltes der Erythrocyten wurde allerdings bei Methämoglobinbildung durch ClO_3' usw. nicht beobachtet, ebensowenig der Ascorbinsäure[3994, I].

Diese Fragen sind von Bedeutung bei der Wirkung von *Chlorat* auf das Blut in vitro. Um ein Mol Hämoglobin-Fe^0 zu oxydieren, sind etwa $1/5$ und nicht $1/6$ mol von Chlorat notwendig. Die Reaktion ist abhängig von der Wasserstoffionenkonzentration anzunehmen, und zwar entsprechend der Zunahme des Oxydationspotentials mit der 6 ten Potenz der $[H\cdot]$. Unsere Tabelle der Oxydationspotentiale zeigt, daß sich ClO_3' bei saurer Reaktion dem des ClO' nähert und es erreicht, woraus sich eine höhere Reaktionsgeschwindigkeit nach HEUBNERS und JUNGS Messungen ableiten läßt. Diese Einwirkung ist schon deutlich im Bereich des Normalen, etwa beim Verhältnis vom arteriellen zum venösen Blut. Ebenso wird der Prozeß beschleunigt durch zugesetzte Muskulatur, die durch die Milchsäurebildung die notwendige Säure liefert. Der Effekt ist streng auseinanderzuhalten von der reduzierenden Wirkung der Milchsäure auf das Methämoglobin, so daß bei Arbeit vorhandenes Methämoglobin leichter in Hämoglobin zurückverwandelt werden soll.

Die Einwirkung von Chlorat auf Hämoglobinlösungen ist außerordentlich langsam, bleibt aber nicht bei Methämoglobin stehen, sondern kann zur Hämatinabspaltung führen (HAUROWITZ[710]). Ebensowenig beschränkt sich die Einwirkung des Chlorats auf Erythrocyten in Umwandlung des Hämoglobins in Methämoglobin.

So wird Menschenblut nach $4^1/_2$ Stunden schwärzlich, und es war Methämoglobin nachweisbar (FABRE und OKAC[2557]). Häufig dauert der Prozeß viel länger, bis zu Tagen, während die Blutkörperchen zugleich der Hämolyse verfallen. Nach RICHARDSON[2561] verursachte 0,25% $KClO_3$ in 8 Stunden bei Zimmertemperatur keine Methämoglobinbildung bei menschlichem Blut, dagegen schon sehr weitgehend, wenn vorher Hämolyse eingetreten war. Wurde das Blut mit CO_2 gesättigt, dann war auch bei Zimmertemperatur die Methämoglobinbildung in 6 Stunden vollkommen. Höhere Temperaturen beschleunigen den Prozeß. Hierbei kommt es nicht nur zur Bildung von Methämoglobin, sondern zu einem Produkt, das sich durch Hydrosulfit nicht mehr reduzieren läßt. Es soll sich um die Bildung von Verdohämochromogen (Sulfhämoglobin) handeln (HEUBNER[3996]).

Als Zwischenprodukte von der 5 fach positiven Ladung des Cl^{V+} im Chlorat bis zur 1 fach negativen Ladung des Chlorids können Chlorit als langsam reagierendes und Hypochlorit als rasch reagierendes Ion angenommen werden (JUNG und HEUBNER[2557, I, 3996]). Letzteres ist besonders fähig, Hämoglobin zu entfärben und auch Verdohämochromogen zu bilden. Es verursacht Hämolyse und Koagulation sofort, während das durch Chlorat langsam erfolgt. Entsprechend dem großen Oxydationspotential treten andere Substanzen mit dem Fe^{II} des Hämoglobins in Kompetenz, so daß zunehmend mit der Konzentration die gebildeten Methämoglobinmengen gegenüber dem verbrauchten Hypochlorit nachhinken (siehe S. 710).

Die Reaktion der Methämoglobinbildung wird durch Blut[3995] und in erster Linie durch das gebildete Methämoglobin beschleunigt, so daß sie die Form

---

[3996] MAYER, R. L.: Naunyn-Schmiedebergs Arch. **95**, 351 (1922).
[3995] HEUBNER, W.: Ergeb. d. Physiol. **1940**, S. 27.

einer autokalytischen Reaktion annimmt. Das ist — abgesehen von der beschleunigenden Wirkung zugesetzten Methämoglobins — durch die Hemmung der Methämoglobinbildung durch Zusatz von HCN, CNO′ oder SCN′ (merkwürdigerweise aber nicht von Fluorid), die alle mit Methämoglobin eine Komplexverbindung bilden, zu beweisen (JUNG zitiert nach HEUBNER[3996]). Wir geben aus der Arbeit von HEUBNER und JUNG[2557, I] zur Illustration eine Abbildung wieder.

Auf der Abbildung ist bei den kleinen Konzentrationen anfangs vorhandenen Methämoglobins der konkave Verlauf besonders deutlich. Wir sehen aber, daß die Bildungsgeschwindigkeit z. B. bei Kurve II zu einer Zeit größer ist als auf Kurve I, als zu der man gelangt, wenn man die Größe der Ordinate um die zugesetzte Methämoglobinmenge verschiebt, d. h. das Methämoglobin, das zugesetzt wurde, wirkt stärker als das gebildete. Das setzt sich bei Kurve II und III weiter fort. Später in der Zeit und bei höheren Kurvennummern hört die Andeutung einer strengen Autokatalyse völlig auf.

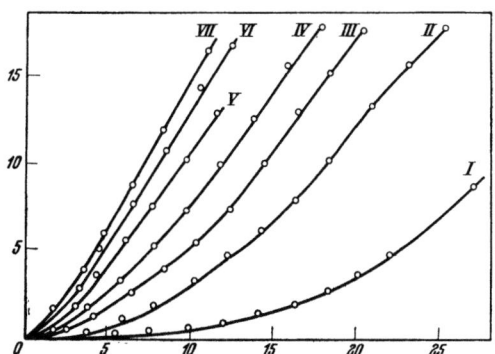

Abb. 60. Ordinate: 10^{-8} Val je ccm Methämoglobin neu gebildet. Abscisse: Zeit in Minuten (Temperatur 36,6° C). Vorheriger Zusatz von Methämoglobin bei den verschiedenen Kurven in folgender Menge:

I	II	III	IV	V	VI	VII
0,15	0,44	0,88	1,32	2,20	3,01	4,40 · 10^{-8} val,

Hämoglobin $18,4 \cdot 10^{-8}$ val, Chlorat 0,17 mol je ccm pH = 6,9, (nach HEUBNER und JUNG).

Abgesehen von CN′ und SCN′ gibt es noch andere Einwirkungen auf den Prozeß, und zwar durch das mit ClO_3' zugegebene Kation. Die Bildung verläuft rascher bei Mg > Ca > Na > K. In vivo ist die Reihenfolge bei Ratten Na > K > Ca > Mg, weil hier die Eigengiftigkeit des Kations wesentlich ist und es manchmal nicht zur Chloratwirkung kommt (ULRICH und SHTERNOV[2556]).

Die autokatalytische Form des Verlaufs ist ebenso bei Versuchen am ganzen Tier zu beobachten, so in den Versuchen von LITTARDI und ZANICHELLI[2562, 2563].

Katzen erhielten eine dem Blut isotonische Lösung von $NaClO_3$ infundiert. Anfangs verlief der Methämoglobingehalt fast auf der Abscisse, bis plötzlich die Kurve steil anstieg und beim Tode — hier ohne Bildung von Hämolyse — den Gehalt von 70% Methämoglobin erreichte.

Noch eleganter wurde die autokatalytische Wirkung des gebildeten Hämiglobins von JUNG dadurch bewiesen, daß er den Tieren eine Vordosis eines hämiglobinbildenden Giftes verabfolgte, wodurch der sekundäre Ablauf beschleunigt wurde. Die Versuche führte er stets an Katzen durch, was wegen der langsameren Rückbildung von Vorteil ist.

Daß Methämoglobin sich innerhalb der Erythrocyten bilden kann, ist bei der Anionenpermeabilität und gerade für ClO_3' durchaus verständlich. Aber die Auslegung des Kurvenverlaufs bedarf der Beachtung. Wir würden geneigt sein, den raschen Verlauf der Bildung darauf zurückzuführen, daß dann, wenn erst eine gewisse Anoxämie und Säuerung begonnen hat — das kann schon durch eine beginnende Ödembildung geschehen — der Prozeß sich rapide verstärken muß, aber mit der sechsten Potenz der c_H. Man könnte als Fortsetzung annehmen, daß die autokatalytische Wirkung des Methämoglobins mitspielt. Andererseits wird man versuchen, bei der Methämoglobinwirkung in vitro säuernde Prozesse als mitwirkend einzusetzen, da wir durch WARBURG und andere wissen, wie Methämoglobin in den Stoffwechsel eingreifen kann, z. B. durch Oxydation von Glucose und Bildung von Brenztraubensäure.

Bei den Versuchen in vivo wird oft gar kein Methämoglobin gebildet. Das mag an der raschen Reduktion des nur langsam gebildeten Methämoglobins liegen, aber ebenso leicht möglich ist das Fehlen einer, bei größeren Salzmengen auftretenden, unspezifischen Säuerung. Da ein Teil des gegebenen Na· in die Gewebe geht, insbesondere in die Muskulatur, werden die sauren Valenzen im Blut entsprechend zunehmen. Außerdem besteht die Möglichkeit, daß ein Teil des ClO_3' im Magen mit seiner sauren Reaktion zur Reduktion kommt, wenn die geeigneten reduzierenden Substrate in der Nahrung zugegen sind oder im Pansen mit seiner Bakterienflora, z. B. kam nach 10 g $NaClO_3$ kein Methämoglobin bei Hammel und Ziege zur Beobachtung (BRIGL und WINDHEUSER[3684]). Bei Katzen nach 0,5 g wurden keine Symptome beobachtet, bei 1,1 g/kg fand sich Hämolyse und Ikterus, bei 1,3—1,9 g/kg trat neben der Hämolyse die Methämoglobinbildung als Todesursache auf (STEYN[2559]), fast gleiche Resultate auch bei LIPSCHITZ[2560].

Wiederholte Gaben führten bei niederen Dosen nicht zu Methämoglobinbildung. Bei 2 von 3 Katzen, die täglich 0,5 g/kg intramuskulär erhielten, trat spektroskopisch Methämoglobin in Erscheinung. Sie starben nach 2 bzw. 10 Dosierungen. Niedrigere Dosierungen z. B. 0,25 g/kg $KClO_3$, führten bei 4 Wochen dauernder täglicher Verabreichung nie zur Veränderung des Blutfarbstoffes.

RICHARDSON[2561] schließt aus seinen Versuchen, daß der Blutfarbstoff überhaupt nur verändert würde, wenn vorher Hämolyse einträte, oder wenn durch Veränderungen von Leber und Niere eine Acidose wahrscheinlich sei. Diese wurde aber nicht nachgewiesen. (Über die Nieren- und Leberveränderungen siehe später.)

Bei Versuchen von FABRE und OKAC[2557] an 2 Kaninchen wurde einmal kein, das andere Mal erst nach dem Tode Methämoglobin gefunden. Die Tiere hatten 9,6 g $NaClO_3$ per os bzw. 6,4 g/kg intramuskulär erhalten. Der Tod trat nach 4 und 2 Stunden ein, vielleicht schon bedingt durch die Injektion stark hypertonischer Lösung. Nach der Zeit des Vergiftungsablaufs wäre hier die beste Bedingung zur Methämoglobinbildung gegeben. Diese Beobachtung zeigt die Unberechenbarkeit der Methämoglobinbildung, auf die auch ULRICH und SHTERNOV[2531, 2556] hinweisen. Sie kann eintreten nach großen Dosen, wenn der Tod in einigen Minuten eintritt, oder auch später nach kleineren Dosen, meist erst nach Beginn der Hämolyse und der damit zusammenhängenden Störung der Nierenfunktion. Hämolyse kann oft nicht nur bei Kaninchen, sondern auch bei Katzen, Meerschweinchen und Ratten die einzige Veränderung des Blutes vor dem Tode sein. Dasselbe wurde von mir bei einem menschlichen Vergiftungsfall beobachtet. Diese Verhältnisse zeigen einige Angaben nach Versuchen an *Ratten*[2556]:

6,5—8 g/kg $NaClO_3$ in 2 molarer Lösung intraperitoneal oder per os töten die Ratten in 45 Minuten ohne Methämoglobin, das sich erst nach dem Tode bildet. 5—6 g/kg $NaClO_3$ führte immer zu Methämoglobin vor dem Tode.

3,5—4,0 g/kg Methämoglobin wurde nicht konstant gefunden; wenn toxische Symptome auftraten, dann zugleich mit Hemmung der Nierenfunktion.

Tauben erhielten 0,5 und sogar 1,0 g/kg $KClO_3$ intramuskulär und in den Kropf ohne Methämoglobinbildung, obwohl die Tiere bei intramuskulärer Gabe zugrunde gingen. Bei wiederholter Gabe war dasselbe zu beobachten, nur kurz vor dem Tode wurde gelegentlich eine Veränderung des Blutfarbstoffs beobachtet. Dabei sollen Tauben zu den guten Methämoglobinbildnern gehören, im Gegensatz zu Kaninchen und Ratten (RICHARDSON[2561]).

Wenn auf den Unterschied in der Methämoglobinbildung zwischen Fleisch- und Pflanzenfressern hingewiesen wird, so handelt es sich dabei nicht um die

Bildung, sondern die Rückbildung von Methämoglobin. Die gleichen Mengen Methämoglobins werden durch die Katze in 7 Stunden, durch die Ratte in 4 Stunden, durch das Kaninchen in 2 Stunden rückverwandelt (HEUBNER[3996, S.20]).

Eine weitgehend geschlossene und theoretisch durchdachte Entwicklung der Chloratwirkung verdanken wir JUNG[3996, I], wobei sich im Prinzip keine Abweichungen des Verlaufs von den Verhältnissen in vitro finden. JUNG prüfte nebeneinander die Hämiglobinbildung, die Entwicklung von Heinzschen Körperchen (teilweise im Übermikroskop) und Vitalfärbung mit Nilblausulfat, schließlich die osmotische Resistenz. Der erste Schritt war stets die Bildung von Hämiglobin, entgegen den Annahmen von RICHARDSON[2561]. Es scheint, daß der erste Schritt der angreifenden Oxydationen (also der Reduktion $ClO_3' \to ClO_2'$) das Hämoglobin trifft und die Umwandlung des Fe^{II} in Fe^{III} den einfachen Elektronenverlust betrifft. Dann erst werden wahllos auch andere Stoffe, z. B. das Globin, angegriffen, so daß in vivo in Erythrocyten genau wie bei Hämoglobinlösungen in vitro Koagulationen erfolgen, die dann in Form der Heinzschen Körperchen sichtbar werden. Wenn das Stroma der Erythrocyten angegriffen wird, sinkt zuerst die Resistenz der Erythrocyten gegen Hypotonie, außerdem werden sie mit Nilblausulfat anfärbbar. Nicht alle Blutkörperchen werden gleich betroffen, aber diejenigen, die leichter hämolysieren, zeigen auch einen höheren Prozentsatz Hämiglobin und Verdoverbindungen. Dieser Ablauf ist logisch, aber läßt keinen Raum für die Beobachtung, daß eine Hämolyse ohne Hämiglobinbildung erfolgt. Wie sich das klärt, muß sich erst ergeben. Es ist möglich, daß die Methoden nicht so zuverlässig sind wie die im Berliner Institut entwickelten. Ich selbst habe bei dem von mir untersuchten Vergiftungsfall nur das Spektroskop verwendet, das sicher nur ungenauere Angaben zuläßt.

Andere oxydierende Ionen führten auch zur Methämoglobinbildung, z. B. *Hypochlorit* und *Chlorit*, beide zugleich mit Hämolyse einhergehend (SABBATANI[2555]) (über die Versuche in vitro siehe unter Chlorat). Dasselbe geschieht nach *Natriumpersulfat* ($Na_2S_2O_8$) in der Menge von 0,35 g/kg und mehr, bei langsamer Infusion am Kaninchen, den Tod herbeiführend in 4 Stunden und weniger. Trat der Tod bei kleinerer Dosis später auf, dann wurde es nicht mehr wahrgenommen (DA VAL[2476]).

Nitrat führt nicht leicht zur Bildung von Methämoglobin, kann es aber nach vorheriger Umwandlung in Nitrit. Hier handelt es sich um die Frage, ob die Bedingungen zur Reduktion vorhanden sind. Sie finden sich da, wo Bakterien, besonders Coli (aber nicht alle Stämme) auf Nitrat einwirken. Das ist ohne weiteres gegeben bei Tieren mit Pansen. Nach Gabe von 100—200 g $KClO_3$ in den Pansen normaler Rinder fanden sich bis zu 20% des Blutfarbstoffes umgewandelt (SEEKLES und SJOLLEMA[2569]). Die Erscheinung des Geeldikkop nach Genuß von stark nitrathaltigen Pflanzen durch Schafe haben wir schon im Kapitel der Toxikologie erwähnt, obwohl das Vergiftungsbild nicht ganz der Nitritvergiftung entspricht, weil wir nach Nitrit keine Hämolyse, und also auch keinen Ikterus zu erwarten haben. Auch die Lichtempfindlichkeit spricht für die Mitwirkung anderer Giftstoffe der Pflanze. Von Interesse an dieser Erkrankung ist aber — soweit die Methämoglobinbildung in Frage kommt — die Tatsache, daß nicht allein die Bakterien des Pansen, sondern auch die reduzierenden Fermente des Pflanzensaftes tätig sind. Neuerdings fand PULINA[3997, I] mit Havemanns Bestimmungsmethode bei der Katze nach 0,5 und 1,0 g/kg $NaNO_3$ bis zu 25% Methämoglobin. Die Bildung setzte langsam ein und erreichte erst nach 10 Stunden das Maximum.

[3996 I] JUNG, F., Naunyn-Schmiedbergs-Archiv **204**, 157 (1947).

Beim Menschen wurde Methämoglobin nicht beobachtet, obwohl große Mengen von Nitrat zu therapeutischen Zwecken gegeben werden. KEITH, WHELAN und BANNICK[2568] berichten von einigen Kranken, die nach langdauernder Gabe von täglich 10—15 g NH_4NO_3 Cyanose und Methämoglobin im Blut zeigten.

Es handelte sich um einen Patienten mit Obstipation, so daß ein Eingriff von Bakterien für möglich gehalten wird. Patienten mit langanhaltender Retention von NO_3' infolge Nephritis zeigten weder vermehrte Zerstörung noch Methämoglobin.

Bilanzen können aber über die Nitritbildung nicht allein Auskunft geben, da gerade beim Prozeß der Methämoglobinbildung aus dem Nitrit Nitrat regeneriert wird, wenn nur Sauerstoff anwesend ist, was in vivo immer der Fall sein dürfte. Daß die Zersetzung durch Bindung an —NH_2 eine Rolle spielt, ist anzunehmen.

Gewisse Mengen von Nitriten kommen regelmäßig im Blut vor [3997]. Diese stammen anscheinend aus der Nahrung, die immer nitrathaltig ist, das Fleisch enthält vielleicht schon Nitrit. Mit dieser Feststellung ist das Ausmaß der Nitritbildung aus Nitrat durch die Gewebe noch nicht geklärt. Es bestände durchaus die Möglichkeit der Nitratausscheidung durch den Darmsaft. Hier kommt es dann zur Reduktion und sekundär zur mehr oder weniger großen Rückresorption, je nach den Bedingungen des Darms, worauf die vorher erwähnten drei Fälle mit Obstipation hinweisen. Es ist nicht überflüssig, darauf hinzuweisen, daß die Änderung der Acidität nicht den gleichen Erfolg hat wie bei Chlorat (siehe Oxydationspotentiale) (siehe auch HEUBNER[3996, S. 34], Entgiftung des durch Nitrit gebildeten Methämoglobins durch Laufen).

2. Wirkung auf Erythrocyten.

a) Wir haben schon eben die **hämolysierende Wirkung** von ClO_3', ClO_2' und OCl' auf Erythrocyten neben ihren methämoglobinbildenden Eigenschaften vorweggenommen. Hier spielen andere Mechanismen der Hämolyse eine Rolle. Die *kernhaltigen Erythrocyten der niederen Tiere* zeigen dabei Besonderheiten und größere Empfindlichkeit.

Zum Beispiel reagieren die Erythrocyten von Teleostiern schon auf die Verunreinigungen von Kochsalzarten des Handels mit Hämolyse[3998]. Bei Fluoridzugabe zu den Erythrocyten von Fischen zeigte sich Schwellung und teilweise Hämolyse. Die Blutkörperchen von Schlange und Schildkröte reagieren nicht so[4004, I]. Die mindere Stabilität zeigt sich bei Behandlung mit anderen Salzen wie NO_3', SO_4'', Cl'[3999, 4000]. Wenn Stichlinge in hypertonische Salzlösungen gesetzt werden, verändern sich ihre roten Blutkörperchen. Die Kerne treten deutlicher hervor und zeigen eine andere Struktur (KRÜGER[2440]).

Eine merkwürdige Erscheinung ist die Kernausstoßung und Plasmolyse bei Blut von Huhn und Frosch[4001]. Besondere Aufmerksamkeit widmete KEDROWSKI[4002, 4003, 4004] diesem Vorgang bei Froscherythrocyten. Unter Einwirkung von Anionen entstehen Vakuolen innerhalb des Zellplasmas, die sich sofort mit basischen Farbstoffen anfärben, die sich darin speichern. Die Reihenfolge der Ionenwirksamkeit entspricht der Hofmeisterschen Reihe $SCN' > J' > Br' > NO_3' > Cl'$. Sulfate lassen jede Wirkung dieser Art vermissen. Der Vorgang ist durch KCN hemmbar, soll also durch einen vitalen Prozeß erfolgen. Deshalb werden wir auch

---

[3997] STIEGLITZ, E. J. u. PALMER, A. E.: Arch. internat. Med. **59**, 620 (1937), Rona **101**, 601
[3997, I] PULINA, B.: Naunyn-Schmiedebergs Arch. **200**, 324 (1942).
[3998] WILLIAMS, M. M. u. JACOBS, M. H.: Biol. Bull. **61**, 485 (1931), Rona **67**, 467.
[3999] TOGO, S.: Keijo J. Med. **8**, 528 (1937), Rona **108**, 432.
[4000] SUZUKI, T.: Keijo J. Med. **8**, 563 (1937), Rona **108**, 433.
[4001] SCHWEIZER, R.: Anat. Anz. **80**, 429 (1935), Rona **91**, 137. Säuren mit verschiedenen Anionen haben Einfluß.
[4002] KEDROWSKI, B.: Protoplasma **22**, 44 (1934).
[4003] KEDROWSKI, B.: Protoplasma **22**, 607 (1934).
[4004] KEDROWSKI, B.: Z. f. Zellforschung **22**, 399 (1935). Rona **87**, 275.

zweifeln, ob hier einfache kolloidchemische Wirkungen der Ionen im Sinne einer Quellung eine Rolle spielen. Sulfat würde dann wenig einwirken wegen mangelhaften Permeationsvermögens, jedoch ist diese Frage für die kernhaltigen Erythrocyten des Frosches nicht geklärt.

Kolloidchemische Wirkungen sind selbstverständlich zu erwarten bei der Hämolyse *durch hypertonische Lösungen.*

So wird menschliches Blut bei SCN′ zu 100%, bei J′ zu 33%, Br′ zu 13%, NO_3' zu 9%, Cl′ zu 3% und SO_4'' gar nicht gelöst, wenn die Salze in 2 molaren Lösungen zur Anwendung kommen[4005]. Eine Reihenfolge der vollkommenen Hämolyse innerhalb 18 Stunden gibt folgende Grenzkonzentrationen: KSCN 0,55 mol (0,35), KJ 0,9 mol (0,55), KBr 1,5 mol (0,85), bei 2,0 mol KCl werden nur 10% hämolysiert, 1,5 mol machen noch keine Hämolyse (in Klammern die Konzentrationen, die in 24 Stunden keine Hämolyse machen). Verschiebung des p_H änderte an der Reihenfolge nichts, nur daß die Konzentrationen geringer wurden.

Sehr wesentlich ist die peptisierende Wirkung, denn auch die Stromata lösen sich in 1 mol KSCN und 2 mol KJ (ebenso $NaClO_4$), nicht dagegen in 4 mol KBr oder KCl[4006]. Ob also auch die Hämolyse durch starke Lösungen von KCl und KBr oder 30% NaCl[4010] durch Auflösung der Stromata erklärbar ist, erscheint fraglich, wenn hier Denaturation eine Rolle spielte, müßte Sulfat stärker wirken.

Ein merkwürdiger Vorgang ist die sogenannte *reversible Hämolyse,* d. h. daß unter Salzwirkung ein vorher lackfarben gewordenes Blut wiederum deckfarben wird. Hierbei wirkten die einwertigen Ionen SCN′, Br′, Cl′, J′, NO_3' gleich, aber SO_4'' viel stärker[4007]. Wir werden uns daran erinnern, daß Hämoglobin anderen Gesetzen der Peptisation und Fällung folgt (siehe das Kapitel Physikochemie). Im übrigen erfolgt sekundär eine Lösung, d. h. Peptisation, und diese wird durch Perchlorat in gleicher Stärke wie von SCN′ erreicht (BÖHM).

Fällende Ionen wie $K_4Fe(CN)_6$ führen umgekehrt leichter zu einer Schrumpfung der Erythrocyten[4008], weil sie schwer permeabel sind. Allerdings kann der osmotische Effekt kaum merkbar werden, wenn schon m/256 $K_4Fe(CN)_6$ zu dieser Wirkung führt, das zu m/8 NaCl zugesetzt wird. Bei Anwesenheit von Rohrzucker (statt NaCl) begann sie schon mit m/512 und nahm bei m/64 bis zu 0 ab[4008]. Auch nach Na_2SO_4 nahmen die Erythrocyten ein kleineres Volumen an als bei $NaNO_3$ oder NaCl, wenn die CO_2-Spannung erhöht wurde[4009]. Dieser Effekt ist ableitbar aus den Gleichgewichten und der Wanderungsgeschwindigkeit.

Bei der *Hypotoniehämolyse* machte die Anwendung von Na_2SO_4 oder NaCl keinen Unterschied[4011]. Dagegen soll Thiosulfat die Hämolyse beschleunigen in niederen Konzentrationen, in höheren aber hemmen[4012]. Die Resistenz der Erythrocyten gegen Hypotonie nimmt zu bei steigender Temperatur bis zu einem Maximum von 45—50°. Bei Phosphatlösung liegt das Resistenzmaximum bei 23—25°, aber nur bei p_H 7,4, nicht in Säuren. Diese Vorgänge sollen sich aus der Viscosität des Zellplasmas ergeben, indem bei hoher Viscosität die Möglichkeit mechanischer Verletzung zunimmt und umgekehrt[4013]. Bei erhöhter Durchgängigkeit der Zellgrenzen für Kationen resultiert zuletzt auch eine osmotische

---

[4004], I HAMDI, T. N. u. FERGUSON, J. K. W.: Proc. Soc. exp. Biol. Med. 44, 427 (1940). C. 1941 II, 1527.

[4005] ACEL, D. u. LORBER, L.: Biochem. Z. 147, 557 (1924), Rona 27, 354.

[4006] JODLBAUER, A.: Naunyn-Schmiedebergs Arch. 178, 719 (1935), Rona 89, 378.

[4007] STARLINGER, W.: Wien. klin. Wschr. 37, 1208, Rona 30, 904 (1925).

[4008] UMEZAWA, J.: J. of Biochem. 3, 461 (1924), Rona 29, 761.

[4009] GOLLWITZER-MEIER, KL.: Biochem. Z. 139, 86 (1923), Rona 21, 475.

[4010] ROBERTSON, J. D. u. BARRETT, J. F.: Quart. J. exp. Physiol. 28, 405 (1938), Rona 112, 79.

[4011] SIMMEL, H. u. EINSTEIN, O.: Klin. Wschr. 2, 1646 (1923), Rona 23, 242.

[4012] ALESSANDRINI, A. u. SETTE, N.: Ann. d'Hyg. 33, 685 (1923), Rona 24, 148. Hämolyse durch Aq. dest. HCl, KOH und hämolytisches System.

Hämolyse, die auf S. 461 ff. dargestellt wurde. Da für den raschen osmotischen Ausgleich HCO_3' wichtig ist, kann jedes Fermentgift, das die Kohlensäureanhydrase lähmt, unter geeigneten Bedingungen die Hämolyse beschleunigen (JACOBS und STEWEN[3153, I]).

Dem Phosphat wird eine besondere Bedeutung in der Resistenz gegen Hypotonie und Saponine zugeschrieben. Bezüglich der Resistenz gegen *Saponine* ergibt sich ein Korrelationskoeffizient gegenüber anorganischem Phosphat von —0,52, während Totalphosphat sogar —0,83 und Nucleinphosphat —0,89 hat[4015].

Die Widerstandsfähigkeit gegenüber Hypotonie folgt etwa der Reihe: Mensch > Meerschweinchen > Ratte > Kaninchen > Hund > Schwein > Ochs > Ziege > Schaf. Gegenüber Saponinen ist das Verhältnis umgekehrt. Gegenüber Quillajasaponin ergibt sich eine Korrelation mit dem normalen Gehalt an anorganischem Phosphat von — 0,80, bei Digitonin — 0,57 und noch etwas wechselnd bei anderen Saponinen[4014]. Bei Saponinhämolyse von Rindererythrocyten fand sich anfangs eine stärkere Hämolyse bei Sulfit, dann folgte Cl' und schließlich Br'. Aber der Unterschied war nur beim Beginn merkbar und glich sich später wieder aus[4016].

Durch *Bestrahlung* mit gleichzeitigem Zusatz von Eosin kann auch Hämolyse erreicht werden.

Diese wird durch 0,25 mol NaCl gehemmt[4017]. Ebenso wirkt Sulfat und vor allem Phosphat. Bei Boratpuffer trat Hämolyse auf in 25 Minuten. Wurde 5% des Puffers durch Phosphat ersetzt, dann stieg die Zeit bis zu 50%iger Hämolyse schon auf 30 Minuten, bei 20% auf 50 Minuten, bei 50% auf 90 Minuten und in 95% Phosphatpuffer auf 140 Minuten[4018].

Statt Eosin kann eine Sensibilisierung gegen Licht durch Hämatoporphyrin erreicht werden. Durch Sulfit kann die Hämolyse nach Desensibilisierung im Wellenbereich von λ 366 bis 248 mμ aufgehoben werden, aber nur bei Anwesenheit von Sauerstoff. Die dann auftretende Hämolyse erstreckt sich aber nicht nur auf den bestrahlten Bezirk, sondern auch auf die angrenzenden Schichten, so daß man auf die Diffusion eines erst gebildeten Stoffes schließen kann[4020]. Es kann sich um eine Aciditätsverschiebung handeln, wenn aus Sulfit das stärker saure Sulfat geworden ist. Aber es kann sich ebenso um einen ganz anderen Körper, etwa S_2O_6'', handeln, der entsteht (siehe dazu Abschnitt Chemie). Sulfit selbst verursacht bei Kaninchenblut Hämolyse in 6 Stunden, erst wenn 70% des isotonischen NaCl durch SO_3'' ersetzt wurde. Bei 28 Stunden hämolysierte schon Ersatz von 10%, während in 2 Stunden nie eine Hämolyse zur Beobachtung kam (PIVA[2483]).

Wurden Erythrocyten in 0,9% NaCl-Lösung bestrahlt und dann den Lösungen verschiedener Anionen ausgesetzt, fand sich für die Begünstigung die Reihenfolge $SO_4'' < Cl' < Br' < NO_3' < J' < SCN'$. Wenn aber die Bestrahlung direkt in den Anionenlösungen stattfand, dann war die Reihenfolge völlig verändert: $SO_4'' < SCN' < J' < Br' < Cl'$[4019]. Die Differenz entspricht einer Umkehr mit Betonung der Zweiwertigkeit des Sulfats, also entsprechend der Grenzschichtladung.

Bei Bestrahlung von Erythrocytensuspensionen durch große Dosen ($8 \cdot 10^6$ r) Röntgenstrahlen gab es eine Hämolyse bei Phosphat, Glucose und Glycin,

---

[4013] LEPESCHKIN, W. W.: Pflügers Arch. **235**, 756 (1935), Rona **88**, 440.
[4013, I] DAVSON, H.: J. Physiol. **101**, 265 (1942). C. **1943 II**, 1725.
[4014] PONDER, E., SASLOW, G. u. YEAGER, J. F.: Biochem. J. **24**, 1, 805 (1930).
[4015] PONDER, E.: Biochem. J. **21**, 1, 56 (1927).
[4016] MOND, R.: Pflügers Arch. **209**, 499 (1925), Rona **34**, 279.
[4017] BIER, O. u. ROCHA E SILVA, M.: C. rend. Soc. Biol. **118**, 914 (1935), Rona **86**, 604.
[4018] TURNER, R. H.: Proc. Soc. exp. Biol. Med. **30**, 274 (1932), Rona **73**, 112.
[4019] GRÖSCHL, H. L.: Dissertation München 1934, Rona **89**, 243.
[4020] KUEN, F. M.: Biochem. Z. **279**, 393 (1935), Rona **92**, 603. Hammelblut auf Agar-Platten.

während in NaCl, KCl, NaNO$_3$, MgSO$_4$ und anderen mehr eine Fixierung erfolgte, die sich durch Zusatz von Salzen der ersten Gruppe hemmen ließ[4022, III].

Die Beeinflussung der Zellgrenzen zeigen auch folgende Versuche mit Rinderblutkörperchen, an denen das Eindringen von Rhodamin B beobachtet wurde[4021].

Aus Rohrzucker nahmen die Erythrocyten 68%, aus NaCl 84% auf. Mischung von Rohrzucker mit gleicher Menge Elektrolytlösung ergab folgende Aufnahme: Na$_2$SO$_4$ 41%, Na$_2$HPO$_4$ 25%, aber NaBr nur 17%.

Eine andere Beeinflussung der Zellgrenzen wäre die Aufhebung der Impermeabilität für Kationen. Diese wurde auf S. 461 ff. behandelt. Es ist eine Erfahrung bei Bluttransfusionen, daß Zusatz von NaCl zum Blut, das bei 2—5° aufbewahrt wird, die Hämolyse begünstigt[4021, I]. Hier mag die Lähmung eines biologischen Prozesses, der Na˙ aus den Zellen herausbefördert, durch die niedere Temperatur bedeutsam sein (MAIZELS).

Auch *in vivo* wurden analoge Erscheinungen beobachtet, z. B. Hämolyse nach Injektion von 30% NaCl sowohl bei Katzen[4010] als auch Menschen (BALLIF und DEREVICI[2583]).

Nach 260 m. aequiv. SO$_4$″ am Menschen *schrumpften die Erythrocyten* und gaben 6,6% ihres Wassers an das Plasma ab (BOURDILLON und LAVIETES[2602]). Auch nach 1,8% NaCl fiel das Blutkörperchenvolumen bei Hunden, Affen und Kaninchen (DARROW und YANNET[3194]). Bei dem Gesamtausschlag spielte die Zunahme der zirkulierenden Blutmenge bzw. die Blutverdünnung die größte Rolle, aber auch der Wassergehalt der Erythrocyten nahm etwas ab. Nach einer durch lange Darreichung von NaNO$_3$ verursachten Hypochlorämie sank das Volumen der Erythrocyten ab (HIATT[3690, I]).

Hunden wurde 10 cc./kg 0,85% NaCl in 40 Minuten gegeben[4022, IV] und die Änderungen im Blut beobachtet. Der Hämatokritwert sank während der Infusionen von 75 auf 40% ab, um bis zur fünften Stunde den alten Wert zu erreichen. O$_2$- und CO$_2$-Gehalt, Respiration und Körpertemperatur blieben normal.

b) Die Senkungsgeschwindigkeit *der Erythrocyten* wurde durch Behandlung von Kaninchen mit NaF intravenös und subcutan oder durch Beimengung dieser Verbindung oder CaF$_2$ erhöht[4022]. Nach intravenöser Injektion von 30% oder 0,3% NaCl kam es beim Kaninchen anfangs ($^1/_4$—24 Stunden) zu einer Verlangsamung, dann zu einer Beschleunigung der Senkung bis über 7 Tage nach der Injektion[4022, I]. Wurde bei Hunden durch NaNO$_3$-Gaben eine Hypochlorämie erzeugt, dann war die Senkungsgeschwindigkeit stark erhöht (HIATT[3690, I]), dasselbe gelang bei Monate dauernder Behandlung von Hunden mit Dosen von KSCN, die eine toxische Konzentration im Blutplasma (20—60 mg%) veranlaßten. Daneben fand sich eine Abnahme der Erythrocyten und Plasmaeiweißkörper[4022, II].

Die Wirkung bei Versuchen in vitro an Hundeblut zeigt bei Zusatz von 0,8 n Lösungen folgende Senkungen[4023]. Die Plasmahöhe ist angegeben in mm.

Tabelle 326.

Na˙-Salze	SO$_4$″	Cl′	NO$_3$′	Br′	J′	SCN′
Nach 5$^1/_2$ Stunden....	28	8,8	7,2	6,9	5,9	4,2
nach 12 Stunden	33	12,4	11,6	10,8	10,0	Hämolyse

[4021] TANAKA, K.: Pflügers Arch. **203**, 447 (1923).
[4021, I] DE GOWIN: Blood Transfusion. S. 318 (1949). Daselbst weitere Literatur.
[4022] SUGAWA, Y.: J. Chosen med. Assoc. **28**, Nr. 12, 87 (1938), Rona **115**, 242.
[4022, I] TACHIBANA, H.: Rona **124**, 657 (1940).
[4022, II] LINDBERG, H. A., WALD, M. H. u. BARKER, M. H.: Amer. Heart J. **21**, 605 (1941), Rona **126**, 671.
[4022, III] HALBERSTÄDTER, L. u. LEIBOWITZ, J.: Biochem. J. **41**, 235 (1947).
[4022, IV] BOYLE, M. N., SMULL, K. u. WÉGRIA, R.: Amer. J. Mediz. **1947**, 31.
[4023] v. KLOBUSITZKY, D.: Biochem. Z. **157**, 277 (1925), Rona **32**, 97.

Bei $NH_4^\cdot$-Salzen war bei J' und SCN' schon nach 6 Stunden Hämolyse eingetreten. Die Reihenfolge könnte der Hofmeisterschen Reihe entsprechen. Aber es findet sich eine Volumenabnahme, die das Bild kompliziert. Diese ist am größten bei J', dann folgen $Br' > NO_3' > Cl' > SO_4''$. Dieser Effekt müßte eigentlich die Senkung in anderer Richtung beeinflussen[4024]. Eine weitere Komplikation ergibt sich bei dem spezifischen Gewicht der Lösung, das selbst in isotonischer Lösung bei J' am größten ist. Unter diesen Bedingungen fand sich die Reihe $SCN' > NO_3' = Cl' > Br' > J'$[4025]. Die hier verwandten Erythrocyten sind vorher gewaschen worden. Die Frage ist zu stellen, inwieweit eine Ladung der oberflächlichen Schicht und damit ein elektrokinetisches Potential vorliege. Wir haben gesehen, daß echte elektrokinetische Potentiale nur bei ganz niederen Konzentrationen von Bedeutung sind[4027].

Man kann die Ladung durch hochwertige Ionen zu beeinflussen versuchen, etwa durch $AlCl_3$ mit gleichzeitiger Messung der Kataphoresegeschwindigkeit[4026]. Bei solchen Versuchen hatte weder SO_4'' noch Cl' oder NO_3', J', SCN' einen Einfluß, dagegen PO_4''''. Dieser Effekt ist durch die Fällung von $AlPO_4$ leicht erklärbar und der Befund an dieser Stelle nicht zu verwenden.

Viel einwandfreier sind diese Verhältnisse zu prüfen, wenn man die Erythrocyten vorher durch Rohrzuckerlösung elektrolytfrei wäscht. Diesen Zellen kann man durch verschiedene Acidität eine abgestufte Ladung geben, die positive oder negative Werte annehmen kann. Negative Ladung würde durch Kationen, positive durch Anionen, und zwar je nach der Wertigkeit der Ionen $PO_4''' > SO_4'' > Cl'$ vermindert[4028]. Die Stabilität der Suspension beruhte bei kleinen Elektrolytmengen auf der Stabilität der Ladung und wurde entsprechend beeinflußt, aber bei großen Elektrolytkonzentrationen bestand Unabhängigkeit, wie wir es auch bei den elektrokinetischen Potentialen gesehen haben.

Von Pösentrup[4028, I] wurden Erythrocyten des Menschen in Citrat aufgefangen und gewaschen, dann in citrathaltigen Lösungen von Gummi arabicum 33% suspendiert. Die Salzlösungen (als K'-Salze) waren isotonisch. Die Reihenfolge der Sedimentation war $ClO_3' > Br' = Cl' > NO_3' > BrO_3' > J' > JO_3' > SCN'$. Die Reihe scheint kein System zu ergeben. Nach Anordnung entsprechend den lyotropen Zahlen des Amsterdamer Laboratoriums fand sich eine unregelmäßige, teils einer Parabel entsprechende Kurve. Die Ausschläge der Viscosität waren zu klein, um die Effekte zu erklären.

c) Werden die Erythrocyten mit Rohrzucker gewaschen, dann haben sie die Tendenz zu agglutinieren. Diese **Agglutination** kann durch kleine Konzentrationen von Ionen verhindert werden in der Reihe $SO_4'' > Cl' > NO_3' > J'$[4029, 4030], also etwa der Hofmeisterschen Reihe entsprechend (siehe auch [4031]). Richtiger müßte die Reihe laufen: $SO_4'' > SCN' > J' > Cl'$, da es neben der Wertigkeit auf die Tendenz, an die Oberfläche zu gehen, ankommt, um eine stabilisierende Ladung der Doppelschicht herzustellen. Es wurde sogar die Ausdehnung des hydratisierten Ions als mit der Oberfläche des Erythrocyten identisch errechnet[4032]. Schon eine Konzentration von 0,05% NaCl war ausreichend, die Aggregation von ausgewaschenen Rindererythrocyten zu verhindern[4032].

[4024] v. Klobusitzky, D.: Biochem. Z. **207**, 80 (1929), Rona **51**, 85.
[4025] Ehrismann, G.: Biochem. Z. **141**, 531 (1923), Rona **24**, 98.
[4026] Gabbe, E.: Z. exp. Med. **39**, 276 (1924), Rona **29**, 760.
[4027] Oliver, J. u. Barnard, L.: J. gen. Physiol. **7**, 99 (1924).
[4028] Oliver, J. u. Barnard, L.: J. gen. Physiol. **7**, 225 (1924), Rona **30**, 662. Kaninchenerythrocyten.
[4028, I] Pösentrup, B.: Dissertation Münster 1939, bei V. Schilling.
[4029] Bärenstein, F. J. u. Schkolnik, M. I.: Fisiol. Z. **22**, 848 (1937), Rona **103**, 430. C. **1938 II**, 875.
[4030] Cvetkov, B. u. Berenstein, F.: Rona **63**, 326 (1930). Erythrocyten von Hunden.

3. Antikörper usw.

Auf die Agglutination der Erythrocyten durch Antikörper wirkten hypertonische NaCl-Mengen, ebenso wie auf die der Stromata nach Hämolyse. Letztere zeigten aber eine kompliziertere Kurve und agglutinierten nur dann, wenn die wäßrige Blutlösung mit NaCl eine dichte Trübung gab. Hier handelt es sich offenbar um die Beeinflussung eines im Serum befindlichen kolloidalen Körpers[4033], hat also mit einem einfachen Potential nichts zu tun.

Begünstigung bzw. Beschleunigung der Agglutination ergab sich bei den Blutgruppen, und zwar besonders bei 2% NaCl[4034].

Die *Phagozytose* gegenüber Stärkemehl soll auch durch die Hofmeistersche Reihe beeinflußt werden[4031]. Bei Pferdeleukocyten wurde bei Zusatz kleiner Mengen von $Na_2S_2O_3$ (n/1000 bis n/10000) die Phagocytose für Coli bis zu 250% vermehrt. Eine n/10 Lösung von Thiosulfat führte schon zu einer Abnahme[4035]. Zusatz verschiedener Salzkonzentrationen zu Kaninchenblut führte bei hohen Konzentrationen zur geringeren Beweglichkeit der Leukocyten, aber die bactericide Fähigkeit des Blutes nahm zu, wie folgende Reihe aus Versuchen mit Staphylokokken zeigt (nach FLEMING[2111]):

Tabelle 327.

Zahl der Kolonien	0	68	70	78	74	70	31	3
NaCl-Konzentration	13	7	4	2,4	1,6	1,2	1,1	0,97

Bei hohen Konzentrationen liegt wahrscheinlich direkte Salzwirkung vor, bei mittleren wird das Salz selbst unwirksam, die antibakteriellen Eigenschaften des Blutes geschwächt, die dann bei weiterer Senkung der Konzentration wieder zum Vorschein kommen.

Bei intravenöser Gabe von hypertonischen NaCl-Lösungen (10 ccm 10% Lösung/kg) an Kaninchen gab es in den ersten Minuten nach der Injektion ein völliges Verschwinden der bactericiden Fähigkeit des Blutes, $1/2$ Stunde danach war der alte Wert wieder erreicht, nach 2 Stunden aber viel größer als vorher (FLEMING[2111]).

Durch ein Gemisch verschiedener Salze in hypertonischer Lösung (Sulfat, Phosphat, Chlorid, Acetat) wurde eine Erhöhung des Antikörpergehaltes der Erythrocyten gesehen[4036]. Die Hämolysine gegen Hammelblutkörperchen wurden aber nach 20% NaCl (2 ccm/kg) vermindert gebildet ohne sekundären Anstieg in den nächsten 24 Stunden (PRIGGE[2535]). Sulfit verminderte manchmal die bactericide Kraft gegen Staphylokokken[4037]. Die Agglutination gegen Coli wurde durch Zugabe von 2 ccm 20% $Na_2S_2O_3$ intravenös vermehrt[4038], aber auch schon durch 0,5 ccm 0,9% NaCl bei subcutaner Gabe[4039]. Die Präzipitationsreaktion zwischen Antigen und Antiserum wird durch eine Anzahl Isocyanatverbindungen mit Aminosäuren gehemmt[4040].

Rhodangabe vermehrte die Globuline im Plasma[4041]. Die Katalase des Blutes wird durch Gabe hypertonischer NaCl-Lösung (im Gegensatz zur Hemmung in vitro) nur unbedeutend geschwächt, bei peroraler Gabe bis etwa 10% gesteigert[4042]. Nach Chlorat nimmt der Gehalt ab, zugleich mit Rückgang der Erythrocyten (LEVI[2558]).

[4031] RADSMA, W.: Arch. neerl. de Physiol. 8, 601 (1923), Rona 23, 421. Keine Angabe, außer daß der Effekt sich der Hofmeisterschen Reihe anpaßt.

[4032] SWEDIN, B.: Biochem. Z. 288, 155 (1936). $Fe(CN)_6$ und Cl' machten keinen Unterschied.

[4033] OTTENSOOSER, F. u. LENZINGER, A.: Z. Immunitätsforschung 81, 354 (1934), Rona 78, 499.

[4034] BOGOMASOWA, W. P.: Trav. Acad. militaire Med. Arm. URSS. 3, 25 (1935). C. **1937 I** 3818.

[4035] LEBDUSKA, J. u. CERVINKA, F.: C. rend. Soc. Biol. 103, 366 (1930), Rona 55, 827.

[4036] REPLOH, H.: Z. Immunitätsforsch. 92, 151 (1938), Rona 106, 651.

[4037] CREMER, H.: Z. Unters. Lebensmittel 70, 315 (1935), Rona 91, 426. Ein Tier mit Gewichtsstillstand zeigte Abnahme, die anderen kaum.

[4038] CATTANEO, C. u. MORELLINI, M.: Boll. Ins; sieroterep, nuclan. 18, 52 (1939). C. **1939 I**, 4343. Kaninchen.

4. Blutgerinnung.

Die Blutgerinnung (siehe kurze Angabe S. 257, Zusammenfassung[4043]) kann durch starke Konzentrationen von Neutralsalzen verhindert werden. Dieser Vorgang steht in Beziehung zur Wertigkeit, wie Versuche mit $Fe(CN)_6^{IV}$, SO_4'', Cl' zeigten[4044]. Wesentlich erscheint die Ionenstärke nach LEWIS (siehe oben). Daraus würde sich die vielfach bevorzugte Anwendung von $MgSO_4$ erklären lassen.

Durch Verdünnung von Blut mit einer 15- oder 30%-Lösung von Na_2SO_4 im Verhältnis von 3:10 ließ sich Blut nicht nur ungerinnbar machen, sondern auch 10 Tage konservieren[4046, II].

Dieser Effekt soll durch direkte Einwirkung auf das Thrombin zustande kommen, während die Kationen das Fibrinogen beeinflussen. WÖHLISCH und Mitarbeiter[4046, II] untersuchten die Skala von Kochsalzkonzentrationen auf die Blutgerinnung, um eine Einwirkung auf die Phase der Thrombinentstehung und Thrombinwirkung zu trennen. Auf folgender Abbildung ergibt sich ein Optimum der Wirkung, wenn beide oben angeführten Phasen zusammen geprüft werden. Bei Abtrennung der Phase der Thrombinwirkung fand sich nur eine mit der Konzentration steigende Hemmung des Prozesses. Daraus läßt sich für die Kurve ableiten, daß die Thrombinbildung durch kleine Konzentrationen gefördert wird.

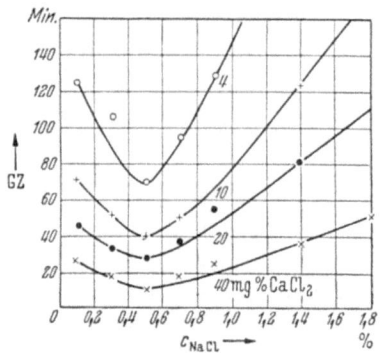

Abb. 61. Gerinnungszeit (GZ) eines recalcifizierten Rinderplasmas als Funktion der prozentualen Kochsalzkonzentration c_{NaCl} bei Variation des $CaCl_2$-Gehaltes von 4—40 mg%. Versuchstemperatur 37° C (nach WÖHLISCH, WEITNAUER, GRÜNING [4046 II]).

Chlorazol fastpink BKS und Chlorazol Himmelblau FFS hemmen die Blutgerinnung[4045]. Zusatz von NaCl addiert sich in der Wirkung, später aber bei höheren Konzentrationen tritt plötzlich das Gegenteil ein, weil NaCl den Farbstoff aussalzt[4046]. Stärker wirkt auch in dieser Hinsicht das Na_2SO_4.

Wird hypertonische NaCl-Lösung intravenös injiziert, dann kommt es zur Beschleunigung der Gerinnung. Bei Gabe von 50 ccm/kg verschieden konzentrierter (0,6, 0,9, 1,8, 3,6, 4,5%) NaCl-Lösungen an Kaninchen wirkte am meisten in dieser Richtung die 1,8%ige Lösung. Zugleich nahm der Thrombingehalt zu, ebenso Thrombocyten und Leukocyten. $Ca^{..}$ änderte sich dabei nicht[4047]. Beim Menschen wurde nach 20 ccm 10% NaCl die Gerinnungszeit auf $1/2$—$1/5$ verkürzt, auch hier nahmen der Thrombingehalt und die Leukocyten zu, aber nicht die Thrombocyten[4049]. In beiden Fällen spielte das $Ca^{..}$ keine Rolle, trotzdem kann man durch $Ca^{..}$-Salze die Gerinnung beschleunigen, wobei das Anion Cl' bei Gabe von $CaCl_2$ keine Bedeutung hat, da durch das Gluconat derselbe Effekt erzielbar ist[4050].

[4039] BELAK, A. u. OSERESZNYES, L.: Z. ges. exp. Med. 52, 567 (1926), Rona 39, 293. Paratyphus B bei Kaninchen.
[4040] HOPKINS, S. J. u. WORMALL, A.: Biochem. J. 28, 228 (1934). C. 1935 II, 1905.
[4041] WESTPHAL: Verh. dtsch. Ges. inn. Med. 1926, 432. Rona 38, 892.
[4042] SAWOSTJANOFF, G. M.: Biochem. Z. 241, 409 (1931), Rona 65, 609. Kaninchen.
[4043] WÖHLISCH, E.: Ergebnisse d. Physiologie 1940, 209.
[4044] GLAZKO, A. J. u. GREENBERG, D. M.: Amer. J. Physiol. 128, 399 (1940), Rona 119, 570.
[4045] HUGGET, A. ST. G.: J. Physiol. 82, P 21 (1934), Rona 82, 615.
[4046] HUGGET, A. ST. u. ROWE, F. M.: J. Physiol. 82, P 24 (1934), Rona 82, 615.
[4046, I] VAKHRAMEEV, P.: Chirurgija 6, 19 (1940), Rona 123, 382.
[4046, II] WEITNAUER, H., GRÜNING, W. u. WÖHLISCH, E.: Biochem. Z. 307, 325 (1941).

Bei Hunden soll bei NaCl-Gabe gerade die Gerinnbarkeit mit dem Cl'-Gehalt sich ändern[4048], aber tatsächlich werden die Hypertonie und das Na˙ eine ebensogroße Rolle spielen

Hier sind noch die Wirkungen Ca˙˙-fällender Anionen zu erwähnen, besonders bekannt ist die Wirkung von Fluorid. Wir geben die Beziehungen der Faktoren auf folgender Abbildung an Ochsenblut wieder[4051]:

Der Verlauf ist bei den einzelnen Tierarten nicht gleich. Ersichtlich ist, daß bei bestimmten Konzentrationen von Fluorid die Gerinnungszeit verkürzt wird. Dieser Effekt entspricht den schon erwähnten Beobachtungen von CRUT[1781]. Es soll sich nach WÖHLISCH[4043], S. 322 um eine aussalzende Wirkung auf das Fibrinogen und dessen Umwandlungsprodukt handeln, weshalb man auf diesem Wege Fibrinogen darstellen kann. WÖHLISCH hält aber auch eine fördernde Wirkung der Umwandlung von Fibrinogen durch Thrombin für möglich. Wir möchten uns dieser Anschauung anschließen, da die reine kolloidchemische Wirkung durch andere an

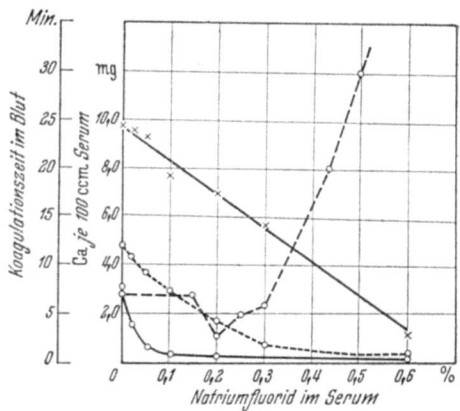

Abb. 62. Prozent Natriumfluorid im Serum.
○─ ─○ Koagulationszeit, ×──× Gesamt-Calcium,
•·····• Diffusibles Calcium, •──• Ionisiertes Calcium
(nach STEWART u. PERCIVAL[4051]).

dieser Stelle der Hofmeisterschen Reihe stehende Ionen nachzuahmen sein müßte, etwa Sulfat usw.

Die Annahme, daß die Glykolyse eine wichtige Rolle bei der Gerinnung spiele und die Fluoridwirkung durch deren Hemmung zu erklären sei, wird jetzt nicht mehr zu halten sein (siehe auch [4052]).

Bei Gabe von F' in vivo wird bei chronischer Darreichung keine Änderung in der Blutgerinnung erreicht (GREENWOOD, HEWITT und NELSON[2520, 2521]), es sei denn durch sehr große Dosen, ebensowenig durch Pyrophosphat[4054, I]. Pyrophosphat vermag aber in vitro in der Konzentration von 0,08% die Gerinnung zu hemmen[4054, II].

Von anderen Ca˙˙-fällenden Salzen ist die Hemmung der Blutgerinnung durch Hexametaphosphat (BEHRENS und SEELKOPF[2474]) zu erwähnen.

5. Wirkungen auf das Blutbild.

a) Chlorid. Die Wirkungen sind nicht einheitlich. Bei Kaninchen[4047] und Menschen[4049] fand sich eine *Leukocytose* und Vermehrung der Thrombocyten bei Gabe hypertonischer Lösungen. TAKAMURA[4053] fand nach intravenöser Gabe von 2 ccm/kg isotonischer Lösung bei der Hälfte der Tiere eine Leukopenie, die anschließend in eine beträchtliche Leukocytose bis zum 3fachen umschlug. Die andere Hälfte zeigte nur eine Leukocytose, bei der die pseudoeosinophilen Leuko-

---

[4047] TAKEDA, M.: Fol. pharmacol. **8**, Nr. 3, 1 (1929), Rona **51**, 748.
[4048] OLIVIERI, G.: Fol. med. (Napoli) **21**, 824 (1935), Rona **91**, 140.
[4049] KORMOS, A.: Z. exp. Med. **94**, 38 (1934), Rona **82**, 615.
[4050] KORMOS, A.: Z. exp. Med. **98**, 383 (1936), Rona **95**, 56.
[4051] STEWART, C. P. u. PERCIVAL, G. H.: Biochem. J. **22**, 1, 559 (1928).
[4052] NORDBÖ, R.: Skand. Arch. Physiol. **75** Suppl. Nr. 11, 1 (1936). C. **1937 I**, 3010.
[4053] TAKAMURA, S.: Scient. rep. gov. Inst. infekt. dis. Tokyo **1**, 399 (1922), Rona **23**, 101.
[4054] BEARD, L. A. u. BEARD, J. W.: Amer. J. Physiol. **85**, 169 (1928), Rona **47**, 769.
[4054, I] DYCKERHOFF, H., FRIMBERGER, E. u. PRETZSCH, W.: Z. exp. Med. **107**, 660 (1940), Rona **122**, 267.
[4054, II] BENCKISER, J. A.: C. **1941 II**, 2035.

cyten, die Mastzellen und Monocyten besonders hervortraten, während die Lymphocyten relativ zurückblieben. Waren die Tiere vorher gegen Typhus und Cholera immunisiert, dann trat die Leukocytose mehr hervor. Dieselben Wirkungen wurden mit isotonischen Lösungen von NaBr und Na_2SO_4 erzielt, ebenso wie mit hypertonischen Lösungen. Wurde die Hypertonie aber bis auf 10% und mehr gesteigert, dann war die Leukocytose weniger ausgesprochen, aber die Thrombocyten stark vermehrt. BEARD und BEARD[4054] fanden nach 15 ccm einer 1% oder 10 ccm einer 2,5% Lösung bei 8 Kaninchen immer die Leukopenie für 30—50 Minuten mit Umschlag in Leukocytose und Rückkehr zur Norm in 4—5 Stunden.

Der beobachtete Leukocytensturz nach intracutaner Einspritzung von 0,2 ccm 0,9% NaCl, aber auch anderen indifferenten Lösungen, ist nur als die Möglichkeit einer nervösen Einwirkung zu beachten[4055]. Dagegen sind mit den obigen Versuchen an Menschen und Kaninchen Versuche an Hunden zu vergleichen, die nach 100 ccm einer iso- oder 20 ccm einer hypertonischen (4,25%) NaCl-Lösung bei oraler oder intraperitonealer Verabfolgung eine Leukopenie ergaben mit einem Maximum von 1—2 Stunden[4056, 4057]. Die Beobachtung wurde $3^1/_2$ Stunden fortgeführt, so daß ein sekundärer Anstieg nicht ausgeschlossen erscheint.

Neben diesen Einwirkungen auf das weiße Blutbild wird vielfach auch die *Zahl der Erythrocyten* vermindert gefunden. Es kann sich hier um sekundäre Effekte handeln, indem bei Gabe großer Mengen Lösung eine Verdünnung zu erwarten ist, aber ebenso wird man eine Verdünnung mit Hydrämie erwarten müssen, wenn kleine Mengen hypertonischer Lösung gegeben wurden. Diese führt zur Aufnahme von Flüssigkeit aus den Organen und damit zu einer Verdünnung des Blutes und Vermehrung der Blutmenge mit hämodynamischen Folgen. Dieser Effekt wird deshalb an anderer Stelle Erwähnung finden, ist nicht für Anionen spezifisch oder charakteristisch, wenn auch Abwandlungen im Betrage und in der Dauer zu bemerken sein werden. Unabhängig von dieser Einwirkung ist wohl die Beobachtung von SHEFTEL[4058], daß nach Gabe von 5—15 g NaCl in 500 ccm Wasser per os der Hämoglobingehalt um 11,2% (2—19%) innerhalb 3—4 Stunden absinkt. Man wird wohl kaum eine so lange bestehende Hydrämie von diesem Ausmaß erwarten dürfen.

BOYLE und Mitarbeiter[4022, IV] fanden bei Hunden in Morphin-Medinalanästhesie nach 10 ccm/kg isotonischer NaCl-Lösung ein Absinken des Hämatokritwertes von 55 auf 40% mit Rückkehr zur Norm in 5 Stunden.

b) Bromid. Nach Gabe von 1 g NaBr in 20 ccm per os an einen 12—13 kg schweren Hund ergab sich eine Zunahme der Gefrierpunktserniedrigung (von 0,59—0,63° nach 1 Stunde, 0,61° nach 2 Stunden). Die Viscosität nahm etwas ab, aber der refraktometrische Index nahm zu. Dazu paßt vielleicht besser die mäßige Hyperglobulie. Eine Leukocytose war vorübergehend, bei längerdauernder Darreichung ergab sich eine Verschiebung des Arnetschen Blutbildes nach links[4059, 4060]. FLINN[2777, II] verabfolgte an 71 Versuchspersonen 4 Monate lang dreimal täglich je 0,65 bzw. 1,0 g NaBr. Eine Einwirkung auf das Blutbild und die Zahl der Erythrocyten wurde nicht erzielt.

c) Rhodanid führte bei intravenöser Injektion am Menschen zu einer Leukocytose[4061], manchmal zu einer Abnahme der Zahl der Erythrocyten (BACKER und

---
[4055] ROESLER, G. u. SEEBER, K.: Naunyn-Schmiedebergs Arch. [177, 147 (1935), Rona 87, 120.
[4056] SOLARINO, G.: Boll. Soc. ital. Biol. sper. 2, 1036 (1928), Rona 45, 507.
[4057] SOLARINO, G.: Haematologica 9, 501 (1928), Rona 48, 217.
[4058] SHEFTEL, A. G.: Amer. J. clin. Path. 9, 554 (1939), Rona 117, 652.

andere[4147, I]). Bei wiederholter Gabe kam es bei Hunden und Kaninchen vorübergehend zu einer leichten Linksverschiebung mit mäßiger Lymphocytose. Besonders wichtig ist die Einwirkung auf die Erythrocyten, die teilweise vermindert waren, aber als konstantes Symptom eine Abnahme ihres Hämoglobingehaltes zeigten (JAHR[2548]). Von LINDBERG, WALD und BARKER[4022, II] wurde bei Hunden 5 Monate lang im Plasma eine toxische Konzentration von 20—60 mg% SCN′ unterhalten. Die Zahl der Leukocyten änderte sich nicht systematisch, dagegen erfolgte eine Abnahme der Zahl der Erythrocyten und des Hämoglobingehaltes. Der Färbeindex blieb unterhalb 0,8. Diese Veränderungen bildeten sich nach Fortlassen des SCN′ nur sehr langsam, teilweise gar nicht zurück, da sich auch schwere Veränderungen im Knochenmark zeigten. Die Veränderungen ähnelten schließlich dem Bilde der Benzolvergiftung (aber offenbar ohne daß die Leukopoese beeinflußt wurde). Man wird sich fragen, ob hier die Fähigkeit des SCN′, mit Cu·· Komplexe zu bilden, eine Rolle spielt, da Cu·· bei der Hämoglobinbildung wesentlich mitwirkt.

d) Chlorat. Akute Vergiftung bei der Katze verlief mit Leukocytose unter relativer Abnahme der Lymphocyten (LIPSCHITZ[2560]). Bei einem Kaninchen, das täglich 0,1 g/kg $KClO_3$ erhielt, kam es am 4. Tage zu einem geringfügigen Rückgang der Leukocyten von 8000 auf 6000. Am 8. Tage war der Gehalt an Hämoglobin um 41,1%, die Zahl der Erythrocyten um 53,4% gesunken (LEVI[2558]). Auch JUNG[3996, I] fand bei Katzen in den letzten Phasen der Vergiftung eine Abnahme der Zahl der Erythrocyten.

e) Thiosulfat in der Menge von 0,7 g/kg in 25% Lösung gegeben, führte be-Kaninchen zu geringer Leukocytose[4063]. Bei wiederholter Gabe stieg die Zahl der Erythrocyten bei Tauben etwas an[4062].

f) Sulfit veranlaßte bei Ziegen nach wiederholter Gabe ein Verschwinden der Eosinophilen, Vermehrung der stabkernigen Leukocyten und Verminderung der Lymphocyten. Diese Erscheinungen gingen in 8—10 Tagen zurück. Wurden nach der Schlachtung Blutproben aus den einzelnen Organen entnommen, dann fand sich in dem Lungenblut die Zahl der Eosinophilen vermehrt. Sie müßten aus dem Blut in die Lunge abgewandert sein (KLEIN[2130]). Bei diesen Versuchen handelt es sich um Sulfit, das durch Einwirkung von Säure auf $Na_2S_2O_3$ hergestellt war („Rheinosal") und den Schwefel noch kolloidal enthielt. Die Versuche sind also nicht rein auf SO_3'' zu beziehen.

g) Fluorid. Bei der akuten Vergiftung von Kaninchen mit 50—60 mg/kg NaF intravenös fand sich Leukocytose mit Linksverschiebung. Bei chronischer Vergiftung waren keine einheitlichen Ausschläge zu finden[4064]. Mit Fluorbenzol wurde Abnahme der Leukocyten gefunden (LANG[2942]), ebenso nach 1—2 mg/kg NaF bei Hunden, zugleich mit Linksverschiebung[4065]. Durch längere Darreichung von 2,26 mg/kg F′ kam es bei ihnen zu keiner Änderung des Blutfarbstoffs (GREENWOOD, HEWITT und NELSON[2520]). Kaninchen bis zu 30 mg/kg NaF am Tag zeigten gelegentlich Anämie[4064]. Bei Fluorbenzol war die Abnahme der Erythrocyten regelmäßig (LANG[2942]).

[4059] RISI, A.: Naunyn-Schmiedebergs Arch. **192**, 99 (1939).
[4060] RISI, A.: Rass. Ter. e. Pat. clin. **3**, 2 (1931), Rona **61**, 713.
[4061] TAKACS, L.: Z. ges. exp. Med. **50**, 432 (1926), Rona **37**, 441.
[4062] HATTORI, M.: Mitt. med. Akad. Kioto **14**, 1053 (1935), Rona **91**, 128.
[4063] MARPLES, E. u. MYERS, C. N.: Proc. Soc. exp. Biol. med. **24**, 39 (1926), Rona **40**, 148.
[4064] VALJAVEC, M.: Z. exp. Med. **85**, 382 (1932), Rona **71**, 575.
[4065] RISI, A.: Riv. Pat. sper. **6**, 312 (1931), Rona **61**, 714.
[4065, I] RUICKOLDT: Naunyn-Schmiedebergs Arch. **111**, 71 (1926), Rona **37**, 221.

Über die lymphatischen Gewebe verdanken wir JECKELN[2507] eine ausführliche Arbeit. Verschiedene Tierarten erhielten tödliche Mengen von „Tanatol" (Na_2SiF_6), von denen sie meist an einer Dosis zugrunde gingen.

Sie wurden seziert und die Lymphgewebe untersucht. Die Empfindlichkeit war dabei verschieden, indem Meerschweinchen erst nach mehreren Dosen die Wirkung zeigten, und zwar dann besonders in den subepithelialen Drüsen des Darmes. In den Peyerschen Haufen fanden sich zumeist nur wenige erhaltene Lymphzellen. Das Reticuloendothel war voller Kerntrümmer. In anderen Lymphknoten fanden sich Pyknosen der Kerne, in der Milz teilweise zentrale Aufhellung mit Kernteilungsbildern. In den Lymphdrüsen des Hundes fand sich ein hochgradiger Kernzerfall mit Aufnahme der Trümmer durch Makrophagen (Milz, Gaumenmandeln, Wurmfortsatz). Die Knötchen waren vielfach mit Blutungsherden durchsetzt. Kaninchen reagierten mittelstark.

II. Kreislauf.

1. Das isolierte Herz.

a) Chlorid-Bromid. Die Eigenwirkung von Cl' kann am isolierten Herzen kaum herausgebracht werden, jede Änderung des osmotischen Drucks bedeutet eine Schädigung, genau wie eine Änderung der Zusammensetzung der Kationen. Man muß also bei den Versuchen äquivalente Mengen von Cl' durch das in Frage stehende Anion ersetzen. So konnte das Cl' in der Tyrode durch Br' ersetzt werden, und das mit dieser Lösung beschickte Froschherz nach STRAUB schlug ungestört weiter[4065, I]. Das gelang auch anderen Autoren[4066, 4067], weder Amplitude noch Rhythmus änderte sich, aber die Reizbarkeit des Ventrikels nahm ab. Die Rheobase z. B. betrug bei Cl' 7,0, nach Umschaltung auf Br' 10,3[4066]. Auch die Reizstärke für den Herzstreifen muß schon bei $1/2$ Brom-Ringer um 16,5%, bei vollem Ersatz des $NaCl$ durch $NaBr$ um 19,2% erhöht werden[4069]. Kleinere Konzentrationen sollen die Reizbarkeit erhöhen[4070]. Die Schlagfrequenz, nach Engelmanns Suspensionsmethode durchströmt, wurde zweimal erhöht gefunden[4068], auch am Krötenherzen[4071]. Beeinflussung der Kontraktilität fand sich nie, außer bei Injektion von $NaBr$ in der Menge von 0,1—0,4 g in den Lymphsack des originalen Engelmannschen Präparates nach längerer Dauer[4072].

Berichte über einen teils verstärkenden Effekt bei kleinen Dosen (1 : 200), einen die Amplitude vermindernden bei größeren Dosen[4073] wird man wohl auf Nichtbeachtung osmotischer und Ionengleichgewichtsfragen zurückführen können.

Das isolierte Herz von Helix pomatia soll durch Br' sehr geschwächt werden[4074, I].

Beim *isolierten Kaninchenherzen* soll $NaBr$ 1:1000 die Amplituden vermehren[4074], die mitgeteilte Vermehrung ist aber nur flüchtig und wohl als Kunstprodukt zu werten. Höhere Konzentrationen hatten keinen nachteiligen Einfluß auf die Kontraktilität. Eine besondere Wirkung auf die Coronargefäße des isolierten Katzenherzens wurde behauptet.

[4066] DE BORGGRAEF, L.: Arch. internat. Physiol. **33**, 300 (1931), Rona **61**, 104.

[4067] DE BORGGRAEF, L.: C. rend. Soc. Biol. **101**, 167 (1929), Rona **51**, 506. Perfusion nach Symes.

[4068] HOMMA, S.: Jap. J. med. Sci. III. Biophysics **1**, 109 (1930), Rona **60**, 447.

[4069] HOMMA, S.: Jap. J. med. Sci. III. Biophysics **1**, 147 (1930), Rona **60**, 447.

[4070] HOMMA, S.: Jap. J. med. Sci. III. Biophysics **2**, LXIII (1927), Rona **45**, 380.

[4071] HOMMA, S.: Jap. J. med. Sci. III. Biophysics **2**, XII (1927), Rona **45**, 225.

[4072] HAZAMA, F.: Kinki Fujinkwa Gakkwai Zassi **9**, 1 (1926), Rona **38**, 316.

[4073] MINAMIKAWA, K.: Jap. J. Obstr. **15**, 129 (1932), Rona **69**, 198.

[4074] DELAS, R.: C. rend. Soc. biol. **91**, 1393 (1924), Rona **31**, 315.

[4074, I] PORA, E. A.: C. rend. Acad. Roum. **4**, 392 (1940), Rona **126**, 109. Bromat soll schwächer als Br' wirken. Aus dem mir allein zugänglichen Referat ist nicht ersichtlich, ob es sich um eine K'-Wirkung handelt, da anscheinend KBr zugesetzt wurde.

Diese sollen bei Konzentrationen im Bereich von 1:50000 bis 1:4000000 NaBr erweitert werden. Höhere und niedere Konzentrationen sollen jede Wirkung vermissen lassen. Ähnlich wirken entsprechende Konzentrationen von Jodid, während NO_3', SCN' und SO_4'' keine Regelmäßigkeiten zeigen[4075, 4076].

Abgesehen davon, daß diese Versuche sich nicht wiederholen ließen, würde es interessieren, wie man z. B. eine NaCl-Lösung herstellen will mit einem so niedrigen Gehalt an Bromiden.

b) Nitrat. Die Reizbarkeit wurde sowohl beim Ringstreifen des Froschventrikels[4069, 4070] als auch am Krötenventrikel untersucht und die Schwelle erniedrigt gefunden. Höhere Konzentrationen wirkten weniger, als wenn etwa die Hälfte der Ionen durch Nitrat ersetzt waren. Beim durchströmten Herzen gab es geringfügige Frequenzvermehrungen[4068]. Die Reaktion gegen Acetylcholin war nicht geändert bei Ersatz des Cl' durch NO_3', bei Acetat war die Reaktion verstärkt[4076, I].

c) Jodid führte zur Steigerung der Reizschwelle bei vollem Ersatz der Chlorionen um 32%. Die Rheobase erwies sich beträchtlich erhöht von 6,6 bei Cl' auf 34,4 bei Jodid-Ringer[4066, 4067]. Bei diesem vollen Ersatz der Chlorionen kam es zur Unregelmäßigkeit des Herzschlages, das Herz blieb zeitweise stehen. Fand der Ersatz nur zur Hälfte statt oder zu zwei Dritteln, dann schlug das Herz längere Zeit unter Verlangsamung des Rhythmus[4066], oder es gab keine Änderung[4069]. Die Konzentration von 1:25 soll schon zur Abnahme führen, ein durch Ringerlösung auswaschbarer Effekt[4073]. Bei Durchströmung fand sich eine bei Belastung raschere Ermüdung des Froschherzens[4077].

d) Dieser Effekt war auch nachweisbar bei Rhodanid, wie überhaupt bei **Rhodanid** die beobachteten Wirkungen meist deutlicher gefunden wurden als bei Jodid. Die Reizschwelle des Herzstreifens erhöhte sich schon bei Ersatz der halben Cl'-Ionen durch SCN' um 100%, bei vollem Ersatz um 152%, während bei Jodid nur Zahlen bis 44% zur Beobachtung kamen[4069]. Am ganzen nach ENGELMANN durchströmten Herzen fand sich eine Abnahme der Frequenz und besonders auch des Tonus.

Bei Durchströmung mit 1—2% Lösungen von NaSCN kam es nach kurzer Vermehrung der Amplitude zum Stillstand in Diastole. Ausspülung mit Ringer führte allmählich zu einer Vermehrung der Amplitude über die Norm. Atropin vermochte nur den völligen Stillstand, nicht die sonstige Rhodanidwirkung aufzuheben[4078]. Inwieweit man Frequenzänderungen für eine Vermehrung oder Verminderung der Amplituden verantwortlich machen kann, ist nicht ersichtlich. Wir haben in den Untersuchungen von HOMMA[4068-4071] den Versuch gesehen, die Hofmeistersche Reihe aus der Reihenfolge der Ionen herauszulesen. Es ist bei diesen Versuchen eine Zunahme der Reizschwelle von Cl' über Br' zum Jodid bis zum Rhodanid merkbar. Nitrat, mit ausschließlicher Erhöhung der Reizbarkeit, liegt abseits von seiner Stelle, und das ist durchaus verständlich, weil NO_3' am schlagenden Froschherzen zu NO_2' reduziert werden kann. Die Angaben des Autors über die Schlagfrequenz gehen dahin, daß die Hofmeisterschen Reihen sich nur bei manchen Konzentrationen finden und bei anderen

---

[4075] GUGGENHEIMER, H. u. FISHER, I.: Dtsch. med. Wschr. **1928** II, 1959, Rona **51**, 813.
[4076] GUGGENHEIMER, H. u. FISHER, I.: Naunyn-Schmiedebergs Arch. **126**, 104 (1927), Rona **47**, 117.
[4076, I] MARIOTTI, F. R.: Boll. Soc. ital. Biol. sper. **17**, 362 (1942), Rona **131**, 534.
[4077] HANDOVSKY, H.: Naunyn-Schmiedebergs Arch. **97**, 171 (1923).
[4078] TAKACS, L.: Z. ges. exp. Med. **50**, 440 (1926), Rona **37**, 702.
[4079] CARTOLARI, C.: Arch. internat. Pharmacodyn. **39**, 101 (1930), Rona **59**, 443.
[4080] CARTOLARI, C.: Atti Soc. med. Chir. Padova 8, 159 (1931), Rona **64**, 523.
[4081] MESSINI, M.: Naunyn-Schmiedebergs Arch. **149**, 36 (1930), Rona **55**, 828.

nicht, weil sich die Konzentrationswirkungskurve jedes Anions anders verhält, so daß Überschneidungen vorkommen. Diese Überschneidungen sind aber begleitet zum Teil von Frequenzänderungen von einem Schlag pro Minute, was um so weniger Gültigkeit hat, als unter der Einwirkung quellender Ionen die Tendenz zur Frequenzänderung bei manchen Herzen zunimmt.

e) Eigene ausgiebige Versuche (EICHLER[1089, 4082]), die meist mit **Perchlorat**, aber auch in einigen orientierenden Experimenten mit Rhodanid vorgenommen wurden, ergaben im Prinzip dieselbe Art der Wirkung beider Anionen, die sich sogar quantitativ kaum unterschied. Es wurde dabei so vorgegangen, daß auch die Cl'-Ionen des KCl und $CaCl_2$ der Ringerlösung durch ClO_4' ersetzt waren. Es gelang so durch öfteres Wechseln der Ringerlösung die Cl'-Ionen aus dem Herzen völlig zu entfernen, ohne daß ein völliger Herzstillstand eintrat. Das Herz schlug allerdings mit einer sehr kleinen Amplitude, während der Venensinus noch gut in Aktion blieb. Die Abnahme der Amplitude begann schon deutlich, wenn etwa 10% des Cl' durch ClO_4' ersetzt war.

Die Reversibilität erwies sich absolut abhängig von der Dauer der Einwirkung von ClO_4'. Bei kurzer Einwirkung (einige Minuten) war die Reversibilität gut, bei längerer (schon von 10—20 Minuten an) fast nie vollständig. Es blieb ein Zustand der Hypodynamie zurück mit all seinen Erscheinungen, wie Gruppenbildung, Überleitungsstörungen, Wechsel der Frequenz, verminderte Hubhöhe. Durch Oleat und $Ca^{..}$-Zugabe war er gut zu beseitigen. In manchen Versuchen traten diese Folgezustände schon während der Darreichung von ClO_4' auf und schienen das Vergiftungsbild zu verwirren, allerdings nur, wenn man sich mit wenigen Versuchen begnügte. Die Sommerfrösche waren in dieser Hinsicht empfindlich, während die Winterfrösche (Esculenten) viel weniger zu Frequenzänderungen neigten.

Die Versuche waren unternommen worden in der Hoffnung, die kaliumfällende Wirkung von ClO_4' nachweisen zu können. Diese Hoffnung war deshalb vage, weil die Löslichkeit des $KClO_4$ viel zu hoch ist, um eine Wirkung dieser Art zuzulassen. Da wir mit großer Sicherheit annehmen können, daß ClO_4' in die Zelle ebensowenig eindringt wie die anderen Anionen, ist eine Wirkung innerhalb des höheren $K^.$-Gehalts der Zelle erst recht nicht zu erwarten. Daher war die Frage ganz offen, wie die Wirkung von $K^.$ sich zu diesem ClO_4' verhalten würde. Es wäre auch bei „Fällung" eine teilweise Aufhebung der ClO_4'-Wirkung nicht zu erwarten gewesen, da die Äquivalente, die von der ClO_4'-Konzentration abgezogen werden, zu geringfügig sind, um hier einzuwirken. Beseitigung des $K^.$ würde aber als einziger Effekt übrigbleiben, d. h. Überwiegen des $Ca^{..}$, was offenbar nicht eintritt.

Die Vorstellung von MESSINI[4081] der Aktivitätsbeschränkung von $K^.$ durch ClO_4' ist nur bei Eindringen des ClO_4' in die Zelle selbst möglich, was nicht der Fall ist. Daß aber solche Aktivitätsminderung nicht haltbar ist, wurde im physikalisch-chemischen Teil diskutiert.

Die Wirkung von $K^.$ ist nach diesen Überlegungen nicht von einer chemischen Reaktion belastet, und man hat zuerst der Erfahrung zu folgen. In den eigenen Versuchen (EICHLER[1089, 4082]) fand sich eine bedeutende Sensibilisierung für $K^.$ durch ClO_4'. Schon geringfügige Steigerungen des $K^.$-Gehaltes von normalem Ringer führte zu einer Verschlechterung der Herzarbeit. In dieser Hinsicht nur, nicht in der ursprünglichen Wirkung von ClO_4', weichen die Angaben von CARTOLARI[4079, 4080] von den meinen ab. Besonders wird von ihm auf die Abnahme des Tonus Wert gelegt und bei höheren Dosen auf die Lucianischen Perioden, die in dieser Form auch bei Ringer ohne $K^.$ zu beobachten sind. In solchem Ringer

---

[4082] EICHLER, O.: Dissertation Königsberg 1924.

hören die Pulsationen allmählich ganz auf, was bei der bekannten Bedeutung des $K^{\cdot}$ für die Reizbildung nicht unerwartet ist. In diesem Punkt kann ClO_4' das $K^{\cdot}$ nicht ersetzen. Wenn man jetzt $K^{\cdot}$ zusetzt, wird natürlich die Herzarbeit verbessert werden müssen. Besonders wird die Möglichkeit bestehen, daß die Periodenbildung durch $K^{\cdot}$-Zusatz beseitigt wird.

Die Behauptung, daß Tonus und Amplituden gebessert werden, ist auf der Kurve nicht sichtbar, aber durch eine Frequenzverminderung leicht verständlich. Ein anderes Mal wurden die durch hohe HCl-Konzentration (0,021 mol) auf fast 0 herabgeminderten Kontraktionen durch Umwechseln auf K-freien Ringer mit 0,081 mol ClO_4' unter Frequenzverminderung in Gang gebracht.

Alle diese Versuche umgehen den doch einfach zu wiederholenden Versuch mit Zusatz von KCl, der allerdings die Theorie der Aktivitätsverminderung von $K^{\cdot}$ hätte zerstören müssen.

In einem Versuch (Abb. 7 der Arbeit von CARTOLARI) an einem Krötenherzen fand sich ebenso, daß der Effekt von 0,042 mol KCl durch Ringer ohne KCl mit ClO_4' ausgewaschen wurde. Es handelt sich um ein Auswaschen des Überschusses von Kalium.

Man kann deshalb ohne Bedenken an der Vorstellung festhalten, daß ClO_4' seine Wirkung als Glied der Hofmeisterschen Reihe ausübt.

Die Potenzierung der Wirkung durch $K^{\cdot}$ bei quellenden Ionen wurde auch vorher schon beobachtet, so wenn SPIRO[4083] berichtet, daß $K^{\cdot}$ mehr zur Geltung komme, wenn es als Rhodanid anstatt als Chlorid oder gar als Acetat der Ringerlösung zugesetzt wird. Neuerdings wurde am Froschherzen und dem Herzstreifenpräparat der Schildkröte von BACQ[4086, I] die sensibilisierende Wirkung des SCN' für $K^{\cdot}$ (ebenso wie von der Veratringruppe und Hydrosulfit) beobachtet. Ebenso wie $K^{\cdot}$ erhöhten Rhodanid und Veratrin kräftig das Ansprechen des Atriums cordis der Schildkröte auf Reizung des Vagus[4086, II]. Vermutlich wird man das gleiche (wie Analoges am Muskel) mit Perchlorat finden.

Umgekehrt fand sich in unseren Versuchen eine antagonistische Wirkung von $Ca^{\cdot\cdot}$ gegenüber ClO_4', die um so deutlicher war, je früher das $Ca^{\cdot\cdot}$ in der Froschkanüle zugesetzt wurde und so weit ging, daß das unter ClO_4'-Ringer schlagende Herz Konzentrationen von $Ca^{\cdot\cdot}$ vertrug, unter denen es sonst systolisch stillstand. Man konnte durch Erhöhung der $Ca^{\cdot\cdot}$-Konzentration Ringerlösungen mit ClO_4' und SCN' herstellen, die eine Stunden dauernde volle Aktivität des Froschherzens gewährleisteten.

Das Entgegengesetzte war an der anderen Seite der Hofmeisterschen Reihe der Fall, z.B. beim SO_4'', wo die $Ca^{\cdot\cdot}$-Konzentration herabgesetzt werden konnte[4084]. Beim $Ca^{\cdot\cdot}$ finden sich die zum $K^{\cdot}$ analogen Beobachtungen betreffs der das Herz verlangsamenden Wirkung von $Ca^{\cdot\cdot}$-Salzen, die der Reihe $Cl' > NO_3' > J'$ folgen[4085]. Strophantin wirkte besonders bei unter SCN' und J' leicht dehnbaren und gegen Dehnung sehr empfindlichen Herzen günstig[4077, 4086].

Die Gesamtheit dieser Beobachtungen ließ daran denken, daß es sich um eine kolloidchemische Wirkung irgendeiner Art handelt. Daß es sich nicht um Quellung handelt, ist schon daraus ersichtlich, daß diese Ionen nicht weiter als bis an die Grenze der Zellen gelangen. Diese besetzen sie allerdings um so dichter, je mehr sie nach ClO_4' und SCN' stehen.

In dieser Richtung wurde kürzlich eine weitere Möglichkeit (EICHLER[2451, 1]) in den Bereich der Überlegung gezogen, die auch eine Ähnlichkeit mit der $K^{\cdot}$-

---

[4083] SPIRO, K.: Biochem. Z. **127**, 299 (1922).
[4084] WIELAND, H.: Naunyn-Schmiedebergs Arch. **119**, 42 (1927), Rona **40**, 737.
[4085] KISCH, B.: Z. Kreislaufforschung **22**, 345 (1930), Rona **56**, 737.
[4086] HANDOVSKY, H.: Pflügers Arch. **198**, 56 (1923).
[4086, I] DERONAUX, G. u. BACQ, Z. H.: Acta biolog. Belg. **1**, 248 (1941), Rona **131**, 584.
[4086, II] BREGANTE, L. J.: C. rend. Soc. Biol. **141**, 846 (1942). C 1948 II, 507.

Wirkung ergab. Die hydrophoben Ionen reichern sich an der Grenzfläche an und erniedrigen die Oberflächenspannung. Dadurch wird eine das Innere der Faser zusammenhaltende Kraft vermindert, und um den osmotischen Druck auszugleichen, würde Wasser in die Zelle eindringen, wodurch doch eine Wasseraufnahme, wenn auch keine echte Quellung, resultieren würde. $Ca^{\cdot\cdot}$ müßte die Oberflächenspannung der Grenzen erhöhen, was nicht erwiesen ist.

Die häufig beobachtete Wirkung auf Membranen gibt auch eine Beziehung zu $K^{\cdot}$ und $Ca^{\cdot\cdot}$, etwa in Richtung von Auflockerung und Dichtung (wie EICHLER[1089]). Aber wir wissen nicht, wogegen die Auflockerung oder Dichtung sein soll, und ob nicht durch Anionwirkung an den Zellgrenzen nur ein elektrisches Feld den Rand und die Flüssigkeit der Zellgrenzen verändert, das um so mehr gestört wird, je mehr das entsprechende Kation, z. B. das zweiwertige $Ca^{\cdot\cdot}$, kompensierend eingreift. Aber jetzt erhebt sich die Frage nach der Wirkung des $K^{\cdot}$, dem permeabilitätserhöhende Wirkung zugeschrieben wird. Die Permeabilitätserhöhung in vivo betrifft beim $K^{\cdot}$ (nicht beim SCN') nicht einfache Membranen (z. B. Erythrocyten), sondern Grenzen, die durch Endothelien gebildet sind, z. B. Kapillargrenzen. Hier aber steht im Vordergrund die physiologische Funktion. $K^{\cdot}$ geht bei Erhöhung der Konzentration in die Zelle ein, vielleicht vermag es dabei die Zahl der Ionen entgegengesetzter Ladung an den Zellgrenzen zu erhöhen, die dann ihre Membranwirkung allein ausüben würden. Jede Überlegung führt zu einer Unzahl von Konsequenzen, deren Entwicklung immer in die Sackgasse des Nichtprüfbaren führt und also nicht aus dem Bereich der reinen Theorie heraus. Wir haben diese Verhältnisse so ausführlich behandelt, weil es sich in unserer weiteren Darstellung als ein Prinzip von weitem Geltungsbereich erweisen wird.

f) **Cyanat** wurde nur von VOIGT[2447] geprüft. Es fanden sich Verlangsamung des Vorhofrhythmus und Irregularitäten, Störungen der Überleitung und Stillstand in Diastole, also Störung der Reizbildung und Reizleitung. Die Konzentrationen betrugen 0,5—0,167%. Man sieht Symptome wie bei den oben behandelten Ionen.

g) **Sulfat, Sulfit und Thiosulfat** haben auf die Reizgrenze des Herzstreifens kaum eine Wirkung, am Herzen wurde die Frequenz nicht verändert außer einer einmal beobachteten Frequenzabnahme, ohne daß ein Einfluß auf die Kontraktilität bemerkt wurde[4068, 4069]. Die Giftigkeit von $BaCl_2$ konnte durch Na_2SO_4 in äquivalenten Mengen aufgehoben werden durch Fällung als $BaSO_4$[4087, 4088]. Am isolierten Kaninchenherzen verursachte angeblich 10^{-5} und 10^{-6} Na_2SO_4 noch Erhöhung des Durchflusses durch die Coronarien. Sulfit vermehrte ihn in denselben Konzentrationen um 7 und 16%, Thiosulfat um 20 und 23%[4089]. Bei 0,25% Sulfit hörte die Tätigkeit rasch und irreversibel auf (KORTSCHAGIN und LEWITOW[1660]). Thiosulfat führte beim isolierten Krötenherz in 1% Lösung zum Stillstand, bei 0,1% wurde der Rhythmus langsamer. Eine Entgiftung von KCN wurde nicht beobachtet[4090]. Durch Komplexbildung mit $Cu^{\cdot\cdot}$ vermag es dessen giftige Wirkung am Herzen zu hemmen[4091].

h) **Phosphat.** Die Beobachtungen sind nicht einheitlich. So wurde im Vergleich zur Pufferung mit Bicarbonat vielfach kein Effekt beobachtet[4092]. Aber

---

[4087] HERMANN, S.: Naunyn-Schmiedebergs Arch. **176**, 599 (1934), Rona **83**, 443.
[4088] HERMANN, S.: Verh. 14. internat. Kongr. Physiol. 111 (1932), Rona **72**, 547.
[4089] WIEMER, P.: Naunyn-Schmiedebergs Arch. **143**, 10 (1929), Rona **53**, 134.
[4090] COMBES, T. J. C.: C. rend. Soc. biol. **97**, 1240 (1927), Rona **44**, 590.
[4091] CACCIAVILLANI, B.: Boll. Soc. ital. Biol. sper. **9**, 511 (1934), Rona **83**, 668.
[4092] v. BAHR, G.: Skand. Arch. Physiol. **61**, 277 (1931), Rona **63**, 135.

gelegentlich trat eine Besserung doch auf, und wenn sie auch von BAHR[4092] nicht auf das PO_4''' bezogen wird, finden wir doch vielfache Angaben in dieser Richtung z. B.[4093, 4095, 4096]: Zunahme des Tonus und geringere chronotrope Wirkung bei niederen Konzentrationen[4094]. Am Krötenherzen wurde auch eine positiv inotrope Wirkung deutlich, die bald einer Hemmung wich. Diese beherrschte das Bild bei höheren Konzentrationen. Wurde die phosphatreiche Speiseflüssigkeit mit normaler gewechselt, dann zeigte sich eine über die Norm weit hinausreichende Besserung des Herzschlages[4094, I]. Der Verlauf kann zurückgeführt werden auf den $Ca^{..}$-Niederschlag, die Phosphatkonzentration an sich und auf die Verschiebung des p_H, da durch Ausfällung nicht Äquivalente gleicher Stärke fortgenommen werden ([4094], siehe auch S. 55 ff.). POHLE stellt eine Beziehung zum Calcium in den Vordergrund, wie früher auch schon HEUBNER, und zwar soll es sich um eine direkte synergistische Wirkung handeln. Die folgende Abbildung aus der Arbeit zeigt, welche $Ca^{..}$-Konzentration gerade ausreicht, um noch eine Arbeit des Froschherzens zu unterhalten. Wir sehen, daß die $Ca^{..}$-Konzentration gesenkt werden kann, wenn die PO_4'''-Menge verhältnismäßig wenig erhöht wird. Bei ganz hoher Konzentration kommt es zur Fällung, und dann muß die Konzentration wiederum erhöht werden. Daß die Fällung eine Rolle spielt, ergab sich daraus, daß gealterte Lösungen nicht mehr dieselbe Wirkung zeigten. POHLE zieht aus seinen Versuchen den Schluß, daß nicht das ionisierte $Ca^{..}$ wirksam gewesen sei, sondern eine Komplexverbindung.

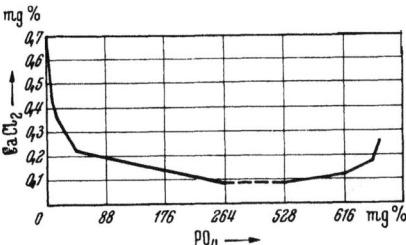

Das horizontale Mittelstück ist verkürzt gezeichnet

Abb. 63. Konzentration von Calzium, die notwendig ist, um die Aktion bei verschiedenen PO_4-Mengen aufrecht zu erhalten (nach POHLE).

Diese hypothetische Komplexverbindung könnte auf dem Diagramm der Aktivitätskoeffizienten (S. 62 ff. unserer Darstellung) erschlossen werden, aber die Bedingungen zu ihrer Entstehung dort sind durchaus andere. Dagegen besteht durchaus die Möglichkeit, daß es sich um einen Vorgang handeln könnte, der durch die Stellung des Ions in der Hofmeisterschen Reihe bedingt ist, das an dieser Stelle mit $Ca^{..}$ synergistisch wirken müßte. GÜNTHER und HEUBNER[4098] fanden sogar systolischen Herzstillstand nach Zusatz von Phosphat bei auftretender Opalescenz.

KRAUTWALD und STUHLMANN[2840] bemerkten allerdings, daß Zusatz von sekundärem oder primärem Phosphat in den Mengen von 0,5 oder 1,0 mMol zu $Ca^{..}$-armer Ringerlösung eine Besserung der Herztätigkeit nicht herbeiführte.

Wir haben schon bei dem Verhältnis $K^.$ zu ClO_4' darauf hingewiesen, daß durchaus nicht eine absolute Konformität zu erwarten sei. Das könnte man auch hier annehmen, wenn man sicher wäre, daß die Acidität in diesen Versuchen gewahrt wäre. Auch ein Herz, das durch reine NaCl-Lösung stillgelegt war, ließ sich durch Phosphat nicht in Gang bringen[4099].

[4093] FREEMAN, N. E.: Amer. J. Physiol. **92**, 107 (1929). PO_4''' verstärkte die Amplitude mehr als Hexosediphosphat.

[4094] BARLOW, O. W.: Amer. J. Physiol. **90**, 274 (1929), Rona **53**, 376. 0,008—0,024%.

[4094, I] RUSSO, G.: Atti. Acced. Gioenia Catania VI siehe 4, 1 (1940), Rona **129**, 367. Auch Citrat und Acetat wirkten in gleicher Richtung, beide fällen nicht nur $Ca^{..}$ bzw. vermindern seine Dissoziation, sondern stehen in der Hofmeisterschen Reihe ähnlich wie Phosphat.

[4095] STAUB, H.: Biochem. Z. **127**, 255 (1921). Geschädigte Herzen können durch PO_4''' wieder zur Funktion gebracht werden.

[4096] BURRIDGE, W.: J. Physiol. **48**, P I (1919).

[4097] POHLE, K.: Habilitationsschrift Halle 1934, Naunyn-Schmiedebergs Arch. **178**, 109 (1935).

[4098] GÜNTHER, F. u. HEUBNER, W.: Klin. Wschr. **1924**, 789.

Abgesehen von der Fällung scheint PO_4''' dem $Ca^{..}$ gegenüber in der verminderten Reizbildung antagonistisch zu wirken, aber der Tonus wurde erhöht[4094]. Bei Bariumsalzen ist die Löslichkeit der Verbindungen so groß, daß eine Entgiftung nicht erreicht werden kann (HERMANN[4087, 4088]).

Am Kaninchenherzen nach LANGENDORF ist die Wirkung des Phosphats gestört durch eine Coronarwirkung. Der Durchfluß der Coronarien wird bei wiederholten Gaben zunehmend reduziert, so daß das Präparat schließlich Schaden leidet. Andererseits kann man durch kleine Dosen einen Anstieg der Amplitude erreichen[4100]. Die Eigenwirkung wird immer durch die $Ca^{..}$-Fällung gestört.

i) Pyrophosphat und Ferrocyanid. DRURY[4100] beobachtete nach Pyrophosphat zuerst eine Verkleinerung, dann einen Anstieg der Amplituden über die Norm. Er schloß, daß der Anstieg durch Freisetzung von Phosphat aus Pyrophosphat veranlaßt werde. Die Auffassung von DRURY über die Zersetzung des Pyrophosphats in o-Phosphat als Ursache seiner zweiphasischen Wirkungen am Kaninchenherzen muß jedoch einer Revision unterzogen werden. Denn nach den Untersuchungen von EICHLER und WOLFF[4100, I] ist genau die gleiche Kurve, wie sie DRURY in seinen Untersuchungen wiedergibt, auch am Froschherzen zu erhalten (siehe als Beispiel Abb. 65). Trotzdem ist eine Zersetzung analytisch während der Zeit des Ablaufs der Reaktion kaum festzustellen, jedenfalls in den niedrigeren Konzentrationen, die schon wirksam sind, z. B. m/1600. Bei höheren Konzentrationen wie m/400 ist die Freisetzung von Phosphat, wie weitere Untersuchungen zeigten[4100, II], zwar schon deutlich, aber ohne Zusammenhang mit dem Ablauf der Phasen. Der gesamte Ablauf muß also — entgegen DRURY — dem Pyrophosphat selbst zugeschrieben werden und betrifft die Muskulatur, da dasselbe auch am isolierten, künstlich gereizten Ventrikel zur Beobachtung kommt.

Bei der ersten depressiven Phase handelt es sich nicht um eine Ca-Fällung, die durch Abgabe saurer Valenzen oder von $Ca^{..}$ aus dem Froschherzen reversibel beeinflußt wird, denn die zweite Phase wird gerade durch Steigen der C_H vermindert, durch Sinken vermehrt. Außerdem kann man an demselben oder an einem anderen Herzen mit einer Lösung, bei der schon die erste depressive Phase abgelaufen war, denselben Effekt erreichen, als Zeichen einer Beeinflussung des Herzens von der Lösung und nicht der Lösung vom Herzen her.

Man kann sogar den ersten depressiven Teil völlig vermeiden und durch Einschleichen ohne sichtbaren Effekt so hohe Konzentrationen erreichen, die — auf einmal gegeben — die Aktivität des Herzens für längere Zeit lahmlegen würden. Das ließ an die Möglichkeit eines Potentialgiftes nach STRAUB denken. Da ein Eindringen in die Muskelfaser, wie unsere Darstellung beweist, zum mindesten in den kurzen Zeiten des Ablaufs der Erscheinungen nicht möglich ist, wäre die Definition von KAHLSON in diesem Falle zugunsten der von HEUBNER zurückzustellen (siehe dazu EICHLER[4100, III]), d. h. die Wirkung wäre abhängig von der Konzentrationszunahme an der Oberfläche der Muskelfaser. Diese Auffassung führt aber nicht weiter, da das Herz in einen Zustand hineinkommt, der es für einige Zeit unempfindlich macht für Konzentrationsänderungen von Pyrophosphat. Dazu zeigen wir Abb. 64 (nach EICHLER und WOLFF[4100, I]).

[4099] VIALE, G.: Arch. ital. Biol. **76**, 49 (1926), Rona **38**, 264.
[4100] DRURY, A. N.: J. Physiol. **74**, 147 (1932).
[4100, I] EICHLER, O. u. WOLFF, E.: Naunyn-Schmiedebergs Arch. **203**, 1 (1944).
[4100, II] EICHLER, O. u. STOBER, W.: Naunyn-Schmiedebergs Arch. **205**, 647 (1948).
[4100, III] EICHLER, O.: Naunyn-Schmiedebergs Arch. **202**, 420 (1943).

Das Herz ist an eine geeignete Konzentration von Pyrophosphat gewöhnt worden. Wechsel der Gift- gegen Ringerlösung und Rückgabe der vorher entfernten Lösung läßt nach $1/2$ Minute noch keinen, nach längerer Zeit einen erst allmählich wiederkehrenden Effekt sehen.

Dieselbe Art der Wirkung, nur in 10fach höheren Konzentrationen, ließ sich auch nach *Ferrocyanid* beobachten. Die Ähnlichkeit der Bilder zeigte sich darin, daß ein an Pyrophosphat „gewöhntes" Herz auch auf Ferrocyanid und umgekehrt in analoger Konzentration nicht mehr ansprach. Damit ergibt sich vollends, daß eine Ca-Fällung als Ursache der Pyrophosphatwirkung nicht in Frage kommt.

Diese Beobachtungen zwingen dazu, den Wirkungsablauf als Aufeinanderfolge zweier Reaktionen aufzufassen. Eine Reaktion I mit depressivem Effekt verläuft rasch, eine Reaktion II, die die sichtbare Wirkung von I aufhebt, langsam. Der Unterschied der Geschwindigkeiten ist so groß, daß es gelingt, das Ausmaß der Reaktion I von der Reaktion II isoliert zu betrachten. Sie ist unabhängig von der Zahl der Herzschläge, aber beträchtlich abhängig von der Temperatur. Die Abhängigkeit folgte im Bereich der Messungen von 5—20° sehr streng der Formel von ARRHENIUS mit einem Q_{10} von etwa 2, ebenso wie auch Ferrocyanid. Diese Größe würde auf eine chemische Reaktion hinweisen.

Wurden die Wirkungskurven verschiedener Konzentrationen ausgewertet, dann fand sich keine Ähnlichkeit mit der Reaktionsisotherme von FREUNDLICH, auch nicht mit der gewöhnlichen Formel von LANGMUIR. Dagegen erwies sich eine Formel brauchbar, die sich unter der Annahme ableiten läßt, daß an der Oberfläche der Muskeln bestimmte Rezeptoren angebracht sind, die ohne die Konzentration der Speiseflüssigkeit zu ändern — wie durch Analyse nachgewiesen wurde — je von 2 Molekülen besetzt werden, entsprechend der Gleichgewichtsformel:

$$kx^2 = \frac{y}{100-y}$$

x = Konzentration von Pyrophosphat, y = besetzte Rezeptoren von 100 = Hemmung.

Die erhaltenen Resultate der Konstanten k als Durchschnitte lassen sich in folgender Tabelle zusammenfassen:

Temperatur	5°	20°
Pyrophosphat	0,49	0,30
Ferrocyanid	0,0061	0,0037

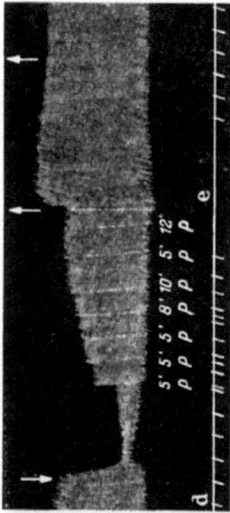
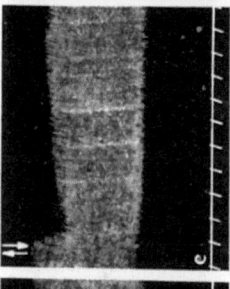
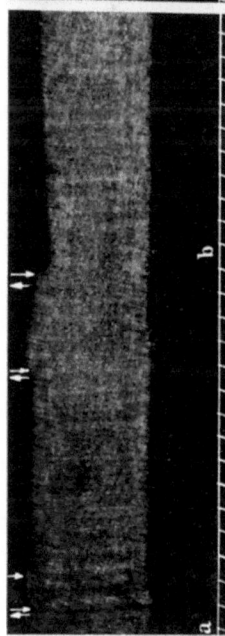

Abb. 64. Reversibilität der Reaktion II. Zeit 30 Sekunden. Gewöhnung an m/400 Pyrophosphat. Wiederholte Gabe derselben Lösung, dazwischen Spülung mit Ringerlösung von verschiedener Zeitdauer: a) $1/2$ Minute, b) 2 Minuten, c) 5 Minuten und d) 20 Minuten (der volle Effekt einer m/400 Pyrophosphatlösung tritt wieder auf). (Nach EICHLER u. WOLFF[101]).

Zur 50% Hemmung war bei Pyrophosphat m/600, bei Ferrocyanid m/60 notwendig.

Wendet man auf diese Konstanten die VAN T'HOFFsche Gleichung:

$$\frac{d \ln k}{dT} = \frac{\text{Wärmetönung}}{R T^2}$$

an, dann kann man einen Einblick in die Wärmetönung der Reaktion erhalten. Wir haben danach in Reaktion I bei Pyrophosphat eine exotherme Reaktion von 5280, bei Ferrocyanid von 5400 Calorien. Diese Zahlen zeigen die Ähnlichkeit beider Reaktionen, die dritter Ordnung verlaufen. Außerdem ist der Betrag ein Hinweis, wie locker, d. h. leicht reversibel die Reaktion sein muß. Wahrscheinlich handelt es sich nur um eine Addition.

Die Reaktion II hat den sehr hohen Temperaturquotienten Q_{10} von mindestens 3. Als Beispiel geben wir Abb. 65 wieder:

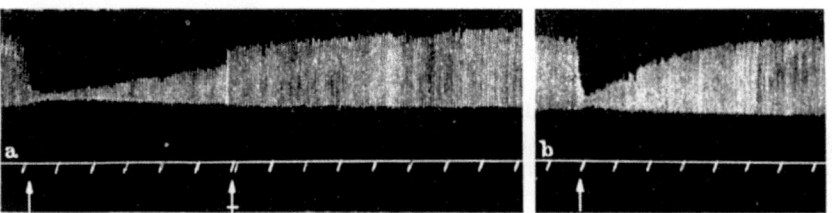

Abb. 65. 4. Juni 1943. Spontan anschlagendes Froschherz. Zeit ½ Min. Wirkung von m/400 Na-Pyrophosphat a) bei 15°, bei ↑ Pause von der 3.—5. Minute; nach der Gabe Rückkehr in etwa 8 Minuten erreicht. Frequenz 26. b) Bei 25°, Rückkehr in etwa 2½ Minuten. Frequenz 36. Bei einer 3. Kurve bei 15° kehrte die Amplitude wiederum erst nach 7½ Minuten zur normalen Höhe zurück. (Nach EICHLER u. WOLFF[4100 I].)

Ein gewisser Einfluß der Herzfrequenz ist hier nicht von der Hand zu weisen. Bei Temperaturen von 5 und 10° wird die alte Höhe oft gar nicht mehr erreicht. Es handelt sich dabei um ein Gleichgewicht, daß bei höheren Temperaturen vollkommen ist und durch Abkühlung reversibel beeinflußt werden kann. Nach der oben angegebenen Formel von VAN T'HOFF ergibt sich eine endotherme Reaktion. Damit wird der langsame Ablauf verständlich. Weil diese Bindung sich auch langsam löst, steigen nach Wechseln der Pyrophosphatlösung die Amplituden über die Norm, wie es auf Abb. 66 zu sehen ist.

Die Art der Wirkung und die Ähnlichkeit der Wirkung zweier Ionen mit so verschiedener chemischer Konstitution und Reaktionsfähigkeit läßt die Frage nach einem Hofmeistereffekt laut werden. Nach unserer bisherigen Darstellung mußten wir am Herzen eine Wirkung ähnlich $Ca^{..}$ erwarten, z. B. wenn wir die eben referierten Versuche von POHLE mit Phosphat heranziehen (Abb. 63). Die Reaktion I kann offenbar nicht unter diesen Begriff fallen, sondern nur die Reaktion II. Kann man nach Eintreten der vollen Reaktion II beim Umwechseln auf Ca-arme Ringerlösung, die Pyrophosphat in der vorher angewandten Konzentration enthält, erreichen, daß die Amplitudengröße sich auf einen Wert zwischen Pyrophosphat und Ca-armer Ringerlösung einstellt? Der Erfolg eines solchen Versuchs ist auf Abb. 66 zu sehen. Es zeigt sich, daß die Amplitude sich so einstellt, als ob der Effekt des Ca-Mangels und der Reaktion I sich addieren, d. h. die Reaktion II ist fortgefallen. Wir können daraus schließen, daß zum Zustandekommen der Reaktion eine ausreichende Konzentration von $Ca^{..}$ notwendig ist. Während die verschiedenen Geschwindigkeiten die Vermutung auf eine Stufenreaktion nach Gay-Lussac-Ostwald hinführen könnten, scheint dieser Befund mehr auf das Vorliegen zweier selbständiger Reaktionen hinzuweisen.

Da das Gemeinsame der beiden hier verglichenen Anionen auch nicht in einem Hofmeistereffekt liegen kann, bleibt als letzte Möglichkeit noch die Eigenschaft beider, mit Cu·· (oder Zn··) Komplexe oder schwerlösliche Verbindungen zu bilden, übrig. Hinweise wurden schon gesehen, indem in gewissem Bereich die Reaktion II, wenn sie fehlte, durch kleine Cu-Mengen eingeleitet werden konnte. Auch in weiteren Versuchen[4100, IV] zeigte es sich, daß Cu-Komplexe als Ganzes eine eigene Wirkung entfalten können. Diese Befunde erfahren eine Korrektur darin, daß vermutlich durch Pyrophosphat und Ferrocyanid ebenso, wie durch andere Komplexbildner, aus der Herzoberfläche Cu herausgelöst werden kann (siehe EICHLER S. 597). Wenn das die Ursache der mechanischen Änderungen wäre, würde der Cu-Zusatz nichts anderes bedeuten, als den einfachen Ersatz eines fehlenden Bausteins der Zellgrenze.

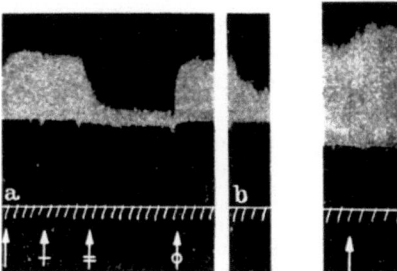

Abb. 66. Froschherz 16. 7. 1943. a) Beim ↑ m/400 Na-Pyrophosphat, beim ↕ Wechsel auf neue Lösung zum Zeichen, daß die zweite Reaktion eingetreten ist. Beim ↓ m/400 Na-Pyrophosphat gelöst in Ringer mit einem Viertel des normalen Ca··. Beim ⊕ Rückkehr auf normale Ringerlösung ohne Na-Pyrophosphat. b) Wirkung von Ringer mit einem Viertel Ca·· allein, Zeit in Minuten, Temperatur 20°. (Nach EICHLER u. WOLFF[4100¹].)

Wenn die beiden Anionen auch in ihrer Wirkung als weitgehend identisch gefunden wurden, sollen doch einige qualitative Unterschiede — abgesehen vom Quantitativen — kurz angeführt werden, wie sie in unseren zahlreichen Versuchen[4100, I] herauskamen. Bei wiederholter Anwendung von Pyrophosphat stieg die Empfindlichkeit des Herzens auf Reaktion I mehr als bei Ferrocyanid. Dagegen folgten auf Pyrophosphat manchmal bei Reaktion II größere Amplituden als vorher, niemals bei Ferrocyanid, wenn die Acidität die übliche der Ringerlösung betrug.

k) Trimetaphosphat wirkt am isolierten Herzen giftig durch Ca··-Fällung und kann durch Ca·· entgiftet werden (BEHRENS und SEELKOPF[2474]).

l) Natriumphosphit (Na_2HPO_3) × 10^{-8} hebt die Herztätigkeit des isolierten hypodynamen Froschherzens für längere Zeit, die doppelte Konzentration wirkte schon schädlich. 1:1000 führt zum sofortigen Herzstillstand. 10^{-6} in den zuführenden Schlauch beim isolierten Kaninchenherzen injiziert, steigert die Herzamplituden für fast 2 Stunden. 10^{-5} ebenso zugeführt, schädigte das Herz (ENGEL[2432]).

m) Hypophosphit machte erst bei Konzentrationen von 1:100 am isolierten Froschherzen Schädigung (ENGEL[2432]).

n) Fluorid. Hier spielt die Fällung von Ca·· keine Rolle, denn schon Zusatz von CaF_2 bis zur Sättigung führte zum Stillstand oder Alternans bis voller Unregelmäßigkeit, so daß eine Bestimmung der Rheobase nicht vorgenommen

---

[4100, IV] EICHLER, O., BARFUSS, F. u. WOLFF, E.: Unveröffentlichte Versuche. Erscheint in Naunyn-Schmiedebergs Archiv.

werden konnte (BORGGRAEF[4066, 4067]). Im Gegensatz zu den anderen Ca``-bindenden Anionen fand RUSSO[4094, 1] bei keiner Konzentration eine Förderung des Krötenherzens, sondern sofort Hemmung. Schon Konzentrationen von 1:100000 sollen eine Wirkung sowohl auf Kontraktilität als auch auf die Frequenz zeigen (DE NITO[2434]). Die anaerobe Tätigkeit des Froschherzens ist gegen F'' empfindlicher als die aerobe, was auf die Fermentwirkungen hindeuten soll[4103].

Beim Schildkrötenherz (Emys Europaea) setzte 0,01% NaF die Höhe der Amplituden nur wenig, die doppelte Menge etwas stärker herab.

In 24 bzw. 23 Minuten war eine gleichmäßige Höhe erreicht. Bei 0,04% gab es einen starken Abfall auf 8% der Anfangslänge, der nach 15 Minuten noch nicht seinen Abschluß erreicht hatte. Bei 0,08% hörte die Amplitude völlig auf, in einem Versuch war selbst bei 0,16% keine stärkere Amplitudenabnahme zu erreichen als bis zu 6%, die schon bei 0,04% bei längerem Abwarten hätte erreicht werden können.

Beim Auswaschen stieg sehr häufig die Höhe der Amplitude rasch an bis fast zur Ausgangsstärke, z. B. 28 mm Höhe, dann gab es einen Rückschlag bis auf 2 mm, um jetzt erst wieder den definitiven Anstieg zu zeigen. Diese Art des Ablaufs ließ sich rasch bei größeren Konzentrationen zeigen, oder bei kleineren, die längere Zeit einwirkten[4101].

Bei gleichzeitiger Registrierung von Vorhof und Kammer konnten Überleitungsstörungen aufgenommen werden[4102].

Diese zeigten sich nach 10—20 γ NaF oder 10 γ CaF$_2$ auf den Kanüleninhalt von 1 ccm sowohl zwischen Sinus und Vorhof, als auch von dort nach der Kammer. Die Folgen waren verschieden ohne gesetzmäßigen Verlauf, wobei zwischendurch sogar normale Herztätigkeit auftrat. Bei langem Arbeiten des Herzens ohne Wechsel der Speiseflüssigkeit genügten diese Konzentrationen schon, um den Vorhof vorwiegend diastolisch, den Ventrikel mit tonischer Komponente zum Stillstand zu bringen. Wenn der Stillstand noch nicht vollkommen war, ließ sich durch Auswaschen mit Ringerlösung eine Besserung erzielen. Eine vollkommene restitutio ad integrum gelang nur bei mehrmaligem Waschen im Verlauf einer Stunde und das auch nicht regelmäßig.

Am Herzlungenpräparat des Hundes (1000 ccm Blut, 10—30 mg/kg NaF) fand sich besonders am linken Ventrikel eine Insuffizienz, merkbar am Anstieg des Druckes im linken Vorhof (GOTTDENKER und ROTHBERGER[2518, 4101]). Die Coronargefäße verengerten sich zunehmend nach vorübergehender Erweiterung.

Am isolierten Vorhofstreifen des Kaninchens[2518, 4105] und Meerschweinchens[2518] wurden bei 12,5 mg% NaF[2518] und 10—30 mg% NaF[4105] eine Zunahme der Hubhöhen ohne Verlangsamung, dann aber Rhythmusstörungen beobachtet. Ein Stillstand wurde selbst innerhalb 1 Stunde nicht erreicht. Bei isolierten Purkinjefäden des Hundes fanden sich im Mechanogramm und Elektrogramm Frequenzabnahme und doppelzackige Bewegungen[4106].

Diese Wirkungen haben mit der Ca``-fällenden Wirkung des Fluorids nichts zu tun. Versuche, den Effekt auf eine Stoffwechselwirkung zu beziehen, haben nicht gefehlt. Doch wurde am Herzlungenpräparat keine vermehrte Milchsäureabgabe beobachtet trotz bestehender Schädigung der Herzkraft, aber die Milchsäureverwertung, die beim unbeeinflußten Präparat immer zur Beobachtung kommt, fiel aus[4104].

Ein Herzstillstand wurde auch mit p-Fluortoluol nicht mit Fluorbenzol und p-Fluoracetanilid erreicht (LANG[2942]), ebenso mit fluoriertem Prontalbin (EICHLER u. STOBER[4100, II]). Diisopropylfluorophosphat sensibilisierte das Kaninchenherz für Acetylcholin bis auf das 100fache, und zwar nicht durch Waschen reversibel (QUILLIAM und STRONG[1202, VII]). Im Elektro-

---

[4101] VERNON, H. M.: J. Physiol. 41, 194 (1910).
[4102] GOTTDENKER, F. u. ROTHBERGER, C. J.: Naunyn-Schmiedebergs Arch. 179, 24 (1935), Rona 90, 137.
[4103] CHANG, I.: Quart. J. exp. Physiol. 28, 137 (1938), Rona 110, 157. C. 1940 I, 1072.
[4104] GOTTDENKER, F. u. ROTHBERGER, C. J.: Pflügers Arch. 237, 59 (1936), Rona 99, 92. C. 1936 I, 3536.

cardiogramm wurde durch Acetylcholin eine Verlängerung des Intervalls P-R beobachtet, teilweise auch partieller oder völliger Herzblock, seltener Vorhofstillstand. Diese Wirkungen wurden durch Diisopropylfluorophosphat 10fach gesteigert. Beim Menschen wurden durch 1—3 mg dieser Verbindung keine Eigenwirkungen im Elektrocardiogramm gesehen[4104, I]. Hatte das isolierte Kaninchenherz eine Dosis von Diisopropylfluorophosphat erhalten, so daß keine weitere Empfindlichkeitssteigerung gegenüber Acetylcholin mehr merkbar war, dann führten Eserin und Prostigmin (nicht aber Pilocarpin oder Arecolin) zu einer Verminderung der Empfindlichkeit gegenüber Acetylcholin. Dieser Effekt war leicht auswaschbar[4104, II].

2. Isolierte Gefäße.

Am Laewen-Trendelenburgschen Präparat und am Kaninchenohr verursachten hypotonische Lösungen Vasokonstriktion, hypertonische ($1{,}0 - 7\%$ NaCl) starke vorübergehende Vasodilatation, die aber in Verengerung umschlug. Umgekehrtes Verhalten wurde bei Hunden, unregelmäßiges bei Katzen beobachtet[4107].

Wurden Schenkel und Ohren des Kaninchens mit äquilibrierten *Bromid*lösungen durchströmt[4108], dann vermehrte sich der Durchfluß mit einem Maximum nach einigen Minuten, kehrte wiederum zurück, ohne aber den Ausgangspunkt zu erreichen.

Demgegenüber fand TRABUCCHI[4109] am Laewen-Trendelenburgschen Präparat keine Wirkung. Bei Durchströmung mit isotonischen Lösungen führten F', J', ClO_3' zur Verengerung, S_2O_3'' und SO_4'' zur Erweiterung, NO_3' war wirkungslos, zweiphasisch wirkten PO_3', PO_2''' mit anfänglicher Erweiterung, PO_4''' mit anfänglicher Verengerung und anschließendem Übergang in das Gegenteil[4109]. Eine Beziehung zur Hofmeisterschen Reihe ist also nicht ersichtlich, abgesehen davon, daß Anionen mit der Stellung in der Nähe von Cl', also Br' und NO_3' unwirksam blieben. Bei der Konzentration der Lösung müßte eine Fällung von $Ca^{..}$ sowohl bei F' als auch bei phosphorhaltigen Anionen merkbar geworden sein. Trotzdem wirkten sie nicht in gleicher Richtung.

An Ringen von Carotiden einjähriger Bullen wurde das Verhalten periodischer Rhythmen und die Tonuslage in Lösungen, in denen $1/3$ des Cl' durch ein anderes Anion ersetzt war[4110], geprüft.

Bromid vermehrte die rhythmische Frequenz, aber der Dehnungszustand wurde nicht geändert.

J': Kontraktion, Rhythmus nach $1 1/2$ Stunden ausgelöscht.

SCN': Tonus wird stärker erhöht als bei J' (nach WESTPHAL[2604] schon in 1%). Spontane Rhythmen können für kurze Zeit ausgelöst werden, aber bestehende wurden rasch beseitigt. Einwirkung von 10 Stunden vermochte die Ansprechbarkeit für Adrenalin nicht zu stören.

NO_3' erhöhte den Tonus wie Jodid. Nach 3 Stunden Einwirkung gelang es noch, die Adrenalinwirkung auszulösen, nach 10 Stunden nicht mehr.

Die Wirkung wäre nach der Hofmeisterschen Reihe so zu verstehen, daß die nach der quellenden Seite zu liegenden Ionen zur Kontraktion führten. Eine Erschlaffung bei SO_4'' und F' nachzuweisen wurde wegen der $Ca^{..}$-Fällung nicht versucht. Citrat, Acetat, Tartrat bewirkten Dehnung (auch Nitrit), aber ebenso Salicylat, das an andere Stelle zu setzen ist. Im ganzen sehen wir durchaus unübersichtliche Verhältnisse und nach keinem Prinzip zu ordnen.

[4104, I] KNOX, J. A., QUILLIAM, J. P. u. STRONG, F. G.: J. Physiol. **108**, 3 P (1949).
[4104, II] QUILLIAM, J. P. u. STRONG, F. G.: J. Physiol. **108**, 10 P (1949).
[4105] FERRANNINI, A.: Arch. internat. Pharmacodyn. **54**, 295 (1936), Rona **98**, 497.
[4106] GOLDENBERG, M., GOTTDENKER, F. u. ROTHBERGER, C. J.: Pflügers Arch. **237**, 423 (1936).
[4107] XAVIER, A. A.: Rona **121**, 239 (1939).
[4108] TADA, S.: Tohoku J. exp. Med. **15**, 259 (1930), Rona **56**, 813.
[4109] TRABUCCHI, E.: Arch. di Fisiol. **29**, 88 (1930), Rona **58**, 803.

3. Verhalten der Blutmenge im Verband des Organismus. (Osmotischer Druck).

Daß das Blutvolumen durch parenterale Gabe besonders hypertonischer Lösungen zunimmt, und zwar durch Einströmen von eiweißarmer Gewebsflüssigkeit, ist eine alte Erfahrung, die auch der Therapie nutzbar gemacht wurde. Darüber berichtet ausführlich HECHT[4111]. Es ist verständlich, daß das Gesamtblut und selbstverständlich auch Plasma allein dabei an Viscosität verliert. So gelang es SIMON[1078], bei Hunden durch subcutane NaCl-Gaben bis zur Sättigung solche Viscositätsabnahme im Serum zu erzielen. Sie wurde aber nicht nur bei den hier angegebenen und leicht verständlichen Bedingungen beobachtet, sondern auch nach $5 \cdot 10^{-5}$ mol/kg von NaCl, NaBr, NaJ und NaF[1079] mit dem Zusatz, daß es sich um eine (auch in vitro erzielbare) Wirkung auf die Kolloide handeln soll. Wir werden an der Auslegung dieser Resultate zweifeln müssen, wenn wir die zur Beeinflussung notwendigen Konzentrationen bei Kolloiden beachten. Wenn NaCl, das schon so reichlich im Blut vorhanden ist, solche Wirkungen veranlaßt, wird dasselbe wohl auch durch Aq. dest. erzielbar sein.

Bei *Zufuhr auf peroralem Wege* hängt der Effekt von der Geschwindigkeit der Resorption ab. So kommt es nach stark konzentriertem Na_2SO_4 (25%) zur Eindickung des Blutes, weil Flüssigkeit im Darmkanal zurückgehalten wird (siehe [4112]). Dieses macht sich bemerkbar durch Zunahme der Zahl der Erythrocyten. BEHRENS[2452] gab Kaninchen peroral NaCl-Lösung (4 g/kg als 15% Lösung) und fand eine starke Blutverdünnung. Durch isotonische Lösungen ließ sich das nicht erreichen, aber natürlich wird eine Abhängigkeit von der absoluten Menge bestehen.

Auch beim Menschen wurde derartiges beobachtet, aber bei Hypertonie der gegebenen Lösungen abhängig von Kation und Anion. NaCl (auch Na_2HPO_4 und Na_2SO_4 in nicht übermäßiger Konzentration) führte zur Verdünnung, $NaHCO_3$ erst nach vorübergehender Eindickung. KCl veranlaßte nur Eindickung[4114]. Hier wird sowohl das leichte Verschwinden von K˙ in die Gewebe, als auch die Diurese eine Rolle spielen, deren Bedeutung für den weiteren Verlauf besonders in den Vordergrund gestellt wurde[4114]. Wurden an zwei aufeinanderfolgenden Tagen große Mengen von NaCl verabreicht (50 g pro Tag), dann sank der kolloidosmotische Druck und Eiweißgehalt des Serums, ebenso die Hämatokritwerte. Der NaCl-Gehalt des Plasmas nahm zu[4115]. Dieses und auftretende Ödeme an Knöcheln und Lidern weisen auf die Unfähigkeit der Nieren hin, solche großen NaCl-Mengen zu bewältigen, so daß dann derselbe Effekt wie bei kleinen Mengen für kürzere Zeit zur Beobachtung kommt.

Intraperitoneale Zufuhr physiologischer NaCl-Lösung führte bei Hunden zur Zunahme des Plasmavolumens. Während des Histaminschocks kam es zur Abnahme des Plasmavolumens und des Eiweißgehaltes im Plasma[4113]. Hier handelt es sich anscheinend um eine vermehrte Filtration in die Gewebe durch die Kapillaren in Richtung einer vermehrten Bildung von Ödemen, wie auch in den Versuchen von EICHLER und BARFUSS[3192] die Bildung von Ödemen und Transsudaten durch Histamin vermehrt wurde. Bei intraperitonealer Gabe von 1,8% NaCl (10% des Körpergewichts) fand sich bei Hunden, Affen und Kaninchen eine Blutverdünnung, d. h. Abnahme des Zellvolumens und Eiweiß im Serum.

[4110] ELLINGER, F. PH.: Pflügers Arch. **211**. 548 (1926), Rona **36**, 42.
[4111] HECHT, G.: Heffter-Heubners Handb. III, 1, 1 (1927).
[4112] HEYMANN, P.: Heffter-Heubners Handb. III, 1, 65 (1927).
[4113] BEARD, J. W., WILSON, H. u. BLALOCK, A.: Arch. Surgery **26**, 122 (1933), Rona **72**, 479. Hunde.
[4114] DANIEL, J. u. HÖGLER, F.: Wien. Arch. inn. Med. **6**, 355 (1923), Rona **24**, 102.

Wurde in das Peritoneum isotonische Glucose oder Sulfat gebracht, dann war der Verlauf entgegengesetzt (DARROW und YANNET[3194]).

Bei intravenöser Gabe von 260 m. aequiv. SO_4'' nahm die extracelluläre Flüssigkeit um 0,4, 0,7 und 0,8 kg Wasser zu bei Personen im Gewicht von 71, 59 und 55 kg, d. h. also um so mehr, je höher der osmotische Druck in dem Blut entsprechend dem ganzen Körpergewicht war. Die Erythrocyten gaben 6,6% ihres Wassers an das Serum ab. Im Serum selbst stieg der Wassergehalt um 12% (BOURDILLON und LAVIETES[2602]). Nach 30% NaCl zeigte die Blutmengenbestimmung eine Zunahme nur für $1/2$ Stunde, wenn 5 ccm/kg verabreicht wurde, auch bei der Katze[1010, 4116]. Schwächere Lösungen, 2%, 0,9%, 0,6% und 0,3% NaCl führen zwar auch zur Zunahme der Blutmenge, die noch 3 Stunden nach der Gabe merkbar ist, aber wenn man die infundierte Menge mit in Rechnung stellt, dann findet man vom ersten Moment an nur eine Verminderung. Wurde 6% Gummi arabicum der Lösung hinzugefügt, dann führte jede Lösung, die über 1% NaCl enthielt, zu einer Volumenzunahme des Blutes, die größer war als dem ursprünglichen Volumen und der infundierten Lösung zusammen entsprach[4116].

Maßgeblich ist die Geschwindigkeit der *Aufnahme der Lösung durch das Gewebe* oder die Diurese. Sulfat wird weniger im Gewebe aufgenommen und mehr durch Diurese ausgeschieden, bzw. die Chloridausscheidung wird osmotisch erzwungen zur Reduktion des erhöhten Drucks. In den Versuchen von MÖLLER[2940] an Kaninchen kam es nach Infusion von 0,85% und 1,28% Na_2SO_4 in der Menge von 60 ccm/kg zur Abnahme des Hämoglobinwertes um 10—15% als Zeichen der Blutverdünnung. Der Hämoglobinwert stieg aber wieder an und hatte durch Ausscheidung am Ende der Infusion, die $1^1/2$ Stunden in Anspruch nahm, den Ausgangswert erreicht, um dann sekundär einen neuen Anstieg zu zeigen.

NaCl wird durch das Bindegewebe usw. rasch und gut aufgenommen. Selbst bei Gabe von 10 und 20% NaCl wurde beim Kaninchen keine Verdünnung des Blutes am Hämoglobin und Eiweiß beobachtet. Nach tödlichen Gaben wurde nach einer flüchtigen Verdünnung sogar eine beträchtliche Eindickung des Blutes im Sinne einer Dehydratation beobachtet, obwohl die erhöhte Konzentration des $Na^{\cdot}$ im Blut noch lange nachweisbar blieb. Die von den Geweben aufgenommenen Chloride müßten bei solchen Resultaten beträchtliche Mengen Wasser mitgeführt haben. Da der osmotische Druck aber notwendig erhöht ist, muß Flüssigkeit aus den anderen Organen nachströmen und eine Hydrämie veranlassen, vorausgesetzt, daß das relative Volumen der dehydratisierten Gewebe im Verhältnis zu den Chloridräumen nicht übermäßig groß ist. Da in den hier referierten Versuchen von MELLI und TASSO[2534] meist leichtere Tiere (1,3, 1,9 kg) mit großen Chloridräumen verwandt wurden, scheint diese Bedingung erfüllt zu sein und das Resultat verständlich.

Der *Wasserbestand der Gewebe* wird zur osmotischen Äquilibrierung herangezogen, so daß sie selbst an osmotischem Druck zunehmen. Die Organe werden nicht gleichmäßig betroffen, am meisten Herz und Skelettmuskel, weniger Leber und Gehirn, bei der Niere wurde (bei Sulfatgabe) sogar eine Erniedrigung beobachtet[4117]. Bei Infusionen hypotoner Lösungen waren ausgedehnte Ödeme der Lunge und Transsudate in den verschiedenen Körperhöhlen vorhanden (SENGA[2536]). Mit Radionatrium konnte man leicht diese Zunahme der extrazellulären Räume, z. B. des Herzmuskels (RODES und Mitarbeiter[3184, I] nach-

---

[4115] TORBERT, H. C. u. CHENCY, G.: J. amer. med. Assoc. **106**, 683 (1936), Rona **93**, 557.
[4116] ROBERTSON, J. D.: Brit. J. exp. Path. **19**, 30 (1938), Rona **109**, 254.
[4117] SIMON, I.: Boll. Soc. ital. Biol. sper. **9**, 307 (1934), Rona **81**, 359.
[4118] FREUND, H.: Naunyn-Schmiedebergs Arch. **179**, 738 (1935). Adrenalinlungenödem $K^{\cdot}$-Acetat.

weisen. Bei Lungenödem wird man derartiges — also Vermehrung desselben — erwarten müssen, wobei die Geschwindigkeit der Permeation eine Rolle spielt. Sulfat wird also zur Verhütung des Lungenödems wirksamer sein, angeblich auch Acetat[4118]. Daß aber die entquellende Wirkung maßgeblich sei, ist doch sehr fraglich. Eher wäre die Permeationsgeschwindigkeit heranzuziehen und die auflockernde Wirkung, die sich beim J' und SCN' in Zunahme der Transsudationen zeigt (siehe später). LINDBERG, WALD und BARKER[1022, II] fanden bei Hunden nach Gabe von NaSCN in toxischer Dosis für einige Monate eine Senkung der Plasmoproteine, gelegentlich werden mehr die Albumine, gelegentlich die Globuline, zuweilen beide gleichmäßig ergriffen. Diese Erscheinungen ließen sich vielleicht durch die gleichzeitig erfolgende Leberschädigung erklären und waren nach Absetzen des SCN' nur schwer reversibel.

Bei Messung des *Lymphstroms* aus dem ductus thoracicus des Hundes[4119] fand sich nach NaJ keine Vermehrung des Lymphflusses, wohl aber eine Zunahme des Eiweißgehaltes. Nach intravenöser Verabreichung von 2 g NaCl in 10% Lösung an einen Hund von 12 kg wuchs der Lymphfluß von 2,2 auf 3,0 und 2,6 ccm in 5 Minuten für etwa $^1/_4$ Stunde unter Abnahme des Eiweißgehaltes.

Dasselbe fand YAMASAKI[4120], aber der Proteingehalt verhielt sich nicht einheitlich. Bei sehr starker Zunahme des Lymphstromes nach großen Gaben fand sich eine Herabsetzung des Eiweißgehaltes, wobei die in der Zeiteinheit gelieferte Eiweißmenge trotzdem zunahm, bei geringerem Fluß fand sich eine Zunahme des Eiweißgehaltes, die auch längere Zeit dauerte. Im Blut war der Proteingehalt dabei vermindert, ebenso das Hämoglobin. Isotonische Lösungen führten zur Blutverdünnung, aber die Wirkung auf den Lymphfluß war geringer. Ausschaltung der Leber veränderte die Resultate nicht.

Die Verdünnung der Lymphe soll nach Exstirpation der Pankreas ausbleiben[4121], manchmal kam es zu einer Eindickung der Lymphe. Wir sahen schon oben, daß auch beim intakten Tier die Effekte nach beiden Richtungen liegen.

Die Wirkung soll verschwinden, wenn vorher Traubenzucker zugeführt wurde. Aber während in den Versuchen von YAMASAKI die Wirkung auf den Lymphfluß unspezifisch war, d. h. weder an Na' noch Cl' gebunden war und auch mit Traubenzuckerlösungen erreicht werden konnte, konnten MEYER-BISCH und GÜNTHER[3170] trotz Blutverdünnung durch Gabe von Na_2SO_4 (5%) eine Vermehrung des Lymphstroms nicht nachweisen, es kam sogar zur Senkung.

Die Resorption von Farbstoffdepots aus der Subcutis wurde durch 5% NaCl maximal beschleunigt, aus der Gelenkhöhle und dem Peritonealraum soll sie abnehmen[4122]. Dieser Befund steht nicht im Einklang mit den Verhältnissen, wie wir sie in anderen Körperhöhlen, z. B. dem Liquorraum oder dem Augapfel kennen.

4. Druck und Bewegung des Liquors.

Der Liquordruck als Resultierende zwischen Sekretion und Rückresorption kann durch Salzlösungen verändert werden, z. B. führten hypotone Lösungen von NaCl zur Druckerhöhung, hypertone Lösungen aber zu Druckerniedrigungen (siehe auch NAGAYOSI[3218, I]), sekundär erfolgte aber eine Steigerung mit Neigung zu Hirnödem. Das zeigte sich in der Geschwindigkeit, mit der direkt infundierte NaCl-Lösung in den Subarachnoidalraum nachströmte. Katzen verhielten sich

---

[4119] PETERSEN, W. F. u. HUGHES, T. P.: J. Pharm. exp. Ther. 28, 131 (1926), Rona 38, 267. Die Lymphfiltration war erhöht bei tuberkulösen Tieren.

[4120] YAMASAKI, H.: Fol. pharmacol. jap. 26, 51 (1938), Rona 111, 671. Dieselbe Wirkung bei der großen japanischen Kröte.

[4121] MEYER-BISCH, R.: Ergeb. d. inn. Med. u. Kinderheilk. 32, 267 (1927).

[4122] NATORI, H.: Acta dermatol. 6, 70 (1925). Rona 34, 108. Keine Angabe der Methodik.

bei diesen Versuchen etwas anders (BEDFORD[3217, 1]). Der Druck konnte z. B. nach 100 ccm 30% NaCl beim Hunde den Wert 0 erreichen. 30—40 ccm 5—10% NaCl sollen nach vorübergehender Druckerniedrigung zu einer Druckerhöhung führen (CELASCO[2584]). Der Effekt ist auch bei peroraler Gabe z. B. von 35% NaCl zu erzielen und ebenso nach gesättigtem Na_2SO_4, aber hier in geringerem Ausmaß.

Es wurden Versuche an Katzen mit Punktion des Liquors Atlanto-occipitalis zur Druckschreibung ausgeführt (HOWE[2480]).

Nach 6,7 ccm/kg $NaHCO_3$ gab es einen primären Anstieg von 125 auf 160 mm H_2O mit Abfall auf 78 mm nach 45 Minuten, dann ganz allmählicher Anstieg. Nach 10 ccm 25% Na_2SO_4 für ein Tier von 2,7 kg ergab sich anfangs ein Anstieg von 40—50 mm für 10 Minuten mit anschließendem Abfall auf ein Minimum mit Druck 0 nach 30—40 Minuten. Nach 10 ccm 25% NaCl an ein Tier von 2 kg gab es erst einen Anstieg von 75—80 mm in den ersten Minuten, dann ein scharfer Fall bis auf den Nullpunkt nach 20—25 Minuten. Sogar negative Drucke kamen zur Beobachtung.

Auch mit *Bromid* sieht man denselben Effekt. Eine anfängliche Drucksteigerung war auch bei Kaninchen zu erzielen, ließ sich aber durch genügend langsame Injektion vermeiden. Bei Raumbeengung im Schädelinnern (durch Paraffininjektion) waren die Wirkungen noch deutlicher wahrnehmbar[4123]. Sekundär auftretendes Hirnödem mit Drucksteigerung kam nie zur Beobachtung. Dagegen wurde nach Injektion von 100 ccm 30% NaCl an 12 Patienten bei drei Fällen eine Drucksteigerung gesehen, bei drei weiteren war eine deutliche Senkung zu vermerken, während der Rest sich indifferent verhielt.

Alle Patienten merkten Unbehagen, Kopfschmerz und Nausea, und sichtbar war eine vorübergehende, 3 Minuten dauernde Röte des Gesichts mit anschließender deutlicher Blässe für Stunden. Diese Symptome waren nicht mit Drucksteigerung oder Drucksenkung verknüpft (BALLIF und DEREVICI[2583]).

Um über den *Ort des Liquorverlustes* Aufschluß zu erhalten, wurden Versuche an Katzen angestellt[4124]. Druckschreibung durch Punktion des Subarachnoidalraumes durch die membrana occipitoatlantoidea zeigte nach 2,5 ccm/kg 30% NaCl einen beträchtlichen Druckabfall mit Schrumpfung des Gehirns. Während des Abfalls wurde Berliner Blau in den Liquorraum gegeben, um die Richtung der Flüssigkeitsbewegung festzuhalten. Anschließend wurde das Gehirn in situ fixiert. Die Farbe fand sich entlang den Nervenscheiden und Gefäßen, besonders den Choreoidalgefäßen, dann im gesamten absteigenden Subarachnoidalraum, sogar den Scheiden der Lumbalnerven. Besonders wichtig ist aber das Auftreten der Farbe in den Ventrikeln, wo sie bei den Kontrollen nie hingelangte, auch wenn noch so hohe Injektionsdrucke angewandt wurden. Um zu entscheiden, ob hier die Schrumpfung des Gehirns eine Rolle spiele, wurde ein Katheter in den Aquaeductus Sylvii eingeführt. Die Druckregistrierung zeigte hierbei einen raschen und abrupten Fall von 155 auf 13 mm. Also muß ein Verschwinden der Flüssigkeit eingetreten sein. Die blaue Farbe fand sich an den Maschen der Choreoidalgefäße am Rande der Ventrikel. Sie ging weit hinein in den Winkel zwischen fornix und Thalamus. Es liegt also eine retrograde Bewegung der Flüssigkeit vor gegenüber der Norm. Die Aufnahme in die Nervenscheiden zeigt die Abfuhr auf dem Lymphwege.

5. Der Augeninnendruck.

Man wird bei der allgemein vermehrten Abgabe von Flüssigkeit aus allen Organen und Geweben das Auge nicht ausnehmen können. Hypotone Lösungen erhöhen, hypertone senken den Augendruck wie den des Liquors (NAGAYOSI[3218, 1]).

[4123] Oi, M.: Arch. klin. Chirg. **184**, 436 (1936). Klin. Wschr. **1936**, 1149.
[4124] FOLEY, F. E. B.: Arch. of Surg. **6**, 587 (1923), Rona **26**, 95.

Ebenso wie beim Liquor cerebrospinalis wird sich die Rückresorption vor allem durch Senkung des Drucks im Auge bemerkbar machen.

Bei Versuchen an Katzen in Nembutalnarkose ((NOBLE und ROBERTSON[3943]) sank nach intravenöser Injektion von 5 ccm 30% NaCl/kg (mit der Geschwindigkeit von 2 ccm/Min.) der intraokulare Druck. 9% NaCl in derselben Menge führte zu keiner Änderung.

Es handelte sich hier nicht um eine einfache osmotische Filtration, weil der intraokulare Druck noch sank, während die anderen Organe ihren Flüssigkeitsgehalt nach der Injektion schon steigerten. Die Auslösung der Druckveränderungen soll osmotisch bedingt sein, weil 50% Glucose zu demselben Effekt führte. Die Autoren schließen aus der Beobachtung, daß die gleichzeitig gemessene Magensaftsekretion genau dieselben Änderungen durchmachte, auf eine gleichartige Beeinflussung eines sekretorischen Apparates wie bei den Magendrüsen. Da während der ganzen Beobachtungszeit der Blutdruck etwas unter der Norm lag, wird man darin eine Störung der hier vorausgesetzten Sekretionstheorie sehen müssen (siehe dazu [4125, I]).

Offenbar spielt die anfängliche Senkung des kolloid-osmotischen Drucks des Plasmas eine wesentliche Rolle, wie Versuche am Kaninchen mit kontinuierlicher Infusion verschieden konzentrierter NaCl-Lösungen zeigten[4125].

Bei 0,9% NaCl steigen bald nach Beginn der Infusion sowohl der venöse Druck, als auch der im Auge etwas. Die Drucksteigerung nimmt zu im Laufe der Zeit und erreicht bei der agonalen arteriellen Drucksteigerung eine beträchtliche Höhe. Bei Infusion 4,5% NaCl sinkt der intraokulare Druck anfangs, später kommt es — je mehr Flüssigkeit infundiert wurde — zu einer enormen Steigerung. Dieser Vergrößerung folgt auch der venöse Druck.

Die Vorgänge sind nicht einfach mit der Ödembildung im Bindegewebe gleichzusetzen, da zu dieser nicht eine besondere Drucksteigerung anzunehmen ist. Man sieht Druckänderungen in Betracht gezogen, die bei Annahme einer Filtrationstheorie von Bedeutung sind. Allerdings ist nicht der gewöhnlich gemessene Druck der Arterien zu berücksichtigen, sondern der in den Kapillaren, von dem man eher einen Eindruck durch die Entwicklung des venösen Drucks erhält. Den tatsächlichen Druck in den Kapillaren wird man durch das im Auge besonders entwickelte Sperrsystem der Arteriolen reguliert annehmen müssen, und in deren Beeinflussung — nicht in dem osmotischen Druck — sieht POOS[4126] die auftretende Drucksenkung.

Solchen Vorstellungen wird man große Wahrscheinlichkeit zubilligen müssen, wenn man die Dauer der Einwirkung in Betracht zieht und die Inkongruenz berücksichtigt zwischen der entwässernden Wirkung auf die anderen Organe und einer viel länger dauernden Drucksenkung im Auge. Bei bestimmten entzündlichen Drucksteigerungen im Auge mit eiweißreichem Kammerwasser wird keine Drucksenkung erzielt, es fehlt die osmotische Wirksamkeit des rascher filtrierenden Salzes. Das wird nach subkonjunktivaler Injektion deutlich.

Bei subkonjunktivalen Injektionen verschieden konzentrierter Lösungen von NaCl, auf die POOS[4127-4129] seine Aufmerksamkeit in langdauernden Versuchen lenkte, spielen noch andere, rein lokale Faktoren hinein. Wurden in den Versuchen mit Kaninchen hochkonzentrierte NaCl-Lösungen (20%) verabfolgt, dann kam es zu einer viele Stunden dauernden Drucksteigerung im Auge, die — aperiodisch

---

[4125] OGAWA, M.: Fol. pharmacol. japan. **6**, 1 (1927), Rona **44**, 261.
[4125, I] HIROKAWA, W.: Rona **125**, 213 (1940). Untersuchung am Kaninchen über die Geschwindigkeit des Auftretens der *Fuoresceinlinie*. Subcutane Injektion von hypotoner und hypertoner Lösung von NaCl beschleunigte, isotonische verlangsamte das Auftreten, ebenso Gabe von KJ.
[4126] POOS, F.: Klin. Monatsbl. Augenheilkunde **89**, 145 (1932).
[4127] POOS, F.: Klin. Monatsbl. Augenheilkunde **101**, 210 (1938).
[4128] SCHAPER, H.: Dissertation Münster 1937.

verlaufend — allmählich abklang. Bei 10% Lösungen am deutlichsten, bei $2^1/_2$% NaCl (Versuche mit niedrigeren Konzentrationen wurden nicht mitgeteilt) erfolgte nach kurzer Drucksteigerung eine tiefe Senkung des Augeninnendrucks, der erst nach verschiedenen Oscillationen im Verlauf von Tagen in die Ausgangslage zurückkehrte.

Wurde eine zweite Injektion von 0,4 ccm 10% NaCl 24 Stunden nach einer gleichen vorangehenden Injektion oder nach Adrenalin, oder nach Exstirpation des Ganglion cervicale suprenum (bis 40 Tage nach der Operation) wiederholt, dann war die Reaktion eine andere geworden. Einer nur anfänglich erfolgenden beträchtlichen Drucksteigerung folgte eine langanhaltende Drucksenkung. Poos erklärte diese Beobachtungen durch eine toxische Einwirkung der hohen Konzentrationen auf die Muskulatur der Arteriolen und der Kapillaren. Deren Schädigung wurde deutlich durch Auftreten von Eiweiß und sogar zelliger Elemente in der vorderen Augenkammer. Diese Schädigung verminderte die osmotische Spannung zwischen Kapillaren und Augendruck und mußte zur Drucksteigerung führen, wenn nicht die Gegenregulation durch die Arteriolensperre einsetzt, die den hydrostatischen Druck in den Kapillaren zum Sinken bringt. Die auf Gefäßerweiterung und Drucksteigerung folgende Verengerung der Gefäße wurde von LARSSON[4130] im Kapillarmikroskop am albinotischen Kaninchen beobachtet.

Die Tendenz zur Erweiterung war auch nach Denervierung der Gefäße durch Exstirpation des Ganglion deutlich. Durch Superposition der Wirkung von kapillarem und osmotischem Druck und dem Eingreifen der Gegenregulation an den Arteriolen ließen sich die mehrphasischen Wirkungen erklären. Es wurde dabei die Filtrationstheorie zur Grundlage gemacht. Aber die Beobachtungen müßten sich auch durch die Sekretionstheorie deuten lassen, etwa durch den Hinweis auf die Größe der Durchblutung und der O_2-Menge für die Sekretion aller Drüsen. Aber auch bei dieser Auffassung ist die Frage der Rückresorption an lokale hämodynamische Faktoren gebunden, die in keinem Falle übergangen werden dürfen.

Angefügt werden sollen noch Experimente an Fröschen (EICHLER[4131]). Durch Substanzen wie ClO'_4 und SCN' in hoher Dosis wurde eine starke Druckerniedrigung erzielt, die soweit ging, daß der Augapfel teilweise seine Form verlor und ganz schlaff wurde. Diese Effekte waren nicht osmotisch bedingt, da sie durch viel stärker osmotisch anwendbare Salze (wie NaCl, NaBr, NaJ) bei weitem nicht so leicht erreicht werden konnten.

6. Herz, Blutdruck und Gefäße.

a) Hypertonische Lösungen. — Chlorid. Durch Vermehrung der zirkulierenden Blutmenge, wie sie durch Gabe von 500—1500 ccm Kochsalzlösung beim Menschen erreicht werden kann, wurde zugleich das Minutenvolumen erhöht[4132]. Bei Gabe hypertonischer Lösung (5 ccm 10% NaCl/kg) an Kaninchen stieg das Minutenvolumen an, 10 Minuten nach der Injektion erhöhte es sich um 6,8 bis 10,9% (nach der Fickschen Methode gemessen), kehrte in 60 Minuten auf den Anfangsbetrag zurück, um später nochmals einen Anstieg von 1,2—5,3% zu zeigen. Durch äquivalente Bromidlösungen wurde in 6 Versuchen im Prinzip dasselbe erreicht, aber der Betrag der primären Steigerung war mit 11—19% größer als bei NaCl. Statt der sekundären Steigerung bei NaCl erfolgt aber

---

[4129] Poos, F.: Arch. f. Augenheilkunde **110**, 499 (1937).
[4130] LARSSON, S.: Über den Augendruck und die vorderen intraokularen Gefäße. Stockholm 1930. Zit. nach Poos[4129].
[4131] EICHLER, O.: Nicht publizierte Beobachtungen.
[4132] ALTSCHULE, M. D. u. GILLIGAN, D. R.: J. clin. Invest. **17**, 401 (1938), Rona **109**, 596.

bei NaBr eine Senkung. Dieser Ablauf soll durch eine gewisse Gefäßerweiterung durch NaBr erklärbar sein (siehe oben) (TADA[4108]).

Die Vermehrung des Blutumlaufs war nicht zwangsläufig verbunden mit einer Blutdrucksteigerung, die auch bei Infusion größerer Mengen von 1% NaCl — wenn überhaupt — nur wenige Minuten nachweisbar war[4132]. Der Effekt hängt ab von der Injektionsgeschwindigkeit. Rasche Injektion 5,8% NaCl (oder 10% NaBr) führte zunächst zu einer starken Blutdrucksenkung, während langsame Injektionen zur Steigerung führten[4134, 4134, I]. Bei der Wiederholung der Injektion wird die Senkung immer stärker[4134, I]. Bei der Blutdrucksenkung spielt wesentlich eine Schädigung des Herzens mit, wie an Kardiometerkurven festgestellt wurde[4133]. Nach den Versuchen von LAMBRET u. Mitarbeitern[4134, I] soll ein Schock die Todesursache sein, da die Drucksenkungen durch Manipulieren an den Därmen vermehrt werden. In diese Richtung würde auch die Beobachtung passen, daß nach Vorbehandlung mit Desoxycorticosteron die Drucksenkungen geringer werden. Ganz befriedigend ist dieser Zusammenhang nicht. Das Rindenhormon wirkt auf die periphere Verteilung des NaCl und die Regulationsmöglichkeiten ein.

Bei nicht so stark hypertonen Lösungen ergab sich gerade bei rascher Injektion die Steigerung des Drucks in Arterien und auch Venen mit Blutüberfüllung der Lunge, so daß ein regulierendes Eingreifen der Gefäße nicht mehr zustande kommen konnte. Die Venendruckerhöhung dauerte 10—25 Minuten[4132].

Dieser Effekt auf den venösen Druck hat eine andere Bedeutung als die Steigerung nach stark hypertonen Lösungen bei rascher Injektion, wie in den Versuchen von YAMASAKI[4120] an Hunden, die 1—2 ccm 10 oder 20% NaCl-Lösung pro kg intravenös erhielten. Der venöse Druck stieg hier mit einem Maximum nach 5—15 Minuten an, und zwar deutlicher in der Intestinalvene als in der Vena jugularis, und kehrte dann zur Norm zurück, während der artielle Druck erniedrigt war. Der Rückgang in der Vene war aber nicht kongruent mit dem Druckabfall in der Carotis, der auch nicht in eine Drucksteigerung umschlug. Bei Katzen sank der Blutdruck nach 5 ccm/kg 30% NaCl parallel gehend mit dem Hämoglobingehalt und kehrte nach 10 Minuten bis auf einen Rest, nach längerer Zeit ganz zur Norm zurück, obwohl die Injektion $2^{1}/_{2}$ Minuten in Anspruch nahm. 9% NaCl, in derselben Art und Menge zugeführt, führte zur Blutdrucksteigerung mit anschließendem Abfall etwas unter die Norm (NOBLE und ROBERTSON[3943]).

Die Herzfrequenz war verschieden beeinflußt.

Bei intravenöser Gabe von isotonischer NaCl-Lösung am Menschen[4132] fand sich eine Erhöhung in 11, eine Erniedrigung in 2, keine Änderung in 19 Versuchen. Am Elektrocardiogramm wurde gelegentlich Vergrößerung der P- und Veränderungen verschiedener Art bei der T-Zacke beobachtet.

Bei Gabe von n/1 NaCl- oder NaBr-Lösungen kam es bei der Blutdrucksenkung nach rascher Injektion zugleich zu Frequenzerhöhung. Die Reaktion des sin. caroticus und der Erfolg der Reizung des Vagus und Sympathicus wurden nicht verändert[3134].

Versuche mit kontinuierlicher Infusion verschieden konzentrierter Lösungen am Kaninchen zeigten bei 0,9% NaCl einen kleinen Anstieg des Blutdrucks bei langsamer Infusion, bei rascherer wird eher Senkung beobachtet. In jedem Falle ergab sich in der Agonie eine starke Blutdruckerhöhung. Bei 4,5% NaCl traten

---

[4133] RUDING, R.: Arch. internat. Pharmacodyn. 48, 63 (1934), Rona 82, 98. 1 ccm/kg 20% NaCl und isotonische Lösung von NaBr, J', NO_3', SCN'.

[4134] DONTAS, SP. u. MALTESOS, C.: Prakt. Akad. Athenon 14, 432 (1939), Rona 121, 385.

[4134, I] LAMBRET, O., DRIESSENS, J. u. CORNILLOT, M.: C. rend. Soc. Biol. 135, 1369 (1941), Rona 129, 391. Versuche an curarisierten Hunden. Injektion von 20% NaCl.

unregelmäßige Druckschwankungen mit Tendenz zur Steigerung auf (desgl. des Venendrucks), aber in jedem Falle schließlich eine Senkung, die kurz vor dem Tode zu starker Drucksteigerung umschlug (OGAWA[4125]). SENGA[2536] betonte bei seinen Infusionsversuchen das unsichere Verhalten des Blutdrucks mit Tendenz zur Steigerung, wenn der Ausgangspunkt niedrig, zur Senkung, wenn er vorher hoch lag. Bei 5 und 10% Lösungen überwog die Neigung zum Absinken. Die Drucksteigerung vor dem Tode ging mit Krämpfen einher, wie wohl auch bei den oben zitierten Versuchen. Bei der Sektion fand sich der Herzstillstand bei den dünneren Lösungen immer in Diastole, während bei den konzentrierteren Lösungen häufig systolischer Stillstand zur Beobachtung kam. Die Drucksteigerungen werden auf Hirnödeme zurückgeführt werden müssen, sind jedenfalls nicht mit den Steigerungen nach rascher Injektion gleichzusetzen. Man sieht, daß im ganzen schon geringe Abwandlungen der Versuchsanordnung tiefgreifende Änderungen des Reaktionsmechanismus im Gefolge haben. Herz, Gefäße und Zentralnervensystem sind mögliche Angriffspunkte der Hypertonie, der Ionenverschiebung und der Senkung des kolloidosmotischen Drucks.

Von *lokalen Gefäßreaktionen* ist eine auftretende Rötung des Gesichts für etwa 3 Minuten und nachfolgende Blässe für 3 Stunden nach Injektion von 30% NaCl beim Menschen zu erwähnen. Es kam zu Kopfschmerzen, Unbehagen und Nausea (BALLIF und DEREVICI[2583]). Bei Beobachtung durch ein Bauchfenster wurde nach Injektion von 0,2 g/kg NaCl in 7—25% Lösung oft ein heftiger kurzer Gefäßspasmus der Eingeweide des Kaninchens gesehen[4135].

Auch die Milz vom Hund kontrahierte sich bei konzentrierten Lösungen rasch und flüchtig, um anschließend eine langdauernde Erweiterung zu erreichen. Dieser Effekt gelang nur mit ganz hohen Konzentrationen (20% NaCl, eventuell auch 10%), während 5% NaCl nur zu der Erweiterung führten. Die Kontraktion in geringem Ausmaß konnte auch erzielt werden, wenn die Milz von allen nervösen Verbindungen gelöst und zwischen Carotis und Vena jugularis eingeschaltet war[4136]. Die Autoren sehen hierin eine Ursache der Blutdrucksteigerung, die in geringem Maße immer zur Beobachtung kam. Die Kontraktion der Milz war noch deutlicher, wenn die Injektion in die Milzarterie stattfand, aber die sich anschließende Erschlaffung war intensiv und irreversibel. Es fanden sich in der Milz zahlreiche Infarkte.

Blutungen waren ebenso nach 20% NaCl im Spinalmark zu beobachten (COLOMBI und SACCHI[2544]). Hämorrhagien waren überall, z. B. in den Lungen bei bis zum Tode fortgeführten Infusionen zu sehen neben ausgedehnten Ödemen und Transsudaten (SENGA[2536]).

Die Höhe des Blutdrucks soll z. B. durch NaCl-Gabe in der *Nahrung* beeinflußt werden. Diese Behauptung trifft man häufig an, aber ein wirklicher Nachweis gelingt offenbar nur schwer.

Bei Versuchen mit 12, 20—25 und 2—4 g NaCl pro Tag fand sich beim Normalen kaum ein Effekt (10 mm), bei hohem Blutdruck und sekundärer Schrumpfniere deutlich (26 mm), kaum bei chronisch interstitieller Nephritis[4139]. Bei Ratten, die durch teilweise Abtragung der Nierenrinde mit einer Hypertension reagierten, wurde durch NaCl-Zulagen der Blutdruck nicht beeinflußt[4136, I]. Bei extrem salzarmer Kost (1,0 und 0,5 g) und im Vergleich mit Zulagen von 30 g NaCl — teilweise intravenös — wurde nur selten eine Einwirkung auf den Blutdruck bei Hypertension gesehen[4137, 4138]. Bei einem Patienten, der nach kochsalz-

---

[4135] SCHNOHR, E.: C. rend. Soc. Biol. **110**, 1113 (1932), Rona **70**, 100.
[4136] COLOMBI, C. u. SACCHI, U.: Boll. Soc. ital. Biol. sper. **9**, 976 (1934), Rona **84**, 488.
[4136, I] GROLLMAN, A., HARRISON, T. R. u. WILLIAMS JR., J. R.: J. Pharm. exp. Ther. **69**, 76 (1940). C. 1941 I, 3543.
[4137] O'HARE, J. P. u. WALKER, W. G.: Arch. int. Med. **32**, 283 (1923), Rona **23**, 251.
[4138] BERGER, S. S. u. FINEBERG, M. H.: Arch. int. Med. **44**, 531 (1929), Rona **54**, 348.
[4139] CALVERT, E. G. B. u. LANE, S. W.: Practitioner **113**, 193 (1924), Rona **29**, 903.

armer Kost eine Blutdrucksenkung zeigte, war dieser Effekt nur auf allgemeine Schwäche zurückzuführen[4138]. (Siehe darüber den Abschnitt der chronischen NaCl-Wirkung, besonders die Wirkung der Nebenniere S. 913.)

b) Bromid. Bromid schließt sich in der Wirkung eng an NaCl, wenn hypertonische Lösungen verabreicht werden. Bei Hunden kam es nach Injektion von 10 ccm 2 n NaBr/kg zur Blutdrucksteigerung mit Beginn nach 60 Sekunden und im Betrage von 5—10 mm Hg (HASTINGS und Mitarbeiter[2546]). Beim Kaninchen gab es Drucksteigerungen mit 1 g/kg mit Pulsverlangsamung. Das Herz blieb in Diastole stehen, wenn tödliche Dosen (3 g/kg) gegeben wurden, und bei der Sektion fanden sich Hämorrhagien in der Leber, besonders um die Zentralvenen, und im Auge Netzhautablösung (PATOIR[2537]). Geringfügiger Blutdruckanstieg ergab sich beim Menschen nach 10—20 g NaBr in 50% Lösung (PATOIR[2537]).

Die von GUGGENHEIMER und FISHER[4140] nach 0,15 mg NaBr beobachtete Gefäßerweiterung und Blutdrucksenkung am Kaninchen konnte in ausgedehnten Versuchen im Bereich von 10^{-7} bis 10^{-1} nicht wiederholt werden[4141] und sind als widerlegt zu betrachten.

Die von verschiedener Seite[4142, 4143] berichtete günstige Wirkung von Bromiden (meist $CaBr_2$) bei Hypertonien, wo nicht nur der erhöhte Blutdruck, sondern auch mancherlei subjektive Beschwerden beseitigt wurden, sind nicht auf solche Weise zu erklären. Es bedeutet nur, daß bei der Hypertonie, solange sie noch nicht fixiert ist, eine nervöse Erregung beteiligt ist, deren Beseitigung oder Minderung günstig wirkt. In diesem Zusammenhang sind Versuche von ABRAMS und Mitarbeitern[4142, I] von Interesse. Sie erzeugten bei Ratten durch Encapsulation der Niere einen Hochdruck von 70—90%. Diesen Tieren wurden verschiedene 0,17 molare Salzlösungen dargeboten und registriert, wie häufig die Tiere die einzelnen Lösungen aufnahmen. Von den Na-Salzen wurde ihnen so die Auswahl zwischen PO_4''', SO_4'', NO_2', J', SCN', Citrat und Bromid überlassen. Die Häufigkeit des Aufsuchens war bei allen Lösungen gleich gering mit Ausnahme von Bromid, das besonders von den schwer hypertensiven Tieren (fraglich signifikant) bevorzugt wurde. Manche Tiere nahmen soviel auf, daß sie in ein somnolentes Stadium gerieten. Ihre Futteraufnahme ging zurück, sie verloren an Gewicht, und ihr Blutdruck fiel in einigen Fällen auf normale Werte. Entfernung des NaBr brachte die Aktivität zurück, ebenso Futteraufnahme, Zunahme des Körpergewichtes und Überdruck. Dieses Absinken des Drucks war aber durchaus nicht regelmäßig. Also kann hier kein „Instinkt" die Höhe des Blutdruckfalls und der damit verbundenen Beschwerden die Ursache geben. Parallel dieser Bevorzugung des NaBr ging eine Ablehnung von NaCl und $NaHCO_3$, die sich erst einige Wochen nach der Operation mit steigendem Blutdruck entwickelte. Es soll sich nach den Autoren um eine „Geschmacksfrage" handeln. Damit ist aber die Bevorzugung von NaBr nicht motiviert.

Wenn unter abnormen Bedingungen Bromid eine gewisse Wirkung hier nicht abzusprechen ist, gilt das nicht für normale Personen. FLINN[2777] verabfolgte an 71 Personen 5 Monate lang dreimal täglich 0,65 und 1,0 g Bromid. Weder am Blutdruck noch am Elektrokardiogramm wurden die geringsten Veränderungen sichtbar.

In Chloralosenarkose wurde bei Hunden nach Spaltung der Membrana atlanto-occipitalis auf den hinteren Abschnitt des Bodens des vierten Ventrikels ein kleiner Kristall von KBr

---

[4140] GUGGENHEIMER, H. u. FISHER, I. L.: Naunyn-Schmiedebergs Arch. **126**, 114 (1927), Rona **47**, 117.

[4141] OSTERMANN, G.: Naunyn-Schmiedebergs Arch. **149**, 257 (1930), Rona **56**, 333. Auch SCN' wirkte nicht in diesen kleinen Mengen.

[4142] CHROMETZKA u. KÜHL, H.: Münch. med. Wschr. **1935** II, 1650. Rona **91**, 427.

[4142, I] ABRAMS, M., DE FRIEZ, A. I. C., TOSTESON, D. C. u. LANDIS, E. M.: Am. J. Physiol. **156**, 233 (1949).

[4143] PLOTKE, B.: Therapie der Gegenwart **1935**, 236.

aufgelegt; es erfolgte Steigerung des Blutdrucks, Verlangsamung und durch Vagusdurchschneidung und Atropin lähmbare Vermehrung der Amplitude nach der systolischen Seite[4144]. Für diesen Effekt auf Kreislaufzentren ist der osmotische Reiz und die Wirkung des K˙ ebenso leicht — vielleicht noch eher — verantwortlich zu machen wie das Bromid.

c) Rhodanid. Rhodanid verursachte nach TAKACS[4061] beim Kaninchen in der Menge von 0,02 g/kg NaSCN eine Blutdrucksenkung von 18 mm Hg nach 4 Minuten. Bei den Versuchen von JAHR ([2548], desgl. [4146]), der 0,02—0,5 g/kg NaSCN in 5% Lösung in 20—100 Sekunden intravenös injizierte, ergab sich nur eine geringfügige Senkung, die meist am Ende der Injektion schon ausgeglichen war. Die Pulsfrequenz wurde nicht geändert, ebensowenig bei Hunden. Wenn Hunden täglich 20—70 mg/kg NaSCN verabfolgt wurden, kam es erst mit sonstigen toxischen Erscheinungen zum Absinken des Blutdrucks[4144, I].

Dagegen ließ sich bei Hunden, die durch eine Nierenischämie einen hohen Blutdruck aufwiesen, eine Blutdruckerniedrigung erzielen, zugleich mit einer Coronargefäßerweiterung. Es wird auf eine Gefäßdilatation geschlossen[4146, I]. Bei Kaninchen, die Cholesterin gefüttert erhielten, wurde die Schwere der sich entwickelten Atherosclerose durch fortgesetzte Gaben von KSCN vermindert[4146, II]. Vielleicht haben diese Befunde einen Zusammenhang mit den Versuchen von LINDBERG, WALD und BARKER[4022, II], in denen bei Hunden mit steigendem Gehalt des Blutes an SCN der Cholesterinspiegel absank (siehe später).

Gegenüber diesen positiven Ausschlägen einer Wirkung in erwarteter Richtung stehen die negativen Befunde von GROLLMANN, HARRISON und WILLIAMS[4136, I], die den Hochdruck bei Ratten nach teilweiser Abtragung der Nierenrinde durch fortgesetzte Gaben von KSCN nicht beeinflussen konnten. Die hypertensiven Ratten von ABRAMS und Mitarbeitern[4142, I], denen verschiedene Salzlösungen dargeboten wurden, verschmähten Rhodanid genau so wie NaCl und andere, z. B. auch Jodid, das man bei Überdruck anzuwenden pflegt.

Die Fundierung einer Anwendung von Rhodanid bei der Hypertonie des Menschen kann in keinem Falle auf dem Wege eines gewöhnlichen Hofmeistereffektes, etwa wie Viscosität usw. versucht werden, obwohl es unter solchen Überlegungen von PAULI für die Therapie des Menschen vorgeschlagen wurde.

Am *Menschen* wurden nach Vorschlag von PAULI zuerst von WESTPHAL[2604], dann auch sonst sehr häufig Versuche angestellt. TAKACS[4061] fand in solchen Versuchen nach intravenöser Gabe von 0,2—0,3 g NaSCN keine Blutdrucksenkung, bei 0,3—0,6 g war schon eine gewisse Senkung vorhanden, die bei 1 g deutlicher wurde. Die Wirkung soll bei Personen mit Hypertension ausgesprochener sein. Die von WESTPHAL mitgeteilten Befunde wurden häufig nicht bestätigt oder als Zeichen einer toxischen Einwirkung aufgefaßt ([4145], GARVIN[2599]). Jedenfalls liegen toxische Symptome eng bei den wirksamen Dosen.

Vorwiegend wurde Senkung des systolischen, weniger des diastolischen Drucks beobachtet. Die notwendigen Blutkonzentrationen betrugen 8—13 mg% und

---

[4144] LE GRAND, A., LAMELIN, P., PIET, J. u. RAMOS, S.: C. rend. Soc. Biol. **103**, 1012 (1930), Rona **56**, 606.

[4144, I] COLLINS, D. A., LANSBURY, J. u. OPPENHEIMER, M. J.: Amer. J. Physiol. **129**, P 337 (1940). C. **1940 II**, 3665.

[4145] BEHRENS, H. O.: Naunyn-Schmiedebergs Arch. **131**, 255 (1928). C. **1928 II**, 913.

[4146] MARINE, D., BAUMANN, E. J., SPENCE, A. W. u. CIPRA, A.: Proc. Soc. exp. Biol. Med. **29**, 772 (1932), Rona **68**, 736. 0,025—0,2 g NaSCN je Kaninchen von 5—6 Monaten führte bei intraperitonealer Zufuhr weder zur Blutdrucksenkung noch stärkerer Durchblutung der Schilddrüse.

[4146, I] DAVIS, L. u. BARKER, H.: J. Lab. clin. Med. **26**, 658 (1941). C. **1941 I**, 3543. SCN'-Wirkung wird durch Durchschneidung der Splanchnici verstärkt.

[4146, II] MALISOFF, N. M.: Proc. Soc. exp. Biol. Med. **35**, 356 (1936). Zit. nach SINCLAIR: Ann. rev. Biochem. VI, 253 (1936).

wurden bei 0,3—1,0 g/Tag erreicht (GRIFFITH und LINDAUER[405]). Diese Konzentration erwies sich in vielen Fällen als wirksam, ohne toxisch zu sein (ANDERSON und CHEN[2550, I]).

Bei einem Blutspiegel von 5—7 mg% fiel der Blutdruck bei Beobachtung an 14 Patienten um 66—21 mm, der diastolische um 33—8 mm. Von 50 Patienten, die über 11 Jahre beobachtet wurden, fand sich objektive hervorragende Besserung bei 24 Patienten. Der Blutspiegel betrug im Durchschnitt 8,3 mg% bei 9 (3—21) wöchentlichen Gaben von je 0,33 g KSCN[4149, III]. Teilweise gingen auch die Hochdrucksymptome wie Kopfschmerzen, Reizbarkeit und Schwindel zurück[4147]. FORSTER[4147, II] berichtet über einen Patienten, bei dem der Blutdruck von 190/140 auf 125/84 sank und nach Fortlassen des KSCN wieder anstieg, umgekehrt proportional dem Blutspiegel.

Auch nach WALD, LINDBERG und BARKER[2606, 4147, I] ist der optimale Blutspiegel mit 8—14 mg% anzusetzen. Jedoch sei eine wirkliche Besserung erst nach wochenlanger Darreichung, manchmal nach Monaten, zu erwarten. Bei höheren Konzentrationen ($>$ 20 mg%) wurde Kollaps mit starkem Blutdruckabfall beobachtet, gelegentlich wurden auch Fälle von anginösen Beschwerden gesehen[2606, 4147, 4147, I]. Als eine wesentliche lokale Kreislaufstörung ist noch das Auftreten einer erhöhten Entzündungsbereitschaft zu erwähnen, auch Schnupfen, worüber schon WESTPHAL[2604] berichtet. TAKACS sah Hautblutungen, ebenso Lungenödem und Blutfülle der Lunge. Bei diesen Nebenwirkungen ist es kein Wunder, daß die Anwendung immer problematischer wird selbst in Amerika, während sich in Deutschland diese Therapie nie Anerkennung verschafft hat. Am besten werden die Verhältnisse durch die Versuche von RUSKIN und KINLEY[4147, III] illustriert. Diese Autoren behandelten hintereinander 68 Patienten mit verschiedenen Medikamenten, ohne daß ihnen das verabreichte Medikament bekannt war. Nach 0,2—1,2 g KSCN täglich, mit Blutkontrolle 3 Monate lang dargereicht, klagten 50% der Kranken über vermehrte Beschwerden und noch nicht $1/3$ über Besserung. Daß diese Therapie dann grundsätzlich abgelehnt wurde, ist verständlich, daneben gibt es aber immer wieder Autoren[4147, IV], die im Rhodanid das bisher einzig wirksame Mittel sehen.

d) Perchlorat in ganz hoher Dosis rasch injiziert, führte zum Stillstand des Herzens (SABBATANI[2555]). Es ist nicht sicher, ob hier primäre Herzschädigung die Ursache darstellt. Wenn Hunde unter Curare und Chloreton 0,02—0,32 g/kg $NaClO_4$ erhielten, wirkte eine folgende Dosis von Adrenalin stärker als vorher. Diese Steigerung der Erregbarkeit des Sympathicus blieb 30—120 Minuten bestehen. Nach 1,0 und 1,3 g/kg $NaClO_4$ oder 0,50 g/kg ohne Narkose stieg der Druck an. Der Reiz des Vagus war unwirksam geworden 30 Minuten nach der Injektion. Das soll durch eine Fixierung der den Vagusreiz vermittelnden $K^{\cdot}$-Ionen geschehen[4149, I]. ROST konnte eine Blutdruckwirkung nicht nachweisen, außer Senkung in toxischer Dosis. Wir haben schon auf S. 724ff die Fragwürdigkeit der Reaktion von ClO_4' und $K^{\cdot}$ ausführlich behandelt, dagegen auf eine physiologische Ähnlichkeit an vielen weiteren Stellen hingewiesen.

e) Chlorat führte bei einer Katze, die täglich 0,5 g/kg $KClO_3$ erhalten hatte, zu einer fettigen Degeneration im Herzmuskel (RICHARDSON[2561]). Dieser Befund ist nicht regelmäßig und wohl als Zufall anzusprechen.

[4147] MASSIE, E., ETHRIDGE, C. B. u. O'HARE, J.: New Engl. J. Med. 219, 736 (1938). C. 1939 I, 1407.

[4147, I] BARKER, H., LINDBERG, H. A. u. WALD, M. H.: J. Americ. med. Assoz. 117, 1591 (1941). C. 1942 II, 2495.

[4147, II] FORSTER, R. E.: Am. J. med. Sci. 206, 668 (1943).

[4147, III] RUSKIN, A. u. MCKINLEY, W. F.: Am. Heart J. 34, 691 (1947).

[4147, IV] ALSTADT, K. S.: Brit. med. J. 1948, 250. Daselbst weitere klinische Literatur.

f) Nitrat. Bei Ratten, die durch partielle Abtragung der Nierenrinde hypertonisch wurden, ließ sich durch Nitratgaben keine Änderung erzielen (GROLLMAN, HARRISON und WILLIAMS[4136, I]). Nitrate in organischer Bindung wirken als ganze Moleküle[4149, II].

g) Sulfat in hypertonischer Lösung wirkt eindeutiger auf den Blutdruck erhöhend als entsprechende NaCl-Lösungen. Kleine Mengen von 0,6 mg Na_2SO_4 in den Glomus caroticus gespritzt, führten zur Blutdrucksteigerung, die nach Denervierung ausblieb[4148, 4149]. Die Auffassung, daß die Blutdrucksteigerung bei Na_2SO_4 deshalb deutlicher sei, weil Sulfate die Blutbahn schwerer verlassen und nicht in den Geweben aufgenommen werden, die man durch die entsprechende Beobachtung bei dem schwer permeierenden Traubenzucker stützen könnte, ist nach diesem Befund eventuell noch zu korrigieren. Der Effekt ist nach unseren Kenntnissen des Eindringens von SO_4'' und seiner Indifferenz gegenüber den Organfunktionen (abgesehen von der Niere) so unerwartet, daß man versuchen muß, einen anderen Erklärungsgrund als die Einwirkung des Ions selbst zu finden. Vergleichen wir dazu die Einwirkung von NaCl. Cl' permeiert rasch und kann hierin dem Kation folgen. Das wird vermißt bei SO_4'', so daß die Möglichkeit einer Spannung besteht, bzw. eines isolierten Eindringens von $Na^{\cdot}$ (eventuell im Tausch mit $K^{\cdot}$ oder $NH_4^{\cdot}$ oder gemeinsam mit HCO_3'), also Änderung des Donnanquotienten. Unsere hier herausgestellte *Möglichkeit* wird nicht durch den Hinweis auf die geringen Mengen von Na_2SO_4 aufgehoben.

Die Nierendurchströmung stieg nach 5% Na_2SO_4 während gleichzeitiger Diurese an (CHERRY, EADIE und FRAZER[3717]).

h) Natriumthiosulfat. Bei rascher Injektion einer 25% Lösung von Thiosulfat (0,6 g/kg) sank der Blutdruck, ähnlich wie bei anderen hypertonischen Lösungen. Bei langsamer Injektion erfolgte dagegen eine leichte Blutdrucksteigerung und — mit Diurese — eine Zunahme des Minutenvolumens für 10—15 Minuten (LEBDUSKA[4432]). Es soll andererseits die Höhe der Blutdrucksteigerung bei Kaninchen nach Tyramin vermindern[4150].

i) Sulfit. Bei Infusion von n/1 Lösungen von Na_2SO_3 zeigte sich eine Verlangsamung des Pulses, die nach einiger Zeit schwand, wenn das Tier überlebte. Kam das Tier aber zum Exitus, dann ergaben sich vorher Unregelmäßigkeiten im Kreislauf. Atmung und Herz stellten ihre Tätigkeit fast gleichzeitig ein. Die Sektion zeigte ein in Diastole stehendes schlaffes Herz, Blutungen in den Alveolen und kleinen Bronchien (PIVA[2483]). In den Versuchen von ROST[2328, S. 411] stand bei chronischen Infusionen eine Blutdrucksenkung infolge Lähmung der Vasomotoren zunächst im Vordergrund, während das Herz in seiner Tätigkeit nicht gehemmt wurde, so daß die Amplituden größer wurden. Die Unregelmäßigkeiten bei Piva sind wohl von Überleitungsstörungen bedingt oder zum mindesten begleitet. Vor

---

[4148] DAUTREBANDE, L., AIAZZI-MANCINI, M. u. PHILIPPOT, E.: C. rend. Soc. Biol. **120**, 538 (1935), Rona **92**, 90.

[4149] VERDONK, A.: Arch. internat. Pharmacodyn. u. Therap. **63**, 376 (1939). C. **1940 II**, 3362.

[4149, I] SPAGNOL, G.: Arch. di Fisiol. **33**, 219 (1934), Rona **80**, 355.

[4149, II] KRANTZ, J. C., CARR, C. J., FORMAN, S. E. u. CONE, N.: J. Pharm. exp. Ther. **70**, 323 (1940), Rona **126**, 212. Nitroglycerin, Erythroltetranitrat usw.

[4149, III] KURTZ, CH. M., SHAPIRO, H. H. u. MILLS, C. S.: Amer. J. med. Sci. **202**, 378 (1941). C. **1942 I**, 2902. Haarausfall als Nebensymptom.

[4149, IV] BOUCKAERT, J. J. u. PANNIER, R.: Arch. internat. Pharmacodyn u. Therap. **67**, 61 (1942), Rona **130**, 207. Auch Hyperpnoe. Isolierung der Endorgane. Glomus Caroticus Sitz der Chemoreceptoren.

[4150] LOEPER, M., COTTET, J., VIGNALOU, J. u. PARROD, J.: C. rend. Soc. Biol. **131**, 1033 (1939), Rona **117**, 132.

dem Tode auftretende Krämpfe, wohl als Erstickungskrämpfe zu deuten, führten nicht zu einer ausdrücklich erwähnten Blutdrucksteigerung. Diese könnte unterbleiben, wenn die Vasomotoren, wie in den Versuchen von ROST, gelähmt waren.

k) Phosphat. Bei rascher Injektion einer stark hypertonischen Lösung (30%) einer Salzmischung, in der Phosphat das differenteste Anion darstellte, kam es zum Tode des Kaninchens unter Atemstillstand, ohne daß das Herz zu schlagen aufgehört hatte. Ein Teil der Tiere hatte Lungenödeme, ein anderer Blutaustritte aus den Kapillaren. Das Lungenödem kam vor allem zustande, wenn das Tier zum Laufen veranlaßt worden war[4151].

Bei Injektionen von einer Lösung 2 g $Na_2HPO_4 \cdot 12\ H_2O$/100 in der Menge von 200 ccm am Menschen kam es zu keinen Erscheinungen, bei 200 ccm einer Lösung aus 3,8 g $NaH_2PO_4 \cdot H_2O$ mit 27,0 g $Na_2HPO_4 \cdot 12\ H_2O$ auf 1 Ltr. kam es bei sämtlichen Herzkranken zum Druck auf der Brust, Engigkeit und Dyspnoe. Diese Sensationen wichen $1/4$ Stunde nach der Infusion einem Wohlbehagen. Eine gesunde Person kollabierte nach derselben Dosis (STAUB[4095]). Während der Infusion von 100 ccm n/1 NaH_2PO_4 empfanden die Patienten ein Ziehen in den Zähnen, Sensationen in den Muskeln und ein wanderndes Hitzegefühl. Die Symptome verschwanden sofort nach Aufhören der Injektion (ELIAS und Mitarbeiter[4553]).

Bei Ratten, die eine Spezialdiät reich an Vitamin D mit 5% NaH_2PO_4 erhielten, entwickelte sich eine Phosphatnephritis, in deren Gefolge auch das Herz hypertrophisch gefunden wurde (DUGUID[2462]). An Herzen von Mäusen fanden sich nach abwechselnd alkalischer und saurer Phosphatdiät Kalkablagerungen[4152].

Phosphationen, in die Cerebrospinalflüssigkeit gebracht, führten zur Blutdrucksteigerung, die sich durch das an sich ziemlich unwirksame $Ca^{..}$ verhindern ließ[4153].

Einführung von Na_2HPO_4 verstärkte bei Hunden die Dauer der Adrenalinwirkung[4154], beim Menschen wurde die Adrenalinempfindlichkeit herabgesetzt (nicht beim Hund[4155]).

l) Pyrophosphat. 1 ccm 1% $Na_4P_2O_7$ hatte keine Wirkung auf Blutdruck und Nierenvolumen beim Kaninchen, 1 ccm 5% Lösung führte zur Blutdrucksenkung, die nach künstlicher Atmung vorübergehend gebessert wurde, aber schließlich doch zum Tode führte (AXMACHER[2473]).

m) Hexametaphosphat. Bei 138 mg/kg fiel der Blutdruck auf 0. Das Herz schlug nicht mehr und blieb in Diastole irreversibel stehen. Bei kleineren Dosen wurden entsprechend geringere Wirkungen erreicht, bis 20 mg/kg keine Wirkung auf den Blutdruck mehr zeigte. Nur das Herz schlug noch im vagalen Typ. Die Symptome konnten durch $Ca^{..}$-Salze vermieden werden und zwar 1,0 mg $CaCl_2$ auf 1,33 mg Hexametaphosphat (JONES und MURRAY).

n) Fluorid. Beim *Kaltblüter* (Frösche und Kröten) wurde Vermehrung der Zahl der Herzpulsationen, bei größeren Dosen Verminderung durch Ausdehnung der systolischen Phase erreicht. Nach Atropin erfolgte diese Wirkung nicht. Bei toxischen Dosen sieht man Arhythmie mit schließlichem Stillstand in Diastole (DE NITO[2434]). Die Arhythmie wurde auch am Elektrokardiogramm von GOTTDENKER und ROTHBERGER[2518, 4102] beobachtet.

[4151] LASCH, F. u. ROLLER, D.: Naunyn-Schmiedebergs Arch. **179**, 459 (1935). Salz enthielt 22% Na-Citrat, 23% Na-Tartrat, 30% Na_2SO_4 und 25% Na_2HPO_4.
[4152] DREYFUSS, W.: Beitr. z. pathol. Anat. u. allg. Path. **76**, 254 (1926), Rona **43**, 408.
[4153] MASON, M. F., RESNIK JR., H. u. HARRISON, T. R.: J. biol. Chem. **109**, LIX (1935), Rona **89**, 415.
[4154] LEITES, S.: Rona **41**, 235 (1927).
[4155] WEISS, I.: Magyar. orvosi arch. **25**, 423 (1924), Rona **33**, 478.

Es fanden sich Verlagerung der Überleitungszeit, verbreiterte und deformierte Anfangsschwankung der Kammer, tiefe Senkung des Zwischenstücks und Negativierung der T-Zacke. Es wurden manchmal lokale Kontrakturen gesehen. Die Dauer der Systole war meist verkürzt und nur am Anfang der Wirkung verlängert.

Beim *Warmblüter* (Hund) fand sich nach 25—70 mg/kg NaF anfangs eine Dilatation des Herzens, aber auch schon Vorhofflimmern. Nach diesen Wirkungen, die wohl auf die hohe Welle der Konzentration nach der Injektion zurückzuführen sind, kam es nach einem normalen Intervall zu neuerlicher Dilatation, Verlangsamung, Sinusblock, Kammerextrasystolen, Kammerflimmern und -wühlen. Übergänge in Kontraktur kamen gelegentlich nach dem Kammerflimmern vor. Diese Beobachtungen, ebenso Aufspaltung und Verbreiterung der R-Zacke, wurden auch elektrocardiographisch bestätigt.

Nach Tod infolge Einatmung von HF wurden bei der Sektion kaum allgemeine Myokardschäden gefunden. Es fanden sich nur lokale Nekrosen am Myocard bei etwa 30% der Tiere (Meerschweinchen und Kaninchen). Sonst zeigte das Herz Ödeme (42%) und Kongestion (74%) (MACHLE und Mitarbeiter[2524]). Bei akuter Vergiftung am Hunde dauerte der Herzschlag über den Stillstand der Atmung hinaus an (GETTLER und ELLERBROOK[2627]).

Bei einem Fall von Basedow mit absoluter Arhythmie und schwerer Herzinsuffizienz wurde durch NaF die Herzinsuffizienz behoben und der Grundumsatz gesenkt[4156].

Neben diesen Herzstörungen stehen beim Warmblüter *Gefäßlähmungen* im Vordergrund (COSTANTINI[2497]). Bei Katzen verursachte die Gabe von 10—15 mg/kg NaF intravenös einen Fall im Blutdruck um wenige mm Hg. Durch Wiederholung dieser Dosierung in kurzem Intervall konnte die Senkung vergrößert werden. Einmal wurde nach vorheriger Gabe von 3—5 mg/kg Pilocarpin eine Steigerung des Blutdrucks gesehen (SALANT und KLEISTMANN[2517]).

Bei 20 mg/kg NaF erfolgte der Druckabfall langsam, z. B. in 12 Minuten von 140 auf 90 mm Hg, in weiteren 5 Minuten auf 80 mm Hg. Nach 50 mg/kg sank der Druck in 10 Minuten allmählich auf 0. Es erfolgten atrioventrikulare Leitungsstörungen, Kammerextrasystolen und schließlich Kammerflimmern[2518].

Bei Hunden wurde der Blutdruck erst von 22,9 mg/kg F' beeinflußt als Durchschnitt von Resultaten an 5 Tieren von 170 auf 135 mm Hg. Auch bei peroraler Gabe wurde nach 22,6 mg/kg ein erster Abfall erreicht, zugleich mit Wirkung auf die Atmung. Höhere Dosen führten zu Erbrechen (GREENWOOD, HEWITT und NELSON[2520, 2521]).

7. Kapillaren. — Lokale Einwirkungen.

Wurde der Stichling Gasterosteus aculeatus in stärkere Salzlösungen gesetzt (0,05—0,6 mol), dann kamen die Tiere ad exitum. Es genügte schon, den Schwanz der Fische in z. B. 0,4 molare Lösung zu bringen, um den Tod herbeizuführen. Es soll sich um eine Auflösung der Kittsubstanz der Haut handeln, die Zellen selbst werden nicht getötet. Durch Zusätze von $CaSO_4$ oder $MgSO_4$ konnte ein antagonistischer Effekt erzielt werden (KRÜGER[2440]).

NISHIMURA führte Quellungsversuche an menschlicher[4157] und Kaninchenhaut[4158] im normalen wie im krankhaften Zustand[4159] mit verschiedenen Ionen (Cl', J', Br', NO_3', SO_4'', ClO_3') aus, ohne systematische Reihen zu erhalten.

a) Chlorid. Die Wirkung auf die Kapillaren nach Injektion hypertonischer Lösungen unter die Konjunktiven und die Folgeerscheinungen auf den Druck im Auge wurde von POOS[4129] untersucht und darüber auf S. 737 ff. ausführlich

---

[4156] GOLDEMBERG, L.: Bull. Acad. Med. **119**, 39 (1938). C. **1938** I, 2399.
[4157] NISHIMURA, E.: Jap. J. Dermat. **33**, 1 (1933), Rona **74**, 420.
[4158] NISHIMURA, E.: Jap. J. Dermat. **33**, 34 (1933), Rona **74**, 420.
[4159] NISHIMURA, E.: Jap. J. Dermat. **33**, 204 (1933), Rona **74**, 420.

berichtet. Bei Infusion verschieden stark konzentrierter NaCl-Lösungen bei Kaninchen bis zum Tode (SENGA[2536]) fanden sich ausgedehnte Ödeme der Haut, besonders an den Ohren, Lippen usw. Vielfache Transsudate in den serösen Höhlen, besonders dem Abdomen nach hypotonen Lösungen (unterhalb 0,4% blutig), zeigen erhöhte Permeabilität der Kapillaren durch Sinken des kolloidosmotischen Drucks des Blutplasmas. Bei hypertonen (Lösungen 5 und 10% NaCl) waren Transsudate nicht vorhanden. In den Lungen fanden sich auch Hämorrhagien, hier wieder stärker bei den hypertonen Lösungen.

Während die Entzündungsbereitschaft der Haut durch NaCl-reiche Nahrung nach Erfahrungen der Klinik[4161] heraufgesetzt und durch einmalige hohe NaCl-Gaben[4162] herabgesetzt werden soll, fand EICHHOLTZ[4160] weder nach 10 ccm/kg einer 1,5% NaCl, noch 3% NaCl-Lösung, die 30 Minuten vor einer Ultraviolettbestrahlung verabfolgt wurden, irgendeine Änderung der nach der Bestrahlung folgenden Entzündungsreaktion. Es muß betont werden, daß diese drei Versuche und Angaben sich auf drei verschiedenen Ebenen bewegen. Bei der NaCl-reichen Diät ist die Haut reich an NaCl und Flüssigkeit, also stark durchtränkt. Hier ist eine starke Reaktionsbereitschaft zu erwarten. LIPSCHITZ gibt große Dosen, die schon Stoffwechselwirkungen haben, abgesehen von einer entwässernden Wirkung wird eine Acidose vorhanden sein, wie sie auch BEHRENS fand. Gegen diese Auffassung spricht allerdings, daß die antiphlogistische Wirkung 16 Stunden nach der NaCl-Verabreichung beobachtet wurde (siehe auch [4164]). Hier geben unsere Versuche (O. und L. EICHLER) am Frosch einen Hinweis, nach denen eine Erhöhung der [Ca$^{..}$] als Folge der Acidose zu erwarten ist. EICHHOLTZs Versuche bewegen sich dazwischen, indem der eine oder zum Teil der andere Vorgang vorhanden gewesen sein kann.

b) Bromide und Vergleiche. Bei Rana esculenta unter Curare wurde bei 5% NaBr eine Dilatation aller Gefäße mit Zunahme der Zirkulation an Gehirnbasis und Zunge beobachtet, während 1% NaBr nicht einwirkte, das am Oberschenkel schon eine schwache Dilatation erzeugte[4163]. Die geringe gefäßerweiternde Wirkung von Bromiden wurde manchmal (aber nicht konstant) auch am isolierten Organ gefunden.

Bei Untersuchungen des Reflexerythems nach intracutaner Injektion von 0,2 ccm isotonischer Lösung in die Rückenhaut fand sich, daß die Dauer des Erythems nach Br' größer war als nach Cl'. Die Reihenfolge verlief Cl' < Br' < NO$_3$' < J' < SO$_4$''[4165].

Wenn hier eine Art Hofmeistersche Reihe bei den einwertigen Ionen vorliegt, so fällt das Sulfat nach der Wertigkeit heraus, und zwar gleichgültig, ob Na$^{.}$ oder K$^{.}$ als Kation gewählt wurde. Bei Sulfat zeigte sich auch eine stärkere Schmerzempfindung. Merkwürdigerweise wird berichtet, daß bei KJ die Erzeugung einer entstehenden Quaddel langsamer stattfindet. Man müßte eine erhöhte Permeabilität erwarten, die durch Anion und Kation bedingt wäre. Diese aus der Physikochemie und sonstigen Beobachtungen ableitbare Erwartung läßt aber nicht ohne weiteres voraussagen, ob die Permeabilitätserhöhung in Richtung einer rascheren Resorption eines vorher gesetzten Flüssigkeitsdepots oder in Richtung eines neuen Durchtritts von Blutflüssigkeit verlaufen wird. Beide Faktoren können gleichzeitig stattfinden und die Resultate erklären.

[4160] EICHHOLTZ, F. u. SERTEL, W.: Weitere Untersuchungen zur Chemie und Pharmakologie der Heidelberger Radiumsole. Heidelberg 1940. Sitzungsber. der Akad. der Wissenschaften, mathematisch-naturwiss. Klasse.
[4161] MARKENS, S.: Klin. Wschr. **1935**, Nr. 8, zit. nach [4160].
[4162] LIPSCHITZ, W. u. SCHMITT, F.: Naunyn-Schmiedebergs Arch. **164**, 641 (1932).
[4163] SANDOR, G.: Pflügers Arch. **213**, 492 (1926). C. **1926 II**, 2454.
[4164] WINKLER, H.: Naunyn-Schmiedebergs Arch. **151**, 302 (1930), Rona **57**, 346.

Durch große Gaben von Bromid (0,75, 1,5 und 3,0 g/kg NaBr) bei Kaninchen[4164] wurde eine Verminderung der Atmung und parallel damit eine Dämpfung der Senfölentzündung erreicht (in 83, 100 und 100% bei den angegebenen Dosierungen). Diese Wirkung und Parallelität ließen an eine Acidose als Ursache denken, zumal durch Gabe von Cardiazol der Effekt 16 Stunden nach der Bromidgabe aufzuheben war, künstliche Atmung hatte wiederum nicht diese Wirkung. Beim Vergleich mit äquivalenten Mengen von NaCl fand sich eine Entzündungshemmung ohne Veränderung der Ventilation, aber die Wirkung klang bei NaCl bald ab, wie folgende Reihe zeigt, die die Beseitigung der Entzündungsbereitschaft angibt:

Tabelle 328.

Dosis/kg	2. Tag	3. Tag	4. Tag
0,75 g NaBr	83 %	75%	noch nachweisbar
0,42 g NaCl	62,5%	33%	—

Auch am Auge ließ sich eine Entzündungshemmung durch NaBr nachweisen[4166]. Hier scheint ein von der einfachen Salzwirkung differenter Effekt vorzuliegen, an dem wohl die Funktion des Atemzentrums trotz mangelnder Beeinflußbarkeit durch künstliche Atmung eine Rolle spielen dürfte. Denn eine gefäßerweiternde Wirkung dürfte eher den entgegengesetzten Erfolg erwarten lassen.

Hiervon sind die Erscheinungen an der Haut nach längerer Bromdarreichung zu unterscheiden, wie sie bei der Bromakne oder dem Bromoderma tuberosum auftreten, von dem auf S. 395 ein Bild wiedergegeben wurde. Die Erkrankung verläuft teilweise mit Infektion, die aber eine krankhafte Bereitschaft voraussetzt, deren Ursache in den Gefäßen liegen dürfte (GELLHORN[930, S. 295ff]). Sie zeigt sich auch an den Schleimhäuten in Richtung von Schnupfen, Neigung zu Exsudation in den tieferen Atemwegen mit Bronchitiden oder Bronchopneumonien. Diese Bereitschaft kommt aber nicht allein dem Bromid, sondern ebenso dem Jodid und beträchtlich dem Rhodanid zu, was einen Hinweis auf lyotrope Eigenschaften gibt.

TAKACS[4061] berichtet von einem Patienten, der 9 Tage lang je 3 g NaSCN erhalten hatte und mit juckendem Ausschlag und Fieber bis 38,9° erkrankte. Auch WALD, LINDBERG und BARKER[2606] berichten von toxischer Dermatitis, es wurde sogar von Dermatitis exfoliativa berichtet (GARVIN[2599]). Es fand sich eine regelrechte Erhöhung der Kapillarbrüchigkeit, die sich durch Rutin beeinflussen ließ[4166, I]. Das NaCl ist durchaus nicht vollkommen in dieser Reihe abgesetzt. Wir erwähnten vorher die Angaben, daß die Entzündungsbereitschaft der Haut nach NaCl-reicher Nahrung sehr hoch ist. Ebenso ist noch daran zu erinnern, daß bei Pneumonie unter NaCl-Zufuhr sowohl die Sekretion aus den Lungen erhöht, als auch die Tendenz zu Ergüssen verstärkt wird. NaCl hat durch die normale Anwesenheit im Organismus seine besondere Stellung, wobei das Fechnersche Gesetz gewissermaßen als Begrenzung einzusetzen ist. Mit anderen Ionen dieser Reihe wie NO_3' und ClO_4' wurde dergleichen nicht beobachtet, weil sie wenig zu längerdauernder Anwendung kommen.

[4165] BOMMER, S.: Klin. Wschr. 4, 1208 (1925), Rona 34, 578.
[4166] SHIMURA: Virchows Archiv 251, 160 (1924).
[4166, I] SHANNO, R. L.: Am. J. med. Sci. 211, 539 (1946).

Die Gefäßreaktionen sind allein nicht als Ursache anzusehen, da in dem im Bromoderm vorliegenden Krankheitsprozeß zahlreiche eosinophile Zellen gefunden werden. Dadurch ergibt sich ein Anschluß an einen echten allergischen Prozeß. Wichtig ist aber, daß er durch die anwesenden Bromionen unterhalten wird, da die Erscheinungen durch Gaben von NaCl, die eine Ausscheidung von Br' erzwingen, gebessert und geheilt werden, teilweise auch schon dann, wenn noch beträchtliche Mengen von Bromid im Organismus vorhanden sind. Der hypothetische allergische Prozeß begnügt sich also nicht mit minimalen Bromidmengen, wie wir sie bei den Antigenen sonst gewöhnt sind, es sei denn, daß wir dem Kochsalz hier eine antiphlogistische, heilende Wirkung zubilligenkönnen, die nur gewissermaßen zufällig mit gleichzeitiger Br'-Ausschwemmung einhergeht.

In dem Fall von WILE[3417] reagierte eine Patientin, die außer Bromoderma mit Diagnose toxischer Encephalitis eingeliefert wurde, nach intravenöser Gabe von 500 ccm n/10 NaCl mit Schüttelfrost und Fieber. Im Urin traten Eiweiß und Zylinder auf, zugleich mit einer jetzt positiv werdenden Bromprobe, die leider auf sehr primitive Art vorgenommen wurde. Nach 48 Stunden hörten Fieber und Nierenerscheinungen auf.

Es sollte nur darauf hingewiesen werden, daß das Bromoderma und die Bromacne noch viele ungelöste, aber mit den jetzigen Methoden durchaus schon lösbare Fragen enthält.

c) Chlorat und andere Oxydationsmittel. Bei längerer Fütterung von Chlorat an Ziegen fand sich im Labmagen eine handtellergroße Fläche von intensiver Rötung als Zeichen einer lokalen Einwirkung, bei einem Hammel ebenda pfennigstückgroße Blutungen (BRIGL und WINDHEUSER[3684]). Bei Behandlung von Haut ließ sich im obersten Epithel bei einer Reihe von Oxydationsmitteln ein histochemisch nachweisbares Verschwinden der Sulfhydrilgruppen erreichen. Zur Verwendung kamen Bromat (2 Stunden), Chlorat (3 Stunden), Perborat (1 Minute), Persulfat (1 Stunde). Perchlorat (> 6 Stunden) in der Konzentration 1:1000. In Klammern ist die Zeit der Einwirkung bis zum völligen Verschwinden der Reaktion auf -SH eingetragen. Diese Reaktion ließ sich durch Behandeln mit HCN rückläufig beeinflussen als ein Zeichen dafür, daß -SH in -S-S- übergegangen war[4166, II]. Uns wird die Wirksamkeit von Perchlorat besonders ins Erstaunen setzen, da dieses sonst außerordentlich stabil ist.

d) Rhodanid. Über Rhodanid wurden schon beim letzten Abschnitt über Bromid einige Angaben gemacht. Eine lokale Reizwirkung wurde von JAHR[2548] bei peroraler Verabfolgung von NaSCN beim Kaninchen in Form von Nekrosen und Blutungen, manchmal nur mit Rötung der Schleimhaut, fast regelmäßig angetroffen. In geringerem Maße fand sich das auch bei parenteraler Gabe und wurde auf die Ausscheidung von Magen und Darm zurückgeführt. Beim Menschen kam es häufig zu Nausea und Erbrechen (GOLDRING und CHASIS[2607], MASSIE, ETHRIDGE und O'HARE[4147]) oder Appetitlosigkeit mit gastrointestinalen Störungen, die sich auch bei Tieren häufig beobachten ließen (WALD und Mitarbeiter[2606]). Über Steigerung der Entzündungsbereitschaft mit Auftreten von Anginen und Pneumonien, Exanthemen, Schnupfen und Acne berichtete schon WESTPHAL[2604]. GARVIN[2599] sah Schnupfen und Hauteruptionen, sogar Dermatitis exfoliativa und Lungenödem, das aber auch terminal gewesen sein könnte. BARKER und Mitarbeiter[4147, I] erwähnen trockne, schuppende Haut neben Dermatitiden.

e) Sulfat hat eine außerordentlich geringe lokale Reizwirkung, wie man schon an der Indifferenz hochkonzentrierter Sulfatlösungen als Abführmittel oder bei chronischer Darreichung in Quellen sehen kann.

[4166, II] GOFFART, M.: Arch. intern. Pharmacodyn u. Thér. 74, 9 (1947).

BOMMER[4165] beobachtete bei intracutaner Gabe von Sulfatlösungen in die Rückenhaut beim Menschen, daß die Schmerzwirkung größer als bei anderen Ionen war und das Erythem lange anhielt. Das fällt aus dem Rahmen der sonstigen Beobachtungen heraus.

LYTH[4167, 4168] verwandte sogar eine 10% Lösung von Na_2SO_4 zur Wundbehandlung und sah eine rasche Schmerzstillung und Minderung der Entzündung. Das soll durch eine Einwirkung auf das Ödem zustande kommen. Der angeregte Lymphstrom nach außen soll zur mechanischen Reinigung infizierter Wunden beitragen. NaCl und $MgSO_4$ waren nicht so wirksam, so daß nicht nur das schwere Eindringungsvermögen des SO_4'', sondern eine spezielle Kationenwirkung von Bedeutung schien.

Wurde eine isotonische Lösung von Na_2SO_4 mit 1% Atropin in ein Auge des Kaninchens gebracht, dann verlängerte sich die Dauer der Mydriasis, aber die Größe war geringer[4168, I].

f) Sulfit. Abgesehen von der bekannten Reizwirkung des gasförmigen SO_2 auf Schleimhäute der Atemwege und Augen, über die ROST[2128] ausführlich berichtet, kann Sulfit auch lokale Reizerscheinungen veranlassen, im Magen mit Aufstoßen und Erbrechen (nach 4 g), im Darm mit Diarrhöen. 0,1% Lösung von $NaHSO_3$ in den Conjunktivalsack von Kaninchen gegeben, verursachte sofortige Rötung, Chemosis und starke Tränensekretion. Auch 0,02% führte noch zur Rötung.

0,08% $NaHSO_3$ — subcutan oder intracutan beim Menschen am Arm injiziert — führte zu Hyperämie, Induration und Schmerzen mit Rückkehr zur Norm erst nach 48 Stunden. 0,02% verursachte noch 2 Stunden lang Schmerzen. Bei Zusatz von Adrenalin wurde die Entzündungswirkung wenigstens vorübergehend unterdrückt[4169].

g) Phosphat. Bei Injektionen von Phosphatlösungen in die Gewebe ergaben sich Unterschiede je nach der Acidität.

In alkalischer Lösung führte die Injektion in die Haut zur Proliferation der histocytären Elemente. Die Muskelfasern zerfielen und es entstanden polynucleare Riesenzellen. Bei saurer Reaktion kam es zur Stimulation der Fibroblasten, Neigung zu Nekrose und Geschwürbildung. Neutrale Reaktion hatte keine Bedeutung[4170].

Dieses scheint darauf hinzudeuten, daß eine Ca''-Fällung im Gewebe nicht wesentlich ist, wie bei subcutaner Dosis von Na_2HPO_4, die zu einer Hypocalcämie von 8—9 mg% Ca'' führte[4171]. Am Ende der Darmzotten kam es dagegen zur ödematösen Schwellung. Die Epithelien waren atrophisch gefaltet, Erscheinungen von Stase und Hämorrhagien waren wahrnehmbar. Bei 4—6 mg% Ca'' wurde sogar volle Nekrose der Zotten beobachtet. Daß es sich um Mangel von Ca'' im Blut handeln soll, wurde nicht nur durch die Zunahme der Erscheinungen mit Abnahme des Ca'', sondern auch dadurch zu erweisen versucht, daß Oxalat dieselben Bilder hervorrief. Der Darm war so geschädigt, daß er Histamin, Adrenalin und Guanidin durchließ[4172]. Wahrscheinlich werden Blutungen auch an anderen Geweben als an den Darmzotten zu finden sein.

h) Nach **Phosphit** wurden in den Geweben Blutungen beobachtet, z. B. in den Alveolen und in der Nierenrinde (ENGEL[2432]).

[4167] LYTH, J. C.: Lancet **238**, 216 (1940). C. **1940 I**, 2194.
[4168] LYTH, J. C.: Brit. med. J. **1935 II**, 903. C. **1936 I**, 1047.
[4168, I] LA FLORESTA, A.: Arch. Farmacol. sperim. **69**, 136 (1940). C. **1941 II**, 2969.
[4169] TAINTER, M. L., THRONDSON, A. H. u. LEHMAN, A. J.: Proc. Soc. exp. Biol. Med. **36**, 584 (1937), Rona **103**, 315. C. **1939 I**, 174.
[4170] D'ALFONSO, F.: Arch. Ital. Anat. e Istol. pat. **6**, 342 (1935), Rona **91**, 233.
[4171] SPADOLINI, I.: Boll. Soc. ital. Biol. sper. **3**, 763 (1928), Rona **50**, 803. Keine Angaben von Dosen.
[4172] SPADOLINI, I.: Boll. Soc. ital. Biol. sper. **3**, 766 (1928), Rona **50**, 803.

i) Fluorid. Bei größeren peroralen Gaben an Hunde kam es zu schweren Gastroenteritiden (GREENWOOD, HEWITT und NELSON[2520]), ebenso bei Rindern (GOETZE[2524, 1]). Bei Zufuhr mit der Schlundsonde fanden sich bei Kaninchen und Katze hauptsächlich Veränderungen des Epithels im Magen mit Blutungen, die nur wenig über die Tunica propria in die Tiefe gingen[4173]. Wurden Hühner längere Zeit peroral mit NaF gefüttert (0,2% NaF), dann war der Magen brüchig und hatte Ulcerationen. Die verhornte Oberfläche war aufgerauht. Bei parenteraler Gabe gab es solche Erscheinungen nicht (PHILLIPS, ENGLISH und HART[2523]).

Die lokalen Schädigungen gingen beim Meerschweinchen so weit, daß die bei einmaliger Gabe 3mal geringere Giftigkeit der oralen Darreichung von NaF gegenüber parenteraler (ins Peritoneum oder die Pleurahöhle) plötzlich giftiger wirkte, wenn die Gabe wiederholt wurde.

Perorale Gaben führten in der Dosis von 0,15 g/kg zum Tode, parenterale in 0,05 g/kg. Wurden täglich 0,02 g/kg NaF per os mit den intraperitonealen und intrapleuralen Dosen verglichen, dann zeigten die mit letzteren behandelten Tiere nach 60 oder 40 Tagen meist Gewichtszunahme, jedenfalls keine Abnahme (4 und 6 Tiere). Die peroral behandelten Tiere wurden bald weniger lebhaft und ernährten sich ungern, ihr Gewicht blieb anfangs stehen. Nach 15 Tagen zeigte sich eine bedeutende Verschlechterung, und nach 17—27 Tagen starben die 6 Tiere an starker Kachexie (COSTANTINI[2505, 2506]).

Bei parenteraler Injektion bilden sich an der Stelle der Injektion Geschwüre aus (GOLDEMBERG[2499] Kaninchen und Hunde). Bei Versuchen an Meerschweinchen[4173] zeigte sich erst Rötung und Schwellung, dann eine Verhärtung, bis diese schließlich geschwürig zerfiel. Die Nekrotisation ging so weit, daß bei Injektionen in die Bauchwand ein Darmprolaps den Tod herbeiführte. Die Wirkung ist nicht auf $Ca^{..}$-Fällung zurückzuführen. Denn wenn bei dem Versuch, CaF_2 in Partikelgröße von 4—200 μ Menschen intravenös zu injizieren, etwas an der Vene vorbeiging, bildeten sich Infiltrate[4174].

Bekannt ist die stark ätzende Wirkung der Fluorwasserstoffsäure auf die Haut, gleichgültig ob HF in Dampfform, in wäßriger Lösung oder rein einwirkte. Es wurde die Anwendung einer Paste von Glycerin, MgO, Olivenöl und Vaseline zur Behandlung empfohlen, zugleich subcutane Umspritzung der verätzten Stellen mit Ca-Gluconat[4175]. Bei Versuchen an Ratten gelang eine schnellere Heilung herbeizuführen, wenn unter die Stelle, auf die die HF-Lösung getropft worden war, 0,5 ccm 3% Ca-Gluconat injiziert worden war. Eine Besserung war noch 8 Stunden nach dem Auftropfen deutlich, wenn auch bei Ratten die F'-Schäden an sich leichter heilen als beim Menschen. Wiederholte Gluconatinjektionen führten zu keiner weiteren Besserung[4177].

Die Vorstellung einer Fällung des Fluorids als CaF_2 scheint deswegen nicht ausreichend zu sein, weil F' außerordentlich rasch von dem Ort des Eindringens verschwindet, und die Injektion selbst längere Zeit nach der Verätzung empfohlen wird. Durch $Ca^{..}$-Gabe würde gerade das in das Gewebe eingedrungene Fluorid an Ort und Stelle festgelegt, und wir haben eben gesehen, daß im Gewebe die Löslichkeit des CaF_2 ausreicht, um schädlich zu wirken.

Flußsäuredämpfe wurden durch die Atemwege Versuchstieren wie Meerschweinchen und Kaninchen zugeführt (MACHLE, THAMANN, KILZMILLER, CHOLAK[2524]). Die Reizerscheinungen in der Art von Husten, Niesen und die quantitativen Verhältnisse wurden schon früher beschrieben. Schleimige Sekrete an

---

[4173] DALLA VOLTA, A.: D. Z. gerichtl. Med. **3**, 242 (1923), Rona **24**, 283.
[4174] SIMONIN, P. u. PIERRON, A.: Bull. Acad. Med. **117**, (3) 176 (1937). C. **1937 II**, 431.
[4175] FREDENHAGEN, K. u. H.: Dermatol. Wschr. **111**, 703 (1940). C. **1940 II**, 2503.
[4176] BOSSALINO, G.: Arch. Farmacol. sper. **64**, 188 (1937), Rona **105**, 515. C. **1938 I**, 2750.
[4177] PALEY, A. u. SEIFTER, J.: Proc. Soc. exp. Biol. Med. **46**, 190 (1941), Rona **126**, 455. C. **1943 II**, 643.

Nase und Augen, bei höheren Konzentrationen (2,0 mg/Ltr.) gab es Hämorrhagien in der Lunge und blutigen Auswurf. Sekundäre Infektionen mit Bronchopneumonien waren häufig die Folge.

Kongestionen in der Lunge, Ödem, Emphysem, Hämorrhagien, Phlegmone waren Befunde bei der Sektion. Das Lungenödem fand sich bei 47% der Tiere, die innerhalb von 48 Stunden starben. Bei längerem Verlauf fand man chronische degenerative Bronchitis, celluläre Infiltrate in den Bronchialwänden, seröse Exsudate in den Lumina. Man kann im übrigen auch mit Dämpfen aus Fluorammonium lokale Reizwirkungen erzielen (DE STEFANO[2435]).

Die Wirkung von NaF auf die Kapillaren zeigte sich bei Versuchen an Kaninchen[4176], denen neben 0,5% NaF Atropin in das Auge geträufelt wurde. Der Zusatz von F' führte zu einem früheren Eintritt der Atropinmydriasis, also zu einer Erweiterung der Kapillaren, sie hielt auch länger an (FLORESTA[4168, I]). Bei Injektionen in das Auge fanden sich teilweise dauernde Schäden[4177, I].

k) **Zusammenfassung.** Bei den Ionen sind neben Hypertonie und der Ätzwirkung bei Oxydation z. B. durch ClO_3' (natürlich entsprechend durch ClO_2' und ClO') die lyotropen Eigenschaften von Bedeutung, bei Rhodanid in der Tendenz zur Exsudation bestehend. In dieser Hinsicht ist auch Br' und J' wirksam. Spezifische lokale Wirkungen haben Fluorid und Sulfit, wenig Phosphat, weshalb eine $Ca^{\cdot\cdot}$-Fällung als Ursache nicht angenommen werden kann.

III. Wirkung auf die Atmung.

a) **Chlorid-Hypertonische Lösung.** Die Wirkung ist abhängig von der Injektionsgeschwindigkeit. Nach 5,8% NaCl (oder 10% NaBr) gab es bei sehr rascher Injektion Unregelmäßigkeiten der Atmung, teilweise von periodischem Charakter (DONTAS und MALTESOS[4134]). Bei rascher Injektion stark konzentrierter Lösungen wurde die Atmung geschädigt, so daß sie früher aussetzte als das Herz, während gewöhnlich beide zugleich versagten (SENGA[2536]). Bei Katzen genügten manchmal schon 1—2 ccm 30% Lösung NaCl zu solchen Effekten (HOWE[2480]). Ebenso kam es bei zum Exitus führenden Gaben zur Dyspnoe, auch wenn die Injektion langsam war und als solche gut vertragen wurde (MELLI und TASSO[2534], Kaninchen). Beim Hund (20 kg) führten 10—20% NaCl zu einer Vermehrung der Atmung, wenigstens während der Injektion[4178]. Die Reaktion ist die übliche, wenn die oben angegebenen Grenzen — toxische Einwirkung zu rascher Geschwindigkeit und absolut tödliche Dosis — vermieden werden und andererseits die Dosis nicht zu klein gewählt wird. Notwendig scheint für eine längere Dauer der Atemvermehrung die Entwicklung einer Stoffwechselstörung im Sinne der Acidose zu sein.

Eine vorwiegend toxische Einwirkung ist bei direkter Applikation von NaCl-Kristallen auf den hinteren Teil der Rautengrube zu bemerken[4179—4181]. Die einzelnen Versuchstiere verhielten sich verschieden. Kaninchen und Meerschweinchen reagierten sofort mit Verlangsamung und Verflachung der Atmung, die sehr rasch zu Lähmung und Tod fortschreitet. Hunde zeigten zuerst eine Beschleunigung und Vertiefung, die nach 1—3 Minuten abklang und einer Verlangsamung wich. Katzen reagierten gering mit Unregelmäßigkeiten.

[4177, I] GRANDI, G.: Atti Congr. Soc. Oftalm. ital. 341 (1939), Rona 124, 119.
[4178] BOUISSET, L. u. FABRE, P.: C. rend. Soc. Biol. 104, 462 (1930), Rona 57, 257.
[4179] LE GRAND, A., LAMELIN, P. u. BILLET, P.: C. rend. Soc. Biol. 99, 1595 (1928), Rona 49, 772.
[4180] LE GRAND, A., LAMELIN, P. u. BILLET, P.: C. rend. Soc. Biol. 99, 1963 (1928), Rona 49, 772.
[4181] LE GRAND, A., LAMELIN, P. u. BILLET, P.: C. rend. Soc. Biol. 101, 1131 (1929), Rona 54, 392.

Durch wiederholte Applikation wurden die Tiere unempfindlicher, und ebenso wirkte schützend die Einatmung von Chloroform (weniger Chloralose), selbst wenn sie 7 Stunden zurücklag. Bei solcher Feststellung wird die Dosierungsfrage eine exakte Beurteilung erschweren, jedenfalls ist der Versuch, die Chloroformwirkung auf eine Änderung der Permeabilität für Salze zurückzuführen, unzureichend fundiert.

Es handelt sich nicht um das Eindringen von Ionen, sondern um osmotische Fragen, da KBr-Kristalle genau so einwirkten wie NaCl[4181].

b) Bromid. Hier wird die Differenz zwischen der Hypertonie der Lösungen und der speziellen Wirkung des Bromids besonders deutlich sein, da dieses infolge der zentralen Wirkung zur Atemlähmung führt. Bei Injektion von 2 n NaBr-Lösung kam es bei Hunden zu einer Hyperpnoe (HASTINGS und Mitarbeiter[2546]), ebenso bei Kaninchen nach 17,51% NaBr in der Menge von 5 ccm/kg/4 Min. (TADA[1777]), 1 g/kg in 50% Lösung (PATOIR[2537]). Erregung ist bei Gabe isotonischer Lösungen nicht vorhanden, kann aber durch wiederholte Gaben hypertoner Lösungen ausgelöst werden. Wurden 10,29% NaBr kontinuierlich infundiert, dann traten die einzelnen Phasen der Wirkung schon während der Injektion auf. So erhielt ein Kaninchen 6,41 g/kg NaBr in 16 Minuten 20 Sekunden. Nach einer anfänglichen Vermehrung der Atemamplitude für etwa 5 Minuten (mit Marey-Kapsel registriert) war nach 8 Minuten schon eine Minderung der Atmung zu bemerken, die nach Beendigung der Infusion fortschritt bis zum Tode an Atemlähmung nach 96 Minuten. Der Tod trat durch Lähmung der Atmung bei noch schlagendem Herzen ein[2538, 4182].

Die primäre Atemsteigerung soll bei Bromiden stärker sein, als der Hypertonie entspricht bei Vergleich mit NaCl, aber der einzelne Versuch dürfte nicht ausreichend sein, um dieses zu beweisen (SCREMIN[2538]), insbesondere wenn es sich um eine völlig unerwartete Reaktion handelt. Die Ähnlichkeit mit einfacher Hypertonie ergibt sich aus der gleichzeitig vorkommenden Blutdrucksteigerung und ebenso aus dem raschen Tod nach 3 g/kg NaBr in 50% Lösung mit Krämpfen und Stillstand von Herz und Atmung (PATOIR[2537]). Bei Katzen führten 2—4 ccm 25% NaBr zu Lähmung der Atmung (HOWE[2480]).

Die lähmende Wirkung des Bromids auf die Atmung — ebenso wie auf andere Teile des Zentralnervensystems — wurde in den Versuchen von WINKLER[4164] an Kaninchen verfolgt. NaBr wurde in 10% Lösung insgesamt 6 Kaninchen dargereicht und 6 Stunden danach beobachtet. Die Resultate gibt folgende Zusammenstellung:

Tabelle 329.

Dosis g/kg	Herabsetzung der Frequenz in %		Volumen in %	
0,75	41	36	33	24
1,5	53	63	41	52
3,0	39	60	31	59

Beim Menschen in Mengen von 10—20 g intravenös verabreicht, wurde die Atmung „ruhig und regelmäßig" (PATOIR[2537]). 12 g KBr am Vortag einer Arbeit gegeben, führte zu größerer Leistung, weil die Arbeitsdyspnoe durch die zentrale Wirkung nicht so leicht in Erscheinung trat. Ähnlich wirkten Laudanon, Eukodal usw. (BECKER-FREYSENG und andere[4343]). Daß chronische Intoxikation zur Verminderung der Atmung führt, ist bekannt und führt auch zum Auftreten von Pneumonien. In den Versuchen von FLINN[2777, II], der 4 Monate fortgesetzte Gaben von 3 × 0,65 und 1,0 g Bromid an 71 Personen verabfolgte, wurde über keine Beeinträchtigung berichtet.

c) Chlorat. Bei Gabe von 4,8 g/kg $NaClO_3$ per os in 4% Lösung kam es zu Zittern und Beschleunigung der Atmung mit rascher Erholung. Bei Wiederholung derselben Dosis nach einer Stunde wurde die Atmung ebenso wie das Zittern

---

[4182] SCREMIN, L.: Boll. Soc. ital. Biol. sper. 4, 592 (1929), Rona 53, 418.

rapider, obwohl nach Tötung eine Methämoglobinbildung spektroskopisch nicht zur Erscheinung kam. Nach parenteraler Gabe in derselben Art fand sich eine Wirkung auf die Atmung (FABRE und OKAC[2557]). Diese Wirkungen sind wohl auf die Hypertonie der Lösung zurückzuführen. Wenn aber zugleich eine Methämoglobinbildung vorhanden wäre, würden die Effekte der Anoxämie eingreifen.

In den Versuchen von ULRICH und SHTERNOV[2556] fand sich nach der Injektion eine Atmung nach CHEYNE-STOKES und Aufhören derselben bei fortdauerndem Herzschlag, aber es wurde leider das $KClO_3$ verwandt, denn derselbe Effekt fand sich bei Gabe von KCl.

d) Rhodanid. Über eine spezielle Wirkung auf die Atmung wurde nicht berichtet. Es kommt bei schwer toxischen Gaben zu Krämpfen, und hier wird wohl eine Atmungsvermehrung gleichzeitig erfolgen. In den Versuchen bzw. den Berichten von JAHR[2548] kam es zu einer Art von spastischen Paresen. Wenn man Kaninchen zur Bewegung zwang, kam keuchende Atmung zur Beobachtung. Diese wird durch ähnliche Ursachen zu erklären sein, wie das normale Tier bei größerer Arbeit zur Hyperpnoe kommt, nach Rhodanid aber durch die schlechtere Ökonomie der Muskeln schon bei kleineren Bewegungen verstärkt.

e) Sulfat. Die Wirkung wird unter dem Gesichtspunkt der Hypertonie zu betrachten sein. Daneben konnte vom Sin. caroticus aus bei Gabe von nur 0,6 mg Na_2SO_4 eine Hyperpnoe ausgelöst werden (VERDONK[4149], BOUCKAERT und PANNIER[4149, IV], siehe S. 745).

f) Sulfit führte bei Kaninchen zur beschleunigten Atmung, wenn es in saurer Lösung angewandt wurde (KLEIN[2130]). Die Säure wird wesentlich zu diesem Effekt beitragen. Bei intravenöser Infusion von 12,61% Na_2SO_3 bei 8 Kaninchen (PIVA[2483]) kam es zur Dyspnoe, die sich nach einiger Zeit abschwächte, wenn die Tiere überlebten. Wenn die Tiere starben, kam es vorher zu Unregelmäßigkeiten im Rhythmus. Atmung und Kreislauf setzten gleichmäßig aus. Die tödliche Dosis — also die Dosierungsgrenze für die unterschiedliche Reaktion — war mit 5,5 mMol/kg anzusetzen.

g) Persulfat. Die Atmung war nach Beendigung der Injektion verlangsamt und flach. Der akute Tod erfolgte in den Versuchen von DA VAL[2476] (Dosen siehe oben) am Kaninchen unter Methämoglobinbildung und mit deren Konsequenzen; wurde dieser Effekt überlebt, dann blieb eine allgemeine zentrale Depression zurück, ebenso eine Schädigung des Atemzentrums, die nach 4—48 Stunden zum Tode führte.

h) Phosphat. Bei Injektion ganz konzentrierter Lösungen wie in den Versuchen von LASCH und ROLLER[4151] stießen die Kaninchen einen Schrei aus, und unter Atemnot und der Unmöglichkeit der Inspiration kam es zum Tode. Es kommt zu einer Tetanie, die einer besonderen Behandlung im nächsten Kapitel bedarf. Das Vorliegen einer Wirkung über den $Ca^{..}$-Mangel sieht man daraus, daß durch $Ca^{..}$-Injektion (0,7 Ca-Gluconat, 0,3 Ca-Laevulinat/10 ccm H_2O) die Atmung wieder in Gang gebracht werden konnte.

Bei Infusion von 7 ccm 0,155 m Lösung von Na_2HPO_4 am Kaninchen[4183] stieg das Minutenvolumen der Atmung von 966 auf 1170 und 1250 ccm unter Vermehrung von Frequenz und Tiefe. Bei 10 ccm 0,155 molarer Lösung von NaH_2PO_4 wurde ähnliches gesehen, ohne daß eine Verschiebung des p_H meßbar war. Die Mittellage der Atmung wurde im Sinne der Inspiration verschoben, vielleicht als erstes Zeichen der Tetanie. Ob eine spezielle Phosphatwirkung vorliegt, bleibt unsicher.

i) Fluorid. Bei Hühnern führte 64 mg/kg F' intraperitoneal zur Hyperpnoe mit rasch folgender Dyspnoe. Die Dosis war schon tödlich (PHILLIPS, ENGLISH

[4183] GOLLWITZER-MEIER, KL.: Biochem. Z. **151**, 54 (1924).

und HART[2523]). Ebenso kam es bei Fröschen, Kröten und Warmblütern zur Vermehrung der Respiration in Amplitude und Frequenz, und erst in hohen Dosen kam es zur Verlangsamung der Atmung, Dyspnoe und schließlich Atemlähmung (DE NITO[2434]).

Die Atemfrequenz wurde nach 10 mg/kg NaF an Katzen nicht verändert, bei Wiederholung aber vermehrt bei gleichzeitiger Senkung des Blutdrucks, z. B. von 140 auf 115 mm Hg (SALANT und KLEITMAN[2517]). Bei Hunden führten schon 2,9 mg/kg F', intravenös zugeführt, zu den ersten Zeichen der Atemvermehrung. Die Frequenz stieg von 15,3 auf 22,6/Minute. Der Blutdruck war noch nicht beeinflußt. Bei höherer Dosierung (47 mg/kg im Durchschnitt von 5 Tieren) stieg die Frequenz auf 150/Minute bei Blutdruckabfall auf 40 mm Hg. Die Atmung hörte früher auf als der Herzschlag (desgl. GETTLER und ELLERBROOK[2627] bei 5 Hunden). Peroral wurde erst bei 22,6 mg/kg der erste Effekt auf Atmung und Blutdruck merkbar. Die Dosierungen wurden fraktioniert in kurzen Intervallen gegeben (GREENWOOD, HEWITT und NELSON[2520]).

Bei Einatmung von HF reagierten die Kaninchen mit Atemverlangsamung, die manchmal 24 Stunden nach der Einatmung anhielt (MACHLE und Mitarbeiter[2524]).

IV. Atemwege und Lunge.

a) Chlorid-Hypertonie. Bei Infusion von verschieden konzentrierten NaCl-Lösungen am Kaninchen bis zum Tode fanden sich in den Lungen Ödeme, Hyperämie und Hämorrhagien (vorwiegend in den Unterlappen), besonders bei 0,5 bis 2% NaCl. Die Hämorrhagien waren mehr zu finden bei 5 und 10% NaCl, besonders bei rascherer Injektion (4 ccm/kg/Min.). Die Erscheinungen gingen etwa parallel mit der Stärke der vorherigen Dyspnoe (SENGA). Bei NaCl-Zulagen an Kranke mit Pneumonie fand sich eine stärkere Expektoration kochsalzreicheren Auswurfs und häufigere Komplikationen von postpneumonischen Exsudaten (SUNDERMANN[3654]). Andererseits wird Gabe von NaCl in dünner Lösung bei Bronchopneumonie als günstig empfohlen[4183, I] wegen Verminderung von Komplikationen.

b) Bromid führt bei chronischer Darreichung häufig zu Entzündungen in den Atemwegen (siehe darüber S. 749).

c) Chlorat. Die Aktivität des Flimmerepithels im Froschösophagus, gemessen an der Geschwindigkeit, mit der ein Korkstückchen forttransportiert wurde, ließ sich bis zur Isotonie von $NaClO_3$ nicht hemmen. Die Gewebe wurden 15 Minuten in die zu prüfenden Lösungen hineingelegt und dann geprüft. Wurde der Punkt der Isotonie überschritten, dann fand sich eine verminderte Aktivität und bei 0,5 mol völlige Hemmung, die sich durch Auswaschen noch beseitigen ließ. Die Wirkung war der von NaCl identisch (RICHARDSON[2561]). Bei Kaninchen, die längere Zeit 0,2—0,8 g/kg $KClO_3$ subcutan erhalten hatten, fand man bei der Sektion Exsudat und Blutkörperchen in den Lungenalveolen (TRABUCCHI[2566]).

d) Perchlorat. Bei sehr rascher Injektion toxischer Dosen bei Kaninchen fand sich Austritt von Ödemflüssigkeit aus Nase und Mund. Bei der Sektion wurde ein leicht blutiges Lungenödem gesehen (SABBATANI[2555]).

e) Rhodanid. Eine Wirkung, analog der beim ClO_4' mitgeteilten, wurde bei Rhodanid nicht berichtet, allerdings wurde es nie so extrem verabfolgt. Dagegen sind aus der Anwendung beim Menschen Tatsachen bekannt geworden, die auf eine Wirkung auf die Schleimhäute der Atemwege schließen lassen, wie Stei-

---

[4183, I] PERLA, D. u. MARMORSTON, J.: Endocrinology **27**, 367 (1940). C. **1942 I**, 370.

gerung der Entzündungsbereitschaft mit Schnupfen, Anginen und Pneumonien (WESTPHAL[2604], GARVIN[2599]). GARVIN[2599] sah einmal ein Lungenödem. Eine Neigung zu Absonderungsvermehrung, kombiniert mit der peptisierenden Wirkung, könnte die therapeutische Anwendung von Rhodaniden bei zähen Katarrhen und lokaler Schleimlösung verständlich machen, weniger als Mittel zur Entzündungsbekämpfung.

Hierbei sind gewisse Erfahrungen bei der Anwendung von rhodanidhaltigem Mucidan vorhanden, aber hier nicht zu beachten, weil sich noch andere Substanzen in den Präparaten befinden, die die Verhältnisse unübersichtlich gestalten.

f) **Sulfat.** Das Flimmerepithel der Froschzunge wurde durch Sulfat erst in hypertonischer Lösung gehemmt. Eine Lähmung des Zilienschlages in $1/2$—1 Minute wurde erst bei 0,5 mol Na_2SO_4 erreicht[4184].

g) **Sulfit.** Bei langdauernder Infusion von n/1 Sulfitlösungen (12,61% Na_2SO_3) fanden sich in den Alveolen und kleinen Bronchien des Kaninchens diffuse Blutungen (PIVA[2483]).

h) **Persulfat.** Nach Infusionen bei Kaninchen mit größeren Dosierungen, die zum Tode innerhalb 4 Stunden unter Methämoglobinbildung führten, wurde starke Hyperämie in der Lunge gesehen. Ließ der Tod länger auf sich warten, dann fanden sich in der Lunge exsudative und hämorrhagische Prozesse (DA VAL[2476]).

i) **Phosphat.** Kaninchen, die stark hypertone Lösungen erhielten und daran zugrunde gingen, hatten zu 25% ein Lungenödem, und zwar dann, wenn die Vergiftung etwas länger dauerte. Manchmal setzte das Ödem noch nachträglich trotz $Ca^{..}$-Injektion ein, wenn die Tiere zum Laufen veranlaßt wurden. Bei den Tieren ohne Lungenödem fand sich Hyperämie, Blutaustritt in das Bindegewebe und Alveolen der Lunge (LASCH und ROLLER).

k) **Fluorid.** Bei Einatmung von HF kam es bei Kaninchen und Meerschweinchen zu schleimiger Sekretion aus Nase und Augen mit Husten und Niesen (0,05 mg/Ltr.). An den Bronchien waren Reizerscheinungen kaum wahrnehmbar. Bei 2 mg/Ltr. war der Auswurf blutig, hörte aber innerhalb einer Woche auf. Wurde die Konzentration noch höher gewählt, war der Husten intensiv.

Häufig war eine Sekundärinfektion mit Hämorrhagien in der Lunge, Bronchopneumonien. Bei der Sektion fanden sich Kongestion, Tracheitis, Bronchitis (15%), Hämorrhagien, Ödem (47%), Emphysem, Phlegmone. Die Blutungen waren massiv und betrafen manchmal den größeren Teil eines Lappens (MACHLE, THAMANN, KILZMILLER und CHOLAK[2524]).

l) **Zusammenfassung.** Eine spezifische Wirkung wurde nicht erwiesen. Man könnte bei ClO_4' und SCN' auf eine Beeinträchtigung von Membranen schließen, aber bei ClO_4' wurde z. B. die Möglichkeit einer gleichzeitigen Herzschädigung nicht ausgeschlossen. Ebenso wird das Ödem nach Phosphat nicht ohne weiteres auf Mangel an $Ca^{..}$ zurückgeführt werden können. An sich könnte $Ca^{..}$-Mangel ähnlich wirken wie die stark lyotropen Anionen, worüber wir noch zu sprechen haben werden.

V. Zentralnervensystem und Sinnesorgane.

a) **Chlorid-Hypertonische Lösung.** Bei Beschreibung der durch das Zentralnervensystem hervorgerufenen Symptome wird man meist den peripheren Angriffspunkt und den zentralen auseinanderhalten können. So werden bei Kaninchen durch NaCl — in letaler Dosis verabfolgt — Krämpfe und Zuckungen hervorgerufen, zum Teil gleich übergehend in Atemlähmung und Tod (MELLI und TASSO[2534]). Bei Infusion verschieden konzentrierter Lösungen (SENGA[2536]) kam es

---
[4184] BERNDT, A.: Dissertation Leipzig 1934, Rona 90, 46.

bei hohen Konzentrationen bald nach Beginn zu Zuckungen, bei 1,3 und 1,5% aber erst kurz vor dem Tode. Sicher sind die Zuckungen, solange sie fibrillärer Art sind, durch eine periphere Ionenverschiebung in den Muskelfasern bedingt, die reichlich angebotenes Na˙ stark aufnehmen können. Eine Beeinflussung der Nervenendplatte wurde hervorgehoben. In eigenen Versuchen an Fröschen (EICHLER[967]) wurde eine Mischung von Depression, fibrillären Zuckungen der Muskeln und Krämpfen gesehen. Ein denerviertes Bein wurde nicht betroffen, während fibrilläre Zuckungen noch blieben. Bei Umspülung der Medulla oblongata von Fröschen mit 20% NaCl, die unter 0° abgekühlt war, ließen sich Krämpfe epileptischer Art auslösen, und zwar reversibel, wenn die Einwirkungsdauer beschränkt wurde[4186].

BEHRENS[2452] sah in seinen Versuchen an Mäusen mit peroraler Gabe von NaCl nach einem vorübergehenden Stadium von Schlappheit Krämpfe auftreten, die um so heftiger waren, je weniger das Tier in den Zustand der Depression gekommen war, d. h. je früher die Krämpfe auftraten. Die Krämpfe in Form von Springen traten anfallsweise auf und ließen sich durch einen sensiblen Reiz auslösen.

Wie zwiespältig die Wirkung von Kochsalzlösung ist, und wie unübersehbar von den Bedingungen des Versuchs abhängend, zeigen die Verhältnisse bei Messung der Schwelle für die Auslösung eines Elektroschocks. Wir verweisen hier auf die Tab. 225, S. 546 über die Versuche von SWINYARD[3396, II] an Ratten, denen durch intraperitoneale Injektion von Glucose NaCl entzogen wurde. Aus der Gehirnrinde war Na˙ und Cl′ ausgetreten, die Schwelle war stark herabgesetzt, also die Erregbarkeit erhöht, während nachträgliche Injektion des entzogenen NaCl die Schwelle wieder auf die Norm zurückbrachte. Es gab eine kleine Zunahme des intrazellulären Wassers während der Phase der Herabsetzung, ohne daß sich eine Parallelität mit dem Zellwasser oder der Flüssigkeit im Gehirn überhaupt entdecken ließ. Durch perorale Gabe von 0,9% NaCl wurde das intrazelluläre Wasser stark erhöht, ohne daß die Schwelle sich änderte.

Trotzdem kann man eine Änderung der Schwelle erzielen. WOODBURY und DAVENPORT[4186, I] gaben Ratten, denen eine Pille von Desoxycorticosteron implantiert worden war, Kochsalzlösung intraperitoneal und erreichten einen Anstieg der Elektroschockschwelle um 14%, ebenso wie mit $CaCl_2$, während KCl, $MgCl_2$ und Phosphat zu einem deutlichen Abfall führten. Wurde statt einfacher NaCl-Lösung eine äquilibrierte Ringerlösung gegeben, dann war keine Änderung zu erzielen. Das würde auf eine Verschiebung des Ionengleichgewichtes hindeuten, wie es auf der oben zitierten Tabelle von SWINYARD zu sehen ist.

VERNEY[3630, I] prüfte die Beeinflussung des Zentralnervensystems durch Gaben von hypertonischen Lösungen von NaCl, Na_2SO_4, Rohrzucker und Glucose in die Carotis. Glucose wirkte etwas schwächer, die anderen aber völlig entsprechend dem osmotischen Druck. VERNEY legte also auf die Wasserbewegung größten Wert. Er zeigte, daß im Versorgungsgebiet der Carotis interna ein Osmoreceptor liegt, der die Neurohypophyse (Hinterlappen) zur Ausschüttung des antidiuretischen Hormons bringt, wie durch das Verhalten der Nierensekretion nachgewiesen werden konnte. Als Receptoren werden vielleicht eine Gruppe von Bläschen anzusprechen sein, die im Tractus supraopticus gelegene Fasern zur Hypophyse besitzen.

Bei höherer Dosierung von NaCl kamen folgende zentrale Symptome zur Beobachtung: Bewegungen des Kopfes, Versteifung der Gesichts- und Nacken-

---

[4185] COLOMBI, C. u. SACCHI, U.: Arch. Inst. biochim. ital. **6**, 135 (1934), Rona **83**, 223.
[4186] OZORIO DE ALMEIDA, M., MOUSSATCHE, H. u. DIAS, M. V.: C. rend. Soc. Biol. **129**, 424 (1938), Rona **111**, 542.
[4186, I] WOODBURY, D. M. u. DAVENPORT, V. D.: Am. J. Physiol. **157**, 234 (1949).

muskulatur und allgemeinere Muskelbewegungen, wohl als Reizung der Hirnrinde aufzufassen. Diese Beobachtungen scheinen die Auffassung zuzulassen, daß nicht die Entwässerung die Ionenverschiebung, sondern der Vorgang dieser physikochemischen Effekte zu den physiologischen Folgen Anlaß gibt, daß bei abgelaufenem Prozeß schon andere regulative Gleichgewichte wirksam geworden sind.

Bei Gabe von 20—30% NaCl an Hunde kam es zu degenerativen Veränderungen im Gehirn, sowohl in der grauen als auch weißen Substanz, neben Blutungen an verschiedenen Stellen[4185].

Eine besondere Bedeutung haben die Chlorionen, oder einfacher gesagt, das Kochsalz beim epileptischen Anfall des Menschen. Durch Retention von NaCl werden die Anfälle gefördert, und durch den Anfall wird die Anhäufung herausbefördert[4187]. Bei Säuglingen mit latenter Tetanie wurde die Erregbarkeit auf Kathodenöffnungszuckungen nicht erhöht nach Gabe von 1 g NaCl[4188]. Hierbei ist allerdings die Möglichkeit einer antagonistischen säuernden Wirkung nicht auszuschließen, und MELLI und TASSO[2534] fanden nach großen Gaben beim Kaninchen Erhöhung der $Ca^{..}$-Konzentration im Plasma.

Nervöse Störungen nach Fütterung von geschältem Reis an Tauben wurden durch NaCl (auch KCl und $CaCl_2$)-Gaben nicht beschleunigt ausgelöst[4189].

Merkwürdig ist die Wirkung von NaCl-Gaben (10 ccm pro kg 3,8% NaCl) auf die Chloroformnarkose[4190]. Die Hunde, die mit dieser Lösung vorbehandelt waren, zeigten weder den raschen Atemstillstand noch die Herzschädigung von $CHCl_3$, außerdem war die Narkose erschwert, es mußten große Mengen von Narkoticum gegeben werden. Diese Wirkung wäre zu erklären durch eine verminderte Atmung, so daß das angebotene Chloroform nicht so rasch aufgenommen würde und in größeren Mengen in der umgebenden Luft verdampfte. Gegen diesen Fehler waren Vorsichtsmaßnahmen nicht getroffen.

Durst. Ließ man Ratten einen Tag dursten und stellte fest, wieviel Flüssigkeit sie anschließend bei verschiedener Zusammensetzung aufnehmen mußten zur Stillung ihres Durstes, dann war 0,2% NaCl wirksamer als Wasser[4191]. Hier spielt anscheinend die Austrocknung eine Rolle, der durch Beifügung von etwas NaCl besser gesteuert wird als durch Wasser allein.

So einfach liegen die Verhältnisse aber nicht. In den Versuchen von DARROW und YANNET[3194] wurden Affen, Kaninchen und Hunden intraperitoneal 10% des Körpergewichtes Glucoselösung injiziert. In diese Lösung diffundierten nun die Ionen des Blutes. Der Cl'-Verlust betrug 25% des Gesamtbestandes, an $Na^{.}$ etwa 20%. Die Tiere hatten trockene Zunge und Schleimhäute, die Haut hatte ihren Turgor verloren. Es handelte sich um eine extreme Austrocknung, und trotzdem hatten die Tiere keinen Durst.

Beim Menschen wurde nach intravenöser Injektion von 30% NaCl Unbehagen, Kopfschmerzen und Nausea erzeugt. Wichtig war aber, daß schon während der Einspritzung Durst auftrat. Bei manchen Personen trat Durst schon nach 5 ccm 30% NaCl auf, aber immer war er zu erzielen nach 20—40 ccm (BALLIF und DEREVICI[2583]). Wurde einigen Menschen 20 g NaCl in 200 ccm H_2O peroral gegeben (ARDEN[2582]), dann machte sich nach 30 Minuten Durst bemerkbar. Nach 1 Stunde war der Mund trocken, nach einer weiteren Stunde hatte die Speichelsekretion aufgehört. Der Durst war extrem, hielt eine zeitlang an und

---

[4187] GELLER, W.: Klin. Wschr. **1936 I**, 168.
[4188] BAAR, H.: Z. Kinderheilkunde **46**, 502 (1928), Rona **49**, 209.
[4189] SUSKI, P. M.: Biochem. Z. **139**, 253 (1923), Rona **21**, 230.
[4190] RICHET, C. u. LASSABLIERE, P.: C. rend. Akad. Sci. **182**, 1502 (1926), Rona **38**, 149.
[4191] KIONKA, H.: Dtsch. med. Wschr. **1936**, Beilage Nr. 28, Rona **95**, 446.

erlosch fast ganz, ohne daß Wasser gegeben wurde. Offenbar hatte das dargereichte NaCl sich so im Organismus verlagert, daß eine Beeinflussung der durstempfindenden Zentren nicht mehr eintrat. Der Harn war nicht die Stelle der Verlagerung, wie aus der Analyse hervorging. Der Durst hielt länger an als die Diurese nach 20 g NaCl. Wurde jetzt Wasser gegeben (7 Stunden später), dann wurde der Rest des Durstes beseitigt, ohne daß eine Ausscheidung von Cl' erfolgte. Der Durst war übrigens nach Gabe von $NaHCO_3$ stärker als nach NaCl, so daß dem Na· die Wirkung zuzubilligen ist. Wesentlich scheint zu sein, daß die Dehydratation nicht das primum movens bei Erzeugung des Durstes ist.

KCl bewirkte keinen Durst, ebensowenig Harnstoff in äquimolekularer Menge, wo also der osmotische Druck der Zelle gestiegen war, aber auf andere Weise als bei NaCl[4191, I].

Bei der Einwirkung auf die *Sinnesorgane* ist die Hornhauttrübung zu erwähnen, die BEHRENS[2452] gelegentlich bei seinen Mäusen nach hoher NaCl-Gabe wahrnahm. Eine Trübung sahen wir bei unseren Fröschen, allerdings mehr im Glaskörper gelegen. Wenn die Tiere sich erholten, ging diese Trübung völlig zurück[4192, I].

Wenn Hunden eine Parotisfistel angelegt wurde, konnte man aus auftretender Speichelsekretion den Reflex auf einen Geschmacksreiz, an der Zunge messend, feststellen. Einwirkung von 2,32% NaCl, mit der man das Maul des Tieres für 30 Sekunden spülte, wurde gerade noch mit der Speichelsekretion beantwortet. Wurde den Tieren 1—3 Stunden vor dem Versuch 300 ccm 10% NaCl verabreicht, dann war die Schwelle auf 4,64% NaCl gestiegen. Ebenso war die Empfindlichkeit gegen Säure und Chinin abgestumpft. $NaHCO_3$ hatte keine Wirkung[4192]. Die Tiere von VERNEY[3630, I] reagierten nach intraarterieller Injektion von etwas hypertonischer (1,8%) NaCl-Lösung mit Lecken („lip smacking"). Das ist wahrscheinlich bedingt durch die Einwirkung auf die Geschmacksknospen, da der Effekt bei Unterbindung der Carotis interna zunahm. ANDREW[4191, II] konnte bei der Schildkröte Potentiale einzelner Fasern des N. glossopharyngeus ableiten und so die Reizbarkeit einzelner Papillen durch NaCl-Lösungen nachweisen. Die Receptoren reagierten meist erst auf hypertone, manche auf hypotone Lösungen. Aber die Empfindlichkeit war stets geringer als die der Säugetiere.

Bei Versuchen an Menschen wurde im Durchschnitt (mit ziemlich großen Schwankungen) der salzige Geschmack bei 160—170 mg NaCl im Liter Trinkwasser wahrgenommen[4194, I].

Durch Einstreuen von NaCl in das Maul eines Hundes mit Oesophagusfistel kam es auf reflektorischem Wege bei geringer Diurese zu einer Verminderung des Cl' im Harn, bei stärkerer wurde dagegen die Wasserausscheidung vermindert, und die Konzentration verschiedener Harnbestandteile stieg an. Kochsalz in Milch führte nur zu Abnahme des Cl' im Harn, gleichgültig, wie sich die Wasserausscheidung verhielt (HASRATJAN[3628, I]).

b) Bromid. Die Wirkung von Bromid auf das Zentralnervensystem verdient besonderes Interesse, weil es in jeder Beziehung aus der Reihe der Anionen herausfällt und die sonst durchgehend fast vollkommene Gleichheit mit Chlorid hier im Stiche läßt. Die Versuche, mit einer Anhäufung von Br' im Zentralnervensystem zu einer Erklärung zu kommen, sind deshalb besonders verfehlt, weil — wie wir im Abschnitt über die Verteilung ausführlich darlegten — gerade das Zentralnervensystem sehr wenig Br' aufnimmt, bzw. das Cl' ganz besonders festhält. Aber daß nicht eine völlige Abhängigkeit von der Konzentration

---

[4191, I] GILMAN, A.: Amer. J. Physiol. **120**, 323 (1937), Rona **104**, 56. Versuche an Hunden.
[4191, II] ANDREW, B. L.: J. Physiol. **108**, 7 P (1949).
[4192] TIMOFEJEW, N. W. u. KROLL-LIFSCHITZ, D. J.: Rona **87**, 387 (1934). C. **1936 II**, 1566.
[4192, I] EICHLER, O.: Nicht veröffentlichte Versuche.

herrscht, ersieht man daraus, daß es nicht einfach möglich ist, aus der Konzentration im Blut auf den Gehalt des Zentralnervensystems zu schließen, von dessen Gehalt die Wirkung abhängt. Da Br′ nur langsam an diese Stelle seiner Wirkung kommt, wird die Wirkung stärker sein, wenn die Konzentration im Blutplasma durch chronische Darreichung entsteht, kleiner, wenn es durch einmalige Gabe großer Dosen erreicht wird. Systematische Vergleiche wurden aber nicht ausgeführt.

Die beruhigende Wirkung ist nicht vollkommen der von einem schwachen Narkoticum gleichzusetzen, denn während Narkotica die die Temperatur erhöhende Adrenalinwirkung vermindern, wirkte NaBr nicht ein[4193]. Ebenso wird der hypnotische Schlaf durch die Gabe von NaBr nicht erleichtert, der durch narkotische Substanzen wie Alkohol, Veronal, Chloralhydrat eine Verstärkung erreichte. Jedenfalls gilt das für den Menschen, während bei Hunden eine additive Wirkung erzielt wurde[4194]. Ob es sich um die Frage der Dosis handelt, ist nicht ersichtlich.

Die einzelnen Tierarten unterscheiden sich anscheinend in der Reaktion. Das wird z. B. in der Frage des Auftretens von Erregungssymptomen usw. deutlich. Deshalb wollen wir die Tierarten getrennt behandeln.

Tauben. Die Tiere erhielten 0,4 g/kg NaBr täglich mit der Schlundsonde. Der Gang wurde taumelnd. Durch die Lähmung der Gleichgewichtsorgane flogen sie nicht mehr auf und blieben schließlich ganz liegen. Erstaunlich ist die Geschwindigkeit des therapeutischen Effektes von NaCl.

Um 7.38 Uhr erhielt eine Taube 0,227 g NaCl in die Brustmuskeln, nach $^1/_2$ Stunde versucht sie sich aufzurichten, sinkt aber zurück, um 9 Uhr frißt sie etwas Hafer, um 9.45 Uhr steht das Tier und nimmt Nahrung auf. Am nächsten Tage ist das Tier intakt.

60% des Halogens war bei dem schweren Vergiftungsbild durch Br′ ersetzt (MEYER-NOBEL[2530]). An dem Bilde ist zweierlei bemerkenswert: Die hohe Empfindlichkeit, da 60% Ersatz bei anderen Arten noch nicht zu so weitgehender Vergiftung führt, dann aber vor allem die große und rasche Wirksamkeit einer einzigen NaCl-Gabe, während beim Menschen häufig tagelange und noch längere Medikation notwendig ist.

Mäuse. Gabe 0,2 g/kg NaBr per os. Bei 50% Br′ zeigten die Tiere erhöhtes Schlafbedürfnis, Appetitlosigkeit, Gewichtsabnahme. Nach dem klinischen Aspekt konnte man die Tiere noch kaum von unbehandelten unterscheiden (MEYER-NOBEL[2530]).

Geeigneter zur Beobachtung sind die wilden Mäuse. Zwei Tiere erhielten 1 bzw. 2 ccm 10% NaBr subcutan (GÄRTNER[2528]). Die ersten Ausfallserscheinungen zeigten sich in einer Parese der hinteren Extremitäten, rasch zunehmend. Die Reflexzeiten (Kneifreflex) wurden verlängert, die Stellreflexe schwanden, Incontinenz von Blase und Rectum traten auf. Unter geringer Atembeschleunigung, dann aber Lähmung der Atmung erfolgte der Tod in tiefem Koma nach 6 und 3 Stunden.

Meerschweinchen und Ratten reagierten nicht verschieden. 1 g/kg NaBr führte bei Ratten nur zur Minderung der Erregbarkeit, ohne Seitenlage[4195]. 4 Ratten hatten gelernt, sich durch Betätigung eines Hebels das Futter aus einem Futtersack selbst heranzuholen. 0,018, 0,026 und 0,036 g NaBr an 3 aufeinanderfolgenden Tagen subcutan verabreicht, wirkten nicht eindeutig auf diese Fähigkeit. Bei 2 Tieren war die Reaktion verbessert, bei 2 verschlechtert[4196].

Es fand sich bei Meerschweinchen (4,25 g/kg NaBr intraperitoneal, Tötung nach 11 Stunden in tiefem Koma) und Ratte (2 g/Tier, mit Tod nach 8—10 Stunden) eine deutlichere

---

[4193] CRILE, G. W., ROWLAND, A. F. u. WALLACE, S. W.: J. Pharm. exp. Ther. 21, 429 (1923), Rona 23, 286.

Darstellung des Gliabildes des Zentralnervensystems, und zwar an der Großhirnrinde. Die Ganglienzellkerne waren zuerst pyknotisch, sogar Karyorhexis und fast Zerstäubung des Kerns wurde beobachtet. Die Nisslschen Granula waren geschwunden. Diese Bilder sind allerdings wohl mehr auf die Salzwirkung zurückzuführen, da sie auch nach NaCl zur Beobachtung kamen (GÄRTNER[2528]).

Kaninchen. Die Tiere wurden von Br' nicht beeinflußt, solange dieses nach Molen gerechnet weniger als 30% des Halogengehaltes im Serum ausmacht.

Bei 40—50% kommt es zur Einschränkung der Bewegungen mit Parese besonders der hinteren Extremitäten.

50—60% veranlaßte Aufhebung aller spontanen Muskelbewegungen, die Reflexe wurden abgeschwächt. Der Zustand ähnelte dermaßen einer Narkose, daß eine Operation ohne Abwehrbewegung vorgenommen werden konnte.

Ersatz von 75% wurde ertragen. Die Tiere konnten in kurzer Zeit völlig normal werden, wenn man größere Mengen NaCl zuführte (MÖLLER[2767]).

Bei Gabe ganz großer Mengen intravenös (2—2,5 g/kg) entstanden Krämpfe, gefolgt von Lähmung und Tod. Diese Dosen — hochprozentig (50%) zugeführt — werden wohl mehr eine reine Salzwirkung haben.

1 g/kg: Der Kopf legte sich zur Seite, die Reflexe verminderten sich, ebenso die Sensibilität. Man konnte die Tiere kneifen und sogar brennen, ohne daß sie eine Reaktion zeigten. Im Auge wurde Mydriasis und manchmal Exophthalmus gesehen (PATOIR[2537]). Bei 2 g/kg kam es zu starken Krämpfen, bedingt durch die Hypertonie. Bald beruhigte sich die Erregung und wich einer $1/2$ Stunde dauernden Narkose. 3 g/kg intravenös führte zu Krämpfen und raschem Tod.

Es ist von Interesse, daß die Krämpfe nach 2 g/kg bei wiederholten Gaben an jedem zweiten Tage aufhörten, wohl bedingt durch die zentrale Beruhigung der vorherigen Gabe (PATOIR[2537]).

Katzen. Abweichend von anderen Tieren wie Kaninchen und Hunden — wenigstens quantitativ diese Tiere weit übertreffend — kam es nach Darreichung von 1 g/kg NaBr an 3—5 aufeinanderfolgenden Tagen zu Laufbewegungen, die tagelang anhalten konnten. Die Bewegungen traten auf ganz gleich, ob die Tiere sich selbst durch den Käfig bewegten, oder ob sie nur Seitenlage einnehmen konnten. Diese Art von Erregung wurde durch Äthernarkose im Anfangsstadium verstärkt, aber nach Abtragen des Großhirns und Dekapitation verhindert (BLUME[2542]). Aufregung wurde auch von COOMBS, SEARLE und PIKE[2543] nach derselben Dosierung beobachtet. Fortführung der Fütterung für längere Zeit führte zu motorischen Inkoordinationen, und nach 14 Tagen wurde das Tier schläfrig.

Nach Exstirpation der Nebenschilddrüse und Schilddrüse verringerte sich die Schläfrigkeit, und auch die motorischen Inkoordinationen nahmen ab. Wurde die Operation während des Stadiums der Exzitation vorgenommen, dann hörte dieses sofort auf. Blieben die Tiere 3 Wochen lang infolge der Bromidfütterung krämpfefrei, dann traten Zeichen von Myxödem, Ausfall der Haare und kranke Augen auf. Im Großhirn kamen Neurophagie und Sattelitose der motorischen Rindenzellen, aber auch anderer Regionen zur Beobachtung. Diese Effekte wurden schon registriert nach täglicher Gabe von 0,5 g NaBr und zeigten sich in einer niederen Krampfgrenze gegen Absinth ([4197], siehe darüber folgende Seiten).

Bei der Darstellung der Bromidwirkung könnte man sich begnügen mit dem allgemeinen Ausdruck der Depression des Zentralnervensystems, wie sie bei

---

[4194] SUMBAJEW, I.: Sovet. Nevropat. **4**, 83 (1935), Rona **92**, 165.
[4194,I] WIGGERS, K.: Nederl. Tijdschr. Geneesk. **1941**, 249, Rona **126**, 356.
[4195] GROS, O. u. HAAS H. T. A.: Naunyn-Schmiedebergs Arch. **182**, 348 (1936).
[4196] WENTINK, E. A.: J. of exp. Psycholog. **22**, 150 (1938), Rona **106**, 263.
[4197] PIKE, F. H. u. NOTKIN, J.: Amer. J. Physiol. **97**, 549 (1931), Rona **63**, 528.

den ganz schweren Vergiftungen vorliegt. Diese Beschreibung wäre aber doch nur sehr oberflächlich und unzureichend, wenn wir die eben beschriebenen Erregungssymptome bei den Katzen berücksichtigen. Da die Funktion des Zentralnervensystems sich aus Hemmung und Erregung — auch nur grob gesprochen — äquilibriert, besteht die Möglichkeit einer durchaus differenten Beeinflussung beider Faktoren, wodurch dann solche Bilder wie oben in den Versuchen von BLUME zustande kommen. Wird „die Hemmung" durch Bromide vermindert, dann können z. B. bedingte Reflexe, wie in den Untersuchungen von PAWLOW, sogar stabilisiert werden.

Um solche Effekte darzustellen, kann man nicht mit robusten Dosierungen vorgehen, wie Versuche an der decerebrierten Katze von IVANOV und ANOCHU[4198] zeigen, bei denen nur Rückenmarksreflexe zur Untersuchung kamen.

In der Versuchsanordnung wurden beide Nn. ischiadici gereizt und die Kontraktion des M. quadriceps femoris mechanisch registriert. Der Reiz begann ipsilateral; nachdem dieser 5 Sekunden angedauert hatte, wurde gleichzeitig der kontralaterale Reiz für 5 Sekunden eingeschaltet, während dieser Zeit erfolgte die Reizung beiderseits. Nachdem der kontralaterale Reiz aufgehört hatte, dauerte der ipsilaterale Reiz noch weitere 5 Sekunden an, hatte also eine Gesamtdauer von 15 Sekunden. Beim Beginn des ipsilateralen Reizes kam es zur Kontraktion des M. quadriceps (Phase 1), die mit Einsetzen des kontralateralen Reizes durch Reflexhemmung einer Erschlaffung wich, manchmal bis auf den Nullpunkt (Phase 2). Hörte diese Reflexhemmung auf, dann kam es in einer dritten Phase zum neuerlichen Anstieg der Kontraktion auf die alte Höhe.

Bevor wir zur Beschreibung der Bromeinwirkung auf den Ablauf dieser Ereignisse kommen, ist besonders hervorzuheben, wie rasch auf die intravenöse Injektion der Bromiddosen (0,066—0,18 g/kg) die Änderungen erfolgen. Schon 30 Sekunden nach der Gabe sind deutlich fortschreitende Effekte zu sehen, die ihren Angriffspunkt ausschließlich im Rückenmark haben, da Abklemmen der Muskeldurchblutung an dem Ablauf nichts änderte. Die erste Beeinflussung durch Bromid traf die Phase 2. Hatte die Hemmung nicht zu einer vollen Erschlaffung auf die Abscisse geführt, dann wurde die Einkerbung in der Kurve vertieft, also eine Betonung der Hemmungsphase als ersten Effekt bei den niedersten Dosen. Das sah man am Verlauf der Versuche, wenn der kontralaterale Reiz der Phase 2 auf 11 Sekunden verlängert wurde. Dann dauerte der Konflikt der beiden Kräfte längere Zeit, aber die Erregung setzte sich durch, denn die hemmende Wirkung machte sich nur kurze Zeit in den 11 Sekunden der Phase 2 bemerkbar. Wurde jetzt Bromid gegeben, dann wurde die Hemmung verstärkt. Dies zeigte sich bei der ursprünglichen Versuchsanordnung darin, daß zuerst die Dauer und dann auch die Höhe der 3. Phase vermindert wurde, die schließlich ganz fortfällt, so daß nur die 1. Phase unverändert fortbesteht.

Der hier skizzierte Verlauf ist häufig zweiphasisch, indem nach der eben beschriebenen Phase der Betonung der Hemmung mit Durchgang durch den Normalzustand schließlich gerade die hemmende Phase fortfällt und eine Lähmung der Hemmungen anzunehmen ist. Dieser Vorgang konnte so weit gehen, daß anschließend an die 15-Sekunden-Reizung noch nachträglich eine Reihe von Kontraktionen erfolgte, eine Überleitung zu den Befunden von BLUME. Der Ablauf war nach der Gabe rasch. Nach einer Stunde konnte der ursprüngliche Zustand bei diesen Dosen wieder erreicht sein, obwohl wir wissen, daß eine Ausscheidung von Br' in dieser Zeit nicht einsetzt. Es kann sich nur um eine neue Verteilung handeln, nachdem die primäre die stärker durchbluteten Organe mehr getroffen hat (trotz des schweren Eindringens des Br' in das Zentralnervensystem?).

[4198] IVANOV, A. u. ANOCHIN, P.: Z. exp. Med. **84**, 435 (1932), Rona **72**, 740.
[4199] USSIJEWITSCH, M. A. u. SCHMULEWITSCH, M. G.: Fisiol. Z. **23**, 697 (1937), Rona **108**, 629. C. **1938 II**, 2454.
[4200] LINDBERG, A.: Fisiol. Z. **20**, 763 (1936), Rona **97**, 168. C. **1937 II**, 3191.

Bei Steigerung der Dosis wird allmählich die erste Phase getroffen. Bei 0,5 g/kg wird die primäre Kontraktion auf 0 reduziert, wenn auch nur für kurze Zeit. Erst bei 3 g/kg kam keine Reversibilität bei Lebensdauer des Präparates zustande. Im ganzen sehen wir die Abstufung der einzelnen Wirkungen und den durchaus nicht eindeutigen Verlauf, wenn man die Dosen nur genügend differenzierte.

Hunde. An Hunden wurden vor allem Versuche durchgeführt, um die Einzelbeeinflussung von Erregung und Hemmung zu studieren. Hierbei wurde die *Methode der bedingten Reflexe* herangezogen, deren Sitz zum Teil im Großhirn zu suchen ist. Jedenfalls gibt es Störungen des Gleichgewichts; und wenn dann die Erregung weniger als die Hemmung beeinflußt ist, letztere aber verstärkt — wie eben bei den Rückenmarksreflexen der Katze — dann wird ein Zeitpunkt möglich sein, wo die Wirkung auf solche bedingten Reflexe bei längerer Darreichung von Br′ geringer wird und erst nach Gabe von NaCl und Flüssigkeit zunimmt[4200]. Dann kann man verstehen, daß bei 120—160 mg% Br′ im Blut wieder ein Gleichgewicht des Zentralnervensystems zu beobachten ist (OUSSIEVITSCH und GEORGIEVSKAJA[2775]).

Auf einen Sirenenton wurde ein bedingter Reflex für Aufnahme von Nahrung ausgebildet. Durch besondere Summierung hemmender Faktoren bei dem Versuch wurde eine nicht spontan heilende Störung psychotischer Art ausgelöst, indem der Hund alles wahllos zu benagen begann. Durch tägliche Verabreichung von 0,5 g NaBr konnte diese Störung für immer beseitigt werden[4199]. Einmal war der gleichzeitige Zusatz von Coffein notwendig[4206].

Brom soll das gestörte Gleichgewicht zwischen den Nervenprozessen wiederherstellen können und einen hypnotischen Zustand beseitigen[4202, 4204]. Aber höhere Dosierungen oder zu lange Darreichung führten zur Störung der bedingten Reflexe[4203]. So erfolgte bei Gabe von 3 g NaBr täglich 1 Stunde vor dem Versuch schon in den ersten Tagen eine Verspätung der Speichelsekretion, die bei weiteren Gaben zunahm und nach Fortlassen von Br′ wieder allmählich fortfiel. Auch hierbei soll es sich um die Begünstigung der Hemmungen handeln[4207]. Man wird fragen, ob wirklich die Hemmungen den Prozeß verzögern oder das Bromid selbst.

Angeblich spielen bei der Bromwirkung Alter, Gesundheitszustand, Kastration eine Rolle bei optimaler Wirkung der Dosierung, deren Größe von 1 mg bis 6 g NaBr/Tag schwanken kann[4201].

Bei 2 Hunden mit Speichelfisteln wurde durch Zeigen von Nahrung gleichzeitig mit einem Glockensignal oder durch ein Metronom mit 60 Schlägen in der Minute, oder durch Zeigen von Licht ein bedingter Reflex gesetzt. Bei 140 Schlägen des Metronoms schliefen die Hunde ein. Nach 120 mg/kg NaBr per Klysma schliefen die Hunde rascher und länger ein, was auch 3 Stunden später noch deutlich war. Die Latenz auf die Speichelsekretion war aber von 2 auf 4 Sekunden verlängert und die Schwelle erhöht. Nach 280 mg/kg NaBr trat auf 140 Schläge des Metronoms eine Speichelsekretion auf. Nach 6 Stunden trat eine Speichelsekretion nur nach ganz großen Reizen auf, bei 140 Metronomschlägen kam der Hund in tiefen Schlaf. Nach 17 Stunden war die Differenzierung verbessert[4208]. Wir sehen, daß die bedingten Reflexe durch Bromid verschieden beeinflußt werden, und zwar Vermehrung bei Schlaf, Verminderung für die Speichelsekretion.

[4201] PETROWA, M. K. u. USSIJEWITSCH, M. A.: Fisiol. Z. **20**, 215 (1936), Rona **96**, 623. C. **1937** I, 2211.
[4202] PETROWA, M.: Rona **76**, 320 (1933).
[4203] JAKOVLEVA, V.: Rona **76**, 320 (1933).
[4204] MAJOROV, F.: Rona **76**, 321 (1933).
[4205] ROSENTHAL, I.: Rona **76**, 321 (1933).
[4206] PETROWA, M. K.: Fisiol. Z. **17**, 1128 (1934), Rona **88**, 112.
[4207] LINDBERG, A. A.: Fisiol. Z. **20**, 749 (1936), Rona **97**, 168. C. **1937** II, 3191.

Bei den höheren positiv bedingten Funktionen sehen wir Betonung der Hemmung (siehe auch [4205]). Beim Türkschen Reflex fand sich allerdings keine eindeutige Wirkung auf die Hemmungen des Mesencephalon, während die Erregbarkeit des Rückenmarks immer vermindert wird, gemessen an der Latenz des Reflexes[4211, I].

Affen. Auch hier wird die Hemmung durch Brom verstärkt. Zur Festigung der Differenzierungsreize waren aber viel kleinere Dosen notwendig. Bei Dosen von 2—4 g NaBr erfolgte Enthemmung der Differenzierung[4209, 4211] (1 Anubis-Pavian und 1 Lapunder-Makak). Bei einem kastrierten Affenweibchen übten 0,15—1,0 g NaBr keinen Einfluß auf die Reflexe aus. Größere Dosen (2,0) führten zur Störung der Differenzierungsfähigkeit und — wie beim Hund — Abschwächung der positiv bedingten Reflexe, die schließlich ganz schwanden.

Durch Coffein konnten die Reflexe vorübergehend gebessert werden, auch die Futterverweigerung und mangelhafte Reaktion auf Reize gingen zurück, aber immer nur für kurze Zeit und bei dauernder Darreichung. Dagegen wirkte Strychnin viel stärker und nachhaltiger[4210].

Mensch. Bei intravenöser Injektion von 10—20 g NaBr in 50% Lösung (PATOIR[2537]) klagte das Individuum über Schmerzen bis zur Achselhöhle ausstrahlend. Dann kam es zu Kribbeln in den Extremitäten und Kopfschmerzen. Diese Symptome sind wohl in erster Linie auf die Wirkung der Hypertonie zu beziehen. Dann begannen die Symptome, die wir dem Br' selbst zuschreiben müssen, wie Euphorie, intellektuelle Mattigkeit und zögernde Sprache. Die Sehnenreflexe wurden langsamer, der Rachenreflex verschwand. Auch der Cornealreflex wurde vermindert und konnte schwinden. Von Bedeutung ist das Verhalten der Sensibilität, die Schmerzempfindung wurde langsam und schwach und erreichte ihren größten Tiefstand nach $1/2$ Stunde mit der Dauer von 1 Stunde.

Ein Zusatz anderer Narkotica war nur in geringem Maße notwendig, so daß Erbrechen und Kopfschmerzen fast nie auftraten. Auch die postoperativen Schmerzen waren abgeschwächt.

Nach peroralen Gaben von 4—6 g NaBr wurde eine Änderung des Drucksinns nicht beobachtet. Die Schmerzempfindung wurde in manchen Fällen gesteigert, in manchen herabgesetzt[4212]. Auf das Dunkelsehen sollen schon 0,5 g hemmend wirken, und zwar soll die Restitution des Sehpurpurs verzögert werden[4213]. Eine Prüfung der Adaption innerhalb einer (!) Minute ergab auf 1,7 g keine Wirkung[4214, I]. FLINN[2777, II], der durch 4 Monate lange Gabe eine Blutkonzentration von durchschnittlich 50 mg% Br' erreichte, fand keinen Anstieg der Reaktionszeit. Die intellektuelle Kapazität bei vorher und nachher untersuchten Studenten war nicht vermindert, „im Gegenteil sogar vielleicht etwas erhöht".

Ein großes Gebiet bildet die *Bromintoxikation* des Menschen, deren Symptome schon ausführlich dargestellt wurden. Auch im Elektroencephalogramm prägte sich die Intoxikation aus, indem die Wellenfrequenz herabgesetzt wurde, z. B. auf 8,3 in der Sekunde bei 59,6 mg% Br' im Blut, mit Anstieg auf 10,9 (sogenannter α-Rhythmus) bei Abnehmen auf 36,4 mg%[4214].

[4208] WOLFF, H. G. u. GANTT, W. H.: Arch. of Neurol. **33**, 1030 (1935), Rona 89, 203. C. **1935 II**, 1909.

[4209] KAMINSKY, S. D. u. MAJOROW, E. P.: Fisiol. Z. **27**, 22 (1939), Rona 117, 460. C. **1940 I**, 2498.

[4210] BAMM, L. A.: Fisiol. Z. **27**, 31 (1939), Rona 119, 271. C. **1940 I**, 2498.

[4211] BAMM, L. A.: C. **1939 II**, 459.

[4211, I] LAPICQUE, L. u. M.: C. rend. Soc. Biol. **135**, 537 (1941), Rona 127, 303.

[4212] MULLIN, F. J. u. LUCKHARDT, A. B.: Arch. internat. Pharmacodyn. **55**, 112 (1937), Rona 101, 169.

[4213] LASAREFF, P. u. COUPER, L.: Rona 50, 308 (1929).

[4214] RUBIN, M. A. u. COHEN, L. H.: Arch. of Neurolog. **40**, 922 (1938), Rona 113, 104.

Die toxischen Symptome datieren LOVELL und BROWN[3259] von einer Konzentration von 150 mg% ab. Die umfassendste Untersuchung mit Analyse von 1000 Patienten stammt von WAGNER und BUNBURY[2588]. Es gab immerhin unter diesem Material zwei Patienten mit einem Gehalt von 200—300 mg% ohne toxische Symptome, zwischen 125—200 mg% war die Zahl 3, zwischen 75 und 125 mg% 28. Dagegen hatten bei der zuletzt erwähnten Konzentration 15 Patienten schon toxische Erscheinungen. Die Symptome bestanden in Tremor, Sprachdefekten, Ataxie, schließlich Stupor. Organisch-nervöse Kranke waren empfindlicher. Die Medikation ist besonders schwierig bei schlechter Halogenausscheidung, dann kann Gabe von NaCl das Br' aus dem peripheren Gewebe verdrängen und die Symptome verschlimmern. Diese Gefahr ist auch sonst zu fürchten.

Vielfach wurde das Krankheitsbild einer toxischen Encephalitis angenommen (z. B. WILE[3417]) und ebenso einer ganzen Reihe anderer Differentialdiagnosen wie Taumellolch in dem oben erwähnten Fall von STOLTE.

Einen Fall von Brompsychose mit Benommenheit, Sinnestäuschungen optischer und akustischer Art, Wahnbildung und Störungen der Aufmerksamkeit, Orientierung und in der sexuellen Sphäre teilte POHLISCH[4215] mit, noch nach einer Dauer von 7 Monaten. Der Fall ist nicht rein, weil auch Morphinismus und Schlafmittelgaben hineinspielen.

c) Besondere Bedingungen der Bromidwirkung — Krampfgifte. Bei Fröschen, deren Rückenmark allein intakt gelassen war, wurde die Art des bei Reiz des N. ischiadicus erhaltenen, gekreuzten Reflexes untersucht[4216, 4217]. Der einfache Reiz führte nicht zu einem Erfolg, sondern er mußte wiederholt werden, d. h. es handelte sich um einen Iterativreflex. Bei Gabe von 0,05 g NaBr pro 30 g Frosch und Untersuchung etwa 5—6 Stunden danach genügte ein einziger Reiz, um den Reflex auszulösen. Außerdem sank die Summationszeit, und es änderte sich die Funktion zwischen notwendiger Reizzahl und Spannung. Die Rheobase wurde nicht wesentlich und nicht konstant erhöht. Blieb der Reflex unter Herrschaft des Thalamus (nur das Großhirn war abgetragen), dann ließ er sich durch einen einzigen Reiz auslösen. Mit der halben Dosis NaBr wurde jetzt meist erst durch wiederholte Reizung ein Erfolg erzielt. Demnach war durch die halbe Dosis der Thalamus ausgeschaltet worden, ohne das Rückenmark zu beeinflussen.

Bei noch stärkeren Dosen (0,1 g/30 g Frosch) hatte der Reflex einen nichtiterativen Charakter und behielt ihn auch bei nachträglicher Zerstörung des Thalamus. Beide Teile des Zentralnervensystems waren beeinflußt. Während beim intakten Thalamus die Spannung nur wenig vom Reizintervall abhängig war, stieg unter NaBr die Spannung mit dem Reizintervall an. Die Erklärung sucht der Autor in der LAPIQUESCHEN Vorstellung von der doppelten Wurzel der Chronaxie, erstens die der Zelle direkt und zweitens die der Subordination unter die höheren Zentren, die beim Frosch im Thalamus bestehen. Durch das höhere Zentrum wird die Chronaxie erniedrigt, und solange dieses intakt ist, ist der Reflex nicht iterativ; wird es ausgeschaltet, bleibt die lokale höhere Chronaxie, und der einfache Reiz genügt nicht mehr, der Reflex wird ein Iterativreflex.

Ebenso wirkte Bromid erniedrigend auf die Chronaxie des Schaltneurons in mittlerer (0,05 g) und größerer (0,1) Dosis. Wurde der Thalamus in Verbindung mit den Reflexbogen gelassen, dann genügte durch die niedere Chronaxie („die Subordination") der einfache Reiz, wenn nicht durch Bromid der Thalamus aus-

---

[4214], I DITCHBURN, R. W. u. POWER STEELE, E. J.: Nature 1941 I, 745, Rona 132, 147. 0,4—0,7 g Coffein führten zur Beschleunigung.
[4215] POHLISCH, K.: Mschr. Psychiatrie 99, 315 (1938). Klin. Wschr. 1938 II, 1817.
[4216] ACEVEDO, D.: C. rend. Soc. Biol. 104, 181 (1930), Rona 58, 133.
[4217] ACEVEDO, D.: Ann. de Physiologie 6, 427 (1930), Rona 61, 539.

geschaltet wurde. Das ist nur möglich in dem engen Dosenbereich, in dem der Thalamus durch Bromid schon gelähmt wird, das Rückenmark aber noch keine Beeinflussung zeigt (siehe auch LAPICQUE[4211, I]). Auch der Antagonismus Bromid-Pikrotoxin ging über das Mittelhirn[4219].

RUICKHOLDT[4065, I] bewahrte ein Froschrückenmark 24 Stunden in einer Tyrodelösung auf, in der das Cl' durch Br' ersetzt war. Es sprach trotzdem auf Reizung gut an, ein unerwartetes Resultat.

Bei lokaler Applikation isotonischer KCl'-Lösung auf das Rückenmark wurde nur eine Depression des Reflexes gesehen, der durch Ersatz des Cl' durch Br', außerdem durch SO_4'' und J' nicht aufgehoben wurde, sondern sich eher verstärkte[4218].

Die lokale Wirkung wurde durch die Acidität nicht verändert, aber bei Kaninchen ließ sich die Bromwirkung durch Säure verstärken (ebenso wie durch vorherige suboccipitale Punktion der Zisterne mit Entnahme von Liquor)[4220]. Diese Reaktion der Acidität soll auf dem allgemeinen Gesetz beruhen, daß die Wirkung von Anionen durch Säure, die von Kationen durch basische Reaktion verstärkt wird (was wohl nur bei schwachen organischen Ionen gilt).

Bei Vergleich der *antikonvulsivischen Wirkung* gegen zentrale elektrische Reizung bei Kaninchen fand sich bei täglicher subcutaner Injektion verschiedener Bromsalze eine Erhöhung der Reizschwelle. Die Steigerung war am größten bei NaBr (gegenüber $K^{\cdot}$, $NH_4^{\cdot}$, $Mg^{\cdot\cdot}$, $Ca^{\cdot\cdot}$)[4221], ein Einfluß säuernder Salze war also nicht merkbar.

Der antagonistische Einfluß von Bromid auf experimentelle Krämpfe wurde häufig beobachtet und gemessen. Es werden nicht nur die Krämpfe unterdrückt, sondern auch die tödliche Dosis erhöht. Das gilt übrigens auf Gegenseitigkeit.

Bei der weißen Ratte war die tödliche Dosis von NaBr- und Acetanilidmischungen geringer als der Summe entsprach (SMITH und HAMBURGER[2532]).

Durch 1 g/kg NaBr wurde bei Mäusen die erregende Wirkung von Coffein herabgesetzt oder aufgehoben. Bei 5 mg/kg *Coffein* schlug aber die erregende Wirkung durch (DRUCKREY[2529]). Umgekehrt ließ sich bei Personen, die durch Coffein in einen Erregungszustand gebracht waren, die beruhigende Wirkung von Bromid messen[4222].

Gegen *Cardiazol*krämpfe der weißen Ratte schützten schon 1000 mg/kg NaBr per os, ohne daß Seitenlage eintrat (GROSS und HAAS[4195]). An Kaninchen betrug die schlafmachende Dosis von NaBr bei subcutaner Injektion 0,03 g/kg, die halbe Dosis vermochte schon die Krämpfe von 25 mg/kg Cardiazol zu hemmen, allerdings nur für 35 Minuten[4223].

Bei Mäusen war die 3fache Dosis von *Pikrotoxin* gegenüber der Norm notwendig, um den Tod herbeizuführen, wenn 50% des Bluthalogens aus Br' bestand, bei 25% noch immer die doppelte Dosis. Bei Tauben war etwas Analoges festzustellen (MEYER-NOBEL[2530]).

Durch Auftragen von *Strychnin* auf die motorische Hirnrinde von Hunden konnte ein lokaler Klonus in bestimmten Muskelgruppen hervorgerufen werden. 0,3 g/kg KBr subcutan wirkte wenig auf diesen Klonus, nach peroraler Gabe über 14 Tage bis zu schweren Vergiftungserscheinungen konnte die Strychninwirkung nicht völlig aufgehoben werden (ebensowenig die lokalen elektrischen Reize), aber die Krämpfe verliefen kurz und unvollständig[4224].

[4218] MITOLO, M. u. LIDDO, S.: Boll. Soc. ital. Biol. sper. **4**, 456 (1929), Rona **53**, 777 Zentralnervensystem der Kröte.
[4219] SCHRIEVER, H. u. PERSCHMANN, G.: Pflügers Arch. **236**, 497 (1935).
[4220] PETRUNKINA, A. u. PETRUNKIN, M.: Z. exp. Med. **68**, 720 (1929), Rona **54**, 825.
[4221] SPIEGEL, E.: Arch. internat. Pharmacodyn. **63**, 464 (1939), Rona **121**, 293. C. **1940, I** 2977. 3 ccm/kg einer n/1 Lösung.
[4222] v. WERZ, R. u. HOMANN, G.: Naunyn-Schmiedebergs Arch. **193**, 272 (1935).

Auch bei *Absinth* konnte eine einmalige Dosis von Bromid die Krämpfe der Katzen nicht verhindern, etwas besser nach wiederdolten Gaben[4226].

Die Krampfdosis für Absinth bei Katzen beträgt 0,06 ccm/kg, 2 g NaBr erhöhte sie auf das Doppelte, aber die Dosis wurde dann letal. 0,5—1 g NaBr für Wochen führte nicht zur deutlichen Wirkung[4227].

*Thujon*krämpfe von Ratten wurden ebenso durch 4mal 100 mg NaBr unterdrückt, noch viele Tage nach der Gabe nachweisbar[4225].

Bei Kaninchen wurden durch 0,15 ccm/kg 2% Thujonlösung Krämpfe erzeugt. Bei täglicher Gabe von 0,33 g NaBr wurden die Konzentrationen im Blut mit 140—150 mg% Br' bestimmt, bei denen keine Krämpfe mehr erfolgten. Einmal waren sie trotz der Konzentration von 225 mg% auslösbar (Boshes[2768]).

Die minimale Krampfdosis einer 10% Lösung von *Monobromkampfer* betrug (15 Katzen) 0,01 cm/kg, die letale Dosis 0,02 ccm. Nach täglicher *Vorbehandlung* mit 1 g NaBr für 10—14 Tage stieg die minimale Krampfdosis auf 0,0145 ccm/kg, die letale sank auf 0,0155 (7 Katzen).

Dagegen vertrugen normale Tiere 35—55 elektrische Reizungen der Hirnrinde, nach Bromid 80 und mehr. Wurde geprüft, wieviel kurze Verschließungen der Kopfarterien von Tieren ertragen wurden, bevor sie starben, dann kam man bei normalen Tieren auf die Zahl 9—18 mit einer Gesamtdauer von 25—35 Minuten. Durch Bromid wurde sowohl die Zahl, als auch die Dauer der Perioden reduziert (Coombs und Mitarbeiter[2543]). Ausschließlich das Großhirn treffende Insulte wurden durch Bromidgabe gemildert, nicht dagegen wenn tiefere Teile in Mitleidenschaft gezogen werden, hier verursachte es eine Erhöhung der Toxizität wie bei Monobromkampfer und den wiederholten Anoxämien. Jedoch gilt das nicht allgemein, wie wir durch Vergleiche sehen.

Katzen nach der *Entfernung von Schilddrüse mit den Nebenschilddrüsen* zeigten bald starke Krämpfe und gingen in kurzer Zeit zugrunde. Wurden die Tiere vor der Operation in der oben angegebenen Weise vorbehandelt, dann traten Krämpfe nicht auf, die Lebensdauer erreichte 14—28 Tage ohne Entwicklung einer Tetanie. Operierte Tiere zeigten nach Tetanisierung der Hirnrinde eine längere Dauer der Krämpfe. Die Krämpfe überdauerten den Strom um 45—100 Sekunden. Es stellte sich bald eine tonische Dauerkontraktur in der Muskulatur ein, die Tiere wurden steif. Unter Bromid wurde ihr Auftreten hinausgeschoben, und die Tiere ertrugen häufigere Reizungen. Da durch die Vorbehandlung mit Bromiden die $Ca^{··}$-Werte des Blutes nicht in dem Maße absanken wie ohne Br', wäre daran zu denken, daß hier eine Ursache der Bromidwirkung vorliege. Aber weitere Versuche[4228] zeigten, daß nach Entfernung der Hirnrinde die Tiere auch länger überlebten, also eine ähnliche Wirkung wie nach Bromid — wenn auch in geringerem Maße — zeigten. Dabei kam es zu einer leichteren Entwicklung der Kontraktur. Das Gemeinsame ist die geringere motorische Aktivität und nicht die Verschiebungen im $Ca^{··}$-Gehalt des Plasmas. Durch Bewegungen (auch Krämpfe) kommt es zur Abgabe von $Ca^{··}$ aus dem Muskel, und dadurch verbraucht er gewissermaßen seine Reserven. Die Tetanie entsteht nicht in Muskeln, die nicht innerviert sind. Daher kommt die langsamere Entwicklung der Kontraktur unter Bromid. Die Kontrakturen entwickeln sich erst, wenn der Muskel auf den Reiz nicht mehr voll zu antworten vermag, und liegen auf dem Weg zur Erschöpfung. Diese wird

---

[4223] Sibata, K.: Fukuoka Acta med. **33**, 6 (1940), Rona **119**, 336.
[4224] Amantea, F.: Atti. Accad. naz. Lincei VI, **22**, 177 (1935), Rona **92**, 465.
[4225] Barbour, H. G. u. Dickerson, V. C.: J. Pharm. exp. Ther. **65**, 281 (1939).
[4226] Notkin, J. u. Pike, F. H.: Amer. J. Psychiatry **10**, 771 (1931), Rona **63**, 828.
[4227] Pike, F. H., Notkin, J., Coombs, H. C. u. Weingrow, S. M.: Amer. J. Psychiatry **12**, 947 (1933).

aber nach Bromid nicht so leicht erreicht. Wurde der Muskel direkt gereizt (rectus abdominis), dann zeigte sich durch die NaBr-Vorbehandlung keine andere Art der Entwicklung als in der Norm.

Wurde Säuglingen mit latenter Tetanie 1,7 g NaBr verabfolgt, dann erfolgte die Kathodenöffnungszuckung erst auf einen höheren Reiz (BAAR[4188]). Diese Wirkung würde im Sinne der vorigen Versuche als ein Zeichen der Schonung des Muskelstoffwechsels aufzufassen sein, wenn nicht $NaNO_3$ (1,5 g) auch erregbarkeitsherabsetzend wirkte und 2,4 g Na_2SO_4 die Erregbarkeit heraufsetzte, so daß die Beobachtungen insgesamt zweifelhaft werden.

Die *klinische Anwendung* des Bromids geht häufig auf hier im Tierversuch demonstrierte und analysierte Wirkungen zurück und ist außerordentlich vielseitig, so etwa bei postencephalitischen Zuständen[4229], auch bei vielfältigen Erscheinungen neurotischer Art[4230], besonders aber früher bei der Epilepsie. Gerade hier spielt der Antagonismus zum Chlorid eine Rolle, so daß Gesichtspunkte maßgeblich für den Erfolg sind[4231], die — auch wenn die Therapie jetzt meist zugunsten des Luminals usw. verlassen wurde — doch unser theoretisches Interesse verdienen. Dabei wird angegeben, daß KBr und NaBr dem $CaBr_2$ vorzuziehen seien[4232], während bei anderen Erkrankungen nicht nur auf eine synergistische, sondern in Hinsicht auf die exsudativen Nebenwirkungen sogar auf eine antagonistische Wirkung von Anion und Kation hingewiesen wird[4233].

d) Nitrat. Nitrat hat keine speziellen zentralen Wirkungen aufzuweisen, wenn nicht durch die Versuchsanordnung die Gelegenheit zur Methämoglobinbildung gegeben ist, und eine Schädigung des Zentralnervensystems durch die Anoxämie eintritt. KEITH, WHELAN und BANNICK[2568] berichteten von Patienten mit Kumulation in einem Fall, in dem neben Kopfschmerzen, Schwäche (außerdem Übelkeit und Erbrechen) gelegentlich milde Delirien bemerkbar waren. Der Patient blieb in diesem Zustand 10 Tage. Weder Cyanose noch Acidose usw. wurden beobachtet, so daß die Autoren die toxische Wirkung des NO_3' verantwortlich machen. Diese Beobachtung ist so singulär, daß noch andere Momente hinzugekommen sein müssen.

Daß bei Säuglingen mit latenter Tetanie nach $NaNO_3$ die zur Auslösung der Kathodenöffnungszuckung notwendige Spannung erhöht werden soll (BAAR[4188]), wurde oben schon gestreift.

e) Chlorat. Eine spezielle zentrale Wirkung ist nicht vorhanden. Es kommt zu Störungen bei sehr hohen Konzentrationen oder bei Asphyxie durch die Methämoglobinbildung. Die Erscheinungen bestehen in Krämpfen, die modifiziert werden durch das Kation (ULRICH und SHTERNOV[2556] Katzen, Ratten, Meerschweinchen), (FABRE und OKAC[2557], Kaninchen). Die isolierte Linse trübte sich unter dem Einfluß von JO_3' und anderen Oxydationsmitteln[4233, I].

f) Perchlorat. Die Wirkung am Frosch wurde schon von ROST[2445] untersucht. Es wurde eine erhöhte Reflexerregbarkeit beobachtet, besonders nach Zerstörung des Großhirns. Eine auftretende Nikotinstellung wurde auf einen Reiz von Zentren

---

[4228] COOMBS, H. C., PIKE, F. H. u. SEARLE, D. S.: Endocrinology **19**, 421 (1935), Rona **91**, 165.
[4229] DUENSING, F. u. MEYER, L.: Z. ges. Neurol. Psychiatrie **162**, 136 (1938).
[4230] STEINMANN, I.: Fortschr. d. Therapie **12**, 39 (1936).
[4231] ULRICH, A.: Schweiz. Arch. Neurol. Psychiatr. **13**, 622 (1923), Rona **26**, 99.
[4232] MARBURG, O.: Wien. klin. Wschr. **1936**, Nr. 2. 10—20% von Cl' sollen durch Bromid ersetzt werden.
[4233] BLUM, E.: Schweiz. med. Wschr. **63**, 446 (1933).
[4233, I] WEEKERS, R.: Acta biol. Belg. **2**, 194 (1942), Rona **132**, 464 u. Arch. internat. Physiol. **52**, 369 (1942). Soll durch Hemmung des Glucoseverbrauchs bedingt sein.

der Medulla oblongata zurückgeführt. Erschwerend wirkt für die Beurteilung die periphere Wirkung auf die Nervenendplatte, die zur Starre führt und die zentralen Symptome verdeckt. Aber immer kam es zu einem Bild ähnlich der Strychninvergiftung (EICHLER[967]). Auch beim Warmblüter kam es zur Erhöhung der Reflexerregbarkeit, die sich bis zum Tetanus steigern konnte, der durch Narkose allgemein, durch Nervendurchschneidung lokal verhindert werden konnte. Die Schreckhaftigkeit und Ängstlichkeit wird vermehrt (Mäuse, Ratten, Meerschweinchen), Kaninchen zeigten keine derartigen Symptome, sondern mehr Zeichen der Schwäche und Paresen, ebenso Hunde; bei Katzen ließ sich eine Erhöhung der zentralen Reizbarkeit erzielen, aber auch hier traten Paresen auf. SABBATANI[2555] berichtet übrigens beim Kaninchen nach ganz hohen Dosen von Konvulsionen tonischen Charakters. DURAND[2094] gab einem Kaninchen 0,5 g $NaClO_4$/kg in die hinteren Gesäßmuskeln, 3 Stunden danach war das Tier paralysiert und blieb am Boden liegen, es antwortete schwach auf Reize. Nach 48 Stunden zeigten die vorderen Extremitäten Erregungserscheinungen, die hinteren Parese. 78 Stunden nach der Injektion waren die Extremitäten zum Teil angespannt, von Zeit zu Zeit erfolgte ein tetanischer Anfall. 4 Tage nach der Injektion kam es zum Exitus. Die Sektion offenbarte keine cerebralen Veränderungen.

g) Rhodanid und Vergleich. Beim *Frosch* ergibt sich am Beginn des Vergiftungsbildes ein Stadium der Übererregbarkeit ähnlich wie beim Strychnin mit tonischen Kontraktionen der gesamten Muskulatur auf einen Reiz von außen. In diese Erscheinungen greift nachher die periphere Wirkung auf die Muskulatur ein, die in einer dauernden Starre, die reversibel sein kann, besteht. Erholt sich aber der Frosch, dann erscheint noch einmal das Vergiftungsbild der Reflexerregbarkeit, wenn auch nur angedeutet. Die Dosen, um diese zentralen Wirkungen zu erzielen, sind 2,6 mMol/kg und höher (EICHLER[967]).

Die umfangreichsten Versuche an anderen Tierarten stammen von JAHR[2548], der dasselbe Vergiftungsbild wie oben beim Frosch auch an der Kröte (Pelobates fuscus) beschrieb. Bei dem weiteren Bericht folgen wir vor allem seiner Darstellung.

Bei *Mäusen* traten cerebrale Reizsymptome auf, wie Reflexsteigerung, Schwanzreaktion und tonische Streckkrämpfe. Die zentrale Erregbarkeitssteigerung zeigte sich an der additiven Wirkung zu Pikrotoxin, Coffein und Strychnin (MORIKI[2547]).

Die Art der Reflexerregbarkeit steht nicht bei allen Tieren gleichmäßig im Vordergrund. Bei *Meerschweinchen* ist sie am deutlichsten. 0,5 g/kg NaSCN intraperitoneal führte zu Laufkrämpfen oder mit Masseterenkrampf beginnenden Streckkrämpfen schon $^3/_4$—2 Stunden nach der Injektion (3 Tiere). 0,3 g/kg hatten Spasmen im Gefolge, aber nicht regelmäßig.

Bemerkenswert ist die Verzögerung der Wirkung, die sich bei einer *Katze* darin äußerte, daß nach einer einzigen intravenösen Injektion von 0,3 g/kg NaSCN sich am 4. Tage Spasmen der Extremitäten mit ataktischem Laufen entwickelten. 0,1 g/kg an 4 aufeinanderfolgenden Tagen gegeben, führten am 8. Tage zu demselben Erscheinungsbild.

Bei einem *Hunde* wurde 0,36 g/kg intravenös verabfolgt. Während der Injektion auftretendes Erbrechen dürfte zentraler Natur sein (auch beobachtet von BANCROFT[4236]), es sei denn, daß eine so starke Ausscheidung von SCN′ in den Magen erfolgt wäre, daß die lokale Reizwirkung zur Geltung gekommen wäre. Aber ein wirkliches Vergiftungsbild entwickelte sich erst nach 24 Stunden mit Spasmen der Extremitäten. Der Hund wurde am 3. Tage tot aufgefunden. ANDERSON und CHEN[2550, 1] gaben täglich an 11 Hunde 100 mg/kg NaSCN. Die

Tiere wurden apathisch, zeigten Ataxie und kamen mit Konzentrationen von 20—35 mg% im Blut schon nach Tagen ad exitum. LINDBERG, WALD und BARKER[4022, II] unterhielten durch unregelmäßige Gaben einen höheren Blutspiegel für Monate ohne diesen raschen Verfall.

Bei weitem die zahlreichsten Versuche wurden am *Kaninchen* angestellt. Hier traten genau solche Erscheinungen auf wie bei den anderen Versuchstieren, aber neben Spasmen und Erregungserscheinungen, die zu Krämpfen mit regelrechtem Opisthotonus führen konnten (0,5 g/kg subcutan nach 24 Stunden) fanden sich Paresen besonders der hinteren Extremitäten, teilweise mit beträchtlicher Verzögerung. Zog sich die Vergiftung längere Zeit hin, dann kam es oft nur zu Schwächezuständen (BURKHOLDER[2549]), dabei durch gleichzeitige Durchfälle kompliziert.

Die subcutane Dosis für Spasmen und Paresen betrug 0,15—0,20 g/kg, wenn pro Tag wiederholt gegeben (TAUBMANN und HEILBORN[2550]). Einmalige Dosis von 0,1 und 0,25 g per os führte zu keinen Symptomen, ebenso nicht 0,1 intravenös trotz Wiederholungen an 14 aufeinanderfolgenden Tagen.

Von Interesse ist die *Ursache dieser verzögerten Wirkung.* In eigenen Versuchen am Frosch (EICHLER[967]) fand sich eine Giftwirkung noch deutlich, obwohl teilweise schon mehr als 90% der zugeführten Giftmenge ausgeschieden war. Die über den Organismus laufende Konzentrationswelle hinterließ Veränderungen, die nicht so bald abklangen, teilweise sogar noch zu schweren Erscheinungen führen konnten. Die Art des Verlaufs wurde seinerzeit mit Vorgängen in der anorganischen Natur verglichen und dafür der Name Hysteresis verwandt. Es trat nach der Injektion ein Intervall auf, in dem die Tiere kein besonderes Vergiftungsbild boten und — abgesehen vielleicht von einer leichten Erregbarkeitssteigerung — fast als normal angesehen werden konnten, obwohl der tödliche Erfolg später, vielleicht nach Tagen, den Ablauf von Stoffwechselvorgängen dokumentierte.

Analoge Wirkungen fand JAHR beim Kaninchen. Nach intravenöser Gabe von 0,25 g/kg NaSCN kam es sofort nach der Injektion zu spastischen Paresen, die bei 2 Tieren nach wenigen Minuten, bei einem dritten nach $1/2$ Stunde nur angedeutet und nach $1\frac{1}{2}$ Stunden nicht mehr ausgelöst werden konnten. Bei einem Tier, das 0,35 g/kg in 2 Dosen im Abstand von 20 Minuten erhielt, traten nach der 1. Injektion von 0,25 g keine spastischen Erscheinungen auf, aber die 2. Injektion von 0,1 g im Abstand von 20 Minuten genügte jetzt zum Auslösen von Spasmen, die aber nach wenigen Minuten völlig verschwunden waren. 21 Stunden später traten wieder Spasmen auf, die sich nach 24 Stunden zu Streckkrämpfen (mit Todeserfolg) steigerten. Also auch hier ein Intervall normalen Befindens.

Hinzuweisen ist auf die Ähnlichkeit des Vergiftungsbildes mit Perchlorat. Bei diesem kam es zu Erregungssymptomen, die beim Frosch zu völliger Identität des Vergiftungsbildes führten; auch beim Warmblüter findet sich große Ähnlichkeit, soweit man dies aus der geringen Zahl der Versuche sehen kann, was bei einem so vielfältig verlaufenden Vergiftungsbild einen Vergleich nicht leicht macht. Beim Perchlorat treten gegenüber den anderen Tieren die Erregungssymptome zugunsten von Paresen zurück, das verzögerte Auftreten von Spasmen ist auch dort zu finden, obwohl — was in diesem Zusammenhang besonders wichtig ist — Perchlorat anscheinend rascher ausgeschieden wird als Rhodanid. Das unterstreicht den ähnlichen Vergiftungstyp bei den beiden Anionen noch. Ob diese Erscheinungen nur peripher im Muskel oder teilweise zentral verursacht sind, soll später bei der Muskulatur diskutiert werden, um die Möglichkeit zu haben, die Resultate am isolierten Muskel heranzuziehen.

Doch wollen wir auf die paretischen Erscheinungen, die beim Kaninchen nach Rhodan besonders hervortreten, hinweisen, weil hier ein Analogon vorliegt, das wir auch bei den am *Menschen* gewonnenen Symptomen als erstes wiederfinden, nämlich die Müdigkeit und Muskelschwäche; es gibt eine ähnliche Beobachtung von ARDEN[2582] nach großen Kaliumdosen.

Nach 40 Minuten stellte sich Kribbeln in den Händen und andere Parästhesien, wäßrige Ausscheidung aus der Nase und vor allem neben Müdigkeit eine beträchtliche Schwäche in den Beinen ein, die sich besonders beim Treppensteigen bemerkbar machte. Zugleich fanden sich Brechneigung und Nausea, Leibschmerz (ohne Durchfall) und Störungen beim Sehen.

Der größte Teil der Symptome gleicht denen nach Rhodanid. KEITH und Mitarbeiter[4233, II] berichteten auch nach 80—85 mg% K bei peroraler Gabe von Parästhesien, weniger bei langsamem Anstieg der Konzentration im Plasma.

(Siehe dagegen SCHAMP[4239, I] und MILLER und DARROW[4239, II], die allerdings nicht identische Bedingungen zu ARDENS Versuchen geben.)

Man wird unwillkürlich an die am Froschherzen beobachtete additive Wirkung von $K^\cdot$ und SCN' und ClO_4' und an die auch am Muskel von ZIPF — ebenso wie von uns am Herzen — beobachtete antagonistische Wirkung zum $Ca^{\cdot\cdot}$ erinnert, so daß eine allgemeine Gesetzmäßigkeit vorzuliegen scheint. Es ist fast überflüssig darauf hinzuweisen, daß eine Identität der Wirkung von $K^\cdot$-Salz und SCN' oder ClO_4' am ganzen Tier schon wegen des verschiedenen Schicksals der Ausscheidung und Ladung und hinsichtlich des Eindringungsvermögens in die Zelle nicht bestehen kann. Aber die Ähnlichkeit ist doch erstaunlich (weitere Diskussion über die theoretischen Fragen siehe unter Froschherz S. 724 und Muskel).

Weitere zentrale Symptome beim Menschen, die durch Kumulation bei der Therapie aufgetreten sind, bestehen neben der Müdigkeit und Schwäche — zugleich mit abnehmender Energie[4239] — in Nervosität und Reizbarkeit, Nausea (mit der Frage ob zentral, wie bei obigem Kaninchenversuch), Desorientierung (20 mg%), Gesichtshallucinationen (bei 35 mg%), Manie mit depressiven Stimmungen, Verfolgungsideen, aber auch Stupor (GARVIN[2599]), motorischer Aphasie, Krämpfen mit Zuckungen und konvulsiven Bewegungen der Extremitäten, Delirien mit Tod im Koma (GOLDRING und CHASIS[2607, 2608], FRIEND und ROBINSON[4234], MASSIE, ETHRIDGE und O'HARE[4147], WALD, LINDBERG und BARKER[2606, 4147, I], ANDERSON und CHEN[2550, I]). Neuerdings wurden Schmerzen in den Kiefern mit Überempfindlichkeit der Zähne gegen Kälte und Ulnarislähmung angegeben[4233, I]. Wenn wir dann noch in dem Bericht von WESTPHAL[2604] von Muskelschmerzen neben der allgemeinen Mattigkeit hören, werden

---

[4233, I] BLANEY, L. F., GEIGER, A. J. u. ERNST, R. G.: Yale J. biol. Med. 13, 493 (1941). C. 1942 I, 1399. Toxische Erscheinungen über 15 mg% im Blut.

[4233, II] KEITH, N. M., OSTERBERG, A. E. u. BURCHELL, H. B.: J. Pharm. exp. Therap. 72, 22 (1941). C. 1943 II, 1108.

[4234] FRIEND, D. G. u. ROBINSON, R. W.: J. Lab. clin. Med. 24, 832 (1939). C. 1940 II, 3506.

[4235] BANCROFT, W. D. u. RUTZLER, J. E.: J. physical. Chem. 35, 1185 (1931), Rona 64, 398.

[4236] BANCROFT, W. D. u. RUTZLER, J. E.: J. physical. Chem. 35, 3036 (1931), Rona 64, 398.

[4237] MERRIAM, H. E. u. RUTZLER, J. E.: Acad. Sci. USA. 20, 608 (1934). Rona 92, 505.

[4238] BANCROFT, W. D. u. RUTZLER, J. E.: Proc. nat. Acad. Sci. USA. 20, 501 (1934), Rona 85, 197.

[4239] MAKAROV, P.: Protoplasma 24, 593 (1935), Rona 94, 648. Versuche an Paramäcien, Colpidien, Verticellen, Pyxidien mit Vitalfärbung und Ultramikroskopie.

[4239, I] SCHAMP, H. M.: Endocrinology 29, 459 (1941). C. 1942 II, 1933. Bei chronischer Infusion von KCl-Lösungen (6—8% KCl; 6 ccm/Std.) an nicht narkotisierte Hunde ließ sich keine Asthenie erzielen.

[4239, II] MILLER, H. C. u. DARROW, D. C.: Am. J. Physiol. 129. 264 (1940), Rona 129, 368. Verschiedene Methoden zur Veränderung des $K^\cdot$-Gehaltes in Muskel und Plasma bei Ratten. Eine Beziehung zwischen $K^\cdot$-Analysen und Mechanogrammen war nicht zu finden.

wir die Ähnlichkeit mit den Verhältnissen im Tierversuch nicht übersehen können, erweitert durch die psychischen Symptome. Beim Perchlorat beobachtete ROST bei der Analyse am Tier „eine Ängstlichkeit", die mit Verfolgungsideen in Analogie gebracht werden könnte.

Anschließend sind noch einige Bemerkungen zu machen, die sich aus Versuchen ergeben, die von BANCROFT und Mitarbeitern[4235-4238] unternommen wurden, um den *Antagonismus gegen narkotische Substanzen* darzutun. Es wurde in der ursprünglichen Arbeit[4235] dargestellt, daß der Schlaf durch Äther, Amytal und Morphinnarkose, ebenso die Vergiftung von Strychnin und Histamin beim Kaninchen durch Vorbehandlung mit 0,150 g/kg NaSCN verkürzt oder aufgehoben werden soll, während es bei Menschen, die unter Alkohol stehen, einschläfernd wirke[4236].

Unser Interesse beanspruchen zuerst die diese Versuche begleitenden theoretischen Vorstellungen. Es soll sich bei der Wirkung auf den Alkoholschlaf um eine Beruhigung der sensiblen Nerven durch Peptisation des Rhodanids handeln. Die durch das Narkoticum bedingte reversible Koagulation der Kolloide des Zentralnervensystems soll dagegen durch die Peptisation aufgehoben werden.

Durch hohe Konzentrationen narkotischer Substanzen (Alkohol, Urethan, Äther, Chloroform) gelang es, in Infusorien eine Dispersitätsverminderung nachzuweisen[4239]. Die Veränderungen waren allerdings an irreversible Störungen gebunden und ergaben keinen Aufschluß für die Theorie der Narkose. Ließ man n/10 Lösungen verschiedener K·-Salze bis zu 10 Stunden auf das Zentralnervensystem einwirken[4240], dann zeigte sich im Vergleich zu destilliertem Wasser immer eine Hemmung der Quellung, wie das aus osmotischen Gründen zu erwarten ist. Die Quellungshemmung war dabei $SO_4'' > SCN' > Br' > NO_3' > Cl' > J'$, also durchaus nicht in der erwarteten Reihenfolge. Wir werden aber diesen Versuchen, die mehr ein Kunstprodukt darstellen, keine Beweiskraft in irgendeiner Richtung zubilligen können. Dagegen scheint uns ein wesentlicher Einwand gegen BANCROFT in der Art der Verteilung des SCN' im Zentralnervensystem zu liegen, die wir oben ausführlich behandelten. Denn wie man eine Peptisation erreicht, wenn die Ionen gar nicht an Ort und Stelle vorhanden sind, ist nicht einzusehen, ganz abgesehen davon, daß die wirkliche Peptisation in vitro sehr viel höherer Konzentration bedarf, als wir sie je im Organismus erreichen können.

Neuerdings teilte BANCROFT[4238] Versuche über den Antagonismus von Rhodanid auf die Narkose des Kaninchens mit Amytal mit.

Die Narkosedauer, gerechnet vom primären Kriechen (Crawling) bis zum normalen Herumspringen, wurde nur im Bereich von etwa 50 mg/kg bis etwa 150 mg/kg verkürzt, von 150—170 mg% gab es eine Zone, in der der Schlaf verlängert wurde, um dann (mit 1 Punkt belegt!) wieder eine kürzere Zeit zu ergeben.

Die Kurve wird folgendermaßen ausgelegt: daß das Amytal aus seiner Bindung an die sensiblen Nerven durch SCN' verdrängt werde und ihre Reizbarkeit vermehre, was zum Erwachen des schlafenden Tieres führe. Aber etwas von dem Amytal, das von den sensorischen Nerven verdrängt wird, werde an die Proteine der Bewußtseinszentren gezwungen und bringe eine höhere Tendenz zum Schlaf. Wir sehen, wie hier Hypothese auf Hypothese gehäuft wurde, ohne auch nur ein ausreichendes Fundament zu besitzen.

Wir werden bei den Erregungswirkungen durchaus eine gewisse antagonistische Wirkung im toxischen Bereich des Rhodanids erwarten können, ohne allerdings den Mut zu haben, die Erregung als eine Peptisierung aufzufassen — schon bei Berücksichtigung der Verteilungsgesetze. Bei den intravenösen Gaben können vorübergehend während der Injektion Krämpfe auftreten, die allerdings durch Narkotica unterdrückbar sind (MORIKI[2547]).

Aber es handelt sich außerdem um die experimentelle Fundierung. Die ersten Versuche von BANCROFT bestehen aus Experimenten an einem Tier. Auch später in der letzten Arbeit ist der einzelne Punkt der Kurve weder durch andere Versuche, noch durch Fragen nach Streuung und dergleichen festgelegt. Dadurch sind wellenförmige Bewegungen durchaus möglich. Bei dieser Art der Beweisführung ist es weiterhin nicht verwunderlich, daß es zwar eine ganze Reihe von Autoren gegeben hat, die dieses Phänomen nachprüften, aber nicht einen, der es bestätigen konnte.

Bei den Versuchen an Mäusen von MORIKI[2547] fand sich eine Erleichterung der Krämpfe von Strychnin, Pikrotoxin und Coffein durch Rhodanid, wie es sich nach der Wirkung erwarten läßt. Auch das STRAUBsche Schwanzphänomen nach Morphin an der Maus wurde erleichtert, also ein Synergismus mit Morphin, weil dieses bei der Maus ein Erregungsmittel darstellt. Die Versuche mit Erhöhung der Histaminresistenz durch SCN' erklären sich aus den Untersuchungen[4241], nach denen Histamin durch acidotische Stoffwechseländerung weniger wirksam ist, und eine solche Stoffwechseländerung wird vom Muskel her erzwungen. Auch eine gesteigerte Atmung kann in derselben Richtung wirken (EICHLER und SPEDA).

BURKHOLDER[2549] konnte weder mit Äther noch mit Amytal am Kaninchen einen Effekt erzielen. An 24 Kaninchen mit Morphin wurde durch 150—500 mg/kg NaSCN die Anästhesie verlängert, auch bei Amytal und Äther ließ sich beim Kaninchen eher eine Vertiefung der Narkose erreichen[4242]. Morphin an Ratte und Maus in größerer Dosis führte zu einer stärkeren Wirkung, während äquivalente NaCl-Mengen eher antagonistisch wirkten. Es wurde die toxische Wirkung bestimmt bei gleichzeitiger Gabe von Morphin — HCl 1 g + 3 g NaSCN[4243]. Dieses Problem scheint abgeschlossen zu sein.

h) Cyanat. Am Frosch führte 0,5 g/kg zu einem Vergiftungsbild, das mit Aufregung, Streckkrämpfen und sonstigen Symptomen ganz ähnlich Pikrotoxin verlief. Nach Exstirpation des Großhirns waren die Frösche giftempfindlicher geworden, d. h. wir finden einen Angriff am Rückenmark, prinzipiell aber unterschieden von den Reflexkrämpfen mit Strychnin. Denn durch einen sensiblen Reiz ließ sich ein Krampfanfall nicht hervorrufen. Durch Kokainisierung wurden die Krämpfe nicht unterdrückt, vielleicht etwas vermindert.

Sowohl an Mäusen (0,25—0,33 g/kg NaCNO) als auch bei Hunden (0,16 g/kg/Std infundiert) wurden klonisch-tonische Krämpfe erzielt (VOIGT[2447]).

i) Sulfat. Nach intravenöser Injektion großer Dosen von Na_2SO_4 bei Kaninchen (n/1 Lösung 1 ccm/min/kg) wurde häufig ein Tremor gesehen, der den Körper ergriff (DA VAL[2476]). 2,4 g Na_2SO_4 an Säuglinge mit latenter Tetanie gegeben, führte zu einer Steigerung der Erregbarkeit. Die Spannung der Kathodenöffnungszuckung konnte herabgesetzt werden (BAAR[4188]).

k) Persulfat. Tiere, die nicht rasch an Bildung von Methämoglobin zugrunde gingen, starben nach 1—2 Tagen an allgemeiner Depression (DA VAL[2476]).

l) Tetrathionat. Nach Injektion von 0,21 g/kg bei Kaninchen trat nach einigen Stunden neuromuskuläre Erregung und Stupor auf (CACCIAVILLANI[2488]).

m) Ferrocyanid. Es wurden zur Nierenfunktionsprüfung 0,25 g $Na_4Fe(CN)_6$ in 10 ccm Aq. dest. gelöst und langsam intravenös verabfolgt[4244]. Von 145 Patienten reagierten 9,6%, und zwar zeigten 7 Patienten Erbrechen und Nausea, 6 weitere

---

[4240] HALDI, J. A., RAUTH, J. W., LARKIN, J. u. WRIGHT, P.: Amer. J. Physiol. **80**, 631 (1927), Rona **42**, 10.

[4241] EICHLER, O. u. MÜGGE, H.: Naunyn-Schmiedebergs Arch. **159**, 633 (1931).

[4242] HIRSCHFELDER, A. D. u. CUNNINGHAM, R. W.: Proc. Soc. exp. Biol. Med. **30**, 866 (1933), Rona **76**, 376.

[4243] ORT, J. M. u. CHRISTIANSEN, W. G.: J. Amer. pharm. Ass. **25**, 593, Rona **97**, 512. C. **1937 I**, 1183.

Schwindel und Schwäche oder Synkope. CHIOSA[4244, I] berichtete von einer merkwürdigen analgetischen Wirkung bei Neuritiden, die sogar erlaube Morphin wegzulassen, wenn man Fe(CN)$_6$ nur erst wiederholt gegeben habe (optimale Dosis 0,5 g intravenös).

n) Phosphat. Die Symptome der akuten Vergiftung, wie sie schon auf S. 361 mit den notwendigen Dosen behandelt wurden, verlaufen unter dem Bilde der Tetanie. Schon an der eben zitierten Stelle wurde die Ursache der Vergiftung und ein zumindest wichtiges Begleitsymptom, die Erniedrigung des Blutkalks besprochen. Es wurde dabei darauf hingewiesen, daß eine völlige Identität der Wirkung mit der Erniedrigung des Ca$^{..}$ nicht vorliege, und teilweise können schon am Anfang einer Injektion die Symptome der Tetanie entwickelt sein, ohne daß die Analyse eine Abnahme des Ca$^{..}$ aufzeigen kann. Das liegt dann daran, daß die Reaktion des Ca$^{..}$ mit PO$_4'''$ nur sehr langsam stattfindet, und nach den Versuchen von MCLEAN und HINRICHS[2838] ein Gleichgewicht erst in längerer Zeit erreicht ist, etwa im Sinne einer Bildung von kolloidalem Ca$^{..}$-Phosphat. Dieses wird dann nach GERSH[2851] sehr rasch aus dem Blut in das Retikuloendothel aufgenommen. Wir können daraus den Schluß ziehen, daß die viel rascher auftretende Beseitigung des Ca$^{..}$ aus dem Blut meist nicht erst über eine kolloidale Zwischenstufe geht. Man wird aber nicht von vornherein die Unwichtigkeit des sich entwickelnden Kolloids für den Ablauf der Symptome annehmen können.

Es wurde nun gefunden[4245], daß die Injektion von kolloidalem Calciumphosphat, dessen Lösung merkwürdigerweise eine grünliche Farbe hatte, beim Kaninchen das Bild eines anaphylaktischen Schocks veranlaßte. Weder HOESCH[2837] bei gleichzeitiger Infusion von Calciumgluconat und PO$_4'''$, noch MCLEAN und HINRICHS[2838] bei direkter Gabe von kolloidalem Ca$_3$(PO$_4$)$_2$ konnten solche oder ähnliche Wirkung beobachten, die es uns gestatten würde, auf diese Weise den Effekt zu erklären, was sich auch aus der Tatsache der Erniedrigung des Ca$^{..}$ im Plasma spontan ergäbe.

Die Abhängigkeit der Tetanie von dem Ca$^{..}$-Gehalt des Blutes und der Phosphatdosis möge hier tabellarisch wiedergegeben werden in Ergänzung zu den Tabellen auf S. 363—365 (siehe auch [4245, I]). Dort haben wir Angaben über das Verhalten des Ca$^{..}$ im Blut niedergelegt und verweisen darauf, ohne diese Zahlen jetzt zu wiederholen.

Tabelle 330.

Autor	Tierart	Dosis	Ca mg%		Bemerkung
HÖSCH[2837] . . .	Hund	33 ccm/kg isotonisches neutrales Phosphat subcutan	in 3 Std. 6,4		Tetanie durch Ca-Gluconat beseitigt
MCLEAN und HINRICHS[2838] . .	Hund	m/2 PO$_4'''$ 150 mg/kg P	7,2		Krämpfe
BRULL[3816] . . .	Hund	150 mg/kg	6,0		Sichere Tetanie. Bei 75 mg/kg kann Tetanie auftreten
TISDAL[2469] . . .	4 Hunde	144, 150, 170, 150 mg/kg P neutral	5,6 6,4	7,0 5,7	Alle Tetanie, nur der zweite Hund überlebte
	3 Hunde	150, 150, 180 mg/kg P als H$_3$PO$_4$	5,5 6,3	6,5	Keine Tetanie
SALVESEN, HASTINGS und MCINTOCH[2470] .	4 Hunde	wiederholte Gaben	7,5 6,5	7,6 6,3	Analysen während des tetanischen Anfalls. Mg-Gehalt fiel zu gleicher Zeit um 20—30%
SIWE[2829]	2 Kaninchen	0,6 g/kg K$_2$HPO$_4$ intraperitoneal	8,2 10,3		Krämpfe u. Überreizbarkeit Unruhe u. Überreizbarkeit

Zwei Momente sind aus der Tabelle ersichtlich, nämlich die Wirksamkeit der Erniedrigung des *Plasmacalciums*, das im allgemeinen einen bestimmten Wert unterschritten hat, wenn Krämpfe auftreten.

Dann ergibt sich eine Konkurrenz mit der *Acidität*, die nach dieser Tabelle bei Hunden, nach der Tabelle von UNDERHILL und Mitarbeitern[2468] auf S. 364f. bei Kaninchen eine Rolle spielt, ohne daß diese Resultate immer bestätigt werden konnten. PAGE[2457] unterscheidet sogar dreierlei Symptomenbilder. Phosphorsäure soll am Kaninchen plötzlichen Tod nach sehr schwachen Krämpfen, das primäre Phosphat soll heftige Krämpfe, die anderen eine regelrechte Tetanie veranlassen. Wir werden die Überschneidung der sauren und kalkfällenden Eigenschaften durchaus für möglich halten. Wenn wirklich eine Verschiebung der Acidität erreicht wird, kann in der Erhöhung des ionisierten Anteils ein Versuch zur Erklärung liegen.

GREENWALD[3823] berichtet von einem Hunde, der parenteral 100 ccm einer Phosphatlösung vom p_H 7,4 erhielt. Er zeigte keine Andeutung von Tetanie, erst als der Hund erbrach, kam es zum tetanischen Anfall, der durch $Ca^{..}$-Gabe beseitigt werden konnte.

Die Auffassung ist möglich, daß der Verlust saurer Valenzen den letzten Anstoß gegeben habe, wie es eine Tetanie nach Pylorusverschluß mit Alkalose gibt (siehe TISDALL[2469]). Aber die Sache kann ohne das erklärt werden dadurch, daß man das Erbrechen als ein erstes — wenn auch sehr seltenes — Symptom eines tetanischen Anfalls ansieht. Durch Gabe saurer Valenzen ist die Möglichkeit gegeben — auf die Dauer gesehen — $Ca^{..}$ aus dem Skelett zu mobilisieren, ähnlich wie beim Krampfanfall im Muskel Säure entsteht und so regulierend wirkt (siehe später). Das kann hier nicht maßgeblich sein, da die Mobilisierung nie so rasch eintreten kann, wie sich auch aus den Analysen ergibt.

In den Versuchen von OSSER[2467] mit fortgesetzten Infusionen an Kaninchen starben die Tiere teils während der Infusion, teils einige Stunden verspätet, teils auch erst (bei 1,075 g/kg Na_2HPO_4) nach Tagen, ohne daß Krämpfe auftraten, nur mit unspezifischer Gewichtsabnahme, die vorübergehend war, wenn die Tiere überlebten (siehe dazu GREENFIELD[4245, I]).

Als Grenze des tetanischen Niveaus wird von ihm 0,125 g/kg angegeben. Bei einmaliger rascherer intravenöser Injektion kam es in den Versuchen von ADDIS, MEYERS und BAYER[2464] meist nicht bei Dosen von 25—75 mg/kg P zu toxischen Erscheinungen, einmal wurde ein Krampf nach 50 mg/kg beobachtet, während der Injektion beginnend und 3 Minuten andauernd.

Es liegen also zwei differente Wirkungen vor: die rasche Wirkung wird bestimmt nicht durch Ca-Mangel zu erklären sein, dazu ist der Erfolg zu rasch. Hier muß die direkte Wirkung des Phosphats angenommen werden. Es sind in diesem Falle nicht echte tetanische Erscheinungen. Diese werden wohl erst durch $Ca^{..}$-Mangel entstehen und sind zum Teil — jedenfalls was Kontrakturen der Muskulatur betrifft — durch periphere Wirkung zu erklären, wie die Versuche von COOMBS und Mitarbeitern[2543, 4228], über die wir gleich berichten werden, lehren. Es bleibt als dritte Möglichkeit die verzögerte Wirkung am Kaninchen in den Versuchen von OSSER[2467]. Hier spielt anwesendes PO_4''' keine Rolle mehr, da die Ausscheidung längst beendet ist. Das gilt auch bei den Versuchen an Hunden, denn diese scheiden zugeführtes Phosphat schon in wenigen Stunden aus.

[4244] PLOTZ, M. u. ROTHENBERGER, M.: J. Lab. clin. Med. **24**, 844 (1939). C. **1940 II**, 3505.
[4244, I] CHIOSA, L.: Bull. Acad. med. **12**, 153 (1942), Rona **132**, 673. 0,1 g/kg $Na_4Fe(CN)_6$ hatte keine Wirkung auf Atmung und Herz.
[4245] LUCIANI, F.: Riv. Biol. **17**, 265 (1934), Rona **85**, 189. Die Lösungen hatten eine grüne Farbe.
[4245, I] GREENFIELD, I.: J. Labor. a. clin. Med. **27**, 68 (1941), Rona **129**, 437. Versuche an 6 Kaninchen mit Blutkalkbestimmungen. Tiere überlebten. (Original lag mir nicht vor.)

Von anderen auf der Tabelle angedeuteten Möglichkeiten wollen wir das $K^{\cdot}$ als die Tetanie begünstigendes Ion ansehen. Darauf scheinen die Analysen von SIWE[2829] hinzudeuten. Nach UNDERHILL, GROSS und COHEN[2468] ist die Tetanie nicht bedingt durch die Erniedrigung des $Ca^{\cdot\cdot}$, sondern durch das Verhältnis Ca/Na, zumal es nach $NaHCO_3$ zu tetanischen Erscheinungen kam. Damit soll auch erklärt werden, daß das tertiäre Phosphat mit seinem größeren $Na^{\cdot}$-Gehalt zu Tetanie führte, nicht aber das primäre, obwohl die Erniedrigung des Calciums gleich groß ist. Auf diesem Wege sei $K^{\cdot}$ wirksam und nach der Untersuchung obiger Autoren sei von $K^{\cdot}$ nur $2/3$ wie von $Na^{\cdot}$ notwendig.

Wenn wir diese begünstigende Wirkung von $K^{\cdot}$ festhalten, müssen wir auf die Stellung von Phosphat in der Hofmeisterschen Reihe eingehen, eine Eigenschaft, die neben der kalkfällenden Funktion nie berücksichtigt wird, und deren Bedeutung wir nicht abschätzen können. Wenn wir nach unserer Darstellung in den letzten Kapiteln (siehe besonders die Versuche am isolierten Herzen) fragen, wie wir diese Stellung einordnen sollen bei Übertragung auf das lebende System, wo einfache kolloidchemische Vorstellungen versagen müssen, dann würden wir eine zwiespältige Wirkung erwarten müssen, d. h. einen Widerspruch in sich. Denn nach bisheriger Erfahrung würden $Ca^{\cdot\cdot}$ und PO_4''' analog wirken, also bestimmte PO_4'''-Ionen würden $Ca^{\cdot\cdot}$-Ionen ersetzen können. Damit wäre die begünstigende Wirkung von $K^{\cdot}$ verständlich, wenn man den Synergismus mit dem $Ca^{\cdot\cdot}$-Mangel, nicht aber hinsichtlich der Phosphatwirkung selbst in Betracht zieht. Wenn wir die Wirkung bei ganz rascher Injektion auf das Phosphat selbst beziehen könnten, wäre ein Weg gefunden, einen Antagonismus zu eruieren.

Nun ist die Tetanie an sich in ihren Symptomen durchaus nicht immer zentral bedingt. Diese Komplikation ist aber neben der raschen Einfügung von PO_4''' in organische Bindung, die nur aus den Versuchen mit radioaktivem ^{32}P bekannt wurde, nicht die einzige, denn als dritter Punkt soll auf die Abnahme des $Mg^{\cdot\cdot}$ in den Versuchen von SALVESEN und anderen[2470] hingewiesen werden. Diese Abnahme ist nicht immer vorhanden, bei längerer Tetanie finden wir eine Erhöhung, als Versuch einer Regulation aufzufassen (siehe EICHLER[2451, I]).

Die eben erwähnten Komplikationen durch das Verhältnis des $Ca^{\cdot\cdot}$ im Blut ergeben sich auch in den Versuchen von COOMBS, PIKE und SEARLE[4228], die an Katzen arbeiteten, deren *Nebenschilddrüsen* entfernt waren. Nach jedem Krampfanfall kam es zum Anstieg des vorher erniedrigten $Ca^{\cdot\cdot}$ um etwa 40%. Aber auch das PO_4''' stieg um etwa denselben Betrag an, so daß das Verhältnis Ca/P von 1 sich nicht änderte (Durchschnitt von 9 Tieren). Nach vorheriger Bromidbehandlung war das Verhältnis Ca/P vor den Krämpfen 1,4, nachher 1,3, da sich $Ca^{\cdot\cdot}$ um 16% und P um 28% erhöhte (8 Tiere). Dieser verschiedene Gehalt an $Ca^{\cdot\cdot}$ und seine Zunahme wäre vielleicht sogar als eine Art zweckmäßiger Gegenregulation aufzufassen, wenn der Ursprung des $Ca^{\cdot\cdot}$ nicht gegen diese einfache Auffassung sofort Bedenken laut werden ließe. Denn das $Ca^{\cdot\cdot}$ kann in dieser Geschwindigkeit nur aus der Muskulatur stammen, und der Verlust des $Ca^{\cdot\cdot}$ wird von der Muskulatur mit dem Auftreten einer Kontraktur beantwortet. Diese tritt wegen des anfänglich höheren $Ca^{\cdot\cdot}$ beim bromidvorbehandelten Tier später auf, und auch der vom Zentralnervensystem unabhängige Muskel zeigt sie nicht, wird also geschont. Durch $Ca^{\cdot\cdot}$-Gaben konnte umgekehrt die Kontraktur, nicht aber die Ermüdung verzögert werden.

Bei 3 Tieren mit Exstirpation der Nebenniere sank der Quotient nach Krämpfen z. B. von 2 auf 1,2, also viel stärker. Die Bedeutung dieser Beobachtung ist nicht ersichtlich

Bei Ratten, deren Nebenschilddrüsen exstirpiert waren, konnte eine Tetanie erzielt werden, je nachdem, welches Verhältnis Ca/P in der Nahrung vorhanden war. So war bei einem Verhältnis von Ca/P = 1,66 keine Tetanie bei 57 Tieren zu erzielen, bei 0,83 hatten 3 von 20 Tieren eine Tetanie, aber schließlich war eine Mortalität von 40% vorhanden. Tetanie entwickelte sich innerhalb 48 Stunden nach der Operation. Tiere, die dann nicht befallen wurden, lebten monatelang und gingen eher an Schwäche und Kollaps als an Tetanie zugrunde. Bei Ca/P 0,025 starben 16 von 44 Ratten an Tetanie. Absolut bestimmt also das Ca·· nicht den Ausbruch der Erkrankung, wenn auch zum Zustandekommen der Tetanie die Erniedrigung des Ca·· im Blut notwendig ist. Das Auftreten der Erkrankung gibt am besten einen *Vergleich mit Serumanalysen* von Ca··.

Vier tödliche Fälle schwerster Tetanie traten auf bei einem Gehalt von 3,9 bis 5,6 mg% Ca··. Milde Tetanie fand sich bei 8 Tieren mit 3,6—5,5 mg% und bei 3 Tieren mit 6,2—7,1 mg% Ca··. Milde Tetanie entwickelte sich häufig bei der Blutentnahme. Es gab andererseits ganz niedrige Ca··-Werte, ohne daß die Tiere Symptome von Tetanie zeigten. Von Bedeutung war die Herkunft der Rattenstämme. Auch sahen wir einen Faktor abseits der Ca··-Werte des Serums[4246].

Führte man Phosphat (0,3—1,5 g Na_2HPO_4/Tag/kg) Säuglingen mit latenter Spasmophilie zu, dann kam es zu Konvulsionen und Laryngospasmus, während normale gar nicht darauf reagierten. Der Effekt war begleitet von einer Senkung des Serum-Ca··, die man nach denselben Dosen bei normalen Kindern nicht erreichen kann. Ein Versuchsprotokoll soll wiedergegeben werden[4247].

1 Jahr altes 6 kg schweres Kind mit latenter Spasmophilie Ca··: 9,9 mg% im Serum, erhielt 3mal 1,0 Na_2HPO_4. 1 Stunde nach der letzten Gabe ist Ca·· auf 7,8 mg% gesunken, Chvostek positiv, 3mal dieselbe Dosis am 2. Tag, 3mal die doppelte Dosis am 3. Tag. Ca··: 6,0 mg%, Laryngospasmus. 2 Tage ohne Behandlung führte den Ca··-Gehalt wiederum auf 11 mg%. Bei einem 2. Kind trat der Laryngospasmus bei 6,0 mg% auf, während 6,3 mg% einige Tage vorher noch keine Erscheinungen brachte.

Die Versuche wurden auch andernorts ausgeführt, ohne daß eine direkte Beziehung zwischen Senkung des Ca·· und Phosphatgabe und Symptomen erzielbar war. Mit K_2HPO_4 konnte sogar eine elektrische Übererregbarkeitszunahme gesehen werden, ohne daß es zur Abnahme des Ca·· im Serum kam, auch hier die additive Wirkung des K· (KLERCKER und ODIN[2841]). BAAR[4188] fand nach 2,7 g Na_2HPO_4 schon eine Erregbarkeitssteigerung nach 15 Minuten, mit einem Maximum nach einer Stunde. Das primäre Salz wirkte schwächer.

Wenn man Ratten in den Unterschenkel $1/4$ einer innerhalb 4 Tagen tödlichen Dosis von Tetanustoxin injizierte, war nach 4 Tagen eine lokale Starre festzustellen. NH_4Cl verzögerte den Eintritt der Starre, nicht aber wirkte Phosphat in irgendeiner Richtung[4248]. Vielleicht gibt es keine additive Wirkung, weil nach Einwirkung von Tetanustoxin im Rückenmark der Gehalt an anorganischem Phosphat zunimmt[4249]. Das dürfte aber kaum zu einer Verstärkung der Krämpfe führen.

Vielfache Wirkungen wurden dem Phosphat bei anderen Funktionen des Zentralnervensystems zugeschrieben. Die Wirkung auf die Arbeitsfähigkeit wird in dem Kapitel über die Muskulatur behandelt, obwohl bei irgendwelchen Effekten eine zentrale Beeinflussung nicht leicht auszuschließen ist.

Untersuchungen wurden mit bestimmten *psychophysischen Testen* an 6 Männern ausgeführt[4250]. Durch Diktat einer Reihe zweistelliger Zahlen sollte Gedächtnis und Aufmerksamkeit geprüft werden. Die motorische Funktion wurde untersucht durch die Geschwindigkeit des Schreibens zweistelliger Zahlen. Durch Nachzeichnen bestimmter Figürchen sollte eine komplizierte Koordination untersucht werden.

[4246] HOSKINS, M.: Endocrinology 19, 453 (1935), Rona 91, 160. Diät: Haferflocken 40, Gelatine 10, Dextrin 41, Weizenkleber, NaCl und KCl auf 100 Teile.

[4247] ROHMER, P. u. WORINGER, P.: C. rend. Soc. biol. 89, 575 (1923), Rona 23, 209.

[4248] DIXON, H. H. u. RANSON, S. W.: J. of Pharm. exp. Ther. 38, 51 (1930), Rona 55, 540. Auch F' wirkte nicht.

[4249] AOKI, C.: Rona 87, 145 (1934). Kaninchen.

[4250] PUNI, C. A.: Arbeitsphysiologie 8, 20 (1934).

Nach Gaben von NaH_2PO_4 in der Menge von 1—3 g wurde die Ermüdung geringer. Die großen Dosen von 10 g, 9 Stunden vor der Arbeit, hatten nicht den gleich günstigen Effekt wie 1 g $1^1/_2$ Stunden vor der Arbeit. Die Resultate wurden wegen des geringen Materials als vorläufig gewertet. Weiterhin liegen die Versuche von MARBE[4251] mit dem Kraepelinschen Rechentest an 3 Erwachsenen und 27 Kindern vor, weiter wurde 5 Erwachsenen und 7 Kindern die Aufgabe gestellt, aus Buchstabenreihen bestimmte Buchstaben auszustreichen (Bourdontest), und schließlich wurden noch Reaktionsgeschwindigkeiten gemessen. Die Erwachsenen erhielten 3—5, die Kinder 2 g Recresal. Nicht eine einzige Abweichung lag außerhalb der Fehlergrenze. Manche Vergleichslösungen (z. B. Aq. dest. mit 1 Tropfen Kongorot) führten sogar zu besseren Resultaten. Kürzlich wurden von EHRENBERG[4252, I] Versuche mitgeteilt, bei denen nach 4 Tabletten Recresal am Tage, bessere Resultate beim Rechentest erzielt wurden, wenn eine körperliche Leistung am Fahrradergometer zwischengeschaltet wurde. Phosphatmangel ist bei den Versuchspersonen wahrscheinlich.

Bei Versuchen am *Reflex der Speichelsekretion* aus einer Parotisfistel am Hunde bei Auslösen verschiedener Geschmacksqualitäten wurde durch Gabe von Na_2HPO_4 die Reizschwelle für HCl erniedrigt, die für NaCl und Chinin unverändert gelassen (TIMOFEJEFF und Mitarbeiter[4192]). Die Abstumpfung der Reizschwellen, die nach Arbeit immer beobachtet wurde, ließ sich durch vorherige Phosphatgabe verhindern[4252].

o) **Pyrophosphat, Trimetaphosphat, Hexametaphosphat.** Pyrophosphat (50 mg/kg), Trimetaphosphat (240 mg/kg) führten bei Kaninchen während der Injektion zu Krämpfen, die durch $Ca^{\cdot\cdot}$-Gabe nicht beseitigt werden konnten, weil — abgesehen von einem Versuch mit Pyrophosphat — die Tiere zu rasch zugrunde gingen. Kaninchen, die 40 Tage lang täglich 75 mg/kg Hexametaphosphat intravenös erhielten, reagierten manchmal mit Krampfanfällen. Mäuse reagierten mit Krämpfen (BEHRENS[2474]). Durch Glycerophosphat kann eine Tetanie erzeugt werden, aber es sind dazu die doppelten Äquivalente notwendig, die bei schon gespaltenem Phosphat ausreichend wären (BOYD, HINES und STEARNS[2471]). Nach Injektion von 0,3 ccm verschiedener Phosphatverbindungen in die Arterie von Cervicalsegmenten der chloralisierten Katze wurden die Aktionspotentiale in den Muskeln der oberen Extremität aufgezeichnet. Nach Adenosintriphosphat in Konzentrationen $5—25 \cdot 10^{-6}$ mol/cc. kam es für mehrere Sekunden zu starken tetanusähnlichen Kontraktionen. Triphosphat und Pyrophosphat in äquivalenter Menge leisteten das gleiche, nicht aber PO_4''', Kreatininphosphat oder Muskeladenylsäure[4252, II]. FELDBERG und HEBB[4252, III] präparierten bei Katzen unter Chloralose das Ganglion cervicale supremum und injizierten in die Durchströmungsflüssigkeit 0,2—0,4 ccm derselben Phosphatverbindungen. Pyrophosphat hatte eine starke Reizwirkung des sympathischen Ganglion im Gefolge, aber in großen Dosen (> 5 mg) führte es zu sehr starker Vasokonstriktion. Dieser Gefäßreaktion ging die Reizung schon voran, die vielleicht durch Ca-Fällung verursacht sein konnte. Daran schloß sich eine Phase geringer Reizempfindlichkeit an, mindestens 1 Stunde dauernd. Bei < 1 mg konnte die Reaktion alle 5—10 Minuten wiederholt werden, ohne das Ganglion zu schädigen. 0,4 mg Adenosintriphosphat wirkte (auf P berechnet) wie 0,1 mg P_2O_7. Dieses war P_7O_{10}. Phosphat

---

[4251] MARBE, K.: Naunyn-Schmiedebergs Arch. **167**, 404 (1932).
[4252] KROLL-LIFSCHITZ, D. J.: Arb. allruss. Inst. exp. Med. **1**, 47 (1936). C. **1936 II**, 1566.
[4252, I] EHRENBERG, R.: Dtsch. med. Wschr. **1948**, 168.
[4252, II] BUCHTHAL, F., ENGBRECK, L., STEN-KNUDSEN, O. u. THOMSON E.: J. Physiol. **106**, 3 P. (1947).
[4252, III] FELDBERG, W. u. HEBB, C.: J. Physiol. *107*, 210 (1948).

war doppelt so wirksam wie Adenosintriphosphat. Die Wirkung ließ sich durch Curare nicht beseitigen, das die Reizung von Acetylcholin und vom Nerven her hemmte (Tetraäthylpyrophosphat u. ä. siehe unter Fluorid).

p) **Phosphit.** Ein Meerschweinchen erhielt wiederholt 0,2 g Na_2HPO_3 am Tag. Es zittert, schreit bei jeder Berührung, tags darauf ist es schwer krank und geht zugrunde (ENGEL[2432]).

q) **Fluorid.** Fluorid besitzt ebenso die Eigenschaft der Kalkfällung. Aber in demselben — vielleicht noch höherem — Maße, wie bei der Phosphatwirkung nicht allein $Ca^{··}$-Mangel wirksam ist, gilt das für Fluorid, das eine spezielle Fermentgiftigkeit besitzt. Selbst nach Injektion von nur 100—120 mg CaF_2 fand sich beim Menschen eine Reaktion von einer Stunde, die sich in Zittern, Schwitzen und Übelbefinden zeigte (SIMONIN und PIERRON[4174]). Bei einer an $Ca^{··}$ armen Diät mit Ca/P 0,26 zeigten Ratten in den Versuchen von IRVING und NIENABER[2497, I] (siehe Näheres Kapitel H) jedoch schon tetanusähnliche Anfälle bei Dosen, die sonst gut vertragen wurden.

Bei Vergiftungssymptomen des Frosches oder der Kröte nach NaF zeigte sich ein diffuses Zittern über den ganzen Organismus mit anschließender Unmöglichkeit der Bewegung (DE NITO[2434]), oder die Bewegungen wurden träge. Bei den großen Dosen, die LIPMANN[2433] verwandte (0,02 mol/kg), entwickelte sich eine Starre, die bei den entnervten Muskeln nicht zu finden war. Wir werden an die eben referierten Versuche von COOMBS und Mitarbeitern mit Katzen ohne Nebenschilddrüsen erinnert.

Ob die auftretenden trägen Bewegungen auf einer Beeinflussung des Zentralnervensystems beruhen, ist nicht entschieden. Darauf scheint ein Befund von MORUZZI[4253] hinzudeuten. Es wurden die Potentiale der Hirnrinde der Katze registriert. Nach Injektion von NaF in die Carotis wurden diese Potentiale — rasch reversibel — stark vermindert und zwar sowohl die spontanen, als auch die durch Reize ausgelösten.

Das beim Warmblüter auftretende Vergiftungsbild besteht aus Tremor mit gelegentlich weitergehenden klonisch-tonischen Krämpfen. Bei der Ratte erwiesen sich die anderen Fluorpräparate (Na_2SiF_6 und sogar $BaSiF_6$) genau so giftig, wie es ihrem Fluorgehalt entsprach. Nur BaF_2 zeigte mehr das Lähmungsstadium (MUEHLBERGER[2510]). Ob dieses Lähmungsstadium bzw. die Schwächezustände ausschließlich auf Zirkulationsstörungen zurückzuführen sind (COSTANTINI[2497]), ist nicht erwiesen (siehe oben).

Von Interesse ist die Beobachtung von LITZKA[4254] mit Fluortyrosin an Mäusen. Diese Verbindung war giftiger als ihrem Fluorgehalt entsprach. So führte NaF bei subcutaner Gabe 18 mg/kg F′, als Fluortyrosin aber schon 1 mg/kg F′ zum Tode; außerdem ist der Verlauf der Vergiftung bei der Maus ein anderer. Während NaF und in dieser Hinsicht auch o-Fluorbenzoesäure mit Muskelzuckungen, Tremor und teilweise auch tonischen Streckkrämpfen einhergingen, war bei 3-Fluortyrosin nach einer kurzen Phase der Depression ein Bild mit ausgeprägten tonischen Streckkrämpfen zu beobachten (8—10 mg/kg). Gelegentlich kam es zu einem zweiten Stadium mit einer Phase des Rausches und Herumtaumeln, das bald von schwersten tonischen Krämpfen mit absoluter Starre abgelöst wurde. Die Krämpfe ließen sich durch Reize auslösen. LITZKA glaubt hier eine Art von Urämie vor sich zu haben. Die Befunde wurden weniger bei Meerschweinchen erhoben. In Versuchen an Ratten[4255] ergab sich dasselbe Bild bei Dosierung von 10—15 mg/kg, teilweise mit Krämpfen nach 1—2 Tagen und besonders nach wiederholten Dosen. Bei Untersuchung einer Anzahl anderer fluorhaltiger aromatischer Produkte, besonders 2 Körper der Konstitution des Fluortyrosins, dem aber noch in den Benzolring ein Br oder J eingefügt war, fanden sich auch im Vergiftungsbild die langdauernden Krämpfe[4255, I].

[4253] MORUZZI, G.: C. rend. Soc. biol. **129**, 884 (1938), Rona **112**, 109.
[4254] LITZKA, G.: Naunyn-Schmiedebergs Arch. **183**, 427 (1936).
[4255] EICHLER, O. u. EULER, H.: Naunyn-Schmiedebergs Arch. **199**, 162 (1942).

Eine Reihe neuerer Substanzen, die eine zerstörende Wirkung auf die Cholinesterase besitzen — über diese finden sich Angaben auf S. 375f. — manifestieren sich besonders am Zentralnervensystem. In den Versuchen von FREEDMAN und Mitarbeitern[2527, VII u. VIII] an Ratten zeigten die Tiere, die nicht aktiv nach 1 oder 2 mg/kg *Diisopropylfluorophosphat* zugrunde gegangen waren, Schreckhaftigkeit, spontanes Zittern bei schwerer Erkrankung, bei schwächerer eine Unruhe mit intermittierendem Zittern, während leicht Erkrankte nur unruhig waren. Die Symptome klangen ab ungefähr mit der Regeneration des Fermentes. Das Elektroencephalogramm zeigte große Schwankungen des Potentials wie beim epileptischen Anfall. Diese ließen sich durch Atropin unterdrücken, aber nicht die kleinen schnellen Amplituden. Nach Injektion in die Carotis entwickelte sich ein einseitiges Syndrom. Der Kopf drehte sich zur anderen Seite und Kreisbewegungen („compulsive circling movements") nach dieser Seite wurden ausgeführt, also eine Labyrinth-Komponente trat hervor. In den Versuchen von BROOKS und Mitarbeitern[2527, XI] wurde gleichzeitig der Sauerstoffverbrauch und die Potentialwellen am isolierten Froschhirn auch unter 0,5% Coffein beobachtet, bei 10 mMol wurde der Sauerstoffverbrauch auf 5% herabgedrückt, die elektrischen Wellen auf 2—3/Sek. verlangsamt. Mit Coffein wurden die Wellen von 5 mMol an unterdrückt, von 10 mMol nach 2 Minuten vernichtet. Im allgemeinen war das Froschhirn $1/100$ so empfindlich, wie das vom Warmblüter.

Methylfluoracetat (am isolierten Froschhirn). 12 mMol hemmt die O_2-Atmung um 45%, die Cholinesterase ist bei 10 mMol bereits um 50% beseitigt, die Wirkung auf die Potentialwellen beginnt bei 12 mMol, das die Amplituden halbiert, vorerst ohne Einfluß auf die Frequenz. Dieselbe Konzentration unter Coffein hemmte die Atmung nur um 20%, die Wellen sind für 1 Minute gesteigert. Höhere Konzentrationen wirken rascher. Es besteht volle Reversibilität, wenn innerhalb weniger Minuten ausgewaschen wird, dann nicht mehr. Das Na-Salz zeigte bis 50 mMol gar keine Wirkung.

Tetraaethylpyrophosphat. Bei 10^{-4} beginnen sich die spontanen elektrischen Wellen zu ändern. Diese Wirkung steigerte sich nur wenig bis 10 mMol, führte dann rasch zur völligen Vernichtung. Auch hier gibt es nach Coffein eine vorübergehende Steigerung der Amplituden. Wurden von 2 der hier erwähnten Substanzen die halben Konzentrationen zusammen gegeben, die die elektrischen Potentialwellen hemmten, dann vermögen sie nicht den vollen Effekt zu erzielen. Also ist die Art ihrer Wirkung unterschieden. Die einfache Formel Cholinesterasevernichtung = Stärke der Wirkung sei nicht ausreichend.

Hexaaethyltetraphosphat wirkte ähnlich auf die durch intraventriculäre Einspritzung von d-Tubocurarin hervorgerufenen Krämpfe wie Eserin und steigerte zentral den Blutdruck[4255, II].

VI. Die peripheren Nerven.

a) Erregbarkeit. Bei Anwendung *hypertonischer Lösungen* (3—20% NaCl) am N. ischiadicus des Frosches fand sich eine Zunahme der Zuckungen im Muskel in Form von spontanen unregelmäßigen Aktionen einzelner Fibrillen, oder es kam sogar zu längeren tetanischen Plateaus. Diese Erscheinungen blieben bei Erniedrigung der Temperatur der Spülflüssigkeit des Nerven auf 0° aus und traten bei Erwärmen wieder auf. Bei Fröschen, die vorher durch Austrocknung Wasser verloren hatten, war der Erfolg geringer. Der Angriffspunkt dieser Effekte ist in

---

[4255, I] EULER, H., EICHLER, O. u. HINDEMITH, H.: Naunyn-Schmiedebergs Arch. Bd. **206**, 75 (1949).
[4255, II] SALAMA, S.: J. Physiol. **108**, 50 P (1949).

der Schnittfläche des Nerven zu suchen, da dann, wenn der unverletzte Nerv durch einen Trog mit der hypertonischen Lösung geführt wurde, nichts zu beobachten war[4256]. In den Riesenaxon des Tintenfisches trat in $Na^{\cdot}$-armer Lösung während der Erregung $Na^{\cdot}$ ein. Die Konzentration $Na^{\cdot}$ wurde von 455 auf 711 mMol/l gesteigert und schädigte in 5—15 Minuten, weil sie stark hypertonisch ist, vorher zeigte der Nerv ein erhöhtes Aktionspotenzial. Dieser Anstieg ließ sich nicht durch Glucose erreichen, war also nicht vom osmotischen Druck abhängig. Das Aktionspotential wird in $Na^{\cdot}$-freien Lösungen vernichtet. In $Na^{\cdot}$-armen Lösungen ist die Leitungsgeschwindigkeit herabgesetzt[4255, III].

Bromid ist allgemein bekannt als indifferentes Ion, und entsprechend konnte RUICKHOLDT[4065, I] den Ischiadicus und Gastrocnemius in Bromtyrode aufbewahren, ohne daß nach 24 Stunden sich eine Schädigung gezeigt hätte.

Im Gegensatz dazu steht der Befund, daß 0,1—1,0% NaBr die Reizbarkeit des N. ischiadicus von Rana esculenta herabsetzte und 0,005—0,01% führte (irreversibel) zu demselben Effekt, aber man mußte länger (15—20 Minuten) warten. 2% NaBr und darüber erhöhte die Erregbarkeit[4258]. Dementsprechend wurde vorgeschlagen, eine 0,5% — also stark hypotonische — NaBr-Lösung als Lokalanästhetikum zu verwenden. Es sei allein und besonders in Verbindung mit $1/8$—$1/4$% Novocain besonders gut brauchbar[4259].

Bei Anwendung von $K^{\cdot}$-Salzen verschiedener Anionen wurde der Nerv rascher vergiftet. Die Reihe war: $Br' > NO_3' > Cl' > J' > SCN'$[4257]. Die Reihenfolge entspricht nicht den Verhältnissen, wie wir sie an anderen Systemen (z. B. Herz usw.) fanden, ist auch sonst völlig unerwartet. Dort wurde gerade ein die $K^{\cdot}$-Wirkung begünstigender Effekt durch die stark lyotropen Anionen beobachtet, bzw. eine $Ca^{\cdot\cdot}$-antagonistische Wirkung.

b) Eine Reihe von Untersuchungen[4260—4262] fanden eine Beziehung zwischen dem **Sauerstoffverbrauch** des Froschnerven bei 21⁰ bzw. dem Hundenerv bei 38⁰ und den kalkfällenden Eigenschaften. Alle kalkfällenden Ionen, entsprechend ihrer Fähigkeit, den Kalk auszufällen, führen zu einer Erhöhung des Sauerstoffverbrauchs, wie folgende Reihe angibt, bei der isotonische Lösungen prozentweise mit der indifferenten NaCl-Lösung gemischt wurden[4261].

Tabelle 331.

Salz	Prozentsatz der Konzentration	Erhöhung des O_2-Verbrauchs
NaF	30	25%
Phosphat ..	10	15%
	100	40%
Na_2SO_4 ...	100	7%
Oxalat ...	30 und 100	90 und 88%

Tartrat erhöhte um 20% und Citrat um 105%[4260]. Von den Anionen erhöhten SCN' und J' nur um 5%, NO_3' um 23%, SCN' beim Hundenerven um 21% und NO_3' nur um 10%[4261]. Bromid war indifferent.

[4255, III] HODGKIN, A. L. u. KATZ, B.: J. Physiol. **108**, 37 (1949).
[4256] OZORIO, M., DE ALMEIDA, O., MOUSSATCHE, H. u. DIAS, M. V.: C. rend. Soc. Biol. **129**, 422 (1938), Rona **111**, 542.
[4257] TANEMURA, I.: Aichi J. exp. Med. **1**, 29 (1923), Rona **24**, 328.
[4258] DANILEWSKY, B. u. PERICHANJANZ, J.: Naunyn-Schmiedebergs Arch. **105**, 319 (1925). Rona **40**, 160.
[4259] DIMITRIEV, I. P.: Vestn. Chir. **57**, 282 (1939), Rona **114**, 657.
[4260] CHANG, T. H., GERARD, R. W. u. SHAFFER, M.: Amer. J. Physiol. **101**, 19 (1932), Rona **69**, 285.
[4261] CHANG, T. H., GERARD, R. W. u. SHAFFER, M.: Amer. J. Physiol. **111**, 681 (1935), Rona **88**, 48.
[4262] GERARD, R. W.: Proc. Soc. exp. Biol. Med. **27**, 1052 (1930).

Wenn die Autoren zu dem Schluß kommen, daß beim Nervengaswechsel ein Antagonismus weniger zwischen K· und Ca·· bzw. Ca·· und Na· bestehe, sondern eher zwischen Anion und Kation, dann würde die Richtung des Effektes mit den Erwartungen übereinstimmen, d. h. Fällung von Ca·· erhöht den Stoffwechsel. Ionen, die Ca-antagonistisch wirken, tun dasselbe, und das wird vor allem bei SCN', J' und NO_3' eintreten. Das Intervall dazwischen verhält sich indifferent.

c) Bei Prüfung des **elektrotonischen Stroms** fand sich[4263], daß Aufbewahren in 0,65% NaCl zu einem Intensitätsverlust führte. Der Abfall ging rascher, wenn das Cl' durch SCN' und J' ersetzt war, während NO_3' und Br' etwa wie Cl' wirkte, und SO_4'' zu keiner Änderung führte. Hier kann es sich um einen Vorgang handeln, der dem obigen analog ist, d. h. die Anionenwirkung addiert sich zu der des Ca··-Schwundes. Aber ebenso ist die Auslegung möglich, daß der Diffusionsprozeß selbst begünstigt wird, daß also nicht der Nerv, sondern das umgebende Bindegewebe betroffen wird. 0,02% $CaCl_2$ konnte den Effekt völlig verhindern. Dann verursachten J', Br', NO_3' und SO_4'' nur eine geringe Steigerung der elektrischen Erregbarkeit, der eine schwache Senkung folgte. SCN' ließ die Steigerungsphase vermissen und führte gleich zu einer Senkung. Bei Prüfung des Katelektrotonus und Anelektrotonus wurde durch SCN' und J' die Schwelle des Anelektrotonus beeinflußt und zwar erniedrigt und die Spannungsstromfunktion verändert. Der Katelektrotonus wird durch J' etwas verändert, nicht durch SCN', während gerade hier die Kationen wirksam sind (K·, Ca··), also ein durchaus anderer Effekt, wobei der Stromtransport eine Rolle spielt. Es wurden isotonische Lösungen angewandt[4264, 4265]. Mit NaF wurde der Elektrotonus vermindert, aber bei 3 mm Eintauchstrecke in konzentrierter Lösung wurden noch Spuren davon wahrgenommen. Der Abfall in der ersten Stunde betrug 75—90% des anfänglichen Betrages[4266].

Das Membranpotential der Froschnerven wurde durch SCN' und NO_3' nicht verändert, der marklosen Nerven der Seespinne aber gering erhöht, während KCl zur Minderung führte[4267], ein Vorgang gegen die Erwartung. Bei spontan rhythmisch tätigem Nerven wurde durch SCN' und Hyposulfit das negative Nachpotential reduziert. SCN' vergrößerte das Verletzungspotential, das durch Ca-Entzug dagegen vermindert wurde[4268, I].

d) Eine gewisse Bedeutung haben die Untersuchungen über die additive Wirkung von **Lokalanästhetikum** und Anion. Es wurde Cocain unter demselben p_H in Form eines Salzes mit verschiedenen Anionen an der Kaninchen-Cornea geprüft[4269-4271]. Wenn die Stärke des Chlorids mit 1 gesetzt wurde, fand sich folgende Reihe: Citrat 0,2, Tartrat 0,6, Sulfat 0,8, Phosphat 1,0, Chlorid 1,0, J' 1,2, SCN' 1,5.

Diese Reihe gleicht nicht nur der Hofmeisterschen Reihe, sondern zum Teil auch den Angaben von GERARD und Mitarbeitern[4260] über die Erhöhung des O_2-Verbrauches des Nerven, nur daß die lyotropen Ionen stärker einwirken, was für

---

[4263] HÖBER, R. u. STROHE, H.: Pflügers Arch. **222**, 71 (1929), Rona **51**, 233.
[4264] CHWEITZER, A.: C. rend. Soc. Biol. **127**, 497 (1938), Rona **106**, 394. C. **1939 II**, 459.
[4265] CHWEITZER, A.: C. rend. Soc. Biol. **130**, 1051 (1939), Rona **114**, 27.
[4266] JAENECKE, A.: Beitr. z. Physiol. **3**, 199 (1926), Rona **38**, 370.
[4267] WILLBRANDT, W.: J. gen. Physiol. **20**, 519 (1937), Rona **100**, 556.
[4268] GLÜCKS, H.: Dissertation Halle 1933, Rona **80**, 536.
[4268, I] COPPÉE, G.: Acta biol. Belg. **1**, 50 (1941), Rona **132**, 455.
[4269] REGNIER, J. u. DAVID, R.: C. rend. Acad. Sci. **200**, 1428 (1935), Rona **88**, 151.
[4270] REGNIER, J. u. DAVID, R.: J. Pharmacie VIII s. **22**, 16 (1935), Rona **89**, 446. C. **1936 I**, 1257.
[4271] REGNIER, J. u. DAVID, R.: Anesth. et Analg. **1**, 285 (1935), Rona **89**, 194.

die Theorie von Bedeutung ist. Eine $Ca^{..}$-Fällung ist hier nicht zu erwarten. Auch das Phosphat fällt aus der Reihe heraus.

Benzoesäure hat 6- und Phenylessigsäure 12fache Wirkung. Fluor vermag in organischer Bindung zu lokalanästhetischen Verbindungen zu führen[4274, I].

Salze des Novocains am motorischen Nerven angewandt, führen zu einem ähnlichen Resultat wie vorher[4272-4274]. Die Wirkung des Novocains wurde nur durch K_2SO_4 verstärkt. Wurde dazu noch eine Pufferung mit Phosphat angewandt, dann erfolgte eine weitere Verstärkung[4268]. Diese Wirkung könnte man als eine $Ca^{..}$-Fällung auffassen, wenn ein Antagonismus $K^{.}$-$Ca^{..}$ sich überhaupt am Nerven so einfach demonstrieren ließe, wenn auch vereinzelt solche Berichte vorliegen.

Nach der Darstellung von FLECKENSTEIN[4274, II] ist die lokalanästhetische Wirkung begleitet von einer Hemmung der während des Erregungsprozesses ablaufenden Permeabilitätserhöhung, sie müßte also antagonistisch dem SCN' wirken, wie es bei der Entwicklung einer Kontraktur des Muskels auch zur Beobachtung kommt. In den Versuchen von REGNIER ist genau das Gegenteil eingetreten, und damit wird wiederum die von uns hier verfolgte Regel durchbrochen.

So konservieren $Ca^{..}$-Ionen die Leitung des Nerven gegenüber der Kälte. $K^{.}$ läßt die Leitung schon bei geringeren Temperaturgraden verschwinden (HOLMES[1715]).

Die Leitung des marklosen Nerven wird durch $K^{.}$ gestört (WILLBRANDT[4267, 4275]). Andererseits können $Ca^{..}$-freie Nerven von Fröschen, die man 12 Stunden bei 2^0 gelassen hat, nach Erwärmung auf 6^0 eine spontane Tätigkeit zeigen[4276]. Eine einheitliche Linie ist nicht zu erreichen, wenn auch Anklänge an die Theorie vorhanden sind.

Die Nervenendplatten zeigen eine besondere Lage. Für Perchlorat hat ROST[2445] gezeigt, daß die fibrillären Muskelzuckungen beim Frosch durch Curare in noch nicht die Leitung vollkommen unterbrechender Dosis gehemmt werden können, was für einen Angriff an dieser Stelle sprechen könnte. Hier finden wir wiederum eine Analogie zum $Ca^{..}$-Verlust, den wir an Stoffwechselversuchen mit Jodid auch nachweisen konnten (EICHLER[2451, I], siehe später Stoffwechsel).

Fluoressigsäure[4274, III]. Die Säure selbst ist gegenüber dem N. ischiadicus des Frosches verhältnismäßig indifferent hinsichtlich Sauerstoffverbrauch und Aktionspotentialen. Stets zeigt sich der Sauerstoffverbrauch empfindlicher als die Entwicklung von Potentialen. 0,1 mol hemmte z. B. nach 3 Stunden Einwirkung schon um 40, nach 4 Stunden um 55%, ohne daß die Stromkurven sich geändert hätten. Demgegenüber blockiert der Methylester den Nerven schon in 5 m molarer Lösung in 3—4 Stunden vollständig, bei 50 mMol/l schon in $1^1/_2$ Stunden. Fortgesetzte Tetanisierung änderte den Verlauf der Blockade nicht im Gegensatz zu Jodessigsäure. Wenn das Potential jedoch erst zu sinken beginnt, gelingt es nicht mehr, den Prozeß durch Waschen aufzuhalten oder gar rückläufig zu beeinflussen. Sinken der Leitungsgeschwindigkeit und Anstieg der Schwelle (auf das 2—5fache) gehen parallel. Während die Schwelle sofort steigt, in 15 Minuten aufs Doppelte, in 30 Minuten auf das 3fache, beträgt der Aktionsstrom noch 95% der Norm. Die Sauerstoffzehrung ist bei 1 mMol schon um 50% und bei 5 mMol auf 20% gesunken, wo nur die Hälfte der Fasern blockiert ist.

[4272] REGNIER, J. u. QUEVAUVILLER, A.: C. rend. Soc. Biol. **122**, 251 (1936), Rona **95**, 515.
[4273] REGNIER, J. u. QUEVAUVILLER, A.: Bull. Sci. pharmacol. **43**, 401 (1936), Rona **97**, 64.
[4274] REGNIER, J., DELANGE, R. u. DAVID, R.: C. rend. Acad. Sci. **202**, 591 (1936), Rona **93**, 661. C. **1936 II**, 1572.
[4274, I] CAMPAIGNE, E. E., STARKE jr., A. C., FOSDICK, L. S. u. DRAGSTADT, C. A.: J. Pharm. exp. Ther. **71**, 59 (1941), Rona **126**, 109. Ester der p-Fluorbenzoesäure.
[4274, II] FLECKENSTEIN, A. u. HARDT, A.: Klin. Wschr. **27**, 360 (1949).
[4274, III] BOGARSKY, L. L., ROSENBLATT, A. D., POSTEL, S. u. GERARD, R. W.: Am. J. Physiol. **157**, 291 (1949). Winterfrösche sind halb so empfindlich wie Sommerfrösche.

Zusatz von Fumarsäure steigert den Sauerstoffverbrauch, z. B. von 20% auf 50%, und eine Hemmung der weiteren Entwicklung des Blocks zeigt, daß beide Größen nicht völlig unabhängig voneinander sind: Glucose, Äthylalkohol, Essigsäure, Brenztraubensäure und Ketoglutaminat waren unwirksam, Malat und vielleicht Oxalessigsäure wirkten schwach.

VII. Willkürliche Muskulatur.

a) Chlorid-Hypertonische Lösung. Hier spielt der Verlust des Ionengleichgewichtes, wie man es an isolierten Froschmuskeln herstellen kann, eine Rolle. In reiner 0,7% NaCl-Lösung, die auf das Nervenmuskelpräparat des Frosches einwirkt, wird die direkte und indirekte Erregbarkeit gelähmt (LOCKE). Vorher entstehen fibrilläre Muskelzuckungen. Bei Messung der Chronaxie von Gastrocnemius und Sartorius ergibt sich eine 2phasische Wirkung, die hier wiedergegeben wird, und zwar die Chronaxiewerte in msec. (nach [4277]):

Tabelle 332.

Zeit	Nerv	Muskel
0	0,3	0,3
20 Minuten	0,3	0,2
30 ,,	0,3	0,4
90 ,,	0,4	0,6
140 ,,	unerregbar	0,9

Es entwickelte sich eine curareartige Wirkung nach einer Phase erhöhter Erregbarkeit. Das Muskelflimmern ist auch bei Gaben von NaCl am ganzen Frosch auffällig und gefolgt von teilweise lockerer Starre (EICHLER[967]), vielleicht im Einklang mit Verlust von $Mg^{..}$ aus der Nervenendplatte (EICHLER[2451, I]).

Wurden die Muskeln im Laewen-Trendelenburgschen Präparat durchströmt und das Volumen gemessen, wenn Lösungen verschiedenen Drucks durchlaufen, dann kam es unter den hypertonen Lösungen zum Wasserverlust[4278], wie es auch am ganzen Tier für einige Stunden beobachtet wurde (EICHLER[846, 2441, I]). Wurde aber die Durchströmung fortgesetzt, dann kam es zu einem Punkt, wo der entgegengesetzte Prozeß eintrat, der auf eine Membranschädigung zurückgeführt werden kann (wie [4278]). Bei isoliertem Muskel nahm das Volumen noch zu, selbst wenn der osmotische Druck gegenüber der Norm verdoppelt wurde[4280]. Wurde das Ionenmilieu nicht geändert, sondern die Lockesche Lösung, nur von verschiedenem Druck, auf Ratte und Froschmuskeln (durchströmt) angewandt, dann kam es immer zur Zunahme des Volumens, die bei starker Hypertonie und besonders bei Gummizusatz weniger rasch verlief[4281]. Die Zunahme soll bei ermüdetem Muskel größer sein als bei normalem[4280].

Es handelt sich nicht um eine Schädigung der Membranen, sondern es muß ein Stoffwechselvorgang in den Muskelfasern verlaufen, der mit Erhöhung des osmotischen Druckes einhergeht, wie er auch nach starker Arbeit besonders bei ungenügender Restitution und zu geringer Abfuhr der Stoffwechselwirkung vorkommt. Bei dieser Volumenzunahme geht die elektrische Erregbarkeit zurück

---

[4275] COWAN, S. L.: Proc. roy. Soc. B. **115**, 216 (1934) J. exp. Biol. **10**, 401 (1933). J. Physiol. **82**, 432 (1934). Maca Nerv.
[4276] COPPÉE, G.: C. rend. Soc. Biol. **133**, 278 (1940), Rona **121**, 344.
[4277] LAPICQUE, L. u. M.: C. rend. Soc. Biol. **113**, 1036 (1933), Rona **75**, 622.
[4278] BÜRGER, M. u. BAUR, M.: Z. ges. exp. Med. **42**, 296 (1924), Rona **29**, 936.

und erlischt. Diese Vorgänge wurden durch NaNO$_3$-Lösungen beschleunigt. Die fibrillären Muskelzuckungen wurden bei isotonischer NaNO$_3$-Lösung lebhafter[4280].

Bei Prüfung der *Muskelkontraktion* auf direkten Einzelreiz nach Eintauchen von Froschsartorien in Ringerlösung normaler, halber und doppelter Salzkonzentration fand sich[4279], daß die Zuckungsdauer im ,,Halbringer" verkürzt, im ,,Doppelringer" verlängert ist. Die Viscosität bei letzterem soll vergrößert worden sein. Die Kontraktionswelle am M. semimembranosus wurde entsprechend im Doppelringer verlangsamt, im Halbringer beschleunigt.

Vielfache Untersuchungen wurden der Frage der NaCl-Darreichung *bei körperlicher Arbeit* gewidmet. So waren die Leistungen bei Bergsteigen, Langlauf oder einem Marsch von 15—17 km besser und die Erschöpfung geringer, wenn den Versuchspersonen vorher 2—8 g NaCl in Wasser verabreicht worden war[4282]. Wurde einem Studenten von 19 Jahren tägliche Arbeitsleistungen zugemutet, während die NaCl-Zufuhr auf 3,5 g NaCl beschränkt wurde[4283], dann trat Launenhaftigkeit, starke Reizbarkeit — bis zu Erregungszuständen sich steigernd — auf. Diese Erscheinungen wurden besonders deutlich bei Hitze, wenn die Arbeit mit starkem Schweißverlust einherging. Da, wie wir schon im Kapitel Ausscheidung ausführten, die Schweißdrüsen nicht in der Lage sind, selbst bei schwerem Chlormangel ihre Sekretion wie die Niere einzuschränken, muß es in solchen Fällen zu einem Verlust an Chloriden kommen, der schon zu den ersten hypochlorämischen Symptomen und bei dadurch veränderter Muskulatur zu verminderter Arbeit führt. Gabe von Wasser wäre in diesem Zustand ungünstig, wenn aber dem Wasser einige Gramm NaCl zugefügt sind, werden die Symptome beseitigt[4284].

Diese Fragen werden später in dem Abschnitt über Chloridmangel behandelt werden. Es soll noch darauf hingewiesen werden, daß Arbeiter, die an Hitzearbeit gewöhnt sind, nach den Untersuchungen von LEHMANN und SZAKALL[3977, 4283, 4284] andere Verhältnisse bieten sollen. Sie sind gewöhnt, unter geringem NaCl-Gehalt zu arbeiten und schränken gerade dann ihre Schweißsekretion ein. Gaben von NaCl würden diese Akklimatisation stören, und durch Schweißsekretion würde der vorherige Vorteil eingebüßt.

Die Vorgänge sind eng gekoppelt mit den Bedingungen der Wärmeregulation, an der die Sekretion der Schweißdrüsen maßgeblich beteiligt ist. Bei Marschübungen war der Gewichtsverlust durch Schwitzen nach den Kochsalzgaben geringer[4282].

b) Bromid. Bromid besitzt anscheinend keine spezielle Wirkung auf die Muskulatur. Gastrocnemien 24 Stunden im Brom-Ringer aufbewahrt, behielten ihre normale Reizbarkeit (RUICKOLDT[4065, I]). In den Untersuchungen von COOMBS, PIKE und SEARLE[4228, 2543] an Katzen, deren Nebenschilddrüsen entfernt waren, zeigte sich, daß die Kontraktion auf Reizung nach der vorherigen Bromidbehandlung später auftrat. Das liegt erstens daran, daß der Ca$^{··}$-Gehalt im Serum höher war, als bei nichtvorbehandelten Tieren, dann aber auch an der geringeren Zahl von Krämpfen, die den Ca$^{··}$-Bestand der Muskeln nicht erschöpften. Dasselbe konnte durch Denervierung erreicht werden; bei nicht operierten Katzen war eine Wirkung der Bromidbehandlung auf die Ermüdungskurve des M. rectus abdominis nicht nachzuweisen. Der sonst vorhandene Effekt ist also zentral bedingt.

Eine Erhöhung der Arbeitsfähigkeit ergab sich, wenn am Tage vor einer starken Arbeit 12 g KBr verabfolgt wurde. Dieser Effekt sei indirekt durch eine Erschwerung der Arbeitsdyspnoe zu erklären (BECKER-FREYSENG und andere[4343]).

Während in diesen Versuchen eine Identität von Cl' und Br' vorzuliegen scheint, werden wir später bei den Vergleichen sehen, daß gelegentliche Unterschiede doch nachweisbar waren.

[4279] SETO, T.: Arb. med. Univ. Okayama 5, 73 (1936), Rona 98, 61.
[4280] BUCCIARDI, G.: Arch. di Fisiol. 31, 19 (1932), Rona 68, 462.
[4281] PARRY, A. A.: J. cellul. comp. Physiol. 8, 277 (1936), Rona 96, 39.
[4282] CASSINIS, U. u. ADILARDI, G.: Giorn. Med. mil. 80, 61 (1932), Rona 66, 750.

c) Perchlorat. Dieses Anion wird deshalb anschließend behandelt, weil dabei das Prinzipielle der Wirkung besonders deutlich herauszustellen ist. Nach den Untersuchungen von ROST[2445] am Frosch ist Perchlorat als spezifisches Muskelgift zu betrachten; später wurde die Identität mit Rhodanid (EICHLER[1089]) und schließlich Analogie zu den anderen Anionen der Hofmeisterschen Reihe hervorgehoben (EICHLER[967]). Die Starre des Frosches ist außerordentlich ähnlich bei SCN' und ClO_4', „so daß auf der Höhe der Wirkung 2 Tiere, die mit den beiden Anionen vergiftet worden sind, nicht auseinandergehalten werden können, es sei denn durch die $FeCl_3$-Reaktion auf Rhodanid".

Die Muskelwirkung des Kaltblüters wurde von ROST ausführlich beschrieben in ihrem Beginn mit fibrillären Zuckungen bis zum Übergang in Starre. Es fand sich eine Ähnlichkeit mit Coffein, die sich sogar durch vorübergehende Erhöhung der Muskelkontraktionen unter Reizwirkung, ebenso wie in dem Verhalten der isolierten Muskelfasern im Zupfpräparat unter dem Mikroskop zeigte, auch in diesem Punkt also eine Identität mit Rhodaniden (siehe später). Ähnlichkeit mit Coffein wurde nicht gefunden hinsichtlich der Neigung der verschiedenen Froscharten zu Kontrakturen, auf die SCHMIEDEBERG[4285] hinwies. BOEHM[4286] fand am isolierten Muskel, daß Temporarien die Starre gut, kräftige Esculenten weniger sicher auslösen ließen.

ROST fand beim Warmblüter das Vergiftungsbild eher beherrscht von zentralen Erregungssymptomen, die wohl zu tonischen Krämpfen führten, aber nicht weitergingen; beim Kaninchen kam es zu Erschlaffungen. DURAND[2094] sah, als er einem Kaninchen von 1,9 kg 0,5 g/kg in den rechten Gesäßmuskel spritzte, zuerst eine schmerzhafte Reaktion. Das Tier versuchte sofort auszureißen, als die ersten Tropfen das Gewebe erreichten. Dann blieb die Muskulatur des Beines lokal steif, auch bei Bewegungen, war aber nicht gelähmt. 5 Minuten später begann das Kaninchen die Herrschaft darüber wiederzugewinnen. Im weiteren Verlauf zeigte sich gerade an dieser Stelle die Neigung zu Paresen. SABBATANI[2555] injizierte $NaClO_4$ intravenös in Dosen, die schon rasch zum Tode führten. Das Kaninchen erstarrte dabei in allen Muskeln, Flexoren und Tensoren. Die Glieder der hinteren Extremitäten nahmen den charakteristischen Anblick der Krallen an. Das Herz blieb stehen, und die Rigidität ging direkt in die Totenstarre über.

Die Verhältnisse *am isolierten Muskel* wurden in erster Linie von MESSINI[4288, 4289] und BOEHM[4286, 4287] untersucht.

Wurde ein Froschbein in eine isotonische Lösung von $NaClO_4$ eingetaucht, dann kam es zu fasciculärem oberflächlichen Flimmern für 30—60 Minuten. Selbst wenn diese Lösung mit isotonischer NaCl- oder Ringer-Lösung verdünnt wurde, so daß nur noch 10% ClO_4' übrig blieb, fand sich das Phänomen.

Es wurde mit einer Reihe von Mischungen isotonischer Lösungen die Erregbarkeit geprüft, die in reiner NaCl-Lösung 50 Stunden erhalten blieb. Bei Zusatz von $NaClO_4$ fanden sich folgende Zeiten:

20% 8—13 Stunden (12 Versuche),
50% $2^3/_4$ Stunden,
80% 2 Stunden 10 Minuten,
100% $1^1/_2$—$2^1/_2$ Stunden.

BOEHM[4286] verwandte für seine Untersuchungen den isolierten M. sartorius. Dadurch wurde erreicht, daß die Diffusion als störendes Moment kaum in Frage kam. Deshalb verliefen bei ihm die Vorgänge auch rascher und gründlicher.

[4283] LEHMANN, G. u. SZAKALL, A.: Arbeitsphysiol. **10**, 608 (1939), Rona **118**, 226.
[4284] KRAUT, W. u. DROESE, W.: Angewandte Chemie **54**, 1 (1941). Zusammenfassender Bericht.
[4285] SCHMIEDEBERG, O.: Naunyn-Schmiedebergs Arch. **2**, 62 (1874).
[4286] BOEHM, G.: Naunyn-Schmiedebergs Arch. **146**, 327 (1929), Rona **54**, 453.

Mit n/8 Lösung fand sich anfangs eine primäre Kontraktur mit fibrillären Zuckungen von 1—3 Minuten Dauer. Nach 5—10 Minuten setzte eine sekundäre Dauerstarre ein. In $^1/_4$ Stunde hatte sich der Muskel auf ein Drittel seiner Länge kontrahiert. In diesem Zustand blieb die Starre 12 Stunden unverändert.

Die Erscheinungen betreffen den Muskel nur so weit, als er in die Lösung eingetaucht wird, und zwar auch dann, wenn die Nervenendigungen die Lösung nicht berühren. Rost hatte in orientierenden Versuchen für das primäre Zucken die Möglichkeit einer Wirkung auf die Nervenendplatte in Betracht gezogen. Auf den Verlauf der Starre hatte Curare keinen Einfluß.

Selbst m/100—m/200 Lösungen führten noch zum Erfolg. Die sekundäre Kontraktur entwickelte eine Spannung von 40—60% des Tetanus, ähnlich wie bei der Kontraktur auf Chloroform. Demgegenüber verursachte NaSCN eine geringere erste Spannung und eine zweite Kontraktur qualitativ wie ClO_4', aber selbst isotonische Lösung führte nicht zu einer dauernden Starre (siehe darüber später).

Für unsere Diskussion ist die Behauptung von Messini[4288-4291] von Bedeutung, die schon am isolierten Froschherzen S. 724 besprochen wurde, daß ClO_4' durch eine direkte $K^{\cdot}$-Fällung oder wenigstens Aktivitätseinschränkung des $K^{\cdot}$ wirke. Daß weder physikochemisch, noch nach der topologischen Verteilung diese Behauptung aufrechterhalten werden kann, wurde wiederholt und an verschiedenen Stellen dargetan. Aber es wäre immerhin eine eventuelle antagonistische Wirkung von Bedeutung.

So fand sich bei Prüfung der Dauer der Erregbarkeit des Froschbeins bei Einwirken von 20% isotonischer $NaClO_4$-Lösung in Ringer durch 1,6% isotonisches KCl eine Verlängerung der Erregbarkeit auf 17 Stunden (statt 8—13 Stunden). Dann aber kam es zur additiven Wirkung: Bei 8% des isotonischen KCl Verkürzung auf 7 Stunden usw.

Nach $CaCl_2$ 0,054 mMol hörten die anfänglichen Zuckungen auf. 0,021 mMol hemmte die Kontraktur (auch $MgCl_2$).

Diese Versuche zeigen eine Wirkung so unsicherer Art, daß darauf keine Theorie basiert werden kann. Bei geringer Steigerung der Konzentration wird z. B. schon ein Effekt ganz entgegen der vorgeschlagenen Theorie erreicht, und $Ca^{\cdot\cdot}$ läßt sich überhaupt nicht einordnen. Auch die oben erwähnten Schwierigkeiten der Diffusion erschweren die Auslegung.

Bei den Versuchen von Boehm wurden durch 0,02% $CaCl_2$ die fibrillären Zuckungen, die die erste Kontraktur auf ClO_4' begleiteten, unterdrückt, durch 0,3% $CaCl_2$ wurde die erste Kontraktur, nicht aber die sekundäre Kontraktur beseitigt, die dagegen durch Novocain 1:1000 oder Atropin unterdrückt werden konnte, wenn der Muskel mit diesen Substanzen vorbehandelt wurde. Die Ähnlichkeit mit der Rhodanstarre war deutlich. Auch m/24 $KClO_4$ führte zur Starre, während KSCN in derselben Konzentration unwirksam war, wie orientierende Versuche ergaben.

Wir sehen die Verhältnisse auch hier wie am Herzen sich entwickeln, d. h. ClO_4' wirkt wie eine Verminderung von $Ca^{\cdot\cdot}$ und synergistisch mit Kalium. Charlier[4291, I] setzt ClO_4' in eine Reihe mit Veratrin, das den Froschmuskel für Kalium sensibilisiert. Gerade die Befunde von Messini, vorurteilsfrei betrachtet, können dafür Zeugnis ablegen. Eine Ähnlichkeit wurde bei Versuchen am Laewen-

---

[4287] Boehm, G.: Biochem. Z. **209**, 489 (1929), Rona **52**, 558.
[4288] Messini, M.: Boll. Soc. ital. Biol. sper. 4, 185 (1929), Rona **52**, 68.
[4289] Messini, M.: Naunyn-Schmiedebergs Arch. **141**, 307 (1929), Rona **52**, 68.
[4290] Messini, M.: Biochem. Z. **213**, 209 (1929), Rona **53**, 486.
[4291] Messini, M.: Boll. Soc. ital. Biol. sper. 4, 930 (1929), Rona **54**, 392.
[4291, I] Charlier, R.: C. rend. Soc. Biol. **141**, 199 (1947) C. **1948** II, 869. Auch Permanganat und Perborat haben dieselbe Wirkung, nicht aber Jodat.

Trendelenburgschen Präparat gesehen, wo bei Ca$\cdot\cdot$-Mangel primär fibrilläre Zuckungen und sekundär ein Tonusanstieg zur Beobachtung kamen[4292].

d) Rhodanid, mit Bemerkungen über Jodid. Rhodanid ist als Kontraktursubstanz schon lange bekannt und wurde vielseitig untersucht. Die ältere Literatur wurde von HUNT[4293] zusammengefaßt. Hier kommt es nochmals darauf an, die Ähnlichkeit mit ClO_4' herauszuheben. Das wird schon deutlich bei der Verfolgung der *histologischen Bilder* nach Einwirkung z. B. isotonischer Lösungen von NaSCN auf den Sartorius der Temporarien[4294, 4295], wobei sich die anderen Anionen anschließen. Aber SCN′ ist wirksam in weitem Abstand vor ihnen.

Es erfolgt unter Bewegungen eine Störung der Struktur im Sinne der Geldrollenbildung, Verwerfung der Querstreifung bis Abriß der Faser und Homogenisierung.

Es kommt zu einer primären Reizung und einer Kontraktur, die reversibel ist. Bestimmte auftretende Flimmerbewegungen ließen sich teilweise durch Curare beseitigen, so daß eine Reizung der Nervenendplatte in Frage gezogen wurde und zwar um so mehr, als diese nach vorheriger Durchschneidung des Nerven, wenn 7 Tage gewartet wurde, vermieden wurde.

Nach FÜRTH (siehe [4293]) ist Curare ein Antagonist des Rhodanids, eine Beobachtung, deren Grund wir jetzt so verstehen werden, daß Curare den Muskel vor den Impulsen des Zentralnervensystems schützt und damit den mit Kontraktionen verbundenen Calciumverlust verhindert. In eigenen Versuchen[4295, I] wurde 14 Tage vor dem Versuch an der einen Seite der N. ischiadicus durchschnitten. Dieser Muskel fiel nicht in Starre. Es gehören also die Impulse vom Zentralnervensystem dazu.

Ca$\cdot\cdot$ zeigt sich hier ebenso wie beim Perchlorat als Antagonist des SCN′ und des J′. Nach bestimmter Zeit kann man nachweisen, daß gerade zur Zeit der höchsten Jodidgiftigkeit auch die größte Ca$\cdot\cdot$-Ausscheidung merkbar wird, in ihrem Umfang zum größten Teil wohl ein Zeichen einer versuchten Regulation des Organismus (EICHLER[2369, I]).

Trotzdem tritt im Organismus des Frosches nach Gabe von SCN′ und J′ die Kontraktur bzw. Muskelstarre schon bei einer Konzentration auf, die noch nicht wirksam war, wenn man dieselben Konzentrationen in vitro einwirken ließ. Zugleich dauerte die Kontraktur an, wenn schon die Ausscheidung den größten Teil des SCN′ entfernt hatte. Das könnte erstens dadurch eine Erklärung finden, daß das Ca$\cdot\cdot$ teilweise aus der Muskulatur mobilisiert wurde, wie in den Versuchen von COOMBS und Mitarbeitern an tetaniekranken Katzen.

Ebenso ist aber die Dauer der Einwirkung von Bedeutung. 4 mMol/kg NaSCN war die durchschnittliche tödliche Dosis. Mit Dosen in diesem Bereich, meist aber mit geringeren, fand sich das Maximum der Erkrankungen, d. h. Starren, etwa 30—40 Stunden nach der Gabe, obwohl wir erwarten können, daß nach etwa 2—3 Stunden eine völlige Gleichverteilung der in den Lymphsack verabfolgten Dosen erfolgt ist (EICHLER[846]). Auf Gewichtsprozente schematisch umgerechnet, gäbe obige maximale Zahl den Wert von 32,4 mg% = 0,0324%. Nun führt am isolierten Muskel 0,03% NaSCN noch nicht zur Kontraktur. Der einfache Vergleich dieser Werte würde einen falschen Eindruck geben, weil das

---

[4292] GAEDE, D.: Naunyn-Schmiedebergs Arch. 188, 169 (1937). Versuche März 1936.
[4293] HUNT, R.: Heffter-Heubners Handbuch Bd. I, S. 827 (1923).
[4294] ZEIGER, K. u. SCHREIBER, H.: Pflügers Arch. 215, 386 (1927), Rona 40, 367.
[4295] ZEIGER, K. u. SCHREIBER, H.: Ztschr. wiss. Biol. B. Ztschr. f. Zellforsch. u. mikroskop. Anat. 4, 617 (1927), Rona 41, 329. Am raschesten ist die Wirkung von SCN′, dann $SO_4'' > J' > NO_3' > Br' \lessgtr Cl'$. Die Art der Reihenfolge würde für eine Oberflächenladung als maßgeblich sprechen. Das stark hydrophile SO_4'' besitzt dafür die doppelte Ladung.
[4295, I] EICHLER, O.: Unveröffentlichte Versuche.

Rhodanid nach Messungen über die extracellulären Räume bei Jodid (EICHLER[2448, I]) höchstens 60% des im Gewicht des Frosches ausgedrückten Raumes einnehmen kann. Die tatsächliche Konzentration, die den Muskel umspült, wäre demnach etwa 2mal so groß, betrüge also rund 0,06%. Es bleibt, wie man sieht, immer noch ein beträchtlicher Abstand, der natürlich in der Kalkulation durch die Dauer der Einwirkung einerseits verkleinert, durch die fortwährende Ausscheidung, die schon über die Hälfte beseitigt haben würde, aber vergrößert würde.

Die Verhältnisse wurden in eigenen ausgedehnten Versuchen an Fröschen (EICHLER[2448, I]) bei einer toxischen Dosis von Jodid (21,43 mMol/kg) untersucht und folgendes Verhalten der Giftwirkung zu der Konzentration im Blut gefunden. Das Maximum der Konzentration nach dieser Gabe fiel ungefähr in die 2.—4. Stunde. Die ersten Symptome (Erregung, Neigung zu Muskelspasmen) begannen aber frühestens nach der 6. Stunde. Die Konzentration im Muskel hatte ihr Maximum zwischen der 2. und 4. Stunde, um dann fortgesetzt abzusinken. Wichtig ist die Größe extracellulärer Räume im Muskel. Diese zeigten eine deutliche Beziehung zu der Starre des Krankheitsbildes mit folgendem Verhalten in den ersten 24 Stunden. Zuerst nahmen sie zu, nur wenig bedingt durch anfängliche Erregung, dann aber fortgeführt und vertieft durch das J' selbst. Nach dem Maximum in der 2.—4. Stunde gab es einen Rückgang im Verlauf der nächsten 24 Stunden, so daß der Ausgangspunkt erreicht wurde, wobei die Funktion des Muskels aber verändert war.

Bei dem funktionellen Verhalten der Frösche ist deutlich, daß schwere Erkrankung (Starre, Steifheit) und Exitus mit großen extracellulären Räumen einhergehen. Kleine extracelluläre Räume geben im allgemeinen ein normales Erscheinungsbild des Tieres. Nach dem Tonus der Muskelfasern wäre das umgekehrte Verhalten zu erwarten, da Spannungszunahme zu Verkleinerung der extracellulären Phase Anlaß gibt.

Während diese Regel hinsichtlich der extracellulären Räume gilt, ist eine zweite Beziehung mit der Konzentration im Blute hervorzuheben. Diese ist nämlich bei den kranken Tieren besonders hoch, obwohl die weiten extracellulären Räume durch die Verbreiterung des Bettes eher das Gegenteil erwarten lassen. Obwohl durch Verengerung der Räume eine aktive Ausscheidung durch die Gewebe abgeleitet werden kann, genügt dieser Effekt nicht zur Erklärung, sondern es folgt, daß eine Beziehung der Empfindlichkeit des Muskels gegen die Giftwirkung des Jodids mit der Ausscheidungsfähigkeit der Niere besteht. Es handelt sich um ein gemeinsames Strukturelement beider Organe, das sich gegenüber J' dokumentiert. Da die Ausscheidung um so besser vonstatten geht, je geringer die Rückresorption ist, und da bei der Rückresorption die Größe der Poren in den Tubulis eine Rolle spielt, würde man eine Gemeinsamkeit in der besonderen Dichte der Membranstruktur erblicken können, wenn dem nicht viele Bedenken entgegenständen, z. B. Jodid dringt in die Muskelfaser nicht ein. Für unsere Frage nach der Ursache der verschiedenen Empfindlichkeit der Muskeln in vitro und in vivo bei Rhodanid wiesen diese Versuche vor allem auf die Zeitgebundenheit der Jodid- und auch Rhodanidwirkung hin.

Die Erzeugung der Kontraktur bedarf auch in vitro einer gewissen Zeit, aber wegen der geringeren Haltbarkeit der Präparate wird nie solange gewartet wie in vivo, wie folgende Angaben lehren. Es wurde nach $1\frac{1}{2}$ Minuten noch keine Wirkung am Sartorius wahrgenommen, die maximale Wirkung trat erst nach 2—3 Minuten und später ein[4299]. Eine direkte und irreversible Kontraktur wurde nach mehrfach isotonischen Lösungen gesehen. Das Ausmaß der Kontraktur erreichte noch nicht das Maximum, aufgesetzte Reize konnten zur weiteren Verkürzung führen, was die Bedeutung der nervösen Verbindung mit dem Muskel am ganzen Tier illustriert. Die Muskeln erreichen manchmal ein glasiges Aussehen[4302]. Bei Untersuchung der Gastrocnemien der südamerikanischen Kröte Bufo marinus kam es in 2% NaSCN zuerst zu einer reversiblen Kontraktur, die aber nicht das Ausmaß des maximalen Reizes erreichte. Erst später kam es zur weiteren Verkürzung, die dann irreversibel war[4296].

Diese Wirkung wurde durch 0,5% Novocain zum größten Teil aufgehoben, nicht durch Atropin, wohl aber durch 0,2% $CaCl_2$. Die Aufhebung der Kontraktur gelang auch am ganzen Frosch, teilweise so, daß nur der Muskel, in den Novocain injiziert wurde, schlaff blieb, während die anderen Muskeln in Starre fielen. Die Reizbarkeit vom Zentrum aus war dabei erhalten[4310]. 0,05% SCN' bewirkte bei Gastrocnemien fibrilläre Zuckungen und Kontraktur. 0,1% Novocain konnte nur die ersteren, nicht die Kontraktur verhindern[4300].

Wichtig ist immer die Wirkung von $Ca^{\cdot\cdot}$, das schon in der Konzentration der Ringerlösung von Bedeutung ist. ZIPF[4309] hält als Ursache für die anfängliche Rhodankontraktur die Abgabe von $Ca^{\cdot\cdot}$-Ionen für möglich. Nach unserer Auffassung handelt es sich um einen echten Antagonismus. Gibt man zu NaSCN in isotonische Lösung eine entsprechende Lösung von NaCl, anstatt NaSCN mit Ringer zu verdünnen, dann genügt das Fehlen der geringen $Ca^{\cdot\cdot}$-Mengen schon, um die Kontraktur größer werden zu lassen. $CaCl_2$ in etwas höherer Konzentration (aber auch $Sr^{\cdot\cdot}$ und $Mg^{\cdot\cdot}$) läßt sie nicht zustande kommen. $Ba^{\cdot\cdot}$ verstärkte die Kontraktur[4299].

Von GELLHORN[4298] wurde eine sekundäre Kontraktur von folgendem Verlauf beobachtet: Wenn man den Sartorius in eine SCN'-Lösung hineinbrachte, die selbst noch nicht zur Kontraktur führte, und dann auf Ringerlösung umwechselte, dann erfolgte sekundär eine Kontraktur, die um so stärker ausfiel, je mehr die Ringerlösung mit Kochsalzlösung verdünnt wurde.

0,5 ccm isotonische $CaCl_2$-Lösung zu 16 ccm Badflüssigkeit verhindern die Kontraktur völlig, und ebenso wirkten andere 2wertige Ionen in der Reihenfolge $Ca^{\cdot\cdot}$, $Sr^{\cdot\cdot}$, $Mg^{\cdot\cdot}$ > $Cu^{\cdot\cdot}$ > $Co^{\cdot\cdot}$, $Fe^{\cdot\cdot}$. Es soll dieses als ein Permeabilitätsphänomen aufgefaßt werden. SCN' erhöhte die Permeabilität usw. Andererseits konnten Reizungen die Permeabilität erhöhen, und entsprechend wurde dadurch die Neigung zur Kontraktur — auch der sekundären — erhöht. Wir wissen heute, daß SCN' nicht in die Muskelfasern eindringt, ebensowenig wie andere Anionen, es sei denn, daß die Fasern schwer geschädigt sind, in unseren Versuchen (EICHLER[2448, I]) erfolgte das selbst bei schwerster Erkrankung des Frosches nicht.

Die Kontraktur auf $K^{\cdot}$ ähnelt der von SCN' nur darin nicht, daß die SCN'-Kontraktur durch $Ba^{\cdot\cdot}$ verstärkt, die von KCl aber abgeschwächt wird[4299]. Ähnlich wie bei SCN' sekundär ein Lähmungsstadium erfolgt, wurde auch gelegentlich nach KCl eine Erschlaffung gesehen, ohne daß sich eine erhöhte Permeabilität für PO_4''' nachweisen ließ[4303]. Eine Permeabilitätserhöhung für $K^{\cdot}$ ist beim Muskel kaum anzunehmen, da $K^{\cdot}$ selbst in die Zelle einzudringen vermag.

Wir haben über die Möglichkeiten beim Herzen auf S. 724ff. gesprochen. Wie dort durch $K^{\cdot}$ eine Erschlaffung vermehrt wird, kommt es durch KCl am Muskel zur Steigerung der Empfindlichkeit gegen SCN'. Bei Anwendung 2—3mal unterschwelliger Rhodandosen und 3—6mal unterschwelliger KCl-Dosen wurde Starre erzielt, also nicht nur ein additiver, sondern potenzierter Effekt[4300]. Ebenso wurde die Kontraktur von Jodid (1—2%) durch $K^{\cdot}$ vermehrt, aber NaJ und NaSCN potenzierten sich nur hinsichtlich der fibrillären Zuckungen. BACQ[4306],

---

[4296] NEUSCHLOSS, S. M.: Pflügers Arch. 207, 43 (1925), Rona 31, 223.
[4297] YAMADA, K.: Naunyn-Schmiedebergs Arch. 168, 19 (1932), Rona 71, 630.
[4298] GELLHORN, E.: Amr. J. Physiol. 96, 203 (1931).
[4299] GELLHORN, E.: Amer. J. Physiol. 96, 477 (1931), Rona 61, 451.
[4300] OKAGAWA, M.: Naunyn-Schmiedebergs Arch. 111, 99 (1926), Rona 36, 467.
[4300, I] VANREMOORTERE, E.: J. Pharm. exp. Therap. 96, 276 (1949).

fand eine sensibilisierende Wirkung des SCN' für $K^{\cdot}$, ebenso des ClO_4' (CHARLIER[4291, I]). Die Wirkung erwies sich ähnlich der von Veratrin beim rectus abdominis der Kröte. Diese Analogie erwies sich jedoch bei näherer Untersuchung nur als scheinbar[4300, I]. Nach Behandlung des M. rectus abdominis von Fröschen (Rana temporaria und pipiens, aber ebenso reagierte Rana esculenta Hungar.) mit NaSCN in der Konzentration 1:2000 wurde innerhalb von 2—3 Minuten die Wirkung von Kaliumgaben auf das 10—15fache erhöht. Die angegebene Rhodanidkonzentration allein führte selbst nach Einwirkung von über 1 Stunde zu keiner Verkürzung. Die Sensibilisierung für Kalium verlief anders wie nach Vorbehandlung mit reiner Glucoselösung. Bei dieser erfolgte die Kontraktion träge und verzögert, bei Rhodanid rasch.

Curare vermindert die Empfindlichkeit des Muskels gegen Kalium, aber wenn die Konzentration entsprechend gesteigert wird, erweist sich die Sensibilisierung durch Rhodanid von gleicher Größe wie ohne Curare. Wählt man als Reiz den Zusatz von Acetylcholin und vergleicht den Erfolg nach Vorbehandlung mit gleicher Konzentration von Rhodanid wie oben, dann ergibt sich auch eine Sensibilisierung, die aber höchstens zur Verdopplung der Antwort führt. Beide Versuche sind nach VANREMOORTERE[4300, I] nicht zu vergleichen. Acetylcholin wirke wahrscheinlich nur auf dem Umwege, daß es Kalium freisetzt. Nach diesen Befunden wird man die im Vergiftungsbild vorkommende Streckstarre und die Bedeutung der Innervation des Muskels zu ihrer Entwicklung verstehen.

Bei Versuchen mit der Produktion elektromotorischer Ströme fand sich, daß KCl und SCN' Ströme negativer Art und zwar reversibel veranlaßten. Es wurde trotz verschiedener Ladung der fraglichen Ionen keine dem $K^{\cdot}$ entgegengesetzte Wirkung des SCN' gefunden, was wir auch nicht erwarten durften. Wichtig ist der Hinweis, daß $K^{\cdot}$ und $Ca^{\cdot\cdot}$ nur im engen Bereich antagonistisch wirken, was durch verschiedene Angriffspunkte erklärbar wird, eine Auffassung, die wir wiederholt diskutierten (siehe auch [4306]).

Von Interesse ist die Wirkung von Rhodanid auf die *Funktion des Muskels*. Man kann ähnlich wie ROST es beim Perchlorat berichtet, auch hier eine vorübergehende Begünstigung sehen. Nach BACQ[4306, I] ist bei der Kröte die Zuckung veratrinähnlich. Die Spannung der Kontraktur ist geringer als bei ClO_4' und wurde beim Vergleich mit dem maximalen Tetanus nach indirekter oder direkter Reizung mit 1,8% bzw. 3,9% angegeben[4298]. Wenn der Tetanus noch nicht eingetreten ist, wurden häufig erhöhte Amplituden beobachtet, so daß man sogar die phantastische Ansicht äußerte[4304], „daß durch das beim Rauchen entstehende Rhodanid die Leistungsfähigkeit gesteigert werden könnte". Wenn Muskeln durch Alkohol (4%) gelähmt waren, kehrte die vorher erloschene Erregbarkeit unter 0,3% NaSCN zurück ([4300], siehe auch [4305]). Wenn Kaninchen mit der tödlichen Dosis von 0,2 g/kg NaSCN behandelt waren, und man den M. tibialis herausnahm, zeigte er gesteigerte Leistung[4297]. Über den Einfluß von SCN' auf verabfolgte Reize, den zeitlichen Verlauf und die Wirkung von $Ca^{\cdot\cdot}$, orientiert folgende Abbildung 67 von CHAO[4301].

[4301] CHAO, I.: J. cellul. a. comp. Physiol. **6**, 1 (1935), Rona **87**, 534.
[4302] LANGE, H. u. MAYER, M. E.: Hoppe-Seylers Z. **141**, 181 (1924), Rona **30**, 546.
[4303] VOGEL, H.: Hoppe-Seylers Z. **118**, 50 (1921). Gastrocnemien von Esculenten, isotonische KCl und K_2SO_4.
[4304] HORVARTH, A. A.: Japan. med. World **6**, 133 (1926), Rona **39**, 178.
[4305] BERNARDI, O. M.: Boll. Soc. biol. sperim. **1**, 76 (1926), Rona **36**, 611.
[4306] LEUBE, K. O.: Dissertation Tübingen 1938, Rona **119**, 211.
[4306, I] BACQ, Z. M.: Arch. internat. Pharmacodyn **67**, 323 (1942), Rona **131**, 69. Rectus abdominis von Bufo vulgaris.
[4307] SERENI: J. Physiol. **60**, 1 (1925).

Auf der Abbildung ist außer der depressiven Wirkung von Ca·· auf die nachträglich auftretende Kontraktur hinzuweisen, die wohl der sekundären Kontraktur von GELLHORN entspricht. Diese Art der Wirkung wurde bei keinem der anderen untersuchten Ionen (Br', NO₃', J') aufgefunden, was schon aus der viel geringeren Wirksamkeit dieser Ionen erhellt. Bei ClO_4' würde man es wohl erreichen können.

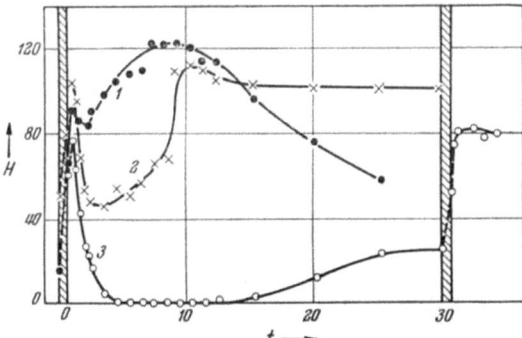

Abb. 67. Kontraktionshöhe in mm, wenn der Muskel sich in isotonischem NaSCN befindet. 1. Ohne Zusatz von Ca··. 2. 1 mMol CaCl₂. 3. 3 mMol CaCl₂. Ordinate: Höhe der Kontraktion in mm. Abscisse: Zeit der Immersion in Minuten. Nach 30 Minuten Wechsel der Lösung gegen Ringerlösung. (Nach CHAO[4301]).

Besonders interessiert uns auf der Abbildung (Kurve 1) die Tatsache, daß die Erhöhung der Zuckungen über 100% nur vorübergehend zu beobachten ist. Bei den Versuchen von YAMADA[4297] an Kaninchen wurde eine Verbesserung der Funktion nur kurze Zeit nach einmaliger Gabe gesehen. Bei längerem Warten oder bei wiederholter Gabe (3 Tage hintereinander je 0,15 g/kg NaSCN) ergab sich eine beträchtliche Leistungsverminderung (siehe auch TAUBMANN und HEILBORN[2550]), begleitet von einem starken Glykogenschwund bis auf 20% des Anfangsgehaltes.

Das Phosphagen nahm am isolierten Muskel nicht ab, entsprechend einer Konstanz der Werte von Kreatinin[4308]. Es wurde dagegen bei der Rhodanidkontraktur eine Zunahme der freien PO_4''' gefunden[4302] [was einer vermehrten Ausscheidung nach Jodvergiftung entspricht (EICHLER[2369, I, 2451, I])]. In diesen Versuchen handelte es sich aber um eine fast völlige Zertrümmerung des Muskels vor der Analyse, deren Zahlen also nicht unbedingt beweisend sind, durch unsere Ausscheidungsversuche aber gestützt und erweitert werden.

Bei der reversiblen Kontraktur der Krötenmuskeln[4296] fand sich keine erhöhte Lactacidogenzerstörung. Hier fehlt die Analyse besonders der langdauernden reversiblen Kontraktur, wie sie am ganzen Tier zur Beobachtung kam (siehe EICHLER[967]). Bei der anfänglichen Leistungssteigerung soll eine erhöhte Milchsäurebildung stattfinden (YAMADA[4297]), aber die Resultate an 2 Versuchen, bei denen das Glykogen keine entsprechende Abnahme zeigte, sind nicht ausreichend zur funktionellen Betrachtung, wenn man die Frage nach der Ökonomie stellt. Wir werden hier an Versuche von SERENI[4307] erinnert. Wurden Froschmuskeln in 0,7% NaCl übertragen, dann erfolgte eine Spannungsentwicklung, und es tauchte eine residuale Kontraktur auf. Die Wärmeentwicklung stieg und sank, aber der Quotient $\frac{\text{entwickelte Wärme}}{\text{Spannung}}$ wuchs immer, d. h. die Ökonomie nahm ab. Bei Erniedrigung von CaCl₂ oder Erhöhung von KCl gab es einen raschen reversiblen Abfall des Quotienten, also eine Zunahme der Ökonomie, besonders bei

Ca$^{··}$-Mangel. Wenn die Analogie völlig wäre, müßte die Phase der Kontraktionserhöhung bei SCN′ mit einer erhöhten Ökonomie einhergehen. Aber diese Vorgänge sind nur flüchtig. Die Wirkung von SCN′ ist viel komplexer als die von K$^·$-Überschuß, wobei allerdings hinzuzusetzen wäre, daß an eine dauernde Erhöhung des K$^·$ wegen des durchaus verschiedenen Schicksals der Ausscheidung nicht gedacht werden kann. Immerhin sehen wir im Prinzip die Beziehungen der Wirkungsaddition von K$^·$ einerseits, SCN′ und ClO$_4$′ oder J′ andererseits, ebenso der Subtraktion hinsichtlich Ca$^{··}$, wie es beim Herzen dargestellt wurde, deutlich. VANREMOORTERE[4300, I] sieht für die Lokalisierung der Einwirkung des Rhodanids auf den Muskel als unbefriedigend an, eine Beeinflussung der Muskelfaser selbst anzunehmen. Seine Versuche über die potenzierende Wirkung auf die Acetylcholinwirkung am Rectus abdominis weisen als vorwiegenden Angriffspunkt auf die Stellen, die auf Acetylcholin-Behandlung Kalium freisetzen. Daß dieser Effekt eine Rolle spielt und am empfindlichsten ist, ergibt sich aus einer Reihe anderer Befunde, die wir schon aufführten. Der Antagonismus zum Calcium scheint jedoch darauf hinzudeuten, daß auch die Muskelfaseroberfläche in ihrer Gesamtheit nicht indifferent gegenüber Rhodanid ist.

Es bleibt noch auf die Symptome der Müdigkeit und Muskelschwäche beim Menschen hinzuweisen, die schon bei einem Blutspiegel unterhalb 8 mg% auftreten und nach einigen Wochen verschwinden. Das wurde von allen berichtet, die SCN′ beim Menschen zu therapeutischen Zwecken längere Zeit angewandt haben (WESTPHAL[2604], FRIEND und ROBINSON[4234], WALD, LINDBERG und BARKER[2606]). Für diese Wirkung finden sich im Tierversuch auch am isolierten Muskel Hinweise. Von GOLDSTEIN und HOLBURN[4520, VIII] wird für die Muskelschwäche eine gestörte Fähigkeit zur Nutzung des Sauerstoffs verantwortlich gemacht. Diese wiederum wird abgeleitet aus der Fähigkeit des Rhodanids, mit 3wertigem Eisen Komplexe zu bilden. Dadurch werden ähnlich wie bei Blausäure die Fermente gelähmt und die arteriovenöse Differenz nimmt ab. Wir wollen vorerst nicht bestreiten, daß die Sauerstoffnutzung des Muskels auch in niederen Konzentrationen abnimmt. Die von obigen Autoren verwandten Dosierungen sind sehr hoch. Da jedoch eine analoge Muskelschwäche nach Perchlorat und Jodid auftritt, die beide keine oder eine geringe Tendenz zur Komplexbildung zeigen, wird man diese Eigenschaft des Rhodans nicht anführen dürfen, jedoch fand sich eine merkwürdige Beeinflussung der Katalase (siehe S. 198), die unabhängig von dem, was wir über die Fähigkeit der Komplexbildung der Anionen wissen, in der Ordnung der Hofmeisterschen Reihe stattfindet. Welche periphere Komponente in den Vergiftungsbildern mit tonischen Krämpfen usw. vorliegt (JAHR[2548]), wurde nicht untersucht.

e) Vergleich verschiedener Ionen untereinander. Bekannt ist das Phänomen von SCHWARZ (siehe [4293]), nach dem durch Rohrzucker gelähmte Muskeln in verschiedenen Salzlösungen ihre Erregbarkeit zurückerlangen konnten. Die Stärke, in der dies erfolgte, folgte der Reihe SCN′ > J′ > Br′ > NO$_3$′ > Cl′. Nach der Tendenz der Oberflächenladung könnte man den Versuch zu folgender Vorstellung machen können: durch den Rohrzucker wurden die Membranen außen ihrer polarisierenden Ionen beraubt. Je eher diese Grenze neu besetzt wird,

---
[4308] RIESSER, O. u. HAMANN, F.: Hoppe-Seylers Z. **143**, 59 (1925), Rona **31**, 360. KSCN 1:1000.
[4309] ZIPF, K.: Naunyn-Schmiedebergs Arch. **149**, 76 (1930).
[4310] DE BOER, S.: Arch. Neerl. physiol. **9**, 423 (1924), Rona **30**, 652. In der Diskussion wies MAGNUS darauf hin, daß am Froschherzen durch Novocain die direkte Erregung aufgehoben sein kann, während sie bei indirekter noch vorhanden ist.
[4311] SEO, T.: Pflügers Arch. **205**, 518 (1924), Rona **30**, 53.

desto eher kann man eine Rückkehr der Erregbarkeit erwarten. Hier könnte die Wertigkeit von Bedeutung sein, und das 2wertige Sulfat müßte dann stärker wirksam sein als SCN', wie etwa bei den ζ-Potentialen (siehe [4312]). Wenn man aber die Muskeln in 2 Na_2SO_4 + $1/4$ NaCl + $4\,1/4$ Teile isotonischen Rohrzucker brachte, dann zeigte sich bei Konstanthaltung des Sulfats, daß die Erholung auch bei $1/8$ NaCl zustande kommen kann, nicht mehr regelmäßig bei $1/16$ NaCl. Diese kleinen Cl'-Mengen hatten trotz des Sulfats eine Bedeutung. Anfangs erfolgten dabei starke Kontraktionen ohne Erschlaffung, dann wurden die Kontraktionen geringer unter Zunahme der Erschlaffung von den Resten der vorherigen Summation. Der ganz normale Verlauf in dem obigen Versuch mit NaCl wurde bei einem Teil NaCl erreicht, $1/2$ Teil NaCl zeigte noch gerade eine Andeutung des oben beschriebenen Phänomens. Die Grenze der Erholung war bei J', SCN' und NO_3' $1/32$, bei Br' $1/16$, so daß die Reihe der Wirksamkeit entstand: Cl' $<$ Br' $<$ NO_3' = J' = SCN'. Die oben versuchsweise entwickelte Vorstellung erweist sich also als unzureichend. Es kann sich nicht um einen Vorgang handeln, der dem ζ-Potential analog ist, und der sich manchmal auch bei lyophilen Kolloiden findet, sondern wir müssen auf die Messungen zurückgreifen, die an den Potentialen der Quecksilberoberfläche von GOUY (siehe S. 96) gewonnen wurden, an der die mehrwertigen Ionen wie Phosphat und Sulfat einen geringeren Effekt hatten als z. B. Rhodanid, ähnlich nicht nur den Potentialen an den Phasengrenzen, sondern auch bei regelrechten Membranen.

Fluorid konnte das Sulfat übrigens nicht ersetzen[4311]. Sonst wurde die Kontrakturwirkung von J' und SCN' durch Rohrzucker beschleunigt (HIRUMA[3143]). Die mechanische Reizbarkeit ließ sich durch NaCl, nicht aber durch Na-Oxalat und Na-Citrat wiederherstellen. Das Entscheidende scheint nicht in dem Cl' zu liegen, sondern in der Blockade von $Ca^{..}$-Ionen[4314, I].

Diese Vorgänge wird man als eine Wirkung auf die Reizbarkeit betrachten. Muskeln, die nach fortgesetzter Reizung in 350 ccm Ringerlösung + 150 ccm isotonischer Sulfatlösung sich nicht mehr kontrahierten, konnten z. B. von Cl' $\gtreqless$ Br' $<$ J' $<$ SCN' wiederhergestellt werden[4313]. Eine ähnliche Reihe erhielt CHAO[4301].

Er stellte die Kontraktionshöhe des Muskels (Frosch-Sartorius) in Ringer auf 20 mm ein, dann brachte er die Muskeln in eine Ringerlösung, in der NaCl durch äquivalente Salze ersetzt war, ließ den Muskel 10 Minuten darin und reizte wieder. Die Höhe der Kontraktionen (Durchschnitt von 8 Versuchen) waren bei Br' 35, NO_3' 75, J' 90, während SCN' in der Art des Verlaufs abwich. Es kam auf 80 mm und stieg nach Wechseln auf Normalringer auf 100, während bei den anderen Salzen ein Abfall einsetzte.

In weiteren Versuchen[4314] wurde die sensibilisierende Wirkung für eine chemische Reizung auf NaCl-Lösung mit 5 mMol KCl, die selbst schon eine leichte Kontraktur hervorrief, geprüft. Es wurde untersucht, wie lange der Muskel vorher in die isotonische sensibilisierende Lösung eingetaucht werden mußte, damit der Reiz erfolgte. Die Sartorien wurden einem Frosch entnommen, der vorher gründlich curarisiert worden war. Eine Reihe mit SCN' = 100 gesetzt, zeigt folgende Zahlen: NaCl: 5, Br': 30, NO_3': 41, ClO_3': 46, J': 63, SCN': 100.

Beim Chlorat ließ sich die Sensibilisierung nur einmal erreichen, während die anderen Salze wiederholte Reize gestatteten. Vielleicht spielt die Acidität eine Rolle.

In den Versuchen von MATHEWS[4614] wirkte m/8 $NaClO_3$ auf den normalen Gastrocnemius nicht anders als NaCl, hatte aber vorher eine Reizung stattgefunden, dann erfolgte Kontraktur.

[4312] SUGI, Y.: Jap. J. med. Sci. Transact. III. Biophysics 3, 27 (1934), Rona 84, 383. Die Salzruheströme sollen der Reihe folgen: SO_4'', Citrat, HPO_4'' $>$ Cl', J', Br' $>$ NO_3' $>$ SCN'. Die Anionenlösungen sind negativ. Am verletzten Muskel NaSCN —25 mV, NaCl —35 mV, am unverletzten noch kleiner und unsicherer.

[4313] GELLHORN, E.: Protoplasma 16, 369 (1932), Rona 70, 61.

Nach der Dauer gerechnet genügte für eine maximale Sensibilisierung bei Cl′ 10 Minuten, Br=NO$_3$′ 6 Minuten, J′ 2 Minuten, SCN′ 1 Minute. Hier waren zum Teil wohl nur die ganz oberflächlichen Schichten betroffen. Dieselbe Reihe wurde mit Kältereizen beobachtet[4315]. Eine andere Art von Reiz erfolgte durch Bestrahlung, nachdem der Muskel mit Eosin gefärbt worden war[4316]. Der Muskel reagierte mit einer einzelnen Zuckung oder mit einem Tetanus. Er durfte in die Salzlösungen nur 1—2 Minuten eingetaucht werden, da sonst die Belichtung weniger wirksam wurde. Aus Vergleichen von je 12—35 Experimenten an Muskelpaaren ergab sich folgende relative Zuckungshöhe, wobei nur rechts und links der Tabelle zu vergleichen sind.

Tabelle 333.

NaCl	1,0	NaBr	1,7
NaBr	1,5	NaNO$_3$	2,1
NaCl	0,9	NaNO$_3$	2,2
NaNO$_3$	1,9	NaJ	2,1

m/8 NaSCN konnte nicht geprüft werden, weil Kontraktionen schon ohne Belichtung auftraten. m/800 CaCl$_2$ hemmte die Lichtwirkung völlig, wenn die Reizwirkung der Salzlösung noch vorhanden war oder wenigstens zur Hälfte. Curare verzögerte die Reaktion.

Durch Eosin + Bestrahlung wurde der Sauerstoffverbrauch des Muskels um 135—185% erhöht. Das wurde durch Zusatz von NaNO$_3$ in keiner Richtung geändert[4317].

Durch K˙-Salze wurde eine verschieden rasche Erregbarkeitsabnahme erzielt: SO$_4$′′ > NO$_3$′ > Br′ > Cl′. Die Wirkung auf die Kontraktilität wurde durch den Quotienten $\frac{\text{Kontrakturhöhe}}{\text{Zuckungshöhe}}$ abzuschätzen versucht. Mit KCl = 100 war die Größe bei Br′ 110, SO$_4$′′ 120, J′ 155, NO$_3$′ 160 bei Temporarienmuskeln. Bei der Kröte war die Reihe: SO$_4$′′ (95) < Cl′ (100) < NO$_3$′ (170) < SCN′ (180). Die Berechnung ist bei den Fehlermöglichkeiten schwierig.

Die einzelnen Muskeln reagierten verschieden. Die Kontraktur geht am raschesten in die Höhe beim Sartorius, um nach wenigen Sekunden wieder abzusinken und nach 1—3 Minuten die alte Abscisse zu erreichen. Ebenso waren die Frösche verschieden geeignet. Am besten sind die Tiere im Sommer und Herbst. Bei den Winterfröschen gehen die Kontrakturen langsamer zurück[4318].

f) Sulfat-Sulfit und andere Schwefelsauerstoffsäuren. Man könnte die Frage stellen, ob nicht durch die Ionen eine direkte Einwirkung auf das Myosin stattfinde. Das ist bis zu einem gewissen Grade nicht so fernliegend nach den Befunden von EDSALL und MEHL[4318, I]. 0,3 mol KCSN vernichtete die Doppelbrechung dieses Eiweißkörpers, der mit der Kontraktion des Muskels in Zusammenhang steht, in weniger als 10 Minuten. 0,28 mol KJ benötigte dazu 20—25 Minuten, 0,44 mol KBr 20 Minuten, 1,9 mol NaCl 1 Stunde. Die Reihe wäre also wenigstens vorhanden, wenn nicht unter CaCl$_2$ dieser Effekt außerordentlich rasch abliefe, und KCl den Zustand des Kolloids in 0,5 molarer Lösung für 2 Wochen konservierte. Solche Auffassung, die hier nur versucht wurde, ist schon deshalb zu verwerfen, weil die Anionen unter den Bedingungen des Organismus, entgegen CONVAYS Versuchen, nicht in die Zelle eindringen. Das gilt auch für die extremsten Zustände, die mit dem Leben noch vereinbar sind. Entgegen der von uns herausgestellten Beziehung zu K˙ und Ca˙˙, zur Anreicherung an Membranen und Grenzflächen, zur Polarisierung und Depolarisierung von Membranen, sind wir davon überzeugt, daß diese Vorstellungen nur vorläufige

---

[4314] CHAO I.: Amer. J. Physiol. **109**, 550 (1934), Rona **83**, 533.
[4314, I] HEILBRUNN, L. V. u. ASHKENAZ, E. W.: Physiol. Zool. **14**, 281 (1941). C. **1942 I**, 2031.
[4315] CHAO, I.: Amer. J. Physiol. **109**, 561 (1934), Rona **83**, 533.
[4316] LILLIE, R. S., HINRICHS, M. A. u. KOSMAN, A. J.: J. cellul. comp. Physiol. **6**, 487 (1935), Rona **91**, 93.
[4317] LILLIE, R. S., HINRICHS, M. A. u. KOSMAN, A. J.: J. cellul. comp. Physiol. **6**, 505 (1935).

sind. Gerade unsere Versuche an der Oberfläche der Herzmuskelfaser zeigen die unabsehbare Kompliziertheit der Verhältnisse, in die sich stets noch Stoffwechselvorgänge einmischen. Das einzige Argument für eine einfachere Wirkung erscheint mir zur Zeit die fast identische Wirkung von Perchlorat und Rhodanid, trotz weit differierender chemischer Eigenschaften. *Sulfat* in seiner Wirkung auf den Muskel, auch hinsichtlich seiner die Erregbarkeit dämpfenden Eigenschaften auf den Froschmuskel, wurde beim Vergleich der Anionen wiederholt berührt. Hier soll das Zusammenwirken mit $BaCl_2$ erwähnt werden[4319, 4320].

Wurde ein Muskel der Kröte in $BaCl_2$ (n/10) hineingebracht, dann entwickelten sich 25 Minuten später fibrilläre Zuckungen. Wurde das $Ba^{..}$ durch isotonische Lösung von Na_2SO_4 ersetzt, dann dauerte die Kontraktion fort unter allmählicher Abschwächung. Das fand sich ebenso bei den Kontrollen, also handelt es sich nicht um eine Entgiftung. Die Kontraktur wurde nicht verändert, entwickelte sich vielleicht noch stärker unter SO_4''. Wurde zuerst Na_2SO_4 30 Minuten lang angewandt und dann $BaCl_2$ für 2 Stunden, dann entwickelte sich die Kontraktur, aber die fibrillären Zuckungen blieben weg. Wesentlich dafür war die Dauer des Einwirkens des Sulfats. 10 Minuten sind mindestens notwendig, 5 Minuten Einwirkung führte nur zur Verzögerung der Zuckungen.

Teilweise handelt es sich um Fragen der Fällung, aber auch die Erregbarkeitsminderung durch SO_4'' kann eine Rolle spielen.

Sulfit wurde angewandt an Froschsartorien, weil es die Resynthese des Glykogens aus Milchsäure verhinderte. 0,035 mol Na_2SO_3 (p_H 7,2) wirkte auf Sartorien $30^1/_2$ Stunden lang ein, führte aber nur zu einer Verminderung der maximalen Kontraktionen um 25%[4321]. *Hyposulfit* verursachte in den Versuchen von BACQ[4306, I] am rectus abdominis der Kröte eine veratrinähnliche Zuckung.

Tetrathionat vermag nach der Definition von BACQ[4318, II] den Lundsgaardeffekt hervorzurufen. Eine Substanz, die dazu in der Lage ist, darf selbst kein Kontrakturgift sein. Aber nach jedem Reiz ist die Erschlaffung unvollkommener, und schließlich ist die Kontraktur vollkommen. Dieses Phänomen wurde von LUNDSGAARD zuerst bei Vergiftung durch Jodessigsäure beobachtet und ist zurückzuführen auf die Hemmung des glycolytischen Zirkels, bevor Milchsäure gebildet wird. Deshalb verläuft die Kontraktur in strengem Sinne ohne Ansammlung von Milchsäure, im Gegensatz zu den Kontrakturgiften wie Perchlorat, Rhodanid, Chloroform, Coffein usw. Die Ursache der Wirksamkeit von Jodessigsäure ist in der Reaktion mit Sulfhydrylgruppen zu finden, die zur ungestörten Funktion zahlreicher Fermente notwendig sind. Alle Substanzen, die diese Gruppe in irgendeiner Form maskieren, müssen deshalb nach der Arbeitshypothese von BACQ den Lundsgaardeffekt zeigen. Das zeigt er an Schwermetallen und vor allem an Oxydationsmitteln. Unter diesen erwies sich in den Versuchen von GOFFART und FISCHER[1474, II, 2491, II] das Tetrathionat, dessen Reaktion mit Glutathion und -SH im Eiweißkörper bewiesen wurde, als besonders wirksam.

Wurde der M. rectus abdominis eines Frosches 1 Stunde in 1% Tetrathionatlösung belassen, dann entwickelte sich nach Reizung mit KCl (1 ccm 5% KCl zu 15 ccm Lösung alle 5 Minuten) eine zunehmende Kontraktur, die vollständiger bei 25° als bei 18° war. Wurde beim Kaninchen intraarteriell 1 ccm einer m/3 Lösung von $Na_2S_4O_6$ injiziert, dann rückten die Fußpunkte des vom Nerven gereizten M. gastrocnemius höher als Zeichen der beginnenden Kontraktur. Am unverletzten Tier sind die Wiederherstellungsvorgänge offenbar so stark, daß

[4318] BETHE, A. u. FRANKE, F.: Biochem. Z. **156**, 190 (1925). Rona **31**, 359.
[4318, I] BACQ, M. Z. M.: Bull. Acad. Roy. de Med. Belgique VI. Serie, **7**, 108 (1942).
[4318, II] EDSALL, J. T. u. MEHL, J. W.: J. biol. Chem. **133**, 409 (1940).
[4319] CALIFANO, L.: Rev. pat. sper. **4**, 418 (1929), Rona **55**, 48.
[4320] FERRANNINI, A.: Riv. Path. sper. **4**, 454 (1929), Rona **55**, 48.
[4321] JONES, R. N.: J. of Physiol. **83**, 47 P (1935), Rona **88**, 210.

diese Wirkung nur vorübergehend ist, also eine regelrechte Kontraktur nicht eintritt. Bei starker Vergiftung mit so hohen Dosen wie 1 g/kg, war bei Hund und Kaninchen die Muskelwirkung in Form von Steifigkeit der Hinterbeine sichtbar. Bei Titration des reduzierten Glutathion war diese Form nur um 24% vermindert. Da diese Ionen in die Zelle nur sehr spät, in die Muskeln gar nicht eindringen, so daß Philips und Mitarbeiter nach Entfernung der Niere eine Verteilung ausschließlich in der extracellulären Flüssigkeit fanden, müßte man bei der Geschwindigkeit der Antwort annehmen, daß die Reaktion ausschließlich von der Zelloberfläche her stattfindet. Das würde auch verständlich machen, daß der Prozentsatz der reagierenden -SH beim Muskel nur klein ist.

Die Wirkung von anderen Oxydationsmitteln wie Persulfat (0,5% 30—60 Minuten lang) und Chlorat (0,5—0,2% 10—30 Minuten lang) sind schwach. Jodat hat dann einen starken und nachhaltigen Effekt beim Froschrectus, wenn dieser vorher schon mit Chlorat oder Perchlorat vorbehandelt worden war. Umgekehrt hatte die Vorbehandlung mit Jodat keine erleichternde Wirkung für Chlorat.

Diese Art der Wirkung, besonders was Perchlorat anbetrifft, wird man nicht auf eine Oxydation von Sulfhydrylgruppen zurückführen dürfen, da Perchlorat selbst in vivo nicht reduziert wird, auch viel zu beständig ist. Daß trotzdem eine bahnende Wirkung eintritt, wird auf die Begünstigung der Kontraktur am Muskel, vor allem auf seinen Synergismus mit K˙, also einen Hofmeistereffekt, zurückgeführt werden müssen. Damit rücken aber beide Erscheinungen eng zusammen. Man wird auch beim Chlorat eine direkte Oxydation nicht gerne annehmen, bis die Abnahme der Sulfhydrylgruppen wirklich bewiesen ist. Chlorat ist zwar weit labiler als Perchlorat, aber wie wir bei der Ausscheidung sahen, wird es durchaus nicht stets zersetzt, selbst nicht unter den dafür günstigeren Bedingungen des Versuchs am unverletzten Warmblüter. In den oben erwähnten Versuchen von Gellhorn[4313] hatte Chlorat eine deutliche Wirkung entsprechend Perchlorat (siehe S. 795).

An der Haut fand Goffarth[4166, II] allerdings, wenn auch erst bei vielstündiger Einwirkung von Bromat, Chlorat und sogar Perchlorat, eine Abnahme der Sulfhydrylgruppen, die durch Cyanid reversibel beeinflußt werden konnte.

g) Phosphat. Die Frage des Phosphats hat beim Muskel ein sehr vielseitiges Gesicht, und zwar durch die Notwendigkeit des Phosphats zum Abbau der die Muskelkraft spendenden Kohlenhydrate. Durch Phosphorylierungen wird erreicht, daß die einzelnen Stufen der Energiefreisetzung stets nur klein sind, die Entropie also stets nur wenig zunimmt. Das geschieht durch einen Einbau in den Stoffwechsel, der in dem Kapitel der Muskelbreie, ebenso bei dem Verhalten des radioaktiven Isotops usw. ausführlich behandelt wurde. Nach der Tätigkeit des Muskels häuft sich jedenfalls anorganische Phosphorsäure an.

Häufig fand sich, daß z. B. der isolierte Muskel des Frosches bei Tätigkeit, aber auch schon in Ruhe, anorganisches Phosphat an die Umgebung abgab, ein Befund von Embden, der vielfache Bestätigung fand. Es wurde Abgabe vermehrt gefunden bei unzureichender O_2-Versorgung oder gar Anaerobiose, noch mehr bei erhöhtem CO_2-Druck in der umgebenden Atmosphäre[4323–4325].

Die erhöhte Abgabe erfolgte beim Vergleich mit dem Gehalt durchaus nicht rasch, wenn der Muskel im Tier gelassen wurde. Bei stark ermüdeten Gastrocnemien der dekapitierten Katze erfolgten die Veränderungen im Blut nach beiden Richtungen, trotz konstanter Erhöhung des Gehaltes im Muskel[4322].

[4322] Irving, L. u. Bastedo, G. M.: Amer. J. Physiol. **86**, 225 (1928). Katzen dekapitiert Gastrocnemius.
[4323] Iljin, W. S. u. Tichalskaja, W. W.: Z. exp. Med. **80**, 129 (1931), Rona **66**, 572.

Es ist eine häufig gestellte Frage, ob durch Zufuhr von Phosphaten in der Nahrung der Muskelstoffwechsel zu einer vermehrten Synthese wichtiger Zellbestandteile gezwungen werden könne, wie etwa im isolierten und zerkleinerten Muskel, der in isotonische Phosphatlösung gebracht wurde, wodurch der Gehalt an Hexosemonophosphat zunahm, also die Synthese von Hexose-Phosphat erzwungen wurde[4326]. So wurde bei Hunden der Gehalt der Muskeln an Kreatin erhöht, wenn sie einige Tage 1 g/kg NaH_2PO_4 und andere Salze erhalten hatten[4327]. Bei normalen und noch mehr bei hungernden Katzen führte intravenöse Injektion von Phosphat zu einem Anstieg des Lactacidogens und Glykogens[4328], zugleich mit Erniedrigung des Blutzuckers. Das soll sich besonders bei Insulinmangel bemerkbar machen, woraus auf eine aktivierende Wirkung auf das Insulin geschlossen wird[4329]. Wir wollen nicht die Frage der Fehlerquellen, Streuung usw. diskutieren, der in den meisten Arbeiten keine Beachtung geschenkt wurde. Der Phosphagengehalt von Froschmuskeln nahm nach Gabe von Phosphat ab. Das lag an dem Auftreten von Flimmern der Muskeln, was daraus ersichtlich wurde, daß nach Durchschneidung des Nerven das Flimmern ausblieb, der Phosphagengehalt auf normaler Höhe blieb[4330], und das Zusammenwirken der nervösen Impulse mit der Phosphatwirkung bzw. dem $Ca^{..}$-Mangel bewies.

In dieser Hinsicht hat Phosphat eine 2fache Wirkung, denn nach der Hofmeisterschen Reihe muß es eine Wirkung entfalten, die dem $Ca^{..}$ gleichgerichtet ist. Darauf scheint die Beobachtung hinzudeuten, daß die die Muskelarbeit begünstigende Wirkung von Coffein durch Phosphatpufferung der Lösung vermindert wurde[4331]. Wurden die Mm. Semitendinosi des Frosches in einer Lösung mit erhöhtem Phosphatgehalt (100 mg% P) anaerob aufbewahrt für 3 Stunden, dann fand sich der Phosphagengehalt um 50% erhöht, die Hexosemonophosphorsäure blieb normal, aber der Glykogenzerfall wurde eingeschränkt und die Milchsäurebildung vermindert. Auch bei Vergiftung mit Jodessigsäure war Phosphokreatin vermehrt, das Hexosediphosphat vermindert. Die Autoren[4332, 4333] wiesen darauf hin, daß die Wirkung genau der des $K^.$ entgegengesetzt sei, daß also das Hauptkation und das Hauptanion des Muskels entgegengesetzte Tendenzen verfolgen. Wir könnten in dieser Bemerkung eine gewisse Beziehung zu der Stellung des Phosphats in der Hofmeisterschen Reihe sehen.

Diese Wirkung wird aber fast immer maskiert und sogar weit überdeckt durch die zweite Eigenschaft des Phosphats, nämlich die Kalkfällung. In den Versuchen von COOMBS, PIKE und SEARLE mit Katzen, deren Nebenschilddrüsen entfernt worden waren, fand sich der Zusammenhang der entstehenden Muskelkontraktur mit einer Kalkverminderung und zwar besonders im Muskel selbst. Darauf führen die Autoren es zurück, daß vorher denervierte Muskeln nicht leicht in Kontraktur gebracht werden konnten, wenn man sie von einem Ansatzpunkt ablöste und reizte. Die innervierten Muskeln hatten durch vorherige Krampf-

---

[4324] ILJIN, W. S. u. TICHALSKAJA, W. W.: Z. exp. Med. **80**, 136 (1931), Rona **66**, 573.
[4325] ILJIN, W. S. u. TICHALSKAJA, W. W.: Fisiol. Z. **14**, 289 (1931), Rona **68**, 269.
[4326] CORI, C. F. u. G. T.: Proc. Soc. exp. Biol. Med. **34**, 702 (1936), Rona **97**, 406.
[4327] DEL GUERRA, G.: Sperimentale **88**, 811 (1934), Rona **86**, 425.
[4328] JAKOWLEW, N. N.: J. Physiol. USSR. **22**, 639 (1937). C. **1938 II**, 2784.
[4329] WESELKIN, N. W.: Fisiol. Z. **19**, 93 (1935), Rona **93**, 46.
[4330] MOSCHINI, A.: C. rend. Soc. biol. **109**, 579 (1932), Rona **66**, 732.
[4331] CHENEY, R. H.: J. Pharm. exp. Ther. **48**, 470 (1933), Rona **86**, 54. Rana pipiens
[4332] WAJZER, J. u. LIPPMANN, R.: Bull. Soc. Chim. Biol. **19**, 1010 (1937), Rona **103**, 207, C. **1939 II**, 895.
[4333] WAJZER, J. u. LIPPMANN, R.: C. rend. Soc. biol. **124**, 1090 (1937), Rona **102**, 46, C. **1939 II**, 895.

anfälle Calcium eingebüßt, wie aus dem Anstieg des Ca¨ im Plasma nach einem solchen Anfall geschlossen werden konnte.

Dem brasilianischen Frosch Laptodactylus ocellatus mit Gewichten von 80 bis 150 g wurde in die Art. tib. Ringerlösung mit 0,5% NaH_2PO_4 wiederholt injiziert[4334, I]. Es entstand ein neuromuskulärer Block, der nach 0,2% reversibel war. Dieser Block charakterisiert sich dadurch, daß der Muskel seine Empfindlichkeit gegenüber Acetylcholin behält, zum Unterschied von Curare, aber analog dem Mangel an Calcium.

Die Bedeutung des Quotienten Ca/P für den Tonus fand sich nur angedeutet in den Versuchen von GAEDE[4292] am Laewen-Trendelenburgschen Präparat. PO_4/Ca 0,018—0,94 waren wirkungslos.

Bei Rana pipiens von 100 g Gewicht verursachte intraperitoneale Injektion von 5 ccm einer Mischung von 0,3 mol Na_2HPO_4 und 0,05 mol NaH_2PO_4 Zuckungen und etwas Starre. Bei Reizung des Gastrocnemius zeigte sich schon bei 6 Reizen/Sekunde ein Tetanus, während beim normalen Froschmuskel 30 Reize pro Sekunde notwendig sind[4334]. Der Muskel ermüdete mit Kontraktur. Nach Aussetzen der Reize war die Erschlaffung verzögert (siehe auch DIXON und RANSON[2429]). Derselbe Effekt ließ sich übrigens durch 2 ccm 1,2 mol $NaHCO_3$ erreichen und wurde auf eine Entwässerung zurückgeführt. Wir sehen zugleich die Analogie zu der Tetanie.

Chemisch wurde eine Verminderung der Phosphokreatinwerte und Vermehrung des anorganischen Phosphats gefunden. Bei Hunden (und Fröschen), denen der Grenzstrang des Sympathicus einseitig entfernt worden war, zeigte sich im Muskel eine Verminderung des anorganischen Phosphats auf Kosten des Phosphokreatinins, während der Ruhetonus vermindert war[4335, 4336]. Auf die durch Acetylcholin hervorgerufene Tonussteigerung am Rectus abdominis wurde durch Phosphat eine den Effekt herabsetzende Wirkung gefunden[4337].

h) Phosphat und Arbeit[5338]. Seitdem bekannt war, welche Rolle die Phosphorsäure bei der Steuerung spielt, um die in den Kohlenhydraten liegende Energie für die Muskelarbeit und Muskelkontraktion stufenweise, d. h. mit möglichster Ökonomie, nutzbar zu machen, lag der Versuch nahe, durch Phosphatzufuhr eine Verbesserung der Leistung zu erzielen. Den ersten Untersuchern[4339] dieser Verhältnisse gelang ein Nachweis in der erwarteten Richtung, aber schon ihnen stand die Möglichkeit vor Augen, daß hier einem aktuellen Mangel in der Ernährung, wie er durch die Verhältnisse des ersten Weltkrieges gegeben war, abgeholfen wurde. Unter solchen Bedingungen wird man eine günstige Wirkung ohne weiteres erwarten dürfen. Es ist aber sehr die Frage, ob unter wirklich ausreichender Ernährung dasselbe eintritt.

Die zur Klärung der Verhältnisse angestellten Versuche lassen sich in 2 Gruppen teilen, die eine Gruppe der Autoren erhofft sich durch eine einmalige, mehr oder weniger lange vorher gegebene Phosphatdosis eine Einwirkung, die andere hält eine längere Zufuhr für notwendig. Abgesehen davon liegt ein wichtiges Problem in der Frage des Mechanismus der Phosphatwirkung — wenn sie einmal erst nachgewiesen ist. Es ist dabei durchaus nicht die erste Annahme[4339] verbindlich, nach der das Phosphat zuerst zur Anwendung kam, da eine vermehrte

---

[4334] DIXON, H. H., DAVENPORT, H. A. u. RANSON, S. W.: J. biol. Chem. 82, 61 (1929), Rona 52, 70.
[4334, I] BROWN, G. L. u. DIAS, M. V.: J. Physiol. 107, P 46 (1948).
[4335] HIRAOKA, Y.: Mitt. med. Akad. Kioti 12, 573 (1934), Rona 85, 139.
[4336] HIRAOKA, Y.: Mitt. med. Akad. Kioto 12, 615 (1934), Rona 85, 140.
[4337] BRIEM, H. J.: Pflügers Arch. 242, 450 (1939).
[4338] ATZLER, E.: Erg. d. Physiol. 41, 203 (1939). Zusammenfassende Darstellung.
[4339] EMBDEN, G., GRAFE, E. u. SCHMITZ, E.: Hoppe-Seylers Z. 113, 67 (1921).

Arbeit auch durch Angriff an anderen Systemen erzielt werden könnte. Nun zeigen die Versuche von DENNIG und Mitarbeitern[4340-4342], daß eine Vermehrung der Alkalireserve durch Zufuhr basischer Valenzen die Leistung erhöht, durch saure Valenzen die Leistung vermindert wird. Beim Phosphat wird (z. B. im Recresal) das primäre Salz zugeführt, das säuern müßte, selbst wenn die Niere der zugeführten Säure Herr wird, so daß eine aktuelle Verminderung der Alkalireserve nicht meßbar wird.

Die Wirkung bei erschöpfender Arbeit wird zum Teil auf dem Umwege über die Atmung angenommen, da ein begrenzender Faktor in der Arbeitsdyspnoe gesehen wird, so daß Substanzen, die die Atmung beruhigen, wie Laudanon, Eukodal, Luminal, Medinal und auch Bromid mit Verkleinerung des Atemvolumens die Leistungsfähigkeit erhöhen[4343]. Ersichtlich ist, daß sehr viele Möglichkeiten offen stehen neben dem direkten Eingreifen in den Kohlenhydratstoffwechsel.

Es wäre auch noch die Beeinflussung irgendeines Muskelelementes durch das Phosphation selbst zu nennen. Darunter wäre die Angabe[4344] zu rechnen, daß nach 10 g NaH_2PO_4 am Tage die Chronaxie des Flexor digitorum communis, die sonst wärend der Arbeit zunimmt, weniger zunimmt. An dieser Untersuchung sieht man schon einen Fehler der hier vorliegenden Experimente, nämlich die Voraussetzung, daß ein Effekt schon nachgewiesen sei. Dadurch wird manchmal ein Resultat in die Protokolle hineingelesen, oder man begnügt sich mit orientierenden Versuchen. Bei Unbehandelten stieg die Chronaxie von 0,275 auf 0,310 m/sec, und dieser an der Fehlergrenze liegende Anstieg war nach PO_4''' geringer geworden, dabei war teilweise keine Reversibilität vorhanden nach Absetzen der Phosphatzufuhr, und es wurde — abgesehen von der Kleinheit der Ausschläge (die sich im Bereich von 10% bewegten) — dem Faktor des Trainings selten genügende Beachtung geschenkt.

Zuerst erwähnen wir die Versuche mit einmaliger oder *kurzdauernder Zufuhr* von Phosphat. Man kann dabei die Leistung oder die Stoffwechseländerung berücksichtigen. So soll nach 3—6 Tabletten Recresal der O_2-Verbrauch nach einer Arbeit von 2 Minuten Dauer (!) um fast 30% zurückgehen[4347]. In viel gründlicheren Versuchen konnte das nicht bestätigt werden[4346]. Die Schweißabsonderung soll nach Gaben von Phosphat (1—3 g 1—2 Stunden oder 5—10 g 9—10 Stunden vor der Arbeit am Velotrab) eingeschränkt werden (KRESTOWNIKOW und Mitarbeiter[3834, 4345]). Dabei nahmen die Temperaturen an Haut, Stirn und Brust — mit Thermoelementen gemessen[4348] — zu. Abgesehen von den sehr häufigen Abweichungen, würde das für eine andere Art der Wärmeregulation, vielleicht mehr über den Kreislauf sprechen. Während die durch die Milchsäurebildung veranlaßte Einschränkung der Alkalireserve nicht verändert wurde, soll

---

[4340] DENNIG, H., PETERS, K. u. SCHNEIKERT, O.: Naunyn-Schmiedebergs Arch. **165**, 161 (1932).

[4341] DENNIG, H., BECKER-FREYSENG, H., KRAUSE, E. u. ALBATH, W.: Naunyn-Schmiedebergs Arch. **186**, 611 (1937).

[4342] DENNIG, H.: Naunyn-Schmiedebergs Arch. **195**, 258 (1940).

[4343] BECKER-FREYSENG, H., DOROW, H. u. SCHRÖDER, R.: Naunyn-Schmiedebergs Arch. **195**, 266 (1940).

[4344] LATMANISOWA, L. W.: Arbeitsphysiol. **8**, 147 (1934), Rona **83**, 335. Dauer der Versuche an 3 Personen 2 Monate. a) Fiziol. Z. **17**, 377 (1934), Rona **80**, 630.

[4345] KRESTOWNIKOW, A., KORJAKINA, A., KOSSOWSKAJA, E., PETROWA-RETELSKAJA u. SCHIROBOKOW, S.: Arbeitsphysiologie **8**, 13 (1934), Rona **81**, 92.

[4346] RIABUSCHINSKY, N.: Z. exp. Med. **72**, 20 (1930), Rona **57**, 433.

[4347] HINSBERG, K.: Z. exp. Med. **59**, 262 (1928), Rona **46**, 73. Übungseffekt nicht berücksichtigt.

[4348] KOGAN, G. u. KRESTOWNIKOW, A.: Arbeitsphysiologie **8**, 24 (1934), Rona **80**, 630.

die Resynthese der Milchsäure beschleunigt stattfinden, wenn vorher Phosphat gegeben wurde. Dazu ist zu bemerken, daß eine Resynthese solchen Schwankungen unterworfen ist, daß ein wirklich signifikanter Nachweis nicht leicht zu führen sein dürfte und in diesen Versuchen auch nicht gelungen ist, ebensowenig wie es z. B. bei Hunden[4349] und Menschen[4350, 4354] gelang.

Beim Menschen hatte 2,5 g NaH_2PO_4 am Abend vorher und 2 Stunden vor der Arbeit und selbst Verdoppelung dieser Dosis keinen Einfluß auf O_2-Verbrauch, Alkalireserve, N-Ausscheidung und Acetonkörper. Ebensowenig wurde die Muskelarbeit beeinflußt[4350]. Nach 10 g $NaH_2PO_4 \cdot H_2O$ 5 Stunden vor dem Auf- und Abwärtslaufen von Treppen wurde keine Wirkung auf die Arbeit, CO_2-Spannung und Blutchemismus gesehen[4354]. Die Laufkapazität von Hunden nahm durch einmalige Gaben von 4 g $NaH_2PO_4 \cdot H_2O$ unmittelbar, $^1/_2$, 1 oder 2 Stunden vor der Arbeit nicht zu, ebensowenig bei 1 Woche fortgesetzten Gaben derselben Dosis täglich $^1/_2$, 1 oder 10 g 5 Stunden vor der Arbeit. Bei 7,8 g $Na_2HPO_4 \cdot 12 H_2O$ unter denselben Bedingungen ließ sich kein Effekt erzielen, auch nicht hinsichtlich verschiedener Blutbestandteile. Erwähnenswert ist, daß während der ersten 15 Minuten nach der Eingabe durch Laufen die Resorption von PO_4''' begünstigt wird, aber eine Beziehung der Ermüdung zum PO_4'''-Gehalt des Plasmas war nicht vorhanden[4349], so daß der Schluß berechtigt ist, daß die PO_4'''-Ionen selbst auf den Arbeitsvorgang in corpore nicht einwirkten.

Bei Versuchen an 4 Studenten[4346] über die Fähigkeit, mit der rechten Hand eine bestimmte Last zu heben und zu senken, fand sich bei Zufuhr von 200 ccm eines Getränkes von 15% Zucker mit 7—9 g NaH_2PO_4 im Vergleich zu 15% Zucker mit Citronensäure 10—12 Stunden vor dem Versuch bei 2 Personen eine Verbesserung der Arbeitsfähigkeit, bei den beiden anderen nicht. Ein Trainingseffekt wurde durch Übung von 3 Wochen auszuschalten versucht. Die durch die Diät zugeführte Phosphatmenge wurde mit 1—4 g täglich geschätzt, so daß eine Mangelernährung nicht vorliegen dürfte. Trotz diesen einzelstehenden Resultaten werden wir feststellen müssen, daß ein eindeutig positiver Effekt nicht anzunehmen ist (siehe auch KRAUT[4284]).

Bei *Versuchen mit längerer Dauer* sind die Beobachtungen an einem Sportkurs zu erwähnen[4351]. Ein Teil der Teilnehmer (28) erhielt täglich 5 Wochen lang 3 g NaH_2PO_4 (Recresal). Der Vergleich fand statt mit einer zweiten Gruppe und zeigte bessere Leistungen im Gewichtstoßen, Hantelübungen und 3000-m-Lauf, während bei 100-m-Lauf und Schwimmen (rasche Übungen) ein Unterschied zu den Kontrollen nicht beobachtet wurde. Der Umfang des Oberarmes hatte bei der Phosphatgruppe mehr zugenommen und auch das Körpergewicht. Diese Effekte scheinen auf eine mangelhafte Ernährung hinzuweisen, ebenso wie die Beobachtung, daß nach Absetzen des Phosphats Abnahme bei der Versuchsgruppe einsetzte, die allerdings auch zugleich die Kontrolle betraf, so daß schließlich nach 3 Wochen beide Gruppen sich wenig unterschieden. Subjektiv klagten 3 Versuchspersonen über schlechten Schlaf, manche „glaubten sich stärker".

Solche psychischen Symptome wurden auch in den langdauernden Versuchen von POPPELREUTER[4352] beobachtet. 5—7 g Recresal täglich führte zum Anstieg der dynamometrischen Kraft. Der Übungseffekt wurde nicht ausgeschlossen. Eine Abnahme der Leistungsfähigkeit nach Absetzen des Phosphats fand sich

---

[4349] MORSE, M.: J. biol. Chem. **128**, LXXIII (1939). 4 g.
[4350] DOUGLAS, C. G. u. CURTICE, F. C.: Proc. roy. Soc. B. **119**, 381 (1936).
[4351] HERXHEIMER, H.: Klin. Wschr. **1922**, 480.

nur bei sehr langem Gebrauch. Die Stimmung soll gebessert werden (siehe auch[4353]), aber umgekehrt findet sich die Angabe, daß ein Assistent immer dann keine Lust hatte Recresal zu nehmen, wenn er schlechte Stimmung hatte. Dann kann man natürlich leicht bessere Leistungen beobachten. Unter sonstigen Wirkungen sehen wir gelegentlich leichten Schlaf oder Schlaflosigkeit angegeben, Beseitigung eines chronischen Schnupfens, erhöhte Alkoholtoleranz und schließlich laxierende Wirkungen. Nach Dosen von 9—20 g fand sich das gleiche, aber nicht bei verzettelter Dosis. Daß die ganzen Erscheinungen auch bei 2—3 mal täglich 0,8 g hervorgerufen werden konnten, scheint die Wirkung auf die Verdauung auszuschalten, aber die Beobachtungen mehr in das Gebiet der psychischen Beeinflussungen hinüberzuschieben. FLYNN[4355] konnte auch bei lang dauernder Gabe an Mensch und Hund keinen Effekt auf die Leistungsfähigkeit beobachten und will ihn ausschließlich mit einer laxierenden, Stuhlgang regelnden Wirkung erklären, eine Vorstellung, die durchaus plausibel klingt.

Neben dieser Auslegung ist die bei manchen Personen nach Arbeit auftretende P-Ausscheidung zu erwähnen, über die schon früher gesprochen wurde, ohne daß ganz eindeutige Resultate zur Beobachtung kamen. Wenn eine negative Bilanz auftritt, wird ein gewisser Ersatz günstig sein. Die Dosis darf aber nicht so groß werden, daß durch auftretende Durchfälle die Resorption verhindert wird.

In ausgedehnten Versuchen an Hunden und Menschen versuchten ATZLER und Mitarbeiter[2742] die Verhältnisse zu klären.

Zuerst sollen Versuche an 3 Hunden (von 18,5—19 kg) erwähnt werden, die in einer Tretbahn eine abgemessene Arbeit von 20000 mkg zu leisten hatten. Die Normalgabe von 0,75 g P_2O_5/Tag erwies sich als unzureichend, bei 0,8 g schien der Mindestbedarf zu liegen. An den Arbeitstagen wurde 0,1 g P_2O_5 verloren. Nach Zulage von 0,6 g P_2O_5 in Form von Na_2HPO_4 wird die N-Bilanz leicht negativ, die P-Bilanz leicht positiv. Wird unter diesen Bedingungen Arbeit geleistet, dann wird die P-Bilanz trotzdem leicht negativ, ebenso die N-Bilanz. Eine Begünstigung des Stoffwechsels war also nicht zu beobachten.

In Versuchen an 3 Personen wurde bei einer Versuchsperson zuerst ein Trainingseffekt gesehen. Nach Zulage von PO_4''' (7 g P_2O_5) setzte sich die Erhöhung der Arbeit fort. Nach Absetzen der Zufuhr ging sie zurück auf den alten Wert. Das Körpergewicht fiel während der P_2O_5-Gabe ab und stieg nach Absetzen wieder an, also ganz im Gegensatz zu den Befunden von HERXHEIMER. Der Kalorienbedarf pro mkg wurde durch P nicht beeinflußt. Störend an diesem Versuch war die Tatsache, daß die Leistung schon während der Phosphatperiode absank infolge einer interkurrenten Erkrankung, so daß also der Rückgang der Leistung nach Absetzen der Phosphatzulage nicht einwandfrei scheint. Bei einer weiteren Versuchsperson führten 7 g NaH_2PO_4/Tag anfangs zu einer Verbesserung der Leistung, die aber noch während der Phosphatgabe zu dem vorherigen Wert zurückging. 5 g Candiolin verschlechterte die Arbeit, dieser Effekt war darauf zurückzuführen, daß die Versuchsperson mit Sorgen zu kämpfen hatte. Man ersieht daraus die Labilität solcher Resultate. Eine andere Versuchsperson (Frau) erhielt 3 g Candiolin und zeigte eine Steigerung der Leistung um 3,4%.

Es liegt auch hier kein ganz einwandfreier Versuch der Leistungssteigerung vor. Bessere Resultate wurden mit Lecithin erhalten, und ATZLER[4338, 4356–4358]

[4352] POPPELREUTER, W.: Arbeitsphysiologie 3, 605 (1930), Rona 60, 245.
[4353] RODHE, E:: Svenska läkartidningen 21, 1145 (1924), Rona 31, 243. Indikationen: Nervöses Herzklopfen, Basedow, günstige Wirkung bei P-armer vegetabilischer Diät.
[4354] HALDANE, J. B. S. u. QUASTEL, J. H.: J. Physiol. 59, 138 (1924).
[4355] FLYNN, F. B.: U. S. Health reports XLI, Nr. 29, 1463, zit. nach FREEMAN[4093].

stellt die Verhältnisse so dar, daß bei denjenigen, die sich nicht trainieren lassen, ein positiver Phosphateffekt nicht auftrete, wohl aber bei denjenigen, die einem Training zugänglich sind. Das läßt die Vermutung zu, daß entweder die Vorperiode nicht lang genug gedauert hatte und nach einer anscheinenden Pause noch ein sekundärer Trainingseffekt auftrat, oder daß das Training einherging mit einer Hypertrophie der Muskulatur, zu deren Aufbau die dargebotenen Phosphate der Nahrung nicht ausreichten. Hier spielt also ein Moment der Unterernährung eine Rolle, auf das ATZLER[4356-4358] den größten Wert legt. Es handelt sich um eine Mangelerkrankung, bei der Phosphat den begrenzenden Faktor darstellt. Bei dieser Unterernährung soll ebenso die Stickstoffbilanz wichtig sein, weshalb Lecithinphosphor besonders nützlich sei. Wir sehen aus den Versuchen mit radioaktivem ^{32}P, daß dargebotenes Phosphat sowieso sehr rasch in eine Lipoidbindung übergeht, so daß bei Überwiegen der Lecithinwirkung das Cholin eine Rolle spielen könnte, dessen eine Stoffwechselwirkung von BEST gefunden wurde (andererseits wurde ein großer Teil des Lecithins schon im Darm zersetzt).

Auf jeden Fall ist aus diesen Versuchen ersichtlich, daß die Theorie, nach der durch EMBDEN die Einführung von Phosphat zur Steigerung der Leistungsfähigkeit erfolgte, durchaus nicht richtig ist, denn im akuten Versuch ließ sich keine Wirkung erzielen. Eine Abhängigkeit der Leistungsfähigkeit vom Phosphatspiegel des Blutes ist nicht vorhanden, und im chronischen Versuch ist der Effekt gchwer nachweisbar und auf das Gebiet der Beseitigung einer Mangelernährung seschoben.

i) Pyrophosphat. Das Vorhandensein von Pyrophosphat im Muskel wurde von LOHMANN[546, 3450, 1619] nachgewiesen, und wir haben schon darauf hingewiesen, daß es sich um eine Bindung des Pyrophosphats mit Adenylsäure u. a. handelt, so daß also kein echtes Ion P_2O_7'''' im Muskel vorliegt. Nur bei winterschlafenden Tieren soll es sich finden (CORI).

Nach KAHLSON (zitiert nach FELDBERG[4252, III]) wurde an isolierten Bündeln des Froschmuskels durch Pyrophosphat eine tetanische Kontraktion mit Kontraktur erzielt. Das gleiche gelang mit Triphosphat, aber ohne Änderung der Doppelbrechung. Durch intraarterielle Injektion wurde beim Warmblüter auch eine tetanische Kontraktion durch P_2O_7 wie P_3O_{10} in der Menge von 0,4—4 mg erzielt, nicht aber durch PO_4. Der Effekt setzte sich durch trotz Denervierung und Curaresierung des Muskels.

Versuche, den Pyrophosphatgehalt durch von außen zugeführtes P_2O_7'''' zu steigern, waren nur durch Schädigung des Muskels von Erfolg begleitet. Es wurde gefunden, daß durch Reizung des Muskels die Pyrophosphatfraktion zerfällt, und zwar irreversibel, wenn der Zerfall 50% des vorhandenen erreicht. Bei Starre war die Spaltung komplett. LUNDSGAARD[4359] glaubte, daß aus der exothermen Spaltung Arbeit geleistet werden könne. Wir haben die Verhältnisse und ihre Verknüpfung schon früher dargestellt und können jetzt darauf verweisen (S. 215, 232, 245).

Substanzen mit Anticholinesterase-Wirkung, wie Hexaäthyltetraphosphat und Tetraäthylpyrophosphat, verstärken die Exkursionen des isolierten Zwerchfells der Ratte in Konzentrationen $1:400 \cdot 10^6$ bis $1:40 \cdot 10^6$, bei $1:4 \cdot 10^6$ gab es nur eine Hemmung. Die zuletzt erwähnte Substanz erwies sich antagonistisch gegenüber Curare und war 4mal wirksamer als die erstere[4359, III].

[4356] ATZLER, E.: Z. Volksernährung 11, 17 (1936), Rona 93, 338.
[4357] ATZLER, E.: Umsch. Wiss. Techn. 42, 258 (1938). C. 1938 I, 4072.
[4358] ATZLER, E., LEHMANN, G. u. SZAKALL, A.: Münch. med. Wschr. 1937 II, 1455, Rona 105, 86.
[4359] LUNDSGAARD, E.: Verh. 14. internat. Kongr. Physiol. 161 (1932), Rona 72, 49.

k) Phosphit. Bei Injektion von 1 ccm einer 0,5% Lösung von Na_3PO_3 in den Dorsallymphsack des Frosches fand sich, daß mit einem Maximum nach 45 Minuten die im Verbande der Durchblutung belassenen Muskeln weniger ermüdeten oder, wenn vorher ermüdet, sich erholten. Derselbe Effekt konnte auch am isolierten Muskel erzielt werden. Ähnlich wirkten dimethylaminoäthylphenylphosphinsaures Na˙ (Tonophosphan) und dimethyldibenzylphosphinsaures Na˙ (Perphosphor), die Phosphit als maßgebliche Gruppe besitzen[4359, I u. 4359, II].

l) Fluorid. Die Möglichkeiten der Einwirkung von Fluorid sind größer als bei jedem anderen Anion. Jedoch kann hier die Stellung des Fluorids in der Hofmeisterschen Reihe nur eine untergeordnete Rolle spielen, weil die Wirkung auf die Fermente schon in viel kleineren Konzentrationen deutlich ist. Ebenso wird die Tatsache eines schwerlöslichen $Ca^{··}$-Salzes in den Hintergrund treten, oder der Effekt bedeutend modifiziert werden müssen, wie in den Versuchen von DIXON und RANSON[2429] an Fröschen bei Vergleich mit Phosphat. Muskeln von Fröschen, die mit Phosphat behandelt wurden, zeigten bei Reiz sehr rasch auftretende Kontraktur, während nach Vergiftung mit NaF schon bei 12 Zuckungen zuerst eine Ermüdung ohne eine Spur von Kontraktur deutlich wird, die auf der Unmöglichkeit der Kontraktion beruht, während Phosphat zur Unmöglichkeit der Erschlaffung führt. Aber schließlich ging der Fluoridmuskel doch in Starre über. Die Scheidung ging in dem eben zitierten Versuche so weit, daß bei F′ im Gegensatz zu Phosphat keine fibrillären Zuckungen zustande kamen.

Diese strenge Trennung läßt sich sonst nicht immer finden. So sah LIPMANN[2433] nach 0,02 mol/kg NaF schon 30 Minuten nach der Injektion in dem benachbarten Muskel fibrilläre Zuckungen, die 25 Minuten später aufhörten und trägen Bewegungen wichen, später entwickelte sich eine Starre, die aber nicht in den entnervten Hinterbeinen merkbar wurde. Die so vergifteten Muskeln waren schlecht zu erregen. Auch bei Aufbewahren von Froschgastrocnemien für $30^{1}/_{2}$ Stunden in 0,026 molar NaF hatte die Erregbarkeit stark gelitten (siehe JONES[4321]). m/8 NaF führte nach der Auffassung von BÖHM[4286] nach einer vorübergehenden Kontraktur mit fibrillären Zuckungen sekundär zu einer Absterbeverkürzung mäßigen Grades, Na_2SiF_6 auch, aber in geringerem Ausmaße.

Anders ist die Einwirkung von $NaBF_4$ zu werten. Eintauchen in m/8 Lösung führte sofort zur Kontraktur und zwar an der Stelle, wo die Lösungen einwirkten, also ohne Beziehungen zur Nerveneintrittsstelle (Sartorius). BOEHM[4286, 4287] setzte diese Wirkung in Analogie zur Wirkung von Perchlorat, wobei aber mit Borfluorid nicht gut zu arbeiten ist, weil die Zersetzung sofort beginnt. Im akuten Vergiftungsbild des Warmblüters spielen sowohl Muskelzuckungen als Tremor, vielleicht auch Schwäche eine Rolle (COSTANTINI[2497]).

An isolierten Froschmuskeln führte m/50 NaF sowohl zu verminderter Kontraktionshöhe, als auch zur Erhöhung der Reizschwelle bei direkter Reizung, die indirekte Reizung wurde unmöglich gemacht[4360]. Dieser Effekt ist von um so größerem Interesse, als nach den Untersuchungen von KAHLSON und UVNÄS[1203] beim rectus abdominis von ungarischen Ochsenfröschen eine Konzentration von NaF 1:100000 zu einer Empfindlichkeitssteigerung gegen Acetylcholin auf das

---

[4359, I] BARONE, R. M.: Boll. Soc. ital. Biol. sper. **15**, 762 (1940), Rona **124**, 32.
[4359, II] BARONE, R. M.: Arch. Scienze biol. **27**, 127 (1941), Rona **127**, 311. C. **1942 I**, 773. Auch die Herzarbeit wird begünstigt.
[4359, III] BURGER, A. S. V., KEELE, C. A. u. SLOME, D.: J. Pharm. exp. Therap. **96**, 396 (1949). Hier auch Angaben über die Wirkung auf Darm, Herz, Kreislauf, Salivation. Die Wirkung entsprach der von Acetylcholin.
[4360] RJABINOWSKAJA, A. M.: C. rend. Acad. Sci. URSS. **23**, 958 (1939), Rona **116**, 562. C. **1940 II**, 2047.

Doppelte führte. Diese Sensibilisierung wurde auch durch 1:10000 Na_2SiF_6 erreicht, war leicht auswaschbar und trat sofort ein im Gegensatz zu Physostigmin, das erst einer vorherigen längeren Einwirkungszeit bedurfte. Es läge nahe, diese Wirkung von F' auf eine Hemmungswirkung auf die Cholinesterase zu beziehen, aber selbst in Konzentrationen 1:8000 NaF wird dieses Ferment nicht ganz gelähmt. Hier liegt eine andere Art von Angriffspunkt vor, während die Autoren es durchaus für möglich halten, daß die nach großen Dosen auftretende Kontraktur einer Acetylcholinkontraktur entspricht. Die Hemmung der Cholinesterase steht aber doch im Zusammenhang mit einer Sensibilisierung für Acetylcholin, wie Versuche mit Diisopropylfluorophosphonat in den Versuchen von QUILLIAM und STRONG[1202, VII] zeigten. Aber man kann nicht eine direkte Parallelität zwischen dem Grad der Fermenthemmung (bzw. hier Vernichtung) und der Sensibilisierung auffinden. Es bleibt stets noch ein Rest, der hindert, die gesamte Wirkung dieser Substanzen mit Fermentwirkung ausgeschöpft zu haben. Jedoch ließ sich eine Myasthenia gravis günstig beeinflussen[4360, I], wie mit dem analog wirksamen Tetraäthylpyrophosphat[4360, II].

Wenn wir hier zuerst neue Möglichkeiten des Angriffs behandelt haben, dürfen wir doch nicht vergessen, daß das Hauptaugenmerk bei der Fluoridwirkung auf die Beeinflussung des Kohlenhydratstoffwechsels gerichtet sein muß. In dem Kapitel der Fermentsysteme haben wir darüber berichtet und wissen daher, daß es in Muskelbreien einen genauen Angriffspunkt besitzt, daß es zur Analyse des Kohlenhydratstoffwechsels fast unentbehrlich ist. Trotzdem können wir vorausschicken, daß diese Beobachtungen noch nicht zwangsläufig zu einer Erklärung der eben beschriebenen Funktionsänderungen der Muskulatur ausreichen. Jedoch gelang eine Übertragung teilweise, denn in starken (isotonischen) Lösungen wurde auch am ganzen Muskel eine Abnahme der anorganischen Phosphorsäure beobachtet (LANGE und MAYER[4302]). Dasselbe trat schon nach m/50 NaF auf und zwar verstärkt, wenn eine gleichzeitige Reizung vorgenommen wurde[4361]. Die Auffassung, daß durch Permeabilitätserhöhung der Muskelfasergrenzschicht die Konzentrationen im Muskel erhöht wurden, ist nicht erwiesen, da wir über die Verteilung von F' im Muskel nichts wissen. Es besteht hier durchaus die Möglichkeit des Eindringens, weil F' als schwache Säure teilweise undissoziiert anderen Gesetzen gehorchen könnte. Eher wahrscheinlich ist es, daß durch den erhöhten Umsatz des Phosphats ein größerer Teil als Ester übrigbleibt.

LIPMAN[2433] maß die Milchsäurebildung im stark fluoridvergifteten Muskel im Verhältnis zur Spannungsentwicklung bei Tetanus von 4mal 2 Sekunden Dauer. Unter Fluorid nahm die Spannung ab, aber die Milchsäurebildung relativ noch mehr. Nachträglich wurde eine spätere Milchsäurebildung persistierend gefunden. Es bildete sich Harden-Youngscher, schwer hydrolisierbarer Ester. Die Spannungsentwicklung nach Phosphagen blieb erhalten. Wir sehen die Vorgänge ähnlich verlaufen wie im Muskelbrei, und die dort beobachtete Hemmung der Milchsäurebildung zeigt sich auch hier. Die Entwicklung der Spannung im Verhältnis zur Milchsäurebildung zeigt nur, daß die primäre Muskelkraft nicht durch die Milchsäure hervorgebracht wird, wie es LUNDSGAARD zeigte. Damit ist aber deutlich, daß die verminderte Spannung, ebensowenig wie die verminderte Reizbarkeit, mit einem Angriff am Kohlenhydrat- und Phosphatstoffwechsel erschöpft werden kann. Die durch 0,02% NaF in Ca-freier Ringerlösung verursachte Min-

---

[4360, I] GADDUM, I. H. u. WILSON, A.: Nature 159, 680 (1947). C. 1948 I, 208.

[4360, II] BURGES, A. S. V., KEELE, C. A. u. MCALPIN, D.: Lancet 1948, 519. Substanz soll ein völliger Ersatz für Prostigmin bei Myasthenia gravis sein. Es kumuliert mehr und ist wirksamer per os. 10 mg per os = 100—150 mg Prostigmin.

[4361] EMBDEN, G. u. HENTSCHEL, H.: Biochem. Z. 156, 343 (1925), Rona 32, 62.

derung der Kontraktionen ließ sich durch Vitamin B_1, B_2, Nicotinsäureamid und Ascorbinsäure nicht hemmen[4363, II].

Krötenmuskeln nahmen in NaF-haltigen Salzlösungen weniger rasch an Gewicht zu als in Ringerlösung[4363, I]. Es handelt sich hier kaum um eine Störung der Impermeabilität, sondern um eine Hemmung der Bildung osmotisch aktiver Substanzen, wofür wir mancherlei Hinweise gegeben haben.

Beim Kaninchen kam es nach 0,1 g/kg NaF subcutan zur Abnahme des PO_4''' und des Lactacidogen im Muskel, während das Phosphagen sich nicht änderte (ausbleibend nach Durchschneidung der Splanchnici)[4362, 4363]. Das schwer hydrolysierbare Phosphat und Adenylsäure war vermehrt bei kleinen F'-Mengen (80 mg/kg), vermindert bei 120 mg/kg. Bei Hungerkaninchen sind diese Fraktionen immer vermindert. Im ganzen wurde keine eindeutige Verschiebung innerhalb der Phosphatfraktionen gesehen. Durch obige Fluoriddosen wurde eine beträchtliche Hyperglykämie gesehen, die aber den Glykogengehalt des Muskels wenig beeinflußte, so daß auf eine Hemmung der Glykogenolyse geschlossen wurde[4363]. Dieser Schluß ist nicht zwingend, da der Traubenzucker aus der Leber stammt, und der Muskel sein Glykogen meist über die Milchsäure verliert.

Diisopropylfluorophosphat als Vernichter der Cholinesterase, muß seine Wirkungen auch an der Muskulatur, besonders der Nervenendplatte zeigen. Bei der schweren Vergiftung (FREEDMAN und Mitarbeiter[2527, VII u. VIII]) kommt es zu spontanem Zittern, gefolgt von Muskelschwäche bis zur Paralyse. In diesen Symptomen sind auch Folgen zentralen Angriffs enthalten. Aber bei intraarterieller Injektion gibt es in den beteiligten Muskelgruppen gleichfalls fibrilläre Zuckungen.

Werden bei der Katze (unter Äthernarkose) in die den Musc. tibialis anticus versorgende Arterie 200 γ der Substanz gegeben[4363, III], dann erfolgt zuerst eine Erhöhung der Amplitude bei Muskelreizung. Nach Zusatz des Acetylcholin kommt es rasch zur Depression. Nach 1 mg kam es zuerst zu raschem Anstieg (Spannung wuchs z. B. von 0,7 auf 1,5 kg) mit raschem Abfall. Nach Unterbrechung der Reizung für 1—10 Minuten erholte sich der Muskel. Dasselbe war nach tetanischer Reizung und der einfachen Acetylcholingabe zu sehen. Die Ursache der Depression sei in der Ansammlung des Acetylcholins zu suchen. Sie betrifft die gesamte Muskelfaser. Während der Phase der Leistungssteigerung wurden bei Ableitung der Potentiale auf einen Reiz mehrere Entladungen in die Nervenendplatte registriert, wie unter Physostigmin.

Methylfluoracetat hemmt beim Muskel die Resynthese von Phosphorkreatin, den Sauerstoffverbrauch und die Wärmeproduktion. Diese Wirkungen sind aber — im Gegensatz zum Nerven — reversibel (BOYARSKI und Mitarbeiter[4274, III]).

VIII. Glatte Muskulatur.

a) Hypertonische Lösungen — Chlorid. Bei Gabe hypertonischer Lösungen von NaCl in tödlicher Menge zeigt sich z. B. bei Kaninchen eine Entleerung von Kot zugleich mit Krämpfen vor dem Tode (MELLI und TASSO[2534]). SENGA[2536] fand bei längeren Infusionen gerade bei dünneren Lösungen Durchfälle, allerdings zugleich mit starker Füllung der Därme durch Sekretion der Drüsen.

Neben diesen beiden Möglichkeiten ist noch eine Anregung der Peristaltik und der anderen Darmbewegungen durch intravenöse Injektion von Bedeutung

---

[4362] NAKAMURA, H.: Jap. J. med. Sci. IV. Pharmakol. **5**, 53 (1930), Rona **61**, 584.
[4363] MIYOSHI, M.: Mitt. med. Akad. Kioto **13**, 1411 (1935), Rona **88**, 209.
[4363, I] SASAKI, Y.: Biophysics **6**, 67 (1940), Rona **126**, 137.
[4363, II] KAHLE, W.: Dissertation Göttingen 1941, Rona **133**. 187. Sartorius des Frosches.
[4363, III] BROWN, G. L., BURNS, B. D. u. FELDBERG, W.: J. Physiol. **107**, 346 (1948).

und war häufig Objekt von Untersuchungen mit den verschiedensten Methoden und Tieren.

Bei Injektion von 0,2 g/kg NaCl in 7—25% Lösung kam es beim *Kaninchen* zur Vermehrung der Peristaltik — am Bauchfenster beobachtet — und zwar auch dann, wenn der Darm durch Äthernarkose, Abkühlen oder Atropinzufuhr gelähmt war. Wenn die erste Injektion keinen Erfolg hatte, konnte er durch die zweite sofort erreicht werden. Die Darmbewegungen waren koordiniert und dauerten mehrere Stunden, wobei aber die einzelnen Darmabschnitte verschieden reagierten, am besten das Jejunum, dann das Colon, am wenigsten das Coecum (SCHNOHR[4135]). Der Effekt wurde von SAKANE[4364] erst 5—30 Minuten nach der Injektion beobachtet und dauerte dann 1 Stunde, und zwar auch bei schwerster Darmparese nach Peritonitis und Ileus. Daß eine Beeinflussung nicht auf dem Wege über den N. vagus stattfindet, zeigten die Versuche mit Atropin.

Die Versuche ließen sich an *Hunden* wiederholen, d. h. der Effekt trat sowohl nach Atropin als nach Durchschneidung des N. vagus auf[4365, 4366]. Der Tonus und auch die Pendelbewegungen nahmen zu. Wurde der Reizeffekt des N. splanchnicus geprüft, dann zeigte sich eine geringere Hemmungswirkung nach 1 ccm/kg 20% NaCl. Während der Reizeffekt vorher noch einige Minuten nach Aufhören eines kurzen Reizes in Form der Stillegung der Därme bestehen blieb, gelang trotz der durch 20% NaCl angeregten Peristaltik eine Beruhigung der Bewegungen, aber sofort nach Aufhören des Reizes setzten die Bewegungen wieder ein. Wenn der Reiz längere Zeit dauerte, dann kehrte trotz seines Fortbestehens die Peristaltik wieder zurück[4367]. Der Schluß der Autoren, daß der Sympathicus selbst gehemmt wird, ist allerdings nicht zweifelsfrei fundiert, da ein peripherer Angriff an der Muskulatur oder den Darmganglien zu demselben Effekt führen würde. Die Darmbewegungen wurden mittels eines in den Darm eingeführten Gummiballons aufgezeichnet. Dabei zeigte sich die größte Empfindlichkeit beim Duodenum auch hinsichtlich der Dauer der Peristaltik. Beim Dickdarm dauerte sie nur 2—3 Minuten von der Injektion angefangen, konnte aber immer wieder ausgelöst werden, selbst nach Lähmung durch $CHCl_3$ und Atropin (BOUISSET und FABRE[4178]). Bei Prüfung der Passagezeit einer in eine Thiry-Vella-Fistel eingeführten Kugel fand sich gerade bei den Tieren, deren Passage verlängert war, auf 10 ccm 5% NaCl eine Verkürzung[4368].

Am Magen konnten auf diese Weise keine Bewegungen ausgelöst werden, das ließ sich auch an der Entleerungszeit des Magens unter röntgenologischer Kontrolle bei Katzen nachweisen. Nur bei vollkommen bewegungslosem Magen konnten im Schatten nach 20% NaCl Formveränderungen und Peristaltik gesehen werden, allerdings ohne daß die Entleerungszeit abgekürzt wurde. Es wurde aus diesem Befund auf einen gleichzeitigen Pylorospasmus geschlossen[4369].

Bei Versuchen an der *Katze* führte 0,2 g/kg NaCl in 20% Lösung bei Därmen mit guter Peristaltik in erster Linie zur Tonussteigerung; war vorher der Darm gelähmt, dann erfolgte für 20 Minuten eine regelmäßige Peristaltik. Nach vorheriger Denervation erfolgte zuerst eine Art Krampf, der dann in eine Peristaltik mit erhöhtem Tonus überging (RUDING[4133]).

Ebenso wie NaCl wirkten äquivalente Mengen von NaBr, NaJ, $NaNO_3$, NaSCN und Na-Acetat, so daß eine spezifische Anionenwirkung nicht vorzuliegen

---

[4364] SAKANE, Y.: Mitt. med. Akad. Kioto **11**, 425 (1934), Rona **85**, 566.
[4365] COLOMBI, C. u. SACCHI, U.: Fisiol. e. Med. **4**, 120 (1933), Rona **73**, 559.
[4366] PERAZZO, G.: Arch. ital. Chir. **47**, 163 (1937), Rona **105**, 94.
[4367] BOUISSET, L. u. FABRE, P.: C. rend. Soc. Biol. **107**, 688 (1931), Rona **65**, 486.
[4368] PRATHER, E. O., NELSON, M. u. BLISS JR., A. R.: J. amer. pharmaceut. Assoc. **20**, 1291 (1931), Rona **66**, 77.

scheint, aber Glucose und Harnstoff waren viel weniger wirksam (RUDING[4133]). Demnach scheint eine Ionenverschiebung doch notwendig. Isotonische Lösungen wirkten nicht, außer denjenigen von Na_2CO_3 bei Versuchen an Katzen[4372]. 2,5 ccm/kg 3,6% NaCl oder 5,6% Na_2SO_4 führten zu einem Effekt für einige Minuten, auch hier[4372] entsprechend der Hypertonie, nur $Mg^{··}$-Salze brachten eine Erschlaffung.

Bei Versuchen am Kaninchen, wo Darmbewegungen durch ein Bauchfenster beobachtet wurden[4370, 4371], wirkten n/1 Lösungen von NaCl, NaBr, NaF, $Na_2S_2O_3$, Na_2HPO_4, Na_2SO_4 anregend auf die Peristaltik. n/4 KCl führte zur Anregung, $CaCl_2$ nur zur Hemmung. Na_2HPO_4, Na_2SO_4 und NaF wirkten schon in n/4 Lösungen. Ihnen wird eine besondere Wirkung auf dem Umweg über den $Ca^{··}$-Entzug zugeschrieben. Da von diesen Lösungen aber nur 2 ccm/kg zur Injektion kamen, ist diese Vorstellung nicht haltbar, bei Sulfat unmöglich.

Durch Einbringen hypertonischer Lösungen in das Duodenum oder Rectum können gleiche, länger anhaltende, aber weniger intensive Wirkungen erzielt werden ([4365]: Hunde, [4364]: Kaninchen). Vom Darm aus sollen aber zu starke Konzentrationen ($> 3\%$ NaCl) eher hemmend wirken. Klysmen mit iso- oder hypotoner Lösung waren ohne Erfolg, hypertone (10—15%) führten zur Peristaltik, und zwar nicht nur am Kaninchen, sondern auch am Menschen, mit Darmfisteln nachgewiesen[4373]. Der Mechanismus soll nach der Applikationsart verschieden sein.

Der Effekt vom Darm aus mit 2% NaCl ließ sich weder durch Durchschneidung von Vagus und Sympathicus, noch durch Atropin, noch durch Rückenmarkanästhesie ausschalten. Vom Rectum aus wirkte sowohl Durchschneidung der Vagi, als auch Rückenmarkanästhesie und Atropin hemmend, nicht aber Durchschneidung der Splanchnici[4374]. Hier soll ein Reflexbogen über den Vaguskern vorliegen. Ähnlich wurden die Blasenbewegungen des Kaninchens durch ein Klysma von 50 ccm 2% NaCl erregt[4375]. Von der Oberfläche des vorgelagerten Dünndarms von Katzen (unter Chloralose) aus konnte durch 10% NaCl eine Erweiterung der Pupille ausgelöst werden[4373, I].

Auch am *isolierten Darm* von Kaninchen und Katze ließ sich durch hypertone Lösungen, sowohl an der Längs- als auch an der Ringmuskulatur, eine Tonussteigerung erzielen, die aber nur einige Minuten anhielt (RUDING[4133]). Bei Versuchen an isolierten Darmschlingen des Kaninchens[4376] konnte die 20% NaCl-Lösung sowohl von der Seite des Darmlumens, als auch von der Serosa aus herangebracht werden. Von innen her wurde die Peristaltik, bzw. die Bewegungen der Längs- und Ringmuskulatur nur dann, wenn in Ringer keine Bewegungen stattfanden, vermehrt. War in Ringer schon Bewegung vorhanden, dann erfolgte nach Einwirkung der 20% NaCl-Lösung bald ein Trägewerden der Bewegungen, und schließlich trat Atonie und Bewegungslosigkeit auf. Von der Serosa her erfolgte regelmäßig nur Vermehrung der Bewegungen.

Bei Versuchen am isolierten Magen von Rana esculenta (Sommer und Herbst) wurde durch n/1 NaCl die Tätigkeit des Präparates gehemmt, gleichgültig ob die Einwirkung von außen oder innen erfolgte, während Hypotonie mehr erregend wirkte[4378]. Am isolierten Harnleiter von Meerschweinchen wird den Anionen (Cl', NO_3', Br') eine Hemmung zugeschrieben[4379].

[4369] JONGKEES, L. B. W.: Arch. internat. Pharmacodyn. 48, 85 (1934), Rona 82, 99.
[4370] COSTANTINI, A. u. BALLARIN, G.: Bull. Soc. ital. Biol. sper. 9, 1029 (1934), Rona 84, 419.
[4371] COSTANTINI, A. u. BALLARIN, G.: Arch. ital. Chir. 39, 401 (1935), Rona 87, 112.
[4372] DREYER, N. B. u. TSUNG, TH.: J. of Pharmacol. exp. Ther. 36, 629 (1929), Rona 52, 497.
[4373] KIN, K.: Keijo J. med. 4, 76 (1933), Rona 74, 487.
[4373, I] DOWNMAN, C. B. B., MCSWINEY, B. A. u. VOSS, C. C.: J. Physiol. 107, 97 (1948).
[4374] KIN, K.: Keijo J. med. 4, 325 (1933), Rona 76, 485.
[4375] HIRANO, S.: Keijo J. med. 5, 229 (1934), Rona 87, 138.
[4376] DOCIMO, L.: Fisiol. e. Med. 3, 805 (1932), Rona 72, 669. Geringere Konzentrationen als 20% wirkten unregelmäßig.
[4377] EITEL, H. u. LOESER, A.: Dtsch. Z. f. Chirurgie 243, 781 (1934), Rona 85, 340.
[4378] GOLDENBERG, E. E.: Pflügers Arch. 202, 365 (1924), Rona 25, 333.
[4379] TESTONI, P.: Amer. Chim. applicata 26, 370 (1936). C. **1937 I**, 122.

Wenn Kaninchendarm in Tyrodelösungen, deren Cl' durch SO_4'', NO_3' oder CH_3COO' ersetzt war, 4—6 Stunden lagerte, so daß das Cl' herausgewaschen wurde, wurden keine Bewegungen mehr gesehen und auch Physostigmin war wirkungslos. Wurden diese Darmstücke in normale Tyrode zurückgebracht, dann gewannen sie ihre normale Funktion zurück. Ebenso waren Darmstücke von Kaninchen, die durch Diät und Diuretin in einen Zustand starker Hypochlorämie gebracht worden waren, in Cl'-armer Tyrodelösung nur wenig beweglich, wurden sie dagegen in normale Tyrode gebracht, dann setzten die Kontraktionen gut und kräftig ein. Diese Befunde[4377] sollen die Bedeutung von Cl' für die Darmperistaltik dartun und den günstigen Einfluß von hypertoner NaCl auf die Darmperistaltik bei Ileus erklären. Die Erklärung ist nicht notwendig; wie wir oben gesehen haben, wirkt jede hypertone Lösung (auch ohne Cl') anregend auf die Peristaltik. Die Versuchsbedingungen der Cl'-Verarmung sind übrigens extrem, man kann Cl' durch Br' ersetzen ohne Schaden für die Motilität.

b) Bromid. In Bromtyrode behielt ein Darmstück vom Kaninchen seine normale Reaktionsfähigkeit (RUICKOLDT[4065, I], desgl. [4380]). KRUSE[4381] fand am Ösophagus, Magen und Darm von Frosch und Schildkröte keine Wirkung. Der Dünndarm von Hund und Katze und die Tuba Fallopii des Hundes wird durch Brommengen eher gereizt. Bei pathologischen Bedingungen am Menschen liegen die Verhältnisse ganz anders. Wenn durch zentrale Einwirkung eine vermehrte Peristaltik des Magens oder krampfartige Spasmen auftreten, dann kann durch die beruhigende Wirkung des Bromids ein therapeutischer Effekt erzielt werden, der sich auch auf die Säuresekretion erstrecken kann[4382]. (Siehe weiteres im Abschnitt Vergleich.)

c) Chlorat. Im Vergiftungsbild finden sich sowohl bei peroraler als auch parenteraler Gabe — besonders bei Katzen und Hunden — Durchfälle (ULRICH und SHTERNOV[2556]). Es dürfte sich um einfache Salzwirkungen handeln. Auch das Duodenum von Hunden wird zur Kontraktion gebracht[4383], aber es soll sich um eine oxydative Wirkung handeln, da zugleich HCl gegeben werden muß, um den gewünschten Erfolg zu erreichen. Dadurch werden die Oxydationen begünstigt, und $K^\cdot$ soll dabei in die Zelle eintreten. Deshalb muß das $K^\cdot$-Salz verabreicht werden. Es wird also nicht gesagt, wo die Oxydationen durch die HCl-Gabe vermehrt werden. Es handelt sich wohl um eine modifizierte $K^\cdot$-Wirkung. Dosis 2,0 ccm 8,22% $KClO_3$.

d) Perchlorat. Am *Uterus* des Meerschweinchens sollte die dem $K^\cdot$ antagonistische Wirkung des ClO_4' dargetan werden, da dieses Anion die Aktivität des $K^\cdot$ vermindern soll[4384]. (Siehe darüber Diskussion bei Wirkung auf das Froschherz und den Muskel). Die zur Anwendung kommenden Konzentrationen waren 0,000612 g äquiv. %. Auf den Bildern sieht man nur eine Tonuszunahme durch ClO_4', aber niemals eine Tonusabnahme, wenn ClO_4' zur Tonuszunahme auf $K^\cdot$ gesetzt wurde. Da die Lösungen nie länger als 1 Minute einwirkten, sind die Ausschläge nicht eindeutig auf das einwirkende Agens zu beziehen. Beim Ösophagus von Katze und Meerschweinchen fand sich einmal ein ganz vorübergehender Effekt für Sekunden. Beim Froschmagen führte 0,0015 g äquiv. % $NaClO_4$ zur Tonuszunahme. Kein eindeutig auswertbares Material liegt vor, aber die berichteten Effekte entsprechen durchaus der Wirkung von Rhodanid.

[4380] NOLLE, I.: Rona **46**, 807 (1928).
[4381] KRUSE, T.: J. Pharm. exp. Ther. **14**, 149 (1919).
[4382] RYSS, S. M. u. TSCHERKASSKI, M. A.: C. **1937 I**, 379.
[4383] CAMP, W. J. R.: J. Pharmacol. exp. Ther. **58**, 393 (1936), Rona **100**, 145.
[4384] MESSINI, M.: Arch. internat .Pharmacodyn. **36**, 123 (1929), Rona **55**, 828.

e) Rhodanid. Unter den Vergiftungssymptomen nach Rhodanid findet man sowohl bei Menschen (WALD, LINDBERG und BARKER[2606]) als auch Tieren Durchfälle. Bei manchen Menschen fand sich eine vermehrte Motilität des Magens (TAKACS[4061]). Bei Kaninchen, Katzen und Hunden wurden Durchfälle, besonders nach wiederholter Darreichung (nach JAHR[2548] von 0,05—0,1 g/kg) beobachtet. Eine vermehrte Aktivität des Darmes fand sich bald nach der Injektion (BURKHOLDER[2549]), aber schon die einmalige Injektion von 0,15 g/kg NaSCN führte im Laufe von Tagen unter Durchfällen und starker Gewichtsabnahme zum Tode, die Wirkung ist daher nicht zu erklären mit einer einfachen Salzwirkung, wie etwa 0,2 g/kg NaCl zu vermehrter Peristaltik führt.

Durchfälle spielen übrigens auch bei Kaninchen eine Rolle als einziges Symptom nach 0,5 g/kg KJ per os (SHOEMAKER und UNDERHILL[3431]).

Bei isolierten Muskeln von Oktopoden, Dekapoden, Schnecken und Sipunkulus wurde unter KSCN 1:500 teilweise eine Steigerung der Zuckungshöhe und Erregbarkeit, teilweise der Leistungsfähigkeit beobachtet, ohne daß regelrechte Kontrakturen in Erscheinung traten[4385]. GODEAUX[4389, I u. II] prüfte Rhodanid an einer Reihe von Wirbellosen und fand, abgesehen von Limnaea, ebenso wie durch Veratrin eine Sensibilisierung für K$\cdot$, teilweise schon bei sehr kleinen Konzentrationen. Die Muskeln ziehen sich bis zu 30 mal so stark zusammen wie ohne Vorbehandlung mit Rhodanid. Beim Regenwurm waren schon Konzentrationen von 0,02%, beim Blutegel 0,2% sehr stark wirksam. Versuche am Magen und retractor penis des Hundes zeigten durch SCN′ und NO_3' anfänglich Erschlaffung, nach plötzlicher Entfernung trat dann eine Kontraktion auf. K$\cdot$ reizte gleich (SINGH[4411]).

f) Vergleiche. Bei Anwendung an Bronchialmuskeln zeigten Cl′, Br′, NO_3' keinen Einfluß. Jodid und im Abstand SCN′ führten zu Tonussteigerungen[4388]. Hier scheint eine Hofmeistersche Reihe wenigstens in den Endgliedern angedeutet.

Beim Kaninchendarm nach MAGNUS wurde $1/2$ oder $1/4$ des NaCl der Tyrodelösung durch andere Anionen ersetzt. SO_4'' wirkte stärker als Br′ und J′ in Richtung einer Kontraktion. Bei Rückkehr zur normalen Tyrodelösung gab es eine vorübergehende Verkleinerung. Wurden 100% des Cl′ ersetzt, dann kam es durch SO_4'' zur Kontraktion. NO_3' war auch jetzt wenig schädlich, SCN′ wirkte nicht wesentlich. Mangel an Cl′ spielte keine Rolle. Die gesamten Ionen führen nicht zu einem eindeutigen Effekt. Wenn man aber nur 20—30 mg Na_2HPO_4 oder 25—50 mg NaF zu 75 ccm Tyrode setzte, kam es zu rascher Kontraktur, weil die Ca$\cdot\cdot$-fällende Wirkung zur Geltung kam[4386]. Nach RUSSO[4094, I] war der Tonusanstieg bei Ca-fällenden Ionen besonders am Froschmagen nur vorübergehend (siehe S. 816f).

Am Blutegelmuskel war die Reihenfolge der Begünstigung der Kontraktur SCN′, J′ < NO_3' < Br′ < Cl′ < SO_4''. Unter den Kationen wirkte Ca$\cdot\cdot$ kontrakturerregend[4389], was mit der antagonistischen Beziehung von Ca$\cdot\cdot$ und SCN′, über die wir wiederholt sprachen, auch konform geht, obwohl hier die Reihenfolge eine andere ist. Am Magen des Frosches wird der durch isotonische Glucose (50% zu Ringer) hervorgerufene Stillstand der Bewegungen durch SCN′ in 5 Minuten wieder aufgehoben, bei NaJ dauert es länger bis zu diesem Effekt[4387].

[4385] RIESSER, O.: Naunyn-Schmiedebergs Arch. **120**, 282 (1927). C. **1927 I**, 2664.
[4386] JENDRASSIK, L. u. ANTAL, L.: Biochem. Z. **171**, 296 (1926), Rona **38**, 893.
[4387] GELLHORN, E. u. MOLDAVSKY, L. F.: Protoplasma **21**, 270 (1934), Rona **82**, 64.
[4388] TRENDELENBURG, P.: Naunyn-Schmiedebergs Arch. **69**, 79 (1912).
[4389] BANDO, M.: J. of Biophysics **2**, LXXVIII (1927). Rona **45**. 49.
[4389, I] GODEAUX, J.: Acta biol. Belg. **2**, 63 (1942), Rona **132**, 454.
[4389, II] GODEAUX, J.: Arch. internat. Pharmacodyn. **67**, 425 (1942), Rona **131**, 291.

In ausgedehnten Versuchen[4390] an dem glatten M. anterior retractor des Byssus Mytilus edulis fand sich bei Ersatz der Cl'-Lösung (0,56 molar) durch andere Anionen ein Reiz in der Reihenfolge Cl' < Br' < NO_3' < J' < SCN'. Der Reiz konnte auch mit elektrischem Strom ebenso wie mit Kaliumlösungen hervorgerufen werden. Dieser war schon durch eine 10fach kleinere Konzentration (0,056 mol) auszulösen, als durch Anionen. Die Anionen können diesen Reiz von sich aus modifizieren, z. B. bei $NaNO_3$ kontrahiert sich der Muskel auf KCl langsamer. NaBr ist in dieser Hinsicht weniger wirksam, nur die Ciliarbewegung des Muskels wurde durch Br' mehr gelähmt als durch NO_3'. Die Verschiedenheit der Wirkung der Ionen auf die Spannungsentwicklung gibt folgende Tabelle in g als Durchschnitt von je 7 Versuchen:

Tabelle 334.

Reiz	Cl'	Br'	NO_3'	J'	SCN'
Wechselstrom..	33	28	22	9	5
K·	13	18	19	32	36

Während die Stromwirkung vermindert wird durch die lyotropen Ionen, findet der Reiz durch K· eine Bahnung, durch Ca·· eine Schwächung[4390, I]. Die Auslegung dieses Befundes kann in der mehrfach von uns skizzierten Art erfolgen, d. h. Synergismus zwischen SCN' und K·, Antagonismus zu Ca··. (Siehe dazu die oben erwähnten Versuche von GODEAUX[4389, I].) Ca·· ist aber zur Reizbarkeit der reizaufnehmenden Elemente notwendig und daher hier Verminderung durch SCN' und die angedeutete Reihe der Ionen. Die Auslegung ist aber nicht zwangsläufig. Man kann eine permeabilitätserhöhende Wirkung durch SCN' für K· verantwortlich machen, wenn man solchen Effekt auch erst nachweisen müßte, und wir die Auslegung für nicht fundiert genug halten, da K· sowieso einzutreten vermag. Wenn man bei diesem Bilde bleibt und sich erinnert, daß zum Reizeffekt Membranen polarisiert werden müssen (NERNST, HILL), dann wird eine Permeabilitätserhöhung die Möglichkeit der Polarisation vermindern und den Effekt erklären. Beide Deutungen können in sich geschlossen bleiben, nur daß die erste sich nicht auf ein physikochemisches Bild festlegt und alles offenbleibt, das Gesetz in verschiedenen Organen gilt, während zu der letzten schon sehr definierte Vorstellungen gehören, deren Prüfung zur Zeit wohl schwer möglich sein dürfte.

Neuerliche Versuche[4390, I] an Mytilusmuskel und Froschmagen führten weiter. Die durch Br', NO_3', J' und SCN' bewirkte Kontraktur hatte ebenso ihr Spannungsoptimum bei 20° wie die nach KCl. Der Spannungsanstieg ebenso wie die Erschlaffung erfolgte langsamer, wahrscheinlich bedingt durch Steigerung der Viscosität. Diese kann aber nicht mehr durch eine Polarisation von Membranen erklärt werden, eher durch die bei beiden Muskeln erfolgende Gewichtsvermehrung. Die durch obige Anionen erfolgte Kontraktur führte zur Erhöhung des O_2-Verbrauches. Bei KCl und ebenso der Reihe bis KSCN erfolgte aber eher eine Abnahme, wenn die Kontraktur extreme Grade erreichte.

g) Sulfat. Für die Abführwirkung der Sulfate wird auch heute noch die alte auf BUCHHEIM[4391] zurückgehende These Geltung haben, nach der infolge der schweren Resorbierbarkeit des SO_4'' und osmotischen Festhaltens von Wasser im Darm eine Dehnung der Darmwand stattfindet, und die Dehnung den physio-

---
[4390] SINGH, I : J. Physiol. **92**, 62 (1938).
[4390, I] RAO, M. S. u. SINGH, I.: J. Physiol. **98**, 12 (1940), Rona **125**, 254.
[4391] BUCHHEIM: Arch. f. physik. Heilkunde 1854.

logischen Reiz zur Anregung der Peristaltik darstellt. Wenn aber solche Dehnungen auftreten, kann die Peristaltikwelle über den ganzen Darm hineilen und zur Entleerung führen, ohne daß das Sulfat mitgeführt wird. Bei Zusatz von Kolloiden können diese die Flüssigkeit aufnehmen, festhalten und so wirksam sein, während Sulfat selbst schon längst resorbiert ist (ZÖRKENDÖRFER[2695]). Eine spezielle Wirkung durch parenterale intravenöse Gabe ließ sich am Meerschweinchendarm nicht nachweisen, wenn die Lösungen isoton verabfolgt wurden ([4392], siehe auch[4393]). Daß hypertonische Lösungen zum Effekt führen, wurde schon dargelegt.

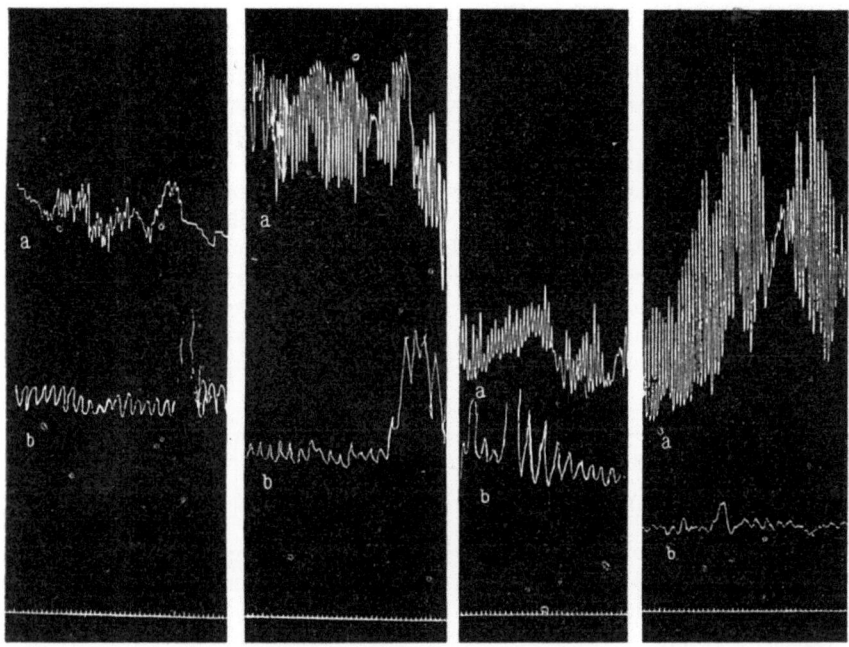

Abb. 68. Wirkungen isotonischer Salzlösungen in Kontakt mit der Schleimhaut einer isolierten Darmschlinge auf Magen- und Darm- (isolierte Schlinge) tätigkeit. Schottischer Schäferhund (nicht narkotisiert) 6/27/35. Zeit: 6 Sekunden (nach ROTH u. CRITTENDEN[4396]).

Wenn Sulfatlösungen ($MgSO_4$) in das Duodenum selbst gebracht werden, soll eine Diarrhoe nur selten auftreten, während dieselbe Menge peroral gegeben zu einem Effekt führen soll[4394]. Es wird für die Sulfatwirkung die Freisetzung eines Hormons verantwortlich gemacht, das vorwiegend in der Magenwand befindlich, nur durch Sulfat ausgewaschen werden kann. Diese Beobachtung steht vereinzelt da, verglichen wird der Extrakt aus der zerkleinerten Magenschleimhaut in vitro mit den Verhältnissen in vivo.

Nach allen anderen Versuchen wird man genau das Gegenteil erwarten müssen, z. B. fand sich bei Hunden, daß die Wirkung bei Applikation in den Magen sehr schwach ist bei Vergleich mit konstanten Flüssigkeitsmengen[4396-4398]. Dieser Effekt ist zu erwarten, ebenso wie die Unwirksamkeit isotonischer Lösungen, wenn man die Volumina vergleicht, aber bei genügenden Mengen waren auch diese wirksam. Ein gewisser Unterschied zwischen Na_2SO_4 und $MgSO_4$ wurde in diesen Versuchen beobachtet. In isotonischer Lösung vermehrte Na_2SO_4 die Aktivität doppelt, $MgSO_4$ 4mal gegenüber einer Kontrolle mit NaCl. $MgSO_4$ verursachte einen stärkeren Anstieg der Flüssigkeit im Darm. Die Unterschiede auf den Tonus geben wir auf obiger Abbildung 68 wieder.

[4392] KANDA, Z.: Naunyn-Schmiedebergs Arch. **192**, 64 (1939). Auch S_2O_3'' hatte keine Wirkung.

Von Bedeutung sind weitere zwei Beobachtungen: erstens, daß die Darmaktivität während der Brunst erniedrigt ist und dann, daß die Reizwirkung durch Atropin hemmbar sein soll. Die letztere Beobachtung kann zu dem Schluß verführen, daß ein Vagusreiz an dem Sulfateffekt beteiligt ist, wozu noch als Grund hinzukommt, daß die Flüssigkeitsmenge allein nicht beteiligt ist, sondern außerdem eine spezifische Wirkung. Daß das Atropinargument aber nicht stichhaltig ist, sieht man aus folgendem: Wenn durch seine Gabe der Tonus des Darmes abnimmt, muß die Wandspannung sinken, die als treibendes Moment proportional dem Radius und Druck ist. In Versuchen an der Katze[4399] hatte $MgSO_4$ außerdem keine andere Wirkung auf die Darmwand als NaCl.

In Versuchen mit röntgenologischer Kontrolle des Kontrastbreis im Magendarmkanal[4395] fand sich, daß die Entleerung des Magens durch Na_2SO_4 verzögert wurde (über eine 2phasische Wirkung siehe [4401]). Aber es wurde eine stark hypertonische Lösung (40 g in 200 ccm Wasser) verabreicht. Stark hypertonische Lösungen bleiben länger im Magen liegen, werden langsamer abgegeben und können dann zur Resorption kommen. Dadurch wird es dann verständlich, daß schließlich nur die Passage des Breis durch das Colon beschleunigt wird, worüber ZÖRKENDÖRFER[1935, 3733, 4400] ausführliche Versuche ausgeführt hat. Auch bei kleinen Salzmengen wird eine gewisse Menge von Wasser im Darm zurückgehalten, die dann den Stuhl im Colon erreichen kann. Die Gefrierpunktsdepression des Stuhls ist im allgemeinen auf gleicher Höhe, gleichgültig wie stark die zugeführte Salzlösung war, wie folgende kleine Zusammenstellung ergibt (nach [4400]).

Tabelle 335.

Salzlösung %	0,5	2,0	4,0	8,0
Δ der Lösung	0,26°	0,80°	1,55°	—
Δ des Stuhls	0,62	0,66	0,64	0,71

In weiteren Versuchen an Menschen wurde die Menge von Na_2SO_4 gesucht, die gerade zur Entleerung von flüssigen Stühlen führt, wenn sie in 500 ccm Wasser morgens aufgenommen wird. Es fand sich für Na_2SO_4 5 g, für NaCl 10 g als Grenzdosis, Mischungen wirkten additiv. Hier wirkte auch NaCl. Beide Ionen waren in den Faeces zwar gegen die Norm vermehrt, aber doch nur in kleiner Menge vorhanden. Es mußte auch hier das NaCl anfangs schlecht resorbiert worden sein, später aber das zurückgehaltene Wasser den Kolloiden anvertraut haben, um im Dickdarm die notwendige Erhöhung der Wandspannung zu erzielen. Dazu ist folgendes zu sagen. Die im Stuhlgang erhöht gefundenen NaCl-Mengen brauchen nicht notwendig dieselben Moleküle zu sein, die eingegeben wurden, sie können auch aus Darmsekreten stammen. Die langsame Resorption spricht gegen sonstige Beobachtungen, deshalb muß man die Möglichkeit in

---

[4393] POPOW, N. A. u. CHRISTOPHOROW, I. D.: Fiziol. Z. **18**, 818 (1935), Rona **91**, 126.
[4394] ONODERA, N.: Japan. med. World **8**, 58 (1928), Rona **46**, 671.
[4395] MAIORANA, F.: Quad. radiol. **7**, 129 (1936), Rona **97**, 344.
[4396] ROTH, G. B. u. CRITTENDEN, P. J.: Proc. Soc. exp. Biol. Med. **32**, 91 (1934), Rona **86**, 256.
[4397] ROTH, G. B. u. CRITTENDEN, P. J.: Arch. internat. Pharmacodyn. **53**, 339 (1936), Rona **98**, 499.
[4398] ROTH, G. B. u. CRITTENDEN, P. J.: Arch. internat. Pharmacodyn. **53**, 346 (1936). Rona **98**, 500.
[4399] LIUM, R. u. FLOREY, H. W.: Quart. J. exp. Physiol. **29**, 303 (1939). C. **1940 II**, 2332.
[4400] ZÖRKENDÖRFER, W.: Dtsch. med. Wschr. **1931**, Nr. 47.
[4400,1] LOTH, C. H.: Dissertation Breslau 1941.
[4401] HIRSCH, S., FEDERLIN, A. u. MARTIN, A.: Z. exp. Med. **43**, 741 (1924). Untersuchung auch von Brunnen.

Betracht ziehen, daß die Verflüssigung durch eine auf NaCl erhöhte Darmsekretion Cl-armen Sekretes zurückzuführen sei, ähnlich wie bei den Kaninchenversuchen mit parenteraler Gabe (S. 807).

Ein gewisser Unterschied findet sich sekundär bei Darreichung von $MgSO_4$ und Na_2SO_4, denn da $Mg^{..}$ schlechter resorbiert wird als $SO_4^{''}$, kommt es zu einem Basenverlust und stärkerer Säuerung des Urins.

ZÖRKENDÖRFER[1935] untersuchte ausführlich die Frage, ob durch die Reduktion des Sulfats zu H_2S die spezielle Wirkung des Schwefelwasserstoffs auf die Darmwand sich bemerkbar macht. Es ergab sich dabei, daß im Gegensatz zu Schwefel eine Reduktion im Dünndarm nicht in Frage kommt, sondern nur im Dickdarm mit Hilfe von Bakterien zu erwarten ist. Wenn dieser Schwefelwasserstoff durch $FeSO_4$ abgefangen wurde, ergab sich, daß eine Verschlechterung der Wirkung nicht merkbar wurde. Die durch FeS bestimmte Menge gebildeten Schwefelwasserstoffs blieb unterhalb der Reizschwelle bei Vergleich mit Schwefel.

Wir sehen, daß die Vorstellung von BUCHHEIM im allgemeinen auch heute kaum einer Korrektur bedarf. Die spätere Auffassung einer kalkfällenden Wirkung durch Sulfat ist deshalb unzureichend, weil das $CaSO_4$ viel zu stark löslich ist. Wenn eine Aktivitätseinschränkung eine Rolle spielen sollte, müßte $MgSO_4$ als 2wertiges Salz stärker wirken. Dazu gehört aber die Frage, an welcher Stelle denn die Aktivität eingeschränkt werden sollte. Vom Darmlumen aus würde dieser Effekt nicht durch die Schleimhaut an der Muskulatur merkbar werden. Würde man den Effekt aber in die Muskulatur verlegen, dann müßte doch die Wirksamkeit gerade bei guter Resorption deutlich werden, tatsächlich ist die Wirkung der Sulfate gerade dann deutlich, wenn eine möglichst geringe Resorption stattfindet. Dagegen sprechen auch die Versuche an isolierten Därmen.

Am isolierten Froschmagen setzte Sulfat (und auch Phosphat) den Tonus und die automatischen Bewegungen herab[4402].

Am speziell konstruierten Darmpräparat[4403] von Meerschweinchen, Kaninchen und zum Teil Igel setzte doppelt hypertonische Lösung zuerst die Peristaltik herauf, zugleich mit größerer Förderleistung, dann kam es zu leichtem Tonusanstieg und sofort (d. h. 5 Minuten) zur Verminderung der peristaltischen Wellen, also im ganzen eine Hemmung, die bei Umwechseln auf normalen Tyrode reversibel war, aber um so schwerer, je konzentrierter die Lösung war. Bei isotonischem Na_2SO_4 dauerten die Wellen stundenlang, aber die Leistung war schließlich verringert, auch hier eine langsam eintretende Hemmung. Besonders der Katzendarm reagierte bald mit Hemmung — auch mit der Methode nach MAGNUS — und zwar viel rascher, weil die Flüssigkeit von außen herankommt. BAUR[4403] stellt die Beziehungen zum ganzen Tier so dar, daß die Bedingungen zur Hemmung durch den raschen Weitertransport und die Verdünnung nie erfüllt werden. Aber unvereinbar sind auch diese Beobachtungen — von ZÖRKENDÖRFER[1935] wird noch mehr Literatur aufgezählt — mit der Vorstellung, daß die Peristaltikvermehrung auf dem Umwege über eine Kalkfällung zustande kommt.

h) Sulfit. Sulfit als leicht resorbierbares Salz hat keine anderen Wirkungen, wie sie bei der lokalen Wirkung beschrieben wurden. Bei Verabfolgung von Mengen bis 2 g $Na_2SO_3 \cdot 7 H_2O$ an Katzen wurde von ZÖRKENDÖRFER[1935] nie eine Abführwirkung beobachtet.

Bei Behandlung des glatten Muskels von Mytilus edulis mit n/100 Na_2SO_3 konnte im Stoffwechsel keine Brenztraubensäure abgefangen werden, die Milchsäurebildung wurde nicht verändert[4404].

[4402] RUSSO, G.: Boll. Soc. ital. Biol. sper. 4, 208 (1929), Rona 52, 173.
[4403] BAUR, M.: Naunyn-Schmiedebergs Arch. 109, 22 (1925), Rona 34, 515.

i) Thiosulfat. Nach 18 g $Na_2S_2O_3$ und mehr, am Menschen verabfolgt, traten mehrere flüssige Stühle auf. Auch 10 g und sogar 5,0 g konnten zu Stuhlgang führen (NYIRI[3752]).

k) Hyposulfit. Hyposulfit ($Na_2S_2O_4$) führte am isolierten Darm von Hund und Kaninchen zu Kontrakturen. 15 ccm einer 20% Lösung wurden zu 350 ccm Badeflüssigkeit gegeben[4405].

l) Ferrocyanid. Ferrocyanid gehört als schwer resorbierbares Salz zu den salinischen Abführmitteln. Bei Messung der Bewegungen des Duodenum von Hunden erfolgte nach 1,75 ccm 7,08% $K_4Fe(CN)_6$ eine Erschlaffung, während $K_3Fe(CN)_6$ zu einer Vermehrung des Tonus führen soll (CAMP[4383]).

m) Phosphat. Auch Phosphat ist unter die schwer resorbierbaren Salze zu rechnen und kann zu Durchfällen führen. Bei Kaninchen führten tägliche Gaben von 2 g $(NH_4)H_2PO_4$, dem Futter beigemischt, nach 7—8 Tagen zu Durchfällen[4406], vielleicht durch sekundäre Stoffwechseländerungen verstärkt. Das wurde auch beim Menschen gesehen und zwar nach intravenöser Gabe, die sich an eine $CaCl_2$-Gabe anschloß (SCHULZ[2789]). Eine merkwürdige Wirkung wurde bei langdauernden Versuchen an Ratten beobachtet[4407]. Bei verschiedenen Diäten fanden sich bei einem $Mg^{..}$-Gehalt von 0,8% ($Mg^{..}$ als $MgSO_4$) den ganzen Versuch über dauernde Durchfälle, aber nur wenn der Gehalt an $Ca^{..}$ 0,48 und P 0,38% betrug; war der Gehalt an diesen Ionen größer, kamen keine Durchfälle zur Beobachtung.

Nach einer besonderen Diät mit großen Mengen von Calciumphosphat fanden sich in dem Magen von Mäusen Verkalkungen (DREYFUSS[4152]).

Wurde zum isolierten Darm des Kaninchens Phosphat zugesetzt, und zwar 1 ccm m/15 zu 125 ccm Lösung, dann kam es zum Tonusanstieg, aber die Zahl und Höhe der Amplituden wurde vermindert. Die doppelte Menge erniedrigte den Tonus. Die Wirkungen waren reversibel[4408]. In anderen Versuchen am Kaninchendarm[4409] wirkten 0,005% NaH_2PO_4 optimal, jede Änderung nach oben und nach unten war ungünstig[4409]. Bei 0,048% $Na_2HPO_4 \cdot 12 H_2O$ ging der Pendeltyp zum periodischen Typ (also Hemmung der Peristaltik) über, zugleich mit wachsendem Tonus, verminderter Erschlaffung und eventuell Spasmen, bei 0,029% waren die Verhältnisse dieselben, nur geringer im Ausmaß. Die Periodizität war verursacht durch Calciumfällung, Zusatz von PO_4''' zu Ca-freiem Ringer verursachte Erhöhung des Tonus, aber auch Verstärkung der Bewegungen, also eine $Ca^{..}$-ähnliche Wirkung[4410]. Der Meerschweinchendarm kontrahierte sich auf P_2O_7 (FELDBERG und HEBB[4252, III]).

RUSSO[4094, I] untersuchte neben dem Kaninchendarm auch den isolierten Froschmagen. Bei beiden Präparaten wurde im Prinzip dasselbe gefunden, erweitert durch Citrat und Oxalat.

n) Phosphit. Bei einem Meerschweinchen traten als Vergiftungssymptome Durchfälle ein. Der Katzendarm zeigte auf 10^{-9} Tonuszunahme. Die Meerschweinchenblase wurde durch $1:100:10^7$ zu besseren Kontraktionen ohne Tonusanstieg gebracht, $1:10^5$ verschlechterte die Bewegungen. Beim Kaninchenuterus waren 10^{-5} deutlich schädlich, 10^{-6} wirkten verbessernd (ENGEL[2432]).

[4404] GLAISTER, D. u. KERLY, M.: J. Physiol. **87**, 56 (1936).
[4405] BINET, L. u. MICHEL, J.: Nutrition **4**, 53 (1934), Rona **81**, 184.
[4406] WÜNSCHE, O.: Klin. Wschr. **1936 II**, 1102, Rona **96**, 242.
[4407] HAAG, J. R. u. PALMER, L. S.: J. biol. Chem. **76**, 367 (1928), Rona **45**, 338.
[4408] MAGEE, H. E. u. REID, C.: J. Physiol. **63**, 97 (1927), Rona **43**, 258.
[4409] MCCALLUM, J. W. u. MAGEE, H. E.: Quart. J. exp. Physiol. **20**, 21 (1930), Rona **56**, 83.
[4410] SOLLMANN, T., v. OETTINGEN, W. F. u. ISHIKAWA, Y.: Amer. J. Physiol. **87**, 293 (1928), Rona **49**, 768.

o) Fluorid. Im Vergiftungsbild stehen auch hier Durchfälle, ohne daß der Mechanismus klargestellt wäre. Die Wirkung der einzelnen Präparate (NaF, Na_2SiF_6) ist abhängig von ihrem F'-Gehalt (Ratten und Kaninchen, MUEHLBERGER[2510], Rinder, GOETZE[2524, I]). Bei Katzen führten 10—15 mg/kg NaF intravenös schon zu einer leichten Erhöhung des Darmtonus, worauf Pilocarpin (3—5 mg/kg) nicht wesentlich einwirkte (SALANT und KLEITMAN[2517]). DE NITO[2434] sah dagegen eine Tonusabnahme des isolierten Darmes bei Konzentrationen von 1:100000. RUSSO[4094, I] sah an Froschmagen und Kaninchendarm auch nur Hemmungen.

Der Blutegelmuskel zeigte in NaF-Konzentrationen 1:2000 spontane Zuckungen, vielleicht bedingt durch $Ca^{..}$-Fällung. 1:3000 führte zu keiner Sensibilisierung für Acetylcholin wie beim rectus abdominis des Frosches, obwohl eine Hemmung der Esterase sehr deutlich war (KAHLSON und UVNÄS[1203, 4412]). Der glatte Muskel von Mytilus edulis bildete weder in m/50 noch m/10 NaF weniger Milchsäure, bei der höheren Konzentration wurde auf Reiz eine frühere Ermüdung beobachtet (GLAISTER und KERLY[4404]).

Bei etwas länger dauernder peroraler Darreichung von Fluoriden an Meerschweinchen kam es zu einer Atrophie der Wandungen des Darmkanals, der durchscheinend und brüchig wurde (COSTANTINI[2506]). Über die Funktion des Darmes wurden keine Angaben gemacht, abgesehen von mangelhafter Ernährung der Tiere.

IX. Veränderungen der Resorption im Darmkanal.

Über gegenseitige Beeinflussungen der Ionen im Darm wurde schon berichtet (S. 412ff). Hier sollen die wenigen Experimente über die Einwirkung auf die Darmwand in anderer Hinsicht, auf dem Wege über den Inhalt des Verdauungskanals dargestellt werden.

a) Chlorid. Mit der Vermehrung der Peristaltik kann man durch Gabe von 1,7 g/kg NaCl intravenös an Hunden und Katzen die Resorption von Wasser aus dem Darminhalt beträchtlich hemmen [von 127 auf 39,1 ccm in $^1/_2$ Stunde (HUGHSON und SCARFF[2541])]. Dieser den osmotischen Verhältnissen ganz entgegengesetzte Befund wird vielleicht dadurch eine Erklärung finden können, daß die Sekretion der Drüsen der Darmwand — wie auch sonst beobachtet — angeregt wird, und daß dieser Effekt sich durchsetzt. Die Resorption von 5% Glucose aus der isolierten Darmschlinge von Hunden wurde durch NaCl-Zusatz gehemmt, bei 1% Glucose wirkte 0,1—0,50% NaCl beschleunigend, höhere Konzentrationen wirkten wieder hemmend[4415]. Die auf eine Jodessigsäurevergiftung folgende Resorptionshemmung von Glucose bei Ratten konnte durch 1,5 ccm einer 1% NaCl-Lösung 2 und 6 Stunden vor der Glucosegabe, aber auch durch Na_2CO_3 aufgehoben werden. Die sonstigen toxischen Erscheinungen der Jodessigsäurevergiftung wurden durch diese Behandlung vermindert oder aufgehoben[4416]. Nach Nebennierenentfernung war die Resorption von Glucose gegenüber Xylose in den Rattenversuchen von MARRAZI[4416, I] herabgesetzt, und nicht beeinflußbar durch NaCl-Gaben. Allerdings wurde die Herabsetzung auch bei den Tieren gesehen, die hungerten oder nur scheinoperiert waren. Wahrscheinlich war die Wirkung der Scheinoperation nur auf die anschließende Appetitlosigkeit zurückzuführen.

[4411] SINGH, I.: J. Physiol. 98, 155 (1940). C. 1941 I, 1056.
[4412] KAHANE, E. u. LEVY, J.: C. rend. Acad. Sci. 204, 1752 (1937), Rona 102, 151.
[4413] HATTORI, S.: J. of oriental. Med. 1, 51 (1923), Rona 22, 60.
[4414] VERZAR, F. u. LASZT, L.: Biochem. Z. 270, 24 (1934).
[4415] GLATZEL, H.: Z. exp. Med. 103, 725 (1938), Rona 110, 75.

Die Resorption von Fettsäure soll durch m/30 NaCl begünstigt, durch m/20 eher gehemmt werden[4414]. Bei 3 Menschen (16, 18, 33 Jahre) wurde der Fettgehalt im Stuhlgang während salzarmer Diät und bei Zulage von 15 g NaCl in Perioden von je 3 Tagen bestimmt. Der Fett- und Fettsäuregehalt war in der salzreichen Periode immer etwa doppelt so groß wie in der salzarmen Periode[4413]. Der Schluß, daß eine Hemmung der Fettspaltung allein hierfür verantwortlich zu machen sei, ist schon deshalb nicht maßgeblich, weil auch die Fettsäuren vermehrt auftraten. Man wird eher nach der Geschwindigkeit des Transportes der Speisen durch den Darm fragen müssen.

b) Verschiedene Anionen. Bei Messung der Potentialbildung der Magenschleimhaut der Katze (MISLOWITZER[2691]) fand sich stärkste Erniedrigung bei SCN′, weniger bei J′, noch weniger bei Chlorid und dann Sulfat. Bei Prüfung der Permeabilität des isolierten Froschmagens für Cyanol mußte der osmotische Druck von SCN′ 8—9fach, von Cl′ und Br′ 9fach, von SO_4'' 10fach der Isotonie im Mageninnern gesteigert werden, damit Farbstoff in der Durchströmungsflüssigkeit auftrat, die spezielle Wirkung der Ionen war im Verhältnis zum osmotischen Druck minimal.

c) Phosphat. Wurden die Salze in isotonischer Lösung als Durchströmungsflüssigkeit verwandt, dann kam kein Unterschied zur Entwicklung außer bei Phosphat. m/10 Phosphat wirkte steigernd auf die Permeabilität für Cyanol. Schon nach 30 Minuten Durchströmung trat der Farbstoff in der Außenlösung auf. Dieser Effekt konnte durch SO_4'' gehemmt werden. Phosphat wirkte also nicht vom Lumen, wohl aber von der Blutseite her steigernd auf die Permeabilität (MOND[964]). Permeabilitätssteigerung durch Phosphat für perorale Gaben von Histamin, Adrenalin, Guanidin wurde auch am unverletzten Tier nach großen Phosphatgaben beobachtet (SPADOLINI[4171, 4172]). Der Effekt war an eine Hypocalcämie von 8—9 mg% geknüpft und ließ sich ebenso durch Oxalat hervorrufen. Es fand sich für die erhöhte Permeabilität eine anatomisch nachweisbare Störung mit ödematöser Schwellung, Hämorrhagien und Nekrosen der Darmzotten. Von innen verursachte 0,1, 0,2 und 0,5% Phosphat vom p_H 7,0 eine merkbare Schwellung der Zotten der Katze mit einer deutlichen Schleimabsonderung. Die Bewegungen wurden nicht beeinflußt (MAGEE und REID[2745]).

Für eine vermehrte und verbesserte Resorption kann das Verhalten der Zottenbewegungen — Zottenpumpe — eine Erklärung bieten. Vermehrte Bewegung muß zu einer stärkeren Aufnahme von Nahrungsstoffen führen. Diese Bewegung soll unter der Herrschaft eines Hormons Villikinin stehen, das durch Säure aktiviert werden soll. In Versuchen an Hunden wurden die Zottenbewegungen unter dem Mikroskop beobachtet. In das abgebundene Duodenum wurden die einzelnen Lösungen injiziert. Die Anionen der angewandten Säuren waren nicht ohne Bedeutung. n/10 H_3PO_4 wirkte stärker als n/10 HNO_3 oder n/10 H_2SO_4, neutrales NaCl hatte keine Bedeutung[4417].

Sonst werden die Einwirkungen auf die Resorption meist mit einer chemischen Reaktion in der Darmwand zu erklären versucht, und deshalb wird besonders Phosphat als Partner einer Phosphorylierung in den Kreis der Betrachtung gezogen. So führte 0,2% Phosphat bei Ratten zur Beschleunigung der Resorption von Glucose, nicht aber von Xylose (MAGEE und REID[2745]). Dieser Befund am offenen Darm wurde auch an der abgebundenen Darmschlinge von WILLBRANDT und

---

[4416] LASZT, L.: Nature **144**, 244 (1939). C. **1940 I**, 2496.
[4416,I] MARRAZI, R.: Amer. J. Physiol. **131**, 36 (1940), Rona **125**, 54.
[4417] v. KOKAS, E. u. v. LUDANY, G.: Pflügers Arch. **236**, 166 (1935), Rona **90**, 338.

LASZT[1791] bestätigt, und wurde ebenso bei anderen Puffern, z. B. Borat- und Acetat puffern beobachtet[4418]. Xylose wurde nicht beeinflußt (dagegen NaCl[4420]). Am nach PAWLOW isolierten Magen wirkte PO_4''' auf Glucose, nicht aber auf Galaktose. Lävulose und Lactose sollen sogar schlechter resorbiert werden[4419]. Wenn die Nahrung selbst nicht genügend Phosphat biete, dann vermöge die Darmwand PO_4''' zu sezernieren, das dann gemeinsam mit der Glucose in die Darmwand eintrete. Wird das Phosphat durch Zusatz von Cerchlorid gefällt, dann leide sofort die Resorption von Glucose (LASZT[4420, I]).

In anderen Versuchen[4421] konnte bei Glucoseresorption entweder kein Einfluß oder bei höheren Phosphatkonzentrationen sogar eine Hemmung gesehen werden.

Auch eine Begünstigung der Fettresorption wurde beobachtet (bis 80%), besonders wenn zugleich Glycerin oder Glycerophosphat zugesetzt wird[4414]. Dieser Befund ließ sich nicht bestätigen, durch größere Mengen von Phosphat wurde die Resorption gehemmt[4422]. Wir haben schon darauf hingewiesen, daß außerdem bei größeren Phosphatgaben Durchfälle auftreten, die besonders die Fettresorption hemmen.

Daß ein Einbau des Phosphats während der Resorption von Fett oder Zucker nicht erhöht wird, konnte durch Anwendung von ^{32}P erwiesen werden (siehe S. 585ff).

d) **Fluorid.** Bei Einbringen von 0,05—0,1 g NaF in 20 ccm Lösung, die NaCl, Glucose, Fettsäure und Glykokoll enthielt, in abgebundene Darmschlingen von Kaninchen, fand sich bei Traubenzucker, Fettsäure und Glykokoll eine Hemmung der Resorption. Wasser und NaCl wurde sogar vermehrt abgegeben (NAKAMURA[2717]). Wenn Ratten, denen in eine abgebundene Darmschlinge Glucoselösung gegeben worden war, 0,03 g/kg NaF intravenös erhielten, woran sie in einer Stunde zugrunde gingen, wurde doch keine Störung der Glucoseresorption gesehen [auch keine Hemmung der Phosphorylierung (WILLBRANDT und LASZT[1791])]. Die Resorption von Fructose wurde durch innen gegebenes n/100 NaF nicht geändert beim Darm der Katze (LUNDSGAARD[3457]). Es handelt sich also nicht um die Hemmung einer spezifisch fermentativen, schon bekannten und definierbaren Reaktion.

X. Wirkung auf Drüsen mit äußerer Sekretion.

a) **Hautdrüsen.** Wir haben schon erwähnt, daß Gaben von NaCl und Phosphat die Schweißsekretion und Perspiratio insensibilis vermindern können, was für das leichtere Ertragen von Arbeit in der Hitze vorteilhaft sein kann. Bezüglich Rhodanid wurde in den Vergiftungssymptomen bei klinischer Darreichung teils über Schweiß (WALD, LINDBERG und BARKER[2606]), teils über trockene Haut geklagt (DALE und ROBINSON[4234]).

b) **Milchsekretion.** Die Milchsekretion leidet bei jeder Vergiftung, die mit einer schlechten Gewichtsentwicklung verbunden ist. Ziegen, die 10 g $NaClO_3$ täglich erhielten, vertrugen diese Fütterung einen Monat reaktionslos. Dann aber sank der Milchertrag rapide ab, um nach Absetzen des Chlorats rasch auf die alte Höhe anzusteigen (BRIGL und WINDHEUSER[3684]).

[4418] LASZT, L.: Biochem. Z. **276**, 40 (1935), Rona **86**, 262.
[4419] MEDWEDEW, B. M. u. FAITELBERG, R. O.: Fisiol. Z. **22**, 649 (1937), Rona **104**, 385. C. **1939 I**, 172.
[4420] VERZAR, F. u. SÜLLMANN, H.: Biochem. Z. **289**, 323 (1937).
[4420, I] LASZT, L.: Schweiz. med. Wschr. **1942 I**, 193, Rona **130**, 176.
[4421] WESTENBRINK, H. G. K.: Acta brev. neerl. **6**, 36 (1936), Rona **95**, 303.
[4422] IRWIN, M. H., WEBER, J. u. STEENBOCK, H.: J. Nutrit. **12**, 365 (1936), Rona **99**, 606. C. **1937 I**, 118.

c) Speicheldrüsen. Bei Hunden wurde intravenös dauernd Pilocarpin zugeführt. Durch gleichzeitige Gabe von isotonischem NaCl und Na_2SO_4 wurde die Sekretion der Submaxillaris vermehrt bei Steigerung der Durchblutung. Wurden hypertonische Lösungen verabfolgt, dann stieg die Durchblutung weiter, aber die Sekretion wurde gehemmt (Eddy[3896]). Beim Menschen wurden 20 g NaCl in 200 ccm Wasser verabfolgt. Nach 30 Minuten machte sich Durst bemerkbar, nach 1 Stunde war der Mund trocken, nach 2 Stunden versiegte die Speichelsekretion ganz (Arden[2582]).

Bei Vergiftung mit Fluoriden war dagegen eine vermehrte Speichelsekretion bemerkbar (Muehlberger[2510]), auch nach Diisopropylfluorophosphat (Freeman und Mitarbeitern[2527, VII u. VIII]).

d) Magendrüsen. Nach Zufuhr von 5 ccm/kg 30% NaCl an Katzen ging parallel mit dem Sinken des intraokularen Drucks die Magensaftsekretion zurück, z. B. von 3 ccm auf 0,21, die freie Salzsäure von 145 auf 51 (Noble und Robertson[3943]).

Bei längeren intravenösen Infusionen iso- und hypotonischer NaCl-Lösungen bei Kaninchen wurde neben vielfachen Transsudaten und Ödemen auch eine Ansammlung von Flüssigkeit im Magen und den Därmen beobachtet (Senga[2536]). In Analogie zu dem Verhalten der Speichelsekretion könnte man dieses für eine vermehrte Sekretion der Drüsen halten. Wurde Hunden längere Zeit Nitrat verabfolgt, dann kam es zu einer Hypochlorämie und, ebenso wie bei auf anderem Wege hervorgerufenen Zuständen dieser Art, zu einer verminderten HCl-Sekretion (Hiatt[3690, I]).

In Versuchen an Hunden wurde die reflektorische Anregung der Magensekretion aus einem isolierten Pawlowschen Magen auf eine Eingießung verschieden konzentrierter Salzlösungen in den Hauptmagen geprüft[4423]. Die Sekretion auf n/40 NaCl war geringer als auf Aq. dest. $NaHCO_3$, NaH_2PO_4 und NaF wirkten dagegen stärker, das Sekret bestand aus wirklichem Magensaft. Na_2SO_4, Na_2CO_3 und Na_2HPO_4 verursachten dagegen nur eine Sekretion von Schleim. Different soll die Verdauungskraft des abgegebenen Saftes sein mit einem Optimum beim NaCl. Dagegen wird die HCl-Sekretion nach Histamin durch stärker konzentriertes NaCl proportional der Konzentration gehemmt, stärker als durch Glucose gleichen osmotischen Drucks[4428, I].

In Versuchen an Hunden wurde die Magensaftsekretion durch SCN' vermindert. Dieser Effekt wurde über eine Hemmung der Kohlensäureanhydrase zu erklären versucht, da Säuresekretion und Bildung von Kohlensäure proportional seien[4424]. Feldberg, Keilin und Mann[3915, III] konnten die HCl-Sekretion auf Histamin bei der großhirnlosen Katze durch 1,0 g/kg NaSCN unterdrücken, nicht aber durch Sulfanilamid, das die Kohlensäureanhydrase stärker hemmt (siehe auch S. 691f).

Bei intravenöser Gabe von 0,5 g NaSCN an Patienten wurde dagegen eine Erhöhung des Säurewertes des Magensaftes teilweise von 50—100, ja sogar 100—150% erreicht. Selbst bei völliger Achylie wurde eine Magensaftabsonderung gesehen (Takacs[4061]) im Gegensatz zu anderen Befunden (siehe oben).

e) Gallensekretion. Stepp und Düttmann[4425] fanden bei Hunden, daß Sulfate Gallenentleerung verursachen, während 10% NaCl und Na_2HPO_4 keinen Einfluß haben. Bei Menschen, denen die Salzlösungen (2,5 n NaCl) mit der Duodenalsonde

---

[4423] Rasenkov, I.: Rona **44**, 539 (1926).
[4424] Davenport, H. W.: Amer. J. Physiol. **129**, 505 (1940). C. **1941** I, 1046, Rona **131**, 406.
[4425] Stepp, W. u. Düttmann, G.: Klin. Wschr. **1923**, 1587.

gegeben wurden, erfolgte eine Vermehrung der Saftmenge, aber die Bilirubinwerte stiegen nie an, so daß eine Vermehrung der Sekretion aller Drüsen, die in das Duodenum münden anzunehmen ist. Spezifisch cholagog sind nur die Sulfate und zwar gleichgültig, ob Na_2SO_4 oder $MgSO_4$, wenn nur die Konzentration genügend hoch ist (30%). Schwächere Konzentrationen führen zu einer Vermehrung des Duodenalsaftes ohne Steigerung des Bilirubingehaltes[4429]. Auch in Mineralquellen ist maßgeblich das SO_4''-Ion[4428].

Bei Zufuhr durch das Colon wurde Cholerese beobachtet, zugleich mit vermehrter Ausscheidung von Bilirubin, was als Funktionssteigerung der Leber aufgefaßt wurde (FRIED[3732]).

Bei Versuchen an Hunden[4427] wurden die Drucke in der Gallenblase gemessen und auf konzentrierte 10—20% Na_2SO_4 (selten bei 5,5%) keine Kontraktion der Gallenblase beobachtet. Die Austreibung erfaßte erst die Leber und dann die Blasengalle und soll auf einer Erschlaffung des Sphincters beruhen. Bei Beobachtung einer Gallenfistel wurde sogar eine gallensenkende Wirkung beobachtet, eine Vermehrung des Nucleoproteids der Galle soll andererseits auf eine Reizung der Sekretion hindeuten[4430]. Das Verhältnis Cholesterin/Gallensäuren erhöhte sich[4431]. Eindeutig wissen wir die Entleerung der Gallenblase festgestellt, alles andere wurde nicht genügend bestätigt, zumal für diese Untersuchungen meist Leberkranke Verwendung fanden, und es nicht in unserem Bereich liegt, die Pathologie der Leber hier darzustellen.

$Na_2S_2O_3$ (0,05—0,6) führte bei Hunden zur Vermehrung der Gallensekretion, wenn es ins Duodenum in starker Konzentration gegeben wurde, während die subcutane Gabe keinen Effekt veranlaßte[4432].

Durch 40 mg/kg NaF wurde die cholagoge Reaktion der Leber auf Injektion von Blasengalle in eine Mesenterialvene bei Chloralose-narkotisierten Hunden nicht verändert[4433].

f) **Pankreas.** Eine Anregung der Sekretion wurde durch konzentrierte Salzlösungen erzielt. Nach Gabe von Rhodanid wurde bei Hunden keine Änderung beobachtet, obwohl auch in der Pankreas große Mengen von Kohlensäureanhydrase vorhanden sind (TUCKER und BALL[3968, II]).

XI. Wirkung auf die Leber.

Die Wirkungen wurden meist im Kapitel über Stoffwechsel behandelt, weil die Leber nicht aus dem Zusammenhang herausgenommen werden kann.

a) **Sulfat.** Sulfat verursachte keine vermehrte Zuckermobilisierung, wenn es in der Menge von m/100 und m/200 als Na_2SO_4 der Durchströmungsflüssigkeit der isolierten Krötenleber zugesetzt wurde, $MgSO_4$ wirkte dagegen stark. Beide Salze veränderten nicht die Abgabe von Milchsäure[4434]. Bei Ratten, die 25—50 Tage mit verschiedenen Sulfatquellen getränkt wurden, fand sich ein differenter Effekt je nach der Ernährung, z. B. bewirkte die Franzensbader Glaubersalz-

---

[4426] LEWIN, E. M.: Dermatol. Wschr. **86**, 832 (1928), Rona **52**, 662.
[4427] BRUGSCH, TH. u. HORSTERS, H.: Naunyn-Schmiedebergs Arch. **118**, 305 (1926), Rona **40**, 84.
[4428] LANGNER, A.: Dissertation Breslau 1938.
[4428, I] PRATT, C. L. G.: J. Physiol. **99**, 154 (1940). C. **1943 II**, 1480.
[4429] FRAUDÉ, H.: Dissertation Breslau 1938.
[4430] DE NUNNO, K.: Fol. med. **11**, 281 (1925), Rona **33**, 562.
[4431] PETROVSKY, G. A. u. BATOURENKO, T. I.: Eksper. Med. **5**, 49 (1935), Rona **92**, 589.
[4432] LEBDUSKA, J.: C. rend. Soc. Biol. **98**, 1171 (1928), Rona **47**, 171.
[4433] BOUCKAERT, J. J. u. SAADI-NAZIM: C. rend. Soc. Biol. **97**, 359 (1927), Rona **42**, 689.

quelle bei Kohlenhydratkost Glykogenvermehrung und Abnahme des Leberfettes mit relativem Gewichtsverlust, bei Eiweiß-Fettkost wurde Fett vermehrt und Glykogen vermindert[4435].

b) Thiosulfat. Thiosulfat in der Menge von 1—2 g an 390—480 g schwere Tauben verfüttert, führte zu geringfügiger Zunahme des Glutathion in der Leber (ARNOVLJEWITSCH[2485]).

Bei Patienten soll die Salvarsanschädigung durch $Na_2S_2O_3$ verhindert werden[4426]. Siehe darüber ausführlicher Kapitel P.

c) Persulfat. Persulfat, in tödlichen Mengen gegeben, verursachte in der Leber leichte Degeneration. War die Dosis so hoch (2,81—1,78 g/kg), daß der Tod in wenigen Stunden erfolgte, dann zeigte sich eine starke Hyperämie mit leichter grauer Verfärbung, vielleicht teilweise bedingt durch die Methämoglobinbildung (DA VAL[2476]).

d) Phosphit. Nach tödlicher Vergiftung finden sich beim Meerschweinchen deutliche Verfettungen der Leberzellen mit erheblicher Hyperämie. Bei Fröschen wurden keine derartigen Befunde erhoben (ENGEL[2432]).

e) Fluorid. Bei einmaligen toxischen Gaben zeigte sich in der Leber Hyperämie, hydropische Degeneration und gelegentlich etwas fettige Infiltration; Kaninchen (MUEHLBERGER[2510]). Die Erscheinungen waren nicht regelmäßig zu erheben (COSTANTINI[2497]).

Bei den Versuchen von MACHLE, THAMANN, KILZMILLER und CHOLAK[2524] mit Enhalation von Fluorwasserstoffdämpfen und Nebeln fand sich bei Meerschweinchen in 43% der Fälle komplette Nekrose des Leberparenchyms mit Verlust der Architektur, Destruktion des Cytoplasmas und Verlust der Kerne, besonders bei den rasch sterbenden Tieren. Bei Meerschweinchen, die erst nach Wochen oder Monaten starben, war in 54% der Fälle eine fettige Degeneration zu sehen.

Bei Durchströmung isolierter Krötenlebern mit Lösungen, die m/200 oder m/100 NaF enthielten, wurde die Abgabe von Zucker vermehrt, von Milchsäure aber vermindert[4434]. Werden die Lebern von Kaninchen, die normal ernährt waren oder 4—6 Tage gehungert hatten, mit Ringerlösung durchspült, dann wird anorganische Phosphorsäure ausgeschwemmt. Das konnte durch Zusatz von 0,2% Glucose gehemmt werden. Die Wirkung der Glucose wird durch m/50—m/400 NaF verhindert, während die Milchsäure zunimmt[4436]. Wollte man diesen Effekt durch eine Fermentwirkung verstehen, dann würde man nicht recht weiter kommen, da wir eher das Entgegengesetzte erwarten müßten. Einen anderen Aspekt gibt vielleicht die gleichzeitige Mitteilung, daß ebenso wie Fluorid die Erhöhung des $Ca^{..}$-Gehaltes in der Ringerlösung wirkt. Diese Koinzidenz würde aber Beziehungen mit den lyotropen Eigenschaften des Ions herstellen, wie wir es schon wiederholt demonstrieren konnten.

Die Versuche über organische Fluoride (EULER, EICHLER und HINDEMITH[4255, I]) betreffen Vergiftungen über längere Zeit und werden im Kapitel O ausführlicher erwähnt.

f) Chlorat. Katzen, die 0,5 und 1,0 g/kg $NaClO_3$ erhalten hatten und daran starben, zeigten Schädigungen der Leber mit fettiger Degeneration. Es wurde sogar behauptet, daß eine Leberstörung mit sekundärer Acidose den ersten

---

[4434] IINO, Y.: Mitt. med. Akad. Kioto **4**, 99 (1930), Rona **58**, 85.
[4435] ARNOLDI, W. u. KUCERA, V.: Z. exp. Med. **79**, 311 (1931), Rona **65**, 719.
[4436] ENGELHARDT, W. A. u. PARSCHIN, A. N.: Biochem. Z. **208**, 221 (1929), Rona **51**, 66.

Anstoß zur Methämoglobinbildung gäbe (RICHARDSON[2561]). Da Hämolyse bei Vergiftungen ein sehr häufiges Begleitsymptom ist, ist es verständlich, wenn in geeigneter Dosierung Ikterus zur Beobachtung kam (1,1 g/kg bei Katzen) (STEYN[2559]).

g) Rhodanid. Bei Untersuchung des O_2-Verbrauchs von isolierter Rattenleber fand sich bei 15 mg% noch keine Reduktion des O_2-Verbrauchs. 20 und 30 mg% zeigten 11 und 15% Verminderung, aber selbst 400 und 800 mg% führten erst zu 28 und 37% Hemmung. Wurden die Leberschnitte in Serum von Patienten suspendiert, die mit Rhodanid behandelt worden waren und 8—22 mg% SCN' enthielten, dann gab es einen Abfall von 3,1—9,8%, Werte (bis auf einen einzigen mit 15%), die durchaus im normalen Bereich liegen. Rhodanid wirkt also nicht über eine Stoffwechselsenkung (FRIEND und ROBINSON[4234]). Bei den 3—4 Monate lang fortgeführten Versuchen von LINDBERG, WALD und BARKER[4022,I] mit Rhodanid an Hunden fanden sich beträchtliche histologische Veränderungen in der Leber: Intracelluläre fettige Vacuolisation ohne Zeichen einer Regeneration.

Einige Versuche über die Rhodanbildung in der Kaninchenleber aus zugesetztem Acetonitril sollen noch mitgeteilt werden. Durch Glucose und 1-Asparaginsäure wurde die Rhodanbildung beschleunigt[4437], teilweise auch nach vorheriger Vergiftung des Tieres mit Phosphor[4438].

XII. Wirkung auf die Niere.

a) Chlorid-Hypertonische Lösungen. Über die diuretische Wirkung wurde im Kapitel Ausscheidung gesprochen. 10% NaCl führte weder bei Menschen noch beim Hund zu irgendwelchen Schädigungen[4439]. Dagegen fanden BALLIF und DEREVICI[2583] nach Injektion von 100 ccm 30% NaCl bei 2 (von 12) Patienten eine „Nephritis" von 3—4 Stunden Dauer. Sie zeigte sich in einer raschen Abnahme der Cl-Ausscheidung und in dem Auftreten von Erythrocyten im Sediment. Bei bis zum Tode fortgesetzten Infusionen von NaCl-Lösungen am Kaninchen fanden sich keine Schädigungen bei 0,9% NaCl. Bei den dünneren Lösungen war die Oberfläche rotbraun, die Epithelien der gewundenen Kanälchen waren degeneriert, auch Hämorrhagien kamen zur Beobachtung. Bei den hypertonischen Lösungen fand sich dasselbe, nur daß die Oberfläche normal war (SENGA[2536]). Über die Beeinflussung auf dem Wege über den N. vagus nach Scheinfütterung siehe HASRATJAN[3628, I], S. 626.

b) Chlorat. Bei der akuten Vergiftung mit Chlorat kam es auf dem Umwege über eine Hämolyse zur Urämie, die dann den Tod herbeiführen konnte (STEYN[2559]). Die Nierenfunktion kann anfangs beschleunigt sein und mit einem plötzlichen Umschlag zur Anurie führen, jedenfalls ist das Leben in einem bestimmten Bereich abhängig von der Diurese. Auch anfängliche Hemmung derselben kann die Methämoglobinbildung beschleunigen (ULRICH und SHTERNOV[2556]). Deshalb ist es naheliegend, bei geringeren Dosen nach irgendwelchen spezifischen Wirkungen zu suchen, die bei der häufigen Anwendung des Anions zu therapeutischen Zwecken, besonders bei chronischer Darreichung irgendeine Störung befürchten lassen könnten.

[4437] FUJIWARA, N.: Jap. J. Gastroenterol. **9**, 223 (1937), Rona **107**, 235.
[4438] FUJIWARA, N.: Jap. J. Gastroenterol. **9**, 250 (1937), Rona **107**, 236.
[4439] LINDBERG, H. A., WALD, M. H. u. BARKER, M. H.: Arch. internat. Med. **63**, 907 (1939), Rona **116**, 261.

Die Angaben der Literatur sind in dieser Hinsicht außerordentlich spärlich. Nach längerdauernder Vergiftung von Kaninchen mit 0,2—0,8 g/kg KClO$_3$ subcutan, wobei 2 Tiere am 25., 1 Tier am 15. Tage der täglichen Behandlung starben, zeigten sich „Nierenläsionen" (TRABUCCHI[2566]).

Bei 3 Hammeln (etwa 70—75 kg), die täglich 10 und 20 g NaClO$_3$ 2 Monate lang erhalten hatten, fand sich bei einer Niere leichte, bei der anderen intensivere Rötung, bei 1 Tier die Markschicht etwas gerötet, keine pathologischen Bestandteile; bei dem letzteren in der Markschicht vermehrte streifige Rötung. Dasselbe wurde bei 2 Ziegen von 40 kg registriert, die 10 und 20 g NaClO$_3$ erhalten hatten. Im Sediment zeigten sich einzelne Harnblasenzellen (BRIGL und WINDHEUSER[3684]).

Es bleiben noch die Versuche von RICHARDSON[2561] zu erwähnen. Katzen mit täglichen Dosen von 0,05 g/kg zeigten Fibrosis und Atrophie der distalen Nierentubuli, besonders in der Gegend der Pyramiden, bei mehr als 0,25 g/kg waren fettige Degenerationen in den proximalen Tubuli zu sehen. Nach 0,5 und 1,0 g/kg fand sich Abschilferung der Nierenepithelien, die aber auch nach entsprechenden NaCl-Gaben gesehen wurde. Tauben waren widerstandsfähiger. Wir sehen also überall undeutliche und wirklich nur bei sehr hohen Dosen erzielbare Veränderungen, so daß diese Frage höchstens in Richtung der Harmlosigkeit des Ions selbst entschieden ist, wenn man sich mit diesen Versuchen zufrieden geben will.

c) **Bromat.** Bei längerer Fütterung von Ratten zeigte sich chronische Nephritis, aber ebenso bei den nicht behandelten Kontrollen, so daß eine Wirkung des Ions selbst nicht anzunehmen sei (BESKER und HANGAI-SZABO[2493]).

d) **Rhodanid.** Verschiedentlich fanden sich nach einer größeren Gabe von Rhodanid im Harn von Versuchstieren Erythrocyten, Epithelien, Zylinder und Eiweiß. JAHR[2548], dem wir hier folgen, beobachtete ein Kaninchen, bei dem bereits 10 Minuten nach intravenöser Injektion von 0,3 g/kg NaSCN im Harn Eiweiß und Erythrocyten auftraten. Das Sediment verschwand am 4., das Eiweiß am 8. Tag.

Sektionsbefunde waren deutlich, besonders wenn die Tiere eine höhere Dosis SCN′ einige Tage überlebten. Die Nieren schienen leicht ödematös und auffallend dunkelbraun. Histologisch zeigte sich teilweiser Zellzerfall von den Glomerulis, im Kapselraum einzelne durchgetretene Erythrocyten, die Markkanälchen vacuolisiert, verfettete Zellen enthaltend. Die gewundenen Kanälchen waren teilweise erweitert und mit hyalinen Schollen angefüllt.

In der menschlichen Therapie wurden wohl zu kleine Dosen angewandt, um solche Bilder zu veranlassen. Jedoch findet sich als Kontraindikation das Vorliegen von Nierenstörungen. Bei einer Frau mit einer retinitis albuminurica, die in 14 Tagen 9,77 g NaSCN erhalten hatte, kam es zuletzt zur Anurie (GOLDRING und CHASIS[2607]). Es ist aber nicht eindeutig, ob diese Anurie durch SCN′ veranlaßt oder auch nur beschleunigt wurde.

e) **Sulfat.** Die diuretische Wirkung von SO$_4''$ wurde schon ausführlich behandelt. Bei im Abstand von 3 Tagen wiederholter Einnahme fand sich nicht mehr derselbe diuretische Effekt (BUCEEK und KUCERA[2694]). Es ist unsicher, ob eine Anpassung der Niere stattgefunden hat.

Mit der Diurese wurde beim Menschen Harnsäure vermehrt ausgeschwemmt, beim Kaninchen aber weniger Allantoin[4440]. Die Diurese selbst führte nicht zu einem vermehrten O$_2$-Verbrauch, obwohl z. B. am Herz-Lungen-Nierenpräparat die Urinmenge bei Zusatz von 2 g Na$_2$SO$_4$ auf 1 Liter Blut von 0,3 ccm/10 Minuten in 20 Minuten auf das Maximum von 4,0 ccm/10 Minuten anstieg. Eher kann man

---

[4440] STRANSKY, E.: Biochem. Z. **133**, 446 (1922), Rona **17**, 338. Karlsbader Wasser.

eine geringe Abnahme aus den Tabellen herauslesen[4441]. Die Ausscheidung von Glucose nach Injektion bei Kaninchen wurde durch SO_4'' (aber auch PO_4''' und J', nicht durch NaCl) herabgesetzt, ohne daß sich eine Erniedrigung des Blutspiegels bemerkbar machte[4442]. Vielleicht haben wir hier eine zwangsläufige osmotische Rückresorption vor uns wie gegenüber Chlorid, aber wir haben im Kapitel Ausscheidung durchaus eine direkte Beeinflussung der rückresorbierenden Harnkanälchen für wahrscheinlich gehalten.

Dieser noch physiologisch zu deutende Effekt geht in pathologische Veränderung über, wenn man versucht, durch Infusion von hypertonischem Na_2SO_4 das Cl aus dem Blut zu verdrängen. Von einem gewissen Punkt an kommt es zu einer starken Hypertonie im Blut, weil die Niere nicht mehr regulieren kann. Bei solcher Infusion fand sich in den Nieren ein weiter Zwischenraum zwischen den Kapillaren der Glomeruli und der Bowmannschen Kapsel, die Tubuli-Zellen zeigten einen leichten Grad von Degeneration (GOUDSMITH, POWER und BOLLMANN[2941]). Diese Befunde am Hunde entsprechen den Resultaten an Kaninchen von DA VAL[2476], der in den Nieren neben Hyperämie vacuoläre Degeneration der Tubuli contorti fand, allerdings ohne daß dadurch der Tod erklärbar würde. Bei $3^{1}/_{2}$—4 Wochen lang fortgesetzten täglichen Injektionen von 5 ccm 7% oder 25% Lösung von Na_2SO_4 an Kaninchen fand sich, daß zunehmend mit der Konzentration der Lösung die Größe der Glomeruli zunahm. Harnstoff wirkte noch stärker[4443].

Bei Prüfung des Verhaltens isolierter Nierenstückchen in isotonischen Salzlösungen fand sich, daß SO_4'' schrumpfend wirkte, PO_4''' nicht. $NO_3' > Cl'$ wirkte etwas quellend[4444].

f) Persulfat. Persulfat verursachte bei einem Vergiftungsverlauf, der mehr als 4 Stunden in Anspruch nahm, nephritische Veränderungen (DA VAL[2476]).

g) Thiosulfat. Thiosulfat verursachte an Hunden in Menge von 0,16 g/kg subcutan Diurese, ebenso bei intravenöser Gabe. Die Diurese war stärker als einer Salzdiurese entsprechen würde (LEBDUSKA[4432]). Über die Ungiftigkeit berichten GILMAN und Mitarbeiter[4444, I].

h) Tetrathionat. ($Na_2S_4O_6$). Einige Stunden nach der Injektion von 0,1 bis 0,21 g/kg kam es bei Kaninchen zur Oligurie, Eiweiß und Zylinder traten auf. Es war eine akute Nephrosis entstanden. In den Glomeruluskapseln wurde ein Eiweißexsudat gesehen (CACCIAVILLANI[2488]). In den Versuchen von PHILIPS, GILMAN, KOELLE und ALLAN[277, V] verursachten 100 mg/kg $Na_2S_4O_6 \cdot 2 H_2O$ sicheren Tod mit totaler Anurie bei Hunden und Kaninchen. Minimal letale Dosen führten zu einer raschen degenerativen Läsion der proximalen tubuli. Schon in 30—60 Minuten war die Anurie vollkommen. Die nekrotischen Massen der Epithelien verstopften die Lumina völlig. Die tubuli der Nieren waren gefüllt mit Primärharn, so daß das Trockengewicht 30 Minuten nach der Vergiftung von Kaninchen 14,6—16% betrug, während die vorher entfernten, noch gesunden Nieren der anderen Seite mit 21,5—22,5% gemessen wurden.

Da das Tetrathionat auf Sulfhydrylgruppen einwirkt, also ähnliche Eigenschaften hat wie Sublimat, wurde in dieser Richtung der Mechanismus der Einwirkung auf die Nieren gesucht, und es fand sich auch eine Abnahme der Succinoxydase. Aber genau so fand sich eine Störung der Cytochromoxydase, und das

---

[4441] FEE, A. R.: J. Physiol. **67**, 14 (1929), Rona **50**, 566.
[4442] CONVAY, E. J.: J. of Physiol. **58**, 234 (1923), Rona **26**, 210.
[4443] WICHERT, M., JAKOWLEWA, A. u. POSPELOFF, S.: Z. exp. Med. **44**, 168 (1924), Rona **30**, 762.
[4444] v. FARKAS, G. u. v. BORBELY, F.: Z. exp. Med. **70**, 720, (1930), Rona **56**, 749.
[4444, I] GILMAN, H., PHILIPS, F. S. u. KEOLLE, E. S.: Amer. J. Physiol. **146**, 348 (1943).

wurde mit Recht für ein Zeichen gehalten, daß damit nur das Vorliegen einer Gewebsnekrose und nicht mehr demonstriert werde. Eine Wirkung auf die Bauchspeicheldrüse kam nicht zur Beobachtung, während Alloxan, das auch mit -SH reagiert, dort einwirkt. Die Wirkung des Tetrathionat auf die Niere ist in verschiedener Hinsicht von der auf die Pankreas unterschieden. Die Nierenzellen sind auch für solche Ionen permeabel, die in andere Zellen nicht einzudringen vermögen. Weiterhin findet in den Harnwegen eine Konzentrierung statt. GOFFART und FISCHER[2491, II] fanden, daß Tetrathionat in der ersten halben Stunde nach Gabe in der hohen Dosis von 1 g/kg stark konzentriert wurde, d. h. in der Zeit, als noch kein Ödem die Epithelien zur völligen Anurie geführt hatte. Die Schädigung hat ihren ersten Prädelictionsort da, wo Wasser resorbiert wird und die Konzentration von S_2O_6'' ansteigen muß. Der Verlust an Sulfhydrylgruppen war weitestgehend, der an reduziertem Glutathion stieg bis 77%.

i) Ferrocyanid. Ein Patient, der 2,8 g $Na_4Fe(CN)_6 = 20$ mg/kg intravenös erhalten hatte, zeigte bald darauf eine deutliche Albuminurie, begleitet von granulierten Zylindern, Leukocyten, Epithelien und gelegentlich Erythrocyten. Die Erythrocyten verschwanden rasch, Eiweiß und Leukocyten erst in 14 Tagen. Andere Patienten, die zum Teil größere Mengen erhalten hatten, zeigten eine Schädigung viel geringeren Grades oder gar nicht. Bei Kaninchen und Hunden war dergleichen nie zur Beobachtung gekommen (MILLER und WINKLER[3763]). Bei Gabe von 0,25 g in 10 ccm Aq. dest. an 145 Patienten reagierte einer mit Anurie von 8 Stunden, ein weiterer völlig gesunder Mensch mit Hämaturie für 3 Stunden. Nach dieser Zeit wurde der Urin normal in jeder Hinsicht (PLOTZ und ROTHENBERGER[4244]).

k) Phosphat. Bei der Zufuhr von Phosphaten wird die Acidität neben dem PO_4''' selbst zu beachten sein. Es brauchen z. B. nach Gabe von KH_2PO_4 durchaus keine Veränderungen im Blut nachweisbar zu sein, und trotzdem wird der Urin sauer[4445]. Wir haben diese Verhältnisse schon teilweise bei den Ausscheidungsvorgängen dargestellt. Aber abgesehen von der Acidität wird man nach dem Auftreten von pathologischen Harnbestandteilen und nach einer Änderung der Nierenfunktion fahnden. So steht die $Ca^{..}$-Ausscheidung mit der von Phosphat in Korrelation, aber sicher bedingt durch die analogen Verhältnisse im Serum.

Bei täglichen, 4 Wochen lang wiederholten Gaben von NaH_2PO_4 in der Menge, von 0,4 bis 3,0 g an 4 Kaninchen und 0,2—4,0 g an 5 Meerschweinchen fand HINSBERG[2463], abgesehen von Lipoiden, keine Erscheinungen im Urin, bei Tötung auf der Höhe der Phosphatwirkung wurde gelegentlich eine trübe Schwellung der Nieren gesehen.

Bei Gabe großer Mengen (31 E/kg) von Parathormon an Hunde kam es nach einer anfänglichen Steigerung der P-Ausscheidung zu einer Verminderung mit Anstieg von PO_4''' im Blutplasma. Gleichzeitig war die Ausscheidung von Stickstoff vermindert und die von Ammoniak, trotz Anstieg der Urinacidität von 6,8 auf 5,8, nicht vermehrt. Dagegen stieg das Urinvolumen und die Cl'-Ausscheidung. Es handelte sich um eine Nierenschädigung (LOGAN[3828]); wahrscheinlich ist, daß sie durch das PO_4''' hervorgerufen wurde. Denn durch Phosphat in größeren Dosen wird meist eine Nierenschädigung verursacht, wie öfters berichtet wurde. Beide Faktoren können jedoch aus einem Gesichtspunkt erklärt werden, da nach unserer Deduktion über den Ort der $NH_4^.$-Bildung diese und die Rückresorption von Cl' in den abführenden Wegen des Nephrons lokalisiert, zur Erhaltung des Prinzips der Elektroneutralität bei der Permeation beitragen (O. und L. EICHLER[2369, I]).

[4445] BRESSFIELD, C. R. u. BEHRMANN, V. S.: Amer. J. Physiol. **119**, 276 (1937).

ADDIS, MEYERS und BAYER[2464] sahen bei Kaninchen häufig Eiweiß im Urin, und OSSER[2467] berichtete nach einmaliger Injektion bei Kaninchen nephrotische Veränderungen. Auch HIRSCH[4447] sah bei Versuchen an Tieren Eiweiß und Zylinder im Harn. Die Nierenepithelien schwollen zuerst, später wurden sie nekrotisch. Vielfach erschienen Verfettungen. Die Dosis des primären Salzes war aber so hoch getrieben, daß die Tiere mit einer Alkalireserve von 12 und 27 zugrunde gingen. Bei geeigneten Diäten konnten Kalkablagerungen in der Niere erzielt werden (DREYFUSS[4152]), doch war dazu längere Darreichung notwendig.

Die ausführlichsten Versuche wurden an Ratten vorgenommen. Bei einmaliger Zufuhr von 2—5 ccm einer 20% Lösung NaH_2PO_4 subcutan oder intraperitoneal an 38 Ratten im Gewicht von 130—420 g wurden nach einem Stadium der Krankheit — man wird es vielleicht subtetanisch nennen, da die Tiere, abgesehen von heftiger Atmung für 2 Stunden keine Krämpfe zeigten — aber nur bei 5—6 Ratten Nierenschädigungen beobachtet mit Schwellung und Vakuolisierung der ersten tubuli contorti, nur bei 3 Tieren traten regelrechte Nekrosen auf.

Die Zellen setzen sich zusammen aus einem Teil mit Bürstensaum (Mitochondrien) und einem freien Teil. In diesem Teil spielten sich die pathologischen Veränderungen ab. Durch Zerfall wurden die Tubuli im Lumen größer, das zerfallende Material backte später zusammen und verkalkte, so daß beide Prozesse auf diese Weise zusammenhingen. Niemals wurden Nekrosen der Terminalsegmente der ersten tubuli contorti beobachtet. Der Bürstensaum an dieser Stelle sei auch in der Norm weniger regelmäßig, was zu Mißdeutungen führen könne (DUGUID[2462]).

Wurde eine Diät mit 5% NaH_2PO_4 3—4 Wochen verabreicht, dann entwickelte sich eine regelrechte tubuläre Nephritis, besonders wenn man große Mengen Vitamin D (200000—40000 E) gleichzeitig gab. Auch wenn die Fütterung nach einer Zeit sistiert wurde, entwickelte sich der Nierenprozeß weiter. Anfangs nur tubulär, wurde er später glomerulär, und es zeigten sich arterielle Schädigungen wie bei der menschlichen chronischen Nephritis, wobei sogar die Herzhypertrophie häufig zur Beobachtung kam. In den schwersten Fällen degenerierten sogar die Glomeruli hyalin, ebenso die Arteriolen (DUGUID[2462]).

MCKAY und OLIVER[4448] verabreichten 9 verschiedene Diäten mit einer Grundkost aus 17,2% Protein, 25,1% Fett, 42,7% Kohlenhydrate, 6,3% Wasser, 3,4% Cellulose und 10% Agar-Agar, der durch Salz ersetzt wurde. Es wurde Wert darauf gelegt, ob saure Salze oder alkalische irgendwie sich unterschieden, aber es wurde kein Unterschied beobachtet, obwohl die Zahl der Tiere mit 18 bis 25 Ratten pro Diät zu einem Urteil hätte ausreichen müssen.

An der Niere wurde eine Vergrößerung des Gewichts beobachtet, zunehmend mit der Phosphatdosierung. Die Zunahme, geprüft an 24 (18) Tieren, erfolgte auf das Doppelte ohne Unterschied, ob NaH_2PO_4 oder Na_2HPO_4 gegeben wurde (siehe dazu [5067, 5068]).

Die Farbe war gräulich, die Oberfläche teilweise gesprenkelt oder gar granulär, die Konsistenz härter, bedingt wohl durch histologische Fibrosis, die von Rundzelleninfiltrationen begleitet war.

Die früheste Läsion fand sich bei 10% Na_2HPO_4 nach 1 Tag, aber im allgemeinen erst später. Am 3. Tage zeigten sich schon Verkalkungen, besonders in der äußersten Zone der Medulla mit gleichzeitigen Degenerationen. Dann zog die Degeneration weiter in die Rinde hinein, so daß sie schmaler erschien. Wert wurde auf die Lokalisation der ersten sonst nicht üblichen Erscheinungen im äußersten Ende der proximalen tubuli gelegt, ein Befund, der von DUGUID,

---

[4446] BOLLIGER, A.: J. biol. Chem. 78, LXXIV (1928), Rona 47, 125.
[4447] HIRSCH, E. F.: Arch. of internat. med. 31, 862 (1923), Rona 22, 269.
[4448] MCKAY, E. M. u. OLIVER, J.: J. exp. Med. 61, 319 (1935), Rona 87, 80.

wie wir oben sahen, nicht erhoben werden konnte. Die hier beobachteten Veränderungen hatten eigentlich schon am 3. Tage ihr volles Ausmaß erreicht, bildeten sich aber nach Absetzen des Phosphats nicht so bald zurück. Die Regeneration führte zu ganz unregelmäßigen Zellen. Merkwürdig ist, daß intraperitoneale Injektion derselben Phosphatdosis nur zu vorübergehender Schwellung führte.

GOUGH, DUGUID und DAVIES[3829] verabreichten eine Grunddiät aus 30 Teilen Kartoffeln und 70 Teilen Brot. Dazu wurden erstens 5% NaH_2PO_4, zweitens 13,8% Na_3PO_4, teilweise mit 20000 E Vitamin D täglich zugefügt. $Ca^{..}$-Gehalt betrug $< 0,05\%$, $P > 1\%$.

Die Stärke der Veränderungen wurde an dem $Ca^{..}$-Gehalt der Nieren kontrolliert, der sich folgendermaßen verhielt (im Durchschnitt von je 6 Tieren, mit Vitamin-D-Zulage je 12 und 9 Tiere):

Tabelle 336.

	$Ca^{..}$	P	Bemerkungen
Diät I	0,55 mg	0,45 mg	Verkalkungen schwach, gelegentlich Nephrose
„ I + Vit. D .	4,89	3,03	hier stärkste Nephrose, Verkalkung
„ II	1,49	0,43	Verkalkung vorhanden, keine Nephrose
„ II + Vit. D .	2,06	1,35	Nephrose, gelegentlich Verkalkungen

Ohne Vitamin D waren die Veränderungen also gering, mit D aber sehr stark betont.

Während die großen Phosphatgaben zu nephrotischen Veränderungen führten, wurde von BOLLIGER[4446] berichtet, daß durch Phosphatgaben die interstitielle Nephritis von Hunden auf Röntgenbestrahlung günstig beeinflußt wurde. Dosis 420—470 mg P 1—3mal wöchentlich intravenös.

l) **Phosphit.** Bei tödlicher Vergiftung von Meerschweinchen wurde außer starker Blutfüllung in den Glomerulis nur von vereinzelten Blutaustritten in der Nierenrinde berichtet (ENGEL[2432]).

m) **Fluorid.** Bei intravenöser Injektion von 10—70 mg CaF_2 in halbkolloidaler Lösung fand sich beim Menschen eine Diurese mit gleichzeitiger Verminderung der Phosphatausscheidung (SIMONIN und PIERRON[4174]).

Bei akuter Vergiftung bestand das einzige Symptom in Kongestion und Ödem der Nieren, vielleicht gelegentlich mit Hämorrhagien verbunden (COSTANTINI[2497]). Dasselbe wurde in den Versuchen von MACHLE, THAMANN, KILZMILLER und CHOLAK[2524] nach Einatmung von Fluorwasserstoffnebeln bei Meerschweinchen und Kaninchen beobachtet. Wenn z. B. Meerschweinchen längere Zeit überlebten und erst nach Wochen oder gar Monaten starben, dann wurden bei 54% der Tiere fettige Degenerationen beobachtet. Degenerationen der Tubuli, die schon normal vorkamen, waren schwerer und ausgedehnter, ebenso die glomerulären Exsudaten.

n) **Cyanat** hatte bei Ratten eine diuretische Wirkung[4448, I].

XIII. Wirkungen auf den Stoffwechsel und innere Sekretion.

In vielen Punkten sind Vorgänge im Stoffwechsel nicht von Betrachtungen zu trennen, die wir bei Verteilung oder Ausscheidung oder auch bei der Funktion spezieller Organe behandeln mußten. Die Einfügung des Phosphats

---

[4448, I] SCHÜTZ, F.: Brit. J. Pharmacol. 1, 186 (1946), zit. nach HOLTHAM u. SCHÜTZ[441, IV].

in den Stoffwechsel der Fette, mit dem wir in seiner ganzen Bedeutung erst durch die Anwendung markierten radioaktiven Phosphats bekannt wurden, hat in entsprechender Umgebung seinen Platz gefunden (S. 571—597). Daß die Beziehungen der Sulfatausscheidung zu der Abgabe von Chlorid und Wasser usw. entsprechend untergebracht wurden, ist selbstverständlich. Hier handelt es sich mehr um eine Nachlese und zugleich um eine Einleitung in die letzten Kapitel, die sich mit chronischen Einwirkungen oder Mangel von Cl′, PO_4''' und F′ befassen sollen; Übergänge und Überschneidungen sind nicht zu vermeiden.

1. Chlorid-Hypertonische Lösungen.

a) **Mineralstoffwechsel.** Wenn große Dosen NaCl zur Injektion kommen, erfolgen zwangsläufig Verschiebungen des Gehalts der anderen Ionen im Plasma, So konnten 2 Tage nach einer Gabe von etwa 0,75 g/kg NaCl noch folgende Änderungen im Plasma registriert werden (nach MELLI und TASSO[2534]) in mg %:

Tabelle 337.

Ion	Na·			K·			Ca··		
vorher .	302	297	312	29	25	21	10	9,5	9
nachher .	312	314	328	33	29,2	26	11,9	11,9	11,2

Anscheinend liegt eine Regulation vor, die zur Erhöhung sämtlicher Ionen führte. Nach 0,36 g/kg wurden weder bei Ca··, noch Mg·· oder PO_4''' bis zu 4 Stunden nach der Gabe Veränderungen gemerkt (BROOKFIELD[2871]). Die Veränderungen 1 Stunde nach einer einzigen großen Gabe an Kaninchen zeigt folgende Zahlenreihe (nach CHAHOVITCH und VICHNJITSCH[3203]):

Tabelle 338.

Gewicht in kg	Dosis	P	Ca··	K·
1,63	20 ccm 15% NaCl	6,58	12,2	15,0
1,65	20 ,, 20% ,,	3,66	12,6	16,3
1,65	20 ,, 25% ,,	6,04	11,04	19.88
1,95	20 ,, 30% ,,	7,25	13,0	27,69

Wurde Ratten 1,5% NaCl zu trinken gegeben, dann war neben einem verstärkten Ansatz von Cl′ ein solcher von Mg·· und eine Abnahme des PO_4''' vorhanden, während 0,4% NaCl zur Ausschwemmung von Sulfat führte (HELLER und HADDAD[3610]). Nach peroraler Gabe von NaCl soll sich die Ca··-Ausnutzung bei Kaninchen verbessern, ebenso nach intravenösen Injektionen[4449].

Bei der letzten Tabelle sehen wir 2 Punkte, die ins Auge fallen: das erste ist der Anstieg des Phosphats im Blut, vor allem aber die Zunahme des K·. In anderen Versuchen[4458] war die Wirkung nicht so ausgesprochen (höchstens 2 mg %). Eine Zunahme der Ausscheidung im Urin wurde in unseren Versuchen[4450] an Fröschen in den ersten Stunden nach NaCl-Injektionen und bei jeder Aufregung, z. B. schon durch Belichtung gefunden, und VOLLMER[2431] fand dasselbe nach Coffeininjektionen. Jedenfalls weist diese Veränderung auf einen Angriffspunkt am Muskel hin, ebenso die Zunahme der anorganischen Phosphorsäure[4451].

[4449] BECKA, J.: C. **1936 II**, 4025. Dosis und Zahl der Tiere nicht ersichtlich. Periode von 10 Tagen.
[4450] EICHLER, O. u. L.: Naunyn-Schmiedebergs Arch. **199**, 4 (1942).
[4451] BEHRENS, B.: Naunyn-Schmiedebergs Arch. **128**, 104 (1928). (Pharmakologenkongreß 1927.)

Wie in den obigen Befunden eine Erhöhung des Gehaltes irgendeiner anorganischen Substanz im Blutplasma konform geht mit einer Ausscheidung im Harn, so kann man umgekehrt mit aller gebotenen Vorsicht aus einer erhöhten Ausscheidung auf eine vorhergehende Erhöhung im Gehalt des Plasmas schließen. Natürlich muß der Anstieg nicht groß sein besonders bei Ionen, die leicht ausgeschieden werden, wie z. B. $K^{\cdot}$, aber eine Beziehung zu funktionellen Änderungen wird wenigstens qualitativ gegeben sein.

Eine Mobilisierung aus dem Gewebe muß jedenfalls stattgefunden haben, und für diesen Vorgang werden die Befunde im Urin ein empfindlicheres Reagens darstellen als Änderungen in der Konzentration des Blutes, da sich im Urin — entsprechend einem Zeitintegral — die kleinen Steigerungen im Plasma addieren. In diesem Sinne lassen sich unsere (EICHLER[2441, 1]) zahlreichen Analysen an Fröschen auswerten.

In diesen Versuchen erhielten 3 Gruppen von je 60 Fröschen 10 mMol/kg (0,585 g/kg) NaCl in 2 m, m/1 oder m/2 Konzentration in den Lymphsack. Die Ausscheidung wurde in kurzen Intervallen insgesamt bis 77 Stunden nach der Injektion auf $Na^{\cdot}$, Cl', $K^{\cdot}$, $Mg^{\cdot\cdot}$, $Ca^{\cdot\cdot}$, PO_4''' kontrolliert. Von den angeführten Ionen haben wir über $Na^{\cdot}$ und Cl' an gegebener Stelle schon berichtet und beschränken uns auf die 4 anderen Substanzen.

Die Durchschnitte aller 3 Versuche geben wir auf S. 831 wieder und wollen jetzt nur über die Unterschiede der 3 verschiedenen Konzentrationen berichten.

In den ersten Stunden fiel eine vermehrte Ausscheidung von $K^{\cdot}$ auf, die um so stärker ist, je konzentrierter die verabfolgte Lösung war. Diese Abgabe wird als lokale Schädigung vor allem der Bauchmuskeln aufzufassen sein, die von den konzentrierten Lösungen noch vor ihrer Verdünnung durch die Flüssigkeiten des Organismus umspült wurden. Dieser Vorgang müßte begleitet sein von einer entsprechenden Ausscheidung von Phosphat. Das gilt aber nur sehr bedingt und nicht in der erwarteten Reihenfolge der Schädigung. Daß eine Verzögerung gegenüber der $K^{\cdot}$-Ausscheidung erfolgt, ist nichts Ungewöhnliches, wir haben das bei den Arbeitsversuchen mit Phosphat erwähnt. Aber die Ausscheidung von P ist darüber hinaus rasch bei m/2 NaCl, etwas verzögert bei der 2 m NaCl und kaum angedeutet bei der m/1 Lösung, und in dieser Reihenfolge ist auch die Gesamtausscheidung am Ende der 77 Stunden zu ordnen. Es gab also keine fortschreitende Abhängigkeit mit der Konzentration und mit der $K^{\cdot}$-Abgabe.

Nach FENN[4452] muß man bei Erregung des Muskels mit einer Abgabe von $Mg^{\cdot\cdot}$, wenn auch gegenüber $K^{\cdot}$ in nur geringer Menge rechnen. In unseren Versuchen finden wir keine Parallelität. Obwohl schon in der ersten Beobachtungsperiode von 4 Stunden die Ausscheidung gegenüber der Norm bei allen Konzentrationen (m/2 > m/1 > 2 m) stark über die Norm erhöht ist, steigen die erhaltenen Werte noch weiter, um erst in der zweiten Hälfte des Versuchs allmählich zu sinken.

In gleicher Weise haben wir das Verhalten von $Ca^{\cdot\cdot}$ zu beschreiben. $Ca^{\cdot\cdot}$ und $Mg^{\cdot\cdot}$ sind die Ionen, die gegenüber der vorher bestimmten Normalausscheidung um das Vielfache gesteigerte Werte aufweisen. Bei $K^{\cdot}$ findet man das nur am Anfang und etwas angedeutet gegen das Ende des Versuchs. Bei P eindeutig vor allem in den letzten Versuchsperioden.

Es wurde der Versuch einer weiteren Auswertung der Befunde vorgenommen, um einen Einblick über Herkunft der Ionen und Sinn ihrer Mobilisierung zu erhalten. Der Gedankengang basierte auf dem vorwiegenden Angriff des NaCl am Muskel. Wenn Muskelsubstanz durch die Giftwirkung verlorenging,

---

[4452] FENN, W. O.: Physiol. rev. 16, 450 (1936).

mußten ihre Bestandteile in denselben Proportionen im Urin erscheinen, wie sie im Muskel vorliegen. Als Grundlage wurden die Analysen von FENN[4452] und als Bezugsion das am leichtesten mobilisierbare K· gewählt. Durch Bildung des Quotienten Ca/P wurde versucht, in die Beteiligung des Skelettsystems einen Einblick zu erhalten. Aus den so angestellten Rechnungen, die wir hier nicht wiederholen wollen, steht vor allem die Mobilisierung von Ca und Mg im Vordergrund. Ca·· stammt fast ganz aus den Knochen, ohne daß aber PO_4''' in gleicher Proportion frei wird. Dessen Quelle ist im Gegenteil, besonders in den letzten Versuchsperioden, d. h. am 3. Tage, im Muskel zu suchen. Umgekehrt kann Mg·· nicht aus dem Muskel stammen und ebensowenig aus dem Knochen, wenn man die Proportion des Ca·· und Mg·· im Skelett des Frosches zur Grundlage annimmt.

Die Mobilisierung von Ca·· aus dem Skelett ist leicht durch die sich entwickelnde Acidose zu erklären. Um aber in dem Auftreten von Mg·· einen funktionellen Sinn zu ergründen, wurde der Quotient $\frac{K·}{Ca·· + Mg··}$ gebildet, dessen Steigen die Tendenz zur Tetanie und Starre, dessen Sinken eine beruhigende Wirkung auf Zentralnervensystem und Muskel ergeben kann. Dieser Quotient war gerade dann am niedrigsten, wenn nach dem allgemeinen Vergiftungsverlauf die Krankheitssymptome einsetzen. Sein Sinken kann also mit gutem Recht als ein Versuch der Regulation aufgefaßt werden, wie er auch nach langdauernder fortgesetzter Belichtung schließlich sank.

Daß Regulationen dieser Art bei fortgesetzter Abgabe der regulierenden Substanzen im Urin sich schließlich erschöpfen, zeigen die Analysen des Endzustandes der Frösche. Wurden die bis zum Ende des Versuchs von 77 Stunden ausgeschiedenen Substanzen in Beziehung gesetzt zu den im Organismus des Frosches nach eigenen Analysen vorhandenen Mineralien, dann fanden sich die auf folgender Tabelle angegebenen Werte (als %):

Tabelle 339.

Lösung	Mg··	P	Ca··	K·	Na·
2 molar . .	4,19	0,38	0,27	?,90	+5,96
1 ,, . .	3,78	0,29	0,22	2,77	+4,45
½ ,, . .	4,26	0,39	0,29	2,49	+1,72
Durchschnitt	4,08	0,35	0,26	2,65	+4,03

Ersichtlich ist auf dieser Tabelle der beträchtliche Verlust von K·, während die Bestände an P und Ca·· nur wenig geschmälert wurden. Den größten Verlust zeigt aber das Mg··, während Na· noch nicht restlos ausgeschieden wurde. Wenn wir diesen Mg··-Verlust vermehrt denken bei höherer Dosierung von NaCl, wird hier ein schwacher Punkt der angenommenen Regulation liegen müssen. Da Mg·· darin auf die Nervenendplatte einwirkt, wird sich vielleicht darin die Tendenz zum Muskelflimmern nach NaCl-Vergiftung erklären.

b) Alkalireserve. Wichtig ist in diesem Zusammenhang das Verhalten der Alkalireserve. Nach Infusion von 20—25 ccm 0,9% NaCl an 3 Kaninchen kam es gleichzeitig mit einer geringfügigen Temperatursteigerung von 0,4° nach ½ Stunde zu einer Steigerung der Alkalireserve von 5—8 Vol%[4454]. Dieser Befund ist einzigartig, da wir aus den Befunden von BEHRENS[4451] wissen, daß bei höheren Dosen immer eine acidotische Stoffwechsellage zustande kommt, die sich nicht nur in Verminderung der Alkalireserve im Blut, sondern auch in einer Aciditätszunahme des Urins dokumentierte, so daß also eine bevorzugte Ausscheidung von Na˙ im Urin als Grund nicht in Frage kommt. Bei unseren Froschversuchen (EICHLER[2441, I]) fand sich sogar eine bevorzugte Ausscheidung von Cl', wenigstens an dem ersten Tage der NaCl-Gabe.

Allerdings war die Summe der Kationen, bei denen außer Na˙ noch K˙, Ca˙˙ und Mg˙˙ Berücksichtigung fand, größer als die der Anionen Cl' und PO_4''', und zwar während der ganzen Versuchsdauer von 77 Stunden. Über die Acidität des Harns ist dabei nichts ausgesagt. Auch in den Normalversuchen[4450] fand sich eine überlegene Ausscheidung der Kationen.

HASTINGS und EICHELBERGER[4457, I] fanden bei Hunden schon die Andeutung einer Acidose bei 0,07 g/kg NaCl (dagegen [4457, II]). ODAIRA[4453] gab seinen Tieren 10 ccm/kg Körpergewicht in 6 Minuten. 0,85% hatte keine Wirkung, 5% NaCl senkte die Alkalireserve um 5 Vol% mit Rückkehr zur Norm in $^1/_2$ Stunde, 10% NaCl senkte um 7—13%, und nach 1 Stunde war der Ausgangspunkt erreicht. Diese Tiere waren teilweise kollabiert und zeigten eine Senkung der Körpertemperatur um $2—2^1/_2°$, während LIPSCHITZ[2925, 4455] nach 1 g/kg NaCl subcutan eine Abnahme der Alkalireserve und gleichzeitig Temperatursteigerung sah, so daß also diese nicht ätiologisch zusammenhängen.

Versuche am Menschen[4456] zeigten das Eingreifen der vorherigen Diät. Es wurde die Wirkung von 7,9 g NaCl in 300 ccm Wasser bei peroraler Verabfolgung untersucht. Saure und alkalische Vordiät hatten keine prinzipielle Bedeutung. War die Diät an sich salzreich (+ 15 g NaCl täglich) — vielleicht sind die Perioden von 3 Tagen etwas kurz für diese Messung — dann war die Alkalireserve um 2 Vol% höher. Durch zusätzliche NaCl-Gabe wurde sie gesenkt, stärker bei saurer oder basischer Diät, während bei NaCl-armer Diät keine Beeinflussung erfolgte. Eine Verminderung der Alkalireserve war bei Säuglingen zu beobachten, die zu einer normalen Kost NaCl-Zulage erhielten. Die Reaktion des Urins wurde nach der alkalischen Seite verschoben[4457].

Die Tatsache, daß bei einer genügend großen Dosis NaCl eine Verminderung der Alkalireserve sich bemerkbar macht, scheint genügend gesichert. Versuche von BEHRENS[4452] zeigten, daß eine Verschiebung der Ionen als Ursache nicht für die Wirkung in Frage kommt wie etwa beim Kochsalzfieber, denn wenn die Salze der Ringerlösung in äquilibrierter Menge, aber stärkerer Konzentration angewandt wurden, ließ sich die Acidose nicht vermeiden.

Der erste Gedanke über die Ursache war, nach der Abgabe von Säuren aus dem Gewebe zu fahnden. BEHRENS[4452] hatte eine geringe Vermehrung der anorganischen Phosphorsäure gefunden, aber die Ketonkörper schienen unverändert zu sein. Jedenfalls sind die Äquivalente nicht ausreichend. Die *Milchsäure* als Ursache anzunehmen lag nahe. Versuche an Fröschen (EICHLER[967]) hatten gezeigt, daß Injektion von hypertonischer NaCl-Lösung in den Brustlymphsack zu einer beträchtlichen Vermehrung der Milchsäure in den Mm. Gastrocnemii führt. Diese Erhöhung klang in etwa 6—7 Stunden, bei Winterfröschen aber in 4—5 Stunden ab und wurde nicht auf eine direkte Einwirkung von NaCl auf die unter-

---

[4453] ODAIRA, T.: Tohoku J. exp. med. **4**, 523 (1924), Rona **26**, 438.
[4454] FUJIMAKI, Y.: Naunyn-Schmiedebergs Arch. **103**, 178 (1924), Rona **30**, 592.
[4455] LIPSCHITZ, W.: Arch. internat. Pharmacodyn. **53**, 187 (1936), Rona **98**, 246.
[4456] GLATZEL, H. u. SCHMITT, F.: Z. exp. Med. **94**, 370 (1934), Rona **85**, 108.
[4457] SCHOENTHAL, L. u. MORTON, M.: Amer. J. dis. Childr. **37**, 244 (1929), Rona **51**, 72.
[4457, I] HASTINGS, A. B. u. EICHELBERGER, L.: J. biol. Chem. **117**, 73 (1937).
[4457, II] CIMINO, S.: Ann. ital. Chir. **19**, 649 (1940), Rona **123**, 384. Mit 5 ccm 20% NaCl bei Hunden keine Verminderung der Alkalireserve, auch nicht bei folgender Narkose über deren Eigenwirkung hinaus. Nach 15 ccm 20% Glucose wurde das beobachtet.
[4458] HUDOFFSKY, B., MALORNY, G. u. NETTER, H.: Pflügers Arch. **243**, 388 (1940).
[4459] OHARA, M.: Jap. J. med. Sci. IV. Pharmacol. **5**, 17 (1931), Rona **66**, 258.
[4460] OHARA, M.: Mitt. med. Acad. Kioto **8**, 137 (1933), Rona **74**, 692.
[4461] HALDI, J.: Amer. J. Physiol. **105**, 43 (1933), Rona **75**, 743.

suchten Muskeln zurückgeführt, sondern auf einen Transport der Milchsäure auf dem Blutwege aus den der stark hypertonischen Lösung anliegenden und sichtlich stark geschädigten Muskeln des Rumpfes — besonders des Bauches — wie auch bei Krämpfen mit Cardiazol der nicht aktive, denervierte Muskel einen erhöhten Milchsäuregehalt besaß. Dafür, daß dieser Effekt maßgeblich war, sprach auch die Tatsache, daß das Maximum der Konzentration schon fast nach 15 Minuten und endgültig nach 1 Stunde erreicht war und von da aus konstant sank, während die Erkrankung bei den Fröschen selbst erst viel später, etwa nach 20—28 Stunden ihren Höhepunkt erreichte.

In den Versuchen an Winterfröschen zeigte sich nach 14—16 Stunden ein sekundärer kleiner Anstieg. Die Milchsäurebildung, die sich beim Kaninchen auch im Blute bemerkbar machte, reichte für die Erklärung des Effektes, wie ein eigener orientierender Versuch zeigte, nicht aus[4461, I].

Bei Gabe von 0,6 g/kg NH_4Cl an Kaninchen wurde schon durch die bekannte Umwandlung des $NH_4^{\cdot}$ in Harnstoff eine Acidose erzielt; diese wurde noch verstärkt, weil zugleich neben einer Hyperglykämie eine Milchsäurebildung stattfand. Bei Zufuhr verschiedener Ammonsalze zeigte sich die stärkste Wirkung beim Chlorid, dann folgte Phosphat (mit etwas Verzögerung) und schließlich Sulfat[4459, 4460].

Man könnte auf einen spezifischen Einfluß des Chlorids schließen, wenn nicht nach Gabe von 20 ccm/kg m/1 $NaHCO_3$ am Hunde derselbe Effekt einträte[4461]. 15—25 Minuten nach einer solchen Gabe getötet, wurde nicht nur im Blut, sondern auch in Niere und Muskel (nicht im Gehirn) eine Erhöhung des Milchsäuregehaltes gefunden. Das macht es verständlich, daß Gaben von $NaHCO_3$ an Kaninchen bei BEHRENS[4452] zwar zur Vermehrung der Alkalireserve führten, nicht aber den Tod der Tiere aufhalten konnten. Hier spielt offenbar der osmotische Druck die maßgebliche Rolle, Milchsäure wird vermehrt gebildet, wie in den eigenen Versuchen.

Die Ursache würde man in verschiedenen Momenten sehen können. Die Milchsäurebildung und Hyperglykämie nach Ammonsalzen war geringer, wenn die Nn. splanchnici durchschnitten waren. Man könnte also eine Adrenalinausschüttung bei dem intakten Tier vermuten. Aber ganz gleich, ob dieser Effekt auftritt, ist auf die Tatsache hinzuweisen, daß die Milchsäurebildung und vielleicht auch die Bildung von Zucker ein Prozeß ist, der dem osmotischen Druck der Umgebung von der Muskelfaser aus das Gleichgewicht halten kann. Während am Anfang ein Wasserverlust aus der Muskelfaser stattfindet mit Zunahme der extracellulären Räume, gewinnt später die Faser wiederum ihr Wasser zurück mit gleichzeitiger Zunahme der intracellulären Räume, obwohl weder eine Wasserzufuhr, noch eine wesentliche Ausscheidung oder eine neue Verteilung den Anlaß dazu gegeben haben können. Hier kann es sich nur um Vorgänge handeln, die geeignet sind, den osmotischen Druck innerhalb der Zelle zu vermehren, wie es nach den thermoelektrischen Messungen von HILL in der Muskelfaser während der Kontraktion stattfindet. Dieser Effekt wurde sowohl in Milchsäurebildung und Glykogenverlust[4462] gesehen und als ein Regulationsvorgang auszulegen versucht. Teilweise war übrigens das Anion (z. B. J') wirksamer als der osmotische Druck. Bei Kaninchen und einigen Katzen wurde eine Erhöhung der Milchsäure nach NaCl im Blut nicht beobachtet, aber in den gleichen Versuchen wurde auch keine Zunahme der extracellulären Räume und keine Abnahme des Wassergehaltes gesehen (NETTER und Mitarbeiter[4458]).

[4461, I] EICHLER, O.: Nicht veröffentlichte Versuche.
[4462] EICHLER, O.: Naunyn-Schmiedebergs Arch. **187**, 82 (1936). Verh. d. dtsch. Pharm. Gesell. in Gießen.

Gleichgültig, wie diese Auffassungen und Vorstellungen einzuschätzen sind, interessiert hier die Frage nach der Acidose im Blut, die mit diesen Versuchen wohl einen Ansatz zur Klärung, aber nicht die Klärung selbst erfährt, wenn man nicht die quantitativen Betrachtungen, die allein entscheiden können, vernachlässigen will. Tatsächlich wurde nun die Lösung in ganz anderer Richtung gefunden. Ein erster Ansatz wurde sichtbar bei den Befunden von KAPLANSKI und BOLDIREWA[2665]. Wurden Karauschen 30 Tage lang in $1^1/_2$—2% NaCl gesetzt, dann zeigte sich, daß das Na· im Muskel teilweise bis aufs Doppelte anstieg, während dasselbe beim Chlorid im Blut eintrat — Na· war in die Muskelfaser gegangen und hatte das Cl′, das in die Zellen nicht eindringen konnte, allein zurückgelassen, so daß eine Acidose resultieren mußte, was von den Autoren allerdings nicht beachtet wurde. Und in dieser Richtung wurde von HUDOFFSKY, MALORNY und NETTER[4458] das Problem geklärt. Bei Gabe von NaCl an Kaninchen und Katzen nahm tatsächlich Na· in den Muskelfasern zu, gleichlaufend mit der Acidose, d. h. Verminderung der Alkalireserve im Blut. Gleichgültig ist es für diese Betrachtungen, ob das Na· nach FENNS Auffassung in die Faser selbst eindringt, oder nach NETTER in der oberen Grenzschicht lokalisiert bleibt, die das Na· durch Abnahme der Dielektrizitätskonstante speziell aufnehmen könnte.

Doch muß Wert darauf gelegt werden, daß die Aufnahme von Na· begleitet ist von der Abgabe von K·. Wenn dieses abgegeben wird (wie in eigenen Versuchen an Fröschen), dann wird es in jedem Fall durch die Niere rasch beseitigt, so daß weder eine Aufrechterhaltung der Alkalireserve, noch eine Schädigung z. B. des Herzens eintreten kann. Nach NETTER und Mitarbeitern findet der Austausch dagegen mit H· statt, das wiederum sich im Blut an Eiweißkörper bindet oder zum Abrauchen von CO_2 führt. Diese Effekte bringen es dahin, daß die Abgabe von Na· an die Muskelfaser bzw. die Abnahme des Na· im Blut größer ist als die Abnahme der Alkalireserve, daß der verlangte Effekt die quantitativen Bedingungen reichlich erfüllt. Dazu ist es von besonderer Bedeutung, daß diese Vorgänge in oder an der Muskelfaser das Na· aus dem Blut beseitigen, ohne daß ein osmotisch äquivalentes Ion auftritt, so daß sie also im Sinne der Osmoregulation bei diesen hypertonen Lösungen verlaufen, (beim Kaninchen übrigens stärker als bei der Katze). Wenn man die Symptome der Giftwirkung mit Muskelflimmern bis zur Starre in Betracht zieht, geht die Zweckmäßigkeit des Vorganges noch weiter. Denn durch die Säure wird aus dem Skelett Ca·· mobilisiert, das unmittelbar therapeutisch am Muskel wirken kann (EICHLER[2441, I]).

Wenn auch von NETTER und Mitarbeitern keine Milchsäurebildung beobachtet wurde, so sind solche Wirkungen doch nicht auszuschließen, und vielfache Befunde liegen in dieser Richtung. Eine Beziehung zwischen Milchsäuregehalt (und allerdings Abnahme der Milchsäure) und Na·-Aufnahme während der Reizung wurde von MALORNY und NETTER[4470] mitgeteilt, wenn das Na· über die Resynthese der Milchsäure in der Muskulatur festgehalten wurde.

c) Gasstoffwechsel und Fieber. Nach 0,2—0,4 g NaCl subcutan soll der Sauerstoffverbrauch des Menschen um 4—19% steigen[4463, 4464], nach 25 g NaCl peroral um rund 15%[4465]. Bei Ratten war physiologische Kochsalzlösung unwirksam, wurde 1 ccm 8% NaCl-Lösung subcutan injiziert, dann ging die CO_2- und O_2-Abgabe zuerst zurück und dann geringfügig in die Höhe[4466].

[4463] CASTEX, M. R. u. SCHTEINGART, M.: Rev. Soc. argent. Biol. 8, 319 (1932), Rona 69, 706.
[4464] CASTEX, M. R. u. SCHTEINGART, M.: C. rend. Soc. Biol. 111, 400 (1932), Rona 70, 698. 10 Versuchspersonen.
[4465] WALDBOTT, G.: Dtsch. Arch. klin. Med. 143, 325 (1924), Rona 25, 329.
[4466] FUJIMOTO, K.: Mitt. med. Akad. Kioto 9, 467 (1933), Rona 78, 87.

Bekannt ist die Fieberreaktion nach NaCl-Gabe. LIPSCHITZ[2925, 4455] maß $1^1/_4$ Stunde nach 1 g/kg NaCl subcutan beim Kaninchen im Durchschnitt von 8 Tieren eine Temperatur von 40,4°, die nach $5^1/_2$ Stunden auf 39,8° zurückgegangen war, also die vorher gemessene Norm von 39,3° noch nicht erreicht hatte. Diese Fiebersteigerung, die zugleich mit einer Stoffwechselsteigerung einherging, trat nicht auf, wenn statt reinen Kochsalzes eine nach Ringer äquilibrierte Lösung Verwendung fand[4467].

Bei Säuglingen wurde auch bei peroraler Gabe von NaCl bei freier Zufuhr von Wasser eine leichte Fieberreaktion beobachtet (SCHOENTHAL und MORTON[4457]). Es soll sich ein Kochsalzanreicherungsfieber und ein Durstkochsalzfieber unterscheiden lassen. Das erste entsteht nach Gabe von 2 g NaCl und mehr in konzentrierter Lösung, innerhalb nicht zu langer Zeit verabreicht. Das Fieber erscheint nach 2—6 Stunden und fällt nach 12—24 Stunden ab. Gelegentlich kam es zu Durchfällen. Das Durstkochsalzfieber entsteht, wenn physiologische und schwächere Lösungen über den Tag verteilt verabreicht werden. Dieses Fieber erscheint nicht so häufig[4468].

Durch Antipyrin und Pyramidon lassen sich diese Fieber gut beeinflussen[4469]. Wenn aber bei Lungenentzündungen reichlich NaCl (15—30 g/Tag) gegeben wird, dann hält sich dagegen das Fieber in geringeren Grenzen (37,2—38,3°) als bei denen ohne NaCl (SUNDERMANN[3654]). Vielleicht spielt an diesem Ausschlag die größere Möglichkeit der Perspiratio eine Rolle. Allerdings zeigte sich in den Versuchen von FINKELSTEIN[4468], daß gerade dann, wenn nach Kochsalz Fieber auftrat, die Perspiratio groß war unter Einsparung an Harnwasser, während ohne Fieber die Perspiratio beschränkt war. Man wird sich fragen, welcher Vorgang der erste ist. Auch das Schwitzen nach Arbeit wurde durch vorherige Kochsalzgabe eingeschränkt (CASSINIS und ADILARDI[4282]). Auf die Bedeutung des Kochsalzes für die Wärmeabgabe durch den Schweiß nach den Arbeiten von LEHMANN und SZAKALL[4283] wurde schon bei der Muskulatur eingegangen.

d) **Kohlenhydratstoffwechsel.** Beziehungen von NaCl, wenigstens dem Kation des Salzes zum Kohlenhydratstoffwechsel, ergaben sich schon bei Versuchen, in denen während der Reizung des Muskels und der darauffolgenden Milchsäurebeseitigung speziell Na$^.$ in die Muskelfaser aufgenommen wurde. Sonst sind 2 Faktoren zu nennen, die genau entgegengesetzt verlaufen, nämlich zu einer Erhöhung oder zu einer Erniedrigung des Blutzuckers führen. Erhöhungen wurden besonders bei großen Dosen hypertoner Salzlösungen gesehen. Bei Gabe von 5, 10 oder 15 ccm einer 20% NaCl-Lösung wurde stets Blutzuckersteigerung bei Kaninchen gesehen, ebenso nach 50 ccm 0,9% NaCl, wenn die Zufuhr intravenös und ohne Entfernung der Nebennieren stattfand. Perorale Zufuhr wirkte nicht ([4472], siehe auch [4471]). Bei Gabe von 5 ccm/kg m/1 und m/2 NaCl wurde keine Veränderung gesehen, während äquimolekulare Mengen von NaBr merkwürdigerweise immer den Blutzucker mit einem Maximum nach $2—2^1/_2$ Stunden um 32 bis 93 mg% erhöhten[4473].

Ammonsalze $PO_4''' > SO_4'' > Cl'$ führen zur Hyperglykämie und zwar auch nach Exstirpation der Nebennieren, nicht aber nach Durchschneidung der Nn. splanchnici. Na$^.$-Salze waren unwirksam, Mg$^{..}$-Salze wirksam[4477-4479]. Nach Injektion 5—10 ccm einer be-

---

[4467] RIETSCHEL-STRIECK: Tagung der Pharm. Gesell. in Würzburg S. 104 (1927). Naunyn-Schmiedebergs Arch. **1928**.
[4468] FINKELSTEIN, H. u. WEIL, E.: Z. Kinderheilkd. **50**, 259 (1930), Rona **60**, 251.
[4469] FINKELSTEIN, H. u. WEIL, E.: Z. Kinderheilkd. **50**, 288 (1930), Rona **60**, 252.
[4470] MALORNY, G. u. NETTER, H.: Pflügers Arch. **238**, 152 (1937).
[4471] BAUDOUIN: C. rend. Soc. Biol. **128**, 1193 (1936).
[4472] MARCONI, F. u. DI MARCO, I.: Fisiol. e. Med. **8**, 417 (1937), Rona **107**, 102.
[4473] JENTGENS, H.: Biochem. Z. **277**, 273 (1935), Rona **88**, 448. C. **1935** II, 394.

strahlten 0,9% Lösung von NaCl an 2 kg schwere Kaninchen kam es zur Hyperglykämie. Diese Wirkung sei auf radioaktive Cl'-Isotope zurückzuführen ([4476, I] mit Bemerkung).

Die Literatur über diese Befunde ist groß. Wichtiger ist die Unzahl von Versuchen, die einen genau entgegengesetzten Effekt demonstrieren konnten und eine inverse Beziehung zwischen Blutzucker und Blutchlorid streng dartun zu können glauben. Wenn allerdings beim Kaninchen Glucoselösung in den Peritonealraum injiziert wird, führt eine Resorption der Glucose zu einer Hyperglykämie und der Einstrom von Cl' in die Peritonealflüssigkeit wird den Cl'-Gehalt des Blutes vermindern[4474]. Dieser Effekt ist künstlich und hat mit den hier wesentlichen Faktoren nichts zu tun. Wesentlich ist, daß durch NaCl eine Blutzuckererniedrigung erzielt werden kann auch bei peroraler Gabe. Intravenöse Gabe von NaCl führte plötzlich nur bei starker Hypertonie, nicht aber bei Isotonie zu einer Blutzuckersenkung, hypotone Lösungen wirkten in entgegengesetzter Richtung. Das war auch bei Hunden, die 0,7% NaCl erhielten, zu beobachten, während 0,9% wirkungslos blieb[4476]. Diese den Blutzucker mindernde Wirkung wurde ebenso nach 20 g NaCl peroral gesehen, dauerte beim Diabetiker längere Zeit an und erreichte ein größeres Ausmaß[4475].

Bei Herannahen der diabetischen Acidose zeigt sich eine Hypochlorämie (MEYER-BISCH[4121]). Starkes Absinken des Blutchlorids wird sogar mitverantwortlich dafür gemacht, daß Diabeteskranke sich manchmal refraktär gegen *Insulin* verhalten. Ausreichende Gaben von NaCl mit und ohne Insulin können dann den Blutzucker erniedrigen[4480, 4484]. Bei Vergleich der Wirkung von Insulin auf den Blutzucker nach peroraler Zufuhr von 10 g NaCl in 20—30 ccm Wasser bedeutete es in jedem Falle eine Verstärkung des Insulineffektes, beim Diabetiker war das deutlicher ([4481], siehe auch [4486, I]).

20 ccm 15—20% NaCl intravenös führte beim Diabetiker zu einer Senkung des Blutzuckers um 12—43% (Durchschnitt 25%). Die Blutzuckerkurve nach Gabe von Glucose verlief flacher ([4482], siehe dazu [4486, II]). Bei Ratten des Yale-Stammes, die zu einer geringeren Toleranz für Glucose neigten, konnte die Toleranz durch gleichzeitige Injektion mit isotonischer NaCl-Lösung erhöht werden und zwar sowohl beim intakten Tier, als auch nach teilweiser Exstirpation des Pankreas. Als Ursachen werden in Betracht gezogen: Steigerung der Glykogenbildung u. a. Veränderung des Na/K[4476, II; 4483]. Zugleich wurden alle Zeichen verbesserter Zuckerassimilation beobachtet. Eiweißeinsparung, verminderte Ketosis, steigender respiratorischer Quotient, Erhöhung des Leberglykogens[4476, II].

[4474] LOISELEUR, J.: C. rend. Soc. Biol. **123**, 491 (1936), Rona **100**, 260.

[4475] CHIORAZZO, G.: Clinica **4**, 510 (1938), Rona **110**, 162. Diejenigen Patienten, die eine geringere HCl-Sekretion der Magendrüsen zeigten, reagierten geringer, die hyperaciden stärker mit Blutzuckersenkung.

[4476] GREGG, D. E.: Amer. J. Physiol. **104**, 344 (1933), Rona **74**, 692. Gleichzeitig Erhöhung des respiratorischen Quotienten.

[4476, I] FRADA, G.: Boll. Soc. ital. Biol. sper. **16**, 298 (1941), Rona **127**, 567. Die Bestrahlung erfolgte in 0,9% NaCl durch ein Radiumpräparat direkt in der Lösung! Wie groß mag die Trefferwahrscheinlichkeit in den dünnen Lösungen sein? Dann entsteht ein Isotop mit einer Halbwertszeit von Minuten. Die Überlegung, was unter diesen Bedingungen eine Bestrahlung von Wochen nützen soll, muß man dem Autor überlassen. Bisher wurden Effekte von radioaktiven Isotopen nur bei ganz großen Mengen, die nur im Cyclotron oder gar im Uranpile hergestellt werden können, erzielt. Wurden lang bestrahlte Lösungen in größerer Menge injiziert, dann wirkten sie schließlich weniger. Zuletzt sei angefügt, daß ^{38}Cl durch einen (dp) oder (n, γ) Prozeß aus Chlorid gewonnen wird. Beide Prozesse sind in dieser Versuchsanordnung nicht möglich.

[4476, II] ORTEN, J. M. u. DEVLIN, H. B.: J. biol. Chem. **133**, LXXIV (1940) u. **136**, 461 (1940). C. 1942 I, 1395, Rona **129**, 42.

[4477] MASAMUNE, H.: Rona **46**, 89 (1927).

[4478] MASAMUNE, H.: Rona **46**, 89 (1927).

[4479] MASAMUNE, H.: Rona **46**, 90 (1927).

[4480] POCZKA, N. u. STEIGERWALDT, F.: Z. exp. Med. **96**, 20 (1935), Rona **88**, 419.

Die Wirkung soll abhängig sein von der Stoffwechselausgangslage, und deshalb reagiert der Diabetiker besonders im insulinrefraktären Stadium auf Kochsalz mit Blutzuckersenkung[4484]. Wenn auch Cl' die Diastase aktiviert, wird eine besondere Wirkung auf die Verdauungstätigkeit nicht in Erscheinung treten[4485, 4486].

Über den näheren *Mechanismus* dieser Wirkung, abgesehen von einer vielleicht vorliegenden Aktivierung von Insulin, wurden vielfache Versuche angestellt. Die Aktivierung ist deshalb schwer zu verstehen, weil wir die Wirkung des Insulins in der Zelle selbst anzusetzen haben, während das Cl' nur außerhalb der Zelle bleibt. Das Cl' hat dabei eine Bedeutung für diese Stoffwechselwirkung, denn z. B. Gaben von $NaHCO_3$ (in Mengen von 0,2 und 0,5 g an Ratten von 160—180 g) führten zur Hyperglykämie und Verlust von Leberglykogen[4487]. Wurde demgegenüber bei Kaninchen ein Stück Leber zur Glykogenbestimmung entfernt, den Tieren dann täglich 1 g NaCl in 10% Lösung verabfolgt, dann fand sich bei neuerlicher Glykogenbestimmung bei 5 Kaninchen eine Erhöhung, bei 2 Tieren keine Änderung und bei 2 Tieren eine Erniedrigung, so daß der Schluß einer glykogenbildenden Wirkung des NaCl gezogen wurde[4438]. Diese Wirkung ist durchaus erklärbar durch einen die Insulinwirkung verbessernden Effekt, denn eine Insulinausschüttung spielt sicher eine ganz untergeordnete Rolle in-

Bei Versuchen an Hunden, denen in die Pfortader 0,9 oder 1,0% NaCl[4490] fundiert wurde, kam es anfangs für 2 Minuten zu einer Steigerung des Zuckers in der Lebervene um 20—30 mg%. Trotz weiterer Infusion fiel der Zucker wieder ab. Wurde die Pankreas vorher entfernt, dann kam nur eine Senkung zustande, aber nur dann, wenn die Operation nicht länger als $^1/_2$ Stunde zurücklag, so daß noch genügend Insulin im Gewebe angenommen werden konnte. Später war keine Wirkung mehr vorhanden, sie wurde durch Insulininjektion aber wiederhergestellt.

Isotonische Lösungen von Na_2HCO_3, Na_2HPO_4 führten nur zu dem primären Blutzuckeranstieg um 10—15 mg%, nicht aber zu dem sekundären Fall. Na_2SO_4 wirkte durch Blutverdünnung, NaJ prinzipiell gleich wie NaCl, ebenso NH_4Cl und $CaCl_2$, KCl besonders hinsichtlich der primären Blutzuckersteigerung, die lange anhält. Für sie scheint also Halogen, besonders das Cl', maßgeblich zu sein[4489, 4490]. Die Auffassung über die Vermehrung der diastatischen Kraft der Leberzelle durch Cl' scheint unvollkommen, wie schon dargestellt, maßgeblich dagegen die Bedeutung des Insulins für die sekundäre Senkung.

Bei Versuchen mit Goldfischen (BURGE und ESTES[1975]) wurde der Zuckerverbrauch nicht erhöht, wenn die Tiere sich in einer 0,2% NaCl-Lösung befanden. In 40 Stunden verbrauchten die Fische im Wasser 33% des Zuckers, in NaCl etwa ebensoviel. Ein Unterschied fand sich bei Mg¨, da in 0,2% $MgSO_4$ 21%, in 0,2% $MgCl_2$ 28% verbraucht wurden. Unsicher ist, ob dieser Unterschied signifikant ist, er könnte höchstens für eine einsparende Wirkung des schwerer permeierenden Sulfats sprechen.

e) Stickstoff-Stoffwechsel. Bei Kaninchen änderte NaCl in der Menge von 0,3—0,75 g/kg den Quotienten C/N im Harn nicht, während $NaHCO_3$ den

---

[4481] MASSOBRIO, E. u. BOCCUZZI, G.: Giorn. Accad. med. Torino **101**, 423 (1938), Rona **111**, 242.

[4482] GLASS, J. u. BEILESS, I.: Z. exp. Med. **73**, 801 (1930), Rona **59**, 581.

[4483] ORTEN, J. M. u. DEVLIN, H. B.: Proc. Soc. exp. Biol. Med. **42**, 632 (1939). C. **1940 II**, 1460.

[4484] GLATZEL, H.: Z. exp. Med. **99**, 236 (1936), Rona **98**, 73.

[4485] GLATZEL, H.: Z. exp. Med. **99**, 250 (1936), Rona **98**, 73.

[4486] GLATZEL, H.: Z. exp. Med. **99**, 258 (1936), Rona **98**, 73.

[4486, I] FOFFANI, G.: Rass. Fisiopat. **12**, 289 (1940), Rona **123**, 266. Durch Insulin kommt es manchmal zur NaCl-Retention.

[4486, II] SAYERS, G. u. ORTEN, J. M.: Proc. Soc. exp. Biol. Med. **46**, 287 (1941). C. **1941 II**, 2455. Bei Zusatz von NaCl zu einer intraperitonealen Gabe von Glucose wurde deren Ausscheidung durch die Nieren begünstigt.

Quotienten senkt[4491]. Bei Ratten führte Injektion von Salzlösung zu Retention von Kreatinin und Umwandlung in Kreatin, dieses wurde besonders bei großen Kochsalzmengen vermehrt ausgeschieden[4496, II].

Der Harnsäurespiegel im Blut sank nach Gaben von 15 g NaCl, aber nur bedingt durch die Blutverdünnung, erst sekundär setzte im Urin eine unbedeutende Ausschwemmung ein[4492]. Bei Fütterung von NaCl an Kücken fand sich keine Einwirkung auf den Harnsäurestoffwechsel, während Fütterung von $NaHCO_3$ zu schweren gichtischen Veränderungen führte. Das Ausbleiben dieser Veränderungen ist aber nicht dem Cl' spezifisch, da auch bei Na_2SO_4 dasselbe geschah[4494]. Weitere Stoffwechselvorgänge, bedingt durch Cl', werden in dem Kapitel über chronische Veränderungen bei Cl'-Zufuhr zu finden sein.

Nach Gabe von 10 g NaCl stieg die Menge der Cholesterinester im Blut auf das Doppelte. Genau so wirkte ein Gemisch von anderen Na˙-Salzen[4493].

f) Innere Sekretion. Nach Belastung von Ratten mit NaCl 5—7 Tage lang trat in der Hypophyse eine Verminderung des uterus-wirksamen und antidiuretischen Prinzips ein. Eine Veränderung der Empfindlichkeit gegen dieses wurde nicht erreicht, ebensowenig durch NaCl-Entzug[4496, I]. In den Versuchen von VERNEY[3630, I] an Hunden wurde die Verarmung der Neurohypophyse quantitativ verfolgt. Die Abgabe des Hormons wurde durch Injektion von hypertonischen NaCl-Lösungen in die Art. Carotis erzwungen. Auf solche Injektion folgte eine langdauernde Hemmung der Diurese, ausgelöst durch besondere Osmoreceptoren im Versorgungsgebiet der Carotis interna. Die Menge des abgegebenen Hormons stieg anfangs mit der Dauer der Injektion. Die Empfindlichkeit kann man daraus ersehen, daß schon 1,8% Steigerung des osmotischen Drucks im Plasma der Carotis einen deutlichen Effekt auf den Urinfluß hatte, also schon zur Abgabe des Hormons geführt hatte. Während Na_2SO_4 und Rohrzucker genau wie Kochsalz gleichen Druckes wirkten, war Glucose schwächer.

Die oben erwähnte Vermehrung der Kreatinausscheidung auf Kochsalzlösung war bei kastrierten Ratten größer[4496, II].

Die Züchtung von Schilddrüsenfibroblasten in vitro gelang sehr gut, auch wenn in dem umgebenden Nährmedium 80% des Cl' durch J' ersetzt war[4495]. Wurden Ratten mit einer Jodmangeldiät ohne Cl'-Zusatz aufgezogen, dann zeigte sich ein starker J'- und Trockengehalt der Schilddrüse, die Tiere wuchsen schlecht[4496].

2. Bromid.

a) Die Alkalireserve von Kaninchen wurde durch 10 ccm/kg isotonisches NaBr intravenös um 4—5 Vol% erhöht (ODAIRA[4453]). Die Reaktion des Blutes soll sich nach 0,75 g/kg NaBr für 16—37 Stunden nach der alkalischen Seite

---

[4487] STÖHR, R.: Hoppe-Seylers Z. **217**, 156 (1933), Rona **75**, 270.
[4488] GALLI, T. u. RAFFO, L.: Arch. Pat. e. clin. Med. **20**, 109 (1939), Rona **122**, 607.
[4489] GLATZEL, H.: Verh. d. ges. inn. Med. **1936**, 420, Rona **96**, 52.
[4490] FREY, J. u. GLATZEL, H.: Z. exp. Med. **98**, 409 (1936), Rona **95**, 290.
[4491] WATANABE, M. u. TASLAKOWA, T.: Biochem. Z. **178**, 286 (1926), Rona **39**, 676.
[4492] HARDING, J. V., ALLIN, K. D. u. VAN WYCK, H. B.: J. biol. Chem. **62**, 61 (1924), Rona **30**, 753.
[4493] LASCH, F. u. ROLLER, D.: Z. exp. Med. **97**, 224 (1935), Rona **91**, 572.
[4494] DELAPTANE, G. F.: Vet. Alum. Quart. **21**, 149 (1934), Rona **81**, 248.
[4495] VOGELAAR, J. P. M. u. ERLICHMAN, E.: Amer. J. Canc. **37**, 242 (1939), Rona **121**, 331. C. **1940 I**, 1847.
[4496] REMINGTON, R. E.: Proc. Soc. exp. Biol. Med. **37**, 652 (1938), Rona **110**, 111.
[4496, I] LIEBERT, PH.: Naunyn-Schmiedebergs Arch. **198**, 87 (1941).
[4496, II] BEARD, H. H., ESPENAN, I. K., KOVEN, A. L. u. PIZZOLATO, P.: Endocrinology **29**, 762 (1941), Rona **130**, 53.

verschieben auf p_H 7,78 (!), gleichzeitig mit Anstieg der Alkalireserve[4497]. Allerdings war der Ausgangspunkt so stark im Sauren mit einer Alkalireserve von 29,0, daß er keinen normalen Wert mehr darstellt. Eine Vermehrung der Alkalireserve läßt sich meist bei abnehmender Aktivität des Atemzentrums beobachten.

b) Gasstoffwechsel. Trotz verminderter Beweglichkeit wurde eine Herabsetzung der Körpertemperatur selbst nach hohen Dosen mit Plasma-Brom bis 406 mg% nicht beobachtet, wohl aber war die Atmung vermindert (WINKLER[4164]).

In den Versuchen von TADA[1777] erhielten die Kaninchen 5 ccm/kg 10% NaCl oder eine äquivalente 17,61% Lösung von NaBr in 4 Minuten intravenös. Während nach NaCl Steigerungen des O_2-Verbrauchs von 4,3—8,3% zur Beobachtung kamen, stieg nach NaBr der Stoffwechsel in den ersten Minuten um nur 2% an. Darauf folgte eine beträchtliche Senkung von 10,9—28,7% in 6 Versuchen. Die Körpertemperatur fiel zuletzt etwas ab. Wir sehen hier einen wohl durch die zentrale Beruhigung bedingten deutlichen Unterschied gegenüber Cl'.

Bei fiebernden Ratten wurde die antipyretische Wirkung von Acetanilid durch Br' allein und Coffein mit NaBr zusammen aufgehoben oder vermindert (SMITH und HAMBOURGER[2532]).

MORUZZI[4499, I u. 4499, II] führte langdauernde Versuche an Hunden und Ratten mit 0,2 g/kg NaBr täglich durch und fand eine zunehmende Reduktion der CO_2-Ausscheidung, beim Hund schließlich um 18—25%, bei der Ratte nach 200 Tagen sogar um 40—50%. Diese Endwerte werden erreicht mit starken Schwankungen nach einer fortschreitend verlaufenden Senkung in den ersten Tagen der Darreichung. Nach Absetzen des Bromids gehen die Veränderungen bald zurück. Der Effekt ist wenigstens zum Teil auf eine Veränderung der Schilddrüse zurückzuführen (siehe darüber später).

c) In der **hyperglykämischen Reaktion** ähnelt Br' dem Cl'. 0,1 g/kg NaBr verursachte schon manchmal eine Hyperglykämie, die bei 1 g/kg in 5% Lösung deutlicher wurde[4498].

d) Mineralstoffwechsel. Bei Darreichung kleiner Bromiddosen an Hunde (0,01 g/kg NaBr per os) stieg die $Ca^{..}$-Ausscheidung in Stuhl und Urin an, bei 0,05 g/kg fand sich ein Abfall[4499]. Auf einen Angriff am Mineralstoffwechsel scheinen die Beobachtungen von COOMBS und Mitarbeitern[4228] hinzudeuten. Katzen, die 14 Tage täglich mit 1 g NaBr vorbehandelt waren, hatten 2 Tage nach der Parathyreoidoperation einen $Ca^{..}$-Gehalt von 7,8 ($\pm$ 0,5) mg% und einen P-Gehalt von 4,9 mg%. Ohne die Bromidvorbehandlung waren die Werte 6,0 $\pm$ 1,05 mg% und 5,8 $\pm$ 0,5 mg%. Wenn nach der Erzeugung von Krämpfen die entstehende Hyperglykämie bei den Bromidtieren geringer war, dann war das nur auf die geringere Schwere der Krämpfe zurückzuführen.

e) Bei Beobachtung der **Kohlenstoff- und Stickstoffausscheidung** im Harn von Kaninchen wurde die Ausscheidung sowohl von C als auch von N durch Behandlung mit Br' vermindert, der Quotient C/N änderte sich nicht (WATANABE und TASLAKOWA[4491]). Eine lang fortgeführte Stickstoffbilanz wurde von IBERTI[4500] nach täglicher Darreichung von 0,2 g/kg NaBr an 2 heranwachsenden Hunden ausgeführt, indem 2 Kontrollen desselben Wurfes daneben verglichen wurden. Während in der Beobachtungseinheit von den Kontrollen 3,66 und 4,45 g N_2

[4497] FRÖHLICH, H.: Naunyn-Schmiedebergs Arch. 151, 323 (1930).
[4498] HAZARD, R., VAILLE, C. u. CAGNAUX, Y.: J. Pharmacie VIII. 26, 101 (1937), Rona 103, 326. C. 1937 II, 3483.
[4499] BRAGA, C.: Rass. Ter. e. Pat. clin. 5, 93 (1933), Rona 73, 659.
[4499, I] MORUZZI, G.: Boll. Soc. ital. Biol. sper. 15, 1110 (1940), Rona 124, 105.
[4499, II] MORUZZI, G.: Schweiz. med. Wschr. 71, 354 (1940).
[4500] IBERTI, U.: Clin. med. ital. N. s. 71, 235 (1940), Rona 121, 143.

zurückgehalten wurde, war die Stickstoffbilanz bei den beiden Bromidtieren mit 9,33 und 11,59 g N_2 deutlich positiver. Diese Befunde wurden in die von MORUZZI nachgewiesene Beeinflussung des endokrinen Systems durch langdauernde Darreichung von Bromiden hineingestellt. Bei Prüfung des Stoffwechsels der Purinkörper an Ratten fand sich bei 3 Monate währender täglicher Gabe von 0,2 g/kg NaBr ein Konstantbleiben des Gesamtpurinstickstoffs und Allantoins, eine Abnahme der Harnsäureausscheidung[4501 I].

f) Innere Sekretion. Eine Beeinflussung der *Schilddrüse* wurde schon verhältnismäßig früh als Folge einer längeren Bromiddarreichung berichtet. Tauben erhielten 50 Tage lang Bromid zugeführt, und während die anderen Organe keine histologischen Veränderungen zeigten, wurde in der Schilddrüse eine Größenzunahme der epithelialen Zellen mit Hyperämie beobachtet und als Zeichen erhöhter Aktivität gedeutet[4501]. Dieselbe Deutung erfuhren Versuche an 3 Meerschweinchen, die täglich 0,25—0,75 g/kg NaBr erhalten hatten.

Es zeigte sich, daß in der Zelle der Schilddrüse die Zahl der Mitosen von 158 der Norm auf 897 gesteigert war. Nach statistischer Berechnung ist die Wahrscheinlichkeit, daß es sich um einen Zufall handelt, mit 1:60 angegeben. Ebenso waren die Acini der Drüsen von 0,8—1,2 μ der Norm auf 1,3—2,2 μ vermehrt. Bei Jodid war die Zahl der Mitosen noch 5mal so groß wie bei Bromid, und auch darin unterschied sich das Bild bei Bromid, daß hier das Kolloid vacuolisiert und weich war, ohne daß allerdings Phagocyten und Lymphocyten vermehrt zur Beobachtung kamen[4502].

Die hier mitgeteilten Versuche sind charakterisiert durch die Kürze der Versuchsperioden, die von Bedeutung zu sein scheint.

Ausgedehnte Versuche an 12 Wochen alten Ratten wurden von HAMILTON[4503] unternommen.

Die Tiere — 123 Ratten, darunter 51 Kontrollen, alle von demselben Wistar-Stamm — wurden auf eine Grunddiät (gemahlener Weizen 67,5, Rohcasein 15, Milchpulver 10, Butter 5,2, $CaCO_3$ 1,5, NaCl 0,8 + 1% Lebertran) gesetzt. Eine Gruppe von 18 Tieren, die direkte Kontrolle, erhielt eine jodarme Diät aus 85,0 Minesotaweizen, 10,0 Casein, 3,5 Minesotaspinat, 1,0 $CaCO_3$ und 0,5 NaCl. Zu dieser Diät wurden die verschiedenen Zusätze gemacht, wie folgende Zusammenstellung ergibt:

I. 0,5—1,0% NaBr 9 Ratten 51—89 Tage
II. 0,5—0,75% NaBr 16 Ratten vom 17. Tage ab Tötung alle 5 Tage
III. 0,5—1,0% NaBr + NaJ 5 Ratten
IV. 2,0—3,0% NaCl 9 Ratten 92—149 Tage
V. 2,0—10,0 mg NaF/Tag 71—119 Tage.

Die Resultate gegenüber der Norm geben folgende Gewichte der Schilddrüse, die auf 100 g Tier berechnet wurden:

Tabelle 340.

Tier	Zahl	Gewichte	Quotient $\frac{\text{Differenz}}{\text{Streuung der Differenz}}$	
			gegenüber Normalen	gegenüber den direkten Kontrollen
Normale	33	10,39 ± 0,35		
Direkte Kontrolle	18	10,25 ± 0,54	0,21	—
Gruppe I	9	17,41 ± 1,81	6,16	5,90
Gruppe III	5	14,85 ± 1,43	3,04	3,01
0,5—1,0% NaJ	16	12,32 ± 0,68	2,52	2,37
Gruppe V	9	8,97 ± 0,07	3,99	2,34
Gruppe IV	9	11,53 ± 0,71	1,26	1,08

[4501] MINOWODA, H.: Acta dermatolog. **11**, 381 (1928), Rona **48**, 284.
[4501, I] IBERTI, U. u. FABBINI, V.: Arch. Fisiopatologia **10**, 49 (1942), Rona **132**, 37.
[4502] MARGOLIN, E. S.: Proc. Soc. exp. Biol. Med. **30** 495 (1933), Rona **73**, 304.
[4503] HAMILTON, A. S.: Endrocrinology **18**, 170 (1934), Rona **80**, 305.

Ersichtlich ist die signifikante Zunahme der Gewichte unter Bromid, die größer war als nach Jodid. Kochsalz hatte keine Bedeutung. Wichtig ist *das histologische Bild* der Schilddrüse.

Es fand sich kein Kolloid in den Follikeln, und wo es doch darin war, mit peripherer Vacuolisation. Es färbte sich ganz tief mit Eosin. In den Acini waren zahlreiche (desquamierte oder phagocytische?) Zellen vorhanden. Die Epithelien sind platt bis hochkubisch, das Cytoplasma vielfach vacuolisiert, die Kerne pyknotisch, die Follikelzellen sind etwas kleiner als in der Norm. Das Stroma etwas vermehrt, die Blutgefäße wechseln von geringer zu schwerer Hyperämie. Es wird von dem Autor hinzugefügt, daß die Bilder denen ähneln, die nach langer und schwerer Infektion beschrieben wurden.

Hier haben wir eine Andeutung von Disintegration, ähnlich wie wir es in den Versuchen von MORUZZI finden, aber verbunden mit vermehrter Funktion. Dabei waren die Tiere von HAMILTON bei Versuchsbeginn schon ziemlich alt, und von MORUZZI wurde gerade darauf Wert gelegt, daß die Wirkung um so tiefgreifender war, je jünger die Tiere bei Versuchsbeginn waren, ja daß die größten Ausschläge dann zur Beobachtung kamen, wenn das Bromid der Mutter schon während der Schwangerschaft zugeführt wurde, und so die Jungen von Anbeginn diesem Milieu ausgesetzt waren. Der Beginn des Versuchs in den ersten Tagen bis zum Gewicht von 29 g schien weniger wirksam zu sein[4512]. Dieser Fragenkomplex wurde vor allem von MORUZZI und SIMON bearbeitet.

Wurden Hunde mit 0,08—0,25 g/kg NaBr täglich behandelt, dann stieg während der ersten 4 Wochen der Bromgehalt in der Schilddrüse an, sank aber wieder ab. Der Jodgehalt zeigte nach anfänglich geringfügiger Beeinflussung nur ein allmähliches, aber schließlich sehr weitgehendes Absinken. Es wurde zuletzt nur noch 5 mg% J in der Schilddrüse erreicht (MORUZZI[3403, 4507]). Nach SIMON[4503, I u. II] sinkt der Jodgehalt sofort bei steigendem Bromgehalt. Hier handelte es sich nicht um eine einfache Verdrängung des J' aus der Schilddrüse (siehe auch SIMON[3424]). Die Histologie zeigte niedere Epithelien, Verlust der Zellgrenzen und Epitheldesquamation[4508]. Wurde mit Brom vorbehandelten Hunden die Schilddrüse entnommen, getrocknet und zur Prüfung der Aktivität an Ratten verfüttert, dann zeigte sich eine nur halb so große Aktivität wie bei normalen Tieren[4503, III]. Nur in den ersten Stadien der Behandlung wurden übrigens auch Bilder einer Hyperfunktion gesehen[4513]. Später sank der Grundumsatz um 15—20%. Das wurde auch bei Mäusen (MORUZZI[3423]) und Kaninchen (MORUZZI[3421]) beobachtet. Bei Ratten wurde die CO_2-Produktion nach 150 Tagen Fütterung von Brom in der Menge von 0,2 g/kg NaBr von 2 auf $< 1,5$ CO_2/g/Std. gesenkt. Die Senkung verlief periodisch, denn nach einer vorübergehenden Senkung nach 30 Tagen wird die Norm wieder erreicht, und dann erst erfolgt der stärkere Abfall[4504].

Bei Epileptikern, die einer langdauernden Bromidmedikation ausgesetzt waren, wurde selbst bei Plasmawerten bis 200 mg% keine Änderung des Grundumsatzes, ebensowenig wie eine Verschlechterung des Ernährungszustandes beobachtet[4505]. AMSTEIN[4512, I] fand jedoch bei 4 von 5 mit Bromid behandelten Epileptikern Abnahme des Grundumsatzes, aber immer unterhalb 14%.

Neben Verminderung des Grundumsatzes blieben die Tiere im *Wachstum* zurück. So erreichte bei täglicher Gabe von 0,04—0,08 g/kg NaBr ein Hund ein Gewicht von 5 kg, während ein Tier des gleichen Wurfes zu gleicher Zeit auf 10 kg kam[4509]. Die Wachstumshemmung erstreckte sich nicht gleichmäßig auf alle Teile, so daß etwa die Proportionen erhalten waren. Die behandelten Tiere

---

[4503, I] MORUZZI, G.: Arch. Farmacol. sper. **73**, 27 (1942), Rona **131**, 328 } Polemik.
[4503, II] SIMON, J.: ebenda S. 29 (1942), Rona **131**, 328
[4503, III] MORUZZI, G. u. COBISI, A. M.: Arch. di Fisiol. **42**, 424 (1942), Rona **133**, 417.
[4504] MORUZZI, G.: Naturwissenschaften **1940**, 286.

von IBERTI[4510] hatten eine kürzere Körperlänge (117 gegen 124), die Gliedmaßen waren kürzer (17,5 gegen 22 bei den hinteren, 30 gegen 34 cm bei den vorderen Extremitäten), dagegen war der Brustumfang vergrößert (69 gegen 61 cm). Die Bromidtiere sahen plumper aus und wogen in diesen Versuchen mehr. Dadurch ist die positive Stickstoffbilanz zu erklären, die an diesem Hunde gemessen wurde[4500]. Das Entscheidende der Diskrepanz soll das Alter der Tiere sein, mit dem sie in den Versuch genommen wurden[4512]. Bei Versuchen an Ratten war keine Wachstumshemmung zu beobachten, wenn die Tiere anfangs nur 29 g wogen. Es wurde an den Knochen eine Zunahme des Knochengewichtes und ihres Kalkgehaltes gemessen.

Bei den größeren Tieren ließ sich das Bild vergleichen einer Hypofunktion der Schilddrüse und einer Hypertrophie der *Thymus*, auch histologisch. Es war eine Gewichtsverminderung der Knochen mit Verminderung des Ca, H_2O, N, P, aber Zunahme des Verhältnisses Ca/N zu registrieren[4512]. Bei Röntgenuntersuchungen an Hunden zeigten sich Verkalkungsstörungen und Wachstumsstillstand, besonders an den Knochenkernen der langen Knochen. Das gleiche wurde an Ratten gesehen, und zwar waren die Tiere besonders empfindlich, wenn die Eltern schon mit Br' behandelt waren[4511]. Die Metadiaphysenlinie war konvexer, dicker und dichter, aber die Struktur der Spongiosa nicht verändert[4508].

Auch die *Hypophyse* zeigte gewisse histologische Veränderungen, z. B. Verarmung an Chromophilen im Verhältnis zu den chromophoben Zellen, die pars intermedia hatte eine streifenförmige Anordnung wie im embryonalen Leben[4508].

Die *Keimdrüsen* hatten Zeichen einer Unterentwicklung[4508]. Die Fertilität der Tiere nahm ab[4511, 4506]. Bei Ratten, die täglich die übliche Dosis von 0,2 g/kg NaBr erhielten, zeigten sich bald Veränderungen des oestralen Rhythmus. Der Oestrus wurde teilweise seltener, blieb aber dann längere Zeit bestehen. Nach Absetzen von Br' gingen diese Veränderungen, auch ihre histologische Grundlage, bald zurück, während die Veränderungen der Thyreoidea länger persistierten[4513].

Von KNAB[4514] wurde nach Gabe von 0,6 g/kg bei Ratten keine Hemmung der Brunst gesehen, aber bei 0,8—1,2 gab es Andeutungen davon, während Dosen z. B. von 1,5 g/kg, bei denen 1 Tier schon zum Exitus gekommen war, keine Beeinflussung zeigten. Die Darreichung der Bromide erfolgte subcutan, aber nur 6 Tage hintereinander, so daß diese Versuche die eben dargestellten Befunde nicht widerlegen.

Bei Hühnern gab es keine Wachstumshemmung in der ersten Generation, jedoch zeigte sie sich, wenn die Tiere nach Behandlung der Henne nach dem Schlüpfen in den Versuch genommen wurden, aber nur bei den Hähnchen. Deren Hoden wurden atrophisch, ohne daß die Libido Schaden litt. In der nächsten Generation war die Atrophie wieder geringer geworden[4514, I].

[4505] ARIEFF, A. J.: J. Labor. clin. Med. **25**, 19 (1939). C. **1940 I**, 3415.
[4506] MORUZZI, G.: Giorn. clin. med. **20**, 199 (1939), Rona **114**, 230.
[4507] MORUZZI, G.: Arch. di Fisiol. **40**, 172 (1940), Rona **122**, 132.
[4508] MORUZZI, G. u. BORGATTI, G.: Arch. di Fisiol. **40**, 115 (1940), Rona **122**, 132.
[4509] MORUZZI, G. u. BORGATTI, G.: Atti R. Acad. naz. Lincei **27**, 303 (1938). C. **1938 II**, 1985.
[4510] IBERTI, U.: Clin. med. ital. **71**, 123 (1940), Rona **121**, 143.
[4511] MORUZZI, G. u. BORGATTI, G.: Boll. Soc. ital. Biol. sper. **14**, 202 (1939), Rona **115**, 120.
[4512] TANZI, B.: Giorn. clin. med. **20**, 1620 (1939), Rona **118**, 144.
[4512, I] AMSTEIN, R.: Schweiz. med. Wschr. **1942**, I, 130, Rona **129**, 438.
[4513] BORGATTI, G.: Nuova vet. **17**, 309 (1939) Rona **117**, 467. Dauer der Versuche: 3 Monate.
[4514] KNAB, R.: Dissertation bei Groß, Leipzig 1935, Rona **90**, 428.

3. Nitrat.

Nach Zufuhr von 100—200 g KNO_3 in den Pansen normaler Rinder wurde eine Giftwirkung erzielt durch Reduktion von etwa 10% in Nitrit. Im Blut wurde, abgesehen von Methämoglobin, eine Senkung von $Ca^{..}$, $PO_4^{...}$ und $Mg^{..}$ des Serums um 20% beobachtet (SEEKLES und SJOLLEMA[2569]). Einem Hunde, der mit Glucose gefüttert wurde, verabfolgte man 3 g KNO_3. Dadurch fiel die im Urin ausgeschiedene β-Oxybuttersäure von 264 auf 44, die Oxalsäure von 87 auf 31 mg[4515]. Bei langdauernder Fütterung bis zu hypochlorämischen Zuständen wurde die Alkalireserve im Blut vermehrt (HIATT[3690, I]).

4. Bromat.

Ratten, deren Futter $KBrO_3$ in der 100fachen Menge, wie es in das Mehl zur Veredelung kommt, enthielt (60—80 mg/kg Futter), blieben im Wachstum zurück (BECKER und HANGAI-SZABO[2493]).

5. Chlorat.

Durch Dosen unterhalb 2 g/kg $NaClO_3$, in 35—100 Minuten zugeführt, wurde bei Kaninchen der Reststickstoff des Blutes um durchschnittlich 35% gesenkt. Bei Dosen über 2 g/kg kam es dagegen zu deutlichen Steigerungen[4517]. Der Ammoniak des Blutes wurde unerheblich gesteigert[4516]. Es wurden in jedem Fall hypertonische Lösungen verabfolgt. FLOREN und HEITE[3994, I] fanden keine Abnahme von Ascorbinsäure und Glutathion nach ClO_3'-Gabe an Meerschweinchen.

6. Rhodanid, Jodid und Vergleiche.

Daß Rhodanid im Stoffwechsel gebildet wird, zeigen uns die Versuche von LANG[1704].

Ein Kranker erhielt in der Nahrung täglich 1,2 mg zugeführt, schied aber täglich 3—4 mg aus. Es gelang aus Senfölen und Rhodanestern SCN' zu erhalten und zwar auch im Leberbrei; bei durchströmten Lebern bildete sich SCN' aus m/500 HCN und m/800 $Na_2S_2O_3$, die der Durchströmungsflüssigkeit zugesetzt waren.

Bei Zufuhr von mit radioaktivem ^{35}S markierten SCN an der Ratte fand sich in den Versuchen von WOOD, WILLIAMS und KINGSLAND[4101] ein Teil (1—4%) im Urin oxydiert, d. h. der Schwefel im Sulfat. Die Oxydation erfolgte wahrscheinlich im Darmkanal durch Bakterien, wo es sich auch in organischer Bindung fand. Die Autoren schließen, daß eine Oxydation von SCN' im Organismus keine Rolle spiele, wenn sie überhaupt stattfinde.

In den Versuchen von GOLDSTEIN und HOLBURN[4520, VIII] an Hunden erwiesen sich schon 300 mg/kg intravenös verabfolgt als letal, 200 mg/kg als subletal. Dabei wurde vor allem die arteriovenöse Sauerstoffdifferenz tiefgreifend beeinflußt. In einem repräsentativen Experiment stieg der Rhodanidgehalt im Plasma auf 75,4 mg% NaSCN und sank im Verlauf von 4 Tagen auf 22,3 mg%. Die durchschnittlichen Werte der Sauerstoffsättigung gibt Tab. 341.

Tabelle 341.

	Normaler Ausgangswert %	Werte auf der Höhe der Intoxikation
Arterielle O_2-Sättigung (4 Hunde)	95,7	85,1
Venöse O_2-Sättigung (6 Hunde)	53,8	73,6
Arteriovenöse Differenz (4 Hunde)	6,99	1,63

[4514, I] BORGATTI, G.: Boll. Soc. ital. Biol. sper. 17, 182 (1942), Rona 131, 72. 0,15—0,30 g/kg NaBr subcutan täglich.
[4515] FLEURET, P. H.: C. rend. Soc. Biol. 118, 1569 (1935), Rona 89, 84.
[4516] LEVENSONS, J.: Dissertation Basel 1935, Rona 89, 363.
[4517] BÜTTNER, H. E.: Z. exp. Med. 93, 391 (1934), Rona 79, 622. 12 Tiere.

Das hervorstechendste Symptom bei der Vergiftung war die Muskelschwäche, konvulsive Muskelzuckungen wurden bei 4, Durchfälle bei 4 und Erbrechen bei 2 Hunden beobachtet. Dazu kamen die nervösen Erregungserscheinungen. Alle Symptome gingen zurück mit dem Anstieg der arteriovenösen Sauerstoffdifferenz, aber auch dem Sinken der Rhodanidkonzentration im Plasma. Die Autoren wollen die Gesamtheit der Erscheinungen durch eine Hypoxie wie nach Blausäure erklären. Auch bei Kranken unter Rhodantherapie sei ein herabgesetzter O_2-Verbrauch beobachtet worden. „Nach Eintritt in die Zellen blockiert SCN die respiratorischen Enzyme und stört die normale Sauerstoffaufnahme durch die Zelle." Dieser Auffassung steht entgegen, daß SCN praktisch in die Zelle nicht eindringt, daß es zu Komplexen mit 3 wertigem Eisen neigt, aber ganz analoge Symptome, besonders von der Muskulatur her, finden sich nach Jodid und vor allem Perchlorat, die wenig oder keine Neigung zur Komplexbildung besitzen. Für diese Symptome gilt die Stellung des Anions in der Hofmisterschen Reihe. Von Fermenten wird nur die Katalase in ähnlicher Sequenz beeinflußt.

KSCN in Mengen von 25—500 mg/kg war bei Hühnchen und Kaninchen wirkungslos, 500—1000 mg/kg führte zum Anstieg des Blutzuckers[4518].

Meerschweinchen von 200 g Gewicht wurden mit thyreotropem Hormon behandelt. 6 Tiere zeigten einen durchschnittlichen Anstieg des Stoffwechsels von 38%. Waren sie täglich mit 0,01 g NaSCN 4 Wochen lang behandelt worden, dann stieg der Stoffwechsel (2 Tiere) um 63%, nach 0,2 g NaJ um 18% (4 Tiere) an. Die Wirkungen lagen also in verschiedener Richtung[4519]. Es hat sich gezeigt, daß man mit Rhodanid einen Kropf hervorrufen kann[4520, I u. II] wie durch andere Thio-Verbindungen, wie Thioharnstoff und Allylthioharnstoff[4520, III]. Die Art des Eintritts von Rhodanid in die Schilddrüse und die Bildung einer Verbindung, die sich sonst in keinem Organ findet, haben wir nach den Versuchen von WOOD und WILLIAMS[3432, IX] ausführlich auf S. 562 dargelegt. Der lokale Einbau ist nicht ohne Bedeutung für den Jodstoffwechsel, denn mit ^{131}J läßt sich dartun, daß es die Bildung des normalen jodierten Hormons hemmt[4520, IV-VI]. In Versuchen an Ratten[4520, VII] konnten 2 hintereinandergeschaltete Phasen gefunden werden, bis das Jod seinen Platz im Molekül des Thyroxins gefunden hatte. Zuerst wird das Jod nur aufgenommen und bleibt in anorganischer Form, bis es schließlich nach Oxydation in elementares Jod organisch gebunden wird. Durch Propylthiouracil wird die Anreicherung nicht gehemmt, es bleibt in anorganischer dialysierbarer Form, obwohl es 200—300fach gegenüber dem Plasma konzentriert ist; Rhodanid wirkt schon auf die Aufnahme des Jods und zwar proportional der Konzentration[4520, VI]. Die Art der Wirkung ist also verschieden von der anderer Thioverbindungen.

In den Versuchen von LINDBERG, WALD und BARKER[4022, II] erhielten Hunde täglich soviel SCN′, daß der Blutspiegel im toxischen Bereich gehalten wurde.

[4518] TSURU, C.: J. of orient. Med. 18, 53 (1933), Rona 74, 691.
[4519] CUTTING, W. C. u. ROBSON, G. C.: J. Pharm. exp. Ther. 66, 389 (1939).
[4520] SANDBERG, M. u. HOLLY, O. M.: J. biol. Chem. 97, 31 (1932), Rona 70, 699.
[4520, I] ASTWOOD, E. B.: J. Pharmacol. exp. Therap. 78, 79 (1943).
[4520, II] RAWSON, R. W., HERTZ, S. u. MEANS, J. H.: Am. Int. Med. 19, 829 (1943).
[4520, III] WAGNER-JAUREGG, TH.: Naturwissenschaften 1946, 49.
[4520, IV] ROMELL, L. G.: Schweiz. med. Wschr. 1948, 810.
[4520, V] MCKANZIE, C. G.: Endocrinology 40, 137 (1947).
[4520, VI] VAN DER LAAN: Endocrinology 40, 403 (1947).
[4520, VII] TAUROG, A., CHAIKOFF, J. L. u. FELLER, D. D.: J. biol. Chem. 171, 189 (1947).
[4520, VIII] GOLDSTEIN, F. u. HOLBURN, R. R.: J. Pharmacol. exp. Therap. 96, 285 (1949).

Während der Steigerung sank der Cholesterinspiegel im Plasma, wie folgende Abbildung zeigt:

Ebenso sank der Eiweißgehalt im Plasma.

Äthylrhodanid (entsprechend 3,7 mg S täglich) führte zur Senkung der Schwefelausscheidung im Harn des Kaninchens[4520].

Da keine systematischen Versuche über Rhodanid vorliegen, seien eigene Versuche (EICHLER[2369, I, 2451, I]) mit Jodid an Fröschen hier angeführt, die bei der Ähnlichkeit der Wirkung von J', SCN' und ClO_4' wenigstens einen vorläufigen Einblick gewähren können.

Die Tiere erhielten, wie auf S. 830 10 mMol/kg NaCl, diesmal dieselben Äquivalente in denselben Konzentrationen von NaJ in den Bauchlymphsack. Die Ausscheidung von $Na^\cdot$, J' und Cl' wurde auf S. 638 in der Abbildung wiedergegeben.

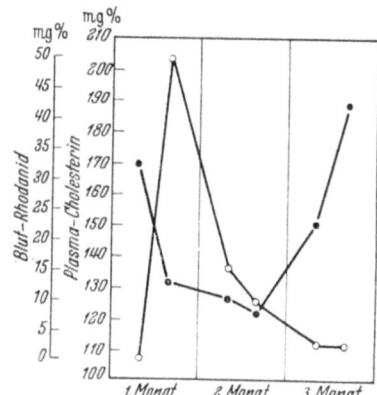

Abb. 69. Die Beziehungen zwischen ○ Blut-Rhodanid (mg%) und ● Plasma-Cholesterin (mg%) beim Hund.

Von der Wirkung der einzelnen Konzentrationen wollen wir nur erwähnen, daß die Mobilisierung von $K^\cdot$ und $Mg^{\cdot\cdot}$ bei der halbmolaren Lösung am schwächsten war, dafür wurde — nach der Ausscheidung zu urteilen — $Ca^{\cdot\cdot}$ stärker freigemacht. Daraus wurde die frühere Beobachtung zu erklären versucht, daß bei Fröschen nach m/2 NaJ das Herz überwiegend in Systole zum Stillstand kam, während bei der stärkeren Konzentration die nach der Eigenwirkung von J' zu erwartende Diastole zurückblieb. $K^\cdot$ und $Mg^{\cdot\cdot}$ führen zur Diastole, $Ca^{\cdot\cdot}$ zur Systole. Es besteht die Möglichkeit, daß zwar die Konzentrationen alle unterschwellig geändert sind, da aber hier alle 3 Änderungen in derselben Richtung — nämlich das Herz in Systole zu bringen — wirksam sind, konnte sich schließlich der Effekt ergeben.

Wir geben die Resultate nur als Durchschnitte aus allen 3 Versuchen mit zusammen 180 Fröschen, zugleich im Vergleich mit den NaCl-Versuchen auf folgender Abbildung 70 wieder.

Auf der Abbildung ist sofort die große Überlegenheit des Jodids bei der Ausscheidung von $Ca^{\cdot\cdot}$, P und $K^\cdot$ ersichtlich. Eine Ausnahme macht das $Mg^{\cdot\cdot}$. In den ersten Stunden ist bei $Mg^{\cdot\cdot}$ eine etwas größere Wirkung von Jodid vorhanden, die man wenigstens zum Teil auf die auch bei $K^\cdot$ deutliche, besonders starke Schädigung der Bauchmuskeln wird zurückführen können. Die Summenkurve auf der rechten Seite der Abbildung zeigt die Geringfügigkeit des Unterschiedes. Deshalb werden wir in der $Mg^{\cdot\cdot}$-Mobilisierung die Wirkung des $Na^\cdot$ sehen können, das bei beiden Versuchsserien in gleicher Menge zugeführt wurde. Daß eine vermittelnde Acidose auszuschalten sein wird, zeigt die viel stärkere Mobilisierung von $Ca^{\cdot\cdot}$ aus dem Skelett nach Jodid. Die anderen Unterschiede müssen dem Anion zugeschrieben werden.

Die Mobilisierung des $Ca^{\cdot\cdot}$ erfolgte — nach ähnlicher Analyse wie auf S. 830 beschrieben — aus dem Skelett, das Phosphat aber nur zum Teil aus dieser Quelle, meist aus der Muskulatur, zumal in der letzten Periode des Versuchs. Diese Änderungen gehen konform mit denen von $K^\cdot$ und zwar zu einer Zeit, in der das Jodid schon fast ganz den Organismus verlassen hat. Dieser Vorgang ist als eine Hysteresis aufzufassen.

Bei Verfolgung des Quotienten $\dfrac{K^\cdot}{Ca^{\cdot\cdot} + Mg^{\cdot\cdot}}$ finden wir bei Jodid eine Senkung in der Zeit der größten Erkrankung, beginnend nach der 8. Stunde. Deshalb muß die Abgabe von Mg·· und Ca·· nicht nur als Folge einer Acidose, sondern darüber hinaus wirksam in einem Regulationsvorgang angesehen werden. MESSINI (siehe S. 788) fand eine Hemmung der Kontraktur des Muskels auf ClO_4' nicht nur durch Ca··, sondern auch durch Mg··. Da ClO_4' nach ROST auch einen Angriff an der Nervenendplatte hat, würde sich die Wirkung von Mg·· dadurch erklären. Wir neigen dazu, in unserem Fall die Na·-Wirkung in die Nervenendplatte zu verlegen und dem Mg·· einen speziell hemmenden Einfluß zuzuschreiben, da Mg··

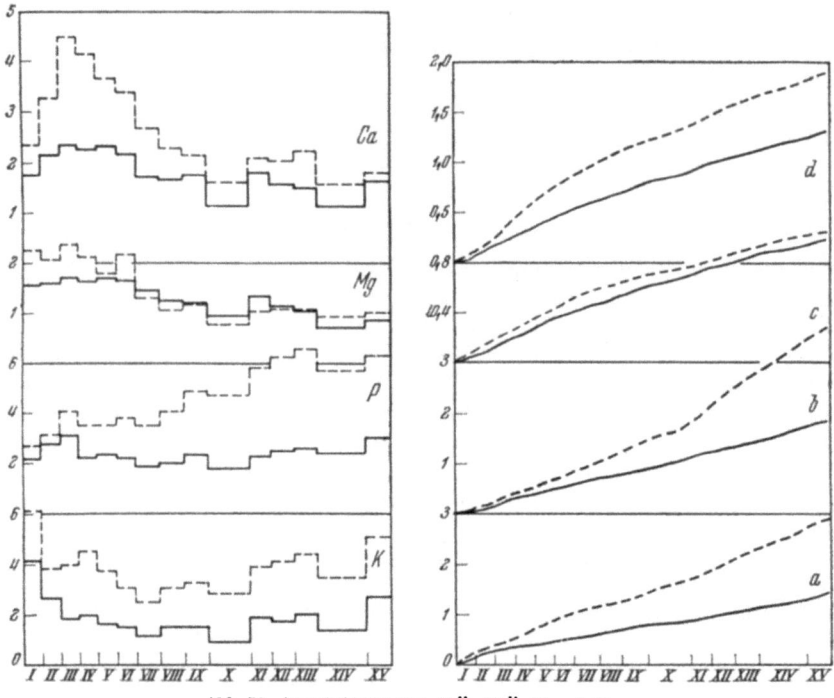

Abb. 70. Ausscheidung von Ca··, Mg··, P und K·.
----- Jodid ⎱ Durchschnitte von je 3 Versuchen.
——— Chlorid ⎰
Links: Ordinate $^1/_{100}$ mMol/kg/Std. Rechts: Ordinate mMol als Summenkurve. Abscisse: Zeit in Perioden.

offensichtlich durch Na· mobilisiert wird. Na· könnte das Mg·· auch aus den Nervenendplatten verdrängen und so das auftretende Muskelflimmern begünstigen. Da dieses ebenso nach SCN' und ClO_4' vorhanden ist, obwohl die Na·-Mengen sehr viel geringer sind, zeigt sich eine Mithilfe der Anionen, die sich beim Jodid schon angedeutet findet (siehe Tab. 342).

Ca·· vermag auch an der Nervenendplatte, aber vor allem an den Muskelfasern, ebenso wie am Zentralnervensystem einen wohltätigen Effekt zu entfalten. Hier ist auf die Versuche von COOMBS und Mitarbeitern (S. 768f. und 799f.) an parathyreopriven Katzen hinzuweisen, bei denen Ca··-Mobilisierung zu einer Dämpfung der zentralen Erregung beiträgt. Wenn sie aus dem Muskel allein gedeckt wird, verfällt er in tonische Starre.

Zu weiteren Überlegungen in dieser Richtung verweisen wir auf die Originalarbeiten, aber um den Unterschied der beiden Anionen nochmals deutlich zu machen, legen wir auf folgender Tabelle nieder, welche Änderungen im Mineralbestand der Frösche am Ende des Versuchs, d. h. 77 Stunden nach der Injektion, eingetreten sind (als % des anfangs Vorhandenen).

Tabelle 342.

	Mg··	P	Ca··	K·	Na·
Chlorid	— 4,1	— 0,35	— 0,26	— 2,65	+ 4,03
Jodid	— 4,5	— 0,70	— 0,38	— 5,58	— 7,38

Die Reihenfolge der Ionen hat sich völlig geändert. Während bei Chlorid noch ein Rest von Na· übriggeblieben war, ist beim Jodid ein starker Verlust eingetreten. Die anderen Zahlen bedürfen keiner weiteren Erläuterung.

Nach dem Befund von HINCHEY, HINES und GHORMLEY[2610, I] zeigte sich nach länger dauernder Rhodangabe bei manchen älteren Patienten eine Osteoporose, die auf einen Eingriff am Ca··-Stoffwechsel hinweisen könnte.

7. Sulfat.

Bei der abführenden Wirkung der Sulfate werden durch die Faeces eine Reihe von Stoffen entfernt und so der Stoffwechsel des Organismus beeinflußt. Die Verhältnisse bei dem Basenverlust haben wir schon besprochen. Aber auch andere Stoffe, wie Bilirubin, Gallensäure und schließlich Cholesterin werden dabei entfernt. So kam es zur Senkung des Blutcholesterins bei gleichzeitiger vermehrter Ausscheidung im Kot[4521], so daß eine eigene Stoffwechselwirkung des Sulfats in dieser Richtung auszuscheiden ist.

a) Mineralstoffwechsel. Bei den anorganischen Bestandteilen ist eine Stoffwechseländerung von den Folgen der Abführwirkung nicht mehr ohne weiteres auseinanderzuhalten.

Es fand sich bei Tränkung von Kaninchen mit Karlsbader Mühlbrunnen vor allem eine Vermehrung des Ca·· im Blut um $\geq$ 1 mg%. Bei 50% der Tiere wurde geringfügig PO_4''' und K· vermehrt, Mg·· etwas vermindert. Bei Fütterung derselben Sulfatmenge wurde nur die Wirkung auf das K· beobachtet[4522]. Bei Bilanzversuchen führte Sulfat zu einer besseren Ca··-Ausnutzung und zu positiver Bilanz (BECKER[4449]).

Bei parenteraler Gabe von Sulfat sind die Verhältnisse etwas anders, wie die folgende Tabelle von BROCKFIELD[2871] zeigt. Allerdings handelt es sich hier um einen akuten Versuch.

Tabelle 343.
Injektion von Natriumsulfat (1,0 g $Na_2SO_4 \cdot 10 H_2O$ = 0,006 g äquiv. Na·/kg) Kaninchen (2500 g) nüchtern. Konzentrationen im Blut.

Zeit in Stunden nach der Injektion	Calcium mg/100 ccm	Magnesium mg/100 ccm	Anorgan. Phosphat mg/100 ccm
0	14,34	2,629	4,700
1/3	13,52	2,629	3,536
1 3/4	12,20	2,505	3,106
4	11,20	2,557	3,572

Bei intraperitonealer Infusion von 20 ccm 5% Na_2SO_4 gab es einen Abfall des K· und einen Anstieg des Ca·· (einmal vielleicht auch des P) (CHAHOVITSCH und VICHNJITSCH[3203]). Die Bedingungen liegen hier aber wiederum anders, da in die Flüssigkeit der Peritonealhöhle Ionen diffundieren müssen.

b) Alkalireserve. Bei intravenöser Gabe von 10 ccm/kg isotonischer (1,64%) Na_2SO_4-Lösung an Kaninchen wurde die Alkalireserve um 4—6 Vol% vermindert mit Rückkehr zur Norm in 30—50 Minuten (ODAIRA[4453]).

[4521] IMHÄUSER, K.: Klin. Wschr. **1930 I**, 71, Rona **55**, 118.
[4522] STRANSKY, E.: Naunyn-Schmiedebergs Arch. **176**, 510 (1934).
[4522a] STRANSKY, E.: Naunyn-Schmiedebergs Arch. **178**, 724 (1935).

c) **Kohlenhydratstoffwechsel.** Wurden Goldfische in Zuckerlösungen gesetzt, denen 0,2% Na_2SO_4 zugesetzt war, dann zeigte sich gegenüber der Norm mit 33% Verbrauch keine Veränderung. Bei $MgSO_4$ war der Verbrauch 21%, während $MgCl_2$ mit 28% im Bereich der Norm blieb (BURGE und ESTES[1975, 4523]).

Bei Injektion von 19 mg Na_2SO_4 an Kaninchen wurde eine Steigerung des Blutzuckers von 90 auf 110 mg% gesehen[4525]. Bei einem Hunde von 17 kg führte aber 3malige Gabe von 25 ccm 25% Na_2SO_4 zu keiner Veränderung, auch die hyperglykämische Reaktion nach Glucosezufuhr wurde nicht beeinflußt[4524]. Bei Verabreichung von Sulfatwassern, wie Marienbader Quellen, wurde demgegenüber bei Zuckerkranken eine Erniedrigung des Blutzuckers, eine Verminderung der Ausscheidung von Glucose und zum Teil der Acetonkörper und auch eine Phosphatretention beobachtet[4525, 4526]. Bei diesen Effekten soll teilweise das $Ca^{..}$ mitwirken[4528].

d) **Stickstoff-Stoffwechsel.** Bei verschiedenen Marienbader Quellen, wie Kreuzbrunnen, Glaubersalzquelle IV und Alexanderquelle, bewirkten besonders die hypotonischen eine vermehrte Ausscheidung von Stickstoff (Harnstoff, Harnsäure und Kreatinin) parallelgehend mit der Diurese (ZÖRKENDÖRFER[3733, 4527]).

Bei einem jungen Hahn wurde die Harnsäure vermehrt ausgeschieden, parallelgehend mit der Diurese, die ebenso durch NaCl erreichbar war[4531]. Bei einem Schaf wurde 50—75 ccm/kg isotonischer oder 5fach konzentrierter Lösung intravenös verabfolgt. Man erreichte eine vermehrte Ausscheidung von Harnsäure und Harnstoff, deren gegenseitiges Verhältnis vollkommen konstant blieb. NaCl wirkte auch, aber Na_2SO_4 anfangs bedeutend stärker[4529]. Demgegenüber wurde beim Menschen keine vermehrte Harnsäureausscheidung beobachtet (1 Versuch). Beim Kaninchen, das statt Wasser eine Tyrodelösung zu trinken erhielt, in der die Cl'-Ionen durch SO_4'' ersetzt waren, wurde eine Verminderung der Allantoinausscheidung erreicht.

Während der Durchschnitt einer vorherigen Periode von 5 Tagen 0,15 g betrug, ergaben die folgenden Perioden 0,137 und 0,126 g, und Rückkehr zu Leitungswasser veränderte den Ausschlag auf 0,1 g[4530]. Dieser Effekt ist also nicht über jeden Zweifel erhaben.

Ratten, die täglich 1 ccm 10% Na_2SO_4/100 g Tier intraperitoneal 3—10 Tage erhielten, zeigten einen höheren Gehalt an Glutathiongehalt der Organe mit gleichzeitiger Abnahme der Ascorbinsäure[4532]. Nach Fütterung von Ratten mit verschiedenen Glaubersalzquellen fand sich keine Änderung des Gesamt- und Sulfatschwefels[4533].

8. Sulfit.

5 Tage perorale Zufuhr von 1 ccm 10% Na_2SO_4 äquimolekularer Lösung von Na_2SO_3 führte bei Ratten zu einer Zunahme des Glutathions, zu einer Abnahme

---

[4523] ESTES, A. M., WILLIAMS, E. u. BURGE, W. E.: Amer. J. Physiol. 85, 366 (1928), Rona 47, 548.
[4524] VAN DE VELDE, J.: C. rend. Soc. Biol. 102, 596 (1929), Rona 54, 643.
[4525] KOJIMA, M.: Z. exp. Med. 91, 257 (1933), Rona 77, 95.
[4526] KAUFFMANN-COSLA, O. u. ZÖRKENDÖRFER, W.: Med. Klinik 1927, Nr. 10.
[4527] KAUFFMANN-COSLA, O. u. ZÖRKENDÖRFER, W.: Biochem. Z. 184, 19 (1927).
[4528] KAUFFMANN-COSLA, O.: Bull. de la Soc. d. Chim. Biol. 10, 394 (1928), Rona 46, 382.
[4529] MORRIS, J. L., JERSEY, V. u. WAY, C. T.: Amer. J. Physiol. 70, 122 (1924), Rona 29, 618.
[4530] STRANSKY, E.: Biochem. Z. 143, 433 (1923), Rona 25, 57.
[4531] DREYER, N. B. u. YOUNG, E. G.: J. biol. Chem. 97, LXX (1932).
[4532] YAMADA, J.: C. 1940 I, 589.
[4533] ARNOLDI, W., LISS, G. u. ROSAM, L.: Z. exp. Med. 80, 633 (1932), Rona 67, 500. Die Autoren behaupten eine Vermehrung des Schwefelgehaltes. Diese Behauptung findet in ihren Analysen keine Grundlage.

der Ascorbinsäure[4532]. Im Urin stieg der Quotient C/N an, während der Quotient Vakatsauerstoff/C Neigung zur Senkung zeigte[4525]. Am Langendorfherzen gelang es, durch Sulfitzusatz geringe Mengen von Acetaldehyd abzufangen (KORTSCHAGIN und M. LEWITOW[1660]). Zusatz von NaHSO₃ in der Menge von 0,1% (15 Tage), 0,2% (15 Tage) und 0,4% (19 Tage) zur Nahrung änderte den Brunstzyklus von Ratten nicht[4534].

IRVING und Mitarbeiter[4534, I] fütterten männlichen Ratten eine Diät, der 0,0125—2% NaHSO₃ zugesetzt worden war. Von 0,25% an fanden sich histologische Veränderungen am Zahn. Am Schmelz fehlte das Pigment, aber es gab keine Hypoplasie. Die Bildung des Dentins war schwer gestört, besonders bei den Schneidezähnen. Der alveolare Knochen zeigte osteoclastische Resorption. Entzündungen an der Gingiva und Epithelveränderungen im Nasolacrimaltract führen die Autoren dazu, einen Vergleich mit Mangel an Vitamin A, bei manchen Organen von Rhiboflavin anzustellen.

9. Thiosulfat und Polythionate.

In kleinen Gaben sank der Blutzucker, und das Leberglykogen stieg (Hühnchen: [4518], Tauben: HATTORI[4063]). Aber bei großen Dosen wurde auch beim Zucker eine Steigerung hervorgerufen, deren Verlauf nach Gabe von 0,7 g/kg Na₂S₂O₃ in 25% Lösung als Durchschnitt von 9 Tieren in folgendem gezeigt wird (nach MARPLES und MYERS[4063]):

Tabelle 344.

	normal	1 Min.	15 Min.	30 Min.	60 Min.	90 Min.	180 Min.	300 Min.
Zucker mg%	129	169	152	153	144	120	130	124
NaCl mg%	530	510	539	540	530	540	568	554

Der Sauerstoffverbrauch soll gesenkt werden[4535].

Häufig wurde der Gehalt an Glutathion untersucht. In Richtung der Steigerung des Gehaltes der Rattenorgane war S₂O₃″ am wirksamsten gegenüber den äquivalenten Mengen von SO₄″ und SO₃″. Entsprechend nahm der Gehalt an Ascorbinsäure ab[4532]. Bei Tauben (390—480 g), die täglich 1—2 g Na₂S₂O₃ erhielten, nahm der Glutathiongehalt sowohl im Blut (von 45—62,5 auf 70—84,5 mg%) als auch in der Leber (von 280—295 mg% auf 310—337,5 mg%) zu. Die Tiere hatten alle an Gewicht eingebüßt (ARNOVLJEVITSCH[2485]). Der Gehalt in der Leber stieg bei wiederholten kleinen Gaben eher an als der des Blutes, beide konnten aber schon nach einmaliger großer Gabe in die Höhe gehen (HATTORI[4062]). Nach Gaben von 5 mg/kg S in Form von S₂O₃″ subcutan 24—32 Tage lang täglich stieg der Glutathiongehalt in den einzelnen Organen des Kaninchens, und zwar in der Niere um 13,3%, Leber 5,3%, Blut 3,0%, Milz 1,2%, Muskel um 0,7%. Das Körpergewicht der Tiere hatte gegenüber den Kontrollen mit 1,4% um 15,1% zugenommen[4536].

Durch Gabe von Na₂S₂O₃ wurde der Jodspiegel im Blut in 3 Tagen gesenkt, ebenso der Schilddrüse. Bei häufiger Fortsetzung bis zu mehreren Monaten zeigte sich histologisch eine Ausdehnung der Follikel der Schilddrüse[4536, I].

[4534] PUHLMANN, H.: Naunyn-Schmiedebergs Arch. **193**, 136 (1939).
[4534, I] IRVING, J. T., WEINMAN, J. P., SCHOURI, I. u. FITZHUGH, O. G.: J. dent. Res. **27**, 762 (1948).
[4535] SHINOBE, S.: Rona **65**, 270 (1931).
[4536] GAJATTO, S.: Arch. ital. Soc. farmacol. **8**, 103 (1939), Rona **116**, 70.
[4536, I] BIANCALANA, L.: Lancet. **252**, 613 (1947). C. **1947 I**. 1114.

Polythionate. Durch Polythionate wurde der Blutzucker bei Kaninchen vermindert und zwar beim Di-, Tri- und Tetrathionat bei Dosen, die nicht kleiner sein durften als 1,3 mg S/kg Tier. Von Pentathionat bedurfte es zu demselben Effekt der doppelten Dosis, außerdem trat die Reaktion mit Verzögerung ein, so daß der Schluß gezogen wurde, es bedürfe erst einer sekundären Umwandlung, für die (sehr unwahrscheinlich) Tetrathionat angenommen wurde[4537]. Auf ähnliche Werte kommt CHISTONI[4539].

Nach Tetrathionat mit 47,45% S stieg der Blutzucker bei einer Dosis von 0,02 g/kg von 135 in 2 Stunden bis 189 mg% und blieb einige weitere Stunden hoch. 0,01 g/kg zeigte keine Wirkung, und bei 0,0025 g/kg gab es Senkung des Blutzuckers, z. B. von 135 in 2 Stunden auf 89 mg%, nach weiteren 2 Stunden auf 102 mg%. Wurde der Blutzucker künstlich erhöht, dann war der Abfall noch größer, und unter diesen Bedingungen wurde auch bei Thiosulfat (0,005 g/kg) eine Senkung deutlicher, die beim unvorbehandelten Tier (Glucosezufuhr) vielfach 10—15 mg% erreichte, trotz hohen Anfangsgehaltes. Die Zufuhr der Polythionate erfolgte immer subcutan.

Mit der Senkung des Blutzuckers gleichlaufend kam es zu einem Anstieg des Glutathions im Blut, der Blutzucker kehrte zwar häufig rascher auf die Norm zurück als das Glutathion, trotzdem muß eine enge Verbindung zwischen beiden angenommen werden[4538]. Der Befund einer Erhöhung des Glutathions gilt nur für das Gesamtglutathion. In den ausgedehnten Versuchen von GOFFART und FISCHER[2491, II] fand sich daneben eine Abnahme der reduzierten Form, weil die in vitro vorhandene, oxydative Wirkung des Tetrathionats sich auch in vivo nachweisen ließ. Nach dieser Oxydation kommt es zum Einströmen der -SH-Verbindung aus den Geweben. Dadurch nimmt das Gesamtglutathion zu, wie es BRAGA bei seinen kleinen Dosen ebenfalls nachweisen konnte. Die Gewebe verlieren dabei und zwar am meisten die Niere, dann folgen Leber und Muskel. So ließ sich eine halbquantitative Beziehung zwischen Dosis und dieser Reaktion gewinnen. Aber der Verlust der Organe, besonders der Leber an reduziertem Glutathion ist nicht groß genug, um den Gewinn des Blutes zu decken. Also muß es trotz den Versuchen von GILMAN und Mitarbeitern[4537, I], nach denen auch Tetrathionat extracellulär bleibt, in die Zellen eingedrungen sein, um dort oxydativ zu wirken, wenigstens unter den extremen Bedingungen dieser Versuche. Das durch S_4O_6'' oxydierte Glutathion war übrigens nicht quantitativ in den alten Zustand zurückzuführen, was auf Nebenreaktionen hindeutet.

Der Befund, daß durch Behandlung von Kaninchen mit Tetrathionat die durch intravenöse Gabe von kolloidalem Schwefel veranlaßte Ausscheidung von H_2S vermindert wurde (MENEGHETTI[1773]), ist zu vergleichen mit den HEFFTERschen Versuchen, nach denen durch die Sulfhydrylgruppen der Darmwand eine Reduktion des Schwefels zu H_2S im Dünndarm bedingt ist.

10. Persulfat.

80—120 mg $K_2S_2O_8$ auf 1 kg Futter führte bei Ratten zu einer gewissen Hemmung des Wachstums. Das war vielleicht dadurch bedingt, daß die Tiere das Futter schlechter nahmen. Diese Menge war etwa 100mal so groß, wie die bei der Mehlveredelung vorkommenden Mengen (BECKER und HANGAI-SZABO[2493]).

11. Phosphat.

a) Anorganischer Stoffwechsel. Das erste und auffälligste Symptom einer Gabe von Phosphaten ist das Verhalten des $Ca^{..}$-Spiegels im Blute, der immer erniedrigt wird (z. B. SALVESEN, HASTINGS und MCINTOSH[2470]) und zwar ungefähr

---

[4537] BRAGA, C.: Ateno parm. II. **6**, 194 (1934), Rona **83**, 448.

in der gleichen Stärke, ob man saure oder neutrale Lösungen verabfolgte (TISDALL[2469]), besonders stark, wenn das $Ca^{..}$ vorher durch Gabe von AT 10 oder Ca-Gluconat erhöht war (HOESCH[2837]). Bei Umstellung einer normalen Nahrung auf eine Diät von 0,8 mg $Ca^{..}$ und 400 mg P, also einem Ca/P von 1:500 sank das $Ca^{..}$ im Blut von 10 auf 6,4 mg% schon innerhalb 24 Stunden, aber nur bei Ratten, deren Gewicht unterhalb 100 g lag[4540]. Ältere Ratten, ähnlich wie ältere Menschen, reagierten viel träger. Über diese Frage wurde schon an verschiedenen Stellen, z. B. hinsichtlich des Zustandekommens der Tetanie, gesprochen, und sie wird noch behandelt werden in dem Kapitel über Phosphate in der Diät.

Hinzuweisen wäre auf den Befund von MCLEAN und HINRICHS[2838], daß nach Gabe von Phosphaten der Übergang des $Ca^{..}$ in eine kolloidale Verbindung nicht rasch stattfindet, sondern daß anfangs eine nichtkolloidale Verbindung vorliegt bei vorhandener Übersättigung, die erst in 3—6 Stunden verschwindet. Die Analysen wurden in dem Kapitel des PO_4''' im Blut (S. 438ff.) wiedergegeben. Wenn die Reaktion so langsam stattfindet, und das $Ca^{..}$ des Blutes trotzdem verhältnismäßig rasch absinkt, muß das $Ca_3(PO_4)_2$ nicht erst nach Umsetzung und Übergang in kolloidale Form, sondern auf andere Weise in den Organen aufgenommen werden.

Die Versuche von GERSH[2851] zeigen, daß kolloidales Calciumphosphat erst in dem Reticuloendothel aufgenommen und später abgegeben wird. Vielleicht sind auf den sekundären Transport die Erhöhungen von $Ca^{..}$ im Blut von Kaninchen durch Phosphat nach SIEGWART und ZENTNER[2513] zu beziehen, die somit einzig in der Literatur dastehen.

HARNAPP[2541] konnte bei Zusatz von Phosphat bis 13 mg% P keine Vermehrung des ultrafiltrierbaren Calciums feststellen. Auch daraus folgt, daß eine direkte Fällung durch anorganisches Phosphat nicht die Ursache für die Erniedrigung des Serum-Calciums sein kann. In den Versuchen mit Produktion einer Tetanie wurden zwar beträchtlich höhere Werte an P erreicht, aber Tatsache ist, daß auch unterhalb des angegebenen Punktes eine negative Korrelation im Blut zwischen $Ca^{..}$ und P besteht, wie wir es schon darstellten. Das bedeutet, daß in diesem Bereich andere Faktoren der Regulation wirksam sein müssen und zwar gebunden an eine Koppelung beider Ionen. Diese Frage wird noch behandelt werden müssen.

In den Versuchen von LASH und ROLLER[4151], in denen Kaninchen verschiedene $Na^{.}$-Salze (Citrat + Tartrat + Sulfat + Phosphat) rasch injiziert wurden, kam es zu Verschiebungen in der Zusammensetzung des Blutes. Die Verhältnisse werden aber bestens charakterisiert durch folgende Angaben über die Werte in mg% als Durchschnitte von 6 Tieren:

Tabelle 345.

	$Ca^{..}$	$Na^{.}$	$K^{.}$	$Mg^{..}$	Cl'
vorher .	15,65	337	18,1	3,91	539
nachher .	9,24	511	45,5	1,59	787

Auffällig war die Erhöhung des $K^{.}$ und Cl', die Erniedrigung des $Mg^{..}$. Außerdem war der Reststickstoff erhöht. Hier ist die Wirkung keine reine

[4537, I] GILMAN, A., PHILIPS, F. S., KOELLE, E. S., ALLEN, P. P. u. ST. JOHN, E.: Am. J. Physiol. 147, 115 (1946).
[4538] BRAGA, C.: Ateno parm. 7, 181 (1935), Rona 90, 572.
[4539] CHISTONI, A.: Riv. Pat. sper. 9, 1 (1932), Rona 70, 785.
[4540] HESS, A. F., WEINSTOCK, M. u. RIVKIN, H.: Proc. Soc. exp. Biol. Med. 26, 199 (1928/29).
[4541] HARNAPP, G. O.: Mschr. Kinderheilkunde 82, 352 (1940), Rona 121, 229.

Phosphatwirkung, wenn auch das Vergiftungsbild häufig ähnlich der Tetanie verlief. Die Senkung des Mg·· wurde ebenso nach Gabe reinen Phosphats beobachtet (S. 777).

Bei Kranken mit Herzfehlern, die kurz vor dem Tode mit 6 g K_2HPO_4 behandelt worden waren, wurde der Gehalt verschiedener Organe an K· nach dem Tode, und zwar auf Frisch- und Trockengewicht bezogen, untersucht und mit entsprechenden nicht behandelten Kranken verglichen. Der Kaliumgehalt lag in der Leber, Niere und dem Herzen, besonders aber beim Muskel (0,297% K statt 0,199) bei den mit K_2HPO_4 behandelten Kranken höher[4542].

Nach Phosphatgabe verschwand das immer im Blut aufzufindende Nitrit (STIEGLITZ und PALMER[3997]). Der Ammoniakgehalt des Blutes war nach Gabe von H_3PO_4, nicht nach HCl oder H_2SO_4, erhöht[4543].

b) Säure-Basengleichgewicht. $(NH_4)_2HPO_4$ dem Menschen zugeführt, führte zur Säuerung des Urins, und zwar trat $^1/_3$ der Äquivalente (Phosphat 3 basisch gerechnet) als Säure in Erscheinung[4544]. Bei Gabe von isotonischer Phosphatlösung des p_H 7,4 in der Menge von 10 ccm/kg Kaninchen wurde die Alkalireserve anfänglich — jedesmal bei 6 Tieren beobachtet — um 1—3 Vol% erhöht. Nach 20—30 Minuten kam es zum Umschlag mit Säuerung, die nach 55 Minuten ihr Maximum erreichte. Die Alkalireserve sank dann im Durchschnitt um 7 Vol% (ODAIRA[4453]). Bei der Acidose nach NH_4Cl erfolgte eine PO_4'''-Ausschwemmung und Abnahme der Glycerindiphosphorsäure im Blut[4545]. Der Verlust wurde nach Gabe von Phosphat sehr rasch ausgeglichen[4546].

c) Gas- und Kohlenhydratstoffwechsel. Intravenöse Gabe von Phosphat (isotonisch) an Kaninchen, deren Kohlenhydratbestand durch 7—16 Hungertage erschöpft war, führte zu keiner Stoffwechselsteigerung und Steigerung des RQ., im Gegensatz zu dem normalen Tier. Wurden diesen Tieren vorher Traubenzuckerlösungen verabfolgt, dann kam die normale Reaktion zustande[4550]. Es soll sich so die spezifische Wirkung des Phosphats auf den Kohlenhydratstoffwechsel dartun lassen. Wurde aber bei 2 Rindern, die 2 Monate vorher phosphatarm (0,18% P) ernährt waren, täglich 100 g NaH_2PO_4 zu der aus Alfalfaheu, Prärieheu, Melasse, Mais und Hafer bestehenden Diät zugelegt, dann sank der Sauerstoffverbrauch ab. In Kalorien/kg/Tag gemessen, sank der Stoffwechsel als Durchschnitt von je 6 Bestimmungen von 32,9 auf 28,0 und 35,7 auf 30,5 bei den Tieren ab[4551], ein Befund, dessen Beziehung zu dem Kohlenhydratstoffwechsel nicht direkt ersichtlich ist. Die Verbrennung von Alkohol soll beim Kaninchen durch Gabe von 10 ccm isotonischer Phosphatlösung von p_H 8,0—8,2 verlangsamt werden[4585].

Eine allgemeine Stoffwechselwirkung im Sinne einer Erniedrigung der spezifisch dynamischen Wirkung fanden ABELIN und Mitarbeiter[4548, 4549, 4552, 4554].

Bei Ratten, die vorher 30 Stunden gehungert hatten, stieg der respiratorische Quotient auf etwa 1, wenn sie 3 g Rohrzucker erhielten. Wurde zu derselben Menge Rohrzucker 1 g Na_2HPO_4 gegeben, dann stieg er nur auf 0,77—0,84, oder wenn nachträglich 0,75 g gegeben wurde, wenn der Quotient schon hoch war, dann sank er ab.

Das Leberglykogen war bei Phosphatzugabe zugleich niedriger, und zwar waren diese Beobachtungen nicht nur bei Rohrzucker, sondern auch Glucose, Dioxyaceton, nicht aber bei Lävulose, ,,da es den Glykogengehalt der Leber

---

[4542] CALHOUN, J. A., CULLEN, G. E., CLARKE, G. u. HARRISON, T. R.: J. clin. Invest. **9**, 693 (1931). Rona **62**, 354.
[4543] v. MORACZEWSKI, W. u. SADOWSKI, T.: Naunyn-Schmiedebergs Arch. **186**, 721 (1937).
[4544] ROEDER, H.: Dissertation Jena 1939 bei Lintzel.
[4545] RAPOPORT, S.: Biochem. Z. **289** 411 (1937).
[4546] RAPOPORT, S.: Biochem. Z. **289** 416 (1937).
[4547] SCHMUTZLER, E.: Biochem. Z. **200**, 407 (1928). Rona **50**, 536.

nicht beeinflusse"[4549]. Nach Eiweißfütterung wurde die spezifisch dynamische Wirkung von 25% auf 12% gesenkt[4552]. Das Verhalten erwies sich aber nicht für Phosphat spezifisch, wie folgende Versuchsreihe zeigt[4548]:

10 Ratten wurde nach einer Hungerperiode von 18—24 Stunden 2—2,5 g Rohrzucker gegeben. 8—10 Stunden später wurden die Tiere getötet und das Leberglykogen mit 4,23% bestimmt. Wurde 8 Tieren 3 Stunden nach Rohrzuckergabe 1 g Na_2HPO_4 gegeben, dann war der Gehalt nur 1,7%, nach 1 g Karlsbader Salz nur 0,54%. Dasselbe ließ sich mit 0,5 g Na_2SO_3 oder $NaHCO_3$ oder $CaCl_2$ erreichen[4554]. Wurde dazu noch 5 E Insulin verabfolgt, dann wurde der Glykogengehalt auf 0 herabgedrückt.

Bei Versuchen an einem Hund wurde weder hinsichtlich des RQ. nach Glucose, noch hinsichtlich der spezifisch dynamischen Wirkung nach Fleischfütterung bei Zulage von 15 oder 20 g Phosphat an ein 29 kg schweres Tier ein Unterschied gemessen[4547]. Der Unterschied dieser sich widersprechenden Resultate beruht kaum auf dem verschiedenen Tiermaterial oder einer anderen Leitung der Versuche, sondern wohl ausschließlich auf der Dosierung. ABELIN gibt in seinen Publikationen nur selten das Gewicht der Tiere an[4552 oder 4554], erwähnt aber einmal, daß es sich bei einer Ratte um ein 250 g schweres Tier handelt, also ist die Dosis mit 4 g/kg Na_2HPO_4 anzusetzen, eine enorme Dosis, von der man starke Durchfälle erwarten muß. Dadurch wird der Ablauf der Prozesse schon resorptiv verändert, und daher kommt es, daß Karlsbader Salz in derselben Dosis zu demselben Effekt führte. Aber auch bei starken Kochsalzgaben ist die Abnahme von Glykogen in der Leber bekannt, so daß diese Befunde nicht anders als unspezifische Salzwirkungen zu werten sind und mit Phosphat nichts zu tun haben.

Die Schwierigkeit, einen Glykogenansatz durch Phosphat nachzuweisen, zeigen auch folgende Versuche:

Bei Durchströmung der Leber von Rana fusca mit Zusatz von Phosphat wurde keine Änderung des Zuckers in der Durchströmungsflüssigkeit beobachtet[4568]. Das Glykogen der Leber nahm nicht zu bei Gabe von Phosphat an Katzen[4575]. Bei Kaninchen wurde bei Fütterung der Tiere mit Fructose in der Leber 2,75% Glykogen gefunden. Zusatz von Phosphat (0,5 g/kg Na_2HPO_4) vermehrte die Menge auf 3,4% (10 Versuche), bei weiterem Zusatz von Cholsäure auf 4,5% (10 Tiere)[4582, 4583]. Diese Werte scheinen noch im Bereich der Streuung zu liegen, die gerade beim Leberglykogen ganz besonders groß ist, ebenso sind die Werte mit Glucose, Mannose, Galaktose nicht verändert[4582]. Dagegen soll das Glykogen in den Muskeln und ebenso der Lactacidogengehalt zunehmen[4575, 4584].

Wenn also eine Beeinflussung des Blutzuckers durch Phosphat erreichbar ist, muß man nach dem Schicksal der Glucose nach wie vor suchen. Denn der Versuch der Anwendung von Phosphat zur Beeinflussung des Kohlenhydratstoffwechsels ist eine naheliegende Konsequenz aus den vielfachen Beobachtungen über eine entgegengesetzte Konzentrationsbewegung zwischen Phosphat und Blutzucker, wie sie unter den verschiedensten Bedingungen festgestellt wurde.

d) Phosphat und Blutzucker. Beim Menschen kam es nach Gabe von 100 g Glucose zum Abfall des P im Blut von (0,5—1,0) im Durchschnitt 0,8 mg%.

[4548] ABELIN, I.: Biochem. Z. **205**, 457 (1929), Rona **50**, 536.
[4549] ABELIN, I.: Biochem. Z. **175**, 274 (1926), Rona **38**, 687.
[4550] MITANI, N.: Rona **79**, 598 (1934).
[4551] RIDDELL, W. H., HUGHES, J. S. u. FITCH, J. B.: Amer. J. Physiol. **106**, 676 (1933), Rona **78**, 239.
[4552] ABELIN, I. u. KOBORI, B.: Biochem. Z. **180**, 211 (1927), Rona **40**, 676.
[4553] ELIAS, H., GÜDEMANN, J. u. KORNFELD, F.: Z. ges. exp. Med. **42**, 560 (1924), Rona **29**, 425.

Die anfängliche Höhe des P-Spiegels hatte keine Bedeutung für die Senkung[4557]. Die Senkung ließ sich ebenso mit (15 g) Dextrin — per os gegeben — erreichen, und war bei jungen Hunden leichter auszulösen als bei älteren. Die Phosphatase des Serums nahm gleichzeitig zu[4556]. Bei konstanter Infusion von Glucose von 0,25—2,0 g/kg/Stunde an Hunde wurde das Phosphat um 23—64% gesenkt, während das K˙ durchschnittlich um 20% sank[4555]. Da mit Glykogen zugleich K˙ besonders im Muskel eingelagert wird, läßt sich eine Glykogenbildung erschließen. Das Verhalten des Plasmaphosphats in Beziehung zum Blutzuckerspiegel zeigt nebenstehende Abbildung 71, die an nicht narkotisierten Hunden, die zum Stilliegen dressiert waren, gewonnen wurde[4560].

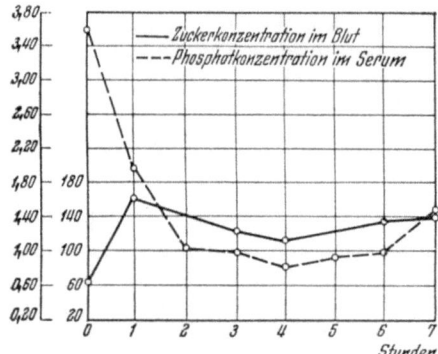

Abb. 71. ——— Zuckerkonzentration im Blut. ---- Phosphatkonzentration im Serum. Konzentration von Blutzucker und Serumphosphat in Stunden. Normale Hunde erhielten 2 g Glucose pro kg Körpergewicht pro Stunde.

Mit der Senkung des Phosphats im Plasma ging die Ausscheidung im Urin zurück.

Das Verschwinden von Phospat fand sogar in geringem Umfange am Herz-Lungenpräparat statt bei gleichzeitigem Anstieg von Phosphokreatinin und Hexosemonophosphat, ohne daß allerdings eine direkte quantitative Beziehung hergestellt wurde[4559]. Wurde die Leber von Hunden exstirpiert, dann erfolgte die Senkung rascher, ebenso die Rückkehr zu normalen Werten; eine deutliche Senkung erfolgte beim Starlingschen Präparat, wenn die hinteren Extremitäten in den Kreislauf eingeschaltet wurden, dagegen wenig bei ausschließlicher Durchströmung der Eingeweide (siehe dazu [4563]). Exstirpation der Nebennieren störte das Verhalten nicht, doch fehlte jede Wirkung nach Exstirpation der Pankreas, konnte aber durch Insulingabe wiederhergestellt werden[4558, 4560, 4564, I]. Hier liegt also Inkongruenz beider Bewegungen vor, wie man im übrigen auch auf der Kurve eine Verzögerung der Phosphatsenkung gegenüber der Hyperglykämie beobachten kann (siehe auch [4564]). Die Verzögerung des Minimums betrug in anderen Versuchen[4561] etwa 40 Minuten. Rascher erfolgte der Fall nach Dioxyaceton[4564, I]. Wurde die Pankreas nur zu 95% entfernt, gab es eine Senkung der Phosphate,

---

[4554] KOBORI, B.: Biochem. Z. **180**, 218 (1927), Rona **40**, 671. Nach Candiolin keine Erhöhung des RQ.
[4555] FLOCK, E., BOLLMANN, J. L., MANN, F. C. u. KENDALL, E. C.: J. biol. Chem. **125**, 57 (1938).
[4556] BODANSKY, A.: J. biol. Chem. **104**, 473 (1934).
[4557] FARQUHARSON, R. E. u. TIBBETS, D. M.: J. clin. Invest. **10**, 271 (1931).
[4558] POLLACK, H.: Amer. J. Physiol. **105**, 79 (1933), Rona **75**, 647.
[4559] POLLACK, H., FLOCK, E., ESSEX, H. E. u. BOLLMAN, J. L.: J. Physiol. **110**, 97 (1934), Rona **84**, 605.
[4560] POLLACK, H., MILLET, R. F., ESSEX, H. E., MANN, F. C. u. BOLLMAN, J. L.: J. Physiol. **110**, 117 (1934), Rona **84**, 581.
[4561] BOLLIGER, A. u. HARTMAN, F. W.: J. biol. Chem. **64**, 91 (1925), Rona **32**, 548.
[4562] ELLSWORTH, R. u. WEINSTEIN, A.: Bull. Hopkins Hosp. **53**, 21 (1933), Rona **75**, 372.
[4563] ARAPOWA, A. A.: Vestn. Rentgenol. **13**, 338 (1934), Rona **89**, 83. Die Abgabe von PO_4''' aus dem Darm soll nach Glucose vermindert sein, aber von der Leber retiniert werden.
[4564] POSPELOV, S. u. RAJEWSKAJA, R.: Russkaja Klinika **7**, 758 (1927), Rona **43**, 64. Geringe Beziehungen bei Kranken, die 30% Glucose oder Adrenalin erhielten.
[4564, I] MACLEOD, J. J. R.: Ergeb. der Physiologie **30**, 484 (1930).
[4565] MISTRETTA, A.: Probl. alimentare **4**, 85 (1934), Rona **87**, 80.

aber das Minimum wurde erst nach 3 Stunden erreicht. Insulin scheint zu dieser Reaktion notwendig zu sein, und sie läßt sich nur bei seiner Anwesenheit auslösen. Bei Hunden, die durch Hungern von 11 und 14 Tagen einen Hungerdiabetes hatten, blieb sie auch aus[4555].

Bei ausschließlicher Gabe von Insulin sank das PO_4''' und die Glucose gemeinsam bis zu Werten, wo hypoglykämische Symptome auftraten. Dann begann das Phosphat wieder zu steigen, ohne daß die Glucose sich änderte. Exstirpation der Nebenniere hatte auf diesen Ablauf keinen Einfluß[4562]. Die Beziehung zur Insulinwirkung ergab sich weiterhin aus den Analysen von BOSE und DE[2821]. Während gesunde Personen gut mit Phosphatsenkung für 2 Stunden auf Gabe von 100 g Glucose reagierten, war die Reaktion bei Diabetikern abgeschwächt und zwar um so mehr, je schwerer die Erkrankung war. Gabe von Insulin führte bei den schwereren Erkrankungen zu einer viel geringeren und flüchtigeren Phosphatsenkung als bei normalen.

Bei Kindern unterhalb 2 Jahren wurden durch Umstellen auf eine kohlenhydratreichere oder nur aus Zucker und Tee bestehende Nahrung nur geringe und schwankende Ausschläge erhalten (bei reiner Tee-Zucker-Diät 8 Kinder Senkung von 0—1,21 mg%). Bei Gabe von Vitamin D wurde dieser Abfall durch unregelmäßige Ausschläge ersetzt[4565].

Nach SOSKIN und Mitarbeitern[4566, I] verschwindet das Phosphat nicht aus dem Blut in das Gewebe, sondern geht in organische Bindung über. Das säurelösliche Phosphat des Blutes steigt an. Die Zunahme des Hexosemonophosphats im Skelettmuskel sei durch eine gleichzeitig erfolgende Adrenalinwirkung bedingt und gehöre nicht zwangsläufig zur Senkung des Blutphosphats.

Senkung des Phosphats wurde erreicht bei Hyperglykämie durch Adrenalin[4561, 4562], Zuckerstich und Pituitrin[4561]. Der uteruswirksame Teil hatte dabei eine andere Wirkung als der pressorische. Dieser bringt einen Anstieg von Phosphat und Zucker. Das wird von FRASER[4566, II], von dem diese Versuche an Hunden stammen, entweder auf eine Anoxie des Gewebes infolge Gefäßverengerung oder eine Hemmung der Insulinsekretion oder beides zurückgeführt. Beim oxytocischen Hormon kommt es dagegen zum Absinken des PO_4''' infolge Insulinsekretion, die durch Hyperglykämie bedingt ist. Man sieht das vielfache Ineinandergreifen der Regulationen. Bei Wärmestich waren die Resultate schwankend[4566].

Diese Befunde ließen die Hoffnung aufkommen, umgekehrt durch *Phosphatgabe* den Blutzucker zu erniedrigen. Von Goldfischen, die sich in Lösungen von 0,15 K_2HPO_4 befanden, wurden in 40 Stunden 68%, in entsprechenden Lösungen von Na_2HPO_4 46% der anwesenden Glucose verbraucht, während bei anderen Salzen und Wasser der Verbrauch zwischen 28—35% schwankte. Ebenso wirkten die Phosphate auf Paramaecien (BURGE und ESTERS[1975, 4523]). Dies scheint auf einen höheren Verbrauch oder auch Ansatz von Glykogen hinzuweisen, kann aber die Verhältnisse beim Warmblüter nicht ohne weiteres erklären, zumal ein höherer Sauerstoffverbrauch nicht zur Beobachtung kam.

Es wurden von Page[2457] sogar Steigerungen des Blutzuckers nach Phosphatinjektionen bei Kaninchen beobachtet. Die Dosen waren allerdings hoch, und der Erfolg ist als unspezifisch aufzufassen. Die Wirkung stuft sich danach ab. Bei Kaninchen führten Injektionen von 2 ccm/kg n/1 oder n/3 NaH_2PO_4 oder Na_2HPO_4 zur Hyperglykämie. Weniger als 0,4 ccm waren unwirksam, und dazwischen befand sich eine Zone der Senkung. Bei Hunden führten > 1 ccm der n/3 oder > 0,5 ccm der n/1 Lösung zur Blutzuckerabnahme[4569]. Dieselben Verhältnisse

---

[4566] MIYOSHI, M. u. SUNABA, Y.: Mitt. med. Akad. Kioto **13**, 1186 (1935), Rona **87**, 92.
[4566, I] SOSKIN, S., LEVINE, R. u. HECHTER, O.: Amer. J. Physiol. **134**, 40 (1941). C. **1943 I**, 741. Versuche an Pankreatektomierten und adrenalektomierten Hunden.
[4566, II] FRASER, A. M.: J. Physiol. **108**, 345 (1949).

gibt Suckawa[4572] an. 300 mg/kg Na_2HPO_4 setzten den Blutzucker von Kaninchen herab, 500—700 mg/kg verursachten erst Anstieg mit folgendem Abfall. 2,5 bis 6 g/kg führten immer zur Hyperglykämie mit reichlicher Zuckerausscheidung im Harn und Anstieg der Körpertemperatur.

Splanchnicusdurchschneidung hob diese Wirkung auf, was auf das Zwischentreten von Adrenalin hinweist. Beim erwachsenen normalen Menschen wurde nach 125 ccm n/3 Na_2HPO_4 keine Einwirkung gesehen, ebenso nicht beim intakten Hunde nach 2 ccm/kg n/1 NaH_2PO_4[4567]. Beim Säugling wurde nach Frauenmilch der Blutzucker stärker erhöht als nach Kuhmilch. Der Unterschied konnte durch Angleichung des Phosphatgehaltes der Frauenmilch an die Kuhmilch vermieden werden[4573].

Hier findet sich also ein Hinweis darauf, daß durch Phosphatgabe nicht nur der normale, sondern vielleicht in erhöhtem Maße der künstlich gesteigerte Blutzuckerspiegel vermindert werden konnte.

Beim Diabetiker wirkte Phosphat stärker blutzuckersenkend. Bei Gabe von 100 ccm n/3 Na_2HPO_4 (1,9 g/kg) sank der Blutzucker z. B. von 282 auf 163 mg%, und die Zuckerausscheidung im Urin wurde vermindert ([4567], siehe auch [4553]). Bei 5 Patienten mit Diabetes wurde aber nach intravenöser Infusion von 100 ccm n/1 NaH_2PO_4 keine Änderung des Sauerstoffverbrauchs und der CO_2-Abgabe gefunden[4553]. Am pankreaslosen Hund konnte von dem einen keine Senkung beobachtet werden[4567], wohl aber von anderen Autoren[4571]. Bei Katzen, denen nur der größte Teil der Pankreas entfernt worden war, gelang es sowohl durch anorganisches Phosphat als auch durch hexosediphosphorsaures Na[4575].

Die Hyperglykämie auf Glucoseinjektion wurde beim Hund durch Phosphat vermindert ([4574], kaum eine Wirkung bei van de Velde[4524]), ebenso die nach Adrenalin ([4574], wenig Ausschlag [4570]). Die beim Säugling durch Adrenalin hervorgerufene Hyperglykämie, Glucosurie und Ketonurie wurde durch Na_2HPO_4 herabgesetzt[4576], was auf ein Zusammenwirken mit Insulin hinzuweisen scheint. Phosphat allein förderte die Acetonbildung im Hunger[4581].

Bei gleichzeitiger Gabe von Insulin und Phosphat war die Wirkung auf den Blutzucker stärker als ohne Phosphat, z. B. beim Hund[4579], oder nicht ganz konstant beim Kaninchen[4577, 4578]. Andererseits wurde über eine Minderung der Blutzuckersenkung auf Insulin berichtet[4574]. Diese soll nur bei kleineren Insulindosen eintreten, während bei größeren eine Additivität der Wirkungen erzielt wird[4580]. In diesem Zusammenhang interessieren die Versuche von Franks und Mitarbeitern[4580, I] an Kranken mit schwerster diabetischer Acidose. Im unbehandelten Koma ist der Gehalt des Plasmas an anorganischem Phosphat erhöht. Nach Insulin gab es einen besonders tiefen Abfall, und dieses tiefe Niveau hielt sich noch lange deutlich unter normalen Werten. Zusätzlich injizierte Phosphate

---

[4567] Friedländer, K. u. Rosenthal, W. G.: Naunyn-Schmiedebergs Arch. 112, 65 (1926), Rona 37, 366.
[4568] Elias, H.: Biochem. Z. 138, 279 (1923), Rona 22, 64.
[4569] Elias, H.: Biochem. Z. 138, 284 (1923), Rona 22, 64.
[4570] Elias, H.: Biochem. Z. 138, 294 (1923), Rona 22, 64.
[4571] Elias, H.: Biochem. Z. 138, 299 (1923), Rona 22, 64.
[4572] Suckawa, T.: Mitt. med. Akad. Kioto 3, 35 (1929), Rona 52, 823.
[4573] Welcker, A. u. Jäger, O.: Z. f. Kinderheilk. 34, 594 (1927), Rona 43, 63.
[4574] Nishimoto, H.: Jap. J. of exp. Med. 7, 207 (1929), Rona 51, 718.
[4575] Iljin, W. S., Jakowlew, N. N. u. Wesselkina, W. M.: Z. exp. Med. 93, 679 (1934), Rona 80, 622.
[4576] Beumer, H.: Z. f. Kinderheilk. 35, 305 (1923), Rona 22, 69.
[4577] Alchieri, A.: Boll. soc. med. chir. Pavia 37, 933 (1925), Rona 35, 685. 6—30 E Insulin + 50 ccm n/3 Phosphatlösung.
[4578] Alchieri, A.: Arch. di Fisiol. 23, 549 (1925), Rona 36, 841.
[4579] Desgrez, A., Bierry, H. u. Rathery, F.: C. rend. Acad. Science 180, 1554 (1925), Rona 32, 582.
[4580] Kolodziejska, S. u. Funk, C.: C. rend. Soc. Biol. 91, 1477 (1924), Rona 31, 380.
[4580, I] Franks, M., Berris, R. F., Kaplan, N. O. u. Myers, B. G.: Arch. int. Med. 81, 42 (1948), zit. nach Schweiz. med. Wschr. 1948, 1183.

wurden stark retiniert. Deshalb wurde den Kranken zu der üblichen Acidosebehandlung 1,319—2,638 g P als Na-Salz in gepufferter Lösung von 500—1000 ccm während 4 Stunden langsam infundiert. Diese Dosierung war noch nicht hoch genug, um den vorherigen Phosphatverlust auszugleichen, denn nach Aussetzen der Zufuhr sank die Urinausscheidung auf unternormale Werte. Unter der P-Behandlung wurden die Kohlenhydrate besser ausgenützt. Cl' und Alkalireserve im Serum stiegen an, und der Wasserverlust im Urin war geringer. Die Bewußtseinstrübung wurde rascher behoben, und es ließ sich eine statistisch gesicherte Abnahme der Letalität beobachten.

Viele der Befunde sind zurückzuführen auf Zufallsprodukte, da auf die Frage der Streuung bei den betreffenden Versuchsbedingungen nie Wert gelegt wurde. Vielleicht wird man aber trotz des Gewirrs der Widersprüche auf eine Wirkung des Phosphats schließen können, die sich in Verstärkung des Insulineffektes dokumentiert, aber auf einen engen Dosierungsbereich beschränkt ist.

Bei der Beziehung Senkung des PO_4''' bei Steigerung der Glucose und umgekehrt, ist die Beeinflussung durch Glucose viel leichter zu erreichen. Eine Senkung des Blutzuckers wird leichter durch Phosphat zu erreichen sein, wenn er über die Norm erhöht ist. Das ist selbstverständlich, da eine Reihe von Regulationen gegen die Senkung des normalen Blutzuckers vorhanden sind. Das wird schließlich auch beim Phosphat zu erwarten sein, aber diese Regulationen reagieren langsamer, als der Einbau des PO_4''' in die Gewebe erfolgt, so daß ein zeitliches Intervall einer Senkung sehr viel leichter erreicht wird, als bei der Beeinflussung der Glucose. Wenn die Resultate also auch widerspruchsvoll sind, wird man das nicht anders erwarten dürfen, selbst wenn man eine Beeinflussung als gegeben voraussetzt.

12. Pyrophosphat.

Pyrophosphat in der Menge von 80—700 mg/kg Kaninchen subcutan verabfolgt, verursachte eine erhebliche Hyperglykämie mit einem Maximum nach 2—4 Stunden. Sie konnte durch Durchschneidung der Nn. splanchnici und Injektion von $CaCl_2$ partiell gehemmt werden (SUCKAWA[4572]).

Bei isolierten Geweben wurde durch m/15 Pyrophosphat der O_2-Verbrauch um 48—68% vermindert. Das wurde an Milz, Niere und Leber nachgewiesen. Noch stärker wird die Aktivierung des O_2-Verbrauchs durch Paraphenylendiamin gehemmt[4586].

Eine ausführlichere Studie über die Umsetzung von Pyrophosphat am Froschherzen wurde von EICHLER und STOBER[4583, I] vorgenommen. Da das Ion nicht in die unverletzte Zelle einzudringen vermag, konnte man schließen, daß es sich um eine Pyrophosphatase handelte, die in der Oberfläche der Herzmuskelfaser eingebaut ist. Dieses wurde durch folgende Befunde erhärtet: 1. Die Umsetzungen nach der Konzentration folgen den Gesetzen einer Phosphatase, auch in der Hemmung durch das sich bildende Phosphat. 2. Durch eine vermehrte Frequenz wurde der Umsatz nicht erhöht, aber durch eine Erhöhung des Drucks in der Kanüle in bestimmtem Bereich, weil damit eine Entfaltung der Oberfläche resultierte. 3. Der Temperaturkoeffizient entsprach mit $Q_{10} \cdot 1{,}4$—$1{,}6$ der Größe einer Fermentreaktion. 4. Durch Mg wurde die Wirkung gehemmt entsprechend einem Desmoferment. 5. Es handelte sich um eine alkalische Phosphatase. Denn bei Steigerung des p_H in der Kanüle vermehrten sich die Umsetzungen. In der Zelle kann man solche p_H-Verschiebungen nicht erreichen. 6. Ein fluoriertes Prontalbin, das alkalische Phosphatasen lähmte, führte auch zur Hemmung der

---
[4581] BEUMER, H. u. SOECKNICK, A.: Z. f. Kinderheilk. **37**, 236 (1924), Rona **26**, 271.
[4582] FUZITA, S.: J. of Biochem. **13**, 219 (1931), Rona **64**, 93.
[4583] WATANABE, K.: J. of Biochem. **21**, 197 (1935), Rona **87**, 564.
[4583, I] EICHLER, O. u. STOBER, W.: Naunyn-Schmiedebergs Arch. **205**, 647 (1948).

P_2O_7-Umsetzung. Von Interesse ist es, daß die Aktivität der Herzmuskeloberfläche sich als größer herausgestellt hat, als das Präparat einer gereinigten alkalischen Phosphatase, so daß wesentliche Teile der Oberfläche von dem Kolloid des Ferments eingenommen sein mußten. In den Versuchen von EICHLER und SCHMEISER (siehe S. 597) mit ^{32}P markiertem Pyrophosphat wurde das fehlende Eindringen des Anions in die Zelle bewiesen, wodurch die Folgerungen über die Oberfläche der Herzmuskelfaser eine weitere Fundierung erhielten.

13. Metaphosphat.

Metaphosphat erhöhte beim Kaninchen den Blutzucker, der aber ganz allmählich anstieg und erst nach 7—24 Stunden das Maximum erreichte. Diese Wirkung wurde weder durch Durchschneidung der Nn. splanchnici, noch durch gleichzeitige Injektionen von $CaCl_2$ gehemmt (SUKAWA[4572]).

14. Fluorid.

a) Mineralstoffwechsel. Bei Fluorid steht ebenso wie beim Phosphat die Frage nach dem Verhalten des Calciums im Serum zur Diskussion, da F' das relativ schwer lösliche CaF_2 bildet. Eine gewisse Senkung wurde beobachtet z. B. bei Kaninchen (SUGAWA[4022]). Nach 60 mg/kg NaF intravenös wurde das Ca·· im Blut von 16,6 auf 14,7 mg%, der P von 7,3 auf 5,5 mg% erniedrigt gefunden (PAWLOCIE und BOGDANOVIC), aber die Analysen wurden erst 2 Tage nach der Injektion ausgeführt. Eine so lange Nachwirkung müßte eine Wirkung bei wiederholter Gabe verstärkt finden lassen. Aber selbst 100—122 Tage Zufütterung von 30 mg/kg NaF führten nur zur Abnahme des Blutcalciums von 17,6 auf 14,5 mg im Durchschnitt von 9 Kaninchen, während die Kontrollen eine Abnahme von 18,1 auf 17 mg% zeigten.

Bei Versuchen von JODLBAUER[2511] wurde an Kaninchen täglich 50 mg/kg verabfolgt. 30 Minuten nach der letzten Gabe war der Blutkalk von normal 17,4 auf 12,6 mg% und beim Tode (3$^1/_2$ Stunden nach der Injektion) auf 8,8 mg% gefallen. Wir haben also einen beträchtlichen Abfall im Moment des Todes. Er erreicht aber nicht das Ausmaß wie bei einer noch nicht zur Tetanie führenden Phosphatdosis. 15 mg/kg für 9 Tage brachten das Ca·· um etwa 1 mg% zum Absinken. Nach einmaliger subcutaner Gabe von 0,4 g/kg NaF beim Kaninchen (wobei das Tier nach 2$^1/_2$ Stunden starb) betrug der Ca··-Gehalt noch 11,1 mg%, aber der mit Eiweiß fällbare Anteil des Ca·· war gesunken (SIEGWART und ZENTNER[2513]).

Den Verlauf des Calciumabfalls im Blut nach Durchschnittswerten in Versuchen an 9 Hunden, die 30 mg/kg NaF erhalten hatten, zeigt folgende Tabelle (nach [4587, 4588]):

Tabelle 346.

Zeit	0	$^1/_2$	1	1$^1/_2$	2	3	4	5	24 Std
NaF bei normalen Hunden	11,4	9,5	8,4	8,7	8,1	9,3	9,2		10,6
nach Entfernung von Schilddrüsen und Nebenschilddrüsen	11,4			7,6		7,4		7,4	7,4
nur nach Entfernung der Schilddrüse						9,5			7,4

[4584] JAKOVLEV, N. N.: Fiziol. Z. **22**, 639 (1937), Rona **103**, 564.
[4585] UKAI, M.: Rona **120**, 328 (1940).
[4586] MUNTWYLER, E. u. BINNS, D.: Amer. J. Physiol. **108**, 80 (1934), Rona **80**, 220.
[4587] GERSHMANN, R.: C. rend. Soc. Biol. **104**, 411 (1930), Rona **57**, 113.
[4588] GERSHMANN, R.: Rev. Soc. argent. Biol. **6**, 25 (1930), Rona **58**, 348.

Die Senkung des Calciums erreichte nach 2 Stunden das Maximum (der P war von 3,2 auf 5,0 mg% gestiegen, die Korrelation war also nicht gestört) und war nach 24 Stunden schon zur Norm zurückgekehrt. Deshalb ist es natürlich, wenn chronische Gabe von 5 mg/kg NaF an Kaninchen (BOGDANOVIC[4589]) oder 4,52 mg/kg F' an Hunde (GREENWOOD, HEWITT und NELSON[2520]) keine Änderung herbeiführte, ja gelegentlich sogar von Steigerungen des Calciums berichtet wird (SUGAWA[4022]). Die Senkungen des Ca¨ nach Fluorid geben viel schwerere Probleme auf wie nach Phosphat. Wir können nicht annehmen, daß CaF_2 in kolloidaler Form im Reticuloendothel aufgenommen wird, denn dazu ist es zu giftig und lokal ätzend. Wird nun CaF_2 im Knochen eingelagert oder adsorbiert? Was zwingt es dorthin? Merkwürdig ist die Erhöhung des Phosphats bei Senkung des Ca¨. Der Anstieg war noch geringfügig in den Versuchen von GERSHMAN[4787,4788] und ließ die Korrelation anscheinend intakt. In den Versuchen von HANDLER[4604, I] mit subletaler Vergiftung des Kaninchens (200 mg/kg NaF subcutan) fanden sich Werte bis 14,9 mg% P im Serum. Diese Erhöhung müßte schon ausreichen, um die Senkung des Blutcalciums zu erklären. Aber die Senkung erreichte mit 7—8 mg% nicht höhere Grade als auf der Tabelle 346, jedoch verbunden mit einer stärkeren Acidose, so daß die Alkalireserve schließlich nur 8 Vol.% betrug mit einem Milchsäurewert von 303 mg%. Hier muß das Calcium des Knochens eingesprungen sein, und wir werden uns die Frage vorlegen, wieviel von dem Phosphat des Blutes aus dem Knochen stammt, und in welchem Zustand sich das Ca befindet bei einem Ca · P von über 100. Wenn unter den Bedingungen dieses Versuchs die Nebenschilddrüsen entfernt worden wären, dann wäre das PO_4 im Plasma sicher noch höher angestiegen, und dann hätte man auch eine stärkere Senkung des Ca erwarten müssen. Man sieht, wie die Beschreibung Ca-Fällung als CaF_2, also Ca-Verminderung, ganz wesentliche Punkte völlig außer Acht läßt.

Die Beobachtungen über Veränderungen des Ca-Gehaltes haben schon öfters das Augenmerk auf das Verhalten der *Nebenschilddrüsen* gelenkt. In der letzten Tabelle[4587] zeigte sich bei nebenschilddrüsenlosen Hunden die Wirkung von NaF anscheinend intensiver, so daß bei der NaF-Wirkung ein Reiz auf die Nebenschilddrüsen als gegenregulatorisches Prinzip anzunehmen wäre. PAVLOVIC und TIBOMIROV[2515] fanden nach akuter Vergiftung bei Kaninchen eine Hyperämie der Drüse, zugleich auch Hämorrhagien. Die Zellen waren im Volumen vermehrt, Protoplasma etwas weniger, gelegentlich Fettkügelchen enthaltend; die Kerne waren manchmal schlecht gefärbt, teilweise Vakuolen oder Pyknosen. Zusammengefaßt: Parenchymatöse Degeneration mit etwas Verfettung und Hämorrhagien. Bei chronischer Vergiftung herrschte fettige Degeneration vor.

Bei Versuchen an Ratten[4592] mit chronischer Vergiftung fand sich manchmal eine Hypertrophie der Drüse (siehe dazu [4591]), meist allerdings nur eine Zunahme der hellen Zellen, die auf eine erhöhte Aktivität hinweisen sollen. Manche Erscheinungen bei den Veränderungen im Knochen würden mit diesen Beobachtungen gut im Einklang stehen, die wir aber als Krankheitsbild der Fluorose noch zu behandeln haben werden. Die Veränderungen des Knochens und der Zähne haben aber nichts zu schaffen mit der kalkfällenden Eigenschaft des Fluorids. So kam es nach der einmaligen Gabe von 9 mg/kg F', als CaF_2 verabfolgt, bei Ratten an den Nagezähnen zum Auftreten einer weißen Stelle im Durchmesser von 1—2 mm, zuerst unter der Schleimhaut am 9. Tage. Diese Stelle schob sich mit dem Wachstum des Zahns weiter und verschwand schließlich an der Spitze nach 21—24 Tagen. Dies war nur bei 3 von 10 Ratten zu beobachten und

---

[4589] BOGDANOVIC, S. B.: Naunyn-Schmiedebergs Arch. **178**, 104 (1935), Rona **87**, 362.
[4590] LOEWE, S. u. SALFELD, H.: Proc. Soc. exp. Biol. Med. **32**, 1649 (1935), Rona **90**, 413.

ging nicht mit der Dosis von Fluorid parallel, denn selbst 20—30 mg/kg F' ließen das Phänomen — das sich bei unbehandelten Tieren nie zeigte — nicht auftreten, so daß die Wirkung von F' nur als *eine* Bedingung aufzufassen sei[4590]. Ganz gleich wie man diese Beobachtung interpretieren will, die Ca''-Fällung wird hier nicht herangezogen werden können, sondern wir haben es mit einem Vorgang zu tun, der bei chronischer Gabe jederzeit reproduzierbar ist und seinen ersten Grund wohl in einer Störung der Farbbildung im Zahnkern hat, also ein schwieriger fermentativer Vorgang.

b) Von der Seite einer **Fermenthemmung** her wird häufig die Wirkung auf andere Symptome zu deuten versucht, ohne daß ein regelrechter Beweis vorliegt. Man wird die Verminderung der Milchsäure in der Lymphe nach NaF verstehen[4593]. Aber nach 40—50 mg/kg NaF kam es zur Vermehrung der Milchsäure und Abnahme der Alkalireserve des Kaninchens. Diese Reaktion wurde verstärkt durch $MgSO_4$, aber ebenso wie der Anstieg des Blutzuckers gehemmt durch Resektion der Nn. splanchnici[4594, 4595]. Die Wirkung soll durch eine Ca''-Fällung veranlaßt sein[4595], aber Oxalat machte eine Hyperglykämie, die durch Splanchnicidurchschneidung nicht beeinflußt wurde[4596]. Wir können also nicht leicht Ca''-Fällung und Fermentgiftigkeit bei der Entwicklung der Symptome auseinanderhalten. Die Fermentgiftigkeit wird in sehr vielen Fällen nur als Schlagwort oder mit einer überbrückenden Phantasie eingeführt. Eine Berechtigung, eine Phosphatasehemmung anzunehmen, sehen wir in den Versuchen von KAPLAN und GREENBERG[4604, III], die bei Ratten eine Ansammlung von Glucose-6-Phosphat in der Leber beobachteten, wie im Leberbrei von OSTERN, HERBERT und HOLMES[4604, IV]. Da in der Leberzelle das p_H unterhalb 6,0 liegt, wären die Bedingungen für Fluorid, das nur die sauren Phosphatasen lähmt, vorhanden. Aber obwohl die Autoren die hohe Dosierung von 750 mg/kg anwenden, fehlt doch der Nachweis, daß das Fluorid in der Zelle tatsächlich in geeigneter Konzentration anzutreffen ist. Man kann auch aus den Analysen der Umsetzungen bei Anwendung von $^{32}PO_4$ nicht die Lähmung eines speziellen Ferments herauslesen. Es fand sich ein starker Anstieg des gesamten säurelöslichen $^{32}PO_4$. Dazu steht im Gegensatz der geringe Anstieg des $^{31}PO_4$. Das soll auf das Zurückhalten von $^{32}PO_4$ in Glucose-6-Phosphat hindeuten. Dieser Ester wird mit dem Eindringen des PO_4 in die Zelle in Zusammenhang gebracht (siehe S. 595f). Sonst fand sich eine Verminderung der labilen Phosphatgruppe, aber die spezifischen Aktivitäten blieben dieselben wie bei den Kontrollgruppen. Es wurde also die Menge des Phosphats hoher Energiestufe vermindert im Verein mit dem Verlust von Glucose, so daß bei diesen Versuchen, bei denen die Tiere nach 25—35 Minuten ad exitum kamen, der Blutzucker sank.

c) Eine **Hyperglykämie** wurde häufig gefunden, und zwar abhängig von der Dosis. Notwendig waren dazu Mengen von 0,02—0,05 g/kg (HAZARD, VAILLE und GAGNAUX[4498], Kaninchen). Steigerungen um 73, 103 und 123% nach 80, 100 und 120 mg% NaF werden berichtet (Kaninchen, MIYOSHI[4363]). Der „gebundene

---

[4591] CALLAM, M.: Münch. med. Wschr. **82**, 1534 (1935). C. **1935 II**, 3400. Es wird die tägliche Gabe von mehrmals 5—20 Tropfen 1% NaF empfohlen bei Erkrankungen, „die mit den Nebenschilddrüsen zusammenhängen", z. B. Krämpfe der Kinder, Epilepsie, Knocheneiterungen und entzündliche Erkrankungen. Für die geistige Frische sei es wirksamer als Recresal. Auch Narbenkeloide vergehen usw. Diese „Indikationen" haben mit unseren Befunden nichts zu tun.

[4592] EULER, H., EICHLER, O. u. HINDEMITH, H.: Naunyn-Schmiedebergs Arch. **206**, 75 (1949).

[4593] HOJO, Y.: Arb. III. Abt. anat. Inst. Kyoto **4**, 115 (1934), Rona **89**, 394.

[4594] SUCKAWA, T. u. TAKEHIRO, S.: Mitt. med. Akad. Kioto **3**, 142 (1929), Rona **53**, 756.

[4595] SUCKAWA, T.: Mitt. med. Akad. Kioto **3**, 12 (1929), Rona **52**, 822.

[4596] SUCKAWA, T.: Mitt. med. Akad. Kioto **3**, 35 (1929), Rona **52**, 823.

Zucker" soll dabei abnehmen[4597]. Bei Hunden waren nach MAGENTA[2522, 4598] nur bei Dosen über 10 mg/kg NaF Steigerungen zu sehen, bei tödlichen Dosen teilweise bis 300 mg%, aber bei 14 Hunden wurde keine Glykosurie gesehen. GOLDEMBERG[4599] sah auch erst bei Dosen von 10 und 50 mg/kg NaF Hyperglykämie von 70 und 105 mg% bis zu 30 Stunden, und nur bei letzteren fand sich eine Zuckerausscheidung im Urin, dagegen wurde solche Ausscheidung sehr leicht bei Lämmern und Ziegenlämmern produziert. Zum Beispiel erhielt ein Lamm von 5 kg 0,3 g NaF. Nach einigen Stunden fand sich im Urin 5°/$_{00}$ Zucker, ein Lamm von dem doppelten Gewicht, das dieselbe Dosis erhielt, schied 15°/$_{00}$ Zucker aus. Diese Ausscheidung war oft mit Temperatursteigerungen bis 40,8° verbunden, beides klang aber in 24 Stunden ab. Ein Mensch mit Akromegalie zeigte dagegen auf 0,1 g NaF keine Steigerung, sondern Senkung des Blutzuckers von 88 auf 67 mg%.

Wichtig ist das Verhalten der Hyperglykämie durch NaF zur *Insulin*zufuhr. Zum Teil konnte sie durch Insulin beseitigt werden[4600], andererseits kam es nach 0,1 g NaF mit 1 E Insulin in den ersten beiden Stunden zu einer Steigerung des Blutzuckers, in der 3. und 4. Stunde zu einer leichten Senkung, also das Insulin schlug durch, das sich restlos nach Splanchnicotomie durchsetzte (NAKAMURA[4362]). In anderen Versuchen[4601] wurde zuerst 1 E Insulin verabfolgt, und wenn die Blutzuckersenkung etwa 60 Minuten nach der Gabe schon deutlich war, wurden dem Kaninchen 75 mg/kg NaF verabfolgt. Es kam sofort zum Blutzuckeranstieg, der weit über die Norm hinausging und etwa die Größe erreichte, als wenn Insulin gar nicht gegeben worden wäre (200—250 mg%). Aus diesem Befund wird auf eine gegen Insulin antagonistische Wirkung geschlossen, vielleicht bedingt durch den Gewebsstoffwechsel wie am isolierten glykolytischen Prozeß, nicht aber bedingt durch Mobilisierung von Leberglykogen[4601]. Diese Auffassung wäre noch zu beweisen durch Bestimmungen des Leberglykogens, dessen Abnahme gerade die Versuche von YU[4600] zeigten.

Während der Hyperglykämie des Kaninchens nahm das Muskelglykogen beim gut ernährten Tier nur wenig ab, deutlicher nach Hunger; nach der Durschschneidung der Nn. splanchnici stieg das Glykogen sogar an, so daß eine Hemmung der *Glykogenolyse* durch NaF angenommen wurde, wenn die zentralen Impulse (Adrenalin?) wegfielen. Das Absinken des anorganischen Phosphats beim normalen Kaninchenmuskel entsprach den Verhältnissen im Muskelbrei. Das Lactacidogen nahm nicht zu, wohl aber die schwer hydrolisierbaren Ester und Adenosintriphosphat. Dieses war bei hoher Dosis von 120 mg/kg NaF vermindert, was mit der schlechteren Arbeitsfähigkeit des Muskels konform geht. Nach Durchschneidung der Nn. splanchnici war das Lactacidogen sehr vermehrt (MIYOSHI[4363].) Die Versuche zeigen jedenfalls, daß die Hyperglykämie nicht aus dem Glykogen des Muskels stammt, das der Leber nimmt dagegen ab. Die Vielfalt der Befunde erfährt eine Klärung vor allem durch die Versuche von HANDLER und Mitarbeitern[4604, I u. II]. Beim Kaninchen fand sich eine Steigerung des Blutzuckers nach den hohen Dosen von 200 mg/kg NaF bis auf Werte von 580 mg% (Milchsäure

---

[4597] YANO, H.: Mitt. med. Akad. Kioto 4, 71 (1930). Rona 57, 274.
[4598] MAGENTA, M. A.: Rev. de la Soc. Argentin. de Biol. 3, 691 (1927), Rona 45, 285.
[4599] GOLDEMBERG, L.: J. Physiol. et Path. gen. 26, 426 (1928). Rona 48, 406.
[4600] YU, J. M.: Chin. J. Physiol. 15, 1 (1940). C. 1940 II. 1604.
[4601] LAUGHTON, N. B. u. MACALLUM, A. B.: Biochem. J. 29, 1257 (1935), Rona 89, 411. C. 1936 I, 797.
[4602] LITZKA, G.: Naunyn-Schmiedebergs Arch. 183, 436 (1936).
[4603] GORLITZER, V.: Naunyn-Schmiedebergs Arch. 165, 443 (1932). Rona 68, 579.
[4604] KISCH, B.: Biochem. Z. 273, 338 (1934), Rona 83, 520.
[4604, I] HANDLER, P.: J. biol. Chem. 161, 57 (1945).
[4604, II] HANDLER, P., HERRING, H. E. u. HEBB, TR. u. J. H.: J. biol. Chem. 164, 679 (1946).

stieg auf 303 mg%, die Brenztraubensäure von 1,3 auf 3,7 mg%), aber in der letzten Zeit vor dem Tod gab es einen Abfall, wie ihn KAPLAN und GREENBERG[4604, III] nur bei ihren Dosierungen sahen. Ähnlich wirkte Jodessigsäure und Malonsäure, die den glykolytischen Prozeß im Organbrei auch stören. Mit niederen Dosen ließ sich eine Hyperglykämie nicht erzielen, wenn die Tiere gehungert hatten, also kein Leberglykogen besaßen.

Am besten werden die Vorgänge durch die Analysen von HANDLER, HERRING und HEBB[4604, II] illustriert, die wir auf Tabelle 347 wiedergeben:

Tabelle 347.
Na-Fluorid 250 mg/kg subcutan. Jeder Wert Durchschnitt von 6 Ratten.

Behandlung	Blutzucker mg%	Blutmilchsäure mg%	Leberglykogen %	Muskelglykogen %
Kontrolle	116 ± 12	16 ± 3	3,9 ± 0,5	0,71 ± 0,05
NaF	202 ± 26	193 ± 25	0,63 ± 0,08	0,14 ± 0,02
Insulin 80 E/kg	41 ± 7	24 ± 5	4,8 ± 0,4	0,68 ± 0,07
NaF 30 Minuten nach Insulin + 1,5 g Glucose intraperitoneal pro Tier zugleich mit Insulin	91 ± 8	214 ± 17	0,82 ± 0,10	0,60 ± 0,04
	116 ± 9	167 ± 18	1,21 ± 0,09	0,63 ± 0,05

Der Blutzucker stammte ausschließlich aus dem Leberglykogen. Die Gabe von Insulin vermochte die Hyperglykämie, aber nicht den Verlust des Leberglykogens zu verhindern, wohl aber verhinderte es Entleerung der Glykogenreserven des Muskels. Das ist aber nicht aufzufassen als ein Schutz des Glykogens, denn dieses wird — unbeeinflußbar durch Insulin — in Milchsäure umgewandelt, sondern es beschleunigt und verbessert die Umsetzung des Blutzuckers in Muskelglykogen. Nur so sei es zu verstehen, daß die Leber ihr Glykogen verliert, und der Blutzucker normal bleibt.

LITZKA sah nach Gabe von Fluortyrosin beim Menschen Senkungen des Blutzuckers, und die durch Thyroxin hervorgerufene Glykogenabnahme der Leber konnte gehemmt werden. Das konnten EULER, EICHLER und HINDEMITH[4255, I] am histologischen Schnitt, auch bei anderen organischen Fluorverbindungen wie Fluortyrosin, dem J und Br eingefügt war, vor allem aber mit 1(3-Fluor-4-oxy-phenyl-1-methyl-2-methylaminoäthan), einem fluorierten Veritol, beobachten.

d) Gaswechsel. Wenn $Ca^{..}$-freier Ringer[4604] oder Ca-Fällung durch F'[4601] zur Einschränkung des O_2-Verbrauches von Rattengeweben führt, könnte man vielleicht eine Wirkung des F' auf den Gasstoffwechsel des gesamten Tieres erwarten. Dieser Schluß wäre durchaus unberechtigt, da die $Ca^{..}$-Senkung durch F' nur minimal ist und in obigen Versuchen extreme Werte angewandt wurden (m/5 NaF).

Durch Gabe von HF bei der Maus durch Auftropfen auf die Haut (!), aber auch durch subcutane Gaben wurde eine verminderte CO_2-Produktion beobachtet[4603]. Die Mäuse waren anscheinend moribund.

GOLDEMBERG[2500, 2501] konnte den Stoffwechsel von Ratten durch eine einmalige intraperitoneale Injektion um 12—63% senken. Die Senkung setzte rasch nach der Injektion ein und dauerte einige Tage. Inwieweit eine verminderte Motilität bei der Erkrankung vorgelegen hat, ist nicht ersichtlich. 2—3 mg/kg führten zu außerordentlich schwankenden Werten. Senkungen von 24% standen Steigerungen von 28% gegenüber. Man konnte dagegen eine Senkung erhalten, wenn die Dosis von 3—4 mg/Ratte 6—8 Monate fortgesetzt wurde. Die Schwierigkeit

---

[4604, III] KAPLAN, N. O. u. GREENBERG, D. M.: J. biol. Chem. **156**, 525 (1944).
[4604, IV] OSTERN, P., HERBERT, O. u. HOLMES, E.: Biochem. J. **33**, 1858 (1939).

liegt darin, daß nach so langer Zeit schon eine normale Senkung des Stoffwechsels mit dem Wachstum der Tiere zustandekommt.

e) Schilddrüse. Diese Befunde hängen eng zusammen mit der Frage nach der Wirkung von Fluoriden bei Basedow, bzw. die Wirkung auf die Schilddrüse. Die Ergebnisse sind sehr schwankend. In den Versuchen von CUTTING und ROBSON[4519] an Meerschweinchen wurde bei 2 mit 0,1 g NaF täglich 4 Wochen lang vorbehandelten Tieren durch thyreotropes Hormon eine Stoffwechselsteigerung von 68% erreicht, während 6 unbehandelte Kontrollen nur eine Steigerung von 38% zeigten. Also war zum mindesten keine Einschränkung der Stoffwechselwirkung erreicht worden, vielleicht war die Behandlung etwas zu kurz gewesen. GOLDEMBERG[2499] fand bei seinen mit 2—3 mg NaF am Tage behandelten Ratten eine Hypertrophie der Schilddrüse auf das 5—8fache ihres Gewichtes mit cellulärer Hyperplasie. Die Zellen füllten die Follikel aus, woraus der Schluß gezogen wurde, daß F' die Ursache des Kropfes sein könnte. HAMILTON[4503], der 9 Ratten 71—119 Tage lang mit 2—10 mg NaF/Tag fütterte, fand am Ende der Versuchszeit niemals eine Zunahme des Schilddrüsengewichtes, sondern sogar eine signifikante Abnahme von etwa 15% (Tabelle S. 840). Histologisch erschienen die Drüsen normal. Das Kolloid färbte sich nur wenig und blaß mit Eosin, das Epithel war niedrig und flach, das Bindegewebsstroma spärlich, im allgemeinen keine Erscheinungen, die von dem Normalen wesentlich abwichen. In noch weiter ausgedehnten Versuchen[4606] an über 50 Tieren, die teilweise 5—6 Monate mit NaF gefüttert wurden, konnte dieser Befund bestätigt werden. Es kam gelegentlich zu Abschilferungserscheinungen in das Innere der Acini, aber diese waren nur dann wirklich deutlich, wenn die Tiere im Versuch gestorben und nicht getötet worden waren. Schon geringfügiges Liegenlassen führte zu postmortalen Erscheinungen[4606].

PHILIPPS, ENGLISH und HART[2523] fanden in Versuchen mit Hühnchen, daß die Giftigkeit der Schilddrüsenfütterung durch Zulage von Fluorid nicht vermindert, von einer bestimmten Dosis (0,22% NaF der Diät + 0,2% getrocknete Schilddrüse) sogar beträchtlich erhöht wurde. Die theoretische Grundlage einer NaF-Wirkung auf Schilddrüse und Stoffwechsel ist nach allen bisherigen Versuchen, gerade von denen, die mit großem Material vorgenommen wurden, als nicht fundiert anzusehen.

LITZKA[4602] konnte durch 0,5 mg/kg NaF täglich 15 Tage lang die Acetonitrilresistenz der weißen Maus ebensowenig wie die Thyroxinwirkung, gemessen am Acetonitrilrest, verändern. Wenn Fluortyrosin eine Wirkung aufzeigt, wird man diesen Effekt nicht auf das Fluorid an sich, sondern auf die Sonderheiten des Moleküls beziehen. Dieses Fluortyrosin wirkte übrigens auf das histologische Bild der Schilddrüse nicht ein, ebensowenig eine Reihe anderer organischer Fluoride (siehe weitere Ausführungen im Abschnitt O). Dieser Befund konnte auch an der Ratte bestätigt werden.

Nach Fluorbenzol, an Ratten verfüttert, wurde im Urin p-Fluorphenylmerkaptursäure gefunden[4606, I].

XIV. Einwirkung auf Wachstum und Entwicklung. - Geschwülste.

Stoffwechselvorgänge, die die Befruchtung des Eies begleiten, ergeben die Möglichkeit, daß Anionen einwirken. Bei dieser Einwirkung sind übertragene Versuche nicht gültig, z. B. setzten 2 Goldfische in einer Phosphatlösung,

---

[4605] KISCH, B.: Biochem. Z. **273**, 345 (1934), Rona **83**, 520.
[4606] EULER, H., EICHLER, O. u. HINDEMITH, H.: Naunyn-Schmiedebergs Arch. **206**, 75 (1949).
[4606, I] YOUNG, L. u. BARSKY, S. H.: J. biol. Chem. **154**, 389 (1944).

wie wir schon berichteten, mehr Zucker in 30 Versuchsstunden um, als aus anderen Salzlösungen oder Leitungswasser. Dasselbe geschah aus Lösungen, denen Spermien zugesetzt waren[4607], die große Phosphatmengen enthielten, anfangs gebunden waren, aber bald frei wurden. Der Schluß, daß die während der Befruchtung verlaufende Stoffwechselerhöhung auf Phosphat zurückzuführen sei, wird durch solche Versuche kaum gestützt. Tatsächlich wird z. B. während der Entwicklung von Teleostier- oder Funduluseiern HPO_4'' und HCO_3' gebildet, während Cl' durch eine Art Sekretionsprozeß ausgestoßen wird (IRVING und MANERY[3311]). Diese Eier, z. B. die von Arbacia, sind sonst für Anionen impermeabel (HÖBER[931]). Daß Anionen mit dem Entwicklungsprozeß eng zusammenhängen, ist vielleicht daraus verständlich, daß mit der Spezialisierung der Organe deren Cl'-Gehalt abnimmt. Hier wird es sich darum handeln, wie die sich entwickelnden Zellen von außen durch Ionen beeinflußt werden. Dazu gehört auch die Frage der Carcinomentwicklung. In diesen Bereich auch noch Mitosegifte und Substanzen hineinzuziehen, die Mutationen erzeugen, ist nach der Theorie der Krebsentstehung von K. H. BAUER[4608, 1] als einer somatischen Mutation innerlich berechtigt. Da aus dieser Vorstellung auch die Wirksamkeit mutativer Stoffe zur Wachstumshemmung des Krebses fließt, ist der Kreis geschlossen.

a) Chlorid-Bromid. Durch tägliche Zulage von 0,3 g NaCl an Kaninchen wurde das Brown-Pearce-Kaninchen-Carcinom maligner[4608]. Bei Mäusetumoren war weder NaCl noch Na_2HPO_4 von Bedeutung, nur KCl wirkte begünstigend, vielleicht, weil die wachsenden Zellen sehr viel $K^·$ enthalten[4609].

Wurden Spermien von Rana fusca und Bufo vulgaris in verschieden konzentrierte Lösungen von NaCl hineingebracht, dann nahm ihre Motilität zu und erreichte bei 0,1—0,25% ihr Maximum. Die Befruchtung von zugesetzten Eiern fand bei diesen Konzentrationen rascher und sicherer statt, bei über 0,3% NaCl wurde durch geringere Beweglichkeit der Spermien eine Befruchtung überhaupt nicht mehr erreicht. Die Fähigkeit konnte durch Verdünnen der Lösung oder durch Spülen in Wasser wiederhergestellt werden. Die Widerstandsfähigkeit der Spermien blieb in optimalen Salzlösungen länger erhalten als in Wasser, und nur darin unterschied sich NaBr von NaCl, daß in Bromid diese Widerstandsfähigkeit nicht so lange anhielt, und daß früher anormale Befruchtungen resultierten[4610].

b) Hypochlorit, Hypobromit. Durch NaOCl können Zysten von Nematoden wie Heterodera schachtii aufgelöst werden. So können durch verdünnte Lösungen die Larven zum frühen Ausschlüpfen gebracht werden, besonders geschieht'das, wenn $Ca(OCl)_2$ zur Anwendung kommt. Es soll sich um eine besondere Beeinflussung des Eiweißes handeln[4612], über deren Möglichkeit und Abhängigkeit von dem p_H wir in der chemischen Einleitung gesprochen haben.

Läßt man Brom auf Eidotter einwirken und gibt dieses Kaulquappen von Bufo vulgaris zu fressen, dann ist die Metamorphose beschleunigt, aber disharmonisch, so daß die Tiere schließlich absterben[4611].

c) Chlorat-Bromat. Beim befruchteten Keim des Seeigels Strongylocentrotus pulcherrimus wird durch Bildung der Exogastrula die Vegetatisierung bzw. eine Änderung der Verhältnisse zwischen animalem und vegetativem Gefälle des Keims

---

[4607] VERDA, J. D., GREEN, F. C. u. BURGE, W. E.: Amer. J. Physiol. 90, 544 (1929), Rona 54, 39.
[4608] COLLIER, W. A. u. COHN, A.: Z. Krebsforschung 38, 291 (1933), Rona 73, 61.
[4608, 1] BAUER, K. H.: Das Krebsproblem. Springer 1949.
[4609] HÄNDEL, M.: Z. Krebsforschung 21, 281 (1924), Rona 28, 226.
[4610] BARTHELEMY, H.: C. rend. Acad. Sciences 177, 654 (1923), Rona 23, 335.
[4611] FAMIANI, V.: Atti. Accad. naz. Lincei VI. 21, 821 (1935), Rona 91, 69. C. **1936 II**, 106.

dokumentiert. 0,325% $KClO_3$ in Meerwasser führte zur Bildung einer Exogastrula. Diese war schwächlich und bewegte sich schwerfällig auf dem Boden der Schalen. Ähnlich dem Lithium-Keim fehlte ihr der zapfenförmige Auswuchs am animalen Pol. Eine schwächere Lösung ist wirkungslos, eine stärkere hemmt die Entwicklung[4613]. Bei Funduluseiern selbst liegt die Giftwirkung bei $^2/_3$ m $KClO_3$, m/10 $KBrO_3$ und m/30 KJO_3 (bei den beiden ersten in Abhängigkeit von ihrer Zersetzungsspannung[4614]). Durch verschiedene Salze können Eier von Seeigeln zur parthenogenetischen Entwicklung angeregt werden. Bei Strongylocentrotus lividus erwiesen sich wirksam Br', BrO_3', JO_3', NO_3', aber auch SO_3'', SO_4'', F' und zwar sowohl die $K^{\cdot}$- als auch die $Na^{\cdot}$-Salze[4615].

d) Rhodanid und Vergleiche. Bei Einwirkung auf Eier von Arbacia punctulata wirkten 2,1% NaSCN leicht toxisch und 3,5% letal. Zwischen diesen beiden Konzentrationen ließ sich eine durch Peptisation bedingte Änderung der Viscosität nachweisen, aber Kombination mit Urethan führte zu einer Steigerung der Giftwirkung, nicht zu einer Abnahme, wie man es erwarten müßte, wenn eine durch Narkoticis bedingte Koagulation im Plasma durch das peptisierende Ion aufgehoben würde[4616]. Die Strömungsdoppelbrechung in den Eiern von Sandschnecken wurde durch $Ca^{\cdot\cdot}$ und SCN' erhöht, durch $K^{\cdot}$ und SO_4'' vermindert[4615, I].

Durch Vorbehandlung von Froscheiern (Rana temporaria) mit SCN' wurde die Befruchtung verhindert. Das soll auf einer Quellung der Gallerte beruhen, die durch ihre Dicke das Eindringen der Spermien verhindert. Durch $CaCl_2$ ließ sich dieser toxische Effekt beim Jodid noch aufheben, aber nicht mehr beim SCN' ([4617], siehe auch [4619, I]).

Die Membranbildung von Nauplien von Artemisia salina L (Meeresgarnele) war noch bei 0,6—0,7 mol NaSCN optimal.

Für die anderen Salze sind die Konzentrationen: $Cl' = 0,5$, $Br' = 0,45$, $NO_3' = 0,5$, $SO_4'' = 0,4$ ($J' > 0,7$). Für die Nauplien ist schon 0,01 mol NaSCN und NaJ toxisch, aber erst 0,56 mol $NaNO_3$ (BOONE und BAAS-BECKING[2424]).

Die optimale Konzentration für die Seeigeleientwicklung ist bei Sulfat 0,533 NO_3' 0,4, Br' 0,21, J' 0,24 m[4619]. Bei der Entwicklung gibt es eine Farbänderung Diese wird gefördert in der Reihe $SCN' > J' > Br'$, Cl'.

Bei den Versuchen an Paracentrotus lividus und Psammectinus microtuberculatus[4619] trat bei $2^1/_2$ mol NaSCN nach 50 Minuten der Farbumschlag nach Hellorange auf. Die Oberfläche leuchtete silberweiß-blau auf und die Furchung erfolgte zu 100%. Bei konzentrierterer NaCl erfolgte dasselbe, aber 87% der Eier waren ungefurcht geblieben. Sulfat wirkte besser als NaCl, fiel also aus der lyotropen Reihe heraus. Bei SCN' erfolgte später die Cytolyse, und während Bromid anfangs sich etwa so verhielt wie NaCl (nach 40 Minuten 49% fehlender Farbumschlag gegenüber 68% bei NaCl), zeigte es später auch eine stärkere Cytolyse.

Die einzelnen Stadien der Entwicklung zeigten also eine durchaus verschiedene Empfindlichkeit. Gegenüber 0,5% NaSCN waren z. B. die Embryonen der Rana

---

[4612] SMEDLEY, E. M.: J. of Helminth 14, 11 (1936), Rona 95, 30.
[4613] MOTOMURA, I.: Sci. Rep. Tohoku Univ. IV. 9, 123 (1934), Rona 85, 46.
[4614] MATHEWS, A. P.: Amer. J. Physiol. 11, 237 (1904).
[4615] POPOFF, M., DOBREFF, M. u. PASPALEFF, G.: C. rend. Acad. Sci. 183, 511 (1926), Rona 38, 787.
[4615, I] PFEIFFER, zit. nach SCHMIDT, W. I.: Ergebn. d. Physiol. 44, 27 (1941).
[4616] GUERLAC, H. E.: Proc. Soc. exp. Biol. u. Med. 30, 265 (1932), Rona 72, 426.
[4617] GELLHORN, E.: Pflügers Arch. 200, 552 (1923), Rona 24, 192.
[4618] RANZI, S. u. TAMINI, E.: Naturwissenschaften 1939, 566, Rona 118, 30.
[4619] RUNNSTRÖM, J.: Protoplasma 4, 388 (1928).
[4619, I] RULON, O.: Physiologic. Zool. 14, 305 (1941). C. 1942 II, 2, 163. Entwicklungshemmung (und Störung) bei Eiern von Dendraster excentricus durch NaSCN, besonders bei Fehlen des $Ca^{\cdot\cdot}$ im Meerwasser.
[4620] SINDAHL, P. E.: Acta Zoologica 17, 179—365 (1936).

esculenta weniger empfindlich als frühere und spätere Stadien und vertrugen eine 4fach so lange und längere Behandlung. Das soll an einer vorwiegenden Verwendung der Kohlenhydrate liegen, die gerade in diesem Stadium (nach dem RQ.) umgesetzt werden.

Von besonderem theoretischen Interesse sind die Wirkungen der Ionen auf die weitere *Entwicklung des Seeigeleis* durch Vorbehandlung vor der Befruchtung. Wurden Seeigeleier mit 90 Teilen $Ca^{..}$-freien Meerwassers und 10 Teilen 0,54 mol NaSCN 12—20 Stunden behandelt, dann entwickelten die Eier nach Befruchtung den Urdarm nur angedeutet, es hatte eine Animalisierung stattgefunden. Pyocyanin, das die Atmung steigerte begünstigte, Anaerobiose hemmte diese Vorgänge[4621]. Das konnte soweit gehen, daß die Kulturen nur eine totale Wimperschopfblastula entwickelten, d. h. eine Blastula, die nur aus Zylinderepithel besteht, und deren Oberfläche mit langen steifen Wimpern besetzt ist. Die Zellstreckung im Entoderm war mangelhaft und die Wand folglich dicker als normal. Eine ektodermisierende Wirkung wurde verstärkt[4622]. Auch in der Gewebskultur mit Bindegewebe und Epithel wurde durch $SCN' > J' > Br' > Cl'$ das Wachstum der Epithelien begünstigt, während SO_4'' und PO_4''' indifferent waren[4624].

Völlig lassen sich diese Beobachtungen nicht einander gleichsetzen, besonders auch nicht hinsichtlich SO_4'', wie wir später sehen werden. Aber an den Seeigeleiern wirkte Jodid ähnlich, wenn auch schwächer als SCN', und was einen Gegensatz zu früher entwickelten Gedankengängen abgeben könnte, auch ähnlich dem Kaliummangel[4620]. Daneben gibt es überreife Eier, die eine abnorme Entwicklung zeigen, z. B. bleibt die Abhebung der Membran aus, die Befruchtung ist selten und führt zu Mißbildungen usw. Diese Überreife ließ sich sowohl durch SCN' und J', als auch durch $Ca^{..}$-Mangel hemmen. In der Reihenfolge $SCN', J > Br' > > NO_3' > Cl' > SO_4''$ wird eine Dispergierung der Pigmentkörnchen außerhalb des Bereiches des Pigmentringes erreicht bei den ersten 3 Gliedern der Reihe, die letzten führen zu einer Zusammenziehung der Pigmente innerhalb des Bereiches des Pigmentringes und zu seiner Verengerung. Die mit SCN' behandelten Eier hoben bei der Befruchtung eine hohe Membran ab, bei Br' und NO_3' war die Membran niedrig oder fehlte.

Bei der animalisierenden Wirkung 24 Stunden nach Einbringen fand sich folgende Reihe: $SCN' > J' > SO_4'' > Br' > NO_3' > Cl'$. Br' und NO_3' führten schon zur Hemmung und vielleicht zu einer speziellen Wirkung. Da in $Ca^{..}$-freiem Meerwasser auch eine Animalisierung stattfindet, könnte SO_4'' seine Stellung vielleicht durch die Ca-fällende Wirkung haben, wenn nicht die Löslichkeit von $CaSO_4$ doch beträchtlich wäre. Die besondere Stellung des SO_4'' gegenüber unserer bisherigen Darstellung ergibt sich eher daraus, daß ein SO_4''-Mangel möglich ist, der in einer allgemeinen Differenzierungshemmung sich ausdrückt und durch $Ca^{..}$-Zugabe erhöht wird. Auch hierbei wird aber das Entoderm klein, die Wimperschopfplatte vielfach vergrößert. Die Atmung wird durch SO_4''-Mangel erst nach 11 Stunden, d. h. im Blastulastadium verändert, er hemmt den Teil der Atmung, der durch Lithium nicht hemmbar ist. Die Larven bilden ohne SO_4'' kein Pigment, SO_4'' kann aber ersetzt werden durch S_2O_3'' und SO_3'', wahrscheinlich durch vorherige Oxydation. SCN' wirkt nach der Befruchtung hemmend auf die Urdarmbildung, schwächer wirkte J'. Es kam manchmal zu keiner Mundbildung und vor allem zu Abnormitäten des Skeletts, zugleich mit

---

[4621] RUNNSTRÖM, J. u. THÖRNBLOM, D.: Naturwissenschaften **24**, 447 (1936). C. **1937 I**, 1458.
[4622] LEHMANN, F. E.: Rev. suisse Zool. **44**, 1 (1937), Rona **101**, 44.
[4623] RANZI, S. u. TAMINI, E.: Naturwissenschaften **28**, 458 (1940). C. **1940 II**, 3058.
[4624] TRAUBE u. KNACKE, E.: Z. Krebsforschung **42**, 324 (1935), Rona **91**, 82.

Fehlen der Kalkabsonderung. Allerdings kam es auch gelegentlich zu einer vegetatisierenden Wirkung durch SCN', indem der Skelettbildnerring animalwärts verschoben wurde. Das wird durch Permeabilitätsunterschiede zu erklären versucht[4620].

Ein Antagonist des SCN' ist das Li·, das zur Vegetatisierung, d. h. zur Verschiebung der Grenzen in animale Richtung führt und Differenzierungshemmungen im animalen Teil veranlaßt. Diese Wirkung kann man teilweise durch gleichzeitigen Zusatz von SCN' kompensieren, weniger durch J'. Vorbehandlung mit J' führt aber nicht zur Aufhebung der Li·-Wirkung auf die Atmung, sondern macht sogar, daß Li den von ihm beeinflußbaren Teil in geringeren Konzentrationen lähmt[4620].

Werden die Blastulae von Rana esculenta mit 0,5 oder 1% NaSCN behandelt, dann wird die Chorda vergrößert ausgebildet[4625, III], das Neuralrohr kleiner, die Rumpf- und Schwanzteile verzögert entwickelt. Beim Explantat von der Initialgastrula des Axolotls wird nicht nur die Bildung der Chorda, sondern auch nervöser Elemente begünstigt[4625, II]. Die Begünstigung der Chorda soll damit erklärt werden, daß sie sich durch den von SCN' begünstigten Kohlenhydratstoffwechsel weiterentwickelt, während die Neuralzellen vorwiegend auf den Proteinstoffwechsel angewiesen seien[4618]. Die Hintergründe dieser Behauptungen über den Stoffwechsel sind nicht ersichtlich, fand sich doch z. B. bei F' und P_2O_7'''' keine Wirkung[4625, I].

Begünstigung wurde auch bei Amblystoma tigrinum gesehen. Nach Isolierung des animalen Pols und Abtrennung der Chorda wurde keine Neuralanlage und keine Chorda bei Weiterzüchtung erzielt, weil der Evocator der Chorda nicht abgegeben wurde. Das geschah aber in 34,7% der Fälle bei Behandlung mit SCN'. Das wird dadurch erklärt, daß Zellen den Evocator abgeben in der SCN'-Behandlung, die das sonst nicht tun[4623]. Man kann das nach RUNNSTRÖM ausdrücken: „Im Seeigelkeim kommen 2 gegeneinanderwirkende und gegeneinandergerichtete Gefälle vor, mit Höhepunkt am animalen und vegetativen Pol". Einwirkung des SCN' könnte dann die eine Tendenz schwächen und der anderen zum Durchbruch verhelfen (siehe auch [4630, I]).

Bei Pflanzen wurde die Mutationshäufigkeit durch SCN' vermehrt[4625]. An der Maus fand sich in den Versuchen von DUSTIN[441, III] bei der Menge von 5—10 mg eine Reihe von cytologischen Konsequenzen, die eine Ähnlichkeit mit Urethan hatten. Das gleiche ließ sich bei Cyanat in der Menge von 5 mg erreichen.

In den Zellen des Darmkanals war eine pyknotische Degeneration zu sehen, und zwar schon 6 Stunden nach der Injektion. Entsprechende Bilder ließen sich an den Keimzentren der Milz und der cortikalen Region der Thymus gewinnen, die sich bei wiederholter Zufuhr zu völliger Destruktion steigerten. Cyanat war wirksamer als Urethan.

Es ist die Frage, ob bei all diesen Momenten kolloidchemische Formeln — Quellung, Schrumpfung — ausreichen, wenn auch für die Permeabilität für Wasser, an der Volumenänderung mit dem Mikroskop gemessen, gerade bei Eiern von Arbacia punktata entsprechende Werte gefunden wurden. Durch $K_4Fe(CN)_6$ wurde die Permeabilität für Wasser 8mal gegenüber KCl, 4 mal gegenüber K_2SO_4 erhöht[4226], also nur der Ladung entsprechend.

[4625] STUBBE, H.: Biol. Zentralbl. **60**, 113 (1940), Rona **121**, 333. C. **1940 II**, 352.

[4625, I] PEASE, D. C.: J. exp. Zool. **86**, 381 (1941), Rona **127**, 118. Seeigeleier. Ferricyanide begünstigen die Entwicklung der Ventralzone. Diffusionsmethode.

[4625, II] RANZI, S. C. S. u. TAMINI, E.: C. **1942 I**, 1521, Rona **133**, 28.

[4625, III] RANZI, S.: Naturwissenschaften **1942**, 329.

[4626] LUCKÉ, B. u. MCCUTCHEON, M.: J. gen. Physiol. **12**, 571 (1929).

Bei Eiern von Rana temporaria wurde durch 0,015% MgSO$_4$ die Abhebung der Membran nach kühleren Temperaturen verschoben (STEINER[2091]).

e) Thiosulfat.

BINET und MAGROU[2337, 2338] fanden eine raschere Metamorphose von Kaulquappen der Rana temporaria. An Triton taeniatus, Bufo und Rana wurde das nicht bestätigt (Konzentration 0,1—0,2%)[4627], ebensowenig bei der Entwicklung von Seeigeleiern (ZIRPOLO[2335]).

Durch Beimischung von 0,4% Na$_2$S$_2$O$_3$ zur Nahrung gelang es JAFFÉE[4628, I], die Entwicklung von Tumoren bei Mäusen nach einer einzigen Injektion von Methylcholanthren zu reduzieren. In derselben Dosis konnte die Entwicklung von Krebsen in der Leber, aber auch in anderen Organen, nach p-Dimethylaminoazobenzol fast völlig unterdrückt werden.

f) Phosphat.

Phosphat mit Glucose zusammen beschleunigte das Wachstum von Kaulquappen von Rana temporaria[4628]. MILANI[4628, II] gab Drosophila hohe Phosphatkonzentrationen in der Nahrung und erhielt eine Letalmutation. Dieser Befund wurde von BUZZATI-TRAVENI nicht bestätigt und durch eine zusätzliche Änderung in der Nahrung zu erklären versucht.

g) Fluorid.

Die Gefrierpunktsdifferenz zwischen Eiklar und Eidotter des Hühnereis wurde durch Injektion von 0,1 g NaF in das Eiweiß fast aufgehoben (nicht aber durch KCN). Das soll beweisen, daß die Gefrierpunktsdifferenz durch einen vitalen Vorgang unterhalten wird[4630, I].

Durch 0,06 mol NaF wurde die Säurebildung von zerstörten Arbaciaeiern nicht gehemmt. Dagegen wurde der O$_2$-Verbrauch auf Zusatz von Pyocyanin und Hexosemonophosphat durch diese Konzentration auf 30% reduziert[4629]. Die Entwicklung von Eiern von Rana fusca und esculenta sowie Triton wurde durch m/40 NaF, das die Milchsäureproduktion hemmte, nicht beeinflußt[4630].

Kröteneier, die mit Froschsperma befruchtet waren, entwickelten sich meist nur bis zum Blastulastadium. Waren die Spermien aber einige Minuten in einer Lösung von 1:150 NaF, dann wurden einige Embryonen von 10 Tagen erzielt, wie bei der gewöhnlichen parthenogenetischen Entwicklung. Das Fluorid hatte den Spermakern getötet[4631].

8,5—10,5 mg% NaF hemmte die Entwicklung von Froschlarven nur um 10%, aber nach Einbringen in Leitungswasser zeigte sich nachträglich eine starke Wachstumsbeschleunigung[4632]. Nach GORLITZER[4603] soll durch 1:25000 HF schon eine Entwicklungshemmung an Kaulquappen beginnen, allerdings erst 6 Wochen nach Einsetzen in diese Lösung.

Von KRAFT[1536] wurde geprüft, inwieweit die durch Thyroxin bedingte Metamorphose von Kaulquappen durch NaF gehemmt werden konnte. Während 120 γ NaF auf ein Gefäß mit 300 ccm Inhalt die Metamorphose auf 15 γ Tyrosin nicht beeinflußte, gelang es mit 565 γ NaF, aber diese Konzentration war schon schwer toxisch und die Tiere starben am 4. Tage. Eindeutiger scheinen die Versuche mit Fluortyrosin verlaufen zu sein, wo ein Festhalten des Quappenstadiums durch 70 γ F' gelang (= 700 γ Fluortyrosin).

[4627] MOROZOV, B.: C. rend. Acad. Sci. URSS **1**, 333 (1935), Rona **88**, 539.
[4628] PERICHANJANZ, J. I. u. SSUDILOWSKAJA, O. N.: J. Physiol. USSR. **20**, 566 (1936). C. 1937 I. 4116.
[4628, I] JAFFÉE, W. G.: Experientia **4**, 234 (1948).
[4628, II] AUERBACH, CH.: Biol. rev. Cambridge philosoph. Soc. **22**, 355 (1949).
[4629] RUNNSTRÖM, J.: Biol. Bull. **69**, 345 (1935), Rona **91**, 27.
[4630] BRACHET, J.: C. rend. Soc. biol. **129**, 18 (1938), Rona **112**, 374.
[4630, I] BASU, N. M. u. MITRA, M. C.: J. Indian. Chem. Soc. **17**, 111 (1940), Rona **124**, 22.
[4630, II] RULON, O.: Proc. Soc. exp. Biol. Med. **45**, 23 (1940). C. **1942** I, 3111. Entwicklung des „Sanddollars".
[4631] ROSTAND, J.: C. rend. Soc. Biol. **99**, 502 (1928). Ber. wiss. Biol. **11**, 92.
[4632] TEN CATE, G.: Nederl. Tijdschr. Geneesk. **1940**, 575, Rona **121**, 332.

XV. Übersicht.

Bisher haben wir die Haupteinteilung nach Organsystemen getroffen, um so unmittelbar die Wirkung der einzelnen Ionen untereinander vergleichen zu können. Das gab uns die Gelegenheit zu Betrachtungen über das Thema „chemische Konstitution und pharmakologische Wirkung". Wir wollen jetzt eine Übersicht mit der Haupteinteilung nach chemischen Substanzen geben. Sie kann nur kurz und nicht erschöpfend sein und wird mehr in Form von Hinweisen auf die Hauptdarstellung bestehen, kann diese also nicht ersetzen. An dieser Stelle werden wir auch nur die wichtigsten Anionen heranziehen, weil bei anderen die Untersuchung meist nicht über das Anfangsstadium hinausgeht. Eine Information erfolgt am besten über das Register.

a) Chlorid-Hypertonische Lösung. Wir werden die Änderungen an isolierten Organen fast völlig übergehen können, da ein isoliertes Organ nicht die Fähigkeiten der Regulation gegenüber Abweichungen der Isotonie wie der gesamte Organismus besitzt. Während bei diesem ein großes Interesse für die Vorgänge besteht, auch wenn die Dosis zum Exitus führt, ist solch ein Absterbevorgang am isolierten Organ kaum von Bedeutung, es sei denn, daß Abläufe im Gesamtorganismus dadurch eine besondere Illustration erfahren. Wir wissen, daß die Erythrocyten schrumpfen, und dies erfolgt auch am Gesamtorganismus. Bei ganz besonders hoher Konzentration kann die Membran der roten Blutkörperchen aber bis zur Hämolyse geschädigt werden. Das kann ebenso am Gesamttier bei intravenöser Injektion auftreten, wird aber immer nur ganz unwesentliche Ausmaße annehmen können.

Das Verhalten der Leukocyten (S. 719) ist durchaus nicht einheitlich. Über Zunahme der Leukocyten und Thrombocyten wird berichtet, vielfach ist aber eine Leukopenie vorhergehend. Wichtiger ist die Zahl der Erythrocyten. Diese verhalten sich different nach dem Ort der Zufuhr, z. B. kommt es bei intravenöser und intraperitonealer Zufuhr zur Abnahme (S. 720 und 734), die durch eine Verdünnung des Blutes mit Hydrämie entweder durch die Menge der infundierten Flüssigkeit, oder bei starker Hypertonie der verwandten Lösung durch Einströmen von Gewebsflüssigkeit zum osmotischen Ausgleich ihre Erklärung findet. Bei peroraler Gabe kann es vorübergehend zu einer Vermehrung der Erythrocyten kommen, nämlich solange die hypertone Lösung noch Flüssigkeit in den Darm zieht. Hat erst die Resorption stattgefunden, dann finden wir die Zahl der Erythrocyten auch hier vermindert.

Im ganzen hängen diese Vorgänge von dem Salz ab, das in der verabfolgten Lösung vorliegt. Perorale Dosen von Sulfat, Phosphat oder Ferrocyanid werden zur Entleerung von flüssigen Stühlen führen, ohne daß etwas anderes als eine Bluteindickung merkbar wird. Sinngemäß wird dasselbe auch durch intraperitoneale Gabe dieser Salze erfolgen, weil die Resorption nur langsam vorschreitet.

Die Dauer der Veränderungen nach intravenöser Zufuhr wird von dem weiteren Schicksal des Ions im Organismus abhängen. Entweder erfolgt — wie bei Sulfat — eine rasche Entleerung durch die Niere, oder NaCl wird mit Wasser in Form von Ödemen in den Geweben deponiert.

Die im Blut auftretende Flüssigkeit entstammt den Geweben. Es interessiert besonders das Verhalten des Liquor- (S. 736) und Augeninnendrucks (S. 737), die sich häufig gleichmäßig verhalten. Nach einfachen Regeln könnte man aussagen: Gabe hypotonischer Lösung erhöht, hypertone erniedrigt den Druck. Für die hypotonen Lösungen — in genügender Menge verabfolgt — gilt diese

Aussage, kann es doch sogar zu Hirnödem kommen. Bei den hypertonen Lösungen finden sich aber mehrphasische Abläufe. Der Liquordruck steigt häufig zuerst an, und dann erst folgt eine Senkung. Die Tendenz zur Senkung ist bei Na_2SO_4 größer als bei NaCl. Die Senkung des Augendrucks ist viel langdauernder als die Dehydratation der Gewebe, was auf ein viel komplexeres Geschehen als einfache osmotische Vorgänge hindeutet.

Man wird als Begleitsymptom eine Vermehrung der absoluten und zirkulierenden Blutmenge und Zunahme des Lymphflusses erwarten müssen (S. 736). Diese haben nicht zwangsläufig eine Steigerung des Blutdrucks im Gefolge. So kommt es bei rascher Injektion leicht zu primären Blutdrucksenkungen, die durch eine Schädigung des Herzens bedingt sind. Bei langsamerer Gabe erfolgt dann eine überwiegende Blutdrucksteigerung. Aber dieser Verlauf ist durchaus nicht eindeutig, Drucksenkungen überwiegen meist. Vielleicht wird die vermehrte Plasmamenge in die erweiterten extracellulären Räume aufgenommen, sicher spielt auch eine Vergrößerung des Milzvolumens eine Rolle, neben Stoffwechselveränderungen wie Acidose, die von sich aus auf den Kreislauf rückwirken können. Schädigungen der Kapillaren kommen vor bei Gabe von hypotonen Lösungen mit Neigung zu Transsudaten, bei hypertonen dagegen Blutungen auch in den Lungen (S. 747).

Bei sehr rascher Injektion hypertoner Lösungen kommt es zu Schädigungen der Atmung (S. 753) noch vor der des Herzens. Gewöhnlich ist eine Anregung der Atmung vorhanden, teils wohl durch die sich entwickelnde Acidose bedingt, manchmal aber nur während der langsamen Injektion selbst beobachtet.

Vom Zentralnervensystem (S. 757) ist vor allem die Neigung zu Krämpfen nach großen Dosen zu erwähnen, die ergänzt wird durch peripher ausgelöste fibrilläre Muskelzuckungen (S. 785). Die Reizschwelle für den Elektroschok wird verändert (S. 758). Bei kleineren Gaben an das nicht narkotisierte Tier oder den Menschen tritt Durst auf (S. 759), aber nicht bedingt durch eine Dehydration der Gewebe.

Die Arbeitsfähigkeit (S. 786) wird durch NaCl-Gabe verbessert, wenn mit der verlangten Arbeit starke Schweißsekretion verbunden ist. Ist diese sehr ausgiebig, dann wird eine Verarmung an NaCl auch die Arbeitsfähigkeit der Muskeln und die Stimmung verschlechtern.

Durch intravenöse Gabe hypertoner Lösung kann eine vermehrte Peristaltik des Darms ausgelöst werden, und zwar mehr und länger anhaltend beim Duodenum, abnehmend zum Dickdarm (S. 807f). Dieser Erfolg ist peripher bedingt und durch $Na^{\cdot}$-Salze mit beliebigen Anionen auslösbar. Dasselbe läßt sich, aber mit geringerer Intensität und etwas längerer Dauer, durch perorale Gaben erzielen. Nach parenteraler Gabe großer Flüssigkeitsmengen kommt es zu dünnflüssigen Darmentleerungen, bedingt durch eine vermehrte Sekretion der Darmdrüsen. Unter solchen Bedingungen findet sich eine Hemmung der Resorption aus dem Darmkanal, und zwar nicht nur von Wasser, sondern auch anderen Substanzen (S. 817). Bei Verabfolgung hypertoner Lösungen kommt es zu einer verminderten Sekretion in den Speichel- und Magendrüsen. Das gilt nicht für die Niere (S. 823), wenn man von einer gelegentlichen Schädigung durch zu starke Hypertonie absieht.

Von den Stoffwechselwirkungen (S. 829) sind vor allem folgende zu nennen: Die Alkalireserve des Blutes wird vermindert, da nur $Na^{\cdot}$ in die Muskelfasern einzutreten vermag, nicht aber Cl'. Daraus resultiert eine Mobilisierung von $Ca^{\cdot\cdot}$ aus dem Skelett. Die Muskulatur gibt $K^{\cdot}$ und Phosphat ab. $Mg^{\cdot\cdot}$ wird bei großen Dosen aus den Geweben frei. Hierbei spielen regulatorische Fragen eine Rolle neben der direkten Schädigung. Wesentlich ist noch das bekannte

Kochsalzfieber (S. 834) und die Neigung zur Hyperglykämie (S. 835) bei parenteraler Zufuhr größerer konzentrierter NaCl-Mengen. Bei kleineren Mengen, auch nach peroraler Zufuhr, kam es häufg zu einer Senkung des Blutzuckers (S. 836) besonders bei vorheriger Hyperglykämie. Als Ursache wird eine Aktivierung des Insulins angegeben. Wiederholte Gaben führten zur Verminderung des uteruswirksamen und antidiuretischen Prinzips der Hypophyse, auslösbar durch den osmotischen Druck des das Gehirn versorgenden Plasmas (S. 838). Diese Beobachtungen leiten schon zu dem Thema der chronischen Behandlung mit NaCl über, das einem gesonderten Kapitel vorbehalten bleibt.

b) Bromid. In vielen Punkten ergab sich Gleichheit der Wirkung mit dem Chlorid, d. h. entsprechend dem osmotischen Druck und der verabreichten Menge. Selbst bei Monate dauernder Darreichung in mäßigen Mengen fanden sich keine Abweichungen im Blutbild (S. 720) und Blutdruck (S. 742). Wichtig ist die Grenze, innerhalb der Cl' durch Br' vertreten werden kann. Am isolierten Herzen (S. 722) wird die Kontraktilität der Muskelfasern und die Automatie nicht gestört. Bei künstlichem Reiz wurde eine geringfügige Abnahme der Reizbarkeit gefunden. In den Gefäßen kommt anscheinend gelegentlich eine leichte Erweiterung zum Vorschein.

Andererseits wird eine etwas stärkere Hemmung der Entzündungsbereitschaft gegenüber den gleichen Äquivalenten von NaCl vermutet (S. 748). Umgekehrt ist die größere Neigung zu Exsudationen auf Haut und Schleimhäuten bekannt (S. 756), die beim NaCl nur auf den Schleimhäuten und auch nur unter extremen Bedingungen wahrnehmbar sind.

Diese Unterschiede treten aber nur bei längerdauernder Darreichung hervor. Im akuten Versuch ist fast nur der dämpfende Einfluß auf das Zentralnervensystem sichtbar. An der Atmung (S. 754) zeigt sich besonders deutlich Gleichheit und Abweichung von NaCl. Bei intravenöser Gabe einer hypertonischen Lösung erfolgt zuerst eine Zunahme der Atmung durch den osmotischen Reiz. Während aber bei NaCl die sich entwickelnde Acidose eine vermehrte Ventilation unterhält, überwiegt beim Br' die lähmende Wirkung, die schließlich zum Exitus bei noch schlagendem Herzen führt.

Die lähmende Wirkung des Bromids auf das Zentralnervensystem (S. 760 ff.) ist die wohl hervorstechendste und bekannteste Folge einer Bromidmedikation. Die einzelnen Tierarten unterscheiden sich hierbei im Prinzip — abgesehen von geringen quantitativen Unterschieden — nicht. Bei den Tieren werden zuerst Bewegungsstörungen deutlich, bei der Taube wird das Fliegen aufgegeben (S. 761), bei den anderen Tieren zeigt sich zuerst die Parese der Hinterbeine. Bei ganz großen Dosen gibt es wiederum das Vergiftungsbild von NaCl mit Krämpfen usw. Nur die Katze (S. 762) reagiert bei langsamer Darreichung mit tagelang anhaltenden Laufbewegungen, die aber schließlich auch der üblichen Ataxie und Schläfrigkeit weichen, die — nebenbei bemerkt — nach Exstirpation der Nebenschilddrüsen viel schwächer sind. Die Schläfrigkeit kann so hohe Grade erreichen, daß eine operationsreife Narkose entsteht, auch bei einmaliger intravenöser Injektion am Menschen. Das ist um so erstaunlicher, als wir aus den Verteilungsgesetzen wissen, daß Br' besonders schwer und langsam ins Zentralnervensystem eindringt. Bevor noch solche Wirkungsstärke erreicht wird, ja bevor noch überhaupt ein sichtbarer Effekt vorhanden ist, werden aber die verschiedensten experimentellen Krämpfe wie nach Cardiazol, Absinthol durch Nebenschilddrüsenexstirpation verhindert (S. 766).

Die einzelnen Teile des Zentralnervensystems werden durchaus nicht gleichmäßig betroffen, wenn man die Dosis allmählich steigert. Bei bedingten Reflexen wird z. B. nicht etwa die Erregung vermindert, sondern die Hemmung zuerst verstärkt. So konnte durch verschiedene hemmende Faktoren eine Art von psychotischer Störung ausgelöst werden, die nur durch Bromid heilbar war. Höhere Dosen störten die bedingten Reflexe überhaupt (S. 764). Ebenso wurden die Reflexe im Rückenmark teils verstärkt, teils gestört (S. 763). Durch Ausfall des Thalamus konnten bei seiner größeren Empfindlichkeit die Reflexe des Rückenmarks verstärkt werden, d. h. der Erfolg trat schon nach einem Reiz ein, während es ohne Hemmung des Thalamus durch Br' wiederholter Reizung bedurfte. Nach Erhöhung der Dosen wurde das Rückenmark gelähmt, und das alte Verhältnis war wiederhergestellt (S. 764).

Eine Beeinflussung der Muskeln (S. 786), auch der glatten (S. 810), ist nicht feststellbar. Im Stoffwechsel (S. 838) findet sich häufig der enge Anschluß an NaCl z. B. Hyperglykämie, nur der vermehrte Gasstoffwechsel bleibt fort, wahrscheinlich bedingt durch eine Einschränkung der Bewegungen, was schließlich auch die Einschränkung der Stickstoffausscheidung (S. 839) verständlich macht.

Bei längerdauernder Medikation gibt es eine Stoffwechseleinschränkung auf dem Umwege über die Schilddrüse (S. 840). Diese enthält dann weniger Jod, zeigt auch histologische Zeichen verminderter Funktion oder Disintegration. Die Befunde an Ratten ließen sich auf den Epileptiker nur zum Teil übertragen (S. 841). Wird die Bromdarreichung schon in frühem Alter begonnen, dann zeigte sich eine Einschränkung des Wachstums (S. 841) mit histologischen Veränderungen in der Hypophyse (S. 842), eine verminderte Fertilität mit Unterentwicklung der Keimdrüsen und Störung des Östrus. Diese Erscheinungen bildeten sich nach Absetzen der Brommedikation mehr oder weniger rasch zurück.

c) **Rhodanid.** Hier haben wir ein Anion beträchtlicher Giftigkeit vor uns. Während bei einmaliger Gabe höchstens eine Leukocytose oder Linksverschiebung vorkommt, finden wir bei fortgesetzter Zufuhr in toxischer Höhe beim Hunde (S. 721) eine Abnahme der Zahl der Erythrocyten und ihres Färbeindexes, ebenso gehen die Eiweißkörper im Blut zurück. Die Abnahme der Erythrocyten ist bedingt durch eine Schädigung des Knochenmarks, der Eiweißkörper durch eine Beeinträchtigung der Leber. Die Zahl der Leukocyten zeigte keine systematische Änderung. Die Veränderungen sind reversibel, wenn auch langsam.

Das isolierte Herz (S. 723) wird schon durch relativ kleine Konzentrationen ungünstig beeinflußt: Abnahme der Amplituden mit Neigung zur Erschlaffung und Stillstand in Diastole, Zunahme der Reizschwelle. Diese Erscheinungen werden durch $Ca^{..}$ vermindert, durch $K^.$ verstärkt. Eine Schädigung des Herzens ist aber nicht als Ursache einer Blutdrucksenkung anzusprechen (S. 743). Im akuten Versuch treten Senkungen nur sehr flüchtig auf, wenn nicht schwer toxische Dosen verabfolgt werden. Bei chronischer Darreichung und vorher erhöhtem Blutdruck sind die Erfolge außerordentlich variabel. Berichte von Erfolg und Mißerfolg stehen nebeneinander. Wenn Blutdrucksenkungen zustande kommen, sollen sie durch eine periphere Gefäßerweiterung bedingt sein. Eine Cholesterinarteriosklerose des Kaninchens läßt sich günstig beeinflussen. Vielleicht ist das auf die bei Hunden beobachtete Senkung des Cholesterinspiegels (verminderte Bildung?) zurückzuführen.

Eine lokale Wirkung führt zu Erbrechen und sonstigen gastrointestinalen Störungen bei peroraler, zu Nekrosen und Blutungen bei subcutaner Gabe (S. 750). Als Schädigung der Kapillaren ist die Neigung zu Entzündungen, Schnupfen, Pneumonien und Exsudaten aufzufassen, teilweise vielleicht auch bestimmte Erkrankungen der Haut (S. 750). Eine spezielle Wirkung auf die Atmung ist nicht vorhanden, es sei in toxischer Dosis zugleich mit Krämpfen (S. 755). Diese zentrale Wirkung führt beim Frosch zu Vergiftungsbildern wie nach Strychnin (S. 770). Beim Warmblüter ist Reflexsteigerung und Neigung zu tonischen Krämpfen vorhanden, diese entwickeln sich erst im Verlaufe von Stunden. Die Veränderungen bedürfen also einer bedeutenden Anlaufzeit. Die so erzielten Veränderungen bahnen Krämpfe nach Coffein usw. und sind narkotischen Substanzen antagonistisch (S. 773). Dauert die Vergiftung zu lange, dann kommt es zu Paresen und Muskelschwäche, beim Menschen zu Müdigkeit als erstem Symptom der Intoxikation. Später sind cerebrale Erscheinungen nicht selten (Halluzinationen, Depressionen usw.) (S. 772).

Es ist von Interesse, daß Müdigkeit und Schwäche auch bei der Verabfolgung großer $K^{\cdot}$-Dosen auftreten. Von diesen im Zentralnervensystem lokalisierten Erscheinungen ist die periphere Wirkung auf die Muskulatur (S. 789) nicht zu trennen. Am isolierten Muskel und am ganzen Frosch beherrschen regelrechte Starren das Bild der Intoxikation. Die dazu notwendige Konzentration ist beim ganzen Tier geringer. Das ist vor allem auf 2 Punkte zurückzuführen, nämlich die längere Dauer der Wirkung und die Mitwirkung des Zentralnervensystems am ganzen Tier; wohl vorwiegend deshalb wirkt Curare teilweise antagonistisch, und nicht weil SCN' an der Nervenendplatte angreift. Der Angriff an dieser Stelle ergibt sich aus der sensibilisierenden Wirkung für $K^{\cdot}$ und Acetylcholin, das zur Freisetzung von $K^{\cdot}$ führt (S. 794). Antagonostisch der Starre in vitro sind $Ca^{\cdot\cdot}$ und $Mg^{\cdot\cdot}$, synergistisch wie beim Herzen das $K^{\cdot}$. Wir wollen die Versuche mit Jodid, das ähnlich aber schwächer wirkt, anführen (S. 790). Hier versucht der Organismus eine Regulation durch Mobilisierung von $Ca^{\cdot\cdot}$ und $Mg^{\cdot\cdot}$. Die extracellulären Räume sind während der Starre größer.

Unter besonderen Bedingungen kann man durch SCN' eine erhöhte Arbeitsfähigkeit des Muskels in vitro, wenn auch nur für kurze Zeit erreichen. Das ist am Warmblüter nur sehr bedingt möglich. Dauert die Vergiftung etwas länger, dann sinkt die Arbeitsfähigkeit der Muskulatur ab, überleitend zu den Befunden von Schwäche auch am Menschen. Die Spasmen und Starrezustände sind im übrigen ebenso beim Warmblüter auszulösen, wenn auch schwieriger, wegen der Neigung zu Paresen.

Am isolierten glatten Muskel finden wir Zunahme des Tonus, bei niederen Tieren der Arbeitsfähigkeit (S. 812). Der Reiz durch $K^{\cdot}$ wird verstärkt (S. 812), dabei kommt es zu einer Viscositätszunahme, wie aus der Trägheit der Zuckung geschlossen wird. Am ganzen Tier treten Durchfälle auf. Die Sekretion der Salzsäure im Magen auf Histamin wird gehemmt (S. 820). Eine Störung der Niere mit Auftreten von Eiweiß, Zylindern und Erythrocyten findet sich nach größeren Gaben, bei chronischer Zufuhr auch histologische Veränderungen (S. 824).

Die Schädigung der Leber (S. 823) mit ihren Folgen für das Plasmaeiweiß haben wir schon erwähnt. Im Stoffwechsel spielt Rhodanid eine Doppelrolle, es wird bei Zufuhr geeigneter Substanzen im Organismus gebildet, dann aber wirkt es in größeren Dosen aktiv ein (S. 843), bewirkt z. B. die Erniedrigung des Cholesterins im Blut. In toxischer Dosis wird die Sauerstoffnutzung des Blutes gestört, so daß die arteriovenöse O_2-Differenz kleiner wird. Ihrer Größe folgen die sichtbaren toxischen Symptome. Wahrscheinlich hat es ganz ähnliche Wirkungen auf den Mineralstoffwechsel wie Jodid. In diesem Falle würde eine vermehrte Ausscheidung von $Ca^{\cdot\cdot}$ und $Mg^{\cdot\cdot}$ am Anfang, eine von $K^{\cdot}$ und P in der zweiten Hälfte des Versuches zu erwarten sein. Die Mobilisierung von $Ca^{\cdot\cdot}$ und $Mg^{\cdot\cdot}$ wäre regulativ auszufassen. In der Schilddrüse wird die Aufnahme von Jod gehemmt (S. 844).

d) Perchlorat. Soweit dieses Anion zur Untersuchung kam, hat es fast ganz gleiche Effekte gezeigt wie das Rhodanid. Wir brauchen das nicht nochmals zu wiederholen. Unterschiede finden sich in der größeren Ausscheidungsgeschwindigkeit des ClO_4'. Man kann von keiner chronischen Vergiftung berichten, weil solche Versuche nicht ausgeführt wurden. Die Gleichheit der Wirkung zeigt, daß für den Wirkungsmechanismus in erster Linie die Hofmeistereffekte maßgeblich sein werden. Für die Hemmung der Salzsäuresekretion durch Rhodanid kann eine Komplexbildung mit dem Zink der Kohlensäureanhydrase jetzt nicht verantwortlich gemacht werden. Vielleicht ist die Schädigung der Blutbildung (und der Leber?) auf die spezielle Komplexbildung mit Cu zurückzuführen, da dem Cu eine so große Rolle in der Blutbildung zugeschrieben wird. Da ClO_4' keine Neigung zum Eingehen in Komplexe zeigt, würde man mit ihm keine Wirkung dieser Art erwarten dürfen. Versuche sind nicht ausgeführt worden.

e) Chlorat. Im Gegensatz zu Perchlorat sitzt beim Chlorat der Sauerstoff locker. Daher steht eine oxydative Wirkung auf den Blutfarbstoff im Vordergrund. Die Entwicklung von Methämoglobin erfolgt auch in vitro nach einer Verzögerung einsetzend, dann aber in Form einer autokatalytischen Reaktion steigend mit zunehmender Acidität (S. 708f.). Eine Methämoglobinbildung in vivo braucht nicht immer vorhanden zu sein, sondern ist meist nur bei mittleren Dosen da. Bei ganz großen Dosen kann die einfache Salzwirkung vorherrschen.

Als Zwischenprodukt nach der primären Reduktion von ClO_3' ist das Auftreten von ClO_2' anzunehmen. Dieses greift auch die Zellmembran an und führt zur Hämolyse. Das rote Blutbild ändert sich entsprechend der einfachen Salzwirkung oder der Hämolyse. Sonst wird gelegentlich von Leukocytose berichtet (S. 721).

Kreislauf und Atmung (S. 754) werden in Form der einfachen Salzwirkung oder der durch Methämoglobinbildung bedingten Anoxämie beherrscht. Das gilt auch von der zentralen Wirkung (S. 769). Am isolierten Muskel gab es zum Teil eine Einordnung nach den lyotropen Eigenschaften (S. 795). Für Kontraktionen der glatten Muskulatur zugleich mit Durchfällen ist die chemische oder physikalische Ursache nicht sicher (S. 810). Für Schädigungen der Leber (S. 822) und der Niere (S. 823) gilt dasselbe. Stoffwechselwirkungen wurden nie systematisch untersucht.

f) Sulfat. Eine spezielle Wirkung spielt eine geringe Rolle, die nicht auf zwei Eigenschaften zurückgeführt werden könnte. Die Schwierigkeit der Permeation durch Membranen, damit die Abführwirkung, dann zum Teil die Diurese. Dazu kommt noch die Wirkung auf die Gallenentleerung und die Chemoreceptoren des Sin. caroticii. Alle anderen Eigenschaften lassen sich unter der Überschrift der hypertonischen Lösung wiederfinden.

g) Phosphat. Man spricht davon, daß wenigstens die akute Wirkung des Phosphats durch seine kalkfällende Eigenschaft beherrscht wird. Es ist die Frage, ob diese Formulierung den wirklichen Verhältnissen im Organismus entspricht. Zwar wird eine Reduktion des $Ca^{..}$ im Plasma sehr leicht erreicht, aber in den Konzentrationen, in denen PO_4''' im Serum bei Gabe ansteigt (bei gleichzeitiger Erniedrigung des $Ca^{..}$), ist das Löslichkeitsprodukt manchmal noch gar nicht oder kaum überschritten. Und wenn es überschritten wäre, kommt es durchaus nicht gleich zur Ausbildung einer Fällung, die in Form eines kolloidalen Apatits ins Reticuloendothel aufgenommen würde. Bevor diese Reaktion ablaufen kann, reduziert sich schon das $Ca^{..}$, so daß eine unabhängige Regulation angenommen werden muß. An dieser Stelle wird man den Robinsonschen anorganischen

Mechanismus der Verknöcherung einsetzen müssen, der damit eine analoge Funktion erhält, wie die Kohlensäureanhydrase bei der Entfernung der Kohlensäure aus dem Blut. Das überaus rasche Verschwinden des radioaktiven $^{32}PO_4'''$ aus dem Blut gibt auch einen Hinweis.

In isolierten Organen haben wir diese Möglichkeit nicht, am isolierten Herzen ist z. B. eine spezifische Wirkung des PO_4''' in Richtung eines Ca'', Synergismus nachweisbar (S. 727). Ebenso wird man bei sehr raschen Injektionen eine direkte PO_4'''-Wirkung annehmen dürfen, z. B. wenn das Atemzentrum gelähmt wird bei weiter schlagendem Herzen (S. 746). Ein gleichzeitig auftretendes Lungenödem braucht weder einer Ca''-Fällung noch der direkten PO_4'''-Wirkung zugeschrieben zu werden, da jede Störung der Atmung zu demselben Effekt führen kann. Eine Ca''-Fällung muß jedoch für die Schädigung der Kapillaren an den Darmzotten verantwortlich gemacht werden, wobei Ödeme und Nekrosen resultierten.

Die vorherrschenden Symptome der Vergiftung spielen sich in Form der Tetanie, also am Zentralnervensystem ab (S. 775). Die Erniedrigung des Ca'' ist vorhanden, aber die Symptome gehen nicht völlig parallel, sind auch nicht immer restlos durch Ca''-Gabe zu beseitigen. Begünstigend wirken Alkalose bzw. Verlust von Säure wie nach Erbrechen, dann vielleicht Na' und vor allem K', antagonistisch Säure. Das könnte man erklären — ebenso wie das prompte Erscheinen von Krämpfen, ohne daß das Ca'' im Plasma eine analytisch nachweisbare Änderung aufweist — durch Bildung einer löslichen Komplexverbindung zwischen Ca'' und PO_4'''. Komplexverbindungen sind zwar nachgewiesen worden, aber nicht bei dem p_H des Plasmas. Diese Frage ist noch nicht geklärt. Es gibt eine Spätwirkung des PO_4''', die erst nach Tagen zum Tode führt, ohne daß irgendwelche charakteristischen Symptome aufgetreten wären (S. 776). Versuche zur Analyse wurden nicht gemacht.

Für uns ist die Tetanie bedeutungsvoll, weil eine Unzahl von Beziehungen sich hier anknüpfen, z. B. wird während des tetanischen Anfalls Säure frei. Diese könnte durch Mobilisierung von Ca'' aus dem Skelett im Sinne eines Heilungsversuchs gedeutet werden. Außerdem wird Ca'' im Plasma vermehrt, ehe überhaupt die Säure im Knochen gewirkt haben könnte. Das Ca'' stammt dann aus dem Muskel (S. 777), der dadurch aber in die Gefahr eines Dauertonus gerät. Wir haben also auch eine periphere Wirkung am Muskel, und in dieser Richtung könnte die Erhöhung des K' im Plasma begünstigend einwirken.

Neben den grobchemischen Reaktionen des Phosphats im Plasma spielt der Einbau in die vielfältigen organischen Bindungen des Gewebes eine Rolle, deren Folgen für die Funktion des Organs durchaus unklar sind. Das gilt selbst für den so gut durchforschten Muskel (S. 798). Die chemischen Untersuchungen in dieser Richtung sind widersprechend. Teilweise wurden Konzentrationen verwandt, die zu Tetanie oder Muskelflimmern führten, so daß der Hauch der Eigenwirkung weit übertönt wurde von dem Sturm des tetanischen Anfalls.

Zufuhr von organischen Phosphatverbindungen im akuten Versuch (S. 800) brauchen nicht mit einer verbesserten Arbeitsfähigkeit einherzugehen (S. 801). Versuche in dieser Richtung liegen überaus reichlich vor mit völlig entgegengesetzten Resultaten. Das gilt auch von der geistigen Leistungsfähigkeit (S. 778). Je genauer die Experimente geführt wurden, desto weniger wurden positive Resultate erhalten. Es mag sein, daß die bei großen Dosen erzielbare Regulierung des Stuhlganges (S. 816) günstig wirkt, aber mit einiger Sicherheit kann wohl bloß dann ein günstiger Effekt erwartet werden, wenn eine Mangelernährung an Phosphaten bei der Versuchsperson vorliegt.

Die vorher erwähnte Stuhlregulation ist bedingt durch die schwere Resorbierbarkeit des Phosphats, kommt aber auch bei parenteraler Gabe zur Beobachtung (S. 816). Am isolierten Darm ist die Wirkung zwiespältig. In $Ca^{..}$-freiem Ringer führt es zur Vermehrung des Tonus und zu Lähmungen (S. 816). Versuche über eine Resorptionsbegünstigung z. B. von Glucose haben zu keinen eindeutigen Resultaten geführt (S. 818). Zufuhr fortgesetzt großer Mengen führt während des Ausscheidungsprozesses zu nephrotischen Veränderungen in der Niere, teilweise mit Kalkinkrustationen (S. 826).

Beim Stoffwechsel (S. 850) ist neben der Senkung des $Ca^{..}$ auch eine Senkung des $Mg^{..}$, wenigstens im akuten Versuch, beobachtet worden. Wir können diese Reaktion nicht als zweckmäßig ansehen, solange über den Verbleib des $Mg^{..}$ nichts bekannt ist. Von sonstigen Beeinflussungen des Stoffwechsels ist die Wirkung auf den Kohlenhydratstoffwechsel zu nennen, die deutlich nur in einem engen Dosierungsbereich vorhanden ist und anscheinend des Zusammenwirkens mit Insulin bedarf (S. 852). Das Eintreten des $PO_4^{'''}$ in den Fettstoffwechsel wurde im Kapitel über die Verteilung (S. 571 ff.) behandelt. Der chronischen Einwirkung mit $PO_4^{'''}$ als diätetischem Faktor wird ein ganzes Kapitel gewidmet werden.

h) **Fluorid.** Die $Ca^{..}$-fällende Eigenschaft wird man bei der Hemmung der Blutgerinnung (S. 719) wiederfinden, beim isolierten Herzen (S. 731) überwiegt schon die Eigengiftigkeit, wie sich zeigt, wenn man F' in Form von CaF_2 in die Speiseflüssigkeit gibt. Störung der Überleitung, Verminderung der Kontraktilität und Herzkraft sind die Hauptsymptome, auch beim Herzen im Verband des Organismus (S. 747). Der Stillstand erfolgt nicht eindeutig in Diastole oder Systole. Letztere tritt vor allem nach vorherigem Kammerflimmern in den Vordergrund. Im Sektionsbefund zeigen sich weniger Myokardschäden als lokale Nekrosen und Ödeme im Herzen (S. 747). Der Blutdruck sinkt nach geeigneter Dosierung. Für eine Schädigung der Kapillaren können die Hämorrhagien im Gewebe und die Entzündungen im Darm bei peroraler Zufuhr sprechen. Aber ebenso spielt eine lokale Ätzwirkung hinein, die sich auch nach Gabe von CaF_2 erreichen läßt (S. 752). Diese ist besonders gefürchtet bei Anwendung von Fluorwasserstoff und führt bei Auftropfen auf die äußere Haut zu schweren tiefgreifenden Nekrosen. Bei Einatmung werden die gesamten Atemwege betroffen mit Husten usw. Sekundäre Infektionen treten dazu (S. 757).

Die Atmung (S. 755) wird nach kleinen Dosen erregt, in höheren stellt sich Lähmung ein und zwar völlig bei noch schlagendem Herzen. Die primäre Erregung betrifft auch das übrige Zentralnervensystem (S. 780), Krämpfe klonisch-tonischer Art treten auf. Ein Bild der Tetanie wie nach Phosphat ist nicht vorhanden. Gelegentlich kommen Muskelflimmern und Starre zustande, hier mischen sich zentrale und periphere Einwirkungen. Im Stoffwechsel am Muskel (S. 806) lassen sich Fermenthemmungen wie am Muskelbrei entdecken. Die Milchsäurebildung wird stärker gehemmt als die Spannungsentwicklung, in den Beziehungen zu Phosphagen tritt aber keine Änderung ein. Das ist nur ein Zeichen dafür, daß zwischen dem Nachweis einer Fermentgiftigkeit und der Beziehung solcher Effekte auf eine Funktionsänderung sich ein weiter, bisher unüberbrückbarer Abgrund auftut. Selbst von der Beobachtung einer Hemmung der Cholinesterase bis zur Sensibilisierung des rectus abdominis gegen Acetylcholin ist noch keine lückenlose Gedankenkette vorhanden, z. B. wurde im glatten Muskel das Ferment auch gelähmt, aber eine Sensibilisierung ist nicht vorhanden (S. 817). Am ganzen Tier wird von Tonuszunahme des Darmes berichtet. Der Ursprung der Durchfälle ist nicht untersucht worden, wahrscheinlich aber auf die lokale

Reizwirkung zu beziehen. Eine Resorptionshemmung aus dem Darm wurde häufig, aber nicht unwidersprochen, beobachtet (S. 819). Die Sekretion von Speichel (S. 820) und Magensaft (S. 820) nahm zu, nicht bei der Galle (S. 820). Der Stoffwechsel der isolierten Leber wird vielfach verändert (Glykogenabbau, Hemmung des Phosphateinbaus usw.), bei tödlicher Dosierung werden histologische Veränderungen sichtbar (S. 822), gelegentlich auch der Niere, abgesehen von dem Zeichen einer Stauung bzw. Kongestion (S. 828).

Beim Stoffwechsel ist zuerst die Erniedrigung des Blutcalciums von Bedeutung. Zu diesem Effekt bedarf es aber ganz hoher Dosierungen. Der Phosphatgehalt steigt dabei an (S. 859). Die Veränderung des Blut-$Ca^{..}$ hat nichts zu schaffen mit den Veränderungen in den Knochen oder Zähnen, die schon nach einer Injektion von CaF_2 auftreten können (S. 859). Besonders bei hohen Dosen wird eine durch Insulin beeinflußbare Hyperglykämie beobachtet, die sogar zur Zuckerausscheidung führen kann. Der Zucker wird aus dem Glykogen der Leber gebildet. Der O_2-Verbrauch wird oft gesenkt gefunden (S. 862), aber dazu sind schon toxische Dosen notwendig. Eine Beeinflussung der Schilddrüse ließ sich weder hinsichtlich des Gewichtes noch des histologischen Bildes eindeutig klarstellen (S. 863). Die durch Thyroxin bedingte Metamorphose der Kaulquappen ließ sich nur in schwer toxischer Dosis hemmen (S. 868). Man kann im ganzen die Fluoridwirkung auf keine einfache Formel bringen.

Chronische Einwirkungen.

An dieser Stelle berücksichtigen wir nur Cl', PO_4''' und F', während langdauernde Einwirkungen von Bromid und teilweise Rhodanid schon in dem letzten Kapitel behandelt wurden, da bei beiden weniger wichtige und weniger sich abhebende Erscheinungsbilder vorliegen. Als typische chronische Vergiftung ist eigentlich nur die Fluorose zu rechnen, während sowohl Phosphat als auch Chlorid wesentliche Stoffwechselfaktoren darstellen und in ein ganzes System zu stellen sind, das sowohl die Veränderungen bei zu geringer als auch zu starker Zufuhr in sich schließt. Diese Themen sind mit der Diätetik eng verflochten.

M. Mangelhafte und übermäßige Anwesenheit von Chlorid in Nahrung und Organismus[4633].

I. Beziehungen zu verschiedenen Faktoren bei normaler Zufuhr.

1. $Na^{.}$ und Cl'. Bei dem hier vorliegenden Problemkreis wird nicht das Anion Cl' allein Berücksichtigung finden können, denn selbst wenn man mit mehr oder weniger Berechtigung sagt, daß es keinen NaCl-, sondern nur einen $Na^{.}$- und einen Cl'-Stoffwechsel gäbe, gilt das doch nur bei sehr zugespitzter oder extrem exakter Formulierung. Solche Exaktheit wird man pflegen müssen, aber praktisch treten beide Ionen überwiegend in Form des Neutralsalzes an den Organismus heran. Zwar kann Cl' in der Nahrung als Begleiter anderer Kationen,

---

[4633] GLATZEL, H.: Ergebn. inn. Med. u. Kinderheilkunde **53**, 1 (1937). Das Kochsalzproblem mit 52 Seiten Literaturangaben. Der klinische Gesichtspunkt herrscht vor.

z. B. Kalium oder Natrium gemeinsam mit anderen Anionen, etwa Phosphat, organischen Säuren usw. auftreten, aber schon bei Fleischnahrung sehen wir die Verhältnisse — vorwiegend gemeinsames Vorkommen im Blut und alleiniges Vorliegen von Na$^•$ in den geringen Mengen der Muskelfaser — demonstriert, und in erhöhtem Maße gilt das, wenn wir die Salzzufuhr durch die gesalzenen Speisen in Rechnung ziehen.

2. Verluste durch Schweiß. Salzzufuhr ist notwendig und in der Menge abhängig von Nahrung und Klima. GLATZEL[4634] schätzt die in unserem Klima bei üblicher Nahrung für ein Gefühl voller Leistungsfähigkeit notwendigen Kochsalzmengen auf 5—10 g, während bei Untersuchungen auf einer militärischen Expedition in Mittelasien im subtropischen Klima eine Menge von 13,3 g noch nicht ausreichend war, sondern erst 17,5 g genügten[4637]. Die zur Wärmeregulation notwendige Schweißsekretion verbraucht bedeutende Mengen von Chlorid, und sie kann so stark sein, daß ein Außerachtlassen in einer exakten Bilanz beträchtliche Fehler veranlassen kann[4635]. Diese Tatsache wird immer berücksichtigt werden müssen, wenn auch im beschränkten Maße eine Gewöhnung an Hitzearbeit mit geringeren Cl$'$-Verlusten möglich ist[4638, 4639]. Daß bei starken Chloridverlusten Hitzekrämpfe, also schwere pathologische Erscheinungen auftreten können, ist eine bekannte Tatsache.

Hitzekrämpfe sucht man zu vermeiden, indem man den exponierten Arbeitern (Heizer auf Dampfern usw.) Kochsalzlösung als Getränk verabfolgt. Auch sonstige Zufälle der Hitzeerschöpfung ließen sich experimentell dadurch vermeiden[4634, I] (siehe auch [4639, I]).

Durch starke Schweiße, auch durch therapeutische Schwitzprozeduren, kommt es zu stärkeren Gewichtsverlusten. Diese Gewichtsverluste sind in erster Linie an Verlust von Na$^•$ gebunden. Wird danach eine NaCl-arme Kost verabreicht, dann wird der Gewichtsabfall nur langsam ausgeglichen oder kann sich sogar noch fortsetzen. Gibt man aber NaCl oder NaBr, dann kann ein Ausgleich erfolgen[4636], das Anion wäre also nicht von Bedeutung. Aber Br$'$ hat eine eigene pharmakologische Wirkung und kann Cl$'$ nur im peripheren Gewebe teilweise ersetzen. Selbst das ungiftige Sulfat ist nicht einmal peripher fähig für Cl$'$ einzutreten, weil es (wie auch Nitrat, HIATT[3690, I]) der Ausscheidung durch die Niere unterliegt und dabei noch Cl$'$ mitführt. Dagegen wird man vielleicht HCO$_3$$'$ oder organische Säuren einsetzen können, aber diese Ionen haben an sich eine alkalisierende Wirkung, können also immer nur eine beschränkte Zeit eintreten.

3. Säure-Basenhaushalt. Gerade NaCl ist durch seine Neutralität befähigt, teilweise durch Festlegung des Na$^•$ in den Geweben säuernd, und teilweise durch elektive Ausscheidung oder durch Wandern von Cl$'$ in anionenpermeable Zellen wie die Erythrocyten, alkalisierend zu wirken. Entsprechende Befunde sind nur bei kurzdauernden Versuchen zu erwarten, wie in den 3-Tage-Versuchen von GLATZEL[4640] mit alkalisierender Kartoffeldiät und säuernder Reisdiät, gemessen an der größeren oder kleineren NH$_4$$^•$-Ausscheidung im Urin (dagegen [4641] bei

---

[4634] GLATZEL, H.: Med. Welt **1937**, 103, Rona **100**, 53.
[4634, I] BÖTTNER, H. u. SCHLEGEL, B.: Dtsch. Arch. klin. Med. 187, 281 (1941).
[4635] SZAKALL, A. u. B.: Arbeitsphysiol. 10, 534 (1939), Rona **115**, 557.
[4636] BOGENDÖRFER, L.: Naunyn-Schmiedebergs Arch. 89, 252 (1921), Rona **7**, 417.
[4637] MOLTSCHANOWA, O. P., LEGUN, A. F., REDINA, L. W., TSCHETSCHELNITZKAJA, N. N. u. FROLOWA, A. I.: C. **1938 I**, 358. Problems nutrit. russ. Wopr. Pitan 5, 127 (1936).
[4638] LEHMANN, G. u. SZAKALL, A.: Arbeitsphysiol. 9, 653 (1937), Rona **104**, 244.
[4639] LEHMANN, G. u. SZAKALL, A.: Arbeitsphysiol. 9, 678 (1937), Rona **104**, 244.
[4639, I] SCHLEGEL, B. u. BÖTTNER, H.: Klin. Wschr. **1942**, 533. Gegen die Hitzebeschwerden war Cola gar nicht, Pervitin wenig und Phosphat etwas wirksam.
[4640] GLATZEL, H.: Z. exp. Med. 90, 59 (1933), Rona **76**, 660.

Hunden). Von NaCl-Verschiebungen zur Aciditätszunahme des Blutes und Bildung von Ödemen gibt es alle Korrelationen, was eine nicht unbedingte Beziehung zwischen Acidität des Blutes und Ödembildung zu beweisen scheint[4642].

Daß ein Einwandern von Cl' in die Erythrocyten bei Aciditätsänderungen eintritt und ebenso ein Einwandern von Na˙ in die Muskelfaser und damit eine Acidose nach Gaben von NaCl-Mengen (bis 0,07 g/kg herunter meßbar), wurde früher ausführlich dargestellt.

4. Kalium. Mit der Einwanderung von Na˙ in die Muskelfaser ergibt sich zwangsläufig eine Verknüpfung mit Kalium. Es ist eine alte, von BUNGE herrührende Beobachtung, daß durch NaCl-Gaben die K˙-Ausscheidung begünstigt wird. Das Cl' wandert beim Gesunden mehr mit dem Na˙[4643]. NaCl-Entziehung führt umgekehrt zu verminderter Ausscheidung des Kaliums bei gleicher Kost[4644]. Aus dieser Tatsache erklärt sich bei vorwiegend von Pflanzenkost lebenden Völkern das große Bedürfnis nach NaCl, während z. B. die Eskimos oder fleischverzehrende Nomaden es nicht in dem Maße bedürfen, weil im Blut der Tiere genügend NaCl zur Verfügung steht (siehe [4645, I]).

Für die Größe der Salzzufuhr ist also die Mischung der Nahrung wichtig. Bei einer Kost aus Fleisch und Kartoffeln mit starker Retention von K˙ genügten Zulage von 5 g NaCl nicht zum Ausgleich, es wurde die Ausscheidung anfangs sogar vermindert[4645]. Bei Versuchen an Ratten zeigte sich, daß nicht nur der Quotient Na/K wichtig ist, sondern der absolute Gehalt eine noch größere Bedeutung besitzt, z. B. führte 1% K˙ in der Nahrung zu einer Störung der Fertilität[4646]. In Versuchen an Schweinen wurden statt NaCl äquivalente Mengen von Na-Citrat mit demselben Erfolg verabfolgt. Hier wirkte also das Kation.

Von Bedeutung könnte die Beobachtung sein, daß durch Na˙-Gaben zwar die Ausscheidung von K˙ im Urin vermehrt wurde, daß dies aber auf einer erhöhten Resorption aus den Faeces beruhte. Die K˙-Bilanz selbst erfuhr keine Veränderung[4647]. Diese Beobachtung ist bisher nicht bestätigt worden, gilt jedenfalls nicht allgemein. Vielleicht geben bestimmte Beobachtungen in der Bakterienflora einen Hinweis.

Bei 60 Tage dauernder, allgemein mineralstoffarmer Ernährung von Ratten wurde im Kot eine Abnahme des L. acidophilus beobachtet. Schon nach 14 Tagen war er völlig verdrängt[4648]. In diesen Versuchen wirkte Zulage von NaCl und K˙ nicht auf eine Vermehrung ein, sondern erst Ca˙˙ und Phosphat gemeinsam, so daß nicht völlige Parallelität mit dem Thema besteht. Es eröffnet sich nur eine Analogie.

Bei der raschen Resorbierbarkeit von Na˙ und K˙ wird man sich gar nicht erklären können, wie die Ausscheidung im Kot derart großen Schwankungen unterworfen sein könnte, ohne daß tatsächlich eine Assimilation erfolgt, diese erfolgt aber nicht beim Na˙ sondern beim K˙. In Bilanzen von VOLLMER[4652, I] an Ratten war die Na˙-Ausscheidung im Kot im Gegensatz zum K˙ immer niedriger.

Am besten wird das Problem gekennzeichnet durch die Versuche von EMMENS und MARKS[4650, I], die akute KCl-Vergiftung antagonistisch zu beeinflussen.

[4641] NUZZI, P. u. NAPOLI, M.: Boll. Soc. ital. Biol. sper. **9**, 987 (1934), Rona **85**, 109. Messung der Alkalireserve, p_H und NH_4˙ im Urin.
[4642] LABBÉ, M. u. AZÉRAD, E.: C. rend. Soc. biol. **97**, 365 (1927), Rona **43**, 804.
[4643] GLATZEL, H.: Z. exp. Med. **84**, 635 (1932), Rona **71**, 601.
[4644] GLATZEL, H.: Z. exp. Med. **92**, 653 (1934), Rona **79**, 87.
[4645] GLATZEL, H.: Z. exp. Med. **93**, 179 (1934), Rona **79**, 88.
[4645, I] In langdauernden K˙-Infusionen fand SCHAMP[4239, I] nur eine vorübergehend vermehrte Ausscheidung von Na˙.
[4646] JOHN, J. L. ST.: J. agricult. Res. **37**, 55 (1928), Rona **49**, 343. Grunddiät: Weizenkorn 100, Gluten 10, Butterfett 5, $CaCl_2$ 0,5, K˙-Gehalt 0,32%.

Weiße Mäuse erhielten KCl intraperitoneal. Die mittlere tödliche Dosis von 6,37 mg KCl/10 g Maus wurde zugleich mit 10—20 mg NaCl gegeben. Die Schutzwirkung war beträchtlich. $CaCl_2$ und Glucose hatten keine Wirkung. Es konnte sich also nicht um eine lokale Resorptionshemmung handeln, zumal sich dieser Schutz durch NaCl ebenso bei intravenöser Injektion manifestierte. Zur Charakterisierung der NaCl-Wirkung muß man die Symptome der KCl-Wirkung kennen. 5—10 Minuten gibt es keine Erscheinungen, dann folgen Erregungen, Schwanzphänomen, Springen in die Luft, Krämpfe und Tod nach Atemlähmung bei noch schlagendem Herzen. Das NaCl hätte hier also eine zentrale Wirkung, die sich in der üblichen Vergiftung nicht findet. Von weiterer Bedeutung ist es, in Überleitung zu dem nächsten Abschnitt, daß Desoxycorticosteronacetat jede Wirkung vermissen ließ.

5. Nebenniere. Eng mit dem Ausscheidungsverhältnis von $Na^{\cdot}$ und $K^{\cdot}$ ist die Nebennierenfunktion verbunden. Durch Kaliumgaben, die ein höheres $K^{\cdot}$-Niveau im Blut gewährleisten, wird das Syndrom der Nebenniereninsuffizienz hervorgerufen[4649]. Das gelang jedoch weder SCHAMP[4239, I], noch MILLER und DARROW[4239, II]. Eine $K^{\cdot}$-Wirkung kann wegen der Ausscheidung durch die Niere immer nur von kurzer Dauer sein, wie in dem Selbstversuch von ARDEN. Umgekehrt kann man bei Hunden[4650—4652] und Menschen[4650] die Ausscheidung von $Na^{\cdot}$ und Cl' mit erhaltener Aktivität der Nebennierenrinde durch Hormongaben vermindern. Bei den Versuchen von BÖTTNER und SCHLEGEL[4634, I] über Hitzeschäden fand sich dafür eine erhöhte NaCl-Ausscheidung im Schweiß.

Die Ausscheidung von $K^{\cdot}$ wurde erhöht gefunden, aber auf Beimischung von Adrenalin bei den Extrakten der Nebenniere zurückgeführt[4651]. Die Dosis von 20—40 Katzeneinheiten Cortin, ohne Adrenalin, führte tatsächlich zu teils vermehrter, teils verminderter $K^{\cdot}$-Ausscheidung. Eindeutiger werden die Resultate, wenn als Ausgangspunkt ein pathologischer Zustand gewählt wird. Dazu gehört die Beachtung der Dosierung. Die $Na^{\cdot}$-Ausscheidung bei eingestellter konstanter Diät wurde um 50—90%, die von Cl' um 10—60% vermindert. Bei wiederholten Gaben wurde die Wirkung geringer und hörte schließlich auf. Eine volle Rückkehr der Reaktion ließ sich erst nach 3 Monaten erreichen, dagegen ließ sich dieser Refraktärzustand durch das Blut eines refraktären Tieres auf ein anderes übertragen. Die Beobachtungen lassen die Vermutung zu, daß eine durch die Höhe der Dosis bedingte toxische Einwirkung vorliegt[4652].

Bei langdauernder Darreichung von Desoxycorticosteron an Ratten[4656, I] und Hunde[4657] entwickelte sich ein Bild von Diabetes insipidus, sogar mit Hypochlorämie. Primär soll der Druck gesteigert werden als Zeichen einer Verschiebung des $Na^{\cdot}$ im Organismus. Beim Menschen wurde auch durch 10—20 E eine Minderung der Wirkung, einmal mit Refraktärwerden, beobachtet[4650].

6. Niere. Wurden Tiere nach Exstirpation der Nebennieren in den Versuch genommen, dann wurde die Ausscheidung von $K^{\cdot}$ sowohl durch $Na^{\cdot}$ als auch

---

[4647] RICHARDS, M. B., GODDEN, W. u. HUSBAND, A. D.: Biochem. J. **18**, 651 (1924), Rona **28**, 400.

[4648] EPPRIGHT, E. S., VALLEY, G. u. SMITH, A. H.: J. Bakteriol. **34**, 81 (1937), Rona **103**, 307.

[4649] ZWEMER, R. I. u. TRUSZKOWSKI, R.: Endocrinology **21**, 40 (1937). C. **1937 I**, 3664. Versuche an Katzen, Ratten, Mäusen und Meerschweinchen.

[4650] HARTMANN, F. A., LEWIS, L. A. u. TOBY, C. G.: Endocrinology **22**, 207 (1938), Rona **106**, 450.

[4650, I] EMMENS, C. W. u. MARKS, H. P.: J. Physiol. **101**, 131 (1943).

[4651] THORN, G. W., ENGEL, L. L. u. EISENBERG, H.: J. exp. Med. **68**, 161 (1938), Rona **110**, 168.

[4652] HARROP, G. A.: Cold Spring Harbor Sympos on quant. Biol. **5**, 375 (1937). Rona **110**, 611. Retention geringer bei peroraler Gabe. Auch manche Sexualhormone wirkten so.

durch Cortin begünstigt, selbst wenn der klinische Erscheinungskomplex nicht dem Gehalt an Na˙ und Cl′ des Plasmas parallel ging. Es gibt Hinweise darauf, daß die Einwirkung von NaCl auch durch Beeinflussung der Niere zu erklären ist und nicht — wie angenommen wird (siehe GLATZEL[4633]) — nur durch Darniederliegen des Kreislaufs. Bei nebennierenlosen Hunden verursachte die Infusion von 10% Glucose (1 g/kg/Std.) eine Unterdrückung der Urinbildung bis zur Anurie, die mehrere Stunden nach Aufhören der Infusion bestehen blieb. Das konnte vermieden werden bei Zusatz von 0,9% NaCl zur Infusionsflüssigkeit. Durch Beseitigung der Anurie wirkte NaCl lebensrettend[4653].

7. Chlorid. Wenn für viele dieser Funktionen auch das Na˙ verantwortlich zu machen ist, und Cl′ mehr die Rolle eines Korrelates spielt (bei vielen hypochlorämischen Zuständen wirkt NaCl besser als $NaHCO_3$, siehe z. B. GLATZEL[4633], S. 76), ist zum mindesten Cl′ bei der Verdauung von Stärke als Aktivator der Fermente bei der Wirkung von Insulin und bei der Magensaftsekretion notwendig. Die Bedürfnisse nach Cl′ sind anscheinend leichter zu befriedigen. So wuchsen Ratten mit Mais (82%), Casein (15%), Lebertran (1%) schlecht. Die Tiere hatten keine Jungen. Zulagen von 1% Na_2CO_3 oder 1,3% Na_2SO_4 genügten, um normales Wachstum, Vermehrung und Lactation zu gewährleisten. Der Cl′-Gehalt der Nahrung war anscheinend ausreichend[4655]. Der Mais enthielt 0,047% Na˙ und 0,041% Cl′. Die Magensaftsekretion war bei den Tieren normal[4656]. Das Erscheinungsbild des wirklichen Cl′-Mangels durch Diät hervorgebracht ist sehr vielseitig und nicht leicht auf eine Formel zu bringen (siehe später).

Bei der Magensaftsekretion wird eine Doppelrolle des Cl′ möglich sein, nämlich erstens direkt durch Sekretion in den Magen. Eine Hemmung der Sekretion erfolgt aber nur bei ganz extrem niedrigen Cl′-Werten des Blutes. Zweitens soll durch Reizwirkung auf das Zentralnervensystem bei Personen mit Neigung zu Hyperacidität die Magensaftsekretion sich vermehren[4654]. Die Frage der Cl′-Wirkung auf das Zentralnervensystem ist besonders schwierig zu beantworten, weil gerade in diesem Gewebe — wie wir früher darlegten — der Zustand und die Lokalisation des Cl′ eigene Probleme aufgibt. So mag es verständlich erscheinen, daß der Cl′-Entzug in der Diät bei schwangeren Frauen manchmal die eklamptischen Anfälle verhindern soll[4654]. Dieser Befund ist nicht mit den Versuchen von SWINYARD[3396], II zu vereinbaren, nach denen die Schwelle für den Elektroschock zugleich mit der Erniedrigung des Cl′ im Zentralnervensystem sinkt und nach Gabe von NaCl wieder ansteigt. Aber auch hier liegt noch keine Entscheidung zwischen Cl′ und Na˙ vor. Wir wissen jedoch in erster Annäherung, daß Retention von Na˙ auch gleichzeitig Flüssigkeit im Gewebe zurückhält, während Cl′ einer sogenannten „trockenen Retention" fähig ist, wohl meist verbunden mit acidotischer Stoffwechsellage. Wir haben den Umfang des uns angehenden Fragenkomplexes umrissen, wobei die Funktion anderer Drüsen wie Hypophyse und Thyreoidea nicht aus dem Auge zu lassen ist. Der normale Zustand deckt dabei nur einen kleinen Bereich der gesamten Möglichkeiten.

[4652],I VOLLMER, H.: Naunyn-Schmiedebergs Arch. **193**, 474 (1939); **194**, 573 (1940); **197**, 611 (1941).

[4653] KENDALL, E. C., FLOCK, E. V., BOLLMAN, J. L. u. MANN, F. C.: J. biol. Chem. **126**, 697 (1938).

[4654] AMBARD, L. u. SCHMID, F.: Paris med. J. **17**, 443 (1927), Rona **41**, 715.

[4655] MILLER, H. G.: J. biol. Chem. **70**, 759 (1926), Rona **39**, 215.

[4656] MITCHELL, H. H. u. CARMAN, G. G.: J. of biol. Chem. **68**, 165 (1926), Rona **39**, 371.

[4656],I SELYE, H. u. DOSNE, CH.: Proc. Soc. exp. Biol. Med. **44**, 165 (1940). C. **1941 II**, 2100. Nebennierenatrophie kann die Erscheinungen nicht erklären.

[4657] RAGAN, CH., FERREBEE, J. W., PHYFE, P., ATCHLEY, D. W. u. LOEB, R. F.: Amer. J. Physiol. **131**, 73 (1940). C. **1942 I**, 768.

II. Wirkung von NaCl-Zulagen zum normalen Bedarf.

Die Einteilung erfolgt nach den speziellen Untersuchungen bei den verschiedenen Tierarten, weil die Gesamtheit der untersuchten Faktoren zu vielseitig ist, um sie sinngemäß zu ordnen, zumal eine Übertragung von einer auf die andere Tierart erst nach Sichtung der verschiedenen Verhältnisse möglich ist. Es gibt auch nicht viele gemeinsame, überschauende Gesichtspunkte der Ordnung, wie aus der Darstellung zu ersehen ist. Vor allem ist bei anderer Anordnung das quantitative Element nicht leicht zu berücksichtigen. Dieses war uns aber stets ein besonderes Anliegen.

1. Amphibien. Rana esculenta und Triton cristatus wurden allmählich an höhere NaCl-Konzentrationen des umgebenden Wassers gewöhnt. Die Gewöhnung war aber keine vollkommene, denn es fand sich vermehrte Magensekretion und Verhinderung der Eiablage. Das Zentralnervensystem war gegenüber Strychnin übererregbar geworden, z. B. beim Triton doppelt so empfindlich. 0,9 mg/kg Strychnin, das in dieser Dosis bei normalen Fröschen noch keine Erscheinungen macht, führte nach Gewöhnung an NaCl in 20—25 Minuten zum Tetanus. Das tetanische Stadium dauerte 12 Stunden, und nach 24—36 Stunden erfolgte der Exitus[4660]. Hier war also eine Steigerung der Erregbarkeit eingetreten. Offenbar ist die Ausgangslage im Verhältnis zum normalen Gehalt wichtig neben dem Vorgang der Verschiebung des Wassers und der Salze.

2. Hühner. Wurde Hähnchen statt Wasser 1,5% NaCl zum Trinken gegeben, dann erhöhte sich der Cl'-Gehalt des Plasmas von 375 mg% in einigen Wochen auf 392 mg%, bei 2% NaCl auf 442 mg%, die Tiere waren moribund; offenbar liegt hier die Grenze der Konzentrationsfähigkeit der Niere; 1,5% $CaCl_2$ erhöhte den Gehalt nicht (Heller und Paul[2764]). Die Stickstoffbilanz wurde bei diesen zu vermehrter Futteraufnahme, aber keiner Förderung des N-Ansatzes[4658]. In der festen Nahrung wurde bis 8% NaCl ohne nachteilige Wirkung ertragen, selbst von ganz jungen Tieren. Hühner haben also im ganzen eine hohe Salztoleranz (Mitchell und McClure[5536, u]) (weitere Angaben S. 884, 924).

Die Zufuhr im Wasser hat einen viel nachhaltigeren Einfluß. Das zeigte sich im Verhalten des Blutdrucks. Dieser betrug bei Gabe von Leitungswasser 132/117 mm. Wurde statt dessen 33 Tage 0,9% NaCl geboten, dann stieg er um 22/17 mm an. Eine weitere Zulage auf 1,2 NaCl steigerte den Druck auf 183/154. Bei Absetzen des Kochsalzes fiel der Druck prompt um 43/28 mm (gegenüber einem durchschnittlichen Anstieg von 54/37 mm). Der Rest an Blutdrucksteigerung ist nicht signifikant, aber es fanden sich Veränderungen in den Glomerulis mit Dehnung der Bowmanschen Kapsel und Kompression der Kapillaren[4659, II]. Von anderen Autoren[4659, I] wurde neben der Vergrößerung der Glomeruli eine Schlängelung und Hypertrophie der Nierenarterien besonders der präglomerulären Arteriolen gefunden, so daß man von einem Syndrom wie bei der Nephrosclerosis sprechen konnte. Bei dem Blutdruckanstieg fand sich keineswegs eine Zunahme des Blutvolumens, im Gegenteil Gewichtsverlust und Dehydratation[4659, II].

3. Maus.
Die Tiere wurden in den Versuchen von Klodt[4660, I] mit einem Brot als Grunddiät ernährt, das aus Weizenmehl (750 g), Haferflocken (250 g), Milchpulver (200 g), Butter (NaCl-

---

[4658] Willcox, J. S.: Biedermanns Zentralblatt B **9**, 121 (1937), Rona **101**, 416.
[4659] Heller, V. G., Owen, J. R. u. Portwood, L.: J. nutrit. **10**, 645 (1935). C. **1936 I**, 2132.
[4659, I] Krakower, C. A. u. Heino, H. E.: Arch. Path. **44**, 143 (1947).
[4659, II] Leuel, R., Katz, L. N. u. Rodberd, S.: Am. J. Physiol. **152**, 557 (1948).
[4660] Guareschi, C.: Boll. Soc. ital. Biol. sper. **8**, 278 (1933), Rona **75**, 611.
[4660, I] Klodt: Arch. Gynäkol. **163**, 665 (1937).

frei, 100 g), Preßhefe (30 g) und Wasser (450 g) bereitet war. Das vollkommen ausreichende Brot enthielt 0,0561% Na˙ und 0,132% Cl′. Zu dieser Grunddiät wurden verschiedene NaCl-Mengen zugesetzt, die in dem Wasser vor dem Backen gelöst wurden.

Selbst bei der Diät mit dem höchsten NaCl-Gehalt (6,87% Na˙ und 10,6% Cl′) traten keine Ödeme auf, aber die Tiere entwickelten sich schlecht. Sie waren träge in den Bewegungen, apathisch, blieben kleiner als die Kontrollen, hatten struppiges Fell und gingen nach wenigen Wochen an ausgesprochener Exsiccose der Gewebe zugrunde. Der Wasserbedarf betrug 7—17 ccm/Tag. Die Gewebe hatten trotzdem an [Na] zugenommen, wie folgende Zusammenstellung ergibt.

Tabelle 348.

Diät Nr.	Die Diät enthält		Na˙-Gehalt des Körpers außer Darm in %
	Na˙ in %	Cl′ in %	
1	0,06	0,13	
2	0,30	0,51	
3	0,94	1,38	0,140
4	1,23	1,93	
5	1,70	2,66	
6	2,39	3,72	0,152
7	3,52	5,40	0,171
8	4,27	6,62	0,233
9	6,87	10,60	0,242

Hier wird also die „hydropigene" Wirkung des Na˙ vermißt wie beim Huhn. Der Choridgehalt war bis zu Diät 6 und 7 mit 0,160% normal. Ohne diese Analysen bestände die Möglichkeit, eine völlige Ausscheidung des NaCl anzunehmen.

Trotz des hohen Gehaltes an NaCl war die Gewichtsentwicklung bei Diäten 1—8 nicht verschieden, aber bei Diät 5 wurde die Zahl der Graviditäten geringer, und bei 6—8 kam es nicht mehr zu Geburten. Die Unfruchtbarkeit fand ihre histologische Grundlage in Rückbildung der Ovarien (mit sistierter Bildung eines Corpus luteum, Uterushorn und Scheidenschleimhaut). Bei einigen Tieren waren aber Befunde, die die Sterilität erklärt hätten, nicht zu erheben, dagegen wurde eine mangelhafte Entwicklung stets gesehen, wenn infantile Mäuse in den Versuch kamen. Die Geschlechtsorgane männlicher Tiere wurden durch die Behandlung nicht geändert. Die Wirkung, die auf das Na˙ zurückgeführt wird, soll auf dem Umwege über Hemmung der gonadotropen Hormone des Hypophysenvorderlappens erfolgen.

4. Ratten. Bei Ratten wurde der Nahrung täglich 250 mg NaCl pro Tier, d. h. etwa 1—1,25 g/kg NaCl zugelegt. Die Organe wurden über 4 Generationen auf den Cl′-Gehalt untersucht. Es fand sich weder eine Abhängigkeit des Gehaltes von der Jahreszeit noch von der Länge der Fütterung. Ein gewisser Anstieg war in der Haut, etwas auch in Niere und Knochen bemerkbar[4661]. Auch hinsichtlich des Wachstums besteht große Regulationsbreite (KLINKE[4952, S. 120]). Vielleicht fand sich eine Nierenvergrößerung, die nicht als pathologisch anzusprechen war. Von RALLI und Mitarbeitern[4662, I] wurde eine gewisse Atrophie der Nebennierenrinde gesehen. Wenn deutliche Abweichungen nachweisbar werden sollen, wird man sie erzielen, wenn der Ausgangspunkt eine besondere Cl′-arme Nahrung darstellt oder wieder bei extremen Zulagen, wie folgende Versuche dartun.

[4661] SCHLEGEL, B. u. BRÜCK, E.: Die Ernährung **5**, 57 (1940). C. **1940 I**, 3542.
[4662] HARPUDER, K.: Z. exp. Med. **76**, 709 (1931), Rona **62**, 750.
[4662, I] RALLI, E. P., CLARKE, D. H. u. KENNEDY, E.: J. biol. Chem. **141**, 105 (1941), Rona **130**, 277.

Wurde den Tieren das Kochsalz derart zugefügt, daß sie statt Wasser bestimmte Kochsalzlösungen zum Trinken erhielten, dann kamen Ausschläge zur Beobachtung. 1% NaCl führte allerdings noch nicht zur Zunahme des Na˙, K˙ und Ca˙˙-Gehaltes der Organe, während 0,5% KCl den K˙-Gehalt von Niere, Herz und Milz erhöhte, sonst aber keine Änderungen brachte[4662]. Bei 1,5% NaCl stieg der Cl'-Gehalt von 340 auf 351 mg% an, und diese Dosis brachte die Tiere schon in sehr schlechten Zustand (HELLER und PAUL[2764]).

Die *Stickstoffbilanz* war bei Trinken von Aq. dest. mit 47,3 mg/Periode positiv. 1,0% NaCl ließ sie abnehmen auf 34,5 mg%, 1,5% auf 32,5 mg% und schließlich Trinken von 2% NaCl auf 30,5 mg%, so daß also Ratten mit Verschlechterung der Assimilation reagieren (HELLER und PORTWOOD[4659]). Es soll eine gewisse Entgiftung hoher NaCl-Gaben durch Zusatz anderer Zellmineralien möglich sein[4663].

Aus einer Futtergrunddiät, bestehend aus 33% Casein, 2% Agar-Agar, 44% Traubenzucker, 8% Hefe, 7% Butter, 2% Lebertran und 4% Salzmischung nach OSBORN und MENDEL wurde unter völliger Fortlassung der Salzmischung eine salzarme, teilweise mit Zusatz von NaCl auf einen Gehalt von 6,25 und 9,09% NaCl eine salzreiche Nahrung hergestellt.

Während durch die Salzarmut weder das Muskel- noch das Leber*glykogen* gegenüber der Kontrolldiät verändert war, zeigte sich beim Übergang zu der salzreichen Diät eine signifikante Zunahme des Glykogens der Leber von 0,19 auf 0,197 ± 0,02, auf 0,31 ± 0,03% bei 6,25% NaCl, von 0,37 ± 0,04 auf 0,75 ± 0,03 bei 9,09% NaCl. Das Muskelglykogen wurde nicht verändert. Die Dauer der Fütterung betrug nur 10—15 Tage[4665].

Eine systematische Untersuchung über den Wassergehalt der Gewebe wurde durch EPPRIGHT und SMITH[3520] ausgeführt. Ratten erhielten eine Grunddiät mit 4% Osborn-Mendelscher Salzmischung. Wurde die Salzmischung fortgelassen, dann nahm der Wassergehalt besonders in Niere, Lunge und Milz zu. Zulage von NaCl allein führte zur Zunahme der Hydratation mit Ausnahme des Muskels, besonders aber bei Nebennieren, dann Haut, Lunge und Herz. Wurde zu dieser NaCl-Gabe jetzt noch KCl zugesetzt, dann wurde der Wassergehalt in der Nebenniere beträchtlich vermindert, ebenso in Haut und Lunge, im Skelettmuskel aber etwas vermehrt. Wurde das Osborn-Mendelsche Salzgemisch mit Ausnahme von NaCl und K˙ zugeführt, dann wurde der Wassergehalt von Herz, Muskel und Leber signifikant vermindert. Tiere, die zusätzlich Cl' erhielten, hatten mehr extracelluläres Wasser in den Muskeln als die Kontrollen. Die Hydratation von Muskel und Leber gingen zusammen, außer bei Na˙, das die der Leber, nicht aber die des Muskels begünstigt, während K˙ genau umgekehrt wirkte.

Die Wirkung von NaCl-Zulagen bei einer mangelhaften Diät zeigen die Versuche von MITCHELL und CARMAN[4656].

Eine Gruppe A erhielt eine Diät aus Mais (87%), Casein (10%), Lebertran (2%) und CaCO$_3$ (1%). Der Gehalt an Na˙ betrug 0,047%, an Cl' 0,041%. Zulage von 1% NaCl zu der Diät brachte den Na˙-Gehalt der Nahrung der Gruppe B von 8 Ratten auf 0,481%, den von Cl' auf 0,724%. Genau dieselben Diäten erhielten 8 Kücken für dieselbe Zeit von 82—84 Tagen.

Gruppe A der Ratten nahm pro Tag 1,36 g, B 2,01 g zu (bei Kücken 3,02 und 4,67 g). Zu der Gewichtszunahme von 1 g sind nötig (Kücken in Klammern): bei A 7,75 g (7,0), bei B 5,83 g (4,5) Futter. Der Unterschied sei nicht durch schlechtere Ausnützung der Nahrung, etwa durch mangelhafte HCl-Sekretion im Magen

---

[4663] TSUKAMOTO, R.: Biochem. Z. **151**, 216 (1924), Rona **29**, 746.
[4664] KAHLENBERG, O. J., BLACK, A. u. FORBES, E. B.: J. nutrit. **13**, 97 (1937), Rona **100**, 412.
[4665] CRABTREE, D. G. u. LONGWELL, B. B.: Proc. Soc. exp. Biol. Med. **34**, 705 (1936), Rona **97**, 79.

zu erklären, sondern durch höheren Stoffwechsel bei den Tieren der Gruppe A. Die Wachstumshemmung bei der Diät A war übrigens durch Zusatz von 1,0% Na_2CO_3 oder 1,3% Na_2SO_4 zu beheben, war also nicht auf Cl' sondern $Na^{\cdot}$ zurückzuführen (MILLER[4655]). Bei Versuchen an Ratten, die Diäten mit 0,007% und 0,502% $Na^{\cdot}$ enthielten, wurde durch die $Na^{\cdot}$-Zulage die tägliche Gewichtszunahme von 0,5 auf 0,9 g erhöht. Appetit, Fleisch- und Fettbildung war herabgesetzt bei den Tieren mit der geringen $Na^{\cdot}$-Menge, vor allem aber zeigten sie einen erhöhten Wärmeverlust[4664], womit wohl auch die schlechtere Futternutzung im obigen Versuch zusammenhängen könnte.

Wurde bei Ratten mit jodarmer Nahrung ein Kropf erzeugt, so hatte NaCl-Zulage darauf keinen Einfluß[4666].

5. Kaninchen. Bei täglicher Zufuhr von 0,2 g/kg NaCl intravenös wurde nach 1 Woche eine leichte Acidosis beobachtet. Der Gehalt der Haut an $Na^{\cdot}$ hatte nicht zugenommen, wohl aber der von $Ca^{\cdot\cdot}$ auf das Dreifache, woraus die manchmal günstige Einwirkung von NaCl-Gaben bei Hautkrankheiten erklärt werden soll[4667]. Bei peroraler Zufuhr der 10fachen Menge wurde nur eine geringe Zunahme der Haut an $Ca^{\cdot\cdot}$ und eine geringe Abnahme an $K^{\cdot}$ beobachtet, während der NaCl-Gehalt nicht konstant zunahm. Dauer der Versuche 1—3 Wochen[4668].

Nach Zusatz verschiedener Konzentrationen von NaCl zur Nahrung machte sich von 0,4% NaCl ab Durst bemerkbar. Die Menge des vom Tier freiwillig getrunkenen Wassers war abhängig vom NaCl-Gehalt. Wurden Konzentrationen von 1,5% NaCl verabreicht, und die getrunkene Wassermenge gemessen, dann tranken die Tiere soviel, daß der Prozentsatz auf 0,7—1,2% NaCl reduziert wurde.

Der Absorptionskoeffizient der Nahrungsstoffe wird in bestimmtem Bereich verbessert, z. B. sind, um gleiches Gewicht bei den Tieren zu erhalten, folgende calorische Mengen pro kg gerechnet notwendig[4669]:

Normal	134	133	111	123	107,5
+ 1,5% NaCl	131	98	100	107	96

Der Ausschlag ist gering, bei Mengen unterhalb 1% nicht wahrzunehmen, und bei 1,5% NaCl fressen nicht alle Tiere die Nahrung. Steigert man den Gehalt auf 2,5% oder 3,5%, dann verweigert das Tier die Nahrung trotz seines Hungers. Das geschieht tagelang unter beträchtlicher, fortgesetzter Abmagerung. Aber wenn man den Salzgehalt von kleinen Konzentrationen auf größere langsam steigert, dann lassen sich die Tiere gewöhnen, wie folgendes Beispiel illustrieren möge[4669]:

Ein Tier erhält 1,5% NaCl zugelegt und frißt an diesem Tage nur 60% seiner Ration, aber jeden Tag nimmt es etwas mehr zu sich und hat nach 8 Tagen seine normale Ration erreicht. Wird die Salzzugabe jetzt auf 2,5% erhöht, dann verringert es die Ration um 73%, frißt aber jeden Tag mehr und hat am 7. Tage 90% erreicht. Steigert man jetzt auf 3,5%, dann frißt es am 1. Tag kaum 10% weniger als an den anderen Tagen, aber an den folgenden Tagen nimmt es immer weniger zu sich, am 3. Tage nimmt es nur noch 60% von vorher zu sich und beginnt abzumagern.

Man wird vielleicht die Ursache der ersten Verweigerungen im Geschmack sehen. Das spielt bei 3,5% keine Rolle mehr, jetzt beginnt die Schädigung.

6. Hund. Bei 0,5% NaCl Gehalt der Nahrung war der Trockengehalt der Leber, Lunge und Muskel an Cl' höher als bei Normaldiät. Dasselbe fand sich bei Umrechnung auf Frischgewicht der Organe, so daß man auf eine trockene

---
[4666] REMINGTON, R. E.: Proc. Soc. exp. Biol. Med. **37**, 652 (1938). C. **1939 I**, 703.
[4667] KITAMURA, S., IWAGIRI, T., MURAYAMA, M., MA, Y. L. u. TASAKI, K.: Jap. J. Dermatol. **33**, 853 (1933), Rona **75**, 744.
[4668] KITAMURA, S., IWAGIRI, T., MURAYAMA, M., MA, Y. L. u. TASAKI, K.: Jap. J. Dermatol. **33**, 873 (1933), Rona **75**, 744.
[4669] GOMPEL, M., HAMON, FR. u. MAYER, A.: Ann. de Physiol. **12**, 504 (1936), Rona **96**, 47. C. **1936 II**, 2745.

Chlorretention schließen kann. Einige Tiere bekamen Ernährungsstörungen und entwickelten sich schlecht. Doch war dann der Cl'-Gehalt der Lunge und Haut eher vermindert[4670]. Besonders junge, noch saugende Hunde neigten zu trockener Chlorretention und zwar dann, wenn an die Nieren zugleich die Forderung einer erhöhten Stickstoffausscheidung gestellt wurde[4672]. Zum Beispiel wurde jungen Hunden eine auf $1/4$ eingeengte Milch verabfolgt, die reich an Cl' (400 mg) und überreich an Eiweiß war. Durch die starke Belastung der Niere mit Stickstoffausscheidung erreichte im Urin die Konzentration von höchstens 500—800 mg% Cl' gegenüber 1200 mg% unter nicht so extremen Bedingungen (KERPEL-FRONIUS[2913]). Einem Hunde wurden in den Versuchen von PAGE und LEWIS[4670, I] täglich 10 g-NaCl 30 Tage lang zugelegt. Diese Menge erhöhte nicht den Blutdruck. Ebensowenig nahm das Körpergewicht zu, weil gleichzeitig Körpergewebe eingeschmolzen wurde. Bei der Sektion zeigte sich eine Hypertrophie der Nebenniere.

Bei nephrektomierten Hunden konnte man durch Gabe von 1,5—2 Liter Ringerlösung sichtbare Ödeme hervorrufen. Wenn die Hälfte dieser Lösung durch Glucoselösung ersetzt wurde, kamen Ödeme nicht zustande. Die Lebensdauer der Tiere wurde bei beiden Lösungen verlängert. Dieser Effekt soll auf der Herstellung „der normalen NaCl-Wasser-Relation", nicht auf Verdünnung harnfähiger Substanzen beruhen[4671].

Eine sehr interessante Versuchsanordnung verwandten McKEE und Mitarbeiter[4672, I]. Bei Hunden wurde ein Aluminiumband um die Vena cava inf. zwischen Zwerchfell und rechtem Herzen angelegt, das den Querschnitt auf $1/3$—$1/2$ verringerte. Im Bauchraum sammelte sich ein Ascites an, der dieselbe Zusammensetzung von Eiweißkörpern hatte wie das Plasma. Das Eiweißniveau wurde bei hoher Proteindiät unterhalten, auch wenn man den Erguß täglich durch Punktion entfernte. Reduktion des Eiweißes vermehrte die Flüssigkeit im Bauchraum. Dann wurden 6 g NaCl täglich in Kapseln gegeben. Im gleichen Augenblick wuchs die Ansammlung von Ascites im Bauchraum an, ärmer an Protein, aber die Eiweißmenge im Plasma sank unter 4,5%. Wurde in die Kapsel NaCl-freie Salzmischung gegeben, dann blieb der Plasmagehalt etwas unter 6%. Wurde jetzt das NaCl zugesetzt, dann begann sofort der Proteingehalt zu sinken bis auf 4,2% in 10 Tagen. Die N-Bilanz wurde negativ, während normalerweise 70 g neues Eiweiß pro Woche bei einem 10 kg Hund entfernt wurde, stieg die Menge bei NaCl-Zulage auf 95 g. Die kleinste Ansammlung von Ascites fand sich, wenn hohe Gaben von Eiweiß mit niederen von NaCl kombiniert wurden. Dieser Befund hat ein Analogon in der Beobachtung am Menschen, daß Gabe von NaCl bei Pneumonien das Sekret der Bronchien vermehrte.

7. Schwein. Tägliche Zufuhr von 8, 12 und 20 g NaCl in 200 g Fischmehl veränderte den Cl'-Gehalt des Plasmas nicht[4675]. Unschädlich erwiesen sich 1,66 g/kg NaCl täglich. Eine Massenvergiftung von 70 Schweinen trat bei einem Gehalt von 6% NaCl in der Nahrung entsprechend 2,25 g/kg am Tage auf. Am 3. Tage erkrankten die Tiere an Erregung, Speichelfluß, Pupillenerweiterung und Durst. Bei der Sektion fand sich hämorrhagische Gastroenteritis[4677, I].

Wurden junge Schweine mit einer Grunddiät von je 10 Teilen Mais, Hafermehl und Gerste mit 1 Teil Blutmehl ernährt und wurde dazu täglich 30 ccm

---

[4670] TÖRÖK, G. u. NEUFELD. L.: Arch. Kinderheilk. **102**, 37 (1934), Rona **80**, 431.
[4670, I] PAGE, J. H. u. LEWIS, L. A.: Am. J. Physiol. **156**, 422 (1949).
[4671] BARRY, F. S., SHAFTON, A. L. u. IVY, A. C.: Arch. intern. Med. **51**, 200 (1933), Rona **73**, 302.
[4672] KERPEL, E.: Paris med. **1931 II**, 366, Rona **65**, 721.
[4672, I] McKEE, F. W., SCHLOERB, P. R., SCHILLING, J. A., TISCHKOFF, G. H. u. WHIPPLE, G. H.: J. exp. Med. **87**, 457 (1948).
[4673] TERROINE, E. F. u. REICHERT, T.: Arch. internat. Physiol. **32**, 374 (1930), Rona **57**. 420.
[4674] TERROINE, E. F. u. REICHERT, T.: Arch. internat. Physiol. **32**, 391 (1930), Rona **57**, 420. Versuche an 3 Kaninchen, 2 Schafen und 6 Schweinen.

einer 10% NaCl-Lösung gefügt, dann wurden die Bilanzen von N, P_2O_5 und $Ca^{··}$, die vorher negativ waren, positiv. Das Maßgebliche ist das $Na^·$, da Na-Citrat ebenso wirkte (RICHARDS, GODDER und HUSBAND[4647]). Auch wenn die Schweine mit 1% NaCl statt Wasser getränkt wurden, wurde die N-Bilanz von 42,7 mg/Periode auf 48,5 mg positiv[4659]. Die Effekte sollen nur dann merkbar werden, wenn der $Na^·$-Gehalt der Kost vorher nicht ausreichte ($< 0,1$ g Na/kg/Tag) oder das Verhältnis K/Na sehr hoch (> 3) war, da die $K^·$-Ausscheidung dadurch begünstigt wurde[4674].

Erhielten 8 Schweine von 10—13 kg täglich 1,16 g NaCl zu einer Diät aus Stärke (200 g), Casein (12 g N), Malzextrakt (10 g), Lebertran (12 g) und einige Tropfen Citronensaft zugelegt, dann wurde die Stickstoffbilanz um 1 und 4 g (von 37 und 42) positiver, bei 1,04 g KCl nahm die Bilanz um 13 und 10 g (von 45 und 50) ab[4673].

8. Schaf. Hier liegen die ausführlichen Untersuchungen von LUNDIN und SCHARF[4676, 4677] vor. Ein normales Schaf von 30 kg erhielt 43 Tage lang täglich 60,6 g NaCl. Davon wurde 9% mit 4400 ccm Wasser retiniert. Die Retention trat aber nicht gleich anfangs, sondern erst im Verlauf des Versuchs in Erscheinung. Auf 1 g NaCl wurden 73 ccm H_2O retiniert, also trockene Retention. Der Harn war immer frei von Eiweiß und geformten Bestandteilen. Der NaCl-Gehalt des Harns stieg bis 2,76% im 24-Stundenharn. Die Wasserdampfmenge der Atmung wurde teilweise vermindert, war aber durchschnittlich um 22% vermehrt. Das wird man wohl nur mit einer im Durchschnitt erhöhten Ventilation erklären können, da die ausgeatmete Luft mit Wasserdampf gesättigt ist. Vielleicht war dabei eine Acidose wirksam, die sich jetzt auch auf organische Säuren erstreckte. Denn die Ausscheidung von Milchsäure (von 0,1 auf 0,5—0,7 g täglich) und Brenztraubensäure (von 0,03—0,07 auf 0,4—3,7 g täglich) wurde erhöht. $K^·$ wurde vermehrt abgegeben. Ebenso stiegen Cl' und PO_4''' im Blut.

Ein trächtiges Schaf (43 kg), das täglich 60,3 g NaCl erhielt, retinierte in dieser Zeit 41% mit 11 400 ccm Wasser. Es fand sich im Urin etwas Eiweiß. Das Konzentrationsmaximum war mit 2,11% geringer als bei dem vorigen Tier. 1 g NaCl retinierte 189 ccm Wasser, also mehr als beim nichtträchtigen Tier. Die Wasserabgabe durch die Lunge war erhöht (70% mehr als im Vorversuch). Die Ausscheidung organischer Säuren im Harn war nicht so stark erhöht wie beim vorigen Tier.

Ein weiteres Schaf (17 kg), vorher partiell nephrektomiert, erhielt täglich 43,4 g und retinierte davon 34% mit 6000 ccm Wasser. Die Konzentrationsfähigkeit der Niere war geringer: maximale Konzentration 1,6%, so daß mehr Wasser zur Ausschwemmung aufgenommen werden mußte. Der Gehalt an Cl' im Blut stieg an („trockene Retention"). Bei Steigerung der Dosis auf 100 g NaCl trat unter Urämie der Tod ein. Das Blut enthielt 980 mg% NaCl, 30 mg% P, 260 mg% Rest-N. Die Alkalireserve war bis auf einen Rest von 6 Vol% gesunken. Ein Schaf, das anstatt Wasser 2% NaCl zu trinken erhielt, zeigte bei einer Erhöhung des Serum-Cl' von 380 auf 422 mg% schwerste Erkrankung (HELLER und PAUL[2764]).

Ein merkwürdiges Vergiftungsbild beschreiben MITCHELL und McCLURE[5536, a]. Schafe, denen eine Zeitlang das NaCl entzogen worden war, wurden frei an das Salz herangelassen. Sie verzehrten dann soviel, daß toxische Symptome auftraten (120—240 g/Tier). In akuten Fällen bekommen sie extremen Durst, Bauchschmerzen, kollabieren und kommen ad exitum. Bei weniger akutem Verlauf entstehen Durchfälle (teilweise hämorrhagisch), schwangere Tiere können abortieren. Die Sektion ergibt neben Entzündung des Darmkanals eine Hyperämie der Hirnhäute. Dasselbe Bild findet man auch beim Rindvieh, das 0,75 bis 3,0 kg NaCl verzehren muß.

9. Ziege. Eine Ziege, die partiell nephrektomiert war, reagierte bei einer Tagesgabe von 60 g NaCl mit Albuminurie und Hämaturie, bei 70 g NaCl traten

---
[4675] RADEFF, T.: Arch. f. wiss. prakt. Tierheilk. **55**, 300 (1926), Rona **39**, 510.
[4676] LUNDIN, H. u. SCHARF, R.: J. of metabolic research **7/8**, 259 (1926), Rona **44**, 646.
[4677] SCHARF, R. u. LUNDIN, H.: J. of metabolic research **7/8**, 327 (1926), Rona **44**, 647.
[4677, I] SALEJ, P. S.: Sovet. Vet. **4**, 80 (1940), Rona **127**, 208.

Zylinder auf, die noch 6 Monate nach Beendigung des Versuchs nachweisbar waren. Sonst sind die Verhältnisse analog den eben referierten am nephrektomierten Schaf[4676, 4677].

10. Rind[4678]. Zugabe von NaCl zu einer Mangelernährung des Kalbes führte zur Besserung der vorher geringen Gewichtszunahme und des Haarkleides und vermehrte Retention von $Ca^{..}$ und P[4679]. Eine Kuh, die statt Wasser 2% NaCl zum Trinken erhielt, hatte im Blut 396 mg% Cl′ gegenüber 341 mg% vorher. Sie verlor 200 Pfund an Gewicht (HELLER und PAUL[2764]).

RAMBE[4680] stellte fest, daß Rinder, die an Osteomalazie und Allotriophagie litten, sich von gesunden Beständen dadurch unterschieden, daß sie ausnehmend hohe NaCl-Gaben (bis 250 g NaCl am Tage) erhielten, und hielt einen ursächlichen Zusammenhang für möglich.

Die Krankheit beginnt mit Appetitlosigkeit der Tiere, aber bald folgt ein Umschlag in Freßlust, wo das kranke Tier an Holzgeräten, Mörtel usw., schließlich Kot und Harn leckt und nagt. Das Haarkleid wird rauh und struppig. Juckreiz ist die Begleiterscheinung einer trockenen, unebenen, harten Haut. Ungern stehen die Tiere auf, so daß Decubitus entsteht. Apathie, Anämie, Atonie des Verdauungstraktes, Leberverfettung und Aceton in der Ausatmungsluft und in der Milch sind üblich. Bei Gravidität kommt es zu Wassersucht der Fruchthäute. Die Brunst bleibt aus oder beim Decken fehlt Trächtigkeit. Bei der Sektion ist die Entmineralisierung der Knochen auf 50—30% der Norm zu sehen, ihr Mark ist serös atrophisch, die Leber und Niere verfettet und gelb, daneben sonstige Zeichen der Kachexie.

Bei systematisch durchgeführten Experimenten bestätigte sich die Vermutung. Diese Experimente enthalten eine Reihe interessanter Momente und sollen hier kurz referiert werden. Das erste Symptom, das sich nach Darreichung von 75 g NaCl nach 8—14 Tagen einstellte, war der Juckreiz, der sich nicht auf irgendeinen parasitären Befall zurückführen ließ. Dagegen zeigte es sich, daß die Rinder große Mengen NaCl durch die Haut auszuscheiden vermögen. Die Ausscheidung wurde nach dem NaCl-Gehalt des durch Striegeln erhaltenen Pulvers abgeschätzt. Die ursprüngliche Probe wurde sorgfältig von Haaren und gröberen Bestandteilen abgesiebt und stellte ein feines, gut gemischtes Pulver dar. Der NaCl-Gehalt war absolut abhängig von der NaCl-Gabe, wie die Zusammenstellung auf Tabelle 349 aus Analysen an 800 Rindern zeigt.

Tabelle 349.

Zugeführte tägliche NaCl-Menge	% NaCl in dem Striegelpulver
0—50 g	0,82
50—100	1,24
100—150	1,62
150—200	2,10
200—250	2,54
250—300	3,26

Die Stärke des Juckreizes nahm mit der vermehrten NaCl-Ausscheidung zu bis auf die Endstadien bei ganz hohen Gaben mit einem Gehalt bis 8% NaCl, wo vielleicht die Apathie einwirkte.

Der NaCl-Gehalt des Harns variierte von 1,09—3,54%, während der Normalwert beim Rinde zwischen 0,2 und 0,8% wechselt. Auffällig waren die anfallsweise verlaufenden Hämoglobinurien, die einen klinisch typischen Verlauf nahmen.

„Einige Tage vorher machte das Tier einen apathischen Eindruck, der Appetit war stark vermindert. Das Tier lag meistens, und wenn es sich erhob, stand es in der Regel mit gekrümmtem Rücken und ließ zuweilen klagende Laute hören."

Der Juckreiz schien zugenommen zu haben mit Steigerung des NaCl-Gehaltes der Striegelprobe. Die Harnsekretion nahm ab, zugleich mit Zunahme des Körpergewichtes um 1—5, manchmal sogar um 10 kg täglich. Das Tier zeigte dann ein runderes, fast geschwollenes Aussehen. Es handelte sich um

---

[4678] GREEN, H. H.: Emp. J. exp. Agricult. **3**, 363 (1935), Rona **92**, 260. Übersicht.
[4679] SHEEHY, E. J. u. SENIOR, B. J.: J. Dep. Agricult. Dublin **34**, 1 (1936), Rona **97**, 221
[4680] RAMBE, L.: Skand. Arch. **78**, Suppl. **13** (1938).

ein ausgebreitetes diffuses Ödem am Unterbauch. Dann kam es zur Hämoglobinurie. Das Tier zeigte ein lebhafteres Temperament und besseren Appetit. Mit einsetzender Phase von Polyurie sank die Kochsalzausscheidung in der Haut ab, der Juckreiz verminderte sich. Das Gewicht nahm ab, und in einigen Tagen hatte das Tier sein vorheriges Aussehen. Während dieser Polyurie wurden manchmal enorme Mengen von NaCl ausgeschieden, z. B. ein Tier 569 g Cl′ und 317 g Na˙. Die Hämoglobinurien, die ihre Residuen in Form von Hämosiderosis der Tubuli contorti hinterließen, dauerten 6—40 Stunden. Die Verdauungstätigkeit zeigte sich beeinträchtigt durch Auftreten von Blähungen des Bauches. Der Stuhl war teilweise hart und war mit Schleim, streifenförmig von Blut eingelagert, überzogen. Bei der Sektion zeigte sich im Pansen 2mal Geschwürsbildung, was vielleicht auf die lokale Einwirkung des Salzes zurückzuführen ist. Die NaCl-Konzentration im Pansen war beträchtlich höher, und durch diese Tatsache wurde die Bakterienflora sehr verändert, die Protozoen schwanden dahin oder büßten an Größe ein. Das kann von Bedeutung sein, wenn die Protozoen als Mittel der Vernichtung schädlicher Bakterien oder als Nahrungsmittel eine Rolle spielen.

Ein junger Bulle zeigte während der Kochsalzzufuhr das Symptom der Onanie mit besonderer Stärke, aber eine brünstige Kuh ließ ihn später völlig gleichgültig.

Von besonderer Bedeutung sind noch die Veränderungen des Knochens, die an Aschengehalt einbüßten. Sie hatten an CaO und P_2O_5 verloren. Im Urin fand man teilweise eine erhöhte Ausscheidung von PO_4''', konstant eine von $Ca˙˙$. In einem Fall wurde eine erhöhte P-Ausscheidung durch die Haut beobachtet, die Bilanz wird man also im allgemeinen als negativ bezeichnen müssen. Das könnte mit der von BEHRENS gefundenen Säuerung zusammenhängen, die auch in unseren Versuchen (EICHLER[2441, I]) zu erhöhter Ca- und P-Ausscheidung führte, und es vermag auch die osteomalacischen Symptome verständlich zu machen. Eine periodisch auftretende Acidose kann man vielleicht daraus erschließen, daß gelegentlich die Ausscheidung des Na˙ die des Cl′ überwog und umgekehrt.

Der Blutzucker war in späteren Stadien besonders niedrig (um 50 mg%).

Bei der Sektion fanden sich in der Niere, abgesehen von den erwähnten Hämosiderinablagerungen und gelegentlich geringen Verfettungen, weder akute noch chronische Entzündungen, so daß eine mangelhafte Ausscheidung nicht als Ursache einer Retention angesehen werden kann. Die Retention wechselte von trockener zu feuchter.

Die Leber war gelb, teilweise stark mit Fett infiltriert, ebenso teilweise die Muskelfasern. Die Lunge war einmal hyperämisch und auch ödematös. Nur die wohl durch die Hämolyse bedingte Hämosiderosis in Milz, Leber und anderwärts ist noch zu erwähnen. Allen gemeinsam ist die auftretende Kachexie und die tiefgreifende Störung, deren eben geschilderte Symptome durchaus nicht leicht von den üblichen Wirkungen der NaCl-Dosierung beim akuten Versuch her verständlich gemacht werden können. (Siehe noch einige Bemerkungen beim Schaf S. 887.)

11. Mensch. Einem jungen Mann wurden täglich 100 m. aequiv. NaCl in einer Kapsel verabfolgt. In den ersten 3 Tagen wurde 30% retiniert, nachher nicht mehr. Die K˙- und Ca˙˙-Ausscheidung war vermehrt, die Veränderungen im Körpergewicht waren minimal[4684].

Wurde dem Körper Wasser entzogen (5%), dann wurde weniger Na˙ als K˙ und PO_4''' verloren, woraus auf eine vorwiegende Wasserabgabe aus den Zellen geschlossen wurde[4685]. In diesem Bereich war die Abhängigkeit zwischen Na˙ und Wassergehalt nicht deutlich.

Das wurde auch an *Säuglingen* beobachtet[4682], die sich gegen NaCl anders verhalten als die Erwachsenen. Sie sollen weniger empfindlich sein gegen Salzzulage[4681]. Das ist verständlich, weil die Speicher zur Aufnahme von NaCl beim Säugling und jungen Tier fast doppelt so groß sind wie die vom Erwachsenen, wie wir früher darlegten. Dagegen ist der Säugling empfindlicher gegen Salzmangel[4681], aber soll viel leichter Wasser als Salz verlieren[4683], woraus dann die relative Unabhängigkeit von Na$^{\cdot}$ und Wasserspeicherung wenigstens für kurze Bilanzen sich ergäbe. Bei großen NaCl-Mengen wird hier auch die K$^{\cdot}$-Ausscheidung gehemmt[4682]. Damit wäre es verständlich, daß mehr Cl′ als Na$^{\cdot}$ retiniert wird, wenn K$^{\cdot}$ außerhalb des Zellinnern aufbewahrt wird.

Eine Beziehung der trockenen Cl′-Retention besteht mit der Stickstoffausscheidung, die sehr stören kann. Der Zwang zur Stickstoffausscheidung kann leicht zur Hyporchlorämie führen, die mit motorischer Unruhe bis zu Krämpfen und Dyspnoe einhergehen soll, zugleich auch vorkommend mit Exsiccose, Säuglingstoxikose (KERPEL-FRONIUS[2913]).

Beim normalen Erwachsenen wurde die Ausscheidung von N und Kreatinin durch NaCl-Zulage von 10 und 15 g weder bei Kartoffelkost, noch bei Weizenschrotkost mit Fleischkost verändert[4686].

Bei Schwangeren wurde der Eiweißgehalt des Plasmas durch NaCl-Zulage nicht wesentlicher beeinflußt als bei Gesunden, eher geringer, wie folgende Zahlen lehren[4687]:

Tabelle 350.

	Normale	Schwangere
10 g NaCl/Tag .	77,6	68,9
Dechlorierung .	82,3	70,8
10 g NaCl/Tag .	75,8	66,1

Die Wasserretention soll nicht verknüpft sein mit NaCl-Retention[4688]. Zulage von 20 g NaCl zur normalen Krankenhauskost führte zur Zunahme der zirkulierenden Blutmenge schon nach 2—3 Tagen[4692, I].

Von diesen im Bereich des Normalen sich abspielenden Verschiebungen wird die Tatsache der ödemhervorrufenden Wirkung des NaCl bei Nierenkranken und Diabetikern nicht berührt. Diese Frage wurde reichlich geklärt und wird auch uns noch beschäftigen. Ebenso soll nach den Untersuchungen von MAGNUS-LEVY[3640] NaHCO$_3$ weniger wirksam sein als NaCl. Das wäre zu erwarten, wenn die Säurequellungstheorie der Ödementstehung gültig wäre[4690], aber andererseits findet sich die Angabe einer höheren Wirkung von Soda[4689]. Beimengung anderer Ionen (K$^{\cdot}$, Ca$^{\cdot\cdot}$) soll mindernd wirken[4691], was aber für das Salzen der Nahrung selbst wohl ohne Bedeutung sein dürfte, wenn sogenannte „äquilibrierte" Salzpräparate Anwendung finden (siehe GLATZEL[4633]).

Unter besonderen Bedingungen wird die sogenannte trockene Chlorretention beobachtet, die einhergeht mit Retention von NaCl (meist Cl′), während nicht die entsprechenden Wassermengen zurückgehalten werden. Solche Art der Speicherung haben wir bei Versuchen auch an normalen Tieren, z. B. den Mäusen von KLODT, den Rindern usw. angetroffen, bedeutungsvoll wurde sie aber in der menschlichen Pathologie. Eine besondere pathologisch-anatomische Diagnose

---

[4681] FANCONI, G.: Mschr. f. Kinderheilkunde **78**, 1 (1939), Rona **114**, 416.

[4682] GAROT, L., GULKO, O. u. GOTTSCHALK, CH.: Rev. franc. Pediatr. **14**, 545 (1938), Rona **115**, 557.

[4683] GAROT, L., GULKO, O. u. GOTTSCHALK, CH.: Rev. franc. Pediatr. **14**, 588 (1938), Rona **115**, 557.

[4684] WILEY, F. H., WILEY, L. L. u. WALLER, D. S.: J. of biol. Chem. **101**, 73 (1933), Rona **75**, 277.

[4685] WILEY, F. H. u. L. L.: J. of biol. Chem. **101**, 83 (1933), Rona **75**, 277.

[4686] GLATZEL, H.: Z. exp. Med. **95**, 542 (1935), Rona **86**, 576.

[4687] LEVY-SOLAL, E. u. LAUDAT, M.: C. rend. Soc. Biol. **118**, 977 (1935), Rona **90**, 292.

[4688] LEVY-SOLAL, E. u. LAUDAT, M.: C. rend. Soc. Biol. **118**, 1325 (1935), Rona **90**, 292.

[4689] OISSTRACH, G. D.: C. **1939 II**, 2081.

[4690] FISCHER, G. H. u. FODOR, A.: Z. ges. exp. Med. **29**, 509 (1922), Rona **17**, 162.

ist dabei nicht vorhanden, sie findet sich bei interstitieller wie bei glomerulärer Nephritis[4692], bei Isosthenurie, Exsiccose oder bei Diabetes insipidus bei Einschränkung der Wasserzufuhr (KERPEL-FRONIUS[2913]). Sie ist durch Chlorentzug zu beseitigen und durch neuerliche Gabe von NaCl wiederherzustellen und kann z. B. die Anfälle der Urämie hervorrufen (angeblich erklärbar durch Imprägnation der Gehirnzellen mit Cl'[4692]). Die Niere scheidet immer mehr $Na^{\cdot}$ als Cl' aus, wodurch eine Acidose mit Beladung der Erythrocyten mit Cl' entsteht, es kann sogar zum Abfall von $Na^{\cdot}$ dabei kommen. BLUM und CAULAERT[3228, 3338-3340, 3641] legen den vorwiegenden Wert auf die Niere, während man auch acidotische Stoffwechsellagen in Betracht ziehen muß. Dadurch tritt Cl in die Gewebe, wodurch der Blutacidose entgegengewirkt wird.

III. Mangel an NaCl und Einfluß von NaCl-Gaben auf die sich entwickelnden Symptome.

Gerade beim Kochsalzmangel, der klinisch eine viel größere Bedeutung hat, als man anfangs annahm, wird sich besonders deutlich die differente Wirkung von $Na^{\cdot}$ und Cl' ergeben, da z. B. auf experimentellem Wege die Möglichkeit vorliegt, etwa durch Erbrechen das Cl' allein und vorwiegend, oder durch Schwitzen, Punktion von Ascites oder Nephritis das $Na^{\cdot}$ und Cl' gemeinsam oder bei Durchfällen und Nebenniereninsuffizienz das $Na^{\cdot}$ vorwiegend zu entfernen. Anstatt aber die Einteilung nach den experimentellen Methoden zu treffen, ziehen wir die Einteilung nach Tierarten vor und sondern nur die Nebenniereninsuffizienz und das sonstige Versagen der inneren Sekretion ab. Als letztes Kapitel folgt die menschliche Pathologie (Zusammenfassung[4693]).

1. Huhn. Durch NaCl-Mangel wird die Produktion und Größe der Eier vermindert (MITCHELL und McCLURE[5536, a]).

2. Maus. Mit ausschließlicher Getreidekost ernährte Mäuse erkrankten an Veränderungen der Haut, die der Pellagra ähnelten. Es soll sich um einen Mangel an $Na^{\cdot}$ und Cl' handeln[4697, I].

3. Ratte. *Änderungen durch Diät..* Eine Reihe von Untersuchungen[4694-4699] beschäftigen sich mit mineralarmer, nicht aber speziell kochsalzarmer Diät. Der Aschengehalt wird mit 0,075% angegeben. Es fehlten also alle Salze. Zur Kontrolle wurde das Osborn-Mendelsche Salzgemisch in der Menge von 4% zugesetzt. Bei dieser Diät war die Zahl der Erythrocyten und ihr Hämoglobingehalt vermehrt[4694], wenn auch nicht deutlich, ohne Zunahme der Reticulocyten[4695]. Die Milz und Nieren waren kleiner, Hoden und Herz nicht[4696].

Durch chlorarme Ernährung (0,01% Cl') wurde Wachstumshemmung erzielt, die bei Kochsalzgaben (0,4% Cl') in vermehrtes Wachstum umschlug, so daß die Tiere aufholten. In Blut und Geweben, außer der Leber, war der Cl'-Gehalt niedriger[4700].

Tiere, die unter Mangel an Vitamin-B-Komplex aufgezogen waren, ergrauten bei gleichzeitigem NaCl-Mangel früher als bei NaCl-Zulagen, atrophische Erscheinungen in der Nebennierenrinde waren aber bei letzteren deutlicher[4705, I].

[4691] DIENST, C. u. KLODT, W.: Med. Welt **1936**, 9.

[4692] VAN CAULAERT, C.: Strassburg med. **2**, 99 (1925), Rona **37**, 385.

[4692, I] KRAUEL, G.: Z. klin. Med. **139**, 459 (1941). Salzarme Kost verringerte die zirkulierende Blutmenge. Kongorotmethode. Herzkranke reagieren ebenso wie Gesunde, aber mit Verschlechterung des Befindens bei NaCl-Zulage.

[4693] KERPEL-FRONIUS, E.: Ergeb. inn. Med. **51**, 623 (1936), Rona **99**, 410.

[4694] SCHULTZ, R. V.: Yale J. Biol. a. Med. **2**, 115 (1929), Rona **54**, 611.

Der Grundumsatz war nach 3 Monaten salzarmer Kost erhöht (19,3% in Kalorien)[4697], obwohl die Tiere weniger aktiv waren. Bei Aktivität war aber die Zunahme der Wärme geringer als bei normalen[4698]. Im 1. Monat der Fütterung war der respiratorische Quotient bei den Versuchstieren gleich dem der Kontrollen (0,89 und 0,88), im 2. und 3. Monat aber niedriger (0,88 und 0,88 zu 0,92 und 0,94). Daraus und aus rascherem Schwund der Fettdepots wurde auf erhöhte Fettverbrennung geschlossen. Die spezifisch dynamische Wirkung war nicht geändert[4699].

Bei diesen Beobachtungen wird wohl *Na·-Mangel* die Hauptrolle gespielt haben, worüber die folgenden Untersuchungen exakter unterrichten. Ratten wuchsen bei einer Diät aus 400 g Haferflocken, 16 g rohem Milchalbumin und 2,0 g Lebertran mit 0,011% Na·, pro Woche nur um 5,1 ± 0,22 g gegenüber 25 g bei normalem Na·-Gehalt. 0,2% ist für junge Ratten ausreichend, bei älteren vielleicht noch nicht (siehe dagegen [4706]). 0,009% Na· führte schon zum Stillstand des Gewichtes. Das konnte durch $NaCl$, $NaNO_3$, $NaHCO_3$, Na_2HPO_4, Na_2SO_4 vermieden werden, nicht aber durch K·- oder Li·-Salze. Bei Schwangerschaft nahmen die Tiere noch zu. Die Neugeborenen enthielten 1,3 mg Na· gegenüber der Norm von 1,7 mg, waren sonst normal. Die Fruchtbarkeit war also nicht herabgesetzt (siehe dagegen [4706]), aber die Milchproduktion fehlte[4701].

Wurde durch Extraktion der gefütterten Hefe der Na·-Mangel noch weiter bis auf 0,002% getrieben, dann traten schwere Erscheinungen auf[4702]. Nach 8 Wochen wurde die Cornea bläulich-grau, es entstanden auf ihr Geschwüre, und ein blutiges Sekret erschien. Bulbäre und ciliäre Injektion mit Verlust der Lidhaare wurde sichtbar. Nach 20 Wochen: ein Bild ähnlich dem Vitamin-A-Mangel war vorhanden, trotz reichlichen Vitamins A in der Diät. Es fand sich aber kein Mangel an Tränenflüssigkeit wie bei Vitamin-A-Mangel. Auch sonst waren Abweichungen vorhanden. Die Tiere starben mit perforierten Augen und Abscessen in der vorderen Augenkammer. Auch in den Lymphdrüsen, besonders des Unterkiefers, fanden sich häufig Abscesse.

Bei der Sektion war der Körper mager, kaum Fett wurde gefunden, die Muskeln waren atrophisch, die Leber tiefer grünlich-braun als normal und gefleckt, ebenso die Nieren. Die Milz war dunkel und klein, in den Lungen fanden sich Infektionen. Die Nebennieren hatten eine orange Farbe im Gegensatz zu dem Rosa der Kontrollen. Die Knochen waren brüchig und weicher: Osteoporose. Es fand sich wenig Osteoid und wenig Knorpelgewebe (das reich an Na· ist), in den Nebenhoden Atrophie.

Die Genitalorgane des Weibchens zeigten auch in den früheren Stadien vor dem in etwa 20 Wochen eintretenden Tode die Verhältnisse wie bei Vitamin-A-Mangel, aber auch hier ließen sich die Symptome nicht durch große Überdosierung

---

[4695] ORTEN, J. M. u. SMITH, A. H.: J. biol. Chem. **105**, 181 (1934), Rona **80**, 432.
[4696] SWANSON, P. P. u. SMITH, A. H.: Amer. J. Physiol. **116**, 516 (1936), Rona **97**, 75.
[4697] KRISS, M. u. SMITH, A. H.: J. nutrit. **14**, 487 (1937), Rona **105**, 214. C. **1938 I**, 1155.
[4697,1] LEUTSKY, K.: Rona **126**, 343 (1940).
[4698] KRISS, M. u. SMITH, A. H.: J. nutrit. **16**, 375 (1938).
[4699] KRISS, M. u. SMITH, A. H.: J. nutrit. **16**, 385 (1938), Rona **112**, 411.
[4700] MARQUIS, M.: C. rend. Soc. Biol. **128**, 449 (1928), Rona **111**, 565. C. **1941 II**, 1527,
[4701] SCHOORL, P.: Proc. roy. Acad. Amsterdam **37**, 239 (1934), Rona **80**, 247.
[4702] ORENT-KEILES, E., ROBINSON, A. u. MCCOLLUM, E. V.: Amer. J. Physiol. **119**, 651 (1937), Rona **103**, 46. C. **1937 II**, 3027.
[4703] ZAGAMI, V.: Atti. naz. Lincei VI, **23**, 629 (1936), Rona **96**, 97.
[4704] ZAGAMI, V. u. CAPWARO, V.: Atti. Acad. naz. Lincei VI, **23**, 635 (1936), Rona **96**, 97.
[4705] ZAGAMI, V.: Atti. Acad. naz. Lincei VI, **23**, 700 (1936), Rona **96**, 97.
[4705,1] RALLI, E. P., CLARKE, D. H. u. KENNEDY, E.: J. biol. Chem. **141**, 105 (1941). C. **1942 I**, 1768.
[4706] OSBORN u. MENDEL: J. biol. Chem. **34**, 131 (1918). Fanden bei 0,035% Na· noch normales Wachstum. Nach MILLER soll dabei schon Sterilität vorhanden sein.

von Vitamin A beseitigen. Die Reife wurde verzögert, die Periode der Gestation verlängert, häufig fand sich nur 1 Foet oder völlige Unfruchtbarkeit. Bei den Männchen wurde die Unfruchtbarkeit erst nach mindestens 75—80 Tagen nach Beginn der Diät erwiesen.

Bei Ersatz des in der Diät vorhandenen NaCl durch $NaHCO_3$ wuchsen die Tiere bis zum 90. Tage langsamer als in der Norm, aber rascher als bei der anderen Diät, auch die Augen blieben bis zum 90. Tage normal, aber Nase und Ohren waren blutig, die Testes und Nebennieren kleiner. Auffällig beim reinen Cl'-Mangel ist der Haarverlust im vorderen Teil des Körpers.

Hinweisen müssen wir hier auf den Befund von HIATT[4753, I] an Hunden, der reinen Cl'-Mangel durch reichliche Gaben von $NaNO_3$ erzeugte. Augen, Nase und Mund trockneten aus.

Bei den extremen Diäten findet es sich häufig, daß durch die Nahrungsauswahl selbst noch zusätzliche Faktoren dazukommen, die bei normaler Gabe von NaCl überhaupt nicht in Erscheinung treten. Das hat sich auch besonders bei den fluorarmen Diäten gezeigt (siehe dort). Es ergibt sich dann, daß Krankheitsbilder entstehen, die nicht mit den Befunden der Analyse übereinstimmen und — wenigstens nach den Berichten der Untersucher — nicht leicht vergleichbar sind.

Wenn in einer Diät nur 0,012% Cl' vorhanden sind, wird man eine Abnahme des Blut-Cl', zugleich mit Zunahme des HCO_3', und allmähliches Versiegen der Cl'-Ausscheidung im Urin beobachten. Dazu kommt dann noch Stillstand des Wachstums[4706, I].

Der Stillstand des Wachstums war nur zum Teil durch einen Verlust des Appetits zu erklären. Bereits bei 0,02% Cl' wurde von den in der Nahrung zugeführten Calorien ein größerer Teil in Wärme überführt und weniger angesetzt[4706, II]). Die Fettdepots gingen verloren, die Stickstoffbilanz wurde schlechter. Die Gewebe waren ausgetrocknet. Bei der Analyse des Körpers fand sich ein geringerer Gehalt Cl', Na· und K·, während Ca, Mg und P zugleich entsprechend dem höheren Anteil des Skeletts zunahmen. Das Verhältnis Na/K war nicht gestört. Das Gesetz des Minimums zeigte sich darin, daß alle Mineralien mit Ausnahme des Cl' vermindert retiniert wurden.

CUTHBERTSON und GREENBERG[4706, III] entfernten aus ihrer Diät das Cl' noch weitgehender, besonders indem das Casein Cl'-frei gemacht wurde. Es blieb so ein Gehalt von nur noch 0,002—0,005%, während Natrium im $NaHCO_3$ (2%) reichlich vorhanden war. Die Kontrolldiät enthielt 0,9% $NaHCO_3$ und 0,6% NaCl. Die Tiere wurden sofort nach der Entwöhnung auf diese Diät gesetzt und erreichten ein Gewicht von 130 g, auf dem sie beharrten. Die Ausnutzung der Nahrung war schlechter. Das Serum-Cl' war von 352 mg% der Kontrolltiere auf 265 mg% gesunken. Haut, Muskel, Leber, Niere, Gehirn, Hoden, Magen, Lunge zeigten einen geringeren Cl'-Gehalt, sowohl auf Wasser als auf Frischgewicht berechnet. Die Abweichungen betrugen das 2—3fache der Streuung bei Haut, Muskel, Leber und Niere. Bei Herz, Schneidezähnen und Milz fand sich eine Zunahme des Cl'. Beim Herzen zeigte sich ein besonders großer Anstieg der Chloridräume. Aber auch andere Organe wie Haut, Muskel, Leber, Niere, Gehirn, Hoden, Lunge, Schneidezähne, Magen, Milz zeigten einen Anstieg geringeren Ausmaßes. Bei Gehirn und Magen war die Differenz nur 2—3mal der Streuung. Auch der Na-Raum mit ^{22}Na gemessen, stieg meist an. Die Werte für den Cl'-Raum waren größer mit Ausnahme von Muskel, Femur und Carcass. Die Werte zeigen ein leichtes Ödem an. Die Zellen sind wasserarm.

Die Analyse des Blutplasmas bei den Versuchstieren ergab, daß die Basen gegenüber den Kontrollen nicht geringer waren. Gewiß war eine Alkalose vorhanden, aber nicht von ausreichendem Ausmaß, um den Cl'-Verlust zu decken. Es muß noch ein unbekanntes Anion aufgetreten sein. Die Citronensäure kann von Bedeutung sein, denn deren Ausscheidung betrug 7,5 mg am Tage gegenüber nur 0,44 mg bei den Kontrollen.

Bei der *Sektion* fielen die Nieren durch ihre helle Farbe auf. Sie waren bedeckt mit durchsichtigen Flecken. Das ließ den Verdacht auf fettige Degeneration aufkommen, konnte histologisch jedoch nicht bestätigt werden. Dagegen fand sich eine Degeneration der Glomeruli mit cystenähnlichen Strukturen, im Innern kompaktes Zellmaterial mit zerstörten Zellkernen und teilweise Narbengewebe. Auch die Tubuluszellen boten kein normales Bild. Sie waren meist geschwollen, ihr Kern klein und unregelmäßig, teilweise pyknotisch. Die Zellen der Sammelröhren waren ebenso degeneriert, ihre Lumina mit homogenen Massen gefüllt, überall zeigte sich das interstitielle Gewebe vermehrt. Dieser Schaden begann bereits 4 Wochen nach Beginn der Fütterung mit dieser reinen Cl'-armen Diät.

Es erhebt sich hier die Frage, ob die Niere zu ihrer geordneten Funktion besonders des Cl' bedarf, wofür Anhaltspunkte vorliegen, oder ob die versuchte Regulation des Organismus zum Ersatz des Anions im Plasma — wie vermehrte Bildung von Citronensäure — den Anlaß für die berichteten Veränderungen gibt.

Wenn eine Hungerperiode auf Cl'-arme Nahrung folgte, dann gab es eine geringere Kreatininausscheidung, die PO_4'''-Ausscheidung stieg[4703-4705].

Durch Injektion von 10 ccm 15% Glucoselösung/100 g Tier in das Peritoneum und *Erzeugung eines Ascites* kann eine Hypochlorämie erzielt werden, an der die Tiere rasch zugrunde gehen, 5 oder 7,5 ccm wirken langsamer. Die Organe büßen dadurch aber zugleich an Flüssigkeit und Gewicht ein[4710]. Nach Nebennierenexstirpation waren die Tiere empfindlicher. Die Symptome beider Eingriffe sind dieselben, auch hinsichtlich der raschen Ermüdbarkeit der Skeletmuskeln[4708].

Durch 15% Harnstofflösung in derselben Menge kann derselbe Effekt wie durch Glucose erzielt werden. Nach 10 ccm/100 g starben die Tiere innerhalb 1½ Stunden[4707].

Durch Verluste an Cl' nach intraperitonealer Gabe von 10% des Körpergewichtes an 15% Glucose, teilweise mit Punktion des Ascites, war der Cl'-Gehalt im Blut von 288 auf 190 und 188 mg% herabgegangen. Den Verlust der einzelnen Organe zeigt folgende Tabelle (nach [4711, 4712]):

Tabelle 351.

Organ	Histaminversuch Verlust in %	Glucose Verlust in %
Blut	19,6	35,7
Magen . . .	0	21,8
Niere	29,8	57,1
Lunge . . .	20,6	30,5
Leber. . . .	16,5	43,4
Muskel . . .	21,0	46,5
Haut . . .	0	25,3
Gesamttier .	10,1	40,0

Die erhaltenen Werte wurden verglichen mit dem Chlorverlust, der durch Ableitung des auf Histamininjektion sezernierten Magensaftes (3—4% des Körpergewichtes) nach außen erfolgte, aber nur 10% des Körperchlorids umfaßte.

[4706, I] CUTHBERTSON, E. M. u. GREENBERG, D. M.: J. biol. Chem. **145**, 179 (1942).
[4706, II] VOIS, L. u. TACKER, E. J.: J. nutrit. **23**, 365 (1942).
[4706, III] CUTHBERTSON, E. M. u. GREENBERG, D. M.: J. biol. Chem. **160**, 83 (1945).
[4707] GALLI-MAININI, C.: Biochim. Ter. sper. **27**, 17 (1940), Rona **119**, 492.
[4708] MALATO, M. T.: Riv. Pat. sper. II. **7**, 1 (1937), Rona **106**, 40.
[4709] MALATO, M. T.: Arch. Sci. med. **62**, 128 (1936), Rona **98**, 287.

Ersichtlich ist die Zähigkeit, mit der gerade die Haut (neben dem Magen) ihren Cl'-Gehalt festhielt. Der Muskel gab nach starkem Verlust mehr ab als das Blut, als Hinweis für die Abnahme der extracellulären Räume und für Vorgänge in der Muskelfaser selbst, die in derselben Richtung wie bei Ermüdung verlaufen. Allerdings spielen hierbei noch ganz wesentlich kreislaufdynamische Faktoren hinein[4712, I], z. B. Bluteindickung in Abhängigkeit von der Ascitesmenge. Die gesamten extracellulären Räume waren — mit Rhodanid gemessen — kleiner geworden. War vorher den Tieren die Nebennieren exstirpiert worden, dann zeigten sich 2 Insulte, die in derselben Richtung lagen mit schwerem, kollapsähnlichem Krankheitsbild. Es fällt eine Regulationsmöglichkeit fort, kann doch ein Histaminschock oder ein Wundschock vermieden werden, wenn den Tieren allgemein intraperitoneal NaCl-Lösung, am besten kombiniert mit Nebennierenhormon, verabfolgt wird[4712, II]. Wahrscheinlich ist die günstige Wirkung von NaCl-Zufuhr bei Jodessigsäure- oder Colchicinvergiftung so zu verstehen[4712, III].

Wurde während der Cl'-Verarmung die Schwelle für den Elektroschock geprüft, dann zeigte sich eine Erniedrigung der Reizschwelle (SWINYARD[3396, II], siehe Tabelle S. 546). Eine Erhöhung ergab sich nach intraperitonealer Gabe von NaCl oder $CaCl_2$, ein Abfall wiederum nach KCl oder $MgCl_2$[4711, I]. Auch in diesen Prozeß greift die Nebennierenrinde ein (siehe später).

Bei Hypochlorämie durch *Darmverschluß* fand sich in Versuchen von SCHNOHR[4713] ein geringerer Abfall des Cl' in der Leber, ein deutlicher gerade in der Niere und Haut, während in Lunge und Muskel keine Veränderungen erfolgten. 0,3 g/kg NaCl in 24 Stunden konnte den Abfall verhindern. Bei solchen Salzverlusten kommt es zu einer Stickstoffretention, und diese soll angeblich nicht durch NaCl, sondern durch jede hypertonische Lösung beseitigt werden, z. B. besonders durch $MgSO_4$[4714]. Bei Hypochlorämien infolge Ileus kann auch durch die Schädigung der Operation eine spezielle Aufnahme in den Inhalt und die Wand des Darms erfolgen, ohne daß eine Ableitung nach außen erfolgt, etwa durch Erbrechen.

Aber auch bei anderen Operationen fanden sich mit den Hypochlorämien am Darm Blutungen, Hyperämie usw. Das geschah nicht nur nach partieller Exstirpation der Nebennieren, sondern auch nach der der Epithelkörperchen, nach Ableitung der Galle und sogar nach Injektion großer Mengen von Hypophysenhinterlappenextrakt[4709].

Entsprechend dem daraus folgenden Darniederliegen der Kreislaufregulationen ergibt sich zwanglos die günstige Wirkung von NaCl bei Operation oder sonstigem Schock, wie oben dargelegt[4712, II].

4. Meerschweinchen. Durch Histamingabe und Ableitung des Magensaftes kann man auch beim Meerschweinchen eine Hypochlorämie erzeugen, die verbunden ist — wie bei den anderen Tieren und dem Menschen — mit einer Erhöhung des Reststickstoffs im Blut. Es fand sich eine Verminderung des Cl' in der Niere, eine Erhöhung aber im Gehirn, vielleicht mit etwas Ödem, worauf die Symptome

---

[4710] MALATO, M. T.: Arch. ital. Med. sper. 4, 49 (1939), Rona 117, 100.
[4711] WINTER, K. A.: Klin. Wschr. 1934 II, 1454, Rona 83, 567.
[4711, I] DAVENPORT, V. D.: Am. J. Physiol. 156, 322 (1949).
[4712] WINTER, K. A.: Klin. Wschr. 1935 II, 1385.
[4712, I] REMINGTON, J. W.: Endocrinology 26, 631 (1940), Rona 125, 292. 10 ccm 5,5% Glucose/100 g oder 10 ccm 10% Saccharose.
[4712, II] PERLA, D., FREIMAN, G. D., SANDBERG, M. u. GREENBERG, S. S.: Proc. Soc. exp. Biol. Med. 43, 397 (1940), Rona 127, 275. C. 1941 I, 389. Versuche an Ratten und Mäusen.
[4712, III] CLARK, W. G. u. BARNES, R. H.: Proc. Soc. exp. Biol. Med. 44, 340 (1940), Rona 127, 319. Gabe von NaCl + Na-Citrat. KCl wirkte nicht toxicitätssteigernd, außer bei Sublimatvergiftung.
[4713] SCHNOHR, E.: Skand. Arch. Physiol. 63, 98 (1931). Rona 65, 207.

bezogen wurden[4715]. Durch intraperitoneale Glucoseinjektion, eventuell mit Nebennierenrindenschädigung, konnte die Lactation gehemmt oder unterdrückt, die Sekretion durch NaCl-Zufuhr wieder in Gang gebracht werden. Die Funktion der Nebennierenrinde ließ sich durch NaCl-Gabe auch in dieser Hinsicht ersetzen[4717]. Bei Skorbut gab es gelegentlich Abnahme des Cl' im Blut[4716].

5. Kaninchen. Durch chlorarme *Ernährung* wird die Ausscheidung des Cl' im Urin vollkommen sistiert. Das geschieht etwa in 14 Tagen[4719]. Die Kaninchen haben an sich schon niedrige Werte im Blut, und durch zusätzliche Gabe von Fleisch ist eine Diurese mit mangelhafter Konzentrierungsfähigkeit für Cl' und N zu beobachten, so daß die Tendenz zur Cl'-Verarmung auftritt[4720]. Das konnte in ganz akuter Weise auch durch Gabe von Wasser erreicht werden. Nach rectaler Zufuhr von 300—400 ccm Wasser ergab sich nur Steigerung der Diurese, bei 500 ccm sah man motorische Unruhe und Speichelfluß, und bei 600 ccm kam es zu Zuckungen, Krämpfen, Pupillenerweiterung, Muskelstarre und schließlich Abnahme der Urinsekretion. Im Gehirn fand sich Ödembildung. Dieses Symptomenbild wurde von HELWIG, SCHUTZ und CURRY[4721] auf Chloridverarmung zurückgeführt. So leicht läßt sie sich bei anderen Versuchstieren nicht erreichen.

Wenn der Urin Cl-frei geworden ist, kann man mit den verschiedensten *Diureticis* eine Chloridausschwemmung erzielen, z. B. mit Purinen (Coffein, Theocin, Diuretin), Quecksilberdiureticis (Salyrgan, Novasurol!)[4718], sehr bedingt nur mit pflanzlichen Diureticis[4722-4724]; nicht wirkte aber in dieser Hinsicht die Gabe hypertonischen Traubenzuckers[4718], vielleicht im Zusammenhang der inversen Korrelation mit Chlorid bei der Ausscheidung (siehe aber früher S. 835).

Die Tatsache reichlicher Cl'-Ausscheidung durch *Diuretica* bei gleichzeitiger chlorarmer Ernährung ist ein methodisch häufiges Verfahren, um am Kaninchen die Folgen der Hypochlorämie untersuchen zu können. Bei durch Zugabe von Theophyllin erzwungenem Chlorverlust nahm die Resistenz der Erythrocyten ab, und gleichzeitig mit dem Gehalt an Na' und Cl' nahm auch K' im Serum ab, eine negative Korrelation war also nicht wahrnehmbar. Das wurde auch mit anderer Methode am Hunde erhalten[4725]. MICHELSEN[3104] fand im Blut eine Zunahme des Blutzuckers, der Milchsäure und anderer organischer Säuren, so daß das Bild einer Acidose (ähnlich Diabetes) auftrat. Die Verteilung war für (HCO_3') zwischen Erythrocyten und Plasma nicht gestört, für Cl' aber gegenüber den Rechnungen erhöht.

Wichtiger ist das Verhalten des *Reststickstoffs* im Blut.

Bei dem Verfahren von MICHELSEN[4727, 4728] erhielten 3 Kaninchen Mohrrüben als Futter und anfangs 1 g, später 2 g Diuretin jeden 2. Tag. Schon nach der 3. Diuretingabe zeigten sich Zeichen starker Übererregbarkeit, nach der 4. Gabe fielen sie in Apathie, und vor dem Tode kamen sie in einen der Paralyse ähnlichen Zustand. Wurde Diuretin zusammen mit NaCl verabfolgt, dann waren all diese Symptome nicht vorhanden.

[4714] TOKARSKI, ST.: Rona **94**, 72 (1935).
[4715] ROMEO, F.: Biochim. Ter. sper. **23**, 187 (1936), Rona **96**, 590.
[4716] LIOTTA, A.: Clin. pediatr. **21**, 816 (1939), Rona **119**, 232.
[4717] NELSON, W. O. u. GAUNT, R.: Proc. Soc. exp. Biol. Med. **36**, 136 (1937). C. **1938 I**, 2003.
[4718] OTA, R.: Okayama-Igakkai Zasshi **48**, 2133 (1936), Rona **97**, 579.
[4719] TOMINAGA, K.: Nagoya J. med. Sci **3**, 45 (1928), Rona **53**, 222.
[4720] MOLNAR, J.: Z. exp. Med. **98**, 692 (1936), Rona **95**, 447.
[4721] HELWIG, F. C., SCHUTZ, C. B. u. CURRY, D. E.: J. amer. med. Assoc. **1935**, 1569.
[4722] VOLLMER, H. u. HINDEMITH, H.: Naunyn-Schmiedebergs Arch. **186**, 565 (1937).
[4723] VOLLMER, H. u. WEIDLICH, R.: Naunyn-Schmiedebergs Arch. **186**, 574 (1937).
[4724] VOLLMER, H.: Naunyn-Schmiedebergs Arch. **186**, 584 (1937).
[4725] LOTTRUP, M. C.: Bibl. Laeg. **124**, 395 (1932), Rona **72**, 328.
[4726] BILBAO, L. u. GRABAR, P.: C. rend. Soc. Biol. **102**, 47 (1929), Rona **54**, 206.
[4727] MICHELSEN, J.: Naunyn-Schmiedebergs Arch. **173**, 737 (1933), Rona **77**, 596.
[4728] MICHELSEN, J.: Naunyn-Schmiedebergs Arch. **173**, 746 (1933), Rona **77**, 596.

Das Diuretin verursachte keine Ausschwemmung des Wassers, da das Körpergewicht nicht abgenommen hatte. Der Cl'-Verlust war dagegen beträchtlich, und zwar im Augenblick des Todes bei allen 3 Tieren etwa gleich mit 10,7, 12,5, 10,1 mMol/kg (also etwa 40% des Bestandes). Der Rest-N war im Blut von durchschnittlich 21,5 der Norm auf 42 mg%, der des Urea-N auf das Doppelte gestiegen mit der Tendenz, daß der Nichtharnstoff-Stickstoff mehr anstieg als der Harnstoff.

Bei Versuchen, in denen die Kaninchen mit Mais ernährt wurden bei gleichzeitiger Gabe von 1 g Diuretin täglich, wurde sogar 230 mg% (gegenüber vorher 16 mg%) Harnstoff im Blut gefunden, während der Cl'-Gehalt von 0,28% auf 0,22% gesunken war[4726]. Vielleicht ist hier im Gegensatz zu MICHELSEN ein Wasserverlust deutlich geworden. In den Versuchen von MICHELSEN wurde gleichzeitig die Konzentration des Stickstoffs im Urin mit der im Plasma verglichen und im hypochlorämischen Zustand eine Verminderung der Konzentrationsfähigkeit der Niere für Stickstoff festgestellt. Ein Teil der Erhöhung des Rest-N kann also auf die mangelhafte Stickstoffausscheidung zurückgeführt werden.

Diese Auffassung ist vorerst nicht erschöpfend, da zugleich die Stickstoffbilanz negativ ist. Die negative Stickstoffbilanz ist nur zurückzuführen auf die Wirkung des Chlorid- (oder Na'-)Mangels, der sich in erhöhtem Stickstoffzerfall zeigt, weder Dehydratation noch Schädigung der Niere durch Diuretin sind also für den Effekt verantwortlich zu machen. Durch NaCl-Gabe ließ sich die Rest-N-Erhöhung (in 10 Tagen) glatt beseitigen[4726]. Daß eine Beeinflussung der Niere auch eine Rolle spielt, zeigt die verminderte glomeruläre Filtration[4732, I], die nicht restlos auf einen mangelhaften Kreislauf zurückzuführen sein wird (siehe später Hunde).

Auch bei durch Chromatgabe hervorgerufenen *Nephritiden* kommt es zu einem NaCl-Verlust durch die Nieren, die anscheinend das NaCl nicht rückzuresorbieren vermögen. Der Rest-N wird im Blut erhöht. Die Tiere gehen zugrunde. Hier wird durch NaCl-Gabe ein günstiger therapeutischer Erfolg erzielt, wobei aber die gleichzeitige Gabe von Wasser wichtig ist, so daß 0,9% NaCl wirkte, und zwar am besten bei peroraler Zufuhr, nicht aber 10% NaCl. Es kam zur Diurese; Na_2SO_4 wirkte fast so gut, $NaHCO_3$ sehr viel weniger, etwa ebenso wie isotonische Lösungen von Zucker. NaCl: 70%, Na_2SO_4: 50%, $NaHCO_3$: 18%, Glucose: 17% Erfolg. $CaCl_2$, $MgCl_2$, NH_4Cl kein Erfolg[4729, 4730].

Chlorentzug wurde akut beim Kaninchen durch Herstellung eines *Ascites* erreicht mit Injektion von 2, 5 oder 15% Harnstofflösungen in der Menge von 10% des Körpergewichtes. Die Tiere gingen daran nach 24 Stunden, 1¼ Stunden bzw. 20 Minuten zugrunde (GALLI[4707]). Gebräuchlicher ist Glucose[4732]. War die Lösung hypertonisch (10% des Körpergewichtes), wie z. B. in den Versuchen von DARROW und YANNET[3194] (mit Kaninchen, Affen und Hunden), dann traten die Elektrolyte anfangs so rasch in die Bauchhöhle aus, daß Wasser gleichzeitig mitwanderte und die Flüssigkeit in der Bauchhöhle zunahm. In 4—6 Stunden erst war der Ausgangspunkt erreicht, und ein Verschwinden des Restes erfolgte zwischen 12—24 Stunden. Wir haben hier also eine Reihe verschiedener Phasen, zuerst Verlust von Wasser und Salzen (25% des gesamten Cl' und 20% des Na').

[4729] MAZGON, R.: Z. exp. Med. 81, 195 (1932), Rona 68, 153.
[4730] MAZGON, R.: Z. exp. Med. 84, 702 (1932), Rona 71, 601.
[4731] CURTIS, M. G. u. PACHECO, G. A.: Proc. Soc. exp. Biol. Med. 26, 874 (1929), Rona 52, 603.
[4732] KERPEL-FRONIUS, E.: Rev. franc. Pediatr. 14, 56 (1938), Rona 110, 85.
[4732, I] WILKINSON, B. M. u. McCANCE, R. A.: Quart. J. exp. Physiol. 30, 249 (1940). C. 1941 II, 1527. NaCl-Mangel durch Diuretin und intraperitoneale Glucosezufuhr.
[4732, II] SPIEGEL, E. u. WYCIS, H.: Proc. Soc. exp. Biol. Med. 42, 400 (1939), Rona 127, 516. Auch Versuche an Katzen.

Die Zunge und die Schleimhäute der Tiere waren trocken, die Haut hatte ihren Turgor verloren, eine Blässe war bei Kaninchen und Affen zu beobachten gewesen. Dazu kam eine Eindickung des Blutes, wobei das relative Blutkörperchenvolumen deshalb besonders zunahm, weil außerdem die einzelne Zelle schwoll. Auch die extracellulären Räume in den Muskeln nahmen ab. Vorübergehend kam es zu völliger Anurie, nach 24 Stunden hatten sich die Tiere erholt. Entfernte man den Ascites durch Punktion in einer Phase etwa dann, wenn die Bauchhöhlenflüssigkeit ihr ursprüngliches Volumen erreicht hatte, dann konnte der Cl'-Gehalt trotzdem wieder ansteigen, weil sich sekundär ein Wasserverlust als möglich erwies[4732].

Noch intensiver — zugleich mit Vermehrung der Flüssigkeit- wird der Cl'-Verlust erreicht, wenn man destilliertes Wasser durch die Bauchhöhle fließen läßt. Werden so 500 ccm/Stunde durchgeleitet, dann tritt nach einer Stunde schon Atemfrequenzvermehrung und lokalisiertes Muskelzittern auf, das sich zu klonisch-tonischen Zuckungen steigernd, in 2—5 Stunden zum Zwerchfellkrampf führt. Es ist deshalb verständlich, daß vor Auftreten solcher Symptome die Neigung zu Krämpfen auf andere Eingriffe zunimmt[4732, II].

Die Hypochlorämie ging bei diesen Versuchen von CURTIS und PACHECO[4731] bis zu 118 mg%, (Durchschnitt 221 mg%). Zugleich sank die Alkalireserve, Rest-N stieg anfangs wenig, aber die Harnsekretion wurde geringer und hörte schließlich auf. Der Blutzucker stieg nicht, und durch Infusion von Glucoselösung wurde das Erscheinungsbild nicht beeinflußt. Wurde durch den Bauchraum 4,2% Glucose durchgeleitet, dann war der Ablauf der Ereignisse derselbe, nur daß jezt eine starke Steigerung des Blutzuckers von einer gewissen Resorption aus dem Bauchraum zeugte, dagegen wurde bei gleichzeitigen Infusionen von 2,5% NaCl das Leben der Tiere länger erhalten[4731] (DAVIS, HANKE und CURTIS[3190]).

Nicht nur bei Injektion einer Glucoselösung in die abgeschlossene Bauchhöhle, sondern auch wenn eine 10—30% Lösung von *Glucose* (20—30 g) *subcutan* verabfolgt wird, sterben die Tiere bei Wiederholung nach Oligurie bis Anurie an Lähmungen. Die Oligurie wurde durch Coffein, Novasurol und Salyrgan nicht durchbrochen, dagegen bewirkte 50 ccm 1,5% NaCl sofort Harnflut und rettete das Leben. Die Chloride des Blutes waren bis auf die Hälfte vermindert. Man wird eine Diffusion von Chloriden in das von Glucose infiltrierte Gewebe annehmen müssen und diese Diffusion unter dem Gesichtspunkt der Gewebsschädigung zu registrieren versuchen, ohne daß man verlangt, daß Glucose an Ort und Stelle liegenbliebe. Man wird hier an die Versuche von VOLLMER und IRMER[3354] erinnert, die bei subcutaner Injektion von Aq. dest. bei Ratten eine verminderte Chloridausscheidung im Harn fanden. Auch nach *Verbrennungen* wurde Verarmung der Gewebe an Cl' und Zunahme des Reststickstoffs beobachtet[4736], obwohl das zuletzt angeführte Symptom noch auf anderen Ursachen als der Hypochlorämie beruhen kann.

Dagegen gibt es Übergänge zu den Hypochlorämien nach Ileus oder *Pylorusligatur*. Ein Erbrechen als Ursache zu beschuldigen, ist beim Kaninchen, das nicht zu erbrechen vermag, nicht möglich, aber selbst bei Affen und Hunden wurde nach Ligatur des Pylorus eine Hypochlorämie mit deren gesamten Begleitsymptomen — Rest-N-Erhöhung, die durch NaCl-Gabe beseitigt werden konnte — ohne Erbrechen gesehen[4733]. Hier sammelte sich das Sekret der Magendrüsen in großer Menge im Magen an[4734]. Ebenso kann eine Flüssigkeitsansammlung in tieferen Darmpartien, z. B. im Ileum, erfolgen[4738]. Aber selbst bei noch

---

[4733] HADEN u. ORR: J. exp. Med. **37**, 377 (1923). Dasselbe gilt für Affen.
[4734] GAMBLE: Proc. Soc. exp. Biol. Med. **22**, 365 (1924).

tieferen Ligaturen ließ sich ein Cl'-Verlust erzielen, obwohl man doch annehmen könnte, daß zunehmend die Möglichkeit der Rückresorption eintritt. Aber es zeigte sich bei Analysen, daß — wahrscheinlich auf dem Umwege über die Gewebsschädigung — auch in der Darmwand bis zu 6fach höhere Konzentrationen als in der Norm gefunden werden konnten[4737]. Unverständlich ist, daß nach solcher Operation sich Infusionen von 2% Glucose als wirksamer erwiesen haben als 0,9% NaCl-Lösungen[4739].

Daß bei gleichzeitigem Vorliegen einer *Exsiccose* eine hypertonische NaCl-Lösung gelegentlich nicht wirken kann, werden wir verständlich finden selbst dann, wenn sonst mit diesen Lösungen gute Erfolge erzielt wurden, wobei die Beseitigung einer Darmatonie eine Rolle spielen dürfte. Nach der meist berechtigten Auffassung von KERPEL-FRONIUS[4693] ist bei dem hypochlorämischen Symptomenkomplex, dessen Namen wir als üblich übernahmen, die Erniedrigung des NaCl von Exsiccose begleitet. Wir haben aber schon verschiedentlich Ausnahmen davon kennengelernt und werden diese Frage weiter im Auge behalten müssen.

6. Katze. Mit diesen Versuchstieren wurden von GÖMÖRI und Mitarbeitern[4742–4745] nach *Pylorusunterbindung* Untersuchungen ausgeführt, die zum Verständnis unserer Fragen von prinzipieller Bedeutung sind, besonders was das Verhalten des Reststickstoffs betrifft. Wurde Katzen der Pylorus unterbunden, dann entwickelte sich bei dauerndem Verlust von Cl', aber auch Na' durch Erbrechen eine Hypochlorämie gleichzeitig mit Exsiccose. Den Verlauf der Erscheinungen und das Verhalten des Blutes und Kreislaufs geben wir auf folgender Tabelle als Durchschnittswerte von je 4 Tieren (Normalwert von 12 Tieren) wieder[4745]:

Tabelle 352.

Zeit nach der Unterbindung	Körpergew.		% Serumeiweiß	Kolloidosmotisch. Druck von Hg	Blutdruck mm Hg	Filtrationsdruck mm Hg*	Blutstrom in der Carotis	Rest-N
	vorher	nachher						
0 ...	3400	3400	8,1	24	122	37 / 28	14 / 7,8	41
24 Std.	3350	3150	8,6	27	110	22	5,9	63
48 ,,	3680	3250	9,3	29	101	17	5,6	153
72 ,,	3730	3230	10,3	36	102	11	6,5	174
96 ,,	3700	3030	12,0	44	108			320

* Druck in den Glomeruli gerechnet = 50% des Carotisdrucks.

In der Gewichtskurve ergibt sich das Fortschreiten der Exsiccose. Die Rest-N-Erhöhung ließ sich in Gehirn, Leber, Muskeln, wenn auch in geringerem Ausmaße feststellen[4742]. In dem Rest-N liegen 2 Faktoren verborgen, nämlich der

---

[4735] BOUCKAERT, J. P., v. NAYER, P. P., DESMANET, J. L. u. v. OOSTVELDT, M.: Bull. Acad. Med. Belg. VI. 1, 111 (1936), Rona 95, 186.
[4736] CICALA, G.: Arch. Farmacol. sper. 60, 312 (1935). C. 1936 I, 1256.
[4737] LAMBRET, O. u. DRIESSENS, J.: C. rend. Soc. Biol. 129, 575 (1938), Rona 111, 579. 10 Kaninchen, 5 Hunde.
[4738] TAKEDA, Y.: Arch. jap. Chir. Kyoto 13, 40 (1936), Rona 94, 411.
[4739] TAKEDA, Y.: Arch. jap. Chir. Kyoto 13, 63 (1936), Rona 94, 412.
[4740] YANNET, H. u. DARROW, D. C.: J. biol. Chem. 134, 721 (1940). C. 1940 II, 3210, Rona 125, 346.
[4741] SILVETTE, H. u. BRITTON, S. W.: Amer. J. Physiol. 111, 305 (1935), Rona 87, 385.
[4742] GÖMÖRI, P. u. PODHRADSZKY, L.: Acta med. Skand. 92, 515 (1937), Rona 103, 408.
[4743] GÖMÖRI, P. u. v. GRUBER, Z.: Klin. Wschr. 1939, 1417.
[4744] GÖMÖRI, P. u. SARMAI, E.: Klin. Wschr. 1939, 1465.
[4745] GÖMÖRI, P., PODHRADSZKY, L. u. KRING, J.: Acta med. Skand. 102, 591 (1939).

Eiweißzerfall in den Geweben und das Unvermögen der Niere zur Ausscheidung. Der vermehrte Eiweißzerfall kann nur eine sekundäre Rolle spielen, da selbst bei großen Fleischdosen mit starkem Zerfall und starkem Anfall von Abbauprodukten die Niere den gestellten Anforderungen glatt gerecht wird. Gegenüber dieser Auffassung wird man geltend machen können, daß der Eiweißzerfall pathologischer Natur ist, und daß diese Abbauprodukte vielleicht schlechter ausscheidbar sind. Dieses Argument hätte nur dann Gültigkeit, wenn der Reststickstoff nicht auch meist aus Harnstoff bestände.

Die weitere Frage, die zur Lösung auffordert, war, ob hier die Exsiccose selbst oder der Mangel an NaCl (oder genauer vielleicht des Na˙) die führende Ursache sei. Durch tägliche Gaben von 0,1 g/kg NaCl ließ sich der Eiweißzerfall nur um 20—30% hemmen, so daß auch dieser zum größten Teil der Exsiccose zu Last zu legen sei. Der größte Anteil entfalle auf das Versagen der Niere. Wie wir schon wiederholt anführten, ist meist in der Niere selbst histologisch kein pathologischer Befund zu erheben, bis auf gelegentliche Befunde von Kalknephrose. Nach KERPEL-FRONIUS (zitiert nach [4744]) sollen Kalkablagerungen sich nur bei alkalotischer Stoffwechsellage finden, und diese ist durchaus nicht bei allen hypochlorämischen Zuständen vorhanden; aber gerade bei Erbrechen sind diese Bedingungen in besonderem Maße gegeben, da durch den HCl-Verlust vorwiegend Anionen aus dem Organismus entfernt werden.

Wurde einer Katze 6 Tage nach einer Ligatur des Pylorus und unter voller Entwicklung des Symptomenkomplexes die eine Niere entfernt und gleichzeitig die Ligatur gelöst, dann ergaben sich an der exstirpierten Niere nicht immer, aber häufig, ausgebreitete Kalkablagerungen. Da der Prozeß nie einseitig verläuft, müssen dieselben Erscheinungen auch in der anderen Niere angenommen werden.

Sobald die Katzen durch Nahrung und Infusionen von 0,9% Kochsalzlösung wieder in guten Zustand gebracht wurden, setzte nicht nur die Harnflut, sondern auch die Stickstoffausscheidung ein. Dabei war die Konzentrationsfähigkeit der Niere hoch. Schon am ersten Tage schwankte der Gehalt zwischen 1,24—1,98% trotz Diurese. Einige Tage später, als kein 0,9%iges NaCl mehr verabfolgt wurde und die Diurese abnahm, wurden 3,8 und 4% N beobachtet[4744]. Das sind alles Zeichen, daß die Kalkablagerungen in der Niere deren Funktion in keiner Weise beeinträchtigen und für die Stickstoffretention nicht verantwortlich zu machen sind. Wurden die Tiere nach 5—6 Wochen getötet und die andere Niere histologisch auf solche Ablagerungen untersucht, dann fand man nur noch geringe Mengen. Also war auch dieser Vorgang reversibel, wobei zuzugeben ist, daß bei längerem Anhalten der Zustände Dauerschädigungen eintreten können.

Mit diesem Befund ergab sich um so mehr die Frage, warum die Niere den Reststickstoff im Blut so hoch anwachsen läßt. Die Antwort wurde in dem Verhalten des Kreislaufs gefunden, dessen wesentliche Momente wir auf der letzten Tabelle niedergelegt haben. Nach den Befunden stellt sich der Vorgang folgendermaßen dar: Durch die Exsiccose, die jetzt in den Vordergrund tritt, wird das Blut eingedickt. Der Blutdruck sinkt, während der kolloidosmotische Druck steigt, so daß also die Filtration in den Glomerulis vermindert werden muß, wie mit Inulin und Kreatinin auch an anderem Versuchsmaterial festgestellt wurde. Dazu kommt aber noch als ein wesentliches Moment die durch die hohe Viscosität bedingte Verlangsamung des Blutumlaufs, die sich auch bei Herzfehlern an der Urinsekretion bemerkbar macht. Durch die Gabe von 10% NaCl wird der Blutdruck gehoben, vielleicht noch Flüssigkeit aus den Geweben angezogen, und daraus ist die Restauration des Kreislaufs und der Urinsekretion mit Absinken des Rest-N leicht abzuleiten. Andererseits zeigt sich die schlechtere

Durchblutung am Elektrokardiogramm dieser Tiere, die sich beschreiben läßt in 2 phasischer oder negativer T-Zacke, geringer Spannungsentwicklung und Aufsplitterung des QRS-Komplexes[4743].

Diese Vorstellungen sind an sich geschlossen, lassen keinen Raum für die später zu behandelnde, auch sonst nicht stichhaltige Theorie von BLUM, daß die Erhöhung des Rest-N teleologisch als Versuch des Organismus aufzufassen sei, die fehlenden, osmotisch wirksamen Na`- und Cl'-Ionen zu ersetzen. Trotzdem geben sie noch nicht auf alle Fragen eine Antwort. So findet die Ausscheidung der stickstoffhaltigen Produkte zum Teil nicht durch Filtration in den Glomerulis, sondern durch Ausscheidung durch die tubuli contorti statt. Bei verminderter Filtration müßte die Konzentration an N im Urin hoch sein, aber wir haben früher in den Versuchen von MICHELSEN am Kaninchen gesehen, daß gerade die Konzentrationsfähigkeit der Niere — auch für Farbstoffe — gelitten hat. Man müßte eine Schädigung der tubuli durch den schlechteren Kreislauf annehmen. Wenn wir oben die Tabelle betrachten, sehen wir den Rest-N schon 24 Stunden nach der Pylorusunterbindung erhöht, obwohl der Blutdruck noch 110 mm Hg beträgt und der kolloidosmotische Druck erst von 24 auf 27 mm Hg gestiegen ist. Solche geringen Kreislaufstörungen dürften nicht in dieser Weise einwirken. Vor allem ist zu beachten, daß Versuche vorliegen ohne Exsiccose, indem wir den Organismus durch große Wassergaben seines NaCl beraubt haben. Oder es wurde durch Glucoselösungen Flüssigkeit zugeführt und trotzdem sistierte die Urinsekretion, ja es kam zu völliger Anurie.

Daß durch die Versuche von GÖMÖRI ein wesentliches Moment für die Verhältnisse aufgedeckt wurde, scheint zweifellos, aber dazu kommt noch die Frage: bedarf die Niere nicht zu ihrer vollen Funktion in allen Teilen die Umspülung mit Na`-Ionen? Die Cl'-Ionen spielen für kürzere Versuche keine große Rolle, aber wir haben schon kurz darauf hingewiesen und werden noch deutlicher sehen, daß auch ihnen keine gleichgültige Funktion zugeteilt ist.

Für die Hypochlorämie durch *Darmverschluß* werden auch nervöse Ursachen verantwortlich gemacht. Wurde einer Katze ein Ballon in den Darm eingelegt, der die freie Passage des Chymus gestattete, dann kam es bei Dehnung des Darmes angeblich über einen Reflex, der nach Denervierung ausblieb, zum Exitus[4746]. Dieser Befund konnte nicht wiederholt werden, wenn der Weitertransport des Speisebreis mit Sicherheit dadurch gewährleistet wurde, daß nur eine Darmschlinge aus dem Zusammenhang völlig isoliert und hier der Ballon angebracht wurde. Es ließ sich kein tödlicher Effekt erzielen, der doch nach obiger Angabe hätte eintreten müssen[4747]. Jedenfalls ist darauf hinzuweisen, daß die bei Ileus vorkommenden Erscheinungen durchaus nicht gegen obige Vorstellungen von GÖMÖRI sprechen, ebensowenig die Verhältnisse nach größeren Operationen, da bei beiden neben Na` und Cl', die in die geschädigten Gewebe abwandern, auch Flüssigkeit verlorengeht und Exsiccosen auftreten, hierher gehören sogar bestimmte Stadien des Histaminschocks.

Bei *intraperitonealer Gabe von Glucose* wurde allerdings die Bluteindickung nicht auf Plasmaeindickung, sondern auf Plasmaverlust zurückgeführt[4741], dessen Grund nicht ersichtlich ist (siehe dazu die Versuche von McKEE und Mitarbeiter[4672, I, S. 886]).

Bei intraperitonealer Gabe von 20 ccm/kg 10% Glucose war der Na`-Gehalt des Serums 318, des Muskels 31, der Cl'-Gehalt 380 bzw. 34 mg%. Nach 40—50 ccm/kg betrugen die Zahlen für Serum — Cl' 297 und 22 mg%, d. h. das Muskelchlorid hatte etwas stärker abgenommen[4741].

[4746] TAYLOR und andere: Canad. med. Assoc. 29, 227 (1933), zit. nach [4747].
[4747] ASCROFT, P. B. u LLOYD DAVIES, D V.: J. Physiol. 91, 16 P (1937).

Ausführlichere Analysen geben uns die Versuche von YANNET und DARROW[4740] an Katzen, denen intraperitoneal 1—2mal 75—125 ccm 5% Glucose zugeführt und nach einigen Stunden wieder abgelassen wurde. Der Na$^.$-Gehalt des Herz- und Skeletmuskels — und zwar sowohl das extracelluläre als auch das intracelluläre Na$^.$ des Skeletmuskels — sanken gleichsinnig, weniger beim Herzen. In der Leber dagegen folgte das intracelluläre Na$^.$ nicht den Bewegungen des Plasmas. Der K$^.$-Gehalt des Plasmas nahm zu. Während im Herzmuskel das Gewebswasser unverändert war, nahm in Leber und Skeletmuskel der Wassergehalt zu, allerdings nur zu $2/3$ von dem, was zur Herstellung des osmotischen Drucks nötig war, so daß andere sekundäre Stoffwechselvorgänge eintreten müssen. Hiernach wird also offenbar die Exsiccose nur im Blut selbst erzeugt, nicht in den Geweben, so daß ein erhöhter Eiweißzerfall nicht dadurch erklärbar ist. Jedoch ließ sich durch intraperitoneale Gabe von 1% Na_2SO_4 die vorher aufgehobene Diurese in Gang bringen, was einen neuen Beweis für die wenigstens zeitweilige Ersetzbarkeit des Chloridanions bildet. Die Tiere, deren Muskeln in dieser Weise verändert sind, sind muskelschwach und neigen zum Tremor, wobei nicht ersichtlich ist, ob die Steigerung des K$^.$ im Plasma, oder die Wasserverschiebungen in der Muskelfaser das Primäre darstellen, die ähnlich auch bei Ermüdung vorkommen.

Wichtig sind weitere Versuche von YANNET[4747, I], bei denen eine spezielle Verarmung des Plasmas an Cl$'$ erzielt wurde. Den Katzen wurde in das Peritoneum 10% des Körpergewichtes einer Lösung aus Glucose (5%) und $NaHCO_3$ (150 mMol) verabfolgt und nach 5 Stunden wieder entfernt. Dabei wurden beträchtliche Mengen von Cl$'$ entzogen. Im Serum fand sich eine Zunahme der Alkalireserve, die teils durch organische Säuren kompensiert war. Der Basengehalt war gleich geblieben, aber der Wassergehalt war geringer, der Reststickstoff erhöht.

7. Hund. Bei Versuchen, durch *Diät* den Hund seiner Vorräte an NaCl zu berauben, wurde eine Diät mit 0,011% Na$^.$ an 10 Wochen alte Hunde gefüttert. Neben bald einsetzender Gewichtsabnahme zeigte sich nach 4 Wochen Haarverlust und Trockenheit der Haut. Elektrokardiographisch wurde keine Änderung beobachtet. Abgesehen von Na$^.$-Abnahme des Blutes war K$^.$, Ca$^{..}$, Mg$^{..}$ und PO_4''' normal und der Rest-N stieg nur sub finem nach 8 Wochen an. Die Augen blieben normal im Gegensatz zu analogen Versuchen an Ratten[4750] und den Versuchen von HIATT mit Nitrat. In den Versuchen von PAGE und LEWIS[4670, I] wurde die Cornea rauchig. Die Tiere hatten eine stark eiweißhaltige Diät mit 0,01% Natrium, die ihnen 7 Monate lang verabfolgt wurde. Die Nieren waren eingehüllt, um Überdruck zu erzeugen. Bei der Diät verloren die Tiere die Hälfte ihres Gewichts, ohne daß der Blutdruck sich änderte. Zuletzt stieg der Harnstoff auf 149 mg%, aber der Cl$'$- und Na-Gehalt im Serum zeigte keine signifikanten Änderungen. Jedoch stieg das Plasmaprotein an.

Bei ähnlichen Versuchsreihen, in denen nur auf das Cl$'$ der Nahrung gesehen und täglich 0,28 g NaCl zugeführt wurde, wurde Cl$'$-Abnahme im Blut und Zunahme der CO_2-Spannung beobachtet. Das Gleichbleiben der Alkalireserve zeugte von gleichgroßem Verlust an Na$^.$. Die Tiere gingen unter hypochlorämischen Symptomen zugrunde[4748].

Aus 3 Teilen Reisschleim, 3 Teilen Mehl, 4 Teilen Zucker und 3 Teilen Butter wurde eine Diät hergestellt, die mit 3 mg% Cl$'$ als extrem Cl$'$-frei zu bezeichnen ist. Es wurden zu diesem Versuche 3 Hunde von 5—6 Tagen gewählt, die in diesem Alter nur eine labile Osmoregulation besitzen. Das Cl$'$ im Blutserum fiel in

---

[4747, I] YANNET, H.: J. biol. Chem. **136**, 265 (1940), Rona **126**, 56. Gewebsanalysen siehe im Original.
[4748] CELLINA, M.: Arch. di Sci. biol. **14**, 364 (1930), Rona **56**, 539.

8—10 Tagen von der Norm von 380 mg% auf 240—250 mg%. Auch hier blieb die Alkalireserve normal, der Gefrierpunkt des Blutes sank auf —0,42⁰, so daß trotz Senkung des Cl'-Spiegels weder Bluteindickung (sondern Verdünnung) noch Oligurie, noch eine Erhöhung des Reststickstoffs mit dem Zwang einer Exsiccose zu dem Symptomenkomplex der sogenannten Hypochlorämie gehören. Ebenso ist es ein eindeutiger Beweis dafür, daß Reststickstofferhöhung, eventuell auch durch erhöhten Eiweißzerfall, nicht ein Verfahren darstellt, um den osmotischen Druck des Blutes zu erhöhen. Die Tiere waren dabei matt und sogar soporös, teilweise bedingt durch die osmotischen Veränderungen im Zentralnervensystem[4749]. Umgekehrt gelang es nicht, durch Erhöhung des Rest-N durch Infusionen oder Injektionen von Harnstoff[4753], oder Harnstoff und Glykokoll[4754], eine irgendwie mit der Rest-N-Erhöhung zusammenhängende Cl'-Verminderung zu erzielen.

HIATT[3690, I] erzeugte eine extreme und isolierte Hypochlorämie durch fortgesetzte intravenöse *Gaben von NaNO₃* an außerdem noch chlorarm ernährte Hunde. So wurden 70% des Cl' entfernt. Alle Organe außer der Cerebrospinalflüssigkeit verloren an Cl'. Die Alkalireserve im Blut hatte abgenommen mit Verschiebung der p_H nach der alkalischen Seite. Der Harnstoff war unwesentlich erhöht, der osmotische Druck geringer geworden. Die Erythrocyten sedimendierten rascher. Schon beim Absinken des Cl' unter 65% des Normalwertes begann ein Austrocknen von Augen, Nase und Mund, auch der Magensaft und seine Acidität nahm ab. Der Prozeß war mit Appetitlosigkeit verbunden.

Den Hunden wurde 1% NaCl zum Trinken angeboten, sie lehnten aber das Getränk ab, obwohl das NaCl ihnen gut getan hätte, denn nach Injektion von NaCl nahmen die Organe ihr Cl' wieder auf und das NO₃ wurde rasch ausgeschieden, während bei niederem Gehalt an Cl' sich die Ausscheidung verschlechterte. Wir werden die Frage stellen müssen, was dem Mangel an Cl' und was dem vorhandenen NO₃' zuzuschreiben ist. Diese Beobachtungen geben auch für die Funktion des Cl' bei der Nierensekretion ein Problem auf, das wir bisher nicht beantworten können.

In Bilanzversuchen wurde versucht, durch reichliche *Zufuhr von Wasser* das Cl' des Organismus auszuwaschen.

Das gelang in unerwartetem und verblüffendem Ausmaß, indem in 157 Tagen 22,9 g Cl' (wohl NaCl, nach der Tabelle: 22,77 g) aus dem Organismus eines Hundes von durchschnittlich 6,3 kg (Terrier) herausgewaschen wurde[4751]. Diese Menge ist mehr als der Hund überhaupt besitzt, und trotzdem war der Gehalt der Organe am Ende des Versuchs nicht außerhalb des physiologischen Bereichs, „so daß nicht festgestellt werden konnte, woher das Salz stammt", eine Frage, die wohl jeder stellen wird.

Umgekehrt wurde das Verhalten des Cl' nach *Entwässerung* untersucht[4752]. Das Blutserum enthielt nach der Dehydratation 119—140 m. aequiv. gegenüber vorher 103—108 m. aequiv. Das Verhalten der Gewebe zeigte einen Wasserverlust der Haut von 43%, des Muskels von 35%, des Gehirns, Leber und Niere von 14—9%. Der Cl'-Gehalt in Muskel und Haut hatte dabei abgenommen, so daß der Wasserverlust aus den Zwischengeweben gedeckt wurde. Der Rest-N wurde leider nicht bestimmt[4752].

[4749] KERPEL-FRONIUS, E.: Z. exp. Med. **90**, 676 (1933), Rona **77**, 468.
[4750] TURPEINEN, O.: Amer. J. Hygien. **28**, 104 (1938), Rona **109**, 68. C. **1938 II**, 2780.
[4751] WOLFF, L.: Naunyn-Schmiedebergs Arch. **179**, 200 (1935). In den Angaben befinden sich einige kleinere Rechenfehler. Ein Hund von 6 kg enthält (hoch gerechnet) bei Cl'-Räumen von 30% und NaCl-Gehalt von 0,8% höchstens 16 g NaCl. GLASS[3938] gibt den Gehalt des Hundes an Cl' mit 0,1% des Gewichtes an.
[4752] HAMILTON, B. u. SCHWARTZ, R.: J. of biol. Chem. **109**, 745 (1935), Rona **89**, 45.
[4753] CAPANI, L.: Rass. Ter. et Pat. clin. **3**, 727 (1931), Rona **67**, 324.
[4754] GROAK, B.: Z. exp. Med. **97**, 823 (1936), Rona **94**, 70. a) Rona **88**, 328.

Bei Versuchen, durch *intraperitoneale Gabe von Glucose* den Organismus des Hundes rasch von Na˙ und Cl′ zu entblößen, wurde, wie schon bei Katzen beschrieben, das Zellvolumen erhöht. Bei Gabe von 50 oder 100 ccm/kg 5,5% Glucose und nachfolgender Punktion[4755-4757] wurde ein Fall des Na˙ und Cl′ im Blut von etwa 15—20% erzielt. Das Blutkörperchenvolumen stieg von 40,7—48% auf 54—65,5%. Bei einem Hund wurde durch doppelte Glucoseinjektion ein Sinken des Cl′ von 114 auf 76,8 m. aequiv., des Na˙ von 143 auf 111,4 m. aequiv. erzielt, das Tier lag im Kollaps. Nach 18—26 Stunden erholte es sich spontan trotz niedrigen Cl′-Gehaltes, während der Blutharnstoff stieg und der Blutdruck noch niedrig war. Durch Gaben von Rindenhormon wurde der Harnstoff ohne Erhöhung des Elektrolyten erniedrigt[4756].

Bei Prüfung des Verhaltens der Elektrolyte ist als erstes zu bemerken, daß nach Analyse der Achilles- und Quadricepssehne die Verteilung von Na˙ (93,1 mMol), Cl′ (78,7 mMol) und K˙ (6,1 mMol) der Norm mit den Donnanquotienten $r_{Cl} = 0,99$ und $r_{Na} = 0,91$ dem Donnangleichgewicht gehorcht. Dieses Gesetz wurde nicht durchbrochen, wenn durch Glucoseinjektion der Na˙- und Cl′-Gehalt sank. Also waren im Bindegewebe nicht besondere Vorgänge zu suchen[4761]. Dagegen nimmt der Gehalt der Zellen durch den außen sinkenden osmotischen Druck zu. Das betrifft die Erythrocyten ebenso wie die Muskelzellen, die dabei an Na˙ verarmen und an K˙ zunehmen[4760]. Die extracelluläre Phase nahm ab[4759]. Es handelt sich durchaus nicht um eine Exsiccose mit Wasserverlust der Gewebe, abgesehen von der Haut (was schon aus dem mangelnden Durst der Tiere ersichtlich ist), sondern nur um eine geringere Verfügbarkeit von Wasser. Dieses wird dann in größerem Maße verfügbar, wenn durch Eiweißzerfall das Quellungswasser frei wird, wodurch vielleicht die spontan erfolgende Besserung in den oben erwähnten Versuchen und auch der Verlauf der Versuche von DARROW und YANNET[4758] zu erklären ist. Damit wäre der Stickstoffzerfall ein durchaus zweckmäßiger Vorgang, aber in ganz anderem Sinne wie ursprünglich von BLUM angenommen wurde.

Der Verlauf dieser Versuche ist in verschiedener Hinsicht von Interesse und soll näher beschrieben werden.

Hunde erhielten mit Casein, Zucker, Dextrin, gehärtetem Fett (Crisco) und Agar eine Diät, die im kg 6 mMol Na˙, 11,1 mMol Cl′, 2,9 mMol K˙ und 71,5 mMol P enthielt. Nach einer Hungerperiode von 18 Stunden erhielten sie 10% des Körpergewichts an 5,5% Glucose intraperitoneal, die 4 Stunden später entfernt wurde.

Etwa 25% von Na˙ und Cl′ des Organismus waren mit diesem Eingriff entzogen worden.

Das Protein im Serum stieg von 6,1 und 6,8 auf 8,3 und 8,1%, das Volumen der Erythrocyten von 52 und 54,5% auf 65,1 und 62,8%. Die Tiere verweigerten die Nahrung, und es bestand Oligurie, später wurde Wasser aufgenommen und sofort im Urin ausgeschieden. Die Dehydratation wurde nicht durchbrochen.

[4755] PARKINS, W. M., TAYLOR, A. R. u. SWINGLE, W. W.: Amer. J. Physiol. **112**, 581 (1935), Rona **90**, 599.

[4756] SWINGLE, W. W., PARKINS, W. M., TAYLOR, R. A. u. HAYS, H. W.: Amer. J. Physiol. **116**, 438 (1936), Rona **99**, 631.

[4757] SWINGLE, W. W., PARKINS, W. M. u. TAYLOR, R. A.: Amer. J. Physiol. **116**, 430 (1936), Rona **99**, 630.

[4758] DARROW, D. C. u. YANNET, H.: J. clin. Invest. **15**, 419 (1936), Rona **96**, 385.

[4759] MUNTWYLER, E., MELLORS, R. C. u. MAUTZ, F. R.: J. biol. Chem. **134**, 345 (1940). C. **1940 II**, 3649, Rona **125**, 184.

[4760] MUNTWYLER, E., MELLORS, R. C., MAUTZ, F. R. u. MANGUN, G. H.: J. biol. Chem. **134**, 367 (1940). C. **1940 II**, 3650, Rona **125**, 184.

[4761] MUNTWYLER, E., MELLORS, R. C., MAUTZ, F. R. u. MANGUN, G. H.: J. biol. Chem. **134**, 389 (1940). C. **1940 II**, 3650.

Diese Periode dauerte 7 Tage, während der das Cl′ im Blut nicht vermehrt wurde, aber manchmal begann schon die Restitution und zwar in Parallelität mit dem Eiweißzerfall. Neben der negativen Eiweißbilanz wurde auch P und vor allem K˙ verloren. Nach Zusatz von NaCl zu der Diät wurde die N- und teilweise die P-Bilanz positiv, aber K˙ wurde immer noch vermehrt ausgeschieden. Der wirkliche Stickstoffausgleich erfolgte in der nächsten Periode, in der KCl zugelegt wurde. Dieses wurde zurückgehalten, weil es zum Aufbau der Zelle notwendig war, und deswegen wurde jetzt erst die Stickstoffbilanz stark positiv. Das Cl′ des KCl wurde ausgeschieden. Hier haben wir wiederum eine Beziehung zur menschlichen Pathologie, denn auch beim diabetischen Koma und bei kindlichen Durchfällen wurde eine Verbindung zwischen dem Verlust von K˙ und N beobachtet.

Die *Unterbrechung des Darmes* durch Abbinden ermöglicht es, ebenso eine Hypochlorämie zu erzeugen, wie wir schon in den Katzenversuchen darlegten. Hier liegt aber eine besondere Situation vor, wenn die Unterbindung am Pylorus

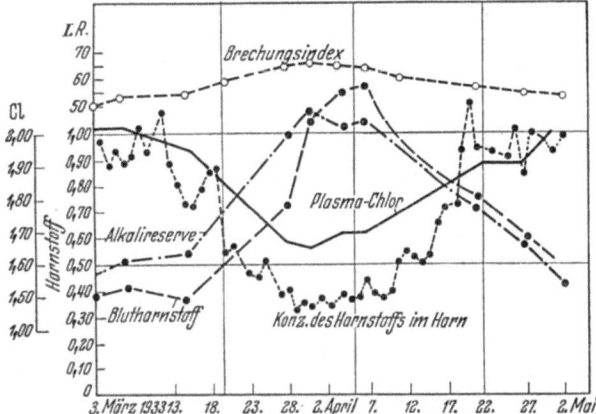

Abb. 72. Veränderungen im Blut und Urin eines Hundes bei chlorfreier Ernährung und Gabe von Histamin + Apomorphin. Hypochlorämie. Chlorid in g/Liter Serum, Alkalireserve dieselbe Ordinate wie Harnstoff aber mit 100 zu multiplizieren, Harnstoff im Blut in g/Liter, ebenso der Harnstoff im Urin (nach AMBARD, STAHL u. KUHLMANN[4766]).

oder nicht viel darunter vorgenommen wurde. Durch das Auftreten von Erbrechen wird Cl′ entleert, aber wenig von Na˙ begleitet, und so kommt es zu einer starken Zunahme der Alkalireserve und schließlich zu tetanischen Erscheinungen, wie bei Hyperemesis gravidarum oder Pyloruskrampf der Säuglinge. Dadurch wurde am Anfang die Möglichkeit des Mißverständnisses eröffnet, so z. B. in der Beobachtung, daß $NaHCO_3$-Lösung keine so gute Wirkung zeige wie NaCl[4762], oder daß Na-Citrat und NaH_2PO_4 oder Na_2HPO_4 nicht günstig wirken, während die Angabe[4763], daß Na_2SO_4 gar nicht und NaBr weniger als NaCl wirken, heute nicht mehr ganz verständlich ist. Einführung von Aq. dest. wirkte nicht auf die Ansammlung des Reststickstoffs, dagegen wurde durch tägliche Gabe von NaCl der Tod der Tiere aufgehalten[4764]. Ausgeschlossen wurde, daß etwa die Reststickstofferhöhung durch Resorption toxischer Produkte erzeugt sein könnte[4765]. Diese bisherigen Versuche sprechen in keiner Weise gegen die Auffassung von GÖMÖRI über die Wichtigkeit des Kreislaufs für die Entstehung des Reststickstoffs.

[4762] HADEN, R. L. u. ORR, TH. G.: J. exp. Med. **38**, 55 (1923), Rona **22**, 93.
[4763] HADEN, R. L. u. ORR, TH. G.: J. exp. Med. **39**, 321 (1924), Rona **34**, 209 u. **25**, 217.
[4764] HADEN, R. L. u. ORR, TH. G.: J. exp. Med. **41**, 707 (1925), Rona **33**, 705.
[4765] HADEN, R. L. u. ORR, TH. G.: J. exp. Med. **48**, 639 (1928), Rona **50**, 83.

In anderen Versuchen wurde derselbe Effekt erzielt durch Gabe von *Apomorphin*, nachdem vorher die Magensaftsekretion durch Histamingaben angeregt wurde. Bei solchem Verfahren gelang es, eine beträchtliche Senkung des Cl' im Blut zu erreichen, besonders wenn man eine Diät von Fleisch täglich gab, wie in beifolgendem Diagramm (nach [4767]). Es kam zum Anstieg des Rest-N mit gleichzeitigem Abfall der Urinmenge[4766]:

Der Hund hatte in diesem Versuch kein Gewicht verloren und zeigte bei beliebiger Wasserzufuhr gute Diurese von 1000—1200 ccm/Tag. Aus dem Verhalten des Brechungsindex des Serums kann auf eine leichte Wasserverarmung geschlossen werden. Es wird der Eintritt der Rest-N-Erhöhung von der Geschwindigkeit der Dechlorierung abhängig gemacht[4766, 4768]. Wird dieser Vorgang rasch vorgenommen, dann wird eine Erhöhung und Eindickung eher beobachtet. Durch gleichzeitige NaCl-Gabe konnte jede Erkrankung verhindert werden[4769]. Mit derselben Methode gelang es Glass[3938] in 9—23 Tagen einen Cl'-Verlust zu erzielen, der 43—44% des gesamten Körperbestandes betrug. Die Steigerung des Rest-N begann bei Verlust von 35—40%, aber schon bei 30% zeigte sich eine negative Stickstoffbilanz, die 3—5 Tage dauerte. Dann nahm die N-Ausscheidung bei unveränderter Konzentration im Harn ab, zugleich mit Nachlassen der Diurese und schnellem Anstieg des Rest-N. Bei deutlicher Alkalose im Blut zeigten die Tiere Depression, Schlaflosigkeit und Muskelschwäche. Bei Erhöhung des Rest-N steigerten sich diese Symptome zu Somnolenz und Prostration, woraus man auf die von Gömöri geforderte Kreislaufschwäche schließen könnte. Es kam zu Durchfällen und Blutungen in den Darm, vor dem Tode zu Koma und fibrillären Muskelzuckungen. Die Analyse der Muskeln ergab einen Cl'-Verlust von 60—74%, der Haut von 60%, des Gehirns von 50%.

Die Werte der Muskeln zeigen, daß ein ähnliches Verhalten der extracellulären Räume vorliegen müsse wie bei den Glucosegaben ins Peritoneum. Es wird sich nicht um eine allgemeine Exsiccose gehandelt haben, sondern um einen Wasserverlust aus der kursierenden Körperflüssigkeit. Das macht auch den Befund bei der Sektion verständlich, nämlich Hirnödeme, worauf Glass das terminale Koma zurückführen will. Dieses „Ödem" erfaßte nicht die für Ionen impermeablen Teile, also die Zellen. Das Gehirnödem erklärt sich daraus, daß von dort die Elektrolyte schwerer diffundieren können. Also müssen diejenigen Partien, die diesen Überschuß behalten, einen höheren osmotischen Druck haben als das Blut, und so ergibt sich zwangsmäßig ein Eindringen von Wasser. Man wird eine Abhängigkeit von der Geschwindigkeit des Elektrolytverlustes aus dem Organismus vermuten können.

Bei vollem Verschluß des Pylorus wurde ein stärkerer Anstieg des Rest-N erreicht und dann, weniger bei der Darreichung von Histamin mit anschließender Magenspülung, wurde auch ein Stickstoffanstieg erzielt mit gleichzeitiger Kalknephrose, die erst nach 3—4 Tagen voll ausgebildet war. Die von Kerpel-Fronius geforderte Alkalität war hier erfüllt. Durch NaCl-Gabe ließ sich Stickstoffanstieg und Kalknephrose verhüten[4771]. Mit dieser Methode wurde bei 3 von 7 Hunden regelrechte Tetanie beobachtet[4770]. Durch dauernde Zufuhr von Wasser ins

---

[4766] Ambard, L., Stahl, J. u. Kuhlmann, D.: C. rend. Soc. Biol. **112**, 816 (1933), Rona **73**, 691.
[4767] Ambard, L., Stahl, J. u. Kuhlmann, D.: Arch. Maladies des reins **8**, 3 (1934), Rona **80**, 247.
[4768] Ambard, L., Stahl, J. u. Kuhlmann, D.: Ann. Med. **38**, 46 (1935), Rona **89**, 23.
[4769] v. Caulaert u. Manguio: C. rend. Soc. Biol. **104**, 396 (1930), Rona **57**, 270.
[4770] Felty, A. R. u. Murray, H. A.: J. biol. Chem. **57**, 573 (1923), Rona **31**, 697.
[4771] Büchner, F.: Klin. Wschr. **1938 II**, 1636.

Duodenum ließ sich ein Flüssigkeitsgleichgewicht sicherstellen. Der Verlust an Cl' betrug im Blut 48 und 41%. Der Phosphatgehalt stieg bei einem Hunde von 3,6 auf 4,9 mg% am 2. Tage, über 8,5 am 3., auf 16,8 mg% am 5. Tage. Das p_H des Plasmas stieg an teilweise bis um 0,24 Einheiten, die Alkalireserve erreichte Werte bis 131 Vol%, trotzdem war der Urin sauer. Das Elektrokardiogramm zeigte keine Besonderheiten. Der Anstieg des Harnstoffs erfolgte später als der Basenanstieg und erreichte einmal den Wert von 265 mg%[4770].

Dieselben Erscheinungen fanden sich nach Unterbrechung des Darmes, aber um so weniger rasch, je tiefer der Verschluß vorgenommen wurde[4781]. Durch gleichzeitige Gabe von NaCl konnte der Tod der Tiere hinausgeschoben werden, aber sie mußte das Doppelte der Menge betragen, die durch Erbrechen verlorengegangen war[4774, 4775]. Dieser Überschuß ist verständlich, da nach LAMBRET und DRIESSENS[4737] die Darmwände NaCl auf das 6fache des Normalen anreichern. Deswegen wird Erbrechen zwar als eine wichtige, aber nicht als die einzige Bedingung der Hypochlorämie angegeben[4776].

Im übrigen hatten die Tiere von PRATI[4774, 4775] trotzdem beim Tode einen starken Überschuß an Chlorid in den Geweben, aber ob dieser Überschuß notwendig ist, scheint nicht klar. Wurde die Ligatur mit einer Unterbindung der zu diesem Darmstück führenden Blutgefäße verbunden, dann wurde sowohl der Verlust an Chlorid aus dem Blut, als auch die günstige Wirkung des NaCl vermißt[4774, 4775]. Dieser Befund wird gegen die Annahme einer entgiftenden Wirkung des NaCl gegenüber resorbierten Darmgiften bei Ileus angeführt, denn trotzdem seien die toxischen Symptome doch deutlich. Die Bedingungen sind jedoch grundsätzlich andere, da Peritonitis schon am Anfang eine Rolle spielen wird.

Die Vorstellung einer entgiftenden Wirkung der NaCl-Injektion in der Art, daß sich Cl' mit einem unbekannten Gift X zu XCl verbinde, ist schon chemisch nach den Eigenschaften des Chlorids unhaltbar. Diese Meinung wurde von HADEN und ORR[4777] auf Grund von Zerstörungen eines Jejunumstücks von 8—10 cm Länge, das von Senkung des NaCl im Blut, Zunahme der Alkalireserve und späterem Anstieg des Rest-N begleitet war, gewonnen. Die 9 unbehandelten Tiere lebten nur 2—3 Tage nach diesem Eingriff. Wurde das Hindernis durch Enteroanastomose umgangen, dann lebten sie bis 9 Tage nach dieser Operation; bei täglicher Injektion von 1—2% NaCl oder 5—10% Lösungen intravenös lebten sie viel länger (siehe auch [4779, I]). Noch besser wirkte die gleichzeitige Injektion von $Ca^{..}$ und $K^{.}$-Ionen, und als Mittel gegen die Alkalosis die Gabe von NH_4Cl. Die Alkalose im Blut wurde durch das Erbrechen der Hunde veranlaßt. Nach gleichzeitigem Abbinden des Ösophagus wurde die Vermehrung der Alkalireserve nicht beobachtet[4773].

Daß Histamin als Ursache eines hypothetischen Giftes nicht in Frage kommt, zeigt der Befund, daß im Histaminschock eine Säuerung vorliegt (siehe auch [4778]) bei stärkerem Verlust von $Na^{.}$ aus dem Blute[4773].

Die günstige Wirkung der Zufuhr anderer Ionen wird verständlich aus den Analysen von BOTTIN[4772], der bei einem Hunde folgenden Verlust an Aschesubstanzen durch Erbrechen und Salivation bis zum Tode bestimmte: 0,114 g Cl', 0,079 g $Na^{.}$, 0,050 g $K^{.}$ und 0,008 g $Ca^{..}$/kg Körpergewicht, wobei gleichzeitig 16% Plasmaflüssigkeit verloren wurde, was einem Verlust von

---

[4772] BOTTIN, J.: Rev. belge Sci. med. 8, 97 (1936), Rona 96, 72.
[4773] ALSINA, F. D.: C. rend. Soc. Biol. 100, 1098 (1929), Rona 52, 766.
[4774] PRATI, M.: Riv. Pat. sper. 4, 440 (1929), Rona 54, 756.
[4775] PRATI, M.: Riv. Pat. sper. 5, 168 (1930), Rona 57, 258.
[4776] BINET, L., VIALA, P. G. u. BURNSTEIN, M.: Paris med. 1934 II, 374, Rona 84, 419.
[4777] HADEN, R. L. u. ORR, T. G.: Arch. of surg. 11, 859 (1925), Rona 36, 70.
[4778] EICHLER, O. u. KILLIAN, H.: Naunyn-Schmiedebergs Arch. 159, 608 (1931).

0,065 g Cl′, 0,049 g Na˙, 0,003 g K˙ und 0,002 g Ca˙˙/kg entsprechen würde. Wir sehen, daß ein großer Teil des Erbrochenen aus den Geweben stammen muß, besonders das K˙, dessen Bedeutung für die Erhöhung der Ausscheidung oben in den Versuchen von DARROW und YANNET klargestellt wurde. Tatsächlich hatten auch die Ionen Na˙, K˙ und Ca˙˙ neben Cl′ in der Muskulatur, weniger in Leber, Niere und Herz abgenommen.

Während der sich bei dem Darmverschluß ausbildenden Symptome der Dehydratation und Demineralisation ergab sich eine Senkung des Blutdrucks, auch eine trotz der Austrocknung — die allerdings angeblich mehr die Muskulatur als die Haut betraf (siehe später bei Nebennierenmangel) — deutlich vorhandene Verminderung der Aufsaugungsgeschwindigkeit von physiologischen Kochsalzlösungen, von Adrenalin und Strychnin. Das Blut zeigte Tendenz zur Acidose und Erhöhung des Reststickstoffs. Die Symptome waren nicht identisch denen nach Gabe von Pilocarpin und Apomorphin, und ebensowenig war die Anlegung einer kompletten Darmfistel in derselben Höhe der Occlusion von denselben Folgen begleitet, so daß hier besondere Momente anzunehmen sind (BOTTIN[4772]).

Bei Fisteln des Jejunums waren NaCl-Gaben vorteilhaft zur Beseitigung des erhöhten Rest-N[4779]. Wenn ein Verschluß behoben werden konnte, erfolgte die Rückkehr zur Norm spontan[4780].

Bei Darmverschluß auftretende Rest-N-Erhöhung un Erhöhung des Harnstoffs gingen meist parallel. Es wurde sowohl das formoltitrierbare N als auch Harnstoff erhöht gefunden[4781]. Die N-Ausscheidung war trotz erhaltener Diurese infolge täglicher Injektion von Ringerlösung auf das 2—3fache erhöht. Wurde die unterbundene Schlinge durch Enterostomose umgangen, dann war die Erhöhung — wenn auch nur noch schwach — vorhanden, was auf Vorgänge im Darm hindeuten und für die Resorption toxischer Produkte aus dem Darm sprechen soll. Wichtig ist bei dem Stoffwechsel die vermehrte Ausscheidung von Purinkörpern, während Allantoin keine Änderung zeigte[4782].

In besonderer Versuchsanordnung wurde von HERRIN[4783] in einer Jejunumschlinge durch eine Thirryfistel ein Ballon eingelassen und stark aufgeblasen. Der Darm wurde so stark gedehnt, daß Anorexie erfolgte und sogar gelegentlich ein vorübergehendes Koma eintrat. Im Serum nahm das Cl′ um 26% ab, P um 60%, Ca˙˙ um 18% zu, ebenso Eiweiß um 43%; gelegentlich trat Tetanie auf. Die Verhältnisse sind nur eine neue Wendung des operativen Darmverschlusses. Wurde der Darmsaft abgeleitet, dann zeigte sich, das doppelt soviel abgesondert wurde wie in der Norm. Die Symptome, zu denen auch geringere O_2-Sättigung des Blutes und Auftreten großer Mengen von NH_4˙ zu rechnen sind, änderten sich nicht prinzipiell.

Daß diese Erscheinungen nicht durch eine reflektorische Beeinflussung infolge Darmdehnung zu verstehen sind, wurde schon oben bei der Katze dargelegt. In anderen Versuchen ließen sich die Symptome durch Denervierung des Darms verhindern[4782, I].

Auch bei Hunden wurde versucht, ob durch NaCl-Gaben eine *Nephritis* günstig beeinflußt werden kann. Nach Sublimat kam es zu Erbrechen, Verminderung der Blutchloride und — trotz verminderter Alkalireserve — zu tetanischen Anfällen. Letztere konnten durch NaCl beseitigt werden[4786]. Nach Unter-

---

[4779] MICHALOWSKI, E. u. VOGELFANGER, I.: Lyon Chir. **34**, 161 (1937), Rona **101**, 421.
[4779, I] ENDERS, C. A. u. HERRIN, R. C.: Amer. J. Physiol. **126**, P 485 (1939). Bildung eines Blindsacks aus dem Jejunum. Eine Toxämie könne nicht in Frage kommen.
[4780] PAGLIANI, F.: Clin. chir. **7**, 645 (1931), Rona **64**, 335.
[4781] FONTAINE, R., GUILLEMET, R., MANDEL, P. u. BRANZEU, P.: C. rend. Soc. Biol. **127**, 1301 (1938), Rona **108**, 65.
[4782] FONTAINE, R., GUILLEMET, R., MANDEL, P. u. BRANZEU, P.: C. rend. Soc. Biol. **127**, 1304 (1938), Rona **108**, 65.
[4782, I] HERRIN, R. C. u. MEEK, W. J.: Amer. J. Physiol. **126**, P 532 (1939).
[4783] HERRIN, R. C.: J. biol. Chem. **108**, 547 (1935).

bindung der Ureteren soll durch 15—20% NaCl-Gabe die Lebensdauer der Hunde verlängert werden[4785]. Allerdings fand sich gelegentlich Hypochlorämie[4784].

8. Rind. Wenn Milchkühe nicht an Salz herangelassen werden, haben sie zuerst einen abnormen Appetit von 2—3 Wochen. Sie brauchen nicht zu erkranken, bis beim Kalben oder bei starker Milchproduktion große Verluste auftreten. Die Erkrankung erfolgt meist ganz plötzlich mit Verlust des Appetits, Abnahme von Körpergewicht und Milchproduktion. Die Augen werden trübe. NaCl-Gabe führt zu dramatischer Erholung, die gegen die Erwartung auch durch KCl erreichbar war (MITCHELL und MCCLURE[5536]).

9. Mensch. Durch *Salzbeschränkung* auf 2 g NaCl täglich konnte das Körpergewicht herabgesetzt werden. Die Abnahme parallelgehend der negativen Bilanz entsprach etwa einer physiologischen Lösung. Durch $NaHCO_3$ konnte das Gewicht nicht so gut wiederhergestellt werden wie durch NaCl[4787]. Es ließ sich durch Diät ein Abfall des Plasma-Cl' um 7% erreichen, dem entgegengesetzt eine Erhöhung des Refraktometerwertes und des Gehaltes an Lipoiden und Proteinen entsprach[4788]. Ausreichend soll in der Nahrung schon die Menge von 200—300 mg Na˙ täglich sein. Die Möglichkeiten der Einsparung sind beim Menschen anscheinend besonders gut entwickelt, denn ein Verlust wurde nur vorübergehend gesehen. Die Einsparung betrifft auch die Ausscheidung durch die Haut ([4790], siehe auch [4791]).

Bei einer Diät mit 0,8 g NaCl täglich fand sich bei 2 gesunden Männern[4789] anfangs eine überreichliche Urinmenge. Auf Belastungen mit Wasser folgte nur eine unzureichende Diurese, und die Cl'-Ausscheidung wurde noch geringer. Eine Gewichtsabnahme war nicht eindeutig während des Versuchs, abgesehen von den ersten Tagen des Salzentzugs. Durch Salyrgan ließ sich noch mehr Cl' zur Ausscheidung bringen. Der NaCl-Wert im Blut war nicht gesunken. Wichtig ist das Befinden der Versuchspersonen während der Zeit des Versuchs.

Zuerst wurde eine Nervosität und Reizbarkeit deutlich, dann wurde schlechter Geschmack im Munde, Ekel bis zum Brechreiz gefühlt. Verstopfung, Müdigkeit, ohne daß Schlaf Erfrischung brachte. Herzklopfen stellte sich nach geringsten Bewegungen ein, Kopfschmerz, Schwindel hinderte jede geistige Konzentration. Nach Rückkehr zur Normalkost folgte schlagartige Besserung.

Offenbar ist nicht jeder fähig, bei so geringer NaCl-Zufuhr seine volle Aktivität zu entfalten. Es besteht natürlich die Möglichkeit, daß bei einer längeren Versuchsdauer — als hier in 10 Tagen — eine gewisse Einstellung erfolgt. Ein Ansatz dazu wurde bei der einen Versuchsperson beobachtet, aber wie labil der Zustand ist, ist daraus zu ersehen, daß schon eine Flüssigkeitsbelastung von 1500 ccm am Tage die Symptome — Müdigkeit, Abgeschlagenheit — in verstärktem Maße zurückbrachte.

Bei täglicher Zufuhr von 1 g NaCl wurde die Entleerungszeit des Magens um 12,7% im Durchschnitt verlängert. Die Verlängerung konnte auf 38,5% erweitert werden, wenn durch Aushebung der Salzverlust verstärkt wurde[4792]. Durch gleichzeitige Gabe von Diureticis (Neptal) ließ sich wie bei Tieren der

---

[4784] GUARINO, A.: Giorn. clin. med. **14**, 368 (1933), Rona **75**, 508.
[4785] CHIARIELLO, A. G.: Ann. ital. Chir. **10**, 1047 (1931), Rona **65**, 125.
[4786] TRUSLER, H. M., FISHER, W. S. u. RICHARDSON, C. L.: Arch. of intern. Med. **41**, 234 (1928), Rona **45**, 808.
[4787] NONNENBRUCH, W.: Z. ges. exp. Med. **29**, 547 (1922), Rona **17**, 163.
[4788] LEVY-SOLAL, E. u. LAUDAT, M.: C. rend. Soc. Biol. **118**, 851 (1935), Rona **87**, 125.
[4789] STROOMANN, G.: Dtsch. med. Wschr. **1938**, 484.
[4790] VERHAGE, J. C.: Nederl. Tijdschr. Geneeskunde **84**, 4249 (1940). C. **1941 I**, 73.
[4791] LEHMANN, G. u. SZAKALL, A.: Arbeitsphysiol. **9**, 653 (1937). C. **1938 I**, 110. Anpassung an Hitzearbeit.
[4792] MELLINGHOFF, K.: Arch. f. Verdauungskrankheiten **60**, 1 (1936), Rona **97**, 592.

Cl'-Gehalt im Blut herabsetzen, bei gleichzeitigem Anstieg des Reststickstoffs; schwerer geschieht das durch Abführmittel[4793].

Eine Hypochlorämie läßt sich leicht durch *Schwitzen* erreichen, wobei die Sekretion des Magensaftes anfangs nicht erniedrigt wurde[4794]. Am umfangreichsten und vielseitigsten sind hier die Versuche von McCance und Widdowson[3212, 3559, 3567, 4795-4798]. Der Chloridverlust wurde durch salzarme Diät (Wasser nach Belieben) (Diät siehe [3559]) unterstützt. Die Cl'-Bilanz und den Verlauf des Chloridverlustes haben wir auf S. 615 wiedergegeben, wo zugleich auf die abklingende Ausscheidungskonzentration im Schweiß als Zeichen der Einsparung hingewiesen wurde.

Das Verhalten einiger Blutkonstanten gibt nach Versuchen an einer Person folgende Tabelle wieder, die den Verlust von Na˙ und Cl', vor allem auch an Wasser widerspiegelt[3559]:

Tabelle 353.

Periode	Zellzahl Mill./cmm	Hämoglobin % von Normalen	Zellvol. %	Serumprotein %	Harnstoff mg/100 ccm	Chloride mg/100 ccm Plasma	Chloride mg/100 ccm Blutkörp.	Alk. res. vol %	Serum mg/100 ccm Na	Serum mg/100 ccm K
vor dem Versuch Tag d. Entnahme	5,2	101	44	6,4	31	361	204	69	340	19,4
9. Tag	6,4	125	56	8,0	71	291	168	73	308	19,3
10. Tag	5,9	115	56	7,7	84	275	160	67	302	16,2
11. Tag u. später	6,1	117	52	7,2	69	—	—	—	—	—
nach d. Erholung	4,5	93	40	6,1	25	361	218	66	342	15,0

Der Nüchternblutzucker war bei Salzmangel um 12% höher, und auch bei Zuckerbelastung gab es einen höheren Anstieg ([4796], siehe auch [4798, I]). Das Zellvolumen stieg nur anfangs infolge des höheren osmotischen Druckes innerhalb der Zelle an, später kam es zu einem Ausgleich, der auf Auswanderung von K˙, Na˙ und Cl' aus den Erythrocyten zurückzuführen ist[4797]. Also handelt es sich auf der Tabelle um eine regelrechte Zunahme infolge von Wasserverarmung.

Durch Rohrzucker und Inulin wurde die *extracelluläre Flüssigkeit* bestimmt. Bei der einen Versuchsperson betrug diese 13—14,5 Liter und sank während des Versuchs zuerst auf 10,0—10,3, dann auf 9—9,7 Liter, bei einer zweiten von 11,4—12,4 Liter auf 7,2—7,6 Liter. Das extracelluläre Cl' ging zu 41 und 51% verloren, auf das Körper-Cl' gerechnet aber weniger. Bei Vergleich des Körpergewichtsverlustes, der 4 und 3,3 kg betrug, gegenüber dem Verlust an extracellulärem Wasser von 3,9 und 4,6 kg, muß angenommen werden, daß der Flüssigkeitsverlust sich fast ausschließlich auf die extracelluläre Flüssigkeit bezieht. Die Zellen selbst hatten einen Teil des verlorengegangenen Wassers sogar gewonnen, weil der osmotische Druck vom Plasma (z. B. Δ von 0,596° auf 0,547°) abgenommen hatte. Daran beteiligte sich übrigens auch der Liquor cerebrospinalis, dessen Gehalt an Na˙ und Cl' in gleicher Weise zurückgegangen war.

[4793] Ferro-Luzzi, G.: Arch. Farmacol. sper. **55**, 134 (1933), Rona **76**, 101.
[4794] Soley, M. H., Lagen, J. B. u. Lockhart, J. C.: Amer. J. med. Sci. **196**, 88 (1938), Rona **109**, 242.
[4795] McCance, R. A. u. Widdowson, E. M.: J. Physiol. **91**, 222 (1937).
[4796] McCance, R. A.: Biochem. J. **31**, 1276 (1937), Rona **103**, 583. C. **1937 II**, 3912.
[4797] McCance, R. A.: Biochem. J. **31**, 1278 (1937), Rona **103**, 598. C. **1937 II**, 3912.
[4798] McCance, R. A.: Lancet **1936 I**, 823, Rona **95**. 35.
[4798, I] Choremis, K., Papachristou, E. u. Korkas, J.: Schweiz. med. Wschr. **71**, 580 (1941). C. **1941 II**, 3087. Bei Kindern mit Hypochlorämie war die Blutzuckerreaktion nach Adrenalin stärker als in der Norm. Die Blutdruckerhöhung war gleich.

Von besonderer Bedeutung ist das Verhalten des Reststickstoffs, dessen Anstieg wir in der Tabelle sehen, vorwiegend ist Harnstoff vermehrt. Die Stickstoffbilanz war negativ und wurde zum Teil verdeckt durch die Retention. Bei einer Person wurden 45 g N verloren. Bei Rechnung, daß mit dem Stickstoff Muskelsubstanz verloren gegangen sein könnte, würde das eine negative K˙-Bilanz von 4500 mg K˙ bedeuten. Diese zeigte sich in der erhöhten Ausscheidung, die zum Teil auch im Schweiß stattfand. Wir erinnern wiederum an dieselben Beobachtungen beim Hunde in den Versuchen von DARROW und YANNET (siehe oben).

Woher kommt aber die Erhöhung des Harnstoffgehaltes? Sie hängt eng zusammen mit dem Salzverlust und dem Wasserstoffwechsel. Anfangs wurde eine Gewichtsabnahme entsprechend dem Salzverlust beobachtet, dann aber hörte das auf, trotzdem der Salzverlust weiterging. Zugeführtes Wasser wurde jetzt viele Stunden, einmal 24 Stunden, zurückgehalten. (In vorher referierten Versuchen am Tier wurde teilweise das Gegenteil beobachtet.) Während kurz vorher die Urea-Clearances normal waren, fiel jetzt ihr Wert auf 40—60% des Normalen. Auch die Clearances von Kreatin (von 181 auf 121), Rohrzucker (105 auf 76), Inulin (145 auf 112) zeigten einen Rückgang. Die Urinsekretion wurde während dieser Nierenprüfungen durch Wassergabe auf 2 ccm/Minute gehalten, was allerdings nicht sehr leicht gelang. Das Verhältnis der Clearances: $\frac{\text{Urea}}{\text{Kreatin}}$, $\frac{\text{Urea}}{\text{Rohrzucker}}$, $\frac{\text{Urea}}{\text{Inulin}}$ wurde außerdem noch vermindert.

Bei dieser Situation, die auf eine verminderte Filtration hinweist, war der Blutdruck nicht gefallen, der kolloidosmotische Druck nur unwesentlich erhöht. Die Ursache des Versagens ist nicht leicht erklärlich. Während der Hyperventilation wird in der Norm der Urin alkalisch, und K˙ wird 3—5mal soviel ausgeschieden. Das trat bei Salzmangel nicht ein und ließ sich nur als eine mangelhafte Nierenfunktion deuten, die sich auch in schlechterer Ausscheidung von Phosphat und Sulfat zeigte. Aber trotzdem sei die Möglichkeit von Kreislaufstörungen in diesen Resultaten nicht auszuschließen, wenn auch nicht klar sei, worin sie beständen[3567]. Die Vorstellungen, die GÖMÖRI aus Versuchen an der Katze abgeleitet hat, sind hier nicht zur Erklärung ausreichend (siehe auch [4798, II]).

Von Interesse ist die Entwicklung der Symptome:

Die Gewichtsabnahme zeigte sich im Einfallen der Backen. Geschmack und Geruch waren beeinträchtigt, besonders der Geschmack schlecht. Die Zigaretten schmeckten z. B. nicht. Der Schlaf war gut bis auf Albdruck, häufig störte ein diuretischer Drang (Zeichen mangelhaften Kreislaufs?)*. Außerordentlich war die zunehmende Übermüdung. 2 Treppen zu steigen war „ein ernstliches Unternehmen" und verursachte Atemlosigkeit und ein Gefühl der Beengung hinter dem Sternum. Sogar beim Essen ermüdete man. Die Mattigkeit ergriff (zugleich mit Kopfschmerzen) die geistige Betätigung. Die Pulsfrequenz war in der Ruhe normal, ebenso der Blutdruck. Der intraoculäre Druck zeigte keinen konstanten Wechsel. 2 Männer litten an Muskelkrämpfen, die aber nicht sehr schmerzhaft waren. Jeder Muskel war den Krämpfen zugänglich, aber bevorzugt wurden

---

* Auf meine Bitte führte Dr. WOLFRAM STOBER folgenden Versuch durch: Es wurde die Blase mit einer Flüssigkeit gefüllt und das Volumen gemessen, bei dem das erste Druckgefühl auftrat. Es zeigte sich, daß in dem Zustand des Salzmangels oder Kalium-Überschusses diese zur Miktion führende Sensation schon bei kleineren Füllungen auftauchte. Diese Versuche werden zur Wiederholung und Bestätigung empfohlen.

[4798, II] NADAL, I. W., PEDERSEN, S. u. MADDOCK, H. G.: J. clin. Investig. **20**, 691 (1941), Rona **130**, 383. Vergleich des Elektrolytschocks durch salzarme Kost + Magenaushebung mit der reinen Exsiccose nach Dursten. Beide sind verschieden. Die klinischen Bilder stellen Mischungen zwischen den beiden Extremen dar.

diejenigen, denen Anstrengungen zugemutet wurden, besonders die Hände. (Das erinnert an die $Ca^{··}$-Verluste bei Bewegungen, die auch die Anfälligkeit für Tetanie vermehrten.)

Die Erholung von diesem Zustand „war dramatisch". $^1/_2$ Stunde nach dem Essen von 15 g NaCl kam der gute Geschmack wieder, der Durst erst später und wurde durch reichlich Wasser befriedigt. Bei einer Versuchsperson kehrte der Geruch schon während des Essens zurück. Die Übermüdung wurde jetzt offenbar, indem z. B. die eine Versuchsperson $1^1/_2$ Stunden nach der Salzzufuhr einschlief. Nach $1^1/_2$ Stunden konnten schon Treppen ohne Schwierigkeit gestiegen werden. Bemerkenswert waren vasomotorische Störungen danach, die sich in allgemeinem Hitzegefühl und Prickeln und Pulsieren in den Beinen kundtaten. Eine Versuchsperson hatte Koliken und Durchfälle und war noch am nächsten Tage atemlos und übermüdet[3559]. Der ganze Symptomenkomplex wird von MC-CANCE[4798] mit den Erscheinungen von Nebenniereninsuffizienz verglichen, aber auf der Tabelle sehen wir, daß der $K^·$-Gehalt des Blutes nicht erhöht war. Das mag daran liegen, daß nicht nur die Ausscheidung — zum Teil durch den Schweiß — gut war, wie die Bilanzen zeigten, sondern daß vielleicht auch ein Abströmen in die Muskeln stattfand, die selbst durch die negative Stickstoffbilanz bei der Einschmelzung nicht betroffen waren.

Diese Befunde werfen die Frage nach der *Kochsalzgabe bei sportlicher Leistung* neu auf. Hier bestehen 2 Möglichkeiten. Entweder werden die größeren NaCl-Bestände die Reserven für die Regulation beim Schwitzen usw. vermehren, oder durch zu starke Aufspeicherung von NaCl mit Wasser wird das Körpergewicht erhöht, weshalb manche Trainer für mäßigen NaCl-Verbrauch in der Kost der Sportler eintreten. Demgegenüber weisen MARANON und Mitarbeiter[4886] darauf hin, daß die Athleten des Altertums vor ihren Kämpfen Salz aßen und auch die Kampfstiere mit Salz gefüttert würden, um Ausdauer und Beweglichkeit zu erhöhen. Die günstige Wirkung bei Soldaten wurde früher hervorgehoben. BÖTTNER und SCHLEGEL[4634, I, 4639, I] konnten durch Rindenhormon zwar den Kreislaufkollaps hinausschieben, die NaCl-Verluste durch den Schweiß wurden aber erhöht, so daß sich im Endeffekt die NaCl-Gabe durch das Hormon nur zeitweise ersetzen ließ. Na-Phosphat wirkte auch etwas, weniger Pervitin, und Colanuß gar nicht[4639, I].

Übersicht.

Eine Hypochlorämie kann bei allen im Versuch angewandten Tieren und dem Menschen auf gleiche Weise erreicht werden: Diät (besonders leicht beim Kaninchen), leichter in Kombination mit Diureticis, Erbrechen (kombiniert mit Alkalose), Durchfälle, Schwitzprozeduren beim Menschen, Hervorrufen eines Ascites durch Glucose mit nachträglicher Entfernung der Flüssigkeit, Gabe von Nitrat.

Die Symptome sind bei allen Verfahren dieselben. Das auffälligste ist die Reduktion der extracellulären Flüssigkeit. Damit kombiniert kommt es zu einer herabgeminderten Fähigkeit des Kreislaufs, auf Anforderungen regulierend einzugreifen. Die Plasmaeiweißkörper nehmen zu, ebenso wie das Volumen der Erythrocyten. Das könnte man als eine Exsiccose auffassen. Diese betrifft aber nicht die Zellen wie bei einfachem Wasserverlust, sondern die Zellen schwellen sogar an, weil ihr osmotischer Druck gegenüber dem abgesunkenen des Plasmas überwiegt und Wasser in die Zellen zwingt. Zugleich mit der Vermehrung der Plasmaeiweißkörper kommt es zu einer Erhöhung des Reststickstoffs. Dieser wird zurückgeführt auf mangelhafte Ausscheidung durch die Nieren infolge verminderter Filtration in den Glomerulis (näher dargestellt im Abschnitt Katze). Die Filtration leidet durch die Erhöhung des kolloidosmotischen Drucks im Plasma bei gleichzeitig sinkendem Blutdruck. Daneben findet infolge der Exsiccose noch ein erhöhter Eiweißzerfall statt, der zur Erhöhung des Rest-N beiträgt.

Diese Vorstellung ist an sich geschlossen, vermag aber nicht den ganzen Bereich der Erfahrung zu erschöpfen, denn auch bei reichlicher Wassergabe, die zur Senkung des kolloidosmotischen Drucks führt, wird der Rest-N nicht erniedrigt, was durch NaCl-Gabe sofort geschieht. Die NaCl-Zufuhr kann auch in hypertonischer Lösung erfolgen. Das Wasser wird dann aus den Geweben mobilisiert. Solche Mobilisierung von Wasser findet auch dadurch statt, daß Gewebe — als Ursache des erhöhten Eiweißzerfalls — zur Einschmelzung kommt und ist als Versuch einer Regulation aufzufassen. Da aber gleichzeitig zwangsläufig aus dem Inneren der Zellen K˙ frei wird, finden wir eine direkte Ähnlichkeit mit der Insuffizienz der Nebennieren, obwohl eine Steigerung des Plasma-K˙ nicht vorhanden ist, vielfach sogar eine Senkung. Diese ist auch im Symptomenkomplex der Hypochlorämie, z. B. der Muskelschwäche, neben der mangelhaften Regulation des Kreislaufs sichtbar.

Diese allgemeine Entwicklung wird in verschiedener Weise abgewandelt, wenn bei extremen Diäten dem Organismus im Verlauf von Wochen Zeit zur Regulation gegeben werden kann. Schwäche der Muskulatur mit Neigung zu Krämpfen, verminderte geistige Leistungsfähigkeit treten auf. Die Cornea der Tiere wird trübe, und es kann sogar zur Geschwürbildung und Perforation kommen. Bei isoliertem Chlormangel sieht man den Versuch, das fehlende Cl' im Plasma durch ein organisches Anion (Citrat) zu ersetzen, schließlich Veränderungen der Niere, die sich beim Salzmangel nur in gestörter Funktion kundgeben. Eine Reihe anderer Abweichungen des Stoffwechsels sind hier nicht erneut aufzuzählen.

IV. Hypochlorämie infolge Exstirpation der Nebennieren.

1. Allgemeine Einleitung. Im letzten Abschnitt wurde immer wieder auf die Ähnlichkeit der Hypochlorämie mit den Erscheinungen der Nebenniereninsuffizienz hingewiesen. Dabei gilt auch hier, daß das führende Ion nicht das Chlorid, sondern das Na˙ darstellen dürfte. Meist wurde in den Analysen in erster Linie das Chlorid berücksichtigt, was an der methodischen Leichtigkeit der Bestimmung liegen mag, gab es doch bis vor kurzem noch durchaus nicht einwandfreie Na˙-Bestimmungen, und auch bei der jetzigen Methodik sind die in der Analyse benötigten Na˙-Mengen größer als bei Cl'.

Es gibt auch andere Drüsen mit innerer Sekretion, die einen Einfluß auf die Cl'-Ausscheidung haben. So kann man durch Gaben von Tonephin eine Erniedrigung des Blutchlorids bei Meerschweinchen erreichen[4801], was auf einen Antagonismus zu der einsparenden Wirkung des Nebennierenrindenhormons hindeuten könnte. Dieses ist nämlich geeignet, die Ausscheidung von Na˙ und Cl' zu hemmen, selbst beim normalen Tier, wie wir schon früher erwähnten. Wir wissen, daß man durch NaCl-Gaben das nebennierenlose Tier lange am Leben erhalten kann. Trotzdem wurde keine Identität der Symptome der Insuffizienz mit der Tiefe des Abfalls von Na˙ und Cl' im Blute beobachtet, d. h. es traten Besserungen des Krankheitsbildes auf, ohne daß eine Erhöhung des Blutspiegels zu beobachten gewesen wäre.

Neuerdings[4799, 4803, 1] wurden an der Nebenniere 2 Faktoren abgetrennt, von denen der eine, der Na˙-Faktor, die Retention des Na˙ verbessern, der andere lebenerhaltende Faktor synergistisch mit dem ersten wirken soll. Corticosteron

---

[4799] HARTMANN, F. A. u. SPOOR, H. J.: Endocrinology **26**, 871 (1940), Rona **123**, 476.

und vielleicht noch mehr Desoxycorticosteron sollen mit dem Na`-Faktor ähnliche Wirkung haben. Eine Doppelwirkung wird immer deutlicher beim Kohlenhydratstoffwechsel, z. B. die Antiinsulinwirkung, wenn auch darin noch keine Einigkeit vorhanden ist[4806, I–III, 4803, II].

VERZAR[4799, I] hält das Desoxycorticosteron für völlig ausreichend, sämtliche Ausfallserscheinungen der Nebennierenrindenexstirpation zu beseitigen. Insbesondere wird die Arbeitsfähigkeit völlig wiederhergestellt (VÖGTLI[4799, II]). Diese Auffassung wird nicht überall geteilt. Denn indem durch Desoxycorticosteron aus der glomerulären Zone wird der Elektrolytstoffwechsel, durch Corticosteron der Zona fasciculata die Gluconeogenesis kontrolliert[4799, III], letztere vor allem unter der Herrschaft der Hypophyse.

Daß Faktoren unbekannter Natur eine Rolle spielen, scheint der Ablauf der Erscheinungen nach Zerstörung der Nebenniere bei Kröten anzudeuten. Die Tiere gingen 2—4 Tage nach der Operation, früher bei hoher, später bei niederer Temperatur, zugrunde. Die Lebensfrist ließ sich weder verlängern durch Gaben von Cortin noch von NaCl[4800]. Ebenso abweichend verhält sich das Opossum, das nach Nebennierenexstirpation im Blut nicht niedere, sondern höhere Na`- und Cl'-Werte zeigt. Trotzdem überlebten die Tiere die Operation auch nicht länger als 6—8 Tage[4802].

Als weiteren Beweis dafür, daß die Nebennierenrinde nicht nur die Aufgabe hat, ein oder einige Hormone zu produzieren, sondern auch allgemein im Stoffwechsel zu wirken, kann man die Versuche von KOCHAKIAN und VEIL[4799, IV] ansehen. Adrenalektomie verminderte die Ausscheidung von Stickstoff im Urin bei Fasten und die Arginaseaktivität der Leber und Nieren von jungen männlichen Ratten. Zur Besserung war die Gabe von Trinkwasser völlig unwirksam; Desoxycorticosteron (1 mg/Tag) hatte einen leicht verbessernden Effekt nur in Hinsicht auf die Nierenarginase, Nebennierenrindenextrakt gab vermehrte N-Ausscheidung im Urin und verbesserte teilweise die Arginase der Niere, beeinflußte nicht die Leberarginase, Testosteron vermehrte die Nierenarginase beträchtlich.

Einen Unterschied zu den normalen Verhältnissen wird man auch darin erblicken können, daß die vielfach gefundene Beziehung: „Steigerung des Blutzuckers und Senkung des Chlorids im Plasma und umgekehrt gehen Hand in Hand", bei Nebennierenentfernung nicht vorliegt. Wir finden Senkung von Cl' und Blutzucker. Während wir die Empfindlichkeit gegenüber Insulin bei Chloridmangel manchmal abnehmen sehen, fand sich z. B. beim nebennierenlosen Schaf eine erhöhte Empfindlichkeit[4803]. Diese Beobachtungen sind nicht ohne weiteres

---

[4799, I] VERZAR, F.: Helvetic. Physiol. et. Pharmacol. Acta 1, 389 (1943).
[4799, II] VÖGTLI, W.: Helvetic. Physiol. et. Pharmacol. Acta 1, 393 u. 407 (1943).
[4799, III] DEANE, H. W. u. SHAW, J. H.: J. nutrit. 34, 1 (1947). Diäten mit Mangel an Aneurin, Riboflavin, Pyridoxin.
[4799, IV] KOCHAKIAN, C. D. u. VAIL, V. N.: J. biol. Chem. 169, 1 (1947).
[4800] FUSTINONI, O.: C. rend. Soc. Biol. 128, 1137 (1938), Rona 110, 447.
[4801] TRONCHETTI, F.: Rass. Fisiopat. 11, 10 (1939), Rona 113, 428.
[4802] BRITTON, S. W. u. SILVETTE, H.: Amer. J. Physiol. 118, 21 (1937), Rona 99, 630. C. 1937 I, 3009.
[4803] STRAND, R., ANDERSON, W. u. ALLCROFT, W. M.: Biochem. J. 28, 642 (1934). C. 1935 I, 3561.
[4803, I] KENDALL, E. C.: J. amer. med. Assoc. 105, 1486 (1935), Rona 92, 455. Übersicht.
[4803, II] SWINGLE, W. W., HAYS, H. W., REMINGTON, J. W., COLLINGS, D. W. u. PARKINS, W. M.: Amer. J. Physiol. 132, 249 (1941). C. 1942 I, 370. Hunde nach Nebennierenexstirpation. Muskelquetschung und Darmmassage, intraperitoneale Glucosegabe und intravenöse Adrenalinzufuhr führt zum Kreislaufkollaps, der durch Desoxycorticosteron verhindert werden kann, außer nach Darmmassage. Hier wirkt Nebennierenextrakt.

gleichzusetzen, da wir nach der Drüsenexstirpation auch das Fehlen des dem Insulin antagonistischen Adrenalin zu berücksichtigen haben. Aber man kann auch mit adrenalinfreiem Nebennierenextrakt z. B. den Glykogenansatz in der Leber von Katzen begünstigen[4806, I]. In anderen Punkten, z. B. bei der Krampfbereitschaft nach Insulin[4806, II], kann man eine dem Insulineffekt abträgliche Wirkung der Nebennierenhormone sehen[4806, III].

Unzweifelhaft ist beim höheren Tier die Abnahme des $Na^{\cdot}$ und Cl' im Blut. Aber es wird nicht in der mangelhaften Fähigkeit der Niere, ohne Nebennierenrinde $Na^{\cdot}$ und Cl' zurückzuhalten, das Leitsymptom gesehen, obwohl die Symptome der Erkrankung im großen dem eben ausführlich behandelten Bilde der Hypochlorämie entsprechen, sondern die vermehrte Abgabe des Natriums und die Steigerung des $K^{\cdot}$ im Plasma wird an die Spitze gestellt[4804, 4805]. Bei Versuchen mit radioaktiven Isotopen von $K^{\cdot}$ und $Na^{\cdot}$ fand sich allerdings eine gesteigerte Ausscheidung beider Kationen nach Nebennierenexstirpation[4806, IV].

EGER[4803, II] fand bei Ratten, denen $Na^{\cdot}$ entzogen wurde, histologische Veränderungen in der Nebennierenrinde, d. h. Verlust der Lipoide, mit der Dauer des Versuchs von außen nach innen fortschreitend, die er mit einer funktionellen Überbeanspruchung identifiziert. Das könnte für eine führende Bedeutung des $Na^{\cdot}$ sprechen, wenn nicht diese Reaktion sich bei so vielen anderen Zuständen fände: Fortgesetzte Adrenalininjektionen, Insulin, extreme Temperaturen (MARTHE VOGT[4803, IV]), fortgesetzte Gabe von Periston (EICHLER und BARFUSS[4803, V]), verschiedene organische Fluoride (EULER, EICHLER und HINDEMITH[4255, I]).

Man kann durch Steigerung des $K^{\cdot}$ im Plasma, die gewöhnlich nicht leicht zu erreichen ist, weil die Ausscheidung sehr rasch stattfindet — wenn die Dauer dieser Veränderung nur genügend groß ist — dieselben Symptome: Anorexie, Asthenie, Störungen von Herz und Kreislauf, erreichen. Bei normalen Katzen wurde dieser Symptomenkomplex erzielt, wenn der $K^{\cdot}$-Gehalt im Blut mehrere Stunden 30 mg% betrug, der Tod erfolgte bei 60 mg%. Auch diese $K^{\cdot}$-Vergiftung kann man durch Cortin günstig beeinflussen, ebenso wie umgekehrt durch $K^{\cdot}$-Gaben eine latente Nebenniereninsuffizienz zum Vorschein kommen kann[4804].

Nicht nur bei Katzen, sondern auch Mäusen, Ratten und Meerschweinchen wirkte Cortin schützend gegen die K-Vergiftung. Bei ganz akuter K-Vergiftung bei Mäusen fanden EMMENS und MARKS[4650, I] keine Schutzwirkung durch Desoxycorticosteron-acetat, sondern nur durch gleichzeitige Injektion von NaCl (siehe S. 880). Dieses Versagen ist zu erwarten, da das Hormon zu den träge reagierenden Substanzen gehört.

Durch den $K^{\cdot}$-Anstieg soll die resultierende Diurese sekundär das NaCl auswaschen. Jedenfalls spielt für die Lebensdauer der Tiere und auch für Addisonkranke das Verhältnis von $K^{\cdot} : Na^{\cdot}$ in der Diät eine wichtige Rolle. Deshalb ist

---

[4803, III] EGER, W.: Virch. Arch. **309**, 811 (1942).
[4803, IV] VOGT, M.: J. Physiol. **106**, 394 (1947).
[4803, V] EICHLER, O. u. BARFUSS, F.: Naunyn-Schmiedebergs Arch. **206**, 346 (1949).
[4804] ZWEMER, R. L.: Cold Spring Harbor Symposia on quant. Biol. **5**, 323 (1937), Rona **111**, 441.
[4805] ZWEMER, R. L. u. TRUSZKOWSKI, R.: Science **1936 I**, 558, Rona **95**, 337. C. **1936 II**, 1367.
[4806] KENDALL, E. C. u. INGLE, D. I.: Science **1937 II**, 18, Rona **103**, 453.
[4806, I] COREY, E. L. u. BRITTON, S. W.: Amer. J. Physiol. **131**, 783 (1941). C. **1941 II**, 1406. Isolierte durchströmte Katzenlebern. a) Amer. J. Physiol. **129**, P 316 (1940). C. **1941 I**, 2816. Katzen.
[4806, II] HARTMANN, F. A., BROWNELL, K. A., WALTHER, R. u. EDELMANN, A.: Endocrinology **27**, 642 (1940), Rona **125**, 79. Insulin-Krampfwirkung an Mäusen mehr durch Cortin als $Na^{\cdot}$-Faktor verhindert.
[4806, III] GRATTAN, J. F. u. JENSEN, H.: J. biol. Chem. **135**, 511 (1940), Rona **125**, 80. Antiinsulineffekt durch Corticosteron und andere synthetische Sterone, Wirkung gleich dem glykotropen Effekt des Hypophysenvorderlappens.

auch die Frage berechtigt, ob man dem K˙ nicht die führende Rolle bei der Entwicklung vieler Symptome zubilligen muß. Wir haben bei der Hypochlorämie gesehen, daß schwerste Symptome vorhanden waren ohne die geringste Steigerung des Blutkaliums, ja bei McCance war sogar teilweise eine Senkung zu sehen. So konnten auch Kendall und Ingle[4806] an nebennierenlosen Tieren keine Parallelität der Krankheitserscheinungen mit der Höhe des Blutkaliums sehen, ja durch allmähliche Gewöhnung konnte erreicht werden, daß Tiere mit 40 bis 50 mg% K˙ im Plasma noch in gutem Zustand waren, während andere schon mit 10—15 mg% ad exitum kamen. Auch Miller und Darrow[4239, II] sowie Schamp[4239, I] fanden keine Parallelität.

Den Zusammenhängen ist also nur in einem Komplex von Wirkungen nahezukommen, und in diesem wird das Chlorid, unser eigentlicher Ausgangspunkt, wiederum nur einen kleinen Sektor einnehmen. Aber anders wird man der Wirkung des Chlorids an sich nie näherkommen können. Es handelt sich hier nicht um eines der pharmakologischen Themen, denen man auf die übliche Art gerecht wird. Außerdem wurde zu therapeutischen Effekten meist NaCl verabreicht und andere Na˙-Salze nur zum Vergleich herangezogen.

Welche Rolle in dem Komplex der Nebenniere das NaCl spielt, zeigen die in der Klinik auf Nebenniereninsuffizienz zurückgeführten Krankheitsbilder, von denen ich nur einige herausgreife wie Verbrennung, Strahlenwirkung, Wundschock. Es soll sich um eine Ausschwemmung toxischer Produkte aus dem Gewebe handeln, z. B. Histamin[4807, 4808]. Eine Entgiftung von Histamin und ähnlichen Gifte wurde durch NaCl nach Kendall und Ingle[4806] nicht erreicht, wohl aber von Perla und Mitarbeitern[4712, II] besonders in Kombination mit Rindenhormon. Andererseits sind gerade dies Zustände, bei denen mit größeren NaCl-Verlusten zu rechnen ist. Beziehungen sind vielfach vorhanden, wenn sie auch noch nicht so klar herausgestellt sind, daß die Grenzen abgesteckt werden können. Unsere Einteilung muß wiederum nach den Versuchen einzelner Tierspecies vorgenommen werden.

2. Ratten. Die Ähnlichkeit der Nebennierenexstirpation mit einer Hypochlorämie zeigte sich darin, daß nach beiden Verfahren Hyperplasie des lymphatischen Systems, gastro-intestinale Hämorrhagien und Ulcerationen auftraten[4809]. Die Ratten selbst empfanden den Mangel und dokumentierten ihn durch die Auswahl, die sie nach Nebennierenexstirpation unter verschiedenen, ihnen dargebotenen Lösungen in den Versuchen von Richter und Eckert[4810, 4811, 4811, I] trafen. Die Tiere bevorzugten Na˙-Salzlösungen 10mal stärker als Wasser und andere Salzlösungen. Aber auch unter diesen wurde nicht wahllos jedes Salz ohne Berücksichtigung des Anions gewählt. Es gingen 3 Tiere an Na-Lactat (4%), 4 Tiere an Na-Phosphat (2 und 4%), aber 13 Tiere an NaCl (1 und 3%) heran. Nicht gesucht waren Lösungen von NaJ, was im Sinne unserer früheren Darstellung der Analogie zwischen den stark lyotrop wirkenden Ionen und K˙ durchaus zu erwarten ist. K˙-, Ca¨-, NH$_4$˙-, Fe¨-, Mg¨-Salze wurden nicht genommen, ebensowenig Glucose[4811, I]. Nur wenn sehr mineralarme Diät verabreicht wurde,

---

[4806, IV] Anderson, E., Joseph, M. u. Herring, V.: Proc. Soc. exp. Biol. Med. **42**, 782 (1939), Rona **126**, 636. C. **1941 I**, 2547.
[4807] Riml, O.: Klin. Wschr. **1939**, 265.
[4808] Seyle, H.: Klin. Wschr. **1938 I**, 666.
[4809] Malato, M. T.: Giorn. clin. med. **17**, 841 (1936), Rona **97**, 579.
[4810] Richter, C. P. u. Eckert, J. F.: Endocrinology **22**, 214 (1938), Rona **106**, 581. C. **1938 II**, 3413.
[4811] Richter, C. P.: Endocrinology **24**, 367 (1939), Rona **113**, 632.
[4811, I] Richter, C. P.: Endocrinology **29**, 115 (1941). C. **1942 I**, 768, Rona **129**, 64.

dann wurde auch Ca·· und K· etwas berücksichtigt. Die Mortalität war durch diese Behandlung auf 0 gesunken.

Daß hier ein mit dem Mangel der Nebenniere zusammenhängender Vorgang vorhanden war, ließ sich dadurch aufzeigen, daß nach Implantation von Nebennieren sich die alte Wahl wiederherstellen ließ, ebenso durch Desoxycorticosteronacetat[4811, I]. Bevor noch ein wesentlicher Mangel an NaCl bemerkbar war, zeigte sich im Geschmack der Ratten eine Umstellung. Wenn ihnen abgestufte Lösungen von NaCl an Stelle von Aq. dest. dargeboten wurden, dann sah man bei ihnen schon bei Konzentrationen von 1:33000 NaCl eine deutliche Bevorzugung, während sie sonst erst 1:2000 NaCl von Aq. dest. unterscheiden konnten. Diese Grenzkonzentration war so gering, daß ein therapeutischer Effekt nicht bemerkbar sein konnte. Also nicht daraus, daß ihnen aus dem besseren Befinden ein Signal für den Geschmack zufloß und so eine Erfahrung möglich war, ist dieser Effekt zu erklären, sondern es muß eine Beeinflussung der Geschmacksorgane im Munde als führendes Symptom angenommen werden[4811]. Darin hätten wir vielleicht die empfindlichste Änderung des NaCl-Stoffwechsels zu erblicken, zielstrebig, also — teleologisch gesehen — vorteilhaft. Diese Zweckmäßigkeit fand sich zum Teil auch bei den Tieren von ABRANES, DE FRIEZ TOSKSON und LANDIS[4142, I], die durch Encapsulation hypertensiv gemacht worden waren. Gab man ihnen verschiedene Salze zur Auswahl, darunter NaCl, dann wurde dieses mit Beginn steigenden Blutdrucks seltener genommen. Auch in diesen Versuchen spielt der Geschmack eine Rolle, aber ohne daß die Nebennieren beteiligt gewesen wären (siehe S. 742).

In zahlreichen Versuchen konnte dargetan werden, daß durch vermehrte Zufuhr von NaCl die *Lebensdauer* operierter Ratten verlängert werden konnte, und zwar abhängig von der Dosis. So lebten von 80 g schweren Ratten unbehandelte Tiere 8 Tage. Erhielten sie täglich $1/4$ ccm 1% NaCl, dann war diese Zeit nicht vermehrt, bei $1/2$ ccm lebten sie schon 14 Tage, bei 1 ccm $17^{1}/_{2}$ Tage[4812]. Bei Tieren von 50 g, die 5,7 Tage (3—12) überlebten, wurde mit 1 ccm 0,9% NaCl 7,7 (40 Tiere, 5—11 Tage), bei 2mal 1,0 ccm 9,3 Tage (11 Tiere, 7—12 Tage) erzielt[4813]. Die Wirkung war schlechter als vorher. Das lag an dem geringeren Alter der Tiere. Bei Tieren von 150—180 g entwickelte sich nach der Operation neben Gewichtsverlust und geringerem Verbrauch an Wasser und Futter eine fortschreitende Inaktivität und Schwäche. Die Bilanzen von N, P, Ca··, Mg··, K· wurden negativ. Wurde den Tieren jetzt eine Flüssigkeit von 0,7% NaCl, 0,03% $CaCl_2$, 0,015% $MgCl_2$ und 0,035% KCl gegeben, dann wurden sie besser und überlebten 4 Monate mit anscheinender Gesundheit[4814]. Daß diese Lösung wirksamer sei, wurde auch sonst bestätigt[4815], aber nur insoweit es die Zufuhr durch Trinkenlassen betrifft.

Bessere Resultate konnten in den Versuchen von ANDERSON, JOSEPH und HERRING[4818, I u. II] durch 1,6% NaCl, das dem Futter beigemischt wurde, oder durch intraperitoneale Zufuhr von 10 ccm 0,9% NaCl in 2 getrennten Dosierungen erreicht werden, wenn man vor der Operation durch kleine Injektionen eine Art Gewöhnung herbeiführte. Bei den erwachsenen Tieren zeigte sich, daß 4,4% nach der Exstirpation beliebig lange lebten, weil sie akzessorische Nebennieren

---

[4812] BOILOT, Y., CHOAY, A. u. DEMOLIS, A.: C. rend. Soc. Biol. **123**, 1074 (1936), Rona **100**, 286.

[4813] SCHULZER, P.: J. Physiol. **87**, 222 (1936).

[4814] RUBIN, M. L. u. KRICK, F. J.: Proc. Soc. exp. Biol. Med. **31**, 228 (1933/34).

[4815] GAUNT, R., TOBIN, C. E. u. GAUNT, J. H.: Amer. J. Physiol. **111**, 321 (1935), Rona **87**, 386.

[4816] TOBIN, C. E.: Proc. Soc. exp. Biol. Med. **41**, 599 (1939), Rona **116**, 447.

besaßen. 89% starben in 12 Tagen, 95,6% in 34 Tagen. Bei 1,6% NaCl starben 43,9% in (3—14) 9 Tagen, also nicht weniger als ohne NaCl, aber 56,1% waren noch am Leben nach 30 Tagen gegenüber 6,5% bei den Kontrollen. Nach Aufhören der Salzzufuhr starben alle innerhalb von 18 Tagen mit Ausnahme von einigen Tieren, bei denen akzessorische Nebennieren gefunden wurden (siehe dazu [4818]). Für erwachsene Tiere wird das Optimum der täglichen Zufuhr von 650—1000 mg NaCl angegeben. Niedere Dosen waren unzureichend, höhere schädlich. Gerade diese Dosis kompensierte den $Na^{\cdot}$-Verlust im Harn.

Abgesehen von der NaCl-Zufuhr und dem Alter der Tiere ist die *Diät* selbst noch von Bedeutung. Von verschiedenen Kostformen bewährte sich besonders (aber nur für Ratten, nicht für Hunde) eine, die aus Brot, frischer Milch und Lattich bestand, in der das Brot eine maßgebliche Rolle spielte[4817]. Diese Rolle ist dem hohen Gehalt an NaCl und dem geringen an KCl zuzuschreiben. Es ist demnach als zweitem Moment dem Verhältnis Na/K eine Bedeutung zuzubilligen, wie wir bei den Versuchen an anderen Tieren näher ausführen können. Schon Zulage von 0,1% KCl zu dem 1% NaCl des Trinkwassers verkürzte das Leben der Tiere[4819].

Man versuchte noch den Gehalt von Flavinphosphat als Faktor einzuführen, da Nebennierenextrakt nur bei flavinhaltiger Diät wirke und auch eine günstige Wirkung allein nach Gabe von Flavinphosphat erzielbar sei[4818]. Dahingehende Befunde ließen sich nicht bestätigen[4821, I].

Es ergibt sich die folgerichtige Frage, was NaCl-Zulage in der Beseitigung von *Ausfallserscheinungen* leistet, abgesehen von der Verlängerung der Lebensdauer. Als erstes Zeichen der Insuffizienz ist die (bis 80%) verminderte Beweglichkeit der Tiere zu bemerken, auch bei den Tieren, die längere Zeit überleben, vielleicht infolge kleiner akzessorischer Drüsen. Wurde den Tieren eine Nebenniere implantiert, dann nahm die Aktivität wiederum zu. Durch NaCl-reiche Diät konnte die Aktivität verbessert werden, und zwar wirkte die Gabe von NaCl sofort auf die Aktivität, während nach Hormongabe erst eine gewisse Zeit verstreichen mußte[4821], also ein analoges Verhalten wie Gabe von Calcium und Parathormon bei Tetanie. Aber bei messenden Versuchen zeigte sich keine völlige Wiederherstellung. Denn wurden Tiere durch Äquilibrierung des $Na^{\cdot}$ und $K^{\cdot}$-Gehaltes der Nahrung am Leben erhalten und die Arbeitsfähigkeit gegenüber vorher verglichen, dann zeigte sich nur eine geringfügige Verbesserung[4820, 4821, II].

Während also die Symptome bei Hypochlorämie durch NaCl sich „dramatisch" (McCance) beseitigen ließen, gelang das nur zu einem bescheidenen Teil bei der Nebenniereninsuffizienz. Das kann auf einer Störung der Anpassungsfähigkeit beruhen. Selye[4836] prüfte die Reaktionsfähigkeit der Ratten bei Belastung mit Arbeit, Kälte und Formalininjektion. Die nebennierenlosen Tiere reagierten unvollkommen. Wenn wir z. B. bei den normalen Tieren von Senkungen des Plasma-Cl', des Blutzuckers und Blutvolumens hören, werden

---

[4817] Swann, H. G.: Amer. J. Physiol. 118, 798 (1937), Rona 101, 450.
[4818] Piojan, M. u. Oberg, S. A.: Proc. Soc. exp. Biol. Med. 36, 187 (1937). C. 1938 I, 2743.
[4818, I] Anderson, E., Joseph, M. u. Herring, V.: Proc. Soc. exp. Biol. Med. 44, 477 (1940), Rona 127, 377.
[4818, II] Anderson, E., Joseph, M. u. Herring, V.: Proc. Soc. exp. Biol. Med. 44, 482 (1940), Rona 127, 377.
[4819] Gaunt, R., Potts, H. E. u. Loomis, E.: Endocrinology 23, 216 (1938), Rona 110, 446.
[4820] Ingle, D. I.: Amer. J. Physiol. 129, 278 (1940). C. 1940 II, 3499.
[4821] Richter, C. P.: Endocrinology 20, 657 (1936), Rona 98, 286.
[4821, I] Ugami, S.: Sci. Pap. Inst. physic. chem. Res. 38, 40 (1940). C. 1941 I, 536.
[4821, II] Ingle, D. I.: Endocrinology 29, 443 (1941), Rona 129, 65.

wir gar nicht erwarten können, daß die nebennierenlosen Tiere hier gleichmäßig antworten können, da ihr Bestand an Cl′ reduziert, der Blutzucker erniedrigt, die Glykogenvorräte erschöpft und das Blutvolumen schon auf dem Umwege über den Verlust an NaCl und die Abnahme der Zwischenflüssigkeit gering ist. Deshalb führte schon der NaCl-Verlust durch subcutane Injektion von Glucose zum tödlichen Ausgang[4825]. Nimmt man ohne weitere Untersuchung, also dogmatisch an, daß diese 3 Reaktionen zweckmäßig sind, dann wird die Intensität der zweckmäßigen Reaktion nicht weit eingreifen können. Dazu kommt noch die durch die mangelhafte Ausscheidungsfähigkeit ungünstige Ansammlung von $K^{\cdot}$ im Blut nach solchen Belastungen. Wir sehen nach diesen und früheren Hinweisen, daß durch NaCl-Gabe ein Teil, aber nicht alle der verlangten Reaktionen wiederhergestellt werden können.

Reizschwelle. Eine direkte Beziehung zum $Na^{\cdot}$-Gehalt fand DAVENPORT[4711, I] bei Untersuchung der Schwelle für den Elektroschock. Er ließ nach der Nebennierenexstirpation seine Tiere 0,9% NaCl trinken und hielt so die Schwelle etwa auf dem Niveau vor der Operation. Ohne die Kochsalzlösung kam es rasch zum Abfall, ähnlich wie es SWINYARD[3396, II] durch Injektion von Glucose in den Peritonealraum erreichen konnte. In 4 Tagen war die Schwelle um 20% gesunken. Wurde jetzt wiederum die Kochsalzlösung gereicht, dann kehrte sie innerhalb 24 Stunden auf den alten Wert zurück.

Ohne NaCl oder mit anderen Salzen ($MgCl_2$) war das $K^{\cdot}$ im Plasma um 67 bis 75%, mit NaCl um 31% höher als in der Norm. Der Blutzucker fiel nach Salzentzug von 118 auf 88 mg%. Aber die Höhe der Elektroschockschwelle stand nicht in Beziehung zum Wasser, Cl′, $Na^{\cdot}$ oder $K^{\cdot}$ im Gehirn, oder Wasser, Zucker, Cl′ und $Ca^{\cdot\cdot}$ im Blutplasma, sondern nur zum $Na^{\cdot}$-Gehalt im Plasma. Unterhalb 138 m Aeq./Liter $Na^{\cdot}$ sank die Schwelle mit erhöhter Erregbarkeit des Zentralnervensystems. Dabei hatte das Gehirn seinen Gehalt an $Na^{\cdot}$ und $K^{\cdot}$ gehalten. Mit ^{42}K wurde nach Nebennierenentfernung eine erhöhte Kaliumaufnahme bewiesen, jedoch war nur der Umsatz erhöht, nicht der Gehalt.

Reproduktion. MCKEOWN und SPURRELL[4823, I] exstirpierten 15 Ratten am 6. bis 9. Tage der Schwangerschaft die Nebennieren und erhielten sie durch NaCl am Leben. Bei 6 Tieren erschien der Oestrus wieder zwischen dem 3.—5. Tage nach der Operation und in 4—5tägigen Intervallen als Zeichen eines Abortus. 2 weitere Tiere warfen tote Junge, bei den anderen Tieren war der Verlauf der Schwangerschaft normal und es kamen lebende, wenn auch kleinere Junge zur Welt. Schwierigkeiten gab es bei der Lactation. Die Mutter versuchte für die Jungen zu sorgen, war aber nicht fähig dazu, die Jungen waren nach 3 Tagen tot. Auch TOBIN[4816] gelang es nicht, durch NaCl-Zulagen zur Nahrung die Lactation wieder in Gang zu bringen, auch wenn die Tiere längere Zeit überlebten.

Bei Gabe von NaCl + $NaHCO_3$ gelang es HEMMINGSEN[4822] bei 3 Weibchen vollen Effekt zu erzielen, so daß das Gewicht sich normal entwickelte, Trächtigkeit usw., während bei 7 anderen Tieren der Erfolg ausblieb. Es wurde bei den Tieren voller Erfolg erreicht, denen Nebennierenextrakte verabfolgt wurden, aber die Lactation kam erst dann in Gang, wenn außerdem noch NaCl zugesetzt wurde[4822]. Das könnte darauf hinweisen, daß in dem Extrakt der oben erwähnte $Na^{\cdot}$-Faktor fehlte. Mit anderen Extrakten (Cortidyn) gelang der

---

[4822] HEMMINGSEN, A. M.: Skand. Arch. Physiol. **76**, 193 (1937), Rona **103**, 107. C. **1938 I**, 350.

[4823] SCHULTZE, K. W.: Arch. f. Gynäkol. **166**, 213 (1938). C. **1939 II**, 2939.

[4823, I] MCKEOWN, T. u. SPURREL, W. R.: J. Physiol. **98**, 255 (1940).

[4824] ALTHAUSEN, T. L., ANDERSON, E. M. u. STOCKHOLM, M.: Proc. Soc. exp. Biol. Med. **40**, 342 (1939), C. **1939 II**, 1302.

Effekt[4823]. Wohl muß dieses Fehlen nicht mit einem direkten Einfluß der Nebenniere auf die Milchsekretion zu erklären sein, sondern auf dem Umwege über den allgemeinen Stoffwechsel erfolgen (siehe auch [4823], siehe daneben Beeinflussung der Hypophyse).

Das könnte bei der *Resorption der Glucose* aus dem Darm eine Rolle spielen. Durch Glucosegaben bei nebennierenlosen Ratten entstanden starke Durchfälle und durch Verlust von NaCl in den Darm eine Beschleunigung des Todes[4825]. Die mangelhafte Resorption konnte aber durch NaCl-Gabe wiederhergestellt werden[4824], und es erfolgte ein Ansatz von Glykogen in Muskel und Leber genau wie nach Rindenhormon[4826,I]. Hier wird man nicht allein den Stoffwechsel, sondern die Restitution des Kreislaufs für den NaCl-Erfolg verantwortlich machen können. Auch die Antikörperbildung ließ sich durch Gaben von NaCl mit genügenden Mengen Wasser völig restituieren[4827].

Einen anscheinenden Widerspruch zeigten Versuche mit der Wirkung von Hormon und NaCl auf die Nebenniere selbst. Wenn Nebennieren transplantiert wurden, gingen sie besser an bei Behandlung der Tiere mit NaCl[4822]. Durch Gabe großer Hormonmengen kommt es dagegen zur Atrophie der Nebenniere (weniger nach großen NaCl-Gaben). Die Zellen der Rinde wurden kleiner, Lipoidablagerungen fehlten. Die Atrophie entsprach derjenigen, die man nach Exstirpation der Hypophyse beobachtet[4826]. An sich hängen diese beiden Beobachtungen nur lose zusammen. Man kann die günstige Wirkung der NaCl-Gabe auf eine Verbesserung des Kreislaufs beziehen. Wir haben oben darauf hingewiesen, daß eine NaCl-Gabe rasch, Hormon aber erst nach einem gewissen Intervall zur Wirkung kommt. Also könnten die in der transplantierten Drüse vorhandenen Hormonmengen nicht sofort zur Wirkung kommen und so den Erfolg der Transplantation garantieren.

Die zweite Beobachtung der Atrophie enthüllt uns eine Beziehung zur *Hypophyse*. Wir haben zwar eine Beziehung der Hypophyse zum NaCl-Stoffwechsel, gemeinsam mit der Nebenniere, so daß ein gewisses Bindeglied zwischen beiden Beobachtungen vorliegen könnte. Entscheidend ist jedoch, daß durch große Dosen von Hormon das corticotrope Hormon ausfällt. Beide Beobachtungen unterscheiden sich durch die Quantität des Reizes.

Auf diesem Gebiet findet sich eine Reihe von Untersuchungen. So wurde bei nebennierenlosen Ratten durch Hypophysenvorderlappenextrakt in den ersten 6 Tagen nach der Operation eine Vermehrung der Ketonkörper im Blut erzielt, dann kam es zu einer Abnahme von 6—14 Tagen, dann erfolgte wiederum eine Zunahme, die auf die Hypertrophie akzessorischer Drüsen zurückgeführt wurde. Denn auch Rindenhormon löst 7—11 Tage nach der Operation eine ketonämische Reaktion aus. NaCl und $NaHCO_3$ hatten auf diesen Ablauf keinen Einfluß[4828].

Wurden die Tiere nach der Exstirpation durch NaCl in gutem Allgemeinzustand erhalten, dann waren trotzdem die Leberglykogenwerte und der Blutzucker gesenkt, während der Glykogengehalt des Muskels normal war. Nebennierenrindenextrakte dagegen stellten das Leberglykogen wieder her, beeinflußten aber nicht das Muskelglykogen. Extrakte von Hypophysenvorderlappen setzten die Kohlenhydratverbrennung herab, so daß in gewissem Sinne beide Hormone synergistisch wirken, aber teilweise komplementär. Hemmung der Glykogenverwertung kann eine Ketonkörperbildung begünstigen[4830].

[4825] LASZT, L. u. VERZAR, F.: Biochem. Z. **292**, 159 (1937).
[4826] INGLE, D. I., HIGGINS, G. M. u. KENDALL, E. C.: Anat. Rec. **71**, 363 (1938), Rona **109**, 607.
[4826,I] ANDERSON, E. u. HERRING, V.: Proc. Soc. exp. Biol. Med. **43**, 363 (1940), Rona **127**, 274. C. **1941 I**, 533. Tränkung mit 1% NaCl.

Wie umgekehrt die Salztherapie auf die Hypophyse wirkt, zeigen Versuche über den *Brunstzyklus* adrenalektomierter Ratten. Störungen dieses Zyklus, die nach der Exstirpation regelmäßig vorliegen, konnten durch 1 oder 2% NaCl-Lösung bei 55% der Tiere verhütet werden, bei 35 war er unregelmäßig, bei dem Rest völlig unterdrückt. Wurde die Hypophyse infantilen Ratten implantiert, dann zeigte sich bei den Ratten, die ungestörten Zyklus hatten, eine normale Aktivität der Hypophyse; bei den anderen Ratten, die trotz NaCl Unregelmäßigkeiten des Zyklus zeigten, war auch an den transplantierten Hypophysen eine verminderte Aktivität wahrzunehmen[4829].

Auch hier wird man sich fragen, ob der Unterschied auf die direkte Wirkung des NaCl zurückzuführen ist, oder ob sich eine Kreislauffunktion dazwischen stellt. Durch die Versuchsführung waren schon die gegen die NaCl-Therapie resistenten Ratten ausgeschaltet, weil durch Zwischenschalten einer Periode von 8 Tagen ohne NaCl eine Reihe von Tieren fortstarben und nur diejenigen im Versuch blieben, die diese Probe überstanden. Das mag für die Führung des Versuchs vielleicht notwendig sein, läßt aber wiederum die Frage nach akzessorischen Nebennieren zu.

Auf andere Weise fand sich eine weitere Beziehung des NaCl zur Hypophyse[4831-4833]. Nach Entfernung des Hypophysenhinterlappens entwickelt sich bei der Ratte ein Diabetes insipidus. Die Schwere dieses Krankheitsbildes konnte durch die NaCl-Zufuhr beeinflußt werden, indem Entzug des NaCl zu einer beträchtlichen Besserung des Krankheitsbildes führte. Obwohl durch die Erscheinungen sogar der Tod der Tiere herbeigeführt werden konnte, hatte die Ratte trotzdem ein starkes — hier also durchaus nicht günstiges — Verlangen nach Salz. Mit dem Salz wurde der Durst enorm erhöht, so daß z. B. ein Tier von 100 g Gewicht an einem Tage 170 ccm Flüssigkeit aufnahm. Ähnlich wie NaCl wirkte $NaHCO_3$, nicht aber Na_2SO_4, Na-citrat, KCl und $CaCl_2$. Die ungünstige Wirkung der Salzzufuhr (z. B. 250 mg/Tier) beeinflußte auch die Hypophyse direkt. Denn während nach der Operation durch Regeneration des Hinterlappengewebes die Krankheit in 3—4 Wochen bei der Ratte ausheilte, geschah das bei den Salztieren nicht. Diese ungünstige Wirkung des NaCl traf nur den Hinterlappen, vorher die eventuell günstige Wirkung den Vorderlappen.

Das zeigten auch anatomische Untersuchungen[4833, I]. Bei normalen Ratten kam es bei NaCl-Fütterung zu einer Vergrößerung der acidophilen und basophilen Zellen, bei letzteren auch noch zur Vermehrung, die chromophoben nehmen an Zahl ab. Nach Nebennierenexstirpation zeigten sich Veränderungen in den acidophilen und basophilen Zellen, die durch NaCl-Zufuhr fast völlig verhütet werden konnten.

Im *Blut* fand sich nach Exstirpation der Nebennieren eine Abnahme des Na·[4825, 4835, 4837], während bei Cl' auch eine Abnahme[4835], oder im Gegensatz zu anderen Versuchstieren manchmal keine Änderung[4837] gefunden wurde. Wichtig sind noch Erhöhungen des Gehaltes an K· und Reststickstoff[4834]. Die Werte von

---

[4827] MARMORSTON-GOTTESMAN, J. u. PERLA, D.: J. exp. Med. **50**, 93 (1929), Rona **52**, 452.
[4828] HOUSSAY, B. A. u. RIETTI, C. T.: C. rend. Soc. Biol. **126**, 620 (1937). C. **1938 II**, 1797.
[4829] MARTIN, S. J. u. FAZEKAS, J. F.: Proc. Soc. exp. Biol. a. Med. **37**, 369 (1937), Rona **109**, 279. C. **1938 II**, 873.
[4830] RUSSEL, J. A.: Amer. J. Physiol. **128**, 552 (1940), Rona **120**, 448.
[4831] SWANN, H. G.: Science **1939 II**, 67, Rona **117**, 407.
[4832] SWANN, H. G.: Amer. J. Physiol. **126**, 341 (1939), Rona **115**, 373.
[4833] SWANN, H. G. u. PENNER, B. J.: Endocrinology **24**, 253 (1939), Rona **113**, 90.
[4833, I] KONEFF, A. A., HOLMES, R. O. u. REESE, J. D.: Anat. Rec. **79**, 275 (1941), Rona **126**, 637.
[4834] INGLE, D. I., NILSON, H. W. u. KENDALL, E. O.: Amer. J. Physiol. **118**, 302 (1937), Rona **100**, 99.
[4835] HARRISON, H. E. u. DARROW, D. C.: J. clin. Invest. **17**, 77 (1938), Rona **107**, 426.

Ca·· und Mg·· desgl. SO_4'' (siehe dazu später SO_4''-Steigerungen) im Plasma waren nicht verändert[4837]. Dieses Problem wurde vor allem bei den größeren Versuchstieren bearbeitet.

Auch der Na·-Gehalt der *Muskelfaser* war erniedrigt und stieg (ebenso wie im Gehirn) bei NaCl-Behandlung über den Normalwert[4839]. Der K·-Gehalt des Muskels wurde uneinheitlich bei vermehrtem Wassergehalt[4837], teils erhöht[4835] gefunden. Bei dem letzten Befund gelang es, durch Gabe von NaCl und $NaHCO_3$ auch den K·-Gehalt des Muskels mit dem des Blutes zu senken, nur der der Leber wurde nicht verändert[4835, 4830, I].

Durch Gaben von Cortin wurde der erhöhte K·-Gehalt des Serums erniedrigt, ohne daß der Reststickstoff sich senkte, wenn eine Exstirpation der Niere jede Ausscheidung verhinderte. Der Muskel konnte durch die Gabe von Cortin trotz des hohen (138 und 130 mg%) Harnstoffgehaltes wieder besser arbeiten, ohne den Gehalt an Na· und Cl' im Blut zu ändern[4838]. Wenn auch diese Versuche zu zeigen scheinen, daß nicht die (hier fehlende) Niere der erste Angriffspunkt sein kann, wird man doch die Niere besonders beachten müssen und in der Bilanz von K·, Na· und Cl' wichtige Hinweise erwarten dürfen. Denn es gelang BUELL und TURNER[4840, I] durch Desoxycorticosteronacetat die Anreicherung des K· im Muskel und den Verlust an Na· zu verhindern, beides ähnlich auch durch NaCl zu erreichen. Wir werden daher danach fragen, wo das K· verbleibt, das aus dem Blut verschwunden ist.

Nach der Nebennierenexstirpation wurde zuerst eine *Diurese* mit Verlust von Na· und Cl' gefunden[3840, 4819], auch mit radioaktivem ^{24}Na nachweisbar (ANDERSON und Mitarbeiter[4806, IV]). Phosphat wurde vermehrt ausgeschieden[4837, 4840]. Bei Wasserbelastungsversuchen wurde mehr NaCl ausgewaschen als bei den Kontrollen, während in der Wasserausscheidung kein Unterschied bestand. Im Gegensatz dazu zeigte das Opossum, dessen Na· und Cl'-Gehalt im Plasma nach Nebennierenexstirpation ansteigt, eine Retention von NaCl. Diese konnte durch Injektion von Hypophysenhinterlappenextrakt in eine vermehrte Ausscheidung verkehrt werden[4843].

Bei der Ratte führte Gabe von 0,5% NaCl als Trinkwasser zur Diurese[4840]. Nach größeren Gaben konnte es zu beträchtlicher Verminderung der Harnmenge kommen. Auf Zufuhr von 75 mg NaCl in 5 ccm H_2O pro 100 g Tier kam es zu keiner Änderung der Harnmenge, aber schon 125 mg verkleinerte die Harnmenge auf $1/3$. 250 mg vergrößerte die Harnmenge etwas, aber das Verhältnis zu den Kontrollen blieb noch gleich groß. Es zeigte sich eine deletäre Wirkung, da die beiden Tiere bald darauf starben[4837], sie waren auch gegen NaCl empfindlicher als die Normaltiere. Vielleicht ist hier die starke Hypertonie der Lösung zu beachten.

Bei Gabe von 1% NaCl als Trinkwasser[4819] verhielten sich die Tiere bezüglich der Retention nicht viel anders als die normalen unoperierten Kontrollen. Dagegen zeigte sich eine Begünstigung der K·-Ausscheidung[4840-4842] außer bei den großen Dosen[4837]. 0,1% KCl zu 1% NaCl zugesetzt verursachte eine stärkere Diurese, die weit über das hinausging, was bei den nichtoperierten Tieren zur Beobachtung kam[4819]. Große Dosen von KCl führten wiederum zur Oligurie.

[4836] SELYE, H.: Proc. Soc. exp. Biol. Med. **38**, 728 (1938), Rona **111**, 94.
[4837] HELVE, O. E.: Biochem. Z. **306**, 343 (1940).
[4838] HARROP, G. A.: J. exp. Med. **64**, 233 (1936).
[4839] CAHANE, M.: Bull. Soc. chim. Biol. **19**, 353 (1937), Rona **100**, 467. C. **1937 II**, 3776.
[4840] SANDBERG, M., PERLA, D. u. HOLLY, O. M.: Endocrinology **21**, 352 (1937), Rona **103**, 50. C. **1937 II**, 1838.
[4840, I] BUELL, M. V. u. TURNER, E.: Amer. J. Physiol. **134**, 225 (1941). C. **1943 II**, 533.
[4841] MARENZI, A. D.: C. rend. Soc. Biol. **130**, 291 (1939), Rona **114**, 108.
[4842] MARENZI, A. D.: C. rend. Soc. Biol. **130**, 292 (1939), Rona **114**, 108.

Man wird sich fragen, ob diese merkwürdigen Unterschiede gegenüber dem intakten Tier nicht in einem Versagen des Kreislaufs zu suchen sind, da sich auch im Blut ein Anstieg von K˙ sofort bemerkbar machte[4841]. Trotz Diurese zeigte sich in der Verminderung der Ausscheidung von K˙ sofort der Mangel des Nebennierenhormons. Von Bedeutung ist für die Bilanz, daß durch die schlechte Verdauung ein Teil des K˙ der Nahrung nicht zur Resorption kam und eine höhere Abgabe durch den Kot erfolgte[4841]. Diese Frage wurde bei anderen Versuchstieren einer genaueren Analyse unterzogen.

An dieser Stelle soll noch einmal die Beziehung von NaCl zur Nebennierenrinde von anderer Seite beleuchtet werden und die Bedeutung, die NaCl gewinnt bei *Überdosierung von Desoxycorticosteronacetat*. Bei therapeutischen Dosen zeigt sich, wie die Ausscheidung des Na˙ zugunsten von K˙ gehemmt wird, andererseits wird die Aufnahme von Na˙ in den Muskel begünstigt, die von K˙ gehemmt. Die Wirkung auf die Niere bedeutet Zunahme des Na˙ in den Körperflüssigkeiten und damit Vermehrung der extracellulären, dem Na˙ vorwiegend zugänglichen Flüssigkeiten. Der zweite Vorgang wirkt diesem entgegen, weil das Na˙ in den Zellen aufgenommen wird. Diese Verhältnisse lassen die Vermutung von EICHLER und BARFUSS[4803, V] möglich erscheinen, daß die Nebennierenrinde mit der Regulation der Blutmenge verknüpft ist.

Als weitere Komplikation gibt es die Mobilisierung von Na˙ bei Schwitzen, wie sie nach den Versuchen von BÖTTNER und SCHLEGEL nicht nur zur Verbesserung des Kreislaufs, sondern auch zur erhöhten Ausscheidung von NaCl im Schweiß führt. Der Ursprung dieser Veränderung ist völlig undurchsichtig und ist vielleicht im Muskelstoffwechsel zu suchen (werden die extracellulären Räume verkleinert?).

Bei übermäßiger Dosierung macht sich aber in erster Linie der an der Niere angreifende Teil bemerkbar, besonders in Kombination mit Kochsalzzulagen. SELYE[4844, I] fand bei den Ratten Entwicklung von Überdruck, Nephrosklerosis mit Vergrößerung des Herzens und der Nieren zunehmend mit der Dosis von NaCl, ohne daß KCl auf diesen Ablauf irgendeinen Einfluß gewinnen konnte, außer daß es den Abfall des Serumkaliums, der sonst nebenherläuft, verhinderte (siehe [4844, IV]). Diese Versuche wurden von verschiedenen Seiten nachgeprüft und erweitert, und wir halten sie für wichtig genug, um darüber zu berichten.

KNOWLTON und Mitarbeiter[4844, II] setzten 8 Gruppen von je 8 Ratten auf eine Na-arme Grunddiät aus Weizenmehl, Casein und Lebertran mit 0,89 m.aeq. Na, 1,91 m.aeq. Cl' und 6,17 m.aeq. K/100 g. Die Zusätze waren folgendermaßen verteilt:

Gruppe I 2,5 mg Desoxycorticosteron täglich.
II 1,5% NaCl + 0,2% NaCl als Trinkwasser + Hormon.
III 1,5% NaCl + 0,2% NaCl + 0,4% KCl im Trinkwasser + Hormon.
IV 1,5% NaCl + 0,2% NaCl im Trinkwasser ohne Hormon.

Die Gruppen V—VIII erhielten dasselbe Regime, nur wurde ihnen noch ein nephrotoxisches Serum gegeben.

Der Blutdruck stieg bei allen mehr oder weniger, aber eine richtige Steigerung über 200 mm Hg fand sich nur in Gruppe VI und VII. Wenn also eine der 3 Faktoren NaCl, Hormon und Nierenschädigung fehlte, kam es nicht zu diesem Erfolg. Es wurden die Gewichte von Herzen und Nieren vergrößert gefunden, aber nie bei ausschließlicher Hormongabe. Aus der histologischen Untersuchung ist wichtig das Verhalten der Niere; der Gefäßapparat wurde in den Diäten I—V nicht verändert, aber die tubuli bei II, III, IV. Die Schädigung durch das nephro-

---

[4843] SILVETTE, H. u. BRITTON, S. W.: Amer. J. Physiol. **121**, 528 (1938), Rona **108**, 84.
[4844] PUCCINELLI, E.: Atti Accad. Fisiocrit. Siena XI. **7**, 445 (1939), Rona **123**, 478.
[4844, I] SELYE, H.: J. clin. Endocrinology **6**, 117 (1946).
[4844, II] KNOWLTON, A. T., LOEB, E. N., STOCK, H. C. u. SEAGAL, B. C.: J. exp. Med. **85**, 187 (1947).

toxische Serum wurde durch Reduktion der NaCl-Gabe weitgehend verhindert. Kalium hatte gar keine Bedeutung auf die Entwicklung der Symptome.

In einer Publikation von FRIEDMAN und Mitarbeiter[4844, III] wurde vor allem die Funktion der Niere geprüft.

Die Zufuhr des Hormons erfolgte durch Desoxycorticosteronacetat. Eine Tablette von 75 mg in 3 gleiche Teile zerbrochen wurde am 1., 11. und 25. Tag implantiert. Die Gruppen I und III tranken Leitungswasser, II und IV 1% NaCl, III und IV erhielten das Hormon.

Am Ende der 2. Woche war bei der Gruppe II die glomeruläre Filtration erhöht. Diese Reaktion auf NaCl wurde durch Hormon verhindert. Das K˙ im Plasma war in III und IV gefallen und Na˙ erhöht, weniger Cl′, so daß Na/Cl etwas gestiegen war. In Gruppe II war Na˙ und Cl erhöht.

Nach der 4. Woche war der Blutdruck erhöht bei 6 Tieren von III und 8 Tieren von IV. In der Niere fand sich eine Störung der Sekretion der tubuli trotz erhöhter Filtration, was als eine Konstriktion des vas efferens gedeutet wurde. Die Senkung des Cl′ war besonders bei IV deutlicher geworden. Nach 6 Wochen war der Blutdruck erhöht bei Gruppe IV, weniger bei III (10 und 3 Tiere). Die Nierenfiltration von III zeigte weitgehende Anpassung, dafür war bei IV der Zustand weiter verschlechtert, Filtration und Exkretion der Tubuli war zurückgegangen, Plasmafluß auf die Hälfte reduziert.

Die vergrößerte Niere war ischämisch. Die histologischen Bilder zeigten eine glomeruläre Sklerose mäßigen Ausmaßes. Keine Veränderungen an den tubulis. Im Plasma war Na/Cl bei beiden Gruppen, die Hormon erhielten, angestiegen. — Im ganzen zeigte sich hier die Bedeutung der NaCl-Zufuhr. Wir sehen vor allem die besondere Bevorzugung der Cl-Ausscheidung. Wenn das Hormon fehlte, hörte sie auf, und es entwickelte sich eine Acidose. Bei nebennierenlosen Tieren genügt für längere Zeit deshalb nicht NaCl, sondern man muß basisches Salz zulegen ($NaHCO_3$, Na-Acetat). (Siehe Abschnitt Hund.)

In Versuchen von FRIEDMAN und CAMPBELL[4844, V] wurde Desoxycorticosteron implantiert mit 1% NaCl als Trinkwasser und geprüft, wie die gleichzeitige Exstirpation der Nebenniere sich auf die Blutdrucksteigerung und ihre Folgen auswirkt. Bei den operierten Tieren stieg der Druck rascher an, ebenso waren Gewicht von Herz und Niere größer, aber dieser Effekt ging nach 3—4 Wochen zurück, was gegen die direkte günstige Wirkung der Nebenniere spricht.

Eine Nephrosklerose mit Überdruck ließ sich auch durch lyophilisierten Extrakt des Hypophysenvorderlappens bei reichlicher Salzzulage erreichen[4844, VI].

Versuche, die Veränderungen des *Stoffwechsels* festzustellen, haben meist nur zu unzusammenhängenden Resultaten geführt. HELVE[4837] hat hier umfangreiche Analysen mitgeteilt. Die Tendenz des Blutzuckers, des Muskelglykogens und der Blutmilchsäure ging mehr nach einer Erniedrigung. Die Phosphatfraktion des Blutes war nicht verändert, die des Muskels, abgesehen von niedrigeren Phosphagenwerten, auch nicht. Die mit NaF-Zusatz geprüfte Phosphorylierungsfähigkeit zeigte keine Störung, entgegen VERZAR. Nur der Reststickstoff zeigte sich im Blut und Muskel erhöht. Eine Beziehung zu dem NaCl-Gehalt wurde nicht gesucht.

[4844, III] FRIEDMAN, S. M., POLLEY, J. R. u. FRIEDMAN, C. L.: J. exp. Med. 87, 329 (1948).
[4844, IV] SELYE, H.: J. am. Vet. med. Assoz. 103, 140 (1943). Auch bei Hühnchen konnte durch Desoxycorticosteron Nephrosklerosis, cardiovasculäre Schäden und Wasserretention beobachtet werden, besonders wenn sie 0,3% NaCl als Trinkwasser erhielten. Aber nach größeren Gaben von NaCl allein konnte man beim Huhn schon das Syndrom der Nephrosklerosis erzielen.
[4844, V] FRIEDMAN, S. M., FRIEDMAN, C. L. u. CAMPBELL, C. G.: Am. J. Physiol. 157, 241 (1949).
[4844, VI] SELYE, H.: Am. J. med. Sci. 215, 442 (1948). Überdruck ließ sich verhindern durch Reduktion des Caseins der Diät von 30% auf 15%.

In Versuchen am WARBURGschen Apparat[4844] fand sich an Leberschnitten von nebennierenlosen Ratten eine geringfügige Verminderung der Milchsäureoxydation, die Oxydation von Alanin war deutlicher (40%), die der Buttersäure um 80% herabgesetzt. Diese Versuche können nur persistierende, nicht mit NaCl zusammenhängende Störungen wiedergeben, denn in vitro ist der NaCl-Mangel behoben, und wir haben vorher darauf hingewiesen, daß NaCl am ganzen Tier ohne Latenzzeit wirksam wird, im Gegensatz zu den Hormonen.

3. **Kaninchen.** Nach Exstirpation der Nebennieren fiel der Na$\cdot$- und Cl$'$-Gehalt, obwohl die Tiere nur kurz überlebten[4845], das Blutkalium stieg aber nur in extremis[4846].

4. **Katze.** Auch hier fand sich die Erniedrigung des Na$\cdot$ im Plasma konstanter als die des Cl$'$[4847]. Der Quotient Na/Cl der Verluste war mit 1,26 anders bei Nebennierenexstirpation als bei anderen Zuständen, wie Pankreasexstirpation und Nephrektomie mit 0,59[4848]. Trotz NaCl-Verlust verlaufen die klinischen Erscheinungen anders. Zu erinnern ist an den Befund[4849], daß Cortin den Na$\cdot$-Gehalt des Plasmas nicht verändert und die Symptome beseitigt, daß aber in der Nebenniere noch ein Na$\cdot$-Faktor gefunden wurde. Die Inkonstanz der Cl$'$-Erniedrigung und die größere Konstanz der Na$\cdot$-Abnahme trotz offenbarer Verluste von Na$\cdot$ und Cl$'$ ist aus den Vorgängen im Gewebe zu erklären. Durch den Verlust von Mineralien muß der osmotische Druck im Blut abnehmen, wodurch die Muskeln an Wasser gewinnen ([4848], sogar proportional der Abnahme des Cl$'$ im Plasma). Dadurch werden aber die in den extracellulären Räumen des Muskels vorhandenen Cl$'$-Ionen ins Blut abgedrängt und verschleiern gewissermaßen die Größe des Verlustes.

DARROW und Mitarbeiter[4855] fanden dagegen eine Zunahme auch des extracellulären Wassers ebenso wie des intracellulären um 10%, während das Na$\cdot$ im Plasma von 161,7 auf 145,8 m. äquiv., das Cl$'$ von 128,7 auf 115,9 m. äquiv. abgenommen hatte und K$\cdot$ von 4,28 auf 6,63 zunahm. Die Autoren sprechen die Ansicht aus, daß die Abnahme des extracellulären Wassers die anderen Organe, aber nicht Muskel und Herz betreffe. Dieser Befund wurde von anderen nicht bestätigt, obwohl natürlich in der Abnahme der Spannung der Haut ein schon sichtbarer Wasserverlust deutlich wird.

Auch eine Vermehrung des osmotischen Drucks wurde mit einer Gefrierpunktsdepression von —0,75° gegen vorher 0,60—0,62° berichtet. Na$\cdot$- und Cl$'$-Verluste fanden sich dabei im Muskel, weniger im Gehirn, die Leber konnte sogar höhere Werte zeigen. Erhöhung des kolloidosmotischen Drucks und Abnahme der Urinsekretion vervollständigten das Bild der Exsiccose[4851].

Hier finden sich verschiedene kaum zu vereinbarende Symptome. Der osmotische Druck dürfte nur steigen, wenn die Kristalloide zunehmen, also Na$\cdot$ und Cl$'$, dann aber werden wir schwerlich Abnahme des Cl$'$ in der Muskelfaser auffinden können. Solche „Exsiccose" trifft aber nur das Blut selbst, es sind die Befunde von GÖMÖRI[4745] anzuführen, der Zunahme des Serumproteins, Abnahme des Blutdrucks und des Filtrationsdrucks in den Glomerulis mit verminderter Durch-

---

[4845] KOREF, O., ARENAS, A. u. BRAVO, A.: Rev. Inst. Bakter. Chile **6**, 59 (1937), Rona **109**, 99.
[4846] MALAGUZZI, C. V.: Arch. de Sci. biol. **21**, 79 (1935), Rona **90**, 566.
[4847] URECHIA, C. I., BENETATO, GR. u. RETEZEANU: Bull. Acad. Med. Roum. **1**, 141 (1936), Rona **93**, 557.
[4848] BRITTON, S. W. u. SILVETTE, H.: Amer. J. Physiol. **118**, 594 (1937), Rona **101**, 78.
[4849] HARTMANN, F. A., SPOOR, H. J. u. LEWIS, L. A.: Science **1939 I**, 204, Rona **115**, 75.
[4850] DE MIRA, F. u. FONTES, J.: C. rend. Soc. Biol. **131**, 655 (1939), Rona **116**, 98.
[4851] MARGITAY-BECHT, E. u. BINDER, L.: Naunyn-Schmiedebergs Arch. **186**, 96 (1937).

strömung verantwortlich macht für die Erhöhung des Reststickstoffs im Blut. Gabe von NaCl verursachte Erhöhung des Blutdrucks und der Durchströmungsgeschwindigkeit und damit auch Rückgang des Reststickstoffs.

Wir haben schon früher darauf hingewiesen, daß der Rest-N mit wesentlichen Symptomen des Nebennierensyndroms nicht ursächlich zusammenhängt, z. B. blieb bei gleichzeitig exstirpierter Niere der Rest-N hoch nach Gabe von Cortin, aber die Arbeitsfähigkeit des Muskels näherte sich der Norm. Hierbei ist vor allem das $K^{\cdot}$ zu beachten.

Durch Zufuhr von NaCl und Na-acetat kann man die Tiere länger am Leben erhalten, wenn zugleich ausreichend Flüssigkeit geboten wird. Die maximale Überlebensdauer überschritt aber nicht 15 Tage[4854]. Salzzufuhr genügte nicht, es ist zugleich auf den $K^{\cdot}$-Gehalt der Nahrung zu achten, dieser muß niedrig sein. Bei einer Diät aus Casein, Talg, Butter, Zucker, Mehl, Hefe und Knochenasche mit 0,5% Salzen und 15 g NaCl + 5,0 g Na-citrat, die sich bei Hunden bewährt hatte[4852], gingen die Katzen ohne Nebenniere nicht langsamer zugrunde als ohne solche Therapie. Anscheinend fehlten in dieser Diät Vitamine, $Fe^{\cdot\cdot}$, $Ca^{\cdot\cdot}$, P usw. Wenn das Beachtung fand, ließen sich die Tiere am Leben erhalten[4850].

Beschleunigt gingen Tiere ohne Nebennieren zugrunde, wenn durch Verletzung des Hypothalamus mit Degeneration des Traktus supraopticahypophyseus eine Polyurie erzeugt worden war.

Pitressingabe, die sonst nicht den Gehalt des Plasmas an $K^{\cdot}$, $Na^{\cdot}$ und Cl' beeinflußte, verlängerte unter Einsparung von Wasser und Salzen das Leben[4853], weil die einsetzende Harnflut mehr NaCl mitführte. Trotzdem sank der Gehalt an $Na^{\cdot}$ und Cl' weniger, weil der gleichzeitige Wasserverlust stärker war[4855, I].

5. Hunde. An diesem Versuchstier wurden die meisten Versuche bezüglich der Erscheinungen der Nebenniereninsuffizienz angestellt. Die Resultate und besonders die Auffassungen der Befunde sind nicht einheitlich, insbesondere auch nicht, was die Stellung von $Na^{\cdot}$ und Cl' im Geschehen anbetrifft, ebenso wie die Wirkung des Hormons, wobei wir die Frage des isolierten $Na^{\cdot}$-Faktors hier nicht berücksichtigen.

Nach der Nebenniereninsuffizienz kommt es zuerst zu einer Periode der Diurese mit Verlust von $Na^{\cdot}$ und Cl'. Daß gerade diese beiden Ionen in erster Linie betroffen werden, weist auf den vorwiegenden Verlust extracellulären Wassers hin. Eine Prüfung der extracellulären Räume mit Rhodanid offenbarte auch deren Abnahme[4857]. Mit den negativen Bilanzen des $Na^{\cdot}$ und Cl' ist ein Absinken des $Na^{\cdot}$ und Cl' im Blut verbunden.

Einen Überblick geben folgende Versuche von HARROP und Mitarbeitern[4858]. Während der ersten Periode der Diurese kommt es zu einem Anstieg von P, U^{+} und $K^{\cdot}$ im Plasma, SO_4'' steigt bei Auftreten der Symptome von 2 mg% auf 12 mg%, parallelgehend mit PO_4''' und der Entwicklung einer Acidose[4859]. Die Acidose ist außerdem die Folge einer größeren Ausscheidung von $Na^{\cdot}$ als von Cl'. Wird in diesem Stadium Hormon verabfolgt, dann kommt es unter neuer-

---

[4852] NILSON, H. W.: Amer. J. Physiol. 118, 620 (1937), Rona 101, 77.
[4853] WINTER, C. A., INGRAM, W. R. u. GROSS, E. G.: Amer. J. Physiol. 127, 64 (1939), Rona 117, 101.
[4854] MARINE, D. u. BAUMANN, E. J.: Amer. J. Physiol. 81, 86 (1927). Auch Na-Acetat wirkte so. Na-Glycerophosphat war fast so wirksam.
[4855] DARROW, D. C., HARRISON, H. E. u. TAFFEL, M.: J. biol. Chem. 130, 487 (1939).
[4855, I] WINTER, C. A., INGRAM, W. R., GROSS, E. G. u. SATTLER, D. G.: Endocrinology 28, 535 (1941), Rona 126, 529.
[4856] MUNTWYLER, E., MAUTZ, F. R., MANGUN, G. u. MELLORS, R. C.: J. biol. Chem. 128, LXXIV (1939).
[4857] HARROP, G. A.: Bull. Hopkins Hosp. 59, 11 (1936), Rona 96, 607.

licher Diurese (die aber zum therapeutischen Effekt nicht notwendig ist) zu einer Ausscheidung der im Blut vorher angestiegenen U+, K·, PO$_4$''' und Retention von Na· und Cl', die im Plasma zu normalen Werten gelangen. Erhält jetzt der Hund 1 g NaCl und wird dann plötzlich die Hormonverabfolgung eingestellt, dann zeigen sich folgende Änderungen (nach [4858]):

Tabelle 354.

Behandlung	Bilanz m. äquiv.		im Blut m. äquiv.	
	Na·	Cl'	Na·	Cl'
Hormongabe			144,8	111,1
ohne Hormon 2 Tage	—66,0	—50,7		
„ „ 2 „	— 5,3	+ 1,6		
„ „ 2 „	— 3,7	—10,6	133,8	101,5*
wieder Hormon	— 2,2	— 9,2		
	+16,0	+ 8,5		
	+16,1	+15,1	140,5	107,5

* Insuffizienzsymptome entwickelt.

An der Gesamtabnahme der extracellulären Phase beteiligte sich auch der Muskel etwas, aber das Verteilungsgesetz des Na·, Cl' und K· zwischen Achillessehne und anderen kollagenen Geweben und Plasma war nicht verändert, es gehorchte dem Donnangleichgewicht (MUNTWYLER und Mitarbeiter[4759−4761, 4856]). Die intracelluläre Phase nahm zu, ein Befund, der wohl am konstantesten bei allen Autoren wiederkehrt. Aber schon bei der Wirkung einer Hormongabe fanden sich große Differenzen. Obige Autoren fanden eine klinische Besserung mit Zunahme von Na· und Cl' und Abnahme der Acidose, aber ohne Verdünnung des Blutes und Verschiebung des Wassergehaltes, andere, z. B. SWINGLE und Mitarbeitern[4860] fanden gerade Verdünnung des eingedickten Blutes. Blutdruck, Hämoglobin, Erythrocyten, Blutharnstoff und Blutzucker näherten sich der Norm, während der Gehalt an Na· und Cl' sogar weiter sank, wie folgende Daten anzeigen (Tabelle 355):

Tabelle 355.

	gesund	Insuffizienz	nach Extrakt
Na·	140,8	122,9	120,9
Cl'	114,2	96,4	93,0

Das Absinken des Cl'-Gehaltes ist nur durch andere Wasserverteilung verständlich, wenn die klinische Besserung einsetzt, da keine Zeit bestanden hatte, durch die Nahrung genügend NaCl zuzuführen, um die Bestände aufzufüllen.

Die Umschichtung von Flüssigkeit kann bei der die Cl'-Räume betreffenden „Exsiccose" aber nur die Organe selbst, die Muskeln in erster Linie betreffen. Das zeigte sich in einer Zunahme der extracellulären Räume[4857]. Aber auch die Gewebe haben nach den ersten Verlusten nicht soviel Wasser zur Verfügung, und deshalb wurde erst bei Zufuhr von Flüssigkeit durch die Nahrung die tatsächliche Restitution des Blutdrucks und auch die notwendige Harnausscheidung erreicht[4861]. Die Verhältnisse zeigten, welche geringen Reserven die Hunde bei

---

[4858] HARROP, G. A, NICHOLSON, W. M., SOFFER, L. J. u. STRAUSS, M.: Proc. Soc. exp. Biol. Med. 32, 1312 (1935), Rona 90, 291.
[4859] SWINGLE, W. W. u. WENNER, W. F.: Proc. Soc. exp. Biol. Med. 25, 169 (1927).
[4860] SWINGLE, W. W., PARKINS, W. M. u. TAYLOR, A. R.: Proc. Soc. exp. Biol. Med. 34, 75 (1936), Rona 95, 305.
[4861] SWINGLE, W. W., PFIFFNER, J. J., VARS, H. M. u. PARKINS, W. M.: Amer. J. Physiol. 108, 144 (1934), Rona 80, 308.

voller Insuffizienz gegen leichte Insulte haben, die eine Regulation verlangen. So wurde eine intraperitoneale Traubenzuckerinjektion oder eine Blutentnahme (trotz der Eindickung des Blutes) in diesem Zustande schon mit einem schweren Kollaps beantwortet, selbst wenn mäßige Hormongaben den Zustand des Tieres einigermaßen erhielten; nur ganz große Dosen des Hormons konnten noch rettend wirken[4855]. Die extracellulären Räume gehören auch zur Regulation des Blutkreislaufs, obwohl darauf nicht viel geachtet wird.

Bei größerer Gabe von Hormon konnte selbst ein mit salzarmer Kost ernährtes Tier bei einem Cl'-Gehalt von 90—100 m. äquiv. und 120—140 m. äquiv. Na˙ am Leben erhalten werden. Wurde aber NaCl der Nahrung zugelegt, dann konnte die Hormongabe allmählich reduziert werden[4756]. Praktisch unbegrenzt konnten die operierten Hunde am Leben erhalten werden, wenn nach der Operation erst eine Phase von Behandlung mit Hormon eingeschaltet wurde und dann nachher der Übergang zu der Diät mit Salz erfolgte[4862, I].

Wichtig sind die manchmal auftretenden Krisen. Die sonst frischen Tiere findet man am nächsten Tage mit Erbrechen vor, das Blut enthalten kann; der Stuhlgang ist teerig, aber trotzdem ist das Tier vorerst noch frisch. Nach einigen Stunden sind die Augen eingesunken, Lethargie entwickelt sich, die Extremitäten werden kalt. Der Herzschlag wird zuerst rasch, nachher langsam und unregelmäßig. Das Atemgeräusch zeigt den Beginn eines Lungenödems an. Zur Auslösung solcher Krisen gehörten manchmal Kleinigkeiten, z. B. Würmer, Staupe, einmal war mit einem Ekzem eine Hypoglykämie (10 mg%) vorhanden, einmal K˙-Gabe. Die K˙-Gabe wirkte nicht gleich einer Verminderung der Na˙-Zufuhr. Dieses mit Sicherheit zum Tode führende Krankheitsbild konnte durch große NaCl-Gaben trotz Regulierung des Na˙-Gehaltes im Plasma nicht immer, besser durch Hormon geheilt werden.

Diese Zahlen und Angaben sprechen einerseits gegen die Wichtigkeit des Na˙- und Cl'-Gehaltes des Blutes, aber für die Wichtigkeit des NaCl im Zusammenwirken mit dem Hormon. Wurden einem nebennierenlosen Hund 50 ccm Glucose intraperitoneal gegeben, dann kam es zu Schock und Kollaps. Der Blutdruck sank auf 48 mm Hg, auch wenn das peritoneale Transsudat nicht entfernt wurde. Wurde dieses aber entnommen und das darin enthaltene NaCl dem Hunde in 30% Lösung intravenös verabfolgt, dann konnte das Blutdruckniveau sofort zur Norm zurückgeführt werden (SWINGLE und Mitarbeiter[4757]). Der Schluß, daß dieser Effekt entstände, weil der Hund ohne Nebennieren die Verteilung des Wassers nicht regulieren könne, ist nicht überzeugend, denn auch der unverletzte Hund kann unter solchen Bedingungen in schweren Schock kommen, der sogar tödlich verlaufen kann, wie wir es früher ausführlich bei den hypochlorämischen Zuständen darstellten. Der entscheidende Unterschied liegt im Quantitativen. Der Hund ohne Nebennieren hat geringere Reserven einzusetzen.

Zur Erhaltung der Gesundheit der Tiere genügen weder andere Na˙-Salze allein, noch NaCl allein, beide sind notwendig und müssen in genügender Menge zugeführt werden. Für kurze Zeit kann aber auch nur eine Bedingung genügen.

Ein Hund erhielt 2 g NaCl/kg täglich. Der Harnstoff im Blut betrug < 25 mg%. Bei Salzentzug erfolgte sofortiger Anstieg mit Abfall des Blutdrucks und unwesentlichem Anstieg des Hämoglobins (SWINGLE, PFIFFNER, VARS und PARKINS[4862], siehe auch [4865]).

In diesen Versuchen entwickelten sich manchmal gastrointestinale Störungen mit Durchfällen analog den obigen Krisen. Die Zufuhr des notwendigen NaCl

---

[4862] SWINGLE, W. W., PFIFFNER, J. J., VARS, H. M. u. PARKINS, W. M.: Amer. J. Physiol. **108**, 159 (1934), Rona **80**, 308.
[4862, I] CLEGHORN, R. A., ARMSTRONG, C. W. J. u. AUSTEN, D. C.: Endocrinology **25**, 888 (1939), Rona **125**, 629.

durch die Nahrung hörte auf, und so erfolgte der Zusammenbruch. Diese Erscheinungen sind vielleicht auf eine Anorexie infolge des stark salzhaltigen Futters zurückzuführen.

In anderen Versuchen wurde pro Tag 8—20 g NaCl zugeführt. Das gelang verhältnismäßig gut, weil nur ein Teil des NaCl im Futter, ein Teil aber durch die zum Trinken bereitgestellte 0,6% NaCl-Lösung erfolgte. Die Tiere verloren nach 50—60 Tagen den Appetit, es erfolgte Erbrechen, Gewichtsverlust und Insuffizienzerscheinungen. Trotz des Erbrechens war die Alkalireserve auf 30 mg% gesunken. Da der Verlust von Na˙ immer größer ist als der von Cl', muß dieser Effekt unweigerlich früher oder später eintreten. Wurde jetzt NaHCO₃ oder noch besser Na-Citrat verabfolgt, dann besserte sich das Befinden der Tiere und es gelang, ein Tier 150 Tage lang ohne Hormon am Leben zu erhalten[4863] (Diät 200 mg% K˙).

Wurde umgekehrt verfahren und der Versuch gemacht, ob man durch Gabe von Na˙-Salzen allein (NaHCO₃, Na-Gluconat, Na-Lactat) das NaCl ersetzen könnte, dann scheiterte das daran, daß die Tiere das Essen verweigerten. Wurden jetzt die Salze vor der Mahlzeit mit der Schlundsonde verabfolgt, dann traten leicht Durchfälle und sonstige Verdauungsstörungen auf. Wenn dieses Verfahren durch eine intravenöse Injektion verstärkt wurde, gelang es zwar, das K˙ im Blute zu erniedrigen und den sonst raschen Verlust an Cl' hintanzuhalten, aber infolge des fortdauernden Verlustes der auf etwa 90 m. äquiv. gesunkenen Cl'-Werte hörte die Magensaftsekretion auf und Anorexie machte die Fortführung des Versuchs unmöglich. Auf 4 g NaCl per os bei einem Hund von 10 kg stieg das Cl' auf 108,5 m. äquiv., und die Salzsäuresekretion setzte wieder ein[4864].

Dieser Befund findet kein Analogon in dem nach Pylorusverschluß auftretenden Erbrechen, wo die Cl'-Werte des Plasmas extrem niedrig werden, ohne daß die Magensaftsekretion wesentlich geringer wird. Ganz entschieden ist auch Cl' zur Aktivierung mancher Fermente notwendig, aber die Konzentrationen, die ausreichen zur optimalen Wirkung, sind sehr gering (siehe Fermente).

Ein merkwürdiger Zwischenfall trat manchmal auf, wenn die an sich zureichende Salzzufuhr von 5 g NaCl + 2 g NaHCO₃ vermindert wurde. Es entwickelte sich ein Zustand der Nebenniereninsuffizienz, mit schwankendem Gang anfangend. Aber hier war der Spiegel des Na˙ und Cl' im Blut plötzlich emporgeschnellt, z. B. beim Cl' von 104 auf 129, beim Na˙ von 134 auf 150 m. äquiv. Der K˙-Gehalt war allerdings schon vorher von 8,5 auf 18,5—18,9 m. äquiv. gestiegen, und hierdurch kam es zu Muskelstörungen und Rhythmusstörungen des Herzens. Wie die Steigerung des Na˙ und Cl' im Plasma zu erklären ist, ist unsicher, vielleicht durch Änderungen im Muskelstoffwechsel, worauf der vorherige Anstieg des K˙ hinweisen könnte. Werden die Aktionen des Muskels unökonomisch, dann muß es zu einer Zunahme des osmotischen Drucks im Muskelinneren kommen mit Aufnahme von Wasser in die Faser. Der Reststickstoff betrug 76 mg%[4864].

Das Verhalten des *Blutzuckers* war außerordentlich variabel, z. B. in den eben angeführten Versuchen fiel er ab, wenn die Tiere unzureichende Mengen von Salz erhalten hatten. Aber zugleich war Anorexie zu beobachten, und es wurde die Auffassung vertreten, daß die Höhe des Blutzuckerspiegels für die

---

[4863] ALLERS, W. D. u. KENDALL, E. C.: Amer. J. Physiol. **118**, 87 (1937). C. **1937 I**, 3009.

[4864] HARROP, G. A., SOFFER, L. J., NICHOLSON, W. M. u. STRAUSS, M.: J. exp. Med. **61**, 839 (1935), Rona **90**, 158. C. **1935 II**, 1051.

[4865] SCHÄFER, W.: Z. exp. Med. **96**, 618 (1935), Rona **90**, 124. Cl' und Rest-N verhielten sich bei nebennierenexstirpierten Hunden entgegengesetzt. Das Blut-Cl' soll auch bei positiver Cl'-Bilanz abnehmen.

Überlebensdauer ohne Bedeutung sei[4864]. Diese Auffassung könnte man auch aus folgenden Versuchen[4866] ableiten. Nach Exstirpation der Nebenniere sanken Blutzucker und Glykogen in Herz, Leber und Muskel, ohne Beziehung der Größe des Abfalls zur Lebensdauer. Diese Werte konnten — besonders was den Blutzucker betrifft — durch Hormon zurückgeführt werden, aber nach NaCl-Gabe wurde die Blutzuckerkonzentration herabgesetzt, und doch lebten die Tiere länger als ohne die Behandlung. Umgekehrt kam es durch Zufuhr von Glucose anschließend an eine Steigerung zu schweren Hypoglykämien (KENDALL und Mitarbeiter[4653, 4863]). Diese konnten so schwer sein, daß z. B. ein Tier mit einem Blutzucker von 19 mg% starb[4863].

Diese Verhältnisse stehen im Gegensatz zu denjenigen beim pankreaslosen Tier, bei dem NaCl-arme Kost mit geringerem Cl'-Gehalt des Blutes zur Verschlechterung der Kohlenhydrattoleranz und der Insulinwirkung, NaCl-Zulage zur Verbesserung beider Faktoren Anlaß gibt (siehe auch [4867]).

Dagegen findet sich hier ein Zusammenhang mit der *Diurese*. Wurde Hunden ohne Nebennieren eine Infusion 10% Glucose in der Menge von 1 g/kg/Stunde verabfolgt (KENDALL, FLOCK, BOLLMAN und MANN[4653]), dann trat Unterdrückung der Urinsekretion bis zur völligen Anurie ein, die noch mehrere Stunden nach Aufhören der Infusion fortbestehen konnte. Während der Anurie stieg das K˙ im Blut an, und damit entschied sich auch das Schicksal der Tiere. Gelang es, eine Diurese wieder in Gang zu bringen, dann konnte die Ausscheidung des K˙ begünstigt und das Leben gerettet werden. Und wenn auch die Schwere der Symptome mit der Konzentration von NaCl im Plasma nicht konform ging, ließ sich doch durch Gabe von NaCl die Diurese in Gang bringen, ja wenn der 10% Glucose 0,9% NaCl zugesetzt wurde, kam es gar nicht zur Anurie. In der Begünstigung der K˙-Ausscheidung glichen sich die Gaben von Cortin und NaCl[4653, 4868, 4869].

Auch die Verteilung des K˙ ist gestört, z. B. blieb die Konzentration im Blut länger erhöht bei Hunden ohne Nebennieren als bei normalen[4870]. Aber bei Tieren mit K˙-armer Diät, die noch NaCl und Na-Citrat als Zulage erhielten (Diät siehe oben [4852]), wurde bei langsamer Steigerung selbst 10 g K˙ (gegeben als KH_2PO_4), an 2 aufeinanderfolgenden Tagen verabfolgt, ohne Zusammenbruch ertragen. Hier war anscheinend die Möglichkeit einer geeigneten Verteilung geschaffen worden (NILSON[4852]).

Man wird bei vielen dieser Vorgänge auf die *Nieren* hingewiesen. Ein Hund wurde arm an NaCl ernährt und nach Nebennierenexstirpation durch Cortin am Leben erhalten. Wurde jetzt das Hormon fortgelassen, dann erfolgte sofort Anurie. Der Harnstoff stieg an, und Koma bedrohte das Leben des Tieres. Wurde jetzt Cortin verabfolgt, dann kam es zur Verdünnung des NaCl im Plasma und zur Diurese. Das Hormon führte zur Mobilisierung von Körperwasser[4871]. Dieser Versuch berichtet von einem fast ausschließlich extrarenalen Angriffspunkt der ganzen Vorgänge, denn selbst wenn die Diurese — und damit die Ausscheidung von K˙ und Harnstoff — ausschließlich von der Funktion des Kreislaufs abhängig wäre, kann man dieses hier nicht annehmen, da bei Cortin weder eine direkte Beeinflussung des Herzens noch des Kreislaufs nachweisbar ist, wenigstens in

---

[4866] BRITTON, S. W., SILVETTE, H. u. KLINE R.: Amer. J. Physiol. **122**, 446 (1938), Rona **109**, 100.
[4867] ADLERSBERG, D. u. WACHSTEIN, M.: Klin. Wschr. **1937**, 85.
[4868] HARROP, G. A.: Bull. John Hopkins Hosp. **59**, 25 (1936). C. **1937 I**, 116.
[4869] HARROP, G. A. u. THORN, G. W.: J. of exp. Med. **65**, 757 (1937), Rona **104**, 613.
[4870] MARENZI, A. D.: Endocrinology **23**, 330 (1938), Rona **111**, 606.
[4871] SWINGLE, W. W., PARKINS, W. M., TAYLOR, A. R. u. HAYS, H. W.: Amer. J. Physiol. **119**, 684 (1937), Rona **103**, 272.

kleiner Dosierung. Hunde ohne Nebennieren, aber mit Desoxycorticosteron bei fehlender hoher Salzdiät, reagierten auf Adrenalin umgekehrt (auf Noradrenalin normal), wenn der NaCl-Gehalt im Plasma unter 500 mg% gesenkt wurde[4872, I]. Da die Reserven des Kreislaufs eng mit der Größe der extracellulären Räume zusammenhängen, wird man ohne deren Messung nur schwer eine genaue Definition des Zustandes erlangen können, besonders bei einer Substanz, die zugleich auf den Stoffwechsel wirkt.

Zu diesen Veränderungen als Komplikation kommt der Hinweis auf renale Störungen. Es kann durchaus eine ausreichende Diurese bestehen und doch die Ausscheidung von Harnstoff unzureichend sein; die Konzentrationsfähigkeit leidet, wie bei mit Fleisch ernährten Hunden, die durch NaCl und Cortin am Leben gehalten wurden, nach Fortlassen des NaCl oder Cortins trotz ausreichender Diurese sowohl mit Anstieg des Rest-N, als auch mit minderer Konzentrationsfähigkeit reagierten[4873].

Bei Kontrolle der Kreatininclearance ergaben sich folgende Werte[4872]:
Normal 58 und 65.
Nach Nebennierenexstirpation   Absinken auf 21,
0,7% NaCl + NaHCO$_3$ Anstieg auf 37,
0,7% NaCl + NaHCO$_3$ + Hormon Anstieg auf 45.

Die Harnstoffclearance war noch stärker abgefallen — wie wir schon früher bei Hypochlorämie darstellten — nämlich auf 7—12% des Normalen. Die Filtration der Glomeruli war geringer geworden. Daneben war eine mangelhafte Funktion der Tubuli festzustellen. Denn trotz verminderter Filtration war die Reabsorption für Na˙ schlechter, für K˙ und PO$_4$''' aber besser. Die Tubuli konnten also die Konzentrationsgradienten nicht halten. Wurde jetzt NaCl gegeben, dann wurde die glomeruläre Filtration schon in einer Stunde verdoppelt, aber die Reabsorption des K˙ in den Tubuli nicht verändert; und wenn NaCl trotzdem die Ausscheidung von K˙ verbesserte, dann soll das an der vermehrten Diurese liegen, während das Hormon auch die K˙-Reabsorption zur Norm zurückführen soll, so daß sogar die Ansicht ausgesprochen wird (DARROW, HARRISON und TAFFEL[4855, 4872]), daß die Niere der Hebel der Gesamterscheinungen der Nebenniereninsuffizienz sein könnte. Daß diese Ansicht in extremer Form nicht richtig sein kann, wurde gerade durch Gegenüberstellung der beiden letzten Versuchsreihen deutlich gemacht.

Ein weiteres Eingreifen auf die Verluste von Na˙ soll von den *Sexualhormonen* ausgehen, indem Schwangerschaft und Oestrus auf das Befinden der nebennierenlosen Tiere günstig wirken. Oestradiol, Progesterin und in geringem Maße Pregnandiol hielten Na˙ in der Ausscheidung zurück[4874]. Bei Ratten war Oestron mit gleichzeitiger Anregung der Diurese dagegen schädlich (GAUNT, POTTI und LOOMIS[4819]). Auch die *Hypophyse* wirkt auf die Cl'-Ausscheidung[4875]. Bei gleichzeitiger NaCl-armer Ernährung konnte sogar durch Tonephin eine Hypochlorämie beträchtlichen Ausmaßes (160 mg% Cl', 255 mg% Na˙) ohne Rest-N-Erhöhung erreicht werden. Erst bei Beschränkung der Flüssigkeitszufuhr mit Exsiccose stieg der Rest-N an[4876].

[4872] HARRISON, H. E. u. DARROW, D. C.: Amer. J. Physiol. **125**, 631 (1939).
[4872, I] LOCKETT, M. F.: J. Physiol. **108**, 46 P (1949).
[4873] STAHL, J., KUHLMANN, D. u. URBAN, M.: C. rend. Soc. Biol. **127**, 1283 (1938), Rona **108**, 623.
[4874] THORN, G. W. u. HARROP, G. A.: Science **1937** II, 40, Rona **103**, 118.
[4875] DANILOFF, A. A.: Rona **85**, 592 u. 593 (1934).
[4876] ECKE, W.: Dtsch. Z. f. Verdauungskrankheiten **1**, 275 (1939), Rona **113**, 428.

Übersicht. Kochsalz, seine Verteilung und Ausscheidung, erfährt durch jeden physiologischen Vorgang eine Änderung. Eine andere Beteiligung am Stoffwechsel ist nicht vorhanden oder bisher für uns nicht sichtbar. Tiefergreifend und von längerer Dauer sind die Einwirkungen von Hormonen, z. B. der Schilddrüse und Hypophyse. In der Nebennierenrinde haben wir ein Organ kennengelernt, dessen Funktion es ist, über die richtige Verteilung des Salzes zu wachen. Das beleuchtet die Wichtigkeit des NaCl im Bauplan des Organismus. Bei der Betrachtung erscheint es als ein passiver Teil im Getriebe einer aktiven Maschine, wie es wohl mit den meisten Substanzen sein wird, wenn man sie einzeln und nur allein betrachtet.

Die Bedeutung der Nebennierenrinde für unser Problem tritt sowohl bei der Exstirpation der Drüse als auch der Überdosierung des betreffenden Hormons hervor. Nach der Exstirpation schwinden die Vorräte des NaCl dahin und gehen im Urin verloren. Die Folgen dieses Verlustes sind vielseitig: schon frühzeitig büßt die Muskulatur die Fähigkeit zur Arbeitsleistung ein. Dann leidet der Kreislauf, insbesondere die Möglichkeit der Regulation bei außergewöhnlichen Anforderungen infolge Einengung der extracellulären Phase. Kalium wird unzureichend ausgeschieden und häuft sich im Organismus an. Aus allen diesen Ursachen ergeben sich eine Reihe weiterer Folgen in der Funktion. Die Reproduktion ist gestört, ebenso wie die Urinbildung, Appetit und Verdauung, die Reizbarkeit des Zentralnervensystems wird verändert, zahlreiche Einzelheiten des Stoffwechsels erfahren eine Abwandlung. Wir müssen schon erwarten, daß der Organismus sich einzurichten sucht auch bei Fehlen dieses einen Bausteins Kochsalz. Aber es gelingt ihm nicht, denn die Tiere ohne Nebennierenrinde sterben unweigerlich, wenn sie nicht akzessorische Drüsen besitzen, die den Verlust ausgleichen können.

Uns interessiert hierbei folgendes Problem: Wir wissen nicht, was primär dem Fehlen des NaCl, was einer weiteren Funktion des exstirpierten Organs, was einem isolierten Hormon zuzuschreiben ist. Wie verhalten sich die Tiere, denen man das Kochsalz in so weit erhöhter Menge der Nahrung zufügt, daß der Verlust durch den Urin ausgeglichen wird? Damit erreicht man, daß der Bestand an NaCl sich erhält, wenn auch der Durchstrom auf das Mehrfache gesteigert wird.

Der Versuch zeigt als erstes eine Lebensverlängerung, aber die Hilfe dauert nicht an. Wohl ist es möglich, den Kreislauf, und bis zu einem gewissen Grade selbst seine Regulationsfähigkeit, zu bessern, wohl wird die Ausscheidung von Harnstoff und Kalium durch die Niere vermehrt, aber Na$^{\cdot}$ und Cl$'$ verlassen über den Urin wahllos den Organismus. Für die Nierenfunktion fehlt nicht nur die durch NaCl-Zulage zu verbessernde Kreislauftätigkeit, sondern auch die Unterscheidungsfähigkeit zwischen Kation und Anion.

Sobald das Hormon verabfolgt wird, steigt die Ausscheidung des Cl$'$ im Verhältnis zum Na$^{\cdot}$. In der Funktion des Organismus hat Natrium eine vielseitigere Verwendung. Es ist nicht nur im Blutplasma in größerer Menge vorhanden, sondern bildet auch einen Bestandteil zahlreicherer Zellen als Chlorid. Nebenher läuft der dauernde Verlust durch die Verdauungssäfte. Das Chlorid des Magensaftes wird leichter im Darm rückresorbiert als das Natrium, das als Bicarbonat durch sämtliche Darmdrüsen ausgeschieden wird. Mit der fehlenden Wahl der Nieren müssen bei alleiniger Lebenserhaltung durch NaCl im nebennierenlosen Tier die Bestände des Organismus an freien Basen zusammenschmelzen. Eine zunehmende Acidosis läßt dieser Therapie nur eine geringe Geltungsdauer. Es muß also eine zusätzliche Gabe von Alkali allein verabfolgt werden. Diese kann aus $NaHCO_3$, Natriumacetat, Natriumcitrat und dergleichen bestehen. Zu bevorzugen ist stets ein verbrennbares Anion, da das Bicarbonat durch Neutralisieren des Magensaftes zu Verdauungsstörungen und Appetitverlust führen kann.

Mit dieser Mischung gelingt es für lange Zeit, das Leben zu erhalten. Die Leistungsfähigkeit der Muskeln steigt, die Nierenfunktion stellt sich wieder her, selbst Junge werden wieder ausgetragen. Die Elektroschockschwelle wird sogar auf die Norm zurückgeführt, aber sonst bleibt alles auf niederem Niveau stehen. Zwar ist es möglich, die Ausscheidung des Kaliums zu erzwingen, aber nur in beschränktem Bereich. Man muß also bei der Diät zugleich die Zufuhr von Kalium beschränken. Steigert man seine Dosis, dann gelingt es auch mit noch so großen Zulagen von Kochsalz nicht, das Verderben aufzuhalten.

Andererseits ist es nicht leicht, die Salzzufuhr übermäßig zu steigern, weil das Tier mit Verdauungsstörungen antwortet, und solche Zwischenfälle können krisenartig einen früheren Tod des Tieres herbeiführen. Wenn Appetitlosigkeit einsetzt, hört die Zufuhr von NaCl durch die Nahrung auf. Das wird noch durch gleichzeitige Durchfälle mit ihren beträchtlichen Natriumverlusten verstärkt, so daß ohne reichliche parenterale Kochsalzgaben, am sichersten in Kombination mit Hormonzufuhr, das Tier nicht zu retten ist. In dieser Kombination wirkt Kochsalz akut und von kurzer Dauer, das Hormon stabilisiert den Effekt, wirkt aber nicht so rasch. Damit ist jedoch die Wirkung des Hormons nicht erschöpft. Mit seiner Hilfe kann Kalium in größerer Menge vertragen werden. Auch andere Funktionen werden wiederhergestellt, die durch die mineralische Diät allein nur verbessert werden, während andere, wie der Kohlenhydratstoffwechsel, nicht ansprechen.

Das Chlorid des Kochsalzes muß ergänzt werden durch Salze wie Bicarbonat, Citrat usw. Aber es kann durch diese Anionen nicht ersetzt werden. Das gilt nicht nur für die Magensaftsekretion und die Aktivierung der Amylasen, nicht nur für die Vermeidung der Tetanie durch Alkalose, sondern auch für die Funktion der Muskeln, der Nieren, des Zentralnervensystems usw. Bicarbonat tritt beiderseits der Zellgrenzen auf, nicht aber Chlorid, so daß eine Art von Polarisierung dieser wichtigen Gebiete stattfindet, die wir der Kürze halber mit Zellmembran bezeichnen. Deren Funktion zu präzisieren ist aber noch kaum begonnen worden.

V. Menschliche Pathologie der Hypochlorämien.

1. Addisonsche Erkrankung[4877]. Es kann sich hier nicht darum handeln, irgendwelche Beschreibungen der Symptomatologie und Klinik dieser und späterer Erkrankungen zu geben, sondern es sollen nur die Ähnlichkeiten oder Identitäten mit den experimentell gewonnenen Erscheinungen angegangen werden, von denen der Addison mit dem durch Exstirpation der Nebenniere hervorgerufenen Bilde vergleichbar ist. Hierzu gehören in erster Linie die Symptome der Adynamie, des niederen Blutdrucks und Blutzuckers mit Eindickung des Blutes und Senkung des NaCl, Erhöhung des Rest-N, K˙ und eventuell die Exsiccose.

Es ist eine Erschöpfung der Literatur in keiner Weise beabsichtigt; und hier verweisen wir — abgesehen von dem speziellen Gebiet von THADDEA (z. B. [4877]) — auf KERPEL-FRONIUS[4693] und besonders GLATZEL[4633].

Obwohl in sehr zahlreichen Untersuchungen eine Erniedrigung des Na˙ und Cl′ des Plasmas festgestellt wurde, wäre auch hier durchaus nicht immer die Schwere der Symptome mit der Erniedrigung gleichzusetzen, wie z. B. im präkomatösen Zustand sich normale Werte zeigten[4878]. Wir weisen auf einige Versuchsprotokolle bei nebennierenlosen Hunden hin, wo auch plötzlich ein Anstieg

---

[4877] THADDEA, S.: Klin. Wschr. **1940 I**, 145. Daselbst Hinweis auf weitere Literatur und die Monographie.
[4878] SIWE, S.: Klin. Wschr. **1935 II**, 1359.

über die Norm erfolgte, ohne daß ein wirklicher Grund wegen der Isoliertheit der Befunde angegeben werden konnte, abgesehen von einer möglichen Verringerung der extracellulären Räume des Muskels. Diese Möglichkeit besteht in erhöhtem Maße, wenn bei Analysen ein geringer Wassergehalt in der Muskulatur gefunden wurde[4882], entgegen den meisten Tierversuchen, in denen die Exsiccose vorwiegend das Blut und die chloridzugänglichen Gewebe betraf.

Es wurden extreme Werte des Blut-NaCl mitgeteilt, wie z. B. von SIWE[4878] in einer präkomatösen Krise mit 205 mg% Na· und 225 mg% Cl′. In diesem Krankheitsfall bestanden gastrointestinale Störungen mit Durchfällen. Manchmal sieht man auch Erbrechen. Solche Fälle müssen die perorale Zufuhr von NaCl unmöglich machen, so daß die Therapie nicht zur Auswirkung kommen kann. Sie stellen einen bei der mangelhaften NaCl-Bilanz zum exitus führenden Circulus vitiosus dar. Beim Menschen fand sich auch als Komplikation neben dem hohen NaCl-Verlust eine Retention von K·. Es fand sich z. B. trotz K·-reicher und NaCl-armer Kost eine größere Ausscheidung im Urin nach Belastung mit NaCl als beim Gesunden mit derselben Kost[4881]. K· wurde weniger ausgeschieden, und auf dieser Basis wurde sogar eine Funktionsprüfung der Nebennierenrinde aufgebaut[4879]. Im Blut war dabei das K· durchaus nicht immer erhöht[4880].

In den Versuchen von McCance mit extremer Hypochlorämie durch Schwitzen und salzarme Kost wurde die Adynamie der Muskeln usw. auch erzielt, ohne daß der K·-Gehalt des Blutes angestiegen war. Trotzdem sind beim Menschen NaCl-reiche und K·-arme Diät bei Nebenniereninsuffizienz absolut geboten. Unter solcher Diät kann auch die Pigmentation zurückgehen. Vorteilhaft ist die Kombination von NaCl mit $NaHCO_3$ oder Na-Citrat[4885], die allerdings ohne gleichzeitige K·-Einschränkung die K·-Krisen nicht verhindern kann[4884]. Bei genauer Analyse von 3 Addisonkranken[4883] zeigte sich, daß 4 g· K· täglich und mehr die Ausscheidung von Na· und Cl′ und das Auftreten kritischer Symptome beschleunigen. 18 g NaCl + 5 g Na-Citrat konnten diese Symptome nicht beseitigen. Wurde die K·-Menge auf 1,6 g täglich vermindert, dann kam man mit kleineren NaCl-Dosen aus, und sogar die Injektionen von Cortin konnten entbehrt werden.

Diäten solcher Art zusammenzustellen scheint nicht leicht, weil meist Ca··, P, Fe, Vitamin D, B und G unzureichend sind und extra hinzugefügt werden müssen.

Mit einer Extragabe von 3—8 g einer Mischung von gleichen Teilen NaCl und $NaHCO_3$ gelang es ohne Hormon 14 Fälle am Leben zu erhalten mit Besserung der Adynamie, Fettansatz u. a.[4886]. Hinzuweisen wäre noch darauf, daß die Größe der $NaHCO_3$-Gabe nicht nach der Acidität des Urins beurteilt werden dürfe, da selbst bei alkalotischer Stoffwechsellage die Reaktion des Urins wegen der gestörten Nierenfunktion sauer sein könne[4885].

Bei ausreichender Gabe von NaCl mit Einschränkung von K· kann auf jeden Fall die verabfolgte Hormondosis vermindert werden. Wenn das nicht geschieht, sind Überdosierungserscheinungen möglich, wie der Bericht von PENTSCHEW[4887]

[4879] CUTLER, H. H., POWER, M. H. u. WILDER, R. M.: J. amer. med. Assoc. 111, 117
[4880] C. 1939 I, 3569.
(1938). DECOURT, J. u. GUILLAUMIN, CH. O.: C. rend. Soc. Biol. 131, 55 (1939), Rona 115, 204.
[4881] DRYERRE, H. W.: Brit. med. J. 1939 I, 971. C. 1939 II, 3596.
[4882] MARANON, G. u. COLLAZO, J. A.: Klin. Wschr. 1935, 1107.
[4883] WILDER, R. M., KENDALL, E. C., SNELL, A. M., KEPLER, E. J., RYNEARSON, E. H. u. ADAMS, M.: Arch. internat. Med. 59, 367 (1937), Rona 101, 413.
[4884] JERVELL, A.: Nord. med. Tidskr. 16, 1447 (1938). C. 1939 I, 987.
[4885] MCCANCE, R. A.: Lancet 1936 I, 704 u. 765, Rona 94, 390.
[4886] MARANON, G., COLLAZO, J. A., GIMENA, J. u. BARBUDO, J.: Ann. Med. 4, 519 (1935), Rona 91, 117.

zeigt, wo Anasarka, Lebervergrößerung durch Stauung und Herzerweiterung beobachtet wurden, die sich nach Absetzen beider Medikamente in wenigen Tagen zurückbildeten. Die Analogie zu den Rattenversuchen S. 922f. ist deutlich. Auch Flüssigkeitseinschränkung führte zur Retention von NaCl bei gleichzeitiger Entwicklung von Insuffizienzsymptomen[4888]. Beim Gesunden kam es bei Dursten neben der Bluteindickung und Erhöhung der Cl'-Konzentration zu einer Erhöhung des Harnstoffs, bei Addison war dies trotz niedriger Cl'-Werte in der hiermit parallelgehenden Exsiccose nicht vorhanden[4889]. Die Erhöhung des Rest-N soll nach GÖMÖRI[4745] auf der mangelhaften Funktion der Filtration in den Glomerulis beruhen, infolge gleichzeitiger Steigerung des kolloidosmotischen Drucks und verlangsamter Strömung. Gabe von Hormon führte bei schweren Fällen von Addison gleichzeitig zur Abnahme des Harnstoffs im Blut und Zunahme des Blutdrucks[4890].

Ähnlichkeiten mit Addison soll *Pellagra* haben, die mit hohem K˙, niedrigem Na˙-Gehalt im Plasma einhergehend, durch NaCl-Gabe günstig beeinflußt wurde[4891, I].

2. Eine Beziehung zu der Nebenniere soll die **Hypochlorämie der Diabetiker** ergeben, wie sie im schwersten diabetischen Koma vorkommt. Die Cl'-Verluste, die durch die Niere infolge der Diurese stattfinden und schließlich ein Symptomenbild erzeugen, das dem der Addisonkrise gleicht[4891], lassen sich nicht bei erhaltener Regulation der Niere erklären. In solchen Fällen kann dann die Gabe von NaCl, der NaHCO$_3$ bei der durch die Stoffwechsellage besonders schweren Acidose zugefügt werden muß, lebensrettend wirken und die Insulinwirkung erst ermöglichen[4891]. Daß bei Nebenniereninsuffizienz NaCl auch auf den Glykogenansatz wirkt, haben wir schon bei den Tierversuchen erwähnt. Vielleicht liegt es daran, daß die Bedingungen noch nicht voll erfüllt waren, wenn ADLERSBERG und WACHSTEIN[4867] bei ihren Diabetikern durch NaCl-Gabe keine Verbesserung fanden, wohl aber bei Hunden, deren Pankreas exstirpiert war.

Während der diabetischen Krisen oder auch nach geglückter Behandlung stieg der Harnstoff im Blut an, z. B. auf 166 mg% vom Präkoma in 3 Tagen und auf 269 mg% in 10 Tagen. Dieser Harnstoffgehalt ging erst auf NaCl-Gaben wieder zurück (besser als auf NaHCO$_3$). Man könnte die Steigerung als ein Zeichen der Exsiccose (siehe GÖMÖRI[4745]) auffassen, aber auch die Schwelle für Glucose stieg auf 400 mg%, so daß eine primäre Nierenfunktionsstörung dafür verantwortlich gemacht wurde[4892, 4893].

3. Bei **Hypochlorämie durch Erbrechen** werden viel größere Erniedrigungen als bei anderen Formen gefunden, weil hierbei vorwiegend das Cl' beseitigt wird, das durch HCO$_3$' ersetzt werden kann. Durchfälle, durch die Na˙ aus dem Körper entfernt wird, führten aber schon früher zu Störungen (AMBARD, STALL und KUHLMANN[2882]). Neben der vorhandenen Rest-N-Erhöhung ist besonders die Zunahme der Alkalireserve zu erwähnen, so daß z. B. bei Pylorusstenose leicht Tetanie entstand[4894]. Bei 200 mg% NaCl soll solche Tetanie auftreten[4900].

Die Alkalose war besonders intensiv und gefährlich, wenn gleichzeitig bei Hyperacidität eine Alkalikur ausgeführt wurde (WILDMANN[3945]). Das Erbrechen mußte aber häufiger sein, bei seltenem vermochte der Organismus auszugleichen[4895].

[4887] PENTSCHEW, A.: Klin. Wschr. **1939** II, 1570.
[4888] WILLSON, D. M. u. SUNDERMANN, F. W.: J. clin. Invest. 18, 35 (1939), Rona 114, 67.
[4889] TEITELBAUM, M.: J. Labor. clin. Med. 23, 689 (1938), Rona 107, 406.
[4890] BORST, J. G. G. u. VIERSMA, H. J.: Acta med. Skand. 91, 127 (1937). C. **1937** I, 4522.
[4891] ENGEL, R.: Klin. Wschr. **1937**, 775.
[4891, I] GILSANZ, V. u. LARREGLA, N.: Z. Vitaminforschung 10, 223 (1940). C. **1941** I, 2270.
[4892] BLUM, L. u. GRABAR, P.: C. rend. Soc. Biol. 98, 527 (1928), Rona 46, 98.
[4893] BLUM, L. u. GRABAR, P.: C. rend. Acad. Sci. 186, 183 (1928), Rona 45, 233.

Welche extremen Grade der Blutveränderung möglich sind, zeigt folgender Fall einer Hyperacidität mit Pylorusstenose, bei dem der Magensaft durch Dauersonde abgesaugt wurde. Durch die Diät und fortgesetzte rectale Zufuhr von Traubenzuckerlösungen wurde gesorgt, daß keine Dehydratation eintrat[4896]. Die abgeleitete Magensaftmenge betrug 4260 ccm am ersten Tage, an den folgenden Tagen auf 1690 und 1800 ccm fallend, aber die Acidität war gleich trotz der extremen Alkalosis. Die Zusammensetzung des Plasmas änderte sich, Chlorid fiel von 104 mMol auf 64 mMol (in NaCl von 606 auf 373 mg%), die Alkalireserve stieg von 68 auf 130 Vol%, der Blutharnstoff von 36 auf 78 mg% an.

Es war keine Austrocknung erfolgt, wie Bestimmungen mit dem Hämatokriten ergaben. Das scheint für eine Störung der Nierenfunktion selbst zu sprechen, worauf auch aus vermehrtem Auftreten von Diastase im Harn geschlossen wurde[4897].

Die Störung der Nierenfunktion soll nicht auf die Erhöhung der Alkalireserve zurückzuführen sein. Nach NaCl-Darreichung wurde das Konzentrationsvermögen der Niere für Harnstoff und die Wasserausscheidung erhöht. Welches das führende Symptom war, sei nicht sicher[4898]. Die Harnstoffausscheidung bei einem Kranken mit Duodenalstenose stieg nach hypertonischer NaCl-Lösung von 0,25 g auf 1 g in der Stunde an[4899]. Diese Befunde widersprechen nicht absolut der Kreislauftheorie von GÖMÖRI[4745], der auch die Darmblutungsazotämie darunter rechnet. Jedoch wurde bei den beiden Fällen von LYALL und NICOL[4896] durch reichliche Zufuhr von Glucose eine Dehydratation verhindert, und trotzdem kam es zur Erhöhung der Harnstoffwerte. Die Niere gab im Urin kein Chlorid mehr ab. Es scheint, daß bei Unterschreiten der Nierenschwelle für Cl' der Strom der rückresorbierten Flüssigkeit so groß ist, daß zwangsläufig auch der Harnstoff, der Zellgrenzen leicht durchdringen kann (van SLYKE), mitgeführt wird. Offenbar ist das Cl' zur Nierenfunktion notwendig und kann vielleicht nur durch Br', kaum durch SO_4 oder NO_3 (siehe HIATT), bestimmt nicht durch HCO_3' ersetzt werden.

Bei tiefer sitzendem Darmverschluß wird unterwegs das Cl' des Magensaftes rückresorbiert, und die Hypochlorämie entwickelt sich weniger rasch[4901], wenn nicht Durchfälle das Bild komplizieren, bei denen zugleich noch die Wasserverluste beträchtlich sind[4902]. Jedenfalls ist die Behandlung mit NaCl vorteilhaft. Zu überlegen ist die Konzentration, die sich nach dem Wasserverlust zu richten hat, und der Zusatz von $NaHCO_3$ oder Na-Citrat, der kontraindiziert ist, wenn durch Verlust von saurem Magensaft eine Alkalose zu fürchten ist. Bei Schwangerschaftserbrechen bewährte sich die Darreichung von Nebennierenrindenhormon[4907, I].

4. Niere. Beim Nierenkranken ist in den meisten Fällen eher eine Retention des NaCl zu fürchten mit all ihren üblichen Konsequenzen wie Ödemen, auch des Gehirns usw., trotzdem kommt eine Hypochlorämie gar nicht so selten vor, weil die Niere Cl' besser als HCO_3' auszuscheiden vermag[4903, 4904].

[4894] HARTMANN, A. F. u. SMYTH, F. S.: Amer. J. dis. of Childr. **32**, 1 (1926).
[4895] GOLLWITZER-MEIER, K.: Z. exp. Med. **40**, 83 (1929).
[4896] LYALL, A. u. NICOL, B. M.: J. Physiol. **96**, 21 (1939).
[4897] MELLINGHOFF, K.: Dtsch. med. Wschr. **1934 II**, 1127, Rona **82**, 635.
[4898] HOGE, J. G.: Diss. Groningen 1932, Rona **70**, 736.
[4899] BORST, J. G. G.: Z. klin. Med. **117**, 55 (1931), Rona **64**, 141.
[4900] TRUSLER, H.: J. amer. med. Assoc. **91**, 538 (1928), Rona **48**, 378.
[4901] PAGET, M.: Bull. Soc. Chem. Biol. Paris **12**, 409 (1930), Rona **56**, 325.
[4902] MERKLEN, P. u. GOUNELLE, H.: Ann. Med. **38**, 154 (1935), Rona **91**, 152.
[4903] GLATZEL, H.: Klin. Wschr. **1933 I**, 853, Rona **74**, 711.
[4904] GLATZEL, H.: Z. exp. Med. **88**, 454 (1933), Rona **74**, 711.

Auch hier sind die Beziehungen des Blutkochsalzspiegels zum Rest-N von Bedeutung. Häufig kam es nach NaCl-Gabe zu einer Vermehrung beider Werte, ohne daß die chlorfreie Kost eine Besserung ergeben hätte[4906, 4907]. Vermehrungen des Rest-N konnten selbst nach NaCl-Gabe vorkommen, wenn vorher der Chlorspiegel im Blute niedrig war[4905]. In anderen Fällen konnte durch Gabe von NaCl sofort eine Minderung der Harnstoffwerte herbeigeführt werden[4907, II]. So sank bei einem Kranken mit fortgeschrittener Nierenerkrankung nach NaCl-Zulage der Harnstoff von 154 auf 26 mg%, um nach strenger Entziehung wiederum auf hohe Werte zu steigen, zugleich mit Retention von Kreatinin und Phosphat. Auch die Konzentrierungsfähigkeit für beide Substanzen sank nach NaCl-Entziehung[4908]. Teilweise wirkte die nach NaCl einsetzende Diurese günstig[4909].

Wurden die Organe von Patienten, die an Urämie gestorben waren, auf $Na^{\cdot}$ und Cl' analysiert und mit Werten verglichen, die von anderen Kranken erhalten wurden, die vorher eine salzarme Kost erhalten hatten, dann zeigte sich besonders in Leber und Herz, weniger im Gehirn ein vorwiegender Verlust von Cl'[4910, 4911]. Die Niere gab Cl' rascher als $Na^{\cdot}$ frei, doch waren die hauptsächlichsten Chlorverluste durch gleichzeitiges Erbrechen mit Durchfällen zu finden. PETERS, EISENMANN und WAKEMAN[3643] fanden in 48 von 63 Fällen Erbrechen, 7mal niedrige Salzdiät als Ursache einer Hypochlorämie. Es ist interessant, daß solche Veränderungen durch Diät allein, auch hinsichtlich der Rest-N-Erhöhung, beim Nierengesunden kaum zu erzielen sind. Die Niere vermochte die Cl'-Schwelle nicht einzuhalten und schied auch bei Plasma-Cl' von 82,9 m. äquiv. noch beträchtliche Cl'-Mengen im Urin aus. Durchfall und vor allem Erbrechen sind aber die hauptsächlichsten Ursachen der auftretenden Hypochlorämie. Trotzdem führt nicht etwa NaCl-Gabe immer zur Steigerung des Blut-Cl', sondern manchmal sogar zu einer Senkung mit gleichzeitigem Auftreten von Ödemen. Wie die Verhältnisse sich im Blut widerspiegeln, geben wir in einer Abbildung von KERPEL-FRONIUS[4693] wieder:

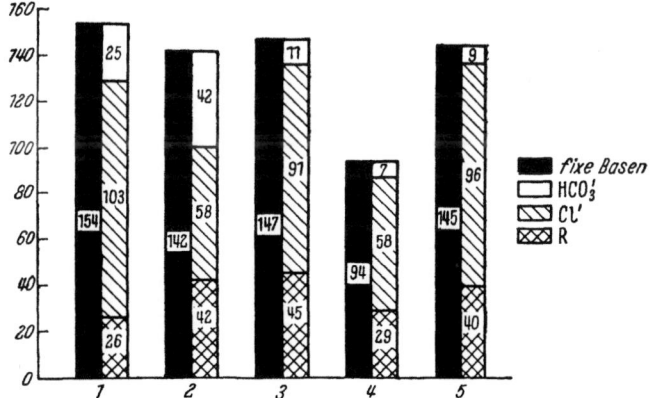

Abb 73. Salzmangelzustände und chloroprive Azotämie. 1. Die normale Ionenbilanz, 2. „gastrisches", 3. „enterales", 5. „renales" Salzmangelbild: 4. Verdeutlicht die Serumkonzentration der Elektrolyte aus 3 auf normalen Blutwassergehalt umgerechnet. R Anionenrest.

[4905] MARINO, S.: Arch. Farmacol. sper. 60, 564 (1935), Rona 93, 344.

[4906] FERRO-LUZZI, G.: Arch. Farmacol. sper. 56, 477 (1933), Rona 77, 467.

[4907] FERRO-LUZZI, G.: Arch. Farmacol. sper. 56, 502 (1933), Rona 77, 467.

[4907, I] KOTZ, J. u. KAUFMAN, M. S.: Amer. J. Obstetr. Gynecol. 39, 449 (1940). C. 1941 I, 2125.

[4907, II] MOGILEWSKI, E. R.: Kasan. med. J. 36, 23 (1940). C. 1941 I, 2684. Bei 7 Fällen von Sublimatvergiftung NaCl-Gabe von therapeutischem Nutzen.

Auf der Abbildung ist im Gegensatz zu der Hypochlorämie nach Erbrechen bei Nierenkranken die Verminderung der Alkalireserve deutlich. Daß dies bei gleichzeitigem Erbrechen möglich ist, braucht nicht durch Durchfälle erklärbar zu sein, sondern dadurch, daß in dem Erbrochenen bei dieser Erkrankung oft wenig Säure aufzufinden ist, sondern nur NaCl. Das mag an der Beimischung von Duodenalsaft oder an der mangelhaften Sekretion der Drüsen liegen. Beim Vergleich mit dem Normalen ist zugleich eine acidotische Stoffwechsellage (Anionenrest R) deutlich, die teilweise noch höhere Grade annehmen kann. Durch die Acidose besteht die Möglichkeit der Verminderung des Cl′ im Plasma, da teils eine Abwanderung von Cl′ in die Erythrocyten, teils auch in das Bindegewebe erfolgt, ganz wie es das Donnangleichgewicht erfordert. Darüber hinaus kann sich erhöhte Gewebsflüssigkeit ansammeln im Sinne der EPPINGERschen serösen Entzündung.

Wird in solcher Situation NaCl verabfolgt, dann kann durch die Abwanderung ins Gewebe und durch die oben erwähnte bevorzugte Ausscheidung des Cl′ durch die Niere, gegen die Erwartung und die Verhältnisse beim Gesunden, die Alkalireserve erhöht werden. Der Quotient Na/Cl verhält sich dann ähnlich wie bei Überdosierung von Desoxycorticosteron. Gewiß gibt es häufig nephrotische Veränderungen, die Cl′ weniger rückresorbieren, aber ein eindeutiger Zusammenhang mit der anatomischen Art der Nierenschädigung ist nicht vorhanden. Selbst bei Schrumpfniere wurde durch NaCl gelegentlich Besserung erzielt[4909].

5. Auch bei **Infektionskrankheiten** gibt es eine Schädigung der Niere, die mit mangelhafter Rückresorption von Cl′ einhergeht. Es fanden sich aber in solchen Fällen auch sonstige Zeichen verschlechterter Funktion, wie Verminderung der Ausscheidung von Phenolrot, Erhöhung der Ambardschen Konstante, geringes spezifisches Gewicht des Urins. Harnstoffretention nahm ab nach NaCl-Gabe, aber die Funktion der Niere kehrte nicht sofort zur Norm zurück[4912]. Doch wird darauf aufmerksam gemacht[4913], daß Cl′-Verluste beträchtlichen Grades bei septischen Erkrankungen durch die starken Schweiße, verbunden mit mangelhafter Nahrungsaufnahme, ausreichend erklärt werden können. Bei Pneumonien verschwinden im Krankheitsherd und im Auswurf zugleich große Mengen von Kochsalz. Man kann dann von Nebennierenrindenextrakt mit NaCl einen günstigen Effekt erwarten (PERLA[4183, 1]).

6. **Verschiedenes und Übersicht.** Daß die Retention von stickstoffhaltigen Endprodukten nicht direkt mit dem Verlust an Cl′ in Beziehung steht, möge folgende Zusammenstellung von KERPEL-FRONIUS[4693] zeigen, die auch Verhältnisse des Tierversuchs einschließt:

Tabelle 356.

Form der Salzentziehung (Autor)	Tierart	Serum Cl m.Aeq.p.L.	R. N. mg%
1. Normalwert		104	bis 40
2. Magensaftentziehung (GLASS)	Hund	65	34
3. Dasselbe, späteres Stadium		53	196
4. Pylorusverschluß (PORGES)	Mensch	54	150
5. Chloropenie ohne Alkalopenie (KERPEL-FRONIUS) .	Kaninchen	65	40
6. Entziehung von Pankreassaft (GAMBLE)	Hund	94	200
7. Durchfall (GSELL)	Mensch	94	67
8. Diabetisches Koma (KOLLAPS)	Mensch	90	134
9. Nebennierenrindeninsuffizienz (LOEB, ATCHLEY und Mitarbeiter)	Hund	100	185
10. Na + Cl-Entziehung mittels Dextrose (KERPEL-FRONIUS)	Kaninchen	100	135
11. Hundeexsiccose (KERPEL-FRONIUS)	junger Hund	160	192
12. Dilutionshypochlorämie (KERPEL-FRONIUS) . . .	junger Hund	67	15

Wir haben im Verlauf unserer Darstellung immer wieder darauf hingewiesen, wie wenig der Cl'-Gehalt oder selbst der Na·-Gehalt des Plasmas allein maßgeblich ist für die Symptome der Hypochlorämie, trotzdem in solchen Fällen Zufuhr von NaCl außerordentlich günstig wirken kann, gleichgültig, ob sich eine Erhöhung des erniedrigten Cl'-Spiegels im Blut ergibt oder nicht. Wir haben in K·, in der Mobilisierung von Gewebswasser, in der Aktivierung des Nebennierenrindenhormons, vielleicht auch des Insulins Faktoren, deren Zusammenspiel einen dynamisch gewünschten Effekt zu erreichen vermag, auch ohne daß eine tatsächliche Erhöhung der durch Analyse erniedrigt gefundenen Werte notwendig wäre.

Durch die in der Analyse sich dokumentierenden Verluste von NaCl ergibt sich eine Einschränkung der Gewebsflüssigkeit verbunden mit einer Beanspruchung osmotischer Regulation. Bei vielen operativen Eingriffen erfolgt eine solche Beanspruchung, da in die verletzten Gewebe und ihre Umgebung beträchtliche Cl'-Mengen abfließen können.

So war häufig nach Gastrectomie der Rest-N erhöht, wenn auch die nicht immer angetroffene Hypochlorämie auf eine dazukommende andere Ursache hinweisen könnte[4916]. Aber nicht immer sind postoperative Störungen darauf zurückzuführen. Trotzdem wurden häufig NaCl-Infusionen vor oder nach der Operation empfohlen, z. B. bei Magenoperationen per Klysma[4914], bei Peritonitis[4915], bei ileusartigen Erscheinungen[4917] usw. Heute zieht man die Blutinfusion vor, die nicht nur verlorene Salze, sondern auch Eiweiß ersetzt.

Es kann nicht der Zweck sein, alle Umstände hier anzuführen, die in der Klinik zu hypochlorämischen Zuständen führen können. Aber einige sollen als wichtig doch Erwähnung finden, wobei besonders die Einteilung von GLATZEL[4633] hervorgehoben werden möge. Bei dieser Einteilung wird zwischen Hypochlorämie durch negative Bilanz und solche durch fehlerhafte Verteilung unterschieden.

Zu der ersten Gruppe gehören die Verluste durch häufige Punktion von Ascites wegen der Analogie zu den Tierversuchen, in denen etwa Glucoselösungen intraperitoneal verabreicht werden. Weiter sind hervorzuheben die Hitzekrämpfe bei Arbeitern, die bei Arbeit in der Hitze durch den Schweiß große Kochsalzmengen verlieren. Die Erscheinungen sollen nur zustande kommen, wenn die Entziehung rasch erfolgt, da langsame Entziehung eine Gewöhnung zulasse. Diese dürfte jedoch nur beschränkte Grade annehmen (siehe BÖTTNER[4634, I]).

In der zweiten Gruppe der Hypochlorämien zählt GLATZEL diejenigen auf, bei denen nur Salzverschiebungen innerhalb des Organismus eine Rolle spielen, worunter alle acidotischen Störungen zu nennen sind, darunter Diabetes mellitus, Nieren- und seltener Leberkrankheiten. Hierher sind alle lokalen Verletzungen zu rechnen mit Einströmen von Chlorid. Auf der Grenze zwischen den beiden Gruppen stehen die Verbrennungen, denn hier werden durch das reichliche Sekret, durch den gleichzeitigen Wasserverlust nach außen und durch die starke Durchtränkung der anliegenden Haut mit NaCl große Verluste mit allen ihren Konsequenzen entstehen. Daß dabei Nebennierenrindenhormon günstig wirken soll, ist verständlich; ob aber, wie THADDEA[4877] annimmt, zugleich eine Nebenniereninsuffizienz vorliegt, etwa durch Eiweißzerfallsprodukte, ist erst noch zu erweisen.

[4908] LANDIS, E. M., ELSON, K. A., BOTT, P. A. u. SHIELS, E.: J. clin. Invest. 14, 525 (1935), Rona 92, 99.
[4909] ACHARD, CH.: Riforma med. 1930.I, 1005, Rona 58, 330.
[4910] BLUM, L. u. GRABAR, P.: C. rend. Soc. Biol. 101, 717 (1929), Rona 52, 779.
[4911] BLUM, L. u. GRABAR, P.: C. rend. Soc. Biol. 101, 718 (1929), Rona 52, 779.
[4912] HOGE, J. G.: Nederl. Tijdschr. Geneesk. 1933, 3411, Rona 76, 114.
[4913] SSUCHININ, P. S. u. MARKINA, M. N.: C. 1939 I, 460.
[4914] PAPP, J. u. TEPPERBERG, K.: Chirurg. 8, 493 (1936). Klin. Wschr. 1937, 105.

Unsere Darstellung suchte die umfassende Bedeutung der Probleme aufzuzeigen, bei denen viele Fragen noch offenstehen, denn das Thema des NaCl berührt wichtigste Funktionen des gesamten Organismus, vor allem Kreislauf und Stoffwechsel und den Zusammenhang beider. Na·, K· und die Nebennierenrinde sind ebenso wichtig wie das Cl′.

An welcher Stelle die klinischen Symptome hervortreten, ist durchaus nicht vorauszusehen, da wir gerade die Grenze zwischen Kreislauf und Stoffwechsel, das ganze Gebiet des Bindegewebes, die extracellulären Räume, nur sehr unvollkommen kennen. Das zeigt sich bei der Frage der kochsalzarmen Diät und Entwicklung der Hypertonie. Experimente, die den Zusammenhang aufzeigen, wurden von PERERA[4917, I] kürzlich mitgeteilt. Bei Patienten wurde die NaCl-Zufuhr auf 0,7—0,8 g/Tag beschränkt. Der Blutdruck ging bei 6 Hypertonikern zurück und kehrte nach Zulage von 15 g NaCl auf den alten Wert zurück. SELYE[4917, II] beachtet bei den Druckerhöhungen vor allem den diastolischen Druck und fand einen gemeinsamen Anstieg mit dem Quotienten Na/Cl. Da dieser Quotient durch die Nebennierenrinde beeinflußt wird, sehen wir hierin die Andeutung eines neuen Weges der Erkenntnis.

N. Mangel und Überschuß an Phosphat.
I. Allgemeines.

Während die originale Wirkung von Chlorid teilweise erst durch Erzeugung von Mangelsymptomen erschlossen werden muß, liegt bei Phosphat ein diätetischer Faktor von sofort in die Augen fallender Bedeutung vor. Das zeigt sich nicht nur in den großen Mengen, die zum Aufbau des Skeletts notwendig sind, sondern es spielt in jedem Gewebe, bei Umsatz aller Nahrungsstoffe, als Bestandteil des Blutes eine maßgebliche Rolle. Ein absoluter Mangel an Phosphat ist ganz unvorstellbar und kann nicht ausgehalten werden, wenn durch die im Skelett vorhandenen Reste auch zeitweise ein Bedarf ausgeglichen werden kann, bevor durch Osteoporose und ihre Konsequenzen sich der Mangel klinisch bemerkbar macht.

Die besondere Bedeutung liegt aber darin, daß Phosphat und Calcium zusammen auftreten, und zwar auch in den Ausscheidungen (DEGWITZ[2730], SCHMIDT und GREENBERG[2794]). Eine weitere Komplikation ergibt sich daraus, daß teilweise, z. B. in der Muskulatur, eine Beziehung von P zum Stickstoff vorliegt. Daher gibt es in der Nahrung ein bestimmtes optimales Verhältnis von Ca/P, um rascheres Wachstum, bessere Ausnützung der Nahrung — sowohl hinsichtlich Eiweißansatz als auch kalorisch gesehen — Gesundheit und Eintreten der Geschlechtsreife zu gewährleisten. Das Verhältnis wird mit 1,4:1 angegeben[4919]. Daneben ist die absolute Menge zu beachten. Die Verhältnisse sind wie bei Zufuhr von Eiweiß oder Salz. Das zum Leben notwendige Minimum gewährleistet nicht optimale Aktivität und Leistungsfähigkeit, z. B. 0,45% P der Nahrung übertrifft schon das Minimum, aber 0,57% führte zu rascherer Entwicklung. Weitere Steigerung erwies sich aber nicht mehr als günstig[4919].

[4915] PAPP, J. u. TEPPERBERG, K.: Chirurg. 8, 571 (1936).
[4916] BIDART-MALBRAN, J. C. u. RENNIEWSKI, C.: Arch. argent. Enferm. Apar. digest. 12, 92 (1936), Rona 99, 608.
[4917] HEUSSER, H.: Helvet. med. Acta 3, 155 (1936), Rona 94, 390.
[4917, I] PERERA, G. A.: Connecticut State med. J. 11, 961 (1947), zit. nach J. amer. med. Assoc. 1948, 898.
[4917, II] SELYE, F. L.: Canad. Med. Assoc. J. 57, 315 (1947), zit. nach J. amer. med. Assoc. 1947, 1174.

Bei Mäusen wurde eine Störung in der Entwicklung der Spermien durch Mangel an P beobachtet, die allerdings auch bei Mangel anderer Salze, z. B. von $Mg^{..}$, deutlich war[4920]. Bei „phosphatfreien" Diäten, die aus Milch neben Weißbrot bestanden[4918], wird man zwar das geringere Wachstum von Ratten verstehen, aber nicht dem Mangel an P, eher noch an Fe zuschreiben können.

1. Beziehung zum Eisen und der Blutbildung.

Eine Beziehung zwischen Fe und Phosphat ergibt sich schon aus der Tatsache, daß das unlösliche $FePO_4$ im Darm nicht resorbiert wird. Dadurch wird bei Überschuß von Fe in der Nahrung die Resorption von PO_4''' gehemmt, was sich auch beim Menschen nachweisen ließ[4924] und bei längerer Dauer zur experimentellen Erzeugung einer Phosphatmangelrachitis brauchbar erwies. Bei Phosphatüberschuß konnte die Resorption von $Fe^{...}$ verhindert werden, und so wurden dann Anämien beobachtet[4921]. Die Wirkung eines Überschusses von Phosphat zeigte sich auch in geringer Zunahme der Zahl der Erythrocyten bei gleichzeitiger Abnahme des Hämoglobins. Eine Zulage von Vitamin D kann durch bessere Assimilation des Phosphats die Hämoglobinbildung sekundär anregen[4925].

Bei Prüfung einer großen Zahl von Quotienten Ca/P, die Ratten im Futter mit Fe dargeboten wurde, fand sich ein ganz bestimmtes Optimum für die Assimilation von Fe.

Das assimilierte Eisen wurde durch Analyse in Leber und Blut ermittelt. Bei einem Quotienten $\frac{Ca}{P}$ von 0,45—0,62 wurden 21—24%, bei 1,87—2,56 18—20%, bei 4,1—4,4 14,8—18,4%, bei 7,65 10,6—13,5% des Eisens verwertet.

Diese Beobachtungen sind das Gegenteil dessen, was man erwarten müßte, wenn die Fällung des Eisens als $FePO_4$ die Resorption hemmte. Ob die stärkere Acidität im Colon bei den niederen Quotienten von Einfluß sein könnte, ist fraglich, da dort die Resorption nicht stattfindet.

Bei Versuchen an anämischen Hunden fand sich bei Zulage von $Ca_3(PO_4)_2$ eine ganz geringe Hemmung, bei KH_2PO_4 eine geringe Förderung der Hämoglobinbildung[4922]. Bei Kaninchen soll eine Kreatininphosphorsäureverbindung, nicht aber $CaHPO_4$ die Hämatopoese begünstigen[4926].

Hier ist darauf hinzuweisen, daß die Resorption von Fe in der 2wertigen Form oder als Komplexsalz erfolgt. Dadurch ist aber die Fällung eingeschränkt auf diejenigen Fälle, wo ein großer Phosphatüberschuß vorliegt. Dieses Phosphat muß anorganisch sein, da eine Esterbindung erst im Laufe der Verdauung gelöst wird, so daß Fe unterdessen schon gut resorbiert sein kann. Immerhin würden die obigen Experimente[4923] eine Diskrepanz zu den Beobachtungen[4919] zeigen, daß ein Ca/P von 1,4 das Optimum an Wachstum gewährleistet, wenn nicht das gemessene Optimum der Fe-Resorption außerordentlich flach wäre. Einen eindeutigen zahlenmäßigen Vergleich — wenn auch nicht unter gleichen Bedingungen — stellen die Versuche von BLUMBERG und ARNOLD[4932, II] dar:

[4918] SCHUB, R. L.: Zbl. Gynäkologie **1935**, 2058, Rona **91**, 311.
[4919] SHERMAN, H. C.: Proc. nat. Acad. Sci. USA **22**, 24 (1936), Rona **93**, 521.
[4920] HIRABAYASHI, N.: Virchows Arch. pathol. Anat. Physiol. **250**, 661 (1924), Rona **28**, 375.
[4921] DAY, H. G., STEIN, H. J. u. MCCOLLUM, E. V.: J. biol. Chem. **123**, XXVIII (1938).
[4922] ROBSCHEIT-ROBBINS, F. S. u. WHIPPLE, G. H.: Amer. J. Physiol. **92**, 378 (1930), Rona **56**, 320.
[4923] ANDERSON, H. D., MCDONOUGH, K. B. u. ELVEHJEM, C. A.: J. Labor. clin. Med. **25**, 464 (1940), Rona **120**, 81. C. **1940 II**, 1166.
[4924] BROCK, J. F.: Clin. Sci. **3**, 37 (1937), Rona **103**, 52.
[4925] DAY, H. G. u. STEIN, H. J.: J. nutrit. **16**, 525 (1938), Rona **112**, 72.
[4926] SUZUKI, U., NAKAHARA, W. u. INUKAI, F.: Sci. Pap. Inst. Physic. chem. Res. **28**, 1 (1935). C. **1936 I**, 2770.

Junge wachsende Ratten wurden auf eine Diät aus Brot, Casein, Salzmischung, Vitamine, Cu und Mn gesetzt mit einem Eisengehalt von 11,9 γ Fe/g Futter. Nach 35 Tagen hatten sie im Blut nur noch 2,5—5 g, im Durchschnitt 3,9 g% Hämoglobin. Jetzt wurden dieser Diät abgestufte Mengen von Fe zugelegt, und zwar als $FeSO_4$, $FeCl_3$ und $FePO_4$. An der Zunahme des Hämoglobins ließ sich die Assimilation verfolgen. Die besten Werte erhielt man dabei am Anfang, da die Geschwindigkeit gemessen werden sollte. Es zeigte sich nach 2 Wochen, daß das Eisen des $FePO_4$ nur zu 21,2% verglichen mit $FeSO_4$, nach 4 Wochen zu 25% aufgenommen worden war, während $FeCl_3$ sich wie $FeSO_4$ verhielt. Die Salze waren im Brot eingebacken worden.

Das Bestehen noch unbekannter Beziehungen zeigt die Beobachtung, daß eine durch Kobaltgaben bei Ratten hervorgerufene Polycythämie, die bald spontan abklang, durch PO_4'''-Zusätze erhalten bleiben konnte[4932, I].

2. Calcium. Die wichtigste Fällungsreaktion des Phosphats ist aber die mit Calcium, da sich die Knochenbildung auf dieser Grundlage vollzieht. Wir haben über diese Reaktion und die ersten Konsequenzen schon früher (S. 55—70) ausführlich berichtet und können die dort niedergelegten Befunde hier abschließend erweitern. Die primäre Fällung, die man erwarten könnte, würde der Formel $CaHPO_4$ entsprechen, weil zum Zustandekommen dieser Verbindung die geringste Zeit gehört (siehe auch [4927]). Es fand sich aber kein Hinweis auf das Vorkommen einer derartigen Verbindung[4931]. Das Verhältnis Ca/P war immer zu groß (siehe auch [4935]). Diese Bemerkung spricht noch nicht gegen die intermediäre Bedeutung von $CaHPO_4$, das sich dann nach Minuten oder selbst Stunden in die stabile Verbindung umwandeln kann (SHEAR und KRAMER[679, 680]). Als Ruhesubstanz kann aber nur das Hydroxylapatit $3\,Ca_3(PO_4)_2\cdot Ca(OH)_2$ in Frage kommen (dagegen [4930]), da diese Verbindung die wahrscheinlichste ist und allein beständig bei Anwesenheit von Wasser. Jedenfalls ist der Carbonatapatit unter dieser Bedingung, die man im Organismus wohl als gegeben betrachten kann, nicht beständig (RATHJE[4928]). Daß die abgelagerte Verbindung nicht eindeutig ist, ergibt sich schon aus der früher dargestellten Inkonstanz der Knochenzusammensetzung bezüglich des Quotienten Ca/P (siehe auch [4935]). Es ergäbe sich also die Anwesenheit von $CaCO_3$ neben dem Apatit. Daher kann beim Kochen von Knochen in Na_2HPO_4-Lösungen der Quotient Ca/P abnehmen[4930]. Das Verhältnis von $\frac{\text{Carbonat-Ca}^{..}}{\text{Gesamt-Ca}^{..}}$ wechselte z. B. von 8% bei jungen zu 16% bei alten Ratten, beim Menschen von 13—17%, auch in pathologischen Verkalkungen (SHEAR, WASHBURN und KRAMER[680]). Die Ablagerung wird also schrittweise und nach nicht genau definierten Bedingungen erfolgen.

3. Verknöcherung. Im großen werden die chemischen Bedingungen von genau definierten histologischen Abläufen der Verknöcherung begleitet, über die POLICARD und ROCHE[685, I] zusammenfassend berichteten. Zunächst ist zwischen Verkalkung und Knochenbildung zu unterscheiden. So kann Knorpel verkalken, aber vor der

---

[4927] RATHJE, W.: Ber. d. chem. Gesell. **1941**, 342.
[4928] GIESECKE, F. u. RATHJE, W.: Ber. d. chem. Gesell. **1941**, 349.
[4929] KLEMENT, R. u. WEBER, R.: Ber. d. chem. Gesell. **1941**, 374.
[4930] MAREK, J., WELLMANN, O. u. URBANYI, L.: Nat. termeszett Ertes **53**, 734 (1935), Rona **93**, 4.
[4931] ROSEBERRY, J. H., HASTINGS, A. B. u. MORSE, J. K.: J. biol. Chem. **90**, 395 (1930).
[4932] GREENBERG, D. M. u. LARSON, C. E.: J. biol. Chem. **109**, 105 (1935), Rona **88**, 446.
[4932, I] ANDERSON, H. D., UNDERWOOD, E. J. u. ELVEHJEM, C. A.: Amer. J. Physiol. **130**, 373 (1940), Rona **125**, 427.
[4932, II] BLUMBERG, H. u. ARNOLD, A.: J. nutrit. **34**, 373 (1947).
[4933] BENJAMIN, H. R.: J. biol. Chem. **109**, 123 (1935), Rona **88**, 446.

Allgemeines. 943

echten Knochenbildung (Ossifikation) wird er erst durch Bindegewebe ersetzt. So findet man histologisch beim Vorgang der Ossifikation eine Zunahme der kollagenen Fasern, ein spezielles Ödem tritt vor der Verkalkung ein, und das Gebiet wird homogen. Nach dieser Vorbereitung erfolgt der Ablauf plötzlich, woraus sich ergäbe, daß eine eventuell dazwischen auftretende Verbindung wie $CaHPO_4$ nicht analytisch in Erscheinung tritt.

Aber der Kalk lagert sich nicht in den kollagenen (SHARPEYschen) Fasern ab, sondern dazwischen, was darin seinen Grund haben könnte, daß Kollagen die Löslichkeit von Apatit stark erhöht[4929]. Wichtig für den ganzen Vorgang ist die Tatsache, daß die Zone der primären Ablagerung nicht direkt am Rande der Zelle, des Osteoblasten erfolgt, sondern in einer gewissen Entfernung. Das gerade weist darauf hin, daß sich der Vorgang im zwar unhomogenen, aber nicht direkt lebenden System abspielt, wohin die Salze diffundieren müssen. Daraus folgt die Möglichkeit, für die Fällungsbedingungen Vorgänge verantwortlich zu machen, die in vitro rekapituliert werden können. Dabei ist wichtig, welche Grundsubstanz an Ort und Stelle anzutreffen ist, die vielleicht durch Bindung von Calcium den Boden für die Vollendung durch Phosphat herstellt. LIESEGANG[4934] erklärte den Abstand der Fällung von der Zelle durch die saure Reaktion, die in der Umgebung der Zelle herrsche. Erst in weiterer Entfernung von der Zelle bestehe die Möglichkeit, daß das aus dem Plasma stammende Alkali die Säure neutralisiere. Gegen diese Auffassung könnte die Beobachtung sprechen, daß gerade dann, wenn die Verkalkung stattfindet, die Durchblutung vermindert wird, und daß eine stärkere Durchblutung immer als das erste Zeichen einer Knochenresorption betrachtet werden könne (POLICARD und ROCHE[685, I]).

Gleichgültig, wie diese ins einzelne gehenden Verhältnisse sein mögen, deren Untersuchung augenblicklich außerhalb des experimentell zugänglichen Teils liegt, ist doch erst die Frage nach den Fällungsbedingungen zu stellen, da gerade hier die Phosphatkonzentration maßgeblich eingreifen muß. Die Bedingungen werden dann nicht nur bei der Ossifikation, sondern bei jeder Verkalkung von Bedeutung sein können. Am nächsten lag es, im Plasma eine Lösung anzunehmen, die hinsichtlich Calciumphosphat übersättigt ist. Da bei Rachitis besonders das Phosphat des Plasmas stark erniedrigt ist, ergäbe sich die Vereinfachung, daß diese Lösung, die an die Stelle der Ca-Fällung diffundiert, jetzt nicht mehr die Bedingungen zur Ausfällung ergeben kann. Empirisch wurde auch ein Produkt $Ca \times P$ gefunden (Ca und P in mg%), das eine bestimmte Größe haben muß, um zur Verkalkung zu führen. Wurde dieses Produkt unterschritten, z. B. durch Erniedrigung des Plasma-Phosphats, dann mangelte die Verkalkung, und Rachitis war das Resultat. Wurde das Produkt überschritten, dann wurde eine Erkrankung nicht beobachtet.

Solche Versuche konnten in vitro mit Schnitten von Knochen junger Tiere ausgeführt werden. Bei Anwesenheit von 10 mg% Ca, einer Ionenstärke $\sqrt{\mu}=0{,}38$ und dem p_H 7,35 konnten unter Abänderung der PO_4'''-Konzentration folgende Resultate erzielt werden (SHEAR und KRAMER[679]):

Tabelle 357.

P in mg%	$Ca^{..} \times P$	$[Ca^{..}] [HPO_4'']$ molar 10^6	Erfolg
6	60	4	⎫
5	50	3,3	⎬ Verkalkung
4	40	2,7	⎭
3,5	35	2,3	schwankend
3,0	30	2,0	⎫
2,0	20	1,3	⎬ keine Verkalkung
1,5	15	1,0	⎭

Es handelte sich nicht um eine Präcipitation, die Niederschläge erfolgten in einer Zone an der Epiphyse wie in vivo. Der Faktor Ca × P ist rein empirisch, kann aber leicht in die Bedingungen des Massenwirkungsgesetzes überführt werden, wenn man $CaHPO_4$ als primär ausfallende Verbindung annimmt. Die Grenze stimmte etwa mit den Verhältnissen bei Rachitis überein, gilt aber nur bei der angegebenen Acidität. Bei p_H 7,0 wurde bei einem Ca × P von 50 keine Verkalkung erreicht. Außerdem ist noch die lokale Ionenstärke von Bedeutung. Sinkt diese, dann kommt es eher zu einer Ausfällung wegen der entsprechend geringeren Löslichkeit. Unbekannte lokale Faktoren müssen Bedeutung haben, weil wir keinen Grund haben, das Plasma oder das Ultrafiltrat als übersättigt von irgendeiner Verbindung von Ca·· und Phosphat anzunehmen, wie wir es schon früher diskutierten (S. 55ff), (GREENBERG und LARSON[2844, 4932, 4933] dagegen [4935, I]).

4. Phosphatasen. Um diesen Bedingungen gerecht zu werden, wurde vor allem von ROBINSON die Rolle der Phosphatasen in den Vordergrund der Diskussion geschoben. Diese Fermente sind für uns deshalb von Interesse, weil ihre Menge in Blut und Knochen sich — in der uns hier interessierenden Erscheinung der Rachitis — als vermehrt herausgestellt hat und schon bei einer Änderung der Diät im Quotienten Ca/P sich veränderte (FOLLEY und KAY[1229, S. 200]). Bei Schafen war z. B. der minimale Wert bei Ca/P = $^1/_2$, ähnlich reagierten Schwein und Huhn.

Für die Mitwirkung der Phosphatasen bei der Verknöcherung gibt es eine große Zahl von Indizien. Nicht nur daß der Gehalt gerade der Knochen an diesem Ferment, und zwar einer alkalischen Phosphatase, besonders groß ist, sondern auch die Verteilung innerhalb des Knochens selbst zeigt eine Anhäufung gerade an den verkalkenden Teilen: Epiphyse, Periost. Während der Entwicklung ist der Phosphatasegehalt im Knochen hoch, am höchsten im fetalen Leben, abklingend mit dem Alter (siehe [4936, 4938], bei Ratten z. B. bis zu 50 g Gewicht als Grenze, später weniger, aber durch Mg·· besonders aktivierbar[4937]). Der MECKELsche Knorpel, der nicht verkalkt, enthält keine Phosphatasen. Auch in den Knorpelorganen der Selachier findet sich Phosphatase vermehrt, soweit eine Verkalkung nachweisbar ist, bei den Zähnen der jungen Haie etwa 100 mal so wirksam wie später[4941, 4942], wobei der geringere Phosphatgehalt im Plasma eine zusätzliche Rolle spielen könnte[4943]. Man kann einen Hinweis sogar bei pathologischen Prozessen finden, indem in transplantierten oder sonst leicht verkalkenden Organen der Phosphatasegehalt besonders hoch ist[4936, S. 406].

Durch Vergiftung von Ratten mit Jodessigsäure, die die Phosphorylierung lähmt, ließe sich die entstehende Osteoporose erklären[4940], allerdings kombiniert mit Durchfällen usw., was den Wert des Arguments mindert. Bei Zinkmangelzuständen kam es zur Abnahme der Phosphatase im Blutserum[4941, II].

[4934] LIESEGANG, R. E.: Dtsch. Zahnheilkunde **3**, 803 (1936), Rona **99**, 310.
[4935] BURNS, C. M. u. HENDERSON, N.: Biochem. J. **29**, 2, 2385 (1935). C. **1936 II**, 1566. Schwankung von Ca/P von 1,68—1,97.
[4935, I] Ross, B. D.: Proc. Soc. exp. Biol. Med. **45**, 531 (1940). C. **1942 II**, 801. Bei der Verkalkung von Trichinenlarven spielte das Produkt Ca × P anscheinend eine sekundäre Rolle.
[4936] KAY, A. D.: Physiol. Rev. **12**, 389 (1932). Zusammenfassung.
[4937] ROCHE, J., FILIPPI, A. u. LEANDRI, A.: Bull. Soc. Chim. Biol. **19**, 1314 (1937), Rona **106**, 141.
[4938] KAY, H. D.: Brit. J. exp. Path. **7**, 177 (1926), Rona **38**, 733.
[4939] STOYE, W.: Klin. Wschr. **5**, 791 (1926), Rona **37**, 498.
[4940] LASST, L. u. VERZAR, F.: Pflügers Arch. **236**, 693 (1935).
[4941] ROCHE, J. u. BULLINGER, E.: C. rend. Acad. Sci. **207**, 947 (1938), Rona **113**, 641.
[4941, I] KROON, D. B.: Arch. neerl. Physiol. **25**, 244 (1941), Rona **124**, 420. C. **1941 I**, 2547.
[4941, II] DAY, H. G. u. McCOLLUM, E. V.: Proc. Soc. exp. Biol. Med. **45**, 282 (1940). C. **1941 I**, 2958.

Die Beziehung der Verkalkung zu der Phosphatase ließe sich noch bei anderen pathologischen Prozessen wiederfinden, besonders wenn man die Untersuchung nicht auf das erkrankte Organ beschränkt.

So fand KAY[4951] bei Ostitis fibrosa, Ostitis deformans und Rachitis im Plasma stark erhöhte Fermentwirkungen. Nach Knochenfraktur war der erhöhte Gehalt an Phosphatase nicht auf den gebrochenen Knochen beschränkt, sondern bei allen Knochen vorhanden, ebenso wie nach Injektion des Parathormons[4945].

Diese Angaben scheinen nicht nur auf die Funktion des Fermentes, sondern auch auf die führende Bedeutung des Phosphates an sich hinzuweisen. So wurde das frühe Auftreten des Phosphats histochemisch im heilenden Rippenknorpel nachgewiesen[4939], und die pathologischen Verkalkungen gingen primär häufiger mit einer Erhöhung des Phosphats als des Calciums im Blut einher[4946].

Diese Beobachtungen geben nur einen Indizienbeweis, ohne daß der tatsächliche Vorgang rekonstruiert wäre. Vor allen Dingen ist die Tatsache einer Änderung, aber nicht deren Richtung das Wiederkehrende. Hierin sind aber gerade die Untersuchungen und Vorstellungen von ROBINSON schrittmachend gewesen und liegen zeitlich vor den Phosphataseuntersuchungen. Die Methodik basiert auf Untersuchung der Kalkablagerung in vitro, deren Bedingungen leichter einer Kontrolle unterworfen werden können. Phosphatase bildet eine Bedingung zur Fällung von $CaHPO_4$ oder Apatit. Die Form der Fällung ist für die gedankenmäßige Festlegung der Bedingungen gleichgültig und verträgt vorerst die völlig isolierte Behandlung, da im Bereich der normalen Acidität die Möglichkeit der Fällung aller in Frage kommenden Verbindungen parallelgehend steigt und sinkt. Durch die ROBINSONschen Darlegungen werden trotz ihrer Unvollkommenheit die früher geäußerten Theorien, etwa Kalkfängertheorie (PFAUNDLER) usw. (siehe darüber [4952]) durch eine mehr spezifizierte und fundierte Vorstellung abgelöst, zumal physikochemische Begriffe zum Aufbau verwandt werden. Genügend Raum für die Wirksamkeit der Zelle ist durchaus gegeben.

Der Ausgangspunkt ist, daß das Plasma und sein Ultrafiltrat hinsichtlich der Kalk-Phosphatverbindungen untersättigt ist. So findet auch eine Kalkausfällung in vitro in solchem Milieu nicht statt, wenn das Löslichkeitsprodukt nicht überschritten wird (siehe die letzte Tabelle). Wenn aber eine lösliche Calcium-Phosphorsäureverbindung hinzugefügt wird, z. B. Calciumglycerophosphat oder Hexosediphosphat, die beide durch das Ferment gespalten werden, dann stellt sich die Bedingung der Übersättigung her, und die Verkalkung kann stattfinden.

Der hier beschriebene „Phosphatase-Mechanismus" schafft nur die Vorbedingung zur Fällung von Calciumphosphat, aber zu der ordnungsmäßigen Einlagerung an bestimmten Stellen, die in vitro nachgemacht werden kann, gehört noch ein zweiter Prozeß, der an lokale Eigenschaften der Gewebe gebunden ist[4947]. Dieser Prozeß wäre vielleicht leichter zu erklären als der erste. Wir müssen daran denken, daß die Kalkeinlagerungen in einer gewissen Entfernung von der Zelle stattfinden. Das würde verlangen, daß Phosphatase sezerniert wird, eine Vorstellung, der keine Hindernisse entgegenstehen können, da Sekretion von Fermenten zu den allgemeinen Erfahrungen gehört. Aber diese Voraussetzung ist noch nicht einmal unbedingt notwendig, da die Bedingungen zur Fällung — etwa durch lokale Verminderung der Ionenstärke — durchaus erst in einem gewissen Abstand von der Zelle gegeben sein können. Schwierigkeiten

---

[4942] ROCHE, J. u. BULLINGER, E.: Bull. Soc. chim. Biol. 21, 166 (1939), Rona 117, 286.
[4943] FONTAINE, M.: C. rend. Acad. Sci. 194, 395 (1932), Rona 68, 250.
[4944] MARK, R. E.: Z. ges. exp. Med. 51, 124 (1926), Rona 37, 816.
[4945] ROCHE, J. u. FILIPPI, A.: Bull. Soc. chim. Biol. 20, 1147 (1938), Rona 116, 287.
[4946] BARR, D. P.: Physiol. rev. 12, 593 (1932).
[4947] ROBISON, R., MACLEOD, M. u. ROSENHEIM, A. H.: Biochem. J. 24, 2, 1927 (1930).

macht aber die Tatsache, daß gerade dieser lokale Mechanismus, der „anorganische Mechanismus" von ROBINSON und SOAMES gegen irgendwelche Eingriffe ganz besonders empfindlich ist, z. B. gegen Fluorid auf viel kleinere Konzentrationen reagiert als die Phosphatase und zwar auf Konzentrationen, bei denen die von RATHJE festgelegten Hemmungen der Fällung noch bei weitem nicht eintreten können.

Die Fällung wurde auch gehemmt durch Verminderung der Konzentration von $NaHCO_3$[4947]. Der Schluß, daß dadurch der Charakter der Fällung als Carbonatapatit gegeben sei[4947], ist aber nicht zwingend, da die Beständigkeit dieses Apatits in wäßrigem Milieu in Frage gestellt wird (RATHJE). Ebenso hemmte HCN, Formaldehyd, $CHCl_3$[4947], NaCl (0,5%) (nicht KCl), Gummi arabicum[4948], Eieralbumin und Kochen des Knorpels[4949] die Verknöcherung.

Ebenso wie der normale Knochen verknöchert der rachitische, so daß die Ursache der mangelhaften Verknöcherung bei der Rachitis nicht in dem lokalen Prozeß, sondern in dem niederen Gehalt von $Ca^{..}$ und P des Serums zu suchen sei ([4950], siehe [4950, I]). Wenn die Verhältnisse aber so liegen, dann wäre es verständlich, daß bei der Rachitis im Knochen reichlich Phosphatase vorhanden ist, sich sogar mit der Erkrankung steigert[4953, I], und die Verkalkung doch leidet. Entsprechend konnte die Verkalkung durch reichlichen Zusatz von Glycerophosphat auch beim rachitischen Knochen erzwungen werden. Durch den niederen Ausgangspunkt im $Ca^{..}$- und P-Gehalt des Plasmas könne die Phosphatase den Gehalt an Phosphorsäure nicht soweit heben, daß die Bedingungen zur Fällung gegeben seien[4936, 4938]. Vielleicht handelt es sich um eine versuchte Regulation.

Als Forderung bleibt die Berücksichtigung der erhöhten Plasmaphosphatase, die die Phosphorsäureester des Plasmas zersetzen soll. Hier fehlt aber der Nachweis. Wenn auch im Plasma geringe Konzentrationen von Phosphorsäureestern (0,33 mg%) in der Zeit starker Verkalkungen gelegentlich beobachtet wurden, fehlen diese Verhältnisse doch bei Rachitis als konstanter und auswertbarer Unterschied. Gabe von Candiolin (hexosephosphorsaures Ca) an rachitische Ratten[4944] kann natürlich nicht anders wirken als dem Phosphatgehalt entspricht. Warum sind aber die Phosphatasen bei anderen Knochenerkrankungen erhöht? Hier hilft die Vorstellung daß die Phosphatasen auch zur Auflösung des Knochens dienen, indem die Phosphorsäureester mit löslichem $Ca^{..}$-Salz gebildet werden, ins Blut diffundieren und dort durch die erhöhte Phosphatase der Spaltung anheimfallen. Bei Rachitis kehrt die Phosphatase im Plasma durchaus nicht sofort mit der Heilung zur Norm zurück[4953]. Bei Hypervitaminose D ist wiederum das Ferment im Knochen vermindert, obwohl eine Osteoporose eintritt ([4936], siehe [4950, I]). Da die Vorgänge extrazellulär stattfinden, müssen die auftretenden Zellen (Osteoklasten) erst die Bedingungen zu solchen Synthesen bilden, hier versagt das physikochemische Bild, da die Zelle augenblicklich die Grenze der Einsicht bilden muß.

Von SCHÜPBACH[4951] wurde eine Übersicht des Verhaltens der alkalischen Knochenphosphatase und einige andere Daten des Plasmas bei generalisierten Knochenerkrankungen zusammengestellt. Wir geben eine Tabelle wieder auf S. 1025.

[4948] SHIPLEY, P. G. u. HOLT, L. E.: The John Hopkins Hospit. Bull. **40**, 1 (1927).

[4949] SHIPLEY, P. G., KRAMER, B. u. HOWLAND, J.: Amer. J. dis. of Childr. **30**, 37 (1925), Rona **34**, 609.

[4950] SHIPLEY, P. G., KRAMER, B. u. HOWLAND, J.: Biochem. J. **20**, 379 (1926).

[4950, I] v. KRAEMER, V., LANDTMAN, B. u. SIMOLA, P. E.: Acta Physiol. Skand. **1**, 285 (1940), Rona **124**, 176. C. **1941 I**, 2961. Geringe Verringerung der $Ca^{..}$-Aufnahme bei rachitischen, $Ca^{..}$-Hunger bei Knochen von Ratten nach Überdosierung von Vitamin D.

[4951] SCHÜPBACH, A.: Helvet. Medic. Acta. **15**, 537 (1948).

[4952] KLINKE, K.: Der Mineralstoffwechsel, Leipzig 1931.

[4953] SHOHL, A. T.: J. of the amer. med. Assoc. **111**, 614 (1938).

[4953, I] ROCHE, I. u. SIMONOT, M. TH.: Bull. Acad. Med. **105** (3), 272 (1941), Rona **129**, 377. C. **1942 II**, 801.

Abgesehen davon ist noch der lokale Faktor ein besonderes Rätsel, da er — bei extracellulärer Verkalkung — empfindlicher ist als das Ferment und doch nicht an die Zellstruktur gebunden ist, sondern in dem mikroskopisch homogenen Feld der Einlagerung zu suchen ist. Eine gewisse Ähnlichkeit zu der Kalkfängertheorie ist gegeben, nur daß die Vorstellung weniger vage, sondern durch ein Jahrzehnt experimenteller Arbeit definiert ist.

Daß bei diesen Vorgängen Phosphat ein führender Faktor ist, wie KAY[4936] auch betont, und nicht das $Ca^{..}$ bevorzugt zu berücksichtigen ist, ist aus der offenbaren Bedeutung der Phosphatasen ersichtlich, deren Entstehen von der Phosphatzufuhr in der Nahrung selbst beeinflußt werden kann. Auf Phosphat als führende Substanz weist die Leichtigkeit hin, mit der andere Kationen ($Pb^{..}$, $Ra^{..}$, $Sr^{..}$) im Knochen eingelagert werden können. Daß sich im Knochen außer Apatit noch freies $CaCO_3$ befindet, wird keine besondere Vorstellung verlangen, da in der chemischen Einleitung auf die Möglichkeit der Adsorption gerade von $CaCO_3$ an Apatit auch aus nicht übersättigter Lösung hingewiesen wurde. Außerdem könnte $CaCO_3$ sich niederschlagen, wenn aus dem Knochen nur Phosphat allein durch Umwandlung in einen organischen Ester herausgelöst wird. Für $Ca^{..}$ bestehen dann im alkalischen Milieu gute Bedingungen zur Fällung. Daß aber die Knochenbildung noch von vielen anderen Momenten abhängt, soll jetzt kurz behandelt werden.

5. Es möge kurz die Einwirkung des **weißen Phosphors** Erwähnung finden. Weißer Phosphor diente früher als Zusatz zu den Lebertranpräparaten. Diese Anwendung hat sich wohl aus der Beobachtung der Osteosklerose nach chronischer Gabe von Phosphor entwickelt. Es wäre damit die Möglichkeit zuzugeben, daß wenigstens die mechanischen Verkrümmungen nach Rachitis rascher zum Stillstand kommen könnten.

Bei Knochenbrüchen des Kaninchens fand sich kein Einfluß[4957], im Dentin nur unregelmäßige Verkalkungen[4958, I].

Aber es zeigte sich in Versuchen an Ratten, daß eine wirkliche Sklerose nur bei einer an $Ca^{..}$ und P ausreichenden Kost in Erscheinung trat.

Bei Tieren, an denen durch NH_4Cl eine Osteoporose erzwungen werden kann, nahm der Aschegehalt zu, die osteoiden Säume ab[4954]. Das würde mit einer an Hunden unter diesen Bedingungen beobachteten vermehrten Kalkretention[4955] übereinstimmen. Aber alle — jedenfalls lokal zu erhebenden — günstigen Veränderungen könnten auch bei rachitischen Ratten auf einen *Wachstumsstillstand* zurückgeführt werden. An der Metaphyse fanden sich Bänder, die sich röntgenologisch durch Undurchlässigkeit und chemisch durch einen normalen Aschegehalt auszeichneten. Diese Bänder seien aber Zeichen einer Wachstumshemmung im Knochen[4956]. Wachstumsstillstände mit denselben Folgen zeigten sich auch bei Kindern, z. B. im Anschluß an Infektionskrankheiten.

6. Verschiedene Bedingungen.

Bei Kaninchen trat Rachitis mit Störung des $Ca^{..}$- und P-Stoffwechsels auf, wenn sie mit Schistosomum japonicum infiziert waren. Teilweise genügte die Infektion der Mutter, auch bei den Jungen Rachitis, die auf Toxine zurückzuführen wäre, zu erzeugen[4959]. Bei Hühnern wirkt Zusatz von 5—10% Schwefelblumen zur Nahrung in derselben Richtung.

[4954] BERNHARDT, H. u. RABL, C. R. H.: Z. klin. Med. **102**, 147 (1925), Rona **35**, 271.
[4955] BERNHARDT, H.: Z. klin. Med. **102**, 174 (1925), Rona **35**, 272.
[4956] ADAMS, C. O.: Proc. Soc. exp. Biol. Med. **39**, 351 (1938), Rona **112**, 637.
[4957] ADAMS, C. O.: Proc. Soc. exp. Biol. Med. **38**, 449 (1938). C. **1940** I, 2341.
[4958] HOLMES, C. E., DEOBALD, H. J. u. HERICK, C. A.: Poultry Science **17**, 136 (1938). C. **1938** II, 107.
[4958, I] ADAMS, C. O. u. SARNAT, B. G.: Arch. Pathol. **30**, 1192 (1940). C. **1941** II, 500. Kaninchen und Ratten. Ebenso wirkt Arsenik.

Die Wirkung kleinerer Dosen kann durch Überschuß von Vitamin D kompensiert werden[4958]. Bekannt ist die bei Meerschweinchenskorbut auftretende Knochenresorption des Kieferknochens, die allein durch Vitamin C zu beseitigen ist[4960]. Daneben sind unter diesen Bedingungen Blutungen am Knochen regelmäßig vorhanden, sie können aber auch durch eine Änderung des Verhältnisses Ca/P erzeugt werden[4961].

7. Säure-Basenverhältnis. Weiterhin ist ein sehr wichtiger diätetischer Faktor das Säure-Basenverhältnis der Kost. Dabei sind 2 Orte des Angriffs denkbar, an erster Stelle die Acidität im Magendarmkanal, dann die im Organismus. Es scheint eine durchaus plausible Erklärung, daß bei stärkerer Alkalität im Darm die Bedingungen zur Fällung unlöslicher Phosphate eher gegeben sind, so daß dann also die Resorption beider Elemente leidet. Hierher ist das Auftreten allgemeiner osteoporotischer Veränderungen mit schweren Deformationen bei gesunden Hunden zu rechnen, denen der Magen exstirpiert war[4962]. Es kann der Mangel der Depotfunktion des Magens wirken, wodurch die Speise zu rasch forttransportiert wird. Ebenso kann die Alkalosis nach dem Essen (durch Fehlen der HCl-Sekretion) die Retention vermindern, vor allem wird durch das Fehlen der Salzsäure die Lösung der Phosphate im Darm erschwert. Ebenso kann aber eine direkte Alkalität der Nahrung, wirken, darunter neben $Ca^{..}$ auch $Mg^{..}$ betreffend. Übermäßig saure Nahrung (z. B. NH_4Cl) führt zur Lösung des Knochens. Diese Acidität kann aber auch durch zu große Phosphatmengen bei ausschließlicher Fleischnahrung in Erscheinung treten[4963].

8. Nahrungswahl. Eine in einseitiger Richtung ausgebaute Nahrung kann eigentlich nur unter dem Zwang des Laboratoriums eine Rolle spielen, da anscheinend die Möglichkeit der „instinktiven" Auswahl eine Rolle spielt. Darüber unterrichten folgende interessanten Versuche von RICHTER und ECKERT[4965]. Wurden bei Ratten die Nebenschilddrüsen entfernt, dann starben daran 52% unter den Erscheinungen der Tetanie. Stellte man diesen Ratten zur Auswahl Lösungen von Wasser, Calcium- (oder auch $Mg^{..}$ und $Sr^{..}$) Salzen bzw. Phosphat hin, dann wählten sie im Gegensatz zu den Verhältnissen vor der Operation bevorzugt $Ca^{..}$, $Mg^{..}$ und $Sr^{..}$ und flohen Phosphat. Durch diese freie Wahl wurde die Mortalität auf 0 heruntergedrückt. Die Befunde ließen sich im wesentlichen bestätigen[4962, I].

Wir haben hier ein ähnliches Verhalten, wie wir es schon bei analogen Versuchen mit NaCl nach Exstirpation der Nebennieren berichteten. Beide Befunde sind in der Richtung auszuwerten, daß die im Blut sich nach der Operation abspielenden Konzentrationsänderungen auch in den Geschmacksorganen merkbar werden und so die Wahl leiten. Es ist noch durchaus zweifelhaft, ob die Tiere eine phosphatreiche Nahrung vermeiden werden, wenn das Phosphat in organischer Bindung für den Geschmack maskiert ist. Wir werden nachher sehen, daß z. B. Haustiere nicht immer diese feine Unterscheidung besitzen für das, was ihnen nützt, obwohl wir — bei unserer Unkenntnis der in den Sinnesendorganen sich abspielenden Stoffwechselvorgänge — auch durchaus für nicht ausgeschlossen halten können, daß ein gewisser Mangel oder Überschuß z. B. an

---

[4959] KAWAMURA, R. u. KASAMA, Y: J. exp. Med. **42**, 793 (1925).

[4960] HARMAN, M. T., KRAMER, M. M. u. KIRGIS, H. D.: J. nutrit. **15**, 277 (1938), Rona **109**, 62.

[4961] LECOQ, R.: Verh. 2. internat. Kongr. vergl. Path. **2**, 372 (1931), Rona **70**, 690.

[4962] BUSSABARGER, R. A., FREEMAN, S. u. JVY, A. C.: Amer. J. Physiol. **121**, 137 (1938), Rona **108**, 302.

[4962, I] WILENS, S. L. u. WALLER, R. K.: Endrocrinology **28**, 828 (1941), Rona **127**, 273. C. **1941 II**, 1639.

[4963] MAREK, J., WELLMANN, O. u. URBANYI, L.: Math. nat. Anz. ungar. Akad. s. Wissenschaft **57**, 1020 (1938). C. **1939 II**, 455.

[4964] SHOHL, A. T., BROWN, H. B., ROSE, C. S. u. SAUERWEIN, E.: J. biol. Chem. **97**, X (1932), Rona **70**, 282.

Phosphorsäureestern lokal merkbar wird und durch direkte Diffusion von außen ausgeglichen und so zur Leitung einer Auswahl von verschiedenen Möglichkeiten wird.

Bei den Versuchen von SHELLING[5159] mit Ratten nach Exstirpation der Parathyreoidea wurde ein nicht so instinktsicheres Verhalten registriert. Erhielten die Tiere eine Kost, die zur Tetanie führte, dann wurde sie anfangs gefressen, aber plötzlich hörten sie damit auf. Wenn ihnen eine gute Diät vorgesetzt wurde, „dann sind die Ratten zuerst mißtrauisch, wenn sie sie aber erst zu sich genommen haben und finden sie ungefährlich, dann fressen sie". Im Gegensatz dazu wählten rachitische Ratten nicht das Vitamin-D-haltige Öl bevorzugt, wenn es ihnen mit vitaminfreiem zugleich angeboten wurde[4967, I].

9. $Ca^{..}$, P und Vitamin D. Wenn wir auch nach unserem Thema Phosphat in den Vordergrund, gewissermaßen als Angelpunkt der ganzen Stoffwechselvorgänge setzen müssen, würde seine ausschließliche Beachtung schon in erster Annäherung nicht befriedigen, es sei denn, daß man die Forderung stellt, daß ein gewisses Minimum an Phosphat in der Nahrung vorhanden sein muß. Aber diese Forderung — die nach der historischen Entwicklung durchaus nicht zuerst gestellt wurde, weil man extrem phosphatarme Nahrungen gar nicht herstellen wollte und konnte — wird von vornherein illusorisch, weil das Phosphatminimum je nach dem Gehalt der Diät an Calcium sich ändert[4964]. Man wird also 2 Momente zu beachten haben, nämlich die absolute Menge und den Quotienten Ca/P ([4964] und später). Bei der normalen Diät des Menschen ist P immer sehr stark vertreten, so daß der $Ca^{..}$-Gabe eine größere therapeutische Bedeutung zuzubilligen sei[4968]. Diese Aussage gilt nicht mehr für die Kriegs- und vor allem Nachkriegsnahrung in Deutschland.

Dazu kommt als drittes Moment der Gehalt der Diät an Vitamin D. Hier sind aber die einzelnen Tierarten durchaus voneinander unterschieden, woraus sich die Notwendigkeit ergibt, die Verhältnisse getrennt nach den einzelnen Versuchstieren zu behandeln. So genügt z. B. bei der Ratte eine Beseitigung des Vitamin D aus der Nahrung nicht, man muß das Verhältnis Ca/P extrem groß oder extrem klein gestalten, um zu Knochenveränderungen zu gelangen, von denen wiederum nur ein hoher Quotient zu Bildern ähnlich der menschlichen Rachitis führt.

Bei der Maus genügt auch dieses Verfahren nicht. Mäuse mit Salzmischungen nach OSBORN und MENDEL aufgezogen, zeigten nicht die erwarteten Veränderungen[4966]. Vielleicht ist das damit zu erklären, daß der bei solchen Diäten einsetzende Stillstand der Entwicklung regulierend wirkt. Es ist nicht ein Gesetz, aber doch eine Regel (siehe SHOHL[4953]), daß Rachitis vorwiegend bei raschem Wachstum zu erwarten ist. Diese Beobachtung ist dadurch erklärbar, daß z. B. die stark an Masse zunehmende Muskulatur das in der Nahrung dargebotene Phosphat an sich reißt.

10. Weitere Bedingungen zur Rachitis. Wenn wir eine Reihe von Momenten, die bei der Phosphatwirkung wesentlich werden können, kurz aufzählten, so ist doch gleich hinzuzusetzen, daß diese Aufzählung noch lange nicht erschöpfend ist und später an geeigneter Stelle nachzuholen ist, z. B. der Fettgehalt der Nahrung, die Sonnenstrahlung usw. Aber unbedingt von Bedeutung ist die Frage, wie wir das Phosphat in unserer Diät zuführen. Das kann nicht allein als anorganisches Phosphat geschehen, weil (siehe Kapitel: Resorption) die Phosphor-

---

[4965] RICHTER, C. u. ECKERT, J.: Amer. J. med. Sci. 198, 9 (1939), Rona 116, 443.
[4966] BEARD, H. H.: Amer. J. Physiol. 75, 658 (1926), Rona 37, 327.
[4967] WILLIAMS, D. E., MCLEOD, F. C. u. MORRELL, E.: J. nutrit. 19, 251 (1940). C. 1941 I, 535.
[4967,I] YOUNG, P. TH. u. WITTENBORN, J. R.: J. comp. Psychol. 30, 261 (1940), Rona 124, 308.

säureester weniger als solche, sondern größtenteils nach der hydrolytischen Spaltung zur Resorption kommen. Wenn auch der Nahrungsbissen nicht mit anorganischem Phosphat in den Magen gelangt, so ist doch das Auftreten im Blut vorwiegend als solches anzunehmen. Aber eine Trennung würde gar nicht ausführbar sein, da außerdem in den Diäten des Experiments Phosphate als solche zugesetzt werden. Durch Berücksichtigung der organischen Phosphate oder — anders ausgedrückt — durch Berechnung nach dem Gehalt der veraschten Nahrung an Phosphat bzw. einfachem Phosphor, wird eine Vereinfachung der Verhältnisse herbeigeführt, die durchaus berechtigt ist.

Damit erhebt sich aber eine andere Frage, nämlich ob der ganze so in der Asche auftauchende und analysierte Phosphor auch assimilierbar ist. Diese Frage ist zu verneinen. So zeigte sich, daß bei Fütterung der Ratten mit P-armem Heu[4967] das P schlechter verwertbar ist als bei P-reicherem. Eine Nahrung mit 0,16% P und Ca/P 3:1 genügte gerade zum Wachstum, aber wurde das Heu P-arm, dann war die Retention unzureichend, wobei die Möglichkeit vorliegt, daß einfach das Nahrungsvolumen zu groß wird, um das P-Minimum zu erreichen. Fragen dieser Art spielen keine Rolle bei der Zufuhr des Phosphats als Phytin, das nicht nur schlechter spaltbar und weniger resorbierbar ist, so daß es mit dem Kot zum Teil ohne Nutzung ausgeschieden wird, sondern auch noch $Ca^{..}$ von der Resorption zurückhalten kann. Dies soll uns jetzt allgemein beschäftigen, bevor wir über die Untersuchungen an den einzelnen Tierarten berichten.

II. Das Phytinphosphat (Ca-Mg-Inosinhexaphosphat) der Nahrung.

Es ist schon verhältnismäßig lange bekannt, daß Körnerfrüchte, Cerealien, einen toxischen Effekt haben, der geeignet ist, die Verkalkungen des wachsenden Knochens zu stören. Man hat nach der Ursache gesucht und glaubte anfangs dafür eine säuernde Wirkung[4978] verantwortlich machen zu können. Man wird diese Wirkung nicht aus dem Auge verlieren dürfen (siehe auch GLATZEL). Aber diese Auslegung genügte nicht, denn durch Zusatz von Basen konnte die Schädigung nicht beseitigt werden. Daher wurde man dazu geführt, irgendwelche Toxamine[4970] zu isolieren, die bei Zusatz zu einer anderen Diät rachitisch wirken sollten[4975]. Bei den ersten Versuchen zum exakten Nachweis fehlte die Beachtung des Mineralgehaltes der Nahrung, der besonders bei Ratten von leitender Bedeutung ist.

Auch von anderen Giftwirkungen[4973] wurde gesprochen, z. B. bei Kaninchen und Mäusen mit pathologischen Prozessen in Haut und Nervmuskelapparat, die sich beim Kaninchen durch kleine Mengen von Kohl beseitigen ließen, also von unserem Thema abführen.

Ein Beispiel gibt eine Untersuchungsreihe, bei der die Entwicklung der Zahncaries bei $5^1/_2$ Jahre alten Kindern unter verschiedenen Diäten registriert wurde mit folgenden Resultaten[4969]:

Tabelle 358.

Diät Nr.	$Ca^{..}$	P	$Ca^{..}/P$	Bemerkungen über die Diät	% Caries
8	1,7	1,9	0,89	frei von Cerealien, Fisch	0,37
7	1,3	1,6	0,81	Brot und Reis	1,0
6	1,5	1,8	0,84	Brot	1,8
5	1,1	1,4	0,69	Brot, Wegnahme von Milch, Ei und Lebertran gegenüber 6	3,0
4	1,0	1,5	0,76	Diät 5, aber Hafermehl dazu	5,8

[4968] LOEW, O.: Dtsch. med. Wschr. **1934** II, 1242, Rona **82**, 591.
[4969] MELLANBY, M. u. PATTISON, C. L.: Brit. med. J. **1932** II, 507.
[4970] MELLANBY, E.: Perspectives in Biochemistry S, 318 (1938).

In jeder Gruppe befanden sich nur 20 Kinder, und man muß diese Zahl für das gefällte Urteil, daß Cerealien die Caries weniger verhüten, für unzureichend halten. Demonstriert wurde zugleich, daß Hafermehl besonders zu fürchten sei. Bei vergleichenden Versuchen mit Reis und Hafer an Ratten[4974] fand sich ebenso bei gleichem $Ca^{..}$- und P-Gehalt und dem Ca/P 3,9 bei Hafernahrung eine stärkere Rachitis. Der mit Wasser extrahierte Hafer erzeugte dagegen weniger Rachitis; der Extrakt, einer Reisdiät zugesetzt, hemmte die Verkalkung der Knochen (Röntgenkontrolle, Wachstum, Knochenasche), während der Extrakt von Gerste, der Haferdiät zugesetzt, Rachitis verhinderte. Diese Beobachtungen liegen völlig in Richtung unbekannter Toxamine in Cerealien, deren Vorhandensein die weitere Entwicklung der Forschung unsicher machte. Der erste Schritt führte zur Berücksichtigung der quantitativen Verhältnisse von $Ca^{..}$ und P.

Der P-Gehalt betrug bei Hafer 0,33%, Gerste 0,319%, Weizenmehl 0,299%, Maismehl 0,148 und Reismehl 0,116% (siehe auch [5003]). Wenn zugleich durch Zusatz von $CaCO_3$ für Ausgleich der Unterschiede gesorgt wurde, so daß eine Diät mit Ca/P 4:1 dargereicht wurde, blieben doch Differenzen, indem Mais > Hafer > > Reis > Weizen zu Rachitis führte[4972]. Bei Vergleich fand sich bei Fütterung von Mais 24,9%, Weizen 43,6%, Hafer 35,2% Asche im Knochen, auch hier[4977] die obige Reihenfolge. Wurde durch weitere Phosphatzusätze ein Ausgleich geschaffen, dann hörten die Differenzen auf. Die Diät 3143 von McCOLLUM mit 33 Teilen Weizen, 33 Teilen Mais, 14 Teilen Gelatine, 15 Teilen Weizenkleber, 1 Teil NaCl und 3 Teilen $CaCO_3$ erwies sich immer rachitogen, gleichgültig, welches Getreide an Stelle von Mais oder Weizen zur Anwendung kam.

Wichtiger als Zusatz von Phosphat erschien aber der Zusatz von Calcium, da für das Verhältnis Ca/P folgende Werte sich ergaben[4976] (Tabelle 359):

Tabelle 359.

	Weizen	Hafer	Mais
Ca/P	1/5,1	1/5,1	1/6,1
mg% Ca . .	114	113	81
mg% P . . .	580	570	494

Aus diesen Analysen ergab sich ein starker Überschuß an Phosphat, trotzdem war das Verhältnis nicht so variabel, daß daraus die Reihenfolge der antirachitischen Kraft, die von links nach rechts in der Tabelle absinkt, erklärbar gewesen wäre. Ein gewisser Ausgleich wurde durch Zusatz von $Ca^{..}$-Salzen erreicht, wie folgende Tabelle aus Versuchen an Ratten mit Hafermehl zeigt, trotzdem war das Resultat nicht befriedigend und bildete für die Annahme des Toxamins eher eine Stütze[4971]:

Tabelle 360.

Zugabe zur Grunddiät	$Ca^{..}$ %	P %	Ca/P Verh.	Wirkung auf die Knochenverkalkung
1. Hafermehl	0.205	0,47	0,42	sehr schlecht
2. Hafermehl und $CaCO_3$	0,35	0,47	0,74	weit besser als 1
3. Hafermehl und $Ca_3(PO_4)_2$. . .	0,32	0,58	0,55	wie 2 und weit besser als 1
4. Hafermehl und K_3PO_4 . . .	0,20	0,58	0,34	ebenso wie 1

[4971] GREEN, H. N. u. MELLANBY, E.: Biochem. J. **22**, 1, 102 (1928).
[4972] GYÖRGY, P., POPOVICIU, G. u. SANO, T.: Z. Kinderheilkunde **55**, 442 (1933), Rona 76, 662.
[4973] TSCHERKESS, H.: Arch. Sci. biol. russ. **43**, 55 (1936). C. **1938 II**, 343.
[4974] BRUIN, M. D. u. BOUMAN, J.: Z. Vitaminforschung **6**, 295 (1937), Rona 104, 233. C. **1938 I**, 108.
[4975] HOLST, P.: J. of Hygiene **26**, 437 (1927).

Das gilt ebenso für den Befund, daß durch Hydrolyse mit HCl sich die rachitogene Wirkung der Cerealien beseitigen ließ (siehe auch [4970]).

Durch Behandlung der verschiedenen Getreidearten mit Pankreasfermenten in vitro spaltete sich bei dem stark rachitogen wirkenden Mais weniger PO_4''' ab als aus Weizen[4980]. Wenn man annahm, daß nichthydrolysierte Phosphatester nicht resorbiert wurden, mußte das bedeuten, daß man eine gewisse Menge von P in der Diät zwar analysierte und in Rechnung stellte, aber es kam nicht zur Resorption der Verbindung. Das in der Nahrung vorhandene PO_4''' mußte in großer Menge im Kot erscheinen. Dabei ist es natürlich möglich, daß Bakterien des Darmes die Spaltung noch nachträglich auszuführen vermögen, wobei allerdings die Frage offen steht, ob im Dickdarm eine Resorption noch wesentlich einsetzt oder durch eine Assimilation durch Bakterien vollends verhindert wird.

Schließlich fand das Problem eine Lösung darin, daß das Phosphat in einer besonderen Verbindung, dem Phytin, gerade in den Cerealien besonders reichlich vertreten ist (siehe auch [4880, I]). Denn in der Art der vorhandenen Kohlenhydrate ließ sich kein Unterschied wahrnehmen[4979].

Nicht das Gesamtphosphat ist als Phytin gebunden, sondern nur ein Teil, nach den Lebensmitteln verschieden und auch nach der Ursprungsquelle[4984 I, 4991]. Bei Reife nimmt der Gehalt der Cerealien zu[4990]. Cerealien enthalten 50—70% davon, der Gehalt sinkt über die Ölsaaten und Nüsse mit noch relativ viel Phytin zu den grünen Pflanzen und Wurzelfrüchten, die teilweise gar nichts enthalten (siehe Tabellen[4992]). Deren geringer Gehalt ist vielleicht dadurch erklärbar, daß Wurzeln, Knollen und grüne Blätter viel Phytase enthalten, die bei rohem Verzehr eine Abspaltung noch ermöglicht. PEDERSEN[5284, III] hält auch für Getreide den Phytasegehalt für wichtig.

Für die bei der Assimilation sich ergebenden Resultate sind die *chemischen Eigenschaften* des Phytin maßgeblich. Das Calciumsalz ist löslich bei p_H 2,8, schon bei p_H 3,0 beginnt die Fällung. Das Magnesiumsalz ist löslich bei p_H 5,0, Fe-Salz ist in n/6 HCl noch unlöslich. Mg-Ionen können das Ca vor der Fällung schützen, wenn sie im Überschuß vorhanden sind (nach MCCANCE und WIDDOWSON[5005, II]). Die Verbindung ist gegen Kochen unempfindlich[4989, 4990], ebensowenig wird sie durch Backen zerstört, wenn die Auflockerung durch Backpulver versucht wird[4984, II]. Jedoch zersetzt sie sich, wenn das Backen mit Sauerteig vorgenommen wird, und zwar während der Führung des Teigs. Bei den üblichen Verfahren wurde zu 50% gespalten[4989, 4990]. MCCANCE und WIDDOWSON[5005, I] erreichten eine Spaltung zu über 90%, indem sie den Teig auf 50° 6 Stunden lang bei p_H 4,5 hielten.

Die Fermente, die sich schon in Pflanzen finden, spalten den Ester. Das ist für verschiedene Verdauungsfermente des Darmkanals nicht möglich. Da aber vielfach Bakterien und andere Bedingungen wirksam werden, ergibt sich ein durchaus verschiedenes Verhalten der Tiere.

Schweine z. B. vermögen den Phytinphosphor gut auszunützen, und wenn man den Überschuß an P der Nahrung durch Zusatz von Calciumsalzen ausgleicht, wird eine Rachitis verhindert[4988]. Aber Ratten ebenso wie die anderen Laboratoriumstiere und auch der Mensch entwickeln die notwendigen Bedingungen

---

[4976] THOMAS, B. H. u. STEENBOCK, H.: Biochem. J. **30**, 177 (1936).
[4977] STEENBOCK, H., BLACK, A. u. THOMAS, B. H.: J. biol. Chem. **85**, 585 (1929).
[4978] INGLE, D. J.: J. agricult. Science **3**, 22 (1908—1909).
[4979] SPEIRS, M. u. SHERMAN, H. C.: J. nutrit. **11**, 211 (1936), Rona **96**, 233.
[4980] POPOVICIU, CH., BENETATO, GR. u. OPREANU, R.: C. rend. Soc. Biol. **119**, 445 (1935), Rona **88**, 564.
[4980, I] RAPOPORT, S.: J. biol. Chem. **135**, 403 (1940), Rona **125**, 349. Phytin wurde in den Erythrocyten von Vögeln aufgefunden.
[4981] LECOQ, R. u. BARBAN, M. J.: C. rend. Acad. Sci. **199**, 1255 (1934). C. **1935 I**, 3564.
[4982] LOWE, J. T. u. STEENBOCK, H.: Biochem. J. **30**, 1126 (1936). C. **1936 II**, 1754.

nicht und scheiden meist etwa 50% des aufgenommenen Phytins aus, so daß der zugeführte Phosphor zum Knochenbau nicht benutzt werden kann. Das gilt im übrigen nicht nur von der Inositolhexaphosphorsäure, sondern auch von Verbindungen wie Triphenylphosphat und Guajacolphosphat, deren Phosphat ebensowenig als Mittel zur Verhütung der Rachitis voll eingesetzt werden kann[4981]. Hefenucleinsäure und Phosphatide wurden voll ausgenützt[5000, I].

Die Bedeutung des Phytinphosphats für die Assimilation möge folgende Tabelle beleuchten, deren Resultate an Ratten gewonnen wurden (nach [4982]):

Tabelle 361.

Diät	% anorg. P der Diät	Total-P	anorgan. als % des Gesamt-P	Ca/P	Asche des Femur als Durchschnitt von je 6 Tieren in %
reifer Mais	0,02	0,33	6	4/1	27,8
„ „ + H_3PO_4	0,15	0,46	33	2,9/1	36,2
„ „ + Phytin	0,02	0,46	4	2,9/1	27,8
„ „ + H_3PO_4	0,26	0,57	45	2,3/1	44,5
„ „ + Phytin	0,02	0,57	3	2,3/1	29,4
„ „ + Na-Glycerophosphat	0,02	0,57	3	2,3/1	52,8

Auf der Tabelle ist ersichtlich, daß Phytin schlecht, Glycerophosphat aber voll ausgenutzt wird, vielleicht sogar besser als H_3PO_4, was seinen Grund in der verschiedenen Acidität haben könnte. Dieselbe schlechte Ausnutzbarkeit fand sich bei Menschen, Hunden und Kaninchen. Bei Hühnern wurde nach Maisfütterung häufiger Perosis (siehe darüber später) gesehen, aber keine Andeutung eines die Verkalkung hemmenden Faktors bei Hafer[4984]. Trotzdem ließ sich nachweisen, daß 50—85% der aufgenommenen Phytinmenge im Kot erschien[4986, 4987] (siehe dazu [4980, I]).

Zu extremen Diäten als Ergänzung zugesetzt, hatte Phytinphosphat keine Wirkung[4985]. Die Resultate ließen sich nicht immer quantitativ wiederholen; deutliche Verkalkungsverbesserungen waren zu erzielen, wobei Hafer und Weizen besser wirkten als Mais[4993]. Die Wirkung der Cerealien allein wird sich nach dem hohen Gehalt an P und dem niederen an $Ca^{..}$ richten. Bei Mehlarten kann der Quotient Ca/P den Wert $1/_{12}$ erreichen[4995]. Wenn aber zu einer Diät mit einem starken Gehalt an $Ca^{..}$ Phytin zugesetzt wird, kann sogar das Phytin antirachitisch wirken[4994]. Diese Beobachtung kann eine Erklärung finden in der Tatsache, daß Phytin trotz Mangel an Phytase im Darm wenigstens teilweise gespalten wird, wenn nicht $Ca^{..}$ selbst in seiner Assimilation durch Phytin gehemmt wird. Solche Möglichkeit muß gegenseitig bestehen, denn Zusatz von $CaCO_3$ zur Diät erhöhte die Ausscheidung von Phytin bei Hühnern[4986] und Ratten[5000, II]. Umgekehrt brachte Ersatz von anorganischem Phosphat durch Phytinphosphat die Ausscheidung von PO_4''' im Urin beträchtlich, gleichzeitiger Zusatz von $Ca^{..}$-Salzen fast gänzlich zum Verschwinden[4983].

[4983] LOWE, J. T. u. STEENBOCK, H.: Biochem. J. **30**, 1991 (1936). C. **1937 I**, 1471.
[4984] BRANION, H. D., STACKHOUSE, J. E. u. HULL, H.: Scientif. Agric. 18, 447 (1938). C. **1938 II**, 715.
[4984, I] YOUNG, S. M. u. GREAVES, J. E.: Food Res. 5, 103 (1940), Rona **122**, 461. Große Schwankungen bei verschiedenen Weizensorten.
[4984, II] WIDDOWSON, E. M.: Nature 148, 219 (1941). C. **1942 II**, 1301. Die Zersetzung des Phytins erfolgt im Hefebrot weitgehend, nicht aber beim Backen mit Backpulver, z. B. Tortengebäcken.
[4985] LOWE, J. T., STEENBOCK, H. u. KRIEGER, C. H.: Poultry Sci. 18, 40 (1939). C. **1939 I**, 2627.

Ebenso wie $CaCO_3$ wirkten andere fällende Salze, z. B. $MgCO_3$, $SrCO_3$ und $BaCO_3$, die damit auch die Zersetzung hemmten und auf diesem Wege rachitogen wirkten[4983].

Zusatz von 11% Fett oder Olivenöl zur Diät soll umgekehrt die durch Phytin gehemmte Resorption von $Ca^{..}$ verbessern, vielleicht über intermediäre Seifenbildung[4996]. Diese Versuche konnten von PALMER und MOTTRAM[4994] nicht bestätigt werden. Dagegen wurde das Phytin-P durch Gabe von Vitamin D besser genutzt[4998, 5000, I].

Die Ausnutzung von Ca-Phytinat bei Ca-armer Diät war manchmal gleich gut wie bei $CaCO_3$, wie Versuche an Ratten zeigten[4999]. Sie war abhängig von dem Verhältnis Ca/P. Bei optimalem Verhältnis 1:1 wurde Phytin-P so gut verwertet wie anorganisches Phosphat, stieg das Verhältnis an, dann wurde die Verwertbarkeit immer schlechter, und zwar schlechter als anorganisches Phosphat. Hier wirkte eine Zulage von Vitamin D verbessernd, aber nie bis auf die Höhe des anorganischen P ([5000], siehe dazu [5000, II]). Die Grenzen werden also immer mehr eingeengt.

In Versuchen an Hunden wurde gefunden[4997], daß Zulage von Phytin zu einem Auftreten bzw. zu einer Verstärkung der Knochenveränderungen führte, wenn der $Ca^{..}$-Gehalt der Diät gerade an der Grenze zur normalen Verkalkung lag, oder gerade zu einer leichten Rachitis führte. Es handelte sich nicht nur um eine Fällung des $Ca^{..}$, sondern auch um eine Komplexbildung mit $Ca^{..}$[5002], da dieses in Anwesenheit des Phytin durch Oxalat und Phosphat nicht mehr ausgefällt werden könne[5001]. Die Bedeutung dieser Befunde für eine quantitative Betrachtung zeige sich z. B. darin, daß die im Hafermehl vorhandene Phytinsäure doppelt soviel Calcium binden könne wie das Mehl enthalte. In der Kalkfällung und Hemmung seiner Resorption liege die Wirkung der Phytinsäure in den Cerealien. Damit hätte sich ein regelrecht toxischer Faktor gefunden, der die Annahme von Toxaminen überflüssig macht. Dasselbe fand PEDERSEN[5284, III] bei Schweinen.

Nach diesen Untersuchungen stellt sich die Angelegenheit folgendermaßen dar: Werden Cerealien gefüttert mit ihrem hohen Gehalt an P und niederem an $Ca^{..}$, dann führt das Phytin zur Fällung und dadurch zur Resorptionshemmung

---

[4986] COMMON, R. H.: J. agricult. Sci. **30**, 113 (1940), Rona **121**, 594.
[4987] COMMON, R. H.: Nature **1939** I, 379, Rona **113**, 588.
[4988] MAGEE, H. E. u. HARVEY, D.: Biochem. J. **20**, 885 (1926).
[4989] DI STEFANO, F. u. MUNTONI, F.: Ric. Ist. San. publ. **1**, 448 (1938), Rona **113**, 25.
[4990] GIRI, K. V.: Indian J. med. Res. **25**, 869 (1938), Rona **108**, 206.
[4991] SNOOK, L. C.: Emp. J. exp. Agricult. **4** oder **6**, 20 (1938). C. **1938** I, 2907, Rona **107**, 568.
[4992] McCANCE, K. A. u. WIDDOWSON, E. M.: Biochem. J. **29**, 2694 (1935).
[4993] JONES, J. H.: J. nutrit. **18**, 507 (1939), Rona **1940** I, 2187.
[4994] PALMER, N. u. MOTTRAM, J. C.: Biochem. J. **33**, 512 (1939), Rona **115**, 167.
[4995] PALMER, N. u. MOTTRAM, J. C.: Cereal Chem. **14**, 682 (1937). C. **1938** I, 927.
[4996] McDOUGALL, E. J.: Biochem. J. **32**, 194 (1938).
[4997] HARRISON, D. C. u. MELLANBY, E.: Biochem. J. **33**, 1660 (1939), Rona **122**, 134. C. **1940** I, 2187.
[4998] KRIEGER, C. H., BUNKFELDT, R. u. STEENBOCK, H.: J. nutrit. **20**, 7 (1940). C. **1941** I, 540, Rona **124**, 309.
[4999] KRIEGER, C. H., BUNKFELDT, R. u. STEENBOCK, H.: J. nutrit. **20**, 15 (1940). C. **1941** I, 540, Rona **124**, 309.
[5000] KRIEGER, C. H. u. STEENBOCK, H.: J. nutrit. **20**, 125 (1940). C. **1941** I, 540, Rona **125**, 45.
[5000, I] KRIEGER, C. H., BUNKFELDT, R., THOMPSON, C. R. u. STEENBOCK, H.: J. nutrit. **21**, 213 (1941). C. **1941** II, 630.
[5000, II] WESTERLUND, A.: Ann. agricult. Coll. Sweden **8**, 209 (1940), Rona **124**, 572. Überschuß von $Ca^{..}$ hemmte die Assimilation von Phytin.
[5001] YANG, E. F.: Nature **145**, 745 (1940). C. **1940** II, 1044.
[5002] HARRISON, D. C. u. MELLANBY, E.: Nature **145**, 745 (1940). C. **1940** II, 1044.

des $Ca^{..}$. Damit wird der Nachteil der Diät noch ungünstiger gestaltet im Verhältnis Ca/P. Wird solcher Diät $Ca^{..}$ zugegeben in ausreichender Menge, dann ergibt sich eine Zone der relativ guten Ausnutzung, sobald diese aber überschritten ist, kommt es zur Ausfällung des Phytins als Kalksalz und zu Mangel an P zur Assimilation. Dieser Effekt ist schwerer zu erreichen, ließ sich aber gelegentlich nachweisen (GYÖRGY und andere[4972]). Geht man umgekehrt von einer Diät aus, die an sich arm an P ist, dann kann durch die schlechte Ausnutzung des Phytins die Grenze des notwendigen Minimums gerade unterschritten werden. Also gäbe es 3 Möglichkeiten der rachitogenen Wirkung des Phytins.

1. Kalkgehalt an der Grenze des Minimums, durch hohen Gehalt an Phytin wird die Kalkresorption zu gering ($Ca^{..}$ gering, Phytin > $Ca^{..}$).

2. Bei hohem Phytingehalt wird durch starken Anstieg des $Ca^{..}$ (Ca/P hoch bei hoher Grenze) die Resorption und Assimilation des P vermindert ($Ca^{..}$ und Phytin hoch, aber $Ca^{..} \gg$ Phytin).

3. Phosphatgehalt an der Grenze des Minimums, $Ca^{..}$ größer, führt zur Unterschreitung der Grenze (Phytin klein, $Ca^{..}$ > Phytin).

Eine Ergänzung für die letzten Versuche (besonders KRIEGER und STEENBOCK[5000]) bildet die vielfach beobachtete Tatsache, daß die Ausnutzung des Phytins bei den meisten Tieren (Huhn, Ratte, Hund, Kaninchen) und auch beim Menschen immer unvollkommen stattfindet, es kann nie der gesamte Phosphor dieser Art assimiliert werden. Der Weg bis zum Auftreten von sichtbaren Schäden kann dabei sehr weit sein, wie die letzte Tafel der Bedingungen anzeigt.

Die hier vorgetragenen Beziehungen haben eine praktische Bedeutung für die Stärke der Ausmahlung des Getreides zur Herstellung des Brotes gewonnen, da ein wichtiges Argument für die stärkere Ausmahlung die Menge der Mineralsalze (Eiweiße und Vitamine interessieren uns hier nicht), darstellt, die durch die Kleie verlorengehen. Unter den Mineralsalzen ist das Phosphat führend. Dieses Problem wurde in überaus gründlichen Versuchen an 8 Versuchspersonen, die sich in exakten Bilanzen über 9 Monate hinzogen, von McCANCE und WIDDOWSON[5005, I u. II] klargestellt. Jede Speise, die Oxalat enthielt, wie Spinat, Rhabarber, und die den Ca-Stoffwechsel stören konnte, wurde vermieden, 92 und 69% ausgemahlenes Mehl wurde zum Brot verwendet und festgesetzt, daß 40—50% der gesamten Kalorien durch Mehl gedeckt werden sollte. Vom Weißbrot wurde 67—77%, vom Schwarzbrot nur 44—55% P ausgenutzt, jedoch war die absolute Menge bei diesem größer, weil es mehr enthielt. Es bestand nun die Komplikation zur Klärung des Phytinproblems, daß bei dem groben Brot die Menge der Faeces doppelt so voluminös war wie bei dem feineren. Dadurch war die Möglichkeit einer Resorptionshemmung gegeben. Ein weiterer Einwand ist eine gewisse laxierende Wirkung des Brotes mit stark ausgemahlenem Mehl, was in derselben Richtung wirksam sein müßte. Deshalb wurde ein Weißbrot mit Backpulver ($NaHCO_3$ + Tartrat) gebacken, um eine Zersetzung durch das Gehen des Teigs zu verhindern und diesem bestimmte Mengen Phytin zugesetzt (130 mg% Phytin-P). Die Zulagen reduzierten sofort die Ca-Absorption. Es verschwand aus dem Urin. Die Bilanz wurde an Calcium negativ. Auch Mg wurde weniger absorbiert, ohne daß es zu negativen Bilanzen gekommen wäre. Aber eine Assimilation des P aus dem Phytin war ohne Zweifel nachweisbar.

[5003] BRUCE, H. M. u. CALLOW, R. K.: Biochem. J. **28**, I. 507 (1934).
[5004] LECOQ, R. u. BARBAN, M. L.: Bull. Soc. Sci. Hyg. aliment. **23**, 121 (1935). C. **1935 II**, 550.
[5005] LECOQ, R.: Bull. Acad. Med. **113**, 760 (1935). C. **1935 II**, 550.
[5005, I] McCANCE, R. A. u. WIDDOWSON, E. M.: J. Physiol. **101**, 304 (1942). C. **1943 II**, 919.
[5005, II] McCANCE, R. A. u. WIDDOWSON, E. M.: J. Physiol. **101**, 44 (1942). C. **1943 II**, 919.

36—63% wurden unzersetzt ausgeschieden. Die Menge, die assimiliert wurde, hing ab von dem Ca der Diät und der Bakterienflora. Es fand sich nun folgende Diskrepanz. Es wurde mehr Calcium an der Resorption gehindert als Phytin in den Faeces übrigblieb. Das erklären die Autoren dadurch, daß Ca nur im oberen Darm zur Absorption komme. Dort sei es aber als Phytat gefällt. Später könne das Phosphat aus der Phytinsäure durch Bakterien freigesetzt werden und noch im Enddarm zur Resorption kommen. Vitamin D veränderte die Resorption nicht.

So kamen sie zu dem Urteil, daß, wenn man von Weiß- auf Schwarzbrot übergeht und Milch und Käse beschränkt, 9 von 10 Personen Ca verlieren. ,,Bei Kindern kann das Wachstum zurückbleiben oder Rachitis auftreten". Es wurde gegen diesen Nachteil Zusatz von Calciumsalzen und zwar $CaCO_3$ zum Brot empfohlen. Dieses wurde bei Weiß- und Schwarzbrot gleich gut resorbiert (20% bei Männern, 10—18% bei Frauen). Das Schwarzbrot wirkte nur hemmend auf die Bilanz, wenn unzureichend Calcium in der Diät vorlag. Durch Dephytinisierung der Kleie durch Extraktion konnte das bei kleiereichem Brot verhindert werden. Wir sehen, daß die Verhältnisse sich beim Menschen in gleicher Weise wiederfinden, wie in den vorher referierten Befunden bei Hund und Ratte, so daß das Bild abgerundet ist.

Diese Versuche wurden durch WALKER, FOX und IRVING[5006, I] in Südafrika einer Nachprüfung unterzogen und in großen Zügen bestätigt. Jedoch zeigte es sich, daß die negative Ca-Bilanz auf Phytatzusatz in der Diät nach etwa 3—4 Wochen aufhört. Der Körper konnte sich an eine niedere Ca-Zufuhr gewöhnen, so daß schließlich sogar mit 10 mg/kg Ca täglich ein Gleichgewicht erreichbar war. Bei Kindern könne ein Teil des Ca, das als Phytat niedergeschlagen wurde, absorbiert werden, vielleicht weil Magnesium in den Niederschlag eintrete.

Diese Einschränkungen des Verhältnisses Ca/P mußten wir voranstellen, bevor wir zu den Rachitisformen der einzelnen Versuchstiere übergehen, um dort die Wirksamkeit des Phosphats zu verfolgen.

III. Rattenrachitis.

1. **Wirksamkeit verschiedener Phosphorsauerstoffverbindungen.** Die Wirksamkeit verschiedener Phosphatverbindungen und ihre Aufnahme im Stoffwechsel läßt sich nicht besser als bei der Rachitis beobachten. Die Ratte erkrankt dann, wenn das Verhältnis Ca/P extreme Werte annimmt, d. h. es gibt eine Rachitis, bei der das Phosphat, eine andere, bei der das $Ca^{..}$ fehlt. Ebenso wie bei Phytin muß man nach der Ausnutzbarkeit, d. h. nach der Resorption aus dem Magen-Darmkanal fragen. Wenn die Diät mit einem Überschuß von $Ca^{..}$ versehen ist, wird man erwarten können, daß das Löslichkeitsprodukt des Ca-Phosphates so weit heruntergedrückt wird, daß die Grenze des Minimums an Phosphat unterschritten wird. Durch eine Zulage der fraglichen P-Verbindung wird das Minimum überschritten und ein heilender Einfluß auf die Erkrankung des Knochens ausgeübt. Daß auch die gleichzeitige Anwesenheit von $Ca^{..}$ nicht ohne Bedeutung ist, darauf deutet der Befund hin, daß bei Injektionen von Na-Glycerophosphat zwar ein günstiger Einfluß auf die Erkrankung deutlich war, noch mehr bewährte sich aber die parenterale Gabe von Ca-Glycerophosphat[5010]. Hier kann — wie bei der Anwesenheit von Phosphatasen im Knochen und Blut gar

---

[5006] ROTTENSTEN, K. V. u. MAYNARD, L. A.: J. nutrit. 8, 715 (1934), Rona 86, 411.
[5006, I] WALKER, A. R. P., FOX, F. W. u. IRVING, J. T.: Biochem. J. 42, 452 (1948). Reichliche weitere Literaturzitate aus Übersee.
[5007] LECOQ, R. u. VILLETTE, H.: J. Pharmacie VIII, s. 18, 192 (1933), Rona 76, 663.

nicht anders zu erwarten ist — das Phosphat direkt und leicht ausgenutzt werden. Bei peroraler Gabe muß durch die Resorption aus dem Darm eine besondere Komplikation einsetzen. Das gilt auch für Ca-Salze, denn Ca·· aus der Milch ist z. B. leichter zu assimilieren, selbst als ein $Ca(H_2PO_4)_2$[5009].

Es stehen also sehr wesentliche diätetische Momente zur Diskussion, deren Abwägung wir schon beim Phytin begonnen hatten, die aber bei den einzelnen Phosphatverbindungen an der Ratte deshalb leicht ist, weil durch Phosphatgabe allein ohne Vitamin-D-Beigaben die Rattenrachitis der Heilung zugänglich ist. Wir geben aus einer Arbeit von LECOQ[5004, 5005] die Zusammenfassung der Resultate einer großen Zahl von Versuchen mit den verschiedenen phosphathaltigen Verbindungen.

Die Tiere erhielten eine rachitogene Diät, bestehend aus Pepton des Muskels 17%, Rohrzucker 65%, Bierhefe (trocken) 3%, Butterfett und Olivenöl je 5%, Salz 4% und Ca-lactat 1%. Angegeben sind die auf 100 g dieser Diät zur Heilung der Erkrankung im Minimum notwendigen Mengen, wobei die auf P berechneten Mengen links auf der Tabelle mehr interessieren werden. Das Verfahren war so, daß junge Ratten röntgenologisch auf Rachitis untersucht wurden, dann erhielten sie bei positivem Befund in Gruppen zu je 4 Tieren die heilende Diät, und 10 Tage später wurden sie durchleuchtet und seziert, um den Heilungsprozeß zu kontrollieren[5005]:

Tabelle 362.

wirksame Minimaldosen in mg P % Diät		wirksame Minimaldosen in g Substanz
80	Phosphorsäure offiz.	0,50
90	Mono-Natriumphosphat $NaH_2PO_4 \cdot 2 H_2O$	0,45
100	Di-Natriumphosphat, $Na_2HPO_4 \cdot 12 H_2O$	1,17
140	Tri-Natriumphosphat, $Na_3PO_4 \cdot 12 H_2O$	1,75
300	Natriummetaphosphat $NaPO_3$	1,0
200	Natriumpyrophosphat $Na_4P_2O_7 \cdot 10 H_2O$	1,50
100	Natrium-α-glycerophosphat $Na_2PO_4 \cdot C_3H_7O_2$, 6 H_2O	1,06
100	Natrium-β-glycerophosphat $Na_2PO_4 \cdot C_3H_7O_2$, 5 H_2O	1,0
105	Natriummethylphosphat $Na_2PO_4 \cdot CH_3$, 6 H_2O	0,90
105	Natriumnucleat aus Hefe	1,40
105	Natriumnucleat aus Fischmilch	1,70
90	Mono-Kaliumphosphat KH_2PO_4	0,40
100	Di-Kaliumphosphat K_2HPO_4	0,57
100	Mono-Ammoniumphosphat, $NH_4H_2PO_4$	0,38
115	Di-Ammoniumphosphat $(NH_4)_2HPO_4$	0,90
125	Mono-Calciumphosphat $CaH_4(PO_4)_2 \cdot 2 H_2O$	0,55
500	Tri-Calciumphosphat $Ca_3(PO_4)_2$	2,50
125	Calcium-α-glycerophosphat $CaPO_4 \cdot C_3H_7O_2$ 1,5 H_2O	0,95
125	Calcium-β-glycerophosphat $CaPO_4 \cdot C_3H_7O_2$	0,85
280	Bi-Calciumphosphat $CaHPO_4 \cdot 2 H_2O$	1,55
150	Calciummethylphosphat, $CaPO_4 \cdot CH_3 \cdot 2 H_2O$	0,90
100	Magnesiumphosphat $MgHPO_4 \cdot 3 H_2O$	0,57
115	Magnesium α- und β-glycerophosphat $MgPO_4 \cdot C_3H_7O_2 \cdot 3H_2O$	0,90
105	Magnesiummethylphosphat $MgPO_4 \cdot CH_3 \cdot 2 H_2O$	0,58
100	Strontiumphosphat $Sr_3(PO_4)_2$	0,75
80	Lecithin aus Ei	2,25

Kurz seien einige Punkte der Tabelle herausgehoben. Es scheint sich die Wirksamkeit zu erhöhen, je saurer das zugesetzte Salz ist. Wenn auch die Differenz von 80 mg% P bei Phosphorsäure selbst zu den 100 mg% P bei Dinatriumphosphat kaum signifikant sein dürfte zu solchem Schluß, drängt ein solcher sich

---

[5008] GEDROYC, M. u. OTOLSKI, S.: Arch. Chem. Farmac. 3, 68 (1936). C. **1937 II**, 428.
[5009] HENRY, K. M. u. KON, S. K.: Biochem. J. **33**, 173 (1939), Rona **114**, 416.
[5010] KORENCHEVSKY, V. u. CARR, M.: Biochem. J. 19, 101 (1926).

doch beim Übergang zum tertiären Salz auf (siehe auch [5007]). Dieser Befund wird in den späteren Untersuchungen von SHOHL einer Korrektur bedürfen. Deutlicher und über allem Zweifel liegt die geringere Wirksamkeit von den entwässerten o-Phosphorsäuren, d. h. das Abklingen von o-Phosphorsäure über Pyrophosphat zu Metaphosphat (siehe auch [5007, 5016 u. 5017]).

Die abnehmende Wirkung vom Mono- über das Di- zum Tricalciumphosphat ist nach Berücksichtigung der Acidität und Löslichkeit verständlich. Bedeutsam ist der Unterschied zwischen Di- und Tricalciumphosphat, der auch in anderen Versuchen[5008] gefunden wurde. Aber nicht ohne weiteres ist die absolute Höhe verständlich, besonders wenn man die hohe Wirksamkeit des $Sr_3(PO_4)_2$ dagegen hält. Es besteht die große Schwierigkeit, daß bei Zusätzen dieser Art nicht nur die absolute Menge von P vermehrt wird, sondern auch das Verhältnis Ca/P eine Verschiebung erfährt, wodurch das Urteil getrübt werden kann.

Bei Berücksichtigung dieser Frage wurde die Wirkung von $CaHPO_4$ und $Ca_3(PO_4)_2$ untereinander und mit Knochenmehl verglichen. Die Diät der Ratte mit einem Ca von 0,05% und 0,14% P bestand aus 10 Teilen Butter, 80 Teilen Patentmehl, 7 Teilen Milchalbumin, 1 Teil Hefekonzentrat und 2 Teilen Salzmischung[5006]. Zu dieser Diät wurden dann die verschiedenen Zusätze von $CaCO_3$ und der verschiedenen oben aufgeführten Salze gegeben, so daß geeignete Quotienten herauskamen. Im Aschegehalt der Femora fand sich kein statistisch brauchbarer Unterschied. Selbst bei den kleinsten Zusätzen (mit einer Diät von 0,25% P und 0,38% Ca$^{..}$) betrug der Aschegehalt 50,75%, während die Tiere mit der Basaldiät einen Gehalt von 43,4% aufwiesen. Daraus ist zu schließen, daß die Zusätze notwendig und gleichwertig sind.

Das zeigte sich auch bei Prüfung der Fruchtbarkeit. Die Basaldiät war durch Zusätze auf 0,25% Ca$^{..}$ und 0,17% P gebracht worden. Der Aschegehalt des Femurs dieser Tiere (Durchschnitt von 10 Tieren) betrug 59,6%, das anorganische Plasma-P 3,51%, bei Zusätzen von $CaHPO_4$ und Knochenmehl auf Ca$^{..}$ 0,43, P 0,28%, war der Gehalt der Femora auf 64,46 und 64%, das anorganische P im Blut auf 5,31 und 4,73 mg% gestiegen. Die Jungen der Tiere, die die Zusätze erhalten hatten, waren um 30% größer, die Zusätze der Diät waren also notwendig, ein Unterschied der Phosphatquellen war nicht vorhanden. Es ist dabei hinzuzufügen, daß die Kontrolle der Rachitisheilung auf röntgenologischem Wege der durch Bestimmung des Aschegehaltes unterlegen ist[5018, I].

Bei Rückkehr zu der Tabelle müssen wir feststellen, daß Verbindungen wie Glycerophosphat und Methylphosphat gut assimiliert wurden. Das gilt auch bei Veresterung mit Glykol[5014]. Die Wirksamkeit von Glykol wird nur dann deutlich sein, wenn der Ca$^{..}$-Überschuß in der Diät klein ist, da im Stoffwechsel Oxalsäure entsteht, die Ca$^{..}$ zu fällen vermag. Auch Nucleinphosphat ist wirksam (siehe auch [5013, 5000, I]). Maßgeblich ist bei der Veresterung, ob es sich um eine offene oder geschlossene Kette handelt. So erwähnten wir schon, daß ähnlich wie bei Phytin auch bei Guajakol usw. die Wirkung des P abnimmt.

[5011] LECOQ, R. u. VILLUIS, F.: J. Pharmacie VIII s. **15**, 393 (1932), Rona **68**, 480.
[5012] LECOQ, R. u. VILLUIS, F,: C. rend. Soc. Biol. **109**, 630 (1932), Rona **67**, 492.
[5013] LECOQ, R. u. BARBAN, M. L.: C. rend. Soc. Biol. **118**, 867 (1935), Rona **87**, 81.
[5014] BARBAN, M. L.: C. rend. Soc. Biol. **117**, 999 (1934), Rona **86**, 65.
[5015] BARBAN, M. L.: C. rend. Soc. Biol. **118**, 771 (1935), Rona **87**, 81.
[5016] LECOQ, R. u. VILLETTE, H.: C. rend. Soc. Biol. **112**, 1051 (1933), Rona **73**, 659.
[5017] LECOQ, R. u. VILLETTE, H.: C. rend. Soc. Biol. **114**, 1096 (1933), Rona **79**, 94.
[5018] LECOQ, R. u. VILLETTE, H.: J. Pharmacie VIII s. **19**, 201 (1934), Rona **80**, 250.
[5018, I] MOURIQUAND, G., LEULIER, A., COEUR, A. u. EDEL, V.: C. rend. Soc. Biol. **134**, 144 (1940). C. **1941 II**, 3210.

Am Anfang des Kapitels ist schon erwähnt worden, daß der weiße Phosphor keine heilende Wirkung auf Rachitis hat. Ebensowenig wurde ein Erfolg bei Phosphiden[5011] und Phosphit[5008, 5012, 5016, 5017] erreicht. Bei Phosphit wirkte auch nicht die Veresterung mit Benzolabkömmlingen ([5015]: Dimethylaminophosphit, Oxybenzylphosphinit, Guajacolphosphit). $CaPO_2$ soll in kleinen Dosen keine, in größeren Dosen aber eine antirachitische Wirkung besitzen[5008].

Keine verhütende Wirkung wurde durch $Fe(PO_4)$, $Fe_3(PO_4)_2$, $Mn_3(PO_4)_2$ und $Bi(PO_4)$ erreicht, bedingt durch die geringe Löslichkeit dieser Phosphate[5017, 5018, 5018, II] (siehe über die Eisenassimilation S. 941).

2. Die **Bildung unlöslichen Phosphats** ist die erste Ursache der Rattenrachitis mit hohem Ca/P, wie wir schon erwähnten. Aber auch durch andere Kationen wurde dasselbe erreicht, so z. B. durch Strontium[5020-5022]. Wurde zu einer rachitogenen Diät (PAPPENHEIMER[85]) $SrCO_3$ zugesetzt, dann wurde der PO_4'''-Verlust nicht nur beschleunigt, sondern auch die häufig später folgende Spontanheilung verhindert[5019]. Die Phosphatasen wurden im Knochen verändert wie bei einfacher Ca-Rachitis[5020, 5021]. Ebenso verhielten sich die Phosphatasen nach Beryllium in Blut, Leber und Nieren (Verringerung) nicht anders als nach der üblichen McCOLLUM-Diät 3143 oder Osteoporose[5026]. Daß hierbei nur die Fällung des Phosphats als krankmachender Faktor in Betracht zu ziehen ist, zeigt der Befund, daß man die Verkalkungsstörung der Knochen durch parenterale Gabe von Na-Glycerophosphat verhüten kann[5025]. Durch Thalliumsalze[5024] und $MnCl_2$ bzw. $MnCO_3$[5023] konnten dieselben Effekte erzielt werden. Der Verlust von Phosphat durch die Faeces wurde vermehrt, später ergab sich eine negative Bilanz von $Ca^{..}$[5024].

Ebenso wie bei $Mn^{..}$ konnte man bei $Be^{..}$- oder $Al^{...}$-Salz (5% $Al_2(SO_4)_3 \cdot 18 H_2O$ oder 1% $BeCO_3$) die Rachitis durch Vitamin-D-Gaben verhindern, vorausgesetzt, daß die Metallmengen nicht zu groß waren[5022, 5023]. Durch Monate währende Darreichung von $Al^{...}$ mit der Nahrung konnte die Phosphatbilanz auch bei erwachsenen Tieren soweit negativ werden, daß ganz große Teile der Phosphatbestände des Organismus verlorengingen bei gleichzeitiger Osteoporose[5022] (siehe auch SCHMIDT und GREENBERG[2794, S. 320]). Allen diesen Formen gemeinsam ist die Ausfällung des in der Nahrung vorhandenen PO_4''' als unlösliches Salz. Dazu gehört $Fe^{...}$ und $Bi^{...}$ und würde $Ba^{..}$ zu rechnen sein, wenn dieses Kation nicht von sich aus eine sehr große Giftigkeit hätte.

Neuerdings wurden von MOURGUE[5026, II] dem Strontium, ebenso dem Magnesium, als Carbonate der Diät zugesetzt, spezifische Wirkungen zugeschrieben. Bei $Sr^{..}$-Gabe wurde eine Entkalkung der Diaphysen von erwachsenen Ratten gesehen, also eine etwas andere Entkalkung als bei $Ca^{..}$-Salzen. Phosphat wurde auch hier als $Sr^{..}$-Salz in den Faeces in großen Mengen ausgeschieden. Ebenso erzielte BUSINCO[5026, I] mit Gaben von Berylliumcarbonat an jungen Ratten eine schwere Rachitis, die durch Vitamin D nicht heilbar war. Er glaubt daher an eine spezifische Giftwirkung des Be. Man muß dagegenhalten, daß auch Vitamin D nichts nützt, wenn die Bausteine in der Nahrung, hier das Phosphat, in unzureichender Menge zugegen sind.

Die Bildung unlöslicher und damit nicht resorbierbarer Salze ist unzweifelhaft als Grund für die Resultate der Untersuchungen von JONES[5027] anzuführen. Er

---

[5018, II] LECOQ, R.: C. rend. Soc. Biol. **136**, 151 (1942), Rona **130**, 382. Mg- und Sr-Phosphat wirkten heilend, weniger das $Ca^{..}$-Salz, gar nicht Manganphosphat. Mitteilung von Analysen des Muskels mit verschiedenen Phosphorverbindungen.
[5019] ROCHE, A.: Bull. Soc. Chim. Biol. **14**, 634 (1932), Rona **68**, 687.
[5020] SOBEL, A. E., COHEN, J. u. KRAMER, B.: Biochem. J. **29**, 2646 (1935), Rona **93**, 327.
[5021] SOBEL, A. E., COHEN, J. u. KRAMER, B.: Biochem. J. **29**, 2640 (1935), Rona **93**, 328.
[5022] JONES, J. H.: Amer. J. Physiol. **124**, 230 (1938), Rona **110**, 568.
[5023] BLUMBERG, H., SHELLING, H. D. u. JACKSON, D. A.: J. nutrit. **16**, 317 (1938), Rona **110**, 563.

verabreichte 3 Diäten mit 0,03 und sogar unterhalb 0,005% Ca$^{..}$. Mit diesen Diäten entwickelte sich nach Entfernung der Nebenschilddrüsen in ganz kurzer Zeit (1—2 Tage) eine schwere Tetanie. Phosphat stieg an auf 13,9 mg% bei Abfall des Ca auf 4,6 mg% im Plasma. Wurde zu dieser Diät 4% basisches Al-Acetat oder Al-Sulfat zugesetzt, dann wurde die Tetanie verhindert. Durch die Ausfällung kam es nicht zur Resorption des Phosphats und darüber hinaus wurde das in den Verdauungssäften ausgeschiedene Phosphat nicht rückresorbiert. Denn wurde das Futter aus irgendwelchen Gründen verweigert, traten mit fehlendem Al$^{...}$ sofort die Krämpfe auf.

3. Bildung unlöslicher Ca$^{..}$-Verbindungen. Wenn wir zu den extremen Diäten vor allem bisher einen geringen Phosphatgehalt, hohes Ca/P, gerechnet haben und durch Zumischung von phosphatfällenden Salzen krankhafte Erscheinungen hervorrufen konnten, so kann ein störender Einfluß genau so wie beim Phytin durch Ca$^{..}$-fällende Anionen erfolgen. Unter diesen ist vor allen Dingen das *Oxalat* zu nennen, dessen Vorkommen in vielen Gemüsen man nicht außer Acht lassen darf. Durch Ersatz eines Teils des Phosphats in einer Diät mit niederem Ca/P durch Oxalat wurde die Schwere der Rachitis verstärkt[5029].

Das ist nicht erstaunlich, wenn man die überaus geringe Löslichkeit des Ca$^{..}$-Oxalats in Betracht zieht. Die Wirkung ist abhängig von der sonstigen Zusammensetzung der Nahrung. Bei einem Gehalt der Nahrung von 0,61% Ca$^{..}$ und 0,7% P konnte von Ratten 10 Wochen lang die tägliche Zufuhr von 90 mg K$^{.}$-Oxalat vertragen werden, ohne daß Verkalkungsstörungen der Knochen sich gezeigt hätten. Wenn die Oxalatmenge groß genug war (2,5% der Nahrung) um das gesamte Ca$^{..}$ der Nahrung auszufällen, wenn die Reaktion in vitro stattgefunden hätte, war nur eine geringfügige Störung in der Knochenverkalkung, gemessen nach dem Aschengehalt, zu bemerken gewesen. Die täglich zugeführte Menge betrug dabei das Dreifache dessen, was bei der subcutanen Gabe schon tödlich wirkt. Diese günstigen Resultate wurden aber sofort anders, wenn die Diät weniger Ca$^{..}$ und kein Vitamin D enthielt. Bei einem Gehalt von 0,35% Ca$^{..}$ und ebensoviel P verursachte schon 1,7% Oxalat Wachstumshemmung und Störung der Knochenbildung[5030].

Neben den Verkalkungsstörungen, die wir in erster Linie beachten werden, wurden bei geringem Ca$^{..}$-Gehalt der Nahrung noch andere Symptome beobachtet[5028]. Nach 0,01—0,02% Ca$^{..}$ 6 Wochen lang verabreicht, kamen schwere Lähmungserscheinungen zur Beobachtung, die langsam beginnend immer weitere Bereiche des Körpers ergriffen und schließlich durch Hunger und Entkräftung zum Tode führten. Tetanie wurde nur bei gleichzeitiger Exstirpation der Nebenschilddrüsen erzielt und ließ sich durch einen galvanischen Reiz auslösen. In diesem Zustande betrug der Ca$^{..}$-Gehalt des Plasmas nur noch 4,4—6,6 mg%. Das Skelett hatte sehr viel Kalk eingebüßt, wenig dagegen die Zähne.

4. Das Verhältnis Ca/P. Dieser Quotient stellt nur eine Bedingung der verschiedenen Möglichkeiten dar, aber er hebt sich aus den anderen heraus, weil

---

[5024] ROMINGER, E., MEYER, H. u. BOMSKOW, C.: J. exp. Med. **78**, 285 (1931).
[5025] SKILL, D. I. u. KAY, H. D.: Biochem. J. **28**, 1222 (1934).
[5026] SKILL, D. I. u. KAY, H. D.: Biochem. J. **28**, 2, 1228 (1934).
[5026,I] BUSINCO, L.: Rass. Med. ind. **11**, 417 (1940). C. **1942 I**, 1397.
[5026,II] MOURGUE, M.: J. Physiol. Path. gén. **37**, 1358 (1940), Rona **125**, 108. C. **1941 II**, 223.
[5027] JONES, J. H.: J. biol. Chem. **115**, 371 (1936).
[5028] GREENBERG, D. M., BOETLER, M. D. D. u. KNOPF, B. W.: Science **1939 I**, 18, Rona **112**, 411.
[5029] ADOLPH, W. H.: Chin. J. Physiol. **14**, 51 (1939), Rona **114**, 65.
[5030] MACKENZIE, C. G. u. MCCOLLUM, E. V.: Amer. J. Hygien. **25**, 1 (1937), Rona **100**, 235.

er die in der Physiologie vorkommenden Verhältnisse in sich birgt. Die Grenze der absolut notwendigen Mineralien in der Diät ist ein zweiter Faktor[5034] und wird gesondert behandelt.

Von den in funktioneller Beziehung zu Ca/P stehenden Folgeerscheinungen ist vor allen Dingen der *Aschegehalt* der Knochen zu berücksichtigen, der in den einzelnen Lebensaltern der Ratte verschiedene Größen durchläuft[5031]. Wir fügen zuerst eine Tabelle nach BETHKE, STEENBOCK und NELSON[2472] an, auf der der normale Aschegehalt nach Trocknung und Entfettung bestimmt wurde, zugleich mit Analyse des $Ca^{..}$ und P in mg% im Serum:

Tabelle 363.

Gewicht der Tiere in g	Alter in Tagen	$Ca^{..}$ mg%	P mg%	Aschegehalt in %	
				Femur	Humerus
45—60	24	13,6	10,1	45,0	45,5
80—100	35	11,7	9,4	49,4	51,3
130—175	52	11,5	9,3	56,5	57,1
200—275	66	11,7	9,1	59,5	59,3
375—425	?	10,5	8,9	66,2	66,2

Ersichtlich ist die Zunahme des Aschegehaltes bis ins höhere Alter hinein (für den Menschen gilt das nicht). Die Bilanzen (siehe dort) änderten sich umgekehrt. In der folgenden Tabelle wird der Prozentgehalt des Frischknochens des Femurs von Rattenmännchen des Wistar-Institutes an $Ca^{..}$ und P und auch der Gehalt der Asche angegeben (nach [5032, 5033]).

Tabelle 364.

Alter in Tagen	Gehalt des Frischknochens		% der Asche	
	$Ca^{..}$	P	$Ca^{..}$	P
23	4,76	2,55	35,74	19,18
50	7,46	3,81	37,05	18,94
100	13,28	6,60	37,32	18,54
150	15,38	7,67	37,49	18,62

Bei Messung des Quotienten P/N wurde ein stärkeres Ansteigen erst zwischen 100—150 g beobachtet, danach würde die Verknöcherung erst etwas später abgeschlossen. Zur Demonstration einer Beeinflussung des Mineralgehaltes sind 2 Bedingungen innerhalb des Knochens notwendig, anfänglich geringe Kalkphosphatvorräte und gutes Wachstum während der betreffenden Ernährung. Beide Bedingungen sind nicht erfüllt, wenn die Tiere ein höheres Alter erreicht haben, wenn auch — wie die erste Tabelle beweist — die Verhältnisse bei der Ratte, die sehr lange wächst, günstiger liegen als bei anderen Tieren. Wie die Verhältnisse sich aber ändern können, ohne daß etwa extreme Diäten zur Anwendung kamen, zeigen folgende Versuchsreihen:

Mit einem P-Gehalt der Kost von 0,43 und 0,73% wurden durch Zusatz von $Ca^{..}$ Quotienten Ca/P von 1,2—2,4 bzw. 0,7—1,4 hergestellt. Die Tiere wuchsen gleich gut, der $Ca^{..}$-Gehalt der Tiere war gleich groß. Die Diät bestand aus Milchpulver, Casein, Butterfett, NaCl und $CaCO_3$ nach Bedarf. Wurde der Phosphat-

---

[5031] ROCHE, A. u. GARCIA, I.: C. rend. Soc. Biol. 116, 1029 (1934), Rona 82, 426.
[5032] HAMMET, F. S.: J. biol. Chem. 64, 685 (1925), Rona 34, 16.
[5033] HAMMET, F. S.: J. biol. Chem. 64, 693 (1925), Rona 34, 16.
[5034] MENDEL, L. B., HUBBELL, R. B. u. WAKEMANN, A. J.: J. nutrit. 14, 261 (1937), Rona 103, 581.
[5035] BETHKE, R. M., KICK, C. H. u. WILDER, W.: J. biol. Chem. 98, 389 (1932).

gehalt durch Zusatz von $CaHPO_4$ erhöht, dann zeigte sich bei einem Ca/P von 1,2—1,4 ein flaches Optimum, das sich aber bei 90 Tagen Alter wieder ausgeglichen hatte[5036]. In einer zweiten Versuchsserie[5037] wurde von einer Kost aus Weizen, Milch und NaCl (Diät 16) ausgegangen, die 0,2% Ca·· und 0,4—0,43% P (Ca/P = 0,5) enthielt. Mit dieser Diät waren ohne Schaden 33 Generationen in dem Laboratorium aufgezogen worden. Trotzdem war das Wachstum nicht maximal. In Diät 168 war durch Zusatz mit einem Ca··-Gehalt von 0,64% Ca/P 1,5; in Diät 169 Ca·· 0,8%, Ca/P 1,5; in Diät 268 Ca·· 0,8%, Ca/P 2,0 eingestellt worden. Das Resultat der Fütterung ist auf folgenden 2 Tabellen niedergelegt.

Tabelle 365.
Einfluß von üblicher Diät auf Körper-Calcium bei verschiedenem Alter.

Diät Nr.	Männliche Ratten — Ca·· im Körper — Alter			
	30 Tage %	60 Tage %	90 Tage %	180 Tage %
16	0,71 ± 0,01	0,65 ± 0,01	0,74 ± 0,01	0,95 ± 0,01
168	0,95 ± 0,01	0,94 ± 0,01	0,99 ± 0,01	1,10 ± 0,01
169	1,03 ± 0,01	1,02 ± 0,02	1,05 ± 0,01	1,14 ± 0,01
268	0,95 ± 0,01	0,96 ± 0,02	1,02 ± 0,01	1,14 ± 0,01

Diät Nr.	Weibliche Ratten — Ca·· im Körper — Alter			
	30 Tage %	60 Tage %	90 Tage %	180 Tage %
16	0,72 ± 0,01	0,69 ± 0,01	0,86 ± 0,01	1,24 ± 0,03
168	0,69 ± 0,01	1,03 ± 0,01	1,19 ± 0,01	1,33 ± 0,02
169	1,10 ± 0,01	1,11 ± 0,01	1,23 ± 0,02	1,38 ± 0,02
268	0,96 ± 0,02	1,00 ± 0,01	1,16 ± 0,01	1,38 ± 0,01

Tabelle 366.

Diät Nr.	Zunahme vom 28. zum 65. Tag			
	Zunahme im Körpergewicht		Zunahme auf 1000 Kalorien g	Zunahme auf g Protein g
	Männchen g	Weibchen g		
16	65 ± 2	53 ± 2	71,8 ± 0,5	1,99 ± 0,06
168	76 ± 1	75 ± 2	74,5 ± 0,9	2,05 ± 0,03
169	70 ± 2	62 ± 1	77,6 ± 0,6	2,14 ± 0,01
268	64 ± 1	57 ± 1	66,3 ± 0,6	1,86 ± 0,02

Sowohl in Hinsicht auf den Ca··-Gehalt der Ratten, als auch bezüglich Zunahme von Körpergewicht und Ausnutzung der Nahrung, ergab sich ein Optimum selbst bei diesen in den physiologischen Bereich fallenden Änderungen. Ein Ca/P 2,0 war gegenüber 1,5 etwas von Nachteil, wenn auch später ein Ausgleich erfolgte, wie der Ca··-Gehalt zeigt. Aber auch hier war bei Männchen im Alter von 180 Tagen bei Kost 16 noch nicht die Retention der anderen Tiere erreicht.

[5036] WHITCHER, L. B., BOOHER, L. E. u. SHERMAN, H. C.: J. biol. Chem. **115**, 679 (1936).
[5037] TOEPFER, E. W. u. SHERMAN, H. C.: J. biol. Chem. **115**, 685 (1936).

In der folgenden Tabelle geben wir die Verhältnisse in einem breiteren Bereich von Ca/P bei verschiedenem Phosphatgehalt der Nahrung wieder.

Die Grunddiät bestand aus 79,5 Teilen Mais, 20 Teilen Sojabohnenmehl und 0,5 Teilen NaCl. Durch Zusätze von Na_2HPO_4 und $CaCO_3$ wurde der verlangte Quotient erreicht. In jeder Gruppe befanden sich 6 Tiere (nach [5035]).

Tabelle 367.

P-Gehalt in %	$Ca^{..}$ in %	Ca/P	Durchschn. Gewichtsgewinn in g	Durchschn. Asche im Femur %	Verhalten der Tiere
0,33	0,06	0,18	44	32,4	steif, schlecht
	0,24	0,73	108	51,1	gut
	0,42	1,27	103	51,4	gut
	0,79	2,39	48	28,5	Rachitis
	1,16	3,62	39	23,5	Rachitis stark
0,43	0,06	0,14	48	33,3	steif, schlecht
	0,24	0,56	86	45,3	etwas steif, sonst gut
	0,42	1,00	104	60,6	gut
	0,78	1,86	116	52,2	gut
	1,15	2,74	71	29,0	Rachitis
0,53	0,06	0,11	45	31,4	steif, schlecht
	0,24	0,45	88	41,5	steif, aber gut
	0,41	0,79	112	55,6	gut
	0,78	1,50	90	59,2	gut
	1,14	2,23	89	57,1	gut

Diese Tabelle zeigt viel deutlicher das Optimum, auch im Aschegehalt der Knochen (nach Entfetten und Trocknen) mit starkem Abfall nach beiden Seiten; eine ausgesprochene Rachitis war nur bei den hohen Ca/P-Quotienten zu beobachten. In weiteren Versuchen dieser Serie ergab sich die überwiegende Bedeutung im Verhältnis Ca/P, aber der absolute Gehalt an P in den Diäten war nie so niedrig, daß man an die Grenze kam, wo dies nicht mehr galt. Bei den anderen Tieren wird vor allem von Steifheit berichtet, wohl das erste Zeichen einer drohenden Tetanie (vielleicht aber auch von Osteoporose größeren Ausmaßes), die zum Ausbruch noch eines galvanischen Reizes bedarf (siehe später SHOHL).

Zur Entwicklung von Rachitis gehörte vor allem ein hoher Wert Ca/P, wie er von MCCOLLUM[5038–5040] durch seine Diät 4143 eingeführt wurde. Diese Diät aus 33 Teilen Weizen, 33 Teilen Mais, 15 Teilen Gelatine, 15 Teilen Kleber, NaCl 1,0 und $CaCO_3$ 3,0 gibt eine starke Rachitis mit Osteoidproduktion auch um die Trabekeln am Ende des Schaftes und mit degenerativen Veränderungen im Knorpel, stärker als bei der menschlichen Rachitis ([5038], siehe auch [5045]). Trotzdem kann es doch zu Kalkablagerungen kommen, die den line test unwirksam machen, da manche Weizensorten (harter Weizen) einen hohen Phosphatgehalt haben[5040]. Eine Analyse ist nicht zu umgehen. Die Diät wurde bedeutend verstärkt, z. B. nach SHERMAN und PAPPENHEIMER Nr. 83[5041]: 95% feines Mehl, 3% Ca-Lactat und 2% NaCl. So aufgezogene Tiere lebten 6 Wochen und zeigten zahlreiche Frakturen und Deformitäten von Thorax usw. Die Tiere hatten nicht

---

[5038] MCCOLLUM, E. V. u. SIMMONDS, N., SHIPLEY, P. G. u. PARK, E. A.: J. biol. Chem. 47, 507 (1921).

[5039] MCCOLLUM, E. V., SIMMONDS, N., BECKER, J. E. u. SHIPLEY, P. G.: J. biol. Chem. 54, 249 (1922).

[5040] MCCOLLUM, E. V., SIMMONDS, N., BECKER, J. E. u. SHIPLEY, P. G.: J. biol. Chem. 65, 97 (1925), Rona 34, 184.

[5041] SHERMAN, H. C. u. PAPPENHEIMER, A. M.: Proc. Soc. exp. Biol. Med. 18, 193 (1920/21).

an Gewicht zugenommen, und das Aussehen der Knochen glich mehr der Osteoporose (trotz Ca/P 1:0,15). Das zeigt sich sonst nur bei starkem Überschuß von Phosphat, zusammen mit Hemmung des Knochenwachstums und Tetanie ([5042], siehe auch [5043]).

Bei Fütterung mit 3 Teilen Weizenmehl und 1 Teil Weizenkeimlingen (Ca/P = $^1/_9$) wuchsen die Tiere anfangs, aber starben nach 3—4 Monaten. Abgesehen von $Ca^{..}$ war die Kost ausreichend, ein vorhandener Mangel an Vitamin A war gering, denn durch Zusatz von $Ca^{..}$, so daß Ca/P auf 2 erhöht wurde, blieben die Tiere nicht nur am Leben, sondern vermehrten sich auch. Doch war bemerkenswert, daß nicht $CaCl_2$ und $CaCO_3$ dafür ausreichten, sondern $Ca^{..}$-Citrat oder $Ca^{..}$ Lactat gegeben werden mußte. Reine Fleischkost mit Ca/P 1:20 war unzureichend, ließ sich auch nicht durch $Ca^{..}$ ausgleichen, sondern erst durch Milch oder Käse[5044], bei anderen Versuchen durch Schweinetrockenleber[5047, I]. Hier spielen also noch andere Störungen hinein, die wahrscheinlich durch Mangel an Vitaminen die Verhältnisse unübersichtlich gestalten.

Eine Übersicht der verschiedenen Versuche gibt eine Zusammenstellung von QUERIDO[5048], die durch andere Angaben[5049] vervollständigt wurde.

Tabelle 368.

Ca	P	Ca/P	Autor	Alter der Ratten	Knochenveränderung
1,00	0,2	5	GOLDBLATT[5047]	jung	starke Rachitis
1,23	0,3	4	McCOLLUM[5052]	25 Tage	starke Rachitis
0,83	0,3	3	,,		mäßige Rachitis
0,63	0,29	2	,,		leichte Rachitis
0,96	1,0	1,0	,,		normal
0,26	0,32	1	KORENCHEVSKY	25 Tage	normal
0,77	0,37	1,2	CHICK und ROSCOE[5053]		Rachitis
0,49	0,67	2/3	McCOLLUM		normal; einige Veränderungen an den Knochenbälkchen
0,25	0,5	1/2	KORENCHEVSKY		16 Osteoporosis; 13 leichte, 11 mäßige, 1 starke Rachitis
0,05	0,2	1/4	KORENCHEVSKY	21—27 Tage	0 Osteoporosis; 3 leichte, 1 mäßige, 3 starke Rachitis
0,03	0,3	1/10	McCOLLUM		schwere Osteosclerosis (??)
0,05	0,55	1/12	KORENCHEVSKY	20—35 Tage	0 Osteoporosis; 4 leichte, 7 mäßige, 4 starke Rachitis
				50—60 Tage	1 Osteoporosis; 2 leichte, 2 mäßige, 3 starke Rachitis
				30—125 Tage	2 Osteoporosis; 2 leichte, 1 mäßige, 0 starke Rachitis

Aus der Tabelle ist ersichtlich, wie bei einem hohen Ca/P die Rachitis überwiegt. Dann gibt es eine Zone, in der Rachitis leichter wird und verschwindet. Sobald der Wert 1 unterschritten wird, beginnt die Erkrankung wieder, aber

---

[5042] SHOHL, A. T.: J. biol. Chem. **109**, LXXXV (1935), Rona **88**, 564. STEENBOCK-Kost 2965.
[5043] SHELLING, D. H. u. ASCHER, D. E.: Bull. of the John Hopkins Hosp. **50**, 344 (1932). $Ca^{..}$ bis 0,012% hemmte. Keine Angabe über P-Gehalt.
[5044] PALMER, N.: Biochem. J. **33**, 853 (1939), Rona **115**, 164.
[5045] CHICK, H., KORENCHEVSKY, V. u. ROSCOE, M. H.: Biochem. J. **20**, 622 (1926). Wassergehalt der Knochen steigt. Quotient Mineralasche/Organisches Material = 0,4—0,8 gegen ≥ 1 bei normalen Tieren.
[5046] McCLENDON, J. F.: Proc. Soc. exp. Biol. Med. **21**, 276 (1924), Rona **30**, 68.
[5047] GOLDBLATT, H.: Biochem. J. **18**, 414 (1925).
[5047, I] WARKANY, J. u. NELSON, R. C.: Science **92**, 383 (1940). C. **1941 I**, 1695. Mais (76), Kleber (20), $CaCO_3$ (3), NaCl (2) + Vitamin D. Hemmung des Wachstums. Die wenigen Jungen zeigten Deformitäten.

Osteoporose wird häufiger und zwar um so mehr, je älter die Tiere im Versuch sind. Wir fügen noch eine Serie von McClendon[5046] an, der seine Ratten mit Eiweißmilch, Stärke, Triolein, Vitamin A und B ernährte. $Ca^{..}$ wurde als $CaSO_4$, P als KH_2PO_4 zugefügt:

Tabelle 369.

$Ca^{..}$	P	Ca/P	Effekt
0,2	0,5	0,4	Osteoporosis
0,2	0,35	0,6	Osteoporosis
0,2	0,2	1,0	Osteoporosis, milde Rachitis
0,8	0,5	1,6	normal
0,8	0,3	2,7	normal
0,8	0,2	4,0	milde Rachitis

Hier sehen wir sogar bei gewöhnlichem Verhältnis Ca/P eine deutliche Erkrankung. In manchem scheint ein Widerspruch zu bestehen, der sich folgendermaßen auflösen läßt:

Rachitis entsteht bei ungünstigen Quotienten. Das ist aber nicht allein maßgeblich, sondern außerdem die Stärke des Wachstums. Ist das Wachstum gering, dann ist die Erkrankung weniger ausgesprochen, oder sie bietet in vielen Punkten das Bild der Osteoporose. Das Wachstum wird aber ganz wesentlich von der absoluten $Ca^{..}$-Menge (natürlich auch P, worüber später ausführlich gesprochen wird) beeinflußt. Deshalb ist bei dem niedrigen Gehalt der Diäten von McClendon auf der letzten Tabelle selbst bei günstigem Ca/P Osteoporosis bemerkbar, besonders aber zu erwarten auf der vorletzten Tabelle bei dem kleinen Ca/P, da dieses fast nur durch Herabsetzung des $Ca^{..}$-Gehaltes zu erreichen ist. Ebenso kann durch die Art des zugefügten Eiweißes dasselbe erreicht werden, wie Versuche von Querido[5048] an je 6 Ratten, die mit Maizena, Hefe und Salzen (Ca/P 4:1, P = 0,4%) verschiedene Eiweiße erhielten (Tab. 370). Ebenso werden alle Faktoren wirksam sein, die das Wachstum vermehren.

Tabelle 370.

Protein	Wöchentliche Gewichtszunahme in g	Kontrolle
20% Gluten ..	7	6—
10% Eiweiß ..	17	2+++ 4++
10% Casein ..	11	2++ 4+

Eine Rachitis, mit einem Ca/P < 1 erzeugt, geht nicht einher mit einer Senkung des Phosphats im *Blutplasma*, wie es bei der menschlichen Rachitis üblich ist[5054]. In dieser Hinsicht wird also die Einheitlichkeit des Bildes gestört, das dahin beschrieben werden kann, daß die Schwere der Rachitis parallel geht mit der Senkung des Plasma-P[5057]. Wir geben auf Tab. 371 eine Reihe von Plasmaanalysen in mg%[5050, 5051] von Ratten wieder, die mit McCollum 3143 oder Sherman-Pappenheimer-Kost gefüttert wurden:

Tabelle 371.

Zahl der Tiere	P	$Ca^{..}$	Ca × P	Erfolg
8	1,38	11,7	16,5	schwere Rachitis
8	3,42	11,9	40,7	keine oder leichte Rachitis, bestrahlte Kost
6	3,86	13,6	52,5	keine Rachitis, Tiere bestrahlt
6	1,16	14,1	16,4	schwere Rachitis
6	6,64	13,8	91,6	keine Rachitis, Bestrahlung

Diese Tabelle soll zeigen, daß ein Ca×P von bestimmter Größe zur Verkalkung notwendig war (siehe auch [5055]), und daß bei gleicher Diät durch Bestrahlung die Krankheit geheilt, aber auch zugleich die Phosphatwerte erhöht wurden. Dieser Befund ließ sich durchaus nicht immer reproduzieren, indem nach ausgebildeter Rachitis Bestrahlung bei der Verkalkung wirksam war, aber nicht in der Besserung des Blut-P (KOCH und CAHAN[2802, 5056]). Sogar eine Senkung des Phosphats konnte erfolgen, wenn durch Bestrahlung die Verkalkungen verbessert wurden (DUTSCHER, CREIGHTON und ROTHROCK[2803]).

Die Senkung im Blut betraf anorganisches P und die Pyrophosphatfraktion, nicht aber das Esterphosphat[5053], aber auch Diphosphoglycerinsäure[5082].

Inwieweit sich die Menge an $Ca^{..}$ und P in der Diät in der Konzentration des Blutes widerspiegelt und diese wiederum im Aschegehalt der Knochen und Wachstum, zeigen die Versuche von BETHKE, KICK und WILDER[5035], die zu einer Diät aus Mais und Sojabohnenmehl $CaCO_3$ und Na_2HPO_4 in einer Menge hinzufügten, daß sie 8 verschiedene Größen Ca/P erreichten. Dazu wurden aber noch die absoluten Zahlen in 3 verschiedenen Größen verändert, indem als niedrigster Gehalt 0,36, 0,53 und 0,65% P in 3 verschiedenen Serien zugefügt wurde. Von diesen kleinsten Mengen stiegen dann die P-Werte in jeder der 3 Serien, so daß immer die gleichen Ca/P-Quotienten erreicht wurden. Wir wählten für unsere Tabelle nur die niedrigste Phosphatmenge, also 0,36%, und fügen hinzu, daß das Wachstum und der Aschegehalt bei den höheren Gruppen besser war, der Gehalt an $Ca^{..}$ und P zeigte aber keine wesentliche Veränderung.

Tabelle 372.

Diät		Plasma mg%		Ca×P	Asche des trockenen Femurs in %	Wachstum in g
Ca/P	P %	P	Ca			
5,0	0,36	2,9	10,7	31,0	22,6	29
4,0	0,36	2,5	9,9	24,7	23,6	30
3,0	0,36	3,5	9,3	32,6	32,2	49
2,0	0,37	6,2	10,5	65,1	42,2	58
1,0	0,37	9,2	9,9	91,1	46,4	54
0,5	0,73	12,2	7,8	95,2	46,3	35
0,33	1,08	11,4	6,4	73,0	47,2	25
0,25	1,42	13,5	5,3	71,6	46,6	15

Aus der Tabelle ist ersichtlich, daß die $Ca^{..}$-Werte des Blutes sehr viel schwerer zu beeinflussen waren als die des P, vor allem aber auch, daß die Höhe des Produkts Ca×P mit der Stärke der Verkalkung — nach dem Aschegehalt gerechnet — etwa parallelging. Der Sprung von Ca/P = 3 zu Ca/P = 2 spiegelt sich im Ca×P des Plasmas und einem ebenso sprunghaften Anstieg des Aschegehaltes. Auf die Komplikation durch die Wachstumskurve soll nur nebenbei hingewiesen werden. Immerhin ergibt sich nach unserer Berechnung der Korrelation zwischen Ca×P und Aschegehalt aus den Tabellen von BETHKE und Mitarbeitern[5035] der Wert

[5048] QUERIDO, A.: Arch. neerl. Physiol. **20**, 485 (1935), Rona **94**, 57. C. **1936 I**, 1908.
[5049] MELLANBY, M. u. KILLICK, E. M.: Biochem. J. **20**, 902 (1926).
[5050] KORENCHEVSKY, V.: Brit. med. J. **2**, 547 (1921).
[5051] KORENCHEVSKY, V.: M. R. C. Spec. Rep. Ser. **71** (1922).
[5052] McCOLLUM-SIMMONDS, SHIPLEY u. PARK: John Hopkins Hosp. Bull. **33**, 378 (1922).
[5053] JAKOBSEN, E.: Biohem. Z. **263**, 313 (1933), Rona **76**, 456.
[5054] ROBINSON, R. u. SOAMES, K. H.: Biochem. J. **19**, 153 (1925).
[5055] SEREBRIGSKI, L., VOLLMER, H. u. ZADEK, E.: Z. f. Kinderheilkunde **40**, 716 (1925).
[5056] KOCH, E. M. u. CAHAN, M. H.: Proc. Soc. exp. Biol. Med. **24**, 153 (1926), Rona **40**, 105.
[5057] GUTMAN, M. B. u. FRANZ, V. K.: Proc. Soc. exp. Biol. Med. **19**, 171 (1922), Rona **13**, 456.

für den Quotienten r = + 0,865± 0,05. Der Durchschnitt für Ca×P ist 64,1, des Aschegehaltes 41,6%. Diese enge Verbundenheit wurde bei Zusatz von Vitamin D gestört. Der Koeffizient hat jetzt nur noch den Wert + 0,36 ± 0,17. Der Durchschnitt für Ca×P im Plasma war jetzt aber 104,5, des Aschegehaltes im Femur 56%. Da man an die Grenze der möglichen Verknöcherung gelangt, werden die sekundären Störungen der Verkalkung vermehrt wirksam werden und die Korrelation verringern.

5. Kleinste P-Mengen. Alle bisher erwähnten Diäten sind dadurch charakterisiert, daß der Anfangsgehalt der Diät an Phosphat mit 0,36% P doch noch sehr hoch ist. Daher war auch der Schluß durchaus verständlich, daß der Quotient Ca/P auf Wachstum, Verknöcherung usw. größeren Einfluß hat als die absolut dargebotene Menge. Die Verhältnisse ändern sich aber sofort, wenn wir in konsequenter Verfolgung einer quantitativen Beschreibung zu kleineren absoluten Ausgangsmengen von P übergehen.

Bei einer Diät, die allgemein an Mineralien arm war[5058-5062], fand sich vor allem ein Verlust von $Ca^{..}$, weniger von PO_4''', so daß im Knochen das anwesende $CaCO_3$ abnahm. Das Bild entsprach einer Osteoporose. Hier wird in erster Linie ein Mangel von Basen vorgelegen haben, worauf die vermehrte Ausscheidung von $NH_4^.$ im Urin hinweisen könnte. Zum Ausgleich war dann das $Ca^{..}$ des Knochens herangezogen worden, wie es nach jeder Acidose, z. B. nach Hunger (GAMBLE und andere), oder NaCl-Vergiftung (EICHLER[2441, II]) beschrieben wurde. Die Tiere nahmen nach 12 Wochen an Gewicht nicht zu, aber die Länge der Knochen wurde größer, zugleich mit geringerem Umfang und auf ein Viertel verminderter Bruchfestigkeit[5062].

Auch bei extremem Mangel an P allein fand sich ein vorwiegender Verlust von $Ca^{..}$, ohne daß gleichmäßig P nach außen gelangte, sicherlich bedingt durch die Aufnahme des PO_4''' in die wachsenden Weichteile. Von DAY und McCOLLUM[3838] wurde eine besondere Diät aus Edestin, Zucker, Cholin, Cystin, vegetabilischem Fett, Karotin in Öl, Vitamin B Komplex und 380 E/100 g Diät Viosterol zusammengestellt. Der P-Gehalt dieser sonst auch hinsichtlich Aminosäuren vollständigen Diät betrug 0,071%, $Ca^{..}$ = 0,40%. Die Ratten hatten bald ein rauhes und schmieriges Fell. Nach 3 Wochen zogen sie vor, sich möglichst wenig zu bewegen. Sie lagen hingestreckt meist auf einer Seite, schrien bei der Berührung. Nach 3—4 Wochen wurden die Augen feucht, das Haar darüber dünn, eine blutige Kruste entstand an der Nase. Die Atmung wurde rascher und mühsam. Tod erfolgte nach einem komatösen Stadium in den letzten 12—24 Stunden. Während der Erkrankung wurden niemals Symptome wie bei der Aphosphorosis der Wiederkäuer (Pica, siehe später) beobachtet, außer vielleicht wenig vermehrter Wasseraufnahme. Die Faeces waren in der Quantität etwas vermehrt gegenüber einer Kost mit gleicher Zusammensetzung und 0,27% P. Wurde den Tieren eine P-Zulage bis zu dieser Höhe gewährt, dann erholten sie sich rasch und konnten nach 1 Woche schon laufen.

Bei Prüfung der Bilanzen fanden sich bei den beiden Diäten (Retention von 8 Wochen), als Durchschnitt von 3 Ratten auf 1 Ratte gerechnet, folgende Werte:

Tabelle 373.

Diät	$Ca^{..}$	$Mg^{..}$	P	$Na^.$	$K^.$	Cl'	N
0,017% P	−259	20	−45	174	169	212	580
0,27% P	+505	28	385	159	240	256	1522

[5058] BROOKE, R. O. u. SMITH, A. H.: J. biol. Chem. **100**, 105 (1933), Rona **73**, 658.

Die Zahlen geben uns einen Eindruck über das Verhalten der Organe. Bei histologischer Untersuchung[5063] fand sich eine Unterernährung als allgemeines Zeichen, ohne daß etwa spezifische Symptome des P-Mangels namhaft gemacht werden konnten, außer vielleicht an Thymus und Keimdrüsen. Die Parathyreoidea hatte kleinere Zellen als bei den Kontrollen, im Gegensatz zu der früher gefundenen Vergrößerung bei Ca¨-Mangel und Überschuß an Phosphat. Die geringere Größe der Organe zeigt sich in der geringeren Bilanz an K˙ und entsprechend auch Stickstoff, allerdings erst später. Schon bei wenig größerem P-Gehalt der Nahrung (0,133%) fand sich kein besonderer Mangel der N-Bilanz, und auch der Gehalt der Tiere betrug nach 70 Tagen an P mit 0,94% nur unwesentlich weniger als der Tiere mit 0,366% in der Diät und 1,08% im Organismus[5064].

Im Vordergrund stand aber der Verlust an Ca¨. Dieses nahm seinen Weg vorwiegend durch die Nieren, während vom ausgeschiedenen P nur $1/8$ diesen Weg ging. Das ist durch die vorhandene Nierenschwelle verständlich und gibt einen Hinweis auf die Beobachtungen von SCHNEIDER und STEENBOCK[5066, 5068, I], die bei einer Kost mit 0,04% P und 0,57% Ca¨ ohne Vitamin D häufig Nierensteine fanden, die aus fast reinem Calciumcitrat bestanden. Es soll sich hierbei aber um einen Mangel an Vitamin A — abgesehen von dem Phosphatmangel — handeln. Die Steine bei indischem Vieh sollen die gleiche Zusammensetzung haben[5073]. Das ist ein Korrelat zu den Beobachtungen bei übermäßiger Phosphatfütterung (5%) von Ratten, die zur Vergrößerung der Niere, Schädigung der Tubuli[5067, 5068] und schließlich zu Verkalkungen der abgestoßenen Tubuli führen können (siehe oben S. 826ff).

Wir kommen auf die Diät mit 0,04% P und 0,57% Ca¨ zurück[5065].

Diese bestand aus extrahiertem Fibrin oder erhitztem Eiweiß 18 Teile, Glucose 49 Teile gekochte Stärke 20 Teile, einem Präparat aus Hefe 4 Teile, Salz 4 Teile und Baumwollsamenöl 5 Teile. Ergänzung von Phosphat auf einen Gehalt von 0,41% zeigte, daß die Diät in jeder Hinsicht vollkommen war, da die Ratte der Verabfolgung von Vitamin D, das dieser Diät fehlte, nicht bedarf.

Schon nach 12 Tagen fanden sich die rachitischen Veränderungen an den distalen Enden von Radius und Ulna. Nach 4 Wochen waren die Tiere lethargisch. In 3—4 Wochen fanden sich Inkrustationen von getrocknetem Blut um die Nasenöffnungen, Exsudate in Pharynx und Nase (nicht in der Lunge). Die Atmung war erschwert und forciert. Letzteres hörte aber sofort nach Phosphatgabe auf. Da bald ein Gewichtsverlust einsetzte, war das Plasma-P nur vorübergehend vermindert. Die Gewebe wurden unter Stickstoffverlust (Kreatinausscheidung) eingeschmolzen und hatten keinen geringeren N-Gehalt als in der Norm. Bei dieser Diät bestand trotz der Exsudate und Veränderungen in den oberen Atemwegen kein Mangel an Vitamin A, wie Analysen der Leber zeigten.

Stets bleibt die Frage offen, inwiefern die Vitamine, die in der Diät angeboten werden, wirklich assimilierbar sind. So wird z. B. die Heilung der Avitaminose B bei der Ratte durch Phosphatmangel verzögert[5069].

Über die *Grenze der Bedeutung des Verhältnisses Ca/P* unterrichten uns die umfangreichen Untersuchungen von SHOHL und Mitarbeitern, von denen wir an dieser Stelle nur 3 Arbeiten[5070-5072] beachten wollen.

[5059] BROOKE, R. O., SMITH, A. H. u. SMITH, P. K.: J. biol. Chem. **104**, 141 (1934), Rona **80**, 54.

[5060] SMITH, A. H. u. P. K.: J. biol. Chem. **107**, 681 (1934), Rona **87**, 551.

[5061] LIGHT, A. E., SMITH, P. K., SMITH, A. H. u. ANDERSON, W. E.: J. biol. Chem. **107**, 689 (1934), Rona **87**, 552.

[5062] CLARKE, M. F., BASSIN, A. L. u. SMITH, A. H.: Amer. J. Physiol. **115**, 556 (1936), Rona **97**, 142.

[5063] FOLLIS JR., R. H., DAY, H. G. u. MCCOLLUM, E. V.: J. nutrit. **20**, 181 (1940), Rona **123**, 576. C. **1941 I**, 918.

Als Grundlage diente meist die Diät nach STEENBOCK-BLACK 2965 ohne Ca¨, also 79% Mais, 20% Gluten, 1% NaCl = 0,06% Ca¨ und 0,29% P. Wurde ein niedrigerer Ausgangspunkt für P benötigt, dann wurde nach HESS und SHERMAN (Diät M) der Mais durch Maismehl ersetzt. Diese Diät enthielt jetzt 0,05% Ca¨ und 0,12% P.

Die erstere Diät wurde mit 3% CaCO$_3$ und 2 g Lebertran vervollständigt[5071] und dann den Ratten 170 Tage gegeben. Sie wurden dann getötet und der Analyse unterzogen. Die Tiere wiesen keine Rachitis auf, sie hatten sich aber weniger entwickelt als die Kontrollen, die Knochen waren dünn. Das Wachstum betrug 4 g bei den Männchen und 2,5 g bei den Weibchen in der Woche. Bei Analyse wich weder der Gehalt des Knochens noch der Gesamttiere von dem der Kontrolle (SHERMAN-Diät B. Ca/P 0,6—0,7) an Ca/P ab, nur der Aschegehalt des Femurs betrug 56,2 und 55,5%, gegenüber 63,5 und 61% der Kontrollen (Durchschnitt von je 5 Tieren). Bei der Ausscheidung waren an den Quotienten Schwankungen von 2,8—6,0 in den verschiedenen Versuchsperioden zu beobachten gewesen.

Wurde vom P-Gehalt 0,12% ausgegangen, dann war bei jedem Ca/P von 1—8 (allerdings mit der Zunahme des Quotienten steigend) Rachitis vorhanden, mit 0,25% P begannen leichte Symptome bei dem Quotienten 3, und von 0,5% P an war bei keinem Quotienten mehr Rachitis zu erzielen[5070]. Quotienten Ca/P 12, 24 und 36 entwickelten in jedem Fall eine geringere Rachitis, weil die Tiere wegen des hohen Mineralgehaltes weniger verzehrten, nicht zu-, sondern eher abnahmen und frühzeitig starben. Die Gesamtheit der angestellten Versuche geben wir auf einem Diagramm wieder, auf dem der Bereich der Entwicklung deutlich ist und keiner Erläuterung bedarf[5072]: Abb. 74.

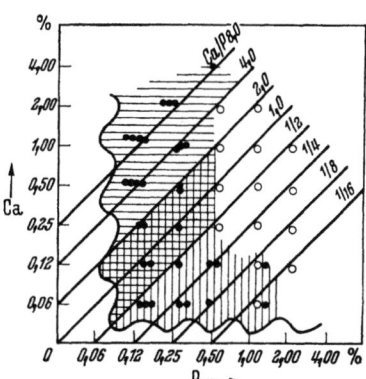

Abb. 74. Calcium und Phosphor in Prozent der Diät. Die schraffierten Felder geben den Bereich der Ca¨- und P-Konzentrationen an, die rachitogen waren. Der Grad der Rachitis ist grob-quantitativ durch die Zahl der +-Zeichen angegeben (nach SHOHL u. WOLBACH[5072]).

Ins einzelne gehende Resultate sehen wir in der begleitenden Tabelle 347 angegeben.

Auf der Tabelle ist — abgesehen von der schon erwähnten Tatsache, daß bei jedem Ca/P unter besonderen Bedingungen Rachitis auftreten kann — ersichtlich, daß die histologische Kontrolle das Vorhandensein einer Rachitis noch anzeigen kann, wenn im Röntgenbild keine Veränderung mehr zu sehen ist. Beim

---

[5064] FORBES, E. B.: J. nutrit. 14, 419 (1937), Rona 104, 57. C. 1938 I, 352.

[5065] SCHNEIDER, H. u. STEENBOCK, H.: J. biol. Chem. 128, 159 (1939).

[5066] SCHNEIDER, H. u. STEENBOCK, H.: J. biol. Chem. 128, LXXXVII (1939).

[5067] MCKAY, L. L., MCKAY, E. M. u. ADDIS, T.: Proc. Soc. exp. Biol. Med. 24, 130 (1926), Rona 40, 110.

[5068] MCKAY, E. u. OLIVER, J.: Proc. Soc. exp. Biol. Med. 28, 324 (1930), Rona 61, 117.

[5068,1] SCHNEIDER, H. u. STEENBOCK, H.: J. Urology 43, 339 (1940). C. 1941 I, 1827.

[5069] SAYEKI, T.: Mitt. med. Ges. Tokyo 50, 757 (1936), Rona 99, 246.

[5070] BROWN, H. B., SHOHL, A. T., CHAPMAN, E. D., ROSE, C. S. u. SAURWEIN, E. M.: J. biol. Chem. 98, 207 (1932), Rona 71, 386.

[5071] SHOHL, A. T., BROWN, H. B., CHAPMAN, E. E., ROSE, C. S. u. SAURWEIN, E. M.: J. nutrit. 6, 271 (1933), Rona 74, 664.

[5072] SHOHL, A. T. u. WOLBACH, S. B.: J. nutrit. 11, 275 (1936), Rona 94, 565. C. 1936 II, 329.

Vergleich der Knochenaschen ist etwa eine Grenze bei 40% Asche zu finden, unterhalb der die Diagnose Rachitis gefunden wurde. Das ist aber nicht bindend, wie z. B. bei Ca/P $^1/_{16}$.

Tabelle 374. *Einfluß von Calcium und Phosphor in der Diät bei wechselndem Gehalt und verschiedenen Verhältnissen.*

Zusammensetzung d. Diät			Säure ccm 0,1 n[1]	Knochenasche[2] %	Serum		Ca × P	Grad der Rachitis[3]	
Ca/P	Calcium %	Phosph. %			Calcium mg%	Phosph. mg%		Röntgenologisch	Histologisch
2	0,25	0,12	−78	38	8,8	5,2	45,8	++	++
2	0,50	0,25	−130	45	7,5	5,8	43,5	+	+
2	1,00	0,50	−365	46	10,0	7,6	76,0	—	nicht untersucht
1	0,12	0,12	−18	40	4,8	8,8	42,2	++	++
1	0,25	0,25	−30	46	6,0	11,4	73,3	+	+
1	0,50	0,50	−65	48	7,6	10,0	76,0	—	—
1	1,00	1,00	−195	50	9,7	11,0	107,0	—	—
$^1/_2$	0,06	0,12	+12	27	5,0	7,8	39,0	+++	+++
$^1/_2$	0,12	0,25	+40	41	5,6	9,0	50,4	+	+
$^1/_2$	0,25	0,50	+45	46	6,2	11,6	71,9	—	±
$^1/_2$	0,50	1,00	+85	46	9,3	9,3	86,5	—	—
$^1/_2$	1,00	2,00	+45	48	8,2	10,6	86,9	—	—
$^1/_4$	0,06	0,25	+70	28	4,6	9,4	43,2	++	++
$^1/_4$	0,12	0,50	+105	36	4,8	11,0	52,8	++	++
$^1/_4$	0,25	1,00	+195	47	5,6	11,4	63,8	—	—
$^1/_4$	0,50	2,00	+325	42	—	11,2	—	—	—
$^1/_8$	0,06	0,50	+135	35	4,2	10,7	44,9	+	++
$^1/_8$	0,12	1,00	+255	35	4,1	9,8	40,2	—	++
$^1/_8$	0,25	2,00	+305	40	6,3	15,2	95,7	—	—
$^1/_{16}$	0,06	1,00	+285	32	3,9	7,6	29,6	—	++
$^1/_{16}$	0,12	2,00	+495	36	3,6	11,6	41,8	—	—

[1] berechnet auf 100 g Diät. + sauer, — alkalisch.
[2] von fettfreiem Femur.
[3] + Rachitisanzeichen, — keine Rachitis.

Wichtig und komplizierend ist die Säureentwicklung der Diät, die bei Zulage von Phosphat zunimmt. Die Veränderungen des Ca·· und P im Serum entsprechen den Werten, die wir auf der vorletzten Tabelle nach den Untersuchungen von BETHKE, KICK und WILDER[5035] auch schon sehen. Die Produkte Ca × P erreichen aber beträchtliche Werte (73,3), und trotzdem finden wir eine Rachitis, andererseits wird bei kleinen Werten keine Veränderung berichtet. Wir werden nach der Einwirkung der zunehmenden Acidität fahnden, ob etwa die Säure die Ablagerung von Kalksalzen im Knochen hemmt. Wir finden aber gerade bei dem höchsten Wert Ca × P, der von Rachitis begleitet ist, eine vorwiegend alkalische Diät (siehe Asche). Allerdings ist der Aschegehalt des Knochens hoch, so daß er hier eher mit dem Ca × P konform geht als mit der histologischen und röntgenologischen Diagnose auf Rachitis.

6. Tetanie. Wir kommen jetzt auf die Frage nach dem Auftreten von Tetanie, die man eigentlich nach diesen hohen Werten von P bei gleichzeitiger enormer Senkung von Ca·· erwarten müßte. Bei der akuten Vergiftung mit Phosphaten brauchte die Senkung des Ca·· gar nicht so weit zu gehen bis zum Auftreten schwerer tetanischer Symptome. Hier aber fiel keines der im wochenlangen Versuch befindlichen Tiere in tetanische Krämpfe, 2 Tiere hatten etwas Tremor, 1 Tier davon außerdem Karpopedalspasmen, beide in der Gruppe Ca/P = $^1/_4$. Bei Prüfung mit dem elektrischen Strom zeigten aber alle Tiere

---

[5073] McCARRISON, R. u. RANGANATHAN, G.: Indian. J. med. Res. **19**, 55 (1931), Rona **66**, 230.
[5073.1] CHAUCHARD, P.: C. rend. Soc. Biol. **136**, 702 (1942), Rona **133**, 410.

dieser Gruppe Zeichen einer latenten Tetanie, bei Ca/P $^1/_2$ wurden nur normale Reaktionen gefunden. Bei der Entwicklung tetanischer Erscheinungen erwies sich der Quotient Ca/P als maßgeblich, die absolute Menge von P hatte keine Bedeutung.

Bei der Rachitis fand man eine Vermehrung der Chronaxie und zwar gerade der corticalen. Sie ließ sich durch parenterale Gabe von Vitamin D sofort heilen[5073, I]. Das weist auf eine Beteiligung des Zentralnervensystems hin.

Während die Tiere mit so stark geändertem Blutchemismus nicht an offener Tetanie erkrankten, geschah das sofort, wenn man Tiere von einer Diät mit hohem Ca/P und ausgebildeter Rachitis auf eine Diät mit hohem Phosphatgehalt setzte. Unter diesen Bedingungen verursachten schon schwächere Verschiebungen im Ca·· und P des Serums Erscheinungen, wie Tetanie ein häufiges Durchgangsstadium der menschlichen Rachitis darstellt. Es mag sein, daß bei dem Prozeß der plötzlich einsetzenden Heilung mit dem zugeführten Phosphat die Reserven des Blutes an Ca·· rapide erschöpft werden, aber trotzdem sind die resultierenden absoluten Konzentrationen maßgeblich oder sollten es sein. SHOHL[5072] weist zur Erklärung auf die hohe Acidität der phosphatreichen Diät hin. Säure vermöge die Tetanie zu vermindern. Diese Erklärung kann aber nur als vorläufiger Notbehelf dienen, der nicht sehr befriedigt. Wir haben bei der akuten Vergiftung mit Phosphaten über diesen Faktor schon gesprochen. Während dort eine größere Glaubwürdigkeit vorlag wegen der Kürze des Prozesses, müßten wir hier eine wochenlang gleichbleibende Acidität voraussetzen, die sich auch in Atmung, Blutchemismus usw. bemerkbar machen müßte. Betreffs Änderung des p_H wird aber keine Abweichung berichtet. Es macht Schwierigkeiten, eine einfache Umstellung und wohl nur geringfügige Verminderung der Alkalireserve, wie in den Versuchen von SHOHL (siehe später), für so tiefgreifende Unterschiede verantwortlich zu machen.

7. Heilung der Rachitis. Mit diesen Beobachtungen sind wir schon auf die Vorgänge bei der Heilung der Rachitis gekommen. Heilung kann durch einfache Zulage von Phosphat zu einer rachitogenen Kost erzielt werden, sofern Ca/P > 1 war[5074-5076]. Nach einer Injektion von 7,5 mg P/100 g Tier (p_H 7,35) fand sich in 4 Stunden schon die erste Kalkablagerung im Knochen bei vielen Tieren, in allen nach 8 Stunden (MCLEAN und MCCOY[2461]). Die sich niederschlagenden Verkalkungen haben ein Ca/P von 2,23 (KRAMER und SHEAR[681]). Die Röhrenknochen werden gegenüber den platten immer bevorzugt[5077, I]. Wenn man die Aufnahme mit $^{32}PO_4$ verfolgte, dann zeigte sich eine vorwiegende Aufnahme in die Muskulatur bei den P-arm ernährten Ratten gegenüber den normalen. Damit hat man einen Einblick, wie das von außen zugeführte Phosphat sich auf die einzelnen Organe verteilt. Wenn aber auch die absoluten Mengen in geringerem Umfang sich in der Muskulatur fanden, darf man nicht übersehen, daß das Gewicht des Skeletts abgenommen hatte. Wurde dieser Faktor berücksichtigt, dann zeigte sich, daß das Skelett doch mehr als in der Norm aufnahm (um 59%)[5079, I].

Es ist im übrigen nicht notwendig, daß das fehlende Phosphat von außen angeboten wird, es kann auch aus endogenen Quellen stammen. So kamen Kalkablagerungen zustande durch Gabe von Parathyreoidextrakt (MCLEAN und MCCOY[2461]). Man wird Verschiebungen aus der Diaphysen- in die Epiphysenzone für möglich halten.

[5074] SHOHL, A. S., BENNET, H. B. u. WEED, K. S.: Proc. Soc. exp. Biol. Med. **25**, 669 (1927/28).
[5075] PAPPENHEIMER, A. M.: Proc. Soc. exp. Biol. Med. **21**, 504 (1924), Rona **30**, 412. Schon 75 mg P als K_2HPO_4 subcutan schützt gegen Rachitis der Kost 84.

Vor allem spielt als großes Reservoir die Muskulatur eine Rolle, aus der es durch Hungern befreit werden kann. Nach Hunger erhöhte sich der Gehalt an P im Plasma und kehrte nach Wiederaufnahme der Fütterung auf den alten niederen Wert zurück[5077]. Zuerst soll das P im Blut erhöht werden, dann erfolgen die Änderungen des Ca¨[5081].

Mit der Heilung steigt die Diphosphoglycerinsäure, die bei der Rachitis (STEENBOCK-BLACK-Diät 2965) abgesunken war, in den Erythrocyten wieder an und zwar schon vor dem Anstieg des Blut-P, dann folgt das Adenosintriphosphat und zuletzt erst das anorganische Phosphat[5082].

Wenn der ursprüngliche Gehalt an Phosphat in der Diät nicht zu niedrig war, konnte eine Heilung auch durch Vitamin D erzielt werden. Der Heilungseffekt soll gegenüber der einfachen Erhöhung des Phosphatgehaltes sich dadurch auszeichnen, daß röntgenologisch hier die Epiphysen und Metaphysen plumper und breiter, nach Vitamin D die Knochen sehr viel schlanker sind[5078]. Zugleich trat Tetanie bei Heilung durch Vitamin D in den Hintergrund ([5074, 5078], dagegen [5083]), entwickelte sich dagegen nach Fasten der Tiere[5079].

Bei Übergang von einer Diät McCOLLUM 3143 Ca/P 4/1 auf die SHERMAN-B-Diät aus Milchpulver (33,3%), Weizen (65,4%), NaCl (1,3%) mit einem Ca/P 0,67:1 fiel das Blut-Ca¨ von 10 auf 6 mg%, das P stieg auf 8—10 mg% an und zwar schon zum Teil in 8 Stunden. Bei dieser Konzentration im Serum entwickelte sich bald Tremor, der sich bis zu schweren Krämpfen steigerte. Bei Zusatz von Ca-Lactat, so daß ein Ca/P 1,7:1 resultierte, wurde Tetanie seltener gesehen[5085].

Nach STEENBOCK-Diät 2965 (Ca/P 4,25) wurde soviel NaH_2PO_4 zu dieser Kost gegeben, daß ein Ca/P von 0,95 erreicht wurde. Die Verhältnisse entwickelten sich so, daß trotz des Phosphathungers nur relativ wenig P zurückgehalten wurde. Das retinierte Ca/P betrug zuerst 3,5, sank in der nächsten Woche auf 1,7 und schließlich auf 0,8. Die Konzentration im Plasma zeigte dabei folgenden Verlauf (KARELITZ und SHOHL[2454]):

Tabelle 375.

Behandlung	Ca¨ mg%	P mg%
21 Tage STEENBOCK . . .	11,0	3,0
Phosphatzulage 3 Tage . .	5,5	16,0
,, 7 ,, . .	4,6	14,7
,, 14 ,, . .	· 7,5	6,5

Die auftretenden Krämpfe waren so heftig, daß einige Tiere starben. Derselbe Effekt wurde in anderen Versuchen derselben Anlage[5083] bei einem Ca¨ von 5,2 und P 12 mg% beobachtet. Man vergleiche damit die Zahlen, die auf den 2 vorhergehenden Tabellen niedergelegt sind, die bei Tieren mit einem niederen Ca/P der Nahrung in Erscheinung traten und bei denen eine Tetanie, höchstens

---

[5076] LILLY, C. A. u. NEWBURGH, L. H.: Proc. Soc. exp. Biol Med. 28, 456 (1931), Rona 61, 474.
[5077] CAVINS, A. W.: J. biol. Chem. 59, 237 (1924), Rona 27, 361.
[5077,1] ROCHE, J. u. MARCELET, Y.: C. rend. Soc. Biol. 134, 280 (1940), Rona 126, 88. Nach Vitamin D sollen zuerst die platten Knochen mineralisiert werden.
[5078] LILLY, C. A., PEIRCE, C. B. u. GRANT, R. L.: J. nutrit. 9, 25 (1935), Rona 87, 552.
[5079] WILDER, T. S.: J. biol. Chem. 81, 65 (1929).
[5080] SHOHL, A. T. u. BROWN, H. B.: J. biol. Chem. 84, 501 (1929).
[5081] ROMINGER, E., MEYER, H. u. BOMSKOV, CH.: Mschr. f. Kinderheilkunde 55, 206 (1932), Rona 71, 694.
[5082] RAPOPORT, S. u. GUEST, G. M.: J. biol. Chem. 126, 749 (1938).
[5083] KRAMER, B., SHEAR, M. J. u. SIEGEL, J.: J. biol. Chem. 91, 271 (1931), Rona 63, 90.
[5084] KRAMER, B., SHEAR, M. J. u. SIEGEL, J.: J. biol. Chem. 91, 723 (1931), Rona 63, 91.
[5085] HESS, A. F., WEINSTOCK, M., BENJAMIN, H. B. u. GROSS, S.: Proc. Soc. exp. Biol. Med. 28, 272 (1930/31).

als latent vorhanden, nur durch elektrischen Reiz nachgewiesen wurde. Offenbar liegen hier ganz andere Verhältnisse vor. Eine Reihe systematischer Angaben von SHOHL und BROWN[5080] nach 5 Wochen STEENBOCK-Diät 2965 Ca/P = 5,0 sollen noch niedergelegt werden:

Tabelle 376.

Behandlung der Tiere	Tetanie in Std.	Absinken der Reizschwelle in Milli.-Amp.	mg%	
			Ca	P
einfaches Fasten	34	0,40 0,11	7,5	9,5
+ NaH_2PO_4 Ca/P = 2:1	34	0,55 0,16	8,3	9,1
+ Na_3PO_4 Ca/P = 2:1	52	0,67 0,03	7,6	9,8
+ H_3PO_4 Ca/P = 2:1	52	0,49 0,08	7,9	8,8

Die Acidität des zugesetzten Phosphats hatte keinen eindeutigen Einfluß. Die Konzentrationen $Ca^{..}$ und P waren bei weitem nicht so stark verändert wie bei den extremen Diäten der vielfach zum Vergleich herangezogenen Tabelle.

Die Heilung, die in gewisser Beziehung zum Produkt $Ca \times P$ des Plasmas steht, wird hier eintreten. Der Faktor wird mit etwa 40—50 anzugeben sein. Doch dürfe man nicht den „line test" als Grenze nehmen, da dieser später positiv werde als die histologisch festgestellten Kalkablagerungen[5084].

8. Zähne. Bei Mangel an PO_4''' in der Nahrung verlangsamte sich das Wachstum der Schneidezähne (von 2,78 mm in der Woche auf 2,15 mm[5087]).

Mangel an Vitamin A wirkte noch stärker, und hierauf hatte An- und Abwesenheit von Vitamin D, das doch die Verkalkungen verbessert, keinen Einfluß[5092].

Bei STEENBOCK-Diät mit 0,09% P und Ca/P $\frac{13,5}{1}$ war an dem Skelettknochen schwerer Verkalkungsmangel und Rachitis festzustellen, bei den Zähnen war der Gehalt an P mit 13,8% und $Ca^{..}$ mit 26,7% durchaus normal und konnte nicht durch zusätzliche Phosphatgaben, die die Knochenerkrankung heilten, vermehrt werden[5086].

Einen wesentlichen Einblick geben die Versuche von GAUNT und IRVING[5093, I]. Als Minimum müssen in der Diät 0,3% P oder $Ca^{..}$ vorhanden sein, um eine regelrechte Verkalkung zu gewährleisten. Wurde diese Grenze überschritten, dann führten Quotienten Ca/P von 0,5—4,0 zu keinen prinzipiellen Unterschieden, blieb die Diät darunter, dann wirkte ein Ca/P von 0,5 viel ungünstiger als bei den höheren Werten. Bei der Knochenbildung war das Umgekehrte zu beobachten. Andererseits wurde nach McCOLLUM-Diät 3143 histologisch schon nach 7 Tagen eine mangelhafte unregelmäßige Verkalkung der Zähne (mit chemisch geringerer $Ca^{..}$-Ablagerung) bemerkt. Nach 14 Tagen waren die Odontoblasten atrophisch. Im Gebiet der atrophischen Odontoblasten sistierte die Verkalkung, und auch die Fermentbildung blieb aus[5088].

Widerspruchsvoll sind die Versuche über die Häufigkeit der Caries bei verschiedenen Diäten. Während HOPPART und Mitarbeiter[5093] für die Caries ausschließlich das Vorliegen schlecht zerkleinerter Nahrung verantwortlich machten, fanden KLEIN und McCOLLUM[5089] bei einer Diät mit 0,23% P nach 140 Tagen bei 88 Tieren Caries, bei 0,41% P waren bei 140 Tieren nur 5% Caries zu bemerken. ROSEBURY und KARSHAN[5090, 5091] verabfolgten grob zerkleinerten Reis,

---

[5086] KARSHAN, M.: Proc. Soc. exp. Biol. Med. **27**, 200 (1929/30).
[5087] DOWNS, W. G.: Proc. Soc. exp. Biol. Med. **28**, 813 (1930/31).
[5088] BECKS, H. u. RYDER, W. B.: Arch. of Path. **12**, 358 (1931), Rona **65**, 221.
[5089] KLEIN, H. u. McCOLLUM, E. V.: Science **1931 II**, 662, Rona **66**, 229.
[5090] ROSEBURY, TH. u. KARSHAN, M.: Arch. of Path. **20**, 697 (1935), Rona **93**, 525.
[5091] ROSEBURY, TH. u. KARSHAN, M.: Arch. of Path. **20**, 857 (1935), Rona **93**, 525.

Kartoffelstärke und Spinatblätter. Mit dieser Diät entwickelte sich sehr häufig eine Caries, die der menschlichen Caries glich. Durch Zusatz von $CaCO_3$ oder PO_4''' wurde an dem Bild nichts geändert, wohl aber konnte durch 2% viosterolhaltiges Maisöl oder Lebertran die Caries vermindert, wenn auch nicht völlig vermieden werden. Ebenso wirkte allerdings auch 2% Vitamin-D-freies Maisöl, am besten feinere Mahlung des Reises, so daß also die mechanische Einwirkung der Reispartikel als die Ursache der Caries anzusprechen sei. In dieser Richtung des mechanischen Schutzes wäre also auch die Beimengung des Öls zu werten. Bestrahlung schien einen günstigen Effekt zu haben, aber er war statistisch nicht signifikant. Acidität der Kost war ohne Bedeutung. Auch ARMSTRONG[5092, I] steht auf dem Standpunkt, daß der Mineralgehalt der Zähne, besonders des Schmelzes, sich auch durch extreme Diäten nicht verändern läßt, wenn die Verkalkung erst abgeschlossen ist. Eine besonders starke Belastung bilden Schwangerschaften mit anschließenden Lactationsperioden, kombiniert mit Mangeldiäten an Ca und P mit Quotienten Ca/P von 1—13 schwankend[5092, II]. Dann verlor nur das Dentin von Schneidezähnen und Molaren an anorganischer Substanz und der stets sich erneuernde und noch wachsende Schmelz der Schneidezähne, aber nicht der Schmelz der Molaren, der dem Schmelz der menschlichen Zähne gleicht. Diese Beobachtung berücksichtigt noch nicht die Möglichkeit einer Remineralisierung, die über die Zusammensetzung des Speichels durchaus einer Beeinflussung durch die Diät zugänglich ist. Dieser Vorgang kann aber durch die üblichen Versuchsanordnungen nicht verfolgt werden.

9. Schwangerschaft und Lactation. Im Stadium der Schwangerschaft ist die Anforderung des Muttertieres an P besonders hoch, was darin seinen Ausdruck findet, daß selbst bei normaler Ernährung ein Verlust an $Ca^{..}$ und P im Skelett der Mutter nachzuweisen ist[5096]. Die Mütter sind dabei empfindlicher als die Foeten, wie z. B. Versuche von McCOLLUM[5095] zeigen, in denen bei rachitischen Diäten die Jungen zwar Osteoporosis mit vielfachen Frakturen hatten, aber die Art der Verkalkung nur leichte Unregelmäßigkeiten aufwies (dagegen[5098, III]). Die Disposition zur Rachitis war größer geworden, was zur Bezeichnung Prärachitis Anlaß gab[5098, II].

Phosphat der Nahrung ging rascher in den Organismus des Foet als in den der Mutter über, wie Versuche mit radioaktivem $P^{32}PO_4$ zeigten[5097]. In diesen Versuchen war der Gehalt der Gewebe der graviden Ratte geringer an P^{32} als bei der nicht graviden (oder zum mindesten nicht größer als bei rachitischen P-Verlusten[5098, I]), dagegen wurden große Mengen in Placenta und Foet festgestellt (siehe auch S. 497).

Bei Analyse der Asche von Mutter und Jungen fanden sich folgende Zahlen[5098]:

Tabelle 377.

| Diät | Aschegehalt der | | | | Ca/g Gew. | P/g Gew. |
| | Mutter | | Jungen | | | |
	$Ca^{..}$	P	Gewicht g	Asche in mg		
0,97% $Ca^{..}$ 0,5% P	34,8	16,9	4,93	90,5	2,7	2,8
0,13% $Ca^{..}$ 0,2% P	32,5	14,6	4,74	80,3	2,3	2,6

[5092] FRIDERICIA, L. S. u. GUDJONSSON, S. V.: Biol. Medd. danske Vidensk. **13**, Nr. 2, 1 (1936), Rona **94**, 618.

Im allgemeinen fand sich ein Reflex der Diäten im Verlust an Mineralien. Der Einfluß des $Ca^{..}$ und P auf das Gebiß erwies sich unter diesen Bedingungen als gering, aber die Zahl der geworfenen Tiere blieb bei Mangeldiäten unter 6[5094].

Überaus gründliche Untersuchungen der uns hier interessierenden Fragen verdanken wir Cox und IMBODEN[5100—5103].

Zu einer Basaldiät aus Casein, Dextrin, Talg, Hefe-Konzentrat, Weizenkeimöl, Carotin in Öl gelöst, $Ca^{..}$- und P-freie Salzmischung und Cellulose mit einem $Ca^{..}$ von 0,018% und 0,245% wurden durch Zusatz von $CaHPO_4$, Ca-acetat und $(NH_4)H_2PO_4$ 25 verschiedene, von Vitamin D freie Diäten gewonnen. Die Tiere saßen im Dunkeln, so daß eine Bestrahlung und damit Vitamin-D-Bildung nicht stören konnte.

5 Muttertiere waren auf jede dieser Diäten gesetzt. Nach 21 Tagen wurden ihnen die Jungen entzogen und durch Zusammensetzen mit Männchen sofort der neue Wurf vorbereitet. So kamen 11 verschiedene Würfe zur Beobachtung. Die Resultate geben wir auf 2 Abbildungen der Arbeit[5102] wieder:

Auf der Abbildung 75 wurden in den einzelnen Kurven die Resultate mit Diäten konstanten $Ca^{..}$-Gehaltes bei variablem Ca/P auf die Entwicklung der Jungen dargestellt. Wir sehen, daß die Maxima der Entwicklung etwa in derselben Größenordnung liegen bei den verschiedenen $Ca^{..}$-Mengen, aber die Maxima verschieben sich mit zunehmendem $Ca^{..}$ signifikant nach höheren Quotienten. Der Aschegehalt zeigte ein Optimum bei allen Diäten mit einem Ca/P von 1. Aber daneben gab es noch ein anderes Maximum bei Diäten mit einem Ca/P < 0,33. Hier waren die Tiere im Gewicht zurückgeblieben und dehydratisiert,

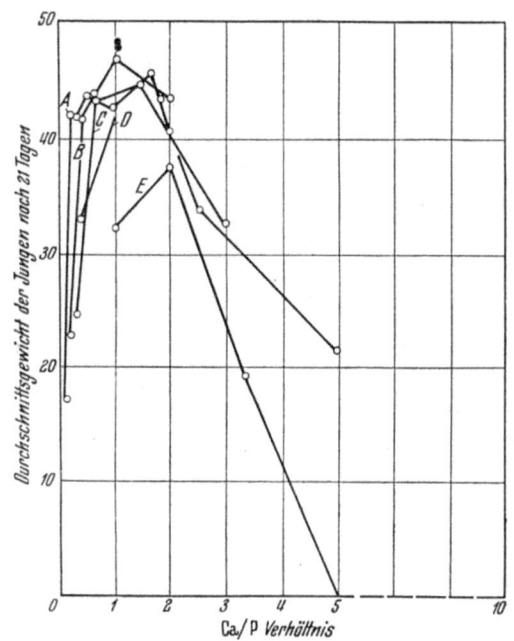

Abb. 75. Durchschnittliches Gewicht der Jungen von stillenden Müttern, die mit einer bestimmten Diät unter verschiedenem Ca/P gehalten wurden. Kurve A: Der Ca-Gehalt betrug in der Diät 0,245%, bei B 0,490%, bei C 0,735%, bei D 1,225%, bei E 2,45%. Gewichte der Jungen bei Kontrolldiäten der Mütter bei x. Jeder Punkt der Kurve wurde gewonnen als Durchschnitt von 100—200 Tieren. Die Unterschiede der Maxima sind signifikant.

[5092, I] ARMSTRONG, W. D.: in „Dental Caries" von EASLICK, K. A., London 1948.
[5092, II] KITSCHIN, P. C., SUTTON, T. S. u. EDWARDS, L. F.: J. dent. Res. 37, 728 (1948).
[5093] HOPPART, C. A., WEBBER, P. A. u. CARNUFF, T. L.: Science 1931, 77 und J. dent. Res. 12, 161 (1932).
[5093, I] GAUNT, W. E. u. IRVING, J. T.: J. Physiol. 99, 18 (1940), Rona 127, 175. C. 1941 II, 2579.
[5094] LYONS, D. CH.: J. amer. dent. Assoc. 25, 1214 (1938). C. 1939 II, 3446.
[5095] McCOLLUM, E. V., SIMMONDS, N. u. PARSONS, H. T.: J. biol. Chem. 45, 333 (1920).
[5096] MULL, J. W.: J. clin. Invest. 15, 515 (1936), Rona 99, 432.
[5097] CHIEVITZ, O. u. HEVESY, G.: Biol. Med. danske Vidensk. Selsk. 13, 1 (1937), Rona 101, 414.
[5098] NICHOLAS, H. O. u. KUHN, E. M.: J. clin. Invest. 11, 1313 (1932), Rona 72, 715.
[5098, I] LE FEVRE MANLY, M. u. LEVY, S. R.: J. biol. Chem. 139, 35 (1941). C. 1941 II, 2835.
[5098, II] HASIMOTO, K.: Rona 122, 605 (1939). STEENBOCK-Diät 2965.
[5098, III] BODANSKY, M. u. DUFF, V. B.: J. nutrit. 22, 25 (1941). C. 1942 II, 914. Bei hohem Ca/P litt die Verkalkung der Foeten. Daselbst Bemerkungen über die Wirkung von Vitamin D, Entfernung der Parathyreoidea.
[5099] MUELLER, A. J. u. COX, W. M.: J. biol. Chem. 119, LXXII.

so daß ein hoher Aschegehalt vorgetäuscht wurde. Auf der zweiten von uns wiedergegebenen Abbildung 76 wurden nur die Maxima bei verschiedenem Ca/P dargestellt. Um die ungleiche Wirkung von Ca·· und P zu demonstrieren, wurde beim Übergang von Ca/P = 1 der Quotient umgekehrt in P/Ca, so daß jetzt das P als Nenner erscheint. Die Asymmetrie dieser Kurven ist deutlich, d.h. eine Steigerung des Ca·· war für die Aufzucht nachteiliger als die von P. Das kann vor allem an der mangelnden Lactation liegen. Ein Ca/P > 2 verursachte einen rapiden Absturz in der Milchproduktion, während Ca/P < 1 einen geringeren Einfluß auf die Milchmengen besitzt[5099]. Deshalb wurden die Jungen bei extremen Diäten, nicht aufgezogen[5094]. Vielleicht gab es in dem Bereich mit hohem Gehalt der Diät an Ca·· (Ca 2,45%) einen Unterschied des Salzes auf den Effekt. $Ca(H_2PO_4)_2$ erwies sich ungünstiger als $CaHPO_4$, diesem schien das tertiäre Salz noch etwas überlegen[5103].

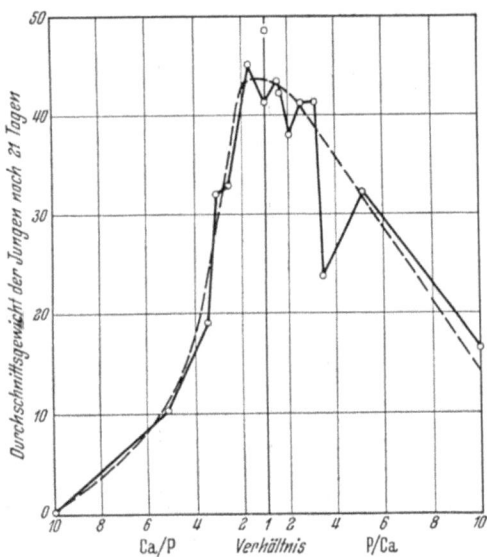

Abb. 76. Durchschnittsgewicht der Jungen, die bis zum 21. Tage von den Müttern bei verschiedenen Diäten aufgezogen wurden. Die Stellung der Diät beiderseits der Zentrallinie, bei der Ca/P = 1 war, wurde bestimmt durch das Element, das im Überschuß vorhanden war. Das Gewicht der Kontrollen bei „x".

Diese Beobachtungen deuten daraufhin, daß die Alkalität eine Rolle spielt, allerdings in ganz anderer Richtung, als man es erwarten würde, da bei hohen Ca··-Diäten eher eine zu stark basische Diät zu vermuten wäre. Die Bilanzen waren bei der Lactation sowohl an P als auch an Ca·· negativ, mit Umschlag in positive Bilanz, wenn die Jungen fortgenommen wurden. $CaCl_2$ als Ca··-Salz (also saure Diät) machte keinen Unterschied. Die Zeit der Schwangerschaft ist eine Zeit des Phosphat- und Ca··-Ansatzes, gegen die Erwartung auch dann, wenn infolge Mangels an Vitamin E die Jungen resorbiert wurden[5104].

Extreme Diäten wirkten additiv. Das Aufzuchtergebnis bei derselben Mutter wurde etwa bei dem 7. Zyklus schlechter und sank schließlich auf 0. Über die zunehmende Neigung zu Aborten und Fehlgeburten berichtet HASIMOTO[5098, II]. Auch hierin erwies sich Überschuß an Ca·· nachteiliger als von Phosphat. Bei einer Diät von Ca/P von 4:1 0,18—0,22% P, die während der sexuellen Reife gefüttert wurde bis 100 Tage Alter, wurde eine Störung bei der Ovulation beobachtet (SCHMIDT und GREENBERG[2794, S. 309]). Bei den Diäten hoch an Ca·· wurden in den Harnwegen (Blase und Nierenbecken) Steine beobachtet, die zu 66% aus Ca·· und nur $1\frac{1}{2}$% aus P bestanden. Ob auch hier wie bei den P-Mangeldiäten Citrat aufzufinden war, wurde nicht weiter untersucht. Im ganzen sehen wir, daß der optimale Gehalt an Ca·· und P in der Grunddiät und Lactation viel enger liegt, als man sonst beobachten konnte.

[5100] COX, W. M. u. IMBODEN, M.: J. biol. Chem. **105**, XVIII (1934), Rona **82**, 153.
[5101] COX, W. M. u. IMBODEN, M.: Proc. Soc. exp. Biol. Med. **32**, 313 (1934), Rona **85**, 541.
[5102] COX, W. M. u. IMBODEN, M.: J. nutrit. **11**, 147 (1936), Rona **94**, 58. C. **1936 I**, 3355.
[5103] COX, W. M. u. IMBODEN, M.: J. nutrit. **12**, 509 (1936), Rona **99**, 650. C. **1937 I**, 915.

10. Die Acidität der Diät. Seit FREUDENBERG und GYÖRGY[5112] wird man dieser Frage nicht ausweichen dürfen, da bei Rachitis des Kindes eine acidotische Reaktionslage stets nachweisbar war. Wir sind dem Problem schon verschiedentlich in unserer bisherigen Darstellung begegnet, ohne aber ein System in den Verhältnissen zu suchen. 2 mögliche Einwirkungspunkte hängen mit den chemischen Fällungsbedingungen der Phosphate beiderseits der Darmwand eng zusammen. Eine alkalische Darmreaktion wird die Löslichkeit der $Ca^{..}$-Phosphatverbindungen erschweren und ins alkalische Gebiet soll bei Rachitis die Reaktion gerade stark verschoben sein, bei Bestrahlung in entgegengesetzter Richtung sich verändernd[5111 oder 2733].

Verschiebungen in der Acidität können die Resorption begünstigen oder erschweren. So wirkte nicht etwa die alkalische Kost nach einer rachitogenen am meisten tetanigen, sondern die neutrale. Bei der alkalischen wird die Resorption des Phosphats zu stark gestört[5108]. Andererseits werden bei Zufuhr von Säure Basen aus dem Knochen gelöst, die als Puffer dienen, nach ihrer Mobilisierung leicht der Ausscheidung verfallen.

Es spielt aber noch die Möglichkeit hinein, nach der von RABL (siehe früher) angewandten, sauer und alkalisch abwechselnden Diät, *Kalkmetastasen* in anderen Organen zu veranlassen. Die Bedingung solcher Metastasenbildungen, die aus Calciumphosphaten bestanden, wurde genauer untersucht und folgendes gefunden[5110]:

Die Diät muß sowohl reich an Phosphat als an Calcium und stark sauer sein. Die intermediäre Anwendung alkalischer Intervalle, die theoretisch vielleicht dazu gedacht sein könnten, die mobilisierenden Salze niederzuschlagen, erwies sich als nicht notwendig, war eher hinderlich. Die Verkalkungen fanden sich am meisten in der Niere, dann sinkend in den Arterien, Herz und Magen. Im Herzen fanden sich Nekrosen in der Nähe der Kalkdepots. In der Niere wurden sie gefunden an der Grenze zwischen Rinde und Mark, dann in den Tubulis, weniger im interstitiellen Gewebe.

Daß diese Ratten gegen Vitamin D besonders empfindlich waren, ist verständlich und ist nur ein weiterer Hinweis für die Bedeutung der Acidität bei Verkalkungen.

Eine systematische Untersuchung über die Bedeutung der Acidität auf die Rachitis in Beziehung zum Ca/P verdanken wir wiederum SHOHL und Mitarbeitern[5105—5109]. Sie war notwendig wegen der außerordentlich schwankenden Resultate. Ich verweise hier nebenbei auf die Tabelle von LECOQ (S. 957), die durchaus dem entgegengesetzt scheint, was wir eben darstellten.

Zu einer Diät aus Mais (38 Teile), Gluten (21 Teile), NaCl (1 Teil) und $CaCO_3$ 1,87 mit einem Ca/P 4:1 wurde schrittweise Phosphat zugefügt (Ca/P 3,57, 3,09, 2,59), bis schließlich die Diät normales Wachstum ermöglichte. Durch Zusatz 0,1 n HCl oder Lauge wurden die Stufen der Acidität erreicht: Sauer, neutral und alkalisch. Die Alkalireserven waren 56—59, 58—61 bzw. 60—64 Vol%, während die $p_H = 7,4$ innerhalb des Versuchsfehlers bei 3 Diäten übereinstimmten.

Wir geben auf Tab. 378 (nach[5108]) die Konzentrationen von $Ca^{..}$ und P im Plasma und den Gehalt der Knochen an Asche, als Zeichen der Größe der Ra-

---

[5104] GOSS, H. u. SCHMIDT, C. L. A.: J. biol. Chem. **86**, 417 (1930).
[5105] SHOHL, A. T., BENNET, H. B. u. WEED, K. L.: J. biol. Chem. **78**, 181 (1928), Rona **47**, 248.
[5106] SHOHL, A. T., BENNET, H. B. u. WEED, K. L.: Proc. Soc. exp. Biol. Med. **25**, 551 (1928), Rona **47**, 248.
[5107] SHOHL, A. T., BENNET, H. B. u. WEED, K. L.: Proc. Soc. exp. Biol. Med. **25**, 669 (1928), Rona **47**, 249.
[5108] SHOHL, A. T., BROWN, H. B., CHAPMAN, E. E., ROSE, C. S. u. SAURWEIN, E. M.: J. biol. Chem. **98**, 215 (224) (1932), Rona **71**, 387.
[5109] SHOHL, A. T.: J. nutrit. **14**, 69 (1937). C. **1937 II**, 2390, Rona **103**, 578.

chitis wieder. Wir wählen den Verlauf der Veränderungen bei dem Ca/P = 3,0 aus. Beginn der Fütterung am 28. Lebenstage. Jeder Wert von 21 Tagen als Durchschnitt von 6, bei den anderen von 3—4 Tieren.

Tabelle 378.

Dauer der Gabe	Reaktion der Diät	Plasma		$Ca \times P$	Knochen- asche
		$Ca^{..}$	P		
14 Tage	sauer	10,0	2,8	28	41,4
	neutral	9,7	3,6	34,9	47,6
	alkalisch	9,9	5,2	51,5	46,0
21 Tage	sauer	11,0	3,0	33,0	41,2
	neutral	8,7	3,9	33,9	47,5
	alkalisch	9,3	5,1	47,4	49,0
28 Tage	sauer	9,7	3,3	32,0	40,9
	neutral	9,6	3,2	30,7	34,7
	alkalisch	12,9	2,8	36,1	36,8

Wir sehen in einer bestimmten Zeitperiode eine bessere Verkalkung nach alkalischer Diät. Das ließ sich nur bei ganz definierten Bedingungen, also in bestimmten Grenzgebieten erreichen, sonst spielte das Verhältnis Ca/P die dominierende Rolle. Wie hier nach 28 Tagen die Werte genau umgekehrt sind, so ist das bei der Diät 4,0 häufiger der Fall, so daß bei höherem Basengehalt die Acidität günstig zu wirken scheint. Bei LECOQ war das auch der Fall[5113, 1].

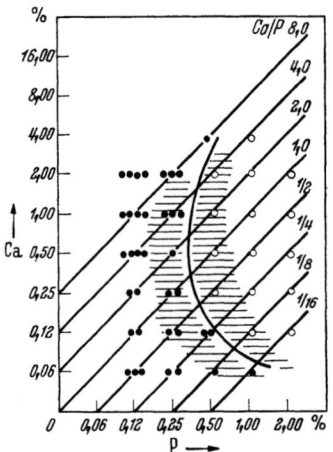

Abb. 77. Calcium und Phosphor in Prozent der Diät. Die schraffierten Felder geben den Bereich der Ca- und P-Konzentrationen an, die rachitogen waren. Der Grad der Rachitis ist grobquantitativ durch die Zahl der +-Zeichen angegeben (nach SHOHL).

Die Produkte $Ca \times P$ gaben einheitliche Beziehungen, außer daß bei alkalischer Reaktionslage der Faktor am größten war, ohne immer die bessere Verkalkung im Gefolge zu haben.

Bei diesen Versuchen spielen 2 Faktoren gegeneinander und können so die Übersichtlichkeit des Experimentes beeinträchtigen, nämlich daß zwar die saure Diät die Apposition des Calciumphosphats am Knochen hemmt, aber andererseits die Resorption im Darm begünstigt. Um die Verhältnisse ganz eindeutig zu gestalten, wurde von SHOHL[5109] eine besondere Methode erdacht. Ausgehend von einer Diät aus 80% Roggenbrot, 20% Kleber und 1% NaCl wurden durch Zusatz von $CaCO_3$ und KH_2PO_4 die verschiedenen Ca/P gewonnen. Durch Zusatz von NH_4Cl zusammen mit $(NH_4)_2CO_3$ wurde erreicht, daß die Reaktion im Darm nach dem Alkalischen, im sonstigen Organismus aber nach dem Sauren verschoben wurde. Durch Gabe von Na-Citrat + Citronensäure oder Na-Tartrat + Weinsäure wurde umgekehrt die Reaktion im Darm sauer und im Organismus durch Verbrennung der Anionen ein Basenüberschuß erzielt.

Das Resultat geben wir auf Abb. 77 wieder[5109]:

Auf der Kurve sehen wir die Grenzlinie der Produktion von Rachitis bei bestimmtem Gehalt von Ca und P. Dieser Bereich der positiven Reaktion wurde

[5110] STEPHENS, D. J. u. BARR, D. P.: Proc. Soc. exp. Biol. Med. 30, 920 (1933). Rona 75, 259.
[5111] JEPHCOTT, H. u. BACHARACH, A. L.: Biochem. J. 20, 1351 (1926). pH-Messung in den suspendierten Faeces.

durch die NH_4Cl-Gabe (600 ccm n/10 Lösung pro 100 ccm Diät) um die nach rechts oben liegende schraffierte Fläche erweitert. Durch die Citronensäure (900 ccm n/10) + Na-Citrat (600 ccm n/10/100 g Diät) wurde der Bereich der Rachitis eingeschränkt. Damit wäre der Theorie Genüge getan und ein Abschluß erreicht, wenn der Weinsäure und besonders der *Citronensäure* bei diesem Vorgang nicht eine ganz spezielle Funktion zukäme, die jenseits der einfachen säuernden Wirkung liegt. Essigsäure, Milchsäure, Malonsäure hatten keinen Effekt (siehe dagegen [5113, I]). Dadurch erfährt wiederum der Vorgang eine neue Komplikation, mit der wir uns noch kurz beschäftigen wollen.

Die Citrate wirkten auch allein verkalkend, ohne Säure bei Zulagen von 0,04 mol Citrat zu rachitogener STEENBOCK-Diät[5114]. Nach dem Aschegehalt (parallelgehend dem line test) fand sich folgende Reihe der Begünstigung: Citronensäure 4%, Na-Citrat 9%, beide gemischt 9—11%, K-Citrat 13%, Citronensäure + K-citrat 14—16%. Es ist aber auch möglich, daß Citrat auf dem Umweg über eine Löslichkeitserhöhung — vielleicht durch Komplexsalzbildung mit $Ca^{..}$ — wirksam ist. Bei niedrigem Ca/P wirkte Citrat nicht oder kaum, auch bei hohem Ca/P nicht, wenn die Diät rein synthetisch war, sondern nur wenn ein höherer Phytingehalt vorlag[5113]. Bei Rachitis mit P-Überschuß wurde durch Citrat, ebenso durch $NaHCO_3$ die Entwicklung der Erkrankung sogar begünstigt[5116, I].

11. Bilanzen. Bei Ratten unter STEENBOCK-Diät mit 1,08% $Ca^{..}$ und 0,245% P (Ca/P = 4,25) wurden folgende Ausscheidungen gefunden in Prozent der gesamten Ausscheidung oder Aufnahme gerechnet (nach [5116]):

Tabelle 379.

		% der Ausscheidung	% der Aufnahme
$Ca^{..}$	Urin	23	17,5
	Kot	77	58,0
P	Urin	5,0	4,0
	Kot	95	69,0

Da das meiste an $Ca^{..}$ und P im Kot erschien, mußte auf eine mangelhafte Resorption geschlossen werden. Wie aus der Differenz der Kolonnen ersichtlich ist, fand eine Retention statt, sie betrug aber nur 50% der Norm bei $Ca^{..}$ und 20% bei P, so daß Ca/P für das Retinierte bei der rachitogen Diät 3,9 betrug, gegen 1,58% der normalen Tiere. Im ganzen waren die Bilanzen noch positiv und nur vermindert. Daraus ist ersichtlich, daß bei solchen Diäten auch das ausreichende Wachstum für die Entwicklung einer floriden Rachitis notwendig ist.

Bei Prüfung der Retentionen mit McCOLLUM-Diät 3143 unter verschiedenen Zusätzen von $CaCO_3$ wurden folgende Werte gemessen[5119]: Mit der üblichen Diät mit 3% $CaCO_3$ retinierte die Ratte 12,2 mg $Ca^{..}$ und 6,9 mg P/Tag, wurde die Zulage von $CaCO_3$ auf 1,2% vermindert, dann stiegen diese Zahlen auf 18,5 mg für $Ca^{..}$ und 13,5 mg für P an, beide Werte stiegen also an. Dasselbe geschah bei Zulage von PO_4'''. Die P-Zufuhr führte nicht nur zu Steigerung des Serum-P,

---

[5112] FREUDENBERG, E. u. GYÖRGY, P.: Jahrb. d. Kinderheilkunde **96**, 5 (1921).
[5113] DAY, H. G.: J. nutrit. **20**, 157 (1940). C. **1941 I**, 918. Rona **125**, 45.
[5113, I] LECOQ, R.: C. rend. Acad. Sci. **212**, 938 (1941). Rona **127**, 30. Acidität durch Milchsäure. Die Tiere hatten vorher eine alkalotische Stoffwechsellage.
[5114] HATHAWAY, M. L. u. MEYER, F. L.: J. nutrit. **17**, 419 (1939), Rona **116**, 235. C. **1941 I**, 794.
[5115] WATCHORN, E.: Biochem. J. **24**, 2, 1560 (1930).
[5116] KARELITZ, S. u. SHOHL, A. T.: J. biol. Chem. **73**, 655 (1927), Rona **43**, 237.
[5116, I] LECOQ, R.: C. rend. Acad. Sci. **215**, 330 (1942). C. **1943 II**, 1476.

sondern auch zu verminderter Ausscheidung von $Ca^{..}$ durch den Urin. Das würde bedeuten: Durch die Zufuhr von zusätzlichem Phosphat wird die Möglichkeit geschaffen, daß das sonst nicht verwendbare, aber schon resorbierte $Ca^{..}$ in den Knochen niedergeschlagen werden kann. Bei Gabe von Lebertran wurde weniger $Ca^{..}$ im Kot ausgeschieden[5117, 5118], im Urin wurde sogar mehr $Ca^{..}$ ausgeschieden[5115] (siehe später).

In normalen Grenzen der Diät hielten sich HALDI und Mitarbeiter[5119, I u. 5119, II] bei ihren Versuchen. Die Diäten auf einer Basis von 68% Zucker waren in Hinsicht auf Vitaminzufuhr usw. ausreichend. Die absolute Menge von $Ca^{..}$ und P übertraf das notwendige Minimum. Ca/P schwankte zwischen 1,5—1,9, nur die absolute Höhe der Zufuhr an $Ca^{..}$ und P variierte in 3 Stufen. Zufuhr an $Ca^{..}$ betrug: 7,14 und 17,8 g. Die Absorption wurde vermehrt um 0,3 und 0,9 g gegenüber der niedrigsten Zufuhr, aber nur 0,04 und 0,15 g deponiert. Zu gleicher Zeit stieg die P-Aufnahme im Futter von 3,7 auf 9,1 und 11,8 g. Die Absorption wurde gegenüber der niedrigsten Diät um 3,5 und 4,7 g vermehrt, aber keine erhöhte Ablagerung erzielt gegenüber den Tieren unter der ersten Diät, der Rest wurde durch den Urin ausgeschieden. Weiter war die Wasserzufuhr erhöht von den Diäten 1 auf 3 steigend. Die verbrennbaren Substanzen in den Faeces stiegen ebenso, der Fettgehalt im Rattenkörper sank. Die Autoren schreiben den verminderten Fettgehalt dem Phosphat zu, da nur dieses deutlich vermehrt resorbiert wurde.

Als weiterer Faktor der Bilanz ist das Eingreifen des $Mg^{..}$ zu nennen, das von HAAG und PALMER[4407] ausführlich untersucht wurde. $Mg^{..}$ haben wir schon erwähnt als eines der Kationen, das durch Bildung eines unlöslichen Phosphats eine Rachitis erzeugen kann. Es wurde gefunden, daß durch Steigerung des $Mg^{..}$-Gehaltes der Diät von 0,26 auf 0,8% die Retention sowohl von $Ca^{..}$, als auch von P vermindert werden kann. Aber das geschah nur, wenn der Gehalt der Nahrung an $Ca^{..}$ (0,48%) und P (0,28%) niedrig war. Sobald auch nur eines dieser Komponenten gesteigert wurde, trat der $Mg^{..}$-Effekt (als $MgCO_3$) zurück, $MgSO_4$ konnte sogar die Assimilation von $Ca^{..}$ begünstigen. Bei Diäten mit 0,34% $Ca^{..}$, 0,65% P und 0,14% $Mg^{..}$ war Ca/P der Retention 1,2 mit geringen Schwankungen nach oben und unten.

An den unteren Grenzen des Bedarfs kann man die Ausscheidung durch überschießende Zufuhr des anderen Partners herunterdrücken bis auf ganz kleine Mengen, aber selbst unter den günstigsten Verhältnissen, bei jungen Ratten, ließ sich eine tägliche Exkretion von 0,3 mg Ca bzw. 1,3 mg P nicht vermeiden. Im übrigen hängt die Ausscheidung — wie nicht anders zu erwarten — davon ab, ob ein Mangel gerade ausgeglichen wird. Da man beim Wachstum einen solchen Mangel hat, hängt die Bilanz schließlich mit den gesamten Faktoren zusammen, die das Wachstum verändern. Abgesehen von dem reinen Wachstum ist aber das Alter stets von gesonderter Bedeutung, indem ältere Tiere sehr viel schwerer als junge auf eine gute Bilanz gebracht werden können. Darüber unterrichten uns Versuche von HENRY und KON[5120, I]. Von ihren Resultaten mit 8 verschiedenen Diäten, die sich durch Zulagen auf einer Grunddiät aus Eiweiß, Zucker, Maisstärke, Margarine, Salze aufbauen, wollen wir nur 2 herausgreifen, um den Weg zu illustrieren.

[5117] SCHULTZER, P.: C. rend. Soc. Biol. **93**, 1005 (1925). Rona **34**, 659.
[5118] SCHULTZER, P.: C. rend. Soc. Biol. **93**, 1008 (1925). Rona **34**, 659.
[5119] SCHULTZER, P.: Acta med. skand. Suppl. **26**, 560 (1928). Rona **47**, 83.
[5119, I] HALDI, I., BACHMANN, G., WYNN, W. u. ENSOR, C.: Amer. J. Physiol. **126**. P 519 (1939).

Die Diät 191, eine Mangeldiät, hatte 0,0114% Ca und 0,018% P (Ca/P = 0,63). Durch Zulage von Na_2HPO_4 und Milch wurde daraus Diät 193 mit 0,1290% Ca und 0,229% P (Ca/P = 0,56). Auf diese Diät kamen die Ratten zum erstenmal im Alter von 24—29 Tagen. Wir geben hier die Resultate von P in verschiedenen Altern der Ratten:

	Diät 191	Diät 193
Anfang	—0,18 mg = —16,8%	+3,54 mg = +59,5%
1/2 Jahr	—0,78 mg = —22,7%	+0,18 mg = +1,6%
1 Jahr	—1,52 mg = —48,9%	—2,91 mg = —31,3%
2 Jahre	—3,86 mg = —185,4%	—2,40 mg = —22,0%

Daß bei der Mangeldiät 191 kein Ansatz erfolgte, ist plausibel. Aber schon hier zeigt sich der zunehmende Verlust mit dem Alter. Bei Diät 193 ist im Alter von 1 Monat noch ein Ansatz, der aber schon wenige Monate später fast verschwunden ist und in eine negative Bilanz einschlägt. Das gilt in derselben Art auch für Calcium. Durch stärkere Zulagen konnte auch bei älteren Tieren eine positive Bilanz erzwungen werden. Aber die Autoren stellen die Frage, ob es von Vorteil sei, diesen Verlust im Alter zu stoppen, da sich die Mineralien nur in anderen Geweben ansammeln würden.

12. Resorption aus dem Darm. Die Bilanzen ließen in vielen Fällen eine Hemmung der Resorption aus dem Darm vermuten. Dafür wollte man die Verminderung der Phosphatasen im oberen Darm bei rachitischen Ratten verantwortlich machen, wodurch die Phosphatresorption leide[5121]. Diese Behauptungen fanden sich in der Literatur, weil man die Phosphatresorption über die Phosphatasen annahm. Wir haben im Abschnitt J die Befunde der Resorption mitgeteilt, die keinen Anhaltspunkt für solche Annahme ergeben haben. Daß auch die tatsächliche Hemmung der Aufnahme während der Rachitis durchaus nicht zweifelsfrei ist, könnte man aus den Versuchen mit ^{32}P schließen (siehe unten). Die fehlende Resorption erschließt man aber meist folgendermaßen — und manche der mitgeteilten Befunde wurden auf diesem Wege erhalten —: da Phosphat im Urin ausgeschieden wird und in den Verdauungssäften kein höherer Phosphatgehalt erscheint (über Verschiedenheit der Versuchstiere siehe Abschnitt K), ist das Phosphat, das im Darm erscheint, nicht resorbiert worden. Dieser Schluß ist im groben richtig. Daß er aber keineswegs Allgemeingültigkeit (auch bei Ratten nicht) beanspruchen kann, werden wir anschließend sehen. Vielfach wird Retention und Resorption sprachlich durcheinander gebraucht, und auch wir haben keine Möglichkeit, eine scharfe Trennung auszuführen, wie die folgenden Befunde zeigen.

Bei Versuchen mit verschiedenen Calciumquellen ($CaCl_2$, $CaHPO_4$, Ca-Gluconat, Ca-Lactat usw.) bei geringen $Ca^{\cdot\cdot}$- aber ausreichenden P-Mengen (also entsprechend Ca/P ≪ 1) fand sich die Retention von P immer abhängig von dem vorhandenen $Ca^{\cdot\cdot}$[5120].

Diese Beobachtung entspricht dem Gesetz des Minimums, das deshalb gültig sein muß, weil selbst durch extreme Diäten die relative Zusammensetzung des Organismus kaum oder gar nicht geändert wird. Wenn von Schwankungen bei den verschiedenen Bilanzen, z. B. von Ca/P, berichtet wurde, dann wird man entweder diese Abweichungen auf Analysenfehler zurückführen können, die durchaus verstärkt in einem Quotienten zum Vorschein kommen, oder es handelt sich nur um Versuche kurzer Dauer, wenn nicht gar pathologische Prozesse, wie Verkalkungen erzwungen wurden.

Sofort erhebt sich wieder die Frage, ob die $Ca^{\cdot\cdot}$-Salze denn wirklich alle gleich gut aufschließbar sind. Wir haben über Abweichungen beträchtlicher Art bei

---

[5119],II HALDI, I., BACHMANN, G., WYNN, W. u. ENSOR, C.: J. nutrit. **20**, 145 (1940), Rona **124**, 175. a) J. nutrit. **21**, 147 (1941).
[5120] TISDALL, F. F. u. DRAKE, T. G. H.: J. nutrit. **16**, 613 (1938), Rona **112**, 578.
[5120],I HENRY, K. M. u. KON, S. K.: Biochem. J. **41**, 169 (1947).
[5121] HEYMANN, W.: Acta paediatr. **11**, 348 und 355 (1930), Rona **63**, 618.

den Phosphaten in den Versuchen von LECOQ berichtet. Auch bei $Ca^{..}$ ist das Oxalat als diätetischer Faktor einzusetzen, z. B. wirkte Gabe von $Ca^{..}$ im Spinat, der einen hohen Oxalatgehalt hat, sich wenig günstig auf die Assimilation von PO_4''' aus[5120]. Besonders gut soll andererseits das Calcium der Milch assimilierbar sein[5120, 3860]. Welche Faktoren hierbei eine Rolle spielen können, ist noch nicht abzusehen, da durch Diäten die Bakterienflora des Darmes durchaus geändert werden kann. So zeigte sich in den Versuchen von EPPRIGHT, VALLEY und SMITH[4648], daß Restriktion des Salzes in der Diät — hier besonders $Ca^{..}$ und P — in kurzer Zeit zur Abnahme und fast völligem Verschwinden des L. acidophilus führte. In Verbindung mit dieser Beobachtung, deren wegweisende Bedeutung noch gar nicht ausgeschöpft ist, ist an die Argumente von HENRY und KON[3860] zu erinnern.

Von diesen Autoren wurden 3 Diäten untersucht. Milchdiät mit 0,1254% $Ca^{..}$ und 0,107% P. Diät 64 mit 0,022% $Ca^{..}$ und 0,026% P, bestehend aus Eiweiß, Maisstärke, Zucker und Salzmischung. Diät 75 war durch Zulage von $CaHPO_4 \cdot 2 H_2O$ auf 0,695% Ca und 0,541% P gebracht worden.

Bei Milch und Diät 75 war die Retention von $Ca^{..}$ geringer, wurde aber auf 90% erhöht nach Zulage von Na_2HPO_4. Das $Ca^{..}$ war also vollkommen verdaulich und resorbierbar, konnte aber nicht retiniert werden, wenn nicht genügend P vorhanden war, entsprechend dem Gesetz des Minimums. Daß es aber resorbiert wurde, zeigte die Ausscheidung des $Ca^{..}$ im Urin. Auch bei $CaHPO_4$ wurde 70% im Urin, der Rest, wahrscheinlich ungelöst, im Kot ausgeschieden. Der Verlust an P ließ sich nicht durch $Ca^{..}$ vermeiden und dafür konnte man nicht allein den Phytinphosphor verantwortlich machen. Eine aktive Ausscheidung von P in den Darm ist nicht bekannt, wie wir im Kapitel über Ausscheidung besprochen haben. Die Konzentrationen an PO_4''' im Darmsaft sind immer sehr klein. Diese Mengen wurden aber leicht rückresorbiert, wenn nicht eine Festlegung des P durch die Darmbakterien einsetzte, die den größten Teil des Kotes bilden. Diese Vorstellung zeigt die Wichtigkeit weiterer Diätfaktoren für die Frage des Stoffwechsels von P.

Wie häufig finden sich Bedingungen, die das genaue Gegenteil des gerade angenommenen Effektes veranlassen können, weil Bakterien auch eine Rolle bei der Assimilation des Phytinphosphats haben können. Mit der Frage der Resorption von diesem Gesichtspunkt aus beschäftigen sich die Versuche von NIKOLAYSEN[5122–5126].

Das Phytin, das der Ratte in der Diät zugeführt wird und nicht aufschließbar ist, wird dadurch verwendbar, daß — wie bei Kaninchen — die Speise 8 Tage im Coecum bleibe. Dadurch sei den zersetzenden Bakterien Zeit zur Einwirkung und auch die Möglichkeit der Resorption gegeben. Exstirpation des Coecum hatte aber auf die Ausnutzung des P keinen Einfluß, das Trockengewicht der Faeces nahm nur geringfügig (1—2%) zu[5122], der Speisedurchgang war viel rascher. Bei Abtrennung durch Indigocarmin erschien der Farbstoff schon nach 6—12 Stunden. Dadurch war es möglich, die Mengen an $Ca^{..}$ und P im Kot zu bestimmen, die aus endogenen Quellen, d. h. aus den Verdauungssäften stammten.

Eine Diät aus Eiereiweiß, Zucker, Mehl, Agar und aschelosem Casein, die nicht längere Zeit gegeben werden kann, weil Eiereiweiß zu giftig ist, mit einem $Ca^{..}$ von 0,029% und P von 0,014%, machte eine 4tägige Bilanzperiode ohne größeren Fehler möglich. Die tägliche Ration enthielt 2,3 mg $Ca^{..}$ und 1,1 mg P. Diese Nahrung führte ohne Vitamin zur Ausscheidung von 2,2 mg $Ca^{..}$ und 1,4 mg P, mit Vitamin zu 0,45 mg $Ca^{..}$ und 1 mg P im Durchschnitt von je 16 Tieren. Diese Mengen sind als endogen anzusprechen, denn auch nach völlig P-freier Kost aus Zucker und Agar wurden nicht niedrigere Mengen erzielt.

Die Zahlen unterscheiden sich nicht von denen von HENRY und KON, trotz der abgeänderten Versuchsmethodik, geben also keine Entscheidung über die Rolle der Assimilation durch Bakterien. Der geringfügige Rückgang des Trockengehaltes der Faeces kann keine Antwort erwarten lassen, wenn man nicht Analysen über ihre Zusammensetzung vornimmt. Aber stets kann eine Hemmung der Resorption durch Bakterien nur in der Grenze erfolgen, d. h. es sind mehrere Bedingungen zu erfüllen, die Abwesenheit von Phytin, das Angebot darf nicht so groß sein, daß die Sättigung der Bakterien überschritten wird, und schließlich muß die Fällung durch Ca in der Diät genau abgewogen sein.

Mit der letzten Frage beschäftigen sich die Versuche von NIKOLAYSEN mit coecumfreien Ratten. Er legte der Grunddiät $Ca^{..}$-Gluconat oder $CaCO_3$ zu, so daß die täglichen Rationen 30, 90 und 180 mg betrugen, dann stieg die Ausscheidung von P auf 1,0, 1,5 und 1,8 mg mit, und 1,9, 1,5 und 3,2 ohne Vitaminzulage. $Ca^{..}$-Zulage vermehrte also die Ausscheidung „endogenen" Phosphats, aber ebenso die von $Ca^{..}$ auf 0,6, 19 und 43,5 mg mit und 9,5, 28,5 und 72 mg ohne Vitamin D. $Ca^{..}$- und P-Ausscheidung durch den Darm nahm zu bei Zusatz von $CaCO_3$ zu der Diät, besonders bei Mangel von Vitamin D.

In weiteren Versuchen zeigte sich, daß eine vermehrte Ausscheidung von P nicht mit der von $Ca^{..}$ parallelging. Auch verschiedene Formen, in denen P zugeführt worden war (Glycerophosphat) blieben ohne Einfluß, insbesondere wurde die $Ca^{..}$-Ausscheidung nicht wesentlich durch vermehrte P-Gaben erhöht.

Im allgemeinen sei die vermehrte Anwesenheit von $Ca^{..}$ und P im Kot durch Fällung und dadurch verminderte Resorption bedingt, denn die Ausscheidung wurde nicht vermehrt, wenn KH_2PO_4 und $Ca^{..}$-Gluconat subcutan zugeführt wurden[5124]. In folgendem geben wir die Mengen ausgeschiedenen Phosphats (als P) aus verschiedenen Quellen mit und ohne Vitamin D (50 E) aus Durchschnitten wieder[5125].

Tabelle 380.

Zahl der Tiere	P-Quellen	Tägliche Ration		P im Kot	
		P	$Ca^{..}$	mit Vit. D	ohne Vit. D
16	Hühnereiweiß	2,2	4,6	1,0	1,4
10	NaH_2PO_4	30	2,2	1,1	1,4
10	Säure-extrahiertes Mehl	19,2	0,4	2,4	2,9
10	Na-Glycerophosphat	30	2,2	1,1	1,4
10	ascheloses Caseinogen	28,8	1,0	1,0	1,4

Die Phosphatdosen führen die Tiere dicht an eine latente Tetanie heran. Die Beine sind etwas steifer als normal und die Tiere sind reizbarer.

Ersichtlich ist die etwas schlechtere Resorption des P ohne Vitamin D, aber auch so ist die Ausnutzung sehr gut, jedenfalls ist keine prinzipielle Störung der Resorption — etwa im Sinne einer mangelhaften Fähigkeit, Phosphorsäureester zu lösen — vorhanden.

Aus der isolierten Darmschlinge wurde allerdings $CaCl_2$ bei rachitischen Ratten schlechter resorbiert als bei normalen, während die Resorption von Sulfat nicht gestört war, so daß ein spezieller Faktor vorliegen würde. Phosphate wurden aus den abgebundenen Darmschlingen, ebenso Phosphatester, gleichgut resorbiert, ob das Tier rachitisch war oder nicht. Auch durch Jodessigsäure ließ sich keine Hemmung erreichen. Die Resorption stieg stets mit der Konzentration an (NIKOLAYSEN[2721, 2722]).

[5122] INNES, J. R. M. u. NIKOLAYSEN, R.: Biochem. J. **31**, 101 (1937). C. **1937 I**, 2398.
[5123] NIKOLAYSEN, R.: Biochem. J. **31**, 105 (1937). C. **1937 I**, 2399.
[5124] NIKOLAYSEN, R.: Biochem. J. **31**, 107 (1937). C. **1937 I**, 2399.
[5125] NIKOLAYSEN, R.: Biochem. J. **31**, 122 (1937). C. **1937 I**, 2399.

Die Frage nach der Genese der Rachitis wurde hier auf eine Resorptionsstörung zurückzuführen versucht, aber offengelassen, ob Alkalität des Darmsaftes oder Störungen in der Resorption durch die Darmwand führend sind. Eine verstärkte Sekretion von Verdauungssaft mit vermehrter Abgabe von P ist nicht bekannt geworden. Andererseits resorbieren rachitische Ratten, nach der Gewichtszunahme gerechnet, die doppelte Menge von $Ca^{..}$ täglich, die sie für ihr Wachstum bedürfen (STEENBOCK-BLACK) und scheiden das absorbierte $Ca^{..}$ durch den Urin aus, so daß häufig Konkremente in den Harnwegen gefunden wurden (NIKOLAYSEN[5123]). Wenn aber die Resorption des Phosphates leidet und nur 30% des Bedarfs gedeckt wird[5123], dann hätten wir hierin nach dem Gesetz des Minimums eine Quelle der Rattenrachitis. Warum aber das Phosphat schlechter ausgenutzt wird bei Mangel an Vitamin D, das zwar für die Ratte nicht notwendig ist, aber in bestimmtem Bereich die Mängel der Diät ausgleichen kann, das ist eine Frage, die einer weiteren Behandlung noch bedarf.

13. Vitamin D. Schon in den letzten Abschnitten wurde auf die Bedeutung des Vitamin D für die gesamte Phosphatwirkung, sowohl hinsichtlich Mangel als auch Überschuß, hingewiesen. Die Beeinflussung ist gegenseitig, d. h. bei Berücksichtigung des Vitamin D muß der Phosphatfrage und bei den uns hier interessierenden Phosphaten muß der Vitamin-D-Frage ein Abschnitt gewidmet werden.

Als Vitamin-D-Wirkung wird man den Erfolg der *Bestrahlung* bei Rachitis ansehen dürfen. Bei Vergleich von Tieren unter einer Diät mit 0,021% $Ca^{..}$ und 0,206% P gelang es, durch Bestrahlung mit Quecksilberlampen einen guten Ansatz von $Ca^{..}$ und P und gute Entwicklung gegenüber den Kontrollen in gewöhnlichem Tageslicht zu erzielen[5134], ebenso bei McCOLLUM-Diät 3143, d. h. Ca/P 4, wobei sich die Vermehrung von P im Blut als erstes Symptom zeigte[5132, 5133].

Man muß deshalb die Tiere zur Auswertung von Vitamin-D-Präparaten, aber auch zur Auswertung von Diäten mit verschiedenem Ca/P im Dunkeln halten. Neuerdings wird von DOLS und JANSEN[5131] darauf hingewiesen, daß sogar der Radongehalt der Atmosphäre in näher dem Erdboden gelegenen Räumen, auf dem Umwege über die Strahlung der eingeatmeten radioaktiven Substanz störend einwirken könne. Das kann aber keineswegs über die Bildung von Vitamin D geschehen, da dazu ultraviolette Strahlung notwendig ist.

Da Heilung der Rachitis mit Vitamin D sich einleitet mit einer Erhöhung des gesenkten P im Plasma, wenn die Rachitis mit Mischungen von hohem Ca/P verursacht wurde[5135], aber umgekehrt mit Erniedrigung bei niederen Werten des Quotienten, wird man eine positive Bilanz erwarten müssen, die schon bei einer besseren Resorption im Darm einsetzen kann, aber nicht muß.

Die verschiedene Bedeutung des Ca/P für die Wirkung des Vitamin D möge durch folgende Tabelle 381 von BETHKE, KICK und WILDER[5035] beleuchtet werden. Diese hier ist die Ergänzung der Tabelle auf S. 966. Die Diäten sind die gleichen wie dort angegeben, nur daß pro 100 g Diät 1 STEENBOCK-Einheit bestrahlten Ergosterins zugefügt worden war:

[5126] NIKOLAYSEN, R.: Biochem. J. **31**, 323 (1937).

[5127] MORGAREIDGE, K. u. LE FEVRE MANLY, M.: J. nutrit. **18**, 411 (1939), Rona **118**, 143. C. **1939 II**, 4516.

[5128] ASTROM, C., PERRIER, C., SARZANA, G., SANTANGELO, M. u. SEGRÉ, E.: Nature **1937 I**, 836, Rona **102**, 571.

[5129] DOLS, M. J. L., JANSEN, B. C. P., SIZOO, G. J. u. DE VRIES, J.: Proc. roy. Acad. Amsterdam **40**, 547 (1937), Rona **105**, 79.

[5130] DOLS, M. J. L., JANSEN, B. C. P., SIZOO, G. J. u. BARENDREGT, F.: Nature **141**, 77 (1938). C. **1938 II**, 3941.

[5131] DOLS, M. J., JANSEN, L. u. B. C. P.: Nederl. Tijdschr. Geneesk. **1940**, 3050, Rona **122**, 160.

[5132] FRONTALI, G.: Klin. Wschr. **1935 I**, 289, Rona **87**, 80.

Tabelle 281.

Diät		Plasma mg%		Ca×P	Asche des Femurs %	Wachstum in g
Ca/P	P%	P	Ca··			
5,0	0,36	5,3	13,0	68,9	50,8	30
4,0	0,36	6,8	12,2	83,0	51,3	53
3,0	0,36	7,3	12,5	91,2	54,4	67
2,0	0,37	8,1	12,3	99,6	56,3	90
1,0	0,37	9,3	11,7	109,0	57,4	86
0,50	0,73	9,0	12,7	114,0	58,3	85
0,33	1,08	8,7	12,8	111,0	56,9	76
0,25	1,42	11,5	11,4	131,0	57,3	74

Aus den Zahlen im Vergleich mit der Tabelle S. 966 ist folgendes ersichtlich: Die Konzentrationen im Blut wurden ausgeglichen, die erhöhten Werte an P nahmen etwas ab, besonders aber die erniedrigten Werte bei hohem Ca/P nahmen zu. Die Werte des Calciums zeigen schon kaum mehr einen Reflex der Zufuhr in der Nahrung. Das Produkt Ca × P wurde größer und entsprechend die Verkalkung erhöht. Die Erhöhung der Verkalkung ist besonders auf den oberen Werten der Tabelle deutlich. Trotzdem ist noch ein Rest von systematischem Gang des Aschegehaltes zu bemerken, der in der Schätzung um so höher anzuschlagen ist, wenn man die Entwicklung des Gewichtes berücksichtigt. Bei Abwägung der Bedeutung des Wachstums für die Entwicklung der Rachitis wird aus dieser Tabelle doppelt klar, daß die Wirksamkeit von Vitamin D absolut abhängt von dem Verhältnis Ca/P. Umgekehrt wird die Änderung des Ca/P von 4 auf 2 im heilenden Effekt gleich der Wirkung mit 0,7 E Vitamin D gesetzt[5136]. Bei starkem periodischem Wechsel in der Diät zeigt Vitamin D einen Ausgleich der Perioden[5142].

Von einem anderen Gesichtspunkt gingen die Untersuchungen von QUERIDO[5137, 5148] aus. Hier wurde gefragt, welche Mengen von Calciferol täglich notwendig sind, um eine Rachitis (nur durch Röntgenkontrolle festgelegt) zu verhindern. Die Basaldiät bestand aus Maizena 100, Eiereiweiß 10, Hefe 3, NaCl 1 und $CaCO_3$ und $Na_2HPO_4 \cdot 2 H_2O$ nach Bedarf. Die Resultate gibt folgende Tabelle:

Tabelle 382.

Ca/P	% P	Röntgen-kontrolle	Vitamin-D-Bedarf
1	0,12	++++	nicht zu verhüten
4	0,12	++++	ebenso, aber $1/12 \gamma$ Calciferol verhütet fast die Erkrankung
1	0,35	—	kein Bedarf
4	0,35	+++	$1/60 \gamma$
0,25	0,24	++	$1/40 \gamma$
0,25	1,00	—	kein Bedarf

In kurzen Worten sagt die Tabelle, daß bei 0,12% P die Rachitis nicht zu verhüten ist, daß also minimale Mengen von P zur Wirkung notwendig sind. Wenn bei Ca/P 0,25 kein Vitamin notwendig war, dann lag das teilweise an vermindertem Wachstum. Dieses zeigte sich beim Anstieg von Ca/P von 4 auf 6

[5133] STOLZBERG, H. u. MEYER ZU HÖRSTE, G.: Mschr. f. Kinderheilkunde 54, 195 (1932), Rona 71, 228.
[5134] MITCHELL, H. S. u. JOHNSON, F.: Amer. J. Physiol. 72, 143 (1925), Rona 31, 844.
[5135] WARKANY, J.: Amer. J. Dis. Childr. 49, 318 (1935), Rona 87, 81.
[5136] KEY, K. M. u. MORGAN, B. G. F.: Biochem. J. 26, 1, 196 (1932).
[5137] QUERIDO, A.: Acta brev. neerl. Physiol. 5, 9 (1935), Rona 87, 317.

noch deutlicher und gegenüber Ca/P = 4 gab es einen verminderten oder nachher mangelnden Bedarf an Vitamin. Für die antirachitische Aktivität wurde folgende Formel angegeben[5138]:

$$\text{Aktivität} = (1 + KP)\,D$$

P in mg/Tag/Tier, D in internationalen E/Tag, K = 0,58 in der Rattenkolonie der Autoren.

Die verschiedenen P-Verbindungen können nicht die gleiche Wirksamkeit besitzen, wie aus unserer bisherigen Darstellung schon an verschiedenen Stellen hervorgeht (siehe auch [5139, 5140]).

Mit einer Diät von 0,128% P und Ca/P 11,5:1 wurde durch wöchentliche Gabe von 300 mg Lebertran zwar eine Erhöhung des Plasma-Ca × P auf 80—90, aber keine Heilung der Rachitis erreicht[5145]. Die Diät wurde nur 9 Tage verabfolgt, und bei 18 Tagen wurde doch eine Wirkung erzielt, die Beobachtung war also zu kurz zu einem Urteil der Art, daß das Vitamin D zur Bildung eines Ca''-Phosphat-Komplexes im Blutplasma führe, das erst mit Verzögerung abgelagert werden kann.

Gewiß, es gibt zahlreiche Faktoren, die zur Hemmung der Verkalkung führen können. Wir haben schon in der Säure einen dieser Art kennengelernt und werden uns noch mit der Nebenschilddrüse als weiterem Faktor beschäftigen müssen. Bei den Versuchen in vitro zeigte sich immer wieder, daß im rachitischen Knorpel selbst keine schlechteren Bedingungen für die Verkalkung liegen. Trotzdem sind verschiedene Hinweise für die Wirkung des Vitamins auch direkt am Knochen bekannt. Wir erwähnten schon, daß die Phosphatverkalkungen zu plumperen Epiphysen führten als die durch Vitamin D. Auch wenn eine Resorptionsverbesserung von Phosphat durch Vitamin D als Ursache seiner Wirkung oder die Erhöhung des Ca × P im Blute als Ursache der Verkalkung ausfiel, konnte durch Beigabe von Vitamin D zwar keine bessere Verkalkung, aber doch eine andere histologische Struktur der Verkalkungen am Knochen erzielt werden[5141]. Bei Verwendung von $^{32}PO_4$ zeigte sich eine bessere Aufnahme in die Metaphyse, nicht in die Diaphyse (MATTILL[5145, I]).

Eine Reihe von Versuchen beschäftigt sich mit den außerhalb des Skeletts liegenden Möglichkeiten der Wirkung.

Daß bei Aufhören der Gallensekretion in den Darm die Vitamin-D-Wirkung aufhört, ist schon lange bekannt und ließ sich damit erklären, daß die Resorption leidet. Aber nicht nur bei Lebercirrhose nach Gallenresektion, sondern auch nach Leberschädigung infolge von Tetrachlorkohlenstoff wurde bei parenteraler Gabe die Wirkung von Vitamin D auf 10% vermindert, während Na-Glycerophosphat die normale Wirkung behielt[5141].

Wichtig sind die Versuche von SCHNEIDER und STEENBOCK[5065] mit extrem niedrigem P-Gehalt der Diäten. Die Diät enthielt 0,04% P und 0,57% Ca''. Durch Zulage von 1200 E Vitamin D pro Woche (als Calciferol) wurde das Blut-P vermehrt und die Rachitis geheilt. Aber das Wachstum blieb stehen, so daß die Tiere schließlich nur ein Drittel der Kontrollen wogen. Auch schon 4 E Vitamin führten zum Stillstand des Wachstums. Unter diesen Bedingungen sollen die kleinen verfügbaren Mengen an P von den Weichteilen zum Knochen abgelenkt werden, wodurch dann das Wachstum aufhörte. Zu dieser Auffassung paßt ein

---

[5138] O'BRIEN, B. u. MORGAREIDGE, K.: J. biol. Chem. **128**, LXXV (1939).
[5139] CAMPBELL, L. K.: J. Labor. a. clin. Med. **23**, 448 (1938). Rona **108**, 225.
[5140] COWARD, K. H. u. KASSNER, E. W.: Biochem. J. **34**, 538 (1940). C. **1940 II**, 1318.
[5141] HEYMANN, W.: Amer. J. Dis. Childr. **55**, 913 (1938), Rona **110**, 61.
[5142] WALTNER, K.: Indian. J. Pediatr. **2**, 300 (1935), Rona **92**, 259.
[5143] NIKOLAYSEN, R. u. JANSEN, J.: Acta paediatr. Upsala **23**, 405 (1939). C. **1940 II**, 787.
[5144] NIKOLAYSEN, R.: Biochem. J. **30**, 1329 (1936). C. **1936 II**, 2561.
[5145] HESS, A. F., WEINSTOCK, M., RIVKIN, H. u. GROSS, J.: J. biol. Chem. **87**, 37 (1930), Rona **57**, 242.
[5145, I] MATTILL, H. A.: Ann. rev. Biochem. **10**, 395 (1941), Rona **133**, 406.

Befund von Dols und Mitarbeitern[3491], daß nach $^{32}PO_4$-Gabe sich bei rachitischen Ratten ein größerer Teil in den Lipoiden der Weichteile wiederfindet. Der primäre Einbau in diese Verbindungen ist überall sehr rasch (siehe Astrom und Mitarbeiter[5128]) und wurde nicht gleich gestört bei rachitischen Tieren, erst in späteren Phasen wurde das deutlich (Dols und Mitarbeiter[5130]). Nach dieser Auffassung ist es aber nicht verständlich, daß der Phosphatgehalt des Blutes vorher erhöht wurde, so daß schon die Bedingungen für die Verkalkung verbessert wurden. Diese Verhältnisse scheinen auf eine Wirkung auf die anderen Gewebe hinzuweisen.

So entstanden bei einer Diät Steenbock-Black 2965 Lähmungen in den hinteren Extremitäten und Muskeldystrophien, die einem Mangel von Vitamin E ähnelten, aber nicht dadurch veranlaßt waren[5151, I].

Für eine Organwirkung könnten auch andere Versuche, wie die von Nikolaysen[5143, 5144] sprechen. Bei Vitamingabe zu einer Diät Steenbock-Black wurden teilweise Verminderungen an Phospholipiden in den Organen verursacht und Vermehrungen von PO_4''' + Phosphagen in den Muskeln. Dieselben Wirkungen traten auf, wenn der Phosphatgehalt der obigen Diät auf Ca/P 0,7 gebracht worden war. Sie sprechen also eigentlich nur für die bessere Resorption des Phosphats aus dem Darm. Nach der berechtigten Argumentation von Schneider und Steenbock kann dieser Faktor bei einem Phosphatgehalt der Diät von nur 0,04% P keine Rolle spielen. Und trotzdem ist unter verschiedenen Bedingungen bessere Phosphatresorption nachgewiesen worden oder besser formuliert: es sind Versuchsresultate erhalten worden, die sich am besten als Zeichen einer *verbesserten Resorption* auslegen lassen, worüber schon aus den Versuchen von Nikolaysen auf S. 983 eine Tabelle wiedergegeben wurde. Indirekt ließ sich darauf schließen, weil durch parenterale Gabe von $CaHPO_4$, bei der die Resorption keine Rolle spielt, Vitamin D keinen besonderen heilenden Effekt aufzuweisen hatte[5146], jedenfalls bei der Rattenrachitis.

Das radioaktive Phosphat ($^{32}PO_4$). Bei Ratten, die mit Steenbock-Diät Ca/P = 6,8:1 rachitisch gemacht worden waren, wurde teils mit, teils ohne Vitamin-D-Gabe (10000 USPE/g) die Resorption aus dem Darm verfolgt. Es schien eine um 30—50% bessere Resorption vorzuliegen, wenn Vitamin D gegeben wurde und die Exkretionen in den Faeces zum Vergleich kamen. Wenn aber der Vergleich mit parenteraler Gabe geschah, dann blieb höchstens eine Begünstigung von 10—15% übrig. Es wurde immer $^{32}PO_4$ in den Dünndarm sezerniert (Dols und Mitarbeiter[3475]).

Im Knochen wurde ein Anstieg von $^{32}PO_4$ ausschließlich in anorganischer Form beobachtet, was auf raschen Umsatz eventuell intermediär auftretender Ester gedeutet wurde (Cohn und Greenberg[2734]). Die Aufnahme in den Knochen geschah in den ersten 8 Stunden nicht merklich rascher. Weil die Werte sehr schwankten, ließ sich kein Unterschied zwischen den mit Vitamin D behandelten und den anderen Tieren nachweisen (Dols und Mitarbeiter[3475, 5129]). Auch bei längerem Warten wurde kein Unterschied im Blut und der Diaphyse der Tibia beobachtet[5127], in diesen Versuchen wurde Resorptionsverbesserung durch Vitamin D nicht beobachtet. Dagegen fand sich 54—72 Stunden nach der Phosphatgabe eine vermehrte Ablagerung in der Metaphyse, gleichzeitig mit positivem line test. Damit ist der Schluß der Autoren[5127] noch nicht zwingend, daß die direkte Ablagerung in den Knochen durch Vitamin D begünstigt wird, denn primär fand sich meist eine Erhöhung des P im Blut. Wenn dieses erhöht ist, werden zugleich mehr Knochensalze und damit auch selbstverständlich mehr $^{32}PO_4$ in der Metaphyse gefunden.

[5146] Nikolaysen, R.: Acta paediatr. **24**, 368 (1939). C. **1939 II**, 1704.

Die Befunde mit $^{32}PO_4$ stehen in Diskrepanz mit anderen Versuchen über die Verhältnisse der Resorption. Wenn unter Vitamin D eine erhöhte Aufnahme durch die Darmwand, aber beim Vergleich nach parenteraler Gabe eine erhöhte Ausscheidung in den Darm erfolgt, so daß als Summe eine fehlende Resorptionserhöhung resultiert, dann wird uns die Ursache dieser erhöhten Ausscheidung interessieren. Da durch Vitamingaben der P-Spiegel im Plasma steigt, könnte der Darmsaft reicher an PO_4 werden. Dieser Effekt ließ sich in Darmsaftanalysen (Kapitel K) nicht nachweisen. Also müßte man eine erhöhte Sekretion des Darmsaftes durch Vitamin D annehmen, um den Effekt zu erklären. Das wurde nicht nachzuweisen versucht, obwohl man dem Darmsaft eine besondere Bedeutung zubilligt. So wurde die Ursache einer erhöhten P-Resorption auf Aciditätsänderungen im Darm bezogen. In den Versuchen von YODER[2733], die wir auf S. 420 tabellarisch wiedergegeben haben, fand sich tatsächlich bei Rachitis eine stärkere Alkalität des Darminhaltes, der durch Lebertran oder Bestrahlung nach der sauren Seite verschoben wurde. Entsprechend wurde die bessere Resorption nach der Methode von BERGEIM mit zugemischtem, nicht resorbierbarem Ferrioxyd beobachtet. So nimmt der Gehalt des Kotes an $Ca^{..}$ und P ab[5151], die Ausscheidung im Urin zu. Die Zahlenwerte, gewonnen aus Versuchen an Ratten mit einer STEENBOCK-Diät (Ca/P = 5—7), gibt Tab. 383 wieder (nach BROWN und SHOHL[5147]):

Tabelle 383.

Behandlung	Gewichtszunahme in 1. Woche	Ausgeschieden im Urin in %		in % der Gabe		Ca/P der Retention
		Ca..	P	Ca..	P	
Kontrolle	19,0	22	34	40	50	1,51
+0,01 mg Vit. D	21,6	7	28	45	57	1,62
+0,1 „ „	23,6	46	47	24	56	2,22
+0,5 „ „	4,0	61	75	54	65	1,68
+1,0 „ „	—2,5	63	83	127	159	[1,66?]
+2,0 „ „	—7,5	64	82	74	101	[?]

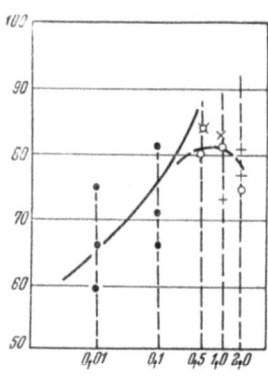

Abb. 78. Abscisse: Gabe von bestrahltem Ergosterin mg/Ratte pro Tag. Ordinate: Absorption aus dem Darm von Phosphat in Prozent der Zufuhr. Durch Zulagen von Vitamin D wird die „net absorption" von Phosphat vermehrt. Bei den hohen Dosen leidet durch mangelnden Appetit und schlechte Darmfunktion die Absorption: gestrichelte Linie.

Die Versuche wurden von HARRIS[5148-5150] nach anderer Methode ausgelegt, indem er mit dem Begriff der „net absorption" (= Aufnahme von $Ca^{..}$ oder P durch die Nahrung, vermindert um die in den Faeces ausgeschiedene Menge) ganz unabhängig von der Ausscheidung in den Darm vor allem die Absorption in den Vordergrund stellte. Wir geben hier die Kurve des Phosphats wieder, die uns zeigt, wie steigend mit der Dosis des Vitamins dieser Wert zunimmt.

14. Hypervitaminose D. Das verabreichte Präparat hatte eine Wirkung von 10^7 E/g. Auf Tab. 383 und Abb. 78 zeigen sich in den höheren Dosen die Anzeichen der Hypervitaminose D, die zuerst von KREITMAIR[5152] beschrieben wurde. In den eben angegebenen Versuchen gab es schon einige Symptome dieser Erkrankung: Gewichtsstillstand, schlechter Appetit und Mobilisierung von Calcium und Phosphat aus dem Knochen. Die Knochensalze schlagen sich an den verschiedenen Geweben zu Verkalkungen nieder, wie Gefäße, Herz und besonders Nieren mit Konkrementen in den Harnwegen[5154].

Die Verkalkungen bzw. die Toxizität konnte vermindert werden durch Vitamin A[5153, 5156, 5156, I], Hefe[5154], bzw. Vitamin B[5150]. Überdosierung von Vitamin A soll dagegen Rachitis beschleunigen[5159, I]. Gemeinsam mit Vitamin-A-Mangel ist bei der Überdosierung von Vitamin D (10000 E) die Abnahme der Phosphatase im Blut. Abgesehen vom Blut findet sich die Abnahme in Niere und Leber; Zunahme im Dünndarm (auf das 3fache), keine Änderung in Knochen und Milch[5155].

In den Versuchen von SHELLING verlor die Grundsubstanz des Knochens jede Fähigkeit, späterhin Knochensalze einzulagern. Das ist nach den histologischen Veränderungen (Abb. 81) durchaus verständlich, aber wohl abhängig von der Dauer der Überdosierung. MORGAN und SHIMOTORI[5156, II] gaben jungen Ratten 200 USPE Vitamin D/1 g und verglichen dabei Vitamin D_2 und D_3. Bei fortgesetzter Gabe erfolgten Todesfälle nach D_3 häufiger, ebenso wie die Verkalkungen schwerer waren, das Wachstum war mehr gehemmt, aber die Erholung nach Absetzen erfolgte viel rascher als nach D_2. Bei einer Diät mit hohem Ca/P erholten sie sich überhaupt nur nach einer 4 Wochen lang durchgeführten Dosierung von D_3 einigermaßen. Der Phosphorstoffwechsel ist aus der Giftwirkung des Vitamin D im Verein mit dem Gehalt der Nahrung an $Ca^{\cdot\cdot}$ nicht wegzudenken: Tiere, die mit extremen Diäten (d. h. bezüglich Ca/P) aufgezogen wurden, waren weniger empfindlich[5153, 5156]. Am wenigsten empfindlich waren die Tiere mit einer $Ca^{\cdot\cdot}$-armen Nahrung[5153].

Die Wirkung hinsichtlich Kalkablagerung in den Nieren und anderen Organen durch mobilisiertes Phosphat wird addiert zu den Wirkungen der durch Vitamin D etwa erhöhten Resorption.

Die Verluste aus dem Knochen führten dabei zu einer Osteoporose wie mit großen Gaben von Parathormon. Dieses wirkt aber nicht auf die Resorption aus dem Darm ein[5148, 5149]. Die histologischen Unterschiede am Knochen siehe Abbildung auf S. 996. Eine große Ähnlichkeit hat Vitamin-D-Überdosierung mit der Gabe von AT 10. Dieses hat sogar eine antirachitische Wirkung, besitzt aber eine geringe therapeutische Breite[5159, II]. Die Resorption der Mineralien aus den Knochen kann einhergehen mit Verkalkung an anderer Stelle des Skeletts, z. B. wurde bei den Zähnen vermehrte Kalkablagerung (Dentin und Zement) beobachtet.

Deshalb nehmen die Verkalkungen in den Geweben nach Vitamin D zu bei Zulage von $Ca^{\cdot\cdot}$ in der Nahrung[5149]. Insgesamt ist die Bilanz durchaus nicht positiv, sondern ein beträchtlicher Verlust sowohl an $Ca^{\cdot\cdot}$, ganz besonders aber von P, ist vorhanden. Diese Negativität der Bilanz wurde häufig nicht gleich nach Beginn beobachtet, sondern stellte sich teilweise erst nach Wochen ein[5154] (100000 E).

Eine Erhöhung des $Ca^{\cdot\cdot}$ im Plasma war nicht mit gleichzeitiger Erhöhung des P im Plasma verbunden. Hemmend trat der beiderseitigen Konzentrationszunahme die Bildung kolloidalen Kalkphosphats entgegen, der sich als solcher nicht lange im Blut halten kann.

[5147] BROWN, H. B. u. SHOHL, A. T.: J. biol. Chem. **86**, 245 (1930), Rona **56**, 510.
[5148] HARRIS, L. J.: The Lancet **1930 I**, 236.
[5149] HARRIS, L. J.: The Lancet **1932 I**, 1031.
[5150] HARRIS, L. J. u. INNES, J. R. M.: Biochem. J. **25**, 1, 367 (1931).
[5151] WATCHORN, E.: Biochem. J. **24**, 1, 631 (1930).
[5151, I] SHAPIRO, H. A.: Nature **1941 I**, 362, Rona **128**, 260.
[5152] KREITMAIR, H.: Naunyn-Schmiedebergs Arch. **128**, 102 (1928).
[5153] MORGAN, A. F., SHIMOTORI, N. u. HENDRICKS, J. B.: J. biol. Chem. **134**, 761 (1940). C. **1940 II**, 2329.
[5154] LIGHT, R. F., MILLER, G. u. FREY, C. N.: J. biol. Chem. **84**, 487 (1929).
[5155] CRIMM, P. D. u. STRAYER, J. W.: J. biol. Chem. **112**, 511 (1936).
[5156] MORGAN, A. F., HENDRICKS, J. B. u. SHIMOTORI, N.: J. biol. Chem. **128**, LXXII (1939). 4000—10000 USP-Einheiten.
[5156, I] MORGAN, A. F., HENDRICKS, J. B. u. SHIMOTORI, N.: J. biol. Chem. **134**, 761 (1940). Rona **125**, 153. Vergleich von Vitamin D_2 und D_3. Hypertrophie der Nieren bei niedrigem P-Gehalt der Nahrung. Über die histologischen Verschiedenheiten siehe im Original.

Da PO_4 vermehrt aus dem Blut verschwindet, könnte man an eine Mitwirkung der Parathyreoidea denken. Jedoch trat der Plasmacalciumanstieg auch nach deren Entfernung auf[5165] und auftretende Tetanie konnte durch große Dosen von Vitamin D geheilt werden[5160]. Tiere mit einer Diät mit 0,012% Ca·· und 1,780% P nach der Nebenschilddrüsenentfernung starben in kurzer Zeit. Wenn man ihnen aber 4000 E Vitamin D gab, konnten sie 60 Tage am Leben erhalten werden.

Auch bei einer Diät aus Casein, Butter und Olivenöl mit 0,5% P ohne Ca·· konnte eine Erhöhung des Ca im Blut erzielt werden, jedoch brauchte man hier das 80000fache der kurativen Dosis[5160]. Bei Ca··- und P-freien Diäten fand sogar eine Ca··-Ausscheidung durch den Darm statt, denn die Menge im Kot war höher, als in der Nahrung zugeführt worden war. Gesteigert wurde diese Ausscheidung durch Zulage an P. Möglicherweise waren die Verkalkungen bei P-Zulage auch weniger stark, als wenn die Nahrung nur an Ca·· arm war. Die vermehrte Ausscheidung von P im Darm ist führend und kann als ein Überschießen der Ausscheidungskapazität der Nieren für PO_4''' aufgefaßt werden, so daß eine Ablenkung auf den Darm erfolgt. Ob sich nebenbei schon eine Nierenstörung bemerkbar macht, ist nicht sicher, aber möglich.

Ca··-arme Diät (20% Protein, 1% Lebertran, 5% Olivenöl, Glucose und 10000 E Viosterol) verursachte Osteoporosis. Dabei zeigten zwar manche Tiere Verkalkungen, aber viele waren frei davon und erkrankten nur an Dehydratation, Abzehrung und Gewebsnekrosen. Ca·· im Plasma betrug 10—15 mg%, P = 9—10 mg%, es wurden Produkte für Ca×P bis 130 beobachtet, und doch traten keine Verkalkungen auf.

Über die Folgen einer Vitaminüberdosierung bei verschiedenen Ca··- und P-Gehalten unterrichten uns weitere Arbeiten von SHELLING[5157, 5162, 5163], über die wir in Tab. 384 berichten. Ausgangspunkt der Diät war die STEENBOCKsche Stalldiät:

Tabelle 384.

	Diät		Dosierung	
	Ca··	P %		
a)	0,515	0,450	2000—4000 E	Keine Erscheinungen in 10 Monaten
			10000—20000 E	Chronische Vergiftung mit Sklerose
			40—80000 E	Akute Vergiftung mit Sklerose
b)	1,24	0,243	10—20000 E	Gut vertragen
			40—80000 E	Toxisch, Sklerose seltener als bei a)
c)	0,012	0,475	400 E	In 340 Tagen: Leichte Veränderungen der Aorta. Schwerste Osteoporose, Tod. Zulage von Ca·· auf 1,212% beschleunigte den Tod
d)	0,012	1,748	2—4000 E	Blieben nicht lange am Leben
e)	0,412	1,780	400 E	Höchste Toxizität mit starken Verkalkungen

Wir sehen, daß zwar ungünstige Ca/P-Verhältnisse zu einer Entgiftung des Vitamin D führen können, daß das aber nur für geringe absolute Höhe der Zufuhr, entweder von Ca·· oder P gültig ist.

[5156, II] MORGAN, A. F. u. SHIMOTORI, N.: J. biol. Chem. **133**, LXIX (1940).
[5157] SHELLING, D. H.: Proc. Soc. exp. Biol. Med. **28**, 298 (1930). Rona **61**, 123.
[5158] SHELLING, D. H.: Proc. Soc. exp. Biol. Med. **28**, 301 (1930). Rona **61**, 124.
[5159] SHELLING, D. H.: J. biol. Chem. **96**, 195 (1932). Rona **68**, 474.
[5159, I] JAVILLIER, M. u. EMERIQUE-BLUM, L.: C. rend. Acad. Sci. **212**, 289 (1941). Rona **125**, 257.
[5159, II] SHOHL, A. T. u. FARBER, S.: J. nutrit. **21**, 147 (1941). Rona **126**, 284. C. **1941 II**, 499.
[5160] SHELLING, D. H.: J. biol. Chem. **96**, 215 (1932). Rona **68**, 475.
[5161] SHELLING, D. H.: J. biol. Chem. **96**, 229 (1932). Rona **68**, 475.
[5162] SHELLING, D. H. u. ASHER, D. E.: Bull. Hopkins Hosp. **50**, 318 (1932). Rona **68**, 475.

15. Fett. Bevor wir zu dem Eingreifen der Nebenschilddrüse in diese Abläufe übergehen, wollen wir noch das Fett als diätetischen Faktor kurz streifen. Durch Zusatz von 5% Fett wurde die Wirkung von Vitamin D bei einer rachitogenen Kost verstärkt. Bei 10 oder 20% war die Heilwirkung immer noch stärker als ohne Fett, dagegen schwächer als bei 5%[5171]. Diese Wirkung ist auch bei Gabe von Ca-Oleat oder Ca-Stereat (an Stelle von $CaCO_3$) vorhanden[5171]. Der zuletzt erwähnte Befund wurde nicht bestätigt, während Ölsäure oder Schweinefett wirksam gefunden wurden[5169], ebenso Margarine oder Ol. Arachidis. BOER[5168] macht im Gegensatz zu den vorher zitierten Autoren das Unverseifbare der Butter, aber auch der Margarine für den Effekt verantwortlich. Eine Deutung suchte man in besseren Resorptionsmöglichkeiten des Vitamin D. Kleine Vitamin-D-Mengen seien wirksamer. Durch Zugabe von 3% Fett ließ sich tatsächlich die Wirksamkeit von Vitamin D ($1/4$—$3/4$ E) um 50% erhöhen.

Dagegen wirkten *Mineralöle* in entgegengesetzter Richtung. 5% in der Nahrung veranlaßte, daß die Menge von Vitamin um das 3fache, 10% auf das 5–10fache gesteigert werden mußte, ein Befund, der an Hunden auch erhoben wurde[5170].

Aber Fett allein[5166] oder Margarine hatte dieselbe Wirkung[5168]. Bei sorgfältiger Ausschaltung eines Vitamin-D-Effektes zeigte sich ein deutlicher Einfluß auf die Verkalkungen. Ein Erfolg wurde jedoch bei Diäten mit hohem Gehalt an P und niederem an Ca völlig vermißt[5174, 1].

Die Resorption der Ölsäuren im Darm wurde bei Rachitis verschlechtert gefunden[5167]. Deshalb wurde die Möglichkeit diskutiert, ob die Ursache der Wirkung in der Säuerung durch die Fette besteht. Durch Fällung des $Ca^{..}$ wird ein basischer Komplex entfernt und damit die Löslichkeit der obigen Komponenten, die Phosphat enthalten, erhöht[5169]. Durch Fällung von Ca wurde der Quotient Ca/P verkleinert, und das steht mit dem Befund einer Aktivwirksamkeit[5174, 1] bei niederem Ca/P gut in Einklang. Jedoch steht die Diskrepanz zwischen der gefundenen Wirksamkeit[5171] und Unwirksamkeit[5169] zugefügten Ca-Oleats einer Entscheidung entgegen.

Schließlich wurde die durch den Fettzusatz verminderte Futteraufnahme bzw. Aufnahme rachitogener $Ca^{..}$-reicher Salzmischung als Möglichkeit in Betracht gezogen[5166]. Aber bei den Versuchen variierte in der Stärke der rachitogenen Diäten zugleich das Verhältnis Ca/P, so daß auch hierin keine Entscheidung zu treffen war. Das Problem ist gestellt, die Lösung bleibt offen.

16. Nebenschilddrüsen. Wir kommen jetzt auf die Wirkung der Nebenschilddrüsen zurück, die im Stoffwechsel des Phosphats und Calciums eine sehr wesentliche Bedeutung haben[5181]. So wurde ausführlich über die begünstigende Wirkung des Hormons auf die Ausscheidung des Phosphats in der Niere berichtet, indem die Nierenschwelle erniedrigt wurde. Nach Exstirpation der Drüse wurde

---

[5163] SHELLING, D. H. u. ASHER, D. E.: Bull. Hopkins Hosp. **50**, 344 (1932), Rona **68**, 476.
[5164] MORGAN, A. F., KIMMEL, L., THOMAS, R. u. SAMISCH, Z.: J. biol. Chem. **106**, 531 (1934).
[5165] SHELLING, D. H.: Proc. Soc. exp. Biol. Med. **28**, 303 (1930).
[5166] GRIDGEMAN, N. TH., LEES, H. u. WILKINSON, H.: Biochem. J. **33**, 645 (1939).
[5167] LIOTTA, A. u. BELLINI, L.: Pathologica **33**, 25 (1941). C. **1941 I**, 2133.
[5168] BOER, J.: Acta brev-neerl. Physiol. **9**, 67 (1939), Rona **114**, 586.
[5169] JONES, J. H.: J. nutrit. **20**, 367 (1940). C. **1941 I**, 541, Rona **127**, 31.
[5170] SMITH, M. C. u. SPECTOR, H.: J. nutrit. **20**, 19 (1940). C. **1941 I**, 542.
[5171] KNUDSON, A. u. FLOODY, R. J.: J. nutrit. **20**, 317 (1940). C. **1941 I**, 540, Rona **126**, 341.
[5172] JONES, J. H.: J. biol. Chem. **106**, 701 (1934).
[5173] MELLI, G. u. LEVI DELLA VIDA, B.: Arch. di Sci. biol. **20**, 303 (1934), Rona **84**, 621.
[5174] MOLINARI-TOSATTI, P.: Sperimentale **88**, 504 (1934), Rona **84**, 448.
[5174, 1] BOOTH, R. G., HENRY, K. M. u. KON, S. K.: Biochem. J. **36**, 445 (1942). C. **1943 I**, 745. Herstellung reiner Triglyceride aus verschiedenen Fetten. Ausscheidung von P in den Faeces und Ca im Urin vermindert.

die Bilanz von Ca·· und P stärker positiv[5173], der P-Gehalt der Knochen vermehrt[5174]. Wenn nach dieser Operation bei normalen Tieren der Gehalt an Ca·· im Serum sinkt, der des P aber ansteigt, wird man erwarten, daß bei einer Diät mit hohem Ca/P, wie die von STEENBOCK und BLACK Nr. 2965, die sich entwickelnde Rachitis geringer ausfallen werde. Aber der erwartete Effekt betraf nur die Zusammensetzung des Blutes[5172]; während beim normal ernährten Tier P im Plasma auf 16 mg% gestiegen, Ca·· auf 7,8 mg% gesunken war, wurde bei dieser Diät im Serum 2,1—2,5 mg% P und Ca·· von 10,0—12,5 mg% beobachtet. Die Rachitis war bei einem Aschegehalt der Knochen von 30% voll entwickelt.

Diese völlige Änderung der Serumwerte von Ca·· und P durch die Diät weist darauf hin, daß das Symptom der Tetanie einer Beeinflussung durch das Ca/P zugänglich sein muß.

Darüber wurde schon kurz auf S. 777f nach den Versuchen von HOSKINS[4246] berichtet. Weiter wurde über Tetanie bei den Heilungsvorgängen nach Rachitis gesprochen.

Wesentlich ist immer der Gehalt von Phosphat in der Nahrung. Schon bei Übergang von phosphatreicher zu normaler Diät kam es weniger zu Tetanie[5175], aber selbst STEENBOCK-Diät schützte nicht völlig davor, es sei denn, daß durch Zugabe von Al-Acetat die Resorption des Phosphats aus dieser Diät verhindert wurde. Wenn dagegen die Tiere hungerten, kam es zum Zerfall von Geweben, Freiwerden von Phosphat und Tetanie[5176]. Diese Behandlung bedurfte teilweise gar nicht einer Exstirpation der Nebenschilddrüsen.

Wurde die Operation an trächtigen Ratten ausgeführt, dann wurde die Tragzeit verlängert. Nach der Geburt setzte die Tetanie ein, die häufig zum Tode der Muttertiere führte. Auch die Mortalität der Jungen war groß. Die Störungen konnten fast ganz durch ein hohes Ca/P in der Nahrung verhütet werden. Während der Trächtigkeit genügten anscheinend die Hormonmengen vom Foet, um Krämpfe zu verhüten. Die Knochen waren dann sogar schwerer, weil die Mobilisierung durch das Hormon fehlte[5175, I u. 5175, II].

Durch Zulage von Vitamin D konnte die Mineralretention verbessert werden[5175, III].

Weiterhin sind vor allem die ausführlichen Arbeiten von SHELLING[5158—5161] zu erwähnen.

Wurde eine Diät (I K) aus Weizenmehl, Weizenkleber, Casein, Butter und Olivenöl mit einem Gehalt an Ca·· von 0,012%, an P von 0,475% nur einige Tage vor der Operation verabfolgt, dann kam das Tier sehr rasch im status tetanicus zum Tode. Wurde deshalb bis zur Operation STEENBOCK-(6)-Diät (Ca·· 0,515%, P 0,45%) gegeben, dann erfolgte die Entwicklung von Symptomen erst nach 36—48 Stunden oder noch später, wenn auf Diät I K übergegangen wurde. Wurde nach voller Entwicklung der Tetanie I K durch Zusatz von Phosphat und CaCO$_3$ auf 0,412% Ca·· und 1,780% P gebracht (Diät 32 A), dann kam es zu einer allmählichen Erholung von der Erkrankung, die aber 25 Tage beanspruchte, während Rückkehr zu Diät I K schon in 5 Tagen die Tetanie wiederbrachte.

Die Wirkung der Diät 32 A soll darauf zurückzuführen sein, daß Ratten ohne Nebenschilddrüse Phosphat nur in Begleitung von Ca·· ausscheiden können, worauf Bilanzversuche hinwiesen. Nicht nur das Verhältnis Ca/P war also maßgeblich für die Tetanie, sondern auch die absoluten Mengen hatten eine Bedeutung neben dem unbekannten Faktor von HOSKINS[4246], über den wir auf S. 777 berichteten. Diese Darstellung entspricht nicht der Entwicklung der Tetanie bei Übergang von einer rachitogenen Diät mit hohem Ca/P zu einer heilenden, wie sie sich in den Versuchen von SHOHL und anderen zeigte.

[5175] BURROWS, R. B.: Amer. J. Anat. **62**, 237 (1938), Rona **107**, 627.

[5175, I] BODANSKY, M. u. DUFF, V. B.: J. nutrit. **21**, 179 (1941), Rona **126**, 169. C. **1941 II**, 627.

[5175, II] BODANSKY, M. u. DUFF, V. B.: J. nutrit. **21**, 235 (1941). C. **1941 II**, 626.

[5175, III] BODANSKY, M. u. DUFF, V. B.: J. nutrit. **22**, 25 (1941). Rona **128**, 404.

Statt Phosphat konnte auch *Pyrophosphat* der Diät mit etwa gleichem Erfolg zugesetzt werden, nicht aber *Metaphosphat* ($NaPO_3$) und *Hypophosphit* ($NaH_2PO_2 \cdot H_2O$), die bis 1,5% der Diät zugesetzt wurden, ohne auch nur zu der der Tetanie vorhergehenden und sie begleitenden Gewichtsabnahme zu führen.

Man konnte eine Tetanie auch heilen durch große Gaben von *Vitamin D*, die zur Steigerung des Blut-Ca·· führten[5160], eine Beobachtung, die die Entwicklung des AT 10 als Therapeuticum gegen Tetanie durch HOLTZ gebracht hat. Bei diesen Versuchen wurde eine Reihe von Symptomen erhoben, die als Begleiterscheinung der Tetanie Erwähnung finden können, weil Phosphate hier ganz wesentlich mitwirkten: Verlust der Krallen und Blutungen am Nagelbett wird man vielleicht auf die Krämpfe zurückführen können. Dazu kam Alopecie und vor allem Änderungen in der Zahnstruktur, wie Krümmung der Schneidezähne, Hyperplasie und besonders Caries. Diese braucht man nicht auf die Änderung in der Phosphatzufuhr zurückzuführen, sondern es steht dem nichts entgegen, auch hier die durch Krämpfe gegebenen mechanischen Faktoren dafür verantwortlich zu machen, wie sie für andere Cariesarten der Ratte auch erhalten wurden ([5182] und früher).

17. Überdosierung des Hormons. Ebenso wie die Zusammensetzung der Diät hinsichtlich Ca·· und P eine Bedeutung hat für die Entwicklung der Symptome nach Exstirpation der Nebenschilddrüsen, ebenso gilt das für die Darreichung oder gar Überdosierung des Hormons[5177, 5178]. Bei Darreichung von 3 Diäten mit *A*. Ca 1,27%, P 0,27%, Ca/P 4,7; *B*. Ca 0,49%, P 0,36%, Ca/P 1,3; *C*. Ca 0,1%, P 0,42%, Ca/P 0,2 zeigten die Tiere eine ganz verschiedene Empfindlichkeit. Die Tiere mit Diät *A* waren empfindlicher, sie vertrugen nur bis 40 E des Hormons, während bei den anderen Diäten bis zu 90 E vertragen werden konnten. Der Anstieg des Ca·· im Plasma nach Parathormon wechselte je nach den vorherigen Reserven an Ca··, die wahrscheinlich in den Trabekeln zu suchen sind. Bei Diät *A* und zwar besonders bei gleichzeitiger Gabe von Vitamin D war der Anstieg am höchsten, der von Phosphat erhöhte sich in jedem Falle. Dabei wurden gelegentlich Heilungstendenzen der Rachitis gesehen bei Steigerung des Ca×P, die wohl auf eine Verlagerung der Salze innerhalb des Knochens, also vom Schaft auf die Epiphyse zurückzuführen waren.

Bei Diät *B* gab es einen Anstieg vom Ca·· des Plasmas um 1,3 mg% mit und 1,8 mg% ohne Vitamin D. Das P wurde im Plasma nicht verändert. Bei Diät *C* wurde mit Vitamin D ein Anstieg von 0,4, ohne Vitamin von 1,6 mg% erreicht, aber vorher war schon der Gehalt von Vitamin D mit 12,4 mg% Ca·· um 3,7 mg% höher als ohne Vitamin D[5177]. SHELLING[5179] beschäftigte sich mit den histologischen Veränderungen des Knochens nach Überdosierung von Hormon. Die histologische Struktur wechselte zwischen Osteoporose, Verstärkung der Trabekeln und fibröser Entartung, die teilweise in dieser Reihenfolge hintereinander folgten[5175]. Die Wirkung der einzelnen Diäten soll kurz berichtet werden und zwar bei täglichen Gaben von 10 E Parathormon auf 1 Tier von 50 g für 2 bis 3 Wochen.

[5176] JONES, J. H.: J. biol. Chem. **114**, LIV.
[5177] MORGAN, A. F. u. FIELD, J. G.: Amer. J. Physiol. **105**, 585 (1933), Rona **76**, 458.
[5178] MORGAN, A. F. u. GARRISON, E. A.: Amer. J. Physiol. **105**, 596 (1933), Rona **76**, 459.
[5179] SHELLING, D. H., ASHER, D. E. u. JACKSOHN, D. A.: Bull. Hopkins Hosp. **53**, 348 (1933), Rona **79**, 92.
[5180] PUGSLEY, L. J. u. COLLIP, J. B.: Biochem. J. **30**, 1274 (1936).
[5181] HOLTZ, F.: Heffter-Heubners Handb. Ergänzungswerk 3, Band, S. 151 (1937).
[5182] SHELLING, D. H. u. ASHER, D. E.: J. dent. Res. **13**, 363 (1933), Rona **79**, 92.

Diät 1: Die Grunddiät bestand aus Mais, Casein, Leinsamenöl, Alfalfamehl $Ca = 0,475\%$, $P\ 0,45\%$, $Ca/P\ 1,1 + 10$ E.

Die Trabekeln waren fest, die Knochen hart, ließen sich schwer schneiden. Zwischen den Trabekeln wenig Mark, aber große mononucleäre Zellen, wahrscheinlich Osteoblasten. Osteoclasten weniger zahlreich als im normalen Knochen: Osteosklerose. Das zeigte sich im Anstieg des Knochengewichts und der Asche. 20 E führten zur Rarefizierung des Knochens mit Verlust an Asche. Fibrosis, metastatischen Verkalkungen (siehe Abbildung 79).

Diät 2: STEENBOCK 2965. $1,24\%\ Ca^{..}$, $0,250\%\ P$, $Ca/P\ 4,9 + 10$ E Hormon täglich führte gegenüber den Kontrollen zur Vermehrung der rachitischen Metaphyse, aber zugleich osteoblastischen Proliferation und Reiz der Knochenbildung.

Diät 3: $1,24\%\ Ca^{..}$ und $0,62\%\ P$, $Ca/P = 2,0$. Die osteoblastische Aktivität war nicht so groß wie bei Diät 1. Die Knorpelzone etwas breiter, also der Reiz auf die Knorpelbildung vermehrt. Die bei Diät 2 verbreiterten Trabekeln verkalkten besser.

Diät 4: $0,475\%\ Ca^{..}$, $1,1\%\ P$, $Ca/P\ 1:2,3$. Größere Tendenz zur Verkalkung.

Diät 5: $0,44\%\ Ca^{..}$ und $0,25\%\ P$, $Ca/P\ 1,8$. Die bei den Kontrollen angedeutete Rachitis war durch 10 E Hormon verstärkt worden, aber die Trabekeln waren groß an Zahl und die osteoblastische Aktivität vermehrt.

Diät 6: Je $0,25\%\ Ca^{..}$ und P. $Ca/P = 1,0$. Ohne Hormon wurden schwach verkalkte Knochen erzielt, aber keine Rachitis. + 10 E führten zur Proliferation der vorher engen Knorpelzone und Bildung von Osteoid: mäßig schwere Rachitis.

Diät 7: $0,1\%\ Ca^{..}$, $0,28\%\ P$, $Ca/P\ 0,35:1$. Ohne Hormon Osteoporose. Mit 10 E Erweiterung der Knorpelfläche wie bei mäßiger Rachitis.

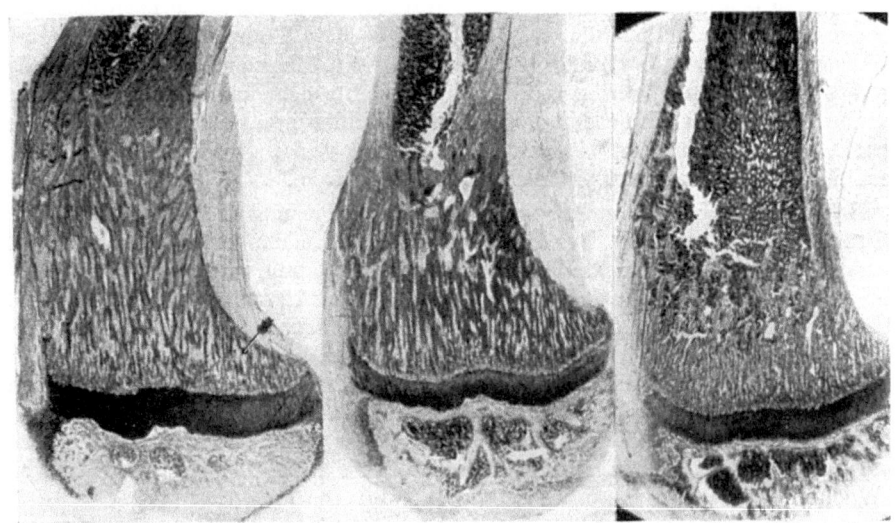

Abb. 79. Rechtes Bild, Kontrolle, gewöhnliche Kost, mittleres und linkes Bild gewöhnliche Kost und 10 E. Parathormon täglich, 21 bzw. 14 Tage lang. Bemerkenswert ist die außergewöhnlich starke Trabekelbildung, besonders beim Bild links im Vergleich zur Kontrolle, ferner die Fibrosis (Pfeil) zwischen den obersten Trabekeln und schließlich der Abstand zwischen der Knorpelzone und der Markhöhle.

Als Beispiel geben wir 3 Abbildungen wieder, die den Unterschied zwischen Überdosierung von Vitamin D und Parathormon zeigen und die keiner Erläuterung bedürfen.

Mit der Mobilisierung der Knochensalze ist aber die Wirkung des Hormons nicht abgeschlossen. Denn die Mineralien kommen nicht gleich zur Ausscheidung, sondern können in den Geweben deponiert werden und zu histologischen Verkalkungen führen, wenn das auch nicht — abgesehen von der Niere — so leicht

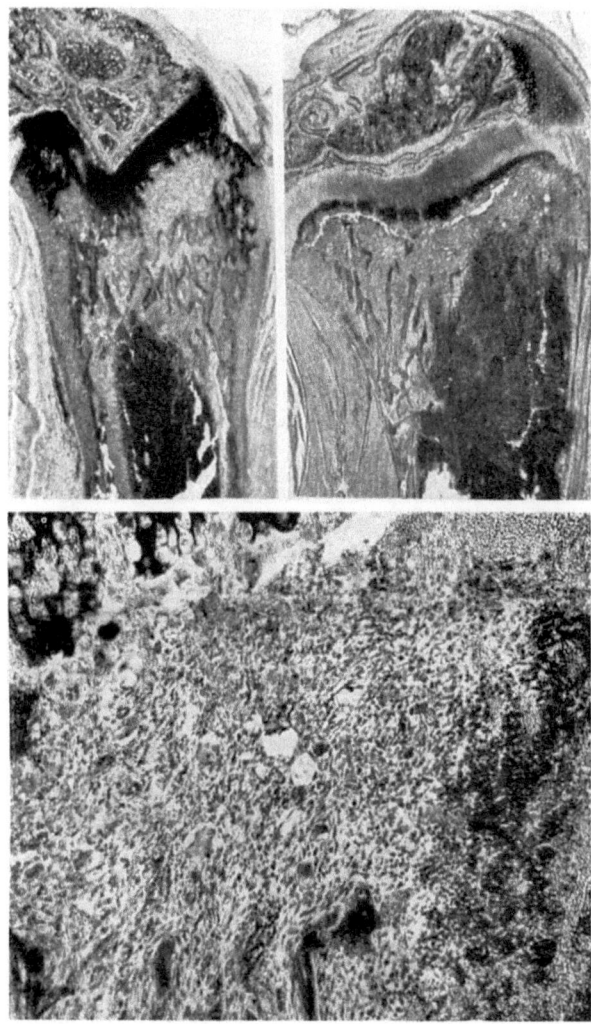

Abb. 80. Gewöhnliche Kost und 20 E. Parathormon 5 Tage lang. Bemerkenswert ist das Verschwinden der Trabekeln und Ersetzen durch Bindegewebe. Die im oberen Bilde bemerkbare Hämorrhagie und Fibrosis ist in stärkerer Vergrößerung unten gezeigt.

geschieht wie bei Überdosierung von Vitamin D. Das ist verständlich, da Vitamin D die Resorption aus dem Darm begünstigt, während Parathormon die P-Ausscheidung durch die Niere vermehrt. Oft ergaben sich aber additive Wirkungen. In den Versuchen von MORGAN und Mitarbeitern[5164] führten schon zusätzliche kleine Mengen von Vitamin D (10 E), die nur eine Retention brachten, zu vermehrter Ausscheidung und machten eine bis dahin positive Bilanz negativ.

Es gab einen gemeinsamen Ansatzpunkt, denn die Tiere, die gegen Parathormon empfindlicher waren, waren es auch gegenüber Überdosierung von Vitamin D.

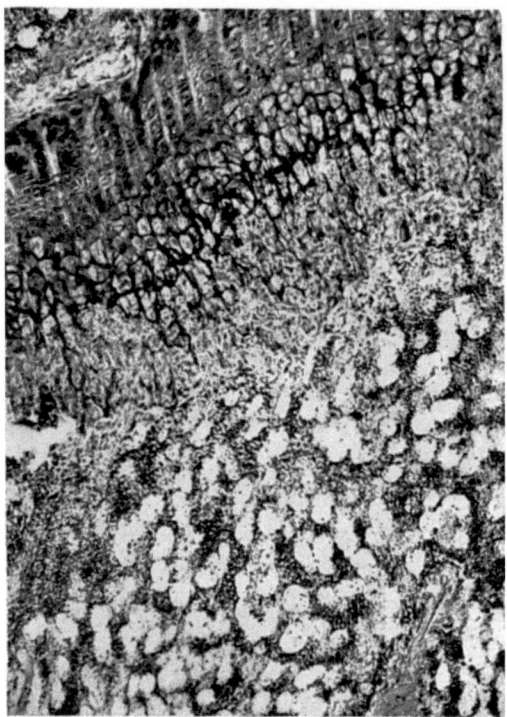

Abb. 81. Teil des Schienenbeines einer 26 Tage lang mit 10000 E-Viosterol gefütterten Ratte. Auflösung der Grundstruktur und fast völliges Verschwinden der Knochen-Trabekeln ohne Ersetzen der entkalkten Zone oder der Markhöhle durch Bindegewebe. Massenhafte Osteoclasten.

18. Nebennieren und andere Drüsen.

Nach Nebenschilddrüsenhormon kam es zur Störung der Verkalkung am Dentin der Zähne, ebenso nach Exstirpation der Nebennieren, die auch an dem hier beschriebenen Prozeß angriffen[5183]. Trinken von 1% NaCl anstatt Wasser steigerte die Empfindlichkeit der Ratten gegen Parathormon und noch stärker Exstirpation der Nebenniere[5180]. Auf den Mangel an Asche bei nach McCollum-Diät 3143 aufgezogenen Ratten wirkte Oestron noch verstärkend[5184]. Die Schilddrüsen zeigten histologisch degenerative Veränderungen[5190, I].

19. Jod.

Jodtanninsirup wirkte nicht hemmend auf den antirachitischen Effekt von $CaHPO_4$[5185]. Lecoq[5186] konnte sogar durch Jodid und Jodat einen heilenden Effekt erzielen. Dabei wanderten anscheinend die notwendigen Phosphate aus der Muskulatur ab[5187]. Allerdings waren die Dosen sehr hoch und nicht weit vom toxischen Bereich [siehe Versuche über Jodidvergiftung von Fröschen (Eichler[2369, I]) und S. 845 f.].

20. Allgemeine Begleiterscheinungen. Mit der Heilung der Rachitis wurde eine Verminderung der Phosphate und des säurelöslichen Phosphats, weniger regelmäßig des Phosphagens, zugleich Anstieg der reduzierenden Zuckerabkömmlinge und der Milchsäure beobachtet[5187]. Der Befund wird schwer zu verstehen

---

[5183] Schour, I. u. Rogoff, J. M.: Science 1936 I, 267, Rona 94, 104.
[5184] Sos, J., Lichner, G. u. Ats, M.: Naunyn-Schmiedebergs Arch. 197, 271 (1941).
[5185] Gallier, R.: Bull. Sci. pharmacol. 42, 31 (1935). C. 1935 II, 3671.
[5186] Lecoq, R.: C. rend. Acad. Sci. 204, 1891 (1937), Rona 102, 323.

sein bei Berücksichtigung der geringen PO_4'''-Werte im Plasma. So wurden in anderen Versuchen gerade bei rachitischen Ratten niedere Werte gefunden, die durch Bestrahlung anstiegen. Der Versuch, durch 0,1 mol NaF eine verminderte Synthesefähigkeit der Rattenmuskulatur für Phosphorsäureester nachzuweisen, gelang nicht[5188].

Der Anstieg des säurelöslichen P im Muskel hing von Lebensalter und Jahreszeit der Geburt ab und fand sich bei im August geborenen Ratten vor allem in der 13.—43. Lebenswoche. Er wurde durch Zulage von Na_2HPO_4 verstärkt. Bei einer im März geborenen Gruppe stieg der Gehalt in den ersten 17 Wochen an, der — ebenso wie die von der 17.—25. Woche stattfindende Abnahme — durch starke Zulagen von Phosphat verzögert wurde[5190]. In anderen Versuchen wurde die Wirkung des Quotienten Ca/P auf den Gehalt der Organe an P und Ca·· verfolgt, aber kein Einfluß festgestellt[5189]. Dieser mangelnde Effekt ist daraus erklärlich, daß die 3 untersuchten Quotienten zwischen 1,06—1,23 für signifikante Unterschiede zu dicht beisammen lagen.

Bei Prüfung von Diäten mit verschiedener Zufuhr von Ca·· und P fand sich ein Einfluß auf den Fettgehalt der Leber und vor allen Dingen der Haut, z. B. betrug der Fettgehalt bei einer täglichen Zufuhr von 50 mg Ca·· und 41 mg P in der Leber 5,38%, in der Haut 4,07%; betrug die Zufuhr nur 0,3 bzw. 3,9 mg, dann waren die entsprechenden Werte 4,14 bzw. 1,90%[5192]. Bei besonders großer Zulage von Ca·· und Phosphat litt die Absorption der Nahrungsmittel, das Ca·· wurde meist in den Faeces, weniger das Phosphat ausgeschieden. Die gelegentlich beobachtete Nierenschädigung zeugt von der Höhe der Resorption. Es fand sich eine Verringerung des Trockengewichtes und Fettgehaltes[5191] (siehe auch Versuche von HALDI und Mitarbeitern S. 980).

Als wichtige Begleiterscheinung einer 4—10 Wochen lang durchgeführten Vitamin-D-freien Kost mit STEENBOCK-BLACK-Diät 2965 fanden sich bei den Ratten Paralyseerscheinungen in den hinteren Extremitäten. Es wurden nicht nur Hämorrhagien in den Muskeln und im Rückenmark beobachtet, sondern als Ursache der letzteren eine Zusammendrückung des Rückenmarks durch die Wirbelsäule[5193, 5194]. Auch BELL, CHAMBERS und DAWSON[5199, III] beobachteten nach einigen Wochen dieser Diät die Parese. Sie wurde gehemmt durch Zulage von Ascorbinsäure, vor allem aber durch Änderung des Maismehls. Die Autoren schließen daraus, daß ein toxischer Faktor oder ein Mangel unbekannter Art vorhanden sei.

Nach SHERMAN-PAPPENHEIMERscher Diät sank der Komplementgehalt im Blut etwa auf Null, der opsonische Index nur auf die Hälfte. Vitamin D brachte beide Werte zur Norm[5199, I].

[5187] LECOQ, R. u. DUFFAU, R.: C. rend. Soc. Biol. **128**, 619 (1938), Rona **109**, 393.
[5188] HENSCHEL, H. u. ZOELLER, E.: Z. Kinderheilkunde **44**, 146 (1927), Rona **43**, 402.
[5189] PATWARDHAN, V. N. u. CHITRE, R. G.: Indian. J. med. Res. **25**, 633 (1938). C. **1939 II**, 2350.
[5190] STRUCK, H. C., REED, C. I. u. COHEN, J. L.: J. nutrit. **17**, 35 (1939). C. **1940 I**, 240.
[5190, I] COPELLO, F. u. ABBA, G. C.: Pathologica (Genova) **33**, 393 (1941), Rona **129**, 377. Untersuchungen anderer Organe ergaben Degenerationen in Milz und Leber.
[5191] HALDI, J., BACHMANN, G., WYNN, W. u. ENSOR, CH.: J. nutrit. **18**, 399 (1939), Rona **118**, 403. C. **1939 II**, 4517.
[5192] EPPRIGHT, E. S. u. SMITH, A. H.: J. biol. Chem. **118**, 679 (1937).
[5193] BOER, J., ARONS, PH, u. VAN DER RIJST, M. P. J.: Arch. neerl. Physiol. **22**, 594 (1937), Rona **108**, 225.
[5194] VAN DER RIJST, M. P. J. u. ARONS, PH.: Arch. neerl. Physiol. **23**, 592 (1938). C. **1939 I**, 2449.
[5195] SHELLING, D. H.: Proc. Soc. exp. Biol. Med. **28**, 306 (1930).
[5196] COMPERE, E. L., HAMILTON, B. u. DEWAR, M.: Surgery **68**, 878 (1939), Rona **115**, 46.

21. Heilung und mechanische Eigenschaften des Knochen. Für die Einwirkung auf den Verlauf der Knochenheilung sind verschiedene Möglichkeiten der Beeinflussung vorhanden, nämlich die Wirkung der Diät auf die Verkalkung und auf die Grundsubstanz, wie Kallusbildung usw. Beide Faktoren müssen auf die mechanischen Eigenschaften einwirken, geschieht das doch schon auf die Bruchfestigkeit der Knochen. Die Biegungsfestigkeit wurde abhängig von der Größe des Tieres gefunden[5199], aber ebenso von der Diät. Sie nahm ab bei geringerem Futter und Kohlenhydratkost[5201] und nahm zu bei starker Fettdiät[5200], was vielleicht auf die bessere Resorption der Knochensalze zurückzuführen sein könnte. Wichtig ist der Gehalt der Diät selbst an Ca$\cdot\cdot$ und P. Bei einer Diät von Ca$\cdot\cdot$ 0,043% und P 0,309% (Ca/P = 1:7,2) war der Knochen bei den Tieren im Gewicht von 190—300 g schwächer, die Tibula frakturierte schon bei niedrigeren Belastungen als bei normaler Diät[5202]. BELL, CUTHBERTSON und ORR[5199, II] gingen von einer Grunddiät mit 0,0266% Ca und 0,223% P aus und legten schrittweise Ca zu. Wenn Ca auf 0,36% gestiegen war, fand sich das Optimum der Festigkeit, ein weiterer Anstieg bis 1,39% brachte keine Verbesserungen mehr. Die Verhältnisse wurden durch BELL, CHAMBERS und DAWSON[5199, III] auf eine einfache Formel gebracht. Sie fütterten 4 Wochen alte Ratten (50 g) mit STEENBOCK-Diät aus Mais, Weizen, Kleber, $CaCO_3$, NaCl mit 0,236% P und Ca/P 5,24. Der eine Femur wurde zum Biegungs-, der andere zum Torsionstest verwendet. Bei einer Reihe von Tieren wurde Lebertran zugesetzt. Das Biegungsmoment war um 54—57% kleiner bei rachitischen als bei den Tieren mit Lebertran, die normalen wieder 182% stärker. Bei allen Testen zeigte sich, daß die Festigkeit nur vom Aschegehalt abhing, ganz gleich auf welchem Wege dieser erzeugt war, insbesondere ob mit oder ohne Vitamin D. Die Autoren negieren jeden Zusammenhang mit der Struktur. Die Bruchfestigkeit hatte mit dem Aschegehalt den Korrelationskoeffizienten $r = +0,71$, die Torsionsfestigkeit $r = +0,405$.

Bei der Diät von McKEOWN und Mitarbeitern[5202] (siehe oben) war nach Frakturierung die Verkalkung verzögert. Wurde aber eine Diät mit hohem Ca$\cdot\cdot$ und niederem P zum Vergleich herangezogen, dann waren die Verhältnisse viel ungünstiger, weil die Knochengrundsubstanz nicht die gleiche Elastizität besaß. Das zeigte sich weiterhin in der viel geringeren Zellreaktion bei der Kallusbildung.

Neben Phosphatmangel wurde Mangel an Vitamin D hinderlich für die Knochenheilung gefunden ([5196], dagegen [5198] keine Wirkung von Phosphat). Dabei soll der Unterschied von Vitamin D und Mangel an P darin zu suchen sein, daß Mangel an Vitamin D die Kallusbildung selbst mehr beeinflußte, während bei Mangel an Ca$\cdot\cdot$ und P die Verkalkung litt. Bei Anwesenheit von Vitamin D konnten die Knochensalze noch aus anderen Knochen hergeholt werden, während bei Mangel daran die Bildung der Grundsubstanz verzögert sei[5197]. Aber SHELLING[5195] fand auch mit seiner Vitamin-D-freien Diät (0,515% Ca und 0,45% P) gute Heilung und Verkalkung. 0,012% Ca$\cdot\cdot$ und 0,178% P ergaben eine schwache Verkalkung, auch nach Monaten, Zulagen von 1% $CaCO_3$ verbesserten diesen Zustand, aber die Verkalkung war nicht zu vergleichen mit den Diäten, wo weniger Phosphat vorlag. Hier wirkte das Phosphat schädlich. In den Versuchen von ROCHE und MOURGUE[5202, I u. 5202, II] wurde dagegen bei der Salzinkrustation zuerst Phosphat abgelagert.

[5197] ROEGHOLT, M. N.: Arch. klin. Chirurg. **168**, 783 (1932), Rona **67**, 496.

[5198] ADAMS, C. O.: Proc. Soc. exp. Biol. Med. **38**, 449 (1938), Rona **110**, 161.

[5199] McKEOWN, R. M., LINDSAY, M. K., HARVEY S. C. u. HOWES, E. L.: Arch. Surger. **24**, 458 (1932), Rona **73**, 261.

[5199, I] ARDY, C.: Riv. clin. pediatr. **39**, 321 (1941), Rona **127**, 412.

In Hinsicht der Bedeutung der *Phosphatase* für die Verkalkungsvorgänge sei erwähnt, daß die Menge des Fermentes nach einem Knochenbruch zunahm, aber nicht nur in der frakturierten Stelle selbst, sondern im ganzen Skelettsystem. Das könnte man dahin auslegen, daß von den nicht direkt betroffenen Skeletteilen die Phosphatasen auch zur Mobilisierung des Phosphats in Aktion traten, aber es wurde nicht das Maximum dieser Zunahme mit den Verkalkungsvorgängen, sondern mit dem fibrösen Stadium der Heilung konformgehend gefunden[5203]. Auch die Tatsache, daß die Phosphatasen bei Rachitis nicht vermindert sind (früher und [5204]) und die Knochenheilung doch so verzögert ist, spricht gegen die dominierende Bedeutung der Phosphatasen, wofür wir am Anfang des Kapitels viele Argumente haben beibringen können. Jedoch fand Lecoq[5202, III] eine Abnahme der Phosphatasen beim rachitischen Knochen und überschießende Korrektur nach Vitamin D.

IV. Meerschweinchen.

Bei Meerschweinchen ließ sich durch die McCollum-Diät 2965 keine Rachitis erreichen, weil die Tiere an Avitaminose A und besonders C zugrunde gingen. Doch gab es eine negative Bilanz an P, die sich allmählich entwickelte, wie folgende Tabelle, die Bilanzen in Perioden von 1 Woche angibt, zeigt[5205]:

Tabelle 385.

Gewicht des Tieres g	Grundmischg. Konsum g	Gesamteinnahme Phosph. mg	Gesamteinnahme Calcium mg	Urin Phosph. mg	Faecal Phosph. mg	Total Ausscheidg. Phosph. mg	Absorb. Phosph. mg	Urin Calcium mg	Faecal Calcium mg
Meerschweinchen 9									
Periode 1									
280	182,45	186,7	257,8	80,6	53,7	134,5	132,9	107,4	65,2
Meerschweinchen 6									
Periode 1									
340	15,62	205,7	299,4	71,0	89,6	160,6	116,1	92,4	108,7
Periode 2									
348	21,23	266,9	378,0	79,0	125,3	204,3	141,7	120,5	154,8
Periode 3									
372	19,37	257,9	359,5	71,7	108,9	180,5	149,0	110,5	108,3
Periode 4									
370	17,56	223,0	331,4	84,5	58,9	143,4	164,1	112,3	119,1
Periode 5									
340	7,66	97,7	187,3	65,4	50,1	115,8	47,6	67,9	71,1
Periode 6									
322	5,73	88,0	147,6	46,4	44,6	88,5	45,8	74,7	68,2

[5199, II] Bell, G. H., Cuthbertson, D. P. u. Orr, J.: J. Physiol. **100**, 299 (1941).
[5199, III] Bell, G. H., Chambers, J. W. u. Dowson, J. M.: J. Physiol. **106**, 286 (1947).
[5200] McKeown, R. M., Lindsay, M. K., Harvey, S. C. u. Lumsden, R. W.: Arch. Surg. **25**, 467 (1932), Rona **73**, 261.
[5201] McKeown, R. M., Lindsay, M. K., Harvey, S. C. u. Lumsden, R. W.: Arch. Surg. **25**, 722 (1932), Rona **73**, 261.
[5202] McKeown, R. M., Harvey, S. C. u. Lumsden, R. W.: Arch. Surg. **25**, 1011 (1932), Rona **73**, 262.
[5202, I] Roche, J. u. Mourgue, M.: C. rend. Soc. Biol. **130**, 1138 (1940). C. **1941 II**, 1642.
[5202, II] Roche, J. u. Mourgue, M.: C. rend. Soc. Biol. **134**, 277 (1940). C. **1941 II**, 905. Auch Versuche an Tauben. Nur die Salzeinlagerung wurde durch Vitamin D beschleunigt.
[5202, III] Lecoq, R.: C. rend. Acad. Sci. **224**, 421 (1947). C. **1948**, 116. Auch andere Organe untersucht auf Phosphatasegehalt.
[5203] Roche, J. u. Filippi, A.: C. rend. Soc. Biol. **129**, 322 (1938), Rona **111**, 297.
[5204] Truhlar, J., Drekter, L., McGuire, G. u. Falk, K. G.: J. biol. Chem. **127**, 345 (1939). Lungen, Leber, Niere, Herz, Gesamtratte. Substrat: Glycerophosphat und Hexosediphosphat.
[5205] Humphreys F. E. u. Zilwa, S. S.: Biochem. J. **25**, 1, 579 (1931).

Tiere, die unzureichend Vitamin oder Phosphat erhielten, blieben im Wachstum zurück, aber es zeigte sich keine Rachitis derart, daß der Aschegehalt der Knochen abgenommen hätte[5208]. Zulage von $Ca_3(PO_4)_2$ erwies sich weniger assimilierbar als von Ca-Glycerophosphat[5208]. Wurden Aluminiumsalze ($Fe^{...}$-Salze schwächer) der Diät reichlich zugelegt, dann zeigte sich Abfall des Plasma-P auf 15% der Norm, die Knochen verloren in 4 Wochen 30% an Asche (Cox und Mitarbeiter[2743]). Schließlich gelang es mit der Diät nach STEENBOCK und BLACK 2965 regelrechte Rachitis zu erzeugen, wenn man durch Zusatz von Vitamin A in Spinat und Citronensaft mit Vitamin C verhinderte, daß die Tiere vor Ausbildung der Rachitis an Avitaminose A oder C zugrunde gingen[5206]. Die rachitischen Erscheinungen waren begleitet von einer Erhöhung der Alkalireserve des Blutes und einer Vermehrung des anorganischen Phosphats bei Sinken des säurelöslichen und Phosphagen-P im Muskel[5207]. Die Wirkung von Spinat soll nicht auf seinem Gehalt an Vitamin A beruhen[5207]. Wir werden uns fragen, ob sein Gehalt an Oxalat wie bei der Ratte in dieser Richtung wirksam ist, aber dagegen spricht, daß $Ca^{..}$ in der Diät im Überschuß vorhanden war. Dagegen sprechen auch Versuche von LECOQ[5214, II u. III]. Wenn Spinat im Vakuum getrocknet und pulverisiert wurde, blieb die Rachitis aus oder war nur flüchtig, wenn Spinat vorher gekocht war. Es soll sich im Spinat noch ein zusätzlicher Faktor befinden.

Leichter ließen sich Veränderungen rachitischer Art an Knochen und Zähnen durch eine Diät mit Überschuß von P erreichen: täglich 7,3 mg $Ca^{..}$ und 44 mg P[5207, I].

V. Kaninchen.

Der Gehalt an Phosphat und $Ca^{..}$ ist bei Kaninchen niedriger als bei anderen Tierarten, wenn gerade neugeborene Tiere verglichen werden[5215]:

Tabelle 386.

Kaninchen enthielt:	$Ca^{..}$ 0,489%	P 0,366%	Ca/P 1,34
Hund „	0,619	0,375	1,63
Ziege „	1,429	0,807	1,77
Schwein „	1,067	0,622	1,72

Beim Menschen schwankt Ca/P zwischen 1,65 und 1,88, beim Rind ist der Wert 1,71. Das Kaninchen enthält also relativ weniger $Ca^{..}$ als die meisten anderen Tiere.

Der Gehalt des Plasmas an P nimmt ab von einem hohen Wert beim Neugeborenen zu zunehmend niederen Werten[5209]. Durch Al-Gaben oder geringeres PO_4-Angebot in der Diät ließ er sich herabdrücken (Cox und Mitarbeiter[2743]).

Wie verschiedene Fütterungen wirken, zeigen folgende Durchschnittswerte[5214]:

Tabelle 387.

Futter	P mg%	$Ca^{..}$ mg%
Reis . .	2,96	10,6
Mais. . .	3,01	8,72
Sorgho .	3,74	9,85
Soja . .	3,45	11,32

[5206] EMERIQUE, L.: C. rend. Acad. Sci. **205**, 879 (1937), Rona **104**, 368.
[5207] LECOQ, R.: C. rend. Acad. Sci. **211**, 189 (1940). C. **1941 I**, 1983, Rona **125**, 257.
[5207, I] HOWE, P. R., WESSON, L. G., BOYLE, P. E. u. WOLBACH, S. B.: Proc. Soc. exp. Biol. Med. **45**, 298 (1940). C. **1941 I**, 2961.
[5208] PFEIFFER, G.: Z. Kinderheilkunde **58**, 515 (1936).

Durch geeignete Diäten konnte man *Tetanie* erzeugen. Ca/P 1:5,62 führte zu latenter Tetanie, wie die Messung der elektrischen Reizbarkeit zeigte[5211]. Bei einem Futter aus Kohlrüben, Maismehl, Sojamehl und Salzen, so daß ein Ca/P von 1:8,4 resultierte, gab es gelegentlich Tremor der Kiefermuskulatur, Trousseausches Phänomen. Extreme Quotienten Na/K (1/571) begünstigten die Tetanie und erlaubten es, das Ca/P zu erniedrigen[5212].

Bei einer Diät aus Karotten und Hafer mit einem Ca/P von 0,5 entwickelte sich eine Hypertrophie der Nebenschilddrüse von dem Normalgewicht von 10 mg auf 40 mg. Schon nach einer Woche ergab sich ein vermehrter Betrag an Parathormon, das Serum-$Ca^{..}$ war normal, das P an der unteren Grenze des Normalen. Es konnte durch langdauernde PO_4'''-Gaben mit Hyperphosphatämie eine Vergrößerung der Epithelkörperchen erzwungen werden[5214, I]. Vielleicht liegt eine Gegenregulation vor, da das normale Futter aus Alfalfa, Hafer und Grünzeug ein Ca/P von 4 aufwies[5213], also gegenüber dem Experiment sehr abweichende Bedingungen.

Über die Erzeugung von regelrechter Rachitis gehen die Angaben sehr auseinander. MELLANBY und KILLICK[5049, 5210] konnten durch ein Ca/P 1/0,81 mit 0,67% Ca und 0,55% P eine Rachitis erzeugen, während MAREK, WELLMANN und URBANYI[5220, I] durch extreme Diät in Ca/P nur einen Wachstumsstillstand, auch Abnahme der Knochenasche mit abnehmender Bruchfestigkeit des Knochens erzeugen konnten, keineswegs aber eine regelrechte Rachitis. GOLDBLATT[5219] gelang es mit einer MCCOLLUM-Diät 3143 bestehend aus 15% Gelatine, 33% Maismehl, 48% 100%ig ausgemahlenem Weizenmehl, 3% $CaCO_3$ und 1% NaCl. Es zeigten sich schon nach 14 Tagen bei den Tieren, die in dunklen Käfigen saßen, rachitische Symptome. Bald aber entwickelte sich ein — besonders im Winter — schweres Krankheitsbild: Abmagerung, Durchfälle und allgemeine Schwäche. Kurz vor dem Exitus waren die Muskeln oft starr. Bei Reizung der Muskeln wurde (nur bei den Wintertieren) mehr Hexosephosphorsäure gebildet und weniger anorganisches Phosphat als bei den normalen Kontrollen. Der Zustand war durch Vitamin D zu beseitigen. Durch Fehlleitung und Aufstapelung des Phosphats in der Hexosephosphorsäure des Muskels soll es dem Verknöcherungsprozeß entzogen werden. Sobald der Zustand beseitigt wurde, war dann die Heilung auch ohne P-Zufuhr von außen möglich. Abgenommen hatte das Phosphat in der Muskulatur — und zwar auf Kosten von Phosphagen und Pyrophosphatfraktion — nur im Sommer, wo die Erkrankung nicht so schwer war[5217].

Bei regelrechter Rachitis war das sonst inverse Verhalten von $Ca^{..}$ und P unterbrochen, indem $Ca^{..}$ nicht erhöht war trotz der Erniedrigung des P. Die Beziehung wurde aber deutlich, wenn Tiere mit Phosphat belastet wurden, nachdem sie durch 20—50 Tage lange Darreichung von MCCOLLUM-Diät rachitisch geworden waren. Die Verhältnisse zeigt folgende Tabelle (nach [5216]). Die Werte sind in Millimol/Liter angegeben:

Tabelle 388.

P im Plasma		$Ca^{..}$		Gabe von P
vor	nach	vor	nach	
0,87	1,52	3,47	2,93	10 mg intraperitoneal
0,87	1,08	3,48	2,65	5 ,, ,,
0,97	1,59	3,35	2,63	500 ,, per os
0,65	0,87	3,10	2,85	159 ,, ,, ,,
0,40	0,63	3,07	2,83	159 ,, ,, ,,
1,06	4,61	3,10	1,44	79 ,, intraperitoneal
0,87	2,65	3,23	3,18	79 ,, ,,

Man erhält einen Korrelationskoeffizienten von $-0,74 \pm 0,13$, wenn man die Logarithmen der Konzentration von Ca$\cdot\cdot$ und P in Beziehung setzt. Die negative Korrelation blieb erhalten, obwohl der Ausgangspunkt niedriger als beim normalen Tier war. Es konnte also nicht am Überschreiten eines Löslichkeitsproduktes liegen, wenn nicht in dieser Situation noch weitere regulative Faktoren vorhanden wären. Wir haben schon verschiedentlich auf noch unbekannte Vorgänge bei der Heilung einer Rachitis hingewiesen. Wie ersichtlich, ergeben sich auch hier dieselben Verhältnisse wie bei der Ratte.

Im Verlauf der Rachitis wurde allgemein eine Erhöhung der Phosphatase beobachtet (besonders Epiphyse, Schleimhaut aller Darmabschnitte, Leberzellen usw.[5218]).

Vitamin D führte zu einer Verminderung der Ausscheidung von Ca$\cdot\cdot$ und P, wobei sich beide verhältnismäßig selbständig verhalten[5220]. Bei Versuchen der Resorption aus dem Darm fand DEGWITZ[2730] nach bestrahltem Ergosterin keine Erhöhung der Resorption. Allerdings waren die angewandten Dosen so hoch, daß der Gehalt an P im Plasma bei 8—11 mg% lag. Hier werden wir einen geringeren Gradienten der Resorption erwarten können, neben höherer Ausscheidung durch die Darmdrüsen. Bei Ratten wurde nach hohen Dosen Ergosterin eine Vergrößerung der „net-absorption" gefunden zugleich mit Ableitung des aus Knochen und Geweben mobilisierten Phosphats in die Niere.

Große toxische einmalige Dosen (10 ccm Vigantol) führten zu einer vermehrten Phosphatausscheidung im Urin von 20 mg P/Tag der Norm auf 99 und 78 mg/Tag. Die Rückkehr zur Norm erfolgte erst in 3 Wochen, es konnten beträchtliche Kalkphosphatsedimente im Harn auftreten[5221]. Die Ausscheidung wurde ausschließlich aus endogenen Quellen gespeist, da eine Phosphatzulage in der Diät nicht viel ausmachte[3786, 5222]. Auch im Plasma fand sich eine Erhöhung des anorganischen P ([5221], 5—50000 E), die nach 200000 E erst am 5.—15. Tage nach der Gabe ihr Maximum erreichte. 5 Tage nach der Gabe ließen sich beim Rattentest im Blut noch beträchtliche Mengen eines antirachitischen Stoffes nachweisen[5223].

Die Beziehung zwischen Ca$\cdot\cdot$ und P im Plasma zeigt folgende Tabelle von SMITH[5229], der Kaninchen mit verschiedenen Mengen von Vitamin D behandelte.

Tabelle 389. *Einfluß von bestrahltem Ergosterin auf Serum-Calcium, Gewebs-Calcium und anorganischen Phosphor* (pro Woche 3—4 Dosen).

Nr.	Einzeldosis mg	Serum-Calcium mg%		Zahl der Dosen	Anorg. Phosphor mg%		Gewebs-Calcium mg/100 g Trockengewebe	
		Norm.	behand.		Norm.	behand.	Lunge	Niere
F 2	10	14,5	20,3	30	6,6	7,9	0,115	2,180
F 17	10	15,2	17,3	20	6,9	13,1	0,910	7,616
F 18	10	14,4	17,4	20	4,2	10,7	0,372	4,377
F 3	5	13,2	14,3	10	9,1	11,0	0,566	—
F 4	5	13,0	19,4	30	6,6	7,1	0,569	1,310
F 9	5	15,1	17,3	20	5,2	9,5	0,373	2,932
F 10	5	14,5	16,7	10	7,0	14,7	0,415	1,687
F 11	5	13,2	14,8	30	4,7	7,2	1,504	0,551
F 12	5	13,7	15,5	10	5,9	7,1	2,006	9,058
F 13	5	13,7	15,7	20	6,4	8,3	0,373	7,415
F 14	2	11,5	17,0	30	5,9	4,9	0,068	0,105
F 15	2	12,6	16,5	30	6,0	4,0	0,072	0,228
F 16	2	14,7	11,8*	20	4,7	23,7	3,586	3,406
F 5	1	14,3	15,8	30	5,6	4,5	0,083	0,070
F 6	1	14,5	16,9	30	7,2	5,7	0,067	0,088
F 19	1	14,2	13,8	30	5,7	7,4	0,066	0,400
F 20	1	16,4	14,1	30	6,0	5,8	0,072	0,058
F 21	1	15,4	13,0	30	6,3	4,5	0,073	0,067
F 7	0,5	14,0	17,5	30	7,1	3,9	0,079	0,053
F 8	0,5	14,0	16,8	30	7,1	4,0	0,072	0,057

* Tier krank.

[5209] ALQUIER, J. u. MICHAUX, A.: C. rend. Acad. Sci. **205**, 748 (1937), Rona **104**, 370.
[5210] MELLANBY, M. u. KILLICK: J. Physiol. **61**, XXIII (1926).

Diese Tabelle zeigt, daß bei kleineren Dosen ein Anstieg des $Ca^{..}$ im Plasma erfolgte und der Phosphatgehalt entsprechend der allgemeinen Regel abnahm. Mit zunehmender Dosis wurde diese Regel durchbrochen, indem sowohl $Ca^{..}$ als auch P anstieg, und jetzt sehen wir die Zunahme im Gehalt an Calcium in den untersuchten Geweben als ein Zeichen metastatischer Verknöcherung. Die Normalwerte des Gehaltes an $Ca^{..}$ schwankten zwischen 64 und 75 mg% bei der Lunge, zwischen 45 und 55 mg% bei der Niere. Das Studium der Tabelle wird noch über mancherlei Einzelheiten, z. B. Unterschied zwischen Niere und Lunge usw. orientieren, ohne daß wir darauf eingehen wollen.

Die Phosphataseaktivität wird bei dieser Intoxikation vermindert, umgekehrt proportional dem Spiegel von $Ca^{..}$ und P im Blut[5226]. Das zeigte sich auch, wenn den Kaninchen Na-Glycerophosphat injiziert und die Spaltung durch Feststellung des Anstiegs im anorganischen P verfolgt wurde[5225].

Als weiterer diätetischer Faktor wurden von DEGWITZ[2730] die Lipoide bezeichnet. Tiere, lipoidreich ernährt, retinierten 4mal soviel P wie die Kontrollen bei Belastung. Nach P- und $Ca^{..}$-armer Ernährung wurde die Phosphatretention bei Cholesterin stärker erhöht gefunden als nach Lecithin.

Knochenbrüche. Daß bei rachitischen Tieren mit ihrer ungünstigen Ausgangslage die Heilung und Verfestigung einer Fraktur verbessert werden kann, ist verständlich (Literatur siehe [5227, 5228]). Das gelang entsprechend der Entwicklung des Körpergewichtes mit Zulage von Vitamin D und Phosphaten gleichzeitig mit Verbesserung der Gewichtskurve[5229]. Dieser Erfolg ist um so wahrscheinlicher, als nach Frakturen bestimmte Veränderungen, sowohl im Mineralgehalt, als auch in den Phosphatasen vorkommen[5227, 5228]. Darüber wurde schon bei Versuchen an der Ratte berichtet. Ob aber $Ca^{..}$ und P in der Diät einen fortlaufenden Einfluß haben, wurde beim Kaninchen nicht untersucht, vermutlich weil die analytische Kontrolle so großer Mengen im Futter schwierig ist.

Lokale Anhäufung von Knochensalzen ($CaHPO_4$, $Ca_3(PO_4)_2$, Ca-Glycerophosphat) durch Injektion an die Stelle der Fraktur wirkte fast ausschließlich schädlich auf den Heilungsprozeß[5230].

[5211] SJOLLEMA, B. u. SEEKLES, L.: Biochem. Z. **258**, 471 (1933), Rona **73**, 260.
[5212] SJOLLEMA, B. u. SEEKLES, L.: Biochem. Z. **262**, 367 (1933), Rona **75**, 258.
[5213] BAUMANN, D. u. SPRINSON, D. B.: J. biol. Chem. **119**, VII (1937).
[5214] K.-L.-PIN, W.-P.-SOUNG u. S.-Y.-KAO: C. rend. Soc. Biol. **109**, 1373 (1932), Rona **69**, 80.
[5214, I] DRAKE, T. F. G., ALBRIGHT, F. u. BLASTLEMAN: J. clin. Invest. **26**, 203 (1937).
[5214, II] LECOQ, R.: C. rend. Acad. Sci. **214**, 324 (1942), Rona **131**, 633.
[5214, III] LECOQ, R.: Bull. Sci. pharmacol. **49**, 168 (1942), Rona **133**, 56.
[5215] RADEFF, T.: Wiss. Arch. Landw. B **3**, 639 (1930), Rona **59**, 78.
[5216] HAMILTON, B., KAJDI, L. u. MEEKER, D.: J. biol. Chem. **88**, 331 (1930), Rona **58**, 79.
[5217] RAIHÄ, C. E., HELSKE, E., PEITSARA, H. u. VEHNIÄINEN, E.: Acta paediatr. Stockholm **19**, 335 (1937), Rona **101**, 73.
[5218] KODAMA, S. u. TAKAMATSU, H.: Transact. Soc. path. jap. **29**, 498 (1939), Rona **117**, 291.
[5219] GOLDBLATT: Ergebn. Pathol. **25** (1931).
[5220] SJOLLEMA, B.: J. biol. Chem. **57**, 255 (1923), Rona **23**, 88.
[5220, I] MAREK, I., WELLMANN, O. u. URBANYI, L.: C. **1942 II**, 1592.
[5221] HEUBNER, W.: Schweiz. med. Wschr. **1932 I**, 369, Rona **68**, 290.
[5222] ASHFORD, C. A.: Biochem. J. **24**, 1, 661 (1930). 10 mg bestrahltes Ergosterin.
[5223] HEYMANN, W.: J. Pediatry **8**, 480 (1936), Rona **95**, 33.
[5224] SMITH, M. J.: Publ. Health. Rep. **44**, 1245 (1929).
[5225] RATH, G.: Dissertation Kiel 1933, Rona **83**, 75.
[5226] FREEMANN, S. u. FARMER, CH. J.: Amer. J. Physiol. **113**, 209 (1935), Rona **90**, 304.
[5227] TIMPE, O.: Dtsch. Z. Chirurgie **237**, 31 (1932).
[5228] TIMPE, O.: Dtsch. Z. Chirurgie **241**, 505 (1933), Rona **79**, 89.
[5229] KROCKERT, G.: Dtsch. Z. Chirurgie **253**, 293 (1940).
[5230] HALDEMAN, K. O. u. MOORE, J. M.: Arch. Surg. **29**, 385 (1934), Rona **83**, 444.

In ausgedehnten Untersuchungen[5231] an 114 Kaninchen und 3 Hunden wurde die Verknöcherung von Transplantaten untersucht, die in der vorderen Augenkammer jederzeit wenigstens einer groben Kontrolle zugänglich waren. Zugleich war die umspülende Flüssigkeit einer Beeinflussung zugänglich.

Die Transplantate kamen in Kontakt mit der Iris und wurden von hier aus vascularisiert, nach 10 Tagen war die Entzündung abgeklungen. Es wurde durch eine feine Nadel eine Suspension von Knochenasche oder Knochensalzen, entsprechend der Analyse des Knochens (Ca-Phosphat 85%, $CaCO_3$ 14%, Mg-Phosphat 1%) injiziert. Diese sanken ähnlich einem Hypopion in der Augenkammer nieder.

Der Autor zieht aus den Resultaten den Schluß, daß die Knochenasche leichter zu einer Knochenbildung führe als die synthetisch gewonnenen Salze. Es soll sich um einen unbekannten Faktor handeln, der in der Asche wirksam wird. Die Frage, wie dieser Faktor, der offenbar unter die Spurenelemente zählen muß, bei der nur nach Vascularisierung auftretenden Ossifikation an Ort und Stelle kommen kann, ist nicht leicht zu beantworten, die Schwankungen sind groß. HANCOX[5231, I] transplantierte Fragmente des os frontale von Hühnchen in die chorioallantoide Membran und verfolgte die Vascularisierung. In lebenden Knochen erfolgte eine Einwanderung der Gefäße sehr rasch und zwar in die vorgebildeten Haversschen Kanäle, anscheinend sogar unter Benützung des Endothels. Das gelang keinesfalls, wenn der Knochen gekocht war. Er konnte zur Erklärung sämtlicher Befunde ohne einen im Knochen vorhandenen Induktor auskommen.

Bei Implantation von Blasenepithel und Fascie des rectus abdominis zusammen trat Verknöcherung nur bei Hunden, nie bei Kaninchen auf.

VI. Hunde.

Da der Hund zur Heilung einer Rachitis des Vitamin D bedarf, ergibt sich ein prinzipieller Unterschied gegenüber der Ratte, aber die Nebenbedingungen sind bei beiden Tieren dieselben (siehe [5235, I u. II]).

Ist die Zufuhr von einem dieser Elemente (Ca und P) unzureichend, dann entwickelt sich eine Rachitis, z. B. konnte man durch Beimengung von 0,75% Berylliumcarbonat zur Diät einen Effekt schon in wenigen Wochen erzielen[5233]. Man nimmt bei dieser Methodik an, daß das Beryllium ausschließlich auf dem Wege über die Bildung eines schwerlöslichen Phosphats wirkt. Jedoch besteht die Möglichkeit einer lokalen direkten Schädigung des Verkalkungsvorgangs, da Beryllium schon in kleinen Konzentrationen die alkalische Phosphatase zu hemmen vermag[5233, I]. Deshalb ist die diätetische Einschränkung des Phosphats in der Nahrung ein eindeutigerer Weg. Bei 0,024% P in der Kost entwickelte sich eine Rachitis, die durch Vitamin D nicht zu beeinflussen war[5235 I]. Bei Diäten mit unzureichenden Mengen von $Ca^{..}$ und starkem Phosphatreichtum zeigte sich auch eine Abnahme des Aschegehaltes der Knochen, die durch Zulage von Ca-Lactat behoben werden konnte (TALFER[2738]). Eine Diät mit reinem

---

[5231] BISGARD, J. D.: Arch. Surg. 33, 926 (1936), Rona 100, 115.
[5231, I] HANCOX, N. M.: J. Physiol. 106, 279 (1947).
[5232] FRENCH, R. B. u. COWGILL, G. R.: J. nutrit. 14, 383 (1937), Rona 104, 57. C. 1938 I, 352.
[5233] JONES, J. H.: J. biol. Chem. 109, XLVI (1935), Rona 90, 282.
[5233, I] KLEMPERER, F. W., MILLER, J. M. u. HILL, C. J.: J. biol. Chem. 180, 281 (1949).
[5234] MAREK, J., WELLMANN, O. u. URBANYI, L.: Arch. Tierheilkunde 74, 421 (1939), Rona 121, 104.
[5235] PEOLA, F. u. GUASSARDO, G.: Riv. clin. Pediatr. 28, 583 (1930), Rona 57, 417.
[5235, I] FREEMAN, S. u. MCLEAN, F. C.: Arch. of Path. 32, 387 (1941). Bei ausreichendem P und Mangel an Vitamin D wuchsen die Hunde normal, aber die Knorpelentwicklung war in Epiphyse und Rippe verstärkt.

Phosphatüberschuß wirkte nicht rachitogen, aber bestimmte Änderungen im Ablauf waren doch bei verschiedenem Ca/P-Quotienten zu erreichen. So kam es bei P-Armut und $Ca^{..}$-Überschuß zu einer Verarmung des Knochens an $Mg^{..}$[5234]. Mit folgenden Diäten haben MORGAN und GARRISON[5178] Rachitis erzeugt:

Tabelle 390.

$Ca^{..}$	P	Ca/P
0,23%	0,14%	1,6
0,74	0,09	8,2
0,65	0,13	5,0
0,75	0,91	0,8

Die Tiere mit Ca/P 8,2 und 5,0 wuchsen rasch und hatten bald rachitische Extremitäten. Aber die anderen Diäten führten genau so, wenn auch langsamer, zum Erfolg.

Bei Versuchen der *Resorption* an isolierten Darmschlingen wurde vorwiegend bei rachitischen Tieren mit deutlicher Erniedrigung des Phosphats im Plasma die Resorption der Phosphate, nicht die des $Ca^{..}$ gestört gefunden[5235]. In der praktischen Tierheilkunde kommt es eher zu einem Mangel an Phosphat als von $Ca^{..}$, so daß dessen Zufuhr therapeutisch in erster Linie in Frage kommt[5234].

Es gelang, die Ausnutzung durch Gabe von Milchzucker zu verbessern[5232]. Zwar geschieht das im wesentlichen nur bei jungen, wachsenden Tieren, denn in der Zeit der Entwicklung sind die Anforderungen sowohl an $Ca^{..}$ als auch an P am größten.

Schon 2—4 Wochen nach Ableitung der Galle durch eine Fistel entwickelte sich eine Hypophosphatämie, in 6 Wochen waren deutliche Abweichungen im Knochen vorhanden mit den üblichen Zeichen der Verkalkungsstörungen. Die Bilanz an $Ca^{..}$ und P war negativ geworden[5236]. Ein Hund entwickelte eine deutliche Tetanie mit Hypocalcämie (7,4 mg% Ca)[5237]. Diese Erkrankung ist nicht das Zeichen einer mangelhaften Resorption von $Ca^{..}$ infolge fehlender Bildung von Ca-Choleinsäurekomplexen — die es gar nicht gibt — sondern der fehlenden Resorption des zugeführten Vitamin D. Sie ließ sich vollkommen vermeiden und beseitigen durch subcutane Gaben von Vitamin D[5236, 5237].

Wenn wir vorher zwar die geringere Bedeutung des Ca/P in der Nahrung für die Entwicklung der Hunderachitis betont haben, so ist doch immerhin ein Minimum der Zufuhr an P oder $Ca^{..}$ zu einer ausreichenden Verknöcherung auch bei reichlicher Zufuhr von Vitamin D notwendig, ebenso wie bei der Ratte. Wenn man das zugibt, wird man notwendig folgern müssen, daß diätetische Faktoren irgendwelcher Art (darunter Ca/P) hinsichtlich der Resorption eine Bedeutung haben müssen. Sicher hat man sie deshalb nicht so beachten können, weil die Größe der Versuchstiere einen übergroßen Apparat erfordert, um die Verhältnisse zu verfolgen, ähnlich wie SHOHL und andere es bei der Ratte tun konnten.

Unter diesen Faktoren wird das *Säure-Basenverhältnis* eine sehr wichtige Rolle spielen. In dieser Hinsicht wurde hingewiesen auf die Bedeutung der Magensaftsekretion (siehe Einleitung dieses Abschnitts), die Freisetzung von Fettsäuren — wobei dem Mangel oder der Anwesenheit von Galle eine Bedeutung außer der Resorption von Vitamin D zugebilligt werden muß — Verdauungsstörungen oder schließlich die Anwesenheit der Säure selbst (TALFER[2738]).

Eine Diät, die 0,8 g/kg P enthielt neben den notwendigen Vitaminen, führte zu einer deutlichen Rachitis mit starker Ausscheidung von P durch die Faeces, wenn die Kost durch Soda oder durch entsprechende Nahrungsmittel, z. B. Kartoffeln, basisch wurde. Durch Säure (HCl) konnte die Rachitis beseitigt werden[5238].

Phosphatzusatz verstärkte eher die Veränderungen, wie in den Versuchen von SKAAR[5243], ohne daß dadurch extreme Ca/P-Quotienten verursacht wurden. Die Ausscheidung von Ca$^{\cdot\cdot}$ durch den Urin nahm nach Alkalisierung etwas ab. Mit akalischer Diät gefütterte Hunde hatten regressive Veränderungen in dem processus alveolares des Kiefers und zugleich Neigung zu Paradontose[5240]. Die Ursache dieser Aciditätswirkung soll nicht am Verdauungstraktus zu suchen sein, sondern in der Alkalisierung des Gewebes liegen[5239].

Hier finden wir Momente, die völlig den Verhältnissen bei der Ratte gleichen würden, wenn wir annehmen, daß die Einwirkung ausschließlich auf dem Umwege über die Resorption aus dem Darm geschieht. Säure muß zur besseren, Alkali zur schlechteren Resorption führen. Eine Modifikation wäre dadurch zu erwarten, daß der Hund als Fleischfresser mit Säuren im Stoffwechsel fertig zu werden vermag, aber auch nur bis zum gewissen Grad, dann wird das Skelett zur Neutralisierung herangezogen werden müssen mit den Folgen einer Osteoporose oder der Begünstigung von Rachitis.

Daß der Hund sich im Prinzip nicht anders verhält als die Ratte, lehren die Versuche von MORGAN und Mitarbeitern[5241]. Ihre Versuchstiere wurden mit 2 Diäten unterhalten, deren Zusammensetzung an P und Ca$^{\cdot\cdot}$ folgende war:

Diät I: 0,5 (0,42—0,56) % Ca, 0,55 (0,48—0,61) % P, Ca/P = 0,91

Diät II: 0,25 (0,18—0,30) % Ca, 0,65 (0,60—0,69) % P, Ca/P = 0,38

Sie wurden durch 0,8 g Na_2CO_3 alkalisiert oder durch 0,6 g NH_4Cl + 0,2 g NaCl gesäuert. Bei der neutralen Diät wurden 0,4—0,6 g NaCl zugesetzt. Sonst bestanden sie aus Casein, Zucker, Agar, Crisco und Butterfett. Dazu kam nach Bedarf Vitamin D in Form von Lebertran. Die Tiere ohne Lebertran wurden fern vom Sonnenlicht gehalten. Die Versuche dauerten 10 Monate. Das Wachstum war am besten bei alkalischer Diät.

Röntgenologisch wurden bei allen Tieren, besonders bei saurer Diät und auch bei Zusatz von Vitamin D, deutliche Zeichen von Rachitis gefunden. Aber auch bei den alkalisch ernährten Tieren waren Störungen vorhanden, weil das Wachstum beschleunigt war. In den Kiefern wurden nicht Verknöcherungsstörungen gefunden, aber (wie oben) bei sämtlichen 8 Tieren Paradontose. Bei der Diät II kam es, besonders bei Säureüberschuß, zu Ostitis fibrosa, Osteoporosis und Osteomalacie (desgl. [5242]). Das konnte durch Zusatz von Lebertran verhindert werden, wenn der Zusatz frühzeitig erfolgte; war das Krankheitsbild erst fortgeschritten, dann wirkte er nicht mehr so gut. Auch alkalische Diät wirkte selten entkalkend. Bei den erkrankten Tieren war der Aschegehalt der Knochen (auch gelegentlich im Unterkiefer) geringer. Wir geben die Stoffwechselveränderungen bei den 6 Diäten mit und ohne Vitamin-D-Zusatz wieder.

Tabelle 391.

Reaktion	Vit.D	Serum-Ca Diät		anorg. P im Blut Diät		Ca×P Diät		Bilanz als % der Aufnahme		Ca/P der Retention
		I	II	I	II	I	II	Ca	P	
sauer	—	10,9	8,4	3,5	5,9	38	48	43	14	2,7
sauer	+	11,4	—	4,6	—	52	—	60	31	1,7
neutral ...	—	12,2	11,7	5,1	2,8	65	33	64	26	2,1
neutral ...	+	12,2	10,8	4,8	5,3	59	57	40	20	1,9
alkalisch ..	—	12,1	9,9	4,0	3,6	48	33	42	19	2,0
alkalisch ..	+	11,7	9,8	4,1	5,6	48	55	59	28	1,9
alle Diäten summiert .	—							47	19	2,2
	+							52	27	1,5

Die Tabelle zeigt die Bedeutung des $Ca^{\cdot\cdot}$-Gehaltes der Diät für den Gehalt des Serums, auf den die Gabe von Vitamin keine besondere Wirkung hatte. Das Produkt $Ca \times P$ besserte sich bei Lebertranbehandlung außer bei der neutralen Diät I, da hier schon ohne diesen Zusatz das Produkt hoch war, ebenso wie die Retention die anderen Diäten übertraf. Ob die alkalische oder saure Diät überlegen ist, ist nicht ohne weiteres an der Tabelle ersichtlich, nach der histologischen Untersuchung geben die Autoren die saure Diät ohne Vitamin D als die ungünstigste an. Bei 8 Hunden fanden sich Nierenschädigungen, davon allein bei 5 Tieren mit alkalischer Diät.

Die Retention wird durch Vitamin verbessert und zwar besonders beim Phosphat (obwohl der Gehalt der Diäten hoch an P ist), deshalb steigt das Ca/P bei der Retention. Auch bei Fütterungsversuchen mit Milch mit leichtem Mangel an Vitamin D führte Vitamin-D-Zulage zum Anstieg des anorganischen P bei Abfall des $Ca^{\cdot\cdot}$[5244]. Mit einer Diät aus 20% Trockenmagermilch und 80% Hafermehl (Ca/P 1,0—1,5) konnte bei reinem Vitamin-D-Mangel die Bilanz von P positiv sein und $Ca^{\cdot\cdot}$ allein negativ. Hier wirkte Zusatz von Na_2HPO_4 verstärkend auf die Rachitis, trotz verbesserter Bilanz von beiden, erst Vitamin D führte zur Heilung. Bilanz ist bei Hunden nicht gleich Heilung[5243].

In den Versuchen von SHOHL und BENNET[5245] war wiederum das Phosphat und seine ungenügende Retention maßgeblich für die Rachitis trotz eines Ca/P von 0,66 (Diät aus Milch und Hafermehl, Hefe usw.). Wir sehen, daß bei reichlichem P-Angebot P schlechter retiniert wird, in den oben erwähnten Versuchen von SKAAR[5243] mit einem Ca/P von 1,5 stand $Ca^{\cdot\cdot}$ im Vordergrund.

HARRISON[3831, I] fand die Niere an der Retention beteiligt, da die Rückresorption von PO_4''' durch Vitamin D verbessert wurde. Damit würde Phosphat das leitende Mineral sein. Die Verkalkungsstörungen hatten keine Beziehung zu einer Verminderung des Phosphatasegehaltes[5247].

Bei schwangeren Hunden, ebenso bei der Lactation, führte eine Diät, arm an $Ca^{\cdot\cdot}$ und P, zu beträchtlichen Verlusten an $Ca^{\cdot\cdot}$ und P, während $Mg^{\cdot\cdot}$ zunahm. Es entwickelte sich eine Osteomalacie. Auch die Jungen zeigten mangelhafte Verkalkungen, die ohne Vitamin-D-Zulage zu Rachitis führten[5246].

Komplizierte Avitaminose (Erhitzung des Futters im Autoklaven bei 130° für 2—3 Stunden) führte zu einer Hypocalcämie und Tetanie, ohne daß eine direkte Beziehung zum $Ca^{\cdot\cdot}$-Spiegel im Plasma bestand[5249].

Große Dosen von *Vitamin D* führten bei einer Diät, die sehr arm an Phosphat war, nicht zu einer Steigerung des P im Blut[5248]. Die Erholung fand bei jungen Hunden nach Vitamin-D_3-Überdosierung rascher statt als nach D_2. Sonst wäre

---

[5235, II] SJÖBERG, K.: Kungl. Landbrucksakad Tijdskr. **81**, 137 (1942). C. **1942 II**, 1258. Durch geringe Bestrahlung konnte Rachitis vermieden werden, wenn genügende Mengen Ca und P geboten wurden. Die Ausnutzung des Phosphats war gering bei hohem P und geringem Ca, erreichte aber bei umgekehrten Verhältnissen 90%.

[5236] GREAVES, J. D. u. SCHMIDT, C. L. A.: Proc. Soc. exp. Biol. Med. **29**, 373 (1932), Rona **67**, 303.

[5237] HEYMANN, W.: Z. Kinderheilkunde **54**, 201 (1933), Rona **73**, 94.

[5238] JONES, M. R., JAMES, L. u. SMITH, C. E.: Proc. Soc. exp. Biol. Med. **21**, 199 (1924), Rona **25**, 449.

[5239] JONES, R. M.: Amer. J. Physiol. **79**, 694 (1927), Rona **41**, 200.

[5240] JONES, R. M. u. SIMONTON. F. V.: J. Amer. dent. Assoc. **15**, 881 (1928).

[5241] MORGAN, A. F., GARRISON, E. A., HOUSEHOLDER, H., HANSEN, A. M., SEBERGER, M. V., WATENPAUGH, J. TH., FELSHER, A. u. LONG, M. L.: Univ. California Publ. Physiol. **8**, 61 (1934), Rona **86**, 239.

[5242] BODANSKY u. CHANDLER: J. exp. Med. **56**, 823 (1932).

[5243] SKAAR, T.: Uppsala Almqvist u. Wiksells boktr. 1931, Rona **63**, 88.

[5244] ANDERSON, H. D. u. ELVEHJEM, C. A.: J. biol. Chem. **134**, 217 (1940). C. **1940 II**, 2911.

[5245] SHOHL, A. T. u. BENNET, H. B.: J. biol. Chem. **76**, 633 (1928).

[5246] TOVERUD, K. H. u. TOVERUD, G.: Biochem. J. **26**, 2, 1424 (1932).

[5247] DEMUTH, F.: Biochem. Z. **166**, 162 (1925), Rona **35**, 665.

[5248] HESS, A. F. u. SHERMAN, E.: J. biol. Chem. **73**, 145 (1927), Rona **43**, 59.

[5249] DI GIORGIO, A. M.: Arch. di fisiol. **25**, 242 (1927), Rona **43**, 425.

die Reaktion in den Versuchen von MORGAN und SHIMOTORI[5156, II] dieselbe wie bei Ratten (siehe näheres dort). Anscheinend werden bei Überdosierung die Nieren im Sinne einer leichteren Ausscheidung beeinflußt. Denn wenn Tiere 4—24 Tage täglich mit 200000 E Vitamin D behandelt wurden und man dann deren Nieren anderen Tieren implantierte, dann zeigten sie eine viel stärkere Ausscheidung an Phosphat als die Nieren des Kontrollhundes[5250]. Dieser Befund ergänzt die Versuche von HARRISON[3831, I], der nach kleinen, nur kurativen Dosen im Vergleich mit Kreatinin eine erhöhte Rückresorption in der Niere fand.

Eine Änderung der Reaktion gegen *Parathormon* konnte nicht erzielt werden, wenn die Hunde durch Berylliumcarbonat in der Diät rachitisch gemacht worden waren (JONES[5233]).

Ein Unterschied infolge verschiedener Diät gelang in den Versuchen von MORGAN und GARRISON[5178]. Bei einem Ca/P von 1,18—1,77 war die Reaktion von Parathormon etwa normal, bei Ca/P 0,39—0,50 war die Wirkung geringer.

Große Gaben des Hormons sollen zu starken Verlusten nicht nur von $Ca^{..}$ und P, sondern auch von $Na^{.}$, Cl' und Wasser führen, so daß mit Oligurie oder Anurie auch ein Anstieg des Rest-N erfolgte[5251], also eine Art Hypochlorämie. Aber auch schon bei kleineren Dosen zeigten sich Symptome von Nierenschädigungen (LOGAN[3828]), die an anderer Stelle beschrieben wurden.

Nach *Exstirpation der Nebenschilddrüsen* stieg das P, und $Ca^{..}$ sank im Plasma. Wenn Ca/P den Wert 1 unterschritt, dann kam es zu Krämpfen[5255]. Wenn die Blutveränderungen aus irgendeinem Grund nicht auftraten, blieben die Krämpfe aus[5253]. Wurde das $Ca^{..}$ durch Gabe von Glucose[5256] oder AT 10[5254] erhöht und zugleich das P erniedrigt, dann konnten die Krämpfe günstig beeinflußt werden. Wurden umgekehrt 8 Tage vor der Exstirpation größere Mengen von Phosphat zugeführt, dann traten die Krämpfe zeitiger und schwerer auf[5252].

VII. Hühner.

Zwei Punkte sind es, die beim Hühnchen den Phosphatstoffwechsel von dem anderer Tiere unterscheiden, erstens die geringe Wirkung des Vitamin D_2, dann aber auch die Legetätigkeit, die besondere Anforderungen an die Aufnahme von $Ca^{..}$, weniger von P stellt, höchstens vergleichbar mit der Lactation bei den Milchkühen. Gegen Mineralmangel sind die Hühner trotzdem weniger empfindlich als gegen Überschuß, weil hierbei leicht mit Durchfällen zu rechnen ist[5259]. Unter gewöhnlichen Verhältnissen wird deshalb das Optimum an $Ca^{..}$ mit 0,40 bis 0,75%, an P mit 0,35—0,5% angegeben[5257], ein Wert, der kleiner ist als bei der Ratte, aber sich von den Angaben bei anderen Haustieren, z. B. für P bei Schafen und Rindern 0,20—0,3%, für Schweine 0,3—0,6%, nicht prinzipiell unterscheidet[5257]. Da die Geschwindigkeit des Wachstums sehr wesentlich ist für die Güte der Verkalkungen, muß man diesen Faktor ausschalten durch Darreichung gleicher abgemessener Mengen. Unter solchen Bedingungen ergab sich ein Optimum oberhalb 0,26%, aber nicht mehr als 0,5% P[5258].

[5250] CLEMENS, P.: C. rend. Soc. Biol. **130**, 815 (1939), Rona **117**, 55.
[5251] SHELLING, D. H., KAJDI, L. u. GUTH, L.: Endocrinology **22**, 225 (1938). C. **1938 II**, 710.
[5252] PARHON, C. I. u. WERNER, G.: Bull. Sect. Endocrin. Soc. roum. **2**, 149 (1936), Rona **100**, 98.
[5253] EVANS, I. E., SZUBEK, S. u. KERN, R.: Endocrinology **21**, 374 (1937). C. **1937 II**, 4346.
[5254] HOLZ, F. u. KRAMER, F.: Naturwissenschaften **24**, 177 (1936). C. **1936 II**, 3316.
[5255] REED, C. J., LACKEY, E. W. u. PAYTE, J. I.: Proc. Soc. exp. Biol. Med. **25**, 136 (1927), Rona **46**, 427.
[5256] REED, C. I.: Amer. J. Physiol. **85**, 402 (1928), Rona **47**, 464.
[5257] CRAMPTON, E. W.: Sci. Agricult. **18**, 38 (1937), Rona **104**, 370.
[5258] WATKINS, W. E. u. MITCHELL, H. H.: Poultry Sci. **15**, 32 (1936). C. **1936 I**, 2764.

Das erste Symptom ist in der Änderung des Blutphosphates zu sehen. Schon bei Vergleich gar nicht so differenter P-Gehalte der Kost fanden sich deutliche Unterschiede, wie folgende Analysen an 50 Leghornhühnchen zeigen. Die Tiere hatten 60 Tage lang ein Futter aus Hafer und Gerste oder Kleie und Knochenmehlzulage erhalten. Die Blutentnahme geschah durch Herzpunktion. Es wurden folgende Werte erhalten (nach [5270]):

Tabelle 393.

	bei P-armer Diät	bei P-reicher Diät
P-Fraktion	(0,483% P)	(1,16% P)
Gesamtblut: Gesamt-P	108,5 mg%	114,6 mg%
Erythrocyten: Gesamt-P	85,2 ,,	85,2 ,,
Lipoid-P	8,36 ,,	8,49 ,,
anorganischer P	0,687 ,,	0,743 ,,
säurelöslicher P	29,72 ,,	29,60 ,,
Plasma: Gesamt-P	24,56 ,,	28,71 ,,
Lipoid-P	15,78 ,,	20,49 ,,
anorganischer P	1,96 ,,	2,89 ,,
säurelöslicher P	3,18 ,,	3,94 ,,

Wie sich die Konzentrationen im Plasma unter verschiedener Behandlung als Durchschnitte von je 35 Tieren mit einer Grundnahrung von Weizen und Mais, eventuell von Fleischmehl verhalten, zeigen folgende Analysen von ACKERSON, BLISH und MUSSCHL[2799]:

Tabelle 394.

	Reine Diät	dazu Bogenlicht	Bogenlampe + Lebertran	Sonnenschein
Ca	7,72 (5,34—9,41)	7,35	11,73 (9,8—11,85)	10,04 (6,12—12,53)
P	3,92 (3,15—4,15)	3,73 (3,10—4,92)	4,21 (3,8— 6,29)	4,77 (6,89— 3,00)
Ca×P	30,2	27,4	49,4	47,9
	Rachitis		keine Rachitis	

Wir sehen, daß vorwiegend das Ca$^{··}$ verändert, das Ca×P gesunken war und bei denjenigen Eingriffen, die zur Heilung der Rachitis führten, auch anstieg, ein Resultat wie bei anderen Versuchstieren.

Auch ein Material von über 1000 Tieren, die an Beinschwäche erkrankt waren, im Vergleich mit gesunden nach HUGHES und TITUS[5269] gibt dasselbe Resultat (Tab. 395) und bedarf keiner weiteren Erläuterung.

Tabelle 395.

	Ca	P	Ca×P
normale Tiere	11,25—13,75	3,56—5,22	44,32—71,77
Beinschwäche	8,5 —14,0	1,83—3,72	21,0 —37,9

Beim Vergleich beider Tabellen ist das Gemeinsame, daß Ca×P einen niederen Wert hatte, wenn die Tiere krank waren, aber er kommt oben durch Erniedrigung des Ca$^{··}$, unten des P zustande. Entsprechend wurde Erkrankung einmal erreicht mit einer Diät, die 0,26% Ca bei Ca/P = 0,44 enthielt, das andere

---

[5265] KAMACHI, T.: J. of Biochem. 22, 189 (1935), Rona 92, 579. C. 1937 II, 3026.
[5266] SHKLYAR, N.: Rona 111, 233 (1938).
[5267] INSKO, W. M. u. LYONS, M.: J. nutrit. 6, 507 (1933), Rona 79, 58.
[5268] BRANION, H. D., TISDALL, F. F. u. DRAKE, T. G. H.: Poultry Sci. 18, 66 (1939). C. 1939 I, 2627.

1. Legetätigkeit. Während der Legeperiode stieg das P im Blut[5259], aber ebenso der Phosphatasegehalt an, entsprechend dem Eizyklus und der Schalenbildung[5260]. Bei der Schalenbildung kommt es besonders im Beginn zu einer negativen Bilanz an $Ca^{\cdot\cdot}$, aber auch P wird beansprucht. Der Gehalt in der Nahrung wurde kürzlich mit 0,85% P als optimal angegeben[5262]. Die Ausscheidung von P im Kot hörte sofort mit Beginn des Eierlegens auf. Erhöhung des P auf 1% ergab keine besseren Resultate als die optimale Menge von 0,75%[5263]. Wurde in der Nahrung nicht ausreichend Ca und P zugeführt, dann wurde das Reservoir der Knochen, von den verschiedenen Faktoren der Nahrung reguliert, angegriffen[5264]. Dabei mußte aber, weil der Gebrauch an $Ca^{\cdot\cdot}$ größer ist, P ausgeschieden werden. Es konnte auch die Schale dünner werden. Hierbei soll, abgesehen von einer größeren Dünnwandigkeit bei Beginn der Legeperiode, im Frühjahr das Verhältnis Ca/P, weniger Lebertran, eine Rolle spielen. Bei Ca/P von 1,5—2,1 in der Nahrung waren die Schalen fester als bei Ca/P von 0,9 bis 1,1[5261]. Die angegebenen Schwankungen sind aber enorm.

Die Hühner legten mehr Eier, wenn das Ca/P von 1 auf 2,5 anstieg, ohne weiter zu steigen. Bei Übergang auf 4,5 war schon eine Abnahme der Zahl möglich. Es zeigte sich ein störender Faktor, indem die Bebrütbarkeit abnahm. Die Zahl der Todesfälle in Prozent unter den Embryonen bei Gruppen verschiedener Rasse zeigt beistehende Zusammenstellung[5263] auf Tabelle 392:

Tabelle 392.

$Ca^{\cdot\cdot}$/P	1	2,5	4,5
	10,8	11,7	12,2
	12,0	15,0	17,0
	10	12	18
	8	12	26

Schon 2,5 zeigte eine Verschlechterung, der große Sprung war aber erst bei Übergang zu Ca/P 4,5 vorhanden. Außerdem war für die Bebrütbarkeit der Gehalt an Vitamin D wichtig. Inwieweit eine bessere Ausnutzung des Vitamins führend ist, ist nicht ersichtlich.

Bei Fütterung von *Gänsen* mit einer alkalischen Nahrung Ca/P 2,89 enthielten auch die Eier mehr Basen als nach Fütterung mit einer sauren Kost und Ca/P 1:4[5266]. Bei den Embryonen von Truthähnen ging die Ca-Aufnahme parallel dem Wachstum[5267]. Wurde umgekehrt in das spitze Ende des Hühnereies Na-Phosphat oder fructosephosphorsaures $Ca^{\cdot\cdot}$ gegeben, dann war nur bei letzterem der Phosphatgehalt vermehrt, aber bei beiden der $Ca^{\cdot\cdot}$-Gehalt — vielleicht durch schlechtere Ausnutzung des $Ca^{\cdot\cdot}$ der Schale — vermindert[5265].

2. Rachitis. Beim Huhn soll der Mangel an Phosphat in der Nahrung als erster Faktor der Rachitisentstehung gelten[5259]. Durch Zusatz von Berylliumcarbonat (2% $BeCO_3$) ließ sich Erniedrigung des Plasmaphosphats und mangelhafte Verkalkung der Beinknochen mit vermindertem Aschegehalt erreichen[5268]. Die Rachitis bei Hühnern tritt unter dem klinischen Bilde der Beinschwäche in Erscheinung und ist als viel schwerere, ja tödliche Krankheit zu bewerten, weil die Hühner die Beine nicht nur zur Bewegung, sondern auch zum Kratzen benötigen.

[5259] BRANION, H. D.: Sci. Agricult. **18**, 217 (1938), Rona **106**, 65.
[5260] PETERSON, W. J. u. PARRISH, D. B.: Poultry Sci. **18**, 54 (1939). C. **1939 I**, 2612.
[5261] HOOGENDORN, J.: Landbowkund. Tijdschr. **52**, 330 (1940). C. **1941 I**, 2055.
[5262] MORGAN, C. L. u. MITCHELL, J. H.: Poultry Sci. **17**, 99 (1938). C. **1938 II**, 547.
[5263] TITUS, H. W., BYERLY, T. C., ELLIS, N. R. u. NESTLER, R. B.: Poultry Sci. **16**, 118 (1937). C. **1937 I**, 3818.
[5264] TYLER, C.: Biochem. J. **34**, 202 (1940). C. **1940 II**, 228, Rona **122**, 499.

Mal bei 3% Ca und einem Ca/P = 4:1, letzteres bei gleichzeitiger mangelhafter Entwicklung[5273]. Wichtig ist dabei die Beachtung des Cereals, das man in der Diät verabreicht[5271]. Wir denken dabei an das Phytinphosphat, dessen schlechte Ausnutzung beim Huhn schon in dem betreffenden Kapitel erwähnt wurde. Das schwer lösliche $Ca^{..}$-Silicat wurde schlecht ausgenutzt, $Ca^{..}$-Phosphate ohne Berücksichtigung der Löslichkeit[5274].

Mit einer Diät aus 97 Teilen gelbem Mais, 2 Teilen $CaCO_3$, 1 Teil NaCl und entrahmter Milch zeigten sich osteoporotische Erscheinungen, die Knochenbildung hörte auf, das Mark entartete fribrös. Diese Symptome konnten durch Lebertran verhütet werden[5272].

Wenn auch der Gehalt an $Ca^{..}$ und P in der Nahrung sich ausprägt in dem Gehalt des Blutes (ELVEHJEM und KLINE[2800]), so gilt das noch nicht für den Gehalt der Knochen. Zwar kann man durch Gabe von großen Eiweißmengen rasches Wachstum und Erkrankung erzwingen, aber das Ca/P in der Tibia schwankte nur von 1,8—2,18, obwohl es in der Nahrung von 1,1—5,16 sich änderte[5275].

ELVEHJEM und KLINE[2800] verfütterten 2 Diäten, die aus Mais, Weizenkeimlingen, rohem Casein, Salz, $CaCO_3$ und Hefe bestanden. Die Zusammensetzung der Diäten und die Folgen nach 6wöchiger Fütterung und verschiedenen Behandlungsmethoden auf die Knochenasche (in %) zeigt folgende Tabelle:

Tabelle 396.

Diät	rachitisch	+ Lebertran	+ Bestrahlung
I. 0,91% $Ca^{..}$, 0,51% P, Ca/P 1,8	27,7	40,66	40,42
II. 0,7% P, Ca/P 1,3	29,2	43,0	40,56

Wir sehen die prompte Wirkung des Vitamin D, dessen Bedarf beim Hühnchen besonders groß ist. Es wirkte nicht nur auf den Aschegehalt, sondern auch auf den erhöhten Phosphatasegehalt des Serums[5276].

Wurde rachitischen Kücken radioaktives $P^{32}O_4$ injiziert, dann zeigte sich, daß die gesunden Tiere absolut einen höheren Gehalt an P^{32} in den Epiphysen, überhaupt den Knochen aufwiesen. Wenn P^{32} auf das im Knochen schon vorhandene Phosphat bezogen wurde, dann zeigten sich in beiden Teilen des Knochens — Epiphyse und in geringerem Umfang Diaphyse — die rachitischen Tiere überlegen, so daß auf einen lebhafteren Umsatz zu schließen ist. In Milz und Leber wurde kaum ein Unterschied gefunden (DOLS, JANSEN, SIZOO und VAN DER MAAS[3473]). Wir werden das leichtere Eindringen des P^{32} in den rachitischen Knochen zum Teil auf die stärkere Durchblutung beziehen können, die sich auch dann noch bemerkbar machen dürfte, wenn — wie hier — bis zur Analyse 22 Stunden gewartet wurde, meist aber auf die erhöhte Affinität zu dem mangelnden Mineral.

Über den *Bedarf an Vitamin D* bei verschiedenen P- und $Ca^{..}$-Mengen in der Diät liegt eine Reihe von Untersuchungen vor. Bei einem Gehalt an P, der von 0,48—0,78% schwankte und Ca/P von 1,06—1,88, fand sich nur bei 0,48% P

[5269] HUGHES, J. S. u. TITUS, R. W.: J. biol. Chem. **69**, 289 (1926), Rona **39**, 215.
[5270] HELLER, V. G., HUNTER, K. R. und THOMPSON, R. B.; J. biol. Chem. **97**, 127 (1932), Rona **71**, 103.
[5271] BRANION, H. D., STACKHOUSE, J. E. u. HULL, H.: Sci. Agricult. **18**, 447 (1938), Rona **108**, 225.
[5272] PAPPENHEIMER, A. M. u. DUNON, C. L.: J. biol. Chem. **66**, 717 (1925).
[5273] PARKHURST, R. T. u. MCMURRAY, M. R.: J. agricult. Res. **22**, 874 (1932), Rona **71**, 228.
[5274] DEOBALD, H. J., ELVEHJEM, C. A. u. HART, E. B.: Poultry Sci. **15**, 42 (1936). C. **1936 I**, 2767.
[5275] HOLMES, A. D., PIGOTT, M. G. u. CAMPBELL, P. A.: J. biol. Chem. **92**, 187 (1931), Rona **64**, 702.
[5276] CORRELL, J. T. u. WISE, E. C.: J. biol. Chem. **126**, 581 (1938).

eine geringere Verkalkung ohne Optimum in diesem Bereich[5277]. DOLS[5278] fand, daß der Grenzbedarf an P mit 0,45% P anzusetzen ist. Wurde Phosphat zugelegt bis 1% P und einem Ca/P = 3:1, benötigten die Kücken bis zur 5. Woche keine Vitamin-D-Zulage. Ca/P selbst spielte in diesen Versuchen eine geringere Rolle, P stand im Vordergrund.

3. Perosis (auch genannt „enlarged hocks" oder „slipped tendom"). Die Erkrankung der Perosis, von HUNTER und FUNK[5280] zum erstenmal beschrieben, besteht in einer anatomischen Deformität der Beinknochen, aber nicht nur von Hühnern, sondern auch Fasanen, Puten, Wachteln, Waldhühnern. Es findet sich eine vergrößerte Fibriometatarsalgelenkverbindung, eine Verdrehung des distalen Endes der Tibia und des proximalen Endes des Metatarsus, wobei die Sehne des Gastrocnemius von den Kondylen abgleitet. Dadurch kommt es zu einer Lähmung des Beines, ist sie doppelseitig, dann ist sie vom Tode gefolgt. Die Erkrankung ist verschieden von Rachitis, denn die Verkalkungen sind sonst normal[5279], die Phosphatase im Blut eher erniedrigt gegenüber der Norm und nicht erhöht wie bei Rachitis. Die Erkrankung wird durch Überschuß an Ca und P verursacht, so glaubte man, aber eine Anzahl von Futterstoffen wie Reis, Hafer und Weizen haben eine schützende Funktion. Eine Diät aus Mais, Alfalfa, getrockneter Magermilch, Fischmehl, Salz, Lebertran und Baumwollöl mit 0,95% $Ca^{..}$ und 0,8% P führte zur Erkrankung in 93%, darunter 35% schwer. Wichtig ist die reichliche Menge von Eiweiß in der Diät, wodurch schnelleres Wachstum und größere Empfindlichkeit erzielt wurde. Die Häufigkeit der Erkrankung bei verschiedenem Gehalt an $Ca^{..}$ und P zeigt folgende Zusammenstellung mit gleichem Ca/P 1,5 und bei ausschließlicher Berücksichtigung der schweren Fälle[5282]:

Tabelle 397.

Ca	P	Perosis
1,20%	0,80%	14%
1,50	1,0	42
1,80	1,2	37
2,16	1,4	35

Ca/P (P = 1,2%), schwankend von 1,5—2,5, führte zu etwa den gleichen Prozenten 37, 36, 27%. Also nicht Ca/P, sondern die absoluten Mengen hatten hier eine Bedeutung. Interessant sind die Befunde mit verschiedenen Phosphatquellen des gleichen Ca/P (1,5) und gleichem P 1,2%[5282]:

    Zusatz von Knochenmehl   37% Perosis
    „   „ $Ca_3(PO_4)_2$ 34% „
    „   „ NaH_2PO_4 46% „
    „   „ $CaH_4(PO_4)_2$ 11% „

Mit einer Probe des sauren Salzes zeigte sich ein völliges Verschwinden der Erkrankung, was auf das Vorliegen einer Verunreinigung hinweisen könnte.

Man konnte die Erkrankung durch 0,0025—0,015% $Mn^{..}$ zu der Diät verhindern[5279]. Wegen Manganmangels soll die Aktivität der Phosphatase im Plasma, die durch $Mn^{..}$ aktiviert wurde, abnehmen[5281]. $Zn^{..}$ und $Al^{...}$ hatten aber eine ähnliche, wenn auch schwächere

---

[5277] GRIEM, W. B., KILLIAN, M. J., CLIFCORN, L. E., THOMPSON, W. S. u. GUNDLACH, E.: J. Assoc. agricult. Chemists **18**, 471 (1935), Rona **90**, 492.
[5278] DOLS, M. J. L.: Arch. neerl. Physiol. **21**, 554 (1936). C. **1937 I**, 4658, Rona **99**, 589.
[5279] WILGUS, T. S., NORRIS, L. C. u. HEUSER, G. F.: J. nutrit. **14**, 155 (1937).
[5280] HUNTER u. FUNK: Proc. 22 ann. Meet. Poultry Sci. **13**, 166 (1930).
[5281] WIESE, A. C., JOHNSON, B. C., ELVEHJEM, C. A., HART, E. B. u. HALPIN, J. G.: J. biol. Chem. **127**, 411 (1939).
[5282] WILGUS, H. S., NORRIS, L. C. u. HEUSER, G. F.: Poultry Sci. **16**, 232 (1937).

Wirkung[5279]. Neuerdings wurde Zugabe von Cholin zur Verhütung geeignet gefunden[5284, I u. IV]. Aber auch dieses erwies sich nicht restlos befriedigend, sondern nur Fütterung von Leber, und zwar in einer alkohollöslichen Fraktion[5284, III]. Damit scheint aber die Frage nach der Funktion der Phosphate in der Diät in keiner Weise geklärt. BRANCON[5259] legt großen Wert auf einen hohen Gehalt der Nahrung an $Mg^{..}$ zur Genese. Aber $Mg^{..}$ ist ein Aktivator für Phosphatasen und kann durch Phosphatfällung zur Phosphatmangelrachitis führen. Heute ist es erwiesen, daß nur in einem Mangel an Mangan die Ursache der Erkrankung zu suchen ist.

VIII. Schweine[5284, III].

Das Schwein hat in seiner Reaktion auf die Mineralien der Nahrung die größte Ähnlichkeit mit der Ratte. Wurden Schweine mit reinem Mais gefüttert, dann trat Rachitis auf. Diese wurde verhindert durch Zulage von 2% $CaCO_3$. Wurde der Zusatz auf 4% gesteigert, dann sank die Retention von Ca und P, und es entwickelte sich wiederum Rachitis[5295]. Hier zeigt sich am eindeutigsten die Bedeutung des Ca/P-Verhältnisses neben der absoluten Menge.

Bei 1% P im Futter und hohem Verhältnis von Ca/P kam es zu schwerer Rachitis, während 0,1% Ca bei hohem Phosphatgehalt zur Knochenatrophie, Osteoporosis und Osteodystrophie führte[5285].

Die Wichtigkeit der absoluten Mengen von Ca und P zeigt die Darstellung von SCHOCH[5284]. Ein Verhältnis von Ca/P 4,0 erzeugte nur Rachitis, wenn der Gehalt an P 0,12% betrug, stieg der Gehalt auf 0,5%, dann gelang es, eine Verkalkung herbeizuführen. In einer bestimmten Grenze war Vitamin D zum Ausgleich von Nutzen, wurden aber die absolut notwendigen Mengen (0,35% P, 0,25% $Ca^{..}$) unterschritten, dann nutzten auch Vitamingaben nichts.

Vielfach wird zur Charakterisierung der Diät die sogenannte *Erdalkalialkalität* benutzt, d. h. die in mg-Äquivalenten ausgedrückte Summe ($Ca^{..} + Mg^{..} - P$) in 100 g Futter. Hohe und niedere Werte dieser Summe führten beim Schwein zu Rachitis[5283]. Bei negativen Werten (—25 mg-Äquivalente) konnte auch Überschuß an Vitamin D eine gewisse Osteoporose nicht verhindern[5285]. Ein Überschuß von P ist in dem gewöhnlichen Futter sogar häufiger zu fürchten als Mangel an Ca[5286], so daß eine Kalkzulage notwendig wäre. Ein Überschuß soll selbst bei einer Erdalkalialkalität von +65 mg-Äquivalenten bei ausreichender Vitaminversorgung nicht schädliche Folgen zeitigen[5285].

Ob bei dem Zusatz von Calcium nur $CaCO_3$ verwendet werden soll, wie gefordert wird[5286], weil Ca-Phosphat oder gar $CaCl_2$ durch die sauren Anionen wiederum schädlich wirken, oder ob die vielfach vertretene Meinung zu beachten ist, daß $CaCO_3$ die Magensalzsäure neutralisiere und so den Verdauungsprozeß im Magen störe, wird nur bei genauer Beachtung der sonstigen Bestandteile des Futters zu entscheiden sein. NICKISCH[5287] stellte in genauen Bilanzen fest, daß die Retention von Ca beim primären, sekundären oder tertiären Phosphat oder gar Carbonat sich durchaus nicht unterscheide, tatsächlich wirkte aber $CaCO_3$ etwas auf die N-Retention hemmend, was für die obige Ansicht eine gewisse Grundlage gibt.

Bei Eiweißbilanzen wurde neben K_2HPO_4 noch Ca-citrat, KCl und NaCl in den Bereich der Betrachtung gezogen und von der Kombination aller hier aufgeführten Salze die beste Wirkung gesehen[5288].

[5283] WELLMANN, O.: Biolog. generalis 8, 387 (1932), Rona 66, 412.
[5284] SCHOCH, W.: Mitteil. Lebensmittelunters. 29, 176 (1938), Rona 111, 64.
[5284, I] HEGSTED, D. M., MILLS, R. C., ELVEHJEM, C. A. u. HART, E. B.: J. biol. Chem. 138, 459 (1941). C. 1941 II, 2101.
[5284, II] HOGAN, A. G., RICHARDSON, I. R., PATRICK, H. u. KEMPSTER, H. L.: J. nutrit. 21, 327 (1941), Rona 127, 352. $Ca^{..}$, P, $Al^{...}$ und $Zn^{..}$ wurde als ohne Bedeutung angesehen.
[5284, III] PEDERSEN, J. G. A.: Beretn. Forsoyslab. Kgl. Vet. Landbohojskoles 193, I (1940). C. 1941 II, 1037. Zusammenfassende Darstellung, neben eigenen Versuchen.
[5284, IV] JUKES, TH. H.: J. nutrit. 20, 445 (1940), Rona 130, 278.
[5285] THEILER, A., DU TOIT, P. J. u. MALAN, A. I.: Onderstepoort J. vet. Sci. 9, 127 (1937), Rona 107, 576.

Als erste Veränderung durch den Ca$\cdot\cdot$- und P-Gehalt der Diät fand man eine *Beeinflussung des Blutplasmas.* Das Ca$\cdot\cdot$ ließ sich weniger leicht verändern, d. h. vermindern als das P[5289], wie man es bei allen anderen Versuchstieren beobachten kann. Dabei ließen sich wiederum die jungen Tiere leichter beeinflussen als ausgewachsene, das zeigte sich auch in der *Rentention.* Wurden in den Versuchen von NICKISCH[5287] verschiedene Diäten mit Ca/P von etwa 0,5—2,0 wechselnd angeboten, wobei keine Rachitis in Erscheinung getreten war, — dann wurde das Ca/P der Retention bei den größeren Tieren ausgeglichen, sie konnten es regulieren, nicht aber bei den jüngeren. Hier lagen die ersten Anklänge an eine Rachitis vor, die fast immer begleitet ist von einer guten Gewichtszunahme, d. h. guter Entwicklung der Weichteile. Das Ca/P der Knochen wurde bei rachitischen Schweinen — auch wo deutliche Verminderung der Asche (besonders bei acidotischer Diät) festgestellt war — kaum verändert gefunden[5290].

Wir wollen systematische Fütterungsversuche erwähnen, die von umfangreichen Analysen und sonstigen Beobachtungen begleitet waren.

Von REIMERS und SMITS[5291] wurden je 2 Schweine im Alter von 3 Monaten (30—40 Pfund) auf eine Grunddiät aus 200 Teilen Maismehl, 100 Teilen Kleie, 50 Teilen Hafer, 1% NaCl mit verschiedenen Zusätzen gesetzt. Das Futter der 8 Gruppen mit Blutanalyse, Gewichtszunahme und Futternutzung geben wir auf Tab. 398 wieder.

Tabelle 398.

Nr.	Zusatz	CaO	P_2O_5	CaO:P_2O_5	Blut		Gewichtszunahme täglich in Pfund	Futter für Zunahme von 100 Pfund	Aschegehalt der getrockn. Humeri
					Ca	P			
1	+ Blutmehl ..	0,188	0,767	1:4	7,4	10,9	0,9	353	56
2	+ Kalkstein 4%	1,89	0,76	2,5:1	11,4	8,4	0,9	345	63
3	+ Walmehl + 3% Kalkstein..	3,41	0,96	3,55:1	12,4	6,9	0,8	390	66
4	Fischmehl + 3% Kalkstein..	4,54	1,23	3,6:1	12,9	7,0	0,84	375	64
5	nur Fischmehl .	2,40	1,23	1,9:1	11,5	10,2	1,19	265	75
6	Walmehl	1,74	0,958	1,82:1	12,9	10,7	1,05	299	63
7	Blutmehl + 5% Lebertran..	0,188	0,767	1:4	9,8	10,1	1,31	240	64
8	Walmehl, 3% Kalkstein 3% Na_2HPO_4..	3,41	3,02	1,1:1	11,8	10,5	1.21	265	84

Die Diät 7 entsprach der Diät 1, aber mit Lebertranzusatz. Durch diesen Zusatz war die Gewichtszunahme und die Ausnutzbarkeit der ungünstigen Diät gestiegen. Das zeigte sich in den Bilanzen, wo nicht nur die Menge, sondern auch das ungünstige Ca/P der Retention normalisiert wurde. Es konnte sogar durch einfache Bestrahlung eine Verbesserung der Retention erzielt werden, die für eine vermehrte Resorption sprechen soll, weil zugleich eine Umschaltung der Ausscheidung auf den Urin erfolgte[5293]. Wir sehen auf der Tabelle außerdem, daß der Aschegehalt des Femurs durch Lebertran zugenommen hatte.

Wichtig sind die klinischen Beobachtungen, die sich hier anschließen.

Die Tiere mit der *Diät 1* wuchsen gut in den ersten 2 Monaten. Dann trat plötzlich am Morgen eine Steifheit der Hinterbeine ein, die im Verlauf des Nach-

---

[5286] WEISER, ST.: Fortschr. d. Landwirtschaft **3**, 490 (1928), Rona **46**, 648.
[5287] NICKISCH, K.: Tierernährung **12**, 322 (1940).
[5288] TERROINE, F. E. u. REICHERT, TH.: C. rend. Acad. Sci. **188**, 1268 (1929), Rona **51**, 61.
[5289] MAREK, J., WELLMANN, O. u. URBANEK, L.: Z. Züchtung B **27**, 267 (1933), Rona **75**, 258.

Die Tiere der Gruppen 1—4 waren schwer erkrankt, sie konnten nicht gehen. Als begrenzender Faktor trat der absolute Gehalt an Phosphat auf, wobei das Ca/P nicht den erwarteten Einfluß hatte. Bei anderen Versuchsserien demonstrierte sich — auch betreffs der Gewichtszunahme — die Bedeutung von Ca/P, das bei einem Wert von 1—2 ein Optimum aufwies. Auffällig in diesen Versuchen ist der geringe Aschegehalt auch der gesunden Tiere. Das wird von den Autoren darauf zurückgeführt, daß die Tiere im Oktober geboren waren und so nicht ein genügendes Depot von Vitamin D anlegen konnten. Dieses Depot muß aber bei den Schweinen groß sein, wenn man die Dauer bis zur Entwicklung der Symptome in den Versuchen von REIMER und SMITS[5291] berücksichtigt. Hier zeigte sich auch erst nach Monaten eine Abnahme der Bilanz.

Bei Versuchen von MAREK, WELLMANN und URBANYI[5294] wurde die Diät nach Erdalkaliäquivalenten beurteilt, deren Definition wir vorher mitteilten.

Die Grunddiät bestand aus Maisbrot, Weizenkleie und Fleischmehl und wurde durch Zusätze verändert. Folgende 4 Diäten wurden verabfolgt:

1. $+ 10$ g $CaCO_3 + 0{,}9$ g Vitamin D Präp. $+ 22{,}5$ m. äquiv.
2. wie 1 ohne Vitamin D $+ 22{,}5$ m. äquiv.
3. $+ 20$ g $CaCO_3$ $+ 70{,}4$ m. äquiv.
4. $+ 8$ g NaH_2PO_4 $- 70{,}29$ m. äquiv.

Die Gruppen 1 und 2 blieben normal, 3 und 4 wurden krank.

Der $Ca^{..}$-Gehalt im Kot wurde erhöht durch Zusatz von $CaCO_3$, nicht durch Fettzusätze zur Diät, vermindert durch Phosphat. Von den Phosphaten wurde ein Teil in Wasser löslich gefunden, so daß angenommen wurde, daß bei Schweinen Ausscheidung in Form von Alkaliphosphaten möglich, eine gleichzeitige Mobilisierung von Ca nicht notwendig sei. Man wird sich fragen, ob eine Verunreinigung des Kots mit Urin als Fehlerquelle möglich sei, da Alkaliphosphate so außerordentlich leicht rückresorbiert werden können nach allen sonstigen Versuchen.

MØLLGARD[2782, I] konnte Rachitis und Osteoporose besonders der langen Röhrenknochen, der Rippen und der Theca cranis durch Zusatz von 0,05 g Sulfid erzielen, aufhebbar durch Vitaminzulage. Durch Sulfid soll die Resorption von Ca, Mg und P spezifisch gelähmt werden.

IX. Schafe.

Die Probleme ergeben sich hier in erster Linie durch den Phosphatmangel auf manchen Weiden, wenn Schafe auch weniger empfindlich sind als Rinder, wie man sich bei Benutzung derselben Weide überzeugen konnte. Wurde den Tieren, deren Gewichte mit 35—40 kg angenommen werden können, weniger als 0,8 g am Tage gegeben, dann zeigte sich ein Absinken des Aschegehaltes der Knochen, ebenso wie der P-Gehalt des Blutes fiel. Die Knochen wurden nach histologischer Untersuchung als rachitischer Natur festgestellt[5296]. Es ergibt

---

[5290] MAREK, J., WELLMANN, O. u. URBANYI, L.: Hoppe-Seylers Z. **240**, 208 (1936), Rona **95**, 481.

[5291] REIMERS, J. H. W. TH. u. SMITS, D. B.: Arch. Tierernährg. u. Tierzucht **7**, 471 (1932), Rona **69**, 82.

[5292] BETHKE, R. M., EDGINGTON, B. H. u. KICK, C. H.: J. agricult. Res. **47**, 331 (1933), Rona **77**, 85.

[5293] HENDERSON, J. M.: Biochem. J. **19**, 52 (1925).

[5294] MAREK, J., WELLMANN, O. u. URBANYI, L.: Biochem. Z. **272**, 277 (1934), Rona **83**, 117.

[5295] WEISER u. ZAITSCHECK: Fortschr. d. Landwirtschaft **1928**, H. 10.

[5296] STEWART, J.: Inst. animal. Pathol. Rep. Direct. **4**, 179 (1934/35). C. **1938 I**, 927.

mittags verschwand. Das ging 1 Woche so, dann wurden die Symptome stärker. 3 Wochen nach Beginn dieser Erscheinungen konnten die Tiere nur noch sitzen, weil sie nicht mehr ihre Hinterbeine gebrauchen konnten. Dann wurden auch die Vorderbeine ergriffen, sie konnten sich nicht mehr helfen und verloren an Gewicht. Beim Versuch, die beiden Tiere zu wägen, wurden ihnen die Beine gebrochen. Diese Erkrankung wurde als schwerste Rachitis aufgefaßt. Bei der Sektion fand sich eine verzögerte Verknöcherung. Die Schäfte der Knochen waren dünn, an manchen Stellen ganz porös. ,,Es war nicht nötig, zur Zerteilung des Rumpfes die Axt zu gebrauchen, es genügte das Messer." Bei Zusatz von Lebertran in *Diät 7* war die Steifheit nur angedeutet, aber sie war noch so stark, daß die Tiere nicht laufen konnten.

Diät 2—4. Auch hier verliefen die ersten 2 Monate normal. Zuletzt trat schon eine gewisse Unruhe in Erscheinung, übergehend 2 Wochen später in Spasmen, die besonders auftraten, wenn die Tiere gereizt wurden, etwa beim Heranschaffen zum Wägen. Sie mußten auf die Beine gestellt werden und standen dann mit starkem Tremor da. Anfangs traten die Spasmen einmal am Tage nachmittags auf, später aber 4—5mal am Tage. Diese Anfälle verliefen mit schwerer Dyspnoe und Appetitlosigkeit, daher war die Gewichtsentwicklung unregelmäßig. 1 Monat vor Beendigung des 6 Monate dauernden Experimentes verloren die Tiere ihre Sehfähigkeit, die nicht durch Mangel an Vitamin A veranlaßt war. Sie war verursacht durch ein opakes Band, das 8 mm ($^{1}/_{4}$ Zoll) breit über die ganze Cornea lief. Es entstand in dem einen Augenwinkel und wuchs quer zum anderen Winkel herüber. 1 Tier der Gruppe 2 starb im spasmodischen Anfall. Auch hier waren rachitische Symptome vorhanden, wie die Ascheanalysen der Knochen zeigten. Auffällig ist aber an der ganzen Entwicklung, daß die Tiere fast alle Andeutungen von Tetanie hatten, auch diejenigen mit hohem Ca/P. Wenn man die Blutanalyse betrachtet, sieht man zwar bei der Gruppe 2—4 den Phosphatgehalt vermindert, aber Ca×P doch noch weit über den Werten, die wir bei der Ratte und sonst kennen. Der Aschegehalt der Knochen war allerdings größer und lag in dem Bereich der normalen Werte der Ratte.

Die Tiere 4, 5, 6 und 8 waren gesund, trotzdem war im Aschegehalt kein Abstand zu erkennen. Man wird zu dem Verdacht geführt, daß in den verschiedenen Arten der Phosphatsalze noch unbekannte diätetische Faktoren verborgen liegen. Diese Komplikation wurde vermieden in Versuchen von BETHKE, EDINGTON und KICK[5292].

Je 6 Tiere wurden auf eine rachitogene Grunddiät von 79,5% Körnerfutter, 20% Sojabohnenmehl und 0,5% NaCl gesetzt. Die Phosphatzulage erfolgte in Form von $CaCO_3$ und Na_2HPO_4.

Die Durchschnittswerte von je 6 Schweinen, die mit 18 Wochen getötet wurden, zeigt folgende Tabelle:

Tabelle 399.

Nr.	% P	Ca/P	Bruchfestigkeit des Femurs in Pfund	Aschegehalt in %	
1	0,33	0,18	124	44,9	krank
2	0,33	1,27	143	46,3	
3	0,32	2,47	173	48,2	
4	0,32	3,62	149	46,9	
5	0,43	2,70	287	54,0	
6	0,54	2,13	573	58,2	
7	0,64	1,78	493	55,6	
8	0,64	1,22	423	55,1	
9	0,73	1,14	384	55,9	

sich auf manchen Weiden, deren Boden ebenso arm an P ist wie das darauf wachsende Gras, ein Krankheitsbild, das z. B. in Australien[5297] oder Tasmanien und Südafrika mit *Aphosphorosis* bezeichnet wird. Es zeigt sich in Osteophagie (Pica), und in Kallusverdickungen besonders an den Rippen. Diese rühren her von zahlreichen Frakturen der durch den Ascheverlust sehr brüchigen Knochen. Die Wolle wird außerdem spärlicher und dünner.

Diese Wirkung auf die Wollproduktion soll in Tasmanien gerade wegen der besonderen Qualität gesucht werden, während man anderwärts den Verlust an Gewicht durch Behebung des Phosphatmangels zu beseitigen versuchte. Während Phosphatlecksteine nicht zum Erfolg führten, gelang es leicht durch Düngung der Weide mit Superphosphat[5297].

Durch direkte Beimengung zur Nahrung, sobald sich nur ein geringer P-Gehalt im Plasma zeigte, konnte die Krankheit behoben werden, wobei sich $CaHPO_4$ um 50% besser erwies als Knochenmehl[5299]. Bei P-Zulagen von 1,5 g täglich wurde schon das Optimum erreicht (größere Dicke und Länge der Wollfaser), und weitere Steigerung hatte keinen Effekt[5298]. Bei übermäßigem P-Gehalt der Nahrung stieg der Phosphatasegehalt im Blutplasma auf das 3—4fache[5300]. Es wurde einer Diät aus P-armem Heu, Maisflocken und 5 g NaCl verschiedene Mengen von Knochenmehl zugesetzt, so daß verschiedene P-Mengen aufgenommen wurden. Über die Folgen auf den Phosphatgehalt des Blutes unterrichtet die anschließende Tabelle, die Durchschnittswerte von je 4 Tieren wiedergibt[5301]:

Tabelle 400.

Zeitpunkt	0,36 g P	1,36 g P	1,86 g P/Tag
Anfang . . .	4,8	5,0	4,6
14 Tage . .	3,7	5,1	5,6
4 Wochen .	3,1	4,8	5,5
7 ,, .	2,4	4,7	5,5
11 ,, .	2,9	5,5	6,3 mg%

Die anderen Phosphatfraktionen zeigten keine Differenz. In folgendem Versuch wurden die Tiere im Alter von 1 Jahr auf eine in $Ca^{..}$ und P bekannte Diät gesetzt und die weitere Entwicklung über 2 Jahre verfolgt.

Die Ration bestand aus Heu und Maisflocken, Mangel an besonderen Aminosäuren (Lysin, Tryptophan) wurde verhütet durch Zusatz von 20 g Blutmehl[5302, 5303, 5304]. (Gruppe 1—3 je 10, Gruppe 4 und 5 je 5 Tiere)[5305]:

Tabelle 401.

Gruppe	In der Diät			nach ½ Jahr		nach 2 Jahren		Blut mg% P
	Ca	P	Ca/P	Gewichtszunahme in kg	Blut in mg%	Gewicht in kg	Futternutz. in Einheiten	
1	4,95	0,47	10,5	—0,2	2,2	32	23,5	2,4
2	4,95	0,73	6,8	2,9	3,8	33,9	26,0	3,8
3	4,95	1,53	3,2	3,8	6,5	47,4	29,0	5,8
4	4,84	2,92	1,7	1,8	6,0	43,4	27,5	6,4
5	0,84	1,53	0,55	3,5	5,1	45,4	27,5	5,8

[5297] MARTIN, C. J. u. PEIRCE, A. W.: Commonwealth Australia, Council sci. ind. Res. Bull. 85, 1 (1934). C. 1936 I, 2134.
[5298] DUERDEN, J., BOSMAN, V. u. BOTHA, P. S.: 18. Rep. Direct. Serv. South Africa 631 (1932), Rona 73, 259.
[5299] GODDEN, W. u. RAY, S. C.: Emp. J. exp. Agricult. 4 oder 6, 79 (1938), Rona 107, 569. C. 1938 I, 3075.
[5300] AUCHINACHIE, D. W. u. EMSLIE, A. R. G.: Biochem. J. 27, 351 (1933), Rona 74, 660.
[5301] ROSSOUW, S. D.: 16. Rep. Direct. Serv. S. Africa 301 (1930).

Die bessere Entwicklung mit deutlichem Optimum ist ersichtlich (siehe auch [5304]), ebenso die bessere Ökonomie von Gruppe 3. Eine Fortpflanzung erfolgte bei Gruppe 1 im ersten Jahr gar nicht, aber im nächsten Jahr wurde das vollkommen nachgeholt, wobei die Jungen bei allen Diäten gleich schwer waren. Tiere mit Zulagen von Knochenmehl zeigten weniger Anfälligkeit gegen Infektion und Würmer[5304].

Die hier referierten Versuche sind fast ausschließlich von praktischen Bedürfnissen ausgegangen. Es wird sich wohl meist um eine Osteoporose, weniger um Rachitis handeln. Daß auf diese weniger Wert gelegt wurde, sieht man schon aus dem Alter, in dem die Tiere in den Versuch genommen wurden.

Als Folgeerscheinung des Phosphormangels auf den Weiden ist die in Afrika mit „Pica" bezeichnete Osteophagie zu erwähnen. Pica heißt nach dem Lateinischen Elster und soll das elsternmäßige Verlangen nach ungewöhnlichen Stoffen bezeichnen[5309, I]. In diesem Falle handelt es sich aber nicht um ein Verlangen nach ungewöhnlichen, sondern zweckmäßigen Dingen, da die verzehrten Knochen den P-Mangel beheben können. Aber diese Tiere sind nicht wählerisch, sondern fressen auch Knochen, an denen noch faulende Reste von Fleisch haften. Dieses ist infiziert mit Clostridium botulinum. Daran schließt sich ein mehr oder weniger akut verlaufender Botulismus der Tiere, der in Afrika den Namen Lamsiekte erhalten hat, bedingt durch Nervenlähmungen. Merinos, die (infolge mangelhaften Instinktes) nicht zur Osteophagie neigen, erkranken gegenüber den anderen Rassen (Perser, Karakul) weniger. Durch Phosphatzufuhr läßt sie sich auch bei diesen vermeiden (siehe unter Rind).

X. Rinder.

Versuche, durch Fütterung Mangelerscheinungen herbeizuführen, die sich auch im *Blut* zeigten, gelangen nur beim P, nicht bei $Ca^{..}$, $Mg^{..}$, $Na^{.}$, $K^{.}$[5307]. Auf den an P armen Weiden Südafrikas kamen Gehalte von 2 mg% P, ja von 1 mg% und darunter[5316] zur Beobachtung und zwar besonders während der Lactation[5312]. Die minimal notwendigen Mengen in der Nahrung sind im ersten Lebensjahr am größten mit 4 g P täglich/100 kg Gewicht, im 2. Jahr auf 3,8, im 3. auf 2,7 sinkend[5308]. Mangel an P war die Ursache von Rachitis beim Kalbe, während das Verhältnis Ca/P bei reichlicher Vitamin-D-Zufuhr zurücktrat[5310]. Die Retention von P und Ca bei Zulage von Vitamin D zu einer Mangelnahrung stieg teilweise stark (10—14fach) an[5311].

Die Konzentrationen im Blut seien auf folgender Tabelle wiedergegeben (nach [5306]) als Durchschnittswerte in mg%:

Tabelle 402.

Kälber	anorgan. P	säurelösl. P	Ester-P	Lecithin-P	Gesamt-P
8 rachitische . . .	3,0	5,8	2,8	9,0	15,5
14 normale	6,2	9,6	3,4	9,7	20,0
Differenz	3,2	3,8	0,6	0,7	4,5

Ebenso ergibt sich eine Änderung der Phosphatasen. Bei absolutem Mangel an $Ca^{..}$ soll es nicht zu einer Rachitis, sondern zu einer Osteodystrophia fibrosa kommen[5310].

[5302] DuToit, P. J, Malan, A. I. u. Rossouw, S. D.: 16. Rep. Direct. vet. Ser. S. Africa **313** (1930), Rona **60**, 86.

[5303] DuToit, P. J., Malan, A. I. u. Groenewald, J. W.: 17. Rep. Direct. vet. Serv. S. Africa **453** (1931), Rona **65**, 710.

Bei Versuchen mit einer CaO/P_2O_5 von 1:3,06 bzw. 1:3,90 ohne Vitamin kam es nach 7 Monaten zu gespanntem Gang, Druckempfindlichkeit der rechten hinteren Fessel wurde merkbar, 14 Tage später fand sich häufiges Einknicken in den Fußgelenken, die Tiere lagen langdauernd. Dabei war der Gehalt an Ca¨ im Serum mit 13,02, P mit 11,84 mg% hoch und trotzdem der Aschegehalt der Knochen niedrig, z. B. in den Rippen mit 36,8%, im Wirbel mit 39,9%[5309]. Eine Beziehung zu Ca × P fehlt völlig. Bei normalen Saugkälbern war der Aschegehalt etwa 53,8% und stieg mit dem Alter auf 62,5%[5318].

In Versuchen mit P-armem Futter zeigte sich bei Ausgang von 0,13% P im Futter eine gute Gewichtsentwicklung in den ersten 6 Monaten. Dann kam es zum Gewichtsstillstand bei einem Gehalt der Nahrung von 0,09% P. Bei 0,068 gab es Gewichtsverlust. Schon nach einer Dauer der Diät mit 0,09% P von einem halben Jahr zeigten sich Symptome wie Kopro- und Osteophagie (Pica), die als Folgeerscheinung die in Südafrika unter dem Namen *Lamsiekte* bekannte Erkrankung nach sich zieht.

Bei der Lamsiekte handelt es sich um einen sekundär sich entwickelnden Botulismus der Tiere (siehe S. 1018). Dazu ist notwendig, daß der Botulinus in dem Weideboden besonders häufig zu finden ist. Infolge der Resorption des Giftes kommt es zu Lähmungen, und zwar vorwiegend der Bewegungsmuskulatur (nicht der zum Schlingen und Kauen). Nur eine gewisse Steifigkeit des Schultergürtels kommt (wie bei Schafen meist) manchmal noch vorher zur Erscheinung. Im akuten Verlauf dauert die Erkrankung nur wenige Tage. Bei langsamerem Verlauf stehen Lähmung mit der Unmöglichkeit, das Futter zu suchen, Druckstellen mit Eiterungen, im Vordergrund.

Von dieser Lamsiekte ist die unkomplizierte *Styfsiekte* als Ausdruck eines Phosphatmangels der Weiden zu unterscheiden. Ein Vitaminmangel spielt bei der intensiven Sonnenbestrahlung keine Rolle. Die verschiedensten Namen sind hierfür in Gang, z. B.: stiffs oder sweeny in Florida, cripples und pog-leg in Australien. Phosphorarme Weiden sind also weit verbreitet, in Afrika im ganzen Erdteil verstreut, z. B. auch im früheren Deutsch-Ostafrika und Deutsch-Südwest.

Teilweise soll diese Erkrankung nicht allein durch Mangel an P im Futter, sondern auch durch hohe Phosphatverluste infolge Nagana-Erkrankung veranlaßt sein. Als erstes Symptom findet sich die oben erwähnte Pica. Die Steifheit in den Beinen — teilweise mit Lähmungen — soll dann zustande kommen, wenn die Nerven unter den Druck des sich reichlich entwickelnden Osteoid und der sich leicht deformierenden weichen Knochen gelangen (MITCHELL und McCLURE[5536, a]). Wichtig ist besonders bei jungen Tieren eine Wachstumshemmung als der Versuch einer Regulation. Hierin gibt es eine Analogie mit der Rachitis,

---

[5304] BEKKER, J. G.: 18. Rep. Direct. vet. Serv. S. Africa 733 (1932), Rona 73, 260.
[5305] DUTOIT, P. J., MALAN, A. I. u. GROENEWALD, J. W.: 18. Rep. Direct. vet. Serv. S. Africa 611 (1932), Rona 73, 259.
[5306] STARE, F. J. u. ELVEHJEM, C. A.: J. biol. Chem. 97, 511 (1932), Rona 70, 505.
[5307] GROENEWALD, J. W.: Onderstepoort J. vet. Sci. 4, 93 (1935), Rona 88, 561.
[5308] ARCHIBALD, J. G. u. BENNETT. E.: J. agricult. Res. 51, 83 (1935), Rona 90, 93.
[5309] MAREK, J., WELLMANN, O. u. URBANYI, L.: Arch. f. Tierheilkunde 69, 151 (1935), Rona 88, 410.
[5309, I] v. OSTERTAG in OBST: Afrika-Handbuch Bd. IX, 302ff (siehe [2569, III]).
[5310] THEILER, A., DUTOIT, P. J. u. MALAN, A. I.: Onderstepoort J. vet. Sci. 8, 375 (1937), Rona 105, 426.
[5311] WALLIS, G. C., PALMER, L. S. u. GULLICKSON, F. W.: Indian. J. Veterin. Sci. animal Husbandry 6, 181 (1936). C. **1938 II**, 1440.
[5312] MALAN, A. I. u. BEKKER, J. G.: 17. Rep. Direct. vet. Serv. S. Africa 433, (1931), Rona 65, 709.
[5313] BEKKER, J. G.: 18. Rep. Direct. vet. Serv. S. Africa 751 (1932), Rona 73, 260.
[5314] SERGENT, EDM. u. ET.: Arch. Inst. Pasteur Algerie 12, 399 (1934), Rona 87, 312.
[5315] THEILER, A., GREEN, H. u. DUTOIT, P. J.: J. agricult. Sci. 18, 369 (1928), Rona 49, 62.
[5316] MALAN, A. I., GREEN, H. u. DUTOIT P. J.: J. agricult. Sci. 18, 376 (1928), Rona 49, 62.

die zu ihrer vollen Entfaltung ein ausreichendes Wachstum verlangt. Schnell wachsende Rinder sind gegen den Phosphormangel sehr viel empfindlicher als langsam wachsende, wie die Rinder der Eingeborenenbevölkerung Südafrikas. Diese sind in ihrem Bereich dem aus Europa eingeführten Vieh weit überlegen und ohne sonstige P-Zufuhr auch wirtschaftlicher.

Auch der Oestrus wird unregelmäßig und selten, die Autopsie zeigt kleine Ovarien. Die erhöhte CH_4-Bildung zeugt von einer besonderen Gärung im Darm[5317].

Bei Ca/P 5:1 und 0,2% P ist diese Erkrankung — wenigstens in den ersten Anfängen — schon vorhanden[5321].

Wie stark der Mangel sein kann, wurde an den phosphorarmen Weiden von Minnesota (0,2% P_2O_5) erwiesen. Das Futter hatte 0,08% P und 0,36% Ca. Das Ca×P sank auf 30 und darunter, bei einer milchenden Kuh fiel das Produkt auf 11,9 gegenüber 50—70 bei den normalen Tieren[5320]. Trotz der oben erwähnten Unregelmäßigkeit des Oestrus kam es zur Paarung, wenn auch seltener[5315]. Die Kälber hatten bei mäßigem Mangel an P und ausreichender Milchgabe eine normale Konzentration von P im Blut, nur bei den extremen Symptomen der Mutter, 1 mg% P oder sogar niedriger, kam es auch bei ihnen zu einem Mangel[5316].

Die gesamten Erscheinungen lassen sich völlig vermeiden durch Zulage von Phosphat. Wurde den Rindern Phosphat in Form von Knochenmehl oder $CaHPO_4$ zugelegt, dann nahmen sie besser zu, die Ausnutzung des Futters war besser[5313], wenn auch nicht so viel besser, daß sich daraus in Fleischproduktion (noch weniger in Milch) ein wirtschaftlicher Vorteil, besonders bei dem teuren Knochenmehl, erreichen ließ[5314]. (Über wirtschaftliche Berechnungen siehe OSTERTAG-KUHLENKAMPF[5309, I].) Die mangelhafte Ausnutzung des Futters soll auf einen höheren Stoffwechsel der phosphorarm (0,18% P) ernährten Rinder beruhen, dessen Größe auf S. 852 angegeben wurde (nach RIDDELL, HUGHES und FITCH[4551]). Bei anderen Versuchen mit 0,13% P in der Nahrung wurde weder auf O_2-Verbrauch, noch auf CO_2-Bildung und respiratorischen Quotienten, noch auf die Wärmebildung ein Einfluß gefunden[5317].

Die Phosphatquellen sind nicht gleichwertig. Bei Versuchen an 62 Rindern wurde die Menge von Knochenmehl bestimmt, die gerade ausreichte, das Fressen eines angebotenen Knochens (Pica) zu verhindern. Es zeigte sich, daß tägliche Gabe von $^2/_3$ Unzen = 20 g $CaHPO_4$ mit 42% P_2O_5 dieselbe hemmende Wirkung hatte wie 3 Unzen = 90 g Knochenmehl mit 22% P_2O_5. Das wies darauf hin, daß $CaHPO_4$ besser ausnutzbar war[5319]. Noch besser bewährte sich — ebenso auf den P-Gehalt berechnet — Na_2HPO_4, wenn auch der Abstand nicht so groß war, wie vorher (100:97:94 war das Verhältnis der 3 Präparate[5322]). Bei Versuchen an trächtigen Kühen zeigte sich weiter, daß H_3PO_4 weniger geeignet war, eine negative P-Bilanz positiv zu gestalten, was ohne weiteres mit den anderen 3 Stufen der Basenbesetzung möglich war[2327].

[5317] KLEIBER, M., GOSS, H. u. GUILBERT, H. R.: J. nutrit. 12, 121 (1936), Rona 96, 233. C. 1936 II, 2751.

[5318] NITSCHE, M.: Z. Tierzüchtung 44, 230 (1939), Rona 117, 370.

[5319] DUTOIT, P. J. u. GREEN, H. H.: 16. Rep. Direct. vet. Serv. S. Africa 267 (1930), Rona 60, 238.

[5320] PALMER, L. S. u. ECKLES, C. N.: Proc. Soc. exp. Biol. Med. 24, 307 (1927), Rona 40, 550.

[5321] HUFFMANN, C. F., ROBINSON, C. S., DUNCAN, C. W., LAMB, L. W. u. MASON, M. F.: J. Dairy Sci. 16, 203 (1933), Rona 73, 656.

[5322] OTTO, J. S.: Onderstepoort J. vet. Sci. 10, 281 (1938), Rona 113, 406.

[5323] WESTERLUND, A.: Ann. Agricult. Coll. of Sweden 4, 55 (1937), Rona 101, 77. C. 1937 II, 4355.

[5324] IYER, A. V. u. AYYAR, N. K.: Indian. J. vet. Sci. 4, 108 (1934), Rona 82, 591.

Bei den *Bilanzen* spielt — gerechnet an der Ausscheidung — die Resorption anscheinend eine wesentliche Rolle. Wie sich die Ausscheidung auf Harn und Kot verteilt, ergeben folgende Analysen: von P wurde täglich 0,1 g (0,03—0,27) im Harn, 6,2 g (2,03—18,11) im Kot ausgeschieden. Bei Ca waren die betreffenden Zahlen 0,2 bzw. 31,9 g[5324, 5325]. Bei Zulage von Ca erfolgt keine vermehrte Absorption von Ca, wohl aber bei Zulage von Phosphat, wurde dieses aber vermehrt im Harn ausgeschieden, dann fand sich mehr Ca im Kot. Ebeno war eine vermehrte Absorption bei Trächtigkeit und Lactation merkbar[5323]. Umgekehrt führte Zulage von $CaCl_2$ zu vermehrter Ausscheidung von PO_4''' im Darm, sodaß also die Wirkung des Salzes gegen Tetanie nicht nur in der Erhöhung des $Ca^{..}$ im Plasma, sondern ebenso in der Hemmung der Resorption aus dem Darm zu suchen ist. Bei Ca-Lactat war auch der P-Stoffwechsel positiv[5326].

Die Versuche von OTTO[2740] ergaben, daß in der Norm fast alles P im Kot ausgeschieden wurde. Wurde aber Knochenmehl zugelegt, dann wurde eine Absorption desselben von 77 und 67%, bei Na_2HPO_4 sogar von 93 und 97% bemerkbar. Wir geben eine Bilanzreihe aus diesen Untersuchungen wieder, wo neben Na_2HPO_4 zu der Grunddiät aus Heu, Mais, Fanko, Aleuronat und NaCl (sehr niedrig an Ca und P) $CaCO_3$ zugelegt wurde, so daß eine Reihe von verschiedenen Quotienten Ca/P vorlagen. Auf der Tabelle ist die gegenseitige Bedingtheit zu sehen. Die Absorption wurde ähnlich wie früher die „net absorption" von HARRIS bei Ratten gerechnet, also perorale Zufuhr, abzüglich der Ausscheidung durch den Kot[2740]:

Tabelle 403.

48-Stunden Periode	Dosis		$CaO:P_2O_5$ Verhältnis	Absorption		Retention	
	CaO g	P_2O_5 g		CaO g	P_2O_5 g	CaO g	P_2O_5 g
1— 5 ...	97,5	37,2	1:0,38	32,1	8,8	25,7	8,5
8—15 ...	75,4	37,6	1:0,50	27,7	10,1	23,6	9,9
18—25 ...	48,9	39,0	1:0,80	17,1	14,2	14,1	14,0
63—70 ...	73,5	59,8	1:0,81	36,1	35,7	34,7	33,6
28—35 ...	20,6	39,0	1:0,89	5,0	16,1	2,8	15,8
53—60 ...	17,9	59,5	1:3,32	6,9	33,2	5,9	28,9
46—50 ...	18,0	77,5	1:4,31	6,0	49,1	5,3	37,4
41—43 ...	17,5	95,5	1:5,46	4,8	63,1	3,9	29,1

In Versuchen von REID und Mitarbeitern[5335, 1] fand sich eine etwas erhöhte P-Bilanz bei Zusatz von Mangansalzen zum Futter (etwa 0,02% $MnSO_4$), während Ca schlechter reagierte.

Die *Lactationsperiode* stellt an den Bedarf besondere Anforderungen, gelingt es doch z. B. bei Einsetzen der Lactation sehr schwer, die Bilanz von $Ca^{..}$ und P nicht negativ werden zu lassen[5328, 5329]. Für jedes Pfund Milch sollen 0,9 g Ca und 0,7 g P zugelegt werden[5335, 1]. Der Mangel zeigt sich anfangs am Sinken des Plasmaphosphats[5330]. Die Ausnutzung des Phosphats soll gut sein bei milchenden Kühen, besonders wenn vorher ein Phosphatmangel vorhanden war[5331]. Gewisse

---

[5325] KRUPSKI, A. u. ALMASY, F.: Schweiz. Arch. Tierheilkunde **78**, 514 (1936), Rona **103**, 51.
[5326] ROBINSON, C. E., HUFFMAN, C. F. u. MASON, M. F.: J. biol. Chem. **84**, 257 (1929).
[5327] TURNER, W. A., KANE, E. A. u. HALE, W. S.: J. biol. Chem. **92**, XIV (1931), Rona **62**, 751.
[5328] TURNER, A. W. u. HARTMAN, A. M.: J. biol. Chem. **78**, XXVII (1928), Rona **47**, 249.
[5329] TURNER, A. W. u. HARTMAN, A. M.: J. nutrit. **1**, 445 (1929), Rona **52**, 410.
[5330] VAN LANDINGHAM, A. H., HENDERSON, H. O. u. BOWLING, G. A.: J. Dairy Sci. **19**, 597 (1936), Rona **98**, 257.

Nahrungsbestandteile sollen noch darauf einwirken, z. B. Kohl[5332] oder Bohnenmehl[5331]. Besonders gut ausnutzbar war Diphosphogluconat-Calcium[5333]. Bei milchenden Ziegen wirkte Bestrahlung verbessernd auf die Resorption von $Ca^{..}$, aber nicht sicher auf die von P[5334].

Zulage von Thyroxin erhöhte den P-Gehalt der Milch. Bei zugleich vermehrter Ausscheidung von P im Urin war die Bilanz doch positiv. Durch die Behandlung war die Aufnahme durch den Darm erhöht, so erklärte sich die positive Bilanz von P, während Ca stets verlorenging[5330, I].

XI. Affe.

Affen wurden in strahlenfreier Umgebung gehalten mit zugleich Vitamin-D-freier Diät. Das Ca/P wurde auf 0,49 und 1,3 gehalten. Bei den Tieren mit niederen Quotienten entwickelte sich eine Rachitis, die den menschlichen Verhältnissen glich. Parenterale Gabe von Phosphat begünstigte die Verknöcherung zwar, heilend aber wirkte nur Bestrahlung oder Vitamin D[5335].

XII. Mensch.

Die Verhältnisse beim Menschen sind im Prinzip nicht anders als bei den einzelnen Versuchstieren, wenn hier auch die Zahl der quantitativen Stoffwechseluntersuchungen gering ist. Daß Vitamin D zu der Diät des Menschen — ebenso wie zu der von Affe, Hühnchen oder Hund — gehört, ist bekannt. Wir werden nur besondere Prinzipien darstellen können, ohne den Gegenstand auch nur annähernd zu erschöpfen.

1. Der erste Punkt betrifft die **Assimilierbarkeit** der dargebotenen Phosphate der Nahrung.

Bei Gabe von Mais mit seinem hohen Gehalt an Phytin war die ungenützte Ausscheidung von $Ca^{..}$ und P größer[5336]. Es konnte dabei zu einer negativen Bilanz an P kommen, während bei Fleisch die Bilanz positiv wurde[5337]. Die Ausnutzung von $Ca^{..}$ und P gibt teils einen synergistischen, teils einen antagonistischen Verlauf. So wurde bei einer Diät an der Grenze des Mindestbedarfs durch Zusatz von Phosphorsäure die Retention verbessert. Dabei konnte es sich um die Frage der Acidität handeln, da Gabe von $NaHCO_3$ zu einer Verschlechterung führte[5343]. Tendenzen einer Begünstigung der Resorption durch Säure wurden vielfach bei den Versuchstieren, besonders bei der Ratte beobachtet. Nach Zufuhr von Citronensäure, Gluconsäure und Milchsäure wurde aber im Urin die Ausscheidung von Phosphat (die vorher 54,7% betrug) nicht verändert, die von $Ca^{..}$

[5330, I] Owen E. C.: Biochem. J. **43**, 243 (1948).
[5331] Lamb, L. W., Winter, O. B., Duncan, C. W., Robinson, C. S. u. Huffman, C. F.: J. Dairy Sci. **17**, 233 (1934), Rona **79**, 583.
[5332] Miller, H. G., Brandt, P. M. u. Jones, R. C.: Amer. J. Physiol. **69**, 169 (1924), Rona **29**, 73.
[5333] Seiden, R.: J. Amer. vet. med. Assoc. **96**, 518 (1940). C. **1940 I**, 3814.
[5334] Henderson, J. A. u. Magee, H. E.: Biochem. J. **20**, 363 (1926).
[5335] Gerstenberger, H. J.: J. biol. Chem. **123**, XLI (1938).
[5335, I] Reid, J. T., Pfau, K. O., Salsbury, R. L., Bender, C. L. u. Ward, G. M.: J. nutrit. **34**, 661 (1947).
[5336] Nitzescu, J. J., Popoviciu, G. u. Opreanu, R.: Rev. stünt. med. **22**, 1277 (1933), Rona **80**, 431.
[5337] Albertoni, P. u. Tullio, P.: Arch. di Science biol. **6**, 310 (1924), Rona **31**, 66.
[5338] Kempster, E., Breiter, H., Mills, R., McKey, B., Bernds, M. u. Outhouse, J.: J. nutrit. **20**, 279 (1940). C. **1941 I**, 660.
[5339] Kramer, M. M., Potter, M. T. u. Gillum, J.: J. nutrit. **4**, 105 (1931), Rona **63**, 85.

von 17,8 auf 22—24% erhöht, aber das geschah ebenso durch endogen gebildete Milchsäure nach Muskelarbeit[5341]. Wir müssen darauf hinweisen, daß auch in den Versuchen von SHOHL nicht ohne weiteres die Wirkung der Säure sichtbar war, sondern daß bestimmte Grenzverhältnisse notwendig waren, um einen Effekt nachzuweisen. Wenn man die Ausscheidung im Urin als Zeichen vermehrter oder verminderter Resorption auffaßte, dann ergab sich nach Gabe von H_3PO_4 eine unwesentliche Depression der $Ca^{··}$-Ausscheidung im Harn. Diese Verminderung wurde stärker, wenn man von der Säure über die einzelnen Stufen zum tertiären Phosphat überging. Die PO_4'''-Ausscheidung wurde dabei nicht viel verändert[5342], wie auch in den Versuchen von SALTER, FARQUHARSON und TIBBETTS[3847] dieselbe Menge des zugeführten P (20—30%) sich in den Faeces fand, welche Acidität das zugeführte Salz auch besaß.

In anderen Versuchen wurde durch Gabe von NaH_2PO_4 eine vermehrte Ausscheidung von $Ca^{··}$ im Harn beobachtet[5344], also der umgekehrte Vorgang. Dabei soll es sich um einen Ausgleich der Acidität durch das $Ca^{··}$ handeln[5344]. Umgekehrt wurde durch Gabe von $Ca^{··}$-Gluconat die Ausscheidung von P im Urin vermindert, aber nur bei peroraler, nicht bei parenteraler Gabe[5340]. In diesen Versuchen waren offenbar die rein chemischen Bedingungen von Resorption und Fällung wirksam. Bei Prüfung der Aufnahme von $CaHPO_4$ fand sich andererseits dieselbe Ausnutzung des $Ca^{··}$ mit 19,5% der Zufuhr wie in Milch oder Milch in Eiskrem in Versuchen an Kindern[5338, 5351] bzw. Erwachsenen[5339]. Eine weitere Möglichkeit der Beeinflussung ist durch die Fettsäuren der Nahrung gegeben, indem Kalkseifen im Stuhl übrigbleiben[5345]. Solche Kalkseifen wurden von TELFER[5346] im Stuhl von Säuglingen gefunden, die mit Kuhmilch ernährt worden waren. 10—20% des ausgeschiedenen CaO ließ sich auf Fettsäure, der Rest auf Phosphate beziehen. Bei diesen Versuchen wurde aber nur 30—40% des Phosphats im Urin ausgeschieden, ein ungewöhnlich niedriger Satz.

2. Die **Retention** wurde in folgenden Versuchen an 2 Säuglingen verfolgt, denen zu der Grundnahrung von reiner Milch in 3 Stoffwechselperioden von je 4 Tagen teils $CaCl_2$, teils Na_2HPO_4 zugesetzt wurde. Die Resultate gibt folgende Tabelle (nach [5352]) wieder:

Tabelle 404.

Periode	Aufnahme		Ausscheidung im Urin in % d. Zufuhr		Retention		Ca/P
	Ca g	P g	Ca	P	Ca in %	P in %	
Milch....	3,98	2,84	1,3	69,9	27,1	23,4	1,3
	3,98	2,84	3,1	66,6	26,0	27,6	1,3
+ $CaCl_2$ ..	9,20	2,80	4,0	15,1	19,4	15,1	4,2
	7,29	2,13	7,7	8,0	27,9	8,06	12,0
+ Na_2HPO_4	3,41	5,42	1,2	30,0	3,2	8,4	0,24
	3,92	6,36	1,3	51,0	10,2	9,2	0,69

[5340] MÜLLER, H.: Dissertation Jena 1939, bei Lintzel.
[5341] HENKEL, H. G.: Dissertation Jena 1938, bei Lintzel.
[5342] SCHMIDT, K.: Dissertation Jena 1939, bei Lintzel.
[5343] COPP, E. F. F.: Arch. inter. Med. **45**, 136 (1930), Rona **55**, 622.
[5344] TIBBETTS, D. M. u. AUB, J. C.: J. clin. Invest. **16**, 491 (1937), Rona **102**, 402.
[5345] ORR, J. B.: Brit. med. Journal **1924 II**, 504.
[5346] TELFER, S. V.: Quart. J. of Med. **16**, 45 (1923).
[5347] DUMONT, R.: Arch. Schiffs- u. Tropenhygiene **42**, 412 (1938), Rona **110**, 57.
[5348] WANG, C. C., KERN, R. u. KAUCHER, M.: Amer. J. Dis. Childr. **39**, 768 (1930), Rona **56**, 507.
[5349] STEARNS, G.: Amer. J. Dis. Childr. **42**, 749 (1931), Rona **65**, 221.

Jeder Zusatz verschlechterte also die Retention, und auch die Ausscheidung im Urin wurde geringer, was — bei sinkender Retention — in einer gehemmten Resorption zu suchen sein wird. Das Ca/P im Säuglingsalter liegt in der Retention bei 1,5—2,0. Sinken unter 1,5 führt zu Rachitis und ist ein Zeichen von Rachitis, wie schon daraus verständlich ist, daß das Ca/P des Knochens über 2,0 liegt. Die Angaben über die notwendige Retention sind 40 mg P/kg und 20—25 mg Ca/kg im Säuglingsalter[5349].

3. Normaler Bedarf. In der Nahrung von *Kindern* im Alter von 36—66 Monaten bei ausreichenden Mengen von Vitamin D müssen 45—50 mg/kg $Ca^{..}$ und 60—70 mg/kg P enthalten sein[5350]. Bei Bilanzen mit steigender Zufuhr von $Ca^{..}$ und P bei Kindern von 4—12 Jahren wurde eine positive Bilanz noch erreicht, wenn mehr als 32 mg/kg CaO und 79 mg/kg P_2O_5 in der Nahrung vorhanden war. 50% von P wurde im Kot ausgeschieden[5348]. Diese Zahlen sind niedriger, weil das relative Wachstum mit dem Alter abnimmt. Damit sind aber sicherlich noch nicht die optimalen Verhältnisse erreicht. Die tägliche Retention schwankte bei CaO zwischen 4—25 mg/kg, bei P_2O_5 zwischen 6 und 45 mg/kg[5348].

Bei *Erwachsenen* seien folgende Mengen angegeben, die notwendig sind: $Ca^{..}$ 8,2 mg/kg, P 13,9 mg/kg[5355] bzw. 1 g $Ca^{..}$ und 1,5—1,73 g P/Tag[5345]. GREENBERG und SCHMIDT[2794] geben nach Versuchen von SHERMAN den täglichen P-Bedarf für ein Körpergewicht von 70 kg mit 1,0—1,2 g an. Wie die Bilanzen sich ergeben, möge folgendes Beispiel aus Versuchen an 10 Personen im Alter von 32—69 Jahren auf Tabelle 405 beleuchten (nach [5353]):

Tabelle 405.

Zufuhr mg/Tag	Ausscheidung		Bilanz
	Harn	Kot	
Ca .. 524	172	356	— 4
879	206	521	+152
P .. 849	790	202	—147
1227	898	297	+ 32

Die Bilanzen waren stark abhängig von der Eiweißzufuhr, eine Stickstoffmenge von etwa 4 g N führte zu einer negativen Bilanz von P und Ca[5354], bei etwa 10 g N/Tag war sie in Hinsicht P schwach positiv geworden (Ca noch nicht ganz[5357]). Wieweit die Zufuhr bei frei gewählter Nahrung den tatsächlichen Minimalbedarf übertrifft, zeigen Prüfungen von TIGERSTEDT[5356] an 138 Versuchspersonen in Finnland. Die Männer nahmen täglich 7,55 g P_2O_5 (12,65—4,14) und 3,2 g CaO (0,89—6,05), die Frauen 4,93 g (1,95—12,01) g P_2O_5 und 2,16 g (0,55—5,15) g CaO auf. Die Verhältnisse der Zufuhr waren:

Tabelle 406.

	P_2O_5	CaO	MgO
bei Männern ..	4,31	1,83	1,0
bei Frauen ..	4,44	1,95	1,0
bei Kindern ..	4,07	1,72	1,0

Schwankungen in der Bilanz gab es noch abhängig von der Jahreszeit, z. B. negative Bilanzen für P im Januar, Februar und Juli[5358, 5359]. Diese Schwankungen waren auch im Blut von Schwangeren zu beobachten, aber nicht beim Ca[5360]. Sonst fanden sich gewisse Veränderungen des Esterphosphats in den Erythrocyten mit Steigerung der P-Zufuhr[5358].

[5350] DANIELS, A. L., HUTTON, M. K., KNOTT, E. M., WRIGHT, O. E. u. FORMAN, M.: J. nutrit. **10**, 373 (1935), Rona **93**, 332.

4. Rachitis. Eine Erniedrigung der Phosphate im Plasma begleitet die menschliche Rachitis. So wird angegeben, daß alle Kinder unter $2^{1}/_{2}$ Jahren, deren anorganisches P im Serum 3 mg% P unterschritt, an aktiver Rachitis litten[5364, 5365]. Wie sich die Konzentrationen zu denen von Ca verhalten, mögen folgende Analysen an 2 Kindern zeigen (nach [5363]):

Tabelle 407.

Behandlung	Kind I			Kind II			Krankheit
	Ca mg%	P mg%	Ca×P	Ca mg%	P mg%	Ca×P	
25 E Vit. D	8,3	3,0	25	10,2	2,7	28	Rachitis +
intramuskulär .	10,6	4,2	45	10,8	3,1	33	
wiederholt . . .	10,4	6,2	64	10,2	5,5	56	Rachitis heilend

Der Anstieg nach Behandlung ist deutlich. Er erfolgte ebenso bei dem Esterphosphat der Erythrocyten, der vorher erniedrigt war. Dieser stieg bei Behandlung sogar schon früher an als der anorganische P des Plasmas[5367].

5. Die Phosphatase im Plasma wurde unter 506 einwandfrei diagnostizierten Rachitisfällen in 84% erhöht gefunden ([5368] u. [5368, I], siehe auch [5366, 5367]), auch bei anderen Knochenerkrankungen, z. B. Pagets-Erkrankung, Knochentumoren, überhaupt vielfach Knochenneubildung[5366, 5369]. Die Erhöhung des Fermentes soll dazu führen, daß nach Injektionen von Glycerophosphat die Ausscheidung des Phosphates beim rachitischen Kinde rasch und prompt erfolgt[5371]. Normale Werte der Phosphatase wurden gefunden bei einem Fall von Osteogenesis imperfecta. Dafür fehlte aber das Ferment völlig im Periost, dem subperiostalen Gewebe und im Duodenum[5370]. Wir haben schon über die Bedeutung der Phosphatase für die Verknöcherung gesprochen. Auf Tab. 408 geben wir eine Zusammenstellung von SCHÜPBACH[4951] über das Verhalten von Phosphatase und Knochensalzen bei einer Reihe von Erkrankungen wieder.

Tabelle 408. *Differentialdiagnose der Skeletterkrankungen aus den Laboratoriumsbefunden.*

	Serum-Ca	anorganischer Serum-P	alkalische Serum-Phosphatase
Hyperparathyreoidismus mit M. Recklinghausen	+	—	+
Hyperparathyreoidismus ohne Skelettbeteiligung	+	—	±
Hyperparathyreoidismus mit Niereninsuffizienz	+	+	+ bei Skelettbeteiligung
Renale Osteodystrophie	—	+	± oder +
Hypoparathyreoidismus	—	+	±
Osteomalacie (unbehandelt)	± oder —	± oder —	+ im Anfang ±
Osteoporosen	±	±	± bis —?
M. Paget	±	±	± bis ++
Fibröse Dysplasie JAFFE-LICHTENSTEIN	±	±	± oder +
Multiples Myelom	± oder +	± oder +	± oder +
Metastatische Skelettkarzinose . . .	± selten +	±	± oder +

+ vermehrt, — vermindert, ± normal.

[5351] PIERCE, H. B., DAGGS, R. C., MESERVEY, A. B. u. SIMCOX, W. J.: J. nutrit. **19**, 401 (1940). C. **1941 I**, 73.

[5352] ORR, W. J., HOLT JR., L. E., WILKINS, L. u. BOONE, F. H.: Amer. J. Dis. Childr. **28**, 574 (1924), Rona **30**, 409.

[5353] OWEN, E. C.: Biochem. J. **33**, 22 (1939), Rona **112**, 578.

Neben den hier erwähnten Änderungen im Blut findet sich meist bei Rachitis eine *Acidose* (GYÖRGY), verminderter Stoffwechsel und vor allen Dingen Störungen in der Retention von Ca und P. Gerade die Phosphatbilanz zeigt die erste Störung, der dann in einer zweiten Phase die des Ca folgt. Umgekehrt fand sich in einem dritten Stadium die Störung des Phosphats zuerst behoben. Dieses leitet nach den wichtigen Feststellungen von ROMINGER, MEYER und BOMSKOV[5372, 5373] zur Tetanie über, die damit (FREUDENBERG und GYÖRGY) ihren Platz in dem Ablauf einer Rachitis erhält.

Diese Vorgänge haben eine gewisse Parallelität mit Veränderungen im Blut nach Darreichung von Phosphat. Bei peroraler Gabe von anorganischem Phosphat schieden gesunde und kranke Kinder das Phosphat rasch aus. Es wurde von beiden auch rasch und gleichmäßig resorbiert, wenn man den Anstieg im Blutplasma verfolgte, wie in den Versuchen von MURDOCH[2792], die wir auf S. 430 wiedergegeben haben. Nur bei Kindern mit heilender Rachitis war der Anstieg bedeutender. Eine erhöhte Resorption wird man nach GYÖRGY nicht als einzige Ursache ansehen können.

Verfolgt man die *Bilanz*, dann sieht man, daß durch Zulage von Phosphat eine negative Bilanz positiv gestaltet werden kann[5375], wie folgende Versuche an einem rachitischen Säugling zeigen (nach FORD und Mitarbeiter[5374]), die die Retention in mg/kg/Tag angeben:

Tabelle 409.

	CaO	P_2O_5
Fall I vorher	—93	—9
2,5 g NaH_2PO_4 täglich	+4	+178
Fall II vorher	+123	+166
+ 3 g Na_2HPO_4	—16	+207

Das zweite Kind zeigte verminderte Retention bei Ca und vermehrte Retention von P, trotzdem keine Tetanie, vielleicht war die negative Ca-Bilanz dadurch bedingt, daß das zweite Kind nicht das saure, sondern das neutrale Phos-

---

[5354] KUNERTH, B. L. u. PITTMAN, M. S.: J. nutrit. 17, 161 (1939), Rona 113, 246.
[5355] BRULL, L.: Bull. Acad. Med. Belgique VI, 1, 444 (1936), Rona 99, 409. C. 1937 I, 1118.
[5356] TIGERSTEDT, C.: Skand. Arch. Physiol. 56, 265 (1929), Rona 51, 449.
[5357] KUNERTH, B. L. u. PITTMAN, M. S.: J. nutrit. 17, 175 (1939), Rona 113, 246.
[5358] HEINELT, H.: Münch. med. Wschr. 73, 729 (1926), Rona 37, 336.
[5359] HEINELT, H.: Z. exp. Med. 45, 616 (1925), Rona 32, 268.
[5360] BODANSKY, M., CAMPBELL, K. u. BALL, E.: Amer. J. clin. Path. 9, 36 (1939), Rona 112, 425.
[5361] FANCONI, G.: Jahrb. Kinderheilkunde 147, 299 (1936). Klin. Wschr. 1937 I, 542.
[5362] MITCHELL, A. G.: Acta Paediatr. 11, 352 (1930).
[5363] WILKINS, L. u. KRAMER, B.: The John Hopkins Hospit. Bull. 40, 52 (1927).
[5364] ZAMORANI, V.: Lattante 2, 360 (1931), Rona 64, 171.
[5365] HOWLAND, J. u. KRAMER, B.: Amer. J. Dis. of Childr. 22, 105 (1921), Rona 10, 256.
[5366] BODANSKY, A. u. JAFFE, H. L.: Arch. int. Med. 54, 88 (1934), Rona 83, 402.
[5367] STEARNS, G. u. WARWEG, E.: Amer. J. Dis. Childr. 49, 79 (1935), Rona 86, 445.
[5368] MORRIS, N., STEVENSON, M. M., PEDEN, O. D. u. SMALL, J. M. D.: Arch. Dis. Childhood 12, 45 (1937). C. 1937 I, 2793.
[5368,1] BARNES, D. J. u. MUNKS, B.: Proc. Soc. exp. Biol. Med. 44, 327 (1940). C. 1941 II, 1402.
[5369] GUTMAN, A. B., TYSON, T. L. u. GUTMAN, E. B.: Arch. intern. Med. 57, 379 (1936). C. 1937 II, 3024.
[5370] HANSEN, A. E.: Proc. Soc. exp. Biol. Med. 31, 1023 (1934), Rona 81, 657.
[5371] HEYMANN, W.: Z. Kinderheilkunde 45, 232 (1928), Rona 46, 61.
[5372] ROMINGER, E., MEYER, H. u. BOMSKOV, C.: Z. exp. Med. 73, 343 (1930).

phat erhielt. Wesentlich war die Retention vermindert und zwar zugunsten eines erhöhten Aschegehaltes in den Faeces, wie auch die Versuche von TELFER[5376, 5377] zeigen. Das Verhältnis der Ausscheidung an P $\frac{\text{Urin}}{\text{Kot}}$ betrug z. B. $\frac{1}{1{,}7}$ bzw. $\frac{1}{3{,}4}$. Wurde durch Gabe von Lebertran die Heilung eingeleitet, dann kehrte sich das Verhältnis in $\frac{1{,}5}{1}$ bzw. $\frac{4{,}6}{1}$ um. Wir haben hier wiederum dieselben Verhältnisse wie bei der Ratte, jedoch darin unterschieden, daß beim Menschen durch parenterale Gabe, sei es P oder Ca, eine Heilung nicht erzwungen werden kann, obwohl die Resorption keine Rolle spielt.

Rachitis kann auch hervorgerufen sein durch eine vermehrte Ausscheidung der Phosphate in der Niere als ein besonderes (und von dem Hyperparathyreoidismus abzugrenzendes) Krankheitsbild[5361, 5362].

6. Vitamin D. Bei Versuchen an Erwachsenen zeigte sich eine Begünstigung der Resorption von Ca und P durch Vitamin D[5378] und AT 10[5379], führend soll dabei das Ca sein, da bei Zunahme des Ca in der Nahrung die Ausscheidung des P, aber nicht umgekehrt, beeinflußt wurde[5378]. Bei diesen Analysen wird wahrscheinlich die Diät nicht die extreme Form des Phosphatüberschusses erreicht haben, da für die Einseitigkeit der Wirkung kein demonstrierbarer Grund aufzufinden ist. Im allgemeinen hat Vitamin D einen Einfluß, den man als regulierend bei extremen Diäten (Ca/P) ansehen kann, wie bei der Ratte auch[5380].

Von Interesse sind die Fälle von gegen Vitamin resistenter Rachitis. Bei 4 Patienten, bei denen weder Darm- noch Nierenkrankheit eine Ursache gaben, erfolgte die Heilung durch Aufhören des Wachstums[5381], eine Heilungsmethode, wie sie bei Mäusen und auch Meerschweinchen zu beobachten ist. Entwicklung von Rachitis hängt ab vom Wachstum. Gegen diese allgemeine These wendet SHOHL[4953] ein, daß meist das Wachstum gesteuert wird vom Gehalt der Diät an Ca und P und auch Vitamin D, und es sogar experimentelle Rachitis gäbe, die bei gleichbleibendem Gewicht erfolge. Bei Kindern wurde tatsächlich das Wachstum über die Norm gesteigert durch Gabe ausreichender Vitaminmengen[5383]. Demgegenüber ist es eine ebenso häufige Beobachtung, daß durch Gabe z. B. von Eiweiß und Beschleunigung des Wachstums die Entstehung der Krankheit beschleunigt, die Schwere vermehrt wird (z. B. QUERIDO), und auch bei gut wachsenden Kindern ist Rachitis häufiger[5383]. QUERIDO weist nach Belegen aus der Literatur darauf hin, daß bei Kindern im ersten Jahr in 70% der Fälle eine Osteoporosis zu beobachten war, daß also die Mineralzufuhr anscheinend nicht genügte. Deshalb ist die Nahrung der Kinder mit einem Ca/P = 1 nicht zu vergleichen mit der von Ratten bei Ca/P = 1 und 0,4% P. Wichtig ist, daß die Rachitis mit nicht zu kleinen Mengen von Vitamin D behandelt wird, dessen Nebenwirkungen (wie wir schon bei Tierversuchen erwähnten) durch Vitamin-A-Gabe vermindert werden können (STEPP[5382]).

[5373] ROMINGER, E., MEYER, H. u. BOMSKOV, C.: Z. exp. Med. **78**, 259 (1931).
[5374] FORD, F. J., GRAHAM, S. G. u. MORRIS, N.: J. of Physiol. **75**, P 33 (1932), Rona **70**, 279.
[5375] GROSSER, P.: Z. f. Kinderheilkunde **25**, 141 (1920).
[5376] TELFER, S. V.: Quart. J. of Med. **20**, Nr. 77, 7 (1926), Rona **40**, 791.
[5377] TELFER, S. V.: Quart. J. of Med. **16**, Nr. 61, 63 (1922), Rona **17**, 336.
[5378] ALBRIGHT, F. u. SULKOWITCH, W.: J. clin. Invest. **17**, 305 (1938). C. **1938 II**, 546, Rona **108**, 651.
[5379] ALBRIGHT, F., BLOOMBERG, E., DRAKE, T. u. SULKOWITCH, H. W.: J. clin. Invest. **17**, 317 (1938). C. **1938 II**, 546. Rona **108**, 651.
[5380] MAREK, J.: Anz. ungar. Akad. Wissensch. **58**, 429 (1939). C. **1940 I**, 1224.
[5381] GILL, A. M.: Arch. Dis. Childhood **14**, 50 (1939). C. **1939 I**, 4497.
[5382] STEPP, W.: Ernährung **1**, 26 (1936), Rona **95**, 33.
[5383] JEANS, P. C. u. STEARNS, G.: J. amer. med. Assoc. **111**, 703 (1938), Rona **110**, 226.

Inwieweit die Diät und ihr Gehalt an P und Ca¨ für den Vitaminbedarf des Menschen Bedeutung hat, ist nicht untersucht worden. In einer ausführlichen Zusammenstellung von JEANS und STEARNS[5383] über den Bedarf an Vitamin D in verschiedenen Lebensaltern findet sich kein Hinweis, ob der Bedarf durch die Diät verändert wird. Die Schwierigkeiten der Festlegung eines minimalen Bedarfs sind schon so groß, daß meist nicht mehr als eine grobe Schätzung möglich ist. Aber eines ist vor allem zu betonen, nämlich daß eine an Quantität unzureichende Ernährung nicht durch noch so große Dosen von Vitamin D verbessert werden kann, ein Befund, der auch in den Tierversuchen immer wieder zu erheben war. Auch bei der Wirkung auf die Bilanz und Resorption ergab sich dasselbe Bild. War die Resorption von Ca und P bei einem Kinde an sich schon gut, dann ließ sie sich nicht durch Zugaben von Vitamin D verbessern, wohl aber wenn sich im Stuhlgang große Mengen von Ca¨ und P nachweisen ließen.

7. Dasselbe gilt von der Entstehung der **Zahncaries,** einem Kapitel, in dem die Stimmen besonders widersprechend sind. Wir wollen die Einzelheiten der Literatur nicht aufzählen. Negative Befunde[5385] und absolut positive[5384, 5386] stehen sich gegenüber. Teilweise wurden gute Erfahrungen mit Zulagen von Phosphaten gemacht[5384], teilweise die Zulage von Ca empfohlen, weil die normale Nahrung schon ausreichend P enthalte[5383]. Der Nahrung wurde bei weitem größere Bedeutung zugebilligt als der erblichen Anlage und von der Nahrung gerade wiederum dem Vitamin D[5386]. STEARNS und JEANS[5383] kommen zu dem abschließenden Urteil, das wir — etwas anders formuliert — hier wiedergeben können. Bei unzureichendem Gehalt der Nahrung an Ca, P und Vitamin D wird durch Zulage dieser Stoffe die Caries nicht verhütet, aber die Schwere vermindert. Ein Überschuß führt nicht zu größerer Sicherheit.

Wenn also die Koinzidenz zwischen mangelhafter Versorgung mit Ca, P und Vitamin D mit Knochenerkrankungen und Caries hervorgehoben wurde, so gibt es doch auch entgegengesetzte Beobachtungen. Das Zusammengehen von Rachitis und Caries ist schon seit Beschreibung der Rachitis durch GLISSON im Jahre 1651 immer wieder betont worden. Bei Untersuchungen in Indien[5387], wo Rachitis und Osteomalacie besonders am Fuß des Himalaya weit verbreitet sind, wurde aber auch bei deutlich rachitischen Kindern außerordentlich geringes Vorkommen von Caries und Hypoplasie beobachtet. Diese Beobachtung gibt einen Hinweis auf einige Tierversuche, in denen bei schweren Störungen am Knochen die Zähne intakt, jedenfalls widerstandsfähiger gefunden wurden. Auch ARMSTRONG[5092, I] kommt in einer neuerlichen Übersicht zu der Feststellung, daß durch Mangel an Vitamin D wohl Deformationen und Hypoplasie des Schmelzes veranlaßt werden, aber damit sei die Anfälligkeit für Caries nicht gegeben. Da nach dem Durchbruch der Zähne eine Änderung der Schmelzzusammensetzung nicht mehr vom Blutweg her erzielt werden kann, ist eine Beeinflussung über die Diät, darunter vielleicht Vitamin D, nur noch so zu verstehen, daß vom Speichel her die Bedingungen zur Remineralisation, also zur „Heilung" von Schmelzdefekten oder zur Milderung des Fortschritts der Caries, geschaffen werden[5387, I].

Eine besondere Bedeutung hat — abgesehen von ausreichender Zufuhr der benötigten Mineralien — der Bedarf an Vitamin D bei rasch aufeinander folgenden

---

[5384] BROWN, A. u TISDALL, F. F.: Ann. intern. Med. **7**, 342 (1933), Rona **76**, 663.
[5385] JUNDELL, I., HANSON, R. u. SANDBERG, T.: Acta Paediatric. **23**, 141 (1938). C. **1939 I**, 2238.
[5386] McBEATH, E. C. u. ZUCKER, T. F.: J. nutrit. **15**, 547 (1938). C. **1938 II**, 1440.
[5387] WILSON, D. C.: J. Physiol. **96**, 8 P (1939).
[5387, I] RHEINWALD u. STAEHLE: Stoma 1950.

Geburten mit Lactation. Es wird offenbar ein reichlicherer Bedarf vor der zweiten Geburt verlangt, um Verluste an Ca und P zu verhindern[5388, 5389].

8. Über **Osteomalacie** wurden wertvolle Arbeiten aus China geliefert, weil dort, besonders im Norden, die Erkrankung häufig ist. Es zeigte sich eine Erniedrigung des Serum-Ca (bis auf 5—6 mg%) bei normalem P. Die Bilanz an Ca war negativ und zwar unabhängig vom Angebot in der Nahrung. Verstärkend wirkte Gravidität[5393, I]. Lebertran brachte Besserung der Blutkonzentrationen, der Ca- und P-Retention und der Erkrankung selbst[5390, 5393]. Als Begleiterscheinungen finden sich Tetanie und Linsentrübungen. Ebenso gibt es aber eine Form, bei der das Plasma-P erniedrigt ist. Hierbei sind die Knochendeformitäten besonders deutlich, und durch eine phosphorreiche Diät ist eine Besserung zu erzielen[5391]. Aus sorgfältigen Stoffwechseluntersuchungen von Liu und Mitarbeitern[5392] führen wir eine Tabelle an:

Tabelle 410.
Calcium- und Phosphor-Stoffwechsel, Phosphorbilanz bezogen auf Stickstoffbilanz, Calcium- und anorganischer Phosphorspiegel im Serum.
Durchschnittswerte angeordnet nach steigender Dosis.

Perioden	Gabe		Ausbeute Urin P mg	Retention P mg	Serum P mg%
	P mg	Verh. Ca:P			
31—32	293	0,41	126	74	4,8
33—34	293	1,78	22	186	4,8
36—37	292	3,38	5	160	4,6
38—40	292	5,46	4	158	4,2
41	292	7,16	3	141	3,0
28—30	444	0,50	73	264	5,0
27	444	1,40	5	365	4,2
14—15, 24—25	444	2,66	10	253	3,7
16—17	444	3,67	5	267	3,6
22—23	444	4,55	4	211	2,8
8—9	651	0,12	370	84	5,0
10—11	651	0,72	182	298	5,2
12—13	651	1,69	26	420	4,9
18—19	651	2,51	5	364	3,7
20—21	651	3,19	4	320	3,0
53—54	776	0,26	422	80	5,2
55—56	776	0,90	278	192	5,0
57—58	776	1,55	305	267	5,0
59—60	776	2,20	207	198	5,0
61—62	776	2,84	213	260	4,8
51—52	962	0,21	649	13	5,2
49—50	962	0,73	548	113	5,0
47—48	962	1,25	444	116	4,6
45—46	962	1,77	286	270	5,4
43—44	962	2,29	37	538	5,2

Die Perioden mit bestimmter Diät wurden jeweils 4 Tage hintereinander gegeben und wie ersichtlich in ganz verschiedener Reihenfolge verabfolgt. Das Serum-Ca folgte der Zufuhr in der Nahrung. Die Ausscheidung im Urin war um so geringer, je größer das Verhältnis Ca/P wurde bei gleichbleibender P-Gabe

---

[5388] MACY, I. G., HUNSCHER, H. A., MCCOSH, S. S. u. NIMS, B.: J. biol. Chem. **86**, 37 u. 59 (1930).
[5389] TIMPE, O.: Arch. f. Gynäkologie **146**, 240 (1931). Wirkung auf das Blut.
[5390] HANNON, R. R., LIU, S. H., CHU, H. I., WANG, S. H., CHEN, K. C. u. CHOU, S. K.: Chin. med. J. **48**, 623 (1934), Rona **89**, 76.
[5391] LIU, S. H., HANNON, R. R., CHU, H. I., CHEN, K. C., CHOU, S. K. u. WANG, S. H.: Chin. med. J. **49**, 1 (1935), Rona **89**, 76.

in der Diät. Analog verhielt sich die Konzentration im Plasma, so daß eine Schwelle unterschritten wurde, wenn die Ausscheidung im Urin kleiner wurde. Man könnte daraus auf eine mangelhafte Resorption schließen infolge der geringeren Löslichkeit des Calciumphosphats. Tatsächlich fand sich auch eine Zunahme in den Faeces.

Die Ausnahmen müssen aber unser Interesse erregen. Erstens ist die Nierenschwelle — die man leicht extrapolieren kann nach den BRULLschen Untersuchungen — durchaus nicht konstant, sondern in vielen Punkten konformgehend mit der Bilanz, oder in anderer Formulierung: je höher die Retention ist, desto geringer die Ausscheidung von P durch den Urin bei gleicher Konzentration im Plasma. Das bedeutet, daß Apposition im Knochen und Höhe der Nierenschwelle in Korrelation stehen. Beide müssen von einer Stelle aus geleitet werden, die wir nicht kennen, da die Apposition im Knochen nicht auf dem Umwege über die Konzentration im Plasma der Niere Nachricht zukommen läßt oder umgekehrt. Die hier von uns wiedergegebene Auslegung der Befunde ist nicht überall demonstrierbar, aber in einer ganzen Reihe von Serien doch ersichtlich.

Einen interessanten Fall von Osteomalcie teilen FOURMAN und SPRAY[5393, II] mit. Die Patientin litt an Steatorrhoe. Dadurch wurde die Resorption von Vitamin D verhindert. Zusatz von 12000 E/Tag führte zum Ansatz von 1,9 g Ca in 14 Tagen, dieselbe Dosis intramuskulär zum 3fachen Ansatz. Wir sehen hier ein völlig anderes Eingreifen des Fettstoffwechsels in das Geschehen, wie wir es bei den Ratten beschrieben.

Wir haben im übrigen schon wiederholt auf den unbekannten Faktor hingewiesen, z. B. in der *Tetanie*, die sich anschließend an eine Rachitis entwickelt und zwar auch dann, wenn Vitamin D nicht fehlt, sondern die Änderungen der Kost sich nur im rein anorganischen Milieu abspielen. Das gilt schon bei der gewissen Konstanz von $Ca \times P$ im Plasma, die sich zwar folgern läßt aus dem Löslichkeitsprodukt, aber deren Höhe nicht mit Übersättigung im Plasma und Fällungsbildung übereinstimmt, wie auch die Versuche von HARNAPP[4541] am Modell ergeben. Damit wäre der Mechanismus der Phosphatwirkung auch bei Tetanie und akuter Wirkung auf den unbekannten Regulationsfaktor abgestellt. Nur in Grenzfällen würde wirklich die einfache chemische Reaktion eine Rolle spielen.

Wenn bei der auf Rachitis folgenden Tetanie Ca im Plasma erniedrigt ist (siehe [5395]) spielt auch das Verhalten des Phosphates und Alkalose eine Rolle[5394]. Der ganze Komplex wird von FREUDENBERG und GYÖRGY (siehe auch [5397]) als eine Folge oder als Heilungsphase der Rachitis aufgefaßt. Dabei ist es nicht immer notwendig, daß tatsächlich Knochenveränderungen manifest werden[5394, 5394, I]. Hilfe geben sowohl $CaCl_2$, Säure, wenn in ausreichender Menge verabfolgt (siehe dagegen [5394, 5394, I]) und Parathormon[5396].

Ein großer Teil der eben geschilderten Veränderungen in China ist bedingt durch die teilweise sehr phosphatarme Nahrung. Das kommt auch sonst in manchen Gegenden vor, wie z. B. dem Kongo, wo der Boden und damit die zur

---

[5392] LIU, S. H., HANNON, R. R., CHU, H. I., CHEN, K. C., CHOU, S. K. u. WANG, S. H. Chin. J. Physiol. 9, 101 (1935), Rona 91, 132.

[5393] MILES, L. M. u. FENG, CH. T.: J. exp. Med. 41, 137 (1925), Rona 31, 70.

[5393, I] LIU, S. H., CHU, H. I., HSU, H. S., CHAO, H. C. u. CHEU, S. H.: J. clin. Invest. 20, 255 (1941). C. **1941 II**, 3091.

[5393, II] FOURMAN, L. P. S. u. SPRAY, G. H.: Brit. med. J. **1948**, 142.

[5394] LIU, S. H.: J. clin. Invest. 5, 259 (1928), Rona 45, 494.

[5394, I] LIU, S. H.: J. clin. Invest. 5, 277 (1928), Rona 45, 495.

[5395] DORLENCOURT, H. u. SPANIEN, E.: Bull. Soc. pediatr. Paris 22, 284 (1924), Rona 31, 407.

[5396] HESS, J. H., CALVIN, J. K., WANG, C. C. u. FELCHER, A.: Amer. J. dis. of Childr. 26, 271 (1923), Rona 29, 103.

Ernährung dienenden Pflanzen arm an Phosphaten sind (oder auch an Ca). Daraus resultieren nicht nur Knochenveränderungen, sondern auch Anfälligkeit gegen Infektionen, und die bei Europäern gut wirkenden Chemotherapeutica bleiben dann unwirksam[5347].

9. Die **Nebenschilddrüsen** sind bei Rachitis vergrößert und der Hormongehalt im Blut vermehrt, und zwar außer beim Menschen auch bei Ratten, Kaninchen und Hühnern (Literatur siehe SHOHL[4953]). Diese Reaktion ist unerwartet, da damit die Nierenschwelle für Phosphat erniedrigt wird. In ganz kleinen Dosen des Hormons kann es zwar die Verkalkungen begünstigen, aber in den meisten Versuchen sehen wir eine Mobilisierung von Ca-Phosphat aus dem Knochen. Weiterhin ist es erstaunlich, daß gerade bei Rachitis Phosphatgaben zur Tetanie führen, gerade das Gegenteil müßte der Fall sein, beides Zeichen, wie wenig die Verhältnisse geklärt sind und wie weit wir noch entfernt sind, eine Klärung der Hypertrophie nach dem Prinzip der Gegenregulation (EICHLER) zu sehen. Von M. B. SCHMIDT[5399] wurde meist keine Veränderung gefunden und auf die völlig ungeklärte Funktion dieser Drüse hingewiesen.

Das Eingreifen der Nebenschilddrüse wurde schon an verschiedenen Stellen vorher betont. Es fand sich in der Hälfte der Fälle, wo eine vermehrte Funktion der Drüsen angenommen werden kann, ein erniedrigter Phosphatspiegel (GUTMAN, TYSON und GUTMAN[5369]). Die Ausscheidung des Phosphats durch die Niere war vermehrt[5400]. 2 Nierenkranke reagierten nach Hormongabe ohne vermehrte Ausscheidung als Zeichen eines Angriffspunktes in der Niere[5398]. Über die Niere kommt es also zur Senkung der Phosphate im Blut (FULLER, BAUER, ROPES und AUB[3827]).

Eine Reihe von Krankheiten, die sich im Knochen bemerkbar machen, werden auf Überfunktion der Nebenschilddrüsen zurückgeführt, z. B. Ostitis fibrosa[5399]. 3 Fälle von Ostitis fibrosa generalisata wurden von FULLER, BAUER, CLAFLIN und COCKRILL[2790] untersucht. Wie sich die Verhältnisse gestalteten, wenn den Patienten Zulage von Phosphat gegeben wurde, soll mit Zahlen von einem der Kranken belegt werden:

Periode I: Zufuhr täglich 2,79 g Ca und 1,98 g P, Plasma-Ca 14,1 mg%, P 2,8 mg% Ca×P = 40. 2,52 g P wurde allein im Urin ausgeschieden.

Periode II: Zulage von 10 g P als NaH_2PO_4 in 3 Tagen: erhöhtes Plasma-P auf 4,37 mg%, Ca 12,2 g% Ca×P = 53.

Periode III: weitere Periode von wieder 3 Tagen: erhöhtes Plasma-P auf 5,9 mg%, Ca 12,8 g% Ca×P = 76.

Das Wichtige war, daß die Ca-Ausscheidung im Urin in der Periode II und III um 30 und 40% sank und damit die Ca-Bilanz positiv wurde, ebenso wie die von P. Dieser günstige Effekt wurde aber durch folgende Nachteile erkauft. Es traten metastatische Verkalkungen auf, diese betrafen auch die Niere, in der sich zuerst leicht Phosphatsteine bildeten, später aber eine regelrechte Urämie ihren Ursprung nehmen konnte. Hier liegt also das auch am Tier gefundene Resultat vor, daß das Nebennierenhormon auf die Dauer giftiger wirkt, wenn die Diät reich an Phosphat ist.

Ein ähnliches Bild ergab sich übrigens bei 3 Fällen allgemeiner Myelomatose, d. h. niederes P und hohes Ca im Plasma. Durch Phosphatzulage wurde dasselbe erreicht — in der Bilanz — wie eben geschildert, ohne daß die Nebenschilddrüse die Anzeichen einer Veränderung im Mikroskop gezeigt hätte. Auch Knochenmarktumoren führten zu ähnlichen Bildern[5401].

[5397] FREUDENBERG, E.: Verh. d. ges. inn. Med. **1924**, 32, Rona **29**, 746.
[5398] GOODBY, H. K. u. STACEY, R. S.: Biochem. J. **30**, 269 (1936), Rona **94**, 443.

Bei einem Patienten mit Akromegalie wurde eine Osteoporose mit negativer P- und Ca-Bilanz beobachtet, die aber durch Zulagen in der Kost positiv gestaltet werden konnte. Die Ausscheidung im Urin soll vermehrt gewesen sein. Eine Beziehung zu den Nebenschilddrüsen ließ sich nicht exakt nachweisen[5402]. Vermehrte Ausscheidung von Ca und Phosphat wurde auch bei Kranken mit Nieren- und Urethersteinen gesehen. Wurde Säure zugelegt, dann nahm nur die Mineralausscheidung zu, so daß eine eventuell lösende Wirkung der Acidität kompensiert wurde[5403].

10. Knochenbrüche. Nach Frakturen wurde der Phosphatgehalt im Blut erhöht gefunden, und die Ausscheidung im Harn nahm zu[5404]. Die Ausscheidung hatte ein Maximum zwischen dem 2.—6. Tage. Das P soll aus dem Muskel stammen, wegen der passenden Verhältnisse zu ausgeschiedenem Stickstoff und Schwefel[5406]. Über die Heilung sind natürlich einwandfreie Ergebnisse nicht zu erhalten. Es soll jedoch durch lokale Einspritzungen von Glykokollphosphat-Na eine Besserung erzielt werden[5407, 5408], ein Resultat, das uns wenig fundiert erscheint. Die Wahl der angewandten Komplexverbindung erfolgte infolge theoretischer Vorstellungen über die Ablagerung der Knochensalze, etwa indem Ca zuerst niedergeschlagen wird usw. Aber im Kallus wurde immer eine konforme Inkrustation von Ca und P gefunden[5405], wie vielfach auch sonst beobachtet. Daß eine an Ca, P und Vitamin D — wahrscheinlich auch Vitamin C — unzureichende Ernährung die Knochenheilung hemmt, ist anzunehmen und ließ sich z. B. in Insulinde beobachten, indem bei den Malayen die Frakturen meist schlechter heilten als bei den Europäern[5409].

11. Verschiedenes.

Bei Krankheiten, die einer Avitaminose B_1 entsprechen, sammelt sich Brenztraubensäure im Blut an. Diese Ansammlung konnte durch Gabe von Aneurin häufig nicht geheilt werden, wohl aber wenn Pyrophosphat dazugegeben wurde[5410]. Ebenso konnten durch Kombination beider — nicht aber von Phosphat oder Aneurin allein — Neuritiden, auch chronischer Ischias geheilt werden[5411]. Bei Hyperemesis gravidarum wirkte Pyrophosphat allein[5410]. Wir werden bei der raschen Hydrolyse der Verbindung im Blut und ihrer Unfähigkeit, in Zellen einzudringen, den Effekt schwer verstehen können. Pyrophosphat ist als Ca-Fällungsmittel wirksamer als o-Phosphat.

Beide Salze erwiesen sich auch wirksam bei Ekzemen, Rheumatismus, Myokarditis und Arthritis[5412]. Eine Kritik dieser Befunde und ihrer Fundierung wird hier vermieden.

O. Chronische Vergiftung mit Fluoriden[5413].

I. Allgemeines
über physiologische Rolle und Mechanismus der Wirkung.

Als vor einer Reihe von Jahren der Befund erhoben wurde, daß z. B. $Mn^{..}$, $Zn^{..}$ und $Cu^{..}$ sich im Organismus mit Regelmäßigkeit vorfanden, hielt man diese Spuren für eine Verunreinigung, vor denen sich der Organismus deswegen nicht schützen könne, weil mit der Nahrung dauernd gewisse Mengen zugeführt würden. Später stellte es sich heraus, daß die oben genannten Elemente tatsächlich von funktioneller Bedeutung sind. Deshalb ist man heute vorsichtig und nimmt erst

---

[5399] SCHMIDT, M. B.: Schweiz. med. Wschr. **1938 II**, 856, Rona **108**, 580.
[5400] HANSMANN, F. S. u. CARR FRASER W., H.: J. clin. Invest. **17**, 543 (1938), Rona **112**, 63.
[5401] ROBBINS, C. L. u. KYDD, D. M.: J. clin. Invest. **14**, 220 (1935).
[5402] SCRIVER, W. u. BRYAN, A. H.: J. clin. Invest. **14**, 212 (1935), Rona **87**, 79.
[5403] FLOCKS, R. H.: J. amer. med. Assoc. **113**, 1466 (1939). C. **1941 I**, 392.
[5404] NANBA, T.: Arch. Jap. Chir. Kyoto **12**, 1326 (1935), Rona **91**, 571.
[5405] OHNO, K.: Arch. Jap. Chir. **6**, 1 (1929), Rona **58**, 733.

bei Gegenbeweis an, daß eine im Organismus vorliegende Substanz für das Leben im Gesamten keine Bedeutung hat, ja es ist sogar modern geworden, a priori eine Bedeutung anzunehmen und den betreffenden Elementen bestimmte Funktionen zuzuschreiben. In dieser Hinsicht dürften derweil sämtliche denkbaren Prioritäten besetzt sein.

Beim Fluorid ist der Verlauf des Prozesses teilweise umgekehrt. F' wurde schon 1803 von MORICHINI[5418] in einem fossilen Elefantenzahn nachgewiesen, zu einer Zeit, als das Element noch kaum bekannt war. Unter solchen Verhältnissen, kombiniert mit weiteren Funden in Knochen und Zahn, wurden die Forscher fast zwangsläufig darauf hingeführt, in F' nicht nur ein konstant anwesendes Element besonders der Zähne zu sehen, sondern auch die Härte des Zahnschmelzes gerade der Einlagerung von F' zuzuschreiben, zumal man die feineren Untersuchungsmethoden, wie Klärung der Kristallstrukturen, noch nicht kannte. Tatsächlich findet F' in Zahn und Knochen allgemein einen Ruhepunkt. Dieser wird sogar um so beständiger sein, je weniger das betreffende Gewebe einem Umbau unterworfen ist, also im Zahnschmelz. Aber es wird sich um so weniger gerade dort ansammeln. Während der Gehalt der Knochen an F' im Laufe des Lebens zunimmt, ist diese Zunahme beim Schmelz am geringsten, und so kann man im Schmelz gewissermaßen die Schicksale des betreffenden Individuums im Laufe einer bestimmten Entwicklungsphase niedergeschlagen finden, wenn nicht von außen eine Imprägnation möglich ist.

Die Grundlage dieser Anhäufung ist die Entstehung von Fluorapatit. Einen sehr wichtigen Anhalt zum Verständnis der Vorgänge können uns die Versuche von GIESECKE und RATHJE[4928] geben. Wurde $Ca(NO_3)_2$ und $KH_2PO_4 + NaF$ so zusammengegeben, daß die Reaktion neutral blieb, dann entstand niemals reiner Fluorapatit, sondern höchstens ein Mischkristall mit 70% Fluorapatit. Dieser fiel rascher aus und erwies sich als weniger löslich, z. B. in Citronensäure, als der Hydroxylapatit. Wurde die Konzentration des Fluorids weiter erhöht, dann fiel CaF_2 aus, und so kam es zur mangelhaften Bildung von Hydroxylapatit, da Phosphorsäure übrigblieb, die Fällung wurde geringer. Hier liegt es nahe, die durch quantitative Einschränkungen nicht zu hemmende Phantasie spielen zu lassen und in dieser Reaktionsfolge gewissermaßen die ganze Stufenfolge der Beobachtungen zu umreißen. Diese würde etwa folgendermaßen aussehen: Durch die mangelhafte Fällung der Knochensalze bei Überschuß von F' ergibt sich die Erklärung dafür, daß unter der chronischen Einwirkung von F' die Verkalkungen — zum mindesten bei manchen Versuchstieren wie den Ratten — leiden, wurde doch sogar in den alten Versuchen von TAPPEINER (siehe ROHOLM) die Ablagerung

---

[5406] CUTHBERTSON, D. P.: Biochem. J. 24, 2, 1244 (1930).
[5407] EDEN, R.: Münch. med. Wschr. 71, 1160 (1924), Rona 29, 939.
[5408] HERRMANN, E.: Arch. klin. Chirurg. 130, 284 (1924), Rona 29, 333.
[5409] ROEGHOLT, M. N.: Nederl. Tijdschr. Geneesk. 1930 I, 1028, Rona 56, 61.
[5410] CARLSTRÖM, B., SJORGREN, B. u. SVANTESON, G.: Acta med. Skand. 105, 84 (1940).
[5411] CARLSTRÖM, B., u. LÖVGREN, O.: Acta med. Skand. 105, 594 (1940). C. 1941 I, 1311.
[5412] SARTORY, A., SARTORY, R. u. MEYER, J.: Assoc. franç. Avancement Sci. 1933, 453, Rona 83, 329.
[5413] Als wichtigste zusammenfassende Darstellungen sind hier zu nennen und wurden häufig benutzt: KAY ROHOLMS Beitrag in Heffter-Heubners Handb. 7. Erg.-Band (1937) und besonders von demselben Autor: a) Fluorine Intoxikation, Kopenhagen und London 1937.
[5414] VOLKER, J. F., HODGE, H. C., WILSON, H. J. u. VAN VORRHIS, S. N.: J. biol. Chem. 134, 543 (1940). C. 1940 II, 3648, Rona 125, 87.
[5415] KLEMENT, R.: Dtsch. Zahn- u. Kieferheilkunde 4, 760 (1938), Rona 110, 281.
[5416] HART, E. B. u. ELVEHJEM, C. A.: Ann. rev. Biochem. 5, 271 (1936).
[5417] VOLKER, J. F.: Proc. Soc. Biol. Med. 43, 643 (1940). C. 1940 II, 2765.
[5418] MORICHINI: Mem. Mat. Fis. Soc. ital. Sci. Modena 10, 1, 166 (1803), zit. nach ROHOLM.

von CaF_2 behauptet. Ist aber die Konzentration von F' geringer, dann ergibt sich aus der geringeren Löslichkeit des Bodenkörpers — auch z. B. in Citronensäure — die Bedeutung des Fluorids für die Beständigkeit des Zahnes gegen äußere Einwirkungen. Diese Darstellung läßt sich leicht ad absurdum führen. Denn die notwendige Konzentration von F' im Organismus wird nie erreicht, auch nicht, um die Ablagerung von CaF_2 zu ermöglichen. Höchstens eine ganz vorübergehende Bildung bei schwerster akuter Vergiftung, nach intravenöser Zufuhr von NaF kann zugegeben werden.

Die Befunde von TAPPEINER ließen sich nicht bestätigen. Offenbar war eine Täuschung durch die vielfach (auch von EULER und EICHLER[5418, I]) beobachteten unregelmäßigen Verkalkungen (Kalkkugeln) vorhanden. Sie traten aber auch nach Fluortyrosin auf, konnten also nicht aus CaF_2 bestehen[5418, I]. Abgesehen davon stellt der tierische Organismus nur für kurze Zeit ein abgeschlossenes, auf die Dauer aber ein offenes System dar, was besonders von BARTALANFFY[5418, II] theoretisch dargelegt wurde. Durch akuten $Ca^{\cdot\cdot}$-Mangel, wie in den obigen Versuchen, kann die Fällung nicht gestört werden.

Wir entnehmen aus den Untersuchungen von RATHJE folgendes wichtige Gleichgewicht:

$$3\ Ca_3(PO_4)_2\ Ca(OH)_2 + 2\ F' \rightleftharpoons 3\ Ca_3(PO_4)_2 CaF_2 + 2\ (OH)'$$

Das Gleichgewicht besteht schon in wäßriger Phase beim Neutralpunkt. Die dabei vorliegende Hydroxylionenkonzentration ist groß genug, um selbst unter den günstigsten Bedingungen einen reinen Fluorapatit nicht entstehen zu lassen. Es wäre natürlich denkbar, daß eine Verschiebung des p_H nach der sauren Seite die Reaktion mehr nach rechts ablaufen ließe. Damit wäre auch die schwerere Löslichkeit des Fluorapatits verständlich, wobei aber die Löslichkeit (absolut genommen) durch die Acidität verringert wird. Im biologischen Milieu haben wir eine stärker alkalische Reaktion zu erwarten, so daß tatsächlich das Gleichgewicht weiter nach links verschoben wird. Diese Tatsachen sind durchaus konform mit den Analysen der Knochen und Zähne. Bestände der Knochen aus reinem Fluorapatit, dann müßte die Knochenasche 3,77% F' enthalten. Dieser Gehalt wird kaum erreicht, worüber wir einige Analysen anführen wollen.

Befunde mit spektroskopischer Methode, daß im Hunde- und Rattenzahn keine, im gesunden menschlichen Zahn nur Spuren zu finden waren und erst bei Zufuhr von außen auftreten, sind vereinzelt ([5420], siehe z. B. dagegen [5419]). In demselben Laboratorium (BOWES und MURRAY[89]) wurden mit der chemischen Methode von WILLARD und WINTER im Rattenzahn 0,03 und 0,021%, im menschlichen Zahn (Schmelz 0,021% F), entsprechend einem Fluorapatitgehalt von 0,51% gefunden.

Der Gehalt der Knochen ist ganz offenbar abhängig von der Zufuhr von F' in der Nahrung und dem Anteil der Organe am Stoffwechsel.

In den Analysen von BOISSEVAIN und DREA[62] wurde im Dentin der Zähne von Personen, die in New York ein F'-armes Wasser verwandten, 0,068 (0,06—0,079)% gefunden. Bei Personen, die in Colorado Springs mit stark F'-haltigen Quellen (0,6—0,8 mg%) aufgewachsen waren, und deren Zähne die Zeichen der vermehrten Aufnahme zeigten (mottled enamel), wurde im Schmelz 0,065 (0,040—0,095)%, im Dentin 0,112 (0,085—0,148)% aufgefunden, also die doppelte Menge, besonders aber im Schmelz eine starke Erhöhung, weil die ur-

---

[5418, I] EULER, H. u. EICHLER, O.: Naunyn-Schmiedebergs Arch. 199, 179 (1942).
[5418, II] v. BARTALANFFY: Allgemeine Biologie.
[5419] BERNARDI, A. u. SCANDOLA L.: Ann. Chim. applicata 27, 328 (1937). C. 1938 I 92. Asche des Schmelzes der Rinderzähne 0,054% F, beim Menschen 0,038%.
[5420] LOWATER, F. u MURRAY, M. M.: Biochem. J. 31, 837 (1937), Rona 102, 623. C. 1937 II, 795.

sprüngliche Konzentration erhalten blieb. Von den umfangreichen Untersuchungen von ROHOLM (siehe [260]) sollen einige Zahlen wiedergegeben werden. In der Asche von Zähnen fanden sich bei Kalb und Mensch folgende Werte in $^0/_{00}$:

Tabelle 411.

	Gesamtzähne	Schmelz	Dentin
Mensch . . .	0,19—0,30	0,044—0,057 0,015—0,016*	0,30—0,31
Kalb	0,078—0,34	0,057 0,0104—0,0287**	0,22

* Nach ARMSTRONG[83 b] Analyse an 4 gesunden Zähnen nach WILLARD und WINTER.
** Nach MARTIN[5424, I] aus Analysen von 26 Zähnen aus einer Gegend mit fluorfreiem Wasser.

Der Schmelz ist also ärmer an F′ als das Dentin, ein Zeichen dafür, daß die F′-Einlagerung mit der Härte der Zahngewebe nicht konform geht, eine Ansicht, die auch KLEMENT[5415] vertritt.

Auch für die Knochen wollen wir eine Reihe von Analysen von ROHOLM mit ihrem Streuungsbereich anführen, die an besonderer Stelle durch andere Angaben erweitert werden (Tabelle aus [5413, a. S. 259]):

Tabelle 412.

Mensch, erwachsen . . . . 0,48—2,1 $^0/_{00}$	Hund . . . . 0,45—0,78 $^0/_{00}$
Schwein, jung . . . . . . 0,12—0,36	Meerestiere, jung . . . . . 0,32—0,34
Ochse, jung . . . . 0,15—0,38	Meerestiere, alt . . . . . . 4,4 —6,5
Ochse, alt 0,55	Fische . . . . 2,0 —8,2
Schaf . . . . 0,18—0,19	Hai, Zähne 8,9
Pferd . . . . 0,28—0,81	

Knochen von 14 Toten aus Gegend mit fluorfreiem Wasser 0,0376% (trocken). Fötale Knochen aus der gleichen Gegend: Femur 0,002%, Ober- und Unterkiefer 0,0019%, Zahnleiste 0,0013% (nach MARTIN[5424, I]).

Aus dieser Tabelle möge ersehen werden, wie eine Anreicherung von F′ mit dem Alter der Tiere stattfindet. Vor allen Dingen ist der hohe Gehalt in den Knochen der Tiere auffällig, die im Meere leben, auch hier mit dem Alter zunehmend (siehe auch [5416]). Da das Meerwasser F′ enthält, ist die dauernde Zufuhr gegeben und damit die Gelegenheit der Anreicherung, womit noch nicht die Notwendigkeit zwangsläufig einhergeht. In Wirbeln von Walfischen, die durch besonders langes Leben ausgezeichnet sind, wurde 1,2% festgestellt (BOISSEVAIN und DREA[62]) spektroskopisch, chemisch 0,48%. Austern nehmen in ihrer Schale die 10fache Konzentration des umgebenden Meerwassers auf[4521].

Die höchsten Werte wurden bei fossilen Tieren und zwar zunehmend mit dem geologischen Alter gefunden. So wurden bis 3,5% F′ gefunden (BOISSEVAIN und DREA[62]), eine Menge, nach der man die Aussage machen kann, daß hier ausschließlich Fluorapatit vorliegt. Das F′ muß durch den Gehalt des Bodenwassers mit gleichzeitiger Austrocknung allmählich hineingekommen sein. Die Bedingungen sind mit den Gleichgewichtsuntersuchungen von RATHJE nicht ganz in Einklang zu bringen. Die erste Phase kann in einer Adsorption bestehen, wie in Versuchen mit gepulverten Proben von Zahnschmelz, Dentin und Hydroxylapatit mit radioaktivem Fluorisotop[5414]. Die weiteren Reaktionen verlaufen im

---

[5421] DE EDS, F.: Medicine 12, 1 (1933), Rona 73, 360.
[5422] WOLFF, W. A. u. BAUER, J. T.: Bull. Amer. clin. Lab. Pennsylvania Hospital 3, 209 (1938). C. 1939 II, 1504.

heterogenen System ohne Gleichgewicht in flüssiger Phase. Hier sind nur die Gesetze des Platztausches in kristallinen Körpern maßgeblich. Zum Eindringen in tiefere Schichten ist genügend Zeit nach der geologischen Rechnung vorhanden. Durch die primäre Adsorption an der Oberfläche sind die Gleichgewichte nicht in der ersten Molekularschicht von der flüssigen Phase direkt zu übertragen. Diese sind jedoch bindend für den Prozeß der Verkalkung.

1. Physiologische Funktion. — Das Cariesproblem. Uns interessiert besonders die physiologische Wirksamkeit der in Knochen und Zähnen sich befindenden F′-Konzentrationen. In der Höhe, wie sie hier mitgeteilt wurden, müßten sie schon eine beträchtliche Wirkung auf die gesamten Fermente ausüben, wenn F′ tatsächlich in löslicher Form vorläge. Das ist aber nicht der Fall. Das adsorbierte Fluorid wird erst noch beweglich sein, sobald aber der Einbau in die Knochen erfolgt ist, wird die Wirkungssphäre nicht weiter reichen als bis zu den durch die molekularen Dimensionen gegebenen Entfernungen (siehe Kapitel D, S. 83ff.) von einigen Å. Da die Kristalle eine größere Dicke haben, werden nur die wirklich am räumlichen Rande befindlichen Moleküle eine Bedeutung besitzen können, und zwar auch nur dann, wenn sie durch Auflösung eine Mobilisierung erfahren. Wie geringfügig die Mobilisierung ist, zeigen die Befunde von ROHOLM und Mitarbeitern[3864, 1, S. 991], nach denen bei Fluorarbeitern noch viele Jahre nach Verlassen des Betriebes die erhöhte Ausscheidung nicht abgeschlossen war.

Da der Einbau schrittweise erfolgt, und auch innerhalb des Kristalls ein gewisser Austausch von OH′ und F′ (die gleiche molekulare Dimensionen besitzen) möglich ist, werden nur solche Ionen zur Geltung kommen, die erst kürzlich abgelagert wurden. Damit mischt sich aber die augenblickliche Zufuhr von außen mit ihren Folgeerscheinungen mit den durch Mobilisierung aus den Knochendepots freiwerdenden Mengen, und die Einlagerung von F′ erhält etwas durchaus — hinsichtlich der physiologischen Funktion — Hypothetisches.

Die Mobilisierung wird vielleicht größer werden, wenn der Knochen einem starken Abbau unterliegt. So wurde geringerer Gehalt bei Pagetscher Krankheit beobachtet[5422]. Dieser Befund ist noch kein Symptom irgendeiner funktionellen Bedeutung des F′. Die Anwesenheit von F′ im Zahn ist auch nicht bei defekten Zähnen von Bedeutung, wie in den gefleckten Zähnen. Wir führten schon oben einige Analysen an. Bei Analysen von gesprenkelten Zähnen aus Meldon, wo im Trinkwasser sich F′ in schädlicher Menge befindet, wurde im Dentin 3mal, aber im geschädigten Schmelz nur 1½mal soviel F′ wie in normalen Zähnen gefunden[5423]. Also gerade da, wo der Effekt am größten ist, befindet sich am wenigsten Fluorid. Die Störung wird also nicht durch die Ablagerung des F′ in dem Apatit bedingt, dort ist F′ in einer trägen Ruhelage. Die Schädigung betrifft die Organe in ihrer physiologischen Funktion selbst, während die Ablagerung ein Zeichen der Entgiftung darstellt. Deshalb kann eine Schädigung des Schmelzes nur solange erfolgen, als die Ameloblasten in aktiver Tätigkeit sind. Wenn während dieser Zeit Fluorid in den Zellen nach äußerer Zufuhr vorhanden ist, besteht die Gelegenheit zur Störung fermentativer Vorgänge, die sich in der Funktion der Zelle, also in dem Prozeß der Verkalkung, der Bildung der großen Apatitkristalle zeigen muß. Ist durch einmalige Zufuhr die über die Zellen hingehende Konzentrationswelle nur kurz (Fluorid wird rasch ausgeschieden), dann zeigt sich das in einer streifenförmigen Störung der Verkalkung, wie in den Schneidezähnen der Ratte, deren Ameloblasten in dauernder Tätigkeit sind.

ARMSTRONG[5425] analysierte gesunde und cariöse Zähne auf ihren Fluorgehalt und fand folgende Unterschiede: Im Schmelz 29 gesunder Zähne fand sich im Durchschnitt 0,0112% F′, während bei 14 cariösen Zähnen nur 0,0067% gefunden wurden. Es wurde in Analysen der Gehalt an F in gesunden und kranken Zähnen aus demselben Munde verglichen. In dreien solcher Analysengruppen wurde in einem Fall als Beispiel von 12 gesunden Zähnen 0,0098—0,013 %F′, in 2 cariösen 0,0056 und 0,0078% gefunden. Die gleichen Resultate teilte MARTIN[5424, I] mit. Wollte man den Schluß ziehen, daß der höhere Gehalt an F′ die Zähne gesund erhalten habe, dann würde dieser Schluß in keiner Weise überzeugend sein, gerade im Hinblick auf unsere obigen Darlegungen in Verbindung mit den Untersuchungen von RATHJE. Durch die Caries wird der Zahn mit Flüssigkeit durchtränkt und damit das Gleichgewicht in obiger Gleichung verschoben, dann aber bedeutet der Umbau des Zahnes schon die Möglichkeit eines Verlustes. Der F′-Gehalt des Zahnes ist Zeichen einer ganzen Geschichte der Ernährung. Der Schluß, daß Fluorapatit gerade durch seine geringere Löslichkeit sich mehr in cariösen Zähnen anreichern müßte, ist auch nicht stichhaltig, da die sekundären Kalkinkrustationen ihren Kalk aus dem Speichel beziehen, und dieser ist praktisch frei von F′ (BOISSEVAIN und DREA[62]) (Konzentration 10^{-6}).

Merkwürdig wäre auch die Tatsache, daß in demselben Munde manche Zähne wenig, andere mehr F′ aufnehmen. Das würde gerade gegen die Wichtigkeit der Ernährung für die Cariesbereitschaft sprechen und die sonstigen Eigenschaften des Zahnes in den Vordergrund stellen, die unter anderem zu einer Anreicherung an F′ führen. Von CSERNYEI[5425, II] wurde übrigens nur ein minimaler Unterschied zwischen cariösen und nichtcariösen Zähnen gefunden, der über den Bereich der Streuung und der Analysenfehler kaum hinausgehen dürfte.

Erst kürzlich wurde dagegen gefunden, daß Zähne von solchen Kindern anscheinend weniger zu Caries neigten, die in einer Gegend aufgewachsen waren, deren Wasser 13—14 mol/Liter F′ enthielt. Dieser Schutz trat auch dann ein, wenn keine sichtbaren Veränderungen im Zahn feststellbar waren[5425, IV], ließ sich aber auch bei nachweisbaren Zahnveränderungen finden[5425, V].

Von den ersten genaueren Erhebungen an 2832 12—14 Jahre alten, weißen Kindern aus den Vorstädten Chikagos sei eine tabellarische Zusammenstellung gegeben. Die Kinder hatten während ihres Lebens fortgesetzt das von der öffentlichen Wasserversorgung gelieferte Trinkwasser genossen. Die Versorgung erfolgte teils aus tiefen, fluorreichen Quellen, teils aus dem Michigansee ohne Fluorid. Die Untersuchungen, deren Resultate auf der Tabelle niedergelegt wurden, haben historisch eine große Bedeutung erlangt, weil daraufhin in einer Reihe von Gemeinden eine künstliche Anreicherung des Trinkwassers mit Fluorid begonnen wurde. Das Resultat dieses großzügigen Versuchs liegt noch nicht vor, kann aber doch für alle Länder in der Frage der Cariesbekämpfung weitreichende Folgen haben.

Tabelle 413.

	Elmhurst	Maywood	Aurora	Joliet	Elgin	Evanston	Oak Park	Waukegan
Zahl der Kinder	170	171	633	447	403	256	329	423
Gesamthärte der Quellen in 10^{-6}	323,4	75,0	328,5	349,3	102,6	131,0	132,2	134,4
Fluoridgehalt 10^{-6}	1,8	1,2	1,2	1,3	0,5	0,0	0,0	0,0
Cariesbefall	252	258	281	323	444	673	722	810
Caries prox. Oberflächen der oberen Schneidezähne %	0,6	0,59	0,78	1,3	4,1	10,7	9,0	17,7
Zahnverfall der ersten Molaren pro 100 Kinder	11,8	11,7	14,4	19,5	20,3	42,6	31,0	79,9
Kinder ohne Caries %	25,3	29,8	23,5	18,3	11,4	3,9	4,3	3,1
Protenzsatz mit Fluorose	40,0	33,3	15,0	25,3	4,2	1,6	0,6	0,2

Auf folgende Punkte sei besonders hingewiesen:

1. Die Carieshäufigkeit ist bei den Gemeinden mit fluorfreiem Wasser mindestens doppelt so groß wie bei den anderen, nicht der Härte des Wassers folgend.

2. Noch größer ist die Überlegenheit der Fluorzufuhr an den Schneidezähnen und ersten Molaren.

3. Auch in der Bakterienflora des Mundes ist ein Unterschied vorhanden.

Dieser Befund führt das *Cariesproblem** an die Frage nach der physiologischen Funktion des Fluors im Organismus und an die Cariesbekämpfung. Letztere kann dabei durchaus Wege gehen, die mit der physiologischen Funktion nichts zu tun haben.

Es sind mehrere Wege gangbar. Der erste führt über die *schwerere Löslichkeit des Fluorapatits*. Mit der Löslichkeit des Schmelzes ist das Cariesproblem aber eng verknüpft. Hier sind die Versuche von VOLKER[5417] zu erwähnen. Es wurde Dentin von Menschenzähnen mit einem F'-Gehalt von 0,07% mit solchem von 0,017% F', ebenso normaler Schmelz der Schneidezähne von Ratten mit 0,008% F' mit solchem verglichen, der durch F'-haltige Nahrung auf 0,25% angereichert war. Die Lösungsgeschwindigkeit wurde nach Pulverisieren in 2 n Acetatpufferlösungen mit p_H 4,0 geprüft. Es fand sich nur bei den ganz großen F'-Anreicherungen der Rattenzähne eine merkliche Verlangsamung der Lösungsgeschwindigkeit, wobei noch nicht erwiesen ist, inwieweit die beim Pulverisieren entstehende Korngröße den Effekt veranlaßte. Die Mengen, die zu dieser Anreicherung aber zugeführt werden müssen, sind groß genug, um sonstige biologische Funktionen zu stören (siehe dagegen F'-Gehalt der Wassertiere).

Mit diesen Versuchen und der fehlenden Aufnahme des Fluorids in den Schmelz durch perorale Zufuhr wurde die Forschung auf die Frage verwiesen, ob es nicht möglich sei, von außen her Fluorid in das Kristallgitter zum Einbau zu bringen. Eine Möglichkeit schien sich durch die Versuche von ARMSTRONG[5425, III] an Ratten zu eröffnen, der seinen Tieren Trinkwasser mit 20 γ F/cc verabfolgte und auch eine Anreicherung im Schmelz in den bleibenden Molaren erreichte. Er deutete diese Befunde als Aufnahme von außen. Bei den Menschen würde sich eine Verabfolgung so hoch konzentrierten Trinkwassers wegen der zwangsläufig zu erwartenden Fluorose verbieten. Um die Bedingungen zu finden, waren aber erst Versuche am Modell notwendig.

Der erste Akt ist eine Adsorption, die allein nicht ausreichen würde. Selbst 30 Minuten langes Schütteln pulverisierten Schmelzes führte nicht zum sicheren Einbau in das Kristallgitter (VOLKER und Mitarbeiter[5414]). Die Mengen, die am Zahnpulver haften blieben, waren dabei einer chemischen Analyse nicht zugänglich, ebensowenig gelang es radiographisch, d. h. durch Auflegen eines

---

* Übersicht: siehe EICHLER, O. Referat auf der Tagung der Zahnärzte 1949.

[5423] BOWES, J. H. u. MURRAY, M. M.: Brit. dental J. 40, 556 (1936). C. 1936 II, 640.

[5421] MILLER, B. F.: Proc. Soc. exp. Biol. Med. 39, 389 (1938). C. 1940 I, 2338.

[5424, I] MARTIN, D. J.: J. dent. Res. 27, 27 (1948).

[5425] ARMSTRONG, W. D.: J. biol. Chem. 119, V (1937).

[5425, I] HERRMANN, W.: Dissertation Breslau (1930).

[5425, II] CSERNYEI, G.: Arch. Scienze biol. 27, 67 (1941), Rona 126, 272. C. 1941 II, 2695. Der Gehalt an F' im Dentin von Pferden, die immun gegen Caries sind, betrug 0,28%, beim Menschen 0,19% in gesunden, 0,17% in kranken Zähnen.

[5425, III] PERRY, M. W. u. ARMSTRONG, W. D.: J. nutrit. 21, 35 (1941). C 1941 II, 500, Rona 129, 306. Die Resultate einer erhöhten Einlagerung von F' gerade im Schmelz widersprechen allen sonstigen Angaben und Analysenresultaten, die auch mit Verfütterung des F' im Trinkwasser gewonnen wurden.

[5425, IV] DEAN, H. T., JAY, P., ARNOLD JR., F. u. ELVOVE, E.: Publ. Health Rep. 56, 365 (1941). C. 1942 II, 68.

Schmelzpartikelchens auf eine photographische Platte nach Behandlung mit ^{18}F etwas nachzuweisen; die Methode war zu unempfindlich. Aber durch Radioaktivität konnte man eine Aufnahme entsprechend der Freundlichschen Adsorptionsisotherme feststellen. GEROULD[5425, Va] untersuchte die Eigenschaften des Fluorids im Schmelz mit dem Elektronenmikroskop und fand ein verschiedenartiges Verhalten je nach der Art, wie es an den Zahn herangebracht wurde. Das in der Nahrung aufgenommene und während der Verkalkung eingelagerte Fluorid war gleichmäßig in dem Kristallgitter verteilt, wurde es dagegen in Lösung von außen herangebracht, dann fand es sich in einer oberflächlichen Schicht von CaF_2. Die Umsetzung entspräche damit einer Gleichung, die RATHJE für Einwirkung eines konzentrierten NaF auf Apatit angibt:

$$3\ Ca\ _3(PO_4)_2\ Ca(OH)_2 + 20\ F' \rightarrow 10\ CaF_2 + 6\ PO_4 + 20\ H^.$$

Das so entstandene Calciumfluorid bleibt dann an der Oberfläche adsorbiert. GEROULD versuchte aus seinen Befunden eine Vorstellung über die schützende Wirkung des Fluorids nach äußerer Pinselung (siehe folgende Seite) zu gewinnen. Danach werden durch säurebildende Bakterien die leichtlöslichen Apatite herausgelöst und die Fluoride zurückgehalten, bis ihre Konzentration so hoch gestiegen ist, daß sie das Bakterienwachstum verhindert. Diese Auffassung scheint deswegen nicht haltbar, weil der Schutz eine Reihe von Jahren anhält und zugleich die aufgenommene Fluormenge analytisch nicht nachweisbar ist, obgleich die Fluoranalyse schon auf außerordentlich kleine Mengen von einigen γ F' anspricht.

Als weitere Möglichkeit der Wirksamkeit einer Schicht von CaF_2 wäre eine Remineralisierung[5425, Vb], wie sie jetzt schon in anderen Versuchen bewiesen wurde, anzusehen. Durch die Anwesenheit eines relativ leicht löslichen CaF_2 an der Oberfläche wäre die Bedingung gegeben, daß das im Speichel vorhandene Calcium und Phosphat, die dort gelöst sind, mit dem Fluorid zusammen den schwerer löslichen Fluorapatit bilden, der sich dem Kristallgitter der Oberfläche anlagert.

Dieser Mechanismus mag wohl vorkommen und wäre theoretisch fundiert. Aber tatsächlich wurde nach Fluorbehandlung schon sofort die Löslichkeit des Zahnpulvers vermindert, sei es im Speichel in reiner saurer Lösung oder in Essigsäure, wo jedes Ca und PO_4 fehlt (siehe [5425, Vc]). Hier muß sich eine weniger lösliche Schicht von Fluorapatit (der Monofluorapatit ist weniger löslich, als wenn in das Molekül 2 Atome F' eingetreten sind) gebildet haben. Es ist auch nicht einzusehen, warum nicht Fluorid in das Kristallgitter eintreten sollte, wenn nur genügend Zeit zur Verfügung steht. Denn das Eintreten findet doch statt, wenn man den Apatit als Austauscher verwendet; auch andere Ionen können eintreten, wie mit Radiophosphor und ^{45}Ca wiederholt bewiesen wurde, die in die oberste Schicht des Apatits eintreten (siehe S. 66 ausführlicher). Wenn man die Befunde von GEROULD und unsere hier geäußerte Auffassung kombiniert, kommt man jedoch zu einer Vorstellung, die ein Verständnis dafür eröffnet, daß einige Pinselungen der Zahnoberfläche mit Fluorid ausreichend sind, eine Caries für 3 Jahre zu verhindern. Wenn die oberste Schicht aus Fluorapatit durch Säure gelöst wird, kann immer noch CaF_2 an der dann entstehenden Oberfläche adsorbiert bleiben, und von dort aus kann ein neuerlicher Stellenwechsel einen Eintritt

---

[5425, V] WILSON, D. C.: Lancet **1941** I, 375, Rona **133**, 637. C. **1942** II, 2383. Untersuchungen an 1048 Kindern.

[5425, Va] GEROULD, C. H.: J. dent. Res. **24**, 223 (1945).

[5425, Vb] SONDER, WILMER u. SCHOONOVER: J. Am. dent. Assoz. **42**, 725 (1949).

[5425, Vc] SCHMIDT, H. J.: Stoma 1949, 120 sowie KNUTSON: J. Am. dent. Assoz. **38**, 204 (1949). Übersichten mit zahlreicher Literatur.

des Fluorids in die oberste Schicht ermöglichen. So kann dann eine fluorreiche Schicht längere Zeit bestehen bleiben. Diese Gesichtspunkte bedürfen noch der Nachprüfung.

In weiteren Versuchen[5425, VI–VII] diente als Test die Löslichkeit, d. h. Gewichtsabnahme in saurer Reaktion (p_H 4,0). Es wurde in diesen Versuchen nicht nur pulverisierter Schmelz, sondern auch Schnitte und ganze Zähne angewandt. Dabei zeigte es sich, daß die Behandlung mit saurer Fluoridlösung stärker wirkte als mit alkalischer. Das ist wohl daher abzuleiten, daß der Einbau in saurer Reaktion bei größerer Beweglichkeit der Moleküle leichter ist. Noch besser als NaF erwies sich SnF_2. Aber auch eine ganze Reihe anderer Verbindungen, die nicht Fluorid enthielten, waren wirksam, z. B. $(UO_2)(NO_3)_2$, $AgNO_3$, $CuSO_4$[5425, VII], $Pb(NO_3)_2$, $Ba(NO_3)_2$. Alle Salze sollen wirksam sein, die ein unlösliches Ca oder PO_4-Salz bilden[5425, IV]. Nach den Darlegungen von EISENBERGER, LEHRMAN und TURNER[698, III] ist der Apatit als eine Gruppe von Kristallen aufzufassen, in die die verschiedensten Ionen eingebaut werden können, ohne das Gefüge zu zerstören. Auch hierbei wird eine Adsorption als erste Phase des Eintritts zu vermuten sein, denn nach FAJANS Befunden werden solche Substanzen vorwiegend und leicht adsorbiert (siehe Abschnitt D), die in das adsorbierende Kristallgitter eintreten können. Von den angegebenen Substanzen sind die Fluoride aber vorzuziehen, wenn man zur Anwendung dieser Erfahrungen am Menschen schreiten will, weil der Einbau in das Gitter des Apatits nach der räumlichen Größe der Ionen besonders günstig ist und vor allem wegen der relativen Ungiftigkeit.

Um jede resorptive Vergiftung zu vermeiden, war die rein *lokale Anwendung durch Pinselung* der gegebene Weg. Die Resultate sind widerspruchsvoll. KEYES[5425, X] setzte Hamster, die sich für Cariesstudien als besonders geeignet erwiesen haben, auf eine cariserzeugende Diät aus Maismehl, Milchpulver, Leinsamenmehl, Alfalfamehl und NaCl, mit einem Fluoridgehalt von $0{,}87 \cdot 10^{-6}$. Andere wurden 2 Minuten lang einmal die Woche mit einer NaF-Lösung 1:1000 behandelt (110 Tage). Ein günstiger Effekt wurde andeutungsweise bei den Männchen, nicht bei den Weibchen beobachtet. LAZANSKI[5425, XI] behandelte weibliche Hamster 3mal wöchentlich durch Bürsten mit verschiedenen Lösungen. Nach 120 Tagen wurden die Tiere getötet und die Zähne genau geprüft. Die Zahl der Kavitäten wurde gezählt und in Beziehung gesetzt zu der behandelten Fläche. Wir geben nur diese Zahlen. Durch Bürsten mit H_2O war der Abfall 38%, mit NaF 87%, PbF_2 74%, saures Fluorid ergab einen Anstieg um 95%.

Beide Versuchsserien scheinen uns folgendes zu lehren: Bei der Cariesproduktion nach dieser Methode ist ein Fluormangel nicht die Ursache, sonst würden wir in jedem Fall einen Abfall der Caries erwarten müssen. Die Menge, die beim Pinseln nebenbei verschluckt und resorbiert sein mußte, ist bestimmt größer als zur Deckung eines Bedarfs notwendig wäre. Eine Diskrepanz der schützenden Wirkung in den obigen Versuchen am Zahnpulver ist gerade bei Anwendung saurer Lösungen zu verzeichnen.

Dem stellen wir einige Befunde am Menschen von DALE und MCCAULEY[5425, XII] gegenüber. Die Autoren untersuchten 35 Männer, die in der Produktion von Fluorwasserstoff 2—33 Jahre lang eingesetzt waren mit 11 Kontrollpersonen

---

[5425, VI] PHILIPS, R. W. u. MUHLER, J. C.: J. dent. Res. **26**, 109 (1947).
[5425, VII] MUHLER, J. C. u. VAN HUYSEN, G.: J. dent. Res. **26**, 119 (1947).
[5425, VIII] VAN HUYSEN, G. u. MUHLER, J. C.: J. dent. Res. **27**, 46 (1948).
[5425, IX] RAE, J. J. u. CLEGG, C. T.: J. dent. Res. **27**, 52 (1948).
[5425, X] KEYES, P. H.: J. dent. Res. **25**, 469 (1946).
[5425, XI] LAZANSKI, J.: J. dent. Res. **26**, 446 (1947).
[5425, XII] DALE, P. P. u. MCCAULEY, H. B.: J. dent. Res. **26**, 458 (1947). Meeting.

desselben Betriebes, die nicht in Berührung mit den Dämpfen kamen. Die Autoren sahen einen deutlichen Abfall der cariösen Läsionen und einen Anstieg in der Zahl der aufgehaltenen Kavitäten. Die Zahl der Kavitäten betrug $2{,}6 \pm 3{,}2$ ($4{,}8 \pm 2{,}6$ bei den Kontrollen). Die aufgehaltenen Läsionen $1{,}5 \pm 1{,}8$ ($0{,}3 \pm 0{,}5$). Daß die eine Gruppe tatsächlich Fluoride eingeatmet hatte, zeigte sich an der Ausscheidung mit $10{,}78 \pm 9{,}3$ mg F/Liter Urin gegenüber $0{,}67$ bei den Kontrollen. Die Röntgenkontrolle zeigte bei 13 von 15 Arbeitern mit einer Beschäftigung von mehr als 10 Jahren einen Anstieg in Zahl und Dicke der Trabekeln und Reduktion der intertrabekulären Räume. In einem Befund von HERMAN bei EULER[2425, I] wurden die Zähne nach Einwirkung von Fluorsäuredämpfen stumpf und brüchig. Der Unterschied kann in der Quantität liegen.

Wenn ein Einbau in die Oberfläche führend sein soll, dann wäre es durchaus logisch, daß gerade das saure Produkt sich leichter einfügt, weil eine lokale Auflockerung begünstigt wird. Den Einbau aber aus einer unlöslichen Verbindung sich vorgenommen zu denken, wie aus Zahnpasten mit Zusatz des Apatits, bedeutet beträchtliche theoretische Schwierigkeiten. Trotzdem wurden Erfolge berichtet. MCCLENDON und FOSTER[2377, I] zogen Ratten mit einer fluorarmen Diät [59% gemahlenen Mais (cracked yellow corn), 30% Magermilchpulver mit niederem Gehalt, 10% Maisöl + 1% NaCl mit $0{,}3$—$0{,}5 \cdot 10^{-6}$ F]. Die Zähne wurden täglich mit „rockphosphate" gebürstet. Bei den gebürsteten war Cariesbefall $0{,}16$ bzw. $1{,}25$ gegenüber 3 und 4 bei den Kontrollen. Dieser Versuch ist nicht rein, weil bei dieser Diät schon ein Fluormangel bestand und durch das fortgesetzte Bürsten eine regelrechte Fluorose mit Zunahme des Fluorids, Farbverlust der Schneidezähne sich entwickelte. Parallele Versuche an 40 Studenten mit Steinphosphat und an 30 mit einer Zahnpasta mit Zusatz künstlich hergestellten Fluorapatits zeigten $0{,}5$ bzw. $0{,}57$ neue Kavitäten nach 1 Jahr gegenüber $1{,}5$ bei den Kontrollen. Nach CHEYNE[5426, I] soll fluorhaltige Zahnpasta die Empfindlichkeit des Zahnhalses vermindern. Auch das Trinkwasser wirke lokal, weil gerade die Caries der Frontzähne, wo das Wasser hinkomme, verhindert werde.

Die Wirksamkeit von fluoriertem Zahnpulver wurde auch bei einer anderen Studentengruppe durch MCCLENDON erhoben[5425, XVb]. Dieser Befund wird von BIBBY für unwahrscheinlich gehalten. Wir werden uns dieser Auffassung anschließen, weil eine günstige Fluorwirkung nur bei Kindern zu demonstrieren ist. In späterem Alter tritt eine natürlich sich entwickelnde Immunität ein, deshalb ließ sich auch bei Soldaten ein günstiger Effekt nicht mehr dartun.

Noch über einen weiteren Unterschied in den Befunden in vitro und dem Experiment am Menschen wurde von BIBBY[5425, XIII] berichtet. 120 Schulkinder wurden 3mal in 4monatlichen Intervallen im oberen Quadranten mit PbF_2 behandelt ohne einen Erfolg, während $0{,}1\%$ NaF eine 46% Reduktion verursachte. PbF_2 hatte sich in vitro besonders bewährt. Bei Mundspülungen mit $0{,}01\%$ NaF Lösung vom p_H $4{,}0$ wurde der Cariesbefall sogar vergrößert[5425, XVa].

Zu der Quadranten-Methode ist man immer mehr übergegangen, da der Vergleich zwischen verschiedenen Personen doch eine zu große Streuung gab und ein eindeutiges Urteil schwer zu gewinnen war (z. B. bei Studenten keine Differenz gegenüber denjenigen, die gar keine Mundpflege trieben[5425, XVI]). Dabei zeigte es sich, daß eine (Literatur [5425, XIV-XIX]) Verminderung des Cariesbefalls an der einen Seite beim Unterkiefer kaum eintrat[5425, XVIII]. Das wird darauf bezogen, daß

[5425, XIII] BIBBY, B. G., DE ROCHE, E. u. WILKINS, E.: J. dent. Res. **26**, 450 (1947).
[5425, XIV] BIBBY, B. G. u. TURESKEY, S. S.: J. dent. Res. **26**, 105 (1947).
[5425, XV] MCCAULEY, H. B. u. DALE, P. P.: J. dent. Res. **24**, 305 (1945).
[5425, XVa] ROBERTS, J. F., BIBBY, B. G. u. WELLOCK, W. D.: J. dent. Res. **27**, 497 (1948).
[5425, XVb] EASLICK, K. A.: Dental Caries London 1948, S. 149 (Vortrag BIBBY).

durch den Speichel das Fluorid auch auf die andere nicht behandelte Seite übertragen wurde. Als Vergleich dienten also stets nur die beiden Quadranten des Oberkiefers. Vielfach wurde 0,1% NaF, jedoch auch 4malige Wiederholung mit 2% NaF empfohlen[5425, XVII]. Bei 2maligem Gebrauch war die Reduktion nur 25%, für 3maligen wird im allgemeinen die Abnahme der neuen Cariesfälle schwankend von 35—45% angegeben (siehe besonders RUSSEL[5425, XIX]). KRASNOW[5425, XVc] fand dieselben Zahlen. Es wird gemeldet, daß es gleichgültig für das Resultat sei, ob 0,1% oder 2% NaF zur Anwendung komme. Wenn jedoch zugleich die Vorschrift besteht, daß die Lösung auf dem Zahn eintrocknen müsse, wird man nach unseren obigen Ausführungen das Resultat verstehen. Während MCCAULEY und DALE[5425, XV] nach Aufhören der Behandlung einen größeren Befall fanden, so daß also das Fehlende nachgeholt wurde, konnten BIBBY und TURESKY[5425, XIV] bei einer Nachkontrolle von 100 Kranken 3 Jahre nach der letzten Behandlung immer noch 30% weniger Befall in der behandelten Seite entdecken.

Die Pinselung des äußeren Zahnes mit Fluorid verursacht keine tiefergreifenden Einwirkungen. Wenn aber der Zahn angeschnitten ist, so daß das Dentin freiliegt, dann ließen sich an der Pulpa histologische Veränderungen auffinden[5425, XVd], ein Zeichen der größeren Durchlässigkeit des Dentins.

Neben der Verminderung der Löslichkeit des Schmelzes steht die Möglichkeit, daß durch Auflösung von Apatit Fluorid frei wird und die anliegend lebenden *Bakterien*, die dort durch ihre Gärungsprodukte Milch- oder Brenztraubensäure den Zahn auflösen, in ihrer Entwicklung hemmen. Vor allem hat man auf die Entwicklung der Bakterien während der lokalen Behandlung achtgegeben, besonders auf den Bac. Acidophilus. Schon 10^{-6} F' hemmten die Säurebildung in Kulturen[5425, XX]. Durch täglich 2maliges Bürsten wurde eine Reduktion gesehen[5425, XX]. Bei kurzer Anwendung wurde von ARNOLD[5425, XXI] nichts gesehen, wohl aber bei langdauerndem Zusatz im Leitungswasser eine Abnahme von Lactobacillen (FINN und AST[5425, XXIII]), was von STEPHAN[5425, XXII] nicht wirksam gefunden wurde. Die Resultate sind also nicht eindeutig. Der Befund von MILLER[5424], daß durch Zusatz von Jodessigsäure eine Caries bei Ratten vermindert wurde, ebenso durch Penicillin (MCCLURE[5425, XXVII]), könnte in dieser Richtung ausgelegt werden.

Es gelang durch *perorale Gabe von Fluoriden* auf diesen Prozeß günstig einzuwirken. FINN und HODGE[5426, IV] fügten einer carieserzeugenden Diät 3 mg F (als KF) täglich zu und erreichten damit nicht nur eine seltenere, sondern auch einen günstigeren Verlauf der Caries. CHEYNE[5426, I] exstirpierte seinen Ratten die Speicheldrüsen, z. T. um so zu verhindern, daß durch die konstante Ausscheidung des Fluorids durch den Speichel die Zähne einer längeren Einwirkung ausgesetzt wären. Allerdings gab er die verabfolgten 3 mg F in einem Tropfen Wasser in

---

[5425, XVc] KRASNOW, F.: J. dent. Res. 27, 714 (1948) vertritt die Auffassung, daß durch die Fluorbehandlung die Zahl der gesunden Zähne von 91,2 auf 94,8% gestiegen sei.
[5425, XVd] ROVELSTAD, C. H. u. JOHN, W. E. ST.: J. dent. Res. 27, 730 (1948).
[5425, XVI] BIBBY, B. G., JANDER, H. A., MCKELLEGET, M. u. LABENSKY, B.: J. dent. Res. 25, 207 (1946).
[5425, XVII] KNUTSON, J. W.: J. dent. Res. 26, 339 (1947).
[5425, XVIII] KNUTSON, J. W. u. ARMSTRONG, W. D.: Publ. Health. Rep. 58, 1701 (1943); 60, 1085 (1945); 61, 1683 (1946); 62, 425 (1947).
[5425, XIX] RUSSELL, A. L.: J. dent. Res. 26, 369 (1947).
[5425, XX] SHANER, E. O. u. SMITH, R. R.: J. dent. Res. 25, 121 (1946).
[5425, XXI] KNUTSON, J. W.: J. dent. Res. 26, 339 (1947).
[5425, XXII] STEPHAN, R. M.: J. dent. Res. 26, 339 (1947).
[5425, XXIII] FINN, S. B. u. AST, D. B.: J. dent. Res. 26, 445 (1947). Screni 106, 292 (1947).

das Maul, so daß eine hohe Konzentration wenigstens einige Minuten einwirkte, weil gerade die fehlende Speichelsekretion eine rasche Entfernung verhinderte. Der beabsichtigte Effekt kam nicht rein zur Geltung, jedoch wurde der Befall mit Caries häufiger (stieg von 3,5 auf 10,5 Zähne/Tier), durch das Fluorid wurde er auf 2,3, also unter die Norm reduziert. Während in der Norm 0,8 Zähne/Tiere nach dem Versuch von 200 Tagen zerstört waren, und die Zahl durch die Operation auf 6,7 gesteigert war, ging sie durch die Behandlung auf 0,3 zurück. Der fortschreitende Zerfall wurde also gehindert.

Weil McClure[5425, XXVa] gezeigt hatte, daß eine signifikante Reduktion der Caries bei Ratten durch postnatale Zufuhr von Fluorid nicht erreichbar war, nahm Cheyne[5425, XXVb u. c] die Untersuchungen mit seiner Methode der Exstirpation der Speicheldrüsen wieder auf, jedoch mit der Abwandlung, daß er den Müttern der Ratten eine Diät mit $300-350 \cdot 10^{-6}$ F' während der Schwangerschaft verabfolgte. Den Jungen wurden im Alter von 24 Tagen die Speicheldrüsen entfernt. Am 42. Tage kamen sie auf eine Cariesdiät. Während die normalen Tiere 1,8 cariöse Zähne hatten, deren Zahl durch Fluorbeigabe auf 1,5 reduziert wurde, stieg der Befall nach Speicheldrüsenexstirpation auf 10,6 und nahm durch Fluorid auf 8,5 ab. Eine Wirkung des Fluorids ist demnach auch hier nachweisbar, aber keineswegs zu vergleichen mit der Wirkung des Speichels.

Einen deutlicheren Ausschlag erhielt Shourie[5425, XXVd] bei Zulage von $50 \cdot 10^{-6}$ NaF zu einer carieserzeugenden Diät beim Hamster (102 Tiere). Der Rückgang war gleicherweise stark, ob man das Fluorid im Futter oder im Wasser verabfolgte, stärker bei Männchen als bei Weibchen. Unwirksam erwies sich die Menge als CaF_2 gegeben, was mit der schlechteren Resorption dieser Verbindung zusammenhängt (siehe später). Na_2SiF_6 wirkte nicht so stark wie NaF. Dieselben Gaben hatten keinen Einfluß auf die Erkrankung des Periodontiums, das dagegen auf Ca-Zulagen ansprach[5425, XXVe].

Sognnaes[5426, II u. III] prüfte die Funktion. Er fütterte seine Ratten mit einer cariesrezeugenden Diät. Nach 100 Tagen war die Caries deutlich und zeigte sich funktionell darin, daß dargebotener grob gemahlener Mais durch den Kauakt wahrscheinlich wegen der Schonung der Zähne ungenügend zerkleinert wurde. Die Partikelgröße der aus dem Magen geholten Nahrung wurde bestimmt, um einen zahlenmäßigen Eindruck von der Güte des Kauaktes zu erhalten. Es zeigte sich dabei keine Begünstigung des Kauaktes durch Fluordarreichung. Das müßte man aber erwarten, wenn die Fluordarreichung irgendeinen günstigen Effekt bei der Cariesentwicklung ausgeübt hätte. Diese Methode ist insofern nicht ganz eindeutig, weil Fluoridgabe zu stärkerer Abwetzung der Zähne führt in den bei diesen Versuchen meist dargebotenen Mengen. Das muß aber nachteilig sein, wenn man absichtlich auf die mechanische Beanspruchung Wert legt und braucht noch nichts über die Entwicklung der normalen Caries auszusagen. Immerhin kann eine Abwandlung von Methoden nur nützlich sein, gerade weil die Tragweite einer „Therapie" damit abgegrenzt wird.

[5425, XXIV] Dean, H. T.: Internat. Assoz. dent. Res. J. dent. Res. 26, 339 (1947).
[5425, XXV] McClure, F. J.: Internat. Assoz. dent. Res. J. dent. Res. 26, 339 (1947).
[5425, XXVa] McClure, F. J.: J. Nutrit. 22, 391 (1941).
[5425, XXVb] Cheyne, V. D.: J. am. med. Assoz. 1949, 382.
[5425, XXVc] Cheyne, V. D.: Proc. Soc. exp. Biol. a. Med. 67, 149 (1948).
[5425, XXVd] Shourie, K. L.: J. dent. Res. 27, 732 (1948).
[5425, XXVe] Shourie, K. L., Leung, S. W. u. Mitchell, D. F.: J. dent. Res. 27, 769 (1948).
[5425, XXVI] Ockerse, T.: J. am. med. Assoz. 135, 1167 (1947).
[5425, XXVII] McClure, F. J.: J. dent. Res. 27, 34 (1948). Zusatz von Na_2SO_4, $MgSO_4$, J, NaOH, KSCN, Zn hatte keine Wirkung auf den Fluorideffekt, dagegen Urea und Nitrat in 10^{-4} und $1,5 \cdot 10^{-4}$.

Es ist hinzuzufügen, daß bei diesen Tieren Dosierungen zur Anwendung kamen, die schon absolut im toxischen Bereich lagen. Bei den Versuchen von McCLENDON und FOSTER[2377, I, 5426, VI] wurde von einer Diät ausgegangen, die hinsichtlich Fluorid verarmt war, worüber noch zu sprechen sein wird. In den Versuchen von GREENWOOD und Mitarbeitern[5425, XXVIII] an Hunden wurde zu einer Grunddiät, bei der die Tiere 0,2 mg/kg aufnahmen, eine Zulage von 5 mg/kg, sei es als NaF oder in Knochenmehl zugefügt. Nach der Fluoridzulage im Knochenmehl waren die Zähne besser instand, sie schienen weniger abgewetzt und hatten weniger Calculi. Die NaF-Zulage zeigte schon Symptome von Fluorose mit starker Abnutzung. Im übrigen waren die Tiere bei der Basaldiät auch in der zweiten Generation gesund. Ein regelrechter Fluormangel war noch nicht vorhanden, die therapeutische Breite sehr klein.

Schließlich bleibt noch der großzügige Versuch von EVANSTON zu erwähnen, bei dem dem Trinkwasser in einigen Gemeinden 10^{-6} F zugesetzt wird, um so die Zufuhr fortgesetzt zu verstärken, im übrigen eine Konzentration, die von BROMCHEAD[5561, I] schon als schädlich angesehen wurde. Es soll sich bei den Schulkindern aus diesen Gebieten ein Rückgang der Caries auf $1/3$ ergeben haben (DEAN[5425, XXIV]). Als Beispiel dieser Wirksamkeit haben wir auf S. 1037 eine Tabelle nach den Erhebungen in Vorstädten von Chikago wiedergegeben. Dieselben Befunde wurden aus zahlreichen anderen Gegenden Amerikas[5425, XXIV] und jetzt auch aus Ägypten[5425, XXX] gemeldet. Trotzdem ist ein Resultat erst vielleicht in 10 oder 20 Jahren zu erwarten, weil für die Frage der Löslichkeit oder Unlöslichkeit des Schmelzes die Anordnung der Kristallgitter im Schmelz maßgeblich ist, und eine Beeinflussung des Schmelzorgans nur in bestimmten Lebensaltern erfolgen kann, die erst allmählich heranwachsen. Damit wäre für die Funktion des Fluors eher etwas gewonnen. In diese Richtung zielt eine Bemerkung von OCKERSE[5425, XXVI], daß die Milchzähne von Kindern in Südafrika, deren Mütter Wasser bis zu $10 \cdot 10^{-6}$ F während Schwangerschaft und Lactation tranken, frei von Caries geblieben seien. Aber hinzuweisen ist auf die Äußerung von McCLURE[5425, XXV] auf einem Meeting 1947 hinsichtlich der äußeren Behandlung mit Fluoriden: „Up to the present time there has been no adequate demonstration of the value of this form of fluorid therapie for child or adult". Er lehnt jedenfalls vorerst jede Verwendung von Fluoriden anders als unter der Aufsicht des Arztes ab, und das entspricht der ablehnenden Haltung von KLEMENT[5415] hinsichtlich einer Cariesprophylaxe mit fluorierter Zahnpaste. Mit gleicher Vorsicht spricht sich das Kommitee der „American dent. Assoz."[5425, XXXI] aus, das den abschließenden Bericht einer Tagung verfaßte:

„Die Caries ist bei 12—14jährigen um 60% niedriger bei denjenigen, die genügend Fluorid im Trinkwasser zu sich nahmen. An den Vorderzähnen kann sie um 90% reduziert werden. Die Konzentration von 10^{-6} ist ausreichend. (Eine Steigerung auf $1,5 \cdot 10^{-6}$ bringt keine besseren Resultate.) Auch $4—5 \cdot 10^{-6}$ führte nicht zu Systemerkrankungen (abgesehen von Schmelzdefekten, siehe später). Auch Personen, die in diese Gegenden zuzogen, sollen etwas günstig beeinflußt werden. Aber bis heute gibt es noch keinen abschließenden Beweis dafür, daß Fluoridzusatz zu fluorfreiem Wasser die Carieshäufigkeit reduziert."

Dieser letzte Satz scheint nicht recht zu den ersten Befunden zu passen. Der Zusatz ist aber notwendig, um die Bemühungen um das Fluorproblem, das keineswegs abschließend geklärt ist, nicht einschlafen zu lassen. Jedenfalls wird man der weiteren Entwicklung mit dem größten Interesse folgen müssen.

[5425, XXVIII] GREENWOOD, D. A., BLAYNEY, J. R., SKINSNES, D. K. u. HODGES, P. C.: J. dent. Res. 25, 331 (1946).

Eine ebenso merkwürdige wie wichtige Beziehung ergibt sich zur *Rachitis*. Wurden Ratten mit STEENBOCK-BLACK-Diät 2965 gefüttert, der 0,03% F' zugesetzt worden war, dann entwickelte sich die Erkrankung schwächer. Die Zonen des hypertrophischen Metaphysenknorpels waren enger, die Dichte des Knochens (tibia) war größer[2429, II], außerdem überlebten sie länger die Nahrung (76,77 ± 0,73 Tage gegenüber 65,23 ± 0,81 Tage bei den Kontrollen[3429, III]). Die Zähne wiesen die Fluorveränderungen auf. Handelt es sich hier um eine Entwicklungshemmung, oder welche Beziehung zum Stoffwechsel ist vorhanden? Uns interessiert an dieser Stelle die Frage, ob man daraus einen Schluß auf die Notwendigkeit des F' in der Diät ziehen darf. Dazu sind aber die Dosen zu hoch. Wir werden später sehen, daß eine Sklerose bei diesen Dosen am Knochen leicht erzeugt werden kann. Die Verkalkungen waren verstärkt. Auch in den Versuchen von IRVING[5426, V] konnten Kalkeinlagerungen durch NaF erzielt werden, aber abhängig von der vorherigen Diät. Bei einem Ca/P 4:1 erfolgte sie wie bei normalem beim Übergang in Dentin, bei Ca/P 1:4 aber im Prädentin. Diese Linie ließ sich durch Hämatoxylin anfärben. Die Verkalkung war aber langsam. Nach einer einmaligen Dosis von Vitamin D (27 E.) schritt die Verkalkung voran, mischte sich schließlich mit der NaF-Linie und überschritt sie. Daneben blieb eine Zone unverkalkter Matrix bestehen, die erst allmählich verkalkte. Solche Reaktion bei niedriger Kalkdiät unterscheidet sich grundsätzlich von der Normalreaktion[5425, XXXII]. Wenn für Fluorid tatsächlich eine Notwendigkeit für die Knochenentwicklung herausgelesen werden könnte, dann wird das schwer sein bei den Versuchen von HATTILL[5145, I], der bei Zufuhr von Fluorid zwar auch eine Rachitis mildern konnte — durch Vitamin D heilen — aber die Vitaminwirkung hob sich auf bei Zusatz von Fluoriden. (Weitere Angaben über günstige Beeinflussung der Rachitis S. 1060.)

Für den wirklich einwandfreien Beweis einer Funktion des F' im tierischen Organismus bleibt nur die Befreiung des zugeführten Futters von F' übrig, wobei Störungen auftreten müßten, die durch Zusatz von F' zu diesem Futter geheilt werden würden.

Hier besteht nun die Schwierigkeit, *Diäten ohne F'* herzustellen. In den schon erwähnten Versuchen von SHARPLESS und MCCOLLUM (siehe oben [64 u. a]) wurde den Ratten eine Kost mit 1,6 mg% F' verabfolgt. Es zeigte sich trotz beträchtlicher Verarmung der Knochen an F' die volle Fähigkeit der Ratten zu Reproduktion und Wachstum. Frühere Versuche von KRASNOV und SERLE[5432], nach denen Rattenweibchen bei 2,5 mg% F' in der Nahrung besser wuchsen als solche, die weniger erhielten, konnten also nicht bestätigt werden.

Noch weitere Verminderung von F' in der Nahrung wurde von EVANS und PHILLIPS[5426] erreicht, indem sie Milch als Grundlage verwandten. In Milch geht F' selbst bei beträchtlicher Aufnahme in der Nahrung nur in Spuren hinein, nämlich 0,1—0,2 γ F'/cm³. Da eine dauernde Ernährung mit Milch nicht ausreicht, mußten Zusätze gegeben werden, die sich aber auf anorganische Stoffe beschränkten. Es wurde 1 mg% $Fe_2(SO_4)_3$, 0,1 mg% $CuSO_4$ und 0,1 mg% $MnSO_4$ zugesetzt, und mit dieser mineralisierten Milch ließen sich tatsächlich 5 Generationen aufziehen, wobei nur 0,05—0,06 mg/kg F' täglich aufgenommen wurde. Zulagen von F' in verschiedenen Abstufungen brachten kein besseres Wachstum.

[5425, XXIX] LYNCH, D. F., KETTERING, C. F. u. GIES, W. J.: Res. Counc. Am. dent. Assoz. Dental Caries S. 92 (1942).
[5425, XXX] DAWSON, C. E.: J. dent. Res. 27, 512 (1948).
[5425, XXXI] EASLICK, K. A.: Dental Caries. London 1948, S. 213.
[5425, XXXII] IRVING, J. T.: J. dent. Res. 27, 762 (1948).
[5426] EVANS, R. J. u. PHILLIPS, P. H.: J. nutrit. 18, 353 (1939), Rona 118, 402. C. **1939 II**, 4517.

Man muß also das Resultat so ausdrücken, daß diese minimale Konzentration von F' in der Nahrung ausreiche, um den eventuell notwendigen Bedarf der Ratte zu decken. Hierbei ergab sich, daß durch die langdauernde Beschränkung des F' keine analytisch nachweisbare zunehmende Verarmung des Körpers an F' erfolgte (siehe S. 1058).

Das Festhalten dieser kleinen Mengen geschah also außerordentlich stark im Gegensatz zu den Versuchen von McCollum und Sharpless[64], die in anderer Größenordnung eine Abnahme feststellen konnten und bei jungen Tieren von 16—18 Tagen nur minimale Mengen F' (wenn überhaupt) mit einwandfreier Methode fanden. Daraus dürfen keine mystischen Schlüsse gezogen werden, sondern wir müssen nur feststellen, daß der Beweis einer physiologischen Funktion des F' nicht positiv geführt wurde, sondern auf eine negative Feststellung beschränkt ist. Die Versuche von Sharpless und McCollum[64] zeigten übrigens, daß in den Zähnen mit einem F'-Gehalt von weniger als 0,005% in der Asche weder Caries noch mangelhafte Verkalkung zu beobachten war, ebensowenig im Knochen. Geringe Anzeichen von Proliferation der Kapillaren fanden sich auch bei Tieren mit höherem F'-Gehalt. Wie solche geringen, qualitativ undeutlichen Zeichen in der Beurteilung täuschen können, ist durchaus bekannt und wird von den Autoren auch entsprechend eingeschätzt. Versuche über Pflanzenstimulation durch F'-Zusatz sind nach meiner Ansicht kein Argument für unsere Frage.

Wie eng übrigens die therapeutische Breite der normalen Zufuhr ist, ist daraus zu ersehen, daß schon bei der 100fachen Menge in der Milch (1 mg% F') sich Zeichen toxischer Wirkung an den Zähnen der Ratten fanden, d. h. Verlust an Pigment. Diese Veränderung ließ sich weder durch Al··· noch durch Zulage von Vitamin A verhindern, eine Festlegung durch das Al··· im Darm trat also nicht ein, wie man es bei PO_4''' erreichen konnte. Die komplexe Bindung ist nicht fest genug im Organismus, nicht einmal so fest, um die Aufnahme in den Grenzkonzentrationen zu verhindern. Wichtig ist, daß erst bei 2 mg% F' in der Milch der Nahrung der Gehalt des Neugeborenen an F' zunahm, als Zeichen, daß jetzt erst die Milch höhere Ausscheidung zeigte, während die Placenta schon vorher durchgängig war.

Diesen negativen Befunden stehen die Versuche von McClendon und Foster[5426, VI, 2377, I] gegenüber. In der schon oben wiedergegebenen Diät befand sich $0{,}3$—$0{,}5 \cdot 10^{-6}$ F. Der Gehalt war also nicht niedriger als in der Diät von Evans und Phillips[5426], jedoch die Resultate deletär. Das Auftreten von Caries erfolgte regelmäßig. Von 69 Tieren starben 29% in 210 Tagen, die Zahl der Nachkommenschaft ging zurück, so daß nicht ausreichende Nachkommen gezogen werden konnten, um den Versuch über mehrere Generationen fortzusetzen. Erst nach Steigerung des F-Gehaltes um das 20—30fache gelang es. Bei Darreichung von $22 \cdot 10^{-6}$ F im Trinkwasser wurde das Auftreten von Caries vom 40. auf den 150. Tag hinausgeschoben. Hier steht Versuch gegen Versuch, so daß auch heute noch keine eindeutigen Resultate vorliegen, um ein definitives Urteil zu fällen. Da die curative Dosis bei dieser Diät besonders hoch ist, muß man annehmen, daß andere diätetische Faktoren wirksam sind, die durch Fluorid unwirksam gemacht werden. Neuerdings gibt Sognnaes[5427, IV] eine Diät ohne irgendwelche

---

[5426, I] Cheyne, V. D.: Proc. Soc. exp. Biol. Med. 43, 58 (1940). C. 1942 II, 1932.
[5426, II] Sognnaes, R. F.: Amer. J. Orthodont. a. or. Surg. 27, 458 (1941), Rona 130, 295.
[5426, III] Sognnaes, R. F.: Amer. J. Orthodont. a. or. Surg. 27, 383 (1941), Rona 130, 295.
[5426, IV] Hodge, H. C. u. Finn, S. B.: J. nutrit. 22, 255 (1941). C. 1942 II, 2608.
[5426, V] Irving, J. T.: Nature 151, 363 (1943). C. 1943 II, 41.
[5426, VI] McClendon, J. F. u. Foster, W. C.: J. biol. Chem. 140, Proc. 85 (1941). C. 1943 II, 1818.

grobe Partikel an, die eine mechanische Störung der Zähne verursachen könnten. Diese Diät besteht aus 67% Zucker, 24% Casein, 5% Kornöl und 4% Salzmischung, mit einem Fluorgehalt von $2{,}5 \cdot 10^{-6}$ als Verunreinigung vor allem im Zucker und den Salzen. Dazu kommen die für die Ratte notwendigen Vitamine. Mit dieser Diät können Rhesusaffen nach Zusatz von etwas Vitamin C aufgezogen werden. Bei Ratten führt sie zu Caries, die histologisch völlig der menschlichen Erkrankung gleichen soll. Damit ist nach dem Urteil des Autors bisher nichts ausgesagt für oder gegen die Wichtigkeit des Fluorids. Uns interessiert aber die Höhe der Fluorbeimengung, die die Caries nicht verhüten konnte, auch ein Hinweis auf zusätzliche Faktoren. Diese Untersuchungen können durchaus noch eine unerwartete Wendung nehmen, wie die der Perosis der Hühner (siehe dort).

2. **Mechanismus.** Für die Diskussion des Mechanismus der Wirkung finden wir sehr viele Hinweise und Möglichkeiten der Erörterung in der Tatsache, daß F' — wahrscheinlich durch seine Neigung zur Komplexbildung mit Schwermetallen — ein außerordentlich vielseitiges Fermentgift ist. Die Empfindlichkeit der Fermentsysteme benutzt man zu folgender Abschätzung: Es wird das Ferment im Organismus beeinflußt, das in vitro, eventuell im Gewebsbrei, die größte Empfindlichkeit aufweist. Diese Schlußfolgerung ist zwar wahrscheinlich, aber nicht zwingend. Das beweisen die Argumentationen von ROBINSON[5427], nach seiner Theorie der Verkalkungen, die wir in dem Kapitel über Phosphate ausführlicher darstellten. Danach spielen die Phosphatasen eine große Rolle beim Verkalkungsprozeß, und da die Phosphatase gegen F' empfindlich ist, wird der Schluß naheliegen, daß die Knochenstörungen sich so erklären lassen. Daß dieser Schluß falsch sein muß, beweisen die Versuche von EULER und EICHLER[5418, I] mit Fluortyrosin. Auch mit dieser Verbindung ließen sich dieselben Veränderungen erzielen, ohne daß sie eine der üblichen Fermentwirkungen besitzt[5427, I]. Demgegenüber haben wir[5427, II] eine Reihe fluorhaltiger Verbindungen aufgefunden, die sogar auf die alkalische Knochenphosphatase wirksam waren, ohne zu Verkalkungsstörungen zu führen. F' selbst wirkt nur auf saure Phosphatase.

Aber die Verkalkung bedarf — abgesehen von den Phosphatasen — noch eines zweiten Mechanismus, des sogenannten anorganischen, der die geordnete Ablagerung im Knochen auch in vitro veranlaßt. Dieser ist aber häufig empfindlicher, schon 0,00001 mol NaF wirken hemmend[5427]. Dieser zweite Verkalkungsmechanismus von ROBINSON hängt mit der Glykogenolyse zusammen, wie neuerliche Versuche von GUTMAN und Mitarbeitern[5427, III] zeigen. m/10000 NaF hemmte die Verkalkungen bei anorganischem Phosphat, Glucose-1-phosphat und 2-Phosphoglycerat, nicht aber bei α-Glycerophosphat als phosphorhaltiges Substrat. Diese Angaben lassen ahnen, wie kompliziert der Mechanismus ist.

FOLLEY und KAY[1229] diskutierten die Möglichkeit einer synthetischen Eigenschaft der Phosphatase.

Aber gleichviel wie die Wirkung zustande kommt, wird auf diese Weise die Unregelmäßigkeit der Verkalkungen erklärt, die die chronische F'-Vergiftung auszeichnet. Daß aber nicht nur Unregelmäßigkeit eine Rolle spielt, sondern ganz verschiedene komplizierte Wirkungen, wird aus der späteren Darstellung ersichtlich werden.

[5427] ROBINSON, R. u. ROSENHEIM, A. H.: Biochem. J. 28, 1, 684 (1934).
[5427, I] EICHLER, O., HINDEMITH, H. u. BARFUSS, F.: Naunyn-Schmiedebergs Arch., 206, 82, (1949).
[5427, II] EICHLER, O., EULER, H. u. HINDEMITH, H.: Naunyn-Schmiedebergs Arch. 206, 75 (1949).
[5427, III] GUTMAN, A. B., WARVICK, F. B. u. GUTMAN, E. B.: Science 95, 461 (1942). C. 1943 I. 2313.
[5427, IV] SOGNNAES, E. F.: J. Nutrit. 36, 1 (1948)

Meist außer acht gelassen wurde auch der Effekt, der sich aus der Stellung von F' in der Hofmeisterschen Reihe herleitet. Hier wäre die Ähnlichkeit mit PO_4''' und — nach Übertragung — mit $Ca^{..}$ heranzuziehen. Es wäre aber voreilig, die Osteosklerose durch eine Vorbereitung des Bodens durch solche Effekte erklären zu wollen (ganz abgesehen von der Verkalkungsstörung durch F' in bestimmten Phasen der Vergiftung). Wenn auch durch Vermehrung des $Ca^{..}$ und P im Plasma an den verschiedensten Stellen Kalkinkrustationen entstehen, sind doch die Verkalkungen und Knochenneubildungen bei Fluorid zu charakteristisch lokalisiert, um mit der einfachen Analogie auszukommen. Die Verhältnisse bei der Rachitis haben wir oben auf S. 1045 behandelt.

LITZKA diskutiert die physiologische und pharmakologische Rolle der Therapie nach den fermentativen Eingriffen, die in vitro von uns im 4. Kapitel ausführlich dargestellt wurden. Solche Diskussion ist zwar interessant, aber immer sind ganz wesentliche Zwischenglieder in der Kette der Schlüsse bzw. Deduktionen völlig unbekannt, so z. B. folgende: Wenn der Abbau der Kohlenhydrate durch Hemmung der Phosphatase oder durch die empfindlichere Phosphorylase oder Enolase gestört ist, kann der Effekt verschieden sein. Es besteht die Möglichkeit, daß sich Glykogen ansammelt, aber ebenso daß der Abbau bis zu einem bestimmten Endprodukt erfolgt, das sich dann ansammelt und unausgenutzte Energie auf einer anderen Stufe der Zelle entzieht. Jetzt müßte die Menge von Glykogen in der Zelle abnehmen. Dabei ist die Frage der Funktion der Zelle noch nicht in den Bereich der Betrachtung gezogen worden. Beim Knochen fand sich bei einer Diät mit 0,05% F' eine Abnahme des Glykogens gegenüber den Kontrollen[5429, I]. Die Funktion des Glykogens ist genau so unklar. Sicher scheint nur zu sein, daß die Zentren der Verkalkung beträchtliche Mengen enthalten. Die Verkalkung beginnt erst, wenn das Glykogen geschwunden ist, bzw. beginnt der Glykogenschwund rapide mit dem Beginn der Verkalkung, und zwar auch bei den Kontrollen.

3. Schilddrüse. Ein Spezialfall ist die Wirkung des Fluorids auf die Schilddrüse und die Beziehung zur Kropfbildung. Hier ist ein Angriffspunkt des F' neben dem Knochen am wahrscheinlichsten, weil gerade in diesen beiden Organen der F'-Gehalt am stärksten gefunden wurde, abgesehen von der Anreicherung in der Lunge bei chronischer Intoxikation. So soll es manche Tiere geben, die J' und F' gemeinsam in der Nahrung bedürfen, um die Nahrung — eventuell die Vitamine — richtig zu verwerten[5429]. GOLDEMBERG[2506] fand eine Zunahme der Schilddrüse bei Ratten und anderen Tieren, wenn sie längere Zeit mit F' behandelt wurden und fand in dieser Beobachtung eine Grundlage für die Theorie der Kropfentstehung durch den F'-Gehalt des Wassers neben dem Mangel an Jod. FELLENBERG[5430] fand Kropfentwicklung besonders in Gegenden, wo der Gehalt des Trinkwassers an F' hoch oder besonders niedrig war, während die kropffreien Gegenden immer einen niederen Gehalt zeigten. Bei einem Kretin fand sich ein besonders hoher Gehalt der Schilddrüse an F'.

[5428] LITZKA, G.: Dtsch. med. Wschr. **1937**, 1037.
[5429] MAZÉ, P., MAZÉ FILS, P. J. u. ANXIONNAZ, R.: Ann. Inst. Pasteur **62**, 317 (1939), Rona **119**, 219.
[5429, I] GLOCK, E. G.: J. of Physiol. **98**, 1 (1940), Rona **125**, 400. Ratten in den ersten Lebenswochen.
[5429, II] MORGAREIDGE, K. u. FINN, S. B.: J. nutrit. **20**, 75 (1940).
[5429, III] FINN, S. B. u. KRAMER, M.: Proc. Soc. exp. Biol. Med. **45**, 843 (1940), Rona **126**, 406.
[5430] v. FELLENBERG, TH.: Mitt. Lebensmitteluntersuchung **29**, 276 (1938), Rona **112**, 622. C. **1939** I, 2443.

Untersuchungen von STRAUB[5431] konnten keine Beziehung dieser Art finden. Dagegen wurde von ihm die Bedeutung des Quotienten F/J in den Vordergrund gestellt und nicht die absoluten Zahlen, und zwar fanden sich in den Analysen der Schilddrüsen entsprechende Veränderungen (siehe STRAUB[3510, II]). Diese Vorstellungen stehen auf sehr schwachen Füßen, denn gerade aus Gegenden, wo im Trinkwasser so große F'-Mengen sich befinden, daß Zahnschädigungen zur Beobachtung kommen, wird von der besonderen Häufigkeit des Kropfes nichts berichtet. Über diese Frage werden wir später ausführlich berichten.

4. Schluß. Wenn wir die bisher schon dargestellten Ergebnisse über die physiologische Funktion des Fluorids nochmals kurz abwägen, kommen wir zu folgendem:

Für eine Funktion würden die Befunde sprechen, daß der F'-Gehalt in cariösen Zähnen niedriger ist als in gesunden, d. h. F' würde die Knochensubstanz stabilisieren. In derselben Richtung würde die eine Rattenrachitis zwar nicht verhindernde, aber verzögernde Wirkung ausgewertet werden können. Wenn wir auch die starken Einwände gegen diese Auslegungen, die wir im Text wiedergegeben haben, hier übergehen, bleiben diese Versuche doch günstigenfalls Indizien, während der direkte und unmittelbar überzeugende Nachweis von Mangelsymptomen irgendwelcher Art nicht eindeutig gelungen ist. Jedenfalls genügten die kleinen, bisher auch in der am extremsten gereinigten Kost nicht zu beseitigenden Mengen vollauf, um den Bedarf zu decken, nur in den Versuchen von MCCLENDON und FOSTER (siehe S. 1044) nicht.

Über die nur teilweise gelungenen Versuche, die Cariesentstehung auf einen Fluormangel zurückzuführen, haben wir auf S. 1045f ausführlich berichtet und können sehen, wie das Problem durchaus noch im Fluß ist. Für die sonstige Praxis hat das Fluorid bisher keine Bedeutung erlangt.

Die weitere Darstellung kann sich deshalb auf die rein toxikologische Seite des Fluorids beschränken und wird auch hier, wie schon bisher an vielen Stellen — trotz mancher Nachteile — derart vorgenommen, daß die Erscheinungen zuerst nach den verschiedenen Versuchstieren, dann nach Organsystemen geordnet werden. Die andere Darstellung hat ROHOLM[5413] gewählt. Bei uns findet sich die ausführliche Erörterung prinzipieller Fragen, abgesehen von den bisherigen Ausführungen, in dem Abschnitt über die Ratte, da an diesem meist verwendeten Versuchstier sich solche Fragen am besten lösen ließen.

II. Huhn.

Hühner zeichnen sich durch besonders geringe Empfindlichkeit gegen F' aus, 70 mg/kg (also die 15—35fache Dosis gegenüber der von Rindern) konnten durch Hühner ertragen werden (HART und ELVEHJEM[5416]). Das ist teilweise bedingt durch niedere Resorption und bessere Ausscheidung[5434].

PHILLIPS, ENGLISH und HART[5223] verabreichten bestimmte Konzentrationen von F' in der Diät aus Mais, Weizenkeimen, Casein, NaCl, $CaCO_3$, $Ca_3(PO_4)_2$, Lebertran und getrockneter Leber; 0,07% F' verzögerte nur wenig das Wachstum, wohl aber 0,09—0,1% in einer Periode von 6 Wochen. Hier stieg der F'-Gehalt der Gewebe in den Knochen auf das 13—14fache, aber auch in den anderen

---

[5431] STRAUB, J.: Rona 121, 672 (1940).
[5432] KRASSNOW, F. u. SERLE, A.: J. dent. Res. 13, 239 (1933).
[5433] BUCHNER, G. D., MARTIN, J. H. u. PETER, A. M.: Kentenkig. Agricult. exp. stat. Bull. 250 (1923), zit. nach [5413].
[5434] HAMAN, K., PHILLIPS, P. H. u. HALPIN, J. G.: Poultry Sci. 15, 154 (1936). C. 1936 I, 4319.

Geweben auf das 2—3fache an[5434]. Bei dieser Zufuhr wurde die Aufnahme von Futter vermindert und zwar nicht bedingt durch lokale Einwirkung, sondern durch die Resorption von F′, denn dasselbe erfolgte bei parenteraler Gabe. Durch lokale Einwirkung auf den Darm konnte die Futterverwertung leiden. Wurden Hühnchen frei an rock-phosphate herangelassen, dann erkrankten sie an Durchfällen, das Eierlegen ging zurück und hörte bei geeigneter Dosierung auf[5433] (desgl. MITCHELL und McCLURE[5536, a] bei 0,1—0,14% F′ in der Diät).

Bei Zusatz von 0,2—0,4% getrockneter Schilddrüse gemeinsam mit dem F′ kam es nach 3—4 Wochen in den Versuchen von PHILLIPS und Mitarbeitern[2523] zu Lähmungen, die nach den Einzelsubstanzen nie zu beobachten gewesen waren. Die Lähmungen gingen nach einigen Tagen spontan zurück. Die Toxizität von Schilddrüsenfütterung wurde durch Zusatz von NaF zum Futter nicht vermindert, sondern vermehrt.

III. Maus.

Bei Fütterung von 0,51 g CaF_2 an Mäuse auf 9 Monate verteilt, kam es zu Zeichen allgemeiner Vergiftung: mangelnde Beweglichkeit, Struppigkeit des Fells und leichte Möglichkeit zu kollabieren; aber an den Zähnen wurden keine Änderungen gesehen, wohl aber bei Untersuchung des Felsenbeins.

In der Cochlea waren die Lacunen größer und zahlreicher, regelmäßiger mit Knochenkörperchen gefüllt, die deutlicher und tiefer anzufärben waren. Das Aussehen war das von einem verkalkten Knorpel, als ob eine Hemmung des Reifungsprozesses eingetreten wäre. Ähnliches wurde am Steigbügel gesehen. Hier fand sich Ablagerung osteoider Substanz an der Fußplatte und dem anschließenden Labyrinthwall[5435, 5436]. Diese Beobachtungen werden wir bei anderen Tieren, besonders aber bei der Ratte, deutlicher beschrieben finden.

Untersuchungen über den Stoffwechsel bei F′ wurden von LITZKA[4254, 4602] ausgeführt im Vergleich zu Fluortyrosin. Dieses erwies sich als antithyreotrop, und zwar nahm das Körpergewicht zu (desgl. NIEDNER[5439, I]); die Reserve an Glykogen in Leber und Herz wurde vermehrt, wenn die Tiere unter dem Einfluß von Thyroxin gesetzt waren (nicht aber bei normalen), und die die Acetonitrilresistenz steigernde Wirkung von Thyroxin wurde zum Teil aufgehoben, nicht aber durch 0,5 g/kg NaF täglich, das mehr F′ enthielt als Fluortyrosin.

Fluortyrosin hemmte auch das Wachstum von bösartigen Tumoren, z. B. von Ehrlich-Ca und Benzpyren-Ca der Maus (aber auch Jensensarkom und Benzpyren-Ca der Ratte)[5438]. NIEDNER[5439, I] konnte beim Ascitestumor übrigens keine Einwirkung feststellen. Auch mit NaF wurden günstige Erfolge berichtet, die sich auf die theoretische Vorstellung der Hemmung der anaeroben Glykolyse stützen, die nach WARBURG die Hauptenergiequelle der Zellen bösartiger Geschwülste darstellen soll[5437], eine Vorstellung, die heute schon beträchtlicher Korrekturen bedarf.

IV. Ratte.

1. Allgemeinbefinden, Wachstum, Reproduktion. Die Wirkung von F′ auf die Ratte zeigt allgemeine Symptome, die jeder Vergiftung eigen sind, z. B. Gewichtsabnahme. Nur von MAZÉ[5439] wurde gefunden, daß Zulage von F′ zu Futter aus entrahmter Milch günstig wirkte, nicht aber bei Milch, die den

---

[5435] LEWY, A.: Arch. of Otolaryng. **8**, 315 (1928), Rona **48**, 550.
[5436] LEWY, A.: Arch. of Otolaryng. **20**, 693 (1934), Rona **85**, 189.
[5437] SSABLIN, P. J.: Sowjetruss. ärztl. Z. **44**, 439 (1940). C. **1941 I**, 381.
[5438] MAY, H. u. LITZKA, G.: Z. Krebsforsch. **48**, 376 (1939). C. **1939 I**, 3395.
[5439] MAZÉ, P.: C. rend. Acad. Sci. **180**, 1683 (1925), Rona **32**, 737.
[5439, I] NIEDNER, K.: Z. f. Krebsforschung **51**, 159 (1941).

Rahm enthielt. Dieser Befund ist nicht bestätigt worden, wie wir schon vorher erwähnten, aber er ist auch unverständlich, da nach mitgeteilten Analysen sich das meiste Fluor der Milch gerade in dem Casein befindet (siehe z. B. HODGE, SUCE-CLAUSEN und BROWN[5495]), das aber durch Entrahmen nicht entfernt wird. Also müßte bei dem an sich vorhandenen niederen Gehalt der Milch an F' gerade im Pulver ohne Rahm relativ mehr F' zu finden sein, da mehr Nahrung aufgenommen wird. Bei der Zufuhr des NaF zugleich mit der Nahrung, dosiert nach dem Prozentgehalt, zeigte sich bei toxischer Dosierung von NaF, 78—85 mg/kg F' = 0,2% NaF der Diät notwendig (Ca/P = 1,9), um das Wachstum zum Stillstand zu bringen[5440], eine etwas geringere Giftigkeit bei starkem Fettgehalt der Nahrung, weil dabei das aufgenommene Gewicht an NaF verringert wurde.

Unter der Annahme, daß die F'-Wirkung vielleicht durch eine Fermentwirkung wie z. B. über Mangel an Milchsäure zu erklären sei, wurden der Diät Substanzen der Kohlenhydratzersetzung zugesetzt, ohne allerdings die Giftwirkung des F' zu beeinträchtigen. Das wäre noch kein Beweis gegen die Fermentwirksamkeit, da schon eine Verlangsamung der Umsetzungen ausreichend wäre, um jeden Effekt zu erklären.

Zu einem Rückgang des Körpergewichts bzw. einem langsameren Wachstum bei jungen Tieren bedarf es einer höheren Dosierung als zu anderen Giftwirkungen. Bei der Ratte ist der Zahnapparat am empfindlichsten, da schon 2 mg NaF/kg ausreichend sind, einen wesentlichen Schaden herbeizuführen, wobei angemerkt werden kann, daß bei manchen organischen Fluorverbindungen, z. B. Fluortyrosin, der Fluoreffekt an den Zähnen stark gesteigert ist. Bei Bestimmung der Grenzmengen kommt man dann auf 0,2 mg/kg F' (EULER und EICHLER[5418, I]).

Weil eben die Wirkung an dem System der Knochen so viel stärker ist als an lebenswichtigen Organen, deshalb nur ist es möglich, daß die Tiere 5% der tödlichen Dosis bei langdauernder Fütterung gut vertragen unter den typischen Symptomen der Vergiftung (CANNAVA[2502]). Selbst weit größere Dosen führten häufig nicht zu Allgemeinerscheinungen. MURRAY[5443] fütterte die Ratten mit einer Diät, deren Gehalt an NaF 0,025%, ja sogar 0,050% betrug, ohne daß Wachstum und besonders Fruchtbarkeit merkbar beeinträchtigt gewesen wären (desgl. auch [5447]). Der F'-Gehalt der Knochen war dabei schon auf das Vielfache vermehrt, auch ein Zeichen dafür, daß die Ablagerung in den Knochen einer Entgiftung entspricht.

Trotz Fütterung von 9 Monaten Dauer wurde bei 0,05% NaF in einer Nahrung von Mais (76), Kleie (10), Leinsamenöl (10), Knochenmehl (2,5) und NaCl (0,5) gutes Wachstum und Fortpflanzung beobachtet[5444], von GLOCK[5429, I] nur in den ersten 14 Tagen Hemmung mit Ausgleich innerhalb 6 Wochen. SOLLMANN, SCHETTLER und WETZEL[2508] (siehe auch [5445]) fanden dagegen schon bei 0,02 bis 0,04% eine geringe Hemmung des Wachstums, bei 0,05% NaF deutliche Störungen, 0,1% NaF führte wohl immer zur Hemmung des Wachstums[5444, 5445, 5447].

[5440] PHILLIPS, P. H. u. HART, E. B.: J. biol. Chem. 109, 657 (1935), Rona 89, 69.
[5441] DEL CASTILLO, E. B.: C. rend. Soc. Biol. 99, 1404 (1928), Rona 50, 264. 0,05 g/kg (?) NaF/Tag, auch bei Ultraviolettbestrahlung, führte zum Aufhören des Oestrus. Rückkehr?
[5442] CHANELES, J.: C. rend. Soc. Biol. 102, 860 (1929).
[5443] MURRAY, M. M.: J. Physiol. 87, 388 (1936), Rona 97, 168.
[5444] SCHULZ, J. A. u. LAMB, A. R.: Science 61, 93 (1925).
[5445] LAMB, A. R., PHILLIPS, P. H., HART, E. B. u. BOHSTEDT, G.: Amer. J. Physiol. 106, 350 (1933), Rona 77, 435.
[5446] LAMB, A. R., PHILLIPS, P. H., HART, E. B. u. BOHSTEDT, G.: Amer. J. Physiol. 106, 356 (1933), Rona 77, 436.
[5447] SMITH, M. C. u. LANTZ, E. M.: J. biol. Chem. 101, 677 (1933), Rona 76, 455. SHERMAN-B-Diät.

Aber selbst bei 0,15% wurde langsame Gewichtszunahme beobachtet[5445]. Bei 0,20% konnte das Gewicht nicht mehr aufrechterhalten werden, und bei 0,3% trat in einigen Wochen der Tod ein[5445].

BERGARA[5481] fütterte 0,625 g/kg NaF. In 10 Tagen waren von 6 Ratten 4 gestorben. Bei 0,285 g/kg starben 2 Tiere in 25 Tagen, 3 in 55 Tagen, eins überlebte den 82. Tag. Die Versuche von ROHOLM zeigten viel empfindlichere Tiere. Die Abhängigkeit der Giftigkeit vom Alter wurde von HAUCK, STEENBOCK und PARSONS[5469, 5470] untersucht. Die Zahlenangaben beider finden sich später in anderem Zusammenhang (S. 1060). In den Versuchen von SCHULZ und LAMB[5444] starben bei 0,25% NaF von 7 jungen Ratten alle in 8—14 Wochen, keine von ihnen erreichte ein Gewicht von 100 g.

ROHOLM rechnet den Gehalt der Diät auf Körpergewicht um mit der angenäherten Annahme, daß ein Tier von 100 g täglich rund 8 g Futter frißt, also pro kg 80 g. Eine Diät von 0,1% NaF würde also einer Futteraufnahme von 80 mg/kg entsprechen, bei 0,2% also 160 mg/kg. Diese Zahlen vergleiche man mit den mittleren tödlichen Dosen bei subcutaner Darreichung, die mit 0,09 bzw. 0,125 g/kg auf S. 371 wiedergegeben wurden. Es wurden also diese subcutan tödlichen Dosen bei peroraler Zufuhr im Futter auf den Tag verteilt längere Zeit vertragen. Offenbar findet die Entgiftung sehr rasch statt, neben der Ausscheidung vor allem durch Ablagerung in die Knochen, wie die Versuche mit radioaktivem ^{18}F besonders deutlich dartun (siehe oben).

CHANELES[5442] gab 50 mg/kg NaF je 10 Ratten, die mit Milch und Weißbrot ernährt wurden. Mit einem Anfangsgewicht von 68—93 g hatten sie in 90 Tagen < 30 g zugenommen, während 10 Kontrolltiere 150—229 g wogen. Wurden die Tiere mit Höhensonne bestrahlt, dann war die Gewichtszunahme $\simeq$ 67 g, so daß eine teilweise Entgiftung eingetreten war. Wir werden sehen, daß die Gabe von Vitamin D die Giftigkeit auch hinsichtlich der Knochen vermindern kann (siehe aber [5441]).

Die Frage erhebt sich, ob die Vergiftung nicht nur kumulativ, sondern auch *reversibel* ist. SOLLMANN und Mitarbeiter[2508] erreichten, daß durch Diäten von 0,1% NaF und mehr das Körpergewicht um 22—61% hinter dem Normalen zurückgeblieben war. Sobald die F'-Zufuhr abgesetzt wurde, holten die Tiere auf, aber die ungeschädigten Kontrollen wurden nicht eingeholt, ein Residuum blieb. Bei den Versuchen von PHILLIPS und HART[5440] wurden die Ratten nach 7 Wochen Diät mit 0,2% NaF auf normale Diät zurückversetzt, jetzt verdoppelten sie ihr Körpergewicht in 15 Tagen, die vorher zurückgebliebenen Genitalien entwickelten sich besser, was man an der Öffnung der Vaginalpforte, außerdem an Wachstum und Anstieg des Hodens sah, aber die Zähne wurden auch in 60 Tagen nicht zur Norm zurückgeführt.

Störungen des *Oestrus* wurden schon bei 0,1% NaF gesehen, ohne daß allerdings die Konzeptionsfähigkeit verschwunden war. Sogar 0,05% beeinträchtigte den Oestrus[5446], er begann aber sofort, wenn die F'-Zufuhr gestoppt wurde. Das könne durch den Zustand der Inanition infolge der Zufuhr von NaF erklärt werden, das lokal reizend den Appetit beeinträchtige, oder durch die Zumengung die Nahrung ungenießbar mache. Diese Auffassung könnte eine Basis vielleicht bei Meerschweinchen haben, bei denen die Magen-Darmwände ganz besonders schwer durch NaF geschädigt werden. Bei der Ratte gilt das nicht. In den Versuchen von SOLLMANN, SCHETTLER und WETZEL[2508] wurde den Tieren vergiftetes und nichtvergiftetes Futter zur Wahl vorgesetzt, sie wählten es ohne Unterschied, erst bei der hohen Beimengung von 0,23% NaF wurde eine leichte Abneigung gegen das vergiftete Futter beobachtet. Beimengung von CaF_2 zum Futter (0,031%)

führte zu Verminderung des Wachstums, hatte aber keinen Geschmack und führte nicht zu verminderter Futteraufnahme[5448], so daß bei der Ratte eine resorptive Giftwirkung auch in den Grenzdosierungen als sicher anzusehen ist. HAUCK, STEENBOCK und PARSONS[5469, 5470] gaben ihren Kontrollratten überdies nicht mehr Futter, als die Tiere mit 0,15% NaF fraßen, trotzdem blieben letztere an Gewicht zurück. Die Testes zeigten Atrophie der germinalen Epithelien und Abwesenheit von Sperma.

Eine kumulative Wirkung wurde nachweisbar, wenn das F'-haltige Futter über mehrere Generationen verabfolgt wurde, so in den Versuchen von SCHULZ und LAMB[5444], in denen mit 0,1% NaF in der dritten Generation Unfruchtbarkeit eingetreten war. Diese Versuche wurden mit großer Genauigkeit fortgeführt[5445, 5446], hier seien einige Zahlen niedergelegt. Die Basaldiät bestand aus Mais, Leinöl, Alfalfamehl, Knochenmehl (1,75%), Kalkstein 0,5%, Salz jodiert (0,5%), Lebertran 1%:

Tabelle 414.

Diät	F'-Gehalt	F'-Verbindung	1. Generation			2. Gen.		3. Gen.		4. Gen.		5. Gen.	
			1	2	3	1	2	1	2	1	2	1	2
A_1	—	—	3,7	7,4	43,4 (26)	3,8	7,1	5,0	6,5	2,8	6,4	3,6	5,7
A_3	0,019%	NaF	3,3	7,4	34,9 (9)	2,5	5,5	1,3	3,5	1,7	7,6	3,0	4,9
A_6	0,021%	Steinphosphat*	4,0	7,4	43,4 (11)	4,0	7,3	2,0	6,9	2,5	5,6	3,5	5,7
A_7	0,035	,,	3,0	7,9	39,9 (13)	3,6	5,9	5,0	6,2	1,8	6,6	1,8	4,3

* Steinphosphat = rock-phosphate aus Tennessee mit 3,5% F'.
1 Durchschnittliche Zahl der Jungen pro Weibchen.
2 Durchschnittliches Gewicht der Jungen bei der Geburt.
3 Durchschnittliches Gewicht im Moment der Entwöhnung.
In Klammern: Zahl der Tiere.

Aus der Tabelle ist ersichtlich: die zunehmende Schädigung mit der Zahl der Generationen, ohne entsprechende Zunahme im Gehalt an F' im Organismus. (Es scheint sich auch hier ein Gleichgewicht zu bilden.) Dann die schlechte Gewichtsentwicklung bis zu der Entwöhnung. Die Milch muß also schlechter gewesen sein, was sowohl durch eine Abnahme der Milchmenge (wie sie bei den Rindern leicht festgestellt werden konnte), als auch — weil bei dieser F'-Zufuhr eine Schädigung des Organismus im Sinne der Gewichtsabnahme noch nicht eintritt — durch die Ausscheidung des F' in der Milch Ausdruck finden kann. Schließlich ist ersichtlich die geringere Giftigkeit des F' in Form von Steinphosphat gegenüber NaF. Auch SOLLMANN und Mitarbeiter[2508] haben die Giftigkeit des NaF 2—3 mal so hoch geschätzt wie in dieser Form (siehe dagegen McCLURE und MITCHELL im Kapitel: Haustiere). Das gilt aber nur für die hohen Dosen, die an dieser Stelle allein interessieren.

Abgesehen von der hier diskutierten Gewichtskurve, dem Verhalten der Vermehrung und der Einwirkung auf die Knochen und Zähne, wurden noch folgende *unregelmäßige Zeichen der Schädigung* gefunden: verminderte Lebhaftigkeit, schlechtes struppiges Fell, Augensymptome wie Lichtscheu, Conjunctivitis teils mit Hämorrhagien, verstärktes Wachstum der Klauen. Dieses fand sich nach etwa 4 Monaten einer Diät mit 0,15% NaF, besonders bei älteren Tieren (7,8 mm gegenüber 2,1 mm der Kontrollen). Als Ursache kommt nicht mangelnde Aktivität und Abnutzung in Frage, da die Tiere munter waren (HAUCK, STEENBOCK und PARSONS[5469, 5470]). Kachexie trat nur kurz vor dem Tode ein.

[5448] MCCLURE, F. J. u. MITCHELL, H. H.: J. biol. Chem. 90, 297 (1931), Rona 62, 106.

2. Giftigkeit und Assimilation verschiedener F-Verbindungen. Bei der Beurteilung der verschiedenartigen Giftigkeit von Fluorverbindungen bestehen mehrere theoretische Möglichkeiten. Es kann durch die *organische Bindung* eine Maskierung erfolgen. Man wird erwarten dürfen, daß organische Verbindungen, die im Organismus der Zersetzung unterliegen, durch das befreite F' zu einer reinen F'-Wirkung Anlaß geben, etwa bei der Ratte zu den bekannten und leicht zu kontrollierenden Zahnveränderungen. Das sollte weniger der Fall sein, wenn F' am Benzolring festsitzt. Dann müßte das F' seine Wirkung verlieren wie die anderen Halogenverbindungen. Hier bestehen offenbar gewaltige Unterschiede. So wirkte Fluornaphthalin nicht, aber p-p-Difluordiphenyl, p-Fluorbenzoesäure und Fluorbenzol[5449 u. 5522]. Es ist nicht nachgewiesen, ob die F'-Verbindungen wirklich durch die Zersetzung zur Wirkung gelangen oder im ganzen organischen Molekül. Denn diese Verbindungen wurden in solchen Mengen zugeführt, daß der Fluorgehalt der Nahrung 0,05% betrug. Die Tiere vermehrten sich dabei und zeigten keine Anämie. In einer ganz dem anorganischen Fluor eigentümlichen Weise wirkte in den Versuchen von EULER und EICHLER[5418, I] Fluortyrosin noch in einer F'-Dosis auf die Zähne, wie sie bei Zufuhr von NaF in vielfacher Menge zur Beobachtung kam. 2,0 mg/kg NaF mit 45% F' war die Grenzdosis, von Fluortyrosin bedurfte es nur 0,2 mg/kg F'. Es muß also das gesamte Molekül zur Wirkung gekommen sein, und zwar durch die Art der Verteilung an den Wirkungsorten angereichert und nicht durch Einlagerung in den Knochen der Entgiftung unterworfen. Das Fehlen jeder Freisetzung von F aus 3-Fluortyrosin wurde von BOYER, EVANS und PHILLIPS[5454, I u. II] ausdrücklich chemisch nachgewiesen. Von EULER, EICHLER und HINDEMITH[4255, I] wurden 5 verschiedene fluorhaltige Verbindungen, ähnlich dem Tyrosin, in chronischer Wirkung an Ratten geprüft, aber bei keiner ließ sich ein ungünstiger Effekt auf den Knochen nachweisen, trotz chemisch großer Ähnlichkeit, ebensowenig bei einem fluorierten Phthiocoll und Acetylsulfonamid. Diese Fragen sind ungeklärt, und wir werden die organischen Verbindungen hier nicht beachten.

Eine weitere Möglichkeit der verschiedenen Giftigkeit — im chronischen Versuch — wird darin liegen, daß durch Zufuhr des F' gemeinsam mit einem *Kation* dieses von sich aus einen am Stoffwechsel angreifenden Effekt ausübt und so die Giftigkeit paralysiert. Hier wird zuerst die Frage nach dem Calcium auftauchen, da dieses die Verkalkungen begünstigt, F' sie aber stört. Einem Antagonismus steht die verschiedene Größenordnung in der Wirkung entgegen. Dagegen konnte mit Beeinflussung des Ca-Stoffwechsels durch Bestrahlung, durch Diät oder Vitamin D etwas erreicht werden. Darüber wird später noch gesprochen werden. Tatsächlich führt auch CaF_2 zu derselben Wirkung wie NaF[5449, 5451–5453]. 35—52 mg/kg CaF_2 täglich verursachte Kachexie, Verkrümmung der Wirbelsäule und Zahnveränderungen. Diese Angaben zeigten sogar eine höhere Giftigkeit als NaF, was aber nicht richtig sein dürfte. Erwachsene Tiere erhielten 15 mg CaF_2 täglich und erkrankten am 96., die letzten am 298. Tage.

CHENG und REID[5454] fanden bei Ratten, die mit SHERMAN-B-Diät aufgezogen waren, bei Flußspat eine um 40mal geringere Giftigkeit als bei anderen F'-Verbindungen, wenn die Grenzwerte aufgesucht wurden. Diese Angabe stellt ein

---

[5449] KEMPF, C. A. u. NELSON, V. E.: Proca Iowa Acad. Sci. **43**, 197 (1936). C. **1939 I**, 1197.
[5450] EVANS, R. J. u. PHILLIPS, P. H.: Proc. Soc. exp. Biol. Med. **39**, 188 (1939), Rona **113**, 296.
[5451] VELU, H.: C. rend. Soc. Biol. **108**, 635 (1931), Rona **65**, 708.
[5452] VELU, H.: C. rend. Soc. Biol. **108**, 377 (1931).
[5453] VELU, H.: C. rend. Soc. Biol. **108**, 750, Rona **67**, 193.
[5454] CHENG, R. G. u. REID, E.: Chin. J. Physiol. **12**, 223 (1937), Rona **108**, 509.

anderes Extrem in den Berichten dar und wird dadurch erklärbar sein, daß die Kristallform und -größe eine geringere Löslichkeit im Darmkanal ermöglichte, wurde doch schon durch feinere Pulverisierung eine höhere Giftigkeit erreicht. Die reichliche Ausscheidung in den Faeces zeigte die geringere Resorption. Wir haben es also nicht mit einem am Knochen angreifenden Antagonismus zu tun.

Die geringere Giftigkeit des Fluorids im natürlich gefundenen Phosphatstein (rock-phosphate) wurde schon am Schlusse des vorigen Abschnittes erwähnt. Hier bestehen anscheinend auch noch Unterschiede zwischen den einzelnen Fundorten, so war bei algerischem Phosphat die Erkrankung dieselbe wie bei CaF_2, bei marokkanischem dauerte es bis zum Tode länger[5451, 5453]. Solche verschiedene Aufschließbarkeit des F' ließ sich auch bei Knochenmehl verschiedenen Gehaltes festlegen. Es wurde der F'-Gehalt von Ratten verglichen, die teils das im Handel vorhandene Knochenmehl mit einer Menge bis 5 mg% (aus dem Knochen von erwachsenen Tieren hergestellt) als Zulage erhielten, mit solchen Tieren, die als Zulage von F' ein Knochenmehl aus den fluorarmen (0,2 mg%) Kalbsknochen erhielten. Es zeigte sich aus Analysen, daß dieses Fluorid nicht so gut verwertbar war wie das andere. Eine Schädigung war noch nicht eingetreten[5450].

Schließlich ist zu erörtern, ob durch *Komplexbindung* an Schwermetalle usw. eine Entgiftung herbeigeführt werden kann. KEMPF, GREENWOOD und NELSON[5449, 5522] berichten, daß sie mit $CaSiF_6$ eine Fluorose erzielen konnten, daß aber durch Zusatz von Alaun die Zahnschäden verhindert wurden. Diese Frage ist deswegen wichtig, weil Kryolith als Schädlingsbekämpfungsmittel angewendet wird und so auf dem Umwege über bestäubte Pflanzen Mensch und Tier gefährden kann. Mit Al_2F_6 konnte von diesen Autoren kein Effekt erzielt werden. Das würde mit den Versuchen von ROHOLM[5413] übereinstimmen, der nur die Hälfte von H_3AlF_6 resorbierbar und damit zur Wirkung fähig fand, nicht aber mit den allmählich sich ändernden Dissoziationskonstanten von AlF_6''', über die wir im anorganischen Teil berichteten.

SHARPLESS[5455] verringerte das Wachstum der Ratte auf $^2/_3$ der Kontrollen durch Zulage von 0,1% NaF zur Diät. Wurde 0,056% Al zugesetzt, dann wurde das Wachstum wiederhergestellt. Dasselbe wurde durch 2% $CaCO_3$ erreicht, während 1% $CaCl_2$ die Bedingungen verschlechterte, so daß nicht die Fällung als CaF_2, sondern die Adsorption an einen unlöslichen Komplex eine Rolle spielen dürfte, gelang es doch durch kolloidales Al_2O_3 eine Entgiftung zu erzielen (siehe dazu [5458, II]). Bei 0,05% NaF wurden die oberen Zähne nach 6 Wochen farblos, die unteren Schneidezähne erhielten orange und weiße Bänder. 2% Al··· schützte ganz, aber wenn in der Diät 0,1% NaF waren, blieben doch noch die gelben und weißen Bänder bestehen. Wurde zu diesem 2% $AlCl_3$ noch 2% $CaCO_3$ hinzugefügt (das allein gar keinen Schutz gewährte), dann war die Bändelung nur noch mit der Lupe zu sehen. Man wird auch hier eher eine Adsorption in Betracht ziehen als Bildung unlöslicher Verbindungen, da ein Massenwirkungsgesetz unter den im Darm vorhandenen Bedingungen nicht vorliegen dürfte. Auch bei der Destillation zeigte sich, daß große Mengen von Al···-Salzen hemmend einwirken (siehe [5456]).

[5454, I] BOYER, F. D., EVANS, R. I. u. PHILLIPS, P. H.: J. biol. Chem. 140, Proc. 20 (1941).
[5454, II] BOYER, P. D., EVANS, R. I. u. PHILLIPS, P. H.: J. Pharmacol. exp. Therap. 73, 176 (1941), Rona 132, 576. Folgende Verbindungen (tödliche Dosen) wurden untersucht: 3-Fluortyrosin (12,5 mg/kg), 3-Fluorphenylalanin (20 mg), 3-Fluor-5-Jodtyrosin (65 mg), 3,5 Difluortyrosin (40 mg). Vergiftung meist Krämpfe. 0,0025% 3-Fluortyrosin in der Nahrung hindern das Wachstum wie 0,1% F. Eine Senkung des Grundumsatzes bei Ratten ließ sich auch bei 4wöchiger Gabe nicht erreichen, außer einmal in hohen Dosen.
[5455] SHARPLESS, R. G.: Proc. Soc. exp. Biol. Med. 34, 562 (1936), Rona 96, 159.
[5456] EVANS, R. J. u. PHILLIPS, P. H.: Amer. J. Physiol. 126, 713 (1939), Rona 115, 463.

Bei den Versuchen von EVANS und PHILLIPS ([5456], desgl. auch [5461]) wurde zu einer Diät aus Mais (55,75), Weizenkeimlingen (24), Leinöl (12), Alfalfamehl (3), Fleischmehl (2), Knochen (1,75), Kalkstein (0,5), jodiertes Salz (0,5), Lebertran (1,0), welche an sich schon 1,75 mg% F′ enthielt, 0,015, 0,03 und 0,06% F′ zugelegt, aber in verschiedener chemischer Bindung und zwar als NaF, als Na_3AlF_6, also Kryolith und eine Mischung von $AlCl_3$ und NaF, die dem Kryolith entsprach. In jeder Gruppe befanden sich 5 Ratten, von denen nur die Durchschnittswerte angegeben werden.

Eine Hemmung des Wachstums zeigte sich schon nach 0,015% F′, wenn man es als NaF gab, dieselbe Wirkung wurde erst durch 0,03% F′ als Kryolith erreicht, ebenso zeigte sich die Wirkung von 0,03% als NaF entsprechend 0,06% als Kryolith, das F′ des Kryoliths war also nur halb so wirksam (desgl. ROHOLM). Die Mischung von $AlCl_3$ mit 6 NaF zeigte dieselben Werte wie Kryolith. Das Fehlen einer Differenz ist verständlich, da die komplexe Bindung nur locker ist und leicht eintritt. Durch Zugabe von $Al_2(SO_4)_3$ zu einer akut tödlichen Dosis von NaF gelang es die Tiere zu retten (MARCOVITCH und STANLEY [5458, I]). Andererseits ist die Bindung im Darm fest genug, denn es gelang nicht, durch Kryolith akute Vergiftungen zu erzielen wie mit Na_2SiF_6. Ein Unterschied bestand weiterhin in der Herkunft des Kryoliths. In den eben angeführten Versuchen wurde künstlicher Kryolith gegeben, während von anderen Autoren [5460, I, 5462] bei dem natürlichen Produkt eine viel geringere Toxizität beobachtet wurde, ein Zeichen für die Verschiedenheit der Lösungsbedingungen, wie vorher schon bei Flußspat erwähnt wurde. Die Korngröße des natürlichen Produktes war größer. Nach Besprengung der Äpfel bzw. nach Beregnen zeigten beide Produkte keinen Unterschied, anscheinend weil durch den Regen die leichter löslichen und damit giftigeren Fraktionen des künstlichen Kryoliths fortgewaschen worden waren.

Von EDS und THOMAS [5457] wurden die ersten Symptome an den Zähnen als Kriterium der Wirksamkeit betrachtet. Sie geben folgende Grenzkonzentrationen an, wobei eine Diät, die nur die Hälfte an F′ enthielt, keine Wirkung mehr zeigen durfte:

Tabelle 415.

Verbindung	Löslichkeit in %	% der Diät	in der Diät mg% an F′
NaF	4	0,0025	1,2
Na_2SiF_6	0,65	0,0025	1,5
$BaSiF_6$	0,026	0,0050	1,37
Kryolith natürlich	0,06	0,0050	2,43

Nur Kryolith zeigte sich etwa halb so wirksam, die anderen Verbindungen trotz teils sehr geringer Löslichkeit etwa gleich wirksam. Der Unterschied ist z. B. bei $BaSiF_6$ darin zu sehen, daß auch nach Zerfall des Komplexsalzes die entstehenden Reste der Resorption unterliegen, nicht aber beim $Al^{...}$.

[5457] EDS, F. u. THOMAS, J. O.: Proc. Soc. exp. Biol. Med. 31, 824 (1934), Rona 81, 359.
[5458] MARCOVITCH, S. u. STANLEY, W. W.: J. nutrit. 16, 173 (1938), Rona 118, 52. C. 1938 II, 3263.
[5458, I] MARCOVITCH, S. u. STANLEY, W. W.: J. Pharmacol. exp. Therap. 74, 235 (1942). C. 1943 I, 1908, Rona 133, 145. Ebenso gelang die Entgiftung durch Zusatz von Borsäure infolge Bildung des Komplexes $NaBF_4$. Bei chronischer Fütterung zeigte sich nicht nur eine schützende Wirkung des $Al_2(SO_4)_3$, sondern auch des aktiven Aluminiumoxyds. Schwächer war Borax, noch wesentlich schwächer Knochenmehl, Ca-Phosphat und Lactat, $Mg(OH)_2$, Al-Metall, Bauxit oder Ton.
[5459] LAWRENZ, M., MITCHELL, H. H. u. RUTH, W. A.: J. nutrit. 18, 115 (1939), Rona 117, 676. C. 1940 II, 2339.
[5460] LAWRENZ, M., MITCHELL, H. H. u. RUTH, W. A.: J. nutrit. 18, 127 (1939), Rona 117, 676. C. 1940 II, 2339.

Von anderen Autoren[5459] wurde bei CaF_2 und Kryolith keine Differenz gefunden. Es gibt aber noch Unterschiede in der Korngröße, z. B. ist die Wirksamkeit geringer, wenn Kryolith in der Nahrung als im Trinkwasser gelöst verabreicht wurde, was sich durchaus einfügt. Die Aufnahme aus der Nahrung war nach Analyse um etwa 20% geringer[5460]. 1 mg% F' verursachte in den folgenden Versuchen schon Veränderungen an den Zähnen. Die Aufnahme der verschiedenen Verbindungen ist abhängig von der Dosierung, wofür wir eine Abbildung aus der Arbeit von Evans und Phillips[5456] wiedergeben:

Auf der Abbildung ist — abgesehen von der verschiedenen Aufnahme bei den hohen Dosen — deutlich, daß bei Übergang zu kleinen Dosen die 3 Kurven konvergieren, wie sich auch bei Darreichung von ganz kleinen Mengen F' im Trinkwasser in dem F'-Gehalt der Knochen kein Unterschied ergibt, ob Kryolith oder NaF verabreicht wurde. Der Unterschied zu den anderen Autoren ist durchaus nicht unüberbrückbar, denn bei Fällung von $Al^{...}$ in irgendeiner polymeren ol-Verbindung befinden sich in der inneren komplexen Sphäre Halogene, die schwerer herauslösbar, aber nicht völlig unzugänglich sind. Ihre Zugänglichkeit wird abnehmen, wenn mehr Komplexsalz im Darm vorhanden ist. Jedenfalls finden sich bei Variation der Bedingungen in vitro nie Sprünge (siehe darüber Kapitel der Komplexbildung und Kolloidchemie).

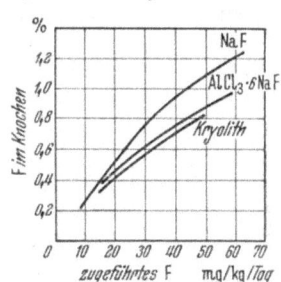

Abb. 82. Vergleich der Fluorspeicherung im Knochen mit der verabreichten Fluormenge bei Ratten, die steigende Mengen von Fluor erhalten hatten.

Auch bei einer ganz kleinen F'-Gabe in Form von Knochenmehl wurde völlige Assimilation erreicht. Bei Steigerung der F'-Zufuhr von 0,3 auf 1,4 mg% war die Zunahme des F' in den Zähnen proportional der angebotenen Fluormenge, gleichgültig ob in Knochenmehl oder als NaF[5464]. Da von dem im Körper gespeicherten Fluorid rund 96% in den Knochen zu finden ist und von dem Rest 2% in den Zähnen[5459], ergibt sich eine *Beziehung zur Resorption*. Dieser Schluß ist allerdings nicht ganz korrekt, da junge wachsende Tiere von dem Resorbierten mehr zurückhalten als ältere, eine durchaus plausible Beobachtung. Das war auch aus dem Gehalt des menschlichen Harns zu schließen, der z. B. bei 2 Kindern von 6 und 7 Jahren 0,37 und 0,48, bei Erwachsenen 1,8 und 1,9 mg/kg betrug. Kompliziert wird diese Frage durch die Beobachtung, daß die Tiere bei 0,3, 0,6 und 1,2 mg% F' in der Nahrung anfangs weniger ausschieden in Harn und Kot, daß also eine allmähliche Anpassung erfolgt. Diese war sogar stärker bei den kleinen Dosen[5463, a].

Marcovitch und Stanley[5458] fanden übrigens bei den kleinen Dosen von 4 mg/kg F' bei NaF größere Retention als bei Kryolith, wobei besonders die weiblichen Tiere mehr aufnahmen. Zum Teil liegt das daran, daß von dem Wasser mit NaF mehr aufgenommen wurde als von Kryolith, wohl bedingt durch den besseren Geschmack.

Abgesehen von der Verbindung ist auch der *Modus der Darreichung* von Bedeutung. Wurden dieselben Mengen auf einmal gegeben oder auf 3 Tage verteilt, dann war im letzteren Falle die Retention und Ablagerung in den Knochen

---

[5460,I] Lawrenz, M. u. Mitchell, H. H.: J. nutrit. **22**, 451 (1941). C. **1942 II**, 189, Rona **131**, 545.

[5461] Evans, R. J., Phillips, P. H. u. Hart, E. B.: J. Pharmacol. exp. Ther. **66**, 11 (1939).

[5462] Smith, M. C. u. Leverton, R. M.: Industr. and Eng. Chem. **26**, 791 (1934).

[5463] Lawrenz, M., Mitchell, H. H. u. Ruth, W. A.: J. nutrit. **20**, 383 (1940). C. **1941 I**. 914. a) Lawrenz, M., Mitchell, H. H. u. Ruth, W. A.: J. nutrit. **19**, 531 (1940), Rona **123**, 60.

[5464] Ellis, G. u. Maynard, L. A.: Proc. Soc. exp. Biol. Med. **35**, 12 (1936), Rona **102**, 126.

[5464,I] Phillips, P. H. u. Hart, E. B.: J. biol. Chem. **105**, 123 (1934).

größer[5463]. Der Gehalt der Ratte an F' wuchs übrigens nicht proportional der dargereichten Menge, sondern stieg schwächer an[5464, I u. II]. Diese Beobachtung ist durchaus erklärlich, da die Aufnahme nicht auf einmal in Form des Apatits erfolgen wird, sondern zuerst kommt es zu einer Besetzung der Oberfläche, je nach der Durchblutung, analog einer Adsorption, und erst in zweiter Phase erfolgt die Einlagerung. Daraus ergibt sich eine logarithmische Kurve. In dieser Form erreichte der Knochen den hohen Wert von 0,9% F' nachdem die Ratten 36 Wochen nur 0,00047% F' in der Nahrung erhalten hatten. Der Abfall folgte dem gleichen Gesetz[5464, II].

Übergang des F' in die Foeten *durch die Placenta* wurde immer wieder festgestellt am hohen Gehalt des F'[5465]. Besonders interessante Versuche wurden von MURRAY[5443] ausgeführt. Schwangere Ratten erhielten ein Futter mit 0,025% NaF, während andere Muttertiere auf der F'-armen Diät gehalten wurden. Die Foeten der ersten enthielten nach der Geburt 0,00051, die der letzten 0,00011% F' im Feuchtgewicht. In einer weiteren Versuchsserie wurden die Jungen an die Mütter gegeben, und zwar derart, daß fluorarme Mütter Junge von den mit der Fluordiät gefütterten Tieren erhielten und umgekehrt. Es entstanden auf diese Weise 4 Gruppen von Jungen: 00 = die Kontrollen, ++ = die Tiere, die F' erhielten und auch ihre Jungen beibehielten, 0+ und +0 waren die Gruppen, die entweder vor der Geburt oder nachher zu F'-Diät-gefütterten Muttertieren gehörten. Die Analysen der Knochenasche ergaben folgendes Bild, wenn die Tiere im Alter von 21 Tagen getötet und analysiert wurden:

Tabelle 416.

Gruppe	Zahl der Tiere	Durchschnittl. % an F' in Knochenasche
00	5	0,0007
++	6	0,0308
0+	10	0,0208
+0	14	0,0075

Die Tiere hatten große Mengen aufgenommen, wenn die F'-Zufuhr nach der Geburt durch die Milch erfolgte. Die Gruppen 0+ und +0 zusammen zeigen dieselben Mengen wie ++. Von Bedeutung ist weiterhin das Aussehen der Zähne. Die Tiere ++ hatten weißere Zähne, die Spitzen besonders waren weiß und nicht so transparent. Bei den gemischt ernährten Tieren waren die Zähne der 0+-Tiere stärker pigmentiert als die der +0-Tiere. Wenn wir in der Abschwächung der Pigmentierung das erste Zeichen einer F'-Schädigung sahen, finden wir hier, daß nicht der Gehalt der Zähne maßgeblich ist für den Effekt, sondern das vor der Geburt erhaltene F' war wirksamer bzw. wirkte noch nach, während der Gehalt im Zahn schon abgenommen hatte, wiederum ein Zeichen für die von uns vertretene Ansicht, daß der F'-Gehalt der Zähne toxikologisch inert ist.

3. Wirkung auf Zähne und Knochen.

a) Stoffwechsel. Der Aschegehalt der Zähne wurde in verschiedener Richtung verändert gefunden, z. B. von KICK und Mitarbeitern[5468] bei deutlichen Veränderungen am Knochen ($> 0,029\%$ als NaF oder $> 0,033\%$ als Steinphosphat in der Nahrung) keine Abnahme, aber erhöhter Gehalt an F' und $Mg^{..}$, verminderter an CO_3''; bei CHANELES[5442] nach 50 mg/kg 3 Monate lang gegeben, fand

---

[5464, II] GLOCK, G. E., LOWATER, F. u. MURRAY, M. M.: Biochem. J. **35**, 1235 (1941), Rona **132**, 457.

[5465] REID, E. u. CHENG, R. G.: Chin. J. Physiol. **12**, 233 (1937), Rona **108**, 509.

sich eine Zunahme von Aschegehalt und $Mg^{..}$. In umfangreichen Untersuchungen wurde dieses Verhalten von SMITH und LANTZ[5447] verfolgt, deren Resultat an Schneidezähnen und Tibia wir auf anschließender Tabelle wiedergeben. Die Darreichung der F'-haltigen Nahrung fand 60 Tage lang statt. Futter: SHERMAN-B-Diät.

Tabelle 417.

	Diät	Zahl der Tiere	Gewicht feucht in g	Trockener Zahn Asche in %	Auf trockenen Knochen		
					Ca	P	Ca/P
Schneidezähne	Kontrolle	32	0,1164	77,7	29,2	15,1	1,95
	+0,05% NaF	32	0,1123	77,4	29,0	14,9	1,96
	+0,1% NaF	60	0,0866	75,7	32,9	14,3	2,30
Tibia	Kontrolle	32	0,277	68,2	25,6	12,1	2,09
	+0,05% NaF	32	0,247	68,2	25,2	12,3	2,04
	+0,1% NaF	60	0,157	66,2	27,2	11,9	2,28

Folgende Punkte seien aus der Tabelle hervorgehoben: Der Aschegehalt in Knochen und Zahn, ebenso die Abnahme des absoluten Gewichts gehen parallel, deutlich erst bei 0,1% NaF. Das ist bemerkenswert, weil die Schädigungen der Zähne viel früher eintreten als die der Knochen, auch histologisch bemerkbar. Dann sehen wir einen Anstieg des Ca/P, was für die Einlagerung von einem CaF_2 außerhalb des Apatits sprechen könnte. Das müßte nach den Untersuchungen von RATHJE als unwahrscheinlich angenommen werden, nach EISENBERGER, LEHRMAN und TURNER[698, III] jedoch möglich, da nach diesen Autoren das Apatit keine definierte Verbindung ist und jedes Molekül einzulagern ist, sobald es nur in das Gitter paßt. Nach GEROULD kommt es schließlich zu einer Adsorption von CaF_2.

MCCLURE und MITCHELL sahen bei 0,062% NaF eine um 1,5% statistisch signifikante geringere $Ca^{..}$-Menge im Knochen, mit entsprechend leichter Verminderung des Ca/P. Der Befund ging zusammen mit einer etwas geringeren positiven Ca-Bilanz. Vitamin D konnte den Ca-Verlust im Knochen nach F' aufhalten, auch was die allgemeine Bilanz betrifft[5466, 5467]. CHANELES[5471] fand eine Abnahme von Asche in den Zähnen (4%), aber eine Zunahme im Knochen (5,5%), ebenso wurde in den Versuchen von HAUCK, STEENBOCK und PARSONS[5469, 5470] der Aschegehalt besonders der Zähne vermindert, selbst wenn die Diät reich an $Ca^{..}$ war, ebenso bei den Knochen. Der Verlust wurde durch Vitamin D aufgehalten. Die Unterschiede werden teilweise bedingt sein durch die Dauer der Fluoriddarreichung, denn bei langdauernder Zufuhr treten neben den osteoporotischen die sklerotischen Bilder in den Vordergrund.

Die ausgeführten *Bilanzversuche* stimmen nicht ganz mit der Knochenanalyse überein, so wurde nach 0,1% NaF in der Nahrung eine vorwiegende Verminderung der $Ca^{..}$-Retention gesehen, wenn das F' zu einer SHERMAN-B-Diät zugelegt wurde[5472].

[5466] TEMPESTINI, O. u. CANNAVA, A.: Arch. ital. Med. sper. 2, 437 (1938), Rona 110, 175.
[5467] CANNAVA, A.: Arch. Sci. farmacol. 6 Suppl. 203 (1937), Rona 108, 173.
[5468] KICK, C. H., BETHKE, R. M., EDGINGTON, B. H., WILDER, O. H. M., RECORD, P. R., WILDER, W., HILL, T. J. u. CHASE, S. W.: Ohio Agricult. exp. Stat. Bull. 558 (1935). C. 1936 II, 2745.
[5469] HAUCK, H. M., STEENBOCK, H. u. PARSONS, H. T.: Amer. J. Physiol. 103, 489 (1933), Rona 73, 761.
[5470] HAUCK, H. M., STEENBOCK, H. u. PARSONS, H. T.: Amer. J. Physiol. 103, 480 (1933), Rona 73, 761.
[5471] CHANELES: Rev. Soc. Argent. biol. 5, 336 (1929).
[5472] LANTZ, E. M. u. SMITH, M. C.: Amer. J. Physiol. 109, 645 (1934), Rona 83, 310.

P wurde nicht immer eindeutig retiniert; bei einer Diät aus Maismehl (67), Leinkuchen (15,5), Casein (2,5), Luzernemehl (5,0), Knochenmehl (1,0), $CaCO_3$ (0,5), NaCl (0,5), Butterfett (8,0) und 1,5 mg% F' wurde sowohl P als auch Ca'' vermindert retiniert, der F'-Gehalt der Knochenasche stieg von 0,039—0,04% auf 0,8—0,9% an[5473].

Die mangelhafte Retention ging einher mit einer vermehrten Ausscheidung von Ca'' (und P) im Kot, z. B. von eingenommenem Ca'' erschien bei der SHERMAN-B-Diät 6,8% im Kot, während nach der F'-Zulage dort 41,9% auftauchte. Einfache Fällung als CaF_2 anzunehmen, scheint nicht angängig, da CaF_2 gut resorbiert wird. Im übrigen sind die Mangelbilanzen nur bei jungen Tieren in dieser Weise ausgesprochen, mit zunehmendem Alter wird die Bilanz an sich geringer positiv, was etwa bei einem Alter von 60 Tagen eintritt. Diese Grenze wurde durch die Anwesenheit von F' nur herausgeschoben. 0,05% NaF in der Diät machte bei jungen Tieren nur so geringe Ausschläge, daß man sie nicht beachten würde, wenn man nicht durch die Erscheinungen bei höherer Zufuhr auf sie aufmerksam geworden wäre. Das Verhältnis Ca/P in der Retention sank bei diesen Versuchen von normal 1,15 auf 0,88 im Durchschnitt bei den Versuchen mit 0,1% NaF. Die Beziehung zum Ca-Stoffwechsel wurde auch in den Versuchen von HAUCK, STEENBOCK und PARSONS[5469, 5470] bei Anwendung verschiedener Diäten dargetan.

1. Eine Normaldiät aus Mais, Leinöl, Alfala, NaCl, Ca-Phosphat, Hefe, Milchpulver und Lebertran enthielt 0,60% Ca.

2. STEENBOCK-BLACK-Diät 2965 enthielt 1,22% Ca.

3. Dieselbe unter Fortlassen von $CaCO_3$ enthielt 0,1% Ca.

Diesen Diäten wurde die große Gabe von 0,15% NaF zugesetzt.

Bei der Kontrolldiät 1 hatten die Tiere in 15 Wochen von 55 g auf 349 g zugenommen, mit F' betrug die Zunahme nur 133 g. Wurde Fluorid Tieren im Gewicht von 150—172 g zugelegt, dann verloren sie in 25—40 Wochen 3—11% ihres Gewichtes, anstatt ihr Gewicht zu verdoppeln. Erwachsene Tiere von 330 bis 400 g verloren in 3 Wochen 75 g, gewannen aber das Gewicht sofort wieder, wenn sie auch nur 14 Tage ohne F' gelassen wurden.

Bei Vergleich der Diäten 2 und 3 zeigt sich die höhere Giftigkeit des F' bei der Diät mit wenig Ca darin, daß die Gewichte geringer waren, während sonst die Tendenz der Gewichtsentwicklung sich nicht unterschied von dem, was bei der normalen Diät eben dargelegt wurde. Abgesehen davon überlebten von 10 jungen Tieren nur 6 Tiere 4 Wochen. 2 überlebten 6 Wochen, und alle Tiere waren in 7 Wochen bei der an Ca armen Diät tot, während bei Diät 2 alle Tiere überlebten. Umgekehrt war in anderen Versuchen[5475, I] durch erhöhte Ca''-Gabe die Retention von F vermindert, die Osteoporose wurde gehemmt und dadurch die Knochen schwerer. Zusatz von Vitamin D wirkte nur bei Diät 2 günstig, nicht aber bei Diät 3. Offenbar war hier das Minimum an Ca'' und P nicht erreicht (siehe darüber Kapitel Phosphat).

Von Interesse ist die Wirkung der Zulage von NaF bei der Diät 2, die bei jungen Tieren zu Rachitis führt. Es zeigten sich die Metaphysen linear, wenn NaF zugefüttert wurde, während die der Kontrollen 4 mm breit waren, auch die costochondralen Verbindungen waren weniger groß, die Krümmungen ge-

---

[5473] DU TOIT, J. P., SMUTS, D. B. u. MALAN, A. I.: Onderstepoort J. vet. Sci. 8, 359 (1937), Rona 105, 426.

[5474] SMITH, M. C. u. LANTZ, E. M.: J. biol. Chem. 112, 303 (1935), Rona 94, 153. C. **1936, I** 3349.

[5475] THOMAS, J. O., WILSON, R. H. u. DE EDS, F.: J. Pharm. exp. Therap. 54, 160 (1935).

[5475, I] LAWRENZ, M. u. MITCHELL, H. H.: J. nutrit. 22, 91 (1941). C. **1942 II**, 57. F-Gehalt der Nahrung 9, 12 und 32 mg/kg = Ca : 0,23—0,73%, P : 0,14—0,71%.

ringer, wenn NaF zugeführt wurde. Wenn der Aschegehalt der Knochen geprüft wurde, dann betrug er ohne NaF 25, mit aber 36%, während die Zähne mit 70,9 und 68% keine Verbesserung zeigten, wie in den Zähnen bei Rachitis der Verlust an Asche nicht wesentlich ist, so daß die reine F'-Wirkung (Verminderung der Asche) hervorkommen konnte. Offenbar liegt hier ein günstiger therapeutischer Effekt der Fluoridwirkung vor, es fragt sich nur, wie dieser sich erklärt. Daß die bei langer Fütterung — besonders auch bei anderen Versuchstieren — vorliegende Osteosklerose eine Rolle spielt, ist unwahrscheinlich, ist doch bei der hohen F-Dosis die Bilanz von $Ca^{..}$ negativ. Hier werden 2 Punkte im Vordergrunde stehen, die sich aus dem Mechanismus der Rattenrachitis ableiten lassen, nämlich Fällung des überschüssigen Ca durch das Fluorid im Darm, so daß das ungünstige Ca/P (4,0) sich bessert, und als wahrscheinlichster Punkt, die Entwicklungshemmung. Dadurch bleibt dem Skelett von dem dargebotenen Phosphat (das das Minimum darstellt) zur Einlagerung mehr übrig. Gegen diese Interpretation sprechen folgende Beobachtungen. Das Blut-P stieg nicht an. $Ca \times P$ zeigte nicht die erwartete Verbesserung.

Offenbar wird in diesen Dosen durch NaF die Rachitis nicht verstärkt. Das könnte sich auch daraus ergeben, daß im Blut das Ca nicht herabgemindert war. Nur bei der Diät 2 mit dem hohen Ca-Gehalt fand sich die geringfügige Abnahme von 12,2 auf 11,5 mg%. Die Bedingungen der Verknöcherung wurden also durch die F'-Zulage nicht verbessert, wobei dieser Frage anscheinend kein systematisches Studium gewidmet wurde. Bei der Besserung muß aber der Weg beachtet werden, wenn man sich in seinen Schlüssen nicht täuschen lassen will.

Im röntgenologischen Bilde fand sich nach 0,03% F', gleichzeitig mit der STEENBOCK-Diät 2965, also einer etwas geringeren Dosis, eine Zunahme der Knochendichte mit Abnahme der Breite der Metaphysenlinie, aber der Heilungsprozeß wurde verzögert, wenn Vitamin D später zusätzlich oder gleichzeitig gegeben wurde. Die lokale Störung wurde auch in der Unregelmäßigkeit der Verkalkungen deutlich[5476]. Die Störung der Vitamin-D-Wirkung stieg mit der F-Dosis an. Auch diese Faktoren bedürfen der Betrachtung nach obigen Prinzipien.

Hierbei ist das Verhalten der *Phosphatase* nach der ROBISONschen Theorie zu beachten. Im Knochen wurde ein Absinken nach der Geburt mit einem Minimum nach 15 Tagen bei F'-Zufuhr gesehen. Aber bis zum 40. Tage war völliger Ausgleich erfolgt[5475]. Die Veränderung soll zusammenfallen mit der maximalen Verkalkungsstörung. In den Versuchen von SMITH und LANTZ[5474] fand sich bei 0,1% NaF in der Nahrung die Blutphosphatase zuerst etwas erniedrigt, dann aber eher etwas erhöht, also im ganzen keine Änderung. Die Knochenphosphatase blieb bis zum 70. Tage gleich, erhöhte sich dann etwas. Nur bei den Schneidezähnen fand sich ein beträchtlich geringerer Wert (bis $1/4$) nach 70 Tagen. 0,025% NaF führte zu keiner Änderung, obwohl bei dieser Gabe gerade die Zähne noch deutlich, die Knochen aber nicht mehr verändert werden. Die Veränderungen sind also nicht auf eine Änderung der Enzymaktivität zu beziehen.

Im allgemeinen ist zwar eine Beeinflussung des Ca-Stoffwechsels häufig beobachtet worden, aber die Tendenz ist durchaus nicht einheitlich, d. h. wir kennen die zusätzlichen Bedingungen dafür noch nicht. Die Bedeutung der Diät für die F-Wirkung steht erst am Anfang der Erforschung.

b) Anatomische Veränderungen. Auf die Veränderungen im Knochensystem und den Zähnen wurde in der bisherigen Darstellung schon häufig hingewiesen, auch auf die Wirkung bei Rachitis usw. Hier mögen die Erscheinungen eine systematische Behandlung erfahren.

ROHOLM[5413, s. 280] gibt folgende Dosen F' an, um bestimmte Veränderungen zu erzielen:

Beginnende Zahnveränderungen	1 mg/kg
Beginn der Knochenschädigungen, Nephritis	5 mg/kg
Erste allgemeine Schädigungen	10—15 mg/kg
Schwere Beeinflussung des allgemeinen Befindens, Degeneration der Organe	20—25 mg/kg
Tod in einer oder wenigen Wochen	50—100 mg/kg

Diese Angaben zeigen offenbar eine höhere Empfindlichkeit der Tiere von ROHOLM im Verhältnis zu denen der anderen Autoren (siehe oben), aber die Reihenfolge ist charakteristisch. Noch bevor eine Allgemeinschädigung merkbar wird, finden sich Veränderungen in den Knochen, und bevor diese geschädigt werden, sind schon die Zähne verändert. Auch in den Versuchen von EULER und EICHLER wurde dieselbe Reihenfolge immer wieder beobachtet, nur mit der Abweichung, daß zugleich mit der Veränderung der Zähne schon Defekte an dem anliegenden Processus alveolaris hervortraten, während die anderen Knochen völlig intakt blieben[5480, I, 5480]. Die Störungen sind deshalb besonders schwer, weil durch gleichzeitige Lockerung des Zahnhalteapparates die Möglichkeit von sekundären Infektionen gegeben ist.

Makroskopisch fand sich eine Verkrümmung der Oberschenkelknochen (SMITH und LANTZ), einhergehend mit Verdünnung der Femurcompacta und Auftreten von reichlichem roten Knochenmark[5477]. LOEWE[5482] sah röntgenologisch Verbreiterung der Epiphysenlinie mit benachbarter verdichtender Kalkeinlagerung ähnlich der Rachitis. BERGARA[5481] fand den Schatten nach 64 mg/kg NaF gegenüber den Kontrollen aufgehellt, alles Erscheinungen, die man auch bei Rachitis erwarten könnte. Tatsächlich ist aber Ähnlichkeit nur bei oberflächlicher Betrachtung vorhanden, und man darf nicht von Fluorrachitis sprechen. Die Veränderungen können mit Osteoporose bezeichnet werden. Sie lassen sich nicht durch Vigantol verhüten[5479]. Wenn die Zufuhr genügend lange dauerte (z. B. 50 mg NaF/kg täglich 12 und mehr Monate lang[5478]) und genügend Kalk in der Nahrung zugeführt wurde, dann zeigte sich eine Verdichtung im Röntgenbild und Osteosklerose, ähnlich anderen Erkrankungen, aber die bei anderen Tierarten häufige Exostosenbildung trat bei der Ratte völlig zurück. Der vorwiegende Angriff in der Gegend des Periostes zeigte sich in einer Rauhigkeit und kreidigen Beschaffenheit der Oberfläche. Ebenso ging der Prozeß vom Endost aus, also der Stelle der stärksten Durchblutung.

Histologisch fand sich die Grundlage dieser Erscheinungen, z. B. in der Femurcompacta Resorptionsstörungen bis zur unregelmäßigen Höhlenbildung, in der Epiphysenlinie Störungen der normalen Ossifikation, in der Wirbelsäule Atrophie und Schwund der Knochenbälkchen[5477]. Zugleich ließ sich Kalkapposition und Bildung des neuen osteoiden Gewebes mit schlechter Verkalkungstendenz erzielen, ebenso Nekrosen (EULER[5480] bzw. EULER und EICHLER[5480, I]). Wenn Verkalkungen erfolgten, dann waren sie unregelmäßig. Teilweise war das osteoide Gewebe an den HAVERSschen Kanälchen angeordnet. Die Grundsubstanz für die Einlagerung der Knochensalze war verändert, wie bei den Versuchen von SUTRO[5478]. Bei Gaben von 50 mg/kg wurde in den ersten Monaten vorerst nichts Abnormes gesehen, dann begannen die Fibrillen der Matrix unregelmäßig zu werden mit unregelmäßigen Verkalkungen. Vorgänge der Osteosklerose, die

---

[5476] MORGAREIDGE, K. u. FINN, S. B.: J. nutrit. **20**, 75 (1940). C. **1941 I**, 540, Rona **123**, 129.
[5477] DITTRICH, W.: Naunyn-Schmiedebergs Arch. **168**, 319 (1932), Rona **71**, 630.
[5478] SUTRO, C. J.: Arch. of Path. **19**, 159 (1935), Rona **86**, 577.
[5479] SIMADA, T.: Fukuoka Acta med. **32**, Nr. 6, 61 (1939), Rona **116**, 501.

zugleich mit osteoporotischen Prozessen bei der Ratte vorkommt, wurden bei den anderen Tieren beschrieben. Merkwürdig war die Bildung von ganz atypischen Kalkkugeln in teilweise schlecht verkalkter Matrix. Diese Kugeln werden nach der Auffassung von TAPPEINER[5482, I] für CaF_2 gehalten. Nach den Befunden von EULER und EICHLER[5480, I], nach denen auch Gabe von Fluortyrosin zu derselben Form führt, ist das nicht möglich, abgesehen davon, daß CaF_2 an sich schädigend wirkt. Daß bei solchen Zuständen die Brüchigkeit der Knochen zunimmt, ist verständlich. Bei der Ratte ist ganz besonders charakteristisch das Verhalten der Zähne.

Zähne. Wenn wir daran festhalten, daß F' seine Wirkung auf bestimmte Funktionen der lebenden Zelle während der Verknöcherung ausübt oder nur während der Phase des Umbaus, aber nicht mehr wirksam ist, wenn im Skelett die Ablagerung der Kalksalze erfolgt ist, dann werden wir beim Zahn, in dem nicht mehr abgebauten oder umgebauten Zahnschmelz, keine Wirkung erwarten dürfen. Die größte Empfindlichkeit besitzen die schmelzbildenden Ameloblasten in dem so komplizierten Gewebssystem der Zähne (siehe auch SCHOUR[692, II]). Da diese Zellen aber am fertigen Zahn nicht mehr in Tätigkeit sind, werden Schädigungen dieser Stelle nur dann auftreten, wenn die Schmelzbildung erfolgt oder bei der Ratte am permanent wachsenden Nagezahn.

Als erstes Symptom ist der Verlust der Pigmenteinlagerung sichtbar. Bei der jungen Ratte sind die neu herausbrechenden Schneidezähne anfänglich weiß, nehmen aber im Laufe der ersten 2 Monate eine braunorange Farbe an. Schon 1,4 mg% F'-Zusatz zu der Nahrung verhinderte diese Verfärbung. Die ursprüngliche Nahrung enthielt schon an sich 1—1,7 mg% F', und diese Menge konnte zur Aktion gebracht werden, wenn der Nahrung getrocknete Schilddrüse zugefügt wurde, so daß sich hier ein Synergismus mit der Schilddrüse ergibt[5483]. Durch Jodgabe wurde bei höheren Dosen von F' eine Intensivierung der Erscheinung an den Zähnen erzeugt[5491, 5492]. Die Farbe, die jetzt übrigblieb, ist bleich, opak, die Transparenz hörte auf, teilweise als grau beschrieben (BERGARA[5481]). Während die oberen Schneidezähne diese Farbe beibehalten, zeigen die unteren eine dauernde Streifung, wie folgende Abbildung 83 wiedergibt[5548]:

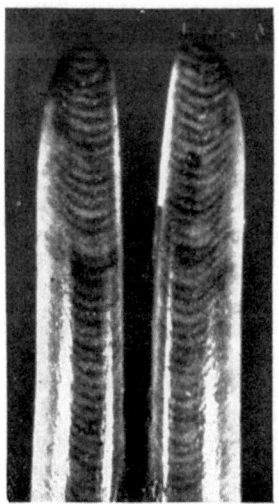 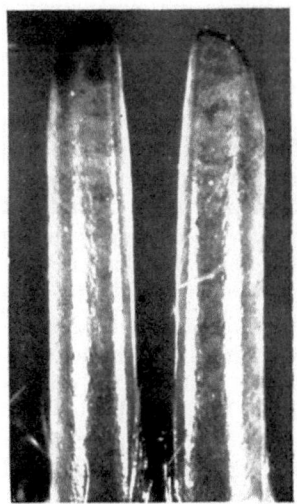 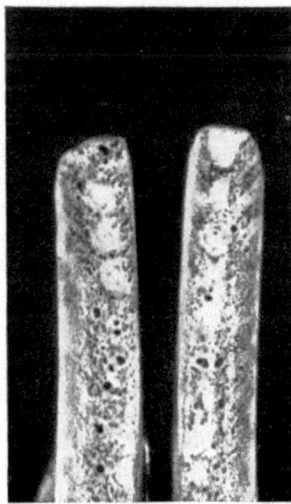

a b c

Abb. 83a—c. Streifung und Farbverlust der unteren Nagezähne der Ratte nach chronischer Fluorvergiftung (nach ROHOLM).

In unseren Versuchen mit 5 mg/kg NaF wurde nach ungefähr 40 Wochen gelegentlich gerade an den oberen Zähnen eine Streifung gesehen, während die unteren Zähne glatt blieben, aber sehr kurz waren. Die Streifung bestand aus ganz feinen Abtönungen von tiefem Braun.

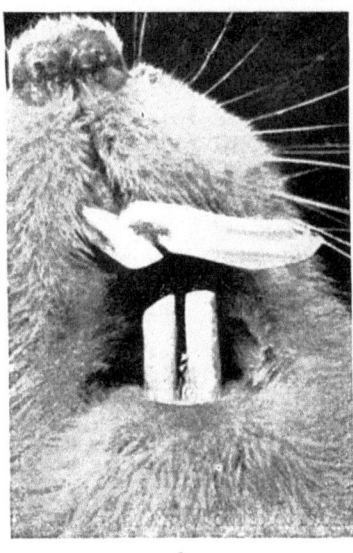 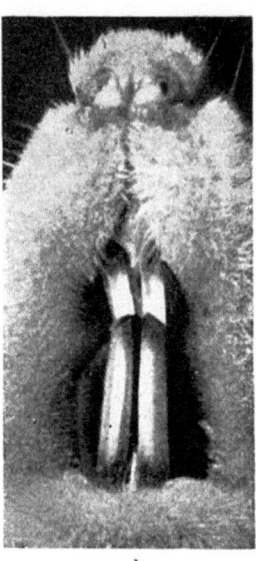

Abb. 84a und b. Abwetzung und fehlerhaftes Wachstum der Nagezähne von Ratten. Erläuterung siehe Text (nach ROHOLM).

In manchen Fällen blieb bei gewöhnlicher Sicht die Farbänderung und Streifung verborgen, sie zeigte sich aber bei der Veraschung sofort und konstant an den oberen und unteren Schneidezähnen[5484]. Diese Streifen sind also ein Zeichen mangelhafter Kalkeinlagerung. Die Apatitstruktur der Schneidezähne ist zwar erhalten, aber die Schmelzprismen sind unregelmäßig orientiert, worauf auch die starke Brüchigkeit der Zähne nach F' zurückzuführen sei[5489]. Auf dem Schliff von PACHALY[5490], den wir unten abbilden, findet sich in den äußeren Schichten ein völliger Mangel an Kristallbildung.

Ein Streifen von bleichem Zahnschmelz kann schon durch eine einzige Injektion von 0,3 ccm 2,5% NaF bei Tieren im Alter von 90—270 Tagen erhalten werden und ließ sich rasch histologisch, später makroskopisch demonstrieren[5487, 5488]. Die organische Matrix des Schmelzes hatte nach 12—24 Stunden eine anormale Anordnung, es gab zahlreiche, mit Hämatoxylin sich anfärbende Kalkkügelchen. 48 Stunden danach fanden sich einige helle und deutliche Lager von Dentin und Schmelz, anscheinend war ein Teil der Schädigung schon zurückgegangen.

IRVING und NIENABER[2497, I] konnten schon nach einer einzigen Injektion eine Veränderung bemerken, die sie als feine hypercalcifizierte Linie im Prädentin beschrieben. Der Zeitpunkt war bei ihren Diäten (nähere Angaben darüber S. 370) verschieden. Bei Diät 1 wurden Veränderungen nach 9 und 12 Stunden, bei Diät 3 nach 9 Stunden, aber schon nach 5 Stunden beginnend, beobachtet, während bei Diät 2 Veränderungen sich erst nach 18 Stunden zeigten, aber weniger das Prädentin betrafen.

In den Versuchen mit Fluortyrosin wurde nach einer einmaligen großen Gabe schon abortive Schmelzbildung beobachtet (EULER und EICHLER[5480, I]).

In einer zweiten Gruppe der Versuche von SHOUR und SMITH[5487, 5488] wurden Injektionen in verschiedenem Abstand gegeben, und es zeigte sich, daß bei einem Abstand der Injektionen von 48 Stunden die gebleichten Störungszonen der Verkalkung einen Zwischenraum von 32 μ, bei Abstand von 16 Stunden einen solchen von 16 μ voneinander hatten, also war das Wachstum direkt meßbar. Nun erfolgt die normale Schichtung des Rattenzahns im Rhythmus von 24 Stunden, so daß es verständlich ist, wenn häufigere Dosen als diese hier zu einer Störung des Rhythmus und der Erscheinungen führen. Es wird in Betracht zu ziehen sein, daß Ablagerungen und Ringe späterhin durch das diskontinuierliche Fressen der Ratten bedingt sein können, und vielleicht ist das Fehlen der glatten weißen Farbe in unseren Versuchen darauf zurückzuführen, daß unsere Tiere das Fluorid täglich einmal mit der Schlundsonde erhielten.

Wenn die Rhythmen sich so rasch folgen können, so ist das ein Zeichen dafür, daß die einmalige Dosis durchaus keine dauernden Defekte in den Ameloblasten hinterläßt. Das verändert sich bei längerer Darreichung. BERGARA[5481] sah nach einer täglichen Gabe von 0,064 g/kg NaF eine graue, opake Farbe. Diese blieb bestehen selbst 1½ Monate nach Aufhören der weiteren Zufuhr, dann fand sich erst eine grauweiße Farbe, nach 2 Monaten eine Querstreifung, die sich noch längere Zeit hielt.

Die kumulierende Wirkung zeigte sich auch im Wachstum der Zähne. Bei normalen Tieren wuchs der Zahn in den ersten 10 Wochen nach der Entwöhnung 31,7 mm, erhielten die Tiere 0,1 % NaF in der Diät, dann wuchsen sie nur 16,8 mm; aber in den ersten 2 Wochen nach Beginn der Zufuhr war das Wachstum normal (SMITH und LANTZ[5474]). Im allgemeinen sind die oberen Schneidezähne der Ratten größer und nur die unteren kleiner als normal (BERGARA[5481], McCOLLUM und Mitarbeiter[5486]). Diese Veränderungen hängen nicht mit dem Wachstum zusammen, sondern sind durch 2 einander entgegengesetzte Faktoren bedingt. Die Zähne sind leicht brüchig infolge der gestörten Anordnung der Apatitkristallite, ebenso nützen sie sich infolge Abnahme der Härte leichter ab, wovon auch die oberen Zähne betroffen werden. Diese Tatsache kann wohl nicht verantwortlich gemacht werden für das von SMITH und LANTZ[5474] beobachtete verringerte Wachstum, obwohl Körnerfutter gegeben wurde. Daneben kommt es zur Veränderung der Stellung der Zähne, wie es im letzten Bild 84 von ROHOLM ersichtlich ist, und einer dadurch bedingten Kaumechanik (siehe dazu PACHALY[5490]). Manchmal fallen die Schneidezähne des Unterkiefers aus[5486], wodurch die Abnutzung der oberen Zähne ebenso verhindert wird. Als Folge davon ergibt sich eine völlige Einkrümmung der oberen Schneidezähne, die sich schließlich nach oben in den Gaumen einbohren können. Wir geben von diesem interessanten Befund ein Röntgenbild nach ROHOLM wieder[2030]:

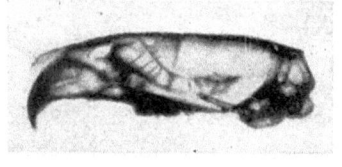 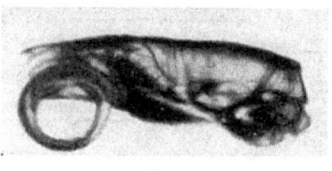

a   b

Abb. 85 a und b. Einrollen der oberen Schneidezähne. Röntgenbild von Rattenschädeln, a) Kontrolle, b) nach Zufuhr von 0,05% Kryolith im Futter 585 Tage hindurch. Diffuse Sklerose der Schädelknochen. Verlängerung der oberen Schneidezähne (nach ROHOLM).

[5480] EULER, H.: Zentralbl. f. d. ges. Zahn- u. Kieferheilkunde 6, 1 (1941).
[5480, I] EULER, H. u. EICHLER, O.: Dtsch. Zahn-, Mund- u. Kieferheilkunde 9, 1 (1942).

Solche Veränderungen müssen natürlich die Nahrungsaufnahme empfindlich stören und verhindern so die Abnutzung des Zahnes. Durch Darreichung von breiförmiger Nahrung ist Abhilfe zu schaffen.

Die Dosierungen, nach denen die Veränderungen auftreten, werden sehr verschieden angegeben. Vorher erwähnten wir schon, daß bei neugeborenen Ratten 1,4 mg% F' ausreichend sind. Zu derselben Dosis kamen auch SMITH und LEVERTON[5493], wenn mit der Lupe auf Feinstreifung gefahndet wird, bei manchen Tieren aber schon bei der halben Dosis. Die Dauer bis zum Auftreten hängt ab von der Dosis und der Geschwindigkeit des Zahnwachstums, an den unteren Schneidezähnen also rascher als oben. SUTRO[5478] sah die Streifen nach 25 mg/kg NaF/Tag nach 3—4 Monaten deutlich, bei 50 mg/kg aber schon nach 6 Wochen, PACHALY[5490] bei 0,12 g/kg in 22 Tagen. Bis zu dem Zustand, wie er auf der letzten Abbildung dargestellt wird, dauerte es 4—6 Monate. Die Ameloblasten springen histologisch in den Schmelz vor. EULER[5480] sah arkadenförmige Schmelzgrenzen. Das Dentin war unregelmäßig verkalkt, schob sich in die Pulpahöhle vor, die schlecht durchblutet war, dabei waren regelrechte Cysten im Dentin vorhanden. Bei unseren Versuchen (EULER und EICHLER[5480, 1]) zeigte sich Schichtung des Dentins, ungeheure Ausdehnung des Interglobulardentins als Ausdruck verschlechterter Verkalkung, ebenso rasche Abnutzung bis zur Freilegung der Pulpa.

PACHALY[5490] verabfolgte 0,145 bzw. 0,12 g/kg NaF 73 Tage lang, fand Schmelzhypoplasie mit welliger Begrenzung. In den Schmelzprismen fand sich Querstreifung bzw. verstärkte RETZIUSsche Parallelstreifen. Das Schmelzepithel wies Vakuolisierung auf, bis zu Nekrose sich steigernd, aber keine Veränderungen des Dentins und der Odontoblasten. Wir geben die Schmelzdefekte nach einem Schliffpräparat von PACHALY[5490] wieder:

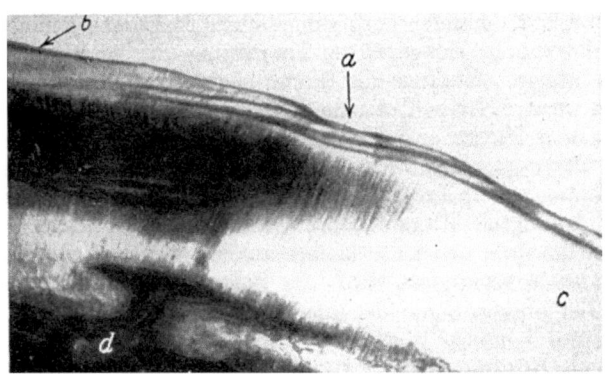

Abb. 86. Fluorratte, Schmelzhypoplasien. Wellige Begrenzung des Dentins mit Owenscher Konturlinie (nach PACHALY). a Schmelzhypoplasie, b Schmelz, c Dentin, d Pulpa.

[5481] BERGARA, C.: C. rend. Soc. Biol. **97**, 600 (1927), Rona **44**, 312.

[5482] LOEWE, S.: Schweiz. med. Wschr. **64**, 1177 (1934), zit. nach ROHOLM.

[5482, 1] BRANDL, I. u. TAPPEINER, H.: Z. f. Biologie **28**, 518, bzw. Naunyn-Schmiedebergs Arch. **27**, 108 (1890).

[5483] WILSON, R. H. u. DE EDS, F.: Endocrinology **26**, 851 (1940). C. **1941 I**, 1825.

[5484] CANNAVA, A.: Boll. Soc. ital. Biol. sper. **13**, 838 (1938), Rona **110**, 333.

[5485] COX, C. J., MATUSCHAK, M. C., DIXON, S. F. u. WALKER, W. E.: Science **90**, 83 (1939). C. **1940 II**, 3660.

[5486] McCOLLUM, E. V., SIMMONDS, N. u. BECKER, J. E.: J. biol. Chem. **63**, 553 (1925), Rona **32**, 543.

[5487] SCHOUR, I. u. SMITH. M. C.: Proc. Soc. exp. Biol. Med. **32**, 1 (1934), Rona **86**, 576.

[5488] SCHOUR, I. u. SMITH, M. C.: J. amer. Dent. Assoc. **22**, 796 (1935).

An den Molaren wurden seltener Veränderungen beschrieben. HAUCK, STEENBOCK und PARSONS[5469, 5470] sahen raschere Abnutzung. SUTRA[5478] erwähnt Pulpaeinstülpungen in das Dentin. COX und Mitarbeiter[5485] konnten dagegen regelrechte Schmelzdefekte erzielen, wenn sie den Tieren von der Geburt an 21 Tage bis zur Entwöhnung 256 γ (weniger bei 128 γ, gar nicht bei niederen Dosen) verabreichten. Diese Gaben fielen dann in die Entwicklung des Zahnes, und ihr Effekt ist verständlich. Von uns wurde in der Pulpa häufig Osteoidbildung gesehen. Im Vergleich zum Menschen ergibt sich die viel geringere Empfindlichkeit der Ratten. Das ließ sich auch dadurch zeigen, daß zwar die Zahnveränderungen durch F'-haltiges Wasser (CONWAY) — wie beim Menschen die gesprenkelten Zähne — hervorgerufen werden konnten, aber es war notwendig, das Wasser 10fach zu konzentrieren (auf 1,5 mg%)[5494].

Von nicht geringer Bedeutung sind die *Veränderungen des Kiefers* für das Befinden der Zähne. McCOLLUM, SIMMONDS und BECKER[5486] erwähnten, als sie die Veränderungen der Zähne der Ratte bei Fütterung einer Diät mit 0,0226% F' beschrieben, daß besonders die unteren Schneidezähne leicht ausfielen. Die Alveolen waren enger, und zugleich traten im Unterkiefer osteoporotische Zustände auf. Auch PACHALY[5490] erwähnte die Resorptionsvorgänge in der Compacta des Kieferknochens. Diese Befunde wurden durch EULER und EICHLER[5480, I] nicht nur bestätigt, sondern auch dahin erweitert, daß der Zahnhalteapparat gelockert oder geschwächt wurde, so daß Infektionen gerade in die Wurzel der Molaren leicht eindringen konnten. Deshalb kam es auch zum Verlust der Molaren unter dem Bilde einer akut verlaufenden Paradontitis. Vielfache Nekrosen und Blutungen gerade auch an der Pulpa wurden gesehen. Die Befunde zeigten in mancher Hinsicht Anklänge an Erscheinungen bei Mangel an Vitamin C in der Diät. Aber das unseren Tieren gegebene Futter enthielt neben Brot, Hafer, Rüben gerade reichlich Kartoffeln, so daß ein Mangel nicht anzunehmen ist (siehe darüber die Arbeit von PHILLIPS und Mitarbeiter). Bemerkenswert ist, daß die Schwere der Befunde durchaus nicht einfach der Dosis folgte, sondern häufig kamen schon relativ schwere Veränderungen bei 5 mg/kg NaF vor, die sonst nur bei 50 mg/kg zur Beobachtung gelangten. Wir sehen, daß der Processus alveolaris offenbar gegen F'-Einwirkung empfindlicher ist als das sonstige Knochensystem. Es mag seinen Grund in der besonders starken mechanischen Belastung dieses Skeletteils haben. Auch in unseren Versuchen fanden sich an den Knochen des Kopfes nie gröbere pathologische Veränderungen.

Anschließend möge erwähnt werden, daß die Erscheinungen der Fluorosis wie wir sie hier an den Zähnen beschrieben haben, verstärkt wurden, wenn die Tiere mit F'-haltigem Casein gefüttert, im Dunkeln gehalten wurden[5495]. (Auch unsere Tiere erhielten nur mäßige Belichtung.) Umgekehrt wurde sie in den Versuchen von CHANELES[5442, 5491] abgeschwächt, wenn die Tiere täglich *Bestrahlungen* mit der Hanauer Höhensonne erhielten. Wir erwähnen weiter die günstige Wirkung von Vitamin-D-Gaben in den Versuchen von HAUCK und Mitarbeitern[5469, 5470], die aber nur bei Ca¨-armer Diät deutlich wurde.

4. Nebenschilddrüsen. Vielfache Symptome wiesen auf eine Beteiligung der Nebenschilddrüsen hin, aber die Richtung war nicht ohne weiteres klar, da gerade bei der Ratte Osteosklerose und Osteoporose mit Bildung regelrechter Vakuolen

---

[5489] REYNOLDS, L., CORRIGAN, K. E., HAYDEN, H. S., MACY, I. G. u. HUNSCHER, H. A.: Amer. J. Roentgenology **39**, 103 (1938), Rona 105, 636.
[5490] PACHALY, W.: Naunyn-Schmiedebergs Arch. **166**, 1 (1932), Rona 68, 578.
[5491] CHANELES, J.: Monographie Buenos Aires 1930, Rona 61, 805.
[5492] CHANELES, J.: C. rend. Soc. Biol. **102**, 863 (1929).

nebeneinander vorkommen (siehe z. B. CHANELES[5491]). Exstirpation dieser Drüsen soll ähnliche Symptome wie NaF besonders mit Verkalkungsanomalien hervorrufen. Die ausführlichsten Versuche mit Nebenschilddrüsen liegen von HAUCK-STEENBOCK und PARSONS[5469, 5470] vor, die zu 3 verschiedenen Diäten mit verschiedenem Ca-Gehalt (siehe genauere Analyse darüber S. 1060) 0,15% NaF fügten. Es zeigte sich, daß die absolute Größe der Drüse abnahm, z. B. bei der rachitogenen Diät. Hier hatte NaF keine Wirkung, bei der an Ca besonders armen Diät war sie vergrößert. Bei dieser und der Normaldiät zeigte sich, daß nach NaF die Drüse verkleinert war, aber die Verkleinerung ließ sich völlig durch das geringere Wachstum der Tiere im allgemeinen erklären. Bei der histologischen Untersuchung finden sich kleine fettige Degenerationen, aber nur lokal begrenzt und durchaus nicht in dem Maße, daß darauf eine mindere Funktion hätte zurückgeführt werden können. EULER, EICHLER und HINDEMITH[4255, I] fanden bei allerdings viel kleineren Dosen Drüsen mit zahlreicheren sogenannten hellen Zellen, die auf eine größere Aktivität der Drüse hinweisen sollen, teilweise auch bei organischen Fluoriden, ohne daß aber Veränderungen im Knochen stets parallel gegangen wären. In den Versuchen von SUTRO[5478] wurde die Fluoridwirkung auf die Zähne selbst durch tägliche Gaben von 5—10 E Parathormon nicht verändert. Da auch nie die Querstreifungen und die Veränderung des Zahnwachstums zu beobachten waren, ist die Möglichkeit, die F'-Wirkung mit der Nebenschilddrüse in Zusammenhang zu bringen, außerordentlich gering, wenn nicht verschwindend.

5. Schilddrüse. Die Schilddrüse wurde verschiedentlich untersucht wegen der behaupteten antithyreotoxischen Wirkung des F'. Die Schilddrüse soll hypertrophieren (GOLDEMBERG[2506]). CHANELES[5491] konnte weder histologisch noch mit der Waage irgendwelche Veränderungen bemerken, ebensowenig wir (EULER, EICHLER und HINDEMITH[4255, I]) bei Gabe von NaF bis 50 mg/kg für $1/2$ Jahr und länger, eher Zeichen erhöhter Aktivität. PHILLIPS und LAMB[5496] gaben 15—30 mg/kg und fanden geringe Zunahme des Parenchyms.

Über die Kombination von F' und Darreichung von Schilddrüse wurde schon wiederholt berichtet, so z. B., daß die Wirkung von F' auf die Zähne durch Verfütterung von Schilddrüse verstärkt wurde. Durch thyreotropes Hormon wurde eine Hemmung der Braunfärbung der Schneidezähne beobachtet[5500, I]. Eine additive Wirkung ließ sich auch an der Beeinflussung des Körpergewichts feststellen. So führte 27 mg/kg NaF täglich mit 200 g Schilddrüse/kg zusammen zum Tode innerhalb 2—3 Wochen. Allein hatte diese Medikation keinen Einfluß auf die Tiere. 0,15% NaF in der Nahrung veränderte den Grundumsatz nicht, 0,25% getrocknete Schilddrüse steigerte ihn um 35% in 21 Tagen, beide zusammen steigerten in 7 Tagen den Grundumsatz um 65%. Jodid konnte weder die Schilddrüse noch das NaF ersetzen[5497].

Die Verstärkung der Schilddrüsenwirkung ließ sich sogar noch nach Absetzen des Schilddrüsenzusatzes (wobei das vorher sinkende Körpergewicht zunahm) durch 18 mg NaF erzielen. Bei Zulage von 18 mg/kg intraperitoneal nahm der Grundumsatz in 4 Wochen Darreichung zu[5498]. (Über organische Fluoride siehe Fußnote S. 1055 und [4255, I].)

[5193] SMITH, M. C. u. LEVERTON: Ind. Eng. Chem. **26**, 761 (1934).
[5494] SEBRELL, W. H., DEAN, H. T., ELVOVE, E. u. BREAUX, R. P.: Publ. Health. Rep. **1933**, 437, Rona 76, 55.
[5195] HODGE, H. C., LUCE-CLAUSEN, E. M. u. BROWN, E. F.: J. nutrit. **17**, 333 (1939), Rona 14, 625. Das Casein enthielt 0,2% F.
PHILLIPS, P. H. u. LAMB, A. R.: Arch. of Pathol. **17**, 169 (1934), Rona 81, 184.

6. Vitamin C. Eine Erhöhung des Grundumsatzes soll gelegentlich auch bei *skorbutähnlichen Erscheinungen* vorkommen. Zugabe von Orangensaft zu der Diät verlängerte die Lebensdauer junger Ratten, die 0,2% NaF erhielten. Die Lebensdauer mit 0,3% NaF wurde durch Orangensaft ad libitum von 14,4 auf 28 Tage verlängert[5500]. Deshalb wurde eine Reihe von Versuchen zum Stoffwechsel des Vitamin C vorgenommen. Es wurde durch 0,15% NaF in der Diät in 3—5 Wochen keine Abnahme des Vitamin C in Leber und Nebenniere, auch am skorbutischen Meerschweinchen geprüft, gefunden[5499]. Dagegen interessieren die Versuche von PHILLIPS und CHANG[5500], die sogar eine erhöhte Speicherung von Ascorbinsäure nachweisen konnten, auch in anderer Hinsicht.

Diät I bestand aus Mais, Weizen, Leinöl, Alfalfamehl, Knochenmehl 1,75%, Kalkstein 0,5%, jodiertes Salz und Lebertran.

Diät II entsprechend einer Skorbutdiät für Meerschweinchen, bestand aus Hafer, Casein, Alfalfamehl, Hefe, Salz 0,75%, $CaCO_3$ 0,75%, Knochenmehl und Lebertran.

4 Abteilungen von je 14 Ratten im Gewicht von 50—60 g wurden auf die Diäten ohne und mit 0,15% NaF gesetzt. Abteilung 1 ohne, Abteilung 2 mit NaF und der Diät I, Abteilung 3 ohne und Abteilung 4 mit NaF und Diät II. Dauer 75—90 Tage.

Als erstes zeigte sich, daß die Tiere der Gruppe 3 und 4 besser wuchsen als die der entsprechenden Gruppen der Diät I. Das liegt nicht an der Hefe, sondern vielleicht an der Art des Eiweißes. Die Gewichtsentwicklung soll kurz nach Männchen und Weibchen getrennt angegeben werden:

Tabelle 418.

	1	2	3	4
♂ (♀)	230 (170)	130 (100)	280 (190)	170 (140)

Den Vitamin-C-Gehalt von Nebennieren und Vorderlappen der Hypophyse ergibt folgende Tabelle. Der Gehalt der Leber und Niere war bei allen 4 Abteilungen gleich:

Tabelle 419.

	1	2	3	4
Hypophyse	1,67	2,17	2,62	2,37
Nebenniere	2,83	3,78	3,46	3,80
Nebenniere/100 g Körpergewicht	1,51	3,07	1,33	2,57
Gewicht der Nebenniere/kg Körpergewicht	187,1	261,4	186,4	226,0

Das Wachstum der Nebenniere/Körpergewicht ist geringer als die Zunahme des Vitamin C, woraus vielleicht auf eine vermehrte Bildung zu schließen sei. Die Analogie zwischen Mangel an Vitamin C und Fluorose ließ sich nicht übertragen auf die Veränderungen an den Knochen. Erst durch EULER und EICHLER[5482,1] wurden auch histologisch solche Ähnlichkeiten mit Hyperämie der Pulpa, eventuell Blutungen und gewisse Nekrosen nachgewiesen. Die Ursache solcher Veränderungen muß nach obigen Analysen mehr in Richtung einer Verwendung des Vitamin C im Stoffwechsel gesucht werden (siehe weiteres S. 1073, Meerschweinchen).

[5497] PHILLIPS, P. H., ENGLISH, H. E. u. HART, E. B.: Amer. J. Physiol. **113**, 441 (1935), Rona **91**, 114.
[5498] PHILLIPS, P. H.: Amer. J. Physiol. **117**, 155 (1936), Rona **97**, 573. Tiere 350—400 und 200 g.
[5499] HAUCK, H. M.: J. agricult. Res. **49**, 1041 (1934), Rona **87**, 323. C. **1935 I**, 3807.
[5500] PHILLIPS, P. H. u. CHANG, CH. Y.: J. biol. Chem. **105**, 405 (1934), Rona **82**, 520.
[5500,1] DE EDS, FL., WILSON, R. H. u. CUTTING, W. C.: Endocrinology **26**, 1053 (1940), Rona **126**, 527. C. **1941 II**, 626. Diät mit 1 mg% Fluor.

7. Nebenniere. Die Zunahme der Nebenniere, wie in obiger Tabelle, wurde bei 0,043% NaF gefunden, wenn auch nicht in demselben Ausmaß[5446], pathologische Veränderungen konnten durch PHILLIPS und LAMB[5496] nicht wahrgenommen werden. In den Versuchen von EULER, EICHLER und HINDEMITH[4255, I] war in den Nebennieren ein Verlust an Lipoid zu verzeichnen, ebenso wie bei manchen organischen Fluoriden. Diese Veränderungen wurden als bedingt durch Anspannung der Regulationen aufgefaßt.

8. Hypophyse. Die Hypophyse war an Gewicht normal, und auch nach Transplantation war keine verminderte Aktivität in sexueller Hinsicht beobachtet worden (PHILLIPS, LAMB, HART und BOHSTEDT[5446, 5496]).

9. Leber. Die Leber zeigte in den Versuchen von EULER und EICHLER sowie PHILLIPS und LAMB[5496] (15—30 mg/kg) geringe Verfettungen, aber abgesehen von einigen Nekroseherden keine schweren Veränderungen (desgl. ROHOLM). In Versuchen mit organischen Fluoriden fanden sich häufiger Glykogenanreicherungen, bei Fluortyrosin in höherer Dosis regelrechte Verfettungen[4255, I].

10. Niere. Die Niere zeigte nach 15—30 mg/kg degenerative Veränderungen steigend mit der Dosis (PHILLIPS und LAMB[5496]). Die Veränderungen bei den Tieren von EULER, EICHLER und HINDEMITH[4255, I] waren geringfügig in Richtung einer Nephrose, die Dosis nur teilweise geringer (5—50 mg/kg). Auf eine Nierenwirkung hinzuweisen scheint die auf F′ auftretende Polyurie mit Durst. ROHOLM[5413] beschreibt die Nieren einer Ratte, die 0,05% NaF in der Diät 518 Tage lang erhalten hatte und spontan starb.

Die Niere war geschrumpft, die Oberfläche uneben. Manche Glomeruli waren hyalin degeneriert, die lumina der tubuli unregelmäßig dilatiert bis zur Bildung von cystenartigen Erweiterungen, die mit serösem Inhalt gefüllt waren. Das Epithel der tubuli war dabei zwar niedrig, aber doch gut erhalten. Reichliche Proliferation des Bindegewebes mit Hyperämie und Rundzelleninfiltration weist auf das Vorliegen einer interstitiellen Nephritis hin.

Die Nierenschädigungen traten von diesen Dosen ab auf, waren bei F′ in Form von Kryolith etwas geringer, z. B. völliges Fehlen der mikroskopischen Veränderungen. Eine Zunahme mit der Dosis wurde wohl deshalb nicht beobachtet, weil die Tiere mit höherer Dosis früher starben. Unsere Befunde waren nie so schwerwiegend. Der Unterschied beruht möglicherweise darauf, daß die Dauer der Versuche kürzer war, und die Tiere mit dem Mindestgewicht von 100 g (gegenüber 50—80 g bei ROHOLM) in den Versuch genommen wurden. ROHOLM gibt in einer oben wiedergegebenen Tabelle den Beginn der Nierenschädigungen mit 5 mg/kg an. Es ist aber hinzuzufügen, daß seine Tiere besonders empfindlich waren.

11. Haut. Das Fell wird leicht struppig und etwas gelblich. Letzteres Symptom ist aber wenig charakteristisch. Auch bei anderen chronischen Intoxikationen wird dasselbe beobachtet.

12. Augen. In den Versuchen von ROHOLM zeigte eine Reihe von Ratten blutig-seröses Sekret. Das Symptom verschwand spontan nach 1—5 Wochen.

V. Meerschweinchen.

1. Allgemeines. Meerschweinchen starben in der Nähe von Fabriken, die aus Phosphoriten künstlichen Dünger herstellten. Die Knochen dieser Tiere waren brüchig, Leber, Niere und Nebenniere zeigten Kongestionen, teilweise auch Hämorrhagien[5501]. Das ist die allgemeine Beschreibung der Symptome, die wir auf eine Verunreinigung des Futters mit den F′-haltigen Abgasen beziehen

---

[5501] SETTE, N.: C. rend. Soc. Biol. **98**, 1094 (1928).

können. Bei Versuchen genügte schon, der Spreu oder dem Staub des Bodens, auf dem die Tiere lebten und auch ihr Futter erhielten, Na_2SiF_6, NH_4F oder NaF beizumengen[5503, 5504].

Als erstes Symptom imponierte die Gewichtsabnahme, weshalb CRISTIANI die Erkrankung ursprünglich mit *Fluorkachexie* bezeichnete. Diese Kachexie ist aber, wie wir jetzt wissen, durchaus nicht charakteristisch für das Fluorid und tritt bei den Ratten z. B. erst kurz vor dem Tode auf. 0,1—0,01 % dem Futter zugemengt, führte zum Tode in einigen Wochen bis einigen Monaten, als Zeichen dafür, daß durch die Abgabe des F' durch die Fabriken nicht etwa durch Umsetzung das Futter selbst verdorben wird, sondern daß die Beimengungen an F' als Ursache allein verantwortlich zu machen seien[5502]. In den Versuchen von CRISTIANI und CHAUSSEE[2503, 2504] starben die Tiere mit 14 mg/kg NaF bzw. Na_2SiF_6 in 70 bzw. 51 Tagen bei Verlust des Körpergewichtes von 30—40%.

Dieser Erfolg ließ sich später nicht wiederholen. 10 mg/kg NaF wurde Meerschweinchen 10 Monate lang gegeben, und sie hatten in dieser Zeit noch an Gewicht zugenommen (desgl. Na_2SiF_6), nach 25 mg/kg starben 2 Tiere nach 98 und 118 Tagen[5505, 5506]. Aber auch diese Zahlen zeugen von hoher Empfindlichkeit der Tiere. In den Versuchen von PHILLIPS[5498] zeigten 18 mg/kg NaF selbst bei täglicher intraperitonealer Injektion keinen Einfluß auf das Wachstum und peroral führte erst 50—60 mg/kg zum anfänglichen Aufhören des Wachstums mit scharfem Abfall während der 3. Woche und mit Körpergewichtsverlust von 35—40%.

Immerhin scheint das Meerschweinchen empfindlicher zu sein als die Ratte, gerade was das Wachstum anbetrifft. Als Grund für diese Erscheinungen sind die schon zitierten Befunde von COSTANTINI anzuführen, nach denen die perorale Gabe auf die Dauer gesehen schädlicher ist als die parenterale, weil die Darmwand beim Meerschweinchen außerordentlich leicht Schädigungen zugänglich ist. Das zeigte sich nicht nur in der Brüchigkeit, sondern auch im Fermentgehalt.

Wenn die Tiere 40 mg/kg NaF erhalten hatten, bis sie Gewichtsabnahme zeigten, wurden sie getötet und die Darmwand auf den Fermentgehalt untersucht. Um 0,02 g Edestin völlig zu verdauen, brauchte der normale Magensaft 45 Minuten, nach peroraler Vergiftung mit obiger Dosis 75 Minuten, nach intraperitonealer 52 Minuten. Bei Formoltitration waren nach 30 Minuten die Werte bei Casein und Darmsaft 0,40, 0,24, 0,38[5507]. Ebenso fand sich eine Aktivitätsabnahme des Invertins und des Steapsins des Pankreasextraktes, während die Pankreasamylase auch bei intraperitonealer Gabe herabgesetzt war[5507, 5508].

In den Versuchen von MACHLE und SCOTT[3512] wurde HF durch Enhalation zugeführt. Die F'-Menge im Knochen war um das 10fache der Norm gesteigert, ohne daß Zeichen einer Fluorose oder Abnahme des Aschegehaltes zur Beobachtung gekommen wären. Die Tiere gingen aber relativ rasch zugrunde, wenn nicht die Zufuhr unterbrochen wurde. Es wurde gefunden, daß selbst 9 Monate nach Aufhören der Zufuhr noch große Mengen von F' in Knochen und Zähnen nachweisbar waren (siehe Zahlen S. 599).

Bei weiteren Versuchen wurde eine Konzentration von 0,0152 mg HF/Liter Luft täglich 6 Stunden verabfolgt. Bis 160 Stunden Einatmung entwickelten sich die Tiere gut, dann gab es einen Gewichtsabfall. Im Gegensatz zu der guten

---

[5502] CRISTIANI, H. u. GAUTIER, R.: C. rend. Soc. Biol. 92, 139 (1925), Rona 31, 315.
[5503] CRISTIANI, H. u. GAUTIER, R.: C. rend. Soc. Biol. 92, 946 (1925), Rona 33, 792.
[5504] CRISTIANI, H. u. GAUTIER, R.: C. rend. Soc. Biol. 92, 1276 (1925), Rona 32, 665.
[5505] CRISTIANI, H. u. CHAUSSE, P.: C. rend. Soc. Biol. 96, 842 (1927), Rona 41, 422.
[5506] CRISTIANI, H. u. CHAUSSE, P.: C. rend. Soc. Biol. 96, 843 (1927), Rona 41, 422.
[5507] COSTANTINI, A.: Boll. Soc. ital. Biol. sper. 8, 1605 (1933), Rona 78, 156.
[5508] COSTANTINI, A.: Boll. Soc. ital. Biol. sper. 9, 916 (1934), Rona 85, 165.

Reversibilität der Vergiftung bei der Ratte ging hier der Gewichtssturz weiter, auch wenn mit der Gaseinatmung aufgehört wurde, und mit 300 g Gewichtsverlust starben die Tiere unter äußerster Abmagerung. Auch hier sehen wir die größere Empfindlichkeit der Meerschweinchen, die größer ist als die von Kaninchen bei derselben Art der Zufuhr. Die Sektion zeigte Lungenhämorrhagien und sonstige lokale Störungen, Leberverfettungen und Bindegewebsentwicklung. Dagegen war die Niere kaum geschädigt. Ein überlebendes Meerschweinchen zeigte Lungenveränderungen und Leberschädigungen. Nach Versuchen von HEUBNER[5511, I] wird man nach der Spezifität der Todesursache fragen und inwieweit die Schädigung durch (teilweise unspezifische) Lungenveränderungen bedingt ist.

2. Knochen und Zähne. In bisherigen Versuchen traten die Veränderungen an den Knochen nicht hervor. Hier liegen Untersuchungen von GAUD und Mitarbeitern[5510] vor, die ihren Tieren 10 mg/kg F' als NaF und CaF_2 $3^1/_2$ Monate lang verabfolgten. Bei beiden Verbindungen fand sich eine Krümmung und Steifheit der Wirbelsäule. Aber bei NaF war die Dichte des Knochens gegenüber Röntgenstrahlen vermindert, bei CaF_2 vermehrt, der F'-Gehalt in der Asche betrug 0,14% und 0,12%, war also nicht wesentlich unterschieden. Bei NaF soll eine Hypertrophie von Schild- und Nebenschilddrüse zu beobachten gewesen sein.

Die Zähne der Meerschweinchen können anscheinend ein normales Aussehen zeigen (PACHALY[5490] nach 0,24 g/kg NaF täglich 66 Tage lang), wenn die Tiere mit F' behandelt werden; sobald aber die Zähne verascht wurden, dann wurde eine Querstreifung wie bei der Ratte sichtbar (CANNAVA[5484]). In den Untersuchungen von TIMM (zitiert nach [5511]) wurden im Ultraviolettmikroskop im Skelettknochen zarte, hellaufleuchtende Säume aus feinen Körnchen gefunden, besonders im Periost und Endost der Markräume, auch um die HAVERSschen Kanäle fanden sich solche Ablagerungen. Bei Versuchen an 2 Meerschweinchen[5511], von denen eines in 10 Tagen 1,5 g, das andere 1,65 g Na_2SiF_6 erhielt, fanden sich die gleichen im Dunkelfeld aufleuchtenden Körnchen als feiner Saum bei der Knorpelknochengrenze der Rippen, auch im Knorpel selbst sind vereinzelt solche Teile zu sehen gewesen. Sie fanden sich auch um die HAVERSschen Kanälchen. Ihre Lokalisation entsprach den Stellen, wo ohne Dunkelfeld anscheinend osteoporotische Veränderungen sichtbar waren.

Von Interesse war das Bild bei den Zähnen. Sowohl im Schneide- als auch Backenzahn waren die Körnchen in Pulpanähe lokalisiert, und zwar vorwiegend in den Wandungen der Dentinkanälchen in den Schneidezähnen an der Pulpaspitze „gleich einer Haube", natürlich entsprechend der Zugänglichkeit für F', und so nahmen sie an Zahl nach der Peripherie hin ab. Diese Ablagerungen wurden als CaF_2 aufgefaßt. Wir werden nach den Beweisgründen fragen müssen, da der Zahn vorher mit 30% Ameisensäure entkalkt wurde. Die Fällungsbedingungen für CaF_2 dürften schwerlich erfüllt sein, besonders nach den häufig zitierten Versuchen von RATHJE. Wir werden Zeichen der Gewebsstörung sehen, die neben osteoporotischen Erscheinungen im Knochen ohne weiteres anzunehmen sind. LITZKA[4254] fand mit 1 mg/kg Fluortyrosin bei Fütterung von 8 Monaten keine Störungen.

3. Hypophyse. Bei Meerschweinchen, die am 22. Tage der Darreichung von Na_2SiF_6 starben (keine Dosisangaben), wurde das Organ klein gefunden, zerklüftet und runzlig, die Läppchenzeichnung war gestört, die Chromophilen und besonders die Eosinophilen waren fast ganz verschwunden oder atrophisch[5512, 5513], der Gehalt an Ascorbinsäure im Vorderlappen war herabgesetzt[5515].

[5509] MACHLE, W. u. KITZMILLER, K.: J. industr. Hygiene **17**, 223 (1935), Rona **91**, 669.

4. Schilddrüse und Grundumsatz.
Die Tiere erhielten Dosen, an denen sie in 19—94 Tagen eingingen. Die Schilddrüse war in differentem Ausmaß geschädigt. Das Parenchym zeigte Proliferation, weniger das Bindegewebe. Die Stärke der Veränderungen hing nicht ab von der Länge der Darreichung[5514]. Der Grundstoffwechsel erfuhr nach 18 mg/kg NaF intraperitoneal keine die Streuung übersteigende Zunahme, aber nach 50—60 mg/kg per os stieg er bis zu 4 Wochen der Darreichung (PHILLIPS[5498]).

5. Vitamin C.
PHILLIPS und Mitarbeiter[5515, 5516] verabfolgten ihren Meerschweinchen täglich 25 mg/kg NaF und fanden Analogien zum Skorbut. So zeigte sich anfangs gute Gewichtszunahme, dann aber stürzte das Gewicht ab. Die begleitenden Symptome bestanden in Lethargie und Struppigkeit des Fells, das sich besonders am Halse „wie beim Kampfhahn" sträube. Dann zeigten sich bei weiter fortgeschrittener Vergiftung Lähmungen mit Schwellung der Gelenke (besonders des Knies). Ebenso fanden sich Durchfälle wie bei Skorbut und bei der Sektion Reizung und Entzündung des Darmkanals mit zahlreichen Hämorrhagien. Blutungen in der Muskulatur und der Haut fehlten. Die Nebenniere war hypertrophiert. WESTIN und Mitarbeiter[5516, I] wollten die durch F' beim Meerschweinchen besonders hervortretenden Magen-Darmstörungen benutzen, um auf dem Umwege über eine mangelhafte Resorption der Ascorbinsäure einen Skorbut zu erzeugen. Eine vermehrte Ausscheidung von Vitamin C durch die Faeces (Verfütterung an andere Tiere) ließ sich nicht feststellen. Es fand sich bei histologischer Untersuchung an den Knochen, daß die Tiere, die zu der SHERMAN-GÖTHLINschen Grundkost viel Apfelsinensaft erhielten, (also am weitesten entfernt vom Skorbut waren), die Knochenerscheinungen, die von den Autoren rachitisch benannt werden, am deutlichsten aufwiesen, also keine antagonistische Beeinflussung. Dagegen fand sich bei geringeren Zusätzen von Apfelsinensaft eine Verstärkung der skorbutischen Erscheinungen durch die Gabe von Fluorid, d. h. stärkere Blutungen und verstärkte Schädigungen des Odontoblastensaumes. Wenn zugleich Vitamin C mangelt, sollen sich die von uns schon wiederholt erwähnten Kalkkugeln finden lassen, deren Anordnung aus der Ameloblastenzone wir abbilden: (siehe Abb. 87 und 88).

Wir sehen, daß sich eine Beziehung zum Mangel an Vitamin C wohl findet. PHILLIPS und Mitarbeiter[5515] fanden eine Abnahme des Vitamin C in der Hypophyse, kaum in der Niere und Pankreas und gar nicht in der Leber. In der Nebenniere war der Gehalt an Vitamin C verringert, ließ sich aber durch Gabe von Citronensaft auf normale Höhe bringen, ohne daß eine Besserung der Fluorose erfolgte.

HAUCK[5499] vermochte selbst bei einer Diät mit 0,15% NaF 10—13 Wochen lang nicht eine Abnahme des Vitamin-C-Gehaltes in Leber und Nebennieren nachzuweisen, so daß zum mindesten die Speicherungsfunktion für Vitamin C

[5510] GAUD, M., CHARNOT, A. u. LANGLAIS, M.: Bull. Inst. Hygien. Marocc. I—II (1934), zit. nach ROHOLM[5413], S. 82.

[5511] DECKER, G.: Ablagerungen im Hartgewebe nach Verfütterung von Na_2SiF_6,Nieft, Bleicherode 1939.

[5511, I] HEUBNER, W.: Unveröffentlichte Versuche ergaben, daß durch beliebige Insulte latente Infektionen gerade beim Meerschweinchen aufflammen können, so daß die Zuverlässigkeit jeder Aussage in Frage gestellt ist.

[5512] CRISTIANI, H.: C. rend. Soc. Biol. **107**, 554 (1931), Rona **62**, 822.

[5513] CRISTIANI, H.: C. rend. Soc. B.ol. **103**, 981 (1930), Rona **57**, 339.

[5114] CRISTIANI, H.: C. rend. Soc. Biol. **103**, 554 (1930), Rona **55**, 784.

[5115] PHILLIPS, P. H., STARE, F. J. u. ELVEHJEM, C. A.: J. biol. Chem. **106**, 41 (1934), Rona **83**, 81. Bestimmung von Glutathion führte zu keinen signifikanten Änderungen.

nicht gelitten hatte. Die Ähnlichkeit oder Identität der Fluoridvergiftung mit Skorbut müßte also nur in der Hemmung eines bisher unbekannten Enzymsystems bestehen, das die Ascorbinsäure verwertet.

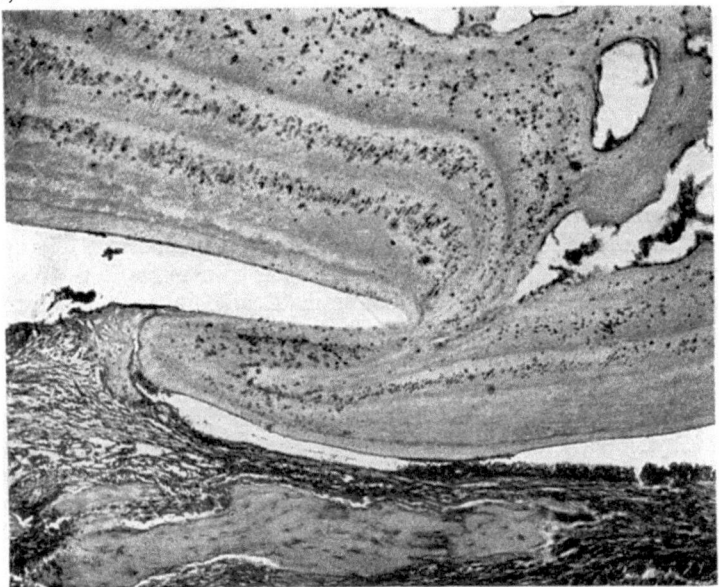

Abb. 87. „Kalkfluorkörner" im Schmelz (nach WESTIN).

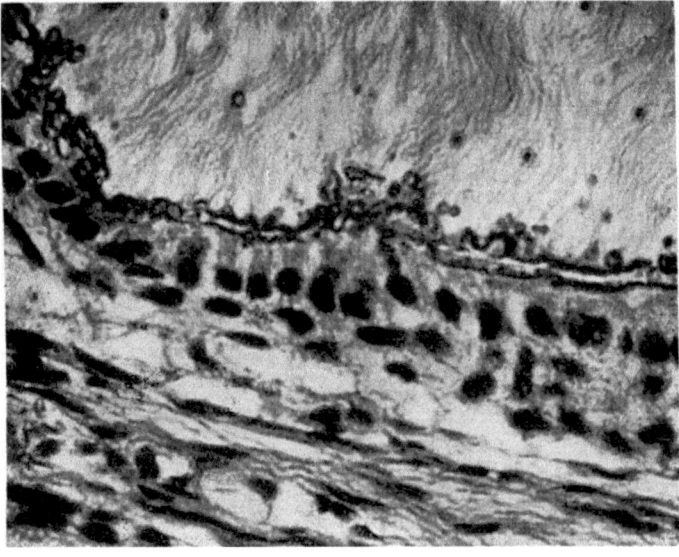

Abb. 88. Störungen in der Ameloblastenzone mit „Kalkfluorkörnern" im Schmelz. Querschnitt Schneidezahn Unterkiefer. „Kalkfluorkörner" längs dem Schlußleistennetz der Ameloblasten (nach WESTIN). Bemerkung über die „Kalkfluorkörner" siehe Text.

Bei Prüfung der Gewebe von Tieren mit Skorbut und Fluorose[5515] hinsichtlich O_2-Verbrauch in vitro fand sich im Lebergewebe kein Unterschied. Die Oxydation von Indophenol soll bei beiden Erkrankungen gehemmt sein. Ebenso nahm die O_2-Aufnahme der Nebennieren sowohl bei Skorbut als auch Fluorose ab, aber der durch HCN hemmbare Anteil wurde bei Skorbut vermindert, bei F' vermehrt gegen die Norm. Auch die Veränderungen im Knochen sind durchaus anderer Natur. Die Schmerzhaftigkeit in den Gelenken nach Fluorid kann durch mangelhafte Verkalkung und dadurch bedingte leichtere Kompression der Nerven erklärt werden. Auch bei den Rattenversuchen sind Symptome wie Blutungen im Bilde der chronischen Vergiftung nicht wesentlich gewesen, aber von EULER und EICHLER[5480, I] häufiger gefunden worden.

VI. Kaninchen.

Bei langdauernder Einwirkung gelang es auch beim Kaninchen einen kachektischen Zustand zu erzeugen (GOLDEMBERG[2506]). In den Versuchen von MACHLE und KITZMILLER[5509] wurde die chronische Einatmung von 0,0152 g/Liter von Kaninchen besser vertragen als von Meerschweinchen. Abgesehen von den wohl unspezifischen Lungenschädigungen (Abscesse, Infiltrate) und gelegentlichen Leberschädigungen wurden vor allem Schädigungen der Niere gesehen mit Degeneration und Nekrosen der Tubuli contorti, Entzündungen und Degenerationen der Glomeruli, Bindegewebsentwicklung. Dasselbe wurde bei 2 Affen (Rhesus) gefunden. Beim Kaninchen war das Hämoglobin und die Zahl der Erythrocyten vermindert, bei den Affen aber das Hämoglobin vermehrt.

1. Knochen und Zähne. Knochen und Zähne waren makroskopisch bei den Tieren von PACHALY[5490], die 95 und 140 Tage 0,24 g/kg NaF per os erhalten hatten, nicht verändert, abgesehen von einigen Störungen in der vitalen Anfärbung mit Alizarin ähnlich wie bei gestörtem Kalkstoffwechsel. Mikroskopisch fand sich Osteoporose. Ausführlicher sind die Versuche von SIMADA[5479, 5517]. Bei täglichen Gaben von 0,05 und 0,1 g/kg NaF überwog zuerst die Resorption mit Bildung von Lacunen und Osteoblastentätigkeit. Dann erfolgte eine Neubildung durch Osteoblasten, die schließlich zu Osteosklerose mit Verdickung der Compacta, Verdichtung der Spongiosa und Verengerung der Markhöhle führte, aber dazu waren viele Monate notwendig. 0,2 g/kg führte nie zu diesen Bildern, weil die Tiere diese Wirkung nicht überlebten. Bei 10 mg/kg intravenös waren die Erscheinungen geringer, zur Sklerosierung bedurfte es 14 Monate.

2. Blut. Beim Blut ließ sich durch 20 mg/kg in 3—7 Monaten keine Änderung des Ca''-Gehaltes erzielen[5519] (über Phosphat siehe [5518]).

3. Schilddrüse. Die Dosis von 10 mg/kg störte bei intravenöser Zufuhr nicht die Tiere, nur die Gewichtszunahme war schließlich geringer. Durch diese und kleinere Dosen (bis 2,5 mg/kg) wurde weder die Schilddrüse selbst, noch die Wirkung zugeführter Schilddrüse irgendwie beeinflußt[5520].

[5516] PHILLIPS, P. H.: J. biol. Chem. **100**, LXXIX (1933).

[5516, I] ÖHNELL, H., WESTIN, G. u. HJÄRRE, A.: Odontologiska Arbeten fr. Tandläkarinstitut 1933—1936, Heft 17 und 18. Zahlreiche ausgezeichnete Bilder. F-Darreichung als Na_2SiF_6 in Dosen bis 143,5 g/kg. Nach 5maliger Gabe von 52,4 mg/kg fand sich schon der Beginn der Verkalkungsstörungen.

[5517] SIMADA, T.: Fukuola Acta med. **32**, 61 (1939). C. 1940 II, 2915.

[5518] RECK, L.: Naunyn-Schmiedebergs Arch. **177**, 343 (1935), Rona 88, 222. 5 mg/kg NaF usw. Negative P-Bilanz von 4%. Im Blut wurde manchmal kein Phosphat gefunden, was auf fehlerhafte Methoden hinweist. Deshalb auch keine gesetzmäßigen Ausschläge.

[5519] STESSEL, T. A.: Fisiol. Z. **19**, 1239 (1935), Rona 92, 669.

[5520] SEEVERS, M. H. u. BRAUN, H. A.: Proc. Soc. exp. Biol. Med. **33**, 228 (1935), Rona **93**, 431.

VII. Hund.

1. Allgemeines. Die Allgemeinwirkungen weichen bei Hunden nicht prinzipiell von denen anderer Versuchstiere ab. Durch Spülung des Magens (1—2mal in der Woche) mit 25 ccm einer 5% Lösung von NaF mit Hilfe der Schlundsonde, wobei Atropin das Erbrechen verhindern sollte, mit anschließender Gabe von 50 ccm 10%iger Suspension von $CaCO_3$, fand sich nach 10 Wochen eine atrophische Gastritis mit sinkender Magenacidität. Während der Behandlung nahmen die Hunde an Gewicht ab, wurden unruhig und reizbar und bekamen Durchfälle. Die Erythrocyten sanken auf 2 Millionen mit Normoblasten und Anisocytose. Blutpigment in der Milz und Zunahme des roten Knochenmarks könnten von einer Schädigung der Erythrocyten zeugen[5521]. Es ist fraglich, ob diese zuletzt genannten Befunde für F' charakteristisch sind. 0,45—4,52 mg/kg NaF täglich führten zu keiner Abnahme des Hämoglobins und auch zu keiner Änderung der Gerinnungsfähigkeit[5522] (GREENWOOD, HEWITT und NELSON[2520]).

Dagegen war bei den Versuchen von ROHOLM an 2 Hunden[5413, s. 244ff] eine schwere Anämie eingetreten, aber keine Hämosiderosis der Milz zu bemerken, die auf einen gesteigerten Blutzerfall hätte hindeuten können. Die Schädigung war mehr im Knochenmark lokalisiert. Die beiden Hunde (Terrier) kamen mit 9 und 11,5 kg, also erwachsen in den Versuch. Steigend erhielt der eine 0,1—0,7 g NaF täglich. Auf die hohe Dosis reagierte der Hund mit Mangel an Appetit und Gewichtsverlust. Nach einigen Tagen wurde er somnolent mit steifem Gang, Photophobie und eitriger Sekretion von den Konjunktiven, so daß die Zufuhr für einige Tage unterbrochen werden mußte. Die spätere Dosierung hielt sich zwischen 0,2 und 0,6 und wurde 626 Tage fortgeführt. Die durchschnittliche Gabe von F' betrug 13,8 mg/kg. Gegen Ende des Versuchs entwickelte sich ein kachektischer Zustand, die Lebhaftigkeit war reduziert. Nach körperlicher Bewegung war starke Dyspnoe zu bemerken. Eine Dermatitis war besonders um die Schnauze lokalisiert. Die Zahl der Erythrocyten betrug zuletzt noch 0,93 Millionen mit einem Hämoglobingehalt von 14% (Färbeindex 0,75). Die Zahl der neutrophilen Leukocyten war stark vermehrt.

Dem zweiten Hund wurde Kryolith zugeführt. In 587 Tagen hatte er durchschnittlich 79,8 mg/kg F'/Tag erhalten. Die Symptome waren gleich obiger Beschreibung. Kryolith war also weniger wirksam (siehe oben bei der Ratte die Diskussion der Verhältnisse).

Von den allgemeinen Symptomen sind noch zu nennen die Veränderungen der *Niere*, die ein ähnliches Bild der interstitiellen Nephritis darbot, wie es oben bei der Ratte beschrieben wurde, aber auch die Tubuliepithelien zeigten diffuse Degeneration. Während der Versuche fiel der Durst und die Polyurie der Tiere auf. Eine Unzahl weiterer Organe wurde mikroskopisch untersucht, aber es wurden nur diffuse degenerative Veränderungen im Zellprotoplasma gesehen, besonders in Leber und Herz. Das Protoplasma färbte sich schlecht.

Der Gehalt des *Plasmas* an Ca und P veränderte sich nach 4,5 mg NaF (GREENWOOD und andere[2520]) und nach 20 mg/kg bis zu 7 Monaten[5519] nicht. Der Gehalt an F' in den Organen unterschied sich in den Versuchen von GETTLER und ELLERBROOK[2627] nicht von dem nichtvergifteter Tiere.

[5521] LEAKE, C. D. u. RITCHIE, G.: J. Physiol. **76**, 234 (1926), Rona **38**, 696.
[5522] KEMPF, C. A., GREENWOOD, D. A. u. NELSON, V. E.: J. Laborat. clin. Med. **22**, 1133 (1937), Rona **103**, 332. C. **1938 I**, 1157.
[5523] ROST, E.: Arb. Reichsgesundheitsamt **72**, 303 (1937). C. **1938 I**, 3360.
[5524] HARNDT, E.: Dtsch. Zahn-, Mund- u. Kieferheilkunde **7**, 304 (1940).
[5525] KELLNER, H.: Naunyn-Schmiedebergs Arch. **192**, 549 (1939).

2. Knochen und Zähne. Auch bei Hunden sind die wichtigsten Veränderungen an Knochen und Zähnen zu beobachten. 4,52 mg/kg führte nicht zu röntgenologisch nachweisbaren Veränderungen in den Knochen, wohl aber zu Schmelzdefekten, besonders an den Eckzähnen (Canini) mit vorwiegender Lokalisation an der Spitze. Alaun hemmte diese Entwicklung (GREENWOOD, HEYITT und NELSON[2520]).

GREENWOOD und Mitarbeiter[5425, XXVIII] setzten 29 Hunde auf eine Basaldiät, durch die sie 0 2 mg/kg F erhielten. Durch Zusatz von NaF oder Knochenmehl wurde die Dosis auf 5,2 mg/kg gesteigert. Nach 1 Jahr hatten alle Knochen eine normale Bruchfestigkeit, die Zähne der mit NaF gefütterten Tiere zeigten deutliche Symptome von Fluorose (Verfärbung an den Vorderzähnen, Abrasion, weiße Flächen usw.). Die Tiere mit der Knochenmehlzulage waren ohne Zeichen von Fluorose, während bei den Tieren mit der Basaldiät ein schlechterer Zustand gefunden wurde. Wenn wir dies als Fluormangel auffassen wollen, ergibt sich damit eine außergewöhnlich geringe therapeutische Breite.

2 Hunde erhielten in den Versuchen von WOHINZ[5526] 10 mg CaF_2 (0,77 mg/kg) 1 Jahr lang täglich. Es wurden keine regelrechten systematischen Abweichungen im Aschegehalt usw. gefunden. $Mg^{..}$ soll angeblich nicht mehr zu finden sein. Eine bei einem Zahn gefundene Erhöhung des $Ca^{..}$ ließ sich nicht bei anderen Zähnen wiederfinden.

Interessant sind die Befunde von ROHOLM über den Fluorgehalt der Knochenasche bei seinen beiden Hunden. Während die Asche von 12 verschiedenen Skeletteilen von 3% F′ bei der Rippe bis etwa 2% F′ in den Metatarsen enthielt, waren in den Molaren nur 0,5 und 0,6% zu finden, trotzdem die Fütterung $1^3/_4$ Jahre dauerte. Der Stoffwechsel und der Umbau in dieser Zeit war also so gering, daß keine stärkere Aufnahme erfolgte. Die Befunde in den Knochen entsprechen fast reinem Fluorapatit, sind also höher als die sonst bei fluorgefütterten Tieren gefundenen Werte anderer Autoren. Die Methode war gut. Titration mit Thoriumnitrat nach WINTER und WILLARD.

In den *histologischen Bildern* traten neben den osteoclastischen und osteosklerotischen, produktive Veränderungen sehr frühzeitig hervor, eine Überleitung zur Wirkung beim Menschen. Dazu bedurfte es nicht einmal langdauernder Fütterung, wie die Versuche von KELLER[5525] beweisen. In einer ersten Gruppe wurde das NaF in der Menge von 1g täglich der 12 kg schweren Mutter während des Stillens zugeführt und die beiden Jungen 4 Wochen nach der Geburt getötet, so daß sie keine andere Nahrung zu sich genommen hatten. Schon nach so kurzer Zeit zeigten sich 2 Prozesse im Knochen nebeneinander, den von innen her erfolgenden Abbau der Compacta des Knochens durch Osteoclasten und die vom Periost ausgehenden, blätterartigen oder geflechtartigen Knochenappositionen. Diese Appositionen bewirkten eine Verdickung des Unterkiefers. Die Verkalkung war auch in diesem Knochen nicht gestört.

In 4 weiteren Versuchsserien, in denen die Tiere 0,1 oder 0,2 g NaF täglich bis zu 5 Monaten erhielten, konnte man dieselben Vorgänge beobachten, die von innen erfolgende Resorption des Knochens mit Racifizierung, die ROHOLM auch gelegentlich als *Halisteresis* bezeichnet, und die gleichzeitig erfolgende Neubildung des Knochens. Bei dem ersten Prozeß waren die Knochenblättchen von breiten kalklosen Säumen umkleidet, die über eine Zone unregelmäßiger krümeliger Verkalkung zu den eigentlichen Bälkchen übergehen. Diese mangelhaften Verkalkungen faßte KELLER als eine der Rachitis ähnliche Erscheinung auf, die auch dadurch sich anzeige, daß einige Tiere krumme Extremitäten hatten, daß

[5526] WOHINZ, R.: Dtsch. zahnärztl. Wschr. **41**, 684 (1938).

also ein weiches Stadium vorausgegangen sein mußte. Diese Auflagerungen mit Neubildung des Knochens seien als Versuche der Reparation aufzufassen, die ähnlich wie bei Rachitis zu Osteosklerose (in diesen Versuchen kaum beobachtet) führen. Die Neubildung war sowohl innen als außen am Knochen anzutreffen und führte innen zu dem Bilde völlig unregelmäßiger Verkalkung. Außen aber waren die Auflagerungen besonders an den Ansatzstellen der Muskeln und Sehnen lokalisiert. Das Schädeldach war beträchtlich verdickt. Bilder ähnlich der Rachitis gab es auch an der Knorpelknochengrenze der Rippen mit einem unregelmäßig gezackten Verlauf.

Einer besonderen Erwähnung bedürfen die schon vielfach beschriebenen *Kalkkugeln*, die mit der körnig-krümeligen Verkalkungszone zusammenhingen und an Zahl von innen nach außen immer mehr abnahmen (nicht in dem neugebildeten Knochen anzutreffen). Ihre Größe entsprach etwa 2—3 Erythrocyten. Sie befanden sich manchmal in den teilweise sinusartig erweiterten Gefäßen des Knochenmarks. Oft waren sie entlang den Osteocyten gelagert. In manchen Präparaten war die Entkalkung nicht völlig gelungen, und es ließ sich ihr kristalliner Bau ersehen. Diese Kristalle waren durch Hämatoxylin nicht färbbar. Bei Zugabe von 3% H_2SO_4 sah man Niederschläge von $CaSO_4$, was nur die Anwesenheit von $Ca^{..}$ in diesen Kugeln, nicht von F' erweist. Auch von ROHOLM wurde trotz der hohen Dosierung von F' in obigen Versuchen kein Zeichen von CaF_2-Kristallen gesehen, obwohl bei ihm nach dem Gehalt des Knochens die Bedingungen bei weitem am günstigsten liegen mußten. ROHOLM fand an den permanenten Zähnen keine Veränderungen.

Am längsten wurden die Versuche von ROST[5523] durchgeführt, die bis über 5 Jahre dauerten. Die Dosis mit täglich 0,4—0,5 g NaF für junge 6—7 Wochen alte Foxterrier ist als hoch anzusprechen. Die Hunde erreichten ein Endgewicht von 8—12 kg. Als erstes Symptom wurde nach 2—3 Monaten Schmerzhaftigkeit in den vorderen Karpalgelenken beobachtet. Die anatomischen Befunde des Schädels wurden mit guten Abbildungen von HARNDT[5524] beschrieben. In erster Linie war die *produktive Form* deutlich. Schon nach 1 Jahr ließen sich am Schädeldach verschieden geformte Exostosen fühlen. Diese Neubildungen gingen einher mit osteoporotischen Erscheinungen, so daß z. B. der Kiefer außen rauh, teilweise spongiös aussah und teilweise lacunäre Resorption sogar makroskopisch aufwies.

Die Milchzähne hatten eine glatte Oberfläche, der Schmelz war in Ordnung. Dagegen wiesen die während der Versuchszeit auftretenden und verkalkenden Zähne beträchtliche Defekte im Schmelz und Dentin auf. Im Schmelz zeigte sich die Störung zuerst in der rauhen, kreidigen, nicht glänzenden Oberfläche, teilweise war er völlig verlorengegangen und entsprechend der Retziusstreifung brüchig, so daß die Zähne leicht abgenutzt wurden und brachen. Gelegentlich wurden braune Tupfen gesehen, die ähnlich der Cariesmarken beim Menschen als „mottled enamel oder teeth" beschrieben wurden. Bei den Molaren waren braune Verfärbungen zu beobachten durch starke Abnutzung entsprechend der Kauflächen-Caries. Die braunen Verfärbungen des Schmelzes erwiesen sich bei mikroskopischer Besichtigung als Farbstoffeinlagerungen in die organische Grundsubstanz der schlecht und unregelmäßig verkalkten Schmelzprismen. Im Dentin wurde als Zeichen der Verkalkungsstörung die Anhäufung ungewöhnlich breiter Züge von Interglobulardentin beobachtet. Die Pulpahöhle war besonders weit, mit Zeichen von Resorption vorwiegend an der Spitze. Obwohl teil-

---

[5527] COSTANTINI, A.: Biochem. Ther. sper. **21**, 337 (1934), Rona **84**, 318.
[5528] CRISTIANI, H.: C. rend. Soc. Biol. **106**, 1108 (1931), Rona **64**, 598.

weise Zähne nicht nur abbrachen, sondern auch ausfielen[5523], wurde histologisch in dem Alveolarrand keine hervorstechende Veränderung gefunden, wie etwa (EULER und EICHLER[5480, 5480, I]) bei den Ratten. Der Unterschied ist nicht unerwartet, da die Versuchsdauer sich beträchtlich unterschied, und später stehen immer mehr Knochenbildungstendenzen im Vordergrund. Auch ROHOLM fand bei seinen Hunden auf dem Röntgenbild die Periodontalräume verwischt (blured). An den Kronen der Molaren zeigten sich gegenüber dem Ausführungsgang der Parotis ungewöhnlich reiche, leicht absplitternde Auflagerungen von Zahnstein, die von HARNDT auf die mangelhafte und schonende Benutzung des Kiefers infolge schmerzhafter Veränderung der Gelenke bezogen wurden.

VIII. Haustiere — Ziege.

Die chronische Vergiftung mit Fluoriden hat bei den Haustieren eine große praktische Bedeutung, und von hier aus, etwa durch Aufklärung der Ursache des Darmous der Schafe in Marokko durch die Untersuchungen von VELU, ist das Interesse für die Fluorose gewachsen, besonders nachdem man erkannt hat, daß nicht nur das Vieh, sondern auch der Mensch dem in der Natur vorkommenden Fluorid ausgesetzt ist. Aber eine größere Gefährdung wird wohl das Vieh aufweisen, z. B. durch die vielerorts vorhandene Notwendigkeit, auf phosphatarmen Weiden Phosphate zuzufüttern. Am billigsten wäre hier zwar die Gabe der natürlichen Phosphatsteine, aber gerade diese enthalten Fluorid in solchen Mengen, daß eine Gefährdung der Tiere mit Sicherheit zu erwarten ist, selbst wenn durch den Superphosphatprozeß ein Teil des Fluorids verlorengegangen ist[5530].

Eine weitere Quelle der Gefährdung bildet die Nachbarschaft von bestimmten Fabriken (z. B. Aluminiumfabrik), die so bedeutend ist, daß die italienische Regierung BARDELLI und MENZANI[5531] zur speziellen Untersuchung dieser Gefahren, zugleich auch der Gefahren aus F'-haltigen Abgasen der Vulkane, beauftragt hat. Gerade beim Superphosphatprozeß werden größere F'-Mengen der umgebenden Luft mitgeteilt oder schlagen sich in Form von Rauch oder Nebeln in der Umgebung nieder, so daß das Futter der naheliegenden Felder zur Vergiftung führt[5531, I]. Das vergiftete Futter ist in frischem Zustande giftiger, d. h. an Fluor reicher. Da es sich um eine flüchtige Verbindung handele (vielleicht HF), nehme der F'-Gehalt bei Trocknung ab[5531, III]. Auch das Regenwasser kann F' niederschlagen und wird so zur Tränkung des Viehs ungeeignet[5531, II]. HUPKA[2496, I] weist darauf hin, daß die Aufnahme des Fluors auch durch die Atmung geschehen kann, wie bei den von ihm beobachteten Erkrankungen. Für den Menschen interessiert die Veränderung der Milch von durch F' gefährdeten Tieren.

Von 2 Ziegen des gleichen Wurfes erhielt die eine täglich $1/_{20}$ der tödlichen Dosis von Na_2SiF_6. Nach 20 Monaten hatte ihr Gewicht von 5,85 auf 32,4 kg zugenommen gegenüber 7,1 und 54 kg bei der Kontrolle. Die behandelte Ziege wurde bald weniger lebhaft, ein Fettpolster fehlte fast völlig. Am Fuß wurde eine Deformation beobachtet. Nach Aufhören der F'-Fütterung erholte sich das Tier etwas, hatte aber 15 Monate nach Aufhören der Zufuhr noch nicht mehr als 60% des Gewichts der Kontrolle erreicht (CRISTIANI[5528, 5529]). Bei Gabe von 1 und 1,5 g NaF täglich fand sich schon am 3. Tage Gewichtsabnahme, Nahrungsverweigerung und Mattigkeit. Die Milchsekretion versiegte bis auf einen kleinen Rest. Diese Milch war saurer als die normale, das spezifische Gewicht und der Fettgehalt stieg an. Der F'-Gehalt (Ätzmethode) betrug 1 mg%[5527].

[5529] CRISTIANI, H.: C. rend. Soc. Biol. **103**, 745 (1930), Rona **56**, 607.

IX. Schaf.

In Nordafrika gibt es eine Krankheit bei Schafen (aber auch Eseln), die mit besonders starker Abnutzung der Zähne einhergeht. Die Zähne bekommen braune Flecken, die Weichheit hemmt das Wiederkäuen. Auch an den Knochen finden sich Veränderungen, wie Verdickung des Kiefers, Auflagerungen auf den Knochen, die außerdem brüchiger werden. Diese Erkrankung hat den Namen Darmous und VELU hat nachgewiesen, daß sie durch Trinkwasser zustande kommt, das durch stark fluorhaltige Phosphatgesteine geflossen ist oder durch den stark F'-haltigen Staub der großen Phosphoritlager, der sich auf den Pflanzen ablagert.

Eine ähnliche Erkrankung ist aus Island unter dem Namen Gaddur bekannt. Bericht und Analyse der Ursache an dieser Stelle verdanken wir ROHOLM[5535]. In Island war diese Erkrankung nur im Anschluß an Vulkanausbrüche zu beobachten. Aus früheren Berichten ergab sich, daß auch Rindvieh erkrankte, später aber nicht mehr, weil das Großvieh (auch die Pferde) sofort in die Ställe getrieben wurde, während die Schafe auf der Weide blieben. Es stellte sich zuerst eine Abnahme der Milchmenge ein, von einer allmählichen Abmagerung begleitet. Auffallend war die Verdickung der Knochen. Die Kiefer wurden dick und mürbe ,,und hielten kaum zusammen, wenn man den Kopf kochte". Die Auswüchse ließen sich mit dem Messer leicht von den Kiefern lösen. Häufig gingen die Tiere zugrunde, wenn sie aber in den Stall kamen und gutes, frisches Heu bekamen, dann bildeten sich die Geschwülste zurück. Wir sehen sofort, daß es sich hier um die in den Vulkangasen befindlichen Fluoridverbindungen (HF, SiF_6, K_2SiF_6, $(NH_4)_2SiF_6$) handelt, die sich auf der Weide niederschlagen. Die Pflanzen wurden gefressen, und so kam das Fluorid in den Organismus der Tiere, aber nur derjenigen Tiere, die das vergiftete Heu erhielten. An sich wurde die Schädigung der Pflanzen durch Verwelken, Brüchigkeit usw. deutlich (siehe auch [5531]).

Daß es sich um eine F'-Vergiftung handelte, wurde durch ROHOLM dadurch bewiesen, daß er 2 Schafe (ein $2^{1}/_{2}$ jähriges und ein $^{1}/_{2}$ jähriges) täglich mit 15 mg/kg F als NaF gegeben, vergiftete. Nach anfänglichem Verlust der Freßlust und nach Durchfällen stellte sich erstere wieder her, aber beide Tiere gingen bald zugrunde, das ältere nach 51 Tagen, das jüngere trotz Herabsetzen der Dosis auf 10 mg/kg F' nach 71 Tagen. Wir sehen aus diesen Zahlen, daß Schafe anscheinend weit empfindlicher sind als alle bisher erwähnten Versuchstiere. Sie zeichneten sich durch ein besonderes Vorwiegen der vom Periost ausgehenden produktiven Prozesse aus, gleichzeitig mit Osteoporose. Der gebildete Knochen war besonders locker, porös, auch im Röntgenschatten, von moosartiger Oberfläche. Die anfänglichen Schwellungen bildeten sich wieder zurück. Bei Versuchen mit Steinphosphat machte sich bei Dosen über 120 mg F' pro Tier eine Wirkung auf das Wachstum und auf die Knochen bemerkbar. Die Wollqualität änderte sich nicht[5534]. In den Versuchen von MCCLURE und MITCHELL[5536, a] wurden 2—3 mg/kg F als Steinphosphat vertragen.

VELU[5532, 5533] fand bei Schafen, die längere Zeit (2 Jahre) eine kleine Menge von Steinphosphat erhalten hatten, neben der Gewichtsabnahme Schädi-

---

[5530] HENRY, M. u. BENJAMIN, M. S.: Austral. vet. J. 12, 8 (1936), Rona 94, 221. Mineralphosphat 2,5% F, Superphosphat 1,36%.
[5531] BARDELLI, P. u. MENZANI, C.: Atti Ist. Veneto Sci. 97, 2, 591 (1938), Rona 124, 119.
[5531, I] STAS, M. E.: Chem. Weekbl. 38, 585 (1941). C. 1942 I, 511.
[5531, II] SCHUURSMA, M. I. N.: Chem. Weekbl. 38, 583 (1941). C. 1942 I, 511. 300 m von der Fabrik enthielt das Regenwasser noch 1,3 mg F/Liter.
[5531, III] MEYER, A. u. VIEHL, K.: Arch. f. Tierheilkunde 76, 329 (1941).
[5532] VELU, H.: Rev. vet. 84, 605 (1932), Rona 71, 217.
[5533] VELU, H. u. ZOTTNER, G.: C. rend. Soc. Biol. 109, 354 (1932), Rona 67, 193.

gungen der *Leber*. Die Leber war glatt, hatte normales Volumen, die Farbe war gelb-gräulich, das Gewebe schlaff, leicht zerreißbar. Histologisch fand sich eine degenerative Verfettung, ausgehend von der Zentralvene. Die Kerne verschwammen, zeigten Caryolyse. Nach Ansicht des Autors soll durch die Schädigung der Leber der Tod eintreten.

X. Schwein.

Eine gewisse ungünstige Beeinflussung der Gewichtsentwicklung ist beim Schwein schon von 3,5 mg/kg F' täglich zu bemerken gewesen, dabei war das F' im Steinphosphat ungünstiger als Tricalciumphosphat und CaF_2 im Gemisch. Die Änderungen hinsichtlich einer verminderten Retention von $Ca^{..}$ waren nicht signifikant[5536], der Unterschied zwischen CaF_2 und Steinphosphat müßte aber das Vielfache betragen, ein Resultat, das isoliert dasteht. 0,03% F' verhinderte Appetit und Wachstum. Da das Schwein täglich 3% seines Körpergewichtes frißt, ergäbe sich die Dosis von 9 mg/kg F täglich (siehe [5536, a]).

Die Entwicklung der Symptome in den Versuchen von ROHOLM war spärlich. Seine Tiere erhielten täglich 15 mg/kg F' in Form von NaF, Na_2SiF_6, mineralisches und synthetisches Na_3AlF_6; je 2 Schweine in jeder Gruppe. NaF und Na_2SiF_6 erwiesen sich giftiger als die beiden Kryolithe. Ein steifer und unregelmäßiger Gang entwickelte sich aber nur bei den zuerst aufgezählten Verbindungen. Teilweise war er begleitet von spastischen Erscheinungen in den Extremitätenmuskeln. Diese Symptome werden von ROHOLM als erstes Zeichen eines tetanieähnlichen $Ca^{..}$-Mangels aufgefaßt. Dieser Auffassung werden wir nicht folgen können, da im Blutplasma ein Sinken des $Ca^{..}$-Spiegels bisher bei keinem Versuchstier — es sei denn in extremen akuten Dosen — festgestellt werden konnte. Bei der Weiterentwicklung der Symptome fiel der Durst, die Diurese und die Unruhe der Tiere auf. Das Fell war struppig. Die Dauer des Versuchs betrug 171 Tage. Die Gewichtszunahme war bei den Tieren, die NaF und Na_2SiF_6 erhalten hatten, deutlich geringer als bei den Kontrollen, während die Tiere mit Kryolith sich gut entwickelten.

Bei der *Sektion* wurde in folgenden histologisch untersuchten Organen keine Abweichung gefunden: Gehirn, Schilddrüse, Thymus, Herz, Lunge, Leber, Milz, Magen, Duodenum, Dünndarm und Nebenniere. Nur die Nieren waren auffällig durch ihre höckerige, bleiche Oberfläche. Histologisch zeigten sie das Bild einer interstitiellen Nephritis.

KICK und Mitarbeiter[5538] fanden in ihren Versuchen dieselben Veränderungen nur bei den Tieren, die Steinphosphate in ihrer Diät erhalten hatten, und schließen auf Verunreinigungen des Minerals als Ursache der Nierenschädigung. Wir sehen aus den Versuchen von ROHOLM, daß diese Auffassung nicht zu Recht bestehen kann, zumal in der unten wiedergegebenen Tabelle dieser Autoren die NaF-Tiere sich durch reichliches Wassertrinken auszeichneten. Es seien noch einige Analysen verschiedener Gewebe von ROHOLM wiedergegeben (bezogen auf Trockengewicht, abgesehen vom Blut) im Vergleich zu einem normalen Tier, das mit demselben Futter aufgezogen war. Methode: WINTER und WILLARD.

[5534] PEIRCE, A. W.: Commonwealth Australia Counc. sci. ind. Res. Bull. **121** (1938). C. **1939** I, 4854.
[5535] ROHOLM, K.: Arch. wissensch. prakt. Tierheilkunde **67**, 420 (1934).
[5536] MCCLURE, F. J. u. MITCHELL, H. H.: J. agricult. Res. **42**, 363 (1931), Rona **65**, 388. C. **1935** II, 243, a) Bull. nat. res. Counc. **99**, 1 (1937), Rona **105**, 70. Zusammenfassung.
[5537] BRINCH, O.: Z. Stomatolog. **35**, 890 (1937), Rona **102**, 127.
[5538] KICK, C. H., BETHKE, R. M. u. EDGINGTON, B. H.: J. agricult. Res. **46**, 1023 (1933), Rona **76**, 56.

Tabelle 420.

Organ	15 mg/kg F' als NaF in mg%	Kontrollen mg%
Magen	1,6	1,1
Dünndarm	1,1	1,0
Leber	0,53	0,61
Milz	1,1	0,47
Niere	4,9	1,2
Lunge	1,2	1,3
Herz	1,1	0,85
Muskeln	0,68	0,82
Blut	0,3	0,28

Nur die Niere wies eine deutliche Erhöhung des F'-Gehaltes auf. Vielleicht würde auch ein erhöhter Ca··-Gehalt bei Analyse feststellbar gewesen sein.

Wichtig ist die Frage, welche Vorgänge im Knochen beim Schwein im Vordergrunde stehen. Es zeigte sich ein *Vorwiegen der osteoporotischen und osteomalacischen Erscheinungen* und zwar sowohl histologisch als im Röntgenbild. Die Zeichnung erwies sich verwaschen, die Trabekeln seltener. Auch fanden sich die osteoiden Säume um die Kanälchen mit körnig zerfallenden Knochensalzen, aber keine kristallinen Bildungen wie bei anderen Tieren. Die Markhöhle war vergrößert, das Mark vielleicht etwas gelatinös, durch Apposition außen hatte die Compacta zugenommen, ohne allerdings zur Festigung des Knochens beizutragen. Die produktiven Erscheinungen traten, besonders wenn man das Schaf dagegen hielt, zurück. Auf dem Periost des Kiefers fand sich eine dünne Auflagerung von Knochen, so daß der Kiefer plumper erschien. Dabei wird als auffällig besonders die starke Hyperämie der periostalen Gefäße hervorgehoben, worauf schon in anderen Versuchen, allerdings mehr aufs Mark bezüglich, hingewiesen wurde (siehe auch [5537]). Die *Milchzähne* erwiesen sich als unverändert, da bei Beginn des Versuchs (Gewicht der Tiere 13—16 kg) die Verkalkung abgeschlossen war. Bei den ersten Molaren und auch Canini, die während der Versuchszeit verkalkten, wurde mangelhafter Schmelz gesehen. KICK und Mitarbeiter[5538] berichten, daß bei Fortführung der Fütterung auf 2 Jahre durch starke Abnutzung an den Molaren die Pulpahöhle eröffnet war, so daß die Tiere kaltes Wasser mieden und auch schlecht kauten. Die Paradontalräume waren in der Zeichnung verwischt, ebenso die Interalveolarsepten.

Eine allgemeine Übersicht über die Befunde ergeben die Versuche von FICK, BETHKE und EDGINGTON[5538]. In diesen Versuchen wurde zu einer Grunddiät aus Mais, Weizen, Leinsamenöl und Lebertran (Ca/P = 1,2) Fluorid in verschiedenen Mengen zugelegt. In jeder Gruppe des von uns zur Illustration wiedergegebenen Experimentes befanden sich 8 Schweine, die mit einem Anfangsgewicht von 40 Pfund für 160 Tage in den Versuch genommen wurden.

Tabelle 421.

Gruppen	1	2	3	4	5	6
% F'	0	0,01	0,029	0,058	0,016	0,032
Verbindung	—	NaF	NaF	NaF	Mineralphosphat	
täglicher Gewichtsgewinn	1,28	1,29	1,09	0,76	1,29	1,12
notwendiges Futter für 100 Pfund Gewichtsgewinn	398	380	390	450	395	434
Wasseraufnahme pro 100 Pfund Lebendgewicht (Gallons)	78	75	81	110	78	88
Bruchfestigkeit des Femur in Pfund	1,01	0,98	0,87	0,55	1,05	0,83
Quotient: Bruchfestigkeit/Knochengewicht	6,06	5,33	5,29	3,49	6,17	4,76
F'-Gehalt Femur %	0,057	0,316	0,671	1,077	0,409	0,624
F'-Gehalt Zähne %	0,043	0,127	0,262	0,373	0,124	0,228

Wir sehen die Abnahme der Bruchfestigkeit steigend mit der Dosis, aber nicht proportional dem F'-Gehalt. In Gruppe 5 scheint die Bruchfestigkeit sogar stärker als normal zu sein. Diese Differenz wird nicht signifikant sein, aber sicherlich der Unterschied zu Gruppe 2, bei der der F'-Gehalt kleiner war und trotzdem die Bruchfestigkeit geringer. Vielleicht erklärt sich diese Differenz, daß durch das Mineralphosphat ein Defizit an Ca oder P gedeckt wurde. In weiteren Versuchsserien wurde festgestellt, daß das Verhältnis der Knochen an Ca und P nicht verändert war, aber der Gehalt an Mg war etwas angestiegen. Bei den Zähnen blieb alles gleich. Die Befunde an F' sind niedriger als die von ROHOLM, der bei seinen NaF-Tieren Werte von 1,2—1,8% der Asche hatte, im übrigen bei seinen Kryolithtieren, die dieselben täglichen Mengen von F' erhalten hatten, zwar durchweg weniger fand, aber nicht mit dem Unterschied, wie er sich in den toxischen Symptomen ausprägte, nämlich 0,9—1,4%.

XI. Rindvieh.

In der Umgebung von bestimmten Fabriken erkrankten die Tiere[5539] an Symptomen, die uns BARDELLI und MENZANI[5531] ausführlich mitteilten. Die Arbeitsleistung der Tiere geht zurück, sie liegen viel wegen Schmerzen in den Gelenken (weniger wegen der Exostosen). Auf solche Veränderungen ist vielleicht Steifigkeit und Hinken zurückzuführen. COHRS[5543, II] sezierte Tiere, die an schwersten Lahmheiten, besonders der Schultergliedmaßen erkrankt waren und fand nur eine Porosität der Knochen, besonders des Kopfes und Wirbelkörpers, weniger der Extremitäten, also kein ausreichendes anatomisches Substrat der klinischen Erscheinungen. Das Fell wird struppig. Störungen der Hornbildung, z. B. an den Hörnern der Rinder, an den Hufen der Pferde, beschreibt HUPKA[2496, I]. Das Fettpolster schwindet, es kommt zu einem Zustand der Kachexie. Das Wachstum bleibt zurück und wird auch nicht wieder aufgeholt, wenn die Tiere an frisches Futter kommen, so daß oft 3—4jährige Kühe wie 1—2jährige Rinder aussehen (HUPKA).

Knochenveränderungen zeigen sich am Rückenmark (Steifheit), Knotenbildung an den Rippen. COHRS[5543, II], der zahlreiche Tiere untersucht hat, vergleicht das Krankheitsbild mit einer Osteomalacie. Dieses Bild haben wir schon bei verschiedenen Tieren beschrieben, von denen es sich im Prinzip nicht unterscheidet. Auffällig sind die schrittweisen Auflagerungen auf dem Periost. Davon geben wir ein Bild wieder[5543, II]: Abb. 89. S 1084.

Die Schichtbildung führt COHRS auf die intermittierende Zufuhr des Fluorids zurück, die nicht so regelmäßig wie im Experiment sein kann. Er will die Auflagerungen aufgefaßt wissen als eine versuchte Reparation des durch eine primäre Osteomalacie mechanisch geschwächten Knochens. Daher komme es, daß die Exostosenbildung gerade an mechanisch beanspruchten Stellen, z. B. den Metatarsen, Kiefern und Ansatzstellen der Muskeln und Sehnen bevorzugt auftrete. Er läßt aber auch eine Genese als entzündliche periostale Wucherung zu. Wir werden uns eher dieser Auffassung anschließen, da für eine Reparation die Vorgänge doch zu unregelmäßig mit den mechanischen Anforderungen einhergehen.

[5539] CRISTIANI, H.: C. rend. Soc. Biol. 96, 388 (1927).
[5540] CRISTIANI, H.: C. rend. Soc. Biol. 103, 292 (1930), Rona 55, 540.
[5541] CRISTIANI, H.: Ann. Hygien. publ. N. S. 8, 309 (1930), Rona 56, 812.
[5542] PHILLIPS, P. H., HART, E. B. u. BOHSTEDT, G.: Wis. Agr. exper. Stat. Res. Bull. 123 (1934), zit. nach HART u. ELVEHJEM[5416].
[5543] DUTOIT, P., MALAN, A. I., GROENEWALD, J. W. u. v. D. W. DE KOCK, G.: 18. Rep. vet. Serv. South Africa 805 (1932), Rona 73, 260.
[5543, I] LOURENS, L. F. D. E.: Tijdschr. Diergeneeskunde 68, 229 (1941). C. 1941 II, 1170.
[5543, II] COHRS, P.: Dtsch. tierärztl. Wschr. 49, 352 (1941).

Die Zähne werden angegriffen, besonders die 2. und 3. Molaren und die Prämolaren. An den Zahnfächern wurde sogar Nekrotisierung mit Sequesterbildung beobachtet [5543, II]. Der Schmelz ist vielfach verfärbt bis schwarz. Die Kauflächen nützen sich ab und zwar in Rillen, so daß ein richtiges Kauen nicht mehr möglich ist. Das Futter muß halbgekaut in die Kuppe zurückgegeben werden oder bleibt im Maul. Dadurch wird die Abmagerung außerordentlich begünstigt bis zur Kachexie (HUPKA[2496, I]). Daher litt die Milchproduktion, auch wenn die Tiere nur mit dem Heu aus der Nähe von entsprechenden Fabriken gefüttert wurden ([5539], MEYER und VIEHL[5531, III]). Milchende Kühe, ebenso wie hochträchtige oder kurz nach dem Kalben, erkrankten am leichtesten (LOURENS[5543, I, 5543]).

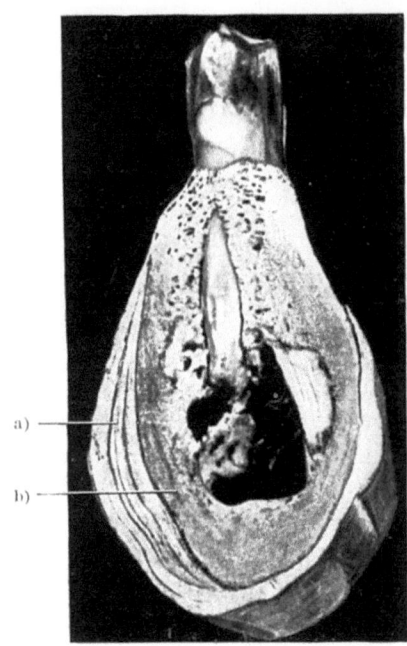

Abb. 89. Knochenneubildung nach Fluorzufuhr (nach COHRS).
a) neugebildeter Knochen.
b) normaler Knochen.

Wurden die Knochen aus gefährdeten Gegenden analysiert, dann fand sich auch bei anscheinend gesunden Tieren ein erhöhter Gehalt an Fluoriden, wie die Analysen von CRISTIANI [5540, 5541] dartun. DANCKWORTT[5543, III, 3510, I] fand bei Zähnen von kranken Tieren den normalen Gehalt von 0,0443% F' in der frischen Substanz auf das 5—10fache erhöht (desgl. MEYER und VIEHL[5531, III]).

Diese bei der unbeabsichtigten Erkrankung erhobenen Befunde bedürfen der Fundierung in quantitativer Hinsicht durch das Experiment. Bei der experimentellen Fluorose zeigte es sich, daß 2—3 mg F'/kg als Steinphosphat in den ersten 2 Jahren der Darreichung harmlos sind, aber im 3. Jahr waren Schädigungen merkbar. 8—9 mg/kg führte schon zu Gewichtsverlust usw. ([5542], siehe auch [5536, a].) Rinder und Schafe sind also empfindlicher als die meisten anderen hier zu Versuchszwecken eingesetzten Tiere. Eine Färse von 750 und eine von 850 Pfund erhielten täglich 5 g NaF. Schon am Ende des ersten Monats wurde Unruhe und schlechter Appetit gesehen. Das Gewicht nahm bald ab, bei der ersten auf 650 Pfund beim Tode nach 8 Monaten. Das zweite Tier kalbte nach 9 Monaten. Das Kalb starb bald nach der Geburt. Die Milchproduktion von 8,6 Pfund täglich beschleunigte den Gewichtsverlust[5543] und den Tod. Das deutet auf den Verlust von Mineralien durch die Milch, und es ist dann leicht verständlich, daß durch Zugabe von $CaCO_3$ zum Futter eine gewisse Entgiftung herbeigeführt werden konnte[5544].

In anderen Versuchen fand sich bei Darreichung von 738 und 61 mg F' täglich eine etwas erhöhte Retention von Ca, aber eine verminderte an P. Von Fluorid wurde täglich 200 mg zurückgehalten (DU TOIT, SMUTS und MALAN[5473]). ROHOLM[5413] führte Versuche an 2 Kälbern vom 11. Tage nach der Geburt aus. Das eine erhielt 195 Tage lang durchschnittlich täglich 20,4 mg/kg F' als NaF, das andere in derselben Zeit 60 mg/kg F' als Kryolith. Beide waren an der Grenze der Verträglichkeit, so daß also Kryolith etwa 3mal weniger giftig war als NaF. Während der Intoxikation entwickelten sich an der Diaphyse des Metacarpal- und Meta-

---

[5543, III] DANCKWORTT, P. H.: Dtsch. tierärztl. Wschr. 49, 358 (1941).
[5544] ELMSLIE, W. P.: Amer. Soc. animal. Prod. Rec. Proc. Ann. meet 29, 44 (1936). C. 1938 I, 2642.

tarsalknochens Exostosen, die sich aber zurückbildeten, als die Fluorfütterung 3 Tage aufhörte und dann reduziert fortgeführt wurde, um zu der alten Größe zuzunehmen, wenn die Dosis wieder erhöht wurde. Die Tiere legten sich aber nicht hin, waren besonders an den Hinterbeinen steif und insgesamt weniger lebhaft. Das Wachstum wurde verzögert. Das Blut zeigte eine geringe Anämie ohne Hämosiderosis in Milz und Leber, die Zahl der Leukocyten war nicht vermehrt.

In den Versuchen von PHILLIPS[5546] war bei einer Diät steigend bis 0,084% F' als Steinphosphat der Gehalt des Blutes weder an Ca noch an P verändert, dagegen stieg der Gehalt an Phosphatase direkt mit der Dosis (Bestimmung nach KAY).

In zahlreich untersuchten Geweben wurde keine Änderung bemerkt (darunter Schilddrüse, Parathyreoidea, Nebenniere, Nieren). Gewisse degenerative Änderungen im Zellprotoplasma in Leber, Niere, Herz und Zentralnervensystem wurden gesehen.

In den Knochen waren besonders die osteoplastischen Prozesse betont mit der moosartigen Oberfläche wie bei den Kälbern. Die Zähne zeigten keine Besonderheiten, abgesehen von mangelhafter Verkalkung. Von den Analysen des Knochens ist zu erwähnen, daß der Gehalt 1,0—1,96% der Knochenasche betrug, nicht viel weniger bei den Kryolithtieren (1,08—1,53%), trotz der geringeren Wirksamkeit. Bei Trennung des neugebildeten Knochens erwies sich dieser reicher an Fluorid als die anderen. (Die Analysen von ROHOLM liegen stets höher als bei den anderen Forschern.)

Die Langsamkeit der F'-Aufnahme in den *Zahnschmelz* mögen folgende Analysen dartun:

Bei einem gesunden Kalb fand sich in der Asche des Schmelzes von M_2 und M_3 0,0057%, im Dentin 0,022%. Nach Fluorfütterung waren die entsprechenden Zahlen: 0,05% und 0,78%, im Schmelz also ein Anstieg auf das 8,8fache, im Dentin 35,5fache.

Die Anreicherung des F' im Körper des Kalbes erfolgte schon im foetalen Leben. Die Placenta ist also in geringem Maße für F' durchgängig. Während der Saugkalbzeit nahm der Körper nicht wesentlich zu und gewann erst nach dem Absetzen (EVANS und PHILLIPS[3865]). Auch bei Fütterung mit verschiedenen Gehalten des Futters an F' (0,022%, 0,044% und 0,088%) fanden sich schwankende Werte von 0,07—0,22 mg/Liter Milch wie in der Norm, erst bei der höchsten Gabe schien ein Anstieg (0,14—0,26 mg/Liter) angedeutet (PHILLIPS, HART und BOHSTEDT[3668]).

Bei Analyse der einzelnen Fraktionen fanden sich folgende Werte[5545]: Vollmilch 0,204, Casein 0,053, Protein 00,12, Ätherextrakt 0,012, Rückstand 0,145. Die im Handelscasein vorkommenden Fluormengen seien also auf Verunreinigungen zurückzuführen.

Bei den mit den oben angegebenen Fluormengen gefütterten Kühen wurden die Organe auf das Vorkommen von *Vitamin C* analysiert[5547]. Meist war die normale Streuung zu groß, um Schlüsse ziehen zu können, aber in Niere, Leber, Hypophysenvorderlappen und Nebenniere wäre doch eine Vermehrung gegen die Norm möglich. Wirklich signifikant scheinen nur die Werte der Niere zu sein, aber auch hier nur bei 0,044% F'. In der Nebennierenrinde war bei vergifteten Tieren die O_2-Aufnahme vermindert und die Hemmbarkeit der Atmung durch HCN erhöht (von 34 auf 61%). Die verminderte O_2-Aufnahme betraf vor allem die Rinde und wurde schon bei 0,022% F' deutlich. Die Behauptung der Autoren: „Es scheint eine Korrelation zwischen der Vermehrung an Vitamin C in den Organen und Vermehrung einer HCN-hemmbaren Atmung" zu bestehen, hat nur für die Nebennierenrinde deutliche Berechtigung.

[5545] EVANS, R. J. u. PHILLIPS, P. H.: J. Dairy Sci. **22**, 621 (1939). C. **1939 II**, 2984.
[5546] PHILLIPS, P. H.: Science **76**, 239 (1932).

XII. Mensch.

Aus 2 Quellen wird man eine chronische Zufuhr von Fluorid in den menschlichen Organismus erwarten können: durch die Nahrung und durch die Industrie.

1. Zufuhr durch die Nahrung. Im Ackerboden wird der durchschnittliche Gehalt an F′ auf 0,03% geschätzt (Eds[5421]). Damit besteht die Möglichkeit des Übergangs in die Pflanzen. Analysen von Nahrungsmitteln aus einer Gegend, die wenig F′ im Wasser enthält, geben wir auf folgender Tabelle von Machle Scott und Treon[3862] wieder, weil mit einwandfreier Methodik ausgeführte Analysen dieses Umfangs sehr selten sind:

Tabelle 422.
Vorkommen von Fluor in Nahrungsmitteln* (Cincinnati).

	mg Fluor in 1000 g Nahrungsmitteln		mg Fluor in 1000 g Nahrungsmitteln
Schnitzel	1,28	Kohl (frisch)	0,70
Schweinskotelett	0,98	Karotten (frisch)	1,30
Schweinsschulter	1,20	Rüben (frisch)	0,56
Frankfurter	1,67	Salat (frisch)	0,42
Pökelfleisch	3,33	Spinat (frisch)	1,11
Kalbfleisch	0,90	Runkelrübe (frisch)	0,60
Lamm	1,20	Erbsen (frisch)	0,49
Hühnchen	1,40	Mais (Konserve)	0,42
Fisch	1,63	Tomaten (frisch)	0,53
Austern	1,58	Blumenkohl (frisch)	0,45
Butter	1,50	Reis	0,50
Eier Weißei 1,48. Dotter 0,59.	1,03	Mothers Hafer	0,92
Käse	1,62	Auszug-Weizenmehl	0,55
Zucker	0,32	Ralston	0,58
Weißbrot	0,82	Getreideflocken	1,33
Spaghetti (Konserve)	1,15	Bananen	0,65
Spaghetti (trocken)	0,80	Äpfel	0,42
Makkaroni (trocken)	0,82	Birnen	0,70
Weiße Kartoffeln	0,96	Orangen (eßbarer Teil)	0,34
Süße Kartoffeln	1,08	Pampelmuse (eßbarer Teil)	0,36
String Bohnen (frisch)	0,64	Erdnuß	1,36
String Bohnen (Konserve)	0,67	Frische Kuhmilch	0,38
Lima-Bohnen (trocken)	4,51	Rindsleber	0,99
Schiffsbohnen (trocken)	1,70	Gehacktes (frisch)	0,63
Schweinefleisch und Bohnen (Konserve)	1,40	Spargel (Konserve)	0,48
		Eier (im ganzen)	1,18

* Methode Willard und Winter.

Wurden dieselben Analysen von Nahrungsmitteln ausgeführt, die aus Arizona mit fluorreichem Wasser stammten, dann wurde kein deutlicher Unterschied gefunden (ebenso [5549]). Nur der chinesische Tee (und verwandte Pflanzen, siehe oben) scheint darin eine Ausnahme zu machen. In der Nähe einer Flußspatmine wurden bis 176 mg F/100 g Trockensubstanz gefunden. Schon 5—10% Tee, der Nahrung von Ratten zugelegt, reichte aus, um Veränderungen an den Zähnen hervorzurufen[5549].

[5547] Phillips, P. H. u. Stare, F. J.: J. biol. Chem. **104**, 351 (1934), Rona **79**, 588.
[5548] Roholm, K.: Ergebn. inn. Med. u. Kinderkrankheiten **57**, 822 (1939).
[5549] Reid, E.: Chin. J. Physiol. **10**, 259 (1936). C. **1936 II**, 1196.

In den Untersuchungen von REID[5549] war etwa 81—96% des Fluorids extrahierbar. Diese Untersuchungen wurden von WANG und Mitarbeitern[5549, I] in größerem Umfange wieder aufgenommen, vor allem weil nach Analysen der Handelsware die billigen Teesorten mehr Fluorid enthielten. Der Gehalt schwankte zwischen 15,3—26,8 mg%. Eine Abhängigkeit vom Fluorgehalt des Bodens bestand nicht. Jede Pflanzenart dieser Gruppe besitzt also ihre eigene Fähigkeit der Aufnahme.

Die Ursache des höheren Gehaltes des billigen Tees ist darin zu suchen, daß die Blätter mit ihrem Alter Fluor speichern. In den kleinsten fanden sich 11,3—16,4 mg% ansteigend bis zu den vierten Blättern. Die billigen Sorten werden aber aus diesen gewonnen. Für die Extrahierbarkeit, also für die Menge, die im Getränk auftaucht, besteht eine Abhängigkeit in der Zubereitungsart. Im grünen Tee waren 40,6 und 42,5%, im Oolongtee 43,1 und 49,4%, im schwarzen Tee 50,5 und 51% extrahierbar, während bei den frischen Blättern nur 34,6% beweglich waren. Schon durch das Rösten wurde deshalb die Extrahierbarkeit gefördert. Dann steigerte sich dieser Prozeß nach fortschreitender Fermentation.

Weitere Möglichkeiten, daß in Nahrungsmitteln ein höherer Gehalt an Fluoriden auftaucht, sind durch die Versuche der *Konservierung* mit Fluorid gegeben. Wurde Fleisch in fluoridhaltige Lösungen eingetaucht, dann war die Eindringungsfähigkeit wie zu erwarten nur schwach, aber trotz Waschens in fließendem Wasser ließ es sich nur sehr unvollkommen herauswaschen[5550], F'-haltige Konservierungsmittel sind deshalb in den meisten Staaten verboten (ROHOLM[5548, s. 911]).

Eine weitere Anreicherung muß in Pflanzen vorkommen, in deren Nähe die *Industrie oder Vulkane* F'-haltige Abgase oder Asche in die Gegend abgeben. Aber abgesehen davon gibt es Stellen, wo der Boden so hohen Gehalt an Fluoriden aufweist, daß der Staub des Bodens sich auf den Pflanzen ablagert und so den Gehalt der Lebensmittel an F' vermehrt, wie etwa in Nordafrika[5551]. Zu dieser Wirkung bedarf es auch noch der Seltenheit eines Regens.

Wesentlicher ist die Gefahr bei der Verwendung von fluorhaltigen Mitteln zur *Schädlingsbekämpfung*. Hier wurden z. B. 2,9—7,6 mg F' pro kg Apfel, bei Kohl aber bis zu 135 mg gefunden. Diese Mengen ließen sich durch Waschen meist leicht beseitigen. Ein tieferes Eindringen in die Pflanzen war auch deswegen nicht zu erwarten, weil zu diesem Zweck die unlöslichen Verbindungen, wie $BaSiF_6$ oder Na_3AlF_6, die vom Regen nicht so leicht abgewaschen werden, Verwendung finden. Da aber die Zufuhr des Fluorids über solche Nahrungsmittel nicht dauernd erfolgt, vermindert sich die Gefahr einer chronischen Schädigung.

Daß durch Vergiftung des Viehs auf dem Umwege über die Milch oder das Fleisch der Mensch nicht gefährdet werden kann, wurde schon wiederholt erwähnt.

Die in den Nahrungsmitteln vorkommenden F'-Mengen (im Durchschnitt im Wasser mit 0,24—0,48 mg% geschätzt von LAWRENZ, MITCHELL und RUTH[5460], von MACHLE und Mitarbeiter ohne Wasser[3862] 0,73 mg/kg) gehen teils nur durch den Darmkanal hindurch, teils unterliegen sie der Resorption. Davon zeugt die tägliche Ausscheidung im Urin, die mit 0,5—2 mg/Tag anzusetzen ist. Die Quelle dieser Ausscheidung ist gewöhnlich in den Nahrungsmitteln zu suchen, aber wenn das *Wasser* einen stärkeren Gehalt an F' besitzt, dann überwiegt dessen Einfluß bei weitem, zumal das Fluorid hier in leicht löslicher Form vorliegt. In Arizona, wo der F'-Gehalt des Wassers hoch ist, ließen sich immer größere Mengen im Urin

---

[5549, I] WANG, T. H., LIU, C. S., WU, C., LIAO, C. E. u. LIN, H. Y.: Food Res. **14**, 98 (1949).
[5550] MOISSEJEW, S. W., GEORGIIEWSKI, A. P. u. MICHAILOWA, M. A.: Problems Nutrit. **8**, 71 (1939), C. **1939 II**, 3503.
[5551] GAUD, M., CHARNOT, A. u. LANGLAIS, M.: Bull. Instit. Hygien. Marvi **1934**, Nr. I und II, zit. nach ROHOLM[5548].
[5552] DEAN, H. T.: J. amer. med. Assoz. **1936**, 1269.
[5553] MUNOZ, J. M.: C. rend. Soc. Biol. **116**, 456 (1934), Rona **81**, 675.

feststellen, wie folgende Analysen von MACHLE, SCOTT und TREON[3862] beweisen. Die Zahlen geben die mg F'/Liter Urin an und die Verteilung bei 17 Proben:

F' = 1,59 mg   1,6—2,39   2,4—3,19   3,2—3,99   4,0—7,19   9,6—10,39
Zahl = 3   5   2   1   5   1

Von welcher Dosierung ab im allgemeinen die Zufuhr durch das Wasser die durch die feste Nahrung überwiegt, zeigt folgender Versuch derselben Autoren. Einer Reihe von Versuchspersonen wurden zu dem Wasser bestimmte Mengen von Fluorid gegeben und die Ausscheidung von mg/Liter Urin verfolgt.

Es ergaben sich folgende Zahlen:

Tabelle 423.

mg F'/Liter Wasser	mg F'/Liter Urin
0.3	1,9 1,6 2,0
0,6	2,7 0,94 2,6
0,9	3,76
8,1	5,9 4,9 4,6 6,4 10,0

Wir sehen, daß erst von 0,9 mg/Liter Wasser eine deutliche Vermehrung in der Ausscheidung auftritt. Das ist dieselbe Menge, die beim Menschen als die Grenze der Schädigung zu betrachten ist (siehe auch SMITH[3867]). DEAN und ARNOLD[3868, II] berichten, daß die Ausscheidung direkt proportional der Aufnahme durch Wasser gefunden wurde, woraus fälschlich der Schluß gezogen wurde, daß Fluorid im Körper nicht zurückgehalten würde. Die Analysen sind nicht genau genug, um diesen Schluß in Strenge gelten zu lassen, zumal ein Teil durch den Schweiß ausgeschieden wird. Dieser Ausscheidungsweg kann quantitativ aber nur geschätzt werden.

Die Wirkung besteht in der Schädigung der Schmelzbildung. Dabei resultiert das Bild der *gesprenkelten Zähne* (mottled teeth oder mottled enamel in England und Amerika, denti scritti in Italien).

Die gesprenkelten Zähne haben kalkweiße oder papierweiße Flächen; manchmal ist der Schmelz mit einer Grube versehen, strukturell schwach mit der Tendenz des Abfallens. Sekundär erst kommt es zu einer Verfärbung von gelb über braun bis zu schwarz[5554]. Diese Erkrankung wurde in Colorado zuerst von BLACK und MCKAY[5557] beschrieben, aber auch schon früher gelegentlich in der Literatur erwähnt, worauf ROHOLM[5548, s. 848] hinweist. Das verschiedene Aussehen der Störung ist auf folgender Abbildung 90 ersichtlich[5548].

Die histologische Veränderung möge eine Abbildung aus einer Arbeit von AINSWORTH[5555] illustrieren (siehe Abb. 91).

Wir sehen die Schmelzprismen unterbrochen, besonders fällt der Mangel an interprismatischen Substanzen auf, die Retziusstreifung ist ebenso unterbrochen. Die Färbung ist nicht durch Einlagerung in den Schmelz, sondern von außen kommend bedingt. Sie soll nach SMITH, LANTZ und SMITH[5554] durch das Licht verursacht sein, da sie nur dort zu finden sei, wo das Licht hinkommt, d. h. innerhalb der Lippenlinie. Doch ließ sich die Lokalisation nicht immer eindeutig so definieren[5555].

Die *Entwicklung der Defekte* möge nach AINSWORTH[5555] wiedergegeben werden bei seinen Untersuchungen in Maldon in Essex (England). Im dortigen Quellwasser fand sich im Liter 5 mg F'. Auch die Tiere der Gegend zeigten einen höheren F'-Gehalt der Zähne, z. B. die wilden Kaninchen[5556]. Von AINSWORTH wurden Schulkinder mit sonst guter Gesundheit im Alter von 5—15 Jahren untersucht.

[5554] SMITH, M. C., LANTZ, E. u. SMITH, H. V.: J. dent. Res. 12, 149 (1932).
[5555] AINSWORTH, N. J.: The Brit. dental Journal 55, 233 (1933).

5—6 Jahre: Die Milchzähne scheinen die Tendenz zum späteren Verschwinden zu haben, sonst kein Befund.

6—7 Jahre: Die permanenten Zähne waren zur Hälfte gesprenkelt mit weißen Grübchen, wie eine Entkalkung des Schmelzes ohne Substanzverlust.

8—9 Jahre: Die permanenten Zähne überwiegen. Weiße Flächen sind vorhanden, manchmal horizontale Striche über die ganze Krone. 4 Kinder zeigen eine feine braune Verfärbung an den Schneidezähnen.

9—10 Jahre: Von 18 Kindern zeigen 16 die Sprenkelung, von diesen die Hälfte mit Braunverfärbung. Die Verfärbung nahm in den nächsten Alters-

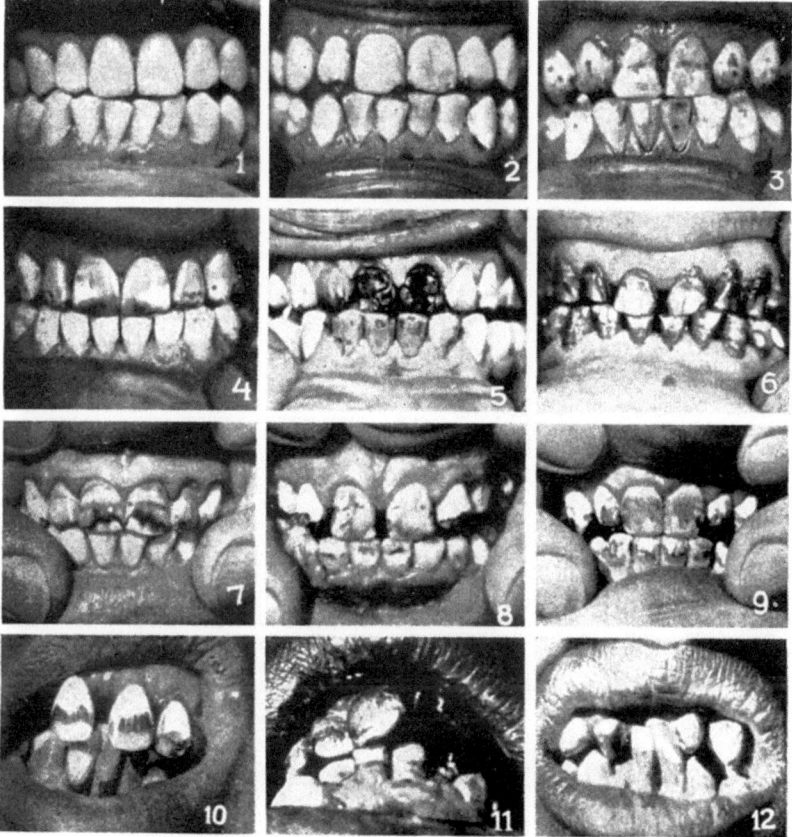

Abb. 90. Verschiedene Formen von „mottled teeth".

stufen noch zu. Auch die Backenzähne zeigten die weiße Sprenkelung, wenn sie herauskamen, besonders die Prämolaren.

Von AINSWORTH wurden auch die Milchzähne einer Untersuchung unterzogen und von 98 Fällen 6mal sicher und 2mal fraglich eine Sprenkelung gesehen. Dieser Befund ist außerordentlich selten. Maßgeblich ist für die Erkrankung, wann das Individuum in die betreffende Gegend kommt. Ebenso wie im Tierversuch sind die schmelzbildenden Ameloblasten gegen F′ besonders empfindlich. So erkrankten nur die Kinder daran, die dort aufgewachsen waren und zwar

---

[5556] BOWES, J. H. u. MURRAY, M. M.: Nature **137**, 828 (1936). C. **1936 II**, 1366.
[5557] BLACK, G. V. u. MCKAY, F. S.: Dent. Cosmos **58**, 129, 781, 894 (1916), zit. nach ROHOLM[5548].

während der primären Schmelzbildung. Bei AINSWORTH kam ein Kind mit 2—3 Jahren in die Gegend. Nur die Prämolaren und Molaren waren gesprenkelt, die Schneidezähne, Augenzähne und ersten Molaren blieben normal. Bei SMITH und Mitarbeitern[5554] waren auch diejenigen erkrankt, die mit 6—7 Jahren zuzogen. Erwachsene erkrankten jedenfalls nicht, da der Stoffwechsel der Zähne sehr gering ist, und ein Umbau gerade des Schmelzes kaum mehr in Frage kommt. (Über Vorkommen bei Erwachsenen siehe [5557, I].)

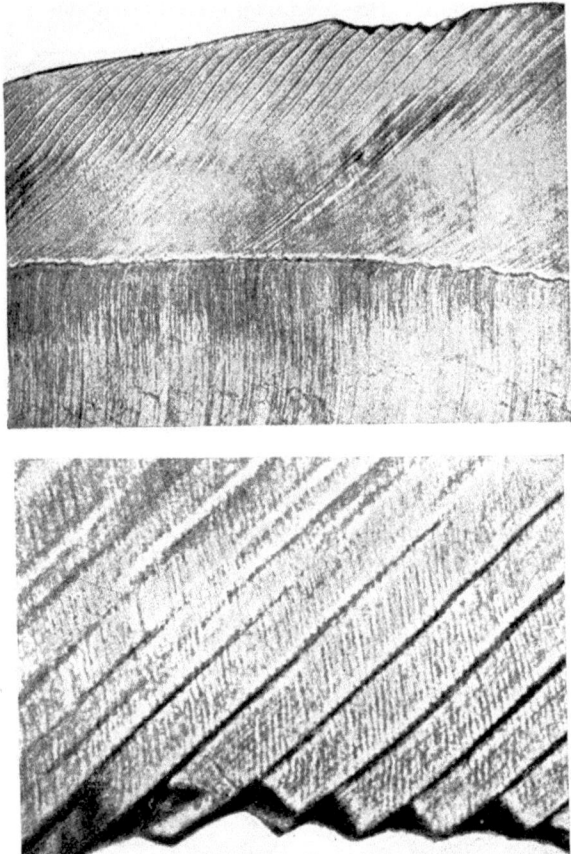

Abb. 91. „Mottled enamel". Schliff (nach AINSWORTH) unten 200fache Vergrößerung.

Es ist von Interesse, ob diese gesprenkelten Zähne überhaupt als eine regelrechte Erkrankung oder nur als ein kosmetischer Fehler anzusprechen sind. Denn die Zähne erwiesen sich nicht als besonders anfällig für Caries (AINSWORTH[5555], SCHOUR[692, II]), sondern eher das Gegenteil (DEAN und Mitarbeiter[5425, IV]). Das gilt besonders für die leichten Fälle, bei den schwereren werden wir, wie bei den Tieren, mit leichterer Abnutzbarkeit, Brüchigkeit usw. rechnen müssen, da auch beim Menschen Verkalkungsstörungen im Dentin gefunden wurden (siehe ROHOLM[5548]). Nach SPIRA[5557, II] sollen allerdings bei der F'-Aufnahme durch Wasser auch andere Symptome zu bemerken sein, die der Autor auf

---

[5557, I] SPIRA, L.: Lancet **1942 I**, 649, Rona **133**, 262. Vorkommen in England bei 5019 Erwachsenen. Etwa 20% waren erkrankt.

[5557, II] SPIRA, L.: J. of Hygiene **42**, 500 (1942), Rona **133**, 494.

eine Beeinflussung der Nebenschilddrüse zurückführen will. KEMP, MURRAY und WILSON[5557, III] finden bei den schwereren Veränderungen an den Zähnen auch Defekte an dem sonstigen Knochensystem und halten eine Begünstigung der Spondylitis deformans für möglich.

Es ist noch die Frage nach dem notwendigen Gehalt von F' im Wasser zu stellen, der zu solchen Defekten führt. MUNOZ[5553], der zahlreiche Gegenden von Argentinien untersuchte, gab als Grenze 2,2 mg F'/Liter Wasser an. Unterhalb dieser Mengen soll es nicht mehr zu Schädigungen kommen. SMITH, LANTZ und SMITH[5554] kamen zu niedrigeren Werten und gaben als Grenze 1 mg/Liter an (desgl. LAWRENZ, MITCHELL und RUTH[5460]). Damit ergäbe sich bei dem Verbrauch von 1 Liter Wasser für ein Kind die Dosis von 1—2 mg F'/Tag (SMITH und LEVERTON[5462]). Diese absoluten Werte würden eine ganz besonders hohe Empfindlichkeit des Menschen ergeben. Allerdings wird dabei nicht berücksichtigt, daß fluoridhaltiges Wasser auch zur Zubereitung der Speisen gebraucht wird, so daß damit doch größere Mengen zugeführt werden. Die angegebenen Analysen im Wasserleitungswasser schwanken im übrigen sehr, z. B. 0,2—20 mg/Liter (ELCOVE[88]). Im Seewasser ist der Gehalt mit 1—1,5 mg/Liter besonders hoch und würde sich schon deshalb, ebensowenig wie zahlreiche Mineralquellen, nicht zum dauernden Genuß eignen. Die Grenze der Empfindlichkeit hängt im übrigen nicht nur von der Konzentration, sondern auch vom Klima ab. In heißem Klima, wo mehr getrunken wird, ist die Möglichkeit dieser Schädigung größer. DAWSON[5425, XXX] fand im Nilwasser $0,71 \cdot 10^{-6}$ F', bei Trockenheit auf $0,9 \cdot 10^{-6}$ F' steigend. Gefleckte Zähne sind in Ägypten dabei nicht selten, in Oberägypten noch häufiger. SCHOUR und MASSLER[5557, IV] verglichen den Befall mit Fluorose mit dem Gehalt der Quellen in Italien und USA. In Campagne di Roma hatte die Bevölkerung zu 100% mottled enamel bei einem Fluorgehalt des Wassers von $3,5 \cdot 10^{-6}$. In Conway, USA, bei $4 \cdot 10^{-6}$ nur 82%. In Quarto: mit $1,5 \cdot 10^{-6}$ waren 60% befallen. in Elmhurst, USA, mit $1,8 \cdot 10^{-6}$ nur 40%. Die Fluoroseindizes weisen einen noch größeren Unterschied auf. Die Autoren beziehen ihn auf die viel schlechtere Ernährung in Italien. DEAN[5552] gibt die relative Häufigkeit von Zahnschäden mit dem Gehalt des Wassers auf folgender Abbildung an[5548]:

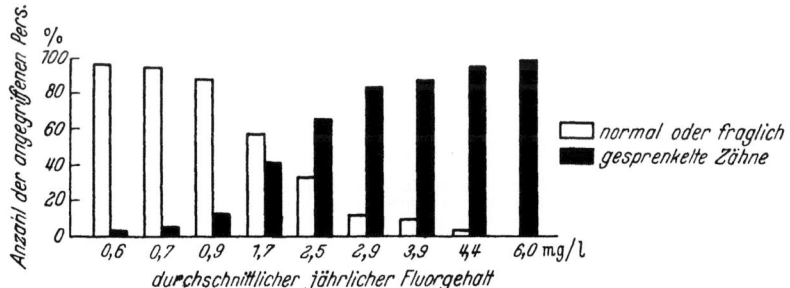

Abb. 92. Vorkommen der gesprenkelten Zähne in Abhängigkeit von dem Fluorgehalt des Trinkwassers.

Die Verbreitung der F'-haltigen Quellen mit gleichzeitiger Schädigung des Zahnschmelzes wird auf folgender Abbildung wiedergegeben:

McKAY[5558], der auch eine Übersicht gibt, fand, daß häufig bei Quellen aus großer Tiefe der F'-Gehalt die schädliche Konzentration überschritt. Auch WALKER und SPENCER[5559], die ein Vorkommen von gesprenkelten Zähnen in Canada

---

[5557, III] KEMP, F. H., MURRAY, M. M. u. WILSONS, D. C.: Lancet 243, 93 (1942). C. 1943 I, 2212.
[5557, IV] SCHOUR, F. u. MASSLER, M.: J. dent. Res. 26, 441 (1947).
[5558] McKAY, F. S.: J. dent. Res. 10, 561 (1930).

untersuchten, fanden gerade die Tiefbrunnen suspekt, aber oft waren sie durchaus einwandfrei, so daß es nicht gelang, eine spezielle geologische Schicht ausfindig zu machen. Ausführliche Untersuchungen über die Verbreitung in England stammen von BROMEHEAD und Mitarbeitern[5561, I u. II]. Ziemlich ungefährlich sei der schwerlösliche Flußspat im Boden, gefährlich der Fluorapatit. Überall müsse man darauf achten, ob Ca-Phosphat in der Bohrung vorkommt, da dieses leicht Fluor aufnehme. Ebenso seien bestimmte marine Tone (Oxford-, Kimmeridge und untere Lias) gefährlich. Die Autoren halten 10^{-6} noch für schädlich. Sonst findet sich F' in heißen Quellen und erweist ihren vulkanischen Ursprung. Darauf könnte die Ausbreitung auf obiger Karte, besonders an der Bruchgrenze der Anden in Südamerika hindeuten.

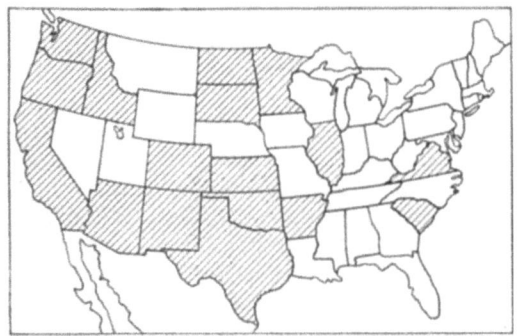

Abb. 93. Verteilung von mottled enamel in den USA.
Gestreift: Staaten, aus denen das Vorkommen von mottled enamel in wenigstens einer Provinz berichtet wurde.
Weiss: Staaten, aus denen das Vorkommen von mottled enamel nicht berichtet wurde.

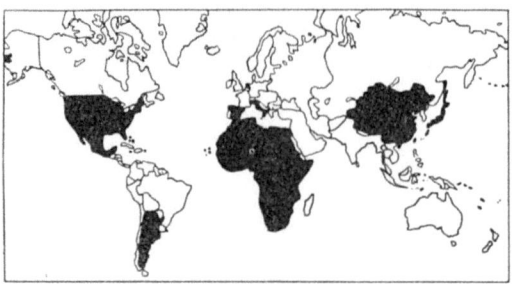

Abb. 94. Verteilung von mottled enamel in der Welt.
Schwarz: Staaten, aus denen das Vorkommen von mottled enamel in wenigstens einer Provinz berichtet wurde.
Weiß: Staaten, aus denen das Vorkommen von mottled enamel nicht berichtet wurde.

Eine besonders seltene Quelle der Erkrankung an gesprenkelten Zähnen beschrieben ROHOLM und BRINCK ([5560], siehe auch [5563]). Hier wurde der Defekt bei 2 Kindern von Kryolitharbeiterinnen beobachtet. Die Aufnahme von F' durch die Mütter zeigte sich in sonstigen Zeichen schwerer Fluorose. Die Kinder wurden 18 Monate gestillt. Die Milchzähne waren normal, nur die bleibenden defekt. Das F' war also nicht wesentlich durch die Placenta, wohl aber durch die Mutter-

---

[5559] WALKER, O. J. u. SPENCER, E. Y.: Canad. J. Res. **15**, Sect. B 305 (1937), Rona **104**, 502. C. **1938 I**, 1157. Werte bis 4,6 mg F/Liter.
[5560] BRINCH, O. u. ROHOLM, K.: Paradentium **6**, Nr. 7 (1934).
[5561] MOLLER, P. F.: Brit. J. Radiolog. **12**, 13 (1939), Rona **112**, 506.
[5561, I] BROMEHEAD, C. N.: Lancet **1941 I**, 673, Rona **132**, 188.
[5561, II] BROMHEAD, C. N., MURRAY, M. M. u. WILSON, D. C.: Lancet **1943**, 490. C. **1943 II**, 833.

milch zugeführt worden. Bei einem Fall hatte die Mutter schon 3 Jahre den Betrieb verlassen. Das Fluorid mußte also aus dem Skelett mobilisiert worden sein, was bei unzureichendem Gehalt von $Ca^{..}$ in der Ernährung während der Lactation durch Mobilisierung des Knochenkalks verständlich ist.

2. Schädigungen in der Industrie. ([5561], siehe auch [5562]). Die chronische Schädigung der Knochen von Arbeitern in Fabriken, die Kryolith verarbeiten, wurde von MOLLER und GUDJONSSON[5568] entdeckt, durch ROHOLM[5563] genau untersucht und beschrieben. Der Verlauf begann mit uncharakteristischen Symptomen wie Appetitlosigkeit, Übelkeit und Erbrechen, wohl hervorgerufen durch Verschlucken eingeatmeten Staubes. Diese Symptome schwanden rasch, weniger eine Obstipation. Durch Einatmung trat gelegentlich Husten und Auswurf, röntgenologisch Fibrose auf. Tuberkulose war nicht besonders häufig, aber auch nicht besonders selten.

Das Körpergewicht zeigte keine prinzipielle Abnahme, also nicht entsprechend den Versuchen an Tieren mit höheren Dosen, wird doch von ROHOLM die täglich wirklich aufgenommene Menge von F' mit 0,2—0,35 mg/kg geschätzt.

Bei der Untersuchung fand sich nur gelegentlich Abnahme der Zahl der Erythrocyten mit Steigerung des Färbeindex, sonst Leukocyten normal, aber Vermehrung der Stabkernigen; weder die Koagulationszeit des Blutes noch der $Ca^{..}$-Gehalt war verändert. Im Harn fanden sich selten einige Erythrocyten im Sediment. Der Fluorgehalt der Organe von 2 Arbeitern, die längere Zeit in einer Kopenhagener Fabrik gearbeitet hatten, dürfte von Interesse sein (Tab. 424).

Tabelle 424.

	Zahlen in mg% Trockengewicht	
	Fall 1	Fall 2
Magen	1,2	1,6
Leber	0,44	0,32
Milz	0,67	0,
Niere	2,4	2,3
Lunge	79,2	10,8
Herz	0,7	0,53

Auffällig ist der hohe Gehalt der Lunge, vielleicht kombiniert mit einem höheren Gehalt an $Al^{...}$, da sonst solche Anhäufung nicht berichtet wird. (Weitere Analysen bei BROMEHEAD[5561, I u. II].)

Am wichtigsten sind die Veränderungen in dem *Knochensystem*. Röntgenologisch fand sich nach etwa 2jähriger Arbeit eine Verminderung der Knochenzeichnung mit verstärkter Schattenbildung. Beim Menschen überwiegen also ganz die osteosklerotischen Prozesse. Zur Entstehung einer Osteosklerose wurden von BRUN, BUCHWALD und ROHOLM[3864, I] 25 mg F' am Tage für notwendig gehalten. Nach einer Arbeit von 4,8 Jahren begann die Verkalkung der Bänder, und nach 11,2 Jahren zeigten sich schwerste Verkalkungen der Bänder, die schließlich z. B. an der Wirbelsäule zu Spangenbildung und völliger Steifheit führten, also ein Bild ähnlich der Bechterewschen Erkrankung. Bei Aufhören oder Unterbrechen der Arbeit fand sich rasch Rückbildung der Knochenverkalkungen, weniger der der Bänder. (Über die F'-Ausscheidung solcher Arbeiter siehe S. 685f.) Die Neubildungen sind also dieselben, wie sie bei den Tieren vorkommen und zwar auch da gerade in den Bändern und Muskelansätzen.

[5562] CANNAVA, A.: Boll. Soc. med. chir. Catania **5**, 455 (1937), Rona **103**, 511.
[5563] ROHOLM, K.: Arch. f. Gewerbepathologie u. Gewerbehygiene **7**, 255 (1936).
[5564] HJORT, O. E.: Nord. med. Tidskr. **16**, Nr. 15, 47 (1938). C. **1939** I, 999.

Bei der Sektion von 2 langjährigen Arbeitern fiel das außerordentlich verstärkte Knochengewicht auf. Das Sternum wog 176 g gegen 32, die Clavicula 42 g gegen 24 g der Norm. Es war also eine starke Verkalkung vorhanden, die sich überall verfolgen ließ, z. B. in den HAVERSschen Kanälen, wobei teilweise die Zellen völlig verlorengegangen waren. In der Grundsubstanz der Wirbelkörper zeigten sich große runde Kalkkörnchen bis 23 μ Durchmesser und auch sonst unregelmäßige Verkalkung, Knochenresorption, bedingt nicht durch Osteoclasten, sondern Kapillartätigkeit. Der Gehalt an Fluorid stieg bis 1,3 % in der Asche.

Die *Zähne* der Arbeiter zeigten keine gesteigerte, aber auch keine verminderte Bereitschaft für Caries; Pulpahöhle und Wurzelkanal waren eng, Zementneubildung, Periodontalspalten verwaschen. Bei 4 Arbeitern, die 10 Jahre in dem Betrieb gearbeitet hatten, enthielt die Zahnasche 0,14—0,53 % F', war also etwa 10fach erhöht gegen die Norm, während die Knochen eine 60fache Anreicherung zeigten. Hierbei wurde nicht der Schmelz einzeln analysiert, für den nur eine geringfügige Zunahme übrigbleibt.

In Fabriken mit guter Entlüftung und Absaugung des Staubes (statt Fegens) wurden übrigens keine Fluoridschädigungen wahrgenommen[5564].

In *Flußsäurefabriken* fand sich, abgesehen von lokaler Verätzung der Haut, die als akute Schädigung zu werten ist (Angaben dazu für die keramische Industrie[5565]), keine Schädigung, auch röntgenologisch keine Knochenveränderungen. In der Nachbarschaft der betreffenden Apparate wurde bis zu 0,011 bis 0,021 mg F'/Liter Luft gemessen. Diese Mengen waren ausreichend, um bei längerer Einatmung an Tieren schon schwerere Schädigungen herbeizuführen. Daß die Arbeiter tatsächlich F' aufgenommen hatten, zeigen die Urinuntersuchungen, die einen Durchschnittswert von 3,65 $\pm$ 0,54 mg F'/Liter Urin feststellten[5566]. Das Fehlen der Knochenschädigung dokumentiert nur die Notwendigkeit, daß langdauernde und kontinuierliche Zufuhr von Fluoriden stattfinden muß, um eine Erkrankung zu erzielen.

Bei Einatmung von BeF_2-Dämpfen wurden in russischen Betrieben Bronchitis, Bronchiolitis, Emphysem, Infiltrationen, Lymphstase und in schweren Fällen Pneumosklerose beobachtet[5567].

3. Verschiedenes — Therapie. Bei den Wirkungen auf die Knochen bestand die Möglichkeit, daß die Knochenheilung durch Gabe von F' begünstigt werden würde, obwohl die Knochen bei Versuchstieren und auch (nach ROHOLM) am Menschen trotz des höheren Gewichtes brüchiger waren. Versuche von VOLKMANN[5569] führten zu einem völlig negativen Resultat.

MAY[5570] und LITZKA[4254, 4602] haben mit Fluortyrosin einen günstigen Effekt bei Morbus Basedow erzielt. Der Stoffwechsel und manche Symptome wurden gesenkt. v. HODENBERG[5571, I] fand nur in leichten Fällen von Hyperthyreose gelegentlich einen günstigen Effekt, ebenso CASTERRA[2527, I] nach 3-Fluor-4-oxyphenylessigsäure. Über die Beeinflussung der Schilddrüse wurde schon früher gesprochen. Von anderer Seite[5571] fand sich nach NaF keine sichere Beeinflussung einer Basedowstruma, eher vielleicht eine Verschlechterung des Krankheitsbildes.

[5565] ZIENER, TH.: Sprechsaal Keramik usw. **71**, 185 (1938). C. **1939 I**, 999.
[5566] MACHLE, W. u. EVANS, E. E.: J. industr. Hygien. Toxikologie **22**, 213 (1940), Rona **122**, 669. C. **1940 II**, 2503.
[5567] BERKOWITZ, M. u. ISRAEL, B.: Klin. Med. **18**, (21) 117 (1940). Moskau. C. **1940 II**, 3363.
[5568] MOLLER, P. F. u GUDJONSSON, SK.: Acta radiolog. **13**, 269 (1932).
[5569] VOLKMANN, J.: Bruns Beiträge **164**, 487 (1936). Klin. Wschr. **1937**, 965.
[5570] MAY, W.: Klin. Wschr. **1935 I**, 790, Rona 88, 135.
[5571] SCHTEINGART. M. u. SAMMARTINO, R.: Rev. Soc. argent, Biol. **8**, 505. (1932), Rona **73**, 530.
[5571, I] v. HODENBERG: Dtsch. med. Wschr. **1941**, 706.

MANOLESCO[5571, II] will nach 5—7 Monaten dauernder Behandlung mit dem besser verträglichen NH_4F Heilungen auch bei schwerem Basedow gesehen haben. Eine Beziehung zu den Schilddrüsen hat sich in den Untersuchungen an Kryolitharbeitern nicht gefunden. ROHOLM gibt an, daß er unter 60 Arbeitern einmal die Andeutung eines Kropfes gesehen hatte. In Gegenden mit gesprenkelten Zähnen wird nirgends eine besondere Häufigkeit von Struma berichtet.

Bei den Tierversuchen haben wir über vorwiegend negative Befunde berichtet auf S. 1050, 1068, 1073, 1075.

P. Gegengiftwirkungen.

Bei den Gegengiftwirkungen im Organismus wird man vielfache theoretische Möglichkeiten vorfinden, aber ob die vorgestellten Reaktionen, die meistens aus der Chemie des Reagensglases hergeleitet werden, im Verbande des Organismus maßgeblich sind, ist zweifelhaft.

Wenn ein Tier mit destilliertem Wasser vergiftet worden ist, wird man durch NaCl-Gabe eine therapeutische Wirkung erzielen[5575]. Diese Wirkung ist trivial. Nicht selbstverständlich ist die Entgiftung von KCl durch gleichzeitige Injektion von NaCl, die EMMENS und MARKS[4650, I] glückte. Eine weitere Möglichkeit ergibt sich aus folgendem Versuch[5572]: Bei Prüfung der Toxizität von kolloidalen Cu-Lösungen fand sich bei Cuproverbindungen folgende Reihe der Giftigkeit: $J' > CN' > SCN' > S''$, bei Cupriverbindungen: $CO_3'' > OH' > Fe(CN)_6 > S''$. Die Wirkung ist abhängig davon, wie schnell eine Lösung des Kolloids eintritt, zum Teil mit Bildung von ionisiertem Kupfer. Daß die Giftigkeit sich nach der Löslichkeit ordnet, und Sulfid im Abstand von den anderen Anionen geringere Giftigkeit aufweist, wird leicht verständlich sein. Arsenik und Pb-Arsenat wird durch NaF oder Kryolith entgiftet. Das soll durch einen F-As-Komplex erklärbar sein[5573, I].

Noch problematischer sind die Berichte über die Erfolge bei einer Verätzung mit Fluorwasserstoff[5573]. Die lokale Anwendung von $NaHCO_3$ und MgO-Glycerinpaste wird man noch allenfalls verständlich finden. Aber hier interessiert uns die Vorschrift, die geschädigte Stelle mit 10% Ca-Gluconatlösung zu umspritzen. Diese Therapie soll dahin zielen, Fluorwasserstoff als CaF_2 zu fällen. Wir wollen ganz davon absehen, wie rasch das eindringende HF sich im Gewebe bewegt und welche Wege der Resorption es einschlägt, aber auch eine Fällung als CaF_2 würde nicht viel helfen, da diese doch verhältnismäßig stark lösliche Verbindung an sich eine lokal nekrotisierende Wirkung besitzt. Wenn wirklich eine Fällung erfolgt, dann würde das Fluorid nur noch längere Zeit an den betreffenden Ort fixiert. Diese Überlegungen würden natürlich die Frage durchaus nicht absurd erscheinen lassen, ob nicht eine physiologische Funktion als Mittler des Antagonismus wirkt — immer vorausgesetzt, daß die günstige Wirkung einer solchen Umspritzung tatsächlich erwiesen ist. Daß man durch einfache Annahme solcher in corpore verlaufenden Reaktionen leicht irregeführt werden kann, zeigen die positiv verlaufenen Versuche, die Entgiftung der Benzoesäure durch Kuppelung an Glykokoll und ihre Ausscheidung als Hippursäure durch Darreichung von Glykokoll zu bewerkstelligen. Dasselbe erwies sich als unspezifisch, denn ebenso wirkten $NaHCO_3$, Na_2SO_4, $KHSO_4$[5574].

[5571, II] MANOLESCO, H.: Arch. Neurol. (Bucarest) **6**, 139 (1942), Rona **132**, 296.
[5572] SPAGNOL, G : Arch. di Sci. biol. **10**, 1 (1927), Rona **44**, 830.
[5573] JONES, A. TH.: J. industr. Hygien. Toxikol. **21**, 205 (1939). C. **1940 II**, 662.
[5573, I] MARCOVITCH, S.: J. ind. Hyg. **29**, 175 (1947), Rona **135**, 164.
[5574] GRIFFITH, W. H.: J. biol. Chem. **109**, XXXIX (1935), Rona **89**, 8.

Funktionell aus sonstigen pharmakologischen Eigenschaften ableitbar ist die Möglichkeit, durch Vorbehandlung mit Bromiden die Krampfwirkung anderer Agentien zu unterdrücken. Darüber wurde in früheren Abschnitten ausführlich berichtet. Bei Acetanilid wurde sowohl die Toxizität, als auch in geringerem Maße die antipyretische Wirkung bei weißen Ratten vermindert[5576], letzteres nicht ohne weiteres aus der Pharmakologie des Bromids abzuleiten.

Aber es sind noch andere Faktoren zu beachten. Wir erwähnen die Entgiftung der Alkaloide. Es fand sich eine entgiftende Wirkung von Bromiden gegenüber Strychnin[5578, 5582]. Diese antitetanische Wirkung ließ sich auch mit anderen Halogenen wiederholen. So konnte die minimal tödliche Dosis von Strychninnitrat durch die 1800fachen Mole von NaCl, 400 von NaBr und 1900 von NaJ bei Einbringen in den Magen beseitigt werden[5578]. Hierbei wird in Betracht zu ziehen sein, daß in vitro durch Zugabe großer Mengen von NaCl zu Strychnin eine Fällung des Strychnins erreicht werden kann, und auf diesen Effekt soll sich die Wirkung zurückführen lassen. Dasselbe ließ sich durch intravenöse Dosierung erreichen und zwar sowohl bei Chinin[5577, 5581] als auch Strychnin, ebenso mit Sulfat[5580], Phosphat[5579]. Bei dieser Zufuhr fällt es schwer, eine Ausfällung als Ursache überhaupt in Betracht zu ziehen. Das ließe sich schon eher bei gleichzeitiger subcutaner Injektion, z. B. bei Sulfat die 4200fache, bei NaCl die 1800fache und NaJ die 1800fache Menge[5583] erwägen. Thiosulfat vermehrte die Giftwirkung von Strychnin, während NaCl die Giftwirkung proportional der Konzentration des Salzes hemmte[5584]. Die letzte Methode ist besonders mit Spartein jetzt beliebt, als ein moderner Beweis des Waltens Gottes in der Balneologie.

Aber welche Ursachen sind hier möglich? Schon die Einbringung beider Lösungen in den Magen braucht nicht zur Fällung zu führen, da die Magensaftsekretion eine rasche Verdünnung herbeiführt. Diese wird um so stärker sein, je konzentrierter das Salz ist. Damit wird die Resorption verzögert und eine Entgiftung erreicht. Das gilt auch für die subcutane Gabe, hier aber kompliziert mit der tatsächlichen Fällung, der lokalen Durchblutung usw. Dazu kommt bei intravenöser Gabe besonders deutlich der Einstrom von Flüssigkeit aus dem Gewebe — vom Zentralnervensystem her stark und langdauernd — der ein Eindringen des Giftes hemmt, und schließlich die Ausscheidung von Säuren und die daraus resultierende Acidose, die eine Bindung an die Organe erschwert. Damit sind noch nicht die atemerregende Wirkung, die Wirkung durch Diurese auf die Ausscheidung und Entgiftung und viele andere Faktoren berücksichtigt, die alle nicht spezifisch sind oder die Annahme einer Stoffwechselwirkung irgendwelcher besonderen Art notwendig machen.

Trotz dieser Bedenken werden wir gelegentlich direkte oder indirekte chemische Reaktionen als Ursache einer Entgiftung kennenlernen. Bei der Giftwirkung von $HgCl_2$ auf Stichlinge soll durch Zusatz von NaCl zuerst eine Steigerung der Giftwirkung vorhanden sein (am meisten 0,1%), dann nimmt die

---

[5575] SCHATZ, W. J.: Verh. 14. internat. Kongr. f. Physiol. **224** (1932), Rona **72**, 82.
[5576] SMITH, P. K. u. HAMBOURGER, W. E.: J. Pharm. exp. Ther. **55**, 200 (1935), Rona **92**, 175.
[5577] SIMON, I.: Bull. Soc. ital. Biol. sper. **9**, 958 (1934), Rona **84**, 511.
[5578] SIMON, I.: Arch. internat. pharmacodyn. ther. **33**, 61 (1927), Rona **43**, 734.
[5579] SIMON, I.: Boll. Soc. ital. Biol. sper. **14**, 133 (1939), Rona **115**, 125.
[5580] SIMON, I.: Boll. Soc. ital. Biol. sper. **14**, 132 (1939), Rona **115**, 125.
[5581] MARTIGNETTI, G.: Arch. Farmacol. sper. **58**, 14 (1934), Rona **82**, 688.
[5582] CAMPO, G.: Arch. internat. pharmacodyn. therap. **33**, 73 (1927), Rona **43**, 624.
[5583] TRABUCCHI, E.: Boll. Soc. ital. Biol. sper. **8**, 708 (1933) Rona **76**, 378.
[5584] WARD, J. C., SPENCER, D. u. GARLOUGH, F. E.: J. amer. pharmaceut. Assoc. **26**, 129 (1937), Rona **101**, 351.

Wirkung ab (1,5% NaCl) um dann wieder zuzunehmen. Die mittlere Phase der Abnahme soll durch Einschränkung der Dissoziation zu erklären sein[5585, I]. Diese Erklärung scheint plausibel. Wie aber Salze von Dimethyl-phenazarsoniumhydroxyd so different toxisch sein können, daß die tödliche subcutane Dosis bei der Maus für die Base selbst 2 mg/kg, das Nitrat 8 mg/kg, Acetat 23 mg/kg und Sulfat 35 mg/kg beträgt, ist unverständlich[5585].

1. Oxydierende Anionen. *Chlorat* wurde als günstig bei Polyomyelitis der Affen gefunden[5590]. Von anderen Autoren konnte das nicht bestätigt werden[5589].

Nitrat. Ebenso wie NO_2' wirkte — wohl durch teilweise Umwandlung von Hämoglobin in Methämoglobin — Nitrat günstig bei Vergiftung mit Blausäure[5586] und Schwefelwasserstoff[5588]. Diese entgiftende Wirkung könnte andererseits nicht auf der Methämoglobinbildung und Bildung schwach dissoziierten Cyanmethämoglobins beruhen, sondern auf einer direkt oxydierenden Wirkung, da die nach HCN-Gabe auftretende Vermehrung von Rhodanid im Blut sich verhindern ließ[5587]. Allerdings war nur eine Verzögerung der Bildung festzustellen, so daß auch von SMITH und Mitarbeitern[5587, I] die Bindung an Methämoglobin angenommen wurde. Durch Bindung von Methämoglobin ließ sich die Giftwirkung des Fluorids abschwächen[5591], aber die Wirkung war schwach und erstreckte sich weder auf die Erscheinungen der $Ca^{..}$-Fällung (Krämpfe), noch auf die lokalen Nekrosen (KARASSIK, ROCHKOW und WINOGRADOWA[2498]).

2. Sulfat. Am bekanntesten ist die Gegengiftwirkung gegenüber $Ba^{..}$-Salzen, die durch die Bildung des unlöslichen und damit ungiftigen $BaSO_4$ bedingt ist. HERRMANN[4087, 4088] konnte eine Entgiftung am isolierten Froschherzen durch äquimolekulare Mengen von Na_2SO_4 selbst dann noch erzielen, wenn durch Auswaschen kein Effekt mehr zu erreichen war; wurde aber $CaSO_4$ statt Na_2SO_4 gegeben, dann gelang es wegen des übrigbleibenden $Ca^{..}$ nicht. Es glückte eine Entgiftung bei Fröschen, und zwar selbst in molekular geringerer Menge, ebenso bei Kaninchen. Nach subcutaner Vergiftung mit $BaCl_2$ mußten aber die 20fachen Mengen Na_2SO_4 peroral gegeben werden, bei intravenöser Gabe beider Substanzen gelang die Entgiftung schlechter. Bei gleichzeitiger Infusion von Sulfat und $BaCl_2$ ließ sich eine Entgiftung bei 5fach größeren Mengen von SO_4'' und nur für rasche Infusionen erzielen. Bei langsamer Injektion soll das Sulfation zu rasch der Ausscheidung unterliegen[5592].

Das Problem der Entgiftung von Phenolen und solcher Substanzen, die als Ätherschwefelsäure ausgeschieden werden, wurde schon früher erörtert. Eine antidotische Wirkung des Sulfats ist durchaus fraglich, wird aber immer wieder behauptet, z. B. an Fröschen[5592, I], die wegen ihres geringen Stoffwechsels für diese Art des Wirkungsmechanismus kein Argument bilden können, selbst bei positivem Befund.

[5585] KARASIK, V. u. LICHACEV, M.: C. rend. Acad. Sci. URSS **4**, 322 (1936), Rona **100**, 152. C. **1937** II, 1613.
[5585, I] BINET, L. u. NICOLLE, P.: C. rend. Soc. Biol. **134**, 562 (1940), Rona **126**, 319.
[5586] BRAGA, C.: Ateneo parm. II. **7**, 201 (1935), Rona **89**, 223.
[5587] SMITH, R. G. u. MUKERJI, B.: J. Pharm. exp. Ther. **66**, 34 (1939).
[5587, I] SMITH, R. G., MUKERJI, B. u. SEABURY, J. H.: J. of Pharmacol. **68**, 351 (1940), Rona **123**, 671.
[5588] KARASSIK, WL. M. u. SCHELOCHANOWA, W. E.: Fiziol. Z. **18**, 498 (1935), Rona **87**, 667.
[5589] SAUCIER, J. u. STEWART, O. W.: Canad. med. Assoc. **42**, 19. C. **1940** I, 2023.
[5590] CONTAT, C. u. SPYCHER, C.: Schweiz. med. Wschr. **69**, 719 (1939). C. **1940** I, 1065.
[5591] ROSCHKOW, W. u. WINOGRADOWA, O.: Fiziol. Z. **19**, 585 (1935), Rona **91**, 444.
[5592] SCREMIN, L.: Arch. internat. pharmacodyn. ther. **32**, 207 (1926), Rona **40**, 148.
[5592, I] BERTELLI, S.: Arch. farmacol. sper. **69**, 195 (1940), Rona **123**, 510. C. **1941** II, 2583. Nitrat verstärkte die Wirkung, NaCl wirkte nicht.

Bei Vergiftungen von Kaninchen mit Chinin und As-Verbindungen soll durch Vorbehandlung der Tiere mit Karlsbader Sprudel die Entgiftung dadurch begünstigt werden, daß die Leber mehr Giftstoff aufnähme (OESTREICHER[3701]).

3. Thiosulfat. Kaum eine Verbindung ist so vielseitig als Antidot und als Heilmittel gebraucht worden wie Thiosulfat. Als Heilmittel wird eine günstige Wirkung angegeben selbst bei solchen Krankheiten wie multipler Sklerose[5594]. Häufig wird über eine *antianaphylaktische Wirkung* des S_2O_3'' berichtet gegenüber dem anaphylaktischen Schock von Meerschweinchen, die mit artfremdem Serum sensibilisiert waren, wobei die Tuberkulinreaktion nicht beeinflußt wurde[5598]. Notwendig war eine Injektion mindestens 90 Minuten vor der zweiten Injektion des Eiweißes, und der Schutz dauerte 4—6 Tage[5595] (KABELIK[2484]). Aber auch nur 2 Stunden Dauer werden angegeben[5596].

Ähnlich wie Thiosulfat wirken andere reduzierende Substanzen: z. B. Ascorbinsäure, Glutathion, Cystein[5596]. Anscheinend wirkt das Thiosulfat indirekt, denn selbst das Serum von Tieren, die mit dieser Substanz behandelt wurden, vermag eine antianaphylaktische Wirkung zu vermitteln (KABELIK[2484]), es soll schon ausreichen, wenn S_2O_3'' mit dem sensibilisierenden Serum stehenbleibt[5594]. Als Dosen werden angegeben pro Meerschweinchen 50—100 mg. Allergische Zustände sollen auch günstig reagieren[5593, 5597]. Der Mechanismus dieser Wirkung verliert sich im Dunkel dieser Krankheitserscheinungen. Besonders in der Kombination mit Ca als Ca-Thiosulfat, soll es zur Hemmung der Exsudation und Beschleunigung der Rückresorption dienen und wurde gegen Lungentuberkulose empfohlen[5600, I].

Aber uns interessiert vor allen Dingen die *antidotische Wirkung* des Thiosulfats, über die eine ausführliche Literaturübersicht kürzlich von WENDT[3749] gegeben wurde. Die Anwendungen sind außerordentlich vielseitig und die Versuche aus verschiedenen Gründen gerechtfertigt. Unter diesen ist als erster zu rechnen, daß es sich um eine außerordentlich *wenig giftige Substanz* handelt, so daß eine Anwendung kaum ein Risiko mit sich bringt. Das zeigen auch die Versuche von MENEGHETTI[1745] u. a. über das Schicksal des Thiosulfats im Organismus. Während bei peroraler Zufuhr durch die Magensalzsäure elementarer Schwefel, Sulfit und Polythionate entstehen können, entfällt das völlig bei parenteraler Gabe. Weder Sulfit noch H_2S konnten nachgewiesen werden, und in der Ausscheidung erschien es nur wenig unzersetzt, meistens aber als Sulfat. Der im Molekül 2fach negativ geladene Schwefel wird also rasch oxydiert, läßt aber theoretisch die Möglichkeit zu, daß wenigstens bei Anwesenheit von Fängern für den *negativen Schwefel* eine Entgiftung z. B. von Metallen durch Bildung unlöslichen Sulfides stattfinden kann. Daß unter besonderen Bedingungen eine Ähnlichkeit mit H_2S besteht, zeigt die Begünstigung der Cyanose nach Sulfanilamid durch S_2O_3'', Schwefelblüten und S_nH_m bei Mäusen. Es bildete sich Verdohämochromogen. Cystein wirkte nicht[5603, I].

[5593] WENDT, H.: Dtsch. med. Wschr. **1937**, 1832.
[5594] MESZARO, K. u. LAUBAL, S.: Fortschr. d. Therap. **12**, 738 (1936). C. **1937 I**, 4983.
[5595] VERNETTI BLINA, L.: Giorn. clin. med. **16**, 349 (1935), Rona **86**, 652.
[5596] HOCHWALD, A.: Z. exp. Med. **98**, 578 (1936), Rona **95**, 510.
[5597] KLEIN, J. E.: Arch. Pediatrics **55**, 197 (1938). C. **1939 I**, 4209.
[5598] VAUDESTRATE, M.: C. rend. Soc. Biol. **112**, 357 (1933).
[5599] MYERS, H. B. u. FERGUSON, CH.: Proc. Soc. exp. Biol. Med. **25**, 784 (1928), Rona 47, 503.
[5600] SAKURAI, K.: Naunyn-Schmiedebergs Arch. **109**, 214 (1925).
[5600, I] WOLFF, H.: Z. Tuberkulose **90**, 107, (1943), C **1943 II**, 743.
[5601] POMETTA: Schweiz. med. Wschr. **61**, 1040 (1931).
[5602] DE VEVEY, A.: Bull. Therapeutique Nr. 3, Febr. 1929, zit. nach Draegerhefte **1936**, 3085.

Wenn die Blutdrucksteigerung auf Tyramin durch tägliche Gabe von $Na_2S_2O_3$ an Kaninchen vermindert wurde, so wurde das auf eine Begünstigung der für die Tyraminentgiftung angenommenen *Sulfatkuppelung* zurückgeführt[5603, II]. Daneben steht aber die starke Fähigkeit zur *Komplexbildung*. So wirkte Cu als Sulfat auf das Froschherz lähmend, während die komplexe Bindung mit S_2O_3'' jede lähmende Wirkung vermissen ließ. Auch bei parenteraler Gabe entfaltete sich die toxische Wirkung auf Blutdruck und Atemzentrum nur sehr langsam (CACCIAVILLANI[4091]).

Dann ist die Eigenschaft des Thiosulfats als *Reduktionsmittel* zu erwähnen. Die tödliche Vergiftung mit Nitrit ließ sich bei der Katze (weniger bei Kaninchen) durch S_2O_3'' verhindern. Anilin wurde nicht deutlich beeinflußt[5600]. Vielleicht ist die Fähigkeit, Kaninchen, die die 2fach tödliche Dosis von Jodtinktur erhalten hatten, zu retten, auch auf eine reduzierende Wirkung zurückzuführen[5599]. Gegen diese einfache Deutung spricht, daß die Zufuhr am besten wirksam war, wenn sie wiederholt per os verabfolgt wurde. Jodessigsäure ließ sich nur entgiften, wenn sie mit Thiosulfat vorher gemischt wurde und dann erst zur Injektion kam (QUASTEL und WHEATLEY[1744]).

Wir wollen kurz die Entgiftungsversuche mit Thiosulfat aufzählen, ohne Vollständigkeit anzustreben. Man wird vielerlei Ergänzungen bei WENDT[3749] finden, auf die es sich hier nicht lohnt einzugehen. Denn wo wurde Thiosulfat nicht wenigstens versucht und — wenn mit Weltanschauung vorgenommen —, auch mit günstigem Erfolg!

Kohlenoxydvergiftung. Günstige Wirkung wurde behauptet, auch raschere Erholung[5601, 5620 u. a.]. Eine Beschleunigung der CO-Eliminierung in 16 Experimenten an Hunden ließ sich mit Dosen von 0,1—0,5 g/kg nicht nachweisen[5603].

Eisen. $FeCl_3$ zu gleichen Teilen mit $Na_2S_2O_3$ gemischt und Hunden und Kaninchen injiziert, war viel weniger giftig. Es komme dabei zur Reduktion des $Fe^{...}$ zu $Fe^{..}$ und Bildung von Tetrathionat[5604].

Chromat ließ sich weder durch Sulfat noch Thiosulfat entgiften, und zwar weder hinsichtlich der Methämoglobinbildung, noch der Nieren- und Darmschädigungen. Eine Reduktion des Chromats zu $Cr^{...}$ fand nicht beschleunigt statt, was auch nach Versuchen in vitro nicht zu erwarten war[5605].

Quecksilber. Günstige Wirkungen sollen vor allen Dingen bei Stomatitis merkurialis in der Klinik beobachtet worden sein (WENDT). Im Tierversuch wurde weder an Hunden[5600] noch an Kaninchen[5606, 5687] eine günstige Wirkung auf die Vergiftung mit Sublimat oder Hg-Salicylat gesehen, sowohl was die Diurese als die Nierenschädigung oder den tödlichen Ausgang anbetrifft. Also käme eine Entgiftung über HgS-Bildung nicht in Frage. Geringe Wirkungen wurden gesehen bei sofortiger Magenspülung mit S_2O_3''-haltigen Lösungen, nicht aber später[5609].

Blei. Über günstige Wirkung von Thiosulfat bei Bleivergiftung wurde vielfach berichtet (siehe [5614]). Die akute Lähmung nach Injektion von Pb-Acetat

---

[5603] CHAMBON, M. u. BOUVET, G.: C. rend. Soc. Biol. 114, 45 (1933), Rona 77, 178.
[5603, I] RICHARDSON, A. P.: J. Pharm. exp. Therap. 71, 203 (1941). C. 1942 I, 1158.
[5603, II] LOEPER, M., COTTET, I., VIGNALOU, I. u. PARROD, I.: C. rend. Soc. Biol. 131, 1033 (1939). C. 1942 II, 922.
[5604] CHYTIL, FR.: C. rend. Soc. Biol. 102, 265 (1929), Rona 56, 194.
[5605] RABBENO, A.: Arch. ital. Sci. farmacol. 5, 175 (1936), Rona 95, 524.
[5606] YOUNG, A. G. u. TAYLOR, F. H.: J. of Pharmacol. 39, 248 (1930), Rona 58, 184.
[5607] YOUNG, A. G. u. TAYLOR, F. H.: J. of Pharmacol. 42, 185 (1931), Rona 63, 392.
[5608] MELVILLE, I. K. u. BRUGER, M.: J. of Pharmacol. 37, 1 (1929), Rona 53, 272.
[5609] CARRATALA, R. E. u. GUERRA, C.: Rev. med. leg. Jurisprud. med. 2, 192 (1936), Rona 97, 349.

an Meerschweinchen ließ sich durch gleichzeitige Gabe verhindern[5609, I]. Das Krankheitsbild soll sich ändern, der Pb-Gehalt des Blutes sank in 14 Tagen auf die Hälfte[5614, 5615]. Bei chronischer Vergiftung von Kaninchen ließ sich die Ausscheidung von Koproporphyrin unterdrücken[5610]. Andererseits wurde eine vermehrte Ausscheidung von Pb bei Ratten, Meerschweinchen oder Kaninchen nur in ganz geringem Maße beobachtet und auf eine alkalisierende Wirkung bezogen[5613]. Hier ist zu bemerken, daß eine alkalische Wirkung von S_2O_3'' nicht zu erwarten ist, da aus dem Thiosulfat 4 Äquivalente Sulfat entstehen, eine vermehrte Ausscheidung eher durch Mobilisierung des Pb aus dem Knochen erklärt werden kann. LINGUENI[5611, 5612] fand keine günstige Wirkung und bezieht diesen Mangel darauf, daß Pb im Organismus vorwiegend als Phosphat abgelagert ist, und daß dieser nur bei großem Überschuß das Pb für eine komplexe Thiosulfatverbindung freigäbe. Allerdings braucht eine Entgiftung durchaus nicht über eine chemische Reaktion stattzufinden. Merkwürdig ist, daß bei den vereinzelten begeisterten Berichten aus der Klinik sich dieses Behandlungsverfahren keiner größeren Beliebtheit erfreut.

Thallium. Dieses Metall setzt sich im Organismus und im Magen in das schwerlösliche Thallochlorid um, was sich auch in vitro beweisen ließ. Der Niederschlag ließ sich durch einen vielfachen Überschuß von Thiosulfat in Lösung bringen, wie er im Organismus nicht in Frage kommt. Eine Entgiftung des Thalliums durch Thiosulfat war nicht zu erwarten und konnte auch nicht nachgewiesen werden[5616-5620].

Arsenverbindungen. Bei der Dermatitis nach Salvarsan sollen Thiosulfatinjektionen eine gute Behandlungsmethode darstellen (siehe WENDT[3749]). Auch Leberdysfunktionen sollen damit gemildert werden, wobei allerdings etwas sehr primitiv das Funktionsniveau mit Messung der Oberflächenspannung des Urins kontrolliert wurde (LEWIN). Auch bei Atoxyl soll eine Entgiftung zu erzielen sein[5621]. Am besten soll die antidotische Wirkung bei organischen Verbindungen mit 3wertigem As ähnlich dem Salvarsan, dann bei 5wertigen organischen Arsenverbindungen sein, und am geringsten bei arseniger Säure[5622].

Die Vorstellung, daß die Bildung von unlöslichen Arsensulfidverbindungen (eventuell Antimonsulfidverbindungen) die Ursache einer antitoxischen Wirkung sein könnte, ist nach den Untersuchungen von MENEGHETTI nicht wahrscheinlich, zumal diese Verbindungen in kolloidaler Form genau so giftig sind wie As_2S_3. Selbst in vitro ließ sich in den Versuchen von SCADUTO[5623, 5624] keine Bildung von Sulfiden sehen, sondern höchstens bei $p_H < 5{,}0$, wo aber schon elementarer Schwefel intermediär entsteht.

[5609, I] BINET, L., CHAUCHARD, P. u. PEREL, L.: C. rend. Soc. Biol. **133**, 563 (1940), Rona **126**, 111. C. **1942 I**, 2427.
[5610] BINET, L., PEREL, L. u. GLOTZ, G.: C. rend. Soc. Biol. **132**, 195 (1939), Rona **118**, 666.
[5611] LINGUERRI, R.: Boll. Soc. ital. Biol. sper. **8**, 760 (1933), Rona **76**, 361.
[5612] LINGUERRI, R.: Arch. internat. Pharmacodyn, **46**, 268 (1933), Rona **77**, 344.
[5613] CURTIS, A. C. u. YOUNG, A. G.: J. Laborat. clin. Med. **13**, 628 (1928), Rona **46**, 809.
[5614] SCHMITT, F. u. LOSSIE, H.: Dtsch. Arch. klin. Med. **182**, 200 (1938).
[5615] SCHMITT, F. u. LOSSIE, H.: Dtsch. Arch. klin. Med. **184**, 405 (1939), Rona **117**, 153.
[5616] SAPIENCA, S.: Arch. ital. Sci. farmacol. **3**, 155 (1934), Rona **80**, 711.
[5617] SAPIENCA, S.: Atti. Soc. med. chir. Padowa **11**, 311 (1933), Rona **76**, 757.
[5618] SAPIENCA, S.: Atti. Soc. med. chir. Padowa **11**, 315 (1933), Rona **76**, 758.
[5619] SAPIENCA, S.: Boll. Soc. ital. Biol. sper. **8**, 751 (1933), Rona **76**, 358.
[5620] SAPIENCA. S.: Boll. Soc. ital. Biol. sper. **8**, 755 (1933), Rona **76**, 358.
[5621] KURODA, N.: Acta dermatol. (Kyoto) **13**, 289 (1929), Rona **51**, 821.
[5622] MYERS, C. N., GROEHL, M. R. u. METZ, G. P.: Proc. Soc. exp. Biol. Med. **23**, 97 (1925—26).
[5623] SCADUTO, P.: Boll. Soc. ital. Biol. sper. **6**, 578 (1931), Rona **64**, 810.
[5624] SCADUTO, P.: Arch. internat. Pharmacodyn. **41**, 290 (1931), Rona **66**, 319.

Entsprechend hatte sich in Versuchen an Fröschen, Kaninchen und Hunden eine Veränderung der Arsenikwirkung weder in den Symptomen, noch in histologischen Veränderungen nachweisen lassen[5623, 5624], ebensowenig an Kaninchen mit arseniger Säure und organischen As-Verbindungen[5625]. Auch YOUNG[5628, 5629] sah bei einmaliger Gabe von Arsenik keinen günstigen Effekt bei Kaninchen, wohl aber bei wiederholter Gabe. Besonders die Nierenschädigungen waren histologisch vermindert. Das sei wohl dadurch bedingt, daß durch Thiosulfat Arsenik in eine schwer mobilisierbare Form überführt werde, wodurch die Niere gegen übermäßige Konzentration einen Schutz erlange. Die Arsenausscheidung wurde sowohl bei Kaninchen als auch bei Patienten, die Salvarsan erhalten hatten, vermindert[5629, 5630, I]. Eine an der Grenze der Streuung liegende Verminderung wurde noch mehrere Tage nach einer einmaligen Thiosulfatgabe beobachtet[5626]. Andererseits wurde gerade bei 49 Patienten durch S_2O_3'' die As-Ausscheidung im Harn vermehrt gefunden[5627], wobei es sich fragt, welche Rolle die an sich nur kurze Diurese spielt. Dasselbe wurde allerdings auch ohne Diurese gefunden[5630, II].

Befunde einer Verminderung der Arsenikwirkung bei einer einmaligen Dosis[5630] halten sich im Rahmen der Streuung.

Wenn solche Entgiftung tatsächlich stattfindet, wird man die Frage stellen, ob die chemotherapeutische Wirkung organischer Arsenverbindungen ebenso abgeschwächt wird. So ließ sich die Wirkung von 325 mg/kg Tryparsamid, die bei Ratten eine Infektion mit Trypanosoma Brucei heilte, durch 50 mg/kg $Na_2S_2O_3$ fast völlig verhindern[5630]. Die Wirkung von Salvarsan und anderen As-Verbindungen gegen Spirochäten und Trypanosomen wurde in keiner Weise verändert gefunden[5631]. Salvarsanfeste Recurrensspirochäten verloren sogar ihre Festigkeit, wenn bei Mäusepassagen (17 Passagen waren notwendig) die Mäuse zugleich mit Thiosulfat behandelt wurden. Die Spirochäten behielten später auch ohne Thiosulfat ihre Empfindlichkeit gegen Salvarsan bei[5632]. Auch für refraktäre menschliche Syphilisfälle wird dasselbe behauptet[5636, I].

Blausäure[5633, 5634]. Die Entgiftung der Blausäure durch Thiosulfat ist schon von LANG[2486] im Jahre 1895 demonstriert worden. Der Mechanismus schien sehr klar zu sein, da sich bei jeder Gabe von Blausäure oder auch Nitrilen das im Organismus vorhandene Rhodanid vermehrt und die Ausscheidung zunimmt (SCHLECHTER[412]). Die Menge von Blausäure, die als Rhodanid erscheint, wird dabei von den einzelnen Autoren verschieden angegeben und schwankt auch nach

---

[5625] MUIR, K. B., STENHOUSE, E. u. BECKER, S. W.: Arch. of Dermatology 41, 308 (1940), Rona 120, 349.

[5626] MATTICE, M. R. u. WEISMAN, D.: Amer. J. med. Sci. 193, 420 (1937), Rona 100, 460. C. 1937 I, 4386.

[5627] AYRES, S. u. ANDERSON, N. P.: J. amer. med. Assoz. 110, 886 (1938). C. 1938 II, 1806.

[5628] YOUNG, A. G.: J. Pharmacol. exp. Ther. 31, 217 (1927), Rona 42, 844.

[5629] YOUNG, A. G.: J. laborat. a. clin. med. 13, 622 (1928), Rona 46, 275.

[5630] KUHN, H. A. u. LOEWENHART, A. S.: J. Pharmacol. exp. Therap. 25, 160 (1925), Rona 31, 941.

[5630, I] MATTICE, M. R., BAXT, H. u. BYRNE, J. M.: Arch. of Dermat. 42, 399 (1940), Rona 125, 664. C. 1941 I, 2411. Genaue Messungen an Zuchthäuslern.

[5630, II] GÖTTE, K.: Dissertation Frankfurt 1939, Rona 123, 658.

[5631] HARRISON, L. W.: Lancet 1925 I, 1161.

[5632] KRITSCHEWSKI, I. L. u. DEMIDOWA, L. W.: Z. Immunitätsforschung 73, 303 (1932), Rona 68, 398.

[5633] HUG, E.: Buenos Aires: El Ateno 1934, Rona 82, 518. Monographie über die Entgiftung der Blausäure.

[5634] WIRTH, W.: Naunyn-Schmiedebergs Arch. 179, 558 (1935). Umfangreiche Übersicht der Literatur und eigene Versuche.

den Versuchstieren, z. B. wurde keine Vermehrung bei Tauben gefunden, teilweise fand sich nach HUNT bis fast 100% des injizierten CH_3CN als SCN' wieder (SMITH und MALCOLM[408]). Die Umwandlung durch das Kaninchen wurde bei Acetonitril nach Entfernung der Schilddrüse geringer, während die Überführung von HCN in Rhodanid nicht verändert war (BAUMANN, SPRINSON und METZGER[3677]).

Die Überführung schien einfach dadurch vermehrt, daß der 2wertig negative Schwefel des Thiosulfats sich in das HCN-Molekül zu HSCN einfügte. Man kann diese Reaktion durchaus in vitro ausführen, jedoch gehört dazu eine saure Reaktion, die im Organismus niemals möglich sein dürfte, außer vielleicht im Magensaft. Deshalb war die einfache Reaktion nicht ohne weiteres demonstrierbar, d. h. eine deutliche Vermehrung der Reaktion und Überführung von SCN durch Gabe von Thiosulfat war nicht möglich nachzuweisen. Die Erschwerung ergab sich deshalb, weil die Entgiftung der Blausäure teilweise durch Ausatmung erfolgt und die SCN-Bildung großen Schwankungen unterworfen ist. Nach den Untersuchungen von SCHÖBERL und anderen könnte man sogar annehmen, daß bei dem normalen Verlauf der Rhodanidbildung Blausäure sich mit den Disulfidgruppen etwa folgendermaßen bindet:

$$-S-S- + HCN \rightarrow -SH + -SCN$$

So gelang es nach Gabe von Glutathion eine Entgiftung zu erzielen, aber bei der Analyse der Organe fand sich bei den behandelten Tieren der Rhodanidgehalt nicht vermehrt, der Cyanidgehalt deutlich vermindert[5635]. Also schien ein anderer Entgiftungsweg begünstigt zu sein (über CNO'?). Da S_2O_3'' in manchen Organen die Glutathionmengen vermehren kann, wäre hier ein Weg der Erklärung. WIRTH[5634] konnte am isolierten Froschherzen weder durch Thiosulfat noch durch Tetrathionat eine Entgiftung erzielen, selbst an Kaulquappen der Bufo mamus gelang das nicht, wenn HCN und Thiosulfat zugleich den Bädern der Tiere zugesetzt wurden (CALATRONI[2438]).

Andererseits konnte die durch Blausäure gehemmte Oxydasereaktion in Gewebsschnitten durch S_2O_3'' (zum Teil) wiederhergestellt werden[5636].

Die antagonistische Wirkung des S_2O_3'' gegenüber Blausäure scheint aus der Literatur erwiesen, jedoch erhebt sich die Frage, ob eine schon vorhandene Vergiftung noch beeinflußt werden kann, oder ob eine vorherige Behandlung notwendig ist, um einen Effekt zu erzielen. WIRTH erkennt dem Thiosulfat nur eine Schutzwirkung zu bei seinen Versuchen an weißen Mäusen und Kaninchen. Nun verläuft die Wirkung bei diesen Tieren vielleicht zu rasch, um einen Effekt hervorzubringen, aber auch bei Hunden verlangte MILANESI[5642] die Verabfolgung 5 Minuten vor der subcutanen Zufuhr von Blausäure. ETTELDORF[5643] veranlaßte eine protrahierte Vergiftung bei Hunden durch Einatmung, die — 15 Minuten fortgesetzt — den Tod hervorrief. Durch S_2O_3'' konnte nur bei nichttödlichen Wirkungen die Erholung beschleunigt, aber ein tödlicher Effekt nicht ausgeschaltet werden. Nur Vorbehandlung führte dazu, daß die tödlichen Mengen gut

---

[5635] REGNIER, M. T.: J. Pharmacie VIII s. **20**, 501 (1934), Rona **86**, 509.
[5636] HALLHEIMER, S.: Beitr. z. path. Anat. u. allg. Pathol. **73**, 80 (1924), Rona **29**, 921.
[5636,1] FISCHL, V. u. SCHLOSSBERGER. H.: Chemotherapie. Leipzig 1934, Bd. II, 804.
[5637] HUG, E.: Rev. Soc. Argent. Biol. **8**, 523 (1932), Rona **74**, 354.
[5638] HUG, E.: Rev. Soc. Argent. Biol. **9**, 91 (1933), Rona **76**, 176.
[5639] HUG, E.: C. rend. Soc. Biol. **111**, 87 (1932), Rona **70**, 595.
[5640] HUG, E.: C. rend. Soc. Biol. **111**, 519 (1932), Rona **71**, 630.
[5641] HUG, E.: C. rend. Soc. Biol. **115**, 462 (1934), Rona **79**, 696.
[5642] MILANESI, E.: Arch. internat. Pharmacodyn. therap. **32**, 156 (1926), Rona **38**, 750.
[5643] ETTELDORF, J. N.: Arch. of Pharmacol. **66**, 125 (1939), Rona **116**, 172.

überstanden wurden. Auch bei intravenöser langsamer Infusion wurde nur durch Vorbehandlung erreicht, daß die Entgiftungsgeschwindigkeit bis auf das Doppelte zunahm. Die Dosis war 0,5—1,0 g/kg $Na_2S_2O_3$. Größere Dosen wirkten ungünstig. Die optimale Zeit war etwa 30 Minuten vor Beginn der Infusion, größere und kleinere Zeiten wirkten nicht so gut[5639]. MILANESI[5642] glaubt, daß die Schwefelabspaltung bei Thiosulfat zu langsam erfolge und erzielte mit kolloidalem Schwefel (nicht aber mit H_2S) bessere Resultate (siehe später). Insgesamt ergeben die Versuche, daß eine Umsetzung von Thiosulfat bei der Geschwindigkeit einer Blausäurevergiftung stets zu langsam erfolgt, um anders als kurativ zu wirken.

Außerdem scheint die Vorstellung diskutierbar, daß die Umwandlung von Thiosulfat selbst, die sicher teilweise eines oxydativen Faktors bedarf, durch die Blausäure gehemmt wird. Darauf scheint auch die sich potenzierende Wirkung von verschiedenen Entgiftungsmitteln hinzuweisen, z. B. mit Dioxyaceton (TURNER und HULPIEU[2487], FORST[5644]). Besonders interessiert die Wirkung der Methämoglobinbildner, die in erster Linie HUG[5637, 5638, 5640, 5641, 5645–5647] untersucht hat. In Versuchen an Kaninchen wurde besonderer Wert darauf gelegt, daß z. B. Nitrit und Thiosulfat nicht gleichzeitig verabfolgt werden. Das Nitrit muß zuerst und nach einiger Zeit erst das Thiosulfat gegeben werden[5638]. Diese Angabe wurde bei frischer Mischung und intraperitonealer Zufuhr nicht bestätigt[5653]. Jedenfalls wirkte Thiosulfat auch nach der Gabe von Blausäure, unter diesen Bedingungen nicht allein kurativ. Das könnte sehr wohl dadurch seine Erklärung finden, daß das Methämoglobin HCN vorläufig bindet und dem Thiosulfat Zeit gibt, sich in die wirksame Form umzuwandeln, während sonst die Umwandlung durch die großen Mengen von HCN selbst gehemmt wird. Aus zahlreichen anderen Versuchen[5648–5653] derselben Richtung soll nur eine Zahlengruppe herausgehoben werden, die die potenzierte Wirkung der hier angeführten Substanzen zeigen kann. Bei Hunden war bei intravenöser Gabe 6 mg/kg NaCN tödlich. Folgende vielfachen Dosen werden ertragen bei Behandlung mit verschiedenen Substanzen (teils Vorbehandlung, $Na_2S_2O_3$ nach HUG nur das 1,27 fache):

Na-Thiosulfat und Na-Tetrathionat: 3; $NaNO_2$: 4; $NaNO_2$ + Tetrathionat: 13; $NaNO_2$ + Thiosulfat: 20[5650].

Bei Vergiftung mit α-Aminopropionitril vermochte 0,05 γ Thiosulfat die gleiche Menge des Nitrils zu entgiften in Versuchen an Kaninchen[5657].

[5644] FORST, A. W.: Naunyn-Schmiedebergs Arch. 128, 1 (1928).
[5645] HUG, E.: u. MARENZI, A. D.: C. rend. Soc. Biol. 114, 86 (1933), Rona 83, 667.
[5646] HUG, E.: C. rend. Soc. Biol. 114, 87 (1933), Rona 83, 667.
[5647] HUG, E.: C. rend. Soc. Biol. 114, 711 (1933), Rona 78, 329.
[5648] CHEN, K. K., ROSE, C. L. u. CLOWES, G. H. A.: Proc. Soc. exp. Biol. Med. 31, 250 (1933), Rona 79, 218. Versuche an Hunden.
[5649] CHEN, K. K., ROSE, C. L. u. CLOWES, G. H. A.: Proc. Soc. exp. Biol. Med. 31, 252 (1933), Rona 79, 218.
[5650] CHEN, K. K., ROSE, C. L. u. CLOWES, G. H. A.: J. Pharmacol. exp. Therap. 51, 132 (1934), Rona 81, 358. Hunde.
[5651] CHEN, K. K., ROSE, C. L. u. CLOWES, G. H. A.: Amer. J. med. Sci. 188, 767 (1934), Rona 87, 204.
[5652] COUCH, J. F., CLAWSON, A. B. u. BUNYEA, H.: J. Washingt. Acad. Sci. 25, 272 (1935). C. 1935 II, 3674. Schafe.
[5653] COUCH, J. F., CLAWSON, A. B. u. BUNYEA, H.: J. Washingt. Acad. Sci. 25, 357 (1935). C. 1935 II, 3675.
[5654] CHISTONI, A. u. FORESTI, B.: Arch. internat. Pharmacodyn. 42, 140 (1932), Rona 68, 775.
[5655] SAPIENZA, S.: Boll. Soc. ital. Biol. sper. 9, 59 (1934), Rona 82, 519.
[5656] FORESTI, B.: Ateneo parm. II. s. 3, 441 (1931), Rona 65, 154.
[5657] DESGREZ, A. u. SANNIÉ, C.: C. rend. Soc. Biol. 115, 119 (1934), Rona 79, 220.

4. Tetrathionat und andere Anionen mit 2fach positivem Schwefel. Tetrathionat billigt WIRTH in seinen Versuchen an Mäusen und Kaninchen eine Schutzwirkung und bei sofortiger Verabfolgung nach der Blausäure auch eine gewisse therapeutische Wirkung zu. Auch CHISTONI und FORESTI[5654], SAPIENZA[2491, 5655] und FORESTI[5656] fanden bei Tetrathionat eine Überlegenheit gegenüber dem Thiosulfat (im Gegensatz zu obigen Zahlenangaben), wobei aber die große Eigengiftigkeit in Betracht zu ziehen ist. Die Kombinationsfähigkeit mit Nitrit soll nicht so günstig sein.

Ebenso wirken die anderen Polythionate (CHISTONI und FORESTI[2492]), und man wird vielleicht die oben berichtete günstige Wirkung des Schwefels nicht in einer Reaktion mit den Geweben ähnlich der H_2S-Bildung sehen können, sondern die Ursache in den immer an der Oberfläche vorhandenen Polythionaten erblicken können (siehe darüber Kapitel Chemie).

5. Phosphat. Nach der Infektion von Meerschweinchen mit Diphtheriebacillen wirkte Phosphatgabe ungünstig, jedoch konnte die Heilwirkung von Diphtherieheilserum begünstigt werden. Das soll durch eine Fermentförderung erklärbar sein[5658].

Die Löslichkeit des Ba-Phosphat ist zu groß, deshalb ließ sich die Ba-Vergiftung des Froschherzens nicht aufheben, ebensowenig am ganzen Frosch (HERMANN[4087, 4088]).

Bei der Bleivergiftung sollen dieselben Bedingungen gelten wie bei dem Verhältnis von Ca zu Phosphat, z. B. ist das Produkt von Ca × Pb genau so konstant wie das Ca × P, und die Menge des Pb im Blut könne man durch hohe Gaben von Phosphat verringern, so daß die Darreichung einer phosphatreichen Diät die rationelle Therapie der Pb-Vergiftung sei[5662]. SHELLING[5659] gelang es durch Fütterung von Ratten, deren Diät 1,5% $PbCO_3$ enthielt, mit Zusatz von 2,75 g Na_2HPO_4 völlig normales Wachstum zu erzielen, ebenso BAERNSTEIN und GRAND[5666]. Wurden Ca-Salze zugelegt, dann traten diese in Kompetenz mit dem Pb im Verhältnis zum Phosphat, und das Resultat wurde ungünstiger.

Bei einer Diät mit 0,03% Ca und 0,25% P + 0,82% Pb führte Gabe von Vitamin D zu einer vermehrten Ablagerung von Pb in der Knochenasche, also folgte das Pb den Knochensalzen. Im Blut wurde der Gehalt auf das 2 bis 4fache vermehrt, nicht aber bei einer Diät mit 2,5% Ca und 0,25% P[5660]. In den Versuchen von GRANT und anderen[5661] wurde eine Diät C mit 0,13% Ca und 0,44% P verglichen mit einer Diät D, die 0,53% Ca und 0,22% P enthielt. Dazu kamen noch bestimmte Mengen von Pb und As. As wurde vermehrt bei der Diät D gespeichert, Pb aber mehr bei den C-Tieren aufgenommen. Hier sind die Versuche anders als bei SHELLING verlaufen, vielleicht weil der Phosphatüberschuß kleiner war. In ausgedehnten Versuchen an Ratten[5664] fand sich eine höhere

---

[5658] WOHLFEIL, T.: Zbl. Bacteriologie I. Erg. **139**, 417 (1937), Rona **103**, 487. C. **1938 I**, 343.

[5659] SHELLING, D. H.: Proc. Soc. exp. Biol. Med. **30**, 248 (1932), Rona **72**, 454.

[5660] SOBEL, A. E., YUSKA, H., PETROWSKY, D. D. u. KRAMER, B.: J. biol. Chem. **128**, XCVI (1939).

[5661] GRANT, R. L., CALVERY, H. O., LAUG, E. P. u. MORRIS, H. J.: J. Pharmacol. exp. Therap. **64**, 446 (1938).

[5662] KOWALOW, J.: Amer. J. dis. Childr. **56**, 764 (1938), zit. nach Sammlung von Vergiftungsfällen 1939, 63. A 783.

[5663] COT, P.: C. rend. Soc. Biol. **99**, 1461 (1928), Rona **50**, 282.

[5664] SHIELDS, J. B. u. MITCHELL, H. H.: J. nutrit. **21**, 541 (1941), zit. nach Rona **127**, 666. Ca und Pb verhielten sich hier entgegengesetzt.

[5665] BIANCHI, G.: Sulla intossicazione da cromo Torino 1941, Rona **130**, 101.

[5666] BAERNSTEIN, H. D. u. GRANT, J. A.: J. Pharmacol. exp. Ther. **74**. 18 (1942), Rona **133**, 144.

Pb-Retention bei geringen Mengen von Ca und P in der Nahrung, aber schon normale Mengen genügten, um bei einem Gehalt von $15—30 \cdot 10^{-6}$. Pb in der Kost die Speicherung zu verhindern. Bei jungen Tieren war sie schwerer zu verhindern. Jedenfalls sind 2 Punkte zu beachten: Die Resorption aus dem Darm, die nur durch wirklich vorhandenes, wenn möglich lösliches Phosphat gehemmt wird, und die Apposition im Knochen. Außerdem erwies sich der Gehalt an Eiweiß neben dem an Phosphat für das Symptomenbild von Bedeutung[5666].

Die Chromatvergiftung ließ sich günstig beeinflussen[5665].

6. Ferrocyanid. Durch Ferrocyanid ließ sich ein Kaninchen desensibilisieren (0,5 ccm 20% $Na_4Fe(CN)_6$)[5563].

Q. Abschluß.

Unser Weg führte uns von den relativ einfachen Systemen der anorganischen Chemie zu immer komplizierteren. Wir gingen durch die Welt der Kolloide, der Membranen, kamen zur homogenen und später zur heterogenen Katalyse. Die erste Berührung mit dem Organischen erfolgte bei den Preßsäften und Breien aus Hefe, Organ, Pflanze. Hier sind offenbar noch weitgehend Prinzipien aus dem Bereich des Anorganischen eindeutig auffindbar, vor allem Komplexbindungen von Schwermetallen mit Fluorid, Rhodanid, Pyrophosphat. Der Hofmeistereffekt tritt zurück mit ganz wenigen Ausnahmen, wie die Wirkung auf Glykosidasen.

Die große Kluft beginnt bei dem Fortschritt zur Zelle, der organisierten Einheit. Nur ganz geringe Ansätze sind da zum Bau einer Brücke, z. B. in den Untersuchungen von RUNNSTRÖM oder McFARLANE an verschiedenen Hefen. Es zeigte sich, daß man manche Reaktionen (etwa die Hemmung der Glykolyse durch Fluorid) auch jetzt noch demonstrieren kann. Da die wichtigste Funktion der Zelle, die wir messen, die Gärung, gerade in diesem Prozeß getroffen wird, ist die Hemmung der Gärung und ihr Mechanismus ohne weiteres aus den Resultaten am Preßsaft ableitbar. Da im Gärungsprozeß der für die Hefe wichtigste, zur Aufrechterhaltung der Zelldynamik und Vermehrung notwendige Energiespender vorliegt, sind Ableitungen und Analogien möglich und statthaft. Aber bei genauerem Zusehen finden sich andere unerwartete Reaktionen, z. B. die Wirkung auf die Atmung bei verarmter Hefe.

Geht man zu noch komplizierteren Systemen weiter, dann zeigt sich fast völlige Unmöglichkeit, die Fermenteffekte mit bestimmten Leistungen der Zelle im Verbande eines Zellenstaates in Verbindung zu bringen. Nur im Muskel, der seine Kontraktionsenergie aus einem der Gärung ähnlichen Prozeß entnimmt, ist das noch möglich. Am unversehrten Tier tritt die höhere Empfindlichkeit des Atemzentrums dem Entstehen einer ausreichenden Konzentration entgegen. Da wir die Grundelemente der Fermentsysteme in allen Zellen wiederfinden, erhebt sich die Frage, welche Rolle das Gärungsschema im Haushalt der Zelle des Zentralnervensystems spielt.

Es besteht außerdem — wie im übrigen bei der Hefe auch schon — die Frage, ob die Substanz überhaupt in die Zelle eindringt, und inwieweit ein Fermentprozeß gehemmt ist. Geschieht es, dann kann das sich zwangsläufig ansammelnde Zwischenprodukt tatsächlich liegen bleiben und sekundäre Folgen für die Zelle auslösen. Außerdem kann das Produkt die Zelle verlassen, so daß eine Ansammlung vermieden wird. Man wird eine Abnahme der Ökonomie finden. Aber die Zelle vermag Wege des Ausgleichs einzuschlagen und zu regulieren. Wie wird dadurch ihre Leistung verändert?

Selbst wenn wir annehmen, daß in der Zelle keine Systeme vorhanden sind, die empfindlicher sind als das im Preßsaft gefundene, ergeben sich Unmöglichkeiten der kontinuierlichen Beschreibung. Die einheitliche Kette der Überlegungen reißt, ein dichter, undurchdringlicher Schleier legt sich vor unsere Augen, die Metaphysik beginnt, wenn wir mit Physik das Bekannte, Berechenbare bezeichnen. Die vorfühlende Reflexion glaubt zu ahnen, aber es fehlen die Worte es mitzuteilen.

Es ist von Bedeutung, daß in dem komplizierter gebauten Organismus der höheren Tiere der Hofmeistereffekt die Fermentwirkung überwiegt. Dabei können wir allerdings nicht angeben, welche Eigenschaften gerade bei der Wirkung im Vordergrunde stehen, denn es kann sich um Quellung oder Fällung, um Oberflächenaktivität, Oberflächenpotential oder freie Energie des Ions handeln. Man wird gerne die Zellgrenzen als Angriffspunkt dieser Eigenschaften in Betracht ziehen, da diese das geheimnisvolle Innere der Zelle von der heterogenen Umgebung abschließen und die Anionen meist die Zellgrenze nicht zu überschreiten vermögen. Wir können nur daraus auf das Wirksamwerden eines der eben aufgezählten Effekte schließen, daß die Ionen in bestimmter Reihenfolge die Intensität ihrer Wirkung vermehren. Dann zeigt sich als Prinzip die synergistische und antagonistische Wirkung zu $Ca^{··}$ und $K^{·}$. Dabei messen wir aber schon mit biologischen Begriffen als Einheiten, und diese sollen erst erklärt werden aus den physikalischen Eigenschaften. Wir sehen den Notbehelf, das Vorläufige dieser Versuche.

Chemische Eigenschaften treten bei den oxydierenden Anionen (Chlorat, Hypochlorit, Nitrat, Persulfat) hervor, aber nur insoweit übersichtlich, als es sich um Methämoglobinbildung handelt.

Eine größere Reichweite chemischer Reaktionen wird man zu erwarten hoffen, wenn die Anionen unlösliche Ca-Salze bilden wie Phosphat oder Fluorid. Bei Phosphat geschieht das mit einiger Sicherheit nur im akuten Versuch, mit Ca-Senkungen im Plasma und Tetanie. Aber auch das ist nicht eindeutig. Die Reaktion findet zu rasch statt, besonders bei perakutem Verlauf. Mehr in den Vordergrund treten Gesetze der Fällung, wenn man die Grenzen des Normalen im Phosphatmangel überschreitet. Das Skelett muß ganz offenbar mit der Löslichkeit seiner Bausteine rechnen, und sein Aufbau wird begrenzt durch ihren Gehalt im Plasma, aber nur mit statistischer, nicht funktioneller Verbundenheit, als Zeichen unserer Unkenntnis.

Ganz besondere Bedeutung hat die Fällung bei der Aufnahme von Fluorid in den Knochen als Fluorapatit. Mit seinem Einbau scheint aber die Wirkung abgeschlossen zu sein, nicht etwa zu beginnen. Selbst nach ganz großen Gaben spielen Senkungen des $Ca^{··}$ durch Fällung als CaF_2 mit tetanischen Erscheinungen keine vorherrschende Rolle. Die elementare chemische Reaktion tritt mehr bei der Verteilung des Ions im Organismus hervor als bei der Wirkung. Nur wenn man eine akute Vergiftung mit Fluorid durch Ca-Salze bekämpft, kann man experimentell einen engen Bereich herstellen, der auf eine Fällung von CaF_2 schließen läßt.

Eine weitere Gruppe chemischer Reaktionen ergibt sich bei den sauerstoffhaltigen Anionen durch die Möglichkeit, bei Mangel von molekularem Sauerstoff den Sauerstoff des Ions in gekoppelter Reaktion im Stoffwechsel zu verwenden.

Hier gelten zuerst thermodynamische Gesichtspunkte: Bleibt im gesamten System ein Betrag von freier Energie übrig? Weil das nicht geschieht, ist z. B. das PO_4 nicht zu reduzieren. Leichter geht es bei Sulfat und schließlich am leichtesten mit Nitrat oder Chlorat. Im allgemeinen sind zu solchen Reduktionen nur Bakterien und Pflanzen fähig.

Es folgt für den Pharmakologen noch die zweite Frage: Was entsteht bei der Reduktion? Wird die reduzierte Substanz nicht giftiger sein? Für Chlorat wurde von HEUBNER auch am Warmblüter gezeigt, daß Chlorit und Hypochlorit weitere Zerstörungen in den Erythrocyten anrichten können. Die Pflanze kann zum Absterben gebracht werden, Chlorat findet daher zur Bekämpfung des Unkrauts Verwendung. Auch Nitrat wird reduziert und das entstehende Nitrit wäre sowohl für die Pflanze als das höhere Tier giftig. Bei der Pflanze wird eine giftige Konzentration nicht erreicht, weil es (im Gegensatz zu Chlorat) sofort weiter assimiliert wird. Das höhere Tier beherrscht das seiner Organisation gestellte Problem des allgegenwärtigen Nitrats durch seine im Vergleich zur Reduktion rasche Ausscheidung. Diese ist aber allen sauerstoffhaltigen Anionen gemeinsam. Das gebildete Methämoglobin wird zudem in Hb zurückverwandelt, rascher beim pflanzenfressenden Kaninchen als bei der Katze.

Damit verwebt sich die Gesamtheit der von uns dargestellten Probleme mit allgemeinen ökonomischen Prinzipien der Natur. Alles ist ein Rahmen; wenn man nach der Ausführung des Bildes fragt, muß man mit Bedauern feststellen, daß wir gelegentlich Farben zu sehen glauben, aber von Konturen und Formen sind nicht mehr als einige zaghafte Andeutungen zu finden. **Darf man mehr erwarten?**

Autorenverzeichnis.

Die Zahlen in Normaldruck bezeichnen die Seiten, auf denen der betreffende Autor in der Literatur zu finden ist; die Zahlen in *Kursivdruck* die Seiten, auf denen der betreffende Autor im Text erwähnt wird.

A.

Abba, G. C. 997.
Abbeg 103; *368*.
Abderhalden, E. 235.
Abe, K. 447.
Abe, T. 521
Abegg *368*.
Abelin, I. 853; *852, 853*.
Abels, J. C. 122.
Abelson, P. 578; *679*.
Abelst, C. 572.
Abraham, A. 233, 235.
Abrahamczik, E. 33.
Abrams, M. 742; *742, 743, 917*.
Abrams, R. 199
Abreu, B. E. 264.
Acel, D. 713.
Acevedo, D. 766.
Achard, Ch. 415, 479, 629, 939; *415*.
Ackerson, C. W. 431; *1010*.
Adair, G. S. 108, 110, 123, 472; *109, 110, 123, 133, 472, 486*.
Adam *117*.
Adams, C. O. 947, 998.
Adams, D. H. 171; *171*.
Adams, M. 187.
Adams, M. E. 278.
Adams, N. K. 119.
Addarii, F. 445.
Addis, T. 363, 622, 969; *353, 441, 776, 827*,
Addy, W. H. 687.
Adeline, S. M. 641.
Adilardi, G. 786; *835*.
Adler, E. 168, 202, 205, 213, 216, 236, 570; *223*.
Adler, O. 395; *395*.
Adler, P. 355.
Adlersberg, D. 390, 410, 477, 930; *935*.
Adolph, E. F. 407, 538; *611*.
Adolph, W. H. 960.
Afanasiev, M. 349.
Afanasiev, P. V. 164.
Afendulis, T. C. 695.
Aggazzotti, A. 445; *626, 688*.
Agren, G. 163, 242, 687.
Ahi, S. M. 335; *335*.
Ahlström, L. 594.

Aiazzi-Mancini, M. 745.
Ainsworth, N. J. 1088; *1088, 1089, 1090*.
Aird, I. 415.
Aird, R. B. 516, 574, 577; *578*.
Airoldi, R. 48.
Aitken, R. S. 614.
Akano, R. 221.
Albath, W. 801.
Albers, E. 178.
Albers, H. 175, 178, 189.
Albertoni, P. 1022.
Albright, F. 434, 673, 1003, 1027.
Albu, H. W. 107.
Albus, W. R. 289.
Alchieri, A. 856.
Alcock, N. S. 504.
Aldridge, W. M. 37.
Aleschina, W. I. 278.
Alessandrini, A. 713.
Alexander, R. S. 669; *669, 674*.
Alexejewa, M. W. 33.
Alissowa, F. S. P. 198.
Allayos, R. W. 669.
Allcroft, W. M. 914.
Allen, R. J. L. 52.
Allen, R. P. 27, 368, 369, 851; *368, 450, 825*.
Allers, W. D. 929.
Allimant, H. 679.
Allin, K. D. 838.
Allison, C. B. 667.
Allison, F. E. 263.
Allison, H. W. 453.
Allison, J. B. 353, 358.
Allonesco, M. 55.
Alm, F. 180, 210, 211, 228.
Almasy, F. 124, 1021; *124*.
de Almeida, O. 758, 782.
Almeida Dias, A. 21.
Alpern 190.
Alquier, J. 1002.
Alsever, J. B. 142.
Alsina, F. D. 907.
Alstadt, K. S. 744.
Alstead, S. 676.
Alsterberg, G. 35.
Alten, F. 17, 43, 50.
Althausen, T. L. 421, 919.

Altschul, A. M. 199.
Altschule, M. D. 459, 739; *502, 607*.
Altschuler, C. H. 596; *596*.
Amantea, F. 768.
Ambard, L. 122, 184, 444. 655, 881, 906; *184, 613, 614, 628, 654, 905, 935*.
Amberg, S. 172.
Amberson, W. R. 526; *524, 527, 545, 546, 552, 555, 565, 658*.
Ammon, R. 12, 49, 451; *12, 451, 598*.
Ampt, G. 15, 16.
Amson, K. 127, 562.
Amstein, R. 842; *841*.
Anbroch, Z. A. 37.
Andersch, M. 142.
Andersen, B. 277.
Andersen, E. 533; *535*.
Anderson, A. 273.
Anderson, E. 916, 918, 920; *917, 922*.
Anderson, E. M. 919.
Anderson, H. D. 941, 942, 684, 1007.
Anderson, N. P. 1101.
Anderson, R. C. 383; *382, 384, 427, 642, 744, 770, 772*.
Anderson, R. S. 288.
Anderson, W. 914.
Anderson, W. E. 968.
Ando, K. 79, 143.
Andreadis, Th. 41.
Andrén, S. G. 293.
Andrejewa, E. W. 297.
Andress, K. 154.
Andrew, B. L. 760; *760*.
Andrews, S. 235.
Andrews, J. C. 278, 414.
Angeli, B. 54.
Angern, O. 79.
Annau, E. 232.
Anochin, P. 763; *763*.
D'Ans, J. 317.
Anson, M. L. 27, 134, 151; *27*.
Antal, L. 811.
Antoniani, C. 68.
Antoš, S. 662.
Antuschewitsch, E. K. 515.

Anxionnaz, R. 1048.
Aoki, C. 778.
Aplatov, W. W. 295.
Apollonow 16.
Appel, J. 497.
Appel, O. 351.
Appelmanns, M. 555; *634*.
Apte, K. R. 17.
Aragona, G. 455; *455*.
Arakawa, S. 264.
Araki, H. 493; *492*.
Arapowa, A. A. 854.
Arbassier, H. 15.
Archibald, J. G. 1019.
Arden, F. 392, 422; *423*, *624*, *759*, *772*, *820*.
Ardy, C. 998.
Arenas, A. 925.
Arenz, B. 319.
Argue, G. H. 110.
Arhimo, A. A. 322.
Arieff, A. J. 842.
Ariel, J. 559; *641*.
Arima, K. 554.
Arinstein, B. 280.
Aristowsky, W. M. 419.
Ariß, W. H. 311, 315; *310*.
Arlman, E. J. 77.
Armentano, L. 169.
Armstrong, C. W. J. 928.
Armstrong, W. D. 14, 67, 70, 579, 582, 975, 1038, 1042; *579*, *581*, *974*, *1028*, *1035*, *1036*, *1038*.
Arnason, T. J. 332; *332*, *333*.
Arnold *1042*.
Arnold, A. 684, 942; *941*.
Arnold, F. 687, 1038; *1088*.
Arnold, L. E. 316.
Arnold, R. J. 650.
Arnoldi, W. 822, 848.
Arnon, D. J. 319, 324.
Arnovljewitch, V. 368, 478; *822*, *849*.
Arons, Ph. 997.
Arrhenius, O. 328, 329, 331; *195*, *329*, *729*.
Arrington, L. B. 323.
Artom, C. 39, 420, 584, 586, 587; *586*, *587*, *590*, *680*.
Aruga, J. 661.
Asakuma, S. 492, 493, 494; *491*.
Ascham, L. 677.
Aschenbrenner, M. 94.
Ascroft, P. B. 901.
Asher, D. E. 964, 990, 991, 993.
Ashkenaz, E. W. 796.
Ashford, C. A. 249, 1003; *252*.
Ashley, A. 432; *476*, *477*, *486*.
Aslander, A. 323.
Asmus, E. 132; *131*.
Aso, K. 265.
Asper, S. P. 19; *19*.

Ast, D. B. 1042; *1042*.
Astbury 145, 156.
Astrom, C. 984; *987*.
Assenhajm, D. 180.
Astwood, E. B. 844.
Atchley, D. W. 499, 881; *938*.
Aten, A. H. W. 26, 254, 488, 650, 689; *72*, *465*, *488*, *684*.
Atkin, L. 226.
Atkins, W. R. G. 43, 49.
Ats, M. 996.
Atzler, E. 421, 800, 804; *666*, *677*, *803*, *804*.
Aub, J C. 673, 1023; *1031*.
Aub, L. C. 431; *678*.
Aubel, E. 236, 267, 268, 269.
Auchinachie, D. W. 1017.
Audus, L. J. 336; *336*.
Auerbach 103.
Auerbach, Ch. 868.
Auerbach, H. 678.
Auhagen, E. 178, 210; *180*.
Ault, R. G. 10.
Austen, D. C. 928.
Austin, J. H. 412.
Axelrod, B. 176; *180*.
Axmacher, F. 97, 115, 366; *154*, *442*, *685*, *746*.
Ayres, S. 1101.
Ayyar, N. K. 1020.
Azérad, E. 879.

B.

Baar, H. 759; *769*, *774*, *778*.
Baars, J. K. 277; *277*.
Baas-Becking, L. G. M. 273, 352; *865*.
Baba, S. 280.
Baba, T. 221.
Babitsch, Z. 16.
Babko, A. 8.
Baborovsky, G. 90; *90*.
Bach, A. 200.
Bach, D. 41, 266, 268, 269.
Bach, St. J. 245.
Bacharach, A. L. 978.
Bachmann, G. 980, 981, 997.
Bachmann, W. 7, 226.
Bäckström, H. J. L. 29; *29*.
Bacq, Z. M. 725, 792, 797; *725*, *791*, *792*, *797*.
Badgley, E. W. 302.
Baer, H. 279; *285*.
Baernstein, H. D. 1104; *1104*.
Bagard, P. 489.
v. Bahr, G. 726; *727*.
Baird, M. M. 625; *625*.
Baker, M. D. 233.
Baker, R. W. B. 11; *11*.
Baker, S. L. 142.
Baker, Z. 174.
Bakina, N. P. 72.
Balachowski, S. 34.
Balarew, D. 99.
Balaß, J. 398; *398*.

Balatre, M. P. 22.
Baldacci, U. 630, 655.
Balderrey, F. C. 430, 667.
Baldes, E. J. 616.
Baldwin 401; *401*.
Bale, W. F. 68, 428, 529, 559, 589; *505*, *529*, *576*, *579*, *581*, *588*, *603*, *680*.
Balejew 23.
Balint, P. 499.
Ball, E. G. 15, 201, 687, 698, 699, 1026; *698*, *821*.
Ballarin, G. 809.
Ballif, L. *504*, *616*, *715*, *737*, *741*, *759*, *823*.
Balls, A. K. 170, 191, 345.
Baltaceanu, G. 696.
Bamann, E. 169, 174, 179; *164*.
Bame, E. 454; *22*.
Bamm, L. A. 765.
Bancher, E. 306; *305*, *306*.
Bancroft, W. D. 145, 772; *770*, *773*, *774*.
Bando, M. 811.
Banerjee, P. Ch. 23.
Banfi, R. F. 32.
Bang *17*.
Banga, J. 49, 206, 232; *205*.
Bank, O. 305, 306; *305*, *306*, *307*.
Banks jr., H. W. 595.
Banks, T. E. 578.
Bannick, E. G. 389, 645; *399*, *427*, *458*, *645*, *689*, *712*, *769*.
Banus, M. G. 137.
Bär, W. 480.
Barannikow, G. I. 40.
Baranowski, T. 214, 237, 238.
Barasits, J. 16.
Barban, M. L. 952, 955, 958.
Barbier, P. 607; *606*.
Barbour, H. G. 768.
Barbour, R. F. 394.
Barbudo, J. 934.
Barchasch, A. P. 220.
Barclay, J. A. 658.
Bardelli, P. 1080; *1079*, *1083*.
Barendregt, F. 588, 984.
Bärenstein, F. J. 716.
Barfuß, F. 180, 216, 501, 695, 731, 915, 1047; *179*, *734*, *923*.
Bargues, R. 510.
Barkan, S. 257.
Barker, H. A. 287; *287*.
Barker, M. H. 396, 715, 743, 744, 823; *720*, *721*, *736*, *743*, *744*, *749*, *750*, *771*, *794*, *811*, *819*, *823*, *844*.
Barkus, O. 24, 430, 449, 667; *442*, *675*.
Barlow, O. W. 727.
Barmenkow, J. P. 184.

Barmore, M. 165.
Barnard, L. 716.
Barnaschewa, S. I. 407.
Barnes, D. J. 1026.
Barnes, R. H. 895.
Barnes, W. H. 110; *109*.
Barnett, A. 573.
Barrett, J. F. 713.
Barnum, C. P. 579; *579*.
Barone, R. M. 805.
Barr, D. P. 945, 978.
Barreda, P. 244.
Barrenscheen, H. K. 49, 241, 256.
Barrer, R. M. 115.
Barrien, B. S. 334.
Barron, E. S. G. 105, 189, 200, 224, 285, 706; *205. 245, 345.*
Barry, F. S. 498, 886.
Barsky, S. H. 863.
Barthelemy, H. 864.
Bartholomew, R. P. 343.
Bartlett, G. R. 224; *245, 345.*
Bartoli, M. A. 255.
Basinski, A. 135.
Baslavskaja, S. S. 316, 339
Basler, A. 663.
Basse, W. 477, 480.
Basset, H. 27, 701; *69*.
Bassin, A. L. 968.
Bastedo, G. M. 798.
Bastisse, E. 134.
Basu, K. 191.
Basu, N. M. 127, 868.
Bate-Smith, E. C. 230.
Bath, J. D. 111.
Batourenko, T. I. 821.
Baubigny *15, 20*.
Baudisch, O. 39, 40; *40.*
Baudouin, A. 16, 835.
Bauer, E. 175, 176, 185, 254.
Bauer, K. H. 594, 864; *592, 864.*
Bauer, J. 444.
Bauer, J. T. 1035.
Bauer, W. 431, 434, 503, 510, 673; *522, 673, 1031*.
Baumann, C. A. 232.
Baumann, D. 1003.
Baumann, E. 48, 295.
Baumann, E. J. 37, 345, 453, 562, 641, 743, 926; *456, 550, 551, 640, 641, 1102*.
Baumann, L. 609.
Baumgarten, G. 184.
Baumgarten, P. 25, 29; *28, 29, 35*.
Bauminger, B. 11.
Baur, E. 168, 199, 200.
Baur, M. 785, 815; *815*.
Bäurle, A. 50.
Baxt, H. 1101.
Baxter, H. 687; *688*.
Bayard, P. 475.

Bayer, L. 363; *441, 776, 827*.
Bayliss, L. E. 630; *626*.
Bazille, S. 14.
Beard, H. H. 838, 949.
Beard, J. W. 719, 734; *720*.
Beard, L. A. 719; *720*.
Beath, O. A. 389.
Beattie, F. 235.
Beattie, M. K. 233.
Beaver, J. I. 440.
Becher, E. 459, 460, 646; *38, 459, 460, 608, 641.*
Beck, G. M. 507; *507*.
Beck, L. V. 610.
Beck, W. W. 682; *682*.
Becka, J. 829; *847*.
Beckenbach, J. R. 324.
Becker, E. 369; *824, 843, 850*.
Becker, H. 665.
Becker, J. E. 963, 1066; *1067*.
Becker, S. W. 1101.
Becker-Freysing, H. 801; *754, 786*.
Becks, H. 973.
Bedford, M. H. 54.
Bedford, Th. 505; *504, 737*.
Beekley, J. S. 99.
de Beer, E. J. 384, 687; *699*.
Beerenblum, J. 49, 51, 52, 261; *49*.
Begajew, W. B. 318.
Behr, G. 278.
Behr, L. D. 20.
Behrendt, H. 69.
Behrens, B. 360, 361, 365, 366, 829; *360, 365, 377, 378, 379, 391, 532, 543, 719, 731, 734, 748, 758, 760, 779, 831, 832, 833, 889*.
Behrens, H. O. 743.
Behrens, W. U. 114, 327, 330.
Behrmann, V. G. 617, 826; *666*.
Beijerink, M. W. 268.
Beiless, I. 837.
Bekker, J. G. 1019.
Belak, A. 718.
Belfanti, S. 178, 179, 181. *178, 179*.
Belitzer, W. A. 209.
Belkina, L. 514.
Bell, G. H. 999; *997, 998*.
Bell, J. 233.
Bell, R. 45, 54; *51, 55*.
Bellini, L. 991.
Belousskaja, F. M. 288.
Benard, H. 226; *245*.
Benckiser, J. A. 719.
Bendall, J. R. 230.
Bender, C. L. 1022.
Benedet, A. 388.
Benedetti-Pichler, A. A. 54.
Benedicenti, A. 114.
Benedict, S. R. 47; *51*.
Benedict, E. M. 449.

Benetato, Gr. 925, 952.
Bénézech, C. 463.
Benham, G. H. 521.
Benjamin, H. B. 972.
Benjamin, H. R. 431, 942; *61, 440*.
Benjamin, M. S. 1080.
Benkö 499.
Benne, E. J. 338.
Bennet, H. B. 51, 971, 977, 1007; *1007*.
Bennet-Clark, T. A. 263.
Bennett, E. 1019.
Bennhold *115*.
Benotti, N. 37.
Bensley, R. R. 663.
Bent, H. E. 123.
Bentor, V. 260.
Berend, N. 18.
Berenstein, F. 716.
Berenzon, J. 620.
Berg, B. N. 437.
Berg, R. 19.
Berg, V. 216.
Bergara, C. 1066; *1052, 1062, 1063, 1065*.
Berger, E. 618.
Berger, S. S. 741.
Bergeim, O. 419, 421; *419, 988*.
Berggren, R. E. L. 48.
Berglund, H. 632, 694; *21*.
Bergmann, K. 421.
Bergner, K. G. 200; *200*.
v. Bartalanffy, L. 1034; *1034*.
Bertram 22.
v. Berk, L. H. 7.
Berkesy, L. 458, 601, 695.
Berkner, F. 336.
Berkowitz, M. 1094.
Berland, A. S. 696.
Bernardi, A. 187, 1034.
Bernardi, O. M. 792.
Berndt, A. 757.
Bernds, M. 1022.
Bernfeld, P. 129.
Bernhard, A. 36, 440.
Bernhardt, H. 20, 453, 947; *451, 546*.
Bernhauer, K. 165, 209, 268, 272, 280; *225, 226, 279, 281, 283, 286, 289*.
Bernheim, F. 199, 200, 238, 240, 243, 285.
Bernheim, L. M. C. 199, 200, 243.
Bernstein, A. D. 501.
Bernstein, R. 398.
Berris, R. F. 856.
Berry, A. J. 18.
Berry, W. E. 312, 313; *312*.
Bersin, Th. 192, 194.
Bertram, S. H. 20, 21.
Bertrand, G. 335.
Bertelli, S. 1097.

Berthelsen, K. C. 34.
Bethe, A. 118, 797; *118*.
Bethke, R. M. 366, 961, 1016, 1059, 1081; *961, 966, 970, 984, 1015, 1082*.
Bettolo, A. 690; *690*.
Beumer, H. 856, 857.
Beutner, R. 691; *118*.
Beyer, E. 175.
Bezssonoff, N. 46, 287, 328.
Bhatnagar, M. S. 98.
Bhatnagar, S. S. 98.
Biancacei, E. 302.
Biancacei, H. 302.
Biancalana, L. 849.
Biancardi, S. 622, 624, 627.
Bianchi, G. 626, 1104.
Biasini, A. 458.
Bibby, B. G. 686, 1041, 1042; *600, 1041, 1042*.
Biberfeld, J. 663.
Bickford, R. G. 613.
Bidart-Malbran, J. C. 940.
Biddulph, O. 318.
Bielinski, Z. M. 624.
Bier, A. 21, 455, 552; *455, 549*.
Bier, O. 714.
Bier, O. G. 297.
Bierich, R. 262.
Bierry, H. 856.
Bieter, R. N. 609; *647*.
Bigwood, E. J. 110, 115, 156. *109, 116, 156*.
Bilbao, L. 896.
Biller, H. 30.
Billet, P. 753.
Billimoria, M. C. 308; *308*.
Biltz, W. 72; *72, 82, 84*.
Binder, L. 925.
Binet, L. 335, 816, 907, 1097, 1100; *668*.
Binger, C. 362, 365; *362, 365*.
Binger, M. W. 646.
Bingold, K. 706.
Binkley, F. 19; *19, 22*.
Binkley, N. L. 18.
Binns, D. 526, 858.
Biraghi, A. 343.
Birch 39.
Birkinshaw, J. H. 278.
Birner, M. 16, 531; *532*.
Bischoff, F. 33, 433.
Bisgard, J. D. 1004.
Bilsma, U. G. 552.
Bissey, R. 348.
Bix, H. 632.
Bizard, G. 533.
Bjering, T. 655.
Bjerrum, J. 167.
Bjerrum, N. 81; *57, 81*.
Black, A. 884, 952.
Black, G. V. 1089.
Blackwood, J. H. 689.
Blaignan, S. 339; *339*.

Blake, W. D. 613.
Blalock, A. 734.
Blanchard, E. 316.
Blanck, A. 27.
Blaney, L. F. 772.
Blaschko, H. 198; *198*.
Blastleman 1003.
Blatherwick, N. R. 33.
Blayney, J. R. 1044.
Bleakley, H. G. 98.
Bleyer, B. 30, 47, 163.
Blinks, L. R. 309; *308*.
Blinow, I. F. 9.
Bliss, A. R. 421, 808.
Blish, M. J. 431; *1010*.
Blitstein, J. 49.
Blöch, J. 695.
Blom, J. 41.
Bloomberg, E. 1027.
Bloomfield, A. L. 694.
Bloor, W. R. 540.
Blum, E. 769.
Blum, L. 444, 446, 479, 506. 532, 628, 935, 939; *506. 508, 532, 628, 891*.
Blum, R. 459; *459, 503, 514*.
Blumberg, H. 942, 959; *941*.
Blume 381; *381, 762, 763*.
Blümel, F. 33.
Blumenthal, E. 72.
Blunn, C. T. 432; *434*.
Boak, R. A. 540.
Boas, F. 125, 198, 298; *298, 299, 300, 302*.
Bocciarelli, D. 584; *591*.
Boccuzzi, G. 837.
Bock, A. V. 479.
Bockemüller, W. 11, 44.
Bockwell, G. E. 302.
Bodansky, A. 47, 52, 171. 177, 854, 1007; *52, 172. 375*.
Bodansky, M. 36, 975, 995. 1026; *690*.
Bodansky, O. 181, 239, 635; *633, 635*.
Bodmer, J. F. 106.
Bodnar, J. 209.
Boehm, G. 148, 787, 788; *116, 713, 787, 788, 805*.
Boehne, J. H. 560.
Boelter, M. D. D. 516.
Boer, J. 991, 997; *991*.
de Boer, H. J. 145.
de Boer, S. 263, 484, 794.
Boetler, M. D. D. 960.
Bogarsky, L. L. 784; *807*.
Bogdanovic, S. B. 374, 858, 859; *859*.
Bogendörfer, L. 498, 878.
van der Bogert, 702.
Bogetti, M. 627.
Bogomasova, W. P. 717.
Bohnenkamp, A. 175.
Bohnstedt, R. M. 532.

Bohrer, R. K. 497.
Bohstedt, G. 343, 599, 687. 1051, 1083; *343, 1070, 1085*.
Boigey, M. 626; *701*.
Boilot, R. 917.
Du Bois, D. 197.
Boissevain, C. H. 12, 597; *686, 1034, 1035, 1037*.
Bolam, T. R. 96, 122, 485; *499, 518*.
Boldirewa, N. 407; *543, 834*.
Bolliger, A. 661, 827, 854; *828*.
Bollman, J. L. 450, 490, 571, 596, 651, 854, 881; *652, 653, 658, 825, 930*.
Bolomay, R. A. 334; *334*.
Bolton, R. P. 47.
Bolz, Z. 8.
Bommer, S. 749; *751*.
Bomskov, C. 432, 960, 972, 1026, 1027; *1026*.
Bondurant, C. P. 394.
Böning, K. 323, 325; *325, 339*.
Böning-Seubert, E. 325.
Bonino, G. B. 114.
De Bonis, G. 694.
Bonnar, R. U. 14.
Bonnemann, P. 45.
Bonnet, R. 268, 269.
Bonoff, R. 52, 177.
Booher, L. E. 962.
Boone, E. 352; *865*.
Boone, F. H. 1025.
Booth, R. G. 991.
Booth, T. E. 6, 284.
Booth, V. H. 163, 189.
v. Borbely, F. 825.
Bordier, H. 348.
Borei, H. 199, 218, 224, 253.
Borell, U. 588; *589*.
Borgatti, G. 381, 842, 843.
de Borggraef, L. 722; *732*.
Born, A. 16; *688*.
Born, H. J. 281, 522, 577.
Bornstein, A. 384.
Börnstein(-Landolt) 87, 115; *90, 100, 107*.
Borriss, H. 350.
Borsook, H. 245, 650.
Borst, J. G. G. 935, 936.
Boratynski, K. 51.
Bosaeus, W. 399.
Bosch, W. 107, 112.
Bose, J. P. 433; *855*.
Boshes, B. 425; *424, 555, 768*.
Bosman, V. 1017.
Bossalino, G. 752.
Bost, C. 270.
Botha, P. S. 1017.
Botstiber, G. 459.
Bott, P. A. 939.

Böttcher, C. J. F. 23, 86; *86.*
Bottin, J. 15, 444, 447, 614, 907; *443, 445, 447, 466, 472, 614, 694, 699, 706, 907, 908.*
Böttner, H. 700, 878; *701, 880, 912, 923, 939.*
Botwinik, M. M. 147.
Bouceck, B. 414; *824.*
Bouchard, J. 82, 135.
Bouchillaux, S. 180.
Bouckaert, J. J. 745, 821; *755.*
Bouckaert, J. P. 899.
Bouman, J. 951.
Boulanger, P. 480.
Boullé, A. 45.
Bourdillon, J. 396, 494; *449, 450, 484, 502, 566, 606, 607, 641, 648, 656, 715, 735.*
Bourne, M. C. 434.
Boursnell, J. C. 578.
Bouisset, L. 753, 808; *808.*
Boutaric, A. 135.
Bouvet, C. 1099.
Bowden, G. 96.
Bowe, L. E. 113.
Bowes, J. H. 14, 63, 1038, 1089; *1034.*
Bowling, G. A. 1021.
Boyd, E. M. 256, 628, 691.
Boyd, J. 48, 254, 365; *674, 675, 779.*
Boyden, R. 82.
Boyer, P. D. 22, 1055; *22, 1054.*
Boyland, E. 55, 211, 231, 262; *215.*
Boyland, H. E. 261.
Boyland, M. E. 261, 262.
Boyle, M. N. 715; *720.*
Boyle, P. E. 1000.
Boyle, P. J. 537, 540.
Boynton, H. H. 187.
Boysen Jensen, P. 211.
Brachet, J. 868.
Bradley, W. B. 389.
Brady, T. 195.
Brabant, H. 663.
Braga, C. 839, 850, 851, 1097; *850.*
Brain, R. T. 488; *487, 668, 669, 671.*
Bramley, A. 318.
Brand, E. 31, 425; *502, 604, 607, 632.*
Brandl, I. 1066.
Brandenburger, E. 65.
Brandes, W. 451; *451.*
Brandt, K. 207; *207.*
Brandt, K. M. 256.
Brandt, M. 454; *22.*
Brandt, P. M. 1022.

Branion, H. D. 953, 1009, 1010, 1011; *1013.*
Branson, H. 595.
Branzeu, P. 908.
Brasi, M. 48.
Brasseur, H. 65, 67.
Brassfield, Ch. R. 617; *666.*
Braun, F. 35.
Braun, H. 263.
Braun, H. A. 1075.
Braun, K. 49.
Braun, W. 283.
Braunstein, A. E. 49, 256.
Bravo, A. 925.
v. Brazay, L. 185.
Breaux, R. P. 1068.
Bredemann, G. 343, 352.
Bredig, M. A. 64; *65.*
Breese, D. I. 106.
Bregante, L. J. 725.
Breiter, H. 1022.
Brenchley, W. E. 329.
Brenken, B. 21; *452, 456, 632.*
Brenner, C. 374.
Bressfield, C. R. 826.
Breusch, F. L. 232, 233; *232, 233, 239.*
Brewer, A. K. 318.
Briegler, G. 76.
Briem, H. J. 800.
Briggs, A. P. 49; *51, 52.*
Briggs, D. R. 105, 133.
Briggs, E. G. 315.
Briggs, F. N. 239.
Brigl, P. 11, 388, 644; *710, 750, 819, 824.*
Brill, R. 121.
Brinch, O. 1081, 1092; *1092.*
Brinck, J. 294.
Brintzinger, H. 72, 75, 76, 78, 79, 91, 92; *71, 72, 73, 75, 76, 78, 91, 93, 108, 639.*
Brion, A. 443, 477.
Briscoe, H. V. A. 72.
Britton, H. T. S. 44.
Britton, S. W. 627, 899, 914, 915, 923, 925, 930; *56.*
Brock, J. F. 121, 941.
Brockfield, R. W. 434; *847.*
Brodie, B. B. 20, 37, 425, 501, 505, 512, 533, 559; *460, 502, 503, 505, 510. 512, 513, 514, 517, 552, 553, 555, 560, 561, 604, 606, 607, 632.*
Brodsky, W. A. 658.
Bromann, T. 505; *505.*
Brömel, H. 202, 224.
Bromehead, C. N. 1092. *1044, 1092, 1093.*
Brönsted, J. N. 119.
Brooke, R. O. 50, 967, 968.
Brookfield, R. W. 442; *442, 829.*

Brooks, S. C. 116, 309; *309.*
Brooks, V. B. 378; *377, 781.*
Brose, H. L. 51.
Brosset, C. 73.; *106.*
Brosteaux, J. 204.
de Brouckere, L. 98.
Brown, A. 630, 1028.; *626.*
Brown, A. L. 49, 99.
Brown, A. N. 536.
Brown, D. E. S. 125; *125.*
Brown, D. J. 164.
Brown, E. F. 1068; *1051.*
Brown, G. L. 800, 807.
Brown, H. B. 948, 969, 972, 977, 989; *973, 988.*
Brown, J. A. H. 398.
Brown, J. R. 21, 512; *457, 766.*
Brown, P. E. 284.
Brown, W. H. 432.
Browne, J. S. L. 244, 476, 478; *478.*
Brownell, K. A. 915.
Broyer, T. C. 311; *312.*
Bruce, H. M. 955.
Bruch, E. 291.
Bruck, E. 423.
Brues, M. A. 573, 593.
Brück, E. 883; *523, 530.*
Brüger, M. 449.
Brugsch, Th. 821.
Bruin, M. D. 951; *131, 140.*
Bruins, E. M. 90, 101, 131, 149; *131.*
Brull, L. 432, 440, 628, 630, 670, 672, 673, 1026; *433, 434, 441, 669, 670, 671, 672, 673, 674, 676, 775, 1030.*
Bruman, F. 619.
Brun, G. C. 685.
Brun, P. 296; *347, 1093.*
Brunetti, F. 599.
Brüning, A. 12.
Bruger, M. 1099.
Brunner, R. A. 453.
Brunnschweiler, E. 199.
Brutsaert, P. 291.
Bruun, B. 23.
Bryan, A. H. 1032.
Bucciardi, G. 786.
Buchanan, J. H. 303.
Buchanan, J. M. 241.
Bucher, G. R. 693, 694.
Bucherer, H. Th. 49, 53; *60.*
Buchheim 812; *812, 815.*
Büchi, J. 201.
Buchner *143.*
Buchner *187.*
Buchner *206.*
Buchner, E. H. 138, 140, 150, 153; *138, 139, 142, 153, 162.*
Buchner, G. D. 1049.
Büchner, E. H. 90, 101, 136; *136.*

Büchner, F. 906.
Büchner *95.*
Büchner *131.*
Büchner *395.*
Buchner de Gruiter, C. S. 140.
Buchman, E. R. 30.
Buchthal, F. 779.
Buchwald, H. 685; *1093.*
Buck, J. S. 384.
Bücker, Th. 146; *146.*
Bucksteeg, W. 292.
Buday, L. 24.
Bueding, E. 243.
Buehrer, T. F. 45.
Buell, M. V. 922; *922.*
Bühler, F. 659.
Bull, H. B. 137.
Bulliard, H. 54, 258, 582.
Bullinger, E. 179, 944, 945.
Bumm, E. 260.
Bunau-Varilla, Ph. 294.
Bunbury, D. E. 394; *393,763.*
Bunge *879.*
Bungenberg de Jong, H. G. 141, 143, 144, 152; *143, 145, 146.*
Bunkfeldt, R. 954.
Bunyea, H. 1103.
Burch, G. 496, 631; *631.*
Burchell, H. B. 772.
Burge, W. E. 282, 848, 864; *837, 848, 855.*
Burger, J. 185.
Burger, M. 446.
Burger, W. 482.
Bürger, M. 785.
Burges, A. S. V. 805, 806.
Burk, D. 287.
Burk, N. F. 58, 110, 137; *56, 109.*
Burke, J. C. 342.
Burkens, J. C. J. 49, 441.
Burkholder, Th. M. 382; *385, 771, 774, 811,.*
Burns, B. D. 807.
Burns, C. M. 64, 944.
Burns, H. S. 417.
Burridge, W. 727.
Burrows, R. B. 992.
Burström, D. 180.
Burström, H. 227, 314, 320, 322.
Burnstein, M. 907.
Burton, J. Q. 53.
Busbey, R. L. 357.
Businco, L. 960; *959.*
Bussabarger, R. A. 948.
Buswell, A. M. 89.
Busztin, A. 475.
Butkewitsch, W. S. 121, 264, 268, 279, 338.
Butkewitsch, W. W. 121.
Butler, A. M. 136, 618.
Butler, O. 348.
Butlin, K. H. 278.

Butter, H. 408; *408.*
Butterfield, C. T. 167.
Büttner, H. E. 843.
Buzzatti-Traveni *868.*
Byerly, T. C. 1009.
Byrne, J. M. 1101.
Byrom, F. B. 433.
Bywaters, E. G. L. 503.

C.

Caamano, L. G. 9.
Cacciavillani, B. 368, 726; *368, 774, 825, 1099.*
Cachera, R. 607; *606.*
Cachin, M. 412.
Cadeddu, E. 453; *453, 511.*
Cady, O. H. 30.
Cagnaux, Y. 839; *860.*
Cahan, M. H. 432, 966; *966.*
Cahane, M. 532, 543, 922.
Calatroni, R. 355; *1102.*
Caldwell, J. 330, 344.
Caldwell, M. L. 184, 187; *183, 187.*
Caldwell, R. W. 432.
Caley, E. R. 13.
Calhoun, J. A. 852.
Califano, L. 797.
Callam, M. 860.
Callow, E. H. 16, 116.
Callow, R. K. 955.
Calo, A. 10.
Calvert, E. G. B. 741.
Calvery, H. O. 1104.
Calvin, J. K. 1030.
Cameron, A. T. 524.
Camp, W. J. R. 810; *816.*
Campaigne, E. E. 784.
Campbell, C. 394.
Campbell, C. G. 924; *924.*
Campbell, D. A. 434.
Campbell, K. 1026.
Campbell, L. K. 986.
Campbell, P. A. 1011.
Campbell, R. 136.
Campbell, W. R. 663.
Campbell, W. W. 418, 516, 578, 582; *579, 680.*
Campo, D. 1096.
Cannava, A. 373, 1059, 1066, 1093; *371, 1051, 1072.*
Cannavo, L. 16, 47.
Cannon, i. e. Conway.
Cantarow, A. 501, 502; *502.*
Cantieni, R. 164.
Capani, L. 903.
Caplan, M. 691.
Capri, A. 252.
Capus, L. 459.
Carius, 15, 454.
Carli, B. 48.
Carlström, B. 1033.
Carlton, M. 72.
Carman, G. G. 881; *884.*

Carmichael, E. A. 504, 508.
Carneiro, V. 301.
Carnuff, T. L. 975.
Carolus, R. L. 324.
Carpenter, D. C. 161; *161.*
Carr Fraser, W. H. 1032.
Carr, C. T. 382.
Carr, C. J. 745.
Carr, M. 957.
Carratala, R. E. 1099.
Carré, P. 55.
Carrier *219.*
Carroll, M. C. 647.
Carrol, M. P. 505, 510.
Carson, B. C. 280.
Cartolari, C. 723; *724.*
Cary, M. K. 447, 466.
Casares, G. 401.
Case, E. M. 224, 235, 237.
Cassinis, U. 786; *835.*
Casterra, H. 375; *1094.*
Castex, M. R. 834.
Del Castillo, E. B. 1051.
de Castro-Galhardo 534.
Cattaneo, C. 178, 717.
Cattaneo, L. 454.
Cattaneo, P. 342; *456.*
Cattelain, E. 47, 54.
Cattle, M. 337.
van Caulaert, C. 444, 446, 506, 532, 628, 891, 906; *508, 542, 628, 891.*
Cavallaro, L. 86; *86.*
Cavett, J. W. 19.
Cavins, A. W. 972.
Cazzamali, P. 534.
Cedrangolo, F. 180.
Celasco, J. L. 392; *504, 737.*
Cellina, M. 902.
Cerecedo, L. R. 641.
Cernatescu, R. 43.
Cervinka, F. 717.
Chabanier, H. 122, 475, 479, 534.
Chabrier, P. 47, 54.
Chabrol, E. R. 412.
Chahowitch, X. 502; *829,847.*
Chaikoff, I. L. 239, 240, 250, 550, 560, 583, 584, 585, 586, 587, 588, 589, 593, 594, 595, 699, 844; *559, 585, 594.*
Chain, E. 49, 51, 52; *49.*
Chaix, P. 279, 286.
Chakravarty, R. 191.
Chalkley, H. W. 240.
Chambers, J. W. 999; *997, 998.*
Chambers, R. 119; *497.*
Chambon, M. 1099.
Chaminade, R. 193.
Chamot, E. M. 8, 10.
Chandhury, S. G. 106.
Chandler, R. C. 111, 1007

Chaneles, J. 1051, 1059, 1067; *1052, 1058, 1059, 1067, 1068.*
Chang, C. P. 513.
Chang, C. V. 599; *598.*
Chang, Ch. Y. 1069; *1069.*
Chang, H. 627.
Chang, I. 732.
Chang, T. H. 782.
Changus, G. W. 588; *589.*
Channo, R. L. 740.
Chanutin, A. 498; *498, 500, 542.*
Chao, 98 .
Chao, H. C. 1030.
Chao, I. 535, 792, 796; *536, 792, 793, 795.*
Chapman 560.
Chapman, E. E. 969, 977.
Chapman, H. D. 52, 319.
Chargaff, E. 54, 178, 589, 593, 595; *178, 587, 588.*
Charit, A. J. 188, 428.
Charlier, R. 788; *788, 792.*
Charlton, D. B. 293.
Charnot, A. 1073, 1087.
Chase, S. W. 1059.
Chasis, H. 396, 397; *641, 750, 772, 824.*
Chatagnon, C. 454, 455, 456, 633, 696; *453, 455, 632, 634, 696.*
Chatagnon, P. 455, 456; *455.*
Chatron, M. 31, 32, 33, 480.
Le Chatelier *120.*
Chauchard, P. 970, 1100.
Chausse, P. 373, 1071; *1071.*
Chaussin, J. 316.
Chavanne *15, 20.*
Checchi, F. 54.
Cheldelin, V. H. 226.
Chem, G. 285.
Chen, K. C. 1029, 1030.
Chen, K. K. 383, 1103; *382, 384, 427, 642, 744, 770.*
Chency, G. 735.
Cheney, R. H. 799.
Cheng, R. G. 1054, 1058; *1054.*
Chennells, M. 375.
Chepinoga, O. P. 230.
Cherbuliez, E. 4, 49.
Chernick, S. 239.
Cherry, J. H. 652; *745.*
Chesley, L. C. 37.
Cheu, S. H. 1030.
Chewitz, O. 572.
Cheymol, J. 687.
Cheyne, V. D. 1043, 1046; *1041, 1042, 1043.*
de Chezelles, N. 268.
Ch'iao, S. T. 535.
Chi, C. C. 535.
Chiariello, A. G. 909.
Chibnall, A. C. 197, 321.

Chick, H. 964; *964.*
Chien Chang, H. 694.
Chierici, E. 32.
Chievitz, O. 975.
Chiosa, L. 776; *775.*
Chiorazzo, G. 836.
Chistoni, A. 369, 851, 1103; *850, 1104.*
Chitre, R. G. 997.
Choay, A. 917.
Chochine, A. F. 551; *551.*
Choh Hao Li 594.
Cholak, J. 374; *752, 757, 822, 828.*
Choltschewa, T. S. 14.
Chomsc, H. 53; *53.*
Choremis, K. 910.
Chorine, V. 479.
Chou, C. 481; *481.*
Chou, S. K. 1029, 1030.
Chow, B. F. 166.
Chown, H. B. 57; *61.*
Chrempinska, H. 184.
Christensen, H. N. 443; *454.*
Christensen, L. M. 228.
Christian, W. 201, 202, 215, 222; *215, 221, 222.*
Christiani, H. 373; *371.*
Christiansen, W. G. 12, 774.
Christinsen, J. 466.
Christomanos, A. A. 649.
Christophorow, I. D. 814.
Christy, R. K. 18, 444.
Chrometzka 742.
Chu, H. I. 1029, 1030.
Churchill, H. V. 12, 343; *12, 343.*
Chweitzer, A. 783.
Chvoles, G. J. 514, 515.
Chytil, Fr. 1099.
Chytrek, E. 12, 451.
Ciaccio, C. 252.
Ciaranfi, E. 239.
Ciatti, P. 455; *455.*
Cicala, G. 899.
Cifuentes-Delatte, L. 480.
Cimino, S. 832.
Cimmino, A. 204.
Cipra, A. 743.
Ciusa, W. 456.
Claflin, D. 431; *673, 1031.*
Claren, O. B. 282; *282.*
Clark, A. H. 25.
Clark, A. M. 254.
Clark, F. M. 278.
Clark, H. E. 325.
Clark, W. G. 895.
Clarke, D. H. 883, 892.
Clarke, G. 852.
Clarke, H. T. 20, 30, 426; *456, 481, 633, 634.*
Clarke, M. F. 968.
Claude, Bernard 522.
Claudius, M. 16.

Clausmann, P. 344, 598; *598.*
Claussen, jr. 55.
Clawson, A. B. 1103.
Cleaveland, M. 187.
Clegg, C. T. 58, 1040.
Cleghorn, R. A. 928.
Clemens, P. 1008.
Clementi, A. 415.
Clifcorn, L. E. 1012.
Clifford, W. M. 12, 70, 174, 187, 190, 191; *12.*
Cline, J. K. 280.
Clinton, M. 167.
Cloetius, R. 179, 181.
Close, H. G. 444, 524; *524, 531.*
Clowes, G. H. A. 1103.
Clutterbruck, P. W. 202, 288.
Cobb, D. M. 528, 536, 537, 540, 545; *536, 537, 540, 546.*
Cobet, R. 415.
Cocea, E. 190.
Cockefair, E. A. 328.
Cockrill, J. R. 431, 434; *673, 1031.*
Coeur, A. 948.
Cohen, E. 38.
Cohen, H. R. 49.
Cohen, H. 510; *509, 514.*
Cohen, J. 959.
Cohen, J. L. 997.
Cohen, L. H. 765.
Cohen, M. 159.
Cohen, P. P. 243.
Cohen, S. S. 593.
Cohen, W. 365; *777.*
Cohn, A. 864.
Cohn, E. 577; *578, 680.*
Cohn, E. T. 466.
Cohn, M. 230.
Cohn W. E. 420, 422, 434, 463, 466, 516, 573, 574, 577, 582, 593; *590, 603, 987.*
Cohrs, P. 1083; *1083.*
Cole, W. H. 353, 358.
Collander, R. 123.
Collatz, H. 182, 225.
Collazo, J. A. 934.
Colle, E. 629.
Collier, V. 17.
Collier, W. A. 864.
Collings, D. W. 914.
Collins, D. A. 501, 541, 743,
Collip, J. B. 993.
Colombi, C. 381, 741, 758, 808; *741.*
Colombino, S. 31; *449.*
Colowick, S. P. 212, 231, 247, *247.*
Combes, T. J. C. 726.
Common, R. H. 954.

Compere, E. L. 438, 997; *438*.
Con *419*.
Cone, N. 745.
Connor, C. L. 594.
Consolazio, W. V. 477; *476*.
Contardi, A. 12, 14, 178, 179, 181.
Contat, C. 1097.
Conway, E. J. 20, 183, 256, 359, 537, 540, 546, 566, 613, 825; *453, 538, 539, 540, 545. 547, 568, 570, 607, 613, 632, 647, 796, 1067.* [teils zitiert als „Cannon"].
Cook, H. G. 375,
Cook, R. L. 319.
Cook, R. P. 224, 256, 261, 268, 280.
Cook, R. S. 204.
Cook, S. F. 571, 578; *679*.
Coombs, H. C. 381, 768, 769; *381, 762, 768, 776, 777, 780, 786, 789, 799, 839, 846.*
Cooper, E. R. A. 517, *517*.
Cooper, F. W. 497.
Cooper, L. H. N. 43, 100; *100*.
Cooper, O. 201.
Cooper, W. C. 125, 308.
Cope, C. L. 32, 425, 654; *654*.
Copello, F. 997.
Copp, E. F. F. 1023.
Coppée, G. 783, 785.
Corazza, M. 531.
Corbet, A. S. 267.
Corbiau, L. 429; *429*.
Corey, E. L. 627, 915.
Cori, C. F. 212, 230, 231, 241, 247, 799; *6, 215, 231, 235, 238, 239, 242, 247, 250, 569, 804.*
Cori, G. T. 212, 230, 231, 241, 799; *6, 215, 231, 235, 238, 239, 242, 250, 569, 804,*
Corley, R. C. 443; *454*.
Cornatzer, W. E. 587; *587*.
Cornillot, M. 740.
Corran, J. W. 30.
Correa, L. M. 259.
Correll, J. T. 1011.
Corrigan, K. E. 1067.
Costantini, A. 190, 370, 373, 685, 809; 1071, 1078; *370, 371, 599, 747, 752, 780, 805, 817, 822, 828, 1071.*
Costigan, S. M. 294.
Cot, P. 1104.
Cotonio, M. 233.
Cottet, J. 412, 745, 1099.
Couch, J. F. 1103.
Coupechoux, R. 37.
Couper, L. 765.
Courtois, J. 47, 49, 175, 177, 179, 181, 182.

Covo, G. A. 243.
Cowan, S. L. 785.
Coward, K. H. 986.
Cowgill, G. R. 693, 1004.
Cowie, D. B. 495, 497.
Cowper 562.
Cox, W. M. 421, 975, 976, 1066; *975, 1000, 1067.*
Crabtree, D. G. 884.
Crafts, A. S. 349.
Craig, R. 573.
Cramer, 108.
Crämer, G. 40.
Crampton, E. W. 1008.
Crandall, L. A. 604; *604*.
Crane 655.
Crane, E. E. 692.
Crane, H. R. 573.
Crane, M. M. 611; *664*.
Cranston, J. A. 267.
Crantz, S. C. 382.
Craven, E. B. 394.
Crawford, J. H. 624.
Crecelius, H. G. 278, 391.
Creighton, M. 432; *966*.
Cremer, H. 717.
Crespi, M. 9.
van Creveld, S. 514, 518. 518, 521.
Crile, G. W. 761.
Crimm, P. D. 989.
Christiani, H. 1071, 1073, 1078, 1079, 1083; *1071, 1079, 1084.*
Crittenden, P. J. 814; *813*.
Cristol, P. 473.
Cronjé, J. 163.
Cronvich, J. P. 496, 631.
Cross, R. J. 243.
Cross, W. D. S. 394.
Cruess-Callaghan, G. 537.
Cruickshank, E. M. 326.
Crut, G. 257; *719*.
Cruse, J. E. J. 8.
Csernyei, G. 1038; *1037*.
Cullen, G. E. 852.
Cultrera, R. 316.
Cumings, J. N. 504.
Cumming, E. 332.
Cunningham, R. W. 774.
Cunningham, W. S. 432.
Curini Galletti, A. 42.
Curry, D. E. 896; *896*.
Curtice, F. C. 802.
Curtin, T. P. 288.
Curtis 119, 126, 128; *128*.
Curtis, A. C. 1100.
Curtis, G. M. 499, 897; *898*.
Curtius, L. 229.
Curtmann, L. J. 8.
Cushny, A. R. 443; *614*.
Cuthbertson, D. P. 31, 700. 999, 1033; *449, 998*.
Cuthbertson, E. M. 894; *893*.
Cutler, H. H. 934.

Cutting, R. A. 624.
Cutting, W. C. 844, 1069; *863*.
Csapo, J. 114, 257.
Cvetkov, B. 716.
Czarski, T. 21.
Czurda, V. 273, 277.
v. Czyhlarz, E. 632.

D.

Daggs, R. C. 1025.
Dahle, D. 12, 13, 14.
Dailey, M. E. 20, 503, 505, 510; *506, 508.*
Daklit *64*.
Dakow 10.
D'Alfonso, F. 751.
Dale *819*.
Dale, A. B. 498.
Dale, J. E. 187.
Dale, P. P. 1040, 1041; *1040, 1042.*
Dalemagne, M. J. 65, 67, 580.
Dalla Torre, L. 420, 676, 684.
Dalla Volta, A. 752.
Dalma, G. 513.
Dalton, G. J. B. 434.
Damerell, V. R. 33.
Damiens, A. 339, 524, 550; *339, 632.*
Dammann, E. 282.
Danckwortt, P. 36, 599, 1084. *598, 1084.*
Daniel, J. 88, 734.
Danielli, J. F. 119, 462, 464, 470, 540; *462, 464, 466, 470, 476, 539.*
Daniels, A. L. 1024.
Danielson, I. S. 528; *535*.
Danilewsky, B. 782.
Danilow, A. 675, 684, 931; *684*.
Danowski, Th. S. 462; *464*.
Dapra, L. 697.
Daren, M. 449.
Daringer 78.
Darkanbajew, T. 187, 331.
Darken, M. 318.
Darrow, D. C. 447, 466, 501, 535, 556, 604, 616, 674, 772, 899, 904, 921, 926, 931; *500, 530, 544, 606, 715, 735, 759, 772, 880, 897, 902, 904, 908, 911, 916, 925, 931.*
Das, N. 30.
Dattler, G. 81.
Dautrebande, L. 745.
Davenport, H. A. 233, 800.
Davenport, H. W. 691, 696, 820; *190, 691, 692, 695.*
Davenport, V. D. 758, 895; *758, 919.*
David, R. 783, 784.
Davidson, I. R. 200.

Davidson, J. 324, 593.
Davies, D. R. 50, 673; *50, 828*.
Davies, R. E. 692; *692*.
Davies, W. C. 50; *50*.
Davies, W. L. 701.
Davis, A. R. 309, 338; *310*.
Davis, C. B. 499; *898*.
Davis, H. A. 382; *381*.
Davis, L. 743.
Davson, H.. 119, 159, 462, 463, 464, 465, 466, 467, 468, 469, 470, 520, 521, 522, 540, 714; *462, 464, 466, 467, 468, 469, 470, 519, 521, 539*.
Dawson, J. M. 999; *997, 998*.
Dawydowa, S. 202; *202*.
Day, H. G. 676, 941, 944, 968, 979; *967*.
Dayley, M. E. 505.
De, U. N. 433; *855*.
Dawson, A. B. 663.
Dawson, C. E. 1045; *1091*.
Dawson, C. R. 91.
Dawson, E. R. 173.
Dawson, R. F. 325.
Dean, H. T. 687, 1038, 1043, 1068, 1087; *1044, 1088, 1090, 1091*.
Dean, R. B. 408, 463, 536, 566.
Dean, R. F. A. 625, 669; *625, 669*.
Deane, H. W. 914.
Deasy, C. L. 245.
Debye, P. 85; *57, 60, 85, 86, 87, 93, 111, 112, 113*.
Decourt, J. 934.
Decker, G. 1073.
Deffner, M. 209.
Defrise, A. 24, 609; *609*.
Deganello, M. 291.
Degering, E. F. 167.
Dehlinger, J. 584; *583*.
Degkwitz, R. 136, 420; *428, 677, 940, 1002, 1003*.
Dehoust, H. 134.
Deichmann-Gruebler, W. 384.
v. Deines, O. 27.
Deiss, E. 9.
Dekker, W. A. L. 144.
Delachaux, A. 619.
Delamagne, M. J. 65, 580, 784.
Delange, R. 784.
Delaptane, G. F. 838.
Delas, R. 722.
Delaville, M. 42, 444, 446, 532, 545, 628; *628*.
Deleonardi, S. 626.
Dell'Aqua, G. 447.
Delmas-Marsalet 510.
Delory, G. E. 48, 49.
Deloyers, L. 693.
Demidowa, L. W. 1101.
Demolis, A. 917.

Demolon, A. 134.
Demuth, F. 1007.
Deniges, G. 10, 47, 52; *40*.
Dennig, H. 801; *801*.
Dennis, C 414; *414*.
Dennis, E. W. 497.
Denis, W. 31, 33, 367, 423, 484, 568; *367, 424, 429, 450, 567*.
Denny, F. E. 184, 188, 347.
Deobald, H. J. 947, 1011.
Deotto, R. 283.
Derevici, M. 392, 477; *504, 616, 715, 737, 741, 759, 823*.
Derksen, *158*.
Deronaux, C. 725.
Derrien, Y. 136, 501, 507, 520; *507, 519*.
Dervichian, D. G. 470.
Desai, S. V. 164.
Desbordes, D. 266.
Desgrez, A. 856, 1103.
Deshusses, J. 54.
Deshusses, L. 54.
Desmanet, J. L. 899.
Dessaux, G. 176.
Desveaux, R. 43, 266, 322.
Deuber, C. G. 350.
Deuticke, H. J. 235, 236, 239, 244.
Deutsch, D. 92.
Deutsch, V. 133.
Deutsch, W. 257.
Deverly, R. 480.
Deviller, C. 443.
Deviller, Ch. 122.
Devlin, H. B. 836, 837.
Dewan, J. G. 204, 236.
Dewar, M. 997.
Dewey, H. M. 578.
Dezani, S. 31, 659; *449*.
Dhar, N. B. 41, 135, 164, 166, 167; *135, 166*.
Dhein, A. 335.
Diacono, H. 148.
Dias, M. V. 758, 782, 800.
Dickens, F. 209, 211, 239, 253, 259; *251, 258, 261*.
Dicker, S. E. 542, 619; *542, 619*.
Dickerson, V. C. 768.
Dickinson, W. 106.
Diefenbach, O. 394.
Diénert, M. 292.
Dienske, J. W. 16, 41.
Dienst, C. 618, 891; *619*.
Dikussar, I. 322.
Dill, D. B. 444, 477, 479; *476*.
Dillon, T. W. T. 659; *658*.
Dimitriev, I. P. 782.
Dimock, A. W. 349.
Dirnhuber, P. 6, 39; *38, 461*.
Dische, Z. 167, 254.

Disertori, B. 506; *510*.
Dishveik, H. A. E. 405; *404*.
Ditchburn, R. W. 766.
Dittrich, W. 42, 227, 1062; *320*.
Dixon, H. H. 353, 778, 800; *800, 805*.
Dixon, K. C. 252, 261.
Dixon, M. 198, 199, 200, 201, 204, 218, 238; *203*.
Dixon, S. F. 1066.
Dixon, T. F. 20, 549; *22, 453, 454, 455, 549*.
Djelatides, D. 49.
Dmitrenko, M. 232.
Dobreff, M. 865.
Dobry, A. 147.
v. Doby, G. 185, 187, 270; *186*.
Docimo, L. 809.
Dockeray, G. C. 38.
Docking, A. R. 98.
Doctor, N. S. 46.
Dodds, C. E. 142, 445; *478*.
Dodds, M. L. 421.
Dodero, G. 433.
Dodson, L. B. 595.
Doebbeling, S E 184.
Doenecke, F. 459.
Doerell, E. G. 319.
Doering, H. 20, 22, 455; *22, 452, 453, 454, 480*.
Dogliotti, A. M. 627.
Dolhaine, H. 435.
Doisy *51, 473*.
Dokan, S. 141, 154.
Dolhaine, H. 435; *569*.
Dols, M. J. L. 580, 581, 582, 588, 984, 1012; *984, 987, 1011, 1012*.
Dom, F. J. P. 121.
Domontovitsch, M. K. 63; *63*.
Donald, M. B. 43.
Donnan, F. G. 122; *494*.
Donnell, R. O. 659; *658*.
Donovan, P. B. 691.
Donovan, W. 14.
Dontas, Sp. 740; *753*.
Döpp, W. 335.
Dorcas, M. J. 308.
Dorfman, A. S. 628.
Dorfman, R. J. 628.
Dorfman, W. 135.
Dorlencourt, H. 1030.
Dorow, H. 801.
Dorrestein, R. 276.
Dörries, W. 335.
Dosne, Ch. 881.
Dotterweich, H. 681.
Dougan, R. B. 107.
Douglas, C. G. 802.
Douglas, S. M. 112.
Doumani, Th. F. 57.

Dounce, A. L. 194.
Douris, R. 9; *386, 388, 644.*
Downing, V. 559.
Downing, V. F. 577.
Downman C. B. B. 809.
Downs, C. E. 195; *195.*
Downs, W. G. 973.
Dragstadt, C. A. 784.
Dragstedt, L. R. 695.
Dragulescu, C. 35, 78.
Drake, N. L. 357.
Drake, T. F. G. 1003, 1027.
Drake, T. G. H. 981, 1010.
Drea, W. F. 12, 597; *686, 1034, 1035, 1037.*
Dreizen, S. 280; *280.*
Drekter, I. J. 36.
Drekter, L. 999.
Drevon, B. 15.
Dreyer, N. B. 809, 848.
Dreyfuss, F. 428.
Dreyfuss, W. 746; *816, 827.*
Dreyspring, C. 334.
Drinker, C. K. 500.
Driessens, J. 480, 533, 740, 899; *907.*
Droese, W. 787.
Druce, G. 10.
Druckrey, H. 378; *767.*
Drury, A. N. 728; *728.*
Dryerre, H. 188, 934.
Duboux, M. 24, 506; *444, 506.*
Duclaux, J. 80, 148; *80.*
Duda, J. 350.
Duensing, F. 769.
Duerden, J. 1017.
Dufait, R. 170, 179, 204, 222; *170, 173, 181, 204.*
Duff, V. B. 975, 992.
Duffau, R. 997.
Duguid, J. B. 363, 673; *746, 827, 828.*
Duke-Elder, W. S. 159, 518, 520, 521, 522; *517, 521.*
Duliere, W. L. 16, 510; *509.*
Dulmes, A. H. 173.
Dumanski, A. W. 136.
Dumont, R. 1023.
Duncan, C. W. 1020, 1022.
Dunez, A. 31.
Dunn, R. W. 22; *22, 54.*
Dunon, C. L. 1011.
Dupaix, A. 296.
Duparc, L. 53.
Dupont, Y. 16.
Dupray, M. 16.
Dupré, E. F. 432.
Durand, J. 23, 297; *348, 353, 357, 385, 563, 643, 770, 787.*
Durand-Gasselin, A. 80, 148.
Durrant, R. G. 27.
Dusi, H. 264.
Dustin, P. 39; *39, 867.*
Dutcher, R. A. 432. *966.*

Dutoit, P. 1013, 1018, 1019, 1020, 1060, 1083; *1084.*
Düttmann, G. 820; *820.*
Dyckerhoff, H. 719.
Dydowna, M. 351.
van Dyke, H. B. 481; *480, 481, 512, 603, 635.*
Dziewiatkowski, D. D. 650; *567, 568, 656.*

E.
Eadie, G. S. 184, 652; *183, 745.*
Easlick, K. A. 1041, 1045.
Eastcott, E. V. 51.
Eator *473.*
Ebertz, E. G. 302.
Eckardt, B. 48.
Eckardt, W. 72.
Ecke, W. 931.
van Eckelen, M. 659, 660.
Eckerson, S. H. 227, 321, 322.
Eckert, J. 916, 949; *916, 948.*
Eckfeldt, E. L. 93.
Eckles, C. H. 432.
Eckles, C. N. 1020.
Economo 395.
Eddy, N. B. 689; *820.*
Edel, V. 958.
Edelman, J. 692; *692.*
Edelmann, A. 915.
Eden, R. 1033.
Edgington, B. H. 1016, 1059, 1081; *1015, 1082.*
Edington, J. W. 277.
de Eds, F. 1035, 1056, 1060, 1066, 1069; *1056, 1086.*
Edsall, J. T. 797; *111, 472, 796.*
Edson, N. L. 244.
Edwards, H. F. 477; *476.*
Edwards, H. T. 444, 477.
Edwards, J. G. 39, 663.
Edwards, L. F. 975.
Eerola, L. V. 334.
Effkemann, G. 235.
Egami, F. 182.
Ege, R. 110, 475; *110.*
Eger, W. 259, 915; *915.*
Eggleton, G. 565, 568, 613; *566, 568, 570, 613.*
Eggleton, G. P. 566.
Eggleton, M. G. 23, 237, 538, 617, 658, 661; *538, 542, 565, 617, 655, 656, 661.*
Eggleton, P. 23, 237, 538.
Eggleton, W. E. G. 322.
Ehrenberg, R. 779; *779.*
Ehrensvärd, G. C. H. 96.
Ehrismann, G. 716.
Ehrismann, O. 268, 285.
Ehrlich, M. 226.
Eichberger, R. 125.
Eichelberger, L. 524, 527, 537, 540, 542, 605, 832; *522, 540, 545, 555, 832.*

Eichholtz, F. 670, 748; *672, 748.*
Eichler, H. 40.
Eichler, L. 65, 309, 342, 354, 355, 359, 611, 829; *748, 826.*
Eichler, O. 9, 65, 111, 131, 153, 168, 176, 180, 216, 309, 332, 342, 354, 355, 356, 358, 359—361, 374, 389, 399, 458, 459, 497, 501, 517, 597, 611, 695, 724, 728, 731, 739, 760, 774, 780, 781, 789, 829, 833, 857, 860, 863, 907, 915, 1034, 1038, 1047, 1065; *23, 65, 128, 129, 138, 175, 179, 239, 332, 356, 358, 359, 360, 361, 363, 367, 383, 384, 390, 395, 396, 405, 408, 409, 448, 457, 458, 492, 517, 532, 536, 538, 539, 544, 552, 554, 557, 561, 569, 604, 607, 610, 612, 636, 637, 638, 639, 643, 666, 675, 700, 724, 725, 726, 728, 729, 730, 731, 732, 734, 739, 748, 758, 770, 771, 774, 777, 784, 785, 787, 789, 790, 791, 793, 822, 826, 830, 832, 834, 845, 857, 858, 862, 889, 915, 923, 967, 996, 1031, 1034, 1047, 1051, 1054, 1062, 1063, 1064, 1066, 1067, 1068, 1069, 1070, 1075, 1079.*
Eidelmann, S. M. 330.
Eigner, G. 265.
v. Eijk, M. 337; *338.*
Eiler, J. J. 421.
Einstein, O. 713; *149.*
Eisen, H. 444.
Eisenberg, H. 880.
Eisenberg, S. 113.
Eisenberger, S. 70; *65, 327, 1040, 1059.*
Eisenman, A. J. 15, 413, 462, 463, 464, 475; *463, 482, 488.*
Eisenman, A. S. 628; *937.*
Eiserson, L. 436.
Eitel, H. 809.
Eitel, M. 40.
Elam, D. W. 190.
Elander, M. 209.
Elaut, L. 660.
Elek, A. 48.
Elias, H. 853, 856; *746.*
Elion, E. 194, 207.
Elion, L. 192, 194, 277.
Elkin, D. C. 497.
Elkinton, I. R. 413.
Ellerbrook, L. 400; *8, 12, 14, 400, 401, 598, 600, 601, 747, 756, 1076.*

Ellinger, A. 145, 426; *425, 551*.
Ellinger, F. Ph. 734.
Ellinwood, E. H. 510.
Elliot, L. 213; *223*.
Elliot, S. 213.
Elliott, E. A. C. 204; *203*.
Elliott, F. H. 246.
Elliott, K. A. C. 199, 246.
Ellis, G. 1057.
Ellis, J. C. 695.
Ellis, J. W. 111.
Ellis, N. R. 1009.
Ellsworth, R. 434, 854; *440, 673*.
Elman, R. 415, 687; *698*.
Elmslie, W. P. 1084.
Eloove, E. 14, 1038, 1068; *14, 1091*.
Elson, K. A. 939.
Elvehjem, C. A. 169, 190, 202, 204, 223, 431, 941, 942, 1007, 1011, 1012, 1013, 1019, 1033, 1073; *168, 434, 1011, 1049*.
Elsworth, F. F. 30.
Ely, J. O. 577.
Embden, G. 233, 235, 236, 237, 540, 570, 800, 806; *221, 236, 540, 557, 570, 798*.
Emde, H. 36.
Emerique, L. 1000.
Emerique-Blum, L. 990.
Emmelin, N. 252.
Emmens, C. W. 259, 880; *258, 879, 915, 1095*.
Emmert, E. M. 41; *319*.
Emslie, A. R. G. 1017.
Enachesco, M. 479, 629.
Enders, C. A. 908.
Endres, G. 42, 265; *266*.
Engbreck, L. 779.
Engel, H. 271.
Engel, K. 354; *366, 731, 751, 780, 816, 822, 828*.
Engel, L. 11, 880.
Engel, R. 935.
Engelhardt, W. A. 220, 255, 256, 822.
Engelstein, M. 158.
Englis, D. T. 329.
English, H. 374, 1069; *752, 755, 863, 1049*.
Ensink, A. 23.
Ensor, C. 980, 981, 997.
Entenman, C. 584, 586, 595.
Enzenauer, H. 43.
Ephraim, F. 70, 83.
Eppright, E. S. 604, 880, 997; *884, 982*.
Eppson, H. F. 389.
Epstein, J. A. 24, 458, 696; *555*.
Erbacher, E. 24.
Erbe, H. 29.

Erbring, H. 151.
Ercoli, A. 178, 179, 181.
Erdey-Gruz, F. 99.
Erdtmann, H. 176, 181.
Erf, L. A. 489, 578, 594; *592*.
Erlichman, E. 838.
Ernst, E. 16, 535; *570*.
Ernst, R. G. 772.
Errera, M. 108, 196.
d'Esopo, L. M. 606.
Espenan, I. K. 838.
Essex, H. E. 571, 854.
Estes, A. M. 282, 848; *837, 848, 855*.
Ethridge, C. B. 632, 744; *750. 772*.
Etteldorf, J. N. 1102; *1102*.
Eucken, A. 85, 89; *83, 89, 93, 94, 100, 102, 103, 138, 636*.
Euler, H. 302, 780, 781, 860, 863, 1034, 1047, 1065; *822, 862, 915, 1034, 1041, 1047, 1051, 1054, 1062, 1063, 1064, 1066, 1067, 1068, 1069, 1070, 1075, 1079*.
v. Euler, H. 168, 209, 210, 216, 220, 223, 236, 249, 256, 421, 593, 594; *213, 593*.
v. Euler, U. S. 232.
Evans 560.
Evans, C. L. 254.
Evans, E. E. 1094; *685*.
Evans, F. L. 301.
Evans, H. M. 432; *431*.
Evans, I. E. 1008.
Evans, R. D. 559, 572; *573*.
Evans, R. E. 31.
Evans, R. J. 599, 687, 1045, 1054, 1055, 1057, 1085; *1045, 1054, 1056, 1057, 1085*.
Eversole, W. G. 114.
Ewer, F. 453; *453, 454*.
Ewig, W. 243.
Exner, M. 220.
Exton, W. G. 16.
Eymers, J. G. 276.
Eysenbach, H. 204.

F.

Fabrini, V. 453, 840.
Fabian, G. 689; *689, 690*.
Fabre, P. 753, 808; *808*.
Fabre, R. 14, 386; *22, 23, 564, 644, 708, 710, 755, 769*.
Fabriani, G. 683; *683, 698*.
Fabrykant, M. 431, 672, 678, Fairbrother, F. 154.
Fairhall, L. T. 16.
Faitelsberg, R. O. 819.
Fajans, K. 83, 86, 96, 99; *17, 77, 86, 95, 98, 140, 1040*.
Fajerman, G. P. 133.
Falk, K. G. 999.

Falkenheim, M. 65, 68, 70, 580; *66, 580*.
Famiani, V. 864.
Fanconi, G. 890, 1026.
Fantl, P. 16, 530; *530*.
v. Farkas, G. 603, 617, 825; *617*.
Farkas, L. 285.
Farquharson, R. F. 431, 854, 874; *678, 1023*.
Farber, L. 191.
Farber, S. 990.
Farmer, Ch. J. 1003.
Farmer, S. N. 465; *474, 488*.
Farrell, L. 225.
Farrell, M. A. 285.
Farrer, K. T. H. 167; *168*.
Fasold, H. 666.
Fassio, L. 666.
Fauré-Fremiet, E. 148, 158.
Fazekas, J. F. 921.
Fazel-Ud-Din 164.
Fearon, W. R. 38, 39.
Federlin, A. 814.
Fedorow, M. W. 287.
Fee, A. R. 625, 630; *657*.
Fehrenbach, K. 260.
Ferrebee, J. W. 881.
Feigl, F. 8, 10, 44.
Feil, M. L. 628.
Feinberg, R. S. 706.
Feinschmidt, O. 232.
Feinstein, R. N. 179, 243; *180*.
Feissly, R. F. 13; *77, 257, 451*.
Feld, E. A. 170; *376*.
Feldberg, W. 252, 692, 779, 807; *252, 697, 779, 804, 816, 820*.
Felix, K. 259.
v. Fellenberg, Th. 622, 1048; *634, 636, 1048*.
Feller, D. D. 844.
Fellows-Nutting, M. D. 191, 345.
Fels, G. 226.
Felsher, A. 1007, 1030.
Felty, A. R. 906.
Feng, Ch. T. 1030.
Fenn, W. O. 422, 463, 528, 535, 536, 537, 540, 541, 543, 544, 545, 562, 830; *422, 536, 537, 540, 541, 544, 546, 570, 830, 834*.
Fenner, G. 375.
Ferdmann, D. 232.
Ferger, O. 694.
Ferguson, Ch. 1098.
Ferguson, J. K. W. 713.
Fernbach, A. 227.
Ferrannini, A. 733, 797.
Ferrer, J. M. 13.
Ferro-Luzzi, G. 910, 937.
Ferry, G. J. W. 48.
Fetissowa, T. 258.

Le Fevre Manly, M. 428, 579, 975, 984; *579, 581, 588.*
Feyel, P. 620.
Fiandaca, S. 48.
Fick *1082.*
Field, A. 30.
Field, S. M. 286.
Field II, J. 286.
Field, J. G. 993.
Figini, P. 626.
Filhol, J. 148.
Filippi, A. 945, 999.
Filitti-Wurmser, S. 205.
Findlay, W. P. K. 278.
Findley, Th. 18, 610, 616.
Fineberg, M. H. 397, 741; *396.*
Fink, H. 207.
Finkelstein, M. 239.
Finkelstein, H. 835; *835.*
Finn, S. B. 1042, 1046, 1048, 1062; *1042.*
Firket, J. 375, 663.
Fischer, E. 285.
Fischer, F. G. 204.
Fischer, G. H. 890.
Fischer, H. 18.
Fischer, H. A. 176.
Fischer, J. 8.
Fischer, M. H. 199.
Fischer, P. 206, 369; *369, 450, 797, 826, 850.*
Fischgold, H. 77.
Fischl, V. 1102.
Fischler, F. 47.
Fisher, C. 627.
Fisher, I. L. 723, 742; *742.*
Fisher, R. B. 537; *539.*
Fisher, R. S. 33.
Fisher, W. S. 909.
Fishler, M. C. 240.
Fisk, M. E. 501; *533.*
Fiske, C. H. 47; *51, 52.*
Fitch, J. B. 853; *1020.*
Fitzgerald, O. 540; *545.*
Fitzhugh, O. G. 849.
Flamm, M. 402.
Flatt, R. 24.
Fleckenstein, A. 784; *784.*
Fleischhacker, H. 21, 511.
Fleming, A. 301; *448, 717.*
Fleuret, P. H. 843.
Fleury, P. 175, 181, 199.
Flexner, L. B. 495, 497, 504, 505, 529; *297, 495, 496, 497, 505, 516.*
Fliederbaum, J. 631.
Flieg, O. 327.
Flinn, s. Flynn.
Flock, E. V. 571, 596, 854, 881; *930.*
Flocks, R. H. 1032.
Flood, H. 23.
Flood, J. C. 20; *453, 632.*
Floody, R. J. 991.
Floren, W. 387, 707; *386, 843.*

La Floresta, A. 751; *753.*
Florey, H. W. 687, 814; *699.*
Floyd, W. W. 163.
Flury, F. 391; *375, 391.*
Flynn, F. B. 426, 803; *720, 742, 754, 765, 803.*
Fodor, A. 890.
Fodiman, E. 81.
Foffani, G. 837.
Földes, E. 17.
Foley, F. E. B. 737.
Folley, S. J. 174; *944, 1047.*
Follis jr., R. H. 968.
Folsche, O. 187.
Fomicev, A. 675, 684.
Fontaine, M. 945.
Fontaine, R. 908.
Fontaine, T. D. 173.
Fontes, G. 254.
Fontes, J. 925.
Førbes, E. B. 884, 969.
Forbes, J. C. 23, 421.
Ford, F. J. 1027; *1026.*
Ford, M. C. 327.
Ford, W. P. 342.
Foresti, B. 369, 1103; *1104.*
Fornwalt, H. J. 89.
Forman, M. 1024.
Forman, S. E. 745.
Forst, A. W. 1103; *1103.*
Forster, R. E. 744; *744.*
Fortner, H. 292.
Fosdick, L. S. 784.
Foshay, L. 445.
Fosse, R. 38.
Foster, M. G. 622.
Foster, W. C. 12, 343, 1046; *685, 686, 1041, 1044, 1046, 1049.*
Foucry, J. 17, 23.
Fourcade, J. 473.
Fourman, L. P. S. 1030; *1030.*
Di Foutsin 447.
Fowler, D. 166.
Fox, C. L. 534.
Fox, F. W. 956; *956.*
Francis, A. G. 21.
Francis, G. E. 578.
Francis, W. L. 534.
Frada, G. 836.
Fradkin, M. J. 515, 521.
Fraenkel-Conrat, J. 594.
Franck, J. 28; *28.*
Franke, F. 797.
Franke, H. 681.
Franke, K. W. 226.
Franke, W. 197.
Franks, M. 856; *856.*
Franklin, A. L. 560.
Franz, V. K. 966.
Fraser, A. H. H. 437.
Fraser, A. M. 855; *855.*
Fraudé, H. 821.
Frazer, W. P. 652; *745.*
Fred, E. B. 270, 321.

Fredenhagen, K. 752.
Freedman, A. M. 377, 378; *375, 376, 781, 807, 820.*
Freeman, G. G. 281.
Freeman, N. E. 727.
Freeman, S. 948, 1003, 1004.
Freemann, B. 610.
Freilich, J. 194.
Freiman, G. D. 895.
Fremont-Smith, F. 20, 503, 505, 510; *506, 509.*
French, R. B. 1004.
Frenkel, G. 151.
Freudenberg, E. 390, 487, 625, 979, 1031; *487, 488, 675, 977, 1026, 1030.*
Freudenberg, K. 30.
Freund, H. 735.
Freundlich, H. 93, 94, 135, 151, 153; *76, 80, 93, 135, 145, 150, 729.*
Frey, A. 283.
Frey, C. N. 194, 226, 989.
Frey, E. 425, 512, 554, 636; *512, 635.*
Frey, J. 412, 838.
Freyberg, R. H. 700.
Freytag, H. 26.
Fricke, H. 116.
Fricker, E. 185.
Fricker, I. 535.
Fridericia, L. S. 974.
Frieboes, W. 405.
Fried, A. 658; *821.*
Friedemann, Th. E. 255.
Friedländer, H. D. 583, 586; *588.*
Friedheim, E. H. A. 247.
Friedkin, M. 178, 584.
Friedländer, K. 856.
Friedlein, F. 302.
Friedrich, A. 31.
Friedman, C. L. 924.
Friedman, M. M. 20, 37; *37, 460.*
Friedman, S. M. 924; *924.*
Friend, D. G. 246, 772; *772, 794, 823.*
Fries, B. A. 250, 586, 589.
de Friez, A. I. C. 742; *917.*
Frimberger, E. 719.
Frisch, J. 116.
Frisco, S. 31; *449, 510.*
Fritzsche, H. 201.
Frizet, P. 501, 520.
Frocrain, L. 17.
Fröhlich, A. 355, 498; *495.*
Fröhlich, H. 839.
Frolowa, A. I. 878.
Fromageot, C. 206, 269, 279, 280, 286; *206.*
Fromm, F. 348.
Frondel 70.
Frontali, G. 984.
Frouin, A. 302, 695.

Frühauf-Heilmann, E. 188.
Frumkin, A. 94, 95, 96, 97, 113, 121; *95, 96, 97.*
Frydmann, A. J. 506; *506, 509.*
Fuchs, W. H. 326.
Fuhrmann, F. 288; *288.*
Fujii 451.
Fujimaki, Y. 832.
Fujimoto, K. 834; *378.*
Fujimoto, N. 187.
Fujiwara, N. 460, 823.
Fujita, A. 96, 282.
Fukushima, K. 253.
Fulcher, T. 48.
v. Fürth, O. 147, 154; *142, 789.*
Fürth, R. 88; *114.*
Fuller, A. 431; *435, 437, 673, 1031.*
Fuller, H. S. 175.
Fuller, J. 271.
Fulmer, E. L. 228, 302.
Fulton, M. N. 632.
Funk, C. 856.
Funk 1012; *1012.*
Funquist, P. 293.
Furman, H. N. 24, 53.
Fustinoni, O. 914.
Fuzita, S. 857.

G.

Gabbe, E. 716.
Gabrielli, M. C. 178.
Gaddum, I. H. 47, 806.
Gaebler, O. H. 50.
Gaede, D. 689; *800.*
Gaedertz, A. 390; *520.*
Gaertner, H. 322.
Gaffron, H. 268, 276.
Gahl, R. 277.
Gainey, P. L. 292.
Gajatto, S. 23, 363, 624, 626, 655, 849; *363, 655.*
Gajdos, A. 226; *245.*
Galamini, A. 584.
Gale, E. F. 281, 284.
Galli, T. 838; *897.*
Gallier, R. 996.
Galli-Mainini, C. 894.
Gamble, J. L. 65, 421, 602, 607, 618, 687, 898; *64, 65, 620, 938, 659, 674, 694, 698, 967.*
Ganassini, D. 27.
Gandellini, A. 449; *624, 628.*
Gantt, W. H. 765.
Garabédian, M. 206; *206.*
Garand, N. D. 628.
Garcia, I. 961.
Garelli, F. 48.
Garilli, D. 331.
Garlough, F. E. 1096.
Garot, L. 890.

Garreau, Y. 29, 121, 648; *659.*
Garrick, F. J. 82.
Garrison, E. A. 993, 1007; *1005, 1008.*
Gärtner, W. 378; *761, 762.*
Garvin, C. F. 395; *395, 427, 743, 749, 750, 757, 772.*
Gaskill, J. O. 269.
Gaspar, A. 257.
Gassmann, F. K. 627.
Gassmann, Th. 67; *67.*
Gatowskaja, T. 114.
Gatty, O. 490, 566; *490.*
Gaud, M. 1073, 1087; *1072.*
Gaudier, H. 380.
Gaunt, J. H. 917.
Gaunt, R. 896, 917, 918; *931.*
Gaunt, W. E. 579, 975; *579, 973.*
Gautier, A. 344, 597, 598; *380, 587, 598.*
Gautier, R. 1071.
Gavard, E. 263.
Gavin, G. 196.
Gawrilow, N. I. 147.
Gayney, P. L. 272.
Gedroyc, M. 957.
Gehrmann, H. 678; *679.*
Geiger, A. 250; *249.*
Geiger, A. J. 772.
Geiling, E. M. K. 285, 527.
Gell, P. G. H. 279.
Geller, W. 759.
Gellhorn, E. 123, 495, 791, 795, 811, 865; *407, 408, 410, 417, 466, 490, 503, 513, 749, 791, 793, 798.*
Gellis, A. D. 16.
Gelmann, I. 403.
Gemeinhardt, K. 345; *345, 640.*
Gemmill, C. L. 441.
Gentner, W. 214; *408.*
Georges, L. 296.
Georgi, F. 503.
Georgijewskaja, L. M. 426; *764.*
Georgijewski, A. P. 687, 1087.
Gerard, R. W. 168, 248, 249, 378, 570, 782, 784; *783.*
Gerasimov, A. 135.
Gerber, L. 329.
Gereb, S. 530.
Gerecs, A. 36.
Gericke, S. 327, 328; *327.*
Gerisch, E. 11.
Gerould, C. H. 1039; *1039, 1059.*
Gersh, I. 24, 40, 439, 530; *439, 535, 568, 663, 693, 775, 851.*
Gershon, S. 25.
Gerstner, H. 128, 408; *128.*
Gerschmann, R. 858; *859.*
Gerstenberger, H. J. 1022.

Geschwind, J. 432; *431.*
Gessner, F. 315.
Gettler, A. O. 400; *8, 12, 14, 400, 401, 598, 600, 601, 747, 756, 1076.*
Geyer, E. 17.
Ghaffar, A. 538, 557; *537.*
Ghaham, R. P. 78.
Gheller, E. 43.
Gherardini, G. 48.
Ghersovici, J. 531.
Ghosh, S. 135; *136.*
Giaja, J. 218.
Giammarino, P. 13.
Gibaylo, K. 45, 216, 232, 569.
Gibert, P. 148.
Gibson, Q. H. 240, 254; *239.*
Gies, W. J. 1045.
Giesecke, F. 942; *1033.*
Giessler, A. 326.
Gilbert, B. E. 52.
Gilberg, J. B. 196.
Gilda, J. E. 582; *581.*
Gile, P. L. 322.
Giles, N. H. 334; *334.*
Gill, A. M. 1027.
Gill, P. M. 237.
Gilligan, D. R. 459, 739; *502, 607.*
Gillum, J. 1022.
Gilman, A. 27, 368, 369, 661, 693, 760, 825, 851; *368, 450, 825, 850.*
Gilman, J. C. 269.
Gilsanz, V. 935.
Gimena, J. 934.
Ginandes, G. J. 700.
Ginsburg, E. 37.
Ginsburg, F. 34.
Ginsburg-Karagitschewa, I. 276.
Giordanengo, G. 661.
di Giorgio, A. M. 1007.
Girard, P. 129; *411.*
Giri, K. V. 46, 169, 175, 182, 185, 187, 954; *180, 186.*
Girsavicius, J. O. 206.
Girton, R. E. 349.
Giuffré, M. 132.
Glaister, D. 816; *817.*
Glaser 267.
Glaser, H. 617; *657.*
Glass, G. 479.
Glass, J. 474, 477, 478, 695, 837; *906, 938.*
Glatzel, H. 184, 185, 445, 817, 832, 837, 838, 877, 878, 879, 890, 936; *183, 186, 445, 700, 878, 881, 890, 933, 939, 950.*
Glaubitz, M. 211.
Glazko, A. J. 718.
Glee, A. H. 227.
Glick, D. 174.

Glinka-Tschernorutzkaja, J. 32.
Glisson *1028.*
Glock, E. G. 1048, 1058; *1051*
Glotz, G. 1100.
Glücks, H. 783.
Gmelin-Kraut, 1, 5, 87, 90, 262; *90 , 107.*
Goadby, H. K. 673.
Goda, T. 212.
Godden, W. 16, 880, 1017; *887.*
Godeaux, J. 811; *811, 812.*
Goedbloed, J. 148, 159.
Goedewaagen. M. A. J. 325.
Goehring, M. 27.
Goerner, A. 167.
Goettsch, M. 543.
Goetze 374; *374, 752, 817.*
Goffart, M. 206, 369, 750; *369, 450, 797, 798, 826, 850.*
Goffmann, L. N. 533.
Goiffon, R. 676; *677.*
Goldblatt, H. 964, 1003; *964, 1001.*
Goldemberg, L. 373, 747, 861; *371, 752, 861, 862, 863, 1048, 1068, 1075.*
Goldenberg, E. E. 809.
Goldenberg, M. 733.
Goldfinger, P. 28, 107.
Goldmann, E. 642.
Goldring, W. 396, 397; *641, 750, 772, 824.*
Goldschmidt, S. 11, 416.
Goldstein, F. 844. *794, 843.*
Golnik, R. F. 399.
Gollwitzer-Meier, K. 499, 713, 755, 936.
Gömöri, P. 899; *899, 901, 905, 906, 911, 925, 935, 936.*
Gompel, M. 885.
Gon, K. 698; *697.*
Gönczi, K. 458, 601.
Goodby, H. K. 1031.
Goodeve, C. F. 9
Goodman, L. S. 545.
Gootz, R. 43.
Gopalarao, G. 43.
Goranson, E. S. 597.
Gordon, P. S. 153.
Gordon, S. 398.
Gordon, W. 662.
Gore, R. C. 89.
Gori, P. 136.
Gorlitzer, V. 861; *868.*
Gormlay, R. K. 397; *397, 847.*
Gorter, E. 121, 147; *146.*
Gortner, R. A. 108, 110, 147, 337; *110, 344.*
Gortner, W. A. 110; *110.*
Gosh, B. N. 106, 137.
Goss, H. 977, 1020.
Goswami, H. C. 45.
Göszy, B. 232.
Gott, O. 36; *36.*

Gottdenker, F. 374, 732, 733; *732, 746.*
Götte, K. 1101.
Gottlieb 699.
Gottlieb, E. 461; *384.*
Gottlieb, L. 685.
Gottron, H. 394.
Gottschalk, Ch. 890.
Gottwick, R. 338.
Götz, Th. 44.
Goubeau, J. 36; *36.*
Goudsmith, A. 450, 653; *450, 652, 653, 658, 825.*
Goudsmith, J. 249.
Gough, J. 673; *828.*
Gounelle, H. 479, 936.
Gournay 620.
Gouy 96; *795.*
Govaert, F. 11.
Govaerts, J. 572, 580, 681; *572.*
Grabar, P. 15, 443, 896, 935, 939.
Gracanin, M. 326.
Graef, E. 193.
Graf, G. 689.
Graf, O. 421.
Grafe, E. 800.
de Gowin, E. L. 142, 715.
Grafflin, A. L. 431, 661; *441, 664.*
Graham *116*
Graham, R. P. 78; *78.*
Graham, S. G. 1027.
Grałka, R. 394; *393.*
Gram, H. C. 479; *479.*
Granaat, D. 405.
Le Grand, A. 743, 753.
Grandi, G. 753.
Grandsire, A. 446.
Grant, G. A. 212, 258.
Grant, J. A. 1104; *1104.*
Grant, R. L. 700, 972, 1104; *1104.*
Grant, R. 244.
Grant, S. B. 685.
Grasheim, K. 687.
Grassmann, W. 193; *192.*
Gratia, A. 296.
Grattan, J. F. 915.
Graubard, H. 199.
Graubard, M. 199; *259.*
Grauer, R. C. 363.
Graver, L. F. 572.
Gray, G. R. 122, 135.
Gray, J. G. 693.
Gray, J. S. 694.
Greaves, J. E. 273, 432, 953.
Greaves, J. 432, 1007; *436.*
Green, D. E. 204, 236, 243.
Green, F. C. 864.
Green, H. 888, 1019, 1020.
Green, H. N. 951.
Green, M. E. 396.
Greene, C. H. 490; *490, 491, 499, 500, 501, 502.*

Greene, R. A. 284.
Greenberg, D. M. 49, 58, 110, 122, 418, 420, 422, 431, 434, 436, 439, 516, 577, 582, 718, 862, 894, 942, 960; *61, 109, 371, 422, 431, 436, 438, 516, 528, 574. 579, 590, 603, 675, 680, 682, 684, 860, 862, 893, 940, 944, 959, 976, 987, 1024.*
Greenberg, M. M. 110, 122, 418.
Greenberg, S. S. 895.
Greenfield, I. 776; *776.*
Greenhill, A. W. 321.
Greenstein, J. P. 137, 151, 196, 240; *151, 160, 244.*
Greenwald, J. 60, 362, 365, 432, 672, 677; *60, 365, 433, 776.*
Greenwood, D. A. 374, 1044, 1076; *719, 721, 747, 752, 756, 859, 1044, 1055, 1076, 1077.*
Greenwood, M. L. 433.
Gregersen, M. I. 604; *604.*
Gregg, D. E. 836.
Greiff, D. 292; *374.*
Gregoire, J. 268.
Gregory, F. G. 324; *331.*
Greig, M. E. 243, 462.
van Grembergen, G. 204.
Grendel, F. 47.
Greven, K. 408.
Greville, G. D. 253.
Gribenski, A. 267.
Gridgeman, N. Th. 991.
Griem, W. B. 1012.
Griese, A. 201.
Griffith, H. D. 579; *579.*
Griffith, J. Q. 37; *427, 744.*
Griffith, W. H. 1095.
Griffiths, W. G. 693; *413.*
Grinnell 89.
Grintzesco, J. 291.
Groak, B. 903.
Groehl, M. R. 1100.
Groenewald, J. W. 1018, 1019, 1083.
Grohrock, E. 119.
Grollmann, A. 110, 431, 741; *109, 110, 434, 440, 743, 745.*
de Groot, G. P. 43.
Gros, O. 762; *767.*
Gröschl, H. L. 714.
Groscurth, G. 474.
Gross, E. G. 365, 628, 926; *777.*
Gross, J. 677, 986.
Gross, S. 972.
Grosser, P. 1027.
Grossfeld, H. 259.
Grover, C. F. 197.
Gruber, Z. 423, 899.
Grundland, I. 54, 258, 582.

Gruner, J. W. 70; *69*.
Grunewald 534.
Grüning, W. 718; *718*.
Grüninger, U. 453; *453, 511*.
Grzycki, S. 154, 178, 642, 658.
Gsell *938*.
Guareschi, C. 882.
Guareschi, P. 453; *480, 530*.
Guarino, A. 909.
Guassardo, G. 1004.
Gucfa, W. 642.
Güdemann, J. 853.
Gudjonsson, S. 974, 1094; *1093*.
Guerlac, H. E. 865.
Guerra, C. 1099.
del Guerra, G. 799.
Guest, G. M. 254, 432, 472, 972; *462, 474, 476, 477, 486, 487, 488*.
Guggenheimer, H. 723, 742; *742*.
Guha, B. C. 30.
Guilbert, H. R. 1020.
Guild, L. P. 46.
Guillaumin, Ch. O. 20, 454, 462, 475, 934; *453, 454, 464, 480, 511*.
Guillaumine, M. 302.
Guillemet, R. 194, 908.
Guinochet, M. 307.
Guiteras, A. F. 10.
Guittonneau, G. 273, 274, 279; *274, 275*.
Gulbransen, F. A. 573.
Gulland, J. M. 30, 41.
Gullickson, F. W. 1019.
Gulko, O. 890.
Gundlach, E. 1012.
Günter, E. 46.
Günther, F. 491, 727; *727, 736*.
Günther, G. 202.
Günther, H. 441.
Gunther, L. 49.
Gürber, A. 461; *461*.
Gurewitsch, A. 119.
Gurewitsch, V. G. 35.
Gurney, R. 220.
Gustafson, F. G. 318.
Gustavson, K. H. 141.
Guth, L. 1008.
Guthrie, J. D. 226, 320, 347.
Guthrie, W. S. W. 700.
Gutman, A. B. 1026, 1047; *1031, 1047*.
Gutman, E. B. 1026, 1047; *1031*.
Gutman, M. B. 486, 966.
Gutmann, S. 164.
Guttmann, E. 390.
Gutzeit, R. 401; *401*.
Guzman, S. 706.
György, P. 238, 390, 951, 979; *955, 977, 1026, 1030*.
Gyotoku, K. 172.

H.

Haag, J. R. 816; *980*.
Haagen-Smit, A. J. 245.
Haagman, P. N. 152; *152*.
de Haan, J. 514; *521*.
Haanappel, Th. A. G. 702.
Haarmann, W. 187, 188, 251.
Haas, A. R. C. 334, 335.
Haas, E. 27, 202; *202*.
Haas, H. T. A. 762; *767*.
Haas, L. W. 194.
Haas, P. 200.
Haas-Poetzl, I. 350.
Haber, F. 28; *28*.
Habib, Y. A. 661; *661*.
Hackl, O. 9.
Haddad, M. 626; *648, 829*.
Haden, R. L. 898, 905, 907; *907*.
Haege, L. 463, 541, 544; *544*.
Haehn, H. 184, 211, 216.
Haevecker, H. 194.
Haffner, B. 472.
Hägglund, E. 29, 113.
Hagisawa, H. 107; *100*.
Hahn, A. 221, 236.
Hahn, F. L. 10, 20, 21, 43; *21, 22*.
Hahn, L. A. 250, 420, 464, 465, 488, 493, 495, 573, 576, 577, 588, 594, 595; *463, 488, 489, 495, 556, 574, 575, 578, 584, 585, 588, 590, 680, 681*.
Hailer, E. 295.
Haist, R. E. 597.
Haksar, L. N. 135.
Halberstädter, L. 715.
Halascy, M. E. 86.
Hald, P. M. 462.
Haldane, J. B. S. 204, 433, 625, 627, 803; *625, 665*.
Haldeman, K. O. 1003.
Haldi, J. 774, 832, 980, 981, 997; *980, 997*.
Hale, W. S. 689, 1021.
Hall, W. L. 30.
Halla, F. 8.
Haller, J. F. 23.
Hallett, L. T. 33.
Hallheimer, S. 1102.
Hallman, L. F. 52, 177.
Halpern, L. 156, 485.
Halpin, J. G. 601, 1012, 1049.
Haman, K. 1049.
Hamann, F. 794.
Hamann, K. 459.
Hamant, C. 325.
Hamberg, C. N. 513.
Hamberger, D. 678.
Hambourger, W. E. 190, 378, 1096; *767, 839*.
Hamdi, T. N. 713.
Hamerski, E. 155, 642.

Hamilton, A. M. 23, 538.
Hamilton, A. S. 840; *840, 841, 863*.
Hamilton, B. 506, 903, 997, 1003; *506, 507, 509*.
Hamilton, F. S. 684.
Hamilton, J. E. 597.
Hamilton, J. G. 422, 559, 642; *422*.
Hammel, J. P. 240.
Hammet, F. S. 961.
Hamner, C. L. 329.
Hamon, Fr. 885.
Hampson, A. C. 486; *485*.
Hampton, W. F. 110.
Hancox, N. M. 1004; *1004*.
Händel, M. 864.
Handler, P. 674, 861; *371, 859, 861, 862*.
Handovsky, H. 723, 725.
Hanes, C. S. 188, 214.
Hanes, F. M. 441.
Hangaard, N. 248; *258*.
v. Hangai-Szabó, B. 369; *824, 843, 850*.
Hanke, M. E. 499, 522, 691; *522, 898*.
Hanna, C. H. 254.
Hanna, M. 16, 136.
Hanok, A. 65; *65*.
Hannon, R. R. 1029, 1030.
Hansen, A. E. 1026.
Hansen, A. M. 1007.
Hansen-Schmidt, E. 34.
Hansmann, F. S. 1032.
Hanson, H. Th. 195.
Hanson, R. 1028.
Hantzsch, A. 163.
Happold, F. C. 275.
Harden, A. 209, 211, 228; *210, 211*.
Harders-Steinhäuser, M. 65.
Harding, J. V. 838.
Hardt, A. 784.
Harkins, H. O. 381, 477; *456, 477, 478, 480, 481, 616, 634*.
Harman, H. H. 694.
Harman, M. T. 948.
Harmer, P. H. 338.
Harmon, K. M. 195.
Harms, J. 24.
Harnapp, G. O. 851; *436, 437, 851, 1030*.
Harndt, E. 188, 294, 1076; *188, 294, 1078, 1079*.
Harned, H. S. 112; *110*.
Harnes, A. R. 432; *441*.
Harnich, O. 408; *407*.
Harpuder, K. 883.
Harrer, C. J. 169.
Harris, J. E. 462; *462, 468*.
Harris, J. S. 243, 674.
Harris, L. E. 394; *394*.
Harris, L. J. 989; *988, 1021*.

Harris, R. H. 193.
Harris, R. S. 46.
Harris, S. E. 12.
Harrison, D. C. 167, 205, 954.
Harrison, H. C. 674.
Harrison, H. E. 556, 597, 604, 606, 616, 674, 921, 926, 931; *530, 606, 931, 1007, 1008.*
Harrison, L. W. 1101.
Harrison, T. R. 741, 746, 852; *743, 745.*
Harrop, G. A. 880, 922, 926, 927, 929, 930, 931; *926.*
Harrow, B. 269.
Hart, E. B. 190, 343, 374, 599, 601, 687, 1011, 1012, 1013, 1033, 1051, 1057, 1069, 1083; *343, 752, 756, 863, 1049, 1052, 1070, 1085.*
Hartley, G. S. 113.
Hartman, A. M. 1021.
Hartman, F. W. 854.
Hartmann, A. F. 687, 936; *698.*
Hartmann, F. 10.
Hartmann, F. A. 880, 913, 915, 925.
Hartmann, H. 12, 451.
Hartmann, W. 50.
Hartner, F. 20, 21, 37, 459; *37, 455, 640.*
Hartree, E. F. 197, 199, 200.
Hartt, C. E. 331.
Hartung, K. 11.
Hartwich, A. 647.
Hartzell, W. 348, 352.
Harvey, B. St. C. 282, 285; *285.*
Harvey, C. O. 21.
Harvey, D. 954.
Harvey, H. W. 323.
Harvey, S. C. 421, 998, 999.
Hashimoto, M. 640, 641; *641.*
Hasimoto, K. 975; *976.*
Haslewood, G. A. D. 16.
Hasratjan, E. 627; *760, 823.*
Hasselbeck, J. 453.
Hastings, A. B. 20, 57, 189, 241, 365, 381, 438, 470, 477, 481, 482, 499, 512, 527, 528, 536, 537, 542, 832, 942; *56, 57, 59, 61, 64, 429, 438, 448, 456, 470, 477, 478, 480, 481, 482, 499, 502, 512, 527, 529, 535, 553, 554, 555, 603, 616, 634, 635, 742, 754, 775, 832, 850.*
Hathaway, M. L. 979.
Hatscheck 108.
Hatcher, R. A. 702.
Hattori, M. 721; *849.*
Hattori, S. 174, 817.

Hauck, H. M. 1059, 1069; *1052, 1053, 1059, 1060, 1067, 1068, 1073.*
Haufe, W. 74, 165; *165.*
Haugen, G. E. 255.
Haurowitz, F. 73; *708.*
Haury, V. G. 502; *502.*
Hausdorf, G. 19; *19.*
v. Hausen, S. 321, 326.
Hauteville, P. 16; *476.*
Hautzsch 78.
Havard, R. C. 667.
Havard, R. E. 254, 626, 666.
Havemann, R. 74; *74, 454.*
Haven, F. L. 589; *588, 594, 680.*
Hawes, E. R. 113.
Haworth, W. N. 10.
Hayden, H. S. 1067.
Hayman, J. M. 651, 654, 655; *654.*
Haymann, C. 235.
Hays, H. W. 904, 914, 930.
Hayvard, H. E. 337.
Hayward, E. P. 512.
Hazama, F. 722.
Hazard, R. 839; *860.*
Hazel, F. 136.
Healey, J. C. 397, 562.
Heard, R. D. H. 284.
Hearn, J. E. 17.
Hebb, C. 252, 779; *252, 779, 816.*
Hebb, J. H. 861; *371, 862.*
Hebb, Tr. 861; *371, 862.*
Hecht, G. 391, 734; *391, 392, 734.*
Hechter, O. 855.
Heft, H. L. 687.
Hegedüs, M. 54.
Heger, J. 303.
Hegnauer, A. H. 545.
Hegsted, D. M. 604, 1013; *604.*
Heidermanns, C. 54.
v. Heidlberg, T. 17.
Heilborn, R. 382; *771, 793.*
Heilbrunn, L. V. 796.
Heilig, R. 627.
Heilmeyer, E. 479.
Heim, J. W. 16.
Heinelt, H. 441, 1026; *666, 678.*
Heinemann, M. 640, 660.
Heino, H. E. 882.
Heinrich, H. 334.
Heise, F. H. 295.
Heite, H. J. 387, 707; *386, 843.*
Heitzer, K. 189.
Heitzmann, P. 286.
Held, R. 11.
Heldermann, W. D. 29.
Hele, T. S. 649; *649, 659.*
Helferich, B. 181, 189; *182, 189.*

Hellauer, H. 689.
Heller, H. 443; *443, 619.*
Heller, V. G. 425, 626, 882, 1011; *648, 829, 882, 884, 887, 888.*
Hellermann, L. 192, 195.
Hellmann, K. E. 216.
Hellmuth, K. 444; *444.*
Hellström, H. 201.
Helmert, E. 192.
Helmholz, H. F. 651; *105.*
Helske, E. 1003.
Helve, O. E. 236, 922; *243, 924.*
Hellwig, F. C. 896; *896.*
Hemberg, T. 216.
Hemmi, F. 225.
Hemmingsen, A. M. 919; *919.*
Hemphill, M. G. 34.
Henderson, A. 164.
Henderson, H. O. 1021.
Henderson, J. A. 1022.
Henderson, J. M. 1016.
Henderson, L. J. 461, 477, 479; *461, 473, 476, 477, 479.*
Henderson, N. 64, 944.
Hendricks, J. B. 989.
Hendrix, B. M. 674.
Hendry, F. W. F. 676.
Henkel, H. G. 1023.
Henkey, J. J. 397; *397, 847.*
Henley, F. R. 211.
Henne, A. L. 12, 14.
Hennicke, A. 21.
Henrich, L. C. 693; *697.*
Henry, K. M. 685, 957, 981, 991; *419, 676, 980, 982, 983.*
Henry, M. 1080.
Henschel, A. 607.
Henschel, H. 997.
Henseleit, K. 241.
Hentschel, H. 806.
Heppel, L. A. 528.
Herbert, D. 244.
Herbert, J. B. M. 72.
Herbert, O. 862; *860.*
Herdin, R. C. 142.
Herick, C. A. 947.
Hering, C. H. 141.
Hermann, H. 114, 133, 154; *133.*
Hermann, S. 726; *728, 1097, 1104.*
Herrlen, W. 291.
Herrmann, E. 459, 1033.
Herrmann, S. 374.
Herrmann, W. 1038.
Herrin, R. C. 689, 908; *699, 908.*
Herring, H. E. 861; *371, 862.*
Herring, V. 916, 918, 920; *917.*
d'Herselle, 290.

Hertschikowa, K. A. 515.
Hertz, S. 559, 844.
Herz, B. 689.
Herz, S. 560.
Herzenstein, A. 4.
Herxheimer, H. 802; *803*.
Hess, A. F. 431, 437, 851, 972, 986, 1007; *440, 969*.
Hess, J. H. 1030.
Hess, W. C. 37, 640; *640*.
Hesse, A. R. F. 183.
Hessenland, M. 348.
Hetherington, M. 449; *603*.
Heubner, W. 362, 387, 391, 411, 449, 708, 727, 1003, 1073; *362, 386, 411, 449, 454, 520, 707, 708, 709, 711, 712, 727, 728, 1072, 1105*.
Heuser, G. F. 1012.
Heusser, H. 940.
van Heuverswyn, J. 546.
Hevesy, G. 26, 207, 208, 250, 254, 318, 420, 464, 465, 488, 493, 495, 572, 573, 576, 577, 579, 582, 583, 587, 588, 593, 594, 595, 650, 689, 975; *72, 208, 463, 465, 488, 489, 495, 556, 571, 572, 574, 575, 578, 581, 582, 584, 585, 588, 590, 591, 593, 594, 596, 680, 681, 684*.
Hewitt, E. A. 374; *719, 721, 747, 752, 756, 859, 1076, 1077*.
Hewitt, L. F. 113, 283.
Heydrich, B. 374; *372, 400, 401, 402, 403*.
Heymann, E. 96, 98.
Heymann, P. 734.
Heymann, W. 420, 433, 502, 674, 981, 986, 1003, 1007, 1026; *674*.
van Heyningen, W. E. 231.
Hiatt, E. P. 527, 646; *526, 646, 715, 820, 843, 878, 893, 902, 903, 936*.
Hibbard, P. L. 309; *310*.
Hida, T. 285, 286.
Higgins, G. L. 920.
Hill, A. V. 108, 111, 122; *123, 127, 448, 603, 616, 812, 833*.
Hill, C. J. 1004.
Hill, E. 433.
Hill, F. C. 693; *697*.
Hill, J. A. 297.
Hill, S. E. 126, 336.
Hill, T. G. 200.
Hill, T. J. 1059.
Hill, W. L. 70.
Hille, E. 17, 43.
Hiller, A. 17, 34, 39, 485, 662; *17, 19*.

Hillesum, J. 405.
Hills, G. M. 259.
Himmer, 351.
Himmerich, F. 706, 707.
Himwich, H. F. 377, 378; *375, 376*.
Hindemith, A. 863.
Hindemith, H. 180, 216, 781, 860, 896, 1047; *179, 822, 862, 915, 1054, 1068, 1070*.
Hine, M. K. 46; *45*.
Hines, E. A. 397; *397, 847*.
Hines, H. M. 365, 543; *674, 675, 779*.
Hinglais, H. 50.
Hinrichs, M. A. 435, 438, 796; *435, 438, 775, 851*.
Hinsberg, K. 18, 47, 49, 50, 51, 166, 363, 801; *19, 826*.
Hinshelwood, C. N. 270; *270*.
Hirabayashi, N. 941.
Hirokawa, W. 738.
Hiraoka, Y. 800.
Hirano, S. 809.
Hirashima, K. 259.
Hirsch, E. F. 827; *827*.
Hirsch, J. 42, 264.
Hirsch, S. 814.
Hirschfelder, A. D. 774.
Hirst, E. L. 10.
Hirth, 440.
Hiruma, K. 482; *795*.
Hisamoto, J. 459; *459, 502*.
Hitchcock, D. J. 107, 113, 114, 121.
Hitchings, G. H. 175, 261.
Hjärre, A. 1075.
Hjort, A. M. 384.
Hjort, O. E. 1093.
Hoagland, C. L. 32.
Hoagland, D. R. 309, 311, 314, 318, 322, 330; *307, 310, 312, 330, 335, 342*.
Hoagland, E. J. 99; *53*.
Höber, J. 309.
Höber, R. 118, 119, 122, 123, 126, 139, 143, 309, 417, 610, 636, 783; *122, 124, 126, 308, 417, 468, 610, 636, 664, 864*.
Hobson, K. P. 353.
Hochrein, M. 477.
Hochwald, A. 1098.
Hockenhull, D. J. D. 280; *281*.
Hodel, P. 211.
v. Hodenberg 1094; *1094*.
Hodge, H. C. 65, 67, 68, 70, 559, 579, 580, 1033, 1046, 1068; *66, 1042, 1051*.
Hodges, P. C. 1044.
Hodgkin, A. L. 782.
Hoesch, K. 435, 687; *435, 439, 775, 851*.

Hoffert, D. 208, 226.
Hoff-Jørgensen, E. 204.
Hoffmann, F. 120, 122; *120*.
Hoffmann, H. 695.
Hoffmann, W. F. 147.
Hoffmann, W. S. 32.
Hofman, J. J. 23.
Hofmann, K. A. 10, 77.
Hofmann, U. 10.
Hofstetter, H. 282.
Hogan, A. G. 1013.
Hogartz, W. 355, 522; *443, 522, 533*.
Hoge, J. G. 936, 939.
Högler, F. 734.
Hogness, T. R. 199, 706.
Hojo, Y. 860.
Holboll, S. A. 35, 661; *661*.
Holburn, R. R. 844; *794, 843*.
Holden, M. 330.
Holdridge, C. E. 19.
Holland, W. C. 462.
Hollander, F. 693, 694; *694*.
Holleman, L. W. J. 143, 144.
Holler, G. 694, 695.
Holly, O. M. 844, 922.
Holm, G. E. 292.
Holmberg, C. G. 177.
Holmbergh, O. 183, 184; *183*.
Holmes, A. D. 1011.
Holmes, B. E. 461.
Holmes, C. E. 947.
Holmes, E. 862; *860*.
Holmes, E. G. 244, 248, 249, 252, 261; *252, 784*.
Holmes, R. O. 921.
Hölscher, F. 16.
Holst, J. E. 579.
Holst, P. 951.
Holt, L. E. 57, 946, 1025; *56. 58, 59, 61, 62, 63*.
Holtham, S. B. 39, 196; *196*.
Holton, S. G. 663.
Holtz, F. 50, 673, 993; *993*.
Holtz, H. F. 41.
Holwerda, K. 143.
Holz, F. 1008.
Holz, P. 220; *220*.
Homann, G. 767.
Homma, S. 722; *723*.
Hommersberg, C. 177, 182.
Hoogendorn, J. 1009.
Hoogerheide, J. C. 285.
Hoover, S. R. 262.
Hopkins, F. G. 199.
Hopkins, E. W. 271.
Hopkins, R. H. 210.
Hopkins, S. J. 718.
Hoppart, C. A. 975; *973*.
Hoppe-Seyler 63.
Hopper, E. B. 447.
Horii, I. 181.
Hornemann, T. 36.
Horsters, H. 821.
Horvath, A. A. 648, 792.

Horwitt, M. K. 249.
Hoskins, M. 778; *992.*
Hosoya, S. 303.
Hotta, R. 174.
Hou, C. L. 693.
Householder, H. 1007.
Houssay, B. A. 921.
Houston, C. W. 301.
Hove, E. 190.
Hovers, J. 33.
Howard, M. 432.
Howarth, F. 517; *517.*
Howe, H. S. 367; *381, 737, 753, 754.*
Howe, P. R. 1000.
Howell, C. E. 432.
Howell, S. F. 195, 281.
Howell, W. H. 257.
Howes, E. L. 998.
Howland, J. 946, 1026.
Hoygard, A. 200.
Hradecky, C. 355.
Hrynakowski, C. 119.
Hsieh, C. K. 513.
Hsiung 98.
Hsu, H. S. 1030.
Hsu, Y. K. 513.
Hubbard, D. M. 14.
Hubbard, R. S. 31, 32, 167, 507, 626, 667; *507.*
Hubbell, R. B. 961.
Huber, H. 45.
Hübner, K. *256.*
Huckabay, W. B. 13.
Hückel, E. 85; *57, 60, 85, 86, 87, 93, 111, 112, 113.*
Hudleston, L. J. 72.
Hudoffsky, B. 532, 832; *532, 540, 612, 834.*
Hudson, C. L. 610, 665.
Hueper, W. C. 384.
Huf, E. 128, 407, 408; *408, 409.*
Huffman, C. F. 1020, 1021, 1022.
Hug, E. 1101, 1102, 1103; *1103.*
Hugget, A. St. G. 718.
Huggins, C. 176, 499.
Hugh, N. 323.
Hughes, A. H. 121.
Hughes, E. H. 432; *434.*
Hughes, D. E. 196.
Hughes, J. 18.
Hughes, J. S. 853, 1011; *1010, 1020.*
Hughes, T. P. 736.
Hughes, W. L. 202, 236.
Hughson, W. 381; *817.*
Hull, D. E. 72.
Hull, H. 953, 1011.
Hull, T. Z. 536.
Hulpieu, H. B. 368; *1103.*
Hummel, B. 473.
Humphreys, F. E. 999.

Hunsberger, A. 416.
Hunscher, H. A. 1029, 1067.
Hunt, R. 789; *789, 1102.*
Hunter 1012; *1012.*
Hunter, A. 195; *195.*
Hunter, C. A. 278.
Hunter, C. L. F. 297.
Hunter, F. E. 248, 589.
Hunter, F. R. 462.
Hunter, K. R. 1011.
Hupka, E. 370; *370, 374, 1079, 1083, 1084.*
Hurd-Karrer, A. M. 226, 336, 349.
Hurni, H. 330.
Husband, A. D. 16, 880; *887.*
Huszak, J. 252; *251.*
Huszak, St. 232.
Hüttel, R. 266.
Hutton, M. K. 1024.
van Huysen, G. 1040.
Hwang, F. 42.
Hynes, W. A. 39.

I.

Ibanez, R. P. 58.
Iberti, U. 453, 839, 840, 842; *839, 842.*
Ichimura, U. 460.
Ide, W. S. 384.
Iesaka, M. 449.
Iesu, G. 475; *476.*
Iglauer, A. 268.
Ihda, T. 265.
Iino, Y. 822.
Iljin, W. S. 256, 798, 799, 856.
Illés, E. 36.
Insko, W. M. 1010.
Imhäuser, K. 847.
Immig, H. 24.
Imochowski, A. 180.
Imboden, M. 976; *975.*
Indovina, R. 20, 22, 51, 453; *22, 453.*
Ingelman, B. 176.
Ingle, D. I. 915, 918, 920, 921, 952; *916.*
Ingraham, M. A. 284.
Ingraham, R. C. 122, 124, 416, 417, 418; *416, 417, 425.*
Ingram, M. 141, 282, 288; *140, 288, 289, 302.*
Ingram, W. R. 627, 628, 926.
Innes, J. R. M. 983, 989.
Inouye, K. 179, 181; *180.*
Inouye, N. 192; *192.*
Inukai, F. 941.
Iob, V. 535.
Ionesco-Matiu, A. 38, 49, 54.
Iowett, M. 243.
Irish, O. J. 48, 254.
Irmak, L. R. 304.
Irmer, A. 535; *898.*
Irving, H. 23.

Irving, J. T. 254, 370, 579, 849, 956, 975, 1045, 1046; *370, 579, 780, 849, 956, 973, 1045, 1064.*
Irving, L. 524, 798; *523, 688, 700, 864.*
Irwin, M. H. 819.
Isaacs, M. L. 18.
Isenberger, R. M. 647.
Ishii, T. 306.
Ishikawa, Y. 816.
Ismailow, N. A. 92.
Israel, B. 1094.
Issakowa, A. A. 335; *335.*
Issatchenko, B. 277.
Itano, A. 264, 269.
Ito, K. 114, 443.
Ito, S. 689.
Ito, Takeo 133.
Itzerott, D. 263.
Ivanov, A. 763; *763.*
Ivanov, G. F. 411.
Ivanov, I. I. 285.
Iversen, D. 442; *442, 487.*
Iversen, P. 423, 668; *423.*
Ivy, A. C. 687, 886, 948.
Iwabuchi, T. 195.
Iwagiri, T. 885.
Iwanenko, D. D. 318.
Iwanowski, N. 477.
Iwase, E. 114.
Iwata, T. 473.
Iyengar, N. K. 284.
Iyer, A. V. 1020.
Izumida, M. 610.

J.

Jackson, D. A. 959, 993.
Jackson, E. B. 573.
Jackson, S. 691.
Jacob, A. 338.
Jacobi, M. H. 469.
Jacobs, M. H. 123, 466, 469, 470, 485, 646, 712; *465, 469, 473, 485, 714.*
Jacobsen, E. 177, 668, 966; *177.*
Jacques, A. G. 127, 308, 309; *308, 405.*
Jacquot, R. 268, 269; *269.*
Jäger 94.
Jaenecke, A. 783.
Jaffe, H. L. 1026.
Jaffee, W. G. 191, 868; *191.*
Jäger, O. 856.
Jahn, F. 92.
Jahnsen, A. 83.
Jäkle, C. 695.
Jakobsohn, K. P. 204.
Jakobson, L. A. 458; *550.*
Jakoby, M. 195.
Jakowlew, N. N. 799, 856, 858.
Jakowlewa, A. 825.
Jakovleva, V. 764.

Jakubow, B. F. 515.
James, L. 1007.
James, W. O. 337.
Jahr, E. G. 74, 382; *383, 395, 396, 721, 743, 750, 755, 770, 771, 794, 811, 824.*
Jander, G. 23, 24, 34, 74, 91.
Jander, H. A. 1042.
Janowskaja, B. I. 30.
Janek, A. 96.
Janensch, I. 291.
Jang, R. 191.
Janickis, J. 26.
Jansen, B. C. P. 580, 581, 582, 588, 984; *1011.*
Jansen, E. F. 191, 345.
Jansen, J. 986.
Jansen, L. 984; *984.*
Janssen, L. W. 292.
Jany, J. 261.
Jatzmirski, 78; *78, 101.*
Javillier, M. 49, 990.
Jay, P. 1038.
Jayie, G. 501, 520.
Jeans, P. C. 1027; *1028.*
Jeckeln, E. 373, 403; *722.*
Jendrassik, L. 47, 811.
Jenkins, S. H. 282.
Jennen, R. G. 230.
Jennings, M. A. 687; *699.*
Jensen, A. T. 7, 67.
Jensen, E. F. 170.
Jensen, H. 915.
Jensen, K. A. 75, 79.
Jensen, R. 148.
Jentgens, H. 835.
Jentsch, M. 405; *404.*
Jephcott, H. 978.
Jerkes, F. H. 560.
Jermolenko, N. 154.
Jersey, V. 848.
Jervell, A. 934.
Jessen, W. 316.
Jimbo, T. 276.
Jirgensons, A. 141.
Jirgensons, B. 141.
Jitariu, M. 236.
Jodlbauer, A. 374, 713; *372, 858.*
Joffee, J. S. 273, 334.
Johlin, J. M. 160.
St. John, E. 369, 851.
John, J. L. St. 879.
John, W. E. St. 1042.
Johnson, B. C. 684, 1012.
Johnson, F. 985.
Johnson jr., J. 193.
Johnson, J. W. S. A. 693.
Johnson, M. J. 281.
Johnson, O. 86; *86.*
Johnson, R. M. 420.
Johnson, R. E. 250, 544.
Johnson, R. 694.
Johnson, S. R. 432.

Johnston, C. G. 412, 414, 687, 697; *698, 699.*
Johnston, H. 146.
Johnston, J. H. 146.
Johnston, S. M. 655; *654.*
Johnston, W. W. 184, 334.
Jones 89, 578; *109.*
Jones, A. Th. 1095.
Jones, E. B. 51.
Jones, G. 95.
Jones, H. B. 587, 593, 594.
Jones, H. D. 16.
Jones, H. W. 378.
Jones, J. H. 430, 954, 959, 960, 991, 993, 1004; *430, 959, 1008.*
Jones, J. R. E. 358.
Jones, K. K. 366, 687; *746.*
Jones, M. R. 1007.
Jones, R. C. 1022.
Jones, R. N. 236, 797; *805.*
Jones, T. D. 110.
Jones, W. W. 330; *331.*
de Jong, W. F. 64.
Jongkees, L. B. W. 809.
Jordan-Lloyd, D. 154.
Jorgensen, G. 53.
Joseph, M. 422, 916, 918; *603. 917.*
Joseph, N. R. 23, 113.
Jost, H. 247, 254.
Jostes, F. 163.
Joung, H. C. 27.
Jourdain, V. 676; *677.*
Jowett, M. 57.
Judelowitsch, R. J. 626.
Judica, G. 398.
Juer, J. 506; *506.*
Jukes, Th. H. 1013.
Jundell, I. 1028.
Jung, F. 73, 336, 387, 711; *336, 386, 708, 709, 711, 721.*
Jungebloed, J. 411; *411.*
Juni, E. 215; *215.*
Jurieva, A. 338; *338.*
Just, F. 207.
Justin-Besançon 672.
Jørgensen, H. 192, 193, 194; *192, 193, 194.*

K.

Kabelik, J. 368; *1098.*
Kaeske, H. 73.
Kahane, E. 9, 22, 31, 37, 49, 357, 443, 817; *37, 384, 443.*
Kahane, M. 31.
Kahle, W. 807.
Kahlenberg, O. J. 884.
Kahler, H. L. 33.
Kahlert, M. 237.
Kahlson, G. 172; *728, 804, 805, 817.*
Kahn, B. S. 32.
Kahn, M. C. 279.

Kahn, P. 235.
Kaho, H. 125, 138, 141, 305.
Kajdi, L. 1003, 1008.
Kakumoto, E. 244.
Kakusina, B. E. 454; *453, 455, 511.*
Kal, V. 175.
Kalberer, O. E. 35.
Kalckar, H. M. 220, 227, 241, 584; *202, 213, 222, 229, 241, 583, 584.*
Kaleff, A. 418.
Kalinkewitsch, A. F. 321; *325.*
Kalk, K. 695.
Kallo, A. 423, 698; *423.*
Kalnitsky, G. 247.
Kamachi, T. 1010.
Kamecki, J. 55.
Kamegai, S. 358.
Kamen, M. D. 208, 215; *208, 218, 281.*
Kamerling, S. E. 166.
Kameyama, S. 513.
Kamin, H. 674.
Kaminer, St. 479.
Kaminsky, S. D. 507, 765.
Kanaschenok, P. S. 198, 256.
Kanda, Z. 813.
Kane, E. A. 689, 1021.
Kane, F. 566; *568, 647.*
Kane, L. W. 61; *61.*
Kaniji 116.
Kanitz, H. R. 697.
Kao, S. Y. 1003.
Kaplan, N. O. 243, 856, 862; *371, 860, 862.*
Kaplanski, S. 407; *543, 834.*
Kapsinow, R. 501; *533.*
Kapur, A. N. 98.
Karady, S. 476, 478; *478.*
Karassik, W. M. 373, 1097; *1097.*
Karczewski, K. 96.
Karel, L. 378.
Karelitz, S. 361, 979; *371, 972.*
Karlowna, M. 351.
Karlsson, S. 220.
Karlström, F. 506; *506, 508.*
Karp, J. 453; *452.*
Karrer, P. 201.
Karshan, M. 973; *973.*
Kasagawa, N. 24.
Kasama, Y. 948.
Kasbekar, G. S. 156; *156.*
Kassell, B. 31.
Kassil, G. N. 514, 515.
Kassner, E. W. 986.
Katagiri, H. 210, 228.
Kato, S. 192, 473; *192.*
Katsch, G. 694, 695.
Katsu, Y. 113.
Kattermann, G. 298; *298.*
Katz, B. 782.
Katz, E. 276.

Katz, J. K. 160; *160*.
Katz, J. R. 153, 154, 158.
Katz, L. N. 882.
Katznelson, R. 277.
Katzenelbogen, S. 21, 513.
Kaucher, M. 1023.
Kauders, F. 444.
Kauffmann-Cosla, O. 848.
Kaufman, M. S. 937.
Kaufmann, H. P. 385.
Kaufmann, L. 42, 265; *36*.
Kaunitz, H. 624; *630, 674*.
Kavakibi, S. 41; *644, 702*.
Kawada, Y. 687.
Kawamura, R. 948.
Kay, H. D. 47, 174, 175, 177, 433, 488, 944, 960; *177, 180, 375, 487, 668, 669, 671, 944, 945, 947, 1047*.
Kaye, M. 154, 158.
Keating, R. P. 613.
Kedrowski, B. 712; *712*.
Keele, C. A. 805, 806.
Keeser, E. 198.
Keevil, N. B. 587; *586, 589*.
Keighley, G. 245, 650.
Keilhack, H. 628; *658*.
Keilin, D. 197, 198, 199, 200, 692; *199, 697, 820*.
Keilling, J. 273.
Keith, N. M. 31, 41, 389, 490, 645, 646, 653, 654, 772; *399, 427, 449, 458, 645, 654, 689, 712, 769, 772*.
Keller, A. 99; *1077*.
Kellie, A. E. 169.
Kellner, H. 1076.
Kelly, M. W. 132.
Kemp, F. H. 1091; *1091*.
Kempf, C. A. 1054, 1076; *1055*.
Kempster, E. 1022.
Kempster, H. L. 1013.
Kempton, R. T. 610.
Kendal, S. P. 261.
Kendall, E. C. 854, 881, 914, 915, 920, 929, 934; *916, 921, 930*.
Kennedy, E. 240, 883, 892; *240*.
Keneth, Ch. 14.
Kenneth, A. K. 57.
Kenney, J. M. 572.
Kent-Jones, D. W. 342.
Kepler, E. J. 934.
Keraglanov, Z. 8.
Keresztesy, J. C. 30.
Keridge, P. T. 254.
Kerly, M. 816; *817*.
Kermack, W. O. 141.
Kern, R. 1008, 1023.
Kerpel, E. 886; *620, 886, 890, 899, 900, 933, 937*.
Kerpel-Fronius, E. 446, 891, 897, 903; *906, 937, 938*.

Kerry, R. A. 356; *384*.
Kessler, E. A. 295.
Keston, A. S. 534, 589; *631*.
Ketchum, B. H. 263, 283.
Kettering, C. F. 1045.
Keutmann, E. H. 701.
Key, A. 275.
Key, K. M. 985.
Keyes, P. H. 1040; *1040*.
Keys, A. 16, 444, 490, 607, 609, 700; *490, 493, 609, 700*.
Khaikina, B. J. 252.
Kharasch, M. S. 168.
Khvoles, G. J. 510.
Kibrick, A. C. 60.
Kichinosuke, Y. 522.
Kick, C. H. 961, 1016, 1059, 1081; *966, 970, 984, 1015, 1058, 1081, 1082*.
Kieferle, F. 24.
Kiehl, S. J. 55, 107.
Kiese, M. 73, 189; *707*.
Kiessig, H. J. 401.; *401*.
Kiessling, W. 211, 212, 222, 223, 236.
Kikuchi, G. 198.
Kilby, B. A. 375.
Kilby, M. 375.
Killey, W. W. 221.
Killian, H. 907.
Killian, J. A. 159.
Killian, M. J. 1012.
Killick, E. M. 966, 1002; *1001*.
Kilzmiller, K. 374, 1072; *752, 757, 822, 828, 1075*.
Kimmel, L. 991.
Kimura, J. 327.
Kin, K. 809.
King, A. 146.
King, C. G. 169, 174.
King, E. J. 16, 49.
King, L. S. 504, 505; *505*.
Kingsland, N. 37; *642, 843*.
Kinugawa, K. 447.
Kionka, H. 759.
Kirchhof, H. 22, 453.
Kirgis, H. D. 948.
Kirk, P. L. 34, 51.
Kisch, B. 248, 260, 725, 861, 863.
Kishnio, S. 303.
v. Kiss, A. 77.
Kitajima, S. 48.
Kitamura, S. 885.
Kitasato, T. 176.
Kitschin, P. C. 975.
Kittel, S. 475.
Kitzman, M. G. 241.
Kjerulf-Jensen, K. 680; *680*.
Klaar, W. J. 143.
Klaassen, A. 460.
Klaasen, J. A. 459.
Klass, J. 611.
Kleiber, M. 1020.

Klein, G. 48, 195, 265, 273, 281.
Klein, H. 973; *973*.
Klein, H. J. 678; *679*.
Klein, J. E. 1098.
Klein, J. R. 243.
Klein, M. 411.
Klein, W. 303; *721, 755*.
Kleiner, I. 200.
Kleinmann, H. 53, 190.
Kleinzeller, A. 230.
Kleijn, D. 136.
Kleitman, N. 374; *747, 756, 817*.
Klement, R. 60, 62, 64, 67, 942, 1033; *60, 61, 62, 63, 64, 65, 66, 67, 68, 1035, 1044*.
Klemperer, F. W. 1004.
Klercker, K. O. 436; *778*.
Kletschkowski, W. M. 318.
Kliacko, D. 326.
Kline, B. E. 431; *434, 1011*.
Kline, O. L. 30.
Kline, R. 930.
Kling, E. 326.
Klinghoffer, K. A. 396, 419, 494; *566, 606, 607, 641*.
Klinke, K. 34, 946; *883*.
Klissiunis, N. 127.
v. Klobusitzky, D. 257, 716.
Klodt, W. 169, 619, 627, 882, 891; *619, 890*.
Kluyver, A. J. 274.
Knab, R. 842; *842*.
Kimmel, L. 30.
Knacke, E. 866.
Knight, A. 662.
Knobloch, H. 268, 272.
Knoevenagel, C. 179; *180*.
Knopf, B. W. 960.
Knott, E. M. 1024.
Knowles, F. 676.
Knowlton, A. T. 923; *923*.
Knowlton, G. C. 433, 543; *436*.
Knox, J. A. 733.
Knox, R. 279.
Knudson, A. 991.
Knutson, J. W. 1039, 1042.
Kobayashi, C. 189.
Kobel, M. 216.
Kobert, R. 395; *395*.
Kobori, B. 853. 854.
Koch, E. G. 83.
Koch, E. M. 432, 966; *966*.
Koch, F. C. 226.
Koch, H. J. 407.
Kocholaty, W. 285.
de Kock, W. 1083.
Kodama, E. 630, 646.
Kodama, S. 1003.
Kodama, T. 282.
Koelle, E. S. 27, 368, 369, 661, 825, 851; *368, 450, 825*.

Koenemann, R. H. 540.
Koepsell, H. J. 281.
Kogan, G. 801.
Kogurowa, M. J. 502.
Köhl, A. 24.
Kochakian, C. D. 914; *914*.
Kohlrausch *87*.
Kohn-Abrest, E. 41, 459; *644, 702*.
Koizumi, T. 128.
Kojima, M. 848.
Kok, A. C. A. 304.
Kok, J. A. F. 16.
v. Kokas, E. 818.
Kölbl, W. 137.
Koldajew, B. M. 235.
Kolessnikow, P. 188, 322.
Kolodziejska, S. 856.
Kolthoff, I. M. 7, 8, 9, 17, 20, 22, 23, 24, 35, 38, 40, 57, 97, 107, 112; *56, 112*.
Komura, K. 520.
Kon, S. K. 957, 981, 993; *980, 982, 983*.
Koneff, A. A. 921.
Koneger, G. V. 375.
v. Konek, F. 42.
Konovalov, B. J. 515.
Kopaczewski, W. 142.
Koref, O. 925.
Korenchevsky, V. 957, 964, 966; *964*.
Korenjako, A. I. 301.
Korenman, I. M. 10, 34, 37, 39.
Koriakina, A. F. 444, 675, 684, 801.
Korkas, J. 910.
Kormos, A. 719.
Korn, S. K. 685; *676*.
Korn, W. 12.
Kornblum, M. 16, 17.
Kornfeld, F. 853.
Kornmann, P. 126.
Korr, I. M. 285.
Korssakowa, M. P. 263, 264.
Körting, A. 351.
Kortschagin, M. 237; *726, 849*.
Kortüm, G. 80; *14, 80, 87*.
Kortüm-Seiler, M. 14.
Korzybski, T. 583.
Kosakewitsch, P. P. 92, 95.
Kosar, W. F. 347.
Koslow, W. A. 105.
Kosman, A. J. 796.
Kossel 71, 77; *83*.
Kossowskaja, E. B. 444, 675, 684, 801.
Köster, H. 194.
Kostytschew, S. 216, 265.
Köszegi, D. 34.
Kotake, Y. 426; *551*.
Kotkowa, K. I. 179.

Kotz, J. 937.
Kötzing, K. 391.
Kovacs-Oskolas, M. 601.
Koven, A. L. 838.
Kowalenko, M. P. 533.
Kowalow, J. 1104.
Kozloff, L. M. 254.
Kozlowski, A. 30, 328.
Kraemer, E. O. 138, 146.
v. Kraemer, V. 946.
Kraft, G. 236.
Kraft, K. 12, 216; *12, 14, 354, 451, 598, 868*.
Krakower, C. A. 882.
Krakowskaja, R. 35.
Kral, A. 508.
Kramár, J. 426.
Kramer, B. 63, 69, 437, 508, 946, 959, 972, 1026, 1104; *942, 943, 971*.
Kramer, F. 1008.
Kramer, M. M. 948, 1022, 1048.
Krampitz, L. O. 573.
Krantz, J. C. 745.
Krasnow, F. 269, 1042, 1049; *1042, 1045*.
Krasow, W. M. 284.
Krastew, St. 99.
Krauel, G. 891.
Krause, A. 166, 313.
Krause, E. 801.
Krause, F. 244.
Krause, H. 702.
Krauskopf, F. C. 146.
Krauss, B. H. 322, 324, 325, 344.
Kraut, H. 421.
Kraut, W. 787; *802*.
Krautwald, A. 435; *727*.
Krazucka, L. 631.
Krebs, A. H. 167, 191, 241; *191*.
Kreisel, C. 352.
Krejci, L. 147.
Kremer, C. B. 80.
Kremnev, L. 146.
Kreitmair, H. 989; *988*.
Krestownikow, A. 444, 675, 684, 801; *801*.
Kreutzfeldt-Plathe, R. 269.
Krevisky, C. 471; *471*.
Kreyzi, R. 315, 323.
Krick, F. J. 917.
Krieger, C. H. 953, 954; *955*.
Kring, J. 899.
Krishmann, T. S. 649.
Krisnezow, J. 173.
Kriss, M. 892.
Kritschewski, I. L. 1101.
Kriwsky, J. L. 548.
Krockert, G. 1003.
Krogh, A. 405, 406, 525, 579; *405, 490, 493, 496, 526, 543, 604, 610*.

Kroll-Lifschitz, D. J. 760, 779.
Kronberg, A. 215; *6, 215, 242*.
Kröning, 297.
Kroon, D. B. 944.
Kroyle, 490.
Krügel, C. 334.
Krueger, A. P. 297.
Krüger, D. 163.
Krüger, F. 355; *712, 747*.
Krumey, F. 213.
Krupski, A. 1021.
Kruse, T. 810; *810*.
Kruyt, H. R. 93, 105, 108; *93, 131*.
Kubelka, V. 154.
Kubina, H. 34.
Kubli, H. 99; *99*.
Kucera, A. 414.
Kucera, V. 822; *824*.
Kudo, F. 460; *514, 521*.
Kudrewatow, A. K. 7.
Kuen, F. M. 165, 714.
Kugelmass, I. N. 56, 69; *56, 63, 362*.
Kühl, H. 742.
Kuhlberg, L. 8.
Kuhlenkampf *1020*.
Kuhlmann D. 444, 906, 931; *905, 935*.
Kuhn, E. M. 975.
Kuhn, H. A. 1101.
Kuhn, R. 48.
Kühnau, J. 410.
Kühne, P. 234; *234*.
Kühnel, H. S. 8.
Kuipers, J. W. 33.
Kulkow, A. J. 454; *453, 455, 511*.
Kulman, J. 22.
Kultjugin, A. A. 198, 256.
Kulvarskaja, R. 95.
Kumagawa *225*.
Kunerth, B. L. 1026.
Kunitz, M. 110, 151, 153, 155, 159, 191; *109, 155, 156, 159, 160, 190*.
Küntzel, A. 155, 158; *155*.
Kuranami, T. 426; *453, 631*.
Kuroda, N. 1100.
Kurtenacker, A. 27, 31, 34.
Kurtz, Ch. M. 745.
Kurtzahn, G. 370; *370*.
Kuschinski, G. 19, 609; *19*.
Küster, W. 36.
v. Kuthy, A. 137.
Kutscher, W. 177, 178, 182; *177, 180, 181*.
Kuttner, Th. 49, 52.
Kuznetzov, S. 330.
Kwiatkowski, H. 170.
Kwit, N. T. 702.
Kydd, D. M. 1032.
Kylin, H. 342.

L.

van der Laan 844.
Labat, J. A. 557; *556*.
Labbé, M. 431, 672, 879.
Labensky, B. 1042.
Laborey, F. 270.
Labow, X. 281.
Lackey, E. W. 1008.
Ladell, L. S. S. 700; *700*.
La Fuze, H. H. 323.
Lagemann, A. 106.
Lagen, J. B. 910.
Lahn, G. 166.
Laidlaw, J. C. 650.
Laine, T. 272, 321.
Laing, G. H. 687.
Laki, K. 232.
Lamb, A. R. 1051, 1068; *1052, 1053, 1068, 1070*.
Lamb, F. R. 54.
Lamb, L. W. 1020, 1022.
Lambret, O. 740, 899; *740, 907*.
Lambrechts, A. 681.
Lamelin, P. 743, 753.
La-Mer, V. K. 26.
Lancaster, F. J. 394.
Landau, A. 479.
van Landingham, A. H. 1021.
Landis, E. M. 742, 939; *917*.
Lands, A. M. 624.
Landolt-Börnstein 87, 90, 100, 107, 115.
Landtman, B. 946.
Lane, S. W. 741.
Lanford, O. E. 107.
Lang, A. 262, 281.
Lang, H. 187.
Lang, K. 12, 18, 19, 25, 31, 38, 47, 50, 51, 206, 244, 451, 459, 479; *19, 206, 345, 451, 459, 460, 640, 641, 642, 690, 697, 698, 721, 732, 843*.
Lang, R. 27, 38; *27, 38*.
Lang, S. 187, 241, 368, 641; *368, 1101*.
Lange, H. 43, 233, 237, 540, 792; *557, 806*.
Lange, W. 375.
Langecker, H. 19, 609; *19*.
Langhans, J. 626.
Langheld 10.
Langlais, M. 1073, 1087.
Langley, W. D. 39.
Langmuir, N. M. 692; *117, 729*.
Langner, A. 821.
Lansbury, J. 743.
Lantz, E. M. 1051, 1059, 1060, 1088; *1059, 1061, 1062, 1065, 1088, 1091*.
Lapicque, L. 765, 785; *766, 767*.

Lapicque, M. 765, 785; *766, 767*.
Lardy, H. A. 259, 283.
Lark-Horovitz, K. 422.
Larkin, J. 774.
Larkin, M. E. 14.
Laroux, P. 269.
Larregla, N. 935.
Larson, C. 41.
Larson, C. E. 436, 942; *61, 436, 438, 944*.
Larson, H. W. E. 56.
Larson, P. S. 624.
Larsson, S. 739; *739*.
Lasareff, P. 765.
Lasch, F. 746, 838; *755, 851*.
Laser, H. 260.
Laskowski, M. 419, 440; *421, 440*.
Lassabliere, P. 759.
Lasseur, Ph. 296, 298.
Laszlo, D. 47, 530, 617; *657*.
Laszt, L. 259, 414, 420, 421, 676, 684, 817, 818, 819, 920, 944; *414, 419, 421, 684, 757, 819*.
Latmanisowa, L. W. 801.
Laubal, S. 1098.
Laudat, M. 446, 475, 890, 909.
Laude, G. 39.
Lauer, W. M. 17.
Laug, E. P. 636, 1104; *636, 664*.
Laughton, N. B. 861.
Lavietes, P. H. 396, 460, 494, 606; *449, 450, 459, 484, 494, 502, 566, 606, 607, 641, 648, 656, 715, 735*.
Lavollay, J. 270, 678.
Lawaczek, H. 431.
Lawrence, H. J. 301, 479, 488, 489, 571, 576, 587, 593, 594; *585, 592, 681*.
Lawrenz, M. 1056, 1057, 1060; *1087, 1091*.
Lawson, M. J. 247.
Lazanski, J. 1040; *1040*.
Leake, C. D. 173, 373, 1076; *372*.
Lease, E. J. 319, 325.
Lebduska, J. 717, 821; *745, 825*.
Lebedew, A. 226.
Lebedinskaja, G. A. 507.
Lebensohn, E. 699.
Leblanc, A. 415; *415*.
Leboucq, J. 38.
Leche, St. 31, 568; *367, 567*.
Lecher, H. 77.
Lecoq, R. 948, 952, 955, 956, 958, 959, 979, 996, 997, 999, 1000, 1003; *957, 977, 978, 982, 996, 999, 1000*.
Lederer, E. L. 134.
Lee, C. 628.

Lee, S. B. 267, 271, 321.
Lees, H. 991.
Lefevre, C. 31.
Lefevre, M. L. 68.
Legault, R. R. 168.
Legun, A. F. 878.
Lehmann, F. 354, 866.
Lehmann, G. 410, 421, 701, 787, 804, 878, 909; *786, 835*.
Lehmann, H. 230, 237, 250, 696; *250*.
Lehmann, K. B. 404.
Lehman, A. J. 751.
Lehnartz, E. 222, 236, 237; *221, 236*.
Lehner, A. 276.
Lehrman, A. 70; *65, 327, 1040, 1059*.
Lehninger, A. L. 178, 240, 584; *240*.
Leiboff, S. L. 32, 47, 48.
Leibowitz, J. 715.
Leipert, Th. 20, 453, 456; *453, 454, 455, 456, 480, 511, 549, 550, 631, 632, 696, 702*.
Leiter, L. 630.
Leites, S. 746.
Leitz 157.
Leloir, L. F. 204, 244.
Lélu, E. 122, 476, 479, 534; *477, 478*.
Lloyd, D. J. 157.
Lemanczyk, K. 313.
Lemley, J. M. 498.
Lemmermann, O. 330.
Lemoigne, M. 43, 263, 266, 322.
Lennerstrand, A. 213, 222, 223, 224, 253, 254; *223, 224, 229, 230, 253, 255*.
Lennette, E. H. 514.
Lennox, F. G. 158; *158*.
Lenti, C. 247.
Lenzinger, A. 717.
Leo, E. 415; *415, 416*.
Leonard, O. A. 347.
Leone, A. 453; *453*.
Leopold, H. 216.
v. Leövey, F. 237.
Leskin, S. 425; *502, 604, 607, 632*.
Lepeschkin, W. W. 116, 714.
Lepin, L. 98.
Lepper, W. 48.
Lesh, J. B. 302.
Lesser, A. 395.
Lesure, A. 31, 661; *449*.
Leschke, E. 400, 609; *400, 609, 663*.
Lester-Smith, E. 281.
Lestra, H. 15, 16.
Letonoff, T. V. 32; *31*.
Leu *398*.

Leube, K. O. 792.
Leuel, R. 882.
Leulier, A. 54, 958.
Leung, W. 582, 1043; *581.*
Leunig, H. 294, 295.
Leuthardt, F. 240.
Leutsky, K. 892.
Leutwyler, F. 45.
Levensons, J. 843.
Leverton, R. M. 1057, 1068; *1066.*
Levi, A. 387; *717, 721.*
Levi, H. B. 579, 593.
Levy, J. 817.
Lévy, M. 472, 475, 480.
Levy, S. R. 975.
Levi della Vida, B. 991.
Levin, O. L. 700.
Lewin, C. 400; *1100.*
Lewin, E. M. 821.
Lewin, J. 16.
Levine, M. 293, 303.
Levine, R. 855.
Lewinson, S. 16.
Lewis, A. H. 328.
Lewis, J. C. 337, 338.
Lewis, L. A. 880, 886, 925; *902.*
Lewis, M. 434.
Lewis, P. R. 270; *270.*
Lewis, P. S. 138.
Lewis, R. C. 18.
Lewis, W. C. M. 106.
Lewis(-Randall) *57, 93, 100, 106, 107, 112, 118, 228, 636, 718.*
Lewitow, M. M. 216, 237; *726, 849.*
Lewy, A. 1050.
Lewy, F. H. 627.
Levy-Solal, E. 890, 909.
Li, C. H. 432; *431.*
Liang Chu, 98.
Liao, C. E. 1087.
Lichacev, M. 1097.
Lichner, G. 996.
Lichtenstein, A. 48.
Lichtenstein, L. 52.
Lickint, F. 690; *690.*
Liddo, S. 767.
Lieb, H. 48.
Liébegg, C. 224.
Lieben, F. 11.
Liebert, F. 23, 285.
Liebert, Ph. 838.
Liebig *38.*
Liebknecht, W. L. 175.
Liechti, A. 468.
Lieck, H. 169.
van Liere, E. J. 419.
Lierle, D. M. 510; *509.*
Liesegang, R. E. 944; *943.*
Lieske, R. 274.
Light, A. E. 968.
Light, R. F. 989.

Ligori, M. 584.
Liljestrand, G. 401; *401.*
Lillelund, H. 189.
Lillie, R. S. 796; *296.*
Lilly, C. A. 972.
Lim, R. K. S. 693, 694.
Limberg, E. 283.
Limberger, A. 273
Lin, H. Y. 1087.
Lindau, G. 135.
Lindauer, M. A. 37; *427, 744.*
Lindberg, A. A. 763, 764.
Lindberg, H. A. 396, 715, 744, 823; *721, 736, 743, 744, 749, 771, 794, 811, 819, 823, 844.*
Lindberg, O. 240.
Linder, F. 497, 517; *517.*
Linder, G. C. 504, 508; *506, 508, 509.*
Lindner, R. 51.
Linderström-Lang, K. 113, 207, 318.
Lindsay, M. K. 421, 998, 999.
Lindstrand, F. 74.
Lineweaver, H. 287.
Ling, S. M. 606, 627; *606,607.*
Lingane, I. I. 38.
Linguerri, R. 1100; *1100.*
Linhard, M. 38.
Lintzel *678.*
Liotta, A. 896, 991.
Lipman, C. B. 338.
Lipmann, F. 73, 202, 212, 219, 220, 243, 283, 287, 354; *74, 165, 166, 202, 212, 213, 216, 233, 287, 338, 780, 805, 806.*
Lipmann, L. 286; *286.*
Lippmann, R. 799.
Lipschitz, M. A. 202, 223.
Lipschitz, W. 22, 128, 243, 387, 412, 425, 445, 448, 748, 832; *408, 412, 425, 456, 482, 520, 603, 604, 634, 646, 662, 689, 691, 696, 710, 721, 748, 832, 835.*
Lison, L. 24.; *693*
Liss, G. 848.
Lisse, M. W. 289.
Listek, S. S. 23.
Littardi, A. 387, 388; *709.*
Litzka, G. 780, 861, 1048, 1050; *371, 780, 862, 863, 1048, 1050, 1072, 1094.*
Liu, C. S. 1087.
Liu, S. H. 1029. 1030.
Liu, S. K. 381; *456, 478, 480, 481, 616, 634.*
Lium, R. 814.
Livingston, A. E. 610.
Ljalikow, K. S. 133.
Ljubarskaja, L. S. 323.
Ljubusin, A. 355.

Lloyd, B. 267.
Lloyd, D. J. 154, 155, 158.
Lloyd Davies, D. V. 901.
Lobanowitsch, A. 154.
Löbering, J. 35.
Lobo-Onell, C. 122, 479, 534.
Loch, P. 97, 295.
Lochhead, A. G. 225, 264.
Lockemann, G. 37, 292, 294, 697; *294, 297, 697.*
Lockett, M. F. 931.
Lockhart, E. E. 46.
Lockhart, J. C. 910.
Lockwood, L. B. 270.
Loeb, E. N. 923; *938.*
Loeb, J. 132; *132, 152, 154, 155.*
Loeb, L. 292, 498.
Loeb, R. F. 449, 499, 881.
Loeb, W. 164.
Loebel, R. O. 251.
Loebmann, S. 92.
Loeper, M. 661, 745, 1099.
Loeschke, A. 666.
Loeser, A. 809.
Loew, O. 950.
Loewe, S. 859, 1066; *1062.*
Loewenhart, A. S. 172, 173, 1101; *172.*
Logan, M. A. 60, 61, 64, 673; *61, 673, 826, 1008.*
Lohmann, K. 47, 48, 221, 223, 232, 233, 236, 237, 569; *6, 47, 55, 221, 232, 236, 251, 569, 685, 804.*
Loiseleur, J. 477, 836.
Lokschina, E. S. 513, 515.
Lomanitz, S. 337; *338.*
Lombard, C. 122.
Long, C. 240; *239.*
Long, E. M. 337.
Long, M. L. 1007.
Longley, L. P. 622.
Longwell, B. B. 884.
Loofmann, H. 50.
Loomis, E. 918; *931.*
Loomis, W. E. 316.
Loomis, W. L. 202; *202.*
Lopez, I. A. 53.
Lorant, St. 32, 34.
Lorber, L. 713.
Lorenz, F. W. 595.
Lorentz, R. 89.
Lormand, M. 3.
Lo-Sing 475, 485; *484.*
Lossie, H. 1100.
Loth, C. H. 814.
Lotspeich, W. D. 654, 661.
Lottermoser, A. 106.
Lottrup, M. C. 896.
Lourens, L. F. D. E. 1083; *1084.*
Lovell, H. W. 512; *457, 766.*
Lovell, J. 326.
Lövgren, O. 1033.

Low, G. W. 24.
Lowater, F. 1034, 1058.
Low-Beer, B. V. A. 571, 572.
Lowe, J. T. 952, 953.
Lowe, W. G. 164.
Lowry, O. H. 53, 108, 536.
Lowsma, H. 321.
Lowy, P. H. 245.
Lubrich 12.
Lucasse, W. W. 93.
Lucchi, G. 423.
Luce-Clausen, E. M. 1068; *1051.*
Luciani, F. 776.
Luck, J. M. 30, 165, 227.
Luck, M. 194; *194.*
Lucké, B. 867.
Luckhardt, A. B. 765.
Luckner, H. 475, 485; *475.*
v. Ludany, G. 818.
Ludewig, St. 498; *498, 500, 542.*
Ludwig, C. A. 323.
Ludwig, E. 206, 416; *416, 659.*
Lugg, J. W. H. 30, 58; *57.*
Lühr, W. 41.
Lumiere, A. 257, 447; *257.*
Lumsden, R. W. 421, 999.
Lund, E. 113.
Lund, H. 169.
Lundegardh, H. 127, 304, 313, 314; *308, 313, 314, 315, 336.*
Lunden, B. 86.
Lundin, H. 887; *887.*
Lundsgaard, E. 229, 571, 577, 804; *253, 578, 584, 804, 806, 819.*
Lundsteen, E. 50.
Lundstrom, F. O. 70.
Luntz, T. 625; *701.*
Lustig, B. 459.
Luther, R. 103; *197.*
Lutwak-Mann, C. 259, 284.
Luy, P. 432.
Luz, G. 263.
Lvoff, S. 283, 286.
Lyall, A. 614, 936; *936.*
Lyle, G. G. 240; *246.*
Lyman, C. M. 189, 285; *205.*
Lyman, R. S. 513.
Lynch, D. F. 1045.
Lynen, F. 207, 231; *207, 208, 233.*
Lyon, C. J. 211, 330.
Lyons, D. Ch. 975.
Lyons, M. 1010.
Lyth, J. C. 751; *751.*

M.

Ma, Y. L. 885.
van der Maas, G. J. 580, 581; *1011.*
Maasen 264, *264.*
Maass, O. 110.

Mach, R. S. 423.
Macheboeuf, M. 50, 470.
Macherey, C. 95.
Machle, W. 14, 374, 599, 685, 1072, 1094; *14, 374, 451, 598, 599, 685, 747, 752, 756, 757, 822, 828, 1071, 1075, 1086, 1087.*
Machler, B. 658.
Macht, D. J. 411.
Mackenzie, C. G. 960.
Mackersie, W. G. 659.
Macku, J. 334.
Mackuth, E. 610; *610.*
Mackworth, J. F. 170.
Maclean, J. 208, 226.
Macleod, J. 110; *110.*
Macleod, J. J. R. 854.
Macleod, V. L. D. 209.
Macleod, M. 945.
Macy, J. W. 655; *654.*
McAlpin, D. 806.
McAlpine, R. K. 17.
McAnally, R. A. 208, 219; *219.*
McBain, J. W. 91.
McBeath, E. C. 1028.
McBlair, E. M. 278.
McCallan, S. E. A. 294.
McCallum, A. B. 663, 861.
McCallum, J. W. 816.
McCance, R. A. 199, 424, 464, 504, 510, 614, 617, 625, 669, 897, 910, 934, 954, 955; *423, 463, 502, 510, 516, 606, 607, 615, 618, 621, 625, 626, 665, 669, 688, 689, 694, 701, 910, 912, 916, 918, 934, 952, 955.*
McCandless, J. M. 53.
McCarrison, R. 970.
McCauley, H. B. 1040; *1040, 1041, 1042.*
McCay, C. M. 536.
McClendon, J. F. 12, 116, 343, 964, 1044, 1046; *14, 685, 686, 965, 1041, 1046, 1049.*
McClure, F. J. 187, 1043, 1053, 1081; *882, 891, 909, 1019, 1042, 1043, 1044, 1050, 1053, 1059, 1080.*
McCollum-Simmonds 966.
McCollum, E. V. 12, 676, 892, 941, 944, 960, 963, 968, 973, 975, 1066; *12, 13, 428, 951, 959, 963, 965, 967, 972, 973, 974, 979, 999, 1045, 1046, 1065, 1067.*
McConnel, D. 70.
McCool, M. M. 319.
McCosh, S. S. 1029.
McCoy, R. H. 363; *971.*
McCoy, R. O. 577.

McCulloch, W. P. 164.
McCune, D. J. 51.
McCutcheon, M. 867.
McDonald, M. R. 191; *190.*
McDonough, K. B. 941.
McDougall, E. J. 415, 682, 954; *682, 683, 688.*
McEachern, D. 237, 243.
McFarlane, A. 659.
McFarlane, M. G. 207, 211, 216, 220; *210, 216, 1105.*
McFarlane, W. D. 36.
McGarr, R. L. 351.
McGeorge, W. R. 328.
McGilvery, R. W. 243.
McGowan, J. C. 101; *101.*
McGuire, G. 999.
McHenry, E. W. 196, 587; *586, 589.*
McInerney, T. J. 148.
McInnes, J. 237.
McIntosh, J. F. 365; *429, 775, 850.*
McIntyre, A. R. 342, 481; *481, 635.*
McIven, M. A. 687; *698.*
McKail, R. A. 444.
McKanzie, C. G. 844.
McKay, E. M. 616, 827, 969; *616, 827.*
McKay, F. S. 1089, 1091; *1088, 1091.*
McKay, L. L. 616, 969.
McKey, B. 1022.
McKee, F. W. 886; *886, 901.*
McKelleget, M. 1042.
McKeown, R. M. 421, 998, 999; *998.*
McKeown, T. 919; *919.*
McKhann, C. F. 618.
McKillop, G. C. 96.
McKinley, W. F. 744; *744.*
McLachlan, M. 691.
McLean, F. C. 18, 435, 438, 470, 1004; *435, 438, 470, 473, 775, 851.*
McLean, Fl. 363; *971.*
McLean, H. 693; *413.*
McLean, H. W. 470.
McLeod, F. C. 949.
McMartin, W. K. 110.
McMeekin, T. L. 190.
McMillan, E. 650.
McMurray, M. R. 1011.
McNabb, W. M. 93.
McNally, W. D. 402; *402, 610, 687.*
McNance, P. O. 167.
McSwiney, B. A. 809.
Macy, I. G. 1029, 1067.
Maddock, H. G. 911.
Magee, H. E. 421, 816, 954, 1022; *818.*
Magenta, M. A. 374, 861; *861.*
Magnus 794.

Magnus-Levy, A. 524, 628; *890*.
Magnusson, H. 47.
Magrou, J. 335; *868*.
v. Magyary-Kossa, J. 443; *442, 443*.
Maiden, A. M. 342.
Maier, E. 433.
Maier-Leibnitz, H. 214.
Main, E. R. 169; *167*.
Mainzer, F. 620.
Maiorana, F. 814.
Maizels, M. 133, 461, 462, 465, 466, 472, 484, 486; *134, 138, 461, 462, 465, 466, 468, 469, 470, 472, 474, 475, 476, 481, 482, 483, 484, 485, 486, 488, 494, 510, 519, 715*.
Majorov, F. 764.
Majorow, E. P. 765.
Makarov, P. 772.
Maki, T. 544.
Malaguzzi, C. V. 252, 925.
Malamud, W. 21, 512, 513, 514.
Malan, A. J. 431, 1013, 1018, 1019, 1060, 1083; *431, 1084*.
Malato, M. T. 894, 895, 916.
Malcolm, R. L. 37; *641, 1102*.
Malisoff, N. M. 743.
Malko, M. G. 39.
Malkov, A. M. 165, 175, 198, 208.
Malorny, G. 529, 532, 832, 835; *532, 540, 543, 612, 834*.
Malm, M. 207, 217; *208, 216, 218*.
Malmgren, H. 176.
Maltesos, C. 740; *753*.
Maluf, N, S. R. 407.
Malusova, Ph. M. 501.
Man, E. B. 443, 524; *61*.
Manceau, P. 269.
Mandel, P. 908.
Mandl, F. 31.
Manegold, E. 116; *117, 120, 639*.
Manery, J. F. 524, 527, 528, 529, 540, 605; *505, 523, 527, 529, 535, 552, 576, 602, 603, 688, 700, 864*.
Mangili, C. 398; *398*.
Manguio 906.
Mangun, G. 527, 904, 926.
Manjewitsch, N. L. 545.
Manly, R. S. 579.
Mann, A. W. 280.
Mann, F. C. 854, 881; *930*.
Mann, J. 293.
Mann, P. J. G. 279.
Mann, T. 197, 199, 231, 237, 259, 281, 692; *697, 820*.

Mann, W. 559.
Manolesco, H. 1095; *1095*.
Manouvrier, J. 182.
Manov, G. G. 34.
Mansurov, A. M. 268.
Manzini, C. 506; *506, 509*.
Mapson, L. W. 46, 75, 204, 326.
Maranon, G. 934; *912*.
Marbe, K. 779; *779*.
Marburg, O. 769.
Marcelet, Y. 972.
Marchand 387, 399.
di Marco, I. 835.
Marconi, F. 449, 835.
Marcovitch, S. 291, 344, 351, 1056, 1095; *372, 1056, 1057*.
Marcuse, R. 211, 217; *211, 212, 217*.
Mardaschew, S. 173.
Marek, J. 64, 942, 948, 1003, 1004, 1014, 1016, 1019, 1027; *68, 1001, 1016*.
Marenzi, A. D. 32, 922, 930, 1103.
Margitay-Becht, E. 925.
Margolin, E. S. 840.
Margosches, B. M. 42.
Margulies, E. 20.
Mariani, B. 173.
Marine, D. 453, 743, 926; *550*.
Marinelli, L. 568, 572; *567*.
Marino, S. 937.
Mariotti, F. R. 723.
Mark, R. E. 945.
Markens, S. 748.
Markovic, L. 218.
Marks, H. P. 880; *879, 915, 1095*.
Markina, M. N. 939.
Marmorston, J. 756.
Marmorston-Gottesman, J. 921.
Marples, E. 721; *849*.
Marquis, M. 892.
Marrack, J. 113.
Marrazi, R. 818; *817*.
Marriott, R. H. 158.
Marsh, B. S. 528, 545; *536*.
Marsh, P. 687.
Marshak, A. 593; *593*.
Marshall 655.
Marshall, E. G. 661.
Marshall jr., E. K. 411, 431; *441, 664*.
Marshall, M. S. 264.
Marshall, P. G. 488; *487, 668, 669, 671*.
Martignetti, G. 1096.
Martin, A. 814.
Martin, C. J. 1017.
Martin, D. J. 1038; *1035, 1037*.
Martin, J. H. 1049.

Martin, L. N. 343; *343*.
Martin, S. J. 921.
Martini, L. 21, 366; *366, 654*.
Martino, G. 250.
Martius, C. 224.
Martland, M. 176.
Maruashvili, L. V. 338.
Maruno, Y. 449, 698; *697*.
Marx, H. 444; *444*.
Masaki, K. 120.
Masamune, H. 836.
Maschmann, E. 192, 193; *191*.
Mason, M. F. 746.
Mason, C. W. 8, 10.
Mason, P. 571.
Mason, M. F. 1020, 1021.
Massart, L. 170, 174, 179, 204; *170, 173, 181, 204*.
Massazza, A. 455; *455*.
Masserman, J. H. 511.
Massie, E. 744; *750, 772*.
Massler, M. 1091; *1091*.
Massobrio, E. 837.
Massot, A. 15, 16.
Masuda, S. 491; *491*.
Mast, S. O. 279, 292.
Mastin, H. 154.
Matei, I. 190.
Mathews, A. P. 865; *795*.
Mathis, H. 37; *690, 701*.
Mathison, G. C. 47; *47, 53*.
Matla, W. P. M. 9.
Matsubara, T. 293.
Matsueda, S. 624.
Matsunaga 116.
Matsuoka, K. 166.
Matsuura, A. 269.
Matsuyama, T. 185.
Matteson, E. 687.
Matteucci, E. 366; *366, 655*.
Matthes, K. 169; *170*.
Mattice, M. R. 449, 1101.
Mattill, H. A. 986; *986, 1045*.
Mattson, S. 99.
Matui, H. 288.
Matuschak, M. C. 1066.
Maurer, F. W. 490, 500, 537.
Maurice, D. M. 520, 522.
Mauro, G. 630.
Mauron, J. 240.
Mautz, F. R. 527, 904, 926.
Mawson, G. A. 46, 231.
May, G. 646.
May, O. E. 270.
May, R. 12.
May, H. 1050.
May, W. 1094; *1094*.
Mayer, A. 885.
Mayer, M. E. 792; *806*.
Mayer, O. 40,41.
Mayer, R. L. 708.
Mayer, R. M. 707.
Maynard, E. J. 432; *436*.
Maynard, L. A. 956, 1057.

Mayrhofer, A. 12, 13; *12*.
Mayrs, E. B. 612, 651; *648, 651, 652, 664, 668*.
Maximin, C. M. 412.
Maxwell, L. C. 33, 433.
Mazaeva, M. M. 337.
Mazé, P. 190, 292, 324, 1048, 1050; *323, 1050*.
Mazé fils, P. J. 292, 1048.
Mazgon, R. 897.
Mazur 171; *172, 375*.
Mazza, F. P. 204, 252.
Means, J. H. 559, 844.
Medwedowsky, W. 113.
Medwedew, B. M. 819.
Meek, W. J. 908.
Meeker, D. 1003.
Mehl, J. W. 53, 797; *796*.
Mehlar, A. 584; *583*.
Mehler, E. 221.
Meier, C. A. 453; *453, 455*.
Meier, F. W. 49, 53.
Meigs, E. B. 689.
Meiklejohn, J 330, 344
de Meio, R. H. 650.
Meisenheimer, M. 169.
Melka, J. 666.
Melkon, B. 301.
Mellanby, E. 950, 951, 954.
Mellanby, J. 257.
Mellanby, M. 950, 966, 1002; *1001*.
Melli, G. 379, 991; *379, 448, 530, 735, 753, 757, 759, 807, 829*.
Mellinghoff, K. 694, 909, 936.
Mellon, R. R. 169.
Mellors, R. C. 527, 904, 926.
Melnikova, A. A. 268.
Melville, K. I. 627, 1099; *647*.
Member, S. 446.
Mendel 892; *949*.
Mendel, B. 262; *390*.
Mendel, L. B. 961.
Meneday, G. R. 498.
Meneghetti, E. 25, 27, 35, 253, 256, 367; *245, 367, 450, 660, 850, 1098, 1100*.
Mengdehl, H. 55, 312, 319; *329*.
Menon, Y. K. N. 181.
Menzani, C. 1080; *1079, 1083*.
Menzinsky, G. 29.
La Mer, V. K. 57.
Merck, J. S. 281.
Merckel, J. H. C. 90, 131, 148, 149, 152, 157; *131, 132, 143, 149, 152*.
Merell, M. 495.
Merejkowski, B. 20, 454; *454, 480, 511*.
v. Merkatz, H. M. 342.
Merklen, P. 479, 936.
Merriam, H. E. 772.

Merritt, H. H. 505, 510; *509, 522*.
Mertens, M. 150.
Meservey, A. B. 1025.
Messini, M. 723, 788, 810.
Messini, M. 723, 788, 810; *724, 787, 788, 846*.
Meszaro, K. 1098.
Mestrezat, W. 42, 121, 503. *503*.
Metler, A. V. 13.
Metz, G. P. 1100.
Metzger, N. 37, 345, 562, 641; *640, 641, 1102*.
Metzler, A. 77.
v. d. Meulen, J. H. 23.
Mevius, W. 322, 350.
Meyer, A. 1080; *1084*.
Meyer, A. H. 52.
Meyer, B. C. 378.
Meyer, B. S. 326.
Meyer, D. K. 407.
Meyer, E. 627.
Meyer, Fr. 49.
Meyer, F. L. 979.
Meyer, H. 960, 972, 1026, 1027; *1026*.
Meyer, H. H. 699.
Meyer, J. 9, 1033.
Meyer, K. 233.
Meyer, K. F. 263.
Meyer, K. H. 129; *129, 408, 566*.
Meyer, L. 769.
Meyer, P. 447.
Meyer, R. 13.
Meyer-Bisch, R. 424, 449, 491, 625, 627, 699, 736; *424, 449, 520, 736, 836*.
Meyer zu Hörste, G. 985.
Meyerhof, O. 166, 211, 212, 214, 221, 222, 223, 225, 231, 233, 236, 237, 272; *207, 212, 213, 226, 233, 251, 583*,
Meyer-Nobel, K. 378; *761, 767*.
Meyers, A. 363; *441, 776, 827*.
v. Meysenburg, L. 367; *367*.
Michaelis, L. 96, 97, 113, 120, 166, 183, 253.
Michaelis, M. 205; *119, 410*.
Michailowa, A. M. 599, 1087.
Michalski, E. 54, 624, 908.
Michaltschischin, G. T. 17.
Michaux, A. 1002.
Micheel, F. 30.
Michel, H. O. 243.
Michel, J. 816.
Michels, H. 167; *169*.
Michelsen, J. 479, 665, 896; *896, 897, 901*.
Michelson, A. 624, 626; *701*.
Michlin, D. 188, 258, 322; *329*.
Michlin, M. S. 666.
Mickelsen, O. 607, 700; *700*.

Mickelson, M. N. 287.
Miethke, M. 47.
Migita, M. 265.
Mignon, S. 472.
Milanesi, E. 1102; *1102, 1103*.
Milani *868*.
Miles, L. M. 1030.
Millar, H. C. 284.
Miller, B. F. 39, 485, 662, 1038; *400, 606, 826, 1042*.
Miller, C. F. 8.
Miller, D. L. 647.
Miller, G. 989.
Miller, H. C. 772; *772, 880, 916*.
Miller, H. G. 881, 1022; *885*.
Miller, J. 281.
Miller, J. M. 1004.
Miller, L. P. 188, 347.
Miller, M. 502, 622.
Miller, W. B. 497.
Miller, W. R. 513, 514.
Miller, Z. B. 254.
Millet, H. 57.
Millet, R. F. 854.
Mills, C. S. 745.
Mills, R. 1022.
Mills, R. C. 1013.
Milroy, T. H. 233, 235.
Milton, R. 17, 51.
Minamikawa, K. 722.
Mindalew, Z. 34.
Minet, J. 533.
Minkmann, D. C. I. 268.
Minne, R. 510.
Minowoda, H. 840.
Mintzev, A. I. 507.
De Mira, F. 925.
Mirski, A. 260; *260*.
Mirsky, A. E. 134, 137.
Mirsky, A. F. 151.
Mirsky, I. A. 446.
Mishkind, D. 200.
Mishkis, M. 512.
Mislowitzer, E. 413; *818*.
Misumi, K. 675.
Mistretta, A. 854.
Mitani, N. 853.
Mitchell, A. G. 1026.
Mitchell, D. F. 1043.
Mitchell, H. H. 684, 881, 1008, 1009, 1053, 1056, 1057, 1060, 1081, 1104; *882, 887, 889, 891, 909, 1019, 1050, 1053, 1059, 1080, 1087, 1091*.
Mitchell, H. S. 985.
Mitchell, J. S. 572.
Mitschell, Ph. H. 537.
Mitolo, M. 767.
Mitra, M. C. 127, 868.
Mitscherlich *329*.
Mittler, L. 627.
Miyachi, S. 418.
Miyamoto, K. 491.

Miyoshi, M. 807, 855; *860, 861.*
Mizutani, M. 113.
Möbius, H. 99.
Modell, W. 635; *633, 635.*
Moe, G. K. 541.
Moeller, Th. 146; *653, 657.*
Mogilewski, E. R. 502, 937.
Moissejew, S. W. 599, 1087.
Moldavsky, L. F. 811.
Molenaar, H. 606; *460, 503, 606, 607.*
Molinari-Tosatti, P. 991.
Molisch, H. 273.
Möller, A. 67.
Möller, E. F. 168.
Möller, H. 64.
Moller, P. F. 1092, 1094; *1093.*
Møller, K. O. 20, 381, 425, 450, 612, 625, 634; *21, 380, 424, 425, 450, 456, 604, 623, 635, 735, 762.*
Møllgaard, H. 428; *427, 1016.*
Molnar, S. 423.
Molnar, J. 896.
Moore, J. M. 1003.
Moore, R. H. 42.
Moltschanowa, O. P. 878.
Mona, A. 114.
Monaghan, B. 51.
Mond, R. 120, 129, 469, 525, 562, 714; *120, 469, 475, 484, 524, 528, 539, 818.*
Monguillon, P. 43, 322.
Monnier, D. 13.
Monpert, R. 443, 477.
Monteira, F. L. P. 303.
Montgomery, E. G. 38, 39; *461.*
Montgomery, H. 136.
Montgomery, M. L. 699.
Montigel, C. 235; *235.*
v. Moraczewski, W. 122, 154, 155, 619, 642, 651, 658, 852.
Moragues, V. 292; *374.*
Moran, T. 108, 110; *109.*
Moravek, V. 313.
Moravitz *257.*
Moréa, L. 302.
Moreau, F. 292.
Morellini, M. 717.
Morello, M. 655.
Morgan, A. F. 30, 989, 990, 991, 993, 1007; *989, 995, 1005, 1006, 1008.*
Morgan, B. G. F. 985.
Morgan, C. L. 1009.
Morgan, J. F. 30.
Morgan, K. Z. 631; *631.*
Morgareidge, K. 984, 986, 1048, 1062.
Morgue *998.*
Morgulis, S. 34, 256, 543; *64, 543.*

Mori, S. 473; *472.*
Morichini, 1033; *1033.*
Moriki, H. 382; *770, 773, 774.*
Moriyama, H. 291, 296, 297.
Morozov, B. 868.
Morrell, E. 949.
Morris, H. J. 1104.
Morris, J. L. 848.
Morris, N. 443, 1026, 1027.
Morris, S. 443.
Morrison, R. W. 421.
Morse, H. H. 344.
Morse, J. K. 942; *64.*
Morse, M. 802.
Morton, F. M. 481; *481, 512, 634, 689, 696.*
Morton, M. 832; *835.*
Morton, M. E. 550, 560.
Moruzzi, G. 110, 255, 381, 442, 453, 456, 549, 550, 555, 780, 839, 841, 842; *110, 381, 441, 453, 454, 455, 480, 549, 550, 780, 839, 840, 841.*
Moschini, A. 799; *353.*
Moser, H. 107.
Moser, L. 10.
Moskowa, S. J. 147.
Mothes, K. 226, 281, 322.
Motokawa, K. 128.
Motomura, I. 865.
Mottram, J. C. 954; *954.*
Motz, G. 23.
Mougnaud, P. 13
Mouguillon, P. 266
Mounfield, J. D. 194.
Mourgue, M. 960, 999; *959.*
Mouriquand, G. 958.
Moussa, A. 54, 258, 582.
Moussatche, H. 758, 782.
Moutte, M. 136.
Mozolowski, W. 232, 461.
Moxon, A. L. 226.
Muehlberger, C. W. 373; *371, 372, 373, 780, 817, 820, 822.*
Mueller, A. J. 975.
Mügge, H. 774.
Muhler, J. C. 1040.
Muir, K. B. 1101.
Mukherjee, B. 459, 1097; *640.*
Mukherjee, J. N. 106.
Mukherjee, S. K. 164.
Mukhopadhyay, S. L. 288.
Mulder, A. G. 526, 666.
Mulder, W. 43.
Muldoon, J. A. 649.
Mull, J. W. 433, 975.
Müller, E. 23, 378.
Müller, G. 175.
Müller, H. 265, 1023.
Müller, K. E. 53.
Müller, P. B. 256.
Müller, R. 404.

Müller-Quincke 534.
Mullin, F. J. 765.
Mullins, B. M. 21, 513, 514.
Mullins, L. J. 310, 573.
Munch, R. 105, 706.
Munemura, S. 175; *175, 180.*
Munks, B. 1026.
Munoz, J. M. 1087.
Munro, M. P. 243.
Munsell, J. 52.
Muntoni, F. 10, 954.
Muntwyler, E. 479, 506, 527, 858, 904, 926; *499, 506, 927.*
Muramatsu, M. 694.
Muramoto, S. 113.
Muraoka, S. 687.
Murata, T. 493.
Murayama, M. 418, 516, 885.
Murdoch, G. 431; *430, 1026.*
Murphy, F. J. 421, 628.
Murray, C. D. 57, 470; *57.*
Murray, D. E. 366; *746.*
Murray, D. R. P. 172.
Murray, H. A. 906.
Murray, M. M. 14, 63, 1034, 1038, 1051, 1058, 1089, 1091, 1092; *1034, 1051, 1058, 1091.*
Murray, R. B. 256.
Murschhauser, H. 45.
Murty, G. 42, 43.
Murty, K. S. 41.
Muschter jr., F. J. F. 154.
Mussehl, F. E. 431; *1010.*
Mutschin, A. 27, 33.
Myant, N. B. 413; *413.*
Myrbäck, K. 47, 187, 195, 210, 220, 421; *186.*
Myers, B. G. 856.
Myers, C. N. 721, 1100; *849.*
Myers, D. W. 632.
Myers, H. B. 1098.
Myers, V. C. 479.
Mystkowski, E. M. 184, 195, 236.

N.

Nachmannsohn, D. 111, 170; *376.*
Nachtigall, G. 31.
Nadal, E. W. 911.
Nagai, K. 191.
Nagana, B. 176, 181.
Nagayama, T. 426.
Nagayosi, S. 505; *736, 737.*
Nagy, M. 455.
Nair, K. M. 271.
Naito, Y. 48.
Najjar, V. A. 221, *222.*
Nakagawa, J. 119.
Nakahara, W. 941.
Nakamura, A. 491; *491.*
Nakamura, H. 268, 807; *861.*
Nakamura, M. 418; *819.*

Nakazawa, F. 666.
Nanba, T. 1032.
Napoli, M. 879.
Narashima, L. 42.
Narayana, V. K. 176.
Nasarenko, W. A. 34, 36.
Nash, T. P. 526.
Nastjukowa, O. K. 296.
Natori, H. 736.
v. Nayer, P. P. 899.
Neal, O. R. 272.
Neale, S. M. 156; *156*.
Nebenzahl, H. 166.
Needham, D. M. 122, 229, 230, 231, 236; *230*.
Needham, J. 250, 261; *250*.
Negelein, E. 146, 202, 224; *146, 202, 225*.
von Negri, A. 534.
Negri, G. 373.
Nehring, K. 99, 324.
Neiger, R. 166.
Neigus, I. 693; *697*.
Nell, W. 552.
Nelson, J. M. 51, 199.
Nelson, M. T. 366, 808; *961*.
Nelson, R. C. 964.
Nelson, V. E. 374, 1054, 1076; *719, 721, 747, 752, 755, 859, 1055, 1076, 1077*.
Nelson, W. O. 896.
Nernst, W. 71; *812*.
Nesbett, F. B. 241.
Nestler, R. B. 1009.
Netschaewa, A. S. 193.
Netter, H. 470, 525, 532, 562, 832, 835; *464, 469, 524, 528, 529, 532, 539, 540, 612, 633, 834*.
Neuberg, C. 176, 216, 225, 226, 279, 280; *225*.
Neuberger, A. 241.
Neuenschwander, N. 211.
Neufeld, A. H. 21, 453, 547; *451, 452, 453, 480, 547, 550, 556, 605, 632, 698*.
Neufeld, L. 627, 886.
Neugebauer, W. 403.
Neuhaus, F. W. 49.
Neumann, A. 50; *50*.
Neumann, M. P. 192; *193, 194*.
Neumann, W. F. 68, 579, 580; *580*.
Neurath, H. 137.
Neuschloß, S. M. 58, 145, 791.
Newburgh, L. H. 972.
Newell, J. M. 159.
Newton, R. 110; *109*.
Nhavi, N. G. 419; *429, 435*.
Ni, T. G. 445, 693, 694.
Niccolini, P. 690, 691; *690*.
Nicholas, H. O. 975.
Nicolle, P. 1097.
Nichols, M. L. 23.

Nichols, P. F. 30.
Nicholson, W. M. 927, 929.
Nickisch, K. 1014; *1013, 1014*.
Nicloux, M. 38, 110, 166; *38*.
Nicol, B. M. 614, 936; *936*.
Nicolau, S. 227.
Nicolaysen, R. 419, 983, 984, 986, 987; *419, 421, 982, 983, 984, 987*.
Niedner, K. 1050; *1050*.
van Niel, C. B. 276.
Nielsen, N. 207.
Niemann, C. 195.
Nienaber, M. P. 370; *370, 780, 1064*.
Nier, A. O. 573.
Niethammer, A. 347.
v. Nieuwenburg, C. J. 43.
Nightingale, G. T. 322.
Niklewski, B. 313, 350, 351.
Nikolskaja, M. I. 510.
Nilson, H. W. 921, 926; *930*.
Nilsson, C. A. 180.
Nilsson, C. A. 180; *219, 221*.
Nilsson, R. 209, 210, 211, 223; *210, 216*.
Nims, B. 1029.
Ninomiya, H. 187.
Nishimoto, H. 856.
Nishimura, E. 747; *747*.
Nishina, T. 447.
Nissen, H. 432.
De Nito, G. 354; *732, 746, 756, 780, 817*.
Nitsche, M. 1020.
Nitschke, A. 16.
Nitze, H. 151.
Nitzescu, J. J. 1022.
Noack, C. 168.
Noble, R. L. 662, 695; *738, 740, 820*.
Noddack, H. 1.
Noddack, J. 1.
Nodia, A. G. 510.
Nölke, F. 14.
Nolle, I. 810.
Nonnenbruch, W. 909.
Nooman, T. R. 463, 541.
Norberg, B. 51.
Nord, F. F. 280, 282.
Nordbö, R. 719.
Nordgren, G. 293.
Norman, M. F. 10.
Norris, E. R. 190.
Norris, I. H. 15, 16.
Norris, L. C. 1012.
Northern, H. T. 159.
Northern, R. T. 159.
Northrop, J. H. 123, 151, 153, 155; *155, 156, 190*.
Nose, G. 54.
Nothmann, M. 390.
Notkin, J. 762, 768.
Noto, G. G. 508.
Novelli, G. D. 243.

Nowinski, W. W. 261.
de Nunno, K. 821.
Nuti, N. G. 454; *453*.
Nuzzi, P. 879.
v. Nyary, A. 658.
Nyiri, W. 35, 661; *660, 661, 816*.
Nylen. P. 44.

O.

Oakley, H. B. 110; *110*.
Oberg, S. A. 918.
Obermer, E. 17, 51.
Obrecht, M. 168.
O'Brien, B. 986.
O'Brien, H. 472.
Ochoa, S. 238, 243, 250, 252; *6, 215, 242, 250, 252, 569*.
Ockerse, T. 1043; *1044*.
O'Connor, W. J. 447, 448; *543*.
Oda, T. 110; *110*.
Oda, Y. 237.
Odaira, T. 832; *832, 838, 847, 852*.
Odashima, G. 671.
Odin, M. 51, 436; *778*.
Oehrli, H. A. 13; *77, 257, 451*.
Oestreicher, F. 648; *1098*.
Oettel, H. 394; *393*.
v. Oettingen, W. F. 69, 384, 816; *69*.
Offord, H. R. 9.
Ogait 226.
Ogasa, T. 338; *338*.
Ogawa, K. 173.
Ogawa, M. 738; *741*.
Ogawa, T. 569; *569*.
Ohara, M. 832.
O'Hare, J. 741, 744; *750, 772*.
Ohashi, S. 291.
Ohlmeyer, P. 180, 214, 222, 223, 229; *181*.
Öhnell, H. 1075.
Ohno, K. 1032.
Ohtsuki, T. 265.
Oi, M. 737.
Oisstrach, G. D. 890.
Okac, A. 386; *22, 23, 564, 644, 708, 710, 755, 769*.
Okada, K. 264.
Okagawa, M. 791.
Okamura, H. 47.
Okey, R. 433.
Olcott, H. S. 173.
Oléjnikowa, E. J. 192.
Oliver, J. 716, 827, 969; *827*.
Olivier, S. C. J. 48.
Olivieri, G. 719.
Ollgaard, E. 33, 655; *33, 449*.
van Olpen, E. 268.
Olsen, C. 318, 326, 327.
Olson, K. B. 589.
Olszycka, L. 20.
Omori, T. 113.
Omura, S. 54.

Onodera, N. 814.
Onohara, K. 444; *444*.
v. Oostveldt, M. 899.
Opitz, K. 332.
Oppenheimer, M. J. 743.
Opreanu, R. 952, 1022.
Orcutt, F. S. 325.
O'Reilly, H. L. 540.
Orella, P. R. 38.
Orent-Keiles, E. 892.
Orlow, J. E. 33.
Orr, J. 999; *998*.
Orr, J. B. 1023.
Orr, J. W. 261, 1025.
Orr, T. G. 414, 898, 905, 907; *907*.
Orskov, S. L. 466; *466*.
Ort, J. M. 774.
Orten, F. M. 892.
Orten, J. M. 836, 837.
Örzträm, A. 588; *589*.
Osborn 892; *949*.
Oseresznyes, L. 718.
Osherhoff, W. 543.
Oshima, G. 189.
Osser, S. 364; *364, 776, 827*.
Osswald, H. 76, 78, 79, 91, 92.
Oster, R. H. 261, 526; *526*.
Osterberg, A. E. 195, 772.
Osterhagen, H. F. 142.
Osterhout, W. J. V. 123, 125, 126, 308, 309, 314, 336; *123, 125, 126, 304, 307, 308, 314, 342*.
Ostermann, G. 742.
Ostern, P. 214, 229, 231, 237, 238, 244, 862; *860*.
v. Ostertag, R. 390, 1019; *1020*.
Osti, U. 456.
Ostwald, W. 101, 134, 144, 150, 151; *134, 138, 143, 147*.
Ota, R. 896.
Otolski, S. 957.
Otsuka, J. 279.
Ott, L. 463.
Ottawa, H. 221, 236.
Ottesen, J. 593; *591*.
Otto, J. S. 421, 1020; *1021*.
Ottensooser, F. 634, 717.
Outhouse, J. 1022.
Overton, E. 525; *524*.
Oviatt, E. 609.
Owen, E. C. 32, 1022, 1025.
Owen, J. R. 882.
Owens, E. S. 80.
Oyth, J. C. 751.
Oxford, A. E. 270, 288.
Oxhoj, P. 302.
Ozorio, M. 758, 782.

P.

Paal, H. 23.
Pachaly, W. 1067; *1064, 1065, 1066, 1067, 1072, 1075*.
Pacheco, G. A. 897; *898*.
Paersall, W. H. 308.
le Page, C. A. 248, 262; *261*.
Page, J. H. 362, 435, 886; *435, 776, 855, 902*.
Paget, M. 16, 475, 936.
Pagliani, F. 908.
Paic, M. 133.
Painter, E. E. 603.
Paley, A. 752.
Palit, C. C. 167.
Palmen, J. 9.
Palmer, A. E. 712; *459, 460, 852*.
Palmer, B. 691.
Palmer, J. W. 20, 426; *456, 481, 633, 634*.
Palmer, L. S. 51, 432, 816, 1019, 1020; *980*.
Palmer, N. 954, 964; *954*.
Palmer, W. W. 499.
Paneth *98*.
Panimon, F. 249.
Panisett, L. 301.
Pankratov, A. 121.
Pannier, R. 745; *755*.
Pantin 122.
Pantke, R. 384.
Papachristou, E. 910.
Papkova-Kwitzel, T. 146.
Papp, J. 939, 940.
Pappart, A. K. 469; *469*.
Pappenheimer, A. M. 963, 971, 1011; *959, 963, 965, 997*.
Pappenheimer, J. R. 613, 617; *613*.
Parchet, L. 24, 506; *444*.
Pardee, A. B. 240; *246*.
Parenzo, E. 629.
Parhon, C. I. 477, 1008.
Park, E. A. 963, 966.
Parker, F. W. 326.
Parkhurst, R. T. 1011.
Parkins, W. M. 904, 914, 927, 928, 930; *928*.
Parnas, J. K. 229, 231, 236, 583.
Parrish, D. B. 1009.
Parrod, J. 745, 1099.
Parry, A. A. 786.
Parschin, A. N. 238, 822.
Parsons, H. T. 975, 1059; *1052, 1053, 1059, 1060, 1067, 1068*.
Partington, Ph. F. 589.
Paschke, B. 33.
Paschlau, G. 294.
Paspaleff, G. 865.
Passynski, A. 89, 133.
Pastac, J. 319.
Patterson, J. M. 587; *586, 589*.
Patoir, A. 380; *380, 392, 742, 754, 762, 765*.

Patoir, G. 380; *380, 392, 742, 754, 762, 765*.
Patrick, H. 1013.
Pattison, C. L. 950.
Patwardhan, V. N. 419, 997; *429, 435*.
Patty, F. A. 648.
Paul 297.
Paul, B. 423.
Paul, H. 425; *882, 884, 887, 888*.
Paul, W. 8, 14.
Pauli, W. 116, 133, 137; *743*.
Pavlovic, R. 173, 374; *859*.
Pawlocie 858; *372*.
Pawlow, P. N. 132, 158; *763, 819*.
Payling, J. B. 166.
Payne, W. W. 667; *671*.
Payte, J. I. 1008.
Peabody, W. A. 33.
Pearce, A. A. 206.
Pearce, G. W. 289.
Peard, G. T. 146.
Pearsall, W. H. 308; *308*.
Pearson, P. B. 432.
Pease, D. C. 867.
Pechstein, H. 183.
Peck, I. C. 544.
Peden, O. D. 1026.
Pedersen, A. 194.
Pedersen, J. G. A. 1013; *952, 954*.
Pedersen, P. O. 581; *581*.
Pedersen, S. 911.
Pedlow, J. T. 289.
Peirce, A. W. 1017, 1081.
Peirce, C. B. 972.
Peirce, J. G. 172.
Peitsara, H. 1003.
Pekarek, J. 125.
Peldan, H. 280; *282*.
Peli, C. R. 560.
Penner, B. J. 921.
Pentschew, A. 935; *934*.
Peola, F 1004
Perazzo, G 808.
Percival, G. H. 719; *719*.
Perdrau, J. R. 565.
Perel, L. 1100.
Perera, G. A. 940; *940*.
Perger, H. 238.
Perichanjanz, J. 782, 868.
Perier, C. 584, 587, 984.
Perkins, M. E. 192, 195.
Perla, D. 756, 895, 921, 922; *916, 938*.
Perlmann, G. 114, 133.
Perlman, J. 240, 550, 583, 586, 587, 588, 595; *133, 555*.
Perry, M. W. 1038.
Perschmann, G. 767.
Perutz, A. 410.
Peskina, E. N. 258.

Peter, A. M. 1049.
Peterfi, S. 291.
Peters, J. 524.
Peters, J. H. 443.
Peters, J. P. 436, 462, 628; *436, 937.*
Peters, G. 233; *233, 239.*
Peters, H. C. 124, 416, 417, 418; *416, 418.*
Peters, K. 801.
Peters, R. A. 162, 224, 243, 249, 250, 251, 252.
Petersen, W. F. 736.
Peterson, E. E. 303.
Peterson, Ch. 707; *707.*
Peterson, R. D. 31, 654.
Peterson, W. H. 270, 271.
Peterson, W. J. 1009.
Petow, H. 687.
Petrequin, P. S. 444.
Petrie, A. H. K. 315, 330.
Petrovsky, G. A. 821.
Petrow, I. 133.
Petrowa, E. K. 301.
Petrowa, M. 764.
Petrowa, M. K. 764.
Petrowa, W. W. 506.
Petrowa-Retelskaja 801.
Petrowsky, D. D. 1104.
Petrunkina, A. 767.
Petrunkin, M. 767.
Pett, L. B. 49, 208, 220.
Pevzner, M. T. 410.
Peyrot, R. 515.
Pfankuch, E. 178; *180.*
Pfau, E. 36.
Pfau, K. O. 1022.
v. Pfaundler, M. *68, 945.*
Pfeiffer 865.
Pfeiffer, G. 1000.
Pfeiffer, H. 320; *320.*
Pfeiffer, P. 70, 79.
Pfeilsticker, K. 52.
Pfiffner, J. J. 927, 928; *928.*
Phatak, M. 264.
Philipp, H. 69.
Philippot, E. 745.
Philips, F. S. 27, 368, 369, 661, 825, 851; *27, 194, 205, 368, 450, 825.*
Phillips, H. 30.
Phillips, I. E. 666.
Phillips, P. H. 259, 343, 374, 599, 601, 687, 1045, 1049, 1051, 1054, 1055, 1057, 1068, 1069, 1073, 1075, 1083, 1085, 1086; *343, 752, 755, 798, 863, 1045, 1046, 1049, 1050, 1052, 1054, 1056, 1057, 1067, 1068, 1069, 1070, 1071, 1073, 1085.*
Phillips, R. W. 46, 1040; *45.*
Photiadis, Ph. 34, 35.
Phyfe, P. 881.

Piasecka-Zeyland, E. 295.
Piatowa, Z. 227.
Piazza, G 666.
Pick 108.
Pickering, G. W. 630.
Pickett, M. J. 309.
Pickett, R. E. 69.
Pickett, T. A. 16.
Pickworth, F. A. 484; *485.*
Piepenbroek, K. 38.
Pierce, H. B. 1025.
Pierron, A. 354, 752; *780, 828.*
Piet, J. 743.
Pieters, H. A. 33.
Pietsch 603; *603.*
Pietrusky, F. 403.
Piettre, M. 701.
Pigott, M. G. 1011.
Pigulla, W. 401; *401.*
Pike, F. H. 381, 762, 768, 769; *762, 777, 786, 799.*
Pilkington, F. 394; *393, 394.*
Pillai, R. K. 231, 236.
Pin, K. L. 1003.
Pincus, J. B. 508; *508, 509.*
Pincussen, L. 21, 53, 353; *21.*
Pinkerton, H. 292; *374.*
Pinnow, P. 7.
Piojan, M. 918.
Pirie, N. W. 32, 206, 244, 273.
Pirschle, K. 227, 228, 291, 308, 312, 318, 323, 342; *323, 343, 344.*
Pittet, N. 420.
Pittman, M. S. 1026.
Pitts, F. P. 421.
Pitts, R. F. 661, 667, 669; *669, 670, 674.*
Piva, A. 367; *367, 714, 745, 755, 757.*
Pizzolato, P. 838.
Platt, B. S. 173.
Plattner, E. B. 373.
Plattner, F. 170.
Plaut, G. W. E. 283.
Pleass, M. B. 155.
Plessis, M. 9; *386, 388, 644.*
Plimmer, R. A. H. 47.
Plotitzyna, T. G. 514.
Plotke, B. 742.
Plotz, M. 776; *826.*
Poczka, N. 836.
Podhradszky, L. 899.
Podolsky, F. 529.
Pohl 391.
Pohl, H. A. 529.
Pohle, K. 727; *727, 730.*
Pohlisch, K. 766; *766.*
Pohorecka-Lelecz, B. 31.
Polak, F. 225, 226.
Policard, A. 54, 64; *68, 942, 943.*
Pollack, H. 298, 571, 854.
Pollack, I. 17.

Pollak, R. 33.
Pollés, Ch. 17.
Polley, J. R. 924.
Pollock, M. R. 279.
Polonovski, M. 533.
Poluektow, N. S. 36.
Pomerene, E. 506; *499.*
Pometta 1098.
Ponder, E. 110, 122, 467, 568, 714; *485.*
Pontoni, L. 445.
Poos, F. 738, 739; *738, 739, 747.*
Popesco, A. 54, 55, 396.
Popjak, G. 589; *590.*
Popoff, M. 342, 865.
Popoviciu, Ch. 952.
Popoviciu, G. 47, 951, 1022
Popow, N. A. 814.
Popow, P. G. 40.
Poppelreuter, W. 803; *802.*
Popper, L. 400; *400.*
Pora, E. A. 722.
Porges, E. 206; *205.*
Porges, N. 323.
Porges, O. 390, 444.
Porodko, Th. 350.
Porri, G. 462.
Porscher, Ch. 191.
Port, J. 295, 304.
Portwood, L. 882; *884.*
Pösentrup, B. 716; *716.*
Posnanskaja, N, 410.
Pospeloff, S. 825, 854.
Postel, S. 784.
Posternak *142.*
Postma, C. 405.
Postma, W. P. 314.
Potel, P. 193.
Potop, I. 432.
Potter, M. T. 1022.
Potter, Ph. 248; *261.*
Potter, V. R. 53, 82, 202, 204, 223, 240, 243; *47, 242, 244, 246.*
Potts, A. M. 628.
Potts, H. E. 918; *931.*
Poulsson, L. T. 655; *654, 659.*
Pourbaix, Y. 209, 216, 217.
Power, M. H. 31, 32, 450, 490, 653, 654, 934; *449, 490, 491, 652, 653, 658, 825.*
Powers, W. L. 335, 337, 338.
Power Steele, E. J. 766.
Prace, C. M. 279.
Prakken, I. R. 405, 700.
Prasad, S. 337.
Prather, E. O. 808.
Prati, M. 907; *907.*
Pratt, C. L. G. 821.
Prawdicz-Neminski, W. W. 16.
Preis, H. 168.
Preissler, R. 74, 165; *165.*

Preston, C. 311, 314, 315; *314, 323, 331, 342.*
Pretzsch, W. 719.
Prevot, A. R. 263.
Pribram, E. A. 46, 47, 54.
Price, J. W. 622.
Price, V. E. 196.
Prien, E. L. 70.
Prigge, R. 379, 473; *379, 717.*
Prikladowizky, S. 16.
Prill, E. A. 270.
Pringsheim, H. 271.
Prinzmetel, M. 630.
Prokoptchouk, I. J. 510.
Protass, I. R. 133.
Protodiakonov, O. P. 268.
Prusik, B. 695.
Pruzanskaja, E. 301.
v. Przylecki, S. J. 128, 139, 187.
Ptitzyn, B. W. 105.
Puccinelli, E. 923.
Pucher, G. W. 41, 321.
Pugsley, L. J. 993.
Puhlmann, H. 849.
Pulewka, P. 153; *153, 156.*
Pulina, B. 712; *389, 711.*
Pulkki, L. H. 209.
Pulver, R. 218; *218.*
Puni, C. A. 778.
Purjesz, B. 458, 601.

Q.

Quagliariello, A. 259.
Quarelli, G. 400; *400.*
Quast, H. 12.
Quastel, J. H. 195, 200, 239, 243, 248, 249, 250, 252, 264, 267, 268, 272, 282, 336, 426, 803; *289, 336, 349, 426, 455, 457, 896, 1099.*
Qudrat Ghani, A. K. M. 97.
Querido, A. 966, 985; *965, 985, 1027.*
Quevauviller, A. 784.
Quilliam, J. P. 170, 520, 733; *519, 752, 806.*
Quimby, E. H. 497.
Quin, J. I. 227; *389.*
Quinquaud, A. 687.

R.

Rabbeno, A. 626, 1099.
Rabinerson, A. 105.
Rabinovitsch, J. 415; *415.*
Rabinowitsch, A. 81, 114.
Rabl, C. R. H. 947.
Rachmalewitsch, E. M. 666.
Rachmilewitz, M. 440.
Radcloff, H. 343, 352.
Radeff, T. 887, 1003.
Radsma, W. 717.
Rae, S. J. 51, 58, 444, 1040.
Rae, S. L. 444.
Raeder, F. 31.

Raffo, L. 838.
Ragan, Ch. 881.
Raihä, C. E. 1003.
Raistrick, H. 270, 281, 288; *280.*
Rajewskaja, R. 854.
Rajmann, E. 8.
Rakoff, A. E. 501.
Ralli, E. P. 883, 892; *883.*
Ralston, E. M. 515.
Ralston, R. 687.
Raluga, R. T. 17.
Rambe, L. 888; *888.*
Ramos, S. 743.
Randall *57, 100, 118, 636.*
Randall, S. St. 30.
Randall, W. A. 264.
Randall, W. L. 142.
Rane, M. B. 17.
Ranganathan, S. G. 345, 970.
Rangier, M. 31.
Rankin, R. M. 495.
Rankoff, G. 163.
Ransmeier, R. E. 378.
Ranson, S. W. 353, 778, 800; *800, 805.*
Ranzi, S. 865, 866, 867.
Rao, G. G. 41, 270.
Rao, M. S. 211, 812.
Raper, H. S. 257.
Rapinesi, B. 622.
Rapoport, J. 515, 565.
Rapoport, M. 430; *430.*
Rapoport, S. 15, 213, 254, 256, 472, 658, 674, 852, 952, 972; *472, 474, 487, 488.*
Rasenkov, I. 820.
Rassers, J. R. F. 691.
Raszejowa, S. 463.
Raszeja, S. 463, 476.
Ratanarat, C. 72, 75, 91.
Rath, G. 1003.
Rahtery, F. 856.
Rathje, W. 942; *60, 62, 64, 65, 67, 942, 946, 1033, 1034, 1035, 1037, 1039. 1059, 1072.*
Rautenberg, E. 50, 327.
Rauth, J. W. 774.
Ratschinski, W. W. 318.
Ravasini, G. 366, 374, 622, 629, 655; *366, 373, 380, 621, 629, 635, 654.*
Ravazzoni, C. 12, 14.
Ravdin, I. S. 412, 697.
Ravikovitsch, S. 99.
Ravin, A. 37.
Rawson, R. W. 844.
Ray, S. C. 1017.
Ray, W. A. 95.
Ray, N. N. 137.
Raychaudhuri, S. P. 97.
Raymond, W. 593.
Razafimahery, R. 648.

Read, J. W. 194.
Reames, H. R. 514.
Reaser, P. 496, 631.
Reay, G. A. 666, 667.
Rebbe, O. 420, 576, 579, 582, 583, 593; *575, 680, 681.*
Reber, L. A. 93.
Reck, L. 1075.
Reckendorfer, P. 342.
Record, P. R. 1059.
Redina, L. W. 878.
Redish, J. 60.
Redlich, O. 100.
Reed, C. I. 997, 1008.
Reed, L. 33, 484.
Reeder, W. 432; *436.*
Reedy, R. J. 264.
Rees, A. G. 72.
Reese, J. D. 921.
Reetz, Th. 74, 165; *165.*
Reeve, E. B. 488.
Regnier, J. 783. 784; *784.*
Regnier, M. T. 1102.
Rehberg, P. B. 15, 613; *613.*
Rehm, W. S. 692.
Reiche, F. 508; *508.*
Reichenberg, A. 426; *426, 510, 634.*
Reichert, T. 886, 1014.
Reichstein, S. 95.
Reid, C. 816.
Reid, E. 421, 1054, 1058, 1086; *818, 1054, 1087.*
Reid, J. Th. 432, 1022; *432, 1021.*
Reilly, D. 288.
Reimers, J. H. W. Th. 1016; *1014, 1016.*
Reiner, M. 269.
Reinhard, H. 355, 367; *367.*
Reinhardt, L. 154.
Reinhart, W. H. 648.
Reinhold, J. G. 32, 697; *31.*
Reinwein, H. 241.
Reis, J. 237.
Reiser, R. 441.
Reisinger, J. A. 510.
Reissner, A. 37; *690.*
Reitemaier, R. F. 45; *60.*
Reitz, J. 411.
Remington, J. W. 895, 914.
Remington, R. E. 838, 885.
Remy 1; *56.*
Remy, E. 11, 43.
Remy, H. 90; *90, 94.*
Remy, Th. 335.
Renniewski, C. 940.
van Rensselaer 202.
Reploh, H. 717.
Resnik jr. H. 746.
Rettger, L. F. 271.
Retezeanu, A. 455, 511, 925.
Rey, J. 269.
Reynolds, D. S. 12.
Reynolds, L. 1067.

Rheinwald 1028.
Rhoads, C. P. 572.
Rhode, H. 648; *659*.
Riabuschinsky, N. 801.
Ribeiro, B. A. 441.
Ricci, J. E. 33.
Rich, C. E. 147.
Rich, G. J. 667.
Richards, A. N. 18, 609, 610; *609, 612, 652, 665*.
Richards, M. B. 880; *887*.
Richardson, A. P. 387, 1099. *387, 708, 710, 711, 744, 756, 823, 824*.
Richardson, C. H. 352.
Richardson, C. L. 909.
Richardson, F. D. 9.
Richardson, I. R. 1013.
Richet, C. 620, 759.
Richter, C. P. 916, 918, 949; *916, 948*.
Richter, G. 618.
Richter, R. B. 524; *522, 545*.
Richter-Quittner, M. 121.
Riddell, W. H. 853; *1020*.
Riecke, E. 697.
Riedel, W. 50, 106.
Riegel, C. 412, 697.
Riehm, H. 42.
Riemscheider, R. 352; *352*.
Riesenfeld, *90*.
Riesser, O. 244, 794, 811.
Rietti, C. T. 921.
Riley, R. 578, 579; *580*.
Rimington, C. 47, 108, 227. *389*.
van der Rijst, M. P. J. 997.
Riml, O. 916.
Rinderknecht, H. 662.
Ringier, B. H. 201.
Rippel, A. 271, 278.
Riser 504; *504, 505*.
Risi, A. 721.
Risse, O. 121.
Ritchie, E. B. 512.
Ritchie, G. 1076.
Ritter, F. 8, 21.
Rivkin, H. 851, 986.
Rivolta, C. 400; *400*.
Rjabinowskaja, A. M. 805.
Robbers, H. 403.
Robbins, C. L. 1032.
Robbins, S. S. 167, 570.
Robbins, W. J. 263; *263*.
Robbins, W. R. 324.
Röben, M. 335.
Roberg, M. 266, 272; *266*.
Roberts, A. 559, 560.
Roberts, J. F. 1041.
Robertson, R. N. 191, 315; *314*.
Robertson, J. D. 519, 695, 713, 735; *738, 740, 820*.
Robin, V. 443, 477.
Robinson, A. 587, 892.

Robinson, C. 93.
Robinson, C. S. 1020, 1021, 1022.
Robinson, H. W. 57.
Robinson, R. W. 246, 772; *772, 794, 819, 823*.
Robinson, R. 176, 670, 945, 966, 1047; *568, 944, 945, 946, 1047*.
Robscheit-Robbins, F. S. 941.
Robson, G. C. 844; *863*.
Robson, W. 18.
Rocha, 469, 714.
Roche, A. 254, 255, 959, 961.
Roche, J. 47, 64, 136, 175, 179, 254, 255, 944, 945, 972, 999; *68, 942, 943, 998*.
De Roche, E. 1041.
Rochkow, V. 373; *1097*.
Rodberd, S. 882.
Rodebusch, W. H. 89.
Rodes, N. D. 498; *498, 735*.
Rodhe, E. 803.
Roe, J. H. 48, 254.
Roeder, D. 582; *581*.
Roeder, F. 588; *589, 590*.
Roeder, H. 852.
Roegholt, M. N. 998, 1033.
Roelofsen, P. A. 276.
Roepke, M. H. 172.
Roesler, G. 720.
Roffo, A. H. 259.
Rogoff, J. M. 996.
Rogovine, E. 53.
Rogozinski, F. 42.
Rohdewald, M. 187, 253.
Rohmann, C. 23.
Rohmer, P. 679, 778.
Roholm, K. 290, 369, 400, 401, 402, 598, 685, 1033, 1081, 1086, 1089, 1092, 1093; *369, 375, 400, 401, 403, 404, 597, 598, 685, 1033, 1035, 1036, 1049, 1052, 1055, 1062, 1064, 1065, 1070, 1077, 1079, 1080, 1081, 1083, 1084, 1087, 1088, 1090, 1092, 1093, 1094, 1095*.
Roller, D. 606, 607, 746, 838; *459, 460, 503, 514, 607, 755, 757, 851*.
Rollin, E. S. 13.
Roman, W. 21, 163; *21*.
Romanoff, A. 391.
Romanus, E. 636; *700*.
Romell, E. L. 515.
Romell, L. G. 844.
Romeo, F. 896.
Rominger, E. 960, 972, 1026, 1027; *1026*.
Rona, P. 97, 173, 190.
Rope, M. W. 503.
Ropes, M. 673; *1031*.
Rosam, L. 848.

Roschkow, W. 1097.
Roscoe, M. H. 964; *964*.
Rose, A. R. 16.
Rose, C. S. 948, 969, 977.
Rose, C. F. M. 8, 17.
Rose, C. L. 1103.
Rose, E. R. 479.
Rose, W. B. 15.
Roseberry, J. H. 942; *64*.
Rosebury, Th. 973; *973*.
Rosenbaum, J. D. 460; *459*.
Rosenblatt, A. D. 784.
Rosenfeld, S. 560.
Rosenfels, R. S. 311.
Rosenheim, A. H. 79, 945, 1047.
Rosenstock, S. 687.
Rosenthal, I. 764.
Rosenthal, W. G. 856.
Rosin, M. J. 194.
Rositter, R. T. 696.; *172*
Roske, J. 180.
Ross, B. D. 944.
Ross, E. J. 522.
Ross, G. S. 65, 421, 618; *64*.
Ross, H. 312.
Ross, V. 381, 388; *644, 707*.
Ross-Lowdon, A. G. 444.
Rossel, S. I. 515.
Rossen, R. S. 426; *426, 510, 634*.
Rossi, A. 178.
Rossi, G. 269.
Rossin, J. A. 515.
Rossina, J. A. 515.
Rossiter, K. S. 171.
Rossouw, S. D. 1017, 1018.
Rost, E. 298, 301, 303, 356, 391, 1076; *297, 303, 356, 367, 384, 385, 387, 388, 391, 398, 399, 643, 644, 649, 659, 707, 744, 745, 746, 751, 769, 773, 784, 787, 788, 792, 846, 1078*.
Rostand, J. 868.
Rostoski, 391.
Roth, G. B. 814; *813*.
Rothberger, C. J. 374, 732, 733; *732, 746*.
Rothenberger, M. 776; *826*.
Rothenfusser, S. 35.
Rothrock, H. A. 432; *966*.
Rothschild, D. 513.
Rothschild, M. 413.
Rothschild, P. 115, 173.
Rothstein, 208; *208*.
Rothwell, C. 69.
Rotini, O. T. 183, 282.
Rotsch, A. 17.
Rott, F. 692.
Rottensten, K. V. 956.
Röttinger, A. C. 35.
Rouchelmann, N. 38.
Roughton, F. J. W. 163, 472. *472*.

Rourke, G. M. 606.
Rouschal, E. 316.
Roux, D. J. 405; *404*.
Rovelstad, C. H. 1042.
Rowinski, P. 670.
Rowland, A. F. 761.
Rowlands, S. 281.
Rowley, D. 281.
Rowley, R. J. 343; *343*.
Rubel, W. M. 243.
Ruben, S. 586, 587, 588, 595.
Rubentschick, L. 277.
Rubin, M. A. 765.
Rubin, M. L. 917.
Rubin, O. 279.
Rubner, M. 227.
Rudakov, K. J. 284, 285; *284*.
Ruding, R. 740; *808, 809*.
Rudnitzki, S. 26.
Rudorf, J. E. 321.
Rudow, H. 74.
Rudy, D. H. 45, 53.
Ruhland, W. 319, 326.
Ruickoldt 721; *767, 782, 786, 810*.
Rulon, O. 865, 868.
Rumold, M. J. 414.
Runnström, A. 217.
Runnström, J. 108, 125, 216, 217, 220, 223, 224, 228, 253, 865, 866, 868; *217, 218, 219, 224, 867, 1105*.
Rupp, E. 37; *37*.
Rupp, H. 423; *499*.
Ruskin, A. 744; *744*.
Russakowa, G. S. 264.
Russel, J. A. 921.
Russell, E. J. 334.
Russell, A. L. 1042; *1042*
Russo, G. 727, 815; *732, 811, 816, 817*.
Rusznyak *423*.
Ruth, W. A. 1056, 1057; *1087, 1091*.
Rutzler, J. E. 99, 772.
Ryder, W. B. 973.
Rydin, H. 249, 250.
Rynearson, E. H. 934.
Ryoji, S. 661.
Ryss, J. G. 72.
Ryss, S. M. 810.
van Rysselberghe, P. 113, 266.

S.

Sá, A. 10.
Saadi-Nazim 821.
Saalmann, L. 348.
Sabalitschka, Th. 167; *169*.
Sabbatani, L. 385; *384, 385, 386, 388, 711, 744, 756, 770, 787*.
Saboz, E. 255; *255*.
Sacchetto, I. 188.
Sacchi, U. 381, 741, 758, 808; *741*.

Sacks, J. 271, 583, 584, 596, 597; *53, 596*.
Sadowski, T. 642, 658, 852.
Saenz, C. 663.
Sage, R. A. 510.
Sager, B. 659.
Sahlin, B. 237; *205*.
Sahyun, M. 47; *433*.
Saifer, A. 16, 17, 18.
Saito, H. 629.
Sakaguchi, K. 265.
Sakai, T. 624.
Sakamura, T. 263.
Sakane, Y. 808; *808*.
Sakata, S. 447, 531.
Sakuma, F. 243.
Sakuo, N. 30.
Sakurai, K. 707, 1098.
Salama, S. 781.
Salant, W. 374; *747, 756, 817*.
Salej, P. S. 887.
Salfeld, H. 859.
Salit, P. W. 520; *519*.
Salkowski, E. 659.
Sallinger, H. 42.
Salomon, A. K. 594.
Salsbury, R. L. 432, 1022; *432*.
Salter, N. T. 261.
Salter, W. T. 233, 431, 678; *678, 1023*.
Salto, G. 661.
Salvatori, A. 21.
Salvesen, H. A. 365, 499; *429, 775, 777, 850*.
Salzer, W. 179.
Sambasiva, Rao C. 89.
Samec, M. 11, 150; *11*.
Samisch, R. 199.
Samisch, Z. 991; *199*.
Sammartino, R. 1094.
Samson, K. 47.
Sandberg, M. 844.
Sandberg, M. 895.
Sandberg, M. 922.
Sandberg, T. 1028.
Sander 368; *368*.
Sanders, G. P. 47.
Sanders, J. P. 674.
Sandhoff, A. G. 289.
Sandor, G. 133, 748.
Sandow, A. 535.
Sanfourche, A. 54.
Sannie, C. 1103.
Sano, M. 257.
Sano, T. 951.
Santangelo, M. 584, 587, 984.
Sapienza, S. 368, 1100, 1103; *1104*.
Saprjanoff, T. 505.
Sarkany, J. 411.
Sarmai, E. 899.
Sarnat, B. G. 947.
Sartory, A. 1033.
Sartory, R. 1033.

Sarubina, O. V. 63.
Sarzana, G. 420, 584, 587, 984; *680*.
Sasaki, T. 279.
Sasaki, Y. 807.
Saslow, G. 714.
Saso, T. 477.
Sastri, B. N. 187.
Sato, K. 460.
Sattler, D. G. 628, 926.
Saucier, J. 1097.
Saunders, B. C. 375.
Saunders, P. R. 239.
Saurwein, E. M. 948, 969, 977.
Sauvageau, C. 342.
Savostianov, G. M. 264, 718; *689*.
Savy, P. 505; *508*.
Sayeki, T. 969.
Sayers, G. 837.
Sayers, R. R. 648.
Saylor, J. H. 14.
Scaduto, P. 1100; *1100*.
Scandellari, G. 269.
Scandola, L. 1034.
Scarff, J. E. 381; *817*.
Scarseth, G. D. 327.
Scarth, G. W. 304.
Scerbacewa, D 135
Schaaf, F 51.
Schaal, H. 449.
Schaare, U. 618.
Schachner, H. 250.
Schade, H. 490, 531; *490, 493, 496, 532*.
Schaefer, K. 572; *573*.
Schäfer, W. 929.
Schäffner, A. 176, 187, 213.
Schäffner, D. 254.
Scharf, R. 887.
Schales, O. 19.
Schales, S. S. 19.
Schamp, H. M. 772, 879; *772, 880, 916*.
Schaper, H. 738.
Scharf *886*.
Schapowalenko, A. M. 8.
Scharles, F. H. 233.
Scharrer, K. 52, 53, 344; *344*.
Schattke, A. 678.
Schatz, W. J. 1096.
Schau-Kuang, Liu 122.
Schaumann, O. 627, 672.
Scheiber, H. E. 189.
Scheiderer, G. 21, 511.
Scheinost, E. 42.
Schell, C. 194.
Schelochanowa, W. E. 1097.
Schenck, G. 47.
Schenk, R. 45; *47*.
Schettler, O. 373; *1051, 1052*.
Scheunert, A. 678, 682.
Schied, A. 37; *37*.
Schifflers, L. 362; *683*.
Schilling, J. A. 886.

Schindhelm, E. 678; *679*.
Schinz, H. R. 65.
Schirobkow, S. 801.
Schiödt, E. 471, 480; *471*.
Schkolnik, M. I. 716.
Schlechter, M. 37; *459, 460, 641, 1101*.
Schlegel, B. 700, 878, 883; *523, 530, 701, 880, 912, 923*.
Schlientz, W. 453; *453, 455*.
Schloemer, A. 183.
Schloerb, P. R. 886.
Schloesser, H. 45.
Schloßberger, H. 1102.
Schlösser, C. 24.
Schmeiser, K. 497, 517, 597; *409, 494, 517, 569, 858*.
Schmeisser, M. 9.
Schmelkes, F. C. 10.
Schmelzer, W. 36.
Schmidt-Nielsen, B. 581.
Schmidt-Nielsen, K. 406; *581*.
Schmidt-Nielsen, S. 174.
Schmiedeberg, O. 787; *787*.
Schmid, F. 881.
Schmidt *146*.
Schmidt, A. 96.
Schmidt, C. L. A. 137, 161, 431, 650, 977, 1007; *436, 438, 675, 682, 684, 940, 959, 976, 1024*.
Schmidt, E. V. 195.
Schmidt, G. 176, 235, 241, 243; *53*.
Schmidt, H. 30, 163.
Schmidt, H. J. 1039.
Schmidt, K. 1023.
Schmidt, M. B. 1032; *1031*.
Schmidt, O. 312.
Schmidt, P. W. 405.
Schmidt, W. I. 68, 865; *68*.
Schmitt, F. 477, 479, 480, 748, 832, 1100.
Schmitt, F. O. 664.
Schmitt, J. 432, 453.
Schmitz, A. 138.
Schmitz, E. 689, 800; *689, 690*.
Schmitz, H. 30.
Schmitz-Dumont, O. 72.
Schmitz-Hillebrecht, E. 189.
Schmulewitsch, M. G. 763.
Schmutzler, E. 852.
Schneider, A. 189.
Schneider, Chr. 12.
Schneider, F. 193; *192*.
Schneider, H. 969; *968, 986, 987*.
Schneider, M. 689.
Schneider, R. 199.
Schneiderman, H. 8.
Schneikert, O. 801.
Schnell, A. 92.
Schnohr, E. 741, 895; *808, 895*.

Schnücke, R. 269.
Schoch, W. 1013; *1013*.
Schöberl, A. 29, 206; *206, 659, 1102*.
Schoenthal, L. 832; *835*.
Schofield, R. K. 45.
Scholl, R. 147.
Schollmeyer, J. 284; *284*.
Scholtz, H. G. 440.
Scholz, R. O. 515.
Schoonover 1039.
Schoorl, P. 892.
Schorr, L. 306.
Schour, I. 68, 849, 996, 1066, 1091; *1063, 1065, 1090, 1091*.
Schrader, G. 400; *400*.
Schraibman, S. S. 23.
Schramm, G. 281.
Schreiber, H. 37, 789; *427, 690*.
Schreier, K. 177; *177*.
Schrenk, H. H. 648.
Schreuder, Th. R. 480.
Schriever, H. 767.
Schröder, R. 801.
Schröder, V. 134.
Schropp, W. 344; *344*.
Schteingart, M. 834, 1094.
Schub, R. L. 941.
Schuhknecht, W. 45.
Schulek, E. 37; *37*.
Schüler, H. 707.
Schüller, J. 154.
Schulman, J. H. 121.
Schulte, E. 338.
Schultz, R. V. 891.
Schultze, K. W. 919.
Schultzer, P. 979.
Schulz, A. S. 226.
Schulz, G. V. 156.
Schulz, I. 431; *487, 671, 675, 678, 816*.
Schulz, J. A. 1051; *1052, 1053*.
Schulzer, P. 917.
Schulz, W. 212.
Schumann, G. 150.
Schümann, H. 220, 236.
Schüpbach, A. 946; *946, 1025*.
Schürmeyer, A. 139, 611, 617; *657*.
Schuster, P. 223.
Schütte, E. 607; *607*.
Schütze, H. 24.
Schutz, C. B. 896; *896*.
Schütz, F. 6, 39, 196, 828; *38, 196, 461*.
Schuursma, M. I. N. 1080.
Schwab, G. M. 81.
Schwartz, R. 903.
Schwarz, K. 24.
Schwarz, M. A. 187.
Schwarz, R. 9.
Schwarze, W. K. 46.
Schwarzenbach, G. 72, 107.

Schwarzkopf, O. 267.
Schweigart, H. 184.
Schweinitz, H. D. Graf v. 28.
Schweizer, R. 712.
Schwenkenbecher, W. 303; *303*.
Schwicker, A. 55.
Sciclounoff, F. 423.
Scimone, J. 622.
Scolari, E. G. 690.
Scott, E. W. 12, 14, 685; *14, 1086, 1088*.
Scott, J. P. 435.
Scott, K. G. 488, 571, 578, 594; *679, 681*.
Scott, R. W. 599; *451, 598, 599, 1071*.
Scoz, G. 173, 178, 259.
Scremin, L. 381, 754, 1097; *380, 754*.
Scriver, W. 1032.
Seabury, J. H. 459, 1097; *640*.
Seagal, B. C. 923.
Seal, A. N. 93; *80*.
Searle, E. S. 381, 769; *762, 777, 786, 799*.
Seberger, M. V. 1007.
Sebrell, W. H. 1068.
Sedlmeyer, J. 402.
Sedych, A. 277.
Seeber, K. 720.
Seekles, L. 389, 436, 440, 1003; *645, 646, 711, 843*.
Seeler, E. 690.
Seelkopf, K. 366; *719, 731*.
Seevers, M. H. 1075.
Segovia, F. 178.
Segre, E. 420, 584, 587; *680*.
Seiberlich, J. 154.
Seiden, R. 1022.
Seiferle, E. J. 352.
Seifter, J. 752.
Seiler, M. *14*.
Seliber, G. 227, 277, 301.
Sellei, C. 261.
Sellmer, A. 395; *395*.
Selter, E. G. 237.
Selverstone, B. 594.
Selye, F. L. 940; *940*.
Selye, H. 476, 881, 922, 923, ¡924; *918, 923*.
Semenor, S. 477.
Semeonoff, E. 432, 568; *568*.
Sen, K. C. 134.
Sendroy, J. 18, 57, 470, 499; *57, 59*.
Senga, H. 379, 554; *379, 622, 635, 735, 741, 748, 753, 756, 757, 807, 820, 823*.
Senior, B. J. 888.
Senter, G. 197.
Serban, F. 280.
Serebrigski, L. 966.
Serebrijski, J. 625.
Sereni 792; *793*.

Serge, E. 984.
Sergent, Edm. 1019.
Sergent, Et. 1019.
Sergeyeva, K. A. 327.
Sergeyev, L. I. 327.
Serle, A. 1049.; *1045*
Sertel, W. 748.
Sertic, V. 296.
Servanton 557; *556*.
Seto, T. 786, 794.
Sette, N. 713, 1070.
Seuberling, O. 48.
Seyle, H. 478, 916; *478*.
Shaffer, M. 782.
Shafton, A. L. 886.
Shaner, E. O. 1042.
Shanes, A. M. 125; *125*.
Shapiro, B. 248, 260.
Shapiro, H. A. 745, 989.
Shapot, V. S. 255.
Sharkow, M. W. 256.
Sharp, P. F. 148.
Sharpless, G. R. 12, 1055; *12, 1046, 1055*.
Shaw, J. H. 914.
Shaw, P. A. 367; *382, 389*.
Shear, M. J. 49, 53, 63, 69, 437, 972; *63, 942, 943, 971*.
Sheehy, E. J. 888.
Sheen, R. T. 33.
Sheftel, A. G. 720; *720*.
Shelling, D. H. 959, 964, 990, 991, 993, 997, 1008, 1104; *949, 989, 990, 992, 993, 998, 1104*.
Sheline, G. E. 699.
Sherman, E. 437, 1007.
Sherman, H. C. 184, 187, 941, 952, 962, 963; *186, 420, 963, 965, 969, 972, 997, 1024, 1054, 1059, 1073*.
Sherman, S. M. 289, 292.
Sherwin, C. P. 641, 649.
Shields, J. B. 1104.
Shields, W. 489.
Shima, K. 57; *56*.
Shima, S. 190.
Shimaoka, T. 494.
Shimm, L. E. 169.
Shimotori, N. 989, 990; *989*.
Shimotori *1008*.
Shimura 749.
Shingo, I. 297.
Shinn, L. A. 689.
Shinobe, S. 849.
Shiple, G. J. 649.
Shipley, P. G. 946, 963, 966.
Shiels, E. 939.
Shive, J. W. 323, 324.
Shklyar, N. 1010.
Shoemaker, H. A. 559; *561, 811*.
Shohl, A. T. 56, 69, 361, 507, 946, 948, 964, 969, 971, 972, 977, 979, 989, 990, 1007; *362, 695, 949, 958, 968, 969, 971, 972, 973, 977, 978, 988, 992, 1005, 1007, 1023, 1027, 1031*.
Short, J. J. 16.
Shostak, L. N. 501.
Shourie, K. L. 370, 1043; *370, 1043*.
Shou Tsung Ch'iao 121.
Shrikhande, J. G. 185.
Shternov, V. A. 378, 385; *709, 710, 755, 769, 810, 823*.
Shulgina, R. M. 640.
Sibata, K. 768.
Sibilia, C. 337.
Sideris, C. P. 322, 324, 325, 344.
Sidwell, A. E. 105, 706.
Siebeck, R. 484.
Siedek, K. 618.
Siegel, J. 972.
Siegwart *372, 858*.
Sigmund 344.
Silberstein, L. 335.
Sillen, L. G. 96.
Silva, M. 469, 714.
Silvani, A. G. 697.
Silver, S. 413.
Silverblatt, E. 169.
Silvers, S. H. 700.
Silvette, H. 627, 899, 914, 923, 925, 930.
Simada, T. 1062, 1075; *1075*.
Simcox, W. J. 1025.
Simer, F. 239, 259; *251, 258, 261*.
Simmel, H. 713.
Simmonds, N. 963, 975, 1066; *1067*.
Simms, H. S. 113.
Simola, P. E. 946.
Simon, A. 25, 73, 74, 165; *25, 165, 166*.
Simon, E. 236, 286.
Simon, I. 151, 363, 448, 555, 691, 735, 1096, 841; *366, 369, 390, 651, 695, 734, 841*.
Simon, M. 570.
Simonart, P. 270.
Simonelli, U. 690.
Simonet, M. 307.
Simonin, P. 354, 752; *780, 828*.
Simonot, M. Th. 946.
Simonson, D. G. 53.
Simonson, E. 533; *545*.
Simonton, F. V. 1007.
Simpson, G. E. 626.
Sinclair 743.
Sinclair, H. M. 250.
Sinclair, W. B. 147.
Sindahl, P. E. 865.
Singelnstein, J. 690; *690*.
Singh, B. N. 271, 337.
Singh, I. 543, 812, 817.
Singh, S. N. 271.
Singh, J. 543, *811*.
Singher, H. O. 568; *567*.
Sipos, F. 319.
Sitte 88.
Siwe, S. 433, 521, 933; *433, 442, 520, 775, 777, 934*.
Sizer, I. W. 195; *195*.
Sizoo, G. J. 580, 581, 582, 588, 984; *1011*.
Sjöberg, K. 175, 1007.
Sjollema, B. 16, 41, 348, 389, 1003; *645, 646, 702, 711, 843*.
Sjorgren, B. 1033.
Sjoström, G. 293.
Skaar, T. 1007; *1007*.
Skea, P. C. 497.
Skelding, A. D. 313.
Skill, D. I. 960.
Skinner, C. E. 289.
Skinsnes, D. K. 1044.
Skok, J. 322.
Skopintzew, B. A. 43.
Skrabal, A. 164; *103*.
Skujin, E. 461.
Skutil, F. 40.
Slater, E. C. 201; *201*.
Slatoverov, A. 514.
Slawinski, A. 463, 473.
Sleeth, C. K. 419.
Sliwinski, R. 642.
Sloan, D. H. 20.
Slome, D. 805.
Slygin, A. 113.
van Slyke, D. D. 15, 17, 19, 34, 39, 57, 470, 485, 499, 658, 662; *15, 17, 18, 19, 32, 53, 241, 470, 471, 472, 473, 476, 499, 656, 662, 666*.
van Slyke, H. W. 470.
Small, J. M. D. 1026.
Smedley, E. M. 865.
Smedley-Maclean, J. 209, 219, 587; *219*.
Smiatek, A 374.
Smirk, F. H. 15, 18, 614, 616, 620; *620, 628*.
Smirnov, A. 187, 198, 330, 331.
Smith 108, 647; *1062*.
Smith, A. H. 20, 50, 425, 604, 880, 892, 967, 968, 997; *424, 451, 549, 884, 982*.
Smith, B. C. 497.
Smith, C. E. 1007.
Smith, C. S. 49.
Smith, E. L. 195.
Smith, F. B. 284, 338.
Smith, F. G. 83, 198, 288.
Smith, H. V. 1088.
Smith, H. W. 501; *501*.
Smith, J. B. 52.

Smith, J. H. C. 167.
Smith, K. Sh. 445; *478*.
Smith, M. C. 687, 991, 1051, 1057, 1059, 1060, 1066, 1068, 1088; *1059, 1061, 1065, 1066, 1088, 1091*.
Smith, M. J. 1003; *1002*.
Smith, P. K. 378; *604, 606, 632, 767, 839*.
Smith, P. K. 378, 413, 463, 464, 475, 556, 602, 968, 1096; *463, 480, 482*.
Smith, R. G. 37, 439, 440, 459, 1097; *439, 640, 641, 1097, 1102*.
Smith, R. R. 1042.
Smith, W. W. 664.
Smith Russel Bissey, E. V. 316.
Smits, D. B. 1016; *1014, 1016*.
Smoluchowski *105, 149*.
Smull, K. 715.
Smuts, D. B. 1060; *1084*.
Smyth, F. S. 936.
Smythe, C. V. 166.
Snapper, J. 441.
Snell, A. M. 934.
Snethlage, H. C. S. 40.
Snook, L. C. 954.
Snow, J. S. 396.
Snyder, C. D. 544.
Soames, K. H. 966; *946*.
Sobel, A. E. 65, 959, 1104; *65*.
Sobotka, H. 174.
Sobzuk, B. 232.
Soda, T. 182.
Soecknick, A. 857.
Soedberg, T. 108, 110; *109*.
Soffer, L. J. 927, 929.
Soeters, K. 269.
Sognnaes, R. F. 686, 1046, 1047; *600, 1043, 1046*.
Solarino, G. 720.
Solberg, P. 323.
Soley, M. H. 559, 642, 910.
Solin, A. I. 136.
Sollmann, T. 373, 816; *372, 1051, 1052, 1053*.
Solmssen, U. 201.
Sommer, A. L. 6, 284, 322, 326, 330.
Sommer, K. 626.
Sonder 1039.
Sonderhoff, R. 209
Sonnery, S 257; *257*.
Sörensen, S. P. L. 113; *62*.
Sorum, C. H. 136.
Sos, J. 996.
Soskin, S. 855; *855*.
Soung, W. P. 1003.
Spadolini, I. 751; *818*.
Spacu, G. 35, 78.
Spaeth, J. N. 349.
Spagnol, G. 745, 1095; *385*.
Spalding, R. C. 342.

Spandau, H. 91.
Spanien, E. 1030.
Speakman, H. B. 227.
Specht, H. 187.
Specht, W. 30.
Speck, J. F. 240; *244*.
Spector, H. 991.
Spehr, G. 665.
Speirs, M. 952.
Spencer, E. Y. 1092; *1091*.
Spencer, D. 1096.
Speck, J. F. 240.
Speck, *244*.
Spek, J. 125, 296, 298; *296*.
Spengler, F. 294.
Spence, A. W. 743.
Sperber, E. 108, 217, 220, 224; *220, 228*.
Sperber, J. 106.
Spicer, S. S. 254.
Spicer, W. E. 54.
Spiegel, E. 767, 897.
Spiegel-Adolf, M. 151.
Spiegelman, S. 208, 215; *208, 218, 281*.
Spies, T. D. 280.
Spink, J. W. T. 332.
Spira, L. 1090; *1090*.
Spiro, K. 725; *725*.
Spitzer, L. 22.
Spoehr, H. A. 167.
Sponsler, O. L. 111.
Spoor, H. J. 913, 925.
Spormann, W. 9.
Spray, G. H. 1030; *1030*.
Spremulli, P. 33.
Spring, H. 606; *606, 607*.
Sprinson, D. B. 37, 345, 453, 641, 1003; *550, 640, 641, 1102*.
Spurrel, W. R. 919; *919*.
Spycher, C. 1097.
Sreenivasaya, M. 187, 284.
Srere, P. A. 239.
Ssablin, P. J. 1050.
Ssawtschenko, G. S. 13.
Ssokolow, A. W. 328.
Ssuchinin, P. S. 939.
Ssudilowskaja, O. N. 868.
Stacey, R. S. 673, 1031.
Stachejewa-Kawersnewa, E. D. 192.
Stackhouse, J. E. 953, 1011.
Stadie, W. C. 23, 111, 113, 248, 472; *110, 258, 472*.
Staehle, 1028.
Staerns, G. 433.
Stahl, J. 443, 444, 906, 931; *905, 935*.
Staff, H. 689.
Staker, E. 147.
Stamm, W. 252.
Stanley, W. M. 123.
Stanley, W. W. 1056; *1056, 1057*.

Stapp, C. 292.
Stare, F. J. 232, 243, 1019, 1073, 1086.
Starke, jr., A. C. 784.
Starkenstein, E. 166, 391.
Stary, Z. 403, 508, 520; *508, 509*.
Starkey, R. L. 35, 269, 274; *33, 274, 275, 276*.
Starling, E. H. 497, 670.
Starling, E. H. 497, 670; *496, 497, 672*.
Starlinger, W. 713.
Stas, M. E. 1080.
Stastny, F. 27.
State, H. M. 53.
Staub, H. 720, 727; *746*.
Stavely, H. E. 228.
Stearns, G. 365, 1023, 1026, 1027; *436, 674, 675, 779, 1028*.
Steenbock, H. 284, 366, 819, 952, 953, 954, 964, 969, 1059; *955, 961, 968, 969, 972, 973, 979, 986, 987, 997, 1045, 1052, 1053, 1059, 1060, 1061, 1067, 1068*.
Steenken, W. 295.
De Stefano, V. 354; *371*.
Di Stefano, F. 22, 954.
Steidl, J. 295.
Steigerwaldt, F. 836.
Stein, B. A. 145.
Stein, H. J. 941.
Stein, L. 418.
Steinbach, H. B. 528, 543; *538*.
Steinberg, R. A. 264.
Steiner, G. 297; *868*.
Steiner, M. 270; .
Steinhoff, G. 35.
Steinitz, K. 25.
Steinmann, I. 769.
Stekol, J. A. 649.
Stella, G. 67, 568; *568*.
Stempell, W. 291, 296
Stene, J. 174.
Stenger, V. A. 8, 9, 22.
Stenhouse, E. 1101.
Sten-Knudsen, O. 779.
Stephan, M. 38.
Stephan, R. M. 1042; *1042*.
Stephens, D. J. 978.
Stephens, H. L. 319.
Stephenson, H. 264.
Stephenson, M. 183, 262, 264, 268, 277, 278, 284, 286; *201*.
Stephenson, S. E. 498.
Stepp, W. 820, 1027; *820, 1027*.
Stern, J. R. 243; *245*.
Stern, K. G. 142, 197, 198; *151*.
Stern, L. 515, 565.

Stern, L. S. 514, 515.
Sternschein, E. 355.
Stessel, T. A 1075
v. Stetina, I. 23.
Stetter, H. 14, 181; *182*.
Steudel, H. 335.
Stevens, M. 691.
Stevenson, M. M. 1026.
Steward, C. P. 444, 719; *719*.
Steward, F. C. 127, 308, 311, 312, 313, 314, 315; *127, 308, 312, 314, 316, 322, 323, 331, 342, 604, 606*.
Stewart, D. R. 485; *485, 714*.
Stewart, J. 1016.
Stewart, J. D. 605, 606.
Stewart, J. M. 433.
Stewart, O. W. 1097.
Steyer-Parvé, E. P. 249.
Steyn, D. G. 387; *710, 823*.
Stiasny, E. 146; *160*.
Stickland, L. H. 264, 268, 277, 278, 285.
Stieb, B. 169.
Stieglitz, E. J. 40, 662, 712; *459, 460, 662, 663, 852*.
Stiehler, R. D. 505.
Stiff, H. A. 19; *18*.
Stiles, W. 312, 313.
Stillman, N. 587.
Stinchfield, F. 689.
Stirling, J. D. 689.
Stitt, F. B. 38.
Stober, W. 176, 728, 857, 911; *176, 239, 569, 732, 857*.
Stock, H. C. 923.
Stockholm, M. 421, 919.
Stöhr, R. 838.
Stoiutemyer, V. T. 338.
Stolfi, E. 499.
Stoll, A. 21; *452, 456, 632*.
Stollenwerk, W. 315.
Stolte *766*.
Stolzberg, H. 985.
Stone, R. S. 571.
Stone, R. W. 286, 287.
Storfer, E. 39.
Storm van Leeuwen, W. 402.
Stotz, E. 169.
Stotz, H. 31.
Stout, P. R. 314, 318, 319; *342*.
Stöver, R. 142; *142*.
Stoutmyer, V. T. 338; *338*.
Stoye, W. 944.
Strachowa, G. 98.
Strand, R. 914.
Stransky, E. 698, 824, 847, 848.
Straub, F. B. 122, 169, 201, 232.
Straub, J. 455, 599, 633, 1049; *455, 599, 632, 702, 722, 728, 1049*.
Straub, W. 415; *415, 416*.

Strauss, K. 11.
Strauss, M. 927, 929.
Strayer, J. W. 989.
Strebinger, R. 17, 33.
Streeck, R. 189.
Streef, G. M. 466.
Strietmann, W. L. 297.
Strogonow, B. P. 315; *315*.
Strohe, H. 783.
Strom, E. 330.
Strong, F. G. 170, 733; *732, 806*.
Stroomann, G. 909.
Struck, H. C. 373, 997.
Strugger, S. 305, 316; *36, 305, 306, 315*.
Stschigol, M. B. 18.
Stuart, L. S. 301; *301, 302*.
Stubbe, H. 867.
Stuber, B. 12, 257, 451, 459; *257, 451, 460, 641, 642, 690, 697, 698*.
Stucky, C. J. 15.
Stuhlmann, M. 378, 435; *727*.
Stüler, A. 54.
Stumbo, C. R. 272.
Stütz, E. 198.
Subbarow, Y. 47; *51*.
Subrahmanyan, V. 537; *539*.
Subklew, W. 352.
Suchorukov, K. 326.
Suckawa, T. 856, 860; *856, 857, 858*.
Sue, P. 559.
Suer, W. J. 199.
Sugata, H. 226.
Sugawa, Y. 715; *858, 859*.
Sugi, Y. 795.
Suhrmann 86, *147*.
Sulkowitch, H. W. 1027.
Sullivan, M. X. 37, 640; *640*.
Süllmann, H. 819.
Sumbajew, I. 762.
Sumner, J. B. 194, 195.
Sumwalt, M. 120, 627.
Sunaba, Y. 855.
Sundberg, T. 701.
Sunde, C. J. 17.
Sünderhauf, R. 513.
Sunderman, F. W. 15, 111, 446, 472, 629, 935; *15, 756, 835*.
Sundh, B. 632.
Suneson, S. 311; *310*.
Suntheim, H. 255.
Suomalainen, H. 272.
Suomalainen, P. 548.
Suski, P. M. 759.
Sutherland, E. W. 241.
Suto, R. 261.
Sutra, R. 46.
Sutro, C. J. 1062; *1062, 1066, 1068*.
Sutton, T. S. 975.
Suzuki, T. 712
Suzuki, U. 941.

Svanberg, O. 302.
Svanteson, G. 1033.
Svedberg, Th. 145, 147.
Svolba, F. 281.
Swann, H. G. 918, 921.
Swanson, C. O. 194.
Swanson, M. A. 586.
Swanson, P. P. 892.
Swansson, W. W. 535.
Swedin, B. 717.
Sweet, W. H. 594.
Swingle, W. W. 449, 904, 914; 927, 928, 930; *927, 928*.
Swinyard, E. A. 546; *546, 758, 881, 895, 919*.
Sylvan, H. 47.
Sylven 148.
Syroeshkina, M. 316.
Syssakyan, N. M. 331.
Szabo, J. 426.
Szabo, Z. 22.
Szakall, A. 421, 605, 666, 701, 787, 804, 878, 909; *556, 606, 786, 835*.
Szakall, B. 878.
Szankowski, W. 236.
Sáznto 644.
Szent-Györgyi, A. 232
Szladits, E. 187.
Szörenyi, E. T. 230.
Szurek, S. 1008.

T.

Tachibana, H. 715.
Tacker, E. J. 894.
Tada, S. 256, 706, 733; *707, 740, 754, 839*.
Taeger, H. 394.
Taffel, M. 926; *931*.
Taggart, J. V. 243.
Tainter, M. L. 751.
Takacs, L. 535, 721, 723; *570, 743, 744, 749, 811, 820*.
Takahashi, H. 175.
Takamatsu, H. 1003.
Takamiya, Etsuo 173.
Takamura, S. 719; *719*.
Takaoka, H. 491.
Takano, T. 187.
Takeda, M. 719.
Takeda, Y. 899.
Takehiro, S. 233, 860.
Talabay, P. 176.
Talbert, G. A. 689.
Talbot, H. P. 343.
Talbott, J. H. 444, 477, 479.
Tamamushi, B. 97.
Tamayo, M. L. 178.
Tamini, E. 865, 866, 867.
Tananaeff, N. A. 8.
Tananajew, I. W. 13, 14.
Tanaka, K. 715.
Tanaka, S. 31, 182.
Tanaka, T. 174.
Tanberg, A. P. 184.

Tanemura, I. 782.
Tanino, F. 20.
Tanker, F. W. 278.
Tanner, F. W. 301.
Tanko, B. 209, 234, 236, 328; *234, 448, 753, 757, 759.*
Tannhauser, S. J. 176; *53.*
Tanzi, B. 842.
Tapadinhas, J. 204.
Tappeiner, H. 1066; *686, 1033, 1034.*
Taradoire, F. 10.
Tarr, H. L. A. 279.
Tarr, L. 399.
Tarver, H. 650.
Tasaki, K. 885.
Taslakowa, T. 838; *839.*
Tasso, G. 379; *530, 735, 807, 829.*
Taubenhaus, M. 461.
Tauber, H. 17, 200, 204.
Tauber, S. 367.
Taubmann, G. 382, 384; *771, 793.*
Täufel, K. 50.
Taurog, A. 240, 588, 844.
Tavab, S. A. A. 382.
Tayer, J. D. 281.
Taylor, A. R. 901, 904, 927, 930.
Taylor, F. H. L. 121, 1099.
Taylor, H. L. 60, 64, 607.
Taylor, H. S. 99.
Taylor, W. W. 135.
Ta-Yü-Chang 121.
Teakle, L. J. H. 326.
Techoueyres, E. 294.
Teitelbaum, M. 935.
Teleky 404.
Telfer, S. V. 421, 1023, 1027; *1004, 1005, 1023.*
Tempestini, O. 1059.
Tennenbaum, M. 250.
Teorell, T. 48, 123, 412, 490, 693; *123, 412, 413, 490, 493, 534, 683, 693, 694, 695.*
Tepperberg, K. 939, 940.
Terada, Y. 53.
Terai, K. 30.
Teramoto, S. 40, 113.
Ten Cate, G. 868.
Ter Meulen, H. 34.
Terashima, S. 172.
Terner, C. 692.; *692*
Terroine, E. F. 648, 886, 1014.
Terszakowec, J. 214.
Testoni, P. 809.
Tettamanzi, A. 49.
Teunissen, P. H. 120.
Tezak, B. 99.
Thaddea, S. 933, *933, 939.*
Thamann, F. 374, 752, 757, *822, 828.*
Theiler, A. 1013, 1019.

Theis, R. C. 47.
Thelen, H. 280.
Theorell, H. 202, *224.*
Theriault, E. J. 167.
Thévenet, S. 150.
Thewlis, J. 64, 68.
Thienes, C. H. 239.
Thiers, H. 444, 479, 505.
Thilo, E. 25.
Thimann, R. V. 145.
Thivolle, L. 254.
Thoenes, F. 110, *109.*
Thomas, A. 31, *449.*
Thomas, A. W. 78, 80, 108, 132, *78, 81.*
Thomas, B. H. 952
Thomas, E. E. 335.
Thomas, F. S. 114.
Thomas, G. W. 505.
Thomas, J. O. 1056, 1060, *1056.*
Thomas, R. 991.
Thomas, S. W. 510.
Thompson, R. B. 1011.
Thompson, R. C. 347, 954.
Thompson, R. H. S. 171, 249, 250, 252, *171.*
Thompson, W. S. 1012.
Thomson, E. 779.
Thomson, R. T. 45.
Thorn, G. W. 880, 930, 931.
Thornberry, H. H. 296.
Thörnblom, D. 866.
Thornton, H. G. 320, 321, 323, *320.*
Threefoot, S. A. 631.
Throndson, A. H. 751.
Thunberg, T. 201, 202, 209, 233; *199.*
Thurlow, S. 200.
Thurnwald, H. 54.
Tibbetts, D. M. 678, 1023; *1023.*
Tichalskaja, W. W. 798, 799.
Tidmore, J. W. 327.
Tiedjens, V. A. 324.
Tigerstedt, C. 1026; *1024.*
Tihomirov, D. M. 374; *859.*
Tikka, J. 283, 286.
Timm, K. 485; *484, 485, 1072.*
Timoféeff-Ressovsky, H. 522.
Timoféeff-Ressovsky, N. W. 282; *318.*
Timofejew, N. W. 760; *779.*
Timofeewa, A. G. 279.
Timpe, O. 433, 1003, 1029; *433.*
Ting-Ping 98.
Tipton, S. R. 541; *540.*
Tischkoff, G. H. 886.
Tisdall, F. F. 65, 365, 421, 618, 981, 1010, 1028; *64, 363, 365, 442, 775, 776, 851.*
Titoff 28.

Tittsler, R. P. 289.
Titus, H. W. 1009, 1011; *1010.*
Tjaden-Moderman, R. S. 143.
Tobias, C. A. 22, 578; *22, 54.*
Tobin, C. E. 917; *919.*
Toby, C. G. 880.
Todrick, A. 36.
Toepfer, E. W. 962.
Togo, S. 712.
Tokarski, St. 896.
Tokuda, S. 323.
Tokunosuke, M. 116.
Tollert, H. 101; *101, 140.*
Tolmasskaja 514.
Toman, J. E. P. 545.
Tomii, M. 491.
Tomikawa, S. 672.
Tominaga, K. 896.
Tomioka, T. 183; *183.*
Tomlinson, H. M. 26.
Tomkins, F. C. 167.
Tompsett, S. L. 31, 79; *449.*
Tomula, E. S. 23.
De Toni, G. 689.
Tonnet, J. 661.
Tonucek, O. 23.
Topper, A. 700.
Torbert, H. C. 735.
Török, G. 226, 422, 423, 627, 698, 886; *245, 422, 423.*
Toropoff, Th. 118.
Tortora, M. 690; *690.*
Tosteson, D. C. 742.
Tottingham, W. E. 319, 321, 325; *319.*
La Touche, C. J. 263.
Toulouse, J. H. 303.
Toupizina, G. M. 286.
Toverud, G. 1007.
Toverud, K. H. 1007.
Toxopeus, M. A. B. 532, 552, 635; *552, 634.*
Trabucchi, E. 388, 677, 733, 1096; *644, 733, 756, 824.*
Tracey, M V. 330.
Trasy, M. M. 593.
Traube 866.
Traube, J. 134; *118, 468.*
Trautmann, A. 682.
Trautmann, S. 122, 184.
Trautwein, K. 274.
Treadwell, W. D. 24, 45.
Trebitsch, F. 11.
Trematore, M. 184; *183.*
Trendelenburg, P. 811.
Treon, J. 685; *1086, 1088.*
Treschow, C. 41.
Trew, V. C. G. 85; *85.*
Treweek, D. N. 173.
Tria, E. 683; *683, 698.*
Triantaphyllides, T. 79.
Trim, A. R. 286.
Trömel, G. 64, 67.
Tron, E. 520; *519, 520.*

Tronchetti, F. 479, 914.
Tröndle, A. 305.
Tropp, C. 48.
Truax, F. L. 544; *543*.
Truffaut, G. 287, 319, 328.
Truhlar, J. 999.
Trusler, H. M. 909, 936.
Truszkowski, R. 167, 880, 915.
Tschepelewetzki, M. 8.
Tscherniakofsky, P. 545.
Tscherkasski, M. A. 810.
Tscherkess, H. 951.
Tschetschelnitzkaja, N, N. 878.
Tschilow, K. 505.
Tschimber, C. 440.
Tschirkow, S. K. 24.
Tschirsch, E. 163.
Tschopp, E. 17, 49.
Tsubura, S. 205.
Tsukamoto, R. 884.
Tsung, Th. 809.
Tsung-Lee, Loo 323.
Tsuru, C. 459; 460, 844.
Tucker, H. F. 699; *821*.
Tueva, O. 329.
Tufts, E. V. 422.
Tullio, P. 1022.
Tung, P. 627.
Tunger, H. 43.
Tupikova, N. 570.
Tureskey, S. S. 1041; *1042*.
Tupper, R. 578.
Turner, B. B. 368; *368, 1103*.
Turner, E. 922; *922*.
Turner, R. H. 714.
Turner, Th. W. 329.
Turner, W. A. 689, 1021.
Turner, W. D. 70; *65, 327, 1040, 1059*.
Turpeinen, O. 903.
Turtschin, Th. W. 322.
Tusuji, K. 116.
Tuthill, E. 618.
Tuttle, L. C. 286.; *286*.
Tuttle, L. W. 488, 489, 578, 594; *489, 592, 681*.
Tweedy, W. R. 578; *680*.
Tyson, T. L. 1026; *1031*.
Tyler, C. 1009.
Tyler, M. G. 187.
Tyler, M. W. 647.

U.

Ucko, H. 20, 453, 454, 550, 611; *451, 453, 454, 480, 547, 549, 550, 612, 631, 633, 696*.
Ugami, S. 918.
Uhlmann, R. 550.
Ukai, M. 858.
Ulich, H. 85; *91, 92, 94, 134, 147*.
Ullrich, H. 127, 326.

Ulrich, A. 769.
Ulrich, J. L. 378, 385; *709, 710, 755, 769, 810, 823*.
Ulrich, W. 37, 292, 294, 697; *294, 697*.
Umanskaya, M. V. 285.
Umbreit, W. W. 271, 273, 276, 321.
Umezawa, J. 713.
Umschweif, B. 45, 216, 232, 569.
Underhill, F. P. 365, 501, 559; *364, 435, 533, 561, 776, 777, 811*.
Underhill, S. W. F. 488, 669.
Underkofler, L. A. 302.
Underwood, E. J. 942.
Ungerer, E. 99, 327, 349; *327, 349*.
Unna, K. 627.
Upson, F. W. 167.
Urbach, C. 16, 34, 37, 51.
Urban, M. 931.
Urbanyi, L. 64, 942, 948, 1003, 1004, 1014, 1016, 1019; *1001, 1016*.
Urech, P. 14.
Urechia, C. I. 455, 511, 925.
Uri, N. 75, 78; *78*.
Ussijewitsch, M. A. 426, 763, 764; *425, 764*.
Ussing, H. H. 129, 408, 409; *129, 410*.
Usuelli, F. 68.
Utevsky, A. M. 258.
Utter, M. F. 222.
Utzino, S. 135.
Uverud, H. 349.
Uvnaes, B. 172; *805, 817*.
Uvnaes *817*.

V.

Vahlquist, B. 48.
Vail, V. N. 914; *914*.
Vaille, C. 16, 475, 839; *476, 860*.
Vakhrameev, P. 718.
Da Val, E. 366; 369; *366, 369, 711, 755, 757, 774, 822, 825*.
Valdecasas Santamaria, F. G. 21.
Valjavec, M. 721.
Valko, E. 116.
Valley, G. 880; *982*.
Vandendriesche, Z. 174.
Vanghelovici, M. 280.
Vanremoortere, E. 791; *792, 794*.
Vàrady, J. 644.
Vars, H. M. 927, 928; *928*.
Vartiainen, A. 398; *398*.
Vasarhelyi, B. 51.
Vaucher, R. 13.
Vaudestrate, M. 1098.
Veall, N. 488.
v. Végh, P. 423.

Vehniäinen, E. 1003.
Veibel, P. 189.
Veijola, T. 193.
van de Velde, J. 848; *856*.
Velluz, L. 46.
Velu, H. 1054, 1080; *1080*.
Venkatarama, Iyer, M. P. 33.
Venturoli, G. 298.
Verda, J. D. 864.
Verdonk, A. 745; *755*.
Verge, J. 301.
Vergne, H. 447.
Verhage, J. C. 909.
Vernazza, E. 42.
Vernetti Blina, L. 1098.
Verney, E. B. 627; *627, 758, 760, 838*.
Vernier, P. 298.
Vernon, H. M. 732.
Verzar, F. 218, 235, 414, 415, 817, 819, 914, 920, 944; *218, 235, 414, 419, 585, 914, 924*.
Verzyl, E. J. 24.
Vestin, R. 229, 249.
Vetukhova, A. 347.
De Vevey, A. 1098.
Viala, P. G. 907.
Vialard-Goudou, A. 9.
Viale, G. 728.
Vichnjitch, M. 502; *829, 847*.
Vicini, C. 316.
Vickers, J. L. 411.
Vickery, B. 41, 321.
Vieböck, F. 15.
Viehl, K. 1080; *1084*.
Viersma, H. J. 935.
Viets jun., F. G. 313.
Viggiano, J. 342.
Vignalou, J. 745, 1099.
Vila, A. 48, 50.
Vilen, E. 394; *394, 556*.
Viljoen, J. A. 297.
Villard, H. 459.
Villard, P. 54.
Villette, H. 956, 958.
Villuis, F. 958.
Vincent, J. M. 281; *280*.
Vintilesco, J. 396.
Virtanen, A. I. 272, 321, 322, 334; *266*.
Visona, E. 655.
Visscher, M. B. 122, 124, 414, 416, 417, 418, 666; *414, 416, 417, 418*.
Vitner, M. 49.
Vitte, G. 551, 689.
Vladesco, R. 48, 524, 689.
Vladimirov, A. V. 323.
Vladimirov, G. E. 24.
Vleeschhouwer, J. J. 40.
Voet, A. 101, 132.
Vogel, H. 792.
Vogelaar, J. P. M. 838.
Vogelfanger, I. 908.

Vogels, H. 23.
Vogler, K. G. 273, 276.
Vogt, M. 915; *915*.
Vögtli, W. 914; *914*.
Voigt, F. 357; *384, 726, 774*.
Vois, L. 894.
Volk, M. E. 179.
Volk, R. 530; *530*.
Volker, J. F. 686, 1033; *600, 1038*.
Volkin, E. 133.
Volkmann, J. 1094; *1094*.
Volkonsky, M. 278, 279.
Vollmer, H. 354, 535, 603, 618, 625, 881, 896, 966; *353, 535, 603, 618, 675, 699, 829, 879, 898*.
Volmer, W. 193.
Vorbrodt, W. 281.
van Voorhis, S. N. 559, 577, 579, 1033.
Vorsatz, F. 189.
Vos, B. J. 527.
Vosburgh, G. J. 495.
Voss, C. C. 809.
Votocek, E. 19.
De Vries, J. 582, 984.

W.

Waage-Rasmussen, H. 200.
Wachstein, M. 930; *935*.
Wada, M. 415, 418.
Waelsch, H. 475.
Wagner, C. 73.
Wagner, C. P. 394; *393, 766*.
Wagner, J. 659.
Wagner, K. 398; *398*.
Wagner-Jauregg, Th. 168, 844.
Wagoner, G. 420.
Wainwright, H. 682; *682*.
Wainwright, W. W. 682; *682*.
Wajzer, J. 799.
Wakefield, E. G. 31, 32, 490; *449*.
Wakemann, A. J. 41, 961; *937*.
Wakeman, A. M. 628.
Waksman, S. A. 269, 273.
Wald, M. H. 396, 715, 744, 823; *721, 736, 743, 744, 749, 750, 771, 772, 794, 811, 819, 823, 844*.
Waldbott, G. 834.
Waldschmitz-Leitz, E. 183.
Walker, A. M. 52, 431, 492, 510, 610, 665; *52, 433, 441, 509, 520, 664*.
Walker, A. R. P. 956; *956*.
Walker, B. S. 665, 668; *671*.
Walker, D. W. 556; *604, 606, 632*.
Walker, E. 36, 162.
Walker, E. W. 665, 1066.
Walker, H. H. 302.
Walker, O. J. 1092; *1091*.
Walker, R. H. 272.
Walker, W. G. 741.
Wall, M. E. 324.
Wallace, G. B. 501, 505, 512, 533, 559; *503, 505, 510, 512, 514, 517, 552, 553, 555, 560, 561, 604*.
Wallace, S. W. 761.
Waller, D. S. 890.
Waller, R. K. 948.
Wallis, G. C. 1019.
Walsh, E. L. 687.
Walter, F. K. 21, 513; *513*.
Walter, H. 111; *455, 510*.
Walterskirchen, L. 627.
Walters, S. H. 696.
Walther, R. 915.
Waltner, K. 986.
Walton, C. H. A. 524.
Walton, J. H. 166.
Wandrowsky, B. 43.
Wang, C. C. 1023, 1030.
Wang, C. F. 604; *604*.
Wang, E. 171; *172*.
Wang, S. H. 1029, 1030.
Wang, T. H. 1087; *1087*.
Wang, Y. 265, 269.
Wannenmacher, E. 582.
Wannenmacher, H. *581, 582*.
Warburg, E. J. 466.
Warburg, O. 166, 167, 191, 197, 201, 202, 208, 213, 215, 222; *76, 166, 181, 191, 197, 199, 201, 207, 212, 213, 215, 218, 221, 222, 227, 228, 261, 289, 336, 706, 709, 1050*.
Ward, G. E. 270.
Ward, G. M. 432, 1022; *432*.
Ward, H. P. 613.
Ward, J. C. 1096.
Warembourg, H. 533.
Warkany, J. 51, 428, 431, 964, 985; *428, 430, 674*.
Warner, E. D. 142.
Warner, J. C. 38.
Warren, M. F. 500.
Warren, S. L. 559, 701.
Warth, F. J. 649.
Warvick, F. B. 1047.
Warweg, E. 1026.
Wäsche, M. 190.
Washburn, M. L. 49, 53, 63, 437; *942*.
Wasitzky, A. 12, 13.
Wassermann, L. R. 578.
Wassermeyer, H. 238.
Wassiliew, P. 114.
Wassiljew, A. A. 13.
Wassiljew, A. S. 40.
Wassiljew, G. A. 545.
Wassink, E. C. 276; *276*.
Watanabe, K. 857.
Watanabe, M. 182, 838; *839*.
Watchorn, E. 461, 510, 979, 989; *502, 510, 516*.
Watenpaugh, J. Th. 1007.
Watermann, R. E. 30.
Watkin, J. E. 676.
Watkins, W. E. 1008.
Watson, R. H. 667, 682; *671, 683*.
Watt, J. C. 67; *67*.
Watzel, R. 45.
Watzlawek, O. 20, 31, 456; *455, 480, 511, 632*.
Way, C. T. 479, 506, 848; *499*.
Wearn, J. T. 609.
Webb, D. A. 5, 526; *524*.
Webb, E. C. 170; *171*.
Webb, J. L. 239.
Webb, R. A. 278.
Webber, P. A. 975.
Weber, E. 385.
Weber, H. H. 111, 159; *110, 159*.
Weber, H. H. R. 174.
Weber, J. 819.
Weber, R. 60, 942.
Webster, M. D. 200, 285.
Wedekind, E. 291.
Weech, A. A. 51.
Weed, K. 971, 977.
Weekers, R. 259, 769.
Wégria, R. 613, 715.
Wehrle, E. 189, 190; *196*.
Weichsel, G. 187.
Weidemann, M. 402.
Weidenbach, R. 183.
Weidinger, A. 154, 158.
Weidlich, R. 896.
Weijlard, J. 204.
Weil, E. 835.
Weill, J. 443.
Weiland, H. 50.
Weimarn, P. P. 135.
Weinberger, W. 690.
Weingrow, S. M. 768.
Weinland, R. 70.
Weinman, J. P. 849.
Weinstein, A. 854.
Weinstein, S. S. 174.
Weinstock, M. 851, 972, 986.
Weir, E. G. 20, 482, 556; *502, 506, 553, 554, 556*.
Weise, M. 678.
Weiser, H. B. 80, 135; *81*.
Weiser, St. 1014, 1016.
Weisman, D. 1101.
Weismann, O. 110, 111.
Weiss, J. 101, 746; *101*.
Weiss, E. 30.
Weiss, S. 574, 577; *578*.
Weissberger, A. 163; *680*.
Weissberger, L. H. 587.
Weissflog, J. 319; *329*.
Weissmann, D. 260.
Weitnauer, H. 718; *718*.
Weitz, E. 119.

Weizmann, C. 286; *283*.
Welch, E. T. 13.
Welch, M. S. 247; *247*.
Welckner, A. 856.
Wellings, A. W. 54.
Wellmann, O. 64, 942, 948, 1003, 1004, 1013, 1014, 1016, 1019; *1001, 1016*.
Wellock, W. D. 1041.
Wellis, A. H. 626.
Wells, H. S. 415; *415*.
Welter, G. 38.
Wenck, R. P. 270.
Wendt, H. 660, 1098; *1098, 1099, 1100*.
Wenger, P. 13.
Wenner, W. F. 449, 927.
Wenogradsky 273.
Went, F. W. 318.
Wentink, E. A. 762.
Werick, H. T. 270.
Werkman, C. H. 222, 280, 281, 286, 287, 291, 573.
Werner, A. 75; *63, 71, 91*.
Werner, G. 550, 1008.
Wertheimer, E. 128, 129, 134, 220, 260, 418.
v. Werz, R. 767.
Weselkin, N. W. 799.
Wesselkina, W. M. 856.
Wesson, L. G. 1000.
West, C. D. 658, 674.
West, E. S. 338.
Westenbrink, H. G. K. 177, 249, 819.
Westerlund, A. 954, 1020.
Westfall, B. B. 18, 610.
Westin, G. 1075; *1073, 1074*.
Westman, M. 53.
Westover, H. M. 53.
Westphal, K. 396, 718; *396, 427, 733, 743, 744, 750, 757, 772, 794*.
Wetrow, A. S. 42, 43.
Wetzel, K. 211.
Wetzel, N. C. 373; *1051, 1052*.
Weygand, F. 572.
Weyl, W. 74.
Weymouth, P. P. 578.
Wheatley, A. H. M. 239, 249, 250, 252, 282; *1099*.
Whelan, M. 41, 389, 565, 645, 646; *399, 427, 458, 645, 689, 712, 769*.
Whetham, M. D. 264.
Whitcher, L. B. 962.
White, H. L. 51, 325, 616, 617, 625, 651, 664, 669; *624, 669*.
White, Ph. R. 348.
Whitehead, H. R. 302.
Whitehead, T. H. 80.
Whitehorn, J. C. 15, 16.
Whittaker, C. W. 70.
Whittacker, J. 691.

Whittaker, V. P. 171.
Whipple, G. H. 886, 941.
Wiame, J. M. 215.
Wichert, M. 825.
Wichmann, H. J. 12, 14.
Wicke, E. 7.
Widdowson, E. M. 617, 910, 953, 954, 955; *665, 910, 952, 955*.
Widmark, G. E. 48, 191.
Widmer, A. 35.
Wiebenga, E. H. 157.
Wiechmann, E. 480; *484, 486*.
Wieland, H. 203, 230, 370, 725; *370, 402*.
Wiemer, P. 726.
Wienhoven, J. F. 160.
Wieringa, K. T. 125.
Wiese, A. C. 1012.
Wiesinger, H. 255; *255*.
Wiesner, M. 29.
Wiggers, K. 762.
Wiggert, W. P. 287, 291.
Wigglesworth, W. B. 18, 184, 407, 433, 488; *183, 186; 665, 675*.
Wight, S. L. 697.
Wigman, H. B. 421.
Wikoff, H. L. 453, 454; *22, 453*.
Wilbrandt, W. 120, 259, 464, 468, 470, 484, 490, 783; *122, 371, 464, 465, 469, 474, 482, 483, 485, 493, 494, 519, 536, 784, 818, 819*.
Wilcoxon, F. 294, 348, 352.
Wilde, W. S. 497, 540, 602.
Wilder, A. B. 168.
Wilder, O. H. M. 1059.
Wilder, R. M. 934.
Wilder, T. S. 972.
Wilder, W. 961, 1059; *966, 970, 984*.
Wildman, H. A. 695; *935*.
Wile, U. J. 554; *633, 750, 766*.
Wilens, S. L. 948.
Wiley, F. H. 890.
Wiley, L. L. 890.
Wilgus, T. S. 1012.
Wilhelm, M. L. 570.
Wilhelmi, 404.
Wilhelmy, C. M. 693; *697*.
Wilkens, W. E. 16.
Wilkerson, V. A. 106.
Wilkins, E. 1041.
Wilkins, L. 1025, 1026.
Wilkinson, B. M. 897.
Wilkinson, E. 424; *423, 621*.
Wilkinson, H. 991.
Wilmer 1039.
Willard, O. B. 12; *12, 13, 451, 1034, 1035, 1077, 1081*.
Willcox, J. S. 882.

Wille, F. 203, 204; *201, 203*.
Willheim, R. 138.
Williams, B. W. 693.
Williams, D. E. 949.
Williams, E. 848.
Williams, E. F. 37, 562; *642, 843, 844*.
Williams, E. S. 446.
Williams, J. 30.
Williams jr., J. R. 741; *743, 745*.
Williams, M. M. 712.
Williams, P. 15.
Williams, R. 27, 30, 226, 303.
Williams, R. C. 662.
Williams, R. F. 330.
Williamson, D. H. 196.
Willmer, E. N. 609.
van der Willingen, P. C. 105, 135.
Willis, A. 377; *376*.
Willis, G. M. 121; *121*.
Willson, D. M. 935.
Willstätter, R. 183, 187, 253; *173, 183, 212, 220, 253*.
Wilson, A. 806.
Wilson, D. C. 1028, 1039, 1092.
Wilson, D. W. 15, 687; *699*.
Wilson, E. G. 49.
Wilson, H. 734.
Wilson, H. J. 559, 1033.
Wilson, J. B. 267.
Wilson, L. B. 337.
Wilson, P. W. 266, 267, 271, 321, 325.
Wilson, R. H. 1060, 1066, 1069.
Wilson, W. C. 444.
Wilson, W. J. 278.
Wilsons, D. C. 1091; *1091*.
Wind, F. 166.
Windbichler, V. 193.
Windheuser, C. 388, 644; *710, 750, 819, 824*.
Winkler, A. 662; *400, 826*.
Winkler, A. W. 413, 463, 464, 475, 602, 669; *463, 482, 604*.
Winkler, H. 748; *754, 839*.
Winnek, P. S. 20, 425; *424, 451, 549*.
Winogradowa, O. 373, 1097; *1097*.
Winslow, C. E. A. 302.
Winter, C. A. 568, 628, 926.
Winter, E. R. S. 72.
Winter, F. R. 613; *613*.
Winter, H. H. 12; *12, 13, 451, 1034, 1035, 1081, 1077, 1081*.
Winter, K. A. 524, 531, 533, 895; *530*.
Winter, O. B. 1022.
Winternitz, R. 508, 520; *519, 520*.

Wintersteiner, O. 48.
Winton, F. R. 613, 617.
Wirth, W. 1101; *1102, 1104.*
Wise, E. C. 1011.
Wiss, O. 190.
v. Witsch 330.
Wittenborn, J. R. 949.
Wittgenstein, A. 390; *520.*
Wittholz, W. 295.
Witzemann, E. J. 165.
Wladimirow, A. W. 325.
Woelfflin, R. 158.
Wohinz, R. 1077; *1077.*
Wohlenberg, W. 625.
Wohlfeil, T. 1104; *284.*
Wohlgemuth, J. 174, 659; *183.*
Wöhlisch, E. 718; *257, 718, 719.*
Woidich, K. 35.
Woke, P. A. 351.
Wolbach, S. B. 969, 1000; *969.*
Wolcoff, G. H. 22; *22.*
Wolff, E. 728, 731; *728, 729, 730, 731.*
Wolff, H. 1098.
Wolff, H. G. 765.
Wolff, J. 560.
Wolff, L. 903.
Wolff, R. R. 11.
Wolff, W. A. 1035.
Wolfsohn, G. 453; *452.*
Woloszyn, M. 46.
Wolpers, C. 116; *116, 117.*
Wood, A. G. 573.
Wood, E. H. 541.
Wood, H. G. 280, 281, 287.
Wood, J. G. 334.
Wood, J. L. 37, 562; *642, 843, 844.*
Woodard, H. Q. 52, 579.
Woodbury, D. M. 758; *758.*
Woodhouse, D. L. 484; *485.*
Woodin, A. M. 522.
Woodman, H. E. 31.
Woodman, R. M. 330.
Woodmann, A. G. 343.
Woodrow, C. E. 433, 488; *665, 675.*
Woods, D. D. 266, 285; *266.*
Wooldbridge, W. R. 200, 267, 268, 272.
Woolf, B. 279.
Woringer, P. 778.
Wormall, A. 578, 718.
Wörner, A. 178.
Wortis, S. B. 253.
Wortmann, K. H. 611; *647.*
Wright, G. 166.
Wright, H. D. 141, 286.
Wright, N. C. 11, 689; *11, 699.*
Wright, O. E. 1024.
Wright, P. 774.
Wright, R. D. 687.

Wright, S. 375.
Wrzeszinski, G. W. 146.
Wu, C. 1087; *473.*
Wulle, H. 451; *12.*
Wünsche, O. 816.
Wurmbach, H. 54.
Wurmser, R. 205.
Wurzschmitt, B. 45.
Wüst, H. 182; *181.*
Wuth, O. 21.
Wycis, H. 897.
van Wyck, H. B. 838.
Wynn, W. 980, 981, 997.
Wynne, A. H. 191.
Wynne, A. M. 174, 184, 220, 284.

X.

Xavier, A. A. 733.

Y.

Yabusoe, M. 166.
Yajnik, N. A. 135.
Yamada, J. 848.
Yamada, K. 791; *793.*
Yamada, Y. 477.
Yamagata, S. 264, 265, 268, 269.
Yamagishi, G. 228.
Yamaha, G. 306.
Yamamoto, H. 248.
Yamane, T. 178.
Yamasaki, H. 736; *736, 740.*
Yang, E. F. 954.
Yannet, H. 466, 501, 535, 556, 604, 899, 902, 904; *500, 530, 544, 545, 606, 715, 735, 759, 897, 902, 904, 908, 911.*
Yano, H. 861.
Yanowski, L. K. 39.
Yant, W. P. 648.
Yates, E. D. 21, 426; *426, 453, 454, 455, 457, 696.*
Yeager, J. F. 714.
Yin-Chang-Wang 265.
Yoder, L. 420; *420, 988.*
Yoshida, M. 501.
Yoshimatsu, S. 18, 32.
Yoshimura, H. 254.
Yoshino, K. 34, 702.
Yosii, S. 202, 239.
Yost, D. M. 650.
Young, A. G. 1099, 1100, 1101; *1101.*
Young, E. G. 283, 848.
Young, H. C. 303.
Young, H. Y. 322, 324, 325.
Young, J. Z. 526.; *524*
Young, L. 650, 863.
Young, P. Th. 949.
Young, S. M. 953.
Young, W. J. 211, 277.

Youngburg, G. E. 47, 486, 681; *488.*
Yu, J. M. 98, 861; *861.*
Yudkin, J. 282.
Yuska, H. 1104.
Yutzi, H. 17, 20.

Z.

Zachariasen, W. H. 73; *85.*
Zadek, E. 966.
Zagami, V. 892.
Zahn, H. 609.
Zahn, V. 9.
Zaitschneck, 1016.
Zak, E. 495; *495.*
Zambotti, V. 13, 599; *13.*
Zamfir, C. 431.
Zamorani, V. 435, 1026.
Zanichelli, A. 387, 388; *709.*
Zanshkevich, T. D. 640.
Zdarek, E. 598; *598.*
Zeiger, K. 789
Zeller, H. 228.
Zeller, J. W. 503.
Zemplén, G. 36.
Zens, W. 244.
Zentner, M. 374; *851, 858.*
Zerahn, K 208; *208.*
Zernik, F 391
Zeyland, J. 295.
Zeyner, R. 403.
Ziegenspeck, H. 159.
Ziegler, E. 193.
Ziener, Th. 1094.
Ziese, W. 195.
Ziff, M. 593.
Zilva, S. S. 169, 999.
Zilversmit, D. B. 584, 585.
Zimkina, A. 624, 626; *701.*
Zinzadse, S. R. 52; *52.*
Zipf, K. 794; *772, 791.*
Zippelius, O. 268.
Zirpolo, G. 334; *868.*
Zitzke, 404.
Zlataroff, A. 166.
Zobell, C. E. 263, 265.
Zoeller, E. 997.
Zombory, L. v. 33.
Zondek, H. 455; *455, 549.*
Zörkendörfer, W. 35, 276, 414, 658, 814, 848; *277, 414, 656, 657, 658, 660, 661, 699, 813, 814, 815, 848.*
Zottner, G. 1080.
Zscheile, F. P. 126; *126.*
Zuber 88.
Zucker, T. F. 486, 678, 1028.
Zuckerkandl, F. 618.
Zumstein, R. B. 292.
Zündel, W. 405; *404.*
Zuverkalow, D. A. 284.
Zweifach, B. W. *497.*
Zwemer, R. 880, 915.
Zwetkova, N. 165.

Sachverzeichnis.

A.

Abführwirkung und Resorption der Sulfate im Darm 414
Absinthwirkung und Bromid 768
Absorptionsgeschwindigkeit der Anionen, Faktoren der — 304
Absorptionshemmung durch radioaktive Isotope 310
Absorptionsverlauf und radioaktives Bromid in Pflanzenzelle 309
Acetaldehyd als Gärungsprodukt unter Sulfiteinwirkung 280
— — Wasserstoffacceptor 222, 223
Acetanilidwirkung und Bromid 1096
Acetessigsäurereduktion, Hemmung durch Fluorid 243.
— bildung und Fluoressigsäure 245.
Aceton und Fluoridwirkung, Hirn 252.
Acetonitril, Ausscheidung 641.
— Rhodanidgehalt, Lymphe 494.
Acidität und Amylasewirkung 184, 186.
— — Anionendiffusion, Erythrozyten 469, 482.
— — Aussalzwirkung der Anionen 142.
— — Bakterienatmung 289.
— — Blutbrom 480.
— — Blutchlorid 444, 476.
— — Blut-Diphosphoglycerat 474.
— — Blutkohlensäure 476.
— — Blut-Oxydation 471.
— — Blutphosphat 486.
— bei Calcium-Therapie 362.
— und Cyanasewirkung 196.
— der Diät und Rattenrachitis 977f.
— und Fluoridwirkung 179, 244.
— — Giftwirkung 358.
— — Hämoglobinfällung 142.
— — Hämolyse 464.
— — Natriumtransport 462.
— — Nitratdiffusion 310.
— — Nitratreduktion 227.
— — Pflanzenstoffwechsel 227, 310, 320, 323, 328.
— — Phosphatasen 179.
— — Phosphatgiftwirkung 362, 364, 365.
— — Pyrophosphatasen 175.
— — Pyrophosphatwirkung, Hirn 250.
— — Solstabilität 136.
— — Spermien-Beweglichkeit 258.
— — Tetanieentstehung 776.
— — thermodynamische Aktivität, Blutserum 471.
— — Zellatmung 218.
Acidose und Blutchlorid 444, 477, 479.
— Blutphosphat 433.
— nach Kochsalzzufuhr 532, 543.
— und Liquorchlorid 508.

— — Muskelchlorid 540.
— bei Phosphatvergiftung 363.
— — Rachitis 1026.
— und Phosphatausscheidung 665f.
Acylierung von Glucose und Cellulose durch Anionen 163.
Addisonsche Krankheit und Blutchlorid 479 933f.
Adenosindesamidase 196.
— der Hypophyse und Fluorid 258.
— des Hodens und Fluorid 258.
Adenosintriphosphatase und Fluorid 222.
— — Magnesium 222.
— — Sulfat 222.
Adenylsäure, Aufhebung der Zell-Atemhemmung 218.
— -Phosphagen und NaF 235, 237.
—, Phosphorylierung 229, 231, 241.
—, Desamidierung 231, 235.
Adenylsäuredesamidase (Hypophyse und Hoden) und Fluorid 258.
Adenylpyrophosphat und Muskelenergie 229.
Adenylpyrophosphatase und Fluorid im Darm 259.
— im Blut 256.
Adrenalin und Blutphosphat 441, 855.
— — Phosphatresorption 428.
Adrenalingabe und Ödementstehung 498.
Adrenalininjektion und Blutchlorid 445.
Adsorption der Anionen 96f.
— durch Hautpulver 132.
— — Stärke 131.
— im Bodenkomplex 99.
—, kompetitive 158.
Adsorptionsisotherme, Natriumbromid, Natriumchlorid, Natriumjodid 97.
Adsorptionsversuche, Hämoglobin 133.
Agarflockung 136, 139.
— quellung 154.
Agglutination und Anionen 716.
Akromegalie und Phosphorbilanz 1032.
Aktivität der Ionen 111f.
Aldehyd-Sulfit-Reaktion 225.
Aldehydoxydase 200.
Aldolase und Gärung 223.
Algen, Chlorid-Bromid-Austausch 310.
—, Konzentrationsfähigkeit 308.
— -Membran 125f.
—, Nitratspeicherung 310.
Alkalireserve und Blutchlorid 477, 479.
—, Bromidwirkung auf 838f.
— und Chlorid 83 1f.
— bei Hypochlorämie 905, 91 0.
— und Sulfat 847.
Alkalität, siehe Acidität.
Alkalose und Blutphosphat 433.
— — Phosphatausscheidung 665f.

Alkaloidentgiftung durch Bromide 1096.
alkalotische Stoffwechsellage und Kalkablagerung 900, 906.
Alkohol bei Nitrat 227.
—— Sulfit 280.
Alkoholdehydrierung durch Dehydrasen 168.
—— Glutathion 168.
Alkoholgärung 206ff
Alkoholwirkung auf Kochsalzresorption 413
Allotriophagie beim Rind und Kochsalzzulage 888.
Alloxankatalyse und Sulfit 245.
Alloxansäuregabe zu Leberbrei, Oxydationsbeschleunigung 241.
Alloxansäuremechanismus und Pyrophosphat 242.
Alter siehe Lebensalter.
Ameisensäure, Reduktion durch Colibakterien bei Anwesenheit verschiedener Anionen 290.
Ameloblasten und Fluorid 1036, 1065
p-Aminohippursäurebildung und Fluorid 243.
p-aminohippursaures Natrium und Phosphatausscheidung 674.
Aminosäuren, Entstehung bei der Reduktion von Nitraten 164.
— -Glucose-Reaktion, Phosphatwirkung auf 163.
Aminosäureoxydase 200.
Ammoniak, Abgabe an die Darmflüssigkeit bei Cl-Absorption 416.
— im Bakterienstoffwechsel 266.
— und Nitrat-Stickstoff, Verhältnis in Pflanzen 321.
— -Ausscheidung, Frosch 406.
Ammoniakbildung und Phosphat 231.
Ammoniakdüngung und Zuckerassimilation 325.
Ammoniakpermeation, Erythrozyten 469.
Ammoniakschädigung in Pflanzen 325.
Ammoniumausscheidung und Phosphatgabe 674.
Ammoniumchlorid und Ileus 907.
Ammoniumfluorid-Vergiftung 354.
Ammoniumrhodanid und Bodensterilisation 348.
Ammoniumrhodanid-Vergiftung 382.
Amnionflüssigkeit und Anionen 522.
Amphibien, Wirkung von NaCl-Zulage 882.
Amylase und Chlorid 183, 184.
—— Fluorid 187.
— Glykogenabbau durch — 235.
— und Halogene 185.
—— Nitrat 185.
—— Oxydationsmittel 186, 188.
—— oxydierende Enzyme 188.
—— Phosphat 187.
—— Rhodanid 188.
Amylasewirkung und Wasserstoffionenkonzentration 184, 186.
Amylase, Wirkungsmechanismus 184.
Amylaseaktivität und Pflanzenphosphat 331.
Amylasen verschiedener Herkunft, Chloridoptima bei — 183.
Amyloklastische Fermentwirkung 183.
Amytal, Antagonismus zu Rhodanid 773.

Analpapillen-Funktion, Insektenlarven 406, 407.
Anämien und Blutchlorid 479.
—— Blutphosphat 433.
—, Glutathion im Blut 474.
—, Phosphatester im Blut 474.
anaphylaktischer Schock beim Kaninchen nach Gabe von kolloidalem Calciumphosphat 775.
Aneurin und Sulfit 226.
—, Wärme-Zerstörung in Gegenwart von Cu 168.
Aneurinadsorption bei Hefe 228.
— und verschiedene Anionen 228.
Aneurinaufnahme, Fluoridhemmung 219.
Aneurinpyrophosphatzersetzung, Hemmung durch Phosphat 249.
Anilin, Reihe der Durchlässigkeit für Anionen 118.
Anionen s. auch Ionen.
—, Absorptionsgeschwindigkeit 304.
— und Agar-Agar 154.
—, Aufnahme in den Organismus 404f.
—, Aufnahme und Stoffwechselhöhe 311, 313.
— im Außenbereich eines Komplexes 81f.
—, Bildungswärme 100.
— und Blutgerinnung 257.
—, Daten, räumliche 83f.
— Elastizitätsverminderung von Gelen 157.
—, Entropie 100.
—, Fällung von Kartoffeleiweiß 142.
—, Flockung 139.
—, freie Bildungsenergie 100.
— und Gelatine 152.
—— Gelatinequellung 153.
—— giftige Kationen 358.
—, Giftigkeitsfaktor 390.
—, Grenzflächenerscheinungen 94f.
—, Hydratationsentropie 100.
—, Ionenvolumen 84.
— und Karyotinquellung 306.
—, Koazervation 143.
—, kompetitive Adsorption 158.
—, Komplexkoazervation 144.
—, Löslichkeit der Mehleiweiße durch — 147.
— und Nebenniereninsuffizienz 926, 927.
—, oxydierende-, Gegengiftwirkung 1097f.
—, physikalische Chemie 83f.
— und Plasmaquellung 307.
—— Sauerstoffaffinität des Hämoglobins 105.
—— Stärkeabbau 326.
—, Verteilung in den Geweben 522f.
—, Verteilung in extracellulären Räumen 602f.
—, Vorkommen anorganischer 1f.
—, Vorkommen in der Hydrosphäre 3.
— und Zuckerassimilation 325.
—, thermodynamische Daten 100f.
Anionenausscheidung 608f.
—, Darmsaft 699.
—, Galle 697f.
—, Haut 700f.
—, Magensaft 691f.
—, Milch 701f.
—, Niere 608f.
—, Ausscheidung (ohne Niere) 688f.

Anionenausscheidung, Pankreassaft 698f.
—, Schweiß 700f.
—, Speichel 688f.
Anionenpermeation, Auge 521.
— der Erythrozyten 470f., 482.
—, Geschwindigkeit 467.
— und Hofmeistersche Reihe 304.
— — Kaliumchlorid 129.
—, Liquor cerebrospinalis 503f.
—, Synovialflüssigkeit 503f.
—, Zellmembran 125.
Anionenreihe und Deplasmolyse 305.
—, Durchlässigkeit 118.
—, Fibroblasten 260.
—, Giftigkeit, Insekten 352.
—, Kapillarpermeation 493f.
—, Stärkequellung 154.
Anionenresorption im Darmkanal 817f.
Anionenwirkung, Atemwege 756f.
—, Atmung 753f.
—, Augeninnendruck 737f.
—, Aussatz 142
—, Backfähigkeit 192, 193
—, Bacterium coli 289, 290.
—, Bakterien-Teilungsgeschwindigkeit 279.
—, Blutdruck 739f.
—, Bronchialmuskulatur 811.
—, Darm 811.
—, Darmperistaltik 808, 809.
—, Entwicklung 863f.
—, Erepsin 190.
—, Erythrocyten 466, 467.
—, Erythrocytenzahl 720.
—, Fische 354—358, 406.
—, Gallensekretion 820.
—, Gefäße 733f, 739f.
—, Geschwülste 863f.
—, glatte Muskulatur 807f.
—, Hautdrüsen 819.
—, Herz 739f.
—, Infusorien 295.
—, innere Sekretion 828f.
—, Insekteneier 352.
—, Kaltblütermuskel 811, 812.
—, Kapillaren 747f.
—, Koagulationstemperatur 138.
—, Kreislauf 722f.
—, Labgerinnung 190.
—, Leber 821f.
—, Leukocytose 720.
—, Liquor 736f.
—, Lokalanästhetika 783.
—, lokale 747f.
—, Lunge 756f.
—, Lymphstrom 736.
—, Magendrüsen 820.
—, Magenschleimhaut 818.
—, Milchsekretion 819.
—, Muskulatur 788, 794.
—, Niere 823f.
—, Novocain 784.
—, Organe, Übersicht 869f.
—, Pankreas 820.
—, Pepsin 190.
—, periphere Nerven 781f., 783.

Anionenwirkung, pflanzlicher Chemotropismus 350.
—, pflanzliches Längenwachstum 350.
—, Phagocytose 717.
—, Polypeptidasen 192.
—, Seeigelei 866.
—, äußere Sekretion 819f.
—, Sinnesorgane 757f.
—, Speicheldrüsen 820.
—, Stickstoffaufnahme in Pflanzen 323.
—, Stoffwechsel 828f.
—, Trypsin 190.
—, Wachstum 863f.
—, willkürliche Muskulatur 785f.
—, Zellkern 307.
—, Zentralnervensystem 757f.
Anionenzufuhr und Blutvolumen 734f.
Anisotropie und Quellungsgeschwindigkeit von Gelen 159.
Antagonismus zweier Ionen 139.
antianaphylaktische Wirkung des Thiosulfats 1098.
antidotische Wirkung des Thiosulfats 1098.
Antiinsulineffekt durch Corticosteron 915.
Antikörper und Anionen 717f.
Anurie bei Tetrathionatvergiftung 368.
Apatit 63 ff 370.
— und radioaktives Fluor 1035.
— — Phosphat 66.
Apatitzusatz, Zahnpasten mit — 1041.
Aphosphorosis der Schafe 1017.
Apomorphingabe, Hypochlorämie nach — 905, 906.
Appendix, fluoridempfindliche Adenylpyrophosphatase 259.
Applikationsart und Bromidvergiftung 378.
— — Cyanatvergiftung 384.
— — Fluoridwirkung 370—373, 753.
— — Natriumchloridwirkung 381.
— — Perchloratvergiftung 384.
— — Phosphatvergiftung 363, 364.
— — Rhodanidvergiftung 382, 383.
Arabinose und Nitratbildung im Boden durch Rhizobien 272.
Arbeit s. a. Muskelarbeit
— und Blutchlorid 445, 478.
— — Blutphosphat 441.
— — isoelektrischer Punkt des Hämoglobin 473.
—, körperliche und Kochsalzgabe 786.
—, Phosphatausscheidung nach — 666.
Arginase 195f., 241.
—, Aktivierung durch Metallionen 195.
—, — — Persulfat 195.
—, — — Sulfit 195.
Arsanilsäure, Leukocytenesterasehemmung 172.
Arsenat und Fluoridhemmung 216, 235.
— — Gärung 216, 220.
Arsenik, Entgiftung durch Fluorid 1095.
Arsenvergiftung und Thiosulfat 1100.
Arterien, siehe Gefäße.
Ascites, Chloridkonzentration nach Kochsalzgabe 499.
— und Hypochlorämie 894, 897.

Ascites nach Nierenexstirpation 498.
—, Sulfatgehalt 502.
Ascorbinsäuregehalt der Hypophyse und Fluorid 1072.
Ascorbinsäureoxydase 200.
Ascorbinsäureoxydation und Ionen 168, 169.
Asparagin-Desamidierung und Phosphat 196.
Assimilation und Anionen 320f.
—, Fluorverbindungen 1054f.
— und Phosphat 322.
—, Phytinphosphat 953.
— und Schwefel 322.
— von Zucker und Ammoniakdüngung 325.
— — — — Anionen 325.
Asthma und Liquorphosphat 509.
Atemlähmung bei Fluoridvergiftung 370, 372.
— — Sulfatvergiftung 367.
Atemwege, Anionenwirkung auf — 756f.
—, Bromidwirkung auf — 756.
—, Chloratwirkung auf — 756.
—, Chloridwirkung auf — 756f.
—, Fluoridwirkung auf — 757.
—, Perchloratwirkung auf — 756.
—, Persulfatwirkung auf — 757.
—, Phosphatwirkung auf — 757.
—, Rhodanidwirkung auf — 756f.
—, Sulfitwirkung auf — 757.
Atemzyklus und Erythrocytenvolumänderungen 471.
Äther und Natriumbromidvergiftung 381.
— — Phosphat-Nierenschwelle 672.
Äthylrhodanid, Schwefelausscheidung 845.
Atmung und Anionenaufnahme, Pflanzen 313f.
—, Anionenwirkung auf — 753f.
—, Bäckerhefe 218, 219.
—, —, Thiosulfat 226.
—, Bakterien- in Salzlösungen 288.
—, Bromidwirkung auf — 380, 381, 754.
—, Chloratwirkung auf — 754f.
— und Chloridgehalt, Erythrocyten 477.
—, Fluoridwirkung auf — 217, 354, 374, 755f.
— bei Fluorphosphatvergiftung 375.
— — Kochsalzgabe 355, 378, 379, 381, 753f.
—, Nierenrinde 248.
—, Persulfatwirkung auf — 755.
—, Phosphatwirkung auf — 755.
—, Rhodanidwirkung auf — 356, 755.
—, Sulfatwirkung auf — 366, 755.
— bei Sulfitvergiftung 367.
—, Sulfitwirkung auf — 755.
—, Tetrathionatvergiftung 368.
— von Tumoren und Phosphat 261.
— — — — Pyrophosphat 261.
— und Zellpermeabilität 219.
Atmungshemmung in der Muskulatur durch Fluorid 233.
Atmungssteigerung durch Fluorid 234, 373.
Atomvolumen, verschiedene Anionen 84.
Atropin, Fluorid und Esterspaltung von — 243.
Atropinwirkung auf Chloridresorption im Hundedarm 415.
— bei Fluoridvergiftung 354.
— — Fluorphosphat-Vergiftung 375.
Augen und chronische Fluoridvergiftung 1070.

Augeninnendruck, Beeinflussung durch Anionen 737f.
— und Chlorid 869, 870.
Augenkammerwasserschranke und Anionen 518f.
—, Diffusionsgleichung 521.
Aussalzwirkung und Wasserstoffionenkonzentration 142.
Ausscheidung der Anionen 608f.
Autooxydation 165, 166.
Azotämie, chloroprive 937.

B.

B_1-Avitaminose und Pyrophosphat 1032.
Backfähigkeit, Verbesserung durch oxydierende Anionen 192f.
Bactericide Anionenwirkungen 290f.
Bactericidie, Schwefelverbindungen 303.
Bac. acidophilus und lokale Fluorbehandlung 1042.
Bakterien, siehe auch Einzeller.
—, Anionenwirkung auf — 289, 290, 293.
— und Assimilation von Phytinphosphat 982.
—, Aufnahme radioaktiven Phosphates 281.
—, Denitrifikation durch — 266.
—, Empfindlichkeit (gegen verschiedene Salze) 298, 300.
—, halophile 301.
—, Mutation 280.
—, Nitratbildung durch Boden- — 271.
—, Nitratreduktion durch — 263f.
—, Phosphatreduktion 284.
— und ζ-Potential 289.
—, Säuretoleranz 273.
—, Schwefelwasserstoffbildung 278.
—, Sulfatreduktion durch — 277.
—, sulfatreduzierende, Vorkommen 277.
—, Sulfitreduktion 279.
—, Stickstoffquellen 269f.
—, Tetrathionatreduktion 279.
Bakterienatmung in Salzlösungen 288.
Bakterienflora des Mundes und Fluorgehalt 1038.
Bakterienstoffwechsel und Nitrate 267.
— — Sulfat 279.
— — Sulfit 281.
Bakterien-Teilungsgeschwindigkeit und Anionen 279.
Bakterienwachstum und Fluorid 1042.
Bakteriophagen und Fluorid 291.
Barbitursäurederivate, Rhodanidbildung aus -n 458.
Barium, Giftigkeit bei Fluoridvergiftung 373.
Bariumfluorid, Toxizität 780.
Bariumsalze und Sulfat 1097.
Bariumsiliciumfluorid, Toxizität 780.
Basedow, Blutbrom bei — 456.
— und Fluoride 863.
Basenbindung durch Phosphatester usw. im Blut 474.
Basisnarkoticum, Bromid als — 392.
Belichtung und Fluorosis 1067.
— — Phosphat in der Pflanze 330.

Benzolgefährdung, Phenolausscheidung als Diagnostikum 648.
Benzoylargininamidase und Phosphat 240.
Bernsteinsäure, Reduktion durch Colibakterien bei Anwesenheit verschiedener Anionen 290.
Beryllium, Hemmung der alkalischen Phosphatase durch — 1004.
Berylliumcarbonat und Hühnerrachitis 1009.
— — Hunderachitis 1004, 1008.
Bestrahlung und Chloridfixation 533.
— bei Rachitis 984.
—, UV., und Blutchlorid 478.
—, —, Wirkung auf Fructose 163.
—, —, bei Phosphatvergiftung 353.
Betain und Radiophosphoraufnahme 587.
Bichromat, Nierenschädigung durch — 655.
Biene, Fluoridschädigung 351, 352.
Bilanzversuche, Knochen 1059.
Bildungsenergien der Ionen, freie 100f.
Bindegewebe, siehe auch Gewebe.
—, Chloridgehalt 527.
—, Ferrocyanidgehalt 565.
—, höhere Tiere 259f.
—, Oxydation höherer Fettsäuren und Phosphat 259.
Blausäure, Entgiftung durch Thiosulfat 1101.
—, Rhodanidbildung aus — 458.
Blausäurehemmung der Nitratassimilation 227.
Blausäurevergiftung und kolloidaler Schwefel 1103.
— — Nitrat 1097.
Bleiarsenat, Entgiftung 1095.
Bleivergiftung und Phosphat 1104.
— — Thiosulfat 1099.
Blut, siehe auch Serum.
— 253f.
—, Acidität, siehe unter Acidität.
Blutphosphat 671.
Blut, Änderung des Anionengehaltes durch parenterale Anionenzufuhr 430f.
—, Auftreten von im Darm resorbierten Anionen im — 422ff.
— -Bactericidie bei Kochsalzzusatz 301.
—, Beeinflussung durch Anionen 706f.
—, Chloratgehalt 427.
—, Chloratwirkung auf — 708.
—,— bei intramuskulärer und peroraler Zufuhr 386, 399.
—, Cholesterinester im — nach Kochsalzgabe 838.
—, Diffusion organischen und anorganischen Phosphats 488.
—, Donnanquotient 471, 472, 473, 484.
—, Fluoridwirkung 255.
—, gebundenes Wasser 111, 471.
—, Geschwindigkeit der Ionenpermeation 474.
—, Glucosegehalt und Phosphat 570.
—, glykolytisches System 253ff.
— -Harnsäure nach Kochsalzgabe 838.
— bei Hypochlorämie durch Schwitzen 910.
—, Linksverschiebung und Bromid 720.
—, Nebenniereninsuffizienz und Natrium im — 927.

Blut, Nitratgehalt 427, 458f.
—, osmotischer Druck und Phosphatester 474.
—, Perchlorat 563.
—, bei Persulfatvergiftung 369.
—, Phosphatester im — 474
—, Phosphatgehalt s. a. Blutphosphat 427, 428, 429, 430.
—, physikalisch-chemisches System 471.
—, radioaktives Natrium 529.
—, Reduktion der Sauerstoffkapazität durch Natriumchlorat 387.
—, Sauerstoffsättigung und Anionen 706f.
—, Sauerstoffverbrauch im defibrinierten — 256.
—, Schwankungen des Mineralgehaltes 476.
—, Stickstoff, siehe Reststickstoff.
—, Transport radioaktiver Phospholipide 588.
—, Temperaturkoeffizient der Ionenpermeationsgeschwindigkeit 475.
—, Thiosulfat im 450f.
—, Übertritt der Anionen ins — 422f.
—, Verhalten nach Pylorusunterbindung bei Katzen 899.
—, Verteilung der Phosphate 485.
Blutbild und Anionen 719f.
— — Bromid 720.
— — Chlorat 721.
— — Chlorid 719f.
— — Fluorid 721.
— — radioaktives Phosphat 571.
— — Rheinosal 721.
— — Rhodanid 720f.
— — Sulfit 721.
— — Thiosulfat 721.
Blutbildung, Beziehung zum Phosphat 941f.
Blutbromid 451.
—, Abwanderung 555.
— und Acidität 480.
— bei Bromidvergiftung 380.
— -Gehalt nach Bromgabe 424, 425, 426.
— — bei versch. Tieren 452.
— bei Geisteskrankheiten 455.
— nach Nahrungsaufnahme 455.
—, Normalwerte, Mensch 453.
—, Permeationsgeschwindigkeit 481.
—, Schwankungen 454f.
— nach Thyroxingabe 456.
— und Toxizität 393, 394.
—, Zustandsform 453f.
Blutcalcium und Diät 1014.
— — Fluorid 859.
— nach Phosphat 361, 362, 364, 776.
— bei Rachitis nach Parathyreoideaexstirpation 990.
—, Verhältnis zu Phosphat 434.
Blutchlorid 407, 423, 424, 443f, 470.
— und Acidose 444, 477.
— — Arbeit 445.
—, arteriovenöse Differenz 447.
— und Bluteiweiß 447.
— — Blutzucker 446, 904, 914.
— — Chloridgehalt der Nahrung 444.
— — Diabetes 444, 446, 836.
— bei experimenteller Nebenniereninsuffizienz 921, 927.

Blutchlorid, Frosch 405.
— und Histamingabe 445.
— — Hunger 444.
— bei Hypochlorämie 905, 910.
— und Insulin 836, 837.
— — Kohlenhydratstoffwechsel 445.
— — Kohlensäurespannung 444, 445.
— — Lobelingabe 477.
— i. d. menschl. Pathologie 479.
—, niedere Tiere 501.
— und Nierenfunktion 477.
— nach parenteraler Chloridzufuhr 447f.
—, Regulation 447.
— und reticuloendotheliales System 447.
— — Skorbut 896.
— — Tonephin 913.
— — Verdauung 445.
Blutcyanat 461.
Blutdruck, Anionen 739f.
—, Bromid 742f.
—, Chlorid 739f.
—, Chloridclearance 613.
—, Diurese 613.
—, Fluorid 373, 746f.
—, Hexametaphosphat 746.
— und kolloidosmotischer Druck 613.
— — Nahrungskochsalz 741.
—, Natriumthiosulfat 745.
—, Nitrat 745.
—, Perchlorat 744.
—, Phosphat 365, 366, 746.
— nach Pylorusunterbindung bei Katzen 899.
—, Pyrophosphat 746.
—, Rhodanid 743f.
—, Sulfat 745.
—, Sulfit 745f.
Blutelemente und Chlorid in hypertonischer Lösung 869.
Blutfarbstoff, siehe Hämoglobin.
Blutfluorid 451.
—, Hämophilie 451.
Blutgefäße, siehe Gefäße.
Blutgerinnung und Anionen 257, 718f.
— bei Chloratvergiftung 399.
— und Fluorid 257.
—, Hemmung durch Dinatriumcitrat 257.
—, — — Goldthiosulfat 257.
—, — — Magnesium-Hyposulfit 257.
—, — — Natrium-Hyposulfit 257.
Blutgerinnung, Hemmung durch Trinatriumcitrat 257.
Blutglykolyse und Heparin 254.
Blutharnstoff bei Hypochlorämie 905.
Blutjodid, Frosch, nach Gabe 458.
Blutkohlensäure bei Natriumsulfatvergiftung 367.
Blutkochsalzspiegel und Reststickstoff 937.
Blutkreislauf s. a. Kreislauf.
Blutkreislauf, NaCl-Vergiftung 360.
Blutlaugensalz, siehe Ferrocyanid.
Blutleere und Blutchlorid 478.
Blut-Liquorschranke 505.
Blutmenge nach hypertonischen Lösungen 734f.

Blutmengenmessung mittels durch Radiophosphor markierter Erythrocyten 488, 489.
Blutnatrium und Nebennierenexstirpation 921, 927.
Blutphosphat und Adrenalingabe 855.
— nach Arbeit 441.
— und Blutzucker 441.
—, und Diät 1014.
— nach Epinephrektomie 443.
— und Hypophysenexstirpation 432.
— — Insulin 856.
—, niedere Tiere 501.
—, Normalwerte 430f.
—, Pferd 432.
— und Pituitrin 855.
— — und Rachitis 965.
— — radioaktiver Phosphor 427.
—, Schwankungen 433f.
— und Vitamin D bei Rachitis 1007.
— — Zuckerstich 855.
— — Zuckerstoffwechsel 441f.
Blutphosphatase 175.
— und organische Fluoride 179.
Blutplasma und Vitamin D 997.
Blut-Plasmaphosphat und Parathormon 826.
Blutplasmachlorid und Kohlensäurespannung 477.
Blutpyrophosphat 442f.
Blutrhodanid 427, 458f.
— nach Gabe 427.
—, Normalwerte 459.
— und Plasma-Cholesterin 845.
— und Toxizität 384.
Blutungsneigung bei Phosphatvergiftung 363.
Blutserum, thermodynamische Aktivitäten 471.
Blutsulfat 424, 449f.
—, niedere Tiere 501.
Blutvolumen nach Anionenzufuhr 734f.
Blutzucker, siehe auch Zucker.
— und Blutchlorid 445, 446, 914.
— — Fluorid 860f.
— — Fluortyrosin 862.
— bei Kochsalzmangel 910.
— und Metaphosphat 858.
— — Nebenniereninsuffizienz 929.
— — Phosphat 441, 799, 853f.
Bodenbakterien und Chlorat 292.
—, Nitratbildung 271.
Bodensterilisation und Ammoniumrhodanid 348.
Brandblasen, siehe auch Verbrennung.
—, Chloridgehalt 501.
—, Jodidaufnahme 560.
Breie, Organ- 229f.
Brenztraubensäure, Hemmung der Fluoridwirkung 464.
Bromakne 394, 749.
Brom/Chlor-Quotient, Blut 632.
— — — Meerwasser 3.
— — — Magen 632.
— — — Urin 632.
Bromid und Absinth 768.
—, Abwanderung aus der Blutbahn 555.

Bromid und Acetanilid 1096.
—, Adsorptionsisotherme 97.
— und Alkalireserve 838f.
— zur Alkaloidentgiftung 1096.
— und Atemwege 756.
— — Atmung 754.
— — Augenkammerwasserschranke 520.
— als Basisnarkoticum 392.
— und bedingte Reflexe 764.
—, Blut- 393, 394, 424f., 451, 453, 480.
—, Blut- und Acidität 480.
—, Blut-, Donnanquotient 479ff.
—, Blut- nach Gabe 455, 456, 457.
—, Blut- bei Geisteskrankheiten 455.
—, Blut-, Permeationsgeschwindigkeit 481.
—, Blut- nach Thyroxingabe 456.
—, Blut-, Tiere 452.
—, Blut-, Zustandsform 453.
— und Blutbild 720.
— — Blutdruck 742f.
— — Cardiazol 767.
—, Chemie 8, 19f.
— und Chloralhydrat 556.
Bromid/Chlorid-Verteilung 556 (siehe auch Brom/Chlor-Quotient).
Bromid und Chronaxie 766.
— — Cocain 556.
— — Coffein 556, 767.
— — Coli 290.
— — Drucksinn 765.
— — Dunkelsehen 765.
—, Einstellungsgeschwindigkeit 502.
— und Einzeller 288, 295, 298.
—, Entzündungshemmung 748, 749.
— und Erythrocyten 480.
— — Fructosezersetzung durch UV-Bestrahlung 164.
— — Gasstoffwechsel 839.
— — Gefäße 742f.
— — —, isolierte 733.
— — Gewebe 547f., 551f.
—, Gewebswanderung in der Pflanze 316.
— und Gleichgewichtsorgane 761.
— — Grundumsatz 841.
—, Hautschäden 394, 395, 749.
— in Heilquellen 3
— und Herz 742f.
— — —, isoliertes 722f.
—, Hydratationszahl 94.
— und hyperglykämische Reaktion 839.
— — Hypophyse 454, 455, 549, 842.
— — innere Sekretion 549f., 840.
— — Kapillaren 492f., 748f.
— — Keimdrüsen 842.
— — Keimzellen 864.
—, klinische Anwendung 769.
— und Kohlenstoffausscheidung 839f.
— — Krampfgifte 766f.
— — Leber 246.
—, Liquor- 510f.
—, —- und Eiweißspiegel 513.
— und Liquordruck 737.
— — Lymphe 492.
— — Magenperistaltik 810.
— — Metamorphose 864.

Bromid und Mineralstoffwechsel 839.
— — Monobromkampfer 768.
— — Morphin 556.
— — Muskel 552, 786f., 810.
— — Nebenschilddrüsenexstirpation 762, 768.
— — Nerven 782.
— — Niere 552.
—, parenterale Gabe 456f.
— und Pflanzenstoffwechsel 339f.
— — Pflanzenwachstum 343.
—, physiologische Funktion im Organismus 454.
— und Pikrotoxin 767.
— — Pilze 299.
— — Rheobase 766.
— — Schilddrüse 555, 840.
— — Schilddrüsenexstirpation 762, 768.
— — Schlaf 455.
— — Schleimhäute 749.
— — Sinnesorgane 760f.
— — Stickstoffausscheidung 839f.
— — Stoffwechsel 838f.
— — Strychnin 767, 1096.
— — Thalamus 766.
— — Thujonkrämpfe 768.
— — Thymus 842
— — Transsudate 502.
—, Vorkommen 3.
— und Wachstum 841.
— — Winterschlaf 549.
—, Wirkungen 871, 872.
— und Zentralnervensystem 555f., 760f.
Bromidausscheidung 426, 451, 631f.
— bei Bromintoxikation 457.
— und Ernährung 631.
—, Galle 698.
—, Magensaft 696f.
—, Milch 702.
—, Niere 631f.
—, Speichel 689.
Bromidgehalt, Hühnerei 552.
—, Pflanzen 339, 340, 341.
—, Pilze 341.
Bromidpermeation, Erythrocyten 479f.
—, Kapillaren 492f.
Bromidresorption, Algen 310.
—, Darm 417, 418.
—, Fisch 406.
—, Frosch 405, 406.
—, Geisteskranke 426.
—, Insektenlarven 407.
—, Liquor 407.
—, Magen 412.
— und Nahrungschlorid 424.
— — -jodid 425.
— bei Ödem durch Herzfehler 426.
—, Pflanze, Speichergewebe 312.
—, Säugling 426.
Bromidvergiftung 377, 380, 392f., 556f., 754, 765.
—, Affe 765.
—, chronische 754.
—, Frosch 355.
—, Hund 382, 764.
—, Kaltblüter 355.

Bromidvergiftung, Kaninchen 762.
—, Katze 381, 762.
—, Letaldosis 393.
—, Maus 761.
—, —, wilde 378.
—, Meerschweinchen 378, 761.
—, Taube 761.
—, Ratte 761.
—, Warmblüter 377f.
—, Wirbeltiere 355.
Bromoderma tuberosum 394, 395, 749.
Brompsychose 766.
Bromtodesfall, Analyse eines —s 556f.
Bromat, Ausscheidung 644.
—, Chemie 10.
— und Einzeller 272, 290.
— — Entwicklung 864f.
—, Giftwirkung auf Warmblüter 388.
Bromate und Landoltsche Reaktion 164.
Bromat und Niere 824.
— — Stoffwechsel 843.
— — —, Pflanzen- 348f.
—, Vorkommen 3.
Bronchialmuskulatur, Anionenwirkung auf — 811.
Bronchialsekret, Chloridgehalt 691.
—, Natriumgehalt 691.
Buchner, lyotrope Skala 187.
Büchnersche lyotrope Skala und Giftigkeit 358.
Buttersäure als Gärungsprodukt unter Sulfiteinwirkung 280.
Buttersäureoxydation, Hemmung durch Fluorid 242.
Butylalkohol als Gärungsprodukt unter Sulfiteinwirkung 280.
— und Erythrocytenpermeabilität 466.

C.

Calcium-Absorption, Frosch 406.
—, Beziehung zum Phosphat 942.
— im Blut und Vagus 437.
— — Blut nach Sympathicusdurchtrennung 437.
— — Blut und Fluorid 858.
—, Einfluß auf die Nierenschwelle 673.
— und Erythrocytenpermeabilität 469.
— — Fumaratoxydation 240.
— im Gewebe und bestrahltes Ergosterin 1002.
— -Guajakolglykolat und Chloridausscheidung 629.
Calcium-Kalium-Verhältnis bei Phosphatvergiftung 353.
Ca-Mg-Inosinhexaphosphat, siehe Phytinphosphat.
Calcium-Natrium-Verhältnis bei Phosphatvergiftung 363.
Calcium und Nitratreduktion, Pflanze 322.
—, Perchlorat-Antagonismus 788, 789.
— und Phosphat im Blut 434.
— -Phosphat-Gehalt in der Diät und Knochenverkalkung 951.
— der Diät und Zahncaries 950.

Calcium und Phosphatstoffwechsel der Pflanze 327.
— -Phosphor-Ausscheidung in Kot und Urin bei Rachitis 988.
— -Phosphor-Quotient, Knochen 961.
— — und Fluorid 1059.
— — kolloidales Kalkphosphat 989.
— — Osteoporose 964, 965.
— — Vitamin D 989.
— — —, Mensch 1000.
— — —, Rind, Hund, Ziege, Schwein 1000.
— — bei Rattenrachitis 960f., 968f.
— — latenter Tetanie 1001.
— — u. Nebenschilddrüsenexstirpation 1008.
— — bei der Hunderachitis 1005.
— Phosphor-Relation 434f.
—, Phosphor und Vitamin D 949.
— in Plasma und Diät 1014.
— -Resorptionshemmung des Phytins 954.
—, Rhodanid-Antagonismus 789, 791.
— -Spiegel im Blut bei Phosphatvergiftung 361, 362, 364.
—, Wirkung auf die Kernmembran 306.
— -Ablagerung und alkalotische Stoffwechsellage 900, 906.
— — im Knochen bei Phosphatvergiftung 361.
— -Assimilation bei der Pflanze und Chlorid 336.
— -Ausscheidung in Kot und Urin 988.
— — und Nebenschilddrüse 673.
— — Vitamin D 1002.
— — Phosphatgabe 678.
— -Bedarf und Lebensalter 1024.
— -Bilanz und Akromegalie 1032.
— -Carbonat, Löslichkeitsprodukte bei verschiedenen Anionen 60.
— -Chlorid, Hemmung der biologischen Hämolyse 256.
— -Chloridwirkung bei Hypophosphitvergiftung 366.
— — bei Phosphatvergiftung 365.
— -Einlagerung durch Fluorid 1045.
— -Fällung durch Fluorid 780.
— — bei Hexametaphosphatvergiftung 366.
— -Fluorid, Jodadsorption 145.
— -Gluconat, Therapie der Fluorwasserstoff-Verätzung durch — — 1095.
— -Ionen und Ileus 907.
— -Mobilisierung bei Phosphatvergiftung 364.
Calciumphosphat, Größe des Löslichkeitsproduktes 57, 58, 59.
— — kolloidales 362.
— — — anaphylaktischer Schock beim Kaninchen nach Gabe von — 775.
— —, Löslichkeitserhöhung durch organische Säuren 60.
— — Löslichkeitsprodukte bei verschiedenen Anionen 60, 61.
— —, sekundäres, Löslichkeitsprodukte 62, 63.
— — im Serum 61.
Calciumresorption und Rachitis 420.
— — — Vitamin D 1027.
Calciumretention, Mensch 1023f.

Calciumretention, Mensch bei Rachitis 1026.
Calciumsalze und Plasmolyse 305.
— -Stoffwechsel und Fluorid 1060.
— — — Osteomalacie beim Menschen 1029.
— -Therapie bei Phosphatvergiftung 363.
— — der Tetanie 362.
— -Wirkung und Fluorid 255, 369, 370.
— —, Verstärkung durch Infusion 362.
— -Verbindungen, unlösliche und Rattenrachitis 960.
— -Zusatz bei Sulfatvergiftung 367.
Cantharidin, Nierenschädigung durch — 655
Cantharidinblasen, Chloridgehalt 501.
— —, Phosphatgehalt 501.
—, Rhodanidgehalt 502.
Capillaren, Wirkung von Natriumfluorid auf — 753.
Capillarpermeation 489 ff.
—, Bromid 492 f.
—, Chlorid 490 f.
— und Diffusion 497.
—, Donnanquotienten 493.
— und kolloidosmotischer Druck 497.
—, Mechanismus 490.
—, Phosphat 491 f.
—, radioaktive Isotopenmethode 494, 495 f.
—, Sulfat 491.
—, Theorie 494, 497.
Carbohydrasen 182 f.
Carboxylase und Anionen 189.
—, Fluoridhemmung 222.
Cardiazolkrämpfe und Bromid 767.
Caries und Diät 973, 974, 1040.
— bei Fluorarbeitern 1040.
— und Fluoridgehalt des Wassers 1037.
— beim Hamster 1040, 1043.
— und Penicillin 1042.
— bei der Ratte und Jodessigsäure 1042.
— und Vitamin-D-Mangel 1028.
Caries, Zahn- und Phosphatstoffwechsel beim Menschen 1028 f.
Carieserzeugende Versuchsdiät 1040.
Cariesforschung und Radiophosphor 580.
Cariesproblem 1036 f.
Cariesprophylaxe 1039.
— durch Fluoridzufuhr 1044.
Carnosinase 194.
Carotisdruck bei Hypochlorämie 899.
Carotis interna, Osmoreceptor 758.
Casein der Milch, Fluorgehalt 1051.
Catecholoxydase 205.
Cellulose-Acylierung durch Nitrate 163.
— — — Perchlorat 163.
— — — Schwefelsäure 163.
Chemotropismus, Anionen und pflanzlicher — 350.
Chlor, Vorkommen 2
Chloralhydrat und Hirnbromid 556.
Chloralose und Phosphat-Nierenschwelle 671
— — — Serumphosphat beim Hund 432.
Chloralosenarkose, Katze 412.
Chlorat und Atemwege 756.
— — Atmung 754 f.
—, Ausscheidung 644.
— und bactericide Wirkungen 292.

Chlorat und Blut 427, 708.
— — Blutbild 721.
—, Blutkonzentration nach Gabe 386.
— und Bodenbakterien 292.
—, Chemie 9, 10, 24.
— und Einzellerstoffwechsel 272.
— — Entwicklung 864 f.
—, Gegengiftwirkung 1097.
— in den Geweben 564 f.
—, Giftwirkung 398 f. (siehe auch Chloratvergiftung.)
—, —, Warmblüter 385 f.
—, —, Wirbeltiere 357.
—, —, Kaltblüter 357.
— und Herz 744.
— — Capillaren 750.
— — Leber 822 f.
—, Letaldosis 398.
—, lokale Wirkung 750, 398.
— und Lunge 756.
—, Methämoglobinbildung 398, 399, 708, 769.
— und Milchsekretion 819.
— — Muskel 810.
— — Niere 823 f.
— als Pflanzengift 349.
— und Pflanzenstoffwechsel 348 f.
—, Reduktion der Sauerstoffkapazität im Blut 387.
— und Stoffwechsel 843.
—, Transport, Pflanze 315 f.
—, Wirkungen 874.
— und Zentralnervensystem 769.
Chloratentgiftung bei Pflanzen durch Nitrat 348.
Chloratreduktion, katalytische Wirkung des Methämoglobins auf die — 386.
Chloratresorption, Hund 427.
Chloratvergiftung und Blutgerinnung 399.
—, Fische 357.
—, Frosch 357.
—, Hämolyse 398, 399.
—, Kaninchen 386.
—, Katze 387.
— und Leukocytose 721.
—, Lipämie bei — 399.
—, Meerschweinchen 386.
—, Niere 387, 399.
—, Ratte 385.
—, Schaf 387.
—, Taube 387.
—, Ziege 387.
Chlorid, siehe auch Natriumchlorid.
— und Alkalireserve 831 f.
—, Amylasenaktivierung 183, 184.
— und Anionenpermeabilität 129.
— im Ascites nach Kochsalzgabe 499.
— — — nach Entzug 897.
— und Atemwege 756 f.
— — Atmung 753 f.
— — Augeninnendruck 869, 870.
— — Augenkammerwasserschranke 518 f.
—, Austauschdiffusion 409.
— im Bindegewebe 527.
— — Blut 422 f., 443 f.
— — — und Acidose 444.

Chlorid im Blut und Alkalireserve 477.
— — — — Arbeit 445.
— — — — Diabetes 444, 446.
— — — — Diphosphoglycerat 474.
— — — — Eiweiß 447.
— — — — Glucose 904.
— — — — Histamin 445.
— — — — Hunger 444.
— — — — Kohlenhydratstoffwechsel 445.
— — — — Kohlensäurespannung 444, 445, 477.
— — — nach Lobelingabe 477.
— — — und Natrium 446.
— — — — Nebennierenexstirpation 921.
— — — — Nierenfunktion 477.
— — — Normalwerte 443 f.
— — —, Regulation 447.
— — — und reticuloendotheliales System 447.
— — — — Skorbut 896.
— — — — Tonephin 913.
— — — — Verdauung 445.
— — — — Wassergehalt 444.
— — — — Wasserstoffionenkonzentration 444.
Chlorid und Blutbild 719 f.
— — — druck 739 f.
— — — elemente 869.
Chlorid und Carbohydrasen 183 f.
—, Chemie 14 f.
— als Coferment 229.
— und Darmperistaltik 808.
— — Darmsaft 416, 699.
— nach Dioxycorticosterongabe 500.
— und Dipeptidasen 192.
— — Einzeller 275, 290, 295.
— bei experimenteller Nebenniereninsuffizienz, Hund 927.
—, extracelluläre Lokalisation (siehe auch Chloridverteilung) 524.
—, fällungshemmende Wirkung 166.
— und Fieber 834 f.
—, Gärhemmung 211.
— und Gasstoffwechsel 834 f.
— — Gefäße 739 f.
—, Gelatineionisation 145.
— nach Glucosegabe 500.
— und Haut, Fettgehalt 530.
—, Haut- und Hypophyse 532.
— der Haut nach Verbrennung 533.
— und Hautdrüsen 819.
— — Herz 739 f.
— im Hirn bei Geisteskranken 545.
—, Histochemie, Niere 609.
—, histochemischer Nachweis 693.
—, Hydratationszahl 94.
— und innere Sekretion 838.
— — Jodid-Toxizität, Pflanze 338.
— — Kalkassimilation, Pflanze 336.
— — Kapillaren 747 f.
—, Kapillarpermeation 490 f.
—, Katalasehemmung 256.
— im Ödem nach Kochsalzgabe 499.
— und Kohlenhydratstoffwechsel 835 f.
—, Komplexbildung 7.

Chlorid und Kreatininausscheidung 894.
— — Leber, Glykogenablagerung 544.
— — —, Malat 246.
—, Liquor- 506 f.
— und Liquordruck 869, 870.
— — Lunge 756 f.
— im Lymphstrom 491, 545.
— und Mineralstoffwechsel 829 f.
— — Muskel 785 f., 807 f.
— im Muskel und Muskeldystrophie 543.
— — — — Nebenniere 532.
— — — — Ödem 542.
— und Muskelatmung 237.
— — Muskeltätigkeit 540.
Chloridnachweis, siehe Chlorid, Chemie.
Chlorid, Nachweis in Geweben 15.
—, — — Körperflüssigkeiten 15.
—- und Natriumstoffwechsel 877 f.
— — Nebenniere 880.
— — Niere 823.
— — Nierenfunktion 894.
— — Nierenschwelle 613 f.
—, Normalwerte in Geweben 523 f.
— und Ödeme 498 f.
—, Pflanze, Stoffwechsel 229, 336 f.
—, —, Transpiration 337 f.
— bei Pflanzen, Überdosierung 338 f.
—, Pflanze, Wachstum 338, 343.
— und Phosphatausscheidung 894.
— im Plasma und Blutzucker 914.
— und Reststickstoff 446.
— — Rohrzuckerinversion 163.
— — Säurebasenhaushalt 878 f.
— — Schilddrüse 532.
— — Schwefelbakterien 275.
— im Serum 443.
— — — nach Kochsalzgabe 448, 499.
— — — und Reststickstoff 938.
— — — Verbrennungen 444.
— und Sinnesorgane 757 f.
—, Speicherung in der Pflanze 316.
— und Stärkegehalt der Kartoffel 339.
— — Stickstoffwechsel 837.
— — Sulfatausscheidung 655.
— — Transsudate 498 f.
— — Tumoren 864.
— nach Verbrennungen 898.
—, Verhältnis zum Jodid im Organismus 560.
—, — — Natrium 527 f.
—, — — — bei Ausscheidung 618 f.
—, Verteilung in extracellulären Räumen und Lebensalter 605, 625.
— — — bei Ödem 607.
—, —, Gesetzmäßigkeit 546.
— — —, in den Geweben 522 f., 531 f.
— — — — nach Injektion 530 f.
— — — —, Ursache 524 f.
Chlorid und Wärmeregulation 878.
— — Wasserretention 446.
— — Wasserstoffionenkonzentration im Blut 476.
— — Wasserstoffwechsel 498.
— — Wasserzufuhr 903.
—, Wirkungen 869, 870, 871.

Chlorid und Zentralnervensystem 757f.
Chloridausscheidung, absolute 611.
— und Calcium-Guajakolglykolat 629.
— — Chlormangel 896.
—, Darm 417.
— und Diabetes insipidus 627.
— — — mellitus 627.
— — Diurese 616.
— — Diuretica 896.
— — Energieverbrauch der Niere 617.
—, Fisch 406.
— unter Fluoridwirkung 416.
Chloridausscheidung, Frosch 405, 407.
—, Galle 697.
— und Hyperventilation 617.
— — Hypophyse 626, 627.
—, Magensaft 691.
— und Menstruation 627.
—, Milch 701f.
— bei Nebennierenexstirpation und Hypophyse 931.
— und Nebennierenrinde 628.
—, Niere 608f.
—, —, und Diuretika 630.
—, —, nach Gabe 621f.
—, —, und Harnstoff 620f.
—, — bei Infektionen 629f.
—, — und innere Sekretion 626f.
—, — isolierte Warmblüter — 612.
—, Niere, Kaltblüter 609f.
—,— und Narkotica 630.
—, — — Nervensystem 626.
—, —, radioaktive Natriumisotope 630f.
—, —, Vögel 612.
—, —, nach Sulfatgabe 657f.
—, —, Warmblüter 612f.
— bei Nierenkranken 628f.
— und Pneumonie 629.
— und Reticuloendothel 629.
— — Schilddrüse 628.
—, Speichel 688f.
— bei Sulfatquellen 658.
— nach Theophyllingabe 658.
Chlorid/Bromid nach Bromidgabe 512, 513.
— im Liquor 512.
— bei Valonia 310.
—, isoliertes Herz 722f.
—, Keimzellen 864.
—, Meerwasser 3.
—, Verteilung 556.
Chloridclearance und Arteriendruck 613.
Chloridfixation und Bestrahlung 533.
Chloridgehalt, Amnionflüssigkeit 522.
— im Blut und Phosphatpermeation 486.
— — — unter verschiedenen Versuchsbedingungen 477, 478.
—, Brandblasen 501.
—, Bronchialsekret 691.
—, Cantharidinblasen 501.
—, Darmlymphe 491.
—, Differenz für Capillarblut und Venenblut 447.
—, entzündliches Gewebe 533.
—, Erythrocyten 444.
—, — und Acidose 477.

Chloridgehalt, Fischblut 407.
—, Frosch 405.
—, Früchte 341.
—, Galle 412.
— der Haut nach Chloridinjektion 530.
—, Hundehirn 522.
—, Leber 543f.
—, Leberlymphe 491.
—, Lunge 544f.
—, Magensaft, pathologischer 695.
— der Magenschleimhaut 522.
— — — nach Chloridinjektion 530.
—, Muskulatur 527, 535f., 543.
—, —, geschädigte 554.
—, Muskelfaser, isolierte 536.
— der Nahrung und Blutchlorid 444.
— — — — Bromidresorption 424.
—, normale Flüssigkeiten niederer Tiere 501.
—, periphere Nerven 546.
—, Pflanzen 339, 340, 341.
—, Pilze 341.
—, Sehnen 527.
—, Speichel 688.
—, Tumoren, maligne 533.
—, Tumorflüssigkeiten 500, 501.
—, Zentralnervensystem 545f.
—, Zahn 545.
— und Organschädigung 533.
— — Organspezialisierung 524.
— der Organe und Insulin 532.
—, Tierkörper (Gesamt-) 556.
Chloridinfusion und Muskelchlorid 542.
Chloridisotope, readioaktive und Hyperglykämie 836.
Chloridkonzentrationsfähigkeit von Algen gegenüber Meerwasser 308.
Chloridmangel und Chloridausscheidung 896.
— — Elektroschock 895.
—, Erscheinungen 893.
—, Nahrung 877f.
—, Organismus 877g.
—, Pflanze 337.
Chloridoptima bei Amylasen verschiedener Herkunft 183.
Chloridpermeation 470.
—, Erythrocyten 470f.
—, Geschwindigkeit 475, 483.
—, Gliazellen 545.
— und Sulfat 468.
Chlorid-Raum, siehe extracelluläre Räume, Chlorid.
Chloridresorption 422.
— im Darm 414f., 415, 417, 422, 817f.
— — — und Atropin 415.
— — — — Chlorid 417.
— — — — Fluorid 416.
— — — — Gifte 417.
— — — — Hefeextrakt 418.
— — — — Nebenniere 419.
— — — — NH_4-Abgabe 416.
— — — — Sulfat 416.
— — — — Venenstauung 415.
—, elektive und Sulfat 417.
—, Fisch 406.
—, Frosch 405, 406, 408.

Chloridresorption, Frosch, Haut 405, 408.
—, Hund, Darm 418.
—, —, Gallenblase 412.
— und innere Sekretion 532.
—, Insekten 406, 407.
—, Kartoffelpflanze 316.
—, Krebs 406.
—, Liquor cerebrospinalis 407.
—, Pflanzen 407.
—, Ratte, bei Jodessigsäurevergiftung 419.
—, Regenwurm 406.
Chloridretention und Niere 446.
—, trockene — und Stickstoffausscheidung 890.
Chloridtransport in der Haut 409.
Chloridüberschuß, Nahrung 877f.
— im Organismus 877f.
Chloridverdrängung durch Sulfat in der Lymphe 491.
Chloridvergiftung 377, 391f.
—, Kaltblüter 355.
—, Warmblüter 377f.
—, Wirbeltiere 355.
Chloridverlust und Diuretin 897.
— — Reststickstoff 896.
— durch Schweiß 878, 910.
Chloridwanderung und isoelektrischer Punkt 473.
Chloridzufuhr, Leukocytose nach — 719.
—, parenterale und Blutchlorid 447f.
chloroprive Azotämie bei Salzmangelzuständen 937.
Chlorit und Methämoglobinbildung 711.
—, Toxizität 388.
Chloroform und Kationenpermeabilität 129.
— — Phosphat-Nierenschwelle 672.
Chloroformnarkose, Natriumchloridwirkung auf — 759.
Cholat und Kationenpermeabilität der Erythrocyten 466.
Cholelithiasis, Chloridgehalt der Blasengalle 412.
Cholesterin, Plasma- und Blutrhodanid 845.
— und Radiophosphoraufnahme 587.
Cholesterinester im Blut nach Kochsalzgabe 838.
Cholin und Radiophosphoraufnahme 586, 587.
Cholinesterbildung und α-Glycerophosphat, Hirn 250.
Cholinesterbildung im Hirn und Phosphat 250.
Cholinesterase 169f.
— und Diisopropylfluorophosphat 807.
— — Erythrocytenpermeabilität 462.
—, Hemmung durch Fluorid 169.
— und Methylfluoracetat 781.
— — Pseudocholinesterase 171.
— — Tetraäthyltetraphosphat 170, 171.
Cholinesteraselähmung bei Fluorphosphatvergiftung, Ratte 376.
Cholinsynthese und Fluorid, Hirn 252.
Choreoidea, Anionenpermeation 521.
Chorion, Thiosulfat-Oxydation 261.
Chromat-Nephritis 897.
Chromatvergiftung und Phosphat 1104.

Chromatvergiftung und Thiosulfat 1099.
Chromosomen und Radiophosphor 333.
Chronaxie, Bromidwirkung auf — 766.
— und hypertonische Natriumchloridlösung 785.
— bei Rachitis 971.
Chymotrypsin, Hemmung durch Diisopropylfluorophosphat 191.
Ciliarkörper, Anionenpermeation 521.
Citrat, Hemmung der biologischen Hämolyse 256.
—, Herabsetzung der Fluoridwirkung 465.
Citratbildung, Niere 246, 247.
Citratwirkung auf die Chloridausscheidung im Darm 417.
— bei Oxydation durch Linolsäure 165.
Citronensäure und Rachitis 979.
Citronensäurebildung, Pflanze 283.
Clearance, Definition 651.
— -Test und Phosphatausscheidung durch die Niere 668f.
Cocain und Hirnbromid 556.
Coffein und Bromid 556, 767.
—, Hemmung der Diisopropylfluorophosphatwirkung 781.
Cornea, Permeabilität 410, 411.
Cortin und Serum-Kalium 922.
Crocker-Tumor und Fluorid 262.
Curare und Kaliumeffekt am Muskel 792.
—, Rhodanid-Antagonismus 789.
Cyanase 196.
Cyanat, Chemie 38f.
—, Giftwirkung auf Kaltblüter 357.
—, — — Warmblüter 384.
—, — — Wirbeltiere 357.
— im Blut 461.
— und isoliertes Herz 726.
— — Mutationshäufigkeit 867.
— — Niere 828.
— — Zentralnervensystem 774.
— — Absorption 406.
— -Vergiftung, Analogie zu Pikrotoxinvergiftung 357.
Cyanid und Chloridresorption im Darm 417.
— — Chloridtransport in der Haut 409, 410.
— — Natriumtransport in der Haut 409, 410.
— — Potentialdifferenz in der Haut 410.
— -Überführung in Rhodanid im Organismus 641.
Cyanid, Rhodanidausscheidung nach — 641.
—, Rhodanidbildung aus —, Thiosulfat und Rhodanese 245, 345.
Cyclophorasesystem aus Leber und Niere 242.
Cytochrom 197, 198f.
Cytochromoxydase 197, 201.
Cytochromreduktion, Fluoridhemmung der — 224.

D.

Darm, Anionenaufnahme 414f., 817f.
—, Anionenwirkung auf — 811.
—, Bromidresorption 417, 418.
—, Chloridausscheidung 417.
—, Chloridresorption 415, 417, 418, 422, 817f.
—, —, Geschwindigkeit 415.

Darm, Chloridresorption und Quecksilberchlorid 417.
—, — — Ammoniumabgabe 416.
—, fluoridempfindliche Adenylpyrophosphatase 259.
—, Fluorid, Lokalwirkung 371.
—, Fluoridresorption 819.
—, Fluoridwirkung, Insekten 351.
—, —, Rind 374.
—, Nitrat und Kochsalzsekretion 418.
—, Ölsäureresorption bei Rachitis 991.
—, Phosphatausscheidung 420.
—, Phosphatresorption 419, 420, 818f.
—, — bei Rachitis 1005.
—, — — — der Ratte 981f.
—, radioaktives Natrium, Resorption 418.
—, — Natrium, Resorption 418.
— und radioaktives Natrium 529.
— — — Phosphat 987.
—, Salzresorption 124.
—, selektive Permeabilität 129.
—, Sulfatwirkung auf — 414, 812, 813, 814, 815.
—, Tanatolvergiftung, Hund 374.
—, Vagusresektion und Natriumchloridresorption 418.
Darminhalt, Ionenresorption aus dem — 414.
Darmlymphe, Chloridgehalt 491.
Darmperistaltik und Anionen 808, 809.
Darmresorption 413.
— und Leber 422.
— — Radiophosphor 819.
— — — bei Rachitis 981.
—, Versuche zur — 418.
Darmsaft, Anionenausscheidung 699.
—, Chloridgehalt 699.
—, Natriumchloridgabe 416.
—, Phosphatausscheidung 684.
—, Sulfatgehalt 699.
Darmschleim, Phosphatausscheidung im — 681.
Darmtonus bei Fluoridvergiftung 373.
Darmwand, Phosphattransport durch die — 124.
—, Umsatz von radioakt. Phosphat 585.
—, Wassertransport durch die — 417.
Darmverschluß siehe Ileus.
„Darmous" beim Schaf 1079, 1080.
Dehnungsfähigkeit von Gelatine 157.
Dehydrasen 201f.
Dehydrasen, Cofermente der — 201.
dehydrierende Systeme, sekundäre Fluorideinwirkung auf — — 224.
Dehydrogenase und Fluorid 259.
Dehydrogenasen, extracelluläre 289.
Dementia praecox, Liquorphosphat 509.
— —, Liquorchlorid 508.
Denaturierung, Permeabilitätserhöhung an Zellmembranen bei — 125.
— und hydrophobe Kolloide 137.
Denaturierungsmittel und Quellung bei Anionen 154.
Denitrifikation durch Bakterien 266.
Dentin, Durchlässigkeit für Fluorid 1042.
—, Fluoridgehalt 1034f.

Dentin, Fluor, radioaktives 1035.
—, Phosphat, radioaktives 66.
—, Sulfit 849.
Dephosphorylierung und Fluorid 244.
Deplasmolyse und Anionenreihe 305.
Depolymerisation, Hämoglobin- 146, 289.
Derriensche Formel der Liquorzusammensetzung 507, 519.
Desensibilisierung durch Ferrocyanid 1104.
Desinfektionswirkung von Hypochlorid bei verschiedener Verdünnung 283.
Desoxycorticosteronacetat, Überdosierung u. Kochsalz 923.
—, — — Nierenfunktion 923, 924.
Diabetes insipidus und Chloridausscheidung 627.
— — — Kochsalzgabe 921.
— mellitus und Blutchlorid 444, 446, 479, 836, 935.
— — — Chloridausscheidung 627.
diabetisches Koma und Reststickstoff 938.
— — — Serumchlorid 938.
Diastaseaktivität und Pflanzenphosphat 331
— — Chlormangel, Pflanze 337.
Diät, Acidität der — und Rattenrachitis 977f.
— und Caries 950, 973, 974.
—, carieserzeugende Versuchs- 1040.
—, fluoridfreie Versuchs- 1045.
— — Kalkmetastasen bei Rachitis 977.
—, Nebennierenhormon und Phosphatgehalt der — 1031.
— — Plasmacalcium 1014.
— und Plasma-Phosphat 433, 1014.
—, rachitogene 420, 993, 994, 1005.
—, rachitogene — und Hypophosphit 993.
— — Radiophosphor-Aufnahme 586.
— und Tetanieerzeugung 1001.
Diaethylfluorophosphatvergiftung 375.
Diathermie und Phosphatgehalt im Blut 433.
Dibromprocain, markiert durch Radiobrom 517.
Dichlordiäthylsulfid, Hemmung der Hydrolyse durch Chloride 162.
— und Bakterien-Mutation 280.
Dielektrizitätskonstante, Beeinflussung durch Hämoglobin 113.
Diffusion und Capillarwandpermeation 497.
— von Nitrat 310.
Diffusionsgeschwindigkeit verschiedener Anionen, Erythrocytenmembran 482, 483.
Diffusionskoeffizient, Kalium 463.
Diffusionsversuche, isolierter Muskel 538.
Digitalisglykoside und Sauerstoffverbrauch des Herzmuskels 239.
Digitonin und Kationenpermeabilität der Erythrocyten 466.
Dihydroxymaleinsäure-Oxydation, Eisenwirkung auf — 165.
Diisopropylfluorophosphat und Cholinesterase 807.
—, Chymotrypsinhemmung durch — 191.
—, Coffeinhemmung 781.
— und Pflanzenesterasen 345.
— — Speichelsekretion 820.
— zur Therapie der Myasthenia gravis 806.

Diisopropylflourophosphat, Toxizität 781.
—, Trypsinhemmung durch — 191.
Diisopropylfluorophosphonat, Fermenthemmung 170.
Dimethylfluorphosphatvergiftung 375, 376.
Dilutionshypochlorämie beim Hunde 938.
Dimethyl-phenazarsoniumsalze, differente Giftigkeit 1097.
Dinatriumcitrat, Hemmung der Blutgerinnung 257.
Dioxyaceton, Autoxydation 166.
— und Rhodanidbildung 460.
Dioxycorticosterongabe und Gleichgewichtseinstellung für Natrium und Chlorid 500.
Dipeptidasen und Chlorid 192.
Diphosphoglycerat und Blutchlorid 474.
2-3-Diphosphoglycerinsäurespaltung, Blut 254.
Diphosphoglycerosäure, Resorption im Darm 419.
Diphtherieheilserum und Phosphat 1104.
Dismutation in „gealtertem" Muskelbrei 236.
Dissoziationskonstanten, Anionen 106f.
Dissoziationsgrad und Giftwirkung 358.
Disulfide, Sulfitausscheidung und Reaktion mit —n 659.
Dithionat und Keimhemmung, Pflanze 336.
Dithionsäure, allgemeine Chemie 27.
Diurese und Arteriendruck 613.
— — Chloridausscheidung 616.
— — Hypophysektomie 627.
— — Nebennierenexstirpation 922.
— — Nebennniereninsuffizienz 930.
Diuretika und Chloridausscheidung 630f, 896.
Diuretin und Chloridverlust 897.
Donnanpotentiale, Froschhaut bei Natriumchlorid 408.
Donnanquotient 122.
—, Blut 471.
— für Capillarwandpermeation 493.
—, Liquor 515.
— und Lymphfiltration 122.
—, Ödeme und Transsudate 499.
—, oxydiertes Blut 471, 472.
— und Quellung 122, 155.
—, reduziertes Blut 471, 472.
— und Urinbildung 122.
Doppelbrechung und Quellungsgeschwindigkeit von Gelen 159.
—, Strömungs- 160.
Dottermembran, Permeabilität und Hofmeistersche Reihe 127.
Drucksinn und Natriumbromid 765.
Drüsen mit äußerer Sekretion, Anionenwirkung auf — 819f.
— — innerer Sekretion, höhere Tiere 258f.
— — — —, Bromidgehalt 549f.
Drüsentätigkeit, radioaktive Isotopen und aktive — 129.
Dünger, Fluoridgehalt 343.
— und Pflanzenwachstum 322.
Düngung mit Ammoniak und Zuckerassimilation 325.
— — Phosphat 99.
— — rock-phosphate 327.

Dunkelsehen und Natriumbromid 765.
Dünndarm, siehe Darm.
Durchfall und Serumchlorid 938.
Durst und Chloridgehalt im Rattenblutplasma 443.
— — Kochsalz 759.

E.

Ehrlichsches Mäusecarcinom und Fluorid 261.
Ei, Huhn und radioaktives Phosphat 594f.
—, Insekten-, Anionenwirkung auf Membranbildung 352.
—, Nauplia, Anionen und Membranbildung 352.
—, Phosphat 1009.
—, radioaktiver Lipidphosphor 594.
—, Rhodanidwirkung auf — 865.
—, Seeigel und Anionen 866.
Einzeller, siehe auch Bakterien.
—, Anionenwirkung auf — 262f.
—, Bromat 272.
—, Bromid 288.
—, Chlorid 275.
—, Jodat 272.
—, Jodid 288.
—, Natriumchlorid 288.
—, Oxydation durch Polysulfide 273.
—, Perchlorat 272.
—, Stickstoffassimilation 263.
—, Sulfat und Stickstoffassimilation 273.
—, Tetrathionat 273.
Eisen, siehe auch Ferrum.
—, Beziehung zum Phosphat 941f.
—, Glutathionoxydation durch — 167.
—, katalytische Eigenschaften 166.
Eisenkomplexbildner Pyrophosphat 166.
Eisen, Mangel und Nitratassimilation in Pflanzen 319.
—, Nitratassimilation 227.
—, Wirkung auf Dihydroxymaleinsäure-Oxydation 165.
—, — — Phosphatstoffwechsel der Pflanze 327.
—, — — Wasserstoffsuperoxyd 165.
Eisen und Zuckeroxydation 165.
Eisen(III)chloridvergiftung und Thiosulfat 1099.
Eiweiß, siehe auch Protein.
—, Blut- und Calcium und Phosphat 436.
—, Fällung durch Anionen 136.
—, Mehl-, Löslichkeit durch Anionen 147.
—, Kartoffel-, Fällung durch Anionen 142.
—, Pflanzen-, und Nitrat 324, 325.
Eiweißbindung, radioaktiver Phosphor 590.
Eiweißgabe und Rachitisentstehung 1027.
Eiweißgehalt und Liquorchlorid 508.
— bei Weizensamen und P-Zufuhr 331.
Eiweißspiegel und Liquor-Bromgehalt 513.
Eiweißstoffe, Einwirkung von Hypochlorit usw. auf — 10.
Eiweißstoffwechsel und Schwefel, pflanzlicher 334.
Eiweißsynthese und Steigerung der Zellatmung 314.

Eiweißumsetzende Fermente 190f.
Elaidinisierungsprozeß durch Sulfit 163.
Elastische Eigenschaften, Gele 155, 156, 157f.
Elastizität von Stärke, Fließ- 156.
Elefantenzahn, Fluoridgehalt im fossilen 1033.
Elektrodialyse des menschlichen Blutserums, Phosphatbestimmung 441.
Elektroencephalogramm bei Bromvergiftung 765.
— — Fluorphosphatvergiftung 375, 781.
Elektrokardiogramm und Exsiccose 900, 901.
Elektrolyten-Viscosität 149.
Elektronenaffinität, Halogene 101.
Elektroschock, Chloridmangel 895.
—, Natrium und Reizschwelle für — 919.
—, Natriumchloridwirkung 758.
elektrotonischer Strom im peripheren Nerven und Anionenwirkung 783.
electroviscöser Effekt bei lyophilen Kolloiden 150.
Elemente, Massenhäufigkeit in der Erdrinde 1.
embatischer Effekt, Pyrophosphat 115.
embryonales Gewebe, Fluorid und Glykolyse im — 261.
Emulsin und Anionen 189.
Endometrium, radioaktives Natrium 529.
Energieausnutzung bei Schwefeloxydation durch Thiobacillus 275.
enlarged hocks = Perosis 1012.
Enolase und Gärung 221.
Enolasehemmung und Fluorid 221, 222, 236.
— — Phosphattransport 222.
Entgiftungsgeschwindigkeit, Phosphat 364.
Entgiftungsmechanismus, Fluoridvergiftung 370.
Entwicklung, Anionenwirkung auf — 863f.
—, Chlorat-Bromatwirkung auf — 864f.
—, Fluoridwirkung auf — 868.
—, Hypobromidwirkung auf — 864.
—, Hypochloridwirkung auf — 864.
—, Thiosulfatwirkung auf — 868.
Enzyme, siehe auch Fermente.
—, oxydierende und Amylase 188.
Enzymadaptation 287, 290.
Epilepsie und Liquorchlorid 508.
Epithel, siehe auch Flimmerepithel 757.
Epithelkörperchen und Hyperphosphatämie 1001.
Erbrechen, Fluoridvergiftung 370, 373.
—, Hypochlorämie durch — 935f.
Erdrinde, Massenhäufigkeit der Elemente 1.
Erepsin, Anionenwirkung auf — 190.
Ergosterin, bestrahltes, siehe Vitamin D.
Ergotamin und Blutchlorid 447.
Ernährung, siehe auch Diät, Nahrung.
—, Blutchlorid 444.
—, Bromidausscheidung 631.
—, chlorfreie Hypochlorämie 905.
Erstarrungstemperatur und lyotrope Zahlen, Gel- 152.
Erythrocyten, Anionenwirkung auf — 712f.
—, Bromgehalt 480.
—, Chloridgehalt 444, 445, 470.
—, — und Acidose 477.

Erythrocyten, Cholinesterase der — bei Fluorophosphatvergiftung 376.
—, Cyanatgehalt 461.
—, Fermentsystem 255.
—, glykolytischer Prozeß 256.
—, Hämolyse 467, 468.
—, Membran, Phosphatid in der — 465, 468.
—, Oberfläche, übermikroskopische Untersuchung 470.
—, osmotischer Druck im Plasma 463.
—, Permeation 461ff.
—, —, Anionen 470, 482.
—, —, Bromid 479f.
—, —, Calcium 469.
—, —, Chlorid 470f.
—, —, Ferrocyanid 485.
—, —, Jodid 482.
—, —, Kalium 462.
—, —, Kationen 466, 468, 469.
—, —, Natrium 462, 467.
—, —, Nitrat 482.
—, —, Perchlorat 483.
—, —, Phosphat 485f.
—, —, Rhodanid 482f.
—, —, Sulfat 484f.
—, —, Zellgrenzladung 469.
—, Phosphatase 179.
—, Phosphatveresterung 253.
—, Pyrophosphatspaltung 176.
—, Saponinresistenz 714.
—, Schrumpfung 464, 715.
—, Schrumpfung und Hämolyse 468.
—, Schwellung und Hämolyse 468.
—, Senkungsgeschwindigkeit und Anionen 715f.
—, Stromata, Löslichkeit durch Perchlorat 148.
—, Volumenänderungen beim Atemzyklus 471
Erythrocytenzahl und Anionenwirkung 720.
— — Fluorbenzol 721.
— bei Hypochlorämie durch Schwitzen 910.
— und Rhodanid 720.
Eserin, Fermenthemmung 171, 172.
Essigsäure als Gärungsprodukt unter Sulfiteinwirkung 280.
Essigsäureoxydation und Fluoressigsäure 224, 245.
Ester, Verseifungsgeschwindigkeit 162.
Esterasen 169f.
—, pflanzliche und Diisopropylfluorophosphat 345.
Esteraselähmung bei Fluorphosphatvergiftung 376.
Esterspaltung, Fluoridhemmung 220.
Estersynthese, biologische — mit Fluorid 221.
Exsiccose und Elektrokardiogramm 900, 901.
— — Reststickstoff 938.
— — hypertonische Kochsalzlösung 899.
— — Serumchlorid 938.
Exsudate, Chloridgehalt 499.
—, Rhodanidgehalt 502.
Extracelluläre Räume, Anionenverteilung in — 602f.
— —, — und Oedem 607.
— —, Chlor, radioaktives, Verteilung 604.

Extracelluläre Räume, Chloridverteilung und Lebensalter 605.
— —, Kalium, radioaktives, Verteilung 603.
— —, Kaliumverteilung 602.
— —, Kaltblüter 604.
— —, Natrium, radioaktives, Verteilung 603.
— —, Rhodanidverteilung 602, 603, 604, 606, 607.
— —, — bei chron. Wundinfektionen 607.
— —, — und Lebensalter 604.
— —, Warmblüter 604f.

F.

Faeces, (s. a. Ausscheidung) 642.
Fällung, additive Wirkung von Anion und Kation bei — 139.
—, Permeabilitätserhöhung an Zellmembranen bei — 125.
—, reversible 138.
Fällungen, kolloide 134f.
Fällung, reversible 138f.
Fällungshemmung durch verschiedene Ionen 166.
Fällungsreaktionen, Gliadinsole 143.
Fanyline, Vergiftung mit — 377.
Fermente, siehe auch Enzyme.
Fermentative Oxydationen und Reduktionen 197f.
Fermente und Rhodanid 347.
—, eiweißumsetzende 190f.
—, pflanzliche, und Phosphat 330.
—, Wirkung von Anionen auf einfache - 169f.
Ferment-Fluoridbindung, Dissoziation bei höherer Temperatur, Hirn 251.
Fermentgehalt, Hirn 248.
Fermentgifte, Hemmung der Phosphorpermeation im Blut 488.
Fermentgiftigkeit des Fluorids 780.
Fermenthemmung durch Anionen und Permeabilität der Zellmembran 125.
— — Diisopropylfluorphosphonat 170.
— — Eserin 171.
— und Fluorid 258, 860.
— durch Morphin 171.
— — Triorthocresylphosphat 171.
Fermentregeneration bei Fluorophosphatvergiftung, Ratte 376.
Fermentschutz durch Physostigmin 170.
Fermentsysteme und Anionen 162f.
Fermentsystem der Erythrocyten 255.
Fermentsysteme aus Hefen und Pflanzen 206f.
Ferrum, siehe auch Eisen.
Ferri-Ionen im heterogenen System 166.
Ferrochlorid, Autooxydation 165.
Ferrocyanid, Augenkammerwasserschranke 520f.
—, Ausscheidung, Magensaft 691.
—, —, Niere 661f.
—, —, Speichel 689.
Ferrocyanidgehalt, Bindegewebe 565.
Ferrocyanid, Chemie 39f.
—, Clearance 661, 662.
—, Desensibilisierung durch — 1104.

Ferrocyanid, Erythrocytenpermeation 485.
—, Gegengiftwirkung 1105f.
—, Gewebe 565.
—, Herz, isoliertes 728f.
—, histochemischer Nachweis 662.
—, Hypophysenhinterlappen-Extrakt 662.
—, Liquor 515.
—, Lunge 565.
—, Muskulatur, glatte 816.
—, Nerv, peripherer 565.
—, Niere 565, 826.
—, Pankreasproteinase 191.
—, Pflanzenstoffwechsel 350.
—, Resorption, Lunge 411.
—, —, Magen 412.
—, —, Vagina 411.
—, Reticuloendothel 565.
— -Vergiftung 389, 390, 400.
—, Zentralnervensystem 774f.
Ferro-Ionen, katalytische Eigenschaften 166.
Fett- und Chloridgehalt der Haut 530.
Fett und Vitamin D bei rachitogener Diät 991.
Fettbildung durch Hefe 226.
Fettgewebe, siehe Gewebe.
Fettsäuren, Darm und Phosphatresorption 421.
—, Dehydrierung und Phosphat 240, 257.
—, Giftigkeit fluorierter — 225.
—, Oxydation höherer — im Fett- und Bindegewebe und Phosphat 259.
Fettsäureoxydation und Fluoressigsäure 245.
Fettsäurenkette, deren Länge und Fluoridhemmung 172.
Fibroblasten, Anionen-Hemmungsreihe 260.
Fieber, Bromidpermeabilität, Plasma/Liquor 513.
—, Chlorid 834f.
Filtrations- und Rückresorptionstheorie 650.
Fische, Anionenwirkung auf — 354—358, 406, 501.
Fisch, Plasmaphosphat 431.
Fleischfresser, Phosphatausscheidung 676.
Fleischmahlzeit und Phosphatgehalt im Blut 433.
Flexner-Jobling-Carcinom und Fluorid 261.
Flimmerepithel, Sulfatwirkung auf — 757.
Flockung und Ionenladung 136.
— — lyotrope Wirkung 136.
— von Toxin-Antitoxinmischungen und Phosphate 137.
Fluorapatit 67.
—, Löslichkeit 1034, 1039.
— im Knochen 1033.
Fluorarbeiter, Caries bei — 1040.
—, Fluoridausscheidung 685, 1036.
—, Knochenveränderungen bei — 1094.
—, Zahnveränderungen bei — 1094.
Fluorbenzol, Ausscheidung 863.
—, Erythrocytenzahl 721.
Fluorescenz, Auslöschphänomen 82.
—, Nachweis der Phosphatfunktion durch — 213.
Fluoressigsäure und Acetessigsäurebildung 245.
—, Essigsäureoxydation 224, 245.

Fluoressigsäure und Fermentsysteme 224f.
—, Vergiftung 377.
—, Wirkung auf Leber 245.
—, Wirkungsmechanismus 224.
—, Wirkung auf periphere Nerven 784.
—, Citronensäurebildung 224.
Fluorid und Ablagerung in Pflanzen 343.
— — Acetessigsäurereduktion 243.
— — Aceton, Hirn 252.
— — Acetylcholinsynthese, Hirn 252.
— — Adenosindesamidase, Hoden 258.
— — Adenosintriphosphatase 222, 243.
— — Adenylsäuredesamidase, Hoden, Hypophyse 258.
— — Adenylsäure-Phosphagensystem 236, 237.
— — Adenylpyrophosphatabspaltung im Blut 256.
— — Ameloblasten 1036, 1065.
— — p-Aminohippursäurebildung 243.
— — Amylase 187.
— — Aneurinaufnahme 219.
— — Applikationsart 370—373, 753, 1057.
— — Arsenataffekt 235.
— — Arsenik 1095.
— — Atemwege 757.
— — Atmung 234, 755f.
—, endogene Atmung, Bäckerhefe 218, 219.
— — Atmungsfermente 198.
— — Autokatalyse 166.
— — Autokomplexbildung 7, 97.
— — bactericide Wirkungen 290f.
— — Bakterien 285, 290.
— — Bakterienwachstum 1042.
— — Bakteriophagen 291.
Fluoride und Basedow 863.
— — Bleiarsenat 1095.
— — Blut 254f., 451.
— — definibriertes Blut, Stoffwechsel 256.
— — Blutbild 721.
— — Blutcalcium 859.
— — Blutdruck 746f.
— — Blutgerinnung 257.
— — Blutphosphat 441.
— — Blutzucker 860f.
— — Buttersäureoxydation 242.
Fluoridwirkung und Calciumchlorid, Blut 255.
Fluorid und Calciumstoffwechsel 1060.
— — Carboxylase 222.
— — Carbohydrasen 187.
— — Cariesproblem 1036f.
— — Cariesprophylaxe 1044.
— — Carnosinase 194.
— — Chloridbeweglichkeit 463.
— — Chloridresorption 416, 417.
—, Hemmung der Cholinesterase 169.
— und Coenzym II 243.
— — Corische Phosphorylase 244.
— — Cytochromreduktion 224.
— — Darm 351, 417.
— — Darmresorption 819.
— — Darmrohr, lokale Wirkung 371.
— — Dehydrasen 204, 205.
— — dehydrierende Systeme 224.

Fluorid und Dehydrogenase 259.
— — Dentin, Durchlässigkeit für — 1042.
— — Dephosphorylierung 244.
— — 2-3-Diphosphoglycerinsäurespaltung, Blut 254.
— — Einzellerstoffwechsel 285f.
— — Eiweißbindung 219.
— — Enolase 221, 236.
— — Entwicklung 868.
— — Erythrocytenferment 179.
— — Esterspaltung 220.
— — — von Äthylmandelat 243.
— — — — Atropin 243.
— — Estersynthese, biologische 221.
— — Fermenthemmung 860.
— bei Flußsäurefabrikation 1094.
— — und Froschherz 370.
— — Fructolyse 259.
— — fossiler Elefantenzahn 1033.
— — Gärung 211, 216, 286f.
— — Gärungsanregung 219.
— — Gasstoffwechsel 862f.
— — Gefäße 746f.
— — Gewebe 597f.
— — Gewebeatmung 257.
—, Gewerbeschäden 1094.
— und Glucoseaufnahme in Bäckerhefe 218.
— — Glucoseoxydation 248.
— — Glucoseumwandlung in Milchdrüse 258.
— — Glucuronsäure-Borneolsäure-Kupperlung 243.
— — Glutaminbildung 244.
— — Glykogenbildung durch Hefe 219.
— — Glykogenolyse 861.
— — Glykogenphosphorylierung 235.
— — Glykolyse, embryonales Gewebe 261.
— — Glykolyse, Haut 259.
— — —, Leber 243.
— — —, Linsenbrei 260.
— — —, Nebennierenrinde 258.
— — —, Niere 247.
— — Guanase 243.
— — Guanylsäuredesamidierung 243.
— — Hämolyse 256, 464, 465.
— — Hefeferment 216f.
— — Herz 746f.
— — —, isoliertes 731f.
— — Herzmuskelextrakt 238.
— — Herzmuskelstoffwechsel 239.
— — Hexosediphosphatgärung 220.
— — Hydrogenlyase 285.
— — Innenohr, Entwicklung 1050.
— — innere Sekretion 258f.
—, Natrium-, und Insekten 351.
— und Kaliumaufnahme in Bäckerhefe 218.
— — Kalkeinlagerung 1045.
— — Kalkfällung 780.
— — Kapillaren 752f.
— — katalytischer Koeffizient 163.
— — Katatorulineffekt, Hirn 251.
— — Kation 1054.
—, Katze 373.
— — Keimung 344.
— — Keimzellen 868.

Fluorid und Knochenstoffwechsel 1058.
— — Kohlensäureproduktion in Gewebskulturen 260.
— — Komplexbildung 73, 74, 161.
— — Kreatinin, Niere 247.
— — Kropf 599, 863, 1048.
— Krotonsäure-Oxydation 242.
— — Lactatatmung, Hirn 251.
— — Lebensalter 1052.
— — Leber 242f., 246, 822.
— — Leberatmung 242.
— — Leberesterase 171.
— — Leukocytenesterase 172.
— — Leukocyten 255.
— — Leukocytose 721.
— — Lipase 172, 173.
—, Lipoidverlust der Nebenniere 1070.
— — Lunge 757.
—, Maus 371.
— — Methämoglobin 255.
— — Milchcasein 1051.
— — Milchdrüse 258.
— — Milchsäurebildung 233, 254.
— — —, Hirn 251.
— — —, Leber 243.
— — —, Niere 247.
— — Milchsekretion 687.
— — Milchzähne, Schwein 1082.
— — Muskelatmung 233.
— — Muskelphosphat 807.
— — Muskulatur, glatte 817.
— — —, willkürliche 233f., 805f.
— — Nahrungsmittelkonservierung 1087.
— — Nebenschilddrüsen 859.
— — Nerven 782.
— —, niedere Tiere 351f.
— — Niere 828.
— — Pankreas 257.
— — Permeabilitätsfragen 217.
— und Parathormon 370.
—, Pflanze 344.
— und Pflanzendünger 343.
— — Pflanzenstoffwechsel 343f.
— — Pflanzenwachstum 343.
— — Phosphatasen 178, 179, 181, 182, 244, 1061.
— — Phosphatester im Cyclophorasesystem 242.
— — Phosphatfreisetzung durch Phloridzin 243.
— — Phosphatresorption 218.
—, Phosphobrenztraubensäure, Gärung 222.
— und Phosphoglucomutase 222.
— — Phosphor-Calcium-Quotient 1059.
— — Proteolyse, Leber 243.
— — Pyrrol-Katalyse 242.
— — Pyrrol-Methämoglobin-Katalyse 242.
— — Rachitis 1045.
—, Ratte 370, 371.
—, —, Fortpflanzung 1050f.
—, —, Nebenschilddrüse 1067f.
—, Resistenzerhöhung, Erythrocyten 464.
— und Reticuloendothel 859.
— — Retina 260.
— — Reversibilität 179.

Fluorid und Ricinuslipase 173.
—, Rind 370, 374.
—, —, Zähne 1084.
— — Sauerstoffaufnahme im Cyclophorasesystem 242.
— — —, Knorpel 260.
— — Sauerstoffverbrauch, Niere 247.
— — — peripherer Nerven 252.
— — Schädlingsbekämpfung 1087.
—, Schaf, Leber 1081.
—, Schwein, Knochenveränderungen 1082.
— — Schilddrüse 863f., 1048f.
— — Solstabilität 135, 136.
— — Specksches System 244.
— — Speicheldrüsen 257.
— — Speichelsekretion 820.
— — Spermien 259.
— — Stoffwechsel 219, 858f.
— — Sulfat-Absorption im Darm 416.
— — Sulfonilamidacylierung 243.
— — Takadiastase 179.
—, Tetanie-Auslösung durch — 370.
—, Todesursache bei — 370.
— und Tumor-Glykolyse 261.
— — Urease 195.
—, Versuchsdiäten ohne — 1045.
—, Verweildauer im Organismus 599.
— und Vitamin C 1085.
— — Vitamin C, Hypophyse 1072.
— — Vitamin D 1045, 1059f.
—, Vorkommen 2.
— — Wachstum, Huhn 1049.
— — Wasserstoffionenkonzentration 244.
— — Warmblüter 369f.
— — Wirbeltiere 354f.
— — Zahn 1050, 1058f., 1077.
— — Zahnhistologie 1063f.
— — Zahnveränderungen, Mensch 1088f.
— — Zelle 218.
— — Zentralnervensystem 251f., 780f.
—, Fluoridanreicherung des Trinkwassers mit — 1037.
Fluoridausscheidung 370, 685f.
— Fluorarbeiter 685, 1036.
— Haut 687.
—, Milch 686.
— Schweiß 687.
—, Speichel 686.
— nach -zufuhr 686.
Fluorideinbau in Knochengewebe 1036.
Fluoridempfindlichkeit der Adenylpyrophosphatase, Darm 259.
— der Phosphatase 1047.
Fluoridentgiftung durch Höhensonne 1052.
—, Komplexbindung an Schwermetalle 1055.
—, Mechanismus 370.
—, Vitamin B 1052.
Fluoridgabe, Knochenveränderungen, histologische 1077.
—, Verteilung in den Geweben nach 599f.
Fluoridgehalt, Austernschale 1035.
Fluorgehalt und Bakterienflora des Mundes 1038.
Fluoridgehalt, Dentin 1034f.
—, fossile Tiere 1035.

Fluoridgehalt und Kapillarproliferation 1046.
—, der Knochenasche 1034.
—, Knochengewebe und Lebensalter 1035.
— der Lunge bei chronischer Intoxikation 1048.
—, Milch 1045, 1046.
Fluorgehalt bei Pagetscher Krankheit 1036.
Fluoridgehalt, Speichel 1037.
—, Tee, chinesischer 1087.
—, Trinkwasser 1088, 1091.
—, — und Caries 1037.
—, Walfischwirbel 1035.
Fluorgehalt, Zahn, cariöser 1036.
—, —, gesunder 1036.
Fluoridgehalt, Zahnschmelz 1035.
Fluorid, Hemmungskurve, Fermente 258.
Fluoridhyperglykämie und Insulin 861.
Fluorkachexie beim Meerschweinchen 1071.
Fluorkonzentration, physiologische Wirksamkeit 1036.
Fluoridmaskierung durch organische Bindung 1054.
—, Nahrungs-, Mensch 1086f.
—, Normalwerte in den Geweben 597f.
Fluoride, organische, Giftwirkung auf Warmblüter 375f.
—, — und Blutphosphatase 179.
—, —, Vergiftung durch — 375.
Fluoridpermeation durch die Rattenplazenta 1046, 1058, 1085.
Fluoridspeicherung, Knochen und Fluoridzufuhr 1057.
Fluoridtherapie, lokale 1040, 1042.
—, —, Mensch 1094f.
Fluoridüberschuß und Fällung der Knochensalze 1033, 1034.
Fluoridvergiftung, Calciumwirkung bei — 370.
—, chronische 1032ff.
—, —, Haustiere 1079.
—, —, Huhn 1049f.
—, —, Hund 1076f.
—, —, Hund, Knochen 1077f.
—, —, —, Knochen 1077f.
—, —, —, Zähne 1077f.
—, —, Kaninchen 373, 1075f.
—, —, —, Blut 1075.
—, —, —, Knochen 1075.
—, —, —, Schilddrüse 1075.
—, —, —, Zähne 1075.
—, —, Maus 1050.
—, —, Meerschweinchen 1070f.
—, —, —, Grundumsatz 1073.
—, —, —, Hypophyse 1072.
—, —, —, Knochen 1072.
—, —, —, Schilddrüse 1073.
—, —, —, Vitamin C 1073f.
—, —, —, Zähne 1072.
—, —, Mensch 400f., 1086f.
—, —, —, durch Industrieschädigungen 1093f.
—, —, Ratte 1050f.
—, —, —, Augen 1070.
—, —, —, Hypophyse 1070.
—, —, —, Leber 1070.

Fluoridvergiftung, Calciumwirkung bei Nebenniere 1070.
—, —, —, Niere 1070.
—, — und Rattenrachitis 1061.
—, —, Ratte, Schilddrüse 1068.
—, —, —, Vitamin C 1069.
—, —, —, Wachstum 1050f.
—, —, —, Zähne 1061f.
—, —, —, Zahnpigmentierung 1058.
—, —, Rindvieh 1083f.
—, —, Schaf 1080f.
—, —, Schwein 1081f.
—, —, Ziege 1079f.
—, Fermente 780.
—, Frosch 354, 369, 370, 753.
—, histologische Veränderungen bei — 1062.
—, Huhn 374, 1049.
—, Hühnerembryonen 374.
—, Hund 373.
—, —, Niere 1076.
—, Insekten 351f.
—, Kaltblüter 354f.
—, kumulative Wirkung 1052, 1053.
—, Meerschweinchen 371, 373.
Fluoridwirkung, Lokal-, bei subcutaner Injektion 370.
—, Mechanismus 1032f., 1047.
—, Physiologie der — 1032f., 1036.
—, Zusammenstellung der — 876.
Fluorierte Fettsäuren, Giftigkeit 225.
Fluorisotop, radioaktives 1035 (siehe radioaktiver Fluor).
Fluor-Jod-Quotient und Kropfentstehung 1049.
Fluor-Methämoglobin, Dissoziationskurve 73.
Fluorose vgl. Fluoridvergiftung, chronische 686.
— und Belichtung 1067.
—, Hund 686, 1044.
—, Ratte 1041.
— und Skorbut 1074.
3-Fluor-4-Oxyphenylessigsäure, Vergiftung bei der Maus 375.
Fluorphosphate, Vergiftung 375.
Fluorphosphatvergiftung, Ratte 376.
—, Atropinwirkung bei — 375.
„Fluorrachitis" 1062.
Fluorsubstitution, Erhöhung der Giftigkeit durch — 354.
Fluortyrosin 863, 1034, 1047, 1054.
—, antithyreotrope Wirkung 1050.
—, Blutzuckersenkung 862.
—, krebshemmende Wirkung 1050.
—, Leberverfettung 1070.
—, Morbus Basedow 1094.
—, Schmelzbildung 1064.
—, Toxizität 780.
Fluorverbindungen, Assimilation verschiedener — bei der Ratte 1054f.
Fluorverbindungen, Dosierung für Schädlingsbekämpfung 352.
—, Erzeugung von Polyploidie durch organische — 307.
—, Hemmung der Kernteilung durch organische — 307.

Fluorverbindungen, Toxizität verschiedener
— bei der Ratte 1054 f.
Fluorwasserstoff, gasförmiger, Vergiftungsbild 374.
—, Hautverätzung und Therapie 752.
— -Verätzung, Therapie mit Calciumgluconat 1095.
— -Vergiftung, histologische Veränderungen bei — 375.
—, Wirkung bei Inhalation 1071.
Foet und Placenta bei rachitogener Diät, Radiophosphor in — 974.
Formaldehydinjektion und Blutchlorid 478.
Fortpflanzung und chronische Fluoridvergiftung der Ratte 1050 f.
Fossile Tiere, Fluoridgehalt 1033, 1035.
Freon, Vergiftung mit — 374.
Frosch, Anionenabsorption 406.
—, Absorption, Bromid 406.
—, —, Calcium 406.
—, —, Chlorid 405, 406, 408.
—, —, Cyanat 406.
—, —, Jodid 406, 458.
—, —, Kalium 406.
—, —, Kationen 406.
—, —, Natrium 406.
—, —, Rhodanid 406.
—, —, Sulfat 408.
—, Blutchlorid 405, 443.
—, Blutphosphat 431.
—, — — nach Arbeit 441.
—, — — Kohlensäureeinatmung 433.
Frosch, nichtfiltrierbares Blutphosphat 440.
—, Chloridausscheidung 405, 407.
—, Chloridgehalt 405.
—, Chloridresorption, Haut 405.
—, Giftigkeitsverhältnis ClO_4 : SCN : Cl 358.
Froschhaut, Bromidresorption 405.
—, gebundenes Wasser 111.
—, Ionenbeweglichkeit 408.
— -Membran 127f.
—, Temperaturkoeffizient der Permeation 408.
Froschherz, siehe Herz.
Frosch, Herzmuskel und radioaktives Phosphat 596f.
—, Natriumwirkung beim — 363.
—, Osmoregulation 407, 408.
—, Vergiftung, Bromid 355.
—, —, Chlorat 357.
—, —, Cyanat 357.
—, —, Fluorid 354, 369.
—, —, Jodid 358, 360, 361.
—, —, Natriumchlorid 360.
—, —, Perchlorat 357, 384.
—, —, Phosphat 353.
—, —, Phosphit 354.
—, —, Rhodanid 356, 358, 361.
—, —, Sulfit 354.
—, —, Tetrathionat 368.
—, Wasserausscheidung 405.
—, Wasseraufnahme 407.
—, Zunge, Sulfatwirkung auf Flimmerepithel der — 757.
Fructolyse und Spermien-Beweglichkeit, Fluoridhemmung 259.

Fructose, Autoxydation 166.
Fructoseoxydation, Eisenwirkung auf — 165.
Fructosezersetzung durch UV-Bestrahlung 163.
Fumarase 201, 204.
—, Fluoridhemmung 204.
Fumaratoxydation und Calcium 240.
Fumarsäure als Katalysator, Niere 247.

G.

„Gaddur" beim Schaf 1080.
Galle, Ausscheidung, Anionen 697 f.
—, Bromidausscheidung 698.
—, Chloridausscheidung 697.
—, Phosphatausscheidung 683 f.
—, Rhodanidausscheidung 698.
—, Sulfatausscheidung 698.
Gallefistel, Hypophosphatämie bei experimenteller — 1005.
Gallenblase, Anionenaufnahme 412.
Gallensekretion, Anionenwirkung auf — 820.
Gärung 206 ff.
— und Anionen 228.
— — Fluorid 216, 286 f.
— — Manganchlorid 219.
— — Natriumthiosulfat 226.
— — Sulfit 280.
Gärungsanregung durch Fluorid 219.
Gärungsgeschwindigkeit bei höheren Phosphatmengen 211.
Gärungsgleichung nach Harden-Young 213.
Gärungshemmung durch Jodacetat 223.
— — Sulfit 225
Gärungsschema nach Meyerhof 212.
Gasstoffwechsel und Bromid 839.
— — Chlorid 834 f.
— — Fluorid 862 f.
— — Phosphat 852 f.
„gastrisches" Salzmangelbild im Blut 937.
„gebundenes Wasser" 143.
— — in Gelatinelösungen 106.
Ascites, Chloridkonzentration und lebendes Gewebe 111.
— — — totes Gewebe 111.
Geeldikkop 389, 711.
Gefäße und Anionen 733 f., 739 f.
— — Bromid 733, 742 f.
— — Chlorid 739 f., 741.
— — Fluorid 370, 746 f.
—, Fluorid und Aortenbrei 239.
— und Jodid 733.
— — Nitrat 733.
—, radioaktives Phosphat, Einbau in — 239.
— und Rhodanid 733, 743 f.
— — Sulfit 745 f.
Gegengiftwirkung oxydierender Anionen 1097 f.
Gegengiftwirkungen 1095 f.
Gehirn, siehe Hirn.
Geisteskrankheiten und Blutbromid 455, 457.
— — Bromidresorption 426.
— — Chloridvermehrung im Hirn 545.
— — Liquorchlorid 508.
Gele 152 f.

Gele, Elastizität und Anionen 155, 156, 157.
—, Erstarrungstemperatur und lyotrope Zahlen 152.
Gele, Quellung und Donnangleichgewicht 122.
—, Quellungsgeschwindigkeit und Anisotropie 159.
Gelatine, Dehnungsfähigkeit 157.
Gelatine, Fällung und Ionenladung 142, 143.
—, Flockung und Anionen 139.
—, Ionisation durch Bindung von Chlorid 145.
—, Löslichkeit durch Perchlorate 148.
—, Mutarotation 160.
—, Quellung und Anionen 153.
—, — — osmotischer Druck 156.
Gelatine, Rotationsdispersion 160.
—, Schmelztemperaturen bei Salzzusatz 152.
—, spezifische Drehung 160.
Gelatinesole, Koazervation 143.
—, Sensibilisierung durch Propylalkohol 141.
Genitalorgane, weibliche, Natriummangel 892, 893.
Gerinnung, Blut-, siehe Blutgerinnung.
Geschmacksqualitäten und Phosphat 779.
Geschwülste, siehe Tumoren
Getreide, oxydierende Anionen und Backfähigkeit 192, 193.
Getreidephosphatase 175.
Gewebe, siehe auch Bindegewebe, embryonales Gewebe, Speichergewebe, tuberkulöse Gewebe, Tumorgewebe.
—, Anionenverteilung im — 522f.
—, Bromid-Normalwerte 547f.
—, Calcium und bestrahltes Ergosterin 1002.
—, Chloridgehalt in entzündlichen -n 533.
—, Chloridnachweis 15.
—, Chloridverteilung im — 530f.
—, Fluorid und Atmung 257
—, Fluorid und Glykolyse im embryonalen — 261.
—, Fluorid-Normalwerte 597f.
—, gebundenes Wasser 111.
—, pflanzliche und Anionen 303f.
—, — — Bromid 316.
—, — — radioaktives Brom 316.
—, — — Phosphat 317, 318.
—, — — Rhodanid 315.
—, Phosphat und Atmung 258.
—, Pyrophosphat und Atmung 258.
—, Pyrophosphatnachweis 569.
—, radioaktives Phosphat 572.
—, — Sulfat 567.
—, Struktur und Quellung 157.
Gewebekulturen, Anionenhemmungsreihe 260.
Gewebskulturen, Kohlensäureproduktion u. Fluorid 260.
Gewebswasser, Kalium 602.
—, radioaktives Chlorid 604.
—, — Natrium 603.
—, Rhodanid 603.
Giftigkeit, siehe Toxizität.
Glaskörper, Löslichkeit durch Perchlorat 148.
—, Quellungsstudien 158, 159.

Glaskörper, Salzwirkung auf — 148.
Glaukomentstehung, Problem der — 158.
Gleichgewichtsorgane und Natriumbromid 761.
Gliadinsole, Fällungsreaktionen 143.
Glucose und Blutchlorid 445, 500, 904.
— — Blut-Phosphat 441, 570.
— — Blut-Sulfat 449.
— — Nierenfunktion 898.
— — Plasmaverlust 901.
Glucose-Acylierung durch Nitrate 163.
— — — Perchlorat 163.
— — — Schwefelsäure 163.
Glucose-Aminosäuren-Reaktion und Phosphat 163.
Glucoseaufnahme in Bäckerhefe, Fluoridhemmung 218.
Glucose, Autoxydation 166.
—, Hemmung der Leberatmung 242.
—, Nitratbildung im Boden 272.
Glucoseoxydation und Eisen 165.
— — Fluorid 248.
— — Phosphat 164.
— — Wasserstoffsuperoxyd 164.
Glucoseresorption, Magen 412.
— nach Nebennierenexstirpation 920.
Glucoseumwandlung, Milchdrüse und Fluorid 258.
Glucoseverbrauch der Niere und Phloridzin 247.
β-Glucuronosidase und Anionen 189.
Glucuronsäure-Borneolsäure-Kuppelung, Hemmung durch Fluorid 243.
Glutaminase 196.
Glutaminbildung, Fluorid 244.
— und Phosphat 241.
Glutathion, Alkoholdehydrierung durch — 168.
—, Hemmung der Bernsteinsäuredehydrogenase 199.
—, Oxydation durch Eisen 167.
Glycerinresorption, Magen 412.
Glycerophosphat, Giftwirkung 365.
—, Resorption im Darm 419.
— und Cholinesterbildung, Hirn 250.
— — Fluoridwirkung 465.
α-Glycerophosphatdehydrogenase, Fluoridhemmung 204.
Glykogen und Kochsalz 884.
— — Phosphatverlust 235.
Glykogenablagerung und Leberchlorid 544.
Glykogenbildung durch Hefe und Fluorid 219.
— und Sulfit 237.
Glykogengehalt der Verkalkungsherde 1048.
Glykogenolyse, Hemmung durch Fluorid 861.
— und Verkalkungsmechanismus 1047.
Glykogenphosphorylierung und Adenylsäure, Leber 241.
Glykogenschwund, Muskulatur und Rhodanid 793.
Glykogenspeicherung u. Phosphatabnahme, Muskulatur 570.
Glykogensynthese und Insulin 232.
— — Lactat 235.
Glykogenveresterung und Phosphat 230.

Glykolyse, Blut 253f., 256.
—, embryonales Gewebe 261.
—, Erythrocyten 256.
—, Erythrocytenpermeabilität 462.
—, Haut 259.
—, Hemmungsreihe der Ionen 253.
—, Hirn 258.
—, Hoden 258.
—, Jensen-Sarkom 258.
—, Leber 243.
—, Linsenbrei 260.
—, Muskulatur 229.
—, Niere 247.
—, Retina 260.
—, Tumoren 261.
— und Fluorid 243, 247, 258, 259, 260, 261.
— — Hämolysehemmung durch Natriumfluorid 464.
— — Kationenbewegung 462.
— — Kohlenhydratabbau 234.
— — Phosphat 260.
— — Sulfat 256.
β-Glykosidspaltung durch Emulsin 189.
Glyoxalase, Phosphathemmung 206, 242.
Goldthiosulfat, Hemmung der Blutgerinnung 257.
Gravidität und Osteomalacie 1029.
Grenzflächenerscheinungen der Anionen 94f.
Grundumsatz und Bromid 841.
— — Fluorid 1073.
— — Natriumchloridmangel 892.
Guanase, Hemmung durch Fluorid 243.
Guanylsäuredesamidierung, Hemmung durch Fluorid 243.

H.

H-Skala 131, 140.
Hafermehl und Knochenverkalkung 951.
Halisteresis 1077.
Halogene und Amylase 185.
—, Atomvolumen 84.
—, Chemie 6f.
—, elektrometrische Bestimmungsverfahren 23f.
—, Elektronenaffinität 101.
—, histochemische Nachweisverfahren 24.
—, Hydratationswärme 101.
—, Ionenbeweglichkeit in wäßriger Lösung 101.
—, Ionenradien im Gitter 101.
—, Ionenfraktion 101.
— und Komplexverbindungen 73f.
—, mittlere Deformierbarkeit 101.
—, molare Ionisierungsenergie 101.
—, Nachweis 8.
Halogene, Oxydationspotentiale 102, 104.
— und pflanzliches Längenwachstum 343.
—, quantitative Bestimmungsverfahren 11f.
— und spezifische Viscosität 101.
—, Vorkommen 2.
Halogenide, ,,oligodynamische Wirkung'' der Silber- 297.
Halogensauerstoffsäuren, Chemie der 8f.
Halogenverbindungen, Dissoziationskonstanten 106.

Halogenwanderung in Pflanzen 316.
Hämatoporphyrin, Wirkung auf die Oxydation durch Linolsäure 165.
Hämoglobin und Acidität 385.
— Adsorptionsversuche mit ungereinigtem 133.
—, Adsorption an Kaolinoberflächen 134.
— und Anionen 706f.
—, Anionen und Sauerstoffaffinität zum — 105.
—, Ausflockung 134.
—, Basenbindung 473, 474.
—, Depolymerisation 146, 289.
— und Dielektrizitätskonstante 113.
—, Fällung 142.
— und isoelektrischer Punkt 473.
—, Polymerisation und Salzkonzentration im Blut 706.
—, Sauerstoffsättigung 473.
—, Wasserbindung 472.
Hämolymphe, Insektenlarven, Anionenaufnahme 407.
Hämolyse und Anionen 466, 467, 712f.
— durch Bestrahlung 714.
— bei Chloratvergiftung 385, 398, 399.
— der Erythrocyten 467, 468.
— und Katalasehemmung 256.
— — Kationenpermeabilität 466.
— — Phosphat 253, 714.
— — Lichtsensibilisierung 714.
—, Hypotonie- 713.
— durch Hypertonie 713.
— bei Persulfatvergiftung 369.
—, reversible 713.
— und Temperatur 464.
— — Wasserstoffionenkonzentration 464.
—, Hemmung der biologischen — 256.
Hämolysehemmung durch Fluorid 464, 465.
—, Jodessigsäure 464.
Hämophilie, Blutfluoridgehalt 451.
Harnblase und Anionenaufnahme 411.
Harnsäure im Blut nach Kochsalzgabe 838.
Harnstoff im Blut bei Hypochlorämie durch Schwitzen 910.
— und Chloridausscheidung durch die Niere 620f.
— — Darmsaftabscheidung, Hund 416.
— -Ferrocyanid, Clearance-Quotient 662.
Harnstoffausscheidung nach Ammoniumnitrat 646.
Harnstoffkonzentration im Harn bei experimenteller Hypochlorämie, Hund 905.
Harnstoffsynthese im Arginin-Arginase-System 241.
Haustiere, chronische Fluoridvergiftung 1079f.
Haut, Anionenaufnahme 410.
—, Anionenausscheidung 700f.
—, Bromschädigung 394.
—, Chloridgehalt nach -injektion 530.
—, Chloridtransport in der — 409.
—, Fett- und Chloridgehalt 530.
— und Fluorid 370, 1070.
—, Fluoridausscheidung 687.
—, Frosch, Chloridgehalt 405.

Haut, Frosch, und gebundenes Wasser 111.
—, —, Ionenbeweglichkeit in gespannter —
 408.
—, —, Temperaturkoeffizient der Permeation
 408.
—, höhere Tiere 259.
—, isolierte Frosch-, Resorption 408.
—, Jodid, Transport durch die — 129.
— und Kochsalz 749, 749.
—, Natrium, Transport in der — 409.
—, Permeabilität 410.
—, Phosphataufnahme durch Iontophorese
 410.
—, Quellungsbegünstigung 154.
—, Radiochlor, Transport durch die — 129.
— und Radionatrium 529.
—, Radionatrium, Transport durch die — 129.
Hautchlorid und Hypophyse 532.
— nach Verbrennung 533.
Hautdrüsen, Anionenwirkung auf — 819.
Hautfunktion und Osmoregulation, Wassertiere 404, 405.
—, Regenwurm 406.
Haut-Glykolyse und Fluorid 259.
Hautpulver, Adsorption von Säuren durch —
 132.
Hautschädigungen, Rhodanid 396.
Hautzellen-Kittsubstanz bei Chloridvergiftung 355.
Hefe, Bromidgehalt 339, 341.
—, Chloridgehalt 339, 341.
—, Aneurinadsorption 228.
—, Kohlenhydratbildung 226.
—, Fermentsysteme 206f.
—, Fettbildung 226.
— und Nitratreduktion 227.
— — Styril 430 — 209.
—, Sulfatreduktion 226.
— und Sulfit 225, 226.
Hefeatmung und Leberextrakt 245.
— — Thiosulfat 226.
Hefedenaturierung 228.
Hefeextraktwirkung auf die Chloridresorption durch den Darm 418.
Hefeinaktivierung durch Jodessigsäure 228.
Hefewachstum und Cystein 226.
— — Cystin 226.
— — Kochsalz 227.
— — Selensäure 226.
— — Sulfat 226.
Heilschlamm und Polysulfide 273.
Heilquellen, Anionengehalt 4.
Heparin und Blutglykolyse 254.
—, Wirkung auf das Blutphosphat 441.
Herz, Anionenwirkung auf — 739f.
—, — — isoliertes 722f.
—, Bromidvergiftung 380.
—, Bromidwirkung auf — 742f.
—, Chloratwirkung auf — 744.
—, Chlorid-Bromidwirkung auf —, isoliertes
 722f.
—, Chloridwirkung auf — 739f.
—, Cyanatwirkung auf —, isoliertes 726.
—, Ferrocyanidwirkung auf —, isoliertes
 728f.

Herz, Fluoridvergiftung 354, 373.
—, Fluoridwirkung auf — 746f.
—, Fluoridwirkung auf —, isoliertes 731f.
—, Fluorwasserstoffvergiftung, histologisches
 Bild 375.
—, Hexametaphosphatwirkung auf — 746.
—, Hypophosphitwirkung auf —, isoliertes
 731.
—, Jodid und Reizschwelle 723.
—, Jodidvergiftung 361.
—, Jodidwirkung auf —, isoliertes 723.
—, Natriumchloridvergiftung 379, 380, 381.
—, Nitratwirkung auf —, isoliertes 723.
—, Perchloratvergiftung 384.
—, Perchloratwirkung auf — 744.
—, Perchloratwirkung auf —, isoliertes 724f.
—, Phosphatvergiftung 366.
—, Phosphatwirkung auf — 746.
—, Phosphatwirkung auf —, isoliertes 726f.
—, Phosphitwirkung auf —, isoliertes 731.
—, Pyrophosphatwirkung auf —, isoliertes
 728f.
—, Rhodanid und Reizschwelle 723.
—, Rhodanidvergiftung 356, 361.
—, Rhodanidwirkung auf — 743f.
—, — —, isoliertes 723f.
—, Sulfatwirkung auf —, isoliertes 726.
—, Sulfitvergiftung 367.
—, Sulfitwirkung auf — 745f.
—, — —, isoliertes 726.
—, Thiosulfatvergiftung 368.
—, Thiosulfatwirkung auf—, isoliertes 726.
—, Trimetaphosphatwirkung auf —, isoliertes 731.
Herzaktion und Jodid 845.
Herzlähmung nach Fluoridvergiftung beim
 Kaninchen 372.
Herzmuskel höherer Tiere 238f.
—, Phosphagengehalt 239.
Herzmuskelatmung und Phosphat 239.
Herzmuskelbrei, „gealterter" 238.
Herzmuskelextrakt und Fluorid 238.
Herzmuskelfaser, Frosch, radioaktives Phosphat 596f.
Herzmuskelstoffwechsel und Fluorid 239.
Hexaäthyltetraphosphat, Giftwirkung 781.
Hexametaphosphatwirkung auf Herz 746.
— — Zentralnervensystem 779.
— — Blutdruck 746.
Hexametaphosphat, Letaldosis 365.
—, Giftwirkung 366.
—, Diffusion im Blut 488.
Hexosediphosphat 236.
— als Katalysator 222.
Hexosediphosphatgärung, Fluoridhemmung
 220.
Hexosemonophosphat als Phosphat-Acceptor
 223.
Hirn, Atmung und Phosphat 249.
—, Bromid und Chloralhydrat 556.
—, Bromid und Cocain 556.
—, — — Coffein 556.
—, — — Morphin 556.
—, Chloridgehalt (beim Hund) 522.
—, Gliazellen, Chloridpermeabilität 545.

Hirn, Chloridvermehrung bei Geisteskranken 545.
—, Chlorid/Bromid-Verhältnisse nach Bromidgabe 513.
—, Cholinesterase des — bei Fluorphosphatvergiftung, Ratte 376.
—, Fermentgehalt 248.
—, Fluorphosphatvergiftung 375.
—, Fumarsäureumsetzung durch Farbstoffe 250.
—, Glykolyse 258.
—, — und Phosphat 250.
Hirnödem bei Hypochlorämie 906.
Hirnoxydationen und Thiosulfat 252.
—, radioaktives Chlor 523.
—, — Natrium 529, 545.
—, Radiophosphataufnahme 589.
—, Sauerstoffverbrauch 248.
—, Stoffwechsel 248.
Hirnstoffwechsel, Phosphate im — 248.
Histamin, Entgiftung durch Kochsalz 916.
—, — und Nebennierenrindenhormon 916.
Histamin, Hypochlorämie durch — 905.
Histaminase 196.
Histamingabe und Blutchlorid 445.
— — Blutzucker 445.
Histaminresistenz, Erhöhung der — durch Rhodanid 774.
Histaminschock und Kochsalzgabe 895.
Histidindecarboxylase und Anionen 189.
Histochemische Methode, Nachweis des Ionentransportes aus der Lunge durch die Lymphwege 411.
Histochemischer Nachweis von Ferrocyanid 662.
— — des Verbleibs von Phosphat und Calcium 439.
Histochemie, Chlorid in der Niere 609.
Histochemischer Chloridnachweis 693.
— Nachweis, Phosphat 54.
Histologie, Zahn- und Fluor 1063.
Histologischer Befund, Rhodanidvergiftung 357.
— — bei Phosphitvergiftung 354.
Histologisches Bild, Niere bei Phosphatvergiftung 363.
— — bei Persulfatvergiftung 369.
— — — Phosphatvergiftung 363.
—, —, Sulfitvergiftung 367.
Histologische Veränderungen am Knochen nach Fluoridgabe 1077.
— bei Fluorvergiftung 1062.
— — — Fluorwasserstoffvergiftung 375.
— — — Rhodanidvergiftung, Kaninchen 383.
— — — Sulfatvergiftung 366.
— — — nach Rhodanidgabe 789.
Hitzekoagulation bei Infusorien, Wirkung verschiedener Anionen auf — 295.
Hochdruck und Blutrhodanid 460.
Hoden-Adenylsäuredesamidase und Fluorid 258.
— -Adenosindesamidase und Fluorid 258.
— und Phosphat 258.
—, Glykolyse 258.
—, radioaktives Natrium 529.

Höhensonne und Fluorosis 1067.
—, Fluorentgiftung durch — 1052.
Homatropin, Fluorid und Esterspaltung von — 243.
Hormon, antidiuretisches und Osmoreceptor 758.
—, thyreotropes und Rhodanid 844.
Hormone und Phosphatausscheidung 672.
—, Sexual-, und Natriumverlust bei Nebennierenexstirpation 931.
Hormongabe und Blutphosphat 433.
Huhn, Blutphosphatgehalt 431, 440.
—, Bromidgabe 456.
—, Calcium und Phosphat im Blut 434.
—, Eiproduktion und radioaktives Phosphat 594f.
—, Fluoridempfindlichkeit 1049.
—, Fluoridvergiftung 374.
—, —, chronische 1049f.
—, Legetätigkeit und Phosphatstoffwechsel 1009.
—, Natriumchloridmangel 891.
—, Natriumchloridzulage, Wirkung von — 882.
—, Perosis 1012f.
—, Phosphatstoffwechsel 1008f.
—, Rachitis und Phosphatmangel 1009f.
—, Sulfatresorption 424.
Hühnerembryonen, Fluoridvergiftung 374.
Hühnerei, Bromidgehalt 552.
Humus, Reduktion im — 262.
Hund, Bromatvergiftung 388.
—, Bromidgabe 456.
—, Bromidgehalt, Blut 452.
—, Bromidvergiftung 382, 764.
—, Calcium-Phosphor-Quotient 1000.
—, Calcium und Phosphat im Blut 434, 438, 439.
—, Chloratresorption 427.
—, Chloratvergiftung 387.
Hund, Chloridgehalt im Serum 443.
Hund, Chloridresorption 423.
—, —, Darm 415, 418.
—, Cornea, Permeabilität 411.
—, Cyanatvergiftung 384.
—, Ferrocyanidvergiftung 389.
—, Fluoridvergiftung 373.
—, —, chronische 1076f.
—, —, —, Knochen 1077f.
—, —, —, Zähne 1077f.
—, Fluorose 1044.
—, Hypochlorämie bei nebennierenlosem — 926f.
—, Kochsalzvergiftung 381.
—, Natriumchloridgabe, Darmsaftsekretion bei 416.
—, Natriumchloridmangel 902f.
—, Natriumchloridresorption, Gallenblase 412.
—, Natriumchloridzulage 885f.
—, Nitratvergiftung 389.
—, Nitratinjektion 458.
—, Pentathionatvergiftung 369.
—, Perchloratvergiftung 385.
—, Phosphatgabe 442.

Hund, Phosphatgehalt, Blut 431, 432, 486.
—, —, —, nach Epinephrektomie 443.
—, Phosphatresorption 428.
—, —, Darm 419.
—, Phosphatstoffwechsel 1004f.
—, Phosphatvergiftung 362, 365.
—, Rhodanidgehalt, Blut 459.
—, Rhodanidresorption 427.
—, Rhodanidvergiftung 383, 384.
—, Sulfatresorption, Darm 413, 414, 424, 425.
—, Sulfatspiegel, Blut 449, 450.
—, —, —, Donnanquotient 484.
—, Sulfatvergiftung 367.
—, Tanatolvergiftung 374.
—, Tetrathionatvergiftung 368.
Hundeexsiccose und Reststickstoff 938.
— — Serumchlorid 938.
Hunderachitis, Calcium-Phosphor-Quotient bei der — 1005.
—, Säure-Basen-Verhältnis bei — 1005.
Hunger und Chloridgehalt, Blut 443, 444, 477.
—, Phosphatausscheidung bei — 666.
—, Phosphatgehalt im Tierblut 433.
Hydratation der Ionen 88f.
Hydratationswärme, Halogene 101.
—, Skala 131, 140.
Hydratationszahl, Halogene 94.
Hydrogenlyase, Hemmung durch Natriumfluorid 285.
Hydrolyse 162f.
— von β-Glycerophosphat 178.
Hydrolysehemmung durch Chloride 162.
Hydrophile Kolloide 136f.
Hydrophobe Ionen und ζ-Potential 134.
— Kolloide 134f.
— — und Denaturierung 137.
Hydrosphäre, Vorkommen anorganischer Anionen 3f.
Hydrosulfit als Katalysator 163.
—, Lipaseaktivierung 174.
Hydroxylamin im Bakterienstoffwechsel 266.
Hydroxylapatit, Nachweis durch Röntgenspektrum 65.
—, polarisationsoptischer Nachweis 65.
Hyperämie bei Persulfatvergiftung 369.
Hyperemesis gravidarum und Pyrophosphat 1032.
Hyperglykämie durch Fluorid und Insulin 861.
— und radioaktive Chlorid-Isotope 836.
Hyperglykämische Reaktion, Bromidwirkung auf — 839.
Hyperphosphatämie und Epithelkörperchen 1001.
Hypertonie, therapeutische Anwendung von Rhodanid 396.
Hyperventilation und Chloridausscheidung 617.
Hyperventilationstetanie 364.
Hyperventilation und Phosphatgehalt im Blut 433.
— — Phosphatausscheidung 665.
Hypervitaminose D und Blutphosphatase 989.

Hypervitaminose D und Rattenrachitis 988f.
— — — Vitamin B 989.
Hypobromid, Wirkung auf die Entwicklung 864.
Hypochlorämie, „renales" Salzmangelbild im Blut 937.
—, vgl. hierzu auch Nebennierenexstirpation und NaCl-Mangel.
— nach Apomorphingabe 906.
— und Ascites 894.
— bei Darmverschluß 895.
— — Diabetes mellitus 935.
— durch Erbrechen 935f.
—, Hirnödem bei — 906.
— beim Hund, experimentelle — 905.
— beim Hunde und Reststickstoff, Dilutions- 938.
— — — Serumchlorid, Dilutions- 938.
— bei Ileus 898, 901, 905, 906.
— bei Infektionskrankheiten 938f.
— und Liquorchlorid 508.
— beim Menschen 933f.
— bei Morbus Addison 933f.
— durch Natriumnitratgabe 903.
— nach Nebennierenexstirpation 913f.
— — nebennierenlosem Hund 926f.
— bei nebennierenlosem Kaninchen 925.
— bei nebennierenloser Katze 925f.
— — nebennierenloser Ratte 916f.
— — Nierenerkrankungen 936f.
— — Nierenfunktion 897.
— bei Pylorusligatur 898, 899, 905, 906.
— durch Schwitzen 910.
Hypochlorämischer Symptomenkomplex 899, 903.
Hypochlorid, Desinfektionswirkung bei verschiedener Verdünnung 293.
— und Methämoglobinbildung 711.
—, Wirkung auf Bakterien 290, 292f.
—, — — Eiweißstoffe 10.
—, — — Entwicklung 864.
Hypoparathyreoidismus und Calcium und Phosphat im Blut 437.
Hypophyse, antidiuretischer Effekt und Nitrat 647.
—, Ascorbinsäuregehalt und Fluorid 1072.
— und Bromid 455, 842.
—, Bromidgehalt 549.
—, Chloridausscheidung nach Nebennierenexstirpation 931.
—, Chloridspiegel, Blut 447.
— und chronische Fluoridvergiftung beim Meerschweinchen 1072.
— — — der Ratte 1070.
— und Hautchlorid 532.
— — Kochsalzstoffwechsel 920.
— — Nebenniere 920.
— — Phosphatausscheidung 672.
Hypophysenadenosindesamidase und Fluorid 258.
Hypophysenadenylsäuredesamidase und Fluorid 258.
Hypophysenextrakt und Sulfatausscheidung 659.

Hypophysenexstirpation und Blutphosphat 431.
— — Diurese 627.
Hypophysenhinterlappenextrakt und Chloridausscheidung 626.
— — Ferrocyanid 662.
— — Phosphatgehalt im Blut 433.
Hypophysenhormone und Kochsalz 838.
Hypophysenvorderlappen und Chloridausscheidung 627.
Hypophosphatämie bei experimenteller Gallefistel 1005.
Hypophosphite 46.
Hypophosphit, Aufnahme in die Pflanze 319.
—, Giftwirkung auf Warmblüter 366.
Hypophosphit und rachitogene Diät 993.
—, Wirkung auf isoliertes Herz 731.
Hypophosphitvergiftung, Maus 366.
—, Calciumchloridwirkung bei — 366.
Hyposulfit, Hemmungsreihe der Histidindecarboxydase durch — 189.
—, Hemmung der Blutgerinnung 257.
—, Hemmung der Umwandlung von α-Ketoglutarsäure 245.
—, — — Jodid-Oxydation 164.
— und Leber 245.
—, und glatte Muskulatur 816.
—, — willkürliche Muskulatur 797.
Hypotoniehämolyse 713.
Hypotonie und Erythrocytenpermeabilität 466.
Hysteresis und Quellung 153.
Hysteresis bei Rhodanidgabe 771.
Hysterie und Bromidpermeabilität Plasma-Liquor 513.

I.

Idiotie, Liquorchlorid 508.
—, Liquorphosphat 509.
Igel, Bromidgehalt im Winterschlaf 549.
Ikterus, Chloridgehalt der Blasengalle 412.
Ileus und Ammoniumchlorid 907.
— — Calciumionen 907.
— — Hypochlorämie 895, 898, 901, 905, 906.
— — Kaliumionen 907.
Indophenoloxydase 197.
Industrieschädigungen durch chronische Fluoridvergiftung beim Menschen 1093f.
Infektionskrankheiten, Chloridausscheidung durch die Niere bei — 629f.
—, Hypochlorämie bei — 938f.
Innenohr, Fluoridwirkung auf die Entwicklung des — 1050.
innere Sekretion, siehe Sekretion, innere.
Innersekretorische Drüsen, siehe Drüsen, innere Sekretion.
Inosinspaltung und Phosphat 241.
Insekten, Anionen-Giftwirkung auf - 351, 352.
Insulin und Blutchlorid 445, 836, 837.
— — Chloridgehalt der Organe 532.
— — Fluoridhyperglykämie 861.
— — Glykogensynthese 232.
— — Phosphat 241, 428, 441, 856.
Insulin, radioaktives Phosphat und Muskel 596.

Insulineffekt, Anti- durch Corticosteron 915.
Inulin-Clearance 651.
— und Nitratbildung im Boden durch Rhizobien 272.
Inversion von Rohrzucker durch Wasserstoffionen 163.
Invertase und Anionen 188.
Ionen, siehe auch Anionen.
Ionen, Ablagerung, Pflanzen 315f.
—, Adsorption durch Stärke 131.
—, —, Störung der — 132.
—, Anreicherung an Membranen 123.
—, Antagonismus 139.
—, — im Nervengaswechsel 783.
—, Aufnahme aus dem Darminhalt 414.
—, — durch die Gallenblase 412.
—, — in die Zelle, elektive 314.
—, — durch die Lunge 411.
—, —, Magen 412.
—, — und Zelldruck 127.
—, Beeinflussung durch Neutralsalze 112.
—, Beweglichkeit in wäßriger Lösung, Halogene 101.
—, Bindung an Kolloide 132, 133.
—, Diffusion und Elektroneutralität 122.
—, Hydratation 88f.
—, hydrophobe- und ζPotential 134.
—, kalkfällende, und Sauerstoffverbrauch des Nerven 782.
Ionen, Leitfähigkeit 87f.
—, Membrandiffusion und Narkotika 121, 122.
—, Reihe der Agar-ausflockenden 136.
—, — — Agar-nichtausflockenden — 136.
—, — — Eiweißfällenden — 136.
—, Verteilung zwischen Wasser und Alkohol 118.
Ionenaktivitäten 111f.
Ionenaktivität und Oberfläche 114.
— — Kolloide 113.
Ionen-Aktivitätskoeffizienten und -stärken 112.
Ionenausscheidung, Magen 412.
Ionenbewegung, Froschhaut 408.
— 87f.
—, Lokalisation der — 129.
Ionenbilanz, normale im Blut 937.
Ionengröße im Verhältnis zum Gitter 99.
„Ionen-Konkurrenz um das Wasser" 137, 140.
Ionenladung und Ausflockung 136.
— — Gelatinefällung 142, 143.
Ionenpermeation, Geschwindigkeit im Blut 474.
— in pflanzlichem Gewebe 304f.
Ionenradien im Gitter, Halogene 101.
Ionenrefraktion, Halogene 101.
Ionenstärken und Aktivitätskoeffizienten 112.
Ionensuszeptabilität, diamagnetische 85.
Ionenwanderung, Pflanzen 315f.
Ionenwirksamkeit und Bakterienkatalase 300.
Ionenvolumen, verschiedene Anionen 84.
Ionisation von Gelatine durch Bindung von Chlorid 145.

Ionisierungsenergie, molare — der Halogene 101.
Iontophorese, Phosphataufnahme 410.
Isopropylfluorphosphat, Vergiftung 375.
—, Wirkung auf Fermente 170f.
Isotope, siehe radioaktive Isotope.

J.

Jahreszeit und Jodidwirkung 358, 361.
— — Phosphitwirkung 354.
— — Phosphorbilanz 1024.
— — Rhodanidwirkung 361.
Jensen-Sarkom, Glykolyse 258.
— — und Fluorid 261, 262.
Jod, radioaktives, siehe radioaktives Jod.
— und Rattenrachitis 996.
Jodacetat, Gärungshemmung 223.
Jodadsorption durch Calciumfluorid 145.
Jod-Fluor-Quotient und Kropfentstehung 1049.
Jodat, Einzeller 272.
—, Pflanzenstoffwechsel 348f.
— -Resorption, Magen 412, 413.
— Sulfitoxydation durch — 164.
—, Wirkung auf Bakterien 290.
Jodessigsäure, Hämolysehemmung 464.
—, Hefeinaktivierung 228.
—, Rattencaries 1042.
—, Vergiftung und Chloridresorption, Darm 419.
—, — — Sulfatresorption, Darm 414.
Jodid, Adsorptionsisotherme 97.
—, Aufnahme 406.
—, —, Blut 458, 492.
—, —, Brandblasen 560.
—, —, in Geweben 557ff.
—, —, Haut 557.
—, —, Lymphe 458.
—, —, Niere 557.
—, —, syphilitische Gewebe 560.
—, —, tuberkulöse Gewebe 560.
—, Augenkammerwasserschranke 520, 521.
—, Ausscheidung durch die Niere 636f.
—, Gehalt in den Geweben 557f.
—, — im Liquor 513f.
—, Giftwirkung, Abhängigkeit von Chlorid, Pflanze 338.
—, — beim Menschen 395.
—, Hydratationszahl 94.
—, Konzentrationsfähigkeit von Algen gegenüber Meerwasser 308.
—, Letaldosis 358, 359.
—, Oxydation und Hyposulfit 164.
—, — durch Persulfat 164.
—, Oxydationspotential 161.
—, Permeationsgeschwindigkeit, Erythrocyten 482, 483.
—, Permeabilität, Liquor 514.
—, radioaktives, Speicherung in Thyreoidea 559.
—, Thyreoidea und Thiouracil 559.
—, Transport durch die Haut 129.
—, -Vergiftung 358, 360, 361, 380.
— —, Vergleich mit Rhodanid 357.

Jodid, Wirkung auf Bakterien 290.
—, Wirkung bei Fructosezersetzung durch UV-Bestrahlung 164.
—, — auf Gefäße, isolierte 733.
—, — — Herz, isoliertes 723.
—, — — Membran und Muskelreizung 557.
—, — — Muskulatur, willkürliche 789f.
—, — — Stoffwechsel 843f.
—, — — Urease 195.
— und Bromid, Nahrung 425.
— — Einzeller 288.
— — Herzaktion 845.
— — Milchsäurebildung 237.
— — Muskelatmung 237.
— — Muskelreizung 557.
— — Pflanzenwachstum 343.
— — Reizschwelle des Herzens 723.
— — Rohrzuckerinversion 163.
— — Thiosulfat 1099.

K.

Kachexie, Fluor- beim Kaninchen 373.
—, — Meerschweinchen 1071.
Kalb, siehe Rind.
Kaliumaufnahme in Bäckerhefe, Fluoridhemmung 218.
Kaliumausscheidung nach Nebennierenexstirpation 922, 923.
— und Funktionsprüfung der Nebenniere 934.
Kalium bei Sulfatvergiftung 354.
— -Calcium-Verhältnis bei Phosphatvergiftung 353.
Kaliumdiffusion, Erythrocyten 462, 468.
Kaliumeffekt am Muskel und Curare 792.
Kalium im Serum bei Hypochlorämie durch Schwitzen 910.
— — — und Cortin 922.
Kaliumionen und Ileus 907.
Kalium-Natrium-Bilanz 879f.
Kaliumnitrat als Konservierungsmittel 400.
Kalium, Perchlorat-Synergismus 788.
Kaliumpermeation, Hemmung der — 467.
Kalium-Phosphate, Giftwirkung 365.
Kaliumphosphat in der Diät und Knochenverkalkung 951.
Kalium, Synergist zu Phosphat 353.
— und Gewebswasser 602.
— — Niere 880f.
— — Nebenniere 880.
— — Tetanieentstehung 777.
—, Verhalten in der Zelle 462, 463.
Kaliumverteilung in extracellulären Räumen 602.
Kaliumzusatz bei Sulfatvergiftung 367.
Kalkmetastasen und Diät bei Rachitis 977.
Kaltblüter, Anionenwirkung auf Muskulatur 811, 812.
—, Chloridausscheidung durch die Niere 609f.
—, Giftwirkung auf — 353f.
—, Phosphatausscheidung, Niere 664f.
—, Rhodanidvergiftung 382.
—, Sulfataussscheidung, Niere 647f.
Kälte und Blutchlorid 478.
Kaninchen, Blutbromgehalt 452.
—, Blutfluoridgehalt 451.

Kaninchen, Blutphosphatgehalt 431, 432, 486.
—, Blutrhodanidgehalt 459.
—, Blutsulfatgehalt 449.
—, Bromatvergiftung 388, 762.
—, Bromidresorption 424, 425, 456.
—, Calcium und Phosphat im Blut 434, 441.
—, Chloratvergiftung 386.
—, Chlorit, tödliche Dosis 388.
—, Cyanatvergiftung 384.
—, Ferrocyanidresorption, Magen 412.
—, Fluoridvergiftung 372.
—, —, chronische 1075.
—, Fluorphosphatvergiftung 375.
—, Geschwindigkeit der Ionenpermeation im Blut 475.
—, Hypochlorämie bei nebennierenlosen 925.
—, Methylfluoracetat-Vergiftung 375.
—, Natriumchlorid-Mangel 896f.
—, Natriumchlorid-Resorption durch die Harnblase 411.
—, Natriumchloridvergiftung 378, 379.
—, Natriumchlorid-Zulage 885.
—, Nitrat-Resorption 418.
—, Nitratvergiftung 388.
—, Perchloratvergiftung 384, 385.
—, Permeabilität, Cornea 411.
—, —, Haut 410.
—, Persulfatvergiftung 369.
—, Phosphathaushalt 1000f.
—, Phosphat und Knochenheilung 1003f.
—, Phosphor und Lecithin im Blut 441.
—, Phosphatresorption 410, 428, 441.
—, Phosphatvergiftung 362, 365.
—, Pyrophosphatresorption 443.
—, Rhodanidresorption 427.
—, Rhodanidvergiftung 383.
—, Sulfatresorption aus dem Darminhalt 414.
—, Sulfatvergiftung 366.
—, Sulfitvergiftung 367.
—, Tetrathionatvergiftung 368, 369.
—, Vergiftung mit gasförmigem Fluorwasserstoff 374.
Kaninchenmagen, Resorption radioaktiver Isotope 413.
—, — von Ferrocyanid 412.
Kapillardurchgängigkeit für Phosphate, verschiedene Organe 492.
Kapillarendothelien als Phasengrenze 490.
Kapillaren, Anionenwirkung 747f.
—, Bromidwirkung auf — 748f.
—, Chloratwirkung auf — 750.
—, Chloridwirkung 747f.
—, Fluoridwirkung auf — 752f.
—, Natriumvergiftung, Hund 382.
—, Persulfatvergiftung 369.
—, Phosphatwirkung auf — 751.
—, Phosphitwirkung auf — 751.
—, Rhodanidwirkung auf — 750.
—, Sulfatwirkung auf 750f.
—, Sulfitwirkung auf — 751.
Kapillarpermeation, Anionenreihe 493f.
Kapillarproliferation und Fluoridgehalt 1046
Kartoffel, Bromgehalt 340.
—, Chloridgehalt 340.

Kartoffel, Chloridwirkung auf den Stärkegehalt 339.
Kartoffeleiweiß, Fällung durch Anionen 142.
Kartoffelpflanze, Chloridaufnahme 316.
Karyolymphe, Quellung 306.
Karyotin, Quellung und Anionen 306.
Katalase 197f.
—, Ionenwirksamkeit 300.
—, Kinetik 197.
Katalasehemmung, Blut 256.
—, Chlorid 256.
—, Nitrat 256.
Katalyse und Anionen 162f.
—, homogene 162f.
Katalysen, unspezifische 163f.
katalytische Eigenschaften, Ferro-Ionen 166.
katalytischer Koeffizient, Anionen 163.
katalytische Wirkung des Methämoglobins auf Chloratreduktion 386.
Katatorulineffekt und Fluorid, Hirn 251.
—, Mechanismus 251.
— und Phosphat, Hirn 249.
—, Pyrophosphat 250.
Kation und Anion, additive Wirkung bei Fällung 139.
Kationenbewegung, aktive 462.
Kationenpermeabilität, Erythrocyten 461, 466, 468, 469.
Kationenpermeabilität, Natriumchlorid 129
Katze, Bromidvergiftung 381, 762.
—, Chloratvergiftung 387.
—, Chloridresorption im Darm 415.
—, Fluoridvergiftung 373.
—, Hypochlorämie bei nebennierenloser — 925f.
—, Ionenresorption, Magen 412.
—, Natriumchloridmangel 899f.
—, Natriumchloridvergiftung 381.
—, Rhodanidvergiftung 383.
—, Sulfatvergiftung 367.
Keimdrüsen, Bromid 842.
Keimung, Dithionat 336.
—, Fluorid 344.
—, Perchlorat 348.
—, Rhodanid 346, 347.
—, Thiosulfat 336.
—, Trithionat 336.
Kephalin und Radiophosphoraufnahme 587, 588.
Kernbausteine, radioaktives Phosphat in — 591.
Kernmembran, Calcium 306.
Kernteilung, Hemmung durch organische Fluorverbindungen 307.
Kernveränderungen, Pflanzenzell- 306f.
α-Ketoglutarsäure, Hemmung der Umwandlung durch Hyposulfit 245.
Ketonurie und Phosphatausscheidung 666.
Kittsubstanz der Hautzellen, Chloridvergiftung 355.
Kleinhirn, Chlorid/Bromid-Verhältnisse nach Bromidgabe 513.
Knochen, Bilanzversuche 1059.
—, Calciumablagerung bei Phosphatvergiftung 361.

Knochen, Fluorapatitgehalt 1033.
—, Fluorarbeiter 1094.
—, Fluorid 1036, 1058, 1077.
—, chronische Fluoridvergiftung 1072, 1075 1077f., 1082.
—, Fluorid und Lebensalter 1035.
—, Parathormon-Überdosierung 993.
—, Phosphataufnahme 568.
—, Phosphatumsatz, Steigerung durch Östradiolpropionat 580.
—, radioaktives Natrium 529.
—, — Phosphat 66, 571, 578, 579.
—, — — Aufnahme in rachitischen — 580, 986, 987.
—, Rhodanidgabe, chronische 397.
Knochenasche, Calcium-Phosphorquotient 961.
—, Fluoridgehalt 1034, 1035.
—, Magnesiumgehalt 67.
Knochenbildung, Phosphat und — 942f.
Knochenheilung, Phosphatase 999.
—, Phosphathaushalt 1003f., 1032f.
—, Rattenrachitis 998f.
—, Vitamin D und Phosphat 1003.
Knochensalze, Fällung und Fluoridüberschuß 1033, 1034.
Knochenverkalkung und Calciumcarbonat in der Diät 951.
— — Calciumphosphat in der Diät 951.
— — Kaliumphosphat in der Diät 951.
Knorpel, Fluorid und Sauerstoffaufnahme 260.
—, radioaktives Natrium 529.
Koagulation und Komplexbildung 136.
— — Lyotropie 136.
— — Salzkonzentration 135.
— — Wertigkeit 136.
Koagulationstemperatur und Anionenwirkung 138.
Koazervation 143f.
—, Komplex- 144.
— und Peptisation 144.
Kochsalz, siehe Chlorid und Natriumchlorid.
Kohlehydratabbau und Glykolyse 234.
Kohlehydratbildung durch Hefe 226.
Kohlehydratstoffwechsel, Blutchlorid 445.
—, Chloridwirkung auf — 835f.
—, Phosphatwirkung auf — 852f.
—, Sulfatwirkung auf — 848.
Kohlenoxydentstehung bei Fructosezersetzung durch UV-Bestrahlung 163.
Kohlenoxydvergiftung und Thiosulfat 1099.
Kohlensäure, Blut — bei Natriumsulfatvergiftung 367.
Kohlensäureanhydrase, Beeinflussung durch Anionen 163, 189.
—, Magensaft 691, 692.
—, Hemmung durch Oxydationsmittel 189.
—, — — Phosphat 189.
—, — — Rhodanid 692.
Kohlensäure-Assimilation der Pflanze, Chlorid als Coferment der — 229, 336.
Kohlensäureeinatmung und Phosphatgehalt im Blut 433.
Kohlensäurepermeation, Blut 473.

Kohlensäureproduktion in Gewebskulturen und Fluorid 260.
— — Pflanzenzelle und Anionenaufnahme 313.
Kohlensäurespannung und Blutchlorid 444, 445, 477.
— — Donnanquotient im Blut 473.
Kohlensäurewirkung auf die Anionenresorption im Meerschweinchendarm 415.
Kohlenstoffausscheidung, Bromidwirkung 839f.
Kohlenwasserstoffe, Polymerisierung ungesättigter — durch Phosphorsäure 163.
Kollodiummembranen 119f.
Kolloide 130f.
—, Denaturierung und hydrophobe — 137.
—, Dichtezunahme des Wassers bei Lösung von — 145.
—, electroviscöser Effekt bei lyophilen — 150.
—, hydrophile 136f.
—, hydrophobe 134f.
—, Ionenaktivität 113.
—, Ionenbindung 132, 133.
—, Komplexverbindungen, Anionen 80f.
—, Stabilität und ζ-Potential 105.
Kolloidosmotischer Druck im Blut nach Pylorusunterbindung 899.
— — und Arteriendruck 613.
— — — Capillarwandpermeation 497.
Koma diabeticum und Reststickstoff 938.
— — — Serumchlorid 938.
Kompetitive Adsorption von Anionen 158.
Komplementgehalt des Blutes und Vitamin D 997.
Komplexe Anionen, Vorkommen — 4.
Komplexbildung, Anionen, Übergang zu Kolloiden 70f., 80f., 161.
— und Koagulationswirkung 136.
Komplexkoazervation 144.
Komplexverbindungen, räumliche Vorstellungen 72, 73.
Konservierungsmittel, Kaliumnitrat als — 400.
—, Sulfit als — 391.
Konzentrationsdifferenz zwischen Plasma u. Zelle 461.
Konzentrationsvermögen bei Phosphatausscheidung durch die Niere 667f.
Körpergewicht und Natriumchlorid 909.
Körperhöhlen, Natriumchloridvergiftung 360.
Krampfgifte und Bromid 766f.
Kreatininausscheidung und Chlorid 894.
Kreatinin-Clearance 651.
— — nach Nebennierenexstirpation beim Hunde 931.
— und Fluorid, Niere 247.
Kreislauf, Anionenwirkung auf — 722f.
—, Verhalten nach Pylorusunterbindung bei Katzen 899.
Kristallgitter der Zahnoberfläche, Eintritt von radioaktiven Isotopen in die — 1039.
Kropf und Fluorid 599, 863, 1048.
— — Rhodanid 844.

Kropfentstehung und Jod-Fluor-Quotient 1049.
Krotonsäureoxydation, Hemmung durch Fluorid 242.
Kryolitharbeiterinnen, Fluoridschäden bei — 1093.
Kryolith, Arsenverbindungen, Entgiftung durch — 1095.
—, Schädlingsbekämpfung 351.
Kumulation, Rhodanid 396.
Kupfer, Wirkung in Polyphenoloxydasen 199.
Kupferkatalyse, Ionenwirkung auf — 167.
Kupferkomplexbildner und Sauerstoffaufnahme in glatter Muskulatur 259.
Kupferlösungen, Toxizität kolloidaler 1095.

L.

Labgerinnung, Anionenwirkung auf — 190.
Laccase, Hemmung durch Thiosulfat 199.
Lactation und Phosphatbilanz beim Rind 1021.
— — Rattenrachitis 974f.
Lactoflavin und Salzsäuresekretion 695.
Lactose und Nitratbildung im Boden durch Rhizobien 272.
Lactoseinversion, Wirkung verschiedener Anionen 163.
Lactosebildung, Milchdrüse und Rhodanid 258.
Lamsiekte 1018, 1019.
Landtiere, Anionenaufnahme 410f.
—, verschiedene Resorptionsflächen 410f.
Längenwachstum der Pflanze und Anionen 350.
— — — Halogene 343.
Lebensalter, Calciumbedarf 1024.
—, Chloridverteilung in extracellulären Räumen 605.
—, Fluoridgehalt des Knochengewebes 1035.
—, Fluoridgiftempfindlichkeit 1052.
—, Magenrhodanid 697.
—, Phosphatbedarf 1024.
—, radioaktive Phospholipide 590.
—, Rhodanidgehalt 697.
—, Rhodanidverteilung in extracellulären Räumen 604.
Lebensmittel, pflanzliche, Rhodanidgehalt 345, 346.
Lebensprozesse und Potentialdifferenzen 126.
Leber, Anionenaufnahme 422, 423.
—, Anionenwirkung auf — 821f.
—, Bromidvergiftung 380.
—, Chloratwirkung auf — 822f.
—, Chlorid/Bromid-Verhältnisse nach Bromidgabe 513.
—, Chloridgehalt 543f.
—, — und Glykogenablagerung 544.
—, — der Lymphe 491.
—, — und Narkose 544.
—, Cyclophorasesystem 242.
—, Fluoridvergiftung 373, 1070, 1081.
—, Fluoridwirkung 246, 375, 822.

Leber, entgiftendes Hormon der — und Kochsalzinjektionen 500, 501.
—, Persulfatwirkung auf — 369, 822f.
—, Phosphatabgabe 570.
—, Phosphatretention 428.
—, Phosphat und Lecithin 488.
—, Phosphitwirkung auf — 354, 822f.
—, Phospholipide 589.
—, Phosphorylasesystem 241.
—, radioaktives Chlor 523.
—, — Natrium 529.
—, Radiophosphataufnahme 584f., 860.
—, Rhodanid und Sauerstoffverbrauch 246, 823.
—, Rhodanidausscheidung bei -Krankheiten 640, 641.
—, Rhodanidbildung 460, 608, 823.
—, Rhodanidwirkung auf — 823.
—, Rhodanidpermeabilität 563.
—, Sauerstoffverbrauch und Rhodanid 246, 823.
—, Sulfatwirkung auf — 566, 821f.
—, Sulfatgehalt im Blut 449.
—, Thiosulfatwirkung auf — 822f.
Leberamylase 183.
Leberautolyse und Phosphat 241.
Leberatmung und Fluorid 242.
—, Hemmung durch Pyrophosphat 242.
— und Phosphat 240.
Leberbrei, Malat und Ionenwirkung auf — 246.
Lebercirrhose, Chloridgehalt der Blasengalle 412.
Leberesterasehemmung durch Eserin 171.
— — Isopropylfluorophosphat 171.
— — Fluorid 171.
Leberextrakt, Freisetzung von Phosphat aus Coenzym II 243.
Leber-Glutathion und Tiosulfat 822.
Leberlecithin und anorganisches Phosphat 488.
Leberlipoide, Phosphataufnahme 239.
Leberproteine, Fluoridhemmung des Lysineinbaus 244.
Leberschädigung, Rhodanidgehalt, Lymphe 494.
Leberstruktur, Löslichkeit durch Perchlorat 148.
Leberverfettung und Fluortyrosin 1070.
Lecithin und Blutphosphat 441.
— — anorganisches Phosphat in der Leber 488.
— — Phosphatabspaltung 588.
— — Radiophosphoraufnahme 587, 588.
Lecithinase in verschiedenen Organen 173, 588.
Legetätigkeit beim Huhn und Phosphatstoffwechsel 1009.
Leistung, sportliche und Kochsalzzufuhr 912.
Leitfähigkeit 87f.
Letaldosis, Bromid 355, 378, 393.
—, Chlorat 398.
—, Fluorid 354, 371, 373.
—, Fluorophosphat 375.
—, Jodid 358, 359.

Letaldosis, Natriumchlorid 355, 378,
—, Perchlorat 357.
—, Phosphat 353, 363, 364, 365, 366.
—, Rhodanid 358, 359, 360, 382, 395, 396.
—, Sulfat 366.
—, Sulfit 367.
—, Tetrathionat 368.
Leukämie und Phosphataufnahme 489.
— — radioaktives Phosphat 571, 572.
Leukocyten, Fluoridwirkung 255.
—, Phosphataufnahme 489.
Leukocytenesterase, Hemmung durch Eserin 172.
—, — — Fluorid 172.
—, — — Tricresylphosphat 172.
Leukocytose und Anionenwirkung 720.
— — Chloratvergiftung 721.
— — Chloridgabe 719.
— — Fluorid 721.
— — Rhodanid 720.
Linsenbrei, Fluorid und Glykolyse von — 260.
Lipasen 172f.
Lipaseaktivierung durch Bisulfit 174.
— — Hydrosulfit 174.
— — Sulfat 174.
Lipasehemmung durch verschiedene Ionen 174.
— — Fluorid 172.
Lipasezerstörung durch Lithiumsulfat 174.
Lipämie bei Chloratvergiftung 399.
Lipoide der Weichteile und radioaktives Phosphat 987.
Lipoidverlust der Nebenniere bei Fluoridvergiftung 1070.
Lipoproteide der Nebenniere und Radiophosphor 258.
Liquor, Anionenpermeation 503f.
—, Beeinflussung durch Anionen 736f.
—, Bromidaufnahme 407.
—, Bromidgehalt 510f.
—, — und Eiweißspiegel 513.
—, Chloridaufnahme 407.
—, Chlorid/Bromid-Verhältnisse nach Bromidgabe 513.
—, Chloridgehalt 506f.
—, — bei niederen Tieren 501.
—, — verschiedenen Krankheiten 507.
—, Donnangleichgewicht 515.
—, Ferrocyanidaufnahme 515.
—, Hofmeistersche Reihe und — 515.
—, Jodidgehalt 513f.
—, Nitrataufnahme 513f.
—, Phosphatgehalt 507f.
—, Phosphatgehalt bei niederen Tieren 501.
—, — versch. Krankheiten 509.
—, Permeabilität für Jodid 514.
—, — Nitrat 514.
—, Permeabilitätssteigerung für Ferrocyanid 515.
—, radioaktive Isotopen in — 516f.
—, Rhodanidaufnahme 513f.
—, Sulfatgehalt 501, 510.
Liquordruck und Bromid 737.
— — Chlorid 736, 869, 870.

Liquordruck nach Natriumchloridinjektion 392.
— bei Sulfatvergiftung 367.
Liquorentstehung 505f.
Liquorproduktion 503f.
Liquorresorption 737.
Liquorschranke, Funktion 503, 504.
Lithiumsulfat, Lipasezerstörung 174.
Lobelingabe und Blutchlorid 477.
Lokalanästhetikum und Anion, additive Wirkung 783.
Lokalwirkung der Anionen, siehe auch Kapillarwirkung.
— des Fluorids 370, 371.
Löslichkeit des Fluorapatits 1034, 1039.
— — Schmelzes und Kristallgitter 1038, 1044.
Löslichkeitsänderung, Anionen 92.
Lunge, Anionenwirkung auf — 411, 756f.
—, Bromidvergiftung 380.
—, Chloratwirkung auf — 756.
—, Chlorid/Bromid-Verhältnisse nach Bromidgabe 513.
—, Chloridgehalt 544f.
—, Chloridwirkung 756f.
—, Ferrocyanidgehalt 565.
—, Fluoridgehalt bei chronischer Intoxikation 1048.
—, Fluoridwirkung auf — 373, 757.
—, Fluorwasserstoffvergiftung 375.
—, Ionenresorption 411.
—, Natriumchloridvergiftung 379, 381.
—, Perchloratwirkung auf — 384, 756.
—, Persulfatwirkung auf — 369, 757.
—, Phosphatwirkung auf — 757.
—, radioaktives Chlor 523.
—, Rhodanidwirkung auf — 756f.
—, Sulfitwirkung 367, 757.
Lymphbildung, Ultrafiltrationstheorie 493.
Lymphe, Acetonitril und Rhodanid 494.
—, Bromidresorption 425.
—, Chloridgehalt 491.
—, Eindringen von Bromid 492.
—, Eindringen von Jodid 492.
—, — — Phosphat 491.
—, Frosch-, Jodinjektion 458.
—, nach Kochsalzinjektion 491.
—, Phosphatgehalt 429, 491.
—, — nach Arbeit, Frosch 441.
—, Rhodanid bei Leberschädigung 494.
—, Sulfatgehalt 491.
—, Sulfatresorption 424.
Lymphfiltration und Donnangleichgewicht 122.
Lymphgewebe, Tanatolvergiftung, Hund 374.
Lymphknoten, Fluoridvergiftung 372.
Lymphogranulomatose und radioaktives Phosphat 572.
Lymphosarkom und radioaktives Phosphat 572.
Lymphstrom, Anionenwirkung auf — 736.
—, Chloridabwanderung 545.
Lymphwege, Eindringen von Sulfat 491.
—, Geschwindigkeit des Eindringens von Chlorid 491.

Lyophile Kolloide, elektroviscöser Effekt bei — 150.
—Zahlen, System der — 131.
Lyotrope Eigenschaften der Ionen und Magenresorption 413.
— Ordnung und Viscosität, Salze der — 152.
— Reihen 100.
— Skala 131, 140, 187.
— Wirkung und Flockung 136.
— Zahlen und Giftigkeit 358.
— —, Erstarrungstemperatur von Gelen 152.
— —, Kolloide 130f.
— —, Schmelztemperatur von Gelen 152.
Lyotropie und Koagulationswirkung 136.
Lysineinbau in Leberproteine, Fluoridhemmung 244.
Lues cerebr., Liquorchlorid 508.
— —, Liquorphosphat 509.

M.

Magen, Anionenaufnahme 412f.
—, Anionenausscheidung 412.
—, Entleerungszeit und Kochsalz 909.
—, Ferrocyanidresorption 412.
—, Fluoridwirkung 370.
—, Natriumchloridvergiftung 360.
—, Resorption radioaktiver Isotope 413.
—, Sufatresorption 413.
—, Sulfatvergiftung 367.
Magendrüsen, Anionenwirkung auf — 820.
Magenperistaltik und Bromid 810.
Magenresorption und lyotrope Eigenschaften der Ionen 413.
Magenrhodanid und Lebensalter 697.
Magensaft, Anionenausscheidung 691f.
—, Bromidausscheidung 696f.
—, Bromidgehalt 696.
—, Chloridausscheidung 691f.
—, Chloridgehalt, pathologischer 695.
—, Ferrocyanidausscheidung 691.
— und Kochsalzbelastung 695.
—, Kohlensäureanhydrase im — 691, 692.
—, Phosphatausscheidung 683.
—, Rhodanidausscheidung 697f.
—, Sekretion, Mechanismus der — und Rhodan 691f.
—, Sulfatausscheidung 691.
Magensaftentziehung beim Hund und Reststickstoff 938.
— — — — Serumchlorid 938.
Magensalzsäure und Blutchlorid 445.
— — Rhodanid 692.
Magenschleimhaut, Anionenwirkung auf — 818.
—, Chloridgehalt 522, 530.
Magnesium und Aschegehalt des Knochens 67.
— — Phosphatase 175, 177, 180, 181.
— — Phosphatmangelrachitis 1013.
— — Rhodanese 245.
Magnesiumchlorid und Sulfatausscheidung 655.
—, Wirkung auf Darmsaftabscheidung beim Hund 416.

Magnesium-Hyposulfit, Hemmung der Blutgerinnung 257.
Magnesiumsulfat-Resorption aus dem Darminhalt 414.
—, Wirkung auf Darmsaftabscheidung beim Hund 416.
Maisernährung und Phosphorassimilation 953.
Malaria und Phosphataussscheidung 666.
Malat und Ionenwirkung auf Leberbrei 246.
Maltase und Anionen 188.
—, Hemmung durch Kochsalz 188.
Mandelphosphatase 175.
Mangan und Hühnerrachitis 1012.
— — Nitratassimilation 227.
— — Phosphatase 180, 181.
Manganchlorid und Gärung 219.
Manganwirkung auf Autoxydation 166.
Mangel, Natriumchlorid 891f.
—, Phosphat- 940f.
Manitol und Nitratbildung im Boden durch Rhizobien 272.
Maus, Bromidvergiftung — 378, 761.
—, Cyanatvergiftung 384.
—, Ferrocyanidvergiftung 390.
—, Fluoracetatvergiftung 375, 377.
—, Fluoridvergiftung 371.
—, —, chronische 1050.
—, 3-Fluor-4-Oxyphenylessigsäure, Vergiftung mit — 375.
—, Hypophosphitvergiftung 366.
—, Sulfitvergiftung 367.
—, Methylfluoracetatvergiftung 375.
—, Natriumchloridmangel 891.
—, Natriumchloridvergiftung 360, 377.
—, Natriumchloridzulage 882.
—, Perchloratvergiftung 384.
—, Phenylhydrazin-Fluoracetatvergiftung 377.
—, Phosphatvergiftung 365.
—, Phosphitvergiftung 366.
—, Rhodanidvergiftung 382.
Mechanismus der Fluoridwirkung 1032f., 1047.
— — Magensaftsekretion und Rhodan 691f.
Medulla, Chlorid/Bromid-Verhältnisse nach Bromidgabe 513.
Meerschweinchen, Anionenresorption durch die Lunge 411.
—, Blutbromgehalt 452.
—, Bromatvergiftung 388.
—, Bromidvergiftung 378, 761.
—, Chloridresorption im Darm 415.
—, Ferrocyanidresorption 411.
—, Fluoridvergiftung 371, 373.
—, chronische Fluoridvergiftung 1070ff.
—, — — und Grundumsatz 1073.
—, — — Hypophyse 1072.
—, — — Knochenveränderungen 1072.
—, — — Schilddrüse beim — 1073.
—, — — Vitamin C 1073f.
—, — — Zähne 1072.
—, Fluorkachexie 1071.
—, Methylfluoracetat-Vergiftung 375.
—, tödliche Dosis von Natriumchlorat 386.

Meerschweinchen, Natriumchloridmangel 895f.
—, Perchloratvergiftung 384.
—, Phosphatgehalt, Blut 431.
—, Phosphatgiftwirkung nach Parathyreoidhormongabe 363.
—, Phosphathaushalt 999f.
—, Phosphitvergiftung 363, 366.
—, Serumsulfatspiegel 449.
—, Thiosulfatvergiftung 368.
—, Vergiftung mit gasförmigem Fluorwasserstoff 374.
—, — durch fluorsubstituierte Körper 354.
Meerwasser, Chlor-Brom-Quotient 3.
Mehleiweiße, Löslichkeit durch Anionen 147.
Mehlprotein, Extraktion durch Salze 147.
Membranen 116f.
—, Anreicherung von Ionen an — 123.
—, Beeinflussung durch Anionen 121f.
—, belebte 123f.
—, Erythrocyten-, Anionenwirkung auf die— 467, 468.
—, flüssige 119.
—, gerasterte 122.
—, Kollodium- 119f.
—, Muskel-, radioaktives Phosphat und Insulin 596.
—, nicht belebte 117f.
Membran, Permeabilität der Dotter- und Hofmeistersche Reihe 127.
Membranbildung von Insekteneiern, Anionenwirkung auf — 352.
Membrandiffusion von Ionen und Narkotika 121, 122.
Membranpotential im peripheren Nerven u. Anionenwirkung 783.
Meningitis, Liquorchlorid 508.
—, Liquorphosphat 509.
—, Liquorsulfat 510.
Mensch, Anionenpermeation, Blut, Geschwindigkeit 475.
—, —, Haut 410.
—, Blutbromid 453.
—, Blutphosphat 431, 433.
—, — nach Arbeit 441.
—, Bromidgabe 457.
—, Bromidresorption 426.
—, Bromidvergiftung 392ff, 765.
—, Calciumretention 1023f.
—, Calciumstoffwechsel und Osteomalacie 1029.
—, Chloridmangel 909f.
—, Chloridresorption 422.
—, Fluoridtherapie 1094f.
—, Fluoridvergiftung, chronische 1086f.
—, —, — Industrieschädigungen 1093f.
—, Chloridzulage 889f.
—, Fluorphosphate, Vergiftungsbild 375.
—, Hypochlorämie 933f.
—, Nahrungsfluorid 1086f.
—, Nitratresorption 427.
—, Phosphatassimilierung 1022f.
—, Phosphatresorption 430.
—, Phosphatstoffwechsel 1022ff.
—, — und Knochen 1032f.

Mensch, Phosphatstoffwechsel und Nebenschilddrüsen 1031f.
—, — — Osteomalacie 1029.
—, — — Phosphatase 1025f.
—, — — Rachitis 420, 1025f.
—, — — -retention 1023f.
—, — — Vitamin D 1027f.
—, Phosphorbedarf, normaler 1024f.
—, Rhodanidresorption 427.
—, Sulfat im Serum nach intravenöser Sulfatgabe 450.
—, Zahncaries und Phosphatstoffwechsel 1028f.
—, Zahnveränderungen durch Fluorid 1088f.
Menstruation und Chloridausscheidung 627.
— — Phosphatgehalt im Blut 433.
Metalle, Wirkung auf Phosphatase 181.
Metallhydroxyde, Metaphosphorsäurehydrolyse 164.
Metallionen, Aktivierung der Arginase 195.
Metallkatalyse, Einfluß der Phosphate 168.
Metamorphose, Beschleunigung durch Brom 864.
Metaphosphorsäurehydrolyse, Metallhydroxyde 164.
Methionin und Phosphatausscheidung 674.
Methämoglobin, Ausflockung 134.
— und Chloratreduktion 386.
—, Komplexverbindung mit Fluor 73, 74.
—, — — Rhodanid 73.
— und Anionen 707f.
Methämoglobinbildung bei Bromatvergiftung 388.
— — Chloratvergiftung 385, 398, 399, 708, 769.
— und Chlorit 711.
— — Natriumpersulfat 711.
Methämoglobin und Fluorid 255.
Methämoglobinbildung und Hypochlorit 711.
— — Nitrat 644, 711.
— — Persulfat 369.
— — Phosphat 254.
Methylenblau, Chloridresorption im Darm 417.
— und Fluoridwirkung 464.
—, Oxydation/Hemmung durch Fluorid 254.
— und Rhodanidbildung 460.
Methylfluoracetat und Muskulatur 807.
—, Vergiftung 375.
—, Wirkung auf Cholinesterase 781.
—, — — Sauerstoffatmung 781.
Methylglyoxalbildung, Beeinflussung durch verschiedene Anionen 167.
Milch, Anionenausscheidung 701f.
—, Bromidausscheidung 702.
—, Chloridausscheidung 701f.
—, Fluoridausscheidung 686.
—, Fluoridgehalt 1045, 1046.
—, Lipasehemmung durch Isopropylfluorophosphat 171.
—, Nitratausscheidung 702.
—, Phosphatausscheidung 684f.
—, Pyrophosphatausscheidung in — 685.
—, Sekretion, Anionenwirkung auf — 819.
—, — bei Natriumchloratvergiftung der Ziege 387.

Milch, Sulfatausscheidung 702.
—, Tyroxin und Phosphatgehalt beim Rind 1022.
Milchcasein, Fluorgehalt 1051.
Milchdrüse, Fluorid 258.
—, Glucoseumwandlung und Fluorid 258.
—, Lactosebildung und Rhodanid 258.
—, Phosphatidbildung 589.
—, Rhodanid 258.
—, Colibakterien und Anionen 290.
—, Glykogensynthese und Fluorid 235.
Milchsäure, Colibakterien und Anionen 290.
—, Hirnatmung und Fluorid 251.
Milchsäurebildung, Chinon 237.
—, Hemmung durch Fluorid 233, 254.
—, — —, Hirn 251.
—, — —, Leber 243.
—, — —, Niere 247.
—, Jodid 237.
—, Phosphat 231, 234, 249.
—, Rhodanid 238.
Milz, Kochsalzwirkung auf — 741.
—, Persulfatvergiftung 369.
Milzentfernung und isoelektrischer Punkt des Hämoglobins 473.
Mineralgehalt des Blutes, Schwankungen des — 476.
Mineralöle und Vitamin D 991.
Mineralretention und Vitamin D nach Nebenschilddrüsenexstirpation 992.
Mineralstoffwechsel, Bromidwirkung auf — 839.
—, Chloridwirkung 829f.
—, Fluoridwirkung 858f.
— bei Jodidvergiftung 361.
— — Rhodanidvergiftung 361.
—, Sulfatwirkung 847.
— und Muskeltätigkeit 540.
Mittelhirn, Chlorid/Bromid-Verhältnisse nach Bromidgabe 513.
Mitochondrien, Fettsäureoxydierung 240.
—, Osmose 241.
Molekülgröße und Oxydationspotentiale 102.
Monobromkampferkrämpfe bei Bromidvorbehandlung 768.
Morbus Addison, Hypochlorämie bei — 933f.
— Basedow und Fluortyrosin 1094.
Morphin, Hirnbromid 556.
—, Phosphat-Nierenschwelle 672.
Morphinsynergismus des Rhodanids, Maus 774.
Morphinvergiftung und Bromidpermeabilität Plasma/Liquor 513.
Mund, Bakterienflora und Fluorgehalt 1038.
Muskel, Anionenwirkung auf — 794.
—, — glatten 807f.
—, — — willkürlichen 785f.
—, Bromidgehalt 552.
—, Bromidwirkung auf glatten 810.
—, — — willkürlichen 786f.
—, Chloratwirkung auf glatten 810.
—, Chloridgehalt. 527, 535f.
—, Chloridgehalt in glattem 543.
—, — nach Schädigung 554.
—, Chloridwirkung auf glatten — 807f.

Muskel, Chloridwirkung auf willkürlichen — 785f.
—, Diffusionsversuche am isolierten — 538.
—, Ferrocyanidwirkung auf glatten — 816.
—, Fluoridvergiftung 354, 370.
—, Fluoridwirkung auf glatte — 817.
—, — — willkürlichen — 805f.
—, Fluorphosphatvergiftung 376.
—, Hyposulfitwirkung auf glatten — 816.
—, — — willkürlichen — 797.
—, Jodidgehalt 557.
—, Jodidvergiftung 360, 361.
—, Jodidwirkung auf willkürlichen — 789f.
—, Kupferkomplexbildner und Sauerstoffaufnahme in glatter — 259.
—, Membran, radioaktives Phosphat und Insulin 596.
—, Methylfluoracetat 807.
—, Natriumwirkung auf — 363.
—, Perchloratvergiftung 384.
—, Perchloratwirkung auf isolierten — 787.
—, — — willkürlichen — 787f.
—, Phosphat 568.
—, Phosphatvergiftung 353.
—, Phosphatwirkung auf glatten — 816.
—, — — willkürlichen — 798f.
—, Phosphitwirkung auf glatten — 816.
—, — — willkürlichen — 805.
—, Phospholipide 588.
— Pyrophosphatwirkung auf willkürlichen 804f.
—, radioaktives Natrium 528, 529.
—, radioaktiver Phosphor 582, 583.
—, Rhodanid- und Glykogenschwund 793.
—, Rhodanidkontraktion und Phosphat 793.
—, Rhodanidpermeabilität 563.
—, Rhodanidvergiftung 356, 357, 360, 382.
—, Rhodanidwirkung auf glatten — 811.
—, — — willkürlichen — 789f.
—, Sulfatvergiftung 366.
—, Sulfatwirkung 367, 566, 796f.
—, Sulfatwirkung auf glatten — 812f.
—, Sulfitwirkung auf glatten — 815f.
—, — — willkürlichen 797.
—, Tetrathionatvergiftung 368, 797f.
—, Thiosulfatvergiftung 368.
—, Thiosulfatwirkung auf glatten — 816.
—, Wasser, gebundenes 111.
Muskelamylase 183.
Muskelarbeit s. a. Arbeit
— und Chlorid 540.
— — Mineralstoffwechsel 540.
— — Phosphat 800f.
Muskelatmung und Chlorid 237.
— — Jodid 237.
— — Nitrat 238.
— — Phosphat 232.
— — Sulfat 237.
Muskelbrei, Anionenwirkung 238.
—, „gealterter" 236.
Muskelchlorid nach Chloridinfusion 542.
— und Acidose 540.
— — Nebenniere 532.
— — Ödem 542.

Muskeldystrophie und Muskelchlorid 543.
Muskelfaser, Chloridgehalt der isolierten — 536.
— und Natrium 922.
Muskelfunktion und Phosphat 230.
Muskelglykolyse und Phosphat 229.
Muskelkontraktion und Anionenwirkung 788.
Muskelphosphat und Natriumfluoridgabe 807.
Muskelreizung und -jodidgehalt 557.
Muskelzelle, Pyrophosphatgehalt 232.
Mutation und Fermentsysteme 280.
—, Sulfatreduktion bei Bakterien und Pilzen 280.
Mutationshäufigkeit und Cyanat 867.
— — Rhodanid 867.
Myasthenia gravis, Therapie mit Diisopropylfluorophosphat 806.
Myocard, radioaktives Natrium und Ödeme 498.
Myogen, Gerinnung durch Rhodanid 142.
Myosinfibrillen und Wasserstoffbrücken 145.
Myxödem und Jodidausscheidung 641.

N.

Nahrung, s. a. Ernährung.
—, Blutbromgehalt 451f., 455.
—, Chloridmangel 877f.
—, Chloridüberschuß 877f.
—, Chloridzulage 882f.
—, Phosphatresorption 421f., 948f., 1022f.
—, Phytinphosphat in der — 950f.
Nahrungsbilanz, Rattenrachitis 979f.
Nahrungschlorid und Blutchlorid 444.
— — Blutdruck 741.
Nahrungsfluorid, Mensch 1086f.
Nahrungsmittelkonservierung durch Fluorid 1087.
Narkose, Blutbromgehalt 455.
—, Blutphosphatgehalt 433.
—, Bromid als Basis- 392.
—, Leberchlorid 544.
—, Liquorphosphat 510.
—, Natriumchloridwirkung auf Chloroform- 759.
—, Osmoregulation 407.
—, Phosphat-Nierenschwelle 671.
Narkotika und Antagonismus von Rhodanid 773.
— — Chloridausscheidung durch die Niere 630.
— — Liquorchlorid 508.
— — Membrandiffusion der Ionen 121, 122.
— — Rhodanidvergiftung 382.
Nasensekret, Rhodanidgehalt 690.
Natrium-Austauschdiffusion 409.
Natrium-Calcium-Verhältnis bei Phosphatvergiftung 363.
Natriumcarbonat, Tetanie nach Gabe von — 364.
Natriumchlorid und bactericide Wirkung 301f.
— — Chronaxie 785.
— — Durst 759.
— — Entleerungszeit des Magens 909.
— — Erregbarkeit des peripheren Nerven 781.

Natriumchlorid und Exsiccose 899.
— — Gärung 228.
— — Glykogen 884.
— — Hautreaktion 748, 749.
— — Hefewachstum 227.
— — Histaminentgiftung 916.
— — Hypophysenhormone 838.
— — Invertasehemmung 188.
— — Kationenpermeabilität 129.
— — Körpergewicht 909.
— — Lebensdauer nach Nebennierenexstirpation 917.
— — Liquordruck 736.
— — Maltasehemmung 188.
— — Muskelkontraktion 786.
— — Permeabilität der Erythrocytenmembran 469.
— — Quecksilbervergiftung 1096.
— — Resorption durch die Lunge 411.
— — Überdosierung von Desoxycorticosteronacetat 923.
—, Adsorptionsisotherme 97.
Natriumchloridausscheidung, Darm, Natriumnitratwirkung 418.
—, Niere 621f.
—, Theophyllin 623.
Natriumchloridbelastung und Magensaft 695.
Natriumchloriddepot, Resorption eines injizierten — 497, 498.
Natriumchloridgabe und Acidose 532, 543.
— — Allotriophagie beim Rind 888.
— — Blut-Harnsäure 838.
— — Cholesterinester im Blut 838.
— — Diabetes insipidus 921.
— — Einstellung des Gleichgewichts nach intraperitonealer — 500.
— — Histaminschock 895.
— — körperliche Arbeit 786.
— — Natriumgehalt, Muskel 922.
— — Nebenniereninsuffizienz beim Hunde 927.
— — Nebennierentransplantation 920.
— — Nephritis 908.
— — Ödembildung 626.
— — Osteomalacie 888.
— — Pellagra 935.
— — sportliche Leistung 912.
— — Stickstoffbilanz 884.
— — Wundschock 895.
Natriumchloridgehalt der Nahrung und Blutdruck 741.
— — — — Hauptpermeabilität 410.
Natriumchloridinjektion und Blutchlorid 478.
— — Blut-Wassergehalt 478.
— — Chlorid im Serum 448.
— — Hämatokritwert 478.
— — Liquordruck 392.
— — lokale Gefäßreaktion 741.
—, osmotischer Druck im Blut 448.
— — Wasserstoffionenkonzentration, Blut 478.
Natriumchloridkristalle, Applikation auf Rautengrube 753.
Natriumchloridmangel 891f.
—, Blutzucker 910.

Natriumchloridmangel, Grundumsatz 892.
—, Huhn 891.
—, Hund 902f.
—, Kaninchen 452, 896f.
—, Katze 899f.
—, Meerschweinchen 895f.
—, Mensch 909f.
—, Ratte 891f.
—, Rind 909.
—, Wirkung von Natriumchloridgaben 891f.
Natriumchloridresorption, Darm 418.
—, Gallenblase, Hund 412.
Natriumchloridspiegel im Blut und Reststickstoff 937.
Natriumchloridstoffwechsel, Nebenniere und Hypophyse im — 920.
Natriumchloridvergiftung, Ente 382.
—, Maus 360, 377, 378.
—, Kaninchen 378, 388.
— Kaulquappen 355.
—, Katze 381.
—, Ratte 378.
—, Süßwasserfische 355, 358.
Natriumchloridverteilung und Organstoffwechsel 546.
— — Nebennierenrinde 932.
Natriumchloridwirkung, Applikationsart 381.
—, Bakterien 290, 298.
—, Chloroformnarkose 759.
—, Darmsekretion 416.
—, Einzeller 228.
—, Elektroschockschwelle 758.
—, Fructosezersetzung durch UV-Bestrahlung 164.
—, Mensch 759.
—, Milz 741.
— bei Natriumchloridmangel 891f.
—, Pilze 299.
Natriumchloridzulage, Amphibien 882.
—, Huhn 882.
—, Hund 885f.
—, Maus 882f.
—, Mensch 889f.
— zur Nahrung 882f.
—, Ratte 883f.
—, Rind 888f.
—, Kaninchen 885.
—, Schaf 887.
—, Schwein 886.
—, Ziege 887f.
Natrium/Chlorid-Gleichgewicht, Dioxycorticosteron 500.
Natrium/Chlorid-Verhältnis, Ausscheidung, Niere 618f.
— in Geweben 527f.
— und Nebenniereninsuffizienz 926ff.
— — Wasserretention 446.
Natriumdiffusion und Sulfat 468.
Natriumgabe bei Sulfatvergiftung 367.
Natriumgehalt, Bronchialsekret 691.
—, Blut und Nebennierenexstirpation 921.
—, Muskel und Natriumchloridbehandlung 922.
— und Reizschwelle für Elektroschock 919.
Natrium-Glycerophosphat, Giftwirkung 365.

Natrium/Kalium-Ausscheidungsverhältnis und Nebennierenfunktion 880.
Natriummangel und Keimdrüsen 892, 893.
— — Tränensekretion 892.
Natriumpermeation und lokale Gewebsdurchblutung 497.
—, Erythrocyten 462, 467, 468.
—, Placenta 497.
Natrium, Transport in der Haut 409.
Natriumverlust und Schweiß 878, 910.
— — Sexualhormone bei Nebennierenexstirpation 931.
Natrium, Wirkung auf Kaliumausscheidung, Niere 879, 880f.
—, — — Nervenendplatte 363.
Nauplien, Anionenwirkung auf — 352.
Nebenniere, Blutchloridspiegel 447.
—, Chlorid 880.
—, Chloridausscheidung 628.
—, Chloridresorption im Darm 419.
—, Fluorid und Glykolyse 258.
—, Fluoridvergiftung und Lipoidverlust 1070.
—, —, chronische, Ratte 1070.
—, Muskelchlorid 532.
—, Natriumchloridstoffwechsel 920.
—, Natriumchloridvergiftung 381.
—, Natriumchloridverteilung 932.
—, Natrium-Faktor 913.
—, Perchlorat 563.
—, Proteide und Radiophosphor 258.
—, Radionatrium 628.
—, Rattenrachitis 996.
—, Rhodanidpermeabilität 563.
Nebennierenexstirpation, Blutchlorid 913f., 916f., 921, 925, 926f.
—, Blutnatrium 921.
—, Diurese 922.
—, Elektroschock nach — 919.
—, Hypophysenwirkung und Chloridausscheidung 931.
—, Kaliumausscheidung nach — 922, 923.
—, Kreatininclearance 931.
—, Natriumchlorid und Lebensdauer nach — 917.
—, Natriumverlust und Sexualhormone 931.
—, Nierenfunktion 930.
—, Phosphatausscheidung 674.
—, Phosphatzufuhr 442, 443.
—, Radiokalium 915, 919.
—, Radionatrium 915, 922.
Nebennierenfunktion und Natrium/Kalium-Ausscheidungsverhältnis 880.
Nebennieren-Funktions-Prüfung, Kaliumausscheidung zur — 934.
Nebenniereninsuffizienz und Anionen 926, 927.
— — Diurese 930.
— — Natrium/Chlorid-Verhältnis 926ff.
— — Reststickstoff 938.
— — Serumchlorid 938.
Nebennierenrindenhormon und Histaminentgiftung 916.
— — Phosphatgehalt der Diät 1031.
Nebennierensyndrom und Reststickstoff 926.
Nebennierentransplantation und Kochsalzzufuhr 920.

Nebenschilddrüsen, siehe Parathyreoidea.
Nephritis, siehe auch Nierenkrankheiten.
Nephritis und Blutchlorid 443, 479.
— — Blutphosphat 433.
— — Liquorchlorid 508.
— — Liquorphosphat 509.
— — Liquorsulfat 510.
— — — Natriumchloridgabe 908.
Nephrose, siehe auch Nierenkrankheiten.
— und Nitratresorption 427.
— — Tetrathionatvergiftung 368.
Nerv, peripherer — und Anionenwirkung 781 f.
—, —, Anionenwirkung und elektrotonischer Strom 783.
—, —, Bromidwirkung 782.
—, —, Chloridgehalt 546.
—, —, Ferrocyanid 565.
—, —, Fluoressigsäure 784.
—, —, Fluorid und Sauerstoffverbrauch 782.
—, —, kalkfällende Ionen und Sauerstoffverbrauch 782.
—, —, Membranpotential und Anionenwirkung 783.
—, —, Natriumchlorid und Erregbarkeit des 781.
—, —, Phosphat 568, 589.
—, —, Phosphat und Sauerstoffverbrauch 782.
—, —, radioaktives Natrium 529.
—, —, Sulfat und Sauerstoffverbrauch 782.
Nervenendplatte, Natrium 363.
—, Perchlorat 784.
Nervengaswechsel und Ionenantagonismus 783.
Nervensystem und Chloridausscheidung durch die Niere 626.
—, autonomes, und Sulfatgehalt im Blut 449.
—, Vergiftung mit Freon 374.
Neurasthenie und Bromidpermeabilität Plasma/Liquor 513.
Neutralsalze, Beeinflussung von Ionen 112.
Niere und Anionen 248, 823 f.
—, Atmung 246, 248.
— und Bromat 824.
—, Bromidgehalt 552.
— und Chlorat 823 f.
— — Chlorid 477, 823, 894, 897.
— — Chloridretention 446.
—, Chlorid-Histochemie 609.
— und Cyanat 828.
— — Cyclophorasesystem 242.
— — Desoxycorticosteronacetat 923, 924.
— — Ferrocyanid 826.
—, Ferrocyanidgehalt 565.
— und Fluorid 828.
— — Kalium 880 f.
— — Natrium 880 f.
— — Nebenschilddrüse 1031.
— — Osmoregulation, Wassertiere 405.
— — Persulfat 825.
— — Phosphat 826 f.
— — Phosphat, Konzentrierungsvermögen 667.
— — Phosphatbildung 247.

Niere und Phosphatveresterung 670.
— — Phosphit 828.
— — Phospholipide 589.
— — Pyrophosphat 247.
—, radioaktives Chlor 523.
— und Rhodanese 248.
— — Rhodanid 824.
— — Sulfat 566, 824 f.
— — Tetrathionat 825 f.
— — Thiosulfat 825 f.
Nierenausscheidung, Anionen 608 f.
—, Bromat 644.
—, Bromid 631 ff.
—, Calcium 988.
—, Chlorid 405, 608 f.
—, Chlorid bei Infektionen 629 f.
—, — — Kaltblütern 609 f.
—, — — Vögeln 612.
—, — — Warmblütern 612 f.
—, —, Energieverbrauch 617.
—, — nach Natriumchloridzufuhr 621 f.
—, — — Sulfatgabe 657 f.
—, — und Diuretika 630.
—, Clearance-Phosphat 668 f.
—, Chlorid und Harnstoff 620 f.
—, — — innere Sekretion 626 f.
—, — — Narkotika 630.
—, — — Nervensystem 626.
—, — — radioaktive Natriumisotope 630 f.
—, Chlorid/Natrium-Verhältnis 618 f.
—, Chlorat 644.
—, Ferrocyanid 661 f.
—, Jodid 636 f.
—, Kalium 988.
—, Nitrat 644 f.
—, Perchlorat 643 f.
—, Phosphat 664 f., 675 f., 988.
—, —, bei Nierenschädigung 671 f.
—, —, Kaltblüter 664 f.
—, —, Konzentrationsvermögen 667 f.
—, — und Darm 676 f.
—, — — Nierenschwelle 671 f.
—, — — Veresterung 670 f.
—, —, Warmblüter 665 f.
—, — und Zucker 669 f.
—, Pyrophosphat 685 f.
—, Radiophosphor 679 f.
—, Rhodanid 636 f., 641 f.
—, — nach Cyanidzufuhr 641.
—, —, Normalwerte 640 f.
—, Sulfat 647 f., 654 f.
—, —, Gesetze 650 f.
—, —, Kaltblüter 647 f.
—, —, Vögel 648.
—, —, vorherige Veresterung 648 f.
—, —, Warmblüter 648.
—, Sulfit 659.
—, Thiosulfat 659 f.
—, Wasser 405.
Nierenexstirpation und Ödementstehung 498.
— — Phosphatinfusion 442.
— — Transsudatbildung 498.
Nierenfunktion und Nebennierenexstirpation 930.
Nierenfunktionsprobe mit Thiosulfat 661.

Nierenkrankheiten, siehe auch Nephritis, Nephrose.
—, Blutchlorid 479, 936f.
— und Blutphosphat 433, 486.
— — Chloridausscheidung 628f.
— — Nitratresorption 427.
— — Rhodanid 396.
— — Serumsulfatspiegel 449.
Nierenphosphatase, Kinetik 177, 178.
— und Isopropylfluorophosphat 171.
— — Nierenschädigung 671f.
Nierenschwelle, Chlorid 613f.
—, Phosphat 671f., 1031.
Nierenvergiftung, Chlorat 387, 399.
—, Fluorid 373, 1070, 1076.
—, Fluorwasserstoff 375.
—, Jodid 361.
—, Natriumchlorid 379.
—, Persulfat 369.
—, Phosphat 363.
—, Phosphit 354.
—, Rhodanid 383.
—, Sulfat 366.
—, Sulfit 367.
—, Tetrathionat 368.
Nicotinwirkung bei Fluorphosphatvergiftung 375.
Nitrat Abhängigkeit der Reduktion von C_H 266.
Nitrate, Acylierung von Glucose und Cellulose 163.
Nitratassimilation 227, 319f.
Nitrataufnahme, Frosch 406.
—, Kaninchendarm 418.
—, Mensch 427.
— und Temperaturabhängigkeit 312.
Nitrat, Ausscheidung 644.
—, —, Milch 702.
—, —, Niere 644f.
—, —, Speichel 689.
—, Bildung durch Bodenbakterien 271, 272.
—, Blut 427, 458.
Nitrate, Chemie 40f.
Nitrat, Chloratentgiftung bei Pflanzen 348.
—, Diffusion 310.
—, diuretischer Effekt 646.
—, Erythrocytenpermeation 482, 483.
Natriumnitrat, fällungshemmende Wirkung 166.
Nitrat, Gärhemmung 211.
—, Gegengiftwirkung 1097.
—, Gewebe 565.
—, Giftwirkung, Fisch 358.
—, —, Mensch 399f.
—, —, Rind 388f.
—, —, Warmblüter 388f.
—, Hemmung der Stickstoffixation 271, 320.
—, Hypochlorämie, verstärkte Rückresorption bei — 646.
—, Katalasehemmung 256.
—, Komplexbildung 76.
—, Liquor 513f.
—, oxydative Eigenschaften 164.
—, Permeabilitätssenkung im Wurzelgewebe durch — 304.

Nitratreduktion durch Bakterien 263f., 264, 265.
— und Calcium, Pflanze 322.
— — Hefe 227.
— durch Pflanzenpreßsäfte 226.
— in der Leber 246.
— und p_H 227.
—, Zwischenprodukte, Pflanze 322.
Nitratspeicherung, Algen 308, 310.
Nitratwanderung in Pflanzen 319f.
Nitrat, Wirkung auf Bakterien 290, 291f., 299.
—, — — Blutdruck 745.
—, — — die Chloridsekretion, Darm 417, 418.
—, — — Gefäße, isolierte 733.
—, — — Herz, isoliertes 723.
—, — — Hitzekoagulation bei Infusorien 295.
—, — — Pilze 299.
—, — — Stoffwechsel 843.
—, — — Zentralnervensystem 769.
—, Vorkommen 3.
— und Alkoholbildung 227.
— — Ammoniakstickstoff, Verhältnis in Pflanzen 321.
— — Amylase 185.
— — antidiuretischer Effekt, Hypophyse 647.
— — Bakterienstoffwechsel 267.
— — Blausäurevergiftung 1097.
— — Einzellerstoffwechsel 262f.
— — Hypochlorämie 903.
— — Löslichkeitsprodukte verschiedener Calciumsalze 60.
— — Malat, Leber 246.
— — Methämoglobinbildung 644, 711.
— — Muskelatmung 238.
— — Pflanzeneiweiß 324, 325.
— — Pflanzenstoffwechsel 324.
— — Rohrzuckerinversion 163.
— — Schwefelbakterien 275.
— — Schwefelwasserstoffvergiftung 1097.
— — Sulfat, Leber 246.
— — -Permeabilität 646.
— — Transsudate 502.
Nitratase 201.
Nitrile, Entgiftung über SCN 641.
—, Rhodanidbildung aus — 458.
—, Zufuhr und Blutrhodanid 460.
Nitrifikation und Rhodanid 289.
Nitrit, Wirkung auf Bakterien 290.
—, — — die Rhodanbildung 460.
Normalwerte, Blutbromid 451f.
—, Bromidausscheidung 631f.
—, Bromid in den Geweben 547f.
—, Chlorid in Geweben 523f.
— des Fluorids in den Geweben 597f.
— der Rhodanidausscheidung durch die Niere 640f.
Novocain und Anionenwirkung 784.
Nucleine, radioaktives Phosphat in — 591.
Nucleoproteide der Nebenniere und Radiophosphor 258.
— — Phosphoraufnahme in Leukocyten 489

O.

Oberflächenanreicherung und Giftigkeit 358.
Oberflächenspannung und Peptisation 146.
Octansäure und Fettsäureoxydierung durch Phosphat 240.
Octansäureoxydation, Hemmung durch Fluorid 242.
Octansäureverbrennung und Phosphatveresterung 241.
Ödem und Anionen 498f., 602f.
— — Bromidresorption 426.
— — Chlorid 379, 479, 498f., 626.
—, Chloridverteilung in extracellulären Räumen bei — 607.
—, und extracelluläre Räume 606.
— — Muskelchlorid 542.
— — Natrium/Chlorid-Verhältnis 446.
— — Rhodanidverteilung in extracellulären Räumen 607.
Ödementstehung, experimentelle 498.
Oleat und Kationenpermeabilität der Erythrocyten 466.
Olivenöl und Blutphosphat 441.
Ölsäure, Resorption im Darm bei Rachitis 991.
—, Umwandlung in Elaidinsäure 163.
Operationstrauma und Blutbromgehalt 455.
— — Blutchloridgehalt 479.
Opsonischer Index des Blutes und Phosphatmangel 997.
Optische Eigenschaften, Gele 159f.
Osmose und Erythrocytenpermeabilität 462.
— — Mitochondrien 241.
Osmotischer Druck im Blut nach Natriumchloridinjektion 448.
— — — Plasma und Erythrocyten 463.
— — und Blutmenge 734f.
— — — Chloridresorption, (Darm) 415.
— — — Gelatine-Quellung in verschiedenen Salzlösungen 156.
— — — Jodidvergiftung 360.
— — — Quellung 155.
— — — Rhodanidvergiftung 360.
— — — Spermien-Beweglichkeit 259.
— — — Sulfatpermeation, Blut 485.
Osmoregulation bei Kaltblütern 406, 407, 408.
Osteomalacie und Calcium/Phosphor-Quotient 1029f.
— — Gravidität 1029.
— — Kochsalzzulage 888.
— — Vitamin D 1030.
Osteophagie 1017, 1018.
Osteoporose 428.
— und Calcium-Phosphorquotient 964, 965.
— — Rhodanid 397, 847.
Ostitis fibrosa, Phosphatresorption 431.
Östradiolpropionat, Phosphatumsatzes im Knochen 580.
Ovalbumin, Ausbreitungsdruck auf Salzlösungen 146.
Ovarien, Perchloratverteilung 563f.
—, Phosphat und Schwangerschaft 582.
Oxalacetat, Reduktion, Phosphat 232.
—, Sauerstoffverbrauch der Niere 246.
Oxalessigsäure, Wasserstoffacceptor 236.

Oxalat, Hemmung der biologischen Hämolyse 256.
— und Fluoridwirkung 465.
—, Rachitis 960.
—, Sauerstoffverbrauch des Nerven 782.
—, Vergiftung und Muskulatur 353.
— und Phosphatase 178.
Oxalsäurebildung, Hemmung durch Fluorid, Erythrocyten 256.
Oxydierende Anionen und Backfähigkeit der Getreide 192, 193.
Organische Körper und Komplexverbindungen 79f.
Organismen, Vorkommen anorganischer Anionen in — 4f.
Organismus, Blutmenge nach Anionenzufuhr im — 734f.
—, Chloridüberschuß im — 877f.
—, Chloridmangel 877f.
Organe, Beeinflussung durch Anionen 706f.
Organaktivität und Phosphataufnahme 582.
Organbreie 229f.
Organeiweiß und Rhodanid 563.
Organextrakte, Beschleunigung der SCN-Bildung durch — 641.
Organschädigung und Chloridgehalt 533.
— bei Sulfitvergiftung 367.
Organspezialisierung und Chloridgehalt 524.
— und Phosphat 571.
Organstoffwechsel und Kochsalzverteilung 546.
Organsysteme, Anionenwirkung auf —, Übersicht 869f.
Oxydationen, fermentative 197f.
Oxydation und Phosphat 165.
— — —, Fett- und Bindegewebe 259.
— von Polysulfiden durch Einzeller 273.
— — Sulfit, Reaktion mit organischen Substanzen 28f.
— — Thiosulfat im Chorion 261.
Oxydationsmessungen in Hefepreßsaft 214.
Oxydationsmittel und Amylase 186, 188.
—, Hemmung der Kohlensäureanhydrase 189.
Oxydationspotential, geringes bei Jodid 161.
Oxydationspotentiale der Anionen 102f.
— — Halogene 102, 104.
— und Molekülgröße 102.
Oxydationsreaktionen, Anionen 164f.

P.

Pagetsche Krankheit und Fluorid 1036.
Paralyse, Liquorchlorid 508.
—, Liquorphosphat 509.
—, Bromidpermeabilität Plasma/Liquor 513.
Pankreas und Anionen 820.
Pankreascarboxypeptidase 194.
Pankreas und Fluorid 257.
—, höhere Tiere 257.
— und Phosphat 257.
— — Rhodanid 257.
Pankreasbrei, Phosphatfreisetzung durch Rhodanid 257.
Pankreasproteinase und Blutlaugensalz 191.

Pankreasrhodanese 257.
Pankreassaft, Anionenausscheidung 698f.
—, Phosphatausscheidung 683.
Pankreassaftentzug beim Hund 938.
Pantothensäure, Freisetzung durch Leberextrakt aus Coenzym II 243.
Papain 191, 192.
Paratyphusbakterien und Hypochlorid 293.
—, Schwefelwasserstoffbildung 278.
Parathormon und Berylliumcarbonat, Hunderachitis 1008.
— — Blutphosphat 441, 826.
— — Fluoridvergiftung 370.
— — Phosphatausscheidung 672.
— — -Lilly und Phosphatresorption aus dem Darm 421.
— — und Phosphatvergiftung, Meerschweinchen 363.
— bei Rachitis, Ratte 993f.
— und Radiophosphor 578.
— — Radiophosphorausscheidung 680.
— — -überdosierung, Knochenveränderungen nach — 993.
Parathyreoidea und Blutphosphat 433.
— — Calciumausscheidung 673.
— — Fluoridvergiftung 373, 859, 1067f.
— — Phosphatgabe 673.
— — Phosphatnierenschwelle 1031.
— — Phosphatstoffwechsel 1031.
— — Rachitis 1031.
— — Rattenrachitis 991f.
— — -Exstirpation, Bromid 381, 762, 768.
— —, Calcium-Phosphor-Quotient 1008.
— — und Plasmacalcium bei Rachitis 990.
— —, Schwangerschaft 992.
— —, Tetanie 777.
— —, Vitamin D und Mineralretention 992.
Parathyreoidextrakt und Blutcalcium 434.
— — Blutphosphat 434.
Parathyreoidextraktgabe zur Mobilisierung endogenen Phosphats 971, 972.
Pectinesterase und Regeneration von Pflanzenesterasen 345.
Pellagra und Kochsalzgabe 935.
Pentathionat, Giftwirkung auf Warmblüter 369.
—, Stoffwechselwirkung 850.
Penicillin und Caries 1042.
—, radioaktives 280.
Penicillinbildung und Stickstoffquelle 280.
Pentathionat und Bactericidie 303.
—, Vergiftung 369.
Pepsin, Anionenwirkung auf — 190.
Peptisation 144f.
— und Koazervation 144.
— — Oberflächenspannung 146.
—, Permeabilitätserhöhung an Zellmembranen bei — 125.
— — Quellung 144.
— — Viscosität 151.
— — Wärmebewegung 145.
Perchlorat, Ausscheidung 643f.
— und Atemwege 756f.
—, Bactericidie 297f.
— und Blut 563.

Perchlorat und Blutdruck 744.
— -Vergiftung, Blutegel 353.
—, Calcium-Antagonismus 788, 789.
—, Acylierung von Cellulose und Glucose 163.
— und Einzeller 272.
— — Erythrocytenmembran 483.
— — Erythrocytenstromata 148.
— — Gelatinelöslichkeit 148.
— im Gewebe 563f.
— und Glaskörperlöslichkeit 148.
— — Herz 744.
— — —, isoliertes 724f.
—, Giftwirkung 385, 397.
—, — auf Kaltblüter 357, 384.
—, — — Warmblüter 384f.
—, — — Wirbeltiere 357.
—, Kalium-Synergismus 788.
— und Keimung von Samen 348.
— — Komplexbildung 76.
— — Leberstruktur 148.
— — Lunge 756.
—, Magenresorption 413.
— und Muskel 787f., 810.
— — —, isolierter 787.
— — Nebenniere 563.
— — Nervenendplatten 784.
— — Ovar 563.
— — Pflanzenstoffwechsel 348.
— — Rohrzuckerinversion 163.
— — Uterus 810.
—, Vorkommen 3.
— und Wasserstoffsuperoxyd 165.
—, Wirkungen 874.
— und Zentralnervensystem 769f.
Perchloratvergiftung, Fisch 357.
—, Frosch 357, 384.
—, Hund 385.
—, Kaninchen 384.
—, Maus 384.
—, Mechanismus 359.
—, Meerschweinchen 384.
—, Ratte 384.
Permeabilität, asymmetrische 128.
—, Cornea 410, 411.
—, Darmwand 818.
—, Dottermembran und Anionen 127.
—, Erythrocyten 461f.
— und Fluorid 217.
—, gerichtete 127, 128.
—, Haut, Frosch 408.
—, Haut, Mensch 410.
—, pflanzliche Gewebe 304f.
— und Phosphat 215, 818.
—, Rhodanid 562.
—, selektive des Darms 129.
— und Stofftransport 129.
— — Zellmembran 125.
Permeabilitätserhöhung an Zellmembranen 125.
Permeabilitätskoeffizient Plasma/Liquor, Bromid 513.
Permeabilitätsreihe und Giftigkeit 358.
Permeationsgeschwindigkeit, Augenkammerwasserschranke 521.
—, Blutbrom 481.

Permeationsgeschwindigkeit, Blutnitrat 482.
— im Blut, Temperaturkoeffzient 475.
— der Phosphate, Erythrocyten 486.
Perosis beim Huhn 1012f.
Peroxydase 197f.
Peroxydasebestimmung, Blut 256.
Peroxydasegehalt der Pflanze und Phosphat 331.
Persulfat und Arginase 195.
— — Atemwege 757.
Persulfatwirkung und Atmung 755.
Persulfat und Bactericidie 293.
—, Bestimmung 34.
—, Giftwirkung 404.
—, — auf Warmblüter 369.
— und Jodid-Oxydation 164.
— — Leber 822f.
— — Lunge 757.
— — Met-Hämoglobinbildung 711.
— — Niere 825.
— — Stoffwechsel 850.
— — Zentralnervensystem 774.
Peyersche Haufen bei Fluoridvergiftung 372.
Pferd, Blutbromgehalt 452.
—, Blutfluorid 451.
—, Blutphosphat 431, 432.
—, Blutsulfat 449.
Pflanzen, Bromidaufnahme 407.
—, Bromidgehalt 339, 340, 341.
—, Chloridaufnahme 407.
—, Chloridgehalt 339, 340, 341.
— und Chlorat 349.
—, Citronensäurebildung bei Stickstoffernährung und Phosphat 283.
—, Fermentsysteme 206f.
—, Ionenablagerung 315f.
—, Ionenwanderung 315f.
—, Rhodanidgehalt 345.
—, Sulfatschädigung 335.
—, Verhältnis von NH_4-und NO_3-Stickstoff in — 321.
—, Wassergehalt 339, 340, 341.
Pflanzeneiweiß und Nitrat 324, 325.
Pflanzenfresser, Phosphatausscheidung 676.
Pflanzenglykoside, Rhodanidbildung aus — 458.
Pflanzenpreßsäfte, Nitratreduktion 226.
Pflanzenstoffwechsel und Nitrat 324.
Pflanzenwachstum und Phosphat 329.
Pflanzenzellen, Sauerstoff- und Anionenaufnahme 311.
Phagocytose und Anionenwirkung 717.
Phasenpotentiale an gespannter Froschhaut und NaCl-Konzentrationen 408.
Phenolase und Halogene 199.
Phenolausscheidung als Diagnostikum der Benzolgefährdung 648.
Phenolphthaleinphosphat zur Phosphatasebestimmung 176.
β-Phenyläthylamin-Oxydation, Hemmung durch Pyrophosphat 242.
Phenylhydrazin-Fluoracetat, Vergiftung 377.
Phloridzin, Fluorid und Phosphatfreisetzung aus — 243.
— und Glucoseverbrauch der Niere 247.

Phosphagen und Muskulatur 231.
— — Muskelenergie 229.
— — Herzmuskel 239.
Phosphagen-Adenylsäuresystem und Fluorid 236, 237.
Phosphagenbildung und Phosphatausscheidung 666.
Phosphat, siehe auch Radiophosphor.
— und Adenylpyrophosphorsäure 230.
— — Aminosäuren-Glucose-Reaktion 163.
— — Ammoniakbildung 231.
— — Ammoniumausscheidung 674.
— in Amnionflüssigkeit 522.
— und Amylase 187.
— — Aneurinpyrophosphat 249.
— — A-Protein 223.
— — Asparagin 196.
— — Assimilation 322, 326f.
— — Atemwege 757.
— — Atmung 755.
— — Augenkammerwasserschranke 520.
—, Bactericidie 302f.
— und Bakterien 284.
— — Benzoylargininamidase 240.
— — Bleivergiftung 1104.
— im Blut 253f., 427f., 430f.
— im Blut und Adrenalin 855.
— — — und Calcium 434.
— — —, filtrierbares und unfiltrierbares — 440.
— — —, nach Epinephrektomie 443.
— — —, nach Gabe 487, 488.
— — — nach Hormongabe 433.
— — — — Hypophysenexstirpation 432.
— — — und Insulin 856.
— — —, Normalverteilung 486.
— — — und Pituitrin 855.
— — —, Plasma/Erythrocyten-Quotient 487.
— — — und radioaktiver Phosphor 427.
— — —, Schwankungen 433f.
— — —, Tiere 431, 432.
— — —, Verteilung 441f, 485, 487, 488.
— — — und Zuckerstich 855.
— und Blutbildung 941f.
— — Blutdruck 746.
— — Blutzucker 441f., 570, 799, 853f., 858.
— — Calcium 362, 434f., 851, 942. (siehe auch Phosphor-Calcium-Quotient).
— — Calciumausscheidung 678.
— — Calcium-Löslichkeit 69.
— in Cantharidinblasen 501.
— und Carbohydrasen 187.
—, Chemie 44f.
— und Chloridausscheidung 417.
— — Cholinesterbildung im Hirn 250.
— — Chromatvergiftung 1104.
—, Clearance 651, 668, 669.
— und Darm 417, 988.
— — Dehydrasen 201, 202.
— — Diphtherieheilserum 1104.
—, Einstellungsgeschwindigkeit 502.
— und Eisen 941f.
— — Enolase 222.
—, Entgiftungsgeschwindigkeit 364.

Phosphat zur Erythrocytenmarkierung für Blutmengenmessung 488, 489.
— und Fettsäuredehydrierung 240.
— — Flockung von Toxin-Antitoxinmischungen 137.
— — Fluorid 5.
— — — bei Gärung 216.
— — Gasstoffwechsel 852f.
—, Gegengiftwirkung 1104f.
— und Geschmacksqualitäten 779.
— — Gewebe 568f.
— — Gewebeatmung 258.
— — Gewebsstoffwechsel 259.
— — Glucoseoxydation 164.
— — Glutaminbildung 241.
— — β-Glycerophosphat 178.
— — Glykogenveresterung 230.
— — Glykolyse 253ff.
— — Glyoxalase 206, 242.
— — Hämolyse 253, 254, 714.
— — Harnstoffsynthese im Arginin-Arginase-System 241.
— — Hefe 215.
— — Hefeferment 206f.
— — Hirnstoffwechsel 248, 249, 250.
— — Herz 746.
— —, isoliertes 726f.
— — Herzmuskel, Atmung 239.
— — Hirnstoffwechsel 249.
— — Hoden 258.
— — innere Sekretion 258.
— — Inosinspaltung 241.
— — Insulin 241.
— — Kalium 353.
— — Capillaren 751.
—, katalytischer Koeffizient 163.
— und Knochenbildung 942f.
— — Knochenheilung 1003f.
— — Kohlenhydratstoffwechsel 852f.
—, Kohlensäureanhydrasehemmung 189.
— und Kolloide 472.
—, kolloidales Kalk- und Calcium/Phosphor-Quotient 989.
— und Komplexbildung 79.
—, Komponenten seiner Wirksamkeit 776.
— in Kuhmilch und Tyroxin 1022.
— und Leber 239f., 428, 570.
— — Leberatmung 240.
— — Leberautolyse 241.
—, Leberextrakt und Coenzym II 243.
— und Leberlecithin 488.
— — Leberlipoide 239.
— aus Lecithin 588.
— und Lipasen 173.
— — Liquor 507f.
Phosphat und Lunge 757.
— — Lymphe 491.
— — Metallkatalyse der Thioglykoloxydation 168.
— — Methämoglobinbildung 254.
— — Milchsäurebildung 231, 234, 249.
— — Muskel 229f., 568, 798f., 816.
— — Muskelarbeit 800f.
— — Muskelcocymase 230.
— — Muskelglykogen 570.

Phosphat im Muskel, Transport 230.
—, Nahrungs-, Verwertung 420, 421, 953, 993, 1022f.
— und Nebenschilddrüse 673, 971, 972, 1031.
— — Nerven 568.
— — —, Sauerstoffverbrauch 782.
— — Niere 826f.
— — Nierenschwelle 667, 671, 674, 1031.
— in normalen Flüssigkeiten niederer Tiere 501.
— und organische Substanzen 46.
— — Organstoffwechsel 571.
— im Ovar und Schwangerschaft 582.
— und Oxalessigsäure 232.
— — Pankreasstoffwechsel 257.
— — Pflanzenamylase 331.
— — Pflanzenbelichtung 330.
— — Pflanzendiastase 331.
— — Pflanzenfermente 330.
— — Pflanzenperoxydasen 331.
— — Pflanzenstoffwechsel 330f.
Phosphat und Pflanzenwachstum 328f.
— aus Phloridzin und Fluorid 243.
— und Phosphatasen 176, 177, 182, 944f.
— im Plasma und Diät 1014.
— — — — Rachitis 965.
Phosphat im Plasma und Zuckergabe 486.
— und Plasmacalcium 776.
— — Preßsäfte, desorganisierte 210, 211.
— — psychophysischer Test 778.
— — Pyruviatoxydation 239.
—, radioaktives siehe radioaktives Phosphat
—, Resorptionsgeschwindigkeit, Organe 576.
— und Retina-Glykolyse 260.
— — Rhodanidkontraktur 793.
—, Rückresorption 665.
— und Saponinhämolyse 254.
— — Sauerstoffverbrauch der Pflanze 331.
— — Säuglingsspasmophilie 778.
— — Säurebasen-Haushalt 852, 948.
— — Schwefelbakterien 275.
— — Serum 433.
— — —, Tier 432.
— — Speichel 257, 779.
—, Stickstoffernährung und Citronensäurebildung bei Pflanzen 283.
— und Stickstoff-Stoffwechsel 241.
— — Stoffwechsel 850f.
— — — im defibrinierten Blut 256.
— — Sulfatase 182.
Phosphate, toxische Wirkung, siehe Phosphatvergiftung.
Phosphat und Tetanie 362.
— — Transsudate 501f.
— — Tumor-Atmung 261.
— — Vitamin D 674, 949, 988, 1003.
—, Vorkommen 2.
—, — im Organismus 6.
— und Wachstum 868.
—, Wirkungen 874.
— und Zentralnervensystem 248f., 775f.
— — Cymasesystem 206.
Phosphatasen 174f., 223.
Phosphatase und Beryllium 1004.
—, Bestimmung 176.

Phosphatase, Bor als Coferment der — 182.
—, Blut- 179, 989.
— und Fluorid 178, 179, 181, 182, 244, 1047, 1061.
— — Kinetik 177, 178.
— — Knochenheilung 999.
— — Magnesium 177.
— — Metalle 181.
—, Nieren- 177, 178.
— und Phosphat 176, 177, 182, 944f.
— — Phosphatstoffwechsel beim Menschen 419, 1023f.
— — Rachitis 999, 1002.
— — Skeletterkrankungen 1025.
—, synthetische Eigenschaft 1047.
— und Toluol 210.
— — Verknöcherung 944, 945.
—, Wirkungsmechanismus 174f.
— und Vitamin C 181.
— — Vitamin D 989.
Phosphatausscheidung 664ff., 681.
— und Anionen 674.
— — Arbeit 666.
— — Chlorid 894.
—, Darm 420, 988.
—, Darmsaft 684.
—, Darmschleim 681.
—, Fleischfresser 676.
—, Galle 683.
— bei Hunger 666.
— — Hyperventilation 665.
— und Ketonurie 666.
—, Leber 570.
—, Magensaft 683.
— bei Malaria 666.
— und Methionin 674.
—, Milch 684f.
— und Nebennierenexstirpation 674.
—, Niere 670f., 988.
—, —, Clearance-Test 668f.
—, —, und Darm 676f.
—, —, Kaltblüter 664f.
—, —, Konzentrationsvermögen 667f.
—, — bei Nierenschädigung 671f.
—, —, quantitative 675f.
—, —, Schwelle 671f.
—, — und Veresterung 670f.
—, —, Warmblüter 665f.
—, — und Zucker 669f.
—, Pankreas 683.
—, Pflanzenfresser 676.
— und Phosphagenbildung 666.
— — Phosphorsäureester 666.
— — Plasmaphosphatkonzentration 668.
— — radioaktive Phospholipide 680.
— — Säure-Basenhaushalt 667.
—, Schweiß 666, 684.
—, Speichel 682f.
— und Stoffwechsellage 665.
— — Threonin 674.
— — Vitamin D 666, 1002.
— — Zucker 669.
Phosphatbedarf und Lebensalter 1024.
—, normaler 1024f.
Phosphatbildung, Niere 247.

Phosphatese 213.
Phosphatfreisetzung, Pankreasbrei, Rhodanid 257.
Phosphatfunktion, Nachweis durch Fluorescenz 213.
Phosphatgabe und Blutphosphat 487, 488.
—, kurzdauernde 801.
—, langdauernde 802.
Phosphatgehalt, Getreide 951.
Phosphatester, Blut 253, 474.
—, Darm 419.
—, Konstitution 236.
—, Niere 670f.
— und Octansäureverbrennung 241.
— — Phosphatausscheidung 666.
Phosphatid in Erythrocytenmembran 465.
Phosphatidbildung, Milchdrüse 589.
Phosphatmangel 940f., 967.
—, Pflanzen 331f.
—, Tiere 353, 1009.
Phosphat-Mangeldiät und Steinbildung 676.
Phosphatpermeation 215.
— und Blutchlorid 486.
—, Capillaren 491f.
—, Darm 124.
—, Erythrocyten 253, 483, 485f.
— und Fermente 488.
—, Geschwindigkeit 465, 483.
—, Placenta 497.
—, Zelle 207, 208.
Phosphatresorption 430.
—, Darm 419f., 818f., 1005.
—, Haut 410.
—, Hund 412, 428.
—, isolierte Froschhaut 408.
—, Kaninchen 410, 428.
—, Knochen 568.
—, Leukocyten 489.
— und Nahrung 420, 421, 428, 953, 1022f, 1031.
— — Nebennierenhormon 1031.
—, Nerven 589.
— und Organaktivität 582.
— bei Ostitis fibrosa 431.
—, Pflanze 319, 328.
—, — und Boden 99.
— und Phytinphosphat 953.
— — Rachitis 420, 430, 987, 1005.
—, Ratte 410, 427.
—, bei Rattenrachitis 981f.
—, Schaf 430.
—, Schwein 427.
— und Sulfid 427.
— — Vitamin D 428, 1027.
Phosphatretention 1023f.
—, Leber 428.
Phosphatstein = Rockphosphate.
Phosphatstoffwechsel 1022f.
—, Affe 1022.
— und Akromegalie 1032.
—, Einzeller 281f.
—, Huhn 1008f.
—, Hund 1004f.
— und Jahreszeit 1024.
—, Kaninchen 1000.

Phosphatstoffwechsel, Knochen und Östradiolpropionat 580.
— und Knochenheilung 1032f.
— — Lactation, Rind 1021.
— — Legetätigkeit beim Huhn 1009.
— — Magnesium 1013.
—, Meerschweinchen 999f.
— und Nahrungswahl 948f.
— — Nebenschilddrüsen 1031.
— — Osteomalacie 1029f.
—, Pflanzen 317f.
— und Phosphatase 1025f.
— — Polysaccharide 222.
— — Rachitis 949f., 1025f.
— — —, Huhn 1009f.
— — —, Ratte 959f., 967f.
—, Rind 1018f.
—, Schaf 1016f.
—, Schwein 1013f.
— und Vitamin B_1 223.
— — Vitamin D 1027f.
— — weißer Phosphor 947.
— — Zahncaries 1028f.
Phosphatüberschuß 940f.
— in Diät 370.
Phosphatvergiftung 353, 361, 363, 364, 365, 390.
—, Acidität 363, 364, 365.
— und Applikationsart 363, 364.
—, Blutdruck 365, 366.
— und Calcium 363, 364, 365.
—, Calciumspiegel 362.
—, Frosch 353.
—, Herz 366.
—, Histologie 363.
—, Hund 362, 365.
—, Infusionsversuche 364.
—, Injektionsversuche 363.
—, Kaltblüter 353f.
—, Kaninchen 362, 363, 365.
—, Letaldosis 363, 364, 365.
—, Maus 365.
—, Meerschweinchen 363.
—, Nierenschädigung 363.
—, Ratte 363.
—, Warmblüter 361f.
—, Wirbeltiere 353f.
—, Tetanie 363, 364, 775.
Phosphatverlust und Glykogen 235.
Phosphit 46.
—, Giftigkeit 354.
— und isoliertes Herz 731.
— — Capillaren 751.
—, katalytischer Koeffizient 163.
—, Leber 822f.
—, Letaldisis 366.
— und Muskulatur 805, 816.
—, Niere 828.
— und Pflanzen 319.
— — Rachitis 959.
— — Zentranervensystem 780.
Phosphitvergiftung, Frosch 354.
—, Warmblüter 366.
Phosphobrenztraubensäure, Dephosphorylierung 223.

Phosphobrenztraubensäure und Fluorid 222.
— — Muskulatur 231.
Phosphofluorase 172.
Phosphoglucomutase und Fluorid 222.
Phosphogluconsäure und Fluorid 220.
Phospholipide in Organen 588, 589.
—, Tumor- und Radiophosphor 594.
Phosphor, anorganischer und Vitamin D 1002.
Phosphor/Calcium-Ausscheidung in Kot und Urin bei Rachitis 988.
Phosphor/Calcium-Gehalt der Diät und Zahncaries 950.
— — Quotient 434f., 1000.
— — — und Fluorid 1059.
— — — — Knochen 961.
— — — — kolloidales Kalkphosphat 989.
— — — — Nebenschilddrüsenexstirpation 1008.
— — — — Osteoporose 964, 965.
— — — — bei Rachitis 1005.
— — — —, Tetanie 1001.
— — — —, Tiere 1000.
— — — — und Vitamin D 949, 989.
Phosphor, weißer und Phosphathaushalt 947.
Phosphormengen, kleinste, bei Rattenrachitis 967f.
Phosphorverbindungen, Dissoziationskonstanten 106.
Phosphorverbindungen und Rattenrachitis 956f.
—, Verwertbarkeit in der Pflanze 329.
Phosphorylase 213, 214.
— und Fluorid 244.
— beim Glykogenabbau 231.
—, Corische- und Fluorid 244.
Phosphorylasesystem, Leber 241.
Physikalische Chemie der Anionen 83f.
Physostigmin, Fermentschutz 170.
Physostigminwirkung bei Fluorphosphatvergiftung 375.
Phytin, Ausnutzung im Organismus 955.
— und Calcium-Resorptionshemmung 954.
—, chemische Eigenschaften 952.
—, rachitogene Wirkung 955.
—, Resorption im Darm 419, 420.
Phytinphosphat, Assimilation und Bakterien 982.
— in der Nahrung 950f.
— und Phosphorassimilation 953.
Pica beim Schaf 1017, 1018.
— — Rind 1119.
Pigmentverlust, Rattenzahn 1046, 1063.
Pikrotoxin-Bromid-Antagonismus 767.
Pikrotoxinvergiftung, Analogie zu Cyanatvergiftung 357.
Pilze, Bromgehalt 341.
—, Chloridgehalt 341.
— und Natriumchlorid 301.
—, Salzempfindlichkeit 299.
—, Schwefelassimilation 278.
—, Sulfatreduktion, Verlust durch Mutation 280.
Pilzwachstum und Thiosulfat 281.
Pituitrin und Blutphosphat 855.

Placenta, Fluoridaufnahme durch 1046, 1058, 1085.
—, Ionenpermeation 497.
—, radioaktives Natrium 529.
—, Radiophosphor bei rachitogener Diät 974.
Plasma, siehe auch Blut.
— und Zelle, Konzentrationsdifferenz 461.
Plasmaquellung und Anionen 307.
Plasmaverlust und Glucose 901.
Pasmaviscosität, Zelle und Narkotica 305.
Plasmolyse 305f.
Pneumonie und Blutchlorid 479.
— — Chloridausscheidung 629.
Polierrotinjektion und Blutchlorid 447.
Polycythämie und radioaktives Phosphat 572.
Polyhydrole und Rhodanid 146.
Polypeptidasen, Aktivatoren der — 192.
Polyphenoloxydasen, Kupferwirkung in — 199.
Polyploidie, Erzeugung durch organische Fluorverbindungen 307.
Polysaccharide, Phosphorylierung der — 222.
Polysulfide und Heilschlamm 273.
—, Oxydation durch Einzeller 273.
— und Thermalwasser 273.
Polythionate, Nachweis 35.
—, Gegengiftwirkung 1104.
— und Stoffwechsel 849f.
Polythionsäuren, Chemie 26, 27.
— in Heilquellen 4.
Porentheorie der Capillarwandpermeation 494.
ζ-Potential und Bakterien 289.
— — hydrophobe Ionen 134.
—, Ionen 105f.
— und Stabilität von Kolloiden 105.
— — Vicosität 149.
Potentialbildung an gespannter Froschhaut und Kochsalzkonzentration 408.
Potentialdifferenz in der Haut und Cyanid 410.
Potentialdifferenzen und Lebensprozesse 126.
Präödem und extracelluläre Räume 554.
Prärachitis 974.
Preßsäfte 206ff.
Propylalkohol und Rhodanidtransport 408.
—, Sol-Sensibilisierung 141.
Propylthiouracil, Schilddrüse 563.
Proteine, siehe auch Eiweiße.
Protein, A-Phosphatübertragung durch — 223.
—, markiert mit radioaktivem Phosphat 578.
—, Mehl-, Extraktion durch Salze 147.
Proteinasen 191f.
Pseudocholinesterase des Plasmas bei Fluorphosphatvergiftung, Ratte 376.
—, spezifische Hemmung 171.
Psychophysischer Test und Phosphat 778.
Psychosen und Bromidpermeabilität Plasma/Liquor 513.
Purpurbakterien und Schwefelstoffwechsel 276.
Pylorusstenose und Blutchlorid 479, 938.
— — Blutphosphat 487.
— — Reststickstoff 938.

Pylorusligatur, experimentelle 898, 899, 905, 906.
Pyocyanin als Oxydationsmittel 224.
—, Oxydationsprozeß im Blut 254.
— und Sauerstoffverbrauch, Niere 246.
Psychosen, vgl. Geisteskrankheiten.
Pyrophosphat und Alloxansäuremechanismus 242.
—, Ausscheidung in Milch 685.
—, —, Niere 685f.
—, Auswaschwirkung 97.
—, Autokatalysehemmung 166.
— und Autolyse 242.
— — Avitaminose B_1 1032.
—, Bestimmung 55.
— im Blut 442f.
— und Blutdruck 746.
— — Dehydrasen 203.
—, Eisenkatalysehemmung 167.
— als Eisenkomplexbildner 166.
—, embatischer Effekt 115.
— und Gewebeatmung 258.
—, Giftwirkung 365f.
— und Heferment 215f.
— — Hyperemesis gravidarum 1032.
—, Inolasehemmung 215.
— und isoliertes Herz 728f.
—, Isolierung aus Rattenleber-dispersion 242.
—, katalytischer Koeffizient 163.
— und Katatorulineffekt 250.
—, Komplexbildung 79.
— und Leberatmung 242.
—, Letaldosis 365.
—, Markierung durch Radiophosphor 858.
— und Muskulatur 232f, 804f.
—, Muskelbrei, Spaltung im — 232.
—, Nachweis in den Geweben 569.
— und Niere 247.
—, Pankreascarboxypeptidase-Hemmung 194.
—, β-Phenyläthylamin-Oxydationhemmung 242.
—, Phosphatasewirkung auf — 175f.
— und Phosphorylierung 232.
—, Pyrrol-Methämoglobin-Katalyse-Hemmung 242.
— und rachitogene Diät 993.
—, Redoxpotential 166.
—, Resorption, Pflanzen 319.
—, —, bei verschiedenen Applikationsarten 442, 443.
— und Retina 260.
— — Sauerstoffaufnahme, Hirn 250.
— — Stoffwechsel 857f.
Pyrophosphat und Tetanustoxin 46.
— — thermolabiler Faktor aus Leber 226.
— — Tumoratmung 261.
—, Tyramin-Oxydations-Hemmung 242.
—, Vorkommen 2.
Pyrophosphatwirkung und Wasserstoffionenkonzentration, Hirn 250.
Pyrophosphat und Zentralnervensystem 250f., 779.
—, —, Zymohexasehemmung 215.
Pyrophosphatase 175, 213, 215.

Pyrrol-Methämoglobin-Katalyse, Hemmung durch Anionen 242.
Pyruvat, sulfitbildendes — im Hirn 252.
Pyruviatoxydation und anorganische Phosphate 239.

Q.

Quellung, Agar-Agar und calciumfällende Anionen 154.
—, Anionen- und Denaturierungsmittel 154.
—, Definition 153.
—, Gele 152f.
—, Haut und Anionen 154.
—, Mechanismus 155.
—, Laugen- 156.
—, Stärke und Anionen 154.
— strukturierter Quellkörper 158.
—, Zellulose- 156.
— des Plasmas und Anionen 307.
— und Gewebsstruktur 157.
— — Hysteresis 153.
— — osmotischer Druck 155.
— — Peptisation 144.
— — Temperaturerhöhung 154.
Quellungsgeschwindigkeit von Gelen und Anisotropie 159.
Quellungsreihe und Giftigkeit 358.
Quellungsstudien am Glaskörper 158, 159.
Quellwirkung, Reversibilität der — 155.
Quecksilbervergiftung und Natriumchlorid 1096.
— — Thiosulfat 1099.

R.

Rachitis, siehe auch Rattenrachitis.
—, Bedeutung der Acidität für die — 977.
—, Bestrahlung 984.
—, Calcium/Phosphor-Ausscheidung in Kot und Urin 988.
—, Calciumretention bei — 1026.
—, Chronaxie bei — 971.
—, Darm-Phosphat-Resorption 1005.
—, Diät und Kalkmetastasen bei — 977.
—, Genese der — 420.
—, Heilung der Ratten- 971f.
—, Huhn und Berylliumcarbonat 1009.
—, —, Mangan 1012.
—, —, radioaktives Phosphat 1011.
—, —, Vitamin-D-Bedarf 1011.
—, Hund, Berylliumcarbonat 1004.
—, —, und Parathormon 1008.
—, —, Calcium-Phosphor-Quotient 1005.
—, Knochen und radioaktiver Phosphor 580, 986, 987.
—, Mensch 420.
—, Nebenschilddrüsen bei — 1031.
—, Ölsäure-Resorption im Darm bei — 991.
—, Plasmacalcium nach Parathyreoideaexstirpation bei — 990.
—, Plasmaphosphat 965.
—, Phosphathaushalt 430, 949f., 987, 1025f.
—, Phosphatmangel beim Huhn 1009f.
—, — und Magnesium 1013.
—, Phosphatnierenschwelle 674.

Rachitis, Radiophosphoraufnahme und Vitamingabe 580.
—, Ratte 420, 956f.
—, Resorption von Radiophosphor aus dem Darm 981.
—, Säure-Basen-Haushalt 1005, 1026.
—, Schwein und Sulfid 1016.
—, Verhältnis von Calcium und Phosphat im Blut 434.
—, Versuchsdiäten 994.
—, Verteilung von radioaktivem Phosphat in den einzelnen Organen bei — 971.
—, Vitamin-A-Mangel und Zahnwachstum bei — 973.
—, Vitamin D und Blutphosphat bei — 984, 1007.
—, Wirkungsweise des Vitamins D 420.
— und Citronensäure 979.
— — Eiweißgabe 1027.
— — Fluorid 1045.
— — Oxalat 960.
— — Phosphatase 419, 999, 1002.
— — Wachstumsbeschleunigung 1027.
Rachitogene Diät, Fett und Vitamin D bei — 991.
— — bei der Ratte 420.
Rachitogene Diät beim Hund 1005.
— — und Hypophosphit 993.
— — — Phosphat 993.
— — — Pyrophosphat 993.
Radioaktives Bromid, Absorptionsverlauf in Pflanzenzelle 309.
— Brom, Gewebswanderung, Pflanze 316.
— —, Markierung von Dibromprocain 517.
— Bromid, Resorption aus dem Spinalkanal 517.
— —, Schilddrüse 555.
— Calcium, Eintritt ins Kristallgitter der Zahnoberfläche 1039.
— — und radioaktiver Phosphor, gemeinsame Gabe 579.
— Chlor, Austausch im Zentralnervensystem 602.
— —, extracelluläre Räume, Verteilung 604.
— Chlorid, Gewebswasser 604.
— Chlor, Transport durch die Haut 129.
— —, Verteilung in verschiedenen Organen 523.
— Fluorid, Ausscheidung 686.
— Fluorid, Dentin 1035.
— —, Hydroxylapatit 1005.
— —, Verteilung im Organismus 600.
— —, Zahnschmelz 1035, 1039.
Radioaktive Isotope, Capillarpermeation 494, 495f.
— —, Einbau in Komplexe 72.
— —, Resorption durch den Kaninchenmagen 413.
— —, Resorption aus dem Spinalkanal 517.
— — im Liquor 516f.
— — und aktive Drüsentätigkeit 129.
— Isotopenmethode und Capillarwandpermeation 494, 495f.
Radioaktives Jod, Ausscheidung und Aktivität 641.

Radioaktives Jod, Ausscheidung im Harn 641.
— Jodid und Schilddrüse 559, 844.
— Kalium, Aufnahme nach Nebennierenexstirpation 919.
— —, extracelluläre Räume, Verteilung 603.
— —, Resorption im Darm 418.
— —, Verteilung im Organismus 603.
— — und Nebennierenexstirpation 915.
— — — Zelldiffusion 310.
— Natrium, Absorption, Hemmung durch — 310.
— —, Ausscheidung bei Nebennierenexstirpation 915, 922.
— —, Blut 529.
— —, Chloridausscheidung durch die Niere 630f.
— —, Dünndarm 529.
— —, Endometrium 529.
— —, extracelluläre Räume, Verteilung 603.
— —, Gehirn 529, 545.
— —, Gewebswasser 603.
— —, Haut 129, 529.
— —, Hoden 529.
— —, Knochen 529.
— —, Knorpel 529.
— —, Leber 529.
— —, Messung des Natriumraumes durch — 893.
— —, Muskulatur 528, 529.
— —, Nebennierenrinde 628.
— —, periphere Nerven 529.
— —, Placenta 529.
— —, Resorption im Darm 418.
— —, — aus dem Spinalkanal 517.
— —, Uterusmuskel 529.
— —, Zelldiffusion 310.
— Phosphat, aktuelle Wirkungen 571f.
— —, Apatit-Phosphat-Austausch 66.
— —, Aufnahme, Bakterien 281.
— —, Aufnahme, Betain 587.
— —, —, Cholesterin 587.
— —, —, Cholin 586, 587.
— —, —, Darm 585, 819, 981.
— —, —, Diät 586.
— —, —, Ei 594f.
— —, —, Eiweißbindung 590.
— —, —, Froschherz 596f.
— —, —, in Gefäße 239.
— —, —, Gehirn 589.
— —, —, Hartgewebe 69, 578f.
— —, —, Hühnerembryo 595.
— —, —, Kephalin 587, 588.
— —, —, Knochen 571, 578, 579.
— —, —, Kristallgitter der Zahnoberfläche 1039.
— —, —, Niere 578.
— —, —, Leber 578, 584f-, 860.
— —, —, Lecithin 578, 588.
— —, —, Muskel 577, 582, 583.
— —, —, Muskelmembran und Insulin 596.
— —, —, Parathormon und — 578.
— —, —, in Pflanzen 332f.

Radioaktives Jod, Ausscheidung in Placenta und Foet bei rachitogener Diät 974.
— —, —, Rachitis 981.
— —, —, rachitische Knochen 580, 986,987.
— —, —, Sphingomyelin 588.
— —, —, Spinalkanal 517.
— —, —, Tumor 591f.
— —, —, Vitamingabe bei Rachitis 580.
— —, —, Vitellin 578, 595.
Radioaktives Phosphat, Aufnahme, Zelle 595f.
— —, Aufnahmegeschwindigkeit, Organe 577.
— —, Ausscheidung 578.
— —, —, Dünndarm, bei Rachitis 987.
— — — —, Niere 679f.
— —, —, Parathormongabe und — 680.
— —, Blutbild 571.
— —, Dentin, Phosphataustausch 66.
— —, Dosierung 333, 571.
— —, Cariesforschung 580.
— —, Chromosomen 333.
— —, Einbau in Adenosin-triphosphorsäure 582, 583, 596.
— —, — in Hexosephosphorsäure 582, 583, 596.
— —, — in Kreatinphosphat 582, 583, 596.
— —, Einbau in Nucleine und Kernbausteine 591, 593.
— —, — Tumorphospholipide 594.
— —, Eiproduktion beim Huhn 594f.
— —, Gewebswanderung in der Pflanze 317, 318.
— —, Gewebswirkung 572.
— —, histochemischer Nachweis 54.
— —, Hühnerrachitis 1011.
— —, Knochen, Phosphataustausch 66.
— —, Kristallgröße, Apatit 66.
— —, —, Dentin 66.
— —, —, Knochensalz 66.
— —, —, Zahnschmelz 66.
— —, lipoide Fraktion des — 584f.
— —, Markierung von Protein 578.
— —, Markierung von Pyrophosphat 858.
— —, Nebennieren-Lipoproteide 258.
— —, Phosphatbestimmung durch — 54.
— —, Rachitis 987.
— —, radioaktives Calcium, gemeinsame Gabe 579.
— —, säurelösliche Fraktion des — 582f.
— —, Tetanie 777.
— —, therapeutische Versuche 571.
— —, Treffertheorie 572f.
— —, Unterschiede gegenüber inaktivem Phosphat 572f.
— —, Verteilung im Organismus 578.
— —, — in den Geweben 571f., 574f., 577.
— —, — in den Organen bei Rachitis 971.
— —, Verknöcherung 579.
— —, Vitamin D und — 595.
— —, Wanderungsgeschwindigkeit 318.
— —, Weichteillipoide 987.
— —, Zahnschmelz, Phosphataustausch 66.
— Phosphatid-Phosphor im Blutplasma, Huhn 595.

Radioaktive Phospholipide, Lebensalter 590.
— —, Phosphatausscheidung 680.
— —, Transport im Blut 588.
Radioaktiver Schwefel, Rhodanidmarkierung durch — 562, 563, 843.
Radioaktives Sulfat in Penicillin 280.
— — und Gewebsanalyse 567.
Ratte, Assimilation verschiedener Fluorverbindungen bei der — 1054f.
—, Blutbromgehalt 451, 452.
—, Blutchlorid 443.
—, Blutphosphatgehalt 431, 486.
—, Bromidresorption 424, 456.
—, Bromidvergiftung 761.
—, Chloridresorption 415, 419, 423.
—, chronische Fluoridvergiftung 1050f.
—, — — und Auge 1070.
Ratte, chronische Fluoridvergiftung und Fortpflanzung 1050f.
—, — — — Hypophyse 1070.
—, — — — Leber 1070.
—, — — — Nebenniere 1070.
—, — — — Nebenschilddrüse 1067f.
—, — — — Niere 1070.
—, — — — Rachitis 1061.
—, — — — Schilddrüse 1068.
—, — — — Vitamin C 1069.
—, — — — Wachstum 1050f.
—, — — — Zähne 1058f., 1061f.
—, Fluoracetatvergiftung 377.
—, Fluorphosphatvergiftung 375, 376.
—, Fluoridpermeation durch die Placenta 1058.
—, Fluoridvergiftung 370, 371.
—, Fluorose bei — 1041.
—, Natriumchlorat, tödliche Dosis 385.
—, Natriumchloridmangel 891f.
—, Natriumchloridvergiftung 378.
—, Natriumchloridzulage 883f.
—, nebennierenlose, Hypochlorämie bei — 916f.
—, Perchloratvergiftung 384.
—, Persulfatvergiftung 369.
—, Phosphatresorption 410, 419, 427.
—, Phosphatvergiftung 363.
—, Rachitis 420, 956f., 971f.
—, Rhodanidvergiftung 382.
—, Sulfatresorption aus dem Darm bei Jodessigsäurevergiftung 414.
—, Sulfatresorption 414, 424.
—, Toxizität verschiedener Fluorverbindungen bei der — 1054f.
—, Zahn, Ameloblastentätigkeit 1036.
—, Zahn, Pigmentverlust 1046, 1063.
—, Zahncaries und Jodessigsäure 1042.
—, — — Penicillin 1042.
Rattenrachitis, Bildung unlöslichen Phosphats 959f.
—, Calcium/Phosphor-Quotient 960f., 968f.
—, Calcium/Phosphor-Zufuhr und Leberfett 997.
—, Nahrungsbilanz 979f.
—, Paresen 996f.
—, Phosphatresorption aus dem Darm 981f.

Rattenrachitis, Phosphorsauerstoffverbindungen bei der 956f.
—, Schwangerschaft und Lactation 974f.
—, Tetanie 970f.
—, Wirkung phosphorhaltiger Verbindungen auf die — 957.
— und Acidität der Diät 977f.
— — chronische Fluoridvergiftung 1061.
— — Hypervitaminose D 988f.
— — Jod 996.
— — kleinste Phosphormengen 967f.
— — Knochenheilung 998f.
— — Nebennieren 996.
— — Nebenschilddrüse 991f.
— — Parathormonüberdosierung 993f.
— — unlösliche Calciumverbindungen 960.
— — Vitamin D 984f.
— — Zähne 973f.
Rautengrube, Applikation von Natriumchloridkristallen auf — 753.
Redox-Farbstoffe und Bakterienstoffwechsel 267.
Reductase im Blut 255.
Reduktionen, fermentative 197f.
Reduzierende Anionen, Aktivitätserhöhung der Urease 194.
Resorption, elektive, Chlorid und Sulfat 417.
—, Ölsäure im Darm bei Rachitis 991.
—, Phosphat aus dem Darm bei Rattenrachitis 981f.
—, Salz-, Darm 124.
Resorptionsgeschwindigkeit, Chlorid im Darm 415.
Respiration, vgl. Atmung.
Reststickstoff, siehe auch Stickstoff.
—, Blutkochsalzspiegel 937.
—, Chlorid 446, 896, 938.
—, Nebennierensyndrom 926.
—, Pylorusunterbindung bei Katzen 899.
Retention, Calciumphosphat 1023f.
Reticuloendotheliales System und Blutchlorid 447.
Reticuloendothel und Chloridausscheidung 629.
—, Ferrocyanidgehalt 565.
— und Fluorid 372, 859.
Retina, Fluorid 260.
—, Glykolyse und Phosphat 260.
—, Pyrophosphat 260.
Reversibilität der Quellwirkung 155.
Reversible Fällung 138f.
Rheinosal und Blutbild 721.
Rheobase, Bromidwirkung auf — 766.
Rhodanese, Hemmung durch Magnesiumsalze 245.
—, Hirn 253.
—, Niere 248.
—, Pankreas 257.
—, Rhodanidbildung aus Cyanid und Thiosulfat 206, 245, 345.
—, Schilddrüse 258.
—, Speicheldrüsen 257.
—, Vorkommen 245.
—, Acetonitril und Lymphe 494.
Rhodanid, Acetonitril und Lymphe 494.

Rhodanid, Angriffspunkt 357.
—, Antagonismus, Calcium 789, 791.
—, —, Curare 789.
—, —, Narkotika 773.
—, Äthyl- und Schwefelausscheidung 845.
—, Augenkammerwasserschranke 521.
—, Ausscheidung, Bedeutung des Ionendurchmessers 643.
—, —, Beschleunigung der Diurese 642.
—, —, Galle 698.
—, —, Leberkrankheiten 640, 641.
—, —, Magensaft 697 f.
—, —, Niere 636 f., 640 f.
—, —, Niere, nach Cyanidzufuhr 641.
—, —, —, — Rhodanidzufuhr 641 f.
—, —, Schizophrenie 641.
—, —, Speichel 689 f.
—, —, Vergleich mit Perchlorat 643, 644.
—, Blut- und Plasma-Cholesterin 845.
—, Blutspiegel 458, 459, 502.
—, Carbohydrasen 188.
—, Chemie 36 f.
—, Natrium-, Empfindlichkeit Bakterien gegen—298.
—, Empfindlichkeit, Pilze gegen — 299.
—, Entgiftung der Nitrile 641.
—, Erhöhung der Histaminresistenz durch — 774.
—, Erythrocytenzahl 720.
—, Fermentaktivität 347.
—, Gewebswanderung 315.
—, Gewebswasser 603.
—, Hautschädigungen 396.
—, Hemmung der Kohlensäureanhydrase 692.
—, — — Violettfärbung des Sulfanilamid 167.
—, Keimungsbeschleunigung, Pflanze 346, 347.
—, Komplexbildung 73 f., 161, 503.
—, Kumulation 396.
—, Lactosebildung in Milchdrüse 258.
—, Leberschädigung, Lymphe 494.
—, Letaldosis 352, 359, 360, 395.
—, Leukocytose 720.
—, Magensaftsekretion 691 f.
—, Markierung durch radioaktiven Schwefel 562, 563, 642, 843.
—, Methämoglobinkomplex 73, 74.
—, Milchsäurebildung 238.
—, Morphinsynergismus bei der Maus 774.
—, Muskelglykogenschwund 793.
—, Muskelkonzentration und Phosphat 793.
—, Myogen-Gerinnung durch — 142.
—, Nierenkrankheiten und — 396.
—, Nitrifikation 289.
—, Ödem 607.
—, Organanalysen 563.
Rhodanide, organische, Giftwirkung 384.
Rhodanid, Perchlorat, Vergleich der Toxizität mit — 385.
—, Permeabilität 562.
—, Permeation, Erythrocyten 482 f.
—, Pflanzenstoffwechsel 345 f.
—, Phosphatfreisetzung, Pankreasbrei 257.

Rhodanid, Polyhydrole 146.
—, Reizschwelle des Herzens 723.
—, Resorption, Frosch 406.
—, —, Mensch 427.
—, —, Warmblüter 427.
—, Sauerstoffverbrauch der Leber 246.
—, Schädlingsbekämpfung 352.
—, Schilddrüsenstoffwechsel 563.
—, Speichel- und desinfizierende Wirkung 294.
—, therapeutische Anwendung bei Hypertonie 396.
—, Vorkommen im Organismus 6.
—, Zentralnervensystem 253.
Rhodanidbildung, Beschleunigung durch Organextrakte 641.
— durch Pflanzenrhodanese 345.
— im Organismus 458.
Rhodanidbildung im Stoffwechsel 844.
—, Rhodanese, Cyanid und Thiosulfat 245, 345.
— und Dioxyaceton 460.
— — Leber 460, 608.
— — Methylenblau 460.
— — schwefelhaltige Verbindungen 460.
— — Thyroxin 460.
—, Wirkung von Nitrit auf die — 460.
Rhodanidgabe, Blutrhodanid bei — 460.
—, chronische 397.
—, histologische Veränderungen nach — 789.
—, Hysteresis bei — 771.
—, Magensalzsäure 697.
—, Osteoporose nach — 847.
—, Sauerstoffverbrauch 844.
Rhodanidgehalt, Blut 427, 458 f.
—, — bei Hochdruck 460.
—, Exsudate 502.
—, Gewebe 562 f.
—, Liquor 513 f.
—, Magen 697.
—, Nasensekret 690.
—, Pflanzen 345.
—, pflanzlicher Lebensmittel 345, 346.
—, Schweiß 701.
—, syphilitische Gewebe 562.
—, Transsudate 459, 502 f.
—, tuberkulöse Gewebe 562.
Rhodanid-Raum, siehe extracelluläre Räume, Rhodanid.
Rhodanid-Transport, Hemmung durch Propylalkohol 408.
Rhodanidvergiftung, Analogie zur Jodidvergiftung 357.
—, extracelluläre Räume bei — 789, 790.
—, Fisch 356, 357.
—, Frosch 356, 358, 361.
—, Hund 383, 384.
—, Kaltblüter 356 f., 382.
—, Kaninchen 383.
—, Katze 383.
—, Maus 382.
—, Mechanismus 359.
—, Mensch 395 f.
—, Muskel 360.
—, niedere Tiere 352 f.

Rhodanidvergiftung, osmotischer Druck 360.
—, Ratte 382.
—, Warmblüter 382f.
Rhodanidverteilung in extracellulären Räumen 602, 603, 604, 606, 607.
Rhodanidwirkung, Amylase 188.
—, Atemwege 756f.
—, Atmung 755.
—, bactericide 294f.
—, Blutbild 720f.
—, Blutdruck 743f.
—, Chloridausscheidung im Darm 417.
— auf Eier 865.
—, Gefäße 743f.
—, isolierte Gefäße 733.
— auf Hautdrüsen 819.
—, Herz 743f.
—, isoliertes Herz 723f.
Rhodanidwirkung auf Hitzekoagulation bei Infusorien 295.
— —, Kapillaren 750.
— —, Keimzellen 865f.
—, Leber 823.
—, lokale 750.
—, Lunge 756f.
—, glatte Muskulatur 811.
—, willkürliche Muskulatur 789f.
—, auf Mutationsrate, Pflanze 867.
—, Niere 824.
—, Schilddrüse 844
—, Stoffwechsel 843f.
—, Zentralnervensystem 770f.
— en, Zusammenstellung der — 872.
Riboflavin, siehe Lactoflavin.
Ricinuslipase, Fluoridhemmung 173.
—, Phosphatwirkung auf — 173.
Rind, Blutbromgehalt 452.
—, Blutcalciumgehalt 432.
—, Blutphosphat nach Arbeit 441.
—, Blutphosphatgehalt 431.
—, Blutsulfat 441, 484.
—, Calcium-Phosphor-Quotient 436, 1000.
—, Fluoridvergiftung 370, 374, 1083f.
—, Geschwindigkeit der Ionenpermeation im Blut 475.
—, Lamsiekte 1019.
—, Natriumchloridmangel 909.
—, Natriumchloridzulage 888f.
—, Nitratvergiftung 389.
—, Phosphathaushalt 432, 1018f.
—, Pica 1019.
—, Styfsiekte 1019.
—, Zahnveränderungen bei Fluoridvergiftung 1084.
Rohrzucker-Clearance 651.
Rohrzuckerinversion und Anionen 163.
„Rockphosphate" 327, 1041, 1050, 1055.
Röntgenstrahlen und Bakterienmutationen 280.
— — Bromidpermeabilität Plasma/Liquor 513.
Rotationsdispersion bei Gelatine 160.
Rückenmark, Chlorid/Bromid-Verhältnisse nach Bromidgabe 513.

S.

Sauerstoff und Bromaufnahme 310.
Sauerstoffatmung und Fluorphosphatvergiftung 377.
— — Methylfluoracetat 781.
Sauerstoffaufnahme und Anionen 105, 387, 473, 706f.
—, Hirn und Pyrophosphat 250.
—, Knorpel und Fluorid 260.
—, Muskulatur und Kupferkomplexbildner 259.
— und Anionen, Pflanze 311.
Sauerstoffverbrauch, Blut, defibriniertes 256.
—, Herzmuskel und Pyrophosphat 239.
—, Hirn 248.
—, Leber und Rhodanid 246.
—, Nerven und Fluorid 252.
—, — — kalkfällende Ionen 782.
Sauerstoffverbrauch, Nerven und Phosphat 782.
—, — — Sulfat 782.
—, Niere und Fluorid 247.
—, — — Sulfatausscheidung 657.
—, Pflanze und Phosphat 331.
— und Rhodantherapie 844.
— — Sulfit 245.
— — Thiosulfat 245.
Sauerstoffsäuren und Komplexverbindungen 76f., 78f.
Säurebasenhaushalt und Chlorid 878f.
— — Phosphat 852, 948.
— — Phosphatausscheidung 667.
— — Rachitis, Hund 1005.
Säurequellung, Mechanismus 155.
Säuretoleranz, Bakterien 273.
Saccharogenetische Fermentwirkung 183.
Salze, Extraktion durch Mehlprotein 147.
— und Glaskörper 148.
— — Pflanzenwachstum und -stoffwechsel 317.
—, lyotrope — und Viscosität 152.
Salzentzug und Blutchlorid 478.
Salzkonzentration und Fällung 135, 138.
Salzlösungen, Ausbreitungsdruck von Ovalbumin auf — 146.
—, Bakterienatmung in — 288.
—, Gelatinequellung und osmotischer Druck in verschiedenen — 156.
Salzmangelzustände, Azotämie 937.
Salzquellung, Mechanismus 155.
Salzsäuresekretion und Riboflavin 695.
Samenkeimung und Perchlorat 348.
Saponinhämolyse und Phosphat 254.
Schädlingsbekämpfung und Fluorid 1087.
— — Fluorverbindungen 352.
— — Kryolith 351.
— — Rhodanid 352.
— — Silicofluorid 351.
Schaf, Aphosphorosis 1017.
—, Blutbrom 452.
—, Blutcalcium 434, 437.
—, Blutphosphat 431, 434, 437.
—, Blutsulfat 449, 450, 484.
—, „Darmous" 1079, 1080.

Schaf, Fluoridvergiftung 1080f.
—, „Gaddur" 1080.
—, „Geeldikkop" 389.
—, Ionenpermeation im Blut 475.
—, „yellow-thick-head" 389.
—, „Lamsiekte" 1018.
—, Natriumchloridgabe 887.
—, Nitratvergiftung 389.
—, Phosphatresorption 430, 442.
—, Phosphatstoffwechsel 1016f.
—, „Pica" 1017, 1018.
Schardinger, Enzym 200.
Schilddrüse, siehe Thyreoidea.
Schilddrüsenhormon, siehe Thyroxin.
Schildkröte, Blutphosphatgehalt 431.
—, Ionengehalt verschiedener Flüssigkeiten 501.
—, Riesennervenfaser der —, Chloridgehalt 524, 526.
Schizophrenie und Rhodid 641
— — Bromid 513.
Schlaf und Bromid 455.
— — Phosphat 433.
Schleimhäute und Bromid 749.
Schnitte, Organ- 229f.
Schock, Elektro- und Chloridmangel 895.
—, Wund- und Kochsalzgabe 895.
—, Histamin- und Kochsalzgabe 895.
Schwangerschaft und Nebenschilddrüsenexstirpation 992.
— — Phosphatgehalt der Ovarien 582.
—, Rachitis, Ratte 974f.
Schwangerschaftsödeme, Chloridkonzentration 499.
Schwefel, kolloidaler, und Bactericidie 303.
— — und Blausäurevergiftung 1103.
—, radioaktiver, Rhodanidmarkierung 843.
—, Vorkommen 2.
Schwefelausscheidung bei Tetrathionatvergiftung 368.
Schwefelbakterien 272f.
Schwefeldioxyd, Vergiftung mit gasförmigem 391.
Schwefelhaltige Anionen und Einzellerstoffwechsel 272f.
Schwefeloxydation durch Bakterien, Energieausnutzung 275.
Schwefelsohle und Polythionate 135.
Schwefelsauerstoffsäuren, Vergiftung 354, 366.
—, —, Tiere 354, 366f.
Schwefelsäure, Acylierung von Glucose und Cellulose 163.
Schwefelstoffwechsel, Einzeller 272, 276.
—, Pflanze 322, 334.
—, Pilze 278.
Schwefelverbindungen, bactericide Wirkung 303.
—, Dissoziationskonstanten 106.
— im Organismus, organische 4.
— und Rhodanid 460.
Schwefelwasserstoffbildung und Tetrathionat im Blut 256.
Schwefelwasserstoffbildung bei Bakterien 278
Schwefelwasserstoffverbindungen, Vorkommen 2.

Schwefelwasserstoffvergiftung und Nitrat 1097.
Schwein, Blutbrom 452.
—, Blutcalcium 434.
—, Blutphosphat 432, 434.
—, Blutsulfat 449.
—, Calcium/Phosphor- Quotient 1000.
—, Fluoridvergiftung 1081f.
—, Kochsalzgabe 886.
—, Ionenpermeation im Blut 475.
—, Knochen bei Fluoridvergiftung 1082.
—, Milchzähne und Fluorid 1082.
—, Phosphathaushalt 1013f.
—, Phosphatresorption und Sulfid 427.
Schweineserum, Hemmung der Kohlensäureanhydrase durch Anionen 189.
Schweiß, Anionenausscheidung 700f.
—, Chloridausscheidung 878, 910.
—, Fluoridausscheidung 687.
—, Phosphatausscheidung 666, 684.
—, Rhodanidausscheidung 701.
—, Stickstoffausscheidung 701.
Schwermetalle und Fluoridentgiftung 1057.
— — Oxydationen 166f.
Sehnen, Chloridgehalt 527.
Selensäure und Hefewachstum 226.
Selenat und Sulfat, Kompetition 226.
Selenit, katalytischer Koeffizient 163.
Senkungsgeschwindigkeit der Erythrocyten und Anionen 715f.
Sekretion, äußere, und Anionen 819f.
—, Magensaft- und Rhodan 691f.
—, innere, und Anionen 828f.
—, — — Bromid 840.
—, — — Chloridausscheidung 626f.
—, — — Chlorid 532, 838.
Serum, siehe auch Blut.
Serum-Calcium bei Phosphatvergiftung 362, 364.
— — und bestrahltes Ergosterin 1002.
— — bei Tetanie 778.
Serum, Calciumphosphat 61.
Serumchlorid 443.
— nach Kochsalzgabe 499.
—, Tiere 501.
— und Bromid 513.
— — Reststickstoff 938.
— — Verbrennungen 444.
Serum-Kalium und Cortin 922.
— — — Hypochlorämie 910.
Serum-Natrium bei Hypochlorämie durch Schwitzen 910.
Serum, Phosphatgehalt 433.
—, —, Tier 431, 432, 501.
—, Rhodanidgehalt 459.
Serum-Sulfat, Tier 449, 501.
—, thermodynamische Aktivitäten 471.
Serumprotein bei Hypochlorämie 899, 910.
Serumwasser und Sulfatgabe 606.
Silberhalogenide, „oligodynamische Wirkung" 297.
Silicofluorid und Schädlingsbekämpfung 351.
Silicofluorid, Toxizität 780.
Sinnesorgane und Anionen 757f.

Sinnesorgane und Bromid 760f.
— — Chlorid 757f.
Skeleterkrankungen und Phosphatase 1025.
Skorbut und Blutchlorid 896.
— — Fluorose 1074.
Slipped tendom 1012.
Sole, Stabilisierung 134, 135, 136.
Spasmophilie, und Phosphat beim Säugling 778.
Specksches System 240, 244.
Speichelamylase 184, 186, 188.
Speichelrhodanese 257.
Speichelsekretion, höhere Tiere 257.
— und Anionen 688f., 820.
— — Bromid 689.
— — Chlorid 688f.
— — Diisopropylfluorophosphat 820.
— — Ferrocyanid 689.
— — Fluorid 257, 686, 820, 1037.
— — Nitrat 689.
Schweißsektretion und Phosphat 257, 779, 682f.
— — Rhodanid 294, 689f.
Speichergewebe, Bromidaufnahme 312.
Spermien, Bromid 864.
—, Chlorid 864.
—, Fluorid 259, 868.
—, osmotischer Druck 259.
—, Rhodanid 865f.
Sphingomyelin und Radiophosphor 588.
Spinalkanal, Resorption radioaktiver Isotope 517.
Splenektomie, Kochsalzgehalt der Galle 697.
Sportliche Leistung und Kochsalzzufuhr 912.
Stärke, Fließelastizität 158.
—, Ionenadsorption 131.
—, Quellung und Anionen 154.
Stärkeabbau und Anionen 326.
Stärkesole und Anionen 150.
Stickstoff, siehe auch Reststickstoff.
Stickstoff und Nitrat 271, 320.
— — Saccharase 270.
— — Sulfat im Blut 449.
Stickstoffassimilation, Einzeller 263.
—, — und Sulfat 273.
—, Pflanze und Anionen 283, 321, 323.
—, — — Phosphat 283.
Stickstoffausscheidung und Bromid 839f.
—, Chlorid 890.
— und Schweißproduktion 701.
Stickstoffbilanz und Kochsalzgabe 884.
Stickstoffquelle und Penicillinbildung 280.
Stickstoffquellen, Bakterien 269f.
Stickstoffstoffwechsel und Chlorid 837f.
— — Phosphat 241.
— — Sulfat 848.
Stofftransport und Permeabilität 129.
Stoffwechsel, siehe auch Gas-, Kohlehydrat-, Mineral-, Stickstoff.
Stoffwechsel, Bakterien und Hydroxylamin 266.
—, — — Nitrat 267.
—, — — Sulfat 279.
—, — — Sulfit 281.
—, Einzeller 262f.

Stoffwechsel, Gärung und Sulfit 280.
—, Hirn und Anionen 248ff.
—, Mineral- und Muskeltätigkeit 540.
—, Organ- und Kochsalzverteilung 546.
—, — — Phosphat 571.
—, Pflanzen und Nitrat 324.
—, — — Phosphat 330f.
—, — — Salze 317.
—, — — Schwefel 334.
— und Anionen 828f.
— — Bromat 843.
— — Bromid 838f.
— — Chlorat 843.
— — Fluorid 219, 858f.
— — Jodid 843f.
— — Nitrat 843.
— — Penthathionat auf — 850.
— — Persulfat 850.
— — Phosphat 850f., 858.
— — Polythionate 849f.
Stoffwechsel und Pyrophosphat 857f.
— — Rhodanid 357, 843f.
— — —, Schilddrüse 563.
— — Sulfat 847f.
— — Sulfit 848f.
— — Tetrathionat 850.
— — Thiosulfat 849.
—, Zucker- und Blutphosphat 441f.
Stoffwechselgifte und Erythrocytenpermeabilität 462.
Stoffwechselhöhe und Anionenaufnahme 311.
Stoffwechsellage und Kalkablagerung 900, 906.
Strömungsdoppelbrechung 160.
Strontiumchlorid und Sulfatausscheidung 655.
— — Sulfatvergiftung 366.
Struma und radioaktives Jodid 559.
Strychnin und Bromid 767, 1096.
— — Thiosulfat 1096.
Styfsiekte, Rind 1019.
Styril 430 und Fluorid 216.
— — Hefe 209.
Sublimatvergiftung und Blutchlorid 479.
— — Blutphosphat 433.
Succinodehydrase, 201.
—, Fluoridhemmung 204.
— und Tetrathionat 205.
Succinoxydase 201.
Sulfatase, Phosphathemmung 182.
Sulfat, Assimilation und Bakterien-Mutation 280.
—, Ausgleichsgeschwindigkeit 502.
—, Capillarpermeation 491.
—, Chemie 25ff.
—, Chloridresorption, elektive 417.
—, Clearance 651, 652, 653.
—, Donnanquotient, Blut 484.
—, Eindringen in die Lymphwege 491.
—, Gärhemmung 211.
—, Gegengiftwirkung 1097f.
—, Giftwirkung 367.
—, Hemmung der Rohrzuckerinversion 163.
—, Kartoffel- und Verdauungsstörungen 335.
—, Konzentrationsfähigkeit von Algen 308.

Sulfat, Letaldosis 366.
—, Lipaseaktivierung 174.
—, Mangel, Pflanze 334f.
—, Pflanzenschädigung 335.
—, Schwellensubstanz 652.
—, Überdosierung bei Pflanzen 335.
—, Vorkommen 2.
—, Wanderung in Pflanzen 316f.
—, Wirkung auf Bakterien 290, 298.
—, — — Pilze 299.
—, Wirkungen, Zusammenstellung 874.
— und Adenosintriphosphatase 246.
— — Agarflockung 139.
— — Alkalireserve 847.
— — Atmung 755.
— — Augenkammerwasserschranke 520.
— — Bariumsalze 1097.
— — Blut 424, 449f.
— — Blutdruck 745.
— — Blutglykolyse 256.
— — Blutstickstoff 449.
— — Chloridausscheidung 417, 657f.
— — Chloriddiffusion 468.
— — Chloridresorption 416.
— — —, Pflanze 316.
— — Darm 416, 417, 812, 813, 814, 815.
— — Darmsaft 699.
— — Einzellerstoffwechsel 272f.
— — Flimmerepithel 757.
— — Gelatineflockung 139.
— — Gewebe 565f.
— — Hefewachstum 226.
— — Herz, isoliertes 726.
— — Hitzekoagulation bei Infusorien 295.
— — Kapillaren 750f.
— — Kohlehydratstoffwechsel 848.
— — Komplexbildung 78.
— — Leber 566, 821f.
— — Liquor 510.
— — Löslichkeitsprodukte verschiedener Calciumsalze 60.
— — Lymphe-Chlorid 491.
— — Muskelatmung 237.
— — Muskulatur 796f., 566, 812f.
— — Mineralstoffwechsel 847.
— — Natriumdiffusion 468.
— — Nervenatmung 782.
— — Niere 566, 657f., 824f.
— — osmotischer Druck der Organe 651.
— — Pflanzenstoffwechsel 334f.
— — Plasma, Ultrafiltrierbarkeit 652.
— — Rohrzuckerinversion 163.
— — Selenat, Kompetition 226.
— — Serumwasser 606.
— — Stickstoffstoffwechsel 848.
— — Stoffwechsel 847f.
— — Transsudate 502.
— — Urinreaktion 656.
— — Wundbehandlung 751.
— — Zentralnervensystem 774.
Sulfatausscheidung 366, 647, 648, 654, 656.
—, Galle 698.
—, Gesetze 650.
—, Hypophysenextrakt 659.
—, Magensaft 691.

Sulfatausscheidung, Milch 702.
—, Niere 414, 647f., 650f., 654f.
—, —, Kaltblüter 647f.
—, — und Sauerstoffverbrauch 657.
—, —, Vögel 648.
—, —, Warmblüter 648.
—, Nierenschädigung 655.
— und Schwerer Sauerstoff 649, 650.
— — Schwefel, radioaktiver 650.
—, Stuhl 414.
—, Theophyllingabe 658.
Sulfathaltige Anionen und Pflanzenstoffwechsel 334f.
Sulfatquellen 4.
— und Chloridausscheidung 658.
Sulfatpermeation, Blut 483, 484, 485.
—, Lunge 411.
— und Nitrat 646.
—, Wurzeln 304.
Sulfatreduktion durch Bakterien 277.
— — Hefe 226.
— — Pilze 280.
Sulfatresorption 424.
—, Darm 414.
—, —, und Fluorid 416.
— durch die Lunge 411.
— im Magen 413.
—, Pflanzen 335f.
—, Tiere 407, 408, 413, 414.
Sulfatveresterung bei Sulfatausscheidung durch die Niere 648f.
Sulfatvergiftung 354, 358, 366, 367.
—, histologische Veränderungen 366.
—, Strontiumchloridgabe 366.
Sulfhydrilgruppen und Fermentwirkung 196.
— — Tetrathionatvergiftung 369.
Sulfid und Rachitis, Schwein 1016.
— — Phosphat 427, 1016.
Sulfit, Ausscheidung 659.
—, Giftwirkung 354, 367, 391.
—, katalytischer Koeffizient 163.
—, Konservierungsmittel 391.
—, Lipaseaktivierung 174.
—, Oxydation durch Jodat 164.
—, — und Reaktion mit organischen Substanzen 28f.
—, Reduktion durch Bakterien 279.
—, Reizwirkung, lokale 751.
—, Schwefelwasserstoffbildung aus — durch Bakterien 278.
— und Alloxankatalyse 245.
— — Aneurin 226.
— — Arginase 195.
— — Atemwege 757.
— — Atmung 755.
— — Bakterienstoffwechsel 281.
— — Bactericidie 303.
— — Blut 256, 721.
— — Blutdruck 745f.
— — Dentin 849.
— — Elaidinisierungsprozeß 163.
— — Fermentsysteme 225f.
— — Fluorid 465.
— — Gärung 225, 280.
— — Gefäße 745f.

Sulfit und Glykogenbildung 237.
— — Hefe 225, 226.
— — Herz 745f.
— — —, isoliertes 726.
— — Leber 245.
— — Lunge 757.
— — Kapillaren 751.
— — Methylenblau, Blut 256.
— — Muskulatur 237f., 797, 815f.
— — Sauerstoffverbrauch 245.
— — Stoffwechsel 848f.
Sulfanilamid und Rhodanid 167.
Sulfanilamidacylierung und Fluorid 243.
Süßwasserfische, Anionenabsorption 406.
Synovialflüssigkeit, Anionenpermeation 503f.
Syphilitische Gewebe und Chlorid 500, 501, 508.
— — — Jodid 560.
— — — Rhodanid 562.

T.

Tabakpflanze, Stickstoffassimilation 321.
— und Radiophosphor 318.
Tabakmosaikvirus und Radiophosphor 281.
Tabes, Liquorchlorid 508.
Takaphosphatase 176, 177, 179.
Takadiastase 175, 179.
Tanatol, siehe Fluorsilikat.
Tanatolvergiftung, Hund 374.
Tanatol und lymphatische Gewebe 722.
Tee, chinesischer Fluoridgehalt 1087.
Temperatur der Erstarrung bzw. Schmelzung von Gelen und lyotrope Zahlen 152.
— und Anionenaufnahme durch Wurzeln 312.
— — Erythrocytenpermeabilität 466.
— — Ferment-Fluoridbindung 251.
Temperaturkoeffizient und Blutsulfat-Permeation 485.
— — Ionenpermeationsgeschwindigkeit im Blut 475.
— — Kationenpermeabilität 465.
— — Permeation, Froschhaut 408.
Tetanie, Hyperventilations- 364.
—, Entstehung und Acidität 776.
—, — — Diät 1001.
—, — — Kalium 777.
—, latente, Calcium-Phosphor-Quotient 1001.
—, Serumcalcium 778.
—, Vorstadium 365.
— bei Fluoridvergiftung 370.
— — Phosphatvergiftung 353, 361, 362, 363, 364, 775.
— — Rachitis 361.
— — Rattenrachitis 970f.
— nach Natriumcarbonatgabe 364.
— und Nebenschilddrüsenexstirpation 777.
— — Radiophosphor 777.
Tetanustoxin und Pyrophosphat 46.
Tetraaethylpyrophosphat, Giftwirkung 781.
— und Cholinesterase 170, 171.
Tetrathionat, Gegengiftwirkung 1104.
—, Giftwirkung 368.
— und Einzeller 273, 279.

Tetrathionat und Muskulatur 797f.
— — Niere 825f.
— — Stoffwechsel 850.
— — Succinodehydrase 205.
— — Thiosulfat 104, 105, 450.
— — Zentralnervensystem 774.
Tetrathionatvergiftung 368, 369.
—, Schwefelausscheidung 368.
Thalamus und Bromid 766.
Thalliumvergiftung und Thiosulfat 1100.
Theophyllin und Chloridausscheidung 623, 658.
— — Sulfatausscheidung 658.
Therapie mit Fluoriden 1040, 1094f.
Thermodynamische Daten, Anionen 100f.
Thierschlappen, Chloridgehalt 530.
Thiocyanat, Permeationsgeschwindigkeit, Erythrocyten 483.
Thiosulfat, antianaphylaktische Wirkung 1098.
Thiosulfat, Ausscheidung 659f.
—, Chemie 27.
—, Clearance 661.
—, Gegengiftwirkung 1098f.
—, Hemmung der Laccase 199.
—, katalytische Wirkung 163.
—, Komplexbildung 78, 1099.
—, Oxydation im Chorion 261.
—, — in Organen 245.
—, Reduktion durch — 1099.
—, — im Blut 256.
—, Rhodanidbildung aus —, Cyanid und Rhodanese 245, 345.
—, Schicksal im Organismus 660, 1098.
—, Schwefelwasserstoffbildung aus — durch Bakterien 278.
—, Vergiftung 354, 367f., 391.
— und Arsenvergiftung 1100.
— — Blausäurevergiftung 1101.
— — Bleivergiftung 1099.
— — Blut 450f., 721.
— — Blutdruck 745.
— — Chromatvergiftung 1099.
— — Ferichloridvergiftung 1099.
— — Entwicklung 868.
— — Gärung 226.
— — Hefeatmung 226.
— — Herz 726.
— — Hirnoxydationen 252.
— — Jodid 1099.
— — Keimhemmung, Pflanze 336.
— — Kohlenoxydvergiftung 1099.
— — Längenwachstum, pflanzliches 336.
— — Leber 245, 822f.
— — Muskulatur 816.
— — Niere 825.
— — Pilzwachstum 281.
— — Quecksilbervergiftung 1099.
— — Sauerstoffverbrauch 245.
— — Stoffwechsel 849.
— — Strychnin 1096.
— — Tetrathionat 104, 105.
— — Thalliumvergiftung 1100.
— — Tumoren 868.
— — Zentralnervensystem 252f.

76*

Thiouracil und Schilddrüsenjodid 559.
Threonin und Phosphatausscheidung 674.
Thujonkrämpfe und Bromid 768.
Thymus und Bromid 842.
Thyreoidea und Blutchlorid 447.
— — Bromid 456, 555, 840.
— — Bromidwirkung nach Exstirpation der — 381, 762, 768.
—, Bromid, radioaktives 555.
— und Chloridanreicherung 532.
— — Chloridausscheidung 628.
— — Fluorid 863f., 1048f.
— — Fluoridvergiftung, chronische 1068, 1073, 1075.
— — Parathyreoidea, exstirpation, Bromidvorbehandlung bei — 768.
— — Jod, radioaktives 559, 844.
—, Jodid und Thiouracil 559.
—, Propylthiouracil 563.
—, Rhodanese 258.
Thyreoidea, Rhodanid 844.
—, Stoffwechsel und Rhodanid 563.
Thyroxin und Blutbromid 456.
— — Blutphosphat 433.
— — Fluoridvergiftung 354.
—, Phosphat der Kuhmilch 1022.
— und Rhodanidbildung 460.
Tierkohleinjektion und Blutchlorid 447.
Tonephin und Blutchlorid 478, 913.
Toxin-Antitoxinmischungen, Flockung und Phosphate 137.
Toxizität, siehe Giftigkeit oder Letaldosis.
—, Anionen, Insekten 352.
—, —, Mensch 390f.
—, —, Warmblüter 361ff.
—, Fluorid, Warmblüter 371.
—, —, Kaninchen 372.
—, Fluorverbindungen, Ratte 1054f.
—, fluorierte Fettsäuren 225.
— durch Fluorsubstitution 354.
—, Hexametaphosphat, Kaninchen 365, 366.
—, Kationen, niedere Tiere 353.
—, Natriumchlorid, Frosch 360.
—, Natrium-Glycerophosphat, Warmblüter 365.
—, Verhältnis Pachtorat/Rhodanid/Chlorid, Frosch 358.
—, Phosphat, Warmblüter 363.
—, o-Phosphat, Warmblüter 365.
—, Pyrophosphat, Warmblüter 365.
—, Schwefelsauerstoffsäuren, Warmblüter 366.
—, Sulfat, Warmblüter 366.
—, Sulfit, Warmblüter 367.
Toxizitätsfaktor für Anionen 390.
Tränensekretion und Natriummangel 892.
Transsudate nach Nierenexstirpation 498.
— und Anionen 498f.
— — Bromid 502.
— — Chlorid 498f.
— — Nitrat 502ff.
— — Phosphat 501f.
— — Rhodanid 459, 502f.
— — Sulfate 502.
—, Verteilungsverhältnis 498.

Treffertheorie und radioaktives Phosphat 572.
Trinkwasser und Caries 1037.
— — Fluorid 1037, 1088, 1091.
Trinatriumcitrat, Hemmung der Blutgerinnung 257.
Triorthocresylphosphat, Fermenthemmung 171, 172.
Triphosphat und Phosphatase 176.
Trithionat und Keimhemmung, Pflanze 336.
Trimetaphosphat, Letaldosis 365.
— und isoliertes Herz 731.
— — Zentralnervensystem 779.
Trypsin und Anionen 190f.
— — Diisopropylfluoraphosphat 191.
Tuber cinerum und Phosphatausscheidung 672.
Tuberkulose, Liquorchlorid 508.
Tuberkulöse Gewebe, Jodidaufnahme 560.
— —, Rhodanidgehalt 562.
— —, Chloridgehalt 500, 501.
Tumoren und Anionen 863f.
— — Chlorid 533, 864.
— — Liquorchlorid 508.
— — Radiophosphor 591f.
— — Thiosulfat 868.
Tumoratmung und Phosphat 261.
— — Pyrophosphat 261.
Tumorflüssigkeiten, Chloridgehalt 500, 501.
Tumorglykolyse und Fluorid 261.
Tumorphospholipide und Radiophosphor 594.
Tyramin und Pyrophosphat 242.
— — Sulfat 1099.

U.

Urämie und Liquorbromid 513.
— — Liquorchlorid 508.
Urease und Anionen 194f., 195.

V.

Vagina und Anionenaufnahme 411.
Vagus und Blutcalciumspiegel 437.
Vagusresektion und Kochsalzresorption 418.
Verbrennung, siehe auch Brandblasen.
— und Chloridverarmung 898.
— — Hautchlorid 533.
— — Serumchlorid 444.
Vergiftung, Bromid 377, 380.
—, Chlorid 355, 377, 378, 379, 381.
—, Cyanat 384.
—, Fluorid 354, 369, 370, 372, 373, 374, 1032f., 1050f.
—, chronische, Fluoridgehalt der Lunge bei — 1048.
—, Fluorphosphat 375.
—, Glycerophosphat 365.
—, Perchlorat 357, 358, 359, 384.
—, Phosphat 353, 361, 363, 365.
—, Phosphorsauerstoffsäuren 361.
—, Rhodanid 356, 358, 359, 382, 383.
—, Sulfat 366.
—, Sulfit 367.
—, Tetrathionat 368, 369.
—, Thiosulfat 368.

Verkalkung und Glykogen 1047, 1048.
—, Vitamin D und Fluorid 1045, 1059f.
Verkalkungstheorie nach Robison 1047, 1061.
Verknöcherung und Phosphatasen 944, 945.
— — Radiophosphor 579.
Viscosität 148f.
—, Elektrolyt 149.
— und Anionen 150.
— — Halogene 101.
— — lyotrope Salze 152.
— — Peptisation 151.
Vitamin A und Hypervitaminose D 989.
— — — Sulfit 30.
— — — Zahnwachstum 973.
Vitamin B und Hypervitaminose D 989.
— — — Rachitis 989.
Vitamin B_1 und Pyrophosphat 1032.
— — — Sulfit 30.
Vitamin C, Schutz durch Sulfit 30.
— — und Fluorid 1069, 1073f., 1085.
Vitamin D, Blutphosphat bei Rachitis 984.
— — und Calcium-Phosphor-Quotient 949, 989.
— — — Darmphosphat bei Rachitis 988.
— —, Fluorentgiftung durch — 1052.
— — und Fluorid 1045, 1059.
— —, Hypervitaminose und Rattenrachitis 988f.
— —, -Mangel und Caries 1028.
— — und Mineralretention nach Nebenschilddrüsenexstirpation 992.
— — — Osteomalacie 1030.
— — — Phosphat 420, 428, 441, 666, 674, 1002, 1007.
— — — — bei Knochenheilung 1003.
— — — Phosphor, radioaktiver 580, 595.
— — — Rachitis 420, 984, 1007.
— — — —, Huhn 1011.
— — — —, Ratten 984f.
— — — rachitogene Diät 991.
— —, toxische Gaben und Phosphat 428.
— — und Verkalkung 1045, 1059f.
Vitellin, Markierung mit Radiophosphor 578.
Vorkommen anorganischer Anionen 1f.

W.

Wachstum und Anionen 863f.
— —, Pflanzen 317, 328f.
— — Bromid 381, 382, 841.
— — Fluorid 868, 1049, 1050, 1058.
— — Phosphat 868.
— — Rhodanid 382.
Wachstumsbeschleunigung und Rachitisentstehung 1027.
Wachstumshormon und Blutphosphat 433.
Warmblüter, Chloridausscheidung, Niere 612f.
—, Phosphatausscheidung, Niere 665f.
—, Rhodanidvergiftung 382.
—, Sulfatausscheidung, Niere 648.
Wärmeregulation und Chlorid 878.
Wasser, Dichtezunahme bei Lösung von Kolloiden 145.
—, gebundenes 92, 107f., 143.

„Wasser, Ionen-Konkurrenz um das —" 137, 140.
Wasser, Struktur 89.
—, Transport durch die Darmwand 417.
Wasseraufnahme, Frosch 407, 408.
Wasserausscheidung, Frosch 405.
Wasserbindung, Hämoglobin 472.
Wassergehalt, Pflanzen 339, 340, 341.
Wasserpermeation, Placenta 497.
Wasserretention und Natrium/Chlorid 446.
Wasserstoffionenkonzentration, siehe unter Acidität.
Wasserstoffwechsel und Chlorid 498.
— — — Natrium 498.
Wassertiere, Anionenaufnahme 404f.
—, Osmoregulation 405.
Wasserzufuhr und Chlorid 903.
Wertigkeit und Koagulation 136.
Wirbeltiere, Giftwirkung auf — 353f.
Winterschlaf und Bromid 549.
Wundinfektion, chronische — und Rhodanidräume 607.
Wundschock und Kochsalzgabe 895.
Wurzeln, pflanzliche, Ionenaufnahme 304, 311f.

X.

Xanthinoxydase 200, 246.
Xylose/Phosphat-Clearance-Quotient 669.

Y.

Yellow-thick-head beim Schaf 389.

Z.

Zahn und radioaktives Calcium 1039.
—, Caries und Diät bei Kindern 950.
—, — — Phosphatstoffwechsel 1028f.
—, — — Phosphor, radioaktiver 580.
—, Chloridgehalt 545.
—, Fluor, radioaktiver 1035, 1039.
— und Fluorid 1035, 1058f., 1061, 1072, 1075, 1077f., 1084, 1088f.
—, Löslichkeitsverhältnisse und Kristallgitter 1038, 1044.
— und Phosphat, radioaktives 66, 1039.
—, Pigmentierung, Ratte bei chronischer Fluoridvergiftung 1058.
—, Röntgendiagramm 67.
—, Ratten, Fluorid 1058f., 1061f.
—, —, Pigmentverlust 1046, 1063.
—, —, Rachitis 973f.
— und Vitamin-D-Mangel 1028.
Zahnentwicklung, Alaun und Fluoridwirkung 1077.
Zahnhistologie und Fluorid 1063.
Zahnpasten mit Apatitzusatz 1041.
Zahnschmelz, siehe auch Schmelz.
Zahnveränderungen, Fluorarbeiter 1094.
Zahnwachstum bei Rachitis und Vitamin-A-Mangel 973.

Zellatmung 197.
—, Fluorid und Adenylsäure 218.
Zelle, Anionenaufnahme, Pflanzen- 127, 311, 314.
—, Radiophosphor, Aufnahme 595f.
— und Plasma, Konzentrationsdifferenz zwischen — 461.
Zell-Kern, Hofbildung und Anionen 307.
— und Radiophosphor 593.
Zellmembran, Funktion 462, 463.
Zellpermeabilität und Atmung 219.
— bei Denaturierung 125.
— — Fällung 125.
— und fermenthemmende Anionen 125.
— — -grenzladung 469.
— bei Peptisation 125.
— und Phosphat 207, 208.
— — Radiokalium 310.
— — Radionatrium 310.
Zentralnervensystem und Anionenwirkung auf — 757f.
— — Blutchlorid 447.
— — Bromidaufnahme 407.
— — Bromidgehalt 555f.
— — Bromidwirkung 355, 377, 760f.
— — radioaktives Chlor 602.
— — Chloratwirkung 769.
— — Chloridaufnahme 407.
— — Chloridgehalt 545f.
— — Chloridwirkung 757f.

Zentralnervensystem und Cyanatwirkung 774.
— — Ferrocyanidwirkung 774f.
— — Fluoridwirkung 373, 780f.
— — Hexametaphosphatwirkung 779.
— — hypertonische Lösungen 758.
— — Nitratwirkung 769.
— — Perchloratwirkung 769f.
— — Persulfatwirkung 774.
— — Phosphatwirkung 775f.
— — Phosphitwirkung 780.
— — Pyrophosphatwirkung 779.
— — Rhodanidwirkung 770f.
— — Sulfat 774.
— — Tetrathionat 774.
— — Trimetaphosphat 779.
Zitronensäurebildung, Hemmung der — durch Fluoracetat 224.
Zinkenolase 221.
Zucker, siehe auch Blutzucker.
Zucker und Phosphatausscheidung 669f.
— — Blutphosphat, Blut 486.
Zuckerassimilation und Anionen 325.
Zuckeroxydation und Anionen 167.
Zuckerstich und Blutphosphat 855.
Zuckerstoffwechsel und Blutcalcium 441.
— — Blutphosphat 441f.
Zyanat, siehe Cyanat.
Zyanid, siehe Cyanid.
Zymasesystem und Phosphat 206.
Zymohexase, Pyrophosphat 215.

SPRINGER-VERLAG
BERLIN · GÖTTINGEN · HEIDELBERG

Einführung in die pathologische Physiologie
Von Professor Dr. **F. Grosse-Brockhoff**, Oberarzt an der Medizinischen Universitäts-Klinik Bonn. Mit 306 zum Teil farbigen Abbildungen. XX, 645 Seiten. 1950.   Ganzleinen DMark 39.60

Lehrbuch der Pharmakologie
Im Rahmen einer allgemeinen Krankheitslehre. Für praktische Ärzte und Studierende. Von Dr. med. **Fritz Eichholtz**, Professor der Pharmakologie, Direktor des Pharmakologischen Instituts der Universität Heidelberg. Sechste, verbesserte Auflage. Mit 100 Abbildungen. IX, 565 Seiten. 1948.
Halbleinen DMark 26.70

Paul Trendelenburg
Grundlagen der allgemeinen und speziellen Arzneiverordnung
Sechste Auflage. Von **Ludwig Lendle**, Professor der Pharmakologie an der Universität Leipzig. VIII, 276 Seiten. 1945. Neudruck 1949.   DMark 18.—

Lehrbuch der inneren Medizin
Von **H. Assmann, G. v. Bergmann, R. Doerr, E. Grafe, L. Heilmeyer, F. Hiller, F. O. Höring, A. Jores, G. Katsch, H. v. Kress, C. Oehme, R. Schoen, H. Schwiegk, R. Siebeck, W. Stepp.** Sechste und siebente, neubearbeitete Auflage. Herausgegeben von **H. Schwiegk**, Heidelberg, und **A. Jores**, Hamburg. In zwei Bänden. Mit 360 Abbildungen. Erster Band: XV, 1003 Seiten. 1949. Zweiter Band: XVI, 981 Seiten. 1949.   Zusammen Ganzleinen DMark 88.—

Berichte über die gesamte Biologie
Abteilung B: **Berichte über die gesamte Physiologie und experimentelle Pharmakologie.** Begründet von P. Rona. Unter Mitwirkung der Deutschen Physiologischen Gesellschaft, der Gesellschaft für Physiologische Chemie und der Deutschen Pharmakologischen Gesellschaft, Sitz Düsseldorf. Herausgegeben von **K. Lang**-Mainz. Erscheint etwa monatlich, jährlich etwa 3—4 Bände.
Preis je Band DMark 68.—

Pflüger's Archiv für die gesamte Physiologie des Menschen und der Tiere
Herausgegeben von **E. Abderhalden**-Zürich, **A. Bethe**-Frankfurt a. M., **H. J. Deuticke**-Göttingen, **A. v. Muralt**-Bern, **H. Rein**-Göttingen.   Erscheint zwanglos in einzeln berechneten Heften.

Naunyn-Schmiedeberg's Archiv für experimentelle Pathologie und Pharmakologie
Unter Mitwirkung der deutschen pharmakologischen Gesellschaft herausgegeben von Dr. **L. Heilmeyer**, Professor der inneren Medizin, Freiburg i. Br., Dr. **W. Heubner**, Professor der Pharmakologie, Berlin, Dr. **L. Lendle**, Professor der Pharmakologie, Göttingen.
Erscheint zwanglos in einzeln berechneten Heften.

Biochemische Zeitschrift
Begründet von C. Neuberg. Unter Mitwirkung zahlreicher Fachgenossen. Herausgegeben von **F. G. Fischer**-Würzburg, **K. Lang**-Mainz.
Erscheint zwanglos in einzeln berechneten Heften. Preis je Band DMark 68.—

Beilsteins Handbuch der organischen Chemie
Vierte Auflage. Zweites Ergänzungswerk. Die Literatur von 1920—1929 umfassend. Herausgegeben und bearbeitet von Dr. **Friedrich Richter**, Direktor des Beilstein-Institutes. Elfter Band. Als Ergänzung des elften Bandes des Hauptwerkes. XXXI, 286 Seiten. 1950.
In Moleskin gebunden DMark 98.—

Handbuch der analytischen Chemie
Herausgegeben von **R. Fresenius** †-Wiesbaden und **G. Jander**-Greifswald. III. Teil: Quantitative Bestimmungs- und Trennungsmethoden. Band VIIIa: **Elemente der achten Hauptgruppe.** Edelgase: Helium, Neon, Argon, Krypton, Xenon, Radon und Isotope. Mit 53 Abbildungen. XII, 120 Seiten. 1949.   DMark 19.60

SPRINGER-VERLAG
BERLIN · GÖTTINGEN · HEIDELBERG

Lehrbuch der Kinderheilkunde
Von R. Degkwitz, E. Glanzmann, Fr. Goebel, J. Jochims, K. Klinke, Fr. Klose, E. Rominger B. de Rudder. Vierte und fünfte, neubearbeitete Auflage. Herausgegeben von E. Rominger, Kiel. Mit 267 zum Teil farbigen Abbildungen. XVI, 971 Seiten. 1950. Ganzleinen DMark 49.80

Einführung in die Neurologie
Bau und Leistung des Nervensystems unter normalen und pathologischen Bedingungen. Von Professor Dr. Oskar Gagel, Nürnberg. Mit 172 Abbildungen. VII, 391 Seiten. 1949. Ganzleinen DMark 30.60

Das Krebsproblem
Einführung in die allgemeine Geschwulstlehre. Für Studierende, Ärzte und Naturwissenschaftler. Von K. H. Bauer, o. ö. Professor für Chirurgie an der Universität Heidelberg. Mit 71 zum Teil farbigen Abbildungen. IX, 758 Seiten. 1949. DMark 42.—; Ganzleinen DMark 45.60

Einführung in die Physiologie des Menschen
Von Professor Dr. Hermann Rein, Direktor des Physiologischen Instituts der Universität Göttingen. Zehnte Auflage. Mit 417 Abbildungen. X, 560 Seiten. 1949. Halbleinen DMark 26.—

Einführung in die chemische Physiologie
Von Professor Dr. Emil Lehnartz, Direktor des Physiologisch-Chemischen Instituts der Universität Münster i. W. Neunte Auflage. Mit 95 Abbildungen. XI, 476 Seiten. 1949. Halbleinen DMark 24.—

Einführung in die praktische Physiologie
Von Dr. med. et phil. Alexander v. Muralt, Professor der Physiologie und Direktor des Hallerianum Bern. Dritte, unveränderte Auflage. Mit 151 Abbildungen, davon zwei farbige auf Tafeln. XI, 274 Seiten. 1948. Halbleinen DMark 19.50

Die Funktionen der gesunden und kranken Niere
Von Dr. med. Ernst Frey, emer. o. Professor der Pharmakologie und Toxikologie, ehem. Direktor des Pharmakologischen Instituts der Universität in Göttingen, und Dr. med. Joachim Frey, a. pl. Professor der inneren Medizin, Oberarzt der Medizinischen Universitätsklinik Freiburg Br. (Direktor Professor Dr. med. L. Heilmeyer). Mit 33 Abbildungen. VIII, 168 Seiten. 1950. DMark 19.60

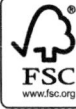

If you have any concerns about our products,
you can contact us on
ProductSafety@springernature.com

In case Publisher is established outside the EU,
the EU authorized representative is:
**Springer Nature Customer Service Center GmbH
Europaplatz 3, 69115 Heidelberg, Germany**

Printed by Libri Plureos GmbH
in Hamburg, Germany